# ENCÉFALO de Osborn

**Tradução:**

**Débora Brighente Bertholdo**
Médica radiologista do Hospital de Clínicas da Universidade Federal do Paraná (UFPR) e do Diagnóstico Avançado por Imagem (DAPI).
Especialista em Neurorradiologia pelo Hospital Moinhos de Vento e pela University of North Carolina, Chapel Hill, NC.
Membro titular do Colégio Brasileiro de Radiologia (CBR).

**Guilherme Hohgraefe Neto**
Médico radiologista do Hospital Moinhos de Vento.
Especialista em Radiologia e Diagnóstico por Imagem pela
Pontifícia Universidade Católica do Rio Grande do Sul (PUCRS).
Membro titular do CBR.

**Gustavo Gumz Correia**
Médico radiologista responsável pelo Centro de Imagem do Hospital Arquidiocesano Cônsul Carlos Renaux, SC.
Especialista em Radiologia e Diagnóstico por Imagem pelo Hospital de Clínicas da UFPR.
*Fellow* em Ressonância Magnética pelo Hospital Moinhos de Vento.
Membro titular do CBR.

**Liana Franciscatto**
Médica radiologista do Hospital Moinhos de Vento e do Grupo Hospitalar Conceição (GHC).
Especialista em Radiologia e Diagnóstico por Imagem pela PUCRS.
Membro titular do CBR.

**Revisão técnica desta edição:**

**Leonardo Modesti Vedolin**
Médico neurorradiologista do Hospital Moinhos de Vento.
Chefe do Serviço de Radiologia do Hospital de Clínicas de Porto Alegre (HCPA).
Professor de Radiologia do Departamento de Medicina Interna da Universidade Federal do Rio Grande do Sul (UFRGS).

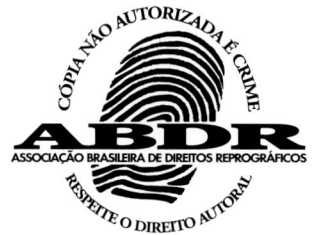

```
O81e    Osborn, Anne G.
            Encéfalo de Osborn : imagem, patologia e anatomia / Anne
        G. Osborn ; [tradução: Débora Brighente Bertholdo ... et al. ;
        revisão técnica: Leonardo Modesti Vedolin]. – Porto Alegre :
        Artmed, 2014.
            xiv, 1282 p. : il. color. ; 28 cm.

            ISBN 978-85-8271-080-7

            1. Sistema nervoso central. 2. Encéfalo. I. Título.

                                                        CDU 611.81
```

Catalogação na publicação: Suelen Spíndola Bilhar – CRB 10/2269

# Anne G. Osborn, MD, FACR

University Distinguished Professor
Professor of Radiology
William H. and Patricia W. Child
Presidential Endowed Chair in Radiology
University of Utah School of Medicine
Salt Lake City, Utah

# ENCÉFALO de *Osborn*

IMAGEM, PATOLOGIA
E ANATOMIA

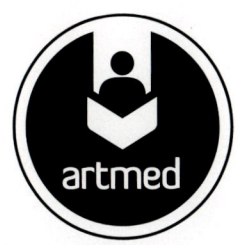

artmed

2014

Obra originalmente publicada em língua inglesa sob o título *Osborn's brain: imaging, pathology, and anatomy*, 1st Edition
ISBN 9781931884211

Copyright © 2013 Amirsys,Inc.

Published by arrangement with Lippincott Williams & Wilkins/Wolters Kluwer Health Inc. USA and Amirsys, Inc.
Neither Lippincott Williams & Wilkins/Wolters Kluwer Health nor Amirsys participated in the translation of this title.
Indicações, reações colaterais, e programação de dosagens estão precisas nesta obra mas poderão sofrer mudanças com o tempo. Recomenda-se ao leitor sempre consultar a bula da medicação antes de sua administração. Os autores e editoras não se responsabilizam por erros ou omissões ou quaisquer consequências advindas da aplicação de informação contida nesta obra.

Gerente editorial: *Letícia Bispo de Lima*

**Colaboraram nesta edição:**

Editor: *Alberto Schwanke*

Assistente editorial: *Mirela Favaretto*

Arte sobre capa original: *Márcio Monticelli*

Preparação de originais: *Heloísa Stefan, Lisiane Andriolli Danieli e Luana Janini Peixoto Neumann*

Leitura final: *Débora Benke de Bittencourt e Mirela Favaretto*

Editoração: *Techbooks*

---

**Nota**

A medicina é uma ciência em constante evolução. À medida que novas pesquisas e a própria experiência clínica ampliam o nosso conhecimento, são necessárias modificações na terapêutica, onde também se insere o uso de medicamentos. A autora desta obra consultou as fontes consideradas confiáveis, num esforço para oferecer informações completas e, geralmente, de acordo com os padrões aceitos à época da publicação. Entretanto, tendo em vista a possibilidade de falha humana ou de alterações nas ciências médicas, os leitores devem confirmar estas informações com outras fontes. Por exemplo, e em particular, os leitores são aconselhados a conferir a bula completa de qualquer medicamento que pretendam administrar, para se certificar de que a informação contida neste livro está correta e de que não houve alteração na dose recomendada nem nas precauções e contraindicações para o seu uso. Essa recomendação é particularmente importante em relação a medicamentos introduzidos recentemente no mercado farmacêutico ou raramente utilizados.

---

Reservados todos os direitos de publicação, em língua portuguesa, à
ARTMED EDITORA LTDA., uma empresa do GRUPO A EDUCAÇÃO S.A.
Av. Jerônimo de Ornelas, 670 – Santana
90040-340 – Porto Alegre – RS
Fone: (51) 3027-7000   Fax: (51) 3027-7070

É proibida a duplicação ou reprodução deste volume, no todo ou em parte, sob quaisquer
formas ou por quaisquer meios (eletrônico, mecânico, gravação, fotocópia, distribuição na Web
e outros), sem permissão expressa da Editora.

Unidade São Paulo
Av. Embaixador Macedo Soares, 10.735 – Pavilhão 5 – Cond. Espace Center
Vila Anastácio – 05095-035 – São Paulo – SP
Fone: (11) 3665-1100   Fax: (11) 3667-1333

SAC 0800 703-3444 – www.grupoa.com.br

IMPRESSO NO BRASIL
*PRINTED IN BRAZIL*

**Para Ron**

*Amado e eterno companheiro, você não viveu até a conclusão deste livro.
Mesmo assim, seu amor incondicional e seu espírito solidário
me mantiveram firme durante todo o processo – do princípio até o final.
Espero que você fique orgulhoso! Até nos encontrarmos novamente,
retribuo-lhe com todo meu amor e devoção.*

# Agradecimentos

Ninguém realmente produz um livro desta magnitude sozinho. Por mais que eu seja a única autora, muitas pessoas contribuíram com imagens, sugestões, opiniões e ideias. Meus profundos agradecimentos. Vocês sabem quem são.

Diversas pessoas e grupos merecem uma menção especial. Antes de tudo, agradeço o apoio de nossos colegas neurorradiologistas da University of Utah. Um grande agradecimento a Brian Chin, meu pesquisador-assistente em neurorradiologia clínica no período 2011-2012, que incansavelmente buscou casos e referências para o livro. Não teria conseguido sem você!

Desde minha licença do cargo de Distinguished Scientist no famoso Armed Forces Institute of Pathology in Washington, D.C. (que a propósito não existe mais, vítima de cortes governamentais), a patologia definiu como eu vejo e ensino neurorradiologia, e constitui grande parte deste livro. Meu agradecimento especial a Richard H. Hewlett e a seu colega, Stuart Rutherfoord[†], autores das fotografias macroscópicas que aprimoram este livro. Agradeço também a Peter Burger, Bernd Scheithauer[†], e a seus maravilhosos colegas da neuropatologia. Algumas das imagens reproduzidas aqui vêm de seu excelente livro *Diagnostic pathology: neuropathology* (Amirsys Publishing, 2012).

Agradeço a toda a equipe da Amirsys, com menção especial e profundo agradecimento à inigualável, inabalável e querida colega Paula Woodward, MD. Ela participou do processo de revisão e produção sempre que necessário. No final, Paula mergulhou nas inúmeras revisões de textos médicos e nos manteve em dia com o cronograma apertado. Ashley Renlund, nossa editora-chefe, fez valiosas sugestões para aperfeiçoar o texto e o projeto gráfico. Ela trabalhou incansavelmente para encaixar quase todas as imagens na mesma página onde o respectivo texto aparece.

Agradeço às equipes internacionais da Amirsys nas áreas de encéfalo, coluna, cabeça e pescoço: ao longo dos anos, vocês contribuíram com materiais incríveis para o banco de dados da Amirsys, que agora beneficia dezenas de milhares de radiologistas e residentes. Vocês aperfeiçoaram o ensino e melhoraram a atenção ao paciente ao redor do mundo. Agradeço este fantástico trabalho... e as prontas respostas quando algum de nós fez "pedidos de casos" urgentes para nossos projetos. Não importando se o diagnóstico era comum ou obscuro, alguém, de algum lugar, sempre enviou um caso perfeito.

Agradeço também os diversos colegas que, com generosidade, forneceram casos fascinantes ao longo dos anos. Tentei manter um registro de quem enviou cada caso, para depois poder agradecer apropriadamente nas legendas. Um agradecimento especial a todos que contribuíram com imagens.

**Anne G. Osborn, MD, FACR**

[†]falecido.

# Prefácio

Com a publicação deste livro, estou quebrando uma promessa de longa data que fiz a mim mesma: jurei que nunca, NUNCA, escreveria outro livro em formato de prosa. E mesmo assim, aqui está ele. Mas deixe-me esclarecer, este não é apenas "mais um livro em prosa". Longe disso! Quando meus colegas e eu publicamos a 1ª edição de *Diagnóstico por imagem: cérebro*, o Dr. Michael Huckman disse no prefácio: "Anne Osborn decidiu abandonar as convenções típicas de livros médicos". O formato clássico de pontos-chave realmente possibilita mais informações em menos espaço do que a prosa tradicional. E eu adoro este tipo de eficiência! No entanto, quero oferecer mais do que "apenas os fatos". Quero mostrar o pensamento *por trás* dos fatos. O raciocínio. A estrutura que facilita a compreensão de um assunto difícil e complexo.

Foi por isso que estruturei o livro em uma sequência de aprendizado. Iniciamos com os tópicos mais essenciais, começando por trauma. A seguir, discutimos hemorragias não traumáticas, AVC e lesões vasculares. Em outras palavras, vamos direto aos assuntos emergentes em diagnóstico por imagem, antes de entrar em infecção, inflamação e doenças desmielinizantes, neoplasias, distúrbios tóxicos, metabólicos e degenerativos, e malformações cerebrais congênitas.

Se você está recém iniciando a residência em radiologia, neurocirurgia ou neurologia, sugiro que comece pelo começo. Leia e assimile os três primeiros capítulos. Depois vá parte a parte, capítulo a capítulo, até o final do livro. Se você é um residente mais avançado ou um médico em treinamento, esta é uma ótima maneira de rever aquilo que você pensa que já sabe. Eu garanto que há conteúdos neste livro que lhe serão novos. Se você é um médico radiologista geral, neurorradiologista ou neurocirurgião, considere este livro como um curso de revisão em imagem neurológica. E se você já é um neurorradiologista estabelecido, incluí diversas dicas interessantes em cada capítulo – espero que elas instiguem seu pensamento.

Muitos de vocês me perguntaram, enviaram um *email* ou até escreveram (sim, escreveram à moda antiga) pedindo um novo "Osborn". Aqui está ele. Eu mesma escrevi cada palavra deste livro, então o estilo é único e a abordagem é coerente entre os capítulos. Combinei anatomia essencial com patologia macroscópica e imagem para demonstrar o porquê das doenças aparecerem da forma como aparecem. O livro é amplamente ilustrado, com múltiplas imagens coloridas de excelente qualidade e em alta definição. Meus famosos quadros de resumo estão distribuídos ao longo do texto, permitindo a rápida revisão de informações essenciais.

Com base na carreira de conhecimentos acumulados que construí, com forte interesse em neuropatologia, neurocirurgia e neurociências clínicas, selecionei apenas as informações mais relevantes. Tive prazer fazendo isso, foi a culminação de décadas de aprendizado continuado na nossa querida especialidade.

Saudações e boa leitura!

**Anne G. Osborn, MD, FACR**

# Imagens

| | | | |
|---|---|---|---|
| A. Datir, MD | E. Rushing, MD | L. Rourke, MD | R. Hewlett, MD |
| A. Ersen, MD | E. T. Hedley-Whyte, MD | M. Ayadi, MD | R. Nguyen, MD |
| A. Illner, MD | E. T. Tali, MD | M. Castillo, MD | R. Ramakantan, MD |
| A. Maydell, MD | F. J. Rodriguez, MD | M. Colombo, MD | S. Andronikou, MD |
| A. Rosenberg, MD | G. Hedlund, MD | M. Edwards-Brown, MD | S. Aydin, MD |
| A. Rossi, MD | G. Oliveira, MD | M. Hartel, MD | S. Blaser, MD |
| A. Sheithauer, MD | G. P. Nielsen, MS | M. Huckman, MD | S. Candy, MD |
| A. Sillag, MD | G. Parker, MD | M. Martin, MD | S. Chung, MD |
| AFIP Archives | H. Els, MD | M. Michel, MD | S. Galetta, MD |
| B. Alvord, MD | H. R. Harnsberger, MD | M. Nielsen, MD | S. Harder, MD |
| B. Hart, MD | J. A. Junker, MD | M. Sage, MD | S. Hetal, MD |
| B. Horten, MD | J. Ardyn, MD | M. Thurnher, MD | S. Lincoff, MD |
| B. Jones, MD | J. Boxerman, MD | M. Warmuth-Metz, MD | S. Ludwin, MD |
| B. K. DeMasters, MD | J. Comstock, MD | N. Agarwal, MD | S. McNally, MD |
| B. Krafchik, MD | J. Curé, MD | N. Foster, MD | S. Nagi, MD |
| C. Baccin, MD | J. P. O'Malley, MD | N. Nakase, MD | S. S. M. Ho, MBBs |
| C. D. Phillips, MD | J. Paltan, MD | P. Burger, MD | S. van der Westhuizen, MD |
| C. Glastonbury, MD | J. Townsend, MD | P. Chapman, MD | S. Yashar, MD |
| C. Robson, MD | K. K. Oguz, MD | P. Hildenbrand, MD | T. Hutchins, MD |
| C. Sutton, MD | K. Moore, MD | P. J. van Rensburg, MD | T. Markel, MD |
| C.Y. Ho, MD | K. Morton, MD | P. Lasjaunias, MD | T. Mentzel, MD |
| D. Jacobs, MD | K. Nelson, MD | P. Rodriguez, MD | T. Tihan, MD |
| D. Kremens, MD | K. Tong, MD | P. Shannon, MD | V. Mathews, MD |
| D. Shatzkes, MD | L. Ginsberg, MD | P. Sundgren, MD | W. Kucharczyk, MD |
| E. Ross, MD | L. Loevner, MD | R. Bert, MD | W. Omar, MD |

# Sumário

## Parte I  Trauma

1. Trauma: considerações gerais .................................................................................................. 3
2. Efeitos primários do trauma no SNC ........................................................................................ 11
3. Efeitos secundários e sequelas do trauma ao SNC ................................................................... 53

## Parte II  Hemorragias não traumáticas e lesões vasculares

4. Abordagem às hemorragias não traumáticas e às lesões vasculares ........................................ 77
5. Hemorragia parenquimatosa espontânea ................................................................................. 85
6. Hemorragia subaracnóidea e aneurismas ............................................................................... 109
7. Malformações vasculares ........................................................................................................ 139
8. Anatomia arterial e acidentes vasculares cerebrais ................................................................ 173
9. Anatomia e oclusões venosas ................................................................................................. 219
10. Vasculopatia ............................................................................................................................ 245

## Parte III  Infecção, inflamação e doenças desmielinizantes

11. Introdução à infecção, inflamação e desmielinização ............................................................ 297
12. Infecções congênitas e infecções piogênicas e virais adquiridas ........................................... 301
13. Tuberculose, infecções fúngicas, parasitárias e outras infecções .......................................... 341
14. HIV/Aids ................................................................................................................................. 379
15. Doenças inflamatórias e desmielinizantes ............................................................................. 409

## Parte IV  Neoplasias, cistos e lesões pseudotumorais

16. Introdução a neoplasias, cistos e lesões pseudotumorais ...................................................... 449
17. Astrocitomas ........................................................................................................................... 459
18. Neoplasias gliais não astrocíticas ............................................................................................ 499
19. Tumores neuronais e glioneuronais ....................................................................................... 527
20. Tumores da pineal e de células germinativas ........................................................................ 545
21. Tumores embrionários e neuroblásticos ................................................................................ 567
22. Tumores das meninges ........................................................................................................... 589
23. Tumores dos nervos cranianos e das bainhas nervosas ......................................................... 619
24. Linfomas, tumores hematopoiéticos e histiocíticos ............................................................... 651
25. Neoplasias selares e lesões semelhantes a tumores .............................................................. 687
26. Outros tumores e patologias com características tumorais .................................................. 733
27. Metástases e síndromes paraneoplásicas .............................................................................. 751
28. Cistos não neoplásicos ............................................................................................................ 779

### Parte V — Distúrbios tóxicos, metabólicos, degenerativos e do LCS

| | | |
|---|---|---:|
| 29 | Abordagem dos distúrbios tóxicos, metabólicos, degenerativos e do LCS | 817 |
| 30 | Encefalopatia tóxica | 831 |
| 31 | Doenças metabólicas hereditárias | 861 |
| 32 | Doenças metabólicas adquiridas e sistêmicas | 915 |
| 33 | Demências e degenerações cerebrais | 967 |
| 34 | Hidrocefalia e doenças do líquido cerebrospinal | 1013 |

### Parte VI — Malformações congênitas do crânio e do encéfalo

| | | |
|---|---|---:|
| 35 | Embriologia e abordagem das malformações congênitas | 1055 |
| 36 | Malformações da fossa posterior | 1065 |
| 37 | Malformações do desenvolvimento comissural e cortical | 1093 |
| 38 | Holoprosencefalia, doenças relacionadas e semelhantes | 1125 |
| 39 | Síndromes neurocutâneas | 1141 |
| 40 | Facomatoses vasculares | 1181 |
| 41 | Anormalidades da calota craniana e meninges | 1197 |

ABREVIATURAS ............ 1219
ÍNDICE ............ 1233

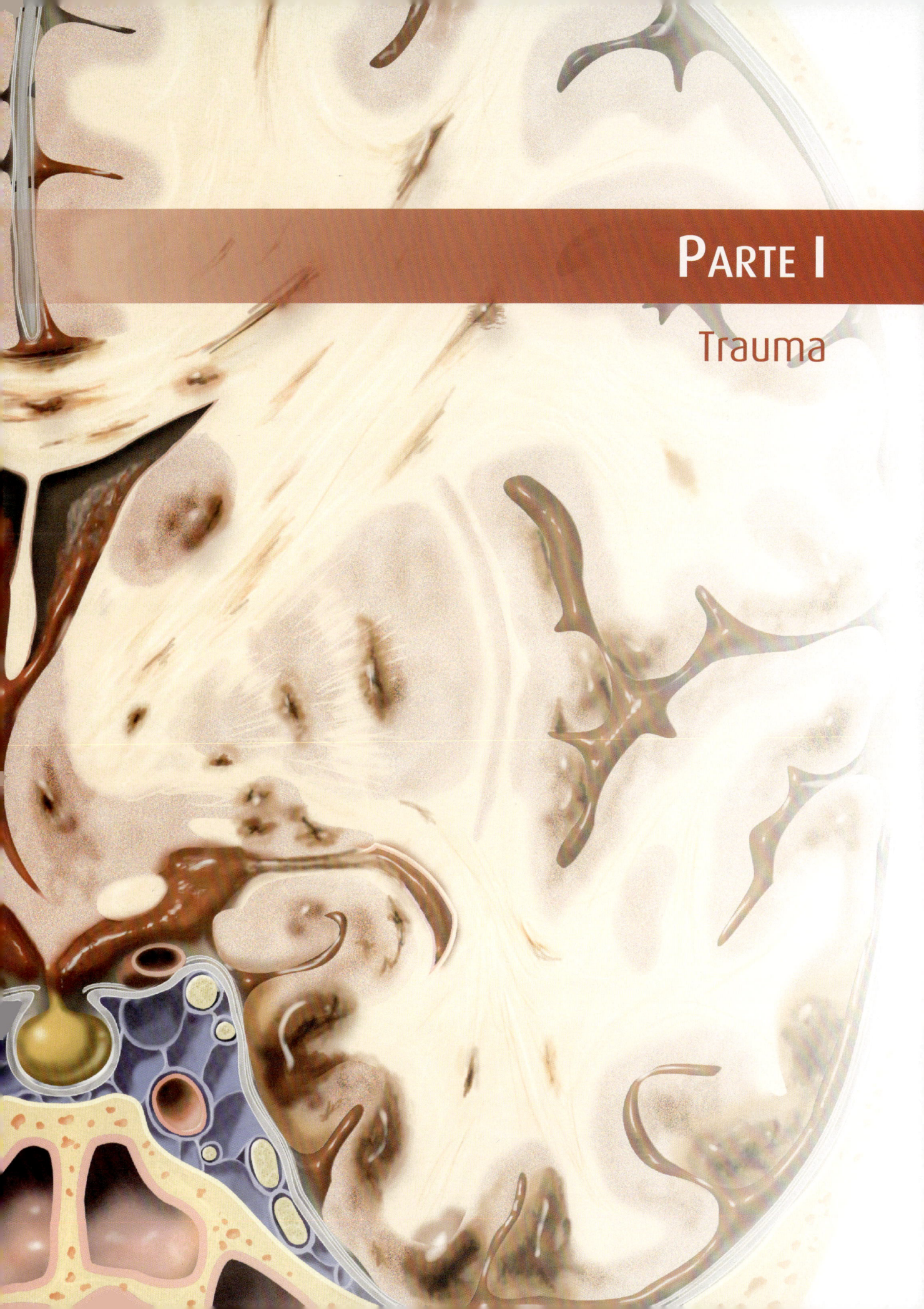

# PARTE I

Trauma

# Trauma: considerações gerais

| Introdução | 3 |
| --- | --- |
| Epidemiologia do traumatismo craniencefálico | 3 |
| Etiologia e mecanismos de lesão | 3 |
| Classificação do traumatismo craniencefálico | 4 |
| Imagem do traumatismo craniencefálico agudo | 4 |
| Como realizar o exame? | 4 |
| Em quem e quando realizar o exame? | 5 |
| Imagem do trauma: pontos-chave para a interpretação | 6 |
| Imagem do topograma | 7 |
| Janelas para parênquima cerebral | 7 |
| Janelas subdurais | 8 |
| Tomografia computadorizada óssea | 8 |
| Angiotomografia | 9 |

O trauma é uma das indicações mais frequentes para exames de imagem neurológicos de emergência. Como os exames de imagem desempenham um papel fundamental na triagem e conduta, começaremos este livro discutindo o traumatismo craniencefálico (TCE).

Iniciaremos com uma breve consideração sobre a epidemiologia. O TCE é um problema de saúde pública mundial que tem grande impacto para o indivíduo e para a sociedade. Os custos diretos com o tratamento médico dos pacientes com traumatismo agudo são enormes. Os custos indiretos relacionados à perda de produtividade e ao tratamento crônico dos sobreviventes são ainda maiores.

Discutiremos brevemente a etiologia e os mecanismos do TCE. A compreensão das diferentes formas em que crânio e cérebro podem ser danificados fornece subsídios para o entendimento do espectro de achados de imagem que podem ser identificados.

## Introdução

### Epidemiologia do traumatismo craniencefálico

O trauma – às vezes chamado de "epidemia silenciosa" – é a causa mundial mais comum de morte e incapacitação em crianças e adultos jovens. O neurotrauma é o responsável pela grande maioria desses casos. Apenas nos EUA, mais de dois milhões de pessoas por ano sofrem uma lesão cerebral traumática. Destas, 500.000 necessitam de tratamento hospitalar. Pelo menos 10 milhões de pessoas no mundo sofrem TCE anualmente.

De todos os pacientes com lesão craniencefálica, cerca de 10% apresentam dano cerebral fatal, e um adicional de 5 a 10% terão déficits neurológicos permanentes importantes. Uma porcentagem ainda maior terá déficits leves ("traumatismo cerebral menor"), enquanto 20 a 40% dos sobreviventes de TCE apresentarão incapacitação moderada.

### Etiologia e mecanismos de lesão

O trauma pode ser causado por lesões relacionadas a projéteis ou não. O primeiro grupo resulta da penetração no crânio, meninges, e/ou cérebro de um objeto externo, como uma bala.

As lesões por traumatismo craniano fechado (TCF) são muito mais comuns do que as lesões relacionadas a projéteis. Acidentes automobilísticos em alta velocidade exercem importantes forças de aceleração/desaceleração, levando o cérebro a se mover subitamente dentro da calota craniana. A impactação forçada do cérebro contra a calvária inflexível e contra a dura-máter rígida leva à contusão giral. Rotação e mudanças súbitas no momento angular podem deformar, alongar e danificar axônios longos vulneráveis, lesionando-os.

A etiologia do TCE também varia de acordo com a faixa etária do paciente. De maneira geral, quase 30% dos TCEs são causados por quedas, as quais são a principal causa em crianças menores de 4 anos e em idosos maiores de 75 anos. Ferimentos por arma de fogo são mais comuns em adolescentes e adultos jovens do sexo masculino, mas relativamente raros em outros grupos. Acidentes de automóvel e atropelamentos ocorrem em todas as idades, sem predileção por gênero.

### Classificação do traumatismo craniencefálico

A classificação *clínica* mais utilizada em traumatismo cerebral, a Escala de Coma de Glasgow (GCS), depende da avaliação de três fatores: melhores respostas ocular, verbal e motora. Por meio da GCS, o TCE pode ser classificado como leve, moderado ou grave.

O TCE também pode ser dividido cronologicamente e *patoetiologicamente* em lesão primária ou secundária – sistemática que foi utilizada neste texto. A **lesão primária** ocorre no momento do trauma inicial. Fraturas cranianas, hematomas epi e subdurais, contusões, dano axonal e lacerações cerebrais são exemplos de lesões primárias.

A **lesão secundária** ocorre em um momento posterior e inclui edema cerebral, alterações de perfusão, herniações cerebrais e perda de líquido cerebrospinal (LCS). Embora as lesões vasculares possam ser imediatas ("atenuação" do impacto) ou secundárias (laceração de vasos por fraturas, oclusão secundária a herniações cerebrais), para fins de discussão foram incluídas no capítulo de lesões secundárias.

---

**CLASSIFICAÇÃO DO TRAUMATISMO CRANIENCEFÁLICO**

**Efeitos primários**
- Lesões do escalpo e do crânio
- Hemorragia/hematomas extra-axiais
- Lesões parenquimatosas
- Miscelânea

**Efeitos secundários**
- Síndromes de herniação
- Edema cerebral
- Isquemia cerebral
- Dano vascular (primário ou secundário)

---

## Imagem do traumatismo craniencefálico agudo

Exames de imagem são fundamentais no diagnóstico e manejo do paciente com lesão traumática cerebral aguda. Os objetivos da neuroimagem de urgência se desenvolvem em dois aspectos: (1) identificar lesões potencialmente tratáveis, sobretudo as que exigem tratamento de urgência, e (2) detectar e avaliar a presença de lesões secundárias como síndromes de herniação e lesões vasculares.

### Como realizar o exame?

Diversas modalidades de exames de imagem podem ser utilizadas para avaliar os pacientes com TCE, as quais incluem desde técnicas ultrapassadas (i.e., radiografias de crânio) até exames muitos sensíveis, porém caros (p. ex., RM). Técnicas que são relativamente novas incluem perfusão por TC e RM, imagem do tensor da difusão (DTI) e ressonância magnética funcional (RMf).

### Radiografia craniana

Durante décadas, a radiografia craniana (antes chamada de "radiografia simples" ou, mais recentemente, "radiografia digital") foi a única técnica de imagem não invasiva disponível para avaliação do TCE.

As radiografias cranianas são razoavelmente efetivas para identificar fraturas de calvária, mas não conseguem demonstrar a presença de hemorragias extra-axiais e de lesões parenquimatosas, de longe mais importantes.

*Entre um quarto e um terço das autópsias dos pacientes com lesões craniencefálicas fatais não têm fratura identificável!* Então, radiografias cranianas obtidas apenas com o propósito de identificar a presença de fraturas cranianas não têm fundamento no manejo atual do paciente com TCE. Com raras exceções, é o cérebro que importa – não o crânio!

### TC sem contraste

Hoje, a TC é mundialmente aceita como ferramenta de rastreamento no TCE agudo. Desde sua introdução, há 40 anos, a TC foi aos poucos substituindo a radiografia como exame de imagem de escolha. As razões são simples: a TC revela lesões tanto ósseas quanto em partes moles. Também é um método de imagem acessível, rápido, efetivo e de baixo custo quando comparado a outros métodos de imagem.

Devem ser realizados cortes tomográficos (com 4 ou 5 mm de espessura), sem a injeção de contraste endovenoso, iniciando logo abaixo do forame magno até o vértex craniano. São obtidas imagens utilizando-se algoritmos de reconstrução para parênquima cerebral e ósseo. A visualização das imagens com janelas mais abertas (150 a 200 UH, a chamada janela subdural) deve ser realizada no PACS (ou filme, se o PACS não for disponível). A imagem do topograma deve sempre fazer parte do estudo (ver adiante).

Já que o desenvolvimento tardio ou a progressão de hemorragias extra e intracranianas pode ocorrer nas primeiras 24 a 36 horas após o evento traumático inicial, a TC deve ser repetida se houver declínio súbito e inexplicável das condições clínicas do paciente, a despeito dos achados de imagem iniciais.

### Angiotomografia e tomografia computadorizada com multidetectores

Devem ser realizadas imagens tanto do encéfalo quanto da região cervical por meio de TC com multidetectores (TCMD), já que quase um terço dos pacientes com TCE moderado a grave têm lesões da coluna cervical em associação. Devem ser realizados algoritmos de reconstrução para osso e partes moles, bem como reformatações multiplanares da coluna cervical.

Com frequência a angiotomografia (ATC) faz parte do protocolo de trauma do corpo todo. A ATC craniocervical deve ser especificamente considerada (1) no trauma penetrante de pescoço, (2) se uma fratura de forame transverso ou subluxação facetária é identificada na TC de coluna cervical, ou (3) se uma fratura de base de crânio compromete o canal carotídeo ou um seio venoso dural. Laceração ou dissecção arterial, pseudoaneurisma traumático, fístula carótido-cavernosa ou lesão de seio venoso dural são bem demonstrados na ATC de alta resolução.

### RM

Há um consenso de que a TC sem contraste é o exame de escolha para a avaliação inicial do TCE. Com uma importante exceção – suspeita de maus-tratos –, o uso da RM como exame de rotina para rastreamento no âmbito do trauma agudo é incomum. A RM convencional associada a novas técnicas tais como a DTI é mais útil nos estágios subagudo e crônico do TCE. Outras modalidades, a exemplo da RMf, estão desempenhando um papel cada vez mais importante na detecção de alterações sutis, especialmente em pacientes com déficits cognitivos leves após um TCE leve.

### *Em quem e quando realizar o exame?*

A resposta para essa pergunta é paradoxalmente ao mesmo tempo bem estabelecida e controversa. Pacientes com um escore na GCS que indica prejuízo neurológico moderado (GCS = 9 a 12) ou grave (GCS ≤ 8) invariavelmente realizam exames de imagem. As divergências ocorrem em qual seria o melhor manejo para pacientes com escore na GCS de 13 a 15.

---

**ESCALA DE COMA DE GLASGOW**

Melhor resposta ocular (máximo = 4)
- 1 = ausente
- 2 = abertura ocular a estímulos dolorosos
- 3 = abertura ocular ao comando verbal
- 4 = espontânea

Melhor resposta verbal (máximo = 5)
- 1 = ausente
- 2 = sons incompreensíveis
- 3 = palavras inapropriadas
- 4 = confuso
- 5 = orientado

Melhor resposta motora (máximo = 6)
- 1 = ausente
- 2 = extensão à dor
- 3 = flexão à dor
- 4 = retirada à dor
- 5 = localiza a dor
- 6 = obedece a comandos

Soma = "escore do coma" e classificação clínica
- 13 a 15 = lesão cerebral leve
- 9 a 12 = lesão cerebral moderada
- ≤ 8 = lesão cerebral grave

---

Na tentativa de reduzir a utilização desenfreada da TC nas emergências, algumas organizações desenvolveram critérios clínicos que ajudam a separar os pacientes de "alto risco" dos de "baixo risco". (Alguns desses critérios estão especificados nos quadros a seguir.) Contudo, o impacto no comportamento dos médicos emergencistas ao solicitar exames tem sido inconsistente. Em locais com altas taxas de má prática, muitos médicos emergencistas solicitam TC sem contraste de rotina em todos os pacientes com TCE, a despeito do escore da GCS ou dos achados clínicos.

A decisão de realizar ou não – e quando realizar – exames de imagem de controle em pacientes com traumatismo também é controversa. Em um grande estudo que avaliou crianças com escore na GCS de 14 ou 15 e com uma TC inicial normal, apenas 2% prosseguiram com TC ou RM de controle. Destas, apenas 0,05% apresentaram resultados anormais no exame de controle, e em nenhuma delas foi necessária intervenção cirúrgica. O valor preditivo negativo para intervenção neurocirúrgica para uma criança com GCS inicial de 14 ou 15 e TC normal foi 100%. A partir desses dados, os autores concluíram que crianças com um escore na GCS de 14 ou 15 e uma TC inicial normal têm risco muito baixo para posteriores achados de neuroimagem relacionados ao traumatismo e baixo risco extremo para intervenção cirúrgica. A hospitalização de crianças com trauma craniano leve para observação, após um resultado normal na TC, é considerada desnecessária.

### Diretrizes

Foram publicadas três maiores e mais largamente utilizadas Diretrizes para a Imagem no Traumatismo Craniencefálico Agudo: as Diretrizes do American College of Radiology (ACR), os Critérios de Nova Orleans (NOC) e a Regra Canadense de TC do Crânio (CHCR).

**CRITÉRIOS DO ACR.** A TC sem contraste de urgência em TCF leve com a presença de um déficit neurológico focal e/ou outros fatores de risco é considerada muito recomendada, assim como o exame de imagem em toda criança traumatizada com menos de 2 anos de idade. Embora a TC sem contraste em paciente com TCF leve (GCS ≥ 13) sem fatores de risco ou déficit neurológico focal tenha poucos benefícios, o ACR ainda o classifica como 7 de 9 na indicação do método.

**NOC E CHCR.** Tanto os Critérios de Nova Orleans como a Regra Canadense de TC do Crânio tentam triar pacientes com lesões craniencefálicas mínimas/leves em uma maneira custo-efetiva. Um escore na GCS de 15 (i.e., normal) na ausência de quaisquer indicadores do NOC é um preditor negativo altamente sensível para lesão cerebral importante ou necessidade de intervenção cirúrgica.

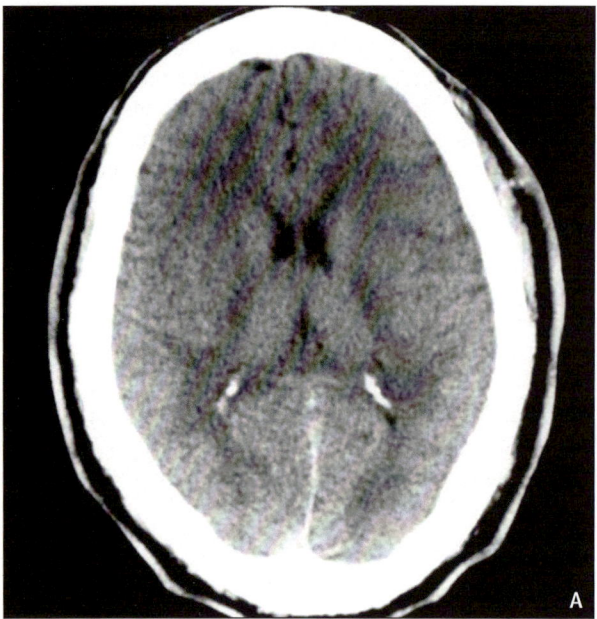

**1-1A** Corte axial de TC sem contraste de um preso, realizada por trauma, não demonstrando alterações grosseiras.

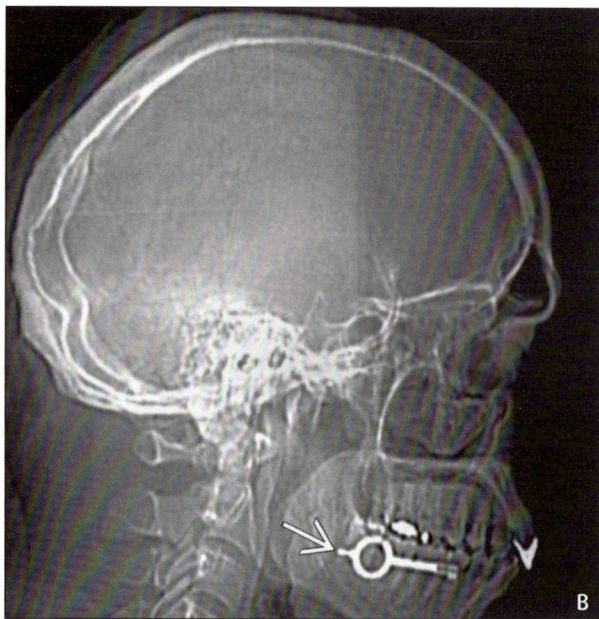

**1-1B** Topograma do mesmo caso mostrando um corpo estranho ➡ (a chave das algemas) na boca do preso. Ele fingiu o trauma e estava planejando escapar, mas o radiologista alertou os guardas, que impediram a fuga. (Cortesia de J. A. Junker, MD.)

---

**CRITÉRIOS DE NOVA ORLEANS EM LESÕES CRANIENCEFÁLICAS LEVES**

A TC está indicada se GCS = 15 além de quaisquer dos seguintes achados:
- Cefaleia
- Vômitos
- Paciente > 60 anos
- Intoxicação (drogas, álcool)
- Déficit de memória a curto prazo (amnésia anterógrada)
- Trauma visível acima das clavículas
- Convulsões

*Adaptado de Stiell IG et al: Comparison of the Canadian CT head rule and the New Orleans criteria in patients with minor head injury. JAMA 294 (12): 1511-1518, 2005*

---

**REGRA CANADENSE DE TC DO CRÂNIO EM LESÕES CRANIENCEFÁLICAS LEVES**

TC se GCS = 13 a 15 e perda da consciência presenciada, amnésia ou confusão

Alto risco para intervenção neurocirúrgica
- GCS < 15 em 2 horas
- Suspeita de fratura craniana aberta ou com afundamento
- Sinais clínicos de fratura de base de crânio
- ≥ 2 episódios de vômitos
- Idade ≥ 65 anos

Risco moderado para lesão cerebral detectada pela TC
- Amnésia anterógrada ≥ 30 minutos
- Mecanismo de trauma de alto risco (i.e., atropelamento, ejeção do veículo, etc.)

*Adaptado de Stiell IG et al: Comparison of the Canadian CT head rule and the New Orleans criteria in patients with minor head injury. JAMA 294 (12): 1511-1518, 2005*

---

De acordo com a CHCR, pacientes com um escore na GCS de 13 a 15 e com perda da consciência presenciada por terceiros, amnésia ou confusão necessitam de exames de imagem, assim como aqueles considerados de "alto risco" para intervenção neurocirúrgica ou de "médio risco" para lesão cerebral.

Entre 6 e 7% dos pacientes com TCE leve têm alterações na TC. A maioria também apresenta cefaleia, vômitos, intoxicação por drogas ou álcool, convulsões, déficits de memória recente ou evidência clínica de trauma acima do nível das clavículas. A TC deve ser utilizada sem restrições nesses casos, bem como em pacientes acima de 60 anos e em crianças menores de 2 anos de idade.

## Imagem do trauma: pontos-chave para a interpretação

Quatro componentes são essenciais para a interpretação acurada dos exames de TC em pacientes com TCE: a imagem do topograma, somada às visualizações do parênquima cerebral, às estruturas ósseas e ao espaço subdural na TC sem contraste. Informações de extrema importância podem estar presentes em qualquer um desses quatro componentes.

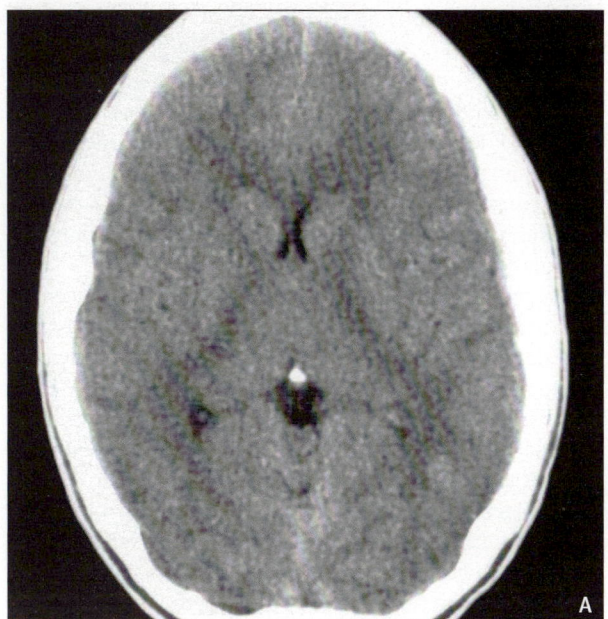 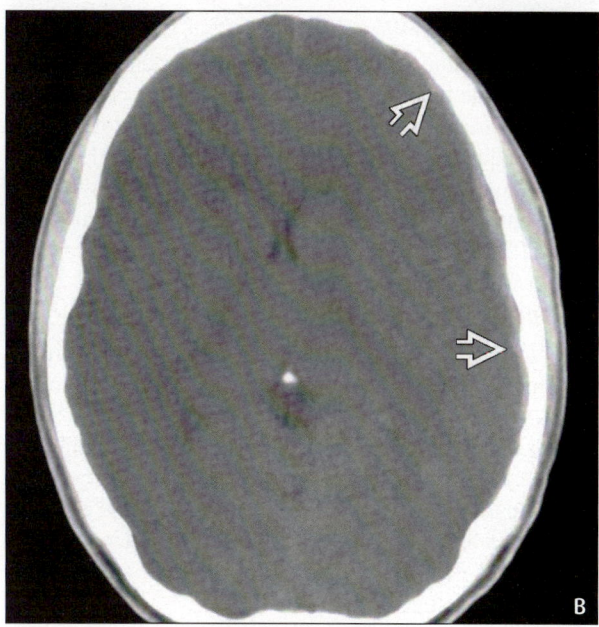

**1-2A** TC sem contraste em janelas-padrão para parênquima cerebral (80 UH) não mostrando nenhuma anormalidade definida.

**1-2B** Janela intermediária (175 UH) demonstrando a presença de um pequeno hematoma subdural ⮕. Hematomas subdurais de pequena espessura podem ser visíveis apenas com janelas mais abertas.

Sugestões de como analisar as imagens de TC sem contraste em pacientes com lesão traumática craniencefálica aguda estão demonstradas a seguir.

### Imagem do topograma

Antes de iniciar a análise dos cortes tomográficos, examine a imagem do topograma! Procure por anormalidades da coluna cervical tais como fraturas ou luxações, trauma de mandíbula e/ou facial e a presença de corpo estranho **(Fig. 1-1)**. Caso exista uma suspeita de fratura ou desalinhamento da coluna cervical, uma TCMD da coluna cervical deve ser realizada antes que o paciente seja retirado do aparelho.

### Janelas para parênquima cerebral

Direcione a interpretação do exterior para o interior com atenção e metodologia. Primeiro avalie as partes moles, começando pelo escalpo. Procure por aumentos de volume, os quais frequentemente indicam o ponto de impacto do trauma. Com cuidado, examine as partes moles periorbitais.

A seguir, procure por sangramento extra-axial, cuja forma mais comum é a hemorragia subaracnóidea traumática (HSAt), seguida de hematomas sub e epidurais. A prevalência de HSAt no TCE moderado a grave é próxima de 100%. Ela é comumente encontrada nos sulcos adjacentes às contusões cerebrais, ao longo das fissuras silvianas, circundando os lobos temporais e as porções anteroinferiores dos lobos frontais. O melhor local para procurar por HSAt sutil é a cisterna interpeduncular, onde o sangue se deposita quando o paciente está em decúbito dorsal.

Qualquer hipodensidade no interior de uma coleção extra-axial deve considerar a possibilidade de sangramento ativo com acúmulo de sangue não coagulado (especialmente em alcoolistas ou em pacientes idosos) ou uma coagulopatia subjacente. Este é um achado que indica urgência e notificação imediata do clínico responsável.

Procure por ar intracraniano ("pneumoencéfalo"). Esse achado sempre é anormal e indica a presença de uma fratura que trespassa ou uma cavidade paranasal ou a mastoide.

Agora siga com o parênquima cerebral. Cuidadosamente examine o córtex, em especial as áreas de maior risco para contusões corticais (aspecto anteroinferior dos lobos frontais e temporais). Se houver um hematoma no escalpo devido ao impacto (lesão de "golpe"), procure por uma clássica lesão de "contragolpe" a 180 graus na direção oposta. Áreas hipodensas na periferia de focos hiperdensos hemorrágicos indicam edema precoce e contusão grave.

Siga um pouco mais para o interior, do córtex para a substância branca subcortical e substância cinzenta profunda. As hemorragias petequiais frequentemente acompanham dano axonal difuso. As hemorragias subcorticais vistas na TC sem contraste inicial são a "ponta do *iceberg*." Em geral, há muito mais dano do que aparenta o primeiro exame. Uma regra diz: quanto mais profunda é a lesão, mais grave é o dano.

Finalmente, procure no interior dos ventrículos por níveis LCS-hemáticos e por hemorragia em decorrência de lesão por cisalhamento do plexo coroide.

## Janelas subdurais

Procure nas aquisições com filtro para tecidos moles fazendo uso de janelas fechadas ("parênquima cerebral") e intermediárias ("subdural") **(Fig. 1-2)**. Hematomas subdurais pequenos e sutis podem por vezes passar despercebidos em janelas-padrão fechadas (75 a 100 UH). Porém, são prontamente identificados quando janelas mais abertas (150 a 200 UH) são utilizadas.

## Tomografia computadorizada óssea

A tomografia computadorizada óssea se refere a um algoritmo de reconstrução para osso visualizada com janelas abertas (janela óssea). Se não for possível realizar um algoritmo de reconstrução para osso de sua base de dados, amplie as janelas e use ferramentas de realce de bordas para melhorar a definição da imagem. A exibição da superfície sombreada em três dimensões (imagem de reconstrução em 3D) é especialmente boa para demonstrar fraturas complexas **(Fig. 1-3)**.

Embora exames tomográficos convencionais sejam realizados com 4 ou 5 mm de espessura, com frequência é possível a detecção de fraturas com a janela óssea. Procure por fraturas na base do crânio envolvendo o esfenoide que comprometam o canal carotídeo, fraturas do osso temporal (com ou sem luxação da cadeia ossicular), luxação mandibular (fossa condilar "vazia") e fraturas da calvária. E lembre-se: fraturas cranianas sem deslocamento que não envolvem estruturas vasculares (tais como um seio venoso dural ou a artéria meníngea média) são por si só insignificantes. O que importa é o cérebro e os vasos sanguíneos!

O principal dilema é decidir se uma imagem lucente é uma fratura ou uma estrutura anatômica normal (p. ex., linhas de sutura e canais vasculares). Lembre-se: praticamente não se tem descrição de fraturas de calvária na ausência de lesão de partes moles associadas. Se não houver aumento de partes moles, é improvável que a imagem radiolucente represente uma linha de fratura sem deslocamento.

Imagens de TC com janela óssea também são muito úteis para distinguir a densidade baixa do ar em relação à gordura. Embora nas imagens de TC com janela óssea a gordura se torne imperceptível e o ar permaneça muito hipodenso, a maioria das estações de PACS possui a função de região de interesse (ROI) que pode prontamente medir a atenuação de determinada área.

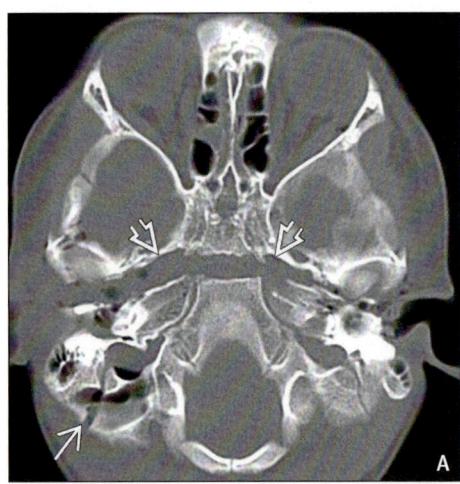
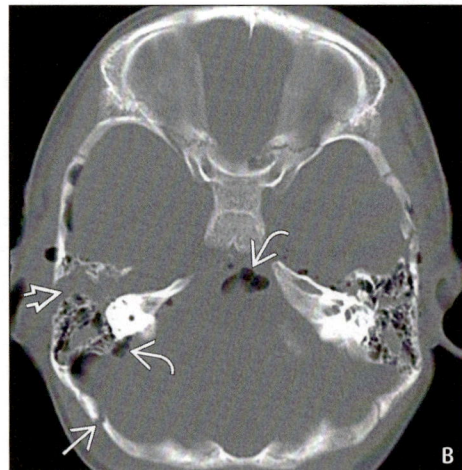

**1-3A** TC óssea em um menino de 3 anos de idade com trauma grave mostrando múltiplas fraturas lineares na base do crânio. Fratura através do osso occipital à direita ➡ penetrando o forame jugular. Há uma importante fratura com diástase através da sincondrose esfenoccipital ➡.
**1-3B** Corte mais caudal mostrando fratura transversa do osso temporal ➡, diástase da sutura lambdoide direita ➡ e extenso pneumoencéfalo ➡.

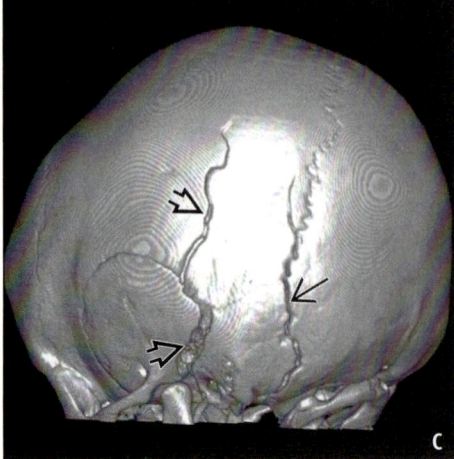
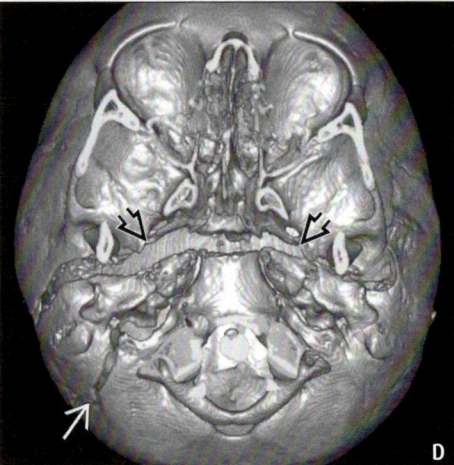

**1-3C** Imagem de reconstrução em 3D da calvária mostrando diástase da sutura lambdoide ➡, fraturas temporal e parietal com importante diástase ➡.
**1-3D** ESS 3D da base do crânio demonstrando diástase esfenoccipital ➡ e da sutura occipitomastóidea ➡.

## TC NO TRAUMATISMO CRANIENCEFÁLICO: *CHECKLIST*

**Topograma**
- Procurar por
  - Fraturas-luxações da coluna cervical
  - Luxações de mandíbula, fraturas faciais
  - Corpo estranho

**Janelas para parênquima cerebral**
- Aumento de partes moles no escalpo (ponto de impacto)
- Hematomas extra-axiais (hipodensidade focal no interior do coágulo sugere sangramento ativo)
  - Hematoma epidural
  - Hematoma subdural (HS)
  - Hemorragia subaracnóidea traumática
- Pneumoencéfalo
- Contusão cortical
  - Porção anteroinferior dos lobos frontais e temporais
  - Laceração do escalpo no lado oposto/fratura craniana
- Dano axonal hemorrágico
- Hemorragia intraventricular

**Janelas subdurais**
- 150 a 200 UH (para HSs finos subcranianos)

**TC óssea**
- Algoritmo de reconstrução para osso > janela óssea
- Alguma das fraturas atravessa um canal vascular?

## Angiotomografia

A angiotomografia (ATC) geralmente é indicada se (1) fraturas da base do crânio atravessam o canal carotídeo ou um seio venoso dural, (2) se uma fratura-luxação está presente, sobretudo se um forame transverso estiver envolvido ou (3) se o paciente apresentar sintomas de isquemia cerebral ou piora clínica inexplicada. O sistema vascular tanto cervical quanto intracraniano deve ser estudado.

Mesmo que seja importante analisar a circulação venosa e arterial, uma ATC em geral é suficiente. Uma ATC convencional normalmente mostra bem as artérias e os seios venosos durais, enquanto uma venografia por tomografia (VTC) com frequência não consegue demonstrar a fase arterial.

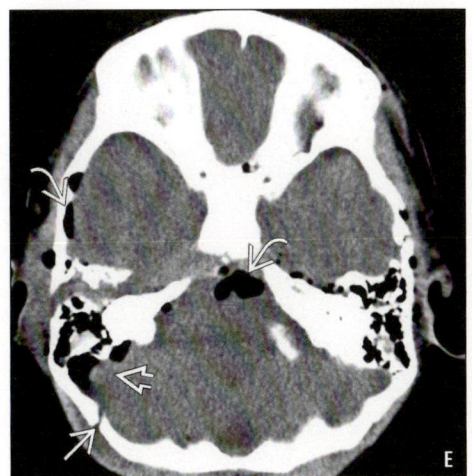

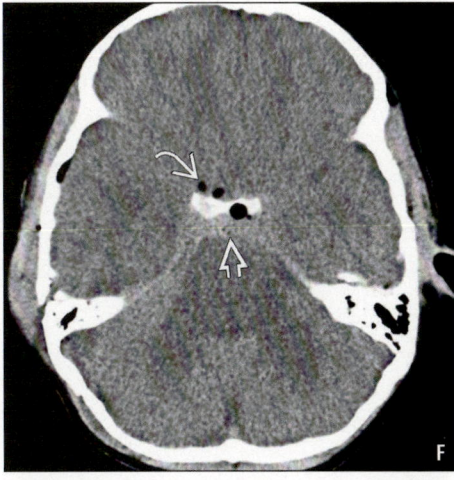

**1-3E** Janela para tecidos moles do mesmo paciente demonstrando extenso pneumoencéfalo ➡. A fratura occipitomastóidea ➡ é vista adjacente ao ar, que parece delinear o seio sigmoide deslocado ➡.

**1-3F** Cranialmente, a TC sem contraste mostra edema cerebral difuso com obliteração de todas as cisternas basais. Observe o pneumoencéfalo ➡ e a hemorragia subaracnóidea traumática ➡.

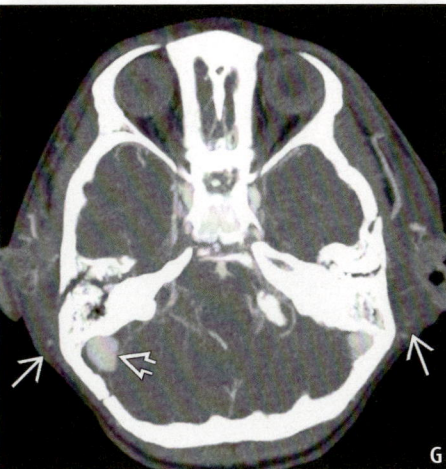

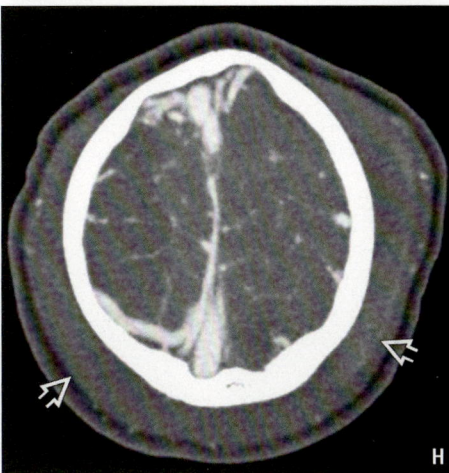

**1-3G** A ATC foi obtida em razão de múltiplas fraturas na base do crânio. Uma delas aparentemente atravessa o forame jugular direito. O seio sigmoide ➡ está intacto, porém deslocado medialmente. Extenso sangramento no escalpo é notável, como se pode perceber pelo rápido aumento dos tecidos moles extracranianos ➡ comparativamente ao exame de ATC obtido poucos minutos antes.

**1-3H** Corte mais cranial demonstrando vasto hematoma subgaleal ➡.

Examine as imagens-fonte, bem como as reconstruções multiplanares e as imagens com técnica de projeções de máxima intensidade (MIP). Dissecção traumática, lacerações de vasos, *flaps* intimais, pseudoaneurismas, fístulas carótido-cavernosas e oclusões dos seios durais geralmente são identificados na ATC.

## Referências selecionadas

- Holmes JF et al: Do children with blunt head trauma and normal cranial computed tomography scan results require hospitalization for neurologic observation? Ann Emerg Med. 58(4):315-22, 2011
- Gean AD et al: Head trauma. Neuroimaging Clin N Am. 20(4):527-56, 2010
- Stiell IG et al: Comparison of the Canadian CT Head Rule and the New Orleans Criteria in patients with minor head injury. JAMA. 294(12):1511-8, 2005

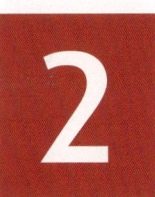

# Efeitos primários do trauma no SNC

| | |
|---|---|
| Lesões do escalpo e do crânio | 11 |
|    Lesões do escalpo | 11 |
|    Lesões faciais | 12 |
|    Fraturas cranianas | 13 |
| Hemorragias extra-axiais | 17 |
|    Hematoma epidural agudo | 18 |
|    Hematoma subdural agudo | 22 |
|    Hematoma subdural subagudo | 25 |
|    Hematoma subdural misto/crônico | 27 |
|    Hemorragia subaracnóidea traumática | 31 |
| Lesões parenquimatosas | 34 |
|    Contusões e lacerações cerebrais | 35 |
|    Dano axonal difuso | 37 |
|    Dano vascular difuso | 40 |
|    Dano subcortical (cérebro profundo) | 42 |
| Miscelânea | 43 |
|    Pneumoencéfalo | 43 |
|    Trauma não acidental (maus-tratos infantis) | 45 |
|    Lesões relacionadas a projéteis e penetrantes | 47 |

As lesões craniencefálicas primárias são definidas como aquelas que ocorrem no momento do trauma inicial, embora elas possam não ser aparentes na primeira avaliação.

A lesão craniencefálica pode ser causada por trauma direto ou indireto. O **trauma direto** envolve um golpe na cabeça e geralmente é causado por colisões automobilísticas, quedas ou lesão ocasionada por objetos como, por exemplo, martelos ou tacos de beisebol. Lacerações, hematomas e fraturas cranianas são comuns. Os danos intracranianos associados variam desde nenhum até graves alterações.

Forças significativas de aceleração/desaceleração, translação linear e carga rotacional podem ser aplicadas ao cérebro sem um golpe direto, configurando **trauma indireto**. Ele é causado pela cinemática angular e normalmente ocorre em acidentes automobilísticos (Aautos) em alta velocidade. Nesses casos, o cérebro sofre deformação e distorção rápidas. Dependendo do lugar e da força aplicada, pode ocorrer lesão significativa do córtex, axônios, vasos penetrantes e substância cinzenta profunda. Lesão cerebral grave pode estar presente na ausência de fraturas cranianas ou lesões visíveis no escalpo.

Começaremos a discussão com considerações sobre as lesões do escalpo e do crânio, já que nosso estudo ocorrerá em direção centrípeta (de fora para dentro). Após, delinearemos o espectro do trauma intracraniano, começando pelas hemorragias extra-axiais. Concluiremos este capítulo com uma discussão detalhada sobre as lesões do parênquima cerebral (p. ex., contusão cortical, dano axonal difuso e os preocupantes danos subcorticais profundos).

## Lesões do escalpo e do crânio

As lesões do escalpo e do crânio são comuns no trauma craniano. Embora em geral a maior e mais imediata preocupação no manejo dos pacientes traumatizados seja a lesão cerebral, o aumento de partes moles e hematomas no escalpo podem ser úteis para identificar o local do trauma direto. Ocasionalmente, estes, a princípio, inocentes "galos" podem se tornar ameaçadores. Antes de voltarmos nossa atenção para as lesões intracranianas, revisaremos brevemente as lesões do escalpo e do crânio, demonstrando seus achados de imagem típicos e sua importância clínica.

### Lesões do escalpo

As lesões do escalpo incluem lacerações e hematomas. As **lacerações** são vistas como descontinuidades focais da pele. Aumento de partes moles, corpos estranhos e ar no tecido celular subcutâneo são comumente identificados em lesões mais extensas.

É importante distinguir entre os dois diferentes tipos de **hematomas** no escalpo: céfalo-hematoma e hematoma subgaleal. O primeiro em geral não tem importância clínica, enquanto o segundo pode causar hipovolemia e hipotensão.

Os **céfalo-hematomas** são coleções hemáticas *subperiosteais* que se situam entre a superfície externa do crânio e o periósteo elevado **(Fig. 2-1)**. Os céfalo-hematomas ocorrem em 1% dos recém-nascidos e são mais comuns após parto instrumentado.

Eles são o equivalente extracraniano do hematoma epidural. Não cruzam as linhas de sutura e normalmente são unilaterais. Por serem anatomicamente contidos por fibras firmes do periósteo, raras vezes atingem tamanhos grandes.

Com frequência, os céfalo-hematomas são diagnosticados clinicamente, mas raras vezes são realizados exames de imagem. A TC sem contraste mostra uma massa com densidade de partes moles e formato lentiforme sobre um dos ossos da calvária (frequentemente osso parietal ou occipital) **(Fig. 2-2)**. Se mais de um osso for afetado, as duas coleções são separadas por linhas de sutura interpostas.

Complicações relacionadas ao céfalo-hematoma são raras e a maioria se resolve espontaneamente dentro de poucos dias ou semanas. O periósteo elevado na periferia de um céfalo-hematoma crônico pode vir a desenvolver calcificações distróficas, originando uma massa palpável firme.

Os **hematomas subgaleais** são coleções *subaponeuróticas* comuns em pacientes traumatizados de todas as idades. O sangue se coleta abaixo da aponeurose (a "gálea") dos músculos occipitofrontais **(Fig. 2-3)**. Como o hematoma subgaleal se localiza externamente ao periósteo, não é anatomicamente limitado por linhas de sutura.

O sangramento para o interior do espaço subgaleal pode ser muito expressivo. Os hematomas subgaleais costumam ser bilaterais e se espalham difusamente em torno da calvária. A TC sem contraste mostra uma massa heterogênea no escalpo que ultrapassa uma ou mais linhas de sutura **(Fig. 2-4)**.

A maioria dos hematomas subgaleais se resolve sem necessidade de tratamento. Entretanto, ao contrário de um céfalo-hematoma benigno e autolimitado, um hematoma subgaleal expansivo em lactentes e em crianças pequenas pode acarretar perda sanguínea significativa.

### Lesões faciais

As fraturas faciais com frequência são negligenciadas no exame de imagem inicial (normalmente uma TC craniana). Podem ser identificadas algumas alterações de partes moles que se correlacionam com fraturas de face e que talvez mereçam uma avaliação específica dos ossos da face. Estas incluem contusões periorbitais e hemorragia subconjuntival, bem como lacerações dos lábios, da boca e do nariz.

Holmgren e colaboradores propuseram a mnemônica LIPS-N (laceração de **l**ábios, laceração **i**ntraoral, contusão **p**eriorbital, hemorragia **s**ubconjuntival e laceração **n**asal)

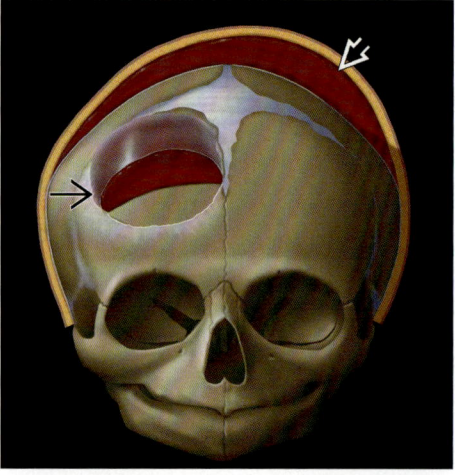

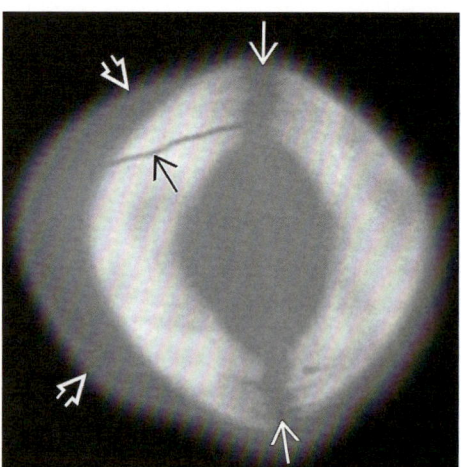

**2-1** A figura mostra o crânio de um recém-nascido, incluindo a fontanela anterior e as suturas coronal, metópica e sagital. O céfalo-hematoma ➔ localiza-se no subperiósteo, limitado por suturas. O hematoma subgaleal ➔ está abaixo da aponeurose do escalpo e não apresenta delimitação pelas suturas.

**2-2** TC óssea em um recém-nascido com história de trauma durante o parto mostrando fratura craniana ➔ e céfalo-hematoma ➔ no osso parietal subjacente. Observe que o céfalo-hematoma não atravessa a sutura sagital ➔.

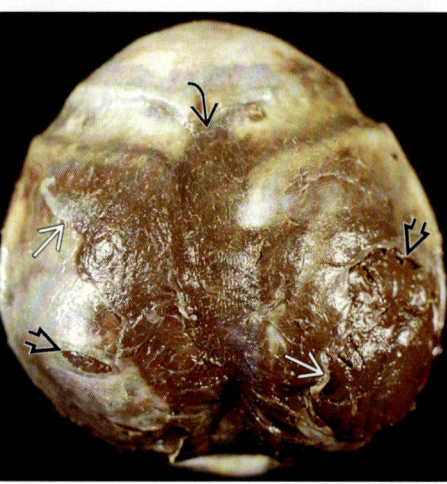

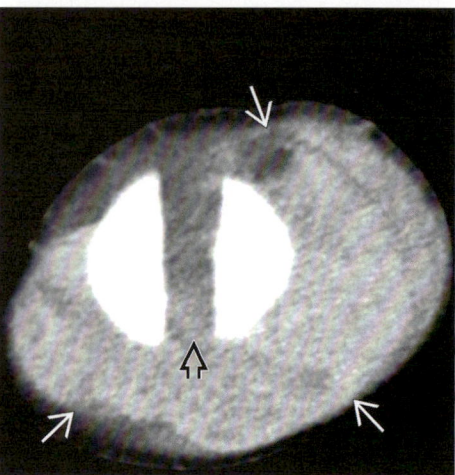

**2-3** Caso de autópsia de um lactente com trauma mostrando um hematoma subgaleal biparietal ➔ maciço. A gálea aponeurótica foi parcialmente aberta ➔ para mostrar o grande hematoma biparietal que atravessa a sutura sagital ➔.

**2-4** Corte de TC sem contraste através do vértex de um lactente com TCE grave, mostrando um enorme hematoma subgaleal agudo ➔ com densidade mista que circunda todo o crânio, ultrapassando a sutura sagital ➔.

para ser usada em conjunto com o exame físico. Se qualquer uma destas estiver presente, o paciente traumatizado merece um estudo tomográfico específico da face, além da TC convencional de crânio.

### Fraturas cranianas

As fraturas da calvária raramente ocorrem – se é que ocorrem – na ausência de um aumento de partes moles sobrejacente ou laceração no escalpo. As fraturas cranianas estão presentes na TC inicial em cerca de dois terços dos pacientes com lesão craniana moderada, embora 25 a 35% dos casos de lesão grave não tenham fratura identificável, mesmo com reconstruções para osso com cortes finos.

As fraturas cranianas podem ser simples ou cominutivas, fechadas ou abertas. Se abertas, a laceração da pele resulta em comunicação do meio externo com a cavidade intracraniana. O risco de infecção é alto nesse tipo de fratura, assim como em fraturas que atravessam as mastoides e os seios paranasais.

Vários tipos de fratura craniana aguda podem ser identificados nos exames de imagem. Lineares, com afundamento, com elevação e diastáticas. Outro tipo de fratura, a fratura em "crescimento" do crânio, é uma complicação rara, porém importante, do trauma.

### Fraturas cranianas lineares

Uma **fratura craniana linear** é um defeito linear com margens bem definidas que normalmente envolve tanto a tábua óssea interna quanto a externa da calvária **(Fig. 2-5)**.

A maioria das fraturas cranianas lineares é causada por um trauma contuso de baixa energia aplicado sobre uma superfície de área relativamente grande. As fraturas lineares que se estendem para uma linha de sutura e a alargam tornam-se fraturas diastáticas **(Fig. 2-6)**.

### Fraturas com afundamento

Uma **fratura com afundamento** é uma fratura na qual os fragmentos são deslocados internamente **(Fig. 2-7)**. A cominuição dos fragmentos de fratura inicia-se no ponto máximo de impacto e se espalha centrifugamente. As fraturas com afundamento são mais frequentemente causadas por traumas diretos de alta energia em uma superfície pequena, com objeto contuso (p. ex., martelo, taco de beisebol ou canos).

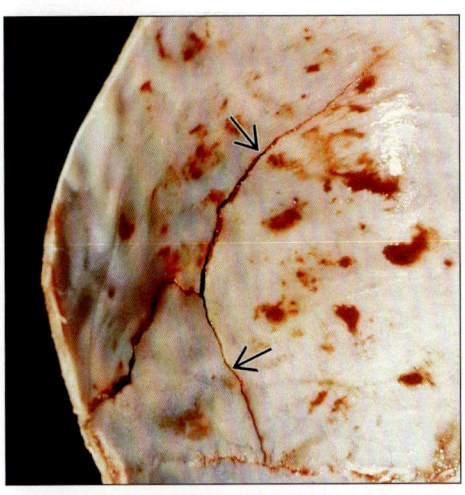
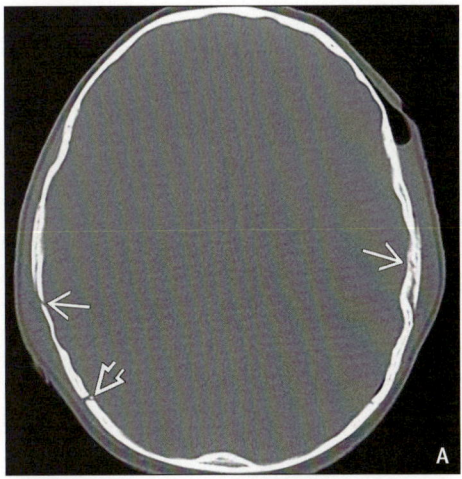

**2-5** Peça de autópsia com visão endocraniana da calvária. Observe a fratura linear temporoparietal, desprovida de depressão ➜. (Cortesia de E.T. Hedley-Whyte, MD.)

**2-6A** TC óssea em um paciente com trauma grave demonstrando aumento de partes moles no escalpo e fraturas cranianas lineares adjacentes ➜. A sutura lambdoide direita ➜ demonstra diástase.

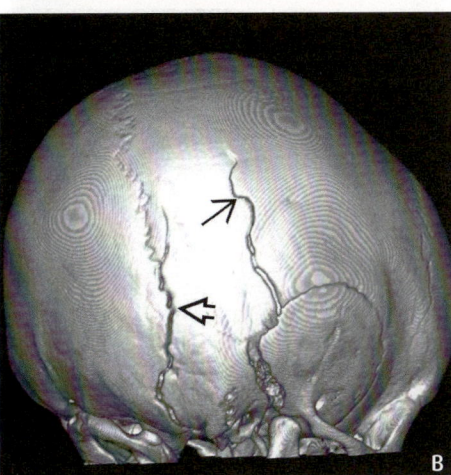
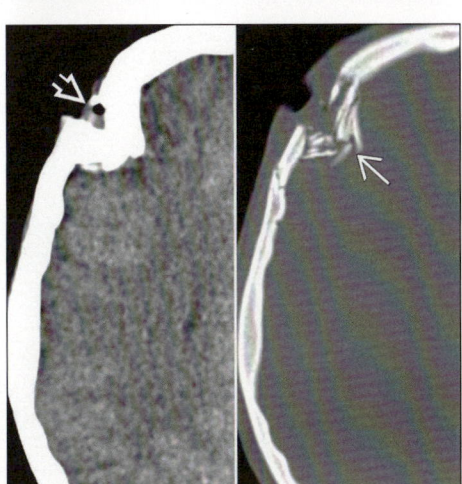

**2-6B** Reconstrução em ESS 3D mostrando fratura linear na calvária à direita ➜ e fratura diastática envolvendo a sutura lambdoide ➜.

**2-7** (À esquerda) TC sem contraste com janela para tecidos moles mostrando fratura com depressão ➜ com parênquima cerebral normal adjacente. (À direita) Corte com algoritmo de reconstrução óssea demonstrando os fragmentos com importante cominuição e profundamente deprimidos ➜.

As fraturas com afundamento em geral laceram a dura e a aracnoide subjacentes e estão associadas a contusões corticais e potencial extravasamento de líquido cerebrospinal (LCS) para o espaço subdural. As fraturas que se estendem para um seio dural ou para o bulbo jugular estão associadas a trombose venosa em 40% dos casos.

### Fraturas com elevação

As **fraturas com elevação** são incomuns e costumam estar associadas a afundamento de fragmentos. Elas são mais frequentemente causadas por objetos pontiagudos e compridos (como uma faca ou uma hélice) que fraturam a calvária causando, ao mesmo tempo, levantamento e rotação dos fragmentos **(Fig. 2-8)**.

### Fraturas diastáticas

Uma **fratura diastática** é uma fratura que alarga uma sutura ou sincondrose **(Fig. 2-9)**. Elas comumente se associam a fraturas lineares adjacentes ou com extensão às suturas.

A diástase traumática das sincondroses esfenoccipital, petroccipital e/ou occipitomastóidea é comum em crianças com fraturas de base de crânio cominutivas importantes. Como a sincondrose esfenoccipital costuma não se ossificar completamente até a metade da adolescência, ela é o local mais comum.

### Fraturas em "crescimento" do crânio

Uma **fratura em "crescimento" do crânio** (FCC), também conhecida como "cisto leptomeníngeo pós-traumático" ou "erosão craniocerebral", é um tipo de lesão rara que ocorre em apenas 0,3 a 0,5% de todas as fraturas cranianas. A maioria dos pacientes com FCC tem menos de 3 anos de idade.

As FCCs se desenvolvem em estágios e aumentam vagarosamente ao longo do tempo. Inicialmente, na "pré-fase", uma fratura craniana (em geral uma fratura linear ou cominutiva) lacera a dura e, então, o parênquima cerebral ou a membrana aracnoide herniam através da dura rota. O estágio I vai desde o trauma inicial até logo antes da fratura aumentar de volume. O diagnóstico precoce e o reparo dural no estágio I levam aos melhores resultados.

O estágio II é a fase precoce da FCC. Ele dura cerca de dois meses após o aumento inicial do volume da fratura. Nesse estágio, o defeito ósseo é pequeno, a deformida-

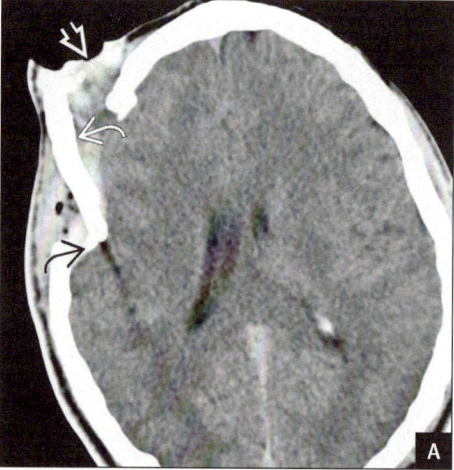
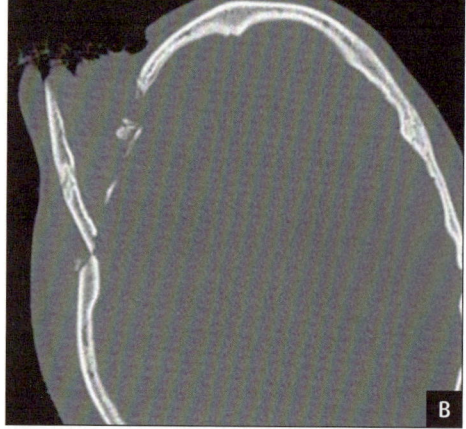

**2-8A** Corte axial de TC sem contraste mostrando grave laceração no escalpo ⇨ combinada com fraturas com elevação ➔ e afundamento ➔.
**2-8B** TC óssea do mesmo caso mostrando que a fratura com elevação está literalmente "pendendo" para fora da calvária.

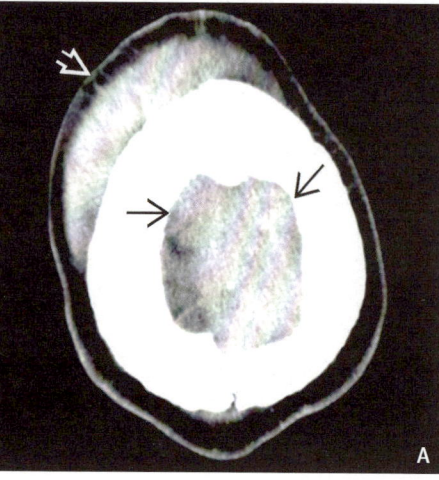
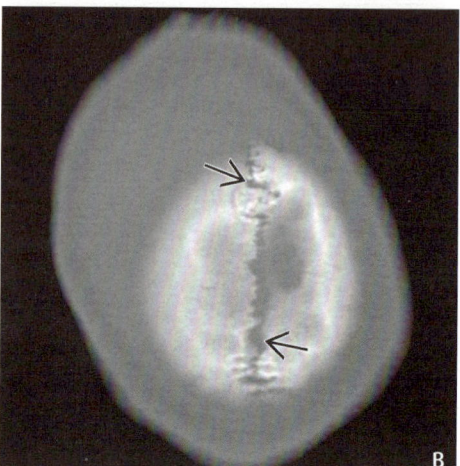

**2-9A** Corte de TC sem contraste que mostra um grande hematoma subgaleal ➔ atravessando a sutura sagital. Há hematoma hiperdenso no vértex ➔ também cruzando a linha média, sugerindo que o sangue esteja situado no espaço epidural.
**2-9B** TC óssea do mesmo caso mostrando fratura diastática da sutura sagital ➔. O seio sagital superior foi lacerado; o sangue intracraniano visto no vértex, na janela para tecidos moles, é um hematoma epidural venoso.

de craniana é relativamente limitada e o déficit neurológico é leve. Mas o tecido que ficou preso no defeito dural impede a consolidação da fratura.

O estágio III representa a fase tardia da FCC e começa dois meses após o início do aumento de volume. Durante esse estágio, o defeito ósseo se torna significativamente maior. O tecido cerebral e o LCS se estendem além dos limites ósseos da fratura através das lesões na dura e na aracnoide.

Os pacientes no estágio tardio da FCC frequentemente procuram atendimento meses a anos após o trauma craniano. Nessa fase, podem causar pronunciadas deformidades cranianas e déficits neurológicos progressivos se não tratadas.

## Imagem

**CARACTERÍSTICAS GERAIS.** Radiografias cranianas simples não têm função na avaliação atual do traumatismo craniencefálico (TCE). Um quarto dos pacientes com lesões cerebrais fatais não apresenta fratura craniana na necropsia. A TC é rápida, largamente disponível, sensível para lesões tanto de estruturas ósseas quanto parenquimatosas e aceita mundialmente como o exame-padrão para pacientes com TCE. Algoritmos de reconstrução para osso e para partes moles devem ser utilizados. Reconstruções para partes moles devem ser visualizadas tanto com janela "fechada" (partes moles) quanto intermediária ("subdural").

As novas gerações de TC *multislice* oferecem excelente resolução espacial. Reconstruções 3D e reformatações com técnica de MIP melhoram a sensibilidade para a detecção de fraturas se comparadas ao uso apenas dos cortes axiais.

**ACHADOS NA TC.** Mesmo que as fraturas possam acometer qualquer parte da calvária ou base do crânio, a fossa craniana média é mais suscetível por causa de seus finos ossos "escamosos" e múltiplos forames e fissuras.

Na TC sem contraste, as fraturas *lineares* são identificadas como linhas lucentes de margens bem definidas **(Fig. 2-6)**. As fraturas com *afundamento* em geral são cominutivas e mostram uma implosão interna dos fragmentos **(Fig. 2-7)**. Nas fraturas com *elevação*, identifica-se um segmento craniano elevado e rotado. As fraturas diastáticas aparecem como um alargamento das suturas ou sincondroses **(Fig. 2-9)** e frequentemente são associadas a fraturas lineares **(Fig. 2-2)**.

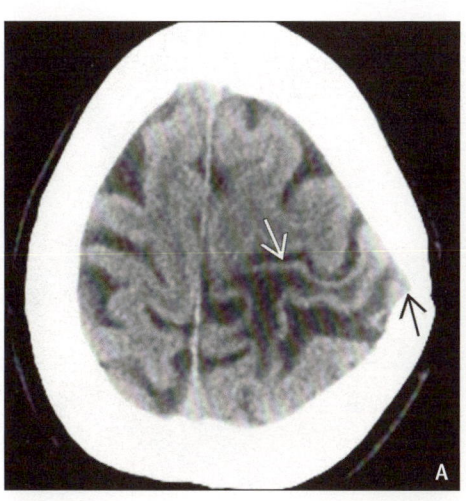
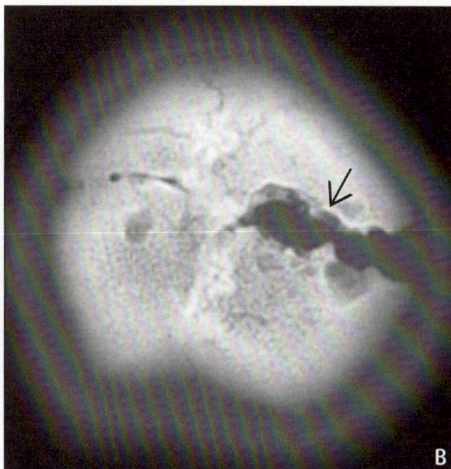

**2-10A** Corte axial de TC sem contraste em um paciente com hemiparesia progressiva após trauma craniano, mostrando encefalomalacia parietal à esquerda ➡. A fratura sobrejacente tem aspecto afilado e com deformidade focal ➡.
**2-10B** TC óssea do mesmo paciente mostrando uma larga lesão craniana lucente com margens arredondadas e com endentações ➡.

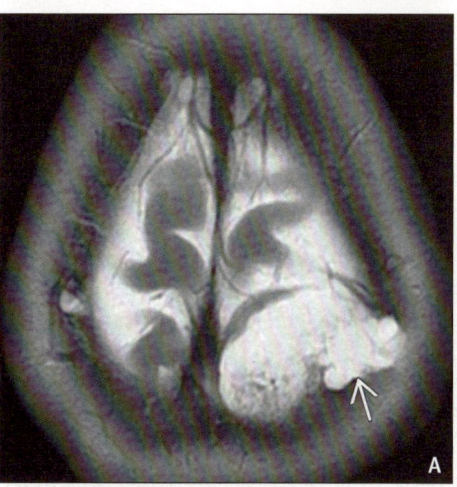
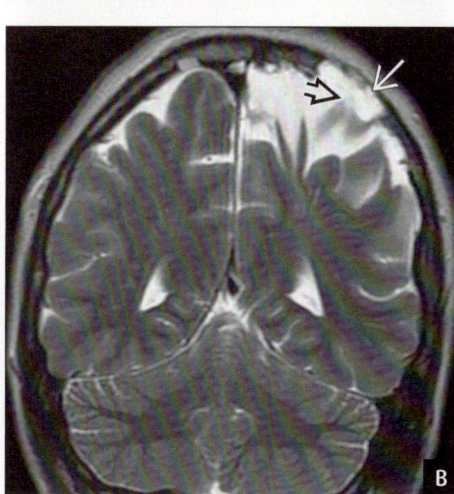

**2-11A** Ponderação em T2 no plano axial do mesmo paciente mostrando coleção liquórica lobulada ➡ que se estende pela abóbada craniana.
**2-11B** Ponderação em T2 no plano coronal mostrando a coleção de LCS no interior da díploe ➡ com parênquima cerebral, que demonstra alterações compatíveis com encefalomalacia, alongado e preso no interior da lesão ➡. Clássica fratura em "crescimento" (cisto leptomeníngeo).

As fraturas em "*crescimento*" no estágio I são difíceis de detectar na TC sem contraste inicial, já que o escalpo e o parênquima cerebral contuso têm densidades semelhantes. Embora identificar a lesão dural com o tecido cerebral herniado seja igualmente difícil ao exame por ultrassonografia, ele pode ser mais útil.

O estágio tardio das FCCs demonstra o alargamento progressivo da fratura não consolidada. Uma lesão craniana lucente ovalada, com endentação de suas margens e bordos chanfrados é típica **(Fig. 2-10)**. LCS e partes moles ficam presos na fratura em expansão **(Fig. 2-11)**. A maioria das FCCs estão localizadas imediatamente adjacentes à encefalomalacia pós-traumática, de modo que o parênquima cerebral adjacente costuma aparecer hipodenso.

**ACHADOS NA RM.** A RM raramente é utilizada no cenário do TCE agudo devido ao alto custo, disponibilidade limitada e tempo de duração do exame. Comparada à TC, o detalhamento ósseo é pobre, embora as lesões parenquimatosas sejam mais bem demonstradas. A adição de sequências em T2*, em particular SWI, é de especial ajuda para identificar lesões hemorrágicas.

Em alguns casos, a RM pode ser indicada para a detecção precoce de complicações tratáveis. Uma criança pequena com déficits neurológicos ou convulsões, uma fratura maior que 4 mm ou uma massa de partes moles que se estende através da fratura para o espaço subgaleal está em risco para o desenvolvimento de FCC. A RM pode demonstrar a ruptura dural e diferenciar o cérebro herniado de uma contusão edematosa no escalpo.

**ANGIOGRAFIA.** Se uma fratura atravessa a topografia de uma estrutura vascular importante, tal como o canal carotídeo ou um seio venoso dural **(Fig. 2-12)**, **(Fig. 2-13)**, a angiotomografia é recomendada. Cortes sagitais, coronais e reconstruções em MIP ajudam a identificar o local e a extensão das lesões vasculares.

As fraturas do clivo estão fortemente associadas a trauma neurovascular, e a ATC deve sempre ser realizada nesses casos **(Fig. 2-14)**. Fraturas-luxação cervicais, lesões por distração e traumas penetrantes da região cervical também merecem uma investigação mais detalhada. As lesões assintomáticas e não complicadas de partes moles cervicais raras vezes são associadas a dano vascular significativo.

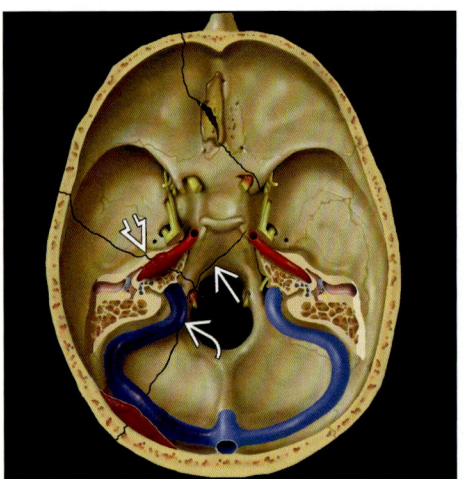
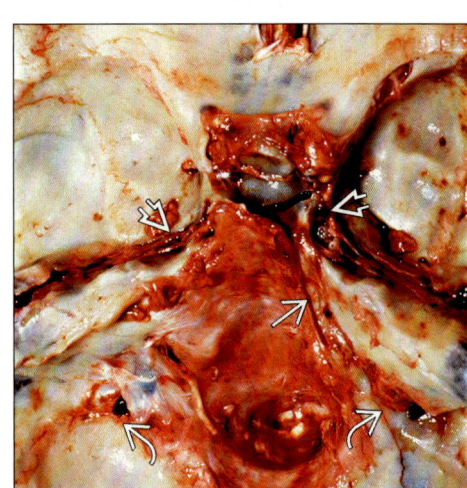

**2-12** Gráfico em corte axial demonstrando diferentes fraturas da base do crânio, atravessando o ápice petroso e o clivo →, bem como com extensão para o forame jugular → e canal carotídeo →.

**2-13** Autópsia mostrando múltiplas fraturas de base de crânio que envolvem o clivo →, canais carotídeos → e forames jugulares → (Cortesia de E. T. Hedley-Whyte, MD.)

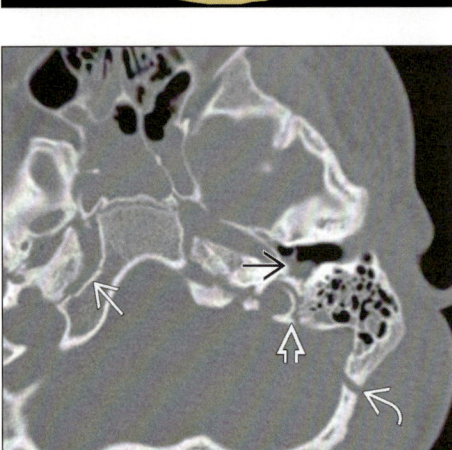
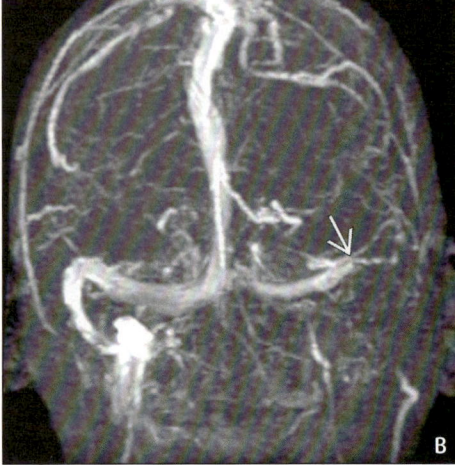

**2-14A** Corte axial de TC óssea mostrando fraturas que envolvem o clivo →, seio sigmoide esquerdo → e forame jugular →. Observe a presença de hemotímpano →.

**2-14B** Visão anteroposterior de venograma do mesmo paciente demonstrando a oclusão → do seio transverso distal, seio sigmoide e bulbo jugular à esquerda.

## Diagnóstico diferencial

O diagnóstico diferencial mais importante das fraturas cranianas são estruturas normais como os canais vasculares e as suturas. Os **canais vasculares** têm margens bem corticalizadas e em geral não estão tão definidos e lucentes como as fraturas lineares. Não há aumento de partes moles sobrejacentes. As **suturas** ocorrem em locais conhecidos (p. ex., coronal, sagital e mastóidea), são densamente corticalizadas e menos aparentes do que as fraturas. As suturas com largura maior que 2 mm, na presença de uma fratura linear, provavelmente são diastáticas.

**Lagos venosos** e **granulações da aracnoide** possuem margens corticalizadas lisas e ocorrem em locais previsíveis (p. ex., em situação parassagital e adjacente ou no interior dos seios venosos durais).

---

### LESÕES DO ESCALPO E DO CRÂNIO

**Lesões do escalpo**
- Céfalo-hematoma
  - Frequente em lactentes
  - Subperiosteal, limitado pelas suturas
  - Em geral pequeno, unilateral; resolução espontânea
- Hematoma subgaleal
  - Entre a gálea, periósteo da calvária
  - Não se limita às suturas
  - Bilateral, pode ter grandes dimensões

**Fraturas cranianas**
- Linear
  - Linha lucente bem demarcada
- Com afundamento
  - Fragmentos deslocados internamente
  - Com frequência há laceração da dura-aracnoide
- Com elevação
  - Raras; fragmentos rotados externamente
- Diastáticas
  - Alargamento de suturas ou sincondroses
- Em "crescimento"
  - Raras; mais frequentes em crianças
  - Laceração da dura-aracnoide
  - Tecido cerebral ou aracnoide herniam através da dura rota
  - Tecido preso impede a consolidação da fratura
  - TC mostra margens arredondadas e endentadas
  - RM mostra LCS +− parênquima cerebral

---

## Hemorragias extra-axiais

Os hematomas e as hemorragias extra-axiais são manifestações comuns do trauma craniencefálico. Podem ocorrer em qualquer compartimento intracraniano, no interior de qualquer espaço (existente ou em potencial) e entre quaisquer camadas das meninges cranianas. Apenas o espaço subaracnóideo existe normalmente; todos os outros são espaços em potencial e ocorrem apenas sob condições patológicas.

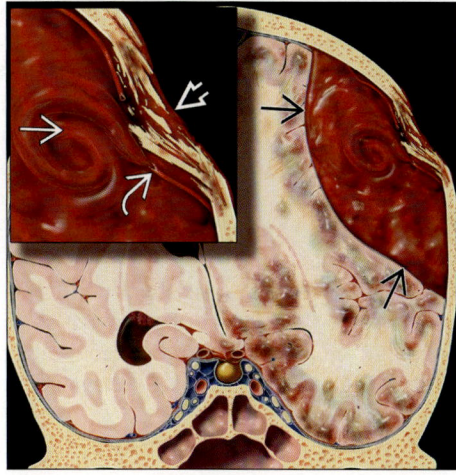

**2-15** HE ➡ com fratura com afundamento ➡ lacerando a artéria meníngea média ➡. Detalhe da ilustração mostrando sangramento ativo, sinal do "redemoinho" ➡.

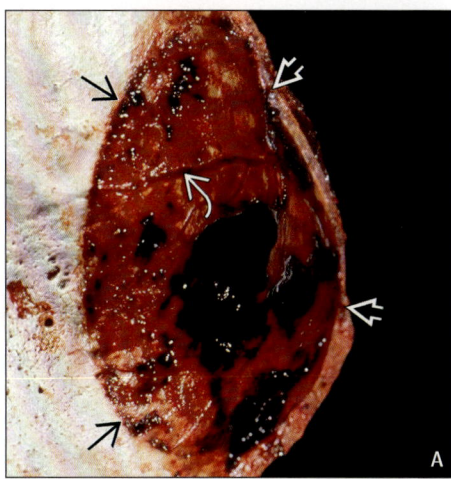

**2-16A** Visão endocraniana mostrando fratura do osso temporal ➡ atravessando o sulco da artéria cerebral média ➡. Observe as margens biconvexas do HE ➡.

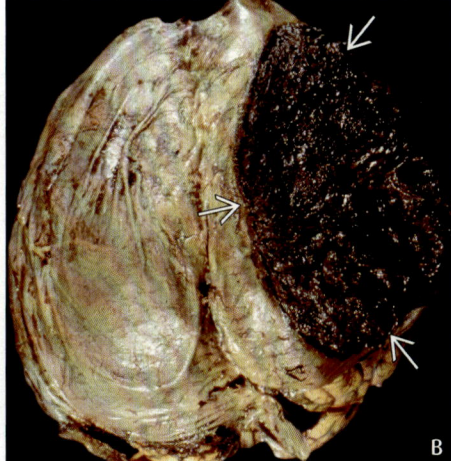

**2-16B** Visão dorsal do cérebro recoberto pela dura mostrando HE biconvexo ➡ na parte superior da dura. (Cortesia de E. T. Hedley-Whyte, MD.)

Os **hematomas epidurais** se dão entre a tábua óssea interna craniana e a camada externa da dura (periosteal). Os **hematomas subdurais** estão localizados entre a camada interna da dura (meníngea) e a aracnoide. A **hemorragia subaracnóidea traumática** é encontrada entre os sulcos e nas cisternas subaracnóideas, entre a aracnoide e a pia-máter.

Para analisar as hemorragias extra-axiais, nosso estudo se dará do exterior para o interior do crânio. Consequentemente, começaremos esta seção com uma discussão sobre os hematomas epidurais, então iremos um pouco mais adiante com os hematomas subdurais, que são os mais comuns. Concluiremos com uma consideração sobre hemorragia subaracnóidea traumática.

## *Hematoma epidural agudo*

Os hematomas epidurais (HEs) são complicações pouco comuns, mas potencialmente letais do trauma. Se um HE for identificado com rapidez e tratado de forma apropriada, a mortalidade e a morbidade podem ser reduzidas.

### Terminologia

Um hematoma epidural é uma coleção de sangue entre a calvária e a camada externa da dura (periosteal).

### Etiologia

A maioria dos HEs se origina de trauma direto no crânio que lacera uma artéria ou os seios venosos durais adjacentes. A grande maioria (90%) é causada por dano vascular, mais comumente a artéria meníngea média. Cerca de 10% dos HEs são venosos, frequentemente secundários a uma fratura que atravessa um seio venoso dural.

### Patologia

LOCALIZAÇÃO. Mais de 90% dos HEs são unilaterais e supratentoriais. Entre 90 e 95% são encontrados imediatamente adjacentes a uma fratura craniana **(Fig. 2-15)**. A porção escamosa do osso temporal é o local mais comum.

PATOLOGIA MACROSCÓPICA. Os HEs têm forma biconvexa **(Fig. 2-16A)**. A aderência da dura periosteal à calvária interna explica essa configuração típica. Os HEs sofrem expansão. Eles afastam a dura da tábua interna óssea, formando assim o clássico hematoma em forma de lente **(Fig. 2-16B)**, **(Fig. 2-17)**, **(Fig. 2-18)**, **(Fig. 2-19)**. Como a dura está fortemente aderida às suturas, os HEs raramente as ultrapassam.

A aparência macroscópica típica intraoperatória do HE agudo é de um coágulo violáceo ("geleia de framboesa").

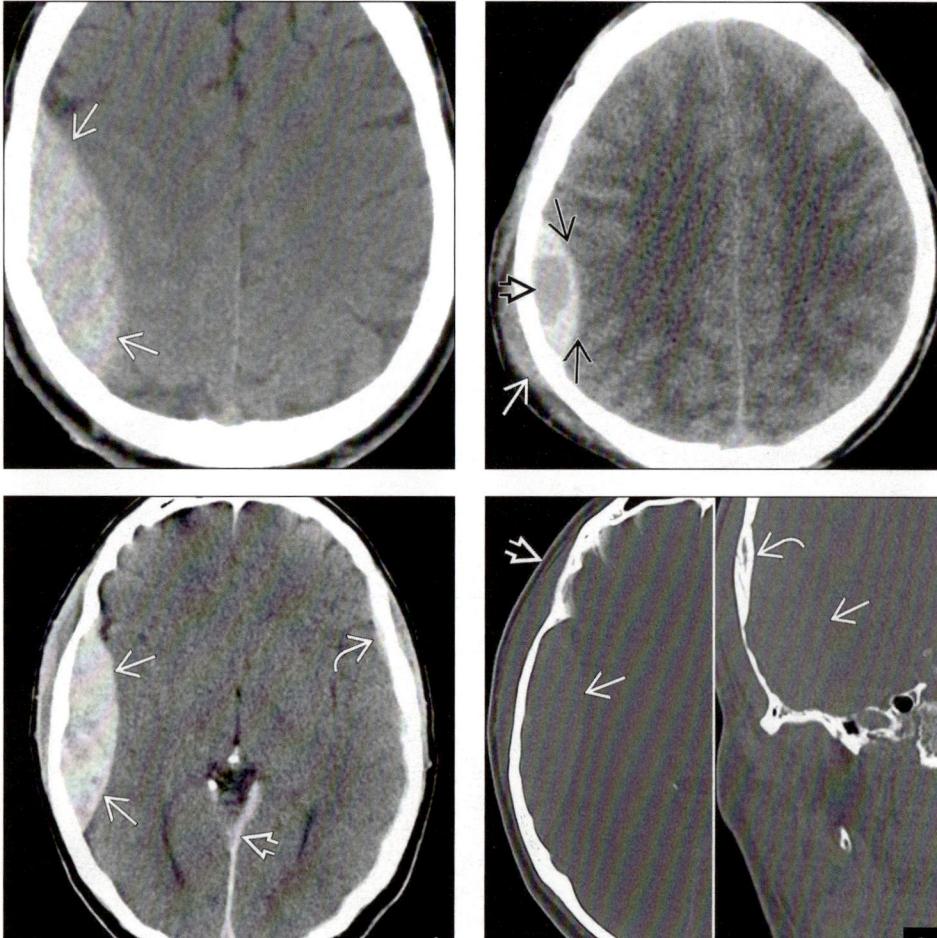

**2-17** TC sem contraste mostrando o clássico aspecto biconvexo hiperdenso do hematoma epidural agudo em situação temporoparietal.

**2-18** Em corte axial de TC sem contraste em uma criança com trauma agudo, observa-se que a interface entre as substâncias branca e cinzenta está deslocada medialmente em razão de um HE com sangramento ativo, com presença do sinal do "redemoinho". Não se percebe fratura craniana linear, mas a hemorragia sob o periósteo formou um céfalo-hematoma.

**2-19A** HE agudo biconvexo heterogeneamente hiperdenso. Uma pequena coleção subdural hemática está presente no tentório à esquerda e na foice inter-hemisférica. Pequena quantidade de sangue extra-axial no hemisfério esquerdo.

**2-19B** (À esquerda) TC óssea mostrando HE e subgaleal, no entanto, nenhuma fratura é identificada. (À direita) Reconstrução coronal com filtro ósseo de TC facial demonstrando fratura cominutiva adjacente ao HE.

## Aspectos clínicos

**Epidemiologia.** Os HEs são muito menos comuns do que a hemorragia subaracnóidea traumática (HSAt) ou o hematoma subdural (HS). Embora os HEs representem até 10% das lesões fatais em resultados de necropsia, eles são encontrados em apenas 1 a 4% dos pacientes que realizam exame de imagem por trauma craniocerebral.

**Aspectos demográficos.** Os HEs são incomuns em lactentes e em idosos. A maioria é encontrada em crianças um pouco maiores e em adultos jovens. A proporção M:F é de 4:1.

**Apresentação.** O protótipo do "intervalo lúcido", no qual o paciente traumatizado tem uma breve perda de consciência inicial, seguida por um período assintomático de duração variável antes da instalação do coma e/ou déficit neurológico, ocorre em apenas 50% dos pacientes. Os sintomas comuns são cefaleia, náuseas, vômitos, sintomas relacionados a efeito de massa intracraniano (p. ex., paralisia do terceiro par craniano envolvendo as pupilas), seguido de sonolência e coma.

**História natural.** O prognóstico depende do tamanho e da localização do hematoma, se o HE é arterial ou venoso e se há sangramento ativo (ver adiante). A taxa de mortalidade global com identificação e tratamento imediatos é de 5%.

Os pacientes com HEs com densidade mista na TC tendem a apresentar sintomas mais precocemente do que os pacientes com hematomas hiperdensos, além de escore na Escala de Coma de Glasgow (GCS) mais baixos, hematomas com volumes maiores e pior prognóstico.

O desenvolvimento tardio ou aumento de volume de um HE ocorre em 10 a 15% dos casos, normalmente entre 24 e 36 horas após o trauma.

**Opções de tratamento.** a maioria dos HEs são drenados por cirurgia. Os HEs com densidade mista aumentam rapidamente em tamanho e exigem um tratamento mais agressivo e precoce.

Ocasionalmente, um pequeno HE hiperdenso que não apresenta o sinal do "redemoinho", com pouco ou nenhum efeito de massa, pode ser manejado clinicamente com observação clínica rigorosa e exames de imagem de controle **(Fig. 2-20)**.

## Imagem

**Características gerais.** os HEs, sobretudo em adultos, em geral não cruzam as linhas de sutura a menos que haja

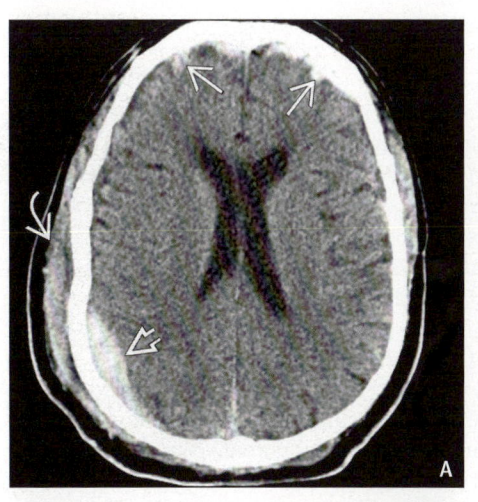

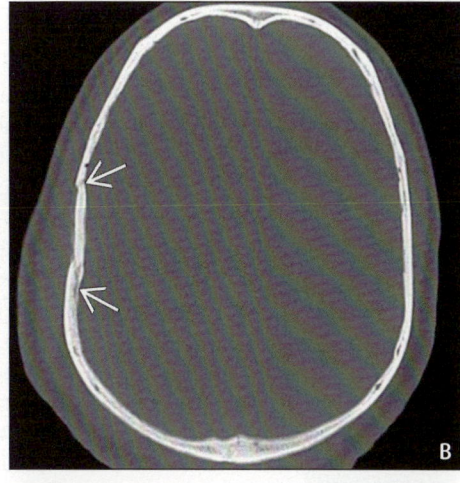

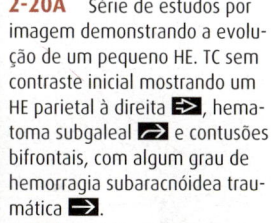

**2-20A** Série de estudos por imagem demonstrando a evolução de um pequeno HE. TC sem contraste inicial mostrando um HE parietal à direita ➡, hematoma subgaleal ➡ e contusões bifrontais, com algum grau de hemorragia subaracnóidea traumática ➡.
**2-20B** TC óssea do mesmo paciente mostrando uma fratura temporoparietal à direita levemente deprimida ➡. Este paciente foi manejado de forma conservadora.

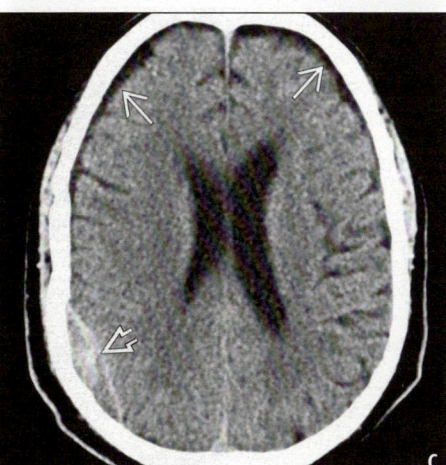

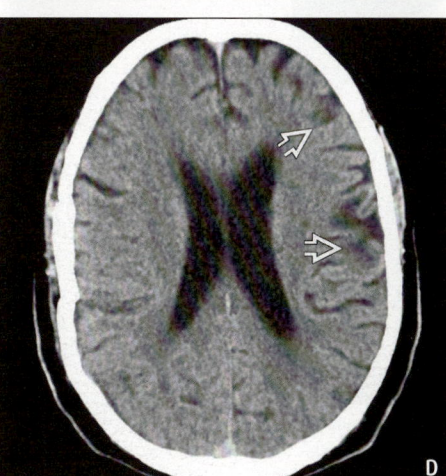

**2-20C** A TC sem contraste foi repetida 10 dias mais tarde, demonstrando significativa redução da densidade do HE ➡. Pequenos higromas bifrontais são percebidos agora ➡.
**2-20D** O estudo foi repetido seis meses após o trauma, demonstrando resolução do HE. Focos de encefalomalacia ➡ no hemisfério esquerdo, por lesão de "contragolpe", agora são evidentes.

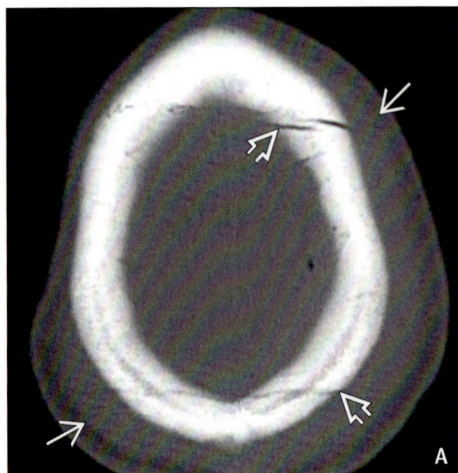

**2-21A** Corte axial de TC óssea mostrando extenso hematoma subgaleal ⇨ e fraturas cranianas lineares ⇨ atravessando a sutura sagital.

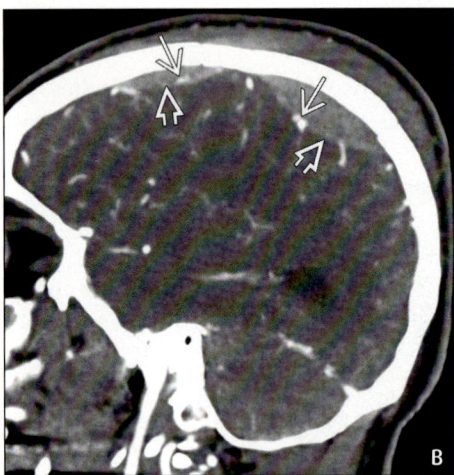

**2-21B** Reformatação multiplanar de ATC mostrando hematomas biconvexos extrassagitais ⇨ deslocando as veias corticais internamente ⇨.

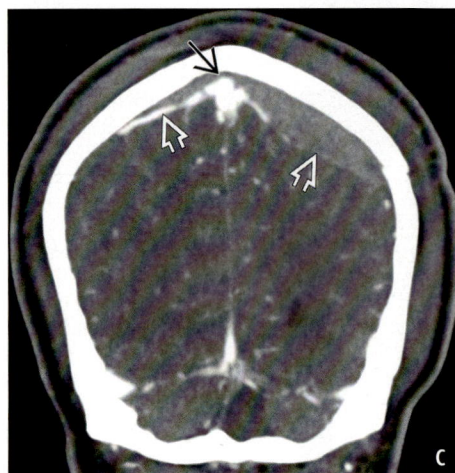

**2-21C** Corte coronal mostrando hematomas epidurais no vértex ⇨ atravessando a linha média e deslocando o seio sagital superior ⇨ afastando-o do crânio.

uma fratura com diástase coexistente. Em crianças, 10% dos HEs atravessam as linhas de sutura, comumente as suturas coronal e esfenoescamosa.

Procure por outra lesão coexistente tal como uma lesão de "contragolpe", HSAt e herniações cerebrais secundárias, as quais são comuns em pacientes com HEs.

**Achados na TC.** A TC sem contraste é o estudo de escolha para a avaliação inicial dos pacientes com lesão craniencefálica. Devem ser realizados algoritmos de reconstrução tanto para osso quanto para tecidos moles. Reconstruções multiplanares são especialmente úteis para identificar hematomas epidurais no vértex, os quais podem ser difíceis de detectar quando são obtidas apenas imagens axiais.

A imagem clássica dos **HEs arteriais** é uma coleção extra-axial lentiforme hiperdensa (60 a 90 UH) **(Fig. 2-17)**. A presença de um componente hipodenso (sinal do "redemoinho") é vista em cerca de um terço dos casos e indica sangramento rápido e ativo com tempo insuficiente para retração do coágulo **(Fig. 2-18)**.

Os HEs comprimem o espaço subaracnóideo subjacente e deslocam o córtex medialmente, deformando a interface entre as substâncias branca e cinzenta para o interior.

Há presença de ar no interior do HE em cerca de 20% dos casos, e isso muitas vezes – mas não invariavelmente – está associado a fratura das mastoides ou dos seios paranasais.

Os muito menos comuns **HEs venosos** são, com frequência, menores e se desenvolvem mais vagarosamente do que os arteriais. A maioria é causada por uma fratura craniana que atravessa um seio venoso dural e, portanto, ocorrem próximos ao vértex (seio sagital superior) ou à base do crânio (seios transverso/sigmoide). Em contraste com o seu homólogo arterial, os HEs venosos podem cruzar tanto linhas de sutura quanto reflexões da dura **(Fig. 2-21)**, **(Fig. 2-22)**.

Os HEs venosos – em especial os hematomas situados no "vértex" – são facilmente negligenciados. Imagens com reformatações nos planos coronal e sagital ajudam na sua detecção e avaliação.

**Achados na RM.** Os HEs agudos são comumente isointensos ao parênquima cerebral adjacente, sobretudo nas ponderações em T1. A dura deslocada pode ser identificada como uma "linha escura" entre o hematoma e o cérebro.

**Angiografia.** Pode mostrar uma artéria meníngea média lacerada com fistulização do contraste em aspecto de "trilho de trem" dessa artéria para as veias meníngeas médias correspondentes. Um efeito de massa com deslocamento das artérias e veias corticais é identificado.

## Diagnóstico diferencial

Com história clínica compatível, os achados de imagem do HE são patognomônicos.

O principal diagnóstico diferencial é o **hematoma subdural**, que comumente tem formato crescente e, com frequência, atravessa as linhas de sutura, mas está confinado pelas reflexões da dura da foice ou do tentório. A coexistência de HE e HS é incomum.

Outras coleções hiperdensas extra-axiais na TC sem contraste incluem **neoplasias** primárias ou secundárias, tais como meningiomas, linfoma e metástases. Ocasionalmente, infecções (como o **tuberculoma** dural), massas inflamatórias (p. ex., **pseudotumores**, histiocitose) e **hematopoiese extramedular** se apresentam como massas hiperdensas extra-axiais.

### HEMATOMA EPIDURAL AGUDO

**Terminologia**
- HE = sangue entre o crânio, dura

**Etiologia**
- Fratura craniana associada em 90 a 95%
  - Laceração de vasos pela fratura craniana
- Arterial (90%), venosa (10%)

**Patologia**
- Unilateral, supratentorial (>90%)
- Formato biconvexo (dura deslocada para longe do crânio)
- Em geral não cruza as linhas de sutura
- Pode atravessar as reflexões durais

**Aspectos clínicos**
- Relativamente raro (1 a 4% dos traumas cranianos)
- Crianças mais velhas, adultos jovens; M:F = 4:1
- Clássico "intervalo lúcido" em apenas 50%
- Deterioração tardia é comum
- Identificação e tratamento imediatos = baixa mortalidade

**Imagem**
- Coágulo hiperdenso lentiforme
- Hipodensidade (sinal do "redemoinho") = sangramento ativo
- HE no "vértex" é em geral venoso, pode cruzar a linha média

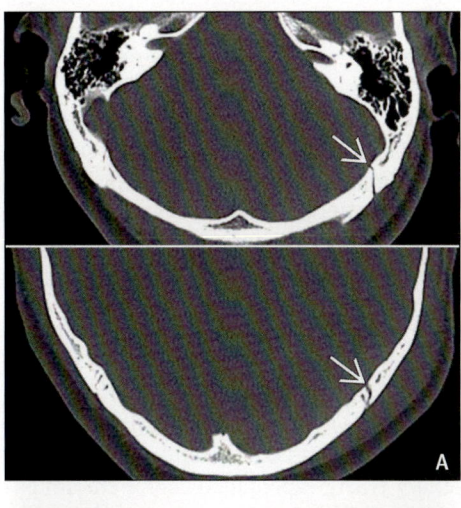

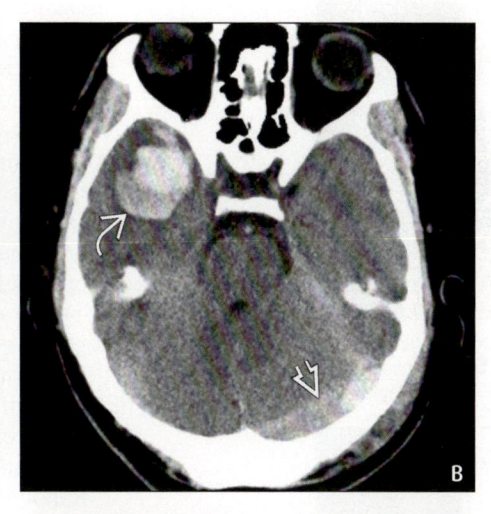

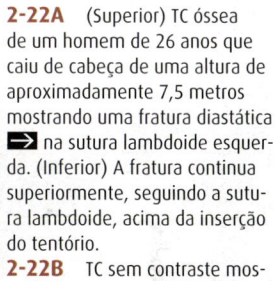

**2-22A** (Superior) TC óssea de um homem de 26 anos que caiu de cabeça de uma altura de aproximadamente 7,5 metros mostrando uma fratura diastática ➡ na sutura lambdoide esquerda. (Inferior) A fratura continua superiormente, seguindo a sutura lambdoide, acima da inserção do tentório.
**2-22B** TC sem contraste mostra um HE de densidade mista na fossa posterior ➡. Observe a contusão de "contra-golpe" no lobo temporal direito, com hematoma de atenuação mista, ➡ sugerindo sangramento ativo.

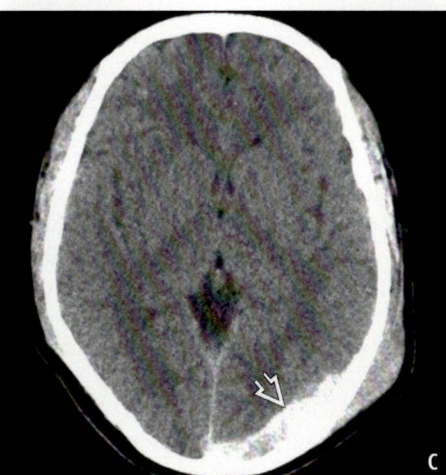

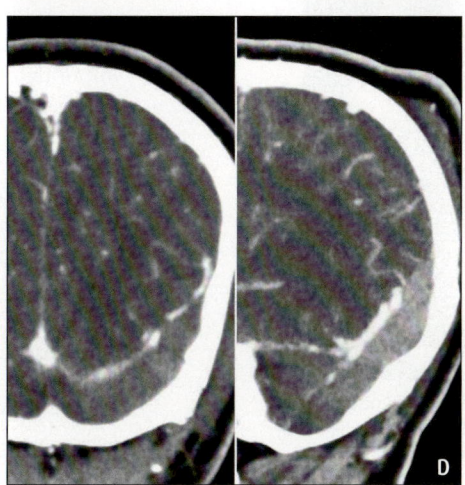

**2-22C** Corte mais cranial do mesmo paciente mostra que o HE ➡ se estende acima do tentório, posteriormente ao lobo occipital esquerdo.
**2-22D** ATC foi obtida em razão dos achados da TC sugerirem HE venoso com laceração do seio transverso esquerdo. Imagens com reconstrução coronal (à esquerda) e sagital (à direita) mostram muito bem que o HE se estende abaixo e acima do tentório, deslocando as veias corticais, bem como elevando e comprimindo o seio transverso esquerdo.

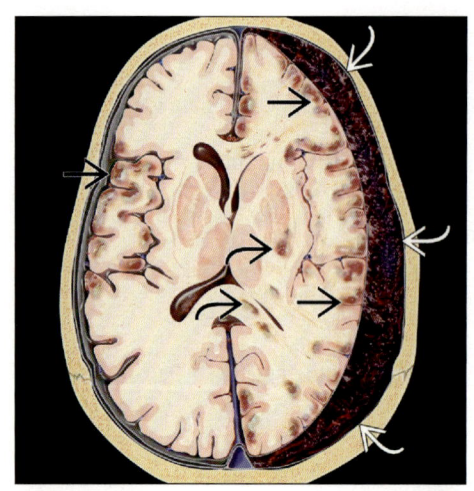

**2-23** Figura demonstrando HS agudo lentiforme ➡ com contusão, lesão de "contragolpe" ➡ e dano axonal difuso ➡.

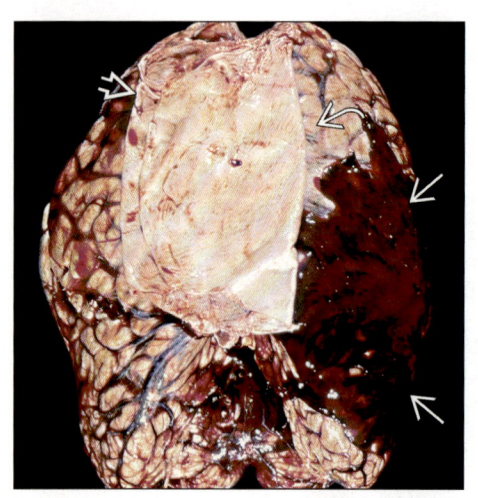

**2-24** Autópsia mostrando HS agudo ➡ que se espalha sobre o cérebro entre a dura ➡, aracnoide fina como um véu ➡. (Cortesia de E. T. Hedley-Whyte, MD.)

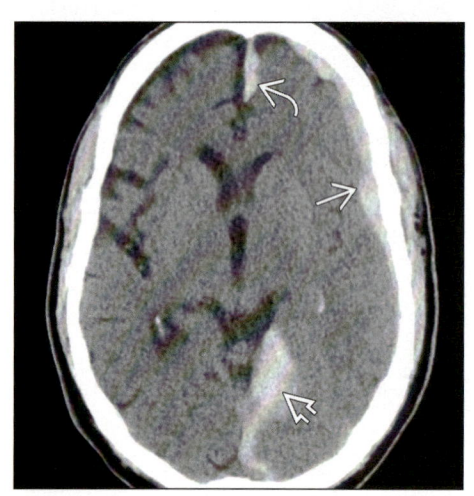

**2-25** HS agudo se espalhando pelo hemisfério esquerdo ➡ ao longo do tentório ➡ para dentro da fissura inter-hemisférica ➡, mas sem cruzar a linha média.

## Hematoma subdural agudo

Os hematomas subdurais agudos são uma das principais causas de morte e incapacidade em pacientes com TCE grave. Os hematomas subdurais (HSs) são muito mais comuns do que os hematomas epidurais (HEs). A maioria não ocorre como uma lesão isolada e sim associada a hemorragia subaracnóidea traumática, bem como a importantes lesões parenquimatosas, tais como contusões corticais, lacerações cerebrais e dano axonal difuso.

### Terminologia

Um hematoma subdural agudo (HSAg) é uma coleção de produtos hemáticos agudos que se situa na ou entre a camada celular interna da dura e a aracnoide **(Fig. 2-23)**.

### Etiologia

O trauma é a causa mais comum de HSAg. Tanto lesões com golpe direto quanto lesões não relacionadas a impacto podem ocasionar HSAg. A ruptura de veias corticais que cruzam o espaço subdural para entrar em seios venosos durais (em geral, o seio sagital superior) é a causa mais comum. Lacerações de veias corticais podem acontecer tanto em fraturas cranianas quanto em mudanças bruscas de velocidade e rotação cerebral, que ocorrem durante traumas craniencefálicos fechados.

O sangramento da ruptura de vasos se difunde rapidamente através do espaço em potencial localizado entre a dura e a aracnoide. Os HSs grandes podem se espalhar por todo um hemisfério, com extensão para a fissura inter-hemisférica e o tentório.

O rompimento de artérias corticais devido a uma fratura craniana também pode originar um HSAg. A aracnoide por si só também pode sofrer lacerações, criando uma rota para o extravasamento do LCS para o espaço subdural, resultando em conteúdo misto, serossanguinolento.

Uma causa menos comum de HSAg inclui a ruptura de aneurismas, metástases cranianas/durais oriundas de neoplasias extracranianas vasculares primárias e hemorragia espontânea em pacientes com coagulopatia grave.

Raramente, um HSAg espontâneo ocorre em um paciente sem história traumática ou anomalia vascular. Esses pacientes, com frequência, demonstram alteração súbita e importante da consciência e têm mau prognóstico, a menos que o HSAg seja identificado e tratado rapidamente.

### Patologia

**PATOLOGIA MACROSCÓPICA.** O aspecto macroscópico de um HSAg é o de um coágulo macio, arroxeado, em "geléia de groselha" abaixo de uma dura tensa e abaulada **(Fig. 2-24)**. Mais de 95% são supratentoriais. A maioria dos HSAgs se espalha difusamente sobre o hemisfério afetado e, como consequência, possui morfologia típica em crescente.

### Aspectos clínicos

**EPIDEMIOLOGIA.** O HSAg é o segundo hematoma extra-axial mais comum, perdendo apenas para a hemorragia subaracnóidea traumática (HSAt). O HSAg é encontrado em 10 a 20% dos pacientes com trauma craniencefálico e é observado em 30% dos pacientes submetidos à necropsia por lesões fatais.

**Aspectos demográficos.** Um HSAg pode ocorrer em qualquer idade, de crianças a idosos. Não há predileção por sexo.

**Apresentação.** Mesmo traumas leves, sobretudo em idosos que são frequentemente anticoagulados, podem resultar em HSAg. Em tais pacientes, uma história definida de trauma pode não ser encontrada.

Os achados clínicos variam de nenhum a perda da consciência e coma. A maioria dos pacientes com HSAg têm um escore baixo na Escala de Coma de Glasgow na admissão. Deterioração tardia, especialmente em pacientes idosos anticoagulados, é comum.

**História natural.** Um HSAg pode permanecer estável, aumentar vagarosa ou rapidamente, causando efeito de massa e herniação cerebral secundária. O prognóstico varia com a espessura do hematoma, grau de desvio da linha média e a presença de lesões parenquimatosas associadas. Um HSAg com espessura maior que 2 cm se correlaciona com piores desfechos (35 a 90% de mortalidade). Um HSAg que ocupa mais que 10% do volume intracraniano total disponível é frequentemente letal.

**Opções de tratamento.** A presença de um HSAg em um paciente com trauma costuma ser considerada uma emergência neurocirúrgica.

A drenagem de um HSAg que provoca significativo efeito de massa é o procedimento-padrão. Pequenas coleções são ocasionalmente manejadas com observação clínica rigorosa e seguimento por exame de imagem. Qualquer deterioração súbita das condições do paciente deve ser avaliada com a repetição do estudo de TC.

## Imagem

**Características gerais.** O achado clássico de HSAg é uma coleção extra-axial em forma de crescente, supratentorial, que desloca medialmente a interface entre as substâncias branca e cinzenta. Os HSs em geral são mais extensos do que os HEs, facilmente se espalhando ao longo da foice, do tentório e em torno do soalho das fossas anterior e média (**Fig. 2-25**). Os HSs podem atravessar as linhas de sutura, mas em geral não atravessam as reflexões durais. HSs bilaterais

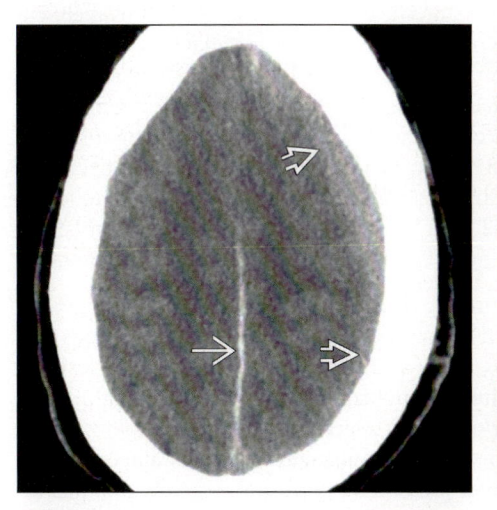

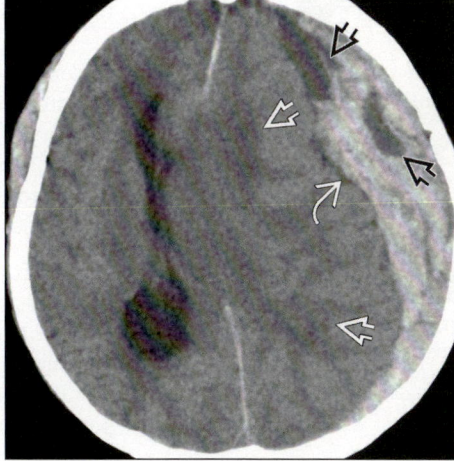

**2-26** TC sem contraste mostrando HSAg hiperdenso inter-hemisférico típico. O HS circundando o hemisfério esquerdo é menos denso, provavelmente porque uma laceração da aracnoide deve estar permitindo a entrada de LCS, que se mistura ao sangue. O hematócrito do paciente era normal.
**2-27** HSAg com densidade mista, sangramento em atividade e coágulos não retraídos com compressão do espaço subaracnóideo preenchido por LCS subjacente. A interface entre as substâncias branca e cinzenta está deslocada medialmente. 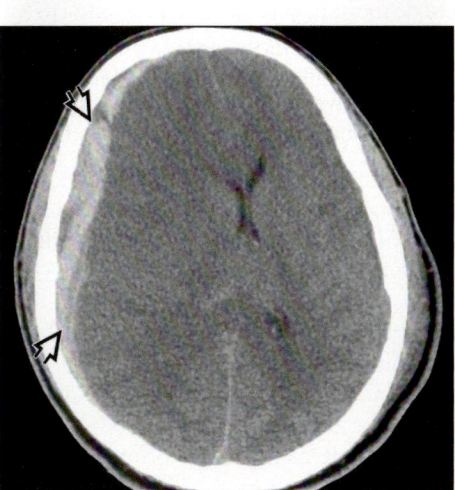 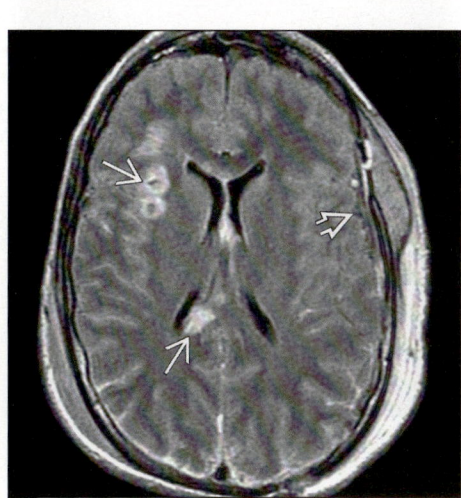
**2-28** TC sem contraste mostrando HSAg com densidade mista com uma herniação subfalcial desproporcionalmente grande dos ventrículos laterais. Todo o hemisfério direito está hipodenso, indicando edema difuso holo-hemisférico. Essa complicação do HSAg é uma ameaça à vida e pode exigir craniectomia descompressiva de urgência.
**2-29** Corte em FLAIR dois dias após um trauma fechado revelando um pequeno HS hipointenso e múltiplos danos axonais.

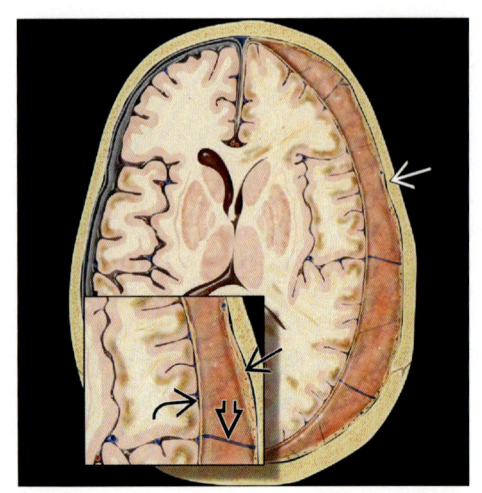

**2-30** Figura demonstrando um HS ➡. Imagem ampliada mostra veia em "ponte" ⇨ e as membranas interna (fina) ➡ e externa (espessa) ➡.

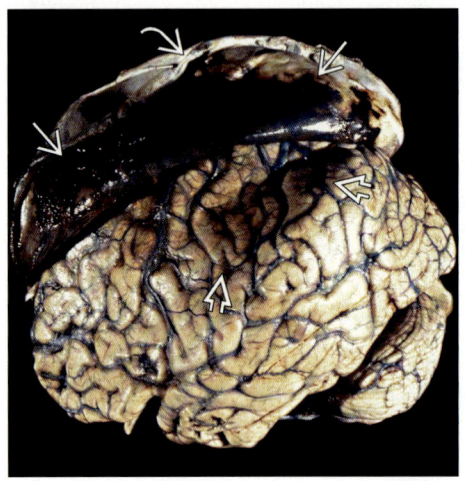

**2-31** Peça de autópsia revelando HSs com hematoma organizado ➡, membrana externa espessa ➡, cérebro deformado ➡. (Cortesia de R. Hewlett, MD.)

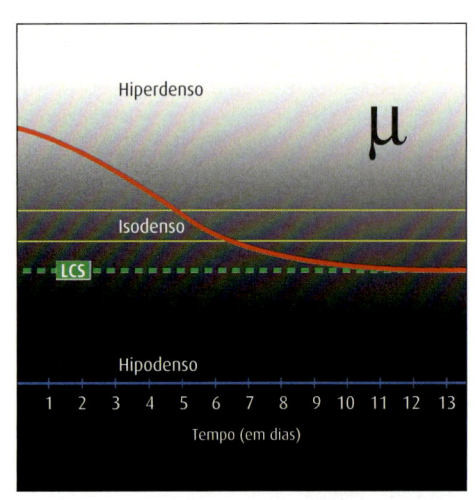

**2-32** O HS decai cerca de 1,5 UH/dia. Em torno de 7 a 10 dias, o sangue do hematoma está isodenso ao córtex. Em cerca de 10 dias, torna-se hipodenso.

ocorrem em 15% dos casos. As lesões por "contragolpe", como contusão do hemisfério contralateral, são comuns.

Tanto as janelas-padrão para tecidos moles e intermediária ("subdural") devem ser utilizadas em todos os pacientes traumatizados, pois pequenos e sutis HSAgs podem ser pouco perceptíveis em decorrência da densidade da calvária adjacente.

### Achados na TC.

*TC sem contraste.* Cerca de 60% dos HSAgs são hiperatenuantes na TC sem contraste **(Fig. 2-25)**, **(Fig. 2-26)**. As lesões com atenuação mista são encontradas em 40% dos casos **(Fig. 2-27)**. Lagos hipodensos no interior da coleção hiperdensa maior (sinal do "redemoinho") frequentemente indicam a presença de sangramento ativo **(Fig. 2-28)**. Pontos focais ou linhas de LCS cercados no interior de sulcos comprimidos e deslocados podem com frequência ser identificados abaixo de um HSAg **(Fig. 2-27)**.

O efeito de massa em um HSAg é comum. Em alguns pacientes, sobretudo em atletas com trauma craniencefálico de repetição, pode ocorrer aumento de volume cerebral com proeminência vascular de um hemisfério cerebral. Nesse caso, o efeito de massa é desproporcional ao tamanho do HS, que pode ser relativamente pequeno. Essa entidade, chamada de "síndrome do segundo impacto", provavelmente é causada por autodesregulação vascular (ver Capítulo 3).

Ocasionalmente, um HSAg é quase isodenso ao córtex adjacente **(Fig. 2-26)**. Essa aparência incomum é encontrada em pacientes extremamente anêmicos (Hgb abaixo de 8 a 10 g/dL) e, às vezes, ocorre em pacientes com coagulopatias. Em raros casos, vazamento liquórico por meio de uma laceração aracnóidea pode se misturar ao sangue agudo coletado no espaço subdural, diluindo-o.

*TC com contraste.* A TC com contraste ajuda a detectar pequenos HSAgs isodensos. As veias corticais que costumam se realçar após a injeção do contraste ficam deslocadas internamente, em razão da coleção extra-axial.

*Perfusão por TC.* A perfusão por TC ou com xenônio pode demonstrar diminuição do fluxo sanguíneo cerebral (CBF) e baixa pressão de perfusão, a qual é uma das razões da alta taxa de mortalidade nos pacientes com HSAg. O córtex adjacente a um HSAg drenado pode demonstrar alterações relacionadas à hiperemia, com valores de fluxo sanguíneo cerebral relativo (rCBF) elevados. A persistência da hiperemia tem sido associada a maus desfechos.

### Achados na RM.

Exames por RM raramente são obtidos nos pacientes com lesão cerebral aguda. Em tais casos, o HSAg aparece isointenso nas ponderações em T1 e hipointenso em T2. A intensidade de sinal nas aquisições em FLAIR é em geral iso a hiperintensa em comparação ao LCS, mas hipointensa se comparada ao cérebro adjacente **(Fig. 2-29)**. Os HSAgs são hipointensos nas aquisições em T2*.

A ponderação em difusão mostra intensidade de sinal heterogênea no interior do hematoma, mas pode também mostrar focos esparsos de restrição no córtex subjacente ao HSAg.

ANGIOGRAFIA. A ATC pode ser útil na visualização de um vaso cortical com sangramento ativo para o espaço subdural.

## Diagnóstico diferencial

No cenário do trauma agudo, o principal diagnóstico diferencial é o **hematoma epidural** (HE). O formato é uma característica que ajuda na diferenciação, já que a maioria dos HSAgs têm formato de crescente, enquanto os HEs são biconvexos. Os HEs estão quase sempre associados à fratura craniana; os HSs frequentemente ocorrem na ausência de fratura craniana. Os HEs podem cruzar as reflexões da dura; os HSs não cruzam a foice ou o tentório.

## *Hematoma subdural subagudo*

Com o tempo, os hematomas subdurais (HSs) sofrem organização, lise e formação de membranas. Com dois ou três dias, o coágulo, inicialmente pouco coeso, torna-se organizado. Produtos da degradação da quebra da hemoglobina e a formação de tecido de granulação modificam os aspectos de imagem do hematoma nas fases subaguda e crônica.

## Terminologia

Um hematoma subdural subagudo (HSS) forma-se entre alguns dias a algumas semanas.

## Patologia

Há uma coleção formada a partir do coágulo parcialmente liquefeito com produtos de reabsorção hemática, envoltos em ambos os lados por uma "membrana" de tecido de granulação **(Fig. 2-30)**. A membrana mais externa adere à dura e em geral é mais espessa do que a membrana interna, que está aderida à delicada aracnoide **(Fig. 2-31)**.

Em alguns casos, hemorragias repetidas de diferentes idades, oriundas do tecido de granulação friável, podem estar presentes. Em outros casos, a liquefação do hematoma ao longo do tempo produz um fluido sero-hemático.

## Aspectos clínicos

EPIDEMIOLOGIA E ASPECTOS DEMOGRÁFICOS. Os HSs são comuns nos exames de imagem e nas autópsias. Em contraste com os HSs agudos, os HSs subagudos possuem uma distribuição bimodal, sendo as crianças e os idosos os grupos mais afetados.

APRESENTAÇÃO. A clínica varia desde pacientes assintomáticos até perda da consciência e hemiparesia causada por súbito ressangramento em um HSS. Cefaleia e convulsões são outras apresentações comuns.

HISTÓRIA NATURAL E OPÇÕES DE TRATAMENTO. Muitos HSSs têm resolução espontânea. Em alguns casos, hemorragias repetidas podem causar aumento súbito e efeito de massa. A drenagem cirúrgica pode ser indicada se um HSS vem apresentando crescimento ou torna-se sintomático.

## Imagem

CARACTERÍSTICAS GERAIS. Os achados de imagem estão relacionados à idade do hematoma e à presença de membranas envoltórias. A evolução de um HS não complicado e sem tratamento segue um padrão muito previsível na TC. A densidade de um hematoma extra-axial diminui cerca de 1 a 2 UH a cada dia **(Fig. 2-32)**. Consequentemente, um HS se tornará quase isodenso ao córtex cerebral subjacente dentro de poucos dias após o trauma.

ACHADOS NA TC. Os HSSs são coleções normalmente em formato de crescente, iso a levemente hipodensas se comparadas ao córtex na TC sem contraste **(Fig. 2-33)**. Um deslocamento medial da interface entre as substâncias branca e cinzenta ("distorcida") com frequência está presente, com focos puntiformes de LCS, nos sulcos parcialmente apagados situados abaixo do HSS **(Fig. 2-34)**, **(Fig. 2-35)**. As hemorragias com densidade mista são comuns.

HSSs bilaterais podem ser difíceis de detectar devido à "compensação" do efeito de massa **(Fig. 2-34)**. O apagamento de sulcos com deslocamento da interface entre as substâncias branca e cinzenta é o achado mais comum na imagem.

A TC com contraste mostra veias corticais contrastadas deslocadas medialmente. As membranas que envolvem o hematoma, em especial a camada superficial, que é mais espessa, podem realçar.

ACHADOS NA RM. A RM pode ser muito útil na identificação dos HSSs, sobretudo para lesões pequenas, que são praticamente isodensas ao cérebro adjacente no exame tomográfico.

A intensidade de sinal varia com a idade do hematoma, mas é menos previsível do que na TC, tornando problemática a datação precisa das coleções subdurais. Em geral, HSSs precoces são isointensos ao córtex nas ponderações em T1 e hipointensos em T2, mas tornam-se gradualmente mais hiperintensos à medida que a meta-hemoglobina extracelular aumenta **(Fig. 2-36A)**, **(Fig. 2-37A)**, **(Fig. 2-37B)**. A maioria dos HSSs tardios são extremamente brilhantes em T1 e em T2. Às vezes, pode-se perceber uma hipodensidade linear nas sequências ponderadas em T2, representando as membranas que envolvem o hematoma.

FLAIR é a sequência-padrão mais sensível para detecção de HSSs, já que nessa sequência aparece em geral hiperintenso **(Fig. 2-37C)**. HSSs precoces inicialmente podem aparecer hipointensos devido ao seu encurtamento do efeito T2, porque a intensidade de sinal da sequência FLAIR varia dependendo da contribuição relativa dos efeitos T1 e T2.

Aquisições em T2* também são muito sensíveis, já que HSSs apresentam o inconfundível artefato de susceptibilidade magnética **(Fig. 2-36B)**.

A intensidade de sinal nas ponderações em difusão também varia com o tempo do hematoma. A difusão comumente apresenta uma área em crescente de alta intensidade, com uma borda de baixa intensidade próxima à superfície parenquimatosa (apresentação em "dupla camada") **(Fig. 2-36C)**. A área de baixa densidade corres-

**2-33** Corte axial de TC sem contraste mostrando HSS à direita ⇨ que é isodenso ao córtex subjacente. A interface entre SB-SC está distorcida e deslocada medialmente ⇨ em comparação ao lado esquerdo normal ⇨.

**2-34** Corte de TC sem contraste de outro paciente demonstrando HSSs isodensos bilateralmente, "equilibrados" ⇨. Observe que ambas as interfaces SB-SC estão deslocadas internamente. Um "ponto" de LCS no interior do espaço subaracnóideo comprimido pode ser visto abaixo do HSS esquerdo ⇨.

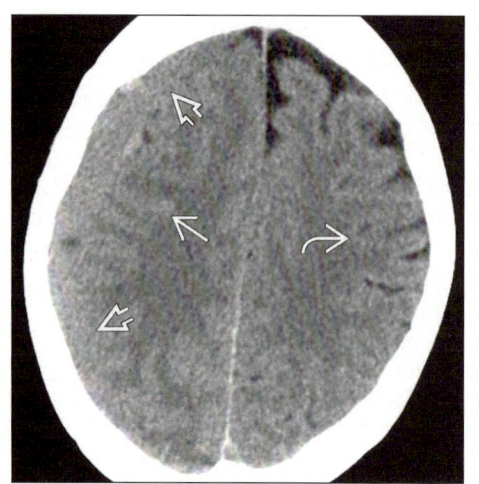

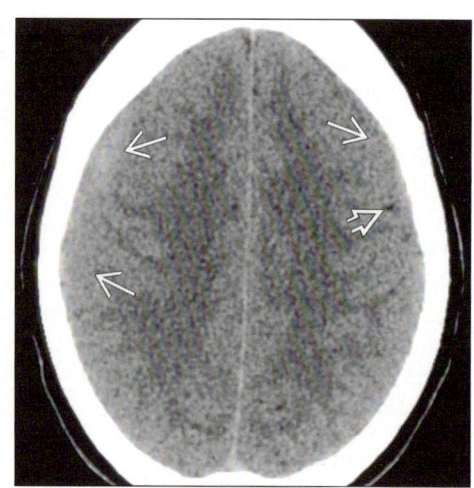

**2-35** TC sem contraste de um paciente idoso com HSS e moderada atrofia cortical demonstrando as diferenças entre o HS quase isodenso e o LCS no interior de sulcos do espaço subaracnóideo comprimido logo abaixo ⇨.

**2-36A** Corte axial ponderado em T1 de um paciente com HSAg em estágio tardio mostrando coleção hiperintensa lentiforme ⇨ que se estende sobre toda a superfície do hemisfério esquerdo. Observe a compressão giral com sulcos quase completamente obliterados se comparados ao hemisfério direito normal.

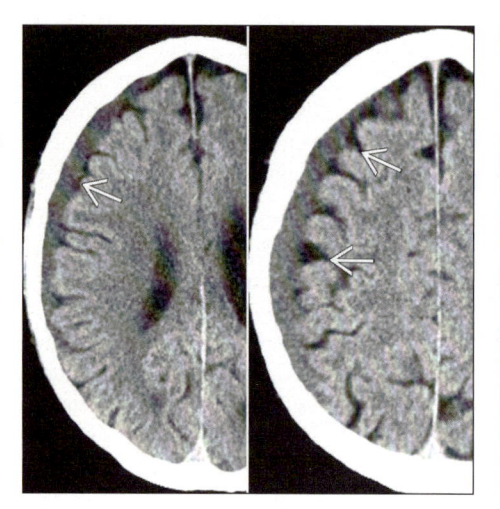

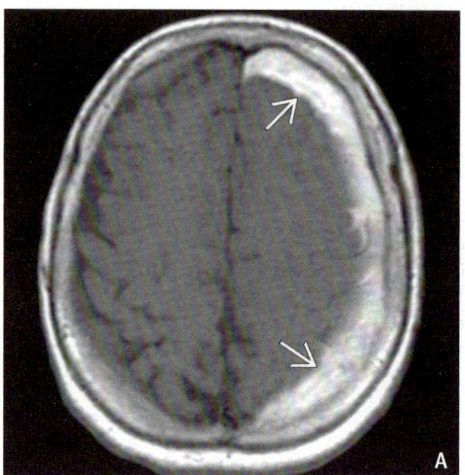

**2-36B** Corte em T2* GRE mostrando algum grau de artefato de susceptibilidade magnética ⇨ no HSS.

**2-36C** A ponderação em difusão mostra o clássico aspecto em "dupla camada" do HSS com coágulo apresentando borda interna hipointensa ⇨ e borda externa levemente hiperintensa ⇨.

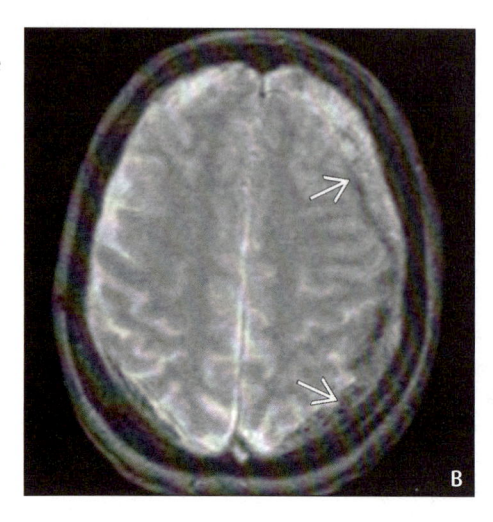

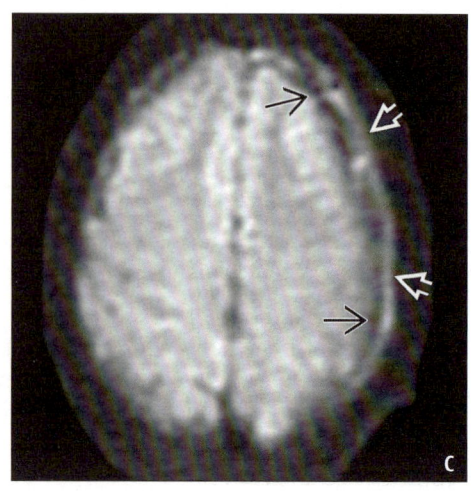

ponde a uma mistura de coágulo em estágio final e LCS, enquanto as áreas de alta intensidade de sinal se correlacionam com o coágulo sólido.

As sequências em T1 pós-contraste demonstram membranas envoltórias com realce e espessamento **(Fig. 2-37D)**. A membrana que envolve o HSS geralmente é mais espessa no lado dural da coleção. As imagens mais tardias demonstram "enchimento" gradual e aumento da hiperintensidade do HSS.

### Diagnóstico diferencial

O principal diagnóstico diferencial de um HSS é um **HS isodenso agudo**. Estes são, em geral, encontrados apenas em pacientes extremamente anêmicos ou anticoagulados. Uma **efusão subdural** após procedimento cirúrgico ou meningite, ou que ocorra como componente de hipotensão intracraniana, também pode simular um HSS. Um **higroma subdural** é isodenso/isointenso ao LCS e não demonstra realce ou cápsula.

## Hematoma subdural misto/crônico
### Terminologia

Um hematoma subdural crônico (HSDc) é uma coleção sanguinolenta ou serossanguinolenta de líquido confinado ao espaço subdural. Hemorragias recorrentes em um HSDc preexistente são comuns e produzem um HS misto (HSDm).

### Etiologia

Com a contínua degradação dos produtos da hemoglobina, um hematoma subdural torna-se progressivamente mais liquefeito até tornar-se um fluido seroso tinto com produtos hemáticos **(Fig. 2-38)**. O ressangramento, tanto por membranas vascularizadas circundantes como por ruptura de veias corticais alongadas que cruzam o espaço subdural alargado, ocorre em 5 a 10% dos HSDcs.

### Patologia

**PATOLOGIA MACROSCÓPICA.** O sangue no interior do espaço subdural provoca reação tissular em suas margens. A organização e a reabsorção do hematoma contido entre as "membranas" do tecido de granulação continuam. Essas neomembranas são frágeis, com capilares que podem ser facilmente rotos, causando ressangramento e formando um HSDm. Múltiplas hemorragias de diferentes tempos de evolução são comuns no HSDm **(Fig. 2-39)**, **(Fig. 2-40)**.

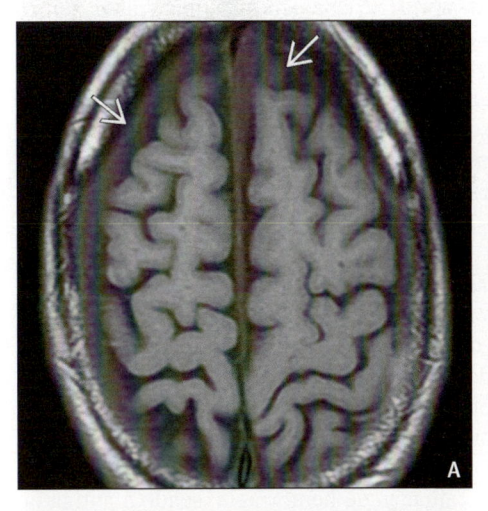

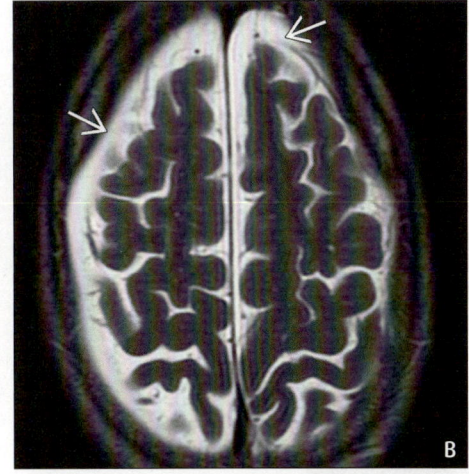

**2-37A** Ponderação em T1 de um homem de 59 anos com convulsões demonstrando coleções subdurais bilaterais ➡ que são levemente hiperintensas em relação ao LCS.

**2-37B** Ponderação em T2 mostrando que ambas as coleções ➡ são isointensas ao LCS nas cisternas subaracnóideas subjacentes.

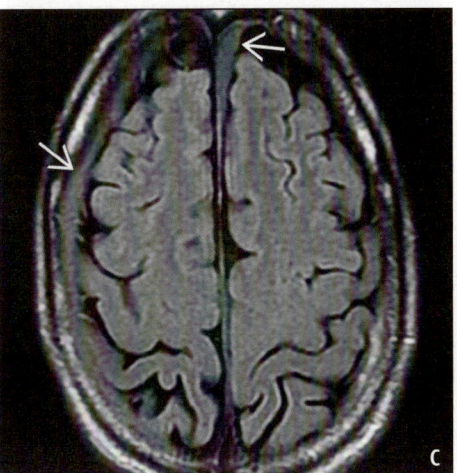

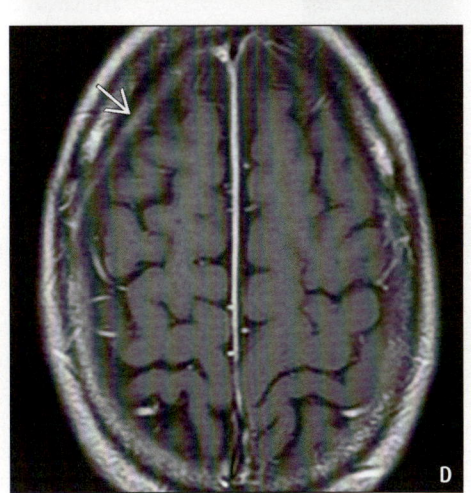

**2-37C** As coleções líquidas ➡ não são suprimidas em FLAIR e são hiperintensas ao LCS nas cisternas subjacentes.

**2-37D** T1 pós-contraste mostrando que a membrana externa do HS sofre realce ➡. Esses achados são consistentes com hematomas em fase subaguda tardia/crônica precoce.

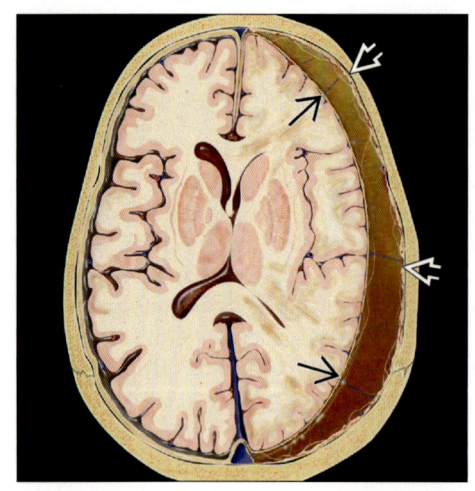

**2-38** HSDc não complicado contendo líquido seros-sanguinolento com efeito hematócrito e membranas capsulares interna fina ➡ e externa grossa ➡.

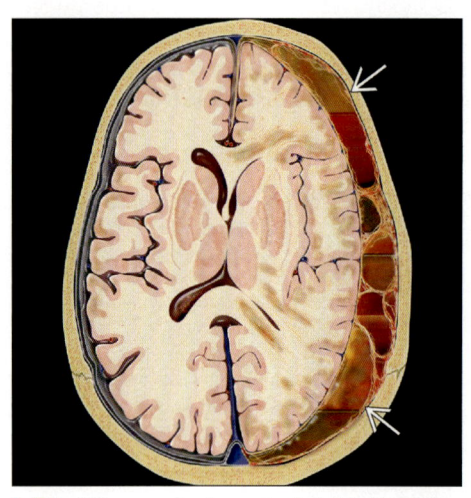

**2-39** HSDcs complicados contendo bolsões loculados de sangue novo e antigo, vistos como níveis líquido-líquido ➡ no interior de cavidades separadas.

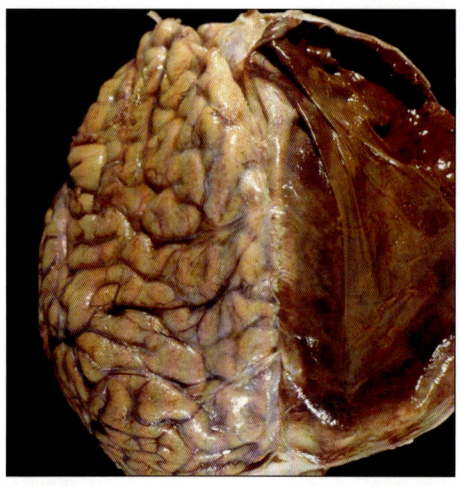

**2-40** Peça de autópsia mostrando coleções loculadas com sangramento novo e antigo, características do HS crônico misto. (Cortesia de R. Hewlett, MD.)

Finalmente, a maior parte do coágulo liquefeito no HSDc é reabsorvida. Apenas uma camada espessa de dura-aracnoide permanece com algumas poucas bolsas de sangue antigo aprisionadas entre as membranas interna e externa.

## Aspectos clínicos

**EPIDEMIOLOGIA.** HSSs não operados e não complicados invariavelmente tornam-se HSDcs. Cerca de 5 a 10% irão sangrar novamente, causando HSs multiloculados com idade mista.

**ASPECTOS DEMOGRÁFICOS.** HSDcs podem ocorrer em qualquer idade. HSs de idade mista são muito mais comuns em pacientes idosos.

**APRESENTAÇÃO.** A apresentação varia desde nenhum sintoma/sintomas leves (p. ex., cefaleia) até declínio neurológico súbito se um HSDc preexistente tornar a sangrar.

**HISTÓRIA NATURAL.** Na ausência de hemorragias repetidas, os HSDcs são gradualmente reabsorvidos, até a resolução, persistindo apenas um espessamento dural-aracnoide residual que pode se manter por meses ou mesmo anos. Os pacientes mais idosos, em especial aqueles com atrofia cerebral, estão sujeitos a hemorragias de repetição.

**OPÇÕES DE TRATAMENTO.** Se os exames de imagem de controle de um HS agudo mostrarem regressão e reabsorção do HSDc da maneira esperada, a intervenção cirúrgica pode não ser necessária. Drenagem cirúrgica com evacuação do HSDc e ressecção das cápsulas membranosas é realizada se efeito de massa ou sangramentos de repetição causarem complicações neurológicas.

## Imagem

**CARACTERÍSTICAS GERAIS.** Os HSDcs têm um espectro de achados de imagem. Os **não complicados** mostram densidade/intensidade de sinal relativamente homogênea com leve grau de gradação gravitacional-dependente de seus componentes ("efeito hematócrito").

**HSDs mistos** com hemorragia aguda em um HSDc preexistente demonstram nível de hematócrito com estratificação das camadas de hemorragia, sendo a antiga no topo e a nova no fundo. Às vezes, bolsões septados que contêm hemorragia de diferentes idades se formam. Camadas de sangue gravitacional dependentes no interior de coleções loculadas podem ter aspecto bastante bizarro.

**HSDcs de longa data**, extremamente velhos, com reabsorção quase completa de todo o conteúdo líquido, são percebidos como paquimeningopatias com espessamento difuso da dura-aracnoide.

**ACHADOS NA TC.**
*TC sem contraste.* Uma coleção hipodensa líquida se estendendo sobre a superfície de um ou ambos os hemisférios cerebrais é o achado clássico no HSDc. Se não complicados, aproximam-se da densidade liquórica. O efeito hematócrito cria uma leve gradação das densidades, que aumenta do topo para o fundo **(Fig. 2-41)**.

HSDcs com trabéculas ou loculados mostram septações internas, frequentemente com evidência de hemorragias de repetição **(Fig. 2-42)**, **(Fig. 2-43)**. Com o passar do tempo, as membranas que envolvem o HSDc se tornam espessadas e podem aparecer moderadamente hiperdensas. No estágio final, alguns HSDcs demonstram calcificações periféricas que persistem por muitos anos. Em casos raros, um HSDc pode ser densamente calcificado ou mesmo ossificado, uma condição nomeada como "cérebro blindado" **(Fig. 2-44)**.

*TC com contraste.* As membranas que circundam o HSDc contêm neocapilares frágeis, desprovidos de junções endoteliais resistentes. Como consequência, as membranas apresentam forte realce após a administração de contraste **(Fig. 2-45)**.

ACHADOS NA RM. Assim como em todos os hematomas intracranianos, a intensidade de sinal de um HSDc ou HSDm é muito variável e depende da idade dos produtos hemáticos. Nas aquisições em T1, HSDcs são, em geral, iso a levemente hiperintensos se comparados ao LCS **(Fig. 2-46A)**. Dependendo do estágio de evolução, os HSDcs são iso a hipointensos se comparados ao LCS nas sequências ponderadas em T2.

A maioria dos HSDcs são hiperintensos em FLAIR e podem apresentar artefato de susceptibilidade magnética no T2* se coágulos subagudos-crônicos ainda estiverem presentes. Em cerca de um quarto de todos os casos, siderose superficial pode ser identificada sobre os giros subjacentes ao HSDc **(Fig. 2-47)**.

A cápsula formada por membranas que envolvem o HSDc sofre realce após a injeção de contraste. Em geral, a camada externa é mais espessa do que a interna **(Fig. 2-46B)**.

Os HSs crônicos não complicados não sofrem restrição à difusão. Nos HSDcs, o feito da "dupla camada" – um crescente de hiperintensidade medial a uma coleção desprovida de restrição – indica ressangramento agudo **(Fig. 2-48)**.

## Diagnóstico diferencial

É difícil confundir um HS de idade mista com outro diagnóstico. Em pacientes idosos, um pequeno HSDc não complicado pode ser difícil de distinguir de uma simples **atrofia cerebral** com aumento dos espaços liquóricos bifrontais. Contudo, os HSDcs demonstram efeito de massa, com consequente achatamento dos giros, com frequência se estendendo ao redor de todo um hemisfério e para a fissura inter-hemisférica. Os espaços extra-axiais aumentados na atrofia cerebral são predominantemente frontais e temporais.

Um **higroma subdural** traumático é um acúmulo de LCS no interior do espaço subdural após um trauma craniano, provavelmente secundário a uma laceração da aracnoide. Higromas subdurais são, às vezes, detectados dentro das primeiras 24 horas após o trauma; entretanto, o tempo médio para seu surgimento é de nove dias após a lesão.

Um higroma subdural clássico não complicado é uma coleção em formato de crescente, hipodensa, que consiste

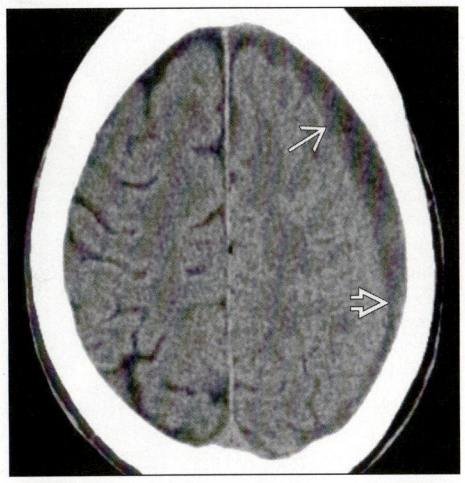

**2-41** A TC sem contraste mostra HSDc com hipodensidades graduadas ("efeito hematócrito") do mais hipodenso (topo) ➡ para o menos hipodenso (abaixo) ➡.

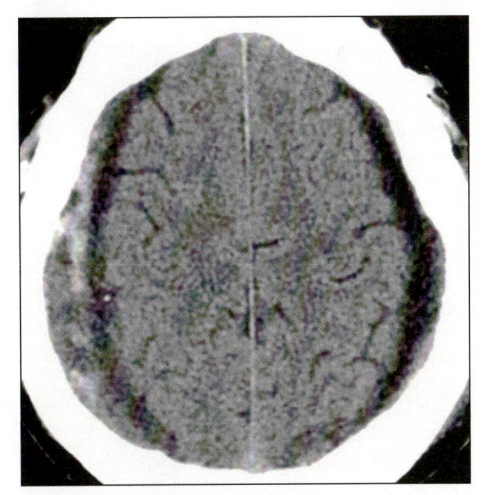

**2-42** A TC sem contraste mostra HSs crônicos bilateralmente com densidade mista.

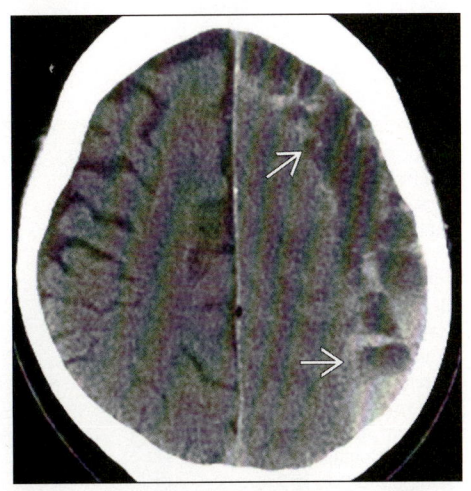

**2-43** A TC sem contraste mostra HSDc misto ➡ que se caracteriza por múltiplos bolsões loculados de sangue, com o sangue antigo disposto em camadas superiores às camadas da hemorragia recente.

**2-44** Galeria de diferentes casos demonstrando o largo espectro dos achados de imagem no HSDc. Aqui, cortes de TC sem contraste de um paciente com história de múltiplos *shunts* e drenagens em razão de HSs crônicos antigos, mostrando os hematomas bifrontais densamente calcificados ➡, a aparência de "cérebro blindado".

**2-45** Corte de TC sem contraste mostrando HSDc com membrana interna que se impregna intensamente ➡.

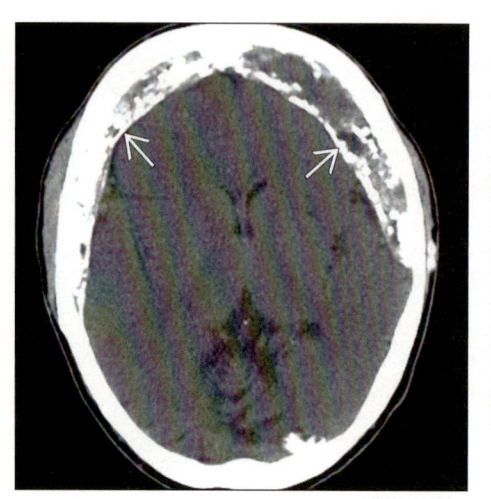

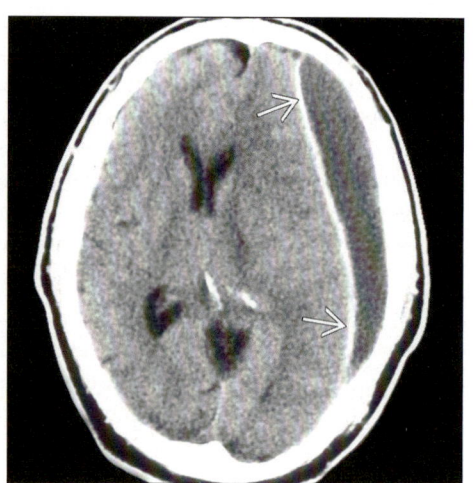

**2-46A** HSs com idades mistas são comuns. Aquisição ponderada em T1 no plano axial mostrando um HS subagudo à direita e crônico precoce à esquerda. A coleção crônica ➡ é isointensa ao cérebro, enquanto o HS mais subagudo ➡ aparece hiperintenso ao parênquima subjacente.

**2-46B** Coronal T1 pós-contraste de um paciente diferente mostrando reabsorção quase completa de HSs crônicos bilaterais com espessamento difuso da dura-aracnoide ➡. Uma pequena coleção líquida loculada residual ➡ é tudo o que restou dos HSs crônicos prévios.

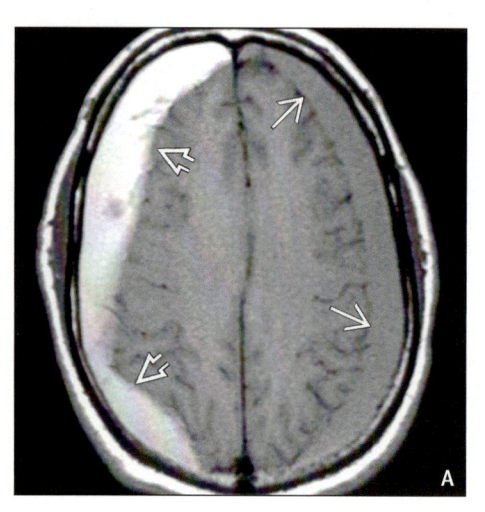

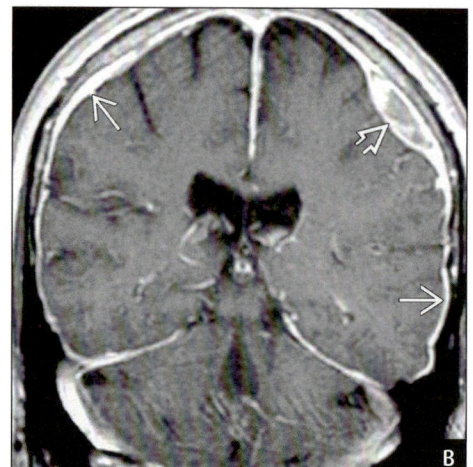

**2-47** Aquisição em T2* de um paciente com HSDcs mistos e múltiplos bolsões loculados de sangramento antigo e agudo demonstrando o expressivo artefato de susceptibilidade magnética com níveis líquido-líquido diferentes ➡.

**2-48** Ponderações em difusão de um paciente com HS crônico à direita mostrando o efeito da "dupla camada" de um grande HSDc sem restrição ➡ e a fina área de ressangramento com restrição à difusão ➡.

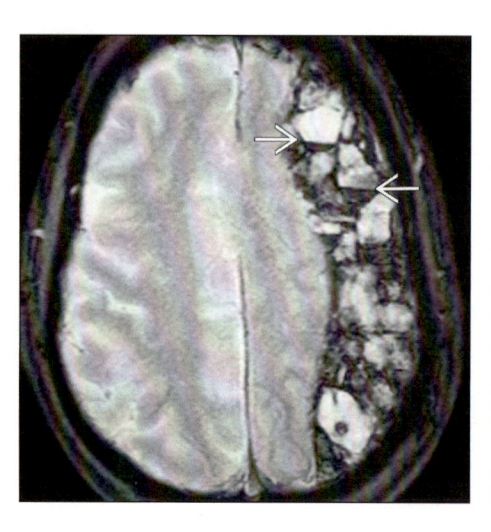

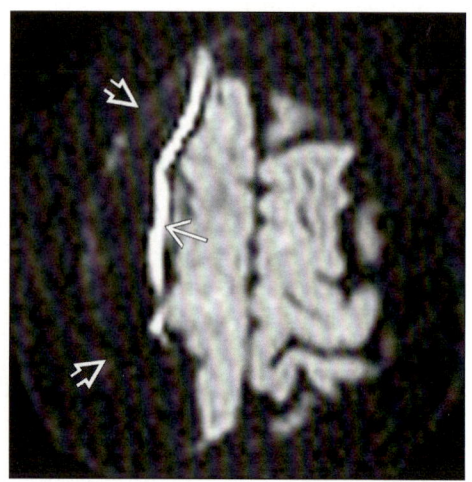

puramente em LCS, com densidade semelhante a LCS, sem produtos hemáticos, membranas capsulares ou realce após a administração de contraste. O extravasamento de LCS para o espaço subdural também está presente na maioria dos pacientes com HSDc. Portanto, muitos – mas não a maioria – dos HSDcs contêm um misto tanto de LCS quanto de produtos hemáticos.

Uma **efusão subdural** é um acúmulo de líquido claro sobre as convexidades cerebrais ou na fissura inter-hemisférica. São, em geral, complicações de meningite; uma história de infecção prévia, e não trauma, é típica.

Um **empiema subdural** (ES) é uma coleção de líquido extra-axial hipodensa que contém pus. A maioria dos ESs são secundários à sinusite ou à mastoidite, têm marcado realce de membranas e frequentemente coexistem com achados de meningite. Um ES típico restringe de maneira forte e uniforme nas ponderações em difusão.

### Hemorragia subaracnóidea traumática

A hemorragia subaracnóidea traumática (HSAt) é encontrada praticamente em todos os casos de trauma craniencefálico moderado a grave. Na verdade, trauma – e não a ruptura de um aneurisma sacular – é a causa mais comum de hemorragia subaracnóidea intracraniana.

### Etiologia

A HSAt pode ocorrer tanto em trauma craniencefálico direto como fechado. Laceração de artérias e veias corticais, ruptura de contusões no espaço subaracnóideo contíguo e sangramentos do plexo coroide com hemorragia intraventricular podem resultar em sangue coletado nas cisternas subaracnóideas. Menos comumente, a HSAt se origina de laceração de vasos mais calibrosos ou dissecções, com ou sem fraturas da base do crânio.

Embora a HSAt possa ocorrer isoladamente, ela costuma ser acompanhada de outras manifestações relacionadas à lesão cerebral. HSAts sutis podem ser a única pista, no exame de imagem inicial, de que lesões mais preocupantes possam estar se escondendo abaixo da superfície.

### Patologia

LOCALIZAÇÃO. As HSAts são predominantemente encontradas nas regiões perissilvianas, nos sulcos anteroinferiores dos lobos frontais e temporais e sobre as convexidades cerebrais **(Fig. 2-49)**. Em casos muito graves, a HSAt se espalha sobre a maior parte do cérebro. Em casos mais leves, o sangue acumula em um único sulco ou em porções gravitacionais dependentes da fossa interpeduncular.

PATOLOGIA MACROSCÓPICA. Com exceção da localização e das lesões cerebrais associadas, a HSAt é similar à HSA por ruptura aneurismática (HSAn). Focos curvilíneos de sangue brilhante acumulam nas cisternas e na interface dos sulcos **(Fig. 2-50)**.

A HSAt, em geral, ocorre adjacente a contusões corticais. Ela também, com frequência, é identificada abaixo de hematomas epi e subdurais.

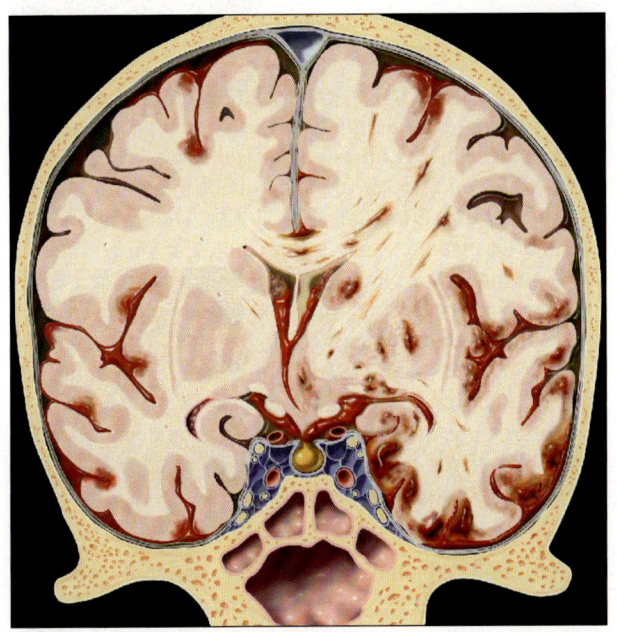

**2-49** Figura demonstrando hemorragia subaracnóidea traumática. A HSAt é mais comum em torno das fissuras silvianas e nos sulcos adjacentes aos giros contusos.

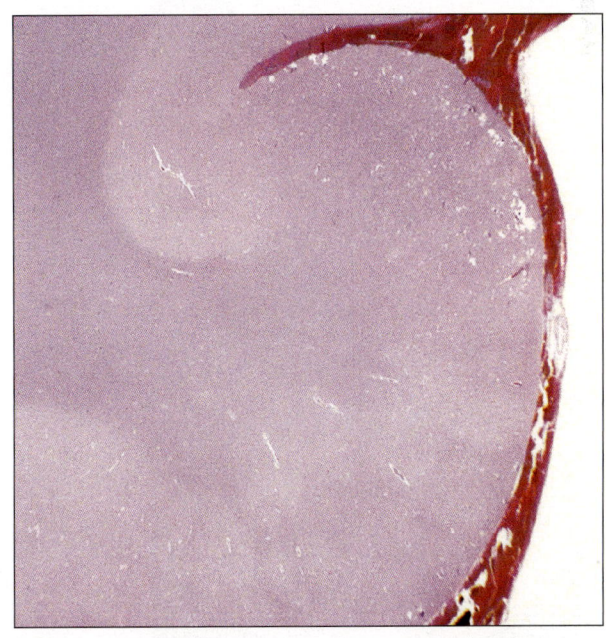

**2-50** Fotomicrografia de baixa magnificação mostrando autópsia cerebral de um lutador de boxe que morreu após ser nocauteado. HSAt típica cobrindo os giros e se estendendo no interior dos sulcos. (Cortesia de J. Paltan, MD.)

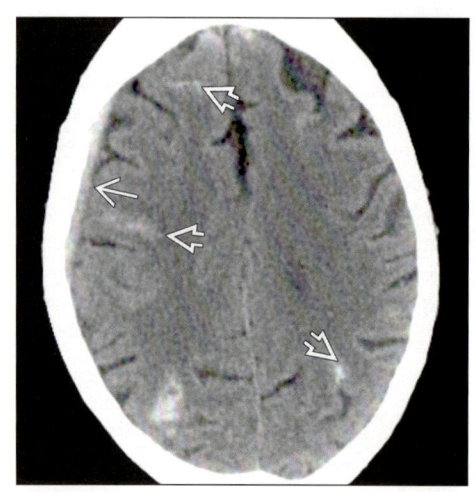

**2-51** A TC sem contraste mostra um HS pequeno à direita ➡, múltiplos focos de HSAt dispersos ➡ nos sulcos sobre as convexidades.

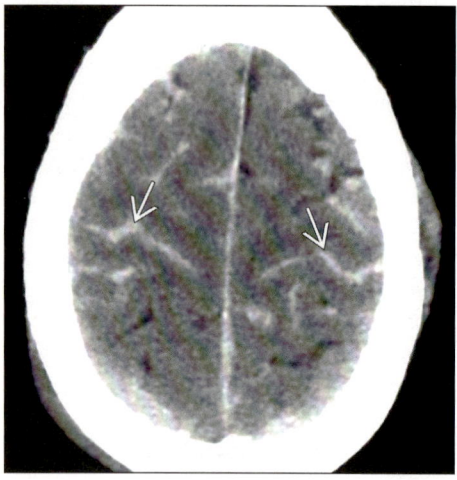

**2-52** Corte de TC sem contraste de outro caso demonstrando HSAt mais expressiva, vista como hiperdensidades difusas preenchendo a maioria dos sulcos na convexidade cerebral ➡.

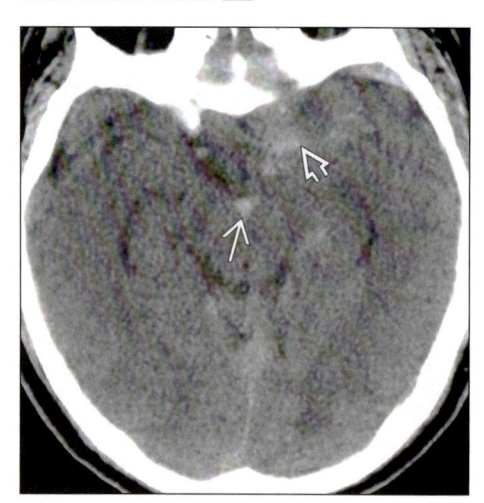

**2-53** HSAt sutil na fossa interpeduncular em um paciente com trauma fechado ➡ e na fissura silviana esquerda ➡.

## Aspectos clínicos

**EPIDEMIOLOGIA.** A HSAt é encontrada na maioria dos casos de trauma moderado e em praticamente 100% das lesões fatais cerebrais nas autópsias.

**ASPECTOS DEMOGRÁFICOS.** A prevalência de HSAt é semelhante a de outras lesões traumáticas craniencefálicas, isto é, é bimodal e ocorre com maior frequência em adultos jovens (sobretudo do sexo masculino) e em idosos.

**APRESENTAÇÃO.** Os sintomas clínicos estão primariamente relacionados a outras lesões traumáticas, tais como hematoma extra-axial, contusões e dano axonal. Em alguns casos, a HSAt pode causar vasospasmo tardio e sintomas isquêmicos secundários.

**HISTÓRIA NATURAL.** A quebra e a reabsorção da HSAt ocorre gradualmente. Os desfechos em geral são definidos por outras lesões e relacionados ao escore inicial na Escala de Coma de Glasgow, bem como com a quantidade de sangue nas cisternas subaracnóideas no exame de imagem inicial.

**OPÇÕES DE TRATAMENTO.** Terapia de suporte é o tratamento primário. Em alguns casos, a infusão de nimodipina ou outro bloqueador dos canais de cálcio, tal como verapamil, pode impedir o vasospasmo e as complicações associadas.

## Imagem

**CARACTERÍSTICAS GERAIS.** Com exceção da localização, os aspectos de imagem em geral são similares àqueles da HSAn, isto é, hiperdensidade/hiperintensidade nos sulcos e nas cisternas. A HSAt é mais focal ou segmentar do que a hemorragia subaracnóidea difusa, indicativa de hemorragia aneurismática **(Fig. 2-51)**.

**ACHADOS NA TC.** A HSAt aguda aparece como hiperdensidades lineares em sulcos adjacentes às contusões corticais ou abaixo de hematomas epi ou subdurais **(Fig. 2-52)**. Ocasionalmente, HSAt isolada é identificada no interior da fossa interpeduncular **(Fig. 2-53)**. Hemorragia pós-traumática nas cisternas interpeduncular ou ambiens é um bom marcador para possíveis lesões de tronco encefálico em pacientes com coma inexplicado e pode exigir o prosseguimento da investigação.

Alguns casos de HSAt leve podem apresentar hemorragia em um único sulco. Em casos graves, a HSAt se espalha difusamente nas cisternas subaracnóideas e nas camadas sobre o tentório. A HSAt crônica pode se manifestar como líquido hipodenso que causa expansão dos sulcos afetados.

**ACHADOS NA RM.** Como o sangramento agudo é isointenso em relação ao cérebro, pode ser difícil detectá-lo nas ponderações em T1. Sulcos "sujos" com "manchas" nas cisternas perissilvianas são típicos. O sangue subaracnóideo é hiperintenso ao cérebro nas sequências ponderadas em T2 e tem aparência similar à intensidade de sinal do LCS. As aquisições em FLAIR demonstram hiperintensidade nos sulcos afetados **(Fig. 2-54)**.

O artefato de susceptibilidade magnética com hipointensidade pode ser identificado nas aquisições em T2*, adjacente a áreas de contusão cortical. A HSAt é reconhecida nas sequências GRE e SWI por sinal altamente hipointenso circundado pelo LCS hiperintenso.

A HSAt também exibe uma morfologia única. Comparada às veias lineares de paredes lisas, a HSA tem uma forma "triangular" com limites irregulares e grosseiros e intensidade de sinal heterogênea. A HSAt crônica causa siderose superficial que aparece como hipointensidades curvilíneas ao longo dos sulcos e da superfície giral.

As ponderações em difusão podem mostrar focos de restrição em áreas de isquemia franca ou de edema citotóxico induzido pelo trauma.

**ANGIOGRAFIA.** A ATC é normal nos primeiros dias após a HSAt. Pode ocorrer vasospasmo de 2 a 3 dias até semanas após o trauma, sendo identificado como áreas multifocais de estreitamento dos vasos.

## Diagnóstico diferencial

O principal diagnóstico diferencial da HSAt é a **HSA não traumática** (HSAnt). A ruptura de aneurismas causa 80 a 90% de todas as HSAnts. Em contraste à HSAt, a HSAn se concentra nas cisternas da base. A ATC pode identificar um aneurisma sacular na maioria dos casos de HSAn.

Malformações arteriovenosas correspondem a 10 a 15% das HSAnts e são facilmente identificadas tanto na TC quanto na RM. Dissecções e aneurismas dissecantes, sobretudo do sistema vertebrobasilar, são menos comuns, porém importantes causas de HSAnt.

A **hiperintensidade em sulcos e cisternas** visibilizada em FLAIR não é específica e pode ser causada por **meningite**, **neoplasia**, **artefatos** (supressão incompleta do LCS), extravasamento de **contraste** para o espaço subaracnóideo (p. ex., na insuficiência renal) e **inalação de oxigênio em alta concentração**, geralmente durante a anestesia **(Fig. 2-55)**.

O termo **pseudo-hemorragia subaracnóidea** tem sido usado para descrever o aspecto do cérebro com edema cerebral grave na TC. O cérebro hipodenso faz com que o sangue circulante nas artérias e nas veias pareça hiperdenso em relação ao parênquima. Essa hiperdensidade é de limites lisos e de conformação esperada para a forma dos vasos e não para o espaço subaracnóideo, não devendo ser confundida com HSAt ou HSAnt **(Fig. 2-56)**.

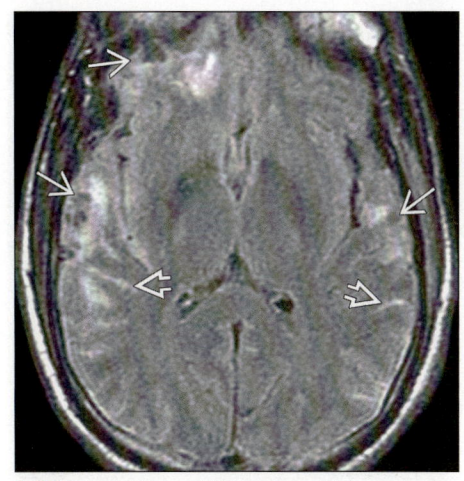

**2-54** Aquisição em FLAIR no plano axial mostrando contusões corticais multifocais ➡ com HSA traumática, vista como hiperdensidades nos sulcos adjacentes às lesões ➡.

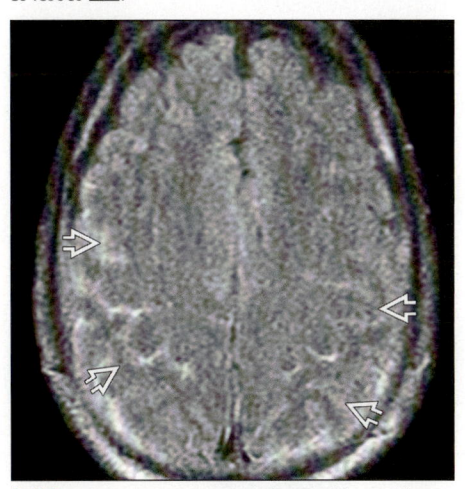

**2-55** Aquisição em FLAIR no plano axial com hiperintensidades sulcais artefatuais ➡ causadas por supressão incompleta da água. A repetição da aquisição (não mostrada) estava normal.

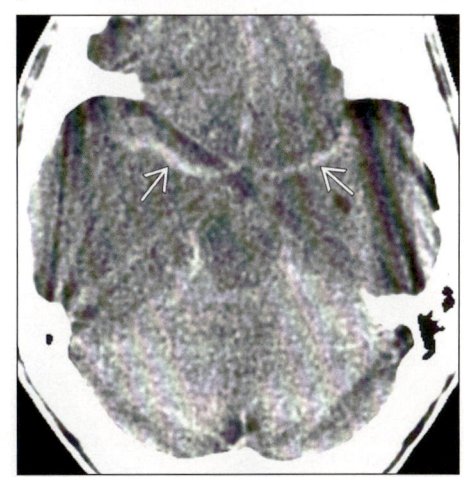

**2-56** A TC sem contraste no edema cerebral grave mostra pseudo-hemorragia subaracnóidea causada pela densidade baixa do cérebro adjacente aos vasos sanguíneos normais ➡.

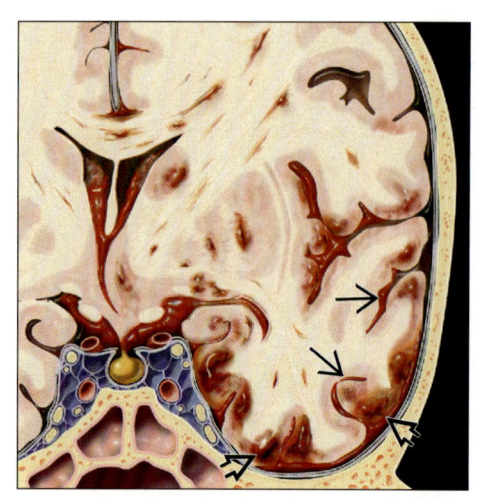

**2-57** As contusões corticais estão localizadas primariamente ao longo das cristas girais ⇨, ao redor de uma fissura silviana. A HSAt é comum no interior dos sulcos adjacentes →.

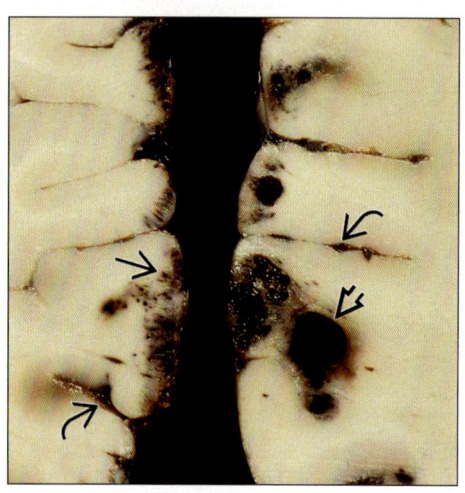

**2-58** Autópsia demonstrando petéquias → e grandes contusões corticais confluentes ⇨, HSAt em sulcos adjacentes →. (Cortesia de R. Hewlett, MD.)

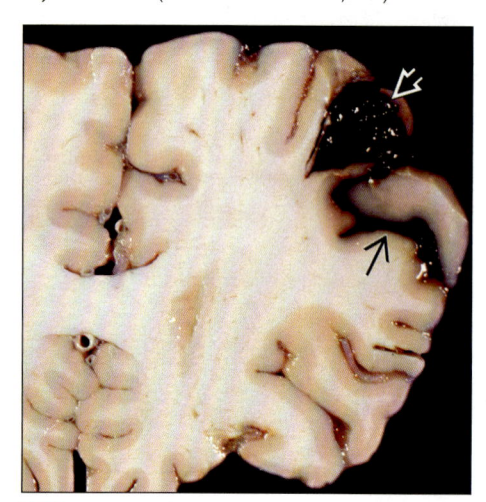

**2-59** Autópsia demonstrando grande contusão frontal ⇨ com HSA traumática focal alargando sulco adjacente →. (Cortesia de J. Townsend, MD.)

---

### HEMORRAGIA SUBARACNÓIDEA E SUBDURAL

**HS agudo (HSAg)**
- Segunda hemorragia extra-axial traumática mais comum
  - HS agudo >> hematoma epidural
- Coleção hemática em crescente entre a dura e a aracnoide
  - Supratentorial (95%), bilateral (15%)
  - HS atravessa suturas, mas não as reflexões da dura
- TC
  - Hiperdensos (60%), mistos (40%)
  - HS isodenso é raro (anemia, coagulopatia, misturado ao LCS)

**HS subagudo (HSS)**
- O coágulo se organiza, sofre lise, formando "neomembranas"
- TC
  - A densidade diminui 1 a 2 UH/dia
  - Isodenso ao córtex em 7 a 10 dias
  - Procure por "pontos" deslocados de LCS abaixo do HS
  - Interface entre as substâncias branca e cinzenta "empurrada" para dentro.
  - Veias corticais deslocadas vistas na TC com contraste
- RM
  - O sinal varia com a idade do coágulo
  - T2* (GRE, SWI) revela um artefato de susceptibilidade magnética
  - T1 pós-contraste mostra o coágulo no interior das membranas, as quais realçam

**HS crônico/misto (HSDc)**
- Líquido serossanguinolento
  - Hipodenso na TC sem contraste
  - Ressangramento (5 a 10%)
  - Bolsões loculados de sangue com níveis líquido-líquido são comuns
- Diagnóstico diferencial do HSDc não complicado
  - *Higroma* subdural (laceração da aracnoide → LCS no espaço subdural)
  - *Efusão* subdural (líquido claro se acumula após meningite)
  - *Empiema* subdural (pus)

**Hemorragia subaracnóidea traumática (HSAt)**
- Hemorragia extra-axial traumática mais comum
- HSAt > > HSA aneurismática
- Adjacente às contusões corticais
- Sulcos superficiais > cisternas da base

---

## Lesões parenquimatosas

As lesões traumáticas intra-axiais incluem contusões e lacerações, dano axonal difuso (DAD), lesões subcorticais e hemorragias intraventriculares. Nesta seção, mais uma vez começaremos estudando as alterações mais periféricas e posteriormente seguiremos nosso trabalho em direção às estruturas mais internas, finalizando com as lesões mais profundas (subcorticais). *Em geral, quanto mais profundas as alterações, mais grave é a lesão.*

## Contusões e lacerações cerebrais

As contusões cerebrais são as lesões intra-axiais mais comuns. As lacerações cerebrais verdadeiras são raras e costumam ocorrer apenas com lesões craniencefálicas graves (frequentemente fatais).

### Terminologia

As contusões cerebrais são basicamente "batidas no cérebro". Elas se desenvolvem com o tempo e, com frequência, são mais visíveis em exames de controle do que no exame de imagem inicial. As contusões cerebrais também são chamadas de lesões das "cristas" girais **(Fig. 2-57)**. O termo contusão em "delta" é, algumas vezes, utilizado para descrever as contusões parassagitais.

### Etiologia

A maioria das contusões cerebrais resulta de traumas fechados ou contusos. As lesões por trauma fechado levam a alterações súbitas no momento angular e à desaceleração. O cérebro sofre subitamente uma impactação forçada contra as margens ósseas ou contra os limites rígidos da foice cerebral ou do tentório do cerebelo. Menos comumente, uma fratura craniana com afundamento danifica o parênquima cerebral subjacente.

### Patologia

**Localização.** Contusões são lesões da superfície cerebral que envolvem a substância cinzenta e a substância branca subcortical contígua **(Fig. 2-57)**, **(Fig. 2-58)**, **(Fig. 2-59)**. Elas ocorrem em locais muito característicos e altamente previsíveis. Quase metade envolve os lobos temporais. Os ápices temporais, bem como as superfícies lateral e inferior dos giros perissilvianos, são os locais mais afetados **(Fig. 2-60)**. As superfícies inferiores dos lobos frontais (orbital) também são frequentemente afetadas **(Fig. 2-61)**.

A convexidade giral, o dorso do corpo caloso, o mesencéfalo dorsolateral e o cerebelo são locais menos comuns. Os polos occipitais raras vezes são envolvidos, mesmo no trauma fechado grave.

**Número e tamanho.** As contusões cerebrais variam em tamanho desde diminutas lesões até grandes e confluentes hematomas **(Fig. 2-59)**. Elas são quase sempre múltiplas e frequentemente bilaterais **(Fig. 2-62)**. As contusões que ocorrem a 180° do local do impacto direto ("golpe") são comuns e são chamadas de lesão de "contragolpe".

**Patologia macroscópica.** O aspecto das contusões varia de pequenas petéquias a grandes hemorragias confluentes. As lesões corticais costumam estar associadas à hemorragia subaracnóidea traumática nos sulcos adjacentes.

**Características microscópicas.** Rapidamente são formadas micro-hemorragias perivasculares que coalescem ao longo do tempo, formando hematomas confluentes. Desenvolve-se

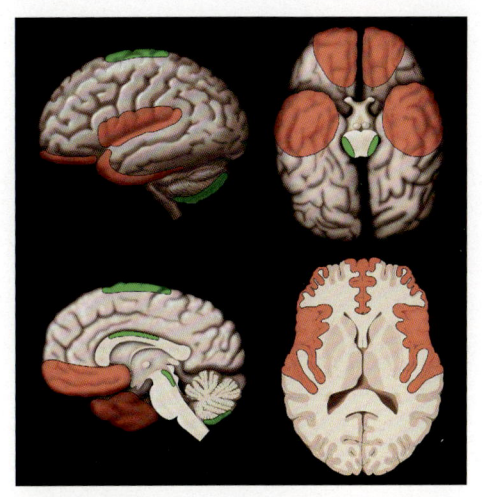

**2-60** Figura demonstrando os locais mais comuns de contusão cerebral em vermelho. Os lugares menos comuns estão mostrados em verde.

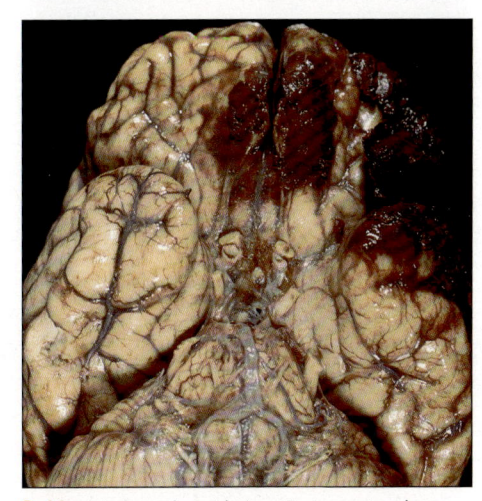

**2-61** Cérebro submetido à autópsia mostrando as localizações típicas das contusões, isto é, o aspecto anteroinferior dos lobos frontais e dos lobos temporais. (Cortesia de R. Hewlett, MD.)

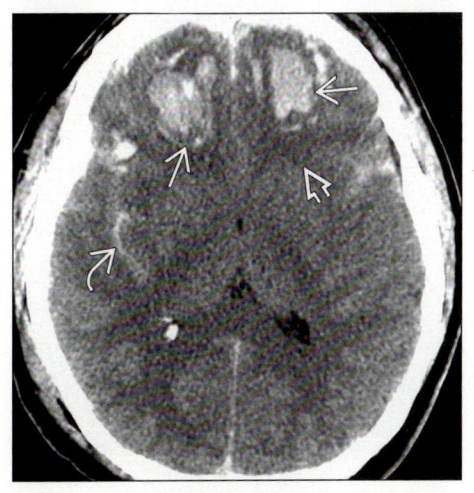

**2-62** Corte de TC sem contraste mostrando contusões bilaterais frontais inferiores ➡, edema perilesional ➡ e HSA traumática ➡.

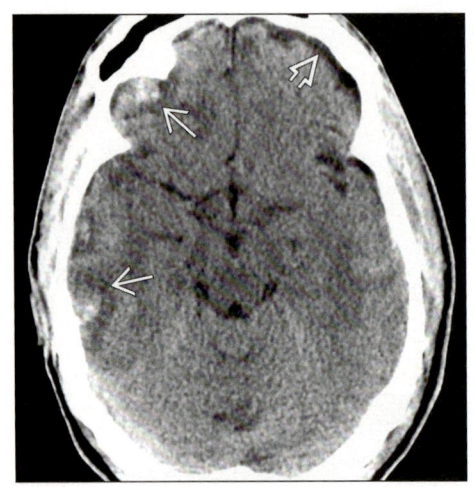

**2-63** Corte de TC sem contraste 24 horas após o trauma mostrando contusões frontotemporais ➡ e higroma subdural frontal inferior à esquerda ➡.

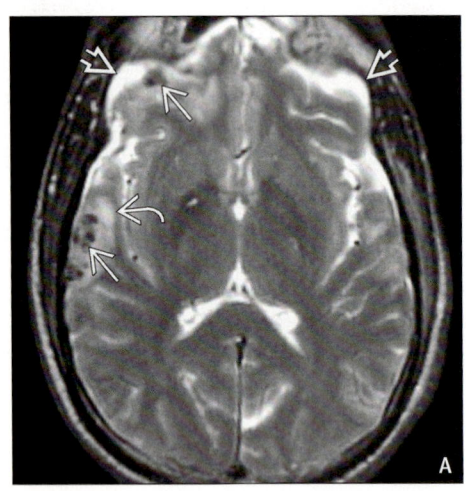

**2-64A** Ponderação em T2 obtida imediatamente após a TC acima mostrando contusões ➡ com edema perilesional ➡ e higromas subdurais bilaterais ➡.

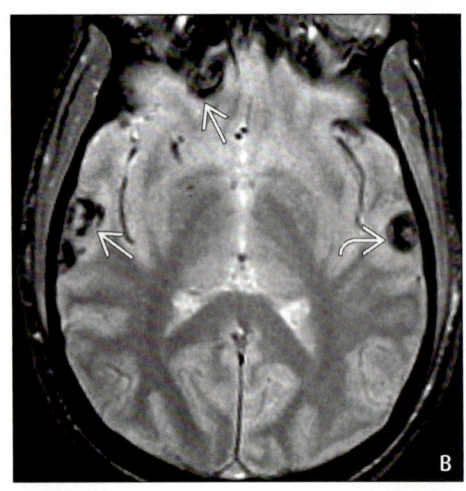

**2-64B** Aquisição em T2* GRE mostrando o artefato de susceptibilidade magnética das contusões frontotemporais à direita ➡. À esquerda, é vista contusão temporal ➡ que não estava evidente nas ponderações em T2.

edema circundando as hemorragias. Surge ativação e proliferação astrocitária, bem como infiltração por macrófagos.

Necrose com perda neuronal e astrogliose, além de depósitos de hemossiderina, estão presentes em lesões subagudas e crônicas.

## Aspectos clínicos

**EPIDEMIOLOGIA E ASPECTOS DEMOGRÁFICOS.** Contusões cerebrais correspondem a aproximadamente metade das lesões parenquimatosas traumáticas. Elas ocorrem em todas as idades, de lactentes a idosos. O pico etário está em 15 a 24 anos e a relação M:F é de 3:1.

**APRESENTAÇÃO.** Os sintomas iniciais variam de ausência de características clínicas à confusão, convulsões e obnubilação. Com danos axonais difusos (ver adiante), as contusões cerebrais estão menos frequentemente associadas à perda imediata da consciência, a menos que sejam extensas ou ocorram com outra lesão traumática em associação (p. ex., trauma de tronco ou dano axonal).

**HISTÓRIA NATURAL.** O declínio neurológico é mais comum em pacientes idosos. Os pacientes com contusões extensas, escore inicial baixo na Escala de Coma de Glasgow (GCS), coagulopatias e presença de hematoma subdural coexistente têm maior risco para deterioração clínica. Em pacientes com contusões pequenas, boa pontuação na GCS e ausência de piora clínica nas primeiras 48 horas, é pouco provável a necessidade de intervenção cirúrgica.

A expansão do hematoma com necessidade de intervenção cirúrgica ocorre em cerca de 20% dos pacientes manejados clinicamente. Pacientes com piora clínica inexplicada devem ter o exame de imagem repetido.

**OPÇÕES DE TRATAMENTO.** As opções de tratamento variam de tratamento conservador (observação com exame de imagem de controle de deterioração clínica) e evacuação cirúrgica de grandes hematomas focais. A craniectomia é realizada em pacientes com importante edema cerebral para impedir herniação cerebral fatal.

## Imagem

**CARACTERÍSTICAS GERAIS.** Com o passar do tempo, as contusões corticais se tornam mais visíveis nos exames de imagem. A progressão dos achados radiológicos é a regra, não a exceção. Quase metade de todos os pacientes apresenta aumento do tamanho e do número das lesões nas primeiras 24 a 48 horas. Na ausência de piora clínica, a relevância da documentação por imagem é discutível.

**ACHADOS NA TC.** As imagens iniciais obtidas logo após um trauma craniano fechado podem ser normais. A alteração mais frequente é a presença de hemorragias petequiais ao longo da superfície giral, imediatamente adjacente à calvária **(Fig. 2-63)**. É comum um misto de hemorragias petequiais rodeadas por áreas mal definidas de edema.

Com o passar do tempo, tornam-se frequentes as lesões com artefato de susceptibilidade magnética, que são vistas com o aumento progressivo da hemorragia, edema

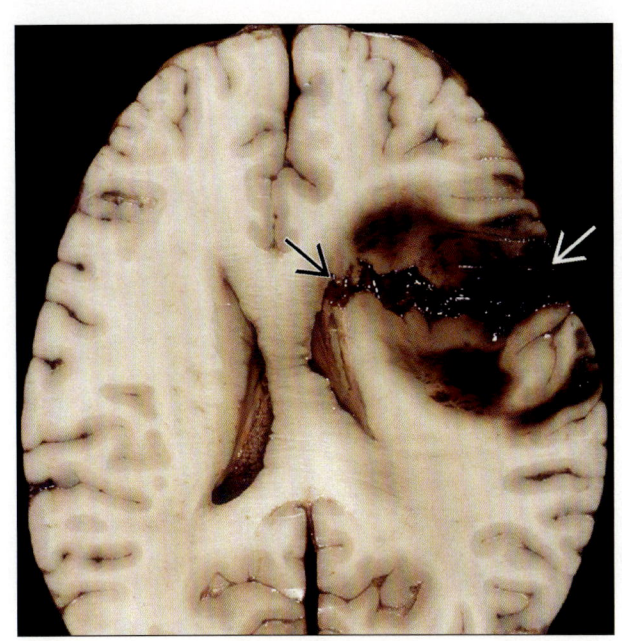

**2-65** Autópsia mostrando um lobo "explodido" com laceração de "espessura total" se estendendo a partir da superfície pial ➡ para o ventrículo ➡. (Cortesia de R. Hewlett, MD.)

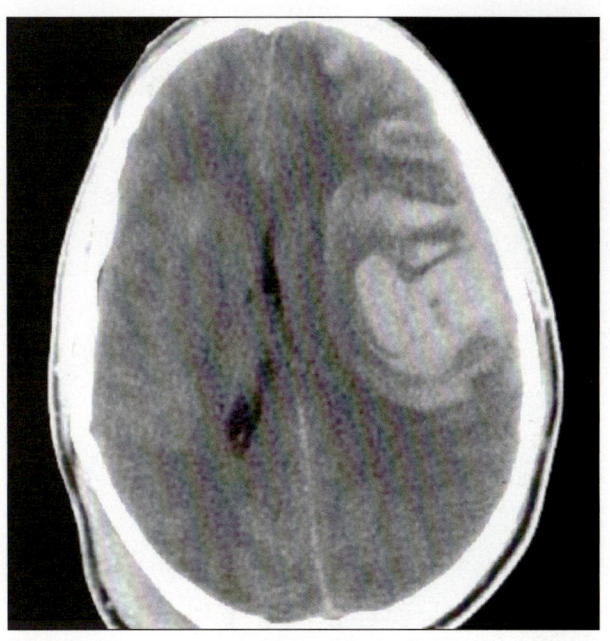

**2-66** TC sem contraste mostrando um lobo "explodido" com hemorragia parenquimatosa em atividade se estendendo profundamente para o interior do cérebro. O paciente morreu logo após a realização do exame.

e efeito de massa. Pequenas lesões podem coalescer, formando grandes hematomas focais. O desenvolvimento de novas lesões, que não estavam presentes no estudo inicial, também é comum.

ACHADOS NA RM. A RM é muito mais sensível para detecção de contusões cerebrais do que a TC, mas raramente é realizada no momento do trauma agudo. Aquisições ponderadas em T1 podem mostrar apenas isointensidades não homogêneas leves e efeito de massa. Ponderações em T2 demonstram áreas hiperintensas (edema) em torno de focos hipointensos (hemorragia) **(Fig. 2-64A)**.

As aquisições em FLAIR são as mais sensíveis para detectar o edema subcortical e se associam à hemorragia subaracnóidea traumática, ambas representadas por focos hiperintensos em FLAIR. As sequências em T2* (GRE, SWI) são as mais sensíveis para detecção de hemorragias parenquimatosas. A presença de artefato de susceptibilidade magnética significativo é típica das lesões agudas **(Fig. 2-64B)**.

As contusões hemorrágicas seguem a evolução mais comum dos hematomas parenquimatosos, com diminuição do efeito T1 ao longo do tempo. Atrofia, desmielinização e cicatrizes microgliais são vistas em FLAIR e nas ponderações em T2. A perda de volume parenquimatoso com alargamento ventricular e proeminência de sulcos é comum.

As ponderações em difusão mostram restrição em áreas de morte celular. A imagem do tensor de difusão (DTI) pode revelar dano coexistente na substância branca mesmo quando as sequências-padrão da RM são normais.

### Diagnóstico diferencial

O principal diagnóstico diferencial da contusão cerebral é o **dano axonal difuso** (DAD). Tanto as contusões cerebrais quanto os DADs são frequentes em pacientes que sofreram trauma craniencefálico moderado a grave. As contusões tendem a ser superficiais, localizadas ao longo das cristas girais. O DAD é mais comumente encontrada na *corona radiata* e ao longo da substância branca compacta, tal como a cápsula interna e o corpo caloso.

As contusões corticais graves com formação de hematomas confluentes podem ser difíceis de distinguir de lacerações cerebrais nos estudos de imagem. A **laceração cerebral** ocorre quando trauma grave causa ruptura da pia e literalmente "rasga" o parênquima cerebral que está logo abaixo.

O lobo "explodido" é a manifestação mais grave da laceração cerebral franca **(Fig. 2-65)**, **(Fig. 2-66)**. Nessa situação, o lobo afetado sofre rupturas grosseiras, com formação de volumoso hematoma e hemorragia subaracnóidea traumática adjacente. Em alguns casos, sobretudo naqueles com fratura com afundamento, a aracnoide também é lacerada e a hemorragia oriunda do lobo se estende e se comunica diretamente com o espaço subdural, formando um hematoma subdural coexistente.

### Dano axonal difuso

O dano axonal difuso (DAD) é a segunda lesão parenquimatosa mais vista no trauma craniencefálico, atrás apenas da contusão cortical. Os pacientes com DAD costumam apresentar discrepância entre o *status* clínico (moderada a gravemente debilitados) e os achados de imagem iniciais (muitas vezes com exame normal ou com alterações leves).

### Terminologia

O dano axonal difuso também é conhecido como dano por estiramento axonal traumático. Como a maioria se dá

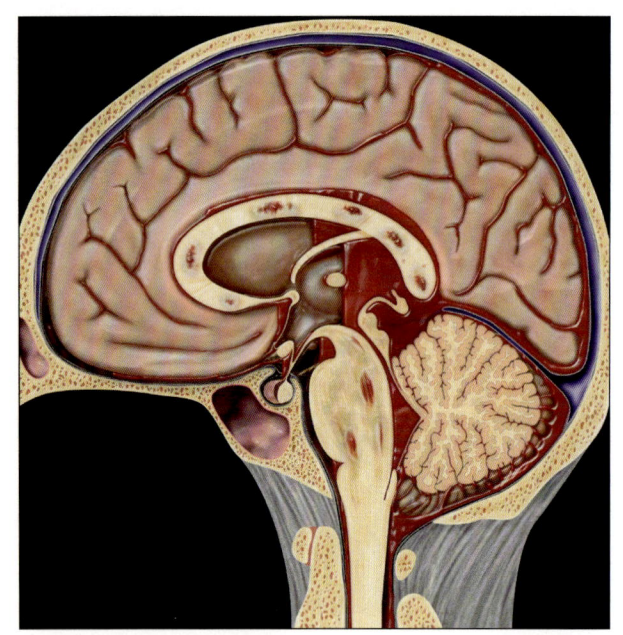

**2-67** Figura no plano sagital demonstrando os locais comuns de dano axonal no corpo caloso e mesencéfalo. Hemorragia subaracnóidea e intraventricular traumática estão presentes.

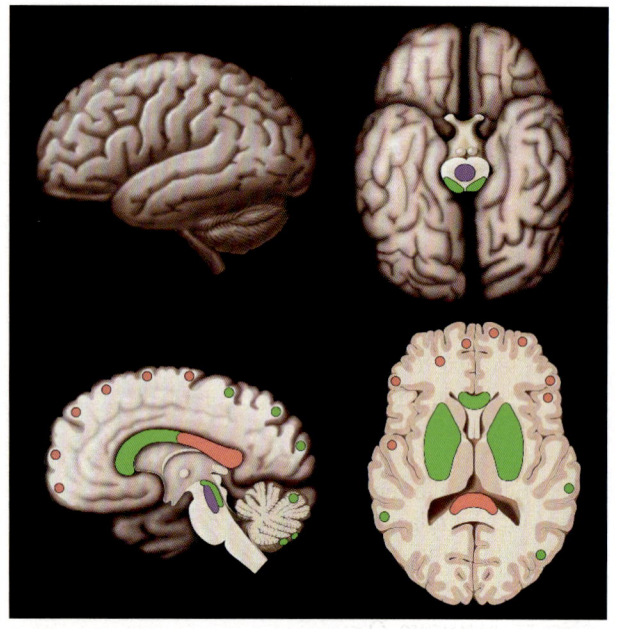

**2-68** Figura demonstrando os locais mais comuns de dano axonal em vermelho. Localizações frequentes, porém relativamente menos comuns, estão demonstradas em verde. A lesão do mesencéfalo/ponte superior (roxo) é incomum, mas em geral é letal.

realmente por estiramento – e não por cisalhamento franco –, o termo "lesão por cisalhamento" deve ser evitado. O cisalhamento verdadeiro com desconexão axonal real é incomum e costuma ocorrer apenas no trauma muito grave.

### Etiologia

Não é necessário impacto direto para produzir DAD. A maioria dos DADs não está associada a fraturas cranianas.

A maioria dos DADs é causada por acidentes automobilísticos em alta velocidade e são lesões não relacionadas ao impacto, resultando de forças de inércia com rotação gerada por mudanças súbitas na aceleração/desaceleração. O córtex se movimenta em diferentes velocidades em relação às estruturas cerebrais profundas (substância branca, núcleos cinzentos profundos). Isso resulta em estiramento axonal, especialmente onde os tecidos cerebrais de diferentes densidades se interseccionam, isto é, na interface entre as substâncias branca e cinzenta.

O estiramento axonal traumático prejudica o transporte axoplásmico, causa despolarização, fluxo de íons, depressão alastrante e liberação de aminoácidos excitatórios. Há aumento de volume celular com desenvolvimento de edema citotóxico, alterando a anisotropia do cérebro. Alterações significativas e vastas dos metabólitos cerebrais ocorrem como resultado do TCE.

### Patologia

**Localização.** O DAD ocorre em locais muito previsíveis. O córtex costuma ser poupado e as substâncias branca subcortical e profunda são mais comumente afetadas. As lesões na substância branca compacta como o corpo caloso, sobretudo seu joelho e esplênio, fórnice e cápsula interna, são comuns. O mesencéfalo e a ponte são lugares menos comuns de DAD **(Fig. 2-67)**, **(Fig. 2-68)**.

**Patologia macroscópica.** A grande maioria dos DADs é microscópica e não hemorrágica. Lacerações nos vasos penetrantes podem causar pequenas hemorragias ovoides ou lineares que, às vezes, são a única indicação de dano axonal difuso subjacente **(Fig. 2-69)**. Essas lesões visíveis são realmente apenas a "ponta do *iceberg*".

**Características microscópicas.** Edema axonal e "bolas de retração" se formam, deixando intervalos microscópicos na substância branca **(Fig. 2-70)**. Apoptose neuronal e reação microglial se desenvolvem a seguir. A estimulação crônica da micróglia ativada imunorreativa para galectina-3/Mac-2 e fatores de crescimento nervoso tem sido demonstrada após DAD.

**Estadiamento, graduação e classificação.** A classificação de Adams e Gennarelli define os graus leve, moderado e grave dos TCEs.

No TCE leve, as lesões são vistas na interface entre as substâncias branca e cinzenta frontotemporal. A lesão é dita moderada quando a substância branca lobar e o corpo caloso são afetados. No TCE grave, as lesões estão presentes nos aspectos dorsolateral do mesencéfalo e superior da ponte. Mais da metade dos casos de TCE com DAD são classificados como moderados a graves.

### Aspectos clínicos

**Epidemiologia e aspectos demográficos.** O DAD está presente em praticamente todos os TCEs fatais e em quase três quartos dos pacientes com lesão moderada a grave que sobrevivem ao estágio agudo.

O DAD pode ocorrer em qualquer idade, mas o pico de incidência é nos adultos jovens (15 a 24 anos). Os homens são no mínimo duas vezes mais afetados do que as mulheres.

**Apresentação.** O DAD causa muito mais dano se comparado aos hematomas extracerebrais e às contusões corticais. Frequentemente causa perda imediata da consciência, que pode ser transitória (nos casos de TCE leve) ou pode progredir para coma (nas lesões moderadas a graves).

**História natural.** O TCE leve pode resultar em cefaleia persistente, déficit neurocognitivo leve e perda de memória. O DAD é mais comum em lesões moderadas a graves. Embora o DAD por si só raramente leve à morte, o DAD grave pode resultar em estado vegetativo permanente. O prognóstico se relaciona com o número e a gravidade de lesões, bem como com a presença de outras alterações, tais como contusões corticais e síndromes de herniação.

**Opções de tratamento.** O manejo da pressão intracraniana é o aspecto mais importante. Em alguns casos com herniação iminente, a craniectomia pode ser o último recurso.

## Imagem

**Características gerais.** Uma das características mais contundentes do DAD é a discrepância entre os sintomas clínicos e os aspectos de imagem. A TC sem contraste é quase sempre o primeiro exame de imagem obtido no TCE **(Fig. 2-71)**, embora a RM seja muito mais sensível para detectar as alterações do DAD. A TC é muito útil para identificar lesões coexistentes, tais como hemorragia extracraniana e hematomas parenquimatosos.

O DAD, em geral, evolui com o tempo, de modo que as lesões normalmente se tornam mais evidentes nos exames de controle. Entre 10 e 20% progridem para hemorragia franca com edema e efeito de massa.

**Achados na TC.** A TC sem contraste inicial costuma ser normal ou minimamente anormal **(Fig. 2-72A)**. Leve edema cerebral difuso com apagamento de sulcos pode estar presente. Hemorragias extensas são incomuns imediatamente após a lesão. Algumas poucas pequenas hemorragias subcorticais redondas ou ovoides podem ser visualizadas **(Fig. 2-71)**, mas é comum que o dano que não está evidente seja muito mais difuso e muito mais grave do que as alterações visíveis, relativamente modestas, indicam.

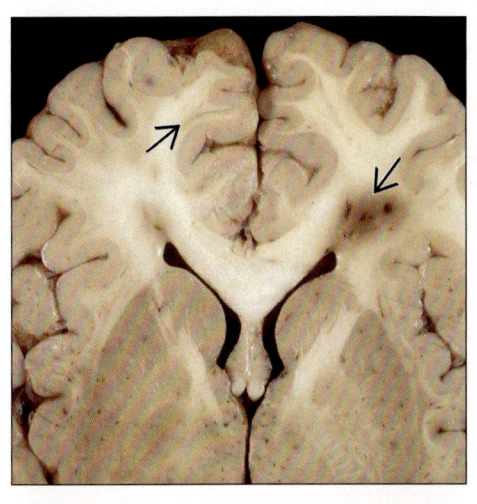

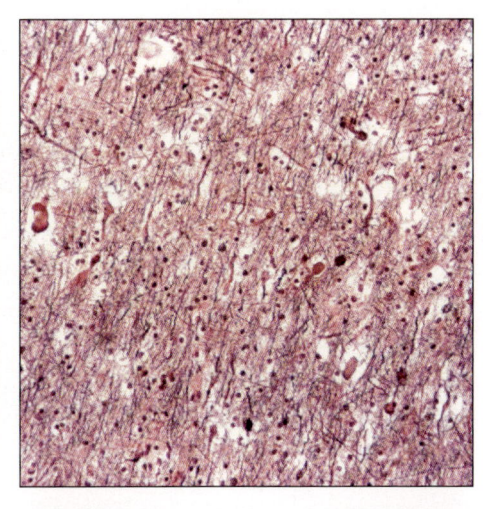

**2-69** Peça de autópsia mostrando achados típicos do dano axonal difuso com hemorragias lineares ⇒ nas substâncias brancas subcortical e profunda periventricular.

**2-70** Microscopia com H&E mostrando numerosas "falhas" na substância branca ou áreas "nuas" causadas pelo dano axonal. (Cortesia de R. Hewlett, MD.)

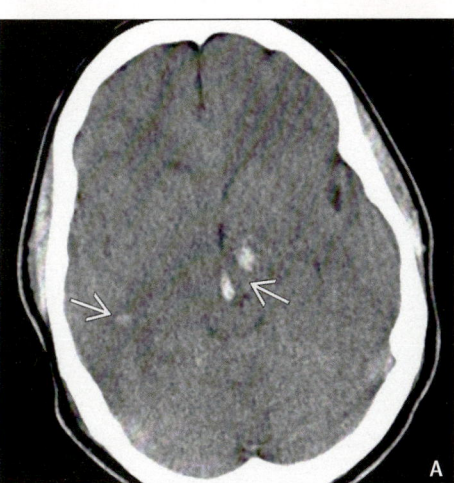

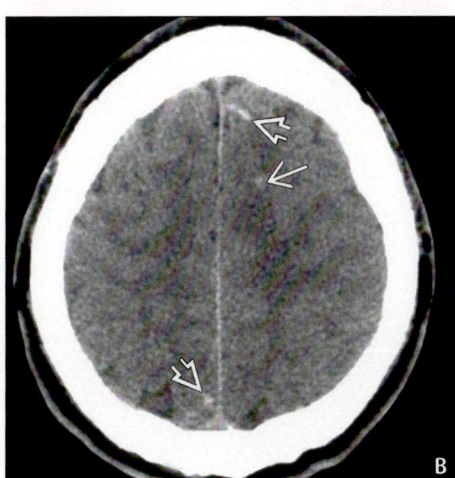

**2-71A** TC sem contraste de um paciente com trauma fechado grave mostrando edema cerebral difuso com ventrículos reduzidos e apagamento de sulcos e cisternas. O DAD está presente, visto como diversos focos de hemorragia puntiforme ou linear na SB, no mesencéfalo e no tálamo esquerdo ⇒.

**2-71B** Corte mais cranial do mesmo paciente demonstrando focos adicionais de hemorragia na *corona radiata* ⇒ e SB subcortical ⇒.

ACHADOS NA RM. Como a maioria dos DADs não é hemorrágica, as sequências em T1 são frequentemente normais, em especial nas fases precoces do TCE. Ponderações em T2 e aquisições em FLAIR podem mostrar focos hiperintensos na substância branca subcortical e no corpo caloso. As lesões múltiplas são a regra, e a combinação de DAD com contusões ou hematomas é comum.

Aquisições em T2* são muito sensíveis para microssangramentos por DAD e normalmente mostram hipointensidades multifocais ovais ou lineares **(Fig. 2-72B)**. Sequências SWI, em geral, demonstram mais lesões que o GRE. Resquícios do DAD podem persistir por anos após o evento traumático.

A difusão pode mostrar restrição, particularmente no corpo caloso **(Fig. 2-73)**. A tractografia pode ser útil, demonstrando descontinuidade da substância branca. A espectroscopia de prótrons mostra áreas difusas de redução do NAA com aumento de colina.

### Diagnóstico diferencial

As **contusões corticais** frequentemente coexistem com DAD no TCE moderado a grave. Contusões corticais são, em geral, superficiais, com frequência localizadas nas cristas girais.

Hemorragias multifocais com o artefato de susceptibilidade magnética nas aquisições em T2* (GRE, SWI) podem ser vistas em numerosas patologias, incluindo DAD. O dano vascular difuso (ver a seguir) aparece como "pontos pretos" parenquimatosos multifocais. Pneumoencéfalo pode causar o artefato de susceptibilidade magnética multifocal no espaço subaracnóideo. As lesões parenquimatosas são raras.

Algumas lesões não traumáticas também se apresentam como hipointensidades parenquimatosas multifocais em T2*. **Angiopatia amiloide cerebral** e **encefalopatia crônica hipertensiva** são comuns em pacientes idosos. A malformação cavernosa Zabramski tipo 4 também é vista como "pontos pretos" nas imagens de RM em T2*.

## Dano vascular difuso
### Terminologia

O dano vascular difuso (DVD) provavelmente representa o extremo fim de um *continuum* do dano axonal difuso.

**2-72A** A TC sem contraste em um paciente com trauma fechado por um acidente automobilístico não demonstra anormalidades definidas.
**2-72B** Devido à discrepância entre os achados de imagem e o *status* clínico do paciente (GCS = 8), foi realizada a RM. A aquisição em T2* GRE mostra múltiplos focos com artefato de susceptibilidade magnética na substância branca subcortical/profunda e no corpo caloso ⇨, característicos de dano axonal hemorrágico.

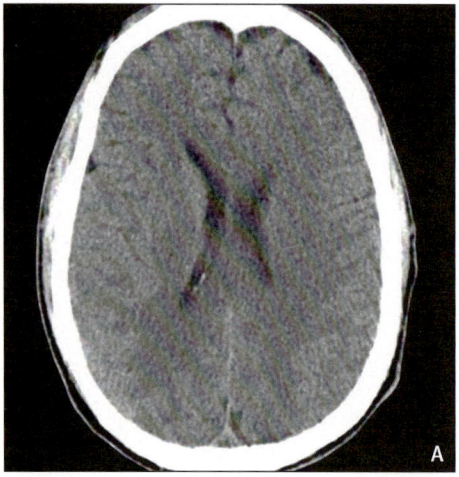

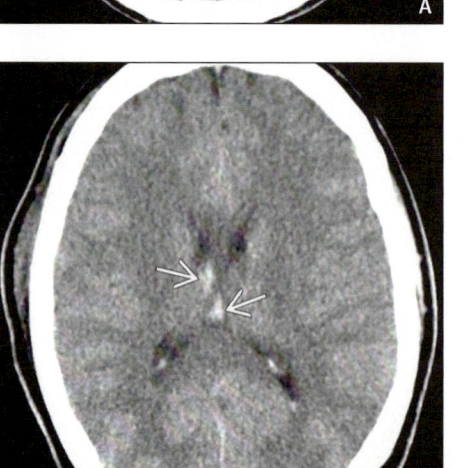

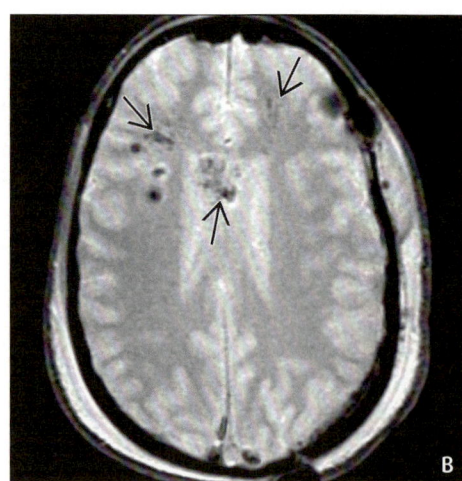

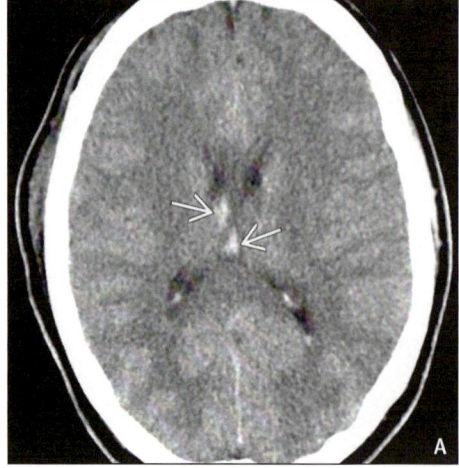

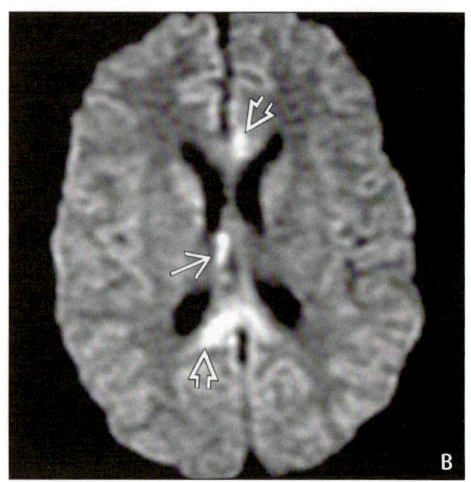

**2-73A** TC sem contraste em um paciente com traumatismo craniano com escore baixo na GCS mostrando edema cerebral difuso com ventrículos pequenos e apagamento de sulcos. Focos hiperdensos ⇨ nos núcleos cinzentos profundos e fórnix sugerem dano axonal.
**2-73B** Ponderação em difusão do mesmo paciente mostrando restrição no fórnix direito ⇨ e no corpo caloso ⇨ característicos de dano axonal difuso.

## Etiologia

O DVD é causado por forças de aceleração/rotação extremas que estão presentes em acidentes automobilísticos de alta velocidade. A microvasculatura cerebral sofre rupturas devido às altas forças tênseis, resultando em numerosas pequenas hemorragias parenquimatosas.

## Patologia

**PATOLOGIA MACROSCÓPICA.** Peças cerebrais de pacientes submetidos à necropsia com DVD mostram numerosas pequenas hemorragias nas substâncias brancas subcortical e profunda, bem como nos núcleos cinzentos profundos **(Fig. 2-74)**.

**ASPECTOS MICROSCÓPICOS.** Muitos outros focos de hemorragia são detectados no exame microscópico do que aqueles vistos à macroscopia. Sangue é identificado ao longo dos espaços periarteriais, perivenosos e pericapilares, com hemorragias focais no parênquima adjacente.

## Aspectos clínicos

**EPIDEMIOLOGIA.** Estudos de autópsias sugerem que o DVD esteja presente em 1 a 2% das vítimas de Aautos fatais e em 15% dos casos de lesão cerebral difusa.

**ASPECTOS DEMOGRÁFICOS.** Embora o DVD possa ocorrer em qualquer idade, a maioria ocorre em adultos.

**APRESENTAÇÃO.** Coma imediato desde o momento do impacto é típico. Um escore baixo na GCS, frequentemente menor do que 6 a 8, é típico em pacientes que sobrevivem ao impacto inicial.

**HISTÓRIA NATURAL.** Morte dentro de minutos ou poucas horas após a lesão é típica, embora alguns casos de sobreviventes a longo prazo tenham sido relatados.

## Imagem

**CARACTERÍSTICAS GERAIS.** Muitos pacientes com DVD não sobrevivem tempo suficiente para realizar exames de imagem. Naqueles que o fazem, a característica mais marcante é a dissociação entre a gravidade da clínica e os achados de imagem.

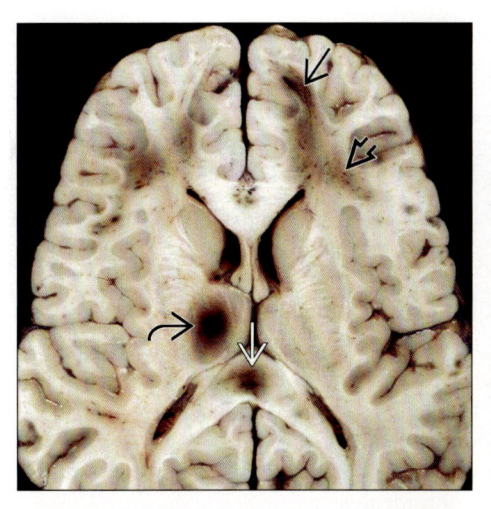

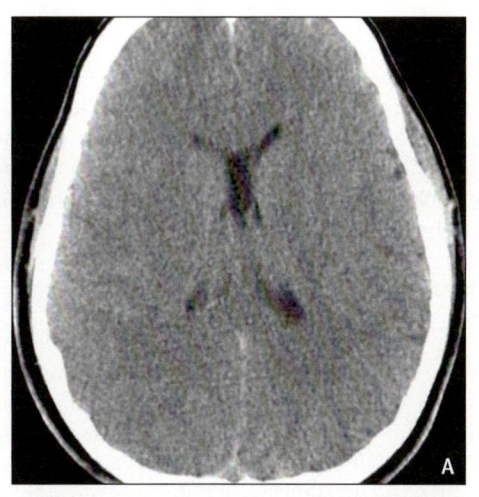

**2-74** Peça de autópsia mostrando achados de dano vascular difuso com múltiplas hemorragias petequiais e lineares na substância branca subcortical. Observe a lesão no tálamo e esplênio do corpo caloso. (Cortesia de R. Hewlett, MD.)

**2-75A** TC sem contraste de um paciente masculino envolvido em acidente automobilístico em alta velocidade com importante impacto demonstrando apenas edema cerebral difuso. O escore na GCS foi 8 no local do acidente; até o momento da chegada à emergência, o escore na GCS havia caído para 3.

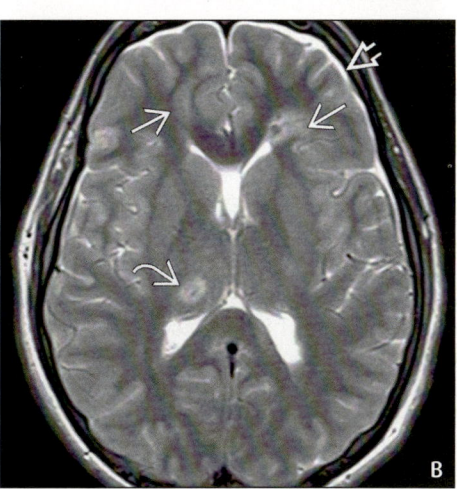

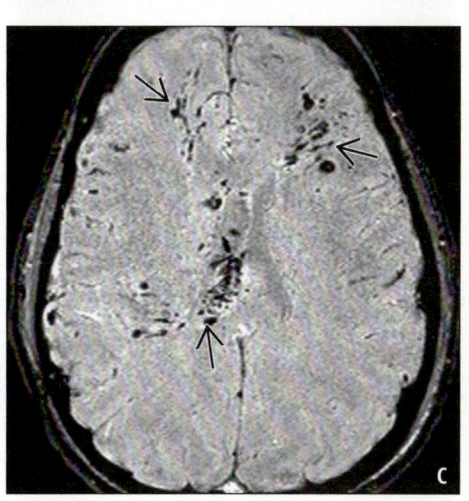

**2-75B** A RM foi obtida devido à grande discrepância entre a clínica e os achados de imagem. Ponderação em T2 mostrando hiperintensidades no tálamo direito e SB de ambos os lobos frontais. A laceração da aracnoide é provavelmente a responsável pelos pequenos higromas bifrontais.

**2-75C** SWI do mesmo paciente mostrando inúmeras hipointensidades com artefato de susceptibilidade magnética lineares e ovoides na SB subcortical e profunda – consistentes com dano vascular difuso.

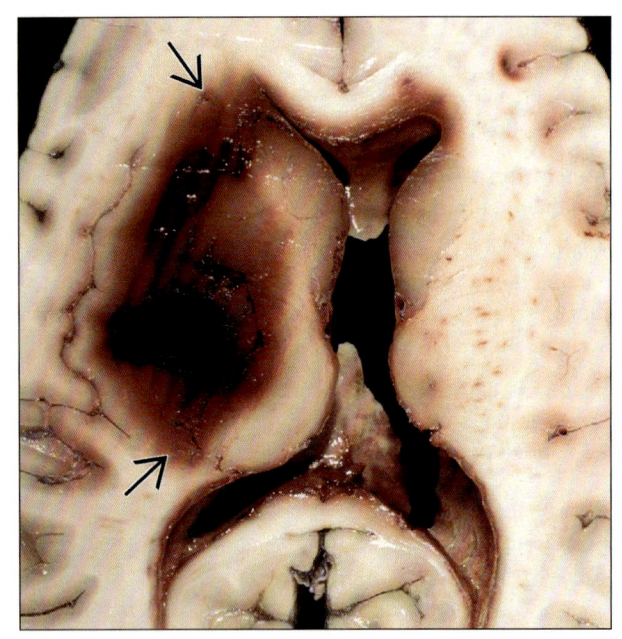

**2-76** Espécime de autópsia de um paciente que morreu em um acidente automobilístico em alta velocidade mostrando uma grande hemorragia ➡ nos núcleos cinzentos profundos, característica de dano subcortical grave. (Cortesia de R. Hewlett, MD.)

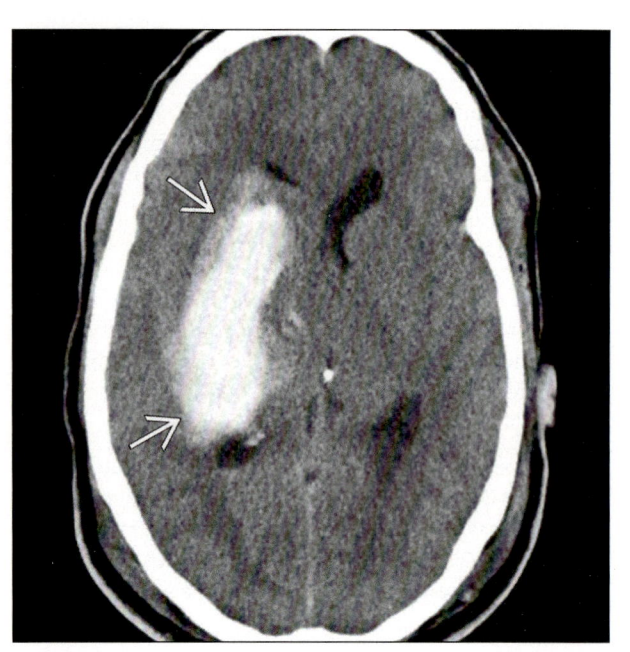

**2-77** TC sem contraste de um paciente com dano subcortical pós-traumático mostrando um grande hematoma expansivo nos núcleos da base ➡.

ACHADOS NA TC. A TC sem contraste pode demonstrar apenas edema cerebral difuso com apagamento de sulcos superficiais e ventrículos reduzidos de tamanho **(Fig. 2-75A)**. Alguns poucos pequenos focos de hemorragia na substância branca e núcleos da base podem ocasionalmente ser identificados. A TC óssea pode demonstrar múltiplas fraturas cranianas em passageiros que não fazem uso do cinto de segurança. Porém, as fraturas estão ausentes em um terço dos indivíduos que o utilizam.

ACHADOS NA RM. As ponderações em T1 mostram apenas edema cerebral leve. Aquisições em T2/FLAIR podem demonstrar alguns poucos focos de hiperintensidade de sinal na substância branca **(Fig. 2-75B)**. Ocasionalmente, hipointensidades esparsas podem ser identificadas de permeio às hiperintensidades, sugerindo a presença de hemorragia.

Sequências em T2*, em especial as ponderações com susceptibilidade magnética, são surpreendentes. Hipointensidades com artefatos de susceptibilidade magnética puntiformes ou lineares são vistas com orientação perpendicular aos ventrículos, predominando nas substâncias branca subcortical e profunda, sobretudo no corpo caloso **(Fig. 2-75C)**.

Ponderações em difusão demonstram alguns poucos focos de restrição, compatíveis com isquemia causada pelas lesões vasculares.

### Diagnóstico diferencial

O principal diagnóstico diferencial é o **dano axonal difuso** (DAD). Embora algumas lesões no DAD sejam hemorrágicas, a grande maioria não é. O DVD é caracterizado pela presença de inúmeras hemorragias petequiais nas imagens em T2*. O número, a gravidade e a extensão das hemorragias é que distinguem o DVD do DAD.

## Dano subcortical (cérebro profundo)
### Terminologia

Os danos subcorticais (DSs) são lesões traumáticas das estruturas cerebrais profundas, tais como tronco encefálico, núcleos da base, tálamos e ventrículos. A maioria representa lesões por cisalhamento-estiramento que causam ruptura dos axônios, lacerações nos vasos penetrantes e dano ao plexo coroide dos ventrículos laterais.

### Etiologia

Os DSs são causados por forças de aceleração/desaceleração e rotação cerebral oriunda de acidentes automobilísticos graves, frequentemente fatais. Deslocamento súbito craniocaudal e impactação lateral do mesencéfalo contra a incisura do tentório é comum neste tipo de lesão.

### Patologia

PATOLOGIA MACROSCÓPICA. As manifestações do DS incluem contusões hemorrágicas profundas, lacerações não hemorrágicas, sangramentos intraventriculares e hemorragia subaracnóidea traumática (HSAt) **(Fig. 2-76)**. O DS, em geral, ocorre concomitante a outras lesões traumáticas, tais como contusões corticais e dano axonal difuso (DAD).

## Aspectos clínicos

**EPIDEMIOLOGIA.** Entre 5 e 10% dos pacientes com trauma cerebral moderado a grave sofrem dano subcortical. O DS é a terceira causa mais comum de lesão cerebral parenquimatosa, atrás das contusões corticais e do DAD.

**ASPECTOS DEMOGRÁFICOS.** Como na maioria das lesões cerebrais, o DS é mais comum em homens entre 15 e 24 anos.

**APRESENTAÇÃO.** A perda da consciência imediata com déficit neurológico profundo é típica. Obnubilação é a regra, não a exceção. Como no DAD, é comum a marcada discrepância entre os achados de imagens iniciais (com frequência mínimos) e o escore na GCS (baixo).

**HISTÓRIA NATURAL.** O prognóstico é ruim nesses pacientes gravemente lesionados. Muitos vêm a óbito. Aqueles que sobrevivem em geral têm prejuízo neurológico profundo com incapacidade a longo prazo.

**OPÇÕES DE TRATAMENTO.** O controle da pressão intracraniana é o aspecto mais importante. A craniectomia pode ser uma opção em casos de edema cerebral excepcionalmente grave.

## Imagem

**CARACTERÍSTICAS GERAIS.** Anormalidades discretas podem estar presentes no primeiro exame de imagem, com um aumento dramático nos estudos de controle.

O DS normalmente ocorre com uma série de outras comorbidades. É comum que as lesões associadas variem de HSA traumática sutil a hemorragias parenquimatosas francas **(Fig. 2-77)**. Podem se desenvolver efeito de massa com herniação cerebral e alterações grosseiras no fluxo sanguíneo regional.

**ACHADOS NA TC.** Exames de TC sem contraste com frequência mostram edema cerebral difuso com hemorragia punctata e/ou expressiva nos núcleos cinzentos profundos e no mesencéfalo. As hemorragias intraventriculares e do plexo coroide são comuns e podem formar um "molde" dos ventrículos laterais. Níveis líquido-sangue são comuns.

**ACHADOS NA RM.** A RM é muito mais sensível do que a TC mesmo que a hemorragia aguda seja isointensa ao cérebro nas ponderações em T1. As sequências em FLAIR e T2* são as mais sensíveis. As ponderações em difusão podem mostrar focos de restrição. A imagem do tensor de difusão (DTI) demonstra o padrão de interrupção dos tratos de substância branca.

## Diagnóstico diferencial

A **hemorragia mesencefálica secundária ("Duret")** pode ocorrer na herniação transtentorial descendente grave. Essas hemorragias ocorrem, com frequência, na região central do mesencéfalo, enquanto as contusões por DS são de localização dorsolateral.

---

### LESÕES CEREBRAIS PARENQUIMATOSAS

**Contusões corticais**
- Lesão intra-axial mais comum
  - O cérebro sofre impactação no crânio e/ou dura
  - Causa "machucados cerebrais" nas cristas girais
  - Em geral múltiplas, frequentemente bilaterais
  - Aspecto anteroinferior dos lobos frontais e temporais é o local mais comum
- Imagem
  - Hemorragia superficial petequial e focal
  - Edema e hemorragia se tornam mais aparentes com o tempo
  - T2* (GRE, SWI) é a sequência mais sensível

**Dano axonal difuso**
- Segunda causa mais comum de lesão intra-axial
  - Poupa o córtex, envolve a SB subcortical/profunda
- Imagem
  - Escore baixo na GCS; frequentemente com alterações leves ou mínimas no exame de imagem inicial
  - Hemorragias profundas petequiais e subcorticais ("ponta do *iceberg*")
  - T2* (GRE, SWI) é a sequência mais sensível

**Dano vascular difuso**
- Raro, geralmente fatal
- Aauto de alto impacto, alta velocidade
- Pode representar o extremo fim do espectro da DAD
- Imagem
  - TC mostra edema cerebral difuso
  - T2/FLAIR mostram algumas poucas hiperintensidades esparsas
  - SWI revela inúmeras hipointensidades lineares

**Dano subcortical**
- "Quanto mais profunda a lesão, pior ela é"
- Núcleos da base, tálamos, mesencéfalo, ponte
  - Hemorragias, dano axonal, lacerações cerebrais
  - Hemorragia intraventricular franca é comum

---

## Miscelânea

Um largo espectro de diversas outras lesões primárias ocorrem no trauma craniencefálico. Algumas delas, como o pneumoencéfalo, são relativamente comuns. Outras lesões são raras. Concluiremos este capítulo com uma consideração sobre essas diversas lesões, assim como com as questões dos maus-tratos e ferimentos por arma de fogo.

### *Pneumoencéfalo*

#### Terminologia

**Pneumoencéfalo** significa simplesmente a presença de gás ou ar no interior do crânio; não existe ar intracraniano em condições normais. No pneumoencéfalo, o ar pode ser encontrado em qualquer lugar do crânio, incluindo nos vasos sanguíneos e dentro de qualquer compartimento. Embora ar intracraniano nunca seja normal, ele pode ser esperado como achado de rotina em algumas situações (p. ex., pós-cirúrgico). O **pneumoencéfalo hipertensivo** é uma coleção intracraniana de ar que está sob pressão e que causa efeito de massa sobre o cérebro **(Fig. 2-78)**. Pneumatocele ou "aerocele" intracerebral é um termo menos usado e se refere especificamente a uma coleção gasosa focal no interior do parênquima **(Fig. 2-79)**.

## Etiologia

A presença de ar intracraniano está mais associada a trauma e à cirurgia. A infecção por organismos formadores de gás é uma causa rara de pneumoencéfalo.

Qualquer violação na integridade da calvária, base do crânio central, mastoide ou seios paranasais que também acarrete rompimento da dura e aracnoide pode permitir a entrada de ar no crânio. Um mecanismo de "válvula" pode prender o ar, podendo ser exacerbado por espirros, tosse, esforço ou manobra de Valsalva.

O ar intravascular em geral é secundário à cateterização endovenosa, sendo encontrado mais comumente nos seios cavernosos, sem significado clínico. O ar intra-arterial só é visto na embolia gasosa (transitória) ou na morte cerebral.

## Aspectos clínicos

EPIDEMIOLOGIA. Trauma é a causa mais comum de pneumoencéfalo. Ele está presente em 3% de todos os pacientes com fratura craniana e em 8% daqueles com fratura dos seios paranasais.

Praticamente, todos os pacientes com cirurgia supratentorial têm algum grau de pneumoencéfalo nos exames de imagem obtidos dentro das primeiras 24 a 28 horas. O **pneumoencéfalo hipertensivo (Fig. 2-78)** é uma complicação pós-cirúrgica relativamente incomum, vista com mais frequência após a drenagem de um hematoma subdural. Ocasionalmente, o **pneumoencéfalo espontâneo** pode ocorrer em defeitos primários no osso temporal ("**pneumoencéfalo otogênico**"). Raras vezes, falha ou ruptura em um seio paranasal aumentado com conteúdo gasoso resulta em ar intracraniano ("*pneumosinus dilatans*").

APRESENTAÇÃO. A apresentação mais comum é a cefaleia não específica. Menos frequentemente, déficit neurológico e alterações da consciência são observados.

HISTÓRIA NATURAL E OPÇÕES DE TRATAMENTO. A menos que seja hipertensivo, a maioria dos pneumoencéfalos se resolve de

**2-78** TC sem contraste mostrando ar subdural, com "aguçamento" dos lobos frontais. Este é o sinal de "Monte Fuji", que indica pneumoencéfalo hipertensivo e é causado pelas veias corticais ➡ que prendem os lobos frontais ➡.

**2-79** TC sem contraste mostrando uma pneumatocele focal no lobo frontal direito ➡. Alguma quantidade de ar também está presente no corno frontal do ventrículo lateral esquerdo ➡.

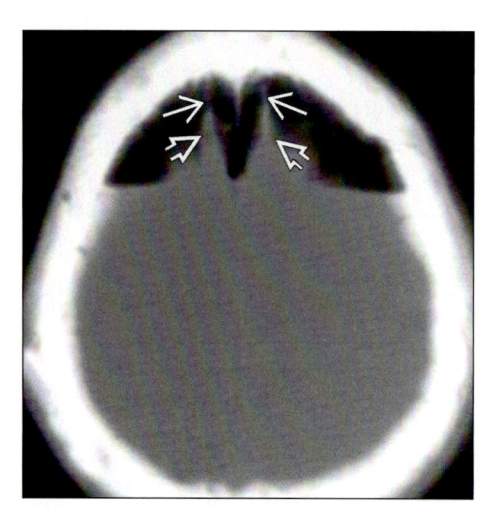

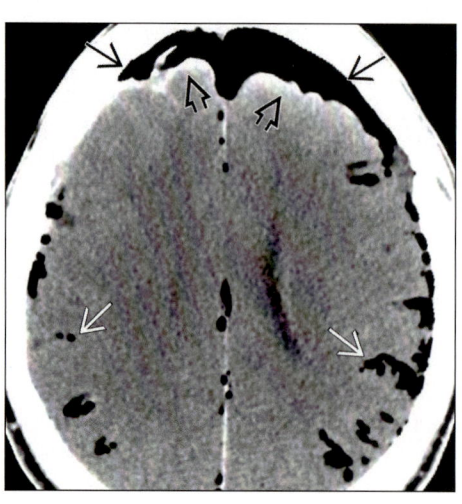

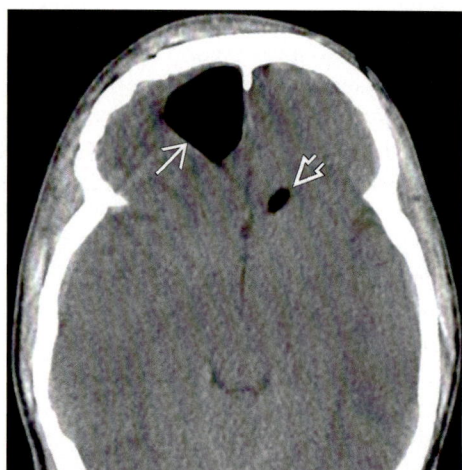

**2-80** TC sem contraste mostrando ar subdural bifrontal ➡. Observe que o artefato do ar dá a aparência de aumento da atenuação do cérebro adjacente ➡. "Pontos" de ar no espaço subaracnóideo ➡.

**2-81** TC óssea de uma criança com múltiplas fraturas ➡ mostrando ar nas artérias que compreendem o polígono de Willis ➡.

maneira espontânea dentro de poucos dias após o trauma ou evento cirúrgico. Ocasionalmente, as coleções gasosas aumentam e pode ser necessária drenagem e plastia da dura.

## Imagem

**Características gerais.** Ar intracraniano pode existir em qualquer compartimento, adaptando-se à sua forma, ou em compartimentos em potencial. O **ar epidural** é, com frequência, unilateral, solitário, de configuração biconvexa e não se altera com as mudanças de posição.

O **ar subdural** é confluente, em formato de crescente, move-se com as mudanças de posição, circunda as veias corticais que cruzam o espaço subdural, sendo com frequência bilateral e com nível ar-líquido.

O **ar subaracnóideo** é em geral visto como pequenos "pontos" ou "gotas" multifocais de ar no interior ou em torno dos sulcos cerebrais **(Fig. 2-80)**. O **ar intraventricular** forma níveis ar-líquido, mais frequentemente nos cornos frontais dos ventrículos laterais. O **ar intravascular** toma a conformação das estruturas vasculares nas quais se encontra **(Fig. 2-81)**.

**Achados na TC.** O ar é extremamente hipodenso na TC, medindo cerca de –1.000 UH. O sinal de "Monte Fuji" no pneumoencéfalo hipertensivo é visto como coleções subdurais aéreas bilaterais que separam e comprimem os lobos frontais **(Fig. 2-78)**. Os lobos frontais se deslocam posteriormente devido ao ar sob pressão e ficam, com frequência, "pontudos" onde estão presos à dura-aracnoide pelas veias corticais, lembrando a silhueta do Monte Fuji.

Distinguir ar de gordura na TC é extremamente importante. Na janela fechada para partes moles, ambos aparecem hipodensos da mesma forma. Abrir a janela ou simplesmente visibilizar as imagens com janela para osso (onde o ar é claramente distinto da gordura, a qual é menos hipodensa) ajuda na diferenciação.

**Achados na RM.** O ar é visto como áreas de completa ausência de sinal em todas as sequências. Em T2* GRE, o ar intracraniano "floresce" e aparece como "pontos pretos" multifocais.

## Diagnóstico diferencial

Ar é ar e não deve ser confundido com nada mais. Se janelas abertas não forem utilizadas, um cisto dermoide roto com gotículas de gordura nas cisternas liquóricas pode simular ar no espaço subaracnóideo.

## Lembrete!

Com exceção do pneumoencéfalo hipertensivo, o ar por si só em geral não é o problema; descubra o que o está causando!

## Trauma não acidental (maus-tratos infantis)

Os radiologistas desempenham um importante papel no diagnóstico precoce de suspeita de lesão provocada. Os exames de imagem devem ser realizados com cuidado, interpretados com precisão e, os achados, descritos com acurácia.

## Terminologia

O termo "trauma não acidental" (TNA), também conhecido como lesão não acidental (LNA) ou síndrome do bebê sacudido (SBS) se refere a lesões intencionalmente provocadas. O traumatismo craniano abusivo (TCA) e o trauma craniencefálico provocado são termos mais específicos aplicados às lesões cerebrais.

## Etiologia

As lesões por TNA podem ser divididas em dois grandes grupos: lesões por impacto direto e indireto (lesões pelo ato de sacudir).

As lesões diretas são causadas por golpes na cabeça ou por impacto direto do crânio em um objeto, tal como uma parede, geralmente resultando em fraturas cranianas, hematomas subdurais, contusões no parênquima cerebral subjacente e lesões de "contra-golpe".

A etiopatologia exata das lesões indiretas não é clara, assim como a mínima força necessária para produzi-las. O ato de sacudir pode resultar em violentos movimentos de ida e vinda da cabeça. A cabeça de um lactente ou criança pequena é relativamente grande se comparada a seu corpo, e a musculatura cervical é comparativamente fraca. As sacudidas causam rotação rápida da cabeça em relação ao pescoço, resultando em uma forma de lesão por chicoteamento. O resultado mais comum são hematomas subdurais difusamente distribuídos.

## Patologia

Hematomas subdurais de diferentes estágios são a marca da lesão cerebral provocada **(Fig. 2-82)**.

## Aspectos clínicos

**Epidemiologia.** A incidência anual de abuso infantil é estimada em 15 a 25 por 100.000. Entre três e quatro milhões de casos de suspeita de abuso são relatados anualmente nos EUA.

**Aspectos demográficos.** O TNA é a causa geral mais comum de morte traumática em crianças, e o trauma craniencefálico é a causa mais comum de morbidade e mortalidade. A maioria das crianças que sofrem maus-tratos tem menos de 2 anos de idade. O pico de idade está entre 2 e 5 meses. Embora a maioria das vítimas seja do sexo masculino, em algumas culturas, as meninas são as vítimas mais comuns.

Nenhuma nacionalidade ou grupo demográfico está isento, e o TNA pode ser encontrado em todos os grupos socioeconômicos. Alguns fatores predisponentes foram identificados, incluindo pais jovens, conflitos domésticos, problemas financeiros, estresse emocional e abuso de drogas e álcool.

**Apresentação.** A apresentação clínica é variável. Discordância entre a história relatada e a gravidade das lesões é comum. Quedas de alturas menores do que cerca de 1 metro (p. ex., "queda do sofá") normalmente não produzem força suficiente para causar o tipo de lesão cerebral encontrada no TNA.

Irritabilidade, episódios de apneia, vômitos e retardo no crescimento são comuns. Contusões atípicas, arrancamento do cabelo, lacerações de lábio e hemorragias de retina devem levantar suspeita de TNA, e exames apropriados de imagem devem ser realizados.

HISTÓRIA NATURAL. A evidência de violência repetida indica que o lactente ou a criança estão sob alto risco para nova lesão ou morte. A mortalidade no TNA varia de 15 a 60%, e a morbidade é alta. O dano cerebral pós-traumático com convulsões e retardo é comum.

OPÇÕES DE TRATAMENTO. O tratamento imperativo é proteger a criança. Os radiologistas devem comunicar claramente qualquer suspeita de maus-tratos. Notificar os serviços de proteção à criança em casos suspeitos é obrigatório por lei em muitos países. Todos os 50 estados dos EUA têm estatutos que exigem o relato de casos de suspeita de abuso infantil ou negligência.

## Imagem

CARACTERÍSTICAS GERAIS. O Departamento de Radiologia da American Academy of Pediatrics atualizou recentemente as suas recomendações no diagnóstico por imagem nos casos de suspeita de maus-tratos em crianças.

O estudo por imagem inicial, nos casos de suspeita de maus-tratos, deve incluir uma pesquisa completa do esqueleto e TC craniana como procedimentos de rastreamento. A RM é recomendada para crianças com 2 anos ou menos.

Embora alguns especialistas prefiram o uso da RM para documentação médico-legal, deve-se ter atenção ao tentar datar os sangramentos intracranianos. Muitos especialistas enfatizam que, mesmo que seja imprecisa a tentativa de datar as lesões cerebrais e do esqueleto, o ponto mais importante é determinar se o padrão é de lesões em tempos diferentes, a despeito da localização.

ACHADOS NA TC. A TC sem contraste utilizando algoritmos tanto para osso quanto para tecidos moles com reconstruções multiplanares é a ferramenta primária na avaliação inicial do trauma craniencefálico provocado. As fraturas

**2-82** Figura de TNA mostrando HS sobre o hemisfério direito ➡ e pequeno HSS à esquerda ➡ com "efeito hematócrito" ➡. Outras lesões (p. ex., HSA traumática, contusões corticais) são ilustradas e são comuns no TNA.
**2-83** TC sem contraste em suspeita de TNA mostrando achados de HSs em diferentes idades, sendo crônico à direita ➡ e agudo bilateralmente ➡. Observe o edema difuso envolvendo quase a totalidade do hemisfério esquerdo ➡.

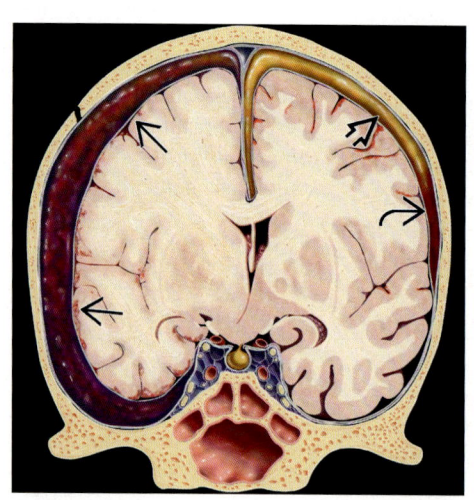

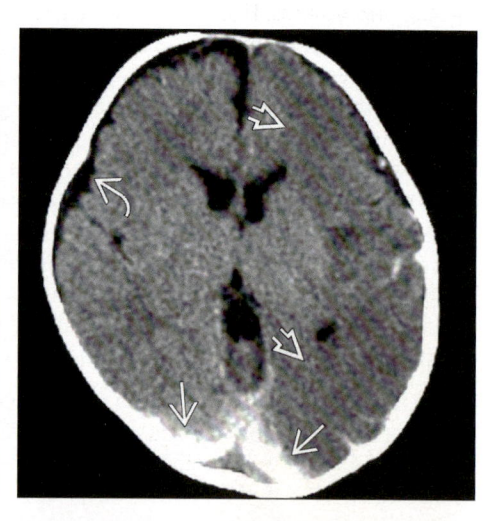

**2-84A** Ponderação em T1 em um lactente com TNA mostrando HSS à direita, estendendo-se à fissura inter-hemisférica ➡ e uma coleção extra-axial à esquerda com aspecto mais crônico ➡.
**2-84B** Ponderação em T2 do mesmo paciente mostrando hipointensidade na porção gravitacional dependente do HS à direita ➡, sugerindo um componente mais agudo do hematoma.

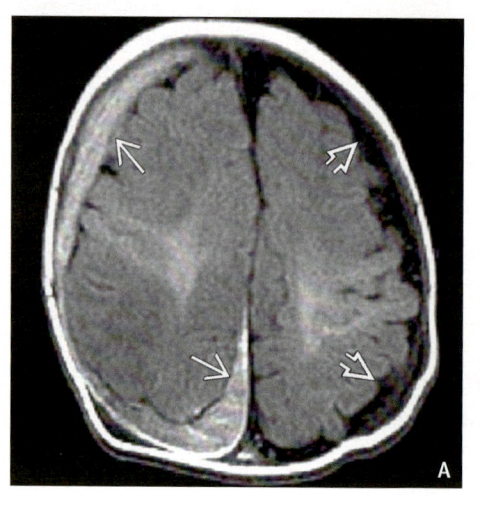

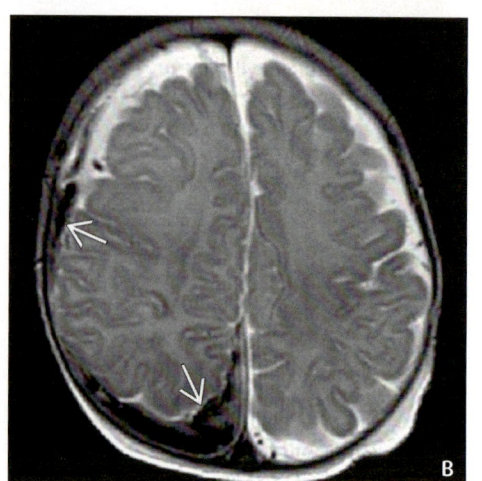

cranianas estão presentes em quase metade dos casos, e hematomas do escalpo podem ser facilmente detectados.

A identificação e caracterização das hemorragias intracranianas, especialmente hematomas subdurais (HSs) em diferentes fases, é crítica **(Fig. 2-83)**. Os hematomas epidurais são raros no TNA, mas HSs são vistos em mais da metade dos casos e são a característica dominante do TNA por síndrome do bebê sacudido (SBS).

Hematomas subdurais bifrontais, inter-hemisféricos e peritentoriais de diferentes idades sugerem fortemente que as lesões sejam provocadas. Hemorragia subaracnóidea traumática, contusões corticais e, por vezes, dano axonal difuso são comuns. Insulto isquêmico também pode estar presente e varia de infartos territoriais a insulto hipóxico isquêmico cerebral global.

O edema cerebral hemisférico ou difuso ocorre em alguns lactentes com hematomas subdurais agudos. Isso foi chamado de "o grande cérebro escuro" devido à marcada hipodensidade na TC sem contraste. A mortalidade é alta nesses casos. Quando HSs de diferentes idades ocorrem na presença de edema cerebral hemisférico grave, um tipo de síndrome por "segundo impacto" (ver Capítulo 3) do TNA deve ser considerado **(Fig. 2-83)**.

ASPECTOS DEMOGRÁFICOS. HSs que diferem em idade, aparecendo, nas ponderações em T1, com um misto de componentes hiper e isointensos são altamente sugestivos de TNA **(Fig. 2-84)**. A sequência FLAIR é útil para detectar pequenas coleções extra-axiais e lesões de substância branca.

As aquisições em T2* (GRE, SWI) são muito sensíveis para produtos hemáticos crônicos, particularmente contusões corticais petequiais sutis e danos axonais hemorrágicos. As ponderações em difusão são essenciais para a avaliação de focos isquêmicos.

As lesões de coluna e da medula espinal são comuns em lactentes e crianças com lesões por chacoalhamento. A RM é o exame de escolha já que lesões significativas podem ocorrer na ausência de fraturas ou subluxações.

ACHADOS NA **PET**. A PET, em conjunto com a pesquisa altamente detalhada do esqueleto, ajuda na avaliação do trauma esquelético, mas é de utilidade limitada na avaliação das lesões cerebrais.

## Diagnóstico diferencial

Raramente um **erro inato do metabolismo** (tal como acidúria glutárica ou síndrome de Menkes) pode causar hemorragias de retina e HSs, simulando TNA. **Discrasias sanguíneas** podem causar hematomas subdurais recorrentes. O **neuroblastoma metastático** com "olhos de guaxinim" também pode simular TNA.

## *Lesões relacionadas a projéteis e penetrantes*

A extensão de tecido danificado por um projétil depende do tipo de bala, sua velocidade e massa, bem como das características do tecido afetado. As lesões cerebrais ocasionadas por projéteis são qualitativamente diferentes de outras lesões traumáticas cerebrais e também das lesões em partes moles não confinadas expostas a mesma carga de impacto.

Embora uma discussão detalhada sobre projéteis e sua balística esteja além do escopo deste texto, considera-

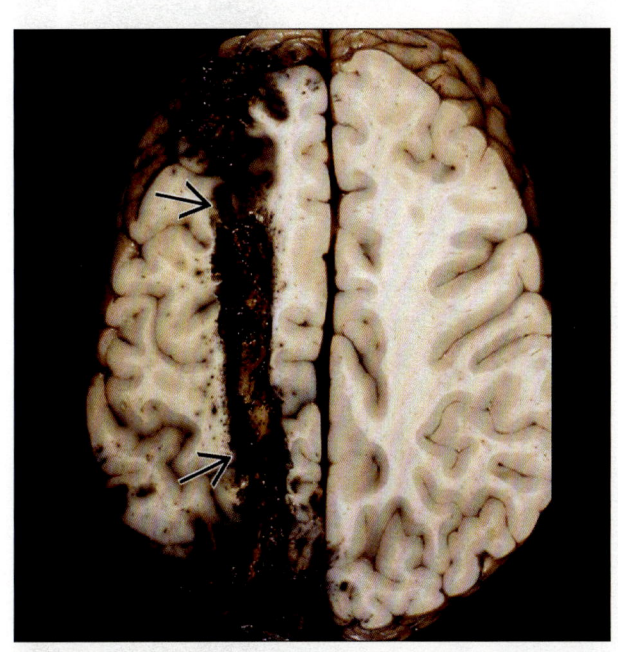

**2-85** Espécime de autópsia de um paciente com ferimento por arma de fogo de uma bala 9 mm mostrando os típicos achados de um projétil de velocidade relativamente alta, a saber: hemorragia e parênquima cerebral roto e macerado ao longo do trajeto da bala ⇨.

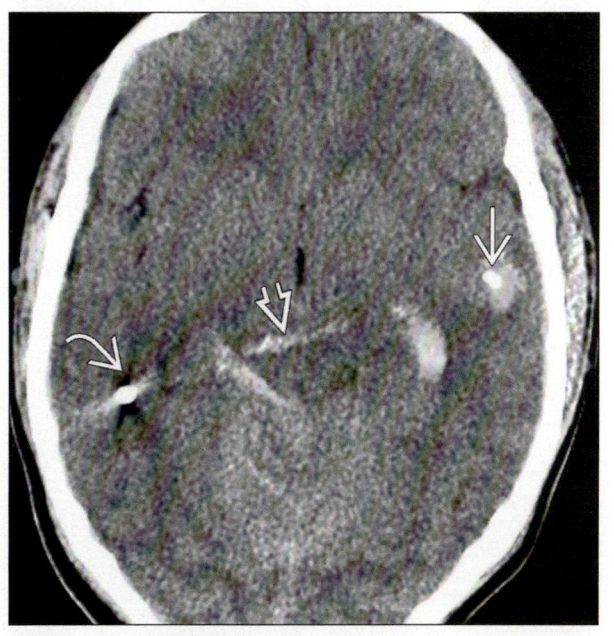

**2-86** TC sem contraste mostrando uma lesão de baixa velocidade com fragmento de bala ⇨, hemorragia linear ao longo do trajeto relativamente estreito do projétil ⇨ e fragmento remanescente ⇨ onde o projétil reduziu a velocidade, parando.

remos brevemente a balística da lesão por projéteis e suas consequências craniocerebrais.

Aos leitores interessados em mais detalhes, recomendamos o artigo definitivo escrito por Jandial e colaboradores, Ballistics for the neurosurgeon, *Neurosurgery* 62(2): 472-80, 2008. Muito da informação sintetizada a seguir foi adquirida dessa excelente fonte.

## Terminologia

As lesões cerebrais por projéteis em alta velocidade vistas na população não combatente são predominantemente devidas a ferimentos por tiros. As lesões por apunhalamento provocadas por objetos pontiagudos tais como facas, chaves de fenda ou picadores de gelo também podem penetrar na calvária e danificar o cérebro subjacente.

## Etiologia

Os principais fatores que determinarão se um projétil penetrará o crânio são (1) sua energia de impacto no osso, (2) a área de contato e (3) a espessura do osso no ponto de impacto. Um projétil balístico cria uma cratera ao penetrar no osso, empurrando-o para dentro através da dura em direção ao cérebro.

A gravidade do dano tissular é proporcional à energia cinética depositada no tecido pelo projétil penetrante mais uma "taxa de efeito" que depende do tamanho do projétil.

A pressão é muito alta na ponta de um projétil em movimento. Quando o projétil penetra o cérebro, ele deixa uma cavidade temporária na sua passagem. Isso também causa um estiramento dos tecidos adjacentes para fora, depositando energia em taxas muito altas de tensão.

Enquanto a bala penetra o crânio, o seu movimento não segue uma direção constante, fazendo desvios e movimentos de lado a lado (não simplesmente caindo). Isso explica por que o ferimento de entrada é, em geral, pequeno e o dano tissular se expande à medida que a bala perde velocidade. O ferimento de saída pode ser bastante grande.

Projéteis com alta energia cinética podem transferir energia suficiente para o crânio, transformando os fragmentos ósseos em diminutos projéteis secundários. A combinação disso é que esses fragmentos podem ser tão letais quanto a penetração completa do projétil.

**2-87A** Série de exames de TC sem contraste demonstrando achados de um paciente com ferimento por arma de fogo de grande calibre e alta velocidade. O ferimento de entrada se dá através da porção escamosa do osso temporal. Sangue em massa, osso implodido e alguns poucos fragmentos de bala são vistos abaixo do ferimento de entrada.

**2-87B** Corte mais cranial mostrando o largo trajeto formado pelos fragmentos que penetraram no cérebro com alta velocidade e alta energia.

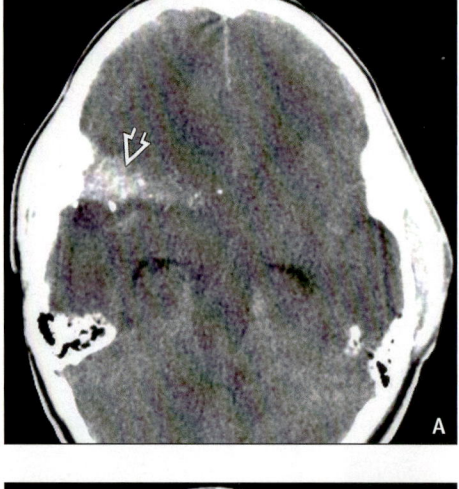

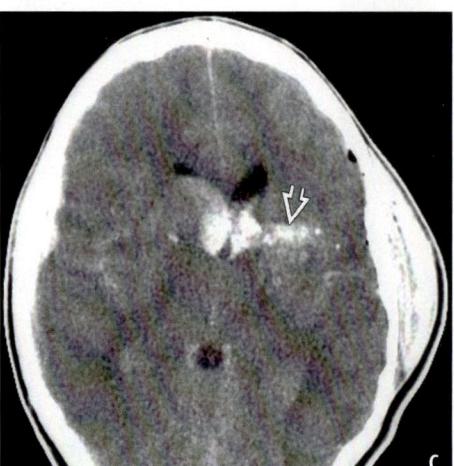

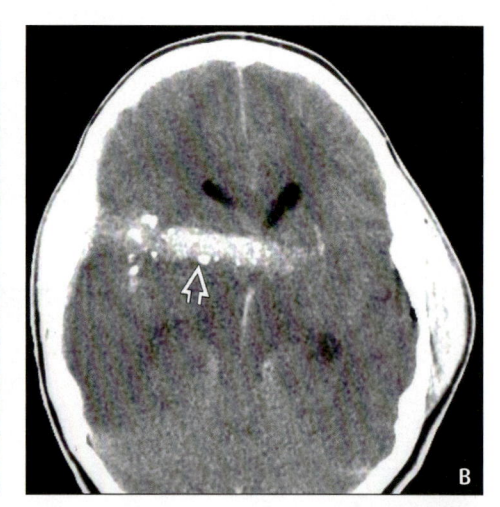

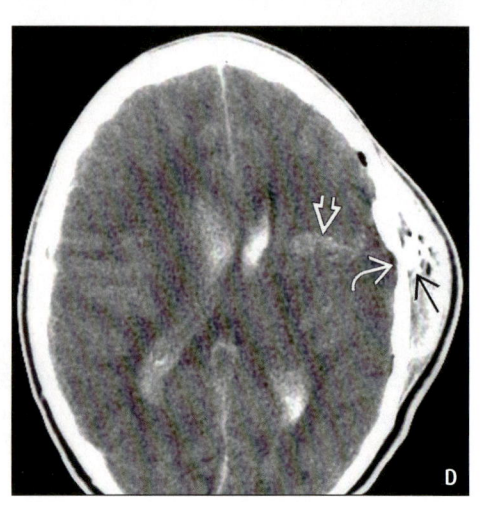

**2-87C** Corte ao nível dos cornos frontais mostrando a continuação do trajeto através dos ventrículos laterais.

**2-87D** Imagem ao nível da porção superior dos ventrículos laterais mostrando hemorragia intraventricular. O sangue é visto ao longo do restante do trajeto. Energia cinética suficiente estava presente no impacto dos fragmentos remanescentes sobre a porção escamosa do osso temporal esquerdo causando fratura e explosão craniana para o exterior.

## Patologia

O comportamento do projétil agindo sobre os tecidos (o cérebro) que estão anatomicamente contidos dentro de um espaço fechado (o crânio) é diferente das lesões em tecidos moles não confinados com impacto similar.

Balas que passam através do tecido cerebral firme costumam tomar um caminho levemente curvo entre o ponto de entrada e a localização final. Essa trajetória é marcada pela maceração tissular, vasos rotos e ruptura axonal **(Fig. 2-85)**.

## Aspectos clínicos

**ASPECTOS DEMOGRÁFICOS.** Embora pacientes de praticamente qualquer idade possam ser afetados, em ferimentos por arma de fogo a esmagadora maioria dos pacientes tende a ser jovens do sexo masculino.

**APRESENTAÇÃO.** Pacientes com ferimentos por arma de fogo cerebral em geral se apresentam com sinais e sintomas de edema cerebral e herniação, incluindo apneia e bradicardia. O aumento súbito da pressão intracraniana causado pela cavitação e expansão do cérebro pode causar coma ou morte, mesmo se estruturas eloquentes não estiverem afetadas de forma direta.

Os pacientes com ferimentos tangenciais por arma de fogo costumam se apresentar com um escore na GCS relativamente bom e sem perda de consciência. Nesses casos, a bala em geral não viola o crânio, embora os ferimentos tangenciais possam transferir forças consideráveis ao cérebro e resultar em hematomas extra-axiais, contusões corticais e/ou hemorragia subaracnóidea traumática.

**HISTÓRIA NATURAL.** O prognóstico é altamente variável, indo da morte à recuperação completa. Os ferimentos por arma de fogo que têm uma trajetória central e são transventriculares ou bi-hemisféricos apresentam uma alta morbidade/mortalidade. A maioria dos desfechos fatais ocorre dentro das primeiras 24 horas após a lesão. Os ferimentos por arma de fogo tangenciais com pequeno calibre e balas de baixa velocidade podem ter um desfecho favorável.

## Imagem

A morfologia dos ferimentos por arma de fogo é extremamente variável. As lesões são mais graves com projéteis de maior calibre, deslocando-se em altas velocidades, que causam fragmentação precoce ao entrar no crânio.

**CARACTERÍSTICAS GERAIS.** A TC com reconstruções óssea e para tecidos moles é o procedimento diagnóstico de escolha. O laudo do radiologista deve identificar o local de entrada, descrever a trajetória do projétil, incluindo fragmentação óssea e ricocheteamento e avaliar o ferimento de saída. Possíveis danos a vasos sanguíneos importantes devem ser notados, bem como efeitos secundários tais como isquemia e síndromes de herniação.

Em geral, um projétil de pequeno calibre e baixa velocidade terá um caminho relativamente pequeno e linear através do cérebro **(Fig. 2-86)**. O trajeto torna-se muito maior com balas de maior calibre e alta velocidade.

**ACHADOS NA TC.** Em geral, os ferimentos de entrada são uma perfuração ovalada direcionada para o interior do osso. O caminho da bala é hiperdenso e tende a ser levemente curvo, alargando à medida que a bala se desloca irregularmente e perde velocidade. Os fragmentos de bala e ósseos devem ser percebidos. O ferimento de saída costuma ser ou uma fratura em forma de cobertura ou uma perfuração óssea ovalada para além dos limites ósseos **(Fig. 2-87)**. O pneumoencéfalo pode estar presente.

**ANGIOGRAFIA.** A ATC com reconstruções multiplanares e imagens em MIP é útil na avaliação de lesões vasculares, tais como pseudoaneurismas, dissecções, fístulas arteriovenosas durais e lesão venosa ou trombose.

## Referências selecionadas

- Hymel KP et al: Head injury depth as an indicator of causes and mechanisms. Pediatrics. 125(4):712-20, 2010

### Lesões do escalpo e do crânio

#### Lesões faciais

- Holmgren EP et al: Facial soft tissue injuries as an aid to ordering a combination head and facial computed tomography in trauma patients. J Oral Maxillofac Surg. 63(5):651-4, 2005

#### Fraturas cranianas

- Liu XS et al: Growing skull fracture stages and treatment strategy. J Neurosurg Pediatr. 9(6):670-5, 2012
- Ochalski PG et al: Fractures of the clivus and traumatic diastasis of the central skull base in the pediatric population. J Neurosurg Pediatr. 7(3):261-7, 2011
- Ringl H et al: The skull unfolded: a cranial CT visualization algorithm for fast and easy detection of skull fractures. Radiology. 255(2):553-62, 2010

### Hemorragias extra-axiais

#### Hematoma epidural agudo

- Huisman TA et al: Epidural hematoma in children: do cranial sutures act as a barrier? J Neuroradiol. 36(2):93-7, 2009
- Le TH et al: Neuroimaging of traumatic brain injury. Mt Sinai J Med. 76(2):145-62, 2009
- Pruthi N et al: Mixed-density extradural hematomas on computed tomography-prognostic significance. Surg Neurol. 71(2):202-6, 2009

#### Hematoma subdural agudo

- Cantu RC et al: Second-impact syndrome and a small subdural hematoma: an uncommon catastrophic result of repetitive head injury with a characteristic imaging appearance. J Neurotrauma. 27(9):1557-64, 2010
- Dalfino JC et al: Visualization of an actively bleeding cortical vessel into the subdural space by CT angiography. Clin Neurol Neurosurg. 112(8):737-9, 2010
- Chieregato A et al: Hyperemia beneath evacuated acute subdural hematoma is frequent and prolonged in patients with an unfavorable outcome: a xe-computed tomographic study. Neurosurgery. 64(4):705-17; discussion 717-8, 2009
- Naama O et al: Acute spontaneous subdural hematoma: an unusual form of cerebrovacular accident. J Neurosurg Sci. 53(4):157-9, 2009
- Westermaier T et al: Clinical features, treatment, and prognosis of patients with acute subdural hematomas presenting in critical condition. Neurosurgery. 61(3):482-7; discussion 487-8, 2007

#### Hematoma subdural subagudo

- Wind JJ et al: Images in clinical medicine. Bilateral subacute subdural hematomas. N Engl J Med. 360(17):e23, 2009
- Kuwahara S et al: Diffusion-weighted imaging of traumatic subdural hematoma in the subacute stage. Neurol Med Chir (Tokyo). 45(9):464-9, 2005

#### Hematoma subdural misto/crônico

- Lee KS et al: Acute-on-chronic subdural hematoma: not uncommon events. J Korean Neurosurg Soc. 50(6):512-6, 2011
- Kakeda S et al: Superficial siderosis associated with a chronic subdural hematoma: T2-weighted MR imaging at 3T. Acad Radiol. 17(7):871-6, 2010
- Kristof RA et al: Cerebrospinal fluid leakage into the subdural space: possible influence on the pathogenesis and recurrence frequency of chronic subdural hematoma and subdural hygroma. J Neurosurg. 108(2):275-80, 2008
- Zanini MA et al: Traumatic subdural hygromas: proposed pathogenesis based classification. J Trauma. 64(3):705-13, 2008

#### Hemorragia subaracnóidea traumática

- Beretta L et al: Post-traumatic interpeduncular cistern hemorrhage as a marker for brainstem lesions. J Neurotrauma. 27(3):509-14, 2010
- Wu Z et al: Evaluation of traumatic subarachnoid hemorrhage using susceptibility-weighted imaging. AJNR Am J Neuroradiol. 31(7):1302-10, 2010
- Lee DJ et al: Intra-arterial calcium channel blocker infusion for treatment of severe vasospasm in traumatic brain injury: case report. Neurosurgery. 63(5):E1004-6; discussion E1006, 2008

### Lesões parenquimatosas

- Hymel KP et al: Head injury depth as an indicator of causes and mechanisms. Pediatrics. 125(4):712-20, 2010

#### Contusões e lacerações cerebrais

- Alahmadi H et al: The natural history of brain contusion: an analysis of radiological and clinical progression. J Neurosurg. 112(5):1139-45, 2010
- Khan S et al: Evolution of traumatic intracerebral hemorrhage captured with CT imaging: report of a case and the role of serial CT scans. Emerg Radiol. 17(6):493-6, 2010

#### Dano axonal difuso

- Al-Sarraj S et al: Focal traumatic brain stem injury is a rare type of head injury resulting from assault: a forensic neuropathological study. J Forensic Leg Med. 19(3):144-51, 2012
- Govind V et al: Whole-brain proton MR spectroscopic imaging of mild-to-moderate traumatic brain injury and correlation with neuropsychological deficits. J Neurotrauma. 27(3):483-96, 2010
- Skandsen T et al: Prevalence and impact of diffuse axonal injury in patients with moderate and severe head injury: a cohort study of early magnetic resonance imaging findings and 1-year outcome. J Neurosurg. 113(3):556-63, 2010

- Venkatesan C et al: Chronic upregulation of activated microglia immunoreactive for galectin-3/Mac-2 and nerve growth factor following diffuse axonal injury. J Neuroinflammation. 7:32, 2010
- Li XY et al: Diffuse axonal injury: novel insights into detection and treatment. J Clin Neurosci. 16(5):614-9, 2009

### Dano vascular difuso
- Iwamura A et al: Diffuse vascular injury: convergenttype hemorrhage in the supratentorial white matter on susceptibility-weighted image in cases of severe traumatic brain damage. Neuroradiology. 54(4):335-43, 2012
- Hijaz TA et al: Imaging of head trauma. Radiol Clin North Am. 49(1):81-103, 2011
- Onaya M: Neuropathological investigation of cerebral white matter lesions caused by closed head injury. Neuropathology. 22(4):243-51, 2002

### Dano subcortical (cérebro profundo)
- Mamere AE et al: Evaluation of delayed neuronal and axonal damage secondary to moderate and severe traumatic brain injury using quantitative MR imaging techniques. AJNR Am J Neuroradiol. 30(5):947-52, 2009

## *Miscelânea*
### Pneumoencéfalo
- Abbati SG et al: Spontaneous intraparenchymal otogenic pneumocephalus: A case report and review of literature. Surg Neurol Int. 3:32, 2012
- Sinclair AG et al: Imaging of the post-operative cranium. Radiographics. 30(2):461-82, 2010
- Venkatesh SK et al: Clinics in diagnostic imaging (119). Post-traumatic intracerebral pneumatocele. Singapore Med J. 48(11):1055-9; quiz 1060, 2007

### Trauma não acidental (maus-tratos infantis)
- Schwartz ES et al: Nonaccidental trauma (child abuse). In Barkovich AJ et al: Pediatric Neuroimaging. Philadelphia: Lippincott Williams & Wilkins. 344-51, 2012
- Adamsbaum C et al: How to explore and report children with suspected non-accidental trauma. Pediatr Radiol. 40(6):932-8, 2010
- Sato Y: Imaging of nonaccidental head injury. Pediatr Radiol. 39 Suppl 2:S230-5, 2009
- Section on Radiology; American Academy of Pediatrics: Diagnostic imaging of child abuse. Pediatrics. 123(5):1430-5, 2009
- Duhaime AC et al: Traumatic brain injury in infants: the phenomenon of subdural hemorrhage with hemispheric hypodensity ("big black brain"). Prog Brain Res. 161:293-302, 2007

### Lesões relacionadas a projéteis e penetrantes
- Farhat HI et al: A tangential gunshot wound to the head: case report and review of the literature. J Emerg Med. 43(2):e111-4, 2012
- Maiden N: Ballistics reviews: mechanisms of bullet wound trauma. Forensic Sci Med Pathol. 5(3):204-9, 2009
- Jandial R et al: Ballistics for the neurosurgeon. Neurosurgery. 62(2):472-80; discussion 480, 2008
- Oehmichen M et al: Gunshot injuries to the head and brain caused by low-velocity handguns and rifles. A review. Forensic Sci Int. 146(2-3):111-20, 2004

# 3

# Efeitos secundários e sequelas do trauma ao SNC

| | |
|---|---|
| Síndromes de herniação | 53 |
| Herniação subfalcial | 55 |
| Herniação transtentorial descendente | 57 |
| Herniação tonsilar | 59 |
| Herniação transtentorial ascendente | 60 |
| Outras herniações | 61 |
| Edema, isquemia e insulto vascular | 62 |
| Edema cerebral pós-traumático | 62 |
| Isquemia e infarto cerebral pós-traumáticos | 64 |
| Morte cerebral | 66 |
| Efeitos crônicos do trauma ao SNC | 68 |
| Encefalomalacia pós-traumática | 68 |
| Encefalopatia traumática crônica | 69 |
| Síndrome do impacto secundário | 71 |
| Disfunção hipofisária pós-traumática | 72 |

O traumatismo craniencefálico (TCE) não é um evento isolado, mas um contínuo de reações fisiopatológicas que se estendem do momento da lesão por dias, meses ou mesmo anos, sendo o TCE apenas o gatilho inicial.

Uma verdadeira cascata de eventos fisiopatológicos adversos continua a se desenvolver após a lesão inicial. Alguns – como a lesão hemorrágica progressiva – ocorrem dentro das primeiras 24 horas após o trauma. Outros (p. ex., edema cerebral e síndromes de herniação) podem levar um ou dois dias para se desenvolver. Complicações tardias como fístulas liquóricas e hipotensão intracraniana podem se desenvolver após semanas ou meses. Finalmente, existe um amplo espectro de síndromes de encefalopatia pós-traumáticas que podem se manifestar após anos ou mesmo décadas da lesão inicial.

Efeitos secundários do trauma ao SNC são definidos como aqueles que ocorrem após o insulto inicial. Eles são frequentemente mais devastadores do que a própria lesão inicial e podem ser ameaçadores à vida. Enquanto muitos dos efeitos primários do trauma ao SNC (p. ex., contusão cortical e dano axonal) são permanentes, alguns dos efeitos secundários podem ser prevenidos ou tratados.

Muitos dos efeitos secundários potencialmente nocivos podem ser ao menos parcialmente revertidos se reconhecidos e tratados precocemente. O manejo agressivo da hipertensão intracraniana, das alterações de perfusão e da falta de oxigenação pode ajudar a minimizar tanto os efeitos imediatos quanto tardios do trauma cerebral.

O Capítulo 2 dedicou-se aos efeitos primários do TCE. Neste capítulo, será abordado o amplo espectro de efeitos secundários que acompanham o trauma cerebral, iniciando com as síndromes de herniação.

## Síndromes de herniação

A herniação cerebral acontece quando uma ou mais estruturas são deslocadas do seu compartimento normal ou "nativo" para um espaço adjacente. São as manifestações secundárias mais comuns de *qualquer* lesão expansiva intracraniana independentemente da etiologia.

Nesta seção, será brevemente discutida a anatomia e a fisiologia relevante que explicam a patologia por trás das herniações cerebrais. Posteriormente, será delineado o espectro de herniações cerebrais e seus achados de imagem, iniciando com os tipos mais comuns (herniação subfalcial e transtentorial descendente). Herniações da fossa posterior (herniação transtentorial ascendente e tonsilar) serão então consideradas. Por fim, uma breve consideração sobre os tipos raros porém importantes de herniação, como as herniações transdural/transcraniana e deslocamentos do cérebro que ocorrem além da asa do esfenoide.

### Anatomia relevante

As proeminências ósseas e as flexuras durais dividem a cavidade intracraniana em três compartimentos: dois hemicrânios supratentoriais (as metades direita e esquerda) e a fossa posterior **(Fig. 3-1)**.

A dura-máter consiste em duas camadas, uma externa (periosteal) e outra interna (meníngea). A camada periosteal é firmemente aderida à superfície interna da calvária, sobretudo nas linhas de sutura. A camada meníngea apresenta duas reflexões internas fibrocolagenosas, a foice do cérebro e o tentório do cerebelo. A foice do cérebro separa os hemisférios cerebrais, enquanto o tentório do cerebelo separa o compartimento supratentorial do infratentorial.

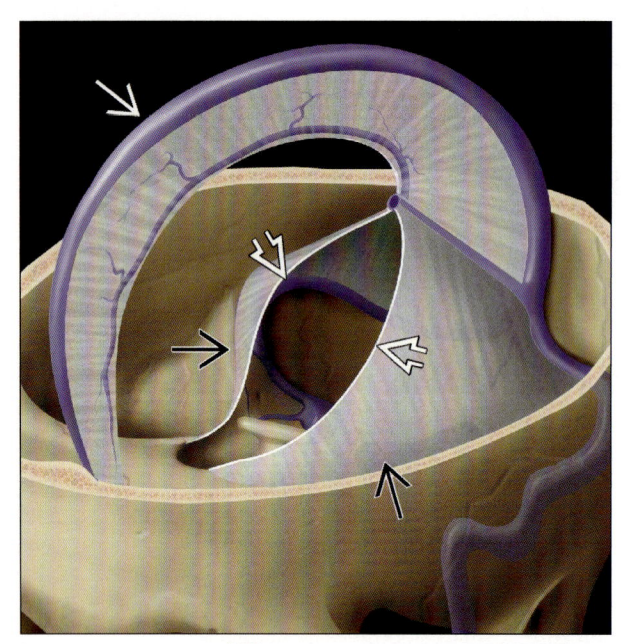

**3-1** A foice do cérebro ➡ divide o compartimento supratentorial em duas metades. O tentório do cerebelo ➡ separa o compartimento supratentorial do infratentorial. As bordas mediais do tentório do cerebelo formam uma abertura em formato de "U" ➡, a incisura do tentório.

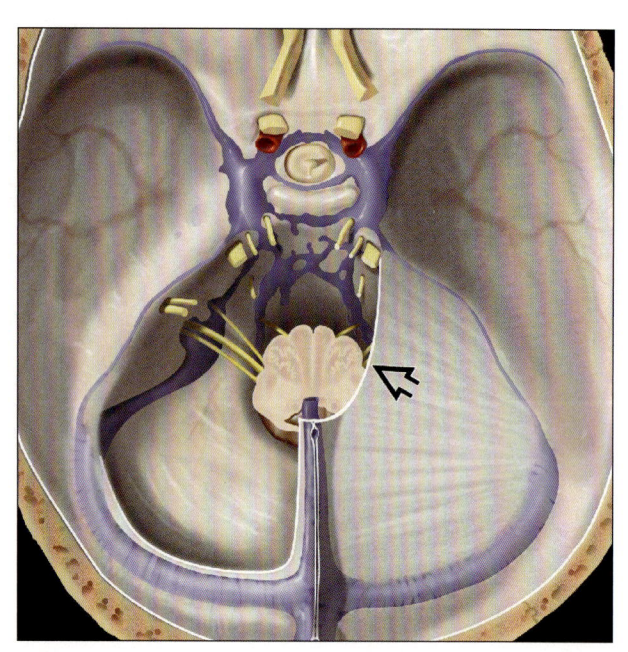

**3-2** A metade direita do tentório do cerebelo foi removida para mostrar a fossa posterior. A metade esquerda é mostrada formando a margem da incisura do tentório ➡.

A **foice do cérebro** é uma ampla flexura arciforme dural fixada superiormente ao interior do crânio em cada lado da linha média, onde contém o seio sagital superior (SSS). A foice prolonga-se verticalmente dentro da fissura inter-hemisférica, é mais curta na porção anterior, onde se fixa à *crista galli*, e gradualmente aumenta de tamanho conforme se estende posteriormente.

A margem livre inferior côncava da foice contém o seio sagital inferior. À medida que se estende posteriormente, a margem livre da foice forma um amplo espaço sobre o corpo caloso e giro do cíngulo que permite potencial deslocamento do cérebro e dos vasos sanguíneos de um lado para o outro. Essa abertura é maior anteriormente e torna-se progressivamente menor, terminando no ponto em que a foice encontra o tentório do cerebelo.

O **tentório do cerebelo** é uma flexura dural que se estende inferior e lateralmente desde a confluência com a foice do cérebro, onde as duas camadas durais contêm o seio reto. O seio reto cursa posterior e inferiormente em direção ao SSS e seios transversos na confluência dos seios.

O tentório do cerebelo é fixada lateralmente às margens petrosas, anteroinferiormente ao dorso da sela e posteriormente ao osso occipital. Seus limites mediais côncavos contêm uma abertura em formato de "U" denominada **incisura do tentório (Fig. 3-2)**. O deslocamento de estruturas cerebrais e de vasos sanguíneos do compartimento supratentorial ou da fossa posterior pode ocorrer em ambas as direções através da incisura do tentório.

## Fisiologia relevante

Fusionadas as suturas e fechadas as fontanelas, cérebro, LCS e sangue coexistem em uma rígida e inflexível "caixa óssea". Volume sanguíneo cerebral (CBV), perfusão e volume de LCS existem em um balanço delicado no interior dessa caixa fechada. Em condições normais, as pressões dentro do parênquima cerebral e nos espaços liquóricos são iguais.

A **hipótese de Monro-Kellie** afirma: "a soma do volume do cérebro, LCS e sangue intracraniano é constante no crânio intacto. Um aumento em um deve causar redução em um ou em ambos os remanescentes". Consequentemente, qualquer aumento no volume intracraniano de qualquer origem (sangue, edema, tumor, etc.) requer uma redução compensatória semelhante nos demais componentes.

Quando volume extra (sangue, edema, tumor, etc.) é adicionado ao compartimento craniano, o LCS dos sulcos e cisternas subaracnóideas é inicialmente reduzido. O ventrículo ipsilateral é comprimido e diminui de tamanho. À medida que o volume intracraniano continua a aumentar, o efeito expansivo finalmente excede a capacidade compensatória cerebral e a pressão intracraniana (PIC) começa a aumentar.

Se o efeito expansivo tornar-se suficientemente grande, cérebro, espaços liquóricos e vasos sanguíneos são deslocados de um compartimento intracraniano para outro adjacente, resultando em uma ou mais herniações cerebrais.

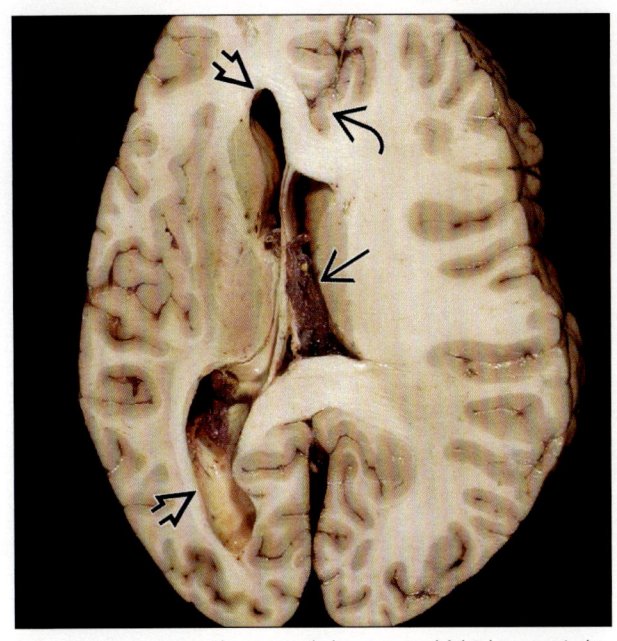

**3-3** Cérebro necropsiado mostrando herniação subfalcial. O ventrículo lateral esquerdo é comprimido ⇨ e deslocado através da linha média, assim como o giro do cíngulo ⇨. O ventrículo lateral direito ⇨ está aumentado secundariamente à obstrução do forame de Monro.

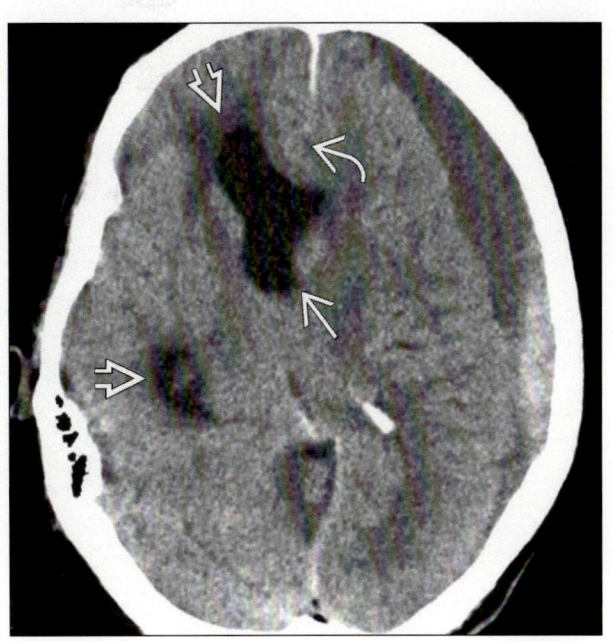

**3-4** TC demonstrando herniação subfalcial do giro do cíngulo ⇨. O ventrículo lateral esquerdo está comprimido, deslocado através da linha média ⇨. O ventrículo direito está aumentado. O "halo" periventricular ⇨ é causado pelo acúmulo de fluido extracelular.

As herniações cerebrais, por sua vez, podem causar cascatas de efeitos secundários, com compressão do parênquima cerebral, nervos cranianos e vasos sanguíneos contra estruturas ósseas e durais com desenvolvimento de alterações isquêmicas secundárias, infartos cerebrais, neuropatias cranianas e déficits neurológicos focais.

Se não houver tratamento disponível ou se ele não for bem-sucedido, dano neurológico grave ou mesmo morte é o resultado do que se torna, em essência, uma "síndrome compartimental" cerebral.

### Herniação subfalcial
Terminologia e etiologia

A herniação subfalcial (HSub) é a herniação cerebral mais comum e de mais fácil compreensão. Em uma HSub simples não complicada, uma lesão com efeito expansivo em um hemicrânio determina deslocamento do cérebro para o lado oposto. A herniação ocorre quando o hemisfério afetado cruza a linha média em direção ao hemicrânio contralateral através da margem livre da foice do cérebro **(Fig. 3-3)**.

Imagem

As imagens nos planos axial e coronal mostram que o giro do cíngulo, a artéria cerebral anterior (ACA) e a veia cerebral interna (VCI) são deslocados por baixo da foice do cérebro de um lado para o outro. O ventrículo ipsilateral encontra-se comprimido e deslocado através da linha média **(Fig. 3-4)**.

### Complicações

As complicações precoces da HSub incluem hidrocefalia unilateral, identificada nas imagens axiais de TC como aumento do ventrículo contralateral. Conforme o efeito expansivo aumenta, o ventrículo lateral torna-se progressivamente mais deslocado através da linha média. Inicialmente, esse deslocamento apenas deforma, e posteriormente oclui o forame de Monro.

O plexo coroide no ventrículo contralateral continua a secretar LCS. Pela obstrução do forame de Monro, o LCS não tem saída, causando aumento do ventrículo lateral. A hidrocefalia obstrutiva unilateral grave reduz a drenagem do fluido extracelular nas veias profundas subependimárias com consequente acúmulo de fluido na substância branca periventricular, visto na TC como hipodensidade periventricular com indefinição das margens do ventrículo lateral.

Se a HSub tornar-se grave, a ACA herniada pode ser ocluída pela compressão contra a margem livre da foice do cérebro, causando infarto secundário do giro do cíngulo.

**3-5A** Cérebro necropsiado mostrando herniação transtentorial descendente. O úncus e o hipocampo direitos estão deslocados medialmente e demonstram endentação ➜ causada pela impactação contra a incisura do tentório. O NC III está comprimido ⇨ pelo lobo temporal herniado.
**3-5B** Corte axial no mesmo caso demonstrando herniação uncal ➜ e hipocampal ➚ comprimindo o mesencéfalo contra o lado oposto do tentório ⇨ (*Kernohan notch*). (Cortesia de R. Hewlett, MD.)

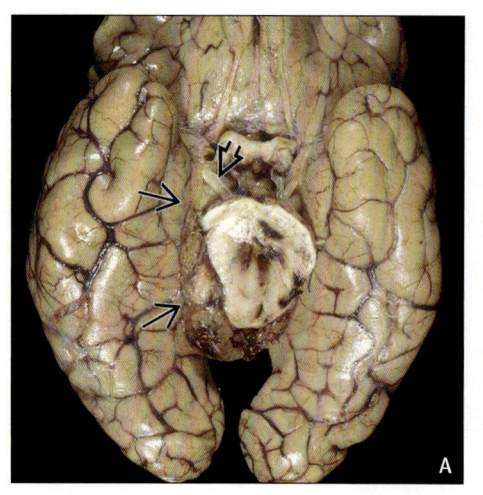

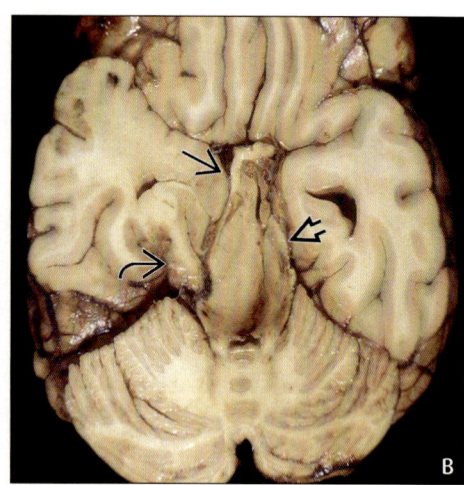

**3-6** TC no trauma agudo mostrando herniação precoce do úncus ➜ na cisterna suprasselar.
**3-7** TC de HSs mistos demonstrando sinais de herniação transtentorial descendente mais grave. O lobo temporal direito está deslocado medialmente ➜, obliterando quase completamente a cisterna suprasselar. O corno temporal ⇨ está deslocado quase até a linha média. A ACM está deslocada ➚ acima da asa do esfenoide pela coleção fluida na fossa média (herniação transalar ascendente).

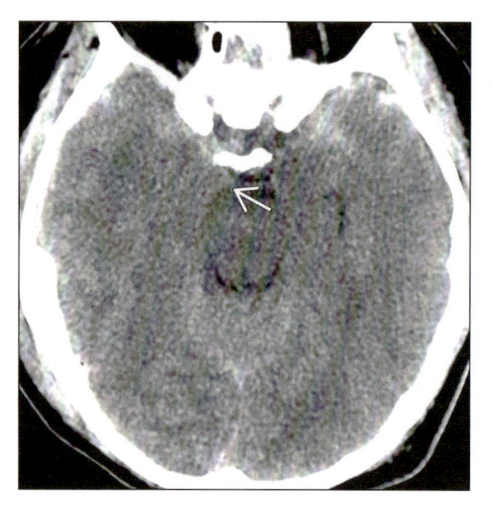

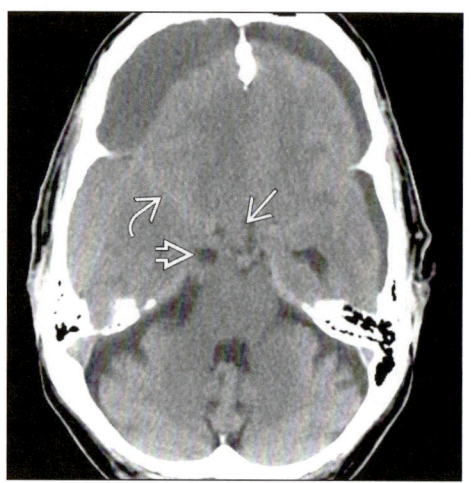

**3-8** Necropsia demonstrando achados macroscópicos da herniação transtentorial descendente completa bilateral ("central"). A cisterna suprasselar está obliterada pelo hipotálamo deslocado inferiormente ⇨. O úncus ➜ e o hipocampo ➚ de ambos os lobos temporais está herniado medialmente e inferiormente no interior da incisura tentorial. (Cortesia de R. Hewlett, MD.)
**3-9** TC em um paciente com trauma grave demonstrando apagamento de todas as cisternas basais por edema cerebral difuso.

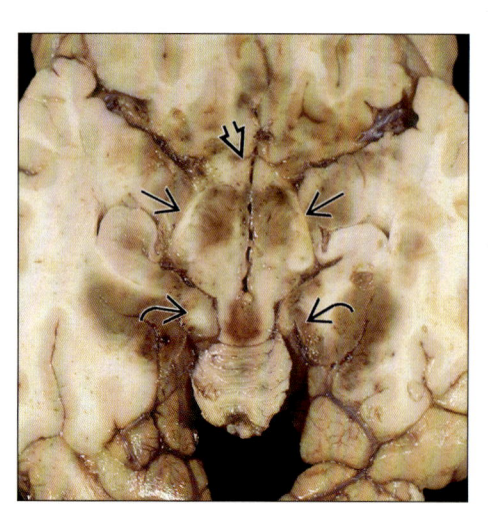

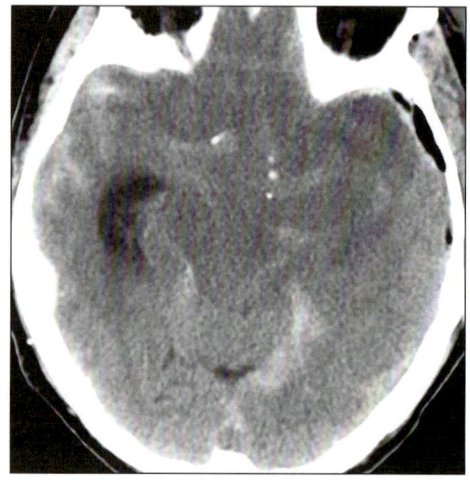

> **HERNIAÇÃO SUBFALCIAL**
>
> **Etiologia e patologia**
> - Efeito expansivo hemisférico unilateral
> - Cérebro cruza a linha média por baixo da foice do cérebro
>
> **Epidemiologia**
> - Herniação cerebral mais comum
> - Imagem
> - Deslocamento do giro do cíngulo, ACA e VCI através da linha média
> - Forame de Monro deformado, obstruído
> - Ventrículo ipsilateral comprimido, contralateral aumentado
>
> **Complicações**
> - Hidrocefalia obstrutiva
> - Infarto secundário da ACA (casos graves)

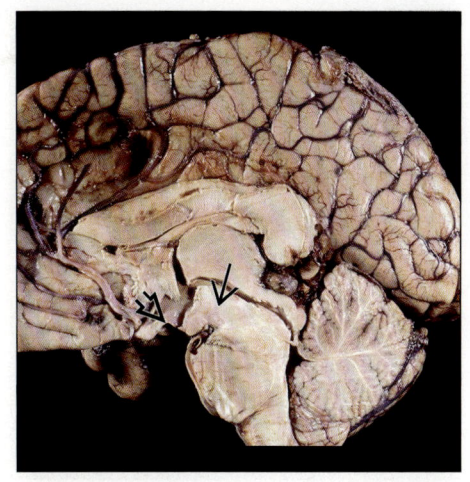

**3-10** HTD completa. O mesencéfalo está excessivamente angulado inferiormente →, e o hipotálamo comprimido inferiormente sobre o dorso da sela ⇒. (Cortesia de R. Hewlett, MD.)

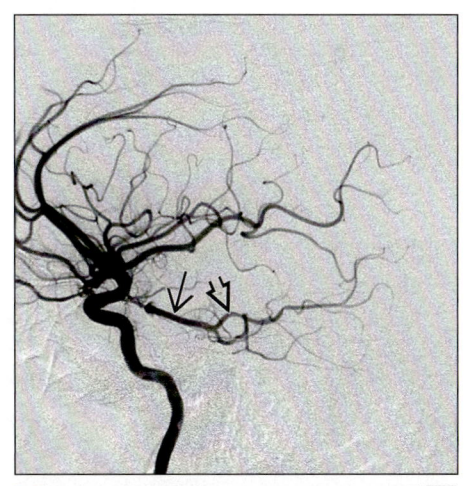

**3-11** Achados vasculares na HTD. A ACP proximal → está deslocada inferiormente através da incisura do tentório e apresenta excessiva angulação ⇒ no ponto em que passa sobre a margem superior da incisura.

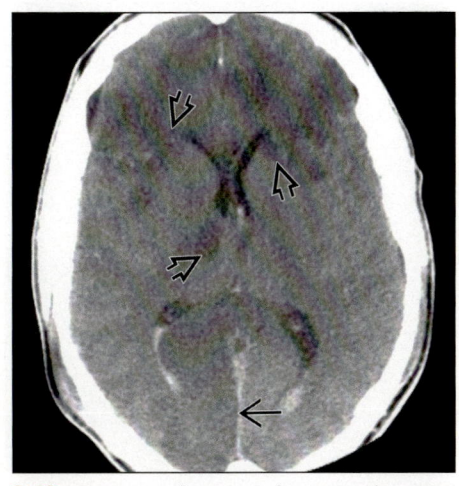

**3-12** TC em um sobrevivente demonstrando sequela de HTD bilateral grave com infartos da ACP direita → e múltiplos infartos das artérias perfurantes ⇒.

## *Herniação transtentorial descendente*

As herniações transtentoriais são deslocamentos do cérebro que ocorrem através da incisura do tentório. Embora esses deslocamentos possam ocorrer em ambas as direções (de cima para baixo ou de baixo para cima), herniações descendentes de lesões com efeito expansivo supratentoriais são muito mais comuns do que herniações ascendentes.

### Terminologia e etiologia

A herniação transtentorial descendente (HTD) é a segunda síndrome de herniação intracraniana mais comum. Ela é causada por uma lesão expansiva hemisférica que inicialmente produz deslocamento cerebral através da linha média (p. ex., herniação subfalcial). À medida que o efeito expansivo aumenta, o úncus do lobo temporal é deslocado medialmente e começa a invadir a cisterna suprasselar. O hipocampo acompanha o deslocamento e logo começa a obliterar a cisterna quadrigeminal ipsilateral.

Com progressivo aumento do efeito expansivo, tanto o úncus quanto o hipocampo sofrem herniação inferiormente através da incisura do tentório **(Fig. 3-5)**.

A HTD pode ser unilateral ou bilateral. A **HTD unilateral** ocorre quando uma lesão com efeito expansivo empurra o úncus e o hipocampo do lobo temporal ipsilateral além do limite da incisura do tentório.

A segunda, **HTD bilateral**, algumas vezes chamada de herniação descendente "completa" ou "central", ocorre quando o efeito expansivo supratentorial se torna tão grave que ambos os lobos temporais sofrem herniação através da incisura do tentório.

### Imagem

Na **herniação transtentorial descendente unilateral**, imagens iniciais axiais por TC mostram que o úncus encontra-se deslocado medialmente e o aspecto ipsilateral da cisterna suprasselar é indefinido **(Fig. 3-6)**. Conforme a HTD aumenta, o hipocampo também hernia medialmente através da margem do tentório, comprimindo a cisterna

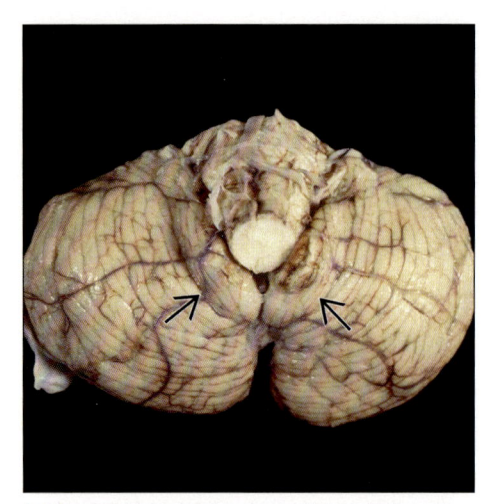

**3-13** Herniação tonsilar. As tonsilas cerebelares estão deslocadas inferiormente e apresentam impressão ⟶ dos limites ósseos do forame magno. (Cortesia de R. Hewlett, MD.)

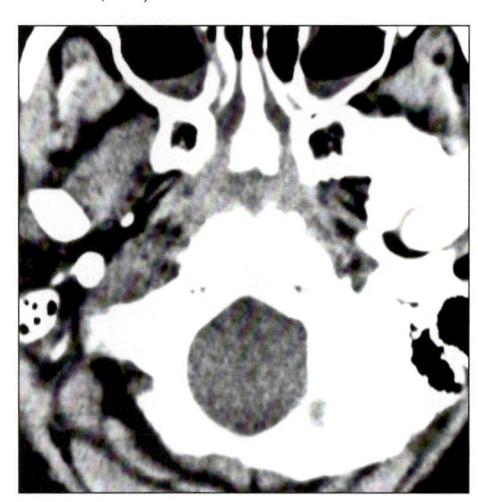

**3-14** TC em um paciente com herniação tonsilar mostrando apenas apagamento dos espaços liquóricos no interior do forame magno.

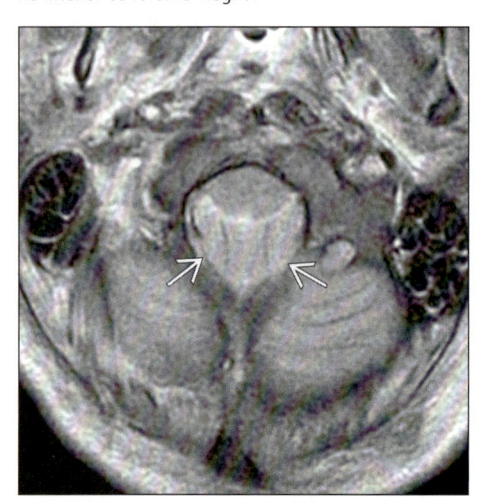

**3-15** Imagem ponderada em T2 do mesmo paciente mostrando as tonsilas preenchendo ⟶ o forame magno e deslocando o bulbo anteriormente.

quadrigeminal e empurrando o mesencéfalo em direção à incisura do tentório do lado oposto. Em casos graves, as cisternas suprasselar e quadrigeminal encontram-se completamente indefinidas. O corno temporal pode estar deslocado quase até a linha média **(Fig. 3-7)**.

Na **HTD bilateral**, ambos os hemisférios tornam-se tão inchados que todo o cérebro é achatado contra a base do crânio. Todas as cisternas basais são obliteradas, enquanto o hipotálamo e o quiasma óptico são comprimidos contra a sela túrcica **(Fig. 3-8)**, **(Fig. 3-9)**.

Na HTD bilateral completa, ambos os lobos temporais sofrem herniação medialmente no interior do hiato do tentório. O mesencéfalo é comprimido medialmente por ambos os lados e também deslocado inferiormente através da incisura do tentório, empurrando a ponte caudalmente. O ângulo entre o mesencéfalo e a ponte é progressivamente reduzido de cerca de 90° graus para quase 0° **(Fig. 3-10)**.

## Complicações

Mesmo a HTD leve pode comprimir o terceiro nervo craniano (oculomotor) no ponto em que ele abandona a fossa interpeduncular e direciona-se anterolateralmente em direção ao seio cavernoso **(Fig. 3-5A)**, produzindo **paralisia do terceiro nervo com envolvimento pupilar**.

Outras complicações mais graves podem ocorrer com HTD. À medida que o lobo temporal é deslocado inferomedialmente, ele empurra a artéria cerebral posterior (ACP) para baixo da incisura do tentório. A ACP pode ser excessivamente angulada ou mesmo ser comprimida e ocluída à medida que retorna para a margem superior do tentório do cerebelo **(Fig. 3-11)**, causando um **infarto secundário da ACP (occipital)**.

Conforme o lobo temporal herniado empurra o mesencéfalo em direção ao lado oposto da incisura do tentório, o pedúnculo cerebral é forçado contra a margem inflexível e aguda do tentório, formando o *Kernohan's notch* **(Fig. 3-5B)**. A isquemia determinada pela pressão resulta em hemiparesia ipsilateral (não contralateral), um sinal "falso-localizador".

A HTD grave, uni ou bilateral, pode causar necrose por pressão do úncus e hipocampo. O efeito expansivo craniocaudal desloca o mesencéfalo inferiormente e reduz o ângulo mesencéfalo-pontino. Artérias perfurantes que se originam no topo da artéria basilar são comprimidas e deformadas inferiormente, progressivamente ocluídas, causando um infarto hemorrágico mesencefálico conhecido como **hemorragia de Duret**.

Com HTD completa bilateral, artérias perfurantes que emergem do polígono de Willis são comprimidas contra a porção central do crânio e também ocluem, causando **infartos hipotalâmicos e nos núcleos da base (Fig. 3-12)**.

Como em um círculo vicioso, os hemisférios tornam-se mais edematosos e a pressão intracraniana aumenta. Se a pressão intracraniana aumentada superar a pressão intra-arterial, a perfusão é drasticamente reduzida e por fim cessa, resultando em **morte cerebral**.

## HERNIAÇÃO TRANSTENTORIAL DESCENDENTE

**Terminologia e patologia**
- Unilateral
  - Lobo temporal (úncus, hipocampo) empurrado contra a incisura do tentório
- HTD bilateral grave = herniação "completa" ou "central"
  - Hipotálamo e quiasma comprimidos contra a sela

**Epidemiologia**
- Segunda herniação cerebral mais comum

**Imagem**
- HTD unilateral
  - Cisterna suprasselar comprimida, posteriormente obliterada
  - Lobo temporal herniado empurra mesencéfalo para o lado oposto
- HTD bilateral
  - Cisternas da base completamente apagadas
  - Mesencéfalo empurrado para baixo, comprimido nos dois lados

**Complicações**
- Compressão do NC III → paralisia do terceiro nervo com envolvimento pupilar
- Infartos secundários do lobo occipital (ACP) ± hipotálamo, infartos dos núcleos da base
- Compressão do pedúnculo cerebral contralateral (*Kernohan's notch*)
- Hemorragia mesencefálica ("Duret")

## *Herniação tonsilar*

Dois tipos de herniação ocorrem com massas da fossa posterior: herniação tonsilar e herniação transtentorial ascendente, sendo a herniação tonsilar a mais comum **(Fig. 3-13)**.

### Terminologia e etiologia

Na herniação tonsilar, as tonsilas cerebelares são deslocadas inferiormente e impactam no forame magno. Ela pode ser congênita (p. ex., malformação de Chiari tipo I) ou adquirida.

A herniação tonsilar adquirida ocorre em duas circunstâncias distintas. A causa mais comum é uma lesão com efeito expansivo na fossa posterior *deslocando* as tonsilas para o interior do forame magno.

O deslocamento tonsilar inferior também ocorre na hipotensão intracraniana. Aqui as tonsilas são *tracionadas* inferiormente pela pressão anormalmente baixa do LCS intraespinal (ver Capítulo 34).

### Imagem

O diagnóstico de herniação tonsilar na TC pode ser problemático. O forame magno em geral contém LCS que circunda a medula e as tonsilas cerebelares. A herniação de uma ou de ambas as tonsilas para o interior do forame magno oblitera a maior parte ou todo o LCS da cisterna magna **(Fig. 3-14)**.

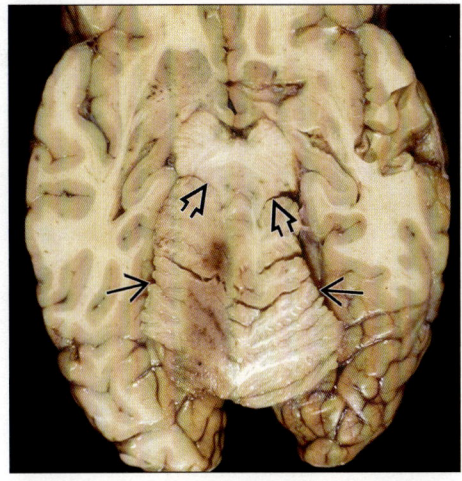

**3-16** HTA com o verme e cerebelo ⇨ deslocados cranialmente através da incisura do tentório, comprimindo o mesencéfalo/tecto ⇨. (Cortesia de R. Hewlett, MD.)

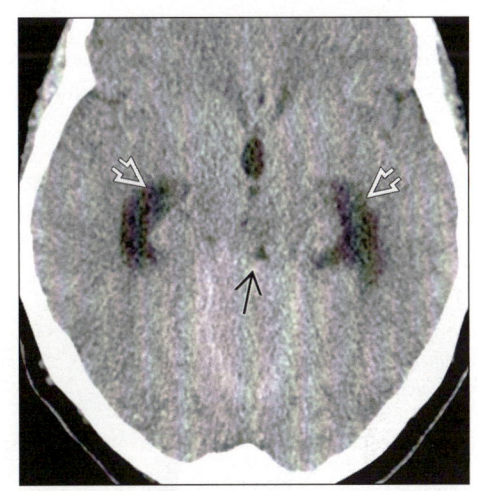

**3-17** TC demonstrando HTA com obliteração da cisterna quadrigeminal, compressão do tecto mesencefálico ⇨. Observe a hidrocefalia obstrutiva grave ⇨.

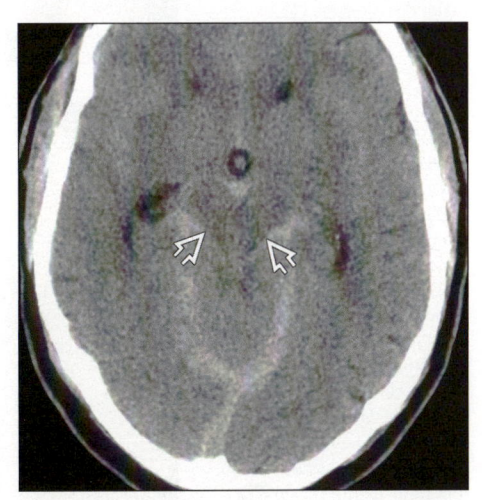

**3-18** HTA grave com deformidade do mesencéfalo ⇨ causada por herniação cranial do cerebelo através da incisura do tentório.

A herniação tonsilar é mais facilmente diagnosticada na RM. No plano sagital, a folia tonsilar normalmente horizontal orienta-se verticalmente e o aspecto inferior das tonsilas torna-se agudo. As tonsilas com mais de 5 mm abaixo do forame magno costumam ser anormais, sobretudo se elas apresentam-se alongadas (em vez de arredondadas).

No plano axial, imagens ponderadas em T2 mostram que as tonsilas encontram-se impactadas no forame magno, obliterando o LCS na cisterna magna e deslocando a medula anteriormente **(Fig. 3-15)**.

## Complicações

As complicações da herniação tonsilar incluem hidrocefalia obstrutiva e necrose tonsilar.

### *Herniação transtentorial ascendente*
### Terminologia e etiologia

Na herniação transtentorial ascendente (HTA), o verme e os hemisférios cerebelares são deslocados cranialmente ("ascendem") através da incisura do tentório para o interior do compartimento supratentorial. A cisterna quadrigeminal é inicialmente achatada e deslocada, sendo posteriormente indefinida pelo cerebelo herniado superiormente, que também comprime o mesencéfalo **(Fig. 3-16)**.

A herniação transtentorial ascendente é muito menos comum do que a herniação transtentorial descendente. A HTA pode ser causada por qualquer lesão expansiva na fossa posterior, embora as neoplasias sejam a causa mais comum do que o trauma.

### Imagem

A TC axial mostra indefinição da cisterna supravermiana e dos sulcos cerebelares **(Fig. 3-17)**. A cisterna quadrigeminal é primeiramente comprimida e posteriormente obliterada pelo cerebelo herniado cranialmente. À medida que a herniação progride, a lâmina quadrigeminal torna-se comprimida e achatada. Em casos graves, o mesencéfalo dorsal pode tornar-se côncavo ao invés de convexo **(Fig. 3-18)**.

Por fim, a incisura do tentório encontra-se completamente preenchida pelos tecidos moles, não sendo possível a identificação dos marcos anatômicos característicos das estruturas que ali se encontram.

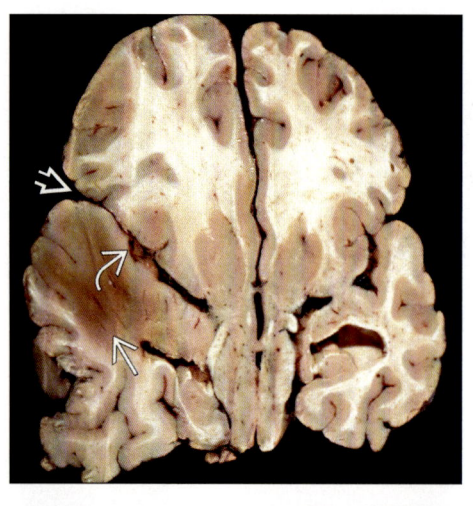

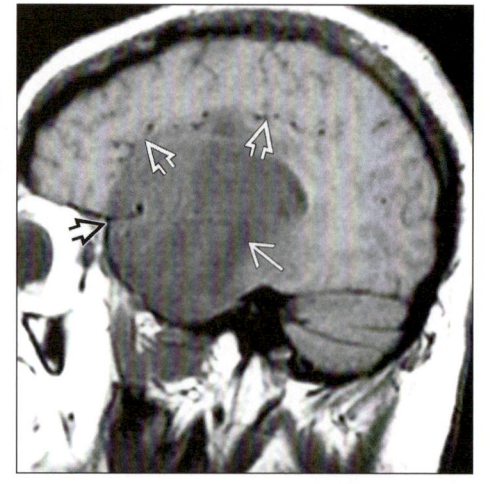

**3-19** Necropsia demonstrando achados na herniação transalar ascendente. Lesão expansiva no lobo temporal ➡ empurra a fissura de Sylvius e artéria cerebal média (ACM) ➡ superiormente através da asa maior do esfenoide ➡. Compare com o lado esquerdo normal.

**3-20** Imagem ponderada em T1 no plano sagital demonstrando uma lesão expansiva holotemporal hipointensa ➡ elevando a fissura de Sylvius e ACM ➡, deslocando o lobo temporal superiormente através da asa maior do esfenoide ➡.

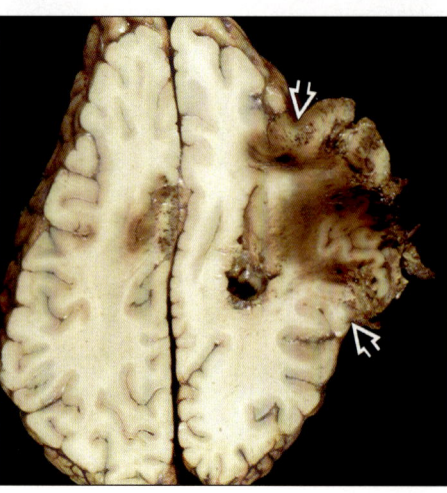

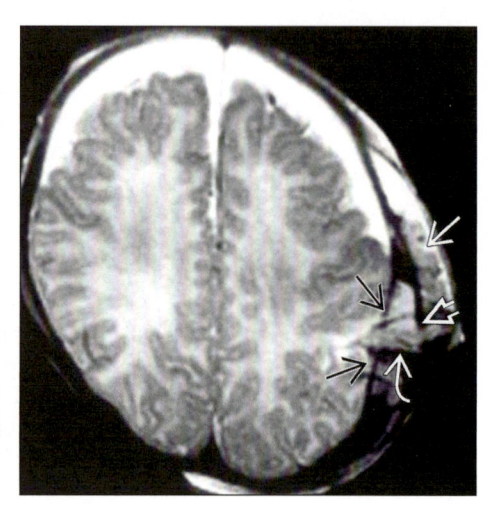

**3-21** Caso de necropsia demonstrando herniação transdural/transcraniana. A pressão intracraniana aumentada causou extrusão do cérebro através de um grande defeito ósseo de craniotomia ➡.

**3-22** Imagem ponderada em T2 no plano axial de uma criança com "*fungus cerebri*" mostrando as margens do defeito dural ➡ com cérebro ➡ extruso através do defeito da dura/aracnoide com extensão através de fratura óssea cominutiva ➡. Cérebro macerado extracraniano ➡ pode ser visto abaixo do escalpo.

## Complicações

A complicação mais comum da HTA é a hidrocefalia intraventricular obstrutiva causada por compressão do aqueduto cerebral.

---

**HERNIAÇÕES DA FOSSA POSTERIOR**

**Herniação transtentorial ascendente**
- Relativamente rara
  - Causada por lesão com efeito expansivo na fossa posterior
  - Neoplasia > trauma
  - Cerebelo deslocado cranialmente através da incisura do tentório do cerebelo
  - Comprime e deforma o mesencéfalo
- Achados de imagem
  - Incisura do tentório preenchida por tecido cerebral, espaços liquóricos obliterados
  - Cisterna quadrigeminal e lâmina quadrigeminal comprimida/achatada
- Complicações
  - Hidrocefalia (obstrução aquedutal)

**Herniação tonsilar**
- Herniação mais comum da fossa posterior
  - Pode ser congênita (Chiari I) ou adquirida
  - Uma ou ambas as tonsilas > 5 mm abaixo do forame magno
- Achados de imagem
  - Forame magno preenchido por tecido cerebral nas imagens axiais de TC e ponderadas em T2
  - Configuração alongada das tonsilas cerebelares nas imagens de RM no plano sagital
- Complicações
  - Hidrocefalia obstrutiva
  - Necrose das tonsilas

---

### *Outras herniações*

A herniação subfalcial, transtentorial descendente/ascendente e herniação tonsilar respondem pela maior parte das herniações cerebrais. Outras síndromes menos frequentes incluem herniações transalar e transdural/transcraniana.

### Herniação transalar

Ocorre quando o cérebro hernia através da asa maior do esfenoide (AME), podendo ser tanto ascendente (a mais comum) quanto descendente.

A **herniação transalar ascendente** é causada por uma *grande lesão com efeito expansivo na fossa média*. Uma massa intratemporal ou extra-axial desloca parte do lobo temporal junto com a fissura de Sylvius e artéria cerebral média (ACM) superiormente através da asa maior do osso esfenoide **(Fig. 3-19)**.

A herniação transalar ascendente é mais bem demonstrada em imagens de ressonância magnética no plano sagital paramediano. A AME é vista na junção óssea entre a fossa anterior e média. Os ramos da ACM e a fissura de Sylvius encontram-se elevados e o giro temporal superior deslocado acima da AME **(Fig. 3-20)**.

A **herniação transalar descendente** é causada por uma *grande lesão com efeito expansivo na fossa anterior*. O giro reto é forçado posteroinferiormente sobre a AME, deslocando a fissura de Sylvius e a ACM posteriormente.

### Herniação transdural/transcraniana

Essa forma rara de herniação cerebral, algumas vezes chamada de *"fungus cerebri"* pelos neurocirurgiões, pode ameaçar a vida. Para que ocorra a herniação transdural/transcraniana, a dura deve estar lacerada, deve haver defeito na calvária (fratura ou craniotomia) e a pressão intracraniana (PIC) deve estar elevada.

A herniação transdural/transcraniana, em geral, ocorre em crianças com fratura cominutiva craniana que apresentaram afundamento no momento do impacto com laceração da dura e da aracnoide. Quando a PIC aumenta, o cérebro pode herniar através da ruptura da dura e através da fratura craniana para o espaço subgaleal.

A herniação transdural/transcraniana iatrogênica ocorre quando uma trepanação, craniotomia ou craniectomia é realizada em um paciente com pressão intracraniana gravemente elevada. Quando a dura é aberta, o cérebro sob pressão sofre extrusão **(Fig. 3-21)**.

A RM demonstra melhor essas herniações incomuns. A dura descontínua é vista como uma linha preta em imagens ponderadas em T2. Tecido cerebral, junto com vasos sanguíneos e quantidades variáveis de LCS, é literalmente extruído através dos defeitos durais e da calvária para o interior do espaço subgaleal **(Fig. 3-22)**.

---

**OUTRAS HERNIAÇÕES**

**Herniação transalar ascendente**
- Herniação transalar mais comum
- Causada por lesão com efeito expansivo na fossa média
- Fissura de Sylvius e ACM deslocadas superiormente, acima da asa maior do esfenoide
- Mais bem avaliada em imagens ponderadas em T1 no plano sagital paramediano

**Herniação transalar descendente**
- Lesão com efeito expansivo na fossa anterior
- Lobo frontal (giro reto) deslocado posteriormente, abaixo da grande asa do esfenoide
- ACM e fissura de Sylvius deslocadas posteriormente

**Herniação transcraniana/transdural**
- ↑ PIC + defeito na calvária + ruptura da dura-máter
- Causada por
  - Fratura cominutiva, frequentemente com afundamento
  - Craniectomia
- Cérebro é extruído através da calota craniana, abaixo da aponeurose do escalpo
- Mais bem avaliada em imagens ponderadas em T2 no plano axial

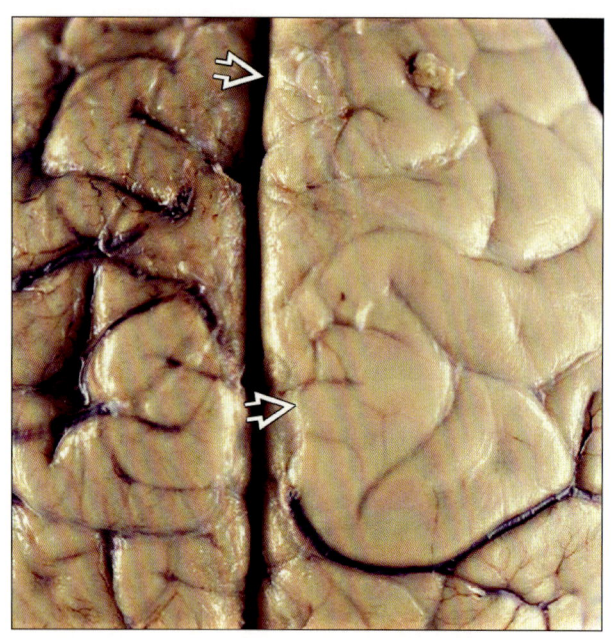

**3-23** Espécime de necropsia demonstrando edema hemisférico unilateral ➡ que expande os giros, comprime e oblitera os sulcos corticais.

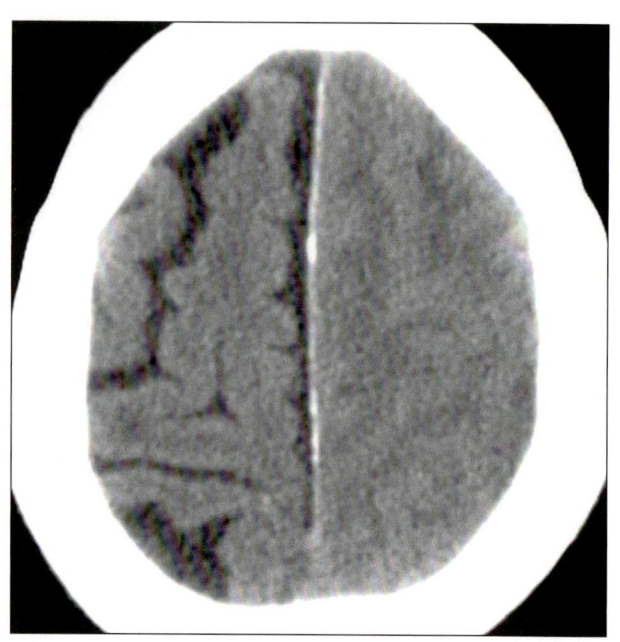

**3-24** TC no plano axial demonstrando sulcos normais no hemisfério direito e hemisfério esquerdo inchado com apagamento dos sulcos corticais.

## Edema, isquemia e insulto vascular

O traumatismo craniencefálico (TCE) pode iniciar uma cascata de respostas fisiológicas que podem afetar negativamente o cérebro de forma mais importante do que o trauma inicial. Essas respostas incluem edema cerebral difuso, respostas excitotóxicas desencadeadas por ativação de rotas glutamatérgicas, alterações da perfusão e uma variedade de eventos isquêmicos, incluindo infartos em territórios vasculares.

### *Edema cerebral pós-traumático*

O edema cerebral maciço com hipertensão intracraniana grave está entre as mais sérias de todas as lesões traumáticas secundárias. O reconhecimento precoce e o tratamento agressivo dessa situação são imperativos, visto que a mortalidade chega a 50%.

#### Etiologia e epidemiologia

Edema cerebral focal, regional ou difuso ocorre em 10 a 20% dos pacientes com TCE **(Fig. 3-23)**. A causa, seja por aumento de líquido no tecido cerebral (edema cerebral) ou por aumento do volume de sangue cerebral (hiperemia cerebral) secundário à perda de autorregulação vascular, ainda é pouco conhecida. Embora ambos estejam provavelmente envolvidos, o acúmulo de líquido intracelular (edema citotóxico) parece ser o principal contribuinte.

#### Aspectos clínicos

As crianças e os adultos jovens são mais propensos a desenvolver edema cerebral pós-traumático e têm aproximadamente o dobro de chances que um adulto mais velho. Embora o aumento volumétrico grosseiro de um ou ambos os hemisférios possa ocorrer relativamente rápido após o trauma inicial, o início tardio é mais típico. Em geral, o edema cerebral grave demora entre 24 e 48 horas para se estabelecer.

#### Imagem

A aparência do edema cerebral pós-traumático evolui ao longo do tempo. Inicialmente, um efeito expansivo hemisférico leve com compressão de sulcos e cisternas pode ser visto na TC **(Fig. 3-24)**.

Durante as fases precoces do edema cerebral, a diferenciação entre substância branca e cinzenta encontra-se relativamente preservada **(Fig. 3-25)**, **(Fig. 3-26)**. Enquanto o ventrículo ipsilateral está levemente comprimido, a herniação subfalcial é mínima. Entretanto, se o efeito expansivo for muito maior do que o esperado para uma coleção extra-axial, como um hematoma subdural, deve-se suspeitar de edema do parênquima cerebral.

A RM demonstra giros edemaciados hipointensos em imagens ponderadas em T1 e hiperintensos em imagens ponderadas em T2. As imagens ponderadas em difusão demonstram restrição à difusão da água com baixos valores de ADC.

À medida que o edema cerebral progride, os limites entre o córtex e a substância branca tornam-se indistintos e finalmente desaparecem. Os ventrículos laterais aparecem menores do que o normal, e os sulcos cerebrais não são mais evidenciados **(Fig. 3-27)**.

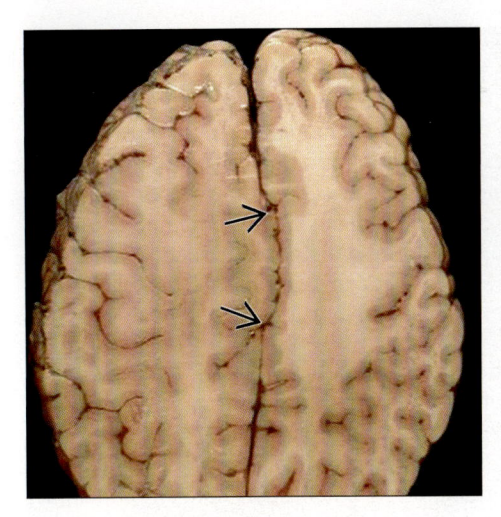

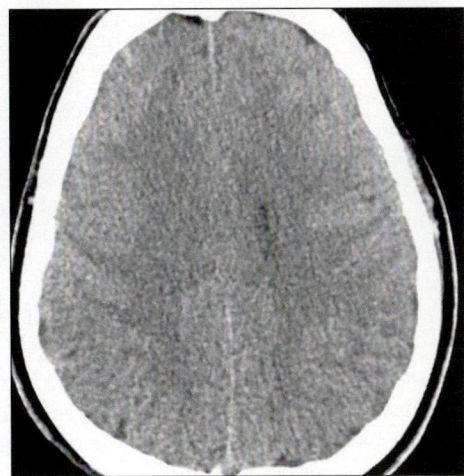

**3-25** Espécime de necropsia demonstrando edema leve a moderado do hemisfério cerebral direito, herniação subfalcial do giro do cíngulo ➡.

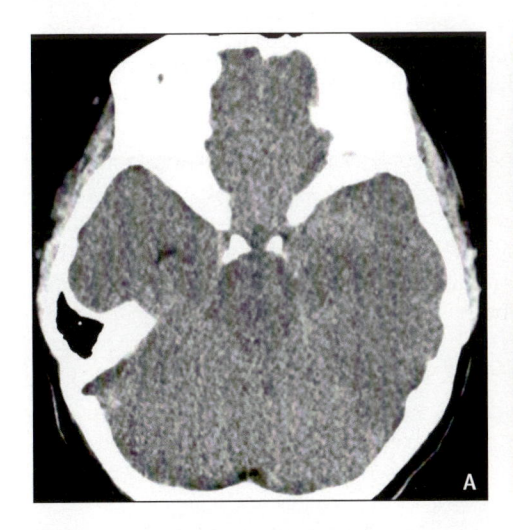

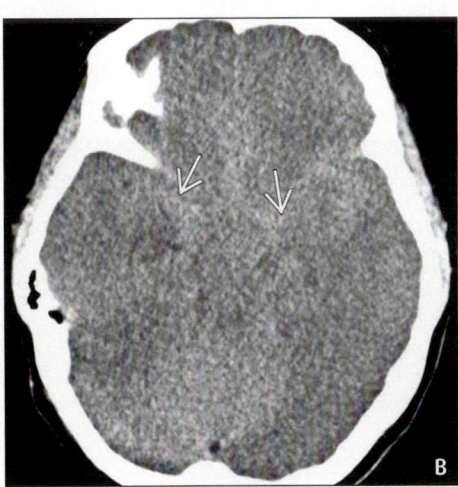

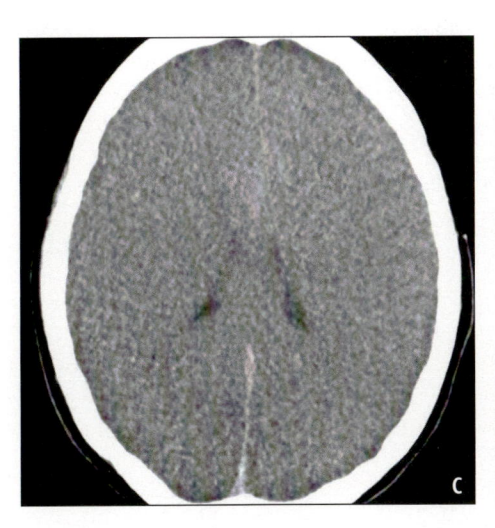

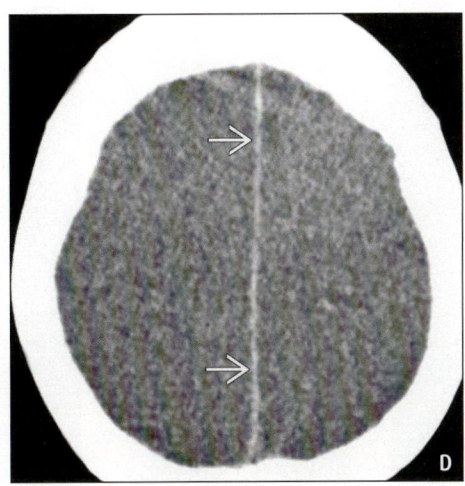

**3-26** TC após trauma craniano fechado demonstrando edema cerebral difuso leve. Os sulcos estão quase parcialmente indefinidos, mas os limites entre a substância branca e cinzenta permanecem.

**3-27A** Séries de TC demonstrando edema cerebral pós-traumático grave. Os sulcos da fossa média e anterior estão obliterados e o cérebro parece moderadamente hipodenso.

**3-27B** Corte mais cranial do mesmo paciente demonstrando obliteração completa das cisternas suprasselar e basilar. Em comparação com o cérebro edemaciado hipodenso, o sangue circulando na ACM parece relativamente hiperdenso ➡.

**3-27C** Corte ao nível médio dos ventrículos do mesmo paciente demonstrando que os ventrículos encontram-se pequenos e que a interface entre a substância branca e cinzenta encontra-se indefinida.

**3-27D** Corte ao nível do vértex demonstrando ausência dos sulcos corticais. Ambos os hemisférios encontram-se difusamente edemaciados, fazendo a foice do cérebro ➡ parecer anormalmente densa.

## Isquemia e infarto cerebral pós-traumáticos

Infarto e isquemia cerebral pós-traumáticos são complicações incomuns, mas importantes, do TCE. São causados por múltiplas alterações, incluindo compressão vascular direta, hipoperfusão sistêmica, dano vascular, vasoespasmo e congestão venosa. A causa mais comum de isquemia cerebral pós-traumática é a compressão vascular secundária às síndromes de herniação cerebral.

### Infartos pós-traumáticos

A herniação cerebral mais comum que causa infarto cerebral secundário é a herniação transtentorial descendente (HTD). A HTD unilateral grave desloca o lobo temporal e a artéria cerebral posterior (ACP) inferiormente contra a incisura do tentório. Como a ACP herniada passa posteriormente ao mesencéfalo, ela cursa em direção cranial, sendo forçada contra a margem inflexível e aguda da incisura do tentório. O segmento P3 da ACP oclui, resultando em infarto do lobo occipital **(Fig. 3-28)**, **(Fig. 3-29)**.

Menos comumente, a herniação subfalcial pressiona o ramo calosomarginal da artéria cerebral anterior contra a foice do cérebro e causa infarto do giro do cíngulo **(Fig. 3-30)**, **(Fig. 3-31)**.

Com HTD bilateral completa ("central"), as artérias penetrantes oriundas do polígono de Willis são comprimidas contra a base do crânio, resultando em múltiplos infartos esparsos dos núcleos da base e do hipotálamo. A necrose por pressão do úncus e hipocampo pode ocorrer na medida em que o lobo temporal herniado impacta na margem livre da incisura do tentório.

### Isquemia cerebral traumática

Alterações de perfusão focais, regionais e generalizadas também ocorrem no TCE. Hematomas extra-axiais que exercem efeito expansivo significativo sobre a superfície cerebral podem causar redução da perfusão arterial e isquemia cortical. As veias corticais também podem ser comprimidas, causando isquemia venosa **(Fig. 3-32)**.

**Isquemia cerebral** global ou generalizada pode ser resultante de hipoperfusão, hipoxia, despolarização de membranas ou perda da integridade das membranas celulares e homeostase iônica. A falha no mecanismo energético celular pode induzir **lesão cerebral excitotóxica aguda** mediada por glutamato.

**3-28** A herniação transtentorial descendente pode ocluir a artéria cerebral posterior contra a incisura do tentório do cerebelo, causando infarto secundário no território da ACP ➔.

**3-29** Paciente gravemente traumatizado com edema cerebral difuso e herniação subfalcial direita mais herniação transtentorial descendente. TC mostrando infartos da ACP ➔, ACM ➔ e de múltiplas artérias perfurantes ➔.

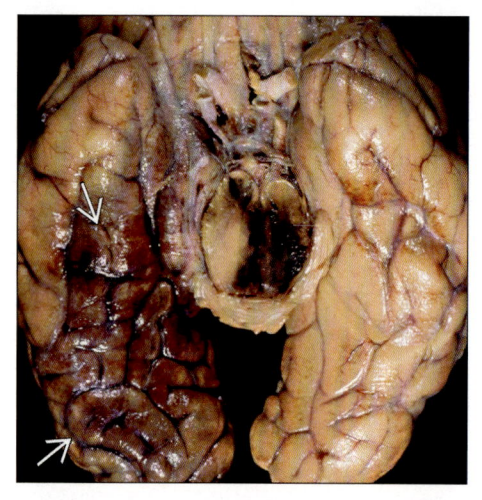

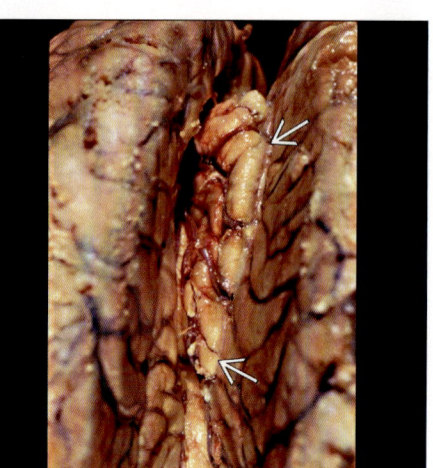

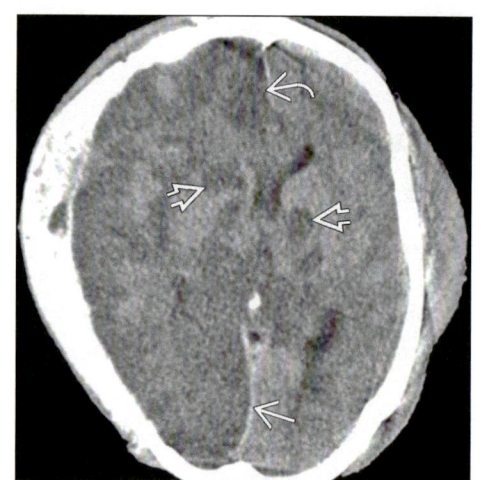

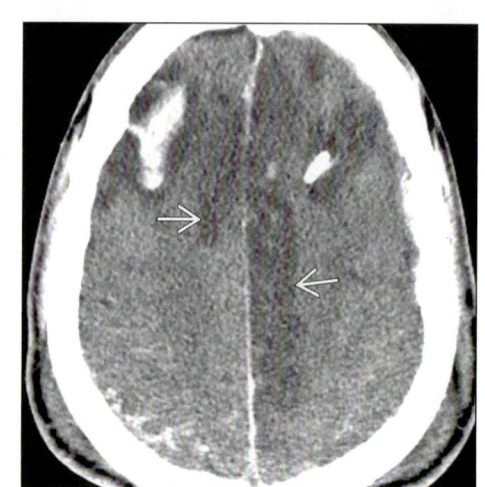

**3-30** Vista de um cérebro necropsiado através da fissura inter-hemisférica demonstrando herniação subfalcial marcada do giro do cíngulo e giro calosomarginal com endentação causada pela margem livre da foice do cérebro ➔.

**3-31** A herniação subfalcial grave pode ocluir as artérias pericalosa e calosomarginal, causando infartos secundários no território da ACA ➔.

A TC demonstra hipodensidade com perda da diferenciação entre a substância branca e cinzenta no parênquima cerebral afetado. A perfusão por TC pode demonstrar CBF reduzido com prolongamento do tempo de drenagem. Em casos de lesão cerebral excitotóxica, a RM demonstra giros edemaciados, hiperintensos em T2/FLAIR, que não correspondem a um território vascular definido **(Fig. 3-33)**.

## Vasospasmo pós-traumático

O vasospasmo pós-traumático (VPT) é uma causa de potencial importância, embora pouco reconhecida, de dano isquêmico após lesão cerebral traumática. O estudo por Doppler transcraniano detecta vasospasmo em mais de um terço dos pacientes com TCE.

O VPT moderado a grave desenvolve-se em 10% dos pacientes e é um preditor independente de mau prognóstico. O VPT é especialmente comum em pacientes jovens mais gravemente lesionados. Os pacientes com contusão parenquimatosa e febre apresentam risco aumentado de desenvolver VPT.

---

**EDEMA CEREBRAL E COMPLICAÇÕES VASCULARES**

**Edema cerebral pós-traumático**
- Encontrado em 10 a 20% dos pacientes com TCE
- Focal, regional ou difuso
- Mais comum em crianças e em adultos jovens
- Precoce: apagamento dos sulcos
- Tardio: indefinição dos limites entre substância branca e cinzenta
- Estágio final: cérebro uniformemente hipodenso

**Infarto cerebral**
- Mais comumente infarto secundário da ACP
- Infarto secundário da ACA é o segundo mais comum
- Infartos das artérias perfurantes na HTD completa

**Isquemia cerebral**
- Comum abaixo de hematomas subdurais

**Vasospasmo**
- Moderado/grave se desenvolve em 10% dos pacientes
- Preditor independente de mau prognóstico

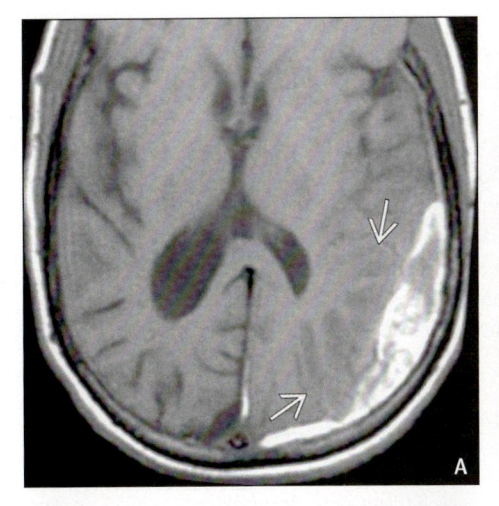

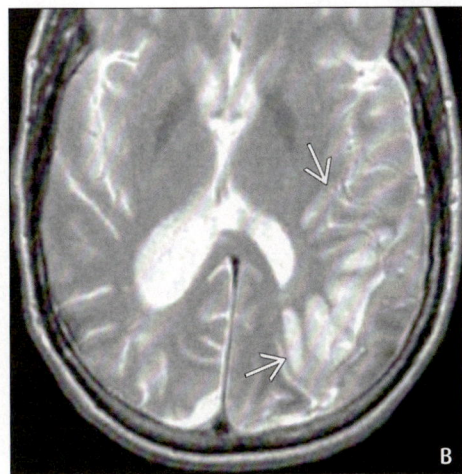

---

**3-32A** Imagem ponderada em T1 de um paciente com um hematoma subdural subagudo demonstrando apagamento dos sulcos corticais e inchaço dos giros no córtex parieto-occipital adjacente ➡.
**3-32B** Imagem ponderada em T2 do mesmo paciente demonstrando edema cortical ➡ abaixo do HS. Alterações de perfusão regionais são comuns abaixo de hematomas subdurais.

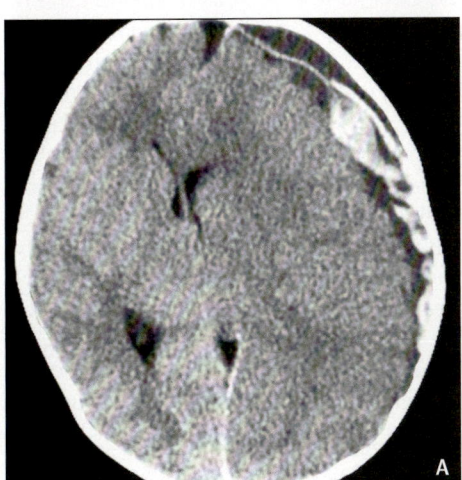

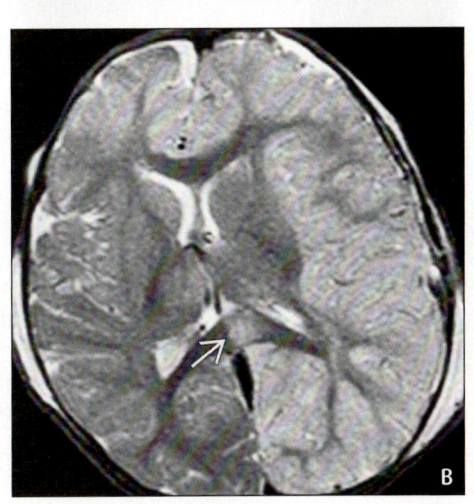

**3-33A** TC demonstrando HSs com densidade mista em uma criança vítima de trauma (não acidental). Observe a hipodensidde do hemisfério esquerdo ("grande cérebro preto"). O efeito expansivo e a herniação subfalcial são muito maiores do que esperado para os HSs.
**3-33B** Imagem ponderada em T2 demonstrando marcado edema hemisférico, poupando apenas os núcleos da base. Hiperintensidade de sinal no corpo caloso ➡ e lobo frontal direito podem representar lesão excitotóxica.

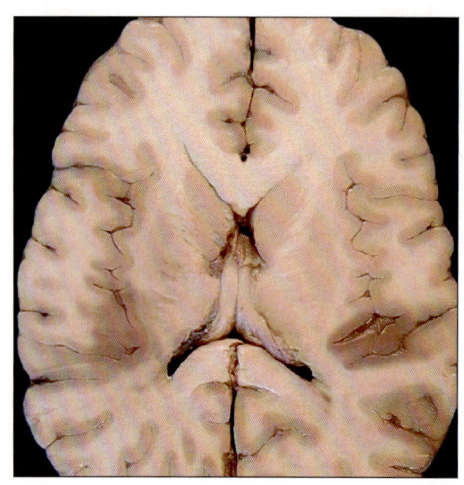

**3-34** Morte cerebral demonstrando inchaço difuso, diferenciação ruim entre a substância branca e cinzenta, ventrículos pequenos, sulcos apagados. (Cortesia de R. Hewlett, MD.).

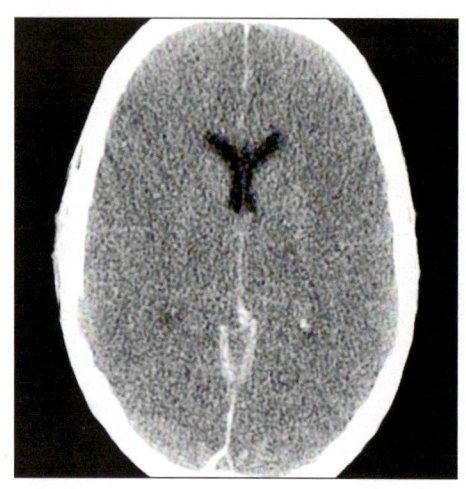

**3-35** TC no plano axial de criança com evidência clínica de morte cerebral demonstrando edema cerebral difuso e ausência de diferenciação entre substância branca e cinzenta.

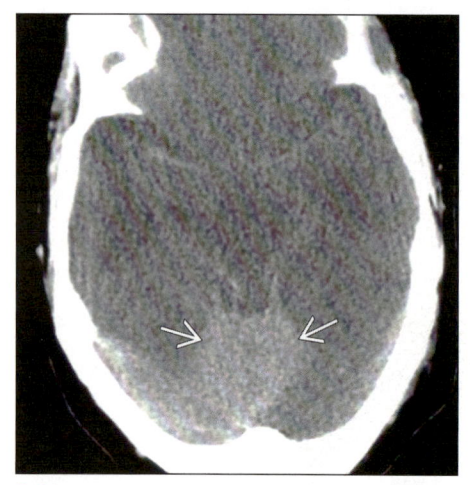

**3-36** TC demonstrando o "cerebelo branco" ➡, hipodensidade difusa do parênquima cerebral ("cérebro preto") e obliteração total dos espaços liquóricos.

## Morte cerebral

### Terminologia

A morte cerebral (MC) é definida fisiopatologicamente como cessação completa e irreversível da função cerebral **(Fig. 3-34)**. Alguns pesquisadores fazem distinção entre "morte cerebral completa" (todas as estruturas intracranianas acima do forame magno), "morte cerebral" (todas as estruturas supratentoriais) e "morte cerebral alta" (estruturas corticais).

A definição legal de morte cerebral varia entre os países (p. ex., EUA e Reino Unido) e entre os estados. Desde a adoção do Ato de Determinação Uniforme de Morte, todas as decisões judiciais nos Estados Unidos têm se apoiado na prática médica de determinar morte usando critérios neurológicos de acordo com as leis estaduais.

### Aspectos clínicos

A morte cerebral é um diagnóstico clínico. Três achados clínicos são necessários para confirmar cessação irreversível de todas as funções cerebrais, *incluindo o tronco*: (1) coma (com causa conhecida), (2) ausência de reflexos de tronco e (3) apneia.

Movimentos espontâneos motores complexos e reflexo ventilatório falso-positivo podem ocorrer em pacientes em morte cerebral, e por esse motivo a avaliação por um especialista é crucial. Excluídas as causas reversíveis de coma (p. ex., *overdose* de drogas, *status epilepticus*), o diagnóstico clínico de MC é altamente confiável *se* a determinação for feita por especialista utilizando critérios aceitos e estabelecidos.

Não existem relatos de recuperação da função neurológica em adultos após o diagnóstico de morte cerebral usando os parâmetros práticos da American Academy of Neurology atualizados em 1995.

### Imagem

Estudos de imagem podem ser úteis para confirmar a MC, mas não substituem nem dispensam o diagnóstico clínico.

ACHADOS NA TC. A TC na MC demonstra edema cerebral difuso e grave **(Fig. 3-35)**. Os sulcos superficiais, a fissura de Sylvius e as cisternas da base de ambos os hemisférios encontram-se completamente apagados. A relação normal de atenuação entre a substância branca e cinzenta é invertida, com a substância cinzenta tornando-se iso ou mesmo hipodensa relativamente à substância branca adjacente **(sinal do "reverso")**.

Em surpreendente contraste com os hemisférios cerebrais, a densidade do cerebelo aparece relativamente normal **(sinal do "cerebelo branco") (Fig. 3-36)**. A densidade dos núcleos cinzentos profundos e do tronco pode inicialmente ser mantida; entretanto, todas as estruturas supratentoriais por fim tornam-se uniformemente hipodensas.

ACHADOS NA RM. Imagens sagitais ponderadas em T1 demonstram herniação cerebral central descendente completa

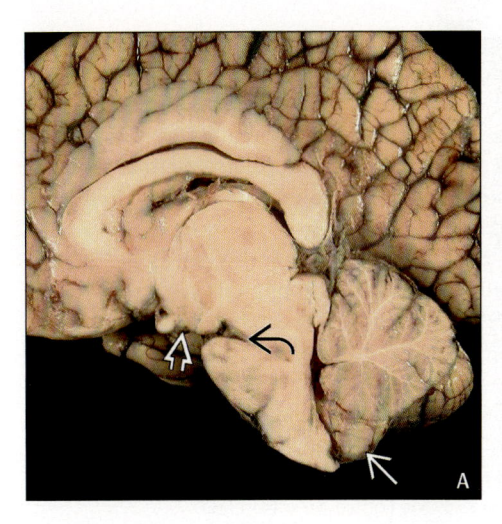

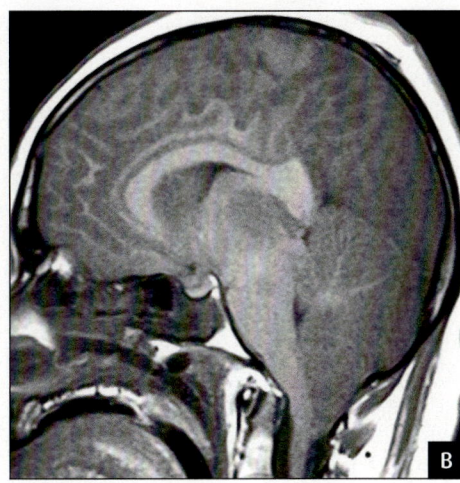

Efeitos secundários e sequelas do trauma ao SNC    67

**3-37A** Espécime de necropsia em corte sagital de um paciente com morte cerebral demonstrando edema cerebral difuso, herniação transtentorial descendente bilateral grave ➡ com mesencéfalo deslocado inferiormente ➡ e herniação tonsilar ➡.

**3-37B** Imagem ponderada em T1 no plano realizada alguns minutos antes do suporte a vida deste paciente ser removido. Observe os achados de edema cerebral difuso e herniações similares aos achados da necropsia mostrados à esquerda.

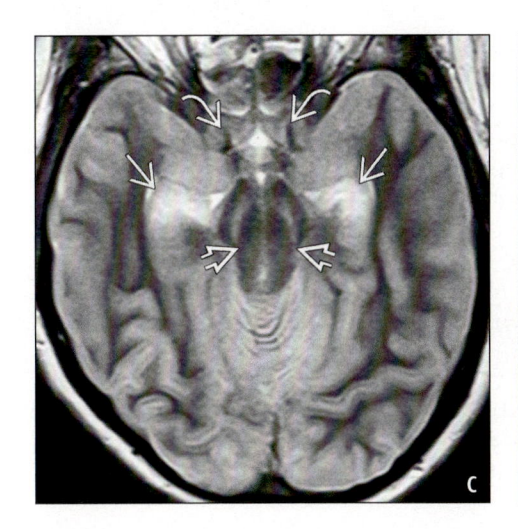

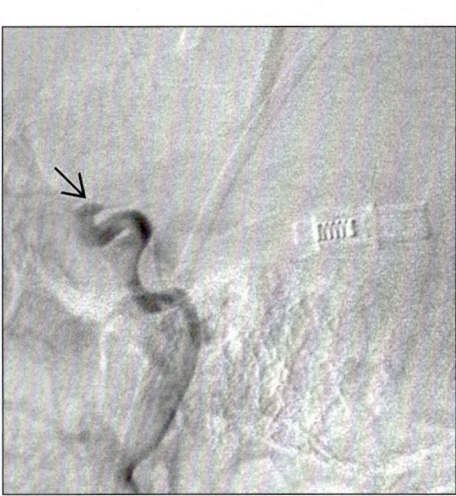

**3-37C** Imagem ponderada em T2 do mesmo paciente demonstrando edema difuso dos giros cerebrais, hiperintensidade dos hipocampos ➡, HTD bilateral comprimindo o mesencéfalo medialmente e inferiormente ➡. Os *flow voids* em ambas as artérias carótidas internas são minúsculos ➡.

**3-38** ASD mostrando fase tardia da injeção após cateterização seletiva da artéria carótida interna identifica ausência de circulação na artéria carótida interna ➡. Esta é uma evidência angiográfica de morte cerebral.

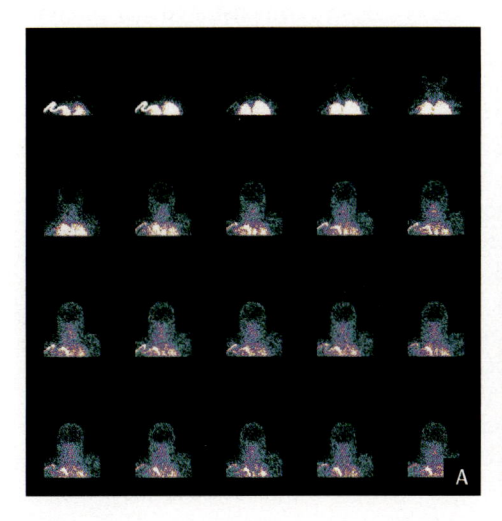

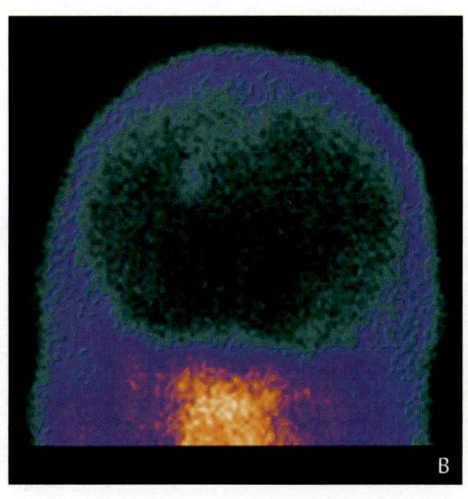

**3-39A** Imagens de fluxo dinâmico de HMPAO-SPECT Tc-99m em um paciente com evidência clínica de morte cerebral demonstrando ausência de atividade metabólica cerebral.

**3-39B** Imagem estática do mesmo paciente demonstrando ausência de atividade cerebral ("sinal da lâmpada") com captação aumentada no nariz ("sinal do nariz quente").

com o quiasma óptico e o hipotálamo comprimidos contra a base do crânio e o mesencéfalo deformado inferiormente através da incisura do tentório **(Fig. 3-37A)**, **(Fig. 3-37B)**. Os hemisférios aparecem inchados e hipointensos, com perda dos limites entre a substância branca e cinzenta.

Imagens ponderadas em T2 mostram giros edemaciados com córtex hiperintenso **(Fig. 3-37C)**. O estudo da difusão em pacientes com morte cerebral em geral mostra restrição à difusão com baixos valores de ADC tanto no córtex cerebral quanto na substância branca.

ANGIOGRAFIA. Estudos complementares são muitas vezes necessários para fazer o diagnóstico de MC quando o exame clínico não pode ser completado ou há presença de fatores de confusão. A ausência de circulação cerebral é um importante teste confirmatório em tais casos. Quando a pressão intracraniana excede a pressão de perfusão arterial, o fluxo sanguíneo cerebral cessa.

A angiografia com subtração digital (ASD) convencional mostra estase grave e prolongada com enchimento da artéria carótida externa. Embora a maioria dos pacientes com MC não apresente fluxo intracraniano **(Fig. 3-38)**, quase 30% têm alguma opacificação proximal das artérias intracranianas. A drenagem venosa profunda permanece não opacificada ao longo do exame.

A angiotomografia (ATC) vem se estabelecendo como uma aceitável alternativa não invasiva à ASD em muitas jurisdições. A caracterização da ausência de opacificação dos segmentos corticais da ACM e veias internas é um método eficiente e confiável de confirmar MC por ATC.

ULTRASSOM. O Doppler transcraniano pode mostrar sinal "alternante em vaivém". O Doppler orbitário mostra ausência ou reversão do fluxo diastólico final na artéria central da retina associado a um marcado aumento dos índices de resistência arterial.

MEDICINA NUCLEAR. A cintilografia por Tc-99m demonstra captação pelo escalpo e ausência de atividade cerebral (sinal da "lâmpada"). Junto com atividade extracraniana aumentada (sinal do "nariz quente"), esses achados são altamente sensíveis e específicos para morte cerebral **(Fig. 3-39)**.

## Diagnóstico diferencial

Causas potencialmente reversíveis para morte cerebral, por exemplo, coma profundo por *overdose* de drogas ou *status epilepticus*, devem ser clinicamente excluídas.

**Dificuldades técnicas** com estudos de imagem que podem mimetizar MC incluem a "perda" do tempo de contraste tanto na ATC quanto nos estudos de medicina nuclear. As lesões vasculares como dissecção arterial ou vasospasmo podem também atrasar ou mesmo impedir a opacificação de vasos intracranianos.

**Infarto cerebral maciço** (especialmente infarto "maligno" da ACM) com edema grave pode mimetizar MC, mas é, em geral, territorial e não envolve todo o cérebro.

A morte cerebral também pode mimetizar outras doenças. **Edema cerebral em estágio tardio** secundário a trauma grave ou encefalopatia hipóxica profunda (p. ex., após parada cardiopulmonar) fazem as artérias cranianas, dura e seios venosos durais parecerem relativamente hiperdensos comparados com o cérebro edematoso difusamente hipodenso.

Com o cérebro muito hipodenso, áreas de relativa alta densidade são vistas ao longo das cisternas basais, fissuras de Sylvius, tentório do cerebelo e algumas vezes no interior dos sulcos corticais. Esse aspecto costuma ser chamado de **pseudo-hemorragia subaracnóidea** (pseudo-HSA) e não deve ser confundido com hemorragia subaracnóidea "real". A densidade da pseudo-HSA é significativamente menor (entre 30 e 40 UH) do que a atenuação da "verdadeira" HSA (entre 50 e 60 UH).

# Efeitos crônicos do trauma ao SNC

Os pacientes sobreviventes de trauma craniencefálico (TCE) podem apresentar sequelas de longo prazo, desde distúrbios cognitivos e efeitos neuropsiquiátricos leves até sequelas neurológicas devastadoras. Visto que uma discussão abrangente de todos os efeitos pós-TCE encontra-se além do escopo deste texto, serão consideradas algumas das sequelas mais importantes de trauma cerebral nesta seção.

## *Encefalomalacia pós-traumática*

### Patologia

O resultado patológico do TCE varia desde alterações microscópicas (p. ex., tufos de retração neuronal e conglomerados microgliais) até extensas áreas confluentes de perda parenquimatosa e encefalomalacia. Áreas focais de encefalomalacia são mais comumente encontradas em áreas com alta incidência de contusões corticais, por exemplo, na porção anteroinferior dos lobos frontais e nas porções anteriores dos lobos temporais **(Fig. 3-40)**.

### Imagem

**Áreas de encefalomalacia** em geral aparecem como focos de baixa densidade na TC. Áreas hipointensas em imagens de RM ponderadas em T1 que aparecem hiperintensas em T2/FLAIR são típicas. Imagens ponderadas em T2* GRE podem demonstrar resíduos hemorrágicos adjacentes aos focos de encefalomalacia. Em pacientes com hemorragia subaracnóidea traumática de volume significativo, a siderose superficial pode ser identificada como focos curvilíneos de hipointensidade de sinal acompanhando a superfície pial do cérebro **(Fig. 3-41)**, **(Fig. 3-42)**.

O TCE frequentemente resulta em variável quantidade de **atrofia generalizada**. Embora perda difusa de volume do parênquima com aumento ventricular e proemi-

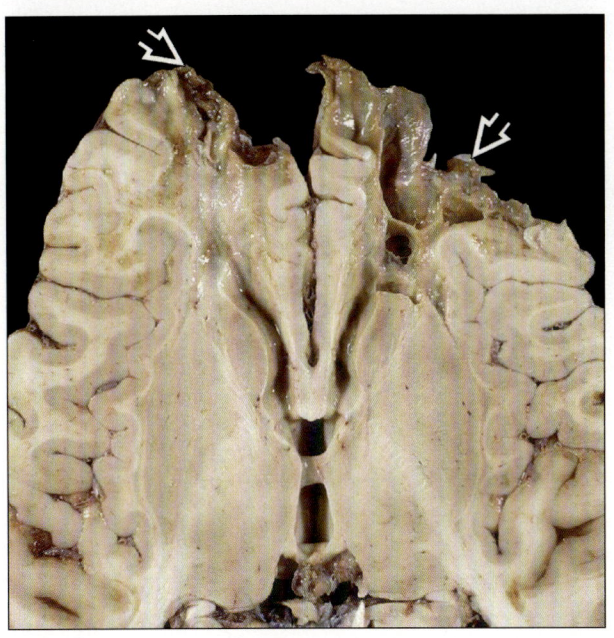

**3-40** Espécime de necropsia demonstrando efeitos do trauma remoto com encefalomalacia bifrontal ➡.

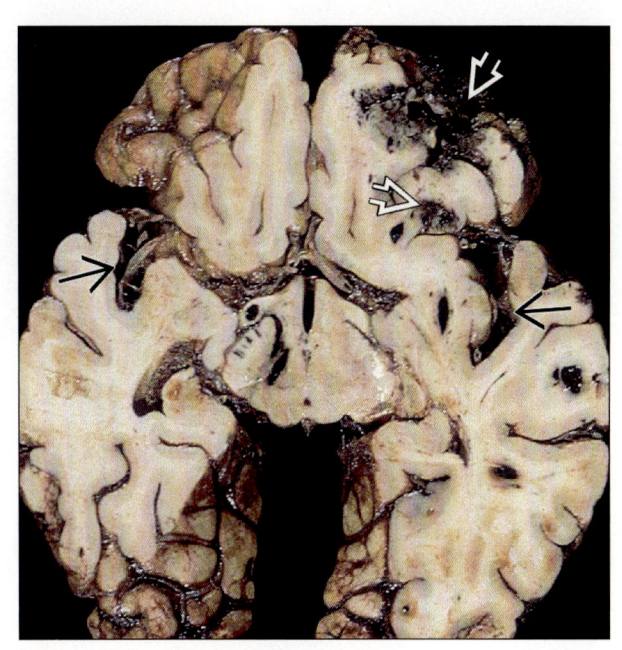

**3-41** Espécime de necropsia de um paciente com trauma antigo mostrando contusões ➡ e siderose superficial extensa ➡.

nência dos sulcos cerebrais possa ser vista em estudos de imagem convencionais, casos leves de atrofia regional ou global podem necessitar de RM quantitativa.

A **redução do volume cerebelar** pode ser vista em alguns pacientes após TCE, possivelmente refletindo a alta vulnerabilidade do cerebelo e das áreas relacionadas de projeção cerebelar à degeneração de fibras.

Estudos de imagem avançados podem ser aliados úteis na quantificação das sequelas do TCE. A espectroscopia por RM pode demonstrar redução de neurometabólitos após o TCE. Os níveis de NAA podem estar reduzidos mesmo em cérebros aparentemente normais. A FDG-PET pode demonstrar áreas focais ou mais amplas de hipometabolismo regional da glicose.

A imagem do tensor da difusão (DTI) demonstra baixa FA e alto ADC no corpo caloso de alguns pacientes com déficits cognitivos após TCE leve.

### Encefalopatia traumática crônica

#### Terminologia

Inicialmente descrita em boxeadores e chamada de "demência pugilística", o termo **encefalopatia traumática crônica** (ETC) tem sido recentemente utilizado para descrever um amplo espectro de anormalidades neurocomportamentais crônicas que resultam de múltiplos impactos cranianos.

#### Etiologia

A ETC representa um processo cumulativo de repetidos impactos cranianos. Existe alguma sobreposição clínica entre os achados da ETC com a doença de Alzheimer (DA). Além disso, existe associação entre a ETC e a formação de agregados neurofibrilares, sugerindo uma patologia mista promovida por cascatas patogênicas que podem resultar em ambas as doenças. Tanto a ETC quanto a DA têm maior representação dos alelos da *APOE\*E3*.

#### Patologia

Os achados macroscópicos de cérebros necropsiados de ex-atletas afetados pela ETC foram associados aos de um "paciente octagenário portador da doença de Alzheimer". Lacerações do septo pelúcido com perda de volume frontotemporal, gliose talâmica, degeneração da substância negra e cicatrizes cerebelares são características comuns.

Estudos microscópicos da ETC mostram fenótipos histológicos variáveis baseados na presença ou ausência de agregados neurofibrilares, filamentos neutrofílicos, placas amiloides e perda neuronal difusa. Em contraste com a DA, o hipocampo é frequentemente poupado na ETC.

#### Aspectos clínicos

**ASPECTOS DEMOGRÁFICOS.** Entre 15 e 40% dos ex-boxeadores profissionais têm sintomas de lesão cerebral crônica. Enquanto a maior parte dos casos de ETC foi descrita em homens, há casos relatados em mulheres agredidas e em crianças submetidas a traumas cranianos repetidos. Pacientes idosos que sofrem quedas repetidas também se encontram em risco para ETC.

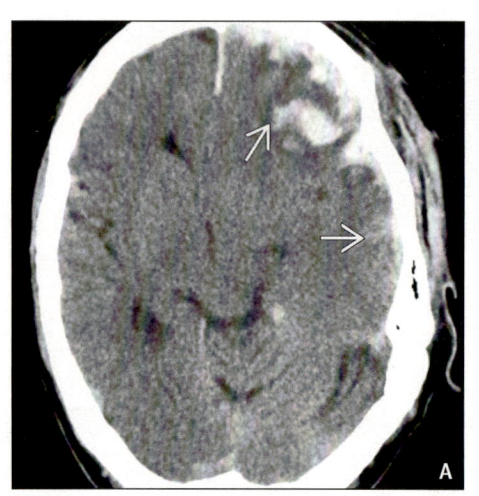

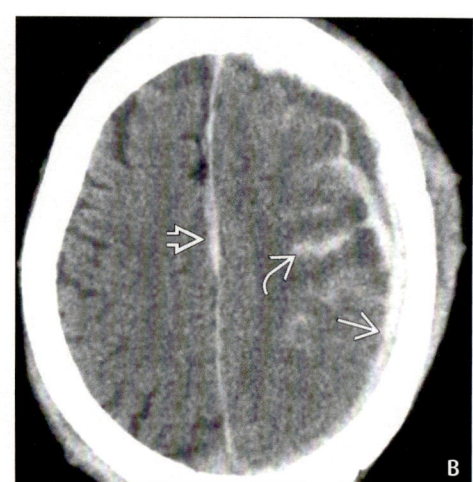

## Trauma

**3-42A** TC em um paciente idoso com trauma moderado a grave demonstrando contusões frontotemporais ➡.

**3-42B** Corte tomográfico mais cranial mostrando inchaço difuso do hemisfério esquerdo com hematomas subdurais inter-hemisféricos ➡ e na convexidade ➡. Vários focos de hemorragia subaracnóidea traumática ➡ estão presentes dentro dos sulcos comprimidos.

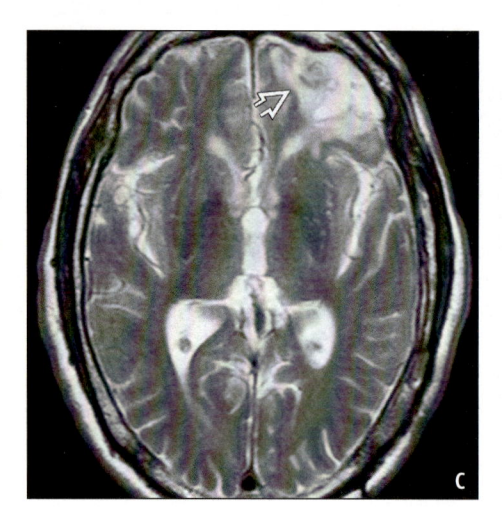

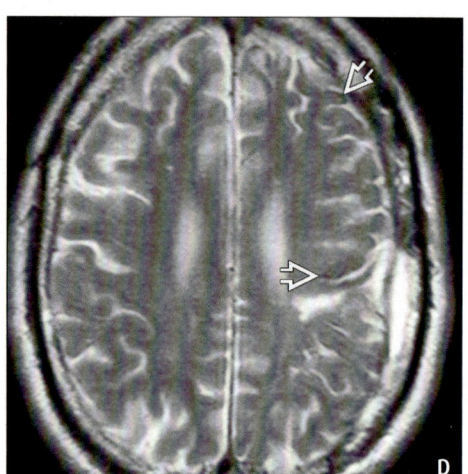

**3-42C** Imagem ponderada em T2 obtida seis meses depois demonstrando encefalomalacia frontal esquerda ➡.

**3-42D** Imagem ponderada em T2 em corte mais cranial demonstrando tênues áreas curvilineares de baixo sinal ➡ sobre alguns giros estendendo-se para o interior de alguns sulcos.

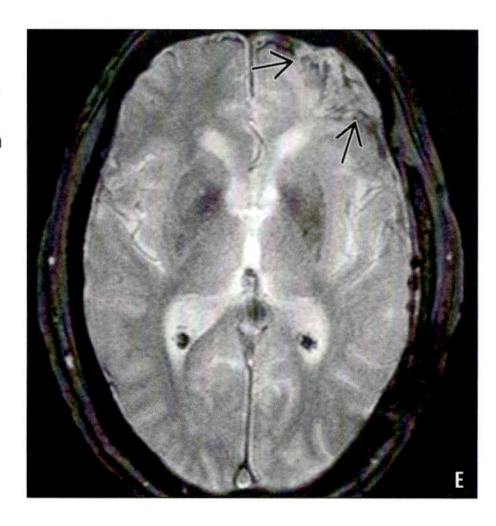

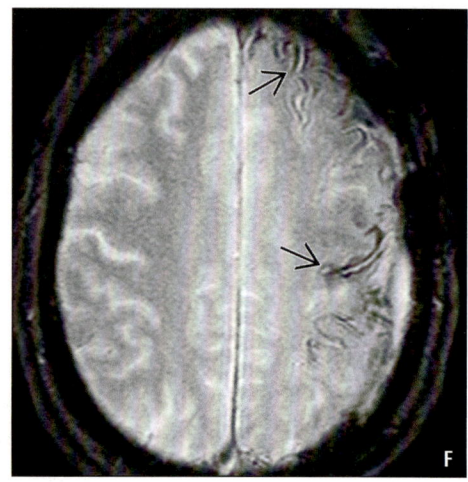

**3-42E** Imagem ponderada em T2* GRE no mesmo paciente demonstrando efeito de artefato de susceptibilidade magnética de resíduos hemorrágicos junto à área de encefalomalacia no lobo frontal esquerdo ➡.

**3-42F** Aquisição mais cranial em T2* GRE demonstrando siderose superficial pós-traumática extensa ➡.

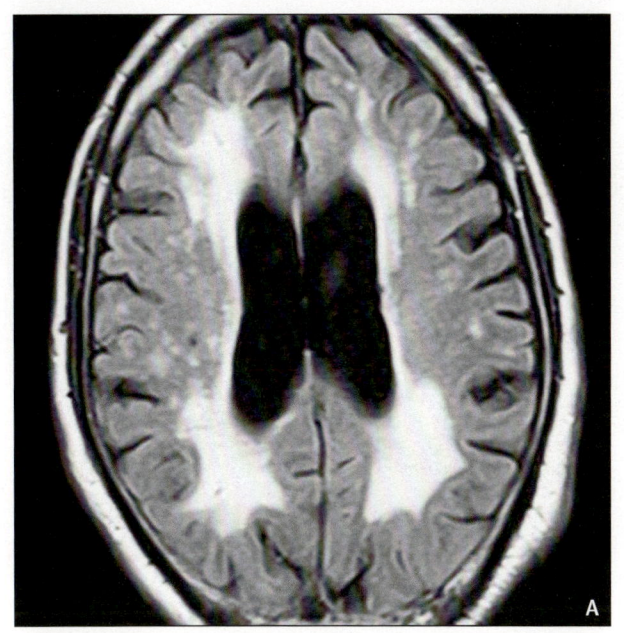

**3-43A** FLAIR axial em um ex-atleta profissional de meia-idade com demência de início precoce mostrando redução volumétrica bi-hemisférica e extensas hiperintensidades confluentes e puntiformes na substância branca.

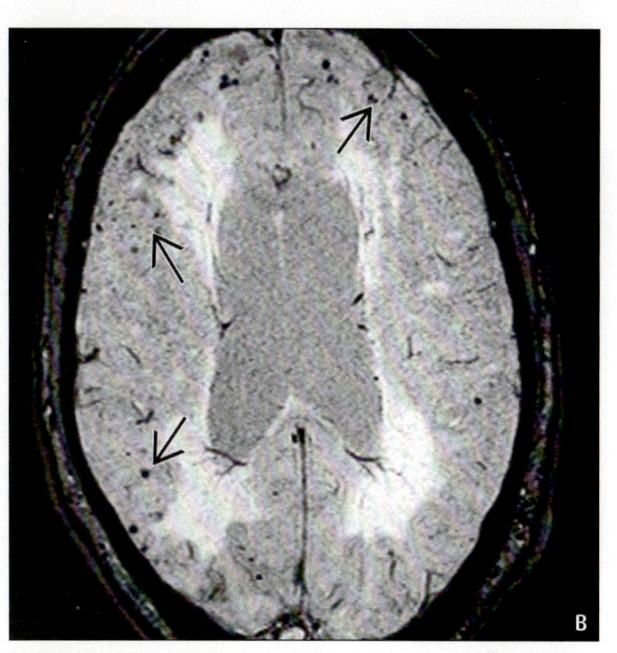

**3-43B** Imagem ponderada em T2* SWI do mesmo paciente demonstrando numerosas áreas de microssangramentos →. Os aspectos clínicos e de imagem são sugestivos de encefalopatia traumática crônica.

**APRESENTAÇÃO.** Deterioração de memória, linguagem, processamento de informações e funções executivas assim como sintomas cerebelares, piramidais e extrapiramidais são característicos da ETC. Deterioração cognitiva progressiva, perda de memória recente e distúrbios do humor e comportamento como paranoia, ataques de pânico e depressão maior são comuns.

## Imagem

**ACHADOS NA TC.** Nas maiores séries avaliando boxeadores profissionais com ETC, imagens por TC foram normais em 93% e mostraram atrofia limítrofe em 6%. Uma prevalência aumentada do *cavum* do septo pelúcido (CSP) foi identificada nos boxeadores com atrofia.

**ACHADOS NA RM.** Sequências-padrão em pacientes com ETC são frequentemente normais. Uma redução volumétrica não apropriada para a faixa etária é identificada em 15% dos casos **(Fig. 3-43A)**. RM de 3.0 T com sequências ponderadas em susceptibilidade (SWI) mostram micro-hemorragias em cerca de 10% dos pacientes com ETC **(Fig. 3-43B)**.

## *Síndrome do impacto secundário*

### Terminologia

Uma complicação aguda e potencialmente catastrófica do trauma craniano repetido foi recentemente reconhecida e denominada **"síndrome do impacto secundário"** (SIS) ou **"síndrome do segundo impacto/perda da autorregulação"**.

### Etiologia

Estudos clínicos mostram que uma simples concussão cerebral abre uma "janela temporal" de anormalidades metabólicas que pode ser exacerbada por traumas repetidos.

Na SIS, indivíduos (com frequência – mas não exclusivamente – atletas) que permanecem sintomáticos de um trauma craniano prévio sofrem uma segunda lesão. Na maioria dos casos, um pequeno hematoma subdural agudo (HSAg) é associado a um grande edema cerebral desproporcional.

O edema cerebral na SIS se deve provavelmente à perda da autorregulação cerebral em vez do simples efeito compressivo do hematoma subdural (HS) no hemisfério adjacente. Na SIS, a perda da autorregulação do fluxo sanguíneo cerebral resulta em ingurgitamento vascular rápido, aumento da pressão intracraniana e edema cerebral.

A lesão cerebral excitotóxica tanto por aumento da liberação voluntária e involuntária quanto captação reduzida de glutamato pode também contribuir para a progressão não habitual do edema citotóxico visto nos pacientes com SIS.

### Aspectos clínicos

**ASPECTOS DEMOGRÁFICOS.** A maioria dos casos relatados de SIS são em atletas jovens do sexo masculino. Outro grupo de pacientes que pode ser suscetível a SIS são idosos com HSAg recorrentes e repetidos episódios de trauma craniencefálico leve a moderado. Alguns investigadores postularam também que crianças com trauma não aciden-

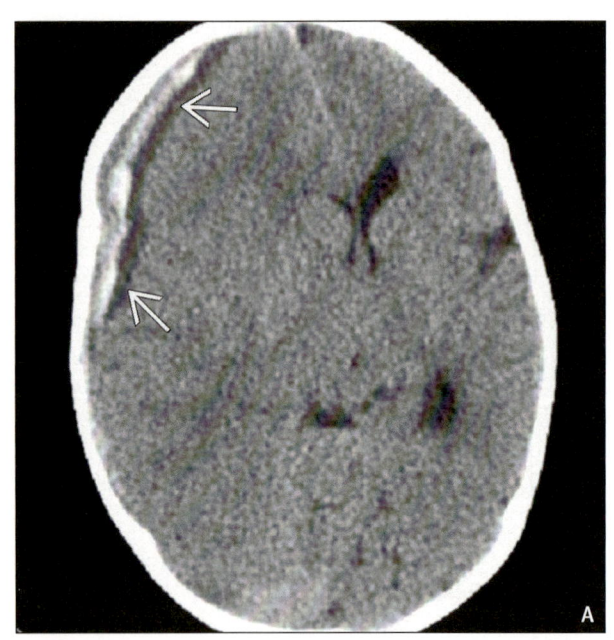

**3-44A** TC de uma criança com suspeita de trauma não acidental demonstrando HSs em três diferentes estágios ➡. Efeito expansivo e herniação subfalcial são desproporcionais ao tamanho dos HSs.

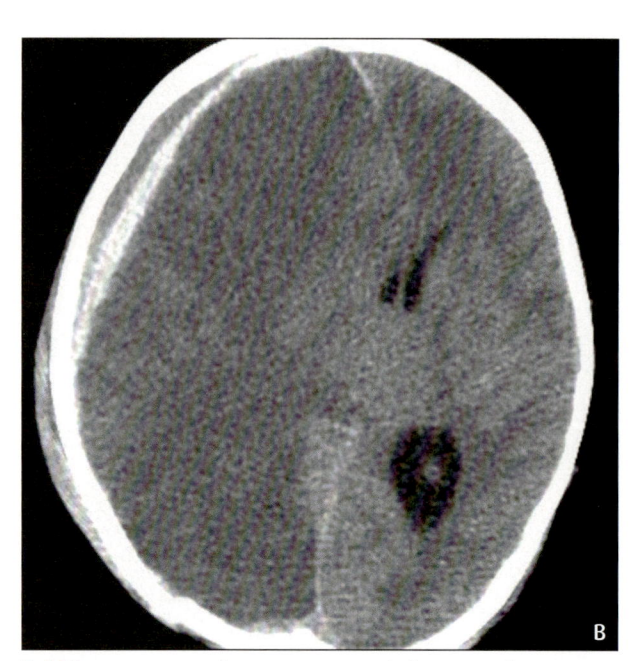

**3-44B** Novo exame algumas semanas após demonstrando outro HS misto com inchaço maciço, edema difuso do hemisfério direito. Provável síndrome do impacto secundário após múltiplas concussões.

tal e lesão cerebral repetitiva compartilham características fisiopatológicas comuns com atletas que sofrem de SIS.

APRESENTAÇÃO. Na SIS, o atleta encontra-se frequentemente com cefaleia ou outros sintomas da concussão inicial, mas retorna à competição e sofre um segundo trauma craniano – em geral de menor intensidade. Ele inicialmente permanece consciente, porém atordoado e confuso ("*got his bell rung*"), antes de sofrer um colapso e tornar-se semicomatoso.

A recuperação de um evento concussivo não é linear e não coincide com a resolução dos sintomas clínicos.

HISTÓRIA NATURAL. O cenário clínico da SIS é frequentemente catastrófico com rápido início de coma associado a midríase fixa. Pode ocorrer deterioração neurológica dentro de minutos. A mortalidade e a morbidade são extremamente altas. Os sobreviventes, mesmo submetidos a craniectomia descompressiva de urgência, costumam apresentar infartos isquêmicos multifocais com déficits cognitivos e neurológicos graves residuais.

## Imagem

A TC em pacientes com SIS mostra uma pequena (<0,5 cm) coleção subdural, em forma de crescente, hiperdensa ou com densidade mista, recobrindo um hemisfério cerebral hipodenso e inchado. A extensão do efeito expansivo e do desvio de linha média é desproporcional ao relativamente pequeno hematoma subdural **(Fig. 3-44)**.

Inicialmente, a interface entre a substância branca e cinzenta é preservada, mas à medida que o edema cerebral progride, o hemisfério inteiro torna-se hipodenso. As cisternas da base e os sulcos cerebrais tornam-se totalmente indefinidos e o paciente evolui com herniação descendente central completa com compressão do tronco.

A RM mostra um cérebro inchado hiperintenso em T2/FLAIR abaixo de um pequeno HS. As imagens ponderadas em T2* (GRE, SWI) em geral são negativas para hemorragia intraparenquimatosa. O cérebro inchado apresenta forte restrição ao estudo da difusão. A espectroscopia por RM demonstra queda do NAA.

## *Disfunção hipofisária pós-traumática*

Entre 25 e 40% dos sobreviventes de TCE desenvolvem deficiências hormonais em 6 a 12 meses após a lesão. Cerca de 20% são suficientemente graves para exigir reposição hormonal.

A disfunção endócrina em pacientes com outras condições médicas complexas ou psicossociais frequentemente não é percebida. A disfunção hipotalâmico-hipofisária pode contribuir para uma pior qualidade de vida, exacerbar déficits neurológicos e tornar-se inclusive uma ameaça à vida. A deficiência de hormônio do crescimento pode ser a causa de atraso do crescimento e baixa estatura em crianças.

O diagnóstico de hipopituitarismo pós-traumático é baseado na avaliação clínica, exames laboratoriais e neuroimagem. Um espectro de achados na RM foi relatado e inclui hemorragia hipotalâmica e/ou na hipófise posterior, infarto do lobo anterior da hipófise e transecção da haste hipofisária. A interrupção traumática da haste hipofisária apresenta-se como sela parcialmente vazia acompanhada por haste hipofisária muito fina ou seccionada. Vascularização reduzida em estudos dinâmicos pós-contraste **(Fig. 3-45)** pode ser evidenciada.

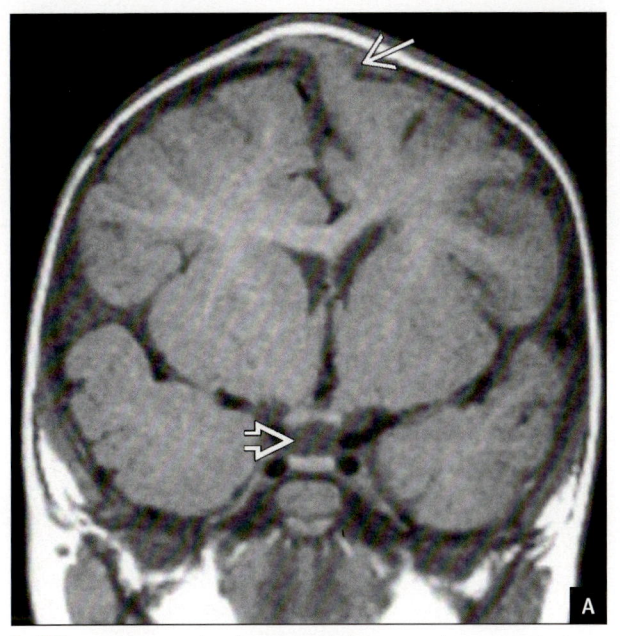

**3-45A** Imagem ponderada em T1 no plano coronal em uma criança com hipopituitarismo pós-traumático demonstrando ausência da haste infundibular (provavelmente secundária à transecção traumática) ⇒ e uma *"growing fracture"* no vértex →.

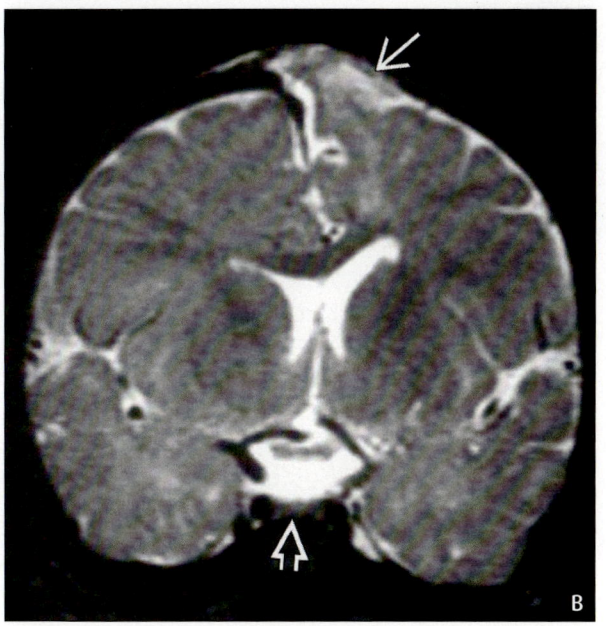

**3-45B** Imagem ponderada em T2 do mesmo paciente demonstrando sela parcialmente vazia ⇒ e ausência da haste hipofisária. Área de encefalomalacia → junto a *"growing fracture"* é claramente demonstrada.

## Referências selecionadas

- Pitfield AF et al: Emergency management of increased intracranial pressure. Pediatr Emerg Care. 28(2):200-4; quiz 205-7, 2012
- Tong WS et al: Early CT signs of progressive hemorrhagic injury following acute traumatic brain injury. Neuroradiology. 53(5):305-9, 2011

### *Síndromes de herniação*

- Figaji AA et al: Surgical treatment for "brain compartment syndrome" in children with severe head injury. S Afr Med J. 96(9 Pt 2):969-75, 2006
- Mokri B: The Monro-Kellie hypothesis: applications in CSF volume depletion. Neurology. 56(12):1746-8, 2001

### Herniação subfalcial

- Kubal WS: Updated imaging of traumatic brain injury. Radiol Clin North Am. 50(1):15-41, 2012

### *Edema, isquemia e insulto vascular*

#### Isquemia e infarto cerebral pós-traumáticos

- Shahlaie K et al: Risk factors for posttraumatic vasospasm. J Neurosurg. 115(3):602-11, 2011
- Moritani T et al: Diffusion-weighted imaging of acute excitotoxic brain injury. AJNR Am J Neuroradiol. 26(2):216-28, 2005

### Morte cerebral

- Wijdicks EF: The transatlantic divide over brain death determination and the debate. Brain. 135(Pt 4):1321-31, 2012
- Burkle CM et al: Brain death and the courts. Neurology. 76(9):837-41, 2011
- Kim E et al: Patterns of accentuated grey-white differentiation on diffusion-weighted imaging or the apparent diffusion coefficient maps in comatose survivors after global brain injury. Clin Radiol. 66(5):440-8, 2011
- Savard M et al: Selective 4 vessels angiography in brain death: a retrospective study. Can J Neurol Sci. 37(4):492-7, 2010
- Wijdicks EF et al: Evidence-based guideline update: determining brain death in adults: report of the Quality Standards Subcommittee of the American Academy of Neurology. Neurology. 74(23):1911-8, 2010
- Frampas E et al: CT angiography for brain death diagnosis. AJNR Am J Neuroradiol. 30(8):1566-70, 2009
- Yuzawa H et al: Pseudo-subarachnoid hemorrhage found in patients with postresuscitation encephalopathy: characteristics of CT findings and clinical importance. AJNR Am J Neuroradiol. 29(8):1544-9, 2008
- Kavanagh EC: The reversal sign. Radiology. 245(3):914-5, 2007
- Practice parameters for determining brain death in adults (summary statement): The Quality Standards Subcommittee of the American Academy of Neurology. Neurology. 45(5):1012-4, 1995

## Efeitos crônicos do trauma ao SNC

### Encefalopatia traumática crônica

- Costanza A et al: Review: Contact sport-related chronic traumatic encephalopathy in the elderly: clinical expression and structural substrates. Neuropathol Appl Neurobiol. 37(6):570-84, 2011
- Hasiloglu ZI et al: Cerebral microhemorrhages detected by susceptibility-weighted imaging in amateur boxers. AJNR Am J Neuroradiol. 32(1):99-102, 2011
- Omalu B et al: Emerging histomorphologic phenotypes of chronic traumatic encephalopathy in American athletes. Neurosurgery. 69(1):173-83; discussion 183, 2011

### Síndrome do impacto secundário

- Cantu RC et al: Second-impact syndrome and a small subdural hematoma: an uncommon catastrophic result of repetitive head injury with a characteristic imaging appearance. J Neurotrauma. 27(9):1557-64, 2010

### Disfunção hipofisária pós-traumática

- Gasco V et al: Hypopituitarism following brain injury: when does it occur and how best to test? Pituitary. 15(1):20-4, 2012
- Maiya B et al: Magnetic resonance imaging changes in the pituitary gland following acute traumatic brain injury. Intensive Care Med. 34(3):468-75, 2008
- Makulski DD et al: Neuroimaging in posttraumatic hypopituitarism. J Comput Assist Tomogr. 32(2):324-8, 2008

# PARTE II

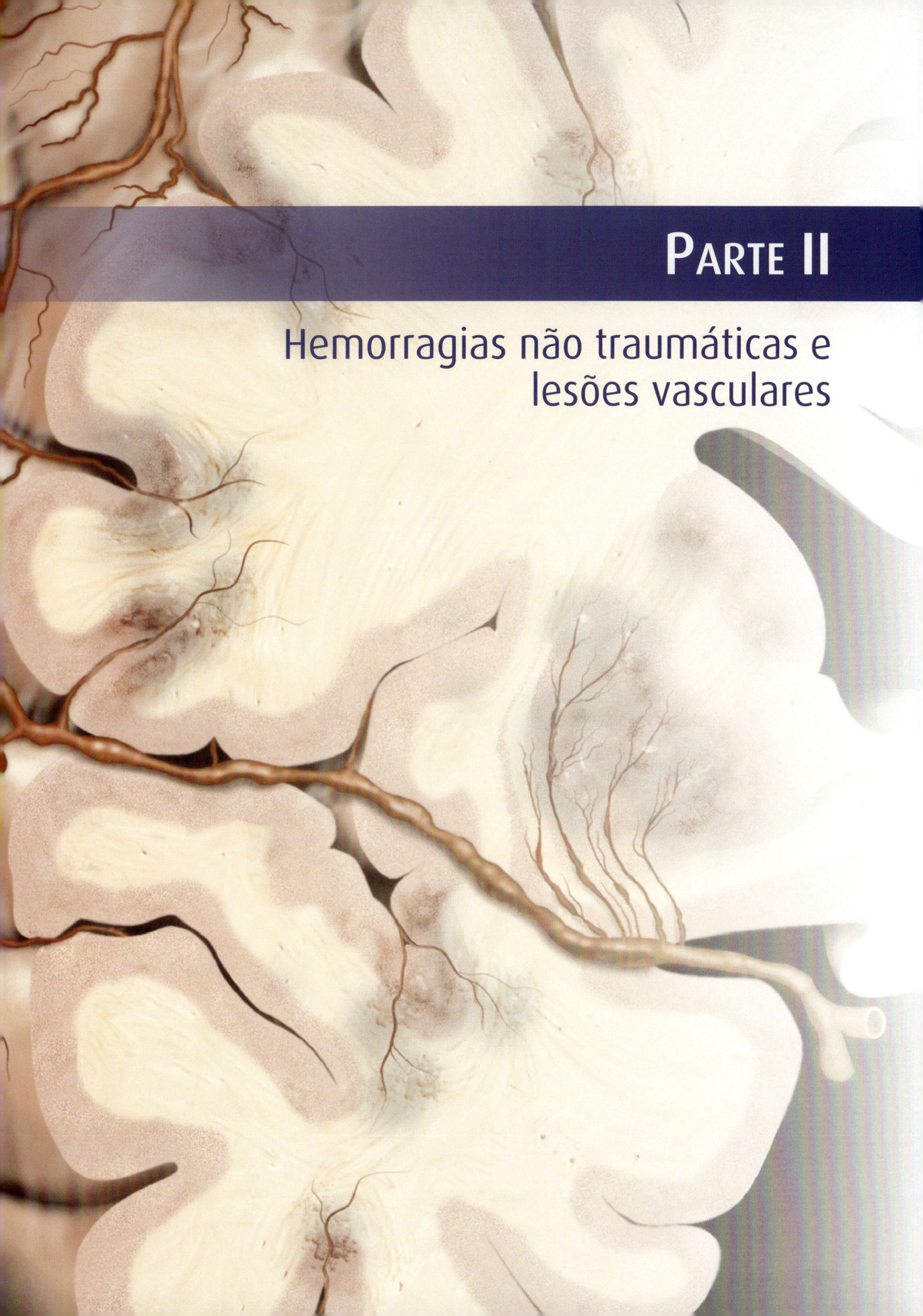

## Hemorragias não traumáticas e lesões vasculares

# 4

# Abordagem às hemorragias não traumáticas e às lesões vasculares

| | |
|---|---|
| A imagem da hemorragia e das lesões vasculares | 77 |
| Em quem e por que realizar exames de imagem? | 77 |
| Quando e como realizar exames de imagem? | 77 |
| Abordagem às hemorragias não traumáticas | 78 |
| Hemorragia intra-axial | 79 |
| Hemorragia extra-axial | 80 |
| Abordagem às alterações vasculares do SNC | 81 |
| Hemorragia subaracnóidea e aneurismas | 81 |
| Malformações vasculares | 81 |
| Anatomia arterial e infartos | 82 |
| Anatomia venosa e oclusões | 82 |
| Vasculopatias | 83 |

Esta seção é direcionada a hemorragias espontâneas (i.e., não traumáticas) e a lesões vasculares, começando com uma discussão geral sobre os sangramentos cerebrais. Os capítulos subsequentes delineiam um largo espectro de patologias vasculares, que variam desde aneurismas/hemorragia subaracnóidea e malformações vasculares a vasculopatias cerebrais e acidentes vasculares cerebrais (AVCs). Quando apropriado, considerações anatômicas e a fisiopatologia de distúrbios específicos serão incluídas.

A hemorragia intracraniana (HI) espontânea (i.e., não traumática) e as doenças vasculares cerebrais são a segunda maior causa neurológica de incapacitação, atrás apenas do trauma. O AVC ou "infarto cerebral" – definido como início súbito de um evento neurológico – é a terceira maior causa *global* de morte nos países industrializados e é causa neurológica mais comum de incapacitação em adultos.

Significativas iniciativas de saúde pública com o objetivo de reduzir a prevalência de comorbidades, tais como obesidade, hipertensão e diabetes, causaram apenas leve redução na incidência de AVCs e de sangramentos cerebrais. Por isso, continua sendo importante entender a etiopatologia das hemorragias intracranianas e os diversos subtipos de AVCs em conjunto com as suas manifestações de imagem.

Começaremos este capítulo com uma breve revisão da HI não traumática e das doenças vasculares do SNC, iniciando com uma pequena discussão sobre em quem, por que, quando e como realizar exames de imagem. Desenvolveremos, então, uma abordagem baseada na anatomia para avaliar a HI não traumática. Fecharemos a discussão com uma introdução baseada na patologia do largo espectro de lesões vasculares congênitas e adquiridas que afetam o cérebro.

## A imagem da hemorragia e das lesões vasculares

### Em quem e por que realizar exames de imagem?

Em razão de sua disponibilidade e rapidez, uma TC sem contraste de emergência costuma ser o exame de imagem de primeira escolha nos pacientes com início súbito de um déficit neurológico inexplicado. A TC sem contraste também é comumente obtida para avaliar a suspeita de hemorragia subaracnóidea, hidrocefalia ou massa intracraniana em paciente com cefaleia grave, mas sem alteração focal ao exame neurológico.

Se o estudo inicial por TC sem contraste for negativo e nenhum déficit neurológico estiver aparente, prosseguir com a investigação por imagem é desnecessário. Contudo, se os achados de imagem e a história do paciente sugerirem um AVC tromboembólico, exames de imagem adicionais estão indicados.

### Quando e como realizar exames de imagem?

Uma das questões mais desafiadoras surge quando uma TC sem contraste de rastreamento revela hemorragia parenquimatosa. Quais as potenciais causas? O paciente está em risco para expansão do hematoma? Devem ser realizados outros exames de imagem de emergência?

Uma angiotomografia (ATC) está indicada em pacientes com declínio clínico súbito e hematomas de densidade mista (indicando sangramento em atividade ou coagulopatia). Um *bleeding globe* causado pela ruptura de um microaneurisma lenticuloestriado (aneurisma de Charcot-Bouchard) pode, às vezes, ser identificado.

Uma ATC também é apropriada como um segundo passo em crianças e em adultos jovens e de meia-idade com HI espontânea (não traumática) detectada em uma TC sem contraste de rastreamento. Ao contrário do que ocorre nos pacientes idosos, a malformação vascular é uma etiologia subjacente comum nos grupos mais jovens.

A RM de emergência é necessária se a ATC for negativa. Contudo, uma RM de controle com ou sem contraste pode ser muito útil nos pacientes com HI inexplicada. Além das sequências-padrão (i.e., ponderações em T1, T2, difusão, FLAIR e T1 pós-contraste), sequências em T2*-GRE ou imagem ponderada em susceptibilidade (SWI) – devem ser obtidas.

A evidência de hemorragia prévia na RM pode ser muito útil para estreitar o diagnóstico diferencial. A HI benigna, em geral, segue uma evolução previsível e ordenada nos exames de RM. A evidência na RM de hemorragia desordenada ou com aparência bizarra deve levantar a possibilidade de neoplasia, malformação arteriovenosa subjacente ou coagulopatia.

Se a RM demonstrar múltiplas hemorragias parenquimatosas em diferentes fases, a etiologia subjacente varia conforme a idade do paciente. Múltiplos sangramentos em pacientes idosos podem estar associados à hipertensão crônica e à angiopatia amiloide. Malformações cavernosas e alterações hematológicas são as causas mais comuns em crianças e em adultos jovens.

## Abordagem às hemorragias não traumáticas

A localização do hematoma, a idade e o número (solitário ou múltiplo) devem ser valorizados.

O diagnóstico diferencial da HI espontânea não traumática varia largamente com a localização anatômica. Já que o parênquima cerebral é o local mais comum, começaremos a discussão com as hemorragias intra-axiais e, após, voltaremos nossa atenção para os sangramentos extra-axiais.

**4-1** Espécime de autópsia de um idoso mostrando um hematoma parenquimatoso →  centrado na região estriatocapsular. A localização na cápsula externa/putame é clássica para hemorragia hipertensiva.

**4-2** Caso de autópsia de um paciente de meia-idade com carcinoma renal metastático mostrando duas metástases hemorrágicas → na interface entre as substâncias branca e cinzenta, uma localização típica.

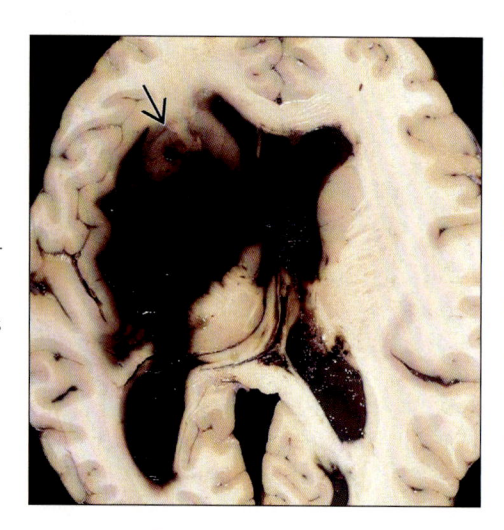

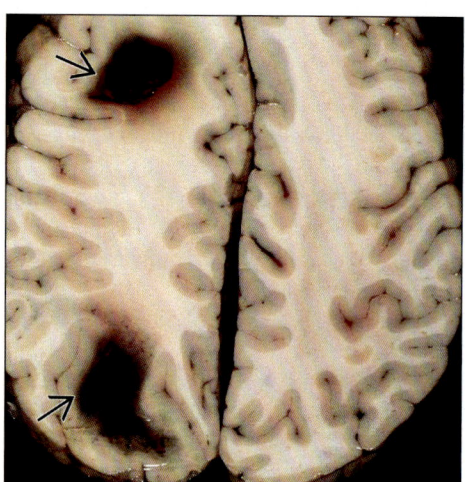

**4-3** Peça de autópsia de uma paciente jovem com um grande hematoma → centrado na substância branca com extensão focal → através do córtex. Malformação arteriovenosa subjacente foi a causa dessa hemorragia intracraniana fatal.

**4-4** Peça de autópsia de uma criança com hemorragias multifocais parenquimatosas → causadas por leucemia. (Os casos são cortesia de R. Hewlett, MD.)

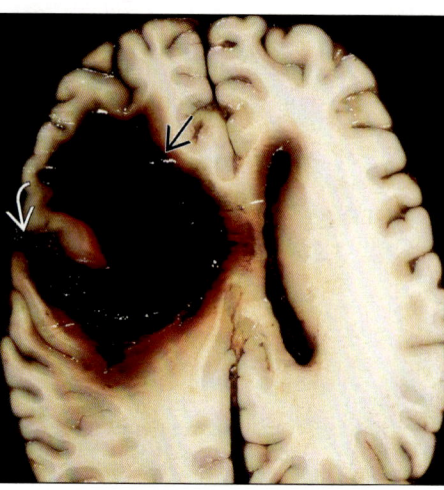

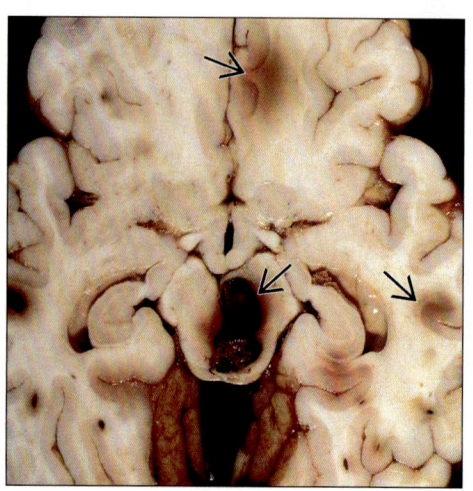

## Hemorragia intra-axial

### Aspectos clínicos

A hemorragia parenquimatosa é o tipo mais devastador de AVC. Embora os avanços recentes tenham melhorado o tratamento dos AVCs isquêmicos, existem poucos tratamentos baseados em evidência para a HI. As estratégias são amplamente de suporte, objetivando limitar a progressão da lesão, bem como prevenir complicações associadas, tais como expansão do hematoma, elevação da pressão intracraniana e ruptura intraventricular com hidrocefalia.

### Imagem

Os hematomas parenquimatosos são facilmente reconhecidos na TC sem contraste por sua hiperdensidade ou, em casos de sangramento ativo ou coagulopatia, aspecto misto iso/hiperdenso. Os hematomas são lesões focais que expandem o cérebro, deslocando o córtex externamente e produzindo efeito de massa nas estruturas subjacentes, tais como os ventrículos. Em geral, os sulcos são comprimidos, e os giros aparecem expandidos e retificados. O cérebro ao redor pode aparecer francamente edematoso.

A intensidade de sinal do hematoma nas sequências-padrão da RM varia conforme a idade do coágulo e a sequência de imagem. As aquisições em T2* (GRE, SWI) são especialmente importantes na avaliação de pacientes com hemorragia cerebral.

### Diagnóstico diferencial

A localização específica de um coágulo intraparenquimatoso é muito importante para estabelecer sua suposta etiologia.

Se um clássico hematoma **estriatocapsular** ou **talâmico** é encontrado em um paciente de meia-idade ou idoso, a hemorragia hipertensiva é de longe a causa mais comum **(Fig. 4-1)**. Deve-se suspeitar do uso de drogas em um paciente adulto jovem como uma lesão de aspecto similar. A ruptura de aneurismas raramente causa hemorragia nos núcleos da base laterais, e neoplasias com necrose hemorrágica são muito menos comuns do que sangramentos hipertensivos nessa localização.

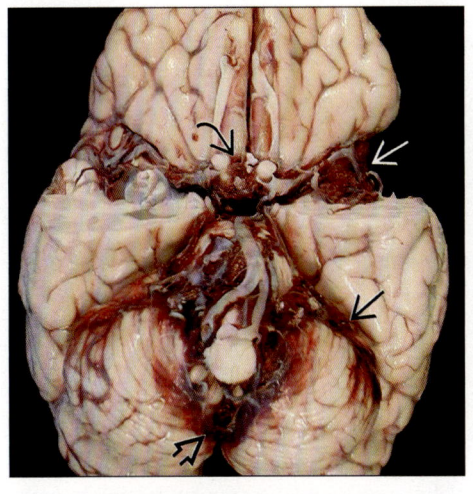

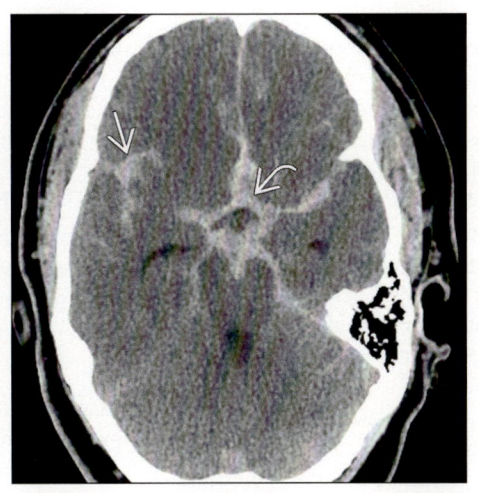

**4-5** Peça de autópsia demonstrando hemorragia subaracnóidea aguda difusa nas cisternas da base. O sangue enche as fissuras de Sylvius ➡, a cisterna suprasselar ➡ e a cisterna magna ➡. A hemorragia cobre a superfície da ponte e se estende lateralmente para as cisternas dos ângulos cerebelopontinos ➡.
**4-6** TC sem contraste de um paciente com HSA aneurismática. Hemorragia difusa preenchendo a cisterna suprasselar ➡ e as fissuras de Sylvius ➡. 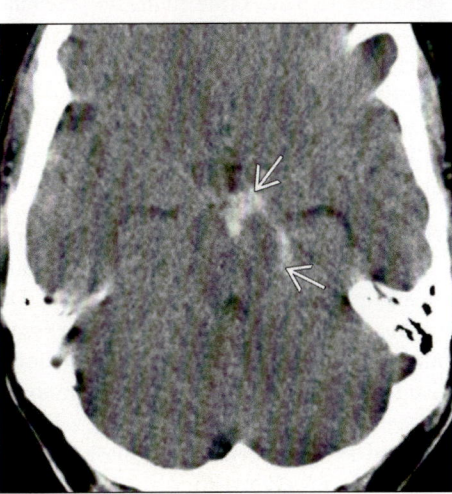 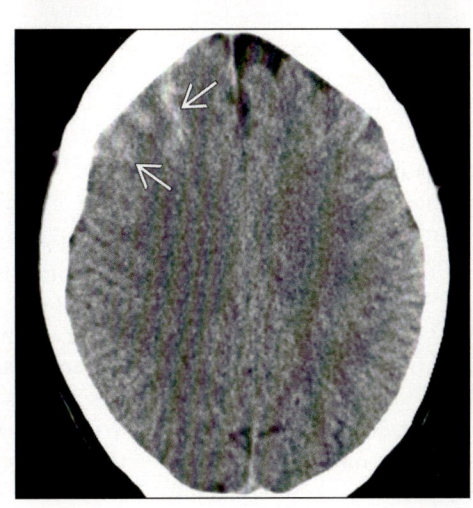
**4-7** TC sem contraste mostrando a clássica HSA perimesencefálica não aneurismática ➡ com sangue subaracnóideo localizado ao redor do mesencéfalo, na fossa interpeduncular e na cisterna ambiens. A ATC foi negativa.
**4-8** TC sem contraste de uma jovem com cefaleia grave mostrando hemorragia subaracnóidea focal em sulcos da convexidade frontal à direita ➡. As cisternas da base (não mostradas) estavam normais. Síndrome da vasoconstrição cerebral reversível comprovada.

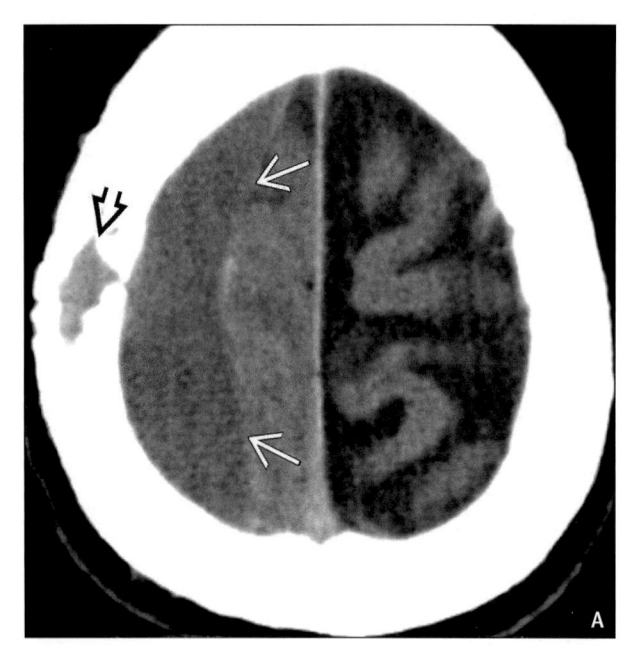

**4-9A** TC sem contraste mostrando hematoma combinado epi e subdural subagudo espontâneo não traumático ➡ associado à lesão focal na calvária ▷.

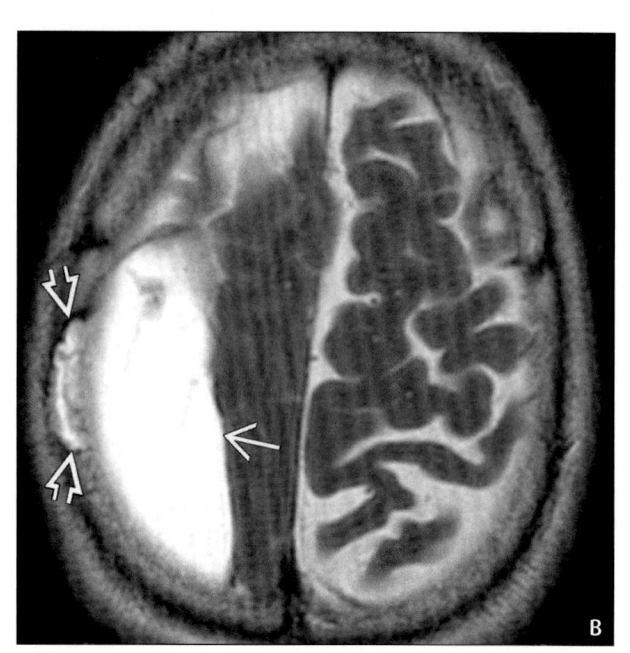

**4-9B** Ponderações em T2 do mesmo paciente mostrando que o hematoma ➡ está associado à lesão hiperintensa bem demarcada na calvária ▷. Um hemangioma foi encontrado na cirurgia.

As hemorragias **lobares** se apresentam como um desafio diverso, já que o diagnóstico diferencial é muito mais vasto. Em pacientes de mais idade, angiopatia amiloide, hipertensão e neoplasia subjacente (primária ou metastática) são as causas mais comuns **(Fig. 4-2)**. Malformações vasculares **(Fig. 4-3)** e malignidades hematológicas **(Fig. 4-4)** são as causas mais frequentes em pacientes jovens. Trombose de seio dural e/ou veia cortical são incomuns, mas ocorrem em pacientes de todas as idades.

Hemorragias na **interface entre as substâncias branca e cinzenta** são típicas de metástases, êmbolos sépticos e infecção fúngica.

Hemorragias multifocais confinadas à **substância branca** são raras. Quando identificadas em pacientes com história de doença febril, seguida de declínio neurológico súbito, é mais provável que sejam secundárias à forma hemorrágica da encefalomielite aguda disseminada, chamada de leucoencefalopatia hemorrágica aguda (também conhecida como doença de Weston-Hurst).

A idade do coágulo pode, provavelmente, ser útil para sugerir a etiologia da hemorragia intracraniana. Uma cavidade de encefalomalacia nos núcleos ou tálamos preenchida por hemossiderina em um paciente idoso se deve à hemorragia hipertensiva antiga. A causa mais comum de coágulo parenquimatoso hiperagudo em uma criança é uma malformação arteriovenosa subjacente.

## Hemorragia extra-axial

As hemorragias extra-axiais espontâneas podem ocorrer em qualquer um dos três grandes compartimentos anatômicos, como o espaço epidural, o espaço subdural e o espaço subaracnóideo. A hemorragia subaracnóidea é de longe a mais comum. Em comparação com as hemorragias traumáticas, o sangramento espontâneo para os espaços epi e subdural é incomum.

## Hemorragia subaracnóidea

**ASPECTOS CLÍNICOS.** Os pacientes com hemorragia subaracnóidea não traumática (HSAnt) frequentemente se apresentam com cefaleia grave de início súbito (descrevem como "a pior dor de cabeça da minha vida"). Uma cefaleia em "trovão" é muito comum.

**IMAGEM.** A HSAnt é facilmente distinguida de um hematoma parenquimatoso pela sua localização e configuração **(Fig. 4-5)**. Sangue no aspecto subaracnóideo tem um aspecto em "plumas", curvilíneo ou serpentiforme enquanto preenche as cisternas e a superfície dos sulcos. Ele segue a superfície cerebral e raramente causa efeito de massa focal.

A HSA é hiperdensa nos exames de TC sem contraste. O LCS com hemorragia sulco-cisternal aparece "sujo" nas ponderações em T1, hiperintenso em FLAIR e com artefato de susceptibilidade magnética no T2*.

**DIAGNÓSTICO DIFERENCIAL.** Assim como no sangramento parenquimatoso, a localização específica da HSAnt ajuda a estabelecer o diagnóstico diferencial apropriado. De longe, a causa mais comum de HSAnt é a **hemorragia subaracnóidea aneurismática** (HSAn). Já que a maioria dos aneurismas intracranianos se origina do polígono de Willis e da bifurcação da artéria cerebral média, a HSAn tende a se espalhar através das cisternas da base e se estender às fissuras de Sylvius **(Fig. 4-6)**.

Dois subtipos especiais e facilmente reconhecíveis de hemorragia subaracnóidea *não* estão associados a rupturas de aneurismas intracranianos. O sangue localizado nos espaços subaracnóideos em torno do mesencéfalo e anterior à ponte é chamado de **hemorragia subaracnóidea perimesencefálica não aneurismática** (HSAp) **(Fig. 4-7)**. Esse tipo de HSA é autolimitado, raras vezes resulta em vasospasmo e é provavelmente secundário à hemorragia venosa. A ATC é uma técnica confiável para excluir um aneurisma de topo da basilar. A angiografia com subtração digital (ASD) e o seguimento por imagem não têm demonstrado aumento no ganho diagnóstico em tais casos.

A presença de sangue em um ou mais sulcos sobre os hemisférios cerebrais superiores é chamada de **hemorragia subaracnóidea de convexidade (Fig. 4-8)**. Esse tipo de HSA recentemente reconhecido está associado a diversas etiologias, incluindo trombose venosa cortical e angiopatia amiloide em pacientes idosos, bem como síndrome da vasoconstrição cerebral reversível em indivíduos mais jovens.

## Hemorragia epidural

A patogênese dos hematomas extradurais é quase sempre traumática e provém da laceração de artérias meníngeas, fraturas ou ruptura de seios venosos durais.

A maioria é encontrada no espaço epidural espinal – e não craniano – e é uma condição de emergência que pode resultar em paraplegia, quadriplegia e até mesmo morte. Os pacientes idosos anticoagulados estão em maior risco.

As hemorragias epidurais espontâneas intracranianas são bastante raras. A maioria dos casos relatados está associada a alterações na coagulação, infecção craniofacial, frequentemente mastoidite ou sinusite do seio esfenoidal, trombose de seio dural, infarto ósseo (p. ex., em pacientes com anemia falciforme) ou lesões vasculares da calvária (p. ex., hemangioma, metástase ou cisto epidermoide intradiploico) **(Fig. 4-9)**.

## Hemorragia subdural

O trauma também é a causa da grande maioria dos hematomas subdurais (HSs). Os HSs representam menos de 5% de todos os casos. Muitos ocorrem com depleção do volume do LCS e com hipotensão intracraniana, que pode ameaçar a vida quando suficientemente grave. A maioria dos casos de hipotensão intracraniana espontânea é secundária à ruptura dural após punção lombar, mielografia, anestesia espinal ou cirurgia craniana.

Os HSs não traumáticos têm sido relatados em associação a diversas outras condições, incluindo desidratação hiponatrêmica, alterações de coagulação inatas ou adquiridas, trombose de seio venoso dural e meningite. Alguns poucos casos de HS espontâneo ocorrem diretamente adjacentes a uma hemorragia periférica lobar e estão associados a uma vasculopatia subjacente (tal como doença amiloide cerebral com formação de pseudoaneurismas) ou malformação vascular. Outros ocorrem sem um antecedente identificável ou condição predisponente.

Ocasionalmente, a ruptura de uma artéria cortical ou aneurisma sacular pode resultar em HS intracraniano não traumático. Os hemangiomas durais também têm sido relatados como causas de HS agudo não traumático. Os pacientes idosos com coagulopatia intrínseca ou iatrogênica podem se apresentar com HS tanto com pouca ou nenhuma evidência definida de traumatismo craniencefálico.

## Abordagem às alterações vasculares do SNC

Aqui, abordaremos de maneira geral as alterações vasculares do cérebro introduzindo brevemente a maioria dos capítulos desta seção. Detalhes a respeito da etiopatologia, características clínicas, achados de imagem e diagnóstico diferencial serão delineados nos capítulos individualmente.

### *Hemorragia subaracnóidea e aneurismas*

O trauma é – de longe – a causa mais comum de hemorragia subaracnóidea. A HSA é encontrada em 100% dos pacientes com traumatismo craniencefálico grave fatal e é comum naqueles com traumatismo craniencefálico fechado não fatal moderado a grave.

O Capítulo 6 concentra-se na HSA "espontânea" *não traumática,* que causa entre três e cinco por cento de todos os insultos agudos. Destes, quase 80% são causados pela ruptura de um aneurisma sacular. A HSA geralmente pode ser distinguida de uma HSA não aneurismática pela sua distribuição no exame de TC sem contraste (ver anteriormente).

Os aneurismas saculares clássicos (*berry*) assim como os menos comuns aneurismas dissecantes, pseudoaneurismas, aneurismas fusiformes e aneurismas em ampola (*blister-like*) são discutidos neste capítulo.

### *Malformações vasculares*

As malformações cerebrovasculares (MCV) são um grupo de alterações fascinantes e notadamente heterogêneas com características fisiopatológicas e de imagem únicas. O Capítulo 7 discute os quatro maiores tipos de malformações vasculares, agrupando-os conforme se comporta o *shunt,* se diretamente da circulação arterial para venosa, sem passar pelo leito capilar.

As MCVs que demonstram *shunt* AV incluem as malformações arteriovenosas (MAVs) **(Fig. 4-10)** e as fístulas arteriovenosas (FAVs). A entidade chamada angiopatia cerebral proliferativa, recentemente descrita, está incluída nesta seção. A angiopatia cerebral proliferativa pode simular uma MAV nos estudos de imagem, mas possui características únicas, que podem influenciar nas decisões de tratamento.

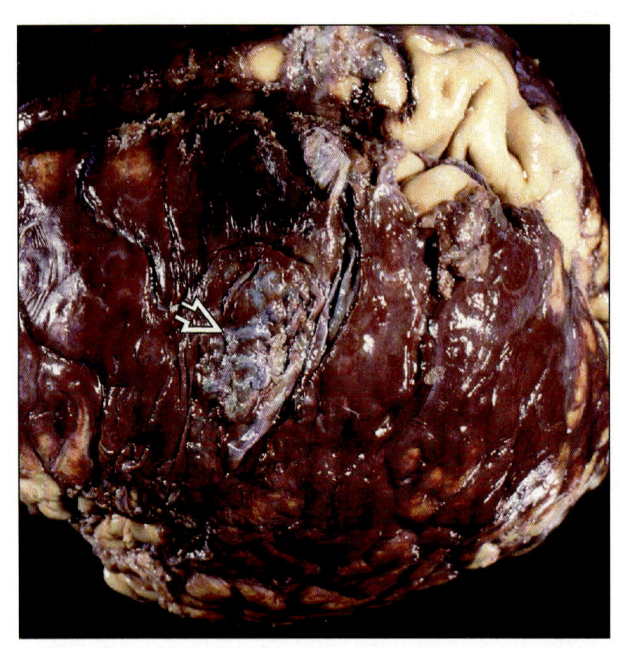

**4-10** Caso de autópsia de uma malformação arteriovenosa causando hemorragia intracraniana massiva. Observe a drenagem venosa proeminente ⇨ sobre a superfície do hemisfério. (Cortesia de R. Hewlett, MD.)

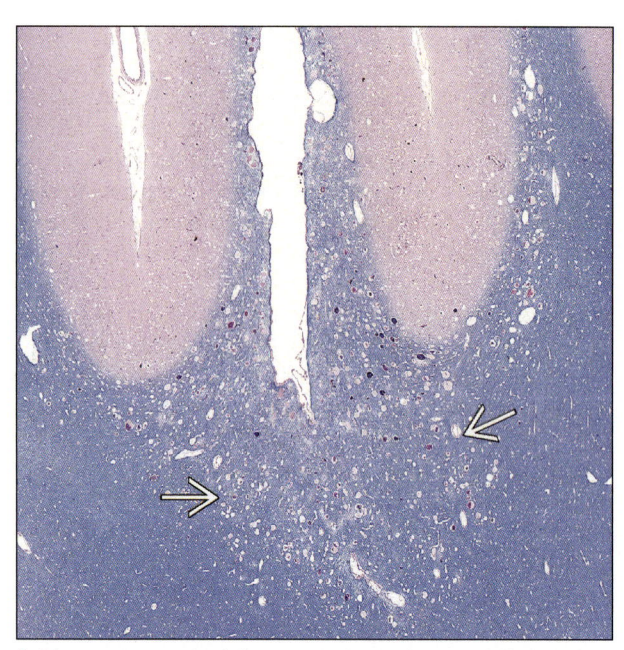

**4-11** Fotomicrografia de baixa magnificação de uma telangiectasia capilar encontrada incidentalmente em uma autópsia. Observe numerosos "buracos" ⇨ causados pelos inúmeros capilares dilatados e a ausência de efeito de massa ou de hemorragia. (Cortesia de P. Burger, MD.)

Com raras exceções, a maioria das MCVs que não possuem *shunt* AV – i.e., anomalias do desenvolvimento venoso ("angiomas venosos"), bem como malformações cavernosas e telangiectasias capilares **(Fig. 4-11)** – são lesões "não me toque" que são identificadas nos exames de imagens, mas, em geral, não necessitam de tratamento.

Por fim, observe que o tópico de malformação vascular "oculta" não é discutido. Este é um conceito fora de uso, originado em uma época na qual a angiografia era a única técnica disponível para o diagnóstico de malformações cerebrais vasculares antes de se proceder à exploração cirúrgica. Algumas malformações vasculares, tais como hemangiomas cavernosos e telangiectasias capilares, são invisíveis (e consequentemente "ocultas") na angiografia, mas são facilmente identificadas nos exames de RM.

### Anatomia arterial e infartos

O capítulo começa com uma discussão sobre a anatomia intracraniana arterial normal e distribuição vascular, fundamentos essenciais para a compreensão dos aspectos de imagem da isquemia/infarto cerebral.

O principal foco do capítulo é o infarto tromboembólico nos territórios arteriais cerebrais, já que eles são, de longe, a causa mais comum de isquemia aguda **(Fig. 4-12)**. Infartos subagudos e crônicos serão brevemente discutidos. Embora não sejam, por costume, receptivos ao tratamento intravascular, eles são, todavia, vistos nos estudos de imagem e devem ser reconhecidos como sequelas de eventos isquêmicos prévios **(Fig. 4-13)**.

A discussão dos infartos embólicos inclui êmbolos cardíacos e ateromatosos, bem como infartos lacunares e a distinta síndrome dos êmbolos de gordura. A etiopatologia e a imagem dos infartos em zonas de *watershed* ("zonas limítrofes"), e a lesão cerebral global hipóxico-isquêmica também estão incluídas. Infartos por outras causas, tais como síndrome de hipoperfusão cerebral, são discutidos.

O capítulo é finalizado ilustrando infartos em distribuições vasculares incomuns, incluindo os relacionados à artéria de Percheron e os infartos "de topo da basilar".

### Anatomia venosa e oclusões

O aspecto venoso da circulação cerebral é – literalmente uma "terra desconhecida" para muitos médicos que lidam com distúrbios cerebrais. Enquanto muitos podem enumerar os principais territórios arteriais com relativa facilidade, poucos podem delinear os territórios de drenagem venosa intracraniana.

Os seios e as veias cerebrais não são como os do restante do corpo. As veias sistêmicas, em geral, têm trajeto paralelo às artérias e espelham os seus territórios vasculares. Não é assim no cérebro. As veias sistêmicas têm válvulas e o fluxo costuma ser unidirecional.

As veias cerebrais e os seios durais carecem de válvulas e podem, consequentemente, exibir fluxo bidirecional. As veias sistêmicas possuem numerosos trajetos colaterais que podem se desenvolver em caso de oclusão. Poucos ramos colaterais existem dentro da calvária.

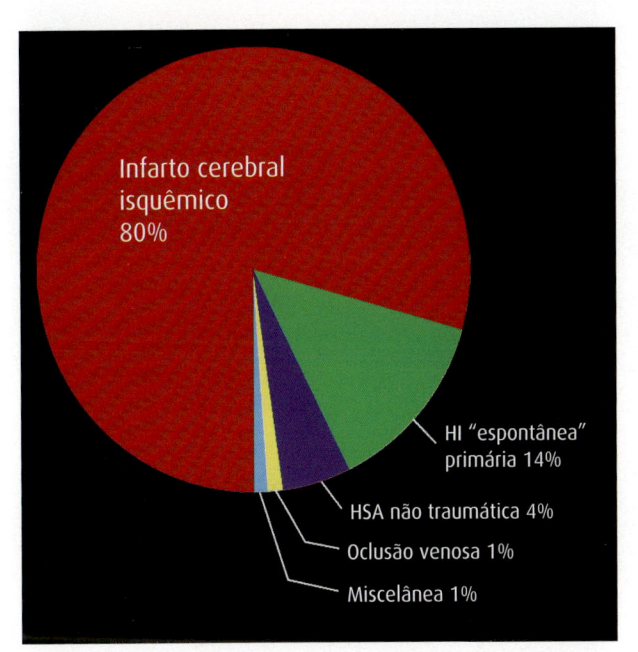

**4-12** Diagrama mostrando que o infarto isquêmico cerebral representa a grande maioria dos AVCs. A segunda causa mais comum é a hemorragia intracraniana primária, seguida de hemorragia subaracnóidea não traumática.

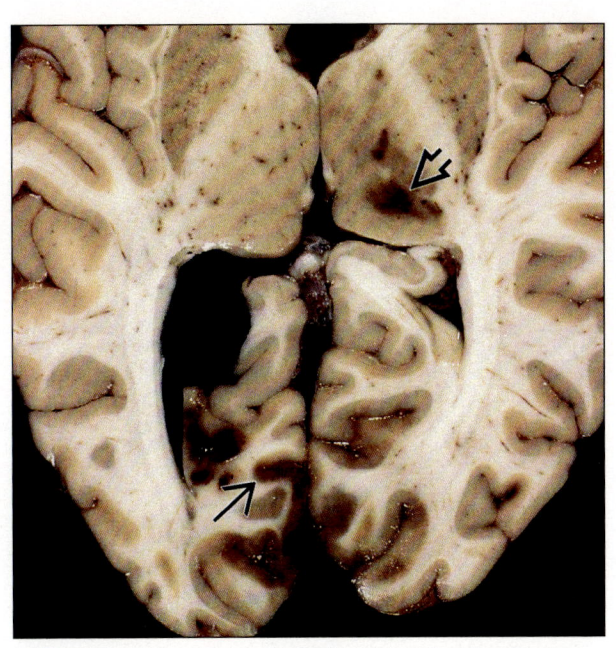

**4-13** Autópsia de infarto cerebral subagudo com transformação hemorrágica no córtex occipital ⇨ e tálamo contralateral ⇨. A distribuição anatômica é a de um infarto territorial posterior (vertebrobasilar). (Cortesia de R. Hewlett, MD.)

O Capítulo 9 começa com uma breve discussão sobre a anatomia venosa normal e os padrões de drenagem antes de considerar as diversas manifestações da oclusão venosa. A trombose venosa causa apenas 1% de todos os infartos, e sua apresentação clínica é muito menos distinta do que a da maioria das oclusões arteriais. Talvez seja por isso que esse seja o tipo de infarto mais frequentemente negligenciado nos exames de imagem. O infarto venoso também pode simular outras doenças (p. ex., neoplasias), e, em contrapartida, diversas alterações podem simular trombose venosa.

## Vasculopatias

O Capítulo 10, o capítulo final desta seção, é dedicado à vasculopatia cerebral. Esse capítulo começa com uma revisão sobre a anatomia arterial extracraniana normal com atenção especial às artérias carótidas e suas variantes.

A maior parte do capítulo trata da vasculopatia cerebral e está organizada em duas partes: doença aterosclerótica (**Fig. 4-14**) e não aterosclerótica. O conceito de placa aterosclerótica "vulnerável" ou "em risco" é enfatizado. Na verdade, embora a mensuração do percentual de estenose da artéria carótida interna tenha sido destacada desde os anos de 1990 como o principal preditor para risco de AVC e para as bases das decisões relacionadas ao tratamento, identificar uma placa prona à ruptura é ao menos tão importante quanto identificar a estenose.

O bastante negligenciado, mas importante tópico de aterosclerose intracraniana também é discutido. Embora êmbolos trombóticos cardíacos e de grandes vasos causem a maioria dos AVCs arteriais, entre cinco e 10% podem ser atribuídos à doença esteno-oclusiva intracraniana (**Fig. 4-15**). O tópico de arteriosclerose (p. ex., doença vascular de pequenos vasos) também é considerado aqui e novamente na seção subsequente sobre doenças metabólicas.

As doenças não ateromatosas da vasculatura cerebral são muito menos comuns do que a aterosclerose e suas sequelas. Contudo, diversas vasculopatias podem ter consequências graves e devem ser reconhecidas nos estudos de imagem. Esse grupo heterogêneo de alterações inclui displasia fibromuscular, dissecção, vasospasmo e a incomum, porém importante síndrome da vasoconstrição cerebral, bem como o frequentemente confuso tópico das vasculites.

O capítulo das vasculopatias finaliza com o tópico das doenças microvasculares não ateromatosas, tais como lúpus eritematoso sistêmico, síndrome antifosfolipídeo e angiopatia amiloide.

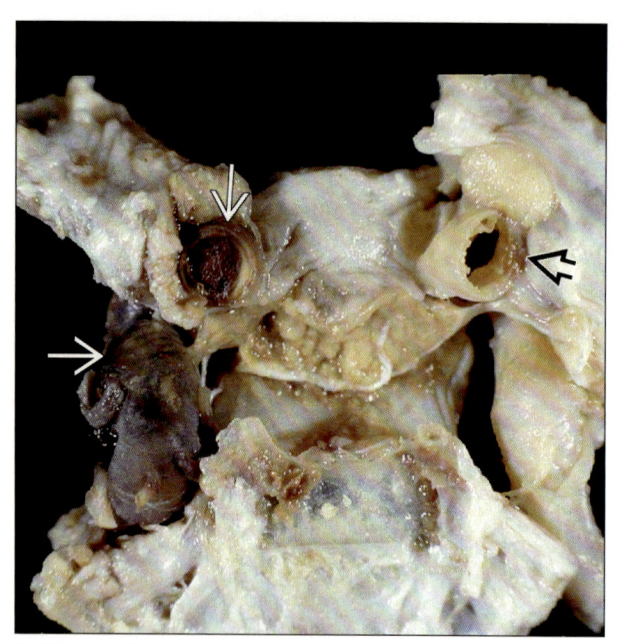

**4-14** Caso de autópsia mostrando trombose de uma carótida interna em sua porção cavernosa supraclinóidea ➡ e aterosclerose ➡ na outra ACI. (Cortesia de R. Hewlett, MD.)

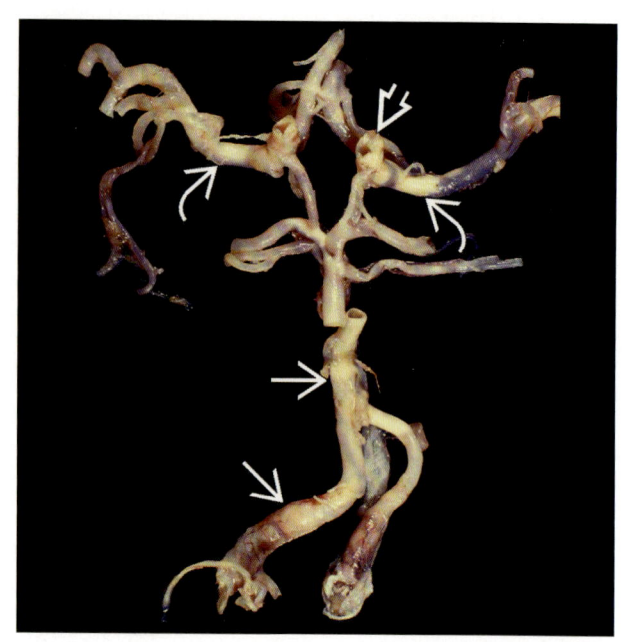

**4-15** A descoloração amarelada e ectasia por DVA está mais proeminente na circulação posterior ➡, mas as ACIs ➡ e as ACMs ➡ também estão afetadas. (Cortesia de R. Hewlett, MD.)

## Referências selecionadas

### Abordagem às hemorragias não traumáticas

- Fischbein NJ et al: Nontraumatic intracranial hemorrhage. Neuroimaging Clin N Am. 20(4):469-92, 2010

### Hemorragia intra-axial

- Balami JS et al: Complications of intracerebral haemorrhage. Lancet Neurol. 11(1):101-18, 2012

### Hemorragia extra-axial

- Cho KS et al: Epidural hematoma accompanied by oculomotor nerve palsy due to sphenoid sinusitis. Am J Otolaryngol. 32(4):355-7, 2011
- Cruz JP et al: Perimesencephalic subarachnoid hemorrhage: when to stop imaging? Emerg Radiol. 18(3): 197-202, 2011
- Kaif M: Mastoiditis causing sinus thrombosis and posterior fossa epidural haematoma: case report. Sultan Qaboos Univ MedJ. 11(1):108-11,2011
- Kumar S et al: Atraumatic convexal subarachnoid hemorrhage: clinical presentation, imaging patterns, and etiologies. Neurology. 74(11):893-9, 2010
- Cohen MC et al: Histology of the dural membrane supports the theoretical considerations of its role in the pathophysiology of subdural collections in nontraumatic circumstances. Pediatr Radiol. 39(8):880-1, 2009
- Kocak A et al: Acute subdural hematomas caused by ruptured aneurysms: experience from a single Turkish center. Turk Neurosurg. 19(4):333-7, 2009

### Abordagem às alterações vasculares do SNC

#### Malformações vasculares

- Marks MP et al: Cerebral proliferative angiopathy. J Neurointerv Surg. 4(5):e25, 2012
- de Champfleur NM et al: Magnetic resonance imaging evaluation of cerebral cavernous malformations with susceptibility-weighted imaging. Neurosurgery. 68(3):641-7; discussion 647-8, 2011
- Sayama CM et al: Capillary telangiectasias: clinical, radiographic, and histopathological features. Clinical article. J Neurosurg. 113(4):709-14, 2010
- Pham M et al: Radiosurgery for angiographically occult vascular malformations. Neurosurg Focus. 26(5):E16, 2009

# 5

# Hemorragia parenquimatosa espontânea

| Evolução da hemorragia intracraniana .................................. 86 |
| Fisiopatologia da hemorragia intracraniana ...................... 86 |
| Imagem da hemorragia parenquimatosa intracraniana ......... 89 |
| Etiologia das hemorragias parenquimatosas |
| não traumáticas ............................................................... 94 |
| Macro-hemorragias ............................................................ 100 |
| HI hipertensiva .................................................................. 100 |
| Angiopatia amiloide cerebral ............................................ 104 |
| Hemorragia cerebelar remota ........................................... 104 |
| Micro-hemorragias .............................................................. 105 |
| Microssangramentos cerebrais multifocais ...................... 105 |
| Causas não hemorrágicas de pontos pretos com |
| artefato de susceptibilidade magnética ........................... 106 |

Na ausência de trauma, o início agudo de sintomas neurológicos tem etiologia vascular até que seja provado o contrário. Uma rápida avaliação por neuroimagem para distinguir entre acidente vascular isquêmico e hemorragia intracraniana (HI) é crucial para o manejo do paciente.

## Epidemiologia da HI espontânea

O infarto/isquemia cerebral é o responsável por cerca de 80% de todos os acidentes vasculares cerebrais (AVCs). A hemorragia (não traumática) intracraniana primária (HIP) causa aproximadamente 15% dos AVCs, e é um subtipo devastador com alta morbidade e mortalidade. Apenas nos Estados Unidos, existem cerca de 70.000 a 80.000 novos casos de HI a cada ano, com um custo aproximado ao longo da vida de $120.000 a 150.000 por pessoa.

## História natural da HI primária

A piora clínica precoce após HIP é comum. Mais de 20% dos pacientes apresentam redução na Escala de Coma de Glasgow (GCS) de dois ou mais pontos entre a avaliação inicial pelos paramédicos e a chegada no departamento de emergência.

O sangramento ativo com expansão do hematoma ocorre em 25 a 40% dos pacientes e pode continuar por várias horas após o início dos sintomas. O aumento do hematoma é um preditor de piora clínica e está associado a elevação significativa na morbimortalidade. Portanto, é necessário um diagnóstico rápido para orientar o tratamento.

O prognóstico é grave, mesmo com intervenção precoce. Entre 20 e 30% dos pacientes morrem dentro das 48 horas do início da hemorragia. A mortalidade no primeiro ano chega a 60%. Apenas 20% dos pacientes que sobrevivem retornam à independência funcional e se recuperam sem déficits neurológicos residuais significativos.

## Recomendações de imagem

As diretrizes mais recentes da American Heart Association/American Stroke Association (AHA/ASA) recomendam a TC ou a RM de urgência como métodos de avaliação inicial para distinguir entre acidente vascular cerebral isquêmico e hemorrágico.

Se um hematoma parenquimatoso for identificado, a determinação da etiologia torna-se fundamental na avaliação inicial do paciente. A detecção de extravasamento de contraste dentro do coágulo pode ajudar a identificar os pacientes com risco para expansão do hematoma e que podem ser candidatos a intervenção cirúrgica. As diretrizes da AHA/ASA recomendam considerar TC com contraste ou angiotomografia (ATC) para identificar o foco de sangramento nesses pacientes.

O manejo de sangramentos de etiologia indefinida também varia conforme a idade do paciente. Se a idade for maior do que 45 anos e houver hipertensão arterial sistêmica prévia, um episódio de HI putaminal, talâmico ou na fossa posterior tem etiologia quase sempre hipertensiva e não exige avaliação adicional por imagem.

Entretanto, sangramentos profundos ou lobares em pacientes jovens ou adultos normotensos – independentemente da idade – geralmente exigem avaliação adicional. TC com contraste/RM com angiografia e/ou venografia podem ser úteis para detectar anormalidades como malformações arteriovenosas, neoplasias e trombose venosa cerebral.

Em pacientes idosos com HIP, RM ponderada em T2* (GRE, SWI) é útil para identificar alterações relacionadas a doença de pequenos vasos, como microssangramentos, hiperintensidades de substância branca e infartos lacunares.

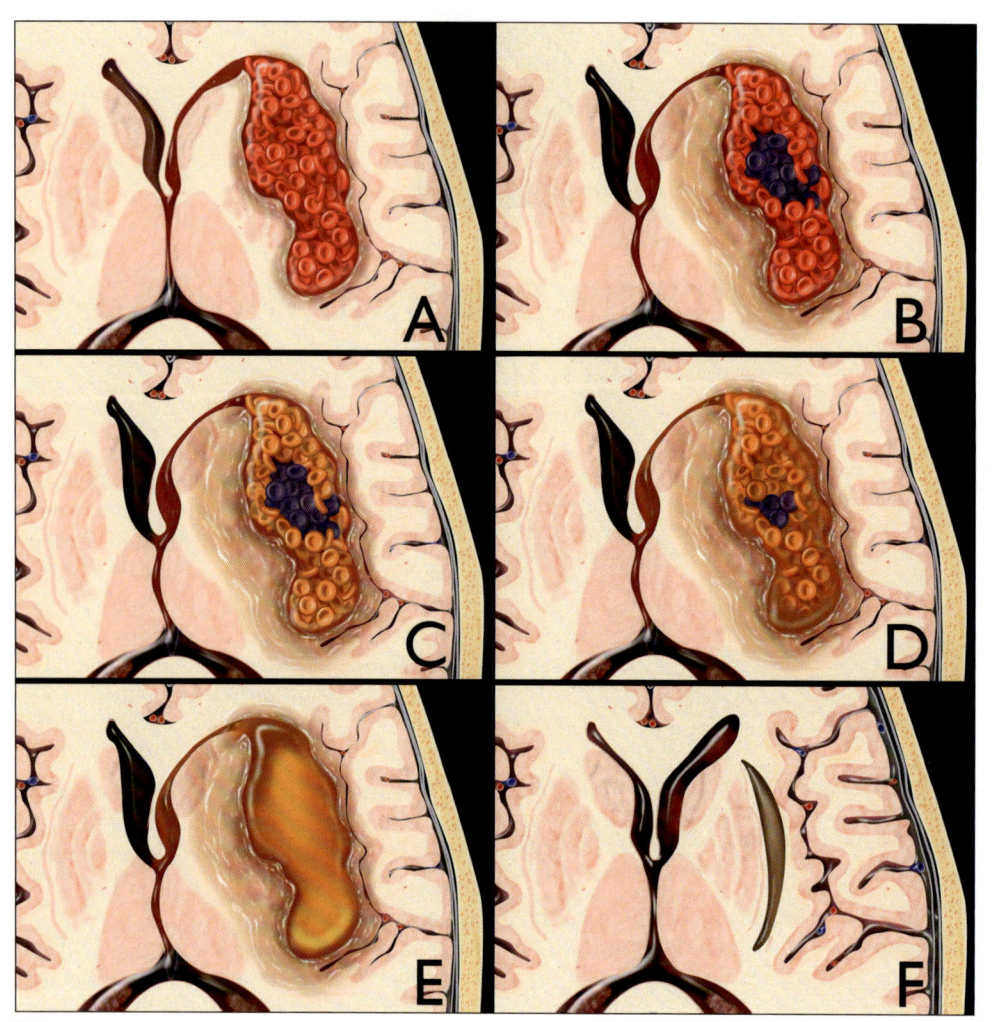

**5-1** (A) A hemorragia hiperaguda é um coágulo rico em água que é composto por 95 a 98% de oxi-Hgb. (B) A hemorragia aguda contém principalmente oxi-Hgb. Algumas Hems no centro muito hipóxico do coágulo podem conter desoxi-Hgb. (C) Coágulos subagudos precoces contêm desoxi-Hgb no centro e met-Hgb intracelular na periferia. (D) Coágulos subagudos tardios contêm principalmente met-Hgb extracelular. (E) Coágulos crônicos contêm uma quantidade de met-Hgb extracelular amarelada circundada por um halo de hemossiderina. (F) Apenas uma cicatriz em formato de fenda permanece posteriormente.

## Visão geral da HI primária

Este capítulo abordará inicialmente a fisiopatologia da hemorragia intracraniana. Isso fornecerá as bases para o entendimento de como a HIP se apresenta nos estudos de imagem e por que os aspectos de imagem mudam com o tempo. Também serão consideradas causas maiores de HI, como hipertensão arterial e angiopatia amiloide.

A maioria das HIPs é constituída por lesões solitárias. A presença de mais de um sangramento cerebral *macros*cópico simultâneo é incomum, respondendo por apenas 2 a 3% dos casos de HIP. Sangramentos *micro*scópicos multifocais são muito mais comuns. Ao final do capítulo, serão discutidos etiologia, patologia, aspectos de imagem e diagnósticos diferenciais dos sangramentos microscópicos multifocais.

## Evolução da hemorragia intracraniana

### *Fisiopatologia da hemorragia intracraniana*

#### Formação do coágulo

A formação do coágulo é um evento fisiológico complexo que envolve componentes celulares (principalmente plaquetas) e componentes proteicos solúveis. As plaquetas são ativadas e agregam-se no ponto de dano vascular. Proteínas solúveis são ativadas tanto pelas vias intrínseca quanto extrínseca e unem-se em uma rota de coagulação comum, resultando no coágulo de fibrina.

#### Degradação da hemoglobina

A hemoglobina (Hgb) é composta por quatro subunidades proteicas (globinas). Cada subunidade contém uma molécula heme com um átomo de ferro circundado por um anel de porfirina.

A Hgb do interior das células vermelhas (Hem) do sangue que estão extravasando no interior de uma HIP rapidamente dessaturam. A Hgb totalmente oxigenada (oxi-Hgb) contém íon ferroso não paramagnético. Em um hematoma, a oxi-Hgb é inicialmente convertida para desoxi-hemoglobina (desoxi-Hgb).

Com o tempo, a desoxi-Hgb é metabolizada em meta-hemoglobina (met-Hgb), que contém íon férrico. Conforme as células vermelhas sofrem lise, a met-Hgb é liberada e posteriormente degradada e reabsorvida. A conversão do íon férrico em hemossiderina e ferritina é feita pelos macrófagos.

A maior fonte de depósito de ferro não heme no cérebro humano é a ferritina. Embora o ferro seja essencial para o funcionamento da função cerebral humana, a sobrecarga de ferro tem efeitos devastadores. A peroxidação lipídica e a formação de radicais livres promovem lesão cerebral oxidativa após HI que pode continuar por semanas ou meses.

## Estágios da hemorragia intraparenquimatosa

Cinco estágios na evolução temporal dos hematomas são descritos: hiperagudo, agudo, subagudo precoce, subagudo tardio e crônico. Cada um deles tem suas próprias caraterísticas que dependem de três fatores-chave: (1) estrutura do coágulo, (2) integridade das células vermelhas e (3) estado da oxigenação da hemoglobina. Os aspectos de imagem dependem do estágio do hematoma **(Fig. 5-1)**, **(Tab. 5-1)**.

O hematoma é composto por duas regiões distintas: central e periférica. Em geral, a degradação da hemoglobina inicia-se na periferia e progride em direção ao centro.

**HEMORRAGIA HIPERAGUDA.** Entre minutos até 24 horas de evolução. A maioria das hemorragias hiperagudas é avaliada por imagem entre 4 e 6 horas e em geral antes de 24 horas. Inicialmente, o coágulo de fibrina é frouxo, contém plasma, plaquetas e células vermelhas intactas. Nesse estágio, os efeitos diagmagnéticos da oxi-Hgb são predominantes no hematoma.

Nos hematomas recentes, eritrócitos intactos misturam-se ao parênquima cerebral adjacente na interface entre o parênquima e o hematoma. Um edema forma-se ao redor do hematoma após poucas horas do início do evento e está associado a efeito expansivo, aumento da pressão intracraniana e dano cerebral secundário.

**HEMORRAGIA AGUDA.** Entre um e três dias de evolução. A hipoxia grave no interior do coágulo induz transformação da oxi-Hgb em desoxi-Hgb. O ferro na desoxi-Hgb apresenta quatro elétrons desemparelhados e consequente efeito paramagnético.

Embora a desoxi-Hgb seja paramagnética, enquanto permanece no interior das hemácias intactas, ela é protegida das interações diretas dipolo-dipolo com prótons de água do plasma extracelular. Nesse estágio, os efeitos de susceptibilidade magnética são determinados pelas diferenças entre os "microambientes" dentro e fora dos eritrócitos.

**HEMORRAGIA SUBAGUDA PRECOCE.** Definida quando o coágulo tem entre três dias e uma semana de evolução. A hemoglobina persiste no interior dos eritrócitos e a contida no centro hipóxico do coágulo permanece como desoxi-Hgb. A periferia do coágulo degenera-se mais rapidamente e contém met-Hgb intracelular, que é altamente paramagnética, porém as membranas intactas dos eritrócitos evitam as interações diretas dipolo-dipolo.

Nessa fase, há desenvolvimento de resposta inflamatória celular peri-hematoma. À medida que as células imunológicas infiltram o parênquima adjacente ao coágulo, ocorre ativação das células microgliais.

**HEMORRAGIA SUBAGUDA TARDIA.** Dura de uma a várias semanas. À medida que as hemácias sofrem lise, a met-Hgb torna-se extracelular, e agora se encontra diretamente exposta à água plasmática, com consequente redução do tempo de relaxamento T1 e prologamento do tempo de relaxamento T2.

**Tabela 5-1** Aspectos de imagem dos estágios da hemorragia intraparenquimatosa

| Estágio | Tempo (intervalo) | Produtos do sangue | TC | T1 | T2 | T2* | Difusão |
|---|---|---|---|---|---|---|---|
| Hiperagudo | <24 horas | Oxi-Hgb | Hiperdenso | Isointenso | Hiperintenso | Artefato de susceptibilidade magnética | + |
| Agudo | 1 a 3 dias | Desoxi-Hgb | Hiperdenso | Isointenso | Hipointenso | ↑ Artefato de susceptibilidade magnética | + |
| Subagudo precoce | >3 dias a 1 semana | Met-Hgb intracelular | Isodenso | Hiperintenso | Hipointenso | Muito hipointenso | + |
| Subagudo tardio | 1 semana a meses | Met-Hgb extracelular | Hipodenso | Hiperintenso | Hiperintenso | Halo hipointenso, centro variável | – |
| Crônico | >14 dias (≥ meses) | Hemossiderina | Hipodenso | Hipointenso | Hipointenso | Hipointenso | – |

Desoxi-Hgb = desoxi-hemoglobina; met-Hgb = meta-hemoglobina; oxi-Hgb = oxi-hemoglobina

**5-2A** TC sem contraste em um paciente hipertenso demonstrando um grande hematoma heterogêneo no hemisfério cerebelar esquerdo ➡ e um coágulo menor, muito menos hiperdenso, no hemisfério cerebelar direito ➡. Achados consistentes com coágulo hiperagudo (frouxo, grande, pouco retraído).

**5-2B** O paciente apresentou piora clínica súbita durante o exame. Nova TC sem contraste agora demonstrando hemorragia adicional ➡. O paciente morreu logo após a realização do segundo exame.

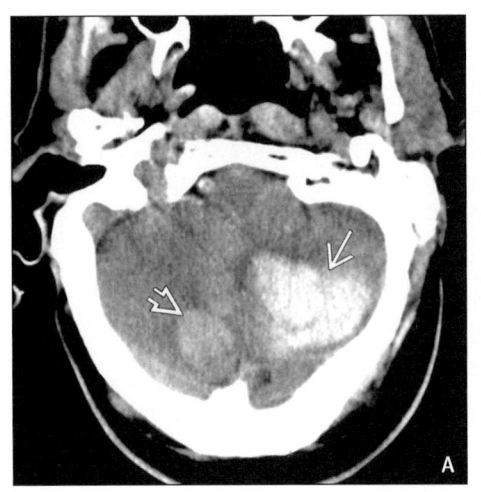

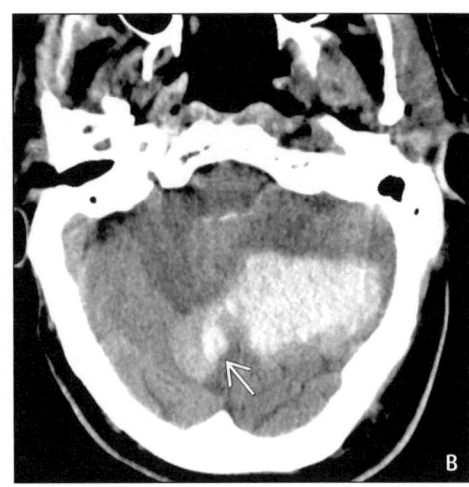

**5-3A** Um adolescente do sexo masculino com leucemia mieloide aguda procurou atendimento com sintomas visuais de início agudo. A TC sem contraste realizada em regime de emergência não demonstrou anormalidades. Rapidamente após a realização do exame o paciente apresentou piora súbita, que levou a realização de RM.

**5-3B** Imagem ponderada em T1 obtida após alguns minutos demonstrando lesão com efeito expansivo bifrontal ➡ isointensa à substância cinzenta.

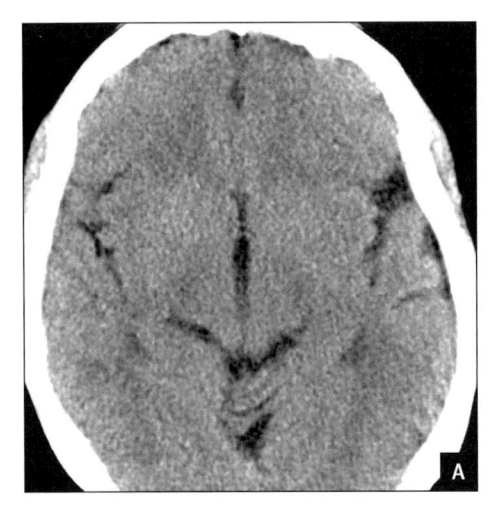

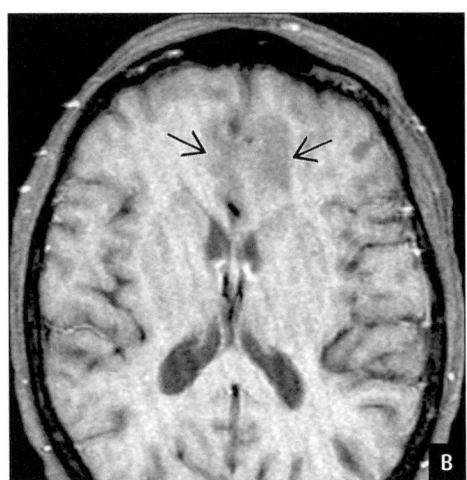

**5-3C** Após 5 minutos, imagem ponderada em T2 demonstrando lesão com efeito expansivo e sinal misto hipo/iso/hiperintenso ➡ com níveis líquidos ➡, sugerindo sangramento rápido.

**5-3D** O paciente apresentou descerebração minutos após o término da RM. Nova TC mostrando hemorragia massiva bifrontal com densidade mista e edema cerebral difuso. Achados de hemorragia hiperaguda associada a sangramento rápido e à coagulopatia de base.

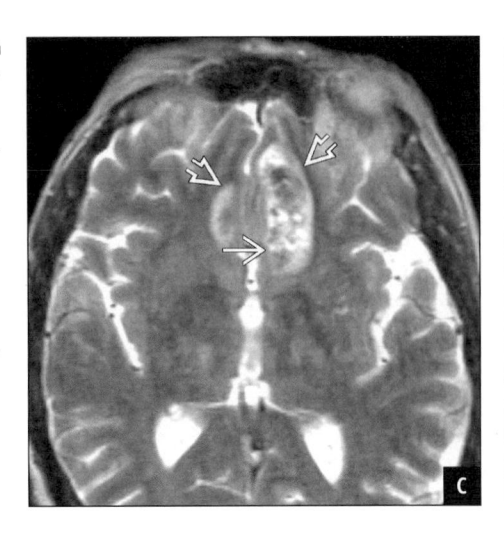

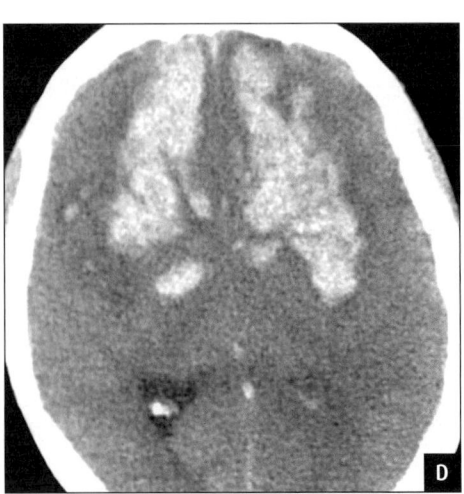

**HEMORRAGIA CRÔNICA.** Resíduos hemorrágicos permanecem por meses a anos. As proteínas do heme são fagocitadas e armazenadas como ferritina nos macrófagos. Se a capacidade de armazenamento é excedida, o excesso de ferro é armazenado como hemossiderina. Ferritina intracelular e hemossiderina induzem forte susceptibilidade magnética.

## Imagem da hemorragia parenquimatosa intracraniana

O objetivo da imagem na HI espontânea (HIE) é primeiramente identificar a presença e a localização de um coágulo (a parte fácil), "datar" o coágulo (difícil) e então identificar outras alterações que possam sugerir a etiologia do sangramento (a parte mais difícil e trabalhosa).

A aparência da HIP na TC depende apenas de um fator: a densidade de elétrons. Por sua vez, a densidade de elétrons de um coágulo depende inteiramente da concentração proteica do coágulo, sobretudo do estado da globina componente das moléculas de hemoglobina. O ferro e outros metais contribuem com menos de 0,5% da atenuação total do coágulo e não têm efeito na densidade visível de um hematoma.

Em contraste, o aspecto de imagem da hemorragia intracraniana na RM é mais complexo e depende de vários fatores intrínsecos e extrínsecos.

Os **fatores biológicos intrínsecos** que influenciam a intensidade de sinal do hematoma relacionam-se primariamente com a estrutura macroscópica do coágulo, a integridade eritrocitária e o estado de oxigenação da hemoglobina. Concentração de Hem, pH tecidual, fonte venosa *versus* arterial do sangramento, concentração proteica intracelular e a presença e integridade da barreira hemato-encefálica também contribuem para o aspecto de imagem de uma hemorragia intracraniana.

Os **fatores extrínsecos** incluem a sequência de pulso, parâmetros da sequência, largura de banda de recepção e intensidade do campo magnético. Destes, sequência de pulso e intensidade do campo magnético são os principais determinantes. Imagens ponderadas em T1 e T2 são as mais úteis para datar a lesão. T2* (GRE, SWI) é a sequência mais sensível para detectar hemorragias (especialmente micro-hemorragias).

A intensidade do campo magnético também afeta as características de imagem da HI. Os achados de RM

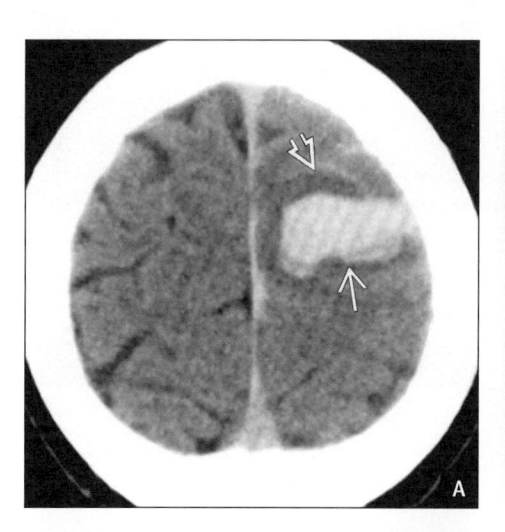

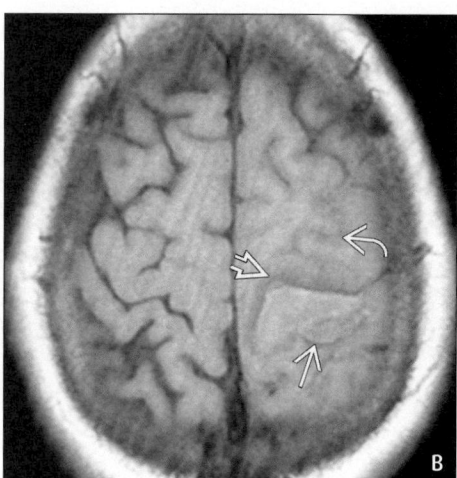

**5-4A** TC sem contraste em um paciente masculino de 45 anos mostrando HIP aguda. Um coágulo uniformemente hiperdenso ➜ é circundado por um halo de edema hipodenso ➜.
**5-4B** Em função da idade do paciente e do estado normotenso, foi realizada RM para identificação de uma patologia de base. A imagem ponderada em T1 mostra que o hematoma tem intensidade de sinal intermediário ➜ e é circundado por um halo de edema vasogênico hipointenso ➜. Note o efeito expansivo com apagamento dos sulcos adjacentes ➜.

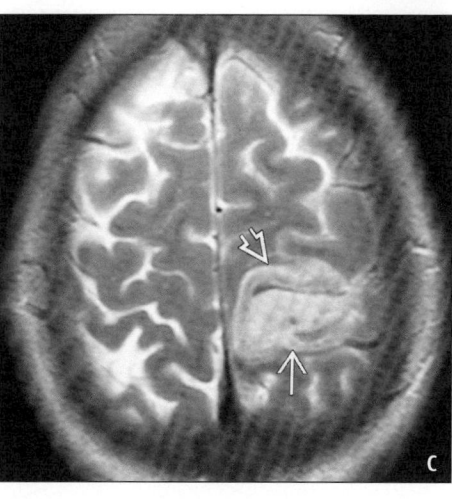

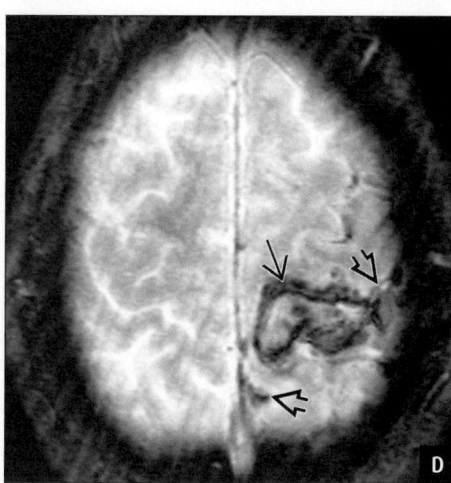

**5-4C** A imagem ponderada em T2 mostra que o coágulo é heterogeneamente hiperintenso ➜ e circundado por edema vasogênico hiperintenso ➜.
**5-4D** A imagem T2* GRE mostra artefato de susceptibilidade magnética na periferia do coágulo ➜. Hipointensidades tubulares adjacentes às veias corticais ➜ sugerem trombose venosa.

**5-5A** Imagem ponderada em T1 obtida quatro dias após íctus em um paciente jovem com HI parenquimatosa espontânea. O coágulo é predominantemente hiperintenso ➡.
**5-5B** O coágulo ➡ é extremamente hipointenso na imagem ponderada em T2. O aspecto "brilhante-escuro" em T1-T2 é consistente com hemorragia aguda tardia/subaguda precoce. A ASD (não mostrada) evidenciou uma malformação arteriovenosa quase totalmente trombosada.

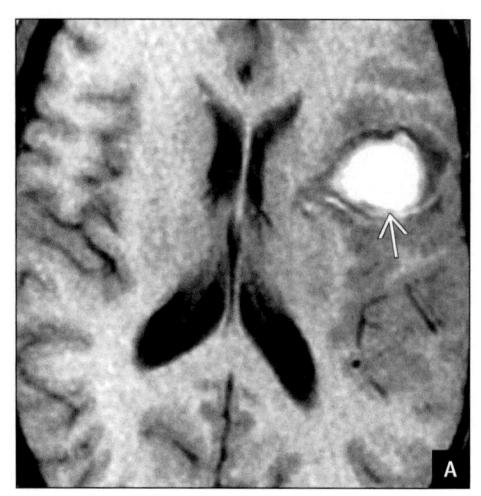

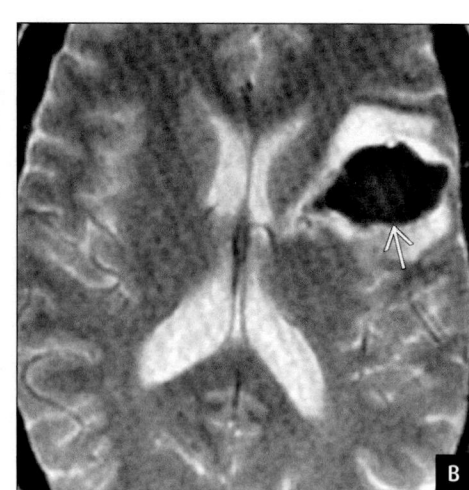

**5-6A** TC sem contraste no plano axial em um paciente com hemorragia lobar hipertensiva aguda demonstrando coágulo uniformemente hiperdenso no lobo parietal esquerdo ➡.
**5-6B** TC sem contraste de controle após uma semana. A densidade do coágulo reduziu significativamente, sobretudo na periferia.

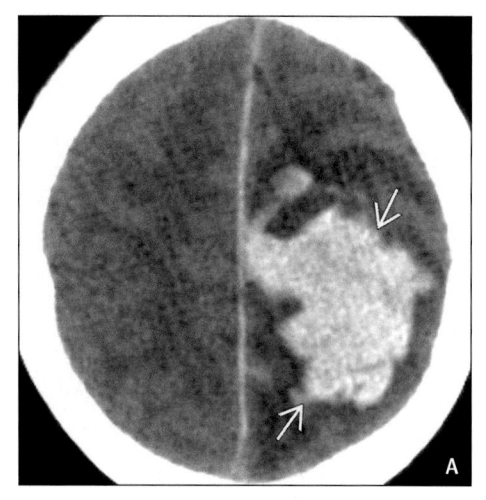

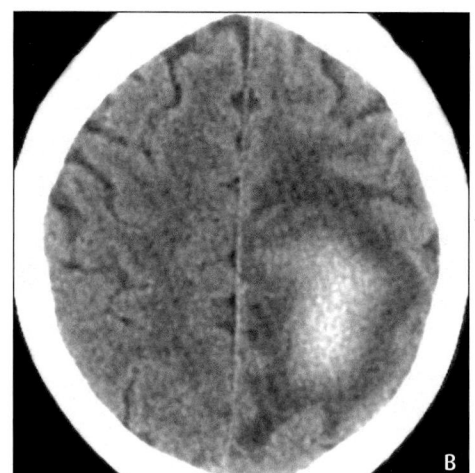

**5-6C** RM adquirida imediatamente após a TC de controle. A imagem ponderada em T1 demonstra que o hematoma é hiperintenso perifericamente ➡ e quase totalmente isointenso no centro ➡.
**5-6D** A imagem ponderada em T2 demonstra que o coágulo é quase totalmente hiperintenso ➡. Uma pequena área de menor hiperintensidade persiste no centro, e um halo de hipointensidade ➡ começa a aparecer na periferia do coágulo. Achados consistentes com hematoma subagudo tardio.

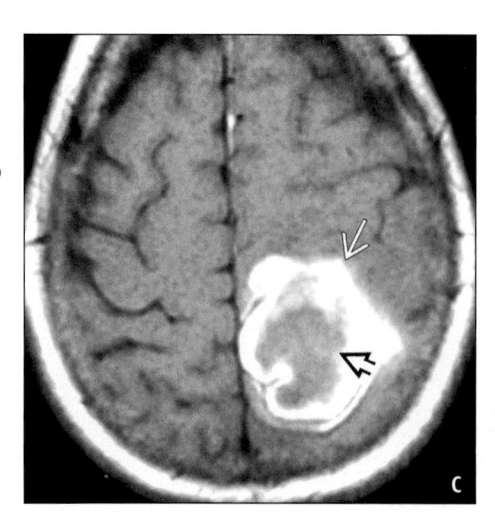

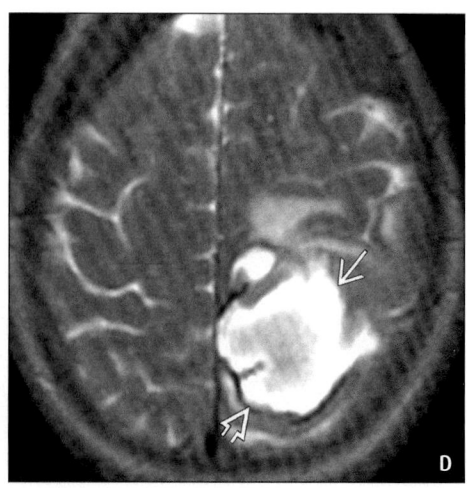

Hemorragia parenquimatosa espontânea

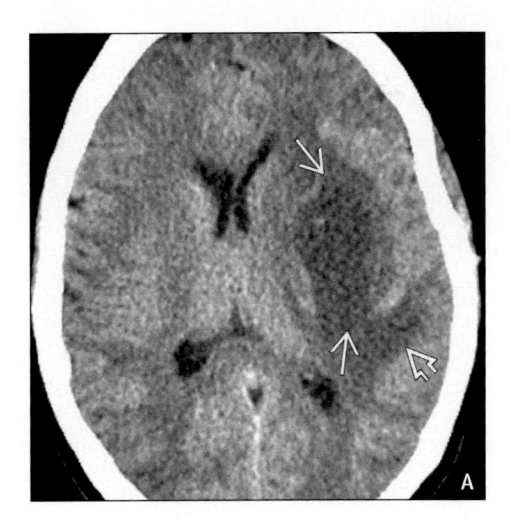

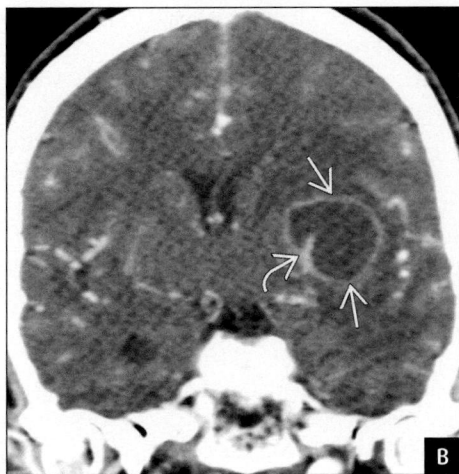

**5-7A** TC sem contraste em um paciente com hemorragia estriatocapsular hipertensiva seis semanas antes de nova internação por cefaleia demonstrando uma lesão hipodensa bem demarcada no putame e na cápsula externa esquerdos ➡ com efeito expansivo e edema ⇨.
**5-7B** ATC com imagens reformatadas no plano coronal demonstrando realce periférico da lesão ➡. Um foco com realce linear ➡ no interior do hematoma em resolução sugere uma estrutura vascular.

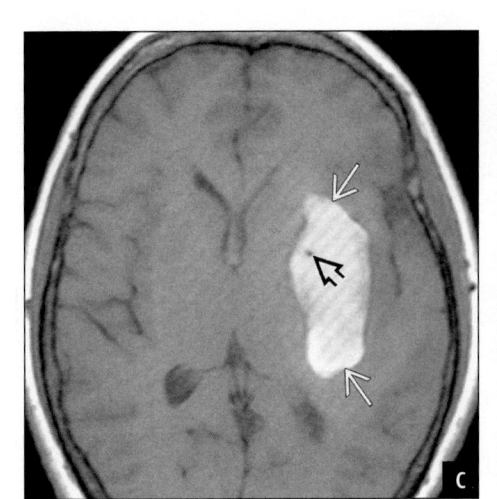

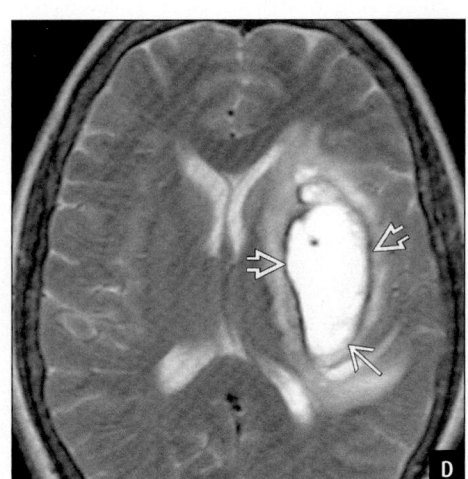

**5-7C** Imagem ponderada em T1 do mesmo paciente demonstrando um hematoma subagudo tardio hiperintenso ➡ com uma hipointensidade central ⇨ na mesma região do vaso que sofria realce na ATC.
**5-7D** Imagem ponderada em T2 demonstrando características do hematoma subagudo tardio com fluido uniformemente hiperintenso ➡ circundado por um halo de hemossiderina ⇨.

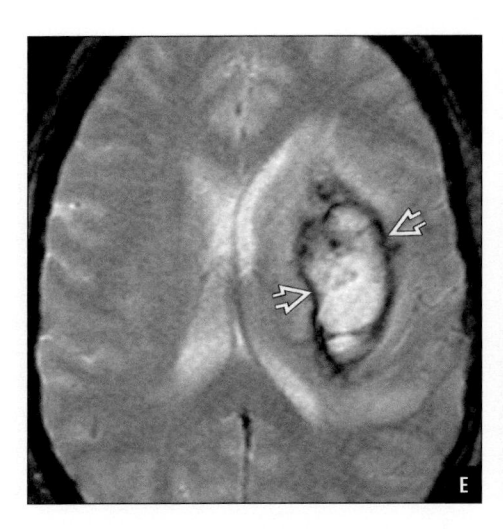

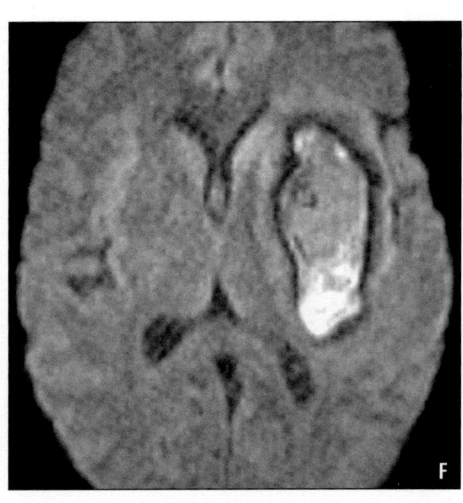

**5-7E** Imagem T2* GRE demonstrando artefato de susceptibilidade magnética na periferia do hematoma ⇨ enquanto o centro é heterogeneamente hiperintenso.
**5-7F** A imagem ponderada em difusão do mesmo paciente não demonstra restrição à difusão; a hiperintensidade na porção inferior do coágulo se deve a efeito *"T2 shine-through"*. Os aspectos de imagem são característicos de uma hemorragia hipertensiva subaguda com um remanescente pseudoaneurisma de artéria lenticuloestriada.

descritos a seguir e na Tabela 5-1 são calculados em aparelhos de 1.5 T. Em aparelhos de 3.0 T, todas as partes do coágulo agudo e subagudo precoce têm hipodensidade mais evidente tanto em FLAIR quanto em T2.

## Hemorragia hiperaguda

**TC**. Se for realizada imagem de um coágulo alguns minutos após o íctus, ele será frouxo, pobremente organizado e predominantemente não retraído **(Fig. 5-2)**. O conteúdo de água é alto, fazendo com o que hematoma hiperagudo apareça iso ou até mesmo hipodenso em relação ao parênquima cerebral adjacente **(Fig. 5-3A)**. Se sangramento ativo for evidenciado, a presença de sangue coagulado e não coagulado resulta em um hematoma com densidade mista, com áreas hipodensas e moderadamente hiperdensas **(Fig. 5-3D)**. Sangramento rápido e coagulopatia podem resultar em níveis líquidos.

**RM**. A oxi-Hgb não possui elétrons desemparelhados e é diamagnética. Portanto, o sinal do coágulo hiperagudo depende sobretudo do conteúdo de água. Coágulos hiperagudos são iso ou levemente hipointensos em T1 **(Fig. 5-3B)**. Após alguns minutos do início da hemorragia, tem início a formação de desoxi-Hgb na periferia do coágulo. O coágulo hiperagudo apresenta halo hipointenso e centro iso a levemente hiperintenso (onde predomina oxi-Hgb) em T2 **(Fig. 5-3C)**.

A falta de homogeneidade macroscópica de um coágulo e consequente defasagem dos *spins* resulta em hipointensidade heterogênea (artefato de susceptibilidade magnética) nas sequências T2*.

## Hemorragia aguda

**TC**. O hematócrito do coágulo retraído chega a 90%. Portanto, o hematoma agudo costuma ser hiperdenso na TC sem contraste, apresentando densidade entre 60 e 80 UH **(Fig. 5-4A)**. Exceções para essa regra são encontradas nas hemorragias de pacientes extremamente anêmicos com hematócritos muito baixos ou em pacientes com coagulopatias.

**RM**. Hematomas parenquimatosos agudos apresentam sinal baixo a intermediário em T1 **(Fig. 5-4B)**. Edema vasogênico significativo desenvolve-se ao redor do coágulo e tem baixo sinal em T1 e alto sinal em T2/FLAIR **(Fig. 5-4C)**. À medida que o coágulo retrai, o conteúdo de água diminui e o hematoma torna-se progressivamente menos hiperintenso em T2. O "envelhecimento" do coágulo acontece da periferia para o centro, de modo que a hipointensidade de sinal

**5-8** Peça de necropsia demonstrando resíduos de uma hemorragia estriatocapsular antiga. Uma cavidade em fenda com uma pequena quantidade de fluido amarelado circundada por pigmento escuro de hemossiderina. Note perda de volume com aumento do corno frontal do ventrículo lateral, cérebro gliótico circundando o hematoma antigo. (Cortesia de R. Hewlett, MD.)

**5-9A** Imagem ponderada em T1 sagital de um paciente dois anos após hemorragia hipertensiva demonstrando uma cavidade ovoide hiperintensa.

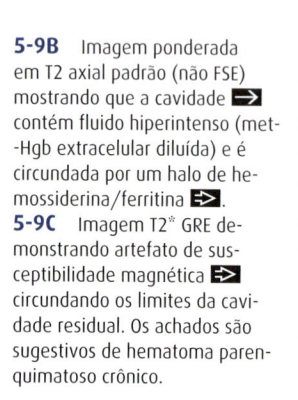

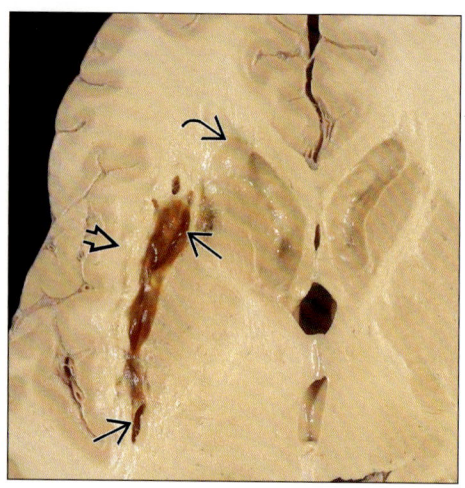

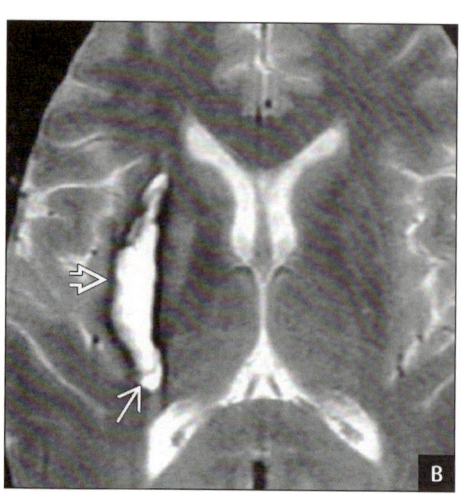

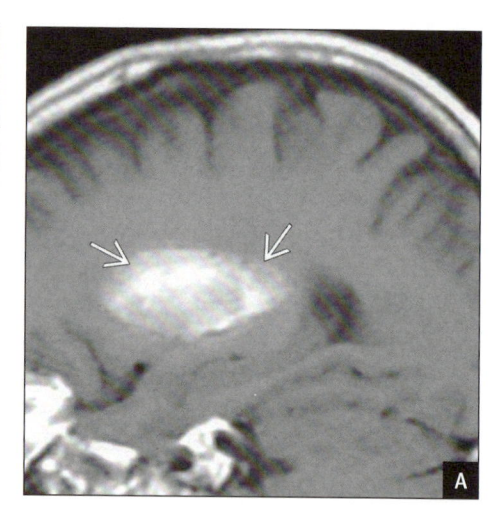

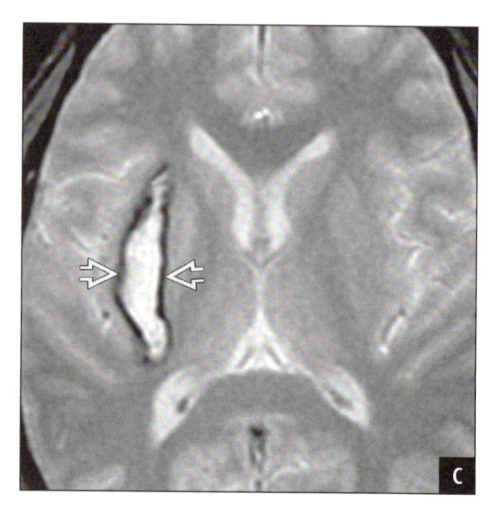

**5-9B** Imagem ponderada em T2 axial padrão (não FSE) mostrando que a cavidade contém fluido hiperintenso (met-Hgb extracelular diluída) e é circundada por um halo de hemossiderina/ferritina.

**5-9C** Imagem T2* GRE demonstrando artefato de susceptibilidade magnética circundando os limites da cavidade residual. Os achados são sugestivos de hematoma parenquimatoso crônico.

em T2 começa na periferia e aos poucos aumenta em direção ao centro. O coágulo agudo torna-se progressivamente mais hipointenso em T2 e apresenta artefato de susceptibilidade magnética em T2* (GRE, SWI) **(Fig. 5-4D)**.

## Hemorragia subaguda precoce

**TC**. A densidade do hematoma diminui gradualmente com o tempo, começando da periferia do coágulo. Há redução da densidade em cerca de 15 UH por dia. Entre o sétimo e décimo dia, a periferia de uma HIP torna-se isodensa ao cérebro adjacente. O centro hiperdenso se reduz de forma gradual, tornando-se progressivamente menos denso até que o coágulo inteiro apresente-se hipodenso. Na TC com contraste, o hematoma subagudo apresenta impregnação periférica.

**RM**. Meta-Hgb intracelular predomina na periferia, enquanto desoxi-Hgb predomina no centro do coágulo. Um halo de redução do tempo T1 (hiperintensidade) circundando o centro iso a levemente hipointenso é típico em T1 **(Fig. 5-5A)**. Coágulos nessa fase em geral são hipointensos em T2, embora estejam começando a desenvolver alguma hiperintensidade de sinal marginal **(Fig. 5-5B)**. Persiste hipointensidade importante em T2*.

## Hemorragia subaguda tardia

**TC**. Com o envelhecimento progressivo, uma HIP gradualmente torna-se hipodensa em relação ao parênquima cerebral adjacente na TC sem contraste **(Fig. 5-6)**. Realce periférico anelar pode persistir por semanas até 2 a 3 meses **(Fig. 5-7A)**, **(Fig. 5-7B)**.

**RM**. Meta-Hgb extracelular diluída predomina nesse estágio. A hemorragia subaguda tardia pode, portanto, apresentar-se hiperintensa em T1 e T2 **(Fig. 5-7C)**, **(Fig. 5-7D)**, **(Fig. 5-7E)**, **(Fig. 5-7F)**. Com exceção de artefatos de susceptibilidade magnética menores, coágulos subagudos tardios têm apresentação semelhante em 1.5 T e 3.0 T.

## Hemorragia crônica

**TC**. Algumas hemorragias cicatrizadas muito pequenas podem tornar-se imperceptíveis na TC sem contraste **(Fig. 5-8)**. Entre 35 e 40% dos hematomas crônicos apresentam-se como focos hipodensos ovais ou arredondados. Outros 25% dos pacientes podem desenvolver hipodensidades com aspecto de fenda. Entre 10 e 15% dos hematomas calcificam.

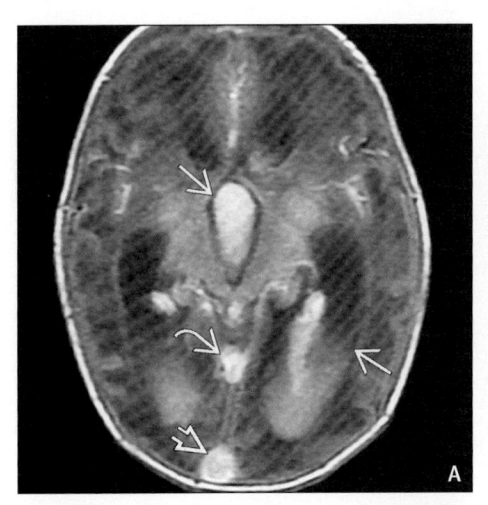

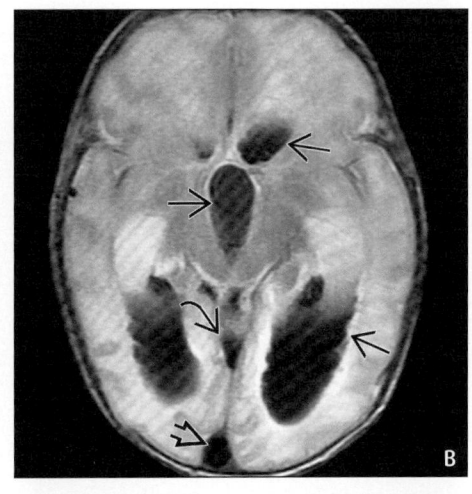

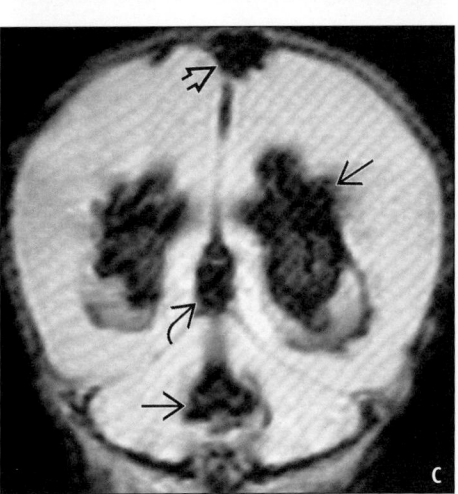

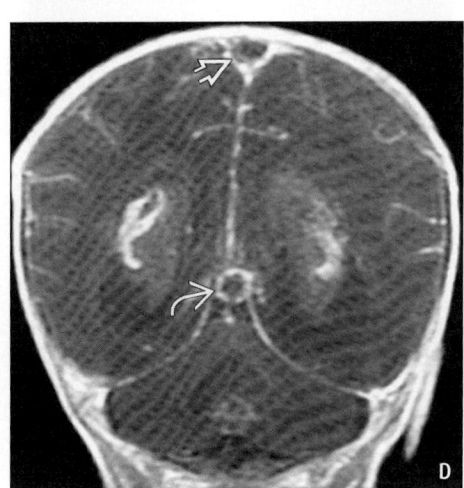

**5-10A** Imagem ponderada em T1 no plano axial de um recém-nascido prematuro de 34 semanas com sepse demonstrando coágulo hiperintenso no ventrículo lateral e terceiro ventrículo ➡ assim como seio reto ➡ e confluência dos seios ➡ aumentados e trombosados.
**5-10B** Imagem ponderada em T2 do mesmo paciente mostrando o sangue agudo bastante hipointenso dentro dos ventrículos ➡, assim como o seio reto ➡ e confluência dos seios ➡ aumentados e trombosados.
**5-10C** Imagem T2* GRE coronal demonstrando artefato de susceptibilidade magnética pela presença de coágulos em ambos os ventrículos laterais e no quarto ventrículo ➡. O seio sagital superior ➡ e o seio reto ➡ estão trombosados.
**5-10D** Imagem ponderada em T1 pós-contraste demonstrando o clássico sinal do "delta vazio" da trombose de seio dural no seio sagital superior ➡ e no seio reto ➡. Em um recém-nascido a termo ou próximo do termo, a oclusão de seio venoso dural é a causa mais comum de hemorragia intraventricular.

RM. Ferritina intracelular e hemossiderina são hipointensas tanto em imagens ponderadas em T1 quanto em T2. Uma cavidade hiperintensa com artefato de susceptibilidade magnética periférico em T2* pode persistir por meses ou até anos **(Fig. 5-9)**. Finalmente, apenas uma hipointensidade cicatricial em fenda persiste como evidência da hemorragia parenquimatosa prévia.

### Etiologia das hemorragias parenquimatosas não traumáticas

Existem muitas causas para hemorragias intracranianas não traumáticas ("espontâneas") ou não explicadas. O objetivo da imagem em tais casos é localizar o hematoma, estimar sua idade pelas características de imagem e tentar identificar possíveis causas subjacentes.

O efeito da idade na etiopatogenia da HIE é fundamental. O conhecimento da idade do paciente é extremamente importante para estabelecer um diagnóstico diferencial apropriado e preciso.

Pacientes com HIE atípica ou não explicada na TC sem contraste podem ser beneficiados com TC de dupla energia, a qual pode ajudar a distinguir entre sangramento tumoral e hemorragia não neoplásica ("pura"). A TC de dupla energia também pode ajudar a diferenciar HI de hiperdensidade pelo extravasamento do meio de contraste.

Imagens por RM com sequêcias-padrão, contraste e saturação de gordura podem ser extremamente úteis. A sequência T2* (SWI, GRE) sempre deve ser incluída, pois a identificação de outros sítios "silenciosos" de microssangramentos afeta tanto o diagnóstico quanto as decisões terapêuticas.

### Recém-nascidos e lactentes com HIE

A HI em recém-nascidos a termo é mais comumente associada a trabalho de parto prolongado ou precipitado, instrumentação (p. ex., fórceps ou vácuo-extrator) e primogestação. A causa mais comum de hemorragia intracraniana espontânea em *recém-nascidos com menos de 34 semanas de gestação* é **hemorragia de matriz germinativa**.

A matriz germinativa é uma estrutura dinâmica relacionada ao desenvolvimento, altamente vascular, localizada na zona subventricular cerebral. A matriz germinativa contém múltiplos tipos celulares, incluindo neurônios migratórios/pré-migratórios, glia e células-tronco neuronais. A ruptura dos frágeis capilares da matriz germinativa

**5-11A** TC sem contraste em uma criança com história familiar de múltiplas malformações cavernomatosas demonstrando uma pequena e única lesão calcificada no hemisfério cerebral direito ➡.
**5-11B** Várias semanas mais tarde, a criança desenvolve cefaleia súbita e fraqueza no hemicorpo esquerdo. O ressangramento agudo no interior de uma malformação cavernomatosa produziu agora um grande hematoma parenquimatoso ➡.

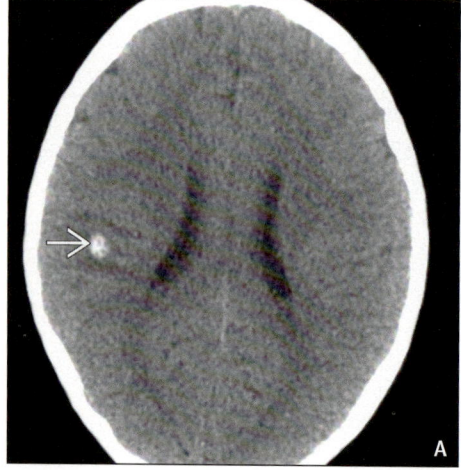

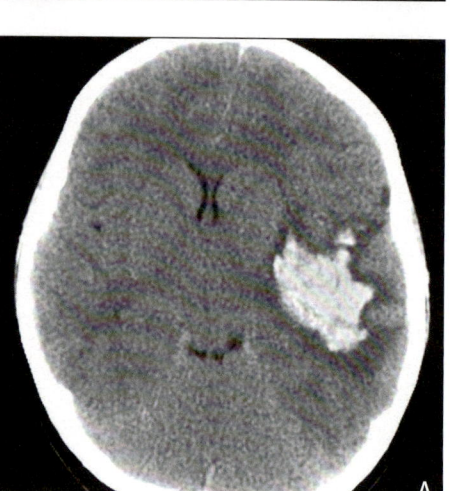

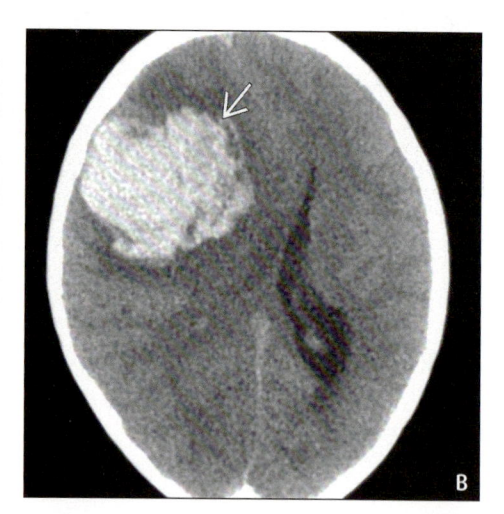

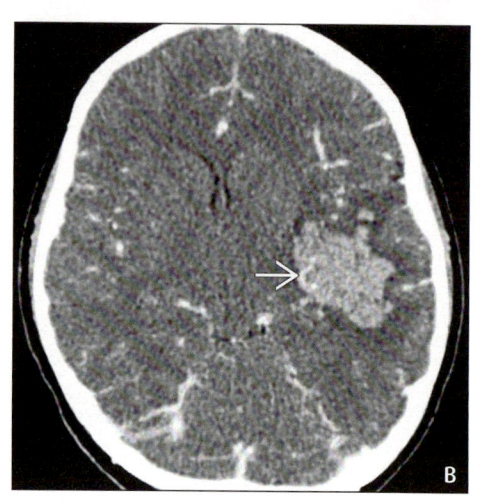

**5-12A** TC sem contraste em um paciente de 11 anos com início súbito de fraqueza no hemicorpo direito demonstrando um hematoma irregular no lobo temporal esquerdo.
**5-12B** ATC do mesmo paciente demonstrando um vaso espiralado realçando ➡ no interior do hematoma, sugerindo uma MAV predominantemente trombosada como etiologia para a HI. Uma MAV trombosada foi identificada na cirurgia para drenagem do hematoma.

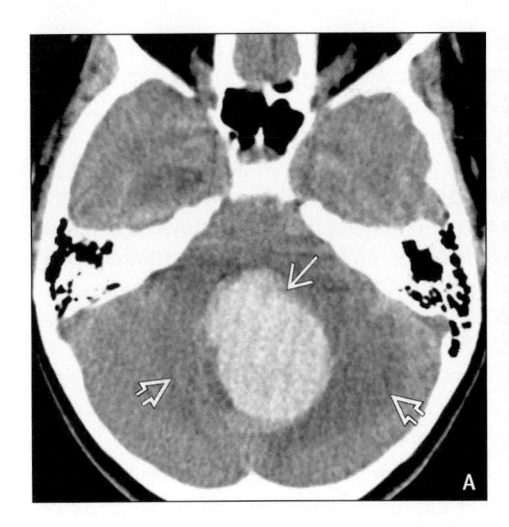

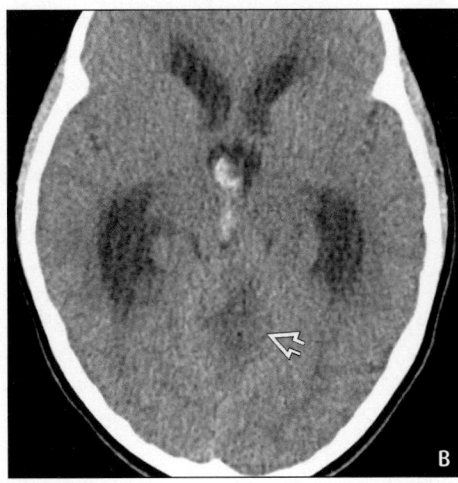

**5-13A** TC axial sem contraste em uma criança de 10 anos com náusea e vômitos matinais demonstrando um grande hematoma na linha média da fossa posterior ➡ que envolve o quarto ventrículo. Edema moderado pode ser visto em ambos os hemisférios cerebelares ➡.
**5-13B** TC axial sem contraste do mesmo paciente demonstrando herniação ascendente do cerebelo edemaciado ➡ com hidrocefalia obstrutiva. Um astrocitoma pilocítico foi identificado na cirurgia.

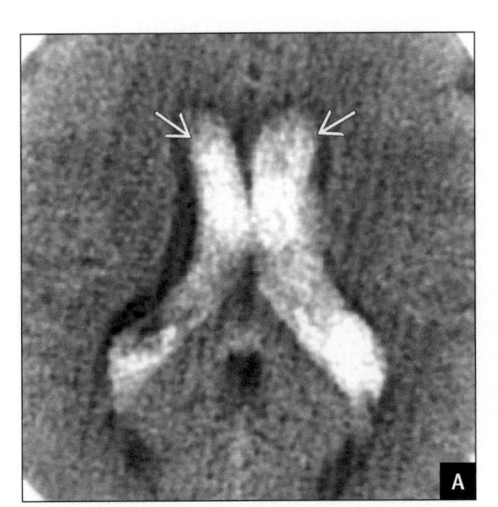

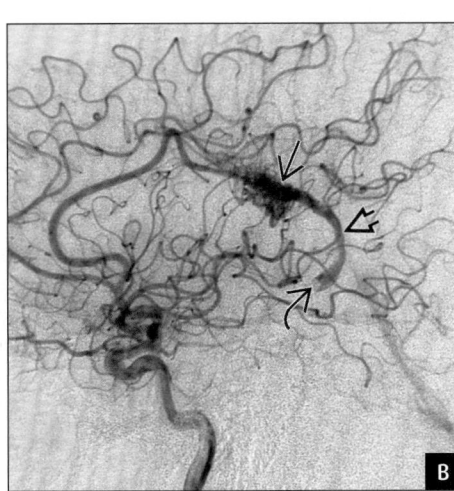

**5-14A** TC sem contraste em uma paciente adulta com cefaleia súbita grave seguida de coma sem história de hipertensão, abuso de drogas ou outros fatores predisponentes. Ambos os ventrículos laterais estão preenchidos por coágulo agudo ➡.
**5-14B** ASD lateral com cateterização seletiva da artéria carótida na mesma paciente demonstra o emaranhado de vasos ➡ no giro do cíngulo com uma veia de drenagem precoce ➡ e um "menisco" de contraste circundando um defeito de enchimento ➡. Diagnóstico de MAV com hemorragia causada por trombose da veia de drenagem.

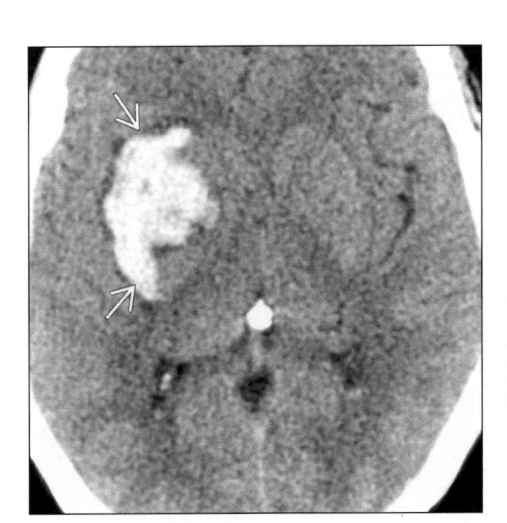

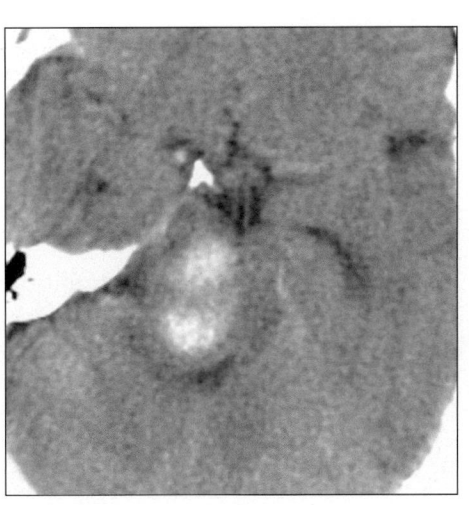

**5-15** TC sem contraste em um adulto jovem com história de abuso de cocaína, fraqueza do lado esquerdo e alteração do estado mental demonstrando uma hemorragia hipertensiva clássica no putame e na cápsula externa direitos ➡.
**5-16** TC sem contraste em outro paciente jovem com história de abuso de cocaína e início súbito de neuropatias cranianas demonstrando hemorragia hipertensiva na porção cranial da ponte e no mesencéfalo.

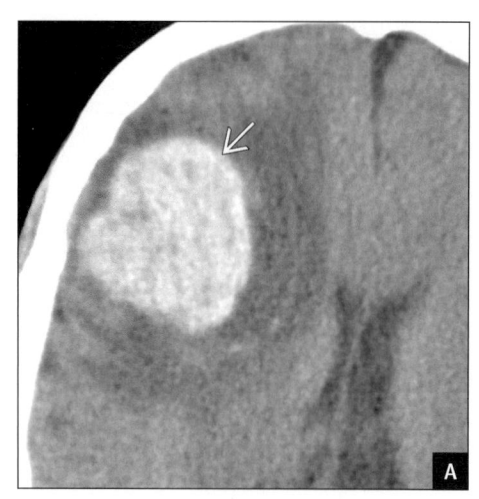

**5-17A** TC sem contraste em um paciente idoso normotenso com início súbito de cefaleia e hemiparesia esquerda. Observe a HI espontânea frontal direita ➡.

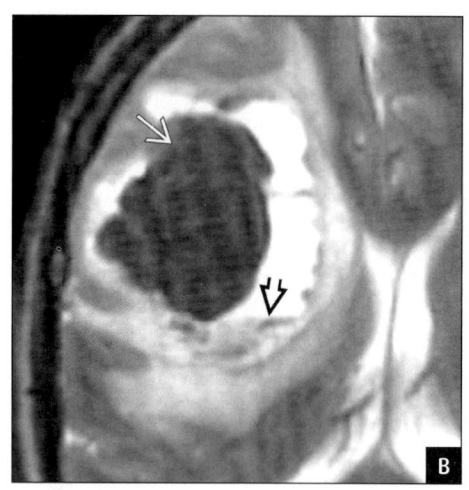

**5-17B** Imagem ponderada em T2 no plano axial demonstrando que a lesão é predominantemente hipointensa ➡, mas tem um evidente nível líquido ➡.

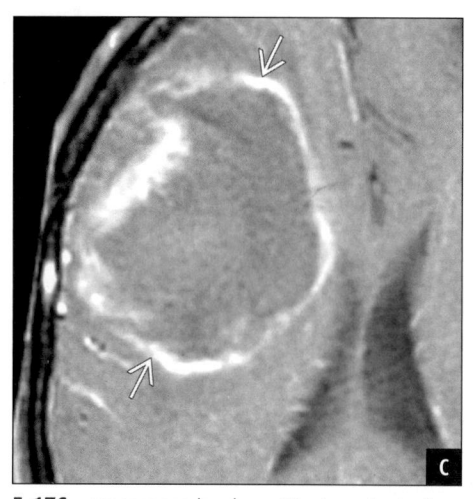

**5-17C** Imagem ponderada em T1 pós-contraste demonstrando um halo periférico irregular de realce ➡. O paciente teve diagnóstico cirúrgico de glioblastoma multiforme.

pode ocorrer em resposta a alterações do fluxo sanguíneo cerebral, aumento da pressão venosa (p. ex., com o parto), coagulopatia ou insulto hipóxico-isquêmico. A hemorragia da matriz germinativa é discutida em mais detalhes posteriormente no Capítulo 8.

A **hemorragia isolada do plexo coroide** ou a **intraventricular** não envolvem a matriz germinativa. A **lesão da substância branca relacionada à prematuridade** geralmente não demonstra evidência de hemorragia (artefato de susceptibilidade magnética) nas imagens ponderadas em T2*.

A causa mais comum de hemorragia intraventricular espontânea em *neonatos após as 34 semanas de idade gestacional* é **trombose venosa nos seios durais** (TVSD) **(Fig. 5-10)**. Em contraste com crianças mais velhas e adultos, nos quais há maior comprometimento do seio transverso, o seio reto (85%) e o seio sagital superior (65%) são as localizações mais frequentes em crianças menores. O envolvimento de múltiplos seios é encontrado em 80% dos casos. Lesões puntiformes talâmicas e da substância branca são achados comuns em crianças com TVSD.

### Crianças com HIE

A causa mais comum de HIE em crianças entre 1 e 18 anos é **malformação vascular**, responsável por cerca de metade das hemorragias parenquimatosas espontâneas nesse grupo de pacientes **(Fig. 5-11)**.

Pelo menos 25% das malformações arteriovenosas (MAVs) sangram até os 15 anos de idade **(Fig. 5-12)**. Malformações cavernomatosas, especialmente malformações cavernomatosas familiares ("cavernomas"), são uma causa incomum, mas importante, de HIE em crianças.

Outras causas menos comuns, porém importantes, de HIE pediátrica incluem **doenças hematológicas** e **neoplasias**, **vasculopatias** e **infarto/oclusão venosa**.

**Neoplasias primárias** são uma causa relativamente rara de HIE em crianças **(Fig. 5-13)**. Os tumores infratentoriais são mais comuns do que os supratentoriais.

Neoplasias da fossa posterior que frequentemente sangram incluem o ependimoma e o tumor glioneural formador de rosetas (TGFR). Hemorragias petequiais ou de pequeno volume são mais comuns do que grandes sangramentos intratumorais.

Tumores supratentoriais com propensão a sangrar incluem o ependimoma e o espectro dos tumores neuroectodérmicos primitivos. Astrocitomas malignos com hemorragia ocorrem, mas são raros. Em contraste com adultos de meia-idade ou mais velhos, metástases hemorrágicas de cânceres primários extracranianos são *muito* raras em crianças.

### Adultos jovens com HIE

A causa mais comum de HIE em adultos jovens é uma **malformação vascular (Fig. 5-14)**. O **abuso de drogas** é a segunda causa de hemorragia não explicada. A cocaína pode induzir hipertensão arterial sistêmica extrema, resultando em sangramentos putaminais e na cápsula externa, semelhantes aos vistos em pacientes adultos hipertensos **(Fig. 5-15)**, **(Fig. 5-16)**.

# Hemorragia parenquimatosa espontânea

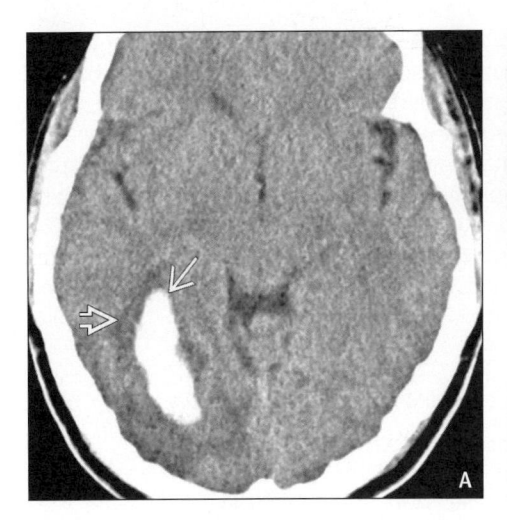

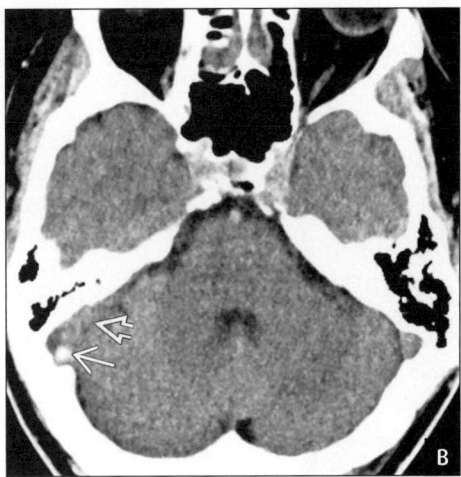

**5-18A** Um homem de 58 anos apresentou cefaleia grave por dois meses antes desta tomografia. A TC sem contraste de outra instituição foi interpretada como normal, mas apresentava o seio transverso direito hiperdenso. O paciente procurou a emergência com cefaleia progressivamente pior e início agudo de um déficit no campo visual esquerdo. A TC sem contraste demonstrou um hematoma parenquimatoso occipital direito ➡ com edema leve ➡.

**5-18B** TC sem contraste da fossa posterior do mesmo caso demonstrando uma hiperdensidade arredondada ➡ adjacente a um seio transverso direito isodenso aumentado ➡.

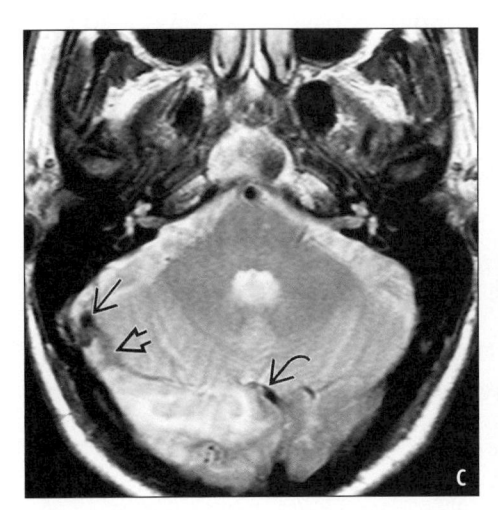

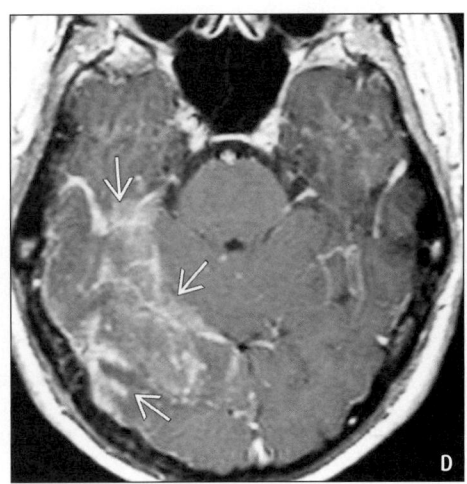

**5-18C** O paciente realizou RM. A imagem ponderada em T2 no plano axial demonstra uma hipointensidade ovoide/arredondada ➡ com o que parece ser um vaso trombosado ➡. Compare com o *flow void* venoso normal ➡.

**5-18D** Imagem ponderada em T1 pós-contraste demonstrando um realce linear, puntiforme, irregular na maior parte da porção posterior do lobo temporal e parietal direitos ➡.

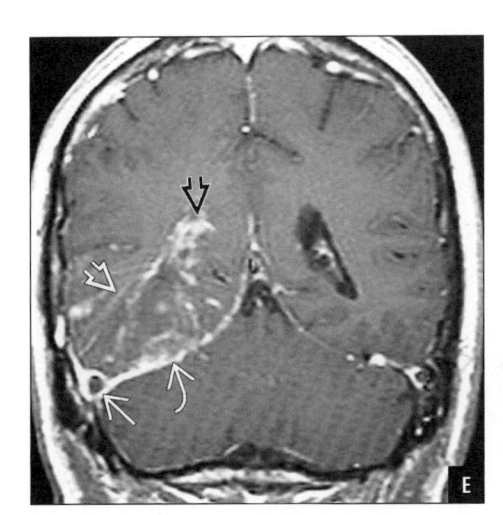

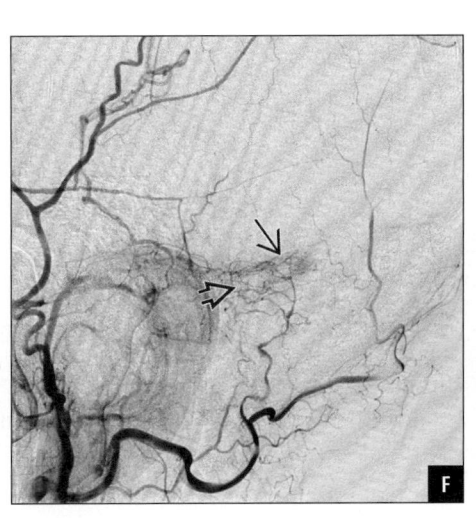

**5-18E** Imagem ponderada em T1 pós-contraste no plano coronal evidenciando o seio transverso direito trombosado ➡ (sinal do "delta vazio"). O realce heterogêneo dos vasos ao longo do tentório ➡ e no lobo occipital ➡ representa estase e drenagem venosa retrógrada. O plexo coroide ➡ aumentado e com realce permite drenagem venosa colateral.

**5-18F** ASD lateral mostrando uma FAVd na parede ➡ do seio venoso transverso esquerdo trombosado ➡. HIE secundária à trombose aguda da veia de saída demonstrada na Figura 5-18C.

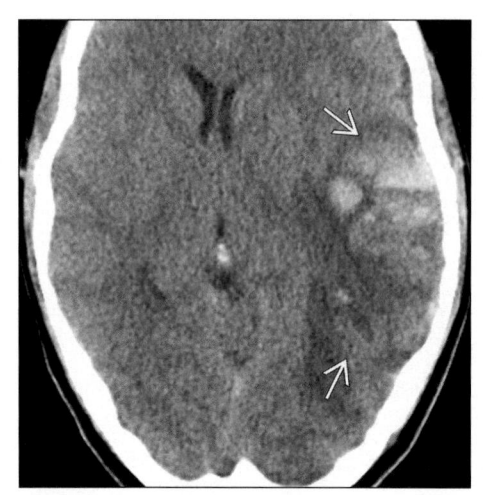

**5-19** TC sem contraste em uma paciente de 23 anos com cefaleia demonstrando hemorragia temporoparietal esquerda ➡. A VTC demonstrou oclusão do seio transverso e veia de Labbé.

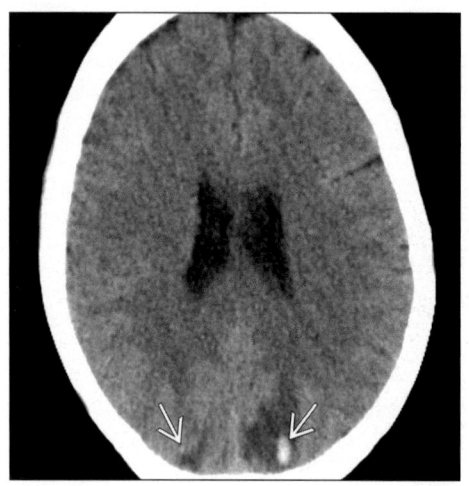

**5-20** Uma mulher de 22 anos com eclâmpsia tem lesões occipitais ➡ com edema e hemorragia. Síndrome da encefalopatia posterior reversível (PRES).

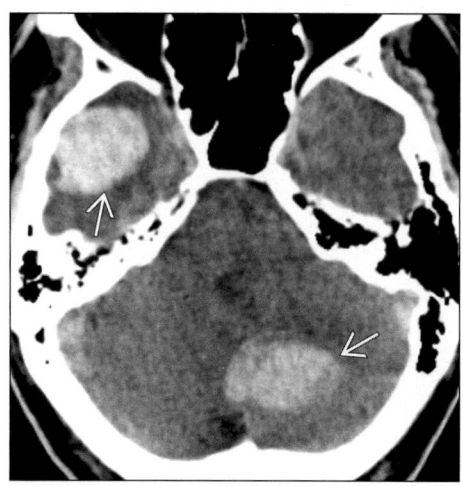

**5-21** TC axial sem contraste em um paciente idoso demonstrando múltiplas metástases hemorrágicas de carcinoma de células renais ➡.

**Infarto/oclusão venosa** com ou sem **oclusão de seio dural** também é relativamente comum nesse grupo etário, sobretudo em mulheres jovens utilizando contraceptivos orais. **Eclâmpsia/pré-eclâmpsia** grave com síndrome da encefalopatia posterior reversível (PRES) pode se apresentar com múltiplas hemorragias corticais e subcorticais posteriores.

A vasculite ocasionalmente causa HIP em pacientes jovens. Neoplasias hemorrágicas (tanto primárias quanto metastáticas) são raras.

---

### HIP ESPONTÂNEA SOLITÁRIA

**Recém-nascidos e lactentes**
- Comum
  - Hemorragia da matriz germinativa (<34 semanas de idade gestacional)
  - Trombose venosa nos seios durais (≥34 semanas de idade gestacional)
- Rara
  - Doença protrombótica congênita
  - Trombocitopenia
  - Hemofilia
  - Sangramento por deficiência de vitamina K

**Crianças**
- Comum
  - Malformação vascular (~50%)
- Menos comum
  - Doença hematológica
  - Vasculopatia
  - Infarto venoso
- Rara
  - Neoplasia primária

**Adultos jovens**
- Comum
  - Malformação vascular
  - Abuso de drogas
- Menos comum
  - Oclusão venosa
  - PRES (eclâmpsia, pré-eclâmpsia)
- Rara
  - Neoplasias (primária e metastática)
  - Vasculites

**Adultos de meia-idade e idosos**
- Comum
  - Hipertensão
  - Angiopatia amiloide
  - Neoplasias (primária, metastática)
- Menos comum
  - Infarto venoso
  - Coagulopatia
- Rara
  - Aneurisma (comumente na artéria comunicante anterior)
  - Malformações vasculares (comumente FAVd)
  - Vasculite

## Adultos de meia-idade e idosos com HIE

As duas causas mais comuns de HIE em adultos de meia-idade e em idosos são **hipertensão** e **angiopatia amiloide**, ambas discutidas em detalhes posteriormente. Cerca de 10% das hemorragias parenquimatosas espontâneas são causadas por sangramento no interior de uma neoplasia cerebral, geralmente tanto um tumor primário de alto grau, como um glioblastoma multiforme **(Fig. 5-17)**, quanto uma metástase hemorrágica de um tumor primário extracraniano, como um carcinoma de células renais.

Uma causa menos comum, porém importante, de HIE nesse grupo etário é o **infarto venoso**. Infartos venosos são causados por trombose de veia cortical, com ou sem oclusão de seio dural **(Fig. 5-18)**. A **coagulopatia** iatrogênica também é comum em pacientes idosos, visto que muitos utilizam doses de manutenção de varfarina por fibrilação atrial.

Eventualmente, um **aneurisma sacular** se apresenta como hemorragia lobar focal em vez de hemorragia subaracnóidea. A topografia mais comum é na artéria comunicante anterior, projetando-se superolateralmente e rompendo para o interior do lobo frontal.

**Malformação vascular** é uma causa relativamente rara de HIE em pacientes mais velhos. Com um risco cumulativo de sangramento anual de 2 a 4%, um primeiro sangramento de MAV nessa idade é pouco provável, embora possa ocorrer. O mesmo ocorre com hemorragias de malformações cavernomatosas. Entretanto, **fístulas arteriovenosas durais (FAVds)** *ocorrem* em pacientes idosos. Enquanto as FAVds raramente sangram a menos que tenham drenagem venosa cortical (e não drenagem em seio venoso), a trombose espontânea de uma veia de saída pode resultar em HI repentina.

Causas raras, porém importantes de HIE nessa faixa etária incluem **vasculite** (mais comum em pacientes jovens) e **leucoencefalopatia hemorrágica aguda**.

## Múltiplas HIEs

Hemorragias parenquimatosas solitárias são muito mais comuns do que sangramentos multifocais. A etiologia varia conforme a idade do paciente.

Sangramentos cerebrais multifocais que ocorrem em todas as idades incluem trombose venosa **(Fig. 5-19)**, PRES **(Fig. 5-20)**, vasculite (especialmente fúngica), embolia séptica, microangiopatia trombótica e leucoencefalopatia hemorrágica aguda.

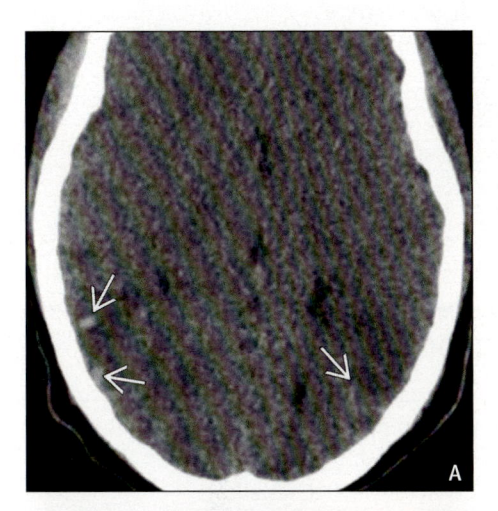

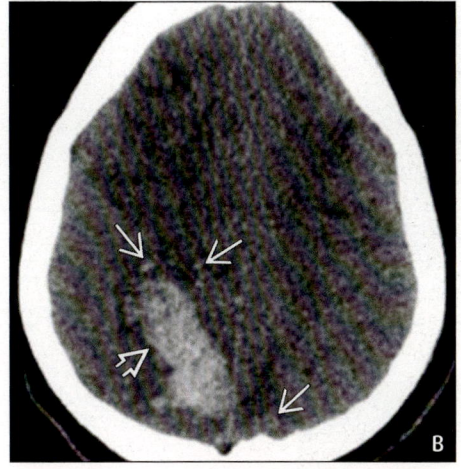

**5-22A** TC sem contraste em uma paciente feminina com síndrome HELLP (hemólise, elevação de enzimas hepáticas, plaquetopenia) e trombocitopenia demonstrando edema biocciptal e múltiplas pequenas hemorragias periféricas →.

**5-22B** Imagem mais cranial que a anterior demonstrando uma grande hemorragia ⇨ e múltiplas pequenas micro hemorragias →.

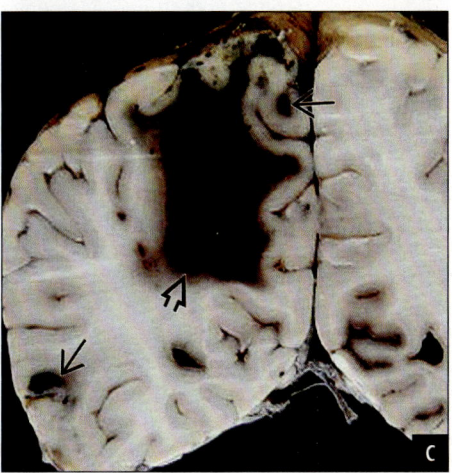

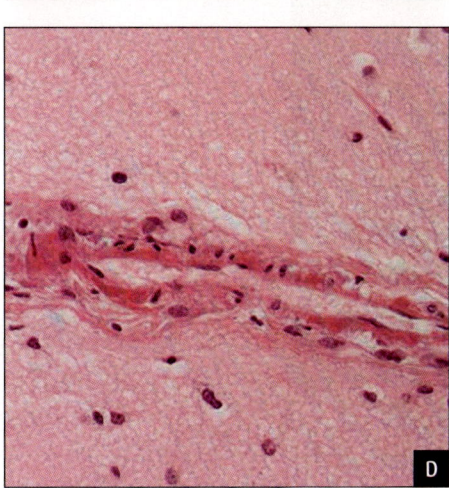

**5-22C** A paciente morreu. Peça macroscópica de necropsia demonstrando o hematoma ⇨ e múltiplos microssangramentos →.

**5-22D** Microscopia (H&E) demonstrando depósitos intravasculares de fibrina e necrose fibrinoide de uma arteríola cerebral. (Cortesia de R. Hewlett, MD.)

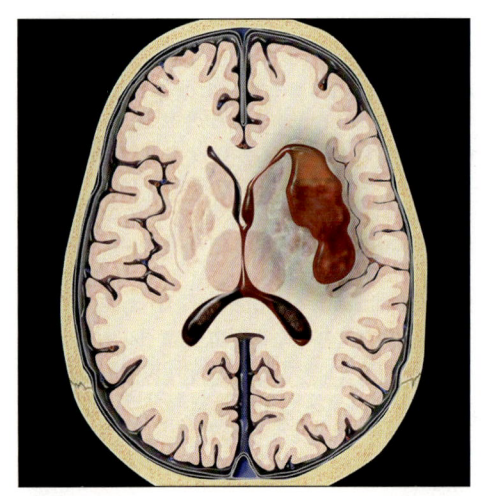

**5-23** Gráfico demonstrando hemorragia estriatocapsular aguda hipertensiva com edema e dissecção para o interior do terceiro ventrículo e ventrículo lateral.

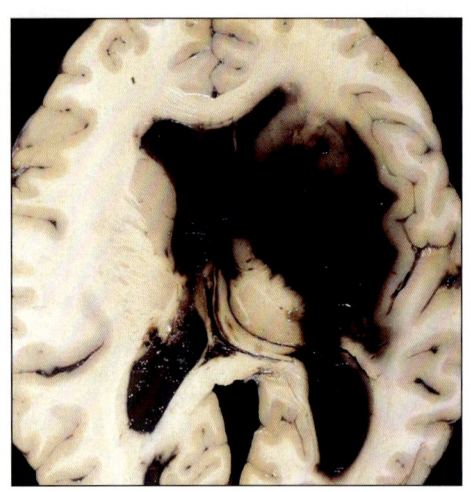

**5-24** Necropsia demonstrando uma hemorragia hipertensiva nos núcleos da base com hemorragia intraventricular. (Cortesia de R. Hewlett, MD.)

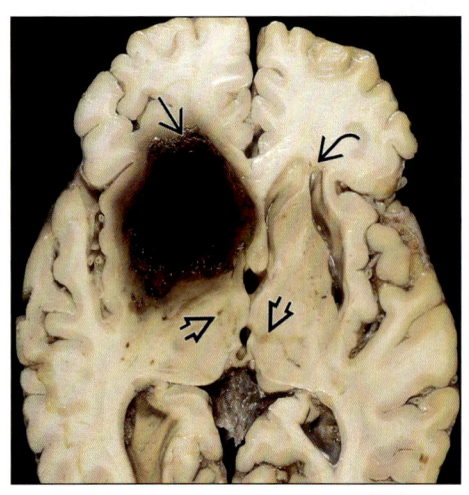

**5-25** Necropsia demonstrando HIH aguda ⟶ e crônica ⟶ associada a múltiplas pequenas micro-hemorragias gangliônicas antigas ⟶. (Cortesia de R. Hewlett, MD.)

A maioria dos sangramentos cerebrais *não traumáticos* múltiplos em crianças e em adultos jovens são causados por malformações cavernomatosas e por doenças hematológicas (p. ex., leucemia, trombocitopenia) **(Fig. 5-22)**.

As causas mais comuns de múltiplas HIs em adultos de meia-idade ou em idosos são hipertensão, angiopatia amiloide, metástases hemorrágicas **(Fig. 5-21)** e distúrbios de coagulação (tanto coagulopatia quanto anticoagulação).

---

**MÚLTIPLAS HIs ESPONTÂNEAS**

**Crianças e adultos jovens**
- Malformações cavernomatosas múltiplas
- Distúrbio/neoplasia hematógica

**Adultos de meia-idade e idosos**
- Comum
  - Hipertensão crônica
  - Angiopatia amiloide
- Menos comum
  - Metástases hemorrágicas
  - Coagulopatia, anticoagulação

**Todas as faixas etárias**
- Comum
  - Trombose de seio dural
  - Oclusão de veia cortical
- Menos comum
  - PRES
  - Vasculite
  - Embolia séptica
- Rara, mas importante
  - Microangiopatia trombótica
  - Leucoencefalopatia hemorrágica aguda

---

## Macro-hemorragias

As duas principais causas de hemorragia espontânea (não traumática) intraparenquimatosa em adultos de meia-idade e em idosos são hipertensão arterial e angiopatia amiloide; elas respondem por 78 a 88% de todas as HIs não traumáticas. Enquanto ambas podem causar doença "microvascular" não hemorrágica extensa, a manifestação mais comum de tais patologias são sangramentos macroscópicos lobares e microssangramentos multifocais. Esses aspectos serão discutidos a seguir.

### *HI hipertensiva*

Terminologia

Hemorragia intracraniana hipertensiva (HIH) é a manifestação *aguda* da HI não traumática secundária à hipertensão (HTN) arterial sistêmica. A encefalopatia hipertensiva *crônica* refere-se aos efeitos de HTN de longa data no parênquima cerebral e é mais comumente vista como doença de substância branca subcortical e/ou microssangramentos multifocais.

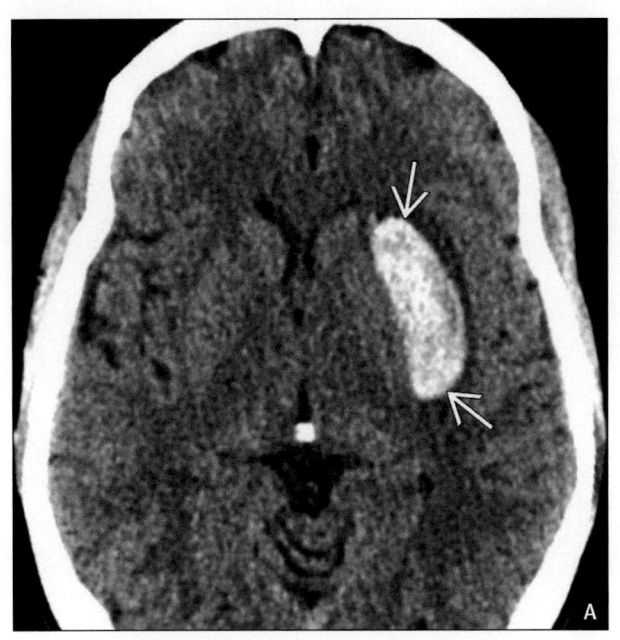

**5-26A** TC axial sem contraste em uma paciente de 57 anos hipertensa demonstrando uma hemorragia estriatocapsular clássica à esquerda ➡.

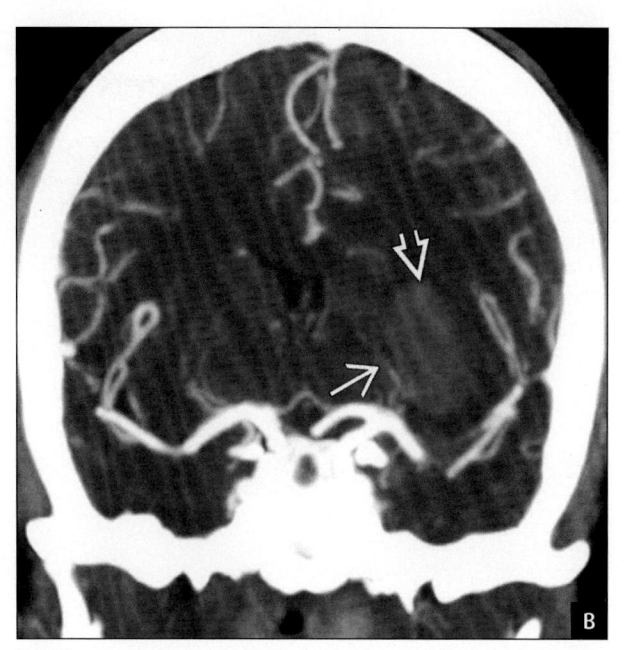

**5-26B** ATC coronal com técnica de MIP mostrando que as artérias lenticuloestriadas ➡ à esquerda são deslocadas pelo hematoma ➡, mas não existe evidência de extravasamento de contraste ou pseudoaneurismas que sugiram risco aumentado de expansão do hematoma.

## Etiologia

A hipertensão acelera a aterosclerose com lipo-hialinose e necrose fibrinoide. Ramos penetrantes proximais das artérias cerebrais média e anterior, sobretudo as artérias lenticuloestriadas (ALEs), são mais gravemente afetados, possivelmente pelo ângulo de ramificação com o vaso de onde se originam.

O enfraquecimento progressivo e a degeneração acelerada da parede da ALE permitem a formação de pequenos pseudoaneurismas ("aneurismas de Charcot-Bouchard"). Acredita-se que a ruptura de um pseudoaneurisma de ALE seja a gênese da maioria das hemorragias hipertensivas estriatocapsulares.

## Patologia

**LOCALIZAÇÃO.** A cápsula externa/putame é o local mais comum **(Fig. 5-23)**, **(Fig. 5-24)**. Essas hemorragias, também chamadas de estriatocapsulares, respondem por aproximadamente dois terços de todas as HIHs. O tálamo é o próximo local mais frequente, respondendo por 15 a 25% dos casos. Ponte e cerebelo são o terceiro local mais comum, com 10% de todas as HIHs. Hemorragias lobares respondem por mais 5 a 10%.

Múltiplos microssangramentos são comuns em pacientes com hipertensão crônica. Microssangramentos relacionados à hipertensão tendem a agrupar-se nos núcleos da base e do cerebelo, com poucas lesões no córtex e na substância branca subcortical.

**NÚMERO E TAMANHO.** O tamanho varia de diminutos sangramentos submilimétricos a grandes lesões macroscópicas que medem vários centímetros em diâmetro **(Fig. 5-25)**. Quando sequências T2* são utilizadas, a maioria dos pacientes com HIH apresenta múltiplas lesões.

**PATOLOGIA MACROSCÓPICA.** O achado mais comum em HIH é um grande hematoma gangliônico que costuma se estender medialmente para o interior dos ventrículos **(Fig. 5-24)**. Hidrocefalia e efeito expansivo com herniação subfalcial são complicações comuns.

**CARACTERÍSTICAS MICROSCÓPICAS.** Arteriosclerose generalizada com lipo-hialinose e necrose fibrinoide são achados comuns em pacientes com HIH. Em alguns casos, pequenos pseudoaneurismas fibrosados nos núcleos da base podem ser identificados.

## Aspectos clínicos

**EPIDEMIOLOGIA.** Embora a prevalência da HIH tenha reduzido significativamente, a hipertensão ainda responde por 40 a 50% das hemorragias intraparenquimatosas espontâneas "primárias" em pacientes idosos e em adultos de meia-idade. A HIH é 5 a 10 vezes menos comum do que o infarto e a isquemia cerebral, respondendo por cerca de 10 a 15% dos AVCs.

**ASPECTOS DEMOGRÁFICOS.** O risco geral de doença cardiovascular – incluindo HIH – aumenta de forma significativa com hipertensão sistólica e diastólica, hipertensão diastólica isolada e hipertensão sistólica isolada. A hipertensão arterial aumenta o risco de HI quatro vezes em comparação com os pacientes normotensos.

**5-27A** TC sem contraste em um homem hipertenso de 76 anos demonstrando um hematoma agudo na ponte →.

**5-27B** Foi realizada RM após algumas horas. O coágulo → é algo heterogêneo, mas aparece predominantemente iso a levemente hiperintenso na imagem ponderada em T1.

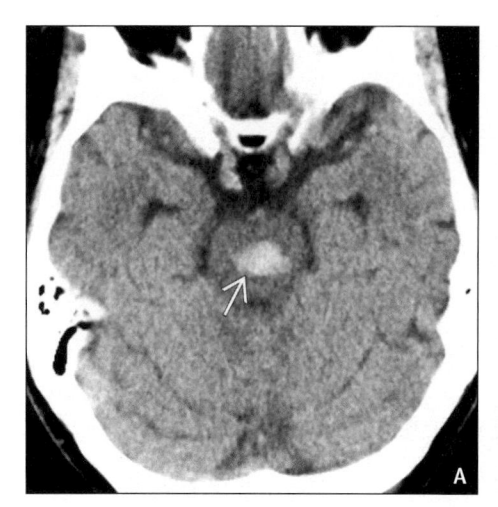

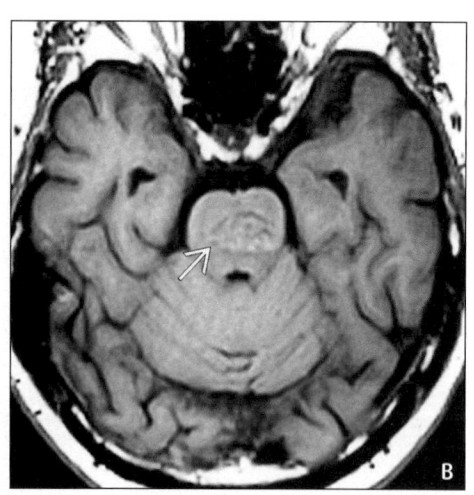

**5-27C** Imagem ponderada em T2 mostrando que o coágulo é hipointenso →. Um leve halo de edema com alto sinal circunda o hematoma →.

**5-27D** Imagem T2*GRE demonstrando artefato de susceptibilidade magnética com importante hipointensidade do coágulo.

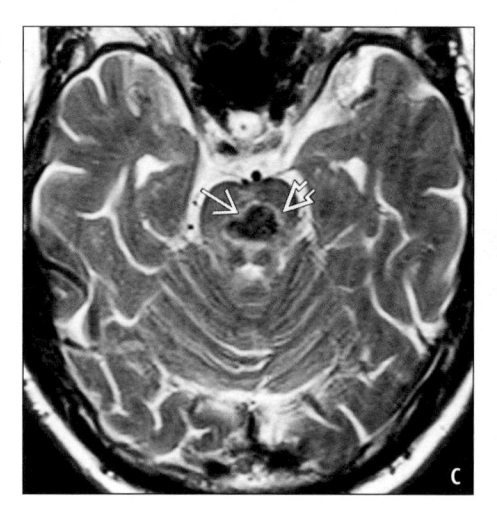

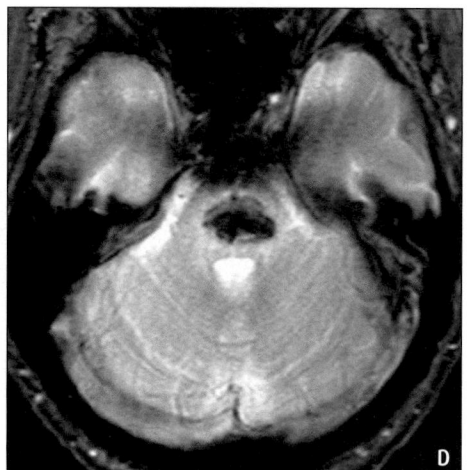

**5-27E** Imagem ponderada em difusão demonstrando que a maior parte do coágulo → não sofre restrição; entretanto, a área de hiperintensidade de sinal → entre o hematoma e o quarto ventrículo sugere edema citotóxico associado.

**5-27F** ADC no mesmo paciente demonstrando que a área de hiperintensidade vista na difusão agora encontra-se hipointensa →, indicando verdadeira restrição à difusão.

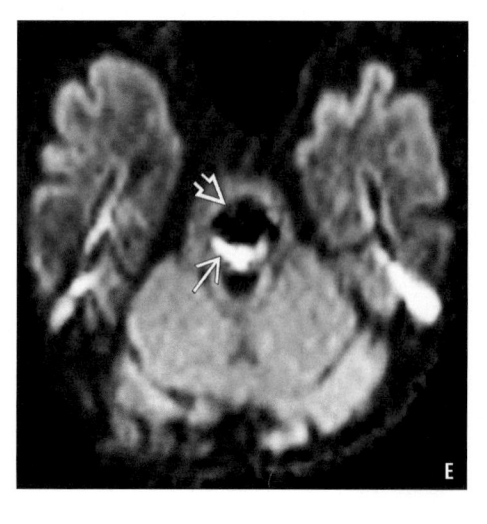

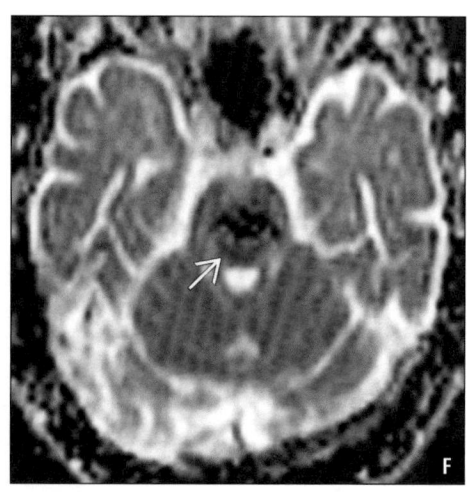

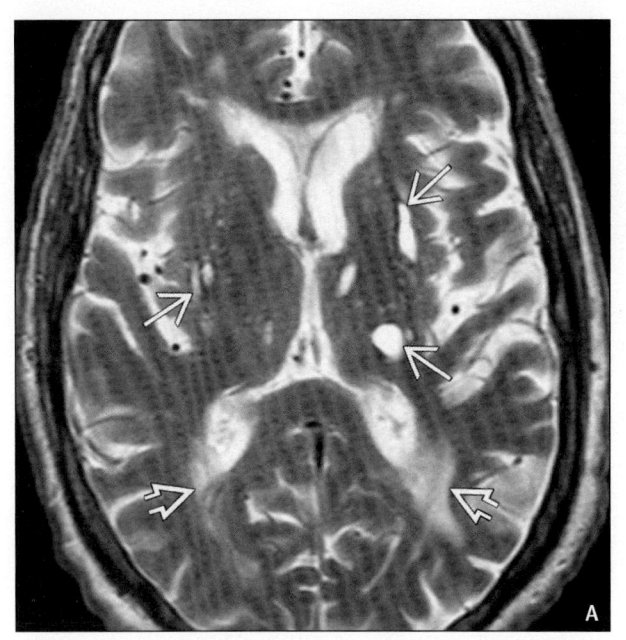

**5-28A** Imagem ponderada em T2 em um paciente idoso com hipertensão de longa data demonstrando hiperintensidade confluente de substância branca ➡ e múltiplos focos discretos de hiperintensidade nos núcleos da base ➡.

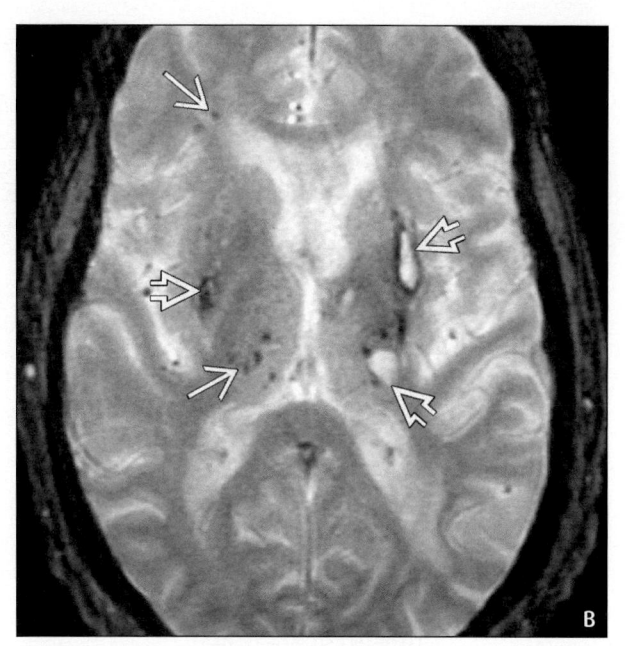

**5-28B** Imagem T2* GRE demonstrando múltiplas micro-hemorragias com artefato de susceptibilidade magnética ➡ além de vários sangramentos antigos estriatocapsulares e talâmicos ➡.

Pacientes masculinos idosos compõem o grupo demográfico com maior risco de HIH, com pico de prevalência entre 45 e 70 anos.

Afro-americanos são o grupo étnico mais afetado na América do Norte.

APRESENTAÇÃO. Grandes HIHs apresentam-se com déficits sensitivos e motores e redução da consciência. Pacientes podem – ou não – ter história de hipertensão arterial de longa data sem tratamento.

HISTÓRIA NATURAL. A deterioração neurológica após HIH é comum. A expansão do hematoma é frequente nas primeiras horas, sendo altamente preditiva de piora neurológica, desfecho funcional ruim e mortalidade. Para cada 10% de aumento no tamanho da HI, existem 5% de aumento na mortalidade e chance adicional de 15% de mau desfecho funcional.

A taxa de mortalidade chega a 80% nos pacientes com grandes hemorragias. Dos sobreviventes de HIH, entre um terço e metade encontram-se moderada ou gravemente incapacitados.

OPÇÕES DE TRATAMENTO. O controle da hipertensão intracraniana e hidrocefalia é o padrão. Drenagem do hematoma e craniectomia para controle do edema cerebral são controversos.

## Imagem

ACHADOS NA TC. A TC sem contraste em geral demonstra uma massa hiperdensa ovoide centrada no putame/cápsula externa ou tálamos **(Fig. 5-26A)**. Na presença de sangramento ativo ou coagulopatia, a hemorragia pode apresentar-se heterogênea com áreas hiperdensas e hipodensas ou mesmo com nível líquido. Extensão intraventricular é comum. A HIH aguda não sofre realce na TC com contraste.

ACHADOS NA RM. A intensidade de sinal na RM varia conforme a idade do coágulo (ver acima) e varia de um grande hematoma agudo **(Fig. 5-27)** a uma cicatriz em formato de fenda com hemossiderina. Hiperintensidades na substância branca (HSBs) em T2/FLAIR são achados comuns em pacientes com HIH. Sequências T2* (GRE, SWI) frequentemente demonstram múltiplos pontos de hipossinal com artefato de susceptibilidade magnética, em especial nos núcleos da base e no cerebelo **(Fig. 5-28)**.

ANGIOGRAFIA. A maioria das HIHs são avasculares na ATC **(Fig. 5-26B)**. Entretanto, pode ser identificado extravasamento de contraste ("*spot sign*") nos hematomas com sangramento ativo.

A ASD nos pacientes com hemorragia clássica estriatocapsular e história de hipertensão raramente é necessária e em geral não contribui para o manejo dos pacientes.

## Diagnóstico diferencial

O principal diagnóstico diferencial para HIH é **angiopatia amiloide cerebral** (AAC). Pacientes com AAC são habitualmente normotensos e apresentam distúrbios cognitivos leves. Embora exista alguma sobreposição com HIH, a distribuição das hemorragias na AAC é, em geral, lobar e periférica em vez de central e estriatocapsular. Hemorragias cerebelares são comuns na HIH mas raras na AAC.

**Neoplasias hemorrágicas** (p. ex., glioblastoma multiforme ou metástase) são mais comuns na substância branca ou interface da substância cinzenta com a substância branca e menos frequentes nos núcleos da base e no cerebelo.

Com exceção das FAVds, a hemorragia de uma **malformação vascular** é pouco frequente em pacientes idosos e em adultos de meia-idade, o grupo mais suscetível à HIH. **Coagulopatia** pode causar ou exacerbar uma HI espontânea. A maioria das hemorragias relacionadas à coagulação são lobares e não estriatocapsulares.

Em pacientes jovens, o **abuso de drogas** (p. ex., uso de cocaína) com hipertensão extrema pode causar hemorragias putaminais e na cápsula externa. Hemorragias nos núcleos da base induzidas por drogas podem se apresentar idênticas às HIHs vistas em pacientes idosos.

A **trombose venosa cerebral interna** pode ocorrer em todas as faixas etárias. Essas hemorragias tendem a ser bilaterais, talâmicas e localizadas mais medialmente do que os sangramentos estriatocapsulares da HIH.

---

**HEMORRAGIA INTRACRANIANA HIPERTENSIVA (HIH)**

**Etiologia**
- DVA acelerada
  - Especialmente nas artérias lenticuloestriadas
- Necrose fibrinoide → pequenos pseudoaneurismas
- Ruptura → pseudoaneurisma → hemorragia estriatocapsular

**Localização**
- Putame/núcleos da base (60 a 65%)
- Tálamo (15 a 25%)
- Ponte/cerebelo (10%)
- Hemisférios (5 a 10%)
- Múltiplos microssangramentos são comuns

**Aspectos clínicos**
- 10 a 15% dos AVCs
- 40 a 50% das hemorragias espontâneas em pacientes idosos

**Imagem**
- Clássico = coágulo hiperdenso no putame/cápsula externa
- Procurar por "cicatriz antiga" de hemossiderina e microssangramentos em T2*

**Diagnóstico diferencial**
- Angiopatia amiloide cerebral
- Neoplasia hemorrágica
- Trombose de veia cerebral interna
- Abuso de drogas (p. ex., uso de cocaína)

---

## Angiopatia amiloide cerebral

A angiopatia amiloide cerebral (AAC) é uma das três variações morfológicas da doença de depósito de amiloide cerebral **(Fig. 5-29A)**. Visto que a AAC – também conhecida como "angiopatia congofílica" – é uma causa comum de hemorragia lobar espontânea, ela será brevemente discutida neste capítulo. O espectro completo da doença amiloide cerebral é discutido em mais detalhes no capítulo sobre vasculopatias (Capítulo 10).

A AAC causa cerca de 1% de todos os AVCs e 15 a 20% dos sangramentos intracranianos primários em pacientes com mais de 60 anos. A idade média de apresentação é de 73 anos. Os pacientes com AAC são normotensos e moderadamente demenciados.

Imagens por TC sem contraste demonstram um ou mais hematomas lobares, em geral com diferentes idades de evolução **(Fig. 5-29B)**. O lobo parietal é o local mais comumente afetado. Alguns poucos pacientes com AAC – em especial aqueles com cefaleia de início súbito e intenso – podem demonstrar hemorragia subaracnóidea junto ao vórtex cerebral.

A RM é o estudo mais sensível para detectar AAC. A maioria dos pacientes apresenta áreas multifocais e confluentes de hiperintensidade da substância branca em T2/FLAIR. Cerca de um terço tem evidência de micro-hemorragias lobares ou petequiais antigas, vistas como múltiplos pontos pretos com artefato de susceptibilidade magnética em sequências ponderadas em T2* (GRE, SWI) **(Fig. 5-29C)**, **(Fig. 5-29D)**.

## Hemorragia cerebelar remota

### Terminologia e etiologia

A hemorragia cerebelar remota (HCR) é uma causa pouco reconhecida e muitas vezes diagnosticada erroneamente como hemorragia parenquimatosa espontânea da fossa posterior em pacientes em pós-operatório. A maioria dos casos relatados ocorre algumas horas após uma craniotomia supratentorial. A HCR também ocorre como uma complicação rara de cirurgia descompressiva do forame magno ou da coluna.

A etiologia mais provável para a HCR é hipovolemia do LCS, com deslocamento inferior ou rebaixamento dos hemisférios cerebelares. A ruptura ou oclusão das veias que drenam em direção ao tentório do cerebelo resulta em hemorragia cerebelar superficial, com ou sem necrose hemorrágica.

### Aspectos clínicos

A HCR é relativamente rara, ocorrendo em 0,1 a 0,6% dos pacientes com craniotomias supratentoriais, mais frequentemente para clipagem de aneurismas, epilepsia do lobo temporal ou ressecção tumoral. Existe uma leve predominância no sexo masculino. A idade média é de 51 anos.

Muitos – senão a maioria – dos casos de HCR são assintomáticos e descobertos incidentalmente nas imagens pós-operatórias. Os sintomas mais comuns relacionam-se com demora para recuperar a consciência após anestesia, rebaixamento da consciência e convulsões.

O prognóstico costuma ser excelente e o tratamento em geral é conservador, com a remoção do hematoma raramente indicada.

### Imagem

A TC sem contraste demonstra linhas de sangue em camadas hiperdensas sobre as folias cerebelares (sinal da "zebra"). A hemorragia pode ser uni ou bilateral, ipsi ou contralateral ao sítio cirúrgico **(Fig. 5-30)**.

Os achados por RM são variáveis e dependem da idade/estágio da evolução do hematoma. Linhas de baixo sinal com artefato de susceptibilidade magnética podem ser identificadas em T2* (GRE, SWI) **(Fig. 5-31)**.

## Micro-hemorragias

Por muitos anos, os patologistas têm notado a presença de micro-hemorragias nos cérebros necropsiados. Enquanto *macro*-hemorragias são facilmente detectadas tanto na TC quanto na RM, até recentemente *micro*ssangramentos cerebrais eram invisíveis. Com o advento das imagens T2* (GRE, SWI), alterações de microssusceptibilidade no cérebro podem ser agora facilmente detectadas.

Microssangramentos cerebrais (MSCs) representam coleções perivasculares de macrófagos com hemossiderina. Eles indicam sangramentos prévios de uma microangiopatia com tendência a micro-hemorragias. MSCs são frequentemente mútiplos e apresentam várias etiologias, desde trauma e infecção até vasculopatia e metástases. Todas essas etiologias são discutidas em detalhes nos respectivos capítulos que lidam com cada grupo de patologias.

Nesta seção, serão sintetizadas duas causas distintas porém com diagnóstico diferencial relacionado: (1) entidades que causam microssangramentos cerebrais difusos e (2) diagnóstico diferencial dos pontos pretos ou pontos pretos com artefato de susceptibilidade magnética nas imagens T2* de RM que em geral aparentam semelhança, mas *não* são causadas por micro-hemorragias.

### Microssangramentos cerebrais multifocais

Um número variado de entidades pode causar micro-hemorragias cerebrais difusas **(Fig. 5-32)**, **(Fig. 5-33)**, e a etiologia dos MSCs varia conforme a idade do paciente. Trauma com dano axonal hemorrágico é a causa mais comum de MSCs em crianças e em adultos jovens. Hipertensão crônica com lipo-hialinose arteriolar e angiopatia amiloide são as duas patologias mais comuns responsáveis por MSCs em adultos mais velhos.

Além da idade, a história do paciente (p. ex., trauma, hipertensão, infecção, tratamentos como cirurgia e radio-

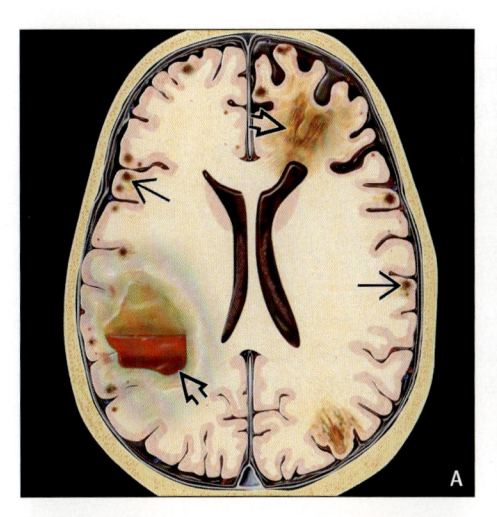

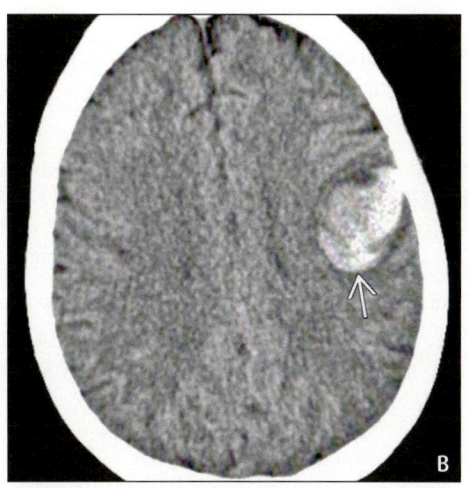

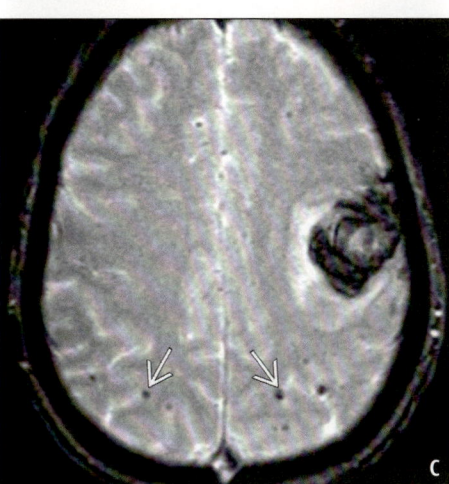

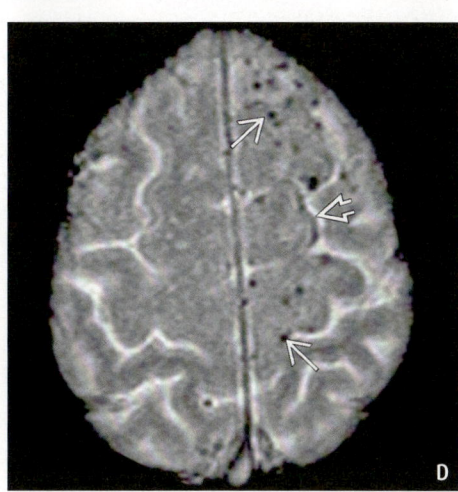

**5-29A** Gráfico demonstrando manifestações da angiopatia amiloide cerebral (AAC). Observe hemorragias lobares em diferentes idades ⇨, múltiplos sangramentos corticais/subcorticais →.
**5-29B** TC axial sem contraste em paciente idoso demenciado sem hipertensão arterial com início súbito de fraqueza à direita demonstrando hematoma lobar focal ⇨.
**5-29C** Imagem T2* GRE mostrando artefato de susceptibilidade magnética do hematoma agudo. Observe também os múltiplos focos hipointensos no córtex ⇨.
**5-29D** Imagem ponderada em susceptibilidade magnética (SWI) em corte mais axial no mesmo paciente demonstrando inúmeros focos puntiformes de artefato de susceptibilidade magnética ⇨ associada a hipointensidades serpentiformes sobre a pia ⇨ indicando siderose superficial. Esses achados de hemorragia lobar aguda com múltiplos sangramentos corticais e siderose superfical são característicos da AAC.

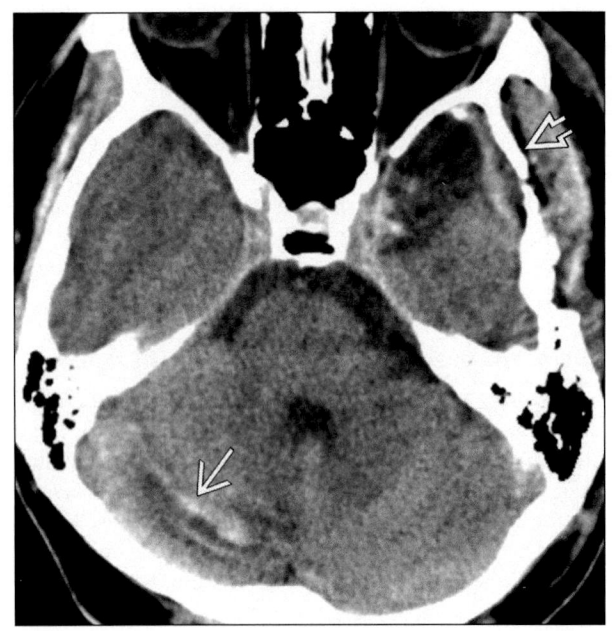

**5-30** TC sem contraste após craniotomia supratentorial demonstrando linhas alternadas de hiperdensidade (sangue) e baixa densidade (edema) no hemisfério cerebelar direito (sinal da "zebra"), consistente com hemorragia cerebelar remota.

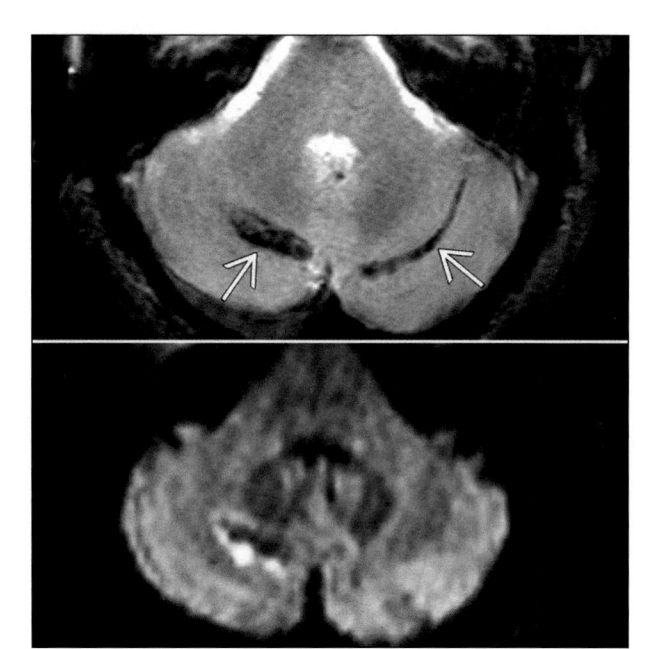

**5-31** Hemorragia cerebelar remota bilateral após ressecção de neoplasia supratentorial. (Superior) Imagem T2* GRE demonstrando artefato de susceptibilidade magnética bilateral. (Inferior) Imagem ponderada em difusão demonstrando alguma restrição na hemorragia aguda à direita.

terapia) é muito importante para estreitar o diagnóstico diferencial dos MSCs. O quadro a seguir agrupa as entidades comuns, as menos comuns e as raras, porém importantes.

### MICROSSANGRAMENTOS CEREBRAIS: ETIOLOGIA

**Comuns**
- Dano axonal/vascular difuso
- Angiopatia amiloide cerebral
  - Polimorfismo da apolipoproteína E4
- Encefalopatia hipertensiva crônica
- Metástases hemorrágicas

**Menos comuns**
- Malformações cavernomatosas múltiplas
- Septicemia
- Embolia gordurosa
- Vasculite
  - Fúngica
  - Anemia falciforme
- Coagulopatia

**Raras mas importantes**
- Leucoencefalopatia hemorrágica aguda
- Linfoma intravascular
- Leucemia
- Radioterapia/quimioterapia
  - Telangiectasias induzidas por radioterapia
  - Microangiopatia mineralizante
- Microangiopatia trombótica
  - Hipertensão maligna
  - Coagulopatia intravascular disseminada
  - SHU/PTT
- Edema cerebral relacionado a grandes altitudes

## Causas não hemorrágicas de pontos pretos com artefato de susceptibilidade magnética

Além dos MSCs, uma quantidade de entidades não hemorrágicas determina o aparecimento de "pontos pretos" multifocais nas imagens T2*. Elas estão sintetizadas no quadro a seguir, novamente agrupadas em causas comuns, em menos comuns e em raras, porém importantes.

### CAUSAS NÃO HEMORRÁGICAS DE PONTOS PRETOS COM ARTEFATO DE SUSCEPTIBILIDADE MAGNÉTICA EM T2*

**Comuns**
- Pneumoencéfalo

**Menos comuns**
- Múltiplas calcificações parenquimatosas
  - Neurocisticercose
  - Tuberculomas

**Raras mas importante**
- Circulação extracorpórea
- Complicações de dispositivos
  - Válvulas cardíacas metálicas

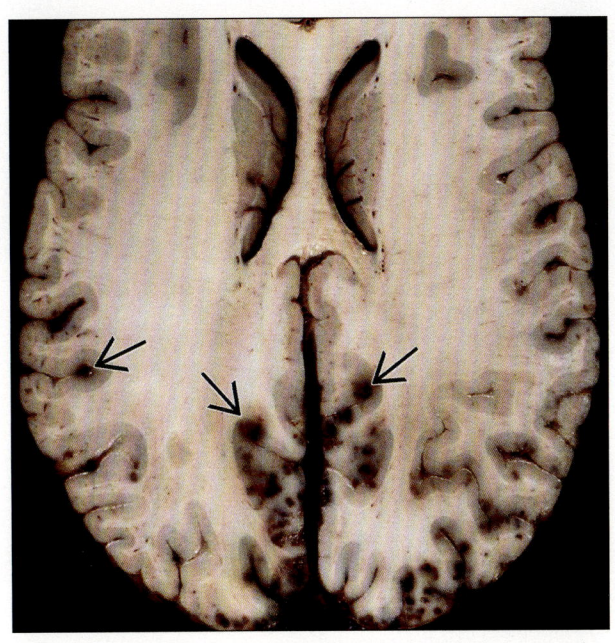

**5-32** Necropsia em um paciente imunocomprometido demonstrando múltiplas micro-hemorragias corticais ➡. (Cortesia de R. Hewlett, MD.)

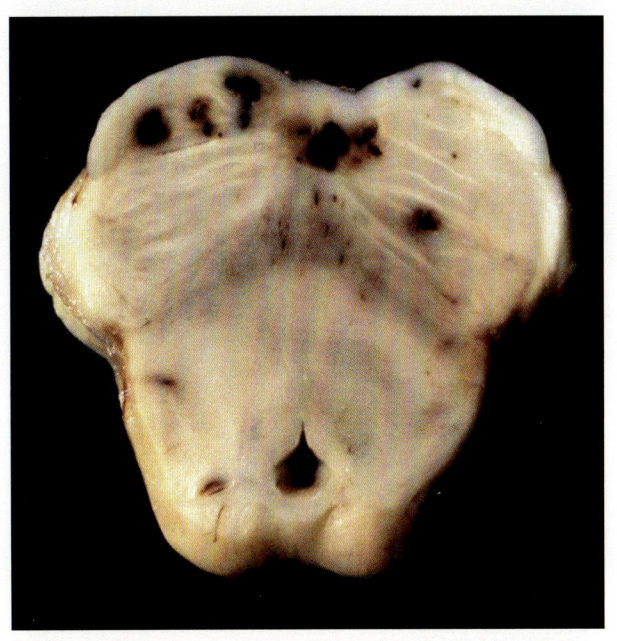

**5-33** Necropsia demonstrando múltiplas micro-hemorragias mesencefálicas relacionadas a malformações cavernomatosas. (Cortesia dos arquivos da AFIP.)

## Referências selecionadas

- Jakubovic R et al: Intracerebral hemorrhage: toward physiological imaging of hemorrhage risk in acute and chronic bleeding. Front Neurol. 3:86, 2012
- Cordonnier C et al: Radiological investigation of spontaneous intracerebral hemorrhage: systematic review and trinational survey. Stroke. 41(4):685-90, 2010
- Morgenstern LB et al: Guidelines for the management of spontaneous intracerebral hemorrhage: a guideline for healthcare professionals from the American Heart Association/American Stroke Association. Stroke. 41(9):2108-29, 2010

### *Evolução da hemorragia intracraniana*

#### Fisiopatologia da hemorragia intracraniana

- Thomas B et al: Clinical applications of susceptibility weighted MR imaging of the brain - a pictorial review. Neuroradiology. 50(2):105-16, 2008
- Knight RA et al: Temporal MRI assessment of intracerebral hemorrhage in rats. Stroke. 39(9):2596-602, 2008

#### Imagem da hemorragia parenquimatosa intracraniana

- Alemany Ripoll M et al: Detection and appearance of intraparenchymal haematomas of the brain at 1.5 T with spinecho, FLAIR and GE sequences: poor relationship to the age of the haematoma. Neuroradiology. 46(6):435-43, 2004
- Allkemper T et al: Acute and subacute intracerebral hemorrhages: comparison of MR imaging at 1.5 and 3.0 T-- initial experience. Radiology. 232(3):874-81, 2004

### Etiologia das hemorragias parenquimatosas não traumáticas

- Kim SJ et al: Dual-energy CT in the evaluation of intracerebral hemorrhage of unknown origin: differentiation between tumor bleeding and pure hemorrhage. AJNR Am J Neuroradiol. 33(5):865-72, 2012
- Phan CM et al: Differentiation of hemorrhage from iodinated contrast in different intracranial compartments using dualenergy head CT. AJNR Am J Neuroradiol. 33(6):1088-94, 2012
- Kersbergen KJ et al: The spectrum of associated brain lesions in cerebral sinovenous thrombosis: relation to gestational age and outcome. Arch Dis Child Fetal Neonatal Ed. 96(6):F404-9, 2011
- Beslow LA et al: Predictors of outcome in childhood intracerebral hemorrhage: a prospective consecutive cohort study. Stroke. 41(2):313-8, 2010
- Brouwer AJ et al: Intracranial hemorrhage in full-term newborns: a hospital-based cohort study. Neuroradiology. 52(6):567-76, 2010

#### *Macro-hemorragias*

- Kim SJ et al: Dual-energy CT in the evaluation of intracerebral hemorrhage of unknown origin: differentiation between tumor bleeding and pure hemorrhage. AJNR Am J Neuroradiol. 33(5):865-72, 2012

#### HI hipertensiva

- Yakushiji Y et al: Clinical characteristics by topographical distribution of brain microbleeds, with a particular emphasis on diffuse microbleeds. J Stroke Cerebrovasc Dis. 20(3):214-21, 2011

## Angiopatia amiloide cerebral

- Mehndiratta P et al: Cerebral amyloid angiopathy-associated intracerebral hemorrhage: pathology and management. Neurosurg Focus. 32(4):E7, 2012
- Hirohata M et al: Clinical features of non-hypertensive lobar intracerebral hemorrhage related to cerebral amyloid angiopathy. Eur J Neurol. 17(6):823-9, 2010

## Hemorragia cerebelar remota

- Park JS et al: Remote cerebellar hemorrhage complicated after supratentorial surgery: retrospective study with review of articles. J Korean Neurosurg Soc. 46(2):136-43, 2009

## *Micro-hemorragias*

- Poels MM et al: Improved MR imaging detection of cerebral microbleeds more accurately identifies persons with vasculopathy. AJNR Am J Neuroradiol. 33(8):1553-6, 2012

## Microssangramentos cerebrais multifocais

- Liu T et al: Cerebral microbleeds: burden assessment by using quantitative susceptibility mapping. Radiology. 262(1):269-78, 2012
- Shoamanesh A et al: Cerebral microbleeds: histopathological correlation of neuroimaging. Cerebrovasc Dis. 32(6):528-34, 2011

# 6
# Hemorragia subaracnóidea e aneurismas

| | |
|---|---|
| Hemorragia subaracnóidea | 110 |
| Hemorragia subaracnóidea aneurismática | 110 |
| HSA aneurismática e vasospasmo | 115 |
| Outras complicações da HSAn | 116 |
| HSA perimesencefálica não aneurismática | 117 |
| HSA de convexidade | 118 |
| Siderose superficial | 119 |
| Aneurismas | 121 |
| Aneurisma sacular | 121 |
| Pseudoaneurisma | 130 |
| Aneurisma em aspecto de bolha de sangue | 132 |
| Aneurisma fusiforme | 134 |
| Aneurisma fusiforme aterosclerótico | 134 |
| Aneurisma fusiforme não aterosclerótico | 135 |

Trauma é a causa mais comum de hemorragia subaracnóidea (HSA) intracraniana. A HSA traumática (HSAt) ocorre quando o sangue do cérebro ou de vasos sanguíneos contusos estende-se para os sulcos adjacentes; ela foi discutida juntamente com o trauma craniocerebral (Cap. 2). Este capítulo é focado na HSA não traumática e nos aneurismas.

Inicia-se com uma visão geral sobre os espaços subaracnoides cerebrais, a qual proporciona o contexto para a discussão a respeito da hemorragia subaracnóidea não traumática e aneurismas. Segue-se, então, com as discussões detalhadas de cada tópico.

### Visão geral do espaço subaracnoide

Os espaços subaracnoides (ESs) são cavidades preenchidas por líquido cerebrospinal (LCS) localizadas entre a aracnoide e a pia. Os ESs são atravessados por várias trabéculas revestidas por pia que se estendem entre o cérebro e a superfície interna da aracnoide. É a pia (*não* a aracnoide) que segue os vasos sanguíneos penetrantes no interior do parênquima cerebral.

Alargamentos focais proeminentes nos ESs, as cisternas, são encontrados ao redor da base do cérebro, mesencéfalo e região da pineal, tronco encefálico e cerebelo. A maioria das cisternas subaracnóideas recebe o nome em relação às estruturas adjacentes (p. ex., cisterna suprasselar, cisterna quadrigeminal, cisterna do ângulo pontocerebelar). Algumas são nomeadas pelo seu tamanho (grande cisterna ou "cisterna magna"), forma ou sublocalização.

Os ESs são anatomicamente únicos; eles circundam todo o cérebro, mergulhando nos sulcos da superfície e circundando os nervos cranianos. Em algum ponto, todas as principais artérias e veias intracranianas também passam através dos ESs.

### Hemorragia subaracnóidea não traumática

A HSA não traumática "espontânea" causa 3-5% de todos os acidentes vasculares agudos. Aproximadamente 80% destes são causados pela ruptura de um aneurisma sacular intracraniano. O restante é causado por várias entidades, incluindo dissecção, hemorragia ou trombose venosa, vasculite, angiopatia amiloide e síndrome da vasoconstrição cerebral reversível.

A hemorragia no ES pode ser limitada e bastante focal. De forma mais frequente, o sangue é extravasado para o interior do ES, misturando-se facilmente com o LCS, e espalhando-se difusamente pelas cisternas e sulcos. Às vezes, o sangue no ES sofre refluxo para o interior dos ventrículos, produzindo hemorragia intraventricular (HI) secundária.

### Aneurismas

A palavra "aneurisma" vem da combinação de duas palavras gregas, significando "transversalmente" e "largo". De fato, os aneurismas cerebrais são alargamentos ou dilatações das artérias intracranianas.

Aneurismas intracranianos são classificados pelo seu aspecto macroscópico. **Aneurismas saculares** são o tipo mais comum e como característica originam-se em pontos de ramificação vascular **(Fig. 6-1)**. Os **pseudoaneurismas** com frequência lembram aneurismas saculares (AS) "verdadeiros" na forma, porém são contidos por um coágulo cavitado, e não componentes da parede arterial.

**Aneurismas em aspecto de bolha de sangue** (*blood-blister*) possuem abaulamentos hemisféricos de paredes finas que, como o nome sugere, lembram bolhas de sangue cutâneas na aparência.

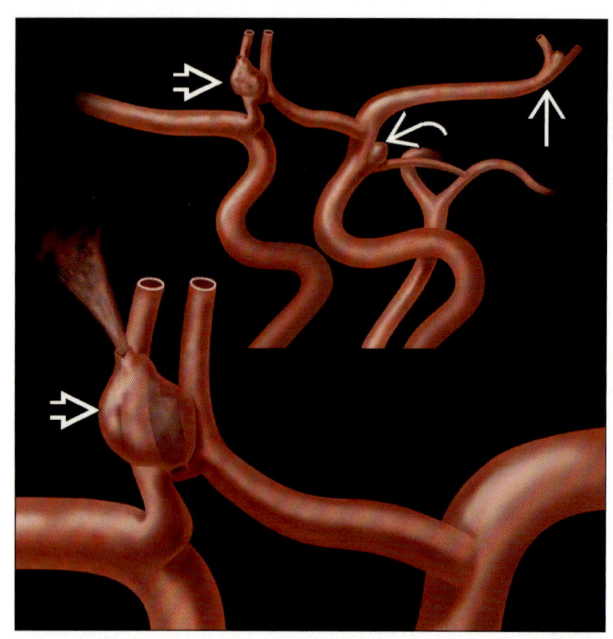

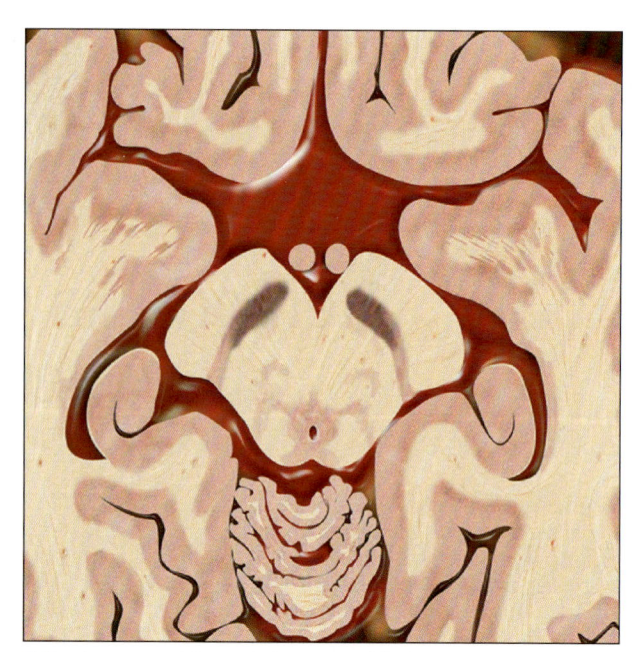

**6-1** Ilustração demonstra um AS na artéria comunicante anterior ⇒ com extravasamento ativo a partir de uma bolha orientada superiormente ("mamilo"). Note o AS adicional na AComP ⇒ e a diminuta bolha na bifurcação da ACM esquerda ⇒.

**6-2** Ilustração axial através do mesencéfalo demonstra HSA em vermelho estendendo-se pelas cisternas basais. Dada a distribuição difusa da HSA, sem a presença de hematoma focal, estatisticamente a localização mais provável do aneurisma rompido é a AComA.

**Aneurismas fusiformes** são dilatações focais que envolvem toda a circunferência do vaso, estendem-se por distâncias limitadas e não se originam em pontos de ramificação. Aneurismas fusiformes são mais secundários a aterosclerose, porém também podem ocorrer com vasculopatias não ateroscleróticas.

**Ectasias** referem-se à dilatação arterial generalizada sem dilatação focal ("aneurismática"). Embora as ectasias possam afetar qualquer vaso intracraniano, o local mais comum é a circulação posterior. Ectasias não são aneurismas verdadeiros, portanto elas são discutidas no Capítulo 10, sobre vasculopatia.

## Hemorragia subaracnóidea

A HSA não traumática (HSAnt) pode ter origem aneurismática ou não aneurismática e ser aguda ou crônica na apresentação. Inicia-se esta discussão com a HSA aneurismática e suas complicações mais devastadoras, vasospasmo e isquemia cerebral secundária.

Em seguida, serão revisados dois tipos especiais de HSA não traumática e não aneurismática: a HSA perimesencefálica e o padrão reconhecido recentemente de HSA, chamado de hemorragia subaracnóidea da convexidade. Por fim, serão discutidas a HSA crônica de repetição e sua rara, porém importante, manifestação, a siderose superficial.

### Hemorragia subaracnóidea aneurismática

#### Terminologia

A hemorragia subaracnóidea aneurismática (HSAn) é um extravasamento de sangue no espaço entre a aracnoide e a pia.

#### Etiologia

A HSA aneurismática é causada pela ruptura de um aneurisma sacular ou (raramente) um aneurisma em aspecto de bolha de sangue. Outras causas menos comuns de HSAn incluem dissecções intracranianas e aneurismas dissecantes.

#### Patologia

**Localização.** Como a maioria dos aneurismas saculares origina-se no círculo de Willis (CW) ou na bifurcação da artéria cerebral média (ACM), as localizações mais comuns da HSA aneurismática são a cisterna suprasselar e as fissuras silvianas **(Figs. 6-2 e 6-3)**.

Às vezes, o aneurisma se rompe diretamente no interior do parênquima cerebral em vez de no espaço subaracnoide. Isso ocorre com mais frequência quando o ápice de um aneurisma da artéria comunicante anterior (AComA) aponta superiormente e se rompe para o interior do lobo frontal.

**Patologia macroscópica.** O aspecto macroscópico da HSAn é em geral caracterizado pelas cisternas basais repletas de sangue. A HSA pode se estender aos sulcos superficiais e

**Tabela 6-1** Graduação da hemorragia subaracnóidea

| Grau | Hunt e Hess | WFNS | GCS | Escala de Fisher Modificada (TC) |
|---|---|---|---|---|
| 0 | Aneurisma íntegro/assintomático | Aneurisma íntegro | Aneurisma íntegro | Sem HSA ou HI visível |
| 1 | Assintomático/cefaleia leve | GCS = 15 | GCS = 15 | HSA ≤ 1 mm, sem HI |
| 2 | Cefaleia moderada/intensa + rigidez da nuca e/ou paralisia de nervo craniano | GCS = 13-15, sem déficit neurológico | GCS = 12-14 | HSA ≤ 1 mm + HI |
| 3 | Sonolento, confuso; déficits neurológicos leves | GCS = 13-15, déficit neurológico focal | GCS = 9-11 | HSA > 1 mm, sem HI |
| 4 | Estupor, hemiparesia moderada/grave, descerebração precoce | GCS = 7-12 | GCS = 6-8 | HSA > 1 mm + HI ou hemorragia parenquimatosa |
| 5 | Descerebrado, profundamente comatoso, moribundo | GCS = 3-6 | GCS = 3-5 | N/A |

GCS, escala de coma de Glasgow; HI, hemorragia intraventricular; N/A, não aplicável; HSA, hemorragia subaracnóidea; TC, tomografia computadorizada; WFNS, World Federation of Neurological Societies

ventrículos. Graus variados de estreitamento arterial causado por vasospasmo podem estar presentes (ver a seguir).

## Aspectos clínicos

EPIDEMIOLOGIA. A prevalência geral da HSAn é de aproximadamente 10-12 por 100.000 ao ano.

DEMOGRAFIA. A incidência geral de HSAn aumenta com a idade e apresenta pico entre 40 e 60 anos. A razão H:M é de 1:2.

A HSA aneurismática é rara em crianças. Independentemente da sua relativa raridade, entretanto, aneurismas cerebrais causam a maioria das HSAs espontâneas (não traumáticas) em crianças e representam cerca de 10% de todos os acidentes vasculares hemorrágicos da infância.

APRESENTAÇÃO. Cefaleia inespecífica é uma queixa comum de apresentação nos pronto-atendimentos, representando cerca de 2% das consultas. A hemorragia subaracnóidea responde por apenas 1-3% desses casos.

Ao menos 75% dos pacientes com HSAn apresentam início súbito da "pior dor de cabeça da vida". A forma mais grave é a cefaleia "em trovoada", uma cefaleia intensa que vem como o "estouro de um trovão" e em geral atinge o pico em minutos ou mesmo segundos. Embora existam muitas causas de cefaleia "em trovoada", a mais grave e potencialmente letal é a HSAn.

Um terço dos pacientes com HSAn queixa-se de cervicalgia. Outro terço refere vômitos.

Entre 10 e 25% dos pacientes apresentam sintomas dias ou semanas antes da instalação da HSA. Esses vazamentos "sentinelas" ou "de alerta" podem prenunciar a ruptura de um aneurisma e não devem ser ignorados.

GRADUAÇÃO CLÍNICA DA HSA. Embora várias escalas já tenham sido propostas para graduar a HSA, nenhuma recebeu aceitação universal. As duas mais utilizadas são as escalas de Hunt e Hess e da World Federation of Neurological Societies (WFNS). Ambas baseiam-se em achados clínicos.

A escala de **Hunt e Hess** gradua os HSAns em 0 a 5. Um aneurisma íntegro e assintomático é designado grau 0. Pacientes que estão assintomáticos ou apresentam cefaleia mínima são de grau 1. O grau 2 representa cefaleia moderada a intensa com rigidez na nuca e/ou paralisia dos nervos cranianos. Os graus 3 a 5 designam HSAns mais sérias. Pacientes sonolentos ou confusos com déficits neurológicos leves são de grau 3. O grau 4 indica estupor, hemiparesia moderada a acentuada e descerebração precoce. Os pacientes de grau 5 estão descerebrados, profundamente comatosos e em estado terminal.

A **escala da WFNS** reconhece seis graus de HSAn, porém é baseada na escala de coma de Glasgow (GCS). Zero representa um aneurisma íntegro. Pacientes de grau 1 possuem GCS de 15. Pacientes de grau 2 não possuem déficits neurológicos e apresentam GCS de 13 ou 14. Pacientes com GCS de 13-14 *com* um déficit focal são de grau 3; GCS de 7 a 12 é grau 4; GCS de 3 a 6 designa-se grau 5.

Estudos recentes têm indicado que o melhor preditor do prognóstico clínico é baseado simplesmente na **escala de coma de Glasgow**. Assim como nas outras escalas mencionadas, um aneurisma íntegro é designado grau 0. Os graus 1 a 5 diferem discretamente da escala da WFNS. O grau 1 é uma GCS de 15; grau 2 é 12-14; grau 3 é 9-11; grau 4 é 6-8; e o grau 5 é uma GCS de 3-5. Sua simplicidade, confiabilidade, poder preditivo e amplo conhecimento entre os profissionais de saúde fazem a GCS ser o sistema mais lógico para a graduação das HSAns e orientação do tratamento.

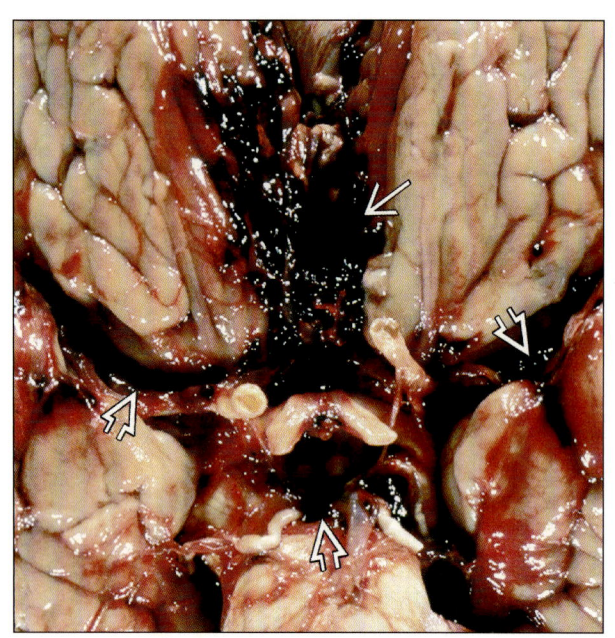

**6-3** Necropsia mostra HSA basilar difusa ➡ devido à ruptura de um aneurisma de AComA. Um coágulo mais focal está presente na fissura inter-hemisférica ➡. (Cortesia de R. Hewlett, MD.)

**6-4** Série de cortes axiais de TC sem contraste mostra o típico aspecto da HSA aneurismática. Hiperdensidade nas cisternas da base e nas fissuras silvianas é típica.

Um quarto esquema, a **escala modificada de Fisher**, é baseado no aspecto da tomografia computadorizada (TC) (não em achados clínicos), mas está incluída nesta tabela de resumo para comparação **(Tab. 6-1)**.

HISTÓRIA NATURAL. Embora a HSAn cause apenas 3-5% de todos os "acidentes vasculares", quase um terço de todos os anos de vida perdidos relacionados a acidentes vasculares cerebrais antes dos 65 anos são atribuíveis à HSAn. A idade média de óbito dos pacientes com HSAn é mais baixa do que em pacientes com outros tipos de acidentes vasculares.

A HSA aneurismática é fatal ou incapacitante em mais de um terço dos pacientes. HSA massiva pode causar coma e óbito em minutos. Aproximadamente um terço dos pacientes com HSAn evoluem a óbito dentro de 72 horas; outro terço sobrevive, porém com déficits neurológicos incapacitantes.

Apesar dos avanços no diagnóstico e no tratamento, a mortalidade intra-hospitalar continua a exceder 25%. Sem tratamento, aneurismas saculares rotos possuem uma taxa de ressangramento de 20% dentro das primeiras duas semanas após a hemorragia inicial.

Desfecho desfavorável está associado com vários fatores, incluindo idade avançada, piora neurológica, tamanho do aneurisma, grandes quantidades de HSA nos exames tomográficos iniciais, hematoma intraparenquimatoso, hemorragia intraventricular e fatores de risco vasculares, como hipertensão e infarto miocárdico.

Pacientes que sobrevivem à HSAn também possuem um risco aumentado de desenvolverem novos aneurismas intracranianos e novos episódios de HSA durante a vida, estimados em 2% ao ano. Eles também carregam um risco aumentado para outras doenças vasculares.

OPÇÕES DE TRATAMENTO. Os objetivos do tratamento da HSAn em pacientes que sobrevivem ao sangramento inicial são (1) obliterar o aneurisma (prevenindo um ressangramento potencialmente catastrófico) e (2) prevenir ou tratar o vasospasmo (ver a seguir).

## Imagem

CARACTERÍSTICAS GERAIS. A TC sem contraste é um excelente exame de rastreamento para o diagnóstico de uma HSAn suspeita. Estudos recentes mostraram que nos primeiros três dias após o *ictus*, uma TC negativa é suficiente para a exclusão de HSA. A punção lombar é desnecessária se a TC sem contraste é negativa.

A melhor pista diagnóstica para HSAn é a hiperdensidade nas cisternas e nos sulcos na TC sem contraste. Em alguns casos, o sangue subaracnoide circunda e delimita o saco aneurismático comparativamente hipodenso.

ACHADOS DE TC. As cisternas basais, em especial a supraselar, geralmente estão preenchidas com sangue **(Fig. 6-4)**. Embora a distribuição da HSA dependa da localização do aneurisma "culpado", ela é de certa forma variável e não absolutamente preditiva quanto à localização do aneurisma.

Aneurismas de AComA tendem a romper superiormente para o interior da fissura inter-hemisférica. Aneurismas da bifurcação da ACM de forma usual rompem para o interior da fissura silviana. Aneurismas da carótida interna-artéria comunicante posterior (ACI-AComP) cos-

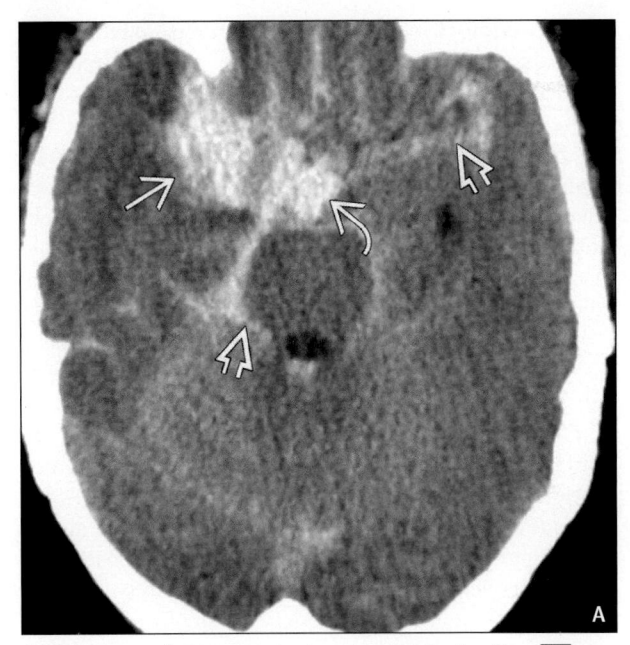

**6-5A** Imagem de TC sem contraste mostra HSA basilar difusa ➡ com coágulo focal no lobo temporal anteromedial ➡ e ao longo do aspecto direito da cisterna suprasselar ➡.

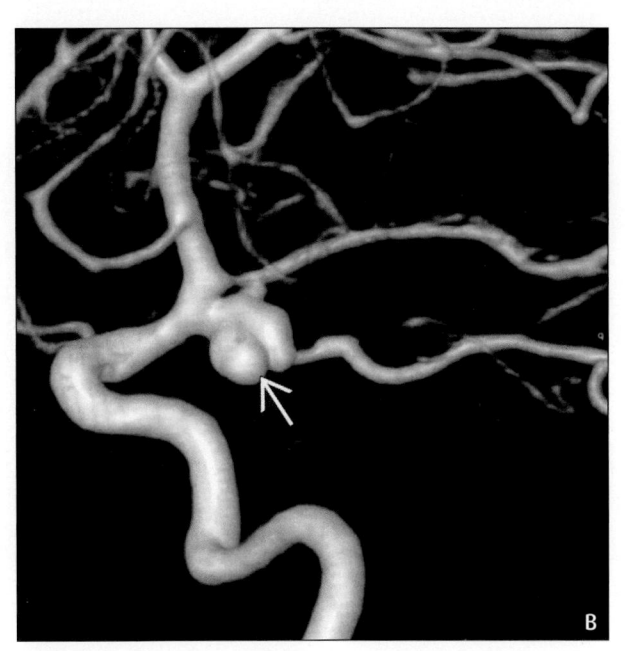

**6-5B** Imagem de reconstrução 3D na angiografia da ACI direita do mesmo paciente mostra um grande aneurisma trilobado na ACI--AComP ➡.

tumam romper no interior da cisterna suprasselar. Aneurismas vertebrobasilares com frequência preenchem o quarto ventrículo, a cisterna pré-pontina e o forame magno com sangue.

Hemorragia intraventricular (HI) está presente em cerca de metade dos pacientes com HSAn e está associada com uma maior probabilidade de complicações durante a internação e um pior prognóstico em três meses após a HSA.

Hemorragia parenquimatosa focal é incomum, mas, se presente, prediz o local de ruptura do aneurisma **(Fig. 6-5)**.

ACHADOS DE RM. A HSA aguda é isointensa ao cérebro na ponderação T1 **(Figs. 6-6A e 6-6B)**. As cisternas de LCS podem encontrar-se borradas ou "sujas". Como a HSA é hiperintensa ao cérebro na ponderação T2, ela pode ser de difícil identificação nessa sequência **(Fig. 6-6C)**.

A sequência FLAIR é a melhor para a demonstração da HSAn **(Fig. 6-6D)**. LCS hiperintenso nos sulcos e nas cisternas está presente, porém é inespecífico. Outras causas de LCS "brilhante" em FLAIR incluem hiperoxigenação, meningite, neoplasia e artefatos.

A ressonância magnética (RM) também pode ser útil na investigação quando nenhuma causa estrutural para HSA não traumática é encontrada na TC sem contraste inicial ou na angiotomografia (ATC).

ANGIOGRAFIA. A ATC é positiva em 95% dos casos de HSAn se o aneurisma "culpado" possuir um tamanho igual a ou maior do que 2 mm **(Fig. 6-5B)**. Embora a angiografia com subtração digital (ASD) ainda seja considerada o padrão-ouro para a detecção e delimitação da angioarquitetura do aneurisma, muitos pacientes com HSAn e ATC positiva são submetidos a clipagem cirúrgica sem a realização desse exame.

A ASD padrão às vezes não demonstra o aneurisma "culpado". A HSA com angiografia negativa é encontrada em aproximadamente 15% dos casos. Com a adição da angiografia rotacional tridimensional, a taxa de HSAs com angiografia negativa decaiu para 4-5% dos casos.

A HSA espontânea com "angiografia negativa" não é uma entidade benigna, uma vez que possui um pequeno, porém real, risco de ressangramento e prognóstico ruim. A ATC é recomendada em pacientes com HSA difusa se a ASD inicial for negativa. Um aneurisma responsável pelo sangramento é encontrado em 9% desses casos.

GRADUAÇÃO DA HSA BASEADA EM IMAGEM. Uma escala simples baseada nos achados de TC sem contraste, a **escala modificada de Fisher**, foi proposta para graduar a HSAn. O grau 0 equivale à ausência de hemorragia subaracnóidea ou intraventricular visível. Uma fina (menor do que um milímetro) camada focal ou difusa de sangue subaracnoide sem HI é designada grau 1. Se HI está presente, é um Fisher grau 2. HSA espessa (maior do que um milímetro) focal ou difusa sem HI é designada grau 3. A presença de sangue intraventricular, juntamente com HSA espessa, é designada grau 4. O aumento gradual na escala de Fisher modificada possui uma relação linear com o risco de vasospasmo, infarto tardio e prognóstico clínico pobre.

A determinação quantitativa computadorizada do volume da hemorragia subaracnóidea é também um bom preditor de isquemia cerebral tardia e êxito funcional na HSAn, porém não está rotineiramente disponível.

## Diagnóstico diferencial

O principal diagnóstico diferencial da HSAn é a **HSA traumática**. A HSA aneurismática costuma ser muito mais disseminada, com frequência preenchendo as cisternas basais. Em geral a HSAt ocorre nas adjacências das contusões ou lacerações corticais e é, portanto, mais comum nos sulcos superficiais.

A **HSA perimesencefálica não aneurismática** (HSAp) é muito mais limitada do que a HSAn e está localizada nas cisternas interpeduncular, ambiente e pré-pontina. Às vezes, a HSAp se espalha para o aspecto posterior da cisterna suprasselar. Ela raramente se estende para as fissuras silvianas.

A **HSA de convexidade**, como o nome sugere, está localizada nos sulcos superficiais sobre as convexidades cerebrais. Frequentemente apenas um único sulco está afetado. As causas de HSA de convexidade são várias e incluem oclusão venosa, angiopatia amiloide, vasculite e síndrome da vasoconstrição cerebral reversível.

A **pseudo-HSA** é causada pelo intenso edema cerebral. A hipodensidade do cérebro faz o sangue nas artérias e veias cerebrais parecer denso, simulando o aspecto da HSA.

**Hiperintensidade nos sulcos e cisternas em FLAIR** é um achado de imagem inespecífico e nem sempre denota hemorragia subaracnóidea. Além da HSAn, a hiperintensidade do LCS em FLAIR costuma ocorrer com distúrbios de fluxo e artefatos técnicos, como anulação incompleta do LCS.

Meningite piogênica, carcinomatose meníngea e inspiração de oxigênio em altas concentrações podem causar hiperintensidade do LCS em FLAIR. A administração prévia de quelatos de gadolínio (com ou sem perda da função renal) pode resultar em realce difuso do LCS.

Outras etiologias para a hiperintensidade em sulcos e cisternas em FLAIR incluem vasos hiperintensos com fluxo lentificado (p. ex., acidentes vasculares cerebrais agudos, colaterais piais em desenvolvimento após infarto/isquemia cerebral, síndrome de Sturge-Weber, moyamoya e síndrome da vasoconstrição cerebral reversível).

**6-6A** Série de imagens de RM mostra os achados típicos da HSA aneurismática aguda. Imagem sagital em T1 demonstra o aspecto "sujo" do LCS ⇨, que se encontra isointenso ao parênquima cerebral. O *flow void* da artéria basilar está circundado pela HSA ⇨.

**6-6B** Imagem axial em T1 do mesmo paciente mostra um belo contraste entre o LCS "sujo" isointenso ⇨ e o LCS hipointenso de aspecto mais normal ⇨.

**6-6C** Imagem ponderada em T2 do mesmo paciente mostra que a HSA hiperintensa é difícil de ser distinguida do LCS normal.

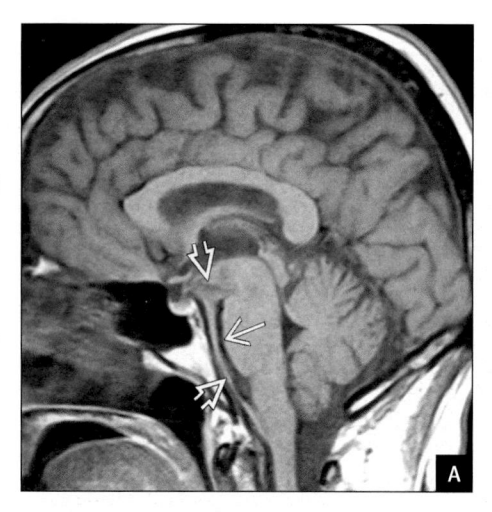

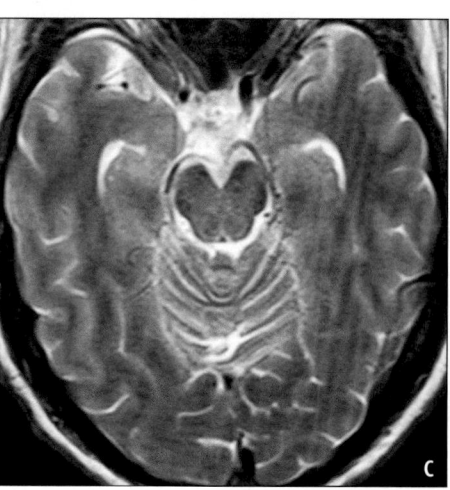

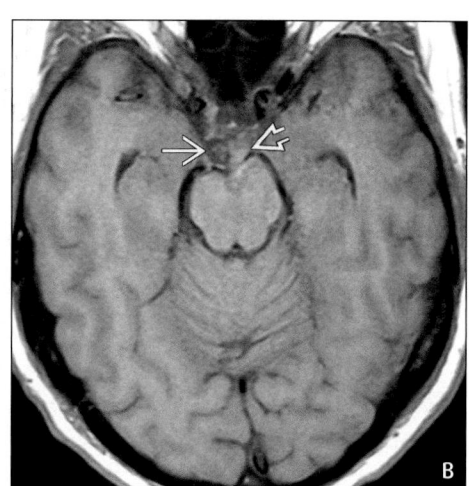

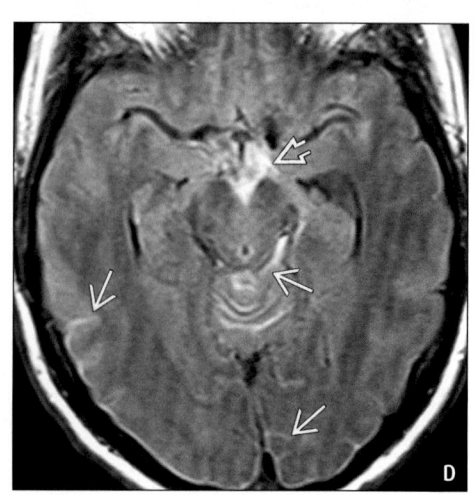

**6-6D** Imagem em FLAIR mostra LCS hiperintenso nas cisternas da base ⇨. Hiperintensidade de sulcos e cisternas também é evidente nas cisternas perimesencefálica esquerda e cerebelar superior, bem como nos espaços subaracnoides parieto-occipitais ⇨.

> **HEMORRAGIA SUBARACNÓIDEA ANEURISMÁTICA**
>
> **Etiologia**
> - Ruptura de aneurisma sacular ou em aspecto de bolha de sangue
> - Menos comum = dissecção intracraniana
>
> **Patologia**
> - Sangue entre a aracnoide e a pia
> - Preenche as cisternas basais ± sangue intraventricular
>
> **Aspectos clínicos**
> - Causa 3-5% dos "acidentes vasculares"
> - Cefaleia "em trovoada"
> - Pico de idade = 40 a 60 anos; H:M = 1:2
> - Fatal ou incapacitante em 2/3
>
> **Imagem**
> - TC sem contraste: cisternas da base e sulcos hiperdensos
>   - Punção lombar (PL) desnecessária se a TC é negativa nos primeiros três dias
>   - Hidrocefalia comum, início geralmente precoce
> - RM
>   - LCS "sujo" em T1
>   - Cisternas e sulcos hiperintensos em FLAIR
> - Angiografia
>   - ATC positiva em 95% se aneurisma ≥ 2 mm
>   - ASD reservada para aneurismas complexos e ATC negativa
>   - HSA com "angiografia negativa" (15%)
>   - ASD rotacional 3D negativa (somente 5%)
>   - ASD repetida (*second look*) positiva em 5%
>
> **Diagnóstico diferencial**
> - HSA traumática
>   - Em geral, a causa mais comum de HSA
> - HSA perimesencefálica não aneurismática
> - HSA de convexidade
> - Pseudo-HSA

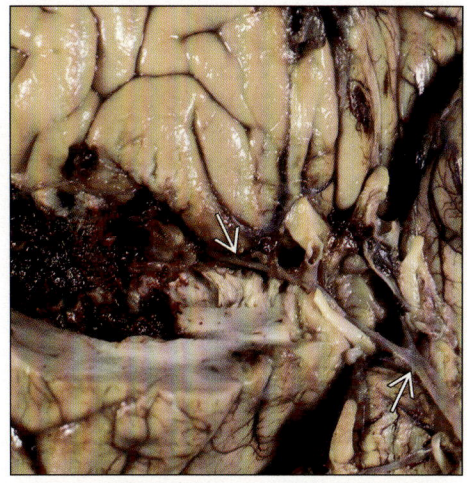

**6-7** Necropsia de ruptura de um aneurisma da bifurcação da ACM mostra intenso vasospasmo com marcado estreitamento da ACM e da artéria basilar distal ➡.

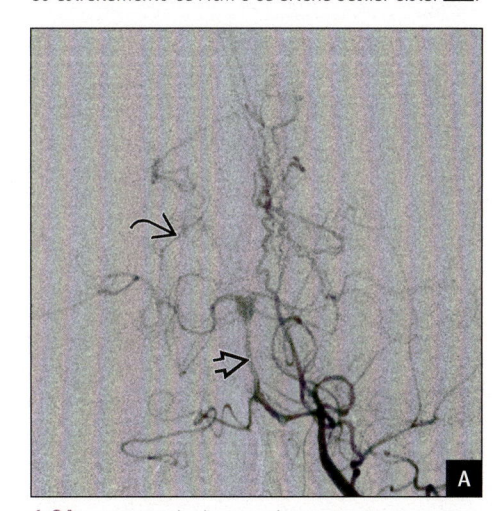

**6-8A** ASD vertebral em incidência AP mostra intenso vasospasmo ➡ devido à ruptura de um aneurisma da circulação anterior. Os vasos distais são escassamente opacificados ➡.

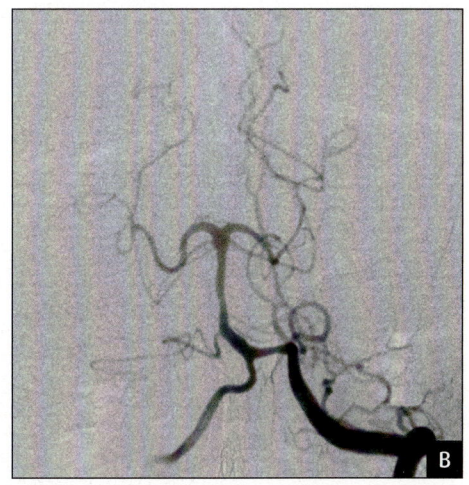

**6-8B** 15 mg de verapamil foram infundidos. A repetição da ASD após cinco minutos mostrou significativa melhora na circulação vertebrobasilar.

## HSA aneurismática e vasospasmo

O vasospasmo cerebral (VEC) é uma complicação comum, porém pouco compreendida da HSAn **(Fig. 6-7)**. O VEC com isquemia cerebral tardia (ICT) é a principal causa de morbidade e mortalidade em pacientes que sobrevivem à hemorragia inicial. Disfunção microcirculatória relacionada à lesão endotelial, trombose microvascular e perda da autorregulação têm sido implicadas na patogênese da ICT pós-HSA.

A HSA aneurismática é complicada por vasospasmo em dois terços dos pacientes. Aproximadamente 30% tornam-se sintomáticos. Mais da metade desses pacientes desenvolve infartos tardios subsequentes. Pacientes com HSA de grande volume estão em risco elevado para o desenvolvimento de vasospasmo sintomático e suas complicações.

Métodos não invasivos para a detecção precoce do VEC incluem a ultrassonografia com doppler colorido, ultrassonografia transcraniana com Doppler, ATC, perfusão por TC (pTC) e RM. A ATC com pTC é útil na avaliação de pacientes criticamente enfermos. A perfusão por

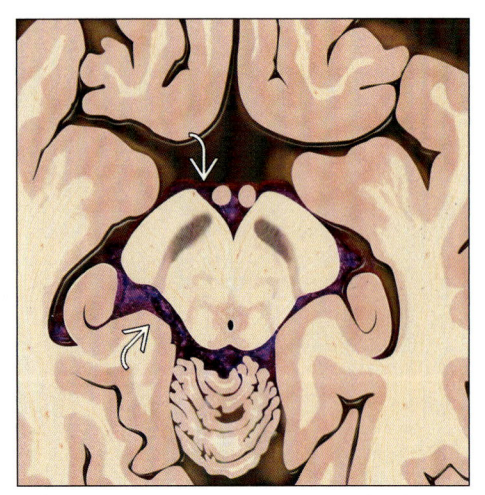

**6-9** Na HSAp, a hemorragia está confinada à fossa interpeduncular e à cisterna ambiente (perimesencefálica) ➡.

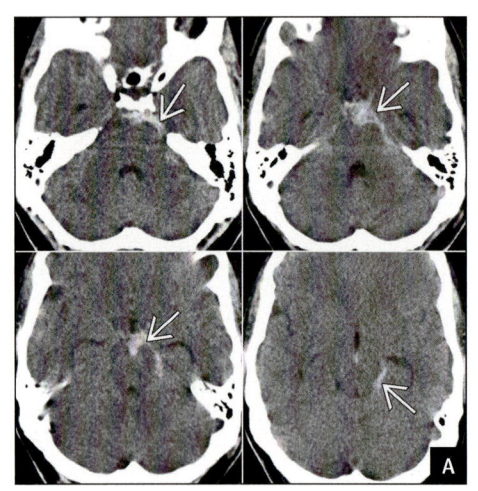

**6-10A** TC sem contraste em um caso de HSAp mostra sangue nas cisternas pré-pontina e perimesencefálica ➡, porém não na cisterna suprasselar ou fissuras silvianas.

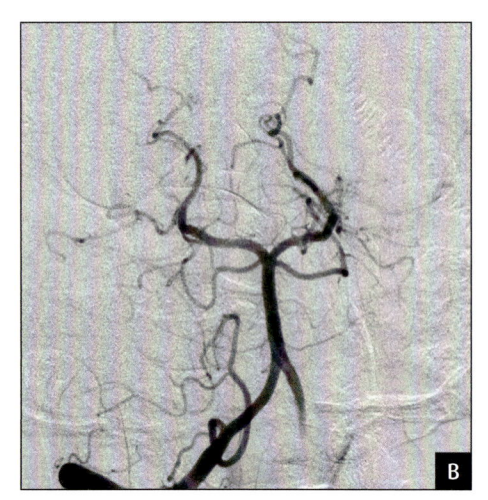

**6-10B** Incidência em AP de ASD do mesmo paciente é normal, sem evidência de aneurisma da bifurcação basilar ou dissecção.

RM e as sequências com ponderação em difusão podem ser úteis na determinação pré-angiográfica de segmentos vasculares específicos que estariam "em risco" para o desenvolvimento de infarto cerebral subsequente.

A ASD ainda é considerada o padrão-ouro para o diagnóstico de VEC (**Fig. 6-8A**). O vasospasmo angiográfico está relacionado com infarto cerebral. Múltiplos segmentos de constrição vascular e vasos irregularmente estreitados são achados típicos. A ASD é frequentemente combinada com tratamento endovascular, em geral angioplastia transluminal com balão e nimodipina intra-arterial.

A terapia do "triplo H" (hipervolemia, hipertensão e hemodiluição) tem sido usada em combinação com antagonistas do cálcio como tentativa de aumentar a perfusão cerebral e melhorar o prognóstico clínico seguinte à HSAn. Entretanto, estudos controlados recentes não mostraram evidência de efeito positivo na terapia do "triplo H", ou de seus componentes isolados, no fluxo sanguíneo cerebral após HSA.

## Diagnóstico diferencial

O diagnóstico diferencial do vasospasmo dentro do contexto de uma HSA existente é limitado. Se o paciente possui um aneurisma conhecido com HSA recente, os achados de estreitamento vascular multissegmentar indicam VEC. Entretanto, se a HSA é de convexidade (ver abaixo), o diagnóstico diferencial inclui **síndrome da vasoconstrição cerebral reversível** e **vasculite.**

### Outras complicações da HSAn

A isquemia cerebral tardia (ICT) em geral ocorre 4 a 14 dias após a HSAn e frequentemente é causada por vasospasmo (ver anteriormente). Outros fatores, como o **estresse oxidativo** (incluindo peroxidação lipídica), a ativação de **respostas inflamatórias** e a produção de citocinas inflamatórias provavelmente contribuem para a elevada mortalidade após a HSA.

**Hidrocefalia obstrutiva** com frequência se desenvolve em pacientes com HSAn, algumas vezes dentro de horas após o *ictus*, e pode ser exacerbada pela presença de HI. Os exames de imagem mostram aumento do líquido extracelular periventricular, com "borramento" das margens dos ventrículos laterais.

Marcadores de **neurodegeneração** (p. ex., fragmentos proteolíticos derivados da calpaína, neurofilamento H hipofosforilado, ligase da ubiquitina, e a enolase neurônio-específica) aumentam após HSAns graves e podem ser preditores precoces de complicações fisiopatológicas e disfunção cerebral persistente.

A **síndrome de Terson** (ST) é uma hemorragia intraocular encontrada em 12-13% dos pacientes com HSAn. A ST está associada com graduações mais graves de HSA e provavelmente é causada pela rápida elevação da pressão intracraniana (PIC). A hemorragia pode ser sub-hialoide (mais comum), retiniana ou vítrea.

## HSA perimesencefálica não aneurismática

### Terminologia

A HSA perimesencefálica não aneurismárica (HSAp) também é conhecida como HSA perimesencefálica benigna. A HSAp é uma hemorragia subaracnóidea clinicamente benigna que está confinada às cisternas perimesencefálica e pré-pontina **(Fig. 6-9)**.

### Etiologia

A etiologia exata da HSAp é desconhecida, e a fonte de sangramento na HSAp costuma ser indeterminada. A maior parte dos pesquisadores implica ruptura venosa – e não arterial – como causa mais provável.

### Aspectos clínicos

A HSAp é a causa mais comum de HSA não traumática e não aneurismática. A apresentação típica é de cefaleia leve a moderada com grau 1 a 2 da escala de Hunt e Hess. Ocasionalmente, pacientes podem apresentar cefaleia "em trovoada" com meningismo.

O pico de apresentação dos pacientes com HSAp ocorre entre 40 e 60 anos – idêntico ao pico de apresentação da HSA aneurismática. Não há predileção por sexo.

A maioria dos casos de HSAp segue um curso clinicamente benigno e sem intercorrências. Ressangramento é incomum (< 1%). Em contrapartida à HSAn, vasospasmo e isquemia cerebral tardia são raros.

### Imagem

A HSAp possui características de imagem bem definidas. Os exames de TC sem contraste mostram acúmulo focal de sangue subaracnoide ao redor do mesencéfalo (nas cisternas interpeduncular e perimesencefálica) e anteriormente à ponte **(Fig. 6-10)**.

Embora mais de 95% dos pacientes com HSAp possuam ASDs negativas, a ruptura de um aneurisma da bifurcação basilar ou da dissecção vertebrobasilar às vezes pode causar um padrão de HSA capaz de simular HSAp. Portanto, o estudo por imagem da circulação craniana é geralmente recomendado **(Fig. 6-11)**. A ATC de alta resolução é uma alternativa à angiografia não invasiva e confiável para descartar aneurismas ou dissecções subjacentes nesses casos. Se a ATC inicial for negativa, não há informação adicional significativa na ASD ou na RM.

### Diagnóstico diferencial

O principal diagnóstico diferencial da HSAp é a **HSA aneurismática**. A HSA aneurismática é significativamente mais extensa, espalhando-se através das cisternas basais e com frequência se estendendo para as fissuras inter-hemisféricas e silvianas.

A **HSA traumática** (HSAt) seria sugestiva tanto pela história quanto pelo aspecto de imagem. A HSAt ocorre adjacente ao cérebro contundido. Ela costuma ser periféri-

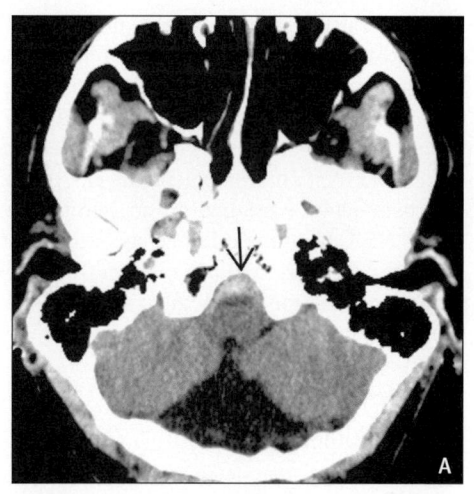

**6-11A** Corte axial de TC sem contraste em um homem de 62 anos com cefaleia intensa súbita mostra hemorragia subaracnóidea ➔ anteriormente ao bulbo.

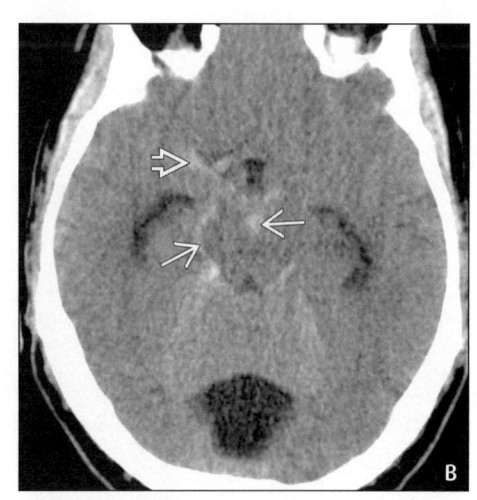

**6-11B** Corte em plano mais superior mostra HSA nas cisternas perimesencefálica e interpeduncular ➔ com mínima quantidade de sangue na fissura silviana ➔.

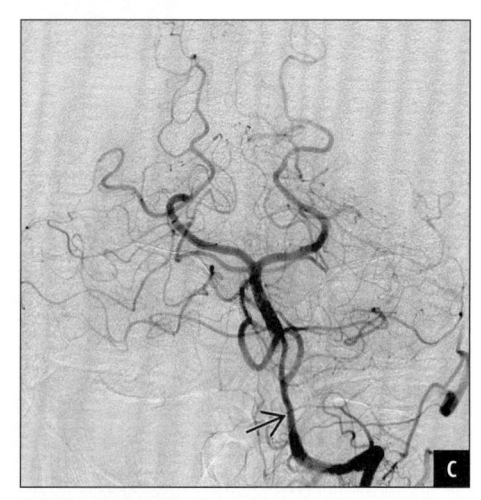

**6-11C** ASD mostra dissecção na artéria vertebral esquerda ➔. Dissecções intracranianas são uma causa incomum, porém importante, de HSAp.

ca, localizada primariamente no interior da fissura silviana e sobre as convexidades cerebrais. Durante o trauma craniano fechado, o mesencéfalo pode ser repentina e forçadamente impactado contra a incisura do tentório. Nesses casos, a presença de sangue perimesencefálico pode simular HSAp. Diferentemente da HSAp, as hemorragias interpeduncular e pré-pontina em geral estão ausentes.

A **HSA de convexidade** é encontrada sobre as convexidades cerebrais, não nas cisternas perimesencefálicas. Sangue no interior de um único sulco ou sulcos imediatamente adjacentes é comum.

## HSA de convexidade

### Terminologia

A HSA isolada espontânea não traumática que envolve os sulcos sobre o vértice cerebral é chamada de hemorragia subaracnóidea de convexidade ou convexa (HSAc). A HSAc é um tipo específico de hemorragia subaracnóidea com um aspecto de imagem muito diferente do observado na HSAn e na HSAp: a HSAc está restrita às convexidades hemisféricas, poupando as cisternas basais e perimesencefálica **(Fig. 6-12)**.

### Etiologia

Um amplo espectro de patologias vasculares e não vasculares pode causar HSAc, incluindo trombose de seio dural e das veias corticais (TVCo), malformações arteriovenosas, fístulas da artéria vertebral (AV) durais, dissecção/estenose/oclusão arterial, aneurismas micóticos, vasculites, angiopatia amiloide, coagulopatias, síndrome da vasocontrição cerebral reversível (SVCR) e síndrome da encefalopatia posterior reversível (PRES).

### Aspectos clínicos

Embora a HSAc possa ocorrer em qualquer idade, a maior parte dos pacientes tem entre 40 e 80 anos, sendo o pico de idade aos 70 anos.

A apresentação clínica da HSAc varia com a etiologia, porém é bastante diferente da encontrada na HSAn. A maioria dos pacientes com HSAc apresenta cefaleia inespecífica sem rigidez da nuca. Alguns apresentam crises convulsivas focais ou generalizadas, ou déficits neurológicos.

Pacientes com HSAc secundária a SVCR podem se apresentar com cefaleia "em trovoada". A grande maioria

**6-12** Ilustração demonstra HSA de convexidade com sangue focal no interior dos sulcos → sobre o vértice do hemisfério esquerdo.

**6-13A** TC sem contraste em um paciente com cefaleia "em trovoada" mostra HSA de convexidade isolada →.

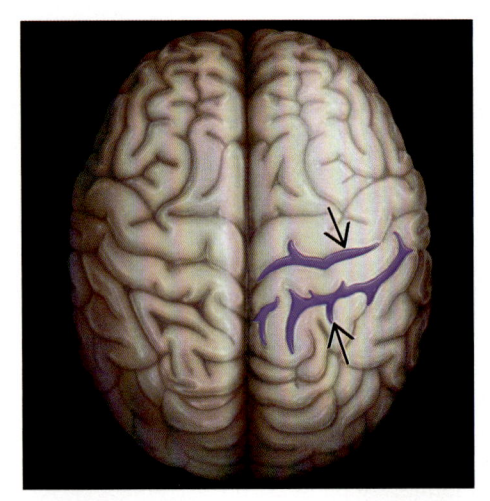

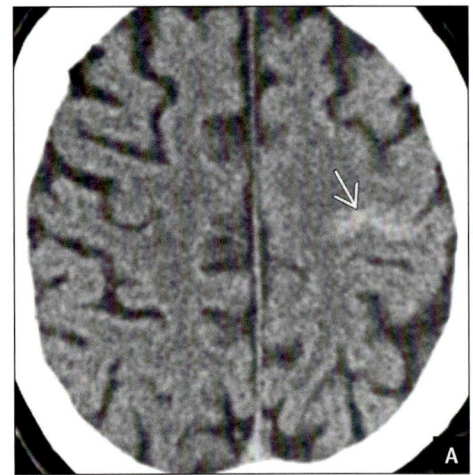

**6-13B** Imagem com ponderação GRE mostra artefato de susceptibilidade magnética linear → causado pela HSA de convexidade.

**6-13C** Incidência lateral de angiografia da artéria carótida esquerda, em fase medioarterial, mostra múltiplos focos de estreitamento irregular e aspecto em "colar de contas" nos ramos corticais das artérias cerebrais média e anterior →, característicos de vasculite ou síndrome da vasoconstrição cerebral reversível. Ambas as entidades podem causar esse aspecto angiográfico.

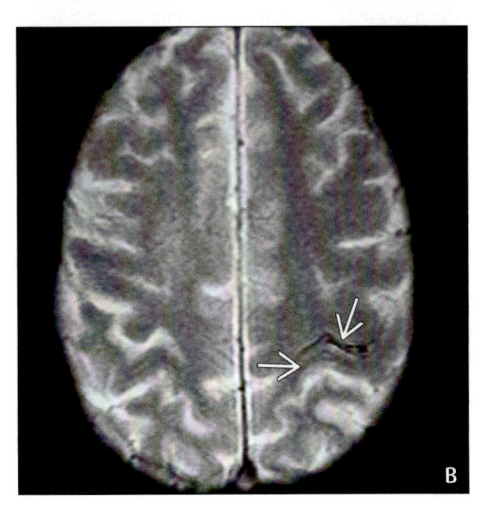

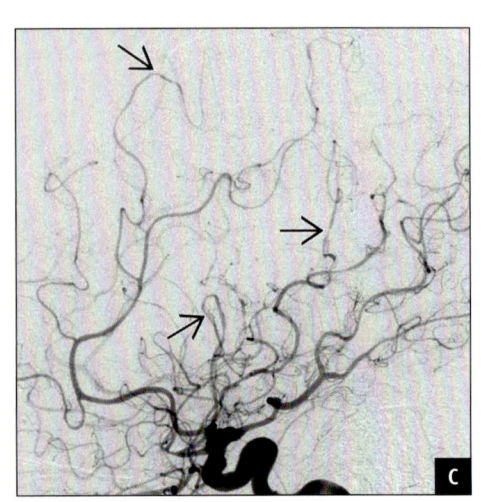

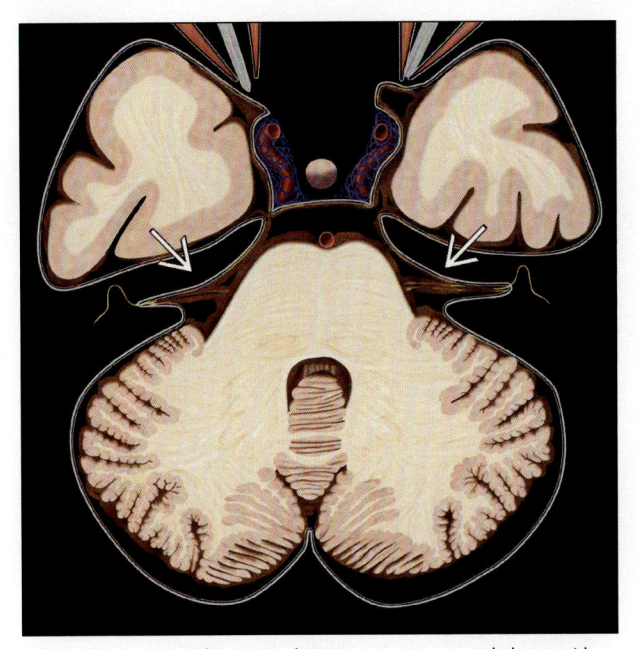

**6-14** Ilustração axial mostra coloração marrom escura da hemossiderina em todas as superfícies do cérebro, meninges e nervos cranianos. Note que os nervos cranianos VII e VIII no ângulo pontocerebelar e no canal auditivo interno ➡ estão particularmente afetados.

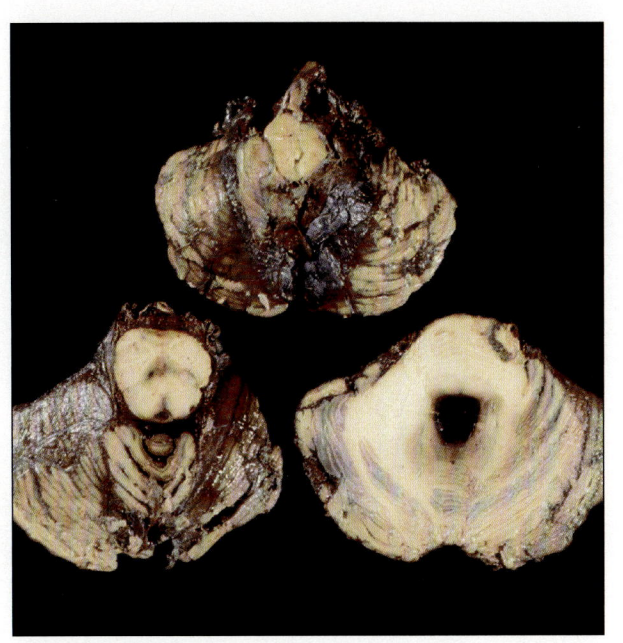

**6-15** Caso de necropsia demonstra siderose superficial. O tronco encefálico e o cerebelo estão cobertos com depósitos de hemossiderina de coloração marrom. (Cortesia de E. T. Hedley-Whyte, MD.)

são mulheres de meia-idade. A HSAc causada por trombose venosa ou vasculite pode apresentar sintomas mais brandos com instalação mais insidiosa. A idade média de TVCo acompanhada de HSAc é de 33 anos.

A angiopatia amiloide cerebral (AAC) é a principal causa de HSAc em pacientes idosos. Demência progressiva e cefaleia são apresentações comuns.

O prognóstico da HSAc propriamente dita costuma ser bom, e depende primariamente da etiologia subjacente. Vasospasmo e isquemia cerebral tardia são raros.

### Imagem

**ACHADOS DE TC.** A maioria dos casos de HSAc são unilaterais, envolvendo um ou vários sulcos da convexidade dorsolateral **(Fig. 6-13A)**. As cisternas basais são tipicamente poupadas.

**ACHADOS DE RM.** Hiperintensidade focal em sulcos na sequência FLAIR é típica na HSAc. A sequência T2* (GRE, SWI) mostra artefatos de susceptibilidade magnética nos sulcos afetados **(Fig. 6-13B)**. Se a etiologia da HSAc é a oclusão de seio dural ou veia cortical, um sinal do "cordão" hipointenso pode estar presente. Pacientes com AAC possuem microssangramentos corticais e piais multifocais ("*blooming black dots*") em T2*. Eles podem também apresentar evidências de siderose e hemorragias lobares prévias em diferentes idades.

**ANGIOGRAFIA.** A ATC, ARM e ASD podem ser úteis na avaliação de pacientes com HSA de convexidade secundária a vasculite, oclusão de seios durais e/ou veias corticais, e SVCR **(Fig. 6-13C)**.

### Siderose superficial

### Terminologia

A deposição de hemossiderina ao longo das superfícies do cérebro, nervos cranianos e/ou medula define a condição conhecida como siderose superficial (SS) **(Fig. 6-14)**.

### Etiologia

A SS é uma consequência da hemorragia crônica ou intermitente no espaço subaracnoide. De modo geral, trauma e cirurgia são as causas mais comuns. Outras etiologias descritas incluem neoplasias hemorrágicas, malformações vasculares, obstrução venosa e vasculopatias hemorrágicas, como a angiopatia amiloide. A SS em decorrência de HSA aneurismática de repetição é relativamente incomum.

A acelerada síntese cerebelar de ferritina e o sangramento intratecal crônico sobrecarregam a habilidade da micróglia de biossintetizar ferritina, resultando em excesso de ferro subpial. Isso facilita o dano por radicais livres, peroxidação lipídica e degeneração neuronal.

### Patologia

**LOCALIZAÇÃO.** Embora possa ocorrer em qualquer local do SNC, a SS tem uma predileção pela fossa posterior (folias e verme cerebelar, NC VIII) e tronco encefálico.

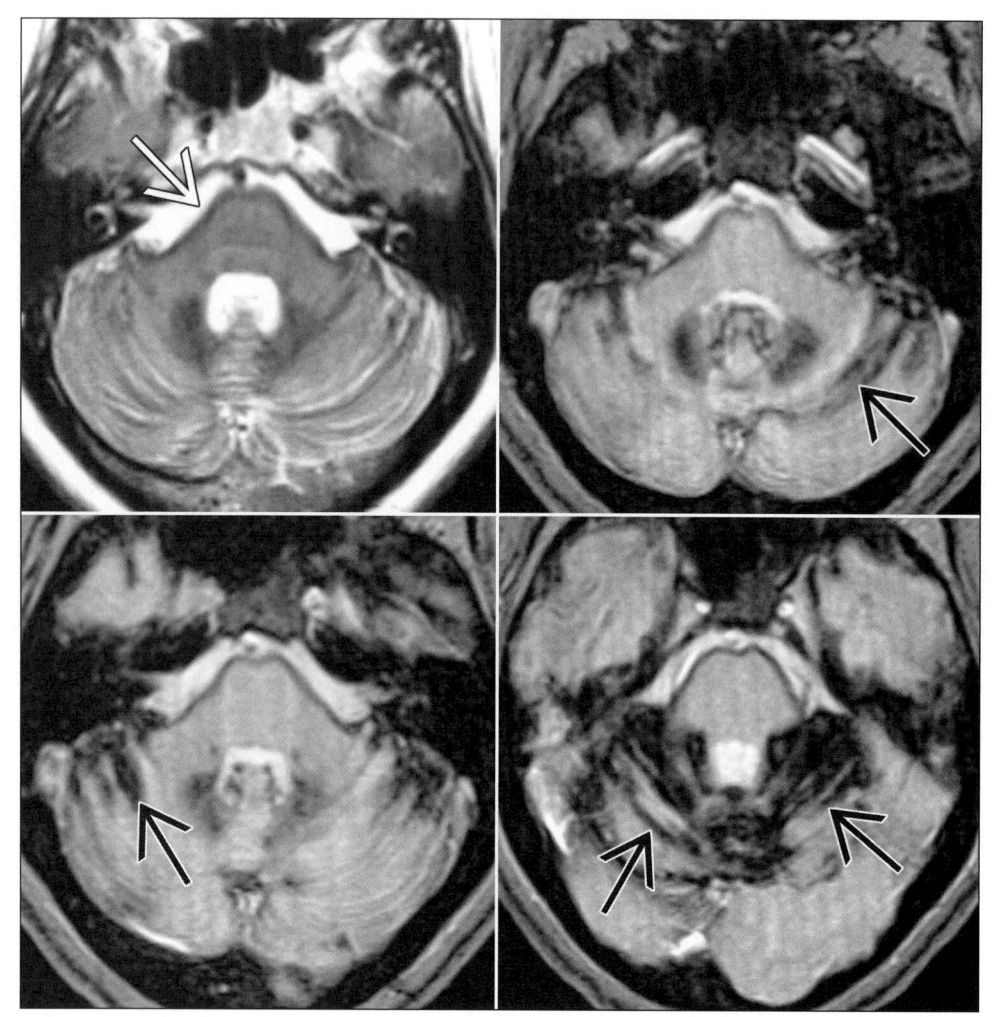

**6-16** Série de imagens de RM mostra os achados típicos da siderose superficial em um paciente com hipoacusia neurossensorial e ataxia progressiva. A ponderação T2 FSE mostra hipointensidade linear ao redor das superfícies da ponte e do cerebelo →. Imagens na ponderação T2* GRE mostram marcados artefatos de susceptibilidade magnética cobrindo a ponte e os hemisférios cerebelares, estendendo-se para o interior e ao longo das folias →.

A SS envolvendo as convexidades cerebrais é observada em 60% dos pacientes com angiopatia amiloide cerebral, porém é rara em outras formas de hemorragia intracraniana.

**PATOLOGIA MACROSCÓPICA.** Encrustações amarelo-amarronadas e preto-acinzentadas cobrem as estruturas afetadas, sedimentando-se ao longo dos sulcos e revestindo os nervos cranianos **(Fig. 6-15)**.

**CARACTERÍSTICAS MICROSCÓPICAS.** A deposição subpial de hemossiderina é a assinatura histológica da SS.

## Aspectos clínicos

Os pacientes frequentemente se apresentam com ataxia de marcha, disartria e hipoacusia neurossensorial bilateral lentamente progressivas. Alguns pacientes apresentam mielopatia progressiva. Com frequência, muitas décadas se passam entre o evento que causa a SS e o desenvolvimento de sintomas evidentes.

## Imagem

A TC costuma ser normal em pacientes com SS. Ocasionalmente, a deposição de ferro é intensa o suficiente para causar hiperdensidade ao longo das superfícies cerebrais.

A RM é a modalidade de escolha para a avaliação de pacientes com possível SS, tanto para estabelecer o diagnóstico quanto para identificar a causa do sangramento de repetição. Em cerca de um terço dos casos, a fonte de sangramento não é identificada, apesar da ostensiva investigação de todo o neuroeixo.

A SS é melhor identificada na ponderação T2* (GRE, SWI) e é observada como uma borda hipointensa (artefato de susceptibilidade negro) que continua ao longo das superfícies cerebrais e reveste os nervos cranianos **(Fig. 6-16)**. Mesmo com extensa investigação de neuroimagem, a fonte da SS frequentemente permanece oculta.

## Diagnóstico diferencial

O principal diagnóstico diferencial da siderose superficial é o denominado **artefato *bounce point***, que reflete o desencontro entre os tempos de repetição (TR) e de inversão (TI) nas sequências FLAIR e T1 IR.

Às vezes, os vasos da superfície, como os **plexos venosos** com fluxo sanguíneo lento, podem causar áreas hipointensas e lineares focais ao longo das superfícies cerebrais, especialmente na ponderação T2*.

Causas raras de hipointensidade e extenso artefato de susceptibilidade magnética ao redor das superfícies cerebrais incluem duas raras síndromes neurocutâneas: **melanose neurocutânea** (tipicamente hiperintensa na ponderação T1) e **meningioangiomatose** (proliferações infiltrativas de células meníngeas e vasos sanguíneos espessadas, com realce e algumas vezes calcificadas).

---

**HSA ANEURISMÁTICA *VERSUS* NÃO ANEURISMÁTICA**

**HSA aneurismática**
- Disseminada; cisternas basais
- Origem arterial
- Complicações (vasospasmo, isquemia) comuns

**HSA perimesencefálica não aneurismática**
- Focal; cisternas perimesencefálica e pré-pontina
- Origem provavelmente venosa
- Clinicamente benigna; complicações e recorrência raras

**HSA de convexidade**
- Sulcos superficiais (convexidade)
- Várias causas (oclusão venosa, vasculite, angiopatia amiloide)

**Siderose superficial**
- Fossa posterior >> supratentorial
- HSA crônica e repetida (causa frequentemente indeterminada)
- Hipoacusia neurossensorial
- Cérebro e nervos cranianos revestidos por hemossiderina

---

# Aneurismas

## Visão geral

Os aneurismas intracranianos são classificados pelo seu aspecto fenotípico macroscópico. Os aneurismas intracranianos mais comuns são chamados de **aneurismas saculares** devido à sua marcante configuração em saco ou em baga. Os aneurismas saculares são lesões adquiridas que surgem em pontos de ramificação das artérias cerebrais principais, onde o estresse hemodinâmico é máximo. Aneurismas saculares não possuem algumas das camadas arteriais (a lâmina elástica interna e a média) encontradas em vasos normais. Mais de 90% dos aneurismas saculares ocorrem na circulação "anterior" (carotídea).

**Pseudoaneurismas** são dilatações arteriais focais que não são contidas por quaisquer camadas da parede arterial normal. Eles frequentemente apresentam formato irregular e consistem em um coágulo paravascular não contido que cavita e se comunica com o lúmen do vaso que o originou. Pseudoaneurismas intracranianos costumam surgir de artérias de médio calibre distais ao polígono de Willis. Trauma, abuso de drogas, infecção e tumor são as etiologias comuns.

Os **aneurismas em aspecto de bolha de sangue** (*blood blister*) (ABS) são um tipo especial de aneurisma, recentemente reconhecidos na literatura neurocirúrgica. Os ABSs são saculações arterias hemisféricas excêntricas cobertas por uma fina camada de adventícia. Essas perigosas lesões são difíceis tanto de detectar quanto de tratar. Elas possuem tendência à ruptura com um tamanho muito menor em pessoas mais jovens em comparação com os aneurismas saculares. Embora os ABSs possam ser encontrados em qualquer local, eles possuem uma propensão distinta para ocorrer no trajeto da artéria carótida interna supraclinóidea.

**Aneurismas fusiformes** (AF) são dilatações *focais* que envolvem toda a circunferência de um vaso e se estendem por distâncias relativamente curtas. Os AFs são mais comuns na circulação vertebrobasilar ("posterior"). AFs podem ser ateroscleróticos (mais comum) ou não ateroscleróticos em origem.

## *Aneurisma sacular*

### Terminologia

Os aneurismas saculares (AS) são, algumas vezes, chamados de aneurismas "verdadeiros" (para diferenciá-los dos pseudoaneurismas). Um aneurisma sacular é uma saculação arterial focal que afeta apenas parte da circunferência da artéria que o origina. A maioria dos ASs não apresenta dois componentes estruturais importantes das artérias intracranianas normais, oū seja, a lâmina elástica interna e a camada muscular ("média").

### Etiologia

**Conceitos gerais.** O desenvolvimento e a subsequente ruptura dos ASs intracranianos reflete várias interações complexas. Os ASs são lesões *adquiridas* que se desenvolvem a partir da hemodinâmica vascular anormal e do estresse de cisalhamento parietal. Estresses hemodinâmicos são maiores nas bifurcações arteriais ou ao longo das curvas externas das principais artérias intracranianas. O estresse de cisalhamento anormal na parede das artérias danifica a lâmina elástica interna, resultando em "fadiga de bioengenharia" e remodelamento da parede arterial que precede a franca formação do aneurisma.

**Genética.** Poucos ASs são congênitos (i.e., apresentam-se no nascimento). Entretanto, muitos estudos demonstraram um componente genético para o desenvolvimento e ruptura dos aneurismas.

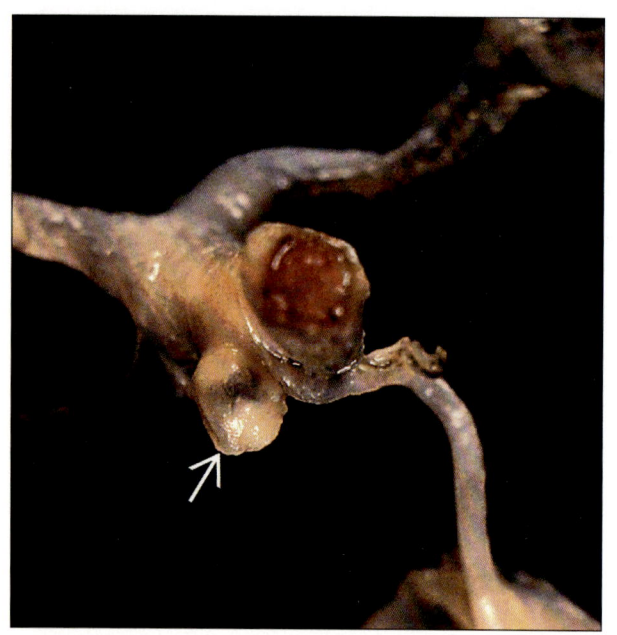

**6-17** Espécime de necropsia mostra um aneurisma sacular íntegro e incidental ➡ na junção da ACI com a AComP. (Cortesia de B. Horten, MD.)

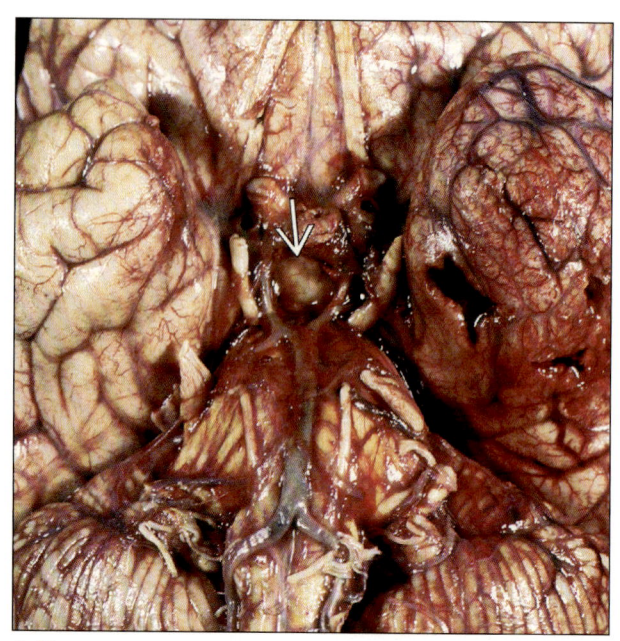

**6-18** Necropsia demonstra um aneurisma roto da bifurcação da basilar ➡, com extensa hemorragia subaracnóidea que se estende pelas cisternas da base. (Cortesia de R. Hewlett, MD.)

Várias alterações genéticas têm sido associadas com ASs, embora nenhuma variação genética específica causadora de doença tenha sido identificada. Até o momento, a maior parte dos genes identificados é composta de moderadores do ciclo de progressão celular. Eles afetam a proliferação e a senescência das populações celulares que são responsáveis pela formação e pelo reparo vascular.

Vasculopatia herdada, vasos sanguíneos anômalos, predisposição familiar e estados de "alto fluxo" (i.e., vasos que suprem uma malformação arteriovenosa) aumentam o risco de desenvolvimento de ASs.

Estudos demográficos demonstraram que fatores ambientais, como hipertensão sistêmica, tabagismo e elevado consumo de álcool contribuem significativamente ao risco de desenvolvimento de ASs e podem aumentar quaisquer propensões genéticas subjacentes.

**VASOS SANGUÍNEOS ANÔMALOS.** Várias assimetrias de vasos sanguíneos e algumas anomalias vasculares congênitas predispõem ao desenvolvimento de ASs intracranianos.

Valvas aórticas bicúspides, coarctação de aorta, artéria trigeminal (AT) persistente e anomalias congênitas da artéria cerebral anterior (i.e., assimetrias do segmento A1 ou seu trajeto infraóptico) carregam um risco aumentado de AS. A associação de fenestrações arteriais (i.e., divisão e reunião de um vaso como a artéria comunicante anterior ou a artéria basilar) com uma prevalência aumentada de AS é controversa.

**VASCULOPATIAS HERDADAS E ANEURISMAS SINDRÔMICOS.** Alguns distúrbios herdados do tecido conectivo (como as síndromes de Marfan e Ehlers-Danlos, ou displasia fibromuscular) estão associados com um risco aumentado de aneurismas intracranianos. Arteriopatia é comum em pacientes com neurofibromatose tipo 1 (NF1). Embora as alterações vasculares na NF1 afetem as artérias aorta, renais, coronárias e gastrintestinais, foi descrito algum aumento no risco de desenvolvimento de aneurismas intracranianos.

A **doença renal policística autossômica dominante** carrega um risco de 8-10% de desenvolvimento de aneurisma sacular ao longo da vida.

**ANEURISMAS INTRACRANIANOS FAMILIAIS.** Até 20% dos pacientes com ASs possuem uma história familiar de aneurismas intracranianos. Esses ASs intracranianos ocorrem em "agrupamentos" de indivíduos relacionados sem nenhum distúrbio herdado conhecido do tecido conectivo e são denominados **aneurismas intracranianos familiais** (AIF). AIFs tendem a ocorrer em pacientes mais jovens e romper em menores dimensões do que os ASs esporádicos.

Pacientes com um familiar de primeiro grau com HSAn possuem risco 4 a 10 vezes maior de desenvolverem um AS. O rastreio por ATC ou ARM para ASs assintomáticos e íntegros em indivíduos com dois ou mais familiares de primeiro grau afetados é custo-efetivo e tem sido recomendado por alguns autores.

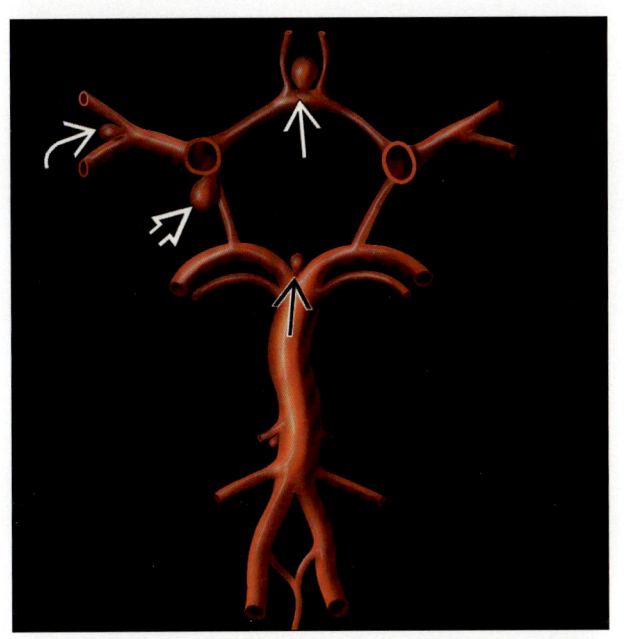

**6-19** Os locais mais comuns para a ocorrência de aneurismas saculares são a AComA ➡ e a junção entre a ACI e a AComP ➡. Outras localizações incluem a bifurcação da ACM ➡ e o topo da artéria basilar ➡.

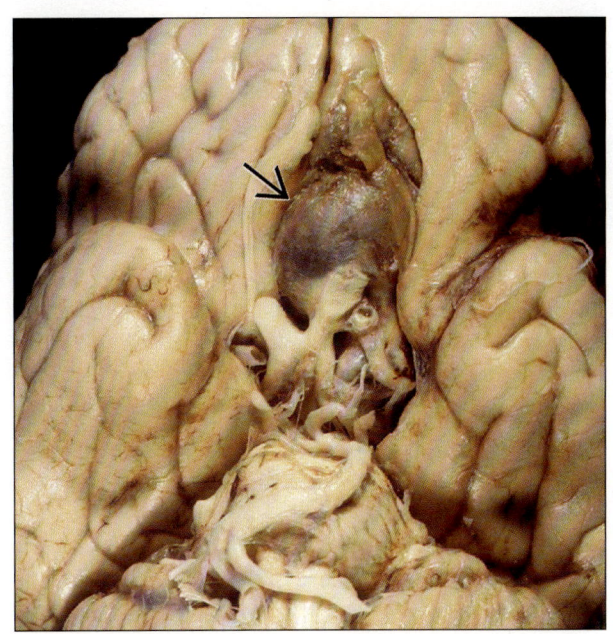

**6-20** Necropsia mostra um aneurisma gigante ➡ da artéria comunicante anterior. (Cortesia de R. Hewlett, MD.)

---

**ANEURISMAS SACULARES: ETIOLOGIA**

**Conceitos gerais**
- Adquiridos, não congênitos!
- Hemodinâmica anormal, estresse de cisalhamento → enfraquecimento da parede arterial
- Alterações genéticas subjacentes comuns

**Risco aumentado de AS**
- Vasos anômalos
  - Artéria trigeminal persistente
  - AComA fenestrada
- Vasculopatias, síndromes
  - Colágeno anormal (Marfan, Ehlers-Danlos)
  - Displasia fibromuscular
  - Doença renal policística autossômica dominante
- Aneurisma intracraniano familial
  - Aumento de 4-10× no risco se familiar de primeiro grau com HSAn

---

## Patologia

**LOCALIZAÇÃO.** A maioria dos AS intracranianos ocorre em pontos de máximo estresse hemodinâmico. Grande parte surge nas bifurcações ou ramos dos principais vasos sanguíneos **(Fig. 6-17)**. O círculo de Willis (CW) e a artéria cerebral média (ACM) são os locais mais comuns **(Fig. 6-18)**. Aneurismas além do CW são incomuns, visto que o estresse hemodinâmico distal é muito menor. Muitos aneurismas periféricos são, na verdade, pseudoaneurismas secundários a trauma, infecção ou tumor (ver adiante).

*Aneurismas da circulação anterior.* Cerca de 90% dos ASs ocorrem na circulação "anterior" **(Fig. 6-19)**. A circulação anterior consiste nas artérias carótida interna (ACI) e seus ramos terminais, cerebral anterior (ACA) e cerebral média (ACM). As artérias oftálmica, comunicantes anterior (AComA) e posterior (AComP), coróidea anterior (ACorA) e hipofisária são todas consideradas parte da circulação anterior.

Aproximadamente um terço dos ASs ocorrem na AComA, com outro terço surgindo na junção da ACI com a AComP. Cerca de 20% dos ASs ocorrem na bifurcação ou trifurcação da ACM.

*Aneurismas da circulação posterior.* Dos ASs, 10% estão localizados na circulação vertebrobasilar ("posterior"). A bifurcação da artéria basilar é o local mais comum, representando cerca de 5% de todas as ASs **(Fig. 6-18)**. A artéria cerebelar posteroinferior (ACPI) é a segunda localização mais comum.

**TAMANHO E NÚMERO.** Os ASs variam em tamanho, de 2 a 3 milímetros a enormes. ASs que possuem 2,5 cm ou mais são chamados de aneurismas "gigantes" **(Fig. 6-20)**.

Entre 15 e 20% dos aneurismas são múltiplos. Cerca de 75% dos pacientes com múltiplos aneurismas possuem dois ASs, 15% possuem três e 10% possuem mais de três ASs. Múltiplos ASs são mais comuns em mulheres.

**PATOLOGIA MACROSCÓPICA.** Os ASs intracranianos são lesões dinâmicas, não estáticas. Insultos hemodinâmicos podem incitar uma resposta patológica vascular que leva ao remodelamento autossustentado do aneurisma. A persistência dos fatores hemodinâmicos originais não é necessária para a continuação da progressão patológica.

A configuração macroscópica de um AS se altera com o tempo, conforme a parede arterial é remodelada em resposta ao estresse hemodinâmico. Conforme ela se torna progressivamente enfraquecida, a parede começa a se abaular externamente, formando um AS **(Fig. 6-21)**.

A abertura (óstio) de AS pode ser estreita ou larga. A hemodinâmica intra-aneurismática complexa resulta em impacto do fluxo em diferentes partes do aneurisma. Algumas forças impactam no óstio e outras são mais proeminentes no domo. Um ou mais lóbulos ou um "mamilo" apical podem se desenvolver como resultado. Essas saculações são a parte da parede aneurismática mais vulnerável à ruptura, resultando em HSA aneurismática (HSAn).

**CARACTERÍSTICAS MICROSCÓPICAS.** ASs demonstram uma lâmina elástica interna (LEI) rompida ou ausente. A camada de células musculares lisas (média) está geralmente ausente **(Fig. 6-22)**. O delicado equilíbrio entre a síntese e a degradação de matriz extracelular (MEC) – uma rede dinâmica de proteínas e proteoglicanos – está abalado. Portanto, a parede de um AS é muito frágil, consistindo em íntima e adventícia em uma MEC degradada. Quantidades variadas de trombo **(Fig. 6-23)**, inflamação e alterações ateroscleróticas também podem estar presentes.

ASs gigantes frequentemente apresentam calcificações murais, coágulos laminados em diferentes idades, e trombose variável.

## Aspectos clínicos

**EPIDEMIOLOGIA.** A incidência de ASs intracranianos na população geral é de 2 a 6%. ASs íntegros assintomáticos são pelo menos 10 vezes mais prevalentes do que aneurismas rompidos.

**DEMOGRAFIA.** O pico de apresentação é entre 40 e 60 anos. Há predominância feminina, especialmente com múltiplos ASs.

ASs são raros em crianças, representando menos de 2% de todos os casos, embora sejam a maior causa de HSA espontânea (não traumática) nessa faixa etária.

Em comparação com os aneurismas de adultos, os aneurismas pediátricos possuem uma predileção pela circulação posterior. Eles também adquirem dimensões maiores e com frequência desenvolvem um formato mais

**6-21A** Necropsia mostra um aneurisma da AComA ➡ projetando-se superiormente entre os segmentos A2 de ambas as artérias cerebrais anteriores.
**6-21B** O aneurisma foi dissecado e cortado em plano coronal. Alterações reativas espessam a base do aneurisma, porém o domo ➡ é relativamente afilado. (Cortesia de R. Hewlett, MD.)

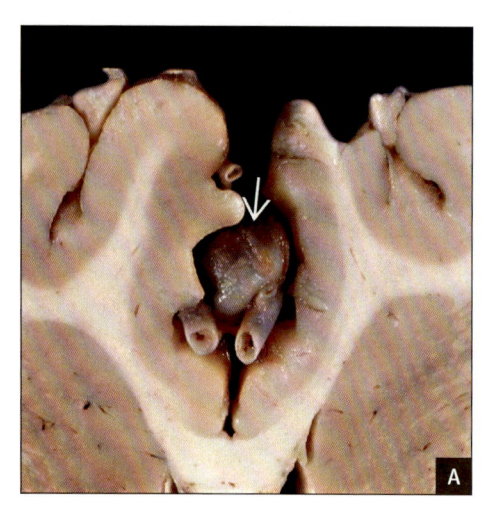

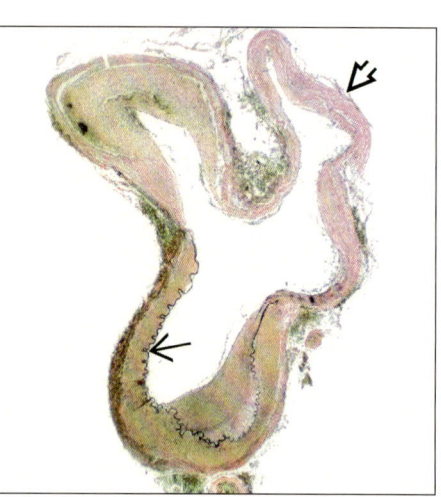

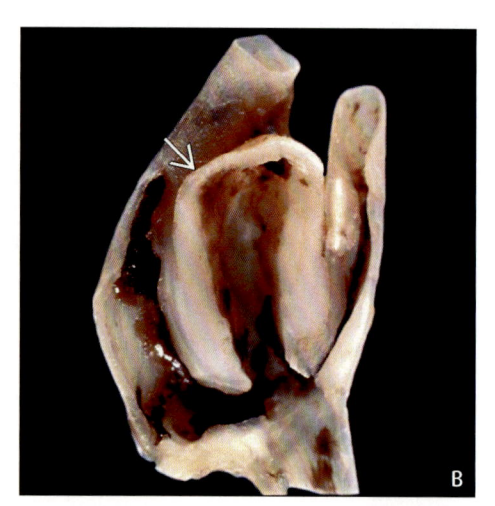

**6-22** Corte seccional de um aneurisma mostra a lâmina elástica interna e a camada muscular normais na parede da artéria de origem ➡. O saco aneurismático ➡ não apresenta essas camadas, sendo composto apenas por íntima e adventícia.
**6-23** Visão aproximada de um aneurisma majoritariamente trombosado ➡ demonstrando os coágulos em diferentes estágios de organização. (Cortesia de R. Hewlett, MD.)

complexo. Aneurismas da infância exibem relativa ausência de predominância feminina, e são mais associados com trauma e infecção. Maiores índices de recorrências e de crescimento ou formação *de novo* também são comuns.

**Apresentação.** Entre 80 e 90% de todas as HSAs não traumáticas são causadas por ruptura de ASs. A apresentação mais comum é o início súbito de cefaleia intensa e excruciante ("em trovoada" ou "a pior dor de cabeça da vida").

Neuropatias cranianas são apresentações relativamente incomuns de AS. Dessas, a paralisia do NC III envolvendo a pupila devido a um aneurisma de AComP é a mais comum. Às vezes, pacientes com aneurismas parcial ou completamente trombosados apresentam-se com um ataque isquêmico transitório ou acidente vascular cerebral.

**História natural.** Há três estágios na história natural dos ASs: (1) formação/início; (2) crescimento/alargamento; e (3) ruptura.

Não há consenso se o crescimento do aneurisma afeta o seu comportamento (i.e., risco de ruptura). ASs não crescem em uma taxa constante no tempo; o seu crescimento é variável e imprevisível. Aneurismas em crescimento são mais propensos à ruptura, porém 10% das rupturas ocorrem na ausência de crescimento detectável.

A taxa geral de ruptura anual dos ASs é de 1-2%. Entretanto, o curso natural dos aneurismas cerebrais íntegros varia de acordo com o tamanho, a localização e a forma do aneurisma. Maior dimensão, localização nas artérias comunicantes (em vez de na ACM) e a presença de um saco "filho" (protrusão irregular da parede) aumentam o risco de ruptura. O "ambiente perianeurismático" também pode influenciar na geometria e no risco de ruptura do aneurisma, especialmente em localizações com contato restrito ao osso ou à dura.

**Opções de tratamento.** Há três opções básicas de tratamento dos ASs: (1) observação, (2) clipagem cirúrgica e (3) oclusão endovascular. O manejo dos ASs íntegros é controverso devido à sua história natural imprevisível. Em contrapartida, praticamente todos os ASs rompidos são tratados. O manejo deve ser ajustado individualmente para cada paciente, com todas as opções consideradas para o melhor desfecho.

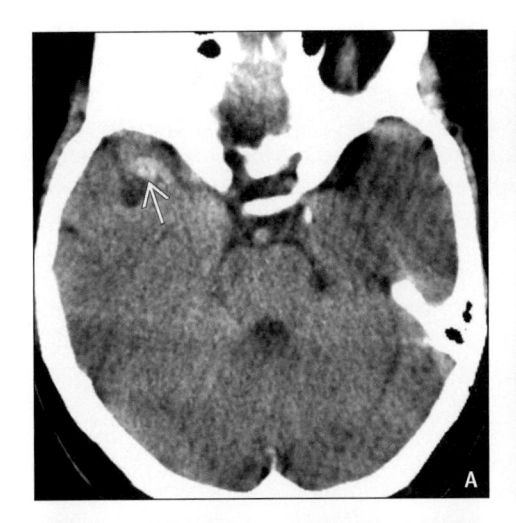

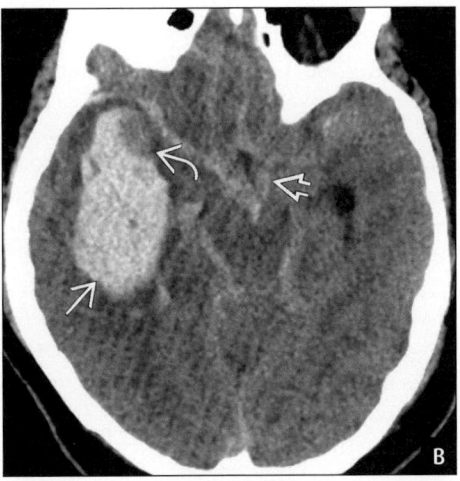

**6-24A** TC sem contraste obtida em um paciente após trauma craniano foi considerada normal. Retrospectivamente, uma pequena hiperdensidade arredondada na bifurcação da artéria cerebral média direita ➡ pode ser identificada.

**6-24B** Sete anos depois, o paciente apresentou cefaleia súbita seguida de síncope. A TC sem contraste mostra HSA basilar difusa ➡ e um hematoma temporal direito ➡ com uma área focal hipodensa na sua borda inferomedial ➡.

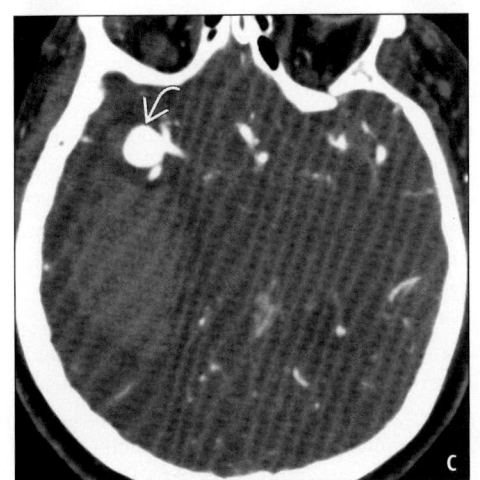

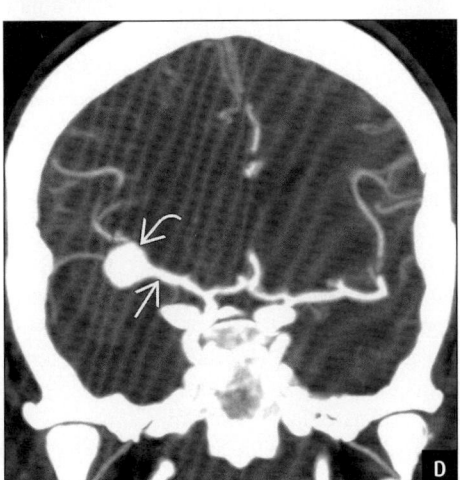

**6-24C** ATC mostra um aneurisma sacular com intensa impregnação ➡ na bi/trifurcação da ACM imediatamente anterior ao hematoma do lobo temporal.

**6-24D** Reconstrução coronal em técnica MIP demonstra claramente o aneurisma ➡. O segmento M1 da ACM ➡ está elevado pelo efeito de massa do hematoma.

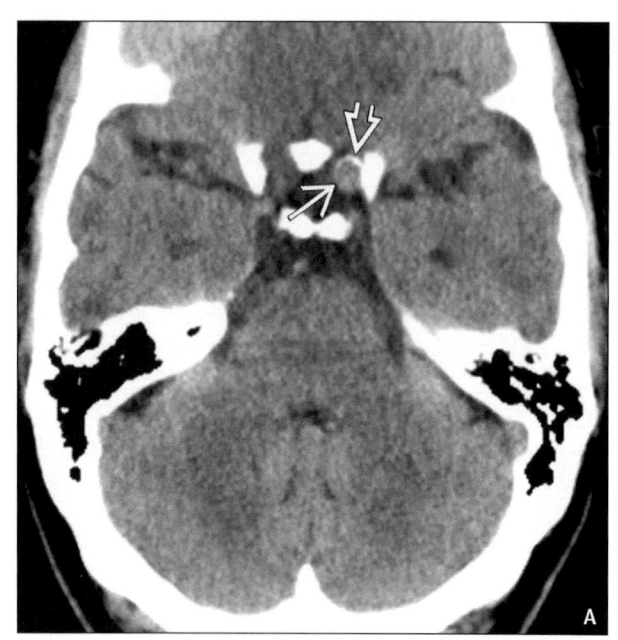

**6-25A** TC sem contraste mostra um aneurisma sacular incidentalmente descoberto, observado aqui como uma hiperdensidade arredondada bem delimitada ➡ com algum calcificação periférica ➡.

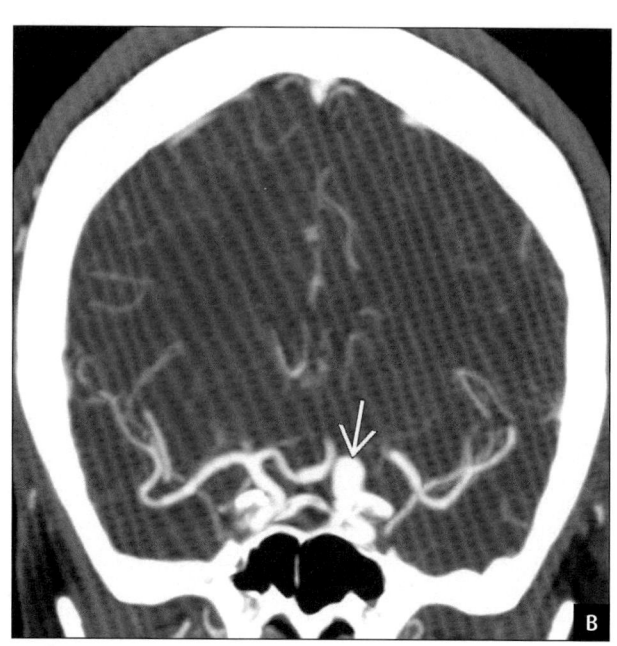

**6-25B** MIP coronal da ATC do mesmo paciente mostra um aneurisma sacular patente ➡ na bifurcação terminal da ACI esquerda.

A HSA aneurismática é um evento catastrófico com alta mortalidade e significativa morbidade. Cerca de um terço dos pacientes vão a óbito, e um terço sobrevive com déficits neurológicos residuais significativos. Somente um quarto a um terço dos pacientes com um episódio de HSAn se recuperam com bom resultado funcional.

Pacientes que sobrevivem à HSA inicial são tratados assim que possível. O risco de ressangramento é maior nas primeiras 24 a 48 horas após a hemorragia inicial. Aproximadamente 20% dos aneurismas rompidos, porém não tratados, ressangram dentro de duas semanas. Metade apresenta ressangramento em seis meses.

*Observação*. Em 2000, o International Study of Unruptured Intracranial Aneurysms sugeriu que os aneurismas assintomáticos da circulação posterior com diâmetro igual ou menor a 7 milímetros raramente rompem. Como consequência, a observação ("aguardo vigilante") com imagens seriais de aneurismas pequenos, íntegros e descobertos incidentalmente se tornou a abordagem terapêutica mais comum.

Entretanto, metanálises mais recentes demonstraram que 13% dos ASs intracranianos rotos possuem menos do que 5 milímetros de diâmetro. Quase metade de todos os aneurismas com diâmetro abaixo de 5 milímetros rompem dentro de 5 a 10 anos, sugerindo que *não há diâmetro mínimo geral aceito como "seguro" para ruptura*.

*Clipagem cirúrgica*. A clipagem cirúrgica resulta em taxas de recorrência mais baixas em comparação com o tratamento endovascular, porém está associada com índices de complicações mais altos, maior mortalidade durante a internação e maior morbidade em longo prazo.

*Tratamento endovascular*. O tratamento endovascular resulta em uma redução relativa de 22,6% e absoluta de 6,9% no risco de complicações em comparação com a clipagem cirúrgica. A recuperação é mais rápida, e a mortalidade e morbidade durante a internação são mais baixas.

A reabertura ocorre em aproximadamente 20% dos aneurismas embolizados. Embora grandes dimensões do aneurisma e baixa adesão das molas sejam fatores de risco estabelecidos, aneurismas menores do que 10 mm ocluídos de forma adequada raramente recorrem dentro dos primeiros 5 a 10 anos após a embolização.

## Imagem

**CARACTERÍSTICAS GERAIS.** ASs são saculações arteriais arredondadas ou lobuladas, mais encontradas ao longo do CW e na bifurcação da ACM. As características de imagem dependem se o aneurisma está íntegro ou roto (com HSAn) e se o saco aneurismático está patente ou completamente trombosado.

**ACHADOS DE TC.** ASs íntegros muito pequenos podem ser invisíveis nos exames-padrão de TC sem contraste. Lesões maiores apresentam-se como massas bem lineadas que são levemente hiperdensas em relação ao cérebro **(Fig. 6-24)**. Calcificação periférica ou mural pode estar presente **(Fig. 6-25)**.

ASs agudamente rompidos apresentam-se com HSA aneurismática, a qual é a característica de imagem dominante e obscurece o aneurisma "culpado". Ocasionalmente, um AS aparece como um defeito de enchimento relativamente hipodenso no interior de uma coleção hemorrágica hiperdensa no espaço subaracnoide **(Fig. 6-24B)**.

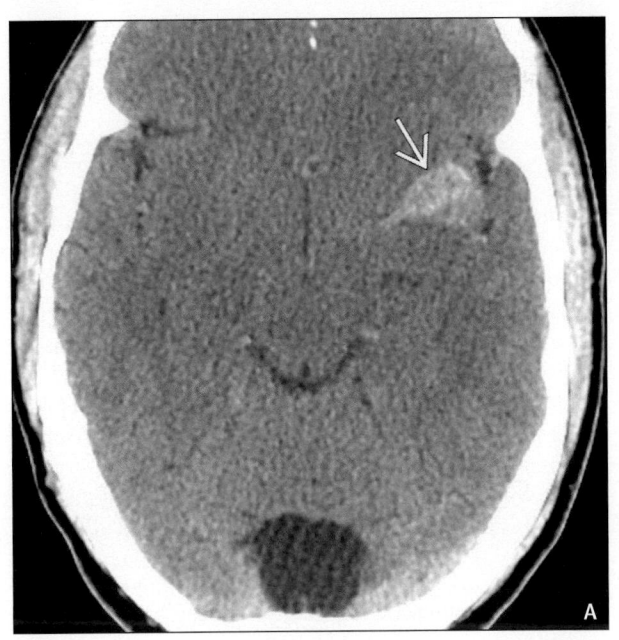

**6-26A** TC sem contraste em um paciente com hemiparesia direita de início súbito mostra uma grande hiperdensidade ovoide bem delimitada ao longo da ACM esquerda ➡, sugestiva de trombose aguda de um aneurisma sacular.

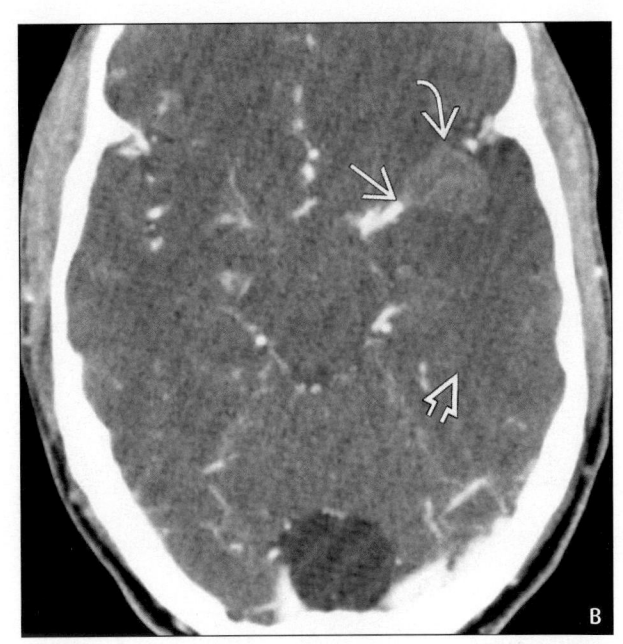

**6-26B** ATC mostra término abrupto da AMC esquerda ➡, sem a opacificação do aneurisma trombosado ➡. A redução dos vasos normais no lobo temporal esquerdo ➡ é secundária à oclusão embólica dos ramos distais da ACM.

Um AS parcial ou completamente trombosado costuma ser hiperdenso em relação ao cérebro adjacente na TC sem contraste **(Fig. 6-26)**.

ASs patentes apresentam realce intenso e uniforme do lúmen aneurismático **(Fig. 6-24)**. Um AS parcialmente trombosado mostra impregnação do lúmen residual. ASs completamente trombosados não realçam, apesar de lesões de longa evolução poderem demonstrar realce periférico secundário a alterações inflamatórias reativas.

**ACHADOS DE RM.** Os achados de RM variam com a sequência de pulso, a dinâmica de pulso e a presença, bem como a idade, da hemorragia associada (tanto nas cisternas subaracnoides quanto no interior do próprio aneurisma).

Cerca de metade de todos os ASs patentes demonstram "*flow voids*" nas ponderações T1 e T2 **(Fig. 6-27)**. A outra metade exibe intensidade de sinal heterogênea secundária a fluxo lento ou turbulento, efeitos de saturação e dispersão de fase. A propagação dos artefatos de pulso na direção da codificação da fase é comum. As aquisições em FLAIR podem mostrar hiperintensidade nas cisternas subaracnóideas secundária à HSAn.

Se o aneurisma está parcial ou completamente trombosado, coágulo laminado com diferentes intensidades de sinal costuma estar presente **(Fig. 6-28)**. Artefatos de susceptibilidade magnética nas sequências GRE e SWI são comuns. As aquisições com contraste podem mostrar encurtamento T1 nas áreas de fluxo lento intra-aneurismáticas.

As sequências em difusão podem demonstrar áreas isquêmicas secundárias a vasospasmo ou trombo embolizado.

**ANGIOGRAFIA.** A ATC com múltiplos detectores e alta resolução é um procedimento de rastreio comum em pacientes com HSAn suspeita. A sensibilidade da ATC é maior que 95% para aneurismas maiores do que 2 milímetros de diâmetro. A sensibilidade geral da ARM é 90% para aneurismas com mais de 2 milímetros de diâmetro.

Embora muitos pacientes com HSAn e um AS que for demonstrado na ATC ou na ARM costumem ir diretamente para cirurgia, a ASD convencional ainda é considerada o padrão-ouro para a detecção de ASs intracranianos – especialmente se o tratamento endovascular é considerado.

Todos os quatro vasos intracranianos, bem como todo o círculo de Willis, precisam ser demonstrados em múltiplas projeções. A ASD rotacional com exibição de superfície sombreada 3D é útil no delineamento da relação precisa entre o aneurisma e vasos e ramos que o originaram.

Múltiplos aneurismas intracranianos são demonstrados em 15 a 20% dos casos. Quando mais de um aneurisma é identificado em pacientes com HSAn, a determinação de qual aneurisma está rompido é essencial para o planejamento cirúrgico. O extravasamento de contraste é patognomônico para ruptura, porém raramente observado. Outras características angiográficas sugestivas de ruptura incluem lobulação ou a presença de um "mamilo" apical, tamanho (o maior aneurisma costuma ser, mas não sempre, o que sofreu ruptura) e a presença de coágulo perianeurismático focal na TC ou na RM.

Análises computadorizadas de aneurismas intracranianos mostram que os aneurismas rotos possuem maior probabilidade de apresentarem padrões de fluxo complexos e/ou instáveis, fluxo interno concentrado e pequenas regiões de impacto do "jato" sanguíneo adentrando a lesão. Variações de volume com o ciclo cardíaco também podem influenciar o risco de ruptura.

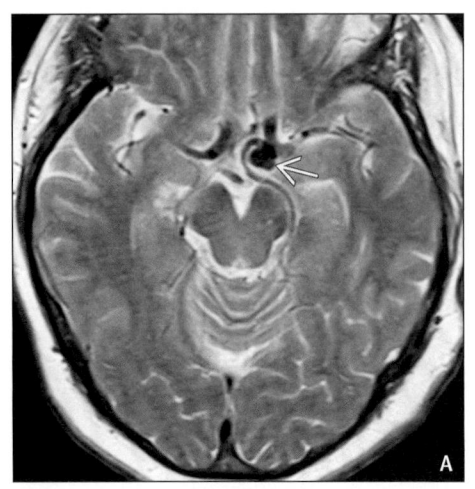

## Diagnóstico diferencial

O principal diagnóstico diferencial dos ASs intracranianos são as **alças vasculares**. As artérias intracranianas se curvam e ramificam ostensivamente. Em imagens bidimensionais (p. ex., incidências AP e lateral de angiografias com subtração digital), a sobreposição ou alça vascular pode simular o saco arredondado de um pequeno AS periférico. Múltiplas projeções e exibição de superfície sombreada 3D são úteis na diferenciação de vasos sobrepostos, alças vasculares e ASs.

O segundo diagnóstico diferencial mais comum é um **infundíbulo arterial**. Um infundíbulo é uma dilatação cônica, focal e simétrica na origem de um vaso que pode ser confundida com um pequeno aneurisma sacular. Os infundíbulos são pequenos, em geral com menos de 3 milímetros de diâmetro. Os vasos distais costumam se originar do ápice − e não da lateral − do infundíbulo. A AComP é a localização mais comum de infundíbulos.

Embora a maior parte dos infundíbulos seja de variantes anatômicas incidentais sem significado patológico, ocasionalmente um infundíbulo arterial pode romper ou, com o tempo, até mesmo evoluir para um aneurisma franco. Quando esses raros "infundíbulos com aspecto de aneurisma" rompem e causam hemorragia subaracnóidea, eles são indistinguíveis dos aneurismas saculares clássicos.

Um **pseudoaneurisma** pode ser difícil de ser distinguido de um AS. Pseudoaneurismas são mais comuns em vasos distais ao círculo de Willis e são, com frequência, fusiformes ou de formato irregular. Hematomas parenquimatosos focais frequentemente circundam pseudoaneurismas intracranianos.

Os **aneurismas fusiformes** (AF) são de fácil distinção entre os ASs pelo seu formato. AFs são lesões em formato de salsicha, de segmentos longos que envolvem toda a circunferência do vaso, ao passo que os ASs são lesões arredondadas ou lobuladas. A localização também é uma característica útil na diferenciação entre AFs e ASs. AFs são mais comuns na circulação vertebrobasilar ("posterior"); ASs geralmente se originam em bifurcações terminais de vasos e são mais comuns na circulação carotídea ("anterior").

Um aneurisma em aspecto de bolha de sangue (ABS) também pode ser de difícil distinção entre um AS pequeno e de colo largo. Embora eles possam ser encontrados em praticamente qualquer local da circulação intracraniana, ABSs em geral surgem ao longo da grande curvatura da artéria carótida interna supraclinóidea, não na sua bifurcação terminal ou origem da AComP.

Uma área de perda de sinal que simula o *flow void* de um aneurisma na RM pode ser causada por um processo clinoide anterior aerado ou um seio aberrante supraorbitário etmoide ou frontal.

**6-27A** Imagem axial na ponderação T2 mostra um *flow void* lobulado e bem delimitado ➡, consistente com aneurisma sacular patente.

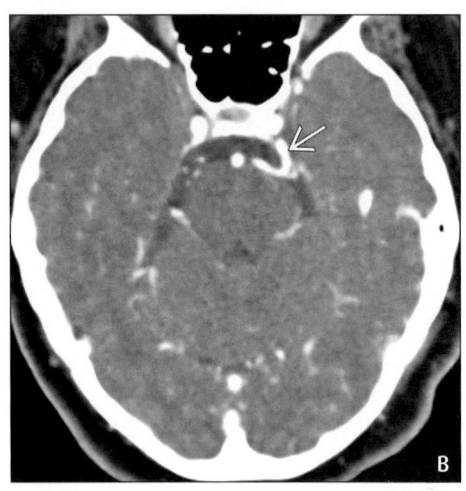

**6-27B** Corte de ATC do mesmo paciente mostra o aspecto clássico de uma artéria trigeminal persistente ➡.

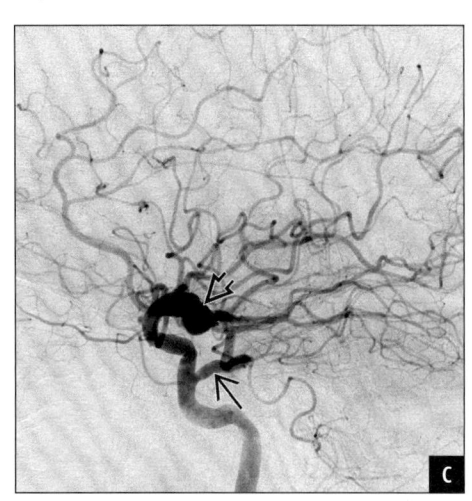

**6-27C** Incidência lateral da ASD mostra o aneurisma ➡ juntamente com o clássico aspecto do "tridente do Netuno" da artéria trigeminal persistente ➡.

Hemorragia subaracnóidea e aneurismas    129

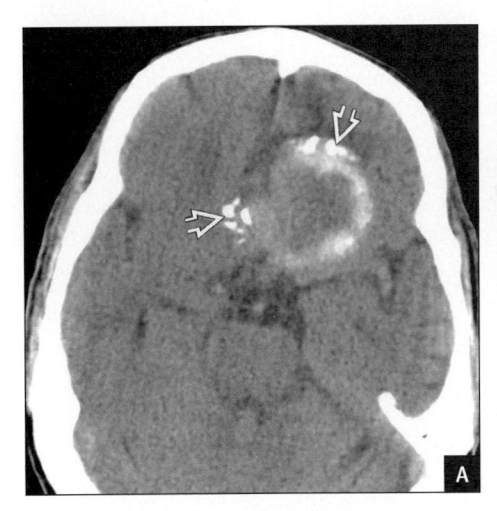

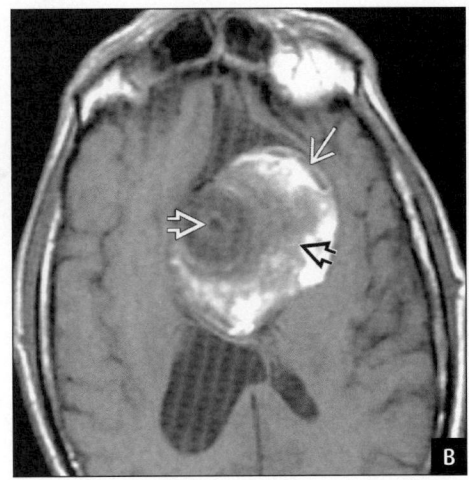

**6-28A** TC sem contraste mostra as características típicas de um aneurisma sacular gigante com trombo mural extensamente calcificado ⇒ circundando um coágulo central isodenso.
**6-28B** Imagem na ponderação T1 do mesmo paciente mostra anéis concêntricos de coágulo organizado em diferentes estágios de evolução. A camada periférica é hiperintensa e mais antiga ⇒, enquanto o coágulo irregular isointenso central ⇒ é mais recente. Um pequeno *flow void* ⇒ representa o lúmen patente residual do aneurisma.

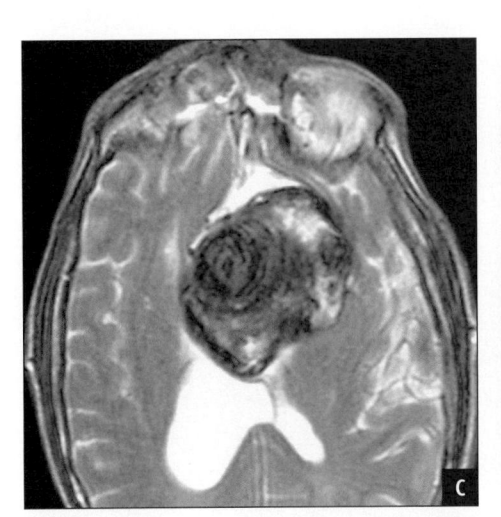

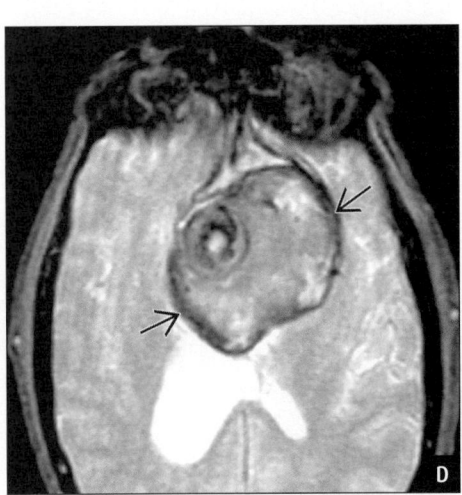

**6-28C** Imagem na ponderação T2 do mesmo paciente demonstra múltiplos anéis concêntricos de coágulo organizado que lembram as camadas de uma cebola.
**6-28D** A ponderação T2* GRE demonstra deposição de hemossiderina ⇒ ao redor da parede externa do aneurisma gigante majoritariamente trombosado.

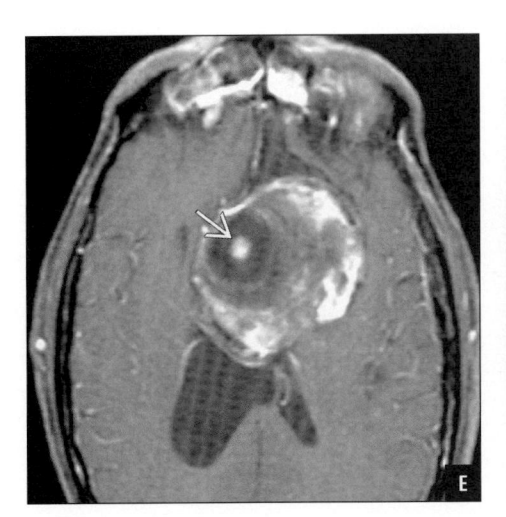

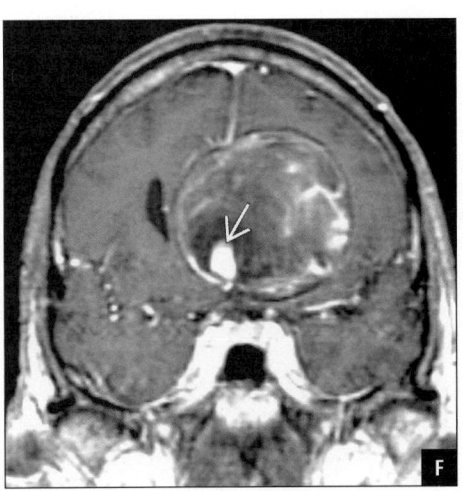

**6-28E** Imagem em T1 pós-contraste mostra que o pequeno lúmen patente residual do aneurisma sobre realce ⇒.
**6-28F** Imagem coronal em T1 pós-contraste mostra que o pequeno lúmen residual ⇒ está quase completamente contido por camadas espessas de trombo organizado e em organização.

### ANEURISMA SACULAR

**Localização**
- Circulação anterior (90%), posterior (10%)
- Círculo de Willis, bi/trifurcação da ACM
- Múltiplos (15-30%)

**Aspectos clínicos**
- Prevalência geral = 2-6%
- Assintomático até a ruptura
- O risco geralmente se correlaciona com o tamanho, porém lesões pequenas também podem sangrar.
- Hemorragia subaracnóidea → cefaleia "em trovoada"
- Pico de apresentação = 40-60 anos (raro em crianças)

**Imagem**
- Saculações arteriais arredondadas/lobuladas
- Sensibilidade da ATC de 95% se aneurisma > 2 mm
- ASD com reconstrução 3D melhor delimita a arquitetura

**Diagnóstico diferencial**
- Alça vascular
- Infundíbulo arterial (cônico, ≤ 2 mm)
- Aneurisma em aspecto de bolha de sangue

## Pseudoaneurisma

Pseudoaneurisma é uma rara, porém importante causa subdiagnosticada de hemorragia intracraniana.

### Terminologia

Os pseudoaneurismas – também chamados de aneurismas "falsos" para distingui-los dos aneurismas saculares "verdadeiros" – são dilatações arteriais com completa interrupção da parede arterial.

### Etiologia

Pseudoaneurismas são causados por um evento específico, como trauma, infecção, abuso de drogas, neoplasia ou cirurgia, que inicialmente enfraquece e, em seguida, destrói a parede arterial normal.

A parede arterial enfraquecida se expande e finalmente se rompe, formando um hematoma paravascular **(Fig. 6-29)**. Se o hematoma cavita e passa a se comunicar diretamente com o lúmen residual do vaso, um pseudoaneurisma é criado.

**6-29A** Corte axial em peça de necropsia de um paciente com endocardite bacteriana mostra um grande hematoma no lobo temporal direito ⇾ causado pela ruptura de um pseudoaneurisma micótico na artéria cerebral média.
**6-29B** Corte seccional do coração do mesmo paciente mostra ostensivas vegetações hemorrágicas ⇾ cobrindo boa parte da valva mitral.

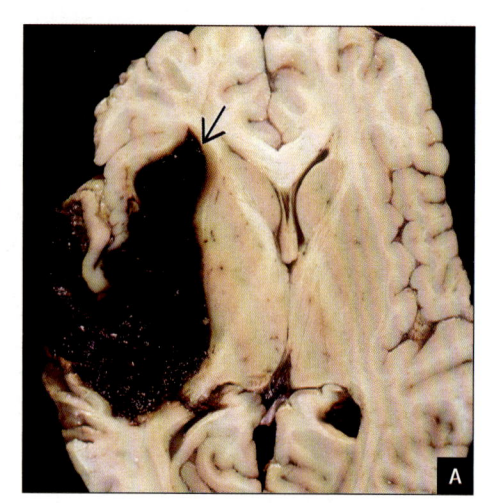

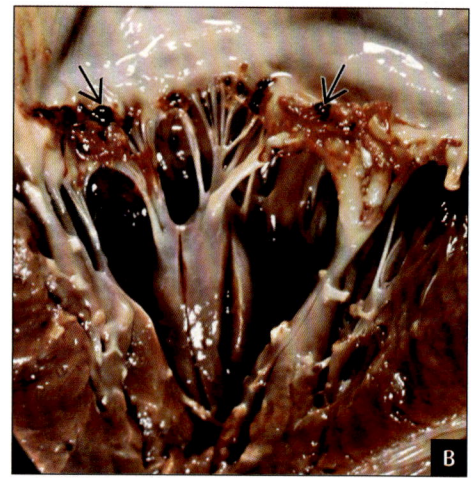

**6-30A** TC sem contraste mostra hemorragia intracraniana espontânea ⇾ em um paciente com uma história de endocardite bacteriana. A história levantou a suspeita de um aneurisma micótico como etiologia subjacente.
**6-30B** Incidência lateral da ASD do mesmo paciente mostra dilatação fusiforme irregular de um ramo do segmento M2 da ACM ⇾. Pseudoaneurisma micótico foi confirmado durante a evacuação cirúrgica do hematoma.

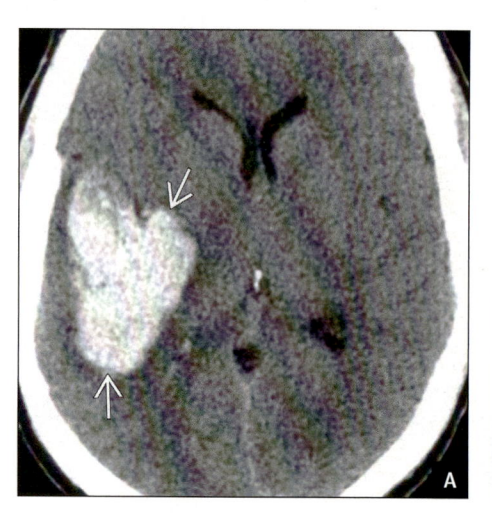

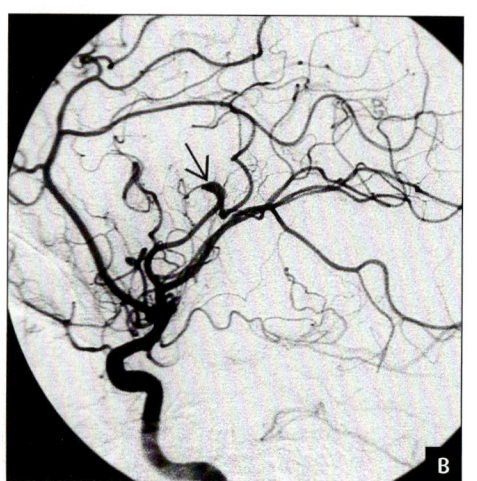

Os pseudoaneurismas são contidos apenas por coágulo relativamente frágil e cavitado, e variáveis quantidades de tecido fibroso. Como eles não possuem os componentes normais da parede vascular, pseudoaneurismas são propensos a sofrer hemorragias repetidas.

## Patologia

**LOCALIZAÇÃO.** Pseudoaneurismas traumáticos em geral envolvem a ACI intracraniana proximal (cavernosa ou paraclinóidea). Cirurgia e radioterapia (para tumores de cabeça e pescoço) costumam afetar a artéria carótida externa (síndrome da explosão carotídea – *carotid blow-out syndrome*).

Pseudoaneurismas infecciosos (micóticos), neoplásicos (oncóticos) e relacionados a drogas costumam ser localizados distalmente ao círculo de Willis.

**PATOLOGIA MACROSCÓPICA.** Pseudoaneurismas são massas púrpuras contidas apenas por uma adventícia afilada descontínua e um hematoma organizado. Hematomas associados com pseudoaneurismas com frequência são grandes e podem conter coágulos de idades variáveis.

**CARACTERÍSTICAS MICROSCÓPICAS.** Destruição ou necrose da parede é típica. Pseudoaneurismas micóticos e oncóticos demonstram extensa infiltração da parede do vaso por células inflamatórias ou neoplásicas, respectivamente. O lúmen do vaso de origem com frequência está ocluído por trombo, tumor, debris ou exsudatos purulentos.

## Aspectos clínicos

Pacientes com pseudoaneurismas intracranianos traumáticos frequentemente apresentam fraturas da base do crânio. O intervalo entre a lesão inicial e a deterioração neurológica varia de alguns dias a vários meses. As principais apresentações clínicas incluem cefaleia, perda da consciência, epistaxe recorrente e paralisias de nervos cranianos.

## Imagem

**CARACTERÍSTICAS GERAIS.** Achados sugestivos de pseudoaneurisma cerebral incluem alargamento inexplicado de um hematoma intraparenquimatoso existente. No contexto clínico apropriado, a evolução inusitada ou tardia de um hematoma também sugere a possibilidade de um pseudoaneurisma subjacente.

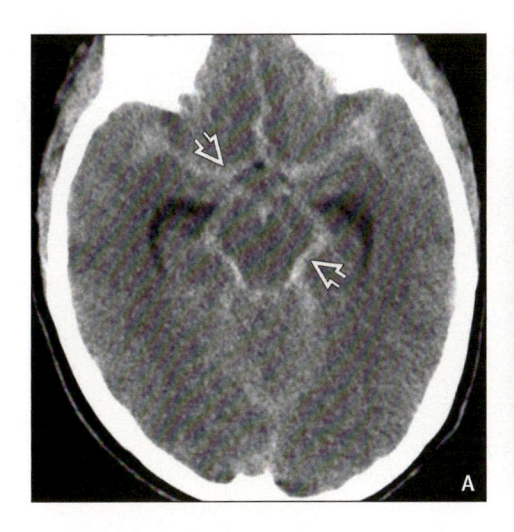

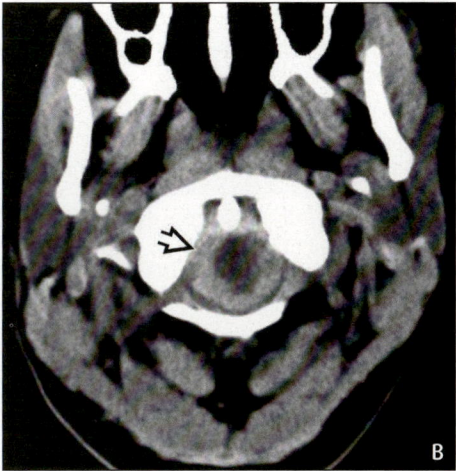

**6-31A** Corte axial de TC sem contraste em uma mulher de 29 anos com trauma grave de cabeça e pescoço mostra típica HSA aneurismática ⇨ preenchendo as cisternas da base.

**6-31B** O corte de TC sem contraste ao nível da junção craniovertebral mostra sangue subaracnoide denso ⇨ circundando a medula cervical superior.

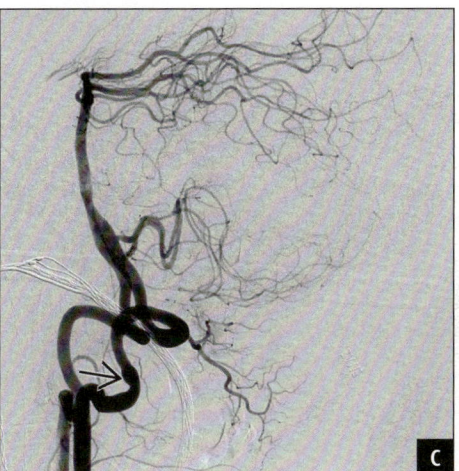

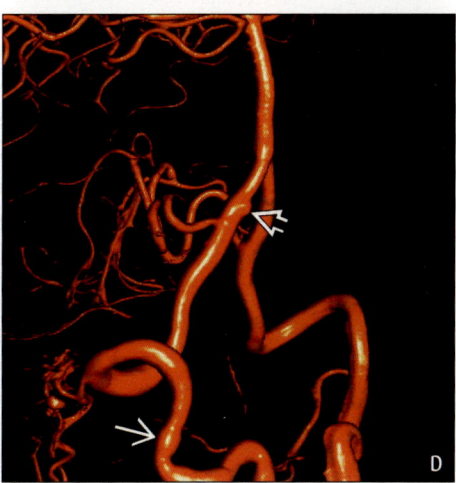

**6-31C** Foi obtida uma ASD de emergência. A incidência lateral oblíqua da angiografia seletiva da artéria vertebral direita mostra uma irregularidade da artéria vertebral entre C1 e C2 ⇨.

**6-31D** Reconstrução 3D mostra um pseudoaneurisma na artéria vertebral extracraniana distal ⇨. Um segundo e menor pseudoaneurisma da artéria vertebral intracraniana é observado ⇨ distalmente à origem da artéria cerebelar posteroinferior.

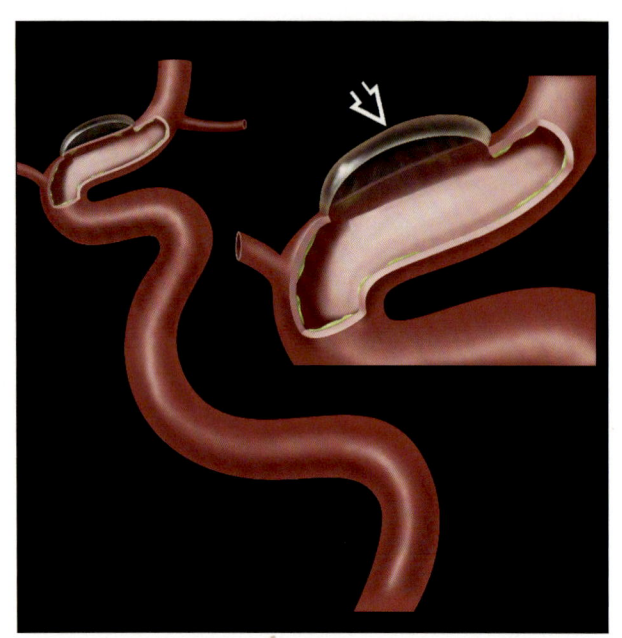

**6-32** Ilustração demonstra o aneurisma em aspecto de bolha de sangue, visto aqui como um abaulamento hemisférico de base larga coberto por uma fina camada de adventícia ⇨.

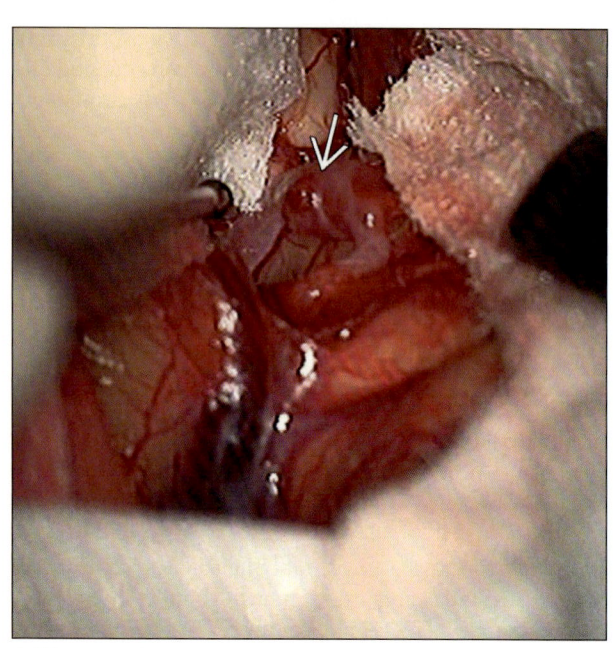

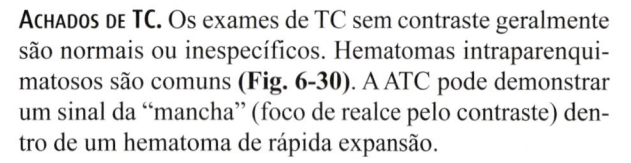

**6-33** Fotografia intraoperatória mostra um aneurisma em aspecto de bolha de sangue ⇨ com turbilhonamento sanguíneo sob a fina e quase transparente parede aneurismática.

ACHADOS DE TC. Os exames de TC sem contraste geralmente são normais ou inespecíficos. Hematomas intraparenquimatosos são comuns **(Fig. 6-30)**. A ATC pode demonstrar um sinal da "mancha" (foco de realce pelo contraste) dentro de um hematoma de rápida expansão.

ACHADOS DE RM. O sinal do hematoma varia com a idade do coágulo e a sequência de pulso. Um *flow void* representando o lúmen residual pode estar presente no interior do hematoma. O realce intravascular representa o preenchimento e esvaziamento lentos e tardios frequentemente observados nos pseudoaneurismas.

ANGIOGRAFIA. A angiografia com subtração digital mostra aneurisma globular, fusiforme ou de forma irregular e "sem colo" com opacificação e lavagem tardias do meio de contraste **(Fig. 6-31)**. Estagnação posicional do contraste é comum.

A oclusão endovascular com molas, líquidos embólicos ou *stent* recoberto é o método de escolha para o tratamento de pseudoaneurismas intracranianos. Opções cirúrgicas incluem aprisionamento ou sacrifício da artéria de origem com ou sem *bypass* por enxerto.

## Diagnóstico diferencial

O principal diagnóstico diferencial de um pseudoaneurisma é um **aneurisma sacular** ou "verdadeiro". A localização é uma característica útil, uma vez que os aneurismas saculares ocorrem ao longo do círculo de Willis e na bifurcação da ACM.

**Aneurismas dissecantes** ocorrem com mais frequência na circulação posterior, na qual a artéria vertebral é o local mais comum. Os **aneurismas fusiformes** são também mais comuns na circulação posterior e envolvem a artéria basilar.

---

**PSEUDOANEURISMA**

**Terminologia**
- Também chamado de aneurisma "falso"
- Parede arterial completamente interrompida

**Patologia**
- Frequentemente contido por apenas um coágulo cavitado
- Causado por trauma, infecção, drogas ou tumor
- Hematoma tardio, expansão súbita comum

**Localização**
- ACI cavernosa/paraclinóidea (trauma)
- Ramos corticais distais (infecção, drogas)

**Imagem**
- Saculação fusiforme e irregular
- "Colo" geralmente ausente
- ± efeito de massa avascular circunjacente (hematoma)
- Pode demonstrar sinal da "mancha" na ATC

**Diagnóstico diferencial**
- Aneurisma sacular
- Aneurisma dissecante
- Aneurisma fusiforme

---

### Aneurisma em aspecto de bolha de sangue

Os aneurismas em aspecto de bolha de sangue (ABS), também conhecidos como aneurismas em bolha, são um subtipo incomum, porém potencialmente letal, de pseudoaneurisma intracraniano.

ABSs são abaulamentos pequenos, hemisféricos e de base larga que costumam surgir em locais sem ramificação das artérias intracranianas **(Fig. 6-32)**. ABSs possuem características clínicas diferentes e apresentam desafios diagnósticos e terapêuticos especiais em comparação àqueles apresentados pelos aneurismas saculares típicos. O reconhecimento pré-operatório de um ABS é essencial para o manejo apropriado.

### Etiologia e patologia

Estresse hemodinâmico e aterosclerose parecem ser os fatores mais importantes na formação dos ABS. ABSs são frequentemente cobertos por apenas uma fina camada de tecido fibroso, com ou sem uma frágil camada de adventícia **(Fig. 6-33)**. Embora os ABS possam surgir em qualquer local da circulação intracraniana, a parede anterossuperior (dorsal) da ACI supraclinóidea é o local mais comum.

### Aspectos clínicos

Os ABSs tendem a romper com menos idade e com um tamanho menor em comparação aos aneurismas saculares típicos.

Como os ABSs são lesões muito frágeis que não demonstram um colo definido, o tratamento é difícil. ABSs facilmente se rompem durante a clipagem cirúrgica, a qual pode resultar em hemorragia fatal. A ruptura durante procedimentos é comum, ocorrendo em quase 50% dos casos.

A embolização de ABSs raramente é bem-sucedida devido aos seus colos largos e paredes frágeis. *Stents* diversores de fluxo foram experimentados com algum sucesso limitado. Se há circulação colateral suficiente, o aprisionamento e a oclusão do vaso de origem podem ser uma opção. Se o tratamento endovascular for mal-sucedido, embrulhamento e revascularização são opções cirúrgicas potenciais.

### Imagem

ABSs são lesões pequenas e sutis, sendo facilmente negligenciadas. Uma leve irregularidade ou um pequeno abaulamento hemisférico focal da parede arterial pode ser o único achado. A ASD com exibição de superfície sombreada 3D tem sido útil na identificação dessas lesões ardilosas e perigosas **(Fig. 6-34)**.

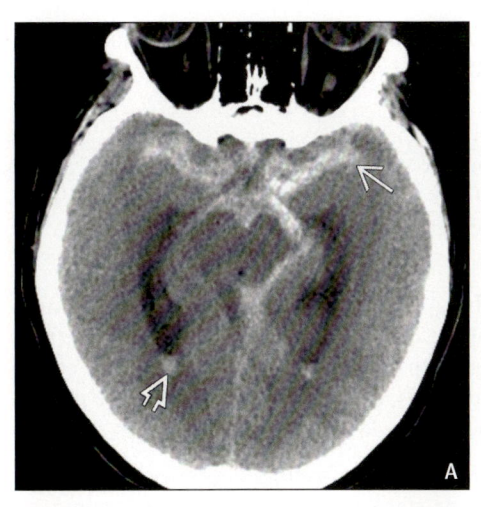

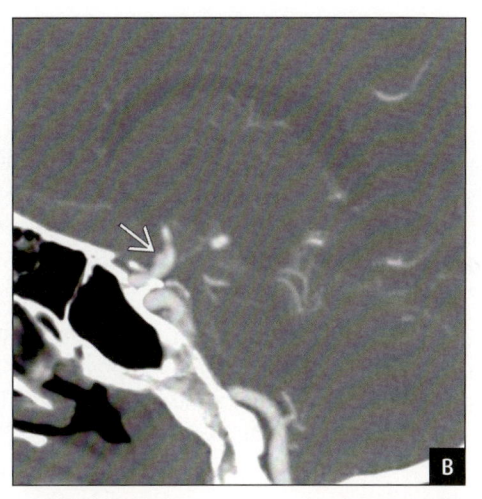

**6-34A** TC sem contraste em um adulto jovem com intensa cefaleia "em trovoada" mostra hemorragia subaracnóidea difusa ➡, hidrocefalia obstrutiva e hemorragia intraventricular ➡.
**6-34B** Reformatação lateral da ATC do mesmo paciente mostra um pequeno abaulamento hemisférico de base larga preenchido pelo contraste ➡ ao longo da grande curvatura da ACI.

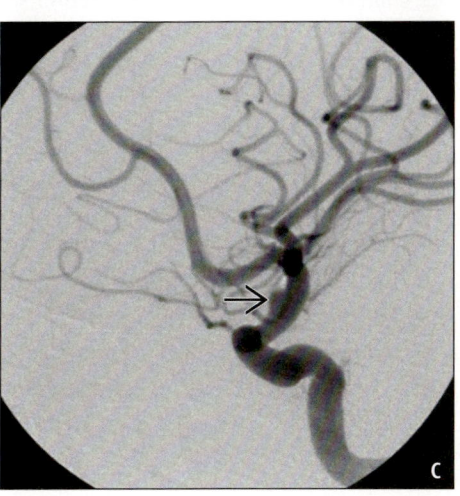

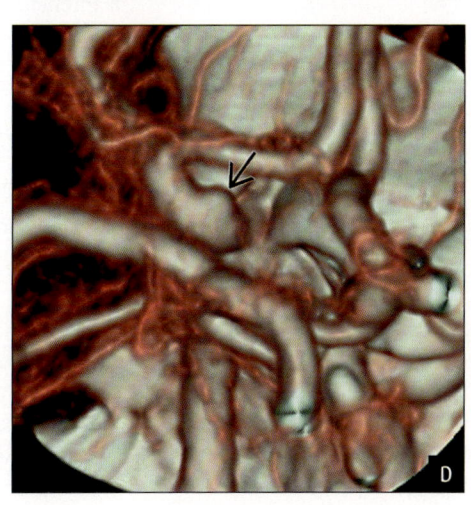

**6-34C** Incidência lateral da ASD do mesmo paciente mostra o aspecto clássico de um aneurisma em aspecto de bolha de sangue e confirma o achado de um abaulamento hemisférico focal de base larga ➡ ao longo da grande curvatura da ACI supraclinóidea.
**6-34D** ATC com reconstrução 3D demonstra com clareza o aneurisma em aspecto de bolha de sangue ➡. (Cortesia de C. D. Phillips, MD.)

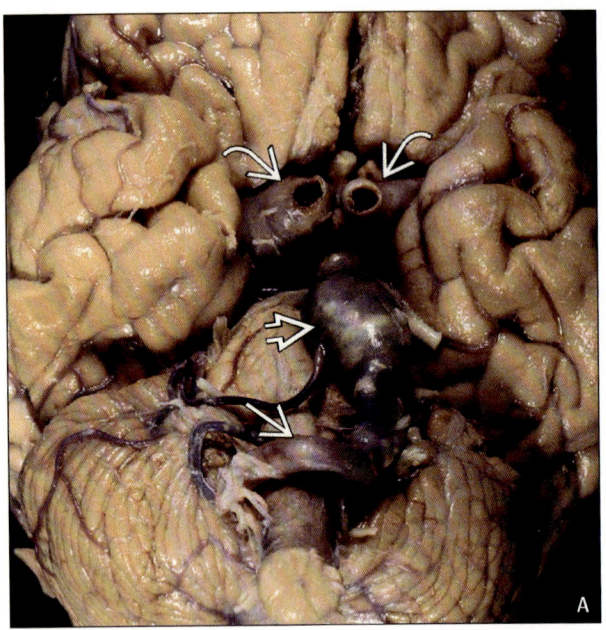

**6-35A** Caso de necropsia mostra dolicoectasia generalizada do sistema vertebrobasilar ⇒ e de ambas as artérias carótidas internas ⇒. Um aneurisma fusiforme envolvendo a artéria basilar distal ⇒ está presente.

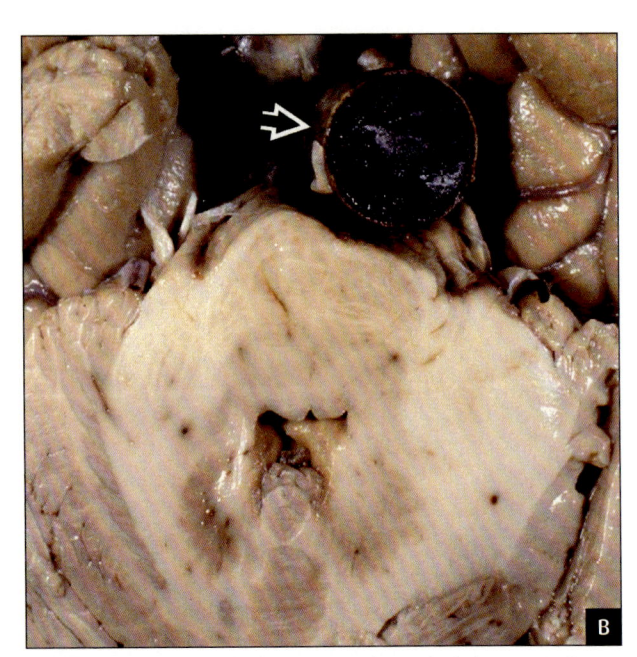

**6-35B** Visão aproximada da secção axial através da fossa posterior mostra o aneurisma fusiforme ⇒. (Cortesia de R. Hewlett, MD.)

## Aneurisma fusiforme

Os aneurismas fusiformes (AF) podem ser ateroscleróticos (comuns) ou não ateroscleróticos (raros). Diferentemente dos aneurismas saculares, os AFs acometem segmentos vasculares longos e sem ramificações, e são vistos como saculações circunferenciais focais em um vaso ectásico e alongado.

## Aneurisma fusiforme aterosclerótico

### Terminologia

Os aneurismas fusiformes ateroscleróticos (AFAs) também são chamados de dolicoectasias aneurismáticas, distinguindo-se dos alongamentos vasculares mais generalizados observados como manifestação comum da aterosclerose intracraniana.

### Patologia

Arteriectasia é comum na aterosclerose avançada das artérias cerebrais. A dilatação fusiforme é uma complicação frequente. A DVA generalizada com um alargamento dilatado fusiforme focal é a típica manifestação macroscópica de um AF aterosclerótico **(Fig. 6-35)**.

Os AFAs são mais comuns na circulação vertebrobasilar (posterior) e afetam a artéria basilar. Placas de células espumosas com camada íntima espessada, porém irregular, e extensa perda das camadas elástica e média estão presentes. Camadas de trombos organizados circundando um lúmen residual patente são comuns.

### Aspectos clínicos

A idade de pico de apresentação é entre os 70 e 80 anos. AITs e acidentes vasculares de circulação posterior são as apresentações mais comuns. Neuropatia craniana é relativamente incomum.

### Imagem

**CARACTERÍSTICAS GERAIS.** Os AFAs são dilatações fusiformes ou ovoides frequentemente grandes (mais de 2,5 cm de diâmetro) sobrepostas em dolicoectasias vasculares generalizadas.

**ACHADOS DE TC.** AFAs com frequência estão parcialmente trombosados e demonstram calcificações murais **(Fig. 6-36)**. Coágulos heterogeneamente hiperdensos costumam estar presentes. O lúmen residual tem realce intenso após a administração de meio de contraste.

**ACHADOS DE RM.** Assim como com os aneurismas saculares, a intensidade de sinal dos AFs também varia com a sequência de pulso, o grau e a direção do fluxo, e a presença e evolução dos trombos no interior do AF. Fluxo turbulento e lentificado no lúmen residual causa sinal complexo e, algumas vezes, bizarro **(Fig. 6-37)**.

Os AFs frequentemente são muito heterogêneos na ponderação T1 e hipointensos em T2. O lúmen residual pode ser visto como um *flow void* arredondado, circundado por trombo que varia de hipo a hiperintenso. Impregnação intensa do lúmen residual com artefatos de fase proeminentes é comum após a administração de contraste.

**ANGIOGRAFIA.** A ASD mostra alargamento e ectasia generalizados do vaso de origem, com um contorno arredondado ou fusiforme e de algum modo irregular que representa o lúmen residual no interior de uma grande massa causada pelo trombo mural.

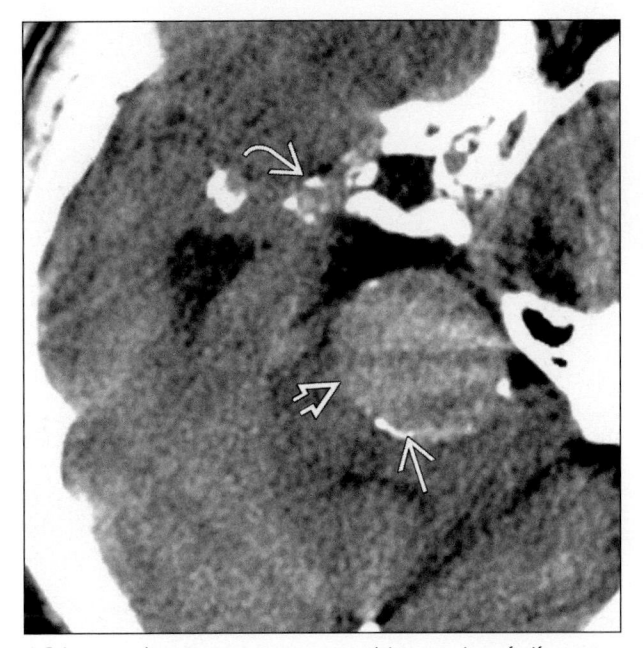

**6-36** Corte de TC sem contraste mostra típico aneurisma fusiforme hiperdenso aterosclerótico ➡ com calcificações murais ➡. Observe as ostensivas calcificações nas artérias carótida interna e cerebral média à direita ➡.

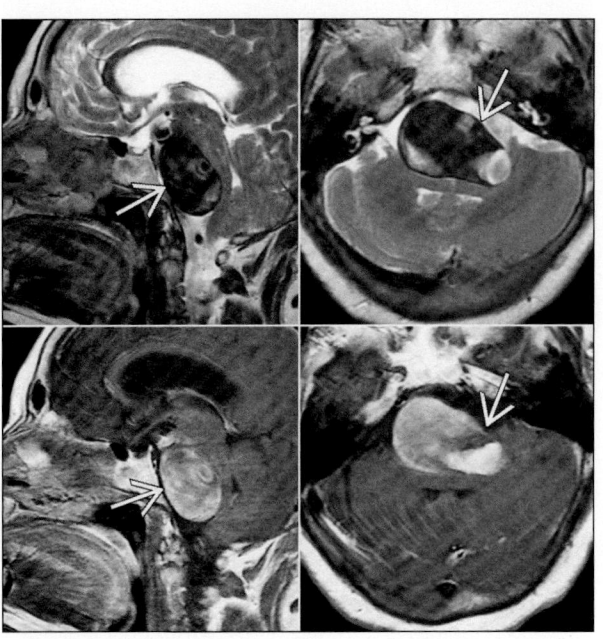

**6-37** Série de imagens de RM mostra o aspecto bizarro de um clássico aneurisma fusifome aterosclerótico ➡. (Cortesia de M. Hartel, MD.)

## Diagnóstico diferencial

O principal diagnóstico diferencial de um AF aterosclerótico é **dolicoectasia**. Dolicoectasias são alongamentos fusiformes dos vasos – com frequência da circulação posterior – sem dilatação focal fusiforme ou sacular. Os aneurismas fusiformes não ateroscleróticos são observados em pacientes mais jovens que possuem uma vasculopatia herdada ou deficiência imune. Assim como os AFs, os aneurismas dissecantes intracranianos são mais comuns na circulação vertebrobasilar (posterior). Achados de DVA generalizada geralmente estão ausentes.

## Aneurisma fusiforme não aterosclerótico

### Terminologia

Os aneurismas fusiformes não ateroscleróticos (AFNAs) são alongamentos fusiformes que ocorrem na ausência de DVA intracraniana generalizada.

### Etiologia

Os AFNAs ocorrem nas doenças vasculares do colágeno (p. ex., lúpus), infecções virais (varicela, HIV) e vasculopatias herdadas (p. ex., Marfan, Ehlers-Danlos, NF1).

### Patologia

Os AFNAs são ectasias arteriais fusiformes focalmente dilatadas que envolvem segmentos não ramificados das artérias intracranianas **(Fig. 6-38)**. Múltiplas lesões são comuns. As circulações carotídea (anterior) e vertebrobasilar são igualmente afetadas. Degeneração da lâmina elástica interna com alterações mixoides e atenuação da média são achados descritos na necropsia.

### Aspectos clínicos

Os pacientes são mais jovens do que aqueles com AFs relacionados à DVA. AFs não ateroscleróticos são comuns em crianças e adultos jovens. Muitos são assintomáticos. AITs e acidentes vasculares são comuns em pacientes com vasculopatia associada ao HIV. AFs não ateroscleróticos também podem causar hemorragia subaracnóidea.

### Imagem

Longos segmentos de dilatação arterial tubular, fusiforme ou ovoide são observados na ausência de DVA generalizada **(Figs. 6-39 e 6-40)**. Quantidades variáveis de trombo laminado podem estar presentes.

### Diagnóstico diferencial

Dilatações fusiformes intracranianas em pacientes relativamente jovens devem sugerir a possibilidade de vasculopatia e AFNA. A **dolicoectasia vertebrobasilar** é observada em pacientes de mais idade com alterações generalizadas por DVA.

**Pseudoaneurismas** são comuns em pacientes com história de trauma, infecção, uso de drogas ou neoplasias. A porção cavernosa da ACI, os vasos distais ao polígono de Willis e as artérias vertebrais são os vasos mais afetados por pseudoaneurismas.

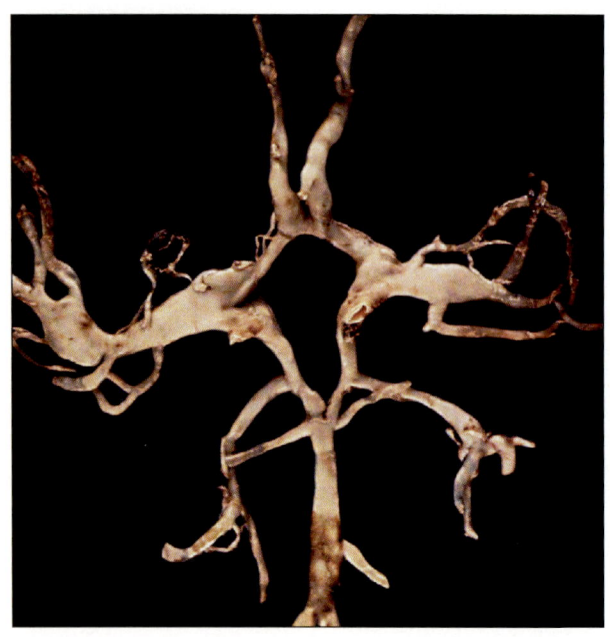

**6-38** Dissecção do polígono de Willis em uma criança hemofílica com HIV demonstra vasculopatia fusiforme não aterosclerótica. (Cortesia de L. Rourke, MD.)

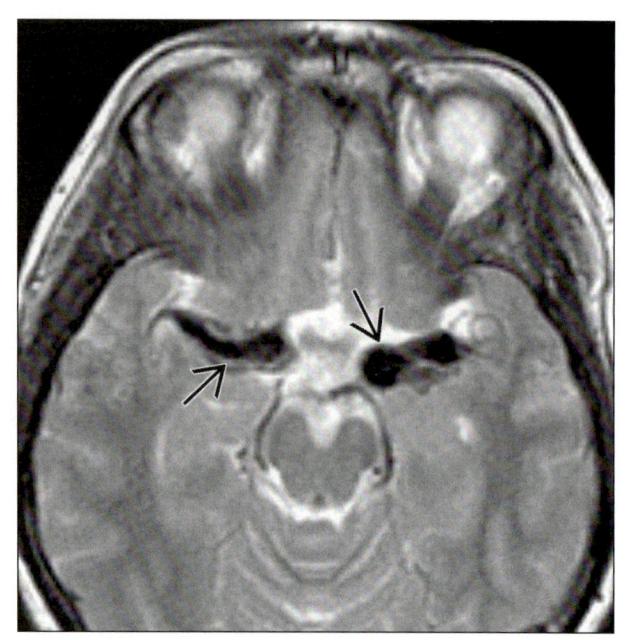

**6-39** Imagem axial na ponderação T2 em uma criança HIV-positiva mostra os *flow voids* fusiformes ➡ da vasculopatia relacionada ao HIV.

## Referências selecionadas

### Hemorragia subaracnóidea

#### Hemorragia subaracnóidea aneurismática

- Delgado Almandoz JE et al: Diagnostic yield of computed tomography angiography and magnetic resonance angiography in patients with catheter angiography-negative subarachnoid hemorrhage. J Neurosurg. 117(2):309-15, 2012
- Fountas KN et al: Terson hemorrhage in patients suffering aneurysmal subarachnoid hemorrhage: predisposing factors and prognostic significance. J Neurosurg. 109(3):439-44, 2008
- Ishihara H et al: Angiogram-negative subarachnoid hemorrhage in the era of three dimensional rotational angiography. J Clin Neurosci. 14(3):252-5, 2007
- Rosengart AJ et al: Prognostic factors for outcome in patients with aneurysmal subarachnoid hemorrhage. Stroke. 38(8):2315-21, 2007

#### HSA aneurismática e vasospasmo

- Zhang X et al: Factors responsible for poor outcome after intraprocedural rerupture of ruptured intracranial aneurysms: identification of risk factors, prevention and management on 18 cases. Eur J Radiol. 81(1):e77-85, 2012
- Sato T et al: Quantification of subarachnoid hemorrhage by three-dimensional computed tomography: correlation between hematoma volume and symptomatic vasospasm. Neurol Med Chir (Tokyo). 51(3):187-94, 2011
- Chen F et al: Neuroimaging research on cerebrovascular spasm and its current progress. Acta Neurochir Suppl. 110(Pt 2):233-7, 2011
- Ko SB et al: Quantitative analysis of hemorrhage volume for predicting delayed cerebral ischemia after subarachnoid hemorrhage. Stroke. 42(3):669-74, 2011
- Vatter H et al: Perfusion-diffusion mismatch in MRI to indicate endovascular treatment of cerebral vasospasm after subarachnoid haemorrhage. J Neurol Neurosurg Psychiatry. 82(8):876-83, 2011
- Dankbaar JW et al: Effect of different components of triple-H therapy on cerebral perfusion in patients with aneurysmal subarachnoid haemorrhage: a systematic review. Crit Care. 14(1):R23, 2010

#### Outras complicações da HSAn

- Schneider UC et al: Functional analysis of pro-inflammatory properties within the cerebrospinal fluid after subarachnoid hemorrhage in vivo and in vitro. J Neuroinflammation. 9:28, 2012
- Siman R et al: Evidence that a panel of neurodegeneration biomarkers predicts vasospasm, infarction, and outcome in aneurysmal subarachnoid hemorrhage. PLoS One. 6(12):e28938, 2011

#### HSA perimesencefálica não aneurismática

- Kim YW et al: Nonaneurysmal subarachnoid hemorrhage: an update. Curr Atheroscler Rep. 14(4):328-34, 2012
- Cruz JP et al: Perimesencephalic subarachnoid hemorrhage: when to stop imaging? Emerg Radiol. 18(3):197-202, 2011
- Maslehaty H et al: Diagnostic value of magnetic resonance imaging in perimesencephalic and nonperimesencephalic subarachnoid hemorrhage of unknown origin. J Neurosurg. 114(4):1003-7, 2011

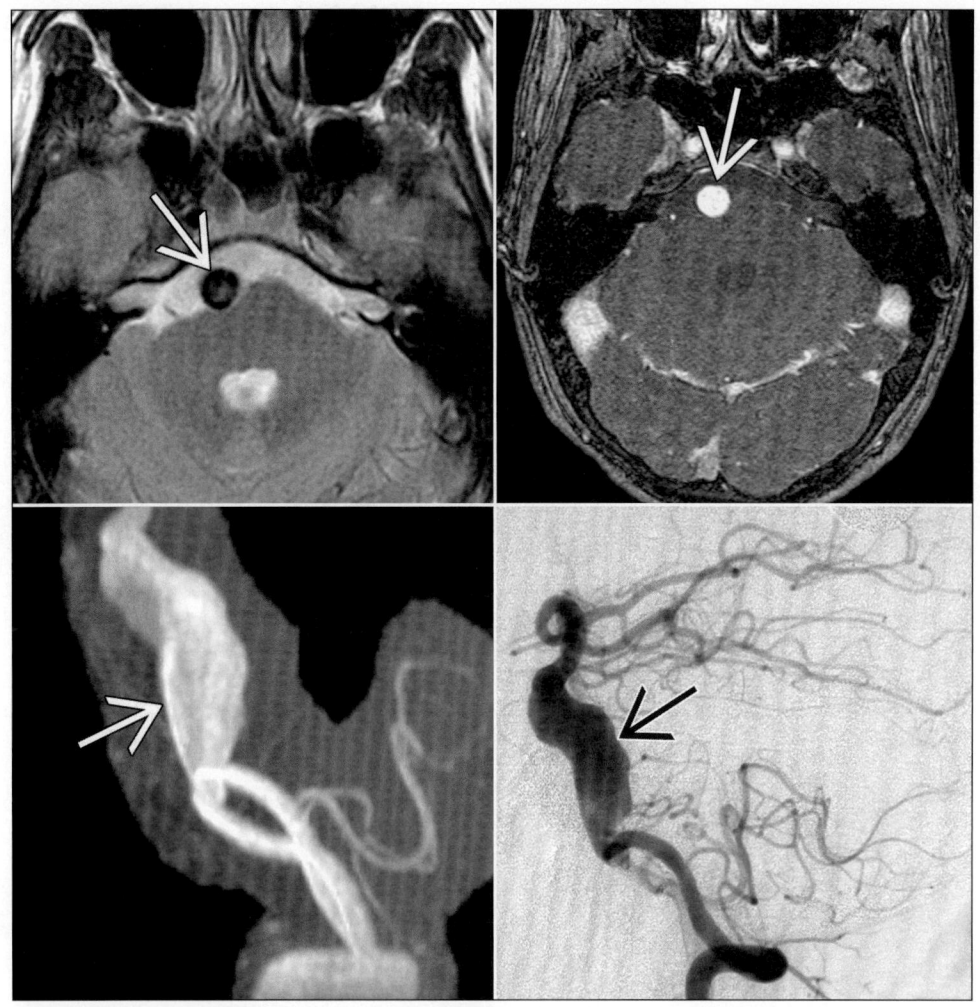

**6-40** *(Superior à esquerda)* Imagem com ponderação T2 em um homem de 19 anos com doença vascular do colágeno mostra um *flow void* dilatado na artéria basilar ➡. *(Superior à direita)* Imagem de ARM pós-contraste mostra a artéria basilar dilatada ➡. *(Inferior à esquerda)* Imagem com técnica MIP da ARM mostra um aneurisma fusiforme ➡ que envolve a artéria basilar em quase toda a sua extensão. *(Inferior à direita)* ASD mostra o aneurisma fusiforme não aterosclerótico ➡.

## HSA de convexidade

- Mas J et al: [Focal convexal subarachnoid hemorrhage: Clinical presentation, imaging patterns and etiologic findings in 23 patients.] Rev Neurol (Paris). Epub ahead of print, 2012
- Beitzke M et al: Clinical presentation, etiology, and longterm prognosis in patients with nontraumatic convexal subarachnoid hemorrhage. Stroke. 42(11):3055-60, 2011
- Oda S et al: Cortical subarachnoid hemorrhage caused by cerebral venous thrombosis. Neurol Med Chir (Tokyo). 51(1):30-6, 2011
- Singhal AB et al: Reversible cerebral vasoconstriction syndromes: analysis of 139 cases. Arch Neurol. 68(8):1005-12, 2011
- Finelli PF: Cerebral amyloid angiopathy as cause of convexity SAH in elderly. Neurologist. 16(1):37-40, 2010
- Kumar S et al: Atraumatic convexal subarachnoid hemorrhage: clinical presentation, imaging patterns, and etiologies. Neurology. 74(11):893-9, 2010
- Panda S et al: Localized convexity subarachnoid haemorrhage--a sign of early cerebral venous sinus thrombosis. Eur J Neurol. 17(10):1249-58, 2010

## Siderose superficial

- Rodriguez FR et al: Superficial siderosis of the CNS. AJR Am J Roentgenol. 197(1):W149-52, 2011
- Kumar N: Neuroimaging in superficial siderosis: an in-depth look. AJNR Am J Neuroradiol. 31(1):5-14, 2010
- Linn J et al: Prevalence of superficial siderosis in patients with cerebral amyloid angiopathy. Neurology. 74(17):1346-50, 2010

## Aneurismas
### Aneurisma sacular
- Firouzian A et al: Quantification of intracranial aneurysm morphodynamics from ECG-gated CT angiography. Acad Radiol. Epub ahead of print, 2012
- Sanchez M et al: Biomechanical assessment of the individual risk of rupture of cerebral aneurysms: a proof of concept. Ann Biomed Eng. Epub ahead of print, 2012
- Sforza DM et al: Effects of perianeurysmal environment during the growth of cerebral aneurysms: a case study. AJNR Am J Neuroradiol. 33(6):1115-20, 2012
- UCAS Japan Investigators et al: The natural course of unruptured cerebral aneurysms in a Japanese cohort. N Engl J Med. 366(26):2474-82, 2012
- Brinjikji W et al: Better outcomes with treatment by coiling relative to clipping of unruptured intracranial aneurysms in the United States, 2001-2008. AJNR Am J Neuroradiol. 32(6):1071-5, 2011
- Dolan JM et al: High fluid shear stress and spatial shear stress gradients affect endothelial proliferation, survival, and alignment. Ann Biomed Eng. 39(6):1620-31, 2011
- Kulcsár Z et al: Hemodynamics of cerebral aneurysm initiation: the role of wall shear stress and spatial wall shear stress gradient. AJNR Am J Neuroradiol. 32(3):587-94, 2011
- Meng H et al: Progressive aneurysm development following hemodynamic insult. J Neurosurg. 114(4):1095-103, 2011
- Menke J et al: Diagnosing cerebral aneurysms by computed tomographic angiography: Meta-analysis. Ann Neurol. 69(4):646-54, 2011
- Pritz MB: Cerebral aneurysm classification based on angioarchitecture. J Stroke Cerebrovasc Dis. 20(2):162-7, 2011
- Yurt A et al: Biomarkers of connective tissue disease in patients with intracranial aneurysms. J Clin Neurosci. 17(9):1119-21, 2010
- Broderick JP et al: Greater rupture risk for familial as compared to sporadic unruptured intracranial aneurysms. Stroke. 40(6):1952-7, 2009

### Pseudoaneurisma
- Brzozowski K et al: The use of routine imaging data in diagnosis of cerebral pseudoaneurysm prior to angiography. Eur J Radiol. 80(3):e401-9, 2011

### Aneurisma em aspecto de bolha de sangue
- Yu-Tse L et al: Rupture of symptomatic blood blister-like aneurysm of the internal carotid artery: clinical experience and management outcome. Br J Neurosurg. 26(3):378-82, 2012
- Regelsberger J et al: Blister-like aneurysms--a diagnostic and therapeutic challenge. Neurosurg Rev. 34(4):409-16, 2011
- McLaughlin N et al: Surgical management of blood blister-like aneurysms of the internal carotid artery. World Neurosurg. 74(4-5):483-93, 2010
- Rasskazoff S et al: Endovascular treatment of a ruptured blood blister-like aneurysm with a flow-diverting stent. Interv Neuroradiol. 16(3):255-8, 2010

### Aneurisma fusiforme não aterosclerótico
- Goldstein DA et al: HIV-associated intracranial aneurysmal vasculopathy in adults. J Rheumatol. 37(2):226-33, 2010

# 7
# Malformações vasculares

| Malformações cerebrovasculares com *shunt* arteriovenoso | 140 |
|---|---|
| Malformações arteriovenosas | 140 |
| Angiopatia proliferativa cerebral | 146 |
| Fístula AV dural | 148 |
| Fístula carótido-cavernosa | 152 |
| Fístula AV pial | 155 |
| Malformação aneurismática da veia de Galeno | 155 |
| Malformações cerebrovasculares sem *shunt* arteriovenoso | 157 |
| Anomalia do desenvolvimento venoso | 157 |
| *Sinus pericranii* | 161 |
| Malformação cavernosa cerebral | 163 |
| Telangiectasia capilar | 167 |

As malformações vasculares cerebrais, também conhecidas como malformações cerebrovasculares (MCVs) são um grupo heterogêneo de alterações que exibem um largo espectro de comportamentos biológicos. Algumas MCVs (p. ex., malformações capilares) são quase sempre clinicamente silenciosas e encontradas de forma incidental nos estudos de imagem. Outras, como as malformações arteriovenosas (MAVs) e os angiomas cavernosos, podem sangrar inesperadamente.

Este capítulo inicia-se com uma revisão sobre as MCVs, primeiramente com uma discussão sobre a terminologia, etiologia e classificação. As MCVs serão agrupadas dependendo da presença ou não de *shunt* arteriovenoso e, então, cada subtipo será discutido individualmente.

## Terminologia

Os dois maiores grupos de anomalias vasculares são: *malformações e hemangiomas* vasculares. Todas as malformações cerebrovasculares – as entidades consideradas neste capítulo – são lesões relacionadas à má formação e, são, consequentemente, designadas como "malformações" ou "angiomas". Em contrapartida, os "hemangiomas" vasculares são verdadeiras neoplasias proliferativas formadoras de vasos. Os hemangiomas são classificados como tumores mesenquimais não meningoteliais e serão discutidos no Capítulo 22, juntamente com os meningiomas e outras neoplasias mesenquimais.

## Etiologia

As MCVs são, na maioria, lesões congênitas e representam erros morfogenéticos que afetam as artérias, os capilares, as veias ou a combinação destes.

O desenvolvimento vascular fetal humano ocorre por meio de dois processos relacionados: vasculogênese e angiogênese. Na **vasculogênese**, capilares tubulares desenvolvem-se inicialmente e constituem o plexo vascular primário. Depois, esta rede capilar primária é remodelada em vasos de maior calibre (artérias, veias) e em capilares menores.

A **angiogênese** é regulada por diversas sinalizações intercelulares e fatores de crescimento. Mutações em vários componentes do sistema angiogenético têm sido implicadas no desenvolvimento das várias MCVs.

## Classificação

As MCVs foram classificadas histopatologicamente em quatro principais tipos: (1) malformações arteriovenosas (MAVs); (2) angiomas venosos (anomalias do desenvolvimento venoso); (3) telangiectasias capilares (algumas vezes simplesmente denominadas "telangiectasia" ou "telangiectasias"); e (4) malformações cavernosas.

Muitos neurorradiologistas intervencionistas e neurocirurgiões agrupam as MCVs pela função e não pela histopatologia. Nessa classificação funcional, as MCVs são divididas em duas categorias básicas: (1) MCVs que demonstram *shunt* arteriovenoso (AV) e (2) MCVs sem *shunt* AV **(Tab. 7-1)**. As primeiras são ameaças potenciais à intervenção endovascular; as últimas podem ser tratadas cirurgicamente ou deixadas sem tratamento.

Neste livro, será utilizada uma combinação das classificações histopatológica e funcional. Inicia-se com uma discussão sobre MCVs que apresentam *shunt* arteriovenoso, como MAVs e fístulas arteriovenosas (FAVs). Então, abordam-se as MCVs, que geralmente não apresentam *shunt* da circulação arterial para a venosa. As MCVs não relacionadas a *shunt* incluem as anomalias do desenvolvimento venoso, telangiectasias capilares e malformações cavernosas.

Tabela 7-1   Malformações cerebrovasculares

| Tipo | Etiologia | Patologia | Número | Localização |
|---|---|---|---|---|
| **MCVs com *shunt* arteriovenoso** | | | | |
| Malformações arteriovenosas | Congênitas (angiogênese desregulada) | *Nidus* + artérias nutridoras, veias de drenagem; sem leito capilar | Solitária (< 2% múltipla) | Parênquima (85%); supratentoriais (15%); fossa posterior |
| Fístula dural AV | Adquiridas (trauma; trombose de seio dural) | Rede de múltiplas microfístulas AV | Solitária | Base do crânio; parede de seio dural |
| Malformação da veia de Galeno | Congênita (fístula arterial fetal para precursor primitivo da veia de Galeno). | Grande lago venoso | Solitária | Posterior ao terceiro ventrículo |
| **MCVs sem *shunt* arteriovenoso** | | | | |
| Anomalia do desenvolvimento venoso | Congênita (falha no desenvolvimento fetal da veia medular) | Veias dilatadas na SB; cérebro normal de permeio | Solitária (a menos que na BRBNS) | SB profunda, normalmente próxima aos ventrículos |
| *Sinus pericranii* | Congênito | Massa azulada no subcutâneo do escalpo preenchida por sangue | Solitária | Escalpo |
| Malformação cavernosa | Congênita (*CCM, KRIT1*, mutações genéticas na síndrome autossômica dominante familial; novas lesões continuam a se formar | Grupamento de "cavernas" preenchidas por sangue; halo completo de hemossiderina | 2/3 solitárias (esporádicas); 1/3 múltiplas (familiais | Todo o cérebro |
| Telangiectasia capilar | Congênita | Capilares dilatados; cérebro normal de permeio | Solitária >>> múltipla | Qualquer lugar, mas ponte e medula são mais comuns |

*AV, arteriovenoso; BRBNS, síndrome do nevo em bolha de borracha azul; MCV, malformação cerebrovascular; MCC, malformação cavernosa cerebral; SB, substância branca.*

## Malformações cerebrovasculares com *shunt* arteriovenoso

### Malformações arteriovenosas

#### Terminologia

Uma malformação arteriovenosa (MAV) é um emaranhado de vasos de paredes finas fortemente agrupados com *shunt* direto do sistema arterial para o sistema venoso. Não há leito capilar interposto. A maioria das MAVs cerebrais (MAVC) são lesões parenquimatosas e também são chamadas de "MAVs piais", embora também ocorram malformações mistas piais-durais.

#### Etiologia

CONCEITOS GERAIS. As MAVs são defeitos congênitos do desenvolvimento vascular caracterizadas por angiogênese desregulada. As células endoteliais das MAVs cerebrais expressam a GLUT1 (uma proteína da microvasculatura embrionária), metaloproteinases de matriz extracelular (MMPs) e fatores de crescimento pró-angiogênicos, como o fator de crescimento do endotélio vascular (VEGF). Isso resulta em desarranjos com queda da função e da integridade vascular.

GENÉTICA. Estudos recentes sugerem que os fatores genéticos afetam tanto a progressão da doença quanto a suscetibilidade. O fator de crescimento transformador β (TFG-β) e os polimorfismos funcionalmente ativos do complexo da *IL-1* têm sido associados ao aumento do risco de desenvolvimento de uma MAVC, bem como à frequência de hemorragia.

A maioria das MAVs é solitária. As MAVs múltiplas são quase sempre sindrômicas. Associações comuns incluem **telangiectasia hemorrágica hereditária** (THH, também conhecida como doença de Osler-Weber-Rendu) e síndromes neurovasculares segmentares chamadas de **síndrome cerebrofacial arteriovenosa metamérica** (CAMS). Nela, mutações somáticas da crista neural ocorrem ao longo de trajetos pré-definidos de migração, resultando em combinações específicas de malformações vasculares intracranianas e faciais. A **síndrome de Wyburn-Mason**, na qual as MAVs são encontradas tanto na retina quanto no cérebro, é um exemplo de CAMS.

A THH é um distúrbio genético hereditário caracterizado por epistaxe, telangiectasias mucocutâneas e

| Prevalência | Idade | Risco de hemorragia | Pistas na imagem |
|---|---|---|---|
| 0,04-0,5% da população; 85-90% das MCVs com *shunt* AV | Pico = 20-40 anos (25% por volta dos 15 anos) | Muito alta (2-4 % por ano, cumulativo) | "Saco de minhocas" (*bag of worms*), *flow voids* na RM |
| 10-15% das MCVs com *shunt* AV | Pico = 40-60 anos | Varia com a drenagem venosa (aumenta se há envolvimento de veias corticais) | Artérias meníngeas alargadas com rede de minúsculos vasos na parede de um seio venoso dural trombosado |
| < 1% das MCVs com *shunt* AV | Recém nascidos >> lactentes, crianças | Baixo (mas o dano cerebral por hidrocefalia é comum) | Grande variz venosa na linha média em neonato com insuficiência cardíaca de alto débido |
| MCV mais comum (60% de todas), entre 2-9% da população | Qualquer idade | Extremamente baixo a menos que seja mista com malformação cavernosa | "Cabeça de medusa" de veias dilatadas na SB convergindo para uma veia coletora calibrosa |
| Raro | Qualquer idade (normalmente infância) | Extremamente baixo a menos que haja trauma direto | Massa vascular no escalpo conectada à circulação intracraniana venosa por meio de um defeito craniano |
| | Qualquer idade (pico = 40-60 anos); mais jovens em síndrome MCC familiar | Alto (0,25-0,75% por ano; 1% por lesão por ano na forma familiar) | Variável; mais comum em "pipoca" solitária (lóculos com níveis líquido-sangue, borda de hemossiderina); " pontos pretos" multifocais na forma familiar |
| 15-20% de todas as MCVs | Qualquer idade (pico = 30-40 anos) | Extremamente baixo a menos que seja mista com malformação cavernosa | Discreto realce "escovado", torna-se hipointenso em T2* |

MAVs viscerais. Duas formas de THH são conhecidas: a THH1 e a THH2. As MAVC são significativamente mais frequentes na THH1. Um gene endoglin (*ENG*) mutado foi encontrado na THH1. Alguns pesquisadores também associaram o *ACVRL1* (o gene da *THH2*) à formação de variantes clínicas esporádicas das MAVs e a FAVs durais em pacientes com THH. A THH será discutida com mais detalhes juntamente com as síndromes neurocutâneas (Cap. 39).

## Patologia

**Localização.** Cerca de 85% das MAVs são supratentoriais, localizadas nos hemisférios cerebrais. Apenas 15% são encontradas na fossa posterior.

**Número e tamanho.** Menos de 2% de todas as MAVs cerebrais são múltiplas. Quase todas as MAVs múltiplas estão associadas a síndromes vasculares neurocutâneas (anteriormente).

As MAVs variam em tamanho desde pequenas ("micro" MAVs) a lesões gigantescas, que podem ocupar a maior parte do hemisfério cerebral. A maioria tem tamanho intermediário, variando de 2 a 6 centímetros de diâmetro.

**Patologia macroscópica.** A maioria das MAVs são lesões compactas ovoides ou piramidais **(Fig. 7-2)**. Sua superfície mais ampla está no córtex ou próxima a ele e seu ápice se direciona para os ventrículos.

O cérebro em torno da MAV frequentemente se apresenta alterado. Um leito capilar "perinidal" foi relatado em alguns casos. Hemorragia residual no parênquima cerebral adjacente é comum, bem como gliose e modificações isquêmicas secundárias.

**Características microscópicas.** Os vasos que compreendem o *nidus* da MAV são de espessura parietal e de calibre variáveis. Alguns apresentam-se displásicos e com paredes finas, sem o suporte subendotelial normal. Outros exibem hiperplasia intimal e fibrose/hialinização.

Não há capilares ou parênquima cerebral normal interposto ao *nidus* de uma MAV. Em vez disso, quantidades variáveis de trombos laminados, calcificações distróficas e hemorragia residual estão presentes. Pequenas quantidades de parênquima cerebral no interior do *nidus* são ocasionalmente identificadas, mas são, em geral, glióticas e não funcionantes.

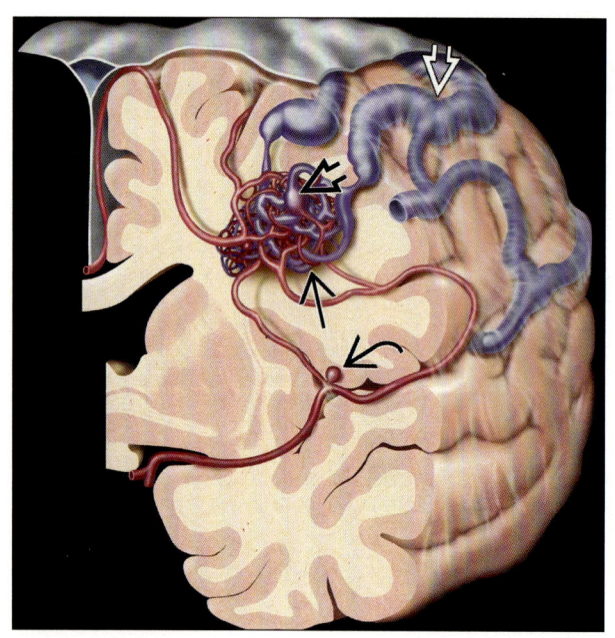

**7-1** A figura demonstra o *nidus* de uma MAV ➡ com um aneurisma intranidal ➡ aneurisma na artéria nutridora ("pedículo") ➡ e veias de drenagem aumentadas ➡.

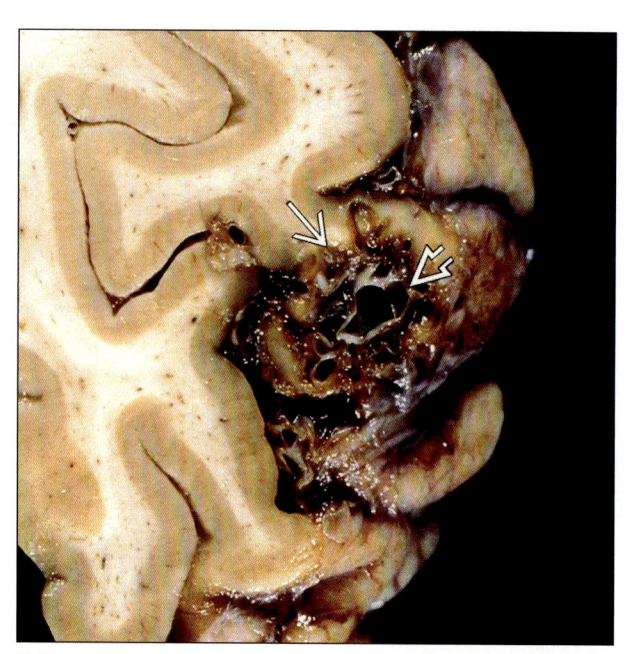

**7-2** Caso de autópsia demonstra uma MAV clássica. O *nidus* ➡ não contém parênquima cerebral normal. Um aneurisma ➡ intranidal está presente. (Cortesia de R. Hewlett, MD.)

## Aspectos clínicos

**EPIDEMIOLOGIA.** Quase todas as MAVs são esporádicas e solitárias. Com poucas exceções (MAVs "novas"), a maioria é considerada como lesão congênita. As MAVs esporádicas (não sindrômicas) são encontradas em 0,02 a 0,14% da população.

**ASPECTOS DEMOGRÁFICOS.** O pico da apresentação ocorre entre 20 a 40 anos, embora 25% dos pacientes portadores de MAV se tornem sintomáticos por volta dos 15 anos. Não há predileção por gênero.

**APRESENTAÇÃO.** Cefaleia com hemorragia parenquimatosa é a apresentação mais comum, ocorrendo em cerca de metade dos pacientes. Convulsões e déficits neurológicos focais são os sintomas iniciais em 25% dos casos.

**HISTÓRIA NATURAL.** O risco de hemorragia é estimado em 2 a 4% ao ano (cumulativo). O risco anual de hemorragia aumenta com a idade, localização cerebral profunda e drenagem venosa profunda. As taxas de risco variam de 1% ao ano (nos pacientes em que a apresentação inicial foi não hemorrágica) para quase 35% ao ano em pacientes portadores dos três fatores de risco.

Vários sistemas de graduação foram concebidos para caracterizar as MAVs e estimar o risco de cirurgia. O mais utilizado é a **escala de Spetzler-Martin**. Nela, as MAVs são graduadas em uma escala de 1 a 5 baseada no somatório dos "pontos" calculados a partir do tamanho, localização (área eloquente *vs*. não eloquente) e padrão de drenagem venosa (superficial *vs*. profunda).

Uma modificação simplificada em três níveis da escala de **Spetzler-Martin** combina os graus 1 e 2 na classe A, designa as MAVs grau 3 como classe B e combina os graus 4 e 5 na classe C.

Outros achados de imagem, além do tamanho, localização e do padrão da drenagem venosa estão associados ao risco de uma hemorragia futura de uma MAV. Estes incluem evidência de hemorragia prévia, incluindo microssangramentos intralesionais clinicamente silenciosos, presença de um aneurisma intranidal e estenose da veia de drenagem.

A regressão espontânea de MAVs cerebrais esporádicas é rara e imprevisível, ocorrendo em cerca de 1% dos casos. A maioria das MAVs "obliteradas" segue a um episódio de hemorragia, frequentemente com estase venosa, trombose e elevação da pressão intracraniana. Casos raros não hemorrágicos de regressão espontânea de uma MAV foram relatados.

---

**ESCALA DE GRADUAÇÃO DE MAV DE SPETZLER-MARTIN**

**Tamanho**
- Pequeno (< 3,0 cm) = 1
- Médio (3,0-6,0 cm) = 2
- Grande (> 6,0 cm) = 3

**Eloquência da área cerebral adjacente**
- Não eloquente = 0
- Eloquente = 1

**Drenagem venosa**
- Apenas superficial = 0
- Componente profundo = 1

# Malformações vasculares

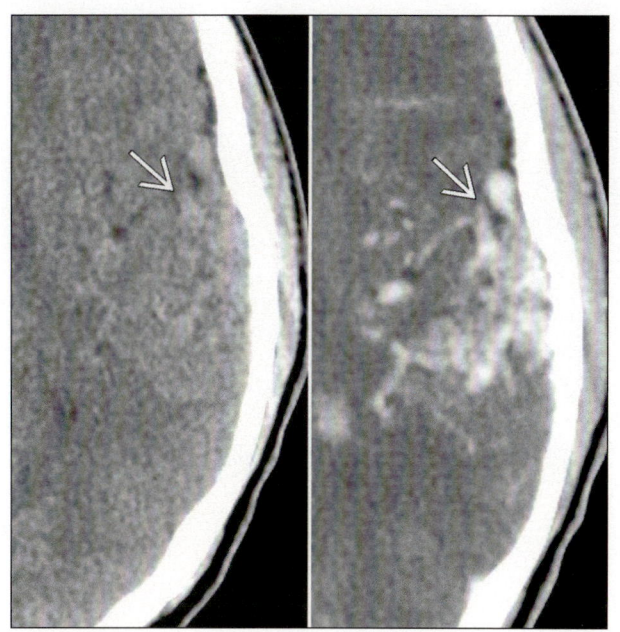

**7-3** (Esquerda) TC sem contraste demonstra hiperdensidades serpentiformes ➡. (Direita) TC com contraste demonstra importante realce uniforme ➡. Morfologia em cunha é típica das MAVs. Cerca de 85% das MAVs são supratentoriais.

**7-4** Exame de TC sem contraste (superior à esquerda) e imagens ATC de um paciente com hemorragia cerebelar espontânea ➡ demonstram MAV subjacente ➡. Aproximadamente 15% das MAVs são infratentoriais.

**OPÇÕES DE TRATAMENTO.** Embolização, cirurgia, radiocirurgia estereotáxica ou uma combinação destes são todas opções de tratamento para MAV atualmente. A melhor opção varia de caso para caso.

## Imagem

O diagnóstico por imagem das MAVs não complicadas é relativamente óbvio. Contudo, a presença de hemorragia ou trombose pode complicar o seu aspecto de imagem. A hemorragia aguda pode obscurecer achados típicos de uma MAV. Resíduos de episódios hemorrágicos prévios como calcificações distróficas, gliose e sangue em diferentes fases de degradação também podem alterar suas características.

**CARACTERÍSTICAS GERAIS.** As MAVs são redes complexas de canais vasculares anormais consistindo em três diferentes componentes: (1) artérias nutridoras, (2) um *nidus* central e (3) veias de drenagem **(Fig. 7-1)**.

**ACHADOS NA TC.** As MAVs em geral parecem um "saco de minhocas" (*bags of worms*) formado por um enovelado de vasos fortemente agrupados com pouco ou nenhum efeito de massa sobre o cérebro adjacente. O exame TC sem contraste poderá mostrar vários vasos serpentiformes, bem delineados, levemente hiperdensos **(Fig. 7-3)**. A presença de calcificação é comum. O realce dos três componentes da MAV (artéria nutridora, *nidus*, veias de drenagem) são, em geral, intensos e uniformes nos exames de TC com contraste **(Fig. 7-4)**.

**ACHADOS NA RM.** Os achados variam com a hemodinâmica vascular, a presença (e idade) da hemorragia associada e com as modificações secundárias no cérebro adjacente.

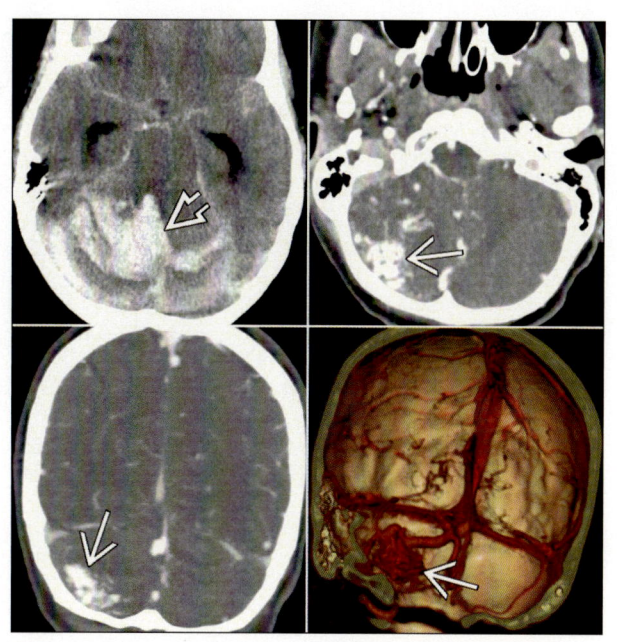

Em razão de a maioria das MAVs serem lesões de alto fluxo, os *spins* passam rapidamente pela lesão e não recebem um segundo pulso (*refocusing pulse*). Isso produz o aspecto de uma massa fortemente agrupada ou a aparência em "favo de mel" dos *flow voids* nas ponderações tanto em T1 como em T2 **(Fig. 7-5)**.

Qualquer parênquima cerebral interposto à MAV, em geral, é gliótico e hiperintenso nas ponderações em T2 e em FLAIR. O realce das MAVs é variável, dependendo do fluxo e da sua direção. As veias de drenagem em geral se realçam forte e uniformemente **(Fig. 7-6)**.

Resíduos hemorrágicos são comuns. As sequências em T2* com frequência mostram focos de susceptibilidade magnética no interior e ao redor das MAVs.

**ANGIOGRAFIA.** As **artérias nutridoras** que suprem uma MAV são aumentadas de calibre e tortuosas **(Fig. 7-5E)**. Angiopatia relacionada ao fluxo pode estar presente, variando de simples dilatação a espessamento endotelial, estenose ou, às vezes, até mesmo trombose e oclusão. **Aneurismas de "pedículo"** são vistos em 10 a 15% dos casos.

O *nidus*, o centro de uma MAV, é um emaranhado de artérias e veias anormais compactadas sem um leito capilar interposto. Até 50% contêm pelo menos um vaso dilatado aneurismático (**"aneurisma intranidal"**). O *nidus* contém pouco ou nenhum parênquima cerebral e, consequentemente, não causa efeito de massa nas estruturas cerebrais adjacentes. O deslocamento dos marcadores angiográficos da linha média (p. ex., artérias cerebrais anteriores e veias cerebrais internas) está, portanto, ausente, a menos que haja um hematoma agudo.

**7-5A** Ponderação em T1 no plano axial de um homem de 32 anos com cefaleia mostra, na região parietal esquerda, uma clássica MAV em forma de cunha, com múltiplos *flow voids* serpentiformes ➡. Alguns poucos focos lineares de encurtamento do tempo T1 ⇉ representam os vasos trombosados no interior do *nidus*.

**7-5B** Ponderação em T2 do mesmo paciente demonstra bem os *flow voids* de morfologia triangular ➡. A base larga voltada para o córtex com ápice em direção ao ventrículo lateral é uma configuração típica das MAVs cerebrais.

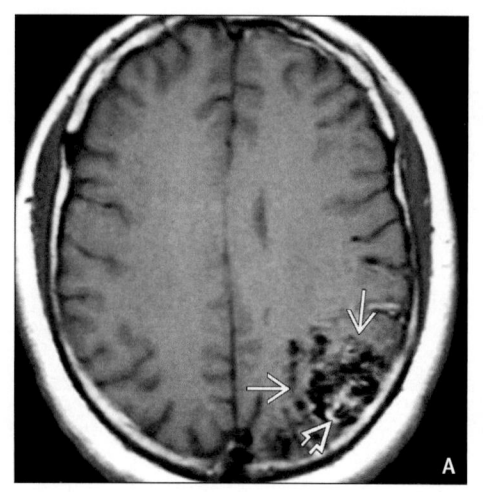

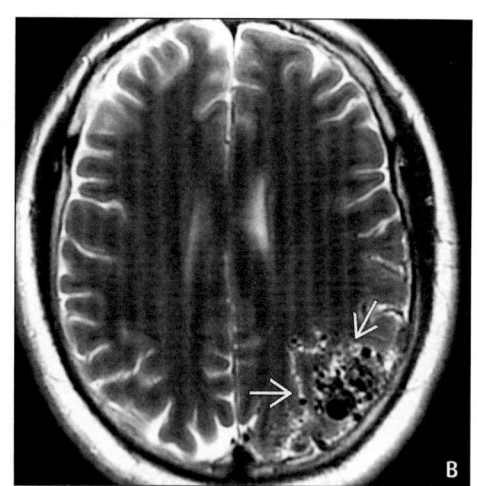

**7-5C** Aquisição em FLAIR demonstra mínimas hiperintensidades no interior e ao redor da MAV ➡, sugerindo pequenos focos de parênquima cerebral gliótico.

**7-5D** Aquisição em T1 pós-contraste mostra algumas áreas lineares e serpentiformes de realce ➡ que são, em sua maioria, veias de drenagem.

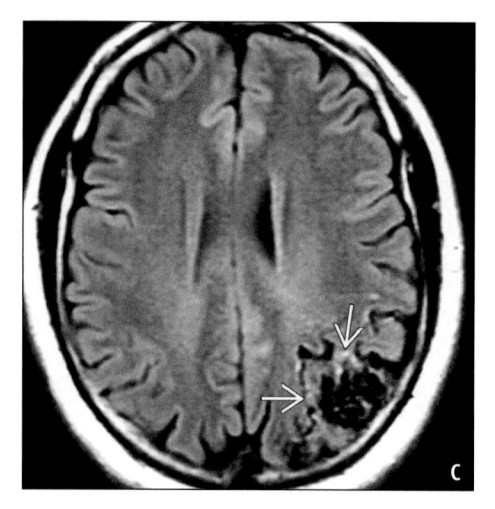

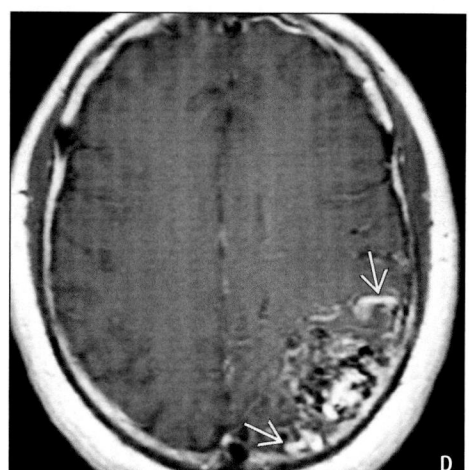

**7-5E** ASD lateral mostra ACM aumentada, vasos nutridores da ACA ➡ com emaranhados de pequenos vasos no *nidus* em formato de cunha ⇉. Tênue opacificação do seio sagital superior ➚ representa *shunt* de contraste arteriovenoso.

**7-5F** Fase arterial tardia da ASD mostra um *nidus* ⇉ e veias de "drenagem precoce" ➡ que drenam para o seio sagital superior ➚. Não foi identificada drenagem venosa profunda. MAV grau 3 de Spetzler-Martin.

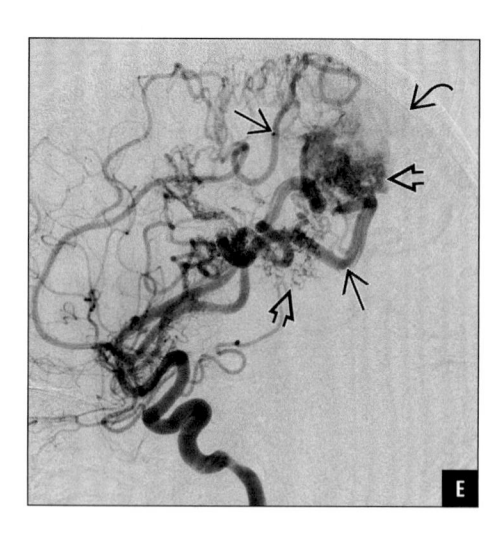

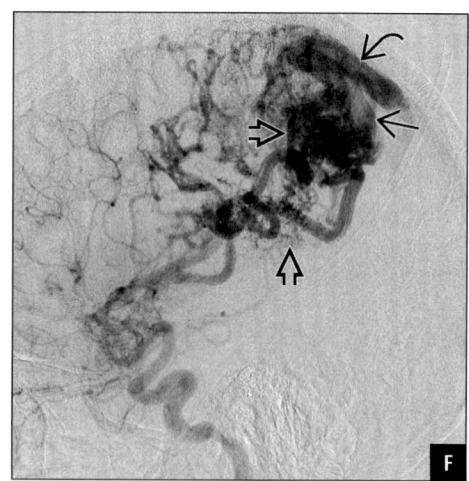

Como não há leito capilar interposto entre as artérias nutridoras e as veias de drenagem de uma MAV, *shunt* arteriovenoso direto ocorre no interior do *nidus* **(Fig. 7-5F)**. As **veias de drenagem**, com frequência, opacificam-se do meio para o fim da fase arterial (veias de "drenagem precoce"). As veias de drenagem das MAVs são, em geral, calibrosas, tortuosas e podem se tornar tão proeminentes que podem vir a formar varizes e exercer efeito de massa local sobre o córtex adjacente **(Fig. 7-6)**. A estenose de uma ou mais veias de drenagem de "saída" pode elevar a pressão intranidal e contribuir para a hemorragia da MAV.

A ATC, especialmente com reconstruções em 3D (*surface rendering*), pode ajudar a delinear as artérias nutridores e as veias de drenagem de uma MAV **(Fig. 7-4)**. A angiografia por ressonância magnética (ARM) 4D ajuda a demonstrar os padrões de fluxo intranidal, mas a angiografia com subtração digital (ASD) ainda é requerida para demonstrar pequenos vasos nutridores.

A angioarquitetura interna de uma MAV é muito bem demonstrada pela ASD de alta resolução. A injeção superseletiva de todas as artérias nutridoras delinea o *nidus* e ajuda a definir a presença de um aneurisma intranidal. Reconstruções tridimensionais (*shaded surface*) demonstram os três componentes da MAV e podem ser muito úteis no planejamento cirúrgico ou no tratamento endovascular.

## Diagnóstico diferencial

Os achados de imagem da maioria das MAVs não complicadas são bem típicos. Contudo, às vezes uma neoplasia altamente vascularizada, como um **glioblastoma multiforme** (GBM), exibe uma neoangiogênese tão expressiva que pode simular uma MAV. A maioria dos GBMs, mesmo lesões extremamente vascularizadas, realça intensamente e contém significativas quantias de neoplasia interpostas entre os vasos aumentados. Ocasionalmente, **neoplasias densamente calcificadas**, como oligodendrogliomas, podem simular os *flow voids* de uma MAV.

Se uma MAV sangra espontaneamente, o coágulo pode ser obscurecido na sua angioarquitetura subjacente **(Fig. 7-7)**. Uma MAV (**trombosada "obliterada"** ou **"críptica"**) pode não demonstrar artérias aumentadas ou *nidus*. A angiografia pode ser negativa ou demonstrar apenas efeito de massa com "vasos estagnados" e drenagem venosa precoce sutil. Estas lesões podem ser indistinguíveis de outras malformações vasculares (como **malformação cavernosa**) ou neoplasias hemorrágicas.

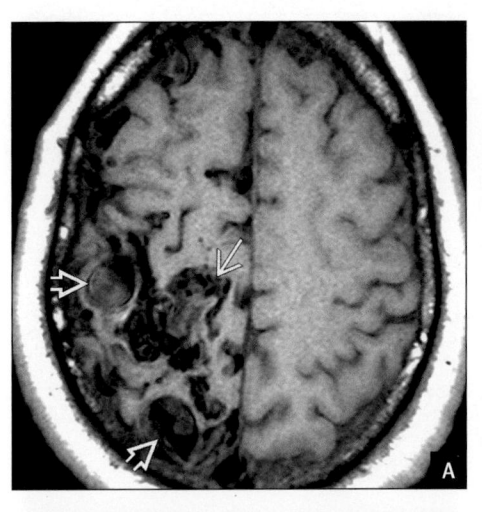

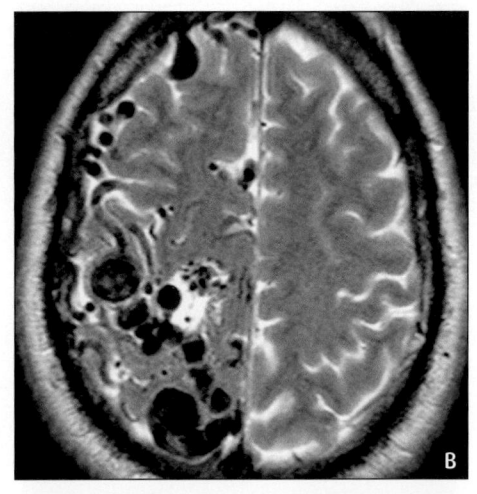

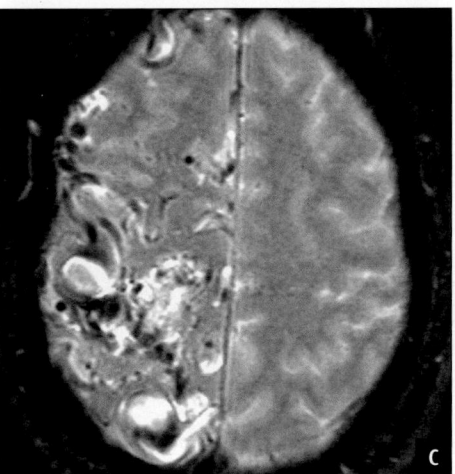

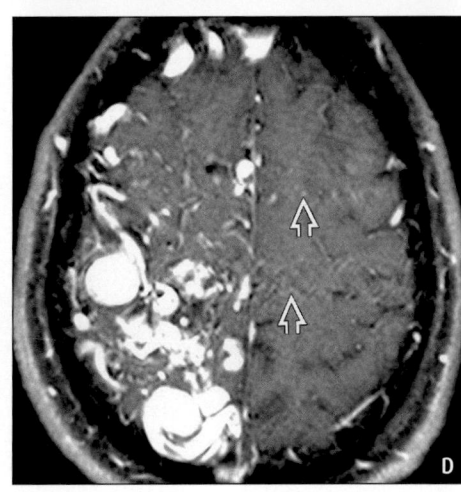

**7-6A** Ponderação T1 demonstra extensos *flow voids* serpentiformes ➡ com múltiplas varizes venosas ➡.
**7-6B** Ponderação em T2 mostra que a maioria dos grandes *flow voids* são veias de drenagem alargadas e varizes venosas.
**7-6C** Aquisição em T2* GRE não demonstra evidência de hemorragia ostensiva.
**7-6D** Aquisição em T1 pós contraste com saturação de gordura mostra que os *flow voids* serpentiformes realçam forte e uniformemente. Observe os artefatos de fase ➡ propagando-se pela imagem.

A **angiopatia proliferativa cerebral** é uma malformação grande e difusa que possui inúmeros pequenos vasos nutridores sem *nidus* definido e parênquima cerebral normal interposto entre os canais vasculares proliferativos (a seguir).

## Angiopatia proliferativa cerebral

### Terminologia

A angiopatia proliferativa cerebral (APC) é uma entidade rara caracterizada por angiogênese difusa e *shunt* hipervascular progressivo. Não está claro se APC é uma alteração completamente diferente ou um subtipo incomum de MAV.

### Patologia

As APCs são lesões grandes que podem ocupar a maioria de um lobo ou até mesmo um hemisfério cerebral inteiro. Suas características histopatológicas e angioarquitetura são distintas das clássicas MAVCs: as APCs tem parênquima cerebral normal interposto entre os canais vasculares proliferativos.

### Aspectos clínicos

O perfil clínico e a história natural da APC diferem das clássicas MAVs cerebrais. A APC geralmente se comporta de maneira menos agressiva. A maioria dos pacientes apresenta convulsões (45%), cefaleia grave (40%) ou déficit neurológico progressivo. Apenas 12% apresentam um evento hemorrágico. A média de idade do início dos sintomas é de 22 anos. Há uma predominância feminina de 2:1.

Os pacientes podem ter evidência laboratorial de angiogênese em atividade com níveis elevados de VEGF e de bFGF no líquido cerebrospinal (LCS). O bevacizumab, um anticorpo monoclonal antiangiogênico que se liga ao VEGF, foi utilizado em alguns pacientes, obtendo resultados inconclusivos.

### Imagem

A APC é vista na RM como uma grande rede (frequentemente mais de 6 centímetros), difusamente dispersa de inúmeras estruturas vasculares dilatadas interpostas ao parênquima cerebral normal. Realce marcado após a administração de contraste é típico.

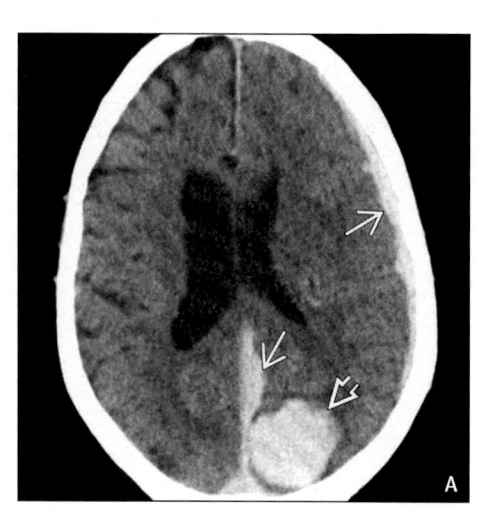

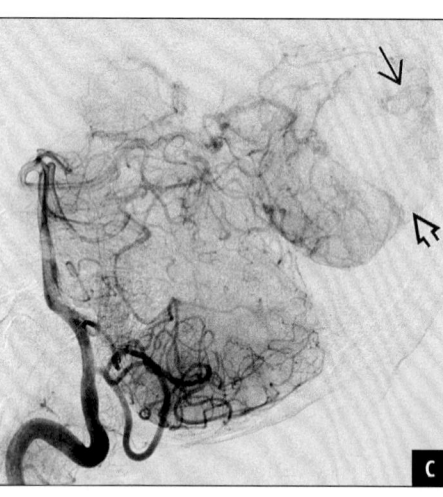

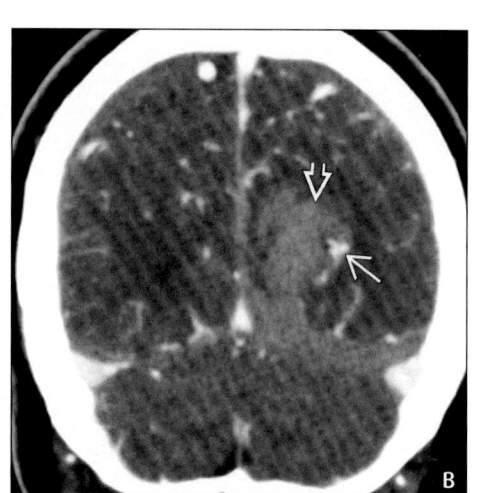

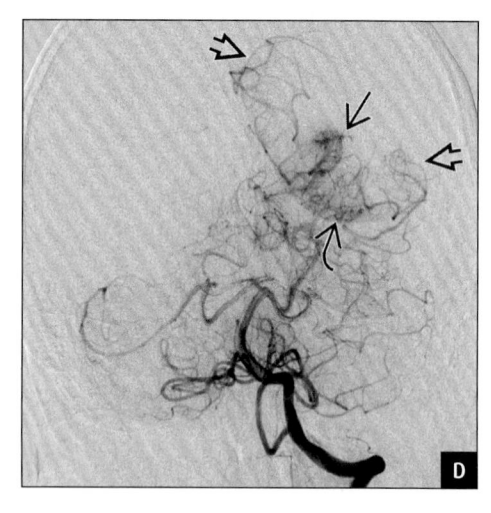

**7-7A** Um homem de 55 anos apresentou início súbito de importante cefaleia e alterações visuais. O exame de TC sem contraste mostra uma hemorragia occipital focal à esquerda ▶. Sangramento subdural agudo está presente ao longo da foice e sobre o hemisfério esquerdo ▶.
**7-7B** ATC coronal do mesmo paciente mostra o coágulo ▶ e o realce de um vaso ▶ de aspecto incomum na periferia do hematoma. Todos os seios durais principais estão patentes.

**7-7C** Visão lateral da vertebral esquerda em uma ASD do mesmo paciente mostra a massa, predominantemente avascular, no lobo occipital ▶. Um pequeno emaranhado de vasos ▶ nos limites do coágulo está presente.
**7-7D** Visão anteroposterior mostra a massa predominantemente avascular ▶, o emaranhado de vasos ▶ em torno das margens do coágulo e o contraste estagnado em veia em sua maior parte trombosada ▶. Uma MAV em sua maior parte "obliterada" foi encontrada na cirurgia quando o coágulo foi removido.

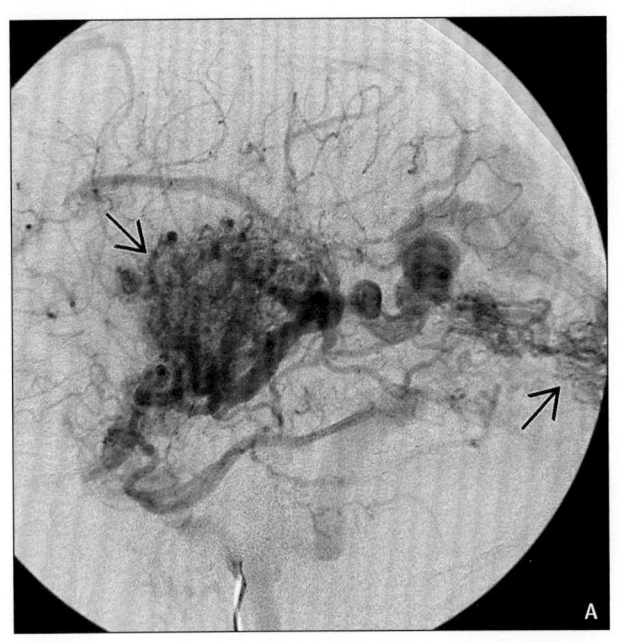

**7-8A** ASD com angiograma seletivo da carótida interna em um paciente com angiopatia proliferativa cerebral mostra inúmeros espaços vasculares dilatados ➡ sem artérias nutridoras dominantes.

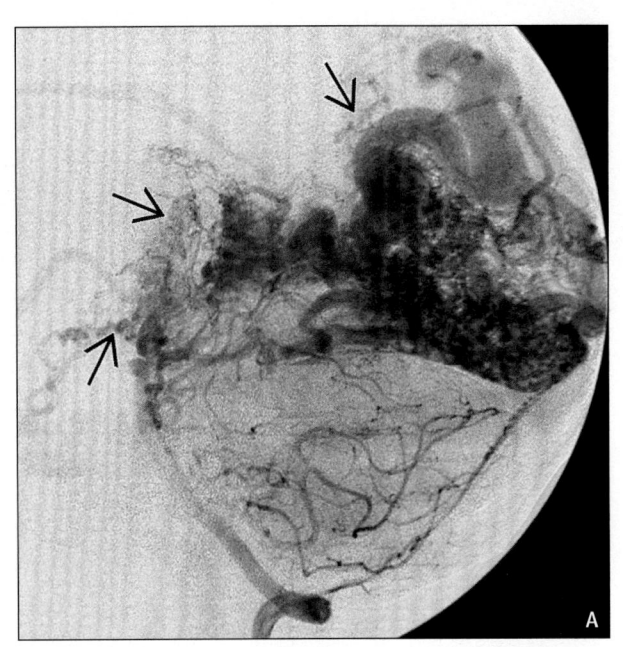

**7-8B** Angiograma seletivo vertebral do mesmo paciente mostra pequenos vasos nutridores adicionais suprindo a lesão ➡. Apesar do tamanho, há espaços não opacificados no interior da lesão. (Cortesia de P. Lasjaunias, MD.)

A pTC e a pRM mostram um tempo médio de trânsito (MTT) prolongado e anormalidades de hipoperfusão (fenômeno do "roubo") que se estendem muito além das alterações morfológicas.

A ASD demonstra a ausência de um *nidus* bem definido **(Fig. 7-8)**. Em vez disso, está presente uma multidão de artérias nutridoras não dominantes de pequeno calibre. O recrutamento de várias nutridoras transdurais "*enpassage*" é comum. As veias de drenagem estão apenas moderadamente aumentadas em comparação à surpreendente extensão das anormalidades vasculares. Apesar de seu grande tamanho, aneurismas relacionados ao fluxo não são uma característica da APC.

## Diagnóstico diferencial

O principal diagnóstico diferencial da APC é a clássica **MAV cerebral**. A ausência de um *nidus* circunscrito dominante e a presença de parênquima cerebral interposto entre os canais vasculares anormais são características distintas da APC.

---

**MALFORMAÇÃO ARTERIOVENOSA CEREBRAL**

**Etiologia e patologia**
- Lesão congênita com angiogênese desregulada
- Solitária >> múltipla (2%).
  ○ Multiplicidade quase sempre sindrômica
  ○ THH, síndromes metaméricas arteriovenosas segmentares
- 85% supratentoriais, 15% fossa posterior

**Aspectos clínicos**
- Mais comum MCV *sintomática*
- Prevalência = 0,02 a 0,14% da população
- Risco hemorrágico = 2 a 4% por ano, cumulativo
- Pico de idade na apresentação = 20 a 40 anos.
  ○ 25% sintomáticos por volta de 15 anos
  ○ Quase sempre sintomáticos por volta de 50 anos

**Imagem**
- Características gerais.
  ○ *Shunting* arteriovenoso
  ○ Sem capilares interpostos
  ○ Três componentes: artérias nutridoras, *nidus*, veias de drenagem
- TC sem contraste
  ○ "Saco de minhocas" levemente hiperdenso.
  ○ Firmemente compactuados.
  ○ Pequeno/ nenhum efeito de massa.
- TC com contraste
  ○ Forte realce serpentiforme.
- RM
  ○ "Favo de mel" ou *flow voids*.
  ○ Sem parênquima cerebral no interior.

**Diagnóstico diferencial**
- Neoplasia altamente vascular (p. ex., glioblastoma multiforme).
- Angiopatia proliferativa cerebral.

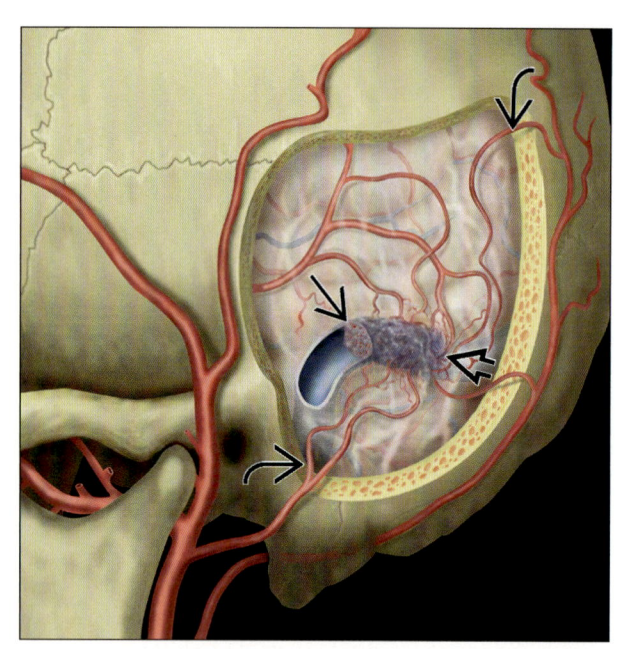

**7-9** Figura demonstra FAVd com seio transverso trombosado ➔ com múltiplas pequenas artérias e veias na parede dural ➔. A lesão é suprida principalmente por nutridoras transósseas ➔ oriundas da artéria carótida externa.

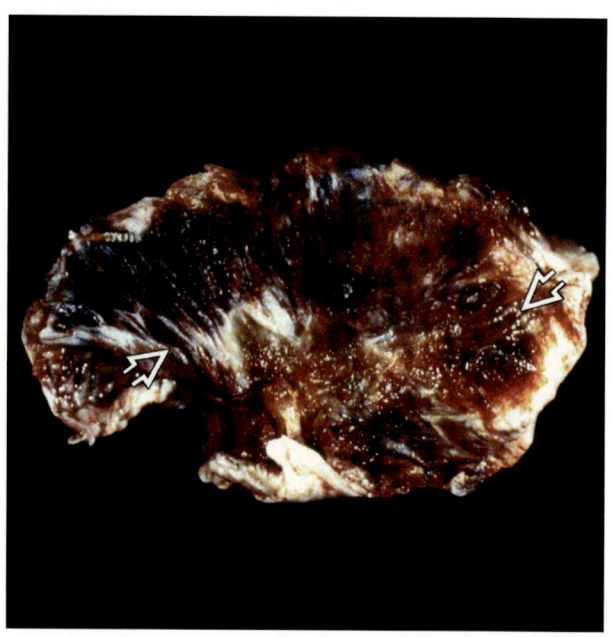

**7-10** Espécime cirúrgica de uma FAVd com aparência de massa ressecada da parede do seio transverso demonstra inúmeros vasos de aspecto fendido ➔ (Cortesia R. Hewlett, MD).

## *Fístula AV dural*

A fístula arteriovenosa dural (FAVd) é o segundo principal tipo de malformação cerebrovascular que exibe *shunt* arteriovenoso. Muito menos comuns que as MAVs, elas demonstram um espectro de comportamento biológico que varia do relativamente benigno à hemorragia intracraniana catastrófica. Nesta seção, consideraremos as FAVds típicas.

Um tipo especial de FAVd, a fístula carótido-cavernosa (FCC), tem uma classificação própria, achados clínicos distintos e características de imagem únicas que a difere das FAVds. As FCC serão discutidas separadamente adiante.

### Terminologia

A FAVd, também conhecida como *shunt* arteriovenoso dural, é uma rede de diminutos vasos de aspecto fendido que comunicam o sangue entre artérias meníngeas e pequenas vênulas no interior da parede de seios venosos durais.

### Etiologia

Ao contrário das MAVs parenquimatosas, as FAVds em adultos costumam ser adquiridas e não congênitas. Embora a etiologia precisa seja controversa, hipoperfusão local em um seio venoso dural trombosado, resultando em elevação da pressão no interior do seio, é o mecanismo mais citado. Após a trombose, ocorre aumento da angiogênese, sendo considerada a etiologia mais provável. A formação de novos pequenos ramos/proliferação da rede microvascular se conecta a um plexo de canais venosos de paredes finas, criando microfístulas.

### Patologia

**LOCALIZAÇÃO.** Embora as FAVds possam envolver qualquer seio venoso dural, os locais mais afetados nos adultos são os seios transverso, sigmoide e cavernoso. O seio sagital superior é o local mais comum em crianças.

**TAMANHO E NÚMERO.** Lesões múltiplas em seios durais anatomicamente separados são incomuns, representando pouco menos de 8% das FAVds. As FAVds múltiplas podem ser sincrônicas (multiplicidade simultânea) ou metacrônicas (multiplicidade do desenvolvimento sequencial).

O tamanho varia desde *shunt* de minúsculo vaso único a lesões maciças complexas, com múltiplos vasos nutridores e *shunts* arteriovenosos na parede do seio.

**PATOLOGIA MACROSCÓPICA.** Múltiplos vasos durais nutridores aumentados de tamanho convergem para a parede do seio venoso dural trombosado **(Fig. 7-9)**. Uma rede de inúmeras microfístulas conecta esses vasos diretamente a veias de drenagem arterializadas. Estes vasos com aparência fendida podem formar uma massa focal no interior do seio ocluído **(Fig. 7-10)**.

**CARACTERÍSTICAS MICROSCÓPICAS.** Os vasos no interior da FAVd frequentemente exibem espessamento intimal irregular com grau variável de perda dalâmina elástica interna.

**ESTADIAMENTO, GRADUAÇÃO E CLASSIFICAÇÃO.** A classificação das FAVds mais comum é baseada em padrões angiográficos de drenagem venosa.

## Aspectos clínicos

**EPIDEMIOLOGIA.** As FAVds correspondem a 10 a 15% de todas as malformações vasculares intracranianas com *shunt* arteriovenoso. As MAVs são 10 vezes mais comuns que as FAVds.

**ASPECTOS DEMOGRÁFICOS.** A maioria das FAVds é encontrada em adultos. O pico de idade está entre 40 a 60 anos, sendo 20 anos a mais do que o pico de idade das MAVs. Não há predileção por gênero.

**APRESENTAÇÃO.** A apresentação clínica varia com a localização e com o padrão de drenagem venosa. As FAVds não complicadas na região dos seios transverso/sigmoide que, em geral, apresentam-se com ruído e/ou zumbido. As FAVds nos seios cavernosos causam proptose pulsátil, equimose, dor retro-orbital, ruído e oftalmoplegia. As FAVds "malignas", lesões com drenagem venosa cortical, podem causar convulsões e demência progressiva em associação a déficits neurológicos focais.

Os pacientes que se apresentam com hemorragia intracraniana ou déficits neurológicos não hemorrágicos também têm um risco mais alto para novos eventos adversos se comparados àqueles com uma fístula assintomática.

**HISTÓRIA NATURAL.** A história natural de uma FAVds permanece pouco compreendida. Algumas demonstram progressão angiográfica, enquanto outras permanecem relativamente estáveis. A progressão de uma FAVd de baixo para alto grau pode ocorrer, mas é incomum.

O prognóstico depende da localização e do padrão de drenagem venosa. Quase 98% das lesões desprovidas de drenagem cortical venosa seguirão um curso clínico benigno. A hemorragia é rara nesses casos (cerca de 1,5 % por ano). Em contrapartida, as FAVds "malignas" tem um curso clínico agressivo com hemorragia (risco anual de aproximadamente 7,5 % ao ano) e sintomas neurológicos como complicações comuns.

Múltiplas MAVs estão associadas com progressão angiográfica e prognóstico clínico pobre, sendo necessário tratamento agressivo e estratégias de conduta.

**OPÇÕES DE TRATAMENTO.** Há uma gama de tratamentos; o objetivo é impedir a ocorrência de hemorragia intracraniana ou de déficit neurológico não hemorrágico. A observação clínica pode ser apropriada em alguns pacientes assintomáticos ou com sintomas mínimos e em FAVds que não demonstram refluxo venoso cortical.

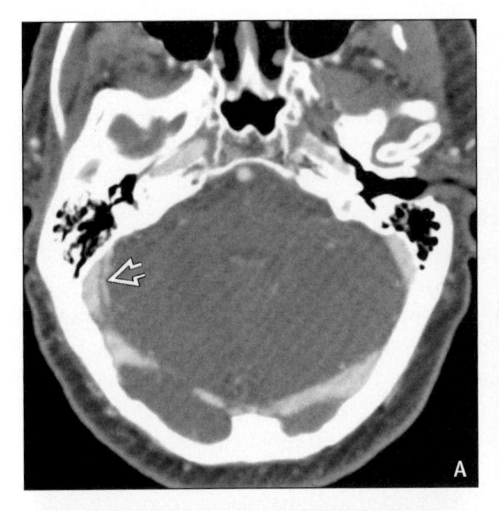

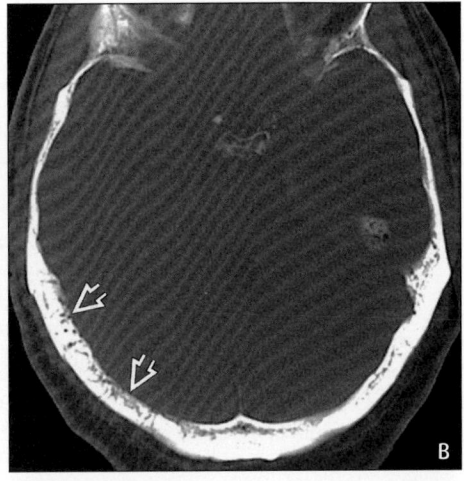

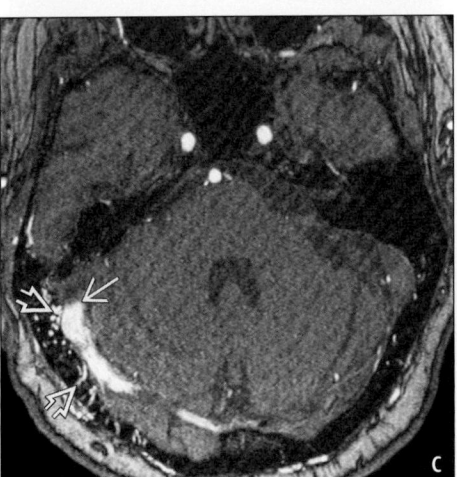

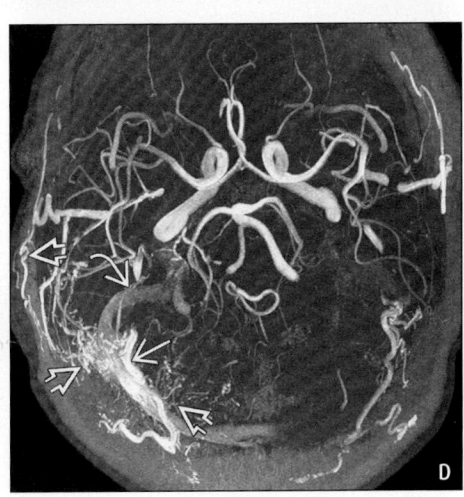

**7-11A** Imagem fonte de ATC em um paciente com zumbido à direita não demonstra alterações óbvias, embora o seio sigmoide direito ➡ pareça peculiar.
**7-11B** Tomografia óssea do mesmo paciente demonstra múltiplos canais vasculares transósseos aumentados ➡ na escama do osso occipital direito.
**7-11C** Imagem fonte de ARM contrastada revela trombose do seio dural ➡ e múltiplos canais vasculares com realce ➡ característicos da FAVd de fossa posterior.
**7-11D** A ARM do mesmo paciente demonstra minúsculas artérias nutridoras ➡ suprindo a FAVd na junção dos seios sigmoide transverso. O seio está parcialmente recanalizado ➡ e o seio sigmoide distal ➡ e o bulbo jugular estão parcialmente opacificados.

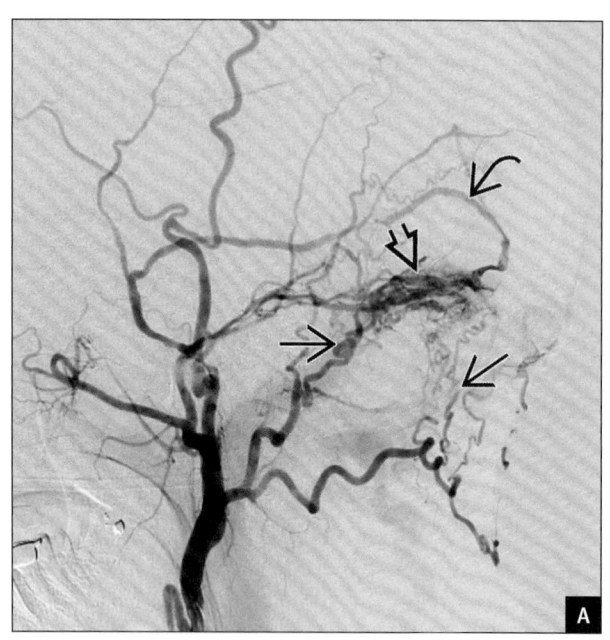

**7-12A** ASD da artéria carótida externa em um paciente com zumbido demonstra FAVd em seio transverso ocluído ⇥, suprida pela artéria meníngea média ⇾ e pelos ramos transósseos ⇾ oriundo da ACE.

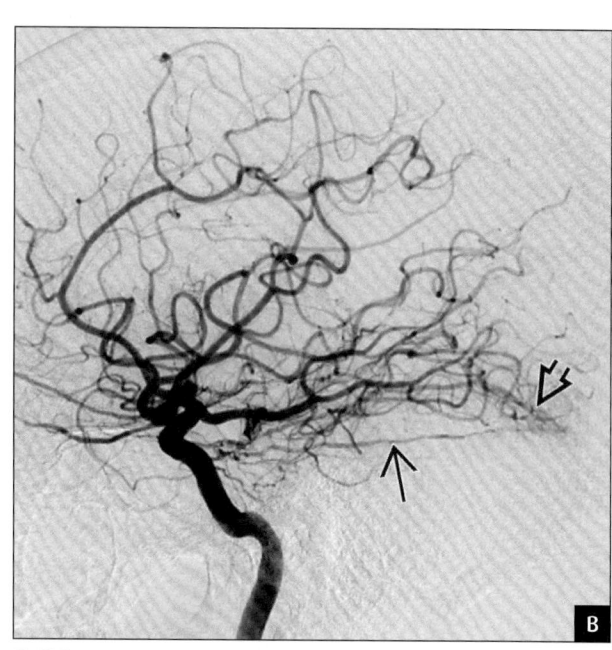

**7-12B** Angiograma seletivo da artéria carótida interna do mesmo paciente mostra o tronco meningo-hipofisário aumentado ⇾ que também supre parte da FAVd ⇥.

Em pacientes sintomáticos, o tratamento endovascular com embolização das artérias nutridoras, usando agentes em partículas ou líquidos com ou sem embolização por molas do recesso/seio venoso recipiente pode ser realizado. Ressecção cirúrgica da parede do seio dural envolvida ou radiocirurgia estereotáxica são outras opções.

## Imagem

CARACTERÍSTICAS GERAIS. A maioria das FAVds é encontrada na fossa posterior e na base do crânio. Embora elas possam envolver qualquer seio venoso dural, o local mais comum é a junção dos seios transverso/sigmoide. Entre um terço e metade de todas as FAVds são encontradas nesta localização. Locais menos comuns são o seio cavernoso e o seio petroso superior. As FAVds envolvendo o seio sagital superior são relativamente incomuns.

Apenas os exames de imagem seccionais podem ser insuficientes para demonstrar a FAVd. Angiotomografia computadorizada (ATC), ARM e ASD podem ser necessárias para identificar a FAVd e para delinear sua angioarquitetura detalhadamente.

ACHADOS NA TC. Ao exame tomográfico podemos encontrar tanto um exame normal quanto achados marcantes. A hemorragia é incomum na ausência de drenagem venosa cortical ou de dilatação venosa displásica. O seio venoso alargado ou a veia de drenagem podem, por vezes, ser identificados na TC sem contraste. As fístulas carótido-cavernosas podem apresentar uma veia oftálmica superior aumentada de calibre. Canais transcalvarianos dilatados oriundos de artérias nutridoras transósseas, podem, às vezes, ser vistos na TC sem contraste óssea e devem ser procurados em todos os pacientes com zumbido pulsátil **(Figs. 7-11A e 7-11B)**.

O exame contrastado pode demonstrar as artérias nutridoras e as veias de drenagem. O seio venoso dural envolvido está frequentemente trombosado ou estenótico.

ACHADOS NA RM. Como na TC, o exame de RM nas sequências-padrão varia de um exame normal até achados marcantes. A presença de veias corticais dilatadas sem um *nidus* identificado, adjacente a um parênquima cerebral de aparência normal, pode sugerir a presença de uma FAVd. O achado mais comum da FAVd é um seio venoso dural trombosado contendo *flow voids* vasculares **(Figs. 7-11C e 7-11D)**. O trombo é, com frequência, isointenso ao cérebro nas ponderações em T1 e em T2 e causa artefatos de susceptibilidade magnética nas sequências T2*. Seios cronicamente trombosados podem realçar.

Hiperintensidades parenquimatosas nas ponderações em T2 e em FLAIR indicam congestão venosa ou isquemia, em geral secundárias à drenagem cortical venosa retrógrada.

ANGIOGRAFIA. Embora a ATC/VTC com *3D (shaded-surface)* possa ser útil para demonstrar o suprimento arterial e os padrões de drenagem venosa, a melhor ferramenta de imagem para o delineamento detalhado é a ASD. Na verdade, a ASD com cateterização superseletiva dural e de nutridoras transósseas é frequentemente necessária para identificar as artérias nutridoras, definir o exato local da fístula, demonstrar a drenagem venosa e identificar a artéria nutridora ou um remoto aneurisma (encontrado em 20% dos casos).

Como a maioria das FAVs surge adjacente à base do crânio, múltiplos ramos transósseos e durais aumentados vindos da artéria carótida externa estão presentes **(Fig. 7-12A)**. Ramos durais também podem se originar da artéria carótida interna e das artérias vertebrais **(Fig. 7-13)**. Um ramo tentorial alargado oriundo do tronco meningo-hipofisário costuma contribuir para as FAVds da junção dos seios transverso/sigmoide **(Fig. 7-12B)**.

A presença de um seio dural trombosado, de fluxo reverso com drenagem para veias corticais (leptomeníngeas) e de veias piais ingurgitadas (um padrão "pseudoflebítico") deve ser identificada. A venopatia de alto fluxo associada à FAVd pode resultar em estenose progressiva, oclusão e hemorragia subsequente. Recessos venosos displásicos podem causar efeito de massa focal. O risco de hemorragia intracraniana associada aumenta significativamente com a presença de drenagem leptomeníngea e dilatação venosa displásica.

A classificação angiográfica das FAVds ajuda a estratificar o risco da ruptura da FAVd e a predizer o curso clínico destas lesões. As classificações de Cognard e Borden são as mais utilizadas.

---

**CLASSIFICAÇÃO DAS FAVds**

**Classificação de Cognard**
- **Grau I:** Na parede do seio; drenagem venosa anterógrada normal (baixo risco; curso clínico benigno)
- **Grau 2A:** No seio; refluxo para o seio, sem veias corticais
- **Grau 2B:** Refluxo (drenagem retrógrada) para veias corticais (10 a 20% hemorragia)
- **Grau 3:** Drenagem venosa cortical direta; não há ectasia venosa (40% hemorragia)
- **Grau 4:** Drenagem venosa cortical direta + ectasia venosa (65% hemorragia)
- **Grau 5:** Drenagem venosa perimedular espinal

**Classificação de Borden**
- **Tipo I:** Suprimento arterial dural com drenagem anterógrada para seio venoso
  - **Tipo Ia:** FAVd simples com suprimento arterial meníngeo único
  - **Tipo Ib:** FAVd complexa com múltiplas artérias meníngeas
- **Tipo II:** Suprimento dural + pressão intrassinusal → anterógrada no seio, drenagem venosa cortical retrógrada
- **Tipo III:** Drenagem de artérias durais para veias corticais

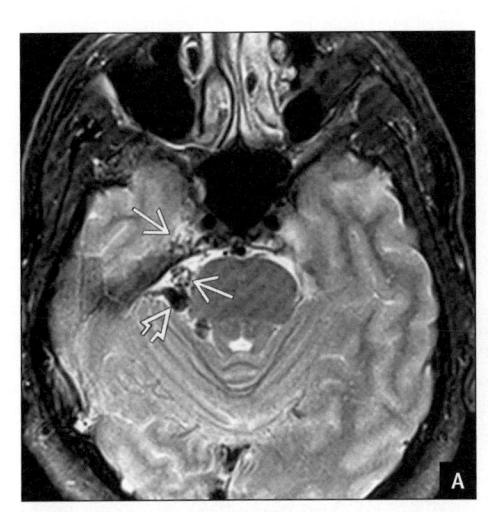

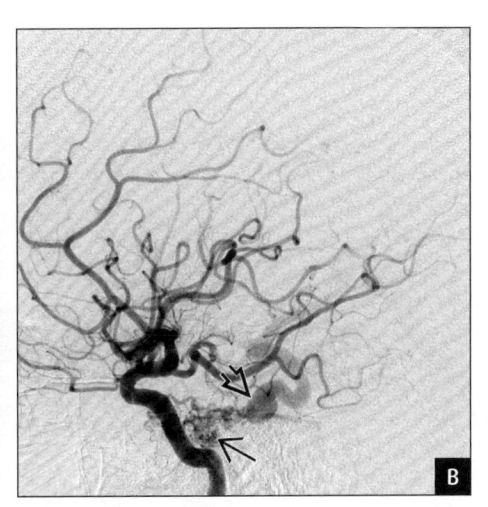

---

**7-13A** Ponderação em T2 de exame de um homem de 48 anos com neuralgia do trigêmeo à direita mostra emaranhado de vasos ➡ no cavo de Meckel e na cisterna do ângulo ponto-cerebelar associada a grande *flow void* ➡.

**7-13B** ASD da ACI direita mostra que o emaranhado de vasos ➡ é suprido por ramos durais aumentados de calibre oriundos da ACI, com fistulização direta para uma veia de "drenagem precoce" alargada ➡.

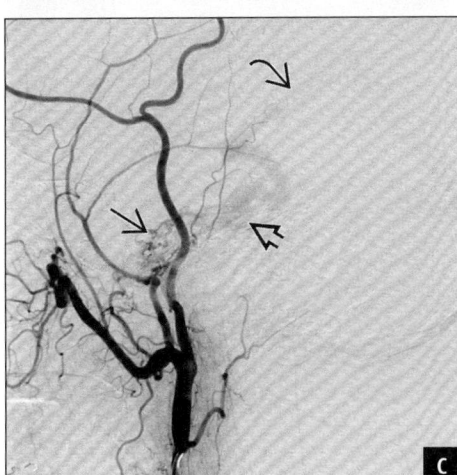

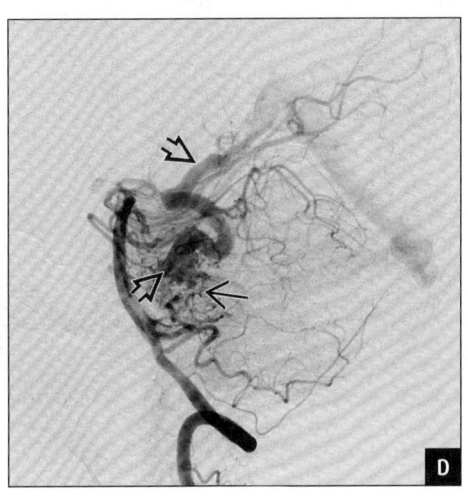

**7-13C** Angiograma seletivo da ACE demonstra que mais vasos nutridores aumentados se originam da artéria cerebral média ➡ com opacificação precoce da veia de drenagem calibrosa ➡. A veia proeminente se esvazia na veia mesencefálica lateral a qual se conecta com o sistema venoso profundo pela veia de Galeno ➡.

**7-13D** ASD mostra que a artéria vertebral ipsilateral tem diversos ramos parenquimatosos aumentados (piais) ➡ que também suprem a malformação, opacificando a grande veia de drenagem ➡. MAV mista pial-dural.

Em ambas as classificações, *a presença de veias corticais de drenagem (VCD) coloca a FAVd em uma categoria de maior risco.* A subdivisão das lesões com VCD em sintomáticas e assintomáticas pode ajudar a melhorar a estratificação de risco. As FAVds são lesões dinâmicas e podem regredir ou progredir espontaneamente. O risco de uma lesão de baixo grau converter-se em uma lesão de alto grau é baixo, mas mudanças nos sintomas devem promover a reavaliação por imagem imediata.

### Diagnóstico diferencial

A alteração que mais simula uma FAVd é a **trombose de seio venoso dural** com drenagem venosa colateral proeminente. Nessa situação, as artérias nutridoras calibrosas não estão presentes e microfístulas na parede do seio dural não são identificadas.

Uma **pseudolesão do bulbo jugular**, causada por fluxo lento ou assimétrico, pode criar não homogeneidades de sinal no interior do forame jugular. Não é identificado trombo nas sequências em T2*, nem artérias nutridoras anormais ou colaterais venosas calibrosas.

Uma **MAV pial** ou **fístula** é rara e representa o *shunt* direto arteriovenoso entre uma artéria parenquimatosa cerebral ("pial") e uma veia de drenagem cortical dilatada. Essas alterações ocorrem ao longo da superfície cerebral ou no próprio parênquima cerebral e não no interior de um seio dural (a seguir).

## *Fístula carótido-cavernosa*
### Terminologia

As fístulas carótido-cavernosas (FCCs) são um tipo especial de *shunt* arteriovernoso que se desenvolvem no interior dos seios cavernosos **(Figs. 7-14 e 7-15)**. As FCCs são divididas em dois subgrupos: as fístulas diretas e as indiretas.

As **FCCs "diretas"** são típicas lesões de *alto fluxo* que resultam da ruptura da artéria carótida interna cavernosa (ACI) diretamente para o seio cavernoso (SC) relacionado ou não a um aneurisma preexistente da ACI. As **FCC "indiretas"** são lesões de *baixo fluxo e baixa pressão* que representam uma fístula arteriovenosa entre os ramos durais da ACI cavernosa e o seio cavernoso.

### Etiologia

As FCCs são quase sempre lesões adquiridas, podendo ter origem traumática ou não. A maioria das FCCs *diretas* são traumáticas, frequentemente secundárias a fraturas na base do crânio central. Podem ocorrer tanto lesões por estiramento da ACI ou pequenas perfurações diretas ocasionadas pelos fragmentos ósseos da fratura. Uma laceração/transecção com orifício único da porção cavernosa da ACI com fistulização direta para SC é o achado típico. Ruptura espontânea (i.e., não traumática) de um aneurisma preexistente da porção cavernosa da ACI é uma etiologia menos comum.

As FCCs *indiretas* são lesões não traumáticas que têm origem degenerativa. Em contraste com as FAVds em outros locais, as FCCs indiretas raramente ocorrem como sequela de trombose em seio dural. A maioria das FCCs é encontrada na parede dural do seio cavernoso e são supridas via ramos intracavernosos da ACI e ramos profundos (maxilares) da ACE.

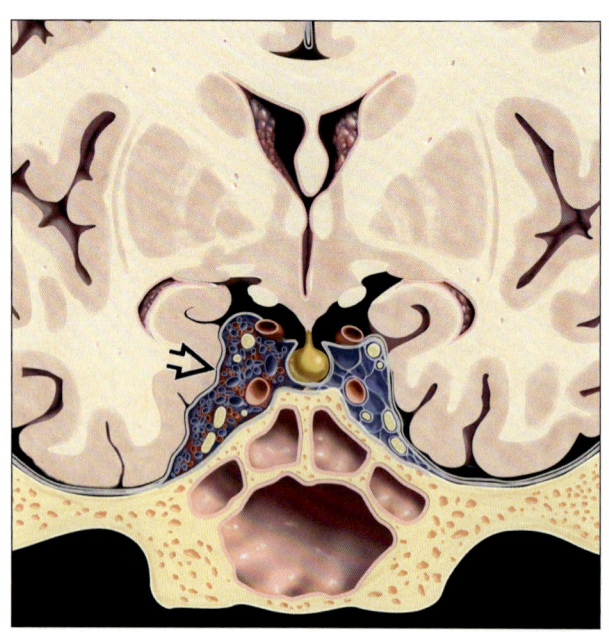

**7-14** Ilustração no plano coronal demonstra fístula carótido-cavernosa (FCC). O seio cavernoso direito ▷ está aumentado devido à presença de numerosos canais arteriais e venosos dilatados.

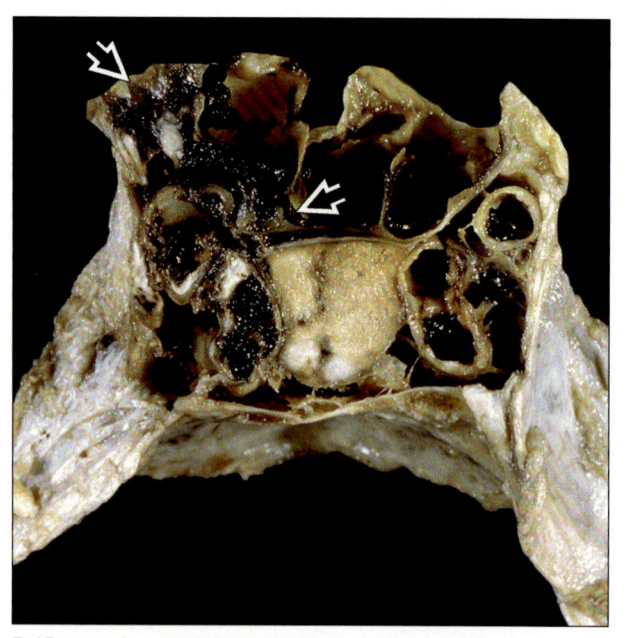

**7-15** Peça de autópsia de uma FCC direta com dissecção do seio cavernoso (SC) e das estruturas adjacentes mostra que o SC direito está aumentado ▷ devido a inúmeros canais vasculares dilatados (Cortesia de B. Horten, MD.)

## Patologia

**PATOLOGIA MACROSCÓPICA.** Na FCC direta o fluxo arterializado causa dilatação do SC com hipertensão venosa e fluxo retrógrado para as veias oftálmicas superior e inferior. As FCCs indiretas demonstram vasos aumentados com aspecto fendido no interior do SC que se parecem com aqueles vistos nas FAVds típicas em outros locais.

**ESTADIAMENTO, GRADUAÇÃO E CLASSIFICAÇÃO.** As FCCs são um subtipo de FAVd. Uma classificação específica para as FCCs, a classificação de Barrow, é baseada no suprimento arterial.

---

**CLASSIFICAÇÃO DE BARROW DAS FÍSTULAS CARÓTIDO-CAVERNOSAS**

**Tipo A:** *shunt* direto ACI-seio cavernoso de alto fluxo
**Tipo B:** *shunt* dural ramos ACI – seio cavernoso
**Tipo C:** *shunt* dural ACE – seio cavernoso.
**Tipo D**: *shunts* de ramos durais de ambas ACI/ACE para o SC.

---

## Aspectos clínicos

A apresentação clínica, história natural, aspectos demográficos e epidemiologia variam dependendo da FCC ser traumática ou espontânea.

**EPIDEMIOLOGIA.** Uma FCC indireta é o segundo local mais comum de FAVd, depois da junção do seio transverso/sigmoide. As FCCs diretas de alto fluxo são muito menos comuns.

**ASPECTOS DEMOGRÁFICOS.** Como as FCCs diretas podem ocorrer com trauma elas são encontradas em ambos os sexos e em todas as idades. As FCCs indiretas são mais frequentes em mulheres de 40 a 60 anos.

**APRESENTAÇÃO.** As FCCs diretas podem se apresentar dentro de horas, dias ou mesmo semanas após o trauma. Zumbido, exoftalmia pulsátil, edema orbital, diminuição da visão, glaucoma e cefaleia são típicos **(Fig. 7-16)**. Em casos mais graves, a perda da visão pode ser rápida e importante. Neuropatia craniana pode ocorrer, mas é menos comum. Em casos raros, a ruptura de um aneurisma endovenoso da ACI pode causar epistaxe com ameaça à vida.

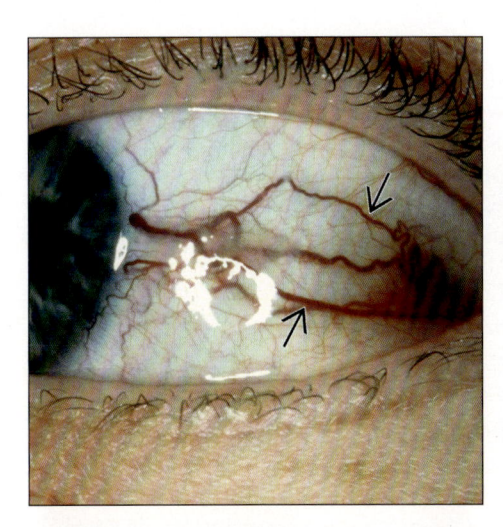

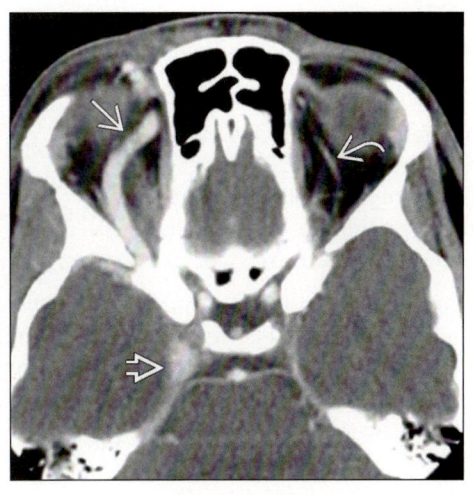

**7-16** Fotografia do exame clínico de um paciente com FCC demonstra numerosos vasos aumentados na esclera ➡.

**7-17** Exame de TC com contraste demonstra os achados clássicos da FCC. O seio cavernoso direito está aumentado ➡ e a veia oftálmica superior ipsilateral ➡ está quatro vezes maior que a veia oftálmica superior esquerda ➡.

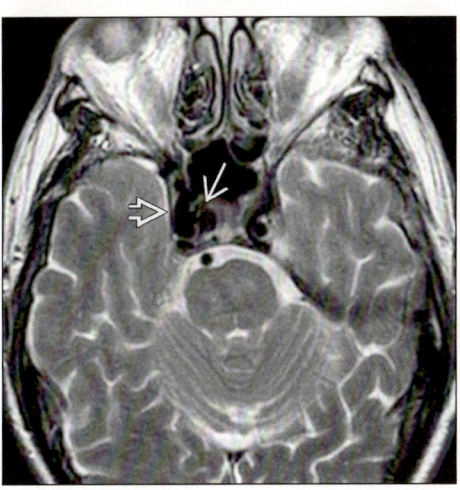

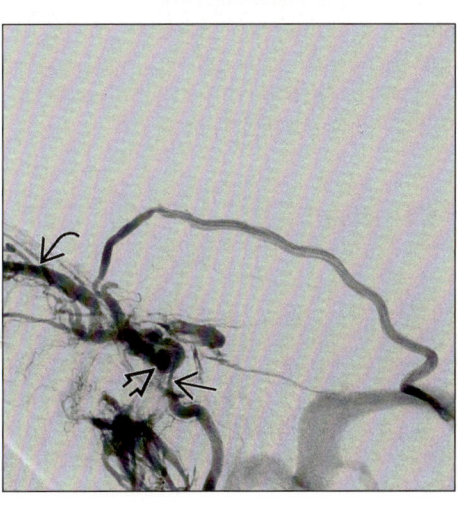

**7-18** Ponderação em T2 demonstra os achados típicos na RM da FCC com o seio cavernoso direito aumentado ➡ e contendo numerosos *flow voids* anormais ➡.

**7-19** ASD lateral em um caso de FCC direta em uma paciente feminina de 21 anos de idade com múltiplas fraturas de base de crânio demonstra que a ACI se estreita ➡ logo antes de desembocar em um grande recesso venoso ➡. Refluxo venoso em alta pressão para o interior das veias oftálmicas superior e inferior ➡ e para o seio esfenoparietal está presente.

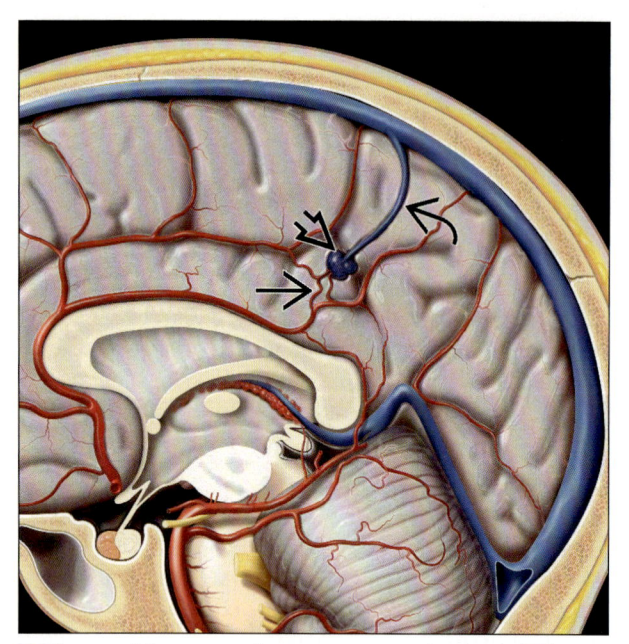

**7-20** FAV pial com ramos levemente aumentados da ACA ➡ conectando a uma variz venosa ➡ e veia cortical de drenagem dilatada ➡.

**7-21** Aquisição no plano coronal em T1 pós-contraste demonstra uma FAV pial na fossa posterior. Uma pequena artéria cerebelar ➡ conecta diretamente a um recesso venoso ➡ o qual por sua vez drena para uma veia subependimária ➡ próxima ao quarto ventrículo.

As FCCs indiretas podem causar proptose indolor com alterações variáveis de visão.

**HISTÓRIA NATURAL.** Os casos graves, com *shunt* torrencial ACI-SC, podem resultar em isquemia hemisférica. Se drenagem venosa intracraniana retrógrada estiver presente, pode ocorrer hemorragia subaracnóidea catastrófica originada da ruptura de veias corticais ectásicas.

**OPÇÕES DE TRATAMENTO.** O objetivo primário no tratamento da FCC direta é o fechamento da fístula, que ocorre por meio de embolização por balão transarterial-transfístula. A embolização transvenosa via veia jugular interna e via seio petroso inferior é outra opção. Se a ACI estiver rota, a colocação de *stent* recoberto pode ser efetiva. De forma menos comum, pode ser considerada a oclusão da fístula com sacrifício da ACI genitora com emprego de molas ou balões. Essa é uma opção apenas se o paciente obtiver sucesso no "teste" de oclusão por balão ou se possuir circulação colateral suficiente para compensar a ausência de fluxo anterógrado pela ACI.

As FCCs indiretas podem ser tratadas conservadoramente ou com embolização superseletiva.

## Imagem

**CARACTERÍSTICAS GERAIS.** As características gerais de imagem da FCC refletem a presença de *shunt* AV no interior do seio cavernoso. Dependendo do grau do *shunt*, os achados podem variar de sutis a expressivos.

**ACHADOS NA TC.** O exame de TC sem contraste pode demonstrar proptose leve ou importante ou SC proeminente com uma veia oftálmica superior (VOS) calibrosa e músculos extraoculares aumentados. Gordura com aspecto "sujo" secundário ao edema e ao ingurgitamento venoso pode estar presente. Ocasionalmente, hemorragia subaracnóidea secundária a trauma ou a ruptura de veias corticais pode ser identificada.

O exame de TC com contraste com frequência demonstra bem o aumento da VOS e do SC **(Fig. 7-17)**. Drenagem inferior para o plexo venoso pterigoide proeminente e drenagem posterior para o plexo venoso clival estão, às vezes, presentes.

**ACHADOS NA RM.** As ponderações em T1 podem demonstrar um proeminente "abaulamento" do SC e da VOS, bem como a gordura orbital com aspecto "sujo". As imagens ponderadas em T2 podem revelar assimetria na perda de sinal relacionada ao fluxo nas veias afetadas. A visualização de numerosos *flow voids* no SC é um achado comum nas FCCs **(Fig. 7-18)**.

Realce forte e uniforme do SC e da VOS é típico. Veias cranianas tortuosas e calibrosas podem ocorrer em *shunts* de alta pressão e de alto fluxo.

Foram relatados casos raros de FCCs diretas agressivas de alto fluxo, com drenagem venosa proeminente pontomesencefálica e perimedular, causando mielopatia progressiva.

**ANGIOGRAFIA.** A ASD é necessária para o diagnóstico definitivo e para o tratamento. O delineamento completo do suprimento arterial e do padrão de drenagem venosa é o objetivo. As FCCs *diretas* podem demonstrar fluxo rápido com opacificação muito precoce do SC **(Fig. 7-19)**. Injeção seletiva da ACI com rápidas aquisições de imagem

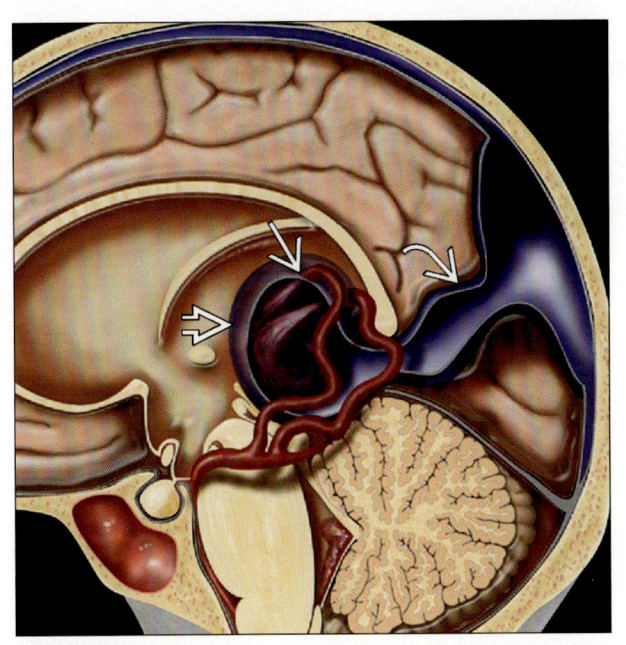

**7-22** Figura ilustra a malformação da veia de Galeno. Artérias coróideas aumentadas ➡ drenam diretamente para veia prosenecefálica mediana (VPM) dilatada ➡, seio falcino ➡. A *tórcula herophili* (confluência dos seios venosos) está massivamente aumentada.

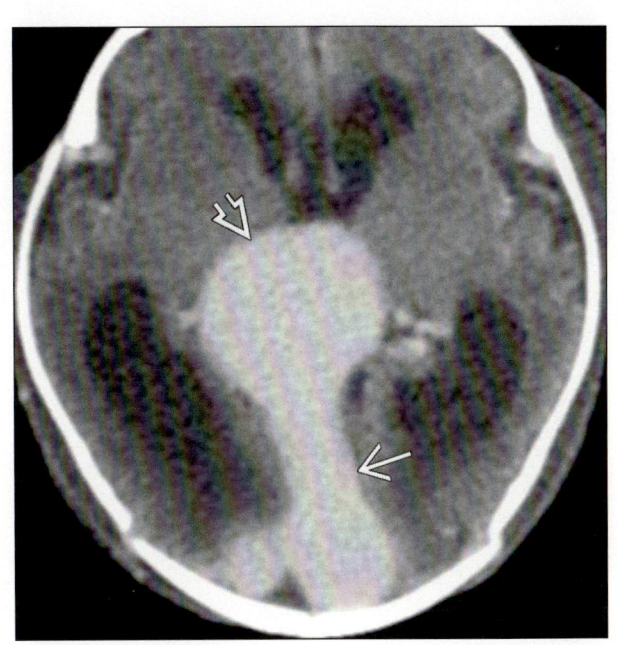

**7-23** Exame de TC com contraste de um recém nascido demonstra uma grande MAVG ➡ drenando para um seio falcino aumentado ➡, causando hidrocefalia obstrutiva.

costuma ser necessária para localizar o local preciso da fístula. Uma fístula de orifício único está presente, em geral, entre os segmentos C4 e C5 da ACI.

Ocasionalmente, a injeção no sistema vertebrobasilar com compressão manual da artéria carótida ipsilateral é necessária para determinar o local da fístula. A drenagem venosa via veias oftálmicas superior e inferior, SC contralateral, seios clival, pterigoide e esfenoparietal, e veias corticais intracranianas, deve ser delineada.

As FCCs *indiretas* com frequência possuem múltiplas nutridoras durais oriundas de ramos cavernosos da ACI (troncos meningo-hipofisário e ínferolateral), bem como de ramos profundos da ACE (meníngea média e ramos maxilares distais). Anastomoses entre as nutridoras da ACI e ACE, como a artéria do forame redondo são comuns e devem ser completamente demonstradas antes da embolização.

ULTRASSONOGRAFIA. O fluxo normal da VOS é do extra para o intracraniano (i.e., da órbita para o SC). Fluxo reverso (intra para extracraniano) no interior de uma VOS aumentada pode ser demonstrado não invasivamente pelo uso da US com *Doppler*.

### Diagnóstico diferencial

O principal diagnóstico diferencial das FCCs é a **trombose do seio cavernoso** (TSC). Ambas FCC e TSC podem causar proptose, edema intraorbital, músculos extraoculares aumentados e o aspecto de "gordura suja". Na TSC, o SC pode parecer aumentado, mas defeitos de enchimento proeminentes estão presentes nas aquisições em T1 pós-contraste na RM.

### Fístula AV pial

Uma fístula arteriovenosa pial (FAVp) é uma malformação vascular rara que pode consistir em uma única artéria pial dilatada conectando diretamente a uma veia de drenagem cortical aumentada **(Fig. 7-20)**. Não há leito capilar interposto ou *nidus*.

Ao contrário das FAVs durais, 80% das FAVps são supratentoriais. Elas podem ocorrer sobre ou justapostas à superfície cerebral ou adjacente ao epêndima ventricular **(Fig. 7-21)**. As FAVps são supridas por ramos das artérias cerebrais anterior, média ou posterior e são associadas com varizes venosas.

### Malformação aneurismática da veia de Galeno

Diferentes tipos de malformações vasculares compartilham da dilatação da veia de Galeno com uma característica em comum, mas apenas uma delas corresponde à verdadeira malformação aneurismática da veia de Galeno (MAVG). A MAVG é a causa mais comum extracardíaca de insuficiência cardíaca de alto débito em recém-nascidos.

### Terminologia

A MAVG é uma fístula arteriovenosa direta entre artérias coroideas profundas e a persistência do precursor embrionário da veia de Galeno **(Fig. 7-22)**. O *shunt* arteriovenoso causa dilatação aneurismática relacionada ao fluxo desta veia primitiva, formando uma grande estrutura venosa na linha média que se localiza posteriormente ao terceiro ventrículo.

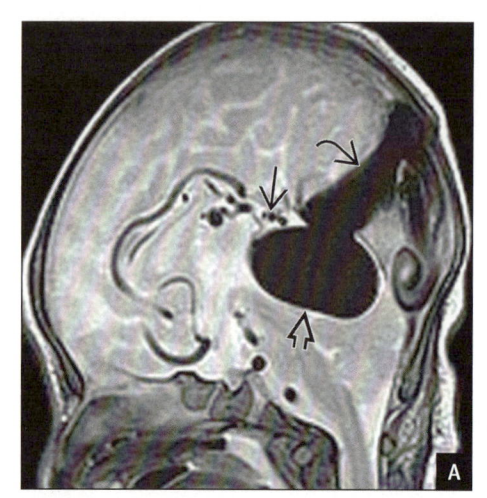

**7-24A** Ponderação em T2 no plano sagital mostra artérias proeminentes ⇒ suprindo a veia prosencefálica mediana alargada ⇒. Observe o aumento do seio falcino ⇒.

**7-24B** ASD do mesmo paciente mostra que a MAVG ⇒ é suprida por múltiplas fístulas arteriais diretas ⇒.

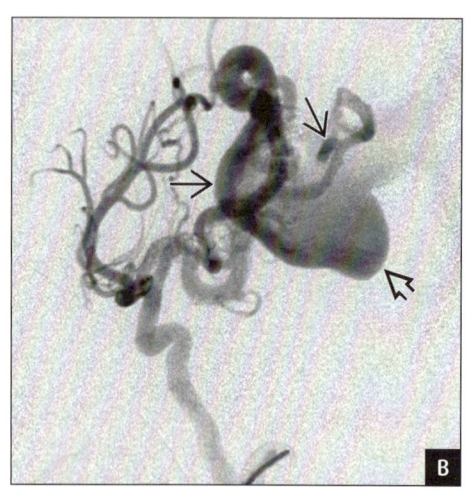

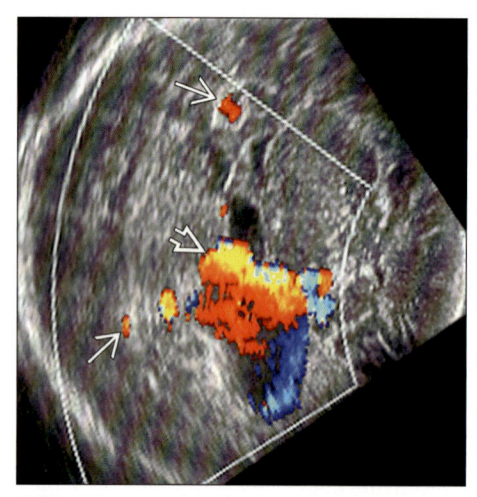

**7-25** US transcraniana de um neonato demonstra uma grande MAVG ⇒ posterior ao terceiro ventrículo. Vasos proeminentes com fluxo arterial ⇒ suprem a lesão.

## Etiologia

**CONCEITOS GERAIS.** No desenvolvimento fetal normal, o suprimento arterial para o plexo coroide drena por meio de uma única veia transitória localizada na linha média, a veia prosencefálica mediana (VPM) de Markowski. Normalmente, o desenvolvimento das veias cerebrais internas passa a compreender a drenagem do plexo coroide fetal e a VPM regride. Na MAVG, uma fístula de alto fluxo impede a formação da veia de Galeno definitiva.

**GENÉTICA.** As MAVGs são lesões esporádicas, sem pré-disposição genética conhecida.

## Patologia

**PATOLOGIA MACROSCÓPICA.** Artérias aumentadas de calibre drenam diretamente para a VPM dilatada. Dilatação "aneurismática" da VPM persistente forma uma grande bolsa venosa logo atrás do terceiro ventrículo que drena para um seio sagital superior marcadamente aumentado, por meio de um seio falcino embrionário **(Fig. 7-22)**. Os ventrículos costumam estar muito dilatados. O cérebro é usualmente atrófico. Modificações isquêmicas são comuns.

**CARACTERÍSTICAS MICROSCÓPICAS.** As paredes do recesso venoso podem se tornar significativamente espessadas e displásicas.

## Aspectos clínicos

**EPIDEMIOLOGIA.** As MAVGs são raras, representando menos de 1% de todas as malformações vasculares cerebrais. Contudo, elas representam 30% das malformações vasculares sintomáticas em crianças.

**ASPECTOS DEMOGRÁFICOS.** As MAVGs neonatais são mais comuns do que aquelas que se apresentam na lactância e infância. A apresentação na idade adulta é rara. Há uma definitiva predominância masculina (H:M = 2:1).

**APRESENTAÇÃO.** Os sinais e os sintomas variam com a idade da apresentação. Em neonatos, insuficiência cardíaca congestiva de alto débito e sopro craniano alto são típicos. Em lactentes mais velhos pode apresentar com macrocrania e hidrocefalia, com ou sem insuficiência cardíaca.

As MAVGs em crianças não tão pequenas estão associadas com atraso no desenvolvimento e convulsões. As MAVGs em adultos jovens podem apresentar cefaleia, com ou sem hemorragia e hidrocefalia.

**HISTÓRIA NATURAL.** O prognóstico está relacionado ao tamanho do *shunt* arteriovenoso. Grandes MAVGs causam isquemia cerebral e modificações distróficas no cérebro fetal. Se deixados sem tratamento, os neonatos com MAVGs podem falecer devido a dano cerebral progressivo e insuficiência cardíaca intratável.

**OPÇÕES DE TRATAMENTO.** A cura anatômica da MAVG não é o objetivo principal do tratamento; o objetivo final é o controle suficiente da malformação a fim de permitir a maturação e o desenvolvimento cerebral normais. Embolização arterial em etapas, idealmente aos 4 ou 5 meses, é o tratamento preferencial. A abordagem transvenosa acarreta morbidade e mortalidade significativas, e é contraindicada.

## Imagem

**CARACTERÍSTICAS GERAIS.** Um grande recesso venoso arredondado que drena para um seio falcino persistente ou seio reto proeminente. A confluência venosa dos seios está com frequência aumentada.

**ACHADOS NA TC.** Exames de TC sem contraste mostram uma grande massa bem delimitada, levemente hiperdensa, no ápice do tentório, com frequência comprimindo o terceiro ventrículo e causando hidrocefalia obstrutiva grave. Graus variáveis de encefalomalacia, hemorragia e/ou calcificações distróficas no parênquima cerebral estão presentes. A TC com contraste mostra importante realce forte e uniforme **(Fig. 7-23)**.

**ACHADOS NA RM.** O fluxo rápido, porém turbulento no interior da MAVG causa perda de sinal não homogênea e artefatos de fase (mau registro do sinal na direção da codificação de fase). As artérias nutridoras aumentadas são vistas como *flow voids* serpentiformes adjacentes à lesão **(Fig. 7-24A)**. Trombos de idades variáveis podem estar presentes delineando a MAVG.

**ANGIOGRAFIA.** Duas formas de MAVG são conhecidas baseadas na sua angioarquitetura específica. A forma mais comum é a **"coroidal"**. Nela, múltiplos ramos de artérias pericalosas, coróideas e tálamo-perfurantes drenam diretamente para o saco venoso aneurismático dilatado localizado na linha média **(Fig. 7-24B)**. Na forma rara **"mural"**, uma única artéria ou poucos ramos aumentados oriundos de artérias coliculares ou coróideas posteriores drenam para a parede do seio.

Em mais de 50% de todas as MAVGs o seio reto é hipoplásico ou ausente e a drenagem venosa se dá pelo persistente embrionário do **"seio falcino"**. O seio falcino é facilmente identificado quando se angula posterossuperiormente em direção ao seio sagital superior.

**ULTRASSONOGRAFIA.** Hoje, muitas MAVGs têm o seu diagnóstico pré-natal. Uma massa hipoecogênica a levemente ecogênica localizada na linha média, posteriormente ao terceiro ventrículo é típica. O estudo com *Doppler* a cores mostra fluxo turbulento bidirecional no interior da MAVG **(Fig. 7-25)**.

## Diagnóstico diferencial

Achados de imagem típicos em um neonato com insuficiência cardíaca congestiva de alto débito são praticamente patognomônicos de MAVG. Uma malformação arteriovenosa (MAV) talâmica com drenagem venosa profunda pode causar aumento secundário da veia de Galeno. Uma **dilatação aneurismática da veia de Galeno associada a uma MAV** raramente se apresenta no período neonatal. Uma **fístula arteriovenosa dural gigante da infância** de alto fluxo pode se apresentar no período de lactância e pode se parecer clinicamente com a MAVG. O envolvimento de seios venosos durais mais do que da veia de Galeno ou da VPM é típico.

# Malformações cerebrovasculares sem *shunt* arteriovenoso

## Anomalia do desenvolvimento venoso

Com o advento da RM contrastada, as anomalias do desenvolvimento venoso tornaram-se as malformações vasculares intracranianas mais diagnosticadas. Uma vez pensadas como lesões raras e com risco substancial de hemorragia, a maioria dos "angiomas" venosos agora são reconhecidos como assintomáticos e como achados incidentais de imagem. As complicações neurológicas destas lesões comuns são raras.

## Terminologia

A **anomalia do desenvolvimento venoso** (ADV), também chamada de **"angioma" venoso** ou "malformação venosa", é uma malformação vascular cerebral congênita com formato de guarda-chuva composta por elementos venosossangio genicamente maduros. Canais venosos dilatados de paredes finas são encontrados no (e separados por) parênquima cerebral normal.

Raramente, um recesso venoso dilatado ou tortuoso, sem artérias discerníveis ou tributárias venosas pode ocorrer. Nesses casos incomuns o termo **variz venosa** é apropriado.

## Etiologia

**CONCEITOS GERAIS.** A etiologia precisa das ADVs é desconhecida. Alguns pesquisadores afirmam que as veias medulares presas desenvolvem-se entre 8 e 11 semanas de idade gestacional; outros acreditam que as ADVs representem uma extrema variante da drenagem venosa normal. Ao contrário de muitas outras malformações cerebrovasculares, as ADVs não expressam fatores de crescimento.

**GENÉTICA.**

*DVA solitária.* Embora os estudos de *linkage* genética tenham implicado uma região no cromossomo 9p nas malformações venosas cutaneomucosas hereditárias, nenhuma pré-disposição genética para a formação de ADVs cerebrais esporádicas isoladas foi identificada.

Uma associação da ADV e malformações cavernosas cerebrais (MCCs) solitárias (mas não familiares) foi recentemente relatada, sugerindo que essas malformações vasculares provavelmente tenham um mecanismo de desenvolvimento diferente. As ADVs solitárias não possuem o gene *KRIT1*, que está associado com as MCCs familiares.

*ADVs múltiplas.* Múltiplas malformações venosas cerebrais foram relatadas na **síndrome do nevo em bolha de borracha azul** (BRBNS, *blue rubber bled nevus syndrome*), sendo proposta uma ligação ao cromossomo 9, ainda não comprovada.

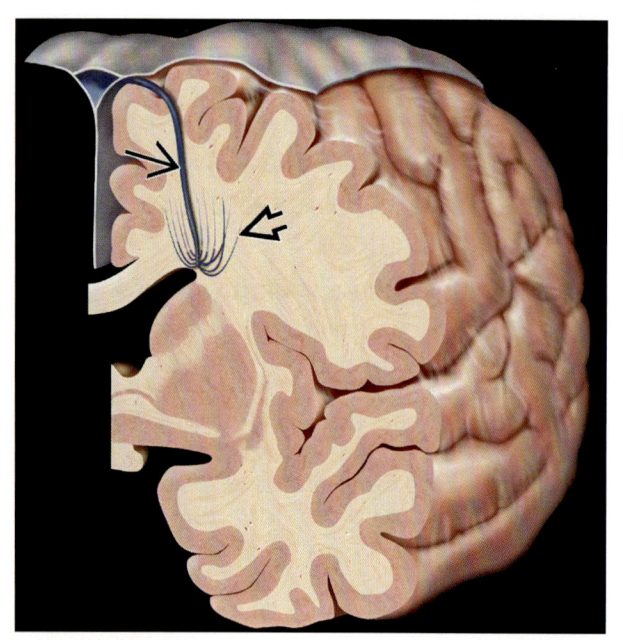

**7-26** Ilustração demonstra uma ADV com veias medulares aumentadas ⇨ drenando para uma veia coletora transmanto única →.

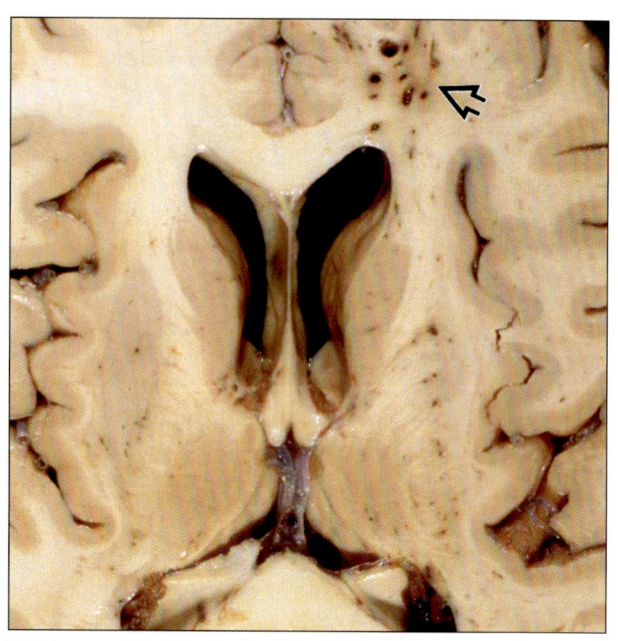

**7-27** Caso de autópsia mostra uma ADV frontal à esquerda, caracterizada por veias medulares dilatadas ⇨ entrepostas ao parênquima cerebral normal (Cortesia de R. Hewlett, MD.)

## Patologia

**LOCALIZAÇÃO, TAMANHO E NÚMERO.** As ADVs são encontradas na substância branca (SB) profunda, adjacente aos cornos frontais dos ventrículos laterais **(Fig. 7-26)**. A segunda localização mais comum é próxima ao quarto ventrículo. O tamanho pode variar de lesões minúsculas, quase imperceptíveis, a ADVs gigantes, que podem envolver a maioria da SB hemisférica.

As ADVs solitárias são muito mais comuns que as lesões múltiplas.

**PATOLOGIA MACROSCÓPICA.** Um agrupamento de veias medulares (SB) aumentadas, de tamanhos variáveis, com parênquima cerebral de permeio, é o achado comum **(Fig. 7-27)**.

**CARACTERÍSTICAS MICROSCÓPICAS.** Canais venosos de paredes finas com algum grau de dilatação estão interpostos à substância branca de aspecto normal. Ocasionalmente as paredes dos vasos estão espessadas e hialinizadas. Hemorragia e calcificação são incomuns, a menos que a ADV esteja associada com MCC.

## Aspectos clínicos

**EPIDEMIOLOGIA.** A ADV é a malformação vascular intracraniana mais comum, correspondendo a 60% de todas as malformações cerebrovasculares. A prevalência estimada nos exames de RM com contraste varia de 2,5 a 9%.

**ASPECTOS DEMOGRÁFICOS.** As ADVs são encontradas em pacientes de todas as idades, sem predileção por gênero.

**APRESENTAÇÃO.** A maioria das ADVs são descobertas incidentalmente na necropsia ou em exames de imagem. Uma metanálise recente mostrou que 98% de todas as ADVs são assintomáticas, sendo que 2% apresentam hemorragia ou infarto, provavelmente causados por estenose ou trombose espontânea da veia coletora de saída.

As ADVs podem estar associadas com displasia cortical. Nesses casos, a malformação cortical pode causar convulsões.

As ADVs podem coexistir com outras lesões vasculares que causam hemorragia intracraniana sintomática. A malformação cerebrovascular mais comum "histologicamente mista" é a malformação cavernosa-venosa. Às vezes, uma "tríade" de malformação que consiste nos componentes cavernoso, venoso e capilar é identificada.

A maioria das ADVs é solitária, a menos que estejam associadas com síndromes neurocutâneas vasculares como a **síndrome de nevo em bolha de borracha azul**. As ADVs podem coexistir com *sinus pericranii*. O *sinus pericranii* é o sinal cutâneo típico de uma anomalia venosa subjacente. As ADVs também estão associadas com **malformações periorbitais linfáticas/linfático venosas**.

**HISTÓRIA NATURAL.** A maioria das ADVs permanece assintomática. Estudos longitudinais demonstraram que ADVs descobertas incidentalmente não tiveram infartos ou hemorragias sintomáticas em quase 500 pessoas/ano de seguimento.

Aproximadamente 6% das ADVs se apresentam com hemorragia sintomática. A maioria é mista com uma lesão que possui uma tendência intrínseca à hemorragia (como malformação cavernosa).

**OPÇÕES DE TRATAMENTO.** Nenhum tratamento é necessário ou recomendado para ADVs solitárias (elas são "lesões, não me toquem!"). Se uma ADV é histologicamente mista, o tratamento é determinado pela lesão coexistente. A identificação pré-operatória dessa malformação mista é importante, já que a ligação da veia coletora ou a remoção de suas tributárias pode resultar em infarto venoso.

## Imagem

**CARACTERÍSTICAS GERAIS.** As ADVs são compostas por um agrupamento radial de veias medulares que convergem para uma grande veia coletora transcortical ou subependimária. O aspecto clássico é o de "cabeça de medusa" ou de "guarda-chuva invertido".

**ACHADOS NA TC.** Os exames de TC sem contraste costumam ser normais, a menos que a ADV seja muito grande e uma veia de drenagem proeminente esteja presente. O exame de TC com contraste demonstra vários focos de realce linear e/ou puntiformes que convergem para uma veia coletora tubular bem definida **(Fig. 7-28)**. Nas ADVs atípicas, o estudo de perfusão por TC pode mostrar um padrão de congestão venosa com aumento do CBV, CBF, MTT no parênquima cerebral adjacente.

**ACHADOS NA RM.** Se a ADV for pequena, ela pode não ser detectada, a menos que um estudo contrastado seja realizado. As sequências em T1 pós-contraste demonstram um agrupamento de estruturas lineares que sofre realce de configuração estrelada, convergindo para uma veia coletora subependimária ou transparenquimatosa **(Figs. 7-29, 7-30A e 7-31)**. A veia coletora pode demonstrar perda variável de sinal devido à alta velocidade. Em razão do fluxo nas radículas venosas da ADV ser lento, o sangue desoxigenado demonstra hipointensidades lineares marcantes nas aquisições em T2* (GRE, SWI). **(Fig. 7-30B)**.

Se a ADV estiver associada com malformação cavernosa, produtos sanguíneos em vários estágios de degradação podem estar presentes e, consequentemente, artefatos de susceptibilidade magnética nas sequências em T2*. **(Fig. 7-32)**.

**ANGIOGRAFIA.** A fase arterial é normal. A fase venosa demonstra o típico agrupamento com aspecto de "fios de cabelo" ("cabeça de medusa") de veias medulares dilatadas no interior da substância branca **(Fig. 7-33)**. Um discreto e prolongado "*blush*" ou "mancha" capilar pode estar presente em alguns casos. Pode ocorrer uma forma transitória de malformação arteriovenosa com nutridoras calibrosas e *shunt* AV (veia de "drenagem precoce"), mas é incomum. Raramente uma variz venosa verdadeira pode estar presente com a ADV.

## Diagnóstico diferencial

Uma **malformação vascular mista** na qual a ADV fornece uma drenagem venosa proeminente é comum. Grandes **telangiectasias capilares** ("gigante") com frequência têm uma veia central coletora dominante e podem, consequentemente, lembrar uma ADV.

As neoplasias altamente vascularizadas, como o **glioblastoma multiforme** podem ter *shunts* arteriovenosos na substância branca e veias corticais aumentadas. Uma **drenagem venosa colateral com veias medulares aumentadas** na síndrome de Sturge-Weber e na oclusão de seio venoso dural pode, às vezes, simular uma ADV.

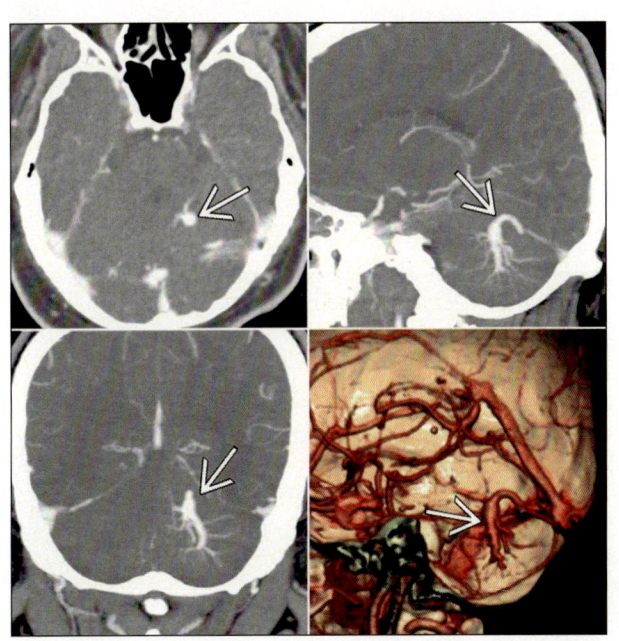

**7-28** TC com contraste, ATC demonstra uma ADV clássica no hemisfério cerebelar esquerdo ➡.

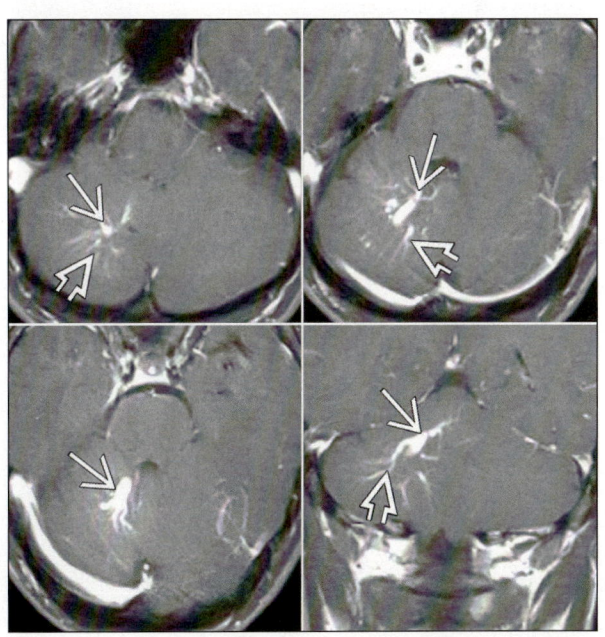

**7-29** Exame de RM em T1 pós-contraste demonstra os achados clássicos da ADV com veias aumentadas de calibre na SB ➡ drenando para uma veia coletora proeminente ➡. Este foi um achado incidental em um paciente assintomático.

**7-30A** Aquisição em T1 pós-contraste demonstra uma ADV clássica com veias aumentadas na SB ⇉ e uma veia coletora → drenando para o aspecto anterior do seio sagital superior.
**7-30B** Aquisição em SWI demonstra a ADV ⇉ e a veia coletora → como estruturas hipointensas com configuração claramente diferente das veias corticais normais. Uma hemorragia focal → adjacente ao corno frontal esquerdo é secundária a uma pequena malformação cavernosa. As ADVs frequentemente são lesões de histologia mista.

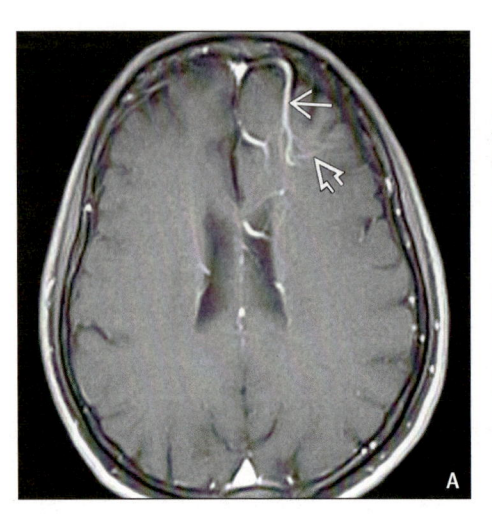

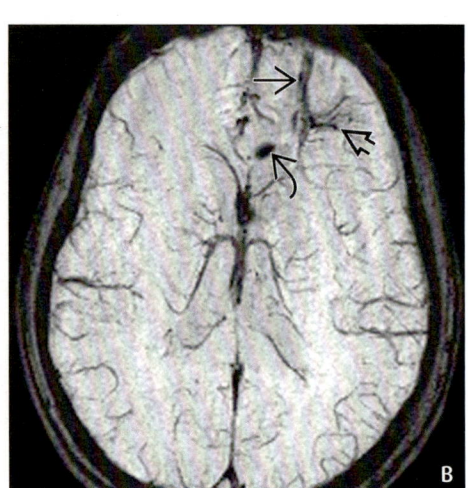

**7-31A** Aquisição em T1 pós-contraste no plano coronal demonstra múltiplas veias medulares aumentadas de calibre ⇉ drenando para a veia coletora →. Parênquima cerebral normal está interposto entre as radículas venosas.
**7-31B** Espécime de autópsia com corte no plano coronal demonstra ADV como achado incidental →. Observe o parênquima cerebral normal entre as veias medulares aumentadas de calibre e a ausência de hemorragia. (Cortesia de P. Burger, MD.)

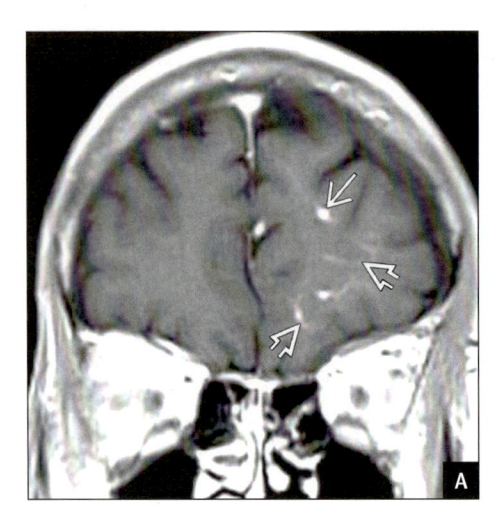

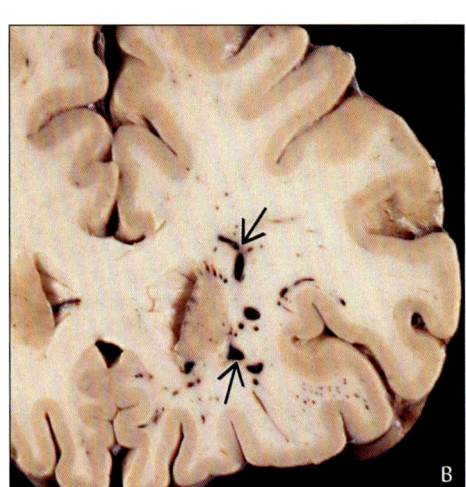

**7-32A** RM em T1 pós-contraste com saturação de gordura de um homem com 55 anos com paralisia súbita do VI e VII nervos cranianos demonstra uma ADV clássica ⇉ adjacente ao quarto ventrículo.
**7-32B** Aquisição T2* SWI mostra a hipointensa ADV ⇉. Além disso, um pequeno hematoma focal → devido a uma malformação cavernosa do soalho do quarto ventrículo é identificado; provavelmente, o hematoma é o responsável pelos sintomas do paciente.

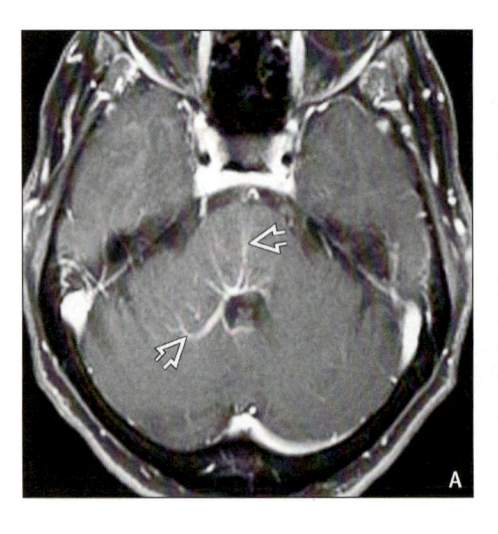

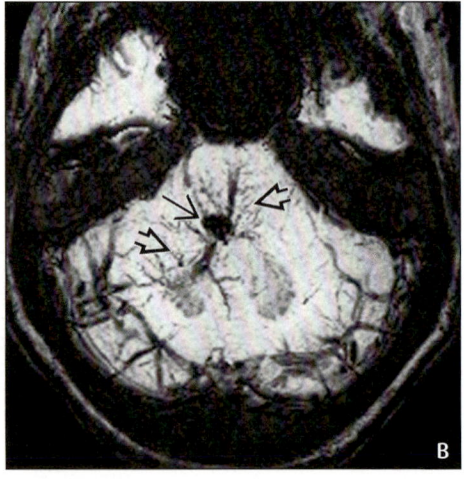

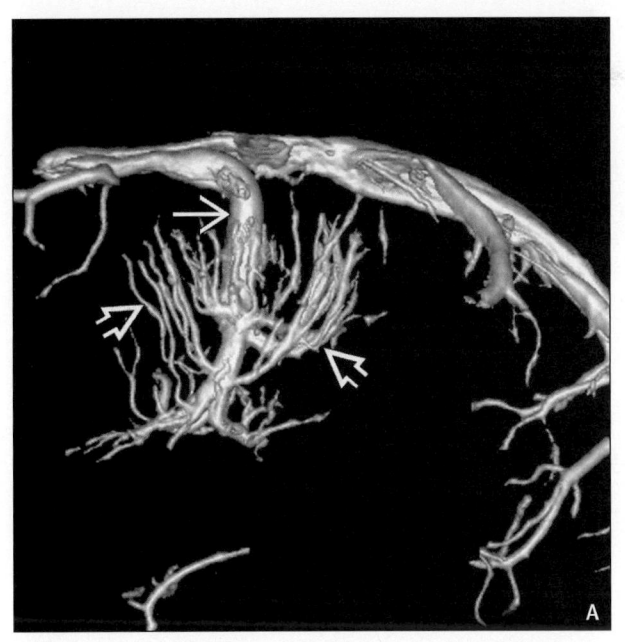

**7-33A** ESS 3D demonstra uma ADV clássica com veias medulares aumentadas de calibre ⇨ drenando para uma veia coletora ➡. O aspecto lembra uma "cabeça de medusa", "salgueiro invertido" ou "guarda-chuva" (Cortesia de P. Lasjaunias, MD.)

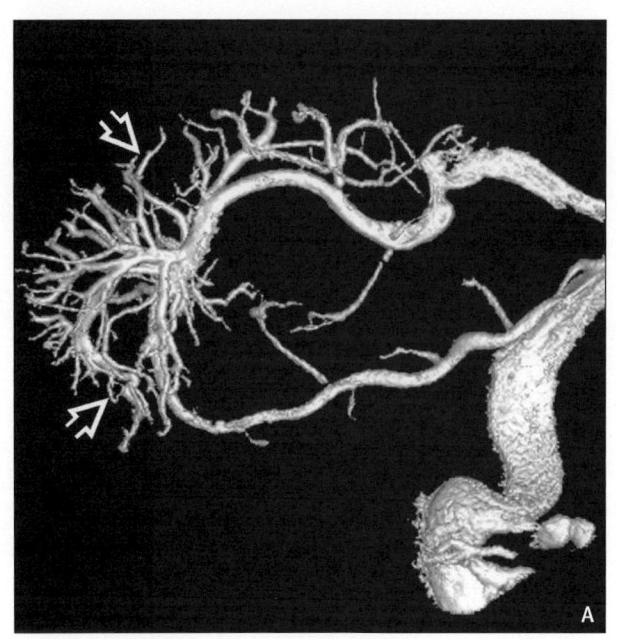

**7-33B** ESS 3D de outro caso mostra uma ADV extensa com "cabeça de medusa" ⇨ drenando para veia cerebral interna. (Cortesia de P. Lasjaunias, MD.)

---

### ANOMALIA DO DESENVOLVIMENTO VENOSO

**Terminologia**
- ADV, também conhecida como "angioma" venoso

**Etiologia**
- Variante extrema da drenagem venosa normal?
- Desenvolvimento de veia medular detido?
- Mutação do cromossomo 9?

**Patologia**
- Solitário >> múltiplo; pequeno > grande
- SB adjacente aos ventrículos (lateral > quarto)
- Veias na SB aumentadas de calibre interpostas ao parênquima cerebral normal

**Aspectos clínicos**
- Epidemiologia e aspectos demográficos
  ○ Malformação cerebrovascular mais comum (60%)
  ○ Prevalência na RM em T1 pós-contraste = 2 a 9%
  ○ Todas as idades, sem predileção por gênero
- História natural.
  ○ Usualmente benigna, não progressiva

**Imagem**
- Veias dilatadas em "cabeça de medusa".
- Convergem para uma grande veia coletora.

**Diagnóstico diferencial**
- Malformação histologicamente mista (usualmente venosa + cavernosa)
- Telangiectasia capilar gigante
- Drenagem venosa colateral
  ○ Síndrome de Sturge-Weber
  ○ Oclusão de seio dural com *shunt* para veias profundas

---

## Sinus pericranii

### Terminologia

O *sinus pericranii* (SP) é uma grande comunicação transcalvariana entre os sistemas de drenagem venoso intra e extracraniano. Alguns pesquisadores consideram o SP uma manifestação cutânea de uma anomalia do desenvolvimento venoso (ADV), já que estas duas lesões estão com frequência, mas não invariavelmente, associadas.

### Etiologia

CONCEITOS GERAIS. Os SPs podem ser congênitos ou adquiridos, pós-traumáticos ou espontâneos. É provável uma origem congênita na maioria dos SPs, dada a sua frequente associação com ADVs e malformações mucocutâneas congênitas, como a **síndrome do nevo em bolha de borracha azul (BRBNS)**. Outras etiologias possíveis incluem fusão incompleta de suturas sobre veias diploicas ou emissárias abundantes.

Lacerações de escalpo e fraturas cranianas com ruptura de veias emissárias na tábua externa da calvária podem resultar no desenvolvimento de um SP adquirido.

### Patologia

Uma formação sacular azulada abaixo ou logo acima do periósteo da calvária é típica. Essa formação sacular dilatada, preenchida por sangue, conecta-se por meio de uma veia emissária aumentada com a circulação intracraniana **(Fig. 7-34)**. O lobo frontal é o local mais comum, seguido pelos lobos parietal e occipital. Os SPs nas fossas cranianas média e posterior são raros.

Os SPs podem estar associados com ADVs únicas ou múltiplas.

## Aspectos clínicos

**EPIDEMIOLOGIA.** Os SPs são lesões raras, encontradas em menos de 10% dos pacientes que se apresentam para o tratamento de malformações craniofaciais vasculares e em 4% dos pacientes com lesões palpáveis na abóbada craniana.

**ASPECTOS DEMOGRÁFICOS.** Embora os SPs possam ocorrer em qualquer idade, a maioria é encontrada em crianças ou em adultos jovens. Não há predileção por gênero.

**APRESENTAÇÃO.** Uma massa no escalpo compressível, não dolorosa, não pulsátil, azulada, que aumenta de tamanho à manobra de Valsalva e se reduz na posição de ortostatismo é típica. Uma história de "trauma esquecido" não é incomum. Excetuando-se a repercussão estética, a maioria dos SPs é assintomática. O SP com múltiplas ADVs está associado à síndrome do nevo em bolha de borracha azul.

**HISTÓRIA NATURAL.** Se deixadas sem intervenção, a maioria dos SPs tem comportamento benigno e permanece estável em tamanho. Há um risco muito pequeno de embolia gasosa ou hemorragia devido a trauma direto no SP ao longo da vida.

**OPÇÕES DE TRATAMENTO.** Os pacientes com SP podem ser encaminhados ao dermatologista em razão da descoloração do escalpo ou testa. A remoção cirúrgica do componente extracraniano com cranioplastia é ocasionalmente realizada para fins estéticos. A cirurgia realizada sem exames de imagem adequados pode resultar em complicações potencialmente letais, incluindo hemorragia, infarto venoso (se o SP estiver associado com uma ADV) e embolia gasosa.

## Imagem

**CARACTERÍSTICAS GERAIS.** Uma massa de escalpo subperiosteal ou vascular sobrejacente a um defeito ósseo bem definido. A massa comunica-se diretamente com o sistema venoso intracraniano por meio do defeito ósseo.

**ACHADOS NA TC.** Um SP é iso ou hiperdenso na TC sem contraste e demonstra forte realce uniforme após a administração do mesmo **(Fig. 7-35)**. O defeito na calvária subjacente varia em tamanho, mas é bem definido. Ocasionalmente um SP pode conter calcificações (flebólitos) ou trombos.

**ACHADOS NA RM.** A maioria dos SPs são isointensos nas ponderações em T1 e hiperintensos ao cérebro na ponderação em T2. O acúmulo de contraste no interior do SP

**7-34** Ilustração no plano coronal demonstra um *sinus pericranii* (SP) clássico com recesso sacular venoso alargado abaixo do escalpo ➡ que se conecta ao sistema venoso intracraniano ➡ através de um canal transcalvariano ➡. Alguns SPs estão associados com anomalia do desenvolvimento venoso ➡.

**7-35** VTC em corte sagital demonstra um pequeno *sinus pericranii* ➡ conectando ao seio sagital superior através de um defeito craniano adjacente ➡.

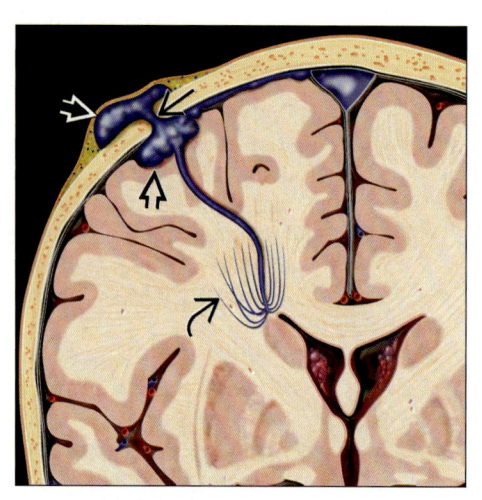

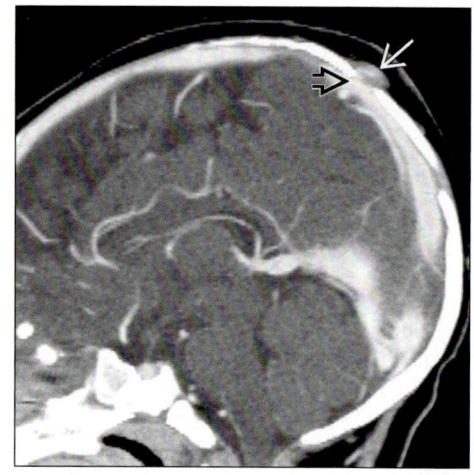

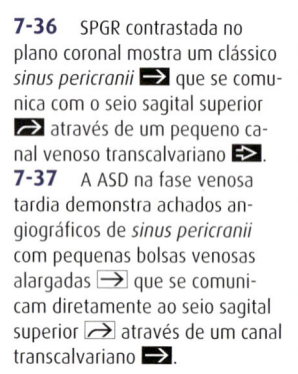

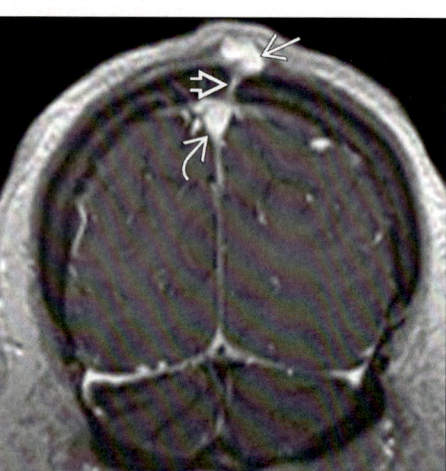

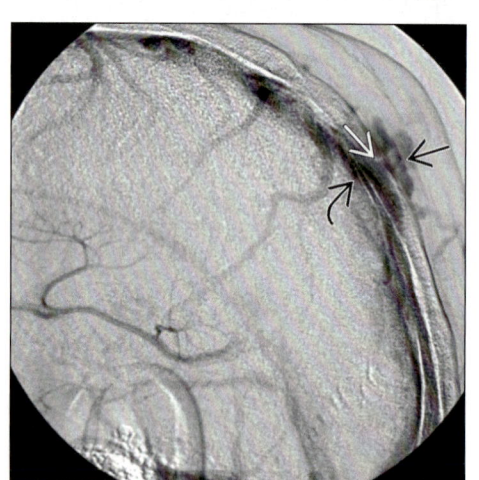

**7-36** SPGR contrastada no plano coronal mostra um clássico *sinus pericranii* ➡ que se comunica com o seio sagital superior ➡ através de um pequeno canal venoso transcalvariano ➡.

**7-37** A ASD na fase venosa tardia demonstra achados angiográficos de *sinus pericranii* com pequenas bolsas venosas alargadas ➡ que se comunicam diretamente ao seio sagital superior ➡ através de um canal transcalvariano ➡.

nas sequências em T1 pós-contraste é típico **(Fig. 7-36)**, a menos que a lesão seja anormalmente grande e o fluxo seja rápido. A RM venosa ajuda a delinear ambos os componentes intra e extracranianos.

ANGIOGRAFIA. As fases arterial e capilar são normais. A maioria dos SPs é visualizada apenas nas fases venosas mais tardias **(Fig. 7-37)**. Eles são vistos como lagos arredondados de contraste que se acumulam vagarosamente no interior ou adjacente ao defeito craniano, contendo uma veia transcalvariana. O fluxo é variável e bidirecional. No SP "fechado", o sangue flui a partir do e de volta ao seio venoso dural. O "dreno" dos SPs tem orientação unidirecional para os recessos venosos e as veias do escalpo pericranianas adjacentes.

ULTRASSONOGRAFIA. O estudo com *Doppler* a cores pode delinear o componente extracraniano e definir a direção do fluxo. A ultrassonografia não define o componente intracraniano de um SP.

### Diagnóstico diferencial

Os achados de imagem do SP são diagnósticos. Outras massas de escalpo e calvária do período da lactância e infância incluem **cefalocele**, **cisto dermoide**, **hemangioma**, **histiocitose** e **metástase (neuroblastoma)**. Em idades intermediárias e em adultos mais velhos, a massa mais comum do escalpo é o **cisto sebáceo (triquilemal)**.

## Malformação cavernosa cerebral

As malformações cavernosas cerebrais (MCCs) são tipos distintos de malformações vasculares intracranianas caracterizadas por hemorragias de repetição "intralesionais" no interior de lóculos preenchidos por sangue, de paredes finas, angiogenicamente imaturos, chamados de "cavernas". As MCCs são lesões discretas, de margens bem definidas, que não contêm parênquima cerebral normal. A maioria é rodeada por um halo completo de hemossiderina **(Fig. 7-38)**.

Antes do advento da TC e da RM, as malformações cavernosas eram, às vezes, chamadas de malformações vasculares "ocultas" ("ocultas" para a angiografia, já que são lesões de extremo baixo fluxo, que não exibem *shunt* arteriovenoso). Essas lesões agora são facilmente identificadas na RM e, portanto, não são mais "ocultas" aos exames de imagem. As malformações cavernosas exibem uma larga variação de comportamentos dinâmicos. Elas são uma causa relativamente comum de hemorragia intracraniana não traumática em adultos jovens e de meia-idade, embora possam ocorrer em qualquer fase da vida.

### Terminologia

As MCCS também são conhecidas como "angiomas" cavernosos ou "cavernomas". Elas são malformações benignas vasculares hamartomatosas. As MCCs são, por vezes, erroneamente referidas como "hemangiomas cavernosos". Os hemangiomas são neoplasias vasculares benignas e não malformações.

### Etiologia

CONCEITOS GERAIS. As MCCs são lesões angiogenicamente imaturas com proliferação endotelial e aumento da neoangiogênese.

As MCCs podem ser herdadas ou adquiridas. As MCCs adquiridas são raras e podem estar associadas com história de radioterapia prévia (RxT). Aproximadamente, 3,5% das crianças que têm o encéfalo irradiado desenvolvem múltiplas MCCs com intervalo de latência média de cerca de três anos (3 a 102 meses).

GENÉTICA. As MCCs podem ser solitárias e esporádicas ou múltiplas. Pelo menos metade de todos os casos é familiar, herdado como uma doença autossômica com penetrância variável.

Três genes foram identificados nas MCCs familiares: *CCM1 (KRIT1), CCM2 (OSM) e CCM3 (PDCD10)*. Mutações nesses genes correspondem a 70 a 80% de todos os casos.

*O CCM1* é um inibidor essencial do desenvolvimento da angiogênese e é necessário para manter o endotélio vascular quiescente. A perda bialélica de um gene CCM, permitindo o florescimento descontrolado da angiogênese, pode explicar a arquitetura vascular caótica e a progressão dinâmica da MCCs.

ANORMALIDADES ASSOCIADAS. As MCCs são o componente mais comum nas malformações vasculares mistas. Venoso-cavernoso e capilar-cavernoso são as duas combinações mais frequentes.

### Patologia

LOCALIZAÇÃO E TAMANHO. As MCCs podem ocorrer em qualquer lugar no sistema nervoso central (SNC) e variam em tamanho desde lesões minúsculas, quase microscópicas, a malformações gigantes que podem ocupar todo o lobo ou a maioria de um hemisfério cerebral.

PATOLOGIA MACROSCÓPICA. Um discreto grupamento com aspecto em "framboesa" de sangue vermelho-arroxeado preenchendo cavernas é o mais comum **(Fig. 7-39)**. A maioria das MCCs estão completamente envoltas por um halo de hemossiderina.

CARACTERÍSTICAS MICROSCÓPICAS. As MCCs consistem em canais vasculares fortemente agrupados, revestidos por epitélio ("cavernas") no interior de um estroma colagenoso. As cavernas não possuem tecido elástico e apresentam paredes finas, mas que podem se tornar espessadas e hialinizadas. Alguns canais estão parcial ou completamente trombosados e contêm hemorragia em diferentes estágios de evolução. Uma borda gliótica, com componente de hemossiderina, envolve a lesão.

As MCCs não contêm parênquima cerebral, mas o cérebro de seu entorno frequentemente demonstra modificações reativas e depósitos de hemossiderina. Calcificações distróficas são comuns no interior das MCCs.

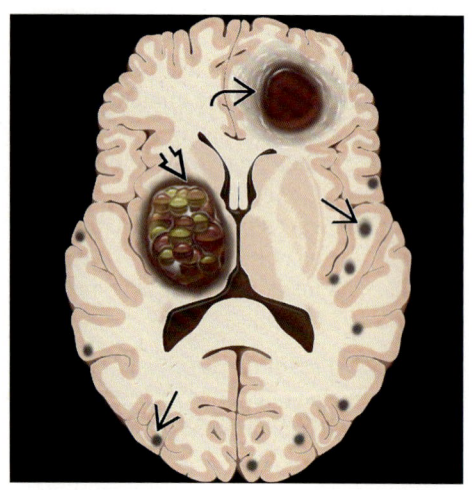

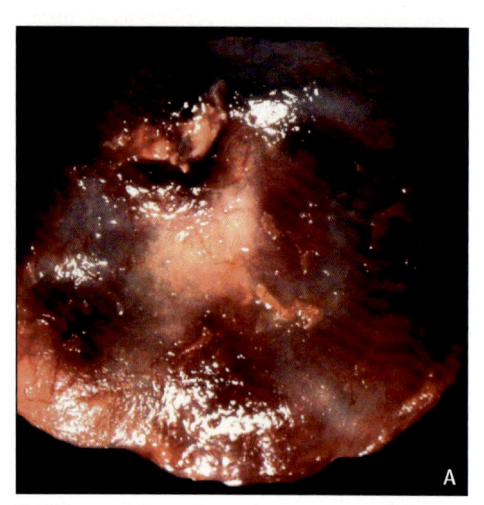

**7-38** Aspectos subagudos e o clássico em "pipoca" das MCCs. As micro-hemorragias são vistas como "pontos pretos com artefatos de susceptibilidade magnética multifocais".

**7-39A** Espécime cirúrgica de uma ressecção de uma MCC demonstra características típicas, notando-se lesão circunscrita, lobulada, com aspecto em framboesa.

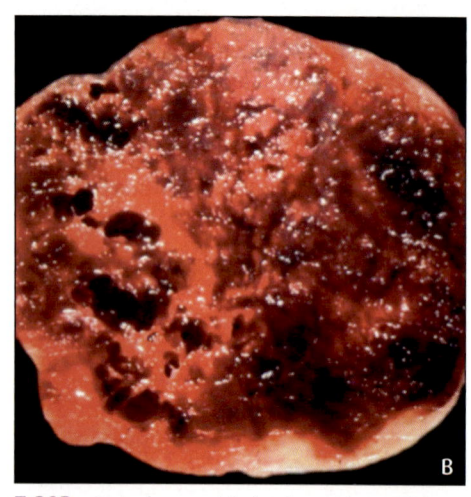

**7-39B** Corte da peça cirúrgica demonstra múltiplos lóculos de sangue em diversos estágios de evolução.

**ESTADIAMENTO, GRADUAÇÃO E CLASSIFICAÇÃO.** A classificação mais usada para as MCCs, a classificação de Zabramski, é baseada nos aspectos de imagem e não nos achados histológicos (quadro).

## Aspectos clínicos

**EPIDEMIOLOGIA.** As MCCs são a terceira malformação cerebral vascular mais comum (após a ADV e a telangiectasia capilar) e são encontradas em aproximadamente 0,5 % da população. Dois terços ocorrem como lesões solitárias, esporádicas; um terço são múltiplas.

**ASPECTOS DEMOGRÁFICOS.** As MCCs podem ocorrer em qualquer idade; elas causam 10% das hemorragias cerebrais espontâneas em crianças. A prevalência das MCCs nos exames de imagem aumenta com o aumento da idade. O pico de apresentação está em 40 a 60 anos (mais jovens com síndrome da malformação cavernosa múltipla familiar). Não há predileção por gênero.

A síndrome da MCC múltipla é mais comum em hispano-americanos de descendência mexicana. Mais de 90% dos indivíduos com uma história familiar positiva têm uma mutação *KRIT1* e irão desenvolver uma ou mais MCCs.

**APRESENTAÇÃO.** Metade de todos os pacientes com MCCs apresentam-se com convulsões. Cefaleia e déficits neurológicos focais também são comuns. As lesões pequenas, especialmente micro-hemorragias podem ser assintomáticas.

**HISTÓRIA NATURAL.** As MCCs têm um largo espectro de comportamento dinâmico e o curso clínico das lesões individualmente é variável e imprevisível. Hemorragias intralesionais espontâneas de repetição são típicas. Há propensão distinta para o crescimento lesional em cada paciente. Em geral, os pacientes com síndrome da MCC múltipla continuam a desenvolver novas lesões ao longo de suas vidas.

O risco de hemorragia em lesões solitárias é estimado em 0,25 a 0,75% cumulativo, ao ano, sendo maior para mulheres. Na forma da MCC múltipla familiar, o risco de hemorragia é muito mais alto, aproximando-se de 1,5% cumulativo ao ano.

**OPÇÕES DE TRATAMENTO.** O manejo das MCCs profundas em localizações críticas é controverso. No momento, a remoção cirúrgica total via ressecção microcirúrgica é o tratamento de escolha para o tratamento de lesões sintomáticas com hemorragias recorrentes. As radiocirurgia estereotáxica tem sido utilizada com algum sucesso em pacientes com MCCs de tronco encefálico, que não são receptivas à microcirurgia.

## Imagem

**CARACTERÍSTICAS GERAIS.** As MCCs podem ocorrer em todo o SNC. O parênquima cerebral é o local mais comum. Uma massa circunscrita com intensidade de sinal/densidade mista circundada por um halo completo de hemossiderina ("pipoca") é o achado clássico. As MCCs podem variar de microscópicas a gigantes (com mais de seis centímetros).

Em raras circunstâncias, uma MCC (mista com malformações venosas) pode ocupar todo um lobo cerebral.

ACHADOS NA TC. Os exames de TC sem contraste costumam ser normais, já que muitas das MCCs são pequenas demais para serem detectadas. Se a lesão for grande, ela pode aparecer hiperdensa, com calcificações intralesionais esparsas **(Fig. 7-40A)**. A maioria das MCCs é bem definida e não exibe efeito de massa, a menos que haja hemorragia recente **(Fig. 7-40B)**.

ACHADOS NA RM. Os achados são variáveis, dependendo do estágio de evolução e da sequência de pulso utilizada. As MCCs foram divididas em quatro tipos com base nos aspectos de imagem (classificação de Zabramski).

A MCC clássica (Zabramski tipo 2) é uma lesão em "pipoca" ou discretamente reticulada, causada por produtos sanguíneos contidos em "cavernas" ou "lóculos" de tamanhos variáveis. Níveis líquido-líquido com diferentes intensidades de sinal são comuns **(Fig. 7-40C)**. O centro com intensidade de sinal misto é rodeado por um halo completo de hemossiderina nas ponderações em T2, que apresenta artefatos de susceptibilidade magnética nas sequências em T2*. As MCCs com hemorragia subaguda (Zabramski tipo 1) são hiperintensas nas ponderações em T1 e exibem um misto de hiper-hipointensidade nas ponderações em T2 **(Fig. 7-41)**.

Sempre devem ser realizadas aquisições em T2* (GRE, SWI) para pesquisa de lesões adicionais. Micro-hemorragias puntiformes são vistas como "pontos pretos" multifocais com artefatos de susceptibilidade magnética (Zabramski tipo 4) em muitos casos com MCC familiar **(Fig. 7-42)**.

O realce após a administração de contraste é muito variável, podendo estar ausente (achado usual), ser leve ou moderado **(Fig. 7-43)**. Se uma MCC coexistir com uma ADV, o "angioma" venoso pode exibir forte realce. Se a malformação vascular histologicamente "mista" for ressecada, a drenagem venosa deve ser preservada para evitar infarto venoso pós-operatório.

---

### CLASSIFICAÇÃO DE ZABRAMSKI DAS MCCS

**Tipo 1:** Hemorragia subaguda
- Hiperintensa em T1, hiper-/hipointensa em T2

**Tipo 2:** Hemorragias em diferentes idades
- Clássico = em "pipoca"
  - Sinal misto hiper/hipo em ambos T1 e T2
- Procure por lóculos preenchidos por sangue com níveis líquido-líquido

**Tipo 3:** Hemorragia crônica

**Tipo 4:** Micro-hemorragias puntiformes
- "Pontos pretos" com artefatos de susceptibilidade magnética no T2* (GRE, SWI)

---

ANGIOGRAFIA. As MCCs não têm artéria nutridora ou veias de drenagem identificáveis. A ASD, ATC e ARM são, em geral, negativas a menos que a MCC seja mista, associa-

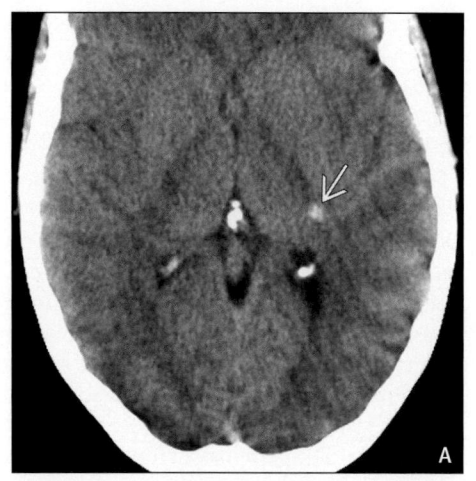

**7-40A** TC sem contraste em um paciente com história familiar de MCC demonstra lesão hiperdensa puntiforme no braço posterior da cápsula interna esquerda ➡.

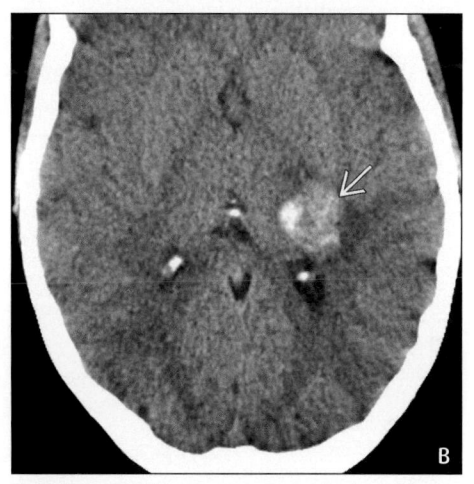

**7-40B** Exame de TC sem contraste obtido seis anos depois, quando o paciente desenvolveu hemiparesia direita aguda, demonstra que a lesão ➡ aumentou significativamente.

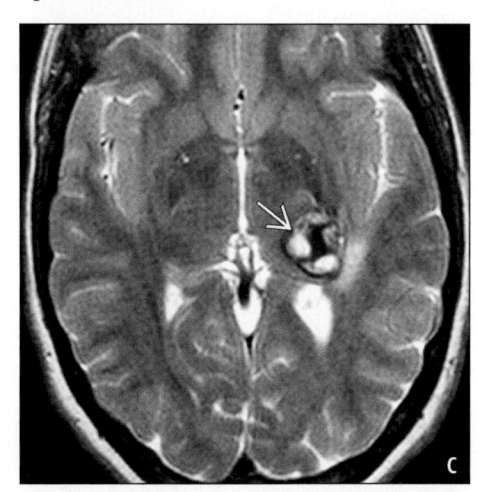

**7-40C** Ponderação em T2 demonstra o clássico aspecto em "pipoca" com lóculos de sangue em diferentes estágios de evolução rodeados por halo de hemossiderina ➡.

da a outra malformação vascular (mais comumente uma ADV). Se houver ocorrido hemorragia aguda, um efeito de massa avascular pode estar presente. Raramente, lagos venosos com acúmulo de contraste em uma ou mais "cavernas" podem ser identificados.

## Diagnóstico diferencial

O diagnóstico diferencial mais comum é uma **malformação vascular mista** na qual a MCC é o componente dominante. Às vezes, uma **neoplasia hemorrágica** ou **densamente calcificada** (como glioblastoma ou oligodendroglioma, respectivamente) pode simular uma MCC.

"Ponto pretos" multifocais nas aquisições em T2* podem ser vistos em diversas lesões, além das MCCs tipo 4. Encefalopatia hipertensiva crônica, angiopatia amiloide, lesão por estiramento axonal e contusões corticais podem ter aparência similar.

Os **hemangiomas** são neoplasias formadoras de vaso benignas verdadeiras e não devem ser confundidas com as MCCs. A maioria é encontrada na pele e em tecidos moles da cabeça e do pescoço. Os hemangiomas no interior do SNC são raros e mais encontrados nos seios venosos durais e nas meninges cranianas e não no parênquima cerebral.

---

**MALFORMAÇÕES CAVERNOSAS CEREBRAIS**

**Etiologia**
- Mutações *CCM1, CCM2 ou CCM3* na MCC familiar
- Perda da inibição negativa do desenvolvimento da angiogênese

**Patologia**
- Ocorre em todo o SNC
- Solitário (2/3), múltiplos (1/3, familiar)
- Múltiplos lóculos de paredes finas preenchidos por sangue ("cavernas")
- Ausência de parênquima cerebral normal em seu interior; borda de hemossiderina

**Aspectos clínicos**
- Terceira MCV mais comum
- Pode se apresentar em qualquer idade; pico = 40 a 60 anos
- Curso variável e imprevisível
  - Hemorragias intralesionais de repetição são típicas
  - Risco de hemorragia = 0,25 a 0,75% por lesão por ano
  - Pacientes com MCC familiar desenvolvem novas lesões

---

**7-41A** MCC Zabramski tipo 1 é ilustrada. (Esquerda) Ponderação em T1 mostra que a lesão é hiperintensa e rodeada por borda hipointensa de hemossiderina ⇒ (Direita) aquisição em T2* GRE demonstra hipointensidades com artefatos de susceptibilidade magnética em torno ⇒ e no interior da lesão.
**7-41B** Corte microscópico da peça ressecada do mesmo caso mostra uma cavidade preenchida por sangue ⇒ rodeada por canais vasculares pavimentados com fino endotélio ⇒. (Cortesia de R. Helwett, MD.)

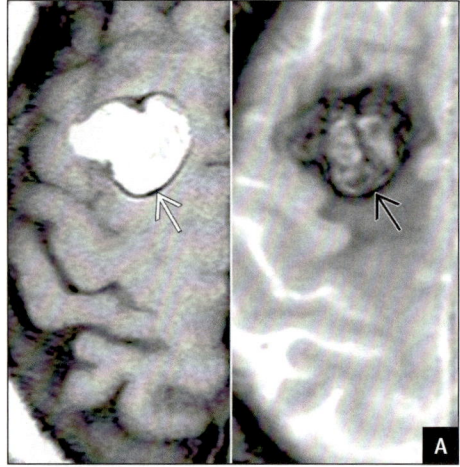

**7-42A** Ponderação em T2 de um paciente com múltiplas malformações cavernosas cerebrais mostra uma grande lesão frontal à esquerda com nível líquido-líquido ⇒ Múltiplas outras lesões hipointensas estão presentes ⇒.
**7-42B** SWI T2* demonstra inúmeros pontos pretos com artefatos de susceptibilidade magnética característicos da MCC Zabramski tipo 4 (micro-hemorragias puntiformes). Aquisições em T2* são muito mais sensíveis do que as ponderações em T2 FSE para detectar inomogeneidades do campo magnético.

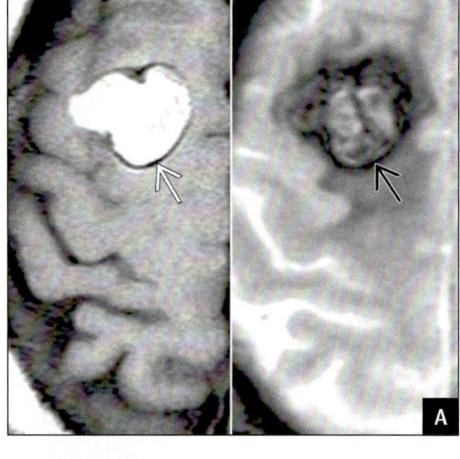

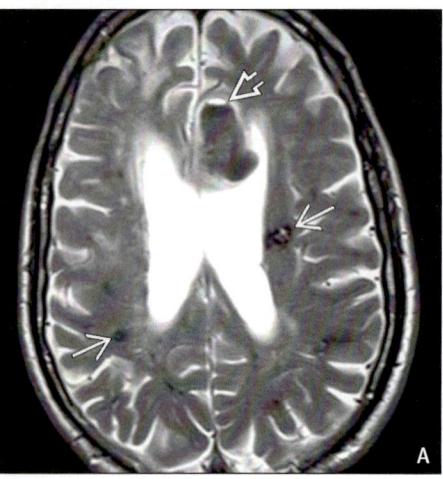

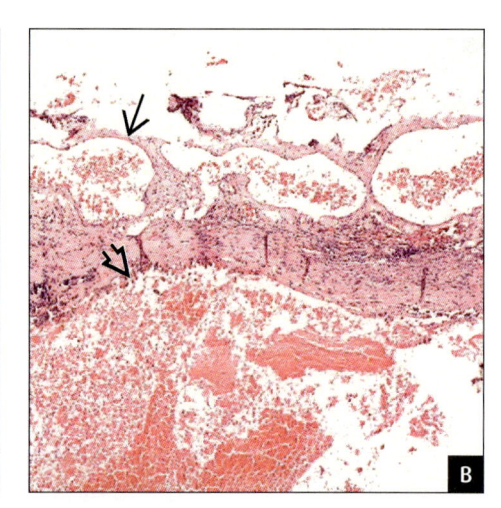

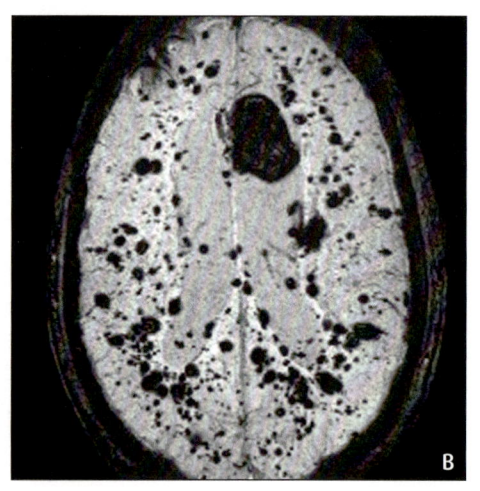

> **Imagem**
> - TC sem contraste: hiperdensas ± Ca ++ esparsas
> - RM: aspectos variáveis
>   - Em "pipoca" com níveis líquido-líquido, halo de hemossiderina
>   - "Pontos pretos" multifocais com artefatos de susceptibilidade magnética
> - ASD usualmente negativa

## Telangiectasia capilar

### Terminologia

Uma telangiectasia capilar cerebral (TCC) é um grupamento de vasos aumentados de calibre, de paredes finas, lembrando capilares. Os vasos são rodeados e separados por parênquima cerebral normal.

### Etiologia

**CONCEITOS GERAIS.** Embora sua patogênese exata seja desconhecida, as telangiectasias capilares são, provavelmente, lesões congênitas. As TCCs foram relatadas com a telangiectasia hemorrágica hereditária (THH), mas a maioria das lesões ocorre no escalpo e nas membranas mucosas e não no parênquima cerebral.

A irradiação craniana pode causar dano endotelial vascular e induzir o desenvolvimento de lesões cavernosas múltiplas ou similares à telangiectasia no parênquima cerebral. É típico que pacientes com telangiectasias capilares induzidas por radioterapia se apresentem com convulsões alguns anos após a RxT. A média de idade da apresentação é de 11 a 12 anos, e a média do período de latência é próxima dos 9 anos.

**GENÉTICA.** Não foram identificadas mutações genéticas.

### Patologia

**LOCALIZAÇÃO E TAMANHO.** As TCCs podem ocorrer em qualquer lugar do SNC. A ponte, o cerebelo e a medula espinal são os locais mais comuns **(Fig. 7-44)**. As lesões solitárias são mais comuns que as múltiplas. Embora a telangiectasia capilar "gigante" ocorra, a grande maioria das TCCs são pequenas e menores que 1,0 cm de diâmetro.

**PATOLOGIA MACROSCÓPICA.** A maioria das TCCs são invisíveis à inspeção macroscópica. Apenas 5 a 10% das TCCs são maiores do que 1,0 cm de diâmetro. Ocasionalmente, le-

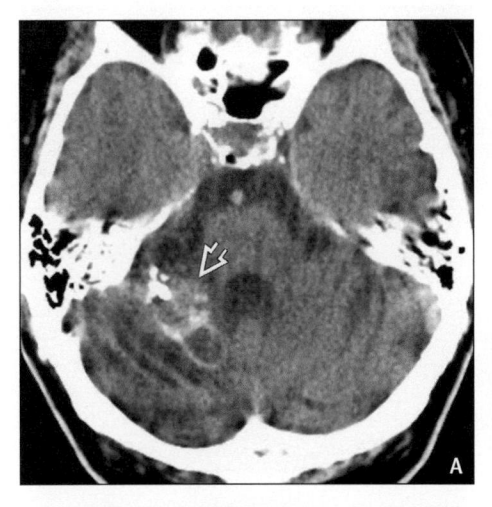

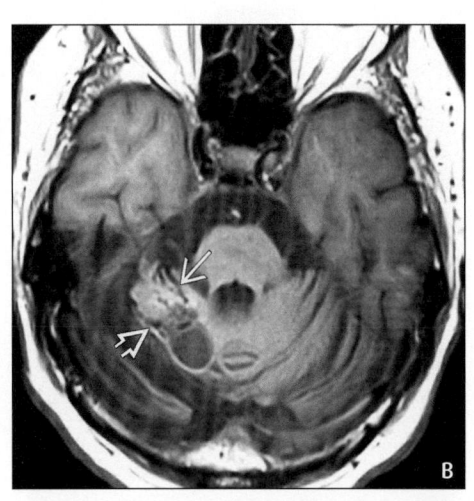

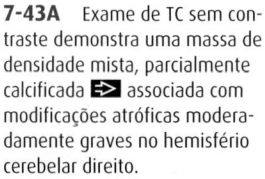

**7-43A** Exame de TC sem contraste demonstra uma massa de densidade mista, parcialmente calcificada ➡ associada com modificações atróficas moderadamente graves no hemisfério cerebelar direito.
**7-43B** Ponderação em T1 mostra que a lesão ➡ é muito heterogênea com componente cístico e sólido, diferentes intensidades de sinal e *flow void* proeminente ➡.

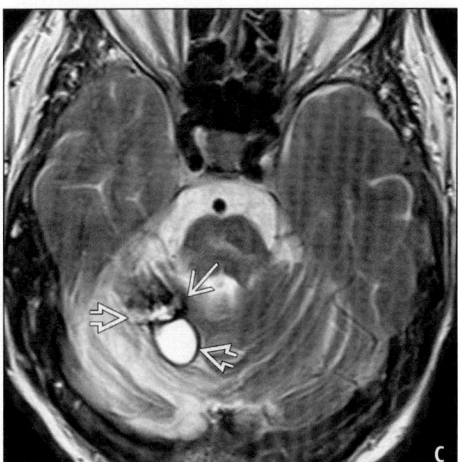

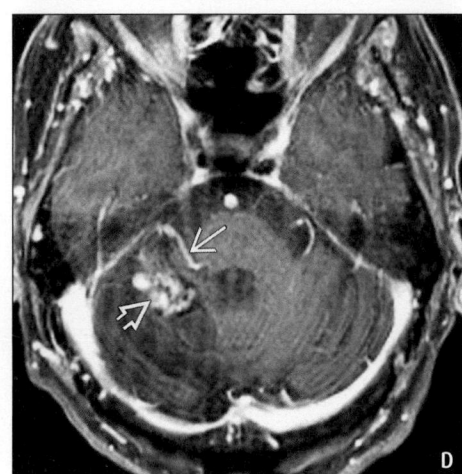

**7-43C** Ponderação em T2 mostra proeminente hipointensidade por presença de hemossiderina ➡ cercando cavidades hiperintensas contendo líquido ➡.
**7-43D** Aquisição em T1 pós-contraste com saturação mostra que parte do componente de aspecto sólido demonstra realce lobulado ➡. Uma veia de drenagem proeminente também sofre realce ➡. A maioria das MCCs demonstra realce mínimo ou ausente; então, este caso foi considerado uma variante.

sões com até 2,0 cm podem ocorrer. Elas podem ser vistas como áreas mal definidas de descoloração rosa ou em tons de marrom no parênquima **(Fig. 7-45)**.

**CARACTERÍSTICAS MICROSCÓPICAS.** Um grupo de capilares dilatados, com algum grau de ectasia, mas, a exceção disso, de aspecto normal, interpostos ao parênquima cerebral é característico **(Fig. 7-46)**. A menos que mistas a outras malformações (como angioma cavernoso), as TCCs não sangram e não calcificam. Gliose e depósitos de hemossiderina estão ausentes.

## Aspectos clínicos

**EPIDEMIOLOGIA.** As telangiectasias capilares são o segundo tipo mais comum de malformação vascular cerebral, representando entre 10 a 20 % de todas as malformações vasculares cerebrais. Telangiectasias capilares de mucosa e de pele são ainda mais comuns do que as telangiectasias cerebrais.

**ASPECTOS DEMOGRÁFICOS.** As TCCs podem ocorrer em qualquer idade, mas o pico de apresentação está entre 30 a 40 anos. Não há predileção por gênero.

**APRESENTAÇÃO.** A maioria das TCCs é assintomática e descoberta incidentalmente. Alguns poucos casos com cefaleia, vertigem e zumbido foram relatados.

**HISTÓRIA NATURAL.** As TCCs são lesões quiescentes que não sangram. Casos muito raros de comportamento agressivo foram relatados.

**OPÇÕES DE TRATAMENTO.** As TCCs isoladas não necessitam de tratamento. O tratamento das lesões mistas é determinado pela lesão associada.

## Imagem

**CARACTERÍSTICAS GERAIS.** Já que o parênquima cerebral normal está interposto entre os capilares dilatados da TCC, não há efeito de massa presente. A menos que elas sejam histologicamente mistas a outras MCVs (como malformação cavernosa), as TCCs carecem de edema, não incitam gliose adjacente e não apresentam hemorragias ou calcificações.

**ACHADOS NA TC.** TC com e sem contraste são normais.

**ACHADOS NA RM.** As TCCs são imperceptíveis nas imagens de RM convencionais pré-contraste. As aquisições em T1 são, em geral, normais **(Fig. 7-47A)**. As grandes

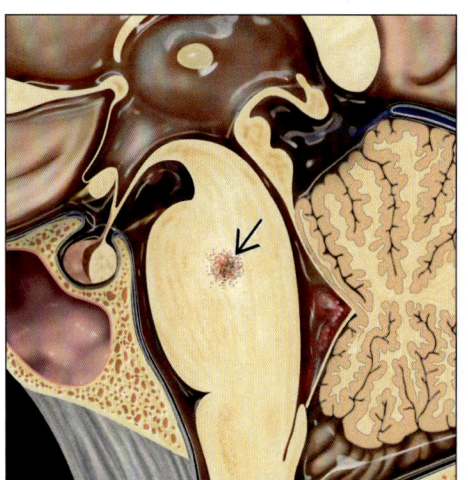

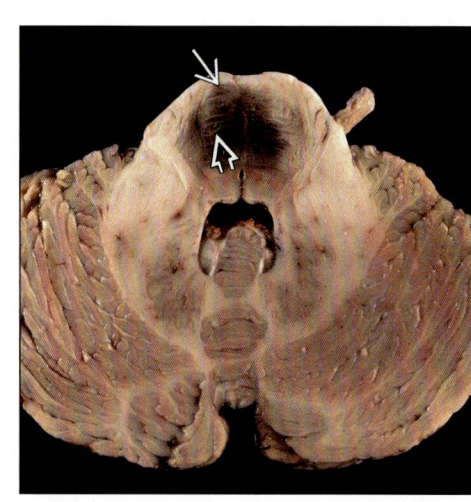

**7-44** Ilustração demonstra uma telangiectasia capilar pontina com minúsculos capilares dilatados interpostos ao tecido normal.

**7-45** Espécime de autópsia demonstra uma grande telangiectasia capilar pontina. Observe que as fibras pontinas transversas passam através da lesão (Cortesia de B. Horten, MD.)

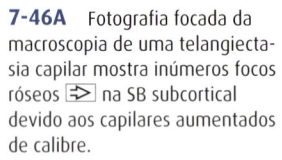

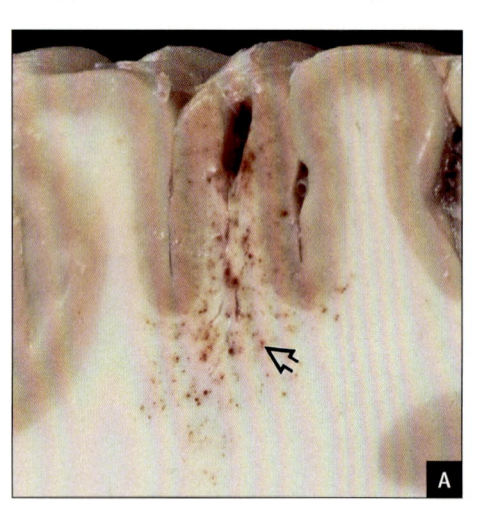

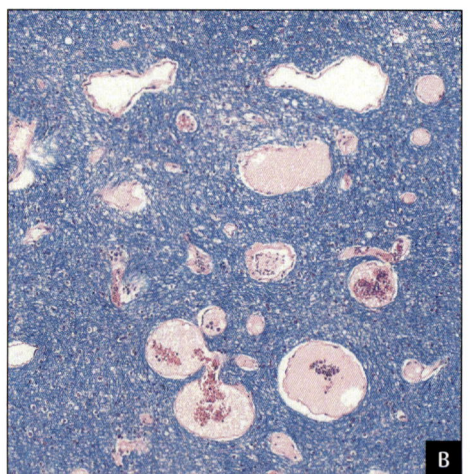

**7-46A** Fotografia focada da macroscopia de uma telangiectasia capilar mostra inúmeros focos róseos na SB subcortical devido aos capilares aumentados de calibre.

**7-46B** Fotomicrografia de alta magnificação do mesmo caso demonstra muito bem os capilares alargados de paredes finas, preenchidos por sangue, que são a marca da telangiectasia capilar. Observe a SB normal corada de azul entre os vasos (corado por Luxolfast blue). (Cortesia de P. Burger, MD.)

Malformações vasculares 169

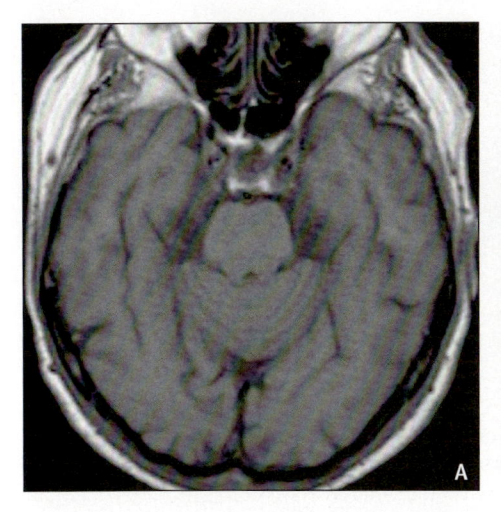

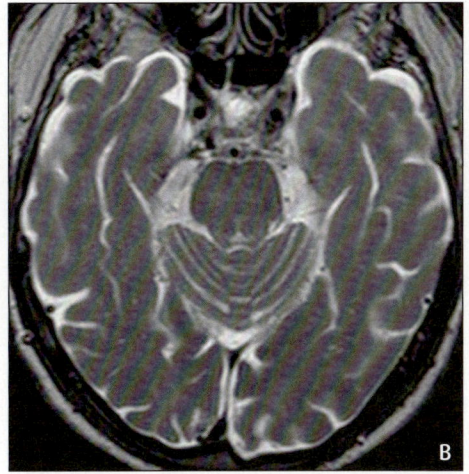

**7-47A** Série de imagens demonstra os achados clássicos da telangiectasia capilar pontina. A ponderação em T1 no plano axial está normal.
**7-47B** Imagem ponderada em T2 no plano axial do mesmo paciente não demonstra anormalidades da mesma forma.

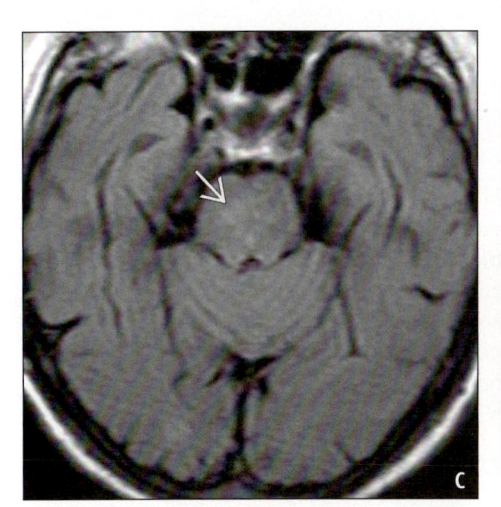

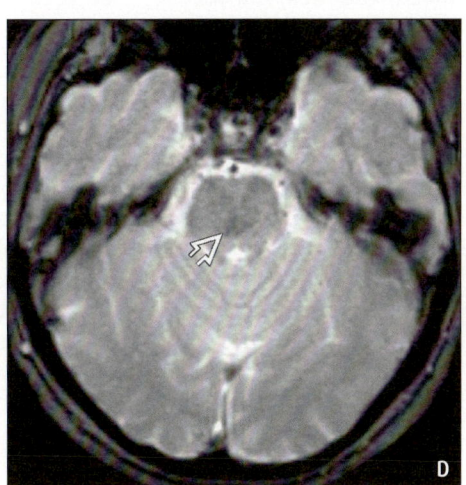

**7-47C** Aquisição em FLAIR demonstra discretas hiperintensidades salteadas ➡ na ponte.
**7-47D** Aquisição em T2*GRE demonstra efeito de susceptibilidade com hipointensidade acinzentada ➡ na ponte média.

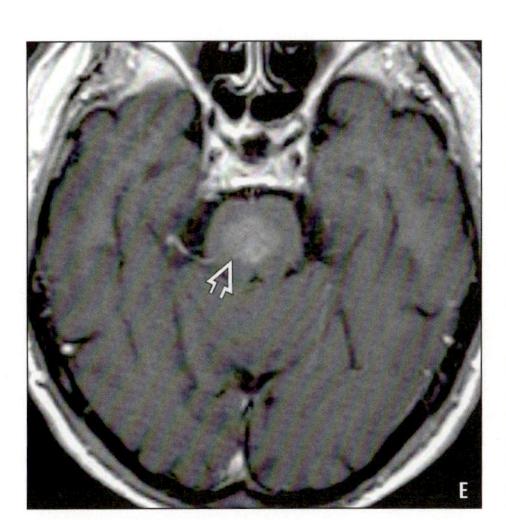

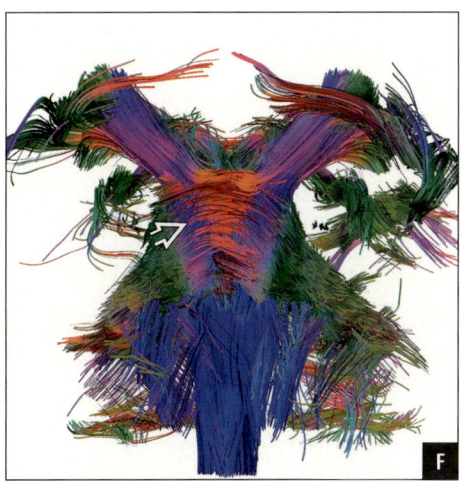

**7-47E** Aquisição em T1 pós-contraste demonstra discreto realce de aspecto "escovado" ➡ que é característico da telangiectasia capilar.
**7-47F** O trajeto das fibras está normal na DTI. As fibras pontinas transversas ➡ atravessam a lesão sem modificação de sua orientação. (Cortesia de P. Rodriguez, MD.)

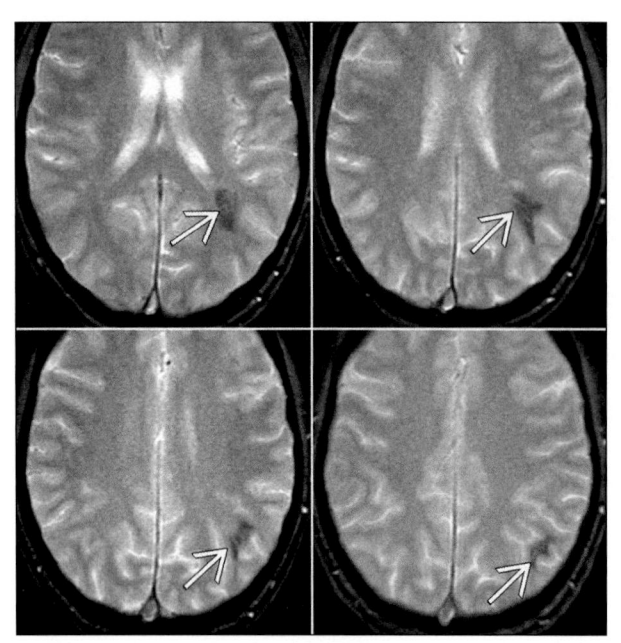

**7-48** Série de aquisições em T2* GRE demonstra uma hipointensidade focal subcortical em formato de cunha ➡ no lobo parietal esquerdo.

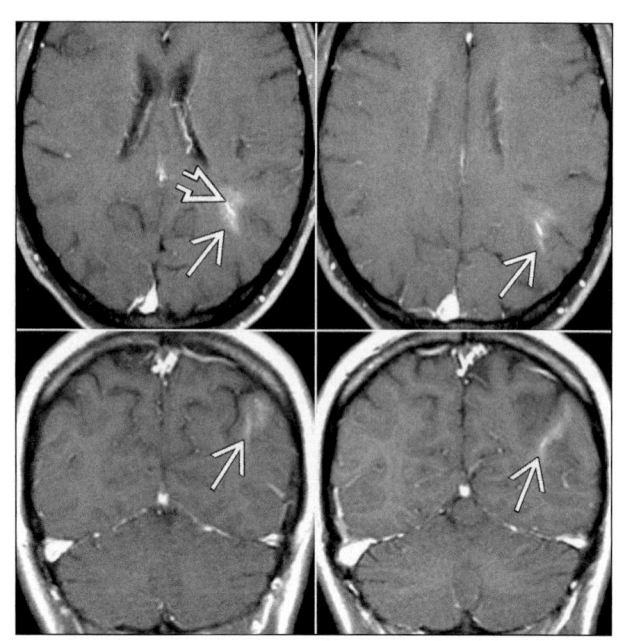

**7-49** Aquisições em T1 pós-contraste axiais (acima) e coronais (abaixo) mostram que a lesão ➡ realça de uma maneira "escovada". Uma veia de drenagem central proeminente está presente ➡. Os achados de imagem são característicos da telangiectasia capilar (compare com a Fig. 7-46).

TCCs podem demonstrar uma discreta hiperintensidade pontilhada nas ponderações em T2/FLAIR **(Figs. 7-47B e 7-47C)**, mas as lesões pequenas costumam ser invisíveis.

As aquisições em T2* GRE, SWI são as melhores para demonstrar a TCC. Como o fluxo sanguíneo no interior dos capilares dilatados é bastante lento, a oxi-hemoglobina é convertida em desoxi-hemoblobina e é visível como uma hipointensidade acinzentada pouco definida **(Figs. 7-47D e 7-48)**.

As TCCs demonstram discreto realce pontilhado ou "escovado" e indefinido nas aquisições em T1 pós-contraste **(Figs. 7-47E e 7-49)**. Lesões maiores podem demonstrar um foco linear de forte realce em seu interior, representando a veia de drenagem coletora.

Como as TCCs estão entremeadas a tratos de substância branca normais, a DTI não demonstra deslocamento ou interrupção e não são identificadas alterações de anisotropia fracionada **(Fig. 7-47F)**.

## Diagnóstico diferencial

Devido ao seu leve realce nas aquisições em T1 pós-contraste as TCCs são frequentemente confundidas com **neoplasias**; contudo, elas não exibem efeito de massa ou edema circunjacente. A combinação da perda da intensidade de sinal em T2* e realce com padrão "escovado" em uma lesão que não é digna de nota nas sequências-padrão, facilmente distingue a TCC da neoplasia metastática ou primária.

As **anomalias do desenvolvimento e malformações cavernosas** podem ser histologicamente mistas às TCCs. Os **hemangiomas capilares** são neoplasias verdadeiras formadoras de vasos, causam efeito de massa e são, em geral, encontrados na dura e nos seios venosos, e não no parênquima cerebral.

As **malformações vasculares induzidas pela radioterapia** podem ocorrer e são vistas como "pontos pretos com artefatos de susceptibilidade magnética" multifocais nas sequências T2* (GRE, SWI) **(Fig. 7-50)**. A maioria se trata de malformações cavernosas com micro-hemorragias e não de telangiectasias capilares.

---

### TELANGIECTASIAS CAPILARES

**Patologia**
- Grupo de capilares dilatados de paredes finas
  - Cérebro normal interposto entre os canais vasculares
- Podem ser encontradas em todo o SNC
  - Ponte, cerebelo e medula espinal são os locais mais comuns

**Aspectos clínicos**
- 10 a 20% de todas as malformações cerebrovasculares
- Todas as idades; pico = 30 a 40 anos
- Raramente sintomático
  - A maioria é descoberta incidentalmente em exames de imagem

**Imagem**
- TC sem contraste e TC com contraste são usualmente normais
- RM
  - T1/T2 usualmente normais
  - T2* é a sequência-chave (hipointensidade cinza-escuro)
  - Realce de aspecto "escovado" no T1 pós-contraste

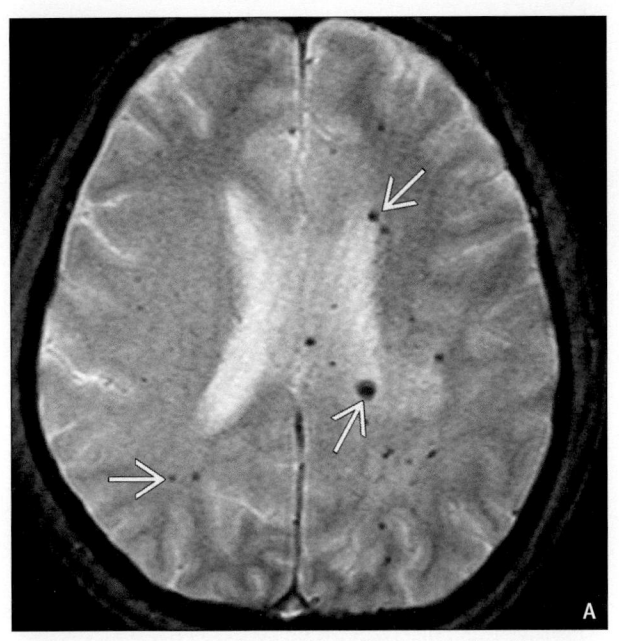

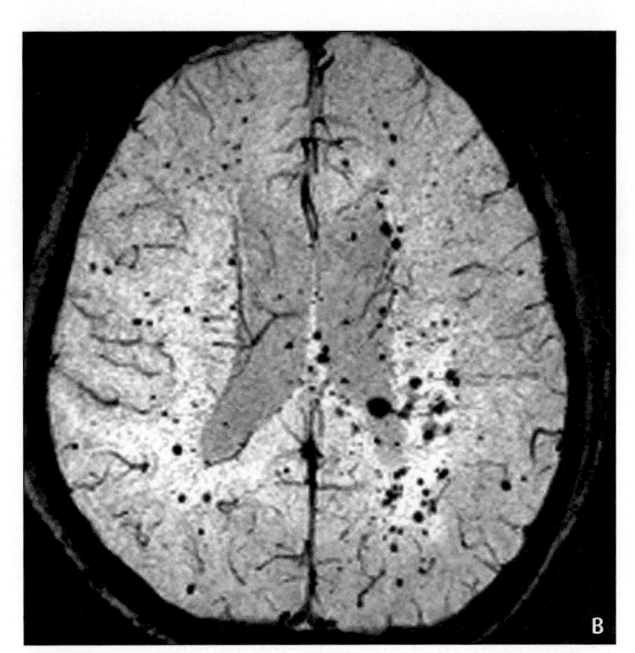

**7-50A** Um paciente com história de irradiação cerebral total cinco anos antes devido a um astrocitoma anaplásico grau III da classificação da OMS desenvolveu convulsões. Aquisição em T2*GRE demonstra múltiplas hipointensidades com artefatos de susceptibilidade magnética ➡.

**7-50B** Aquisição em T2* SWI do mesmo paciente demonstra inúmeras micro-hemorragias puntiformes. Os achados são consistentes com telangiectasias capilares induzidas pela radiação.

# Referências selecionadas

## Malformações cerebrovasculares com shunt arteriovenoso

### Malformação arteriovenosa

- Davies JM et al: Classification schemes for arteriovenous malformations. Neurosurg Clin N Am. 23(1):43-53, 2012
- Fontanella M et al: Brain arteriovenous malformations are associated with interleukin-1 cluster gene polymorphisms. Neurosurgery. 70(1):12-7, 2012
- Illies T et al: Classification of cerebral arteriovenous malformations and intranidal flow patterns by color-encoded 4D-hybrid-MRA. AJNR Am J Neuroradiol. Epub ahead of print, 2012
- Laakso A et al: Arteriovenous malformations: epidemiology and clinical presentation. Neurosurg Clin N Am. 23(1):1-6, 2012
- Meijer-Jorna LB et al: Congenital vascular malformations-- cerebral lesions differ from extracranial lesions by their immune expression of the glucose transporter protein GLUT1. Clin Neuropathol. 31(3):135-41, 2012
- Geibprasert S et al: Radiologic assessment of brain arteriovenous malformations: what clinicians need to know. Radiographics. 30(2):483-501, 2010
- Lawton MT et al: A supplementary grading scale for selecting patients with brain arteriovenous malformations for surgery. Neurosurgery. 66(4):702-13; discussion 713, 2010

### Angiopatia proliferativa cerebral

- Marks MP et al: Cerebral proliferative angiopathy. J Neurointerv Surg. 4(5):e25, 2012
- Lasjaunias PL et al: Cerebral proliferative angiopathy: clinical and angiographic description of an entity different from cerebral AVMs. Stroke. 39(3):878-85, 2008

### Fístula AV dural

- Gandhi D et al: Intracranial dural arteriovenous fistulas: classification, imaging findings, and treatment. AJNR Am J Neuroradiol. 33(6):1007-13, 2012
- Gomez J et al: Classification schemes of cranial dural arteriovenous fistulas. Neurosurg Clin N Am. 23(1):55-62, 2012
- Gross BA et al: Cerebral dural arteriovenous fistulas and aneurysms. Neurosurg Focus. 32(5):E2, 2012
- Ha SY et al: Clinical and angiographic characteristics of multiple dural arteriovenous shunts. AJNR Am J Neuroradiol. Epub ahead of print, 2012
- Geibprasert S et al: Dural arteriovenous shunts: a new classification of craniospinal epidural venous anatomical bases and clinical correlations. Stroke. 39(10):2783-94, 2008

### Fístula carótido-cavernosa

- Grumann AJ et al: Ophthalmologic outcome of direct and indirect carotid cavernous fistulas. Int Ophthalmol. 32(2):153-9, 2012
- Miller NR: Dural carotid-cavernous fistulas: epidemiology, clinical presentation, and management. Neurosurg Clin N Am. 23(1):179-92, 2012
- Yoshida K et al: Transvenous embolization of dural carotid cavernous fistulas: a series of 44 consecutive patients. AJNR Am J Neuroradiol. 31(4):651-5, 2010

## Fístula AV pial

- Paramasivam S et al: Development, clinical presentation and endovascular management of congenital intracranial pial arteriovenous fistulas. J Neurointerv Surg. Epub ahead of print, 2012

## Malformação aneurismática da veia de Galeno

- Recinos PF et al: Vein of Galen malformations: epidemiology, clinical presentations, management. Neurosurg Clin N Am. 23(1):165-77, 2012
- Berenstein A et al: Endovascular management of arteriovenous malformations and other intracranial arteriovenous shunts in neonates, infants, and children. Childs Nerv Syst. 26(10):1345-58, 2010
- Alvarez H et al: Vein of galen aneurysmal malformations. Neuroimaging Clin N Am. 17(2):189-206, 2007

## Malformações cerebrovasculares sem shunt *arteriovenoso*
### Anomalia do desenvolvimento venoso

- Roccatagliata L et al: Developmental venous anomalies with capillary stain: a subgroup of symptomatic DVAs? Neuroradiology. 54(5):475-80, 2012
- Teo M et al: Developmental venous anomalies - two cases with venous thrombosis. Br J Neurosurg. Epub ahead of print, 2012
- Petersen TA et al: Familial versus sporadic cavernous malformations: differences in developmental venous anomaly association and lesion phenotype. AJNR Am J Neuroradiol. 31(2):377-82, 2010
- Ruiz DS et al: Cerebral developmental venous anomalies: current concepts. Ann Neurol. 66(3):271-83, 2009

### *Sinus pericranii*

- Akram H et al: Sinus pericranii: an overview and literature review of a rare cranial venous anomaly (a review of the existing literature with case examples). Neurosurg Rev. 35(1):15-26; discussion 26, 2012
- Macit B et al: Cerebrofacial venous anomalies, sinus pericranii, ocular abnormalities and developmental delay. Interv Neuroradiol. 18(2):153-7, 2012
- Vanaman MJ et al: Pediatric and inherited neurovascular diseases. Neurosurg Clin N Am. 21(3):427-41, 2010
- Park SC et al: Sinus pericranii in children: report of 16 patients and preoperative evaluation of surgical risk. J Neurosurg Pediatr. 4(6):536-42, 2009
- Gandolfo C et al: Sinus pericranii: diagnostic and therapeutic considerations in 15 patients. Neuroradiology. 49(6):505-14, 2007

## Malformação cavernosa cerebral

- Al-Holou WN et al: Natural history and imaging prevalence of cavernous malformations in children and young adults. J Neurosurg Pediatr. 9(2):198-205, 2012
- Al-Shahi Salman R et al: Untreated clinical course of cerebral cavernous malformations: a prospective, population-based cohort study. Lancet Neurol. 11(3):217-24, 2012
- Cavalcanti DD et al: Cerebral cavernous malformations: from genes to proteins to disease. J Neurosurg. 116(1):122-32, 2012
- Haasdijk RA et al: Cerebral cavernous malformations: from molecular pathogenesis to genetic counselling and clinical management. Eur J Hum Genet. 20(2):134-40, 2012
- Wüstehube J et al: Cerebral cavernous malformation protein CCM1 inhibits sprouting angiogenesis by activating DELTA-NOTCH signaling. Proc Natl Acad Sci U S A. 107(28):12640-5, 2010

## Telangiectasia capilar

- El-Koussy M et al: Susceptibility-weighted MR imaging for diagnosis of capillary telangiectasia of the brain. AJNR Am J Neuroradiol. 33(4):715-20, 2012
- Sayama CM et al: Capillary telangiectasias: clinical, radiographic, and histopathological features. Clinical article. J Neurosurg. 113(4):709-14, 2010
- Leblanc GG et al: Biology of vascular malformations of the brain. Stroke. 40(12):e694-702, 2009
- Nimjee SM et al: Review of the literature on de novo formation of cavernous malformations of the central nervous system after radiation therapy . Neurosurg Focus. 21(1):e4, 2006
- Yoshida Y et al: Capillary telangiectasia of the brain stem diagnosed by susceptibility-weighted imaging. J Comput Assist Tomogr. 30(6):980-2, 2006

# 8

# Anatomia arterial e acidentes vasculares cerebrais

| | |
|---|---|
| Anatomia arterial normal e distribuições vasculares | 173 |
| Artéria carótida interna intracraniana | 173 |
| O círculo de Willis | 178 |
| Artéria cerebral anterior | 180 |
| Artéria cerebral média | 181 |
| Artéria cerebral posterior | 181 |
| Sistema vertebrobasilar | 183 |
| Infartos arteriais | 184 |
| Infarto-isquemia cerebral aguda | 184 |
| Infartos cerebrais subagudos | 196 |
| Infartos cerebrais crônicos | 198 |
| Infartos embólicos múltiplos | 198 |
| Infartos lacunares | 202 |
| Infartos de zonas de transição ("zonas de fronteira") | 205 |
| Dano hipóxico-isquêmico | 207 |
| AVCs diversos | 213 |
| Síndrome da hiperperfusão cerebral | 213 |
| AVCs em distribuições vasculares incomuns | 213 |

Acidente vascular cerebral (AVC) é um termo genérico que descreve um evento clínico, caracterizado por início súbito de um déficit neurológico. Contudo, *os AVCs não são todos iguais!* As síndromes dos AVCs têm heterogeneidades em seu significado clínico e fisiopatológico, que se refletem em sua patologia macroscópica e nos aspectos de imagem. Isquemia-infarto arterial – o foco principal deste capítulo – é de longe a causa mais comum de AVC, correspondendo a 80% de todos os casos.

Os 20% restantes são, em sua maioria, hemorrágicos, sendo divididos em hemorragia intracraniana "espontânea" (HIE), hemorragia subaracnóidea (HSA) não traumática e oclusões venosas. Tanto HIE quanto HSA foram discutidas extensivamente nos capítulos anteriores, e as oclusões venosas serão discutidas no capítulo seguinte.

Começaremos com uma breve revisão das artérias intracranianas normais. Com essas bases anatômicas sólidas, voltaremos então nossa atenção para etiologia, patologia e aspectos de imagem dos AVCs arteriais.

## Anatomia arterial normal e distribuições vasculares

Os clínicos frequentemente discutem a vascularização intracraniana em duas partes, a "circulação anterior" e a "circulação posterior". A **circulação anterior** consiste na artéria carótida interna (ACI) intradural e seus ramos somados às suas duas terminações, a artéria cerebral anterior (ACA) e a artéria cerebral média (ACM). As artérias comunicante anterior (AComA) e comunicante posterior (AComP) também são consideradas partes da circulação anterior.

A **circulação posterior** é composta pelo tronco vertebrobasilar e seus ramos, incluindo suas bifurcações terminais nas duas artérias cerebrais posteriores (ACPs).

Começaremos nossa discussão com a circulação anterior. Consideraremos brevemente a artéria carótida interna e seus segmentos, ramos, variações importantes e anomalias e, então, delinearemos a anatomia do círculo de Willis. As três artérias cerebrais principais (i.e., anterior, média, posterior) serão discutidas a seguir juntamente com seus ramos, variações e distribuição vascular. Concluiremos esta seção com a anatomia normal do sistema vertebrobasilar.

### Artéria carótida interna intracraniana

As ACIs intracranianas seguem um curso complexo com seis segmentos retos verticais ou horizontais que são conectados por três curvas ("joelhos"). As ACIs são divididas em diversos segmentos. Por convenção, a ACI extracraniana – que *não* possui ramos nomeados no pescoço – é designada como **segmento C1 (cervical)**. A ACI cervical será discutida em detalhes juntamente com outras artérias craniocervicais extracranianas (Capítulo 10).

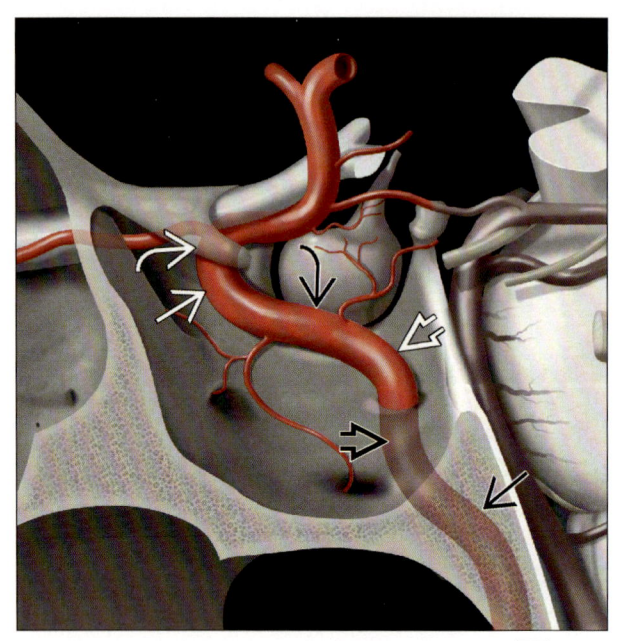

**8-1** Ramos intracranianos da ACI. O segmento C2 (petroso) ➡ é longo e com morfologia em L. O segmento C3 ➡ é curto e está localizado entre C2 e a ACI cavernosa (C4) ➡. C5 ➡ é o último segmento extradural. Os joelhos posterior ➡ e anterior ➡ de C4 estão demonstrados.

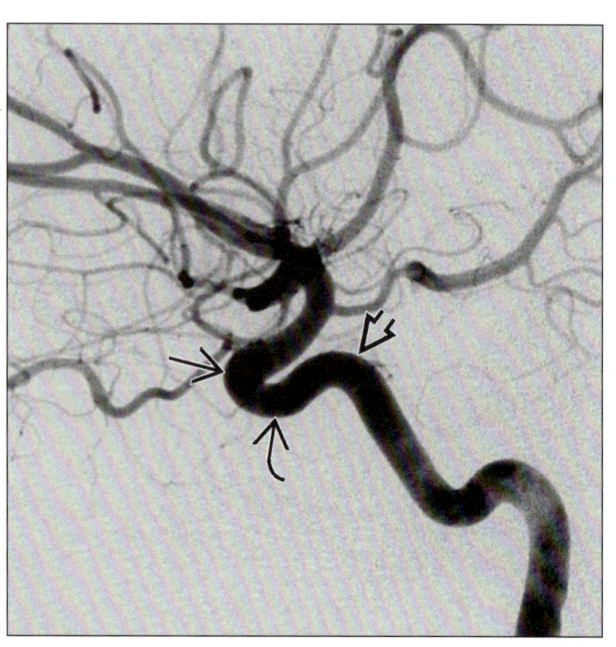

**8-2** ASD lateral demonstrando todos os segmentos da ACI. O segmento C4 (cavernoso) ➡ possui tanto joelho posterior ➡ quanto anterior ➡. Juntos eles formam o "sifão" carotídeo.

## Anatomia normal

**SEGMENTO C2 (PETROSO) DA ACI**. O segmento C2 (petroso) está contido no interior do canal carotídeo do osso temporal e tem morfologia em L **(Fig. 8-1)**. Quando adentra o crânio, na abertura exocraniana do canal carotídeo, a ACI se localiza logo à frente da veia jugular interna. Nesse ponto, a ACI passa de um estado relativamente móvel (no pescoço) para um relativamente fixo (no osso), sendo o local onde está mais vulnerável a forças de cisalhamento traumático e a lesões por dissecção.

O segmento C2 da ACI tem uma pequena porção vertical, seguida de um "joelho", onde, em frente à cóclea, toma direção anteromedial e, após, segue com uma porção horizontal mais longa. A ACI emerge do canal carotídeo no ápice petroso.

O segmento C2 possui dois pequenos, mas importantes ramos. A **artéria vidiana**, também conhecida como artéria do canal pterigóideo, anastomosa-se com ramos da artéria carótida externa (ACE). A **artéria caroticotimpânica** é um pequeno ramo da ACI que supre a orelha média.

**SEGMENTO C3 (LACERUM) DA ACI**. O segmento C3 (lacerum) é um segmento pequeno que se localiza logo acima do forame lacerado e se estende do ápice petroso para o seio cavernoso (SC). O segmento C3 é coberto pelo **gânglio trigeminal** do NC V e não possui ramos.

**SEGMENTO C4 (CAVERNOSO) DA ACI**. O segmento C4 (cavernoso) é um dos mais importantes e complexos de todos os segmentos da ACI. O segmento C4 da ACI tem três subsegmentos conectados por dois "joelhos" **(Fig. 8-2)**. Em ordem, estes são (1) um curto segmento posterior ascendente (vertical), (2) o joelho posterior, (3) um segmento horizontal mais longo, (4) um joelho anterior e (5) um segmento anterior vertical ascendente (subclinóideo). Quando a ACI se dirige anteriormente, ela também cursa medialmente. Como consequência, **nas imagens anteroposteriores ou coronais, o joelho posterior tem posição lateral ao joelho anterior**.

O **nervo abducente** (NC VI) tem posição inferolateral à ACI e é o único nervo craniano que se localiza no *interior* do próprio SC (os outros estão na parede dural lateral).

O segmento C4 da ACI tem dois ramos importantes **(Fig. 8-1)**. O tronco **meningo-hipofisário** se origina do joelho posterior suprindo a glândula hipófise, o tentório e a dura clival. O **tronco inferolateral** (TIL) se origina do aspecto lateral da ACI intracavernosa e supre nervos cranianos e a dura do SC. Através de ramos que passam por meio do forame basilar adjacente, o TIL se anastomosa livremente com ramos da ACE que se originam da fossa pterigopalatina. Essa importante conexão entre as circulações carotídeas interna e externa pode fornecer uma fonte de fluxo sanguíneo colateral em casos de oclusão da ACI.

**SEGMENTO C5 (CLINÓIDEO) DA ACI**. O segmento C5 (clinóideo) é um curto segmento interdural que se localiza entre os anéis durais proximal e distal do SC. O segmento C5 termina quando a ACI deixa o SC e entra na cavidade craniana adjacente ao processo clinoide anterior. O segmento C5 não possui ramos importantes, a menos que a artéria oftálmica se origine no interior do SC e não no segmento intracraniano proximal (C6).

**Segmento C6 (oftálmico) da ACI.** O segmento C6 (oftálmico) é o primeiro segmento da ACI que se localiza inteiramente no espaço subaracnóideo. Esse segmento se estende a partir do anel dural distal, logo abaixo da origem da AComP.

O segmento C6 possui dois importantes ramos. A **artéria oftálmica** (AO) se origina do aspecto anterossuperior da ACI, dirigindo-se, após, anteriormente através do canal óptico, junto com o NC II. A AO possui extensas anastomoses com ramos da ACE no interior e em torno da órbita e na glândula lacrimal. A **artéria hipofisária superior** nasce do aspecto posterior do segmento C6 da ACI e supre o lobo anterior da hipófise (adeno-hipófise), a haste infundibular, bem como o quiasma óptico.

**Segmento C7 (comunicante) da ACI.** O segmento C7 (comunicante) é o último segmento da ACI e se estende desde logo abaixo da origem da AComP até a bifurcação terminal da ACI em ACA e ACM. Como possui curso posterossuperior, a ACI passa entre os nervos óptico e oculomotor.

O segmento mais distal da ACI tem dois importantes ramos. A **AComP** une a circulação anterior à posterior. Diversas artérias perfurantes se originam da AComP para suprir estruturas basais cerebrais, incluindo o hipotálamo.

A **artéria coróidea anterior** (ACorA) se origina 1 ou 2 mm acima da AComP com curso inicialmente posteromedial, mudando o seu rumo então lateralmente na cisterna suprasselar para entrar na fissura coróidea do corno temporal. O território da AcorA é recíproco com o das artérias coróideas posteromedial e posterolateral (ambas ramos da ACP), mas em geral inclui o lobo temporal medial, núcleos da base e braço infralenticular da cápsula interna.

### Anomalias e variantes

Três importantes anomalias vasculares da ACI devem ser reconhecidas nos estudos de imagem: uma ACI aberrante (ACIA), uma artéria estapedial persistente e uma anastomose carótido-basilar embrionária.

**ACI aberrante.** Uma ACIA é uma anomalia vascular congênita que adentra o aspecto posterior da cavidade da orelha média, a partir de sua porção mais inferior, envolvendo o promontório coclear, enquanto ele cruza a cavidade da orelha média **(Fig. 8-3)**. A ACI finalmente retoma seu curso normal esperado quando se une à margem posterior e lateral da ACI petrosa horizontal.

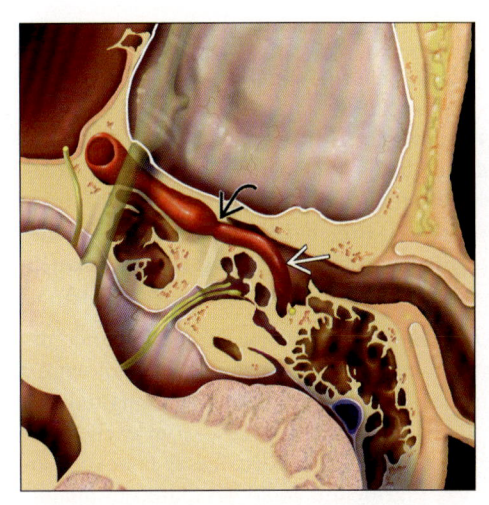

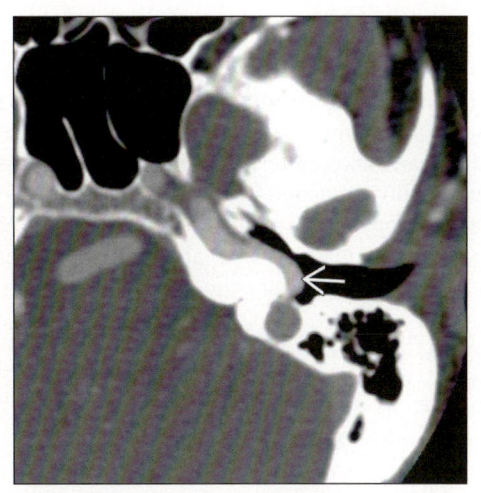

**8-3** Figura em corte axial ilustrando uma ACI aberrante clássica ⟶ se originando com o aspecto posterior do promontório da cóclea e cruzando ao longo da orelha média para se unir novamente à ACI em seu segmento petroso horizontal. Uma estenose ⟶ está frequentemente presente no ponto de reconexão.
**8-4** Corte axial através da orelha média de imagem fonte de ATC demonstrando uma ACIA ⟶ descrevendo um "giro" sobre o promontório coclear. 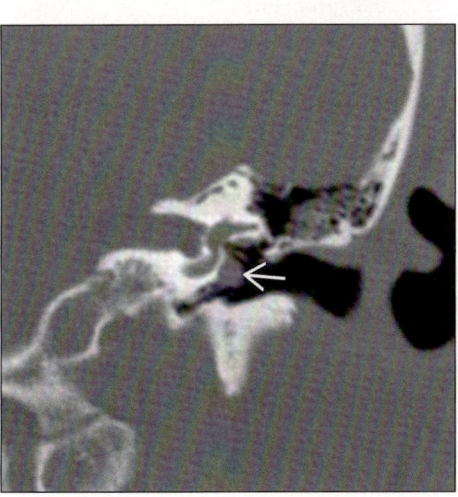 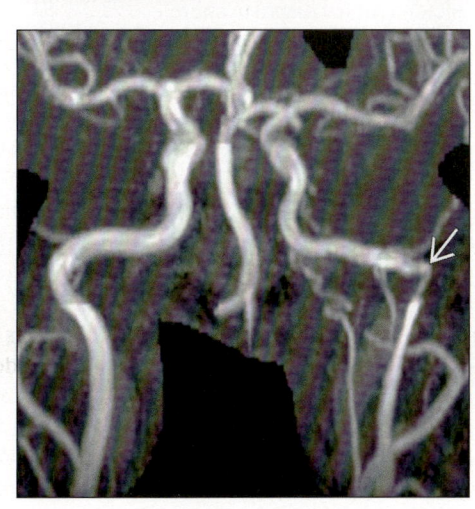
**8-5** TC com corte coronal do osso temporal ao nível da janela oval demonstrando uma ACIA ⟶ como uma "massa" de partes moles, de contornos bem definidos, localizada no promontório coclear, simulando um paraganglioma, glomo timpânico.
**8-6** ARM no plano coronal demonstrando uma ACI direita normal. Uma ACI esquerda aberrante cursa mais lateralmente com ângulo agudo característico e com morfologia que lembra um "7" ⟶.

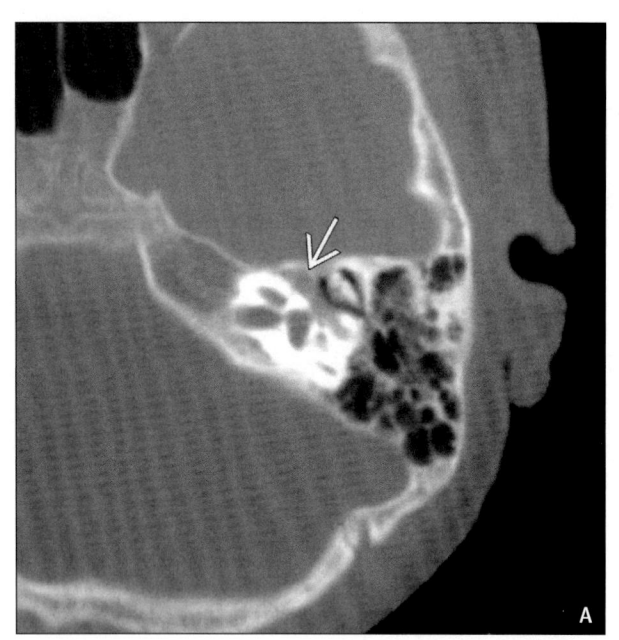

**8-7A** Achados característicos da persistência da artéria estapedial (PAE) estão ilustrados. TC óssea em corte axial do osso temporal demonstrando o segmento timpânico anterior alargado do canal do nervo facial ➡.

**8-7B** TC óssea do mesmo paciente demonstrando forame oval esquerdo normal ➡ e ausência do forame espinhoso (FE) esquerdo ➡. O forame oval ➡ e o FE ➡ à direita estão normais. Ausência do FE e alargamento do segmento anterior do NC VII são patognomônicos de PAE.

Os pacientes com uma ACIA podem apresentar zumbido pulsátil. Uma ACIA é identificada no exame otoscópico como uma massa retrotimpânica com aspecto vascular, que se localiza no mesotímpano anteroinferior. Uma ACIA simula os aspectos clínicos do paraganglioma (glomo timpânico, glomo jugular). A biópsia pode resultar em AVC ou hemorragia fatal, motivo pelo qual essa anomalia *deve* ser reconhecida pelo radiologista *e* comunicada ao clínico de referência.

As características de uma ACIA na TC são patognomônicas. A TC óssea em cortes axiais demonstra uma lesão tubular que cruza a cavidade da orelha média, com direção de posterior para anterior **(Fig. 8-4)**. As imagens coronais mostram uma estrutura ovalada de margens bem definidas, com densidade de tecidos moles disposta sobre o promontório coclear **(Fig. 8-5)**.

A angiografia (ASD, ATC, ARM) mostra que a ACIA tem um curso mais posterolateral que o normal. Uma distinta angulação que lembra um "7" está frequentemente presente, junto com a modificação em seu contorno e calibre (aspecto "comprimido") antes de o segmento retomar seu curso normal **(Fig. 8-6)**.

PERSISTÊNCIA DA ARTÉRIA ESTAPEDIAL. A persistência da artéria estapedial (PAE) é uma anomalia vascular congênita rara na qual a artéria estapedial embrionária persiste no período pós-natal. A maioria dos casos de PAE é descoberta incidentalmente em exames de imagem ou durante cirurgia.

A PAE se origina do segmento C2 (petroso) da ACI no seu joelho, entre os segmentos vertical e horizontal. A PAE passa através da *footplate* do estribo e dobra o tamanho do segmento anterior (timpânico) do nervo facial **(Fig. 8-7A)**. Na porção intracraniana, a PAE se torna a artéria meníngea média (AMMed).

Os achados de imagem patognomônicos são (1) a ausência do forame espinhoso (porque a AMMed se origina da PAE, e não da ACE) **(Fig. 8-7B)** e (2) um segmento timpânico alargado do nervo facial. A PAE está frequentemente – mas não invariavelmente – associada a uma ACIA.

ANASTOMOSE CARÓTIDO-BASILAR EMBRIONÁRIA. No início do desenvolvimento embrionário, conexões se formam entre a carótida primitiva e as duas artérias neurais longitudinais (precursoras fetais da artéria basilar). Com exceção da artéria comunicante posterior, todas essas conexões arteriais primitivas regridem e então desaparecem quando a circulação cerebral definitiva é formada. Se houver falha nessa regressão, ocorre **persistência da anastomose carótido-basilar** (PACB) ("primitiva" ou "embrionária") pós-natal.

Há quatro tipos de PACB. Cada um é reconhecido e nomeado de acordo com suas relações anatômicas com nervos cranianos ou espinais específicos. De superior para inferior, são eles: artérias trigeminal persistente (NC V), artéria ótica persistente (NC VIII), artéria hipoglossal persistente (NC XII) e artéria intersegmentar pró-atlantal (C1-3) **(Fig. 8-8)**.

*Artéria trigeminal persistente.* A artéria trigeminal persistente (ATP) é a mais comum das persistências da anastomose carótido-basilar e é identificada em 0,1 a 0,2% dos casos. Dois tipos de ATP são conhecidos. No Saltzman tipo 1, a ATP supre a artéria basilar (AB) distal, as AComPs

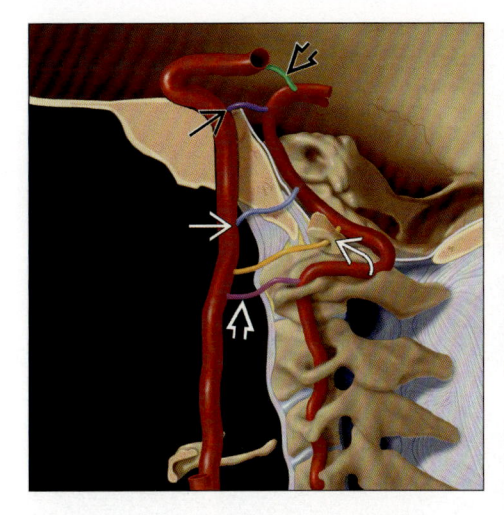

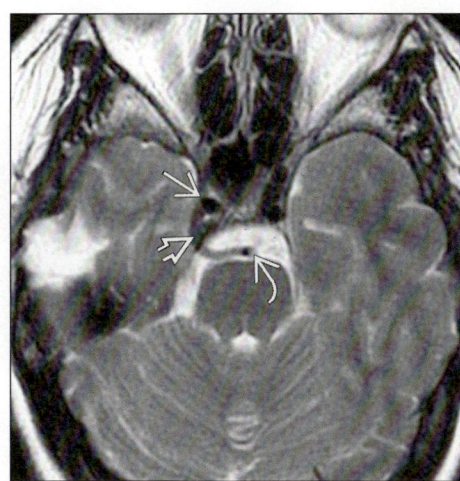

**8-8** Figura mostrando as anastomoses entre a ACI e a AV. A AComP ⇨ é uma conexão normal. A ATP ⇨ conecta a ACI cavernosa à AB. A PAO ⇨ conecta a ACI petrosa à AB através do CAI. A PAH ⇨ conecta a ACI cervical à AV através do canal do hipoglosso. A artéria pró-atlantal ⇨ conecta a ACI cervical à AV.

**8-9** Aquisição ponderada em T2 no plano axial demonstrando uma grande ATP ⇨ cursando em torno do aspecto posterolateral da sela túrcica para conectar a ACI cavernosa ⇨ à AB ⇨.

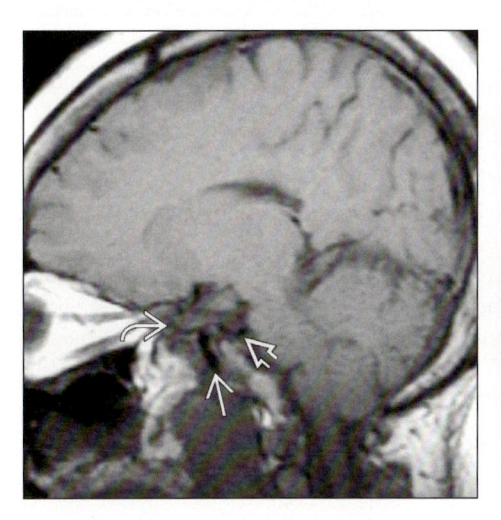

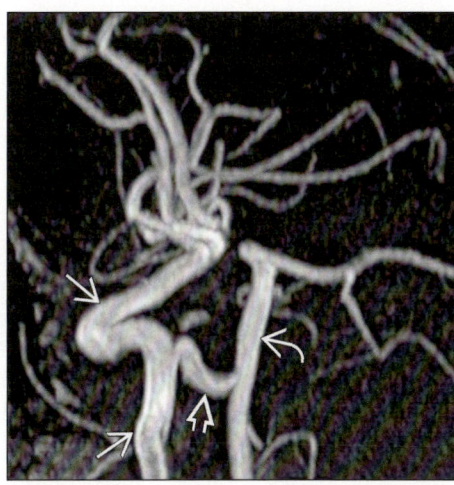

**8-10** RM ponderada em T1 no plano sagital demonstrando o clássico aspecto de «tridente de Netuno» da ATP. O «tridente» é formado pelos segmentos ascendente ⇨ e horizontal ⇨ da ACI cavernosa e pela ATP ⇨.

**8-11** ARM no plano sagital demonstrando o "tridente de Netuno" completo com a ATP ⇨ conectando a ACI ⇨ à AB ⇨.

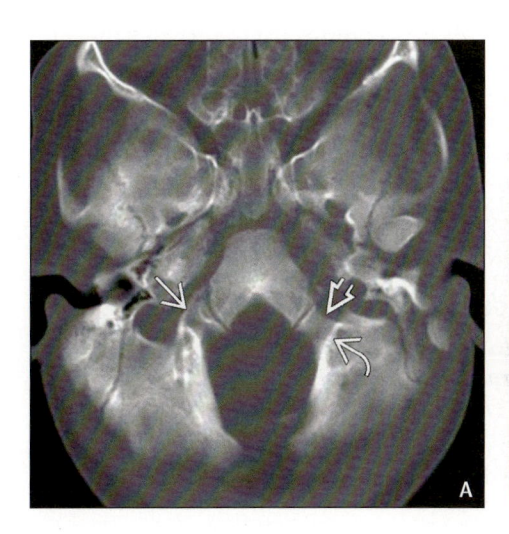

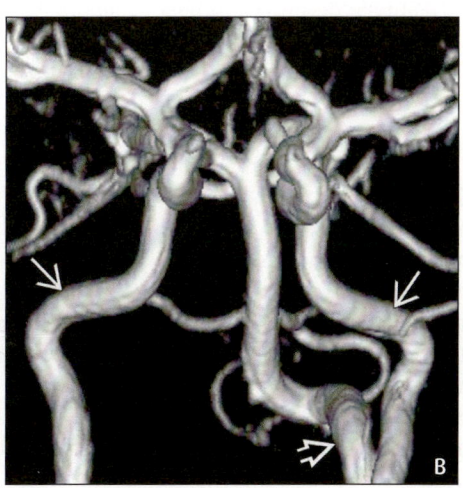

**8-12A** TC óssea no plano axial demonstrando o canal do hipoglosso direito normal ⇨. O canal do hipoglosso esquerdo ⇨ é quase duas vezes o seu tamanho. As margens corticais do canal do hipoglosso alargado ⇨ estão intactas.

**8-12B** ARM coronal em 3D com técnica de MIP do mesmo paciente demonstrando artérias carótidas direita e esquerda normais ⇨. Toda a circulação posterior é suprida pela artéria hipoglossal persistente ⇨, que acompanha o NC XII através do canal do hipoglosso alargado.

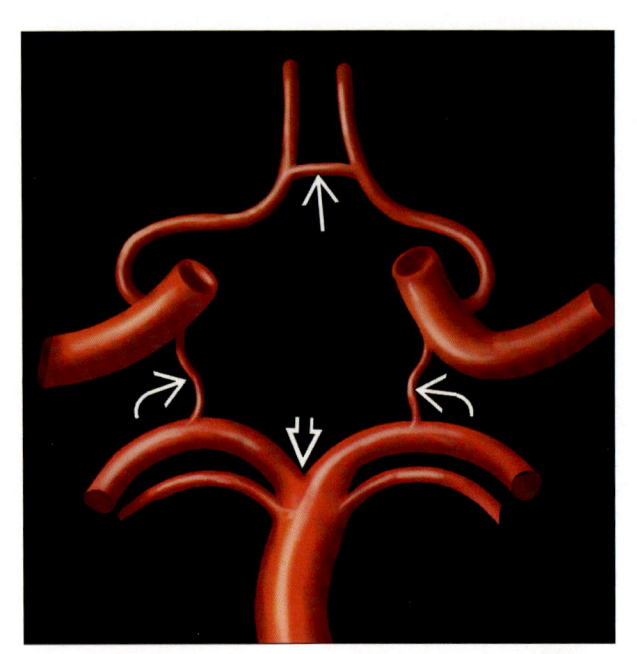

**8-13** Ilustração demonstrando o círculo de Willis com AComA ➡ e as AComPs ➡ conectando a circulação anterior (carotídea) à posterior (vertebrobasilar) ➡.

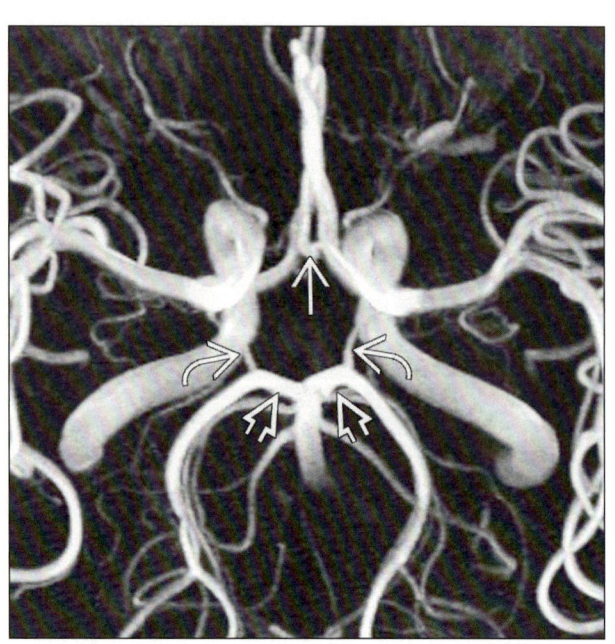

**8-14** ARM normal com visão submentovértice demonstrando AComA ➡, pequenas AComPs ➡ e a bifurcação basilar com grandes segmentos P1 da ACP ➡, formando um polígono de Willis "equilibrado".

estão ausentes e a AB proximal é hipoplásica. No Saltzman tipo 2, a ATP supre as artérias cerebelares superiores, enquanto as ACPs são supridas por AComPs patentes.

Quando se dirigem posteriormente, as ATPs podem cursar tanto lateral quanto medialmente à sela túrcica. Em última instância, a ATP cursa posteromedialmente, comprimindo a glândula hipofisária e penetrando no dorso de sela, antes de se anastomosar com a AB. É importante identificar essa variante antes da cirurgia transesfenoidal para adenomas hipofisários.

Os achados de imagem da ATP demonstram um vaso calibroso que conecta a ACI cavernosa com a AB. Em 60% dos casos, a ATP cursa posteromedialmente, correndo através do dorso da sela para se unir com a AB (**Fig. 8-9**). Em 40% dos casos, a ATP cursa posterolateralmente junto com o nervo trigeminal descrevendo uma curva em torno e não através do dorso da sela.

Imagens de RM no plano sagital e de ARM demonstram a configuração em "tridente de Netuno" (**Fig. 8-10**), (**Fig. 8-11**). Quase um quarto de todas as ATPs têm anormalidades vasculares associadas, tais como aneurismas saculares, moya-moya, coarctação de aorta e fenestrações arteriais.

*Persistência da artéria ótica.* A incidência pós-natal de PACB está inversamente relacionada com sua ordem de desaparecimento. A artéria ótica primitiva é a primeira das anastomoses carótido-basilares fetais a regredir e, consequentemente, é a mais rara dessas anomalias incomuns. Apenas alguns poucos casos de persistência da artéria ótica (PAO) foram convincentemente demonstrados.

*Persistência da artéria hipoglossal.* A persistência da artéria hipoglossal (PAH) é o segundo tipo mais comum de PACB, com uma prevalência estimada de 0,03 a 0,09%. A PAH se origina do aspecto posterior da ACI cervical, em geral ao nível de C1-C2 e cursa juntamente com o NC XII, através do canal do hipoglosso para se anastomosar com a artéria basilar (**Fig. 8-8**). As artérias vertebral e comunicante posterior ipsilaterais são hipoplásicas.

Uma PAH tem a mais alta incidência de associação com aneurismas de todas as PACBs.

Os exames de imagem demonstram um vaso calibroso que se origina posteriormente à ACI cervical distal e se curva posteromedialmente por meio de um canal do hipoglosso alargado para se unir à AB intracraniana logo acima do forame magno (**Fig. 8-12**).

*Artéria pró-atlantal (intersegmentar).* Uma artéria pró-atlantal, também chamada de artéria intersegmentar pró-atlantal (AIP), é a mais caudal de todas as PACBs (**Fig. 8-8**). Dois tipos são conhecidos: a AIP do tipo 1 se origina da ACI cervical ao nível de C2-C3 (ou mais baixo), cursando então posterossuperiormente para se unir à artéria vertebral suboccipital antes de se dirigir para cima por meio do forame magno. A AIP do tipo II segue um curso similar, mas se origina da artéria carótida externa.

## O círculo de Willis

O círculo de Willis (CW) é um grande anel anastomótico arterial que contorna as estruturas cerebrais basais e conecta as circulações anterior e posterior. Caso ocorra uma oclusão arterial, o CW é a fonte mais importante de fluxo sanguíneo potencial colateral para o território ocluído.

## Anatomia normal

O CW tem 10 componentes: duas ACIs, dois segmentos proximais ou horizontais (A1) da artéria cerebral anterior (ACA), a artéria comunicante anterior (AComA), duas artérias comunicantes posteriores (AComPs), a artéria basilar (AB) e dois segmentos proximais ou horizontais (P1) das artérias cerebrais posteriores (ACPs) **(Fig. 8-13)**, **(Fig. 8-14)**. A artéria cerebral média (ACM) *não* faz parte do CW.

## Territórios vasculares

Importantes ramos perfurantes se originam de todas as partes do CW e suprem a maioria das estruturas cerebrais basilares. Aqueles que se originam da AComA e da AComP serão discutidos a seguir. Ramos perfurantes oriundos das ACAs, ACMs, ACPs e AB também serão descritos, junto com a anatomia de suas artérias genitoras.

A AComA possui artérias perfurantes que passam superiormente para suprir o hipotálamo anterior e o quiasma óptico, joelho do corpo caloso, giro do cíngulo e os pilares dos fórnices. Ocasionalmente, uma artéria perfurante dominante se origina da AComA e é chamada de artéria mediana do corpo caloso. A AComP origina diversos ramos perfurantes (artérias talamoperfurantes anteriores) que suprem o tálamo.

## Variantes e anomalias

As *variantes* do CW são a regra, não a exceção. Um ou mais componentes do CW estão hipoplásicos ou ausentes na maioria dos casos. As variantes A1 e P1 estão descritas adiante. Uma AComP hipoplásica ou ausente é a variante do CW mais comum e ocorre em um quarto a um terço de todos os casos. Uma AComA ausente, duplicada ou com múltiplos canais é vista em 10 a 15% dos casos. As variações anatômicas do CW podem causar assimetrias de fluxo significativas entre as ACIs direita e esquerda ou redução do volume na AB nos estudos de ARM e perfusão por RM (pRM); elas não devem ser mal-interpretadas como doença vascular.

Em contraste às variantes da normalidade, que são comuns, as *anomalias* verdadeiras do CW são raras. Quando presentes, elas estão associadas a uma alta prevalência de aneurismas saculares.

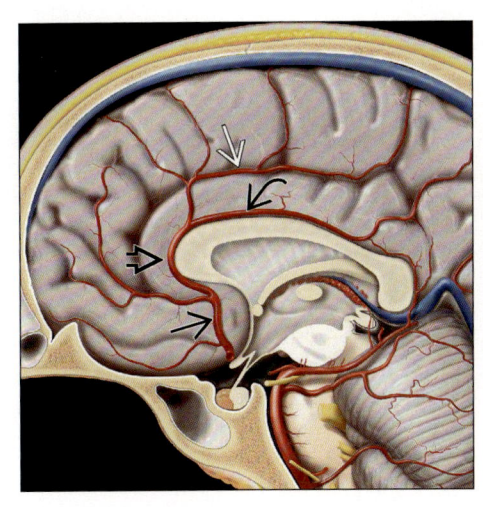

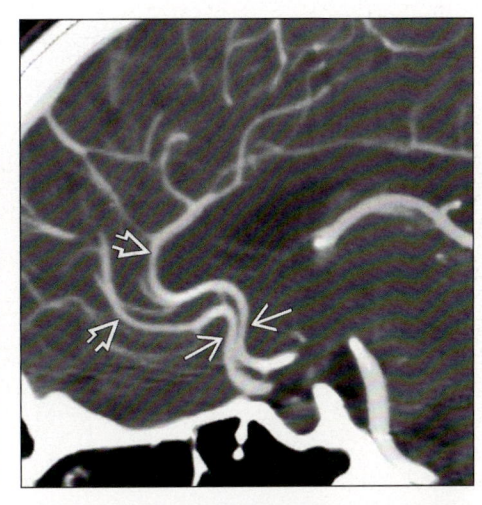

**8-15** Ilustração demonstrando a relação da ACA com o cérebro subjacente. O segmento A2 ascende em frente ao terceiro ventrículo. O segmento A3 se curva em torno do joelho do corpo caloso. As artérias pericalosa e calosomarginal são os principais ramos terminais da ACA.

**8-16** MIP de ATC na linha média do plano sagital demonstrando os segmentos A2 de ambas as ACAs ascendendo na fissura inter-hemisférica em frente ao terceiro ventrículo, com os segmentos A3 se curvando em torno do joelho do corpo caloso.

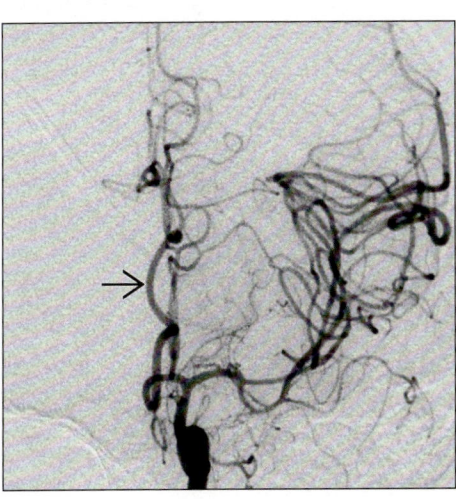

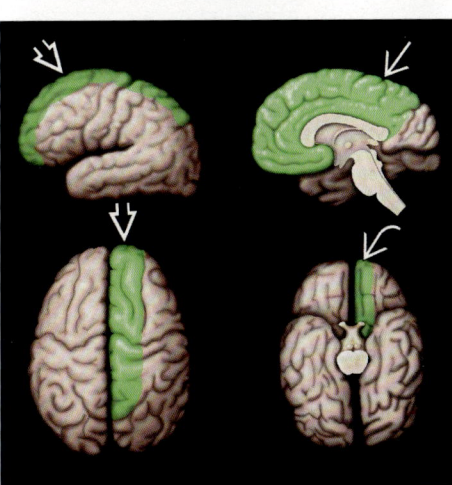

**8-17** Visão AP da carótida interna esquerda normal em ASD mostrando a ACA "perambulando" gentilmente de lado a lado através da linha média na fissura inter-hemisférica.

**8-18** O território vascular da ACA (verde) inclui os dois terços anteriores da superfície medial do hemisfério com uma fina faixa de córtex sobre o topo do vértice dos hemisférios e uma pequena área em cunha ao longo do lobo frontal inferomedial.

## Artéria cerebral anterior

A artéria cerebral anterior (ACA) é o menor e mais medial ramo terminal da ACI supraclinóidea. A ACA corre em sua maior parte na fissura inter-hemisférica e possui três segmentos definidos **(Fig. 8-15)**.

### Anatomia normal

**Segmento A1 (horizonal da ACA)**. O primeiro segmento da ACA, também chamado de horizontal ou A1, estende-se medialmente sobre o quiasma óptico e nervos em direção à linha média, onde se une à ACA contralateral por meio da artéria comunicante anterior (AComA). Dois importantes grupos de ramos se originam do segmento A1. As **artérias lenticuloestriadas mediais** passam superiormente através da substância perfurada anterior para suprir os núcleos da base mediais. A **artéria recorrente de Heubner** se origina do segmento A1 distal ou A2 proximal da ACA e se curva posteriormente sobre a ACA horizontal, unindo-se, então às artérias lenticuloestriadas mediais para suprir os núcleos da base inferomediais e braço anterior da cápsula interna.

**Segmento A2 (vertical)**. O segmento A2 ou vertical da ACA cursa superiormente na fissura inter-hemisférica se estendendo desde a junção A1-AComA ao rostro do corpo caloso **(Fig. 8-16)**, **(Fig. 8-17)**. O segmento A2 tem dois ramos corticais, as artérias orbitofrontal e frontopolar, que suprem a superfície inferior e o aspecto inferomedial do lobo frontal.

**Segmento A3 (caloso)**. O segmento A3 da ACA se curva anteriormente em torno do joelho do corpo caloso, e então se divide nos dois ramos terminais, as artérias pericalosa e calosomarginal. A artéria pericalosa é o mais calibroso dos dois ramos, cursando posteriormente entre a superfície dorsal do corpo caloso e o giro do cíngulo. A artéria calosomarginal cursa sobre o giro do cíngulo no interior do sulco cingulado **(Fig. 8-15)**.

### Território vascular

Os ramos corticais da ACA suprem os dois terços anteriores dos hemisférios *mediais* e corpo caloso, a superfície inferomedial do lobo frontal e os dois terços anteriores da convexidade cerebral adjacente à fissura inter-hemisférica **(Fig. 8-18)**.

**8-19** Figura com visão submentovértice demonstrando a ACM e a sua relação com as estruturas adjacentes. Observe o segmento horizontal (M1) e o joelho da bifurcação nos ramos M2.

**8-20** Ilustração no plano coronal demonstrando as artérias lenticuloestriadas laterais, os segmentos M2 sobre a ínsula, os segmentos M3 correndo lateralmente à fissura silviana e os ramos M4 (corticais) cursando sobre a superfície lateral do hemisfério.

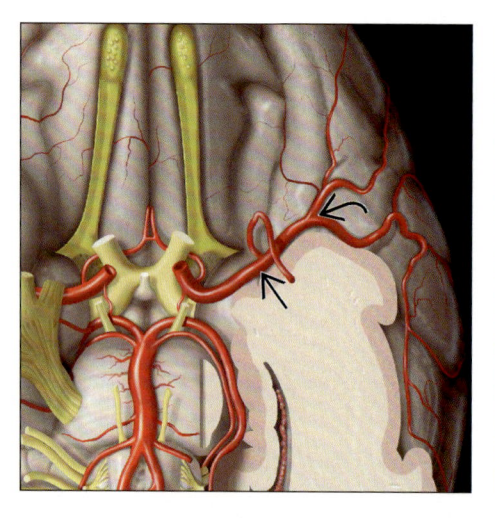

**8-21** Visão submentovértice de estudo de ARM demonstrando o segmento M1, joelho e bifurcação, os segmentos M2 cursando sobre a ínsula, os segmentos M3 virando lateralmente para deixar a fissura silviana e seguir seu curso sobre a superfície lateral do hemisfério.

**8-22** O território vascular da ACM (vermelho) supre a maior parte da superfície lateral do hemisfério, a porção anterior do lobo temporal e o aspecto inferolateral do lobo frontal.

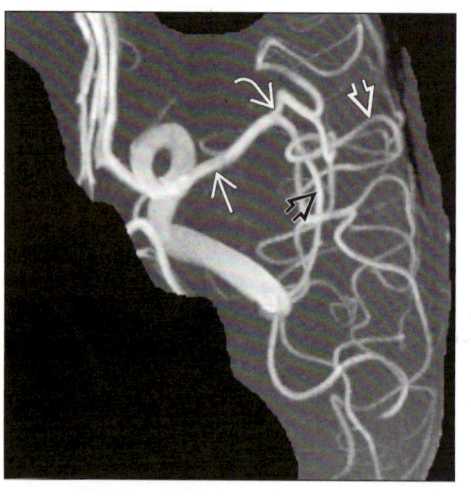

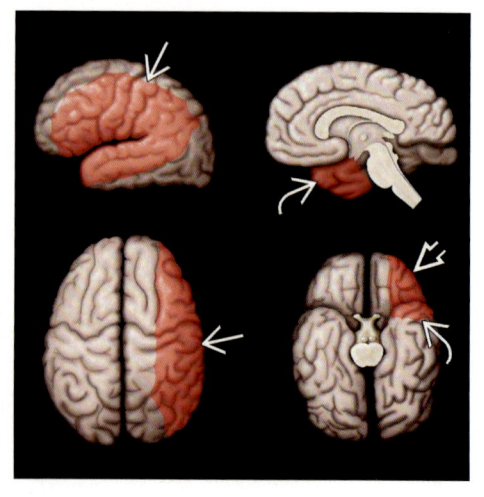

Os ramos penetrantes da ACA (sobretudo as artérias lenticuloestriadas mediais) suprem os núcleos da base mediais, joelho do corpo caloso e braço anterior da cápsula interna.

### Variantes e anomalias

Uma variante rara é a **persistência da artéria oftálmica primitiva** (PAOP), que, mais do que uma persistência da anastomose carótido-basilar (PACB), é uma anomalia verdadeira da ACA. Na PAOP, uma ACA proximal e hipoplásica toma um longo curso anterior e inferomedial ao longo do trato olfatório ipsilateral, logo acima da lâmina cribriforme. Então ela descreve uma curva acentuada mudando sua direção posterossuperiormente para continuar como a ACA normal distal. Em geral, as PAOPs estão associadas a aneurisma sacular, com frequência na região da curva acentuada.

Duas anomalias da ACA importantes, porém incomuns, são um segmento A1 infraóptico e a ACA ázigos. Uma **A1 infraóptica** ocorre quando o segmento horizontal passa abaixo (e não acima) do nervo óptico. A A1 infraóptica está associada a uma alta prevalência (40%) de aneurismas. Uma única ACA na linha média ou **ACA ázigos** é vista juntamente com o espectro das holoprosencefalias.

## *Artéria cerebral média*

A artéria cerebral média (ACM) é o maior e mais lateral ramo terminal da ACI supraclinóidea. A ACM tem quatro segmentos definidos.

### Anatomia normal

**Segmento M1 (horizontal).** O segmento M1 da ACM se estende lateralmente desde a bifurcação da ACI em direção à fissura silviana (cerebral lateral). A ACM se bi ou trifurca logo antes de entrar na fissura silviana **(Fig. 8-19)**.

Os ramos mais importantes que se originam do segmento M1 são o grupo das artérias lenticuloestriadas laterais e a artéria temporal anterior. As **artérias lenticuloestriadas laterais** suprem o putame lateral, o núcleo caudado e a cápsula externa **(Fig. 8-20)**. A **artéria temporal anterior** supre a "ponta" do lobo temporal.

**Segmento M2 (insular).** O tronco da ACM após a bifurcação gira posterossuperiormente na fissura silviana, seguindo suas suaves curvas (o "joelho" da ACM). Diversos ramos – segmentos M2 ou insulares da ACM – originam-se do tronco pós-bifurcação e se estendem sobre a superfície da ínsula **(Fig. 8-20)**.

**Segmento M3 (opercular).** Os ramos da ACM descrevem uma volta no ou próximo ao topo da fissura silviana, cursando, então, lateral e abaixo da área em que os lobos frontal, parietal e temporal se encontram ("opérculo"), encerrando assim a fissura silviana. Estes são os segmentos M3 ou operculares **(Fig. 8-21)**.

**Segmentos M4 (cortical).** Os ramos da ACM se tornam os segmentos M4 quando deixam a fissura silviana e se ramificam sobre a superfície lateral do hemisfério cerebral **(Fig. 8-22)**. Há variações consideráveis no padrão de ramificação da ACM cortical.

### Território vascular

A ACM possui o mais vasto território vascular das artérias cerebrais principais. A ACM supre a maioria da superfície *lateral* do hemisfério cerebral com exceção de uma fina faixa no vértice (suprida pela ACA) e do lobo occipital e do aspecto posteroinferior do lobo parietal (supridos pela ACP) **(Fig. 8-22)**. Seus ramos penetrantes suprem a maioria das estruturas cerebrais basais laterais.

### Variantes e Anomalias

Há uma larga variabilidade no padrão de ramificação dos vasos corticais da ACM, mas poucas anomalias verdadeiras. Em contraste ao complexo ACA – AcomA, a hipoplasia e a aplasia da ACM são raras.

A **duplicação da origem da ACM** é rara. Nela, dois ramos da ACM se originam separadamente do segmento terminal da ACI e então se fundem para formar um anel arterial. ACMs fenestradas e acessórias foram descritas.

## *Artéria cerebral posterior*

As duas artérias cerebrais posteriores (ACPs) são os ramos terminais principais da artéria basilar distal. Cada ACP tem quatro segmentos definidos **(Fig. 8-23)**.

### Anatomia normal

**Segmento P1 (pré-comunicante).** O segmento P1 da ACP se estende lateralmente da bifurcação da AB para se unir com a artéria comunicante posterior (AComP). O segmento P1 se localiza acima do nervo oculomotor (NC III) e possui ramos perfurantes (as **artérias talamoperfurantes posteriores**) que cursam posterossuperiormente na fossa interpeduncular para entrar na superfície inferior do mesencéfalo.

**Segmento P2 (ambiens).** O segmento P2 se estende da junção P1–AComP, passando pela cisterna ambiens (perimesencefálica), enquanto corre posterolateralmente circundando o mesencéfalo. O segmento P2 se localiza sobre o tentório e sobre o segmento cisternal do nervo troclear (NC IV). Os dois principais ramos corticais – as **artérias temporais anterior e posterior** – originam-se do segmento P2 da ACP e passam lateralmente em direção à superfície inferior do lobo temporal **(Fig. 8-23)**.

Diversos ramos menores, porém importantes, também têm origem no segmento P2 da ACP. As **artérias talamogeniculadas e as artérias perfurantes pedunculares** nascem do aspecto proximal do segmento P2 e passam direta e superiormente ao mesencéfalo **(Fig. 8-24)**.

A **artéria coróidea posterior medial** (AC0rP) e a **ACorP lateral** também se originam do segmento P2. A ACorP medial se curva em torno do tronco encefálico e cursa superomedialmente para entrar na tela coróidea e no teto do terceiro ventrículo. A ACorP lateral entra no ventrículo lateral e cursa junto com o plexo coroide, curvando-se em torno do pulvinar do tálamo. A ACorP lateral mantém uma relação recíproca com a artéria coróidea anterior (ACorA), um ramo da ACI.

**Segmento P3 (quadrigeminal).** O segmento P3 da ACP é um pequeno segmento que se localiza inteiramente no interior da cisterna quadrigeminal. Ele se inicia posteriormente ao mesencéfalo e termina quando a ACP entra na fissura calcarina do lobo occipital **(Fig. 8-25)**.

**Segmento P4 (calcarino).** O segmento P4 termina no interior da fissura calcarina, onde se divide em dois troncos terminais **(Fig. 8-25)**. O tronco medial dá origem à artéria occipital medial, **artéria parieto-occipital, artéria calcarina** e **artérias esplênicas posteriores**, enquanto o tronco lateral origina à **artéria occipital lateral**.

### Território vascular

A ACP supre a maior parte da superfície *inferior* dos hemisférios cerebrais, com exceção do ápice do lobo temporal e do lobo frontal. Ela também supre o lobo occipital, o terço posterior do hemisfério medial e o corpo caloso e a maior parte do plexo coroide **(Fig. 8-26)**. Os ramos penetrantes da ACP são o principal suprimento vascular do mesencéfalo e do tálamo posterior.

### Variantes e anomalias

Uma variação da normalidade comum é a **origem "fetal" da ACP**. Nela, a ACP proximal se origina da artéria carótida interna, ao invés da bifurcação basilar. A origem "fetal" da ACP é vista em 10 a 30%. Essa variante é facilmente identificada na ATC, ARM e ASD.

O tempo de trânsito vascular no território da ACP diminui com o aumento da contribuição da circulação anterior em relação à da circulação posterior. Se uma grande AComP ou ACP "fetal" estiver presente de um lado, pode produzir uma substancial assimetria esquerda–direita nas imagens em perfusão. O conhecimento dessa variante da normalidade comum é essencial, já que tal assimetria pode simular uma patologia cerebrovascular.

Uma rara, porém importante variante da ACP é a **artéria de Percheron** (APer). Nela, uma única artéria talamoperfurante dominante se origina do segmento P1 e supre

**8-23** Ilustração com visão submentovértice demonstrando os segmentos da ACP e sua relação com o mesencéfalo. Os segmentos P1 →, P2 ⇒, P3 ⇾ são mostrados. Os segmentos P4 (ramos corticais) ⇒ se ramificam sobre os lobos occipital e temporal inferior.

**8-24** Ilustração lateral demonstrando a ACP ⇒ acima da artéria cerebelar superior ⇾ e abaixo do nervo oculomotor ⇾. Ramos perfurantes →, coroidais, ⇒ e corticais ⇾ da ACP também estão demonstrados.

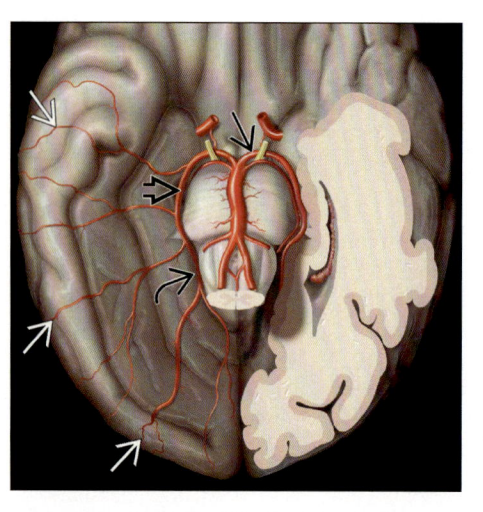

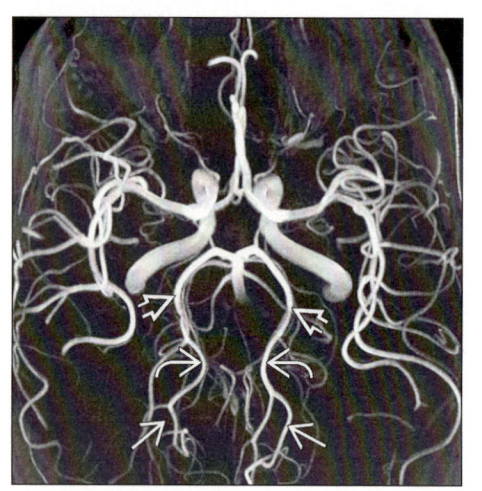

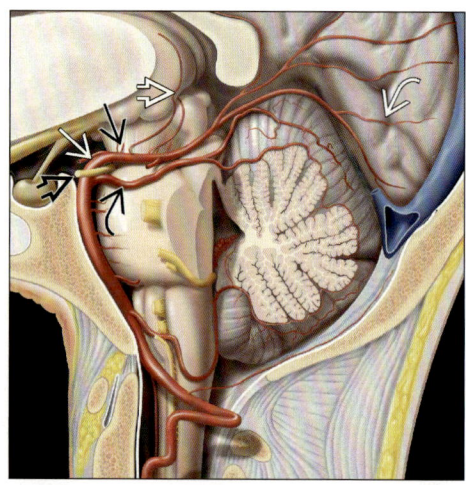

**8-25** ARM com visão submentovértice demonstrando a "volta" posterior dos segmentos P2 das ACPs ⇒ e o curso medial dos segmentos P3 ⇾ passando posteriormente ao mesencéfalo. Os ramos calcarinos e corticais P4 ⇒ estão mostrados.

**8-26** O território da ACP (roxo) inclui o lobo occipital, o terço posterior da superfície medial do hemisfério ⇒ e a superfície posterolateral do hemisfério ⇒, bem como quase toda a superfície inferior do lobo temporal ⇾.

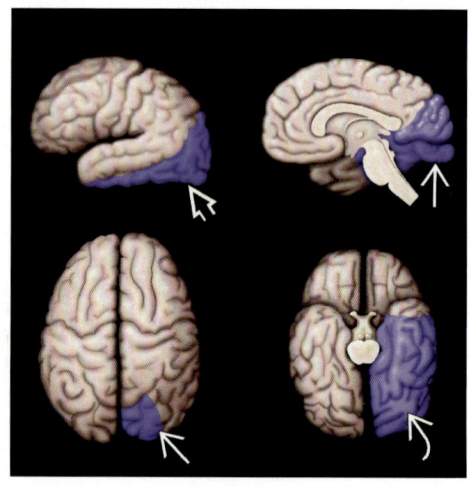

Anatomia arterial e acidentes vasculares cerebrais

o mesencéfalo rostral e os tálamos mediais bilateralmente **(Fig. 8-74)**.

Com exceção da persistência da anastomose carótido-basilar (ver anteriormente), anomalias verdadeiras da ACP são incomuns. Bifurcação precoce, duplicação e fenestração do segmento da ACP pré-comunicante (P1) foram descritas.

## Sistema vertebrobasilar

O sistema vertebrobasilar consiste em duas artérias vertebrais (AVs), a artéria basilar (AB) e seus ramos. Quatro segmentos da AV são identificados. Apenas um – o segmento V4 – é intracraniano.

### Anatomia normal

**Segmento V1 (extraósseo)**. Cada AV se origina da artéria subclávia ipsilateral e cursa posterossuperiormente para entrar no forame transverso de C6. **Ramos segmentares** inominados se originam de V1 para suprir a musculatura cervical e a medula espinal cervical baixa.

**Segmento V2 (foraminal)**. O segmento V2 cursa superiormente através dos forames transversos de C6-C3 até alcançar C2, onde ele inicialmente muda de direção superolateralmente através do "L invertido" do forame transverso e, então, vira para cima para passar através do forame transverso de C1 **(Fig. 8-27)**. A **artéria meníngea anterior** e os ramos segmentares adicionais inominados emergem de V2.

**Segmento V3 (extraespinal)**. O segmento V3 se inicia quando a AV deixa o forame transverso de C1. Ele se localiza no topo do anel de C1 se curvando posteromedialmente em torno da junção atlanto-occipital, antes de mudar de direção de maneira aguda anterossuperiormente para perfurar a dura no forame magno. O único grande ramo de V3 é a **artéria meníngea posterior**.

**Segmento V4 (intradural)**. Uma vez que a AV se torna intradural, ela cursa superomedialmente posteriormente ao clivo e em frente à medula. Ela origina pequenas **artérias espinais anteriores e posteriores** e **ramos perfurantes medulares**. A **artéria cerebelar posteroinferior (ACPI)** se origina da AV distal, e se curva em torno/sobre a tonsila e dá origem aos ramos perfurantes medulares, corióideos, tonsilares e cerebelares inferiores **(Fig. 8-27)**, **(Fig. 8-28)**.

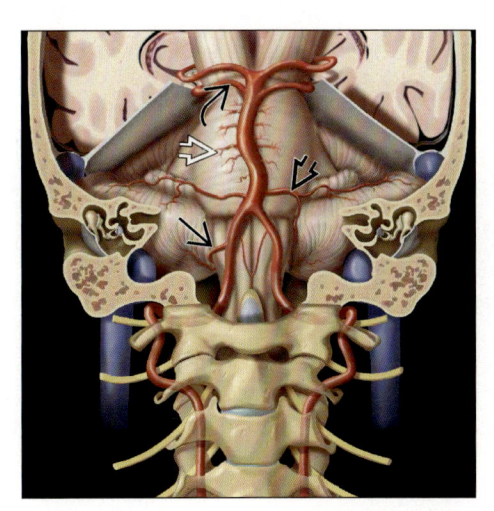

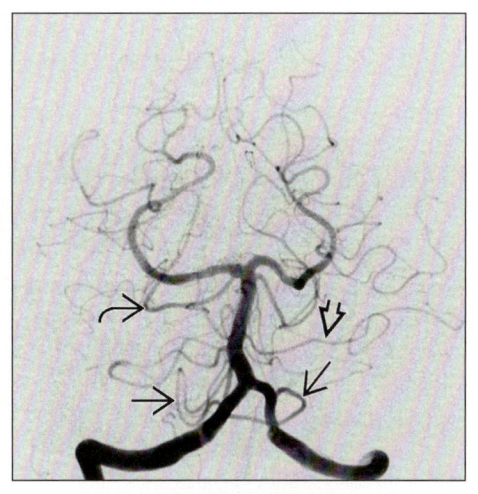

**8-27** Ilustração em AP demonstrando o sistema vertebrobasilar. ACPIs ➔ se originam das AVs antes da junção basilar e se curvam posteriormente ao redor da medula. As artérias cerebelares anteroinferiores (AICAs) ➔ cursam lateralmente aos APCs. Duas ou mais ACSs ➔ se originam da AB logo abaixo do tentório. Ramos perfurantes da AB ➔ suprem a maior parte da ponte.

**8-28** ASD em AP demonstrando as ACPIs ➔, AICAs ➔, ACSs ➔. Tanto as ACSs quanto as ACPIs se curvam posterolateralmente em torno do mesencéfalo.

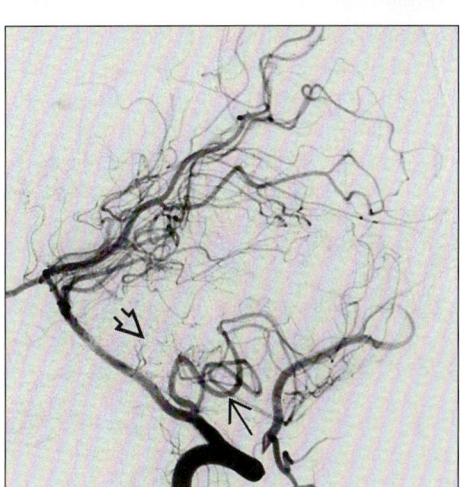

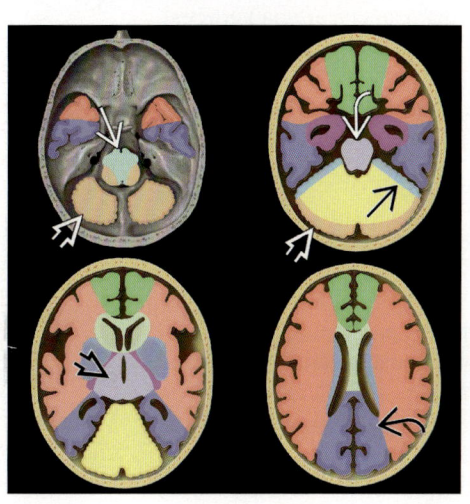

**8-29** ASD lateral demonstrando grandes ACPIs ➔ pequenas AICAs ➔.

**8-30** Ilustração demonstrando os territórios vasculares da circulação posterior das ACPIs (laranja ➔), AICAs (azul-verde ➔), ACSs (amarelo), ramos perfurantes medulares da AV ➔ e ramos perfurantes pontinos da AB ➔. Ramos perfurantes talâmicos ➔ se originam do topo da AB, AComPs. O território da ACP é mostrado em roxo ➔.

ARTÉRIA BASILAR. As duas AVs se unem na ou próximo à junção pontomedular para formar AB. A AB cursa superiormente na cisterna pré-pontina, localizando-se entre o clivo, à sua frente, e a ponte, atrás. Ela termina na fossa interpeduncular, dividindo-se em duas **artérias cerebrais posteriores**.

Numerosas, porém pequenas e cruciais **artérias perfurantes basilares** nascem de toda a superfície dorsal da AB para suprir a ponte e o mesencéfalo.

O primeiro principal ramo nomeado da AB é a **artéria cerebelar anteroinferior (AICA) (Fig. 8-29)**. A AICA se origina da AB proximal e cursa ventromedialmente aos NCs VII e VIII, descrevendo com frequência um giro no interior do meato auditivo interno. Ela supre ambos os nervos, bem como uma relativamente fina faixa do hemisfério cerebelar, que se localiza diretamente atrás do osso petroso temporal.

Uma ou mais (ou 2 a 4) **artérias cerebelares superiores** (ACSs) se originam de cada lado da AB distal, cursando lateralmente abaixo do NC III, curvando-se, então, posterolateralmente em torno do mesencéfalo logo abaixo do tentório **(Fig. 8-28)**. Os ramos da ACS se ramificam sobre a superfície superior do cerebelo e porção cranial do verme, curvando-se para o interior da grande fissura horizontal.

### Território vascular

O sistema vertebrobasilar normalmente supre todas as estruturas da fossa posterior, bem como mesencéfalo, tálamos posteriores, lobos occipitais, a maioria das superfícies inferior e posterolateral do lobo temporal e a medula espinal cervical superior **(Fig. 8-30)**.

### Variantes e anomalias

O sistema vertebrobasilar possui diversas variantes da normalidade. As duas artérias vertebrais variam em tamanho, com a AV esquerda dominante em 50% dos casos, ambas de mesmo tamanho em 25% e a AV direita dominante em 25%. A AV esquerda se origina diretamente do arco aórtico (em vez de se originar da artéria subclávia esquerda) em 5% dos casos. Uma pequena artéria vertebral que se termina na ACPI sem se conectar com a AB é outra variante da normalidade comum.

A AB comumente varia em seu trajeto e padrão de ramificação. A AB e as AVs podem ser fenestradas ou parcialmente duplicadas.

## Infartos arteriais

Inicialmente nos concentraremos na patologia e na imagem dos principais infartos-isquemias arteriais, começando com as lesões agudas. Infartos subagudos e crônicos serão então discutidos, seguidos por uma breve consideração sobre os infartos lacunares. Por fim, discutiremos os infartos por hipotensão e em zonas de transição.

### Infarto-isquemia cerebral aguda

Como o diagnóstico clínico de "AVC" agudo é impreciso em 15 a 20% dos casos, a imagem se tornou um componente essencial para a triagem rápida do AVC. Quando e como realizar exames de imagem nos pacientes com suspeita de AVC agudo varia de instituição para instituição. Os protocolos são baseados no tempo decorrido desde o início dos sintomas, na disponibilidade dos exames de imagem nas emergências com *softwares* apropriados para reconstrução, preferências do clínico e do radiologista e disponibilidade de neurointervenção.

Como a imagem se tornou crucial para o manejo dos pacientes, concentraremo-nos em detalhes nos aspectos de imagem do AVC hiperagudo/agudo. Há quatro questões na triagem do AVC agudo que precisam ser respondidas rápida e precisamente: (1) Há hemorragia intracraniana ou lesão que simula AVC? (2) Há oclusão de grande vaso? (3) Há parte do parênquima cerebral com lesão irreversível (i.e, há um centro isquêmico crítico, tecido infartado irreversível)? (4) Há uma área isquêmica de "penumbra" *clinicamente relevante,* mas potencialmente reversível?.

> **AS QUATRO QUESTÕES ESSENCIAIS NO AVC AGUDO**
> Há hemorragia intracraniana (ou lesão que simula infarto)?
> Há oclusão de grande vaso?
> Há lesão irreversível?
> Há área isquêmica de "penumbra"?

### Terminologia

AVC – um termo genérico que significa início súbito de um evento neurológico – também é referido como "derrame".

A distinção entre isquemia cerebral e infarto cerebral é sutil, mas importante. Na *isquemia* cerebral, o tecido afetado permanece viável, embora o fluxo sanguíneo seja adequado para manter as funções celulares normais. No *infarto* cerebral, ocorre morte celular franca ou perda neuronal, glial ou ambas.

O tempo é muito importante na triagem dos pacientes. Os AVCs *hiperagudos* são eventos que ocorrem dentro das primeiras 6 horas após o início dos sintomas. No AVC hiperagudo, a morte celular ainda não ocorreu, mas o termo combinado *infarto-isquemia cerebral* aguda é frequentemente usado. AVCs *agudos* são aqueles que ocorrem em 6 a 48 horas do início dos sintomas.

### Etiologia

A etiologia varia com o subtipo de AVC. As consequências do AVC tais como morte, incapacidade e risco de recorrência diferem de acordo com o mecanismo do AVC.

SUBTIPOS DE AVC. Diversos sistemas foram utilizados para classificar os principais subtipos de AVC arterial. Um dos mais novos e simples é o sistema fenotípico ASCO, que divide os AVCs em quatro subtipos: aterosclerótico, doença de pequenos vasos, cardioembólico e outros AVCs. Embora todos os sistemas de classificação etiológica (incluindo o *Trial of Org 10172 in Acute Stroke Treatment ([TOAST])* forneçam uma distribuição similar, o aumento do risco de AVC em pacientes com AIT com etiologia determinada *versus* indeterminada é mais evidente usando a classificação ASCO.

Os **AVCs relacionados à doença vascular aterosclerótica (DVA)** são o tipo mais comum de infarto/isquemia arterial, representando cerca de 40 a 45% dos casos. A maioria dos grandes infartos arteriais macroscópicos são embólicos, originando-se de trombos que se desenvolvem no local de uma placa por DVA em "risco". O local mais comum de DVA na vascularização craniocervical é a bifurcação carotídea (ver Capítulo 10), seguida do segmento cavernoso da ACI. O vaso intracraniano mais frequentemente ocluído é a artéria cerebral média (ACM).

A **doença de pequenos vasos** representa 15 a 30% de todos os AVCs. Oclusões de pequenas artérias, também chamadas de infartos lacunares, são definidas como lesões medindo menos de 15 mm de diâmetro. Muitos são clinicamente silenciosos, embora uma lesão estrategicamente localizada (p. ex., na cápsula interna) possa causar prejuízo neurológico significativo. Os infartos lacunares podem ser embólicos, ateromatosos ou trombóticos. A maioria envolve artérias penetrantes nos núcleos da base, tálamos, cápsula interna, ponte e na substância branca cerebral profunda.

A **doença cardioembólica** responde por outros 15 a 25% dos principais AVCs. Fatores de risco comuns incluem infarto miocárdico, arritmias (mais frequentemente fibrilação atrial) e doença valvular cardíaca.

Os **outros AVCs** são um grupo heterogêneo que combina AVCs com diversas etiologias conhecidas a outros de etiologia indeterminada.

**FISIOPATOLOGIA.** Estima-se que 2 milhões de neurônios sejam perdidos a cada minuto quando um vaso principal, tal como a ACM, é subitamente ocluído. O fluxo sanguíneo cerebral (CBF) decai de modo súbito. O centro do parênquima cerebral afetado – o denso *core* **isquêmico** – tem um CBF inferior a 6 a 8 cm³/100 g/min. O oxigênio é rapidamente depletado, há queda na produção da energia celular e a homeostase iônica é perdida.

A morte neuronal com perda de função irreversível ocorre no centro de um AVC agudo. Uma área relativamente menos afetada de **penumbra isquêmica** em torno do centro está presente em cerca da metade dos pacientes. O CBF na área de penumbra é significativamente reduzido, caindo do normal de 60 cm³/100 g/min para 10 a 20 cm³/100 g/min. Esse tecido isquêmico, mas ainda não condenado ao infarto, representa fisiologicamente uma área "em risco" porém potencialmente salvável.

Há uma "hierarquia de sensibilidade" bem definida histológica ao dano isquêmico entre os diferentes tipos celulares que constituem o neurópilo. Os neurônios são os mais vulneráveis. Eles são seguidos (em ordem decrescente de susceptibilidade) pelos astrócitos, oligodendrogliócitos, micróglia e células endoteliais.

Também há uma "hierarquia de sensibilidade" geográfica ao dano isquêmico entre os neurônios. Neurônios da área CA1 do hipocampo, as camadas do neocórtex III, V e VI, e o neoestriado são mais vulneráveis do que as outras regiões (p. ex., o tronco encefálico).

**FATORES PREDISPONENTES E GENÉTICOS.** O AVC isquêmico é uma doença multifatorial. Hipertensão, diabetes, tabagismo, síndromes metabólicas e triglicerídeos elevados são fatores predisponentes conhecidos significativos. Contudo, todos esses fatores somados correspondem a apenas uma parte dos fatores de risco para AVC.

Cerca de 30% do risco de AVC global é geralmente atribuído a diversos fatores genéticos. Excetuando-se algumas doenças relacionadas a um único gene, tais como CADASIL ou doença de Fabry, não há um único lócus com uma associação consistente e forte com AVC isquêmico identificado.

## Patologia

**LOCALIZAÇÃO.** A ACM é o local mais frequente de oclusão tromboembólica em grande vaso **(Fig. 8-31)**, seguida pela ACP e circulação vertebrobasilar. Dentre os principais vasos intracranianos, a ACA é o menos atingido.

**TAMANHO E NÚMERO.** Os infartos agudos podem ser solitários ou múltiplos e variar em tamanho desde diminutas lesões lacunares a grandes lesões territoriais que podem envolver grande parte do hemisfério cerebral.

**PATOLOGIA MACROSCÓPICA.** Uma artéria com um trombo agudo é preenchida com um coágulo "macio" arroxeado que pode envolver a totalidade ou apenas um curto segmento do vaso **(Fig. 8-32A)**. A extensão para ramos secundários com ou sem êmbolos distais para vasos mais periféricos e menores é comum.

As modificações macroscópicas são mínimas ou ausentes nas primeiras 6 a 8 horas, após as quais o edema no território vascular afetado deixa o cérebro com aspecto empalidecido e túrgido. A interface entre as substâncias branca e cinzenta (SB-SC) fica menos definida e com aspecto "borrado". Como os giros se expandem, os sulcos adjacentes são comprimidos e o espaço sulco-cisternal preenchido por LCS se torna apagado **(Fig. 8-32B)**.

**CARACTERÍSTICAS MICROSCÓPICAS.** O infarto cerebral maciço é caracterizado por dano irreversível a todas as células presentes no interior da zona infartada. Microscopicamente, os neurônios aparecem histologicamente normais nas primeiras 8 a 12 horas. Dentro das primeiras 12 a 24 horas, os neurônios com isquemia aguda classicamente se apresentam "vermelhos e mortos" com cistoplasma hipereosinofílico, cariólise precoce e núcleos picnocíticos. Os infartos agudos são pálidos e com frequência vacuolizados, em especial próximos às junções com o parênquima cerebral intacto. Aumento de volume astrocítico sem morte celular predomina na zona de penumbra.

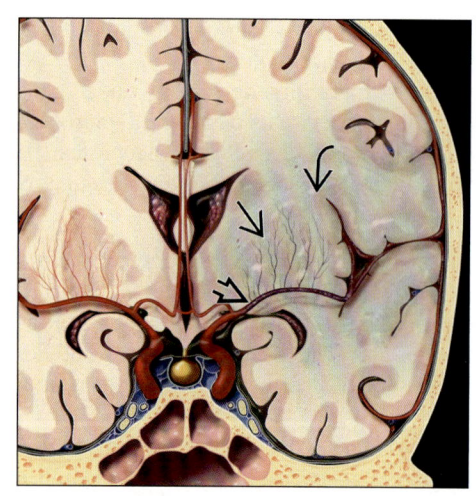

**8-31** Ilustração demonstrando oclusão proximal no segmento M1 ⇾. A isquemia aguda é vista como perda sutil da interface entre as substâncias branca e cinzenta ⇾ e núcleos da base "apagados" ⇾.

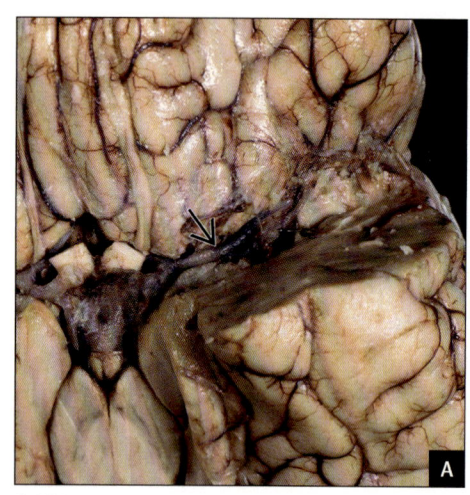

**8-32A** Espécime de autópsia demonstrando um trombo agudo na ACM proximal ⇾.

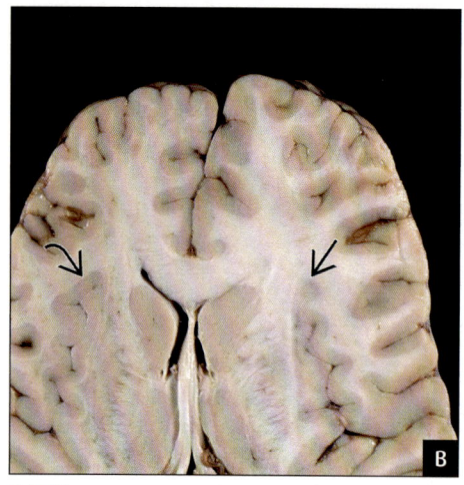

**8-32B** O mesmo caso demonstrando o córtex da ínsula ⇾ "apagado" e "inchado" se comparado ao lado contralateral normal ⇾. (Cortesia de R. Hewlett, MD.)

## Aspectos clínicos

**EPIDEMIOLOGIA E ASPECTOS DEMOGRÁFICOS.** AVC é a terceira maior causa de morte em muitos países industrializados e é a principal causa global de incapacitação neurológica em adultos. A taxa de incidência ajustada para a idade é de 180 por 100.000 por ano.

O AVC afeta pacientes de todas as idades – incluindo recém-nascidos e neonatos – embora a maioria ocorra em adultos de meia-idade ou mais velhos. Crianças com AVCs frequentemente têm uma doença subjacente, tais como *shunt* cardíaco direita-esquerda, anemia falciforme ou síndromes de hipercoagulabilidade hereditárias. AVCs em adultos jovens costumam ser causados por dissecção (espontânea ou traumática) ou abuso de drogas.

**APRESENTAÇÃO.** Os sintomas do AVC variam largamente, dependendo do território vascular afetado, bem como da presença de fluxo colateral adequado. Início súbito de déficit neurológico focal, tal como desvio facial, fala arrastada, paresia ou diminuição da consciência são as apresentações mais comuns.

**CONHECIMENTO PÚBLICO.** Houve numerosos e significativos esforços para educar o público em geral sobre novas intervenções terapêuticas para AVCs e a urgência de um "derrame cerebral".

Exemplos incluem a campanha da Stroke Association and the Stroke Awareness Foundation em publicar *os muitos sinais de alarme de AVC*\*. O programa incita amigos e familiares a reconhecerem os sintomas do AVC agudo e a "agir **RÁPIDO**" (*FAST*).

---

### SINTOMAS DO AVC E "AÇÃO RÁPIDA" (*FAST*)

**F**ace (**F**ace)
• Peça que a pessoa sorria
• Algum dos lados da face inclina?

**B**raços (**A**rm)
• Peça que a pessoa levante ambos os braços
• Algum dos braços pende?

**F**ala (**S**peech)
• Peça que a pessoa repita uma frase simples
• A fala está arrastada ou estranha?

**T**empo (**T**ime)
• Se você observar QUALQUER UM desses sinais, chame a emergência imediatamente!!

---

Apesar de muitas iniciativas educacionais amplas e intensas, a porcentagem de tratamento de pacientes com AVC agudo permanece baixa (2 a 4%).

**HISTÓRIA NATURAL.** O prognóstico do AVC varia muito. Entre 20 e 25% dos AVCs são considerados oclusões "principais" e causam 80% dos desfechos desfavoráveis. Seis meses

---
\* N. de R.T.: Campanhas semelhantes têm sido feitas no Brasil.

após o AVC, 20 a 30% de todos os pacientes estarão mortos e um número similar estará gravemente incapacitado.

O prognóstico individual do paciente depende de uma série de fatores contribuintes, isto é, qual vaso está ocluído, presença ou ausência de circulação colateral suficiente e presença de área de penumbra isquêmica significativa. Quase metade de todos os AVCs têm circulação colateral inadequada e penumbra pouco expressiva. A maioria dos pacientes com oclusão de vaso principal – mesmo aqueles com área de penumbra isquêmica significativa – terão mau prognóstico pobre, a menos que o fluxo sanguíneo possa ser restituído e o parênquima cerebral, reperfundido.

Aumento de volume cerebral descontrolado com herniação e morte pode resultar do chamado infarto de ACM maligno. Em tais casos, uma craniectomia de emergência pode ser a única opção de tratamento.

OPÇÕES DE TRATAMENTO. Velocidade é essencial, com o objetivo de tempo "porta agulha" (i.e., da chegada à emergência ao departamento de intervenção) abaixo de 60 minutos.

As opções de tratamento do AVC e os critérios de inclusão/exclusão estão se desenvolvendo continuamente. O fator isolado mais importante para uma intervenção de sucesso é a seleção do paciente com as duas principais considerações sendo (1) tempo do início do sintoma e (2) achados de imagem na TC sem contraste de rastreamento.

A janela terapêutica clinicamente aceita de ativador recombinante do plasminogênio tecidual (rTPA) *endovenoso* é de menos de 3 horas do íctus (as "horas de ouro")*. Trombólise *intra-arterial* é geralmente restrita a menos de 6 horas. Exceções a essa regra incluem trombose da artéria basilar e pacientes fora da janela de 6 horas que possuem incongruência (*mismatch*) perfusão-difusão persistente e significativa.

Os critérios de imagem comumente aceitos para trombólise intra-arterial incluem o envolvimento de menos de um terço do território da ACM e ausência de hemorragia parenquimatosa (ver adiante).

O rTPA intra-arterial e outros fármacos que "dissolvem" o coágulo, tais como a desmoteplase, têm melhorado o prognóstico em casos selecionados. A trombectomia mecânica endovascular oferece uma alternativa, sendo um método potencialmente sinérgico à trombólise. Suas vantagens

---

\* N. de R.T.: Recentemente, a janela terapêutica foi extendida para 4h30min.

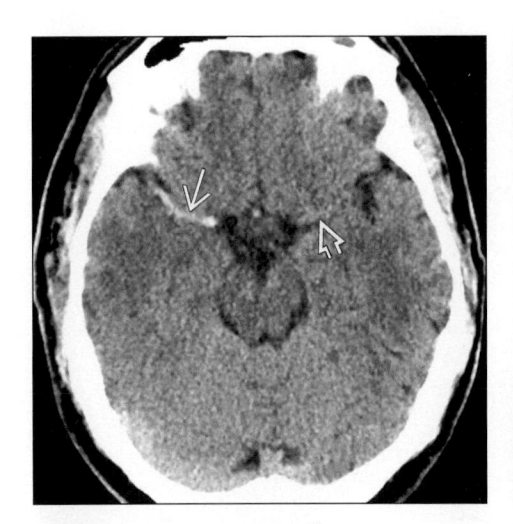

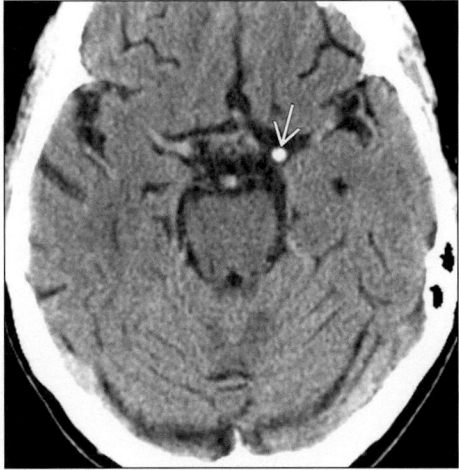

**8-33** TC sem contraste demonstrando o clássico sinal da "ACM hiperdensa" com um trombo agudo na ACM direita ➡. Compare sua notável hiperdensidade com a discreta hiperdensidade da ACM esquerda normal ➡.

**8-34** TC sem contraste demonstrando o sinal da artéria hiperatenuante ("densa") indicando um trombo na artéria carótida interna esquerda ➡.

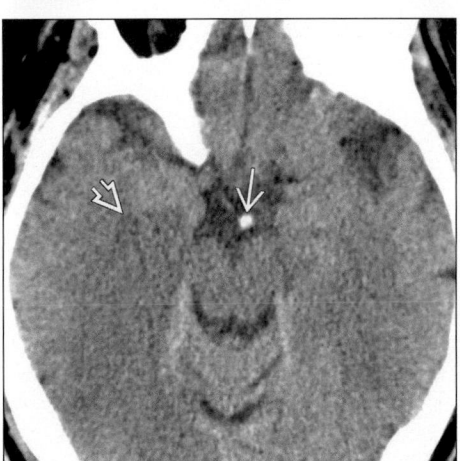

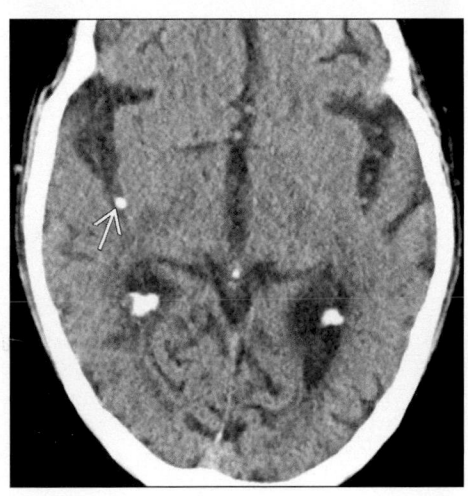

**8-35** TC sem contraste demonstrando o sinal da artéria "densa" ➡ na trombose aguda do tronco de basilar. Observe a hipodensidade no lobo temporal inferomedial ➡ e lobo occipital à direita.

**8-36** TC sem contraste demonstrando um êmbolo calcificado ➡ no ramo angular da ACM direita.

incluem terapia de liberação local-específica e dosagem do trombolítico controlada. Estudos recentes têm mostrado melhora nas taxas de recanalização e no prognóstico em 90 dias. A trombectomia mecânica pode servir também em pacientes que estão além da janela terapêutica ou naqueles em que a terapia com trombolítico está contraindicada.

## Imagem

PROTOCOLOS DO "DERRAME CEREBRAL". Os objetivos primários no exame de imagem de emergência do AVC são (1) distinguir AVC isquêmico ou "brando" de hemorragia intracraniana e (2) selecionar/triar paciente para possíveis terapias de reperfusão.

A maioria dos protocolos começa com uma TC sem contraste para responder as *primeiras* questões essenciais no exame de imagem de um AVC: Há hemorragia intracraniana ou "simulação" de AVC (tal como hematoma subdural ou neoplasia)? Se uma hemorragia hipertensiva típica for identificada na TC sem contraste de rastreamento em um paciente com hipertensão sistêmica sabida, em geral não é necessário prosseguir com outros exames de imagem.

Uma vez que a hemorragia intracraniana for excluída, o *segundo* aspecto crítico é determinar se um vaso principal cerebral está ocluído. A angiotomografia (ATC) pode ser obtida imediatamente após a TC sem contraste e é o procedimento não invasivo de escolha para demonstrar oclusões de vasos principais potencialmente tratáveis. A angiografia por RM (ARM) é mais suscetível a artefatos de movimento, os quais são acentuados em pacientes não cooperativos. A ASD é reservada para pacientes que serão submetidos à trombólise intra-arterial ou à trombectomia mecânica.

A *terceira* e *quarta* questões podem ser respondidas por estudos perfusionais, tanto por TC quanto RM (pTC, pRM). Ambos podem demonstrar qual parte cerebral está danificada irreversivelmente (i.e., o *core* do infarto sem resgate) e determinar se há uma área de penumbra isquêmica clinicamente relevante (cérebro potencialmente recuperável).

ACHADOS NA TC. Um protocolo por TC para AVC agudo completo e multimodal inclui TC sem contraste, ATC e perfusão por TC. Com a TC multidetectores, o protocolo pode ser completo dentro de 15 minutos em um único exame com injeção de material de contraste separadamente.

*TC SEM CONTRASTE.* Os exames de TC sem contraste inicial – mesmo aqueles obtidos nas primeiras seis

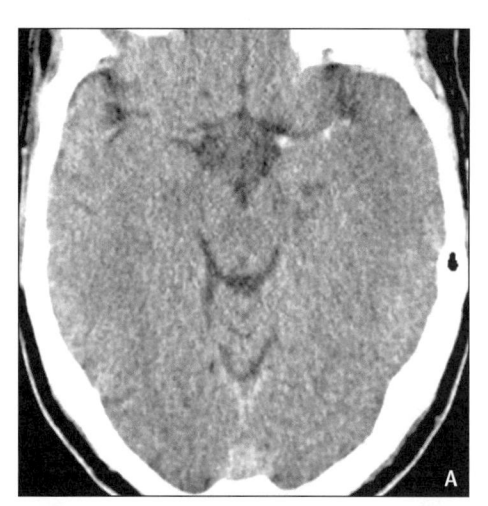

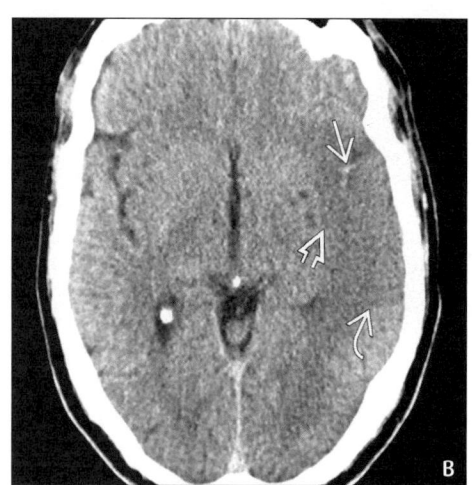

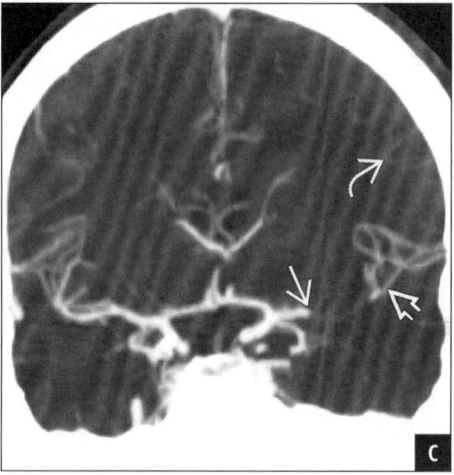

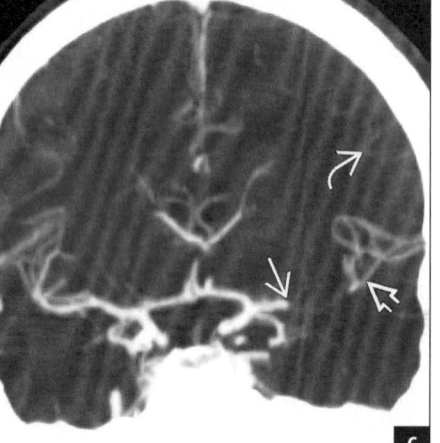

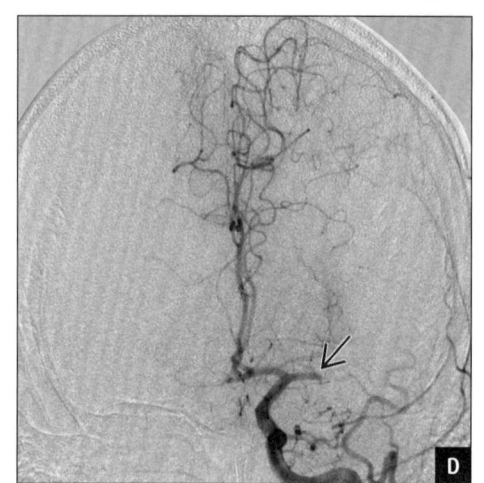

**8-37A** Clássico sinal da ACM densa.
**8-37B** Corte mais cranial do mesmo paciente demonstrando o sinal do "ponto" hiperdenso ➡ na fissura de Sylvius devido à extensão do trombo para o segmento M2 proximal. Observe o sinal da "faixa insular" ➡ com obliteração do LCS na fissura de Sylvius. A hipodensidade parenquimatosa ➡ se estende para a superfície cortical.
**8-37C** ATC do mesmo paciente demonstrando término abrupto com um menisco de contraste ➡ na ACM esquerda proximal. A presença de contraste nos segmentos M2 distal e M3 ➡ é causada pelo fluxo colateral retrógrado lento, oriundo de ramos piais da ACA através da zona de fronteira para ramos M4 (corticais) ➡.
**8-37D** ASD da carótida esquerda com visualização em AP demonstrando o término abrupto do segmento M1 da ACM esquerda ➡.

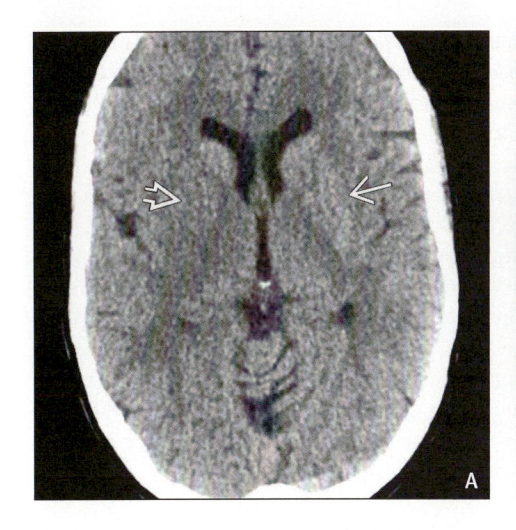

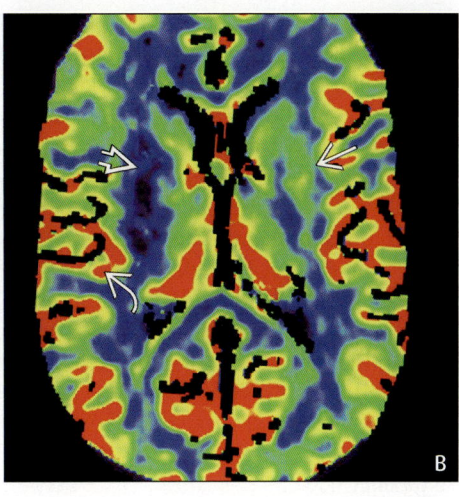

**8-38A** TC sem contraste 3 horas após início do AVC demonstrando hipodensidade nos núcleos da base à direita ⇨ em comparação com o lado esquerdo normal → (sinal do "desaparecimento dos núcleos da base").

**8-38B** Estudo de pTC foi realizado. O CBV demonstra marcada redução do volume sanguíneo nos núcleos da base à direita ⇨ se comparado ao lado esquerdo normal →. O CBV do córtex → sobrejacente ao infarto nos núcleos da base tem aspecto relativamente normal.

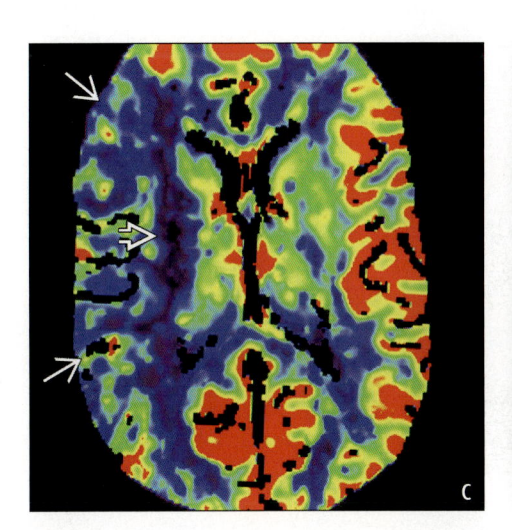

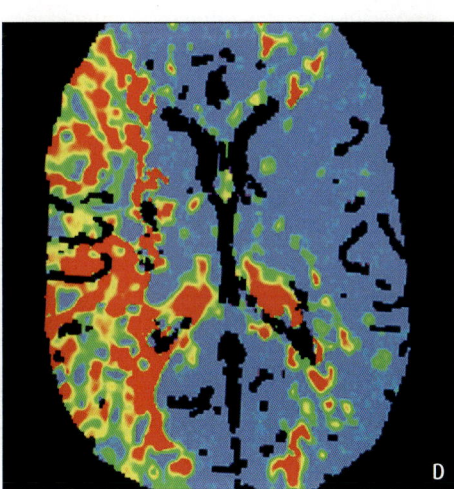

**8-38C** CBF do mesmo paciente mostrando marcada redução do fluxo sanguíneo em toda a distribuição da ACM → com déficit mais profundo nos núcleos da base à direita ⇨. A desigualdade ("*mismatch*") entre CBV/CBF no córtex representa a grande penumbra isquêmica que circunda os núcleos da base densamente isquêmicos.

**8-38D** O MTT mostra que o fluxo sanguíneo para a distribuição da ACM é lento com tempo de trânsito marcadamente prolongado.

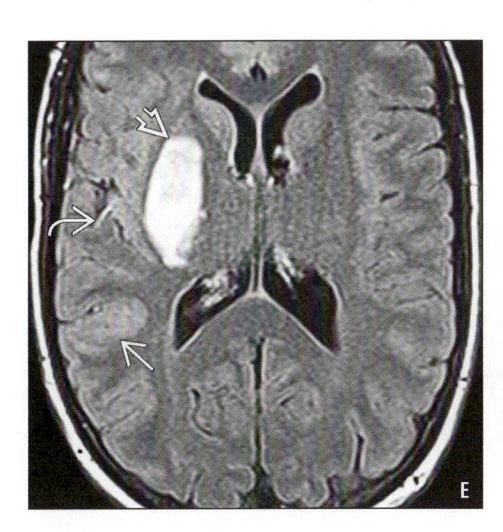

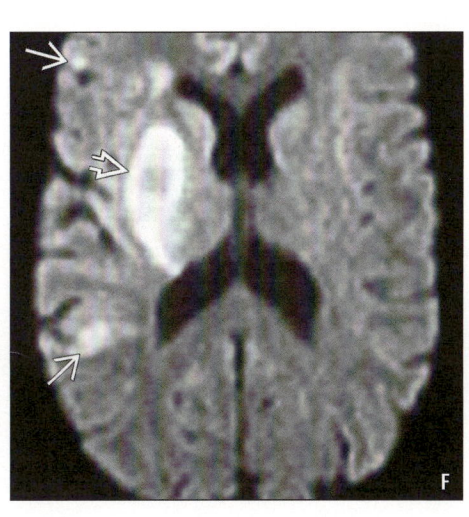

**8-38E** Trombolítico intra-arterial foi administrado devido a uma grande área de penumbra isquêmica. A RM obtida 24 horas mais tarde demonstra importante hiperintensidade nos núcleos da base ⇨ com giros hiperintensos levemente edemaciados em território de distribuição da ACM →. Observe vaso hiperintenso → indicando fluxo lento.

**8-38F** Ponderação em difusão do mesmo paciente demonstrando restrição aguda nos núcleos da base à direita ⇨ com focos esparsos de isquemia cortical →.

horas – são anormais em 50 a 60% dos AVCs isquêmicos agudos se visibilizados com janela fechada.

O sinal mais específico porém menos sensível é um vaso hiperatenuante preenchido com um trombo agudo **(Fig. 8-33)**. O **sinal da "ACM densa"** é visto em 30% dos vasos com oclusão de M1 documentada **(Fig. 8-37A)**. Locais menos comuns para o sinal do vaso hiperdenso são as artérias carótidas internas intracranianas **(Fig. 8-34)**, artéria basilar **(Fig. 8-35)** e ramos da ACM na fissura de Sylvius (sinal do "ponto") **(Fig. 8-37B)**. Achados incomuns, porém importantes na TC sem contraste que indicam oclusão vascular incluem um êmbolo calcificado, mais provavelmente originado de um placa aterosclerótica ulcerada "em risco" na ACI cervical ou cavernosa **(Fig. 8-36)**.

Apagamento e indefinição da interface entre as substâncias branca e cinzenta (SB-SC) podem ser vistos em 50 a 70% dos casos dentro das primeiras três horas que se seguem à oclusão **(Fig. 8-37B)**. A "perda" do córtex insular (**sinal da "faixa insular"**) e a redução de densidade dos núcleos da base (**sinal do "desaparecimento dos núcleos da base"**) são os achados mais comuns **(Fig. 8-38A)**.

**Hipodensidades parenquimatosas em forma de cunha** com limites indistintos entre as SB-SC e **apagamento de sulcos corticais** se desenvolvem em oclusões de grandes territórios **(Fig. 8-37B)**. Se mais de um terço do território da ACM estiver inicialmente envolvido, a probabilidade de um infarto de ACM "maligno" com grave edema cerebral se eleva, bem como o risco de transformação hemorrágica na tentativa de revascularização.

*TC COM CONTRASTE.* Exames convencionais de TC com contraste raramente são realizados como parte dos protocolos de "derrame cerebral". A TC com contraste pode demonstrar realce de vasos se fluxo anterógrado baixo ou enchimento retrógrado via colaterais nas zonas vasculares de fronteira estiver presente. Realce cortical giriforme é raro na oclusão arterial precoce.

*ATC.* A angiografia por TC multidetectores das circulações intra e extracranianas é utilizada para visualizar a vascularização craniocervical do arco aórtico ao córtex. Como a maioria dos AVCs são embólicos – por doença vascular aterosclerótica (DVA) ou uma fonte cardíaca –, alguns pesquisadores sugerem a inclusão cardíaca (a "exclusão tripla do AVC isquêmico agudo").

**8-39A** TC sem contraste em corte axial 5 horas após o início súbito de hemiparesia à direita demonstrando o sinal da "faixa insular" com hipodensidade afetando o córtex insular ➔ e o aspecto lateral do putame ➔ (sinal do "desaparecimento dos núcleos da base") à esquerda. Compare com o córtex insular, cápsula externa e putame normais à direita ➔.
**8-39B** Perfusão por TC com imagem do fluxo sanguíneo cerebral demonstrando CBF acentuadamente reduzido na distribuição da ACM esquerda ➔.

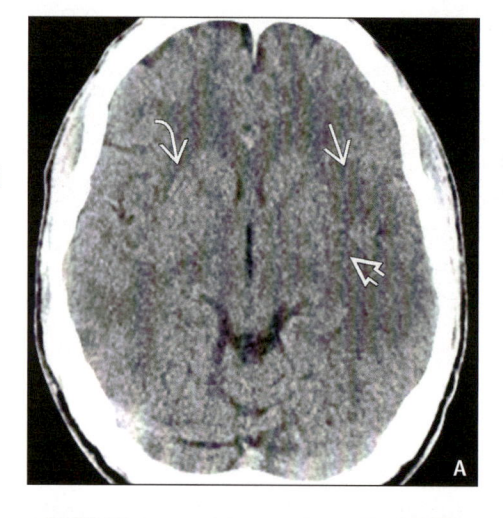

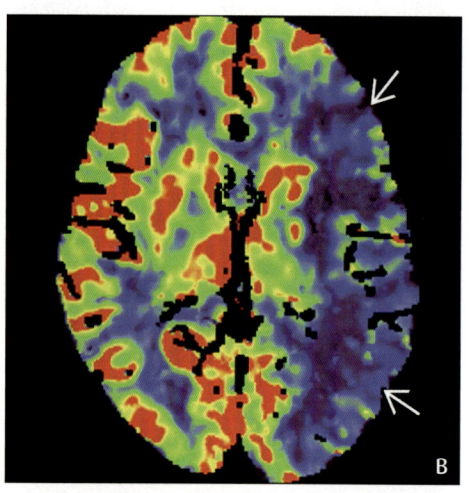

**8-39C** Imagem de TTP do mesmo paciente demonstrando tempo até o pico marcadamente prolongado na mesma área ➔.
**8-39D** Imagem de TTP em topografia da fossa posterior demonstrando um tempo ao pico prolongado no hemisfério cerebelar ➔, indicando diásquise cerebelar contralateral.

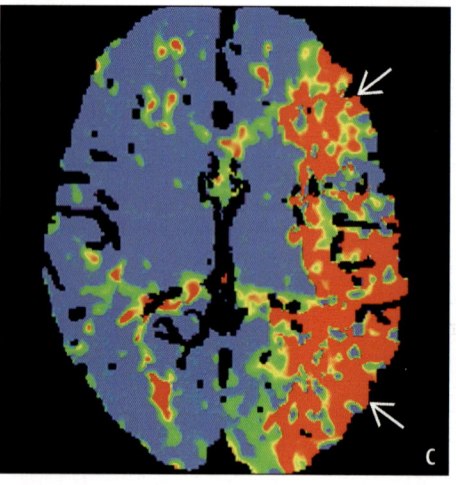

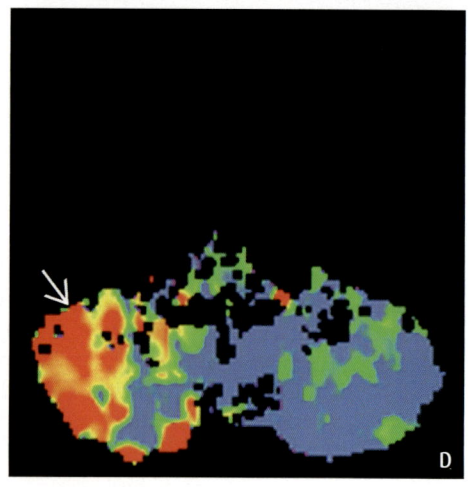

A ATC responde rapidamente a *segunda* questão essencial do AVC **(Fig. 8-37C)**, isto é, há oclusão de grande vaso? A ATC também localiza e define a extensão do trombo intravascular, avalia o fluxo sanguíneo da circulação colateral e caracteriza a doença aterosclerótica. As imagens fonte de ATC têm sido utilizadas para estimar a zona central de infarto, mas as superestimam em 25% dos casos.

*pTC*. A *terceira e quarta* questões podem ser respondidas com a perfusão por TC. A pTC demonstra o efeito da oclusão vascular no próprio parênquima cerebral. A pTC também pode ser utilizada para predizer o benefício potencial após a trombólise. Os achados na pTC se correlacionam bem com aqueles da difusão e da pRM **(Fig. 8-38)**, **(Fig. 8-39)**.

A perfusão por TC é obtida monitorando-se a primeira passagem da injeção de contraste iodado através da circulação cerebral. Quando o contraste passa através do cérebro, ele causa uma hiperatenuação transitória que é diretamente proporcional à quantidade de contraste nos vasos e ao volume sanguíneo cerebral.

A pTC tem três parâmetros principais: o volume sanguíneo cerebral **(CBV)**, o fluxo sanguíneo cerebral **(CBF)** e o tempo médio de trânsito **(MTT)**. O CBV é definido como o volume de fluxo sanguíneo em dado volume de parênquima cerebral. O CBF é o volume de fluxo sanguíneo que se movimenta através de um dado volume de parênquima cerebral em um tempo específico. O MTT é a média de tempo que o sangue leva para transitar através de um dado volume de parênquima cerebral.

Todos os três parâmetros da pTC podem ser retratados tanto visualmente – em uma escala de cores – ou numericamente, utilizando-se regiões específicas de interesse. Mapas de perfusão codificados por cores podem ser avaliados visualmente de modo rápido e preciso.

A escala de cores padrão é graduada desde tons de vermelho e amarelo a azul e violeta. No CBV e CBF, a perfusão é demonstrada em vermelho/amarelo/verde (mais alta) a azul/roxo/preto (mais baixa). No cérebro normal, há uma perfusão simétrica bilateral nos hemisférios cerebrais, com valores mais altos de CBF e CBV na substância cinzenta (córtex, núcleos da base) se comparado à substância branca. A substância cinzenta bem perfundida aparece vermelha/amarela, enquanto a substância branca aparece azul. O parênquima cerebral isquêmico aparece azul/roxo. Áreas que são completamente não perfundidas (p. ex., os ventrículos e a área central densamente isquêmica do infarto principal) aparecem pretas **(Fig. 8-39A)**, **(Fig. 8-39B)**.

De todos os três parâmetros-padrão, o MTT demonstra as anormalidades regionais mais proeminentes. Nele, as escalas de cor são invertidas para enfatizar o tempo médio de trânsito prolongado no parênquima cerebral isquemiado. No MTT, quanto mais vagaroso o tempo de trânsito, mais próximo do vermelho ao fim da escala. O cérebro com tempo de trânsito normal aparece azul. Parâmetros similares ao MTT frequentemente utilizados na pTC incluem o tempo até o pico (TTP) e o tempo de drenagem (TTD).

O **centro do infarto** densamente isquêmico – o cérebro com lesão irreversível – demonstra redução congruente *tanto no* CBV *quanto no* CBF. O *core* do infarto é visto como um azul escuro/roxo ou preto que contrasta com o parênquima cerebral normalmente perfundido vermelho/amarelo **(Figs. 8-38B, 8-38C)**. O MTT prolongado é visto como uma área vermelha, em contraste ao parênquima cerebral azul, que aparece quando o tempo médio de trânsito é normal **(Fig. 8-38D)**.

Uma **penumbra isquêmica** com tecido potencialmente reversível é vista como uma incongruência (*"mismatch"*) entre a zona infartada com CBV marcadamente reduzido **(Fig. 8-38B)** e a área adjacente (penumbra) caracterizada pela redução do CBF com um CBV normal **(Fig. 8-38C)**. Como consequência, o tecido cerebral ainda potencialmente viável é equivalente ao CBF menos o CBV. O prolongamento do MTT em mais de 145% que se estende além da zona do centro infartado (assim chamado de CBV/MTT *mismatch*) também caracteriza a penumbra isquêmica **(Fig. 8-38D)**.

Um importante achado auxiliar em pacientes com grandes infartos de ACM é a perfusão reduzida no hemisfério cerebelar contralateral. Entre 15 e 20% dos grandes infartos de ACM causam hipoperfusão com redução do CBF no cerebelo contralateral, um fenômeno chamado **"diásquise cerebelar cruzada"** (ver adiante) **(Fig. 8-39C)**, **(Fig. 8-39D)**.

ACHADOS NA RM. Embora a TC/ATC/pTC sejam frequentemente preferidas devido à acessibilidade e velocidade, protocolos "rápidos" de AVC apenas com FLAIR, T2* e difusão podem ser utilizados. A RM é superior à TC para detectar isquemia em pequenos vasos e no tronco encefálico.

*PONDERAÇÃO EM T1*. A ponderação em T1 costuma ser normal dentro das primeiras 3 a 6 horas. Edema giral sutil e hipointensidade começam a se desenvolver dentro de 12 a 24 horas e são vistos como apagamento da interface entre a SB-SC. Na oclusão de grandes vasos, a perda do esperado *flow void* na artéria afetada pode, às vezes, ser identificada.

*T2/FLAIR*. Apenas 30 a 50% dos AVCs agudos demonstram edema cortical e hiperintensidade em FLAIR nas primeiras 4 horas. Quase todos os AVCs são positivos em FLAIR dentro das primeiras 7 horas após o início dos sintomas. As ponderações em T2 se tornam positivas pouco depois, em geral dentro de 12 a 24 horas. A hiperintensidade intra-arterial em FLAIR é um sinal precoce de AVC e indica fluxo lento (e não trombose), tanto por atraso no fluxo anterógrado ou – mais comumente – enchimento colateral retrógrado através de vasos corticais nas zonas de transição **(Figs. 8-40A, 8-40B, 8-41A)**. Uma incongruência (*"mismatch"*) FLAIR-difusão (FLAIR negativa, difusão positiva) tem sido sugerida como um indicador rápido da zona de penumbra isquêmica viável e de elegibilidade para trombólise.

*T2\* GRE*. O trombo intra-arterial pode, às vezes, ser detectado como hipointensidade com artefatos de susceptibilidade magnética no T2* (GRE, SWI) **(Fig. 8-41B)**. Procure cuidadosamente também pela presença de microssangramentos parenquimatosos multifocais em pacientes mais velhos. Nesse grupo etário, "pontos pretos" com artefatos de susceptibilidade magnética são comumente causados por hipertensão crônica ou angiopatia amiloide. A presença de microssangramentos cerebrais pode ser um fator de risco independente para hemorragia subsequente relacionada à anticoagulação.

*T1 PÓS-CONTRASTE.* Aquisições em T1 pós-contraste demonstram realce intravascular. Realce parenquimatoso é incomum na isquemia aguda/hiperaguda **(Figs. 8-41E, 8-41F)**.

*DIFUSÃO E DTI.* O edema celular começa a se desenvolver dentro de minutos após o insulto isquêmico. Os valores de ADC decaem, produzindo alta intensidade de sinal nas imagens em difusão **(Figs. 8-40C, 8-41C)**. Embora a maioria dos pesquisadores coloque o edema citotóxico como base para o declínio do ADC, parte dessa queda se deve à redução da difusão das moléculas de água causada pela redução dos níveis de aquaporina-4 astrocítica (AQP4). As aquaporinas são proteínas transmembrana – canais de água – que facilitam o transporte seletivo da água bidirecional para dentro e para fora da célula.

Em torno de 95% dos infartos hiperagudos demonstram restrição da água com hiperintensidade na ponderação em difusão e correspondente hipointensidade no mapa de ADC **(Figs. 8-38F, 8-41C)**. A DTI é ainda mais sensível do que a ponderação em difusão, especialmente para lesões pontinas e medulares.

Uma difusão negativa não exclui o diagnóstico de AVC. Entre 2 e 7% dos pacientes com o diagnóstico final de AVC são inicialmente negativos na difusão. Infartos muito pequenos (lacunares), lesões de tronco encefálico, lise de coágulo com recanalização e hipoperfusão moderadamente reduzida ou flutuante que não é grave o suficiente para causar restrição ao movimento das moléculas de água têm sido citadas como razões possíveis para resultados negativos na difusão dos AVCs agudos.

*pRM.* A restrição à difusão em geral reflete o centro densamente isquêmico do infarto, enquanto a pRM demonstra a área ao redor de penumbra "em risco". Um ***"mismatch"* da imagem da ponderação em difusão-imagem de perfusão "IP"** é um dos critérios utilizados para determinar a adequação para trombólise intra-arterial.

**8-40A** RM "rápida" apenas em FLAIR, GRE e difusão foi obtida em uma mulher de 54 anos, 2 horas e 45 minutos após o início dos sintomas. A FLAIR no plano axial demonstra hiperintensidade intravascular ➡ na ACM esquerda (compare com o *"flow void"* normal à direita) sugerindo fluxo lento.

**8-40B** Não foram identificadas anormalidades parenquimatosas na distribuição vascular da ACM esquerda. A única anormalidade definida foi hiperintensidade na divisão de ramos posteriores da ACM esquerda ➡.

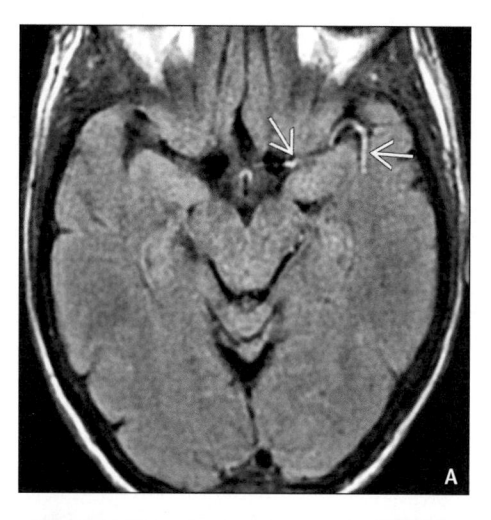

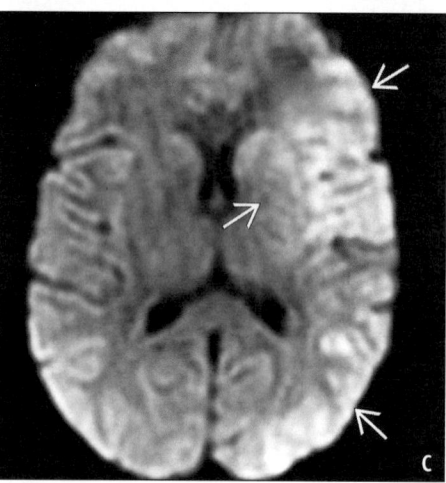

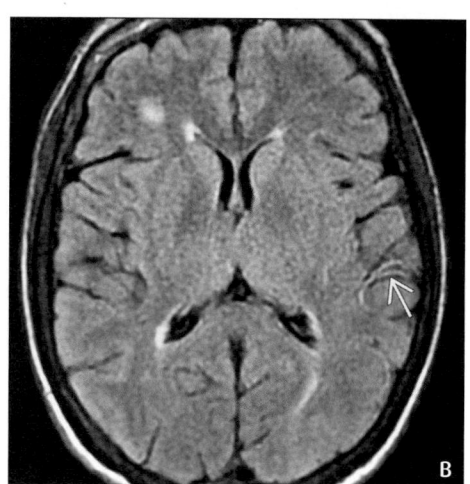

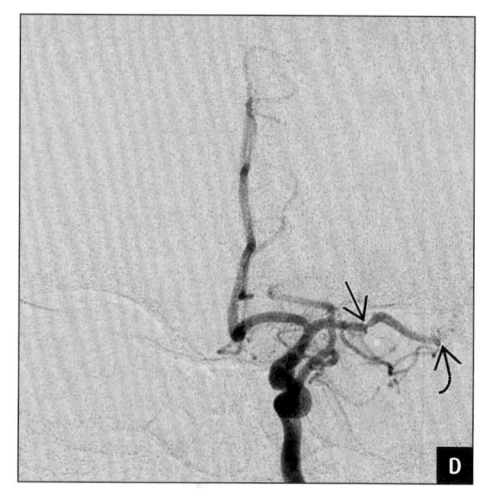

**8-40C** Ponderação em difusão da mesma paciente demonstrando moderada restrição na maior parte da distribuição do território da ACM esquerda ➡. O mapa de ADC (não mostrado) demonstrava hipointensidade correspondente confirmando a presença de edema citotóxico.

**8-40D** Devido ao *"mismatch"* FLAIR-difusão, a paciente foi imediatamente levada para a trombólise intravascular. Visualização AP na fase arterial precoce da injeção da ACI esquerda demonstrando uma estenose de alto grau no segmento M1 ➡ com um trombo distal ➡ parcialmente oclusivo.

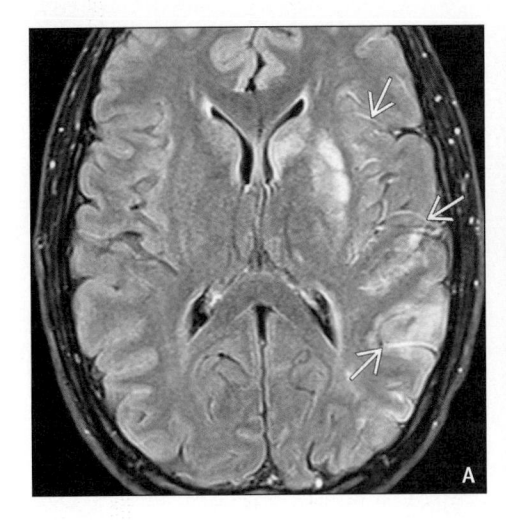

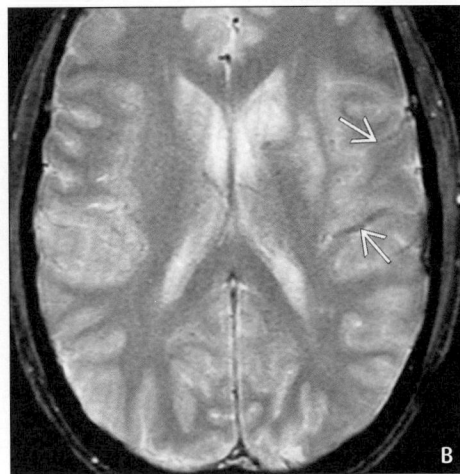

**8-41A** AVC agudo em um homem de 47 anos demonstrando hiperintensidades esparsas no núcleo caudado, putame lateral e córtex parietal à esquerda. Observe os múltiplos focos lineares de hiperintensidade intravascular ➡ compatíveis com fluxo lento em território de distribuição da ACM.
**8-41B** Aquisição em T2* GRE demonstrando diversas hipointensidades lineares ➡ nos ramos da ACM afetados, compatível com hemoglobina desoxigenada causada pelo fluxo sanguíneo lento e estagnado.

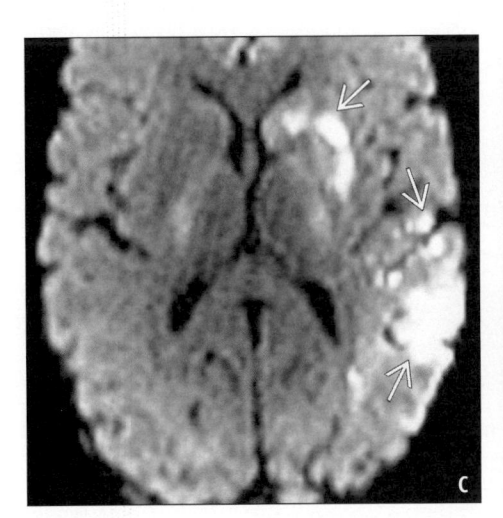

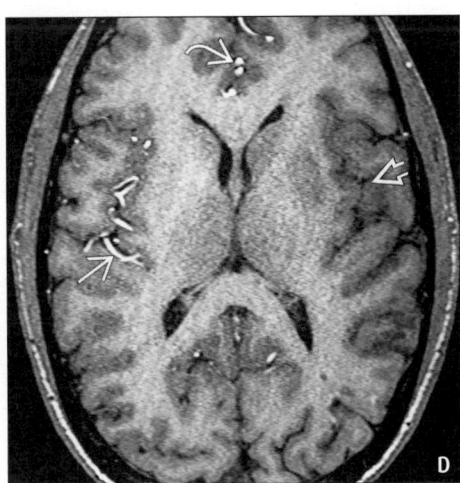

**8-41C** Difusão do mesmo paciente demonstrando múltiplos focos esparsos de restrição ➡ compatíveis com infarto cerebral agudo.
**8-41D** Imagem fonte no plano axial de ARM TOF 2D demonstrando intensidade de sinal normal na ACM direita ➡ e em ambos os ramos da ACA ➡, mas ausência de fluxo nos vasos da ACM esquerda ➡.

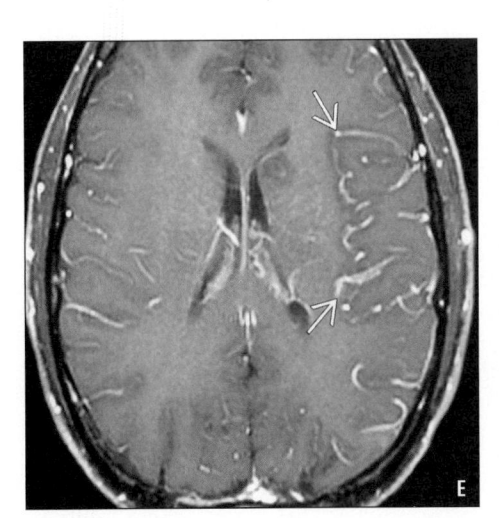

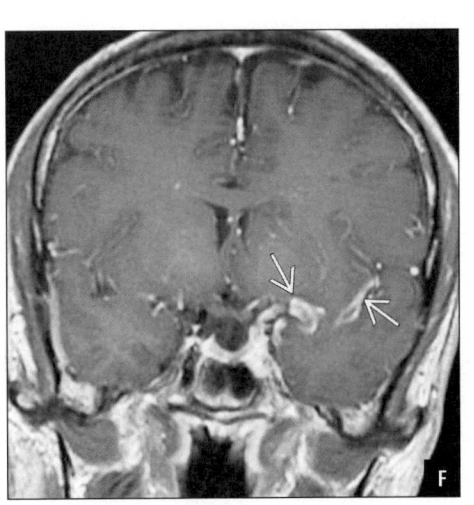

**8-41E** Aquisição no plano axial em T1 pós-contraste com saturação de gordura demonstrando marcado realce intravascular nos ramos da ACM esquerda ➡, compatível com fluxo lento em vasos patentes (não trombosados).
**8-41F** Aquisição no plano coronal em T1 pós-contraste demonstrando realce intravascular proeminente na ACM esquerda ➡.

**8-42A** Série de imagens de ASD demonstrando achados angiográficos clássicos de oclusão tromboembólica aguda. Angiograma da artéria carótida interna esquerda, na fase arterial precoce, com visualização em AP, demonstrando finalização abrupta da ACM →.

**8-42B** Visualização lateral na fase arterial precoce demonstrando enchimento normal de ambas as ACAs → e da ACP ipsilateral → através de uma grande AComP. A distribuição da ACM não está opacificada, deixando uma grande "área nua" → de cérebro desvascularizado.

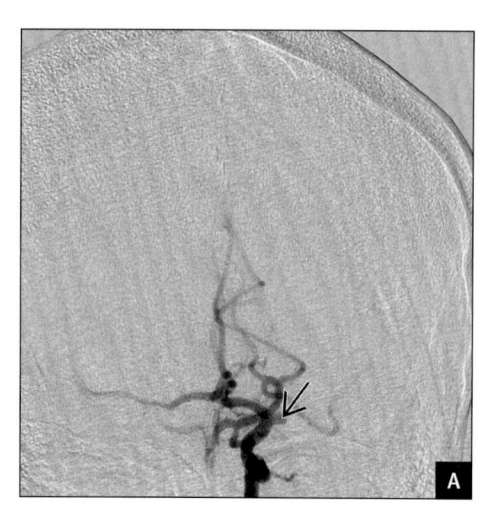

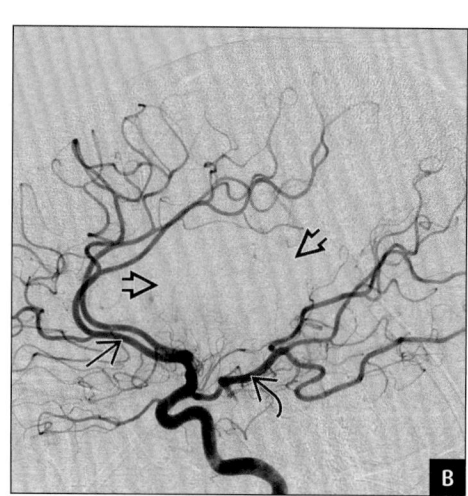

**8-42C** Imagem tardia demonstrando que a grande "área nua" permanece não opacificada. Ramos corticais são vistos sobre o aspecto superior da convexidade parietal esquerda com enchimento retrógrado precoce dos ramos distais da ACM → via colaterais piais da ACA e ACP. O fluxo colateral também é visto de ramos temporais posteriores → da ACP para o território da ACM.

**8-42D** Imagem tardia demonstrando enchimento retrógrado lento → de colaterais da ACA e ACP para o território da ACM.

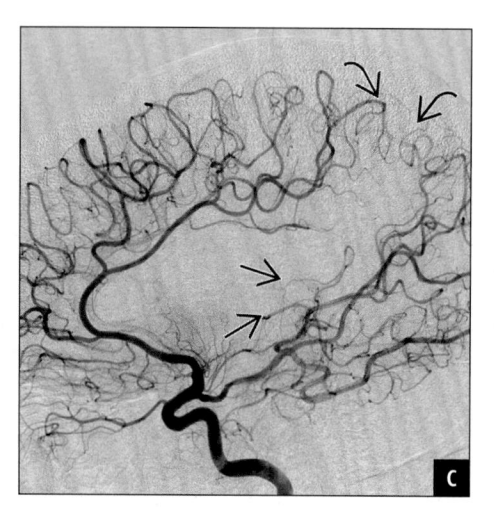

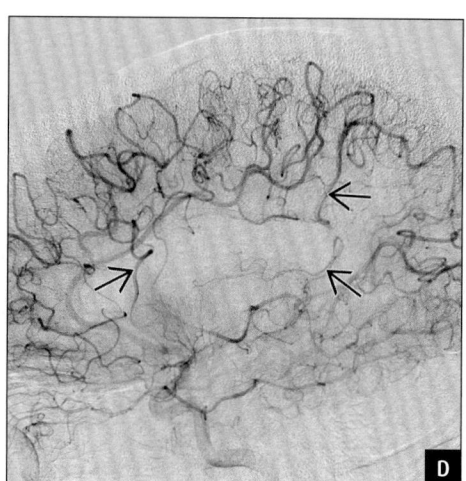

**8-42E** Imagem de fase capilar demonstrando um *"blush"* cerebral difuso → nos territórios da ACA/ACP; contraste com a "área nua" que normalmente seria suprida pela ACM. Alguns ramos da ACM → são vagarosamente preenchidos via fluxo retrógrado de colaterais piais da ACA/ACP.

**8-42F** Fase venosa demonstrando contraste persistente → em alguns ramos da ACM que se opacificaram de maneira retrógrada via colaterais piais e estão se esvaziando vagarosamente. Observe o *"blush"* → na periferia da "área nua" causado por "perfusão de luxúria".

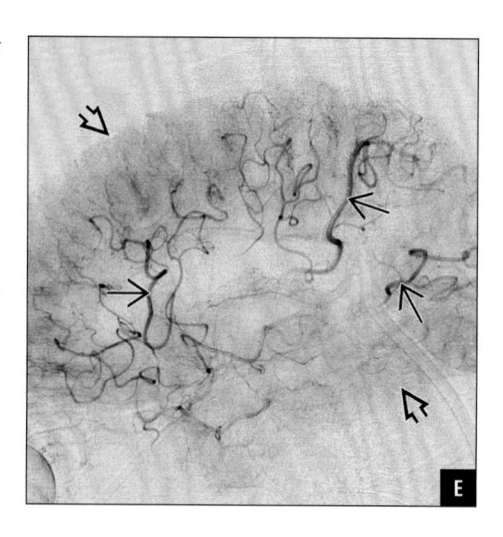

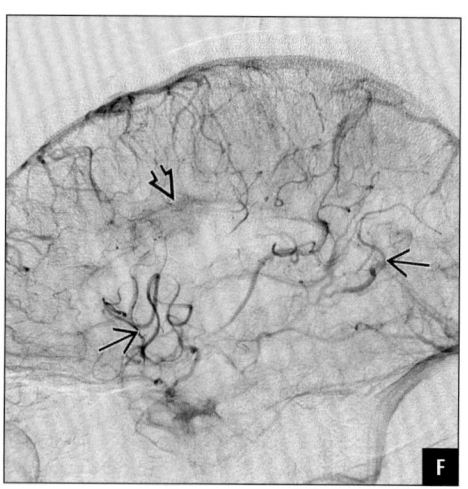

ANGIOGRAFIA. Já que o diagnóstico de isquemia-infarto cerebral agudo com oclusão de grande vaso já está estabelecido com o uso de ATC ou ARM **(Fig. 8-41D)**, a ASD costuma ser obtida apenas como uma introdução à trombólise intra-arterial ou à trombectomia mecânica. A localização e a extensão do coágulo podem ser precisamente determinadas, e a circulação colateral pode ser delineada.

A oclusão de vasos principais é identificada na ASD como uma interrupção da coluna de contraste intra-arterial. Achados frequentes incluem um término abrupto do vaso **(Figs. 8-37D, 8-42A)**, sinal do "menisco", estreitamento progressivo ou em "rabo de rato" **(Fig. 8-40D)**, ou aspecto em "trilho de trem" com um filete de contraste circundando o trombo intraluminal.

Outros achados angiográficos comuns incluem uma "área nua" ou "descoberta" de parênquima cerebral não perfundido **(Figs. 8-42B, 8-42C)**, enchimento lento anterógrado com atraso na lavagem de ramos distais (visto como contraste intra-arterial persistente nas fases venosa ou capilar) e colaterais piais com enchimento retrógrado através de zonas de transição corticais **(Figs. 8-42D, 8-42E, 8-42F)**.

Sinais menos comuns são hiperemia com *"blush"* vascular circundando a zona infartada (a chamada perfusão de luxúria) **(Fig. 8-42F)** e veias de "drenagem precoce" (*shunt* arteriovenoso com o aparecimento de contraste em veias de drenagem da zona infartada, enquanto o restante da circulação ainda está na fase arterial tardia ou capilar precoce).

O efeito de massa é raro no AVC hiperagudo, mas muito comum nos estágios agudo/agudo tardio.

ULTRASSONOGRAFIA. O espessamento médio-intimal da artéria carótida, medido pela US com *Doppler*, foi identificado como um marcador para doença de grandes artérias, que por sua vez se correlaciona com o aumento do risco de AVC.

## Diagnóstico diferencial

O diagnóstico diferencial clínico do AVC agudo é vasto. Em contrapartida, o diagnóstico diferencial dos aspectos de imagem é relativamente limitado. A circulação sanguínea normal é sempre levemente hiperdensa se comparada ao parênquima cerebral na TC sem contraste. O sinal do "vaso hiperdenso" pode ser simulado pela **elevação do hematócrito** (todos os vasos aparecem densos, não apenas as artérias), **microcalcificações** da parede arterial e **parênquima cerebral hipodenso** (p. ex., edema cerebral difuso).

O diagnóstico diferencial da redução da perfusão na pTC inclui **infarto crônico, isquemia microvascular grave** e **estenose extra ou intracraniana** com redução ou atraso na perfusão. Estenoses vasculares podem simular ou superestimar áreas de penumbra isquêmica, motivo pelo qual a pTC deve sempre ser interpretada juntamente com TC sem contraste e ATC.

Situações que simulam AVC com restrição à difusão incluem **infecção** (não segue territórios arteriais definidos) e *status epilepticus* (afeta o córtex, poupa a SB subjacente).

---

### AVC AGUDO: IMAGEM

**TC SEM CONTRASTE**
- Vaso hiperdenso ± sinal do "ponto"
- Indefinição, "borramento" da interface entre a SB-SC
  - Sinal da "fita insular"
  - "Desaparecimento" dos núcleos da base
- Hipodensidade em forma de cunha
  - Envolve tanto o córtex quanto a SB

**TC COM CONTRASTE**
- ± realce vascular (fluxo lento, colaterais)

**ATC**
- Lugar, extensão do trombo
- DVA
  - Extracraniana: aorta, bifurcação carotídea
  - Intracraniana: ACI cavernosa, CO + ramos

**pTC**
- Centro do infarto (cérebro com dano irreversível)
  - Perfusão congruente (CBV, CBF, ambos ↓)
  - MTT
- Penumbra isquêmica
  - Perfusão incongruente (↓ CBF mas com CBV normal)

**PONDERAÇÃO EM T1**
- Em geral normal nas primeiras 4 a 6 horas
- ± perda do esperado *flow void*

**PONDERAÇÃO EM T2**
- Em geral normal nas primeiras 4 a 6 horas

**FLAIR (utilize uma janela fechada)**
- 50% positivo nas primeiras 4 a 6 horas
  - Edema cortical, hiperintensidade giral
  - Hiperintensidade intra-arterial (geralmente baixo fluxo e não trombo)

**T2* (GRE, SWI)**
- Trombo pode causar artefato de susceptibilidade magnética
- Micro-hemorragias (hipertensão crônica, amiloide): risco de hemorragia com anticoagulação

**DIFUSÃO E DTI**
- >95% de restrição dentro de minutos
  - Hiperintenso na difusão
  - Hipointenso no mapa de ADC
- "Difusão negativa" nos AVCs agudos
  - Infartos pequenos (lacunares)
  - Lesões de tronco
  - Rápida lise/recanalização do coágulo
  - Hipoperfusão transitória/flutuante

**pRM**
- *"Mismatch"* difusão-IP estima a penumbra

**ASD**
- Término abrupto do vaso, sinal do "menisco", estreitamento progressivo/"rabo de rato"
- "Área nua» de cérebro não perfundido
- Enchimento anterógrado vagaroso ou retrógrado
- Atraso na lavagem do contraste intra-arterial
- Perfusão de luxúria
  - *"Blush"* em torno da "área nua"
  - Veias de "drenagem precoce"

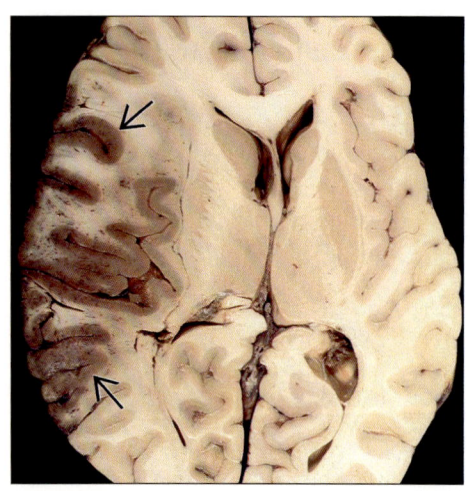

**8-43** AVC subagudo com efeito de massa e transformação hemorrágica giriforme ➡. (Cortesia de R. Hewlett, MD).

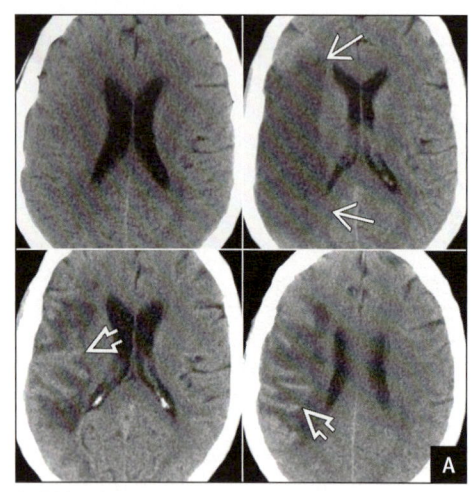

**8-44A** (Acima e à esquerda) TC sem contraste com 2 horas de evolução mostrando apagamento sulcal leve. Com 48 horas, hipodensidade em forma de cunha ➡ envolve a SB e a SC. (Abaixo) Transformação hemorrágica ➡ com uma semana de evolução.

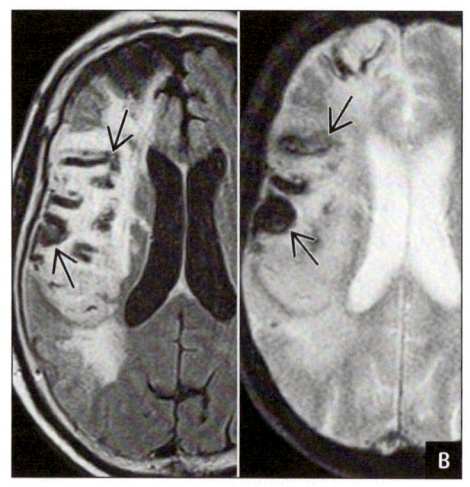

**8-44B** Aquisição em FLAIR (à esquerda) e em GRE (à direita) do mesmo caso demonstrando transformação hemorrágica ➡ neste exemplo de AVC subagudo.

## Infartos cerebrais subagudos

### Terminologia

O AVC se desenvolve fisiopatologicamente com modificações correspondentes que se refletem nos exames de imagem. Embora não existam modificações precisas que demarquem os diversos estágios da evolução do AVC, a maioria dos neurologistas classifica os infartos como agudo, subagudo e crônico.

Uma isquemia/infarto cerebral "subagudo" geralmente se refere a AVCs que estão entre 48 horas a duas semanas do evento isquêmico inicial **(Fig. 8-43)**.

### Patologia

O **edema** e o **efeito de massa crescente** causados pelo edema citotóxico atingem o seu apogeu dentro de 3 a 4 dias após o início do AVC. Necrose tissular franca com influxo progressivo da micróglia e de macrófagos ao redor dos vasos se segue com astrocitose reativa em torno do perímetro do infarto. A redução da densidade cerebral com posterior cavitação se desenvolve nas próximas duas semanas.

Muitos dos AVCs tromboembólicos são inicialmente "amenos", isto é, não hemorrágicos. A **transformação hemorrágica** (THemor) de um infarto isquêmico prévio ocorre em 20 a 25% dos vasos entre dois dias e uma semana após o ictus. O dano isquêmico ao endotélio vascular propicia "vazamentos" e aumenta a permeabilidade da barreira hematoencefálica. Quando a perfusão é restabelecida – tanto espontaneamente quanto após o tratamento com ativador do plasminogênio tecidual –, a exsudação de glóbulos vermelhos através das paredes danificadas dos vasos sanguíneos causa hemorragias parenquimatosas. As hemorragias petequiais são mais comuns do que os sangramentos lobares e são mais frequentes nos núcleos da base e no córtex.

### Aspectos clínicos

A THemor por si só não costuma causar declínio clínico. Ela, na verdade, se relaciona com prognóstico favorável, provavelmente refletindo uma recanalização vascular precoce e uma melhor reperfusão tissular.

### Imagem

**CARACTERÍSTICAS GERAIS.** Não há variações significativas dentro do período subagudo. Os infartos subagudos precoces possuem significativo efeito de massa e frequentemente exibem THemor, enquanto no período subagudo tardio a maior parte do edema e do efeito de massa retrocederam.

**ACHADOS NA TC.** Na TC sem contraste, a área em forma de cunha com redução da atenuação vista nos estudos iniciais se torna mais conspícua. O efeito de massa aumenta inicialmente e então começa a reduzir nos próximos 7 a 10 dias que se seguem ao início do quadro. A THemor se desenvolve em 15 a 20% dos casos e é vista como uma hiperdensidade giriforme cortical ou nos núcleos da base **(Fig. 8-44A)**.

A TC com contraste segue a regra do "2-2-2". O realce esparso ou giriforme aparece tão cedo quanto dois dias após o início do infarto, atinge o seu pico em duas semanas e geralmente desaparece por volta de dois meses.

ACHADOS NA RM. A intensidade de sinal no AVC subagudo varia dependendo (1) do tempo desde o íctus e (2) da presença ou ausência de transformação hemorrágica.

*PONDERAÇÃO EM T1*. Os infartos subagudos não hemorrágicos são hipointensos nas ponderações em T1 e demonstram efeito de massa moderado com apagamento de sulcos. Os infartos com THemor são inicialmente isointensos ao córtex e então se tornam hiperintensos **(Fig. 8-45A)**.

*PONDERAÇÃO EM T2*. Os infartos subagudos são inicialmente hiperintensos se comparados ao parênquima cerebral não isquêmico. A intensidade de sinal decai com o tempo, atingindo a isointensidade em 1 a 2 semanas (o "efeito T2 *fogging*") **(Fig. 8-46)**. A degeneração walleriana precoce pode, às vezes, ser identificada como uma banda hiperintensa bem definida que se estende inferiormente a partir do córtex infartado ao longo do trato corticospinal.

*FLAIR*. Os infartos subagudos são hiperintensos em FLAIR **(Fig. 8-44B)**. Por volta de uma semana após o *íctus*, o volume de tecido infartado "final" corresponde à anormalidade, vista em FLAIR.

*T2\* (GRE, SWI)*. Focos de susceptibilidade magnética petequiais ou giriformes estão presentes se ocorrer THemor no córtex infartado **(Fig. 8-44B)**. As hemorragias nos núcleos da base podem ser confluentes ou petequiais.

*T1 PÓS-CONTRASTE*. O realce intravascular frequentemente visto nas primeiras 48 horas após a oclusão tromboembólica desaparece dentro de 3 a 4 dias e é sucedido por realce leptomeníngeo causado por fluxo sanguíneo persistente em colaterais piais. Realce parenquimatoso esparso ou giriforme pode ocorrer tão cedo quanto 2 a 3 dias após o infarto e pode persistir por 2 a 3 meses **(Fig. 8-45B)**.

*PONDERAÇÃO EM DIFUSÃO*. Restrição com hiperintensidade na ponderação em difusão e hipointensidade no mapa de ADC persiste nos primeiros dias que se seguem ao início do derrame, então gradualmente é revertida até se tornar hipointensa na ponderação em difusão e hiperintensa com efeito T2 "*shine through*" no mapa de ADC.

## Diagnóstico diferencial

O principal diagnóstico diferencial do infarto cerebral subagudo é a **neoplasia**. A maioria dos tumores não restringe à difusão e não regride com o tempo. A evolução dos achados de imagem do AVC ocorre muito mais rapidamente. As **infecções** (p. ex., encefalite e cerebrite) podem ter aspecto similar ao AVC subagudo, mas não seguem distribuições vasculares definidas.

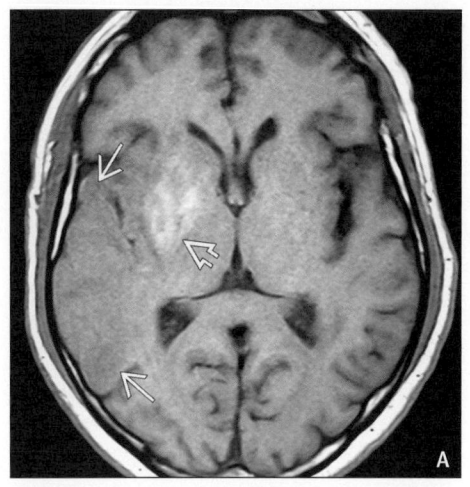

**8-45A** Ponderação em T1 no plano axial com duas semanas após o início do infarto demonstrando transformação hemorrágica nos núcleos da base ➡ e edema giral persistente com apagamento de sulcos ➡.

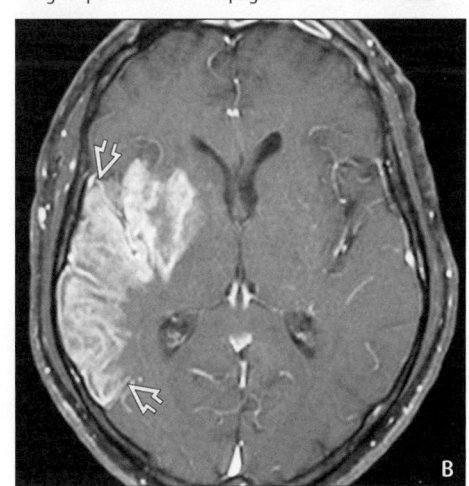

**8-45B** Aquisição em T1 pós-contraste com saturação de gordura do mesmo paciente demonstrando intenso realce ➡ característico do infarto subagudo.

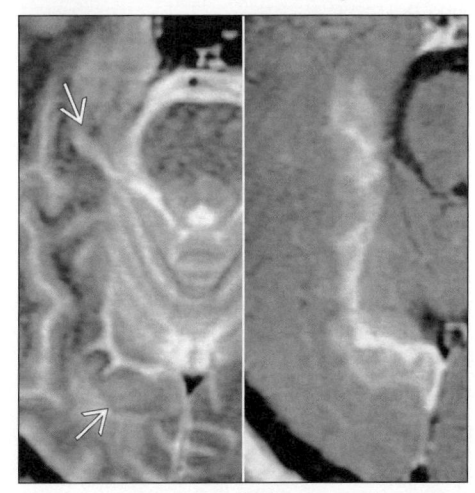

**8-46** T2 "*fogging effect*" ➡ (esquerda) indicando o infarto em território da ACP direita quase isointenso, mas que realça fortemente na aquisição em T1 pós-contraste (direita). AVC subagudo.

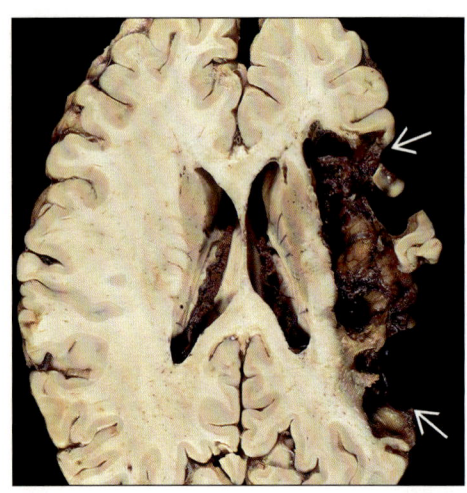

**8-47** Espécime de autópsia demonstrando encefalomalacia por um infarto antigo em território da ACM ➡. (Cortesia de R. Hewlett, MD.)

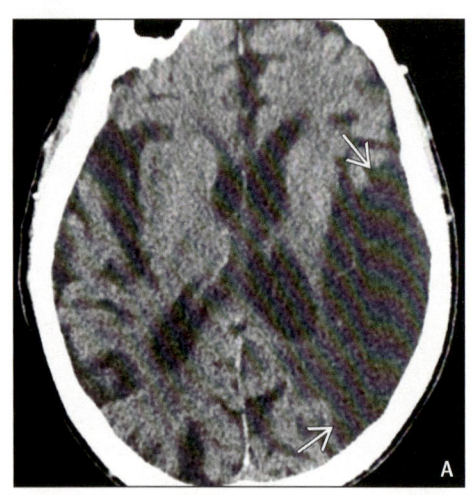

**8-48A** TC sem contraste em um paciente com AVC antigo demonstrando encefalomalacia na distribuição da ACM esquerda ➡. Os núcleos da base foram poupados.

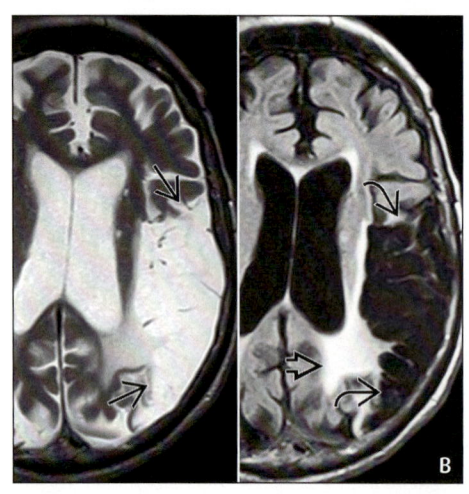

**8-48B** (E) Ponderação em T2 demonstrando hiperintensidade ➡ na mesma distribuição. (D) Aquisição em FLAIR demonstrando as diferenças entre a encefalomalacia ➡ e a gliose ➡.

## Infartos cerebrais crônicos

### Terminologia

Os infartos cerebrais crônicos são o resultado final dos AVCs isquêmicos territoriais e também são chamados de encefalomalacia pós-infarto.

### Patologia

A marca patológica dos infartos cerebrais crônicos é a perda de volume com gliose em um local anatômico de distribuição vascular. Um cérebro cavitado, com encefalomalacia, com faixas de tecido glial residual e passagem de vasos sanguíneos é o aspecto macroscópico habitual de um infarto antigo **(Fig. 8-47)**.

### Imagem

Os exames de imagem de TC sem contraste demonstram uma área hipodensa com morfologia em cunha bem demarcada que envolve tanto a substância branca (SB) quanto a substância cinzenta (SC) e que segue o território vascular de uma artéria cerebral. Os sulcos adjacentes e o ventrículo ipsilateral se alargam em consequência à perda de volume do hemisfério afetado **(Fig. 8-48A)**.

Degeneração walleriana com um pedúnculo cerebral ipsilateral reduzido com frequência está presente em grandes infartos da ACM. Procure por atrofia no cerebelo contralateral secundária à diásquise cerebelar cruzada. Calcificações distróficas são incomuns, mesmo em AVCs hemorrágicos antigos.

Infartos crônicos com mais de 2 a 3 meses não realçam na TC com contraste.

Os exames de RM demonstram encefalomalacia cística com intensidade de sinal equivalente ao LCS em todas as sequências. Gliose marginal ou espongiose na periferia do infarto cavitado antigo aparece hiperintensa em FLAIR **(Fig. 8-48B)**. As ponderações em difusão demonstram aumento dela (hiperintensa no mapa de ADC).

### Diagnóstico diferencial

O principal diagnóstico diferencial do infarto cerebral crônico é o **cisto porencefálico.** O cisto porencefálico envolve toda a espessura cerebral, estendendo-se do ventrículo à superfície subpial do córtex. A **encefalomalacia pós-traumática** demonstra outras áreas de dano associadas e não está restrita a um território vascular. **Modificações pós-cirúrgicas** também demonstram outros achados relacionados ao pós-operatório, tais como modificações cranianas/do escalpo.

### Infartos embólicos múltiplos

#### Êmbolos cardíacos e ateromatosos

**ETIOPATOLOGIA.** Pequenos infartos simultâneos em múltiplas e diferentes distribuições vasculares são característicos do infarto cerebral embólico **(Figs. 8-49, 8-50)**. O coração é a fonte mais comum; os êmbolos cardíacos podem ser sépticos ou assépticos. Sinais periféricos de embolia, tais como hemorragias lineares (de Splinter), às vezes estão presentes. A ecocardiografia pode demonstrar vegetações valvares, defeitos de enchimento intracardíacos ou defeitos septais ventriculares ou atriais.

Êmbolos hemisféricos ipsilaterais são mais comuns em razão de placas ateromatosas na artéria carótida interna **(Fig. 8-52)**. Muitas são clinicamente silenciosas, mas carregam um alto risco para um AVC subsequente.

**IMAGEM.** Em contraste aos infartos territoriais arteriais, os infartos embólicos tendem a envolver ramos corticais terminais. A interface entre a SB-SC é a mais comumente afetada.

Exames de TC sem contraste demonstram focos de baixa atenuação frequentemente em uma distribuição com morfologia em cunha. Os êmbolos ateroscleróticos às vezes demonstram calcificações. Os êmbolos sépticos costumam ser hemorrágicos **(Fig. 8-51A)**. Exames de TC com contraste podem demonstrar múltiplas lesões puntiformes ou com realce anelar.

Os exames de RM demonstram hiperintensidades multifocais periféricas em T2/FLAIR. Os êmbolos hemorrágicos causam artefatos de susceptibilidade magnética nas sequências T2*. A sequência mais sensível é a difusão.

Pequenos focos periféricos com restrição à difusão em diversas e diferentes distribuições vasculares são típicos de múltiplos infartos embólicos **(Fig. 8-51B)**. As imagens em T1 pós-contraste demonstram múltiplos focos puntiformes de realce. Os êmbolos sépticos frequentemente demonstram realce anelar, lembrando numerosos microabscessos.

**DIAGNÓSTICO DIFERENCIAL.** O principal diagnóstico diferencial de infartos embólicos múltiplos é o **infarto cerebral hipotensivo** (ver adiante). Os infartos hipotensivos são, em geral, causados por comprometimento hemodinâmico e tendem a envolver as zonas internas profundas de transição. As **metástases parenquimatosas** têm predileção pela interface entre a SB-SC, assim como os infartos embólicos, mas em geral não restringem à difusão.

## Êmbolos gordurosos

A síndrome da embolia gordurosa (SEG) é uma enfermidade incomum que se apresenta com hipoxia, sintomas neurológicos e/ou *rash* petequial no contexto de fraturas de ossos longos das extremidades inferiores com deslocamento grave. O termo "embolia gordurosa cerebral" (EGC) se refere às manifestações neurológicas da SEG.

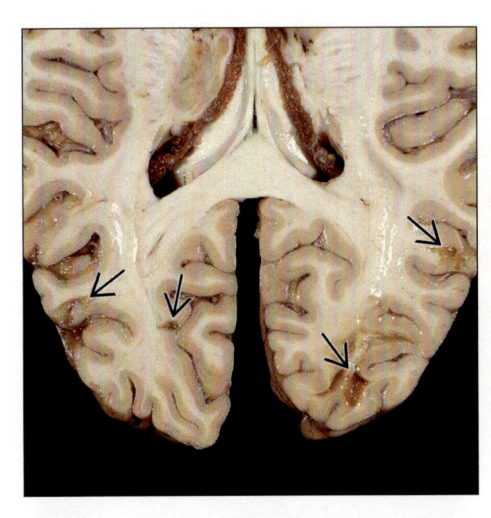

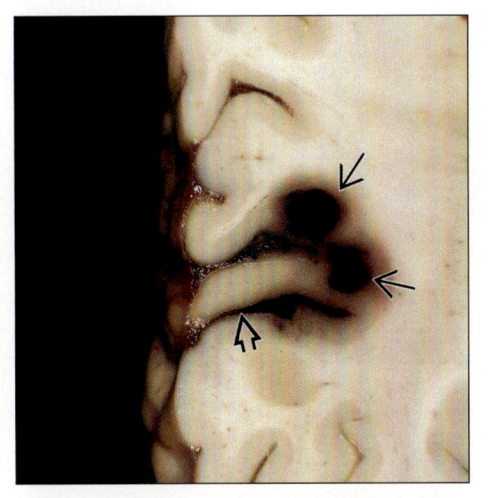

**8-49** Espécime de autópsia demonstrando múltiplos infartos antigos resolvidos na junção entre a SB-SC ➔. (Cortesia de R. Hewlett, MD.)

**8-50** Imagem focada de um espécime de autópsia de uma paciente com endocardite infecciosa e septicemia demonstrando infartos sépticos hemorrágicos na junção entre a SB-SC ➔. Hemorragia subaracnóidea focal está presente nos sulcos adjacentes ➔. (Cortesia de R. Hewlett, MD.)

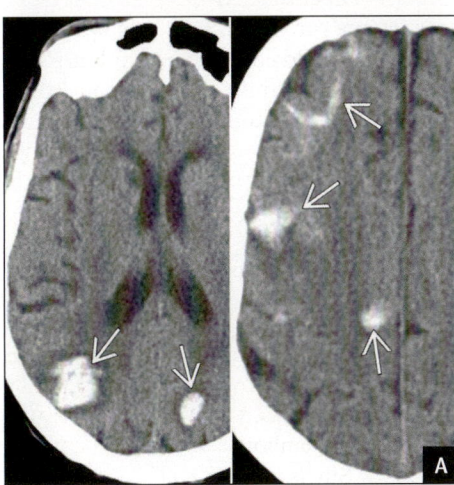

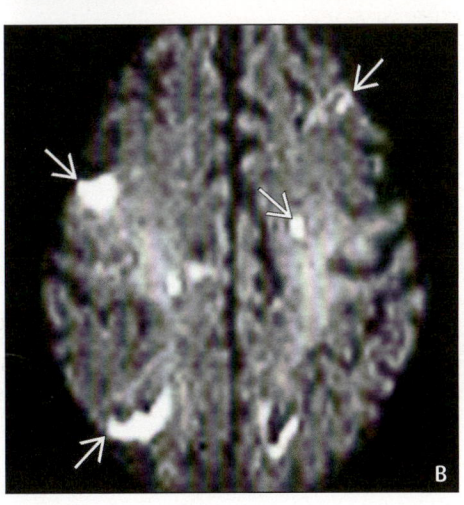

**8-51A** (Esquerda) TC sem contraste em um paciente com infecção da válvula mitral e declínio do estado mental demonstrando dois focos hemorrágicos ➔ nas junções entre a SB-SC de ambos os lobos occipitais. (Direita) Corte ao nível da coroa radiada demonstrando focos hemorrágicos adicionais ➔. Esses achados sugerem êmbolos sépticos múltiplos.

**8-51B** A ponderação em difusão demonstra múltiplos focos de restrição ➔ nas junções entre a SB-SC de ambos os hemisférios. Múltiplos infartos sépticos embólicos.

**8-52A** A aquisição em FLAIR no plano axial de um homem de 82 anos com início súbito de fraqueza no membro superior esquerdo e afasia revela diversas hiperintensidades esparsas no córtex parietal direito ➡.

**8-52B** Ponderação em difusão do mesmo paciente demonstrando múltiplos pequenos focos periféricos de restrição ➡. O hemisfério esquerdo tem aspecto completamente normal.

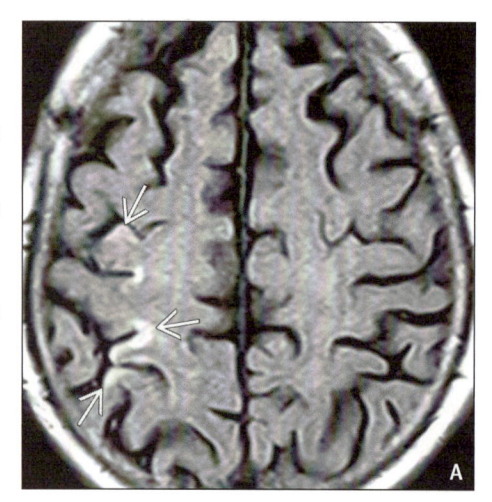

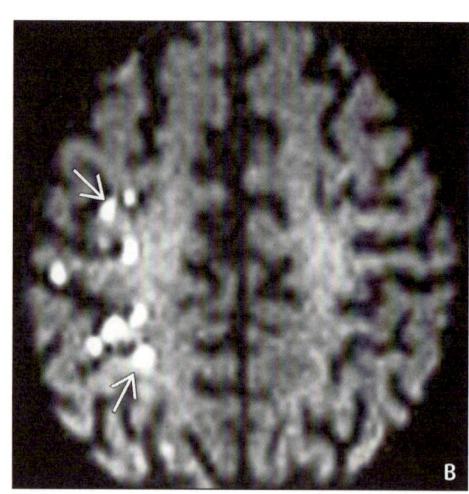

**8-52C** Imagem fonte de ATC do mesmo paciente demonstrando uma placa aterosclerótica densamente calcificada ➡ na bifurcação da carótida direita. Há uma imagem lucente no interior da placa ➡ sugerindo que se trate de uma placa em risco.

**8-52D** Reconstrução sagital mostrando que a placa aterosclerótica calcificada ➡ e lucente ➡ causa uma estenose de alto grau ➡ na artéria carótida interna proximal direita. Os múltiplos infartos corticais vistos na RM foram, provavelmente, causados por êmbolos artéria--artéria.

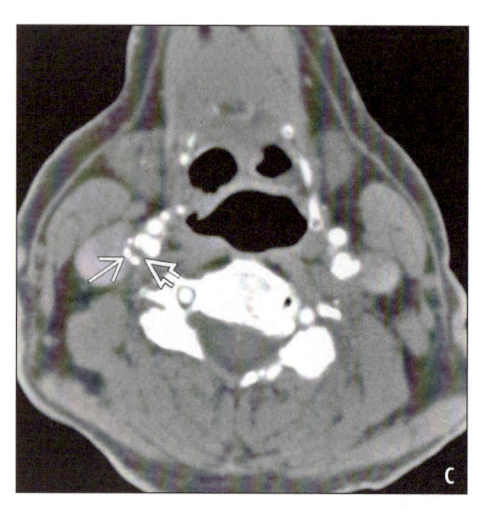

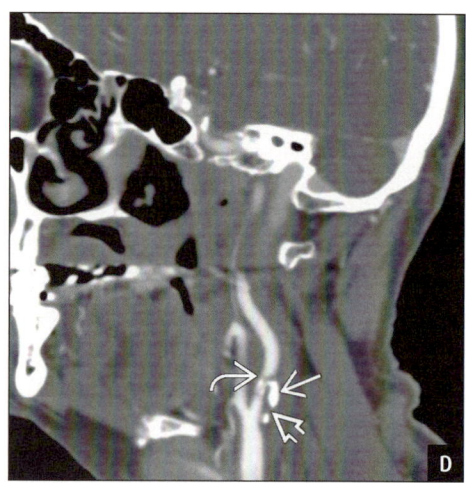

**8-52E** TC sem contraste em corte axial três dias após demonstrando hipodensidade focal bem delimitada cortical/subcortical ➡, compatível com infarto embólico.

**8-52F** Corte axial de TC sem contraste mais cranial demonstrando hipodensidades adicionais ➡ correspondendo às anormalidades que foram identificadas em FLAIR no exame de RM prévio. Infartos embólicos unilaterais são mais comumente secundários à doença aterosclerótica na artéria carótida ipsilateral.

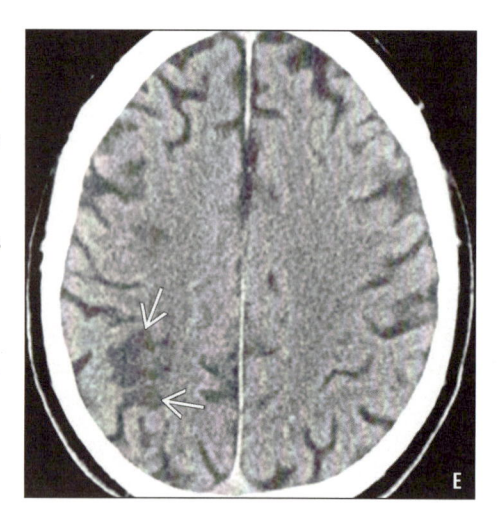

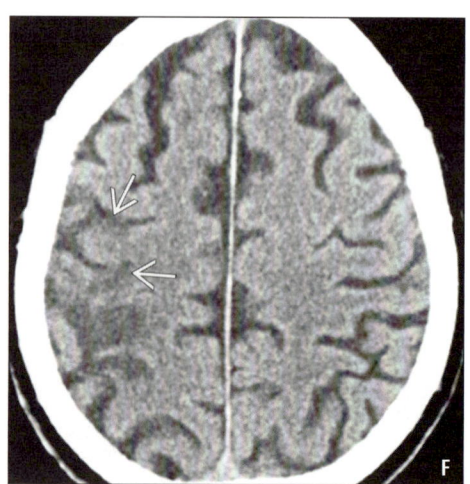

ETIOPATOLOGIA. Dois mecanismos foram propostos para explicar os efeitos de SEG: (1) oclusão de pequenos vasos por partículas gordurosas e (2) modificações inflamatórias nos tecidos adjacentes iniciadas pela quebra da gordura em ácidos graxos livres e em outros produtos metabólicos.

A marca patológica da EGC são os êmbolos gordurosos arteriolares com micro-hemorragias vasculares.

EPIDEMIOLOGIA E ASPECTOS CLÍNICOS. A incidência global de SEG em pacientes com fraturas de ossos longos – mais comumente a cabeça femoral – é de 0,17%. A SEG também ocorre em procedimentos ortopédicos eletivos (p. ex., artroplastia total de quadril), anestesia e enfermidades isquêmicas (p. ex., pancreatite).

A EGC ocorre em até 80% dos pacientes com SEG. Os sinais e sintomas variam em gravidade e incluem cefaleia, convulsões, alteração do estado mental, paralisia e coma. O início dos sintomas se dá de 2 horas até dois dias após o trauma ou cirurgia, com uma média de 29 horas.

IMAGEM. Os achados de imagem refletem o *efeito* do êmbolo gorduroso (i.e., minúsculos AVCs multifocais e micro-hemorragias) no tecido cerebral. Os exames de TC sem contraste são, como consequência, normais.

A RM demonstra numerosas (média = 50) hiperintensidades puntiformes ou confluentes nos núcleos da base, SB periventricular e na junção SB-SC em T2/FLAIR **(Fig. 8-53A)**. A ponderação em difusão demonstra inúmeros e minúsculos focos puntiformes de restrição em múltiplas distribuições vasculares, o padrão "estrelado" **(Fig. 8-53B)**. Pequenos focos solitários ou múltiplos de hipointensidades com artefatos de susceptibilidade magnética podem ser identificados em até um terço de todos os casos de SEG no T2* GRE **(Fig. 8-53C)**. A sequencia SWI revela inúmeros (>200) minúsculos "pontos pretos" na maioria dos pacientes **(Fig. 8-53D)**.

DIAGNÓSTICO DIFERENCIAL. O principal diagnóstico diferencial da síndrome da embolia cerebral gordurosa são os **infartos embólicos múltiplos**. Múltiplos infartos embólicos cardíacos ou ateromatosos raramente produzem as dezenas ou mesmo centenas de lesões vistas na EGC. As lesões tendem a envolver os núcleos da base e as junções corticomedulares mais do que a substância branca.

Hipointensidades multifocais com artefatos de suscetibilidade magnética em T2* podem ser vistas no **dano axonal difuso (DAD)** grave ou no **dano vascular difuso (DVD)**. Como os pacientes com EGC frequentemente têm

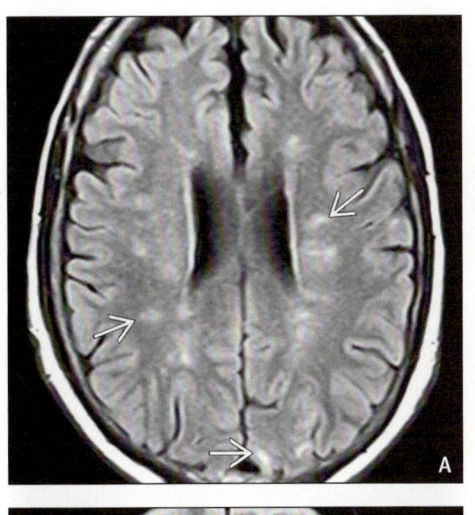

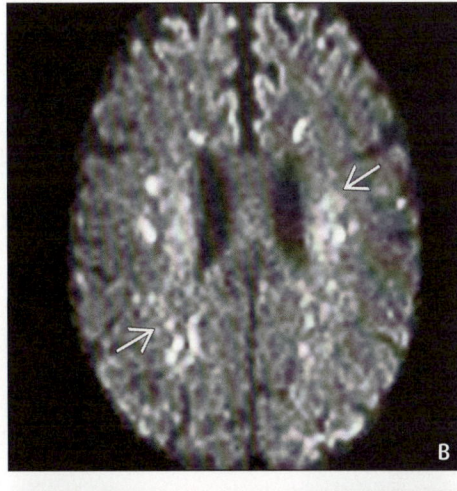

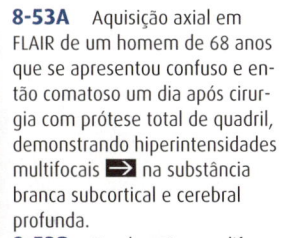

**8-53A** Aquisição axial em FLAIR de um homem de 68 anos que se apresentou confuso e então comatoso um dia após cirurgia com prótese total de quadril, demonstrando hiperintensidades multifocais ➡ na substância branca subcortical e cerebral profunda.

**8-53B** Ponderação em difusão demonstrando inúmeros e minúsculos focos de restrição na substância branca profunda cerebral ➡, o padrão "estrelado" característico da síndrome de embolia gordurosa cerebral.

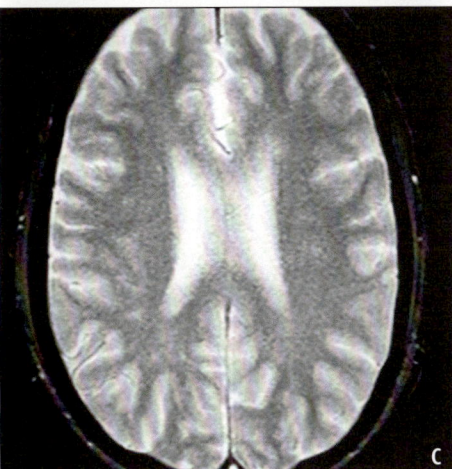

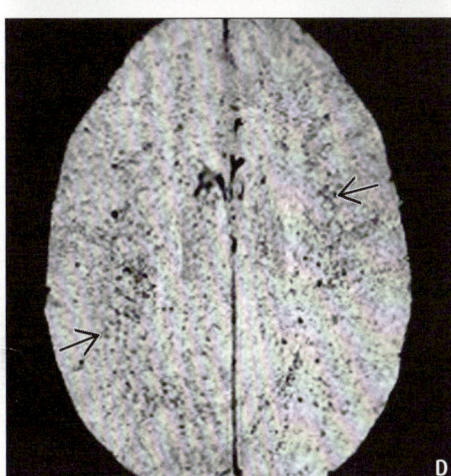

**8-53C** A aquisição em T2* GRE no mesmo paciente não demonstra alterações.

**8-53D** A aquisição SWI do mesmo paciente demonstra centenas de hipointensidades com artefatos de susceptibilidade magnética ➡ esparsos por toda a substância branca cerebral. No contexto de artroplastia total de quadril, elas representam micro-hemorragias causadas por embolia gordurosa cerebral.

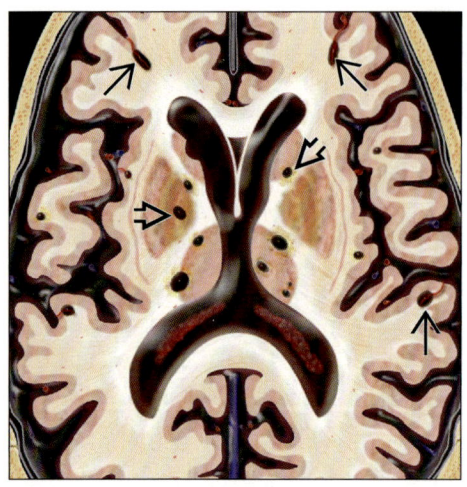

**8-54** Ilustração demonstrando infartos lacunares nos tálamos e nos núcleos da base ➭. Observe ainda espaços perivasculares proeminentes (Virchow-Robin) ➭.

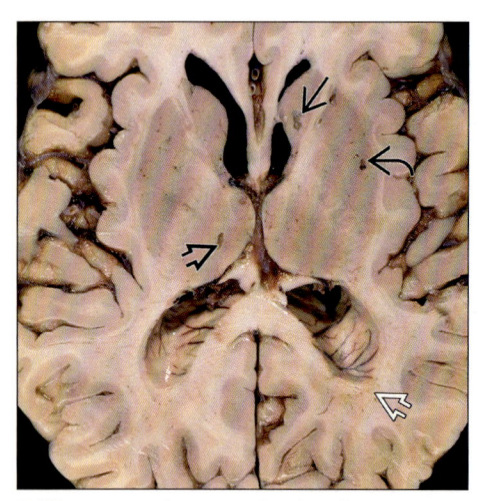

**8-55** Autópsia demonstrando infartos lacunares antigos no caudado ➭, putame ➭, tálamo ➭ e rarefação periatrial da SB ➭. (Cortesia de R. Hewlett, MD.)

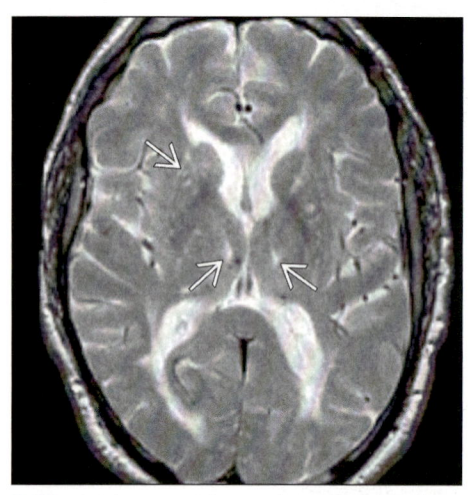

**8-56** Ponderação axial em T2 demonstrando múltiplas lacunas ➭ nos núcleos da base e tálamos.

politrauma, a distinção pode ser difícil com base apenas nos exames de imagem. O DAD e o DVD tendem a causar microssangramentos lineares ou puntiformes da mesma forma.

## Infartos lacunares

### Terminologia

Os termos "lacuna", "infarto lacunar" e "AVC lacunar" costumam ser utilizados indistintamente. As **lacunas** são cavidades (ou «buracos») de 3 a 15 mm preenchidas por LCS que ocorrem com mais frequência nos núcleos da base ou na substância branca cerebral **(Fig. 8-54)**. Elas são muitas vezes observadas coincidentemente nos estudos de imagem de pacientes idosos, mas não estão claramente associadas a sintomas neurológicos discretos, ou seja, elas são AVCs subclínicos. As lacunas são, às vezes, chamadas de AVCs "silenciosos", um nome errôneo já que déficit neuropsicológico sutil é comum nesses pacientes.

O **AVC lacunar** significa uma síndrome de infarto clinicamente evidente atribuída a pequenas lesões subcorticais ou de tronco que podem ou não estar evidentes nos exames encefálicos. O termo "*état lacunaire*" ou **estado lacunar** designa múltiplos infartos lacunares.

### Epidemiologia e etiologia

Cerca de 25% de todos os AVCs isquêmicos são infartos do tipo lacunar. As lacunas são consideradas marcadores macroscópicos de doença cerebral de pequenos vasos ("microvascular"). Elas são causadas por lipo-hialinose ou oclusão aterosclerótica de ramos perfurantes que se originam do polígono de Willis e de artérias periféricas corticais. Essas perfurantes são artérias muito pequenas terminais com poucas colaterais. Os infartos lacunares embólicos são relativamente incomuns.

### Patologia

**LOCALIZAÇÃO.** Os infartos lacunares são mais comuns nos núcleos da base (putame, globo pálido, núcleo caudado), tálamos, cápsula interna, substância branca cerebral profunda e ponte **(Fig. 8-55)**.

**TAMANHO E NÚMERO.** As lacunas são, por definição, lesões de 15 mm ou menos de diâmetro. Múltiplas lesões são comuns. Entre 13 e 15% dos pacientes possuem múltiplos infartos lacunares agudos simultâneos.

**ASPECTO MICRO E MACROSCÓPICO.** Macroscopicamente, uma lacuna aparece como uma cavidade cística, empalidecida, com contornos irregulares, mas relativamente bem definidos. Descoloração siderótica corada de marrom pode ser vista em lacunas hemorrágicas antigas. Microscopicamente, os infartos lacunares isquêmicos demonstram tecido de rarefação com perda neuronal, infiltração periférica por macrófagos e gliose.

### Aspectos clínicos

Os fatores de risco independentes para infartos incluem envelhecimento, hipertensão e diabetes.

O prognóstico do AVC lacunar é altamente variável. Embora a maioria das lacunas seja assintomática, os "pequenos AVCs" podem significar um "grande problema". Um único AVC subclínico – em geral uma lacuna – está associado ao aumento da probabilidade de ter "pequenos AVCs" adicionais, bem como desenvolver AVC clínico evidente e/ou demência. Quase 20% dos pacientes acima de 65 anos com hiperintensidades da substância branca (HSBs) em T2/FLAIR na RM irão desenvolver uma lacuna dentro de três anos.

Entre 20 e 30% dos pacientes com AVC lacunar sofrem declínio neurológico em horas ou mesmo dias após o evento inicial. A fisiopatologia do "AVC lacunar progressivo" não é completamente entendida e ainda não existe tratamento que comprovadamente impeça ou previna a sua progressão.

## Imagem

Os achados de imagem variam dependendo da lacuna ser aguda ou crônica. As lacunas agudas podem ser invisíveis nos exames de TC sem contraste; as lacunas antigas aparecem como "buracos" bem definidos com densidade semelhante ao LCS no parênquima cerebral.

Cavitação e redução de tamanho da lesão são vistas em mais de 95% dos infartos lacunares profundos sintomáticos nos exames de imagem de seguimento. Os infartos lacunares antigos são hipointensos em T1 e hiperintensos em T2 **(Fig. 8-56)**. O líquido no interior da cavitação suprime em FLAIR, enquanto a periferia gliótica permanece hiperintensa **(Fig. 8-57)**. Doença de substância branca multifocal, vista como HSBs, também é comum nos pacientes com infartos lacunares francos.

A maioria das lacunas são não hemorrágicas. Contudo, microssangramentos parenquimatosos – "pontos pretos" com artefatos de susceptibilidade magnética multifocais em T2* (GRE, SWI) – são comorbidades comuns em pacientes com infartos lacunares e hipertensão crônica.

Os infartos lacunares agudos restringem nas ponderações em difusão, mas a ponderação em difusão realizada no momento agudo superestima significativamente o tamanho final do infarto. Infartos lacunares agudos/subagudos precoces podem realçar em T1 pós-contraste.

## Diagnóstico diferencial

O principal diagnóstico diferencial de um infarto lacunar são os **espaços perivasculares** (EPVs) **proeminentes**.

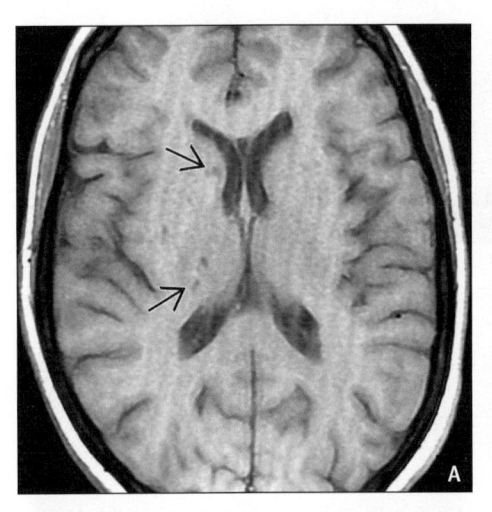

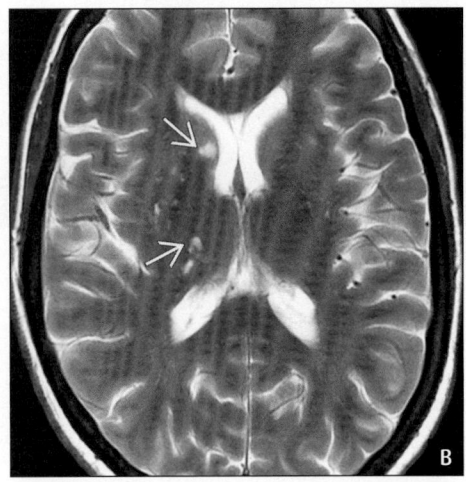

**8-57A** Ponderação axial em T1 de uma mulher de 43 anos com uma longa história de abuso de drogas demonstrando múltiplas hipointensidades nos núcleos da base, tálamos e substância branca cerebral profunda ⇒.

**8-57B** Ponderação axial em T2 da mesma paciente demonstrando a característica hiperintensidade e a morfologia irregular de infartos lacunares típicos ⇒.

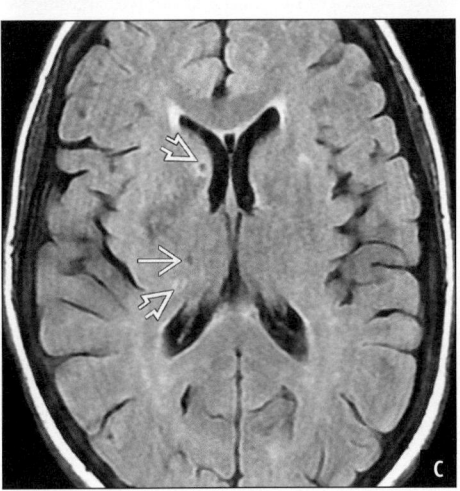

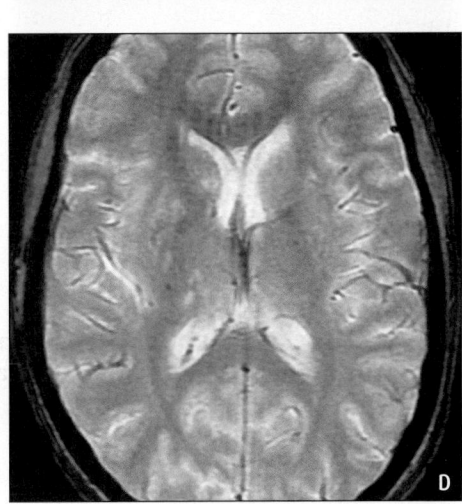

**8-57C** Aquisição em FLAIR da mesma paciente mostrando que as lacunas antigas suprimem completamente ⇒ ao passo que as lesões mais recentes possuem uma borda hiperintensa de tecido gliótico circundando um centro hipointenso ⇒ que ainda não se parece completamente com o LCS.

**8-57D** A aquisição em T2*GRE não demonstra evidência de hemorragia.

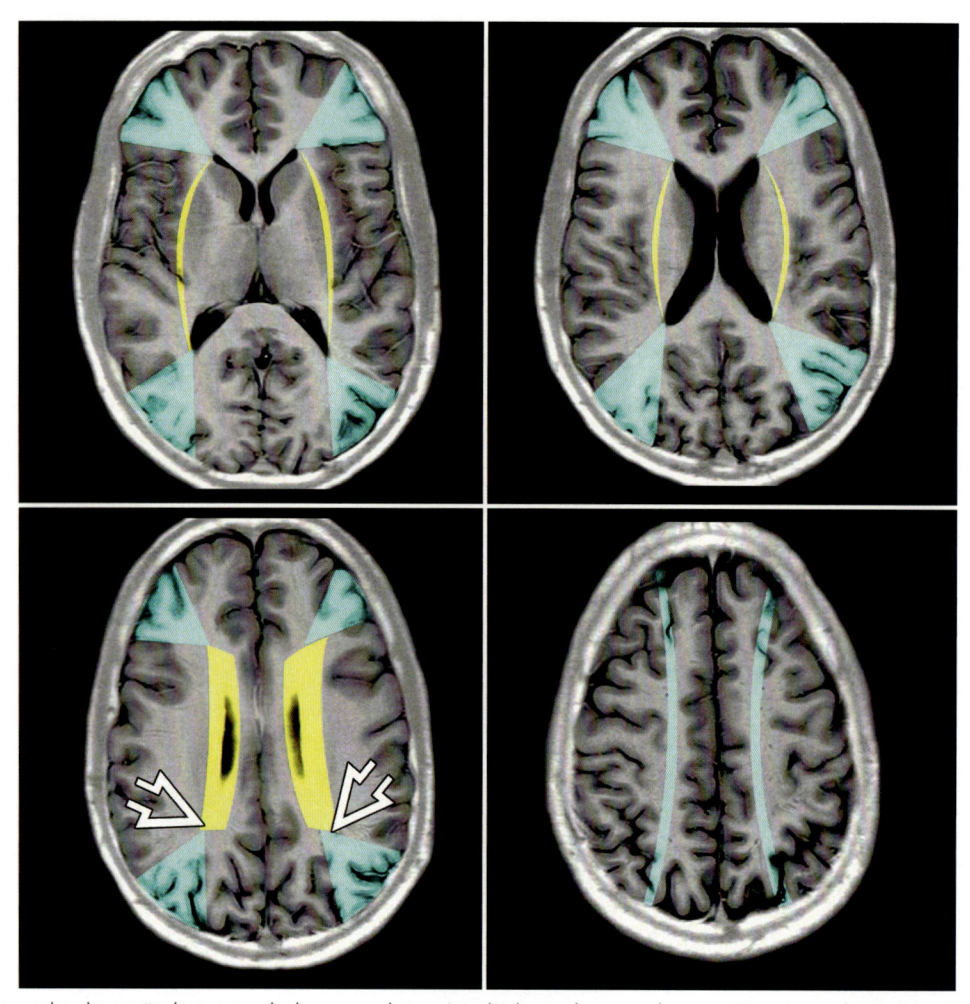

**8-58** Imagens ponderadas em T1 demonstrando duas zonas de transição (ZTs) vasculares, sendo que as ZTs externas (corticais) estão demonstradas em turquesa. As áreas com morfologia em cunha entre as ACAs, ACMs, ACPs representam as "zonas de fronteira" entre as três principais distribuições vasculares terminais. As linhas curvas em azul (abaixo e à direita) representam a ZT subcortical. A "zona de fronteira" tripla ▶ representa a confluência dos três principais vasos. As linhas em amarelo indicam a ZT interna (ZT profunda) entre as artérias perfurantes dos principais vasos territoriais.

Também conhecidos como espaços de Virchow-Robin, os EPVs proeminentes são espaços intersticiais preenchidos por líquido envoltos pela pia. Os EPVs proeminentes podem ser encontrados praticamente em qualquer localização e em pacientes de todas as idades, embora eles tendam a aumentar em número e em frequência com o passar da idade. Os locais mais comuns dos EPVs são o terço inferior dos núcleos da base (agrupados em torno da comissura anterior), a substância branca subcortical (incluindo a cápsula externa) e o mesencéfalo (ver Capítulo 28).

Os EPVs são de morfologia ovoide, linear ou redonda, com margens bem definidas; as lacunas tendem a ter morfologia mais irregular. Os EPVs seguem fielmente a intensidade de sinal do LCS em todas as sequências da RM e suprimem completamente em FLAIR. O parênquima cerebral adjacente é normal, embora uma fina borda de hiperintensidade em FLAIR em torno dos EPVs esteja presente em 25% dos casos.

Os **infartos de "zonas de fronteira"** ou infartos de zonas de transição lembram, *grosso modo*, os infartos lacunares nos estudos de imagem. Contudo, os infartos de "zonas de fronteira" ocorrem em localizações específicas – ao longo das zonas limítrofes corticais e da substância branca subcortical –, enquanto as lacunas são lesões esparsas e mais randômicas que afetam primariamente os núcleos da base, tálamos e substância branca profunda periventricular.

As HSBs associadas à **doença microvascular** (lipo-hialinose primária e arteriolosclerose) são menos bem definidas e mais esparsas ou confluentes do que as pequenas lesões (<15 mm) que representam infartos lacunares verdadeiros. As HSBs tendem a se agrupar em torno dos cornos occipitais e da substância branca periventricular e não nos núcleos da base e tálamos.

Algumas poucas hiperintensidades esparsas em T2/FLAIR são comuns no **envelhecimento normal do cérebro**. Um guia é "um pequeno ponto branco por década" até os 50 anos; após o que o número e o tamanho das HSBs aumentam e sua taxa de aparecimento acelera.

## Infartos de zonas de transição ("zonas de fronteira")

### Terminologia e Epidemiologia

Os infartos de zona de transição (ZT), também conhecidos como infartos de "zonas de fronteira", são lesões isquêmicas que ocorrem na junção entre duas distribuições arteriais distais não anastomóticas. Os infartos de ZT são mais comuns do que geralmente identificados, constituindo 10 a 12% de todos os infartos cerebrais.

### Anatomia das "zonas de fronteira" cerebrais

As zonas de transição são definidas como as "fronteiras" ou junções onde dois ou mais territórios arteriais principais se encontram. Dois tipos diferentes de zonas de fronteira vascular são conhecidos: uma ZT externa (cortical) e uma ZT interna (profunda) **(Fig. 8-58)**.

As duas principais **ZTs externas** se localizam no córtex frontal (entre a ACA e a ACM) e no córtex parieto-occipital (entre a ACM e a ACP). Uma faixa de substância branca subcortical paramediana próxima ao vértice dos hemisférios cerebrais também é considerada parte da ZT externa.

As **ZTs internas** representam as junções entre os ramos penetrantes (p. ex., artérias lenticuloestriadas, artérias perfurantes medulares da substância branca e ramos coroidais anteriores) e os vasos principais cerebrais (ACM, ACA e ACP) **(Fig. 8-59)**.

### Etiologia

Duas hipóteses distintas – comprometimento hemodinâmico e microembolismos – foram propostas como a etiologia dos infartos hemisféricos de ZT. Ambos são prováveis fatores contribuintes.

A distribuição vascular terminal normal tem pressão de perfusão mais baixa do que os troncos arteriais principais. A vulnerabilidade à hipoperfusão é maior onde dois campos arteriais se encontram. *Hipotensão com ou sem estenose arterial grave ou oclusão pode resultar em comprometimento hemodinâmico.* O fluxo na ZT afetada pode ser criticamente baixo, resultando em isquemia ou infarto franco. A "zona de fronteira" mais suscetível é a "ZT tripla" onde a ACA, a ACM e a ACP convergem.

Os **infartos de ZT externa** são o tipo mais comum. A maioria dos infartos de ZT externa são *embólicos*. Os in-

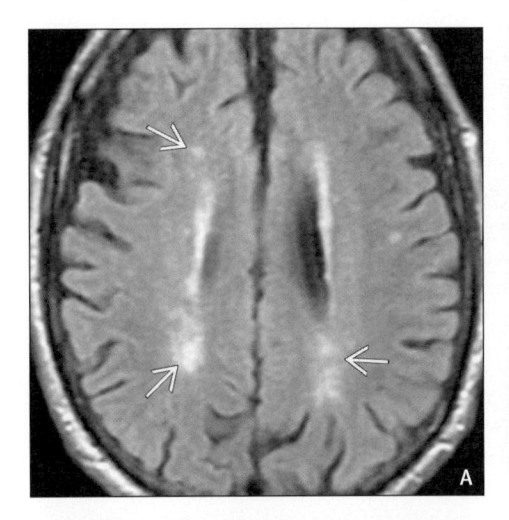

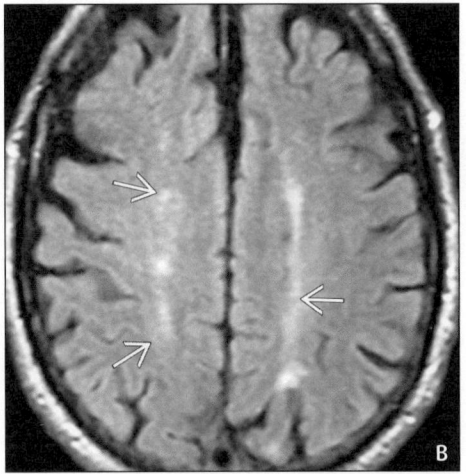

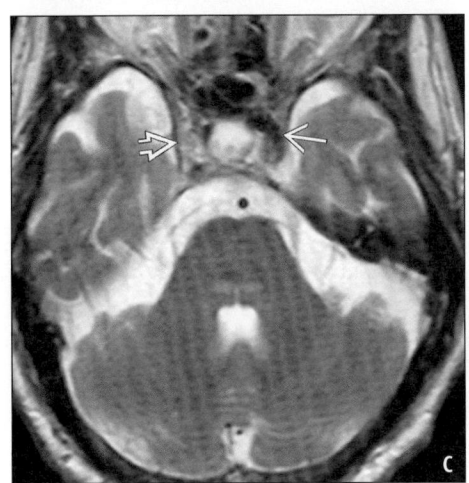

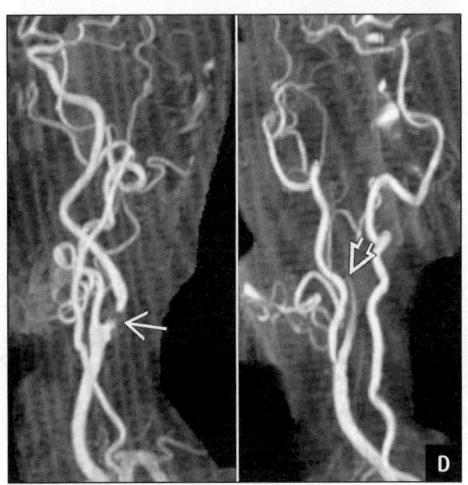

**8-59A** Hiperintensidades da substância branca profunda puntiformes e confluentes quase simétricas ➡ são vistas acima e posteriormente aos ventrículos laterais nesta mulher de meia-idade com AITs.
**8-59B** Aquisição em FLAIR logo acima da imagem prévia demonstrando hiperintensidades da substância branca distintas, semelhantes a um rosário bilateralmente ➡.
**8-59C** Ponderação em T2 demonstrando *flow void* ausente na ACI cavernosa direita ➡. A ACI esquerda aparece normal ➡, mas este é o lado sintomático.
**8-59D** A imagem de ARM TOF 2D demonstra achados que explicam os sintomas do paciente. (E) A ACI esquerda demonstra um intervalo de fluxo ➡ característico de estenose carotídea de alto grau. (D) A ACI direita está ocluída com um estreitamento "rabo de rato" ➡. Isquemia por hipoperfusão em ZT interna profunda clássica bilateral.

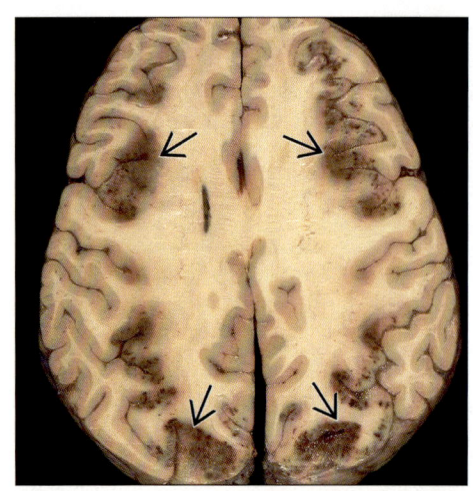

**8-60** Caso de autópsia demonstrando clássicos infartos em zonas de transição externas (cortical) ➔.

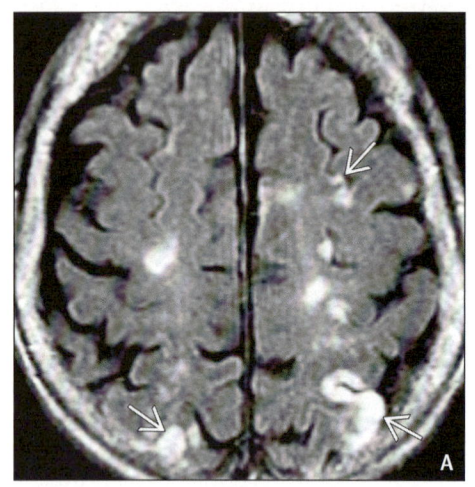

**8-61A** Aquisição axial em FLAIR demonstrando os achados típicos de infartos de zona de transição externa (cortical) ➔ bilateralmente.

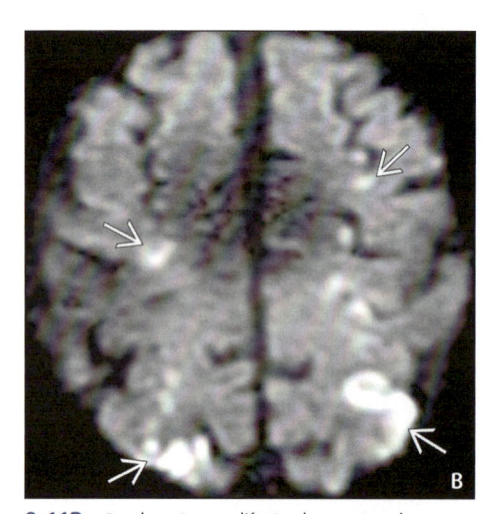

**8-61B** Ponderação em difusão demonstrando múltiplos focos de restrição puntiformes corticais e giriformes ➔. Hipoperfusão global transitória com hipotensão.

fartos embólicos de ZT anteriores corticais frequentemente ocorrem em razão de aterosclerose da carótida interna. Os infartos de ZT externa acometendo todas as três "zonas de fronteira" são menos comuns e refletem *hipoperfusão global*.

Os **infartos de ZT interna** raras vezes são embólicos. Eles representam 35 a 40% de todos os infartos de ZT e são mais comumente causados por *hipoperfusão regional* secundária a comprometimento hemodinâmico (p. ex., estenose carotídea ipsilateral).

## Patologia

**LOCALIZAÇÃO.** A distribuição dos territórios da ACA, ACM e ACP varia consideravelmente de indivíduo para indivíduo. Os infartos de ZT, ao contrário, demonstram moderada variabilidade de localização.

Os infartos de ZT externos (corticais) demonstram uma distribuição espacial bimodal. Anteriormente, eles estão centrados no lobo frontal posterior, próximo à junção dos sulcos frontal com o sulco pré-central. Os infartos de ZT posteriores estão centrados no lóbulo parietal superior posterolateral ao sulco pós-central. A prevalência dos infartos de ZT decai entre essas duas áreas. Os infartos de ZT poupam o córtex medial **(Fig. 8-60)**.

Os infartos de ZT internos tendem a se "alinhar" com a substância branca, sendo paralelos e levemente acima dos ventrículos laterais **(Fig. 8-59)**. Os infartos de ZT cerebelares ocorrem nos limites entre as artérias cerebelares posteroinferior, anteroinferior e superior.

**TAMANHO E NÚMERO.** Os infartos de ZT variam em tamanho desde lesões minúsculas a grandes áreas isquêmicas em formato de cunha. As lesões múltiplas são comuns e podem ser uni ou bilaterais. As lesões bilaterais são frequentemente relacionadas à redução global na pressão de perfusão por um evento hipotensivo agudo.

**IMAGEM.** Os achados de imagem variam com o tipo de infarto de ZT. Os principais objetivos na neuroimagem dos pacientes com infarto de ZT são (1) determinar se há déficit hemodinâmico (i.e., estenose vascular) e, se presente, (2) avaliar a sua gravidade.

**INFARTOS DE ZT EXTERNOS (CORTICAIS).** Os infartos de ZT corticais (externos) possuem morfologia em cunha ou giriforme **(Fig. 8-61)**.

**INFARTOS DE ZT INTERNOS.** Os infartos internos de "zonas de fronteira" podem ser confluentes ou parciais. Os infartos confluentes são lesões grandes, com morfologia de "cigarro" que se localizam ao longo ou logo acima dos ventrículos laterais. Os infartos parciais são lesões mais discretas semelhantes a um rosário. Eles lembram a linha de um colar de contas que se estende anteroposteriormente na substância branca profunda **(Figs. 8-59A, 8-59B)**.

A estenose ou oclusão da artéria carótida interna ipsilateral ou da ACM comuns nas lesões unilaterais **(Fig. 8-59C)**, **(Fig. 8-59D)**. A presença e o grau de prejuízo hemodinâmico podem ser determinados utilizando-se diversos métodos, incluindo pTC, pRM, SPECT e PET.

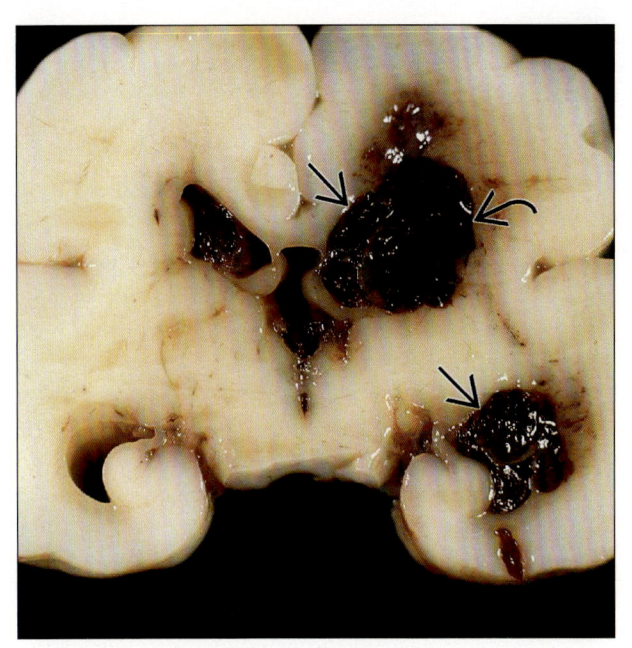

**8-62** Espécime de autópsia com corte coronal de neonato prematuro demonstrando hemorragia da matriz germinativa grau III ⇾ com extensão para o ventrículo lateral adjacente ⇾.

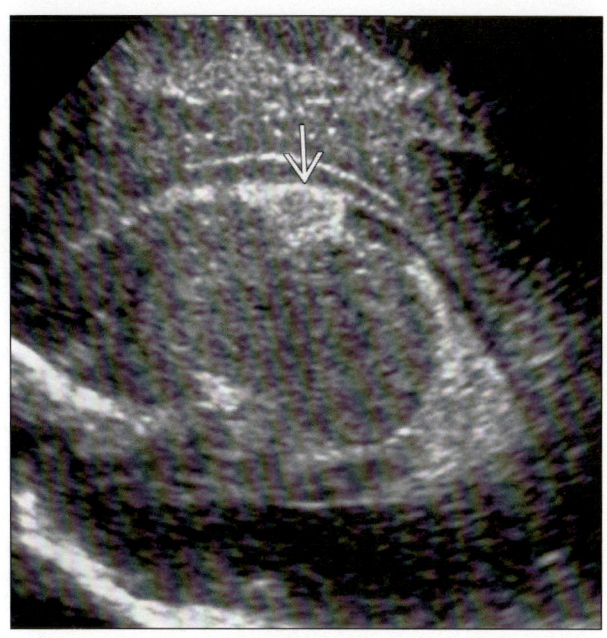

**8-63** Ultrassom no plano sagital de um lactente prematuro demonstrando hemorragia da substância cinzenta, vista como um foco ecogênico no recesso caudotalâmico ⇾.

## Diagnóstico diferencial

O principal diagnóstico diferencial dos infartos de ZT são os **infartos lacunares**. Os infartos lacunares podem envolver os núcleos da base, tálamos e a ponte e aparecem espalhados randomicamente. Múltiplos **infartos embólicos** também podem se parecer muito com os infartos de ZT. Os êmbolos com frequência são bilaterais e multiterritoriais, mas também podem ocorrer nas "zonas de fronteira" vasculares.

A **síndrome da encefalopatia posterior reversível (PRES)** ocorre no contexto de hipertensão aguda. O córtex/substância branca subcortical na distribuição da ACP é mais comumente afetado, embora a PRES possa também envolver as "zonas de fronteira" e os núcleos da base. A PRES raramente restringe à difusão (edema vasogênico), enquanto os infartos das "zonas de fronteira" com edema citotóxico demonstram restrição aguda.

---

**INFARTOS DE ZONAS DE TRANSIÇÃO ("ZONAS DE FRONTEIRA")**

**Anatomia e etiologia**
- Dois tipos de "zonas de fronteira" vasculares
  - Externa (cortical): entre ACA, ACM, ACP
  - Interna (SB profunda): entre ramos perfurantes, artérias principais
- Etiologia
  - Êmbolos (corticais são mais comuns)
  - Hipoperfusão regional (SB profunda é comum)
  - Hipoperfusão global (todas as três ZTs corticais)

**Imagem**
- Externa: cunha ou giriforme
- Interna: HSBs lineares, semelhante a um rosário

---

## *Dano hipóxico-isquêmico*

O dano cerebral hipóxico-isquêmico é um dos mais devastadores de todos os insultos cerebrais. Déficits neurológicos graves a longo prazo com prejuízo funcional profundo são comuns.

A isquemia cerebral é simplesmente a diminuição de fluxo sanguíneo. A isquemia pode ser focal ou global. A **isquemia focal** se refere à redução ou à ausência de perfusão em um território vascular em particular, com frequência secundária à estenose ou à oclusão arterial. A isquemia pode ou não evoluir para infarto franco, isto é, morte tissular. A **isquemia global** ocorre quando a perfusão cerebral global cai abaixo do nível requerido para manter a função cerebral normal (p. ex., na parada cardíaca).

A **hipóxia** ou **hipoxemia** se refere à redução do sangue oxigenado. Ao contrário da isquemia, a hipóxia cerebral é quase sempre global. Nas fases iniciais da hipóxia, o débito cardíaco e o fluxo sanguíneo cerebral (CBF) podem estar normalmente mantidos, mas a oxigenação sanguínea é deficiente (p. ex., envenenamento por monóxido de carbono). A hipoxemia sistêmica prolongada resulta em hipóxia cardíaca, a qual, por sua vez, diminui o débito cardíaco. Por fim, a redução do débito cardíaco vem a causar hipoperfusão cerebral global e isquemia.

O termo **dano hipóxico-isquêmico** (DHI) **global** é utilizado para descrever os achados de imagem e patológicos da hipóxia no SNC com ou sem isquemia cerebral *global* (não focal). Na prática, ambos os fatores frequentemente agem em conjunto. Na asfixia, o dano cerebral é uma consequência da isquemia superimposta à hipóxia. A hipóxia pura na ausência de isquemia em geral não causa necrose cerebral franca, a menos que o estado de hipóxia seja prolongado.

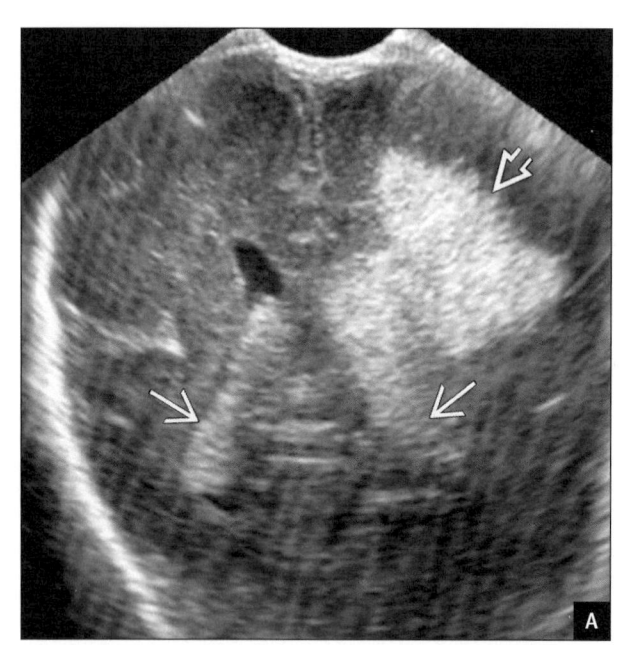

**8-64A** Ultrassonografia transfontanelar oblíqua de um lactente prematuro de 26 semanas demonstrando infarto hemorrágico periventricular (IHPeri) ⇨ com extensão para os ventrículos laterais ➡.

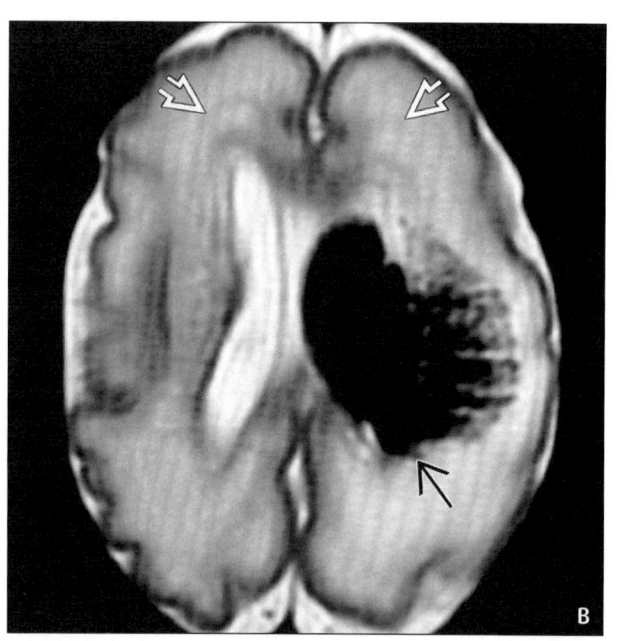

**8-64B** Ponderação em T2 do mesmo paciente demonstrando IHPeri ➡ e uma discreta linha escura de neurônios ⇨ migrando para o exterior a partir da matriz germinativa.

As alterações isquêmicas focais foram discutidas previamente neste capítulo. Aqui, delinearemos brevemente as manifestações do DHI global cerebral. Os achados do DHI são altamente variáveis. O efeito do DHI no cérebro maduro de crianças mais velhas e de adultos difere significativamente do seu impacto no cérebro em desenvolvimento. Outros fatores, tais como a duração do insulto e a gravidade, bem como o tempo em que o estudo foi realizado em relação ao início do quadro, também afetam os aspectos de imagem do DHI cerebral global.

### Dano hipóxico-isquêmico perinatal

Os achados de imagem do DHI perinatal variam com a gravidade e a duração do insulto, bem como com a idade gestacional. O cérebro pré-natal tem seu desenvolvimento imaturo, de modo que os achados de imagem nesses lactentes prematuros diferem daqueles vistos nos recém-nascidos a termo.

O espectro de dano cerebral nos lactentes pré-termo é surpreendentemente vasto e inclui não apenas o DHI, mas lesão de substância branca da prematuridade, hemorragia de matriz germinativa, infarto hemorrágico periventricular, hemorragia intraventricular e dano cerebelar.

**DHI NOS LACTENTES PRÉ-TERMO.** Por definição, os lactentes pré-termo são aqueles nascidos antes de 37 semanas de idade gestacional. O DHI é mais comum nos neonatos pré-termo do que naqueles nascidos a termo. O DHI nos neonatos pré-termo causa cerca de 50% de todos os casos de paralisia cerebral (PC). Aproximadamente, 5% dos lactentes com menos de 32 semanas de idade gestacional e 15 a 30% dos lactentes nascidos com menos de 28 semanas desenvolvem PC.

O tipo de lesão que pode resultar em DHI grave se modifica conforme o cérebro se desenvolve. O aumento da demanda metabólica, em conjunto com a maturidade dos receptores de glutamato, modifica o padrão de vulnerabilidade ao dano hipóxico-isquêmico. O **DHI grave** em neonatos pré-termo preferencialmente afeta os tálamos e o tronco encefálico, que são precocemente mielinizados e metabolicamente ativos, com relativa preservação dos núcleos da base e do córtex.

Os achados de imagem de **DHI grave** em lactentes pré-termo causado por hipotensão profunda ou parada cardíaca são variáveis. O aumento da ecogenicidade nos tálamos em 48 a 72 horas é comum na ultrassonografia transcraniana. A RM demonstra que tálamos, verme, tronco encefálico dorsal, núcleos lentiformes e giros perirrolândicos estão frequentemente envolvidos. As anormalidades à difusão podem ser detectadas dentro de 24 horas, embora o prolongamento do tempo T2 e o encurtamento do tempo T1 só ocorram dentro de alguns poucos dias.

O **DHI menos profundo** causa hemorragia de matriz germinativa (HMG) e hemorragia intraventricular (HI) e/ou dano periventricular profundo da SB **(Fig. 8-62)**. A prevalência da HI nos neonatos pré-termo está inversamente relacionada à idade gestacional e ao peso no nascimento. A prevalência nos neonatos pré-termo com peso abaixo de 2.000 gramas é de cerca de 25%.

A matriz germinativa é uma estrutura altamente vascularizada que se localiza no feto ao longo das paredes dos ventrículos laterais e na camada granular externa do cerebelo. A matriz germinativa é mais proeminente na segunda metade do primeiro trimestre e no segundo trimestre. Ela regride gradualmente durante o terceiro trimestre e, por volta de 34 semanas de idade gestacional, ela está quase completamente involuída. A última área a involuir – a eminência gangliônica – está localizada no aspecto posterior do recesso caudotalâmico e é o local da maioria das hemorragias de matriz germinativa.

As hemorragias peri e intraventriculares (incluindo as HMGs) em geral são avaliadas com a US craniana **(Figs. 8-63, 8-64A)** e são divididas em quatro graus que refletem (1) a localização da hemorragia (p. ex., SC, ventrículos) e (2) o grau de ventriculomegalia (ver quadro).

---

**GRADUAÇÃO DAS HEMORRAGIAS PERI E INTRAVENTRICULARES EM LACTENTES PREMATUROS**

**Grau I**
- HMG subependimária (em geral no recesso caudotalâmico)
- Ausência/mínima extensão intraventricular

**Grau II**
- HMG + HI (ausência/mínima ventriculomegalia)

**Grau III**
- HMG + HI + ventriculomegalia

**Grau IV**
- Infarto hemorrágico parenquimatoso periventricular
- Provavelmente secundário a infarto venoso
- *Não é HMG verdadeira!*

---

A **lesão da substância branca associada à prematuridade** (LSBAP) foi primariamente chamada de **leucomalacia periventricular** (LP), embora ela também afete a substância cinzenta. A LP representa basicamente o estágio final da LSBAP. Uma descrição mais acurada, porém menos usada da LSBAP é **encefalopatia da prematuridade**.

O dano de substância branca é comum nos lactentes prematuros. A prevalência é inversamente proporcional à idade gestacional de nascimento. A LSBAP está mais provavelmente relacionada à vulnerabilidade seletiva das células precursoras dos oligodendrócitos tardios à acidose láctica, resultando do comprometimento da autorregulação vascular.

A lesão de substância branca (SB) é mais comum adjacente ao forame de Monro e aos trígonos dos ventrículos laterais; ela pode ser não cavitada (mais comum) ou cavitada. A necrose franca da SB pode progredir para cavitação e cistos porencefálicos. Como resultado, o cisto acaba sofrendo colapso, deixando uma substância branca reduzida e gliótica nas regiões ventriculares.

O primeiro achado na US são as lesões (*flares*) hiperecoicas periventriculares **(Fig. 8-65)**. Os cistos periventriculares não se desenvolvem em até 3 a 6 semanas. Por volta de seis meses o cisto se resolve, os ventrículos se alargam e o estágio final da LP se segue.

A RM demonstra inicialmente hipointensidades periventriculares em T1 e hiperintensidades em T2 **(Fig. 8-66)**. A hemorragia – presente em quase dois terços do estágio precoce das LPs – é profundamente hipointensa na ponderação em T2 **(Fig. 8-64B)** e causa artefatos

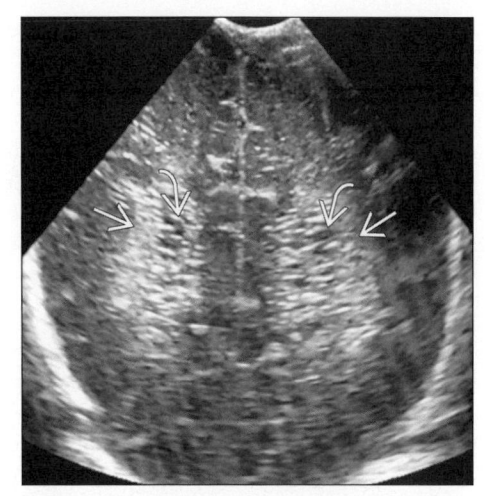

**8-65** US de um lactente de 34 semanas de idade gestacional com 17 dias pós-natal demonstrando LSBAP com ecogenicidades difusas na SB ➡ e com cavitação precoce ➡.

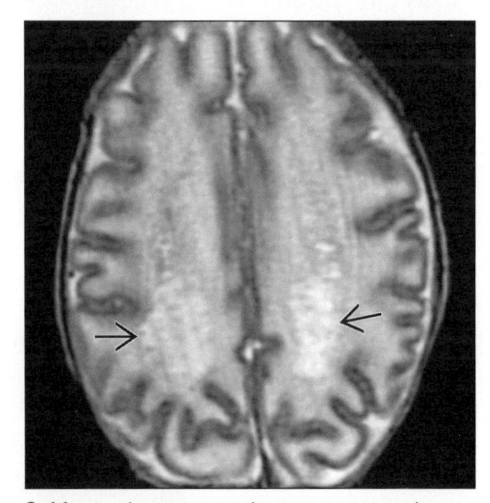

**8-66** Ponderação em T2 do mesmo paciente demonstrando as cavitações císticas da LSBAP ➡.

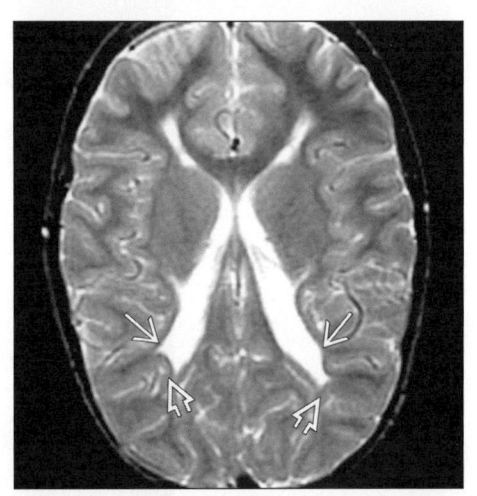

**8-67** Ponderação em T2 demonstrando o estágio final da LSBAP com LP, ventrículos "endentados" ➡ e importante perda de SB. O córtex quase toca os ventrículos laterais ➡.

de susceptibilidade magnética em T2*. Como os lactentes prematuros em geral apresentam picos mais altos de lactato e mais baixos de NAA do que os lactentes a termo, a espectroscopia por RM pode ser difícil de interpretar.

O estágio final da LP demonstra redução de volume SB com hiperintensidades peritrigonais nas ponderações em T2. O corpo e o esplênio do corpo caloso estão afilados. Em algumas áreas, o córtex quase toca os ventrículos laterais, os quais se apresentam alargados e com margens irregulares ("endentadas") **(Fig. 8-67)**.

**DHI EM LACTENTES A TERMO.** Os lactentes a termo são aqueles com 37 semanas ou mais de idade gestacional. Os achados de imagem de asfixia em lactentes a termo varia conforme a gravidade. Embora a ultrassonografia seja frequentemente utilizada como procedimento de imagem inicial, a RM com ponderação em difusão é a modalidade mais sensível para avaliação do DHI neonatal.

O **DHI grave** com hipotensão perinatal profunda ou parada cardiocirculatória em lactentes a termo afeta preferencialmente o cérebro em mielinização ativa e áreas nas quais os receptores de NMDA estão mais altamente concentrados. A substância cinzenta profunda (aspectos

---

**DHI EM LACTENTES PRÉ-TERMO**

**Aspectos clínicos**
- <37 semanas de idade gestacional
- DHI causa 50% de todos os casos de paralisia cerebral (PC)
  - 5% < 32 semanas desenvolvem PC
  - 15 a 20% < 28 semanas desenvolvem PC

**Imagem**
- DHI grave afeta em sua maioria os tálamos
- DHI menos grave causa HMG, HI
- Lesão da substância branca associada à prematuridade
  - Células precursoras dos oligodendrócitos são especialmente vulneráveis – Periventricular, sobretudo próximo aos trígonos – Dois terços possuem hemorragias coexistentes
  - Precoce na US: lesões (*flares*) periventriculares hiperecoicas
  - Subagudo: ± cistos, quando resolvidos → gliose
  - Tardio: SB ↓, ventrículos alargados com margens endentadas

---

**8-68** Ilustração demonstrando DHI grave em um lactente a termo com envolvimento preferencial do aspecto posterior dos putames ⇨ e tálamos ventrolaterais ⇨.

**8-69** Ponderação em difusão de um lactente a termo com DHI grave demonstrando restrição à difusão nos núcleos da base ⇨ e tálamos ventrolaterais ⇨.

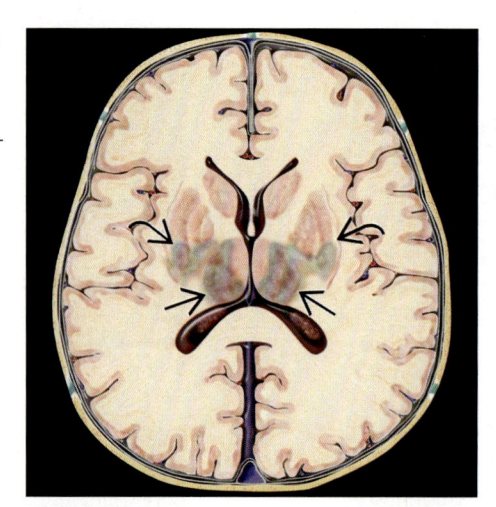

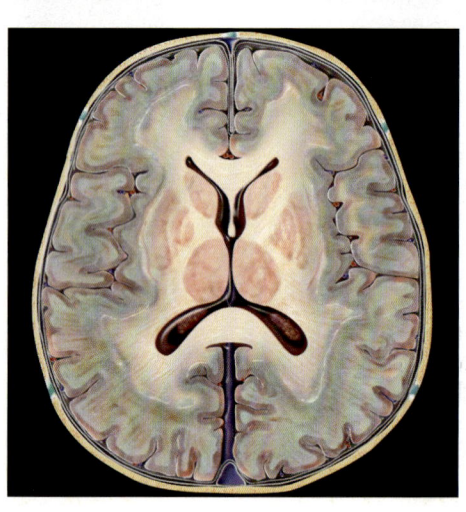

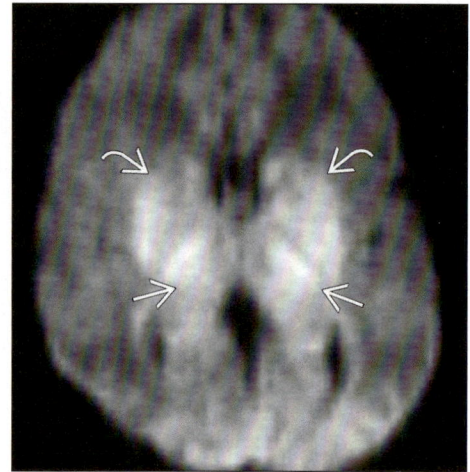

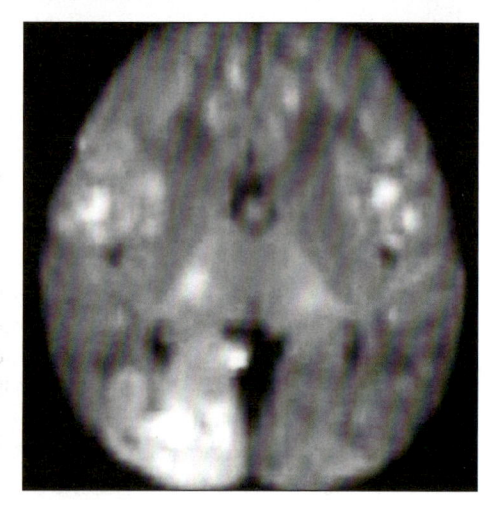

**8-70** O DHI em forma mais leve geralmente poupa os núcleos da base profundos, mas envolve o córtex e a SB subcortical, em especial nas zonas de transição entre "zonas de fronteira".

**8-71** Ponderação em difusão de um lactente a termo com DHI moderado demonstrando relativa preservação dos núcleos da base com focos múltiplos de restrição no córtex e na SB subcortical.

posterior dos putames e ventrolateral dos tálamos), os hipocampos e o tronco encefálico dorsal são mais gravemente atingidos **(Fig. 8-68)**. O DHI grave em lactentes a termo pode causar também infartos parassagitais nas ZTs, sobretudo no córtex perirrolândico.

As ponderações-padrão em T1 e em T2 no dia inicial costumam estar normais. Entre dois e três dias após, pode ser vista hiperintensidade em T1 nos núcleos da base e tálamos, com intensidade de sinal ausente ou diminuída no braço posterior da cápsula interna, normalmente mielinizada.

A ponderação em difusão é a sequência mais sensível nas primeiras 24 horas, mostrando áreas de restrição e correspondente redução no mapa de ADC nos núcleos da base e tálamos **(Fig. 8-69)**. As anormalidades apresentam o seu pico entre três e cinco dias e então sofrem "pseudonormalização" por volta do final da primeira semana pós-natal.

A espectroscopia por RM demonstra elevação da relação Lac:NAA e um pico glutamina-glutamato ressonando em 2,3 ppm. A espectroscopia por RM deve ser interpretada com cuidado, já que o lactato está presente no LCS de lactentes normais, o fenobarbital (frequentemente utilizado para sedação) ressona em 1,15 ppm (próximo ao lactato que está em 1,3 ppm) e o NAA varia com maturidade cerebral.

Surge por fim a atrofia das estruturas lesionadas. A **ulegiria** – córtex reduzido com giros aplainados com morfologia em cogumelo, com frequência na região parieto-occipital – e a encefalomalacia são os achados da fase final **(Fig. 8-72)**.

O **DHI menos grave** com asfixia parcial em geral poupa o tronco encefálico, o cerebelo e os núcleos cinzentos profundos. A asfixia parcial prolongada causa hipoperfusão nas zonas de transição ("fronteiras") **(Fig. 8-70)**. O córtex parassagital e a SB subcortical são mais gravemente afetados. As aquisições em T1 e em T2 são inicialmente normais, mas áreas com morfologia em cunha nas zonas de transição podem ser vistas apresentando restrição à difusão **(Fig. 8-71)**. Os achados tardios incluem infartos císticos nas "zonas de fronteira".

**DHI EM LACTENTES NO PERÍODO PÓS-NATAL E EM CRIANÇAS PEQUENAS.**
**Eventos anóxicos leves a moderados** em lactentes mais velhos e em crianças pequenas costumam causar dano às zonas de transição, com hipodensidades com morfologia em cunha e áreas de restrição à difusão das "zonas de fronteira" cortical (externa) entre os principais territórios arteriais cerebrais.

A **asfixia grave** (por afogamento, choque ou trauma não acidental) em crianças menores de 1 ano de idade danifica os núcleos da base, os tálamos laterais, o aspecto dorsal do mesencéfalo e o córtex.

Em lactentes entre 1 e 2 anos de idade, os núcleos da base, os hipocampos e o córtex anterior frontal/parieto-occipital estão envolvidos, enquanto os tálamos e o córtex perirrolândico estão relativamente poupados. Na TC sem contraste, o córtex aparece hipodenso em relação à substância branca (o sinal "reverso"). No DHI grave, o edema cerebral difuso torna especialmente marcante a di-

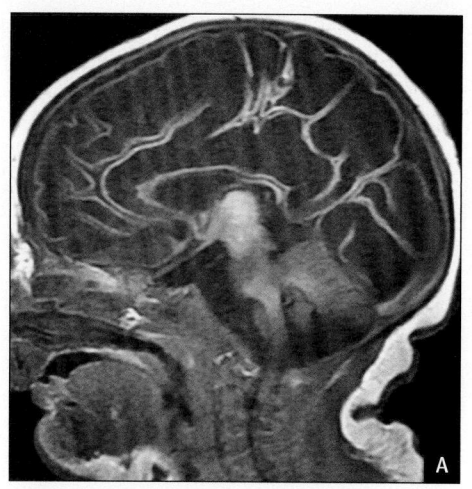

**8-72A** Ponderação em T1 no plano sagital demonstrando o estágio final da encefalomalacia cística em lactente a termo que realizou o exame cinco semanas após profunda asfixia no momento do nascimento.

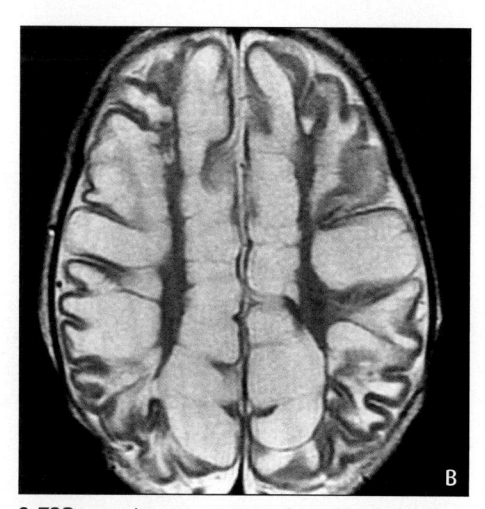

**8-72B** Ponderação em T2 no plano axial demonstrando encefalomalacia cística com córtex afilado.

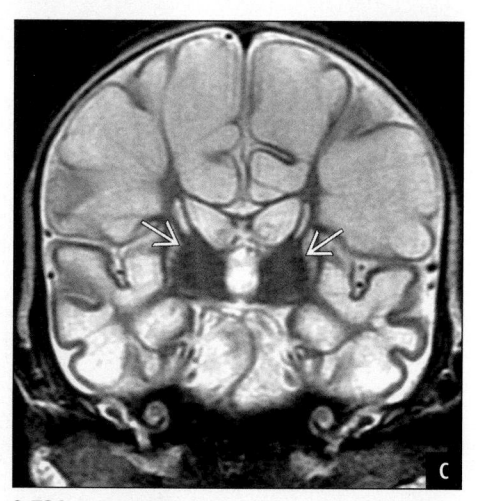

**8-72C** Ponderação em T2 no plano coronal demonstrando encefalomalacia cística difusa, SB gravemente danificada e núcleos da base pequenos e reduzidos ➡.

ferença entre os hemisférios extremamente hipoatenuados e o cerebelo e o tronco encefálico em geral perfundidos (sinal do "cerebelo branco").

A RM demonstra restrição à difusão nas áreas afetadas.

## DHI em crianças mais velhas e em adultos

O **DHI global leve a moderado** resulta de infartos de zona de transição (ver anteriormente).

O **DHI grave** em crianças mais velhas e em adultos afeta seletivamente os núcleos cinzentos profundos, o córtex, os hipocampos e o cerebelo.

A TC sem contraste demonstra edema cerebral difuso com perda da diferenciação normal entre as substâncias branca e cinzenta e "desaparecimento" dos núcleos da base.

A RM demonstra hiperintensidades nos globos pálidos e no cerebelo nas aquisições em T2/FLAIR. A ponderação em difusão demonstra restrição no cerebelo, núcleos da base e no córtex, mas em geral "pseudonormaliza" dentro de uma semana. Em alguns casos de DHI grave – sobretudo aqueles associados a envenenamento por monóxido de carbono –, há desenvolvimento de lesão tardia na SB em 2 a 3 semanas após o insulto inicial.

No DHI crônico, a ponderação em T1 pode demonstrar encurtamento do tempo T1 giriforme (causado por **necrose laminar cortical**, e não por hemorragia ou calcificação).

---

**DHI EM LACTENTES A TERMO/PÓS-TERMO, CRIANÇAS E ADULTOS**

**Lactentes a termo**
- ≥36 semanas de idade gestacional–
- Grave
  - Núcleos cinzentos profundos, tálamos ventrolaterais
  - Braço posterior da cápsula interna, aspecto dorsal do tronco encefálico
  - Hipocampos, zonas de transição parassagitais
  - Crônico pode demonstrar ulegiria
- Menos grave
  - Zonas de transição corticais
  - Poupa tronco encefálico, cerebelo e núcleos cinzentos profundos

**Lactentes no período pós-natal e crianças novas**
- Grave
  - Núcleos da base, tálamos laterais, aspecto dorsal do mesencéfalo, córtex

---

**8-73A** Um homem de 56 anos com mais de 70% de estenose da ACI cervical esquerda foi submetido a endarterectomia carotídea. Algumas poucas horas após a cirurgia ele se apresentou agudamente confuso e desenvolveu fraqueza do lado direito. Imagem fonte de ATC demonstrando vascularização marcadamente aumentada no hemisfério esquerdo ➡.

**8-73B** A ATC com CBF parece relativamente normal, mas o fluxo sanguíneo à esquerda (ROIs 2a, 2b) está aumentado se comparado ao lado direito.

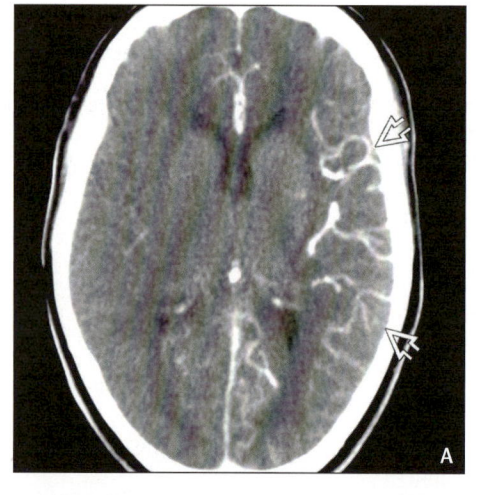

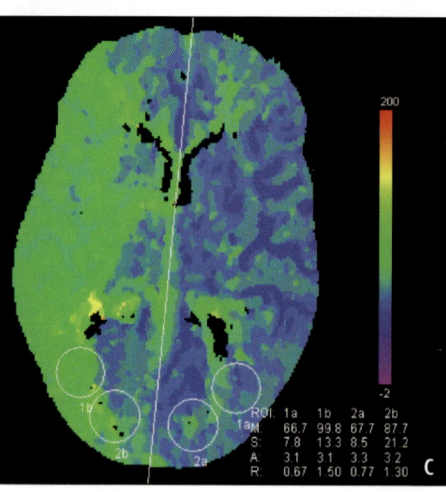

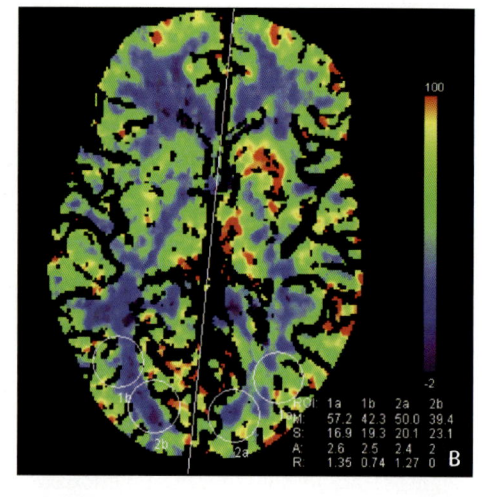

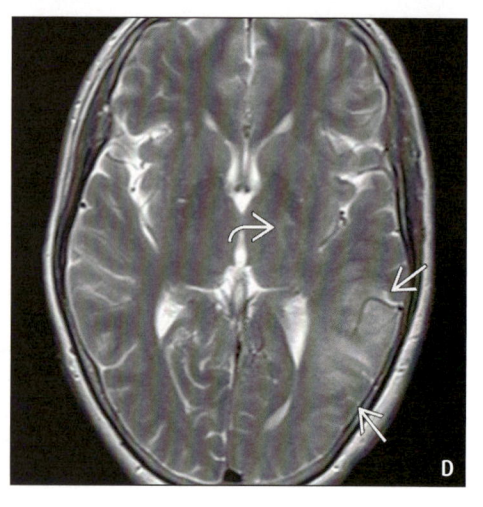

**8-73C** O estudo do TTP é ainda mais revelador. O lado anormal NÃO é a distribuição da ACM direita (verde), mas sim o lado esquerdo (azul) onde o TTP está marcadamente encurtado.

**8-73D** Ponderação em T2 demonstrando edema giral, perda da definição dos sulcos e hiperintensidades no córtex/substância branca subcortical dos lobos parieto-occipital e temporal esquerdos ➡ e núcleos da base ➡. A ponderação em difusão (não mostrada) estava normal. Síndrome de hiperperfusão pós-endarterectomia carotídea.

- Leve-moderado = zonas de transição corticais

**Crianças mais velhas e adultos**
- Grave
  - Núcleos cinzentos profundos, córtex, hipocampos, cerebelo
- Leve-moderada = zonas de transição corticais
  - Encurtamento do tempo T1 giriforme (necrose cortical laminar)

## AVCs diversos
### Síndrome da hiperperfusão cerebral
Terminologia

A síndrome de hiperperfusão cerebral (SHC) é uma alteração rara, mas potencialmente devastadora. A SHC é por vezes chamada de perfusão de luxúria ou de hiperperfusão pós-endarterectomia carotídea e é definida como um aumento do fluxo cerebral bem acima das demandas metabólicas.

Etiologia

A SHC ocorre com mais frequência como uma complicação dos procedimentos de reperfusão carotídeos (i.e., endarterectomia, angioplastia, colocação de *stent* ou trombólise). Causas menos comuns incluem *status epilepticus,* MELAS e hipercapnia.

A estenose carotídea crítica com isquemia cerebral crônica causa disfunção endotelial e prejuízo da autorregulação arterial. A perda da vasoconstrição normal resulta em dilatação crônica dos vasos de "resistência" cerebrais. Quando a perfusão normal é restabelecida, isso pode resultar em aumento rápido do CBF no hemisfério previamente subperfundido.

Os fatores de risco clínicos incluem idade, hipertensão (em especial pós-procedimento), lesões bilaterais, doença hemodinamicamente significativa na artéria carótida contralateral, fluxo sanguíneo colateral pobre e reserva vascular cerebral diminuída.

Aspectos clínicos

EPIDEMIOLOGIA E APRESENTAÇÃO. A SHC sintomática ocorre em 1 a 3% dos procedimentos de reperfusão carotídea, embora 5 a 10% de todos os pacientes desenvolvam SHC leve, geralmente assintomática. Os pacientes se apresentam dentro de poucas horas após a endarterectomia carotídea (EC), às vezes com cefaleia unilateral, dor em face ou ocular, alteração cognitiva e déficits neurológicos variáveis.

OPÇÕES DE TRATAMENTO. Medidas preventivas incluem isquemia cerebral intraprocedimento mínima, monitorização e controle rigoroso da pressão arterial no pós-operatório e sedação pós-operatória adequada.

Imagem

ACHADOS NA TC. A TC sem contraste pode demonstrar apenas leve edema giral. A ATC/pTC demonstram vasos congestionados e dilatados, com elevação do fluxo sanguíneo e redução do MTT/TTP **(Figs. 8-73A, 8-73B, 8-73C)**.

ACHADOS NA RM. Aquisições em T2/FLAIR demonstram edema giral, hiperintensidades e borramento de sulcos na distribuição da carótida interna **(Fig. 8-73D)**. Aquisições em T1 pós-contraste podem estar normais ou demonstrar leve aumento do realce intravascular.

A ponderação em difusão é geralmente negativa, já que o edema é vasogênico em vez de citotóxico. A pRM demonstra elevação do CBF e CBV com redução (encurtamento do MTT).

Diagnóstico diferencial

O principal diagnóstico diferencial de SHC pós-EC é a **isquemia-infarto cerebral agudo**. Nele, o MTT estará prolongado (e não reduzido) e a difusão poderá mostrar áreas de restrição.

A **síndrome da encefalopatia posterior reversível (PRES)** é uma alteração da autorregulação com predileção pela circulação posterior. As lesões são, em geral, bilaterais e não unilaterais como na SHC pós-EC.

O *status epilepticus* também pode resultar em hipoperfusão. O córtex está mais seletivamente envolvido do que a substância branca. Os episódios similares a AVC na **MELAS** estão relacionados ao edema vasogênico, hipoperfusão e a dano neuronal. As hiperintensidades corticais em T2/FLAIR podem lembrar a SHC, mas a espectroscopia por RM nos cérebros de "aspecto normal" demonstram um pico elevado de lactato característico.

---

**SÍNDROME DA HIPERPERFUSÃO CEREBRAL**

**Terminologia**
- CBF ↑↑; acima da demanda metabólica normal

**Etiologia**
- Comum = procedimento de reperfusão carotídea
- Menos comum = *status epilepticus,* MELAS

**Aspectos clínicos**
- 1 a 3% dos pacientes com EC
- Cefaleia unilateral, dor ocular

**Imagem**
- Edema giral
- ↑ realce intravascular
- Difusão negativa (edema vasogênico e não citotóxico)
- pTC, pRM: fluxo sanguíneo anormalmente rápido
  - ↑ CBF, ↓ MTT

**Diagnóstico diferencial**
- Infarto-isquemia cerebral aguda
- PRES

---

### AVCs em distribuições vasculares incomuns

A grande maioria dos AVCs arteriais é facilmente reconhecível, já que correspondem aos territórios vasculares esperados das principais artérias cerebrais, tais como

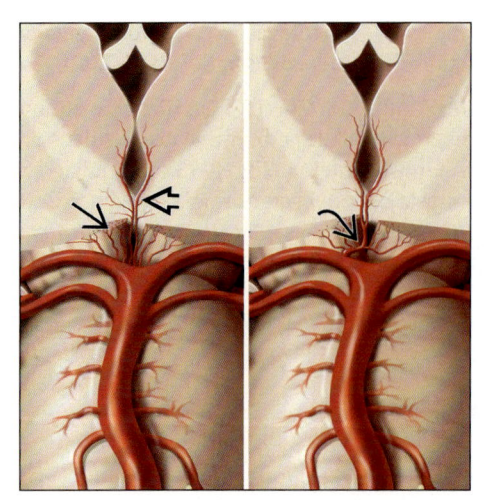

**8-74** (E) Artéria basilar normal com artérias perfurantes pequenas suprindo o mesencéfalo ➡, tálamos mediais ➡. (D) A APer possui um único tronco dominante ➡.

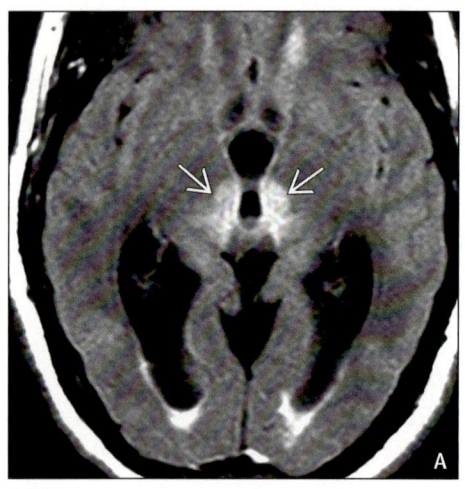

**8-75A** Aquisição em FLAIR de um paciente com infarto da artéria de Percheron demonstrando infartos em ambos os tálamos mediais ➡.

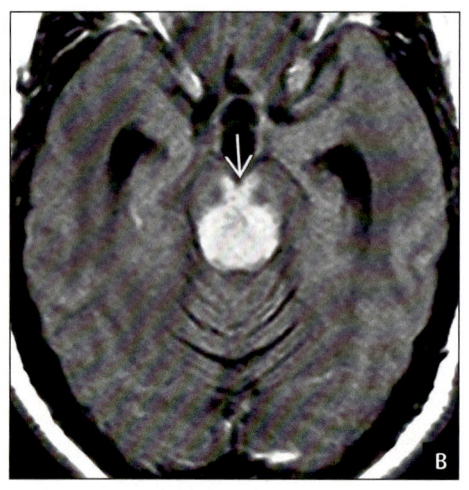

**8-75B** Aquisição em FLAIR do mesmo paciente demonstrando hiperintensidade peduncular em forma de "V" no mesencéfalo ➡.

ACA/ACM/ACP e da artéria cerebelar posteroinferior. Duas oclusões arteriais importantes, mas incomuns, são o infarto da artéria de Percheron e a síndrome do topo da artéria basilar, que serão brevemente discutidas aqui.

### Infarto da artéria de Percheron

A artéria de Percheron (APer) é uma variante vascular, na qual uma única e grande artéria perfurante mesencefálica se origina do segmento P1 da ACP para suprir o mesencéfalo e os tálamos mediais **(Fig. 8-74)**. A oclusão da APer pode causar obnubilação, déficits pupilares e oculomotores, paralisia do olhar vertical, ptose e retração palpebral.

Os exames de TC sem contraste na oclusão aguda precoce da APer são normais. Áreas hipodensas em ambos os tálamos se estendendo para o mesencéfalo central podem se desenvolver mais tardiamente.

A RM com ponderação em difusão é o procedimento de escolha. As aquisições em T2/FLAIR demonstram hiperintensidades redondas ou ovoides nos tálamos mediais, logo lateralmente ao terceiro ventrículo **(Fig. 8-75A)**. Em pouco mais da metade dos casos, uma hiperintensidade com morfologia em V envolve a superfície medial dos pedúnculos cerebrais e o mesencéfalo rostral **(Fig. 8-75B)**. A ponderação em difusão demonstra restrição nas áreas afetadas.

O principal diagnóstico diferencial de oclusão da APer é o **infarto de "topo da basilar"**. Os infartos de "topo da basilar" são mais extensos, envolvendo parte ou todo o mesencéfalo rostral, lobos occipitais, verme e tálamos.

As **oclusões venosas profundas cerebrais (Galeno)** envolvem os núcleos da base, braço posterior das cápsulas internas e, em geral, a totalidade dos tálamos. As aquisições em T2* (GRE, SWI) demonstram coágulos com artefatos de susceptibilidade magnética na veia cerebral interna, na veia de Galeno e no seio reto (ver Capítulo 9).

### Infarto de "topo da basilar"

O infarto de "topo da basilar" é uma síndrome clinicamente conhecida caracterizada por anormalidades visuais, oculomotoras e de comportamento, causadas por trombose da artéria basilar distal. O trombo, com frequência, oclui ambos os segmentos P1 da ACP **(Fig. 8-76)** e perfurantes distais que suprem o mesencéfalo rostral e os tálamos. Dependendo da extensão inferior do coágulo, perfurantes pontinas e um ou mais territórios das artérias cerebelares superiores também podem estar afetados.

A TC sem contraste demonstra o sinal da "artéria basilar densa" **(Fig. 8-76)**. Os achados na RM variam dependendo da extensão do trombo e do suprimento vascular às ACPs distais. Se ACPs "fetais" ou grandes AComPs estiverem presentes, muito ou quase todo o território da ACP pode estar poupado. As hiperintensidades em T2/FLAIR no mesencéfalo, tálamos, ponte superior e hemisférios cerebelares superiores são comuns, bem como a restrição à difusão **(Figs. 8-77, 8-78, 8-79)**.

O diagnóstico diferencial de infarto de "topo da basilar" inclui **infarto da artéria de Percheron** (anteriormente) e **oclusão venosa cerebral profunda** (ver Capítulo 9).

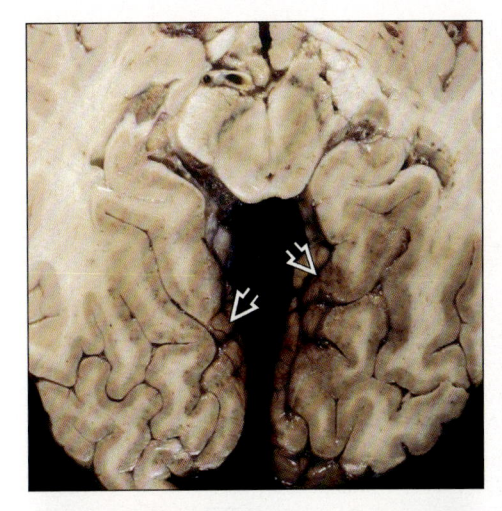

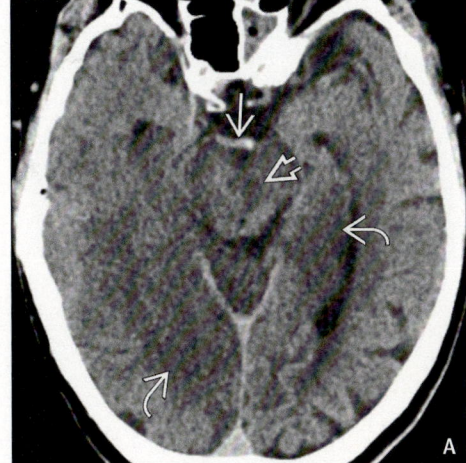

**8-76** Espécime de autópsia de trombose do "topo da basilar" demonstrando infartos de ambos os lobos occipitais ➡. (Cortesia de R. Hewlett, MD.)

**8-77A** TC sem contraste de um homem de 81 anos com declínio do *status* mental depois da cateterização cardíaca obtido após 12 horas do início dos sintomas. Observe a AB e o segmento P1 da ACP hiperdensos ➡, hipodensidade no mesencéfalo ➡, bem como nos lobos temporal e occipital ➡.

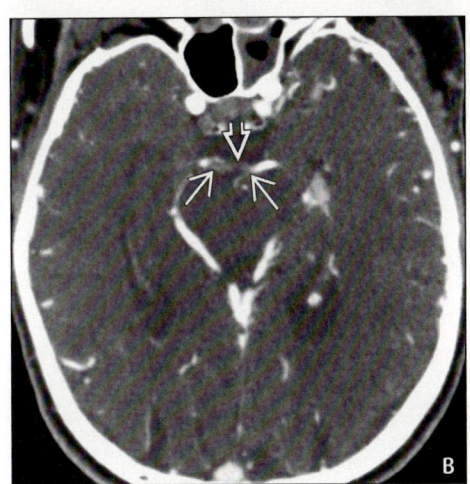

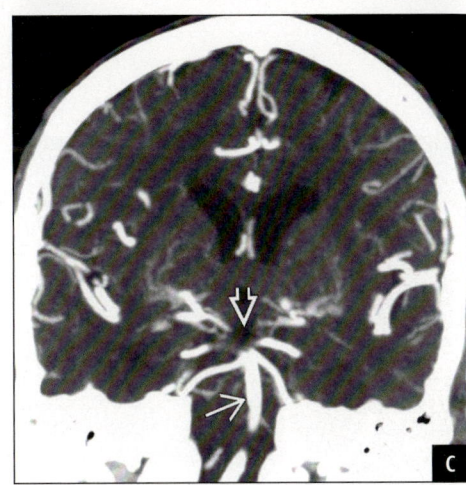

**8-77B** Imagem fonte de ATC demonstrando trombo com ausência de opacificação da bifurcação basilar ➡, e de ambos os segmentos P1 proximais da ACP ➡.

**8-77C** ATC com MIP em corte coronal demonstrando que a maior parte da AB proximal está normalmente opacificada ➡, mas a AB distal e bifurcação basilar, ACPs proximal e ACSs não estão opacificadas ➡. Clássica trombose de «topo de basilar».

# Referências selecionadas

## Anatomia arterial normal e distribuições vasculares

### Artéria carótida interna intracraniana

- Teo M et al: Persistent hypoglossal artery - an increased risk for intracranial aneurysms? Br J Neurosurg. Epub ahead of print, 2012
- Uchino A et al: Persistent trigeminal artery and its variants on MR angiography. Surg Radiol Anat. 34(3):271-6, 2012
- Vasović L et al: Trigeminal artery: a review of normal and pathological features. Childs Nerv Syst. 28(1):33-46, 2012
- Komatsu F et al: Endoscopic anatomy of persistent trigeminal artery: a cadaveric study. Minim Invasive Neurosurg. 54(5-6):223-7, 2011
- Merrow AC: Persistent hypoglossal artery. Pediatr Radiol. 40 Suppl 1:S162, 2010
- Vasović L et al: Otic artery: a review of normal and pathological features. Med Sci Monit. 16(5):RA101-9, 2010
- Vasović L et al: Proatlantal intersegmental artery: a review of normal and pathological features. Childs Nerv Syst. 25(4):411-21, 2009
- Pasco A et al: Persistent carotid-vertebrobasilar anastomoses: how and why differentiating them? J Neuroradiol. 31(5):391-6, 2004
- Uchino A et al: MR angiography of anomalous branches of the internal carotid artery. AJR Am J Roentgenol. 181(5):1409-14, 2003

### O círculo de Willis

- Lazzaro MA et al: The role of circle of Willis anomalies in cerebral aneurysm rupture. J Neurointerv Surg. 4(1):22-6, 2012
- Rai AT et al: Cerebrovascular geometry in the anterior circulation: an analysis of diameter, length and the vessel taper. J Neurointerv Surg. Epub ahead of print, 2012
- Hendrikse J et al: Distribution of cerebral blood flow in the circle of Willis. Radiology. 235(1):184-9, 2005

**8-78A** A trombose de AB mais extensa é ilustrada por uma série de imagens de um homem de 63 anos de idade. TC sem contraste em corte através do mesencéfalo demonstrando AB densa ➡, mesencéfalo hipodenso ➡ e hipodensidade no lobo occipital medial direito ➡.

**8-78B** Corte mais cranial demonstrando hipodensidade no tálamo esquerdo ➡, corpo caloso ➡ e em ambos os lobos occipitais ➡.

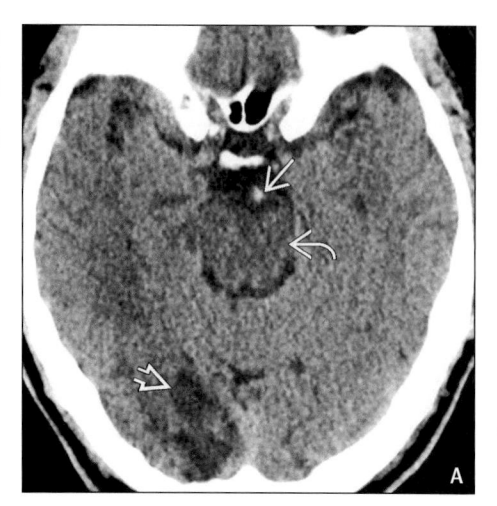

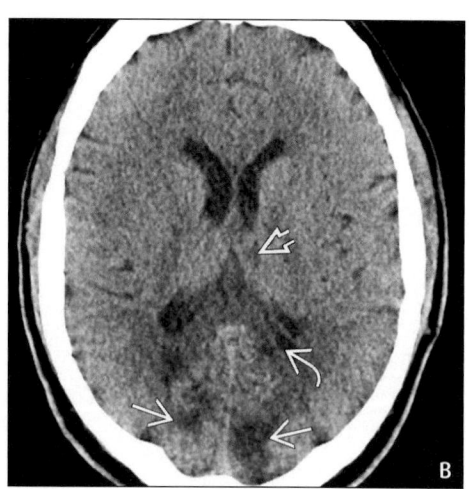

**8-78C** ATC sagital demonstrando trombo na artéria basilar ➡ com ausência de opacificação da artéria basilar distal. Múltiplas hipodensidades esparsas estão presentes na ponte ➡ e no lobo occipital ➡.

**8-78D** ATC coronal demonstrando extensos trombo na AB ➡.

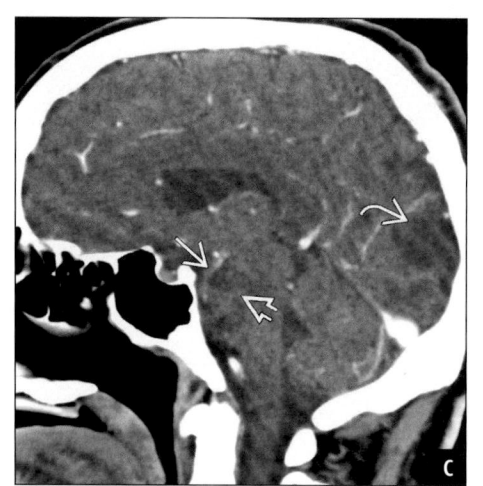

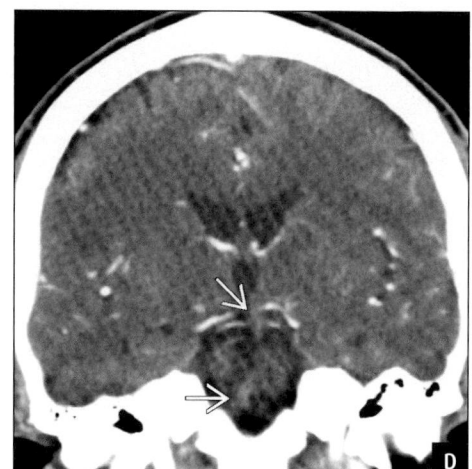

**8-78E** Ponderação em difusão do mesmo paciente demonstrando infartos bilaterais na topografia das artérias perfurantes no mesencéfalo ➡ e occipitais ➡.

**8-78F** Ponderação em difusão de corte mais cranial do mesmo paciente demonstrando infartos no tálamo esquerdo ➡ e esplênio do corpo caloso ➡. Ambas as áreas são supridas por ramos perfurantes da artéria basilar distal.

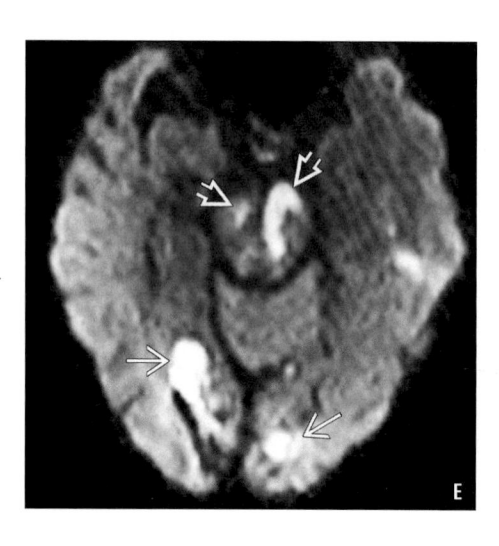

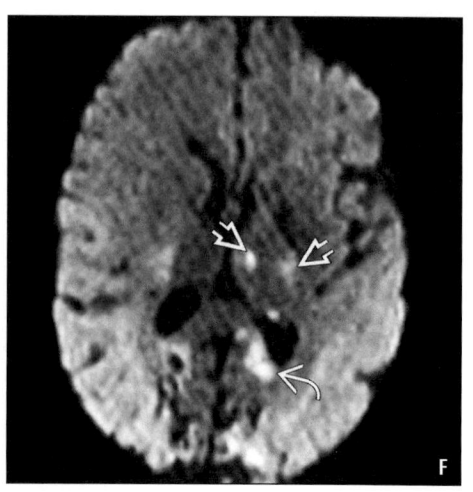

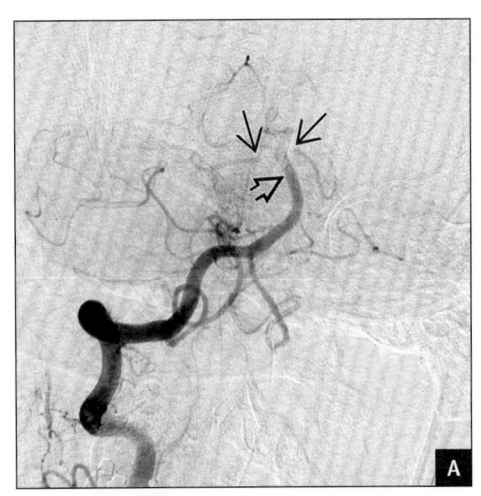

**8-79A** Trombose basilar em homem de 40 anos. A ASD revela coágulo na AB distal ⇒ que se estende para as artérias cerebelares superiores proximais →.

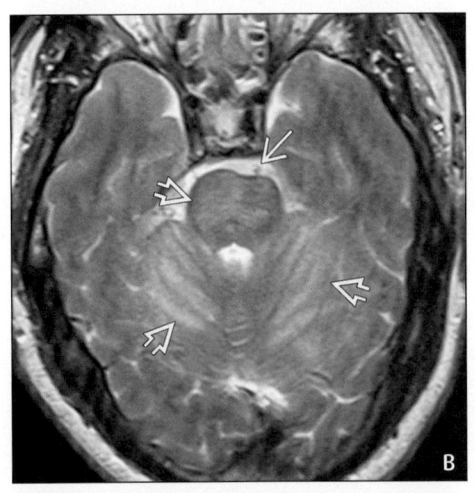

**8-79B** Ponderação em T2 do mesmo caso demonstrando ausência de *flow void* na artéria basilar ⇒ e hiperintensidades pontinas e cerebelares ⇒.

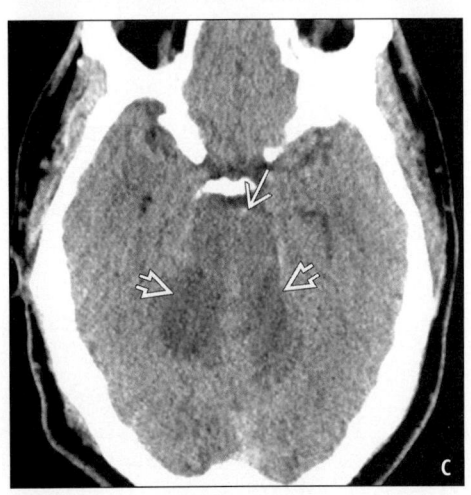

**8-79C** Apesar da trombólise, o paciente se tornou "enclausurado". Exame de TC sem contraste realizado 24 horas após demonstra o trombo na AB ⇒ e os infartos pontinos e cerebelares ⇒.

## Artéria cerebral anterior

- Horie N et al: New variant of persistent primitive olfactory artery associated with a ruptured aneurysm. J Neurosurg. 117(1):26-8, 2012
- Komiyama M: Persistent primitive olfactory artery. Surg Radiol Anat. 34(1):97-8, 2012
- Zunon-Kipré Y et al: Microsurgical anatomy of distal medial striate artery (recurrent artery of Heubner). Surg Radiol Anat. 34(1):15-20, 2012
- Kim MS et al: Diagnosis of persistent primitive olfactory artery using computed tomography angiography. J Korean Neurosurg Soc. 49(5):290-1, 2011

## Artéria cerebral média

- Kahilogullari G et al: The branching pattern of the middle cerebral artery: is the intermediate trunk real or not? An anatomical study correlating with simple angiography. J Neurosurg. 116(5):1024-34, 2012
- Uchino A et al: Duplicate origin and fenestration of the middle cerebral artery on MR angiography. Surg Radiol Anat. 34(5):401-4, 2012
- Lame A et al: Anatomic variants of accessory medial cerebral artery. Neurosurgery. 66(6):E1217; author reply E1217, 2010

## Artéria cerebral posterior

- Wentland AL et al: Fetal origin of the posterior cerebral artery produces left-right asymmetry on perfusion imaging. AJNR Am J Neuroradiol. 31(3):448-53, 2010
- Caruso G et al: Anomalies of the P1 segment of the posterior cerebral artery: early bifurcation or duplication, fenestration, common trunk with the superior cerebellar artery. Acta Neurochir (Wien). 109(1-2):66-71, 1991

## *Infartos arteriais*

### Infarto-isquemia cerebral aguda

- Amort M et al: Etiological classifications of transient ischemic attacks: subtype classification by TOAST, CCS and ASCO - a pilot study. Cerebrovasc Dis. 33(6):508-516, 2012
- Bevan S et al: Genetics of common polygenic ischaemic stroke: current understanding and future challenges. Stroke Res Treat. 2011:179061, 2011
- Doubal FN et al: Characteristics of patients with minor ischaemic strokes and negative MRI: a cross-sectional study. J Neurol Neurosurg Psychiatry. 82(5):540-2, 2011
- Fornage M et al: Genome-wide association studies of cerebral white matter lesion burden: the CHARGE consortium. Ann Neurol. 69(6):928-39, 2011
- Thomalla G et al: DWI-FLAIR mismatch for the identification of patients with acute ischaemic stroke within 4·5 h of symptom onset (PRE-FLAIR): a multicentre observational study. Lancet Neurol. 10(11):978-86, 2011
- Lui YW et al: Evaluation of CT perfusion in the setting of cerebral ischemia: patterns and pitfalls. AJNR Am J Neuroradiol. 31(9):1552-63, 2010

- Marnane M et al: Stroke subtype classification to mechanismspecific and undetermined categories by TOAST, A-S-C-O, and causative classification system: direct comparison in the North Dublin population stroke study. Stroke. 41(8):1579-86, 2010
- Zenonos G et al: Diffusion weighted imaging: what are we really seeing? Neurosurgery. 67(6):N26-9, 2010
- de Lucas EM et al: CT protocol for acute stroke: tips and tricks for general radiologists. Radiographics. 28(6):1673-87, 2008
- González RG: Imaging-guided acute ischemic stroke therapy: From "time is brain" to "physiology is brain". AJNR Am J Neuroradiol. 27(4):728-35, 2006

### Infartos cerebrais subagudos

- Alawneh JA et al: Infarction of 'non-core-non-penumbral' tissue after stroke: multivariate modelling of clinical impact. Brain. 134(Pt 6):1765-76, 2011

### Infartos embólicos múltiplos

- Rafik R et al: [A rare cause of cerebral ischemic stroke: cerebral fat embolism.] Rev Neurol (Paris). 168(3):298-9, 2012
- Ryoo S et al: Branch occlusive disease: clinical and magnetic resonance angiography findings. Neurology. 78(12):888-96, 2012
- Shinohara Y et al: Changes in susceptibility signs on serial T2*-weighted single-shot echoplanar gradient-echo images in acute embolic infarction: comparison with recanalization status on 3D time-of-flight magnetic resonance angiography. Neuroradiology. 54(5):427-34, 2012
- Chin BM et al: Cerebral fat embolism: Imaging characteristics of an enigmatic entity. Presented at the 49th Annual Scientific Meeting of the American Society of Neuroradiology. Seattle, June 2011

### Infartos lacunares

- Brundel M et al: Cerebral microinfarcts: a systematic review of neuropathological studies. J Cereb Blood Flow Metab. 32(3):425-36, 2012
- Del Bene A et al: Progressive lacunar stroke: Review of mechanisms, prognostic features, and putative treatments. Int J Stroke. 7(4):321-9, 2012
- Lee JH et al: Acute simultaneous multiple lacunar infarcts: a severe disease entity in small artery disease. Eur Neurol. 67(5):303-11, 2012
- Loos CM et al: Cavitation of deep lacunar infarcts in patients with first-ever lacunar stroke: A 2-year follow-up study with MR. Stroke. 43(8):2245-7, 2012
- Koch S et al: Imaging evolution of acute lacunar infarction: Leukoariosis or lacune? Neurology. 77(11):1091-5, 2011
- Potter GM et al: Wide variation in definition, detection, and description of lacunar lesions on imaging. Stroke. 42(2):359-66, 2011
- Bradac GB et al: Lacunes and other holes: diagnosis, pathogenesis, therapy. Neuroradiol J. 21(1): 35-52, 2008

### Infartos de zonas de transição ("zonas de fronteira")

- D'Amore C et al: Border-zone and watershed infarctions. Front Neurol Neurosci. 30:181-4, 2012
- Mangla R et al: Border zone infarcts: pathophysiologic and imaging characteristics. Radiographics. 31(5):1201-14, 2011
- Li HF et al: Clinical and neuroradiological features of internal watershed infarction and the occlusive diseases of carotid artery system. Neurol Res. 32(10):1090-6, 2010

### Dano hipóxico-isquêmico

- Busl KM et al: Hypoxic-ischemic brain injury: pathophysiology, neuropathology and mechanisms. NeuroRehabilitation. 26(1):5-13, 2010
- Huang BY et al: Hypoxic-ischemic brain injury: imaging findings from birth to adulthood. Radiographics. 28(2):417-39; quiz 617, 2008

## *AVCs diversos*

### Síndrome da hiperperfusão cerebral

- De Rango P: Cerebral hyperperfusion syndrome: the dark side of carotid endarterectomy. Eur J Vasc Endovasc Surg. 43(4):377, 2012
- Lieb M et al: Cerebral hyperperfusion syndrome after carotid intervention: a review. Cardiol Rev. 20(2):84-9, 2012
- Pennekamp CW et al: Prediction of cerebral hyperperfusion after carotid endarterectomy with transcranial Doppler. Eur J Vasc Endovasc Surg. 43(4):371-6, 2012
- Noorani A et al: Cerebral hemodynamic changes following carotid endarterectomy: 'cerebral hyperperfusion syndrome'. Expert Rev Neurother. 10(2):217-23, 2010

### AVCs em distribuições vasculares incomuns

- Lazzaro NA et al: Artery of percheron infarction: imaging patterns and clinical spectrum. AJNR Am J Neuroradiol. 31(7):1283-9, 2010

# 9

# Anatomia e oclusões venosas

| | |
|---|---|
| Anatomia venosa e padrões de drenagem normais | 219 |
| Seios venosos durais | 219 |
| Veias cerebrais | 222 |
| Territórios de drenagem venosa | 225 |
| Trombose venosa cerebral | 226 |
| Trombose de seio dural | 226 |
| Trombose de veia cerebral superficial | 233 |
| Trombose de veia cerebral profunda | 237 |
| Trombose/tromboflebite do seio cavernoso | 239 |
| Condições que simulam oclusão venosa | 240 |
| Variantes dos seios | 240 |
| Artefatos de fluxo | 241 |
| Granulações e septações aracnóideas | 241 |
| Outras condições que simulam oclusão venosa | 242 |

Oclusões de seios venosos ou veias cerebrais são relativamente raras, representando somente 1% dos acidentes vasculares. Elas são difíceis de serem diagnosticadas, e com frequência são negligenciadas nos exames de imagem, uma vez que a atenção é voltada para o lado arterial da circulação cerebral.

O risco de "infartos" venosos eleva-se por uma grande quantidade de condições predisponentes. Desidratação, gestação, trauma, infecção, doenças do colágeno, coagulopatias e um espectro de distúrbios hereditários aumentam a probabilidade de oclusão sinovenosa.

O conhecimento da anatomia e dos padrões de drenagem venosos é essencial para entender o aspecto de imagem da doença oclusiva sinovenosa. Portanto, neste capítulo será discutida brevemente a anatomia geral e radiológica do sistema venoso cerebral. Como cerca de metade de todas as oclusões venosas resultam em infartos parenquimatosos, serão discutidos também os territórios de drenagem venosos.

Uma vez estabelecidos os fundamentos anatômicos para o entendimento do sistema venoso craniano, volta-se a atenção para o tópico da doença oclusiva sinovenosa – os "infartos" venosos – e das condições que a simulam.

## Anatomia venosa e padrões de drenagem normais

O sistema venoso intracraniano é diferente de suas contrapartes sistêmicas. As veias e seios venosos cerebrais não possuem válvulas e podem apresentar fluxo bidirecional. No corpo, as veias costumam acompanhar as artérias, e seus territórios vasculares são relativamente comparáveis; isso não acontece no cérebro. Os seios durais e as veias cerebrais transitam separadamente, então, os territórios de drenagem não espelham a distribuição arterial. Portanto, um "infarto" venoso possui aspecto distinto e se comporta de forma bastante diferente das oclusões arteriais principais.

O sistema venoso intracraniano possui dois componentes principais: os **seios venosos durais** e as **veias cerebrais**. Inicia-se a discussão com os seios durais e, em seguida, volta-se a atenção para as veias cerebrais. Por fim, conclui-se delineando os territórios de drenagem dos principais seios durais e veias cerebrais.

### Seios venosos durais

Os seios venosos durais são subdivididos em um grupo anteroinferior e um grupo posterossuperior. O grupo posterossuperior é mais proeminente e constituído pelos seio sagital superior (SSS), seio sagital inferior (SSI), seio reto (SR), a confluência dos seios (tórcula de Herófilo), os seios transversos (ST), os seios sigmoides e os bulbos jugulares.

O grupo anteroinferior é constituído pelo seio cavernoso (SC), os seios petrosos superior e inferior (SPS e SPI), o plexo venoso clival (PVC) e o seio esfenoparietal (SEP).

### Considerações gerais

Os seios durais e os plexos venosos são canais revestidos por endotélio contidos entre as camadas durais externa (periosteal) e interna (meníngea). Os seios durais e os plexos venosos – especialmente o seio cavernoso e o plexo

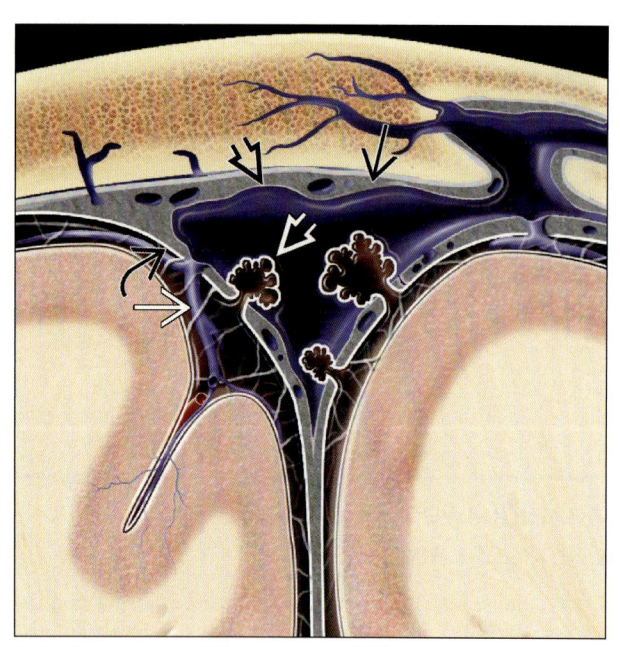

**9-1** Ilustração coronal demonstra o SSS ⇨ entre os folhetos durais externo ⇨ e interno ⇨. Projeções contendo LCS (granulações aracnoides) ⇨ estendem-se do espaço subaracnoide para o interior do SSS. As veias corticais ⇨ também adentram o SSS.

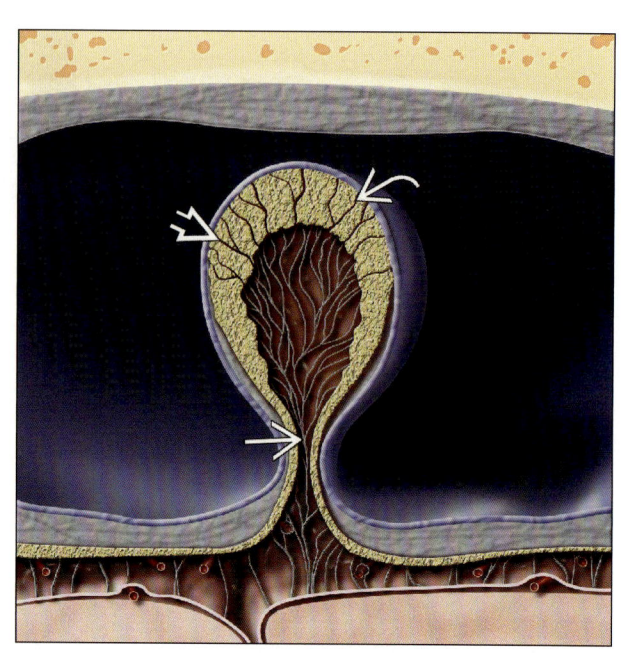

**9-2** Ilustração demonstra uma granulação aracnoide (GAr) se projetando para o interior de um seio venoso. LCS ⇨ se estende do ES para o interior da GAr e é coberto por uma capa de células aracnoides ⇨. Canais no revestimento ⇨ drenam LCS para o interior do seio.

clival – são frequentemente fenestrados e multicanalizados. Em 30% dos casos de necropsia, ao menos uma septação ou banda fibrosa está presente no interior dos seios.

Os seios durais frequentemente contêm granulações aracnóideas (GAr), também conhecidas como granulações pacchionianas. As GArs são projeções contendo líquido cerebrospinal (LCS) que se estendem dos espaços subaracnoides (ES) para o interior dos seios venosos **(Fig. 9-1)**. Um núcleo central de LCS estende-se do ES para o interior da granulação, a qual, por sua vez, está encoberta por uma capa apical de células aracnóideas. Múltiplos pequenos canais estendem-se por toda a espessura da capa para o endotélio sinusal, drenando LCS para a circulação venosa **(Fig. 9-2)**.

Embora as GArs possam ocorrem em todos os seios venosos durais, as localizações mais comuns são os seios transversos e o sagital superior; o seio cavernoso é um local incomum.

## Seio sagital superior

O SSS é um seio grande e curvilíneo que se estende paralelamente à abóbada craniana interna. Ele se origina de veias frontais ascendentes anteriormente e corre na linha média na junção da foice cerebral com a calota craniana **(Fig. 9-3)**. O SSS aumenta em diâmetro conforme cursa posteriormente, coletando pequenas veias corticais superficiais e a veia anastomótica de Trolard, mais calibrosa. Vários lagos venosos no espaço diploico da calota craniana também drenam para o SSS.

Nas imagens coronais, o SSS apresenta-se como um canal vascular triangular contido entre os folhetos durais da foice cerebral. Nas imagens sagitais de ASD/ATC/ARM, o SSS é visto como uma estrutura falciforme em continuidade com a tábua interna do crânio. Defeitos de enchimento – GArs e septos fibrosos – no interior do SSS são achados comuns nos exames de imagem.

As variantes normais do SSS incluem ausência do seu segmento anterior e posição fora da linha média. Quando o segmento anterior é hipoplásico ou ausente, o SSS começa mais posteriormente, próximo à sutura coronal, onde recebe veias frontais proeminentes. O SSS em geral permanece na linha média através de seu curso. Conforme ele desce em direção ao seu término na confluência dos seios, entretanto, ele pode cursar gradualmente para fora da linha média.

## Seio sagital inferior

Em comparação com o SSS, o SSI é um canal muito menor e mais inconstante, que se localiza no fundo da foice cerebral. O SSI encontra-se acima do corpo caloso e do giro do cíngulo, coletando pequenas tributárias enquanto cursa posteriormente ao longo da margem "livre" da foice. O SSI termina na junção tentoriofalcina, onde se une à veia cerebral magna de Galeno (VG) para formar o seio reto.

O SSI costuma ser pequeno ou inaparente, e é visualizado de forma inconstante nos exames de imagem.

## Seio reto

O SR é formado pela junção do SSI e da VG. Ele cursa posteriormente a partir da sua origem no ápice tentoriofalcino. Ao longo do seu curso, o SR recebe várias pequenas tributárias da foice cerebral, do tentório do cerebelo e

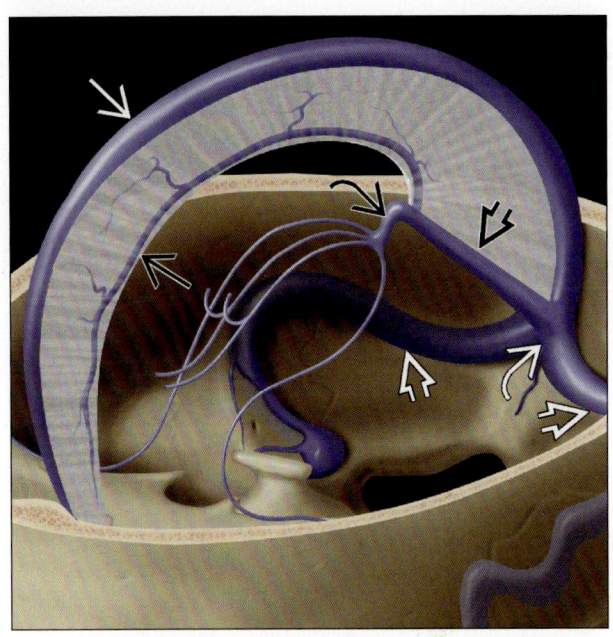

**9-3** A foice cerebral se estende posteriormente da *crista galli* à junção tentoriofalcina e contém o SSS ➡ e o SSI ➡. A veia de Galeno ➡, o seio reto ➡, a confluência dos seios ➡ e os STs ➡ também estão ilustrados.

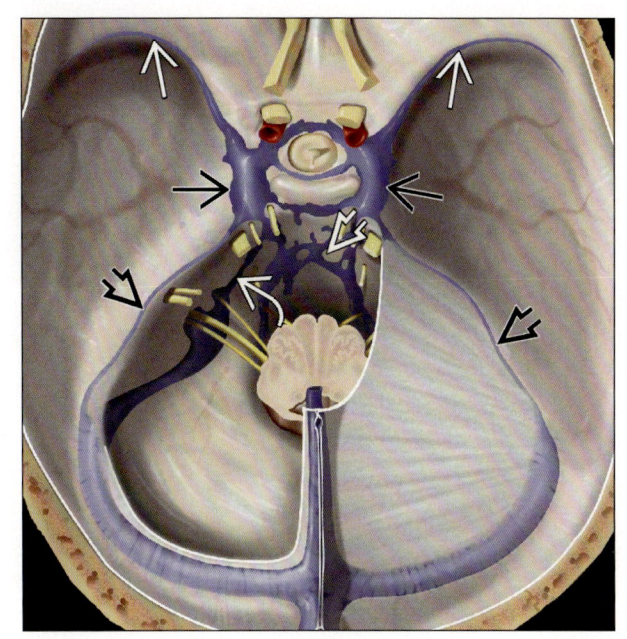

**9-4** Ilustração demonstra as numerosas interconexões entre os seios cavernosos ➡, o plexo venoso clival ➡, os seios esfenoparietais ➡ e os seios petrosos superiores ➡ e inferiores ➡.

do cérebro adjacente. O SR termina juntando-se aos seios transversos e sagital superior para formar a **confluência dos seios venosos** (tórcula de Herófilo). A confluência dos seios venosos é frequentemente assimétrica, com septações e canais intersinusais conectando os seios transversos.

Variantes do SR são incomuns. O **seio falcino persistente** é uma variante inusitada, identificada em 2% das ATCs normais. Aqui, uma estrutura venosa da linha média – o seio falcino persistente – conecta o SSI ou a veia de Galeno diretamente com o SSS. Dois terços dos pacientes com seio falcino persistente possuem seios retos ausentes ou rudimentares.

### Seios transversos

Os STs, também conhecidos como seios laterais, estão contidos entre as fixações do tentório do cerebelo à tábua interna do crânio. Os STs curvam-se lateralmente a partir da tórcula para a borda posterior da parte petrosa do osso temporal, onde se direcionam inferiormente e tornam-se os seios sigmoides.

Variações anatômicas nos STs são quase a regra, em vez da exceção. Os dois STs costumam ser assimétricos, com o do lado direito maior do que o esquerdo. Segmentos hipoplásicos e até mesmo atréticos são comuns, assim como defeitos de enchimento causados por granulações aracnoides e septos fibrosos.

### Seios sigmoides e bulbos jugulares

Os seios sigmoides são a continuação inferior dos dois STs. Eles seguem uma suave curva em S, descendo atrás da porção petrosa do osso temporal para terminar dando origem às veias jugulares internas. Assimetria entre os lados dos seios sigmoides é comum e normal.

Os bulbos jugulares são dilatações venosas focais na base do crânio entre os seios sigmoides e as veias jugulares internas (VJI) extracranianas. As VJIs e os seios transversos/sigmoides são frequentemente assimétricos, e há concomitante variação no tamanho dos bulbos jugulares e seus forames ósseos. Pseudolesões dos bulbos jugulares com assimetria de fluxo são comuns e não devem ser confundidas com massas "verdadeiras" (p. ex., schwannoma ou paraganglioma). A janela óssea da tomografia computadorizada (TC) mostra que a espinha jugular e o córtex circunjacente ao forame jugular estão intactos, e não erodidos ou remodelados.

### Seios cavernosos

Os SCs são seios venosos de formato irregular e muito trabeculados/compartimentalizados que se localizam ao longo das laterais da sela túrcica, estendendo-se das fissuras orbitárias superiores anteriormente para o clívus e posteriormente para o ápice petroso **(Fig. 9-4)**.

Formados por uma parede dural lateral proeminente e medial muito menos espessa, em geral quase imperceptível, os SCs contêm as duas artérias carótidas internas cavernosas (ACI) e os nervos abducentes (NC VI). Os NCs III, IV, $V_1$ e $V_2$ estão, na verdade, *no interior* da parede dural lateral, e não no interior do SC **(Fig. 9-5)**.

As principais tributárias que drenam para os SCs são as veias oftálmicas superior/inferior e os seios esfenoparietais **(Fig. 9-4)**. Os dois SCs comunicam-se ostensivamente via plexos venosos intercavernosos. Os SCs

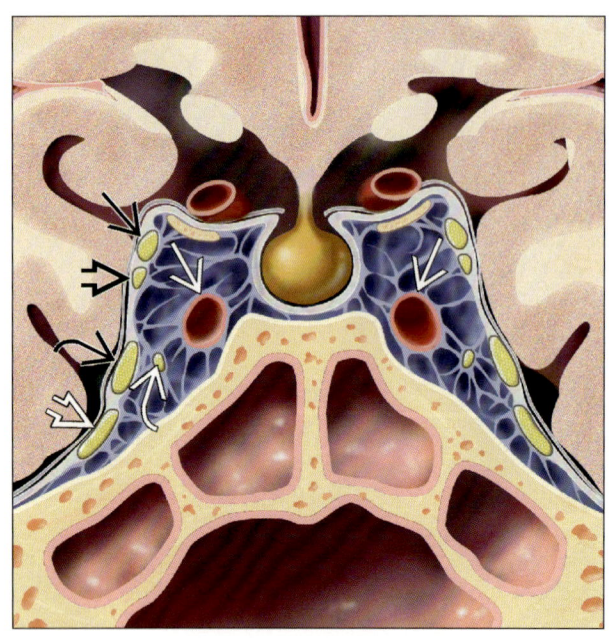

**9-5** Ilustração coronal demonstra os seios cavernosos (SCs) e seus conteúdos. Os SCs são fenestrados, septados e multicanalizados. As ACIs ➡ e os NCs VI ➡ estão no interior dos SCs. Os NCs III ➡, IV ➡, V₁ ➡ e V₂ ➡ encontram-se na parede dural lateral.

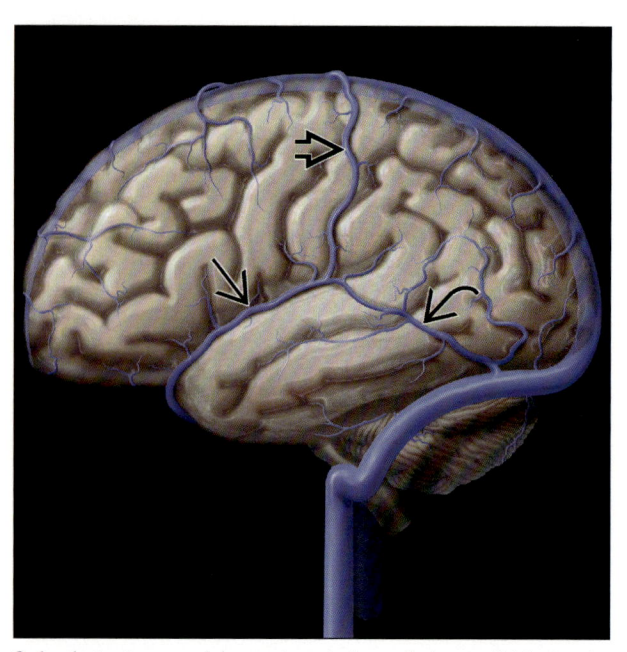

**9-6** Ilustração coronal demonstra as veias corticais superficiais. As três veias anastomóticas nomeadas – veias de Trolard ➡, Labbé ➡ e a veia cerebral média superficial ➡ – são ilustradas. Uma ou duas das veias corticais superficiais são geralmente dominantes.

drenam inferiormente através dos forames ovais para os plexos venosos pterigoídeos e posteriormente para o plexo venoso clival, bem como para os seios petrosos superior e inferior.

Embora as septações e os compartimentos intercavernosos sejam bastante variáveis, o tamanho e a configuração dos SCs são relativamente constantes nos exames de imagem. As paredes laterais costumam apresentar-se retas ou côncavas (não convexas), e o sangue venoso realça de forma bastante uniforme.

### Seios petrosos superior e inferior

O seio petroso superior (SPS) cursa posterolateralmente ao longo do topo da porção petrosa do osso temporal, estendendo-se do SC ao seio sigmoide. O seio petroso inferior cursa diretamente acima da fissura petro-occipital do aspecto inferior do plexo venoso clival ao bulbo jugular **(Fig. 9-4)**.

### Plexo venoso clival

O plexo venoso clival (PVC) é uma rede de canais venosos interconectados que se estende ao longo do clívus a partir do dorso da sela superiormente ao forame magno **(Fig. 9-4)**. O PVC conecta os seios cavernosos e petrosos mutuamente e as veias suboccipitais ao redor do forame magno.

### Seio esfenoparietal

O seio esfenoparietal (SEP) cursa circunjacente à asa menor do esfenoide na borda da fossa craniana média. O SEP recebe veias superficiais do lobo temporal anterior e drena para os seios cavernoso ou petroso inferior.

## Veias cerebrais

As veias cerebrais são subdivididas em três grupos: (1) veias superficiais ("corticais" ou "externas"); (2) veias cerebrais profundas ("internas"); e (3) veias da fossa posterior/tronco encefálico.

### Veias corticais superficiais

As veias corticais superficiais consistem em um grupo superior, um grupo médio e um grupo inferior.

**VEIAS CORTICAIS SUPERIORES.** Entre 8 e 12 veias superficiais não nomeadas cursam sobre as superfícies superiores dos hemisférios cerebrais, geralmente seguindo os sulcos da convexidade. Elas cruzam o espaço subaracnoide e perfuram a aracnoide e a dura interna antes de drenarem no SSS. Em muitos casos, uma veia cortical superior dominante, a **veia de Trolard**, cursa superiormente a partir da fissura silviana para unir-se ao SSS **(Fig. 9-6)**.

Na angiotomografia computadorizada (ATC)/angiorressonância magnética (ARM) lateral, ou na fase venosa da angiografia com subtração digital (ASD), as veias corticais superiores estão arranjadas em um aspecto semelhante a um raio, cursando centripetamente na direção do SSS e adentrando-o perpendicularmente.

**VEIAS CORTICAIS MÉDIAS.** A veia mais proeminente neste grupo é a **veia cerebral média superficial** (VCMS). A VCMS origina-se sobre a fissura silviana e coleta várias pequenas tributárias do opérculo temporal, frontal e parietal que beiram a fissura cerebral lateral.

Nas imagens laterais de ATC, ARM ou na fase venosa da ASD, a VCMS cursa anteroinferiormente, em paralelo à fissura silviana, e curva-se ao redor da margem temporal para terminar no SC ou no seio esfenoparietal.

**VEIAS CORTICAIS INFERIORES.** Essas veias drenam a maior parte dos lobos frontais inferiores e os polos temporais. A **veia cerebral média profunda** (VCMP) coleta tributárias da ínsula, dos núcleos da base e do giro para-hipocampal, e então se anastomosa com a **veia basal de Rosenthal** (VBR). A VBR cursa posterossuperiormente na cisterna ambiente, curvando-se ao redor do mesencéfalo para drenar no interior da VG.

Uma veia anastomótica posterior proeminente, a **veia de Labbé**, cursa inferolateralmente sobre o lobo temporal para drenar no interior do seio transverso **(Fig. 9-6)**. Todas as veias anastomóticas superficiais – veias de Trolard, Labbé e a VCMS – variam em tamanho, mantendo entre elas uma relação recíproca. Se uma ou duas são dominantes, a terceira costuma ser hipoplásica ou ausente.

## Veias cerebrais profundas

As veias cerebrais profundas ("internas") são subdivididas em três grupos: (1) veias medulares, (2) veias subependimárias e (3) veias paramedianas profundas **(Fig. 9-7)**.

**VEIAS MEDULARES.** Inúmeras veias diminutas e anônimas originam-se entre um e dois centímetros abaixo do córtex e cursam diretamente através da substância branca em direção aos ventrículos, onde terminam nas veias subependimárias **(Fig. 9-8)**. Essas veias geralmente não aparecem nos exames de imagem na maior parte do percurso, até a convergência próxima aos ventrículos. A ASD e a ressonância magnética (RM) contrastada podem mostrar tênues estrias lineares de contraste paralelas aos ventrículos **(Fig. 9-9)**. As imagens com ponderação T2* sensível à susceptibilidade magnética (SWI) demonstram melhor as veias medulares, uma vez que o sangue desoxigenado é paramagnético **(Fig. 9-10)**.

**VEIAS SUBEPENDIMÁRIAS.** As veias subependimárias cursam sob o epêndima ventricular coletando sangue dos núcleos da base e da substância branca profunda (pelas veias medulares) **(Fig. 9-8)**. As veias subependimárias mais importantes são as veias septais e as veias talamoestriadas. As **veias septais** curvam-se ao redor dos cornos frontais dos ventrículos laterais, e em seguida cursam posteriormente ao longo do septo pelúcido. As **veias talamoestriadas** recebem tributárias do núcleo caudado e dos tálamos,

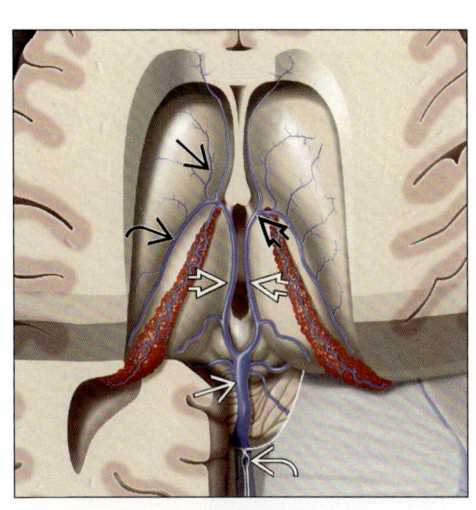

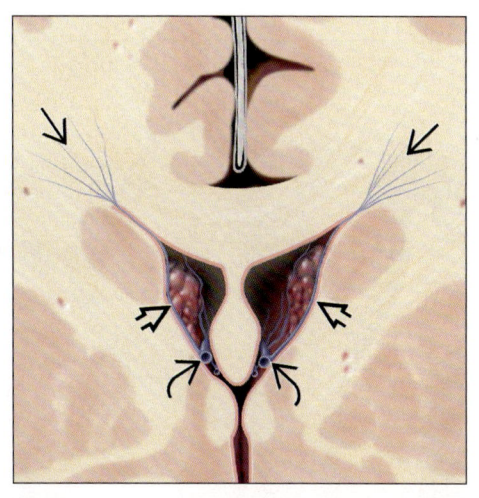

**9-7** A drenagem venosa cerebral profunda e subependimária é observada de cima para baixo. As veias dos núcleos caudado ⇒ terminais ⇒ formam as veias talamoestriadas ⇒, as quais drenam para as veias cerebrais internas ⇒, veia de Galeno ⇒ e o seio reto ⇒.

**9-8** Ilustração coronal por meio dos ventrículos laterais demonstra as veias medulares (da substância branca profunda) ⇒ convergindo nas margens ventriculares para drenar nas veias subependimárias ⇒ e talamoestriadas ⇒. Desse ponto, elas drenam nas VCIs.

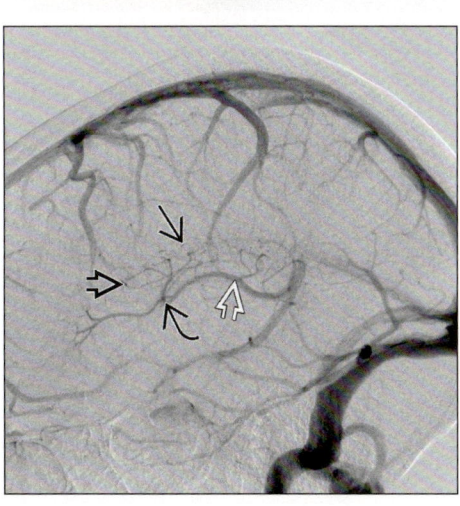

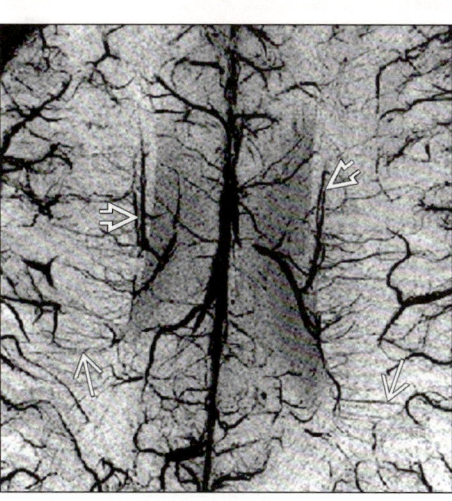

**9-9** Fase venosa de ASD demonstra diminutas veias medulares ⇒ drenando nas veias subependimárias, vistas como "pontos" na transversal ⇒. As veias septais e talamoestriadas convergem próximo ao forame de Monro ⇒ para formar a veia cerebral interna ⇒.

**9-10** Imagem axial em *close-up* na ponderação T2* GRE em equipamento de 3.0 T mostra desoxi-hemoglobina em inúmeras pequenas veias medulares ⇒ que cursam pela substância branca para convergir perpendicularmente com os ventrículos e drenar nas veias subependimárias ⇒.

curvando-se medialmente para unirem-se às veias septais próximas ao forame de Monro e formar as duas veias cerebrais internas **(Fig. 9-8)**.

VEIAS PROFUNDAS PARAMEDIANAS. As **veias cerebrais internas** (VCI) e a **veia de Galeno** (VG) promove a drenagem da maior parte das estruturas profundas do cérebro. As VCIs são veias paramedianas pareadas que cursam posteriormente no *cavum velum interpositum*, a delgada invaginação do espaço subaracnoide localizada entre o terceiro ventrículo e os fórnices. As VCIs terminam na cisterna quadrigeminal rostral unindo-se com seu par e com as VBRs para formar a VG **(Fig. 9-8)**.

A veia de Galeno (veia cerebral magna) se curva posterossuperiormente sob o esplênio do corpo caloso, unindo-se com o seio sagital inferior para formar o seio reto.

### Veias do tronco encefálico e da fossa posterior

As veias que drenam o mesencéfalo e as estruturas da fossa posterior também são divididas em três grupos: (1) um grupo superior ("galênico"); (2) um grupo anterior (petroso); e (3) um grupo posterior.

GRUPO SUPERIOR (GALÊNICO). Como o nome sugere, essas veias drenam superiormente na veia de Galeno. As principais veias nomeadas nesse grupo são a veia cerebelar pré-central, a veia vermiana superior e a veia pontomesencefálica superior **(Fig. 9-11)**.

A **veia cerebelar pré-central** (VCP) é uma veia única na linha média localizada entre a língula e o lóbulo central do verme. Ela termina posteriormente aos colículos inferiores drenando na VG. A **veia vermiana superior** cursa sobre o topo do verme, unindo-se à VCP e drenando na VG **(Fig. 9-11)**.

A **veia pontomesencefálica anterior** (VPMA) é, na verdade, um plexo venoso interconectado, e não uma veia dominante única. A VPMA cobre os pedúnculos cerebelares e se estende sobre a superfície anterior da ponte **(Figs. 9-12 e 9-13)**.

GRUPO ANTERIOR (PETROSO). A **veia petrosa** (VP) é um grande tronco venoso que se localiza na cisterna do ângulo pontocerebelar, coletando numerosas tributárias do cerebelo, da ponte e do bulbo. A VP e suas tributárias formam uma proeminente coleção vascular em formato de estrela observada na ASD na incidência em AP e nas imagens coronais de ATC **(Fig. 9-14)**.

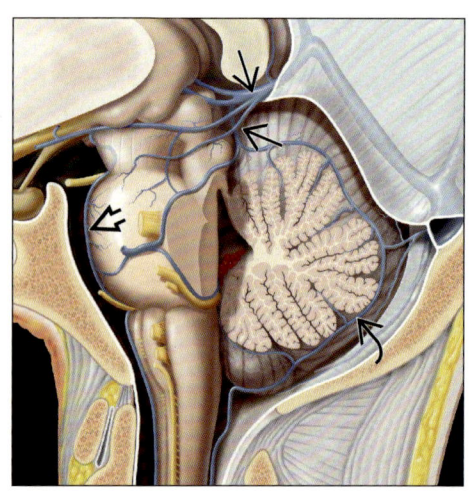

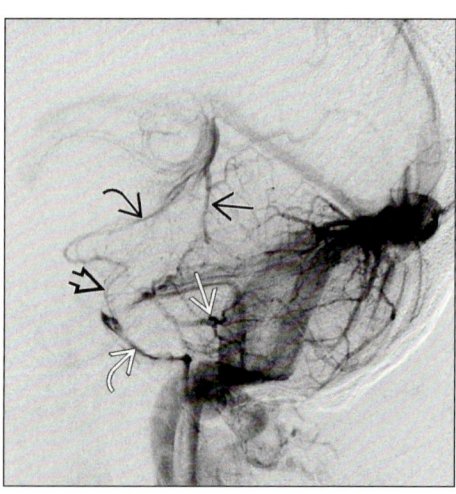

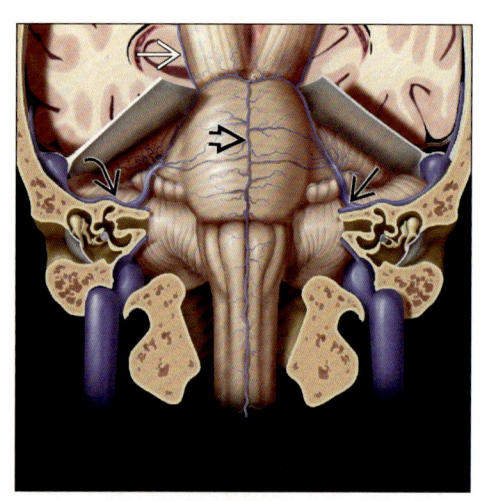

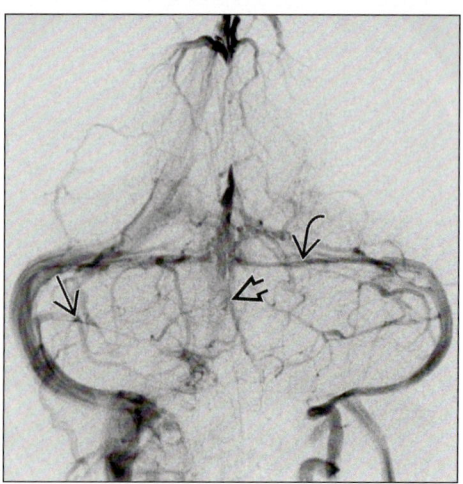

**9-11** Ilustração sagital através do verme mostra o grupo venoso superior (galênico), o grupo anterior com a veia pontomesencefálica e o grupo posterior.

**9-12** Ilustração coronal mostra a veia pontomesencefálica anterior e os plexos venosos petrosos drenando a ponte, o cerebelo anterior e a cisterna do ângulo pontocerebelar. Observe as anastomoses com os seios petrosos superiores e as veias mesencefálicas.

**9-13** Fase venosa de ASD vertebrobasilar mostra o plexo venoso pontomesencefálico e o grupo galênico com a veia cerebelar pré-central e a veia basal de Rosenthal. Observe a configuração em "estrela" das veias petrosas. O plexo clival drena no seio petroso inferior.

**9-14** Incidência em AP mostra a "estrela" petrosa e as veias vermianas na linha média. Observe o segmento hipoplásico do seio transverso esquerdo, uma variante normal comum.

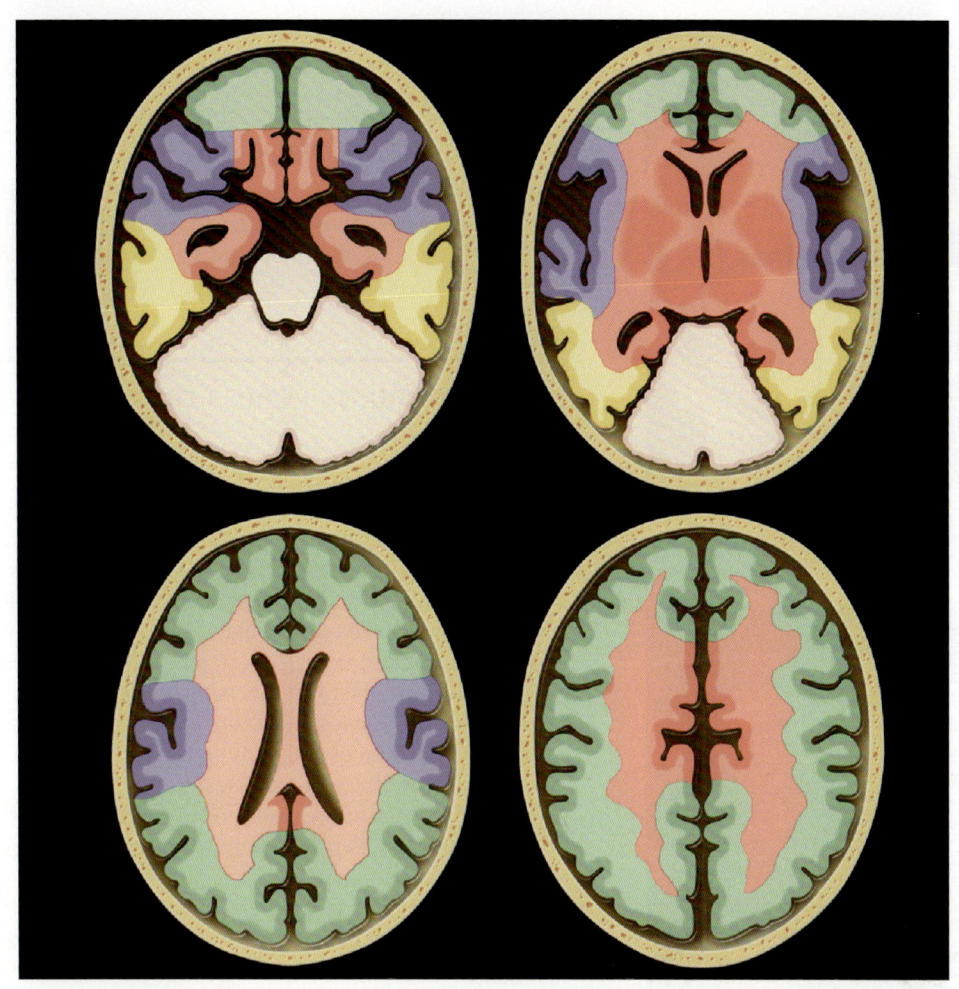

**9-15** As regiões superficiais do cérebro (córtex e substância branca subcortical) são drenadas por veias corticais e o seio sagital superior (*mostrado em verde*). As estruturas profundas centrais do cérebro (núcleos da base, a maior parte da substância branca e ventrículos) são drenadas pelo sistema venoso profundo (VCIs, veia de Galeno, seio reto) (*vermelho*). As veias de Labbé e os seios transversos drenam lobos temporais posteriores e parietais inferiores (*amarelo*). Os seios esfenoparietais e cavernosos drenam a área ao redor da fissuras silvianas (*roxo*).

GRUPO POSTERIOR (TENTORIAL). As veias mais proeminentes nesse grupo são as **veias vermianas inferiores**, estruturas pareadas paramedianas que se curvam sob o verme e drenam a superfície inferior do cerebelo.

### Territórios de drenagem venosa

Os territórios de drenagem venosa cerebral são menos familiares e mais variáveis em comparação com as principais distribuições arteriais. Esses territórios de drenagem seguem quatro padrões básicos: um padrão periférico (superfície cerebral), um padrão profundo (central), um padrão inferolateral (perissilviano) e um padrão posterolateral (temporoparietal) **(Fig. 9-15)**. O diagnóstico e a delineação acurados das oclusões venosas dependem da compreensão desses territórios de drenagem venosa específicos.

### Drenagem venosa cerebral periférica (superficial)

A drenagem venosa da superfície cerebral em geral segue um padrão radial. A maior parte das superfícies média e superior dos hemisférios cerebrais, juntamente com a substância branca subjacente, drena centrifugamente (para fora) através das veias corticais para o interior do SSS.

### Drenagem venosa cerebral profunda (central)

Os núcleos da base, os tálamos e a maior parte da substância branca hemisférica drenam centripetamente (para dentro) em direção às veias cerebrais profundas. As veias cerebrais internas, a veia de Galeno e o seio reto drenam praticamente toda a porção central do cérebro.

Os aspectos mais mediais dos lobos temporais, como o úncus e os hipocampos anteromediais, também drenam para o sistema galênico pelas veias cerebrais médias profundas e das veias basais de Rosenthal.

### Drenagem venosa inferolateral (perissilviana)

O parênquima que circunda a fissura silviana (cerebral lateral) consiste nos opérculos frontal, parietal e temporal, além da ínsula. A região perissilviana do cérebro drena

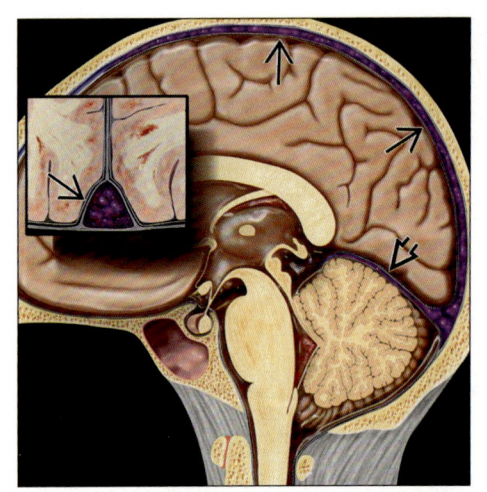

**9-16** Ilustração sagital mostra trombose do SSS ➡ e do SR ⇛. A figura em destaque mostra a base patológica do sinal do "delta vazio".

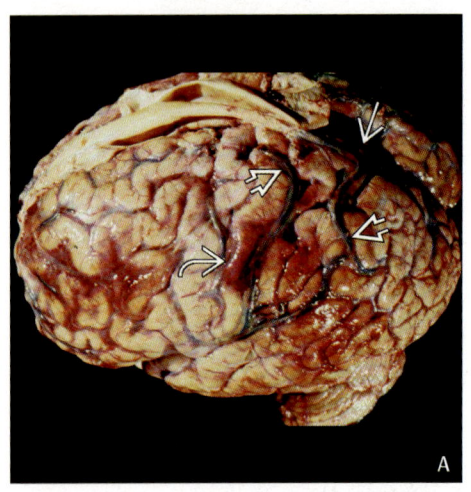

**9-17A** Caso de necropsia de trombose aguda do SSS ➡ e de veias corticais ⇛ com infartos venosos ➡.

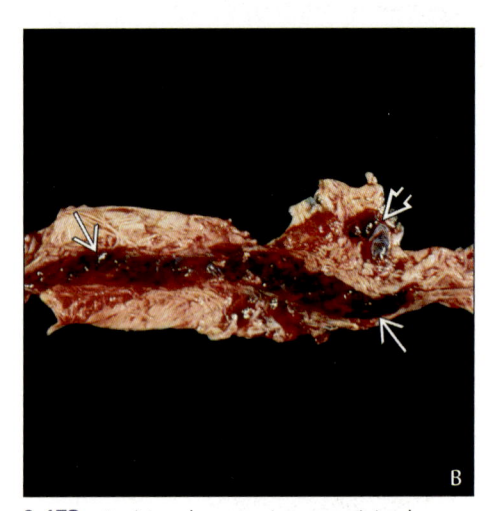

**9-17B** Espécime de anatomia macroscópica do mesmo caso mostra coágulo em "geleia de groselha" no SSS ➡ e nas veias corticais ⇛. (Cortesia de E. T. Hedley-Whyte, MD.)

através da veia cerebral média superficial para o interior dos seios esfenoparietal e cavernoso.

### Drenagem venosa posterolateral (temporoparietal)

Os lobos temporais posteriores e os aspectos inferolaterais dos lobos parietais drenam via seio petroso superior e veia anastomótica de Labbé para o interior dos seios transversos.

## Trombose venosa cerebral

As oclusões dos seios venosos durais, das veias superficiais (corticais) e das veias profundas são denominadas trombose venosa cerebral (TVC). TVC é um diagnóstico ardiloso com diversas causas e apresentações clínicas; também é facilmente negligenciado nos exames de imagem. A dura e o sangue circulante normais são levemente hiperdensos em comparação com o cérebro nos exames de TC sem contraste, portanto, a sutil atenuação aumentada dos trombos venosos pode ser difícil de ser detectada. Os seios venosos localizam-se diretamente adjacentes ao crânio, assim os coágulos podem ser facilmente obscurecidos por artefatos de atenuação.

Infartos venosos podem ser relativamente inócuos ou letais. Eles podem simular neoplasias, encefalite e numerosas outras patologias não vasculares.

Nesta seção, serão abordados os diversos tipos de TVC. Inicia-se com a oclusão venosa intracraniana mais comum: a trombose de seio dural (TSD). A seguir discute-se a trombose de veias superficiais e segue-se com as oclusões cerebrais profundas.

Conclui-se a discussão com considerações sobre a trombose/tromboflebite dos seios cavernosos (SC). Devido à sua proximidade anatômica com o nariz e os seios paranasais, os SCs são vulneráveis à infecção retrógrada. A combinação de infecção e trombose indica que a apresentação clínica e os achados de imagem de trombose de SCs possuem algumas características especiais que não são compartilhadas com outras oclusões venosas.

### *Trombose de seio dural*

#### Terminologia

A trombose de seio dural é definida como oclusão trombótica de um ou mais seios venosos intracranianos (**Fig. 9-16**). TSDs podem ocorrer isoladamente ou em combinação com oclusões venosas corticais e/ou profundas.

#### Etiologia

Uma ampla variedade de condições herdadas e adquiridas está associada com aumento no risco de todas as TVCs. Uma comorbidade predisponente pode ser identificada na maioria dos casos, e muitos pacientes afetados possuem mais de um fator predisponente.

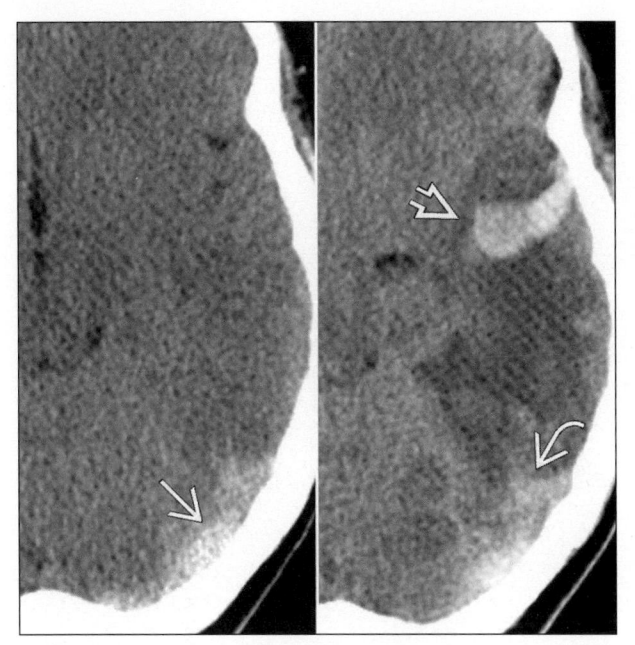

**9-18** Mulher de 23 anos com "cefaleia migranosa". A primeira TC sem contraste (esquerda) foi considerada normal. Observe o trombo hiperdenso no ST esquerdo ➡. A tomografia do dia seguinte (direita) mostra trombose da veia de Labbé ➡ e um grande infarto hemorrágico ➡.

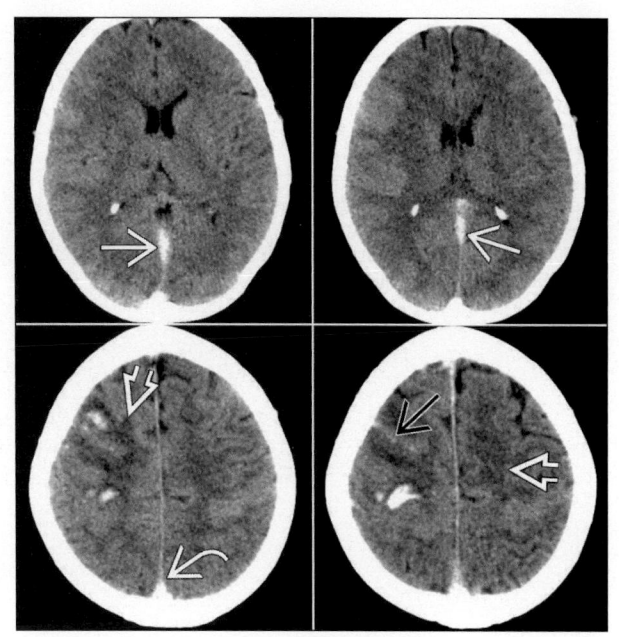

**9-19** TC sem contraste em outro paciente mostra trombo hiperdenso no SR ➡ e SSS ➡ com edema bilateral ➡, hematomas e HSA na convexidade ➡.

As causas de TVC adquiridas mais comuns são o uso de contraceptivos orais e gestação/puerpério. Outras condições incluem – porém não estão limitadas a – trauma, infecção, inflamação, estados de hipercoagulabilidade, níveis elevados de hemoglobina, doenças colágeno-vasculares (como a síndrome antifosfolipídeo), vasculites (como a síndrome de Behçet), fármacos e doença de Crohn.

Entre 20 e 35% de todos os pacientes com TVC possuem uma condição pró-trombótica herdada ou adquirida. Fatores genéticos predisponentes são comuns e incluem deficiências de antitrombina III, proteína C e proteína S, bem como resistência à proteína C ativada causada pela mutação no gene do fator V de Leiden.

## Patologia

Quando um trombo se forma em um seio dural, o fluxo venoso é obstruído. Isso resulta em congestão venosa, elevação da pressão venosa e redistribuição hidrostática do líquido dos capilares para os espaços extracelulares do cérebro. O resultado é a quebra da barreira hematoencefálica com edema vasogênico. Se um infarto venoso franco se desenvolve, edema citotóxico se segue.

---

**TROMBOSE VENOSA CEREBRAL: CAUSAS**

**Comuns**
- Contraceptivos orais
- Condições pró-trombóticas
  - Deficiência das proteínas C, S ou antitrombina III
  - Resistência à proteína C ativada (fator V de Leiden)
  - Mutações no gene da protrombina
  - Anticorpos antifosfolipídeo e anticardiolipina
  - Hiper-homocisteinemia
- Puerpério, gestação
- Metabólica (desidratação, tireotoxicose, etc.)

**Menos comuns**
- Infecção
  - Mastoidite, sinusite
  - Meningite
- Trauma
- Trombose relacionada à neoplasia

**Raras, porém importantes**
- Doenças colágeno-vasculares (p. ex., síndrome do anticorpo antifosfolipídeo)
- Distúrbios hematológicos (p. ex., policitemia)
- Doença inflamatória intestinal
- Vasculite (p. ex., Behçet)

---

**LOCALIZAÇÃO.** O seio transverso é o seio venoso que mais sofre trombose, seguido pelo SSS.

**PATOLOGIA MACROSCÓPICA.** Na TSD aguda, o seio dural afetado encontra-se distendido por um coágulo macio e arroxeado que pode estar isolado ao seio ou estender-se para as veias corticais adjacentes **(Fig. 9-17)**. Na TSD crônica, um firme tecido fibroso proliferativo preenche o seio e espessa a dura aracnoide.

O espectro de lesão cerebral associada na TSD varia de congestão venosa a isquemia, hemorragias petequiais e infartos hemorrágicos francos.

**228** Hemorragias não traumáticas e lesões vasculares

**9-20** Imagem axial de TVC mostra o clássico sinal do "delta vazio" ➡ formado pela dura realçada circundando o trombo sem realce no seio sagital superior.

**9-21** Imagem coronal ponderada em T1 pós-contraste em um paciente com oclusão no SSS ➡ e nos STs ➡ demonstra o sinal do "delta vazio". Observe o realce proeminente dos sulcos ➡, causado pela drenagem venosa colateral. O diagnóstico inicial – incorreto – foi de meningite.

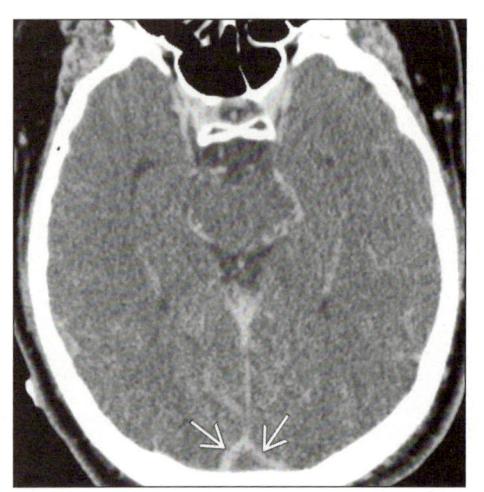

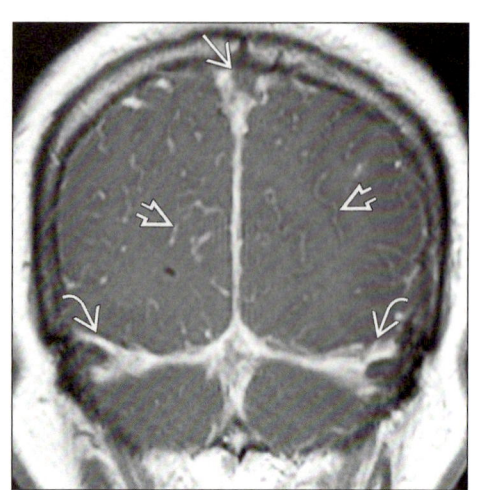

**9-22A** Imagem axial de TC sem contraste em uma gestante de 29 anos com cefaleia e papiledema mostra ST direito hiperdenso ➡ em comparação com o seio sigmoide esquerdo ➡.

**9-22B** Imagem sagital na ponderação T1 na mesma paciente mostra um *flow void* normal no seio reto ➡. O SSS apresenta *flow void* ausente e, exceto pelas granulações aracnóideas ➡ preenchidas por LCS, encontra-se preenchido por coágulos ➡ que são quase isointensos ao cérebro.

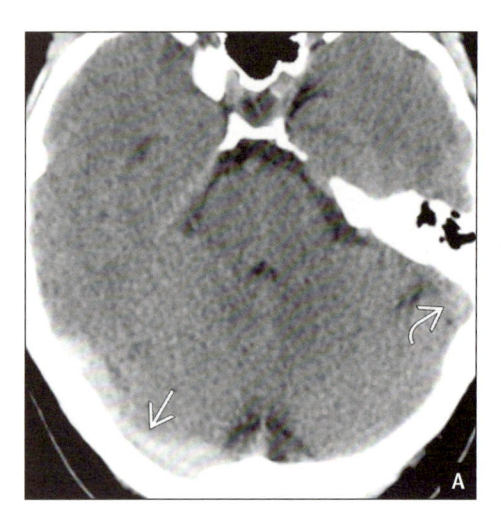

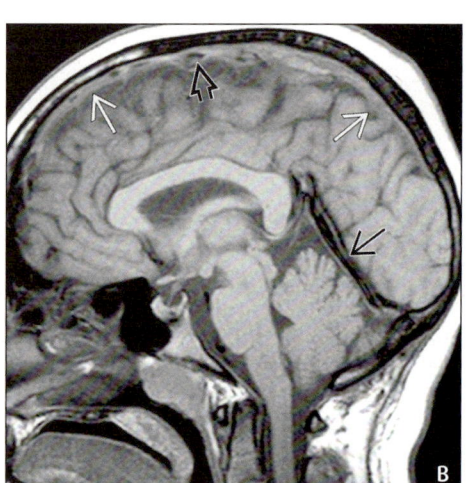

**9-22C** Imagem axial ponderada em T1 na mesma paciente mostra ST direito alargado que se encontra preenchido por coágulo isointenso ➡. Compare com o *flow void* normal na veia de Labbé ➡ e seio transverso ➡ à esquerda.

**9-22D** Imagem axial ponderada em T2 na mesma paciente mostra que o ST direito trombosado ➡ encontra-se bastante hipointenso e simula os *flow voids* do ST ➡ e da veia de Labbé ➡ normais à esquerda.

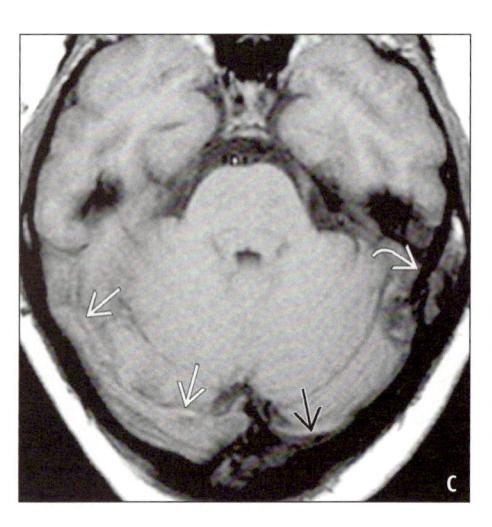

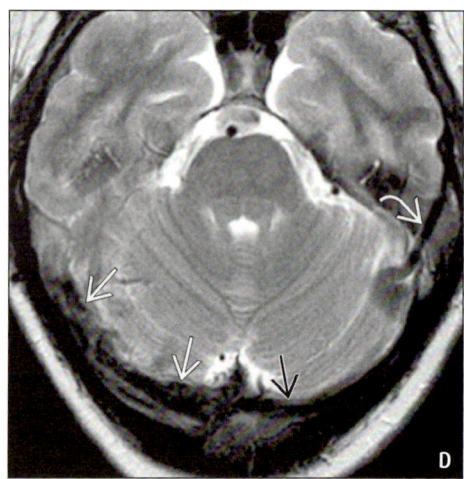

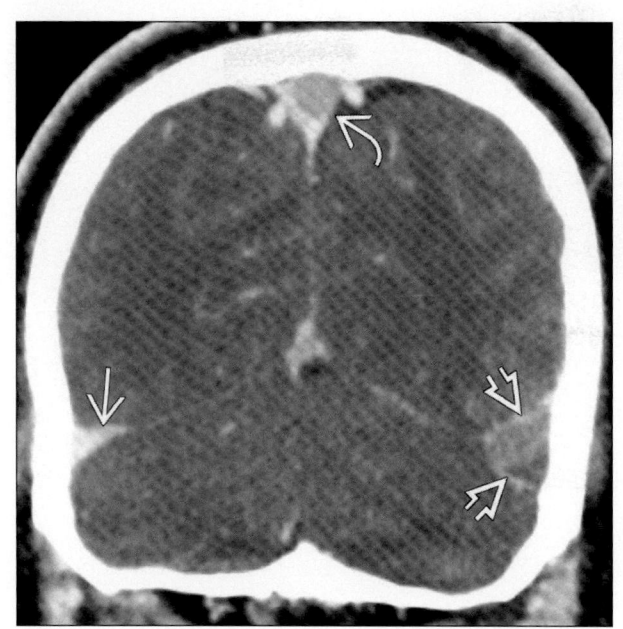

**9-23** Fase venosa de ATC no plano coronal mostra o ST direito normal ⇒ e um trombo com sinal do "delta vazio" no ST esquerdo ⇒ e no SSS ⇒, que se encontram alargados e distendidos.

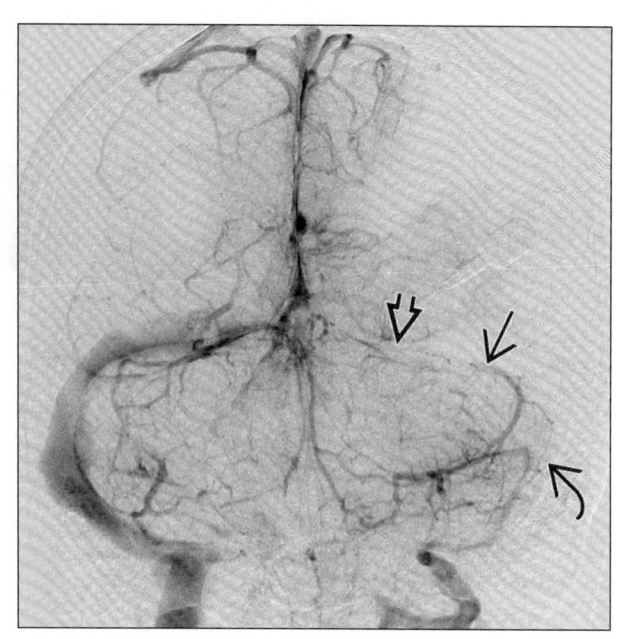

**9-24** Incidência em AP na fase venosa de uma ASD vertebrobasilar em uma paciente com oclusão do ST ⇒ e do seio sigmoide ⇒ à esquerda. Note o coágulo na veia tentorial adjacente ⇒.

## Aspectos clínicos

EPIDEMIOLOGIA. As oclusões venosas cerebrais representam entre 0,5 e 1% de todos os acidentes vasculares agudos. Embora a TVC possa ocorrer em qualquer idade (de neonatos a idosos), ela é mais vista em jovens. Quase 80% dos pacientes possuem menos de 50 anos. A incidência anual estimada é de cinco casos por milhão de adultos.

DEMOGRAFIA. A trombose de seio dural afeta predominantemente mulheres (H:M = 1:3). Um fator de risco específico para o gênero (contraceptivos orais, gestação, puerpério e terapia de reposição hormonal) está presente em quase dois terços das mulheres com TVC. Devido a esses fatores de riscos específicos para o sexo feminino, a idade de apresentação em mulheres é cerca de uma década menor do que em homens (34 anos *vs.* 42 anos).

APRESENTAÇÃO. As manifestações clínicas da TVC são variadas, com frequência inespecíficas e podem ser sutis, especialmente em neonatos, crianças e idosos. Cefaleia ocorre em cerca de 70-90% dos casos e em geral é não focal, aumentando lentamente de intensidade em vários dias a semanas. Quase 25% dos pacientes não apresentam déficits neurológicos focais, tornando o diagnóstico clínico ainda mais difícil.

HISTÓRIA NATURAL. A história natural das TVCs varia, assim como as consequências. Algumas TSDs recanalizam espontaneamente sem sequelas, ao passo que outras formam fístulas arteriovenosas na parede dos seios durais.

O atraso no diagnóstico também afeta o prognóstico. O intervalo de tempo entre o início dos sintomas e o diagnóstico correto é em média sete dias em grandes séries. O atraso no diagnóstico está associado com aumento nos índices de óbito e de sequelas.

Após uma trombose de veia cerebral e/ou seio dural há um aumento pequeno, porém mensurável, no risco de novos eventos tromboembólicos, especialmente em pacientes do sexo masculino e portadores de policitemia/trombocitemia.

OPÇÕES DE TRATAMENTO. O pronto reconhecimento de uma TSD possui um grande impacto no desfecho clínico. Pacientes com sintomas leves ou mínimos podem não precisar de intervenção. Em casos graves, trombectomia mecânica com ou sem infusão de heparina pode demonstrar sucesso na abertura de um seio ocluído.

---

**TROMBOSE DE SEIO DURAL: PATOLOGIA E ASPECTOS CLÍNICOS**

**Patologia**
- ST > SSS > SR > SC
- **Aspectos clínicos**
- Epidemiologia e demografia
  - 1% de todos os acidentes vasculares cerebrais (AVCs)
  - Qualquer idade (neonatos a idosos)
  - Geralmente pacientes mais jovens (80% < 50 anos)
  - M >> H (H:M = 1:3)
- Apresentação
  - Cefaleia (70-90%)
  - Náuseas, vômitos
  - Alteração na consciência

---

## Imagem

As chaves para o diagnóstico neurorradiológico precoce de TSD são: (1) um alto índice de suspeição, (2) cuidadosa avaliação da densidade/intensidade de sinal e configu-

**9-25A** TSD aguda tardia em um homem de 25 anos com vários dias de diarreia e cefaleia progressiva. A TC sem contraste não havia demonstrado anormalidades significativas. A imagem axial ponderada em T1 mostra leve hiperintensidade no ST direito ➡.

**9-25B** Imagem axial ponderada em T2 mostra que o trombo no ST direito ➡ começa a apresentar leve hiperintensidade, ao contrário do trombo bastante hipointenso observado na TSD aguda. Observe a pequena hiperintensidade em T2 no ST esquerdo ➡.

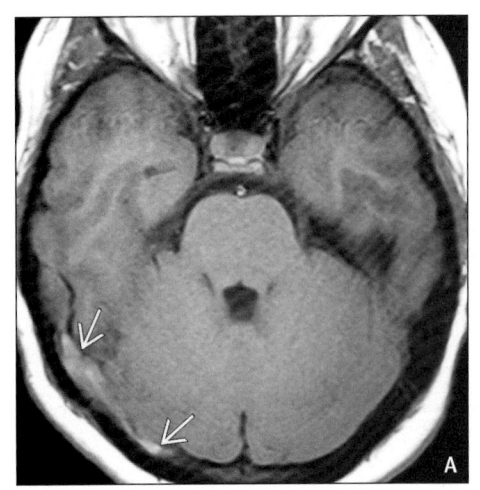

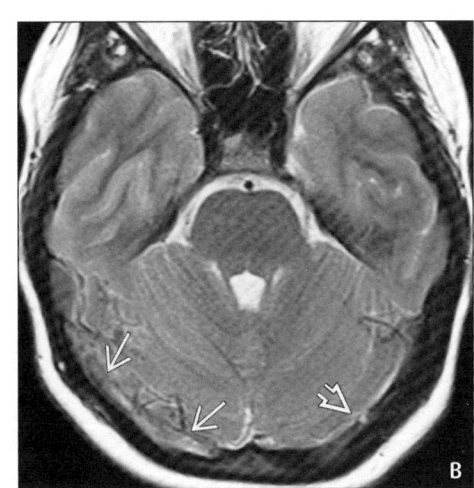

**9-25C** Imagem axial em FLAIR no mesmo paciente mostra que o trombo do ST direito ➡ é levemente hiperintenso. Note a diferença entre esse seio e o *flow void* normal no ST esquerdo ➡.

**9-25D** Imagem axial em T2* GRE no mesmo paciente mostra trombo com artefato de susceptibilidade magnética ➡ no ST direito e nas tributárias venosas tentoriais ➡.

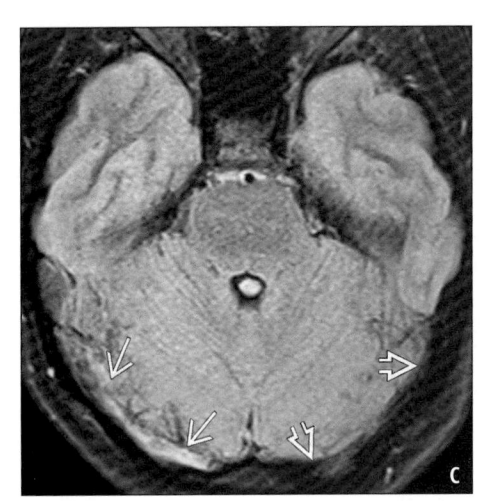

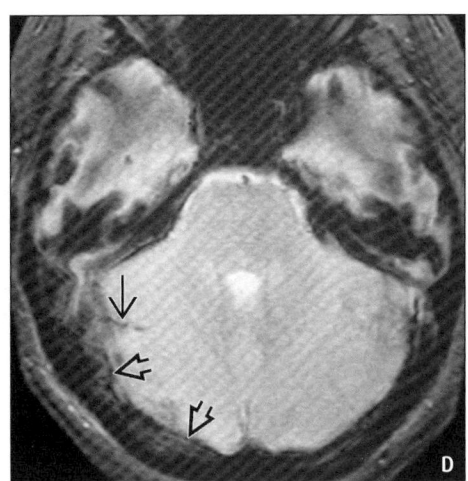

**9-25E** Imagem axial ponderada em T1 pós-contraste mostra o trombo sem realce no ST direito ➡ circundado por dura com intenso realce. O ST esquerdo apresenta um defeito de enchimento ovoide com intensidade de sinal de LCS ➡, contendo uma veia linear central com realce ➡. Os achados são característicos de uma granulação aracnóidea.

**9-25F** MIP axial da fase venosa de uma ARM com técnica TOF 3D não demonstra fluxo nos seios transverso e sigmoide à direita. Os dois defeitos de enchimento ovoides ➡ no ST esquerdo são granulações aracnóideas.

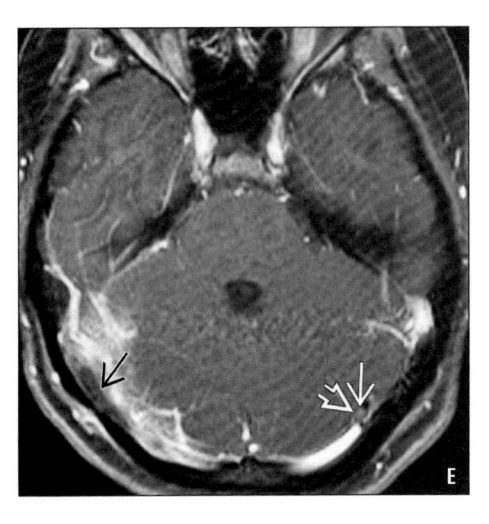

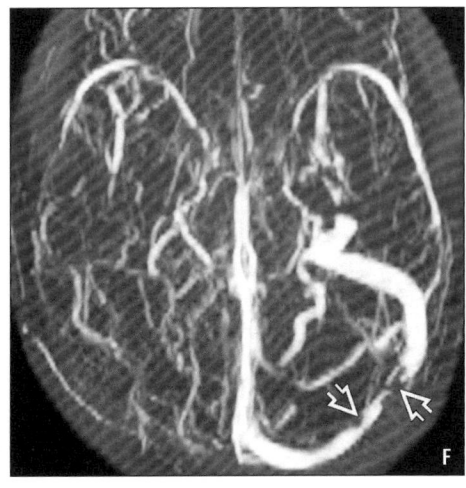

ração dos seios durais e (3) conhecimento dos padrões de drenagem venosa normais.

**ACHADOS DE TC.** *A TC sem contraste precoce pode ser normal, portanto, um exame de TC sem contraste **não** exclui o diagnóstico de TVC.* Sinais precoces na TC sem contraste costumam ser sutis. Leve hiperdensidade em comparação com as artérias carótidas é observada em 50-60% dos casos e pode ser a única pista de oclusão venosa ou sinusal **(Fig. 9-18)**. Quando presente, uma veia (sinal da "corda") ou um seio venoso (sinal do "triângulo denso") hiperatenuantes é sinal sensível e específico de doença venosa oclusiva cerebral. Edema do parênquima com ou sem hemorragias petequiais no território drenado pelo seio trombosado é um sinal útil, porém indireto de TSD **(Fig. 9-19)**.

Em 70% dos casos, os exames de TC com contraste mostram o **sinal do "delta vazio"**, causado pelo realce dural circundando o trombo sem impregnação **(Figs. 9-20 e 9-21)**. Veias alargadas ou irregulares sugerem drenagem venosa colateral.

A ATC e sua fase venosa possuem menos artefatos do que a ARM e, portanto, são os melhores métodos não invasivos para delinear defeitos de enchimento nos seios durais. A ATC demonstra o clássico sinal do "delta vazio" da trombose sinovenosa **(Fig. 9-23)**.

**ACHADOS DE RM.** O aspecto de imagem da TSD varia significativamente com a idade do trombo, assim como com os hematomas intraparenquimatosos. Oclusões agudas, subagudas e crônicas apresentam diferentes achados na RM.

*TSD aguda.* O seio agudamente trombosado com frequência encontra-se moderadamente aumentado e demonstra margens anormalmente convexas, e não retas ou côncavas. O *flow void* do sangue em rápido movimento mais observado nos seios venosos maiores desaparece, sendo substituído por coágulo sanguíneo sólido. A TSD aguda apresenta-se *isointensa* ao córtex subjacente na **ponderação T1 (Fig. 9-22)**.

Como a hemoglobina nos coágulos sanguíneos rapidamente dessatura à desoxi-hemoglobina, eles se tornam muito *hipointensos* em relação ao cérebro na **ponderação T2 (Fig. 9-22D)**. Portanto, a trombose venosa aguda "escura" em T2 simula os *flow voids* sinusais normais. Se congestão venosa e edema desenvolvem-se secundariamente ao fluxo obstruído, causam edema dos giros e

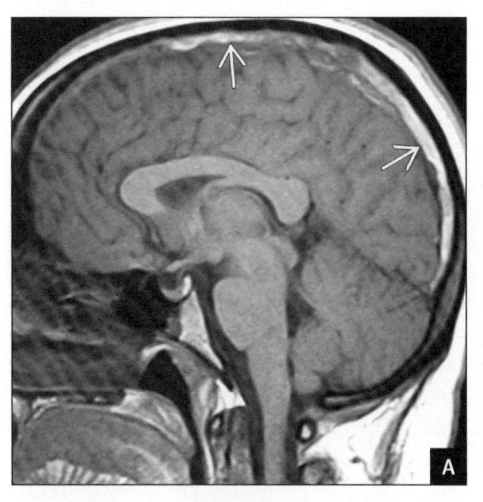

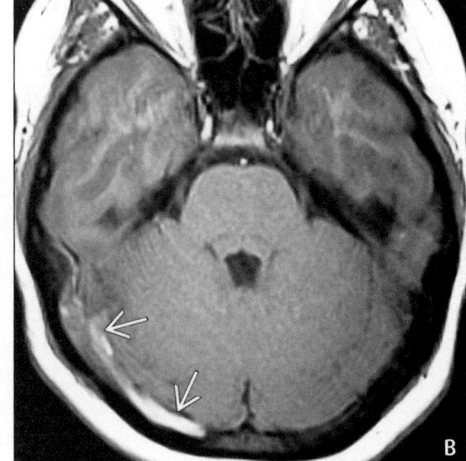

**9-26A** Imagem sagital ponderada em T1 foi obtida cinco dias depois no mesmo paciente. Ela mostra a típica evolução da intensidade de sinal do trombo agudo tardio para subagudo. Observe a marcante hiperintensidade no SSS ➡.
**9-26B** Imagem axial em T1 mostra a marcante hiperintensidade do coágulo subagudo no ST direito ➡. Compare com a leve hiperintensidade observada na fase aguda tardia demonstrada na figura da página anterior.

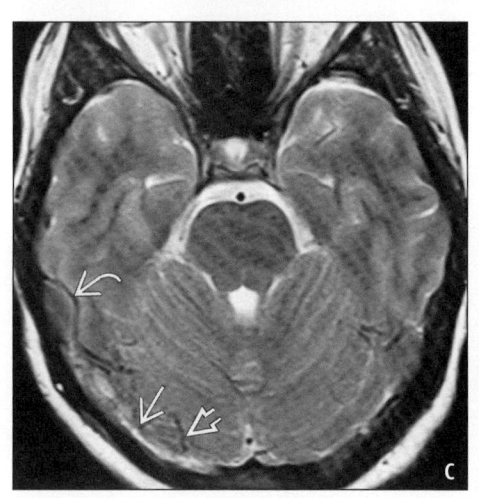

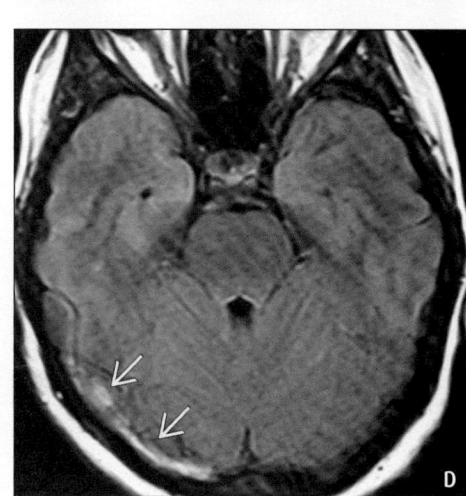

**9-26C** Imagem axial ponderada em T2 mostra a clássica hiperintensidade do trombo subagudo ➡ no ST direito. Observe o *flow void* normal na veia de Labbé patente ➡ e nas veias tributárias tentoriais ➡.
**9-26D** Imagem axial em FLAIR no mesmo paciente mostra o trombo subagudo hiperintenso ➡. O cerebelo e o lobo temporal posterior adjacentes encontram-se normais, sem evidência de isquemia ou infarto venosos.

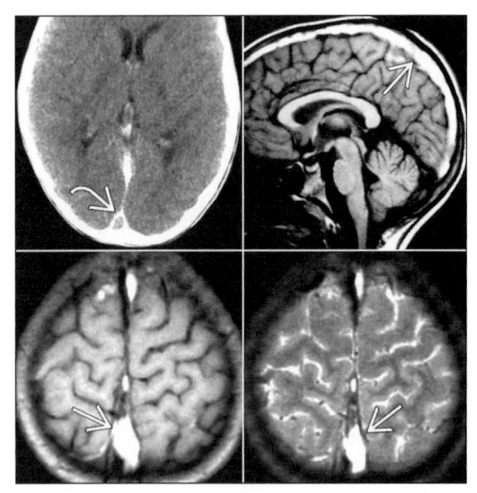

**9-27** Trombose subaguda tardia do SSS mostra o sinal do "delta vazio" ➡ e trombo hiperintenso ➡.

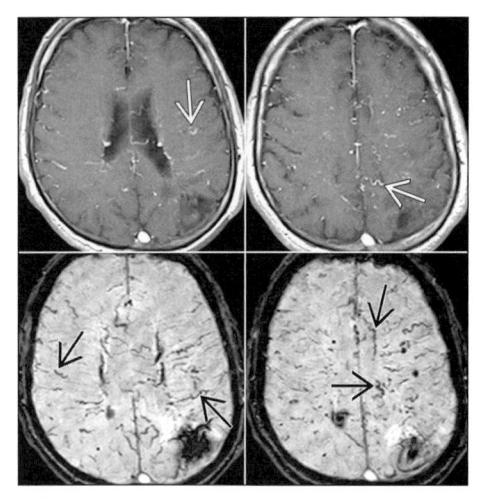

**9-28** Oclusão crônica do SSS mostra veias parenquimatosas proeminentes e "onduladas" no T1 pós-contraste ➡ e *flow voids* no SWI ➡.

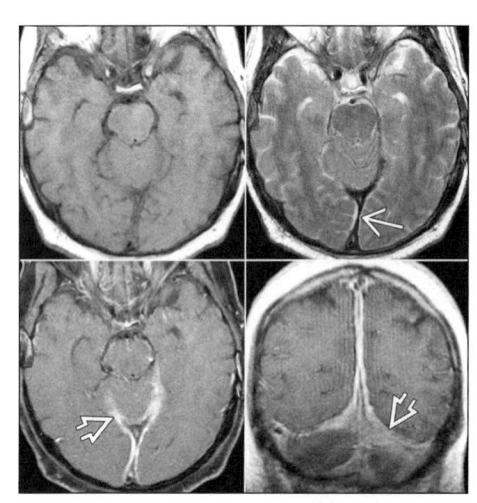

**9-29** Trombose crônica do SSS mostra dura espessada hipointensa ➡ e com realce ➡. (Cortesia de M. Castillo, MD.)

hiperintensidade no parênquima em T2/ inversão-recuperação com supressão da água livre (FLAIR).

De modo similar aos hematomas intraparenquimatosos, os coágulos venosos agudos demonstram artefatos de susceptibilidade magnética em **T2\* (GRE, SWI)**. A sequência SWI mostra o coágulo profundamente hipointenso e as veias corticais dilatadas. No entanto, o aspecto pode ser confuso, pois o sangue venoso de fluxo normal, porém desoxigenado, também é hipointenso.

A TSD ostensiva com frequência resulta em drenagem venosa colateral por meio das veias medulares (da substância branca) para o interior das veias subependimárias. As veias medulares ficam com calibre aumentado e contendo hemoglobina dessaturada; portanto, elas são vistas nas sequências T2\* como proeminentes hipointensidades lineares adentrando as veias subependimárias em ângulos retos.

As imagens ponderadas em **T1 pós-contraste** demonstram o *sinal do "delta vazio"*, similar à TC com contraste e à ATC. Trombos no interior dos seios em geral apresentam-se como defeitos de enchimento alongados *em forma de charuto*. Se isquemia ou infarto ocorrer secundariamente à trombose venosa, a **imagem** pode mostrar *difusão restrita* no território afetado.

A fase venosa da **ARM** com técnica TOF 2D no plano coronal pode demonstrar *fluxo ausente*, especialmente se o trombo está no SSS. Como os STs costumam possuir segmentos hipoplásicos, uma "falha" de fluxo deve ser interpretada com cuidado (ver a seguir).

*TSD aguda tardia.* Conforme o trombo sinusal se organiza, o coágulo começa a exibir encurtamento T1 e se torna progressivamente hiperintenso. Com o prolongamento de T2, o seio trombosado progride gradualmente de um aspecto bastante hipointenso a isointenso ao cérebro tanto em T2 quanto em FLAIR **(Fig. 9-25)**. O coágulo apresenta artefato de susceptibilidade em T2\* e continua a exibir o sinal do "delta vazio" em T1 pós-contraste.

*TSD subaguda.* O trombo subagudo é hiperintenso tanto em T1 quanto em T2/FLAIR, com artefatos de susceptibilidade nas sequências T2\* **(Figs. 9-26 e 9-27)**.

*TSD crônica.* O trombo crônico eventualmente retorna à isointensidade em relação ao cérebro na ponderação T1 e costuma permanecer moderadamente hiperintenso em T2. Trombose venosinusal de longa data com frequência desenvolve drenagem colateral através das veias medulares. Isso é observado nas ponderações T1 e T2 como *flow voids* intraparenquimatosos tortuosos e "ondulados" que realçam nas imagens em T1 pós-contraste, às vezes tornando-se tão proeminentes que simulam uma malformação arteriovenosa **(Fig. 9-28)**.

O trombo crônico em organização desenvolve significativa neovascularização e realça intensamente na sequência T1 pós-contraste.

Espessamento da dura-aracnoide com impregnação intensa é comum em casos de TSD crônica de longa data. Em alguns casos, o espessamento dural torna-se tão pronunciado que ele apresenta aspecto bastante hipointenso em T2 **(Fig. 9-29)**. Qualquer coágulo residual pode estar reduzido a uma hiperintensidade delgada e quase inaparente no interior da dura-aracnoide espessa e hipointensa.

**ANGIOGRAFIA.** A ASD tem sido quase completamente substituída pela RM e pela ATC no diagnóstico radiológico da TSD, embora ainda seja obtida antes da trombólise ou da trombectomia mecânica.

Achados típicos de TSD na ASD são aqueles correspondentes a um seio ocluído (sem opacificação) **(Fig. 9-24)**. Fluxo lento (ou coágulo) nas veias corticais adjacentes é comum. Retardo no esvaziamento frequentemente faz as veias corticais parecerem "flutuar no espaço".

Fístulas arteriovenosas durais (FAVd) estão fortemente associadas com TSD. A trombose – especialmente dos seios transverso e/ou sigmoide – pode ser o fator precipitante no desenvolvimento de FAVds adquiridas (ver Capítulo 7).

### Diagnóstico diferencial

Os dois principais diagnósticos diferenciais da TSD são a pseudo-oclusão, causada por um **segmento sinusal hipoplásico** ou **ausente** e uma **granulação aracnóidea gigante** (ver Condições que simulam oclusão venosa, adiante).

---

**TROMBOSE DE SEIO VENOSO: IMAGEM**

**Imagem**
- TC
  - TC sem contraste: pode ser normal ou com sutil hiperdensidade no seio dural/veia
  - TC com contraste: sinal do "delta vazio" (dura realçando ao redor do trombo sem impregnação)
- Sinal na RM varia com a evolução do trombo
  - Agudo: iso em T1, hipointenso em T2, susceptibilidade em T2*, "delta vazio" no T1 pós-contraste
  - Agudo tardio: levemente hiper em T1, isointenso em T2/FLAIR, susceptibilidade em T2*
  - Subagudo: hiper em T1, hiperintenso em T2/FLAIR, susceptibilidade em T2*
  - Crônico: iso em T1, moderadamente hiperintenso em T2/FLAIR, *flow voids* parenquimatosos "ondulados" em T2*, dura espessa e com realce em T1 pós-contraste
  - Longa data: iso em T1, dura bastante espessada hipointensa em T2

**Diagnóstico diferencial**
- Pseudo-oclusão
  - Segmento do ST hipoplásico/ausente
  - Granulações aracnóideas gigantes
- Outros
  - Sangue sobre o tentório (hematoma subdural agudo)
  - Hematócrito elevado (todos os vasos anormalmente densos)

---

## Trombose de veia cerebral superficial

A trombose de veias cerebrais superficiais (TVCS) pode ocorrer com ou sem TSD. Quando ocorrem sem acompanhar TSD, as TVCSs são denominadas trombose isolada de veia cortical.

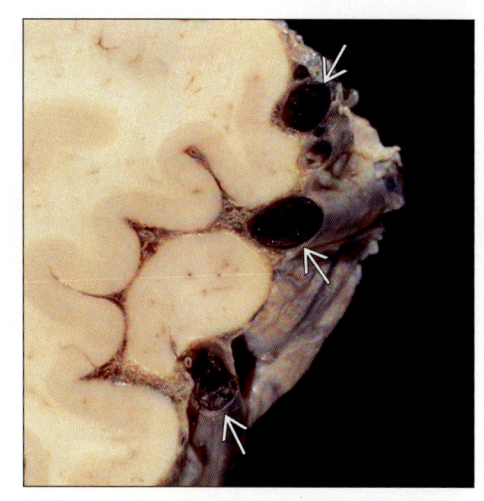

**9-30** Caso de necropsia mostra trombos em várias veias corticais →, a base patológica para o sinal do "cordão". (Cortesia de E. T. Hedley-Whyte, MD.)

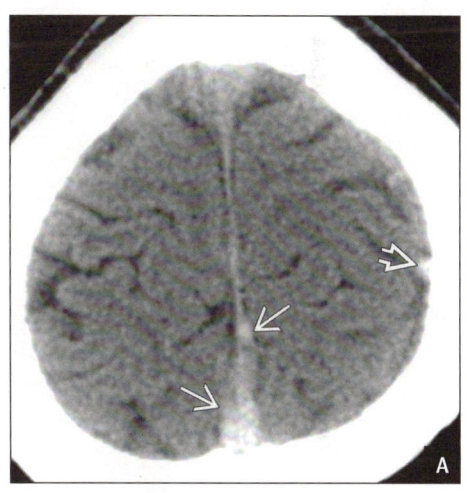

**9-31A** TC sem contraste mostra trombo óbvio no SSS →, com sinal do "cordão" hiperdenso →.

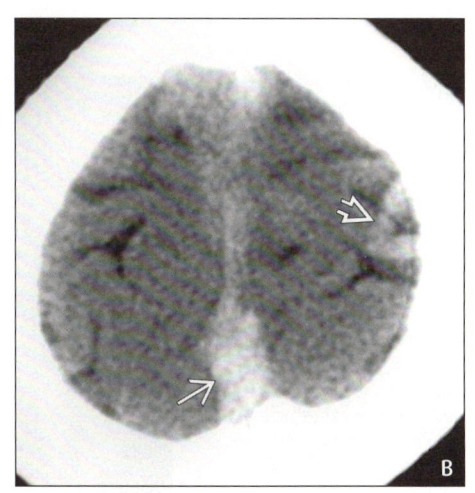

**9-31B** TC sem contraste do mesmo paciente mostra o trombo no SSS → e um coágulo nas veias corticais →.

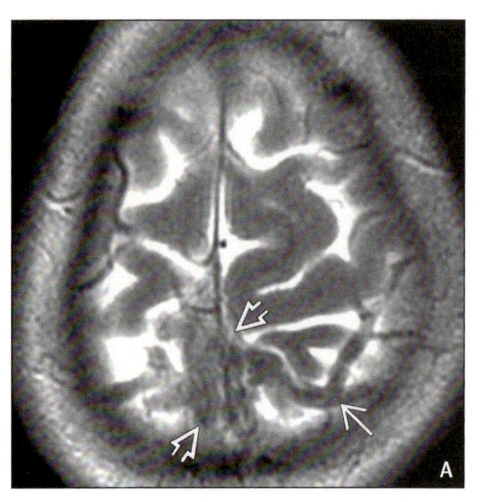

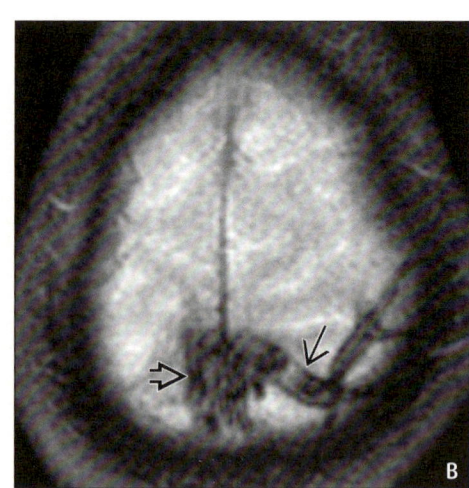

**234** Hemorragias não traumáticas e lesões vasculares

**9-32A** Imagem axial na ponderação T2 mostra um SSS expandido ⇨ preenchido por trombo hipointenso. Coágulo também está presente na veia de Labbé →; entretanto, o coágulo não é visível nessa sequência, uma vez que ele simula o *flow void* normal.
**9-32B** Imagem axial em T2* GRE no mesmo paciente mostra que o coágulo com artefato de susceptibilidade magnética no SSS ⇨ se estende para o interior da veia de Labbé rombosada →. Não foi identificada hemorragia subaracnóidea ou parenquimatosa.

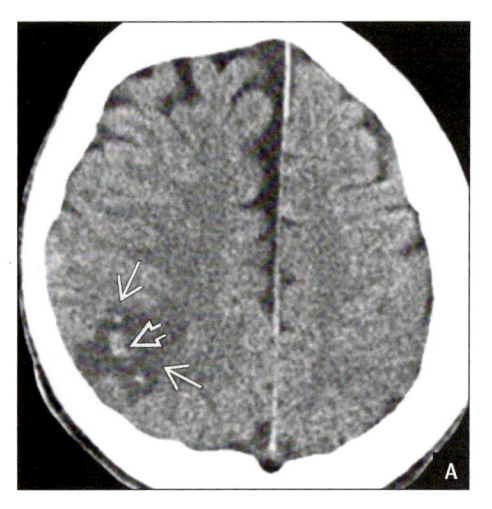

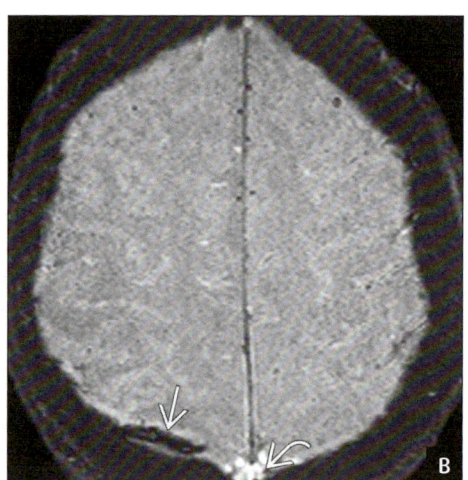

**9-33A** Um homem de 46 anos com uma história familiar de tumores cerebrais compareceu ao pronto-atendimento com cefaleia seguida de primeira crise convulsiva. A TC sem contraste mostra uma lesão hipodensa ⇨ envolvendo o córtex e a substância branca subcortical na convexidade parietal direita. Note as hemorragias petequiais irregulares ⇨ no interior da lesão.
**9-33B** Imagem de RM na sequência SWI no mesmo paciente mostra trombose isolada da veia de Trolard direita →. O seio sagital superior ⇨ é normal.

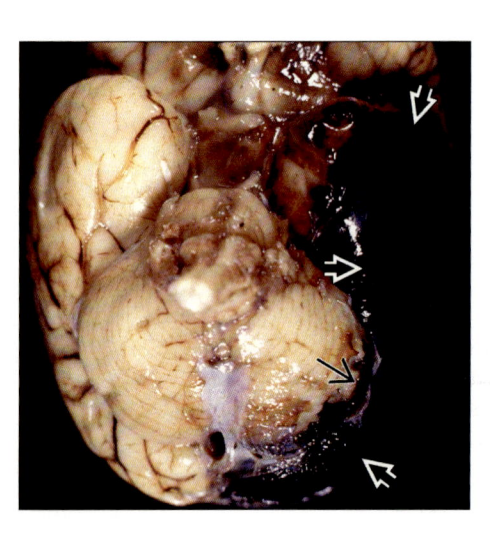

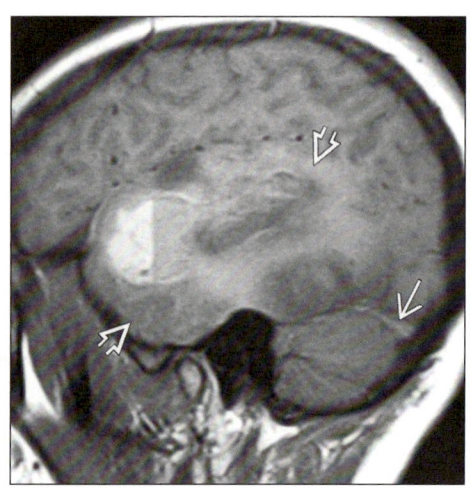

**9-34** Caso de necropsia com trombose de ST → que ocluiu uma veia de Labbé dominante mostra extenso infarto venoso hemorrágico nos lobos temporal, parietal e occipital ⇨. (Cortesia de R. Hewlett, MD.)
**9-35** Imagem sagital na ponderação T1 três dias após o paciente apresentar intensa cefaleia mostra um trombo agudo tardio no ST esquerdo →. O coágulo também ocluiu a veia de Labbé dominante, causando hemorragia massiva no lobo temporal inferolateral ⇨.

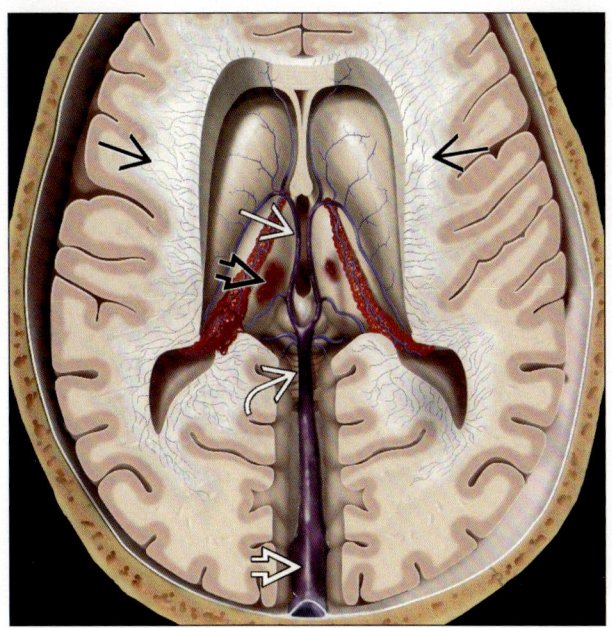

**9-36** Ilustração axial demonstra oclusão venosa profunda com trombose de ambas as VCIs ➡, VG ➡ e SR ➡, com hemorragia nos tálamos ➡. Observe a congestão venosa com edema e dilatação das veias medulares na SB ➡.

**9-37A** TC sem contraste em um homem afásico de 79 anos em investigação de acidente vascular cerebral mostra hiperdensidade em ambas as VCIs ➡, VG ➡ e SR ➡. Observe a hipodensidade em ambos os tálamos anteriores ➡ com indefinição das interfaces entre as substâncias branca e cinzenta.

## Trombose de veia superficial *com* TSD

Dois tipos gerais de TVCS com TSD são reconhecidos: a TSD que envolve uma ou mais pequenas veias corticais e a TSD que afeta uma das grandes veias anastomóticas (Trolard ou Labbé).

Os achados de imagem da TVCS associada a TSD são similares àqueles encontrados na trombose de seio dural isolada. Além do coágulo no seio, o trombo estende-se para uma ou mais veias corticais **(Figs. 9-30, 9-31 e 9-32)**. A oclusão do SSS com TVCS afeta as superfícies superolaterais dos hemisférios, com variáveis quantidades de edema e hemorragia petequial envolvendo o córtex e a substância branca subcortical. Se a veia anastomótica de Trolard for dominante, sua oclusão pode resultar em hemorragia lobar **(Fig. 9-33)**.

A oclusão dos seios transversos que se estende para uma veia de Labbé dominante costuma causar ostensiva hemorragia temporal posterior e parietal anterior **(Figs. 9-34 e 9-35)**.

## Trombose de veia superficial *sem* TSD

A TVCS na ausência de trombose de seio dural é rara, representando apenas 5% de todas as oclusões sinovenosas. O desfecho clínico da TVCS isolada costuma ser bom.

A TVCS isolada geralmente se apresenta com cefaleia inespecífica. Cerca de 10% dos pacientes referem uma cefaleia "em trovoada", que simula clinicamente hemorragia subaracnóidea por ruptura de aneurisma. Sintomas como déficits neurológicos focais, crises convulsivas e alteração no nível de consciência são menos comuns do que na trombose de seio dural ou de veias profundas.

O diagnóstico radiológico da TCVS isolada pode ser problemático. A TC sem contraste costuma ser negativa, embora alguns casos possam demonstrar hemorragia subaracnóidea focal na convexidade ou um sinal do "cordão" solitário, que representa uma veia trombosada hiperdensa. A ATC é normal. A ASD pode demonstrar trombo intraluminal e diminuição na drenagem venosa.

O diagnóstico por RM é de difícil estabelecimento usando-se apenas as sequências-padrão ponderadas em T1 e T2. A fase venosa da ARM mostra que os principais seios durais estão patentes. Trombos agudos são isointensos ao cérebro em T1 e hipointensos em T2, tornando-os difíceis de serem distinguidos dos *flow voids* normais. Hiperintensidade focal em T2 na região corticossubcortical do parênquima costuma estar presente, porém é um achado inespecífico.

A sequência FLAIR pode demonstrar hemorragia subaracnóidea focal na convexidade, vista como obliteração do LCS hipointenso normal nos sulcos. Hiperintensidades corticossubcorticais são consistentes com edema vasogênico e são achados associados.

O trombo intraluminal pode ser visto como uma hiperintensidade linear na difusão. A isquemia venosa pode resultar em restrição à difusão transitória.

As sequências com ponderação T2* (GRE, SWI) são chave para o diagnóstico não invasivo da TVCS isolada. Com uma sensibilidade de mais de 95%, elas são as melhores sequências para detecção de veias corticais trombosadas solitárias. Uma hipointensidade tubular bem delimitada com artefatos de susceptibilidade dos produtos de degra-

**9-37B** ATC no mesmo paciente mostrado na página anterior demonstra realce arterial normal com ausência de opacificação nas VCIs ➡ e VG/SR ➡. O SSS encontra-se normal ➡.
**9-37C** Reconstrução sagital confirma a presença de trombo com ausência de opacificação nas VCIs ➡, VG ➡ e SR ➡. O SSS está normal ➡.

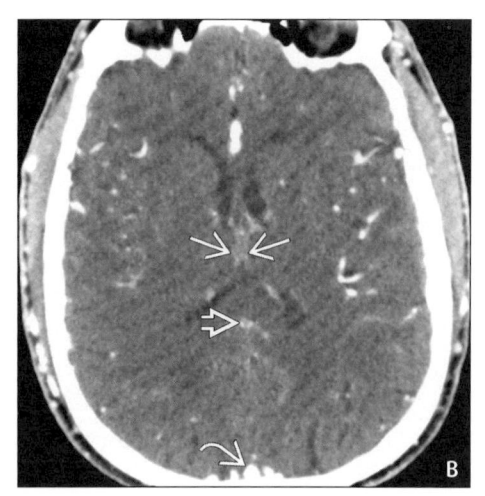

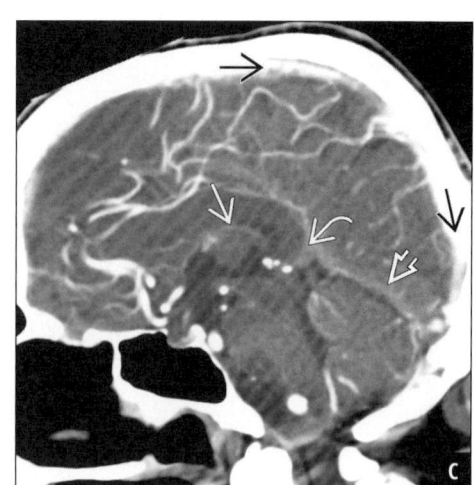

**9-38A** Imagem sagital na ponderação T1 do mesmo paciente mostra ausência dos *flow voids* normais com coágulo isointenso nas VCIs ➡, VG ➡ e SR ➡.
**9-38B** Imagem axial em T2* GRE mostra coágulo com hipointensidade artefatual nas VCIs ➡, VG ➡ e SR ➡. Note a hipointensidade causada pela congestão venosa com fluxo lento nas veias talâmicas mediais ➡ e medulares da SB profunda ➡.

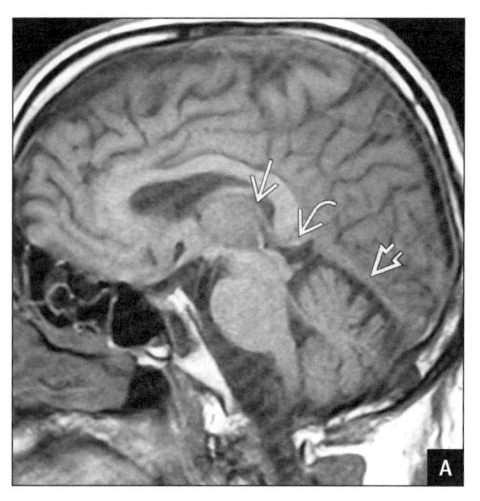

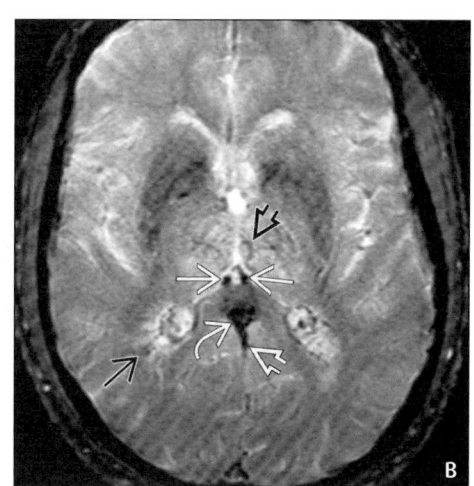

**9-38C** Imagem em T2* GRE mostra hipointensidade por fluxo lento com desoxi-hemoglobina nas veias subependimárias dilatadas ➡ e nas veias medulares da SB profunda ➡.
**9-38D** TC sem contraste dois dias depois demonstra extensa hipodensidade confluente ➡ em todo o parênquima central ➡, com um foco hemorrágico no tálamo esquerdo ➡. A hipodensidade representa infarto no território de drenagem venosa profunda (compare com a Fig. 9-15). O paciente evoluiu para óbito pouco tempo depois.

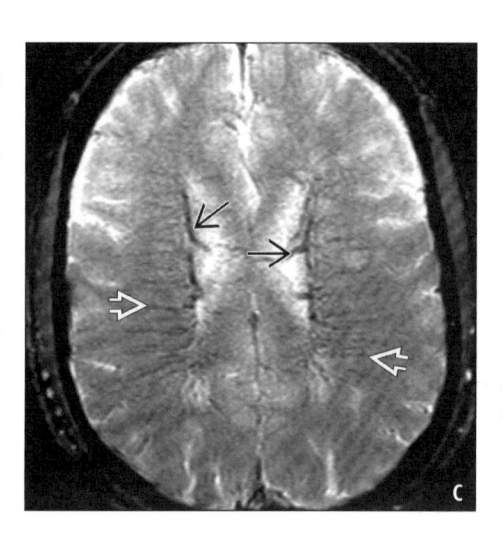

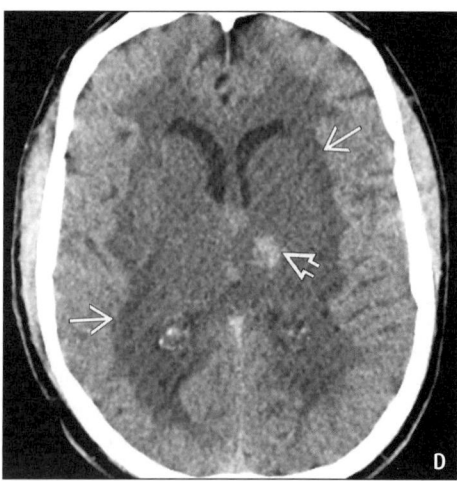

dação da hemoglobina no interior do coágulo é observada em todos os estágios da evolução, persistindo por semanas a meses. Hemorragias irregulares ou petequiais no córtex subjacente e substância branca subcortical são comuns, assim como a hemorragia subaracnóidea associada.

### Trombose de veia cerebral profunda

A trombose de veia cerebral profunda (TVCP) é um distúrbio potencialmente letal com um índice de mortalidade e morbidade associadas de 25%.

### Etiologia e patologia

O sistema venoso profundo cerebral (as VCIs e a veia basal de Rosenthal, junto com as suas tributárias, a veia de Galeno e o seio reto) está envolvido em aproximadamente 15% de todos os pacientes com doença veno-oclusiva cerebral.

A TVCP pode ocorrer isoladamente ou em combinação com outras oclusões sinovenosas. A TVCP isolada está presente em 25-30% dos casos. A TVCP é quase sempre bilateral e resulta em congestão/infarto venoso dos núcleos da base e tálamos **(Fig. 9-36)**.

### Aspectos clínicos

Os sintomas iniciais da TVCP são variáveis e inespecíficos, tornando o diagnóstico clínico difícil. A maioria dos pacientes apresenta cefaleia (80%), seguida de rápida deterioração neurológica e alteração na consciência (70%). Achados neurológicos focais costumam estar ausentes.

### Imagem

Os achados de imagem precoces na TC sem contraste podem ser sutis. VCIs e SR hiperdensos fazem o estudo parecer contrastado **(Fig. 9-37A)**. Hipodensidade focal ou difusa dos tálamos com obliteração da borda entre os núcleos cinzentos profundos e a cápsula interna são achados importantes para TVCP, porém inespecíficos.

A RM é a modalidade de escolha **(Fig. 9-38)**. O trombo agudo é isointenso em T1 e hipointenso em T2 (*pseudo flow void*). A congestão venosa causa hiperintensidade com edema nos tálamos e núcleos da base em T2/FLAIR em 70% dos casos.

A sequência mais sensível é a T2* GRE, na qual trombos agudos mostram artefatos de susceptibilidade

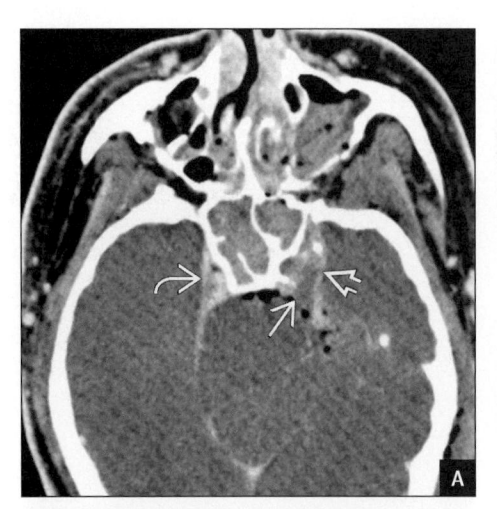

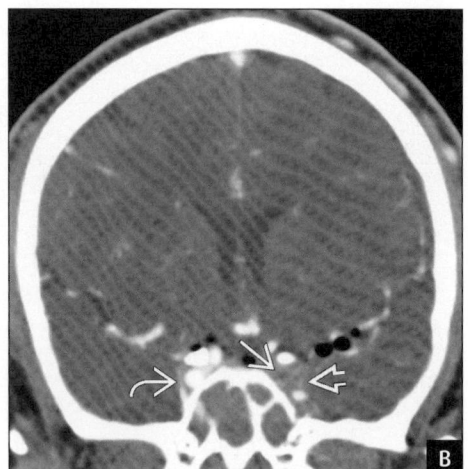

**9-39A** TC com contraste em um paciente de 29 anos, vítima de politrauma, mostra defeitos de enchimento no seio cavernoso esquerdo ⇒. O SC afetado possui uma margem lateral discretamente convexa ⇒ em relação ao SC direito normal ⇒.

**9-39B** ATC coronal do mesmo paciente mostra oclusão da ACI intracavernosa à esquerda ⇒. O SC esquerdo permanece sem opacificação porque está preenchido por trombo ⇒. Compare-o com o SC normal à direita ⇒.

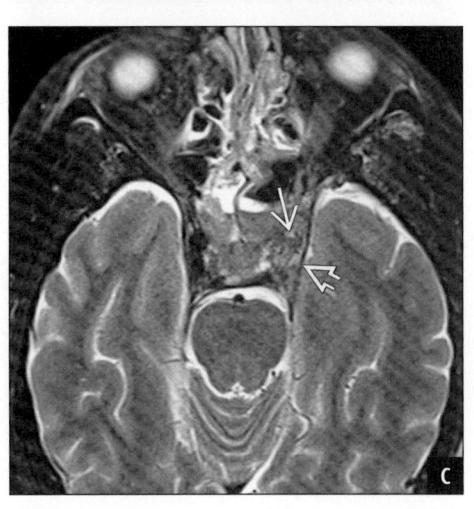

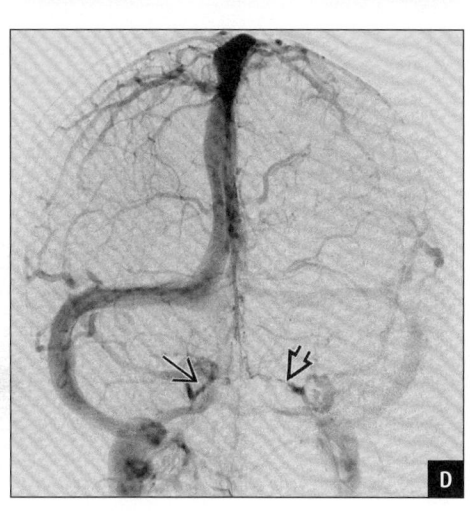

**9-39C** Imagem axial ponderada em T2 no mesmo paciente mostra oclusão da ACI esquerda, observada aqui como um *flow void* ausente ⇒. O SC esquerdo está preenchido por coágulo ⇒ que se apresenta majoritariamente isointenso ao parênquima adjacente.

**9-39D** Fase venosa da angiografia da ACI direita demonstra dificuldade em diagnosticar TSC na ASD. O seio cavernoso direito ⇒ está opacificado, drenando inferiormente no plexo venoso pterigóideo. O SC esquerdo não é visualizado, e um trombo sutil está presente ⇒, observado aqui como um defeito de enchimento.

magnética indistintos. Congestão venosa nas veias medulares e subependimárias também apresenta-se hipointensa devido ao fluxo lentificado e à desoxigenação.

A ATC e a ASD podem mostrar ausência de opacificação no sistema profundo de drenagem venosa **(Figs. 9-37B e 9-37C)**. A fase venosa da ARM mostra ausência de fluxo no sistema profundo de drenagem venosa.

## Diagnóstico diferencial

O diagnóstico diferencial da TVCP inclui oclusão arterial, neoplasia, e distúrbios toxicometabólicos.

A artéria de Percheron (APer) é uma artéria talamo-perfurante dominante única que se origina na bifurcação basilar ou porção proximal da artéria cerebral posterior para suprir os tálamos mediais e o mesencéfalo. **Infartos arteriais** causados por trombose da APer ou oclusão do "topo da basilar" frequentemente afetam ambos os tálamos, porém as lesões arteriais em geral não são tão extensas quanto as observadas na TVCP.

**Gliomas bitalâmicos** costumam se originar na ponte e/ou mesencéfalo com extensão superior para os tálamos e cápsulas internas. As VCIs podem apresentar-se deslocadas superiormente, porém permaneces patentes.

O **envenenamento por monóxido de carbono** em geral afeta os globos pálidos, enquanto poupa os tálamos.

---

**TROMBOSE VENOSA SUPERFICIAL E PROFUNDA**

**Trombose superficial com TSD**
- TSD com extensão para as veias adjacentes
- Edema e hemorragia no córtex e na SB adjacente
- Pode ser extensa se houver oclusão das veias de Trolard ou Labbé

**Trombose superficial sem TSD**
- Rara (5% de todas as TVCs)
- Pode causar hemorragia subaracnóidea na convexidade
- Pode haver o sinal do "cordão"
- T2* (GRE, SWI) é chave para o diagnóstico
- Artefatos de susceptibilidade magnética nos trombos no interior da(s) veia(s)

**Trombose venosa profunda**
- Incomum (15% de todas as TVCs)
- Costuma ter envolvimento de ambas as VCIs ± VG e SR
- VCIs hiperdensas
- Edema ± hemorragia bitalâmica
- Pode simular neoplasia (glioma bitalâmico)

---

**9-40A** Um menino de 5 anos com sinusopatia, febre, cefaleia e edema periorbitário compareceu à emergência. A TC com contraste mostra proptose com edema periorbitário e sinusite etmoidal com nível hidroaéreo no seio esfenoidal. Os seios cavernosos e ambas as veias oftálmicas superiores estão preenchidos por trombo sem impregnação.

**9-40B** Imagem axial em T2 no mesmo paciente mostra sinusite etmoidal e múltiplas veias intraorbitárias dilatadas.

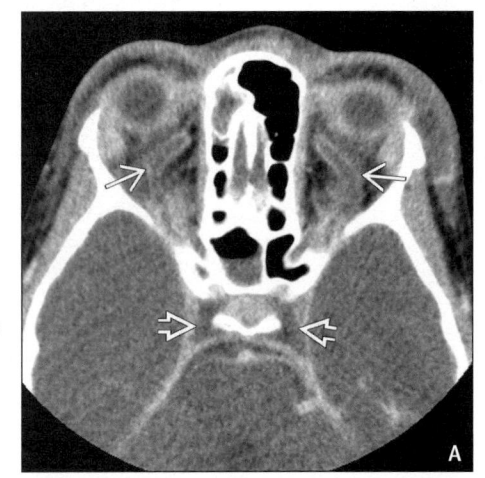

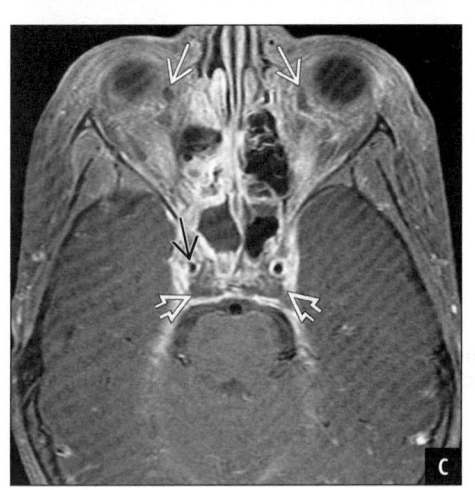

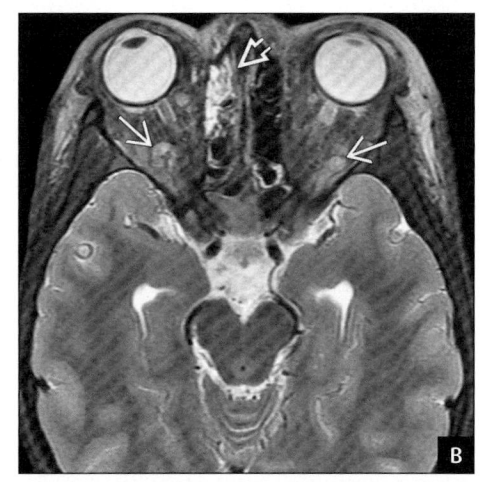

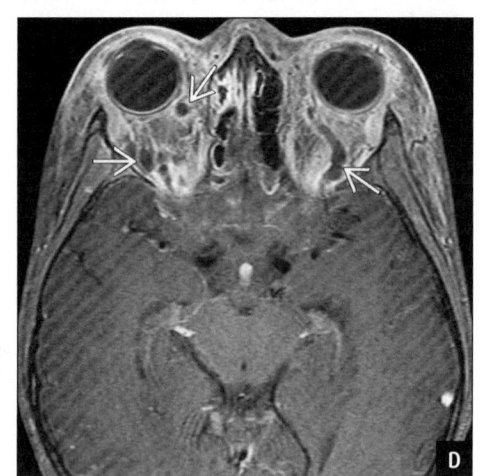

**9-40C** Imagem axial em T1-pós-contraste com supressão de gordura no mesmo paciente mostra sinusite com realce "sujo" da gordura orbitária e dos tecidos moles periorbitários. Observe os defeitos de enchimento nas veias orbitárias trombosadas e seios cavernosos. A artéria carótida direita encontra-se afilada e irregular.

**9-40D** Imagem axial em T1 pós-contraste através dos globos oculares mostra múltiplos trombos sem impregnação nas veias orbitárias.

## Trombose/tromboflebite do seio cavernoso

A tromboflebite do seio cavernoso é uma condição rara, porém potencialmente fatal, com significativa morbidade e alta mortalidade.

### Terminologia

A trombose/tromboflebite do seio cavernoso (TSC) é um coágulo sanguíneo no seio cavernoso (SC), associado ou não a infecção (tromboflebite ou trombose, respectivamente) **(Fig. 9-39)**.

### Etiologia e patologia

O SC é composto de vários espaços venosos densamente trabeculados que possuem inúmeras comunicações sem válvulas com veias da órbita, face e pescoço. A infecção pode, portanto, espalhar-se com relativa facilidade por esses condutos venosos para o interior dos seios cavernosos.

A TSC ocorre como complicação de sinusite ou outra infecção de face. O *S. aureus* é o patógeno mais frequente. Outros agentes menos comuns incluem anaeróbios e infecções fúngicas angioinvasivas.

Otomastoidite, doença odontológica, trauma e neoplasia são causas menos frequentes de TSC.

### Aspectos clínicos

**EPIDEMIOLOGIA.** A trombose de SC sem trauma, infecção ou múltiplas outras oclusões de seios venosos é extremamente rara.

**APRESENTAÇÃO.** Cefaleia – especialmente na distribuição do NC $V_1$ e $V_2$ – e febre são os sintomas mais precoces. Sinais oftalmológicos, como dor orbitária, edema, quemose, proptose, oftalmoplegia e perda visual também são comuns.

**HISTÓRIA NATURAL.** Disseminação bilateral e bidirecional para o interior e para fora dos SCs é típica. A TSC não tratada pode ser fatal. Mesmo com antibióticos, o índice de mortalidade da tromboflebite do SC é de 25-30%.

### Imagem

**ACHADOS DE TC.** A TC sem contraste com trombose de SC não complicada pode ser normal. A tromboflebite do SC causa proptose, gordura orbitária "suja", edema periorbitário, sinusite e abaulamento lateral das paredes do SC. A TC com contraste demonstra múltiplos defeitos de enchimento irregulares no SC e nas veias oftálmicas superiores **(Fig. 9-40A)**. As margens laterais dos SCs estão convexas (e não planas ou côncavas).

**ACHADOS DE RM.** Os exames de RM demonstram SCs alargados e com margens laterais convexas. O trombo agudo é isointenso ao cérebro em T1 e demonstra intensidade de sinal variável em T2. Defeitos de enchimento sem impregnação no interior das paredes durais do SC com realce e veias orbitárias trombosadas na sequência T1 pós-contraste são os achados de imagem definitivos na TSC **(Figs. 9-40B, 9-40C e 9-40D)**.

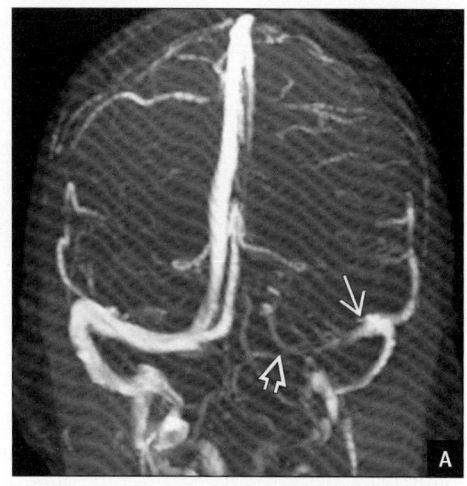

**9-41A** Venografia por RM em uma mulher de 22 anos mostra um ST direito dominante. O ST esquerdo possui um segmento "ausente" ➡ e possível defeito de enchimento ➡.

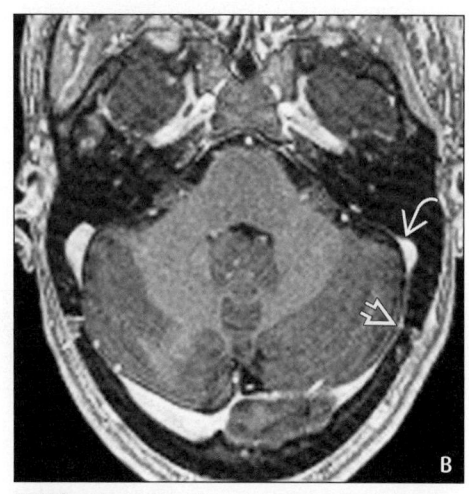

**9-41B** MP-RAGE axial mostra ST esquerdo hipoplásico, porém patente ➡, e um pequeno seio sigmoide ➡.

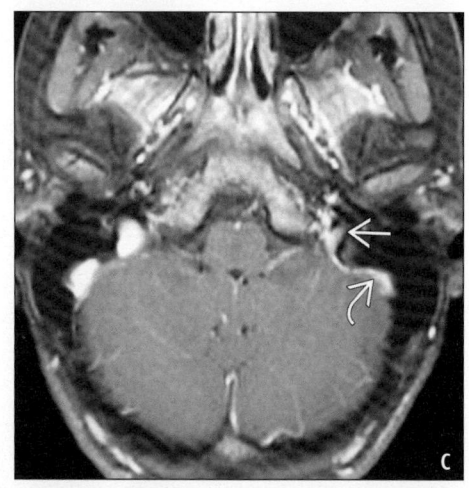

**9-41C** Imagem em T1 pós-contraste mostra que o seio sigmoide ➡ e o bulbo jugular esquerdos ➡ são hipoplásicos. ST esquerdo "ausente" é uma variante normal (hipoplasia).

**ANGIOGRAFIA.** O aspecto angiográfico dos SCs normais varia de proeminente e marcante a mínima ou nenhuma opacificação. De fato, todos os seios durais da base do crânio (seios petrosos superior e inferior, seio cavernoso, seios esfenoparietais e plexo venoso clival) são variáveis e inconstantemente visualizados na fase venosa da ASD. A não visualização dos SCs na ASD pode ser um achado normal e não indica a presença de trombose do SC.

Em casos raros de TSC, a inflamação da artéria carótida interna intracavernosa pode levar a estenose, trombose ou formação de pseudoaneurisma.

### Diagnóstico diferencial

O diagnóstico diferencial da TSC inclui neoplasia do SC, fístula carótido-cavernosa e distúrbios inflamatórios. As **neoplasias** do SC, como linfoma, meningioma e metástases realçam de forma uniforme e causam efeito de massa significativamente maior do que a TSC. A **fístula carotidocavernosa** causa *flow voids* e reversão do fluxo do SC para veias orbitárias dilatadas e com intensa impregnação. **Doenças inflamatórias**, como sarcoidose, granulomatose com poliangeíte (anteriormente conhecida como granulo-matose de Wegener) e pseudotumor inflamatório idiopático realçam de forma bastante intensa e uniforme.

## Condições que simulam oclusão venosa

Este capítulo sobre anatomia e oclusões venosas será concluído com uma breve discussão das condições que podem simular – ou obscurecer – as tromboses venosas.

### Variantes dos seios

Os principais diagnósticos diferenciais da TVC são as variações anatômicas congênitas. O seio transverso direito costuma ser o seio venoso dominante e com frequência é significativamente mais calibroso do que o esquerdo. Um **segmento hipoplásico do seio transverso** está presente em um quarto a um terço de todos os casos examinados e é *especialmente* comum no seio não dominante (em geral o ST esquerdo). Nesses casos, o bulbo jugular ipsilateral é pequeno **(Fig. 9-41)**. A correlação com a janela óssea da TC também pode ser útil para demonstrar forame jugular ou sulco do seio sigmoide pequenos. Um seio sigmoide

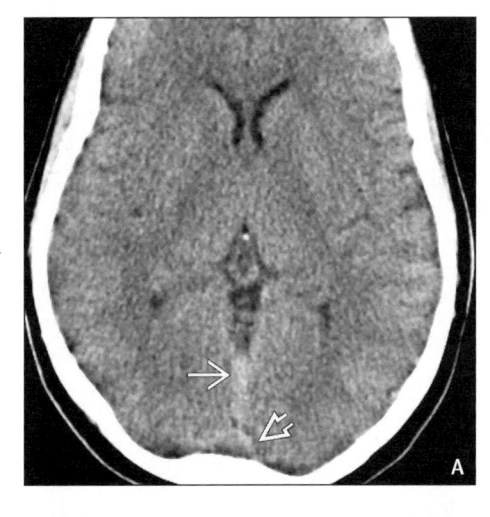

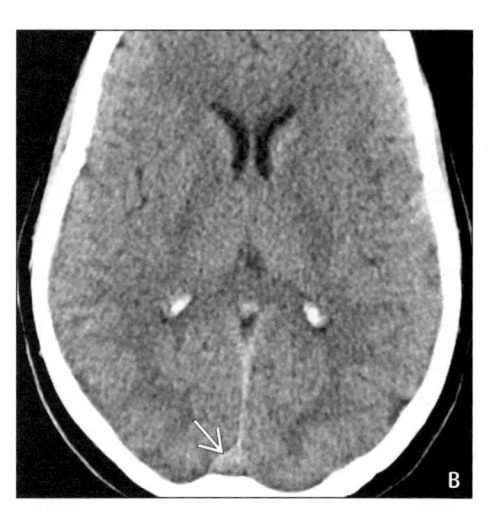

**9-42A** Imagem axial de TC sem contraste em uma mulher de 28 anos com cefaleia intensa mostra seio reto levemente hiperdenso ➡ com defeito de enchimento ➡ similar a um "delta vazio" na confluência dos seios (tórcula de Herófilo).
**9-42B** Imagem de TC sem contraste em plano mais superior mostra que a confluência dos seios ➡ encontra-se normal. 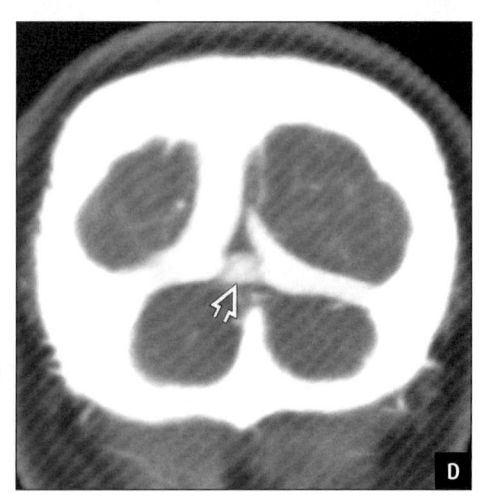
**9-42C** Devido à suspeita de TSD, uma ATC foi obtida. Várias estruturas não comumente proeminentes e com intensa impregnação ➡ circundando uma área central sem realce ➡ que poderia representar um trombo.
**9-42D** Reconstrução coronal da ATC mostra um canal venoso intersinusal orientado horizontalmente ➡ que conecta o ST esquerdo hipoplásico ao ST direito dominante. A variante anatômica da tórcula simula TSD.

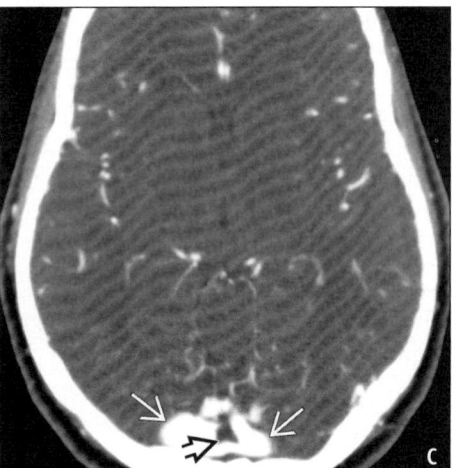

ou transverso hipoplásico também costuma ser – porém não invariavelmente – associado a vias de fluxo venoso alternativas como seio occipital persistente ou veias emissárias mastóideas proeminentes.

Variações na tórcula de Herófilo (confluência dos seios) também são comuns. Uma **confluência dos seios com divisão elevada**, **segmentada** ou **multicanalizada** pode apresentar uma área central não opacificada que simula TSD **(Fig. 9-42)**.

A ausência de veias ocluídas, canais venosos colaterais dilatados, ou realce dural anormalmente espessado apoia o diagnóstico de hipoplasia do ST ou variante anatômica em vez de TVC verdadeira.

### Artefatos de fluxo

Um *gap* de fluxo na venografia por RM com técnica TOF 2D pode resultar de vários fatores, incluindo fluxo lento intravascular, fluxo "em plano" ou padrões complexos de fluxo venoso. O fluxo paralelo ao plano de aquisição (fluxo "em plano") pode causar perda de sinal na venografia por RM e é mais proeminente nas estruturas verticalmente orientadas, como o seio sigmoide distal. O uso de pulsos de saturação inferiores com TOF 2D axial na venografia por RM pode saturar o fluxo em porções da curvatura do SSS, porém isso pode ser evitado pela aquisição de imagens no plano coronal.

### Granulações e septações aracnóideas

Outro importante diagnóstico diferencial da trombose de seio dural é a **granulação aracnóidea** (GAr) **gigante**. GArs são defeitos de enchimento redondos ou ovoides de curto segmento que exibem atenuação similar à do LCS na TC sem contraste e não impregnam na TC com contraste.

O aspecto de imagem das GArs na RM é mais problemática do que os achados associados de TC. GArs frequentemente não seguem a intensidade de sinal do LCS em todas as sequências. Intensidade de sinal diferente da observada no LCS é observada em ao menos uma sequência (mais em FLAIR) em 80% dos exames de RM. GArs não preenchem todo o seio como acontece com a maioria dos trombos e, diferentemente dos coágulos, com frequência apresentam realce central linear **(Fig. 9-43)**.

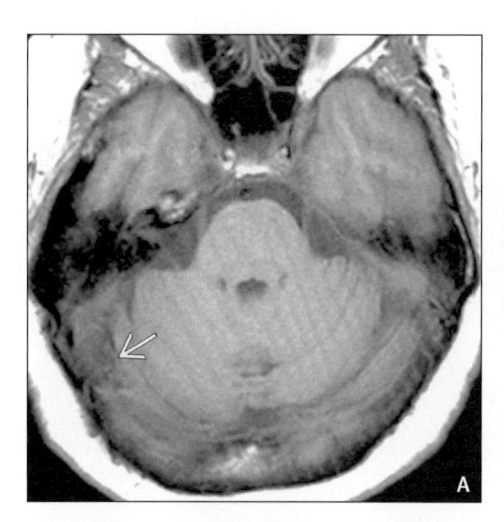

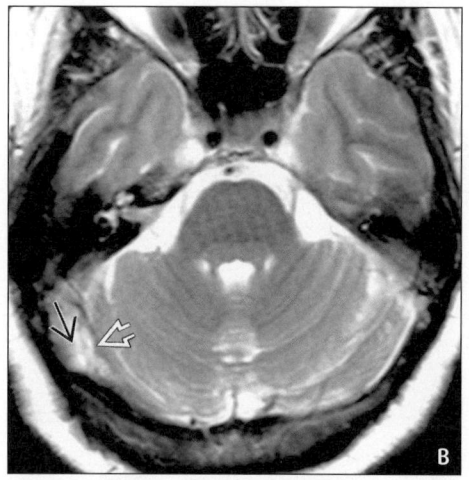

**9-43A** Imagem axial na ponderação T1 em um paciente com cefaleia mostra uma massa ➡ na junção entre os seios transverso e sigmoide à direita, que é hiperintensa ao LCS e levemente hipointensa em relação ao parênquima cerebral.

**9-43B** Imagem axial em T2 mostra que a massa ovoide ➡ é um pouco menos hiperintensa em comparação com o LCS. Várias septações ➡ estão presentes no interior da lesão.

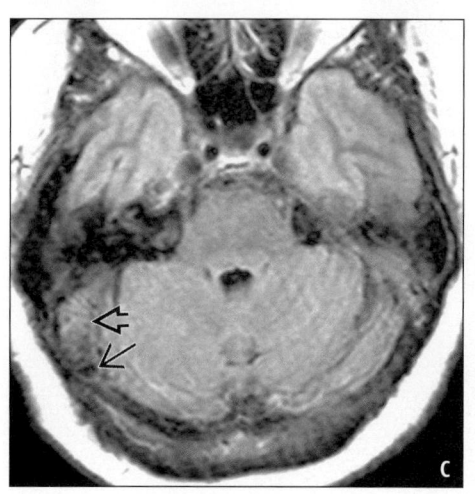

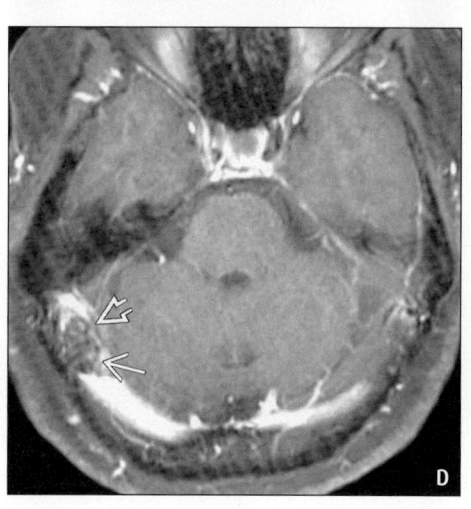

**9-43C** Partes da lesão suprimem em FLAIR ➡, enquanto outras partes ➡ permanecem isointensas ao cérebro.

**9-43D** Imagem axial na ponderação T1 pós-contraste mostra o defeito de enchimento ovoide ➡ dentro do seio transverso dominante à direita. Note o realce das septações internas. A área linear sem impregnação ➡, que parece entrar na massa, é uma pequena veia. A maioria das granulações aracnóideas gigantes não seguem precisamente a intensidade de sinal do LCS em todas as sequências.

Septações ou trabeculações são bandas fibróticas que aparecem como defeitos de enchimento lineares nos seios. Um a cinco septos são encontrados em 30% dos seios transversos, mais comumente no direito.

### Outras condições que simulam oclusão venosa

Várias entidades menos comuns podem simular oclusão de seio dural ou veia cerebral, incluindo hematócrito elevado, cérebro não mielinizado, edema cerebral difuso e hematoma subdural.

### Hematócrito elevado

A causa mais comum de diagnóstico falso-positivo de TSD na TC sem contraste é hematócrito elevado (i.e., pacientes com policitemia vera ou *shunts* cardíacos direita-esquerda de longa data) **(Fig. 9-44)**. Isso causa um aspecto hiperdenso do seio em relação ao parênquima cerebral. Entretanto, as artérias intracranianas nos pacientes com elevado hematócrito também encontram-se similarmente hiperdensas.

### Cérebro não mielinizado

Lactentes e crianças jovens com frequência possuem hematócritos *mais elevados* em comparação aos adultos, enquanto a densidade do seu parênquima cerebral não mielinizado é relativamente *menor*. A combinação de vasos sanguíneos com alta atenuação e parênquima cerebral com baixa atenuação faz todas as estruturas vasculares (incluindo os seios durais e as veias corticais) parecerem relativamente hiperdensas em relação ao seio dural **(Fig. 9-45)**.

### Edema cerebral difuso

O edema cerebral difuso com redução da atenuação dos hemisférios cerebrais faz a dura e todos os vasos intracranianos – tanto as veias quanto as artérias – apresentarem relativa hiperdensidade em comparação com o parênquima cerebral hipodenso.

### Hematoma subdural

Um hematoma subdural agudo (HSDa) que se localiza ao longo do seio reto e do tentório medial pode causar

**9-44A** Corte axial de TC sem contraste em um paciente com *shunt* cardíaco direita-esquerda de longa data mostra hiperdensidade nos seios transversos e na confluência dos seios ➡. Observe também que as artérias cranianas ➡ encontram-se igualmente hiperdensas.
**9-44B** Corte axial de TC sem contraste em plano mais superior mostra seio reto e tórcula de Herófilo incomumente densos ➡. Observe a hiperdensidade em todos os vasos intracranianos visualizados – tanto veias quanto artérias.

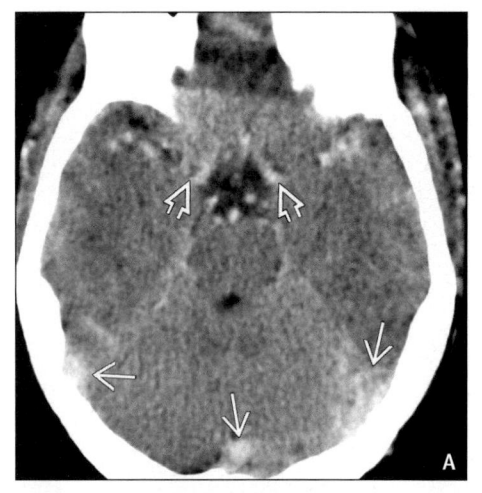

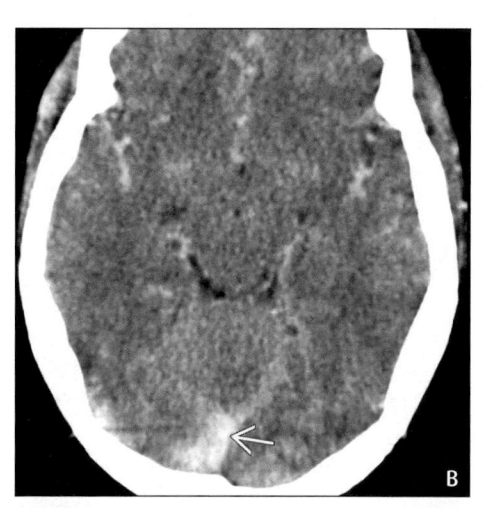

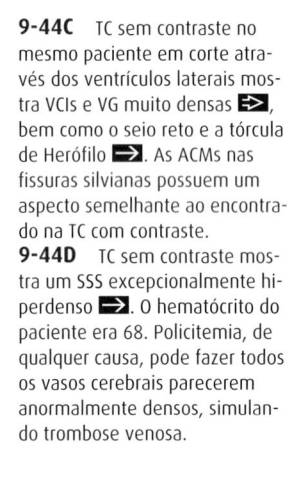

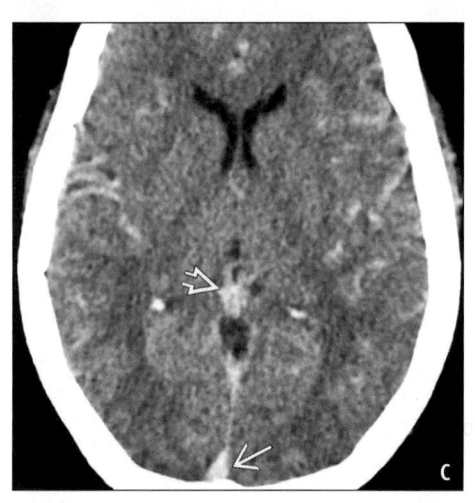

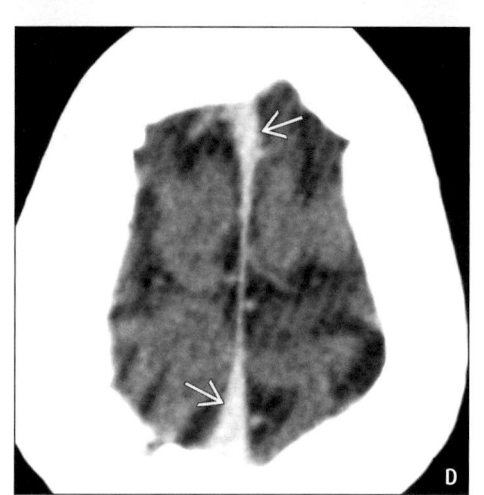

**9-44C** TC sem contraste no mesmo paciente em corte através dos ventrículos laterais mostra VCIs e VG muito densas ➡, bem como o seio reto e a tórcula de Herófilo ➡. As ACMs nas fissuras silvianas possuem um aspecto semelhante ao encontrado na TC com contraste.
**9-44D** TC sem contraste mostra um SSS excepcionalmente hiperdenso ➡. O hematócrito do paciente era 68. Policitemia, de qualquer causa, pode fazer todos os vasos cerebrais parecerem anormalmente densos, simulando trombose venosa.

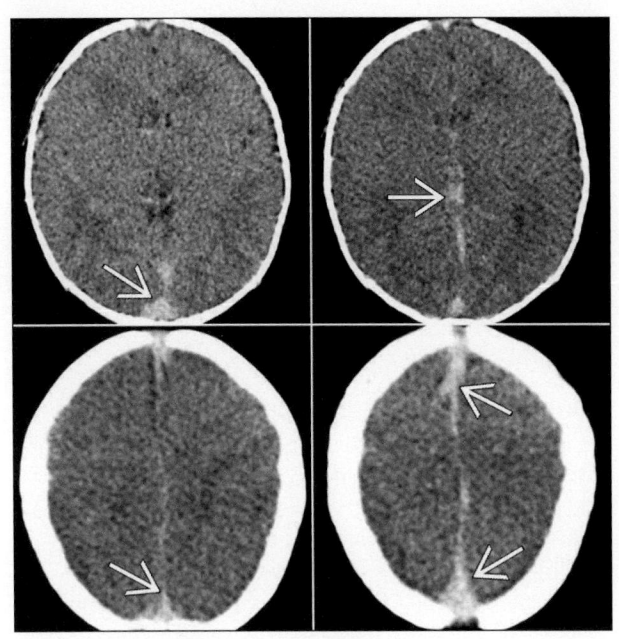

**9-45** Imagens de TC sem contraste em um recém-nascido normal. A combinação do cérebro hipodenso não mielinizado e o hematócrito fisiologicamente elevado faz as veias profundas e os seios durais ➡ parecerem hiperdensos, simulando trombose.

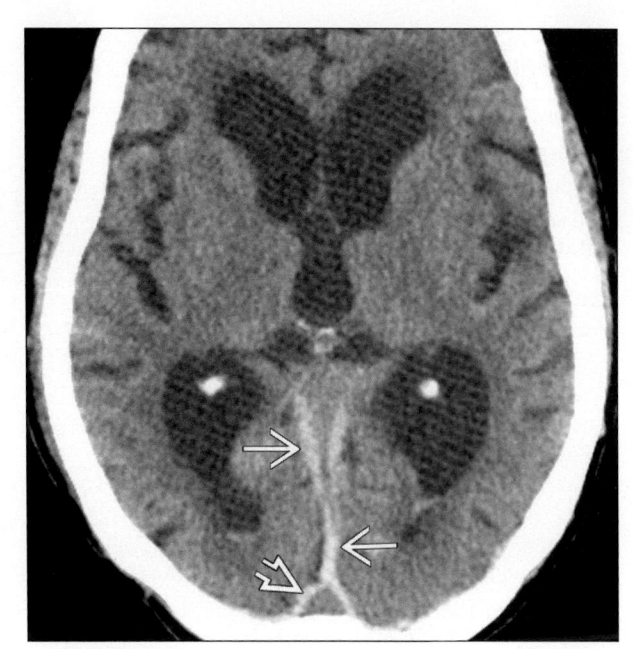

**9-46** Imagem axial de TC sem contraste mostra hemorragia subdural localizada ao longo do seio reto e do tentório ➡, simulando o aspecto do sinal do "delta vazio" ➡ (o qual é observado na TC com contraste, e não na TC sem contraste).

hiperdensidade que poderia simular TSD em exames de TC sem contraste. O trombo denso circunda o sangue relativamente menos denso circulante no SSS e na confluência dos seios, simulando o sinal do "delta vazio" **(Fig. 9-46)**. Lembre-se: o sinal do "delta vazio" é observado nos exames contrastados, e não nos exames sem contraste.

---

### CONDIÇÕES QUE SIMULAM OCLUSÃO VENOSA

**Comum**
- Variante anatômica
  - Segmento hipoplásico do seio (mais comum no ST)
  - Seio segmentado, multicanalizado (confluência dos seios)
- Artefato de fluxo
- Granulações aracnóideas, septações

**Menos comum**
- Sangue de alta densidade (hematócrito elevado)
  - Fisiológico (lactentes, elevada altitude)
  - Policitemia vera
  - *Shunts* cardíacos direita-esquerda de longa data
- Cérebro de baixa densidade
  - Fisiológico (cérebro não mielinizado)
  - Patológico (edema cerebral difuso)
- Hematoma subdural
  - Camadas ao longo da dura e dos seios
  - Lembra o sinal do "delta vazio" (TC sem contraste, não na TC com contraste)

# Referências selecionadas

## Anatomia venosa e padrões de drenagem normais
- Miller E et al: Color Doppler US of normal cerebral venous sinuses in neonates: a comparison with MR venography. Pediatr Radiol. 42(9):1070-9, 2012

### Seios venosos durais
- Yiğit H et al: Time-resolved MR angiography of the intracranial venous system: an alternative MR venography technique. Eur Radiol. 22(5):980-9, 2012
- Chen F et al: Arachnoid granulations of middle cranial fossa: a population study between cadaveric dissection and in vivo computed tomography examination. Surg Radiol Anat. 33(3):215-21, 2011
- Strydom MA et al: The anatomical basis of venographic filling defects of the transverse sinus. Clin Anat. 23(2):153-9, 2010
- Trimble CR et al: "Giant" arachnoid granulations just like CSF? : NOT!! AJNR Am J Neuroradiol. 31(9):1724-8, 2010

### Veias cerebrais
- Brockmann C et al: Variations of the superior sagittal sinus and bridging veins in human dissections and computed tomography venography. Clin Imaging. 36(2):85-9, 2012
- Nowinski WL: Proposition of a new classification of the cerebral veins based on their termination. Surg Radiol Anat. 34(2):107-14, 2012

## Trombose venosa cerebral
- Ageno W et al: Venous ischemic syndromes. Front Neurol Neurosci. 30:191-4, 2012

### Trombose de seio dural
- Gameiro J et al: Prognosis of cerebral vein thrombosis presenting as isolated headache: early vs. late diagnosis. Cephalalgia. 32(5):407-12, 2012
- Yiğit H et al: Time-resolved MR angiography of the intracranial venous system: an alternative MR venography technique. Eur Radiol. 22(5):980-9, 2012
- Provenzale JM et al: Dural sinus thrombosis: sources of error in image interpretation. AJR Am J Roentgenol. 196(1):23-31, 2011
- Saposnik G et al: Diagnosis and management of cerebral venous thrombosis: a statement for healthcare professionals from the American Heart Association/American Stroke Association. Stroke. 42(4):1158-92, 2011
- Dlamini N et al: Cerebral venous sinus (sinovenous) thrombosis in children. Neurosurg Clin N Am. 21(3):511-27, 2010
- Kozic D et al: Overlooked early CT signs of cerebral venous thrombosis with lethal outcome. Acta Neurol Belg. 110(4):345-8, 2010
- Miranda B et al: Venous thromboembolic events after cerebral vein thrombosis. Stroke. 41(9):1901-6, 2010
- Nagai M et al: Role of coagulation factors in cerebral venous sinus and cerebral microvascular thrombosis. Neurosurgery. 66(3):560-5; discussion 565-6, 2010
- Trimble CR et al: "Giant" arachnoid granulations just like CSF? : NOT!! AJNR Am J Neuroradiol. 31(9):1724-8, 2010
- Coutinho JM et al: Cerebral venous and sinus thrombosis in women. Stroke. 40(7):2356-61, 2009
- Ferro JM et al: Delay in the diagnosis of cerebral vein and dural sinus thrombosis: influence on outcome. Stroke. 40(9):3133-8, 2009

### Trombose de veia cerebral superficial
- Rathakrishnan R et al: The clinico-radiological spectrum of isolated cortical vein thrombosis. J Clin Neurosci. 18(10):1408-11, 2011

### Trombose de veia cerebral profunda
- Lin HC et al: Cord sign facilitates the early diagnosis of deep cerebral vein thrombosis. Am J Emerg Med. 30(1):252, 2012
- Linn J et al: Noncontrast CT in deep cerebral venous thrombosis and sinus thrombosis: comparison of its diagnostic value for both entities. AJNR Am J Neuroradiol. 30(4):728-35, 2009
- Pfefferkorn T et al: Clinical features, course and outcome in deep cerebral venous system thrombosis: an analysis of 32 cases. J Neurol. 256(11):1839-45, 2009

### Trombose/tromboflebite do seio cavernoso
- Desa V et al: Cavernous sinus thrombosis: current therapy. J Oral Maxillofac Surg. 70(9):2085-91, 2012
- Gamaletsou MN et al: Rhino-orbital-cerebral mucormycosis. Curr Infect Dis Rep. 14(4):423-34, 2012
- Nguyen CT et al: Cavernous sinus thrombosis secondary to sinusitis: a rare and life-threatening complication. Pediatr Radiol. 39(6):633, 2009

## Condições que simulam oclusão venosa
- Provenzale JM et al: Dural sinus thrombosis: sources of error in image interpretation. AJR Am J Roentgenol. 196(1):23-31, 2011
- Leach JL et al: Imaging of cerebral venous thrombosis: current techniques, spectrum of findings, and diagnostic pitfalls. Radiographics. 26 Suppl 1:S19-41; discussion S42-3, 2006

### Variantes dos seios
- Manara R et al: Transverse dural sinuses: incidence of anatomical variants and flow artefacts with 2D time-of-flight MR venography at 1 Tesla. Radiol Med. 115(2):326-38, 2010
- Widjaja E et al: Intracranial MR venography in children: normal anatomy and variations. AJNR Am J Neuroradiol. 25(9):1557-62, 2004

### Artefatos de fluxo
- Provenzale JM et al: Dural sinus thrombosis: sources of error in image interpretation. AJR Am J Roentgenol. 196(1):23-31, 2011

### Granulações e septações aracnóideas
- Strydom MA et al: The anatomical basis of venographic filling defects of the transverse sinus. Clin Anat. 23(2):153-9, 2010
- Trimble CR et al: "Giant" arachnoid granulations just like CSF? : NOT!! AJNR Am J Neuroradiol. 31(9):1724-8, 2010

# 10

# Vasculopatia

| Anatomia normal das artérias extracranianas | 245 |
|---|---|
| Arco aórtico e grandes vasos | 245 |
| Artérias carótidas cervicais | 247 |
| Aterosclerose | 249 |
| Aterogênese e aterosclerose | 249 |
| Aterosclerose extracraniana | 252 |
| Aterosclerose intracraniana | 259 |
| Arterioloesclerose | 261 |
| Doenças vasculares não ateromatosas | 263 |
| Displasia fibromuscular | 263 |
| Dissecção | 265 |
| Síndromes de vasoconstrição | 269 |
| Vasculite e vasculites | 270 |
| Outras macro e microvasculopatias | 272 |

O termo genérico "vasculopatia" significa patologia de vasos sanguíneos, de qualquer tipo, em qualquer vaso (artéria, capilar ou veia).

Já que doenças como a aterosclerose são muito prevalentes, a avaliação dos vasos craniocervicais para vasculopatia é uma das principais indicações de neuroimagem. A doença vascular aterosclerótica (DVA) de grande vaso é a vasculopatia mais frequente na cabeça e no pescoço, enquanto estenose carotídea e embolização de placas de DVA são a causa mais comum de acidentes vasculares cerebrais (AVCs) isquêmicos.

Com o advento e a ampla disponibilidade da angiotomografia computadorizada (ATC) multidetectora, a imagem não invasiva de alta resolução da vascularização cervical e intracraniana tornou-se comum. Hoje, a angiografia com subtração digital (ASD) é pouco utilizada para diagnósticos e geralmente é realizada apenas como parte do plano de intervenção endovascular.

Neste capítulo, discutiremos doenças de artérias craniocervicais, dispondo uma base da anatomia macroscópica e por imagem do arco aórtico e dos grandes vasos. Então, direcionaremos para o tópico da aterosclerose, começando com uma discussão geral sobre a aterogênese. A ASD extracraniana e estenose carotídea são seguidas de uma breve revisão da DVA de artérias intracranianas de médio e grosso calibre.

A DVA microvascular provavelmente é mais comum que a doença de grandes vasos, e seu impacto clínico é muito subestimado. A seção sobre aterosclerose é concluída com uma consideração sobre arterioloesclerose.

Então, direcionaremos para o largo espectro de vasculopatia não ateromatosa. Finalmente, a última parte deste capítulo será sobre as doenças não ateroscleróticas da macro e microvascularização cerebral. Embora a arterioloesclerose seja a causa mais comum de doença vascular de pequenos vasos, microvasculopatias não aterogênicas, como angiopatia amiloide, podem ter consequências clínicas devastadoras.

## Anatomia normal das artérias extracranianas

### Arco aórtico e grandes vasos

A aorta tem quatro segmentos principais: ascendente, transverso (a maioria deste formando o arco aórtico), ístmico e descendente.

#### Arco aórtico

O arco aórtico (AA) localiza-se no mediastino superior, iniciando no nível da segunda articulação estercostal direita. Ele, então, curva-se para trás e para a esquerda, sobre o hilo pulmonar. O AA possui duas curvaturas, uma que é convexa na sua porção superior e outra que é convexa na sua porção anterior e que se curva para a esquerda.

O AA está anatomicamente relacionado a diversas estruturas importantes (Fig. 10-1). Ramos simpáticos cervicais e o X NC esquerdo (nervo vago) estão dispostos em frente ao AA. Posteriormente, encontram-se a traqueia, o nervo laríngeo recorrente esquerdo, o esôfago, o ducto torácico e a coluna vertebral. Os grandes vasos estão acima do AA, assim como a veia braquiocefálica esquerda. A bifurcação pulmonar, o ligamento arterioso e o nervo laríngeo recorrente esquerdo situam-se abaixo do arco.

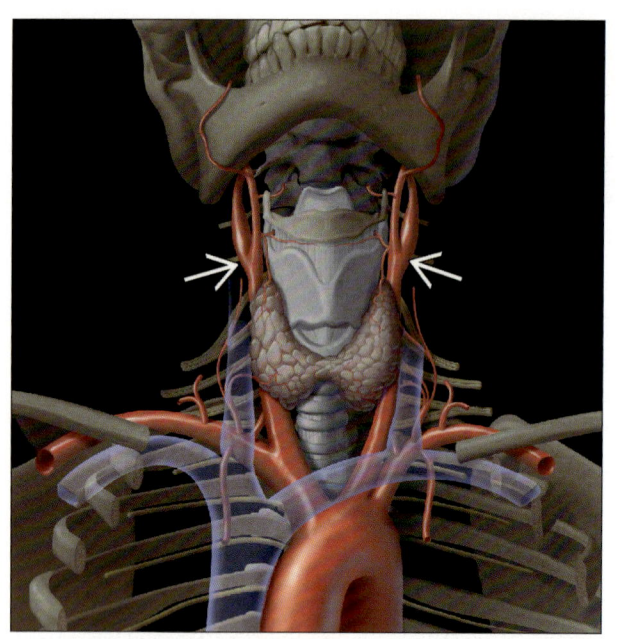

**10-1** Figura em AP demonstra o arco aórtico normal e sua relação com as estruturas adjacentes. A ACC direita se origina do tronco braquiocefálico, enquanto a ACC esquerda se origina do arco. As bifurcações ➡ das ACCs estão ao nível de C3-C4 com as ACIs inicialmente laterais às ACEs.

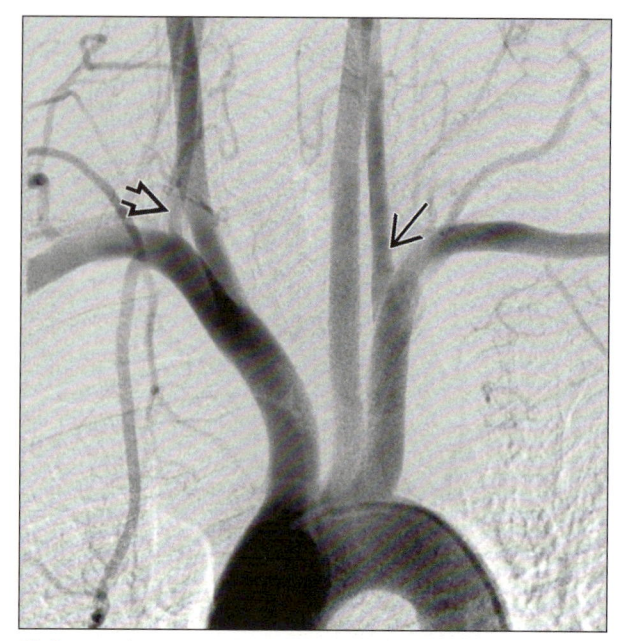

**10-2** ASD demonstra os ramos normais do arco aórtico. A AV esquerda ➡ origina-se da AS esquerda proximal e é dominante. A AV direita ➡ nasce da AS distal à origem do tronco braquiocefálico.

## Grandes vasos

Os principais vasos originam-se do AA. Da direita para a esquerda, eles são o tronco braquiocefálico, a artéria carótida comum esquerda e a artéria subclávia esquerda **(Fig. 10-2)**. Em conjunto, são conhecidos como "grandes vasos".

**TRONCO BRAQUIOCEFÁLICO.** O tronco braquiocefálico (TBcef), também chamado de artéria inominada, é o primeiro grande ramo do AA. Ele ascende anteriormente à traqueia. Próximo à junção esternoclavicular, o TBcef bifurca-se em **artéria subclávia direita (AS)** e **artéria carótida comum direita (ACC)**.

Os principais ramos da AS direita são a **artéria torácica interna direita (mamária)**, **artéria vertebral direita** (AV direita), **tronco tireocervical direito** e **tronco costocervical direito**. A ACC direita bifurca-se em dois ramos terminais, a **artéria carótida interna direita** (ACI) e a **artéria carótida externa direita** (ACE).

**ARTÉRIA CARÓTIDA COMUM ESQUERDA.** A ACC esquerda origina-se do topo do AA, logo depois da origem do TBcef. A ACC esquerda ascende à esquerda da traqueia, bifurcando-se, então, nas artérias ACE e ACI esquerdas, próximo à borda superior da cartilagem tireoide. A ACC esquerda localiza-se anteromedialmente à veia jugular interna.

**ARTÉRIA SUBCLÁVIA ESQUERDA.** A AS esquerda nasce do AA poucos milímetros distais à origem da ACC esquerda.

A AS esquerda ascende no pescoço, passando lateralmente à borda medial do escaleno anterior.

Os ramos principais da AS esquerda são a **artéria torácica interna esquerda (mamária)**, **artéria vertebral esquerda** (AV esquerda), **tronco tireocervical esquerdo** e **tronco costocervical esquerdo**.

## Território vascular

O AA e os grandes vasos suprem o pescoço, crânio, escalpo e todo o cérebro.

## Variantes da normalidade

O "clássico" AA com três "grandes vasos" originando-se separadamente do arco é visto em 80% dos casos. Em 10 a 25% dos casos, a ACC esquerda divide uma origem comum em forma de V com o TBcef (referida como "arco bovino", um nome errôneo, já que essa configuração não se parece com o padrão de ramificação do AA dos ruminantes). A ACC esquerda origina-se do TBcef proximal em 5 a 7% dos casos. A ACC esquerda e a AS esquerda dividem uma origem comum em 1 a 2% (um "tronco braquiocefálico esquerdo"). A AV esquerda origina-se diretamente do AA – e não da AS esquerda – em 0,5 a 1% dos casos **(Fig. 10-3)**.

As três "saliências" da aorta torácica são variantes da normalidade que não devem ser confundidas com patologias. O **istmo aórtico** é um segmento estreito distal à AS e proximal ao local do ducto arterioso fetal.

Um **fuso aórtico** é uma protuberância circunferencial da aorta logo abaixo do ducto. Ambos, istmo e fuso aórtico, costumam desaparecer dois meses após o nascimento, mas podem persistir na idade adulta. Um **divertículo do ducto** é uma proeminência focal ao longo do

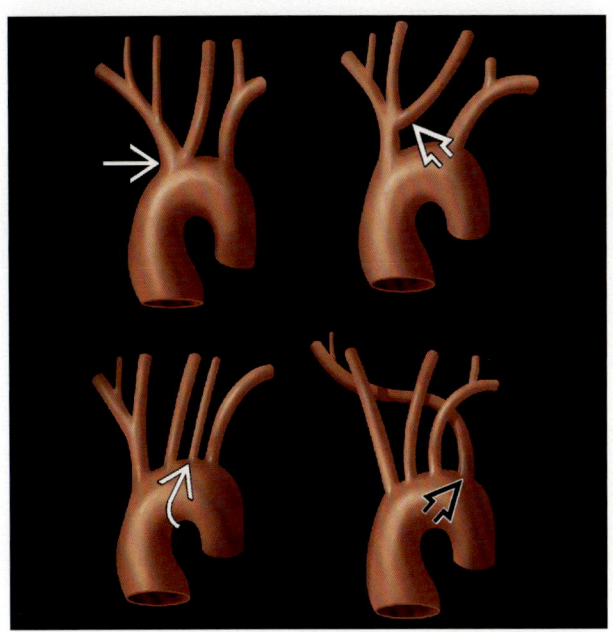

**10-3** As quatro variantes do arco estão demonstradas. Tronco braquiocefálico (TBcef) e a ACI D se originando de uma origem comum em V ⇒, a ACI E se originando do TBcef ⇒, a AV E se originando diretamente do arco ⇒ e AS D aberrante, emergindo do arco como quatro "grandes vasos" ⇒.

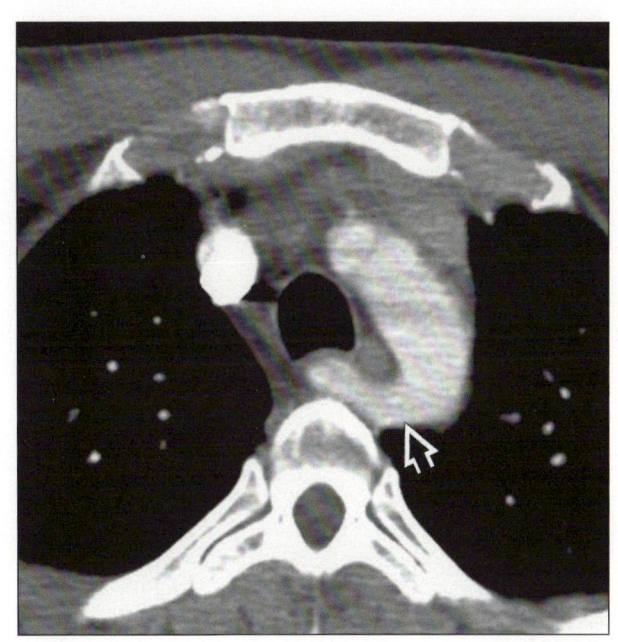

**10-4** Imagem fonte de ATC axial demonstra AS direita aberrante ⇒ emergindo como o último vaso do arco aórtico.

aspecto anteromedial do istmo aórtico e é visto em 10% dos adultos.

## Anomalias

Apenas as quatro anomalias mais comuns do AA serão brevemente discutidas aqui. A anomalia congênita mais comum do arco – vista em 0,5 a 1% dos casos – é o **AA esquerdo com AS direita aberrante**. Nessa situação a AS direita é o último – e não o primeiro – ramo a se originar do AA **(Fig. 10-4)**. Ocasionalmente, a AS direita aberrante origina-se de uma estrutura dilatada semelhante a um divertículo (divertículo de Kommerell). Uma AS direita aberrante não está associada à doença cardíaca congênita.

Outras anomalias importantes incluem um **AA para a direita com ramificação com imagem em espelho**, o que está fortemente associado à doença cardíaca congênita cianótica (98% de prevalência). Duas anomalias que estão raramente associadas à doença cardíaca congênita incluem um **arco aórtico para a direita com AS esquerda aberrante** e o **duplo arco aórtico** (DAA). No DAA, cada arco origina uma carótida ventral e uma artéria subclávia dorsal (sinal dos quatro vasos).

## *Artérias carótidas cervicais*

As artérias carótidas comuns (ACCs) são a principal fonte de suprimento sanguíneo para a face e para os hemisférios cerebrais. As ACCs cursam superiormente, anteromediais às veias jugulares internas. Elas terminam ao nível de C3-C4 ou C4-C5, dividindo-se em artérias carótida interna e externa (ACIs, ACEs) **(Fig. 10-1)**.

## Artéria carótida interna

A artéria carótida interna cervical é totalmente extracraniana e é designada como segmento C1. Em 90% dos casos, a ACI cervical origina-se da ACC posterolateralmente à artéria carótida externa.

O segmento C1 da ACI possui duas partes, o **bulbo carotídeo** e o segmento ascendente. O bulbo carotídeo é o aspecto mais proximal da ACI cervical e é visto como uma dilatação focal proeminente com uma área seccional quase duas vezes maior que a ACI distal.

O fluxo vindo da ACC ao atingir a bifurcação carotídea se divide, com aproximadamente 30% passando para a ACE. A maior parte do fluxo se dirige para a porção anterior da ACI proximal e segue cranialmente. Na verdade, uma pequena corrente de fluxo reverso ocorre no bulbo, causando lentidão temporária antes de reestabelecer o fluxo laminar anterógrado da corrente central.

O **segmento ascendente da ACI** cursa cranialmente no espaço carotídeo, uma bainha tubular definida por fáscias que contém todas as três camadas da fáscia profunda cervical. A ACI cervical não possui ramos no pescoço.

## Artéria carótida externa

Cada ACE possui oito ramos principais **(Fig. 10-5)**.

O primeiro ramo da ACE é a **artéria tireóidea superior**, que também pode se originar da bifurcação carotídea. A artéria tireóidea superior nasce do aspecto anterior da ACE e cursa inferiormente para suprir a tireoide superior e a laringe. A **artéria faríngea ascendente** origina-se posteriormente da ACE (ou bifurcação da ACC) e cursa

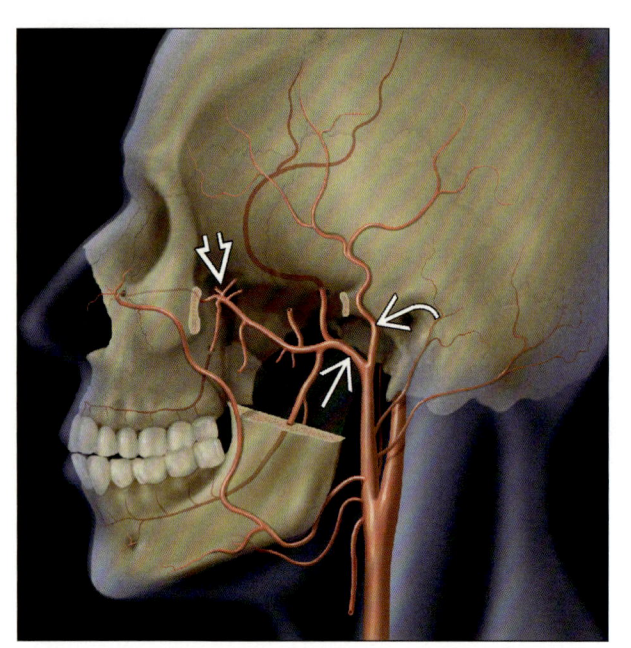

**10-5** Figura demonstra que os dois ramos terminais da ACE são as artérias temporal superficial ➡ e maxilar ➡. A artéria maxilar divide-se em ramos distais no interior da fossa pterigopalatina ➡.

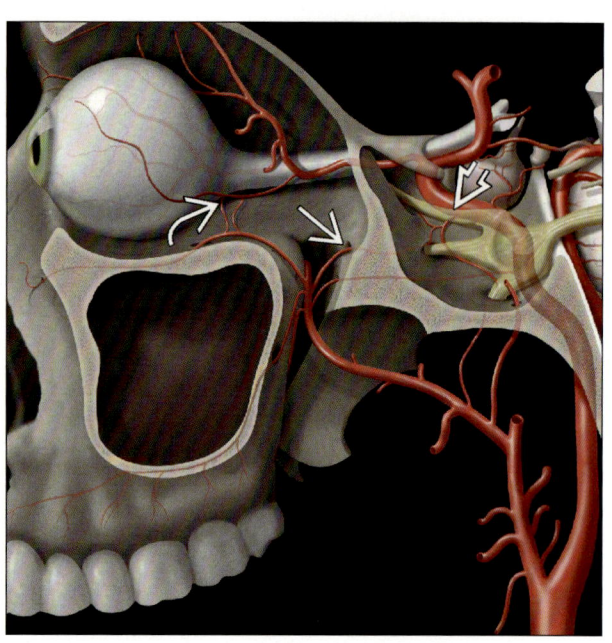

**10-6** Figura demonstra numerosas anastomoses entre a ACE e a ICA cavernosa, incluindo via artéria do forame redondo ➡, artéria principal lateral ➡ e artéria oftálmica ➡.

superiormente entre a ACE e a ACI para suprir a naso e a orofarínge, a orelha média, a dura e IX-XI NCs.

A **artéria lingual** é o terceiro ramo da ACE. Ele descreve uma curva anteroinferiormente, e, então, cursa superiormente para suprir a língua, a cavidade oral e a glândula submandibular. A **artéria facial** origina-se logo acima da artéria lingual, curvando-se em torno da mandíbula antes de passar anterossuperiormente para suprir a face, o palato, os lábios e as bochechas.

Os próximos dois ramos são oriundos da superfície posterior da ACE. A **artéria occipital** cursa posterior e superiormente entre a base do crânio e o segmento C1 para suprir o escalpo, a musculatura cervical superior e as menínges da fossa posterior. A **artéria auricular posterior** é o menor ramo dos que se originam do aspecto posterior da ACE, acima da artéria occipital. Ela cursa superiormente para suprir a orelha e o escalpo.

A artéria temporal superficial e a artéria maxilar são os dois ramos terminais da ACE. A **artéria temporal superficial** corre superiormente atrás do côndilo da mandíbula e se curva sobre o zigoma para suprir o escalpo.

A **artéria maxilar** é o mais calibroso dos dois ramos terminais da ACE. Seu primeiro grande ramo é a *artéria meníngea média* (AMMed), a qual corre superiormente e entra na calvária pelo forame espinhoso para suprir as menínges cranianas. A artéria maxilar cursa anteromedialmente no espaço mastigador e, então, curva-se na fossa pterigopalatina, onde se divide em diversos ramos terminais que suprem a face profunda e o nariz.

Existem vários canais anastomóticos entre todos os ramos extracranianos das ACEs (a exceção das artérias tireóidea superior e lingual) e os ramos intracranianos das ACIs ou ramos musculoespinais das AVs **(Fig. 10-6)**. Estas anastomoses (resumidas abaixo) fornecem uma importante rota de circulação colateral ao fluxo sanguíneo e determinam um risco potencial para a embolização intracraniana durante procedimentos de neurointervenção.

---

### ANASTOMOSES ACE-ACI-AV

**Artéria faríngea ascendente**
- Ramo timpânico → ACI petrosa
- Diversos ramos → ACI cavernosa
- Arco odontoide/ramos musculoespinais → AV

**Artéria facial**
- AO → ACI intracraniana

**Artéria occipital**
- Perfurantes transósseas para a AV
- Para ramos musculares das AVs

**Artéria auricular posterior**
- Ramo estilomastóideo para a ACI petrosa

**Artéria temporal superficial**
- Perfurantes transósseas → artéria da foice anterior → AO

**Artéria maxilar**
- Artéria Vidiana → ACI petrosa
- AMMed → tronco inferolateral ➡ ACI cavernosa
- Artéria do forame redondo → tronco inferolateral → ACI cavernosa
- Artérias meníngeas recorrente/média → AO ➡ ACI intracraniana
- Temporal profunda → AO → ACI intracraniana

## Aterosclerose

Mais de 90% dos infartos cerebrais são causados por êmbolos trombóticos secundários à aterosclerose e a suas complicações. A DVA é a causa mais comum de mortalidade e incapacitação grave em longo prazo nos países industrializados.

Começaremos nossa discussão com uma revisão da etiologia, biologia e patologia da aterogênese. Então, focaremos na DVA extracraniana antes de concluir com uma breve discussão das manifestações clínicas e de imagem da DVA intracraniana, incluindo manifestações microvasculares.

### Aterogênese e aterosclerose
#### Terminologia
O termo "aterosclerose" foi originalmente designado para descrever "endurecimento" ou "esclerose" progressiva dos vasos sanguíneos. O termo "ateroma" (no grego *mingau*) define o material depositado no interior das paredes do vaso. O termo "placa" é utilizado para descrever um ateroma focal juntamente com fenômenos em sua superfície, como ulceração, agregação plaquetária e hemorragia.

A **aterogênese** é o processo degenerativo que resulta em aterosclerose. A **aterosclerose** é o processo patológico mais comum que afeta as grandes artérias elásticas (p. ex., a aorta) e as artérias musculares de médio calibre (p. ex., artérias carótidas e vertebrais). A **arterioloesclerose** descreve os efeitos da aterogênese nas artérias de pequeno calibre (e será tratada separadamente no final desta seção). A **doença vascular aterosclerótica** (DVA) é o termo genérico para descrever arterosclerose em qualquer artéria, de qualquer tamanho, em qualquer local do corpo.

#### Etiologia
**CONCEITOS GERAIS.** A aterosclerose é um processo complexo, de desenvolvimento lento, que inicia nos primeiros anos da adolescência e progride ao longo das décadas. Sua causa é multifatorial, mas parece ser uma combinação de

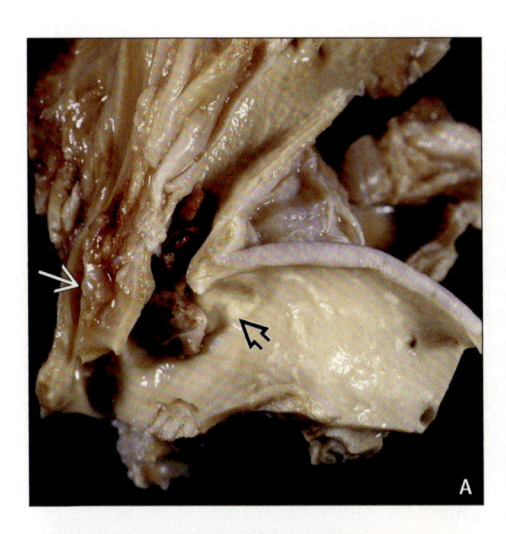

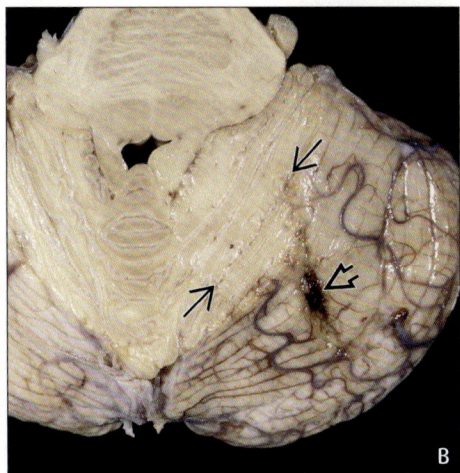

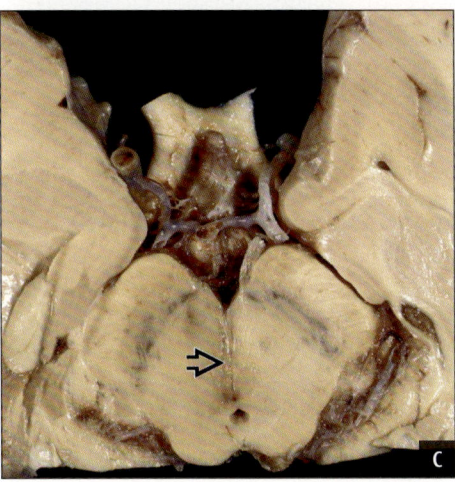

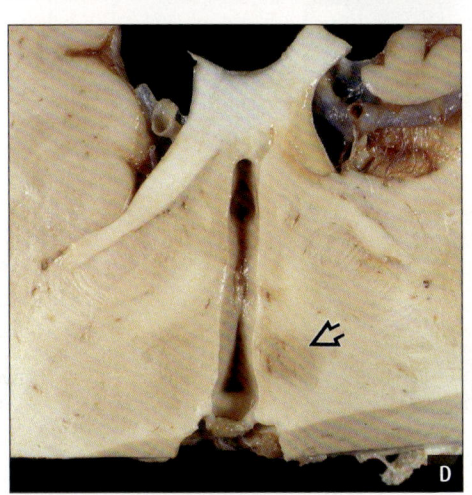

**10-7A** Espécime de autópsia demonstra calcificação extensa e DVA no arco aórtico ⇨ e nos grandes vasos proximais →.
**10-7B** Corte através do cerebelo e ponte do mesmo caso demonstra infartos hemorrágico antigo ⇨ e embólicos subagudos → no hemisfério cerebelar esquerdo.
**10-7C** Corte através do mesencéfalo do mesmo caso demonstra infarto antigo da artéria penetrante da linha média ⇨, possivelmente secundário a uma oclusão na artéria de Percheron.
**10-7D** Corte mais cranial através do terceiro ventrículo inferior demonstra infarto talâmico inferomedial subagudo ⇨ compatível com oclusão da artéria de Percheron. (Cortesia de R. Hewlett, MD.)

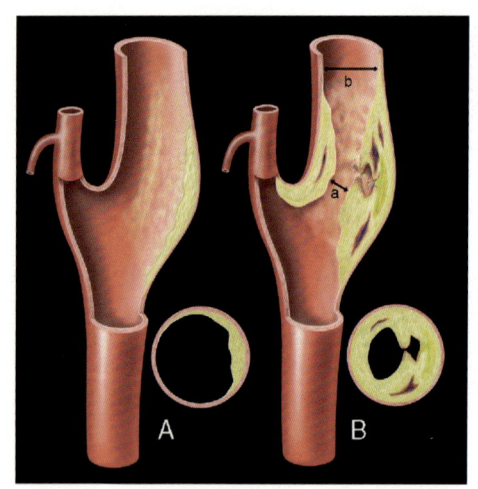

**10-8** (A) DVA leve com "estrias gordurosas." (B) DVA grave; % estenose = (b-a)/b x 100; b= lúmen normal, a = diâmetro do lúmen residual.

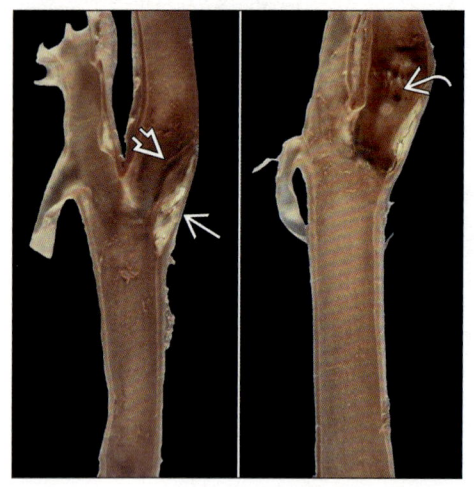

**10-9** (Esquerda) DVA estável com placa gordurosa ⇨ e íntima intacta ⇨. (Direita) Placa inicialmente "em risco" demonstra agora ulceração e ruptura da íntima ⇨.

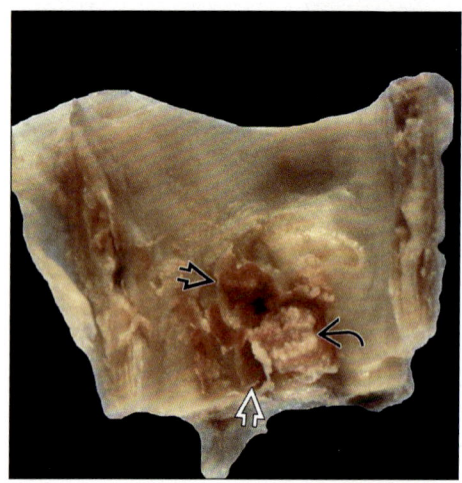

**10-10** Espécime de endarterectomia carotídea demonstra ulceração da íntima ⇨ calcificações ⇨ e hemorragia intraplaca ⇨. (Cortesia de J. Townsend, MD.)

retenção lipídica, oxidação e modificações, que, por sua vez, incitam inflamação crônica. Lipídeos plasmáticos, fibras de tecido conectivo e células inflamatórias se acumulam nas paredes arteriais em lugares suscetíveis, formando placas ateroscleróticas focais.

Inflamação ativa, imunidade inata e mecanismos imunes adaptativos desempenham um papel-chave no desenvolvimento da DVA. Exposição crônica a lipoproteínas de baixa densidade (LDLs) modificadas pela oxidação ativam células endoteliais, induzindo expressão de moléculas de adesão, metaloproteinases de matriz e genes inflamatórios. Como parte do processo inflamatório, o acúmulo de monócitos e a diferenciação de macrófagos também são induzidos.

A neoangiogênese está fortemente associada à progressão das placas e é provável que seja a fonte primária de hemorragia no interior delas. Fatores angiogênicos causam proliferação da *vasa vasorum*, formação de vasos imaturos e perda das membranas capilares basais. O vazamento de glóbulos vermelhos para o interior da placa induz a mais inflamação e aumenta o risco de ulceração e ruptura.

GENÉTICA. O processo da DVA no desenvolvimento da placa é o mesmo a despeito de etnia, gênero ou localização geográfica. Contudo, a *proporção* em que a placa desenvolve-se é mais rápida em pacientes com predisposição genética e fatores de risco adquiridos, como hipertensão, tabagismo, diabetes tipo 2 e obesidade.

Mutações isoladas para DVA ainda não foram identificadas. Até hoje, a maioria dos pesquisadores concluiu que a DVA provavelmente reflita a interação de múltiplos fatores intrínsecos (genéticos) e extrínsecos (ambientais). Um estudo de associação genômica ampla identificou múltiplos focos que influenciam o risco de DVA sistêmica, especialmente no âmbito da doença cardíaca coronariana incidental.

## Patologia

LOCALIZAÇÃO. Toda a vasculatura é exposta a influências genéticas e ambientais similares. Na teoria, as lesões por DVA deveriam ocorrer randomicamente, com cada artéria – de grandes artérias elásticas a arteríolas – expostas ao mesmo risco de desenvolvimento de DVA. Em vez disso, a DVA ocorre em locais previsíveis. Nos vasos extracranianos, os locais mais comuns são as ACIs proximais e as bifurcações carotídeas, seguidas do arco aórtico e da origem dos grandes vasos (**Fig. 10-7**).

A ACI proximal exibe uma característica anatômica diferente da encontrada em qualquer outro vaso, como o **bulbo carotídeo**. Esse aumento focal pós-bifurcação – em conjunto com o ângulo da ramificação da ACC – promove uma divisão do fluxo sanguíneo e recirculação/estase no bulbo. Os padrões de fluxo incomuns, gerados nesta geometria única, resultam em aumento do tempo de permanência das partículas e tensão de cisalhamento baixa e oscilante na parede externa do bulbo carotídeo. Isso

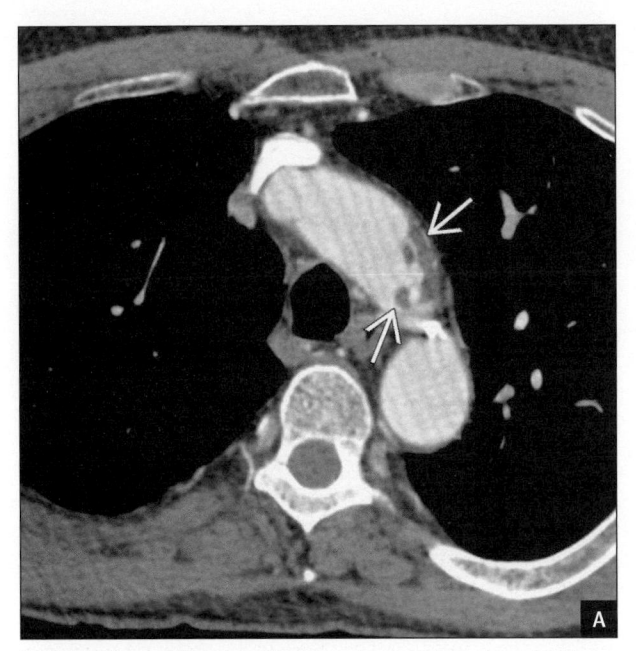

**10-11A** Imagem fonte de ATC demonstra uma placa aterosclerótica irregular, ulcerada ➡ ao longo do arco aórtico, na aorta torácica descendente proximal.

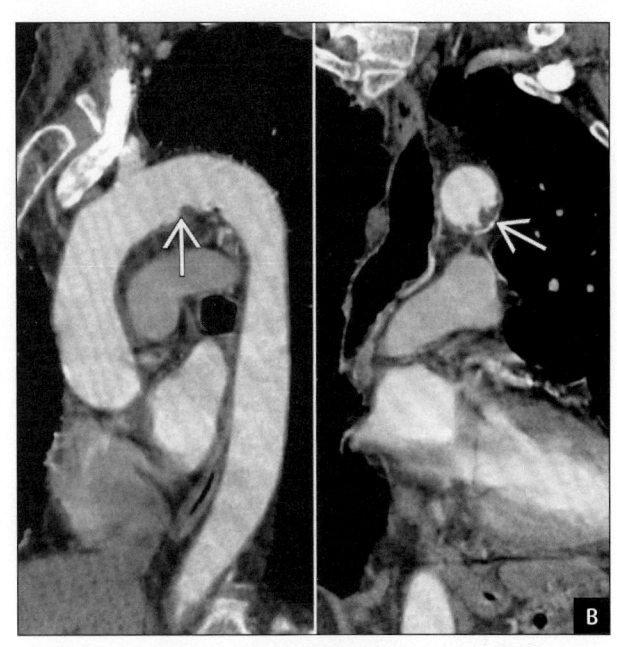

**10-11B** (Esquerda) Reconstrução oblíqua e (direita) visualização coronal do mesmo caso demonstra a placa ➡ ao longo da curvatura menor do arco aórtico. (Cortesia de G. Oliveira, MD.)

pode contribuir para a alta prevalência de ateromas nesta localização em particular.

NÚMERO E TAMANHO. As placas de DVA variam em tamanho, de pequenas, quase que microscópicos depósitos lipídicos, a grandes lesões, espessas e ulceradas que podem estender-se por vários centímetros e estreitar drasticamente a luz do vaso. A maioria das placas possui entre 0,3 e 1,5 cm de diâmetro. Na DVA, múltiplas lesões em múltiplos locais são a regra.

PATOLOGIA MACROSCÓPICA. As placas de DVA desenvolvem-se em estágios (Fig. 10-8). A primeira lesão detectável é o depósito de lipídeos na íntima, visto como "estrias gordurosas" de coloração amarelada. Além disso, pode haver um espessamento intimal levemente excêntrico, mas liso. As modificações visíveis nesse estágio precoce são mínimas.

CARACTERÍSTICAS MICROSCÓPICAS. As placas de DVA são classificadas histopatologicamente como "estáveis", "vulneráveis" ou "ulceradas".

*Placas estáveis.* As placas estáveis não complicadas – a lesão básica da aterosclerose – consistem em material celular (células musculares lisas, monócitos e macrófagos), lipídeos (depósitos tanto intra como extracelular) e uma cobertura fibrosa (composta de colágeno, fibras elásticas e proteoglicanos). A íntima que cobre a placa estável está espessada, mas sua superfície externa permanece intacta, sem interrupções ou ulcerações. Não há hemorragia no interior da placa (Fig. 10-9).

*Placas vulneráveis.* Como gradualmente se acumula um centro necrótico de lipídeos, células espumosas, debris celulares e colesterol sobre a cobertura fibrosa elevada, este revestimento começa a afilar e a se tornar predisposto à ruptura (**placa "vulnerável"**) (Fig. 10-9).

Pequenos vasos sanguíneos proliferativos também se desenvolvem em torno da periferia do centro necrótico. A **neovascularização** pode levar à **hemorragia subintimal** com expansão rápida, que aumenta a pressão no interior da placa, promove o aumento dos depósitos de lipídeos e alarga o centro necrótico, com maior enfraquecimento da cobertura fibrosa sobrejacente.

*Placas ulceradas.* A **ulceração** da placa ocorre quando a capa fibrosa enfraquece e rompe através da íntima, liberando debris necróticos (Fig. 10-10). O sangue lentamente turbilhona no interior do endotélio ulcerado e desnudo, permitindo a agregação de plaquetas e de fibrina. Um efeito de Bernoulli intermitente puxa o agregado para a corrente principal de fluxo rápido, causando embolização arterioarterial para vasos intracranianos distais.

## Aspectos clínicos

EPIDEMIOLOGIA E ASPECTOS DEMOGRÁFICOS. Embora a aterogênese inicie por volta do meio da adolescência, a maioria dos pacientes com lesões sintomáticas é idoso ou de meia-idade. Entretanto, a aterosclerose está cada vez mais comum em pacientes mais jovens, contribuindo para o aumento da prevalência de AVCs em pacientes abaixo de 45 anos.

Há uma moderada predominância masculina. Embora todas as etnias sejam afetadas, afro-americanos estão em maior risco para DVA.

APRESENTAÇÃO. A apresentação clínica da DVA craniocervical é altamente variável. As DVAs costumam ser um

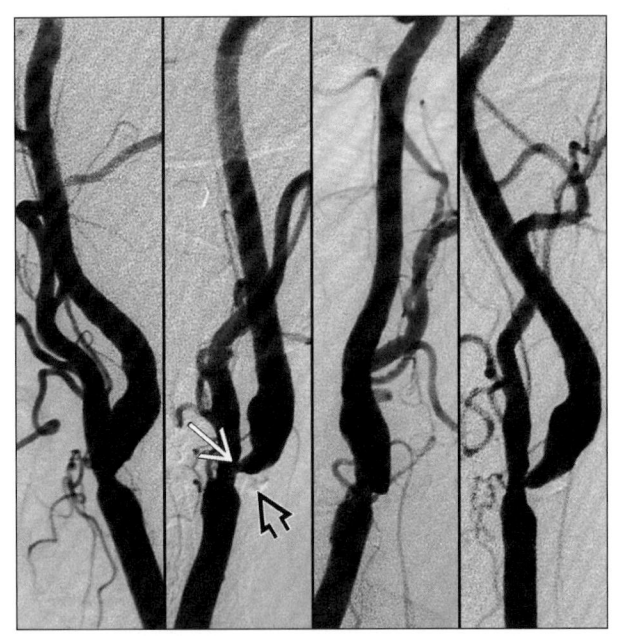

**10-12** Quatro perspectivas de ASD demonstram a importância de projeções múltiplas para delinear o grau de estenose máxima da ACI proximal ➡, placa calcificada ➡.

**10-13** (Esquerda) ASD demonstra estenose crítica da ACI ➡. (Direita) ARM do mesmo caso demonstra um "intervalo de fluxo" ➡ característico de lesão de alto grau, limitando o fluxo.

distúrbio lentamente progressivo. Muitas lesões permanecem assintomáticas até que causem estenose hemodinamicamente significativa ou doença tromboembólica. Um sopro carotídeo pode ser o primeiro sinal clínico detectável de estenose da ACI. Acidentes isquêmicos transitórios (AITs) e "infartos silenciosos" são precursores comuns de infartos territoriais extensos.

HISTÓRIA NATURAL. A história natural da DVA também é altamente variável. A oclusão da ACI faz surgir um alto risco em especial para um AVC posterior, com mais de 70% destes pacientes vindo, por fim, a apresentar um infarto isquêmico cerebral.

OPÇÕES DE TRATAMENTO. As opções de tratamento incluem prevenção, medicamentos (drogas para redução de lipídeos), e cirurgia ou terapia endovascular (a seguir).

### Aterosclerose extracraniana

A DVA extracraniana é o principal fator de risco isolado para AVC. Este risco começa com o arco aórtico.

Como a ASD possui um pequeno, mas bem estabelecido, risco, as modalidades por imagem não invasivas são os procedimentos de rastreamento preferidos para avaliar pacientes para aterosclerose extracraniana e suas complicações. As principais opções não invasivas são ATC, angiorressonância magnética (ARM) de alta resolução e a ultrassonografia (US). Cada técnica tem seus defensores, suas vantagens, desvantagens, considerações sobre custos e cenários especiais de uso. Muitos pesquisadores recomendam a US com Doppler como teste de rastreamento em pacientes com AITs recentes ou AVCs isquêmicos mínimos, seguido de ATC para aqueles com resultados positivos.

Uma análise profunda e comparações entre as muitas modalidades de imagem vascular disponíveis está além do escopo deste livro. Focaremos nos principais locais anatômicos da DVA, utilizando exemplos de cada técnica, quando apropriado, para demonstrar a patologia relevante.

### Arco aórtico e grandes vasos

O arco aórtico é uma fonte subdiagnosticada de AVCs isquêmicos intracranianos. A avaliação completa por imagem dos pacientes com infartos tromboembólicos cerebrais deve incluir o arco aórtico.

ETIOLOGIA. A DVA aórtica é mais comum na aorta descendente que na ascendente ou no arco **(Fig. 10-11)**. Contudo, fluxo retrógrado diastólico tardio por placas complexas na aorta descendente proximal, distal à origem da artéria subclávia esquerda, pode alcançar todas as artérias supra-aórticas. O fluxo retrógrado estende-se para o orifício da AS esquerda em cerca de 60% dos casos, para a ACC em 25% e para o tronco braquiocefálico em 10 a 15%.

Os êmbolos aórticos envolvem o cérebro à esquerda em 80% dos casos e demonstram uma evidente predileção pela circulação vertebrobasilar. Essa distribuição geográfica marcante é consistente com êmbolos trombóticos originados de placas ulceradas na aorta descendente que são levados pelo fluxo retrógrado para os vasos supra-aórticos esquerdos.

EPIDEMIOLOGIA. A aterosclerose do arco aórtico é um fator de risco independente documentado para AVC, encontra-

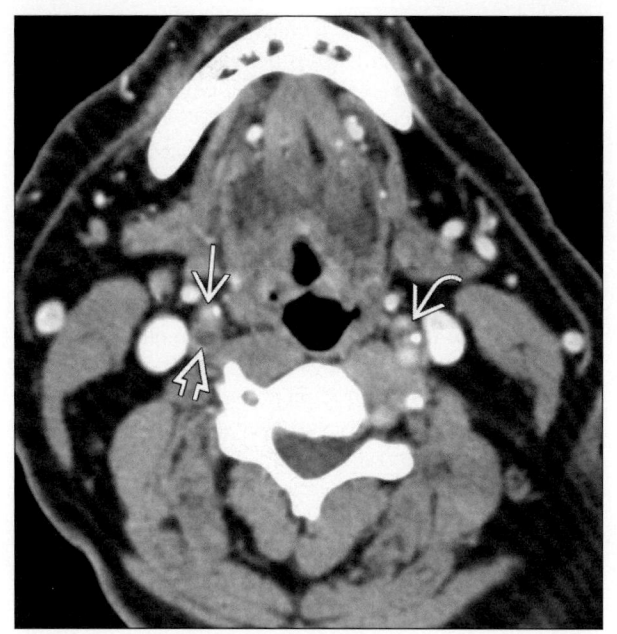

**10-14** TC com contraste de um homem de 60 anos demonstra um tênue ponto de realce ➡ na ACI proximal direita. A estenose de alto grau é causada por uma placa "mole" por DVA com lipídeos hipodensos ➡. A ACI esquerda ➡ é irregular e estenótica.

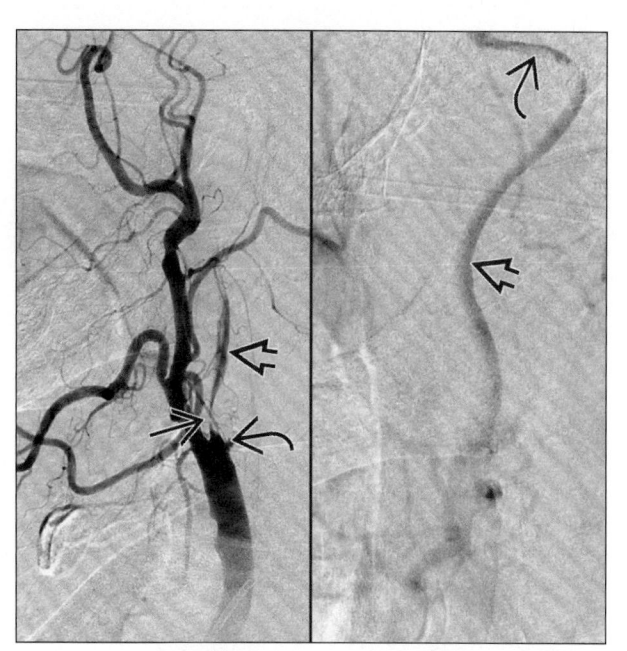

**10-15** (Esquerda) ASD demonstra placa ulcerada ➡ causando estenose de alto grau, quase total ➡ com o sinal do "barbante" ➡. (Direita) Fase tardia demonstra a ACI cervical distal ➡. Os defeitos de enchimento são causados por trombos.

do nos exames de imagem em 10 a 20% dos pacientes com infartos isquêmicos agudos e em 25% das autópsias por AVCs fatais. Placas aórticas ulceradas estão presentes na necropsia em 60% dos pacientes que faleceram de infarto cerebral de etiologia desconhecida. A DVA aórtica constitui a única fonte provável para êmbolos de retina ou infartos cerebrais em cerca de 25% dos pacientes com "infarto criptogênico", por exemplo, sem possíveis fontes cardíaca ou carotídea identificadas.

**IMAGEM.** O arco aórtico e a aorta descente proximal devem ser visualizados em conjunto com a vascularização extra e intracraniana. Alguns pesquisadores defendem uma "exclusão tripla" ampla por ATC para AVC agudo isquêmico que também inclui o coração e as artérias coronárias. O uso endovenoso de contraste é necessário para definir a presença de trombo mural, determinar a extensão da placa e avaliar complicações da parede aórtica, como ulcerações, aneurismas e dissecção.

O achado de imagem mais comum na DVA aórtica é um espessamento mural irregular com calcificações. As características de imagem da DVA aórtica que se correlacionam fortemente com AVC incluem ateromas localizados proximalmente ao óstio da artéria subclávia esquerda, placas de no mínimo 4 milímetros de diâmetro que protruem para o lúmen aórtico e a presença de trombos móveis/oscilantes.

### Artérias carótidas internas/bifurcação carotídea

Entre 20 a 30% de todos os infartos isquêmicos são causados por estenose carotídea **(Fig. 10-12)**. Consequentemente, determinar o grau de estenose carotídea nos estudos de imagem é algo que se tornou rotina e obrigatório.

Três estudos mostraram os benefícios da endarterectomia em pacientes com estenose carotídea definida: o North American Symptomatic Carotid Endarterectomy Trial (NASCET), o European Carotid Surgery Trial (ECST) e o Asymptomatic Carotid Atherosclerosis Group (ACAS).

Embora esses estudos utilizem a ASD como padrão-ouro para determinar a porcentagem de estenose, estudos recentes demonstraram uma relação linear entre as medidas milimétricas da estenose carotídea na ATC e a porcentagem de estenose definida pelo NASCET. Esses estudos demonstraram a eficácia da endarterectomia carotídea, angioplastia ou colocação de *stents* em pacientes sintomáticos com estenose de ACI de 70% ou mais.

A estenose carotídea é classificada como moderada (50 a 69%), grave (70 a 93%) e "pré-oclusiva" ou crítica (94 a 99%) **(Figs. 10-13 e 10-15)**. Os pacientes com estenose crítica estão com maior risco de AVC embólico desde que o lúmen da ACI esteja patente.

Além do grau de estenose, vários estudos recentes demonstraram a importância de também avaliar as características morfológicas das placas. A ruptura de uma placa "em risco" com um grande centro necrótico sob uma fina cobertura fibrosa é responsável pela maioria dos trombos agudos. Já que a embolização distal de um coágulo proximal relacionado à DVA é uma causa comum de infarto/isquemia cerebral, *identificar um placa "vulnerável", propícia à ruptura é ao menos tão importante quanto determinar o grau de estenose.*

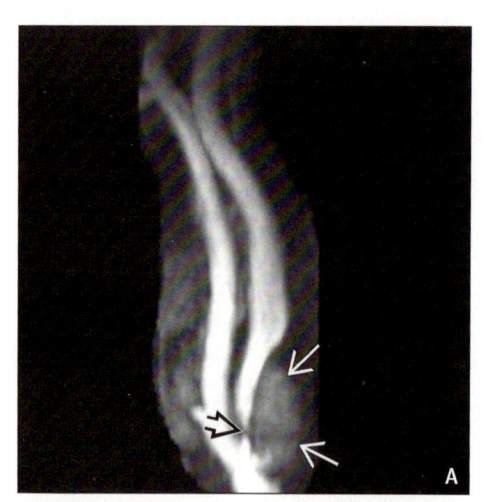

**10-16A** ARM 3.0 T oblíqua demonstra estenose de alto grau na artéria carótida direita com um "intervalo" de fluxo ⇒ causado por uma grande placa por DVA →.

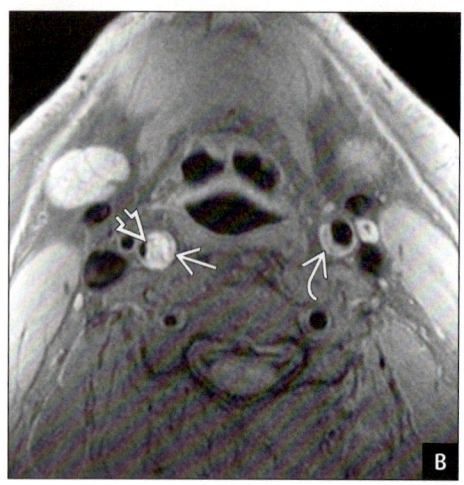

**10-16B** MP-RAGE demonstra hemorragia no interior da placa → com um diminuto lúmen residual ⇒ na ACI direita e hemorragia subintimal ⇒ na ACI esquerda.

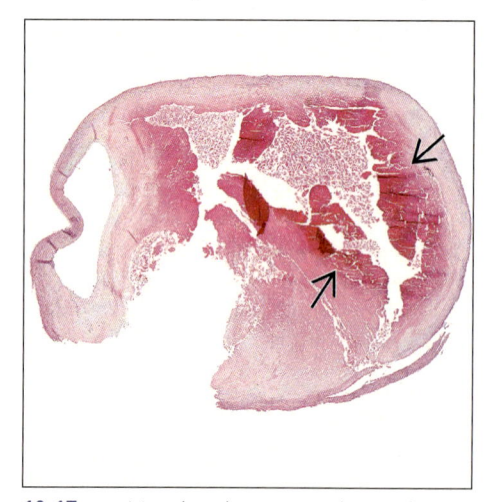

**10-17** Espécime de endarterectomia da ACI D demonstra que a hiperintesidade da placa é devido à hemorragia aguda ⇒ e não a lipídeos. (Cortesia de S. McNally, MD.)

**ACHADOS NA TC.** Os achados de imagem mais comuns na DVA extracraniana são calcificações murais, irregularidades luminais, graus variáveis de estenose, oclusão e trombose **(Fig. 10-13)**. Alongamento, ectasia e tortuosidade do vaso podem ocorrer com ou sem outras modificações da DVA.

Exames de TC sem contraste demonstram com facilidade as calcificações parietais. Placas lisas e calcificações coalescentes extensas estão associadas com *menor* risco de ruptura da placa. Grandes placas ateroscleróticas podem demonstrar um ou mais focos de baixa densidade subintimais. Eles representam o centro rico em lipídeos ou uma placa "mole" **(Fig. 10-14)**. Focos subintimais de alta densidade indicam hemorragia no interior da placa. Esses achados oferecem aumento ao risco de ruptura da placa e concomitante embolização distal.

A TC com contraste e imagens fonte de ATC exibem o lúmen carotídeo seccional. Estreitamento luminal liso não estenótico é o achado mais comum da DVA. Ulcerações – vistas como irregularidades em forma de recessos preenchidos por contraste a partir do lúmen – são detectadas com 95% de sensibilidade e 99% de especificidade. Oclusão e trombos intraluminais também são prontamente demonstrados.

A ATC é tão acurada quanto a ASD para determinar a estenose da ACI. Embora algumas estenoses carotídeas sejam de morfologia irregular e não circulares, a medida do ponto de maior estreitamento é um preditor confiável da área seccional. A diferenciação de oclusão total de iminente é essencial, já que pacientes com oclusão costumam ser tratados clinicamente, enquanto pacientes com lesões de alto grau são elegíveis para cirurgia ou tratamento endovascular.

Além de calcular a porcentagem de estenose **(Fig. 10-8)**, as características morfológicas da placa devem ser descritas em detalhes, pois a tomada de decisões não será baseada apenas no grau de estenose. A estenose não define o risco completo de AVC em pacientes sintomáticos com menos de 70% de estenose ou em todos os níveis de estenose em pacientes assintomáticos.

**ACHADOS NA RM.** Imagens de RM de alta resolução podem ser utilizadas para caracterizar as placas carotídeas, permitindo a identificação dos seus componentes individuais, incluindo lipídeos, hemorragia, tecido fibroso e calcificações. A hemorragia no interior da placa foi identificada como um fator de risco independente para infarto isquêmico em *todos* os graus de estenose, incluindo pacientes sintomáticos com lesões de baixo grau (menos de 50%). Consequentemente, a caracterização precisa da morfologia da placa é importante para o manejo dos pacientes.

Intensidade de sinal alta nas ponderações em T1 com saturação de gordura, nas imagens fonte da ressonância magnética (RM) ou nas sequências MP-RAGE representa hemorragia em placa aterosclerótica "vulnerável" e complicada, e não um acúmulo de lipídeos **(Figs. 10-16 e 10-17)**. Ao contrário dos sangramentos intraparenquimatosos cerebrais, a hemorragia nas placas pode permanecer hiperintensa por até 18 meses. Placas vulneráveis em

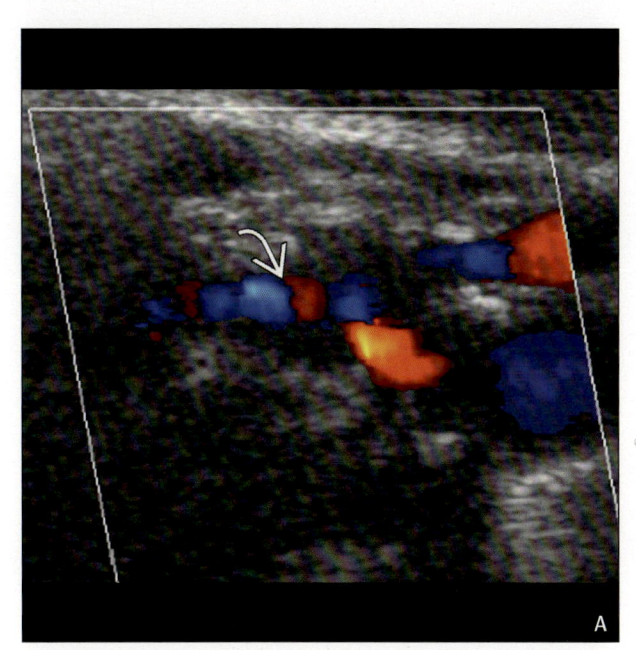

Vasculopatia 255

**10-18A** US longitudinal com *color* Doppler demonstra uma estenose na ACI de alto grau. O lúmen arterial está significativamente estreitado com artefatos de fluxo do tipo *"aliasing"* ➡ causados pelo aumento da velocidade do fluxo.

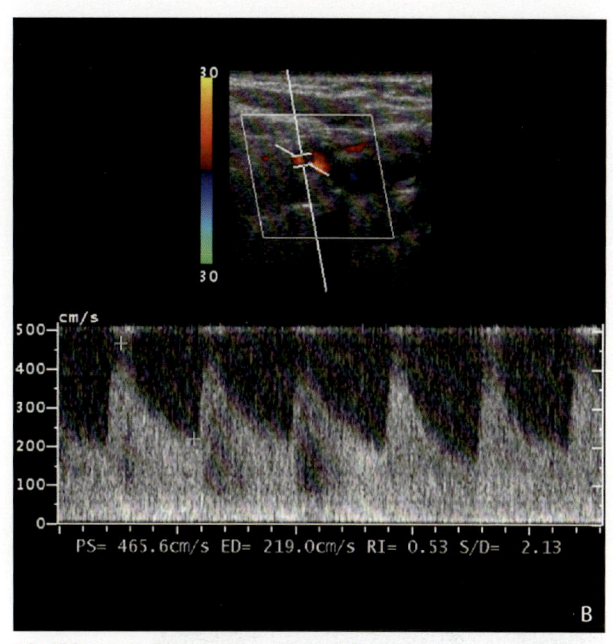

**10-18B** Análise por Doppler espectral do mesmo caso demonstra achados de estenose. Ambas VPS e VDF estão marcadamente aumentadas, compatível com estenose superior a 70%. (Cortesia de S. S. M. Ho, MBBs.)

geral são hiperintensas nas ponderações em T2, enquanto placas estáveis são isointensas nas ponderações T1 e T2.

Aquisições em T1 pós-contraste com saturação de gordura demonstram realce nas margens da placa, consistente com neovascularização em uma placa vulnerável "em risco".

A ARM 2D TOF contrastada ou não possui 80 a 85% de sensibilidade e 95% de especificidade para a detecção de estenoses da ACI superior a 70%. A perda do sinal com um "intervalo de fluxo" ocorre se a estenose for superior a 95%. Se comparada a ATC e a ASD, a ARM tende a superestimar o grau de estenose.

**ASD.** Embora a ASD seja considerada o padrão-ouro para a imagem vascular – especialmente para a documentação de oclusão/estenose carotídea antes de intervenção endovascular ou cirúrgica –, ela não é mais utilizada como o procedimento inicial de rastreamento. Às vezes, a ASD é realizada para a avaliação do padrão da circulação colateral.

A **ulceração da placa** é vista na ASD como irregularidade da superfície do lúmen do vaso opacificado **(Fig. 10-15)**. A sensibilidade relatada para detecção da ulceração da placa na ASD varia entre 50 a 85%. Irregularidades de superfície na ASD estão associadas com um risco aumentado de AVC e de todos os graus de estenose.

A estenose carotídea pode ser identificada e calculada na ASD. Pelo menos duas ou mais incidências são necessárias para definir a estenose máxima **(Fig. 10-12)**. O cálculo do NASCET para o percentual de estenose é o diâmetro do lúmen normal menos o mínimo diâmetro do lúmen residual, dividido pelo diâmetro do lúmen normal multiplicado por 100 **(Fig. 10-8)**. Um lúmen residual de 2 mm com um diâmetro de 10 mm representa 80% de estenose.

"**Lesões escalonadas**" são estenoses distais a uma lesão mais proximal e são vistas em cerca de 2% dos pacientes com estenose da ACI cervical hemodinamicamente signficativa. O local mais comum de uma "lesão escalonada" é a ACI cavernosa.

A **trombose carotídea** é vista como um defeito de enchimento intraluminal da coluna de contraste **(Fig. 10-15)**. A oclusão carotídea é vista como a coluna de contraste com finalização de maneira abrupta em fundo cego na ACI proximal.

As estenoses de alto grau causam um fluxo anterógrado muito lento com atraso na lavagem do contraste. O **sinal do "barbante"** está presente quando apenas um "fio" ("barbante") de fluxo anterógrado é detectado na ASD ou no Doppler colorido **(Fig. 10-15)**. O sinal do barbante – também chamado de pseudo-oclusão carotídea ou pré-oclusão – representa mais de 95% de estenose. Esses pacientes estão em risco especial para AVC em curto prazo. Examinar a fase venosa tardia da ASD é crucial para documentar patência arterial sutil, já que isso determinará se endarterectomia de emergência ou colocação de *stent* são opções para o tratamento.

**ULTRASSONOGRAFIA.** A imagem por US inclui US em escala de cinzas, *color* Doppler com imagens de velocidade, *power* Doppler e análise do Doppler espectral **(Fig. 10-18)**.

*Ultrassonografia em escala de cinzas.* Na US em escala de cinzas, uma placa gordurosa ou "mole" aparece como uma hipoecogenicidade, enquanto uma placa fibrosa é levemente ecogênica. Uma placa calcificada é altamente ecogênica, com sombra posterior. Uma placa ulcerada aparece como uma cripta focal com bordos agudos ou penden-

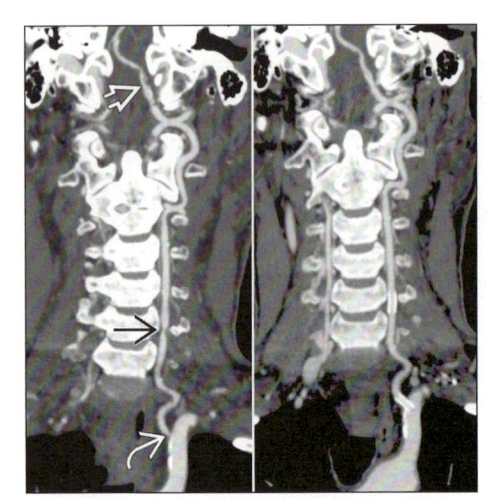

**10-19** (E) Estenose grave na origem da AV ⇗ e moderada em seu terço médio cervical →. DVA intracraniana ⇒. (D) ATC pós-*stent*. (Cortesia de C. Baccin, MD.)

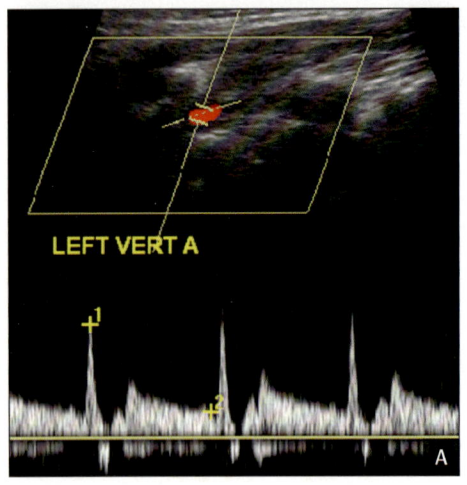

**10-20A** US longitudinal com *color* Doppler demonstra leve grau de roubo da subclávia com o braço em repouso.

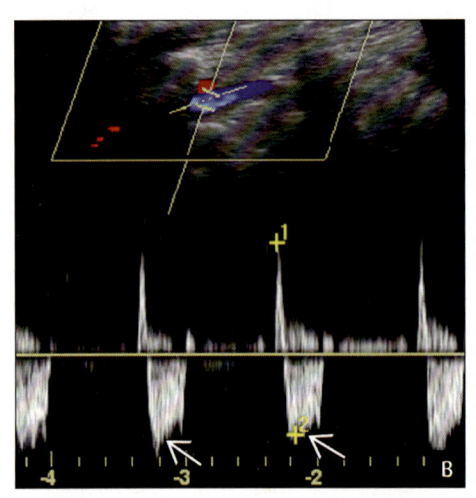

**10-20B** O roubo se agrava após exercício do braço. A onda do Doppler se alterna com aumento do fluxo retrógrado ⇒. (S. S. M. Ho, MBBs.)

tes. Os vasos ocluídos demonstram ausência de fluxo com material ecogênico preenchendo o lúmen do vaso.

*Color Doppler:* Estenose inferior a 50% demonstra tonalidades de cores intraluminais relativamente uniformes na estenose e distalmente a ela. Estenoses superiores a 50% apresentam leve alteração intraluminal nas nuances de cores na estenose e distalmente a ela.

A estenose superior a 70% demonstra uma mudança na escala de cores ou "*aliasing*" causada pela velocidade elevada no ponto de estenose, bem como pelo fluxo pós-estenótico significativamente turbulento. Os vasos ocluídos demontram ausência de fluxo a cores, enquanto estenoses de alto grau próximas à oclusão podem demonstrar um fino "fio" de cor.

*Power Doppler.* O *power* Doppler é útil para detectar fluxo de baixa velocidade tanto na estenose pré-oclusiva quanto distal a ela. Ele é especialmente útil na diferenciação de estenoses patentes pré-oclusivas (alto grau) da oclusão.

*Doppler espectral.* O Doppler espectral é útil para estimar o grau de estenose dos parâmetros de velocidade. A velocidade de pico sistólico (VPS) é a medida mais comum e recomendada. Outras medidas úteis incluem a razão de velocidade sistólica (RVS), que é a estenose da ACI/ACC normal e a velocidade diastólica final (VDF). A VPS e a VDF elevam-se com a progressão da estenose.

Estenoses de alto grau quase oclusivas demonstram velocidade variável. A resistência ao alto fluxo pode, na verdade, reduzir a VPS, portanto, o diagnóstico é baseado no aspecto do *color* Doppler e nas curvas do fluxo reduzido distal à estenose.

---

**PARÂMETROS DE VELOCIDADE**

Na estenose inferior a 50%
- VPS inferior a 125 cm/s; VDF inferior a 40 cm/s; RVS inferior a 2,0

Na estenose entre 50 a 69%
- VPS 125 a 229 cm/s; VDF 40 a 99 cm/s; RVS 2,0 a 3,9

Na estenose de 70% ou mais
- VPS superior a 230 cm/s; VDF superior a 100 cm/s; RVS de 4,0 ou mais

---

## Artérias vertebrais

A DVA nas artérias vertebrais extracranianas corresponde a até 20% de todos os AVCs isquêmicos da circulação posterior. Já que o risco da cateterização seletiva da AV na presença de vasculopatia é de 0,5 a 4%, o uso de exames de imagem não invasivos como a ATC e a ARM é preferido. Contudo, o curso tortuoso das AVs, a grande variabilidade do calibre normal, a cobertura óssea espessa e a presença de veias adjacentes criam desafios especiais ao radiologista. A AV direita é visualizada adequadamente desde sua origem até a confluência basilar em apenas cerca de 75% dos pacientes e à esquerda em 70%.

Embora lesões nos segmentos médio e distal possam ocorrer, a DVA extracraniana é mais comum próxima ao orifício de origem da AV **(Fig. 10-19)**. Estenose e calcificações são os achados mais comuns. Tanto a ATC como a ARM, ultrassonografia com *color* Doppler ou a ASD podem dar o diagnóstico por imagem.

Um tipo especial de patologia da AV é o chamado **roubo da subclávia**. Nele, a AS ou o tronco braquiocefálico estão estenóticos ou ocluídos proximalmente a origem da artéria vertebral. O fluxo reverso na AV afetada ocorre porque sangue é recrutado (i.e., "roubado") da artéria vertebral contralateral, cruzando a junção da artéria basilar (AB) e seguindo de maneira retrógrada e caudal pela AV em direção à artéria subclávia para suprir o ombro e braço distais à estenose/oclusão.

O roubo da artéria subclávia pode ser completo ou parcial, sintomático ou oculto e frequentemente é um achado incidental. Os pacientes sintomáticos apresentam-se com sintomas de circulação posterior secundários à insuficiência vertebrobasilar e à isquemia de tronco encefálico. Atordoamento episódico, diplopia, disartria, náuseas e alterações visuais são típicas e se agravam com o exercício do braço e ombro afetados. Significativa diferença de pressão sanguínea (superior a 20 mmHg) entre os braços costuma ser associada com roubo subclávio sintomático.

Exames não invasivos para roubo da artéria subclávia podem ser problemáticos. Como as bandas de saturação são aplicadas no TOF 2D da ARM, a direção do fluxo reverso na artéria vertebral pode simular uma oclusão. A ARM com técnica de TOF padrão pode não ser adequada para diferenciar fluxo *reverso* de *ausente*, então, confirmação e quantificação com imagens adicionais, tanto ARM com técnicas de *bolus-timed* ou *phase-contrast* com codificação de direção quanto US com *color* Doppler ou ASD são necessários **(Fig. 10-20)**.

A ASD demonstra uma AV estenótica ou ocluída com enchimento colateral pela AV contralateral por meio da junção da AB e/ou múltiplos ramos inomidados aumentados de calibre **(Fig. 10-21)**.

Com base nas modificações hemodinâmicas na AV, três graus de roubo subclávio são conhecidos na US. No roubo oculto, os sintomas estão ausentes, as modificações hemodinâmicas são mínimas e o único achado pode ser a desaceleração sistólica. No roubo parcial ou moderado, o espectro do *power* Doppler mostra fluxo alternante ou parcialmente reverso. No roubo completo, o fluxo na AV está completamente reverso. Os testes dinâmicos com exercícios são recomendados para confirmação e considerações de tratamento.

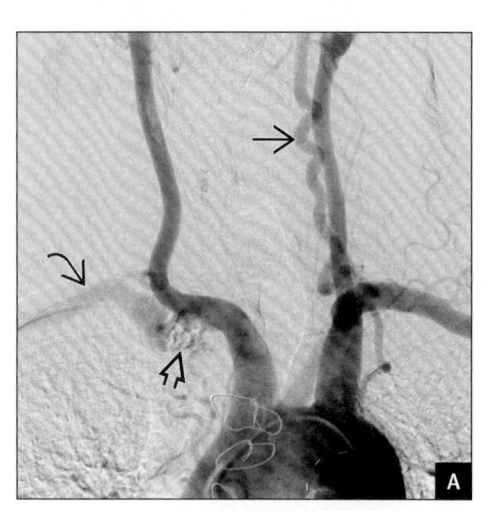

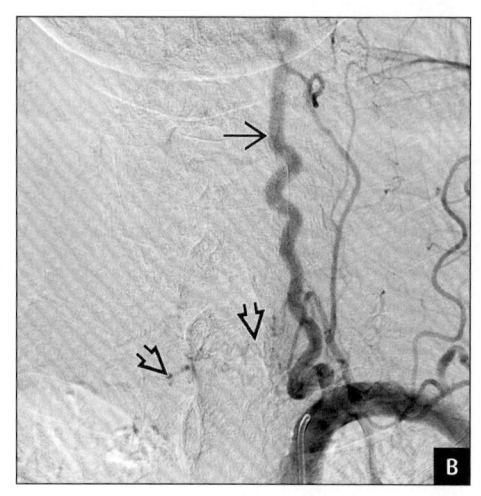

**10-21A** Homem de meia idade com DVA sistêmica e história de *bypass* cardíaco vivenciou um episódio de atordoamento. Incidência anterior esquerda oblíqua do arco aórtico em ASD demonstra uma grande calcificação na origem da AS direita ⇾ com mínima quantidade de contraste na AS distal ⇾. A artéria vertebral direita não está opacificada. A AV esquerda está aumentada e tortuosa ⇾.

**10-21B** Angiograma seletivo da AS esquerda demonstra a AV proeminente ⇾, ramos musculares ⇾ aumentados de calibre e colaterais para a distribuição vascular da AS direita.

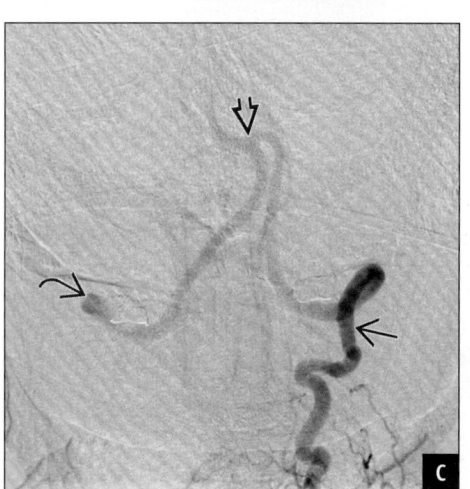

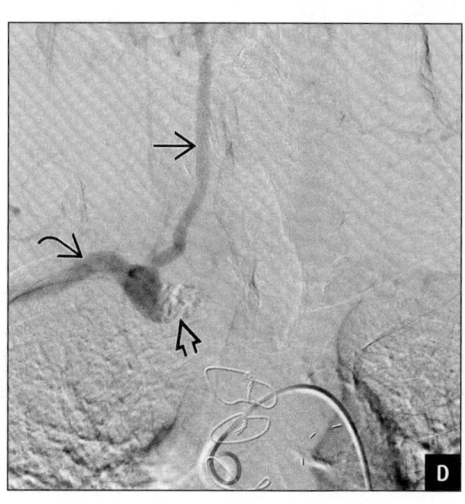

**10-21C** Incidência AP da injeção da AS esquerda demonstra que o sangue segue superiormente pela AV esquerda ⇾ atravessa a junção basilar ⇾ e desce pela AV direita ⇾. Há um enchimento transitório da artéria basilar proximal, mas a maior parte da circulação posterior permanece não opacificada.

**10-21D** Imagem tardia da injeção do arco aórtico demonstra enchimento retrógrado da AV direita ⇾ e AS ⇾ distal à calcificação ⇾ e à estenose de alto grau. Clássico roubo subclávio.

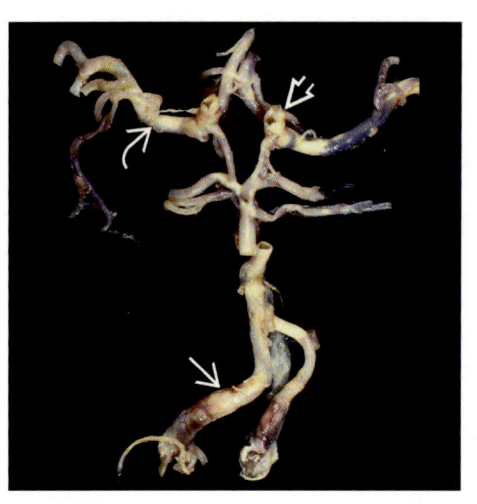

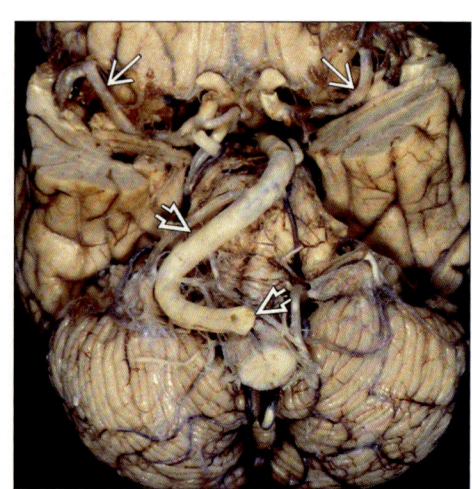

**258** Hemorragias não traumáticas e lesões vasculares

**10-22** Caso de autópsia demonstra a distribuição intracraniana da DVA. A doença mais grave se encontra no sistema vértebro basilar ➡ ACIs ➡ e ACMs proximais ➡. (Cortesia de R. Hewlett, MD.)

**10-23** Caso de autópsia de dolicoectasia basilar demonstra placa ateromatosa amarelada ➡ em uma artéria basilar extremamente tortuosa. Observe a leve ectasia de ambas as artérias cerebrais médias ➡. (Cortesia de R. Hewlett, MD.)

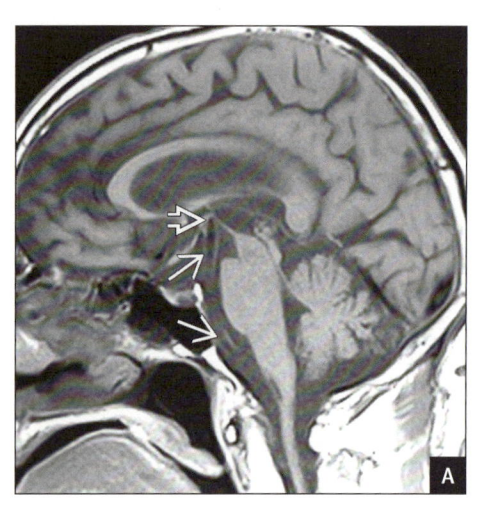

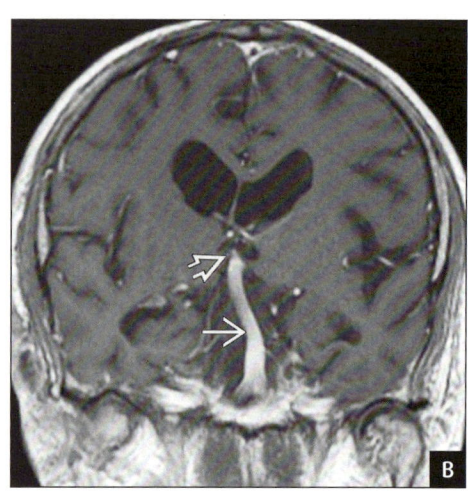

**10-24A** Ponderação sagital T1 de um homem idoso sem hipertensão ou demência demonstra um *flow void* extremamente alongado da artéria basilar ➡. A artéria dolicoectásica indenta e eleva o terceiro ventrículo ➡, que aparece comprimido, envolvendo a bifurcação basilar.

**10-24B** Aquisição T1 pós-contraste no plano coronal do mesmo caso demonstra fluxo com realce na artéria basilar ectásica ➡. Observe que o terceiro ventrículo está elevado, comprimido ➡ pela dolicoectasia basilar.

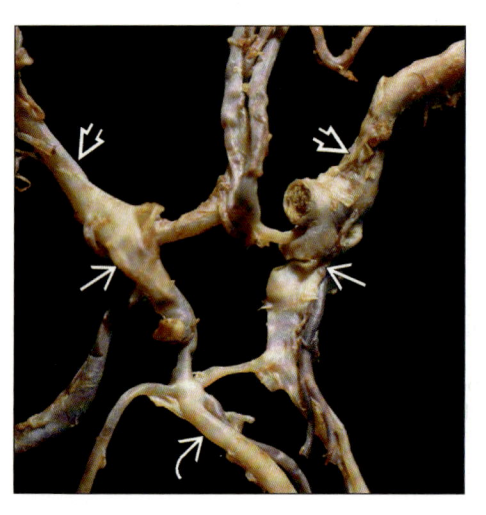

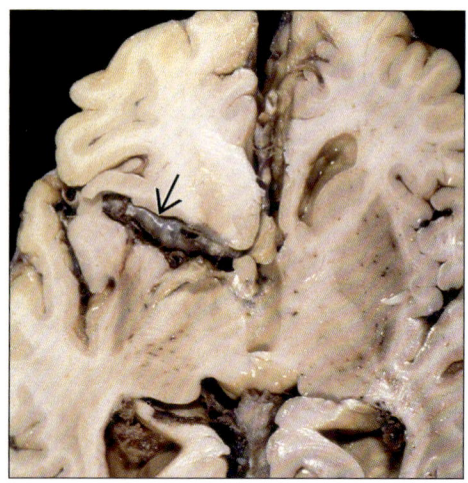

**10-25** Caso de autópsia demonstra DVA e ectasias fusiformes das ACIs ➡ e das ACMs ➡. A circulação posterior (vertebrobasilar) está relativamente poupada ➡. (Cortesia de R. Hewlett, MD.)

**10-26** Caso de autópsia demonstra marcada ectasia no segmento horizontal da ACM ➡. (Cortesia de R. Hewlett, MD.)

## Diagnóstico diferencial

Os principais diagnósticos diferenciais da DVA incluem dissecção, aneurisma dissecante, vasospasmo e displasia fibromuscular. Todos poupam o bulbo carotídeo.

A **dissecção** (tanto traumática quanto espontânea) é mais comum em pacientes jovens ou de meia-idade e ocorre no terço *médio* dos vasos extracranianos. A dissecção extracraniana em geral termina na abertura exocraniana do canal carotídeo. A maioria é lisa ou exibe mínimas irregularidades, enquanto calcificações ou ulcerações – comuns nas placas carotídeas – estão ausentes.

Estreitamento do segmento médio do vaso com uma pequena "bolsa" semelhante a uma massa, que se soma exteriormente ao lúmen, é típico de um **aneurisma dissecante**. O **vasospasmo** é mais comum nos vasos intracranianos. Quando envolve a carótida cervical ou as artérias vertebrais, costuma poupar os segmentos proximais.

A displasia fibromuscular (DFM) poupa o bulbo carotídeo e afeta o aspecto médio e distal da carótida extracraniana e artérias vertebrais. O aspecto de "colar de contas de rosário" é típico. Um longo segmento de estreitamento tubular é menos comum e pode refletir a coexistência de dissecção.

Outras afecções que se assemelham menos à DVA incluem a hipoplasia congênita e vasos de pequeno calibre secundários ao fluxo distal reduzido. A **hipoplasia da carótida interna** congênita, demonstrando um pequeno canal carotídeo ósseo ipsilateral, é rara. Nela, a AV frequentemente finaliza na artéria cerebelar posteroinferior (ACPI) e a AV contralateral costuma ser grande. Se as ACPs apresentarem a origem fetal das ACIs e os segmentos P1 das ACPs estiverem ausentes, todo o sistema vertebrobasilar pode parecer relativamente hipoplásico.

O **fluxo distal diminuído** ocorre quando a pressão intracraniana torna-se marcadamente elevada ou se houver vasospasmo grave nos vasos intracranianos. O lúmen do vaso cervical afetado diminui em proporção ao escoamento reduzido.

## Aterosclerose intracraniana

Uma das manifestações mais sérias e debilitantes da DVA é o AVC. A maioria dos AVCs agudos isquêmicos são tromboembólicos, mais frequentemente secundários a fontes cardíacas ou a placas na ACI cervical.

Muitos clínicos focam na doença arterial carotídea extracraniana, considerando a DVA intracraniana (DVAI) uma causa infrequente de AVC. Contudo, estudos recentes demonstraram que a DVA intracraniana corresponde a 5 a 10% de todos os AVCs isquêmicos. Quase metade dos pacientes com infarto cerebral fatal tem pelo menos uma placa intracraniana associada com estenose luminal na necropsia **(Fig. 10-22)**.

Com a expansão de uma variedade de opções de tratamento disponíveis, o delineamento preciso da DVA intracraniana é imperativo para o tratamento individualizado de cada paciente. Nesta seção, revisaremos brevemente as

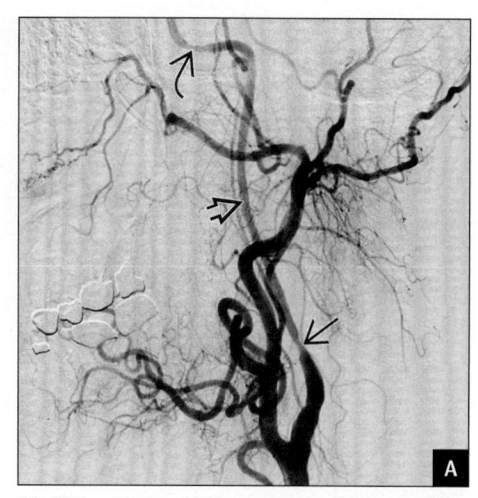

**10-27A** ASD lateral demonstra estreitamento de alto grau da ACI cervical ⇒ ACI pequena distal ⇒ (por fluxo reduzido), estenose concomitante ⇒.

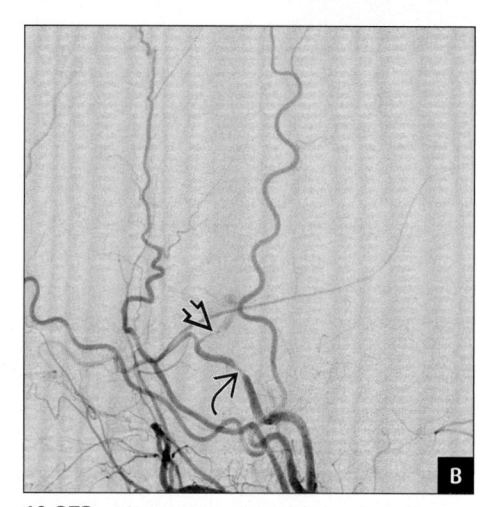

**10-27B** Imagem intracraniana demonstra estenose de alto grau da ACI cavernosa ⇒ juntamente com oclusão quase completa da ACI supraclinóidea ⇒.

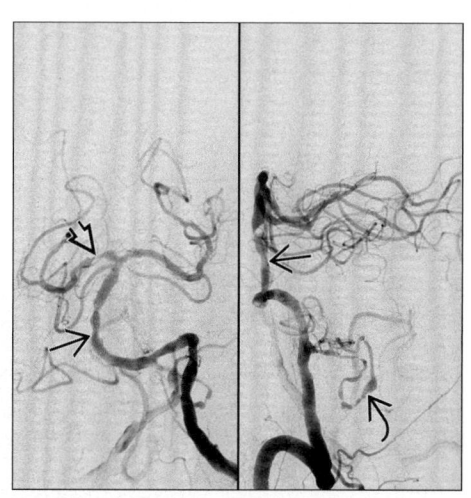

**10-28** (Esquerda) ASD AP, (direita) e lateral revelam extensas modificações por DVA na artéria vertebrobasilar ⇒ ACP proximal direita ⇒ e ACPI ⇒.

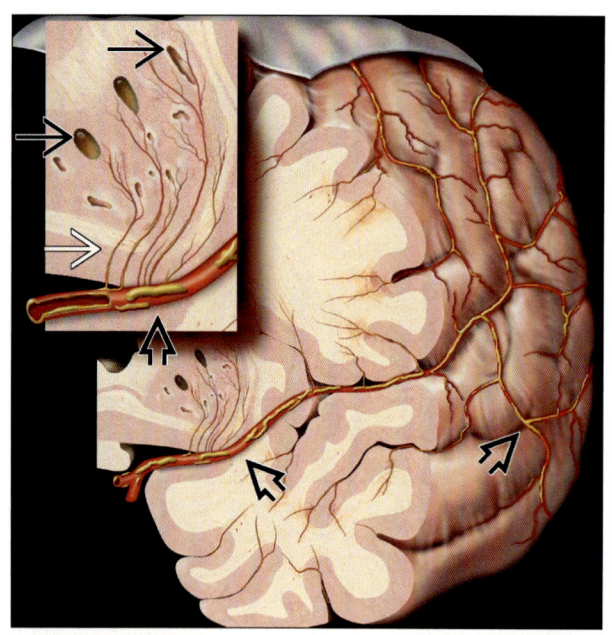

**10-29** Ilustração no plano coronal demonstra placas ateroscleróticas ⇛ envolvendo as artérias intracranianas principais e seus ramos. Detalhe mostra artérias penetrantes ➡ (lenticuloestriadas) e infartos lacunares ➡.

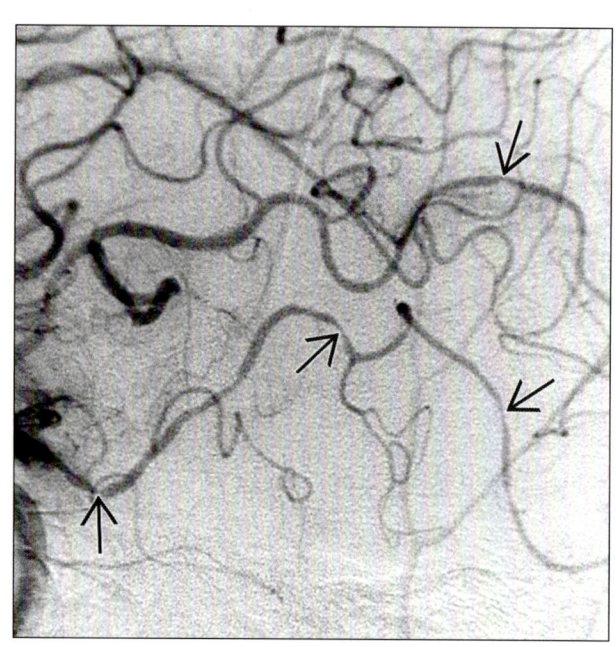

**10-30** ASD lateral magnificada mostra diversas lesões por DVA intracraniana representadas por numerosos focos de estreitamento irregular e dilatações nos ramos da ACM distal ➡ simulando vasculite.

manifestações da DVA intracraniana desde ectasias vasculares assintomáticas até aneurismas fusiformes e a doença esteno-oclusiva, que pode ser uma ameaça à vida, mas é tratável.

### Ectasia

Um alongamendo de vaso generalizado, não focal, é chamado de "ectasia", "dolicoectasia", "arterioectasia" ou "arteriopatia dilatada". Vasos alongados e tortuosos são manifestações comuns da aterosclerose avançada pelo corpo e também ocorrem em ambas as artérias cervicais e intracranianas. Quando a ectasia ocorre na circulação posterior, é denominada dolicoectasia basilar **(Fig. 10-23)**.

Muitos – se não a maioria – dos vasos intracranianos ectásicos são assintomáticos e descobertos incidentalmente na necropsia ou em exames de imagem. Esses alargamentos vasculares são mais comuns em pacientes idosos e de meia-idade **(Fig. 10-24)**.

As ectasias podem envolver qualquer parte da circulação intracraniana, mas são mais comuns nas artérias vertebrobasilares e na ACI supraclinóidea **(Fig. 10-25)**. A doença multifocal é comum. As ectasias podem se estender das artérias basilar e carótidas internas para os segmentos P1 e M1 proximais **(Fig. 10-26)**. Os achados de imagem das ectasias não complicadas são uma ou mais artérias alongadas que não demonstram dilatação focal aneurismática.

### Aneurisma fusiforme aterosclerótico

Os aneurismas fusiformes (AFs) ateroscleróticos são alargamentos focais que são superimpostos a uma artéria ectásica. Os AFs na DVA são mais comuns na circulação vertebrobasilar. Quando eles ocorrem na circulação anterior, podem produzir uma manifestação rara, mas dramática, chamada de aneurisma "serpentiforme" gigante. Os AFs na DVA serão discutidos em detalhes no Capítulo 6.

### Doença esteno-oclusiva intracraniana

O advento das técnicas endovasculares para o tratamento da doença esteno-oclusiva tornou a detecção e o delineamento da DVAI tão imporante quanto a caracterização da DVA extracraniana.

**EPIDEMIOLOGIA.** A aterosclerose que causa a doença oclusiva intracraniana de grandes artérias (DOIGA) é um subtipo de AVC bem definido hoje em dia, embora relativamente negligenciado e pouco compreendido. Estudos recentes mostraram que a prevalência da DVAI em pacientes com doença extracraniana concomitante varia entre 20 e 50%, e 12% dos pacientes apresentam DVA intracraniana difusa (multifocal).

Entre 8 e 10% de todos os AVCs na América do Norte são relacionados a DVAI. A prevalência de DVA intracraniana é especialmente alta em negros, hispânicos e asiáticos, nos quais alguns estudos demonstraram uma preponderância de estenose intracraniana em relação com a estenose carotídea. A resistência à insulina e a síndromes metabólicas são fatores de risco significativos para DVA intracraniana *versus* extracraniana.

**ASPECTOS CLÍNICOS.** De maneira global, os pacientes sintomáticos com estenose moderada a grave (i.e., 70 a 99%) na circulação intracraniana têm 25% de risco para recorrência do AVC em dois anos.

O curso clínico varia significativamente com a sublocalização da estenose. A média global vaso-específica de mortalidade anual é 6,8% para estenose da artéria cerebral média, 11,6% para estenose vertebrobasilar e 12,4% para estenose intracraniana da ACI.

A DVAI sintomática geralmente tem um prognóstico pobre, já que o tratamento conservador (medicamentoso) costuma falhar. As taxas de recorrência do AVC em pacientes com DVAI tratados com varfarina ou ácido acetilsalicílico são altas. Entre os pacientes com DVAI sintomática que não obtiveram sucesso com a terapia antitrombótica, as taxas de AVC subsequentes ou de morte por causa vascular são ainda mais altas, acima de 45% ao ano.

A disponibilidade de técnicas endovasculares como angioplastia intracraniana abriram novas portas para o tratamento da DVAI. Uma variedade de balões expansíveis, *stents* recobertos e autoexpansíveis também são opções de tratamento atualmente.

IMAGEM. Os achados de imagem geralmente lembram aqueles da DVA extracraniana. Calcificações murais são comuns e identificadas no exames de TC sem contraste. Calcificações nos sifões carotídeos (ACI cavernosa e supraclinóidea) estão relacionadas à carga global da DVA. Os padrões variam de focos puntiformes esparsos a depósitos lineares grosseiros e contínuos ("trilho de trem"). O grau de calcificações nos sifões carotídeos se correlaciona com a prevalência de infartos lacunares, mas não está associado com grandes AVCs tromboembólicos territoriais.

A angiografia demonstra melhor a DVAI **(Figs. 10-27 e 10-28)**. Embora a ATC demonstre acuradamente mais de 50% das estenoses dos grandes segmentos arteriais intracranianos (ACI cavernosa e supraclinóidea e ACM proximal), graus menores de estenose e DVA em ramos menores secundários ou terciários são melhor demonstrados com a ASD. Comparando à ATC e à ASD, a ARM tem menor acurácia para demonstrar a aterosclerose intracraniana – especialmente em ramos de segunda ou terceira ordem ou quando o lúmen residual do vaso for menor que 1 milímetro.

Estenoses solitárias ou multifocais alternadas a áreas de dilatação pós-estenótica são típicas da DVAI **(Fig. 10-29)**. Quando a aterosclerose afeta ramos distais dos vasos intracranianos principais, sua aparência pode simular a das vasculites **(Fig. 10-30)**.

A imagem da circulação *intracraniana* em pacientes com estenose *extracraniana* hemodinamicamente significativa é essencial. Uma **estenose concominante** (tandem) – definida como uma lesão com estenose *intra*craniana mais de 50% na mesma distribuição vascular distal à estenose extracraniana primária – está presente em 20% dos pacientes **(Fig. 10-27)**. As taxas de AVCs cumulativos e/ou mortes são mais altas do que se a estenose fosse única.

DIAGNÓSTICO DIFERENCIAL. Os principais diagnósticos diferenciais da DVA intracraniana são vasculite, vasospasmo e dissecção. A **vasculite** ocorre em todas as idades, mas é mais comum em pacientes de meia-idade. A vasculite e a DVA têm aspecto praticamente idêntico na angiografia. Lembre-se: a causa mais comum de padrão do tipo vasculite em um paciente idoso não é vasculite, e, sim, DVA.

O **vasospasmo** poupa a ACI cavernosa e costuma ser mais difuso que a DVA. Uma história de trauma, hemorragia subaracnóidea ou abuso de drogas (simpaticomiméticos) é comum. A **dissecção intracraniana** – especialmente na circulação anterior – é rara e ocorre em pacientes mais jovens.

### Arterioloesclerose

#### Terminologia

A arterioloesclerose também é conhecida como **doença de pequenos vasos** ou doença cerebral microvascular. A arterioloesclerose é uma microangiopatia que em geral afeta artérias pequenas (i.e., arteríolas), especialmente na substância branca (SB) cerebral profunda e subcortical.

O termo **leucoaraiose** é, por vezes, utilizado por neurologistas para designar as lesões de SB confluentes associadas à arterioloesclerose, ou seja, doença vascular de pequenos vasos. Esse é um dos marcadores visíveis mais grosseiros do que a idade, e os fatores de risco vasculares afetam o cérebro.

#### Etiologia e patologia

Idade, hipertensão (HTN) crônica, hipercolesterolemia e diabetes melito (DM) são os fatores de risco mais comuns que predispõem à doença microvascular cerebral. Fatores de risco genéticos incluem o genótipo *APOE*4*.

As características da patologia macroscópica da arterioloesclerose cerebral incluem perda de volume generalizada, múltiplos infartos lacunares e espongiose da substância branca profunda. A estenose ou oclusão de pequenos vasos por arterioloesclerose e lipo-hialinose provavelmente resulta em microinfartos da SB.

A correlação microscópica das lesões da substância branca periventricular identificadas nos estudos de imagem tem uma gama de achados. Degeneração da mielina (mielina "empalidecida"), perda axonal com aumento do líquido extracelular, lipofibro-hialinose com oclusão de pequenos vasos, gliose, espongiose e alargamento dos espaços perivasculares podem estar presentes em graus variáveis.

#### Aspectos clínicos

As manifestações clínicas da doença vascular cerebral de pequenos vasos variam largamente, observando-se desde pacientes assintomáticos ou com déficit cognitivo leve (DCL) até demência grave. Embora a correlação entre o grau das modificações da SB nos estudos de imagem e o

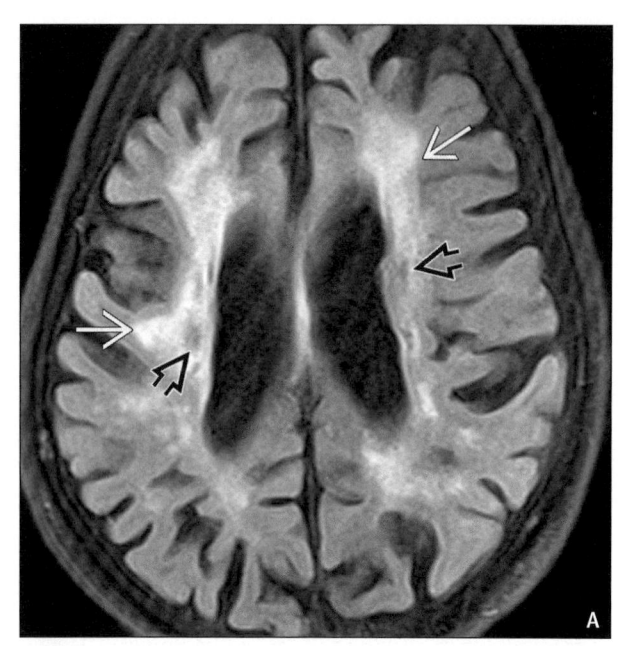

**10-31A** Aquisição axial FLAIR em um paciente com demência, hipertensão crônica e doença vascular de pequenos vasos demonstra redução volumétrica, hiperintensidades confluentes na SB ➡ e infartos lacunares múltiplos ⇨.

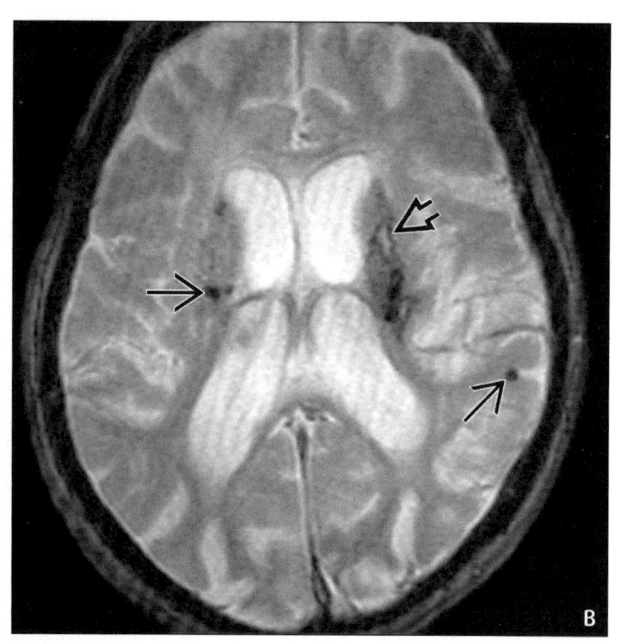

**10-31B** Aquisição em T2* GRE do mesmo paciente mostra hipointensidades multifocais características de microssangramentos ➡ e hemorragia hipertensiva antiga nos núcleos da base ⇨.

desempenho cognitivo seja pobre, a gravidade da doença de pequenos vasos na necropsia correlaciona-se de forma significativa com o grau de prejuízo cognitivo.

### Imagem

Os estudos de imagem refletem a rarefação da substância branca e espongiose associada com graus variáveis de perda volumétrica generalizada.

**TC.** Hipodensidades esparsas e/ou confluentes na SB que poupam o córtex são achados típicos na TC sem contraste. As lesões periventriculares possuem uma ampla base confluente adjacente à superfície ventricular e são proeminentes em torno do átrio dos ventrículos laterais. As lesões são quase sempre desprovidas de realce na TC com contraste.

**RM.** Hipointensidades da substância branca periventricular e subcortical esparsas ou confluentes são vistas nas ponderações em T1. As lesões são hiperintensas nas ponderações em T2 e são especialmente proeminentes no FLAIR **(Fig. 10-31A)**. As sequências em T2* (GRE, SWI) com frequência demonstram hipointensidades multifocais com artefatos de susceptibilidade magnética, em especial na presença de hipertensão crônica **(Fig. 10-31B)**.

A arterioloesclerose crônica não realça nas aquisições em T1 pós-contraste e não demonstra restrição à difusão.

**ULTRASSONOGRAFIA.** Espessamento carotídeo médio-intimal e rigidez arterial estão despontando como marcadores do envelhecimento arterial e podem servir como marcadores substitutos para o déficit vascular cognitivo.

### Diagnóstico diferencial

O diagnóstico diferencial mais importante é o de **hiperintensidades relacionadas ao envelhecimento normal**. Há uma significativa sobreposição entre os achados de imagem de indivíduos cognitivamente normais e com DCL. Lesões esparsas na SB periventricular são quase universais após os 65 anos. Entre 2 a 6% dos pacientes idosos apresentam lesões de SB extensas/confluentes. Infartos lacunares "silenciosos" são vistos em um terço dos pacientes idosos assintomáticos e saudáveis.

Outra consideração significativa no diagnóstico diferencial inclui os **espaços perivasculares (EPVs) alargados (Virchow-Robin)**. EPVs proeminentes podem ser vistos em pacientes de todas as idades, em praticamente todas as localizações, embora eles aumentem com o passar da idade. O local mais comum é o terço inferior dos núcleos da base, em torno da comissura anterior. Os EPVs contêm fluido intersticial, mas se comportam como o líquido cerebrospinal (LCS), ou seja, o sinal suprime completamente no FLAIR. Hiperintensidades perilesionais são vistas em 25% dos casos.

A **doença desmielinizante** causa lesões ovoides ou triangulares periventriculares que costumam envolver a interface calososeptal, a qual raramente está envolvida pela arterioloesclerose.

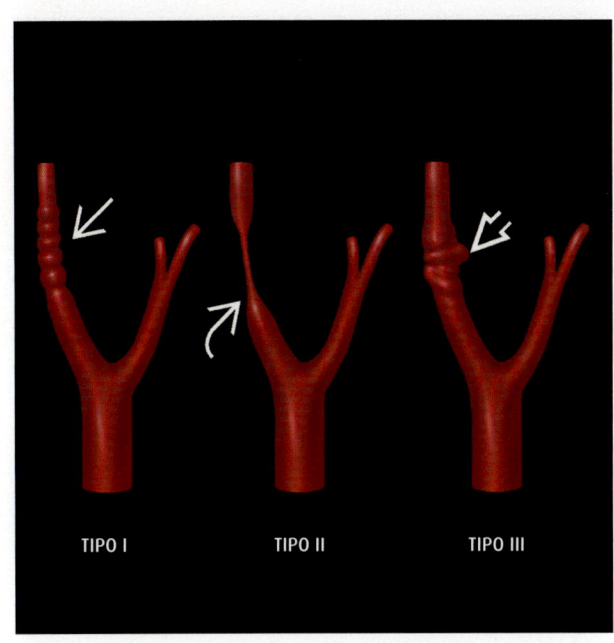

**10-32** Ilustração da bifurcação carotídea demonstra os principais subtipos da DFM. O tipo 1 aparece como áreas que alternam constrição e dilatação ➜ o tipo 2 como uma estenose tubular ➜ e o tipo 3 como rugosidades focais ± divertículo ➜.

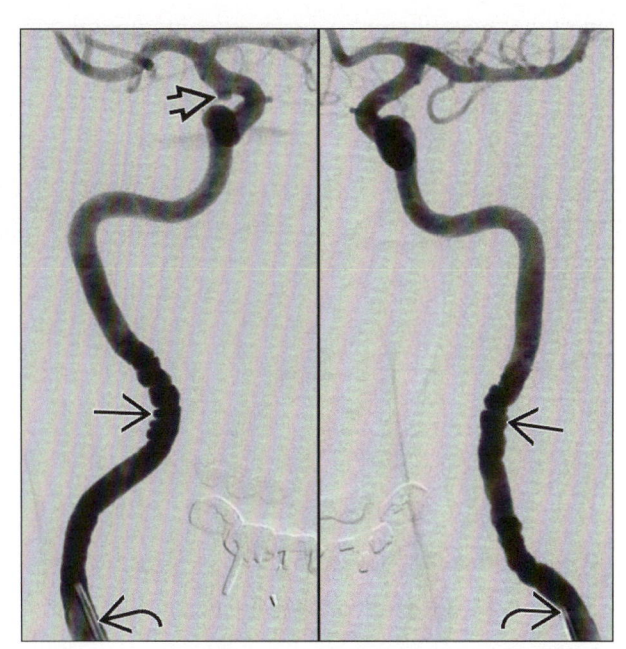

**10-33** ASD em AP mostra DFM do tipo 1 em ambas as ACIs, poupando os bulbos ➜, "colar de contas" nos segmentos cervicais médios ➜, pequeno aneurisma sacular não roto ➜ na ACI supraclinóidea direita.

A encefalopatia arterioesclerótica subcortical (EAS) está associada com a demência vascular tipo Binswanger e é um diagnóstico clínico (e não de imagem).

## Doenças vasculares não ateromatosas

Embora a DVA seja a doença mais comum que afeta a vascularização craniocervical, diversas outras doenças não ateromatosas podem afetar o cérebro, causando AVCs ou sintomas similares a ele. Nesta seção, discutiremos brevemente algumas das entidades mais importantes, incluindo a displasia fibromuscular, vasculites e as vasculopatias não inflamatórias não ateroscleróticas, como a doença amiloide cerebral.

### Displasia fibromuscular

#### Terminologia

A displasia fibromuscular (DFM) é uma doença não inflamatória, não aterosclerótica segmentar incomum, de etiologia desconhecida, que afeta as artérias de médio e grande calibre em muitas áreas do corpo.

#### Etiologia

A etiopatologia exata da DFM permanece desconhecida. É mais comum em pacientes com familiares de primeiro grau afetados pela doença, mas a maioria dos pacientes não possui história familiar de DFM.

#### Patologia

**Localização.** Embora praticamente qualquer artéria, em qualquer localização possa ser afetada, a DFM acomete preferencialmente algumas artérias. As artérias renais estão envolvidas em 75% dos casos; em cerca de 35% destes o acometimento é bilateral.

Os vasos craniocervicais estão envolvidos em até 70% dos casos. A ACI é o local mais comum; a DFM na AV é vista em 20% dos casos. Aproximadamente metade das DFMs craniocervicais envolve mais de uma artéria (geralmente ambas as ACIs ou uma ACI e uma AV). A DFM intracraniana é muito rara.

A DFM está associada ao aumento no risco de desenvolvimento de aneurismas saculares intracranianos. Eles estão presentes em aproximadamente 7 a 10% dos pacientes com DFM cervical.

**Tamanho e número.** O tamanho varia de pequenas lesões focais com mínimas alterações à doença extensa envolvendo a maior parte do vaso 1 a 2 centímetros distal a sua origem. Múltiplos sistemas arteriais estão envolvidos em 25 a 30% dos casos. Quando doença de múltiplos sistemas está presente, as artérias renais estão quase sempre envolvidas.

**Estadiamento, graduação e classificação.** A DFM é classificada histologicamente em três categorias, de acordo com qual camada arterial está afetada (média, íntima ou adventícia) **(Fig. 10-32)**. O tipo mais comum (tipo 1) é a fibrodisplasia da média, correspondendo a aproxima-

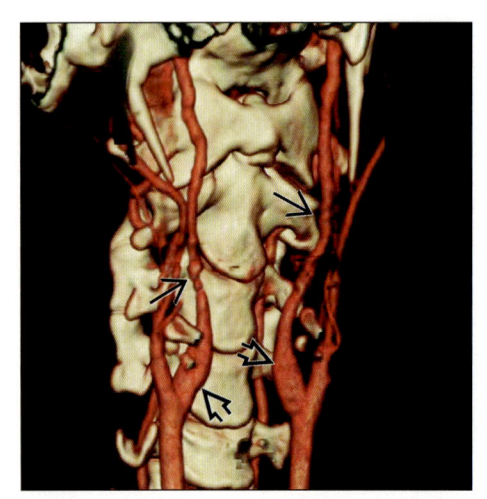

**10-34** ATC oblíqua demonstra DFM tipo 1 com aspecto em "colar de contas" em ambas as artérias carótidas ➡. Observe os bulbos carotídeos poupados ➡.

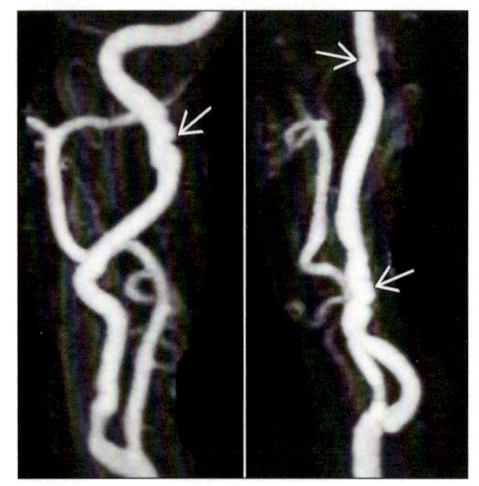

**10-35** ARM com TOF demonstra DFM ➡ com aspecto em "colar de contas" em ambas as carótidas cervicais.

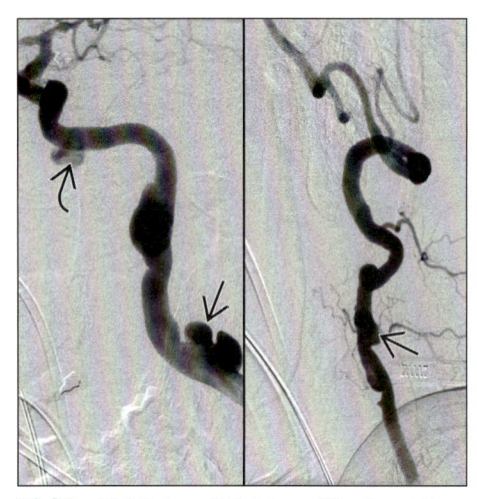

**10-36** (E) ASD da carótida interna (D) e das artérias vertebrais com o tipo 3 da DFM demonstra recessos semelhantes a divertículos ➡ e aneurismas saculares ➡.

damente 85% de todos os casos de DFM. Nela, a média alterna áreas de afilamento e espessamento formadas por anéis fibrosos concêntricos de proliferação fibrosa e hiperplasia de músculo liso. Células inflamatórias estão ausentes.

A **fibrodisplasia intimal** (tipo 2) corresponde a menos de 10% dos casos de DFM. Alterações focais semelhantes a bandas e a longos segmentos estreitados ocorrem. Histologicamente, a íntima está espessada por deposição de colágeno circunferencial ou excêntrico e a lâmina elástica interna está fragmentada. Componentes inflamatórios e lipídicos estão ausentes.

A **fibroplasia adventícia (periarterial)** (tipo 3) é o tipo menos comum de DFM, contabilizando menos de 5% dos casos. Colágeno denso substitui o tecido fibroso delicado da adventícia e pode infiltrar os tecidos periarteriais adjacentes.

## Aspectos clínicos

**EPIDEMIOLOGIA.** Uma vez tida como vasculopatia rara, a DFM é hoje identificada em 0,5% de todos os pacientes que se submetem a rastreamento por ATC devido a sintomas neurológicos isquêmicos.

A DFM afeta indivíduos entre 20 e 60 anos, mas pode ocorrer também em lactentes, crianças e idosos. A diferença entre os gêneros é marcante na DFM com um predomínio feminino na ordem de 9:1.

**APRESENTAÇÃO.** O ínico súbito de aumento da pressão arterial em uma mulher jovem é a apresentação típica da DFM renal. A DFM carotídea ou vertebral costuma apresentar-se em idades mais avançadas, geralmente em torno dos 50 anos. A DFM cervical pode se apresentar com acidente isquêmico transitório, sopro, AVC ou dissecção (com frequência na síndrome de Horner, isto é, ptose, constrição pupilar e anidrose).

**HISTÓRIA NATURAL E TRATAMENTO.** A história natural da DFM não é clara, já que muitos casos são descobertos incidentalmente nos exames de imagem.

Até hoje, nenhum estudo prospectivo randomizado comparou a eficácia das diferentes opções de tratamento. A conduta de "observar e esperar" para pacientes com DFM renal sem hipertensão e com função renal normal é comum, assim como terapia antiplaquetária para indivíduos assintomáticos com DFM cervical. Angioplastia percutânea com balão é recomendada para pacientes com hipertensão de início recente ou resistente, AIT ou AVC. A cirurgia geralmente só é realizada no tratamento de aneurismas.

## Imagem

**CONSIDERAÇÕES TÉCNICAS.** No passado, a ASD foi considerada o padrão-ouro para o diagnóstico de DFM. Contudo, a ATC define acuradamente a DFM nas artérias cervicocefálicas e também permite a visualização dos vasos intracranianos para detectar a presença de aneurismas associados. A ARM com TOF é problemática devido a artefatos causados pela movimentação do paciente, bem como artefatos no plano de fluxo e susceptibilidades dos gradientes, que podem simular os aspectos da DFM. Ultrassonografia *duplex* e o *color* Doppler podem demonstrar a DFM apenas quando a lesão estiver localizada proximalmente.

Como a doença de múltiplos sistemas é comum, pacientes com diagnóstico recente de DFM carotídea e/ou vertebral também devem ter as suas artérias renais examinadas.

IMAGEM. Os achados de imagem variam com o subtipo da DFM. Entre 80 a 90% dos pacientes demonstram achados típicos para fibrodisplasia da média (DFM tipo 1). Um aspecto irregular "rugoso" ou em "colar de contas" com áreas alternantes de constrição e dilatação que possuem diâmetro luminal maior que o original é a apresentação típica **(Figs. 10-33, 10-34 e 10-35)**. No tipo 2 (fibrodisplasia intimal), um longo segmento de estreitamento liso e tubular está presente. No tipo 3 (adventício), recessos assimétricos, semelhantes a divertículos em um dos lados da artéria estão presentes **(Fig. 10-36)**.

Todos os três subtipos de DFM poupam a bifurcação carotídea e a origem dos grandes vasos, envolvendo os segmentos médios, sendo mais comuns no nível de C1-C2. Complicações da DFM incluem dissecção, aneurismas intracranianos com ou sem hemorragia subaracnóidea **(Fig. 10-33 e 10-36)** e fístulas arteriovenosas.

## Diagnóstico diferencial

O principal diagnóstico diferencial da DFM é a **aterosclerose**. A DFM é mais comum em mulheres jovens, um grupo que geralmente é de baixo risco para DVA. A DFM envolve as porções média e distal das artérias afetadas, não suas origens.

O estreitamento "tubular" liso, que vai reduzindo gradualmente da DFM intimal pode ser difícil de distinguir da **dissecção espontânea**, também ocorre como uma complicação da DFM. Outras **vasculopatias não ateroscleróticas**, como arterite de Takayasu e arterite de células gigantes podem simular a DFM tubular (i.e., intimal).

## *Dissecção*

A dissecção arterial craniocervical (DAC) é uma causa incomum, mas importante, de AVC isquêmico em adultos jovens e de meia-idade. A terapia instituída no tempo adequado pode reduzir o risco imediato de AVC e atenuar as sequelas em longo prazo das dissecções craniocerviais, portanto, o diagnóstico por imagem é crucial no manejo do paciente.

## Terminologia

Uma dissecção é uma laceração na parede do vaso que permite a entrada do sangue em seu interior, com posterior delaminação das suas camadas parietais ("dissecadas") **(Fig. 10-37)**. Um aneurisma dissecante é uma dissecção caracterizada por uma invaginação que se estende além da parede do vaso. A maioria ocorre com dissecções de subadventícia e é mais acuradamente nomeada como pseudoaneurismas (i.e., eles não possuem todos os componentes parietais do vaso normal).

## Etiologia

A DAC pode ser extra ou intracraniana.

Quase 60% das dissecções *extracranianas* são "espontâneas", ou seja, não traumáticas. O restante resulta de lesão penetrante ou contusa. As dissecções não traumáticas ocorrem depois de uma vasculopatia subjacente, como a DFM, síndrome de Marfan ou outras doenças do tecido conectivo (p. ex., Ehlers-Danlos tipo 4). Condições predisponentes menos comuns incluem hipertensão, enxaqueca, atividade física vigorosa, hiper-homocisteinemia e infecção faríngea recente.

As dissecções *intracranianas* costumam ser traumáticas. As dissecções iatrogênicas (secundárias a procedimento endovascular) estão se tornando cada vez mais comuns.

## Patologia

LOCALIZAÇÃO. As dissecções ocorrem no segmento mais móvel de um vaso, com frequência iniciando ou terminando onde o vaso sofre uma transição de uma posição relativamente livre para uma posição fixa, devido a um canal ósseo que o envolve. A ACI extracraniana é o local mais comum na cabeça e no pescoço. A dissecção extracraniana da ACI poupa o bulbo carotídeo e costuma estender-se até a base do crânio; apenas às vezes além dela **(Fig. 10-38)**. As dissecções vertebrais são mais comuns entre a base do crânio e C1 e entre C1 e C2.

Dissecções intracranianas são muito raras, correspondendo a apenas 1 a 2% de todas as dissecções cervicocefálicas. O local mais comum é a artéria vertebral. Dissecções na circulação anterior são ainda menos comuns. Elas quase sempre envolvem a ACI supraclinóidea, com ou sem extensão para a ACM proximal.

TAMANHO E NÚMERO. As dissecções podem ser limitadas a uma ruptura intimal focal e a um pequeno hematoma subintimal. A maioria é solitária, acometendo um longo segmento que se estende por vários centímetros. Aproximadamente 20% envolvem dois ou mais vasos. Dissecções múltiplas são bem mais comuns se uma vasculopatia subjacente, como Marfan, Ehlers-Danlos tipo 4 ou DFM estiver presente.

PATOLOGIA MACROSCÓPICA. Uma ruptura intimal permite dissecção de sangue para o interior da parede do vaso, resultando em um hematoma da média ou subendotelial. O hematoma estreita a luz do vaso, podendo ocluí-la **(Fig. 10-39)**. Às vezes dissecções – especialmente na artéria vertebral – estendem-se pela adventícia e apresentam-se com hemorragia subaracnóidea.

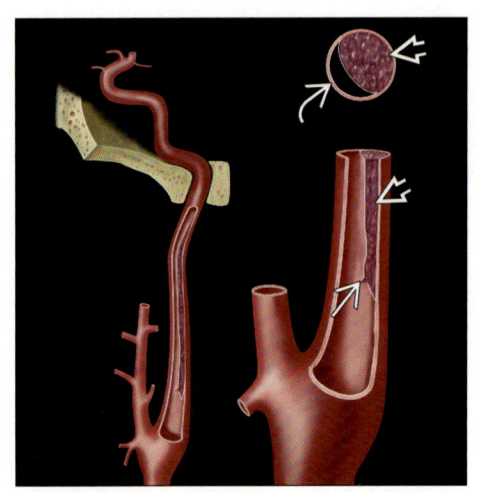

**10-37** Dissecção extracraniana da ACI revela ruptura intimal ⇒ e trombo subintimal ⇒ comprimindo o lúmen residual ⇒. O bulbo está poupado.

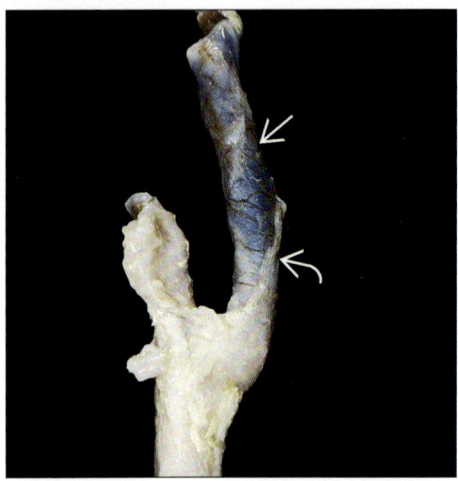

**10-38** Dissecção extracraniana da ACI com extenso trombo intramural ⇒. A dissecção se inicia ⇒ distalmente ao bulbo. (Cortesia de R. Hewlett, MD.)

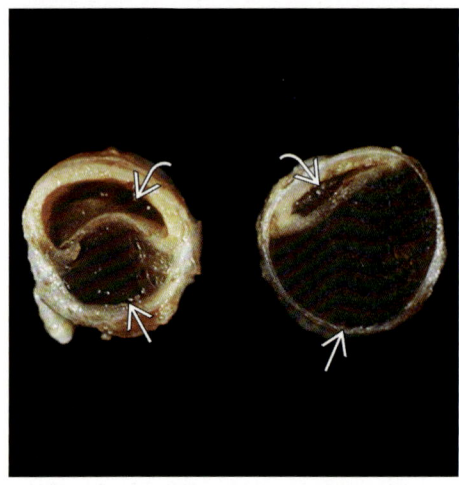

**10-39** Dois cortes axiais demonstrando dissecção carotídea com hematoma subintimal ⇒ e compressão do lúmen residual ⇒. (Cortesia de R. Hewlett, MD.)

## Aspectos clínicos

**EPIDEMIOLOGIA E ASPECTOS DEMOGRÁFICOS.** A incidência anual de dissecção da ACI é de 2,5 a 3 casos por 100.000. A incidência de dissecção da AV é aproximadamente metade daquela da ACI.

Embora dissecções ocorram em todas as idades, a maioria é encontrada em adultos jovens ou de meia-idade. A idade de pico é 40 anos. As dissecções carotídeas são mais comuns em homens, enquanto as vertebrais são mais comuns em mulheres.

A DAC corresponde a aproximadamente 2% de todos os AVCs isquêmicos. Em pacientes jovens e de meia-idade sem ou com poucos fatores de risco para DVA, as dissecções podem ser as responsáveis por 10 a 25% de todos os AVCs isquêmicos.

**APRESENTAÇÃO.** Cervicalgia e cefaleia são os sintomas mais comuns. Paralisia de um ou mais nervos cranianos, incluindo síndrome de Horner pós-gangliônica, pode ocorrer. Zumbido pulsátil é uma apresentação menos comum.

**HISTÓRIA NATURAL.** A história natural da maioria das DACs extracranianas é benigna. Aproximadamente 90% das estenoses se resolvem e 60% de todas as oclusões recanalizam. O risco de recorrência da dissecção é baixo: 2% no primeiro mês e 1% por ano subsequente (geralmente em outro vaso).

Cefaleia persistente, zumbido pulsátil, síndrome de Horner pós-gangliônica e AVC isquêmico são incomuns, mas complicações bem conhecidas da DAC.

A DAC intracraniana é muito mais problemática. O AVC é mais comum e a recanalização espontânea é menos frequente.

**OPÇÕES DE TRATAMENTO.** A anticoagulação é o tratamento recomendado para a dissecção arterial extracraniana. Seis meses de terapia antiplaquetária em pacientes assintomáticos com achados de imagem estáveis é o comum. Heparina endovenosa com varfarina oral é uma opção, assim como o *stent* endovascular. O tratamento da DAC intracraniana é controverso.

## Imagem

Procedimentos que opacificam ambos os lúmens (p. ex., ATC, ASD convencional, ARM) e técnicas seccionais que visualizem a própria parede do vaso (p. ex., TC, RM) devem ser utilizados para delinear a total extensão da doença.

**CARACTERÍSTICAS GERAIS.** As dissecções podem se apresentar como estenose, oclusão ou dilatação aneurismática.

**ACHADOS NA TC.** A TC sem contraste pode revelar um espessamento em formato de crescente causado por hematoma de parede. Aproximadamente 20% das dissecções de artéria vertebral causam hemorragia subaracnóidea na fossa posterior.

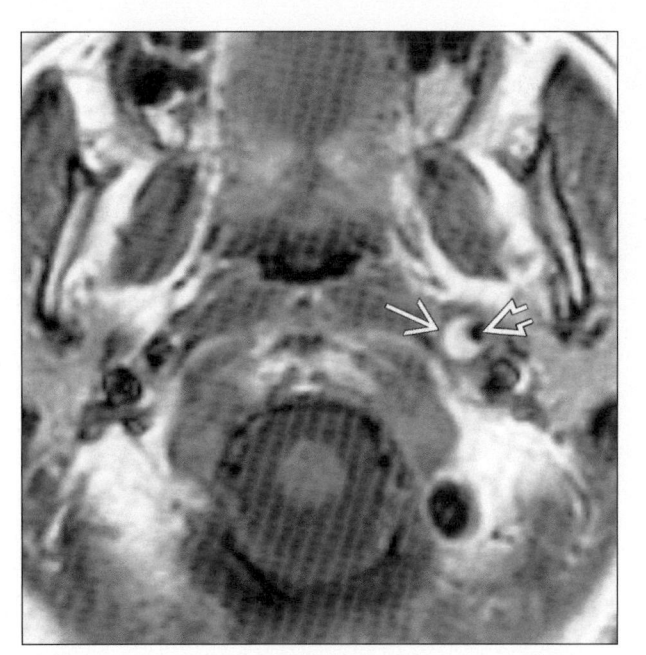

**10-40** Ponderação em T1 no plano axial demonstra os achados clássicos de dissecção carotídea extracraniana com hematoma subintimal subagudo. Observe a hiperintensidade em forma de crescente ➡ em torno do *flow void* estreitado ➡ da ACI média cervical.

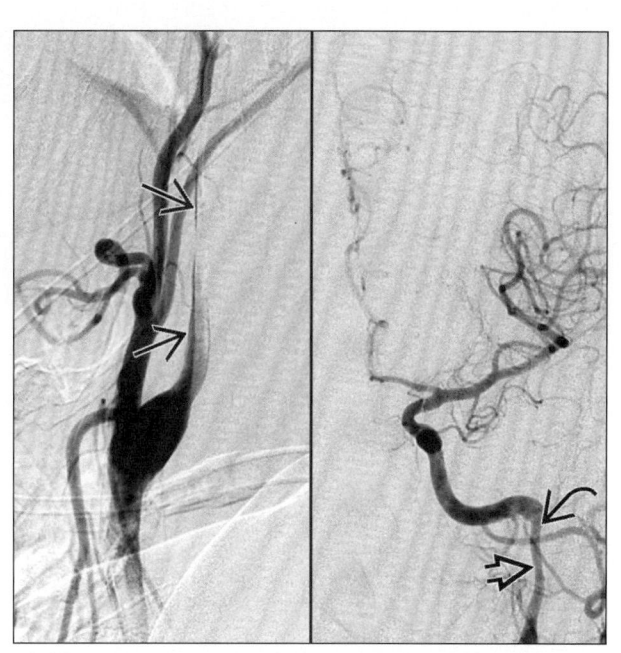

**10-41** ASD em dois casos de dissecção da ACI cervical. (Esquerda) Clássico estreitamento em "rabo de rato" ➡ da carótida média com preservação do bulbo. (Direita) Dissecção da ACI superior ➡ que se finaliza na abertura exocraniana do canal ósseo carotídeo ➡.

A TC com contraste pode demonstrar estreitamento do vaso dissecado com ou sem dilatação aneurismática.

ACHADOS NA RM. A ponderação em T1 com saturação de gordura é uma das melhores sequências para demonstrar a DAC. Um crescente hiperintenso de sangue subagudo adjacente a um *flow void* estreitado em um lúmen patente é típico **(Fig. 10-40)**. A ponderação em T2 pode demonstrar a delaminação das camadas do trombo com artefatos de susceptibilidade magnética no T2* **(Fig. 10-42)**.

Pelo menos metade de todos os pacientes com dissecção craniocervical possui infartos cerebrais ou cerebelares, melhor demonstrados na ponderação em difusão. Múltiplos focos ipsilaterais de restrição à difusão são achados típicos.

ANGIOGRAFIA. As dissecções da ACI extracraniana costumam poupar o bulbo carotídeo, iniciando 2 a 3 centímetros distal à bifurcação e terminando na abertura exocraniana do canal carotídeo **(Fig. 10-41)**. As dissecções da artéria vertebral são mais comuns em torno da base do crânio e no segmento superior da coluna cervical.

A ATC demonstra um lúmen estreitado excentricamente rodeado por um espessamento mural com formato em crescente. Um *flap* pode, às vezes, ser identificado. Pseudoaneurismas são comuns. Um duplo lúmen opacificado (lúmen "verdadeiro" mais "falso") ocorre em menos de 10% dos casos.

O achado mais comum na ASD é um estreitamento progressivo liso ou levemente irregular cervical médio. A DAC com oclusão demonstra uma finalização em formato de chama, "rabo de rato" **(Fig. 10-41)**. Ocasionalmente, uma sutil laceração ou *flap* intimal, um lúmen duplo, estreitamento ou oclusão do lúmen verdadeiro ou um pseudoaneurisma podem ser identificados. Se a dissecção for subadventícia e não estreitar a luz do vaso, a ASD pode parecer normal; o hematoma paravascular deve ser detectado nos exames de imagem seccionais.

As dissecções intracranianas são mais difíceis de diagnosticar que seus correspondentes extracranianos **(Figs. 10-43 e 10-44)**. Elas são significativamente menores e seus achados de imagem são sutis.

### Diagnóstico diferencial

O principal diagnóstico diferencial da dissecção arterial *extracraniana* é a **displasia fibromuscular** tipo 2 (intimal). Uma complicação comum da DFM é a dissecção, portanto as duas condições estão interligadas e podem ser indistinguíveis com base apenas nos estudos de imagem. Embora múltiplas dissecções possam ocorrer, elas são muito menos comuns que as DFMs multifocais; a avaliação cuidadosa dos outros vasos cervicocefálicos buscando por modificações típicas da DFM pode ser útil.

A **aterosclerose** é mais comum que a dissecção em pacientes mais velhos. A DVA envolve a origem dos grandes vasos e o bulbo carotídeo, lugares que quase sempre são poupados na dissecção. Como a DVA é uma doença sistêmica, múltiplos vasos em múltiplas distribuições vasculares são afetados. A dissecção, por outro lado, é solitária, a menos que uma vasculopatia subjacente como a síndrome de Marfan ou a de Ehlers-Danlos esteja presente **(Fig. 10-42)**.

**10-42A** Ponderação em T1 de uma mulher de 28 anos com síndrome de Marfan e com história de quatro dias de cervicalgia demonstra dissecção de ambas as artérias carótidas internas ➡ e de ambas as vertebrais ⇉. Trombos murais rodeiam o minúsculo *flow void* residual em todos os quatro vasos.
**10-42B** Aquisição T2* GRE do mesmo paciente demonstra que os trombos murais em torno das ACIs cervicais distais causam artefatos de susceptibilidade magnética ➡.

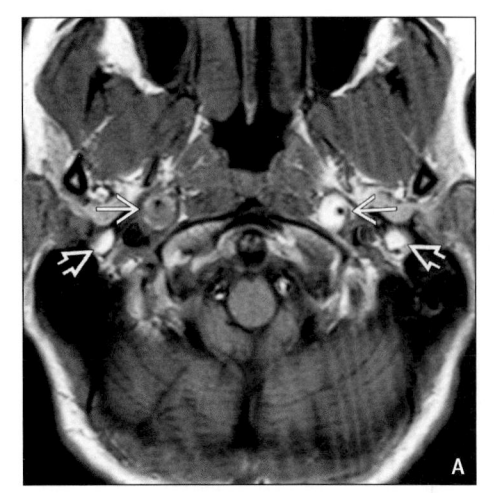

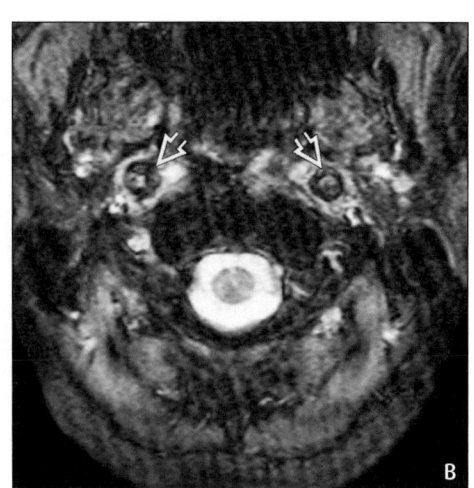

**10-42C** Ponderação em T1 em corte mais cranial através da base do crânio mostra que as dissecções de ambas as ACIs se estedem para os canais carotídeos petrosos ➡.
**10-42D** (E) ARM coronal demonstra as dissecções de todos os quatro vasos cervicocefálicos ➡, incluindo os segmentos petrosos intracranianos das ACIs ⇉. (D) Incidência oblíqua mostra que a dissecção da ACI esquerda ➡ poupa o bulbo carotídeo ⇉. Observe o pseudoaneurisma da carótida cervical ➡.

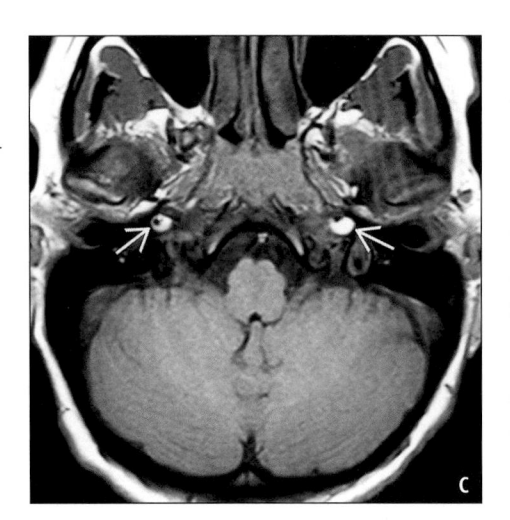

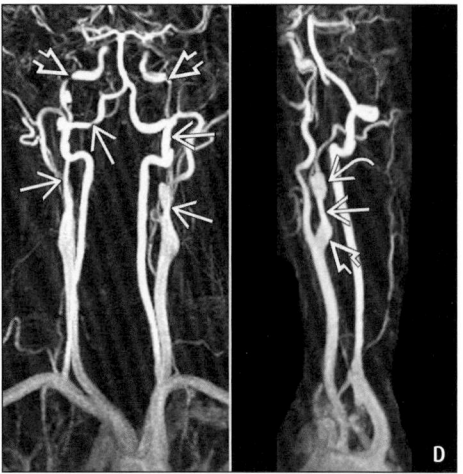

**10-42E** ARMs (E) AP e (D) lateral das artérias carótida e vertebral direitas demonstram longo estreitamento progressivo da ACI cervical média ➡, outro pseudoaneurisma ⇉. Estenose de alto grau da AV está presente entre C1 e a base do crânio ➡.
**10-42F** ARM TOF com contraste demonstra estenose do segmento ascendente da ACI direita ➡, enquanto a ACI esquerda se apresenta ocluída ⇉. As artérias vertebrais intracranianas e a junção basilar ➡ têm aspecto normal.

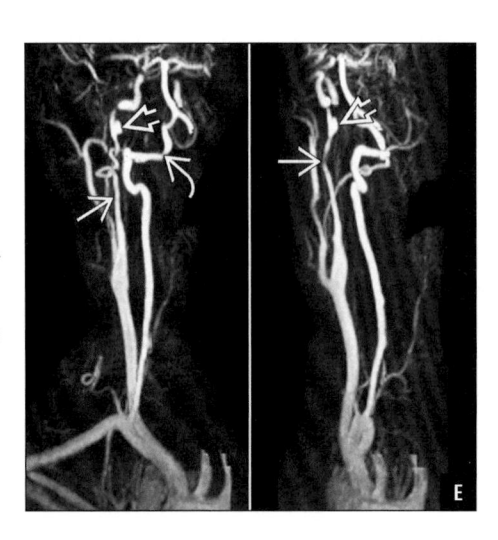

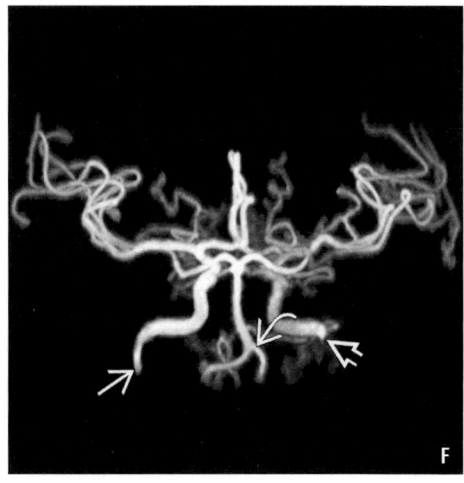

A **trombose** arterial sem uma dissecção subjacente pode causar um estreitamento progressivo em "rabo de rato" ou oclusão. Os achados de imagem de trombose isolada são difíceis de distinguir daqueles da dissecção complicada por uma trombose secundária superimposta.

O **vasospasmo** ou fluxo distal reduzido podem causar estreitamento difuso dos vasos extracranianos. O vasospasmo induzido por cateter durante a angiografia costuma resolver-se rapidamente.

O vasospasmo e a aterosclerose são as principais considerações no diagnóstico diferencial das dissecções *intracranianas*. Ambas afetam múltiplos vasos em diversas distribuições vasculares, enquanto a DAC quase sempre está limitada à ACI supraclinóidea e à ACM proximal.

### Síndromes de vasoconstrição

O vasospasmo com focos intracranianos multifocais de constrição e dilatação arterial é uma complicação comum e bem conhecida da hemorragia subaracnóidea aneurismática (HSAn) e é a causa mais comum de vasoconstrição grave. O vasospasmo induzido por HSAn é discutido em detalhes no Capítulo 6. O vasospasmo e as constricções arteriais similares ao vasospasmo podem ocorrer na ausência de HSAn, trauma ou infecção. Duas condições – síndrome da vasoconstrição cerebral reversível e angiopatia pós-parto – são síndromes de vasoconstrição cerebral menos conhecidas que podem produzir achados de imagem idênticos.

A **síndrome da vasoconstrição cerebral reversível** (SVCR, também conhecida como síndrome de Call-Fleming) está associada com hemorragia subaracnóidea não aneurismática, gravidez e exposição a certas drogas.

O paciente típico é uma mulher de meia-idade com cefaleias recorrentes, súbitas e graves ("em trovoada"). A SVCR frequentemente causa hemorragia subaracnóidea de convexidade e pode ser complicada por AVC isquêmico. O diagnóstico requer a demonstração de constricções arteriais multifocais segmentares que se resolvem e, então, recorrem **(Fig. 10-45)**. O principal diagnóstico diferencial da SVCR é o vasospasmo relacionado à HSAn e à vasculite do sistema nervoso central (SNC).

A **angiopatia cerebral pós-parto** (ACPP) é uma rara, porém importante, complicação neurológica da gravidez.

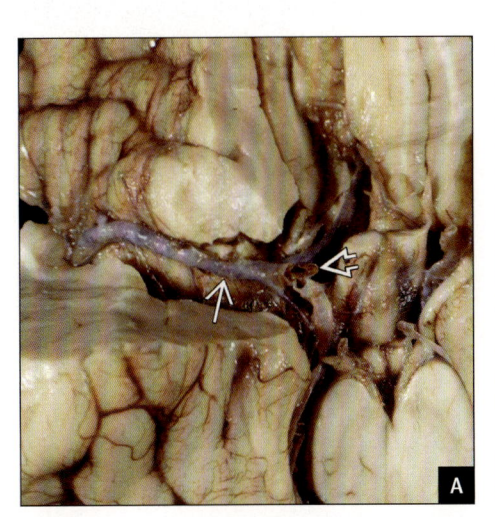

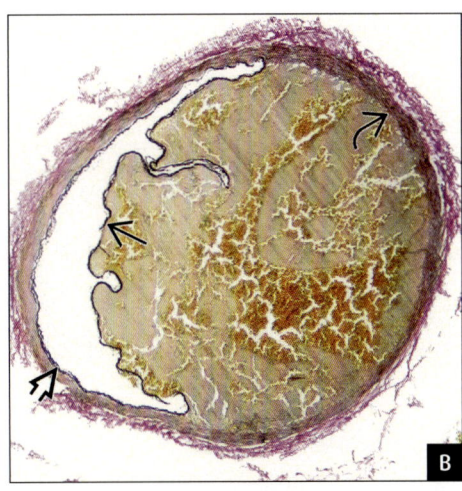

**10-43A** Caso de autópsia mostra dissecção intracraniana se estendendo da ACI supraclinóidea ⇨ para o segmento horizontal (M1) da ACM ➡.
**10-43B** Fotomicrografia com baixa magnificação da ACM vista em corte seccional mostra o hematoma em organização entre a íntima e a lâmina elástica interna ➡ e a camada muscular ➡ da parede do vaso. O lúmen ⇨ está patente, mas gravemente estreitado. (Cortesia de R. Hewlett, MD.)

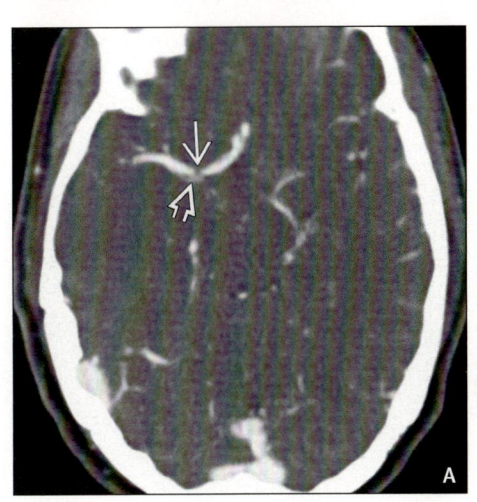

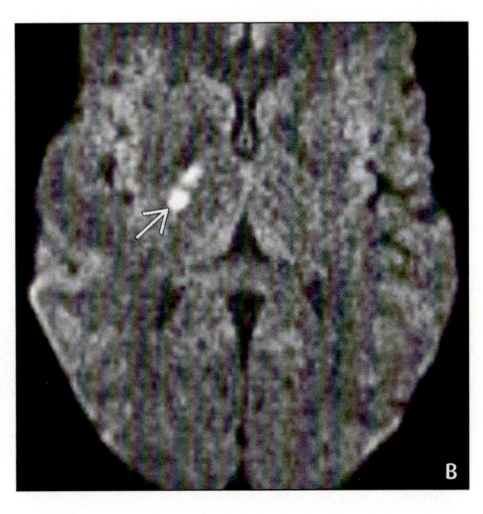

**10-44A** ATC de um paciente com dissecção da ACI supraclinóidea mostra coágulo hiperdenso ⇨ em torno da ACI distal muito estreita ➡.
**10-44B** Ponderação em difusão do mesmo paciente demonstra um infarto agudo focal no braço posterior da cápsula interna direita ➡ causado por embolização vinda da dissecção da ACI supraclinóidea.

Os pacientes com frequência têm uma história de enxaqueca e apresentam cefaleia grave ("em trovoada") de início súbito e hipertensão variável. Múltiplos focos de estreitamento segmentar na circulação intracraniana são típicos nos estudos de imagem **(Fig. 10-46)**. A vasoconstrição costuma resolver-se com o tempo ou nimodipina intra-arterial. Casos atípicos de ACPP podem causar infarto cerebral franco.

---

**SÍNDROMES DA VASOCONSTRIÇÃO CEREBRAL**

**Vasospasmo**
- Maioria é secundária a HSAn

**Síndrome da vasoconstrição cerebral reversível**
- Terminologia: SVCR ou Síndrome de Call-Fleming
- Mulheres de meia-idade com cefaleia "em trovoada"
- Estreitamentos segmentares multifocais que se resolvem e recorrem

**Angiopatia cerebral pós-parto**
- Hipertensão, cefaleia (pode ser "em trovoada")
- Estenoses segmentares multifocais

---

## Vasculite e vasculites

### Terminologia

O termo genérico "vasculite" e "angeíte" denota inflamação dos vasos sanguíneos afetando artérias, veias ou ambas. O plural, vasculites, é um termo mais genérico que é utilizado indistintamente. "Arterite" é um termo mais específico e refere-se somente aos processos inflamatórios que envolvem as artérias.

### Classificação

Classificar a vasculite é difícil e controverso. As duas classificações mais utilizadas são os critérios de 1990 do American College of Rheumatology (ACR) e os critérios de 2007 da Chapel Hill Consensus Conference (CHCC).

O ACR identificou sete tipos aceitos de vasculite: arterite de células gigantes, arterite de Takayasu, granulomatose de Wegener, síndrome de Churg-Strauss, poliarterite nodosa, púpura de Henoch-Schölein e vasculite por hipersensibilidade. Esse sistema foi desenvolvido antes do conhecimento dos autoanticorpos citoplásmicos de

**10-45A** ASD AP vertebral de uma mulher de 41 anos com cefaleia "em trovoada" mostra múltiplas áreas de vasoconstrição ⇾ e dilatação.
**10-45B** A ASD foi repetida duas semanas após ter demonstrado resolução quase completa. Síndrome da vasoconstrição cerebral reversível.

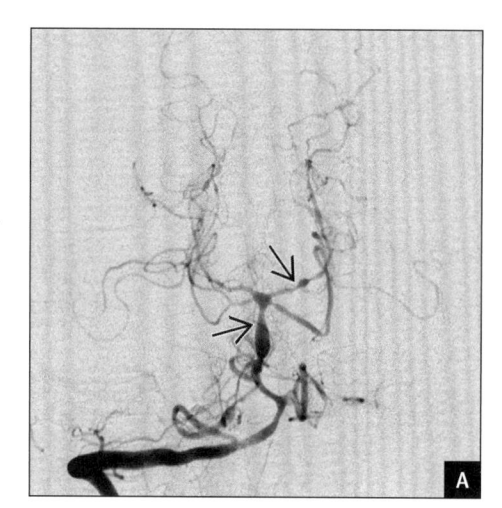

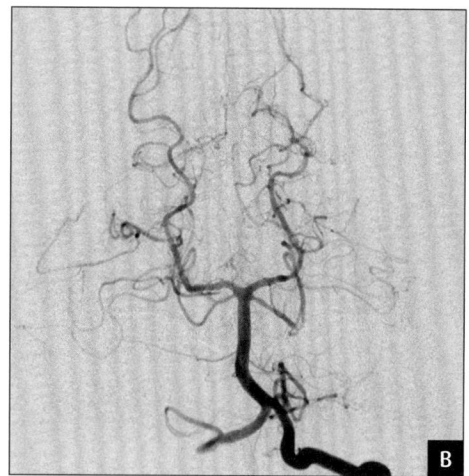

**10-46A** Angiograma da carótida comum em incidência lateral de uma mulher de 28 anos no pós-parto demonstra áreas multifocais em "contas" alternando estenoses e dilatações ⇾ características de vasculite.
**10-46B** Angiograma em incidência AP, do mesmo paciente mostra múltiplos focos em "contas" ⇾ também na circulação posterior. Angiopatia pós-parto.

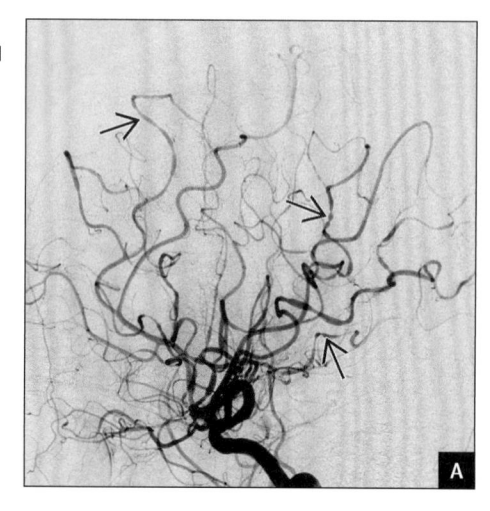

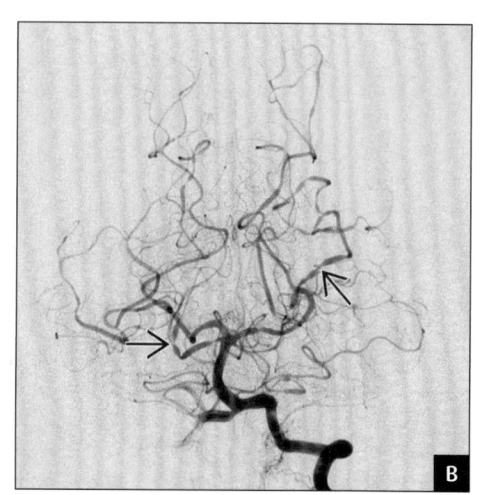

neutrófilos (ANCAs), que hoje desempenham um papel fundamental no diagnóstico diferencial de pacientes com vasculite de pequenos vasos.

Além disso, a CHCC diferencia as vasculites mediadas por complexos imunes e vasculites crioglobulinêmicas, reconhece a vasculite associada ao anticorpo ANCA (VANCA) e distingue a poliangeíte microscópica da poliarterite nodosa (PAN).

### Etiologia

A vasculite pode ser causada por infecção, doenças colágeno-vasculares, depósitos de complexos imunes, abuso de drogas e até mesmo neoplasias (p. ex., granulomatose linfomatoide). As características patológicas gerais de muitas vasculites são bastante similares **(Fig. 10-47)**. Como resultado, o diagnóstico definitivo depende primariamente das características hematológicas e imuno-histoquímicas. Outros marcadores clínicos, como glomerulonefrites e inflamação granulomatosa das vias aéreas, foram recentemente adicionados para ajudar na distinção entre os diversos tipos de vasculites.

### Patologia

Embora as vasculites sejam um grupo heterogêneo de alterações do SNC, elas são caracterizadas histopatologicamente por duas características cardinais: inflamação e necrose na parede dos vasos sanguíneos **(Fig. 10-48)**. Infartos em múltiplas distribuições vasculares são comuns **(Fig. 10-49)**.

### Imagem

Como a imagem da maioria das vasculites é similar, a despeito da etiologia, esta discussão focará nas características gerais da vasculite quando afeta o cérebro.

ACHADOS NA TC. Os exames de TC sem contraste são relativamente insensíveis e normais. Em poucos casos, a primeira manifestação de imagem da vasculite é a hemorragia subaracnóidea (especialmente HSA de convexidade).

Hipodensidades multifocais nos núcleos da base e na substância branca subcortical que demonstram realce esparso na TC com contraste são comuns.

ACHADOS NA RM. O envolvimento do córtex/substância branca subcortical juntamente com os núcleos da base (NB) é altamente sugestiva de vasculite. Aquisições em T1 podem ser normais ou revelar hipointensidades multifocais corticais/subcorticais nos NBs. As aquisições em T2/FLAIR demonstram hiperintensidades nas mesmas áreas **(Fig. 10-50A)**. Imagens em T2* (GRE, SWI) podem mostrar micro-hemorragias parenquimatosas e/ou HSA em alguns casos.

Realce esparso com lesões puntiformes ou lineares é comum nas aquisições em T1 pós-contraste. As lesões agudas com isquemia cerebral demonstram múltiplos focos de restrição à difusão no córtex, substância branca subcortical e nos núcleos da base **(Fig. 10-50B)**.

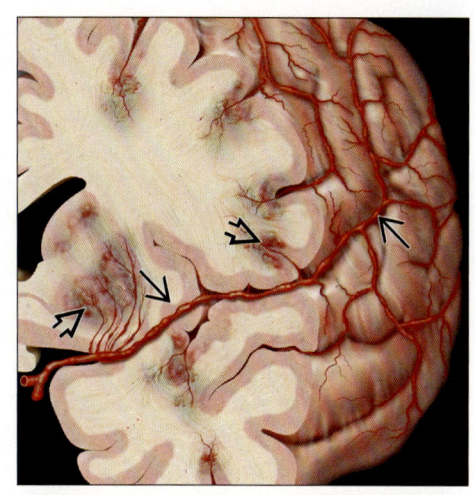

**10-47** Ilustração mostra vasculite ⇒ com múltiplos infartos multifocais e hemorragias esparsas ▷ nos núcleos da base e na junção das substâncias branca e cinzenta.

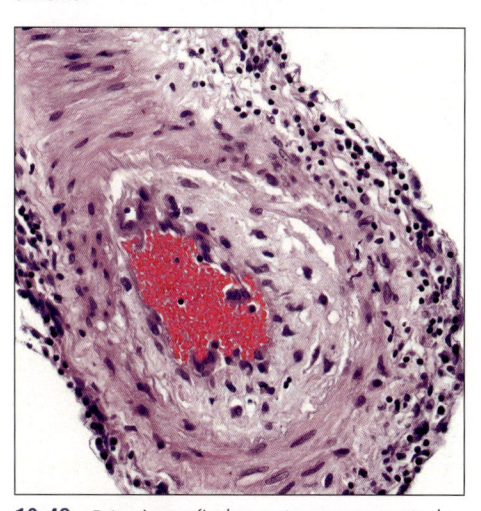

**10-48** Fotomicrografia demonstra espessamento da parede do vaso com inflamação e necrose, as características cardinais da vasculite. (Cortesia de R. Hewlett, MD.)

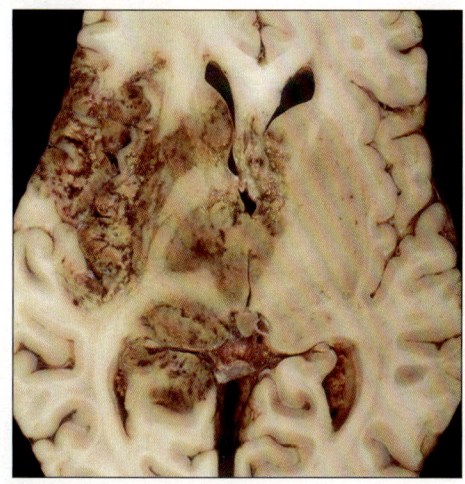

**10-49** Espécime de autópsia demonstra vasculite com lesões multifocais corticais e nos núcleos da base caracterizadas por necrose e hemorragias petequiais.

**Angiografia.** A ASD é mais sensível que a ATC ou a ARM. Os achados incluem estenoses, irregularidades e oclusões vasculares multifocais **(Fig. 10-50C)**. A formação de pseudoaneurismas e oclusões de ramos podem ocorrer, mas são menos comuns. Embora o círculo de Willis e os segmentos horizontais da ACA, ACM e ACP possam ser afetados, os ramos distais destes vasos estão mais envolvidos **(Fig. 10-50D)**.

## Diagnóstico diferencial

O principal diagnóstico diferencial da vasculite é a **doença vascular aterosclerótica** (DVA). A DVA costuma ocorrer em pacientes com mais idade e envolve as grandes artérias intracranianas (p. ex., sifões carotídeos, artérias vertebrais e basilares). Contudo, a DVA pode afetar ramos secundários e terciários, simulando vasculite como consequência.

O **vasospasmo** também pode simular vasculite. Entretanto, o vasospasmo afeta mais os vasos cerebrais principais. Uma história de trauma ou de hemorragia subaracnóidea é comum, mas nem sempre está presente. A **síndrome da vasoconstrição cerebral reversível** e a **angiopatia pós-parto** podem ser indistinguíveis da vasculite.

## Outras macro e microvasculopatias

Um largo espectro de doenças não ateroscleróticas e não inflamatórias tanto herdadas quanto adquiridas pode envolver a vascularização intracraniana. Nesta seção, revisaremos brevemente algumas outras vasculopatias diversas que afetam os vasos cerebrais de grande e pequeno calibre.

## Anemia falciforme

A anemia falciforme (AF) é uma das alterações monogenéticas humanas melhor caracterizadas e é a causa mais comum mundial de AVC na infância. Crianças afro-americanas e afro-brasileiras estão entre as mais afetadas fora do continente africano.

**Etiologia e patologia.** A AF é uma anemia hemolítica crônica, herdada autossômica recessiva, causada por uma mutação pontual no grupo do gene da β-globina. A formação da Hgb S induz uma mudança na morfologia ("foice") e

**10-50A** Aquisição axial em FLAIR de um paciente com história recente de meningite estreptocócica mostra diversos focos hiperintensos nos núcleos da base e tálamos ➡.

**10-50B** Ponderação em difusão do mesmo paciente mostra múltiplos focos de restrição ➡ nos núcleos da base. Outras imagens (não mostradas) demonstram lesões periféricas no córtex e na substância branca subcortical. Os achados sugerem infartos secundários à vasculite por meningite.

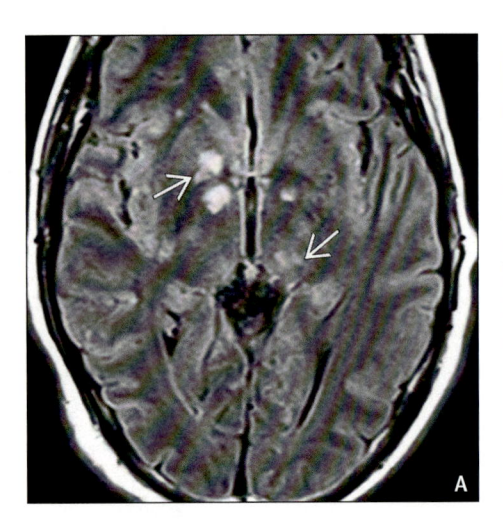

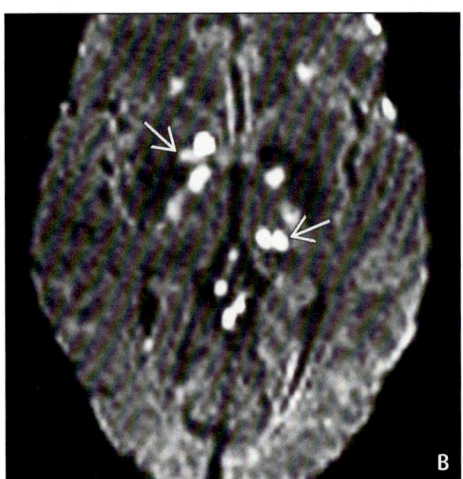

**10-50C** Angiograma com incidência lateral da artéria carótida interna direita, na fase arterial, mostra áreas multifocais segmentares de estreitamento e dilatação ➡, achados clássicos de vasculite.

**10-50D** Angiograma vertebral do mesmo paciente mostra focos adicionais de constrições segmentares alternadas a dilatações ➡.

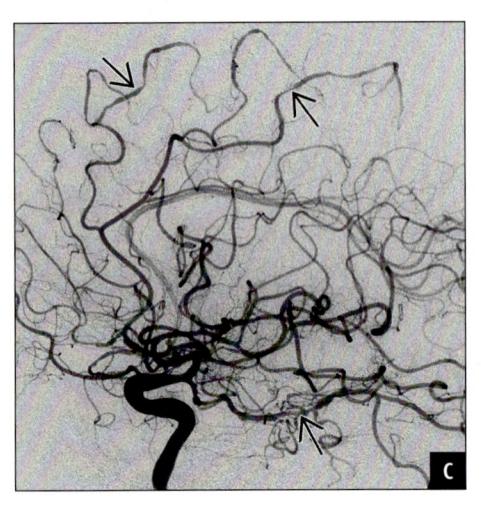

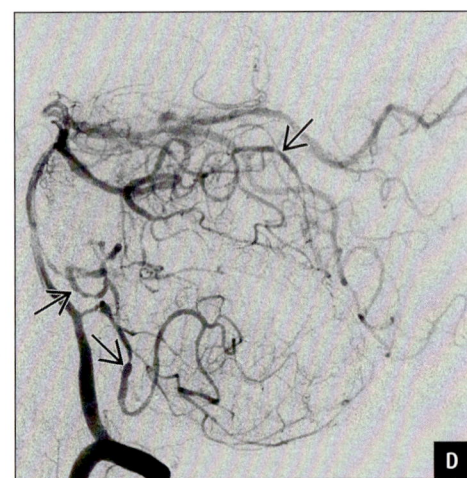

rigidez dos glóbulos vermelhos, que se estagnam e danificam o endotélio dos pequenos vasos. Como resultado, ocorre fibrose progressiva, estreitamento e finalmente oclusão. A microvasculatura cerebral assume um estado pró-coagulante inflamatório, que provavelmente contribui para a alta incidência de AVC isquêmico nos pacientes com AF.

ASPECTOS CLÍNICOS. A complicação mais comum no SNC da AF é o AVC. Outras manifestações neurológicas da AF incluem declínio da função cognitiva ("infartos silenciosos") e cefaleia. A maioria dos pacientes sofre eventos isquêmicos de repetição com piora motora e déficits intelectuais.

Aproximadamente 75% dos AVCs relacionados à AF são isquêmicos, e 25% são hemorrágicos. O risco de AVC é mais alto entre os 2 e 5 anos.

IMAGEM. Uma calvária difusamente espessada com expansão do espaço diploico, secundário ao aumento da hematopoiese, é um achado frequente, assim como a reconversão da medula "amarela" em "vermelha" (hematopoiética) **(Fig. 10-51A)**.

Perda volumétrica generalizada com alargamento de sulcos e ventrículos associado a múltiplas hipodensidades no córtex e na substância branca cerebral são comuns nos exames de TC sem contraste. A TC com contraste pode mostrar focos puntiformes de realce nos núcleos da base e na substância branca profunda por colaterais aumentadas do tipo "moya-moya".

Os estudos por RM frequentemente demonstram hiperintensidades em T2/FLAIR subcorticais e na substância branca ao longo das zonas de transição profundas **(Fig. 10-51B)**. Um padrão do tipo moya-moya com estenose da ACI supraclinóidea pode se desenvolver na AF grave **(Fig. 10-52)**. Nesses casos, o sinal da "hera" com hiperintensidades serpentiformes nos sulcos cerebrais devido a colaterais leptomeníngeas, pode ser visto no FLAIR.

## Doença de moya-moya

TERMINOLOGIA. A doença de moya-moya (DMM) é uma arteriopatia progressiva idiopática caracterizada por estenose das ACIs distais (supraclinóideas) e formação de uma rede vascular anormal na base do cérebro **(Fig. 10-53)**. Múltiplas artérias aumentadas de calibre "telangiectá-

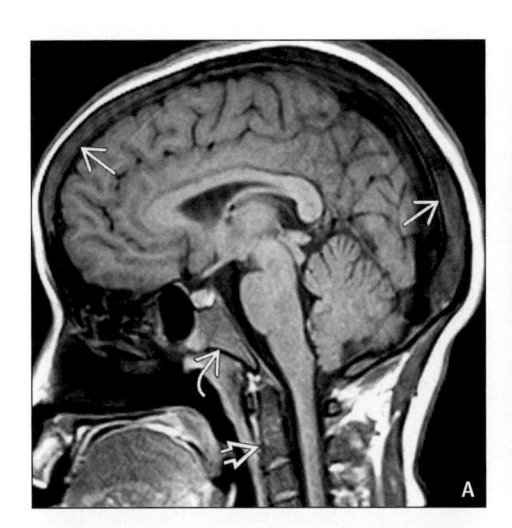

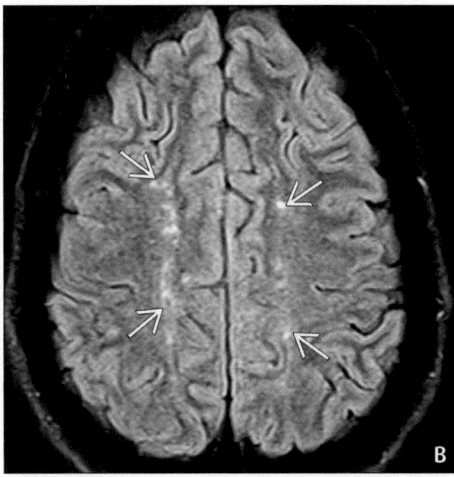

**10-51A** Ponderação em T1 no plano sagital de uma mulher de 29 anos com anemia falciforme (AF) demonstra espessamento da calvária com medula hematopoiética hipointensa ➡. O clivo ➡ e os corpos vertebrais ➡ também estão hipointensos. Os discos intervertebrais aparecem mais "brilhantes" que os corpos vertebrais.
**10-51B** Aquisição em FLAIR do mesmo paciente mostra hiperintensidades puntiformes em ambas as zonas de transição ➡, um achado comum na AF.

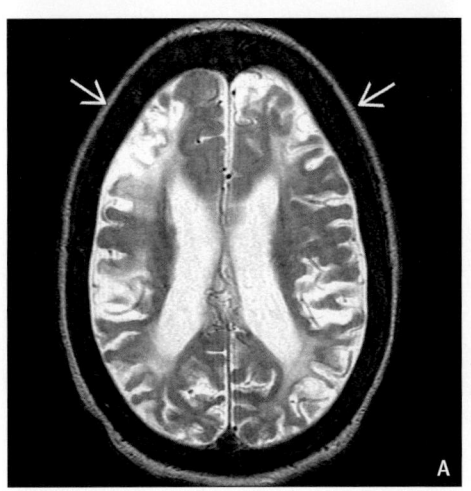

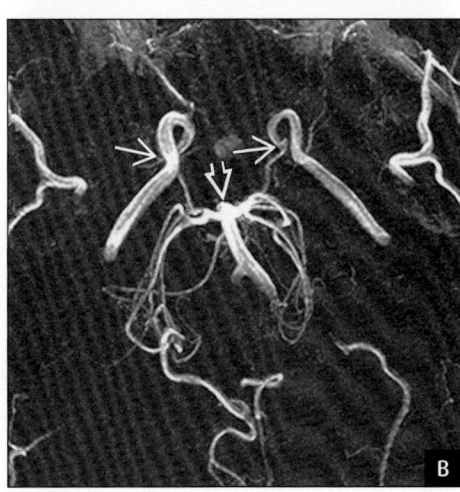

**10-52A** Ponderação em T2 no plano axial de uma criança de 11 anos com anemia falciforme mostra marcado espessamento da calvária com medula hipointensa ➡, atrofia com múltiplos infartos corticais e infartos da SB profunda.
**10-52B** MIP submentovértice de ARM do mesmo paciente mostra oclusão de ambas as ACIs supraclinóideas ➡. A circulação vertebrobasilar ➡ tem aparência relativamente normal.

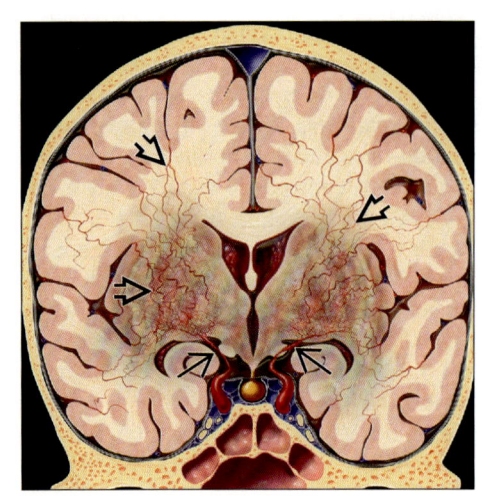

**10-53** Ilustração da DMM mostra estreitamento grave das ACIs supraclinóideas ⇒, notável "fumaça" por vasta rede de colaterais na SB e núcleos da base ⇒.

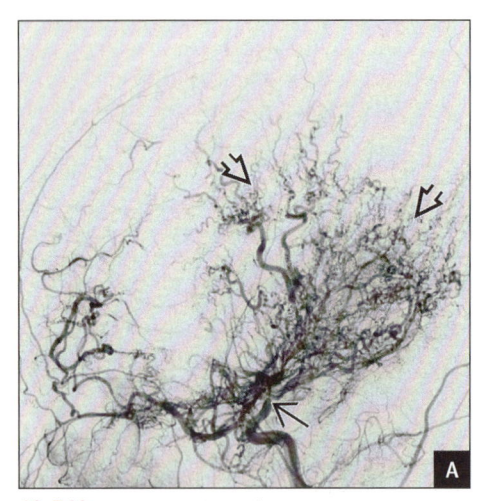

**10-54A** DMM em criança de 3 anos mostra estenose quase total da ACI supraclinóidea ⇒ com inúmeras colaterais aumentadas de calibre e tortuosas com padrão de moya-moya ⇒.

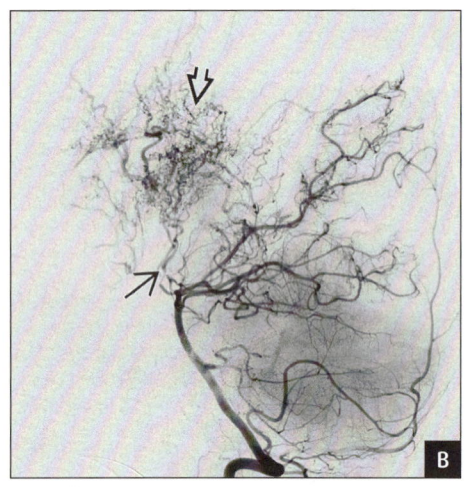

**10-54B** Angiograma vertebral do mesmo paciente demonstra as colaterais com padrão em moya-moya ⇒ vindas de artérias talamoperfurantes ⇒.

sicas" lenticuloestriadas, talamoperfurantes, leptomeníngeas, durais e piais desenvolvem-se como circulação compensatória. Estas "colaterais moya-moya" podem tornar-se tão extensas que se parecem com uma "fumaça" de cigarro, sendo este o significado do termo japonês que nomeia esta doença **(Fig. 10-54).**

**ETIOLOGIA.** A fisiopatologia da DMM foi extensamente investigada, mas permanece pouco compreendida. Fatores genéticos, adquiridos e ambientais foram todos considerados. A expressão aberrante de IgG e de proteínas S100A4 nas paredes dos vasos da DMM foi demonstrada, mas seu significado é incerto.

Aproximadamente 5 a 10% dos casos de DMM asiáticos são familiares. A doença também está associada com diversas doenças geneticamente transmitidas, incluindo neurofibromatose tipo I, trissomia do cromossomo 21 (síndrome de Down) e o espectro das hemoglobinopatias, como anemia falciforme. Doenças vasculares do colágeno, incluindo as síndromes de Marfan e de Ehlers-Danlos também foram associadas a DMM.

Vasos colaterais com padrão do tipo moya-moya podem se desenvolver em qualquer arteriopatia lentamente progressiva que afete as artérias intracranianas principais. Quando esse padrão ocorre com uma doença conhecida em associação, é, às vezes, referida como "pseudomoya-moya" para fazer distinção com a "verdadeira" DMM (i.e., idiopática).

**PATOLOGIA.** As modificações patológicas da DMM são muito diferentes daquelas da DVA e da vasculite. As ACIs terminais demonstram estenose grave com espessamento intimal fibrocelular concêntrico e excêntrico sem infiltrado celular inflamatório significativo. Depósitos de lipídeos subintimais, hemorragia e necrose estão ausentes. A lâmina elástica interna é tortuosa e estratificada.

**ASPECTOS CLÍNICOS.** A DMM é mais prevalente no Japão e na Coreia, onde a incidência estimada é de 0,35 a 0,54 para cada 100.000 pessoas. O diagnóstido de DMM tem aumentado no restante do mundo, mas a incidência em europeus é estimada em um décimo daquela da população japonesa.

A DMM possui dois picos etários de apresentação. Dois terços dos casos ocorrem em crianças e pelo menos metade abaixo de 10 anos. Entre um quarto e um terço se apresentam em adultos com o pico de apresentação aos 50 anos.

As características clínicas da DMM em crianças diferem das dos adultos. Quando a DMM se apresenta na infância, os sintomas iniciais são isquêmicos. Em adultos, aproximadamente metade dos pacientes desenvolvem hemorragia intracraniana pela ruptura de vasos colaterais frágeis. Os outros 50% apresentam AITs ou infartos cerebrais.

A DMM é progressiva, e o prognóstico em longo prazo costuma ser pobre. Mesmo pacientes relativamente "assintomáticos" possuem distúrbios cognitivos e infartos isquêmicos silenciosos. Cirurgia de revascularização cerebral, encéfalo-duro-artério-sinangiose primária em crianças e *bypass* da artéria temporal superficial-ACM em adultos, têm sido realizados com algum sucesso.

IMAGEM. Múltiplos "pontos" de realce puntiforme (TC com contraste) ou *flow voids* (RM) nos núcleos da base são os achados mais notáveis na DMM. Aquisições em T1 e em T2 demonstram marcado estreitamento das ACIs supraclinóideas com múltiplos *flow voids* tortuosos e serpentiformes **(Figs. 10-55A e 10-55B)**. O aspecto de múltiplos diminutos vasos colaterais nos espaços liquóricos alargados foi comparado com "minhocas nadando em uma cisterna vazia".

O sinal da "hera" com hiperintensidades sulcais por lentidão no fluxo de colaterais leptomeníngeas é, por vezes, visto no FLAIR e se correlaciona com a redução da reserva vascular no hemisfério afetado.

Múltiplos microssangramentos podem ser detectados nas aquisições em T2* GRE em 15 a 40% dos pacientes e estão associados com aumento do risco de hemorragia cerebral evidente. Imagem ponderada em susceptibilidade magnética (SWI) mostra aumento da conspicuidade das veias profundas medulares (*brush sign*).

As aquisições em T1 pós-contraste mostram fluxo lento e estagnado nos vasos colaterais tanto no parênquima quanto na superfície cerebral **(Fig. 10-55C)**.

A imagem do tensor de difusão (DTI) demonstra perda da integridade microestrutural em uma substância branca de aparência normal, vista como uma anisotropia fracionada (FA) baixa e ADC elevado. A perfusão por RM (pRM) pode demonstrar hipoperfusão cerebral crônica no território da artéria carótida interna, vista como aumento do rCBV secundário à vasodilatação compensatória e atraso no tempo até o pico devido à estenose de vasos proximais.

A ASD, ATC e ARM mostram predominantemente doença da circulação anterior com marcado estreitamento de ambas as ACIs supraclinóideas (sinal do "pescoço de garrafa"). As ACPs estão menos afetadas. Colaterais lenticuloestriadas e talamoperfurantes prominentes e de localização profunda estão presentes, formando o aspecto esfumaçado característico da moya-moya. Numerosas colaterais transósseas e transdurais da circulação extra para a intracraniana podem se desenvolver.

DIAGNÓSTICO DIFERENCIAL. O diagnóstico diferencial da doença de moya-moya idiopática ("verdadeira") inclui outras vasculopatias oclusivas de desenvolvimento lento. **Radioterapia, neurofibromatose tipo 1 (NF1), trissomia do 21, anemia falciforme** e até mesmo **aterosclerose** podem desenvolver múltiplos pequenos vasos colaterais com padrão de moya-moya.

A moya-moya clássica afeta *ambas* as ACIs supraclinóideas, poupando a circulação posterior. Um segmento **M1 da ACM "aplásico"** ou **semelhante a um ramo** é uma anomalia congênita rara, não progressiva que deve ser diferenciada da DMM. A doença degenerativa esteno-oclusiva com **estenose "segmentar" de alto grau** ou oclusão do segmento M1 da ACM com uma rede de pequenos vasos

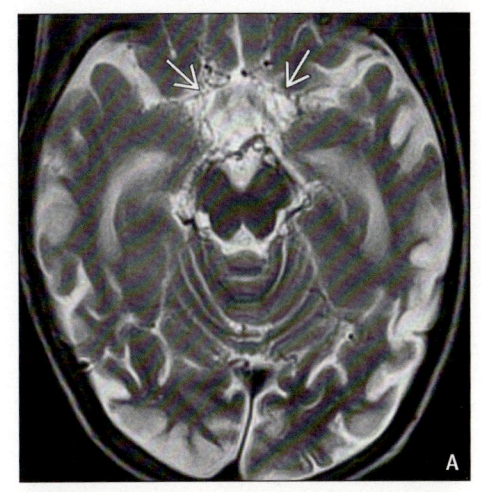

**10-55A** Angiograma vertebral do mesmo paciente demonstra as colaterais com padrão em moya-moya ➡ vindas de artérias talamoperfurantes.

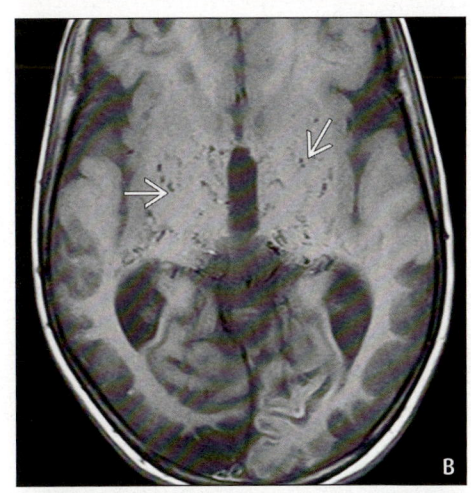

**10-55B** Ponderação em T1 do mesmo paciente mostra múltiplos *flow voids* em razão de colaterais moya-moya alargadas nos núcleos da base e dos tálamos ➡.

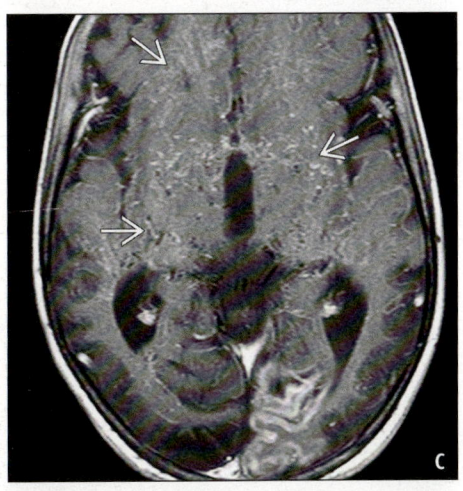

**10-55C** Aquisição em T1 pós-contraste mostra "fumaça" (vasos com realce puntiforme/serpentiforme nos núcleos da base, tálamos e SB profunda ➡). (Cortesia de H. Els, MD.)

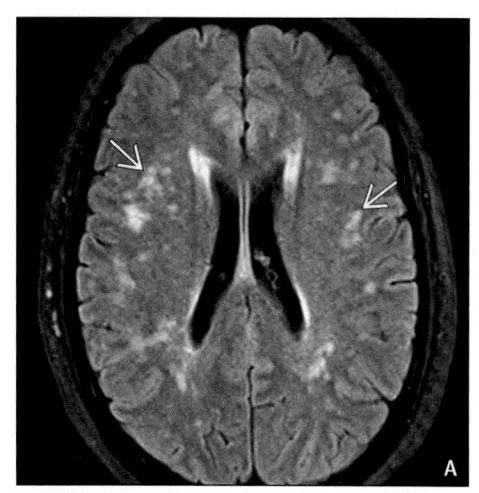

**10-56A** Aquisição axial em FLAIR de um homem de 58 anos com múltiplos episódios similares a AVC demonstra hiperintensidades multifocais subcorticais e na SB profunda ➡.

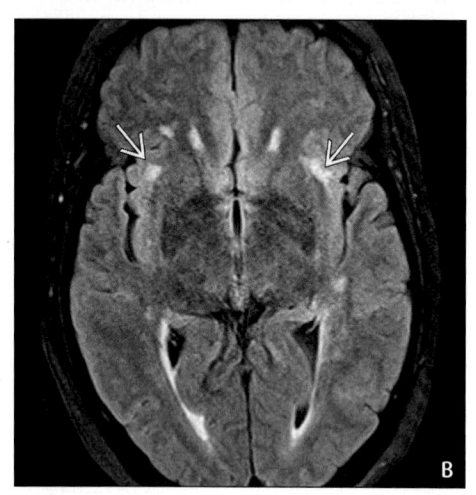

**10-56B** Aquisição axial em FLAIR contemplando os núcleos da base mostra lesões na cápsula externa ➡ altamente sugestivas de CADASIL.

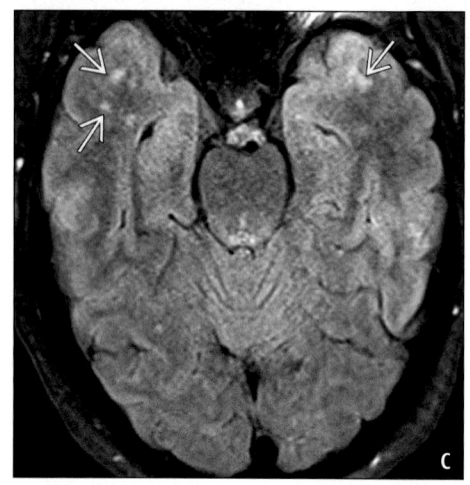

**10-56C** Aquisição axial em FLAIR do mesmo paciente mostra hiperintensidades na SB do aspecto anterior dos lobos temporais ➡. Mutação *NOTCH3* confirmou CADASIL.

formando uma ponte no intervalo entre os segmentos horizontal e distal também deve ser diferenciada da DMM.

---

### DOENÇA DE MOYA-MOYA

**Terminologia**
- Moya-moya = "fumaça"

**Etiologia, epidemiologia**
- Arteriopatia progressiva → estenose das ACIs supraclinóideas
- Idiopática ou associada com NF1, anemia falciforme, etc.

**Patologia**
- Espessamento intimal fibrocelular
- Sem inflamação, hemorragia ou depósitos lipídicos

**Aspectos clínicos**
- Distribuição global, mais comum em japoneses
- Crianças (70%, usualmente com menos de 10 anos)
  - AITs, AVC
- Adultos (30%)
  - Hemorragias > AVC
- Curso inexorável
- Revascularização (encéfalo-duro-arterial-sinangiose, *bypass* extracraniano-intracraniano)

**Imagem**
- Estenose/oclusão das ACIs supraclinóideas
- Inúmeras colaterais basais
- Atrofia
- AVCs (crônico, agudo)
- Hemorragia
  - Parenquimatosa
  - Subaracnoide

**Colaterais vasculares com padrão de moya-moya**
- Doença de moya-moya
- Radioterapia
- Neurofibromatose tipo 1 (NF1)
- Trissomia do 21
- Anemia falciforme
- DVA lentamente progressiva

---

## CADASIL

CADASIL é o acrônimo para arteriopatia cerebral autossômica dominante com infartos subcorticais e leucoencefalopatia, do inglês *autossomal dominant arteriopathy with subcortical infarcts and leukoencephalopathy*. CADASIL é uma doença autossômica dominante da microvasculatura cerebral que afeta as células musculares lisas nas artérias penetrantes cerebrais e leptomeníngeas.

ETIOLOGIA E PATOLOGIA. CADASIL é causada por mutações do tipo *missense* pontuais altamente estereotipadas no gene *NOTCH3*. Foram identificadas 14 formas familiares distintas de CADASIL com mutações em diferentes éxons *NOTCH3*.Todas essas mutações causam um número excedente de resíduos de cisteína dentro da repetição do fator de crescimento epidérmico (EGF) no domínio extracelular do *NOTCH3*.

O marco patológico da CADASIL é o acúmulo de material granular osmiofílico na base das membranas das pequenas artérias e arteríolas que causa espessamento fibrótico grave e estenose. Artérias cerebrais penetrantes longas e seus ramos são mais afetados. Na necropsia, observa-se atrofia cerebral difusa leve a moderada com múltiplos infartos lacunares na substância branca periventricular, núcleos da base, tálamos e ponte.

Aspectos clínicos. Embora os sintomas estejam restritos ao SNC, as modificações arteriais da CADASIL são sistêmicas. Apesar de sua prevalência exata ser desconhecida, CADASIL foi identificada como a causa mais comum herdada monogenética de AVC e demência vascular em adultos. Na apresentação inicial, apenas 35% dos pacientes possuem um familiar de primeiro grau com CADASIL.

A apresentação clinica clássica é a de uma mulher jovem ou de meia-idade sem fatores de risco vasculares identificáveis. As manifestações clínicas principais são AVCs isquêmicos recorrentes (60 a 85%), cefaleia enxaquecosa (que ocorre em 25 a 75% dos casos e é a manifestação mais precoce da doença), distúrbios psiquiátricos (20 a 40%) e déficit cognitivo progressivo (20 a 40%). Embora o início dos sintomas costume ser aos 30 anos, CADASIL pode aparecer em crianças.

Entre 5 a 10% dos pacientes com CADASIL desenvolvem convulsões epilépticas, geralmente tardias no curso da doença. Um pequeno número de pacientes apresenta-se com uma síndrome de encefalopatia reversível aguda com febre, confusão, coma e convulsões que persiste por alguns dias.

A CADASIL segue um curso progressivo, causando incapacidade e demência em 75% dos casos. Os pacientes com CADASIL que possuem uma alta carga lesional no estudo de RM de base estão em maior risco para a progressão rápida da doença.

Imagem. A imagem é muito importante ao se levantar a possibilidade do diagnóstico de CADASIL, já que padrões característicos podem preceder a manifestação dos sintomas em mais de 10 anos. Os achados típicos são múltiplos infartos lacunares nos núcleos da base e lesões com alta intensidade de sinal na substância branca (SB) subcortical e periventricular.

Exames de TC sem contraste podem ser normais no curso inicial da doença ou mostrar focos hipodensos nas regiões afetadas.

Hiperintensidades em T2/FLAIR multifocais bilateralmente na SB subcortical e periventricular começam a aparecer por volta dos 20 anos. Embora esses achados sejam inespecíficos, o envolvimento do aspecto **anterior dos lobos temporais** e das **cápsulas externas** possui alta sensibilidade e especificidade para diferenciar a CADASIL de doenças cerebrais de pequenos vasos esporádicas muito mais comuns (arterioloesclerose primária e lipo-hialinose) **(Fig. 10-56)**. A DTI pode demonstrar dano tissular ultraestrutural com redução da anisotropia fracionada mesmo em SB com "aparência normal".

Infartos lacunares na SB subcortical, núcleos da base, tálamos, cápsula interna e tronco são encontrados em 75% dos pacientes entre 30 a 40 anos, tornando-se mais proeminentes e aumentando em número com o passar da idade. Atrofia cerebral leve a moderada é um achado relativamente tardio e está associado com a extensão do declínio cognitivo.

Microssangramentos cerebrais (MSCs) são encontrados nas aquisições T2* em 25% dos pacientes entre 40 a 50 anos e são vistos em quase 50% dos pacientes acima de 50 anos. Os MSCs podem ser a manifestação neurológica inicial ou ser desenvolvidos pelo uso de agentes antiplaquetários.

Diagnóstico diferencial. O diagnóstico clínico de CADASIL é frequentemente ardiloso, com pelo menos um terço de todos os pacientes com diagnóstico inicial errôneo de esclerose múltipla (EM), demência ou vasculite do SNC. O uso da microscopia eletrônica para detectar depósitos osmiofílicos granulares em amostras de biópsia cutânea é confiável e a imunocoloração para *NOTCH3 ECS* aumenta a sensibilidade e a especificidade para mais de 90%.

O diagnóstico diferencial de CADASIL inclui encefalopatia arterioesclerótica subcortical esporádica, encefalopatia mitocondrial com acidose lática e episódios semelhantes a AVC (MELAS), vasculite e síndromes antifosfolipídeo. A **encefalopatia arterioesclerótica subcortical (EAS)** é uma doença associada à hipertensão que causa doença de SB e infartos lacunares. Ao contrário de CADASIL, as lesões geralmente não envolvem a SB temporal anterior.

**MELAS** demonstra lesões corticais e subcorticais e pode apresentar-se agudamente como edema giral hiperintenso em T2/FLAIR que se resolve, com recuperação clínica. As **síndromes antifosfolipídeo** e **deficiência de proteína S** podem se apresentar em adultos jovens e de meia-idade. Infartos lacunares e corticais, achados semelhantes aos da vasculite na ASD, trombose de seio dural e hiperintensidades no T2/FLAIR na SB são comuns.

**Outras doenças hereditárias de pequenos vasos** cerebrais podem simular CADASIL. Uma segunda doença relacionada a gene único conhecida, que afeta diretamente os pequenos vasos cerebrais, é chamada de **CARASIL** (arteriopatia cerebral autossômica recessiva com infartos subcorticais e leucoencefalopatia, do inglês *cerebral autossomal recessive arteriopathy with subcortical infarcts and leukoencephalopathy*). A maioria dos casos de CARASIL foi relatada em pacientes japoneses.

A **angiopatia sistêmica hereditária** (ASH) é uma microvasculopatia sistêmica associada a calcificações cerebrais, retinopatia, nefropatia progressiva e hepatopatia. Outras doenças de pequenos vasos – endoteliopatia hereditária, retinopatia, nefropatia e AVC (HERNS), retinopatia vascular hereditária (RVH) e vasculopatia cerebrorretiniana (VCR) – podem representar diferentes fenótipos da mesma doença oculocerebral.

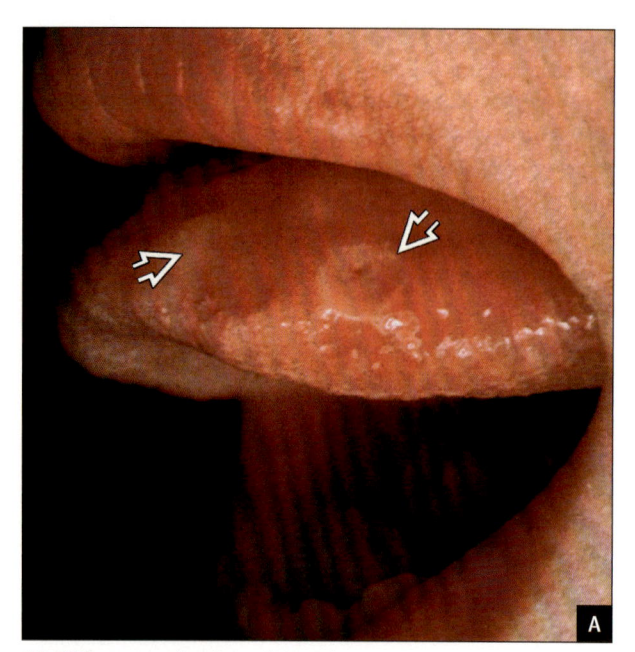

**10-57A** Fotografia clínica clássica de um paciente com doença de Behçet com as típicas úlceras orais ⇨ envolvendo a língua e a mucosa oral.

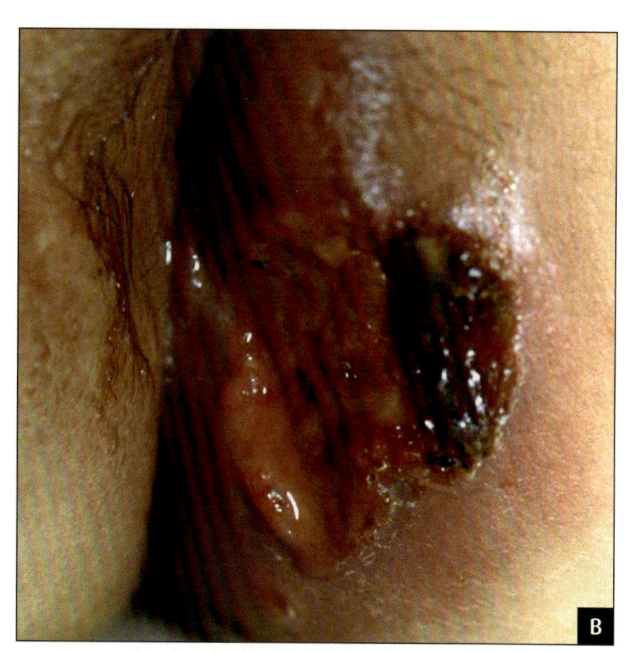

**10-57B** Fotografia do mesmo paciente mostra úlceras genitais aftosas. (Cortesia de E. T. Tali, MD.)

## Doença de Behçet

A doença de Behçet (DB) é uma doença inflamatória vascular crônica, idiopática, multissistêmica, recorrente-remitente que é caracterizada principalmente por lesões cutâneas. O SNC está envolvido em 20 a 25% dos pacientes. Quando a DB ocorre no SNC é chamada de doença de neuro-Behçet (DNB).

ETIOLOGIA E PATOLOGIA. O envolvimento do SNC na DNB é dividido em lesões parenquimatosas e não parenquimatosas. A DNB parenquimatosa é uma meningoencefalite, com lesões no tronco encefálico, hemisférios, medula espinal ou lesões meningoencefálicas.

Manifestações não parenquimatosas da DNB incluem trombose de seio dural, oclusões arteriais e/ou aneurismas. Trombose de seios durais e de veias corticais com hipertensão intracraniana é encontrada em 10 a 35% dos pacientes. Oclusão e formação de pseudoaneurisma envolvendo as artérias intra e extracranianas foi relatado na DNB, mas é rara se comparada à doença venosa.

Os achados histológicos típicos de DNB são necrose perivascular com infiltrados inflamatórios leves e degeneração de oligodendrócitos.

ASPECTOS CLÍNICOS. Embora a DB seja mais comum na região do Mediterrânio, no Oriente Médio e no Leste da Ásia (especialmente no Japão), ela possui uma distribuição global. A DNB costuma afetar adultos jovens e tem moderado predomínio masculino.

As principais características clínicas da DB são úlceras mucocutâneas orais e genitais recorrentes, estomatite aftosa, lesões oftalmológicas, como uveíte e iridociclite e artralgias múltiplas **(Fig. 10-57)**. A DNB parenquimatosa apresenta-se com sintomas piramidais, enquanto a doença não parenquimatosa causa elevação da pressão intracraniana secundária à oclusão de seio dural.

O curso clínico da DB é crônico e pode se estender em até 10 anos, embora a doença fulminante com rápida deterioração clínica tenha sido relatada. O envolvimento neurológico ocorre dentro de meses a anos após o início da doença sistêmica, mas é a apresentação inicial em 5% dos pacientes. A mortalidade global da DNB é baixa (5%).

IMAGEM. Embora qualquer parte do SNC possa ser afetada, o envolvimento do tronco encefálico – especialmente dos pendúnculos cerebrais – é típico e ocorre em 50% dos casos **(Fig. 10-58)**. O tálamo e os núcleos da base são o segundo local mais comum de acometimento, seguidos pela substância branca dos hemisférios cerebrais. Entre 10 a 50% dos casos de DNB demonstram lesões focais na medula espinal.

Os achados típicos na RM são pequenos focos circulares e lineares, com formato crescente ou irregulares de hiperintensidade em T2/FLAIR no mesencéfalo. O efeito de massa é mínimo, mas durante a fase aguda grandes lesões no tronco encefálico e/ou núcleos da base podem demonstrar efeito de massa significativo, estendendo-se para o diencéfalo e simulando neoplasia.

Realce esparso leve a moderado após a administração do contraste é comum; realce forte e uniforme é raro.

DIAGNÓSTICO DIFERENCIAL. Os principais diagnósticos diferenciais da DB incluem **esclerose múltipla, sarcoidose, neoplasia** e **doença inflamatória sistêmica.** Bandas oligoclonais estão ausentes no LCS e a proteína básica de mielina está normal, ajudando a distinguir a DB de EM. As lesões cutâneas estão ausentes na sarcoidose, embora os níveis séricos da enzima conversora de angiotensina (ECA) costumem estar, embora não sempre, elevados.

O envolvimento difuso do tronco encefálico, que se estende para os pedúnculos cerebrais, tálamos, núcleos da base e SB periventricular foi relatado e pode simular *gliomatose cerebri* ou linfoma. A biópsia pode ser necessária para distinguir DB de neoplasia.

Doenças inflamatórias sistêmicas, como **lupus eritematoso sistêmico, síndrome antifosfolipídeo** e **doença de Sjögren** podem parecer DB quando envolvem o SNC. Lesões de pele são comuns nessas doenças, mas úlceras aftosas orais e genitais, vistas na DB, estão ausentes.

A **síndrome de Sweet**, também conhecida como dermatose neutrofílica febril aguda, é uma doença inflamatória multissistêmica aguda que frequentemente se manifesta como uma vasculite que se apresenta com placas cutâneas eritematosas dolorosas, febre e leucocitose e que pode se parecer idêntica a DNB nos exames de RM, com hiperintensidades em T2/FLAIR no tronco encefálico e nos núcleos da base. O envolvimento do SNC na neuro--Sweet é transitório, simulando uma encefalite recorrente--remitente, enquanto a DNB segue um curso muito mais crônico, lentamente progressivo.

## Lúpus eritematoso sistêmico

**TERMINOLOGIA.** O lúpus eritematoso sistêmico (LES ou "lúpus") é uma doença multissistêmica do complexo autoimune que afeta os sistemas respiratório, cardiovascular, gastrintestinal, genitourinário e musculoesquelético, bem como o SNC. A maioria dos diagnósticos de lúpus é estabelecida com base nos achados sistêmicos e nas anormalidades laboratoriais, com a imagem desempenhando um papel importante, mais auxiliar no diagnóstico e conduta.

Quando sintomas manifestos do SNC estão presentes, o distúrbio é chamado de lúpus eritematoso sistêmico cerebral (LES SNC) ou lúpus eritematoso neuropsiquiátrico (LESNP).

**ETIOLOGIA.** O LES é uma doença autoimune caracterizada por deposição de imunocomplexos, vasculite e vasculopatia. Múltiplos componentes do sistema imune são afetados, incluindo o sistema do complemento, células T supressoras e produtos de citocinas. Autoanticorpos cir-

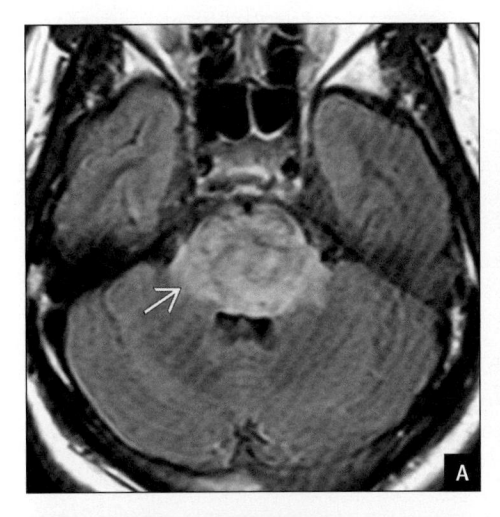

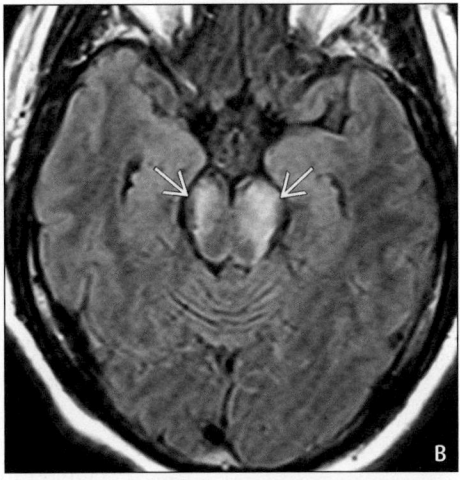

**10-58A** Aquisição axial em FLAIR de um homem de 30 anos com febre, úlceras orais e fraqueza nas extremidades superiores bilateralmente mostra massa hiperintensa heterogênea na ponte ➡.

**10-58B** As lesões se estendem cranialmente para ambos os pedúnculos cerebrais ➡ que também estão aumentados. Lesões adicionais estavam presentes nos núcleos da base (não mostradas).

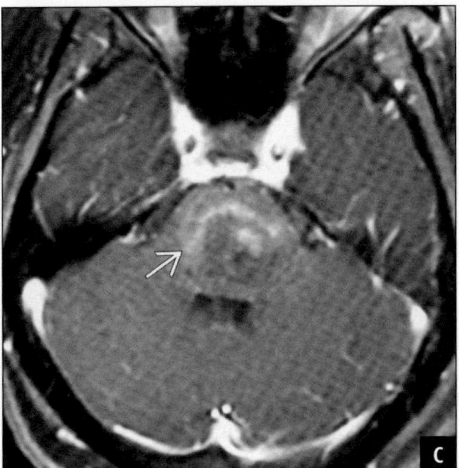

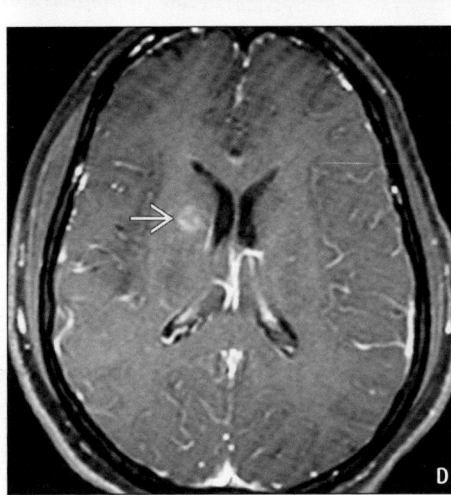

**10-58C** Aquisição axial em T1 pós-contraste com saturação de gordura do mesmo paciente mostra que a massa pontina realça moderadamente ➡ mas de maneira heterogênea.

**10-58D** Aquisição axial em T1 pós-contraste com saturação de gordura mostra lesão com realce anelar no núcleo caudado direito e braço anterior da cápsula interna ➡. Doença de Behçet comprovada por biópsia.

culantes podem ser produzidos por muitos anos antes do aparecimento dos sintomas clínicos do LES.

A ativação do sistema do complemento, juntamente com a formação e deposição de complexos imunes nos tecidos, recruta linfócitos B, resultando em formação de autoanticorpos. A supressão imune normal falha, resultando em uma resposta autoimune não inspecionada. A disfunção do sistema imune também resulta em infecções frequentes e aumento da prevalência de malignidades linforreticulares.

O LES SNC costuma ser considerado uma doença angiopática, embora o dano neural autoimune, desmielinização e tromboembolismo possam ser fatores contribuintes. A isquemia/infarto cerebral relacionado ao lúpus pode resultar de coagulopatia (secundária à síndrome antifosfolipídeo), aterosclerose acelerada (em geral associada ao tratamento com corticoides), tromboembolismo (secundário à endocardite de Libman-Sacks) ou uma vasculite lúpica verdadeira primária.

PATOLOGIA. Os achados macroscópicos mais frequentes nos pacientes com LESNP são perda volumétrica generalizada com atrofia cortical e alargamento dos ventrículos. Atrofia focal, infartos cerebrais e hemorragias também são comuns.

A vasculite/angeíte lúpica é caracterizada histopatologicamente por marcada hiperplasia endotelial e fibrose intimal obliterativa nas pequenas artérias e arteríolas. Trombos oclusivos de fibrina sem evidência histológica de vasculite também podem ocorrer.

ASPECTOS CLÍNICOS. O LES afeta uma em cada 700 mulheres brancas e uma em cada 245 mulheres negras. O LES SNC ocorre em todas as idades, com pico de início entre 20 e 40 anos. Em adultos, mais de 90% dos pacientes são mulheres. Em crianças a proporção M:H é 2 a 3:1.

O início do lúpus pode ser insidioso e o diagnóstico precoce pode ser enganoso. Os critérios diagnósticos para LES foram estabelecidos pelo American College of Rheumatology e incluem *rash* malar ou discoide, úlceras orais e/ou nasais, artrite, serosite, doença renal e vasculite.

O LES SNC ocorre em 30 a 40% dos casos e pode ser uma manifestação grave e ameaçadora. Na verdade, o LES SNC corresponde a 15 a 20% das mortes relacionadas ao lúpus.

**10-59A** Aquisição axial em FLAIR de uma mulher de 33 anos com exacerbação do seu lúpus no SNC mostra hiperintensidade expandindo a medula ➡.
**10-59B** Aquisição em FLAIR através do vértice no mesmo paciente demonstra hiperintesidades esparsas corticais e subcorticais nos lobos frontal e parietal à esquerda ➡. Leve efeito de massa com apagamento de sulcos ➡ está presente. O hemisfério direito tem aspecto normal.

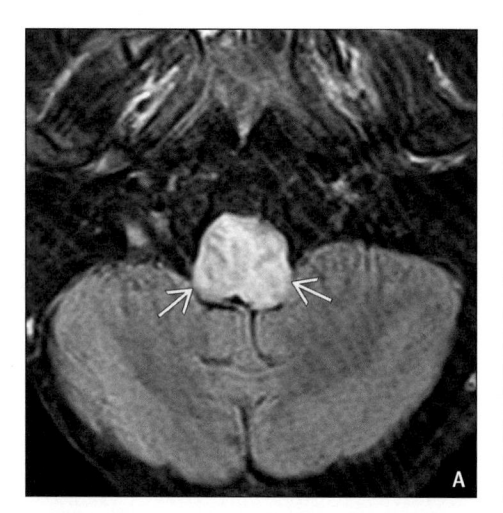

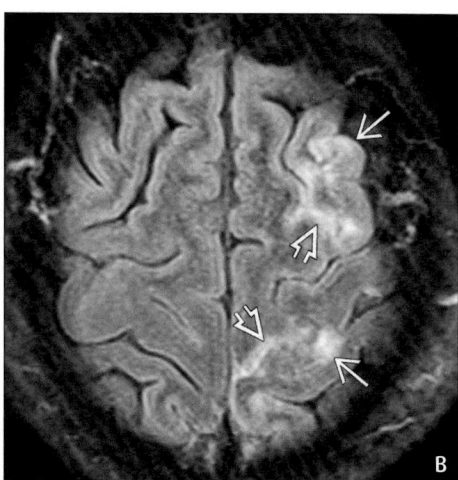

**10-59C** Aquisição em T1 pós-contraste com saturação de gordura do mesmo paciente mostra leve realce em áreas esparsas no córtex e na SB subcortical do hemisfério esquerdo ➡.
**10-59D** Ponderação em difusão mostra focos de restrição no córtex frontal esquerdo ➡.

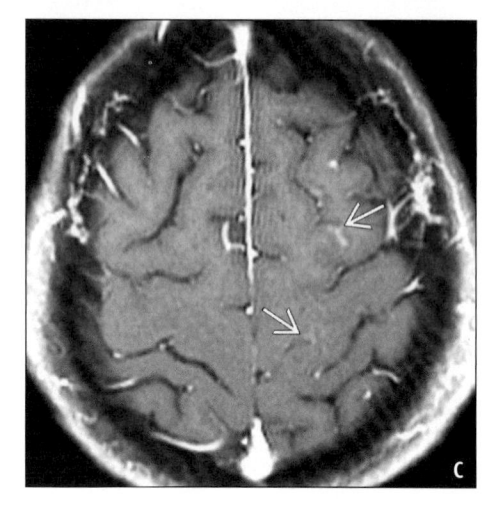

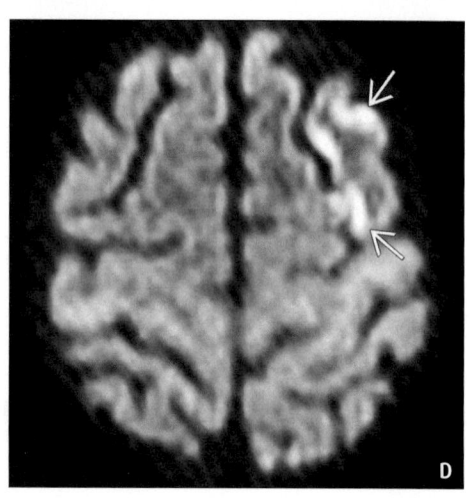

IMAGEM. As anormalidades de imagem ocorrem em 25 a 75% dos pacientes com LESNP e estão associadas com a gravidade/atividade da doença, aumento da idade e eventos neurológicos documentados.

Os exames de TC sem contraste iniciais costumam ser normais ou demonstram hipodensidades esparsas corticais/subcorticais. Grandes infartos territoriais e oclusões de seios durais podem ocorrer, mas são menos comuns. Hemorragias intracranianas espontâneas podem ocorrer nos pacientes com LES com uremia, trombocitopenia e hipertensão.

O exame de RM varia de normal a achados expressivos. O achado mais comum, visto em 25 a 50% dos novos diagnósticos de LESNP, é o de múltiplas pequenas hiperintensidades em T2/FLAIR subcorticais e na SB profunda **(Fig. 10-59)**. Grandes lesões confluentes que lembram encefalomielite disseminada aguda (ADEM) ocorrem, mas são vistas apenas em pacientes com sintomas no SNC **(Fig. 10-60)**. Lesões difusas corticais, nos núcleos da base e do tronco encefálico – sugestivas de vasculopatia ou vasculite – também são comuns.

As lesões agudas demonstram restrição à difusão e realce transitório nos estudos em T1 pós-contraste. A pRM em pacientes com LESNP revela elevação do CBV e do CBF.

Trombose venosa profunda/cortical e de seio venoso dural ocorre em 20 a 30% dos casos de LESNP. Hipertensão sistêmica é comum nos pacientes com LES. A síndrome da encefalopatia posterior reversível (PRES) é uma manifestação rara, mas tratável, do LES SNC.

DIAGNÓSTICO DIFERENCIAL. O diagnóstico diferencial da imagem do LESNP é vasto e inclui **arterioloesclerose** ("doença dos pequenos vasos"), **esclerose múltipla, síndrome de Susac, síndrome antifosfolipídica** não lúpica, **doença de Lyme** e outras **vasculites,** como angeíte primária do SNC.

Há uma significativa sobreposição entre o lúpus e a síndrome antifosfolipídica (SAF). Entre 25 a 40% dos pacientes com LES têm SAF (a seguir). Embora não haja critérios de imagem universalmente aceitos para LESNP, a presença de infartos multifocais e áreas edematosas "migratórias" são sugestivas da doença.

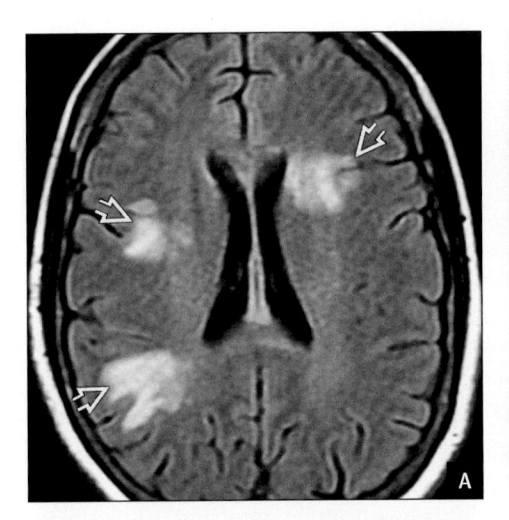

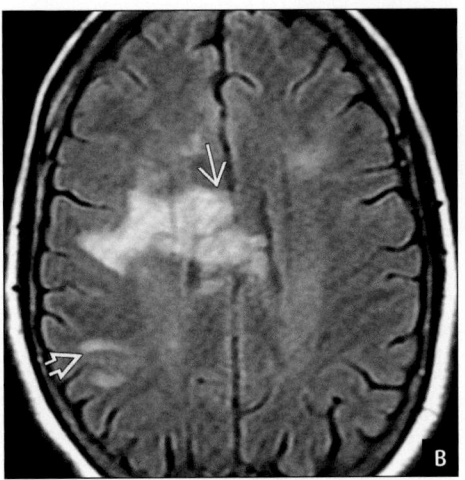

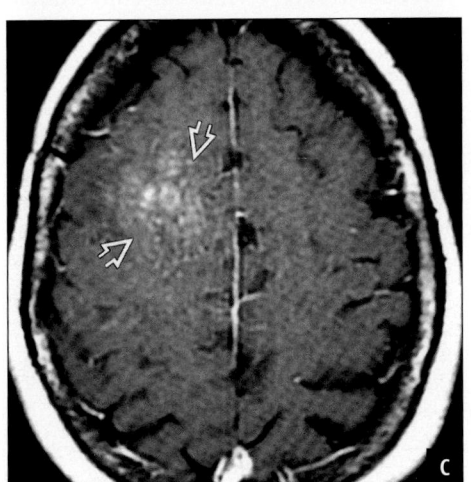

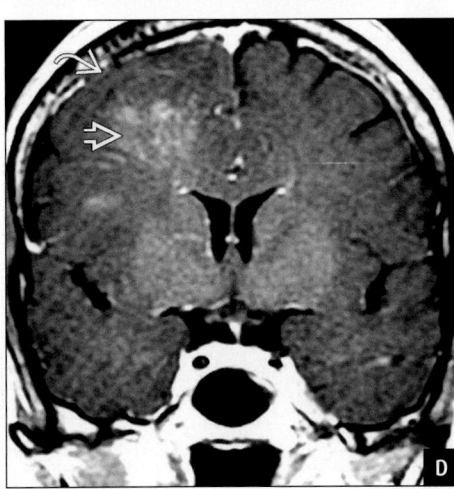

**10-60A** Aquisição axial em FLAIR de uma mulher de 55 anos com sintomas neuropsiquiátricos incomuns revela hiperintensidades esparsas e confluentes na SB subcortical, profunda e periventricular ➡.
**10-60B** Aquisição axial em FLAIR da mesma paciente mostra lesões da SB subcortical ➡ em adição a lesões confluentes que cruzam o corpo caloso ➡ e se parecem com ADEM.
**10-60C** Aquisição coronal em T1 pós-contraste do mesmo paciente mostra tênues focos de realce puntiformes e lineares na SB subcortical e profunda ➡.
**10-60D** Aquisição coronal T1 pós-contraste mostra tênues focos de realce puntiformes e lineares na SB subcortical ➡. Observe a descontinuidade ➡ em razão da biópsia. O exame histopatológico revelou vasculite lúpica no SNC.

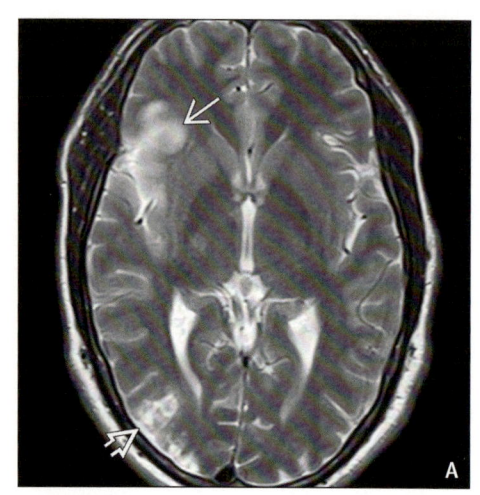

**10-61A** Ponderação em T2 no plano axial de um homem de 36 anos com SAF documentada e múltiplos AVCs revela edema giral agudo ➡ e encefalomalacia parietal ➡.

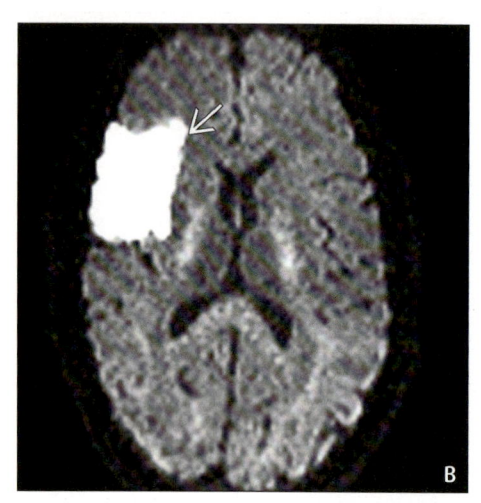

**10-61B** Imagem em difusão do mesmo paciente mostra restrição aguda na divisão dos territórios da artéria cerebral anterior com a cerebral média à direita ➡.

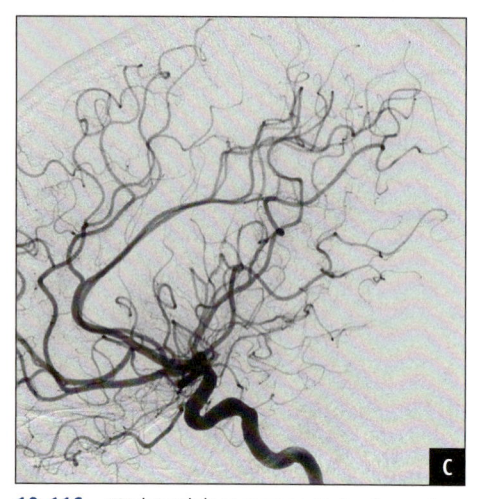

**10-61C** ASD lateral do mesmo paciente não mostra evidência de vasculite.

## Síndrome antifosfolipídica

**TERMINOLOGIA E ETIOLOGIA.** SAF é uma doença multissistêmica caracterizada por trombose arterial ou venosa, AVCs precoces, disfunção cognitiva e abortos espontâneos. A SAF com livedo reticular difuso e episódios cerebrovasculares isquêmicos é chamada de **síndrome de Sneddon**.

**ASPECTOS CLÍNICOS.** O espectro das síndromes mediadas por fosfolipídeos reflete o dano final ao órgão devido à doença microangiopática e à disfunção endotelial. As manifestações clínicas são variáveis e incluem doença de pele (livedo reticular, hemorragias de aspecto fragmentado); envolvimento cardíaco, pulmonar e renal, distúrbios hematológicos e sintomas neuropsiquiátricos.

O diagnóstico de SAF requer a presença de pelo menos um critério clínico (p. ex., trombose vascular ou morbidade na gravidez) e um achado laboratorial, ou seja, anticoagulante lúpico persistentemente positivo, anticorpos antifosfolipídeo (p. ex., anticorpos anticardiolipina) ou anticorpo anti β2-glicoproteína.

A idade média de início da doença é 50 anos. Há um predomínio feminino na ordem de 2:1 (mulheres com SAF costumam ser diagnosticadas inicialmente em razão de abortos espontâneos). Uma rara complicação da SAF é a síndrome de HELLP (hemólise, elevação de enzimas hepáticas e plaquetopenia, do inglês *hemolysis, elevated liver enzymes, low platelets*).

O envolvimento do SNC na SAF é comum. Manifestações de SAF no SNC incluem doença cerebrovascular com eventos trombóticos arteriais (início precoce de AIT, AVC) ou oclusões venosas, síndromes com padrão de EM, convulsões, cefaleia e disfunção cognitiva. Uma rara e "catastrófica" síndrome antifosfolipídica é caracterizada por oclusão acelerada vascular disseminada em múltiplos órgãos e possui uma taxa de mortalidade próxima dos 50%. SAF no SNC catastrófica aguda pode causar encefalopatia aguda, bem como infartos arteriais e venosos.

**IMAGEM.** Infartos multifocais corticais/subcorticais de idade mista, atrofia predominante parietal com relativa preservação dos lobos frontal e temporal e hiperintensidades na SB profunda em T2/FLAIR em quantidade acima da esperada para a idade são achados típicos de SAF **(Fig. 10-61)**. Tromboses tanto arteriais como venosas são comuns.

**DIAGNÓSTICO DIFERENCIAL.** A SAF no SNC pode ser difícil de ser diferenciada da **esclerose múltipla**. A ausência de lesões na interface calososseptal é uma característica que ajuda nessa diferenciação. A **demência multi-infarto ("vascular")** não demonstra atrofia dominante parietal como faz a SAF. O **LES** comumente ocorre com a SAF e pode apresentar achados clínicos e de imagem similares.

## Doença amiloide cerebral

**TERMINOLOGIA.** A doença amiloide cerebral compreende um grupo heterogêneo de diversas alterações bioquímicas e genéticas do SNC. A doença amiloide cerebral ocorre em diversas formas. A mais comum é a microvasculopatia relacionada à idade chamada de **angiopatia amiloide cerebral** (AAC), também conhecida como angiopatia congofílica. A deposição amiloide em placas neuríticas também é uma característica proeminente na **doença de Alzheimer** (DA).

Manifestações comuns da doença amiloide no SNC incluem uma lesão focal tumefativa, semelhante a uma massa, chamada de **amiloidoma**. Raramente a doença amiloide cerebral se apresenta como uma **angeíte associada ao β amiloide** (ABA) com modificações inflamatórias difusas que afetam primariamente a substância branca. A ABA também é conhecida como inflamação relacionada à AAC.

ETIOLOGIA. A AAC é causada pelo acúmulo de agregados Aβ em pequenos vasos cerebrais. O Aβ é derivado da clivagem proteolítica de proteína do precursor amiloide. Dois tipos de aminoácidos, um com extensão de 42aa (Aβ42) e outro mais curto com 40aa de extensão (Aβ40), estão associados à doença cerebral relacionada ao amiloide. O Aβ42 é encontrado principalmente em placas neuríticas associadas à DA enquanto o Aβ40, mais curto e relativamente mais solúvel, é a principal forma encontrada na AAC.

Um desequilíbrio entre a produção de Aβ e sua eliminação é considerado elemento-chave na formação dos depósitos amiloides no SNC. Esses depósitos se acumulam na porção abluminal na camada muscular e adventícia das arteríolas e capilares cerebrais, causando ruptura progressiva da unidade neurovascular. A distribuição geográfica dos depósitos Aβ corresponde anatomicamente às rotas de drenagem perivascular pelas quais o líquido intersticial (LI) e os solutos são eliminados do cérebro.

O transporte do Aβ entre o neurópilo e a circulação cerebral está bloqueado na AAC. O insucesso em retirar o Aβ do cérebro tem duas consequências principais: (1) hemorragia intracraniana associada à ruptura de vasos carregados de Aβ na AAC e (2) função neuronal alterada causada por acúmulo patológico de Aβ e outros metabólitos solúveis na DA. A anormalidade vascular mais vista na DA é a AAC.

GENÉTICA. A proteína do precursor amiloide é codificada pelo gene *APP* no cromossomo 21.

A AAC pode ser primária ou secundária, esporádica ou familiar. A AAC esporádica é muito mais comum que a familiar e é fortemente associada com a presença do alelo *APOE\*E4*.

As formas hereditárias da AAC são geralmente familiares e ocorrem como uma doença autossômica dominante com diversos subtipos conhecidos, incluindo holandês, italiano, flamenco, inglês e islândes. A AAC hereditária é mais grave e com início mais precoce se comparada com a forma esporádica da doença.

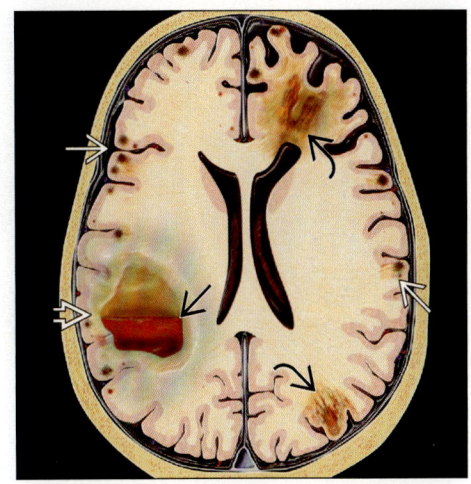

**10-62** Hematoma agudo com um nível líquido; microssangramentos e hemorragias lobares antigas também são achados típicos na doença amiloide cerebral.

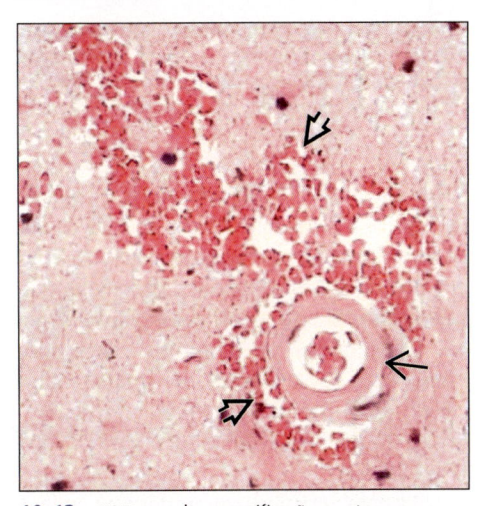

**10-63** H&E com alta-magnificação mostra espessamento de arteríola com hemorragia perivascular achados característicos da AAC.

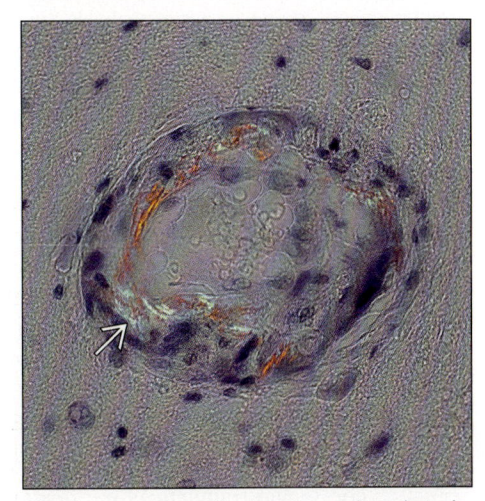

**10-64** Corante vermelho do Congo em luz polarizada mostra espessamento da arteríola com birrefringência verde-maçã AAC. (Cortesia de B. K. DeMasters, MD.)

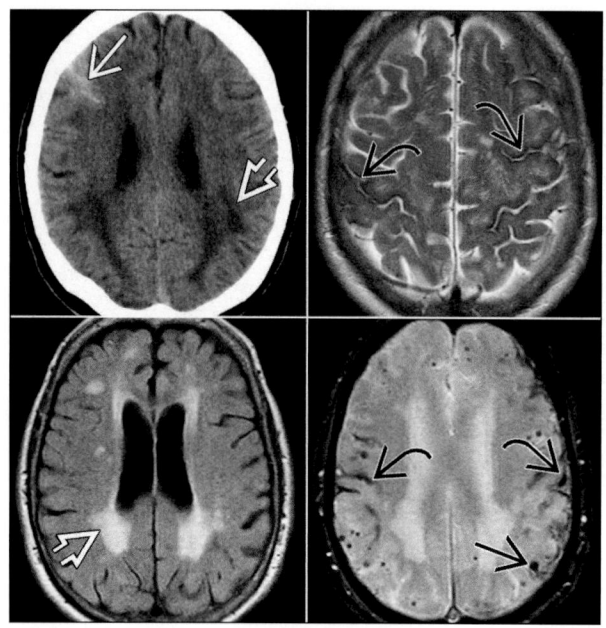

**10-65** Aquisições de um paciente com cefaleia e AAC mostram HSA de convexidade ➡, lesões de SB confluentes ➡, siderose superficial ⇾ e microssangramentos ➡. (Cortesia de M. Castillo, MD.)

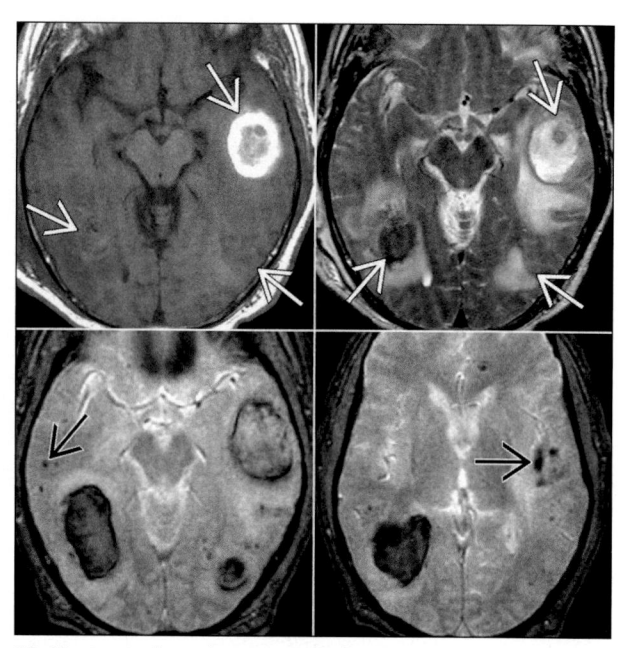

**10-66** Exame de RM demonstra múltiplas hemorragias lobares em diferentes estágios de evolução ➡ e "pontos pretos" periféricos multifocais com artefatos de susceptibilidade magnética ➡ que são clássicos da AAC.

**PATOLOGIA.** A AAC é caracterizada por depósitos progressivos de fibrilas Aβ nas paredes das artérias de pequeno a médio calibre e arteríolas penetrantes com envolvimento preferencial do córtex supratentorial e leptomeninges. O cerebelo, o tronco encefálico e os núcleos da base são poupados.

Os achados na patologia macroscópica incluem hemorragia lobar importante (mais frontal ou frontoparietal), hemorragias petequiais corticais, infartos cerebrais pequenos e lesões isquêmicas da substância branca **(Fig. 10-62)**.

As características microscópicas incluem um espessamento eosinofílico "sujo" dos vasos corticais e leptomeníngeos **(Fig. 10-63)**. Os casos graves podem demonstrar uma "partição" do vaso (um aspecto de "lúmen dentro do lúmen"), necrose fibrinoide, formação de pseudoaneurisma e trombose. A angeíte associada ao β amiloide demonstra modificações inflamatórias murais e perivasculares com necrose, números variáveis de células gigantes multinucleadas, histiócitos epitelioides, eosinófilos e linfócitos.

No corante vermelho do Congo, os vasos da AAC têm uma aparência "congofílica" corada de salmão. Uma cor característica amarelo-esverdeada ("birrefringência") aparece quando o vaso afetado é visibilizado com o uso de luz polarizada **(Fig. 10-64)**. Imuno-histoquímica com o uso de anticorpos contra o Aβ é positiva. Vasos sanguíneos carregados de proteína amiloide também são imunorreativos para a metaloproteinase de matriz extracelular (MMP-19).

**ASPECTOS CLÍNICOS.** A AAC causa 5 a 20% de todas as hemorragias cerebrais não traumáticas e é reconhecida atualmente como a principal causa de hemorragia intracraniana espontânea e prejuízo cognitivo em idosos.

A idade avançada é o fator de risco conhecido com maior associação para o desenvolvimento de AAC. A AAC esporádica costuma ocorrer em pacientes com mais de 55 anos, enquanto as formas hereditárias se apresentam 10 a 20 anos mais cedo. Os pacientes com angeíte associada ao β amiloide também tendem a ser mais jovens que aqueles com AAC não inflamatória, esporádica.

Estudos de necropsia mostram uma prevalência de AAC de 20 a 40% e de 50 a 60% na população de idosos sem e com demência, respectivamente. A AAC está presente em mais de 90% dos pacientes com DA ao exame póstumo.

As manifestações clínicas mais comuns da AAC são déficits neurológicos focais (com hemorragias lobares recorrentes) e prejuízo cognitivo (com microssangramentos crônicos múltiplos).

A apresentação clínica dos pacientes com inflamação relacionada à AAC (p. ex., ABA) é diferente, lembrando uma vasculite autoimune ou uma meningoencefalite subaguda. Cefaleia e declínio cognitivo são comuns. Às vezes, os pacientes com ABA apresentam um curso mais fulminante caracterizado por demência rapidamente progressiva e déficits neurológicos focais. Três quartos dos pacientes com ABA comprovada por biópsia respondem à corticoterapia, portanto, o estabelecimento do diagnóstico histopatológico correto é crucial para o manejo dos pacientes.

**IMAGEM.** Os achados de imagem variam conforme o tipo da doença amiloide cerebral. A AAC é de longe a forma mais comum; amiloidomas e ABA são raros.

*TC.* Os exames de TC sem contraste em pacientes com manifestações agudas da AAC demonstram um hematoma lobar hiperdenso com edema periférico variável.

Vasculopatia **285**

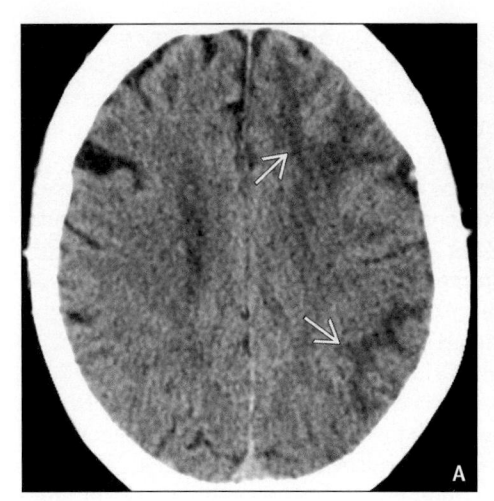

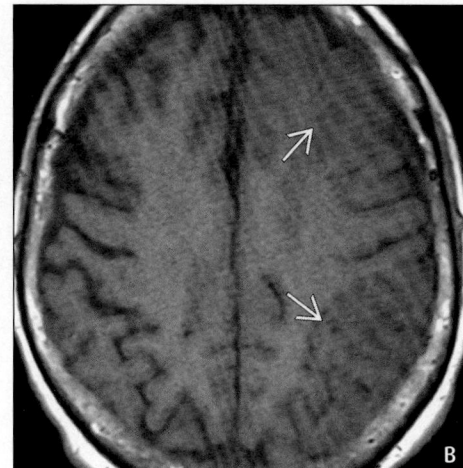

**10-67A** TC sem contraste em um homem normotenso de 83 anos com demência rapidamente progressiva e fraqueza no hemicorpo direito demonstra hipointensidades confluentes subcorticais na SB ➡ no lobo frontal esquerdo e nos lobos parietais.

**10-67B** Ponderação em T1 do mesmo paciente mostra giros hipointensos "inchados" ➡ no hemisfério esquerdo, juntamente com apagamento dos sulcos adjacentes.

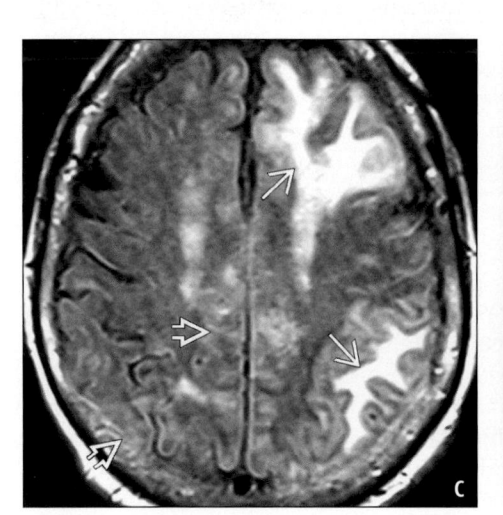

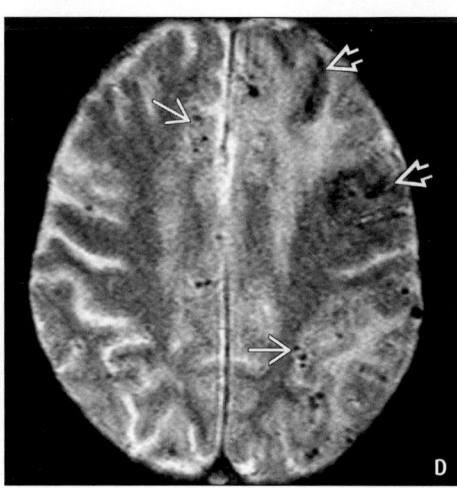

**10-67C** Aquisição em FLAIR demonstra notável hiperintensidade confluente na SB do lobos frontal e parietal esquerdo ➡ com hiperintensidades corticais e subcorticais ➡ esparsas no hemisfério direito e ao longo da superfície medial de ambos os hemisférios.

**10-67D** Aquisição em T2* GRE mostra múltiplas hipointensidades corticais/subcorticais com artefatos de susceptibilidade magnética ➡ e hipointensidade linear ao longo de sulcos ➡ do hemisfério esquerdo, sugestivas de siderose.

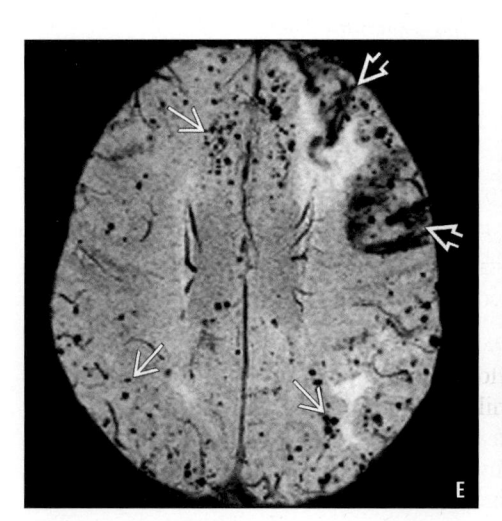

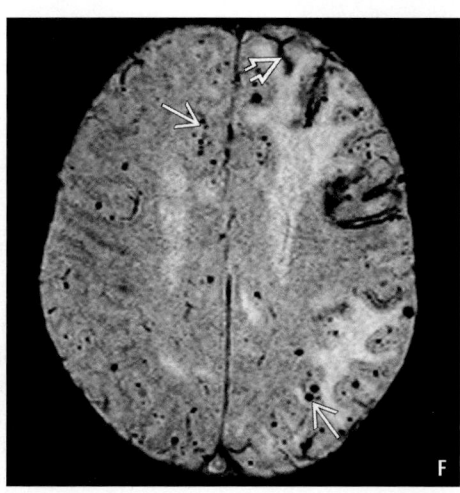

**10-67E** Aquisição em T2* SWI em corte acima dos ventrículos demonstra inúmeros "pontos pretos" com artefatos de susceptibilidade magnética periféricos em ambos os hemisférios ➡, bem como a siderose superficial ➡ característica da angiopatia amiloide cerebral.

**10-67F** Aquisição em T2* SWI através da coroa radiada mostra áreas adicionais de siderose ➡ e micro-hemorragias ➡. Em razão dos achados clínicos somados a edema cerebral e efeito de massa, este caso representa inflamação relacionada à AAC (ABA).

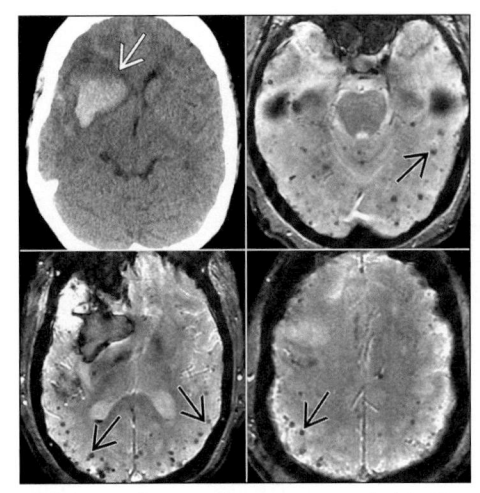

**10-68** AAC demonstra hematoma com nível líquido-líquido na TC sem contraste ➡ e múltiplos microssangramentos periféricos no GRE ➡. (Cortesia de P. Hildenbrand, MD.)

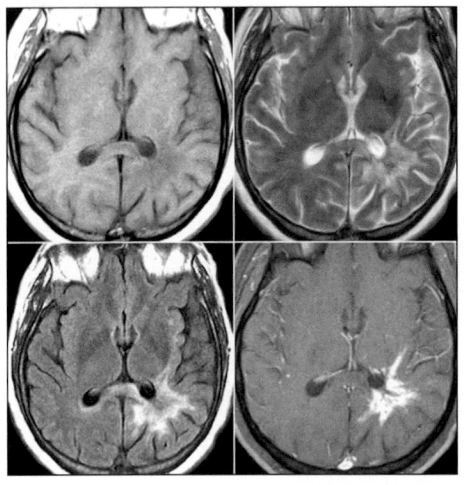

**10-69** Amiloidoma cerebral comprovado por biópsia se apresenta como massa periventricular solitária com realce. Não havia microssangramentos no T2*.

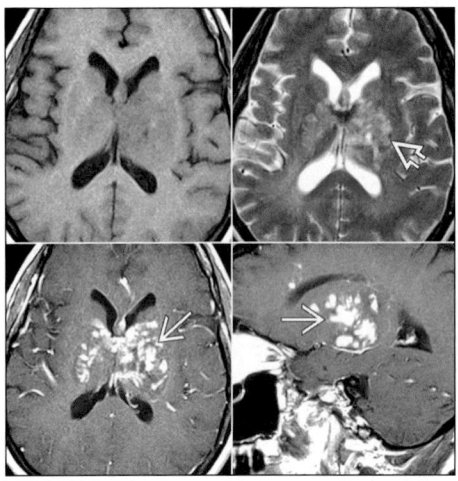

**10-70** Doença amiloide cerebral infiltrativa comprovada por biópsia com realce multifocal ➡ e hemorragias petequiais ➡.

Múltiplas hipointensidades irregulares confluentes na substância branca, juntamente com perda volumétrica generalizada, são comuns. O realce na TC com contraste é raro na doença amiloide cerebral e ocorre apenas se uma massa focal ("amiloidoma") ou ABA estiver presente.

Às vezes, os pacientes com AAC podem apresentar a chamada hemorragia subaracnóidea de convexidade (HSAc) **(Fig. 10-65)**. Na HSAc, as cisternas da base parecem normais, mas um ou mais sulcos adjacentes às convexidades demonstram hiperdensidades curvilínias consistentes com sangue.

*RM*. A intensidade de sinal da AAC associada a hematoma lobar varia com a idade do coágulo **(Fig. 10-66)**. Os hematomas agudos são isointensos nas ponderações em T1 e iso a hiperintensos em T2.

A maioria dos pacientes com AAC apresenta hiperintensidades na SB focais ou esparsas confluentes em T2/FLAIR. Grandes áreas assimétricas de hiperintensidades confluentes na SB em T2/FLAIR com ou sem micro-hemorragias são características de ABA **(Fig. 10-67)**. O efeito de massa costuma estar ausente, a menos que ABA ou uma massa amiloide focal ("amiloidoma") estejam presentes.

Além disso, as hemorragias lobares residuais, as sequências em T2* (GRE, SWI) demonstram "pontos pretos com artefatos de susceptibilidade magnética" puntiformes multifocais nas leptomeninges, córtex e SB subcortical **(Fig. 10-68)**. Os núcleos da base e o cerebelo são relativamente poupados.

Hemorragias associadas à AAC não realçam nas aquisições em T1 pós-contraste. Ambas, ABA e amiloidoma, podem apresentar realce tão marcante que podem simular meningite, encefalite ou neoplasia **(Figs. 10-69, 10-70 e 10-71)**.

*Medicina nuclear*. Os pacientes com AAC apresentam uma significativa redução na perfusão cerebral nos estudos de SPECT com Tc-ECD 99m.

O uso da tomografia com emissão de pósitrons (PET) com traçadores de imagem que se ligam às placas amiloides, como o Composto-B de Pittsburg com marcação 11C (11CPiB) facilitou a avaliação *in vivo* da doença amiloide cerebral, com boa concordância geral entre o 11CPiB e cargas muito baixas ou muito altas de Aβ.

A correlação do PET com a aquisição T2* da RM demonstra aumento significativo da retenção do 11CPiB em locais de microssangramentos, indicando que eles ocorrem mais em regiões de concentração dos depósitos amiloides.

**DIAGNÓSTICO DIFERENCIAL.** O principal diagnóstico diferencial da AAC é a **encefalopatia hipertensiva crônica** (EHtC). Os microssangramentos associados com a EHtC frequentemente envolvem os núcleos da base e o cerebelo. Microssangramentos periféricos ocorrem, mas são menos comuns que a AAC relacionada a micro-hemorragias, as quais afetam mais o córtex e as leptomeninges.

Os **infartos lacunares hemorrágicos** podem demonstrar depósitos de hemossiderina com artefatos de susceptibilidade magnética. Os núcleos da base e a SB profunda cerebral são os locais mais comuns, ajudando a

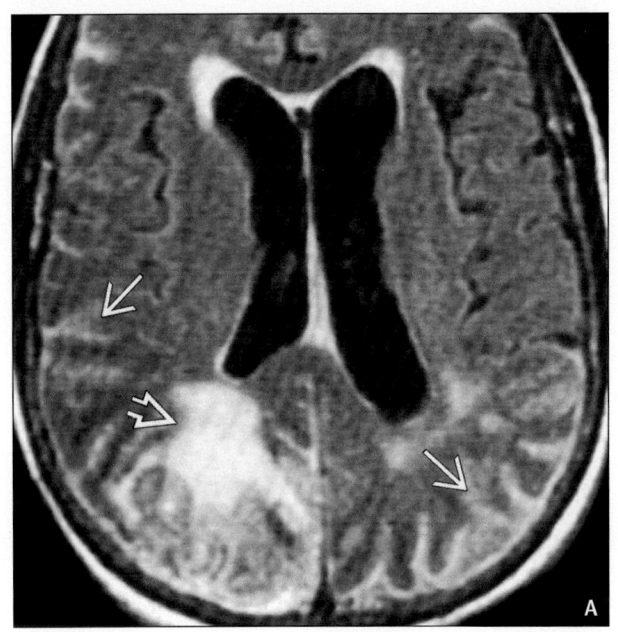

**10-71A** Aquisição em FLAIR de um paciente com doença amiloide cerebral inflamatória demonstra hiperintensidades sulcais bilaterais ➡ com hiperintensidade confluente no lobo occipital direito ➡.

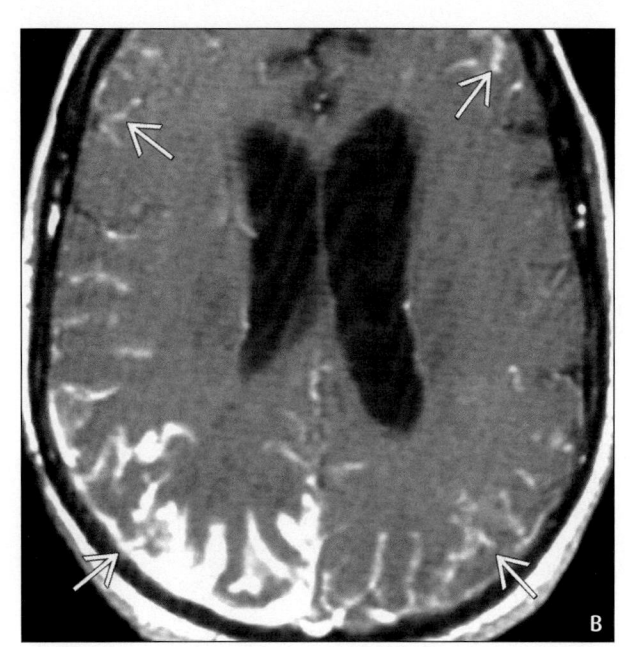

**10-71B** Aquisição em T1 pós-contraste do mesmo paciente demonstra marcado realce sulcal ➡. Angeíte associada ao beta-amiloide (ABA) comprovada por biópsia (Cortesia de D. Jacobs, MD.)

distinguir estes infartos dos microssangramentos periféricos da AAC.

Os **angiomas cavernosos múltiplos** (Zabramski tipo 4) costumam envolver a SB subcortical, os núcleos da base e o cerebelo. O córtex é um local menos comum. "Lóculos" de sangue com níveis líquido-líquido e hemorragias em diferentes estágios de evolução frequentemente estão presentes, junto com "pontos pretos" com artefato de susceptibilidade magnética multifocais no T2*.

As **metástases hemorrágicas** na junção entre as substâncias branca e cinzenta podem lembrar a AAC. Os microssangramentos multifocais típicos da AAC não possuem efeito de massa, edema periférico ou realce.

Em razão das características de efeito de massa, edema e realce, a ABA e o amiloidoma são difíceis de distinguir de **infecção** ou **neoplasia** na ausência da biópsia.

---

**DOENÇA AMILOIDE CEREBRAL**

**Terminologia e etiologia**
- Forma mais comum
  - Angiopatia amiloide cerebral (AAC)
  - Também conhecida como angiopatia congofílica
- Formas menos comuns
  - Amiloidoma
  - AAC inflamatória (angeíte associada ao β amiloide, ABA)
- Depósitos Aβ40 nas arteríolas corticais, meníngeas

**Patologia**
- Sangramentos lobares, micro-hemorragias
- "Congofílico", birrefringente

---

**Aspectos clínicos**
- Causa 5 a 20% das HIs em idosos
  - Normotensos
  - Demência
- ↑ idade = maior fator de risco

**Imagem**
- Clássica = hemorragia lobar em diferentes estágios
- Comum = microssangramentos multifocais
  - Hipointensidades com artefatos de susceptibilidade magnética no T2*
  - Tipicamente cortical, meníngea (pial)
  - Posterior > anterior
  - Cerebelo, tronco encefálico, núcleos da base geralmente poupados
- Menos comum = angeíte associada ao beta amiloide
  - Hiperintensidade parenquimatosa em T2/FLAIR
  - Edema, efeito de massa
  - ± microssangramentos com artefatos de susceptibilidade magnética no T2*
  - ± realce sulco-cisternal
- Raro = amiloidoma intracerebral
  - Massa(s) focal, frequentemente periventricular
  - Biópsia é necessária para distinguir de neoplasia

## Microangiopatias trombóticas

**TERMINOLOGIA.** As microangiopatias trombóticas (MTs), também conhecidas coletivamente como síndromes microangiopáticas trombóticas, são um grupo heterogêneo de doenças oclusivas microvasculares caracterizadas por trombocitopenia, fragmentação eritrocitária (hemólise intravascular) e dano isquêmico a órgãos.

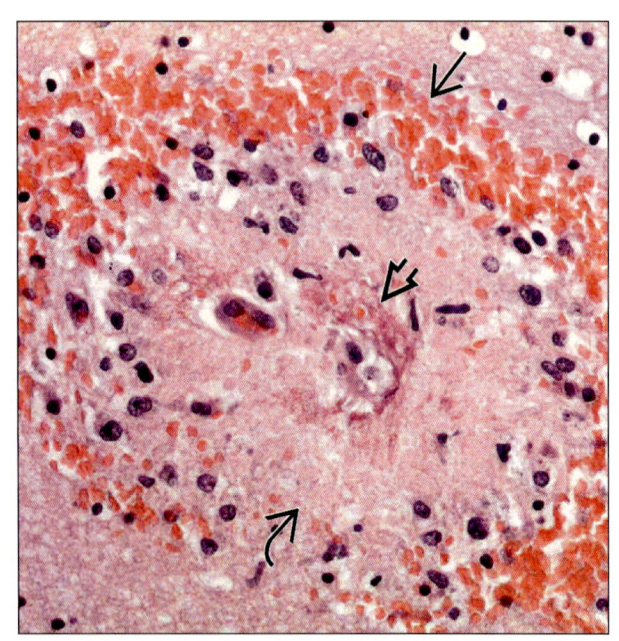

**10-72** Imagem de CIVD de micropatologia com alta magnificação corada por H&E demonstra arteríola espessada e trombosada ⇨ com necrose perivascular ⇾ rodeada por um anel de hemorragia ⇾ (Cortesia de R. Hewlett, MD.)

**10-73** Imagem de TC sem contraste de um homem de 42 anos com LMA e CIVD demonstra focos hemorrágicos na SB subcortical ⇨. Uma lesão hipodensa ⇨ envolve o córtex parietal direito e a SB subcortical.

As principais MTs são a **coagulopatia intravascular disseminada** (CIVD), **hipertensão maligna** (HM) e **púrpura trombocitopênica trombótica** (PTT), com ou sem **síndrome hemolítico-urêmica** (SHU). A PTT e a SHU possuem a anemia hemolítica e a trombocitopenia como caracterísicas em comum e consequentemente são agrupadas em conjunto, como PTT/SHU (ou SHU/PTT).

ETIOLOGIA. A lesão às células endoteliais é o denominador comum na sequência de eventos que leva ao desenvolvimento da MT. A cascata microangiopática começa com a perda da tromborresistência fisiológica e adesão leucocitária ao endotélio danificado. Segue-se o consumo do complemento, liberação anormal de fatores de von Willebrand, com redução da fragmentação pelas metaloproteinases ADAMTS13 e aumento da tensão de cisalhamento vascular com lesão mecânica aos eritrócitos.

Múltiplos gatilhos, como infecção com septicemia e necrose microvascular segmentar, drogas, toxinas, câncer, quimioterapia, transplante de medula óssea e gravidez foram associados com MTs. Uma MT induzida por toxinas clássica é a SHU após infecção por *Escherichia coli* O104:H4 entero-hemorrágica. Nessa situação, toxinas extremamente potentes conhecidas como verotoxinas ou toxinas Shiga causam dano endotelial vascular disseminado que, por sua vez, leva a infartos em múltiplos órgãos e hemorragias.

As microangiopatias trombóticas (MTs) são caracterizadas hematologicamente por agregação plaquetária, trombocitopenia profunda, oclusões da microcirculação com isquemia e infartos, anemia hemolítica microangiopática e micro-hemorragias em múltiplos órgãos.

PATOLOGIA. A biópsia raramente é realizada na MT.

A patologia macroscópica demonstra múltiplos focos difusos de necrose e hemorragia. Espessamento parietal capilar e arteriolar, edema endotelial e fragmentação, acúmulo subendotelial de proteína, debris celulares e múltiplos trombos oclusivos de plaquetas-fibrina são os achados histopatológicos característicos **(Fig. 10-72)**.

ASPECTOS CLÍNICOS. As MTs são raras. A incidência geral é estimada em menos de 1:1.000.000 por ano. Embora as MTs dividam uma fisiopatologia comum, os achados clínicos variam dependendo da doença de base.

A **CIVD** é a MT mais comum, causando 80% de todos os casos. A CIVD está associada com um espectro de comorbidades que incluem infecção, tumor, anormalidades vasculares, complicações obstétricas e neonatais, necrose tissular maciça e reações a drogas. Ela é caracterizada clinicamente por trombose e/ou hemorragia em múltiplos locais.

A **hipertensão maligna** (HM) é a segunda causa mais comum de MT. Os pacientes costumam apresentar-se com elevação da pressão sanguínea e papiledema, frequentemente acompanhado de hemorragia retiniana e exudatos. As gestantes com HM possuem eclâmpsia ou pré-eclâmpsia.

A **PTT** é a causa menos comum de MT. Ela é uma doença de crianças, mas pode afetar também jovens adultos. Aproximadamente, metade dos pacientes desenvolve sintomas relacionados ao SNC, convulsões e/ou déficits neurológicos flutuantes. Febre, insuficiência renal e *rash* purpúrico no tronco e nos membros são comuns. A tríade laboratorial clássica consiste em trombocitopenia, elevação da lactato desidrogenase e esquistocitose. A maioria dos pacientes com PTT tem deficiência de ADAMTS13.

Embora os sintomas das MTs frequentemente se sobreponham, a doença no SNC é mais comum na PTT, enquanto o envolvimento renal predomina na SHU. A SHU é definida pela tríade anemia hemolítica mecânica, trombocitopenia e prejuízo da função renal. Alteração no complemento – e não deficiência de ADAMTS13 – é característico de SHU.

Falência renal e AVC por coagulopatia intravascular ou microangiopatia trombótica estão entre as complicações mais sérias da MT. O tratamento principal é de suporte e inclui plasmaférese, corticoides e/ou rituximab. Os antibióticos são evitados na enterocolite hemorrágica induzida por E. coli devido ao potencial aumento da liberação de verotoxinas pela morte e por bactérias mortas. A esplenectomia e a ciclofosfamida foram propostas como terapias de resgate em casos graves de PTT.

IMAGEM. Infartos hemorrágicos e isquêmicos corticais e subcorticais são típicos **(Fig. 10-73)**. Os exames de TC sem contraste podem ser normais na fase inicial da doença. Achados positivos incluem focos hipoatenuantes irregulares e pouco definidos ou hemorragias com hiperdensidades relativamente bem delineadas rodeadas por edema. Padrões mistos com lesões hipo e hiperdensas também são comuns **(Fig. 10-74A)**.

A intensidade de sinal na RM varia com a idade do coágulo. Hiperintensidades multifocais corticais/subcorticais em T2/FLAIR são comuns na MT aguda. A sequência mais sensível é o T2* (GRE, SWI). Hipointensidades puntiformes girais com artefatos de susceptibilidade magnética são típicas **(Figs. 10-74B e 10-74C)**. A ponderação em difusão revela múltiplos focos de restrição **(Figs. 10-74D e 10-75)**.

A SHU/PTT e a HM podem causar um padrão de imagem semelhante ao PRES com hiperintensidades corticais/subcorticais posteriores ou no tronco encefálico. A difusão nestes casos é tipicamente, mas não invariavelmente, normal.

DIAGNÓSTICO DIFERENCIAL. O principal diagnóstico diferencial das MTs, especialmente SHU/PTT é a **encefalopatia hipertensiva aguda** (p. ex., PRES). A SHU/PTT pode causar síndromes semelhantes ao PRES com achados de imagem idênticos. A história clínica (pacientes não gestantes) e os achados laboratoriais devem distinguir entre estas duas entidades.

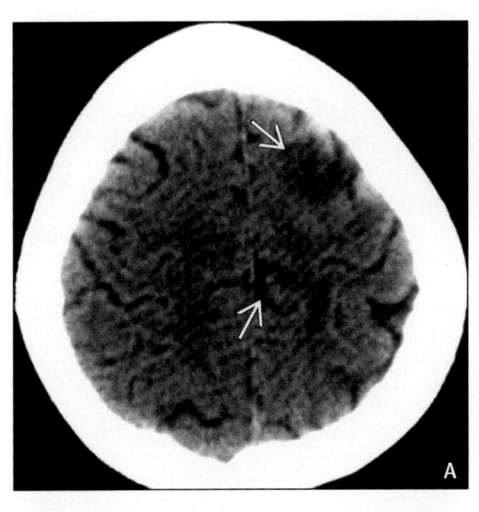

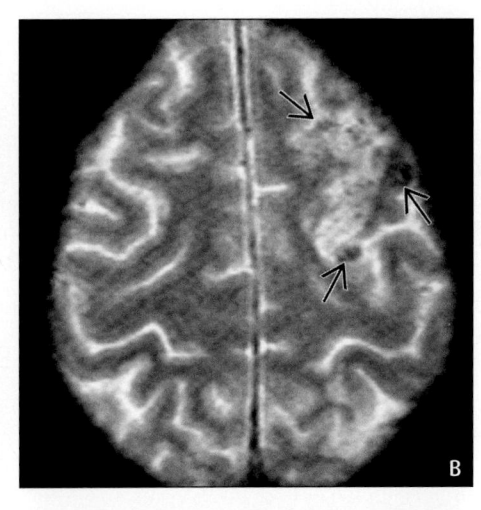

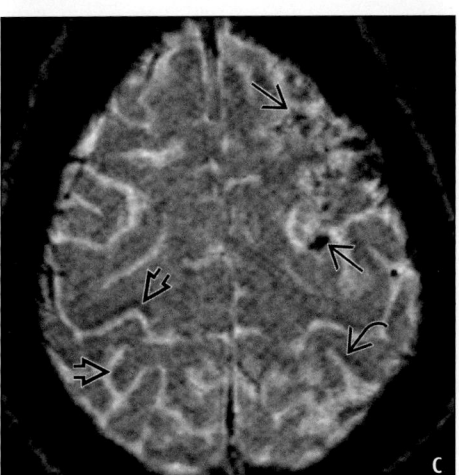

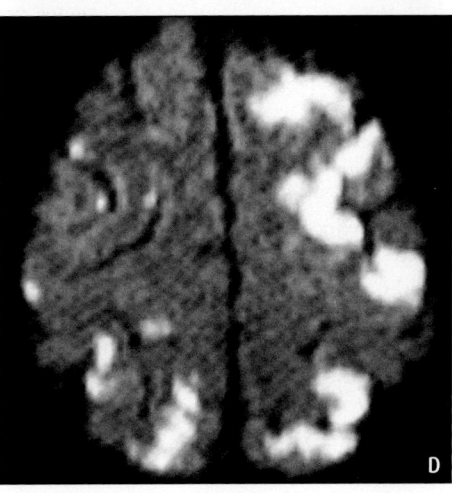

**10-74A** Exame de TC sem contraste de uma mulher de 45 anos com LMA e alteração do estado mental demonstra hipodensidades corticais esparsas corticais e subcorticais ➡.
**10-74B** Aquisição em T2* GRE da mesma paciente revela microssangramentos multifocais localizados perifericamente ➡.
**10-74C** Aquisição em T2* SWI delinea melhor os microssangramentos corticais/subcorticais ➡. Além disso, lesões sutis são vistas no hemisfério direito ➡ assim como lesões adicionais no hemisfério esquerdo ➡.
**10-74D** Ponderação em difusão do mesmo paciente mostra múltiplos focos de restrição no córtex e no SB subcortical de ambos os hemisférios. Exames laboratoriais confirmaram PTT.

**Infartos cerebrais múltiplos**, especialmente êmbolos sépticos, podem simular as lesões corticais periféricas da MT. Os êmbolos sépticos hemorrágicos não são tão difusos quanto as lesões associadas a MT. Contudo, **septicemia com necrose microvascular segmentar** pode causar uma encefalopatia hemorrágica difusa que pode ser exacerbada pela CIVD **(Fig. 10-76)**.

A **síndrome anticorpo antifosfolipídica** complicada pela síndrome de HELLP pode simular a MT.

A trombose cortical venosa com ou sem oclusão de seio dural pode causar hemorragias periféricas múltiplas. As hemorragias e os infartos na MT são mais difusos e sinal de trombose de seio dural está ausente.

---

**MICROANGIOPATIAS TROMBÓTICAS**

**Terminologia**
- Doença oclusiva microvascular com
  - Trombocitopenia
  - Hemólise intravascular
  - Dano isquêmico a órgãos

---

- Principais tipos
  - Coagulopatia intravascular disseminada
  - Hipertensão maligna
  - SHU/PTT

**Etiologia**
- Dano a células endoteliais
- Múltiplos gatilhos
  - Infecção (p. ex., septicemia, *E.coli* entero-hemorrágica)
  - Drogas
  - Câncer ou quimioterapia
  - Gravidez

**Imagem**
- Infartos isquêmicos corticais/subcorticais
- Micro-hemorragias multifocais

**Diagnóstico Diferencial**
- PRES
- Êmbolos sépticos
- Síndrome anticorpo antifosfolipídica

---

**10-75A** Aquisição em FLAIR de uma mulher de 54 anos com insuficiência renal crônica demonstra hiperintensidades confluentes na SB periventricular de ambos os lobos frontais ⇒. Focos hiperintensos esparsos dispersos na SB profunda de ambos os hemisférios ⇒.
**10-75B** Aquisição em T2* GRE mostra algumas poucas hipointensidades focais dispersas na SB profunda cerebral ⇒.

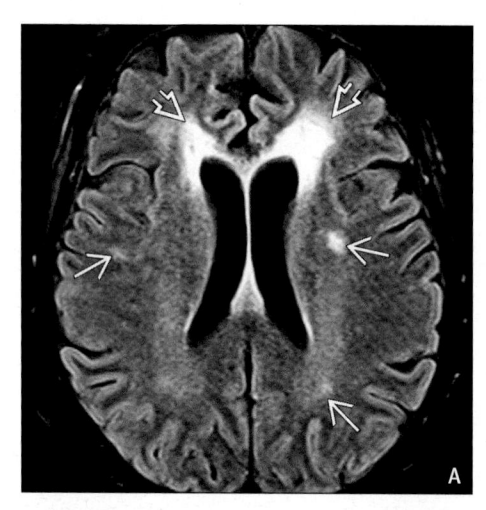

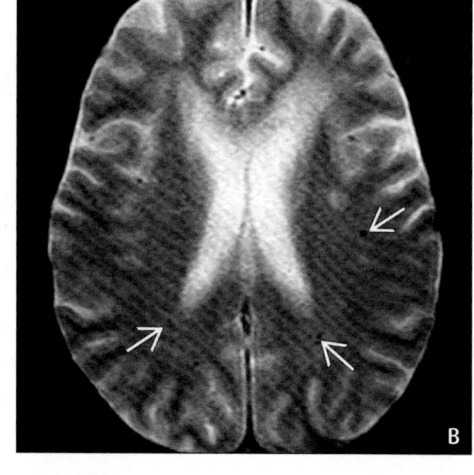

**10-75C** Aquisição em T2* SWI da mesma paciente revela múltiplos "pontos pretos" com artefatos de susceptibilidade magnética na SB cerebral profunda de ambos os hemisférios ⇒.
**10-75D** Aquisição SWI mais cranial da mesma paciente mostra mais focos com susceptibilidade magnética na coroa radiada ⇒. Os achados são compatíveis com micro-hemorragias na SHU/PTT.

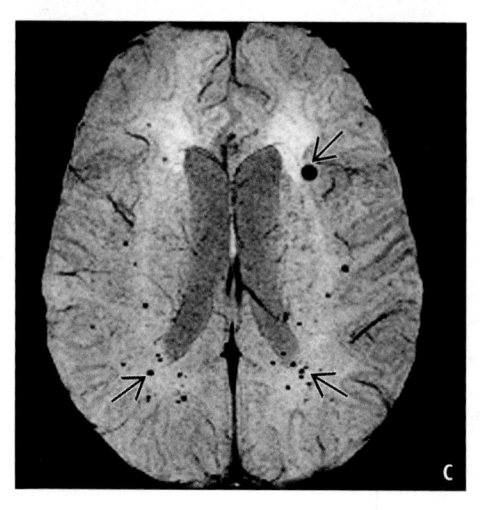

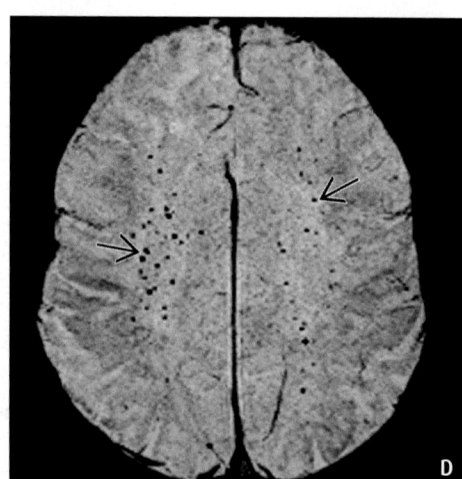

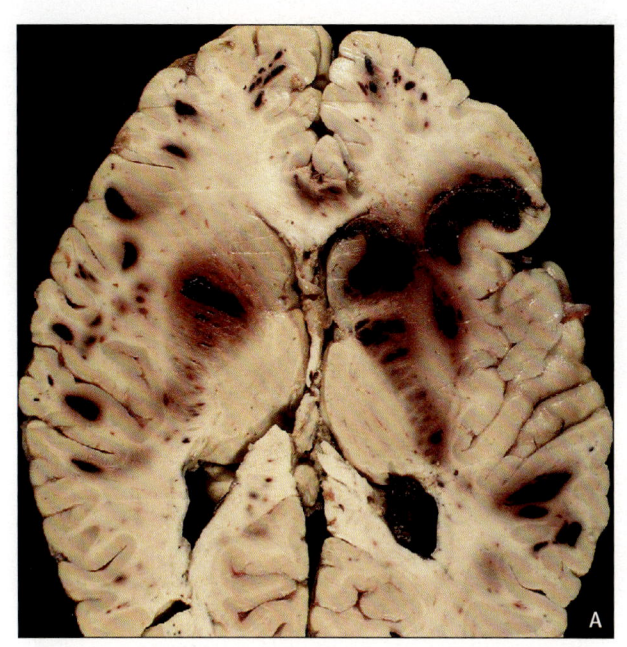

**10-76A** Autópsia de um homem de 70 anos com septicemia por gram-negativo mostra hemorragias petequiais multifocais na SB subcortical e nos núcleos da base. A maioria se trata de lesões ovoides ou lineares, mas algumas hemorragias confluentes esparsas estão presentes.

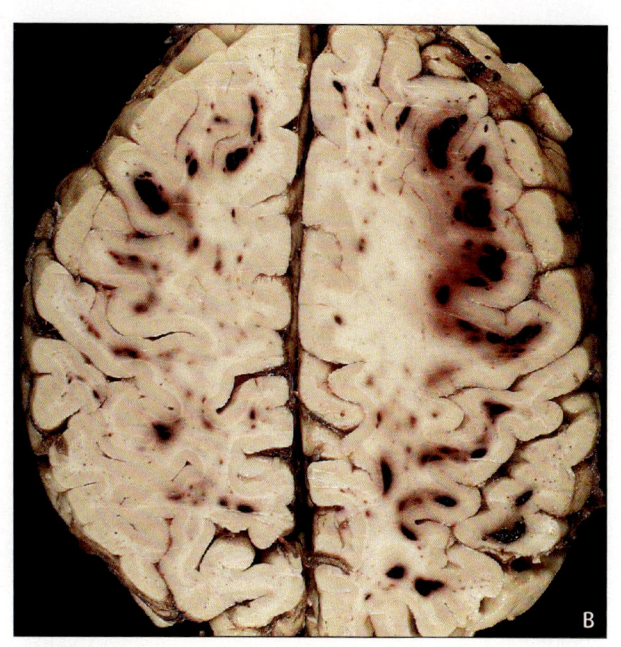

**10-76B** Corte mais cranial através da coroa radiada mostra extensas lesões subcorticais e na SB profunda, poupando quase que completamente a SC cortical. (Cortesia de R. Hewlett, MD.)

## Referências selecionadas

### *Anatomia normal das artérias extracranianas*

#### Arco aórtico e grandes vasos

- Finlay A et al: Surgically relevant aortic arch mapping using computed tomography. Ann Vasc Surg. 26(4):483-90, 2012
- Ramos-Duran L et al: Developmental aortic arch anomalies in infants and children assessed with CT angiography. AJR Am J Roentgenol. 198(5):W466-74, 2012
- Restrepo CS et al: Multidetector computed tomography of congenital anomalies of the thoracic aorta. Semin Ultrasound CT MR. 33(3):191-206, 2012
- Welch CS et al: The five-vessel arch: independent origin of both vertebral arteries from the aortic arch. J Comput Assist Tomogr. 36(2):275-6, 2012
- Layton KF et al: Bovine aortic arch variant in humans: clarification of a common misnomer. AJNR Am J Neuroradiol. 27(7):1541-2, 2006

#### Artérias carótidas cervicais

- Kamenskiy AV et al: Three-dimensional geometry of the human carotid artery. J Biomech Eng. 134(6):064502, 2012
- Saba L et al: Imaging of the carotid artery. Atherosclerosis. 220(2):294-309, 2012

### *Aterosclerose*

#### Aterogênese e aterosclerose

- Arboix A et al: [Complex aortic atheroma plaques: study of 71 patients with lacunar infarcts.] Med Clin (Barc). 138(4):160-4, 2012
- Phan TG et al: Carotid artery anatomy and geometry as risk factors for carotid atherosclerotic disease. Stroke. 43(6):1596-601, 2012
- Bressler J et al: Genetic variants identified in a European genome-wide association study that were found to predict incident coronary heart disease in the atherosclerosis risk in communities study. Am J Epidemiol. 171(1):14-23, 2010
- Insull W Jr: The pathology of atherosclerosis: plaque development and plaque responses to medical treatment. Am J Med. 122(1 Suppl):S3-S14, 2009

#### Aterosclerose extracraniana

- Byrnes KR et al: The current role of carotid duplex ultrasonography in the management of carotid atherosclerosis: foundations and advances. Int J Vasc Med. 2012:187872, 2012
- van den Oord SC et al: Assessment of subclinical atherosclerosis using contrast-enhanced ultrasound. Eur Heart J Cardiovasc Imaging. Epub ahead of print, 2012
- van Gils MJ et al: Carotid atherosclerotic plaque progression and change in plaque composition over time: A 5-year follow-up study using serial CT angiography. AJNR Am J Neuroradiol. 33(7):1267-73, 2012
- Boussel L et al: Ischemic stroke: etiologic work-up with multidetector CT of heart and extra- and intracranial arteries. Radiology. 258(1):206-12, 2011
- Cheung HM et al: Late stage complicated atheroma in lowgrade stenotic carotid disease: MR imaging depiction-- prevalence and risk factors. Radiology. 260(3):841-7, 2011

- Qiao Y et al: Identification of intraplaque hemorrhage on MR angiography images: a comparison of contrast-enhanced mask and time-of-flight techniques. AJNR Am J Neuroradiol. 32(3):454-9, 2011
- Capmany RP et al: Complex atheromatosis of the aortic arch in cerebral infarction. Curr Cardiol Rev. 6(3):184-93, 2010
- Furtado AD et al: The triple rule-out for acute ischemic stroke: imaging the brain, carotid arteries, aorta, and heart. AJNR Am J Neuroradiol. 31(7):1290-6, 2010
- Ota H et al: Carotid intraplaque hemorrhage imaging at 3.0-T MR imaging: comparison of the diagnostic performance of three T1-weighted sequences. Radiology. 254(2):551-63, 2010
- Huang HH et al: Time-of-flight MR angiography not for diagnosing subclavian steal syndrome. Radiology. 253(3):897, author reply 897-8, 2009
- Chao A-C et al: The relationship between carotid artery diameter and percentage of stenosis. Neuroradiol J. 20(1):103-109, 2007
- Puchner S et al: CTA in the detection and quantification of vertebral artery pathologies: a correlation with color Doppler sonography. Neuroradiology. 49(8):645-50, 2007

## Aterosclerose intracraniana
- Fisher M et al: Pathogenesis of intracranial atherosclerosis. Ann Neurol. 72(1):149, 2012
- López-Cancio E et al: Biological signatures of asymptomatic extra- and intracranial atherosclerosis: The Barcelona-AsIA (Asymptomatic Intracranial Atherosclerosis) study. Stroke. 43(10):2712-9, 2012
- Siddiqui FM et al: Endovascular management of symptomatic extracranial stenosis associated with secondary intracranial tandem stenosis. A multicenter review. J Neuroimaging. 22(3):243-8, 2012
- Hong NR et al: The correlation between carotid siphon calcification and lacunar infarction. Neuroradiology. 53(9):643-9, 2011

## Arterioloesclerose
- Smallwood A et al: Cerebral subcortical small vessel disease and its relation to cognition in elderly subjects: a pathological study in the Oxford Project to Investigate Memory and Ageing (OPTIMA) cohort. Neuropathol Appl Neurobiol. 38(4):337-43, 2012
- Gorelick PB et al: Vascular contributions to cognitive impairment and dementia: a statement for healthcare professionals from the American Heart Association/American Stroke Association. Stroke. 42(9):2672-713, 2011

## *Doenças vasculares não ateromatosas*
### Displasia fibromuscular
- Olin JW et al: The United States registry for fibromuscular dysplasia: results in the first 447 patients. Circulation. 125(25):3182-90, 2012
- Olin JW et al: Diagnosis, management, and future developments of fibromuscular dysplasia. J Vasc Surg. 53(3):826-36, 2011
- Touzé E et al: Fibromuscular dysplasia of cervical and intracranial arteries. Int J Stroke. 5(4):296-305, 2010
- de Monyé C et al: MDCT detection of fibromuscular dysplasia of the internal carotid artery. AJR Am J Roentgenol. 188(4):W367-9, 2007

### Dissecção
- Patel RR et al: Cervical carotid artery dissection: current review of diagnosis and treatment. Cardiol Rev. 20(3):145-52, 2012
- Rodallec MH et al: Craniocervical arterial dissection: spectrum of imaging findings and differential diagnosis. Radiographics. 28(6):1711-28, 2008

### Síndromes de vasoconstrição
- Fugate JE et al: Fulminant postpartum cerebral vasoconstriction syndrome. Arch Neurol. 69(1):111-7, 2012
- Marder CP et al: Multimodal imaging of reversible cerebral vasoconstriction syndrome: a series of 6 cases. AJNR Am J Neuroradiol. 33(7):1403-11, 2012
- Rozen TD: Reversible postpartum cerebral vasoconstriction syndrome. Arch Neurol. 69(6):792-3, 2012
- Tan LH et al: Reversible cerebral vasoconstriction syndrome: an important cause of acute severe headache. Emerg Med Int. 2012:303152, 2012
- Ansari SA et al: Reversible cerebral vasoconstriction syndromes presenting with subarachnoid hemorrhage: a case series. J Neurointerv Surg. 3(3):272-8, 2011

### Vasculite e vasculites
- Mandell DM et al: Vessel wall MRI to differentiate between reversible cerebral vasoconstriction syndrome and central nervous system vasculitis: preliminary results. Stroke. 43(3):860-2, 2012
- Salvarani C et al: Adult primary central nervous system vasculitis. Lancet. 380(9843):767-77, 2012
- Watts R et al: Development and validation of a consensus methodology for the classification of the ANCA-associated vasculitides and polyarteritis nodosa for epidemiological studies. Ann Rheum Dis. 66(2):222-7, 2007

### Outras macro e microvasculopatias
- Charidimou A et al: Sporadic cerebral amyloid angiopathy revisited: recent insights into pathophysiology and clinical spectrum. J Neurol Neurosurg Psychiatry. 83(2):124-37, 2012
- Houkin K et al: Review of past research and current concepts on the etiology of moyamoya disease. Neurol Med Chir (Tokyo). 52(5):267-77, 2012
- Lin R et al: Clinical and immunopathological features of moyamoya disease. PLoS One. 7(4):e36386, 2012
- Radhi M et al: Thrombotic microangiopathies. ISRN Hematol. 2012:310596, 2012
- Scully M et al: Guidelines on the diagnosis and management of thrombotic thrombocytopenic purpura and other thrombotic microangiopathies. Br J Haematol. 158(3):323-335, 2012

- Seo BS et al: Clinical and radiological features of patients with aplastic or twiglike middle cerebral arteries. Neurosurgery. 70(6):1472-80; discussion 1480, 2012
- Wang PI et al: Perfusion-weighted MR imaging in cerebral lupus erythematosus. Acad Radiol. 19(8):965-70, 2012
- Wengert O et al: Cerebral amyloid angiopathy-related inflammation: a treatable cause of rapidlyprogressive dementia. J Neuropsychiatry Clin Neurosci. 24(1):E1-2, 2012
- Biffi A et al: Cerebral amyloid angiopathy: a systematic review. J Clin Neurol. 7(1):1-9, 2011
- Curiel R et al: PET/CT imaging in systemic lupus erythematosus. Ann N Y Acad Sci. 1228:71-80, 2011
- Currie S et al: Childhood moyamoya disease and moyamoya syndrome: a pictorial review. Pediatr Neurol. 44(6):401-13, 2011
- Ellchuk TN et al: Suspicious neuroimaging pattern of thrombotic microangiopathy. AJNR Am J Neuroradiol. 32(4):734-8, 2011
- Horie N et al: "Brush sign" on susceptibility-weighted MR imaging indicates the severity of moyamoya disease. AJNR Am J Neuroradiol. 32(9):1697-702, 2011
- Lee SK et al: Rapid atypical progression of neuro-Behçet's disease involving whole brainstem and bilateral thalami. J Korean Neurosurg Soc. 50(1):68-71, 2011
- Luyendijk J et al: Neuropsychiatric systemic lupus erythematosus: lessons learned from magnetic resonance imaging. Arthritis Rheum. 63(3):722-32, 2011
- Maarouf CL et al: Alzheimer's disease and non-demented high pathology control nonagenarians: comparing and contrasting the biochemistry of cognitively successful aging. PLoS One. 6(11):e27291, 2011
- Mosca L et al: NOTCH3 gene mutations in subjects clinically suspected of CADASIL. J Neurol Sci. 307(1-2):144-8, 2011
- Pandey P et al: Neurosurgical advances in the treatment of moyamoya disease. Stroke. 42(11):3304-10, 2011
- Singh JS et al: Case 176: Neuro-sweet syndrome. Radiology. 261(3):989-93, 2011
- Choi JC: Cerebral autosomal dominant arteriopathy with subcortical infarcts and leukoencephalopathy: a genetic cause of cerebral small vessel disease. J Clin Neurol. 6(1):1-9, 2010
- Fertrin KY et al: Genomic polymorphisms in sickle cell disease: implications for clinical diversity and treatment. Expert Rev Hematol. 3(4):443-58, 2010
- Mayer M et al: Antiphospholipid syndrome and central nervous system. Clin Neurol Neurosurg. 112(7):602-8, 2010
- Richard E et al: Characteristics of dyshoric capillary cerebral amyloid angiopathy. J Neuropathol Exp Neurol. 69(11):1158-67, 2010
- Steiger HJ et al: Cerebral angiopathies as a cause of ischemic stroke in children: differential diagnosis and treatment options. Dtsch Arztebl Int. 107(48):851-6, 2010
- Lalani TA et al: Imaging findings in systemic lupus erythematosus. Radiographics. 24(4):1069-86, 2004

# Parte III

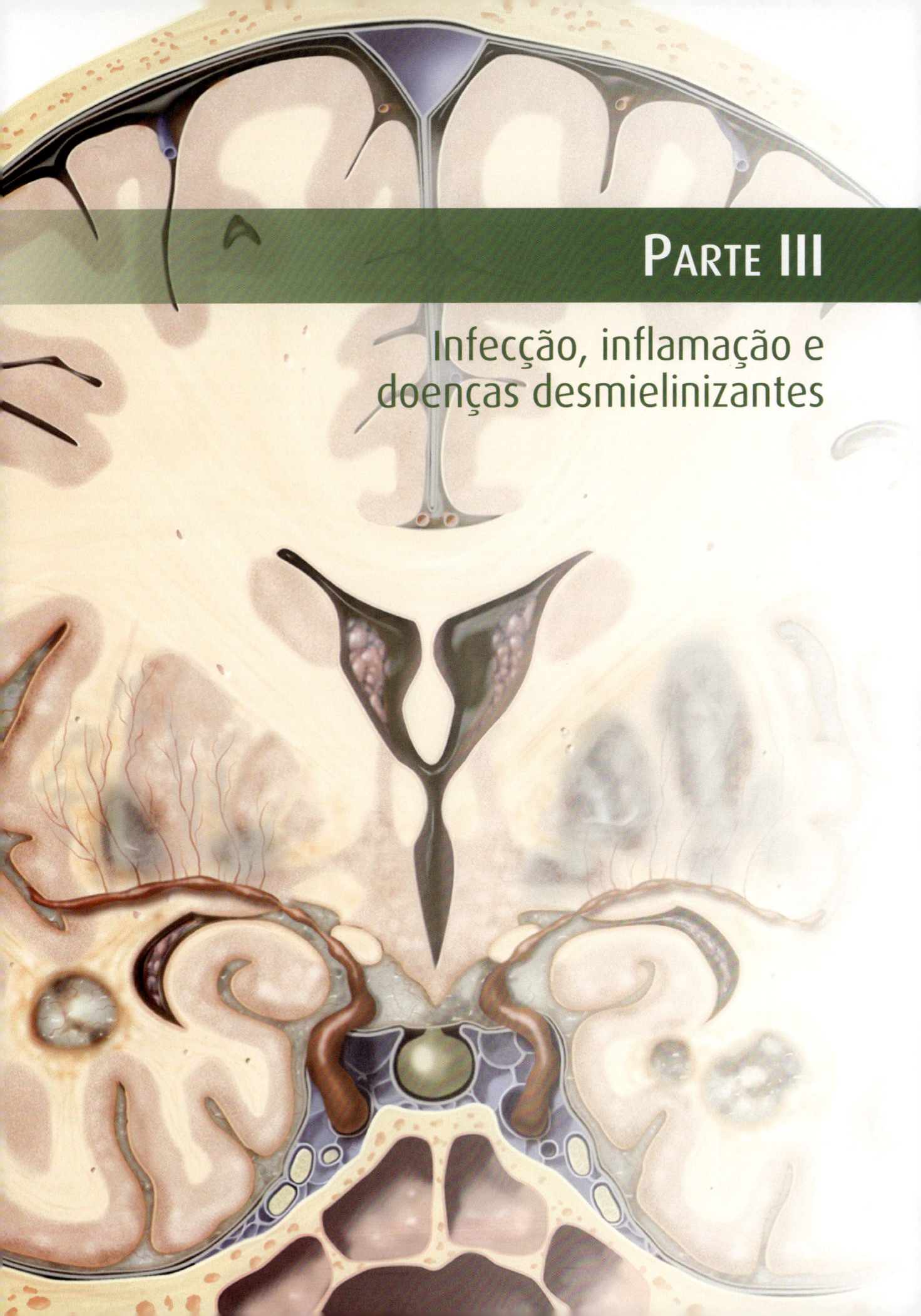

Infecção, inflamação e doenças desmielinizantes

# 11

# Introdução à infecção, inflamação e desmielinização

| | |
|---|---|
| Infecções do sistema nervoso central | 297 |
| HIV/Aids | 298 |
| Doenças inflamatórias e desmielinizantes | 299 |

A praga (no sentido literal e figurativo) das doenças infecciosas foi uma ameaça à humanidade durante milênios. Infestações parasitárias foram identificadas nas múmias egípcias do Império Antigo e ainda afetam pessoas atualmente. Nossos inimigos – tuberculose e malária – pareciam estar sob controle, mas estão mesmo? Com certeza não. Uma em cada três pessoas no mundo foi infectada por *M. tuberculosis*.

Na era dos antibióticos, infecções antes temidas parecem ser uma memória distante. Será que elas estão realmente relegadas ao acervo histórico médico? Dificilmente.

Uma vez ouvi o Dr. Joshua Lederberg, que foi, em 1958, um dos ganhadores do prêmio Nobel em Fisiologia ou Medicina pela sua descoberta a respeito da recombinação e organização dos genes bacterianos, fazer um comentário muito revelador. Ele disse: "Estamos em uma corrida evolutiva, com nossos adversários mais próximos sendo os vírus e as bactérias." Adivinhe quem está ganhando? Não é necessário ser um gênio para supor *quem* está ganhando... e não são os humanos!

O uso disseminado de antibióticos tem um resultado inevitável. A evolução adaptativa tornou alguns organismos resistentes até mesmo a "antibióticos de última instância". Surtos de diversos organismos resistentes a múltiplas drogas, uma vez raros, têm sido relatados com cada vez mais frequência. O *Staphylococcus aureus* meticilina-resistente (MRSA) e o *Enterococcus* resistente a vancomicina (ERV) alcançaram taxas significativas de colonização e de infecção na maioria das unidades de tratamento intensivo. Até o momento, as intervenções com o objetivo de reduzir a transmissão de bactérias resistentes em cenários de alto risco como este não tem sido efetivas.

O uso inadequado ou o manejo inapropriado das drogas de primeira linha também resultou no desenvolvimento de tuberculose multirresistente (TMR) a fármacos. A TMR e o recente aparecimento da tuberculose extensivamente resistente (TXR) a fármacos põe em risco o principal benefício alcançado ao longo de muitas décadas: o controle da tuberculose. O significativo progresso adquirido pela redução de mortes relacionadas à tuberculose (TB) em pacientes imunocomprometidos também está ameaçado.

Embora qualquer parte do corpo humano seja suscetível à inflamação ou à infecção, o cérebro foi considerado por muito tempo um local "imunologicamente protegido" em razão da barreira hematoencefálica. Embora as infecções do sistema nervoso central (SNC) sejam consideravelmente menos comuns que seus equivalentes sistêmicos, o cérebro não é, de forma alguma, impenetrável aos ataques dos organismos patogênicos.

O papel da imagem na avaliação de urgência das infecções intracranianas deve ser de suporte, e não primário, mas, em muitas unidades de saúde em todo o mundo, frequentemente se utiliza exames de imagem como "procedimento de rastreamento" para a triagem da doença aguda do SNC. Consequentemente, o radiologista pode ser o primeiro – e não o último – a identificar a presença de uma possível infecção do SNC.

Nesta parte, dedicaremos os Capítulos 12 e 13 para as infecções do SNC. O HIV/Aids será discutido no Capítulo 14. O Capítulo 15 faz considerações sobre as doenças inflamatórias idiopáticas não infecciosas e desmielinizantes que afetam o SNC.

## Infecções do sistema nervoso central

As infecções intracranianas são causadas por vários agentes patogênicos; mais de 200 organismos diferentes foram descritos como causadores de infecções do SNC. Os achados de imagem costumam ser inespecíficos, portanto, a história clínica minuciosa e a investigação clínico-laboratorial apropriada são necessárias para um diagnóstico acurado e um tratamento apropriado.

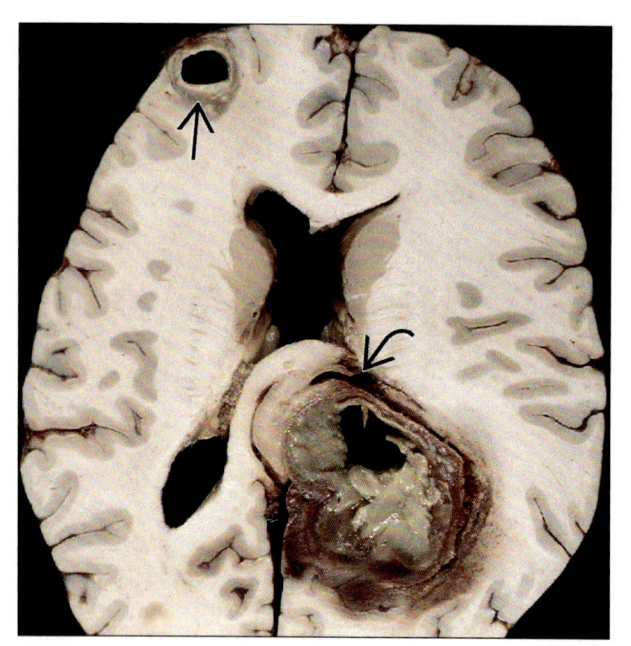

**11-1** Note um pequeno abscesso bem encapsulado no lobo frontal ⇒ e uma lesão maior e menos definida no hemisfério contralateral. Houve ruptura do abscesso maior para o interior do ventrículo ⇒, causando piocéfalo e morte. (Cortesia de R. Hewlett, MD.)

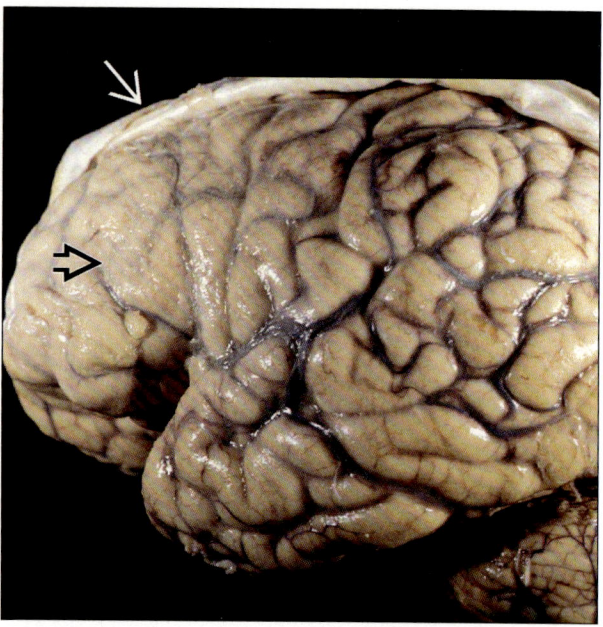

**11-2** Espécime de necropsia mostra a dura ⇒, refletida para cima revelando uma coleção de aspecto purulento no espaço subdural subjacente ⇒. Os achados são típicos de empiema subdural piogênico. (Cortesia de R. Hewlett, MD.)

As infecções do SNC podem ser classificadas de diversas formas. O método mais comum é dividi-las em congênitas/neonatais e adquiridas. A classificação das infecções é puramente de acordo com a categoria da doença, ou seja, piogênica, viral, granulomatosa, parasitária, etc., é muito comum. Como os achados de imagem se sobrepõem consideravelmente, esse sistema é pouco útil ao radiologista.

Neste texto, seguiremos uma combinação dessas classificações. Inicialmente, subdividiremos as infecções em congênitas e adquiridas. As infecções congênitas serão debatidas no Capítulo 12. Como é uma discussão relativamente curta, combinamos com as infecções adquiridas piogênicas e virais.

Nossa discussão sobre as infecções piogênicas inicia com as meninges (meningite). Seguiremos com uma consideração sobre infecção cerebral focal (cerebrite, abscesso), a frequente letal complicação da ventriculite (piocéfalo) **(Fig. 11-1)** e coleções de pus nos espaços extra-axiais (empiemas subdural/epidural) **(Fig. 11-2)**. Focaremos, então, nas manifestações no SNC das infecções virais adquiridas.

No Capítulo 13, consideraremos a patogênese e a imagem da tuberculose, infecções fúngicas e parasitárias e infestações por protozoários. Concluiremos este segundo capítulo sobre infecções com uma breve ponderação sobre as espiroquetas e infecções emergentes do SNC (p. ex., as raras febres hemorrágicas virais).

## HIV/Aids

Nas mais de três décadas desde que a Aids foi identificada, a doença tornou-se uma epidemia mundial. Com o desenvolvimento de terapias antirretrovirais efetivas, o HIV/Aids evoluiu de praticamente uma sentença de morte a uma doença crônica, mas controlável – se o tratamento for (1) disponível e (2) acessível. Como agora os pacientes tratados para HIV/Aids sobrevivem por uma década ou mais, o espectro dos achados de imagem nessa doença também se desenvolveu.

O HIV/Aids tratado como uma doença crônica tem apresentação muito diferente do HIV/Aids nas regiões com alta prevalência de doença. Nesses locais, o HIV em pacientes com desvantagens socioeconômicas com frequência se comporta como uma infecção aguda e fulminante. Comorbidades como tuberculose, malária ou sepse bacteriana maciça são complicações comuns e podem dominar os aspectos de imagem.

Complicações do tratamento com a terapia antirretroviral altamente ativa (HAART) criaram novas alterações, recentemente descobertas, como a síndrome inflamatória da reconstituição imunológica (IRIS). No Capítulo 14, consideraremos o efeito do próprio HIV sobre o SNC (encefalite pelo HIV), bem como infecções oportunistas, IRIS, manifestações diversas do HIV/Aids e neoplasias associadas ao HIV.

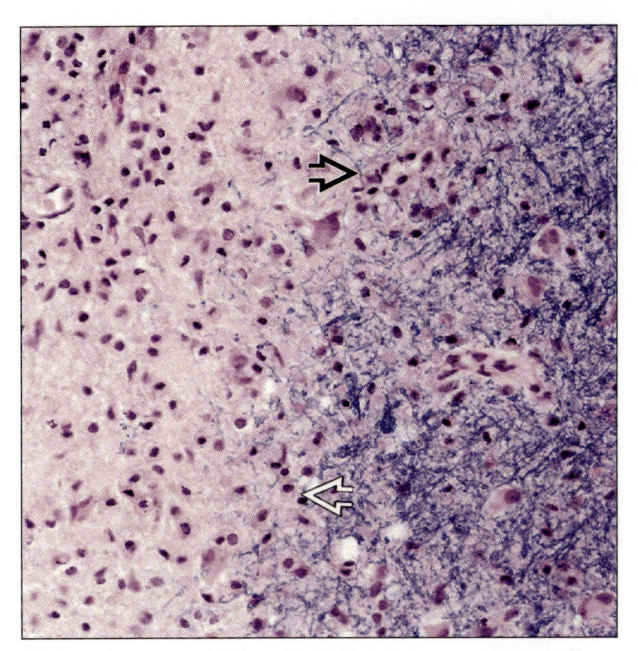

**11-3** Coloração por H&E/*Luxol fast blue* enfatiza a marcada interface entre a lesão (tecido fracamente corado ▶) e o parênquima normal (tecido corado de azul ▶), típica da maioria das placas desmielinizantes. (Cortesia de B. K. DeMasters, MD.)

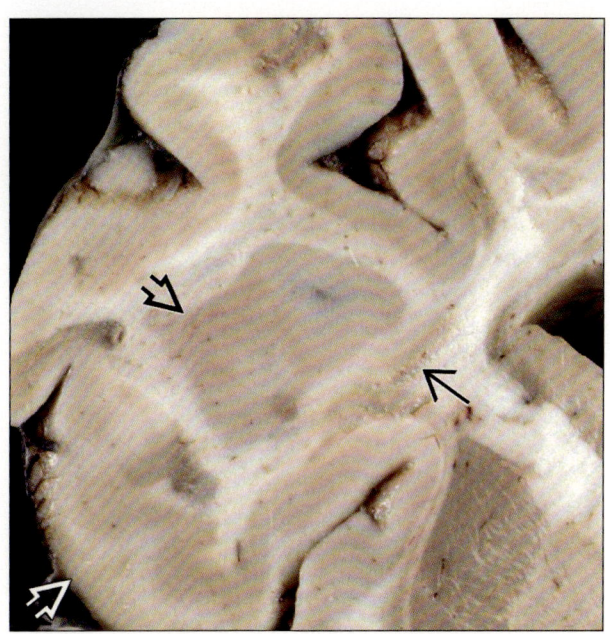

**11-4** Peça macroscópica de necropsia com imagem focada de doença desmielinizante "tumefativa" ▶ mostra necrose periférica → com efeito de massa nos giros adjacentes ▶. (Cortesia de B. K. DeMasters, MD.)

## Doenças inflamatórias e desmielinizantes

O último capítulo desta seção é dedicado às doenças desmielinizantes e inflamatórias não infecciosas do SNC.

A *infecção* é causada por microrganismos. *Inflamação* não é sinônimo de infecção. Inflamação (do Latim "acender" ou "colocar fogo") é a resposta dos tecidos a vários patógenos, que podem ser ou não microrganismos infecciosos. A "cascata" inflamatória é complexa e multifatorial. Ela envolve os sistemas vascular e imunológico e a resposta celular, como a ativação microglial, o componente primário da resposta imune inata cerebral.

O SNC funciona como um microambiente único que responde de maneira diferente dos outros sistemas corporais às células imunes infiltrativas. A substância branca cerebral é especialmente suscetível à doença inflamatória. A inflamação pode ser aguda ou crônica, bem como controlável ou determinante de risco de vida. Os estudos de imagem desempenham um papel importante na identificação e no seguimento das alterações neuroinflamatórias.

O Capítulo 15 é dedicado principalmente à esclerose múltipla (EM) **(Fig. 11-3)**; também está inclusa uma discussão sobre as variantes da EM **(Fig. 11-4)** e o surpreendente espectro das doenças por lesão inflamatória desmielinizante idiopática (DLIDIs) (não infecciosas), como neuromielite óptica. A síndrome de Susac é uma vasculopatia retinocleocerebral que frequentemente é confundida com EM nos estudos de imagem, portanto, também será discutida no contexto das DLIDIs.

Doenças desmielinizantes mediadas pelo sistema autoimune pós-infecciosas e pós-vacinação serão consideradas a seguir. A encefalomielite disseminada aguda (ADEM) e a sua variante mais fulminante, a leucoencefalite hemorrágica aguda (LHAg), serão delineadas em detalhes.

Terminaremos o capítulo com uma discussão sobre neurossarcoidose e pseudotumores inflamatórios.

# Referências selecionadas

- Huskins WC et al: Intervention to reduce transmission of resistant bacteria in intensive care. N Engl J Med. 364(15):1407-18, 2011

## Infecções do sistema nervoso central

- Gupta RK et al: Imaging of central nervous system viral diseases. J Magn Reson Imaging. 35(3):477-91, 2012
- Nickerson JP et al: Neuroimaging of pediatric intracranial infection--part 1: techniques and bacterial infections. J Neuroimaging. 22(2):e42-51, 2012
- Mullins ME: Emergent neuroimaging of intracranial infection/inflammation. Radiol Clin North Am. 49(1):47-62, 2011

## HIV/Aids

- Huis in 't Veld D et al: The immune reconstitution inflammatory syndrome related to HIV co-infections: a review. Eur J Clin Microbiol Infect Dis. 31(6):919-27, 2012
- Silva AC et al: Neuropathology of AIDS: an autopsy review of 284 cases from Brazil comparing the findings pre- and post-HAART (highly active antiretroviral therapy) and preand postmortem correlation. AIDS Res Treat. 2012:186850, 2012
- Valcour V et al: Pathogenesis of HIV in the central nervous system. Curr HIV/AIDS Rep. 8(1):54-61, 2011
- Smith AB et al: From the archives of the AFIP: central nervous system infections associated with human immunodeficiency virus infection: radiologic-pathologic correlation. Radiographics. 28(7):2033-58, 2008

## Doenças inflamatórias e desmielinizantes

- Pierson E et al: Mechanisms regulating regional localization of inflammation during CNS autoimmunity. Immunol Rev. 248(1):205-15, 2012
- Ransohoff RM et al: Innate immunity in the central nervous system. J Clin Invest. 122(4):1164-71, 2012
- Zettl UK et al: Immune-mediated CNS diseases: a review on nosological classification and clinical features. Autoimmun Rev. 11(3):167-73, 2012
- Hu W et al: The pathological spectrum of CNS inflammatory demyelinating diseases. Semin Immunopathol. 31(4):439-53, 2009

# 12

# Infecções congênitas e infecções piogênicas e virais adquiridas

| | |
|---|---|
| Infecções congênitas | 301 |
|    Infecções *TORCH* | 301 |
|    Citomegalovirose congênita | 302 |
|    Toxoplasmose congênita | 304 |
|    HIV congênito (perinatal) | 305 |
|    Encefalite herpética congênita | 306 |
|    Outras infecções congênitas | 309 |
| Infecções piogênicas adquiridas | 310 |
|    Meningite | 310 |
|    Abscesso | 315 |
|    Ventriculite | 321 |
|    Empiemas | 323 |
| Infecções virais adquiridas | 327 |
|    Encefalite pelo herpes simples | 327 |
|    Encefalopatia pelo HHV-6 | 332 |
|    Outras encefalites agudas | 333 |
|    Encefalites crônicas | 337 |

As doenças infecciosas podem ser divididas em infecções congênitas/neonatais e adquiridas. Como as infecções no cérebro em desenvolvimento possuem diferentes manifestações e consequências neurológicas em longo prazo em comparação com aquelas que afetam o cérebro mais maduro (completamente desenvolvido), começaremos nossa discussão das infecções do sistema nervoso central (SNC) com esse grupo de doenças.

Delinearemos, então, a primeira categoria principal das infecções adquiridas, ou seja, as infecções piogênicas. Começaremos com a meningite, a mais comum das infecções piogênicas. Abscesso, juntamente com suas manifestações precoces (cerebrite) é discutido a seguir, seguido por considerações sobre a ventriculite (uma complicação rara, porém com potencial fatal dos abscessos cerebrais profundos) e os empiemas intracranianos.

Terminaremos o capítulo com uma discussão das manifestações patológicas e radiológicas das infecções virais adquiridas.

## Infecções congênitas

Com duas exceções (toxoplasmose e sífilis), a maioria das infecções congênitas é viral e secundária à passagem transplacentária do agente.

Seis membros da família herpes-vírus causam doença neurológica em crianças: vírus herpes simples 1 e 2 (HSV1, HSV2), varicela-zóster (VZV), Epstein-Barr (EBV), citomegalovírus (CMV) e o herpes-vírus humano tipo 6 (HHV-6). Hoje, com exceção do CMV, da encefalite herpética e do HIV congênito, as infecções congênitas são relativamente raras devido à imunização infantil e à triagem pré-natal.

Infecções do sistema nervoso fetal resultam em um espectro de achados que depende tanto do agente específico quanto do momento da infecção. Quando a infecção ocorre precocemente no desenvolvimento fetal (p. ex., durante o primeiro trimestre), ela resulta em aborto ou malformações, como a lisencefalia.

Quando as infecções ocorrem mais tarde, as manifestações encefaloclásticas predominam. Microcefalia com franca destruição cerebral e encefalomalacia disseminada são comuns.

Começaremos com uma breve revisão das chamadas infecções TORCH (toxoplasmose, rubéola, CMV e herpes). Discutiremos, então, os agentes específicos, começando com a mais comum das infecções congênitas, a citomegalovirose.

### Infecções TORCH
#### Terminologia
Infecções congênitas são agrupadas e simplesmente chamadas de infecções TORCH. Se a sífilis congênita também é incluída, o grupo é chamado de TORCH(S) ou (S)TORCH.

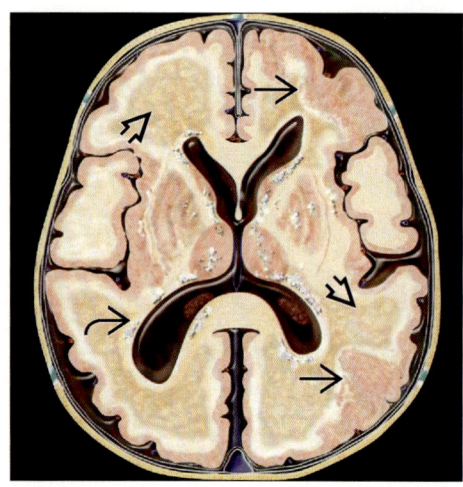

**12-1** CMV congênita é mostrada com calcificações parenquimatosas periventriculares ⇾, lesão na substância branca ⇾ e córtex displásico ⇾.

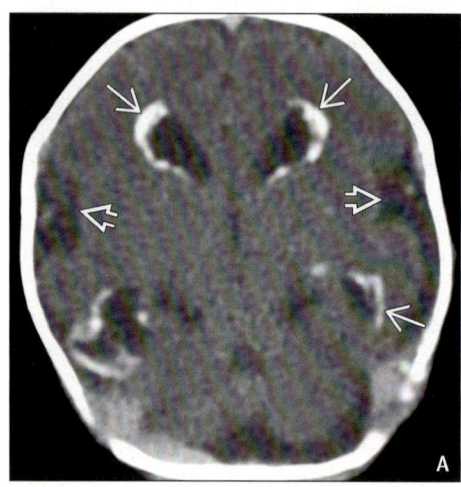

**12-2A** TC sem contraste em um recém-nascido com CMV mostra microcefalia, ventrículos aumentados, fissuras silvianas rasas ⇾ e marcantes Ca++ periventriculares ⇾.

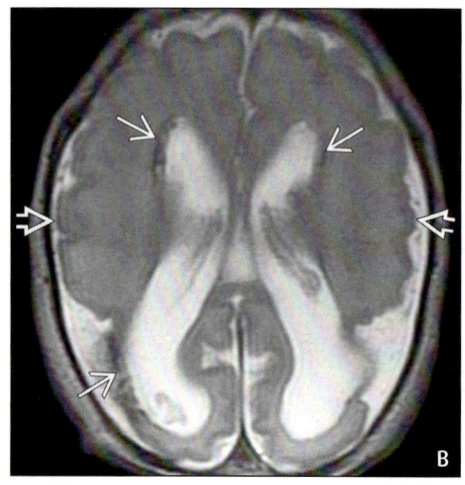

**12-2B** Imagem ponderada em T2 do mesmo paciente mostra ventrículos aumentados, calcificações periventriculares ⇾ e padrão giral simplificado ⇾.

## Etiologia

Além das clássicas infecções TORCH reconhecidas, uma série de novos organismos foi identificada como causadora de infecções congênitas e perinatais. Esses incluem HIV, hepatite B, varicela e tuberculose.

## Imagem

Toxoplasmose, rubéola, CMV e HIV causam calcificações parenquimatosas. O CMV causa cistos periventriculares, fendas, esquizencefalia e defeitos migracionais. A rubéola e o vírus herpes simples (HSV) causam destruição lobar e encefalomalacia. A sífilis congênita é relativamente rara, porém, quando ocorre, causa meningite basilar.

Infecções TORCH devem ser consideradas em recém-nascidos e em lactentes com microcefalia, calcificações parenquimatosas, coriorretinite e restrição do crescimento intrauterino.

## Citomegalovirose congênita

CMV é a maior causa de surdez não hereditária em crianças e a causa mais comum de infecção congênita nos países desenvolvidos.

### Terminologia e etiologia

A infecção congênita por citomegalovírus é também chamada de encefalite por CMV. O CMV é um vírus de DNA ubíquo que pertence à família do herpes-vírus humano.

### Patologia

O momento da infecção gestacional determina a lesão cerebral. Infecção por CMV precoce na gestação causa necrose da zona germinativa com calcificações distróficas subependimárias. Perda volumétrica da substância branca ocorre em toda a gestação e pode ser difusa ou multifocal. Malformações do desenvolvimento cortical são comuns **(Fig. 12-1)**.

O exame microscópico mostra citomegalia com inclusões virais nos núcleos e no citoplasma. Necrose celular irregular e focal, em particular das células da matriz germinativa, é típica da infecção no primeiro trimestre. Inflamação vascular e trombose também são comuns.

### Aspectos clínicos

**EPIDEMIOLOGIA.** A CMV é a mais comum de todas as infecções congênitas. Entre 0,25 e 1% dos recém-nascidos possuem CMV em sua urina ou, documentada por reação em cadeia da polimerase (PCR). Desses, apenas 10% desenvolvem sintomas de SNC ou sistêmicos.

**APRESENTAÇÃO E HISTÓRIA NATURAL.** Lactentes com infecções congênitas assintomáticas por CMV podem apresentar desenvolvimento normal. Perda auditiva neurossensorial e leve retardo no desenvolvimento são os maiores riscos em longo prazo.

Recém-nascidos com manifestações sistêmicas (p. ex., hepatoesplenomegalia, petéquias e icterícia) possuem um pior prognóstico. Pouco mais da metade de todos os lactentes com manifestações sistêmicas também possuem envolvimento do SNC. A maioria com microcefalia, ventriculomegalia e calcificações parenquimatosas possuem sequelas importantes do neurodesenvolvimento (p. ex., paralisia cerebral, epilepsia e retardo mental).

OPÇÕES DE TRATAMENTO. Terapia materna precoce (antes da 17ª semana de gestação) com hiperimunoglobulina melhora o prognóstico de fetos de mulheres com infecção primária pelo CMV. O uso de agentes antivirais também está sendo explorado para o tratamento da CMV congênita sintomática além do período neonatal. Agentes antivirais que atuam especificamente contra o CMV são o ganciclovir (GCV), valganciclovir (VGCV), foscarnet (FOS) e cidofovir. O VGCV é bem tolerado e pode melhorar ou ajudar a preservar a função auditiva em lactentes infectados.

## Imagem

CARACTERÍSTICAS GERAIS. As características de imagem da CMV congênita incluem microcefalia com ventriculomegalia, calcificações intracranianas, lesões de substância branca e distúrbios da migração neuronal. Como regra geral, quanto mais precoce a infecção, mais graves são os achados.

ACHADOS DE TC. Os exames de tomografia computadorizada (TC) sem contraste mostram calcificações intracranianas e ventriculomegalia na maioria dos lactentes sintomáticos. As calcificações são periventriculares, com uma predileção pelas zonas de matriz germinativa **(Fig. 12-2A)**. Calcificações variam de numerosas e espessas bilaterais a sutis ou tênues focos puntiformes unilaterais. Às vezes, calcificações podem estar completamente ausentes. Sua ausência não deve impedir o diagnóstico de CMV congênita.

ACHADOS DE RM. A CMV exibe um amplo espectro de anormalidades de ressonância magnética (RM), incluindo microcefalia com ventriculomegalia, perda volumétrica da substância branca, retardo na mielinização e cistos periventriculares. Anormalidades migracionais estão presentes em cerca de 10 a 50% dos casos. Anormalidades corticais variam de pequenas disgenesias com padrão giral simplificados e fissuras silvianas "abertas" até um padrão lisencefálico quase agírico **(Fig. 12-2B)**.

Imagens ponderadas em T1 mostram focos hiperintensos subependimários causados pelas calcificações periventriculares. Ventrículos aumentados com cistos germinolíticos na substância branca adjacente são comuns.

Imagem com ponderação T2/FLAIR mostra retardo ou destruição da mielinização e perda volumétrica da substância branca com hiperintensidades focais ou confluentes na maior parte dos casos. Cistos periventriculares, em especial no lobo temporal anterior, são comuns **(Fig. 12-3)**.

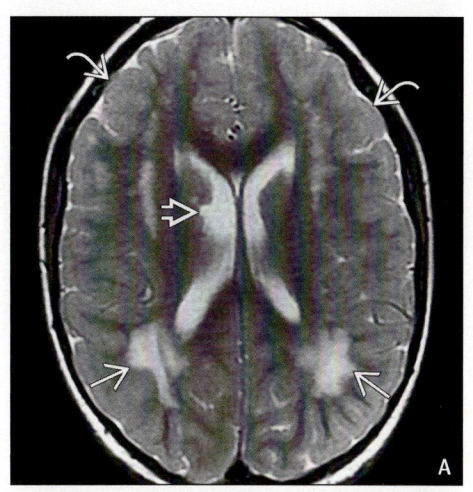

**12-3A** Imagem ponderada em T2 em uma menina de três anos com CMV mostra hiperintensidades confluentes na SB ➡, cisto periventricular ➡ e malformações do desenvolvimento cortical ➡.

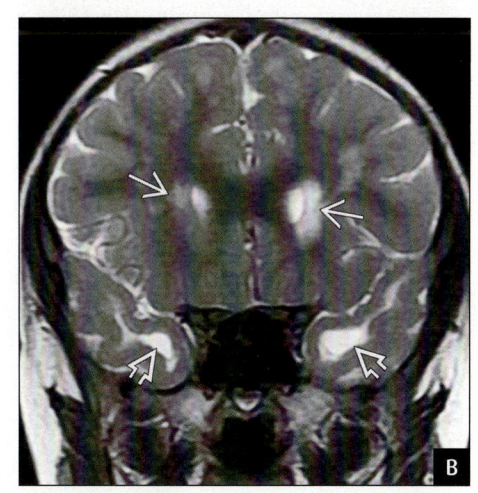

**12-3B** Imagem coronal em T2 da mesma paciente mostra hiperintensidades na SB periventricular ➡ e cistos nos lobos temporais ➡.

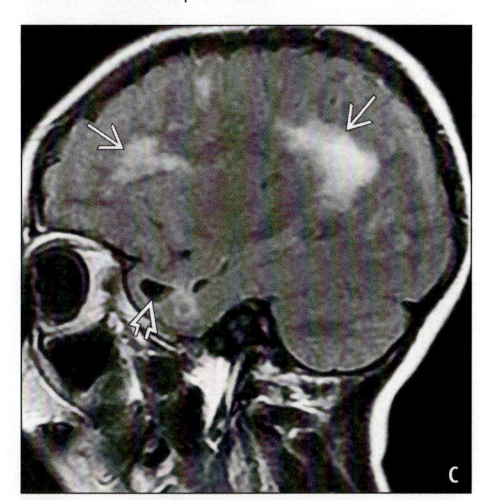

**12-3C** Imagem sagital em FLAIR mostra as hiperintensidades na SB ➡ e os cistos nos lobos temporais ➡.

**ULTRASSONOGRAFIA.** A ultrassonografia mostra aumentos dos ventrículos. Focos hiperecogênicos periventriculares que correspondem às calcificações subependimárias são comuns. Cistos germinolíticos podem estar presentes ao longo dos sulcos caudotalâmicos. Vasculopatia mineralizante lenticuloestriada ocorre em 25 a 30% dos casos e é vista como estrias ecogênicas curvilíneas uni ou bilaterais no interior dos núcleos da base e dos tálamos.

A RM fetal é mais sensível do que a ultrassonografia na detecção precoce das anormalidades associadas ao CMV.

### Diagnóstico diferencial

O diagnóstico diferencial da CMV congênita inclui outras infecções TORCH, especialmente a toxoplasmose. A **toxoplasmose** é muito menos comum e causa calcificações parenquimatosas esparsas, não o padrão predominantemente subependimário observado na CMV. Microcrania e displasia cortical também são menos comuns na toxoplasmose congênita.

A **coriomeningite linfocítica** (CL) pode simular CMV na TC sem contraste. A CL costuma causar ependimite necrosante e obstrução aquedutal com hidrocefalia e macrocefalia, e não microcefalia.

As **síndromes pseudoTORCH,** como Baraitser-Reardon e Aicardi-Goutires, são raros distúrbios autossômicos recessivos de desmielinização e degeneração. Calcificações nos núcleos da base e tronco encefálico são mais comuns do que o padrão subependimário característico da CMV.

## Toxoplasmose congênita
### Etiologia e patologia

A toxoplasmose congênita (toxo) é causada por infecção intrauterina pelo *Toxoplasma gondii*, um parasita intracelular obrigatório ubíquo. Gatos domésticos infectados são a principal fonte da infecção, a qual é adquirida por carne mal cozida ou de alimentos (frutas e vegetais frescos) contaminados por fezes de gato.

Macrocefalia com hidrocefalia e ependimite são características macroscópicas proeminentes da toxo congênita. Diferentemente da infecção por CMV, malformações do desenvolvimento cortical são raras.

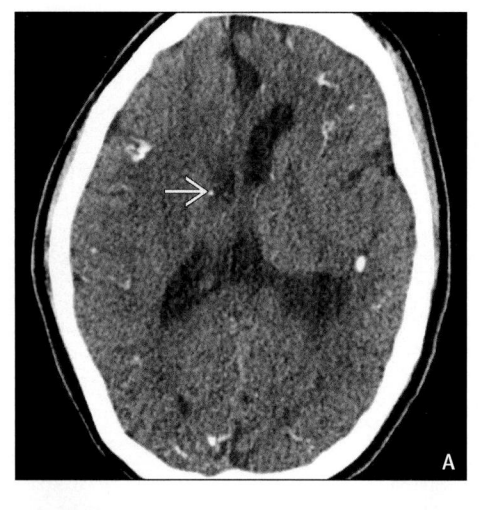

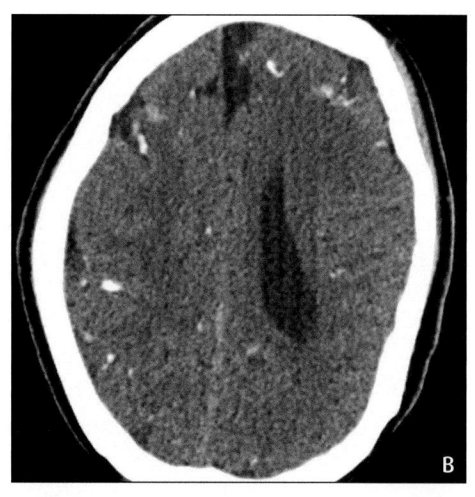

**12-4A** Imagem axial de TC sem contraste através dos ventrículos laterais de uma menina de 12 anos com retardo mental e toxoplasmose congênita. Calcificações puntiformes e lineares envolvem primariamente o córtex cerebral e a substância branca subcortical. Somente uma única calcificação periventricular está presente ➡, diferenciando esse caso da infecção por CMV.
**12-4B** Imagem axial de TC sem contraste no plano ventricular superior da mesma paciente mostra mais calcificações puntiformes periféricas.
**12-4C** Imagem axial de TC sem contraste através das convexidades cerebrais mostra a natureza periférica das calcificações nessa criança com toxoplasmose congênita. O padrão de calcificação linear em "trilho de trem" descrito em alguns casos é bem demonstrado aqui ➡.
**12-4D** Imagem axial em T2 da mesma criança com toxoplasmose congênita mostra um padrão normal de sulcos e giros, sem evidência de malformações corticais observadas na CMV.

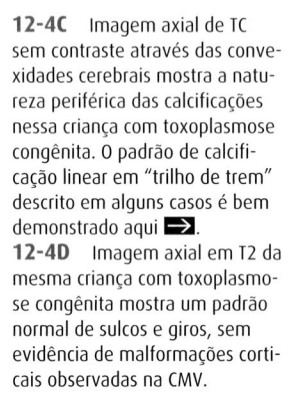

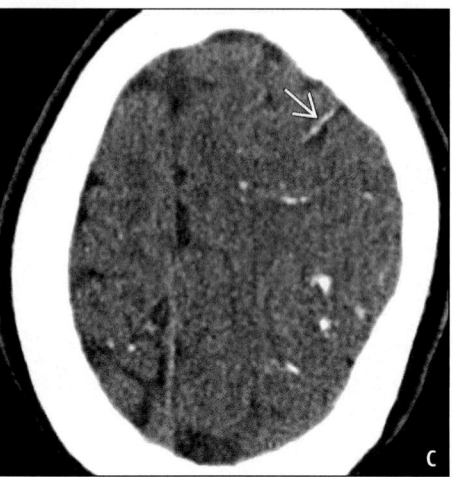

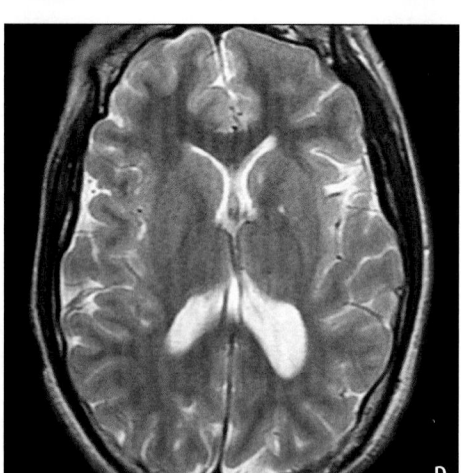

## Aspectos clínicos

A toxoplasmose é a segunda infecção congênita mais comum. Aproximadamente cinco em 1.000 gestantes estão infectadas com toxo. Estimativas do risco de transmissão fetal variam de 10 a 100%.

A toxo congênita causa hepatoesplenomegalia, retardo do crescimento, coriorretinite e dano cerebral. Lactentes com infecção subclínica ao nascimento possuem risco para retardo do desenvolvimento cognitivo e motor e defeitos visuais.

## Imagem e diagnóstico diferencial

Com algumas exceções, as características de imagem da toxo congênita lembram às da CMV. A TC sem contraste mostra extensas calcificações parenquimatosas, que são predominantemente corticais e subcorticais **(Fig. 12-4)**. As imagens de RM mostram múltiplos cistos subcorticais e ventriculomegalia moderada a pronunciada.

O principal diagnóstico diferencial da toxo congênita é a CMV. As calcificações na toxo tendem a ser mais periféricas, enquanto as da CMV são periventriculares. Macrocefalia – e não microcefalia – é típica. Malformações do desenvolvimento cortical são comuns na CMV, porém raras na toxo.

## HIV congênito (perinatal)

A apresentação radiológica do HIV congênito é muito diferente dos achados da infecção por HIV/Aids adquirida. O HIV congênito lembra as outras infecções virais congênitas e, portanto, é discutido aqui. A infecção por HIV/Aids adquirida é abordada separadamente (ver Capítulo 14).

### Etiologia

O agente causador é o retrovírus da imunodeficiência humana tipo 1 (HIV). Pelo menos 90% dos casos de HIV congênito são transmitidos verticalmente (transmissão da mãe para o filho). A maioria dos lactentes se torna infectada ao nascimento ou durante o terceiro trimestre. Às vezes, lactentes mais velhos são contaminados durante a amamentação.

### Patologia

O achado macroscópico mais característico é a redução volumétrica generalizada do cérebro com aumento simé-

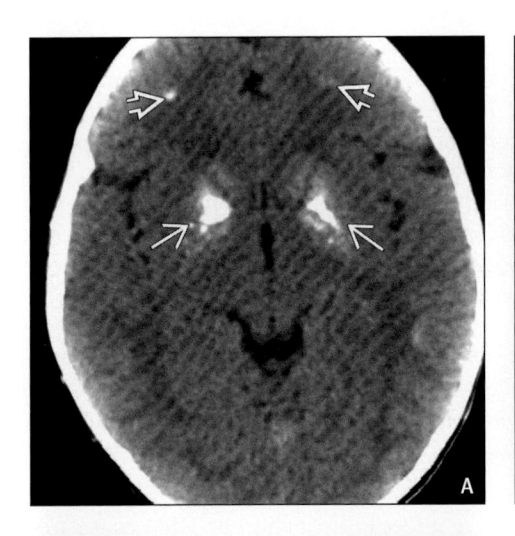

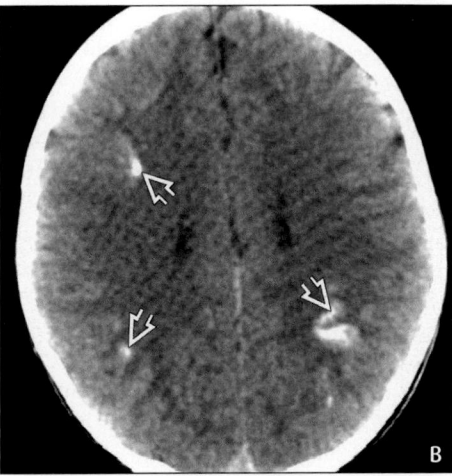

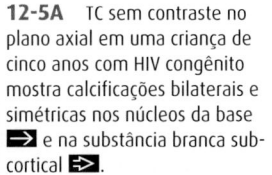

**12-5A** TC sem contraste no plano axial em uma criança de cinco anos com HIV congênito mostra calcificações bilaterais e simétricas nos núcleos da base ⇨ e na substância branca subcortical ⇨.
**12-5B** TC sem contraste do mesmo paciente mostra calcificações puntiformes e curvilíneas razoavelmente simétricas nas junções entre as substâncias branca e cinzenta ⇨, causadas por microangiopatia mineralizante. (Cortesia de V. Mathews, MD.)

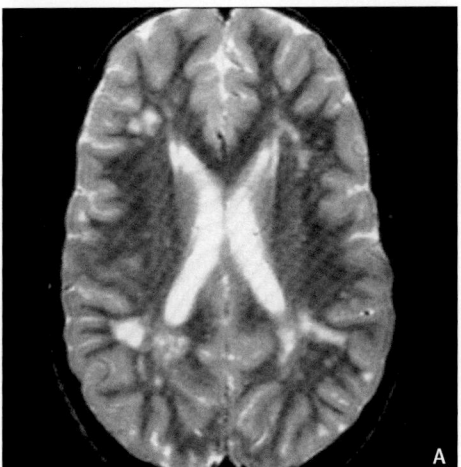

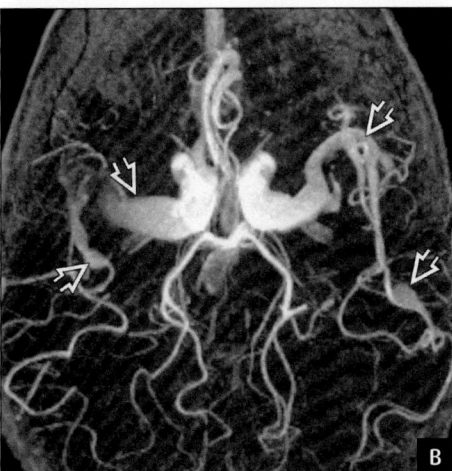

**12-6A** Imagem axial ponderada em T2 em um paciente de 11 anos mostra as manifestações tardias do HIV congênito. Note os ventrículos e sulcos proeminentes, bem como as hiperintensidades multifocais na substância branca.
**12-6B** Projeção submento-vértice de ARM obtida no mesmo paciente mostra marcante arteriopatia fusiforme em ambas as artérias cerebrais médias ⇨.

trico dos ventrículos e espaços subaracnoides. Múltiplos focos de micróglia, macrófagos e células gigantes multinucleadas contendo partículas virais são típicos. Palidez e vacuolização irregulares da mielina são comuns. Microangiopatia mineralizante com calcificações nos núcleos da base e hipertrofia endotelial com vasculopatia cerebral ostensiva são observadas em alguns casos.

## Aspectos clínicos

**EPIDEMIOLOGIA.** A infecção congênita por HIV está reduzindo, uma vez que a terapia antirretroviral altamente ativa (HAART) está se tornando cada vez mais acessível. Crianças representam apenas 2% de todos os pacientes com HIV/Aids nos EUA e Europa, porém ainda representam 5 a 25% dos casos no restante do mundo. Infecções congênitas e adquiridas por CMV relacionam-se fortemente com a transmissão vertical do HIV.

**APRESENTAÇÃO E HISTÓRIA NATURAL.** Os sintomas em geral começam por volta das 12 semanas pós-natais. Retardo no desenvolvimento, disfunção motora progressiva e restrição do crescimento são os sintomas mais comuns do SNC. Hepatoesplenomegalia e linfadenopatia são manifestações sistêmicas comuns do HIV congênito.

Aproximadamente, 20% dos lactentes infectados morrem. Apesar de infecções oportunistas serem menos comuns em crianças infectadas pelo HIV do que em adultos, acidentes vasculares cerebrais são mais comuns.

## Imagem

O achado mais marcante e consistente é a atrofia, em particular nos lobos frontais. Calcificações bilaterais e simétricas nos núcleos da base são comuns **(Fig. 12-5)**. Calcificações são ocasionalmente identificadas na substância branca hemisférica e no cerebelo.

Ectasia e aumento fusiforme das artérias intracranianas são encontrados em 3 a 5% dos casos **(Fig. 12-6)**. Infartos com focos de restrição à difusão podem ocorrer como complicações da vasculopatia subjacente.

## Diagnóstico diferencial

Os diagnósticos diferenciais do HIV congênitos são as outras infecções TORCH. A **citomegalovirose** é caracterizada por calcificações periventriculares, microcefalia e displasia cortical. Com exceção da redução volumétrica, o cérebro no HIV congênito possui aspecto normal. A **toxoplasmose** é muito menos comum do que CMV e causa calcificações parenquimatosas esparsas, e não lesões simétricas nos núcleos da base.

## *Encefalite herpética congênita*

### Terminologia

O acometimento do SNC na infecção pelo vírus herpes simples (HSV) é chamada **HSV congênita** ou **neonatal** quando envolve neonatos e encefalite por herpes simples (EHS) em indivíduos além do primeiro mês pós-natal; a EHS é discutida abaixo, junto com as outras infecções virais adquiridas.

### Etiologia

Aproximadamente, 75 a 80% das encefalites herpéticas neonatais são causadas pelo HSV tipo 2. O restante é causado pelo HSV1. A morbidade e a mortalidade na encefalite neonatal pelo HSV2 são piores em comparação à encefalite por HSV1.

### Patologia

A encefalite neonatal por HSV é uma doença difusa, sem a predileção pelos lobos temporais e sistema límbico observada em crianças mais velhas e em adultos.

Alterações precoces incluem meningoencefalite com necrose, hemorragia e proliferação microglial. Atrofia com encefalomalacia ostensiva e calcificações parenquimatosas são típicas do HSV em estágio final. A perda quase total da substância cerebral com hidranencefalia é vista em casos graves.

## Aspectos clínicos

**EPIDEMIOLOGIA.** O HSV2 é um dos agentes infecciosos sexualmente transmitidos mais prevalentes em todo o mundo. Aproximadamente, 2% das mulheres são infectadas pelo HSV2 durante a gestação. A maioria é assintomática, e muitos indivíduos acometidos não têm conhecimento da doença. A infecção neonatal por HSV é transmitida verticalmente, ocorrendo em cerca de um em 3.200 partos nos Estados Unidos. A prevalência é maior em afrodescendentes, mães com baixas condições econômicas e mães com múltiplos parceiros sexuais.

A maior parte (85%) do HSV neonatal é adquirida no parto, e 10% contraídos de forma pós-natal. Somente 5% dos decorrem de transmissão **intrauterina**. O risco é aumentado com a infecção materna primária durante o terceiro semestre e pode ser reduzida pelo parto por cesariana.

**APRESENTAÇÃO.** A infecção neonatal por HSV causa três padrões de doença: (1) doença de pele, olhos e boca, (2) encefalite e (3) doença disseminada com ou sem acometimento do SNC. Aproximadamente, 50% de todos os lactentes com HSV neonatal terão envolvimento do SNC, seja isolado ou como parte de doença disseminada.

Letargia, febre, amamentação prejudicada, crises convulsivas e abaulamento das fontanelas são comuns. O início típico dos sintomas secundários à infecção periparto por HSV acontece em 2 a 4 semanas após o parto (pico = 16 dias). O diagnóstico definitivo é baseado no PCR ou isolamento viral de vesículas ulceradas e/ou lesões mucocutâneas escarificantes.

**HISTÓRIA NATURAL.** O óbito com um ano de vida ocorre em cerca de 50% dos neonatos não tratados com doença evidente do SNC, e em 85% dos neonatos com infecção dis-

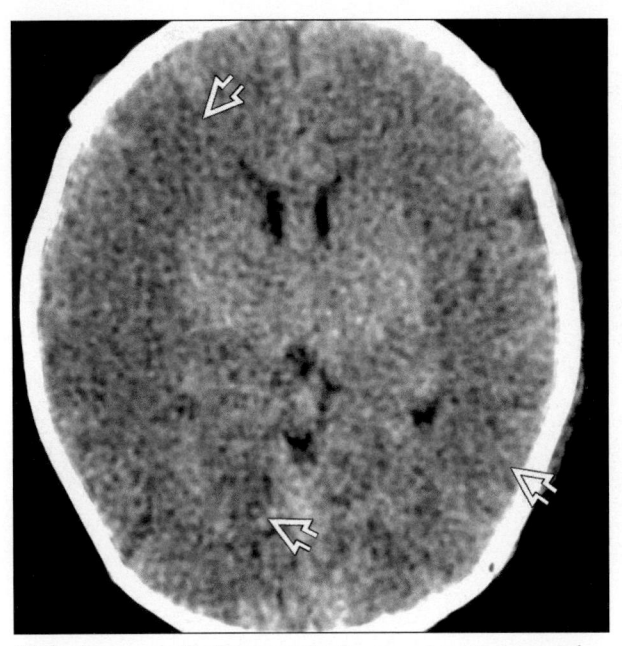

**12-7** Imagem de difusão sem contraste em um neonato com encefalite por HSV2 mostra hipodensidade confluente disseminada nas substâncias branca e cinzenta ➡. Os núcleos da base estão relativamente poupados.

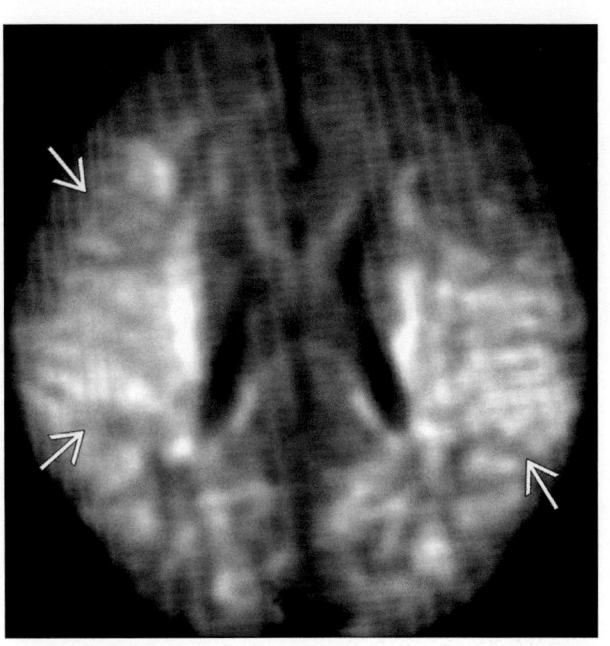

**12-8** Imagem de difusão em um lactente de duas semanas com crises convulsivas e fontanelas abauladas demonstra extensos focos de restrição à difusão em ambos os hemisférios ➡. Encefalite por HSV2.

seminada. Metade dos sobreviventes apresentam surdez permanente, perda visual, paralisia cerebral e/ou epilepsia.

OPÇÕES DE TRATAMENTO. A terapia antiviral com altas doses de aciclovir reduz significativamente a morbidade, em especial em lactentes com doença disseminada, e deve ser iniciada assim que ocorrer suspeita de encefalite perinatal por HSV.

## Imagem

Diferentemente da encefalite herpética da infância ou adulta, a infecção neonatal do SNC por HSV é muito mais difusa. Tanto a substância branca quanto a cinzenta são afetadas.

ACHADOS DE TC. A TC sem contraste pode ser normal no período precoce da doença, porém áreas disseminadas de hipoatenuação envolvendo o córtex e a substância branca subcortical logo se tornam evidentes **(Fig. 12-7)**. Hemorragias podem se desenvolver e são vistas como hiperdensidades multifocais puntiformes e curvilíneas nos núcleos da base e no córtex.

ACHADOS DE RM. A RM é a modalidade de escolha nos casos suspeitos para HSV neonatal, embora o cérebro neonatal pouco mielinizado torne difícil a diferenciação entre a infecção e o cérebro não afetado.

Nos estágios precoces, as imagens em T1 podem ser normais ou demonstrar leve hipointensidade nas áreas afetadas. T2/FLAIR são mais sensíveis. Hiperintensidade no córtex, na substância branca subcortical e nos núcleos da base é típica. Focos hemorrágicos são incomuns nos estágios precoces, mas podem se desenvolver depois e são melhor observados nas sequências T2* (GRE, SWI).

Focos de realce irregular, com ou sem realce meníngeo, são comuns nas imagens em T1 pós-contraste. Nos estágios tardios, encurtamento T1 e hipointensidade T2 com artefatos de susceptibilidade magnética em T2* GRE secundários a focos hemorrágicos podem se desenvolver **(Fig. 12-9)**.

A sequência de difusão é a chave para o diagnóstico da encefalite herpética congênita. Em metade dos pacientes, a difusão demonstra doença bilateral ou significativamente mais extensa do que o observado na RM convencional **(Fig. 12-8)**. Áreas de restrição à difusão podem ser os únicos achados positivos em casos precoces. A doença em estágio tardio mostra grande perda volumétrica com ventrículos dilatados e encefalomalacia multicística **(Figs. 12-10 e 12-11)**.

ULTRASSONOGRAFIA. A ultrassonografia demonstra ecos lineares nos núcleos da base, similares aos da CMV.

## Diagnóstico diferencial

O principal diagnóstico diferencial do HSV neonatal são as **outras infecções TORCH**. Neonatos com HSV são normais nos primeiros dias de vida. Imagens cerebrais são normais ou minimamente anormais nas fases precoces do curso da doença. Calcificações e anomalias migracionais estão ausentes.

Em alguns casos, o HSV causa insulto isquêmico com distribuição nas áreas de fronteira vascular e longe das lesões herpéticas primárias, dificultando a distinção com **dano hipóxico-isquêmico** (DHI). Entretanto, lacten-

**308** Infecção, inflamação e doenças desmielinizantes

**12-9A** Um lactente de quatro semanas filho de mãe HSV2-positiva teve vários dias de febre e letargia. As imagens em T1 mostram múltiplos e bilaterais focos de encurtamento T1 no córtex e nos núcleos da base ➡, sugestivos de hemorragia subaguda.
**12-9B** Imagem em plano mais superior do mesmo paciente mostra áreas adicionais de encurtamento T1 no córtex ➡.

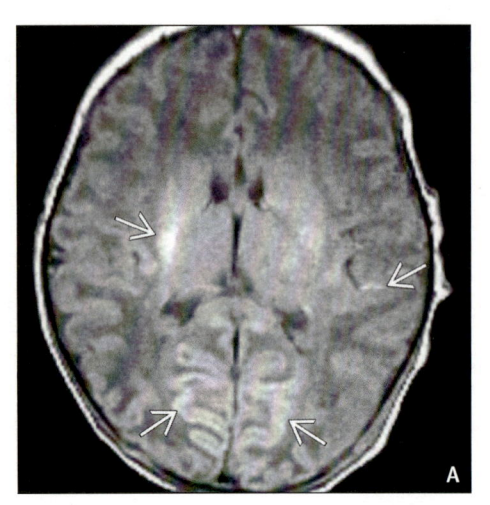

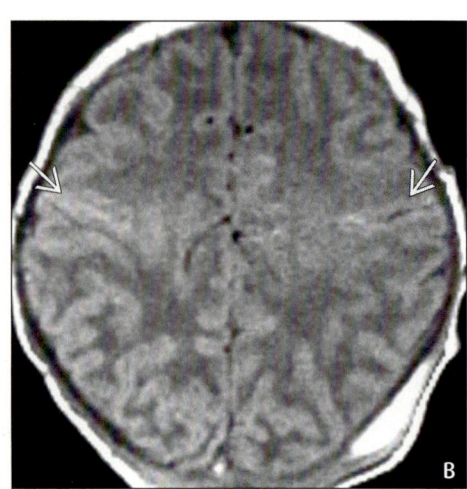

**12-9C** Imagem em T2 do mesmo lactente obtida um mês depois mostra alterações dramáticas de encefalomalacia multicística com níveis sangue-líquido ➡. Note as extensas áreas em forma de fita de encurtamento T2 no córtex ➡, secundárias à hemorragia.
**12-9D** Imagem em plano mais superior do mesmo paciente ilustra a extensa encefalomalacia cística subjacente mais focos de encurtamento T2 nos giros ➡. Esse caso ilustra tanto as alterações precoces quanto as tardias do HSV congênito.

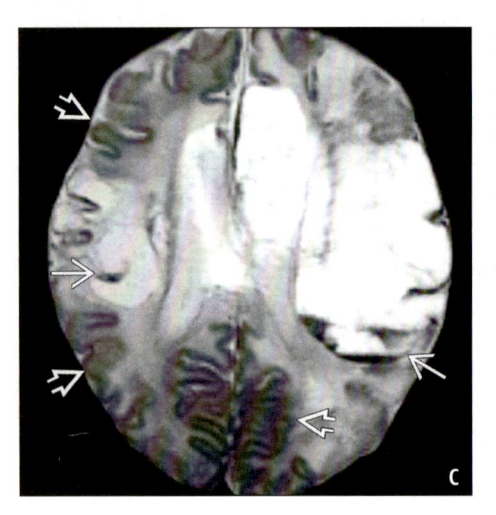

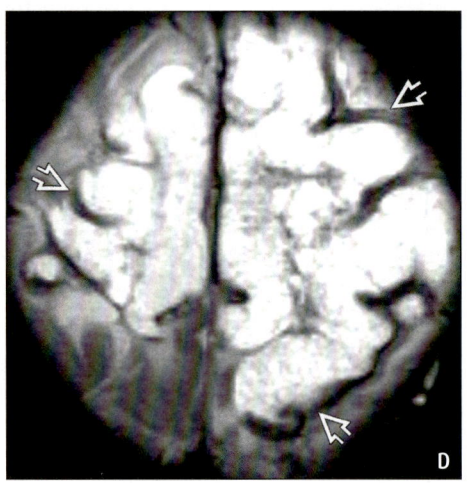

**12-10** Cérebro de um lactente com HSV em estágio terminal mostra ventrículos marcadamente aumentados e extensa encefalomalacia cística em ambos os hemisférios ➡.
**12-11** Imagem coronal em FLAIR em um lactente microcefálico com história de infecção periparto por HSV2 mostra extensa encefalomalacia cística ➡ e gliose ➡.

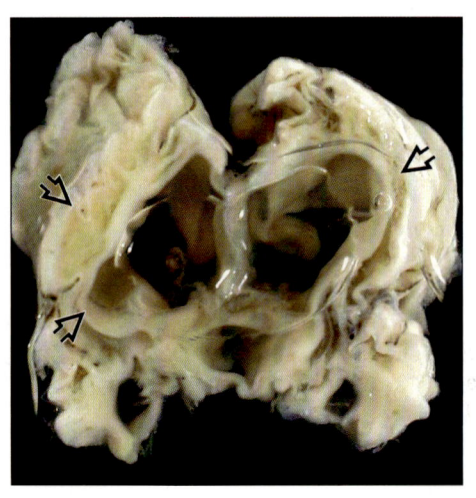

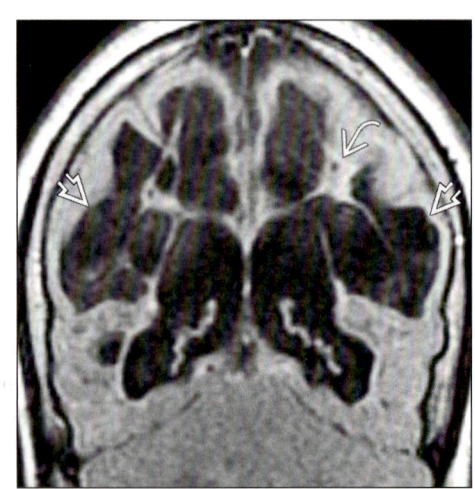

tes de termo com DHI seguem um curso clínico diferente, tornando-se sintomáticos no período intraparto ou pós-natal imediato. O DHI profundo afeta o córtex e os sulcos perirrolândicos, a substância branca, os hipocampos e os núcleos profundos, incluindo os tálamos ventrolaterais. Hemorragia com artefatos de susceptibilidade magnética em T2* GRE é incomum.

### Outras infecções congênitas

#### Rubéola

Os humanos são os únicos hospedeiros do vírus da rubéola. A transmissão é via secreções respiratórias contaminadas. Com o advento da vacina tríplice viral, a prevalência global da síndrome da rubéola congênita (SRC) tem reduzido drasticamente. Cerca de 100.000 crianças nascem com SRC, a maior parte em países com baixos índices nacionais de vacinação.

A infecção precoce intraútero resulta em aborto, em óbito fetal ou em malformações congênitas nas crianças sobreviventes. A infecção tardia causa perda volumétrica cerebral generalizada, calcificações distróficas e regiões de desmielinização e/ou gliose.

O espectro clínico da SRC inclui defeitos, oculares, auditivos cardíacos e craniofaciais. Achados de imagem são inespecíficos, variando de calcificações parenquimatosas nos exames de TC sem contraste a múltiplos focos de hiperintensidade em T2/FLAIR e redução volumétrica com sulcos e ventrículos levemente alargados **(Fig. 12-12)**.

#### Sífilis congênita

A sífilis congênita (SCong) é causada pela passagem transplacentária da espiroqueta *Treponema pallidum* em mães com sífilis não tratada. A prevalência de SCong é baixa na maior parte dos países desenvolvidos, embora tenha havido uma leve ressurgência da doença descrita em vários países europeus.

Até 60% dos lactentes infectados com SCong são assintomáticos ao nascimento. Os sintomas se desenvolvem mais tarde na infância, são sutis e inespecíficos e incluem crises convulsivas, acidentes vasculares cerebrais e sinais de aumento da pressão intracraniana.

Os achados de imagem mais comuns na SCong são hidrocefalia e meningite com realce leptomeníngeo.

#### Coriomeningite linfocítica

A coriomeningite linfocítica (CL) congênita é uma rara infecção congênita causada por um arenavírus hospedado por hamsters selvagens e camundongos domésticos. Sua incidência durante a gestação é desconhecida.

A CL causa uma ependimite necrosante com obstrução aquedutal e hidrocefalia. O aspecto da imagem da CL é quase idêntico ao da CMV e toxo, com calcificações esparsas nos núcleos da base ao exame de TC sem contraste **(Fig. 12-13)**.

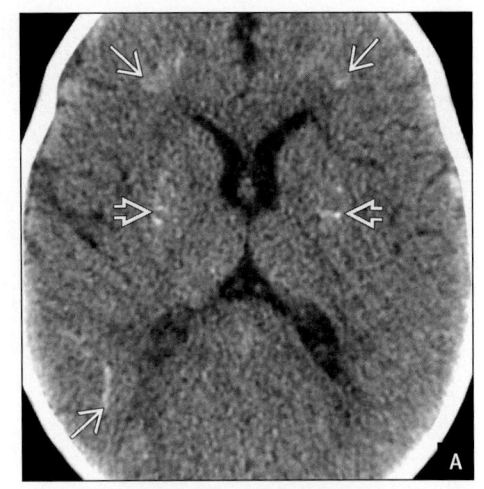

**12-12A** Imagem de TC sem contraste em um menino de 18 meses com rubéola congênita mostra calcificações sutis subcorticais ➡ e nos núcleos da base ➡.

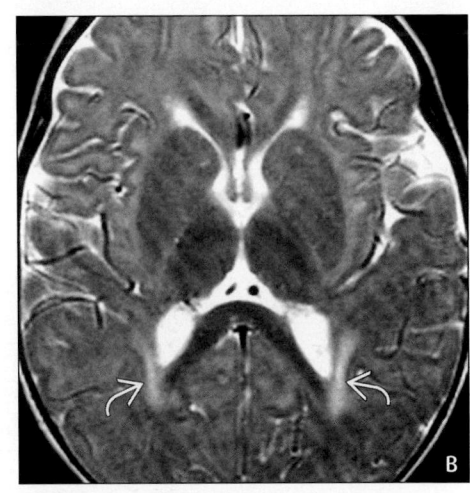

**12-12B** imagem ponderada em T2 no mesmo paciente mostra atraso marcante na mielinização e hiperintensidades periventriculares simétricas ➡.

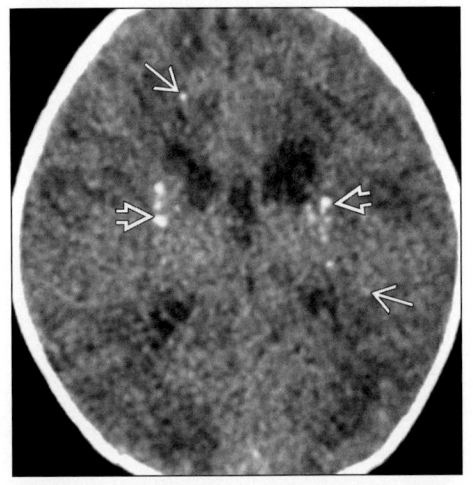

**12-13** TC sem contraste em um lactente com coriomeningite linfocítica congênita mostra calcificações esparsas no parênquima ➡ e nos núcleos da base ➡.

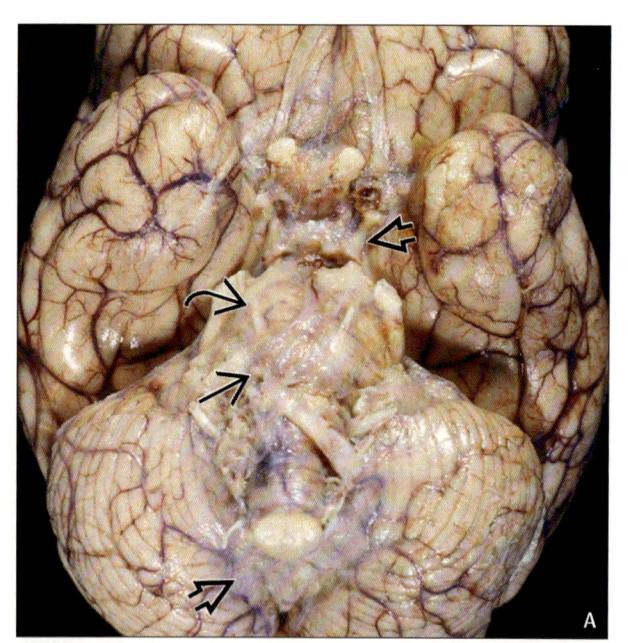

**12-14A** Cérebro submetido à necropsia mostra alterações típicas de meningite grave com denso exsudato purulento cobrindo a ponte →, revestindo os nervos cranianos ⇗ e preenchendo as cisternas basais ⇨.

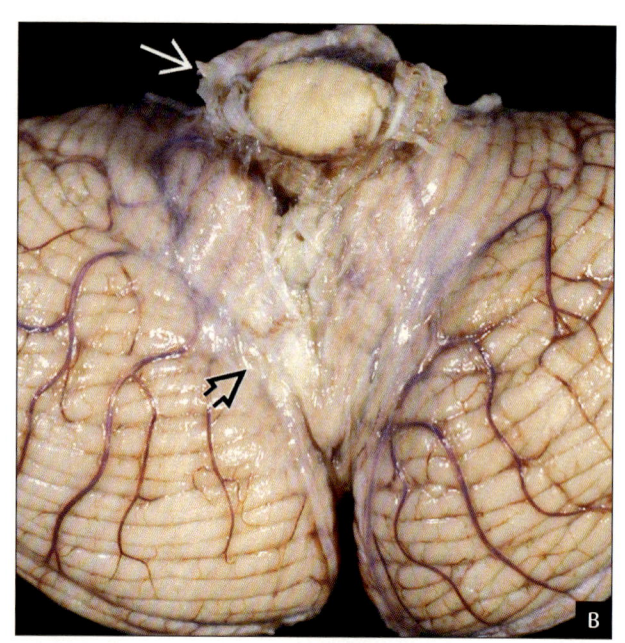

**12-14B** O exsudato reveste o bulbo → e preenche completamente a cisterna magna ⇨. (Cortesia de R. Hewlett, MD.)

---

### INFECÇÕES TORCH(S)

**Terminologia**
- Acrônimo para
  - **To**xoplasmose
  - **R**ubéola
  - **C**itomegalovírus
  - **H**erpes
  - **S**ífilis
- Outras
  - HIV
  - Rubéola
  - Coriomeningite linfocítica

**Patologia**
- Momento da infecção durante o desenvolvimento fetal determina a patologia do insulto
- Momento mais importante do que o agente específico envolvido
  - Insulto precoce → malformações cerebrais
  - Insulto tardio → alterações destrutivas e encefaloclásticas

**Achados gerais de imagem**
- Calcificações
  - Periventriculares (especialmente CMV)
  - Parenquimatosas (especialmente toxo)
- Microcefalia, ventriculomegalia
- Defeitos migracionais
  - Polimicrogiria
  - Esquizencefalia
- Redução volumétrica
- Hiperintesidades na substância branca
- Cistos germinolíticos

---

## Infecções piogênicas adquiridas

### Meningite

#### Terminologia

Meningite é um infiltrado inflamatório agudo ou crônico das meninges e do líquido cerebrospinal (LCS). **Paquimeningite** acomete a dura-aracnoide; **leptomeningite** afeta a pia e os espaços subaracnoides.

#### Etiologia

A meningite pode ser adquirida de várias maneiras diferentes. *Disseminação hematogênica* a partir de infecção sistêmica remota é a rota mais comum. Extensão *geográfica direta* de sinusite, otite e mastoidite é o segundo método mais comum de disseminação. *Lesões penetrantes* e *fraturas de crânio* (especialmente da base do crânio) são raras, porém importantes causas de meningite.

Muitos agentes infecciosos diferentes podem causar meningite. A maior parte dos casos é causada por infecção piogênica (bacteriana) aguda. A meningite também pode ser linfocítica (viral) aguda ou crônica (tuberculosa ou granulomatosa).

O agente responsável mais comum varia conforme a idade, geografia e estado imune. A meningite estreptocócica β-hemolítica do grupo B é a principal causa de meningite neonatal em países desenvolvidos, enquanto organismos gram-negativos entéricos (*Escherichia coli*, menos comumente *Enterobacter* ou *Citrobacter*) causam a maioria dos casos nos países em desenvolvimento.

A vacinação reduziu a incidência de meningite por *Haemophilus influenzae*, então a causa mais comum de menin-

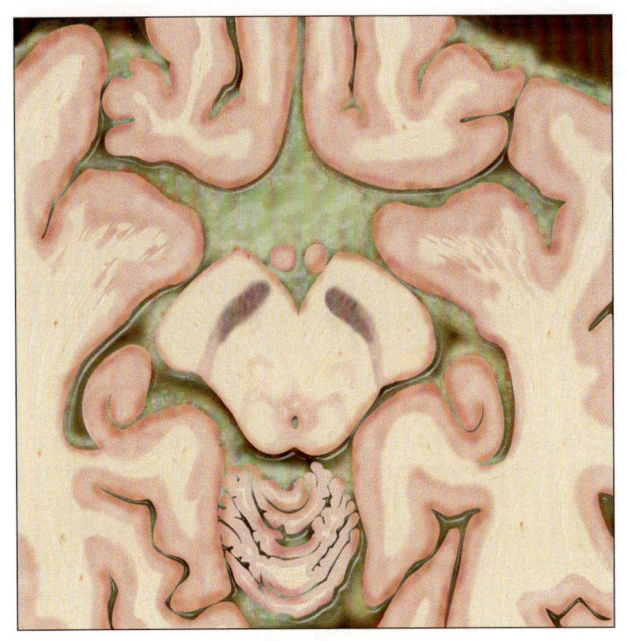

**12-15** Ilustração de meningite mostra o exsudato purulento difuso que envolve as leptomeninges e preenche as cisternas basais e os sulcos. O cérebro subjacente está levemente hiperêmico.

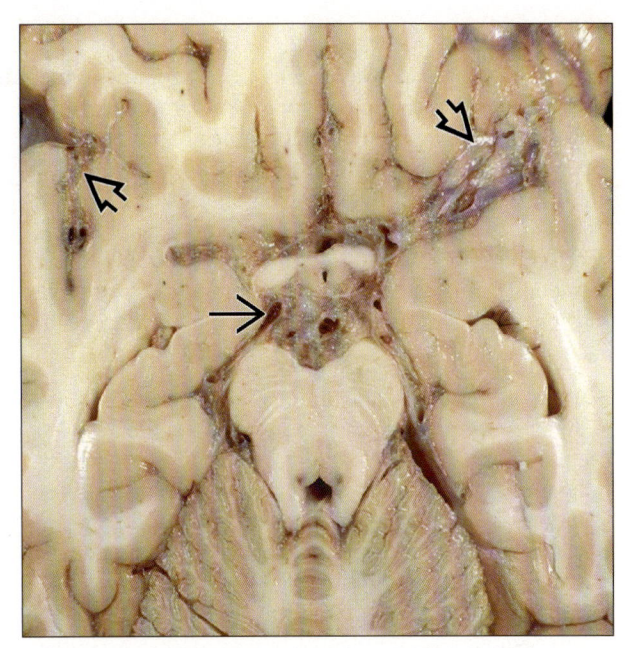

**12-16** Corte axial da necropsia mostra meningite com exsudato preenchendo completamente a cisterna suprasselar ⇨ e as fissuras silvianas ⇨. (Cortesia de R. Hewlett, MD.)

gite bacteriana na infância atualmente é a *Neisseria meningitidis*. A meningite em adultos é causada por *Streptococcus pneumoniae* ou *N. meningitidis*. *Listeria monocytogenes*, *S. pneumoniae* e *N. meningitidis* afetam pacientes idosos. A meningite tuberculosa é comum em países em desenvolvimento e em pacientes imunocomprometidos (p. ex., HIV/Aids e receptores de órgãos sólidos transplantados).

## Patologia

**LOCALIZAÇÃO.** As cisternas basais e os espaços subaracnoides são os espaços liquóricos mais envolvidos pela meningite **(Figs. 12-14, 12-15 e 12-16)**, seguidos pelos sulcos da convexidade cerebral.

**PATOLOGIA MACROSCÓPICA.** LCS turvo preenche os espaços subaracnoides, seguido pelo desenvolvimento de um exsudato purulento variavelmente denso que recobre as superfícies piais. Vasos dentro do exsudato podem demonstrar alterações inflamatórias e necrose.

**CARACTERÍSTICAS MICROSCÓPICAS.** O exsudato meníngeo contém os organismos responsáveis, células inflamatórias, fibrina e debris celulares. O parênquima cerebral subjacente com frequência se encontra edematoso, com proliferação astrocítica e microglial subpial.

A meningoencefalite mostra alterações inflamatórias na pia, e os espaços perivasculares podem agir como um conduto para a extensão da pia para o interior do parênquima cerebral subjacente.

## Aspectos clínicos

**EPIDEMIOLOGIA E DEMOGRAFIA.** Meningite piogênica é a causa mais comum de encefalopatia febril aguda e afeta todas as classes sociais. A prevalência global de meningite é estimada em 3:100.000 em países industrializados. Nos Estados Unidos, meningite é diagnosticada em 62:100.000 consultas de pronto atendimento.

**APRESENTAÇÃO.** A apresentação depende da idade do paciente. Em adultos, cefaleia, febre, rigidez nucal e alteração do estado mental são sintomas comuns. Febre, letargia e irritabilidade são comuns em lactentes. Crianças com infecção por *N. meningitidis* podem desenvolver um exantema purpúrico. Crises convulsivas ocorrem em 30% dos pacientes.

O LCS mostra leucocitose (majoritariamente células polimorfonucleares), proteína elevada e baixa glicose.

**HISTÓRIA NATURAL.** Apesar da identificação rápida e de terapia efetiva, a meningite ainda apresenta taxas significativas de morbidade e mortalidade. Índices de óbito de 15 a 25% têm sido relatados em crianças prejudicadas com pobres condições de vida.

As complicações são comuns e numerosas. A **hidrocefalia obstrutiva extraventricular** é uma das complicações mais precoces e comuns. O plexo coroide pode ser infectado, causando plexitecoroide e, em seguida, **ventriculite**. A infecção também pode estender-se da pia ao longo dos espaços perivasculares para o interior do parênquima, causando **cerebrite** e **abscesso**.

**Empiemas** sub e epidurais ou **efusões** estéreis podem se desenvolver. **Complicações cerebrovasculares** da meningite incluem vasculite, trombose e oclusão tanto de artérias quanto de veias.

**OPÇÕES DE TRATAMENTO.** Terapia específica com antibióticos deve ser baseada na cultura e na sensibilidade.

## Imagem

**CARACTERÍSTICAS GERAIS.** Os exames de imagem devem ser utilizados em conjunto com – e não como substitutos para – a avaliação clínica e laboratorial apropriada. Os exames de imagem são melhor aplicados para confirmar o diagnóstico e investigar possíveis complicações. Enquanto a TC é empregada como um exame de triagem em caso de suspeita de meningite, tanto as manifestações primárias e agudas da meningite, bem como suas complicações secundárias, são melhor demonstradas na RM.

**ACHADOS DE TC.** Os exames iniciais de TC sem contraste podem ser normais ou mostrar apenas leve dilatação ventricular **(Fig. 12-17A)**. Margens ventriculares "borradas" indicam hidrocefalia obstrutiva aguda com acúmulo de líquido extracelular na substância branca profunda. A janela óssea da TC deve ser cuidadosamente examinada em busca de sinusite e otomastoidite.

Conforme o exsudato celular se desenvolve, ele substitui o normalmente límpido LCS. As cisternas e os sulcos mostram-se apagados enquanto se tornam quase isodensos ao cérebro **(Fig. 12-17A)**.

A TC com contraste mostra realce intenso do exsudato inflamatório que recobre a superfície cerebral, estendendo-se para o interior dos sulcos e os recobrindo **(Figs. 12-17B, 12-18B e 12-19)**.

**ACHADOS DE RM.** Os exsudatos purulentos da meningite aguda são isointensos ao cérebro subjacente na ponderação em T1, dando uma aparência "suja" ao LCS. Os exsudatos são isointensos ao LCS em T2 e não suprimem no FLAIR **(Fig. 12-20A)**. Hiperintensidade nas cisternas subaracnoides e nos sulcos superficiais em FLAIR é um achado típico da meningite, porém inespecífico.

A sequência de difusão é útil na meningite, uma vez que o exsudato purulento no espaço subaracnoide mostra restrição à difusão **(Fig. 12-21B)**. A meningite realça intensa e uniformemente na sequência em T1 pós-contraste **(Figs. 12-20B, 12-20C e 12-21A)**. Um padrão curvilíneo que segue os sulcos e giros (o padrão "pial-cisternal") é mais comum do que realce da dura-aracnoide. Aquisições tardias em FLAIR após a administração de contraste podem ser uma adição útil na detecção de casos sutis.

**ANGIOGRAFIA.** Focos irregulares de constrição e dilatação característicos de vasculite podem ser identificados na an-

**12-17A** TC sem contraste mostra alterações típicas da meningite, com ventrículos dilatados, margens discretamente "borradas" ➡ e apagamento das cisternas suprasselar e interpeduncular ➡.

**12-17B** Imagem de TC com contraste do mesmo paciente mostra exsudato com realce preenchendo as fissuras silvianas ➡, recobrindo a superfície da ponte e da cisterna interpeduncular ➡.

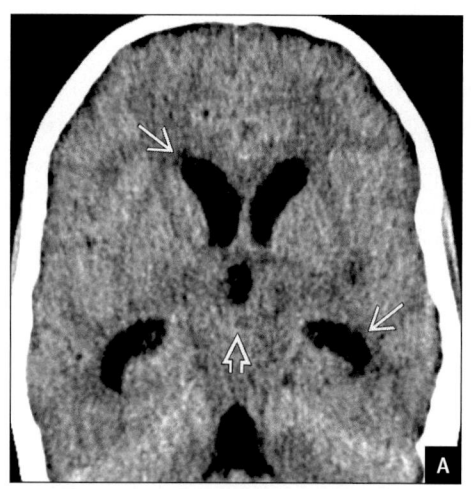

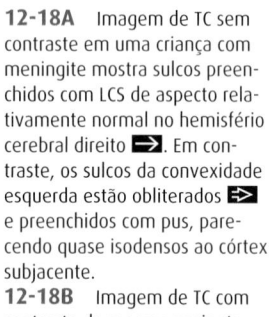

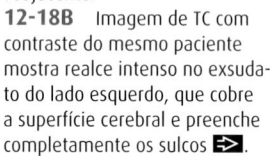

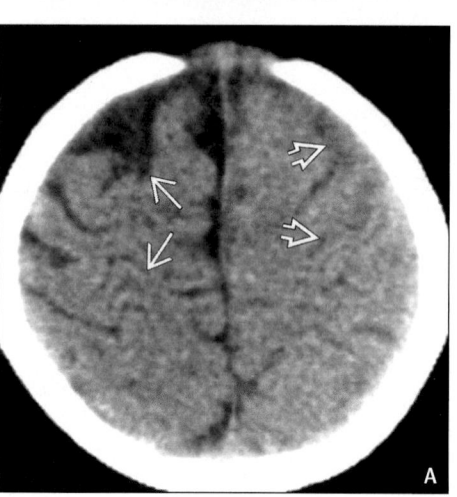

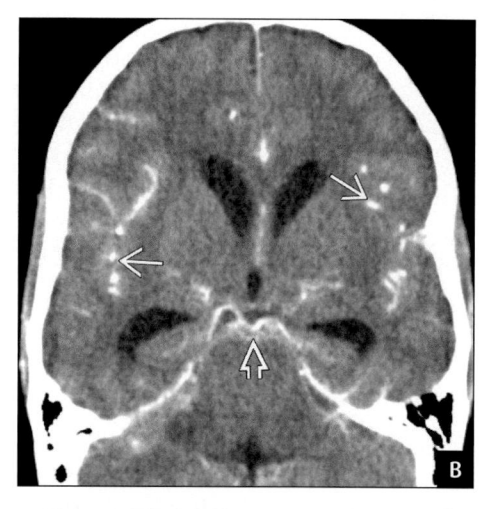

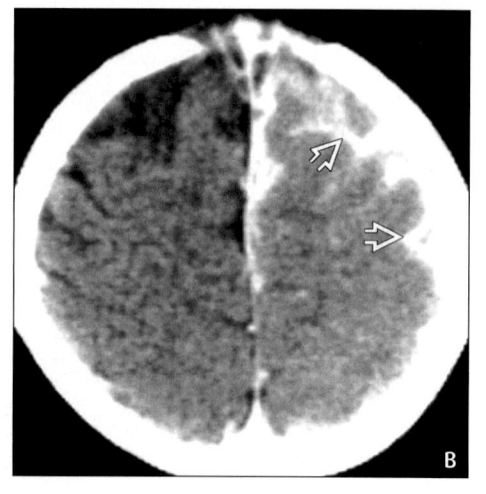

**12-18A** Imagem de TC sem contraste em uma criança com meningite mostra sulcos preenchidos com LCS de aspecto relativamente normal no hemisfério cerebral direito ➡. Em contraste, os sulcos da convexidade esquerda estão obliterados ➡ e preenchidos com pus, parecendo quase isodensos ao córtex subjacente.

**12-18B** Imagem de TC com contraste do mesmo paciente mostra realce intenso no exsudato do lado esquerdo, que cobre a superfície cerebral e preenche completamente os sulcos ➡.

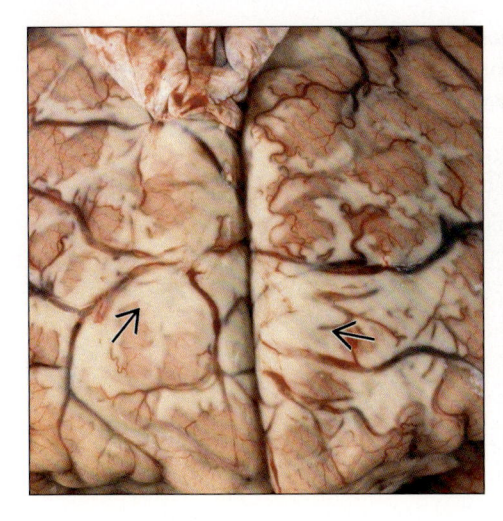

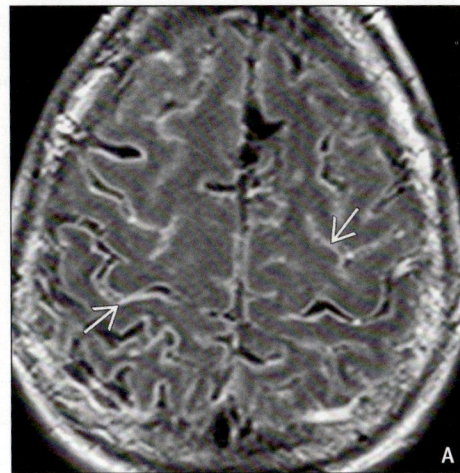

Infecções congênitas e infecções piogênicas e virais adquiridas    313

**12-19** Visão aproximada de um cérebro submetido à necropsia mostra exsudato purulento preenchendo os espaços subaracnoides e obliterando os sulcos da convexidade ➡. (Cortesia de R. Hewlett, MD.)

**12-20A** Imagem em FLAIR em um paciente com meningite piogênica mostra hiperintensidade cobrindo as superfícies piais de todos os giros da convexidade ➡.

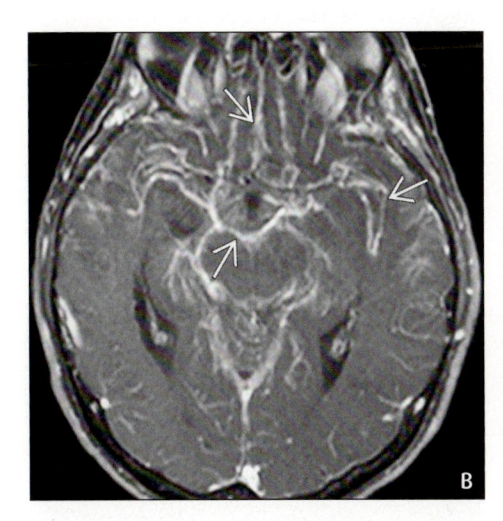

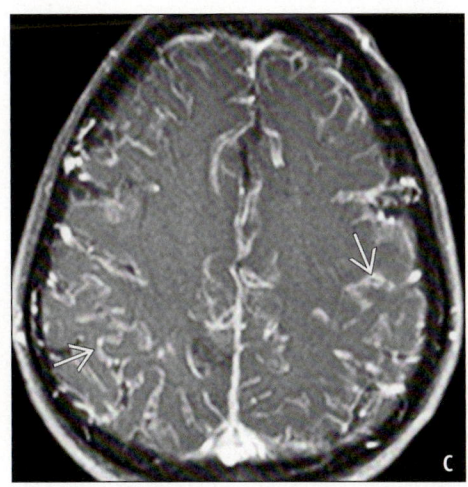

**12-20B** Imagem em T1 pós-contraste do mesmo paciente mostra realce difuso e intenso das cisternas basais e dos sulcos ➡.

**12-20C** Imagem através da coroa radiada do mesmo paciente mostra que a impregnação recobre as superfícies piais dos giros e preenche os sulcos da convexidade ➡. Achados clássicos da meningite piogênica.

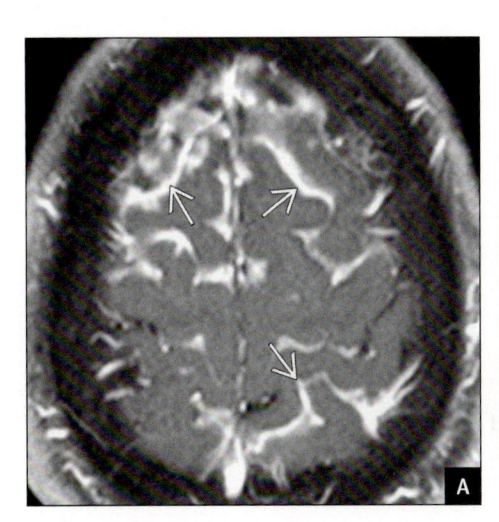

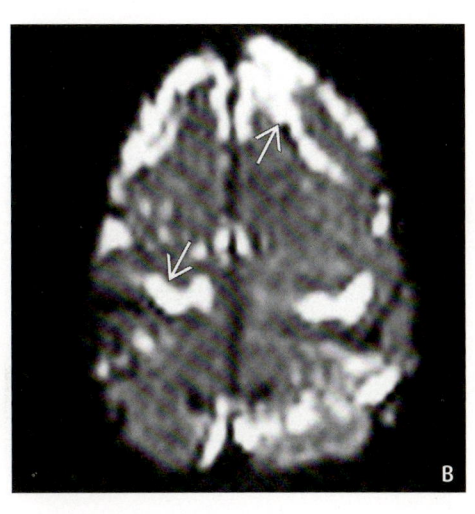

**12-21A** Imagem em T1 pós-contraste em um caso especialmente grave de meningite piogênica mostra exsudato difuso e com realce intenso preenchendo todos os sulcos da convexidade ➡.

**12-21B** Imagem em difusão do mesmo paciente mostra que o pus nos sulcos apresenta forte restrição à difusão ➡.

giotomografia computadorizada (ATC) e angiografia com subtração digital (ASD).

**COMPLICAÇÕES DA MENINGITE.** Com exceção da hidrocefalia, complicações da meningite são relativamente incomuns. **Efusões** reativas pós-meningite – bolsas estéreis de líquido semelhante à LCS – desenvolvem-se em 5 a 10% das crianças tratadas para meningite bacteriana aguda. Efusões em geral são lesões benignas que regridem espontaneamente em alguns dias e não requerem tratamento.

Efusões podem ocorrer tanto no espaço subdural (mais comum) quanto no espaço subaracnoide. As convexidades frontais, parietais e temporais são os locais mais comuns. A TC sem contraste mostra coleções bilaterais extra-axiais em forma de crescente que são iso a levemente hiperdensas em comparação ao LCS normal.

Efusões são iso a levemente hiperintensas ao LCS em T1 e isointensas em T2. Elas são com frequência discretamente hiperintensas ao LCS em FLAIR **(Fig. 12-22A)**. Efusões não realçam na sequência em T1 pós-contraste, porém demonstram realce ao longo da superfície medial (cerebral) das lesões. As efusões não restringem na sequência de difusão, diferenciando-as dos empiemas subdurais **(Fig. 12-22B)**.

Complicações menos comuns incluem pioencéfalo (ventriculite), empiema **(Fig. 12-23)**, cerebrite e/ou abscesso, e isquemia. Todas são discutidas separadamente a seguir.

## Diagnóstico diferencial

O principal diagnóstico diferencial da meningite infecciosa é a **meningite "carcinomatosa"**, a qual pode ter aspecto idêntico nos exames de imagem, portanto a informação clínica é essencial. Lembre-se: hiperintensidade nos sulcos/cisternas em FLAIR é um achado inespecífico e pode ser observado em um número de diferentes entidades (ver quadro).

---

**CAUSAS DE LCS HIPERINTENSO EM FLAIR**

**Comuns**
- Sangue
  - Hemorragia subaracnóidea
- Infecção
  - Meningite
- Artefato
  - Susceptibilidade
  - Fluxo

---

**12-22A** Imagem axial em FLAIR em um homem de 60 anos com cefaleia e história recente de meningite estafilocócica mostra uma delgada coleção líquida subdural hiperintensa ➡. A coleção não apresentou realce na sequência T1 pós-contraste (não mostrada).
**12-22B** Imagem em difusão do mesmo paciente não mostra restrição à difusão. Efusão subdural. (Cortesia de P. Hildenbrand, MD.)

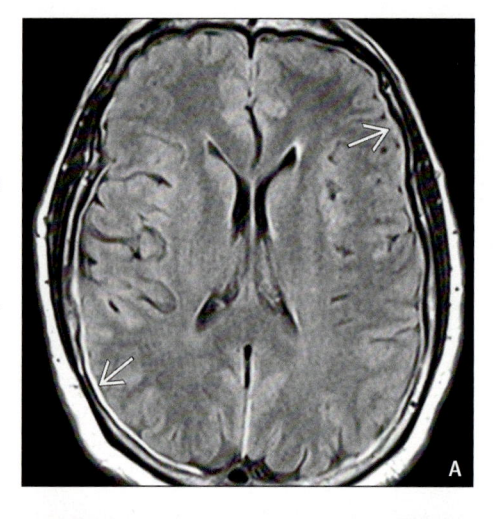

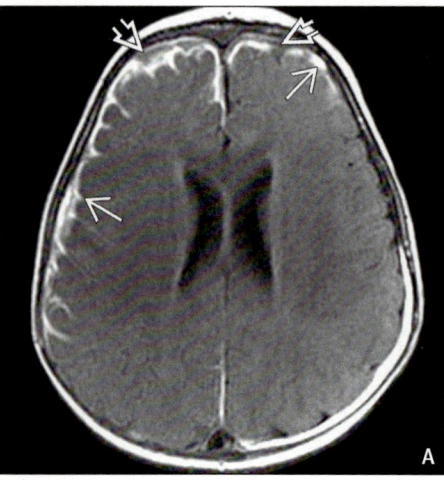

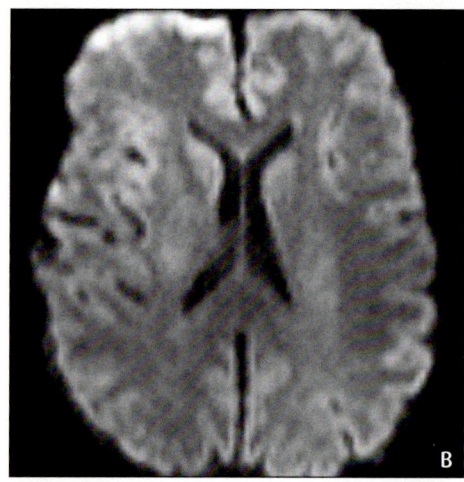

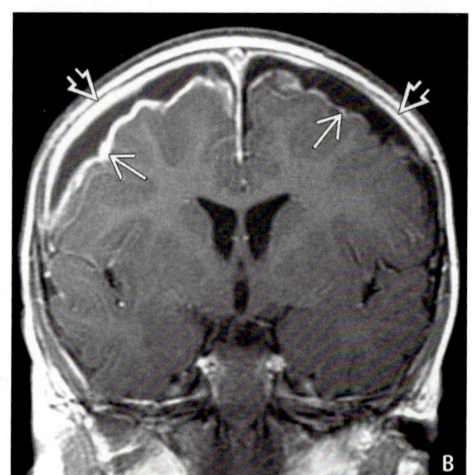

**12-23A** Imagem axial em T1 pós-contraste em uma criança com meningite piogênica mostra realce do espaço pia-subaracnoide que segue a superfície do cérebro, estendendo-se para os sulcos ➡. Uma pequena coleção líquida bifrontal ➡ está presente.
**12-23B** Imagem coronal em T1 pós-contraste mostra que a meningite se estende sobre a superfície cerebral ➡. As coleções líquidas estão envoltas por uma espessa membrana ➡ sob a calota craniana. Empiemas subdurais complicando a meningite.

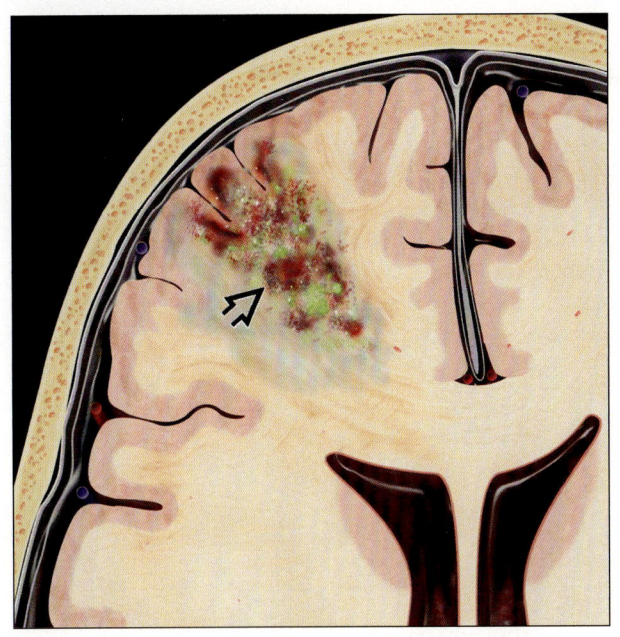

**12-24** Ilustração axial mostra cerebrite precoce (a fase inicial da formação do abscesso) no lobo frontal direito. Há uma massa focal não encapsulada de hemorragia petequial, células inflamatórias e edema ⇨.

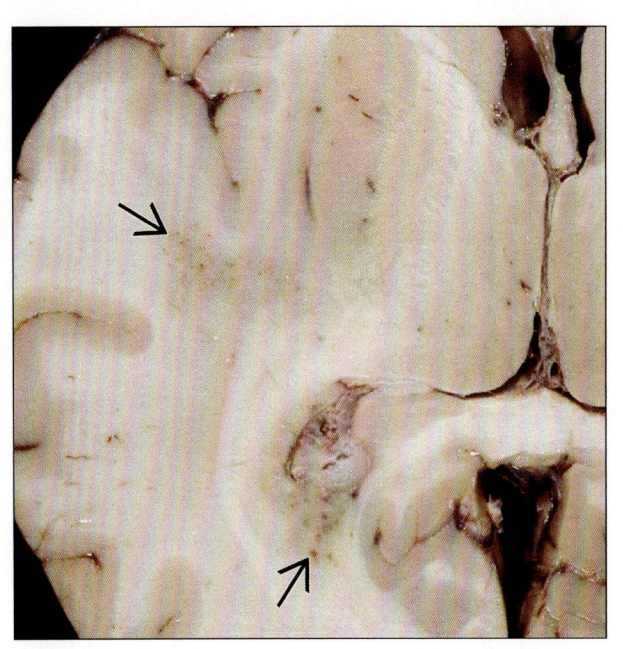

**12-25** Espécime de necropsia de um paciente com sepse e crises convulsivas mostra dois pequenos focos de cerebrite precoce com edema não encapsulado e hemorragias petequiais ⇨. (Cortesia de R. Hewlett, MD.)

- Tumor
  - Metástases no LCS

**Menos comuns**
- Elevado oxigênio inspirado
  - 4-5x o sinal com 100% de $O_2$
- Vasos proeminentes
  - Acidente vascular cerebral (colaterais piais)
  - *Ivy sign* (moya-moya)
  - Angioma pial (Sturge-Weber)

**Raros, porém importantes**
- Gordura (dermoide roto)
- Gadolínio no LCS
  - Insuficiência renal
  - Quebra na barreira hematoencefálica

## *Abscesso*

### Terminologia

Um abscesso cerebral é uma infecção localizada do parênquima cerebral.

### Etiologia

A maioria dos abscessos é causada pela disseminação hematogênica de uma localização extracraniana (p. ex., infecção pulmonar ou urinária, endocardite). Abscessos também podem resultar de lesão penetrante ou extensão geográfica direta de infecção, como sinusite ou otomastoidite. Essas começam como infecções extracranianas, como empiema (ver a seguir) e, então, espalham-se para o interior do cérebro propriamente dito.

Abscessos são mais bacterianos, porém eles também podem ser fúngicos, parasitários ou (raramente) granulomatosos. Embora uma miríade de organismos possa induzir a formação de abscessos, os agentes mais comuns em adultos imunocompetentes são as espécies de *Streptococcus*, *Staphilococcus aureus* e pneumococos. O *Citrobacter* é um agente comum em neonatos. Em 20 a 30% dos abscessos, as culturas são estéreis e não é identificado um organismo causador específico.

Moléculas pró-inflamatórias, como o fator de necrose tumoral-α (TNF-α) e a interleucina-1-β (IL1-β) induzem várias moléculas de adesão celular (MAC) que facilitam o extravasamento de células do sistema imune periféricas e promovem o desenvolvimento do abscesso.

Os abscessos bacterianos são relativamente incomuns em pacientes imunocomprometidos. *Klebsiella* é comum em diabéticos, e infecções fúngicas por *Aspergillus* e *Nocardia* são comuns em receptores de transplantes. Em pacientes com HIV/Aids, toxoplasmose e tuberculose são as infecções oportunistas mais comuns.

### Patologia

Quatro estágios gerais são reconhecidos na evolução de um abscesso cerebral: (1) cerebrite precoce, (2) cerebrite tardia, (3) encapsulação precoce e (4) encapsulação tardia. Cada uma possui seu próprio aspecto patológico distinto, o qual determina os achados de imagem.

**CEREBRITE PRECOCE.** No estágio de cerebrite precoce da formação de abscesso, a infecção é focal, porém ainda não localizada **(Fig. 12-24)**. Uma massa de leucócitos e bactérias não encapsulada, edematosa e hiperêmica está en-

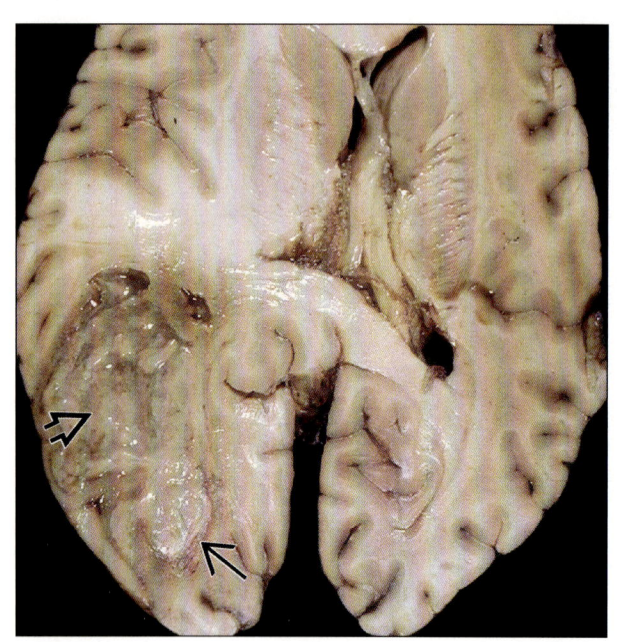

**12-26** Caso de necropsia demonstra os achados patológicos típicos da cerebrite tardia, com significativos efeito de massa e edema. A lesão coalescente mostra alguma necrose central ⇨ e uma borda mal definida de hemorragias petequiais →.

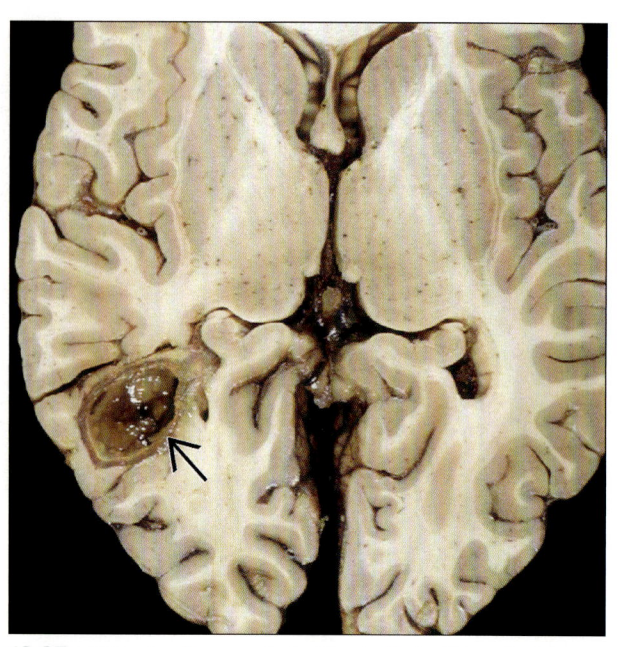

**12-27** Outro caso de necropsia mostra os achados típicos de abscesso cerebral no estágio de encapsulação precoce. O núcleo necrótico liquefeito da lesão é circundado por uma cápsula bem desenvolvida →. (Cortesia de R. Hewlett, MD.)

tremeada com focos necróticos esparsos e hemorragias petequiais **(Fig. 12-25)**. A cerebrite precoce começa três a cinco dias depois da infecção inicial.

CEREBRITE TARDIA. O próximo estágio na formação do abscesso é a cerebrite tardia, a qual começa em 4 a 5 dias após a infecção e dura entre 10 dias e duas semanas. Os focos necróticos coalescem, formando um núcleo confluente. O centro necrótico é circundado por uma borda pobremente organizada de células inflamatórias, macrófagos, tecido de granulação e fibroblastos. Proliferação capilar e edema vasogênico circunjacente tornam-se mais proeminentes **(Fig. 12-26)**.

ENCAPSULAÇÃO PRECOCE. O estágio de encapsulação precoce começa em cerca de duas semanas e pode durar um mês ou dois. O núcleo necrótico se liquefaz, e tecido de granulação proliferativo circunjacente à borda forma uma cápsula colagenosa bem delimitada **(Fig. 12-27)**. O edema vasogênico começa a reduzir.

ENCAPSULAÇÃO TARDIA. Com o tratamento, a cavidade central gradualmente involui e reduz de tamanho, a deposição de colágeno espessa ainda mais a parede, e o edema vasogênico circundante desaparece. Esse estágio de encapsulação precoce tem início várias semanas após a infecção e pode durar muitos meses. Finalmente, somente um pequeno nódulo gliótico de colágeno e fibroblastos, que não apresenta realce, permanece.

## Aspectos clínicos

EPIDEMIOLOGIA. Abscessos cerebrais são raros. Somente 2.500 casos são relatados anualmente nos EUA.

DEMOGRAFIA. Abscessos cerebrais ocorrem em todas as idades, porém são mais comuns em pacientes com 30 a 40 anos. Quase 25% ocorrem em crianças com menos de 15 anos. A relação H:M é 2:1 em adultos e 3:1 em crianças.

APRESENTAÇÃO. Cefaleia, crises convulsivas e déficits neurológicos focais são os sintomas típicos de apresentação. Febre é comum, porém não é universal. As culturas de LCS podem ser normais na fase precoce da infecção.

PROGNÓSTICO. Abscessos cerebrais são lesões potencialmente fatais, porém tratáveis. O rápido diagnóstico, cirurgia estereotáxica e tratamento médico apropriado têm reduzido a mortalidade para 2 a 4%.

## Imagem

CARACTERÍSTICAS GERAIS. Os achados de imagem evoluem com o tempo e estão relacionados ao estágio do desenvolvimento do abscesso cerebral. A RM é mais sensível do que a TC, e considerada a modalidade de escolha.

CEREBRITE PRECOCE. A cerebrite muito precoce pode ser invisível na TC. Uma massa hipodensa mal delimitada cortical/subcortical é o achado mais comum **(Fig. 12-28A)**. A cerebrite precoce frequentemente apresenta pouco ou nenhum realce na TC com contraste.

A cerebrite precoce é hipo a isointensa na ponderação T1 e hiperintensa em T2/FLAIR. A sequência T2* GRE pode mostrar focos hemorrágicos puntiformes com artefatos de susceptibilidade. Realce irregular pode ou não estar presente. A sequência de difusão mostra restrição à difusão **(Fig. 12-28)**.

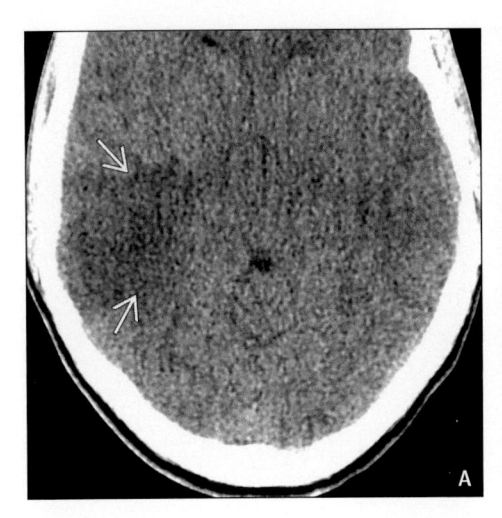

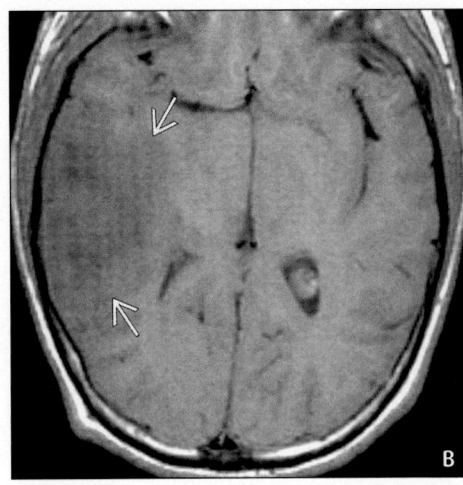

**12-28A** Um rapaz de 16 anos com uma história de cefaleia, náuseas, vômitos e desorientação com dois dias de evolução após uma infecção das vias aéreas superiores. A TC sem contraste mostra uma hipodensidade mal definida ➡ com leve efeito de massa no lobo temporal direito posterossuperior. Como a lesão envolvia o córtex e a SB subcortical, o diagnóstico inicial foi de acidente vascular.

**12-28B** RM foi obtida. Imagem ponderada em T1 mostra uma massa hipointensa mal definida ➡ no lobo temporal posterior.

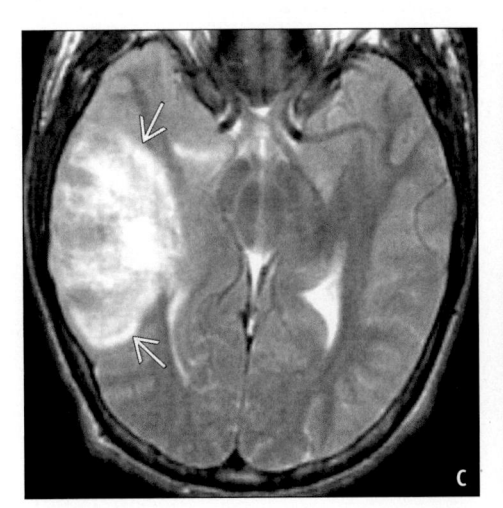

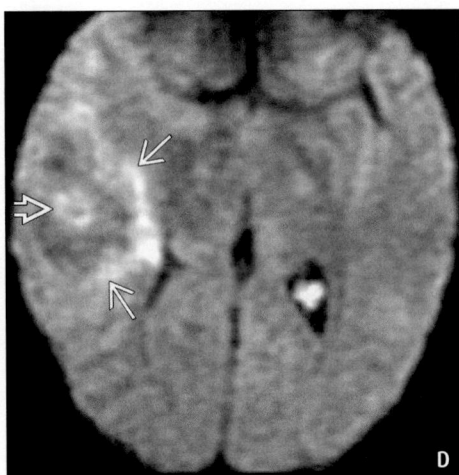

**12-28C** Imagem ponderada em T2 do mesmo paciente mostra uma massa mista iso e hiperintensa ➡.

**12-28D** Imagem em difusão mostrada teve restrição à difusão na periferia ➡ e no centro ➡ da lesão, um aspecto não esperado para um infarto cerebral tardio.

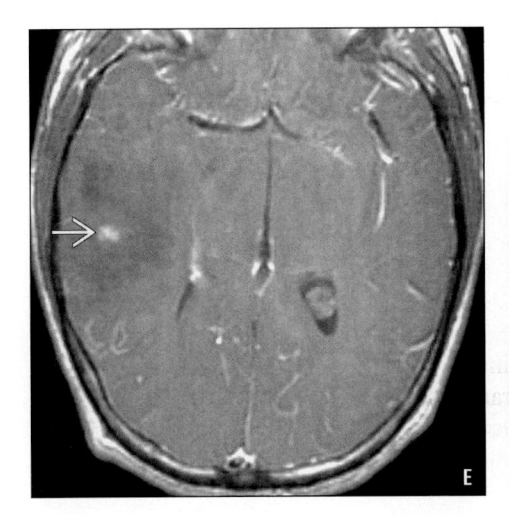

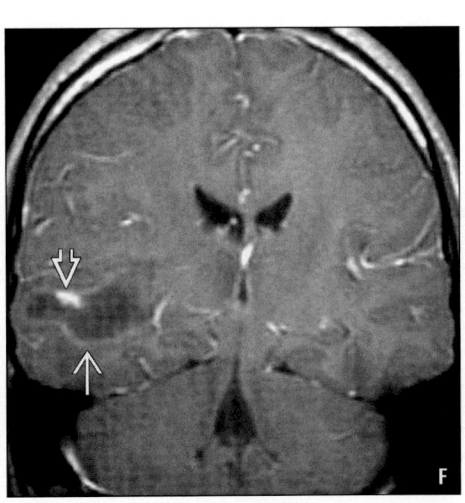

**12-28E** Imagem em T1 pós-contraste mostra um diminuto foco de realce ➡ no centro da grande massa sem realce. A área de realce corresponde ao ponto central de restrição à difusão notado na sequência da imagem em difusão.

**12-28F** Imagem coronal em T1 pós-contraste discretamente tardia mostra o foco de realce ➡, bem como uma tênue borda de realce na periferia da lesão ➡. Achados de imagem típicos de cerebrite precoce.

**318** Infecção, inflamação e doenças desmielinizantes

**12-29A** Imagem axial em T1 de um menino de 12 anos com uma história de sintomas gripais com cinco dias de evolução e cefaleia crescente mostra uma massa predominantemente hipointensa ⇨ com uma borda incompleta discretamente hiperintensa ➡.

**12-29B** Imagem em T2 mostra sinal de "dupla borda" com uma borda externa hipointensa ⇨ e outra borda interna hiperintesa ➡.

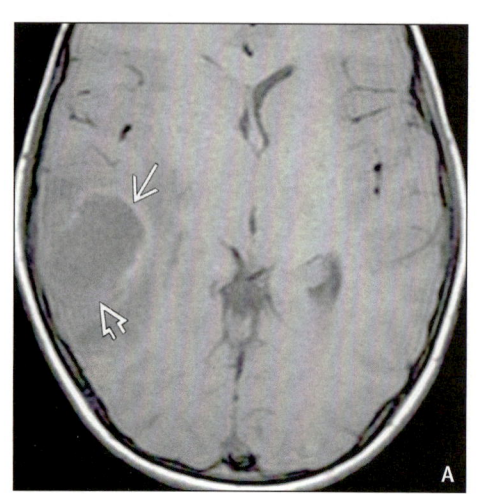

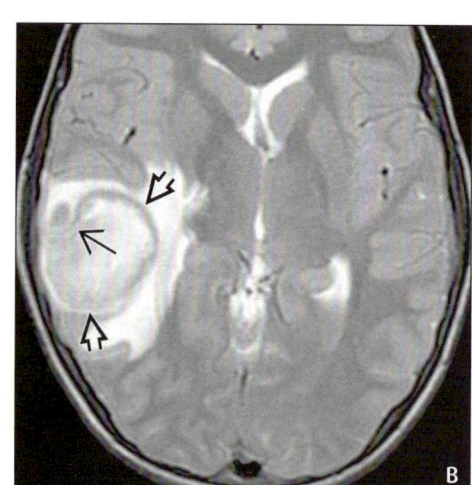

**12-29C** A borda ⇨ é hiperintensa em FLAIR. Moderado edema periférico está presente.

**12-29D** Imagem em T1 pós-contraste mostra realce na borda ⇨ que circunda o centro da massa.

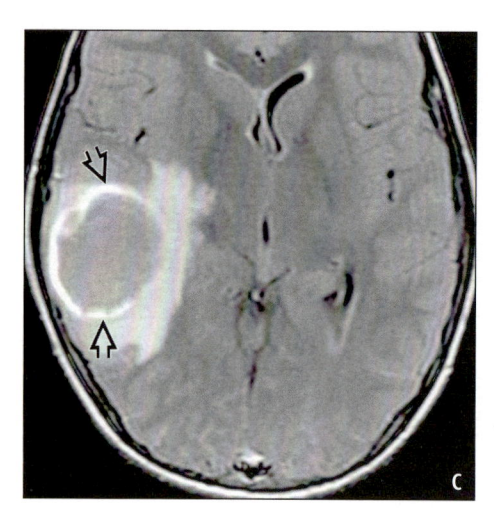

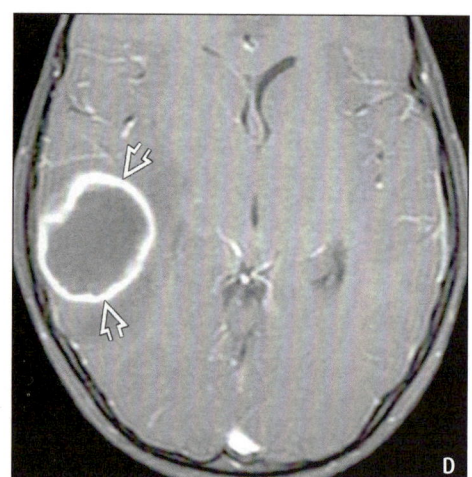

**12-29E** A sequência de difusão mostra que o centro da lesão apresenta forte restrição à difusão ➡.

**12-29F** Espectroscopia de prótons da cavidade com TR=2.000 e TE=35. Aminoácidos (valina, leucina e isoleucina) em 0,9 ppm ➡, acetato em 1,9 ppm ⇨ lactato em 1,3 ppm ➡ e succinato em 2,4 ppm (seta dupla). Achados de imagem são compatíveis com abscesso nas fases de cerebrite tardia/encapsulação precoce.

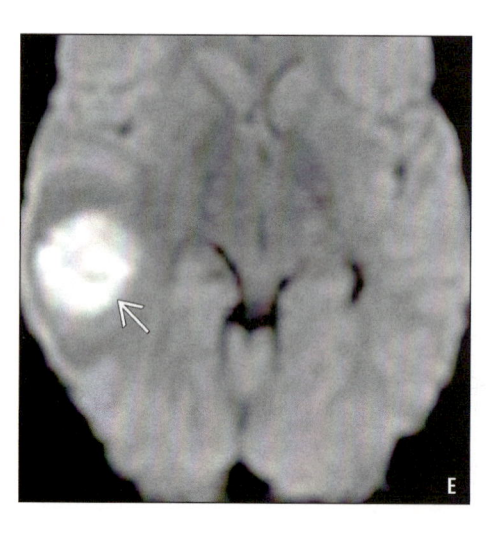

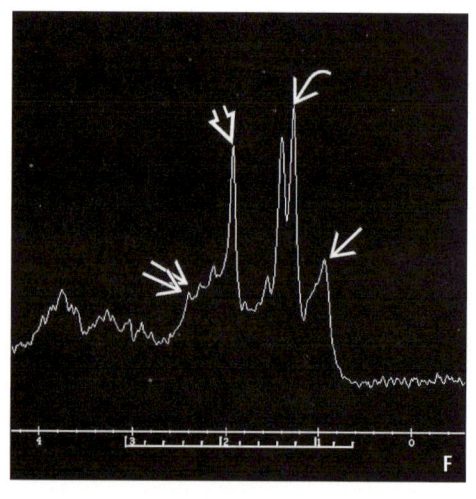

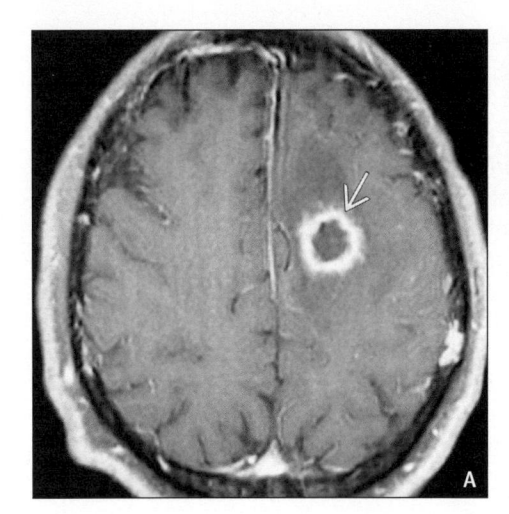

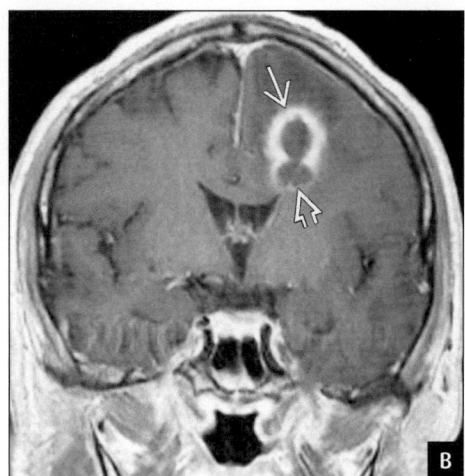

**12-30A** Imagem axial em T1 pós-contraste em um homem de 65 anos com abscesso dentário e história de cefaleia por duas semanas mostra uma massa com realce anelar na região posterior do lobo frontal esquerdo ➡.

**12-30B** Imagem coronal em T1 pós-contraste mostra que a parede do abscesso ➡ é mais delgada no seu aspecto profundo ➡, próximo ao ventrículo lateral. Note o edema e o efeito de massa no ventrículo.

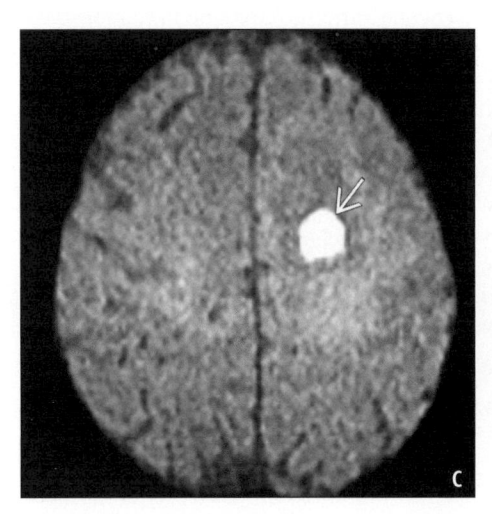

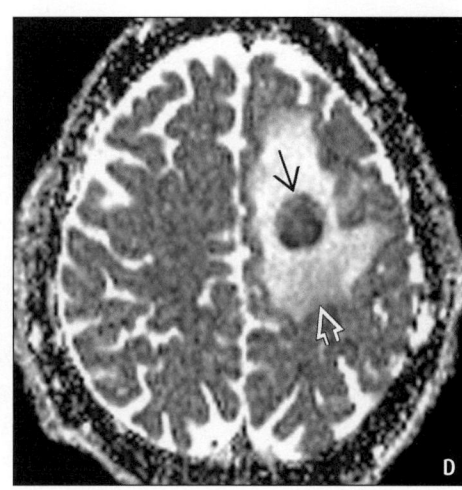

**12-30C** A massa apresenta forte restrição à difusão da água ➡.

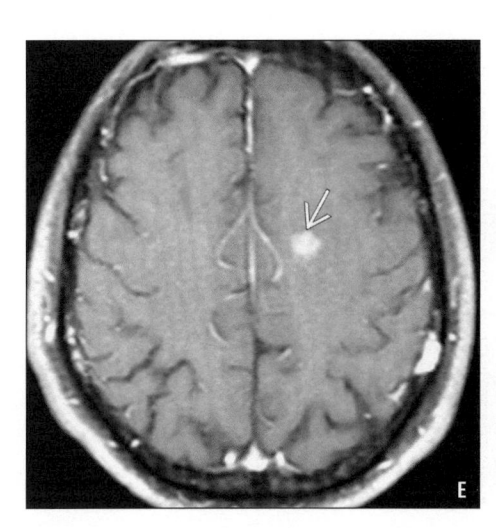

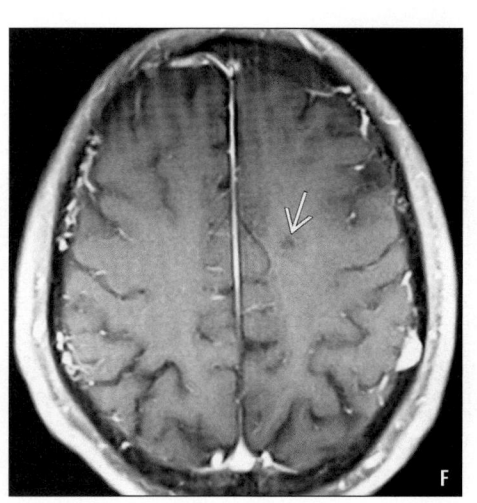

**12-30D** O mapa ADC mostra que a massa ➡ é bastante hipointensa em comparação com o parênquima cerebral normal, confirmando que a hiperintensidade observada na difusão representa realmente restrição à difusão. A hiperintensidade ➡ circunjacente à massa é o edema.

**12-30E** O paciente foi tratado com antibióticos endovenosos por seis semanas. O exame de controle mostra um pequeno nódulo residual com contraste ➡, com resolução quase completa do edema.

**12-30F** Exame de controle em T1 pós-contraste um ano depois mostra apenas um pequeno foco hipointenso remanescente, sem realce ➡.

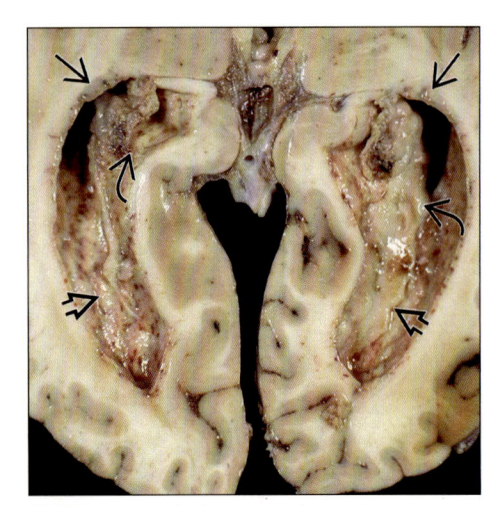

**12-31** Necropsia de um caso de RIVAC mostra infecção ependimária ➡, plexo coroide ➡ e pus aderido às paredes ventriculares ➡. (Cortesia de R. Hewlett, MD.)

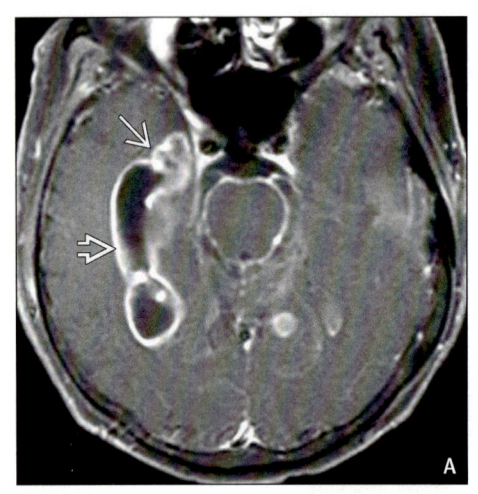

**12-32A** Imagem axial em T1 pós-contraste mostra meningite e abscesso ➡ com ruptura intraventricular ➡.

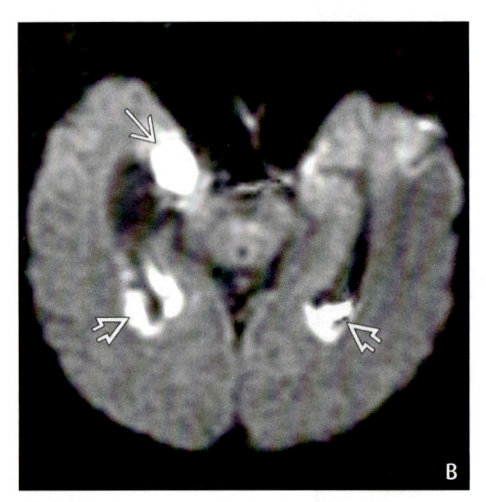

**12-32B** Imagem em difusão do mesmo paciente mostra que o abscesso ➡ e a ventriculite ➡ apresentam restrição à difusão.

CEREBRITE TARDIA. Uma massa central hipodensa melhor delimitada com edema circunjacente é observada na TC sem contraste. A TC com contraste mostra realce periférico irregular.

A cerebrite tardia possui um centro hipointenso e uma borda iso a levemente hiperintensa em T1. O centro da cerebrite é hiperintenso em T2, enquanto a borda é relativamente hipointensa. Realce periférico intenso, porém irregular, está presente nas imagens em T1 pós-contraste. A cerebrite tardia apresenta forte restrição à difusão da água. A espectorscopia de prótons mostra aminoácidos citosólicos (0,9 ppm), lactato (1,3 ppm) e acetato (1,9 ppm) no centro necrótico **(Fig. 12-29)**. A parede do abscesso demonstra baixo rCBV na perfusão por RM (pRM).

ENCAPSULAÇÃO PRECOCE. Abscessos na fase de encapsulação precoce são massas arredondadas ou ovoides bem delimitadas com centros liquefeitos hiperintensos em T2/FLAIR. A borda do abscesso é geralmente fina e hipointensa em T2. Um sinal da "dupla borda", demonstrando dois anéis concêntricos, o externo hipointenso e o interno hiperintenso em relação ao conteúdo da cavidade, é observado em 75% dos casos **(Fig. 12-29B)**. As bordas do abscesso tornam-se mais hipointensas nas imagens em T2* SWI. O centro necrótico dos abscessos encapsulados restringe fortemente na difusão **(Fig. 12-30)**.

As sequências com em T1 pós-contraste mostram uma fina parede com realce. A parede dos abscessos encapsulados é mais afilada no seu aspecto interno (ventricular) **(Fig. 12-30B)**. Abscessos "filhos" (lesões satélites) estão presentes em 10 a 15%.

ENCAPSULAÇÃO TARDIA. Conforme a cavidade é colapsada, a cápsula se torna mais espessa, a massa reduz de tamanho e desaparece de forma gradual. O realce pelo meio de contraste no abscesso em resolução pode persistir por meses muito após os sintomas clínicos terem desaparecido **(Fig. 12-30E)**.

### Diagnóstico diferencial

O diagnóstico diferencial dos abscessos varia com seus estágios de desenvolvimento. A cerebrite precoce é tão pobremente delimitada que pode ser difícil caracterizá-la, e seu aspecto pode simular muitas lesões, incluindo **isquemia cerebral** e neoplasia.

Uma vez que um anel se desenvolve ao redor de um centro necrótico, o diagnóstico diferencial é aquele de uma massa genérica com realce anelar. Apesar de existirem muitas lesões com realce anelar no SNC, o diagnóstico diferencial mais comum é infecção *versus* **neoplasia (glioblastoma ou metástase)**. Tumores apresentam elevado rCBV nas suas "crostas", não restringem à difusão (ou, se o fazem, não é tanto quanto os abscessos) e não demonstram aminoácidos citosólicos na espectroscopia de prótons.

Entidades menos comuns que podem se apresentar como massas com realce anelar incluem **doenças des-**

**mielinizantes,** nas quais o anel costuma ser incompleto e "aberto" na direção do córtex. Hematomas em resolução podem exibir um padrão de realce vascular e em anel.

## Ventriculite

Abscessos intraventriculares primários são raros. Uma coleção de material purulento no ventrículo mais provavelmente decorre da ruptura intraventricular de um abscesso cerebral (RIVAC), uma condição catastrófica. O reconhecimento e a pronta intervenção são necessários para tratar essa condição altamente letal.

### Terminologia

A ventriculite é também chamada de **ependimite**, **pioencéfalo** e (menos comumente) empiema ventricular.

### Etiologia

A infecção do epêndima ventricular ocorre mais quando um abscesso piogênico rompe através de sua fina cápsula medial para o interior do ventrículo adjacente. O risco de RIVAC aumenta se um abscesso é profundo, multiloculado e/ou próximo da parede ventricular. Uma redução de 1 milímetro entre o ventrículo e o abscesso cerebral aumenta a chance de ruptura em 10%.

A ventriculite também pode ocorrer como complicação da meningite, em geral via a disseminação da infecção por meio do plexo coroide (plexite coroide) para o interior do LCS.

Os pacientes que necessitam de derivação ventricular externa (DVE) também estão em risco para o desenvolvimento de infecções ependimárias relacionadas a cateteres. A taxa de infecção de cateteres de ventriculostomia externa é alta, com incidências descritas que variam de 5 a 20%. Os patógenos mais comuns são o *Staphilococcus*, *Streptococcus* e *Enterobacter*. Ventriculite nosocomial e ventriculo meningite são complicações potencialmente fatais da DVE.

### Patologia

O exame de necropsia mostra que o epêndima, a região subependimária e o plexo coroide estão congestionados e cobertos por pus **(Fig. 12-31)**. Ependimite hemorrágica pode estar presente. A hidrocefalia com pus obstruindo o aqueduto é comum.

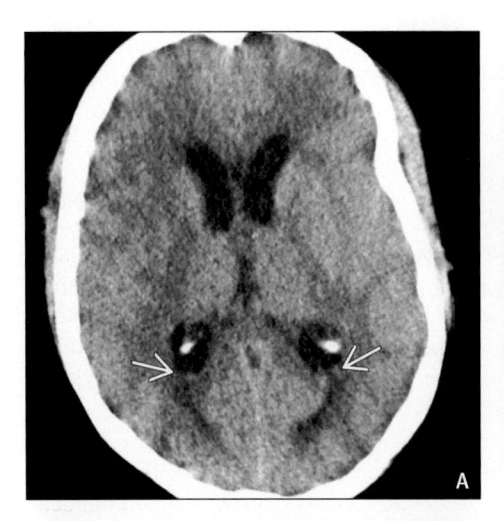

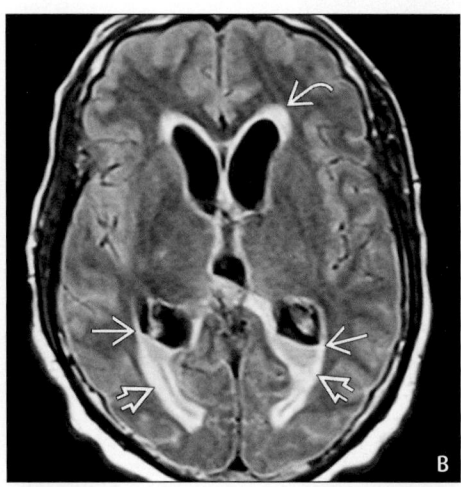

**12-33A** Imagem axial de TC sem contraste em uma usuária de drogas de 28 anos com cefaleia intensa mostra ventrículos aumentados com margens indistintas ("borradas") e possíveis debris-líquido nos cornos occipitais ➡.
**12-33B** Imagem em FLAIR da mesma paciente mostra migração transependimária de LCS ➡ e epêndima espesso e hiperintenso ➡ com níveis debris-líquido distintos ➡.

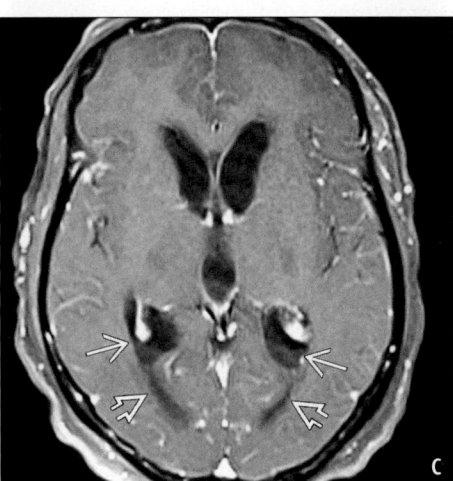

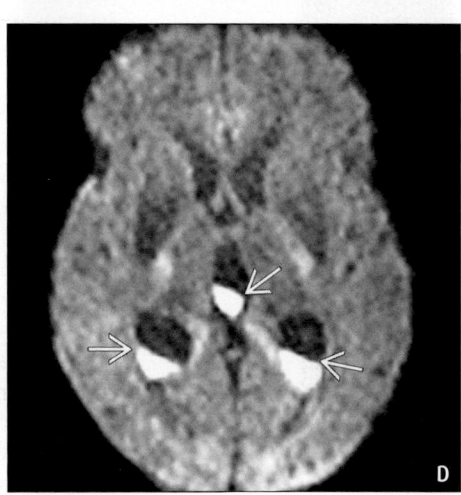

**12-33C** Imagem axial em T1 pós-contraste da mesma paciente mostra níveis debris-líquido ➡ nos ventrículos laterais e terceiro ventrículo, porém sem realce do epêndima ventricular espessado ➡.
**12-33D** A sequência de difusão mostra intensa restrição à difusão nos debris intraventriculares ➡. Ventriculostomia e drenagem guiadas por estereotaxia foram realizadas. Klebsiella foi encontrada na cultura do LCS ventricular. A paciente faleceu apesar dos antibióticos endovenosos em altas doses.

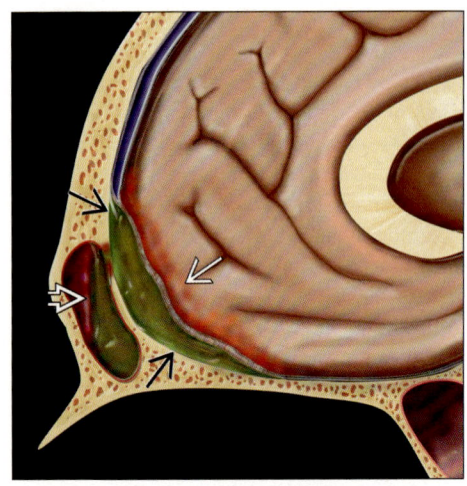

**12-34** Sinusite frontal purulenta ➡ com extensão para o interior do espaço epidural causa empiema epidural ➡ e cerebrite no lobo frontal ➡.

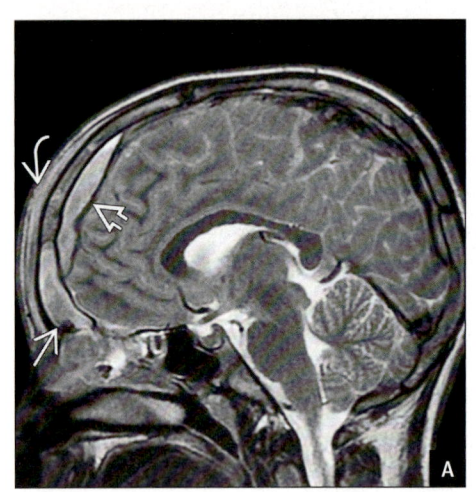

**12-35A** Imagem sagital em T2 em uma criança com sinusite frontal ➡ causando celulite ➡ e empiema epidural ➡.

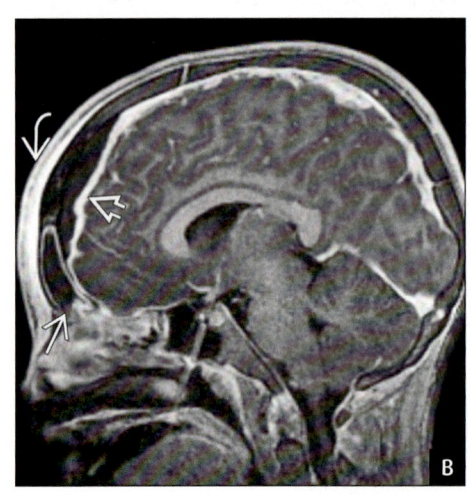

**12-35B** Imagem em T1 pós-contraste do mesmo caso mostra sinusite frontal ➡, celulite ➡ e a dura espessada e com realce ➡ atrás do empiema epidural.

## Aspectos clínicos

**EPIDEMIOLOGIA E DEMOGRAFIA.** A incidência de RIVAC é variável. Estudos recentes estimam que a ruptura intraventricular ocorre em até 35% dos abscessos cerebrais. Homens são mais afetados do que mulheres.

**APRESENTAÇÃO.** As características clínicas da RIVAC podem ser indistinguíveis das encontradas em abscessos cerebrais sem ruptura. Em geral, cefaleias são mais intensas e acompanhadas por sinais de irritação meníngea. Uma rápida deterioração do estado clínico é típica.

**HISTÓRIA NATURAL E OPÇÕES DE TRATAMENTO.** Aspiração estereotáxica guiada por imagem é o método mais simples e seguro para obter pus para cultura e descomprimir a cavidade do abscesso. A combinação de cefalosporinas de terceira geração e metronidazol é o pilar do tratamento antimicrobiano empírico. A escolha dos antibióticos definitivos depende dos resultados da cultura.

Apesar dos manejos clínico e cirúrgico agressivos, muitos pacientes respondem mal e sucumbem à doença. A mortalidade geral é de 25 a 85%. Somente 40% dos pacientes sobrevivem com bons resultados funcionais.

## Imagem

Ventriculomegalia com nível de debris nas porções pendentes dos cornos occipitais em conjunto com hipodensidade periventricular é o achado clássico nos exames de TC sem contraste **(Fig. 12-33A)**. As paredes ventriculares realçam na TC com contraste.

A RM deve ser a modalidade de primeira linha em casos suspeitos para RIVAC. Debris irregulares nos ventrículos que são hiperintensos ao LCS em T1 e hipointensos em T2 com formação de nível nos cornos occipitais são típicos.

O realce varia de nenhum a marcante **(Figs. 12-32A e 12-33C)**. Algum grau de realce ependimário pode ser identificado em 60% dos casos.

As sequências mais sensíveis são FLAIR e difusão. Um "halo" de hiperintensidade periventricular está presente tanto em T2 quanto em FLAIR (Fig. 12-33B). A sequência mostra restrição à difusão da água no nível de debris **(Figs. 12-32B e 12-33D)**.

## Diagnóstico diferencial

O diagnóstico diferencial da RIVAC é limitado. Súbita deterioração de um paciente com um abscesso cerebral conhecido associado a debris e a pus no interior dos ventrículos é quase certo para RIVAC.

Realce ependimário *sem* debris e pus intraventriculares é um achado inespecífico nos exames de imagem. Realce tênue, fino e linear das veias periventriculares e ependimárias é normal, especialmente ao redor dos cornos frontais, septos pelúcidos e átrios dos ventrículos laterais.

As neoplasias malignas primárias do SNC, como o **glioblastoma multiforme** e o **linfoma primário de SNC**, podem se espalhar ao longo do epêndima ventricular, dando a ele um aspecto espessado ou nodular "granuloso". **Germinomas** e **metástases** de uma neoplasia primária extracraniana podem ter tanto espessamento irregular quanto realce do epêndima.

## Empiemas

Infecções extra-axiais do SNC são condições raras, porém potencialmente letais. O diagnóstico precoce e o rápido tratamento são essenciais para maximizar a recuperação neurológica.

## Terminologia

Empiemas são coleções de pus que podem ocorrer tanto no espaço subdural quanto no epidural.

## Etiologia

A base fisiopatológica dos empiemas varia conforme a idade do paciente. Empiemas em lactentes e em crianças jovens costumam ser secundários à meningite bacteriana.

Em crianças mais velhas e em adultos, mais de dois terços dos empiemas ocorrem como extensão de infecção a partir dos seios paranasais. A infecção pode erodir diretamente pela fina parede posterior do seio frontal, a qual possui metade da espessura da parede anterior **(Fig. 12-34)**. A infecção também pode se espalhar indiretamente e de forma retrógrada por meio de veias emissárias sem válvulas.

Aproximadamente, 20% dos empiemas em crianças mais velhas e em adultos são secundários à otomastoidite. Causas raras de empiema incluem trauma penetrante, procedimentos neurocirúrgicos e a disseminação hematogênica de patógenos de uma fonte extracraniana distante.

Os organismos mais comuns são os estafilococos e os estreptococos.

## Patologia

LOCALIZAÇÃO. Empiemas subdurais (ES) são muito mais comuns do que empiemas epidurais (EP). Em aproximadamente 15% dos casos, o pus envolve ambos os espaços subdural e epidural.

TAMANHO E NÚMERO. Empiemas variam em tamanho e extensão. Eles vão de pequenas coleções focais epidurais **(Fig. 12-34)** a extensas infecções subdurais que se espalham sobre a maior parte dos hemisférios cerebrais e se

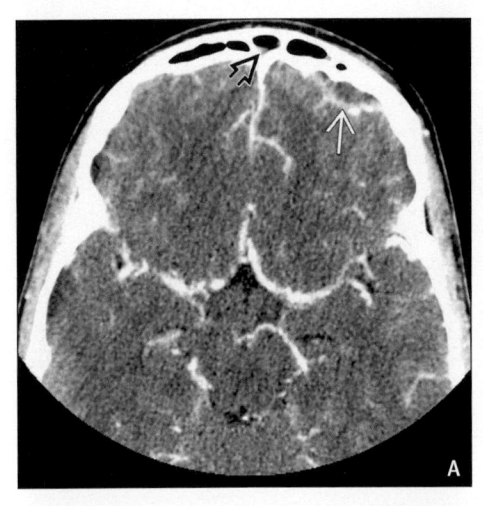

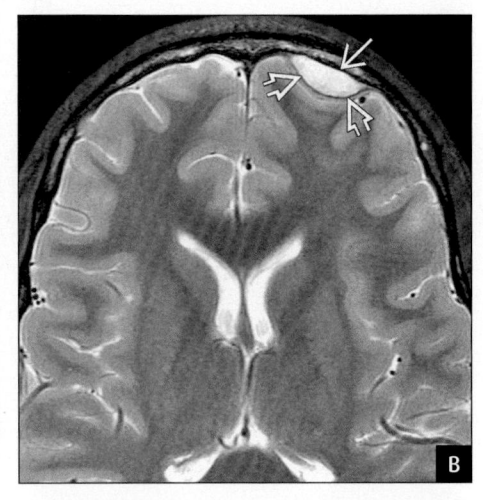

**12-36A** TC com contraste foi obtida em um menino de 14 anos com cefaleia frontal esquerda após duas semanas de sinusite. Uma coleção líquida lentiforme biconvexa com realce periférico ➡ foi identificada. Note a sinusite frontal ➡.
**12-36B** Imagem axial em T2 do mesmo caso mostra uma coleção líquida lentiforme hiperintensa frontal esquerda ➡. A dura deslocada internamente é vista como uma fina linha escura ➡, confirmando que a coleção está mesmo no espaço epidural.

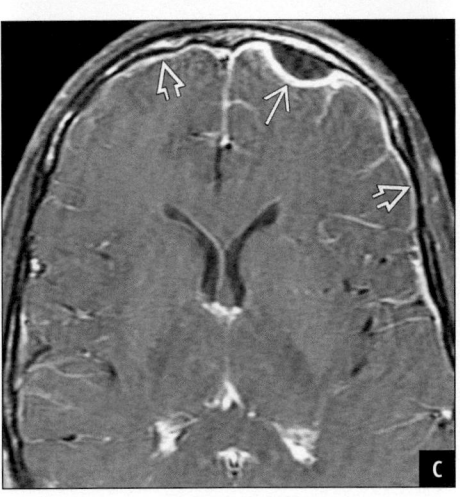

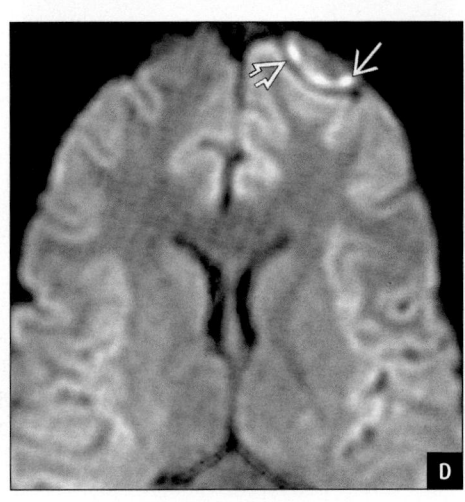

**12-36C** Imagem axial em T1 pós-contraste do mesmo paciente mostra que a dura deslocada e a aracnoide subjacente ➡ realçam intensa e uniformemente. Note o espessamento dural reativo se estendendo sobre o hemisfério esquerdo e pela linha média ➡.
**12-36D** Imagem axial de difusão mostra que apenas uma porção semicircular da coleção ➡ imediatamente externa à dura ➡ apresenta restrição à difusão. Note a ausência de cerebrite associada. O empiema epidural foi drenado por punção estereotáxica.

**324** Infecção, inflamação e doenças desmielinizantes

**12-37** Caso de necropsia demonstra achados de ES agudo. A dura ⇒ foi refletida, revelando uma coleção líquida turva → no espaço subdural. (Cortesia de R. Hewlett, MD.)

**12-38** Vista lateral de um empiema subdural mais crônico mostra que a coleção amarelada espessa ⇒ se estende sobre os lobos frontal e temporal inteiros. A dura sobrejacente ⇒ foi refletida superiormente para mostrar a coleção. (Cortesia de R. Hewlett, MD.)

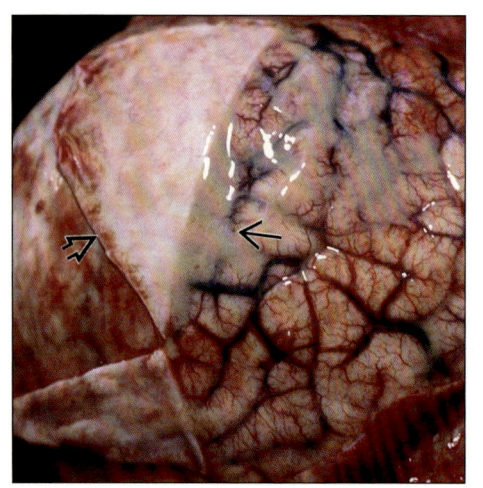

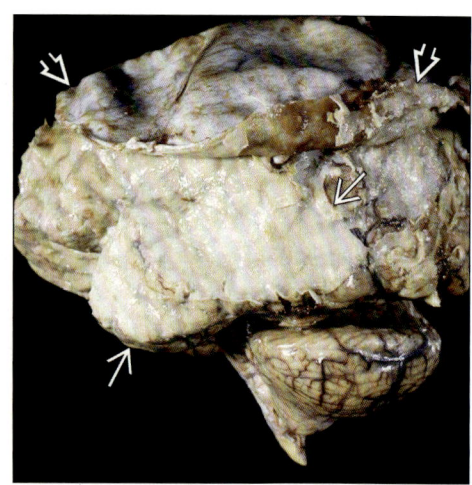

**12-39A** Um homem de 51 anos com sinusite aguda desenvolveu cefaleia intensa e alteração do estado mental. A TC sem contraste mostra uma coleção curvilínea hipodensa ⇒ que cobre o hemisfério direito e comprime o cérebro subjacente. A coleção líquida é levemente hiperdensa em comparação com o LCS nos sulcos hemisféricos esquerdos.

**12-39B** Imagem em FLAIR do mesmo caso mostra que a coleção líquida ⇒ não apresenta supressão. Os sulcos subjacentes estão hiperintensos, sugerindo possível meningite.

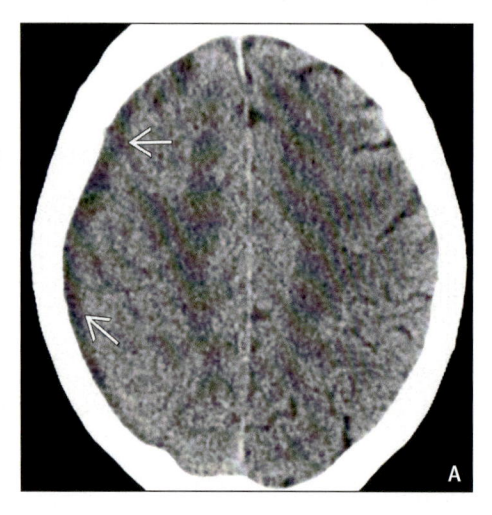

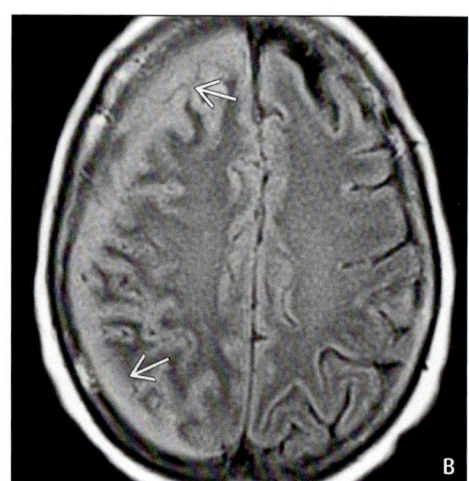

**12-39C** Imagem axial de sequência SPGR para aspiração estereotáxica mostra que as margens externas da coleção realçam ⇒. O realce curvilíneo nos giros superficiais ⇒ é consistente com meningite.

**12-39D** Imagem axial em difusão mostra que a coleção ⇒ apresenta restrição intensa e uniforme. Note a extensão inter-hemisférica ⇒ que não cruza a linha média. Empiema subdural foi drenado na craniotomia e S. pneumoniae cresceu na cultura do líquido obtido.

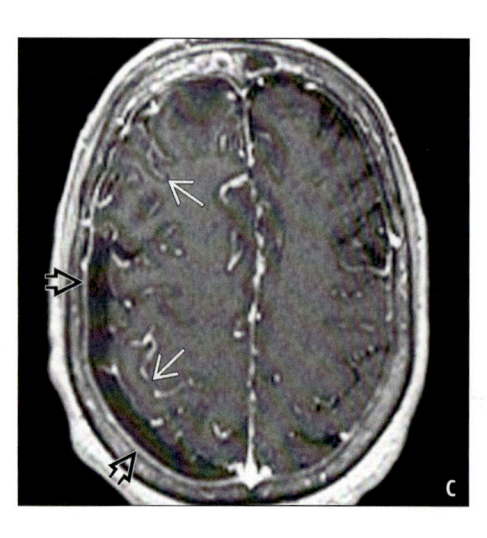

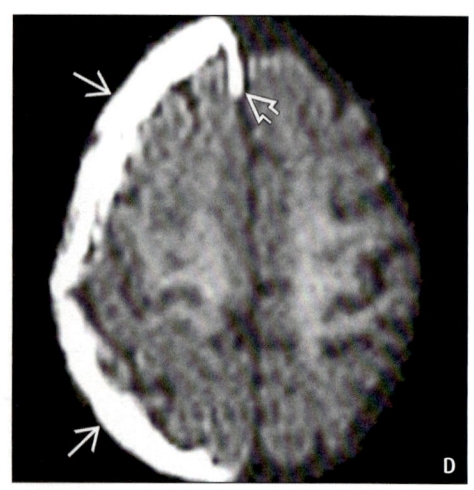

estendem para a fissura inter-hemisférica **(Figs. 12-37 e 12-38)**. Coleções loculadas e/ou múltiplas unilaterais são mais comuns do que empiemas bilaterais separados.

CARACTERÍSTICAS MACRO E MICROSCÓPICAS. O aspecto macroscópico mais comum de um empiema é o de uma coleção encapsulada, espessa, amarelada e purulenta localizada entre a dura e a aracnoide. Empiemas precoces podem ser coleções não encapsuladas de líquido turvo e mais fluido **(Fig. 12-37)**.

As características microscópicas são aquelas de infiltrado inflamatório inespecífico com quantidades variadas de tecido de granulação.

## Aspectos clínicos

EPIDEMIOLOGIA. ESs e EPs são raros nos países desenvolvidos devido ao uso precoce e criterioso de antibióticos. A incidência de infecções extra-axiais do SNC é mais alta em pacientes com acesso limitado a atendimento médico.

DEMOGRAFIA. Infecções extra-axiais do SNC podem ocorrer em qualquer idade, porém tendem a acontecer em idades menores do que abscessos cerebrais. Homens são mais afetados do que mulheres. Um adolescente do sexo masculino com cefaleia significativa e febre deve suscitar um alto índice de suspeita para complicações de sinusite e pronta avaliação radiológica.

APRESENTAÇÃO. A maioria dos pacientes apresenta febre e cefaleia precedidas por sintomas de sinusite ou otomastoidite. Meningismo é comum. O *Pott puffy tumor* – aumento localizado de volume na fronte – é considerado um sinal específico para abscesso subperiosteal do osso frontal. Esse sinal é observado em até um terço dos pacientes com ES frontal. Celulite orbitária é um sinal menos comum, porém significativo, para empiema.

HISTÓRIA NATURAL E OPÇÕES DE TRATAMENTO. O intervalo entre a infecção inicial (sinusite) e a formação do empiema em geral é de 1 a 3 semanas. EPs possuem um prognóstico melhor do que os ESs. Uma vez estabelecidos, empiemas não tratados podem se espalhar muito rapidamente, estendendo-se dos espaços extra-axiais para o interior do cérebro subjacente. Além de cerebrite e formação de abscesso, a outra principal complicação dos empiemas é a trombose de veias corticais com isquemia venosa.

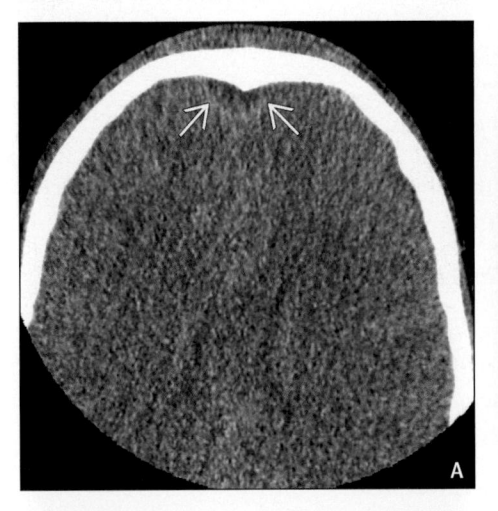

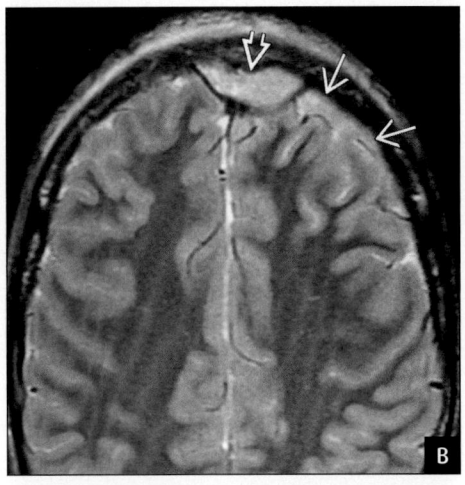

**12-40A** TC de seios paranasais em plano axial e janela de partes moles em uma criança com cefaleia intensa, aumento de volume frontal e sinusite frontal aguda (não mostrada) demonstra uma hipodensidade lentiforme mal definida ➡ posterior à tábua interna do crânio.
**12-40B** Imagem em T2 demonstra tanto um EP ➡ quanto um ES ➡.

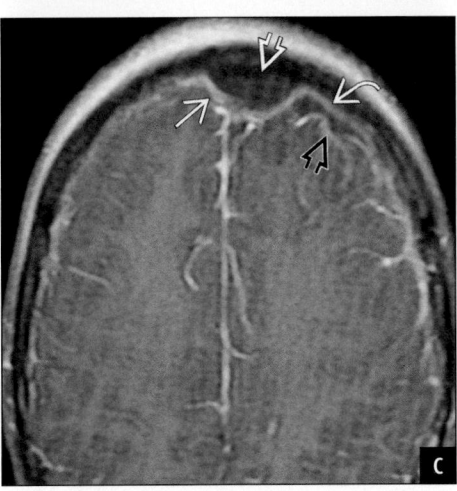

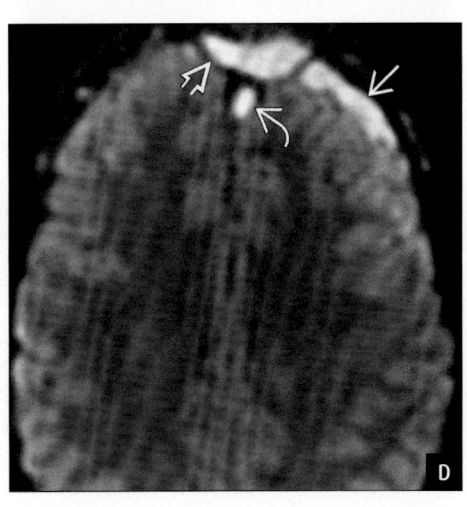

**12-40C** Imagem em T1 pós-contraste mostra que o EP ➡ cruza a linha média, deslocando posteriormente a dura espessada ➡. O ES é visto posicionado entre a dura espessada ➡ e a aracnoide ➡.
**12-40D** Imagem em difusão mostra que tanto o EP ➡ quanto o ES ➡ apresentam restrição intensa e equivalente. Note o pequeno empiema subdural na fissura inter-hemisférica ➡. A combinação de EPs e ESs acontece em cerca de 15% dos casos.

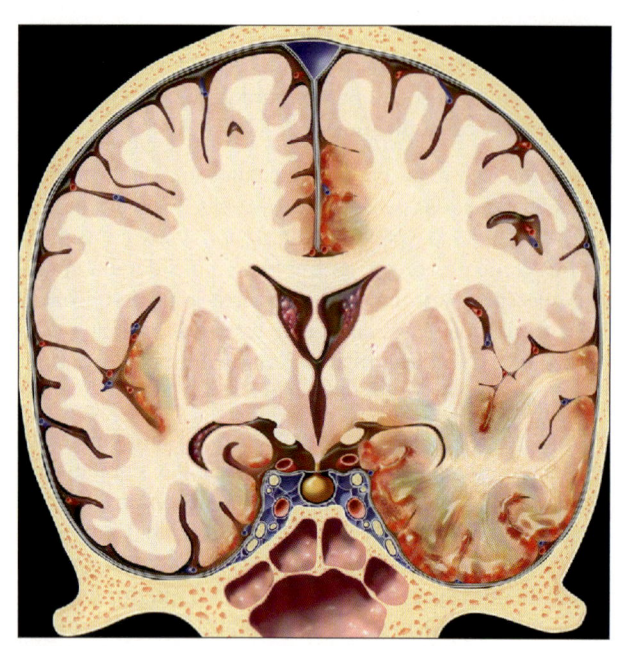

**12-41** Ilustração coronal mostra as características clássicas da encefalite herpética com acometimento bilateral, porém assimétrico do sistema límbico. Há inflamação envolvendo os lobos temporais, os giros do cíngulo e os córtices insulares.

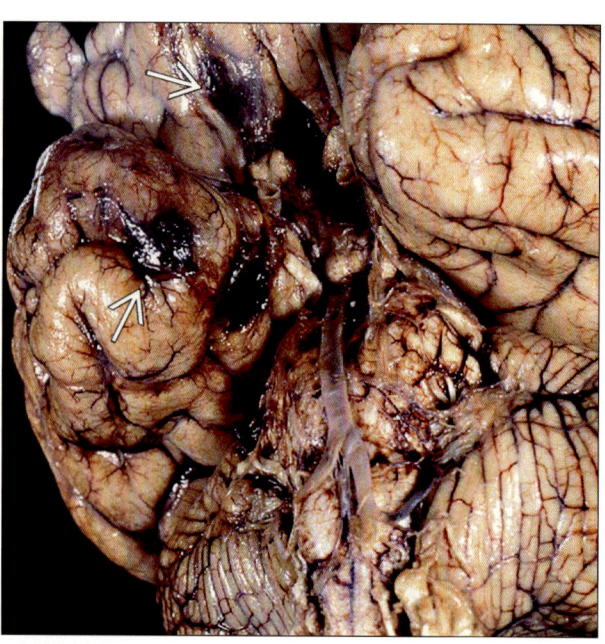

**12-42** Cérebro de um paciente com EHS submetido à anecrosia mostra lesões hemorrágicas características nos lobos temporais anteromediais e regiões subfrontais ➡. (Cortesia de R. Hewlett, MD.)

Drenagem cirúrgica e rápida instituição de tratamento empírico com antibioticoterapia endovenosa (inicialmente vancomicina e uma cefalosporina de terceira geração) têm mostrado uma redução na mortalidade. A mortalidade dos empiemas tratados ainda é significativa, variando de 10 a 15%.

## Imagem

Os exames de imagem são essenciais para o diagnóstico precoce dos empiemas. A TC sem contraste pode ser normal ou mostrar uma coleção extra-axial hipodensa **(Figs. 12-39A e 12-40A)** que apresenta realce periférico na TC com contraste **(Fig. 12-36A)**. A janela óssea da TC deve ser avaliada para sinais de sinusite e otomastoidite.

A RM é a modalidade de escolha para a avaliação de potenciais empiemas. Imagens com ponderação T1 mostram uma coleção extra-axial que é levemente hiperintensa em relação ao LCS. ESs têm formato crescente e localizam-se sobre o hemisfério cerebral. O espaço extracerebral está alargado e os sulcos subjacentes encontram-se comprimidos pela coleção. ESs estendem-se para o interior da fissura inter-hemisférica, porém não cruzam a linha média.

EPs são biconvexos e mais focais do que os ESs. A dura deslocada internamente pode ser identificada como uma fina linha hipointensa entre a coleção epidural e o cérebro subjacente. Em contraste aos ESs, EPs frontais podem cruzar a linha média, confirmando sua localização epidural **(Figs. 12-35A, 12-36B e 12-40C)**.

Empiemas são iso a hiperintensos em comparação ao LCS em T2 **(Fig. 12-40B)** e são hiperintensos em FLAIR **(Fig. 12-39B)**. Hiperintensidade no parênquima subjacente pode ser causada por cerebrite ou isquemia (tanto venosa quanto arterial).

ESs demonstram marcante restrição à difusão da água na sequência de difusão **(Figs. 12-39D e 12-40D)**. EPs são variáveis, mas possuem pelo menos um componente com restrição **(Fig. 12-36D)**.

Empiemas mostram variável realce, dependendo da quantidade de tecido de granulação e da inflamação presentes. A membranas encapsulantes, especialmente na margem externa, impregnam com moderada a forte intensidade **(Figs. 12-35B, 12-36C, 12-39C e 12-40C)**.

## Diagnóstico diferencial

O principal diagnóstico diferencial do empiema extra-axial são as coleções extra-axiais não purulentas, especialmente as efusões e os hidromassubdurais.

Um **hematoma subdural crônico** (HSDc) é frequentemente hipodenso na TC sem contraste e hiperintenso em T2/FLAIR. Sangue residual na coleção extra-axial apresenta artefatos de susceptibilidade em T2* (GRE, SWI). As membranas que formam a cápsula do HSDc realçam. Diferentemente dos empiemas subdurais, HSDcs não apresentam restrição à difusão.

Um **higroma subdural** é uma coleção de LCS estéril sem realce ou restrição à difusão que ocorre com uma ruptura na subaracnoide que permite o escape de LCS para o interior do espaço subdural. A **efusão subdural** é pós-meningite, geralmente bilateral e não restringe nas imagens de difusão da água.

> **EMPIEMAS**
>
> **Etiologia**
> - Lactentes e crianças pequenas
>   - Meningite
> - Crianças mais velhas e adultos
>   - Sinusite, otomastoidite
>
> **Patologia**
> - ESs >> EPs
> - EP focal
>   - Geralmente adjacente ao seio paranasal ou mastoide
> - ESs podem se espalhar difusamente
>   - Sobre os hemisférios
>   - Ao longo do tentório ou foice
>
> **Aspectos clínicos**
> - M:F = 2:1
> - Caso típico: criança com cefaleia e febre
> - *Pott puffy tumor* comum com ES frontal
> - ESs podem se espalhar rapidamente e são emergências cirúrgicas!
>
> **Imagem**
> - Janela óssea da TC: procurar por infecção nos seios e mastoides
> - EPs são focais, biconvexos e podem cruzar a linha média
> - ESs são de formato crescente, cobrem o hemisfério, podem se estender para a fissura inter-hemisférica
> - ESs restringem fortemente na difusão; EPs apresentam restrição variável
>
> **Diagnóstico diferencial**
> - Hematoma subdural crônico
> - Higroma subdural
> - Efusão subdural

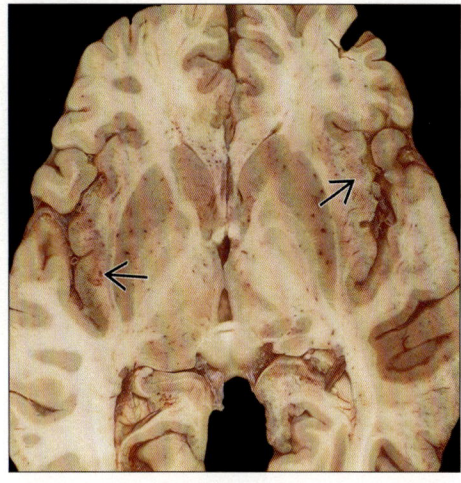

**12-43** Corte axial de necropsia em um caso de EHS mostra hemorragias petequiais no córtex insular de ambos os lobos temporais ➡. (Cortesia de R. Hewlett, MD.)

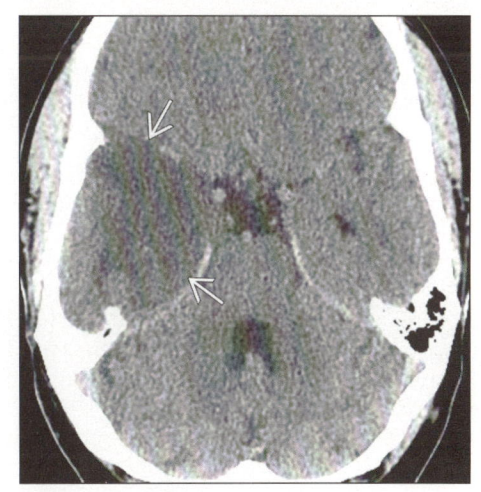

**12-44** TC sem contraste em um homem de 52 anos com EHS mostra hipodensidade e leve efeito de massa no lobo temporal direito anteromedial ➡.

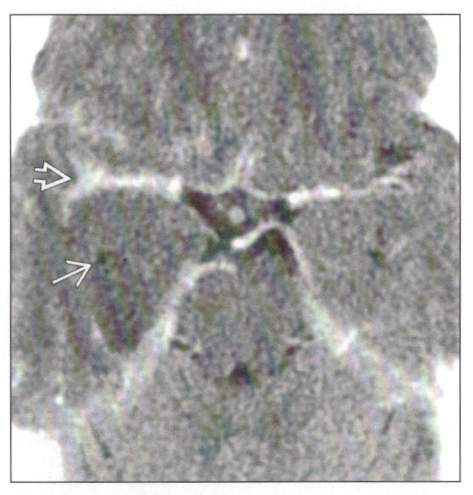

**12-45** TC com contraste em um paciente com declínio do estado mental mostra edema no lobo temporal direito ➡ e mínimo realce ➡. PCR positiva para HSV1.

# Infecções virais adquiridas

## Encefalite pelo herpes simples

Vários membros da família herpes-vírus são vírus neurotrópicos que podem causar lesão neurológica significativa. O HSV1 envolve a pele e a mucosa facial, enquanto o HSV2 está associado à infecção genital. O HHV-7 é cada vez mais reconhecido como uma importante causa de morbidade e de mortalidade em receptores de transplante pulmonar, enquanto o vírus Epstein-Barr (EBV) e o HHV-8 possuem potencial oncogênico comprovado.

O HSV2 e CMV congênitos já foram discutidos anteriormente, uma vez que suas manifestações em recém-nascidos diferem daquelas observadas em infecções adquiridas por herpes-vírus. HSV1 e HHV-6 são discutidos aqui. Varicela-zóster e EBV serão discutidos abaixo como "outras encefalites".

## Terminologia

Lembre-se de que o envolvimento do SNC na infecção pelo vírus herpes simples é chamada de HSV congênita

**12-46A** Um homem de 68 anos compareceu ao setor de emergência com pródromo viral e confusão. A TC sem contraste inicial (não mostrada) foi negativa. Foi obtida RM de emergência. Artefatos de movimentação estão presentes, porém a imagem em FLAIR mostra hiperintensidade em ambos os córtices insulares ➡.

**12-46B** A sequência de difusão mostra intensa restrição em ambos os córtices insulares ➡. Hiperintensidade um pouco menos marcante é observada em ambos os lobos temporais anteriores ➡.

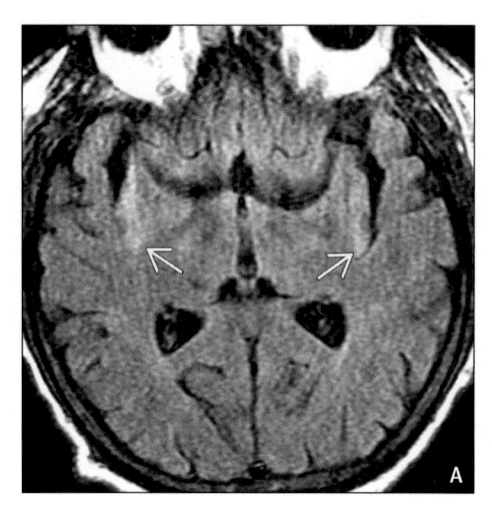

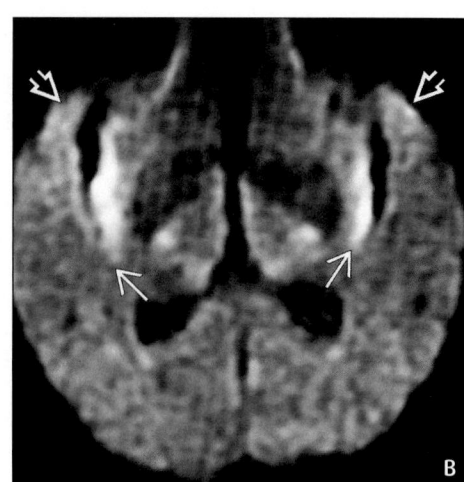

**12-46C** Imagem de difusão em plano mais superior no mesmo paciente mostra restrição simétrica em ambos os giros do cíngulo ➡. Devido à forte suspeita de EHS, iniciou-se terapia com antivirais. PCR foi positiva para HSV1.

**12-46D** Apesar do tratamento, o paciente não apresentou boa evolução. A TC sem contraste obtida duas semanas depois mostra hemorragias confluentes em ambos os lobos temporais anteromediais ➡.

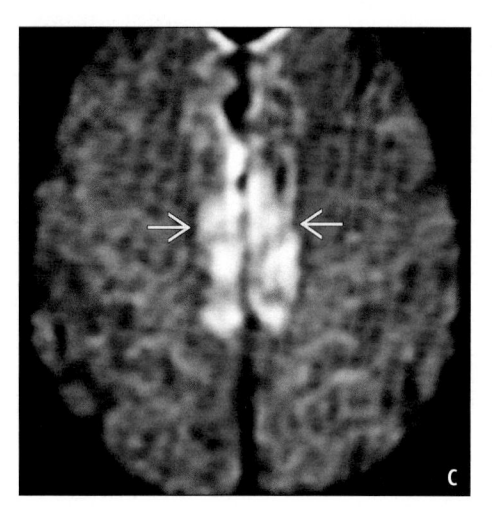

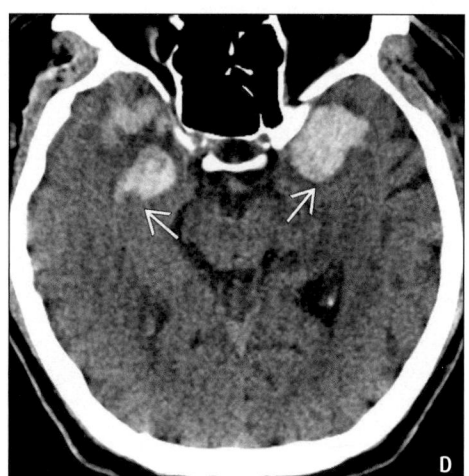

**12-46E** Necrose hemorrágica também é observada no córtex insular direito ➡, embora a ínsula esquerda esteja poupada. Note o nível sangue-líquido no interior do corno occipital do ventrículo lateral direito ➡.

**12-46F** Um corte em plano mais superior mostra necrose hemorrágica no giro do cíngulo à direita ➡. Envolvimento bilateral, porém assimétrico, é típico da EHS.

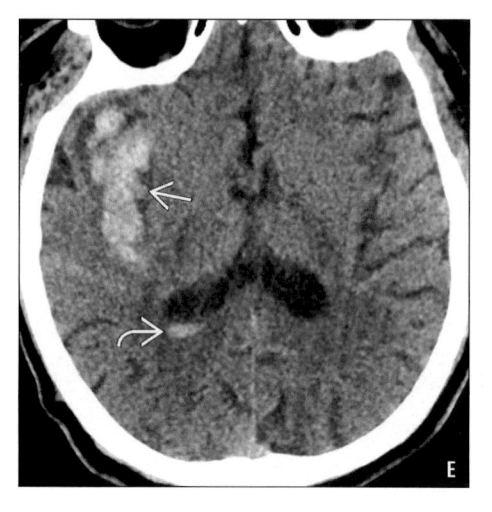

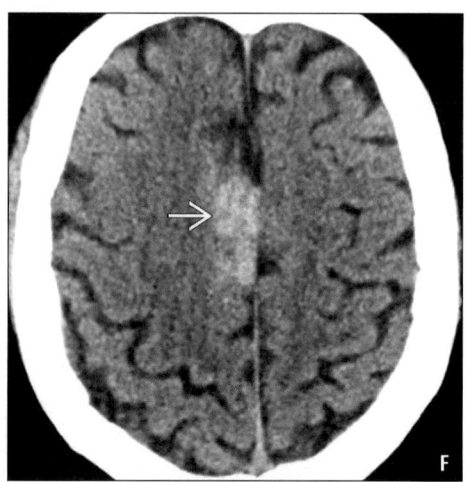

ou neonatal quando acomete neonatos, porém é designada encefalite pelo herpes simples (EHS) em todos os indivíduos após o primeiro mês de nascimento. A EHS pode ser chamada de encefalite pelo vírus herpes simples.

## Etiologia

Mais de 95% dos casos de EHS são causados pelo HSV1, um patógeno intracelular obrigatório. O vírus inicialmente ganha acesso às células da mucosa da nasofaringe, invade os ramos sensitivos linguais do nervo trigêmeo, e então faz o percurso retrógrado para o interior do gânglio trigeminal. O vírus estabelece uma infecção latente dentro dos neurônios sensitivos do gânglio trigeminal, onde ele pode permanecer dormente por tempo indeterminado.

A expressão de genes virais é silenciosa até que a reativação viral aconteça. A reativação da infecção latente pelo herpes-vírus pode ocorrer de forma espontânea ou ser ativada por trauma, estresse, imunossupressão ou flutuações hormonais.

## Patologia

LOCALIZAÇÃO. A EHS possui uma marcante afinidade pelo sistema límbico (Fig. 12-41). Os lobos temporais anteromediais, o córtex insular, a área subfrontal e o giro do cíngulo são os locais mais afetados (Fig. 12-42). Acometimento bilateral, porém simétrico, é típico (Fig. 12-43). Envolvimento extratemporal e extralímbico acontece, mas, em comparação, é mais comum em crianças do que em adultos. Quando ocorre, a EHS extralímbica acomete mais o córtex parietal. Infecção predominante no tronco encefálico é incomum. Os núcleos da base costumam estar poupados.

PATOLOGIA MACROSCÓPICA. A EHS é uma encefalite fulminante, hemorrágica e necrosante. Uma necrose tecidual massiva acompanhada por várias hemorragias petequiais e intenso edema é típica. Inflamação e destruição tecidual são predominantemente corticais, porém podem estender-se para a substância branca subcortical. Casos avançados demonstram rarefação e cavitação ostensivas no lobo temporal.

CARACTERÍSTICAS MICROSCÓPICAS. Uma infiltração linfocítica perivascular com infiltração neutrofílica difusa no parênquima necrótico é típica. Grandes inclusões virais em "olho de coruja" nos neurônios, astrócitos e oligodendrócitos são observadas na fase aguda e subaguda. Destruição tecidual com neuronofagia e apoptose é marcante.

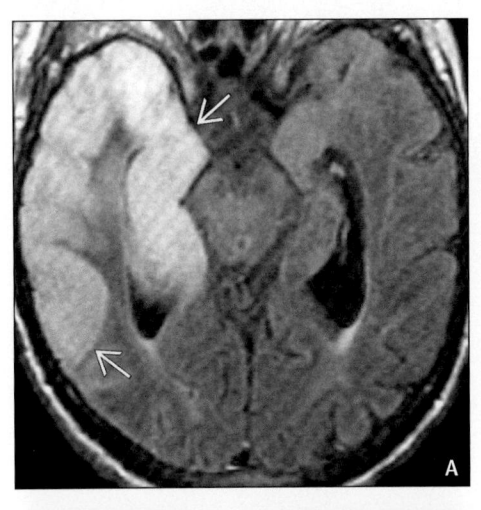

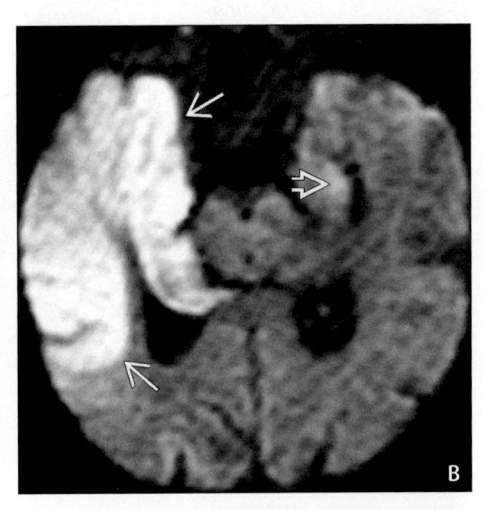

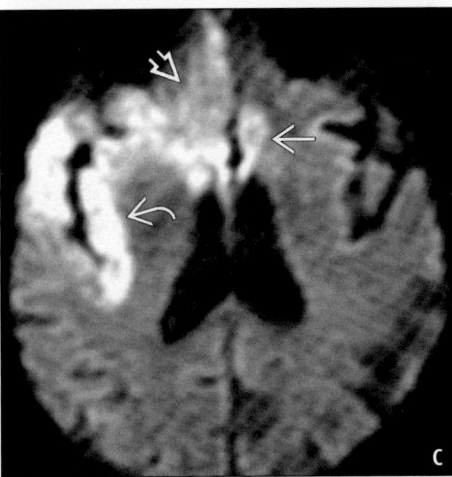

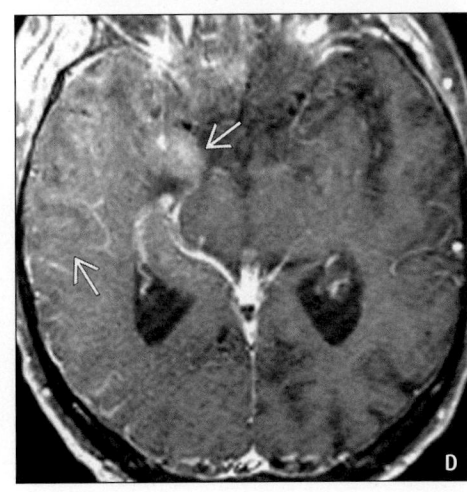

**12-47A** Imagem axial em FLAIR de um homem de 37 anos com EHS confirmada por PCR mostra grande hiperintensidade e edema cortical no lobo temporal direito ➡. O lado esquerdo parece normal.
**12-47B** Imagem em difusão do mesmo paciente mostra marcante restrição à difusão no córtex do lobo temporal direito ➡. Uma tênue área de restrição à difusão é notada no lobo temporal medial à esquerda ➡.
**12-47C** Imagem de difusão em plano mais superior no mesmo paciente mostra restrição à difusão no córtex insular direito ➡, região subfrontal direita e giro do cíngulo ➡, bem como um sutil envolvimento do giro do cíngulo esquerdo ➡.
**12-47D** Imagem em T1 pós-contraste mostra realce irregular no córtex do lobo temporal direito ➡. Nesse caso, o acometimento do sistema límbico esquerdo é sutil e pode ser identificado somente na sequência de difusão.

**330** Infecção, inflamação e doenças desmielinizantes

**12-48A** Imagem axial com ponderação T1 em um homem de 37 anos com confusão e alteração do estado mental três semanas após um transplante de células-tronco hematopoiéticas aparenta estar normal.
**12-48B** Imagem em T2 do mesmo paciente mostra tênue hiperintensidade na amígdala e no hipocampo do lobo temporal esquerdo ➡.

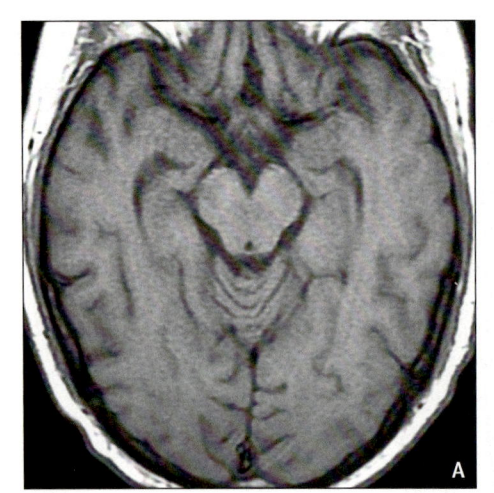

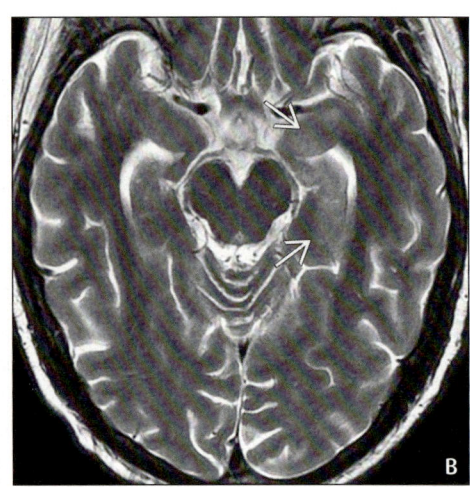

**12-48C** A hiperintensidade do lobo temporal mesial esquerdo é bem melhor observada na aquisição em FLAIR ➡.
**12-48D** Imagem em T2* GRE não mostra evidência de hemorragia.

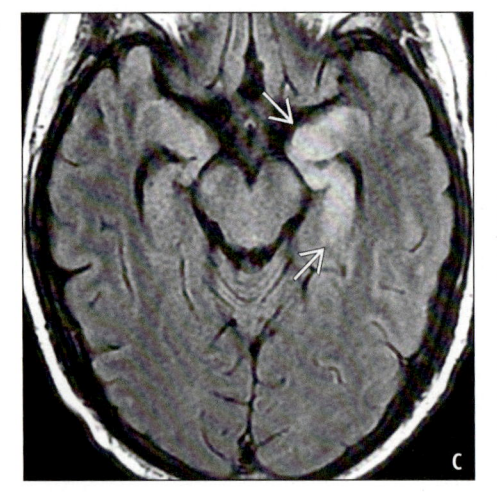

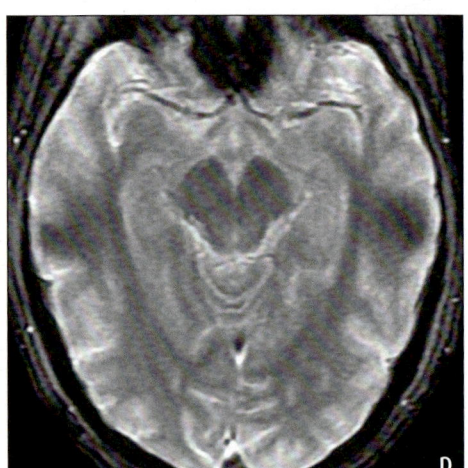

**12-48E** A sequência demonstra restrição à difusão no lobo temporal esquerdo ➡. O lobo temporal direito possui aspecto normal.
**12-48F** Imagem em T1 pós-contraste não mostra evidência de realce. Encefalopatia por HHV-6 foi subsequentemente documentada. Acometimento exclusivo do lobo temporal mesial sem evidências de anormalidades fora do hipocampo e da amígdala ajuda a diferenciar a encefalopatia pelo HHV-6 da EHS.

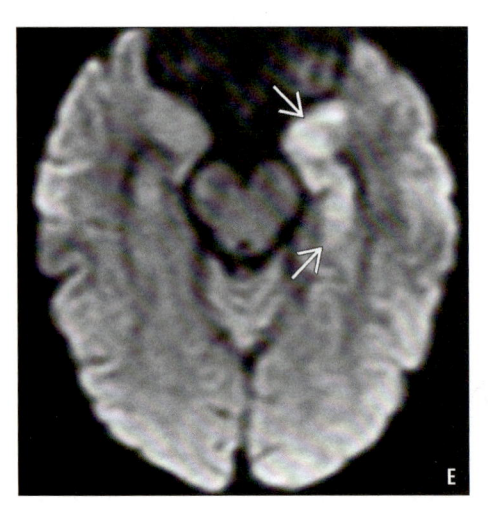

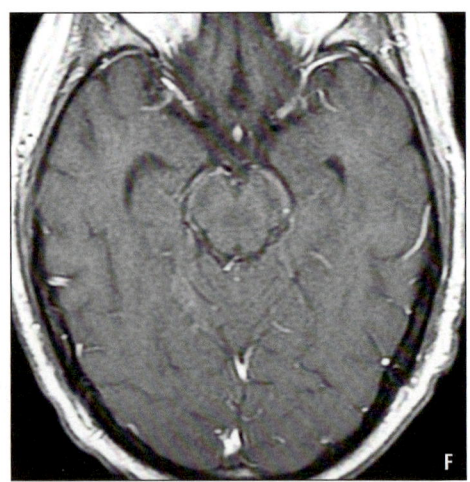

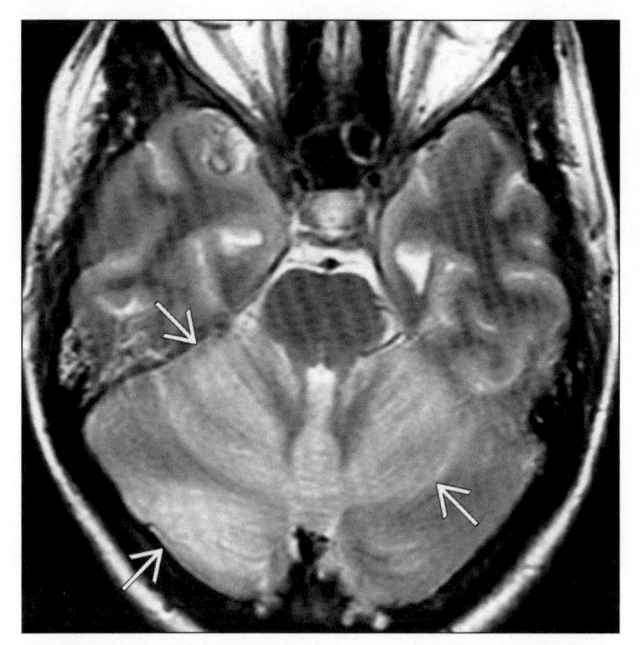

**12-49** Imagem com ponderação T2 em uma menina de 9 anos com uma história de infecção de ouvido com duas semanas de evolução, cefaleia, confusão e ataxia mostra cerebelite aguda. Note o edema e o efeito de massa, visto como hiperintensidade em ambos os hemisférios cerebelares ➡. A PCR foi positiva para VZV.

**12-50** Vasculite por VZV com infarto de núcleo da base em uma menina de quatro anos. Imagens de TC sem contraste e FLAIR mostram infarto putaminal ➡ que restringe a difusão ➡ e no mapa ADC ➡.

## Aspectos clínicos

**EPIDEMIOLOGIA.** HSV1 é a causa mais comum de encefalite viral esporádica (i.e., não epidêmica) em todo o mundo. A prevalência geral é de 1 a 3:1.000.000.

**DEMOGRAFIA.** A EHS pode ocorrer em qualquer idade. Ela segue uma distribuição etária bimodal, com um terço de todos os casos ocorrendo entre 6 meses e 3 anos de idade, e metade é observada em pacientes com mais de 50 anos. Não há predileção por gênero.

**APRESENTAÇÃO.** Um pródromo viral seguido de febre, cefaleia, crises convulsivas, alterações comportamentais e do estado mental é típico.

**HISTÓRIA NATURAL.** A EHS é uma infecção devastadora com índices de mortalidade que variam entre 50 e 70%. Rápida deterioração clínica com coma e óbito é típica. Quase dois terços de todos os sobreviventes apresentam déficits neurológicos significativos, apesar da terapia antiviral.

**OPÇÕES DE TRATAMENTO.** A terapia antiviral com aciclovir endovenoso deve ser iniciada imediatamente se há suspeita de EHS. O diagnóstico definitivo requer confirmação por PCR. A sensibilidade da PCR no LCS é de 96 a 98%.

## Imagem

**ACHADOS DE TC.** A TC sem contraste costuma ser normal na fase precoce da doença. Hipodensidade e leve efeito de massa em um ou ambos os lobos temporais e ínsulas podem estar presentes **(Fig. 12-44)**. A TC com contraste é negativa, embora realce irregular ou giriforme possa se desenvolver após 24 a 48 horas **(Fig. 12-45)**.

**ACHADOS DE RM.** A RM é a modalidade de escolha **(Fig. 12-46)**. As imagens com ponderação T1 mostram edema giral com interface indistinta entre as substâncias branca e cinzenta. As imagens em T2 demonstram hiperintensidade cortical/subcortical com relativa preservação da substância branca subjacente. FLAIR é a sequência mais sensível e pode ser positiva antes que as alterações de sinal tornem-se evidentes em T1 ou T2. Envolvimento bilateral, porém assimétrico dos lobos temporais e ínsulas é característico de EHS, mas nem sempre está presente.

Sequências com ponderação T2* (GRE, SWI) podem demonstrar hemorragias petequiais após 24 a 48 horas. Encurtamento giriforme de T1, redução volumétrica e focos confluentes de artefato de susceptibilidade são observados nas fases subaguda e crônica da EHS.

A EHS apresenta restrição à difusão precocemente no curso da doença, às vezes precedendo anormalidades observáveis em FLAIR. O realce varia de nenhum (precoce) a giriforme intenso vários dias depois **(Fig. 12-47)**.

## Diagnóstico diferencial

Os principais diagnósticos diferenciais da EHS são neoplasias, isquemia cerebral aguda, estado epiléptico, outras encefalites (em especial pelo HHV-6) e encefalite límbica paraneoplásica. Neoplasias infiltrativas, como **gliomatose cerebral** e **astrocitoma difuso de baixo grau,** acometem mais a substância branca ou a substância branca e o córtex.

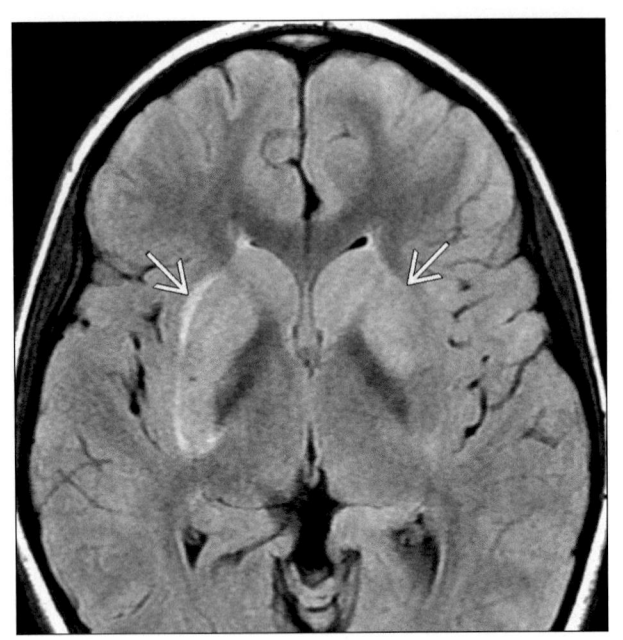

**12-51** Imagem axial em FLAIR em uma menina de 13 anos com febre e cefaleia mostra hiperintesidades bilaterais nos núcleos da base ➡. A PCR foi positiva para EBV.

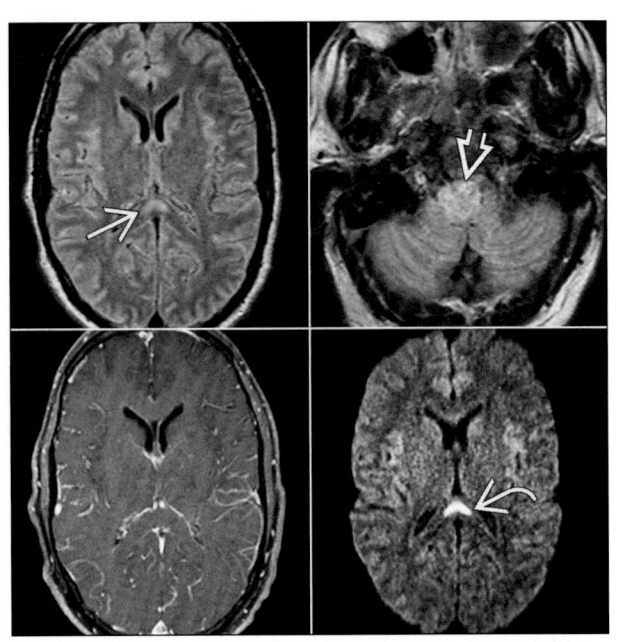

**12-52** Encefalite pelo EBV em um homem de 29 anos com cefaleia, febre, diplopia e sonolência. Imagem em FLAIR mostra hiperintensidades nos sulcos, lesões focais no esplênio do CC ➡ e bulbo ➡. As lesões na SB não realçam, mas a lesão do esplênio restringe na difusão ➡.

A **isquemia ou infarto cerebral agudo** ocorre em uma distribuição vascular típica, envolvendo tanto o córtex quanto a substância branca. O aparecimento é súbito em comparação com a EHS, e uma história de febre ou pródromo viral com sintomas gripais não está presente. Especialmente em pacientes imunocomprometidos, a própria EHS aguda tardia/subaguda pode ter um aspecto "pseudoisquêmico" devido à morte neuronal disseminada.

**Estado epiléptico** em geral é unilateral e acomete apenas o córtex. O edema pós-ictal é transitório, porém mais disseminado, com frequência envolvendo a maior parte ou todo o córtex hemisférico.

A **encefalite por HHV-6** em geral acomete somente os lobos temporais mediais, porém, se lesões extra-hipocampais estiverem presentes, pode ser difícil distingui-la da EHS somente do ponto de vista da imagem. Outras encefalites virais não costumam apresentar a distribuição límbica preferencial observada na EHS.

A **encefalite límbica** possui um início mais prolongado e subagudo (semanas a meses), porém os achados de imagem podem ser quase indistinguíveis dos encontrados na EHS. A história de um carcinoma primário extracraniano (frequentemente no pulmão) e anticorpos neuronais no sangue e LCS são características úteis na diferenciação.

### *Encefalopatia pelo HHV-6*

#### Etiologia

Mais de 90% da população geral é HHV-6-positiva aos 2 anos de idade. A maioria das infecções primárias é assintomática, após as quais o vírus mantém-se latente.

#### Aspectos clínicos

O HHV-6 pode se tornar patogênico em pacientes imunocomprometidos, especialmente naqueles com transplantes de células hematopoiéticas ou órgãos sólidos. O intervalo mediano entre o transplante e o início dos sintomas neurológicos é de três semanas. Os pacientes apresentam-se com alteração do estado mental, perda da memória de curto prazo e crises convulsivas.

#### Imagem

Os exames de TC sem contraste costumam ser normais. A RM mostra acometimento predominante ou exclusivo de um ou ambos os lobos temporais mediais (hipocampo e amígdala) **(Fig. 12-48)**. Doença extra-hipocampal é menos comum do que na EHS. Hiperintensidade transitória dos lobos temporais mesiais em T2 e em FLAIR com restrição à difusão é típica. Imagens ponderadas em T2* (GRE, SWI) não mostram evidência de hemorragia.

#### Diagnóstico diferencial

O principal diagnóstico diferencial é a **encefalite pelo herpes simples** (EHS). O curso clínico da EHS é mais fulminante. Acometimento extratemporal e necrose hemorrágica são comuns na EHS, porém raros na encefalopatia pelo HHV-6. Diferentemente da EHS, as anormalidades observadas na RM tendem à resolução com o tempo na encefalopatia pelo HHV-6.

A **hiperemia hipocampal pós-ictal** é transitória e não há envolvimento extra-hipocampal.

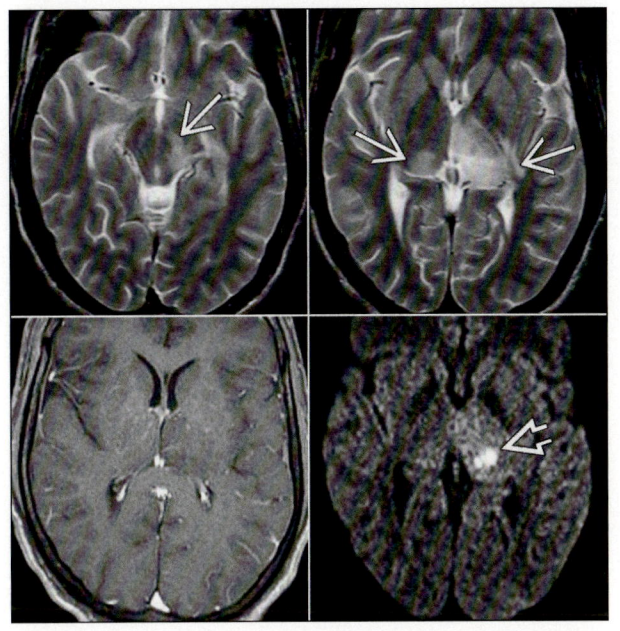

**12-53** Achados típicos da encefalite pelo WNV incluem lesões não realçantes bilaterais, porém assimétricas nos núcleos da base e mesencéfalo ➡. A sequência de difusão pode mostrar restrição ➡.

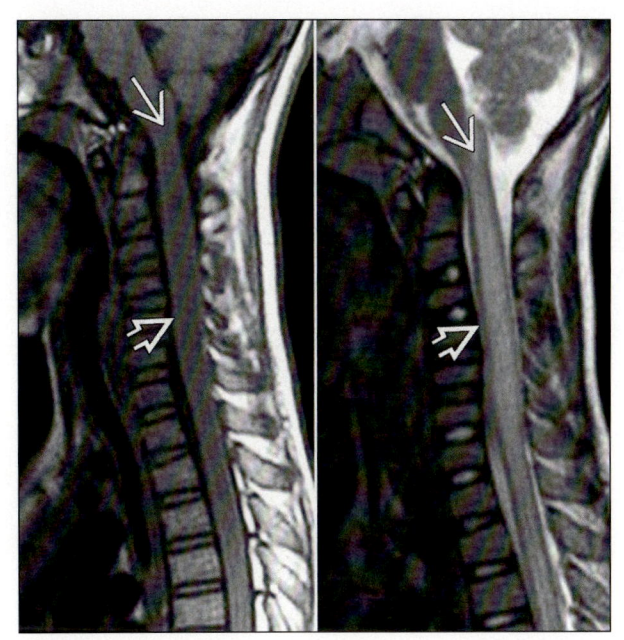

**12-54** Imagens sagitais em T1 (esquerda) e T2 (direita) mostram achados de encefalomielite rábica. Note o acometimento do bulbo ➡ e da medula espinal cervicotorácica ➡. (Cortesia de R. Ramakantan, MD.)

---

**ENCEFALITE HERPÉTICA ADQUIRIDA**

**Etiologia da encefalite pelo herpes simples (EHS)**
- > 95% das EHSs são causadas pelo HSV1
  - Reativação do vírus latente no gânglio trigeminal
  - Pode ser induzida por trauma, estresse e imunossupressão

**Patologia**
- EHS: marcante afinidade pelo sistema límbico
  - Lobos temporais, córtex insular, área subfrontal, giro do cíngulo
- Encefalite hemorrágica e necrosante

**Aspectos clínicos**
- EHS é a causa mais comum de encefalite viral não epidêmica
- Distribuição etária bimodal (6 meses a 3 anos, > 50 anos)
- Alta mortalidade e morbidade

**Imagem**
- Lesões temporais e insulares bilaterais, porém assimétricas
  - FLAIR é mais sensível
  - Restrição à difusão

**Diagnóstico diferencial da EHS**
- Neoplasia (gliomatose cerebral)
- Acidente vascular (distribuição vascular, acometimento de SB e SC)
- Hiperemia pós-ictal
- Outras encefalites (límbica, HHV-6)

**Encefalite pelo HHV-6**
- Pacientes frequentemente imunocomprometidos
  - Transplante de células-tronco e órgãos sólidos

---

- Lobo temporal medial bilateralmente
  - Envolvimento extratemporal menos comum do que na EHS
- Diagnóstico diferencial
  - EHS, encefalite límbica
  - Hiperemia pós-ictal

## Outras encefalites agudas

Encefalites virais são emergências médicas. O prognóstico depende tanto do patógeno específico quanto do estado imunológico do hospedeiro. O rápido e acurado diagnóstico e a instituição da terapia podem aumentar a sobrevida e reduzir a probabilidade de dano cerebral.

Muitos vírus podem causar encefalite. Mais de 100 vírus diferentes em mais de uma dúzia de famílias já foram relacionados à infecção do SNC. HSV-1, vírus Epstein-Barr, vírus da caxumba e sarampo, e enterovírus são responsáveis pela maior parte dos casos de encefalite em pacientes imunocompetentes.

A infecção viral do SNC quase sempre faz parte de uma doença sistêmica generalizada. A maioria dos vírus contamina o cérebro via disseminação hematogênica. Outros – como alguns dos herpes-vírus e o vírus da raiva –, não neurotrópicos, espalham-se diretamente da mucosa ou conjuntiva infectadas ao longo das raízes nervosas para o interior do SNC.

A análise do sangue ou LCS com identificação do patógeno por meio da amplificação por PCR estabelece o diagnóstico definitivo. Todavia, os exames de imagem são essenciais para o diagnóstico e o tratamento precoces.

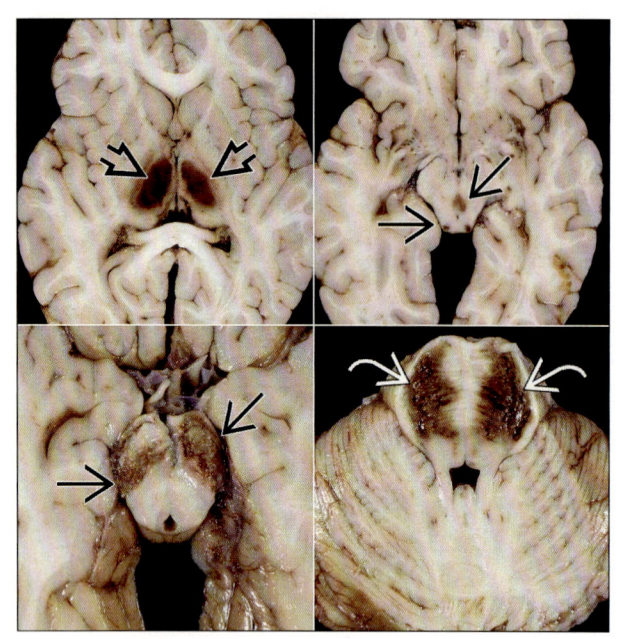

**12-55** Série de fotografias de necropsias demonstrando os achados característicos da encefalopatia necrosante aguda, com necrose hemorrágica bilateral e simétrica nos tálamos ⇨, mesencéfalo → e ponte ⇨. (Cortesia de R. Hewlett, MD.)

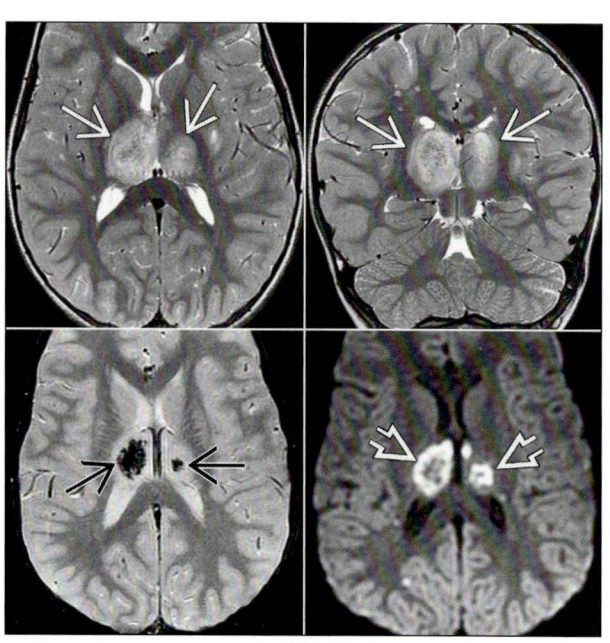

**12-56** ENA em uma menina de quatro anos obnubilada e com influenza A mostra lesões bitalâmicas hiperintensas em T2 ⇨ com hemorragia em T2* →. Note a restrição à difusão ⇨. (Cortesia de C. D. Phillips, MD.)

A encefalite viral não epidêmica mais comum, a encefalite herpética, foi discutida anteriormente. Nesta seção, consideraremos exemplos adicionais de infecções virais do SNC. Começaremos com dois outros membros da família herpes-vírus: os vírus varicela-zóster e Epstein-Barr. Atentaremos, então, para encefalites esporádicas e epidêmicas selecionadas.

### Encefalite pelo varicela-zóster

A incidência de infecção pelo vírus varicela-zóster (VZV) tem decaído desde a introdução da vacina de vírus vivo, em 1995. Apesar dos índices elevados de vacinação em todo o mundo, o VZV continua a causar doença no SNC. O VZV, que causa catapora (varicela) e herpes-zóster, também causa paralisia de Bell, síndrome de Ramsay--Hunt, meningite, encefalite, mielite, síndrome de Reye e neuralgia pós-herpética.

A encefalite pelo VZV possui uma ampla variação etária, com uma idade média ao diagnóstico de 46 anos. Entre 25 e 30% dos pacientes possuem idade inferior a 18 anos.

Os sintomas geralmente começam 10 dias após o exantema da varicela ou vacinação. Note, entretanto, que muitos pacientes com doença neurológica pelo VZV não apresentam o exantema característico da varicela.

Meningite é a manifestação mais frequente (50% dos casos) e a apresentação clínica mais comum em pacientes imunocompetentes (90%). Encefalite é a segunda apresentação mais comum no SNC (42%), porém é a maior apresentação em pacientes imunodeficientes (67%). A apresentação mais comum em crianças é a ataxia cerebelar aguda. Encefalomielite disseminada aguda (ADEM) é rara (8%).

Cerebelite com edema e hiperintensidade difusa em imagens com ponderação T2/FLAIR é comum **(Fig. 12-49)**. Crianças podem desenvolver leucoencefalopatia multifocal com focos irregulares de hiperintensidade em T2/FLAIR. A vasculopatia pelo VZV com infartos causa hiperintensidades multifocais no córtex, núcleos da base e substância branca profunda **(Fig. 12-50)**. O realce nas imagens em T1 pós-contraste é variável na encefalite pelo VZV e, quando ocorre, é leve e irregular. Restrição na sequência de difusão é comum.

### Encefalite pelo Epstein-Barr

O vírus Epstein-Barr (EBV) causa mononucleose infecciosa. A proliferação descontrolada de linfócitos B infectados pelo EBV resulta em doença linfoproliferativa pós-transplante (DLPT). O EBV é encontrado em mais de 90% dos casos de DLPT que ocorrem dentro do primeiro ano pós-transplante.

A mononucleose geralmente é uma doença benigna e autolimitada. Complicações neurológicas ocorrem em menos de 7% dos casos, porém, às vezes, a doença no SNC pode ser a única manifestação da infecção pelo EBV. Crises convulsivas, polirradiculomielite, mielite transversa, encefalite, cerebelite, meningite e paralisias de nervos cranianos já foram relatadas como complicações da infecção pelo EBV.

O EBV possui predileção pelos núcleos da base. Hiperintensidades bilaterais e difusas em T2/FLAIR nos núcleos da base e tálamos são comuns **(Fig. 12-51)**. Hiperintensidades irregulares na substância branca são observadas em alguns casos. O EBV também pode causar uma lesão transitória e reversível do esplênio do corpo caloso, que demonstra restrição na difusão **(Fig. 12-52)**.

O diagnóstico diferencial da infecção pelo EBV inclui ADEM e outras infecções virais, especialmente pelo *West Nile Virus* (vírus do oeste do Nilo).

### Encefalite do Nilo ocidental

O *West Nile Virus* (WNV) é um flavivírus transmitido por insetos que causa epidemias periódicas de doença febril e encefalite esporádica na África, na bacia do Mediterrâneo, Europa e sudoeste da Ásia. O primeiro surto no hemisfério ocidental ocorreu em Nova Iorque, no ano de 1999. Desde então, o WNV se espalhou pela América do Norte e para regiões das Américas Central e do Sul. Atualmente, o WNV é a causa mais comum de meningoencefalite epidêmica na América do Norte.

O ciclo do WNV ocorre entre os mosquitos vetores e os pássaros hospedeiros; humanos são hospedeiros incidentais. A transmissão aumenta nos meses mais quentes; no hemisfério norte, o pico de atividade ocorre de julho a outubro. Quase 80% das infecções humanas pelo WNV são clinicamente silenciosas. Menos de 1% dos pacientes desenvolvem doença neuroinvasiva. Pacientes imunossuprimidos e idosos possuem maior risco.

A infecção do SNC pelo WNV pode resultar em meningite, encefalite e paralisia aguda flácida/poliomielite. O diagnóstico definitivo é feito por meio de PCR.

Hiperintensidades bilaterais em T2/FLAIR nos núcleos da base, tálamos e tronco encefálico são típicas **(Fig. 12-53)**. O WNV pode causar uma lesão transitória no esplênio do corpo caloso. As lesões restringem na sequência de difusão, porém raramente realçam.

### Encefalite rábica

A encefalite rábica é causada por um vírus de RNA neurotrópico da família *Rhabdoviridae* e é um significativo problema de saúde pública nos países em desenvolvimento.

Quase 55 mil mortes devido à encefalite rábica ocorrem anualmente, 99% na Ásia e África. O cachorro é o principal vetor e reservatório viral, embora outros mamíferos (p. ex., morcegos, lobos, guaxinins, gambás e fuinhas) possam atuar como hospedeiros. O vírus é abundante na saliva do animal infectado e é depositado nas lesões por mordida.

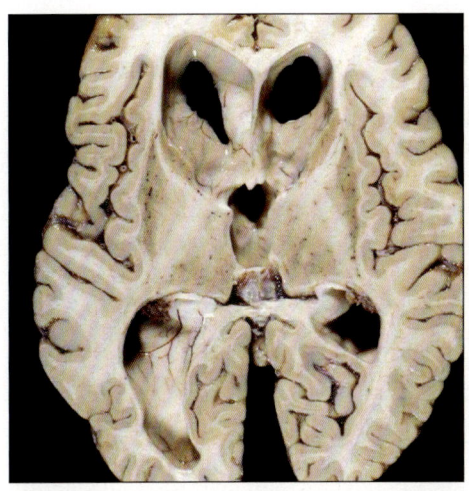

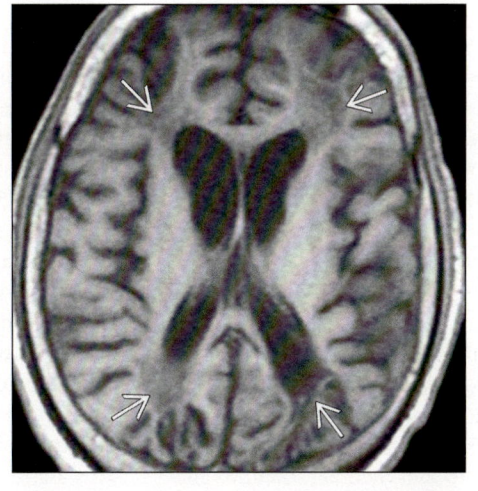

**12-57** Necropsia de um caso de PES mostra ventrículos e sulcos ostensivamente dilatados, com importante perda de volume nos núcleos da base e na substância branca. Nos polos occipitais a substância branca é tão fina que os ventrículos quase contatam a substância cinzenta cortical.

**12-58** Imagem axial com ponderação T1 em um rapaz de 16 anos com redução do desempenho escolar e alterações comportamentais mostra ostensiva atrofia com hipointensidades nos lobos frontais e occipitais ➡. A análise do LCS foi positiva para anticorpos contra o vírus do sarampo.

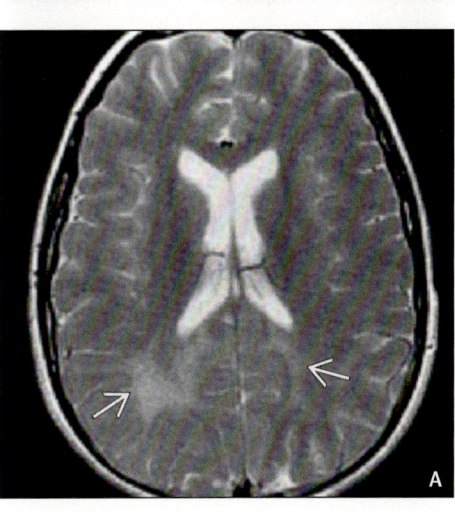

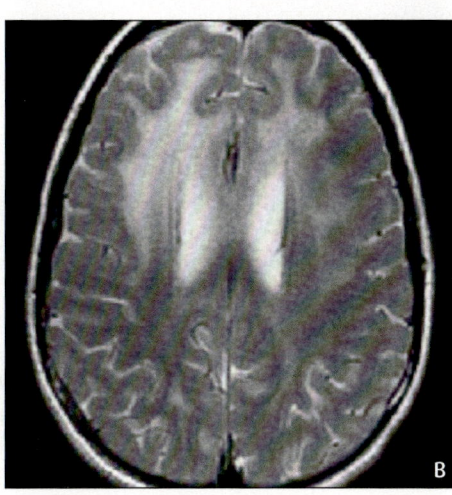

**12-59A** Imagem axial com ponderação T2 em um paciente de 13 anos com declínio cognitivo inexplicado e déficit motor progressivo mostra hiperintensidades bilaterais, porém assimétricas, na substância branca dos lobos occipitais ➡. A substância branca frontal tem aspecto normal. Os ventrículos estão discretamente dilatados para a idade do paciente.

**12-59B** Seis meses depois, a hiperintensidade da substância branca espalhou-se e acometeu ambos os lobos frontais e parietais. O LCS foi positivo para anticorpos contra o vírus do sarampo.

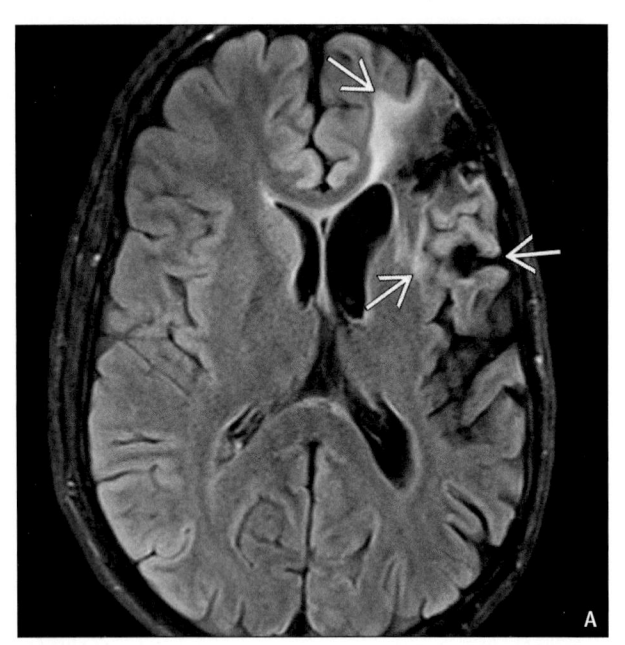

**12-60A** Imagem axial em FLAIR de um paciente de 23 anos com epilepsia refratária secundária à ER mostra perda volumétrica na região frontotemporal esquerda com aumento do ventrículo lateral esquerdo e dos sulcos. Note a hiperintensidade na SB, núcleos da base, ínsula e córtex →.

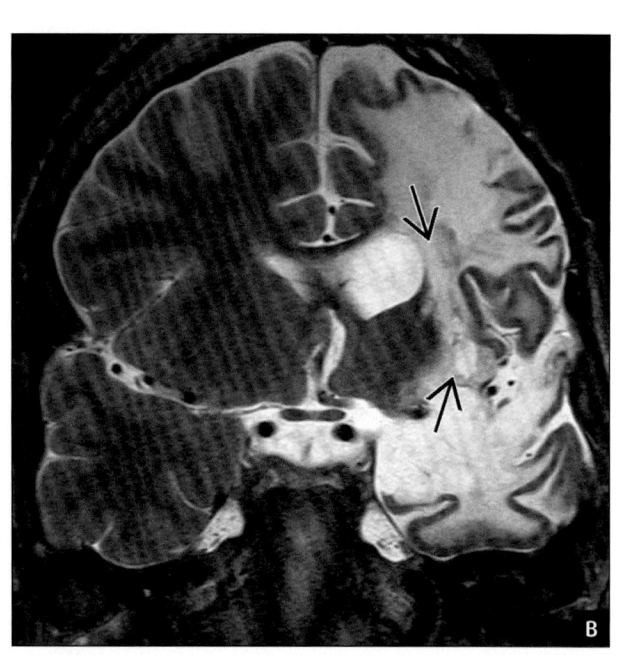

**12-60B** Imagem coronal em T2 do mesmo paciente confirma a atrofia frontotemporal e mostra bem a perda volumétrica na ínsula →. Encefalite de Rasmussen.

O vírus se replica nos tecidos musculares na região da ferida, infectando, então, os neurônios motores e acessando o SNC por fluxo axoplásmico retrógrado.

A encefalite rábica humana é uma doença rapidamente fulminante e fatal, uma vez que os sintomas clínicos tornam-se evidentes. A história e a apresentação clínica são altamente sugestivas, porém o diagnóstico definitivo requer confirmação laboratorial do antígeno ou anticorpos rábicos, ou o isolamento do vírus a partir de amostras biológicas.

O vírus da raiva possui uma predileção pelo tronco encefálico, tálamos e hipocampos. A RM mostra hiperintensidades mal delimitadas no bulbo dorsal e na medula cervical superior **(Fig. 12-54)**, tegmento da ponte, substância cinzenta periaquedutal, mesencéfalo, tálamos mediais/hipotálamo e hipocampos. Hemorragia e realce costumam estar ausentes, ajudando a diferenciar a encefalite rábica da encefalite japonesa e de outras encefalites virais.

## Encefalopatia associada ao influenza

A encefalite ou encefalopatia associada ao influenza (EAI) é caracterizada por febre alta, convulsões, edema cerebral e alta mortalidade. Ela geralmente afeta crianças com idade inferior a 5 anos. O início da deterioração neurológica ocorre de poucos dias a uma semana após os primeiros sinais de infecção por influenza. Muitos vírus já foram relatados como causadores da EAI, mais recentemente o H3N2 e o influenza A (H1N1, também conhecido como gripe suína).

Os exames de imagem são anormais na maioria dos casos. Lesões talâmicas bilaterais e simétricas, edema cerebral e lesões reversíveis no esplênio do corpo caloso e da substância branca são comuns. Achados similares à síndrome de encefalopatia posterior reversível (PRES) também foram descritos.

## Encefalopatia necrosante aguda

A encefalopatia necrosante aguda (ENA) é uma forma mais grave e letal de EAI, caracterizada por febre alta, crises convulsivas e rápida deterioração clínica dentro de 2 a 3 dias após o início dos sintomas. A maioria dos casos ocorre em crianças ou em adultos jovens.

A ENA causa necrose cerebral simétrica e hemorrágica. Os tálamos, tegmento do mesencéfalo e ponte são os locais mais afetados **(Fig. 12-55)**. O acometimento da substância branca periventricular, cerebelo e medula foi relatado em alguns casos.

A TC pode ser normal na fase precoce da doença. Hiperintensidade bilateral e simétrica nos tálamos é observada em T2/FLAIR **(Fig. 12-56)**. O mesencéfalo, ponte, cerebelo e substância branca profunda costumam ser acometidos. As sequências em T2* (GRE, SWI) mostram artefatos de susceptibilidade magnética nas hemorragias petequiais, mais comumente nos tálamos. Restrição à difusão foi descrita em alguns casos.

## Outras encefalites virais

Uma série de outras encefalites virais já foi identificada. Enquanto algumas (como as encefalites pelo rotavírus) são disseminadas, outras (p. ex., encefalite japonesa, encefalite de La Crosse, encefalite pelo vírus Nipah) possuem uma distribuição geográfica mais restrita.

> **OUTRAS ENCEFALITES VIRAIS AGUDAS**
>
> **Encefalite pelo varicela-zóster**
> - Após catapora ou vacinação
> - Cerebelite, leucoencefalopatia, vasculopatia
>
> **Encefalite pelo Epstein-Barr**
> - Complicação rara da mononucleose
> - Lesões bilaterais nos núcleos da base, SB/esplênio
>
> **Encefalite do Nilo ocidental**
> - Meningoencefalite epidêmica mais comum na América do Norte
> - Lesões bilaterais nos núcleos da base, tálamo e tronco encefálico
>
> **Encefalite rábica**
> - Países em desenvolvimento >> países desenvolvidos
> - Tronco encefálico, tálamos e medula
>
> **Encefalopatia associada ao influenza (EAI)**
> - H1N1 (influenza A ou "gripe suína")
> - Lesões bilaterais nos tálamos, esplênio do corpo caloso
>
> **Encefalopatia necrosante aguda**
> - Forma mais fulminante da EAI (frequentemente fatal)
>
> **Encefalite pelo rotavírus**
> - Patógeno GI comum em crianças
> - Cerebelite, lesão no esplênio do corpo caloso
>
> **Encefalite japonesa**
> - Encefalite humana endêmica mais comum
>   - Coreia, Japão, Índia e sudeste da Ásia
> - Lesões bilaterais nos tálamos, núcleos da base, substância negra, hipocampo
> - Alta morbidade e mortalidade
>
> **Encefalite de La Crosse**
> - Crianças em idade escolar (centro-oeste dos EUA)
> - Simula EHS, porém é mais benigna

## Encefalites crônicas

Alguns vírus causam infecção aguda e fulminante do SNC, outros possuem um início mais insidioso, produzindo uma infecção crônica "lenta". O vírus do sarampo pode causar ambos os padrões. Nesta seção, discutiremos brevemente duas encefalites crônicas: a síndrome de reativação do vírus do sarampo, chamada de panencefalite esclerosante subaguda, e a encefalite de Rasmussen.

Outras encefalites crônicas, como a leucoencefalopatia multifocal progressiva e a variante da doença de Cretzfeldt-Jakob, são consideradas em detalhes em capítulos subsequentes, porém brevemente sumarizadas no quadro adiante.

### Panencefalite esclerosante subaguda

A panencefalite esclerosante subaguda (PES) é uma rara encefalite progressiva que ocorre anos após a infecção pelo vírus do sarampo. Alguns casos ocorrem em pacientes imunocomprometidos após a imunização. O vírus do sarampo infecta os neurônios e permanece latente por anos. Por que e como a reativação ocorre não é inteiramente compreendido.

O vírus do sarampo afeta de forma desproporcional crianças em regiões com baixas taxas de vacinação. Quase todos os pacientes são crianças ou adolescentes; ocorre PES de início na idade adulta, porém é rara. Há uma predominância masculina de 2:1. A PES é rara em países desenvolvidos onde os índices de vacinação são elevados.

Na média, as manifestações clínicas aparecem seis anos após a infecção pelo vírus do sarampo. O início dos sintomas costuma ser insidioso, com deterioração comportamental e cognitiva, crises convulsivas mioclônicas e déficit motor progressivo. Níveis elevados de anticorpos para o vírus do sarampo no LCS estabelecem o diagnóstico.

A PES mostra progressão inexorável (**Fig. 12-57**). Mais de 95% dos pacientes morrem dentro de cinco anos, a maior parte em 6 meses a 1 ano após o início dos sintomas. Até o momento, não há tratamento efetivo.

Os exames de imagem podem ser normais nos estágios precoces da doença, portanto RM normal não exclui PES. Infiltrados inflamatórios na substância cinzenta cortical são os principais achados patológicos na PES precoce; redução da substância cinzenta no córtex frontotemporal pode ocorrer antes que outras lesões tornem-se evidentes (**Fig. 12-58**). Outros achados anormais desenvolvem-se posteriormente, com hiperintensidade bilateral, porém assimétrica, nos núcleos da base, córtex, substância branca subcortical e periventricular nas sequências com ponderação T2/FLAIR (**Fig. 12-59**).

Atrofia difusa com aumento dos sulcos e dos ventrículos ocorre conforme a doença progride (**Fig. 12-57**). A espectroscopia de prótons mostra baixos níveis de n-acetil-aspartato e colina, com elevados mioinositol e glutamina/glutamato.

### Encefalite de Rasmussen

A encefalite de Rasmussen (ER) é também chamada de encefalite crônica focal (localizada). A ER é uma rara encefalite crônica progressiva caracterizada por epilepsia refratária, progressiva hemiparesia e prejuízo mental.

A etiologia exata da ER é desconhecida. Infecção viral ou doença autoimune envolvendo os receptores de glutamato com toxicidade pela glutamina têm sido sugeridas como possíveis etiologias. Os achados de biópsia são inespecíficos, com infiltrados linfocíticos leptomeníngeos e perivasculares, nódulos microgliais, perda neuronal e gliose.

Os pacientes são clinicamente normais até que as crises convulsivas tenham início, em geral entre os 14 meses e 14 anos. O pico de incidência acontece entre 3 e 6 anos. Os déficits neurológicos são progressivos, e as crises convulsivas tornam-se refratárias ao tratamento medicamentoso. As opções de tratamento incluem terapia com imunomoduladores, ressecção cortical focal e hemisferiectomia funcional.

Os exames de imagem iniciais são normais. Com o tempo, hiperintensidade em T2/FLAIR desenvolve-se no córtex e na substância branca subcortical do hemisfério afetado. **(Fig. 12-60)**. A doença é caracterizada por atrofia cortical progressiva unilateral. Atrofia dos núcleos da base é observada na maioria dos casos. Os achados na espectroscopia de prótons são inespecíficos, com redução do NAA e elevação da colina. O mioinositol pode estar discretamente elevado.

---

**ENCEFALITES CRÔNICAS**

**Panencefalite esclerosante subaguda (PES)**
- Reativação do vírus do sarampo
- Ocorre anos após a infecção inicial
- Quase sempre fatal
- Hiperintensidade da substância branca
- Atrofia progressiva

---

**Encefalite de Rasmussen**
- Etiologia desconhecida (viral, autoimune)
- Epilepsia refratária
- Unilateral
- Hiperintensidade e redução volumétrica da SB

**Leucoencefalopatia multifocal progressiva**
- Reativação do poliomavírus JC
- Pacientes imunocomprometidos
  - HIV/Aids
  - Quimioterapia
  - Agentes imunomoduladores
- Desmielinização progressiva
  - Doença de substância branca bilateral, porém assimétrica
- Geralmente sem realce (pode ser periférico na fase aguda)
- Diagnóstico confirmado com PCR do LCS

**Variante da doença de Creutzfeldt-Jakob**
- Leucoencefalopatia espongiforme mediada por príons
- Núcleos da base e córtex hiperintensos em FLAIR
- Restrição na difusão

# Referências selecionadas

## Infecções congênitas

### Infecções TORCH

- Nickerson JP et al: Neuroimaging of pediatric intracranial infection--part 2: TORCH, viral, fungal, and parasitic infections. J Neuroimaging. 22(2):e52-63, 2012
- Shet A: Congenital and perinatal infections: throwing new light with an old TORCH. Indian J Pediatr. 78(1):88-95, 2011

### Citomegalovirose congênita

- Alcendor DJ et al: Infection and upregulation of proinflammatory cytokines in human brain vascular pericytes by human cytomegalovirus. J Neuroinflammation. 9:95, 2012
- Del Rosal T et al: Treatment of symptomatic congenital cytomegalovirus infection beyond the neonatal period. J Clin Virol. 55(1):72-4, 2012
- Gabrielli L et al: Congenital cytomegalovirus infection: patterns of fetal brain damage. Clin Microbiol Infect. 18(10):E419-E427, 2012
- Manara R et al: Brain magnetic resonance findings in symptomatic congenital cytomegalovirus infection. Pediatr Radiol. 41(8):962-70, 2011
- Fink KR et al: Neuroimaging of pediatric central nervous system cytomegalovirus infection. Radiographics. 30(7):1779-96, 2010

### Toxoplasmose congênita

- Robert-Gangneux F et al: Epidemiology of and diagnostic strategies for toxoplasmosis. Clin Microbiol Rev. 25(2):264-96, 2012

### HIV congênito (perinatal)

- Khamduang W et al: The interrelated transmission of HIV-1 and cytomegalovirus during gestation and delivery in the offspring of HIV-infected mothers. J Acquir Immune Defic Syndr. 58(2):188-92, 2011

### Encefatite herpética congênita

- Berardi A et al: Neonatal herpes simplex virus. J Matern Fetal Neonatal Med. 24 Suppl 1:88-90, 2011
- Lanari M et al: Neuroimaging examination of newborns in vertically acquired infections. J Matern Fetal Neonatal Med. 24 Suppl 1:117-9, 2011
- James SH et al: Antiviral therapy for herpesvirus central nervous system infections: neonatal herpes simplex virus infection, herpes simplex encephalitis, and congenital cytomegalovirus infection. Antiviral Res. 83(3):207-13, 2009
- Vossough A et al: Imaging findings of neonatal herpes simplex virus type 2 encephalitis. Neuroradiology. 50(4):355-66, 2008

### Outras infecções congênitas

- Karthikeyan K et al: Congenital rubella syndrome: a continuing conundrum. Lancet. 379(9830):2022, 2012
- Rodríguez-Cerdeira C et al: Congenital syphilis in the 21st century. Actas Dermosifiliogr. 103(8):679-693, 2012
- Bonthius DJ et al: Lymphocytic choriomeningitis virus infection of the developing brain: critical role of host age. Ann Neurol. 62(4):356-74, 2007

## Infecções piogênicas adquiridas

### Meningite

- Modi A et al: The etiological diagnosis and outcome in patients of acute febrile encephalopathy: A prospective observational study at tertiary care center. Neurol India. 60(2):168-73, 2012
- Nickerson JP et al: Neuroimaging of pediatric intracranial infection--part 1: techniques and bacterial infections. J Neuroimaging. 22(2):e42-51, 2012
- Takhar SS et al: U.S. emergency department visits for meningitis, 1993-2008. Acad Emerg Med. 19(6):632-9, 2012
- Hughes DC et al: Role of imaging in the diagnosis of acute bacterial meningitis and its complications. Postgrad Med J. 86(1018):478-85, 2010

### Abscesso

- Nathoo N et al: Taming an old enemy: a profile of intracranial suppuration. World Neurosurg. 77(3-4):484-90, 2012
- Toh CH et al: Differentiation of pyogenic brain abscesses from necrotic glioblastomas with use of susceptibilityweighted imaging. AJNR Am J Neuroradiol. 33(8):1534-8, 2012
- Piatt JH Jr: Intracranial suppuration complicating sinusitis among children: an epidemiological and clinical study. J Neurosurg Pediatr. 7(6):567-74, 2011
- Shachor-Meyouhas Y et al: Brain abscess in children – epidemiology, predisposing factors and management in the modern medicine era. Acta Paediatr. 99(8):1163-7, 2010
- Erdoğan E et al: Pyogenic brain abscess. Neurosurg Focus. 24(6):E2, 2008

### Ventriculite

- Gadgil N et al: Intraventricular brain abscess. J Clin Neurosci. 19(9):1314-6, 2012
- Nathoo N et al: Taming an old enemy: a profile of intracranial suppuration. World Neurosurg. 77(3-4):484-90, 2012
- Beer R et al: Management of nosocomial external ventricular drain-related ventriculomeningitis. Neurocrit Care. 10(3):363-7, 2009
- Lee TH et al: Clinical features and predictive factors of intraventricular rupture in patients who have bacterial brain abscesses. J Neurol Neurosurg Psychiatry. 78(3):303-9, 2007
- Fujikawa A et al: Comparison of MRI sequences to detect ventriculitis. AJR Am J Roentgenol. 187(4):1048-53, 2006

### Empiemas

- Blumfield E et al: Pott's puffy tumor, intracranial, and orbital complications as the initial presentation of sinusitis in healthy adolescents, a case series. Emerg Radiol. 18(3):203-10, 2011

- Gupta S et al: Neurosurgical management of extraaxial central nervous system infections in children. J Neurosurg Pediatr. 7(5):441-51, 2011
- Hicks CW et al: Identifying and managing intracranial complications of sinusitis in children: a retrospective series. Pediatr Infect Dis J. 30(3):222-6, 2011
- Wong AM et al: Diffusion-weighted MR imaging of subdural empyemas in children. AJNR Am J Neuroradiol. 25(6):1016-21, 2004

## Infecções virais adquiridas
### Encefalite pelo herpes simples
- Egdell R et al: Herpes simplex virus encephalitis. BMJ. 344:e3630, 2012
- Sabah M et al: Herpes simplex encephalitis. BMJ. 344:e3166, 2012
- Sureka J et al: Clinico-radiological spectrum of bilateral temporal lobe hyperintensity:a retrospective review. Br J Radiol. 85(1017):e782-92, 2012
- Ward KN et al: Herpes simplex serious neurological disease in young children: incidence and long-term outcome. Arch Dis Child. 97(2):162-5, 2012
- De Tiège X et al: The spectrum of herpes simplex encephalitis in children. Eur J Paediatr Neurol. 12(2):72-81, 2008

### Encefalopatia pelo HHV-6
- Noguchi T et al: CT and MRI findings of human herpesvirus 6-associated encephalopathy: comparison with findings of herpes simplex virus encephalitis. AJR Am J Roentgenol. 194(3):754-60, 2010
- Sauter A et al: Spectrum of imaging findings in immunocompromised patients with HHV-6 infection. AJR Am J Roentgenol. 193(5):W373-80, 2009

### Outras encefalites agudas
- Pahud BA et al: Varicella zoster disease of the central nervous system: epidemiological, clinical, and laboratory features 10 years after the introduction of the varicella vaccine. J Infect Dis. 203(3):316-23, 2011
- Bartynski WS et al: Influenza A encephalopathy, cerebral vasculopathy, and posterior reversible encephalopathy syndrome: combined occurrence in a 3-year-old child. AJNR Am J Neuroradiol. 31(8):1443-6, 2010
- Ormitti F et al: Acute necrotizing encephalopathy in a child during the 2009 influenza A(H1N1) pandemia: MR imaging in diagnosis and follow-up. AJNR Am J Neuroradiol. 31(3):396-400, 2010
- Rao AS et al: Case report: magnetic resonance imaging in rabies encephalitis. Indian J Radiol Imaging. 19(4):301-4, 2009

### Encefalites crônicas
- Cece H et al: Epidemiological findings and clinical and magnetic resonance presentations in subacute sclerosing panencephalitis. J Int Med Res. 39(2):594-602, 2011
- Irislimane M et al: Serial MR imaging of adult-onset Rasmussen's encephalitis. Can J Neurol Sci. 38(1):141-2, 2011
- Ng WF et al: A 7-year-old boy dying of acute encephalopathy. Brain Pathol. 20(1):261-4, 2010
- Aydin K et al: Reduced gray matter volume in the frontotemporal cortex of patients with early subacute sclerosing panencephalitis. AJNR Am J Neuroradiol. 30(2):271-5, 2009

# 13

# Tuberculose, infecções fúngicas, parasitárias e outras infecções

Infecções micobacterianas ............................................. 341
    Tuberculose ............................................................. 341
    Infecções micobacterianas não tuberculosas ............ 347
Infecções fúngicas ....................................................... 349
Infecções parasitárias ................................................. 357
    Neurocisticercose .................................................... 357
    Equinococose .......................................................... 361
    Amebíase ................................................................. 363
    Malária ..................................................................... 364
    Outras infecções parasitárias .................................. 367
Infecções emergentes do SNC e outras infecções ........ 370
    Infecções do SNC por espiroquetas ........................ 370
    Infecções emergentes do SNC e outras infecções ..... 374

## Visão geral

As doenças infecciosas são um fenômeno mundial crescente, com o que antes pareciam ser doenças restritas a determinadas localidades, hoje se espalhando rapidamente ao redor do mundo. Novos patógenos surgiram, tais como o vírus HIV – praticamente desconhecido 30 anos atrás e atual preocupação mundial de saúde. O aumento de patógenos alimentares e na água é inegável. A imigração e o aumento do número de viagens resultaram em "doenças tropicais" antes exóticas, como neurocisticercose e outras infecções parasitárias atualmente comuns.

Este capítulo é uma continuação das doenças infecciosas adquiridas cuja discussão iniciou no Capítulo 12 com infecções piogênicas e virais do SNC. Inicialmente, nossa atenção se voltará para infecções micobacterianas, concentrando-se primeiro na tuberculose. Depois, serão discutidas infecções fúngicas e parasitárias. Ao final do capítulo, serão feitas considerações sobre as infecções do SNC emergentes e outras infecções com o objetivo de alertar que os agentes etiológicos encontram-se dispersos em todos os ambientes.

## Infecções micobacterianas

As micobactérias são pequenos bacilos ácidorresistentes com mais de 125 subtipos reconhecidos. Elas são divididas em três grupos principais, cada um com uma doença com assinatura diferente: (1) *Mycobacterium tuberculosis* (tuberculose), (2) micobactérias não tuberculosas (infecções do espectro das micobactérias "atípicas") e (3) *M. leprae* (hanseníase). Cada grupo apresenta diferentes características patológicas, manifestações clínicas e achados de imagem.

Dos três grupos, o complexo *M. tuberculosis* é responsável pela vasta maioria das infecções micobacterianas nos humanos. Ele causa mais de 98% das infecções tuberculosas (TB) do SNC e, portanto, é o foco deste capítulo. Serão brevemente discutidas as infecções micobacterianas não tuberculosas e suas raras manifestações na cabeça e no pescoço. A hanseníase causa neuropatia periférica e praticamente nunca afeta o SNC, motivo pelo qual não será abordada neste capítulo.

### *Tuberculose*

#### Etiologia

A maioria das TBs são causadas por *M. tuberculosis*. As espécies menos comuns que também são consideradas parte do complexo *M. tuberculosis* incluem *M. africanum*, *M. microti*, *M. canetti* e *M. bovis*.

O mecanismo de transmissão típico é entre seres humanos. A transmissão entre animal e homem via *M. bovis*, um patógeno comum no passado, raras vezes ocorre na atualidade.

A neurotuberculose é secundária à disseminação hematogênica de infecção extracraniana, mais frequentemente pulmonar. O trato gastrintestinal, geniturinário, sistema musculoesquelético e linfonodos são fontes menos comuns.

## Patologia

A TB do SNC tem várias manifestações patológicas distintas. A **meningite** tuberculosa (MTB) aguda/subaguda constitui 80 a 90% dos casos. Uma reação inflamatória (exsudato) com uma mistura variável de componentes exsudativos, proliferativos e necrotizantes nas cisternas da aracnoide é o achado típico **(Fig. 13-1)**. Raramente, a MTB se apresenta como uma paquimeningite isolada com espessamento focal ou difuso da dura-aracnoide.

A segunda manifestação mais comum da neurotuberculose é a infecção focal do parênquima com necrose caseosa central (granuloma tuberculoso ou **tuberculoma**).

A manifestação menos comum da TB do SNC é o "abscesso", que contém macrófagos e debris necróticos liquefeitos (como em geral não contém pus com neutrófilos, a maioria dos "abscessos" por tuberculose é mais corretamente chamada de pseudoabscesso). Os **pseudoabscessos** por TB são raros em pacientes imunocompetentes, mas são encontrados em 20% dos pacientes coinfectados por TB e HIV.

LOCALIZAÇÃO. A meningite por TB tem predileção pelas cisternas da base, embora exsudatos nos sulcos da convexidade possam ocorrer.

Tuberculomas são lesões com efeito expansivo de tecido granulomatoso. A maioria ocorre nos hemisférios cerebrais, sobretudo nos lobos frontais, parietais e nos núcleos da base. Ocasionalmente, a TB do SNC se apresenta como uma lesão dural focal **(Fig. 13-11)**, intraventricular (plexo coroide) ou na calvária.

Abscessos tuberculosos podem ser encontrados em qualquer lugar no cérebro, dos hemisférios ao mesencéfalo e ao cerebelo.

TAMANHO E NÚMERO. Os tuberculomas variam em tamanho. A maioria é pequena (menos que 2,5 cm), enquanto os nódulos "miliares" frequentemente apresentam apenas alguns milímetros de diâmetro. Tuberculomas "gigantes" podem atingir de 4 a 6 cm.

Os tuberculomas também variam em número, indo desde uma lesão solitária até inúmeras pequenas lesões "miliares".

PATOLOGIA MACROSCÓPICA. A MTB é vista como um exsudato denso, difuso, viscoso que se acumula nas cisternas da base, cobre as superfícies cerebrais e os nervos cranianos **(Fig. 13-2)**. A região suprasselar/quiasmática, a cisterna

**13-1** Ilustração no plano coronal da meningite basilar por TB e dos tuberculomas, frequentemente associados. Note a irregularidade dos vasos e a isquemia precoce dos núcleos da base relacionada à arterite.

**13-2** Caso de necropsia demonstrando achados típicos de meningite por TB com exsudatos densos nas cisternas da base. O aspecto macroscópico é indistinguível da meningite piogênica. (Cortesia de R. Hewlett, MD.)

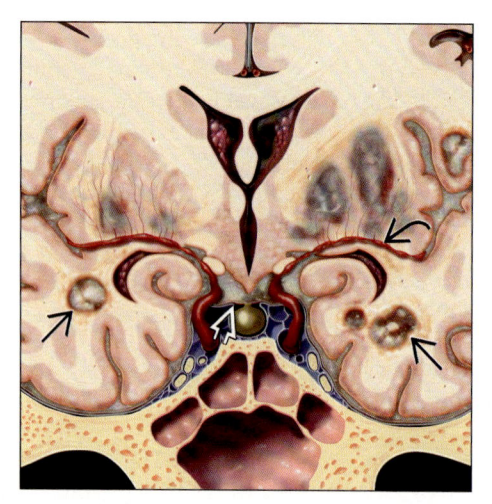

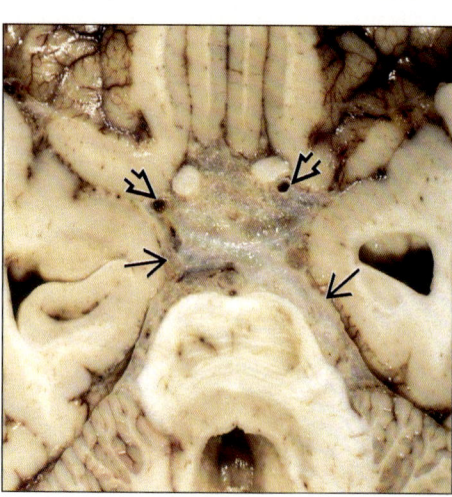

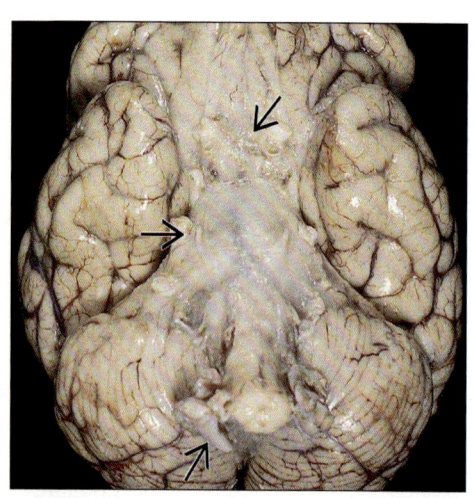

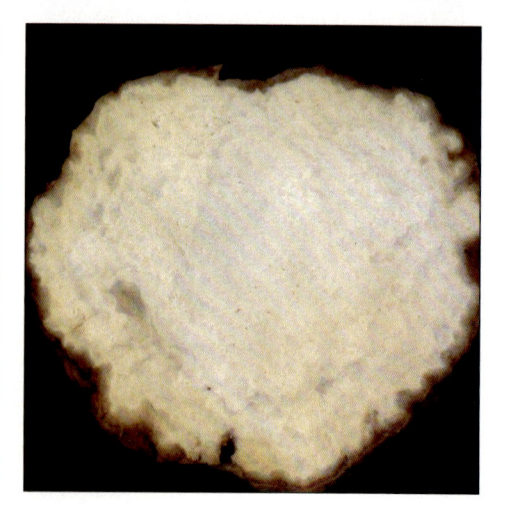

**13-3** Corte axial através da cisterna suprasselar em outro caso de MTB demonstrando exsudato espesso preenchendo a cisterna suprasselar e cobrindo a ponte. Observe o diâmetro reduzido do segmento supraclinóideo das artérias carótidas internas devido à vasculite tuberculosa. (Cortesia de R. Hewlett, MD.)

**13-4** Goma tuberculosa cirurgicamente ressecada demonstrando o aspecto de queijo sólido do granuloma caseoso. (Cortesia de R. Hewlett, MD.)

*ambiens* e a fossa interpeduncular são os locais mais comumente envolvidos **(Fig. 13-3)**.

Os **tuberculomas** apresentam um centro mole e necrótico, com densidade semelhante a um queijo, circundado por um halo granulomatoso acinzentado **(Fig. 13-4)**.

CARACTERÍSTICAS MICROSCÓPICAS. Edema, infiltração perivascular e reação microglial são achados característicos do tecido cerebral imediatamente abaixo do exsudato tuberculoso.

O exsudato inflamatório envolve os grandes vasos e os ramos arteriais perfurantes, invadindo as paredes vasculares e causando uma pan-arterite verdadeira (algumas vezes chamada de "endarterite obliterante"). Uma oclusão vascular com infartos secundários é identificada em 40% dos casos necropsiados com MTB, mais comumente nos núcleos da base e na cápsula interna. Infartos territoriais extensos são menos comuns.

Os tuberculomas demonstram necrose caseosa central circundada por células gigantes multinucleadas (em geral células de Langerhans), histiócitos epitelioides, plasmócitos e linfócitos. Bacilos álcool-ácidorresistentes podem ser de difícil identificação.

O pseudoabscesso tuberculoso consiste em tecido de granulação vascular com bacilos álcool-ácidorresistentes, debris necróticos liquefeitos e macrófagos.

## Aspectos clínicos

EPIDEMIOLOGIA. A TB é endêmica em muitos países em desenvolvimento e emergente em países desenvolvidos por causa da ampla imigração e do HIV/Aids. Em todo o mundo são computados 8 a 10 milhões de novos casos. A maior prevalência é encontrada na porção sul da Ásia, que responde por um terço de todos os casos.

As infecções do SNC respondem por apenas 2 a 5% das infecções por TB, mas estão entre as mais devastadoras das possíveis apresentações. Um dos "tumores cerebrais" mais comuns em países endêmicos é o tuberculoma, que responde por 10 a 30% de todas as lesões expansivas parenquimatosas.

A TB do SNC ocorre tanto em pacientes imunocomprometidos quanto em imunocompetentes. Entre pacientes com infecção por TB latente, o HIV é o fator de risco mais importante para progressão para TB ativa. Na coinfecção por TB e HIV/Aids, uma doença amplifica a letalidade da outra.

ASPECTOS DEMOGRÁFICOS. A TB do SNC ocorre em todas as idades, mas 60 a 70% dos casos ocorrem durante as duas primeiras décadas de vida. Não existe predileção por sexo.

APRESENTAÇÃO. A manifestação mais comum da TB do SNC ativa é a meningite. A apresentação varia de febre e cefaleia com pouco meningismo até confusão, letargia, convulsões e coma. Sintomas de hipertensão intracraniana são comuns.

As neuropatias cranianas, especialmente envolvendo os NCs II, III, IV, VI e VII são comuns.

DIAGNÓSTICO. A análise do LCS demonstra baixa glicose, proteína elevada e pleocitose linfocitária. Bacilos álcool--ácidorresistentes podem eventualmente ser identificados nos esfregaços de LCS, mas o diagnóstico definitivo depende de teste PCR positivo ou crescimento e identificação de *M. tuberculosis* em culturas.

HISTÓRIA NATURAL E TRATAMENTO. O prognóstico é variado e depende das condições imunológicas do paciente e do tratamento. A TB não tratada pode ser fatal em 4 a 8 semanas. Mesmo com tratamento, um terço dos pacientes piora dentro de seis semanas. A mortalidade geral é de 25 a 30% e aumenta na TB com resistência a fármacos.

A **TB multirresistente (TMR)** é resistente a pelo menos duas drogas antituberculosas de primeira linha, isoniazida e rifampicina. A **tuberculose extensivamente resistente a fármacos (TXR)** é definida como tuberculose que é resistente à isoniazida, à rifampicina, a qualquer fluoroquinolona e pelo menos a um dos três fármacos injetáveis de segunda linha (p. ex., amicacina, canamicina ou capreomicina).

As complicações comuns da TB do SNC incluem hidrocefalia (70%) e acidente vascular cerebral (acima de 40%). A maioria dos sobreviventes apresenta sequelas duradouras relacionadas à epilepsia, a retardo mental, a déficits neurológicos ou mesmo a paralisias.

---

**TB DO SNC: ETIOLOGIA, PATOLOGIA E ASPECTOS CLÍNICOS**

**Etiologia**
- Complexo *Mycobacterium tuberculosis*
   - A vasta maioria é causada pelo *M. tuberculosis*
   - Outras micobactérias (p. ex., *M. bovis*) são raras
- Transmissão entre seres humanos
- Disseminação hematogênica de sítio extracraniano
   - Pulmão > TGI, TGU
   - Outros: ossos, linfonodos

**Patologia**
- Meningite tuberculosa (70 a 80%)
   - Reação inflamatória exsudativa, proliferativa, necrotizante
   - Cisternas da base > sulcos da convexidade
- Tuberculoma (granuloma tuberculoso) (20 a 30%)
   - Necrose caseosa
   - Hemisférios cerebrais, núcleos da base
- Pseudoabscesso (raro)

**Epidemiologia e aspectos demográficos**
- 8 a 10 milhões de casos novos anuais
- Todas as faixas etárias, porém 60 a 70% em pacientes com < 20 anos
- TB do SNC em 2 a 5% dos casos
- 10 a 30% das lesões expansivas cerebrais em áreas endêmicas

**Apresentação e diagnóstico**
- Febre, cefaleia, meningismo, sinais de ↑ da PIC
- Diagnóstico definitivo é melhor e mais rápido por PCR

**Prognóstico**
- Mortalidade geral (25 a 30%)
- Piora com TMR ou TXR

## Imagem

**CARACTERÍSTICAS GERAIS.** Diagnóstico e tratamento precoces são necessários para reduzir as altas morbidade e mortalidade relacionadas à TB do SNC. Como a TC pode ser normal nas fases mais precoces da TBM, a RM com contraste é o método diagnóstico de escolha.

**ACHADOS NA TC.**

*Meningite por TB.* Hidrocefalia não específica é o achado mais frequente na TC sem contraste. A indefinição das margens ventriculares indica acúmulo de líquido extracelular na SB subependimária. À medida que a doença progride, exsudatos iso ou levemente hiperdensos indefinem e substituem o LCS em geral hipodenso junto aos sulcos e à base do cérebro **(Fig. 13-5A)**. A TC com contraste mostra importante realce das meninges da base e do espaço subaracnóideo **(Fig. 13-5B)**.

Os pacientes que pioram durante o tratamento frequentemente desenvolvem hidrocefalia, infartos, exsudatos ou tuberculomas.

*Tuberculoma.* A TC sem contraste demonstra uma ou mais lesões de aspecto expansivo iso ou levemente hiperdensas, arredondadas, com margens lobuladas ou serrilhadas e com edema perilesional variável. Calcificações podem ser evidenciadas nos granulomas cicatrizados **(Fig. 13-6)**. A TC com contraste demonstra realce puntiforme, sólido ou anelar **(Fig. 13-7)**.

*Pseudoabscesso.* Os pseudoabscessos tuberculosos são hipodensos na TC sem contraste e apresentam importante efeito expansivo com edema adjacente. Realce anelar é visto na TC com contraste **(Fig. 13-5B)**.

**ACHADOS NA RM.**

*Meningite por TB.* Os exsudatos basilares são isointensos ao cérebro nas imagens ponderadas em T1, dando ao LCS a aparência de "sujo" **(Fig. 13-8)**. FLAIR demonstra alto sinal nos sulcos e nas cisternas. Definido realce meníngeo linear ou nodular pode ser identificado nas sequências T1 pós-contraste com saturação de gordura. Realce focal ou difuso da dura-aracnoide (paquimeningite) com ou sem envolvimento do espaço subaracnóideo adjacente é incomum mas pode ocorrer **(Fig. 13-12)**.

Os exsudatos tuberculosos frequentemente se estendem para o interior do cérebro por meio dos espaços perivasculares, causando meningoencefalite.

As complicações mais comuns da MTB são vasculares. Os *flow voids* das artérias maiores podem estar reduzidos.

**13-5A** TC na MTB demonstrando apagamento completo das cisternas da base por exsudato moderadamente hiperdenso →.

**13-5B** TC pós-contraste no mesmo paciente demonstrando que o exsudato realça moderadamente →. A lesão no lobo temporal esquerdo com realce periférico → com edema adjacente pode representar tanto um tuberculoma quanto um pseudoabscesso por TB. (Cortesia de A. T. Maydell, MD, S. Andronikou, MD.)

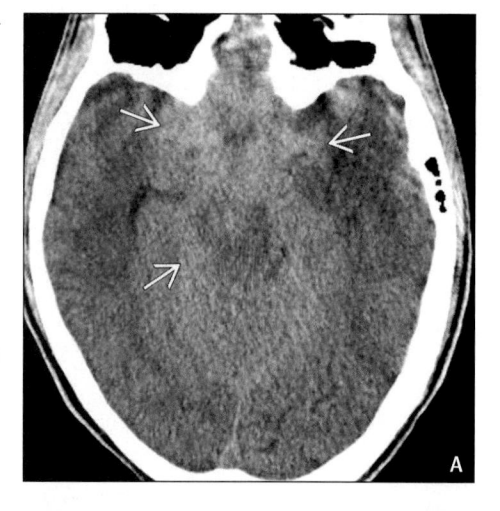

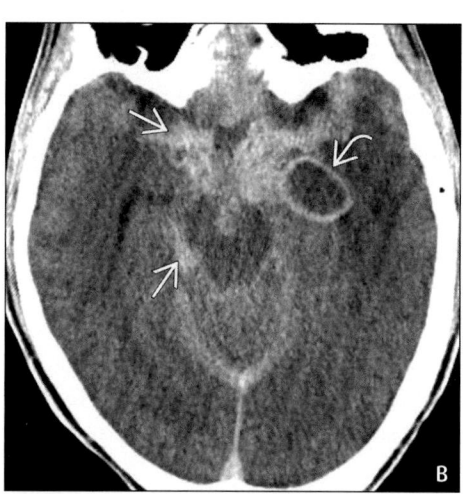

**13-6** Duas imagens axiais diferentes de uma TC em um paciente com TB do SNC demonstrando dois granulomas calcificados →. Não existem sinais de MTB ativa. (Cortesia de R. Ramakantan, MD.)

**13-7** TC pós-contraste em um menino de 6 anos imunocompetente demonstrando múltiplos tuberculomas puntiformes com realce →.

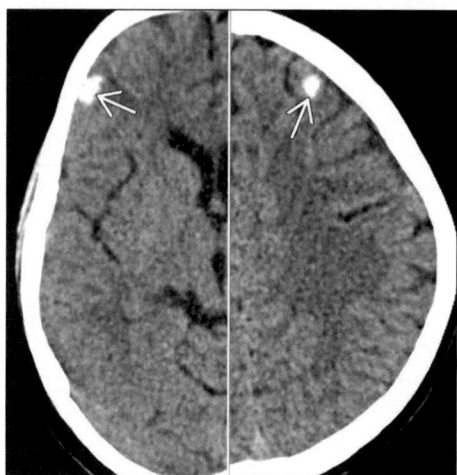

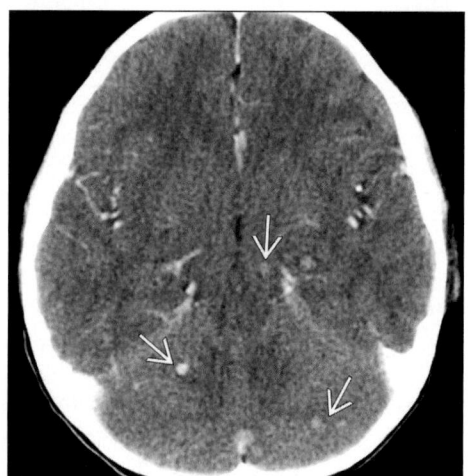

Pode haver necrose do parênquima cerebral adjacente às áreas de inflamação meníngea. Infartos de artérias penetrantes com realce e difusão restrita são comuns **(Fig. 13-8)**.

*Tuberculoma.* A maioria dos granulomas por TB são lesões sólidas caseosas que se apresentam hipo ou isointensas ao cérebro em T1 e hipointensas em T2 **(Fig. 13-9A)**. Áreas liquefeitas podem se apresentar com alto sinal em T2 e halo de baixo sinal **(Fig. 13-10A)**.

O realce é variável, desde mínimos focos puntiformes até múltiplas lesões com realce anelar. Um realce moderado periférico anelar ou lobulado circundando a região central sem impregnação é o padrão mais típico **(Fig. 13-9B)**, **(Fig. 13-10B)**. A pRM mostra rCBV elevado na região celular hipervascular periférica de impregnação.

Os tuberculomas sólidos caseosos não apresentam restrição à difusão da água, embora focos liquefeitos possam apresentar restrição.

A espectroscopia por RM pode ser muito útil na caracterização dos tuberculomas e para fazer a distinção com neoplasia e abscesso piogênico. Uma queda importante na relação NAA:Cr com pequena redução na relação NAA:Cho é típica. O grande pico de lipídeos com ausência de outros metabólitos como aminoácidos e succinato é visto em 85 a 90% dos casos **(Fig. 13-10C)**.

*Pseudoabscesso.* Diferentemente dos tuberculomas, os pseudoabscessos por TB são hiperintensos ao cérebro em T2/FLAIR e apresentam restrição à difusão da água. Uma lesão com realce periférico multilobulada ou múltiplas lesões separadas são o achado típico nas imagens ponderadas em T1 pós-contraste. A espectroscopia por RM demonstra picos de lipídeo e lactato sem evidência de aminoácidos do citosol.

## Diagnostico diferencial

Por apresentarem características de imagem semelhantes, os principais diagnósticos diferenciais da *MTB* são **meningite carcinomatosa** e **meningite piogênica**. A **meningite carcinomatosa** é normalmente encontrada em pacientes mais velhos com história de neoplasia do SNC primária ou sistêmica.

A **neurossarcoidose** também pode simular MTB. A infiltração da hipófise, do infundíbulo hipofisário e do hipotálamo é comum.

O principal diagnóstico diferencial para múltiplos tuberculomas no parênquima cerebral é a **neurocisticercose** (NCC). Na NCC, em geral são encontradas lesões em múltiplos estágios de evolução. Os tuberculomas também podem lembrar **abscessos** piogênicos ou **neoplasias**. Os abscessos apresentam restrição à difusão da água. Os tuberculomas apresentam um grande pico de lipídeo na espectroscopia por RM e não apresentam o pico de Cho característico das neoplasias.

*O pseudoabscesso* por TB pode ser idêntico ao abscesso piogênico nos estudos de imagem-padrão. Ambos apresentam difusão restrita. A espectroscopia por RM do pseudoabscesso por TB não demonstra aminoácidos do citosol, achado característico das lesões piogênicas.

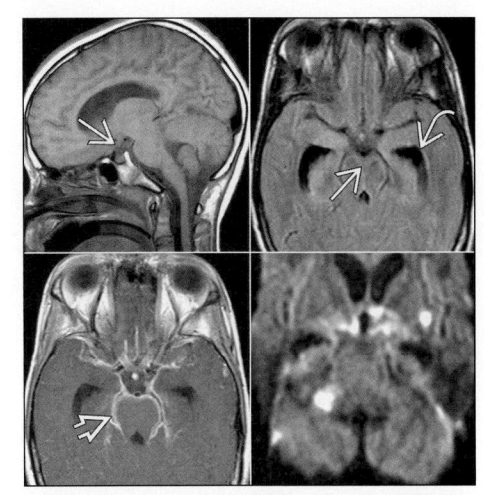

**13-8** MTB com LCS "sujo", hidrocefalia, realce meníngeo basal, difusão restrita. (Cortesia de S. Andronikou, MD.)

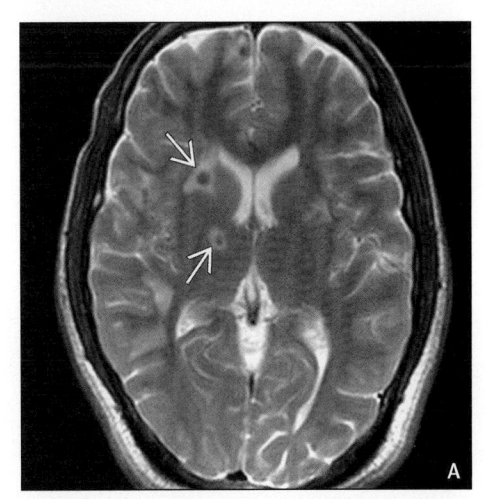

**13-9A** Imagem ponderada em T2 demonstrando múltiplos tuberculomas como focos hipointensos com edema periférico.

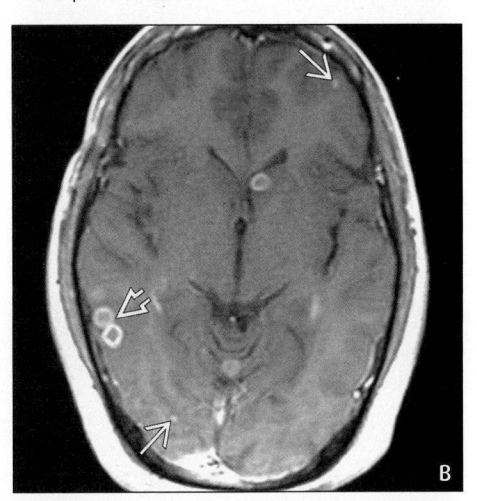

**13-9B** Imagem ponderada em T1 pós-contraste do mesmo paciente demonstrando lesões adicionais com realce puntiforme e anelar. (Cortesia de R. Ramakanta, MD.)

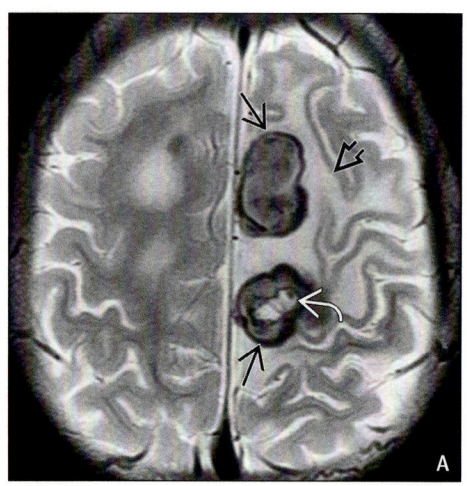

**13-10A** Imagem ponderada em T2 demonstrando tuberculomas caseosos hipointensos ➜, edema ➜. A liquefação central apresenta sinal hiperintenso ➜.

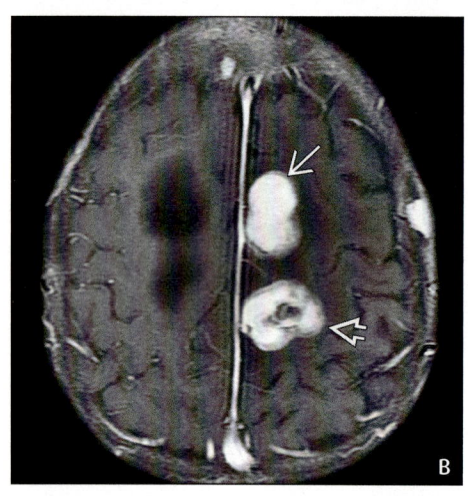

**13-10B** Imagem ponderada em T1 pós-contraste com saturação de gordura demonstrando realce sólido ➜ e anelar ➜.

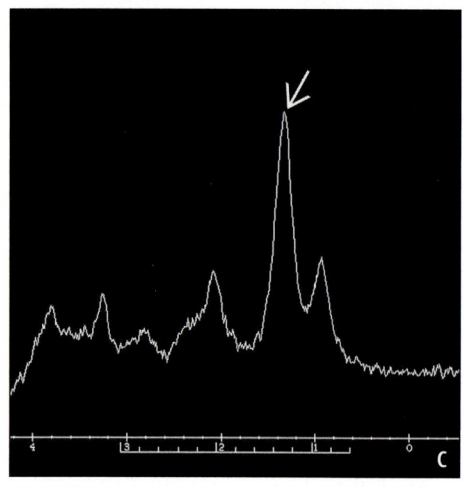

**13-10C** Espectroscopia por RM com TE = 35 ms demonstrando redução do pico de NAA e pico de lipídeo-lactato proeminente ➜.

---

### TUBERCULOSE DO SNC: IMAGEM

**Aspectos gerais**
- Melhor método = RM com contraste
- Achados variam conforme a patologia
  - Meningite por TB
  - Tuberculoma
  - Abscesso
- Combinação de achados (habitualmente MTB, tuberculoma)

**Achados na TC**
- Meningite por TB
  - Pode ser normal nas fases iniciais!
  - Hidrocefalia não específica é comum
  - Margens ventriculares indefinidas
  - Sulcos e cisternas da base apagados
  - Exsudatos iso/moderadamente hiperdensos
  - Realce do espaço pial-subaracnóideo grosseiro, intenso
  - Pode causar paquimeningopatia com realce difuso dural-aracnóideo
  - Procurar por infartos parenquimatosos secundários
- Tuberculoma
  - Massas parenquimatosas iso/hiperdensas
  - Arredondado, lobulado > margens irregulares
  - Edema variável
  - Realce puntiforme, sólido ou anelar
  - Pode se apresentar com massa dural focal com realce
  - Crônico e curado, pode calcificar
- Abscesso
  - Massa hipodensa
  - Marcado edema perilesional (geralmente)
  - Realce anelar

**Achados na RM**
- Meningite por TB
  - Pode ser normal
  - LCS "sujo" em T1
  - Hiperintenso no FLAIR
  - Realce do espaço pial-subaracnóideo grosseiro, intenso
  - Pode se estender pelos espaços perivasculares ao cérebro
  - Vasculite, infartos secundários
  - Artérias penetrantes > infartos territoriais grandes
- Tuberculoma
  - Hipo/isointenso ao cérebro em T1
  - Maioria hipointenso em T2
  - Realce anelar
  - Raro = lesão expansiva com realce e base dural
  - Grande pico de lipídeo na espectroscopia por RM
- Abscesso
  - Hiperintenso em T2/FLAIR
  - Edema perilesional marcado
  - Realce periférico, multilobulado

**Diagnóstico diferencial**
- MTB
  - Meningite piogênica e carcinomatosa
  - Neurossarcoidose

- Tuberculoma
  - Neurocisticercose
  - Neoplasia primária ou metastática
  - Abscesso piogênico
  - Lesão expansiva com base dural pode simular meningioma

## Infecções micobacterianas não tuberculosas

As micobactérias não tuberculosas (MNTs) são organismos onipresentes amplamente distribuídos na água e no solo. A doença em humanos em geral é causada por exposição ambiental e não por transmissão homem a homem.

Comparadas ao *M. tuberculosis*, as infecções por MNTs são incomuns. A maioria é causada por duas micobactérias próximas "atípicas", *M. avium* e *M. intracellulare*, que são coletivamente denominadas complexo *M. avium-intracellulare* (MAIC). MNTs menos comuns incluem *M. abscessus*, *M. fortuitum* e *M. kansasii*.

A manifestação mais comum da infecção por MAIC é doença pulmonar, que geralmente ocorre em adultos com sistema imune intacto. Infecções sistêmicas disseminadas costumam ser vistas em pacientes imunocomprometidos.

Três padrões de doença são vistos na cabeça e no pescoço: (1) linfadenite cervical crônica, (2) síndrome inflamatória da reconstituição imunológica (IRIS) e (3) doença do SNC **(Fig. 13-13)**.

### Linfadenite cervical não tuberculosa

ASPECTOS CLÍNICOS. A infecção cervical subaguda ou crônica é de longe a manifestação mais comum de MAIC na cabeça e no pescoço. Crianças menores de 5 anos e pacientes imunocomprometidos são afetados com frequência. A maioria dos pacientes encontra-se afebril e se apresenta com uma massa submandibular ou pré-auricular, indolor, com crescimento progressivo. A radiografia de tórax não demonstra sinais de tuberculose pulmonar.

IMAGEM. A TC sem contraste evidencia um ou mais linfonodos aumentados, isodensos, sólidos ou císticos nos níveis I e II. A doença unilateral é mais comum do que a bilateral. Alterações inflamatórias nos tecidos moles circunjacentes são mínimas ou ausentes.

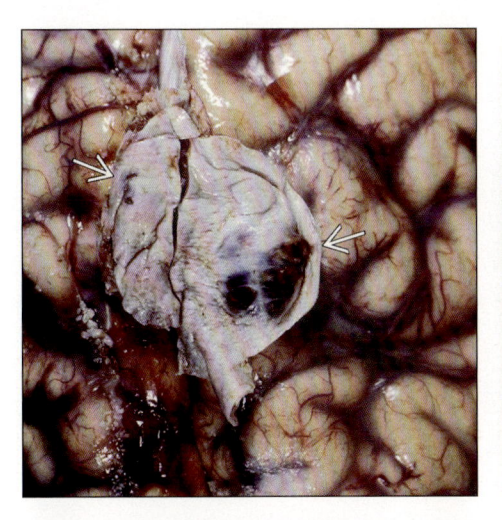

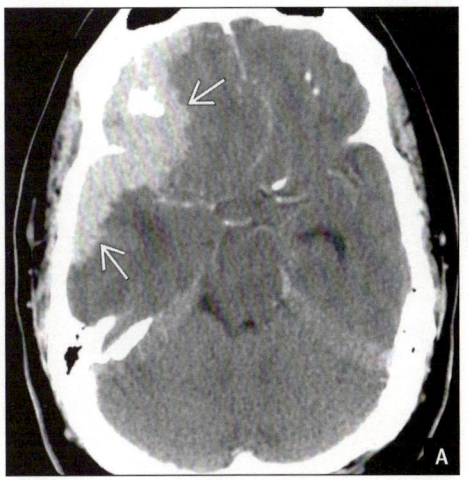

**13-11** Imagem de necropsia demonstrando TB como uma massa focal dural ➡. O aspecto de imagem é indistinguível de um meningioma.

**13-12A** TC pós-contraste em um caso de pseudotumor inflamatório com base dural por TB demonstrando massa fronto-temporal direita "em placa" com importante realce. ➡

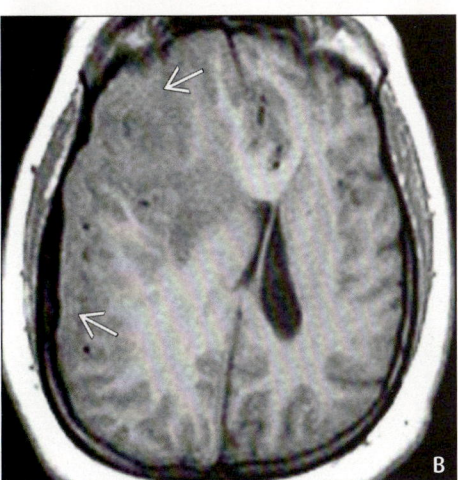

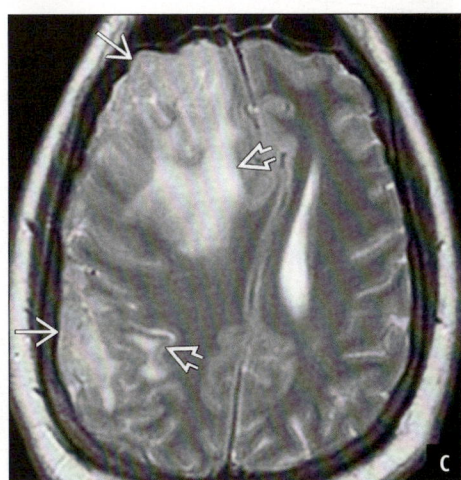

**13-12B** Imagem ponderada em T1 do mesmo paciente demonstrando que a massa ➡ é isointensa ao córtex adjacente.

**13-12C** Imagem ponderada em T2 demonstrando que a massa ➡ é moderada hiperintensa comparada ao cérebro adjacente e é associada a edema significativo ➡ no parênquima cerebral.

**13-12D** Imagem ponderada em T1 pós-contraste demonstrando que a massa com base dural ➡ realça intensa e uniformemente. Observe a estase do contraste (realce intravascular) nos ramos da artéria cerebral média ➡.

**13-12E** Imagem ponderada em T1 no plano coronal pós-contraste mostrando o pseudotumor com base dural realçado ➡ causando efeito expansivo significativo, evidenciado por herniação subfalcial do ventrículo lateral ➡. (Cortesia de A. Sillag, MD.)

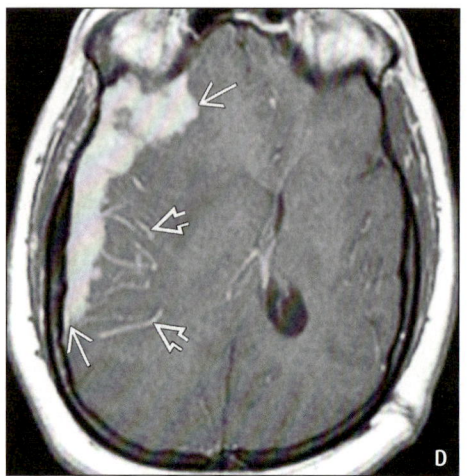

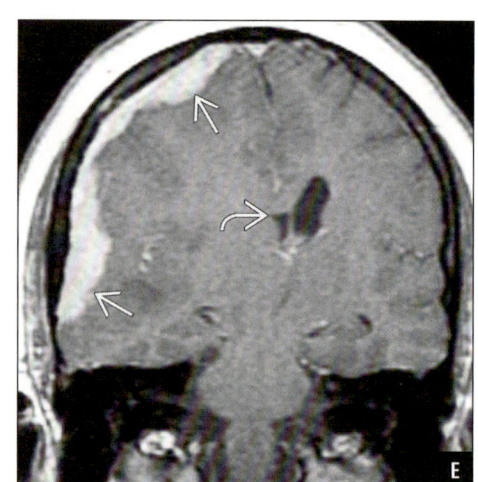

**13-13** Espécime de biópsia de um pseudotumor de células fusiformes micobacterianas do sistema nervoso central de um paciente com Aids demonstrando um grande número de bacilos álcool-ácidorresistentes ➡ no interior de histiócitos epitelioides. Granulomas e células gigantes multinucleadas não são identificadas. (Cortesia de B. K. DeMasters, MD.)

**13-14** TC pós-contraste no plano axial em uma menina de 2 anos de idade com múltiplos linfonodos apresentando realce anelar ➡ e centro hipodenso. Adenite por micobactéria não tuberculosa.

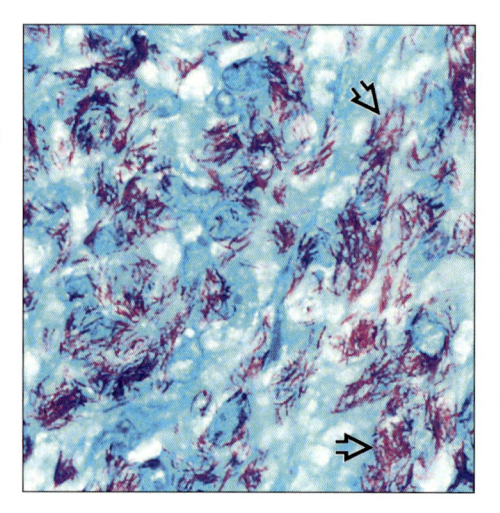

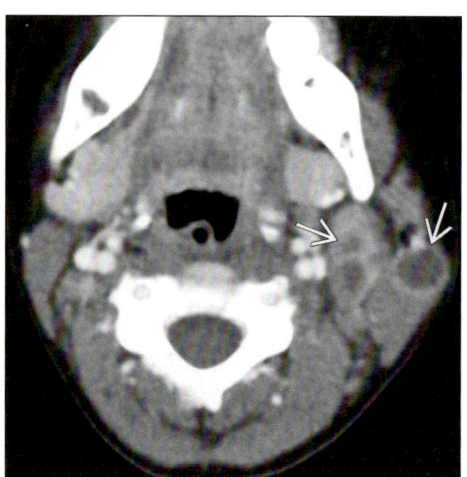

**13-15A** Imagem ponderada em T2 com saturação de gordura em um menino de 2 anos com história de adenopatia cervical há cinco meses demonstrando linfonodos aumentados no nível II ➡ e um linfonodo aumentado, menos hiperintenso, heterogêneo ➡ lateral à glândula submandibular direita ➡.

**13-15B** Imagem ponderada em T1 pós-contraste com saturação de gordura demonstrando realce periférico e necrose central em uma massa linfonodal ➡. Os linfonodos aumentados no nível II ➡ realçam homogeneamente. Adenite micobacteriana não tuberculosa.

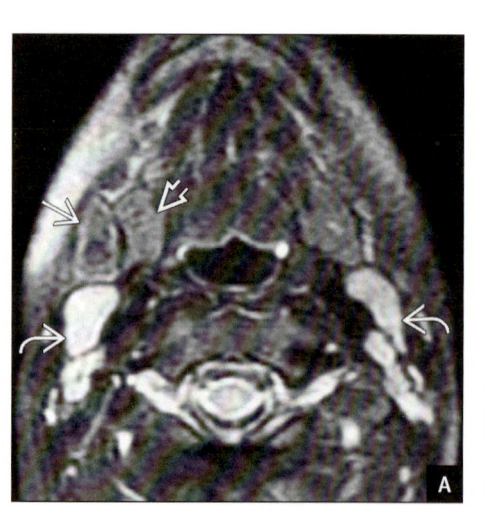

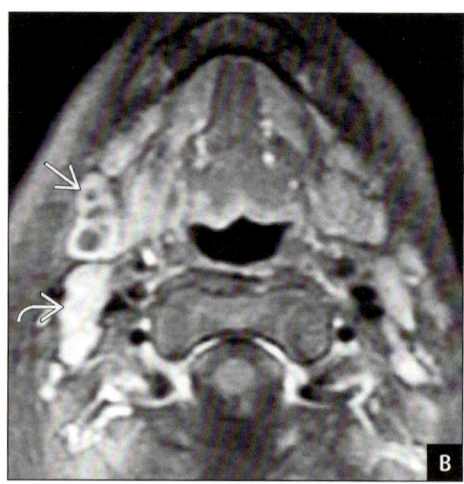

A TC com contraste em geral demonstra realce periférico **(Fig. 13-14)**. Ocasionalmente, pode acontecer fistulização com a pele.

A RM demonstra linfonodos de aspecto cístico, com alto sinal e mínima inflamação adjacente nas imagens ponderadas em T2 com saturação de gordura **(Fig. 13-15A)**. As imagens ponderadas em T1 pós-contraste com saturação de gordura demonstram realce periférico marcado circundando o centro hipodenso necrótico **(Fig. 13-15B)**.

DIAGNÓSTICO DIFERENCIAL. O principal diagnóstico diferencial para linfadenite cervical não tuberculosa é **linfadenopatia supurativa**. Esses pacientes se apresentam com febre e lesão(ões) dolorosa(s). Celulite com infiltração da gordura e das estruturas adjacentes é comum.

A **tuberculose** causa 95% das linfadenites cervicais em adultos e apenas 8% em crianças. Metade de todos os casos ocorre em pacientes imunocomprometidos. Os estudos de imagem demonstram múltiplos linfonodos aumentados no triângulo posterior e na cadeia jugular interna. As lesões bilaterais são típicas, e doença pulmonar coexistente é comum.

Outros diagnósticos diferenciais menos comuns incluem **doença da arranhadura do gato** e **cistos de segundo arco branquial**. A **doença da arranhadura do gato** se apresenta uma ou duas semanas após o incidente e é vista como uma adenopatia satélite reacional nos linfonodos drenando a região envolvida. Os **cistos de segundo arco branquial** podem simular um linfonodo cístico, mas estão localizados entre a glândula submandibular e o músculo esternocleidomastóideo.

## IRIS associada a MAIC

A IRIS micobacteriana atípica fora do SNC é comum, ocorrendo frequentemente como doença pulmonar e/ou linfadenite. A IRIS micobacteriana atípica no SNC é muito rara. Os achados descritos incluem inflamação granulomatosa perivascular com múltiplas lesões parenquimatosas sofrendo realce em T1 pós-contraste.

## Doença do SNC

Em comparação à TB do SNC, as infecções por MAIC são incomuns. O MAIC causa uma lesão expansiva inflamatória localizada chamada de pseudotumor micobacteriano com células fusiformes. Os locais mais comuns são os linfonodos, os pulmões e a pele.

A maioria dos casos relatados na cabeça e no pescoço é encontrada no nariz e na órbita. Lesões intracranianas são excepcionalmente raras e a maioria é encontrada em pacientes com HIV/Aids.

Na biópsia, os pseudotumores micobacterianos contêm camadas de histiócitos epitelioides com infiltrado celular inflamatório misto e pouca necrose. Inúmeros bacilos ácidorresistentes intracelulares são identificados, embora granulomas e células gigantes multinucleadas estejam ausentes **(Fig. 13-13)**.

Os estudos de imagem demonstram uma massa com base dural, que sofre realce e simula meningioma e neurossarcoidose.

---

**INFECÇÕES MICOBACTERIANAS NÃO TUBERCULOSAS**

**Etiologia e aspectos clínicos**
- Micobactérias não tuberculosas (MNT)
  - Micobactérias "atípicas"
  - Mais comum = *M. avium, M. intracellulare*
  - Chamado coletivamente de *complexo M. avium-intracellulare* (MAIC)
- Doença pulmonar (imunocompetente)
- Doença sistêmica disseminada (imunocomprometida)
- Doença de cabeça e pescoço menos comum; raro no SNC

**Linfadenite cervical não tuberculosa**
- Linfadenopatia subaguda/crônica
- Criança imunocompetente < 5 anos
- Apresentação típica: massa pré-auricular e submandibular indolor
- Imagem mostra linfonodos aumentados e com realce periférico

**Síndrome inflamatória da reconstituição imunológica**
- Paciente HIV(+) com MAIC disseminado tratado com HAART
- Normalmente envolve os pulmões e os linfonodos
- Doença do SNC é muito rara
  - Lesões parenquimatosas disseminadas que realçam

**Doença do SNC devido a MNT**
- Aspectos clínicos
  - MAIC no SNC < < < TB no SNC
  - Pacientes imunocomprometidos
- Patologia
  - Lesão com efeito expansivo (pseudotumor micobacteriano com células fusiformes)
  - Histiócitos, células inflamatórias, bacilos ácidorresistentes intracitoplasmáticos
  - Linfonodos, pulmões, pele > > nariz e órbita > SNC
- Imagem
  - Massa focal com base dural
  - Pode simular meningioma e neurossarcoidose

---

# Infecções fúngicas

Fungos são organismos onipresentes com ampla distribuição. Embora as infecções fúngicas do SNC sejam incomuns, a prevalência tem se ampliado conforme o número de pacientes imunocomprometidos aumenta.

## Terminologia

As infecções fúngicas do SNC também são chamadas de micoses cerebrais. Uma "bola fúngica" localizada também é chamada de micetoma ou de granuloma fúngico.

## Etiologia

PATÓGENOS FÚNGICOS. Um número variado de patógenos fúngicos pode causar infecção no SNC. Os mais comuns são

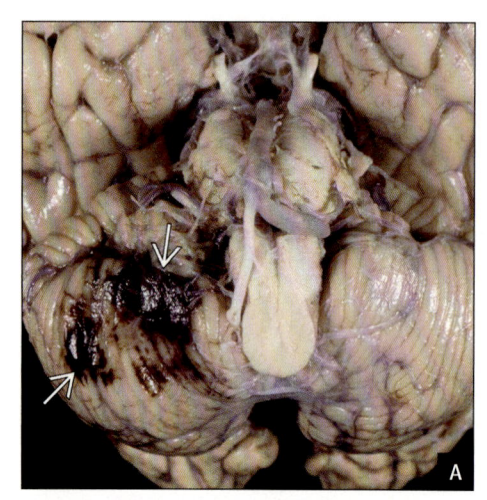

**13-16A** Espécime de necropsia demonstrando infartos hemorrágicos múltiplos ➡ típicos de infecção fúngica.

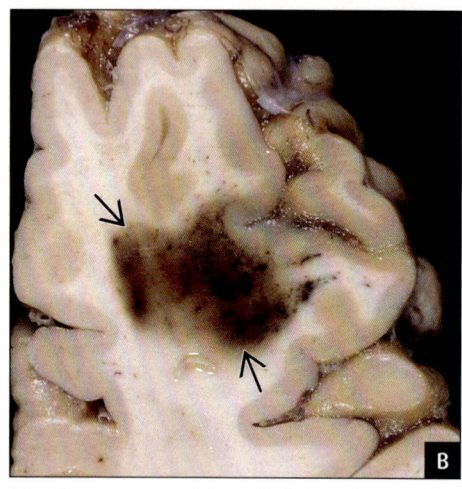

**13-16B** Imagem axial através do hemisfério cerebral no mesmo caso demonstrando infarto subcortical hemorrágico ➡. (Cortesia de R. Hewlett, MD.)

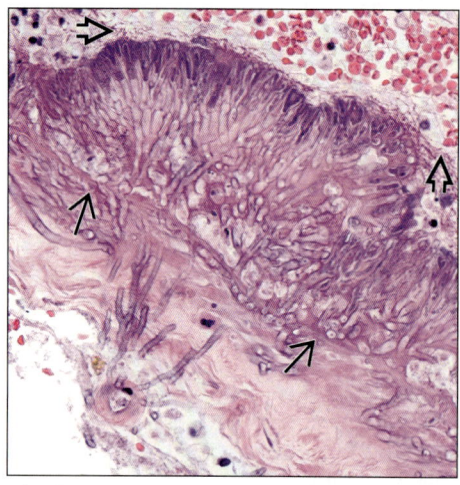

**13-17** Agrupamentos em aspecto radial de *Aspergillus* ➡ penetrando na parede de um vaso sanguíneo leptomeníngeo ➡. (Cortesia de D. K. DeMasters, MD.)

*Coccidioides immitis*, *Aspergillus fumigatus*, *Cryptococcus neoformans*, *Histoplasma capsulatum*, *Candida albicans* e *Blastomyces dermatitidis*. Os membros da classe dos zigomicetos (em especial o gênero *Mucor*) também podem se tornar patogênicos.

Os agentes específicos variam conforme o estado imune. Candidíase, mucormicose e criptococose costumam ser infecções oportunistas. Elas ocorrem em pacientes com fatores predisponentes como diabetes, neoplasias hematológicas e imunossupressão. Coccidioidomicose e aspergilose afetam tanto os pacientes imunocompetentes quanto os imunocomprometidos.

**EXPOSIÇÃO AMBIENTAL.** Com exceção do *C. albicans* (constituinte normal da flora intestinal humana), a maioria das infecções fúngicas são inicialmente adquiridas pela inalação de esporos fúngicos na poeira e no solo contaminados.

A coccidioidomicose ocorre em áreas com baixa precipitação e altas temperaturas no verão (p. ex., México, sudoeste dos Estados Unidos, algumas partes da América do Sul), enquanto a histoplasmose e a blastomicose ocorrem em áreas sombreadas com ar úmido e madeira podre (p. ex., África, ao redor dos grandes lagos e vales de rios na América do Norte).

**INFECÇÕES SISTÊMICAS E DO SNC.** Uma grande quantidade de esporos inalados pode provocar infecção pulmonar. Em pacientes imunocompetentes, fungos da blastomicose e histoplasmose são normalmente confinados aos pulmões, onde causam doenças granulomatosas.

A disseminação hematogênica dos pulmões para o SNC é a rota mais comum de infecção. As infecções sinonasais fúngicas podem invadir a base do crânio e o seio cavernoso diretamente. A doença sinonasal com extensão intracraniana (doença rinocerebral) é o padrão mais comum de infecções por *Aspergillus* e *Mucor* no SNC.

A doença fúngica disseminada em geral ocorre em pacientes imunocomprometidos.

## Patologia

São quatro as manifestações patológicas das micoses do SNC: doença meníngea difusa (mais comum), lesões parenquimatosas focais ou múltiplas (comum), doença disseminada não focal do parênquima (rara) e massa focal com base dural (raríssima).

**LOCALIZAÇÃO.** As meninges são o sítio mais comum, seguidas pelo parênquima cerebral e pela medula espinal.

**TAMANHO E NÚMERO.** Micetomas parenquimatosos variam em tamanho desde muito pequenos (poucos milímetros) até lesões com 1 ou 2 cm. Lesões maiores são infrequentes, embora múltiplas lesões sejam comuns.

**PATOLOGIA MACROSCÓPICA.** O achado macroscópico mais comum é meningite basilar com congestão meníngea. As infecções fúngicas parenquimatosas podem ser tanto disseminadas quanto focais.

Os abscessos fúngicos são lesões encapsuladas com centro apresentando aspecto mucoide espesso ou marrom claro, margem irregular avermelhada e edema periférico. Doença disseminada é menos comum e causa cerebrite fúngica com cérebro difusamente inchado.

Os infartos hemorrágicos, em geral nos núcleos da base ou na junção entre a substância branca e cinzenta, são comuns com fungos angioinvasivos **(Fig. 13-16)**. Raramente as infecções fúngicas podem produzir massas com base dural com aspecto semelhante ao meningioma.

CARACTERÍSTICAS MICROSCÓPICAS. As características microscópicas das infecções fúngicas do SNC variam com a espécie do agente **(Fig. 13-17)**. *Blastomyces, Histoplasma, Cryptococcus* e *Candida* são leveduras. *Aspergillus* tem hifas septadas e ramificadas. *Candida* tem pseudo-hifas. *Coccidioides* apresenta esporângios que contêm endósporos.

O abscesso fúngico exibe necrose central de coagulação com moderadas quantidades de células inflamatórias agudas (leucócitos polimorfonucleares) e crônicas (linfo-histiócitos) junto com um número variável de organismos fúngicos.

Ele também é circundado por um halo de tecido de granulação, hemorragia perivascular e vasos trombosados. Granulomas fúngicos são menos comuns, sendo caracterizados pela presença de células gigantes multinucleadas.

As infecções fúngicas extra-axiais são caracterizadas predominantemente por proliferação de células fusiformes.

## Aspectos clínicos

EPIDEMIOLOGIA. A epidemiologia varia conforme a espécie do fungo. Muitas infecções são comuns e assintomáticas (p. ex., cerca de 25% da população do Canadá está infectada por *Histoplasma*).

A candidíase é a infecção fúngica nosocomial mais comum do mundo. A aspergilose responde por 20 a 30% dos abscessos cerebrais fúngicos e é a complicação cerebral mais comum após o transplante de medula óssea. *Mucor* são amplamente distribuídos, mas em geral infectam apenas pacientes imunocomprometidos.

ASPECTOS DEMOGRÁFICOS. Os pacientes imunocompetentes apresentam distribuição bimodal de idade com infecções fúngicas predominando em crianças e em indivíduos idosos. Existe uma discreta predominância no sexo masculi-

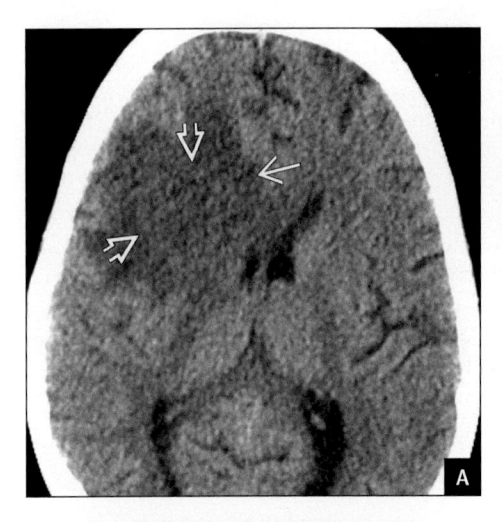

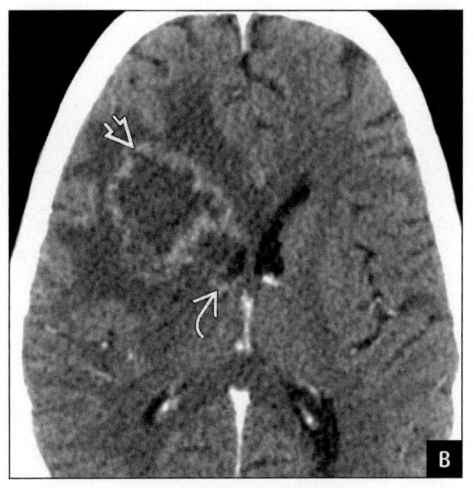

**13-18A** TC no plano axial em um paciente imunocompetente demonstrando lesão de aspecto expansivo hipodensa com discreto halo hiperdenso ⇨ circundada por importante edema ➡.
**13-18B** TC pós-contraste do mesmo paciente demonstrando realce periférico serrilhado ⇨ com edema e ventriculite adjacente ➡. A cirurgia identificou aspergiloma.

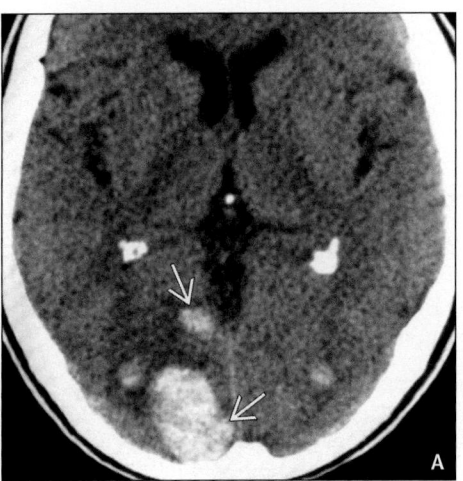

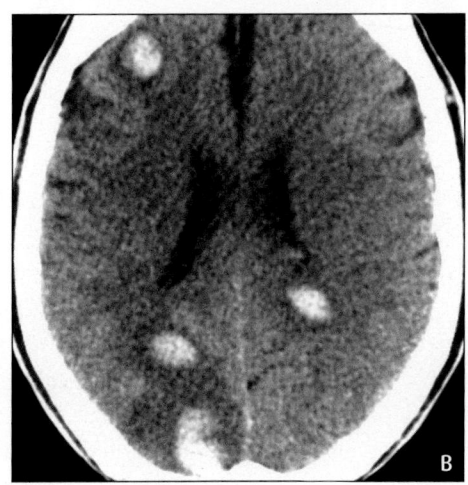

**13-19A** TC demonstrando múltiplas hemorragias parenquimatosas ➡ em ambos os lobos occipitais causadas por infecção fúngica angioinvasiva.
**13-19B** TC em corte mais cranial no mesmo paciente demonstrando lesões hemorrágicas distribuídas em ambos os hemisférios. Micetomas hemorrágicos da aspergilose angioinvasiva foram identificados na cirurgia.

no. Os pacientes imunocomprometidos de todas as idades e ambos os sexos estão em risco.

**APRESENTAÇÃO.** Sintomas não específicos como perda de peso, cansaço e fadiga são comuns. Muitos pacientes inicialmente apresentam sintomas relacionados à infecção pulmonar. O envolvimento do SNC é traduzido por cefaleia, meningismo, alterações no estado mental e/ou convulsões.

**DIAGNÓSTICO.** Os achados de imagem e laboratoriais costumam ser inespecíficos. Enquanto as características microscópicas são úteis para o diagnóstico, culturas são necessárias para documentar as espécies e o tipo de infecções fúngicas.

O diagnóstico de infecções fúngicas agressivas pode ser especialmente difícil em pacientes imunocomprometidos. Não existe teste sorológico ou baseado em PCR para alguns fungos (p. ex., *Mucor*). A biópsia permanece como o único método confiável para o diagnóstico dessas infecções.

**HISTÓRIA NATURAL.** O prognóstico depende da doença de base do paciente tanto quanto do diagnóstico acurado e rápido para instituição de terapia antifúngica adequada.

---

### INFECÇÕES FÚNGICAS DO SNC

**Etiologia e ambiente**
- Características gerais
  - A maioria é amplamente encontrada em todos os locais
  - A maioria vem de esporos do solo (exceção = *Candida*)
- Normal ou normal/imunocomprometido
  - Histoplasmose, blastomicose
  - Aspergilose, coccidioidomicose
- Normalmente imunocomprometido
  - Candidíase, criptococose, mucormicose

**Patologia**
- Quatro manifestações básicas
  - Doença meníngea difusa
  - Lesões focais múltiplas/solitárias parenquimatosas
  - Doença disseminada não focal do parênquima
  - Lesão focal dural
- Fungos angioinvasivos (*Mucor*, *Aspergillus*) podem causar infartos hemorrágicos

---

**13-20A** Imagem ponderada em T1 sagital pós-contraste de um homem de 30 anos com meningite/ventriculite por *Coccidioides* demonstrando hidrocefalia obstrutiva com aumento marcado do quarto ventrículo ➡. O exsudato espesso com realce ➡ preenche completamente as cisternas suprasselar e pré-pontina, cisterna magna e se estende inferiormente ao redor da medula cervical.
**13-20B** Imagem ponderada em T1 axial pós-contraste no mesmo paciente demonstrando realce importante das cisternas basais e *ambiens* ➡. Observe também a ependimite. ➡

**13-21A** Imagem ponderada em T1 de um paciente imunocomprometido com infecção fúngica disseminada demonstrando atrofia cerebral difusa, hipointensidades multifocais confluentes no córtex e na substância branca subcortical ➡. Lesão focal de aspecto cístico é identificada nos núcleos da base à direita ➡.
**13-21B** Hiperintensidade difusa em FLAIR através de quase todo o córtex, substância branca subcortical e núcleos da base ➡. Cerebrite fúngica com micetoma nos núcleos da base ➡.

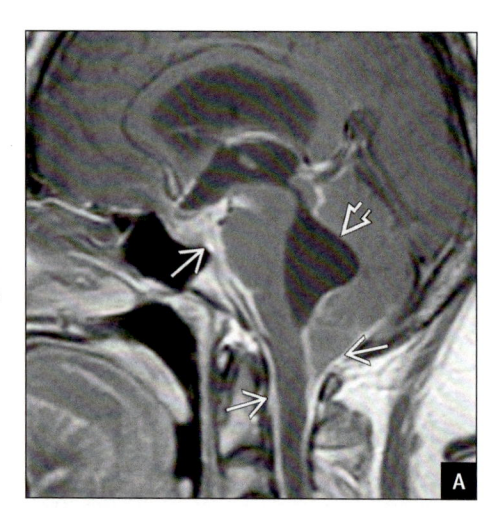

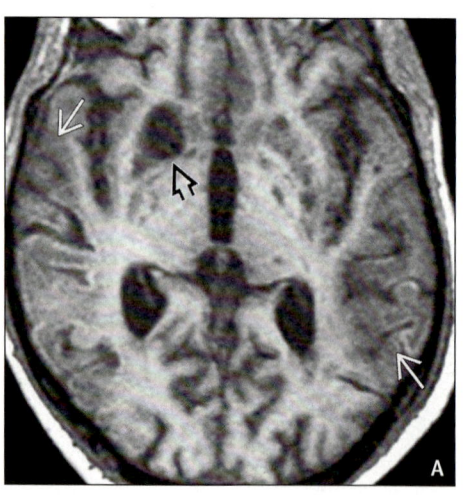

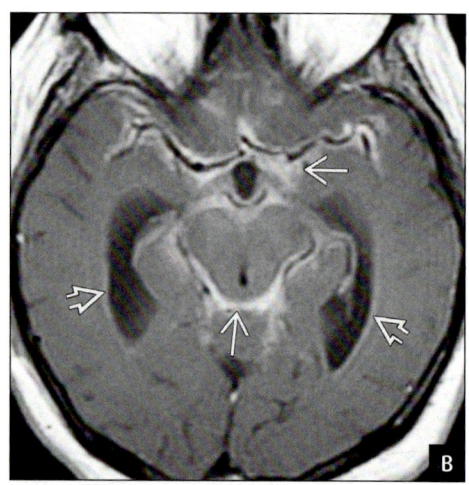

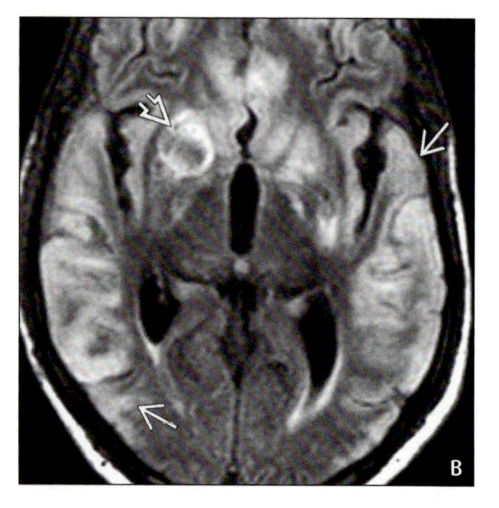

### Aspectos clínicos
- Fatores de risco
  - Imunossupressão congênita/adquirida
  - Diabetes
- Idade
  - Bimodal (crianças, indivíduos idosos), podendo afetar qualquer idade

## Imagem

**CARACTERÍSTICAS GERAIS.** Os achados variam conforme o estado imunológico do paciente. Os abscessos fúngicos bem formados são vistos em pacientes imunocompetentes. As imagens realizadas no início do curso de uma infecção rapidamente progressiva de um paciente imunocomprometido podem demonstrar edema cerebral difuso mais característico de encefalite do que abscesso fúngico.

**ACHADOS NA TC.** Os achados na TC incluem lesões parenquimatosas hipodensas causadas por granulomas focais ou isquemia **(Fig. 13-18)**. A hidrocefalia é comum em pacientes com meningite fúngica. Os pacientes com meningite por *Coccidioides* demonstram meninges espessadas, moderadamente hiperdensas na base do crânio.

A infecção parenquimatosa difusa causa edema cerebral difuso. As hemorragias parenquimatosas multifocais são comuns em pacientes com espécies fúngicas angioinvasivas **(Figs. 13-19, 13-25)**.

Os micetomas nos seios paranasais costumam ser vistos como um seio opacificado hiperdenso que contém calcificações lineares/minimamente arredondadas. A sinusite fúngica por vezes torna-se invasiva, atravessando a mucosa e envolvendo vasos sanguíneos, ossos, órbita, seios cavernosos e cavidades intracranianas. A erosão óssea focal ou difusa, com infiltração dos tecidos moles adjacentes, pode simular neoplasia. A TC com janela óssea e reconstruções nos três planos-padrão é útil para avaliar envolvimento da base do crânio, enquanto imagens de RM ponderadas em T1 com contraste e saturação de gordura são a melhor modalidade para delinear comprometimento além da cavidade nasal e paranasal **(Fig. 13-26)**.

A doença meníngea difusa apresenta realce pial-subaracnóideo na TC pós-contraste. Múltiplas lesões puntiformes ou em anel com realce são achados típicos dos micetomas.

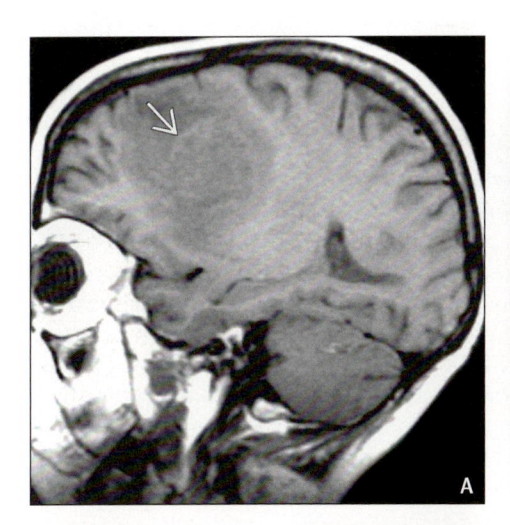

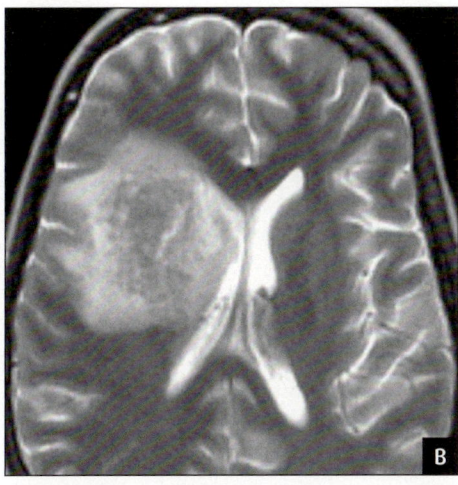

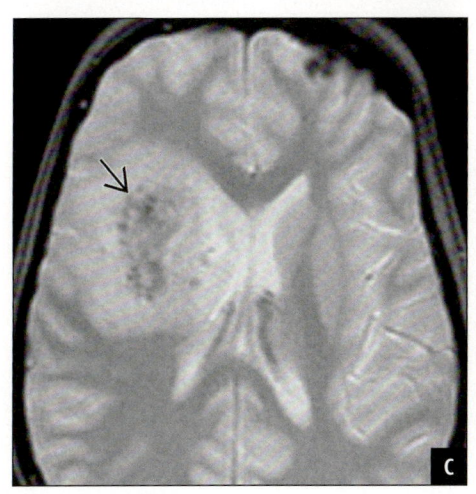

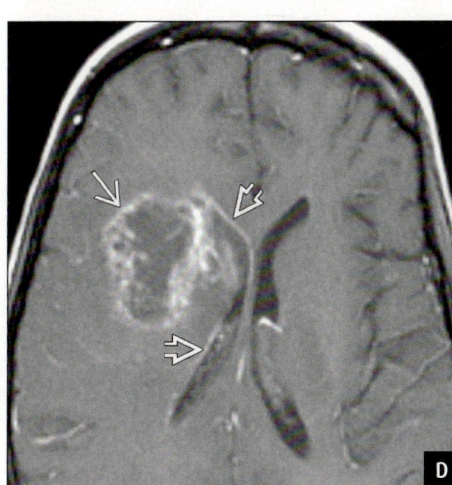

**13-22A** Imagem ponderada em T1 no plano sagital no mesmo caso da Figura 13-18 demonstrando edema hipointenso circundando um halo moderadamente hiperintenso ➡.
**13-22B** Imagem ponderada em T2 no plano axial demonstrando que a lesão é predominantemente hipointensa relativamente ao córtex.
**13-22C** Imagem ponderada em T2* GRE mostra múltiplos focos puntiformes de artefato de susceptibilidade magnética ➡ dentro da lesão, consistente com hemorragias petequiais.
**13-22D** Imagem ponderada em T1 pós-contraste demonstrando lesão de aspecto expansivo com realce irregular periférico ➡ que circunda o centro sem realce. Observe a extensão para o interior do ventrículo lateral com realce ependimário difuso ➡. O aspergiloma foi encontrado na cirurgia e confirmado na histopatologia.

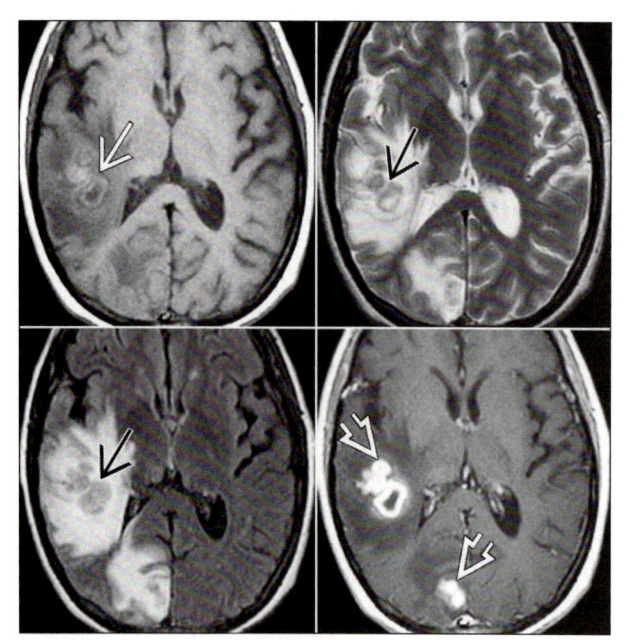

**13-23** Abscessos múltiplos por *Nocardia* em uma mulher de 35 anos. Note os halos hiperintensos em T1 ➡, hipointensidade em T2/FLAIR ➡ e realce sólido e periférico ➡.

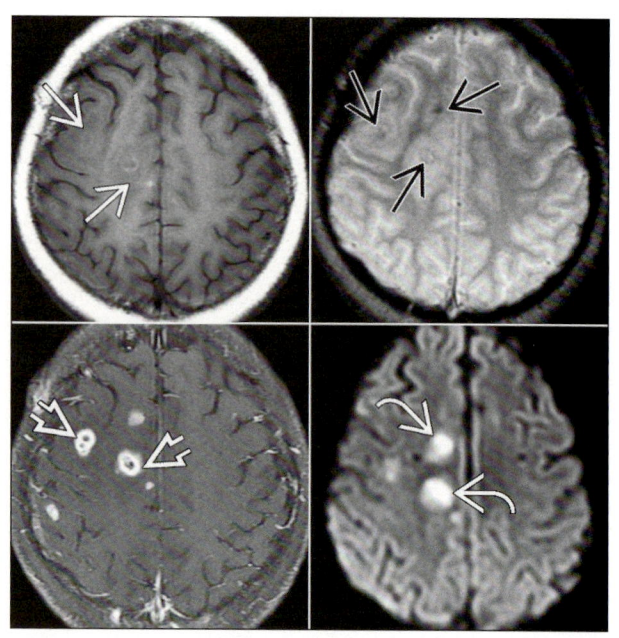

**13-24** Abscessos por *Aspergillus* em um paciente imunocomprometido. Imagem ponderada em T1 no plano axial demonstrando focos de hiperintensidade puntiformes e anelares ➡ com artefato de susceptibilidade magnética na ponderação em T2* ➡. Realce nodular e periférico é identificado em T1 pós-contraste com saturação de gordura ➡. A maioria das lesões não apresenta restrição à difusão ➡.

ACHADOS NA RM. A meningite fúngica se apresenta com LCS de aspecto "sujo" em T1. As lesões parenquimatosas são, com frequência, hipointensas em T1, porém podem apresentar encurtamento do tempo T1 se houver hemorragia subaguda associada **(Fig. 13-23)**. As paredes irregulares com projeções sem realce para o interior da cavidade são achados típicos.

Em pacientes com cerebrite fúngica, hiperintensidades em T2/FLAIR bilaterais assimétricas corticais/subcorticais e nos núcleos da base podem ser identificadas **(Fig. 13-21)**. As lesões focais (micetomas) demonstram focos de alto sinal que, com frequência, têm halo hipointenso periférico, circundado por edema vasogênico. As sequências T2* podem demonstrar artefato de susceptibilidade magnética focal causado por hemorragia e calcificação **(Fig. 13-24)**. Os micetomas nos seios paranasais e no parênquima habitualmente apresentam restrição na difusão **(Fig. 13-26D)**.

As imagens T1 pós-contraste com saturação de gordura demonstram realce difuso e espesso das leptomeninges basais **(Fig. 13-20)**. Fungos angioinvasivos podem erodir a base do crânio, causar espessamento dural em placa e ocluir uma ou ambas as artérias carótidas **(Figs. 13-27 e 13-28)**. As lesões parenquimatosas podem apresentar realce puntiforme, anelar ou irregular **(Figs. 13-22 e 13-24)**.

A espectroscopia por RM demonstra Cho moderadamente aumentada e queda do NAA. O pico de lactato é visto em 90% dos casos, enquanto lipídeos e aminoácidos são identificados em cerca de 50%. Os múltiplos picos ressonando entre 3,6 e 3,8 ppm são comuns e provavelmente representam trealose.

## Diagnóstico diferencial

Os achados de imagem da meningite fúngica são inespecíficos e lembram os achados das meningites piogênica, tuberculosa e carcinomatosa.

Os abscessos fúngicos podem algumas vezes ser diferenciados dos **abscessos piogênicos** pelas paredes mais irregulares, projeções internas sem realce e picos de ressonância entre 3,6 e 3,8 ppm na espectroscopia. A **TB** pode ter margens serrilhadas e se apresentar com características semelhantes aos abscessos fúngicos nos métodos-padrão de imagem. A hemorragia macroscópica é mais comum em abscessos fúngicos do que com abscessos piogênicos ou tuberculosos.

Outras doenças que simulam abscessos fúngicos são **neoplasias** primárias (p. ex., glioblastoma multiforme com necrose central) e metástases.

---

**INFECÇÕES FÚNGICAS: IMAGEM**

**TC**
- Meningite
  - Meninges iso/hiperdensas
- Abscesso
  - Centro hipodenso
  - Halo hiperdenso
  - Graus variados de hemorragia (infecções angioinvasivas)

*(continua)*

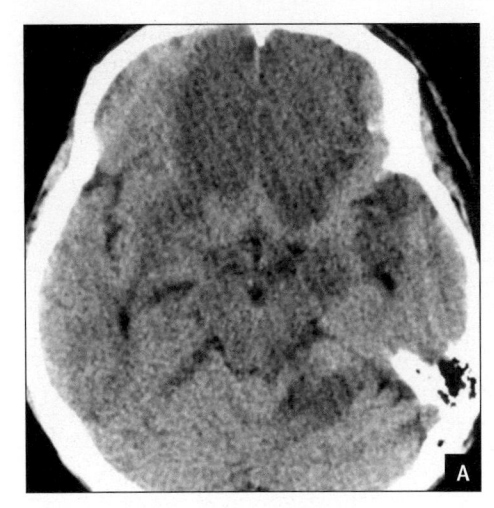

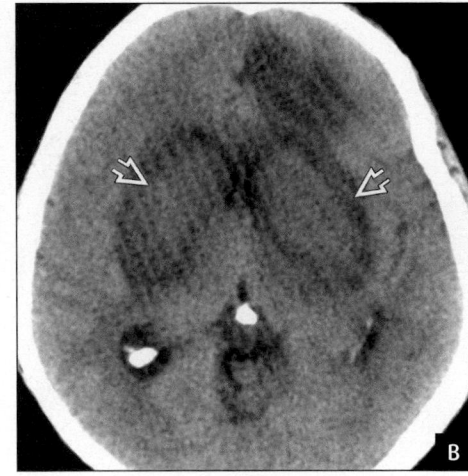

**13-25A** TC da aspergilose angioinvasiva demonstrando infartos hipodensos no cerebelo, mesencéfalo e lobos frontais e temporais.
**13-25B** TC axial do mesmo paciente demonstrando que os infartos nos núcleos da base apresentam sinais de transformação hemorrágica ➡.

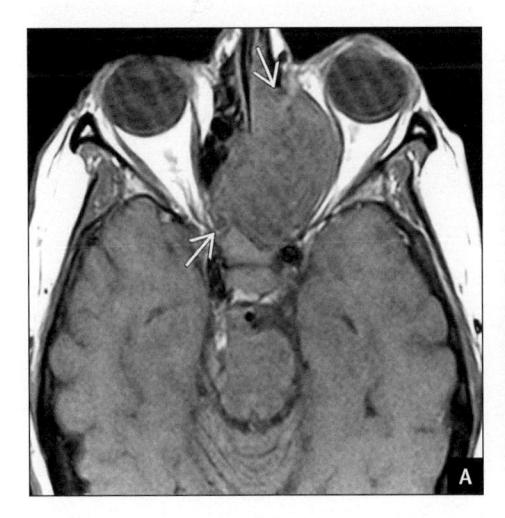

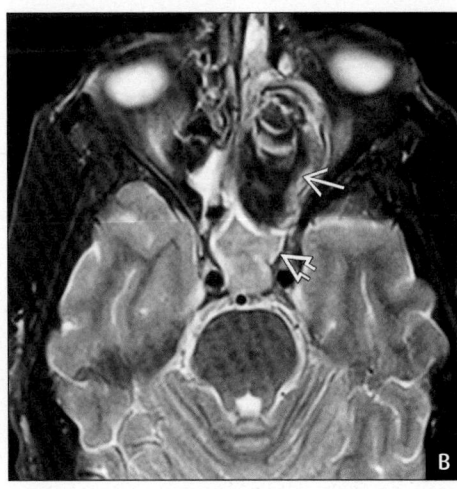

**13-26A** Séries de imagens demonstrando micetomas focais sinonasais. Imagem ponderada em T1 no plano axial demonstrando massa isointensa expansiva destrutiva ➡ no nariz e no seio etmoide. A lesão invade a órbita esquerda e se estende posteriormente, obstruindo o seio esfenoidal.
**13-26B** A lesão tem sinal predominantemente hipointenso ➡ em T2, embora apresente algumas áreas de sinal misto. Observe alterações destrutivas no seio esfenoidal ➡.

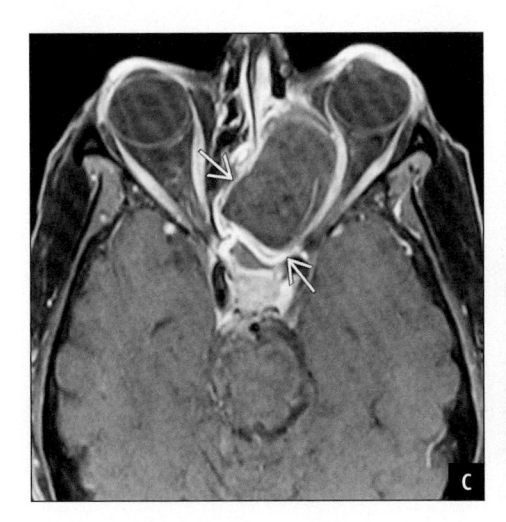

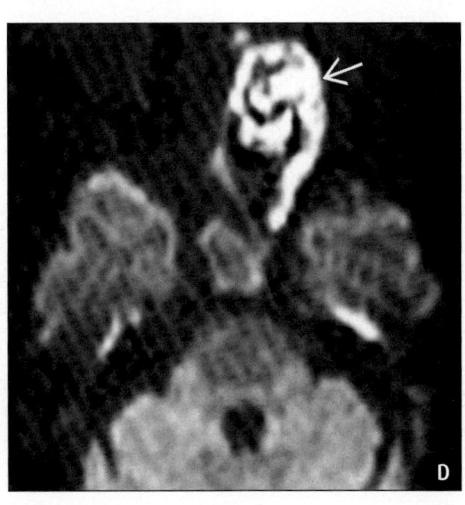

**13-26C** Imagem ponderada em T1 pós-contraste com saturação de gordura mostrando realce periférico ao redor das margens da lesão expansiva ➡.
**13-26D** A lesão apresenta restrição à difusão ➡.

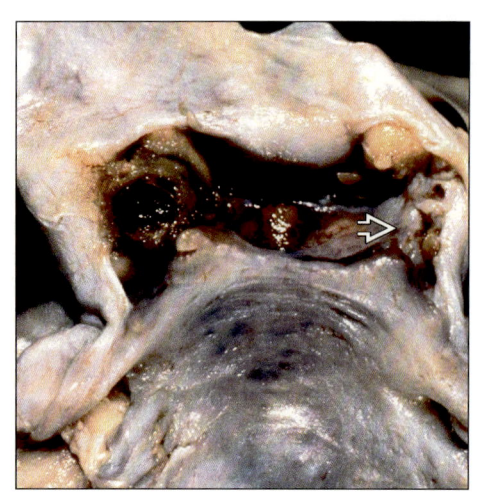

**356** Infecção, inflamação e doenças desmielinizantes

**13-27** Visão aproximada do seio cavernoso necropsiado com sinusite fúngica invasiva ocluindo a artéria carótida interna no segmento cavenoso à esquerda ➤. (Cortesia de R. Hewlett, MD.)

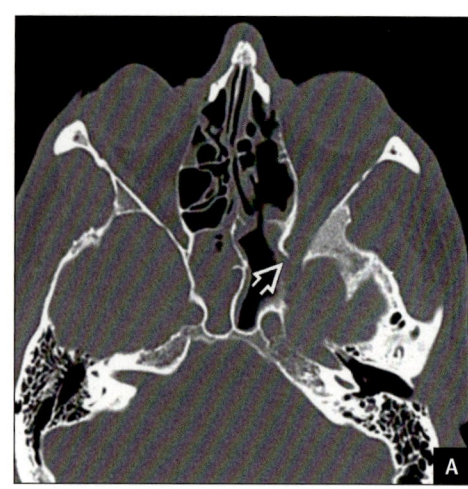

**13-28A** TC com filtro ósseo em um paciente com diabetes pobremente controlada e mucormicose invasiva. Observe a destruição óssea, a destruição do ápice da órbita e do seio esfenoidal ➤.

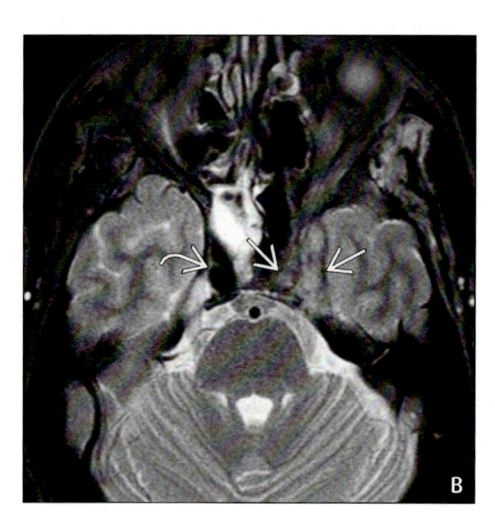

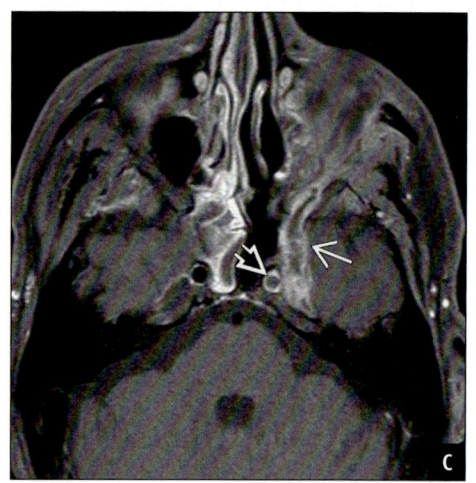

**13-28B** Imagem ponderada em T2 no plano axial com saturação de gordura demonstrando *flow void* normal da ACI direita no segmento cavernoso ➤ e lesão no seio cavernoso esquerdo com oclusão da ACI ➤.

**13-28C** Imagem ponderada em T1 pós-contraste com saturação de gordura no mesmo paciente demonstrando invasão do seio cavernoso esquerdo ➤ e oclusão da artéria carótida ➤.

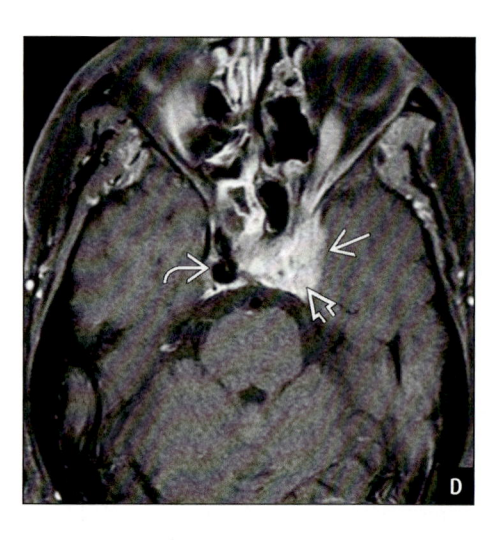

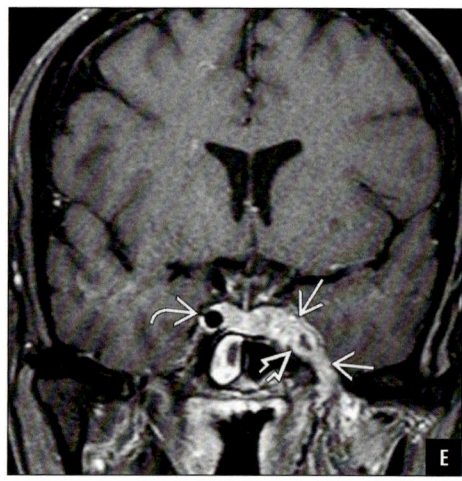

**13-28D** Imagem ponderada em T1 pós-contraste com saturação de gordura através do topo do seio cavernoso demonstrando invasão à esquerda com realce ➤ e *flow void* ausente ➤ (compare com o lado direito normal ➤).

**13-28E** Imagem ponderada em T1 pós-contraste no plano coronal com saturação de gordura demonstrando a porção cavernosa da ACI direita ➤, a ACI esquerda ocluída ➤ e infiltração do seio cavernoso ➤. A mucormicose sinonasal invasiva em um paciente diabético é uma doença potencialmente letal. Este paciente morreu após um infarto maciço da artéria cerebral média esquerda logo após o presente estudo.

*(continuação)*

- Doença sinonasal
  - Hiperdenso (micetoma)
  - Pode demonstrar calcificações
  - Destruição óssea presente ou ausente
  - Extensão intracraniana possível

**RM**
- Meningite
  - LCS "sujo"
  - Isointenso ao cérebro em T1
  - Hiperintenso em T2/FLAIR
- Abscesso
  - Centro hipointenso, halo hiperintenso em T1
  - Centro hiperintenso, halo hipointenso em T2
  - Focos de hemorragia com artefato de susceptibilidade magnética em T2*
  - Restrição na difusão
  - Forte realce em T1 pós-contraste
  - Espectroscopia: pico de lactato em 90%, lipídeos e aminoácidos em 50%, múltiplos picos ressonando entre 3,6 e 3,8 ppm

**Diagnóstico diferencial**
- Meningite granulomatosa, piogênica
- Abscesso piogênico
- Neoplasia (primária, metastática)

# Infecções parasitárias

No passado, as doenças parasitárias eram consideradas endêmicas apenas em países com condições sanitárias precárias, o aumento do número de viagens e imigração transformou as transformou em um problema de saúde global.

Com exceção da neurocisticercose, a doenças parasitárias do SNC são raras. Quando elas infectam o cérebro, causam lesões expansivas com características bizarras que podem simular neoplasias.

## Neurocisticercose

A cisticercose é a infecção parasitária mais comum no mundo, e as lesões no SNC se desenvolvem em 60 a 90% dos pacientes com cisticercose.

### Terminologia

Quando a cisticercose infecta o SNC, é chamada de neurocisticercose (NCC). O cisticerco no cérebro é na realidade a forma larval secundária do parasita. O escólex é a porção que apresenta acúleos e ventosas. Na forma larval, o escólex é invaginado em um cisto, que é chamado de "vesícula".

### Etiologia

A maioria dos casos de NCC é causada pela larva encistada do verme suíno *Taenia solium* e adquirida por meio de contaminação fecal-oral. Os seres humanos são infectados após a ingestão de ovos de *T. solium*. Quando os ovos atingem os intestinos, eles rompem e liberam as larvas primárias (oncosferas) que se disseminam via corrente sanguínea para praticamente qualquer órgão do corpo.

### Patologia

**Localização.** As larvas de *T. solium* são mais comuns no SNC, nos olhos, nos músculos e nos tecidos subcutâneos. O espaço subaracnóideo intracraniano é o sítio do SNC mais comum, seguido pelo parênquima cerebral e pelos ventrículos (quarto > terceiro > ventrículos laterais) **(Fig. 13-29)**. Os cistos na profundidade dos sulcos cerebrais podem provocar uma reação inflamatória intensa, efetivamente "selando" o sulco e fazendo o cisto parecer intra-axial.

**Tamanho e número.** A maioria dos cistos parenquimatosos da NCC são relativamente pequenos, de alguns milímetros até cerca de 1 cm de diâmetro. Ocasionalmente, múltiplos cistos grandes podem se formar no espaço subaracnóideo (a forma racemosa da NCC, que lembra um cacho de uvas).

Em número, as lesões variam de solitárias (20 a 50% dos casos) até múltiplos pequenos cistos.

**Patologia macroscópica.** Quatro estágios de desenvolvimento e regressão da NCC são identificados. Os pacientes podem apresentar múltiplas lesões em diferentes estágios de evolução.

Na **fase vesicular**, larvas viáveis (o cisticerco) apresentam-se como cistos translúcidos, de paredes finas, com conteúdo líquido e com o escólex esbranquiçado invaginado, excentricamente localizado **(Figs. 13-30 e 13-31)**.

Na **fase vesicular coloidal**, a larva começa a degenerar. O conteúdo líquido do cisto torna-se espesso e turvo. Uma importante resposta inflamatória é iniciada e caracterizada por uma coleção de células gigantes multinucleadas, macrófagos e neutrófilos. Uma cápsula fibrosa se desenvolve e o edema perilesional torna-se proeminente.

A **fase granular nodular** representa involução progressiva com colapso e retração do cisto em um nódulo granulomatoso que eventualmente vai calcificar. Persiste o edema, embora a gliose pericística seja o achado mais comum nessa fase. Na **fase nodular calcificada**, a lesão inteira se torna um nódulo fibrocalcificado **(Fig. 13-32)**. Nessa última fase, não se identifica resposta imune do hospedeiro.

**Características microscópicas.** A parede do cisto apresenta três camadas distintas – cuticular externa, celular média ("pseudoepitelial") e fibrilar interna ou camada reticular. A larva viável apresenta um rostelo com acúleos e ventosas musculares.

### Aspectos clínicos

**Epidemiologia.** Em países onde a cisticercose é endêmica, cisticercos calcificados são encontrados em 10 a 20% de toda a população. Destes, cerca de 5% (400.000 de 75 milhões) serão sintomáticos.

**Aspectos demográficos.** A NCC ocorre em todas as faixas etárias, mas o pico de apresentação dos sintomas é entre 15 e 40 anos. Não há predileção por gênero.

APRESENTAÇÃO. A NCC é uma doença clinicamente pleomórfica, com apresentações muito variadas. Sinais e sintomas dependem do número e da localização das larvas, do estágio de desenvolvimento, da duração da infecção e da presença ou ausência de resposta imune do hospedeiro.

Epilepsia/crises convulsivas são os sintomas mais comuns (80%), sendo o resultado de inflamação junto ao cisto em degeneração. Cefaleia (35 a 40%) e déficits neurológicos focais (15%) também são comuns. Entre 10 e 12% dos pacientes exibem sinais de pressão intracraniana elevada. Outras manifestações como lesões cerebrovasculares ocorrem em menos de 10% dos pacientes sintomáticos.

HISTÓRIA NATURAL. Muitos pacientes persistem assintomáticos por anos. O tempo médio da infestação até o desenvolvimento de sintomas é de 2 a 5 anos. O tempo para progredir entre todos os quatro estágios da doença varia de 1 a 9 anos, com uma média de cinco anos.

OPÇÕES DE TRATAMENTO. Albendazol oral com ou sem esteroides, excisão/drenagem das lesões parenquimatosas e ressecção endoscópica das lesões intraventriculares são as opções de tratamento.

> **NEUROCISTICERCOSE: ETIOLOGIA E EPIDEMIOLOGIA**
> **Etiologia**
> - Verme do porco (*T. solium*)
> - Transmissão fecal-oral
> - Ovos ingeridos eclodem no intestino
> - Liberação, disseminação das oncosferas
> - Larvas encistam no cérebro
>
> **Epidemiologia**
> - Infecção parasitária mais comum do mundo
> - Lesão no SNC em 60 a 90% dos indivíduos infectados

## Imagem

CARACTERÍSTICAS GERAIS. Os aspectos de imagem dependem de vários fatores: (1) estágio do ciclo de vida da *T. solium* na apresentação, (2) resposta inflamatória do hospedeiro, (3) número e localização dos parasitas e (4) complicações associadas como hidrocefalia e dano vascular.

*Fase vesicular.* A TC demonstra um cisto de margens finas e definidas isodenso ao LCS. Não há edema ou realce na TC com contraste.

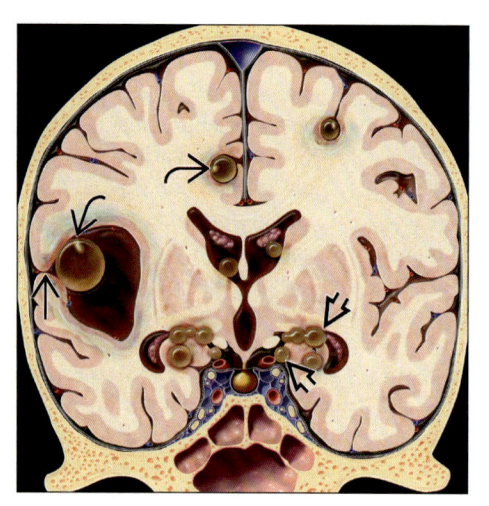

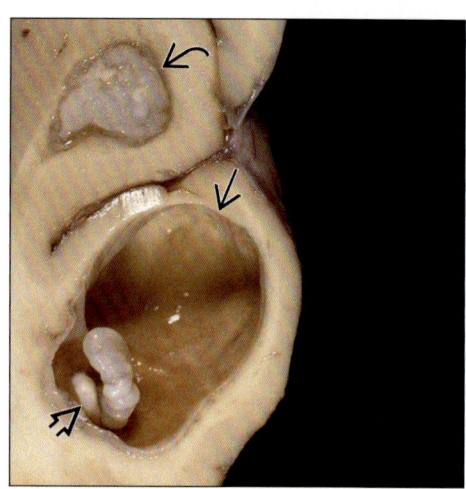

**13-29** NCC. Cistos na convexidade apresentam escólex ➡ e inflamação periférica. O processo inflamatório circundando os cistos maiores "sela" o sulco cortical ➡ e faz a lesão parecer parenquimatosa. Cistos racemosos ➡ sem escólex podem ser vistos nas cisternas da base.

**13-30** A NCC na fase vesicular apresenta cistos com conteúdo fluido transparente ➡ e um escólex branco perifericamente posicionado ➡. Observe uma segunda lesão em fase granular nodular ➡. (Cortesia de R. Hewlett, MD.)

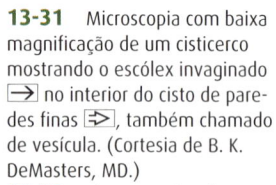

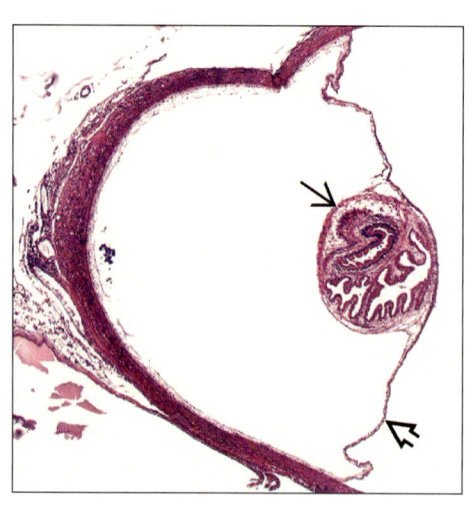

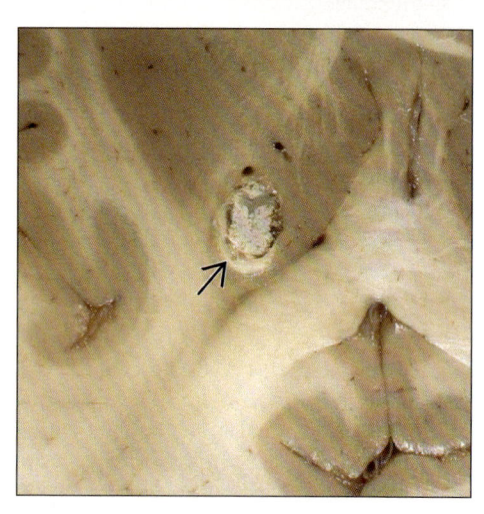

**13-31** Microscopia com baixa magnificação de um cisticerco mostrando o escólex invaginado ➡ no interior do cisto de paredes finas ➡, também chamado de vesícula. (Cortesia de B. K. DeMasters, MD.)

**13-32** Vista aproximada de um cisto calcificado da NCC nodular ➡. Observe a falta de reação inflamatória e ausência de efeito expansivo. (Cortesia de R. Hewlett, MD.)

A RM mostra que o cisto é isointenso ao LCS em T1 e T2/FLAIR. O escólex é nodular e discretamente hiperintenso. A ausência de realce é típica. A NCC disseminada ou "miliar" dá um aspecto de "sal e pimenta" ao cérebro **(Figs. 13-33 e 13-34)** com impressionante ausência de edema perilesional.

*Fase vesicular coloidal.* O fluido do cisto é hiperdenso em relação ao LCS na TC e demonstra realce anelar periférico na TC pós-contraste. Uma pequena a grande quantidade de edema circunda a larva em processo degenerativo.

A RM demonstra que o fluido do cisto é moderadamente hiperintenso ao LCS em T1 e o escólex* hiperintenso em FLAIR **(Fig. 13-35)**. Uma pequena a grande quantidade de edema periférico pode ser vista **(Fig. 13-36B)**. Não há restrição à difusão da água. O realce da parede do cisto é intenso e frequentemente tem aspecto "felpudo" **(Figs. 13-36D e 13-37)**. A espectroscopia por RM demonstra pico de succinato ressonando em 2,4 ppm, assim como um pico de lactato e um pequeno pico de acetato.

*Fase granular nodular.* A TC demonstra edema residual discreto. Na TC pós-contraste, identifica-se um nódulo em involução, com realce leve a moderado.

---

* Estudos recentes têm demonstrado que o escólex pode ter sinal alto na difusão (Santos GT et. al. AJNR 2013-34:310)

A parede do cisto encontra-se espessada e retraída, e o edema perilesional diminui significativamente, até, por fim, desaparecer. Um realce nodular ou periférico anelar discreto é característico nessa fase **(Fig. 13-36D)**.

*Fase nodular calcificada.* Na TC, identifica-se um pequeno nódulo calcificado sem edema periférico ou realce **(Fig. 13-36A)**. As lesões calcificadas cicatriciais são vistas como pontos de baixo sinal em imagens ponderadas em T1 e T2. O edema perilesional não é identificado. Nas imagens T2* GRE, pode ser identificado artefato de susceptibilidade magnética, inclusive multifocal, denotando múltiplos nódulos calcificados **(Fig. 13-36C)**. As lesões cicatriciais não sofrem realce nas imagens ponderadas em T1 após infusão de contraste.

**CARACTERÍSTICAS ESPECIAIS.** A **NCC racemosa** se apresenta como múltiplos cistos, de tamanho variável, lobulados, com aspecto de "cacho de uva", nas cisternas basais. A maioria dos cistos não possui escólex identificável. A aracnoidite com alterações fibrosas/cicatriciais determina realce periférico dos cistos e ao longo das superfícies cerebrais **(Fig. 13-38)**. Hidrocefalia obstrutiva é comum.

A **vasculite associada a NCC** com infarto é uma complicação rara, mas importante da forma racemosa da NCC e pode simular tuberculose. A maioria dos infartos

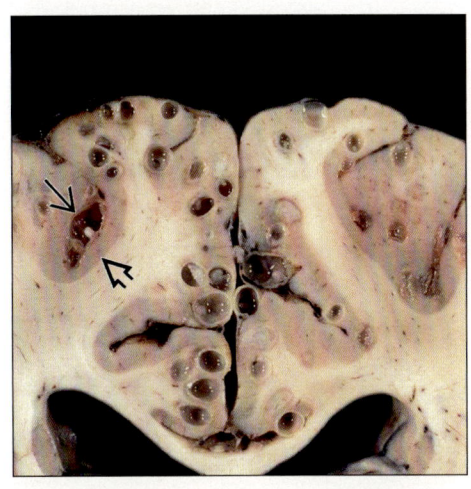

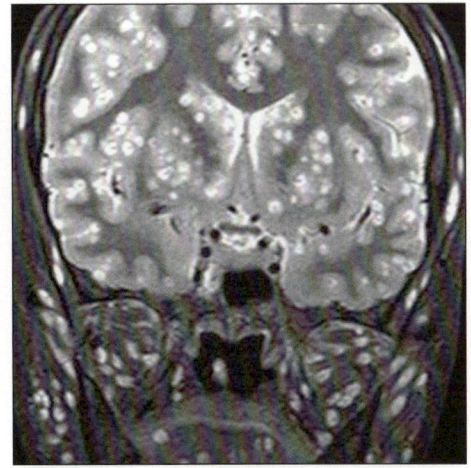

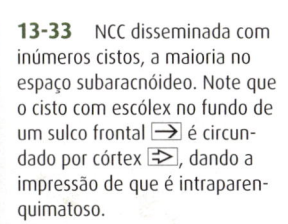

**13-33** NCC disseminada com inúmeros cistos, a maioria no espaço subaracnóideo. Note que o cisto com escólex no fundo de um sulco frontal ➡ é circundado por córtex ➡, dando a impressão de que é intraparenquimatoso.

**13-34** Imagem ponderada em T2 demonstrando NCC vesicular disseminada com cérebro em aspecto de "sal e pimenta". Inúmeros pequenos cisticercos com escólex (vistos como pequenos pontos pretos ao lado dos cistos) estão presentes. Edema perilesional está ausente.

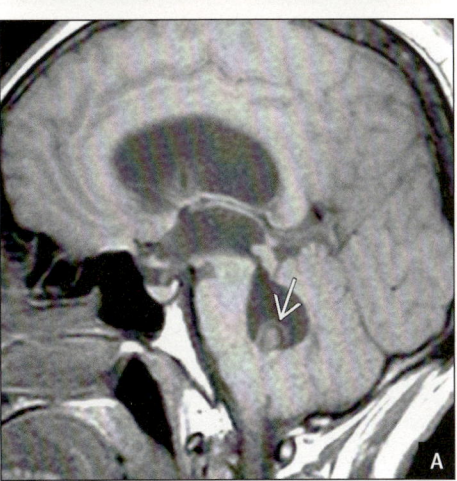

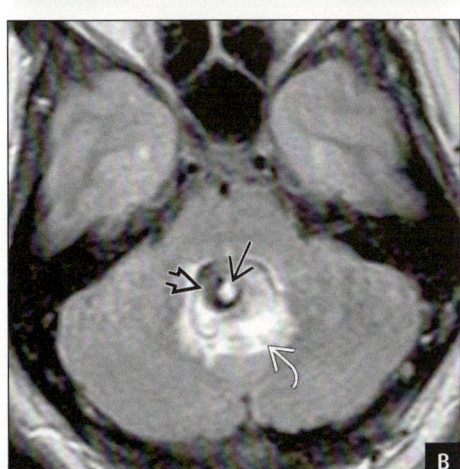

**13-35A** Imagem ponderada em T1 sagital demonstrando hidrocefalia e cisto da NCC no quarto ventrículo ➡.

**13-35B** FLAIR axial no mesmo paciente mostrando que o fluido do cisto ➡ tem sinal suprimido enquanto o escólex ➡ é hiperintenso. O fluido extracelular acumula nas margens do quarto ventrículo obstruído ➡.

envolve vasos perfurantes pequenos, embora infartos em grandes territórios tenham sido relatados.

A **NCC intraventricular** pode ser difícil de detectar na TC. Sequências FLAIR e CISS são as mais sensíveis para detectar cistos intraventriculares na RM.

## Diagnóstico diferencial

O diagnóstico diferencial de NCC depende do tipo e da localização da lesão. A NCC subaracnóidea/cisternal pode simular **MTB**. Em contraste com a NCC, o exsudato basilar purulento espesso da TB é sólido e o aspecto cístico da NCC racemosa não é encontrado. A **meningite carcinomatosa** e a **neurossarcoidose** também são raramente císticas.

Os **abscessos** e os **êmbolos sépticos multifocais** podem simular cistos da NCC intraparenquimatosa, mas apresentam halo hipointenso em T2WI e apresentam importante restrição à difusão da água. Pico de succinato na espectroscopia por RM ajuda a distinguir o cisto da NCC em fase de degeneração de abscesso.

Um cisto gigante parenquimatoso da NCC coloidal-vesicular com realce periférico pode simular **neoplasia**, **tuberculoma** ou **toxoplasmose**.

O diagnóstico diferencial do cisto da NCC intraventricular inclui **cisto coloide** (sólido), **cisto ependimário** (cístico, mas sem o escólex) e **cisto de plexo coroide**.

---

**NEUROCISTICERCOSE: PATOLOGIA E IMAGEM**

**Patologia**
- Localização, tamanho e número
  - Espaços subaracnóideos > parênquima > ventrículos
  - Habitualmente < 1 cm, podendo ser gigante
  - Solitário (20 – 50%); se múltiplos, podem ser inúmeros
- Quatro estágios de desenvolvimento, cicatrização e regressão
  - Vesicular (larva viável): cisto + escólex
  - Coloidal vesicular (larva morrendo): inflamação intensa, edema
  - Granular nodular (cicatrizando): involução do cisto, edema diminui
  - Nodular calcificada (cicatrizada): nódulo fibrocalcificado cicatricial

**Imagem**
- Varia com o estágio
  - Vesicular: cisto com ponto periférico (escólex), sem edema, sem realce
  - Vesicular coloidal: realce anelar, edema importante
  - Granular nodular: realce anelar frustro, edema diminui
  - Nodular calcificada: TC com calcificação, RM com pontos de hipossinal
- Comum a presença de lesões em vários estágios

---

**13-36A** TC em um paciente com NCC demonstra múltiplas lesões nodulares calcificadas ➡. Poucas demonstram edema adjacente ⇨.

**13-36B** FLAIR demonstrando vários focos hipointensos ➡ causados por NCC quiescente na fase nodular calcificada. Vários focos de edema perilesional estão aparentes ao redor das lesões na fase vesicular coloidal ⇨ enquanto um edema mínimo residual circunda as lesões na fase granular nodular ➡.

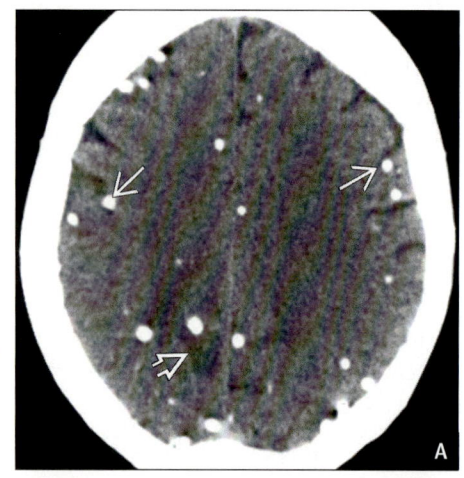

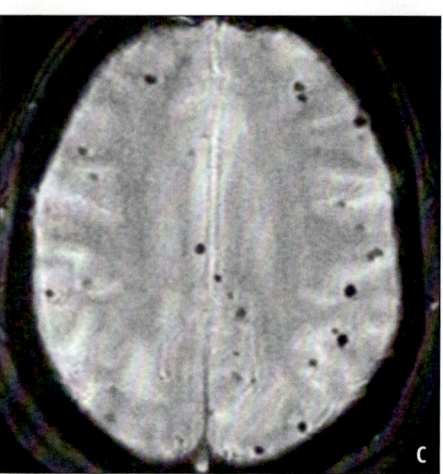

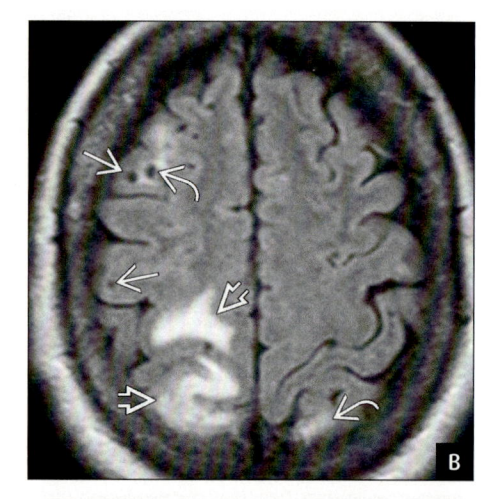

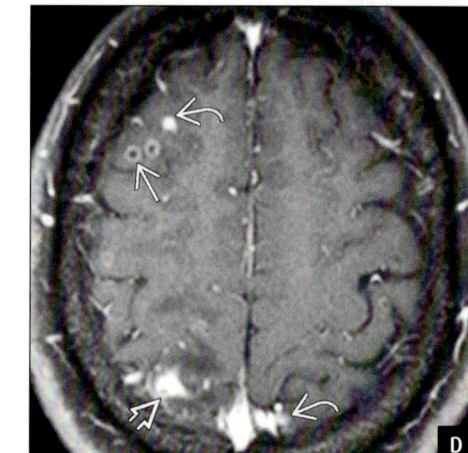

**13-36C** Imagem ponderada em T2* GRE demonstrando múltiplos pontos de artefato de susceptibilidade magnética característicos da NCC nodular calcificada.

**13-36D** Imagem ponderada em T1 pós-contraste com saturação de gordura demonstrando realce anelar ➡ e nodular ➡ da NCC granular nodular em fase de cicatrização. Áreas de realce com limites pouco precisos e edema adjacente ⇨ são características da larva em degeneração na fase coloidal vesicular. Múltiplas lesões em diferentes estágios de evolução são características da NCC.

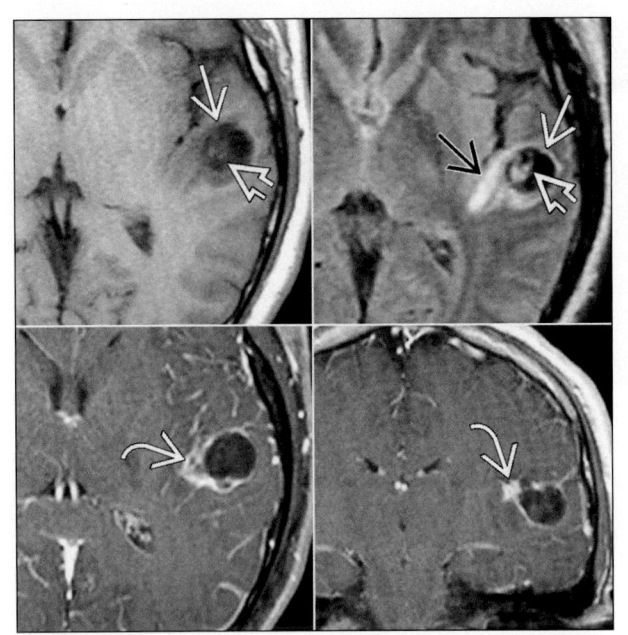

**13-37** Cisto da NCC em degeneração na fase vesicular coloidal ➡ com escólex ➡ demonstrando edema perilesional ➡ e realce com limites pouco definidos ➡.

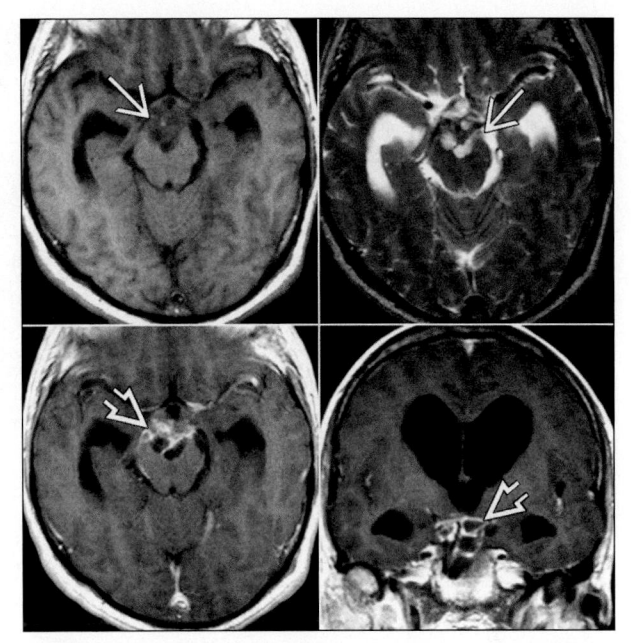

**13-38** NCC racemosa. Múltiplos pequenos cistos sem escólex visíveis preenchem a cisterna suprasselar ➡. Observe hidrocefalia, reação meníngea com moderado realce periférico ao redor dos cistos em "cacho de uva" ➡. (Cortesia de P. Rodriguez, MD.)

## *Equinococose*

A infecção por *Echinococcus* é chamada de equinococose.

Duas espécies de *Echinococcus* são responsáveis pelas infecções do SNC de humanos, *E. granulosis* (EG) e *E. multilocularis/alveolaris* (EM/EA). A infestação pelo EG é conhecida como **hidatidose** ou cisto hidático (CHid). A infecção pelo EM/EA também é conhecida como **equinococose alveolar**.

### Epidemiologia

Depois da NCC, a equinococose é a segunda infecção parasitária mais comum a envolver o SNC. Os seres humanos – mais frequentemente as crianças – tornam-se hospedeiros intermediários acidentais após ingerir ovos oriundos de solo contaminado com excrementos de um hospedeiro definitivo. Cerca de 1 a 2% dos pacientes com EG e 3 a 5% dos pacientes com EM/EA desenvolvem doença no SNC.

O EG habitualmente infecta crianças, enquanto o EM/EA é mais comum em adultos.

### Patologia

O aspecto macroscópico da infecção por EG e EM/EA é distinto. O EG costuma produzir um cisto com paredes bem delineadas **(Fig. 13-39)**. Já o EM/EA apresenta pequenos múltiplos cistos irregulares que se apresentam como uma lesão expansiva infiltrativa, com aspecto neoplásico, tanto no fígado como no cérebro.

Os cistos hidáticos podem ser uni ou multiloculados com "cistos filhos". A parede de um cisto hidático apresenta três camadas: uma camada fibrosa externa, o pericisto, uma camada laminar membranosa média, o ectocisto, e uma camada interna germinativa (o endocisto). É a camada germinativa que pode produzir "cistos filhos".

### Imagem

O aspecto de imagem mais comum do CHid é de um grande cisto unilocular, de paredes finas sem calcificações, edema ou realce na TC **(Fig. 13-40)**. Eventualmente, um cisto grande e único pode conter múltiplos "cistos filhos" **(Fig. 13-41)**.

A RM demonstra que o fluido do cisto é isointenso ao LCS em T1 e T2. Algumas vezes, a camada germinativa destacada e a "areia hidática" podem ser vistas na porção gravitacional dependente do cisto **(Fig. 13-42)**.

A equinococose alveolar consiste em múltiplos cistos irregulares que – diferentemente do CHid – não apresentam limites precisos com o parênquima cerebral adjacente e em geral realçam após infusão de contraste. Padrões de realce periférico irregular, anelar, heterogêneo, nodular e em "couve-flor" foram descritos **(Fig. 13-43)**.

### Diagnóstico diferencial

O diagnóstico diferencial de uma massa cística intra-axial é extenso e inclui neoplasias císticas, abscesso, cistos parasitários e neurogliais. Destes, os mais difíceis de diferenciar dos CHids são os cistos neurogliais e porencefálicos. Os **cistos neurogliais** raras vezes são tão grandes quanto os CHids. Os **cistos porencefálicos** são literalmente "buracos no cérebro" adjacente a – e também conectados a – um ventrículo aumentado.

**13-39A** Caso de necropsia mostrando o cérebro após remoção de um grande cisto hidático unilocular. Observe a borda bem demarcada ➡ entre a cavidade do cisto e o cérebro. Não existe edema adjacente e o efeito expansivo relativamente ao tamanho do cisto é mínimo.

**13-39B** Fotografia da parede externa do cisto ➡ com visualização do cisto ⇨ mostrando a típica parede fina de um cisto hidático clássico. (Cortesia de R. Hewlett, MD.)

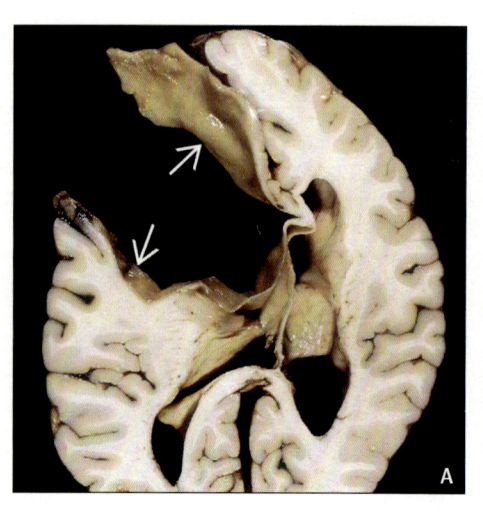

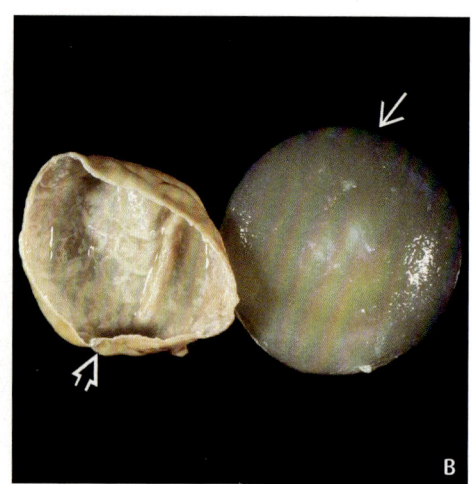

**13-40A** Imagem ponderada em T1 no plano axial demonstrando um cisto hidático unilocular ➡. O efeito expansivo relativo ao tamanho total do cisto é apenas moderado.

**13-40B** Imagem ponderada em T2 no mesmo paciente demonstrando claramente o aspecto típico trilaminar da parede do cisto ⇨. (Cortesia de R. Hewlett, MD.)

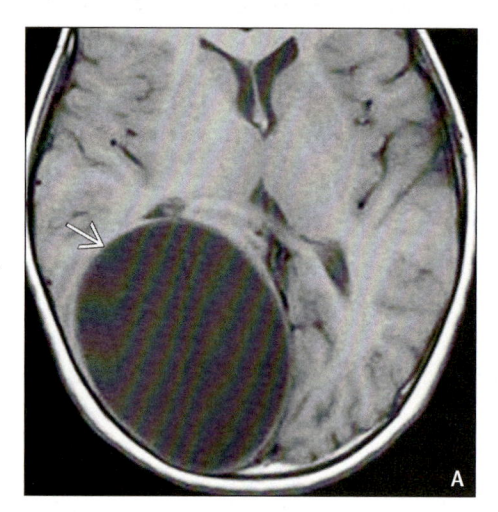

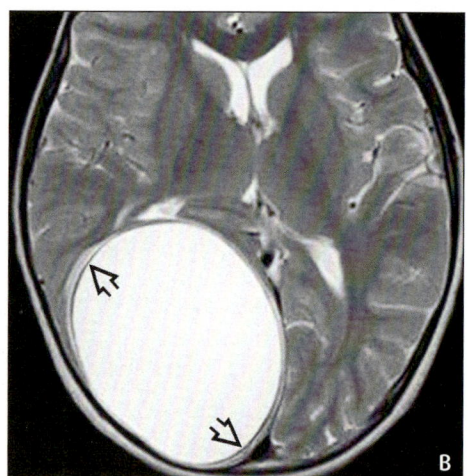

**13-41** TC pós-contraste demonstrando um cisto hidático multiloculado que contém múltiplos cistos filhos. (Cortesia de S. Nagi, MD.)

**13-42** Série de imagens axiais de RM com T1, FLAIR, ADC e difusão (sentido horário iniciando no canto esquerdo) demonstrando cisto hidático ➡ com a membrana germinativa destacada ⇨ e "areia hidática" na porção dependente do cisto ➡. Edema e efeito expansivo periférico são mínimos.

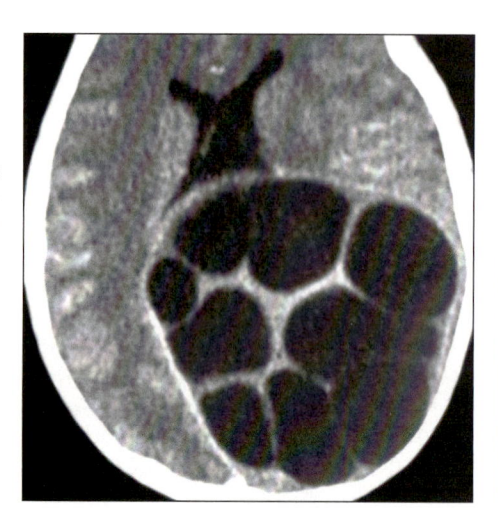

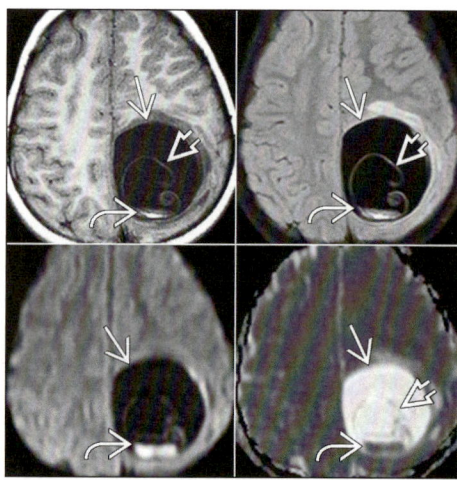

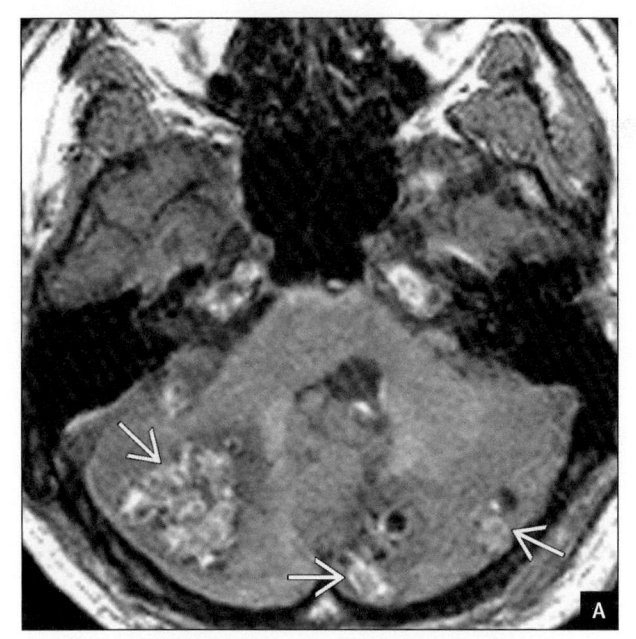

**13-43A** Imagem ponderada em T1 pós-contraste de um homem de 20 anos com equinococose alveolar demonstrando múltiplos agrupamentos de cistos, em aspecto de couve-flor, irregulares, com realce anelar →.

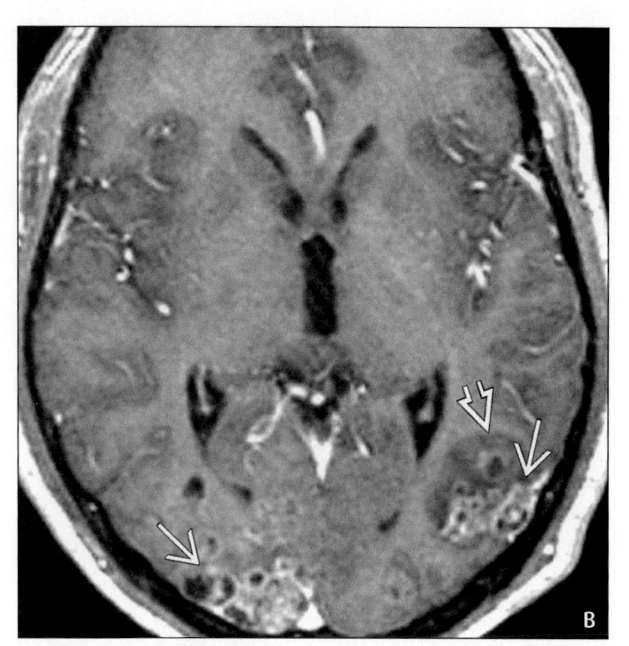

**13-43B** Imagem ponderada em T1 pós-contraste em plano mais cranial demonstrando mais coleções de cistos com realce → e edema →. FLAIR (não mostrado) demonstrava edema ao redor dos agrupamentos de cistos. (Cortesia de M. Thurnher, MD.)

## *Amebíase*

### Terminologia e etiologia

As amebas são organismos de vida livre globalmente distribuídos. Espécies do gênero *Acanthamoeba* (Ac) são encontradas no solo e na poeira, na água doce e salgada e em vários outros locais, incluindo banheiras e piscinas de hidroterapia, aparelhos de ar condicionado, soluções de lentes de contato e unidades de irrigação dentária. *Balamuthia mandrillaris* é um organismo que habita o solo. *Naegleria fowleri* é encontrada tanto no solo quanto em água doce. A *Entamoeba histolytica* é encontrada em alimentos e em água contaminados com fezes.

Mais de 10% da população mundial é infectada mundialmente pela *Entamoeba histolytica*, porém o desenvolvimento de doença neurológica é raro.

### Patologia

Dois tipos básicos de infecção amebiana ocorrem no SNC: meningoencefalite amebiana primária (MAP) e encefalite granulomatosa amebiana (EGA). Ocorre abscesso amebiano, mas é relativamente incomum nos países industrializados do oeste.

Os espécimes macroscópicos de necropsia de pacientes com MAP demonstram uma meningite e angiite necrotizante hemorrágica com lesões focais nos lobos temporais e nas regiões orbitofrontais, no tronco e na medula espinal alta **(Figs. 13-44 e 13-45)**. Numerosos trofozoítos são identificados, mas nenhum cisto é visto pela característica crônica da doença.

A EGA se apresenta com inflamação granulomatosa com células gigantes multinucleadas, trofozoítos e cistos. O abscesso amebiano contém pus e trofozoítos na margem da lesão.

### Aspectos clínicos

A **meningoencefalite amebiana primária** é uma doença necrotizante hemorrágica aguda, rápida e progressiva causada pela *N. fowleri*. Crianças saudáveis e adultos jovens imunocompetentes com história de nado em água doce morna durante o verão são as vítimas típicas, apresentando-se com febre, cefaleia e alteração do estado mental. A *N. fowleri* invade a mucosa olfatória e entra no cérebro por meio dos nervos olfatórios. A MAP é quase sempre fatal, com morte entre 48 e 72 horas.

A **encefalite granulomatosa** é uma condição subaguda ou crônica caracteristicamente causada por uma das seis espécies de *Acanthamoeba* ou *B. mandrillaris*. Não há maior incidência em uma estação do ano específica e em geral há associação com imunodeficiência (p. ex., HIV/Aids, transplante de órgãos) e condições crônicas debilitantes como malnutrição e diabetes. A apresentação varia desde cefaleia e febre baixa crônica até infecção fulminante. Sintomas focais podem ser identificados entre os dois ou três meses prévios.

Um **abscesso amebiano** no SNC é raro mesmo em áreas endêmicas e habitualmente é causado pela *E. histolytica*. A maioria dos pacientes apresenta infecção intestinal ou hepática, sem relação com imunodeficiência.

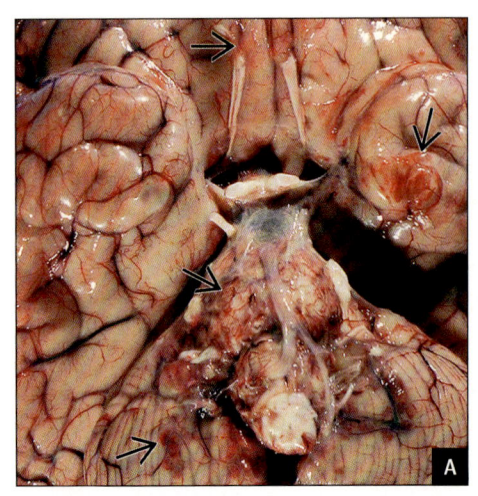

**13-44A** Patologia macroscópica de um paciente com meningoencefalite amebiana demonstrando múltiplos exsudatos basilares hemorrágicos ➡.

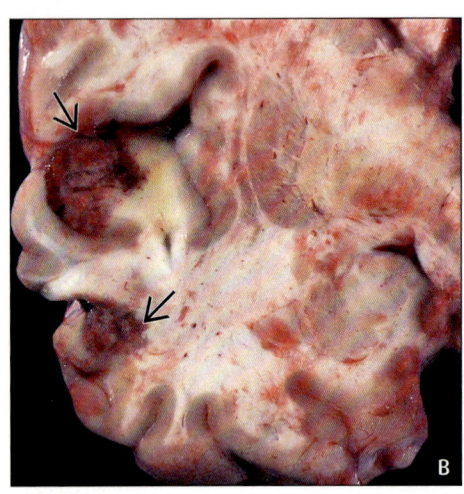

**13-44B** Corte coronal no mesmo caso demonstrando numerosos focos de hemorragia parenquimatosa ➡.

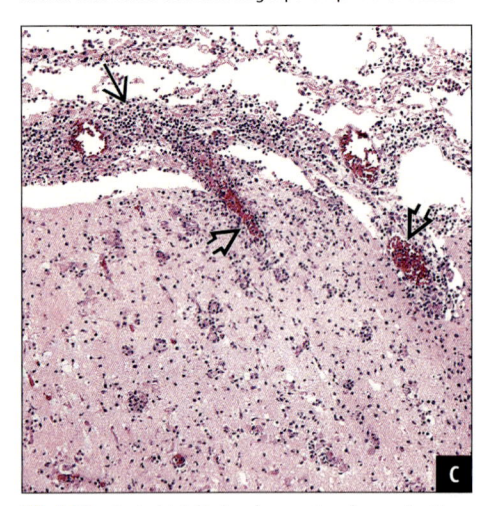

**13-44C** Corte histológico demonstrando meningite ➡, células hemorrágicas/inflamatórias nos espaços de Virchow-Robin ➡. (Cortesia de B. K. DeMasters, MD.)

Os pacientes desenvolvem cefaleia, alteração do estado mental e sintomas meníngeos.

### Imagem

Um amplo espectro de achados de imagem na meningoencefalite amebiana é descrito, incluindo exsudatos meníngeos, lesões hemorrágicas parenquimatosas multifocais **(Fig. 13-46)** e lesões pseudotumorais com necrose **(Fig. 13-47)**.

A MAP demonstra achados de leptomeningite com obliteração dos sulcos cerebrais e realce especialmente ao longo das cisternas perimesencefálicas. As lesões parenquimatosas multifocais com envolvimento das estruturas da fossa posterior, diencéfalo e tálamo são típicas. Angiite necrotizante com hemorragias e infarto franco pode ser vistas em alguns casos.

A EGA demonstra um padrão multifocal com lesões descontínuas na junção corticomedular e/ou padrão pseudotumoral com uma lesão solitária expansiva **(Fig. 13-48)**.

Os abscessos amebianos normalmente são localizados nos núcleos da base ou na interface entre a substância branca e cinzenta. Lesões múltiplas ou solitárias com margens irregulares e com realce anelar são os achados de imagem típicos **(Fig. 13-47)**.

### Diagnóstico diferencial

As características de imagem da amebíase são inespecíficas. Abscessos amebianos e meningoencefalite podem simular doenças causadas por outros agentes piogênicos, parasitários e granulomatosos. As lesões multifocais parenquimatosas ou pseudotumorais podem simular neoplasias.

## *Malária*

### Terminologia e etiologia

A malária cerebral (MC) é causada pela infecção pelo protozoário *Plasmodium* e é transmitida pelos mosquitos *Anopheles* infectados. Quatro espécies causam doença humana: *P. falciparum, P. vivax, P. ovale* e *P. malariae*. Destas, *P. falciparum* tem a morbimortalidade mais importante e causa 95% dos casos de MC.

O ciclo de vida do parasita da malária envolve a fêmea do mosquito *Anopheles* e um hospedeiro humano. Os esporozoítos são inoculados nos humanos durante a picada do mosquito. O esporozoíto invade as células hepáticas e se replica assexuadamente, sofrendo maturação para a forma de esquizontes, que rompem e liberam merozoítos. Os merozoítos infectam as hemácias (Hem), e podem se transformar em trofozoítos, que se reproduzem assexuadamente no sangue, ou em gametócitos, que se reproduzem sexuadamente em capilares. Os gametócitos são então ingeridos por mosquitos, fechando o ciclo de vida do parasita **(Fig. 13-49)**.

### Patologia

Macroscopicamente, o cérebro se apresenta inchado, com a superfície externa frequentemente de cor vermelho-escuro.

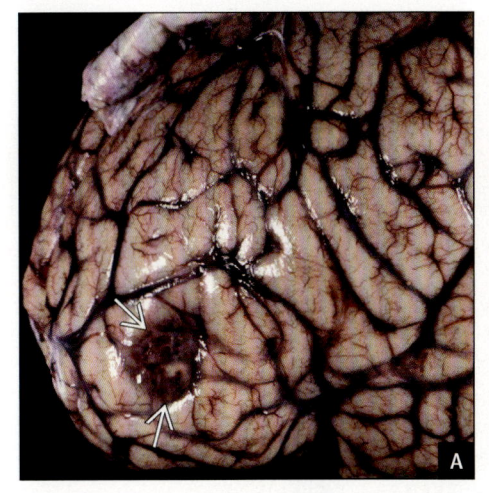

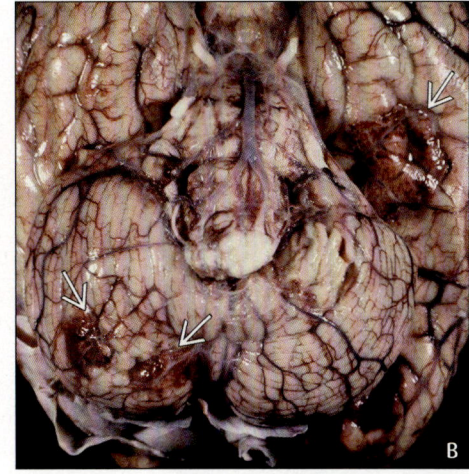

**13-45A** Visão lateral de um cérebro necropsiado de paciente com encefalite amebiana demonstrando hemorragias parenquimatosas focais ➡.
**13-45B** Visão inferior no mesmo caso demonstrando hemorragias superficiais cerebelares e nos lobos temporais ➡. (Cortesia de R. Hewlett, MD.)

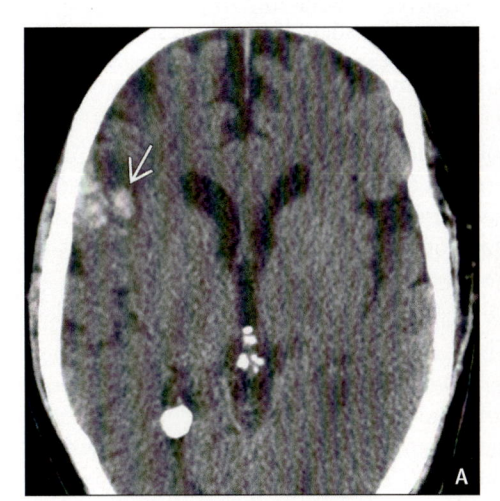

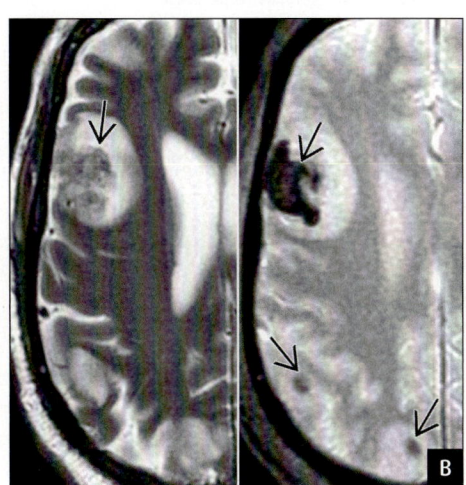

**13-46A** TC sem contraste no plano axial em um paciente com epilepsia após viagem recente à África central quando banhou-se rapidamente em água doce. Observe áreas confluentes de hemorragia no lobo frontal direito posterior ➡.
**13-46B** Imagens ponderadas em T2 (esquerda) T2* GRE (direita) do mesmo paciente demonstrando múltiplas hemorragias parenquimatosas ➡ com artefato de susceptibilidade magnética. A biópsia definiu o diagnóstico de granuloma amebiano.

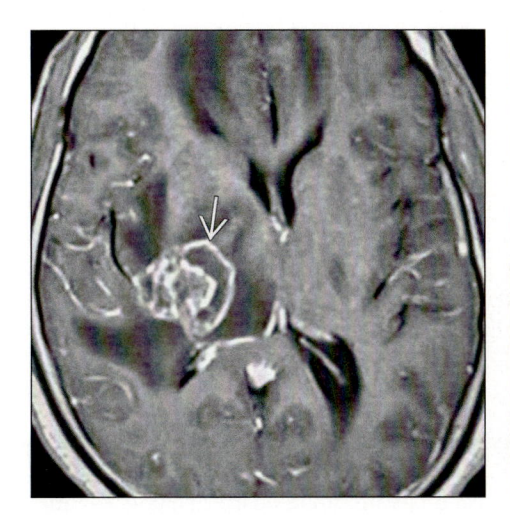

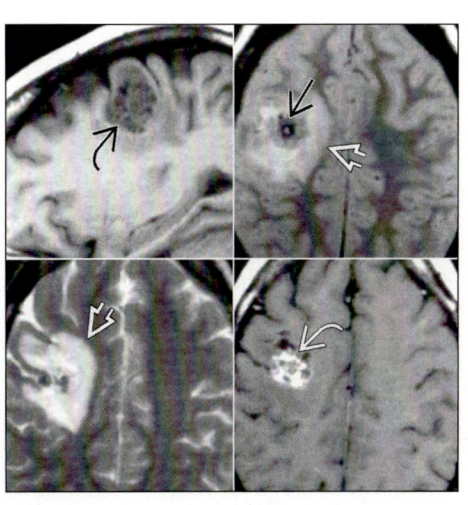

**13-47** Imagem ponderada em T1 no plano axial pós-contraste demonstrando uma lesão com efeito expansivo e realce heterogêneo no tálamo direito ➡. A biópsia diagnosticou granuloma amebiano "tumefativo".
**13-48** Séries de imagens por RM em outro paciente com febre e convulsões demonstrando lesão em conglomerado heterogênea ➡ com hemorragia central ➡, edema perilesional ➡ e realce misto periférico/nodular ➡. Encefalite granulomatosa amebiana. (Ambos os casos cortesia de R. Hewlett, MD.)

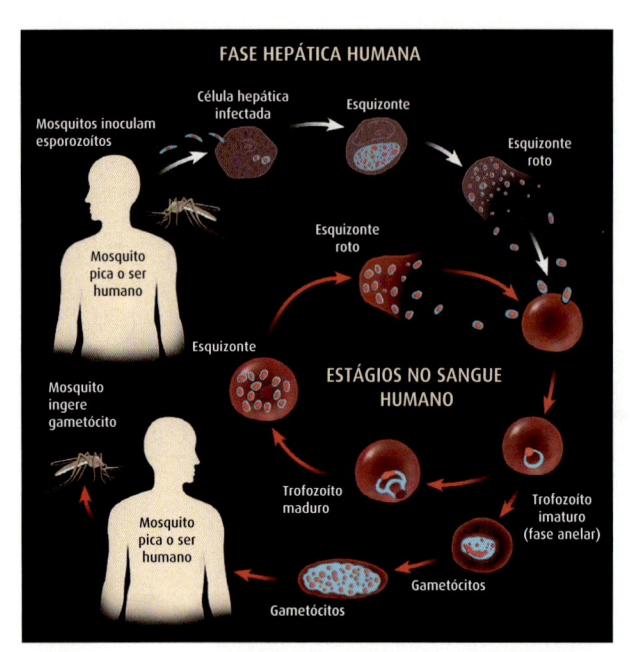

**13-49** Os esporozoítos inoculados no sangue infectam os hepatócitos. Quando maturados, as células rompem, liberando merozoítos que infectam eritrócitos. Os merozoítos se transformam em trofozoítos ou gametócitos, que são então ingeridos por mosquitos não infectados.

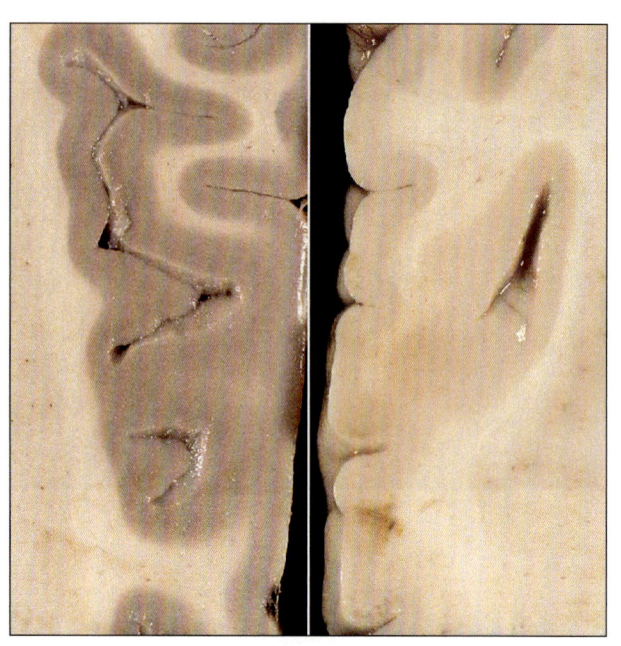

**13-50** Córtex edematoso cinza-escuro da malária (esquerda) comparado ao cérebro normal (direita). (Cortesia de R. Hewlett, MD.)

A deposição de pigmento da malária pode dar ao córtex cerebral um tom cinza-escuro **(Fig. 13-50)**. As hemorragias petequiais costumam ser vistas na substância branca subcortical, corpo caloso, cerebelo e tronco.

As características microscópicas principais incluem sequestro de células infectadas na microvasculatura cerebral **(Fig. 13-51)**. Micro-hemorragias puntiformes e perivasculares são comuns. Um pigmento escuro ("corpos de hemozoína") malárico no interior de hemácias "fantasmas" sequestradas, depletadas de hemoglobina, é um achado comum. Os parasitas da malária permanecem no interior dos capilares, o que determina a ausência de alterações inflamatórias encefálicas.

## Aspectos clínicos

**EPIDEMIOLOGIA E ASPECTOS DEMOGRÁFICOS.** A malária falcípara é uma causa importante de dano à saúde, comprometimento neurológico e morte em países tropicais. Cerca de 40% da população mundial encontra-se em risco. Entre 250 e 500 milhões de novos casos de malária ocorrem anualmente, a maioria deles na África subsaariana, onde crianças com menos de 5 anos de idade são as mais infectadas. O pico de prevalência é entre 1 e 3 anos.

Cerca de 1% das infecções por malária desenvolve a forma grave da doença. Destas, a malária cerebral é a manifestação mais grave, com incidência de 1.120 casos por 100.000 pessoas por ano em áreas endêmicas. A doença causa aproximadamente 1 milhão de mortes todo ano.

A doença em geral encontra-se restrita a áreas tropicais e subtropicais com altitudes abaixo de 1.500 metros e a viajantes ou imigrantes vindos de áreas endêmicas. Poucos casos isolados de "malária de aeroporto" foram relatados. Em tais casos, a malária falcípara ocorreu em indivíduos que nunca viajaram para o exterior, mas foram contaminados por mosquitos *Anopheles* importados no aeroporto ou em suas cercanias.

**APRESENTAÇÃO E HISTÓRIA NATURAL.** O período de incubação desde a infecção ao desenvolvimento dos sintomas é de 1 a 3 semanas. Calafrios seguidos por ciclos de febre alta e sudorese profunda são característicos da doença e correspondem temporalmente à lise eritrocitária após maturação dos esquizontes. *P. falciparum*, *P. ovale* e *P. vivax* caracterizam-se por febre a cada 48 horas, enquanto o ciclo de *P. malariae* ocorre a cada 72 horas.

O prognóstico é variável. Os indivíduos com traço falcêmico costumam apresentar doença com pouca gravidade. Em outros casos, cefaleia, alteração do sensório e convulsões podem ser seguidas, após 1 ou 2 dias, por coma e morte. A mortalidade na malária cerebral é de 15 a 20% mesmo com terapia adequada. Enquanto muitos pacientes curados se recuperam completamente, cerca de 10 a 25% das crianças apresentam déficits neurológicos permanentes.

A recorrência de malária por *P. falciparum* é rara, enquanto a recorrência por *P. vivax* e *P. ovale* é possível pelos maiores estágios de latência no fígado, o que permite que o parasita sobreviva, com novas formas ativas aparecendo após meses ou anos.

## Imagem

A TC sem contraste varia de normal a muito alterada. O achado típico mais comum são infartos focais no córtex, núcleos da base e tálamo. Pode ocorrer hemorragia macroscópica, mas é rara. Um edema cerebral difuso pode ser o achado dos casos graves.

A RM demonstra hiperintensidades focais nos núcleos da base, tálamos e substância branca em T2/FLAIR **(Fig. 13-52)**. Hiperintensidades confluentes podem ocorrer em casos graves, embora infartos de grandes territórios sejam raros.

Imagens ponderadas em T2* demonstram hemorragias petequiais multifocais com artefato de susceptibilidade magnética nos núcleos da base e na substância branca cerebral. Essas hipointensidades lineares e puntiformes são muito bem evidenciadas nas imagens ponderadas em susceptibilidade magnética (SWI) **(Fig. 13-53)**, **(Fig. 13-54)**. Em geral, não há realce nas imagens ponderadas em T1 após infusão de contraste.

## Diagnóstico diferencial

*A MC é um diagnóstico que deve ser considerado em qualquer paciente com doença febril e rebaixamento do sensório que viva – ou tenha viajado recentemente – para uma área endêmica de malária!*

O diagnóstico diferencial varia com a idade do paciente. O principal diagnóstico diferencial da MC em adultos são **múltiplas embolias/infartos cerebrais**, que mais comumente envolvem a interface entre a substância branca e cinzenta ou o córtex. As hemorragias petequiais múltiplas em T2* são inespecíficas e podem ser vistas na **síndrome da embolia gordurosa**, **leucoencefalite aguda hemorrágica**, **dano axonal difuso** e **microangiopatias trombóticas,** como na coagulopatia intravascular disseminada.

Em crianças, o principal diagnóstico é a **encefalopatia necrotizante aguda** e **necrose infantil bilateral dos núcleos estriados**. Estas são doenças geralmente relacionadas à influenza, a infecções gripais ou à gastrenterite por rotavírus.

## Outras infecções parasitárias

Esquistossomíase, paragonimíase, esparganose, triquinose e tripanossomíase podem eventualmente envolver o SNC. Embora essas infestações parasitárias possam ocorrer em qualquer idade, elas mais comumente afetam crianças e adultos jovens.

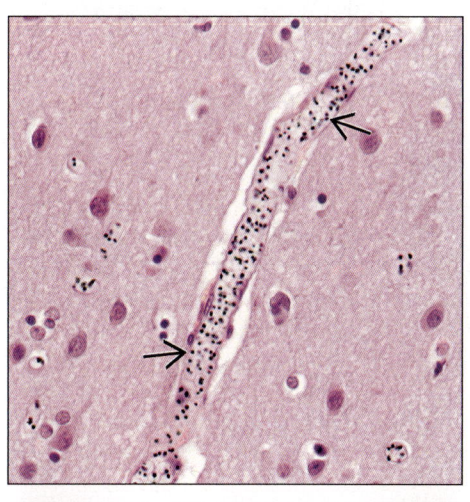

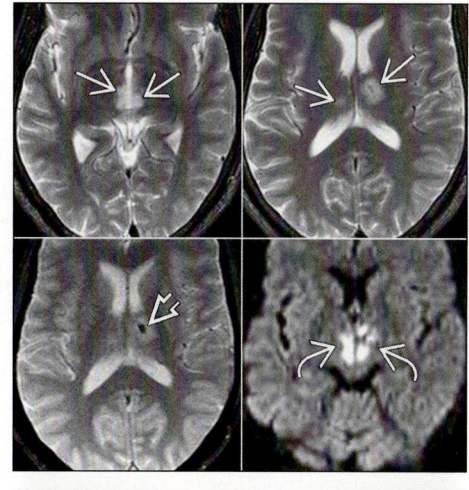

**13-51** Na malária cerebral, os parasitas convertem hemoglobina em hemozoína ("pigmento malárico"), visto nesta imagem como pequenos pontos negros nas células vermelhas sequestradas →. (Cortesia de B. K. DeMasters, MD.)

**13-52** Imagens em um paciente com malária demonstrando hiperintensidades na ponderação em T2 nos núcleos da base → com artefato de susceptibilidade magnética na ponderação em T2* GRE → e restrição à difusão →. (Cortesia de R. Ramakantan, MD.)

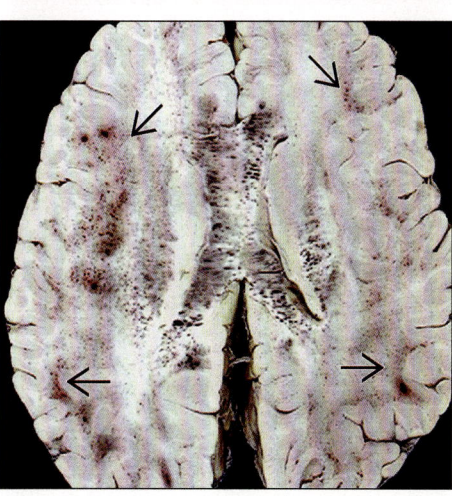

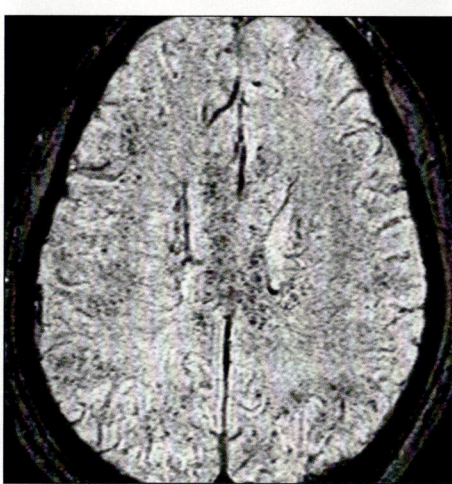

**13-53** MC demonstrando múltiplas hemorragias petequiais na SB → subcortical e profunda. (Cortesia de L. Chimelli: A morphological approach to the diagnosis of protozoal infections of the CNS. Patholog Res Int. 2011, July 14. Open source.)

**13-54** Imagem ponderada em T2* SWI em um paciente com malária cerebral demonstrando inúmeras micro-hemorragias puntiformes com artefato de susceptibilidade magnética na substância branca. (Cortesia de K. Tong, MD.)

O envolvimento cerebral é relativamente incomum. Quando ocorrem, essas parasitoses estão associadas a significativa morbimortalidade. Visto que os aspectos de imagem costumam lembrar neoplasia, uma história de viagem – ou residência em área endêmica é a chave para o diagnóstico.

## Esquistossomíase

A esquistossomíase, também conhecida como bilharziose, é uma infecção causada por trematódeos que afeta mais de 200 milhões de pessoas no mundo.

Várias espécies de *Schistosoma* causam doença humana. *Schistosoma haematobium* é endêmico na África, especialmente nas planícies do Nilo. *S. mansoni* também é endêmico na África (centro do continente e regiões com lagos), América do Sul e Caribe **(Fig. 13-56)**. *S. japonicum* é endêmico na China e *S. mekongi* é endêmico no sul da Ásia.

As espécies de *Schistosoma* apresentam um ciclo de vida complexo. Ovos nos excrementos humanos eclodem na água doce e infectam caramujos como hospedeiros intermediários. Os caramujos liberam larvas móveis (cercárias) que infectam os seres humanos que entram em contato com a água infestada. A larva penetra a pele e migra ao fígado ou aos pulmões, onde matura. Os vermes adultos migram para os plexos venosos dos intestinos (*S. mansoni*, *S. japonicum*) ou da bexiga (*S. hematobium*).

A forma madura dos vermes libera ovos, que podem ser excretados nas fezes e na urina. Os ovos também podem se disseminar por sítios ectópicos, incluindo o cérebro. A meningite focal ou as massas parenquimatosas firmes são características macroscópicas típicas. Na avaliação microscópica, ovos de esquistossoma podem não apresentar espícula (*S. japonicum*) ou espícula terminal (*S. haematobium*) ou lateral (*S. mansoni*).

Os achados típicos de imagem da neuroesquistossomíase incluem múltiplas lesões heterogêneas conglomeradas ou lesões únicas com edema e efeito expansivo. Um realce linear central circundado por múltiplos nódulos puntiformes (aspecto arborescente) nas imagens ponderadas em T1 pós-contraste **(Fig. 13-55)** foi descrito como característico da doença.

## Paragonimíase

A paragonimíase é outra infecção causada por trematódeos associada a caramujos. Os seres humanos tornam-se

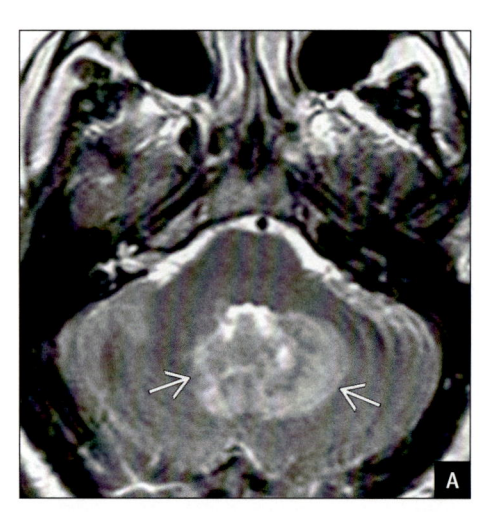

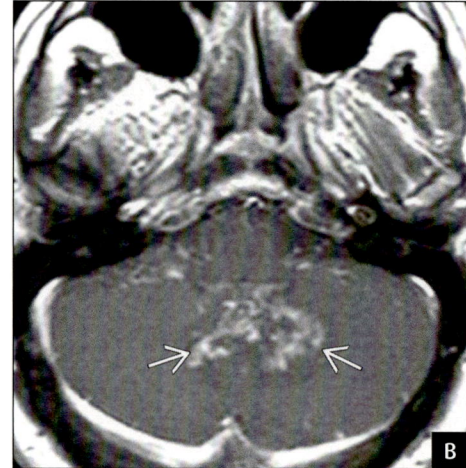

**13-55A** Imagem ponderada em T2 no plano axial em um homem de 34 anos com esquistossomíase demonstrando lesões mistas hipo e hiperintensas ➡ envolvendo o verme e ambos os hemisférios cerebelares.
**13-55B** Imagem ponderada em T1 pós-contraste no plano axial demonstrando padrão de realce "arborescente" ➡. 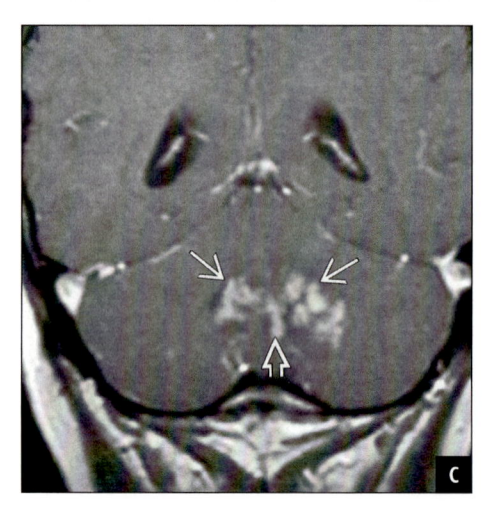 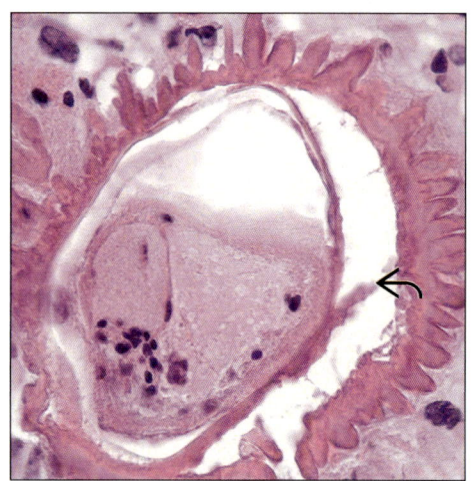
**13-55C** Imagem ponderada em T1 no plano coronal pós-contraste demonstrando realce confluente ➡ ao redor de um foco linear central ➡, sugerindo padrão "arborescente".
**13-56** Visão de microscopia da lesão biopsiada demonstrando o *S. mansoni* encistado com a clássica espícula lateral ➡. (Cortesia de D. Kremens, MD, S. Galetta, MD.)

infectados após ingestão de caranguejos ou lagostins de água doce contaminados por *Paragonimus westermani*, um verme endêmico na Ásia e na América Central e do Sul. Os vermes penetram os forames da base do crânio e meninges e invadem diretamente o cérebro, onde recrutam uma reação inflamatória granulomatosa. Os adolescentes do sexo masculino são os mais afetados.

A imagem demonstra lesão expansiva heterogênea com múltiplas lesões com realce anelar agrupadas circundadas por edema **(Fig. 13-57)**. A hemorragia intralesional é um achado comum.

### Esparganose

A esparganose é uma infecção parasitária rara causada pela larva do cestódeo *Spirometra mansoni*. Metade dos casos relatados está relacionada à ingestão de cobras e de sapos crus ou pouco cozidos. A doença é endêmica no sudoeste asiático, China, Japão e Coreia.

Estudos de imagem mostram uma lesão de aspecto expansivo com margens irregulares, em geral na substância branca cerebral, circundada por edema. O achado de imagem mais comum é o "sinal do túnel", que literalmente é um túnel criado pelo verme e circundado por tecido granulomatoso inflamatório reacional. O segundo aspecto mais comum da doença é um conglomerado de lesões anelares ou em contas de rosário que sofrem realce **(Fig. 13-58)**.

A esparganose é caracterizada pela presença simultânea de lesões novas e antigas. As lesões em diferentes estágios de evolução, de infecções agudas a atrofia cortical com perda de volume da substância branca e calcificações ao redor de vermes degenerados/mortos, são características típicas dessa infecção parasitária.

### Diagnóstico diferencial

A maioria das infecções parasitárias compartilha muitas características comuns. Elas costumam se apresentar como lesões de características expansivas com edema e múltiplos focos de realce anelar conglomerados. **Metástase** e **glioblastoma multiforme** são as duas neoplasias que podem apresentar características semelhantes às lesões parasitárias. Os **granulomas parasitários** (p. ex., granulomas por TB) também podem simular granulomas parasitários e frequentemente são endêmicos nas mesmas áreas geográficas.

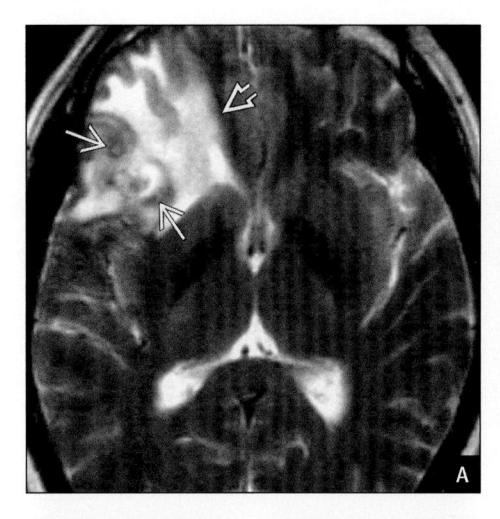

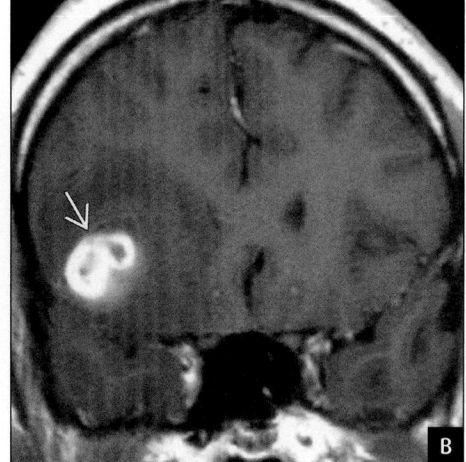

**13-57A** Imagem ponderada em T2 no plano axial em um paciente jovem do sudeste asiático demonstrando lesão heterogênea no lobo frontal direito com hipointensidades intralesionais ➡ sugerindo hemorragia. Edema perilesional moderado ➡ pode ser evidenciado.
**13-57B** Imagem ponderada em T1 pós-contraste no plano coronal demonstrando conglomerado de lesões com realce ➡. Granuloma por paragonimíase foi diagnosticado na cirurgia.

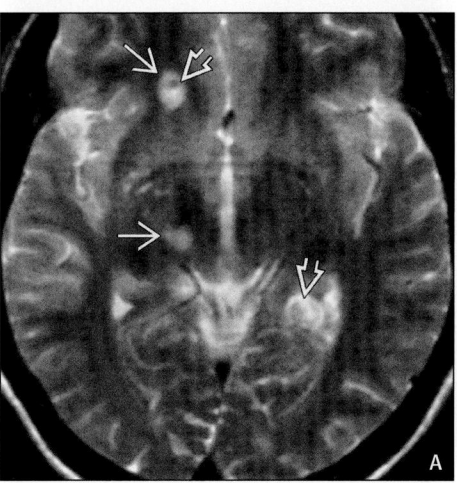

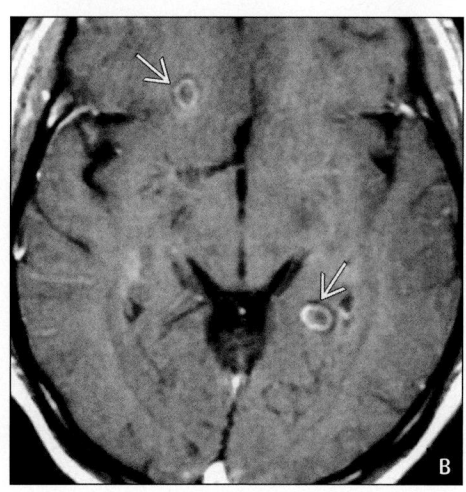

**13-58A** Imagem ponderada em T2 no plano axial em um paciente com espargoniose diagnosticada demonstrando múltiplas hiperintensidades anelares ➡ com focos centrais de hipointensidade ➡.
**13-58B** Imagem ponderada em T1 no plano axial pós-contraste no mesmo paciente demonstrando realce anelar inespecífico ➡. Não foi evidenciado o sinal do "túnel". (Cortesia de M. Castillo, MD.)

## Infecções emergentes do SNC e outras infecções

### Infecções do SNC por espiroquetas

Duas espécies de espiroquetas podem causar doença do SNC: *Borrelia* (p. ex., doença de Lyme, febre recorrente) e *Treponema* (neurossífilis).

### Doença de Lyme

**TERMINOLOGIA.** A **doença de Lyme** (DLy) também é conhecida como borreliose de Lyme. A DLy com doença neurológica é chamada de neuroborreliose de Lyme (NBLy) ou neuro-Lyme. A **borreliose febril recorrente** é uma doença multissistêmica que infecta uma grande variedade de tecidos, incluindo o cérebro (raramente).

A DLy é uma doença inflamatória sistêmica causada pela *B. burgdorferi* nos Estados Unidos e *B. garinii* e *B. afzelii* na Europa. A DLy é uma zoonose mantida em animais como ratos do campo e veado-de-cauda-branca, transmitida aos humanos depois de 24 a 48 horas de infestação pelos carrapatos *Ixodes*.

A bordeliose febril recorrente é causada por espiroquetas que infestam carrapatos do gênero *Borrelia*. O agente principal varia pelo mundo, sendo que na América do Norte é geralmente causada pela *B. hermsii* e *B. turicatae*. Os roedores são os organismos hospedeiros.

**ETIOLOGIA.** O mecanismo preciso de envolvimento do SNC não é conhecido. Infecção/invasão cerebral direta, mecanismos autoimunes dirigidos por antígenos e processos inflamatórios vasculares são postulados como causa.

**ASPECTOS CLÍNICOS.**
*Epidemiologia e aspectos demográficos.* Atualmente a DLy é a doença mais comum relacionada a vetores nos Estados Unidos, com 20.000 novos casos relatados por ano. A prevalência varia conforme a região geográfica. Entre 90 e 95% dos casos nos Estados Unidos ocorrem nos estados do meio-oeste, Michigan e Minnesota. Os picos da doença ocorrem durante o início do verão, especialmente em maio e junho.

A doença ocorre em todas as faixas etárias, mas o pico de apresentação encontra-se entre 16 e 60 anos. Trinta por cento dos casos ocorre em crianças.

**13-59A** Imagem ponderada em T2 de um paciente masculino de 37 anos com ataxia, oftalmoplegia e meningoencefalite de Lyme documentada demonstrando hiperintensidades multifocais nos núcleos da base e da substância branca ➡.
**13-59B** Imagens ponderadas em T1 pós-contraste com saturação de gordura no mesmo paciente demonstrando realce pial difuso ➡ compatível com meningite.

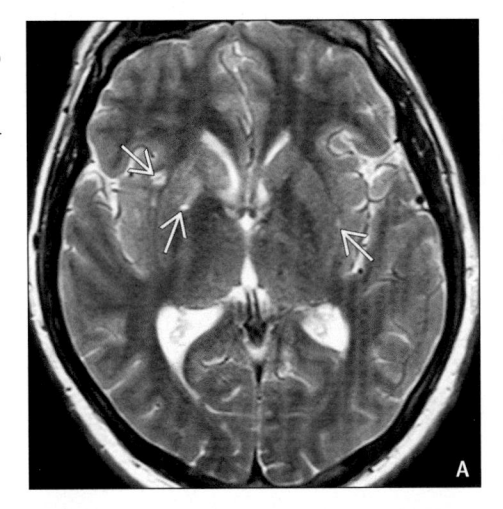

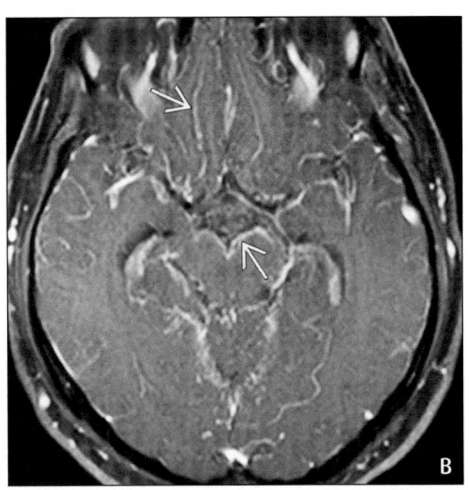

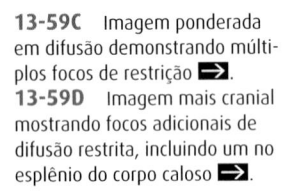

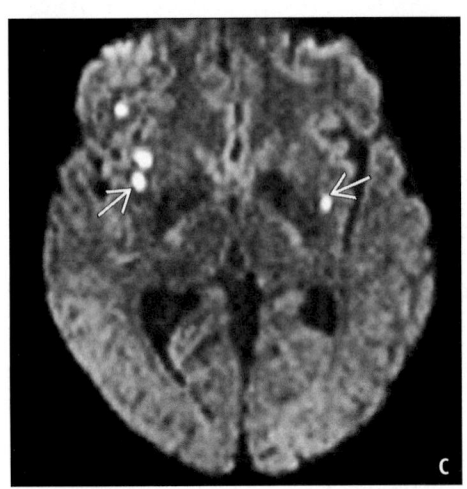

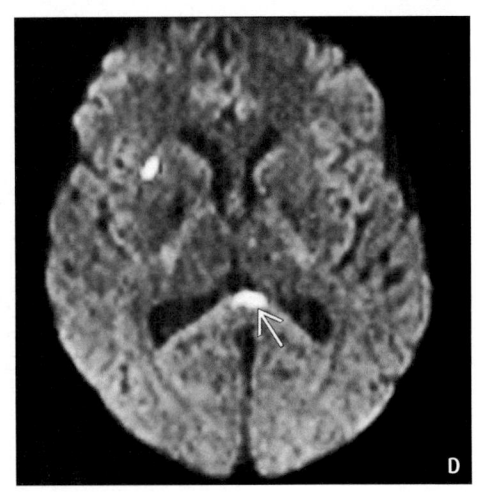

**13-59C** Imagem ponderada em difusão demonstrando múltiplos focos de restrição ➡.
**13-59D** Imagem mais cranial mostrando focos adicionais de difusão restrita, incluindo um no esplênio do corpo caloso ➡.

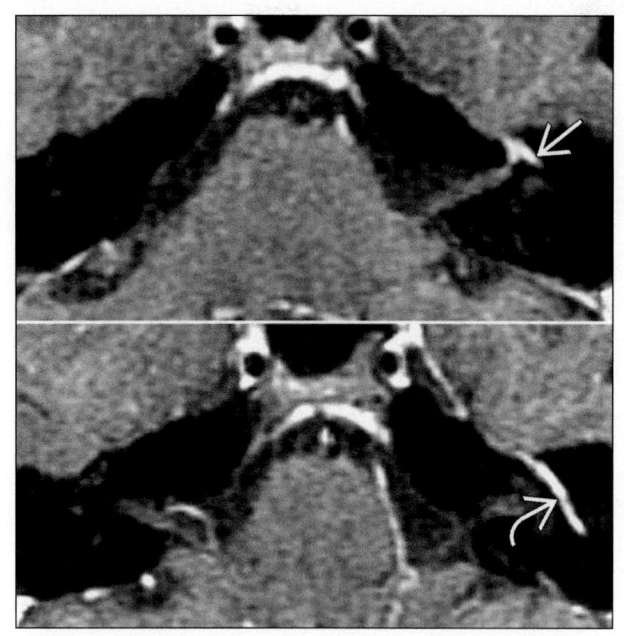

**13-60** Duas imagens axiais em um paciente com doença de Lyme e paralisia de Bell à esquerda demonstrando realce dos segmentos geniculado ➡ e horizontal ➡ do nervo facial. (Cortesia de P. Hildenbrand, MD.)

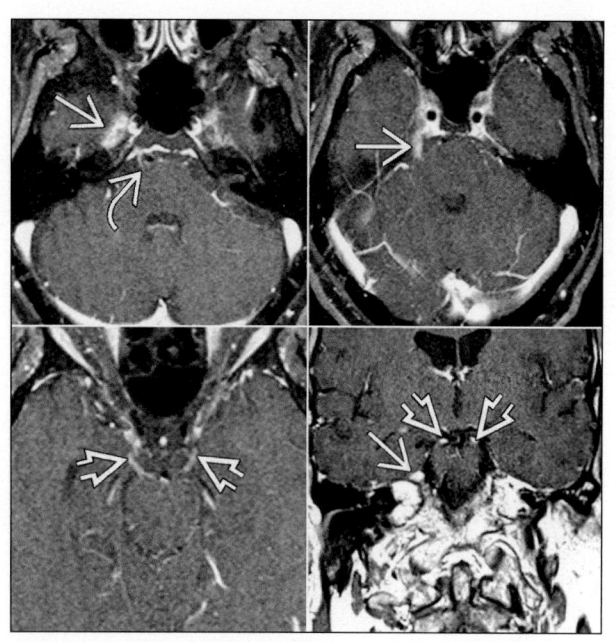

**13-61** Imagem ponderada em T1 pós-contraste com saturação de gordura um paciente com doença de Lyme e múltiplas neuropatias cranianas demonstrando realce do quinto ➡ e sexto ➡ NCs à direita além de ambos os nervos oculomotores ➡. (Cortesia de P. Hildenbrand, MD.)

*Apresentação.* Casos de DLy na América do Norte ocorrem em estágios. O estágio 1 ocorre entre 2 e 30 dias após a picada inicial pelo carrapato e é caracterizado por eritema migratório – um *rash* característico, arredondado, centrífugo, em alvo ("olho de boi") – e sintomas de "gripe de verão", como febre, cefaleia e cansaço. Mialgias migratórias e dor nas grandes articulações podem ser identificadas ("artrite de Lyme").

O estágio 2 ocorre de 1 a 4 meses após a infecção e caracteriza-se por sintomas neurológicos e cardíacos. Os sintomas neurológicos ocorrem em cerca de 10 a 15% dos casos, enquanto envolvimento cardíaco ocorre em 8%. O estágio 3 pode ocorrer vários anos após a infecção inicial e se manifesta como artrite e sintomas neurológicos.

A tríade clássica da NBLy norte-americana consiste em meningite asséptica, neurite craniana e radiculoneurite. Paralisia facial uni ou bilateral é comum e ajuda a diferenciar NBLy de outras doenças. Eritema migratório, artrite de Lyme e cardite também são achados comuns.

O sintoma mais comum em crianças é a cefaleia, seguido por paralisia do nervo facial e meningismo.

A apresentação mais comum da NBLy europeia é a tríade de Bannwarth: meningite linfocítica, neuropatia craniana e radiculite dolorosa. Eritema migratório, artrite de Lyme e cardite são manifestações incomuns da doença de Lyme europeia.

*História natural.* O diagnóstico e tratamento da doença de Lyme crônica é controverso. Até a presente data, não existe evidência sistemática de que *B. burgdorferi* possa ser identificada em pacientes com sintomas crônicos após DLy tratada. Múltiplos estudos clínicos prospectivos têm demonstrado que cursos prolongados de antibióticos não previnem nem aliviam síndromes pós--Lyme e podem resultar em eventos adversos graves.

**Patologia.** Predominam os achados de meningite e radiculite. As características microscópicas incluem infiltrados perivasculares de linfócitos T e plasmócitos com degeneração axonal. Os linfócitos e os plasmócitos são acumulados nos gânglios autonômicos do sistema nervoso periférico. As espiroquetas podem ser identificadas nas leptomeninges, nas raízes nervosas e nos gânglios das raízes dorsais, mas não no parênquima do SNC.

**Imagem.** Exames de TC com e sem contraste são frequentemente normais.

O achado mais comum na RM é a presença de múltiplas pequenas hiperintensidades (2 a 8 mm) subcorticais e na substância branca periventricular **(Fig. 13-59)**. Esse achado é visto em aproximadamente metade de todos os pacientes com NBLy. Lesões grandes "tumefativas" são incomuns.

O envolvimento de nervos cranianos é comum na NBLy americana. O nervo mais envolvido é o NC VIII **(Fig. 13-60)**, seguido pelos NCs V e III. A doença unilateral é mais comum do que a bilateral, embora múltiplos nervos possam ser afetados **(Fig. 13-61)**. O realce uniforme em T1 pós-contraste com saturação de gordura é um achado típico.

O envolvimento da medula espinal pela *B. burgdorferi* é muito raro e mais comum na DLy europeia. As hiperintensidades difusas ou focais em T2 com realce irregular

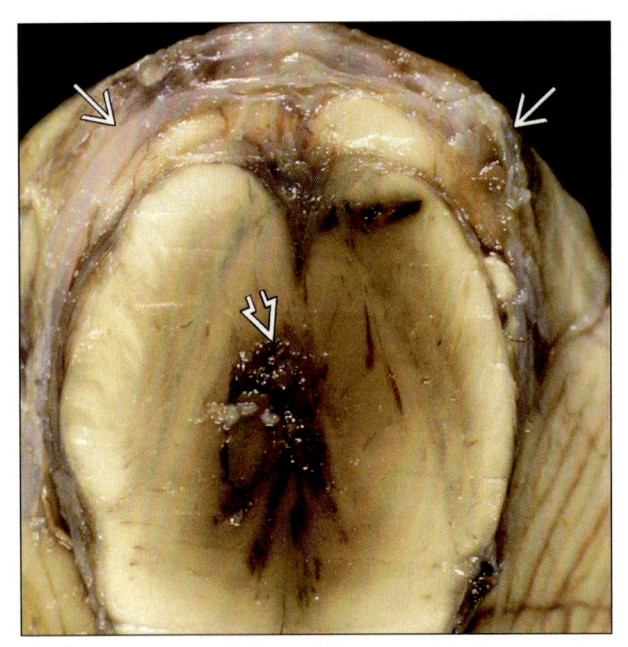

**13-62** Visão aproximada de um cérebro necropsiado demonstrando achados típicos de sífilis meningovascular. Exsudatos cobrem a ponte ➡. Uma goma sifilítica também é evidenciada ➡. (Cortesia de R. Hewlett, MD.)

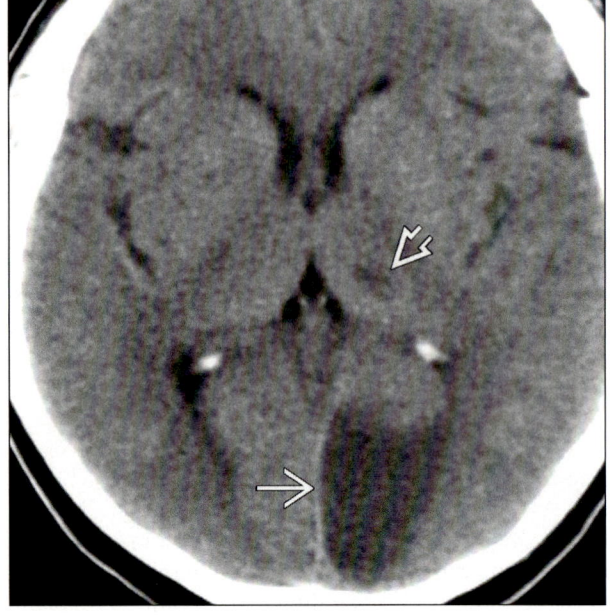

**13-63** TC em um paciente com sífilis meningovascular demonstrando infartos no lobo occipital esquerdo ➡ e no tálamo ➡. A ASD (não mostrada) identificou achados semelhantes à vasculite. (Cortesia de P. Hildebrand, MD.)

medular e das raízes nervosas são comuns na radiculomielite por *B. garinii*.

O realce das lesões de substância branca da NBLy varia de moderado a ausente. Ocasionalmente, pode ocorrer realce anelar incompleto (em "ferradura"), que simula doença desmielinizante.

Na NBLy europeia, o realce da cauda equina e das raízes espinais inferiores é mais comum do que o realce de nervos cranianos.

**DIAGNÓSTICO DIFERENCIAL.** O principal diagnóstico diferencial de NBLy são as doenças desmielinizantes. A **esclerose múltipla** (EM) frequentemente envolve a substância branca periventricular. O envolvimento calososseptal é mais comum na EM do que na NBLy. O realce de nervos cranianos – em especial o NC VII – é menos comum na EM do que na NBLy.

A **síndrome de Susac** envolve a região central do corpo caloso e frequentemente é acompanhada de redução da acuidade auditiva (rara na NBLy) e dos sintomas visuais.

A **vasculite** envolve os núcleos da base mais do que a NBLy e raramente afeta os nervos cranianos.

## Neurossífilis

**TERMINOLOGIA E ETIOLOGIA.** A sífilis é uma infecção sistêmica crônica causada pela espiroqueta *Treponema pallidum*. Ela é transmitida por via sexual na maioria dos casos, embora alguns casos de transmissão vertical tenham sido relatados. A neurossífilis (NSif) também é conhecida como neurolues. Um granuloma sifilítico focal é chamado de goma.

**EPIDEMIOLOGIA E ASPECTOS DEMOGRÁFICOS.** Antes considerada doença em erradicação pelo uso da penicilina, a sífilis tornou-se dramaticamente mais prevalente desde 2000, sobretudo por causa do HIV/Aids. A sífilis e o HIV têm emergido como copatógenos importantes com aumento recíproco tanto em transmissão quanto em progressão da doença. Os pacientes HIV-positivos tendem a apresentar sintomatologia mais agressiva e apresentam maior risco de desenvolver doença neurológica.

A razão M:F é de 2:1. A maioria dos pacientes está entre 18 e 64 anos de idade com média de idade de um pouco mais do que 50 anos. As lesões gomatosas da sífilis congênita são excepcionalmente raras.

**ASPECTOS CLÍNICOS.** Entre 5 e 10% dos pacientes com sífilis não tratada desenvolvem neurossífilis. O *T. pallidum* se dissemina pelo SNC dentro de dias após a exposição, embora sintomas possam ocorrer até 25 anos após o cancro inicial. O pico de incidência ocorre após 15 anos de infecção primária.

A NSif é dividida em cinco categorias clínico-patológicas que se sobrepõem parcialmente, isto é, assintomática, meníngea, meningovascular, parenquimatosa e gomatosa. A apresentação mais comum são os distúrbios neuropsiquiátricos. As manifestações clínicas podem ocorrer durante qualquer estágio da infecção.

A NSif precoce em geral se apresenta como doença meningovascular. A NSif tardia é associada a sífilis crônica cerebral e medular, porém raras vezes se apresenta com o clássico *tabes dorsalis* ou paresia generalizada. Distúrbios neuropsiquiátricos, principalmente comprometimento cognitivo e alteração de personalidade, são comuns.

O VDRL no LCS é específico mas não completamente sensível para NSif. O teste é positivo em cerca de 60% dos casos. O ensaio de hemaglutinação para *T. pallidum* é positivo em 80 a 85% dos casos.

**PATOLOGIA.** A sífilis gomatosa cerebral é uma doença completamente curável, logo o diagnóstico correto é essencial para o tratamento do paciente. A doença consiste em um infiltrado inflamatório denso com grande número de linfócitos e plasmócitos circundando um centro de necrose caseosa. Proliferação vascular, endarterite com espessamento intimal e inflamação perivascular são achados característicos. O diagnóstico histológico definitivo é obtido usando anticorpos monoclonais fluorescentes marcados com isotiocianato ou por PCR.

As gomas provavelmente são secundárias à resposta celular imunológica. Cerca de dois terços são localizados nas superfícies cerebrais, especialmente sobre a convexidade cerebral. A extensão direta ao parênquima cerebral pelos espaços perivasculares das áreas adjacentes de inflamação meningovascular piais é o provável mecanismo de entrada **(Fig. 13-62)**. O espessamento dural e a inflamação adjacente às gomas cerebrais são comuns.

**IMAGEM.** A sífilis meningovascular pode causar vasculopatia com infartos lacunares ou territoriais que são semelhantes a infartos tromboembólicos **(Fig. 13-63)**.

As gomas sifilíticas têm densidade baixa ou mista na TC e apresentam realce intenso na TC pós-contraste. Um padrão anelar ou difuso de realce é típico.

A RM demonstra as gomas como lesões hipointensas em T1 e heterogeneamente hiperintensas em T2. O realce é marcado nas imagens ponderadas em T1 pós-contraste, e o sinal da cauda dural pode ser visto em um terço dos casos **(Fig. 13-64)**.

**DIAGNÓSTICO DIFERENCIAL.** As gomas sifilíticas são muitas vezes diagnosticadas erroneamente como **neoplasias primárias** ou **metastáticas**. Os pacientes com HIV/Aids que apresentam teste sanguíneo positivo/títulos positivos para sífilis no SNC e que tenham uma lesão cerebral de aspecto expansivo com características de imagem sugestivas de sífilis podem se beneficiar de um curso de penicilina G endovenosa e controle por imagem.

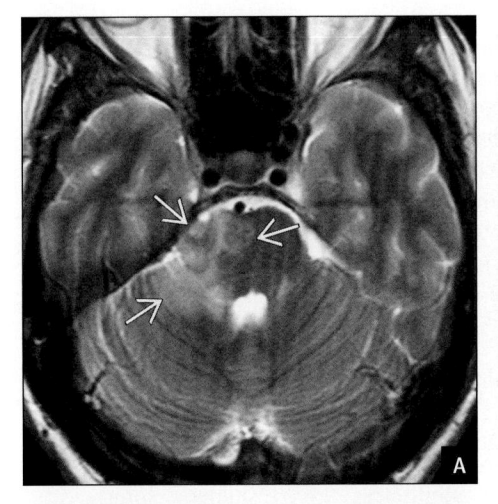

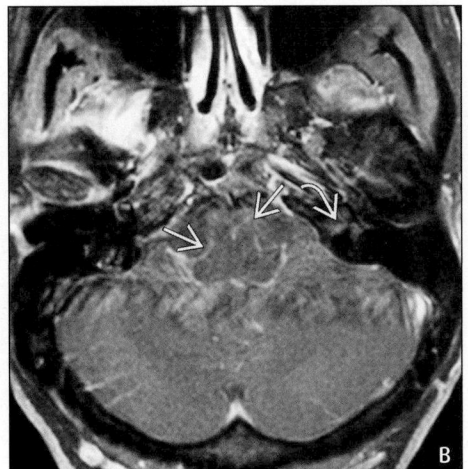

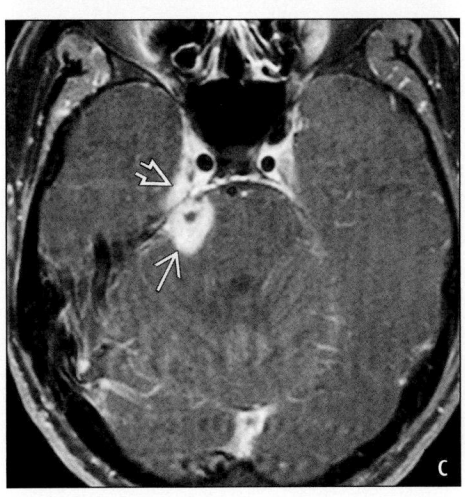

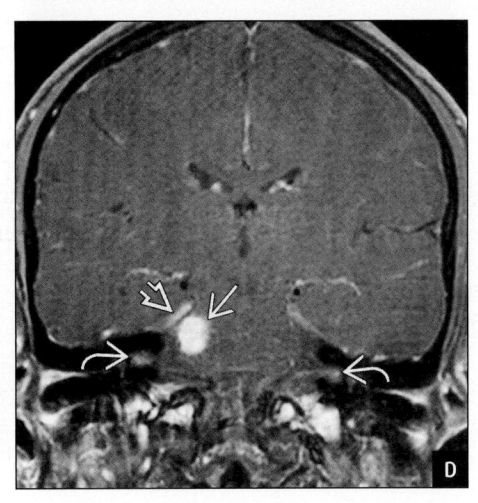

**13-64A** Imagem ponderada em T2 no plano axial em um paciente masculino de 47 anos HIV-positivo com neuralgia do trigêmeo demonstrando uma lesão expansiva iso/hiperintensa envolvendo a ponte, o cerebelo e o nervo trigêmeo ➡.
**13-64B** Imagem ponderada em T1 pós-contraste com saturação de gordura no plano axial demonstrando realce pial circundando o bulbo ➡ e se estendendo ao canal auditivo interno esquerdo ➡.
**13-64C** Imagem ponderada em T1 pós-contraste com saturação de gordura demonstrando importante realce na ponte e no cerebelo ➡ com extensão para o interior do cavo de Meckel ➡ e espessamento dural adjacente.
**13-64D** Imagem ponderada em T1 pós-contraste no plano coronal demonstrando goma sifilítica ➡, espessamento dural adjacente ➡ e realce de ambos os condutos auditivos internos ➡. O CD4 do paciente no momento da imagem era de 200. Sífilis meningovascular comprovada por biópsia.

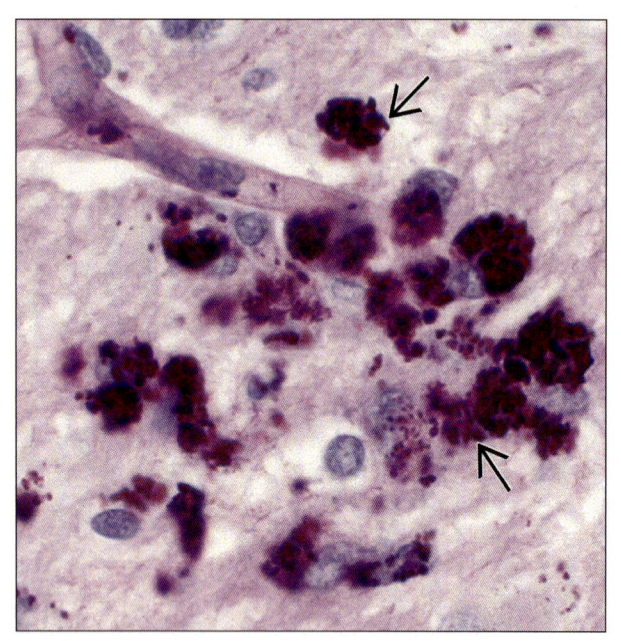

**13-65** Agrupamentos de bacilos intracitoplasmáticos são intensamente PAS-positivos →. Individualmente, os organismos são difíceis de serem evidenciados. (Cortesia de B. K. DeMasters, MD.)

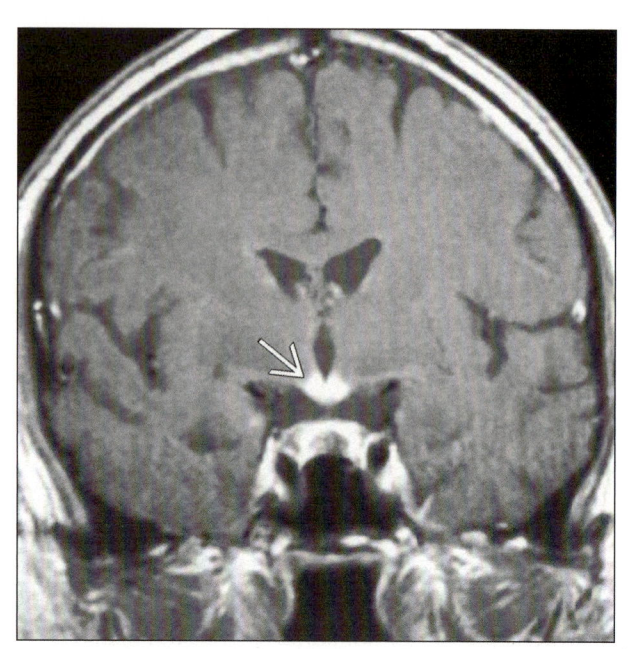

**13-66** Imagem ponderada em T1 pós-contraste no plano coronal demonstrando realce hipotalâmico → em um paciente com doença de Whipple do SNC documentada. (Cortesia de B. K. DeMasters, MD.)

## Infecções emergentes do SNC e outras infecções

Nesta seção, serão discutidas várias infecções incomuns. Algumas delas são potencialmente curáveis se reconhecidas cedo. Outras são infecções emergentes – a maioria virais – sobre as quais muito pouco se sabe e para as quais não há cura.

As infecções emergentes são doenças que estão literalmente emergindo para infectar os seres humanos. Algumas são zoonoses (p. ex., doenças transmitidas de animais para humanos), enquanto outras são veiculadas por insetos. Muitas nunca afetam o SNC, mas, quando o fazem, o resultado pode ser desastroso. Exemplos incluem as febres virais hemorrágicas como febre hemorrágica coreana, febre do Vale do Rift, hantavírus, dengue e Ebola.

### Doença de Whipple do SNC

**TERMINOLOGIA E ETIOLOGIA.** A doença de Whipple é uma doença sistêmica crônica causada pela bactéria *Tropheryma whippelii*.

**EPIDEMIOLOGIA E ASPECTOS DEMOGRÁFICOS.** A doença de Whipple do SNC é um subtipo de uma rara doença com prevalência de um caso para cada 10.000 portadores da bactéria.

Não existe associação conhecida com HIV/Aids ou outras síndromes de imunodeficiência.

**PATOLOGIA.** O diagnóstico de doença de Whipple é estabelecido por imuno-histoquímica (anticorpos positivos contra *T. whippelii*) ou PCR. A PCR é altamente sensível e específica e pode ser realizada em espécies de biópsia de intestino delgado, linfonodos ou cérebro. Entre 70 e 80% dos casos têm PCR positiva no LCS.

As características histológicas incluem agregados de histiócitos, linfócitos e plasmócitos com pouca ou nenhuma inflamação granulomatosa. Macrófagos espumosos levemente basofílicos na coloração H&E contêm grânulos intracitoplasmáticos com formato arciforme PAS-positivos que representam agrupamentos de bacilos (**Fig. 13-65**).

**ASPECTOS CLÍNICOS.** A doença de Whipple ocorre em qualquer idade, porém é mais comum em homens brancos de meia-idade. A idade média de apresentação é de 50 anos.

Os sintomas clínicos variam. Os sintomas sistêmicos incluem diarreia, síndrome mal absortiva, perda de peso, poliartralgias migratórias, febre e sudorese noturna. Linfadenopatia é comum.

Cerca de 5% dos pacientes com doença de Whipple inicialmente se apresentam com sintomas de envolvimento cerebral; outros pacientes desenvolverão sintomas relacionados ao envolvimento do SNC tardiamente no curso da doença.

A encefalopatia com sintomas cognitivos inespecíficos, incluindo demência, alteração do nível de consciência e distúrbios psiquiátricos, é a apresentação mais frequente.

Oftalmoplegia e paralisia supranuclear são sintomas comuns. Disfunção hipotalâmica ocorre em cerca de um terço dos pacientes, enquanto paralisias de nervos cranianos são encontradas em 25% dos pacientes.

Sem tratamento, a doença de Whipple é invariavelmente fatal. Alguns pacientes melhoram dramaticamen-

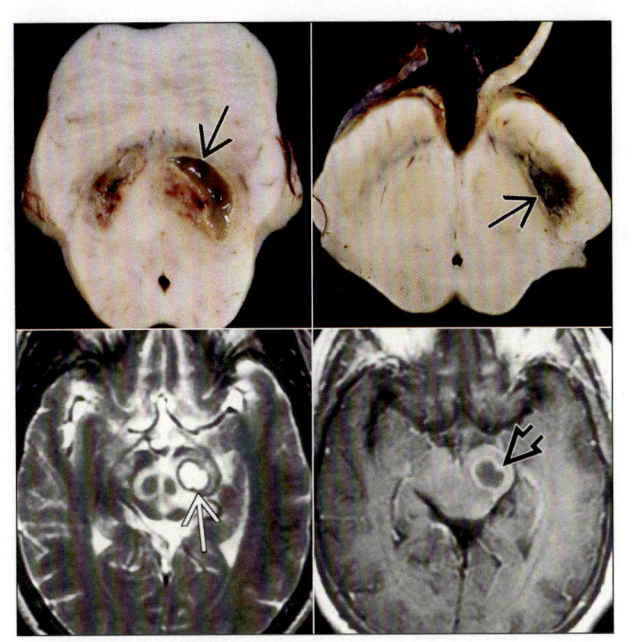

**13-67** Achado clássico de abscesso mesencéfalico da listeriose ➔. Imagens ponderadas em T2 (esquerda) e em T1 pós-contraste (direita) alguns dias antes da morte do paciente demonstrando lesão expansiva hiperintensa no pedúnculo cerebral esquerdo com halo hipointenso ➔, edema perilesional e realce periférico ➔.

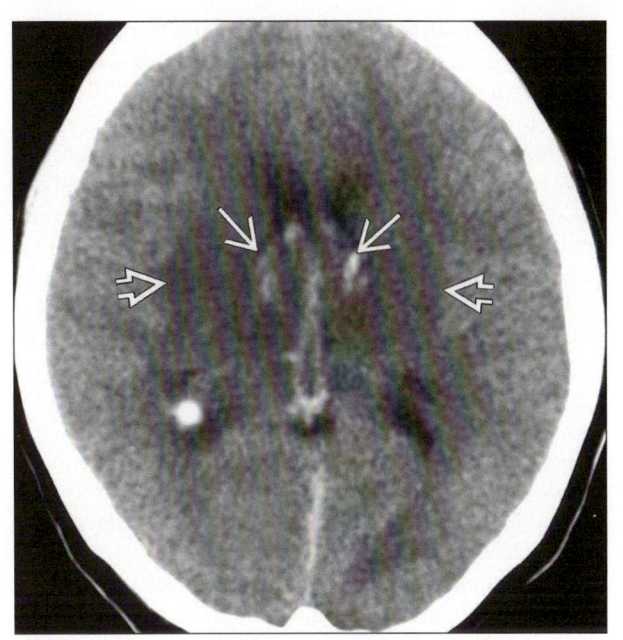

**13-68** TC em um paciente com dengue demonstrando hipointensidades nos núcleos da base e tálamos ➔ com hemorragias focais petequiais ➔.

te ou estabilizam a doença com tratamento antibiótico apropriado. Entretanto, mesmo com antibióticos, muitos pacientes têm recidiva da doença. O prognóstico em pacientes com doença de Whipple do SNC é incerto. Cerca de um quarto morre em quatro anos, e outros 25% sobrevivem com déficits neurológicos maiores.

IMAGEM. Os achados de imagem na doença de Whipple do SNC são inespecíficos. As lesões tendem a se agrupar nos tálamos, hipotálamos, lâmina quadrigeminal, substância cinzenta periaquedutal e lobos temporais mediais (**Fig. 13-66**). As lesões multifocais são muito mais comuns do que as lesões solitárias.

Lesões hiperintensas bilaterais simétricas ou na linha média em T2/FLAIR que demonstram leve realce nas imagens T1 pós-contraste são achados típicos. Hiperintensidade de sinal do trato corticospinal ocorre em alguns pacientes e se parece com os achados da esclerose lateral amiotrófica. A doença de Whipple não costuma apresentar restrição à difusão da água.

DIAGNÓSTICO DIFERENCIAL. O diagnóstico diferencial de doença de Whipple do SNC inclui vários processos granulomatosos como **neurossarcoidose** e **tuberculose**. As lesões temporais mesiais podem simular **encefalite herpética** ou **encefalite límbica/autoimune**. A maioria das lesões da doença de Whipple do SNC não apresenta ou apresenta pouco efeito expansivo, de modo que neoplasias como **linfoma** ou **astrocitoma difusamente infiltrativo** são diagnósticos diferenciais pouco prováveis.

## Listeriose

A listeriose é uma zoonose alimentar causada pela Listeria monocytogenes, bactéria gram-positiva de vida facultativa intracelular que habita o solo, vegetação e viveiros de animais. Existem seis espécies de Listeria, das quais apenas uma – L. monocytogenes – é patogênica para os seres humanos.

A *listeria* causa gastrenterite, infecção materno-fetal, septicemia e infecções do SNC em pacientes imunocomprometidos, em mulheres grávidas e em recém-nascidos. Casos em pacientes imunocompetentes são raros.

A listeriose do SNC tem tropismo pelas meninges e tronco encefálico. Os sintomas incluem febre, cefaleia, paralisia de nervos cranianos, vertigem e sonolência. Uma vez que os sintomas tenham se desenvolvido, a taxa de mortalidade é de 25 a 30%.

Os aspectos de imagem são geralmente inespecíficos. A listeriose do SNC pode se apresentar como meningite, encefalite, cerebrite ou abscesso. No cenário clínico apropriado, uma lesão focal no mesencéfalo, na ponte ou na medula, com alto sinal em T2/FLAIR e realce periférico com edema perilesional significativo deve levantar a suspeita de abscesso por *L. monocytogenes* (**Fig. 13-67**).

## Febres hemorrágicas virais

O Centers for Disease Control and Prevention (CDC) identificou seis agentes biológicos "categoria A" (facilmente disseminados ou transmitidos de pessoa a pessoa, resultando em alta taxa de mortalidade e um potencial para grande risco à saúde pública): antraz, varíola, botulismo, tularemia, febre hemorrágica viral e peste bubônica. Destas, as **febres hemorrágicas virais** são as que mais provavelmente podem envolver o SNC.

O filovírus como Ebola e Marburg são vírus de cadeia de RNA negativa, linear e não segmentada que causam febres hemorrágicas agudas com altas taxas de mortalidade. A maior parte desses pacientes não sobrevive tempo suficiente para desenvolver sintomas do SNC, e nunca sequer foi submetida a exames de imagem. Atualmente, não existem vacinas licenciadas ou terapia para combater infecções humanas pelos filovírus. Casos confirmados de febre hemorrágica por Ebola foram descritos na África. Nenhum caso confirmado foi descrito nos Estados Unidos e na Europa.

As febres hemorrágicas com complicações conhecidas do SNC incluem dengue hemorrágica/síndrome do choque hemorrágico associado à dengue e à hantavirose com síndrome renal.

A **dengue** é causada por um flavivírus com quatro sorotipos, dois dos quais (tipos 2 e 3) são os principais agentes com envolvimento do SNC. Em áreas endêmicas, a doença tornou-se a causa mais frequente de encefalite, ultrapassando mesmo o vírus herpes simples. O flavivírus da dengue é o mais importante em relação à incidência global de doença e potencial de disseminação para áreas não endêmicas **(Fig. 13-68)**.

O envolvimento sintomático do SNC ocorre em 5 a 20% dos pacientes com infecção aguda pelo vírus da dengue ou dengue hemorrágica. Estudos de imagem demonstram múltiplos focos hemorrágicos. Infartos francos e apoplexia hipofisária foram relatados em alguns casos.

Muitos pacientes com síndromes renais relacionadas à **hantavirose** ou à **febre hemorrágica coreana** desenvolvem sintomas do SNC como distúrbios psiquiátricos agudos, epilepsia e meningismo. Estudos de necropsia demonstram hemorragia hipofisária em 37%, necrose hipofisária em 5% e hemorragias no tronco em aproximadamente 70% dos casos. Nos poucos casos relatados, a RM demonstrou hemorragia hipofisária e lesão reversível no esplênio do corpo caloso.

# Referências selecionadas

## Infecções micobacterianas

### Tuberculose

- Chou PS et al: Central nervous system tuberculosis: a forgotten diagnosis. Neurologist. 18(4):219-22, 2012
- Leeds IL et al: Site of extrapulmonary tuberculosis is associated with HIV infection. Clin Infect Dis. 55(1):75-81, 2012
- Li H et al: Central nervous system tuberculoma. J Clin Neurosci. 19(5):691-5, 2012
- Gupta RK et al: Central nervous system tuberculosis. Neuroimaging Clin N Am. 21(4):795-814, vii-viii, 2011
- • Omar N et al: Diffusion-weighted magnetic resonance imaging of borderzone necrosis in paediatric tuberculous meningitis. J Med Imaging Radiat Oncol. 55(6):563-70, 2011
- Androulaki A et al: Inflammatory pseudotumor associated with Mycobacterium tuberculosis infection. Int J Infect Dis. 12(6):607-10, 2008
- du Plessis J et al: CT features of tuberculous intracranial abscesses in children. Pediatr Radiol. 37(2):167-72, 2007
- Bernaerts A et al: Tuberculosis of the central nervous system: overview of neuroradiological findings. Eur Radiol. 13(8):1876-90, 2003

### Infecções micobacterianas não tuberculosas

- Arkun K et al: Atypical mycobacterial brain abscess presenting as a spindle cell lesion in an immunocompetent patient. Clin Neuropathol. 31(3):155-8, 2012
- Morrison A et al: Mycobacterial spindle cell pseudotumor of the brain: a case report and review of the literature. Am J Surg Pathol. 23(10):1294-9, 1999

## Infecções fúngicas

- DeMasters BK: Fungal infections. In Burger P et al: Diagnostic Pathology: Neuropathology. Salt Lake City: Amirsys Publishing. II.2:50-61, 2012
- Chow FC et al: Cerebrovascular disease in central nervous system infections. Semin Neurol. 31(3):286-306, 2011
- Luthra G et al: Comparative evaluation of fungal, tubercular, and pyogenic brain abscesses with conventional and diffusion MR imaging and proton MR spectroscopy. AJNR Am J Neuroradiol. 28(7):1332-8, 2007
- Mueller-Mang C et al: Fungal versus bacterial brain abscesses: is diffusion-weighted MR imaging a useful tool in the differential diagnosis? Neuroradiology. 49(8):651-7, 2007
- Gaviani P et al: Diffusion-weighted imaging of fungal cerebral infection. AJNR Am J Neuroradiol. 26(5):1115-21, 2005

## Infecções parasitárias

- Abdel Razek AA et al: Parasitic diseases of the central nervous system. Neuroimaging Clin N Am. 21(4):815-41, viii, 2011

### Neurocisticercose

- Abdel Razek AA et al: Parasitic diseases of the central nervous system. Neuroimaging Clin N Am. 21(4):815-41, viii, 2011
- Carabin H et al: Clinical manifestations associated with neurocysticercosis: a systematic review. PLoS Negl Trop Dis. 5(5):e1152, 2011
- Kimura-Hayama ET et al: Neurocysticercosis: radiologicpathologic correlation. Radiographics. 30(6):1705-19, 2010

### Equinococose

- Abdel Razek AA et al: Parasitic diseases of the central nervous system. Neuroimaging Clin N Am. 21(4):815-41, viii, 2011
- Shahlaie K et al: Parasitic central nervous system infections: echinococcus and schistosoma. Rev Neurol Dis. 2(4):176-85, 2005

### Amebíase

- Abdel Razek AA et al: Parasitic diseases of the central nervous system. Neuroimaging Clin N Am. 21(4):815-41, viii, 2011

### Malária

- Wilson CS: Malaria. In Foucar K et al: Diagnostic Pathology: Blood and Bone Marrow. Salt Lake City: Amirsys Publishing. 7.52-59, 2012
- Chimelli L: A morphological approach to the diagnosis of protozoal infections of the central nervous system. Patholog Res Int. 2011:290853, 2011
- Idro R et al: Cerebral malaria: mechanisms of brain injury and strategies for improved neurocognitive outcome. Pediatr Res. 68(4):267-74, 2010
- Singh P et al: Amebic meningoencephalitis: spectrum of imaging findings. AJNR Am J Neuroradiol. 27(6):1217-21, 2006

### Outras infecções parasitárias

- Kleinschmidt-DeMasters BK: Other parasitic infections. In Burger P et al: Diagnostic Pathology: Neuropathology. Salt Lake City: Amirsys Publishing. II.2.78-83, 2012
- Abdel Razek AA et al: Parasitic diseases of the central nervous system. Neuroimaging Clin N Am. 21(4):815-41, viii, 2011
- Song T et al: CT and MR characteristics of cerebral sparganosis. AJNR Am J Neuroradiol. 28(9):1700-5, 2007
- Shahlaie K et al: Parasitic central nervous system infections: echinococcus and schistosoma. Rev Neurol Dis. 2(4):176-85, 2005

## Infecções emergentes do SNC e outras infecções

### Infecções do SNC por espiroquetas

- Kayal AK et al: Clinical spectrum of neurosyphilis in North East India. Neurol India. 59(3):344-50, 2011

- Lantos PM: Chronic Lyme disease: the controversies and the science. Expert Rev Anti Infect Ther. 9(7):787-97, 2011
- Makhani N et al: A twist on Lyme: the challenge of diagnosing European Lyme neuroborreliosis. J Clin Microbiol. 49(1):455-7, 2011
- Ghanem KG: Review: Neurosyphilis: an historical perspective and review. CNS Neurosci Ther. 16(5):e157-68, 2010
- Liu H et al: Induction of distinct neurologic disease manifestations during relapsing fever requires T lymphocytes. J Immunol. 184(10):5859-64, 2010
- Agarwal R et al: Neuro-lyme disease: MR imaging findings. Radiology. 253(1):167-73, 2009
- Fargen KM et al: Cerebral syphilitic gummata: a case presentation and analysis of 156 reported cases. Neurosurgery. 64(3):568-75; discussioin 575-6, 2009
- Hildenbrand P et al: Lyme neuroborreliosis: manifestations of a rapidly emerging zoonosis. AJNR Am J Neuroradiol. 30(6):1079-87, 2009
- Günther G et al: Tick-borne encephalopathies: epidemiology, diagnosis, treatment and prevention. CNS Drugs. 19(12):1009-32, 2005

## Infecções emergentes do SNC e outras infecções

- Kleinschmidt-DeMasters BK: Whipple disease. In Burger P et al: Diagnostic Pathology: Neuropathology. Salt Lake City: Amirsys Publishing. II.2.16-19, 2012
- Wildemberg LE et al: Dengue hemorrhagic fever: a condition associated with multiple risk factors for pituitary apoplexy. Endocr Pract. Epub ahead of print, 2012
- Bui-Mansfield LT et al: Imaging of hemorrhagic fever with renal syndrome: a potential bioterrorism agent of military significance. Mil Med. 176(11):1327-34, 2011
- Iagodova ES: [Affection of central nervous system in hemorrhagic fever with renal syndrome.] Klin Med (Mosk). 89(2):60-2, 2011
- Ramadan M et al: Listeria rhomboencephalitis. N Z Med J. 124(1344):98-102, 2011
- Soares CN et al: Review of the etiologies of viral meningitis and encephalitis in a dengue endemic region. J Neurol Sci. 303(1-2):75-9, 2011
- Baek SH et al: Reversible splenium lesion of the corpus callosum in hemorrhagic fever with renal failure syndrome. J Korean Med Sci. 25(8):1244-6, 2010
- Black DF et al: MR imaging of central nervous system Whipple disease: a 15-year review. AJNR Am J Neuroradiol. 31(8):1493-7, 2010
- Oevermann A et al: Rhombencephalitis caused by Listeria monocytogenes in humans and ruminants: a zoonosis on the rise? Interdiscip Perspect Infect Dis. 2010:632513, 2010
- Hautala T et al: Central nervous system-related symptoms and findings are common in acute Puumala hantavirus infection. Ann Med. 42(5):344-51, 2010
- Drnda A et al: Listeria meningoencephalitis in an immunocompetent person. Med Arh. 63(2):112-3, 2009
- Hayashi T et al: Critical roles of NK and CD8+ T cells in central nervous system listeriosis. J Immunol. 182(10):6360-8, 2009
- Matlani M et al: Dengue encephalitis: an entity now common in dengue-prone regions. Trop Doct. 39(2):115-6, 2009

# 14

# HIV/Aids

| | |
|---|---:|
| Visão geral | 379 |
|     Introdução | 379 |
|     Epidemiologia | 379 |
|     Demografia | 380 |
| Infecção pelo HIV | 380 |
|     Encefalite pelo HIV | 380 |
|     Outras manifestações do HIV/Aids | 384 |
| Infecções oportunistas | 387 |
|     Toxoplasmose | 387 |
|     Criptococose | 389 |
|     Leucoencefalopatia multifocal progressiva | 392 |
|     Outras infecções oportunistas | 398 |
|     Síndrome inflamatória da reconstituição imunológica | 400 |
| Neoplasias no HIV/Aids | 404 |
|     Linfomas associados ao HIV | 405 |
|     Sarcoma de Kaposi | 405 |

Neste capítulo, serão exploradas as "múltiplas faces" do comprometimento do sistema nervoso central (SNC) pelo HIV/Aids. Inicialmente, a doença será contextualizada com o cenário demográfico e epidemiológico, e depois serão abordados os aspectos patológicos e de imagem da infecção do SNC pelo HIV/Aids.

Serão discutidas as manifestações do próprio HIV no SNC, como a encefalite pelo HIV. Na sequência, serão considerados achados associados, como vasculopatia pelo HIV, alterações da medula óssea relacionadas ao HIV e lesões linfoepiteliais benignas das glândulas salivares.

Além disso, será discutido o amplo espectro de infecções oportunistas que complicam o HIV/Aids e o que acontece quando um paciente HIV-positivo é coinfectado com tuberculose, outra doença sexualmente transmissível ou malária.

Novos aspectos sobre Aids tratada e o fenômeno da síndrome inflamatória da reconstituição imunológica (IRIS) serão apresentados. O capítulo será finalizado com a discussão das neoplasias que ocorrem no cenário do HIV/Aids (neoplasias definidoras da Aids).

## Visão geral

### Introdução

Já se passaram mais de 30 anos desde que uma nova síndrome associada com importante supressão da imunidade celular foi identificada. O agente causador, um retrovírus, recebeu o nome apropriado de vírus da imunodeficiência humana (HIV), e a síndrome causada pelo vírus é chamada de síndrome da imunodeficiência adquirida (Aids).

Foi necessário cerca de 10 anos para o desenvolvimento de regimes de tratamento com múltiplas drogas, de múltiplas classes para o HIV/Aids. Terapia antirretroviral altamente ativa (HAART), também conhecida como terapia antirretroviral combinada (cART), resultou em um declínio drástico na mortalidade dos pacientes tratados. A taxa geral de mortes relacionadas à Aids caiu cerca de 20% nos últimos cinco anos.

Em países industrializados, nos quais o acesso à HAART é amplo e facilmente disponível, o HIV/Aids passou de uma sentença de morte para uma doença crônica e manejável. E a sobrevida nesses países aumentou de uma média de 10,5 anos para 22,5 anos em apenas uma década. Essa foi a boa notícia. E a má notícia? O progresso é frágil e distribuído de forma desigual. Em algumas localidades pouco desenvolvidas do mundo, a incidência do HIV continua a aumentar em números epidêmicos. As consequências pessoais e sociais da epidemia do HIV/Aids têm sido devastadoras.

### Epidemiologia

Os balanços sobre a epidemia global de Aids indicam que em 2010 (ano mais recente com dados disponíveis), o número de pessoas vivendo com HIV totalizou 34 milhões. Dessas, cerca de 70% estavam na África subsaariana, e 3,4 milhões eram crianças com menos de 15 anos. As mulheres contabilizam quase 52% dos casos em adultos. Um total de 2,7 milhões de infecções ocorrem anualmente – 97% em países de baixa e média renda –, enquanto

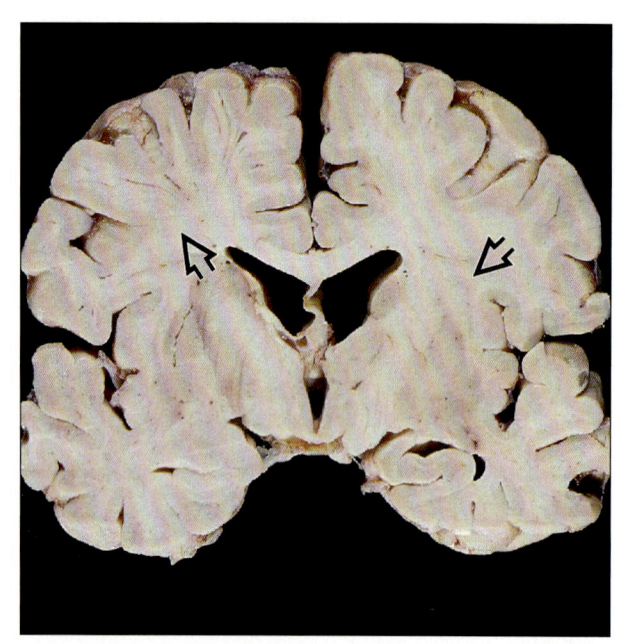

**14-1** Necropsia da EHIV demonstra perda volumétrica generalizada com aumento dos ventrículos laterais e fissuras de Sylvius. Anormalidades pouco definidas da SB ⇨ estão presentes e poupam as fibras U subcorticais. (B. K. DeMasters, MD.)

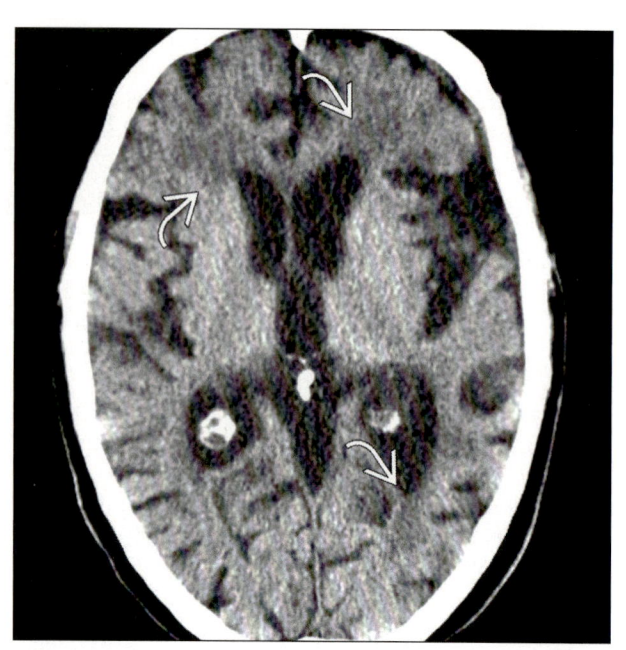

**14-2** TC axial em um homem de 38 anos com HIV/Aids há bastante tempo demonstra atrofia cerebral macroscópica com hipodensidades multifocais ⇨ na substância branca subcortical.

1,8 milhão de pessoas infectadas morrem anualmente de HIV/Aids ou das complicações relacionadas.

A maioria dos pacientes com HIV/Aids atualmente mora em regiões de baixa e média renda, enquanto a maioria dos pacientes com acesso à HAART vivem em países de renda elevada. O acesso à terapia antirretroviral em países de baixa renda aumentou pouco e hoje atinge apenas 35% dos pacientes que necessitariam de tratamento nesses países. Embora o número de novas infecções tenha reduzido desde o pico em 1999, ele continua a ultrapassar o número de pacientes colocados em HAART.

Essa disparidade significa que os determinantes socioeconômicos de saúde afetam tanto a prevalência quanto as manifestações do HIV/Aids. A mesma doença pode ter consequências diferentes – e diferenças de imagem – em cada parte do mundo. Coinfecção e comorbidade com outras doenças complica mais o diagnóstico por imagem e o manejo dos pacientes.

### Demografia

A transmissão do HIV é sexual (anal ou vaginal), por transfusão de sangue contaminado, compartilhamento de agulhas contaminadas, e vertical durante a gravidez, parto e amamentação.

A prevalência do HIV varia com a geografia, etnia e sexo. A África subsaariana responde por cerca de 70% da prevalência global de HIV, afetando de maneira desproporcional mulheres e jovens. Como resultado da melhora no tratamento e acompanhamento, infecções pelo HIV nos idosos começam a tornar-se uma preocupação.

Os dados mais recentes disponíveis indicam que homens homossexuais e bissexuais continuam sendo a população mais infectada pelo HIV nos Estados Unidos. As taxas de novas infecções permanecem estáveis desde 2006, mas são maiores em homens negros quando comparadas com mulheres negras, e maiores em homens brancos do que em mulheres brancas.

Os indivíduos com doenças sexualmente transmissíveis (incluindo clamídia, gonorreia, sífilis, herpes e papilomavírus humano) tem risco aumentado de infecção pelo HIV em relação a pessoas sem doenças sexualmente transmissíveis. Aproximadamente, 10% dos pacientes com hepatite C estão coinfectados com HIV.

## Infecção pelo HIV

O HIV é uma infecção viral com tropismo pelo SNC e efeitos diretos e indiretos. Complicações neurológicas podem advir da própria infecção pelo HIV, de infecções ou neoplasias oportunistas e de distúrbios metabólicos relacionados ao tratamento.

Nesta seção, serão discutidos os efeitos diretos do vírus HIV sobre o cérebro. As manifestações extracranianas do HIV/Aids às vezes podem ser identificadas nas imagens cerebrais, sendo também discutidas.

### Encefalite pelo HIV

Entre 75 a 90% dos pacientes com HIV/Aids demonstram lesão cerebral induzida pelo HIV na necropsia (**Fig. 14-1**).

Enquanto a maior parte dos pacientes permanece assintomática por períodos variáveis, a infecção cerebral é a manifestação inicial em 5 a 10% dos pacientes. Cerca de 25% dos pacientes com HIV/Aids tratados pioram cognitivamente, apesar de boas respostas laboratoriais à terapia.

## Terminologia

A encefalite pelo HIV (EHIV) e a leucoencefalopatia pelo HIV (LHIV) são o resultado direto da infecção cerebral pelo vírus. Infecções oportunistas não são encontradas no início da doença, embora coinfecções e múltiplas infecções sejam comuns no curso da doença.

Os distúrbios neurocognitivos associados ao HIV (DNAHIVs) são a manifestação neurológica mais frequente da EHIV e da LHIV. O termo "complexo demencial da imunodeficiência adquirida" refere-se especificamente à demência associada ao HIV.

## Etiologia

O HIV é um retrovírus patogênico com neurotropismo ao RNA humano. O **HIV-1** é responsável pela maioria dos casos de HIV/Aids. A infecção pelo **HIV-2** é uma doença predominante em heterossexuais, encontrada principalmente no oeste da África. A menos que dito o contrário, "HIV" ou "infecção pelo HIV", neste texto, refere-se ao vírus HIV-1.

O vírus HIV inicialmente infecta as células de Langerhans (células dendríticas) na pele e nas membranas mucosas. A proteína gp120 do envelope viral liga-se aos receptores CD4 nessas células dendríticas, que, então, migram aos tecidos linfoides e infectam as células T CD4-positivas. O vírus prolifera-se no interior dessas células e as destrói. Viremia desenvolve-se em alguns dias e leva à disseminação da infecção pelos demais tecidos.

Os dois principais alvos da infecção viral são o tecido linfoide – especialmente células T – e o SNC. Os monócitos e os linfócitos infectados pelo vírus HIV migram através da barreira hematoencefálica intacta, penetrando o cérebro dentro de 24 a 48 horas depois da exposição inicial.

Embora o HIV-1 não infecte diretamente os neurônios, ele persiste no cérebro no interior dos macrófagos perivasculares e microglia. Alguns reservatórios virais periféricos fora do SNC também persistem e podem ter papel ativo no desenvolvimento de lesão cerebral, mesmo com tratamento adequado.

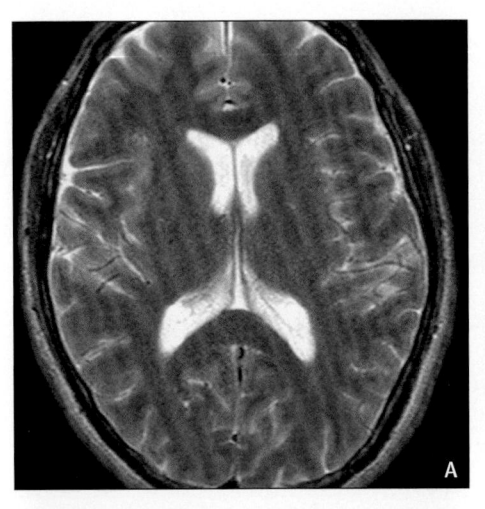

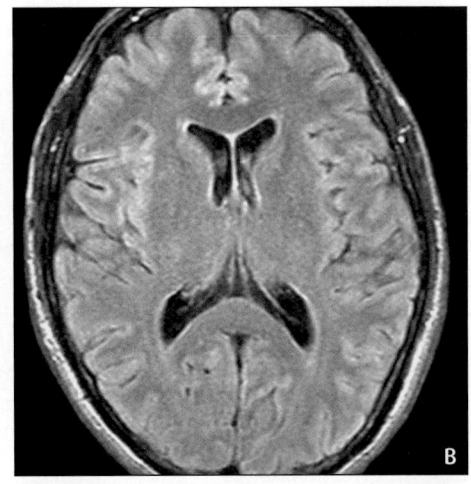

**14-3A** Imagens ponderada em T2 axial de um paciente de 45 anos com demência de início grave demonstra leve aumento dos ventrículos laterais e sulcos. **14-3B** FLAIR axial não demonstra hiperintensidade da substância branca.

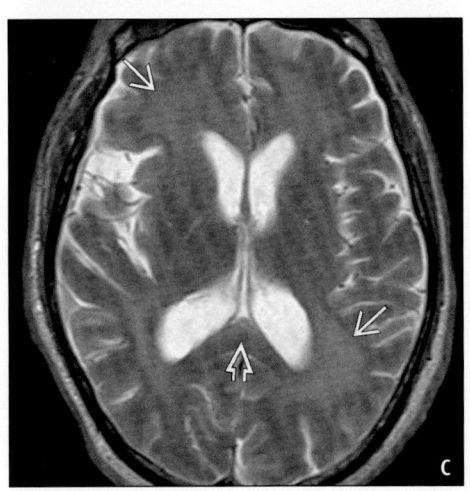

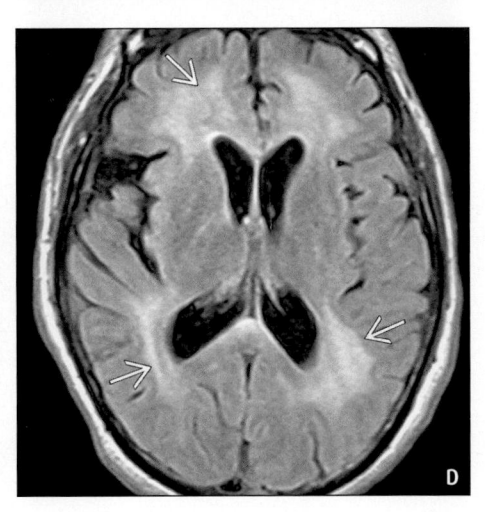

**14-3C** Quatro anos após, o mesmo paciente desenvolveu demência grave associada ao HIV. Imagem ponderada em T2 axial demonstra maior perda volumétrica caracterizada pelos ventrículos laterais e sulcos aumentados. Hiperintensidades confluentes surgiram na substância branca cerebral ➡ e esplênio do corpo caloso ➡. **14-3D** FLAIR axial demonstra o intervalo dramático de alterações graves da SB na encefalite pelo HIV ➡. Note que as fibras U são poupadas mesmo nesse estágio tardio.

## Patologia

**PATOLOGIA MACROSCÓPICA.** A patologia cerebral no HIV/Aids varia com a idade do paciente e o tempo de evolução da doença. Nas fases iniciais, o cérebro tem aspecto macroscópico normal. EHIV avançada resulta em perda de volume cerebral generalizada (atrofia) com alargamento dos ventrículos e espaços subaracnoides.

**CARACTERÍSTICAS MICROSCÓPICAS.** A EHIV é caracterizada por gliose, agrupamentos microgliais, acúmulo de macrófagos perivasculares e células gigantes multinucleadas. As células gigantes multinucleadas contêm antígenos virais e são imunorreativas para a proteína do envelope gp120.

Ativação imune (encefalite) é desproporcional à carga viral presente no cérebro. Focos disseminados de lesão de substância branca e cinzenta com alterações da mielina e desmielinização difusa são achados típicos. O HIV infecta diretamente os astrócitos, mas não os neurônios. Entretanto, os neurônios podem ser lesionados indiretamente por proteínas virais ou neurotoxinas.

A LHIV é caracterizada por alterações difusas da mielina com áreas pouco demarcadas de desmielinização. As lesões são mais proeminentes na substância branca periventricular (SB) e na coroa radiada.

## Aspectos clínicos

**EPIDEMIOLOGIA.** Cerca de 60% de todos os pacientes com Aids acabam desenvolvendo manifestações neurológicas evidentes. Embora a HAART tenha melhorado a sobrevida, aproximadamente 15 a 25% dos pacientes tratados desenvolvem disfunção cognitiva moderada ou complexo demencial da Aids franco. Em países com amplo acesso à HAART, o complexo demencial da Aids tornou-se a complicação neurológica mais comum da infecção pelo HIV.

**DEMOGRAFIA.** Tanto pacientes pediátricos como adultos HIV-positivos podem desenvolver EHIV. De um terço a dois terços dos pacientes adultos com Aids e 30 a 50% dos casos pediátricos são afetados. A distribuição por sexo da EHIV reflete a distribuição do HIV e varia conforme a região geográfica.

A idade é identificada como um fator de risco para desenvolvimento de declínio cognitivo relacionado ao HIV. As evidências demonstram que proteínas cerebrais anormais são acumuladas nos cérebros de pacientes com HIV.

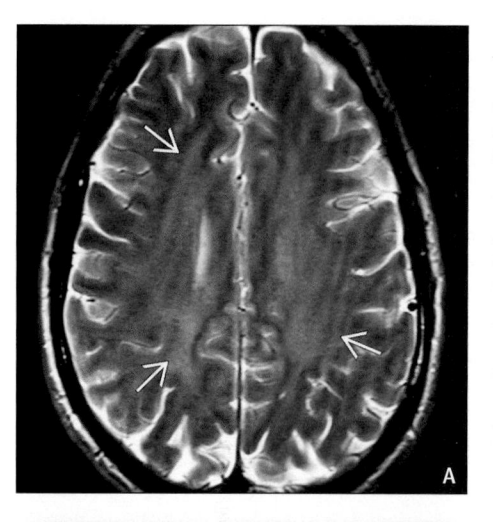

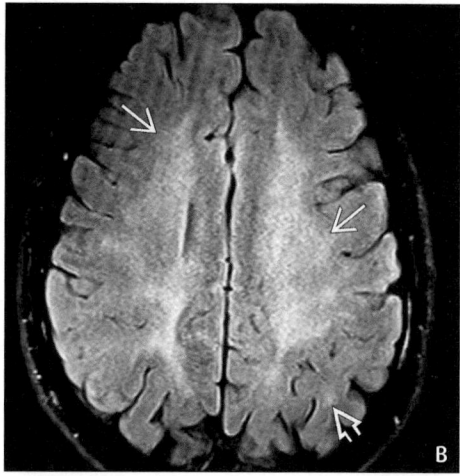

**14-4A** Imagem ponderada em T2 axial em um paciente de 43 anos com HIV/Aids e alteração cognitiva moderada mostra hiperintensidades bilaterais simétricas difusas na substância branca cerebral ➡. Observe que as fibras U subcorticais são poupadas.
**14-4B** FLAIR axial do mesmo paciente demonstra o padrão confluente da hiperintensidade da substância branca ➡ característico da EHIV. Não há atrofia e, com exceção de uma única lesão focal parietal esquerda ➡, a substância subcortical está poupada.
**14-4C** Imagem ponderada em T1 pós-contraste no mesmo paciente não demonstra realce.
**14-4D** Imagem ponderada em difusão axial não demonstra restrição. O alto sinal da substância branca hemisférica não é restrição, mas efeito *"T2 shine-through"*.

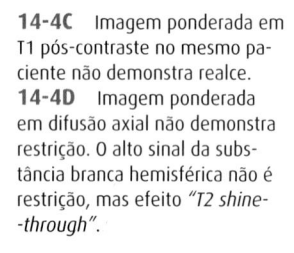

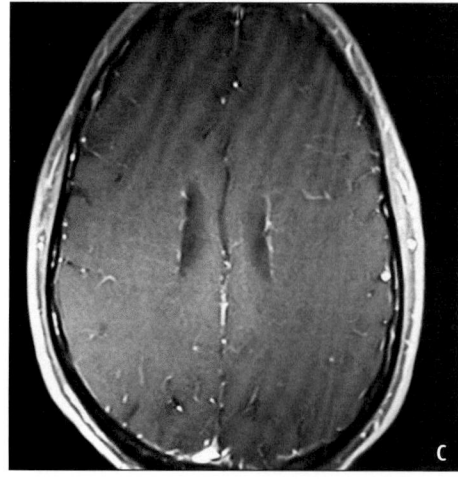

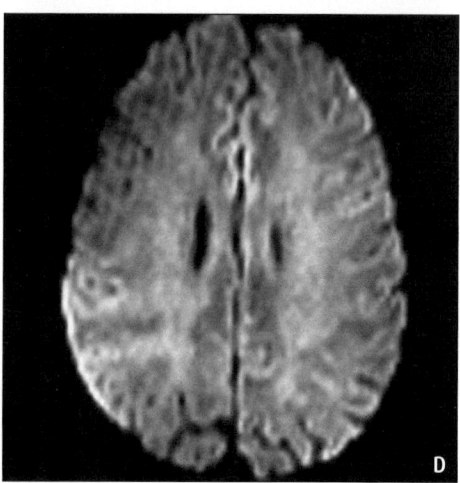

Excesso de tau hiperfosforilada, amiloide e α-sinucleína foram identificadas e podem contribuir para o desenvolvimento de síndromes neurodegenerativas e complexo demencial da Aids.

APRESENTAÇÃO. Alguns pacientes desenvolvem sintomas de uma síndrome retroviral aguda (SRA) durante a viremia inicial. A SRA acontece 2 a 4 semanas da infecção e consiste em dor de garganta, febre, linfadenopatia, náuseas, *rash* cutâneo e alterações neurológicas variáveis.

DNAHVIs desenvolvem-se como complicações de médio e longo prazo. Infecção cerebral inicial pelo HIV costuma ser assintomática e as performances cognitivas e funcionais são normais. Demência associada ao HIV totalmente desenvolvida causa distúrbio cognitivo importante com marcado impacto na função cotidiana.

HISTÓRIA NATURAL. Cerca de metade dos pacientes infectados pelo HIV nos Estados Unidos demonstra desempenho subótimo nos testes neuropsicológicos. Redução lenta e progressiva na motricidade fina, fluência verbal e memória de curto prazo são características. Deterioração grave e demência subcortical com estado quase vegetativo podem ser evidenciados nos estágios finais da doença.

O período de latência da infecção pelo HIV-2 é mais longa e a carga viral menor que o HIV-1. A imunodeficiência evolui mais lentamente também. Os pacientes com infecção pelo HIV-2 desenvolvem o mesmo espectro de infecções oportunistas encontradas no HIV-1.

OPÇÕES DE TRATAMENTO. A HAART reduziu a morbimortalidade do HIV/Aids. Todavia, ela não previne o desenvolvimento de EHIV, embora reduza a gravidade global.

---

**ENCEFALITE PELO HIV**

**Terminologia**
- Encefalite pelo HIV (EHIV)
  - Resultado direto da infecção cerebral pelo HIV
  - Distúrbio neurocognitivo associado ao HIV (DNAHIV)
  - A forma mais séria é o complexo demencial da Aids

**Etiologia**
- O HIV é um vírus neurotrópico
  - A maioria das infecções humanas é causada pelo HIV-1
  - HIV-2 é mais prevalente no oeste da África

*(continua)*

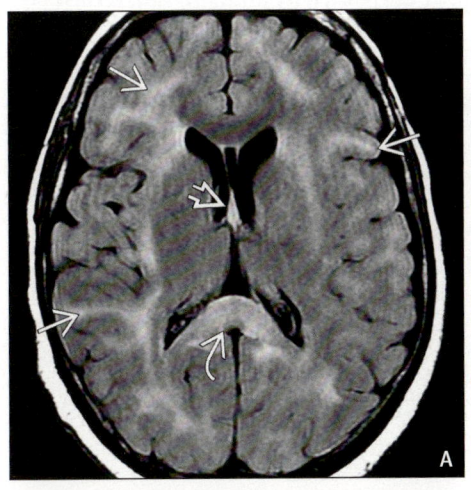

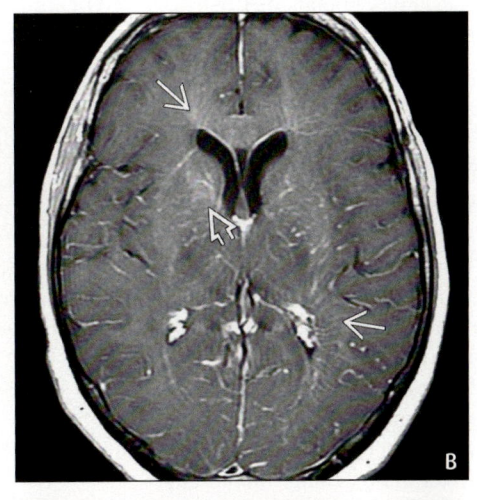

---

**14-5A** FLAIR em uma mulher de 33 anos com início súbito da EHIV demonstra hiperintensidades bilaterais ➡ através da substância branca subcortical e profunda, incluindo o esplênio do corpo caloso ➡ e fórnice ➡.
**14-5B** Imagem ponderada em T1 pós-contraste demonstra múltiplos focos lineares e puntiformes de realce, presumivelmente ao redor das artérias ➡ e veias profundas da SB ➡.

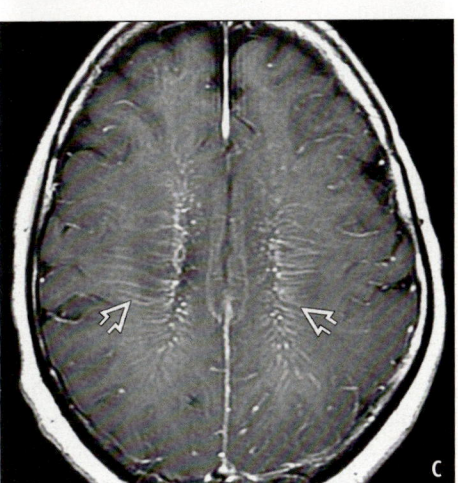

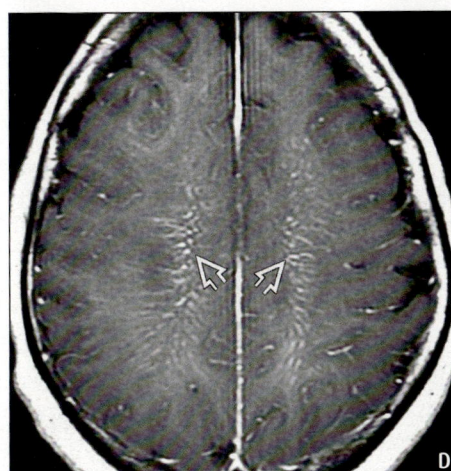

**14-5C** Imagem ponderada em T1 pós-contraste em corte mais cranial no mesmo paciente demonstra importante realce ao redor das veias medulares profundas em ambos os hemisférios ➡.
**14-5D** Imagem ponderada em T1 pós-contraste através da coroa radiada mostra importante realce linear e puntiforme ➡ sugerindo alterações inflamatórias agudas ao redor das veias medulares. Tais achados provavelmente representam desmielinização aguda na EHIV fulminante.

> *(continuação)*
> - Monócitos e células T infectados pelo HIV atravessam a barreira hematoencefálica em 24-48 horas
>
> **Aspectos clínicos**
> - Epidemiologia
>   - 60% dos pacientes com Aids desenvolvem doença neurológica
>   - 15-25% dos pacientes tratados com HAART desenvolvem complexo demencial da Aids
> - Apresentação
>   - Síndrome retroviral aguda é rara
>   - Mais comum = piora progressiva lenta

## Imagem

**CARACTERÍSTICAS GERAIS.** EHIV não causa efeito expansivo. Mesmo na era pós-HAART, o achado mais comum continua sendo perda progressiva e generalizada de volume cerebral, desproporcional à idade do paciente. Uma redução da espessura cortical e das lesões de substância branca bilateralmente são as anormalidades parenquimatosas mais comuns.

**ACHADOS NA TC.** Imagens de tomografia computadorizada (TC) podem ser normais nos estágios iniciais da doença. Atrofia leve a moderada com lesões esparsas ou confluentes da substância branca se desenvolvem na medida em que a doença progride **(Fig. 14-2)**. A EHIV não sofre realce na TC pós-contraste.

**ACHADOS NA RM.** Na ressonância magnética (RM), a perda generalizada de volume com ventrículos e sulcos alargados são mais bem evidenciados em sequências ponderadas em T1 e em sequências de inversão e recuperação com cortes finos. Uma redução da substância cinzenta nos giros frontais superior e médio têm sido identificada como possível marcador de imagem precoce para a EHIV. A intensidade de sinal da substância branca costuma ser normal ou próxima do normal em imagens ponderadas em T1.

A hiperintensidade da substância branca relativamente simétrica, confluente e bilateral é o achado inicial em T2/FLAIR. Com o tempo, hiperintensidade confluente, com margens pouco limitadas pode ser evidenciada na substância branca profunda e subcortical, associada com redução volumétrica cerebral **(Fig. 14-3)**. A EHIV não apresenta realce nas imagens ponderadas em T1 após contraste e também não costuma demonstrar restrição à difusão da água **(Fig. 14-4)**. Em casos fulminantes, realce perivenular pode indicar desmielinização aguda **(Fig. 14-5)**.

Os métodos de imagem avançados podem demonstrar alterações precoces na EHIV não facilmente evidenciados na RM padrão. A espectroscopia por RM demonstra o dano neuronal como aumento do n-acetil-aspartato (NAA). O marcador de ativação glial, mI, com frequência encontra-se elevado. Outras alterações precoces foram relatadas na EHIV, incluindo aumento da razão de colina para creatina (Cho:Cr) bilateralmente na substância cinzenta e branca frontais, na substância branca parietal esquerda e na razão total de Cho:Cr.

A imagem do tensor da difusão (DTI) demonstra que pacientes com demência relacionada à Aids exibem elevação significativa na difusividade média e radial na substância branca do lobo parietal comparado com pacientes portadores de EHIV não demenciados.

### Diagnóstico diferencial

O principal diagnóstico diferencial da EHIV é a **leucoencefalopatia multifocal progressiva** (LEMP). A LEMP apresenta lesões segmentares de substância branca que podem ser uni ou bilaterais e apresentam-se como hiperintensidades bastante assimétricas em T2/FLAIR. A substância branca dos hemisférios e da fossa posterior são afetados. A LEMP frequentemente envolve as fibras U subcorticais, que são poupadas na EHIV.

As coinfecções com outros agentes infecciosos são comuns nos pacientes com EHIV e podem complicar os padrões de imagem. O **citomegalovírus** (CMV) pode causar encefalite difusa da substância branca com ependimite. A **toxoplasmose** causa lesões puntiformes multifocais e lesões em alvo ou com realce anelar, que são mais evidentes nos núcleos da base. A **encefalite herpética** e a **encefalite pelo herpes-vírus humano tipo 6 (HHV-6)** envolvem os lobos temporais, particularmente o córtex.

> **ENCEFALITE PELO HIV: IMAGEM**
>
> **TC**
> - Normal ou atrofia com ou sem hipodensidade da substância branca
>
> **RM**
> - Perda volumétrica com ↑ do sulcos e ventrículos
> - Hiperintensidades simétricas da SB em T2/FLAIR
>   - Poupa fibras U subcorticais
> - Sem efeito expansivo
> - Geralmente sem realce
>   - Exceção possível = EHIV aguda fulminante
>
> **Diagnóstico diferencial**
> - Leucoencefalopatia multifocal progressiva (LEMP)
>   - Coinfecção com a EHVI é comum
>   - Normalmente assimétrica
>   - Envolve fibras U subcorticais
> - Infecções oportunistas
>   - Coinfecção com a EHIV é comum
>   - CMV causa encefalite e ependimite
>   - Toxoplasmose: múltiplas lesões com realce anelar
>   - Herpes e HHV-6 normalmente envolvem os lobos temporais

## *Outras manifestações do HIV/Aids*

### Vasculopatia

A doença cardiovascular foi reconhecida há muito tempo como consequência da infecção pelo HIV. Embora a etiologia e a patogênese da doença cardiovascular continuem desconhecidas, o HIV afeta cada aspecto do eixo car-

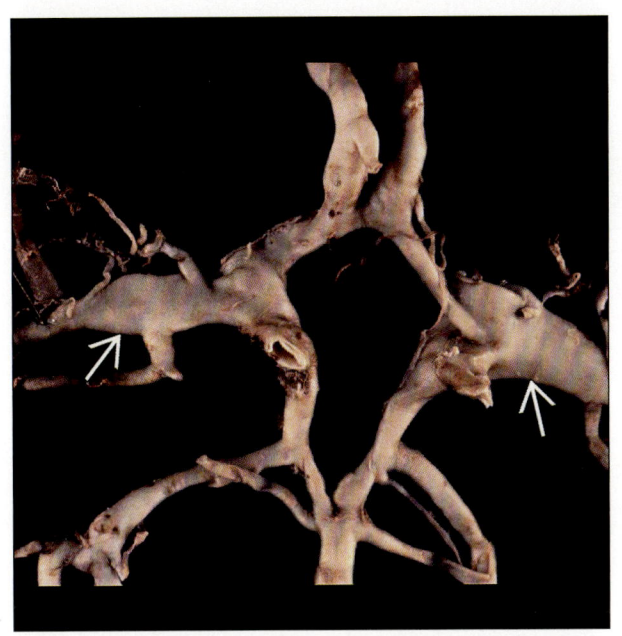

**14-6** Necropsia de uma criança hemofílica com Aids e vasculopatia pelo HIV demonstra importante dilatação fusiforme de ambas as artérias cerebrais médias ➡ e dos demais componentes do polígono de Willis. (Cortesia de L. Rourke, MD.)

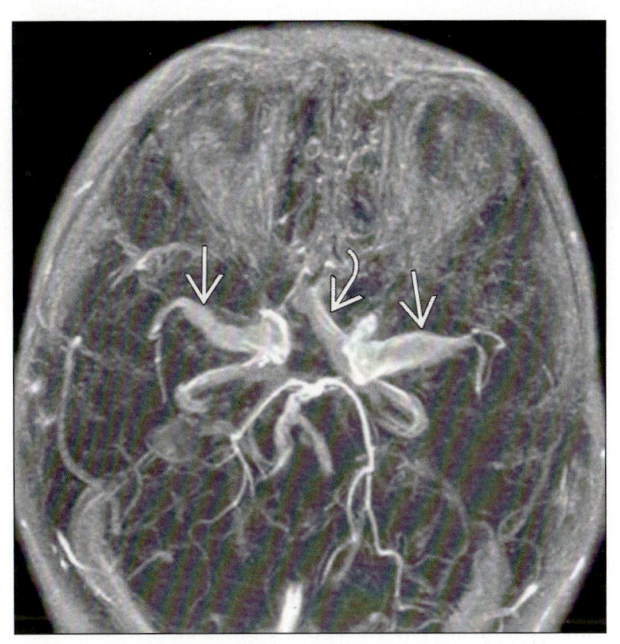

**14-7** ARM TOF 2D com projeção caudocranial em outra criança com HIV/Aids e vasculopatia pelo HIV mostra alargamento fusiforme de ambas as artérias cerebrais médias ➡ e aumento menos dramático da ACA esquerda ➡.

díaco, causando um espectro de doenças que vai de miocardiopatia e miocardite até doença vascular periférica. A vasculopatia associada ao HIV é uma entidade clínica em crescimento, causando alta morbimortalidade.

Uma causa crescente de morbidade e mortalidade entre pacientes com HIV/Aids é o acidente vascular cerebral (AVC). Séries de necropsias encontraram prevalência de 4 a 29% de infartos cerebrais em pacientes com HIV/Aids. Muitos desses AVCs são relacionados a coinfecções do SNC não associadas ao HIV, linfoma, fontes cardioembólicas ou vasculites primárias. Cerca de 5 a 6% são verdadeiramente associados à vasculopatia do HIV com espessamento intimal de pequenos vasos, mineralização e infiltrados inflamatórios perivasculares.

A vasculopatia associada ao HIV (VHIV) e a vasculite associada ao vírus varicela-zóster (VZV) são incomuns, porém constituem causas de AVC de crescente importância na população com HIV/Aids.

**VASCULOPATIA PELO HIV.** Ectasias fusiformes não ateroescleróticas das principais artérias intracranianas geralmente ocorrem em crianças com HIV/Aids congênita **(Fig. 14-6 e 14-7)**. A VHIV costuma estar associada a grandes AVCs hemisféricos.

**VASCULOPATIA PELO VZV.** Vasculopatia do SNC associada ao VZV afeta artérias cerebrais de grande e pequeno calibre. A doença de grandes vasos acomete mais indivíduos imunocompetentes, enquanto a doença de pequenos vasos desenvolve-se em pacientes imunodeprimidos. Doença neurológica com frequência acontece meses após o zóster e algumas vezes ocorre mesmo sem história de lesão cutânea pelo zóster. O diagnóstico pode ser confirmado pelo achado de anticorpos anti-VZV no LCS.

Os pacientes com HIV/Aids e vasculopatia pelo VZV costumam se apresentar em uma faixa etária mais baixa que os pacientes com VHIV, os infartos causados pelo VZV são menores, profundos ou subcorticais. Grandes infartos hemisféricos são relativamente raros.

## Alterações da medula óssea relacionadas ao HIV/Aids

A calvária e a base do crânio, bem como parte dos ossos faciais e porção superior da medula cervical são visíveis nas imagens ponderadas em T1 no plano sagital **(Fig. 14-8)**. O crânio e a mandíbula sozinhos respondem por aproximadamente 13% da medula óssea ativa (vermelha) em pacientes adultos. Adicionando os ossos cervicais e faciais, essas estruturas respondem por cerca de 15 a 20% da medula óssea ativa; portanto, exame cuidadoso de todos os ossos vistos nas RM encefálicas pode trazer informações sobre o estado da hematopoiese.

Anormalidades da medula óssea em pacientes com HIV/Aids são comuns e têm sido associadas a alterações cerebrais relacionadas com deterioração cognitiva e demência. Anemia antes do início da Aids é um forte preditor de demência associada ao HIV (DAHIV). Aumento do tráfego monocitário da medula óssea para o cérebro nas fases tardias da infecção pode representar um determinante crítico para a gênese da DAHIV.

**PATOLOGIA.** A patologia altera a composição da medula óssea, causando um aumento relativo na hematopoiese celular e consequente substituição do tecido adiposo. Hemossiderina extracelular, hipercelularidade e aumento do número de monócitos e macrófagos podem contribuir significativamente para as alterações medulares.

A anormalidade óssea mais comum no HIV/Aids é a mielodisplasia (69% dos casos biopsiados), seguida por evidências de bloqueio do ferro no sistema reticuloendotelial (65%), hipercelularidade (53%), hematopoiese megaloblástica (38%), agregados linfocíticos (36%), plasmocitose (25%), fibrose (20%) e granulomas (13%). A maioria das anormalidades medulares associada à infecção do HIV é diretamente relacionada ao processo infeccioso primário ou às suas complicações, e não com as intervenções terapêuticas.

**IMAGEM.** Alterações sutis na medula óssea podem ser difíceis de detectar nas imagens convencionais por RM, e alguns achados de imagem que sugerem anormalidades medulares são inespecíficos. Prolongamento do tempo de relaxamento T1 altera a intensidade de sinal da medula hematopoiética. O sinal alto em T1 da gordura é substituído por tecido com baixo sinal em T1 **(Fig. 14-9)**. O clivo e a calvária podem aparecer moteados ou "acinzentados". Corpos vertebrais afetados se apresentam com baixo sinal em relação aos discos intervertebrais (sinal do "disco brilhante").

A hipercelularidade medular nos pacientes com HIV/Aids pode apresentar baixa difusibilidade nas imagens quantitativas antes que qualquer alteração grosseira possa ser evidenciada visualmente.

### Lesões linfoepitelias benignas

A doença das glândulas salivares é uma manifestação importante da infecção pelo HIV. A maioria é representada tanto por cistos linfoepiteliais não neoplásicos quanto por hiperplasia reativa do tecido linfoide.

As lesões linfoepiteliais benignas das glândulas salivares incluem um espectro de doenças englobando sialadenite linfoepitelial (SL) da síndrome de Sjögren, cistos linfoepiteliais (CLE) e hiperplasia cística linfoide (HLC) relacionada ou não relacionada ao HIV. A SL, CLE e HLC compartilham um aspecto histológico semelhante caracterizado por ilhas epimioepiteliais e/ou cistos revestidos por epitélio com estroma linfoide. Todavia, eles diferem no que diz respeito à etiologia, apresentação clínica e manejo.

As lesões linfoepiteliais benignas do HIV (LLBHIV) são massas císticas não neoplásicas que aumentam as glândulas salivares. Lesões bilaterais são comuns. As glândulas parótidas são as mais afetadas **(Fig. 14-10)**.

**14-8** Ilustração mostra outras manifestações do HIV/Aids. Observe a proeminência dos tecidos linfoides (tonsilas faríngea ➡, palatinas ➡ e anel de Waldeyer ➡), reconversão da medula amarela em vermelha (hematopoiética) na coluna cervical e no crânio ➡.

**14-9A** Imagem ponderada em T1 em um paciente de 43 anos positivo para o HIV por 20 anos tratado com HAART mostra tecido linfoide proeminente ➡ e corpos vertebrais "escuros" ➡ indicando reconversão da medula amarela em vermelha.

**14-9B** Imagem ponderada em T2 axial através do forame magno demonstra cistos linfoepiteliais benignos nas glândulas parótidas ➡ e tonsilas faríngeas proeminentes ➡.

**14-9C** FLAIR no mesmo paciente demonstra hiperintensidade da SB periventricular característico da EHIV. Não se identifica muita perda volumétrica e o paciente apresentava declínio cognitivo leve.

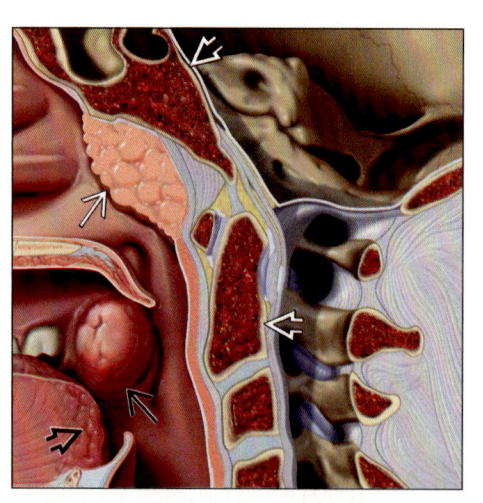

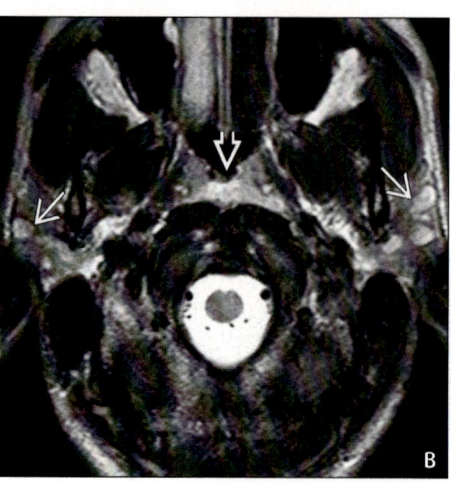

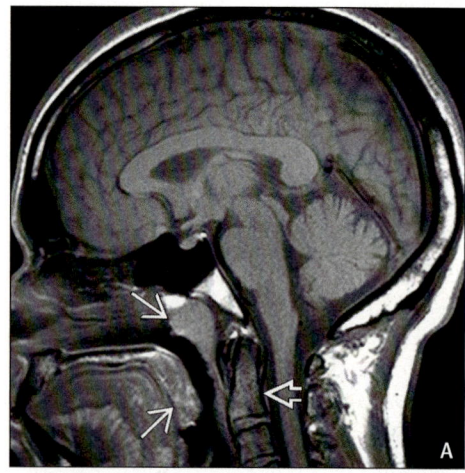

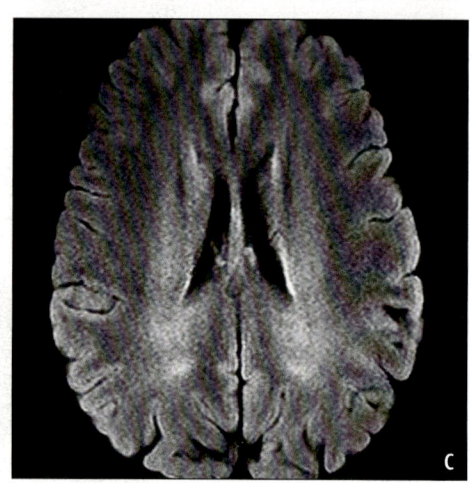

A TC demonstra múltiplos cistos bilaterais circunscritos associados ao aumento volumétrico das parótidas. Um fino halo de realce periférico é visto na TC pós-contraste **(Fig. 14-11)**. Os cistos são homogeneamente hiperintensos em imagens ponderadas em T2 e demonstram halo de impregnação em imagens ponderadas em T1 pós-contraste **(Figs. 14-9 e 14-12)**.

## Hiperplasia linfoide

A hiperplasia linfoide é comum em pacientes com HIV/Aids. Imuno-histoquímica, hibridização flourescente *in situ* (FISH) e microscopia de transmissão eletrônica identificaram HIV nos linfonodos, tonsilas e agrupamentos de tecidos linfoides. Avaliação histológica das tonsilas excisadas em pacientes com HIV/Aids demonstra um espectro de alterações que incluem hiperplasia folicular, lise folicular, zona do manto atenuada e presença de múltiplas células multinucleadas gigantes.

Os pacientes afetados podem ser assintomáticos ou apresentar uma massa nasofaríngea, obstrução nasal ou sangramento, perda auditiva ou linfadenopatia cervical.

A hiperplasia linfoide do anel de Waldeyer é o achado mais comum observado na RM **(Figs. 14-10 e 14-11)**.

Tonsilas faríngeas e palatinas aumentadas de maneira não habitual em um paciente com 25 a 30 anos deve levantar suspeitas para infecção por HIV.

O diagnóstico diferencial de hiperplasia linfoide benigna reativa em pacientes com HIV/Aids é o linfoma.

## Infecções oportunistas

Com o advento da HAART, a prevalência de infecções oportunistas do SNC reduziu de 5 a 10 vezes. Todavia, as infecções e coinfecções relacionadas ao HIV, como a tuberculose, continuam a trazer significativa morbidade.

### *Toxoplasmose*

A toxoplasmose é a infecção oportunista mais comum e principal causadora de lesões expansivas cerebrais em pacientes com HIV/Aids.

### Terminologia e etiologia

A toxoplasmose (toxo) é causada pelo parasita intracelular *Toxoplasma gondii*. Entre 20 a 70% da população é positiva para *T. gondii*, portanto, infecção em pacientes

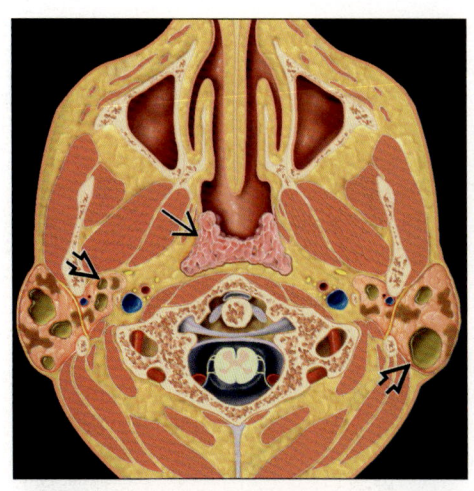

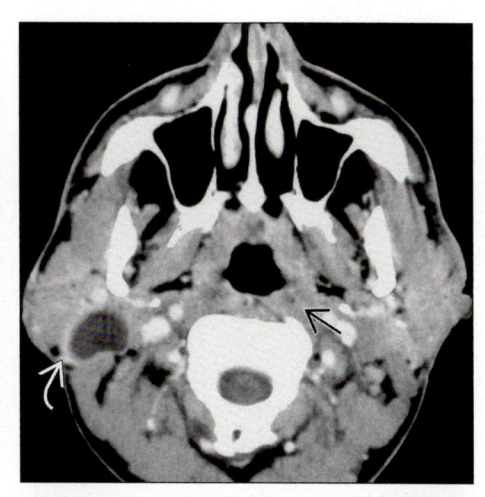

**14-10** Ilustração axial mostra lesões linfoides e linfoepteliais típicas do HIV/Aids. Observe as tonsilas palatinas hiperplásicas ➔, múltiplos cistos nos lobos superficiais e profundos das parótidas ➔.

**14-11** TC pós-contraste axial em um paciente de 33 anos com HIV/Aids demonstra um grande cisto na parótida direita com realce anelar ➔ e aumento do anel de Waldeyer ➔.

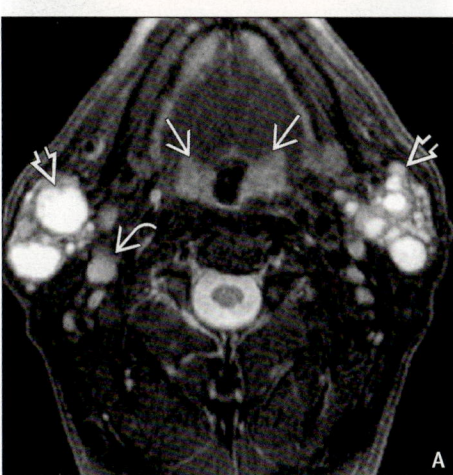

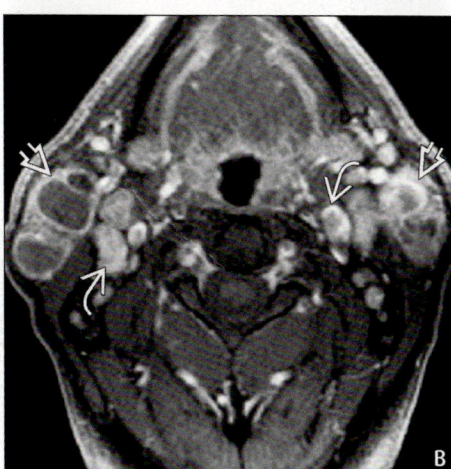

**14-12A** Imagem ponderada em T2 axial em um homem de 31 anos HIV-positivo demonstra anel de Waldeyer hiperplásico ➔, linfonodos cervicais profundos proeminentes ➔ e múltiplos cistos de variados tamanhos ➔ em ambas as glândulas parótidas.

**14-12B** Imagem ponderada em T1 pós-contraste com saturação da gordura no mesmo paciente demonstra cistos com realce periférico em ambas as parótidas ➔ e nos linfonodos cervicais profundos aumentados ➔.

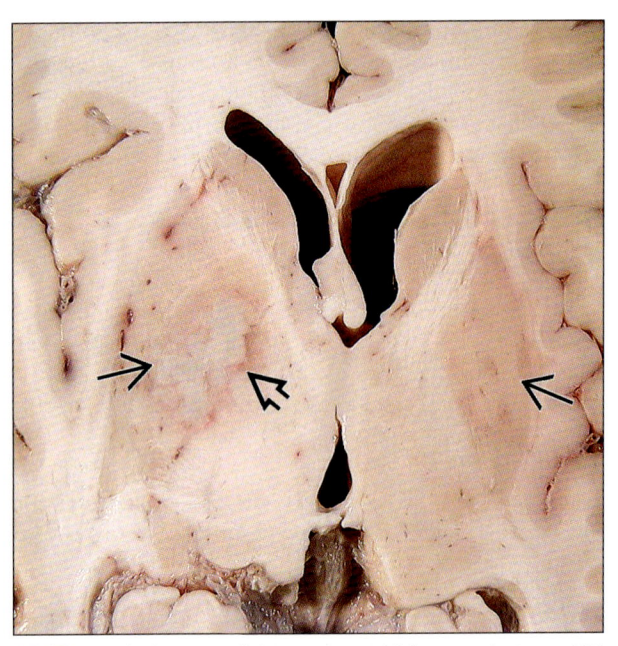

**14-13** Patologia macroscópica em corte axial de um paciente com HIV demonstra abscessos pouco definidos relacionados à toxoplasmose nos núcleos da base ➔. Observe que há hemorragia ➔ circundando a necrose central da lesão à direita. (Cortesia de R. Hewlett, MD).

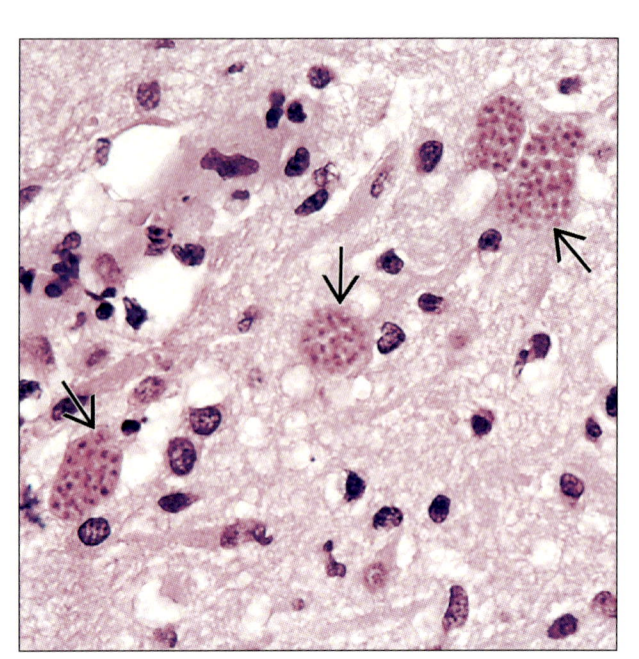

**14-14** Fotomicrografia corada com H&E demonstra múltiplos organismos encistados ➔ da toxoplasmose. (Cortesia de B. K. DeMasters, MD.)

com HIV/Aids geralmente representa reativação de uma infecção latente.

O *T. gondii* é um parasita intracelular obrigatório. Embora qualquer mamífero possa ser vetor e agir como hospedeiro intermediário, os gatos são os hospedeiros definitivos. Os seres humanos se infectam quando o organismo é acidentalmente ingerido. Os parasitas rapidamente multiplicam-se em taquizoítos. Quando os taquizoítos invadem o SNC, tornam-se bradizoítos e formam cistos parenquimatosos.

## Patologia

**LOCALIZAÇÃO, TAMANHO E NÚMERO.** A toxoplasmose do SNC mais frequentemente envolve os núcleos da base, o tálamo, a junção corticomedular e o cerebelo **(Fig. 14-13)**. Lesões multifocais são mais comuns que lesões solitárias. Apenas 15 a 20% das lesões da toxoplasmose são solitárias. A maioria das lesões são pequenas, medindo de 2 a 3 centímetros de diâmetro.

**CARACTERÍSTICAS MICROSCÓPICAS E MACROSCÓPICAS.** O aspecto macroscópico da toxoplasmose do SNC em pacientes com HIV/Aids é de um abscesso necrotizante pobremente circunscrito, com borda hiperêmica e conteúdo amarelado mole.

As características microscópicas incluem necrose de coagulação, organismos encistados, numerosos taquizoítos livres e mínima resposta inflamatória do hospedeiro **(Fig. 14-14)**.

## Aspectos clínicos

**DEMOGRAFIA.** A prevalência da toxoplasmose varia grandemente. Em países nos quais a HAART está amplamente disponível, a prevalência diminuiu quatro vezes na última década, caindo de 25% para 3 a 10%. A prevalência geral da toxoplasmose em regiões com recursos escassos é muito maior. Na África, 35 a 50% de todos pacientes com HIV/AIDS desenvolvem toxoplasmose do sistema nervoso central. Os pacientes imunocomprometidos têm maior pré-disposição a desenvolver toxoplasmose quando a contagem de CD4 encontra-se abaixo de 200.

**APRESENTAÇÃO.** A maioria dos pacientes com HIV/AIDS e com toxoplasmose se apresenta com déficits neurológicos focais associados a sintomas de encefalopatia global como cefaleia, confusão mental e letargia. A hemiparesia leve é a anormalidade focal mais comum. Coreia é relativamente raro.

**HISTÓRIA NATURAL E PROGNÓSTICO.** A toxoplasmose do SNC é fatal se não for tratada e o tratamento precoce é curativo. Os pacientes tratados em geral melhoram significativamente em 2 a 4 semanas. Em ambientes de recursos socioeconômicos precários, a sobrevida média é de apenas 28 meses.

## Imagem

**ACHADOS NA TC.** O achado mais comum na TC são múltiplas lesões hipodensas de limites pouco definidos nos núcleos da base e do tálamo com edema periférico de moderada a grande quantidade.

O realce na TC pós-contraste é associado à contagem de CD4. Em pacientes com contagem abaixo de 50, o realce pode ser ausente ou fraco. Conforme a contagem linfocitária aumenta, aumenta o realce. Múltiplas lesões com realce puntiforme ou anelar são o achado mais frequente.

ACHADOS NA RM. Imagens ponderadas em T1 demonstram uma lesão expansiva hipointensa que às vezes apresenta moderada hiperintensidade de sinal na periferia relacionada com necrose de coagulação ou hemorragia.

Zonas com alternância de alto e baixo sinal com edema perilesional marcado são achados das imagens ponderadas em T2 **(Fig. 14-15A)**. A hiperintensidade central corresponde histologicamente ao abscesso necrotizante. À medida que o abscesso da toxoplasmose se organiza, a intensidade do sinal reduz até que a lesão torne-se isointensa ao parênquima cerebral adjacente. A hiperintensidade perilesional representa edema com desmielinização.

Nas imagens ponderadas em T1 pós-contraste, uma ou mais lesões expansivas com realce nodular e periférico são o achado típico **(Figs. 14-15B, 14-15C e 14-15D)**. A lesão com realce periférico e com um pequeno nódulo mural excêntrico representa o sinal do "halo excêntrico". O nódulo com realce é uma coleção de vasos espessados, enquanto o realce periférico é causado por uma zona vascular que circunda a cavidade necrótica.

A encefalite disseminada por toxoplasmose, também chamada de encefalite nodular microglial, produz hiperintensidades multifocais em T2 nos núcleos da base e da substância branca subcortical. Um realce pode estar ausente ou ser discreto, apesar do curso fulminante da doença.

Os achados da espectroscopia por RM são inespecíficos e com frequência demonstram um pico de lipídeo-lactato. A toxoplasmose apresenta baixo volume sanguíneo cerebral (rCBV) relativo no SPECT e na perfusão por RM (pRM) **(Fig. 14-16)**

## Diagnóstico diferencial

O principal diagnóstico diferencial é o **linfoma primário do SNC** (LPSNC). A toxoplasmose do SNC relacionada à Aids tem achados positivos de sorologia em 80% dos casos, e a PCR no LCS é diagnóstica. As lesões solitárias são incomuns. Cerca de 70% das lesões expansivas únicas do SNC em pacientes com HIV/Aids são LPSNC.

## *Criptococose*

Infecções fúngicas podem ameaçar a vida de pacientes imunocomprometidos, especialmente nos portadores de HIV/Aids. Embora muitos fungos possam causar infecções do SNC, os fungos mais comuns em pacientes com HIV/Aids

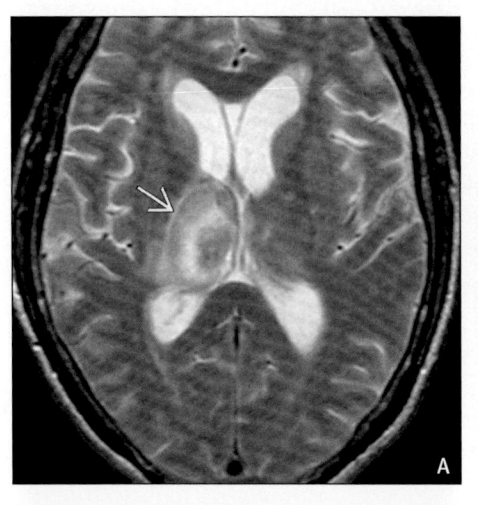

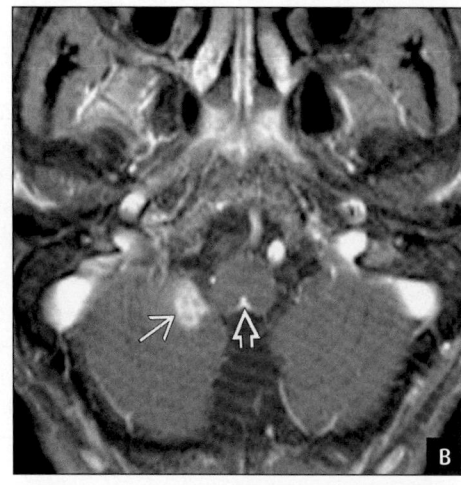

**14-15A** Imagem ponderada em T2 axial de um paciente de 60 anos HIV-positivo com títulos de toxoplasmose elevados obtidos quando ele suspendeu HAART e ficou comatoso. Perda volumétrica generalizada é evidente. Lesão focal no tálamo direito ➡ apresenta três zonas concêntricas alternantes: zona central hipointensa, zona intermediária hiperintensa e periférica isointensa de aspecto anelar.

**14-15B** Imagem ponderada em T1 pós-contraste no mesmo paciente demonstra lesões focais com realce no hemisfério cerebelar direito ➡ e bulbo dorsal ➡.

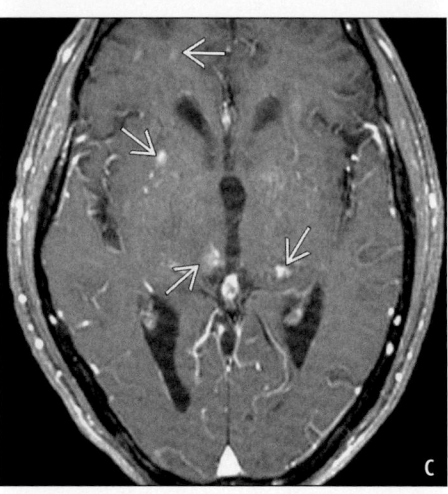

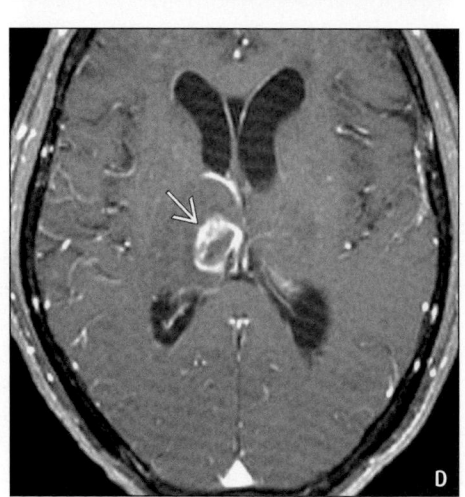

**14-15C** Imagem ponderada em T1 pós-contraste através do terceiro ventrículo mostra múltiplas lesões com realce nodular e puntiforme ➡.

**14-15D** Imagem ponderada em T1 pós-contraste mostra que a camada hiperintensa vista na ponderação T2 sofre realce ➡ enquanto o centro e a periferia da lesão permanecem sem realce. Toxoplasmose multifocal.

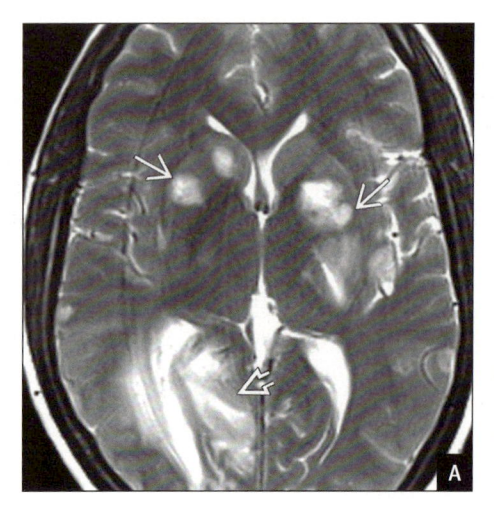

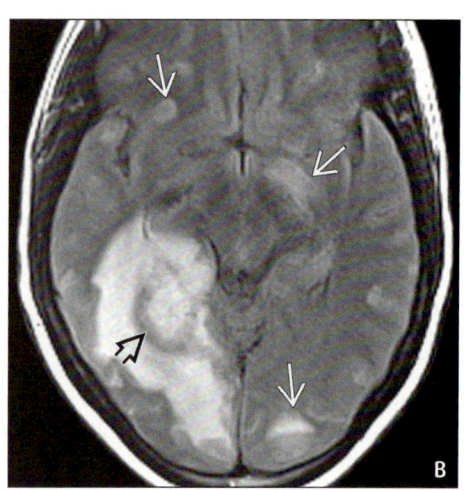

**390** Infecção, inflamação e doenças desmielinizantes

**14-16A** Imagem ponderada em T2 em um paciente HIV-positivo com toxoplasmose mostra múltiplas lesões hiperintensas nos núcleos da base ➡ e grande lesão confluente ⇨ ao redor do corno occipital do ventrículo lateral direito.
**14-16B** FLAIR no mesmo paciente demonstra múltiplas, pequenas e predominantemente hiperintensas lesões na SB ➡. Grande lesão tumefaciente ⇨ com halo hipointenso e centro hiperintenso acompanhada de importante edema periférico.

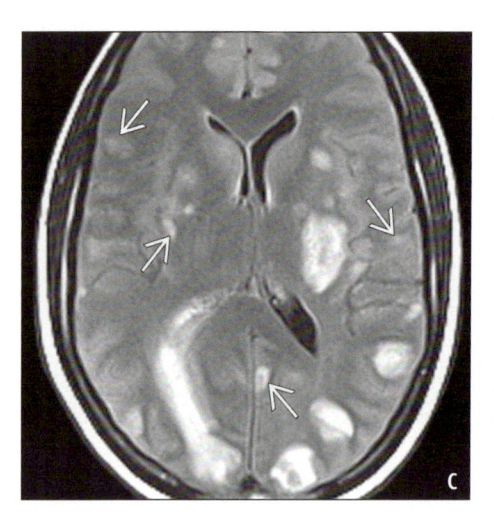

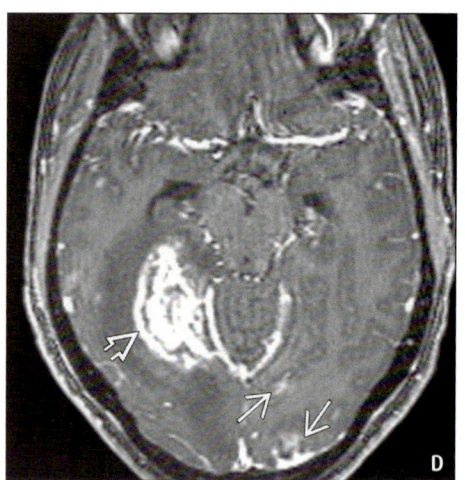

**14-16C** FLAIR em corte mais cranial no mesmo paciente mostra lesões grandes hiperintensas, heterogêneas além de pequenos focos distribuídos no cérebro no córtex e SB subcortical ➡.
**14-16D** Imagem ponderada em T1 pós-contraste com saturação de gordura mostra que a lesão tumefaciente tem marcado realce heterogêneo ⇨. Várias outras lesões com realce podem ser vistas ➡.

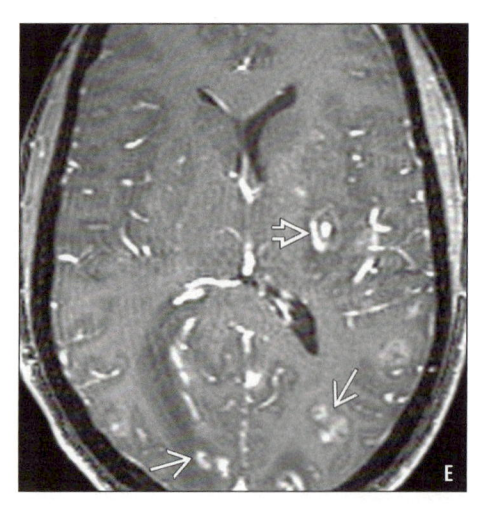

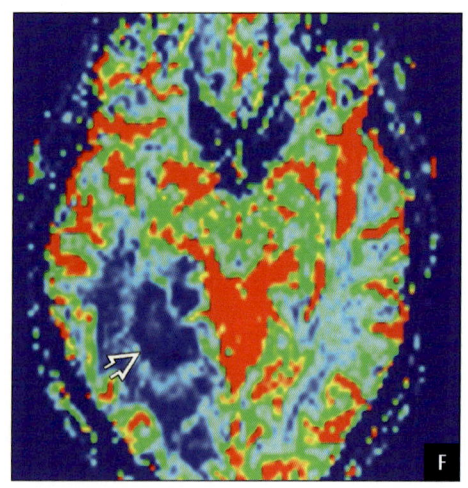

**14-16E** Imagem ponderada em T1 pós-contraste com saturação de gordura em plano mais cranial demonstra lesões adicionais com realce ➡ incluindo uma lesão "em alvo" nos núcleos da base à esquerda ⇨.
**14-16F** pRM no mesmo paciente demonstra que a lesão tumefaciente tem rCBV relativo marcadamente baixo ⇨, achado compatível com toxoplasmose e não linfoma.

são *Candida albicans*, espécies de *Aspergillus* e *Cryptococcus neoformans* (crypto). A criptococose em pacientes imunocompetentes foi brevemente discutida no Capítulo 13. Agora serão revisados os aspectos dos pacientes imunocomprometidos.

## Etiologia e epidemiologia

O *Cryptococcus neoformans* é excretado em fezes animais e de pássaros e é encontrado no solo e na poeira, tendo ampla distribuição e sendo encontrado em todo o mundo. Os pulmões são o sítio de infecção primário. As infecções do SNC ocorrem quando os organismos circulantes no sangue são depositados nas cisternas subaracnoides e nos espaços perivasculares. A criptococose é a terceira infecção do SNC mais comum em pacientes com HIV, atrás do HIV e do *T. gondii*. Antes da HAART, infecções do SNC por criptococos ocorriam em 10% dos pacientes com HIV, todavia, isso se tornou relativamente raro em países desenvolvidos. A criptococose ocorre quando as contagens de CD4 caem abaixo de 50 a 100 células por microlitro.

## Patologia

A infecção criptocócica do SNC se apresenta de três formas: meningite, pseudocistos gelatinosos **(Fig. 14-17)** e lesões expansivas focais, chamadas de criptococomas. Meningite e criptococomas são as formas mais comuns em pacientes imunocompetentes, enquanto meningite e pseudocistos gelatinosos são as formas mais comuns nos pacientes com HIV/Aids.

Na meningite ou meningoencefalite criptocócica, as meninges tornam-se espessadas e opacificadas. Polissacarídeos gelatinosos capsulares do fungo e esporos com brotamentos acumulam-se nos espaços perivasculares alargados **(Fig. 14-18)**. Múltiplos pseudocistos gelatinosos são observados nos núcleos da base, no mesencéfalo, no núcleo denteado e na substância branca subcortical **(Fig. 14-19)**.

## Aspectos clínicos

Criptococose em pacientes com HIV/Aids se apresenta como meningite ou meningoencefalite. Os sintomas comuns incluem cefaleia, convulsões e visão borrada. Déficits neurológicos focais são incomuns.

## Imagem

A TC frequentemente demonstra hipodensidade nos núcleos da base **(Fig. 14-20)**. O realce varia conforme o estado imunológico. A TC pós-contraste em pacientes imunocomprometidos costuma não mostrar realce.

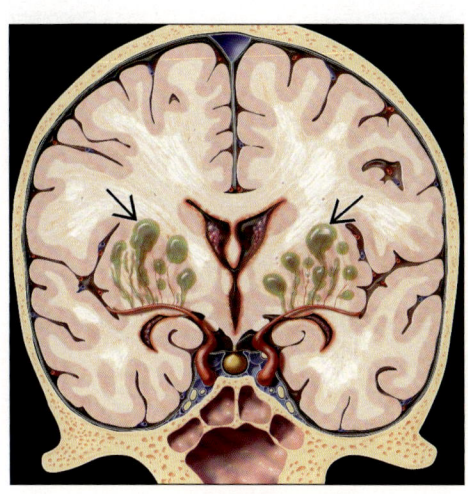

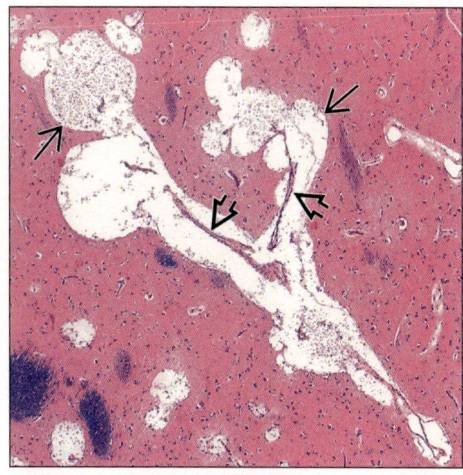

**14-17** Ilustração coronal demonstra múltiplos espaços perivasculares alargados ➡ preenchidos com material mucoide gelatinoso característico da infecção por criptococos em pacientes com HIV/Aids.

**14-18** Fotomicrografia demonstra um corte longitudinal sofre a bifurcação de um vaso ➡ circundada por espaço perivascular alargado preenchido por múltiplos pseudocistos gelatinosos criptocócicos ➡. (Cortesia de B. K. DeMasters, MD.)

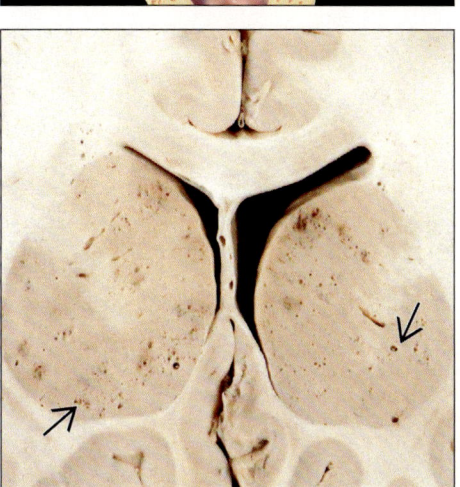

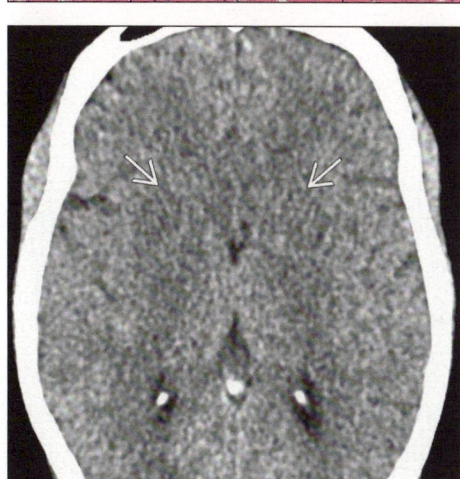

**14-19** Imagem coronal demonstra múltiplos cistos criptocócicos nos espaços perivasculares dos núcleos da base ➡. (Cortesia de B. K. DeMasters, MD.)

**14-20** TC axial em um paciente HIV-positivo mostra hipodensidade dos núcleos da base ➡. (Cortesia de N. Omar, MD.)

Os pseudocistos gelatinosos criptocócicos são hipointensos ao cérebro em imagens ponderadas em T1 e muito hiperintensos em imagens ponderadas em T2 **(Fig. 14-21)**. As lesões em geral seguem a intensidade de sinal do LCS e têm sinal suprimido no FLAIR **(Fig. 14-22)**. Edema perilesional está ausente. Falta de realce nas imagens ponderadas em T1 pós-contraste é típico, embora algum realce pial moderado possa ser evidenciado.

### Diagnóstico diferencial

Os **espaços perivasculares** (EPVs) **alargados** são um achado comum em praticamente qualquer paciente e são vistos em todas idades. Eles podem ser vistos em agrupamentos e seguem a intensidade de sinal do LCS. EPVs alargados não sofrem realce. Em pacientes com HIV/Aids com contagens de CD4 abaixo de 20, espaços perivasculares alargados simétricos devem ser considerados infecção por *Cryptococcus* e tratados como tal.

A **toxoplasmose** em geral se apresenta com múltiplas lesões com realce anelar ou "em alvo" acompanhadas de edema periférico. A **tuberculose** costuma apresentar-se com forte realce nas meninges basais. Os tuberculomas são hipointensos em imagens ponderadas em T2. O **linfoma primário do SNC** em pacientes com HIV/Aids apresenta hemorragia, necrose e realce periférico. Lesões solitárias são mais comuns que o envolvimento multifocal.

## Leucoencefalopatia multifocal progressiva
### Terminologia

A leucoencefalopatia multifocal progressiva (LEMP) é uma infecção oportunista causada pelo vírus JC (JCV), membro da família Papovaviridae. O vírus foi batizado de "JC" após ter sido isolado do cérebro necropsiado de um paciente chamado John Cunningham.

Durante os últimos 20 anos, o espectro da infecção do SNC pelo vírus JC foi expandido além da LEMP "clássica". Alguns investigadores sugerem uma distinção entre LEMP clássica (LEMP) e LEMP inflamatória (LEMPi). Outras formas neurotrópicas da infecção pelo vírus JC incluem encefalopatia associada ao JCV (EJCV), meningite pelo JCV (MJCV) e infecção da camada granular cerebelar pelo vírus JC (neuronopatia de células granulares pelo JVC).

### Etiologia

O JCV é um organismo que circula no ambiente, principalmente nas águas contaminadas com esgoto. Mais de

**14-21** Imagem ponderada em T2 do mesmo paciente da Figura 14-20 demonstra que os núcleos lentiformes e as cabeças dos núcleos caudados estão grosseiramente expandidas por inumeráveis cistos hiperintensos ➡ característicos dos pseudocistos gelatinosos da criptococose. (Cortesia de N. Omar, MD.)

**14-22A** Imagem ponderada em T2 axial em um paciente de 55 anos com HIV/Aids demonstra espaços perivasculares alargados em ambos os pedúnculos cerebrais ➡ e na substância perfurada anterior ➡.

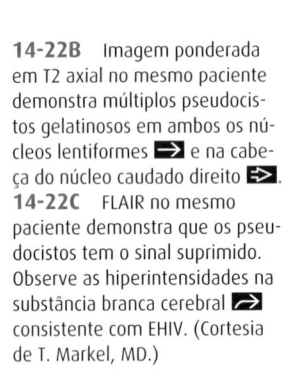

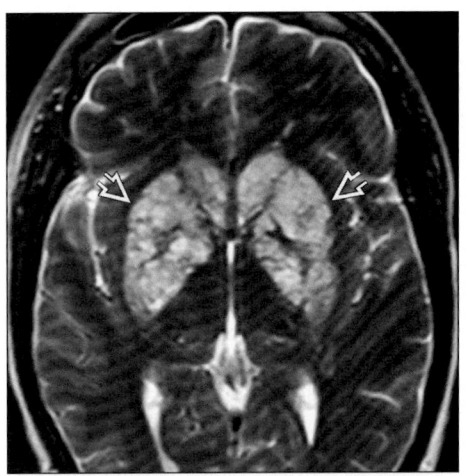

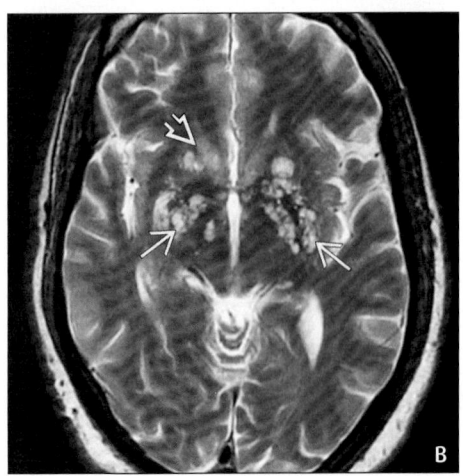

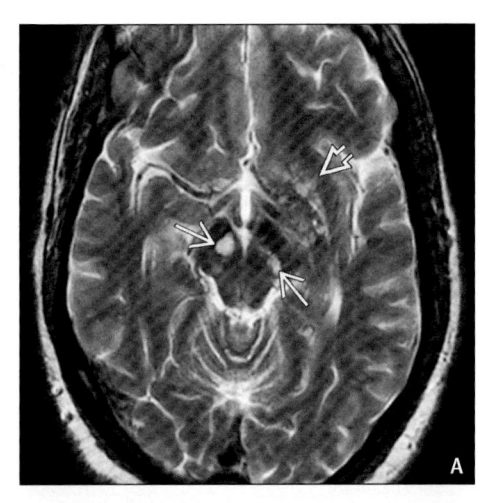

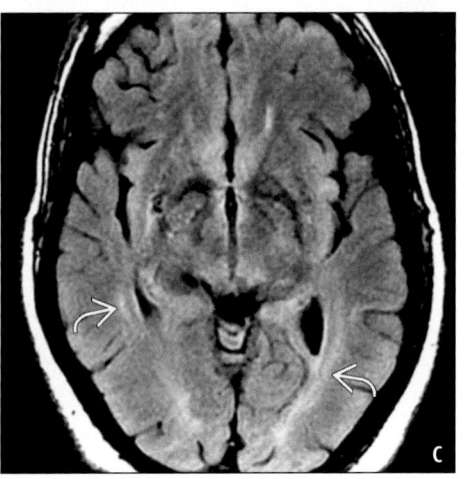

**14-22B** Imagem ponderada em T2 axial no mesmo paciente demonstra múltiplos pseudocistos gelatinosos em ambos os núcleos lentiformes ➡ e na cabeça do núcleo caudado direito ➡.

**14-22C** FLAIR no mesmo paciente demonstra que os pseudocistos tem o sinal suprimido. Observe as hiperintensidades na substância branca cerebral ➡ consistente com EHIV. (Cortesia de T. Markel, MD.)

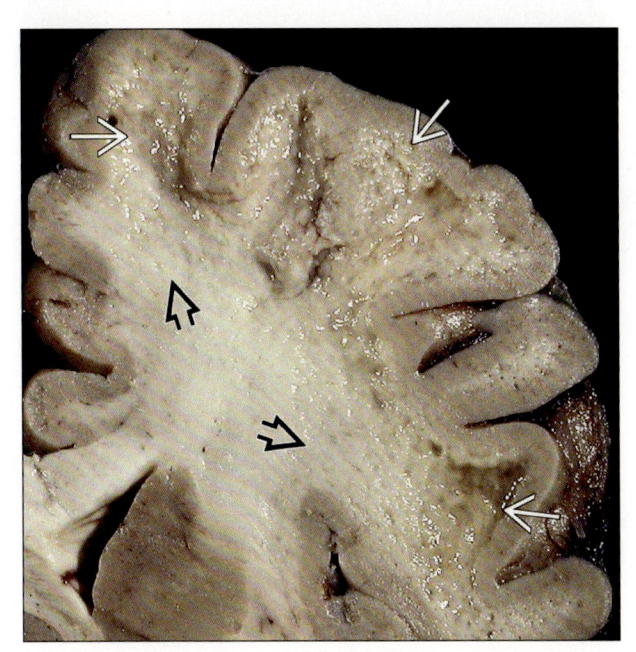

**14-23** Visão aproximada coronal de uma peça de necropsia de um paciente com LEMP avançada grave mostra focos de desmielinização espongiformes coalescentes ao longo da junção entre a substância branca e cinzenta ➡ se estendendo para a substância branca subcortical e profunda ➢.

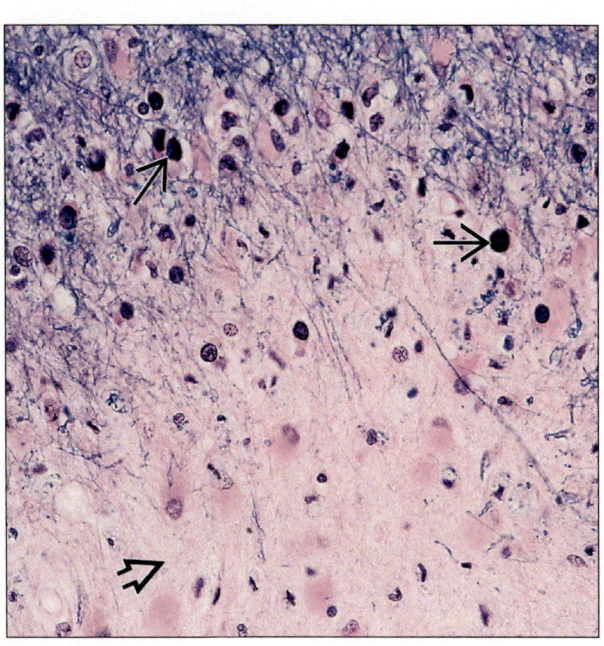

**14-24** Oligodendrócitos escuros infectados ➡ estão concentrados nas margens do foco rosado de desmielinização ➢ nesta imagem clássica de microscopia da LEMP. (Cortesia de B. K. DeMasters, MD.)

85% da população adulta no mundo tem anticorpos contra o vírus JC. A infecção assintomática tem probabilidade de ser adquirida na infância ou na adolescência e permanecer latente até o vírus ser reativado.

Em alguns pacientes imunocomprometidos, o vírus JC reativado torna-se neurotrópico e infecta oligodendrócitos, causando encefalopatia desmielinizante progressiva, ou seja, LEMP.

Foram identificadas três fases no desenvolvimento da LEMP. A primeira fase é a infecção primária assintomática. Na segunda fase, o vírus persiste como uma infecção periférica latente, primariamente nos rins, na medula óssea e nos tecidos linfoides. A terceira fase é a reativação e disseminação, com contaminação do SNC por via hematogênica.

A imunodeficiência induzida pelo HIV é o fator predisponente mais comum para infecção sintomática pelo vírus JC e é responsável por 80% de todos os casos. A LEMP também pode ocorrer no contexto de doenças do colágeno, imunossupressão por transplante de órgão sólido ou de medula óssea, quimioterapia com rituximab para neoplasia hematológica e tratamento com o agente imunomodulador natalizumab para esclerose múltipla e doença de Crohn.

O espectro em expansão da LEMP agora também inclui pacientes *sem* depleção grave da imunidade celular. Ocorre em pacientes com condições com menor imunodeficiência, como linfocitopenia CD4 idiopática, lúpus eritematoso sistêmico, cirrose, psoríase e gestação. Os casos de LEMP na ausência de *qualquer* imunodeficiência documentada também foram relatados.

## Patologia

**LOCALIZAÇÃO.** O vírus JC ativado afeta quase exclusivamente oligodendrócitos, causando desmielinização multifocal assimétrica com predileção pela SB frontal e parieto-occipital.

**NÚMERO E TAMANHO.** As lesões iniciais da LEMP são pequenas, geralmente medindo poucos milímetros de diâmetro. À medida que a doença progride, pequenos focos coalescem em lesões confluentes que podem ocupar grandes extensões da substância branca.

**PATOLOGIA MACROSCÓPICA.** As lesões iniciais apresentam-se como pequenos focos amarelados, ovais ou arredondados, na junção entre a substância branca e cinzenta. O córtex permanece normal. Com a coalescência das lesões, depressões espongiformes no cérebro e na substância branca cerebelar são evidenciadas **(Fig. 14-23)**. Diferentemente dos infartos isquêmicos, é raro as lesões da LEMP serem cavidades completas.

**CARACTERÍSTICAS MICROSCÓPICAS.** O processo de desmielinização vai desde leves alterações até perda grave da mielina. Focos de desmielinização leve são circundados por grandes oligodendrócitos infectados com inclusões nucleares violáceas **(Fig. 14-24)**. Com exceção dos neurônios granulares cerebelares, infecção neuronal é rara.

## Aspectos clínicos

**EPIDEMIOLOGIA.** Na era pré-HAART, a LEMP afetava entre 3 a 7% dos pacientes HIV-positivos e causava 18% de todas as mortes por lesão do SNC relacionadas à Aids. O

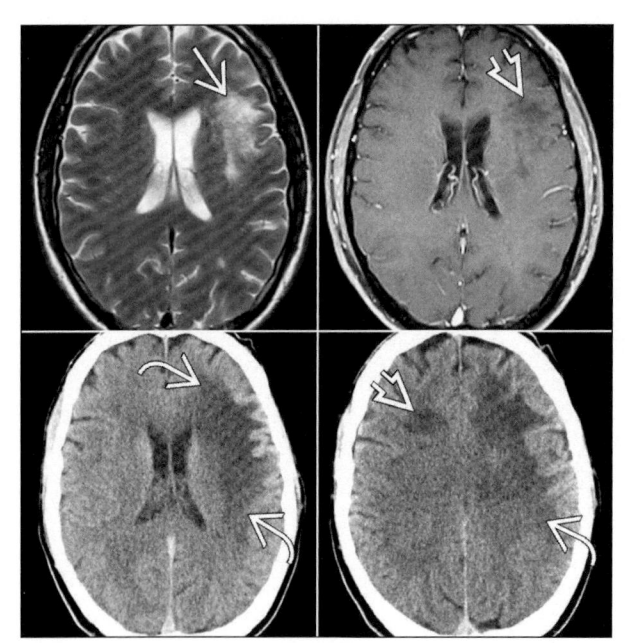

**14-25** LEMP clássica em um paciente HIV-positivo masculino de 32 anos. Hiperintensidade confluente frontal esquerda ➡ poupa o córtex e não tem realce ➡. TC após seis semanas mostra que a lesão no lobo frontal esquerdo aumentou de tamanho ➡ e uma nova hipodensidade frontal direita está presente ➡.

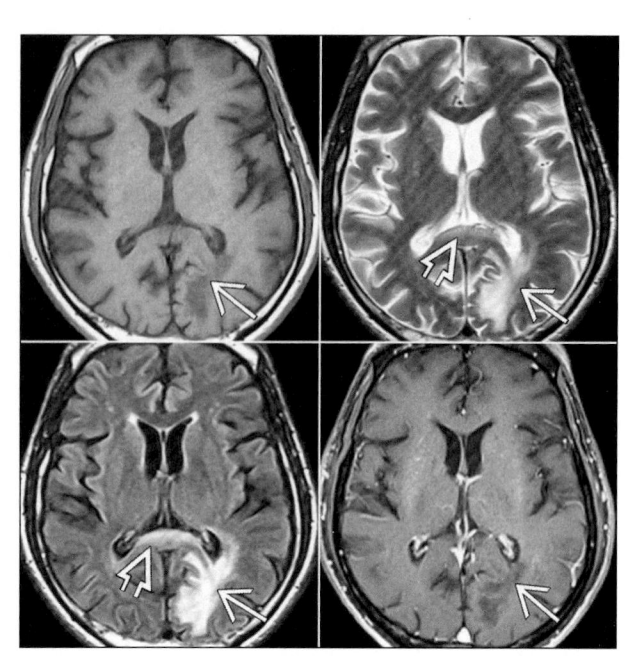

**14-26** RM em um paciente de 46 anos HIV-positivo com piora cognitiva e CD4 inferior a 10 mostra uma lesão confluente sem realce no lobo occipital esquerdo ➡ que cruza o corpo caloso ➡. PCR no LCS foi positivo para JCV.

uso crescente e amplo da HAART reduziu a prevalência de LEMP nos pacientes com HIV/Aids. A incidência caiu de 0,7 para 0,07 para 100 pessoas/ano na década desde a instituição da HAART.

A incidência de LEMP associada a natalizumab está estimada em 1:1.000. O risco aumenta com a duração da exposição.

APRESENTAÇÃO E HISTÓRIA NATURAL. Até recentemente, a LEMP era a única manifestação conhecida da infecção pelo vírus JC. Novas apresentações conhecidas incluem a síndrome da reconstituição inflamatória associada à LEMP (IRIS-LEMP, ver a seguir). Apresentações raras incluem EJCV, MJCV e uma síndrome cerebelar com preservação dos oligodendrócitos associada à infecção isolada dos neurônios da camada granular cerebelar (neuronopatia de células granulares do vírus JC).

Os sintomas mais comuns da LEMP são alteração do estado mental, cefaleia, letargia, déficits motores, afasia e distúrbios de marcha. Em cerca de 25% dos pacientes, LEMP é a manifestação inicial da Aids e pode aparecer precocemente no curso da doença mesmo quando as contagens estão acima de 200 células por microlitro.

A LEMP em pacientes com HIV/Aids sem tratamento costuma ser fatal, com morte em 6 a 8 meses. A HAART pode estabilizar a doença e melhorar a sobrevida, porém a LEMP continua sendo a segunda causa da morte relacionada à Aids, atrás apenas do linfoma.

A LEMP em pacientes com esclerose múltipla (EM) tratados com natalizumab tem alta morbimortalidade. A suspensão da droga e plasmaferese tem sido usada com algum sucesso para aumentar a sobrevida desses pacientes.

O diagnóstico de LEMP é sugerido por achados de imagem em pacientes com HIV/Aids e teste PCR positivo para o vírus JC no LCS.

## Imagem

CARACTERÍSTICAS GERAIS. A imagem tem papel-chave no diagnóstico e seguimento dos pacientes com infecção pelo vírus JC. A LEMP clássica pode se manifestar como lesão solitária ou com distribuição multifocal. Qualquer área do cérebro pode ser afetada, embora a substância branca supratentorial seja o sítio mais afetado. A substância branca da fossa posterior – especialmente os pedúnculos cerebelares médios – é a segunda localização mais comum. Em casos excepcionais, a lesão solitária nas fibras em U subcorticais pode ser o achado de imagem.

A extensão varia de pequenos focos subcorticais esparsos até grandes lesões bilaterais confluentes e assimétricas da substância branca. Nos estágios iniciais da doença, algum efeito expansivo com expansão giral pode ser identificado. Em estágios tardios, alterações encefaloclásticas com atrofia e perda de volume são achados predominantes.

ACHADOS POR TC. Mais de 90% dos casos de LEMP clássica demonstram áreas hipodensas na substância branca subcortical e periventricular profunda na TC **(Fig. 14-25)**; 70% dos casos são multifocais. Geralmente não há realce na TC pós-contraste.

HIV/Aids **395**

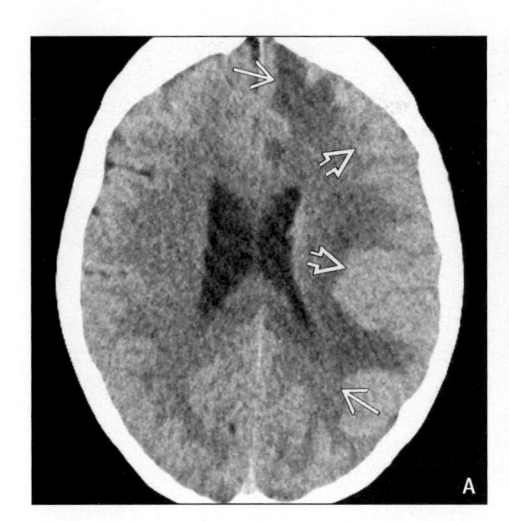

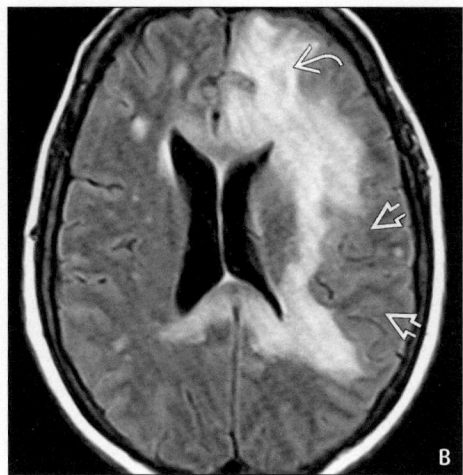

**14-27A** Mulher de 54 anos em quimioterapia para LMA desenvolveu cefaleia e distúrbios visuais. TC axial demonstra hipodensidade extensa que ocupa a maior parte da substância branca do hemisfério esquerdo ➡. Observe o edema do córtex ➡ e o efeito expansivo sobre o ventrículo lateral esquerdo.
**14-27B** FLAIR demonstra hiperintensidade confluente de substância branca atravessando o corpo caloso bem como obliteração dos sulcos e hiperintensidade cortical ➡. Observe que há lesão com aspecto anelar ➡ no lobo frontal esquerdo.

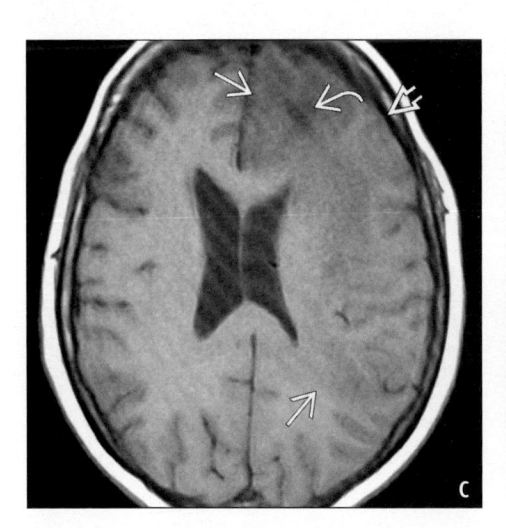

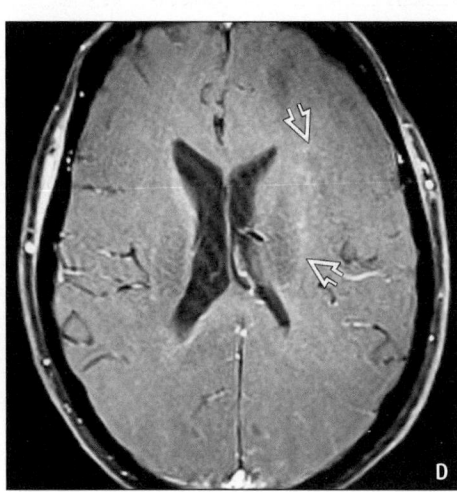

**14-27C** Imagem ponderada em T1 axial demonstra hipointensidade da substância branca com limites pouco definidos ➡, apagamento dos sulcos corticais à esquerda ➡ e lesão frontal com características expansivas ➡.
**14-27D** Imagem ponderada em T1 pós-contraste com saturação de gordura demonstra realce frustro nas margens de várias das lesões ➡.

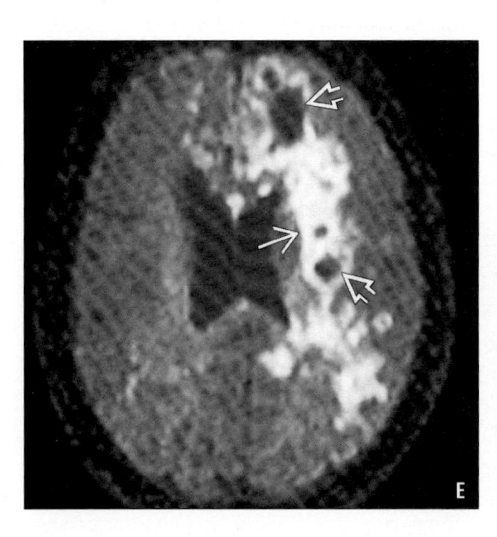

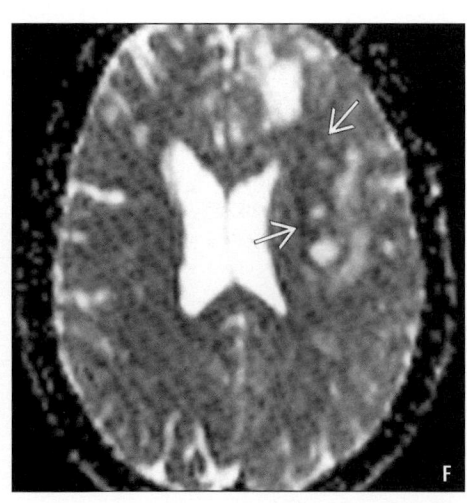

**14-27E** Estudo da difusão da água demonstrando restrição em muitas novas lesões de substância branca ➡ enquanto o centro de várias lesões antigas ➡ – incluindo o da lesão de aspecto anelar no lobo frontal esquerdo – não apresentam restrição.
**14-27F** Mapa de ADC mostra restrição nas margens de inflamação ativa ➡. O PCR do LCS do paciente foi positivo para o vírus JC. Com efeito expansivo e realce, as imagens representam a variante LEMP inflamatória (LEMPi).

ACHADOS POR RM.
*LEMP clássica.* Hipointensidades bilaterais assimétricas, com margens irregulares, nas imagens ponderadas em T1 são típicas. As lesões são heterogeneamente hiperintensas nas imagens ponderadas em T2 **(Fig. 14-26)** e têm extensão para as fibras em U subcorticais, com preservação da arquitetura cortical mesmo em casos avançados de doença **(Fig. 14-27)**. Pequenos focos hiperintensos, quase de aspecto microcístico, dentro e ao redor das áreas menos hiperintensas da substância branca representam as lesões espongiformes características dos casos mais avançados de LEMP.

A LEMP não costuma apresentar impregnação nas imagens ponderadas em T1 pós-contraste, embora realce periférico frustro ocorra em 5% dos casos **(Fig. 14-28)**. A exceção é a LEMP hiperaguda no contexto da IRIS (ver a seguir) e em pacientes com EM tratados com natalizumab. Nesses casos, focos com realce periférico irregular com frequência estão presentes, mas não sempre. Corticosteroides reduzem significativamente a prevalência e a intensidade do realce.

No estudo da difusão da água, a aparência da doença varia conforme o estágio. Em lesões recentes e ativas, há restrição importante. As lesões um pouco mais velhas demonstram um centro com baixa intensidade de sinal e alta difusibilidade média (DMed) circundadas por halo de alta intensidade de sinal e baixa DMed. As lesões crônicas apresentam difusão aumentada devido à arquitetura celular desorganizada **(Fig. 14-28)**.

A DTI demonstra anisotropia fracional reduzida consistente com estrutura desorganizada da substância branca. Visto que as lesões da LEMP clássica são avasculares, pRM demonstra rCBV relativo reduzido comparado com a substância branca não afetada.

Achados na espectroscopia por RM são inespecíficos, com queda do NAA refletindo perda neuronal. Aumento da colina, consistente com destruição da mielina e pico de lipídeo-lactato relacionados à necrose são frequentemente identificados. Mioinositol é variável, mas pode estar elevado, achado compatível com alterações inflamatórias.

*LEMP inflamatória (LEMPi).* Achados de imagem na LEMPi são idênticos aos da LEMP clássica, exceto que as

**14-28A** Imagem ponderada em T1 axial em um paciente de 42 anos HIV-positivo com LEMP clássica cerebelar e distúrbios de marcha demonstra múltiplas lesões hipointensas no cerebelo. Observe hiperintensidade discreta ao longo das margens das lesões cerebelares mais anteriores.
**14-28B** Imagem ponderada em T2 do mesmo paciente demonstra o envolvimento característicos dos pedúnculos cerebelares.

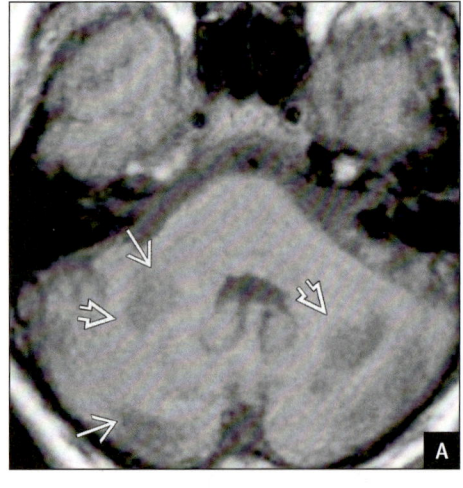

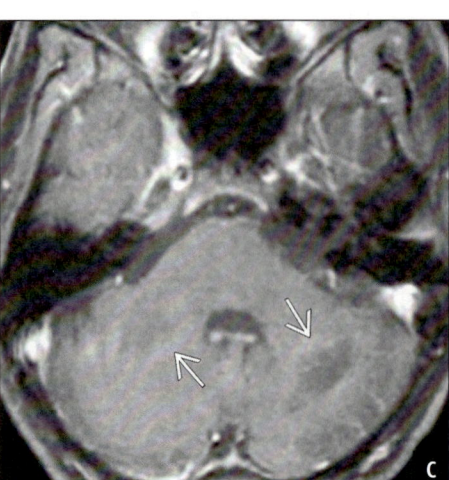

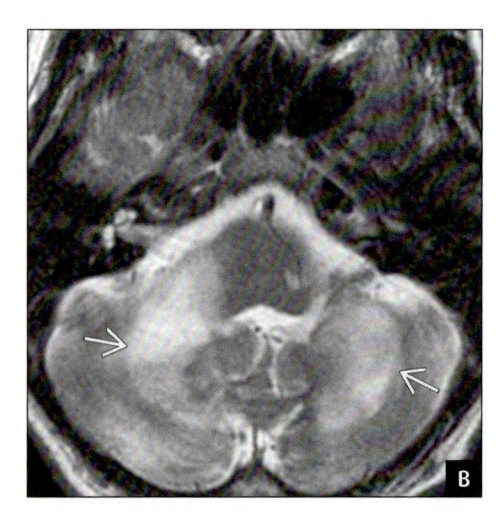

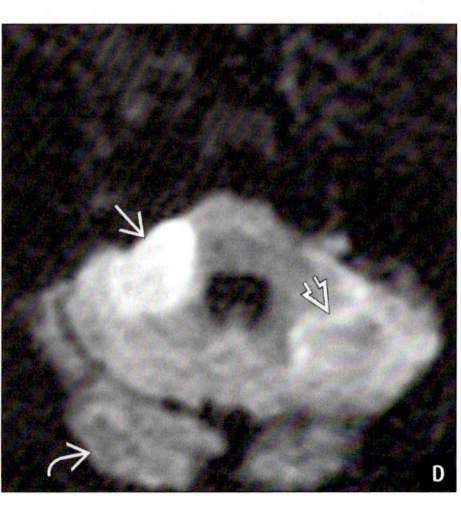

**14-28C** Imagem ponderada em T1 pós-contraste axial demonstra halo discreto de realce ao redor das lesões.
**14-28D** Estudo da difusão da água no mesmo paciente demonstra lesões em três estágios diferentes. A lesão cerebelar posterior direita não mostra restrição. A lesão no pedúnculo cerebelar médio direito apresenta restrição uniforme e intensa e a lesão cerebelar esquerda demonstra restrição nas margens da lesão.

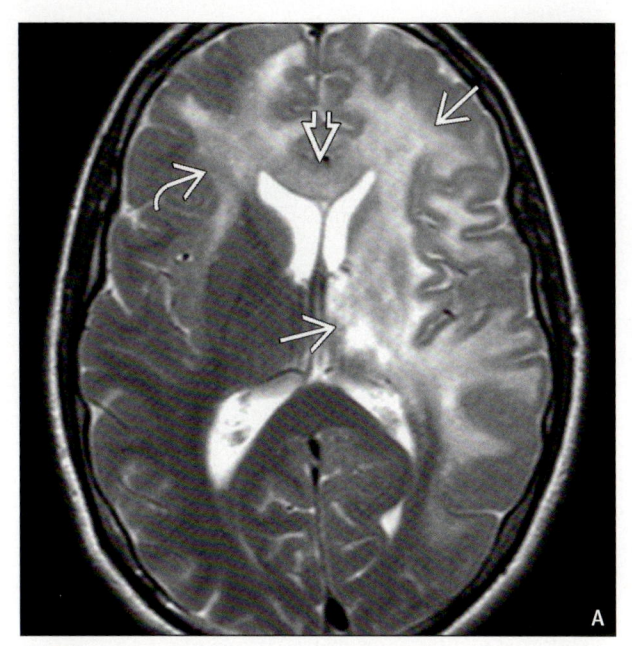

**14-29A** Um paciente de 27 anos HIV-positivo desenvolveu confusão aguda e fraqueza à direita. Imagem ponderada em T2 axial mostra hiperintensidade heterogênea confluente na SB cerebral à esquerda e núcleos da base ➡ que cruza o corpo caloso ➡ e envolve o lobo frontal direito ➡.

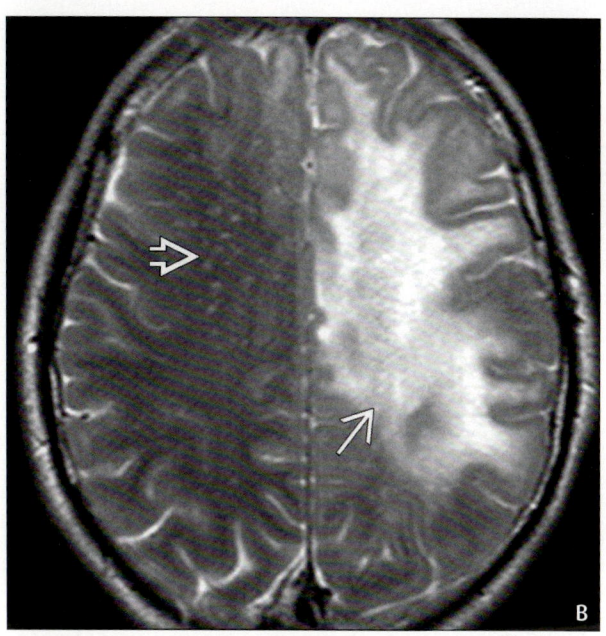

**14-29B** Imagem mais cranial demonstra a heterogeneidade da lesão hiperintensa ➡. Pequenos microcistos hiperintensos estão presentes na substância branca frontal direita ➡. LEMP inflamatória aguda.

lesões demonstram realce periférico e/ou efeito expansivo **(Fig. 14-29)**. LEMPi aguda pode apresentar vascularização aumentada e rCBV relativo aumentado devido ao efeito angiogênico do processo inflamatório. Em alguns pacientes, as lesões podem demonstrar características da LEMPi no início da doença e progredirem para LEMP clássica nos estágios mais tardios.

*Outras infecções pelo vírus JC.* MJCV não tem características distintas das outras meningites, demonstrando hiperintensidades no FLAIR, nos sulcos e nas cisternas da base de aspecto inespecífico além de realce nas imagens T1 pós-contraste.

EJCV afeta inicialmente a substância cinzenta hemisférica, e, então, estende-se para a substância branca subcortical. A infecção pelo JCV da camada granular cerebelar é vista em exames de imagem como atrofia cerebelar com alto sinal em T2 das folias afetadas.

## Diagnóstico diferencial

O principal diagnóstico diferencial da LEMP clássica é a **encefalite pelo HIV**. EHIV se apresenta com lesões da substância branca de maneira mais simétrica e poupa as fibras U subcorticais. A **síndrome inflamatória da reconstituição imunológica (IRIS)** costuma ser mais aguda e demonstra realce importante e irregular.

**Outras infecções oportunistas** em pacientes imunocomprometidos, como toxoplasmose e CMV, devem ser consideradas. A toxoplasmose tem lesões com mais aspecto expansivo, enquanto CMV causa ependimite/ventriculite, retinite e polirradiculopatia.

---

### LEUCOENCEFALOPATIA MULTIFOCAL PROGRESSIVA (LEMP)

**Etiologia**
- Causada pelo vírus JC
  - Ubíquo; > 85% dos adultos tem anticorpos contra o vírus
  - Adquirido na infância, permanece latente até a reativação
- Principal fator predisponente = HIV (80%)
- Menos comum = doenças colágeno-vasculares, imunossupressão, EM tratada com natalizumab (20%)
- Raro = lúpus eritematoso sistêmico, gestação

**Patologia**
- Vírus ativado quase exclusivamente afeta os oligodendrócitos
- Desmielinização multifocal

**Aspectos clínicos**
- Epidemiologia
  - LEMP na era pré-HAART = 3-7% do pacientes HIV+
  - Prevalência ↓↓
- Principal síndrome do SNC associada ao JCV = LEMP clássica
- Outras = LEMP inflamatória, encefalite/meningite pelo vírus JC, camada granular cerebelar

**Imagem**
- Lesões de SB multifocais
  - Bilateral, mas assimétrico
  - Envolve as fibras U subcorticais
  - Poupa o córtex

*(continua)*

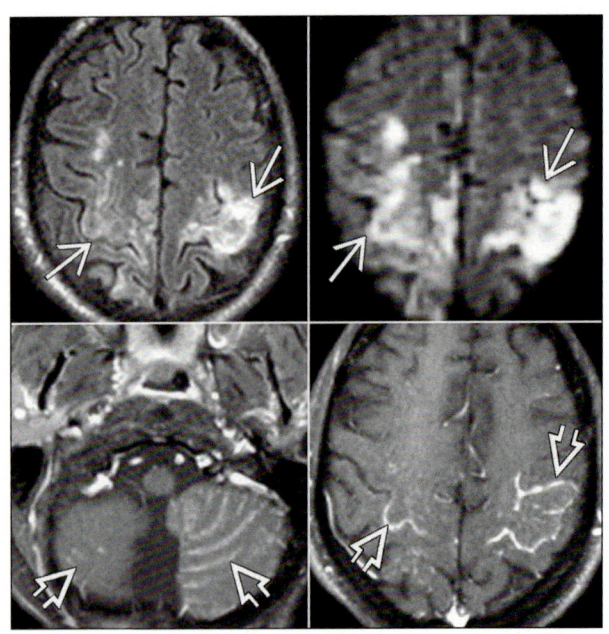

**14-30** Meningoencefalite por CMV em um paciente masculino de 32 anos HIV-positivo. FLAIR demonstra hiperintensidade em ambos os lobos parietais com restrição à difusão da água ➡. Imagem ponderada em T1 pós-contraste demonstra realce na fossa posterior e nos sulcos da convexidade ➡.

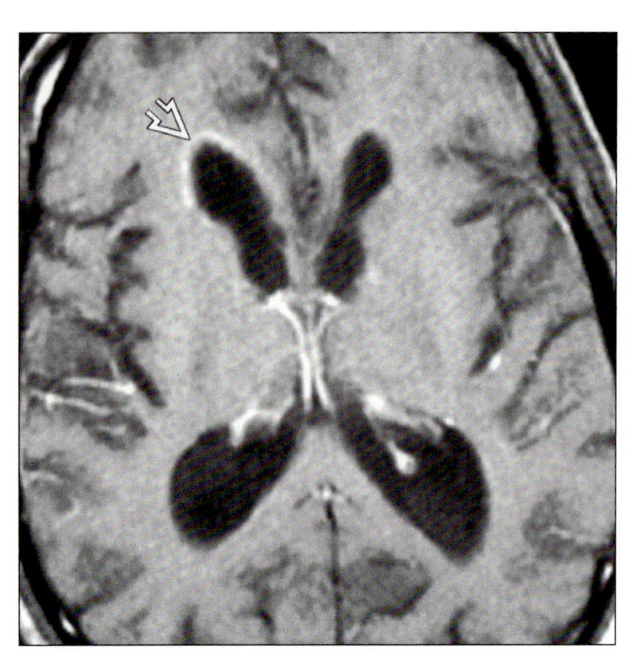

**14-31** Imagem ponderada em T1 pós-contraste em um paciente com encefalite pelo HIV demonstra perda volumétrica generalizada. Observe o importante realce ependimário ➡ atípico para EHIV. Ventriculite por CMV.

*(continuação)*
- Normalmente sem efeito expansivo ou realce (exceto LEMPi)

**Diagnóstico diferencial**
- EHIV (não envolve fibras em U subcorticais)
- IRIS (IRIS relacionada à LEMP mais comum)
- Outras infecções oportunistas (p.ex., CMV)

## Outras infecções oportunistas

Diversos processos inflamatórios/infecciosos podem causar ou exacerbar doença do SNC em pacientes com HIV/Aids. Esses processos incluem citomegalovírus, doenças sexualmente transmissíveis (especialmente a neurossífilis), tuberculose, infecções fúngicas, malária e abscessos bacterianos. Nesta seção, serão revisados a infecção adquirida pelo CMV (a doença congênita foi discutida no Capítulo 12), a "intersecção mortal" entre HIV/Aids e tuberculose (TB), além da "colisão tripla", que ocorre quando as infecções por HIV, TB e malária se sobrepõem.

### Citomegalovírus

O citomegalovírus (CMV) é um membro da família dos herpes-vírus. A infecção pelo CMV permanece latente até a reativação. Vários fatores de risco predispõem os pacientes ao desenvolvimento da doença do SNC: síndromes de depleção de células T, globulina antitimócito, transplantes alogênicos de células-tronco e HIV/Aids. Todas essas doenças causam imunodeficiência protraída de células T.

A infecção do SNC pelo CMV é uma doença de início tardio nos pacientes imunocomprometidos. Com o aumento do uso da HAART, menos de 2% dos pacientes com HIV/Aids desenvolverão sintomas de infecção pelo CMV. Os pacientes com contagens de CD4 abaixo de 50 células por microlitro estão em maior risco.

A mortalidade na infecção do SNC pelo CMV é alta apesar da terapia e combinação de drogas antivirais. O desenvolvimento de CMV resistente ao ganciclovir tornou a terapia profilática em pacientes com alto risco difícil.

Em comparação com o CMV congênito, no qual o vírus causa calcificações parenquimatosas, o CMV adquirido se manifesta mais como meningoencefalite e ventriculite/ependimite. Os achados de meningoencefalite lembram os achados de outras infecções **(Fig. 14-30)**, embora o realce ao longo do epêndima ventricular em um paciente imunocomprometido seja altamente sugestivo de CMV **(Fig. 14-31)**.

Retinite e mielite com radiculite são as duas apresentações extracranianas mais frequentes.

### Tuberculose

A TB é uma das coinfecções mais devastadoras nos pacientes imunocomprometidos e é a principal causa de morbimortalidade em pacientes infectados pelo HIV no mundo. O surgimento de TB multirresistente (TMR) a fármacos e de TB extensivamente resistente (TXR) ocorre quase somente em pacientes coinfectados com HIV.

Mais de um terço de todos os pacientes com HIV/Aids do mundo está coinfectado com TB, e essa combinação mortal é desproporcional em áreas altamente endêmicas e pobres em recursos como a África subsaariana.

O HIV é o fator de risco mais poderoso conhecido para reativação de TB latente em doença ativa. Os pacientes com HIV que são coinfecctados com TB tem 100 vezes mais risco de desenvolver TB ativa em comparação a pacientes HIV-negativos. A resposta imunológica à TB aumenta a replicação do HIV e acelera a progressão da doença.

Por sua vez, a coinfecção por TB exacerba a gravidade e acelera a progressão do HIV. Nesses pacientes, a Aids pode se comportar como uma doença aguda fulminante com meningite, abscessos bacterianos, sepse, coma e morte **(Fig. 14-32)**. A mortalidade se aproxima de 100% e a sobrevida média é medida de dias a poucas semanas.

A TB é tratada primeiro em infecções associadas ao HIV tanto para preservar a efetividade da HAART quanto para prevenir o desenvolvimento da IRIS relacionada à TB (ver a seguir).

Os achados de imagem típicos na TB do SNC associada ao HIV podem diferir levemente dos achados em pacientes imunocompetentes, com múltiplos granulomas parenquimatosos e pseudoabscessos **(Fig. 14-33)**, como se o controle sobre TB houvesse sido perdido.

Os pacientes imunocomprometidos com contagens de CD4 abaixo de 200 células por microlitro desenvolvem uma resposta imunológica significativamente atenuada. Embora a meningite seja a manifestação mais comum da TB do SNC associada ao HIV, realce da meningite inflamada, tuberculomas e pseudoabscessos são pouco evidentes ou ausentes mesmo quando grande quantidade de bacilos estão presentes.

## Malária

A soroprevalência do HIV-1 é alta em pacientes com malária grave. Os pacientes coinfectados com HIV em geral apresentam grandes infestações pelo parasita, mais complicações e uma taxa de mortalidade maior. Parasitemia intra-hospitalar, perda de função renal e deterioração clínica são comuns nesses pacientes coinfectados, portanto, a identificação precoce de ambas as infecções é importante para o manejo clínico.

HIV, TB e malária são três pandemias que se sobrepõem em países tropicais com poucos recursos. A condição menos mortal é a infecção pelo HIV sem as outras duas comorbidades. As combinações mais mortais são a combinação de HIV e TB e a combinação de HIV, TB e malária.

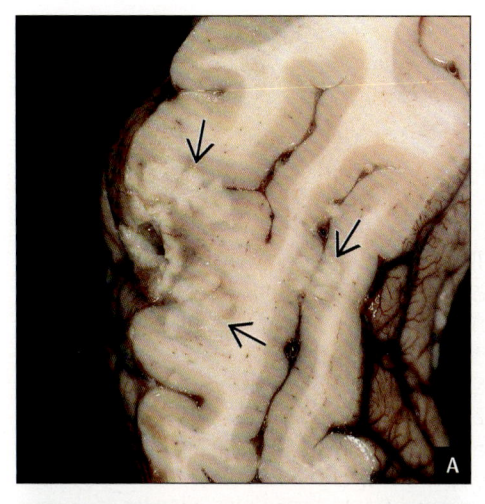

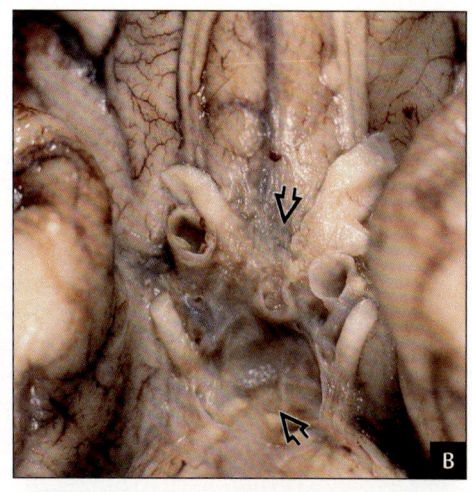

**14-32A** Séries de imagens de necropsia, todas do mesmo paciente, mostram a "cascata" de catástrofes causadas pela coinfecção por TB e HIV. Vários granulomas antigos cicatrizados ⇒ de TB do SNC prévia são vistos neste corte axial através do lobo temporal.
**14-32B** O paciente tornou-se HIV-positivo, o que reativou a TB latente, causando meningite tuberculosa grave ⇒ vista nas cisternas da base.

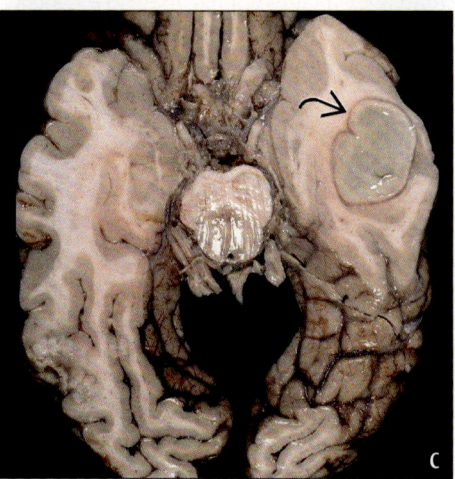

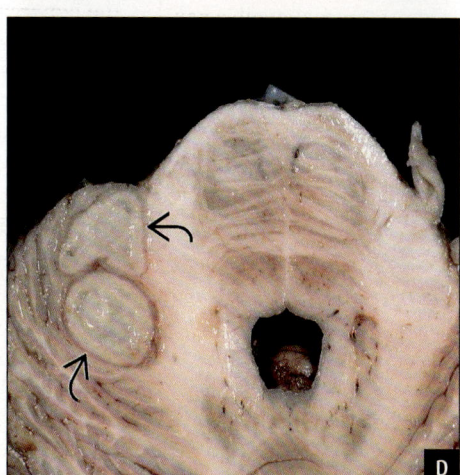

**14-32C** Com o sistema imunológico enfraquecido, o paciente tornou-se séptico e desenvolveu vários abscessos piogênicos agudos. Observe que o abscesso no lobo temporal ⇒ é relativamente pouco encapsulado.
**14-32D** Dois outros abscessos são mostrados no cerebelo ⇒. A causa final de morte foi sepse aguda. (Cortesia de R. Hewlett, MD.)

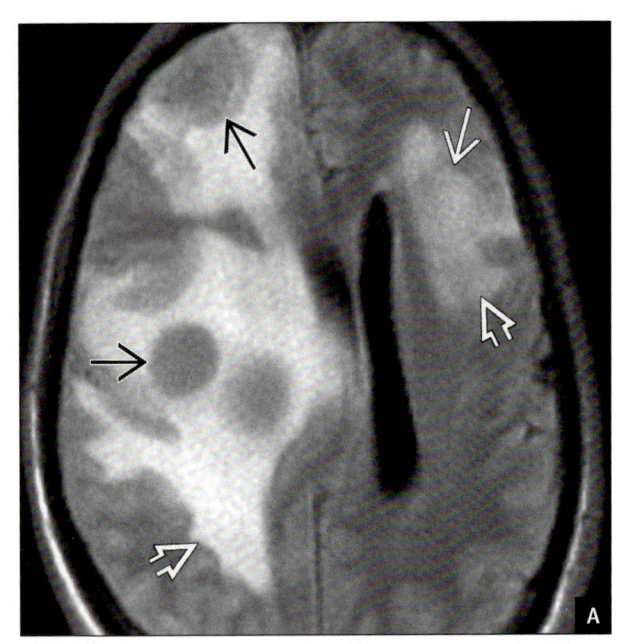

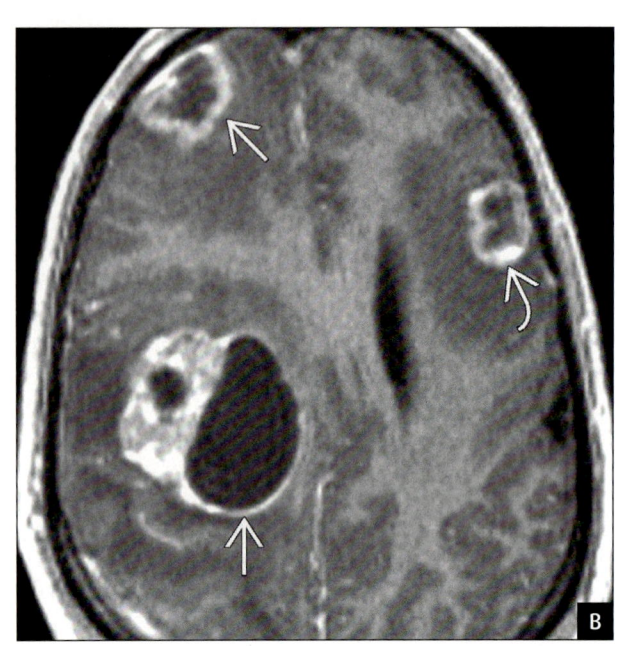

**14-33A** Um paciente HIV-positivo com CD4 inferior a 40 e fraqueza à esquerda rapidamente progressiva e queda do estado mental. FLAIR axial mostra várias hipointensidades ⇨ e uma lesão hiperintensa ⇨ com marcado efeito expansivo e edema significativo ⇨.

**14-33B** Imagem ponderada em T1 pós-contraste demonstra múltiplas lesões com realce periférico. Este paciente gravemente imunocomprometido apresenta tanto granulomas ⇨ quanto pseudoabscessos ⇨ no contexto de uma TB reativada fulminante. (Cortesia de S. Candy, MD.)

---

**OUTRAS INFECÇÕES OPORTUNISTAS**

**Citomegalovírus (CMV)**
- Vírus da família dos herpes-vírus.
- Se desenvolve em 2% dos pacientes com HIV/Aids
- Contagem de CD4 < 50
- Imagem
    ○ Meningite
    ○ Ventriculite/ependimite

**Tuberculose**
- 1/3 dos pacientes coinfectados com HIV/Aids
- HIV é o fator mais poderoso conhecido para reativação da TB
    ○ 100 vezes maior o risco que em pacientes sem Aids
- TB aumenta a replicação do HIV, acelera a doença
    ○ Pode se apresentar como infecção aguda fatal fulminante
    ○ TB "sem controle"

**Malária**
- Coinfecção com HIV piora o desfecho
- "Combinação tripla" de HIV-TB-malária mais mortal que HIV-malária.

---

## Síndrome inflamatória da reconstituição imunológica

### Terminologia

A síndrome inflamatória da reconstituição imunológica (IRIS) do SNC é uma encefalite recentemente reconhecida mediada por células T que ocorre no contexto de HIV tratada ou doença autoimune (p. ex., esclerose múltipla). IRIS do SNC também é chamada de neuro-IRIS.

### Etiologia

A maioria dos pesquisadores considera a neuro-IRIS como uma resposta imunológica desregulada e direcionada a um patógeno cuja expressão clínica da doença causada depende da susceptibilidade do hospedeiro, da intensidade e qualidade da resposta imunológica e de características específicas do próprio "patógeno causador".

A IRIS ocorre quando a imunidade restaurada causa uma resposta imunológica exagerada contra antígenos infecciosos e não infecciosos. A síndrome se desenvolve em dois cenários distintos, IRIS "revelada" e IRIS "paradoxal". Elas diferem na expressão clínica, manejo da doença e prognóstico, embora os aspectos de imagem sejam semelhantes.

**IRIS "revelada"** ocorre quando a terapia antirretroviral revela uma infecção oportunista prévia, subclínica, não diagnosticada. A restauração imunológica leva a uma resposta imunológica contra o patógeno. Nessa situação o parênquima cerebral é lesionado tanto pelo patógeno em replicação quanto pela resposta imunológica incitada.

**IRIS "paradoxal"** ocorre quando um paciente que foi tratado com sucesso para uma infecção oportunista piora após o início da terapia retroviral. Nesse cenário não existe nenhuma infecção nova ou reativada. A resposta imunológica em recuperação relaciona-se a antígenos patogênicos persistentes ou mesmo autoantígenos, causando lesão tecidual.

Vários patógenos foram identificados na gênese da IRIS. Os mais comuns são o vírus JC (IRIS-LEMP), tuberculose (IRIS-TB) e infecções fúngicas, especialmente *Cryptococcus neoformans* (IRIS-crypto). Algumas infecções parasitárias, como toxoplasmose, são relativamente comuns no HIV/Aids, mas raramente são associadas a IRIS.

Nem todos os vírus neurotrópicos causam IRIS. O próprio HIV raramente causa neuro-IRIS. Vírus da família herpes (p. ex., herpes-vírus simples, VZV e CMV) raramente são descritos como causadores de neuro-IRIS.

Um tipo incomum de IRIS ocorre em pacientes com EM tratados com natalizumab que posteriormente desenvolvem LEMP. A doença é tratada pela interrupção do tratamento com a droga e instituição de imunoadsorção com plasmaférese (IAP). Déficits neurológicos e estudos de imagem em alguns pacientes pioram durante a reconstituição imune subsequente, causando IRIS-LEMP associada ao natalizumab. Dois tipos foram reconhecidos: pacientes com IRIS-LEMP precoce (antes da instituição da IAP) e pacientes com IRIS-LEMP tardia (após instituição de IAP). Desfechos neurológicos são piores nos pacientes com IRIS-LEMP precoce, com mortalidade de aproximadamente 25%.

## Patologia

Não existem características histológicas específicas e biomarcadores pra neuro-IRIS. O diagnóstico é estabelecido com base nas manifestações clínicas, exclusão de outras doenças e evidência de imagem e histopatológica de reação inflamatória.

## Aspectos clínicos

**EPIDEMIOLOGIA.** Entre 15 a 35% dos pacientes com Aids iniciando HAART desenvolvem IRIS. Desses, cerca de 1% desenvolvem neuro-IRIS. Os dois fatores mais importantes são baixa contagem de CD4 e curto tempo entre o tratamento da infecção de base e o início da terapia antiviral. O maior risco encontra-se em pacientes com contagens de linfócitos menores que 50 células por microlitro.

A epidemiologia varia conforme o patógeno de base. A causa mais comum de neuro-IRIS é o vírus JC. Reativação do vírus latente ocorre quando os pacientes tornam-se imunodeficientes. Os vírus reativados infectam os oligodendrócitos, causando desmielinização característica da leucoencefalopatia multifocal progressiva (LEMP). Aproximadamente, 17% dos pacientes com LEMP preexistente

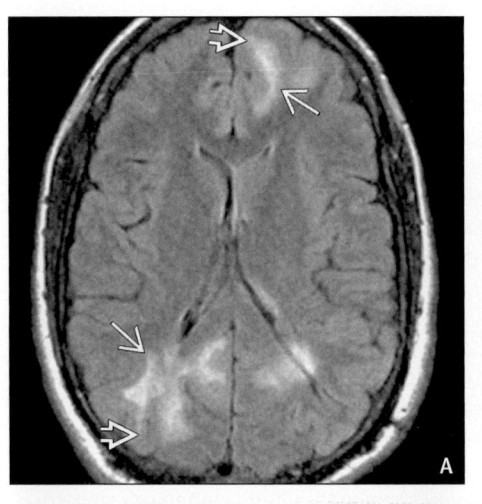

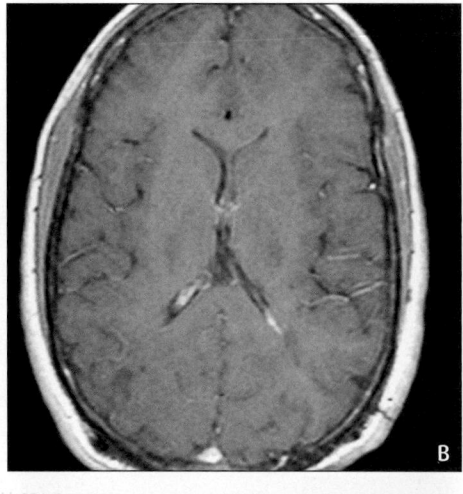

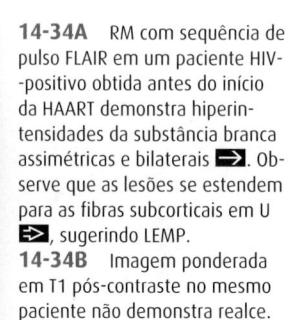

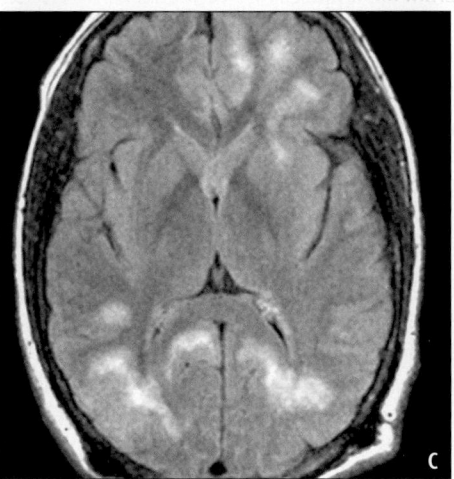

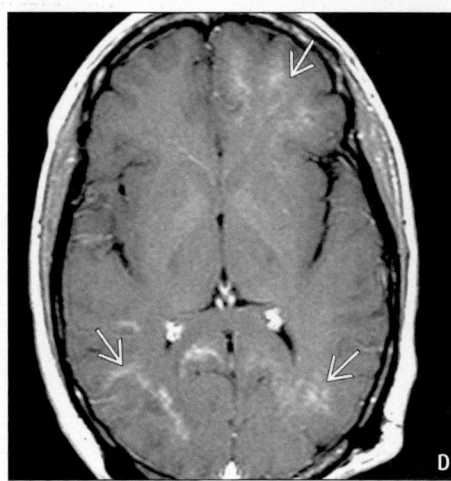

**14-34A** RM com sequência de pulso FLAIR em um paciente HIV-positivo obtida antes do início da HAART demonstra hiperintensidades da substância branca assimétricas e bilaterais ➡. Observe que as lesões se estendem para as fibras subcorticais em U ➡, sugerindo LEMP.
**14-34B** Imagem ponderada em T1 pós-contraste no mesmo paciente não demonstra realce.

**14-34C** O paciente piorou após três semanas da HAART apesar do aumento do CD4 e redução da carga viral. Novo FLAIR demonstra aumento significativo das lesões de substância branca.
**14-34D** Imagem ponderada em T1 pós contraste demonstra aparecimento de lesões multifocais de realce irregular ➡. PCR do LCS foi positivo para JCV. IRIS relacionada à LEMP. (Cortesia de T. Hutchins, MD.)

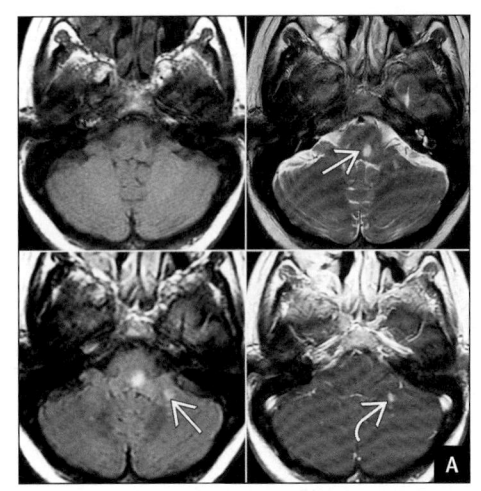

**14-35A** IRIS relacionada à LEMP associada à natalizumab em paciente com EM. Imagem de base demonstra lesões da fossa posterior ➡ com foco solitário de realce ➡.

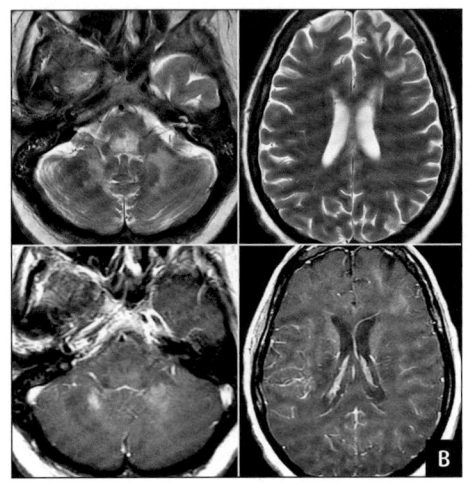

**14-35B** Três meses após, os sintomas progrediram. As lesões previamente existentes aumentaram e novas lesões surgiram.

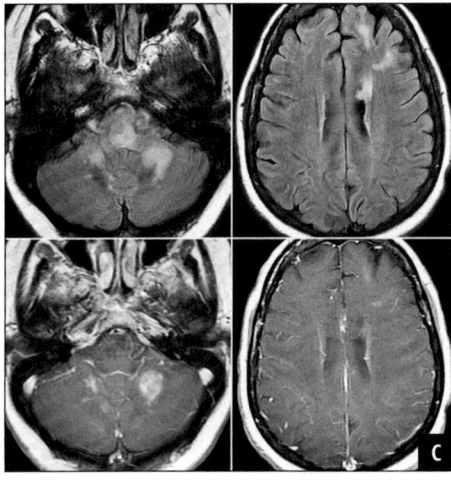

**14-35C** Após IAP, a doença estabilizou.

pioram após o início da HAART e podem ser enquadrados como portadores de IRIS "revelada" associada à LEMP.

IRIS-TB ocorre em 15% dos pacientes coinfectados com TB se a terapia antirretroviral for instituída antes de a TB ser tratada. Envolvimento pulmonar e linfadenite são as manifestações mais comuns. Cerca de 20% dos pacientes com IRIS-TB apresentam envolvimento neurológico caracterizado por meningite, tuberculomas e radiculomielopatias. IRIS-TB ocorre como IRIS "revelada" e como IRIS "paradoxal".

IRIS "paradoxal" associada à criptococose afeta 20% dos pacientes infectados com HIV, nos quais a terapia antirretroviral foi iniciada após o tratamento de criptococose meníngea. A maior manifestação da neuro-IRIS relacionada à criptococose é a meningite recorrente asséptica. Criptococomas parenquimatosos são manifestações raras.

Apesar da alta prevalência de infestações parasitárias em países pobres, apenas poucos casos de neuro-IRIS associada a parasitas foram descritos, todos causados pelo *T. gondii*.

A IRIS associada ao natalizumab é rara. Até hoje foram relatados 50 casos; a maior parte relacionada à IRIS-LEMP.

**APRESENTAÇÃO.** A IRIS do sistema nervoso é uma condição polimórfica com manifestações clínicas heterogêneas. A apresentação mais comum é a piora clínica em um paciente HIV-positivo no início do tratamento apesar das contagens crescentes de CD4 e decrescentes da carga viral.

**HISTÓRIA NATURAL E OPÇÕES DE TRATAMENTO.** Dado que a baixa contagem de células T CD4 é o maior fator de risco para desenvolvimento de IRIS, iniciar HAART com contagens superiores a 350 células por microlitro irá prevenir a maior parte dos casos.

A IRIS sistêmica costuma ser uma doença leve e autolimitada. O prognóstico em pacientes com neuro-IRIS é variado. Corticosteroides e terapia de neutralização de citocinas têm sido usados para o tratamento de neuro-IRIS com resultados variados e controversos.

Os pacientes com neuro-IRIS podem morrer dentro de dias a semanas. A mortalidade na IRIS relacionada à LEMP excede 40%, enquanto a relacionada à criptococose encontra-se em 20%. A IRIS por TB tem mortalidade um pouco menor (13%).

## Imagem

As manifestações de imagem da neuro-IRIS variam dependendo do "patógeno de base", mas refletem aspectos genéricos de imagem das doenças inflamatórias. As lesões com características expansivas de aspecto bizarro com aumento e realce progressivo **(Fig. 14-34)** são típicas da IRIS-LEMP, mas ocorrem em menos da metade de todos os casos **(Fig. 14-35)**.

A IRIS associada à tuberculose pode se apresentar com pseudoabscessos tuberculosos (TB "fora de controle") e/ou aumento rápido do realce das meninges da base **(Fig. 14-37)**. Tipos menos comuns de IRIS associam-se a fungos e parasitas **(Fig. 14-36)**.

HIV/Aids **403**

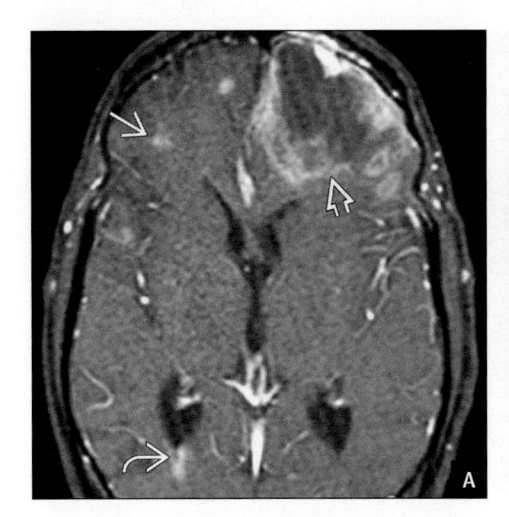

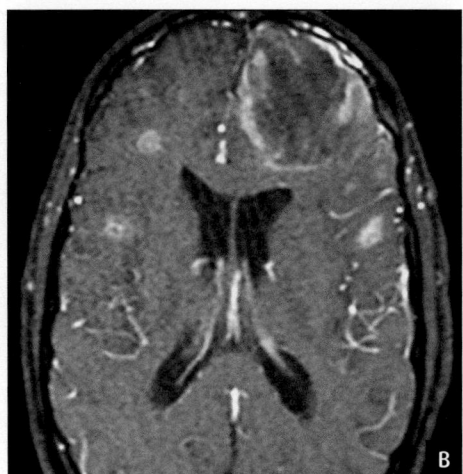

**14-36A** Paciente masculino de 38 anos HIV-positivo com história remota de doença de Chagas cardíaca apresentou piora progressiva após duas semanas da instituição de HAART. Imagem ponderada em T1 pós-contraste demonstra múltiplas lesões com realce anelar ⇨ e nodular ➡ além de ventriculite ↗.
**14-36B** Imagem mais cranial demonstra lesões adicionais.

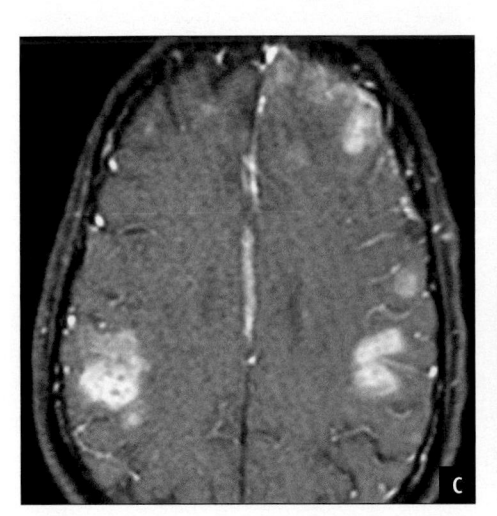

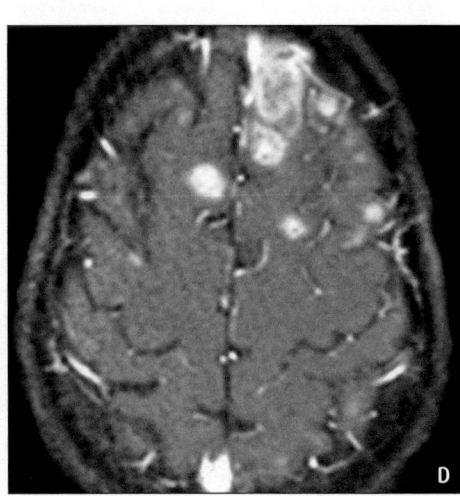

**14-36C** Múltiplas lesões com realce heterogêneo são vistas na interface entre a substância branca e cinzenta de ambos os hemisférios.
**14-36D** Imagem ponderada em T1 pós-contraste através do vértice demonstra mais lesões.

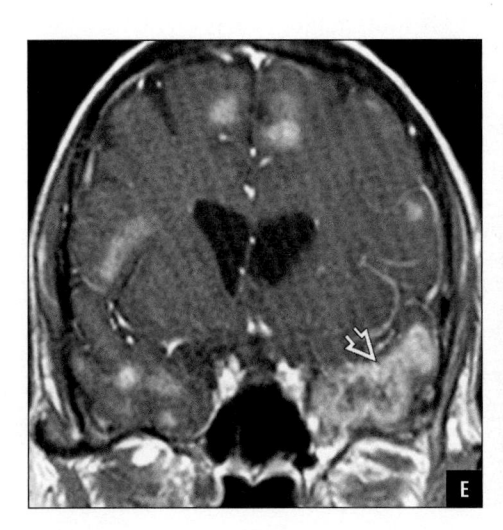

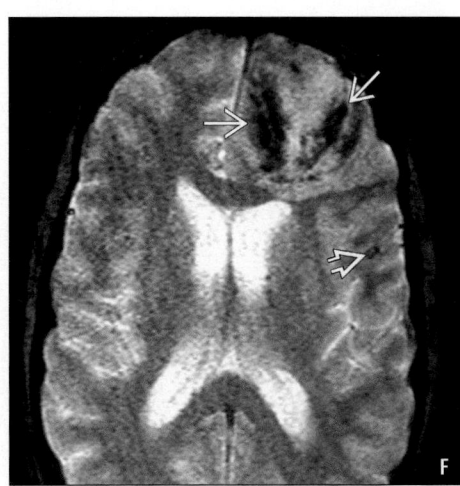

**14-36E** T1 coronal pós-contraste demonstra múltiplos focos de realce na interface entre a substância branca e cinzenta, além de uma grande massa com aspecto necrótico no lobo temporal esquerdo ⇨.
**14-36F** Imagem T2* GRE demonstra múltiplas, grandes ➡ e pequenas ⇨ hemorragias. IRIS relacionada à reativação da doença de Chagas latente.

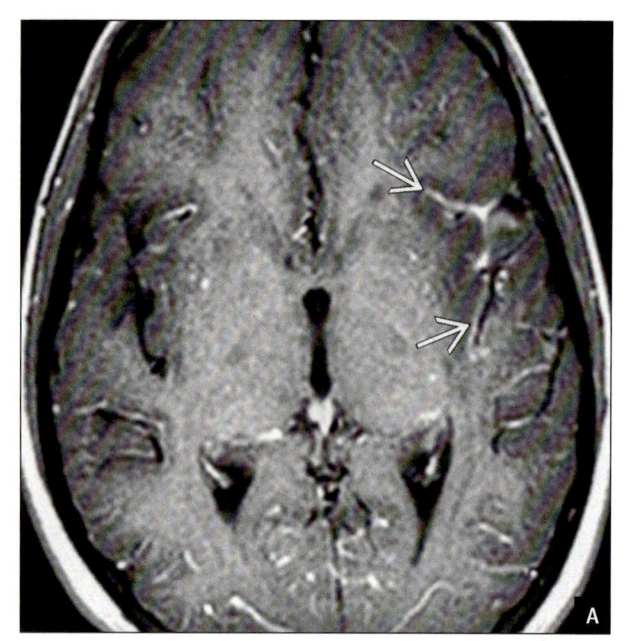

**14-37A** Imagem ponderada em T1 pós-contaste em um paciente HIV-positivo com meningite tuberculosa demonstra realce meníngeo na fissura de Sylvius esquerda ➡.

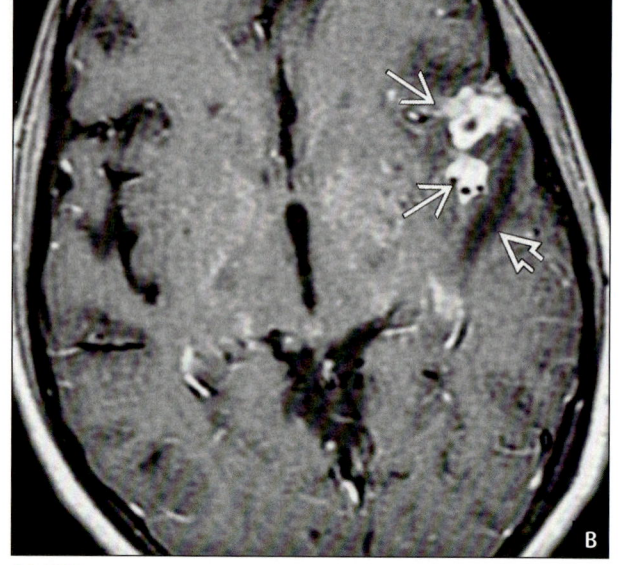

**14-37B** O paciente iniciou HAART e posteriormente apresentou piora dos sintomas. O realce meníngeo ➡ aumentou e agora tem aspecto nodular e expansivo. Observe o edema significativo ➡. IRIS associada à TB.

## Diagnóstico diferencial

A IRIS pode ter apresentações variadas e diferentes graus de gravidade, tornando o diagnóstico clínico difícil. Neuro-IRIS deve ser considerada em qualquer paciente imunocomprometido com deterioração neurológica inesperada dentro de algumas semanas ou meses após restauração imunológica. Os pacientes com EM tratados com natalizumab que desenvolvem piora paradoxal podem ter LEMP ou IRIS-LEMP.

O maior diagnóstico diferencial por imagem da neuro-IRIS são as **infecções oportunistas não associadas à IRIS**. Realce após contraste em combinação com efeito expansivo é o mais típico da IRIS, mas pode estar ausente no início do curso da doença. A distinção é importante, visto que a IRIS necessita de controle da resposta inflamatória, em vez da reconstituição imunológica necessária às outras causas. Uma biópsia cerebral pode ser necessária para identificar alterações inflamatórias típicas perivasculares e parenquimatosas da IRIS.

Neoplasias definidoras de Aids, particularmente **linfoma**, podem mimetizar IRIS com achados de necrose e realce periférico irregular. Manifestações dermatológicas da IRIS podem simular sarcoma de Kaposi.

---

### SÍNDROME INFLAMATÓRIA DA RECONSTITUIÇÃO IMUNOLÓGICA (IRIS)

**Terminologia e etiologia**
- Neuro-IRIS
  - "IRIS revelada" (HAART "revela" infecção oportunista existente subclínica)
  - "IRIS paradoxal" (infecção tratada piora após HAART)
- Patógenos associados à neuro-IRIS
  - O mais comum é o vírus JC (IRIS-LEMP)
  - Segundo mais comum é a tuberculose (IRIS-TB)
  - Fungo (IRIS-crypto)
  - Drogas (IRIS-LEMP relacionada ao natalizumab)
  - Parasitas (raro, exceto para IRIS-toxoplasmose)
  - Vírus neutrotrópicos (p. ex., HIV, herpes-vírus) raramente causam IRIS

**Epidemiologia**
- 15-35% dos pacientes com Aids ao iniciar HAART desenvolvem IRIS
- Desses, 1% desenvolve neuro-IRIS
- CD4 < 50 células por microlitro = ↑↑ risco de IRIS

**Imagem**
- Varia com o agente de base
- Efeito expansivo com rápido aumento
- Realce variável, frequentemente bizarro e descontrolado

**Diagnóstico diferencial**
- Infecções oportunistas não associadas à IRIS
- Neoplasias definidoras de Aids
  - Especialmente linfoma

## Neoplasias no HIV/Aids

A **neoplasias definidoras de Aids** compreendem certos linfomas não Hodgkin, sarcoma de Kaposi (SK) e câncer cervical. Com exceção do câncer cervical, as neoplasias relacionadas ao HIV atingiram o pico na metade dos anos 1990 nos Estados Unidos e desde então vêm caindo. Em

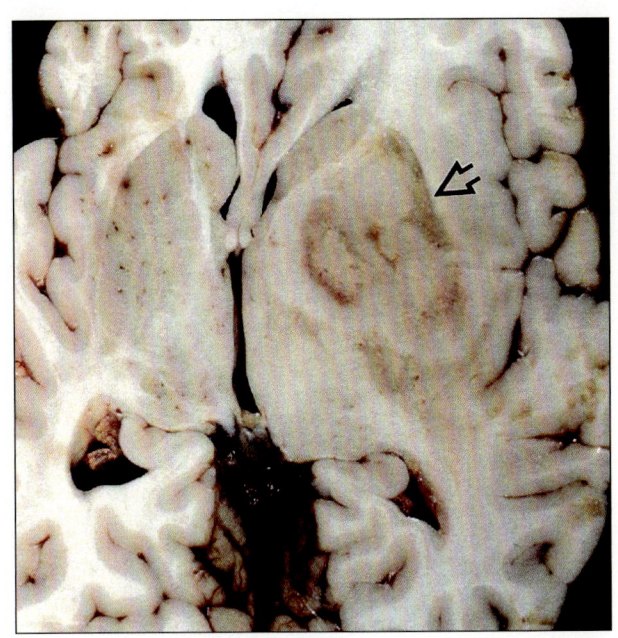

**14-38** Caso de necropsia de um LPSNC relacionado à Aids demonstra uma lesão solitária nos núcleos da base com necrose central e hemorragia periférica. (Cortesia de R. Hewlett, MD.)

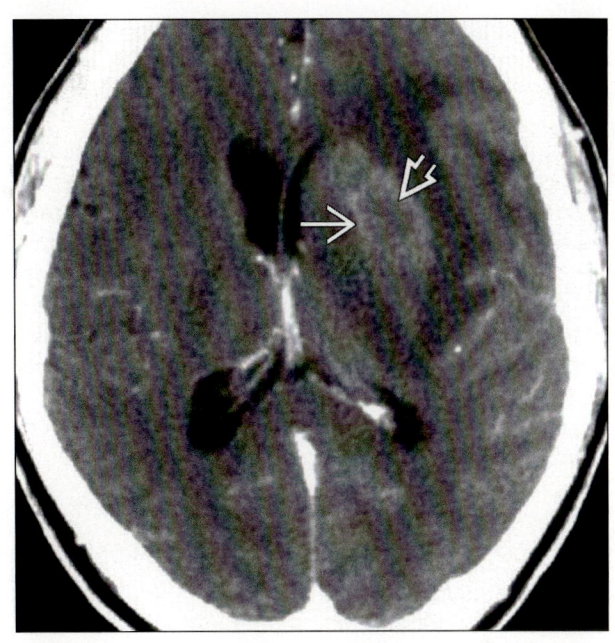

**14-39** TC axial pós-contraste em um outro paciente HIV-positivo demonstra uma lesão solitária nos núcleos da base à esquerda com necrose central e realce periférico moderado. Edema perilesional evidente. A biópsia revelou LPSNC.

relação ao linfoma primário do SNC (LPSNC), o risco de desenvolvimento de neoplasia está relacionado ao estado imunológico do paciente e aumenta com contagens de CD4 menores do que 50 a 100 células por microlitro. Em alguns casos, como a neoplasia intraepitelial cervical (NIC), a HAART é associada com regressão da doença.

Nesta seção, serão discutidas brevemente as neoplasias definidoras de Aids que podem afetar o escalpo, o crânio e o cérebro: LPSNC e SK.

## Linfomas associados ao HIV

Os linfomas associados ao HIV são caracteristicamente do tipo não Hodgkin difuso de grandes células B. A infecção pelo vírus Epstein-Barr (EBV) é mais associada com mononucleose infecciosa. Estima-se que 1% de todas as neoplasias linfoproliferativas, epiteliais e mesenquimatosas sejam conectadas à infecção pelo EBV. O vírus tem papel importante no desenvolvimento de linfoma em pacientes com HIV e imunossupressão relacionada à transplante de órgãos.

LPSNCs são o segundo tipo mais frequente de lesão expansiva na Aids (em primeiro lugar está a toxoplasmose) e desenvolve-se em 2 a 6% dos pacientes. LPSNC causam cerca de 70% de todas as lesões parenquimatosas cerebrais nos pacientes com HIV/Aids.

A doença se apresenta com uma ou (menos comumente) múltiplas massas. Mais de 90% delas são supratentoriais, com preferência pelos núcleos da base e substância branca junto aos ventrículos laterais. LPSNCs com frequência atravessam o corpo caloso. Necrose central e hemorragia são comuns em pacientes com linfoma associado ao HIV (**Fig. 14-38**), o que se reflete nos achados de imagem (**Figs. 14-39 e 14-40**).

O principal diagnóstico diferencial é a **toxoplasmose**. A doença é mais múltipla, e as lesões costumam apresentar o sinal do "alvo excêntrico", ou seja, um nódulo excentricamente localizado no interior de uma lesão com realce anelar. pRM é útil para distinção entre LPSNC e toxoplasmose, visto que o linfoma apresenta aumento do rCBV relativo, enquanto a toxoplasmose não apresenta. Tomografia por emissão de pósitrons (PET) e SPECT também podem ser úteis, visto que o linfoma é "quente" e a toxoplasmose não.

## Sarcoma de Kaposi

O sarcoma de Kaposi (SK) é o sarcoma mais comum em pacientes imunocomprometidos. O próximo sarcoma mais frequente é o leiomiossarcoma, seguido por angiossarcoma e tumores fibro-histiocíticos.

O sarcoma de Kaposi resulta da combinação de dois fatores: infecção pelo HHV-8 (também conhecido como herpes-vírus associado ao linfoma de Kaposi), imunidade alterada e um ambiente de inflamação e angiogênese. Infecção pelo EBV é comum em pacientes com leiomiossarcomas associados ao HIV.

Tem havido um declínio na incidência da SK associado à Aids desde o advento da terapia antirretroviral. O SK em pacientes transplantados é curado com a redução da imunossupressão, evidenciando o papel da resposta imunológica celular no controle dos pacientes com HHV-8.

O SK é a neoplasia mais comum em pacientes com Aids não tratada. De todos os sítios, o mais comum é o cutâneo **(Fig. 14-41)**, seguido por membranas mucosas, linfonodos e vísceras. O tumor clássico é indolor, com placas ou nódulos de cor púrpura ou marrom escuro, geralmente nas extremidades. Quando associada à Aids, é uma doença muito mais agressiva. As lesões tendem a ocorrer na face, genitália e membranas mucosas **(Fig. 14-42)**.

O sarcoma de Kaposi craniano é incomum e muito menos frequente que o linfoma do SNC. Quando ocorre, ele é visto como espessamento do escalpo **(Fig. 14-43)** ou uma massa de tecidos moles infiltrativa na pele da face e do pescoço **(Fig. 14-44)**. Invasão da calvária é pouco comum. A lesão tem sinal isointenso ao músculo em imagens ponderadas em T1, hiperintenso em imagens ponderadas em T2 e em sofre forte realce na TC e em imagens ponderadas em T1 pós-contraste.

- Aspectos clínicos
  - Segundo tipo de lesão expansiva mais comum na Aids
  - Ocorre em 2-6% dos pacientes com HIV/Aids
  - 70% são massas solitárias do SNC em pacientes HIV+
- Imagem
  - Hemorragia e necrose são comuns
  - Supratentoriais (90%)
  - Núcleos da base, substância branca profunda (cruzando o corpo caloso)
  - Frequentemente com realce anelar
  - ↑ rCBV

**Sarcoma de Kaposi**
- Etiologia e patologia
  - Associado com HHV-8
  - Sarcoma mais comum na imunossupressão
- Aspectos clínicos
  - Antirretrovirais ↓↓ prevalência
  - Pele, membranas mucosas, linfonodos e escalpo
- Imagem
  - Espessamento localizado do escalpo
  - Massa de tecidos moles infiltrando a face ou o pescoço

---

**NEOPLASIAS DEFINIDORAS DE AIDS**

**Linfoma associado ao HIV**
- Etiologia e patologia
  - Frequentemente associado ao EBV
  - A maioria é do tipo não Hodgkin de grandes células B

---

**14-40A** Imagem axial ponderada em T2 em um paciente com HIV/Aids que desenvolveu hemiparesia direita demonstra uma lesão expansiva solitária heterogênea ➡ na junção da substância branca profunda com os núcleos da base.
**14-40B** O centro da lesão é isointenso ➡ ao cérebro no FLAIR.

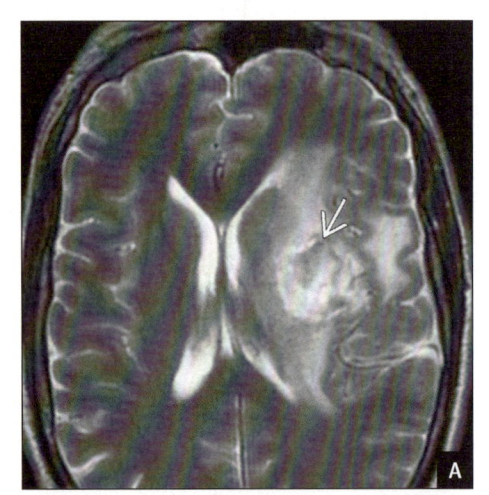

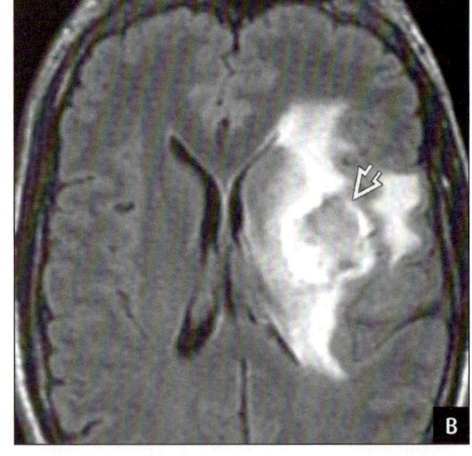

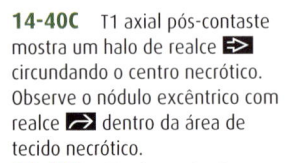

**14-40C** T1 axial pós-contaste mostra um halo de realce ➡ circundando o centro necrótico. Observe o nódulo excêntrico com realce ➡ dentro da área de tecido necrótico.
**14-40D** T1 pós-contraste no plano coronal demonstra a aparência de "alvo excêntrico" ➡ da lesão. Por causa do sinal do "alvo" o diagnóstico por imagem foi de toxoplasmose (mesmo que uma lesão solitária seja mais comumente LPSNC). O paciente não respondeu ao tratamento antitoxoplasmose. A biópsia demonstrou linfoma difuso de grandes células B.

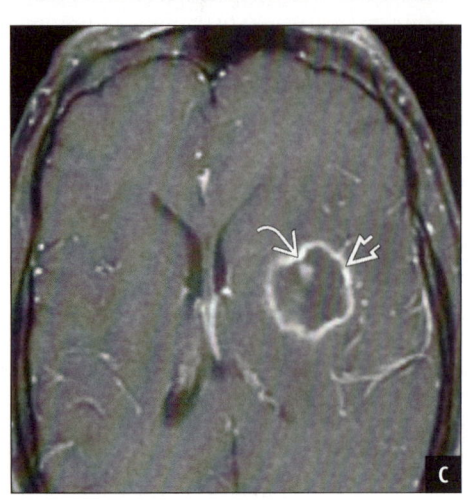

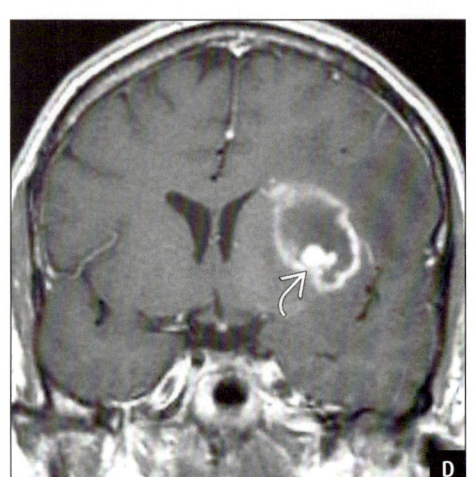

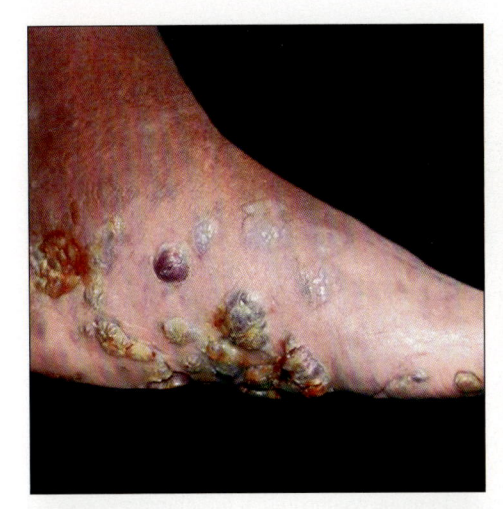

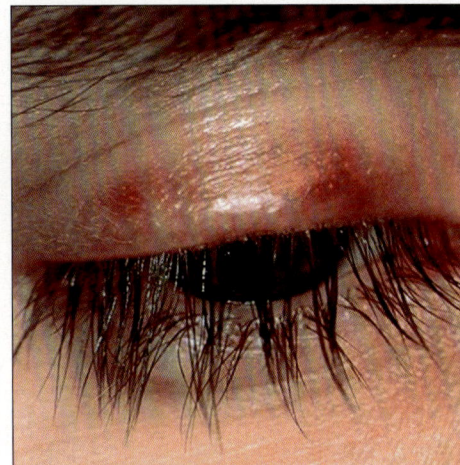

**14-41** Fotografia demonstra o clássico Sarcoma de Kaposi se apresentando com múltiplas lesões cutâneas nodulares. (Cortesia de T. Mentzel, MD.)
**14-42** Pacientes com SK relacionado à Aids frequentemente se apresentam com lesões em sítios não habituais, como este paciente jovem com uma pequena lesão avermelhada na pálpebra superior. (Cortesia de T. Mentzel, MD.) 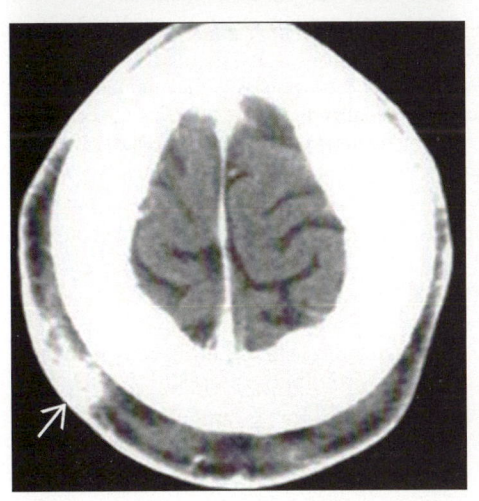 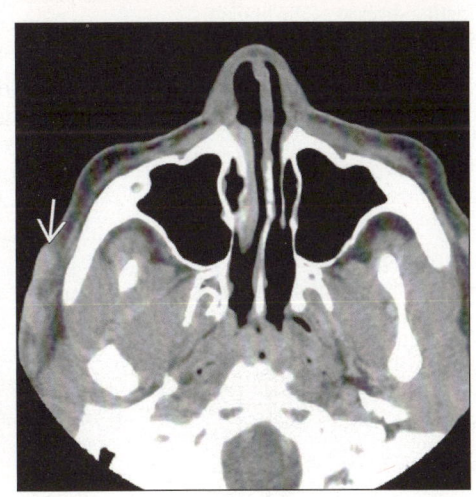
**14-43** TC pós-contraste demonstra sarcoma de Kaposi no escalpo de um paciente com Aids. Observe a infiltração da pele e do tecido subcutâneo ➡.
**14-44** Sarcoma de Kaposi da pele da face e do pescoço em um paciente com Aids visto como nódulos superficiais envolvendo a pele e os tecidos subcutâneos ➡.

# Referências selecionadas

## Visão geral
### Epidemiologia
- Dean D et al: Neuro-AIDS in the developing world. Neurology. 78(7):499-500, 2012

## Infecção pelo HIV
### Encefalite pelo HIV
- Becker JT et al: Factors affecting brain structure in men with HIV disease in the post- HAART era. Neuroradiology. 54(2):113-21, 2012
- Towgood KJ et al: Mapping the brain in younger and older asymptomatic HIV-1 men: frontal volume changes in the absence of other cortical or diffusion tensor abnormalities. Cortex. 48(2):230-41, 2012
- Valcour V et al: Central nervous system viral invasion and inflammation during acute HIV infection. J Infect Dis. 206(2):275-282, 2012
- Prado PT et al: Image evaluation of HIV encephalopathy: a multimodal approach using quantitative MR techniques. Neuroradiology. 53(11):899-908, 2011
- Valcour V et al: Pathogenesis of HIV in the central nervous system. Curr HIV/AIDS Rep. 8(1):54-61, 2011
- Chen Y et al: White matter abnormalities revealed by diffusion tensor imaging in non-demented and demented HIV(+) patients. Neuroimage. 47(4):1154-62, 2009

## Outras manifestações do HIV/Aids
- Gutierrez J et al: HIV/AIDS patients with HIV vasculopathy and VZV vasculitis: a case series. Clin Neuroradiol. 21(3):145-51, 2011
- Ntusi NB et al: Progressive human immunodeficiency virusassociated vasculopathy: time to revise antiretroviral therapy guidelines? Cardiovasc J Afr. 22(4):197-200, 2011
- World Health Organization: Global health sector strategy on HIV/AIDS, 2011-2015. Geneva, Switzerland: WHO Press, 2011
- Ragin AB et al: Bone marrow diffusion measures correlate with dementia severity in HIV patients. AJNR Am J Neuroradiol. 27(3):589-92, 2006
- Gilden DH et al: The protean manifestations of varicellazoster virus vasculopathy. J Neurovirol. 8 Suppl 2:75-9, 2002
- Connor MD et al: Cerebral infarction in adult AIDS patients: observations from the Edinburgh HIV Autopsy Cohort. Stroke. 31(9):2117-26, 2000

- Karcher DS et al: The bone marrow in human immunodeficiency virus (HIV)-related disease. Morphology and clinical correlation. Am J Clin Pathol. 95(1):63-71, 1991

### Infecções oportunistas
- Tan IL et al: HIV-associated opportunistic infections of the CNS. Lancet Neurol. 11(7):605-17, 2012

### Toxoplasmose
- Robert-Gangneux F et al: Epidemiology of and diagnostic strategies for toxoplasmosis. Clin Microbiol Rev. 25(2):264-96, 2012

### Leucoencefalopatia multifocal progressiva
- Ferenczy MW et al: Molecular biology, epidemiology, and pathogenesis of progressive multifocal leukoencephalopathy, the JC virus-induced demyelinating disease of the human brain. Clin Microbiol Rev. 25(3):471-506, 2012
- Piza F et al: JC virus-associated central nervous system diseases in HIV-infected patients in Brazil: clinical presentations, associated factors with mortality and outcome. Braz J Infect Dis. 16(2):153-6, 2012
- Bag AK et al: JC virus infection of the brain. AJNR Am J Neuroradiol. 31(9):1564-76, 2010
- Smith AB et al: From the archives of the AFIP: central nervous system infections associated with human immunodeficiency virus infection: radiologic-pathologic correlation. Radiographics. 2008 Nov-Dec;28(7):2033-58. Review. Erratum in: Radiographics. 29(2):638, 2009

### Outras infecções oportunistas
- Hendriksen IC et al: Diagnosis, clinical presentation, and in-hospital mortality of severe malaria in HIV-coinfected children and adults in Mozambique. Clin Infect Dis. 55(8):1144-53, 2012
- Tshikuka Mulumba JG et al: Severity of outcomes associated to types of HIV coinfection with TB and malaria in a setting where the three pandemics overlap. J Community Health. Epub ahead of print, 2012
- Daikos GL et al: Multidrug-resistant tuberculous meningitis in patients with AIDS. Int J Tuberc Lung Dis. 7(4):394-8, 2003

### Síndrome inflamatória da reconstituição imunológica
- Achenbach CJ et al: Paradoxical immune reconstitution inflammatory syndrome in HIV-infected patients treated with combination antiretroviral therapy after AIDSdefining opportunistic infection. Clin Infect Dis. 54(3):424-33, 2012
- Huis in 't Veld D et al: The immune reconstitution inflammatory syndrome related to HIV co-infections: a review. Eur J Clin Microbiol Infect Dis. 31(6):919-27, 2012
- Post MJ et al: CNS-immune reconstitution inflammatory syndrome in the setting of HIV infection, part 1: Overview and discussion of progressive multifocal leukoencephalopathy-immune reconstitution inflammatory syndrome and cryptococcal-immune reconstitution inflammatory syndrome. AJNR Am J Neuroradiol. Epub ahead of print, 2012
- Post MJ et al: CNS-immune reconstitution inflammatory syndrome in the setting of HIV infection, part 2: Discussion of neuro-immune reconstitution inflammatory syndrome with and without other pathogens. AJNR Am J Neuroradiol. Epub ahead of print, 2012
- Worodria W et al: Clinical spectrum, risk factors and outcome of immune reconstitution inflammatory syndrome in patients with tuberculosis-HIV coinfection. Antivir Ther. 17(5):841-848, 2012
- Johnson T et al: Immune reconstitution inflammatory syndrome and the central nervous system. Curr Opin Neurol. 24(3):284-90, 2011
- Martin-Blondel G et al: Pathogenesis of the immune reconstitution inflammatory syndrome affecting the central nervous system in patients infected with HIV. Brain. 134(Pt 4):928-46, 2011
- Tan IL et al: Immune reconstitution inflammatory syndrome in natalizumab-associated PML. Neurology. 77(11):1061-7, 2011
- Anderson AM et al: Human immunodeficiency virusassociated cytomegalovirus infection with multiple small vessel cerebral infarcts in the setting of early immune reconstitution. J Neurovirol. 16(2):179-84, 2010
- Marais S et al: Neuroradiological features of the tuberculosisassociated immune reconstitution inflammatory syndrome. Int J Tuberc Lung Dis. 14(2):188-96, 2010

### Neoplasias no HIV/Aids
- Malfitano A et al: Human immunodeficiency virusassociated malignancies: a therapeutic update. Curr HIV Res. 10(2):123-32, 2012
- Shiels MS et al: Proportions of Kaposi sarcoma, selected non-Hodgkin lymphomas, and cervical cancer in the United States occurring in persons with AIDS, 1980-2007. JAMA. 305(14):1450-9, 2011

### Linfomas associados ao HIV
- Kaplan LD: HIV-associated lymphoma. Best Pract Res Clin Haematol. 25(1):101-17, 2012

### Sarcoma de Kaposi
- Bhatia K et al: Sarcomas other than Kaposi sarcoma occurring in immunodeficiency: interpretations from a systematic literature review. Curr Opin Oncol. 24(5):537-46, 2012

# 15

# Doenças inflamatórias e desmielinizantes

| | |
|---|---|
| Esclerose múltipla | 409 |
| Outras doenças neuroinflamatórias desmielinizantes | 421 |
| Variantes da esclerose múltipla | 421 |
| Neuromielite óptica | 424 |
| Síndrome de Susac | 426 |
| Desmielinização pós-infecciosa/pós-vacinal | 429 |
| Encefalomielite disseminada aguda | 429 |
| Leucoencefalite hemorrágica aguda | 434 |
| Doenças com características inflamatórias | 438 |
| Neurossarcoidose | 438 |
| Pseudotumores inflamatórios idiopáticos | 441 |
| Polineuropatia desmielinizante inflamatória crônica | 443 |

Nos capítulos anteriores foram discutidas doenças infecciosas congênitas e adquiridas. Neste, será discutido o espectro das doenças idiopáticas inflamatórias não infecciosas e desmielinizantes que podem afetar o sistema nervoso central (SNC).

As síndromes inflamatórias do SNC têm sido classificadas de diversas formas: pela apresentação (clinicamente isolada ou doença polissintomática), pelo padrão (focal ou multifocal), pela localização (cérebro, medula espinal ou sistema nervoso periférico), gravidade da doença (de assintomática a grave) e curso da doença (monofásica, multifásica, surto-remissão, progressiva, etc.).

Neste capítulo, será seguida uma abordagem simplificada, dividindo o assunto em esclerose múltipla e em doenças que a mimetizam, doenças inflamatórias pós-infecciosas/pós-vacinais e doenças com características inflamatórias.

A discussão iniciará pela esclerose múltipla (EM), delineando a etiologia e a patologia, epidemiologia e fenótipos clínicos, aspectos de imagem e diagnóstico diferencial.

Embora a EM seja a doença desmielinizante do SNC mais comum, há uma variedade de outras condições neuroinflamatórias que podem afetar o SNC. Seguindo a discussão detalhada da EM, serão discutidas variantes especiais, também chamadas de lesões inflamatórias desmielinizantes idiopáticas (LIDIs). Algumas, como a esclerose concêntrica de Balo e a doença de Schilder, podem ser variantes da EM, enquanto outras são, mais provavelmente, entidades separadas. Também serão discutidas LIDIs com distribuição topográfica restrita, como neuromielite óptica (NMO), também conhecida como doença de Devic ou doença do anticorpo aquaporina-4. A síndrome de Susac, uma endoteliopatia microvascular imunologicamente mediada que pode lembrar muito a EM, também será incluída neste capítulo.

Depois, serão abordadas as síndromes inflamatórias pós-infecciosas e pós-vacinais, com foco em duas importantes entidades: encefalomielite disseminada aguda (ADEM) e a doença fulminante e altamente letal, encefalomielite hemorrágica aguda (EHAg).

O capítulo termina com a discussão de três condições com características inflamatórias de etiologia incerta ou desconhecida: neurossarcoidose, pseudotumor idiopático inflamatório e polineuropatia desmielinizante inflamatória crônica (PDIC).

## Esclerose múltipla

### Terminologia
A esclerose múltipla é uma doença neurodegenerativa progressiva caracterizada histopatologicamente por múltiplos focos de desmielinização inflamatória, chamados de "placas".

### Etiologia
**Conceitos gerais.** A EM é uma doença complexa multifatorial cuja patogênese precisa permanece desconhecida. A maioria dos pesquisadores considera a EM como um processo mediado imunologicamente, no qual fatores ambientais atuam sobre um indivíduo geneticamente suscetível.

Alguns investigadores tem proposto explicações alternativas, sugerindo que a EM seja causada ou exacerbada por efluxo venoso anormal do SNC. Eles têm chamado essa teoria vascular de "insuficiência venosa cerebrospinal crônica" (IVCC). Alguns conceitos relacionados à etiopatogenia da EM serão resumidos abaixo.

*Desmielinização autoimune.* Acredita-se que eventos mediados imunologicamente – inatos ou desencadeados pelo ambiente – causem perda da mielina e morte de oligodendrócitos levando à degeneração axonal. Quebra da homeostase das células T e das cascatas de citocinas são considerados promotores da lesão inflamatória.

*Fatores ambientais.* Exposição ao vírus Epstein-Barr (EBV) e variabilidade geográfica claramente contribuem para o risco de EM. Por exemplo, infecção pelo EBV foi associada à EM quando comparada aos controles de mesma idade. O risco relativo de EM em pacientes não expostos ao EBV é muito baixo.

O risco de EM também varia conforme a etnia e a região geográfica. A doença ocorre mais em brancos e também tem maior incidência em locais de maior latitude.

*Insuficiência cerebrospinal venosa crônica.* Relatos iniciais revelaram prevalência de 100% de sensibilidade e especificidade para IVCC na EM. Entretanto, estudos independentes de seguimento não têm demonstrado benefício para angioplastia ou *stent* nos pacientes com EM.

Nenhuma interação entre EM e IVCC foi demonstrada para qualquer parâmetro hemodinâmico avaliado por ultrassonografia com Doppler colorido.

**GENÉTICA.** O fator de risco genético mais identificado para a EM é o gene do antígeno leucocitário humano (HLA-A) no complexo principal de histocompatibilidade (CPH). Estudos de associação genômica apontaram cerca de 50 *loci* de risco adicional que têm papel na susceptibilidade à doença. Apesar de progressos recentes, todos os fatores de risco identificados juntos respondem por apenas 50% do risco genético de desenvolver EM. Muito da estrutura genética por trás da susceptibilidade à EM ainda necessita ser determinada.

## Patologia

**LOCALIZAÇÃO.** A maioria das placas de EM é supratentorial. Menos de 10% ocorrem na fossa posterior, porém lesões infratentoriais são comuns em crianças.

As placas da EM na substância branca profunda são lineares, arredondadas, ovaladas e orientadas perpendicularmente aos ventrículos laterais (**Fig. 15-1**). Entre 50

**15-1** Ilustração no plano sagital das placas da EM envolvendo o corpo caloso, a ponte e a medula espinal. Observe a orientação perpendicular característica das lesões ➡ na junção calososeptal junto das veias penetrantes.

**15-2** Imagem de necropsia com corte axial demonstra placas ovoides típicas da EM orientadas perpendicularmente e adjacentes aos ventrículos laterais ➡ no trajeto das veias medulares (SB profunda) ➡. (Cortesia de R. Hewlett, MD.)

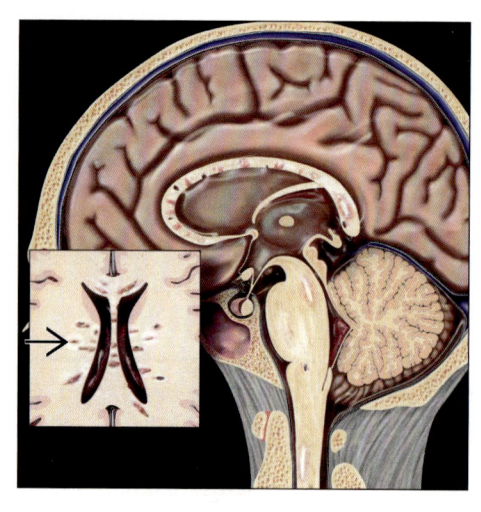

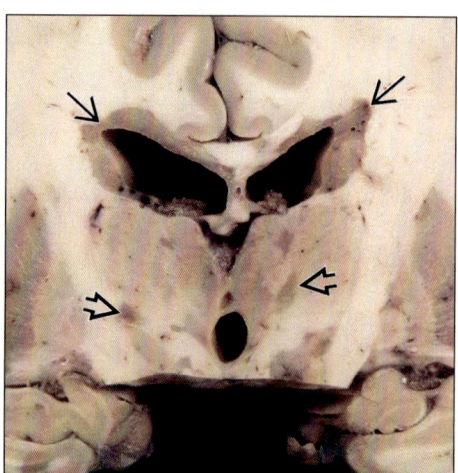

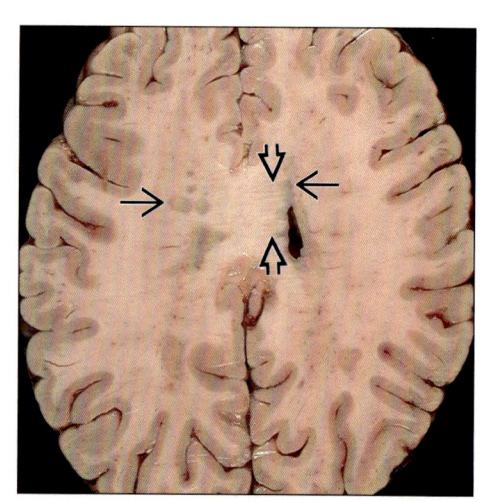

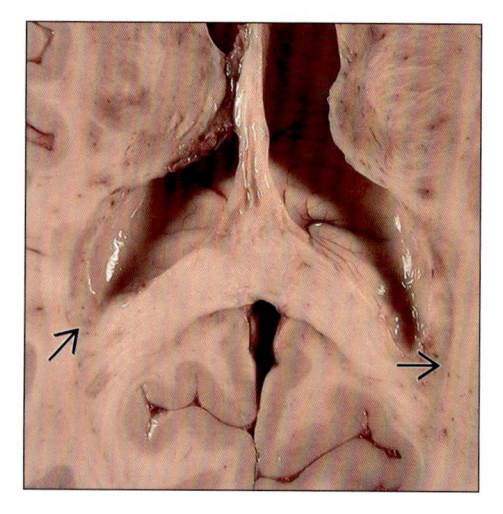

**15-3** Imagem de necropsia com corte coronal demonstra placas confluentes periventriculares da EM na SB profunda, corpo caloso ➡ e lesões adicionais nos núcleos da base ➡. (Cortesia R. Hewlett, MD.)

**15-4** Vista aproximada em corte axial de um cérebro humano necropsiado demonstra placas desmielinizantes periventriculares confluentes ➡. (Cortesia de R. Hewlett, MD.)

a 90% de todas as lesões supratentoriais ocorrem na interface calososseptal ou próxima dela. Extensão perivenular centrípeta é comum, formando os chamados "dedos de Dawson", os quais se irradiam dos ventrículos laterais **(Figs. 15-2 e 15-3)**.

Outras áreas afetadas incluem as fibras U subcorticais, braços da ponte, tronco e medula espinal. A substância cinzenta (córtex e núcleos da base) são afetadas em 10% dos casos **(Fig. 15-4)**.

TAMANHO E NÚMERO. As placas da EM variam em tamanho. Embora a maioria das lesões seja pequena – entre 5 a 10 milímetros –, lesões maiores podem atingir vários centímetros de diâmetro. As placas da EM em geral são múltiplas, embora 30% das placas gigantes "tumefacientes" inicialmente se apresentem como lesões solitárias. As placas "tumefacientes" são mais comuns em crianças e em adultos jovens em relação aos pacientes de meia-idade e idosos.

PATOLOGIA MACROSCÓPICA. A classificação da placa da EM é baseada na progressão temporal. Três tipos podem ser identificados: aguda, crônica ativa e crônica silenciosa. As placas progridem de uma etapa a outra conforme a passagem do tempo. As placas agudas da EM são amareladas e têm margens pouco definidas com textura granular. As placas crônicas silenciosas apresentam bordas mais definidas e são de cor acinzentada com centros escavados ou deprimidos **(Fig. 15-5)**.

CARACTERÍSTICAS MICROSCÓPICAS. Imagens com baixa ampliação com corantes para mielina demonstram contraste bem definido entre as áreas coradas para mielina na substância branca e as áreas pouco coradas de perda de mielina **(Fig. 15-6)**.

Existe variabilidade significativa nas características histológicas principais da EM, como inflamação, desmielinização, remielinização e dano axonal. Cada característica é encontrada em graus variados conforme o paciente e os diferentes estágios de evolução da doença.

As placas *agudas* da EM são caracterizadas por robusto infiltrado inflamatório combinado com destruição da mielina. As lesões agudas costumam ser hipercelulares, com grande número de macrófagos esponjosos e proeminente infiltrado perivascular linfocítico de células T.

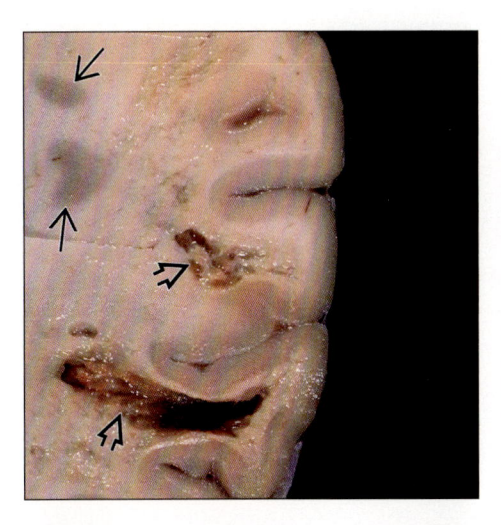

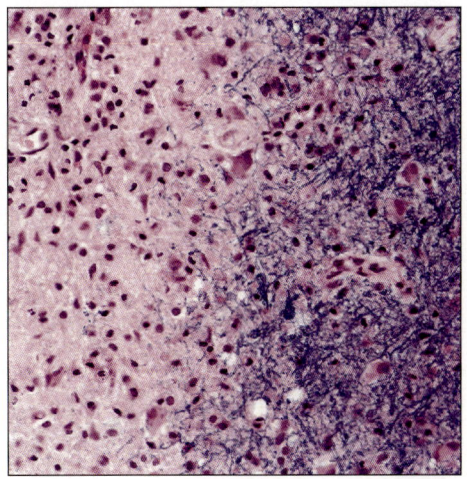

**15-5** Vista aproximada da EM em peça de necropsia demonstra várias lesões cavidades crônicas, inativas, com margens bem definidas e centros escavados ▷ além de duas lesões acinzentadas crônicas ativas ➔. (Cortesia de R. Hewlett, MD.)

**15-6** Corante para mielina luxol azul demonstra padrão azul normal à direita e rosado à esquerda, característico da desmielinização da EM. (Cortesia de B. K. DeMasters, MD.)

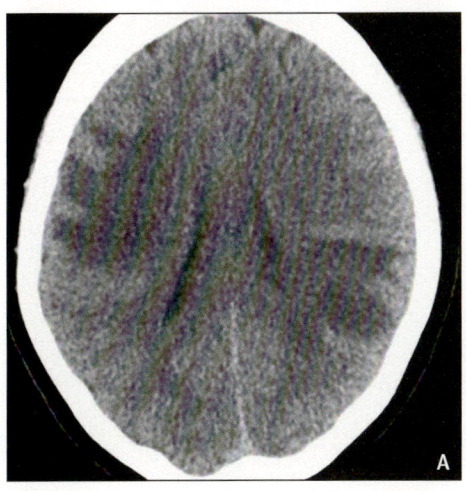

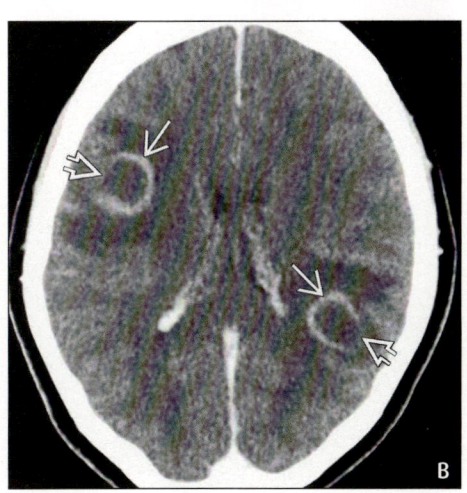

**15-7A** TC em uma paciente de 47 anos com cefaleia, hipoestesia e formigamento demonstra duas áreas hipodensas confluentes na SB de ambos os hemisférios cerebrais.

**15-7B** TC pós-contraste demostra realce anelar incompleto ("em ferradura") ➔ circundado por edema. A lesão da direita tem a "abertura" ➔ voltada para o córtex, que parece estar preservado. Essas lesões foram inicialmente diagnosticadas como abscessos ou metástases. Esclerose múltipla.

A substância branca de características normais fora das placas também demonstra alterações imunopatológicas que incluem ativação microglial, infiltrado de células T e infiltrado perivascular linfocítico.

As placas *crônicas* apresentam-se tanto como lesões ativas quanto silenciosas. Lesões crônicas ativas apresentam inflamação continuada nas margens externas. Lesões crônicas silenciosas ("finais") são caracterizadas por regiões hipocelulares, com perda de mielina, ausência de inflamação ativa e gliose cicatricial.

---

**ESCLEROSE MÚLTIPLA: PATOLOGIA**

**Localização**
- Supra (90%) e infratentorial (10%) (maior em crianças)
- SB cerebral profunda/periventricular
- Extensão perivenular (dedos de Dawson)

**Tamanho e número**
- Múltiplas > solitárias
- Maioria pequena (5-10 mm)
- Placas gigantes "tumefacientes" podem atingir vários centímetros
- 30% das lesões da EM "tumefativa" são solitárias

**Patologia macroscópica**
- Aguda: amareladas, margens pouco definidas, com ou sem edema
- Crônica ativa: acinzentada, achatada
- Crônica silenciosa: cicatrizada, deprimida, escavada

**Características microscópicas**
- Ativa: hipercelular, com inflamação robusta e destruição da mielina
- Crônica ativa: inflamação na periferia
- Crônica silenciosa: gliose cicatricial, sem inflamação ativa

---

**15-8A** Imagem ponderada em T1 sagital em uma mulher de 19 anos com EM de longa data demonstra lesões crônicas em estágio terminal. Perda volumétrica cerebral com múltiplas lesões hipointensas ovais e triangulares na SB periventricular ➡ podem ser evidenciadas.

**15-8B** Imagem ponderada em T1 no plano axial demonstra halos hiperintensos pouco definidos ➡ circundando placas ➡, dando o aspecto característico de "lesão dentro de lesão".

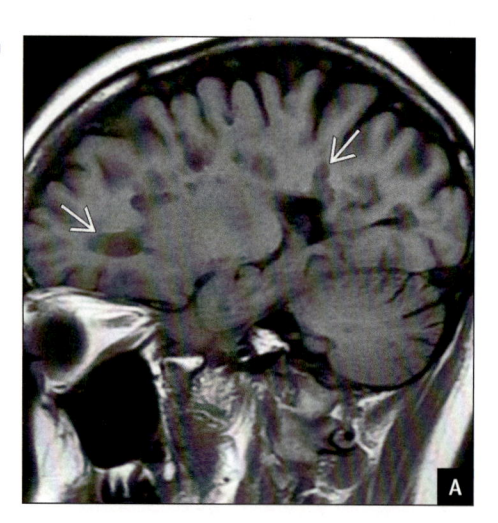

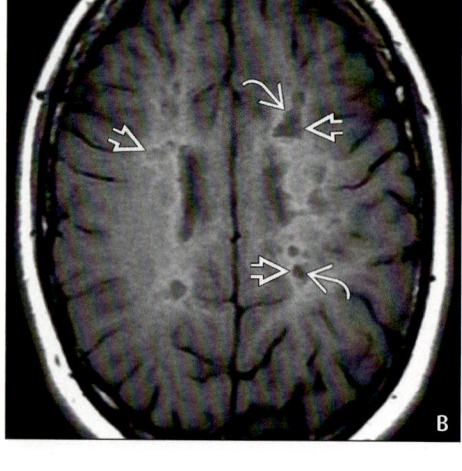

**15-8C** Imagem FLAIR demonstra a configuração triangular característica das placas da EM na substância branca vistas no plano sagital. A base ampla dos triângulos orienta-se em direção à superfície ventricular ➡ com os ápices ➡ apontando em direção ao córtex.

**15-8D** Imagem ponderada em T2 demonstra placas ovoides perivenulares ➡ orientadas perpendiculares aos ventrículos laterais como visto nesta imagem no plano axial.

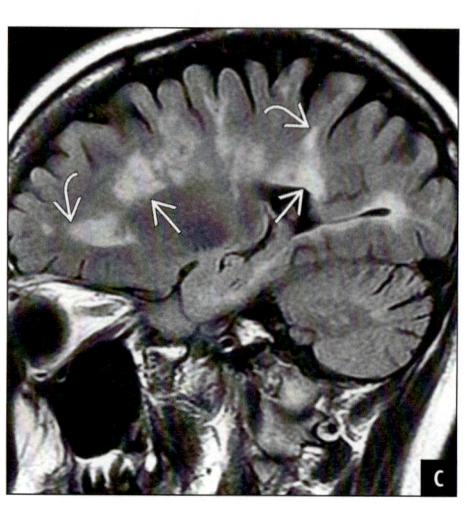

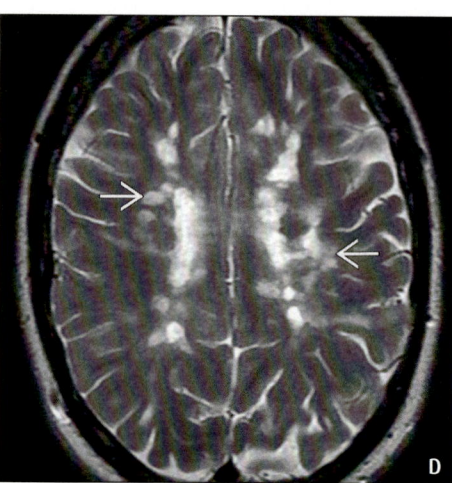

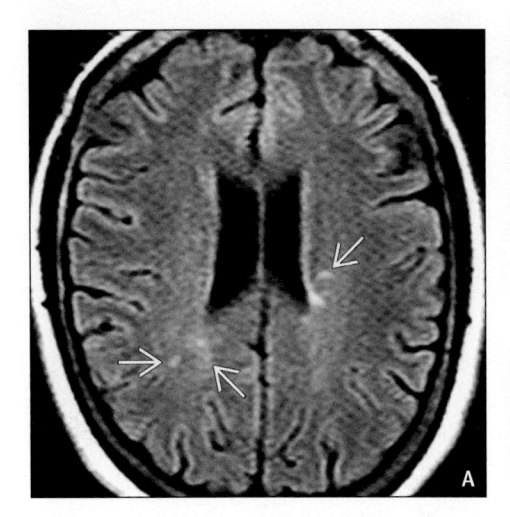

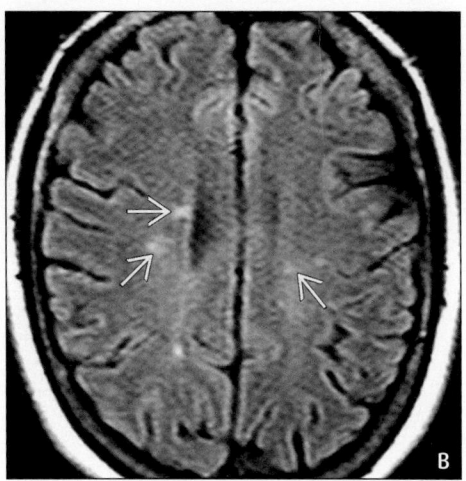

Doenças inflamatórias e desmielinizantes    413

**15-9A** FLAIR axial em uma paciente de meia-idade com história de alguns anos de dormência e perda de sensibilidade demonstra hiperintensidades esparsas da substância branca ➡.
**15-9B** FLAIR axial no mesmo paciente demonstra lesões adicionais ➡. A forma ovoide, a extensão perivenular e a orientação perpendicular são altamente sugestivas de EM.

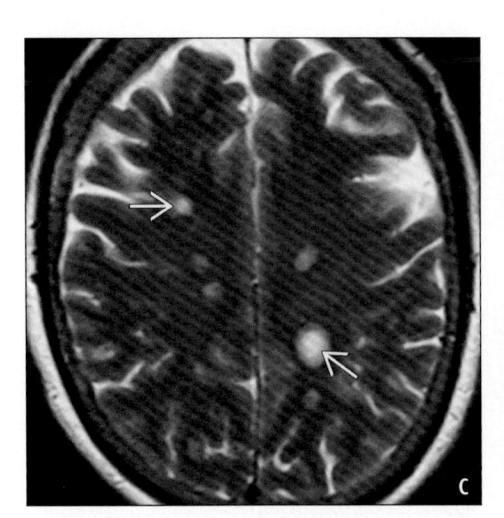

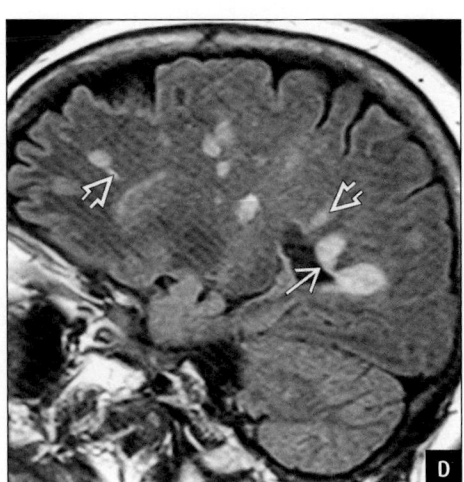

**15-9C** O paciente se apresentou após dois anos com exacerbação dos sintomas, confusão e desorientação. Observe novas lesões com centro ➡ bastante hiperintenso.
**15-9D** FLAIR sagital demonstra múltiplas lesões da SB profunda. As lesões occipitais com forma triangular e base larga na superfície ventricular ➡. Várias lesões ovaladas ➡ circundando as veias medulares podem ser identificadas.

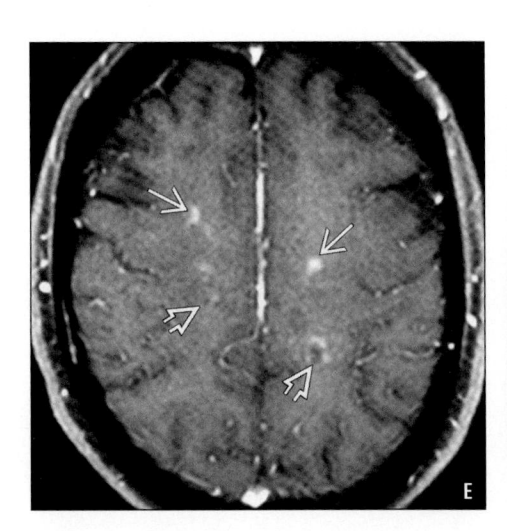

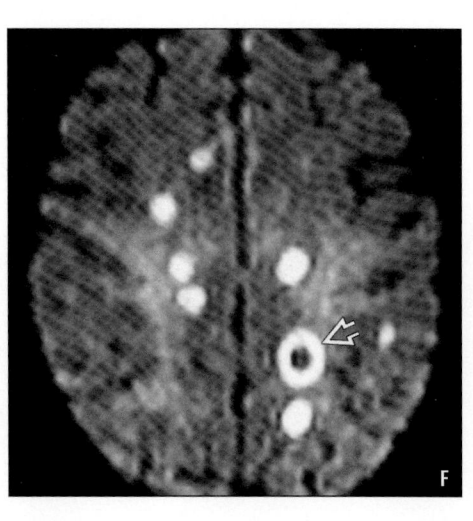

**15-9E** Imagem ponderada em T1 pós-contraste com saturação de gordura demonstra realce puntiforme ➡ e anelar incompleto ➡ em algumas dessas lesões.
**15-9F** Estudo da difusão da água demonstra múltiplos focos de restrição à difusão. A lesão parietal esquerda com realce anelar periférico incompleto ("em ferradura") demonstra restrição à difusão na periferia ➡ e no centro hipointenso sem restrição. Ela foi biopsiada e mostrou alterações típicas de EM. Depois, o paciente evoluiu com doença secundariamente progressiva.

**15-10A** FLAIR axial em um homem de 28 anos com sintomas visuais por três semanas demonstram várias lesões hipointensas na substância branca ➡. As lesões do hemisfério esquerdo demonstram um centro mais hipointenso circundado por halo menos hipointenso.

**15-10B** Imagem ponderada em T2 demonstra lesões adicionais ➡. A grande lesão frontal tem um centro bastante hiperintenso circundado por um fino halo hipointenso ➡ e edema periférico.

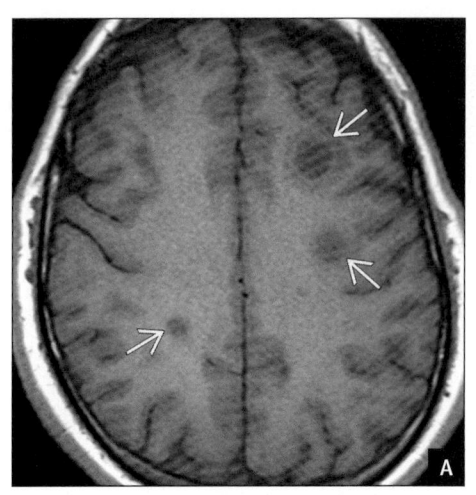

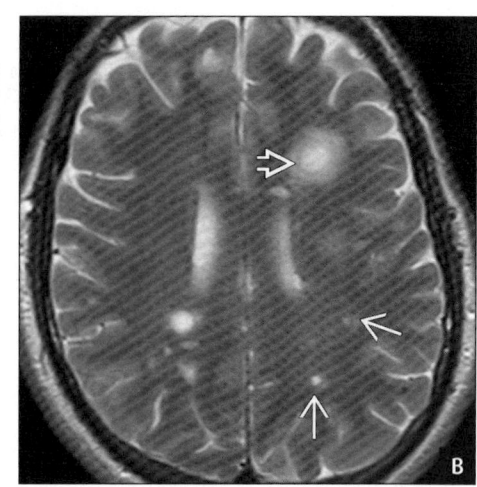

**15-10C** FLAIR sagital demonstra uma pequena hiperintensidade em formato triangular a interface calososseptal ➡. Observe as áreas alternantes de hiper e isointensidade ao longo da superfície inferior do corpo caloso ➡, o sinal do "ponto-traço" da EM em fase inicial.

**15-10D** Imagem ponderada em T1 pós-contraste demonstra múltiplas lesões com realce na fossa posterior ➡, incluindo uma lesão com realce anelar incompleto ➡ e uma lesão infiltrativa na zona de entrada da raiz esquerda do nervo trigêmeo ➡.

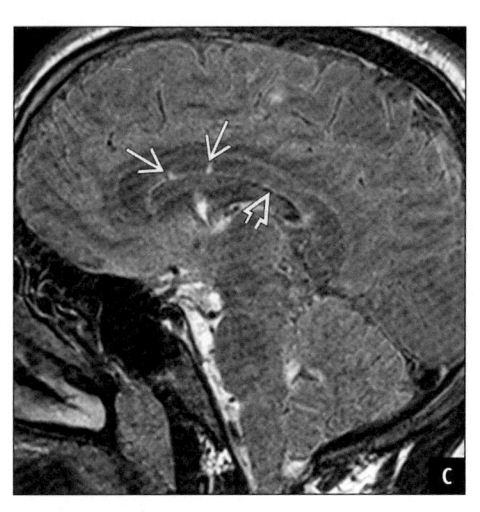

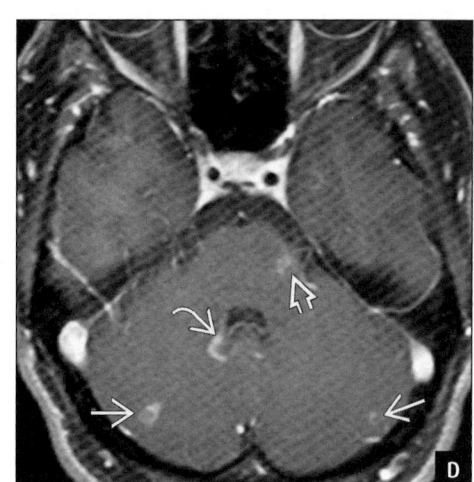

**15-10E** Imagem ponderada em T1 pós-contraste no plano axial demonstra múltiplos focos de realce puntiforme e anelar na substância branca cerebral. Observe o aspecto em "alvo" da lesão frontal ➡. Achados no LCS foram consistentes com o diagnóstico de EM. O paciente foi tratado com altas doses de corticoides.

**15-10F** Imagem ponderada em T1 pós-contraste com saturação de gordura obtida após cinco dias demonstra redução quase completa das lesões com realce. Corticosteroides podem reduzir de maneira bastante importante o realce das lesões da EM.

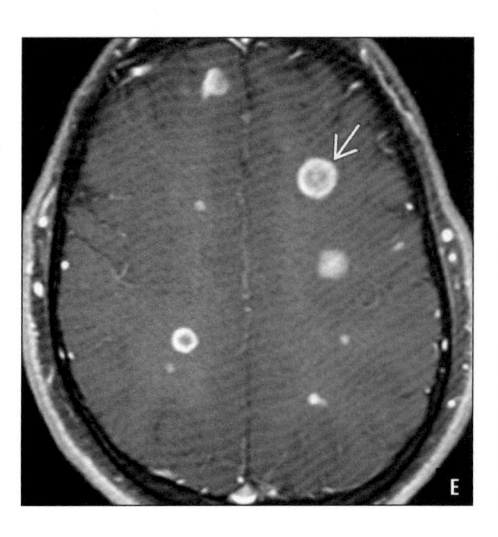

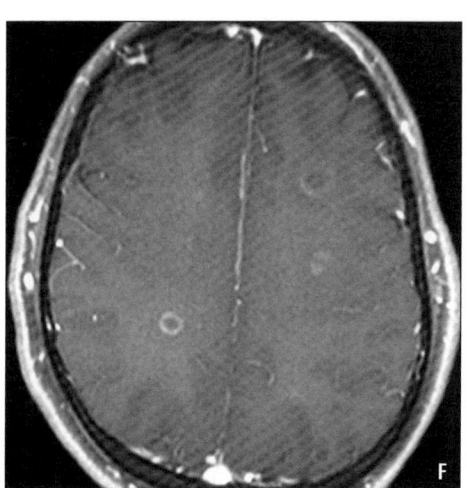

## Aspectos clínicos

**EPIDEMIOLOGIA.** A EM é a doença desmielinizante primária mais frequente do SNC, afetando cerca de 350.000 pessoas nos EUA e 2,5 milhões de pessoas no mundo. É a doença neurológica crônica não traumática mais comum entre pessoas jovens e de meia-idade no mundo desenvolvido. Em comparação com a população geral, o risco do desenvolvimento de EM aumenta em 15 a 35 vezes em parentes de primeiro grau de pacientes com EM clinicamente definida.

**DEMOGRAFIA.** O início da doença ocorre em pacientes adultos jovens ou de meia-idade entre 20 a 40 anos. Embora a idade média do diagnóstico inicial seja 30 anos, mais de 10% dos pacientes com EM tornam-se sintomáticos na infância. Entre 10 a 25% das crianças inicialmente diagnosticadas com encefalomielite disseminada aguda terão diagnóstico final de EM.

A proporção de mulheres para homens é de 1,77:1, sendo maior nas crianças (3 a 5:1). Brancos descendentes de norte-europeus morando em zonas temperadas são o grupo étnico mais afetado. A EM é menos frequente em asiáticos e em africanos. Por exemplo, homens afro-americanos tem risco 40% menor de desenvolver EM do que brancos.

**APRESENTAÇÃO.** A apresentação clínica varia com as manifestações neurológicas heterogêneas, evolução e grau de sequela do paciente. A interação entre os processos inflamatório e neurogenerativo resulta em disfunções neurológicas intermitentes seguidas por acúmulo progressivo de sequelas neurológicas.

O primeiro ataque de EM (geralmente neurite óptica, mielite transversa ou alguma síndrome do tronco) é conhecido como uma síndrome clínica isolada. Metade dos pacientes com neurite óptica desenvolverão EM.

**SUBTIPOS CLÍNICOS DA EM.** Quatro principais subtipos da EM são identificados: recorrente remitente, secundariamente progressiva, primariamente progressiva e progressiva recorrente. Um quinto tipo, a síndrome radiológica isolada, foi descrito recentemente.

*EM recorrente remitente.* A maioria − cerca de 85% − de todos os pacientes com EM apresentam episódios de recorrência dentro de fases de remissão e são classificados nessa categoria (EM RR).

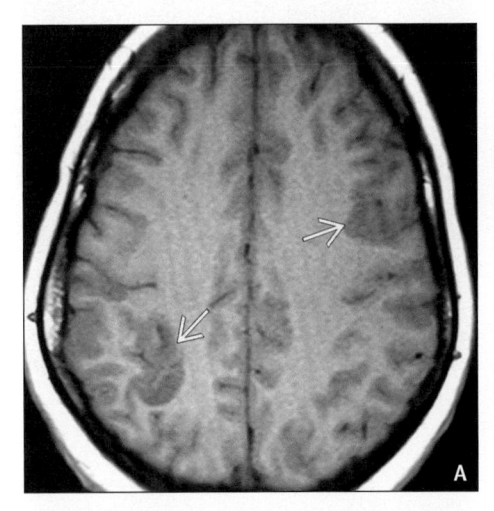

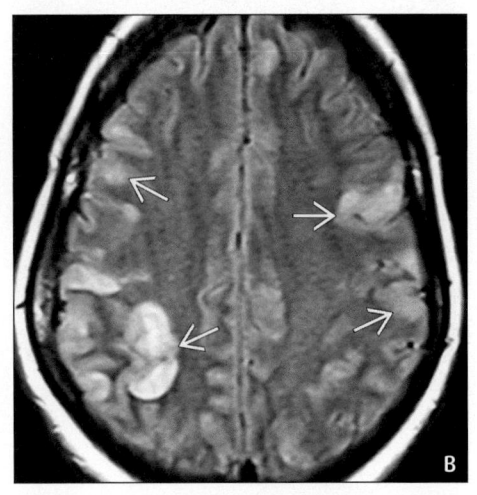

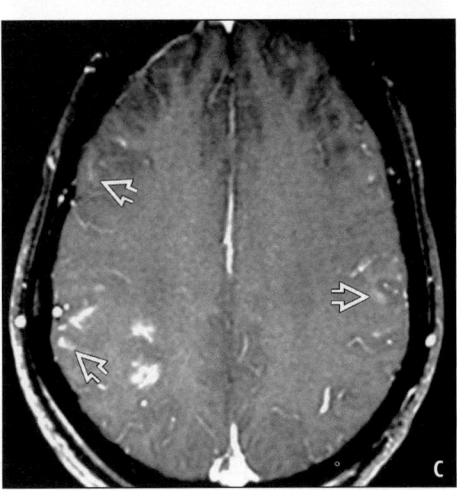

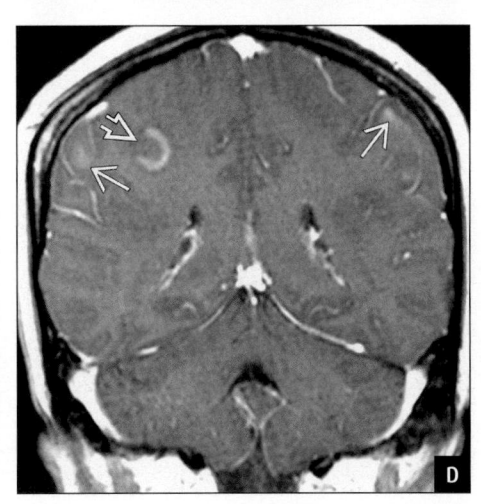

**15-11A** Imagem ponderada em T1 em uma mulher de 32 anos com sintomas psiquiátricos e primeiro episódio de convulsão demonstra vários focos de hipointensidade predominantemente corticais ➡.
**15-11B** FLAIR no mesmo paciente demonstra múltiplas hiperintensidades corticais e subcorticais ➡.
**15-11C** Imagem T1 pós-contraste com saturação de gordura demonstra áreas confluentes de realce cortical e subcortical ➡.
**15-11D** Imagem ponderada em T1 pós-contraste demonstra realce anelar incompleto na SB subcortical ➡. Outras áreas de realce periférico menos intenso podem ser vistas ➡. O diagnóstico por imagem foi vasculite, porém uma biópsia subsequente demonstrou EM.

**416** Infecção, inflamação e doenças desmielinizantes

**15-12A** Séries de imagem que demonstram a EM "tumefaciente". Imagem ponderada em T1 no plano axial demonstra lesões heterogeneamente hipointensas em ambos os hemisférios cerebrais ➡ com edema perilesional significativo ⇨.

**15-12B** Imagem ponderada em T2 demonstra que as lesões ➡ são muito hiperintensas e circundadas por um fino halo hipointenso ➡ e de edema perilesional ⇨.

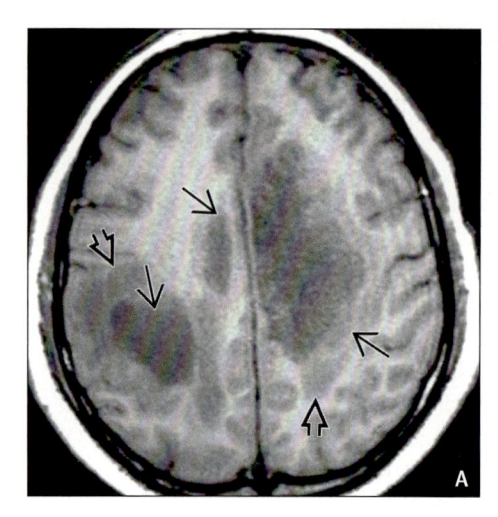

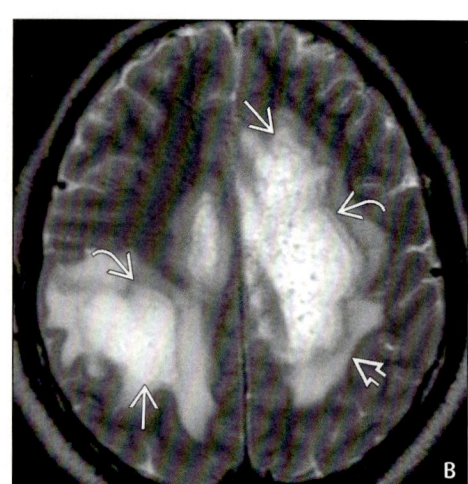

**15-12C** As margens hipointensas da lesão mostram importante realce periférico incompleto ➡.

**15-12D** O estudo da difusão da água demonstra restrição moderada das áreas de realce periférico ➡.

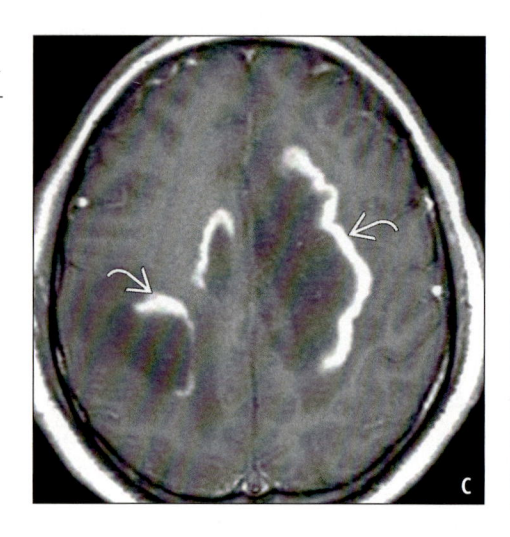

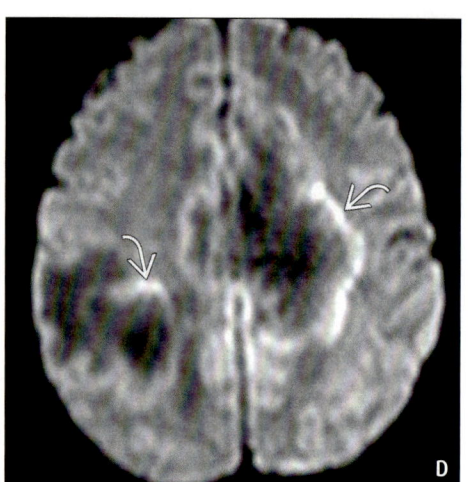

**15-12E** As áreas de realce periférico apresentavam baixo ADC ➡ neste paciente com EM "tumefaciente" comprovada por biópsia. (Cortesia de P. Rodriguez, MD.)

**15-13** Espécime de necropsia em outro caso demonstra os achados típicos da desmielinização "tumefaciente" com uma lesão expansiva desmielinizante em formato de ferradura ➡ com a porção "aberta" ⇨ direcionada para o córtex. (Cortesia de R. Hewlett, MD.)

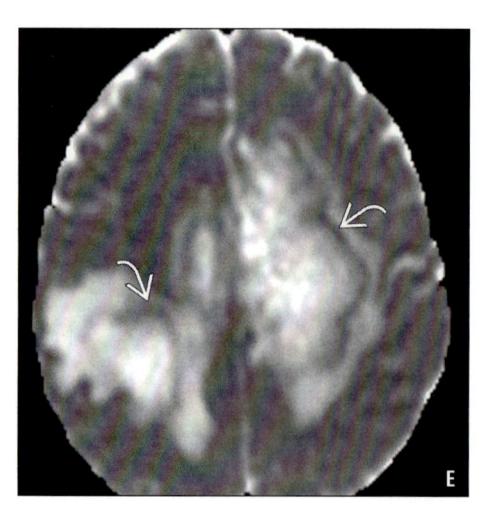

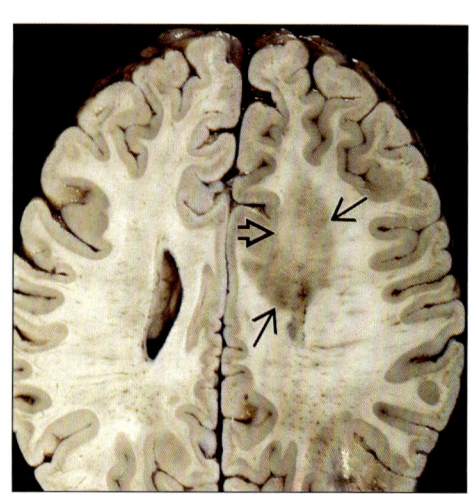

*EM secundariamente progressiva.* EM SP também é conhecida como EM recorrente progressiva. Quase metade dos pacientes com EM RR entra em um estágio de EM SP dentro de 10 anos. Após 25 anos do diagnóstico inicial, 90% dos casos de EM RR tornam-se EM SP.

*EM primariamente progressiva.* EM PP é progressiva desde o início e não apresenta períodos de remissão. Aproximadamente, 5 a 10% dos pacientes enquadram-se nessa categoria.

*EM progressiva recorrente.* Essa forma rara de EM é caracterizada por doença progressiva com episódios claros de agudização interpostos entre períodos de recuperação variável.

*Síndrome radiológica isolada.* RIS refere-se a achados de RM sugestivos de EM em um paciente com exame neurológico normal. Metade dos pacientes com RIS faz exame por cefaleia; alguns apresentam déficit cognitivo subclínico semelhante ao dos pacientes com EM.

HISTÓRIA NATURAL. A história natural varia. A maioria dos pacientes com EM desenvolve um curso prolongado com deterioração gradual e sequela progressiva. Cerca de um terço apresenta um episódio inicial seguido por função normal ou próxima do normal. Deterioração neurológica aguda e rápida sem remissão é incomum.

Aproximadamente, dois terços dos pacientes com RIS mostram sinais de progressão na imagem; um terço desenvolve sintomas neurológicos dentro de cinco anos. Lesões corticais e da medula espinal são preditores importantes de conversão para EM clinicamente definida. A gravidez encurta o tempo de conversão da RIS em alguns pacientes.

OPÇÕES DE TRATAMENTO. As opções de tratamento são várias e continuam a progredir. Regimes imunossupressores e imunomoduladores estão entre as opções. Embora o início e o manejo das drogas imunomoduladoras necessite ser individualizado, estudos têm mostrado significativa redução na taxa de recorrência e redução no número de lesões cerebrais acumuladas quando a terapia é iniciada precocemente.

O diagnóstico de IVCC na EM e o uso de angioplastia venosa como tratamento é controversa. Alguns pesquisadores acreditam que o tratamento endovascular reduza as taxas de recorrência e as sequelas nos pacientes com EM RR, porém, estudos controlados randomizados que avaliem a eficácia clínica ainda não foram realizados.

---

**ESCLEROSE MÚLTIPLA: ASPECTOS CLÍNICOS**

**Epidemiologia**
- Doença do SNC desmielinizante mais comum
- Doença neurológica crônica mais comum em jovens

**Demografia**
- Início = 20-40 anos (10% na infância)
- M:H = quase 2:1
- Risco ↑ 15-35 vezes em familiares de primeiro grau de pacientes com EM
- Brancos >> negros e asiáticos
- Zonas temperadas >> trópicos

**Apresentação**
- Neurite óptica (50% desenvolve EM clinicamente definida)
- Déficits sensitivos e motores
- Subtipos clínicos da EM
- Recorrente remitente (85%)
- Secundariamente progressiva (RR frequentemente evolui para SP)
- Primariamente progressiva (5-10%)
- Progressiva recorrente (raro)

---

## Imagem

CARACTERÍSTICAS GERAIS. Perda tecidual com atrofia cerebral generalizada é comum. A atrofia inicia precocemente e progride até o final do curso da doença. Ventrículos e sulcos aumentados com perda de substância branca e corpo caloso afilado são achados típicos.

ACHADOS NA TC. A TC costuma ser normal no início da doença, especialmente em casos leves. Hipodensidades da substância branca solitárias ou múltiplas com limites pouco precisos podem ser evidenciadas. Lesões agudas ou subagudas podem demonstrar realce puntiforme, confluente ou anelar na TC pós-contraste **(Fig. 15-7)**. O realce é mais evidente com imagens tardias ou com dupla dose de contraste.

ACHADOS NA RM. Mais de 95% dos pacientes com EM clinicamente definida apresentam achados nas imagens de RM. Portanto, a RM é o procedimento de escolha tanto para avaliação inicial quanto para monitorização da doença. Os mais recentes critérios revisados de McDonald baseiam-se nas imagens por RM para demonstrar disseminação tanto no tempo quanto no espaço (ver a seguir).

---

**CRITÉRIOS REVISADOS DE McDONALD PARA O DIAGNÓSTICO DE EM**

**Disseminação no espaço**
- ≥ 1 lesão hiperintensa em T2
- Em pelo menos duas das quatro áreas seguintes:
  - Periventricular
  - Justacortical
  - Infratentorial
  - Medula espinal

**Disseminação no tempo**
- Lesão(ões) nova(s) em T2 ou com realce ao gadolínio em estudo de controle
- *Ou* presença simultânea de:
  - Lesão com realce ao gadolínio assintomática
  - Lesão sem realce em qualquer momento

**418** Infecção, inflamação e doenças desmielinizantes

**15-14A** Imagem ponderada em T1 no plano sagital em um paciente masculino de 53 anos com EM de longa data, grave, demonstra um corpo caloso com espessura reduzida ➡, sulcos e ventrículos laterais aumentados ➡, além do mesencéfalo de aspecto atrófico ➡.

**15-14B** Imagem ponderada em T1 mostra perda volumétrica frontal grave, sulcos e ventrículos aumentados e numerosas placas cavitárias periventriculares ➡.

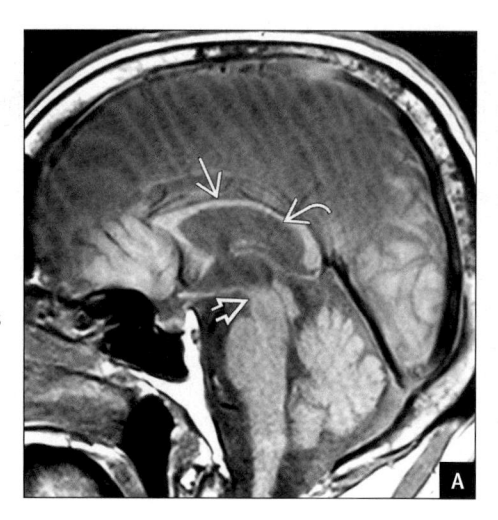

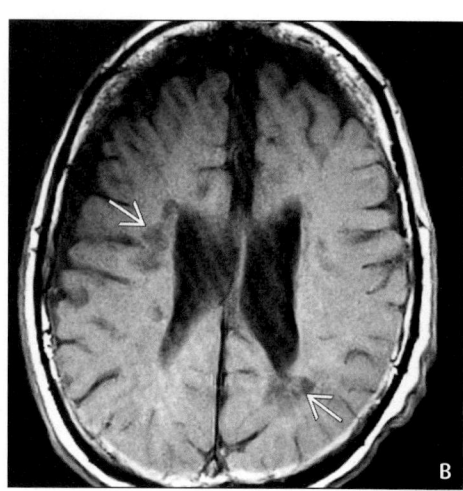

**15-14C** Imagem ponderada em T2 através dos núcleos da base mostra perda volumétrica e desmielinização periventricular confluente ➡. Os núcleos da base ➡ e os tálamos ➡ são muito hipointensos.

**15-14D** FLAIR demonstra melhor a desmielinização periventricular confluente extensa ➡.

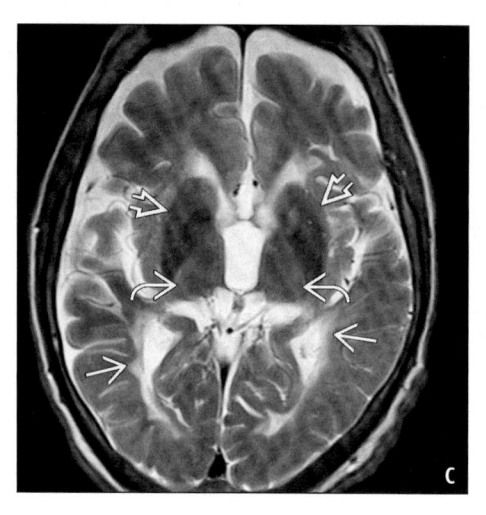

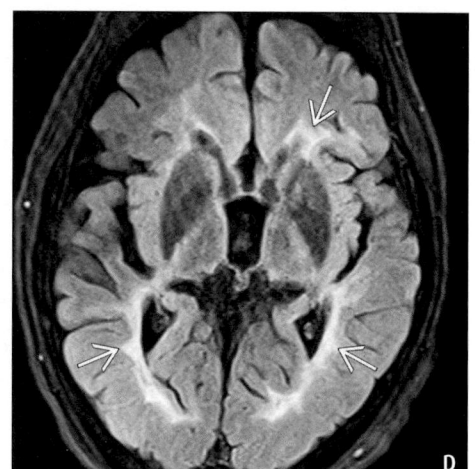

**15-14E** Imagem FLAIR através do aspecto superior dos ventrículos laterais demonstra hiperintensidade da SB extensamente confluentes ➡ com múltiplos focos de cavitação ➡.

**15-14F** FLAIR sagital demonstra desmielinização periventricular extensa não habitual e atrofia. Perda volumétrica é especialmente proeminente nos sulcos frontais ➡ e da convexidade ➡.

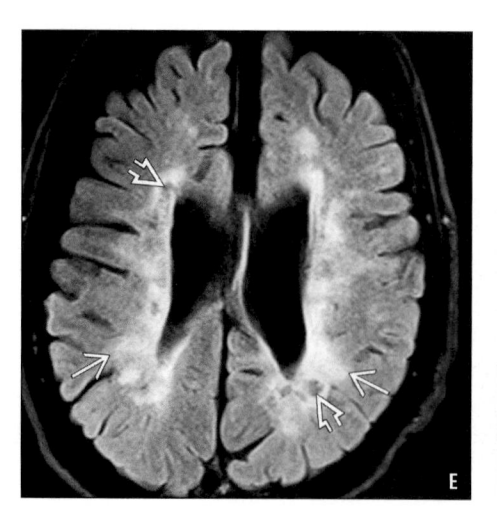

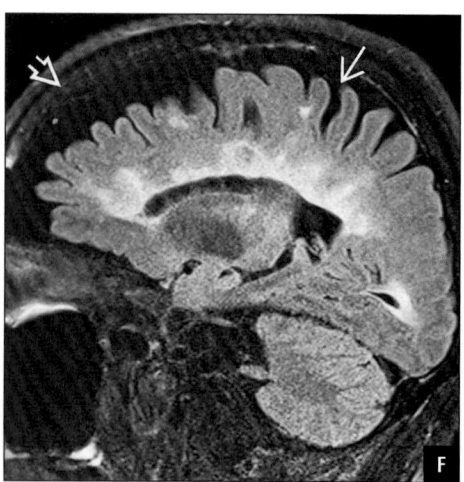

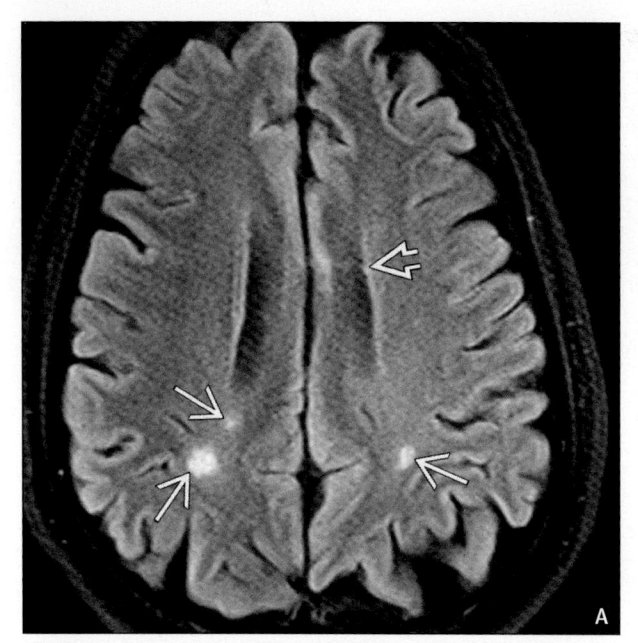

**15-15A** FLAIR em uma paciente neurologicamente normal com 58 anos com cefaleia demonstra pelo menos três hiperintensidades definidas ➡ e uma provável ➡ hiperintensidade da SB.

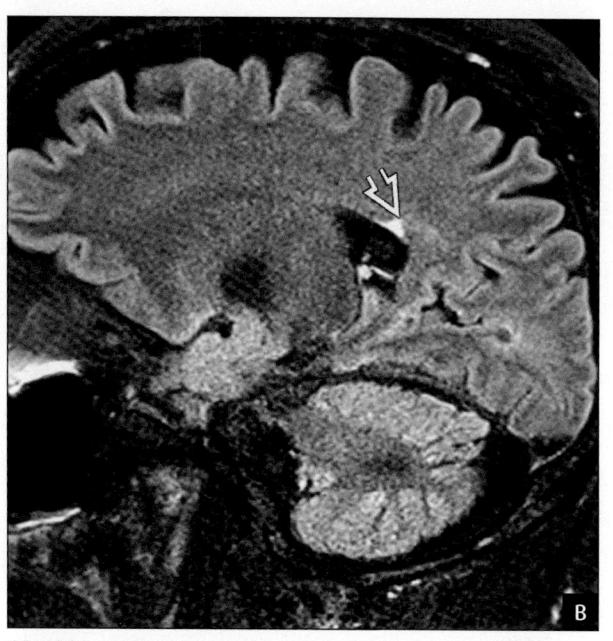

**15-15B** FLAIR sagital demonstra lesão triangular clássica ➡ sugestiva de EM. Síndrome radiograficamente isolada. LCS foi positivo para EM.

*Imagem ponderada em T1.* A maioria das placas da EM é hipo ou isointensa em imagens ponderadas em T1. A hipointensidade (*"black holes"*) relaciona-se com destruição neuronal. Hiperintensidade em T1 é um preditor independente de atrofia, sequela e doença avançada. Um halo periférico pobremente delineado, de leve hiperintensidade de sinal secundário à peroxidação lipídica e infiltração por macrófagos frequentemente circunda *"black holes"* com margens bem marcadas. Isso dá a algumas lesões agudas ou crônicas o aspecto característico de "lesão dentro da lesão" **(Fig. 15-8)**.

Casos crônicos e graves em geral demonstram perda volumétrica moderada e atrofia generalizada. O corpo caloso torna-se progressivamente reduzido e é mais bem avaliado nas imagens ponderadas em T1 sagitais.

*Imagem ponderada em T2/FLAIR.* Essas imagens mostram múltiplas lesões lineares, arredondadas, ovaladas circundando as veias medulares que se irradiam de forma centrípeta dos ventrículos laterais. As lesões maiores com frequência demonstram um centro muito hiperintenso circundado por uma área periférica de sinal menos intenso e graus variados de edema perilesional **(Fig. 15-9)**.

As placas da EM assumem um aspecto triangular característico, com base no ventrículo lateral adjacente, nas imagens FLAIR ou T2 sagitais **(Fig. 15-9C)**. Um dos sinais mais precoces são áreas alternantes de hiperintensidade de sinal linear ao longo do epêndima no FLAIR sagital, conhecido como sinal do "ponto-traço ependimário" **(Fig. 15-10)**.

*As lesões desmielinizantes corticais são comuns desde a fase inicial da EM e podem preceder o aparecimento de placas clássicas na SB em alguns pacientes* **(Fig. 15-11)**.

Hipointensidade nos núcleos da base é vista em 10 a 20% dos casos de EM moderada a grave e é secundária a alterações degenerativas com deposição de metais pesados **(Fig. 15-14)**.

*Imagem ponderada em T1 pós-contraste.* As placas da EM demonstram realce transitório durante a fase ativa de desmielinização. Realce puntiforme, nodular ou periférico podem ser identificados **(Fig. 15-10)**. Halo incompleto de realce ("em ferradura") com um segmento sem realce voltado para o córtex pode estar presente **(Fig. 15-11)**, especialmente nas lesões grandes "tumefaciantes" **(Figs. 15-12 e 15-13)**.

O realce desaparece após seis meses em mais de 90% das lesões. A administração de esteroides reduz o realce e pode fazer com que algumas lesões tornem-se invisíveis **(Fig. 15-10)**.

*Difusão.* A maioria das placas agudas demonstra difusão normal ou *aumentada*. Embora algumas placas de EM agudas possam demonstrar restrição à difusão da água, esse aspecto é atípico e não deve ser considerado como um biomarcador confiável de atividade da placa **(Fig. 15-9)**.

*Espectroscopia.* Espectroscopia por RM (ERM) pode permitir distinção precoce entre EM RR e EM SP. EM SP demonstra redução do n-acetil-aspartato (NAA) na substância cinzenta de aspecto normal consistente com disfunção ou perda axonal/neuronal. Os níveis de mioinositol estão elevados nas lesões agudas e também na substância branca de aspecto normal. A EM "tumefaciente" não apresenta achados específicos (colina elevada, queda do NAA e lactato elevado).

*Técnicas de imagem avançadas.* Alguns estudos usando DTI descrevem difusão longitudinal reduzida em áreas de lesão neuronal. Outros têm usado imagem com transferência de magnetização (ITM) para detectar perdas sutis de mielina em tecidos sem lesão (p. ex., substância branca de aspecto normal). Embora essas técnicas possam ser úteis para medir alterações relacionadas ao tratamento em determinadas populações e para caracterizar a fisiopatologia da doença, raramente são úteis para refinar o diagnóstico em um determinado paciente. Quando o diagnóstico de EM é duvidoso nos achados de imagem cerebral, provavelmente é mais útil estudar a medula espinal.

### Diagnóstico diferencial

"Pontos brancos" multifocais em T2/FLAIR são achados de imagem não específicos e possuem uma grande lista de diagnósticos diferenciais. Hiperintensidades na localização correta (interface calososseptal, periventricular) ou da forma correta (triangular) podem representar a EM precoce "radiologicamente isolada" **(Fig. 15-15)**. É útil informar quando essas lesões preenchem ou não os critérios de McDonnald.

As lesões multifocais com realce na substância branca podem ser causadas por encefalomielite aguda disseminada, vasculite autoimune e doença de Lyme. **ADEM** normalmente é acompanhada de pródromos virais ou vacinação recente. **Vasculite** costuma envolver os núcleos da base e poupa a interface calososseptal. **Doença de Lyme** (DLy) pode ser idêntica à EM. Envolvimento de nervos cranianos é mais comum na DLy do que na EM.

**Síndrome de Susac** (ver abaixo) com frequência é confundida com EM em estudos de imagem, pois ambas apresentam hiperintensidades de substância branca em T2/FLAIR e afetam mulheres jovens. As lesões na síndrome de Susac envolvem mais a porção central do corpo caloso, e não a interface calososseptal.

A EM "tumefaciente" pode mimetizar abscesso ou neoplasia (glioblastoma multiforme [GBM] ou metástase). A *desmielinização "tumefaciente" frequentemente apresenta um padrão de realce anelar incompleto em "ferradura"*. A **leucoencefalopatia multifocal progressiva** (LEMP) e a **síndrome inflamatória da reconstituição imunológica** (IRIS-LEMP) ocorrem em alguns pacientes com EM tratados com natalizumab. Realce irregular e descontrolado nesses casos pode ser de difícil distinção da EM aguda "tumefaciente".

**15-16A** Um paciente de 26 anos de idade se apresentou com história recente de alteração visual e fraqueza do membro superior esquerdo seguido por rápida progressão de alteração sensitiva e quadriplegia. FLAIR axial demonstra uma grande lesão hiperintensa heterogênea na substância branca parietal direita ➡ com uma lesão menor à esquerda ➡.
**15-16B** Imagem T1 pós-contraste axial com saturação de gordura no mesmo caso demonstra múltiplas lesões com realce periférico incompleto ➡ na substância branca profunda e periventricular.

**15-16C** Imagem ponderada em T1 pós-contraste com saturação de gordura através dos ventrículos mostra lesão expansiva parietal direita cavitada, necrótica, com realce periférico ➡. Outros focos de realce podem ser evidenciados ➡.
**15-16D** Imagem ponderada em T1 pós-contraste demonstra extensão ao redor do ventrículo esquerdo ➡ em associação com outros focos de realce ➡. Doença de Marburg (variante da EM).

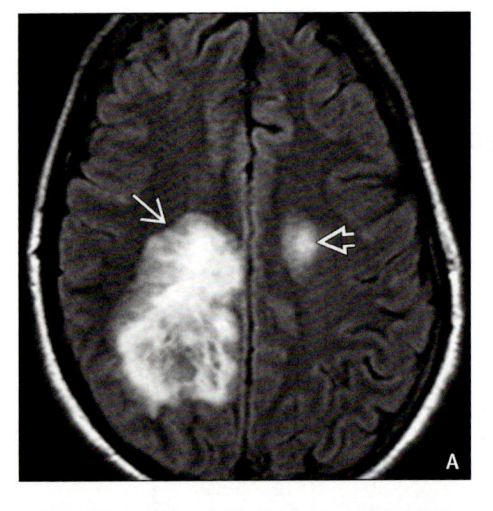

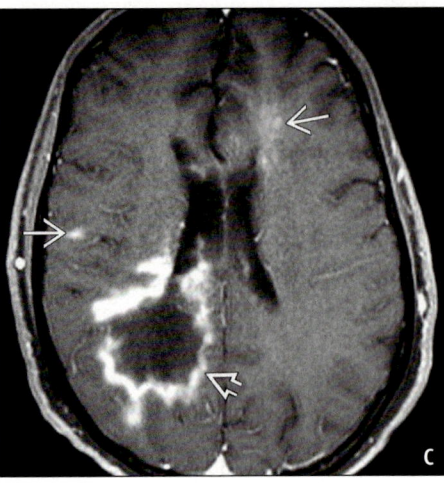

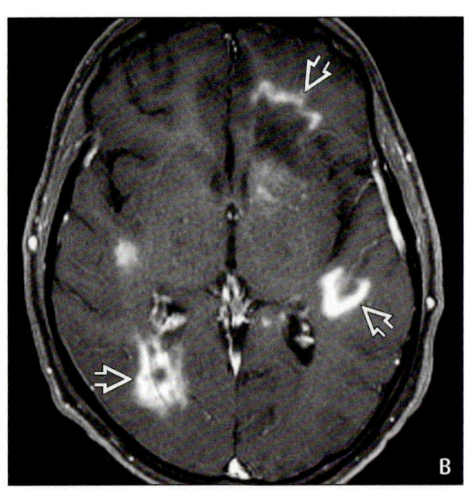

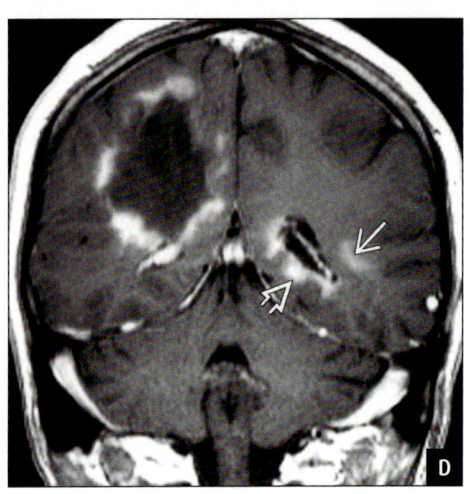

> **ESCLEROSE MÚLTIPLA: IMAGEM**
>
> **TC**
> - Hipodensidades em placa/confluentes
> - Realce anelar ou confluente leve a moderado
>
> **RM**
> - Hipointenso em imagens ponderadas em T1 ± discreto halo hiperintenso
> - Centro muito hiperintenso em T2, halo menos hiperintenso
>   - Interface calososseptal
>   - Triangular no plano sagital
>   - Ovoide, perivenular no plano axial
>   - Lesões intracorticais e subpiais são comuns
> - Placas ativas realçam (anelar incompleto na "tumefativa")
> - Esteroides suprimem o realce
>
> **Diagnóstico diferencial**
> - Hiperintensidades em T2/FLAIR multifocais
>   - ADEM, doença de Lyme
>   - Vasculite, síndrome de Susac
> - EM solitária "tumefaciente"
>   - Neoplasias (GBM, metástases)
>   - LEMP/IRIS-LEMP nos pacientes tratados com natalizumab

# Outras doenças neuroinflamatórias desmielinizantes

Várias doenças neuroinflamatórias raras são agrupadas em uma categoria chamada de doenças por lesão inflamatória desmielinizante idiopática (DLIDIs). As DLIDIs são classificadas de acordo com os sintomas e sinais clínicos, distribuição das lesões, achados de neuroimagem e características do líquido cerebrospinal (LCS).

As três características gerais das lesões inflamatórias desmielinizantes idiopáticas (LIDIs) são: (1) LIDIs fulminantes ou agudas (p. ex., doença de Marburg, doença de Schilder, esclerose concêntrica de Balo), (2) LIDIs monossintomáticas (p. ex., neurite óptica), e (3) LIDIs restritas a uma distribuição geográfica particular (p. ex., neuromielite óptica ou mielite transversa isolada). Algumas dessas LIDIs, como a doença de Marburg e a esclerose concêntrica de Balo provavelmente são variantes da EM e serão discutidas como se fossem. Outras, como neuromielite óptica, são consideradas entidades completamente diferentes.

## Variantes da esclerose múltipla

Nesta seção, serão delineadas três importantes e pouco comuns DLIDIs que afetam o cérebro e apresentam-se como uma doença desmielinizante aguda fulminante: doença de Marburg, doença de Schilder e esclerose concêntrica de Balo.

## Doença de Marburg

**TERMINOLOGIA E ASPECTOS CLÍNICOS.** A doença de Marburg (DMar) é uma variante aguda fulminante da EM, caracterizada por progressão rápida e incessante com curso clínico grave. Os pacientes em geral são adultos jovens.

O curso da DMar costuma scr monofásico. Deterioração neurológica grave ocorre em dias ou semanas do início da doença. A morte ocorre dentro de um ano, geralmente secundária ao envolvimento do tronco.

**PATOLOGIA.** As lesões da DMar são muito mais destrutivas que as placas típicas da EM e são histopatologicamente caracterizadas por infiltrado maciço de macrófagos, necrose e dano axonal grave. Múltiplas lesões cerebrais e na medula espinal com frequência formam grandes placas coalescentes na substância branca.

**IMAGEM.** A imagem mostra uma doença disseminada multifocal difusa, com hiperintensidades focais e confluentes em T2/FLAIR. Marcado realce confluente em imagens ponderadas em T1 pós-contraste são típicos e lesões grandes, com cavitação e realce periférico anelar incompleto, de aspecto "tumefaciente", são comuns (**Fig. 15-16**).

> **DOENÇA DE MARBURG**
>
> **Aspectos clínicos**
> - Variante rara fulminante da EM
>   - Deterioração neurológica rápida
>   - Monofásica, progressão incessante
>   - Morte em 1 ano
> - Geralmente adultos jovens
>
> **Patologia e imagem**
> - Multifocal > doença solitária
>   - Caracterizada por placas na SB coalescentes
>   - Lesões no cérebro (incluindo fossa posterior) e medula espinal
> - As lesões são caracterizadas por inflamação maciça e necrose
> - A imagem demonstra doença difusamente disseminada
>   - Grandes lesões cavitárias
>   - Realce periférico anelar incompleto
>   - Múltiplos outros focos confluentes de realce

## Doença de Schilder

**TERMINOLOGIA E ASPECTOS CLÍNICOS.** A doença de Schilder (DS), também conhecida como esclerose difusa mieloclástica, é uma doença rara caracterizada por uma ou mais placas inflamatórias desmielinizantes na substância branca. A DS é uma doença da infância e de adultos jovens. A idade média de apresentação é 18 anos, com pequena predominância no sexo feminino.

Os aspectos clínicos são atípicos para EM e incluem sinais de hipertensão intracraniana, afasia e alterações comportamentais. A análise do LCS é anormal e não existe história sugestiva de encefalomielite disseminada aguda (p. ex., ausência de febre, infecção ou vacinação precedente). Cerca de 15% dos casos progridem para EM.

**Patologia.** Massas solitárias unilaterais estão presentes em dois terços dos casos. A maior parte das lesões é grande, medindo vários centímetros de diâmetro.

As características histopatológicas da DS consistem em desmielinização da SB, infiltrados perivasculares linfocitários e proliferação microglial.

**Imagem.** A imagem demonstra lesões hipodensas subcorticais na TC. A RM demonstra lesões hipointensas nas imagens ponderadas em T1 que são hiperintensas em T2/FLAIR. Realce periférico – com frequência em padrão anelar incompleto – é visto durante o estágio agudo inflamatório **(Fig. 15-17)**.

O halo da lesão em geral restringe no estudo da difusão da água durante a fase aguda. Os achados da ERM são inespecíficos e incluem queda do pico de NAA com aumento da relação de Cho:Cr. Complexos de lactato e lipídeo-lactato são comuns.

**Diagnóstico diferencial.** O diagnóstico diferencial da DS pode ser difícil. **EM "tumefaciente"** pode apresentar-se de forma semelhante nos estudos de imagem. DS também mimetiza neoplasia intracraniana ou abscesso tanto na apresentação clínica quanto nos estudos de imagem.

**Abscesso piogênico** geralmente demonstra importante restrição à difusão da água na porção central. Perfusão por RM pode ser útil para diferenciar DS de **metástase** e **glioblastoma multiforme**.

## Esclerose concêntrica de Balo

**Terminologia e aspectos clínicos.** A esclerose concêntrica de Balo (ECB) é uma variante rara agressiva da EM, em geral caracterizada por deterioração clínica de início agudo e rápido. O pico de apresentação é entre 20 e 50 anos. A maioria dos casos relatados ocorre em pacientes jovens do sexo masculino.

Nem todos os casos de ECB são rapidamente progressivos e fatais. A ECB às vezes segue um curso benigno sem episódios aparentes de recorrência.

**Patologia.** A ECB é uma doença desmielinizante inflamatória relacionada à EM. O marco patológico da ECB é um padrão peculiar de anéis que lembram o tronco de uma árvore ou um bulbo de cebola. Grandes placas de desmielinização com halos alternantes de mielina destruída e preservada são os responsáveis por esta aparência **(Fig. 15-18)**. ECB pode ocorrer como uma massa solitária ou em lesões múltiplas.

**15-17A** Imagem ponderada em T2 no plano axial de uma menina de 12 anos com lesão expansiva parietal esquerda hiperintensa ➡ que envolve a substância branca subcortical. Observe o pouco efeito expansivo para o tamanho da lesão. Não há edema perilesional.
**15-17B** Imagem ponderada em T1 pós-contraste no mesmo paciente demonstra realce periférico em anel com a margem sem realce logo abaixo do córtex.

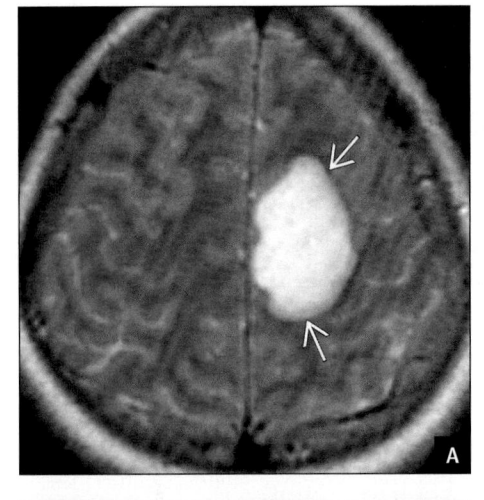

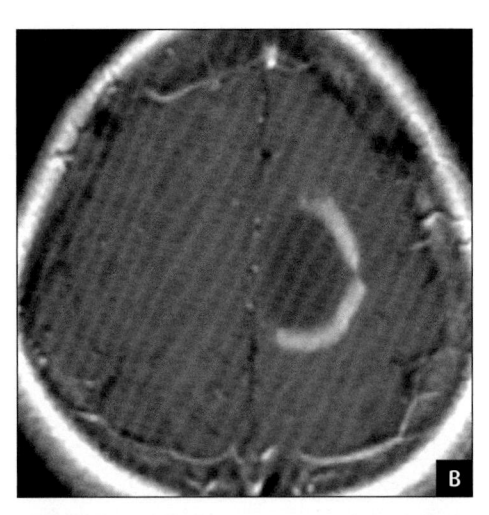

**15-17C** Imagem ponderada em T1 pós-contraste no plano sagital demonstra o padrão anelar incompleto (ou em "ferradura"). Observe ausência de efeito expansivo no ventrículo lateral.
**15-17D** Imagem ponderada em T1 pós-contraste coronal demonstra o realce anelar parcial junto das superfícies lateral e profunda da lesão. Doença de Schiller confirmada por biópsia.

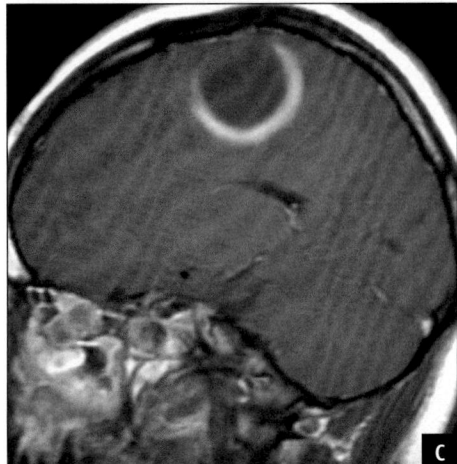

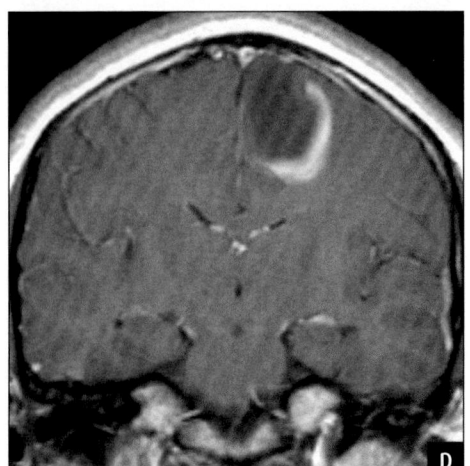

IMAGEM. Estudos de imagem refletem a patologia macroscópica distinta da ECB e variam conforme o estágio da doença. As lesões agudas apresentam edema periférico marcado. Duas ou mais bandas de sinal alternante ou intensidades de sinal diferentes são vistas nas imagens ponderadas em T2 e lembram um redemoinho com anéis concêntricos. As camadas de desmielinização ativa sofrem realce nas imagens ponderadas em T1 pós-contraste **(Fig. 15-19A)**. Outras placas típicas da EM podem estar presentes.

Restrição à difusão leve a moderada pode ser vista nos anéis mais externos. Os achados da ERM são inespecíficos e lembram os da EM (p. ex., colina elevada com queda do NAA).

ECB subaguda ou crônica demonstra duas ou mais bandas de hipointensidade ou isointensidade nas imagens ponderadas em T1. As camadas concêntricas aparecem iso ou hiperintensas em imagens ponderadas em T2 **(Fig. 15-19B)**. Efeito expansivo e edema são mínimos, e as lesões não sofrem realce nas imagens ponderadas em T1 pós-contraste.

DIAGNÓSTICO DIFERENCIAL. O padrão de anéis concêntricos (aspecto de "bulbo de cebola" ou "redemoinho") é sugestivo do diagnóstico. Uma configuração semelhante com aspecto de "olho de boi" pode ser visto eventualmente na EM recorrente, mas não o aspecto clássico de múltiplas camadas. ADEM também não apresenta o aspecto característico de múltiplas camadas.

---

**OUTRAS VARIANTES DA EM**

**Doença de Schilder**
- Esclerose difusa mieloclástica
  - Doença desmielinizante rara aguda/subaguda
  - Lesões podem curar, 15% progridem para EM
- Adultos jovens
  - Média de idade no início = 18 anos
- Aspectos clínicos atípicos para EM e ADEM
  - LCS normal
  - Sem história de febre, resfriado ou vacinação
- Lesão solitária > multifocal
- Lesões podem parecer EM "tumefaciente"
- Diagnóstico diferencial: neoplasia, abscesso

*(continua)*

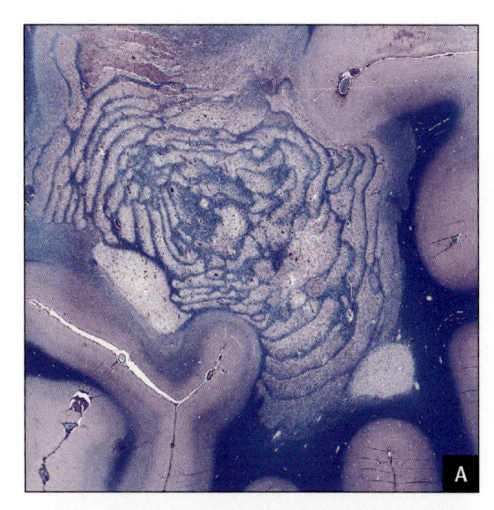

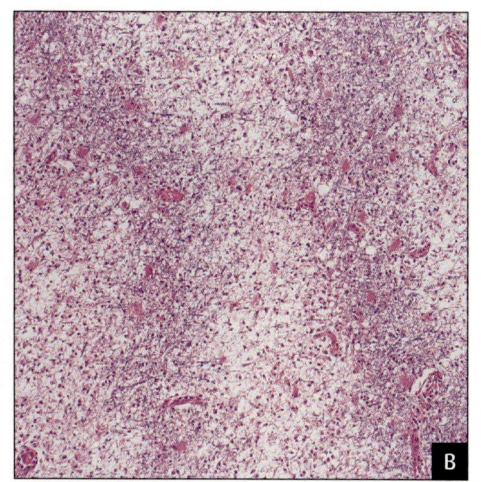

---

**15-18A** Corante de mielina luxol azul mostra achados da patologia macroscópica da esclerose concêntrica de Balo. Observe os anéis concêntricos de áreas pouco coradas desmielinizadas alternando com finas áreas azuis de preservação da mielina.
**15-18B** H&E em grande ampliação no mesmo caso demonstra áreas pálidas desmielinizadas alternando com áreas de vermelho mais escuro de mielina preservada. (Cortesia de B. K. DeMasters, MD, e S. Ludwin, MD.)

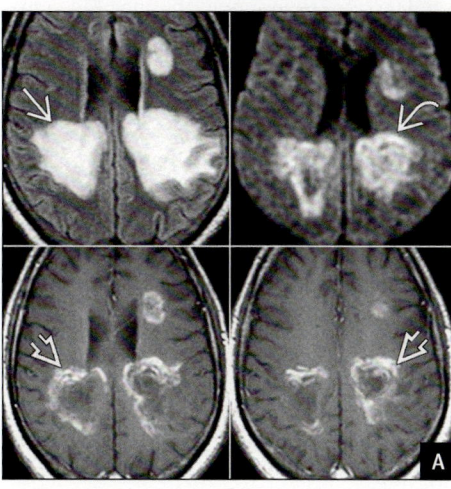

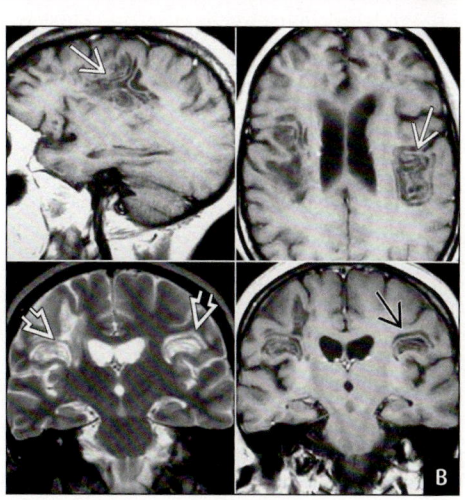

**15-19A** Esclerose concêntrica de Balo caracterizada por lesões de SB algodonosas confluentes no FLAIR ➡. As lesões restringem na difusão ➡ e demonstram realce laminado concêntrico ("bulbo de cebola") ➡.
**15-19B** Imagem de seguimento após melhora dos sintomas agudos demonstra anéis alternantes de iso e hiperintensidade em T1 ➡ e iso/hiperintensidade nas imagens ponderadas em T2 ➡. Nenhum realce é visto nas imagens ponderadas em T1 pós-contraste ➡. (Cortesia de P. Rodriguez, MD.)

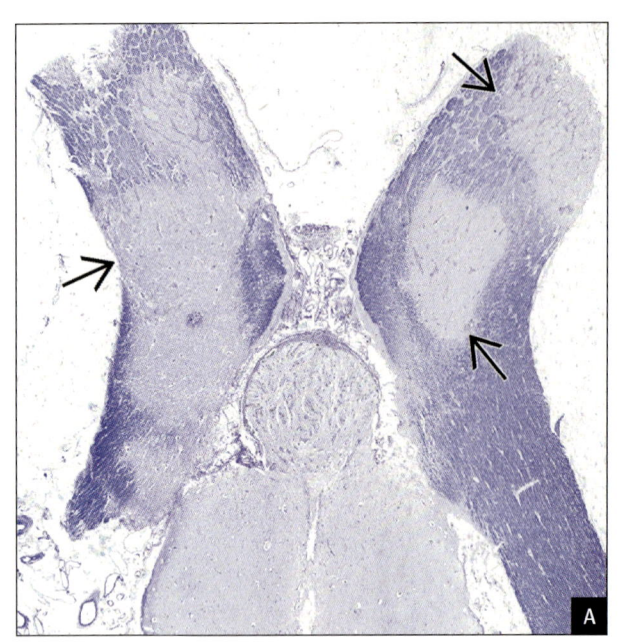

**15-20A** Secção através do quiasma óptico corado com luxol azul demonstra os focos desmielinizantes clássicos da neuromielite óptica →.

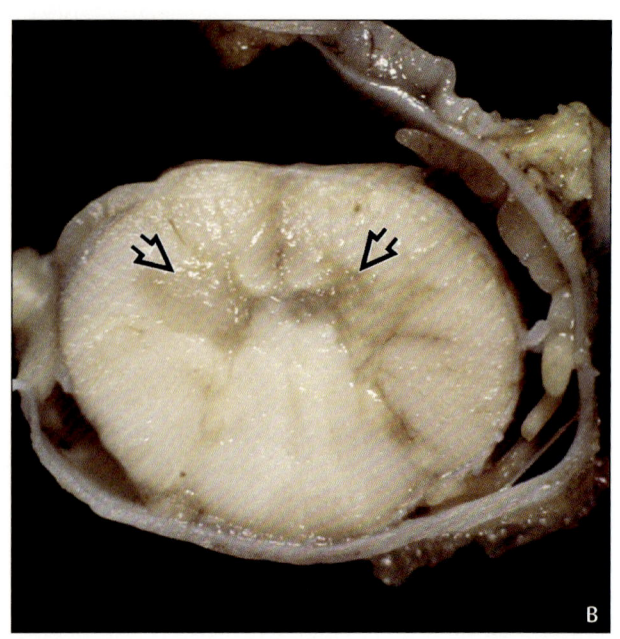

**15-20B** Medula espinal em corte axial do mesmo caso demonstra lesões cavitadas no centro medular →. (Cortesia de R. Hewlett, MD.)

*(continuação)*

**Esclerose concêntrica de Balo**
- Anéis concêntricos de desmielinização/preservação da mielina
  - Lembra o tronco de uma árvore ou o bulbo de cebola
  - Solitária > multifocal
- Anéis concêntricos de sinal hiperintenso em T2 com aspecto de redemoinho
  - Pouco efeito expansivo ou edema
- Camadas de desmielinização ativa sofrem realce

## Neuromielite óptica

### Terminologia

A **neuromielite óptica** (NMO), também conhecida como **síndrome de Devic**, é classificada como uma das doenças inflamatórias desmielinizantes idiopáticas com topografia restrita. Várias outras entidades também são consideradas parte do **espectro de doenças da NMO**.

A NMO é uma forma grave de doença desmielinizante aguda que envolve a medula espinal e os nervos ópticos. A substância branca cerebral também pode ser afetada.

### Etiologia

A NMO uma vez foi considerada "uma forma especial" de EM, porém, hoje é reconhecida como uma entidade distinta. A NMO é uma doença mediada por células B caracterizada pela presença de anticorpos contra aquaporina-4 (AQP4). O AQP4 é o canal de água mais abundante no SNC e está localizado nos pés vasculares dos astrócitos que compõem a barreira hematoencefálica.

Um biomarcador específico da doença, a NMO-IgG, tem 90% de especificidade e 70 a 75% de sensibilidade para NMO. O NMO-IgG quase sempre é negativo na EM e em outras doenças imunológicas como síndrome de Sjögren ou lúpus erimatoso sistêmico (LES).

### Patologia

LOCALIZAÇÃO. Um ou ambos os nervos ópticos são envolvidos juntamente com a medula espinal. A medula espinal cervical é mais afetada e as lesões estendem-se por mais de três segmentos consecutivos **(Fig. 15-20)**.

CARACTERÍSTICAS MICROSCÓPICAS. Perda seletiva de AQP4, produtos da ativação com complemento em topografia centrovascular e depósitos de imunoglobulinas são característicos. Note, entretanto, que a perda de AQP4, independente de anticorpos, também ocorre em outras condições desmielinizantes, em especial na doença de Balo e em algumas causas de EM.

O padrão de coloração imuno-histoquímica da NMO-IgG é diagnóstico. A NMO-IgG liga-se na face externa de microvasos nos sítios de depósito de complexos imunológicos nas lesões da NMO. As lesões da NMO com desmielinização ativa demonstram hialinização vascular, achado não presente na EM ou no ADEM.

### Aspectos clínicos

DOENÇAS DO ESPECTRO DA **NMO**. O espectro das doenças da NMO foi recentemente expandido além da doença de Devic padrão. O espectro da NMO agora inclui formas limitadas, como mielite extensa recorrente longitudinal e neurite óptica recorrente ou simultânea bilateral, EM óptica-espinal asiática, neurite óptica ou mielite associada a lesões em áreas cerebrais específicas (p. ex., hipotálamo, núcleos periventriculares, tronco), e mielite/neurite óptica associada à doença sistêmica autoimune.

EPIDEMIOLOGIA E DEMOGRAFIA. A NMO é muito menos comum que a EM. A doença é mais comum em mulheres brancas, com uma razão M:H de 3:1. Embora o início da doença varie desde a infância até a velhice, a média de idade da apresentação inicial é de 35 a 40 anos. A incidência anual em brancos é estimada em 0,4 por milhão de pessoas/ano.

---

**DOENÇAS DO ESPECTRO DA NMO**

**Neuromielite óptica (NMO)**
- Também conhecida como doença/síndrome de Devic

**Outras doenças do espectro da NMO**
- Mielite recorrente extensa longitudinal
- Neurite óptica bilateral simultânea/recorrente
- EM ópticoespinal asiática

---

- Neurite óptica ou mielite + lesões cerebrais específicas
- Neurite óptica ou mielite + doenças sistêmicas autoimunes

**Etiologia e patologia**
- Anticorpos contra aquaporina-4
- Deposição de IgG centrovascular

---

APRESENTAÇÃO E HISTÓRIA NATURAL. A NMO pode ser idiopática ou relacionada a outras entidades clínicas (p. ex., infecções virais ou bacterianas, doenças do tecido conectivo ou doenças endócrinas). Ela é caracterizada por neurite óptica grave uni ou bilateral e mielite transversa ocorrendo simultaneamente no início da doença. Envolvimento de outras regiões do SNC ocorrem de forma tardia no curso da doença.

A NMO segue um curso imprevisível e o prognóstico costuma ser pior que o da EM. A maioria dos casos (85 a 90%) é recorrente, embora a NMO possa ocorrer como uma doença monofásica. A NMO recorrente resulta em sequela grave que piora em cada ataque subsequente.

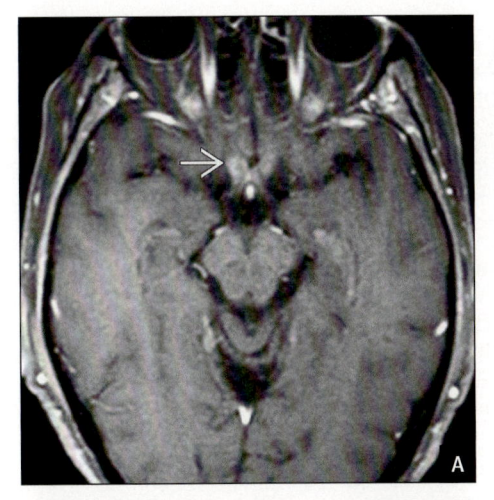

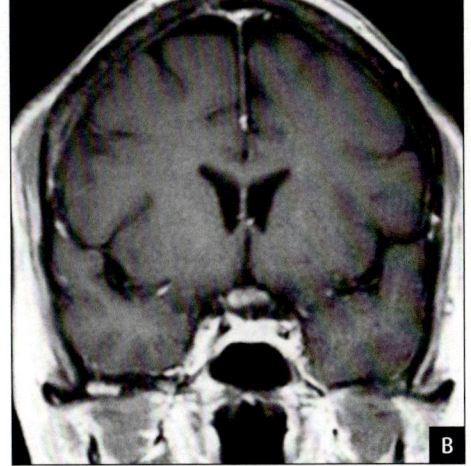

**15-21A** Imagem ponderada em T1 pós-contraste no plano axial em um paciente com NMO provada sorologicamente demonstra realce do quiasma óptico ➡.

**15-21B** Imagem ponderada em T1 pós-contraste no plano coronal do mesmo paciente confirma o realce do quiasma óptico. Imagens T2/FLAIR não mostraram outras lesões.

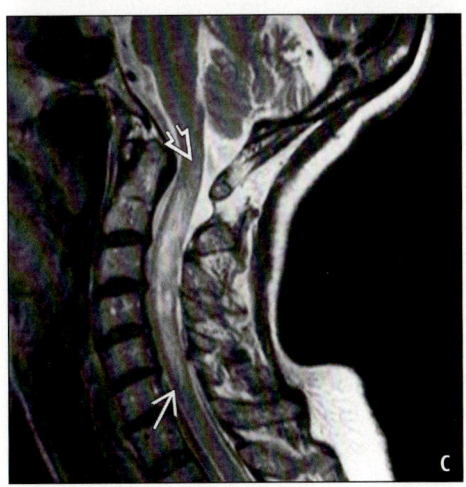

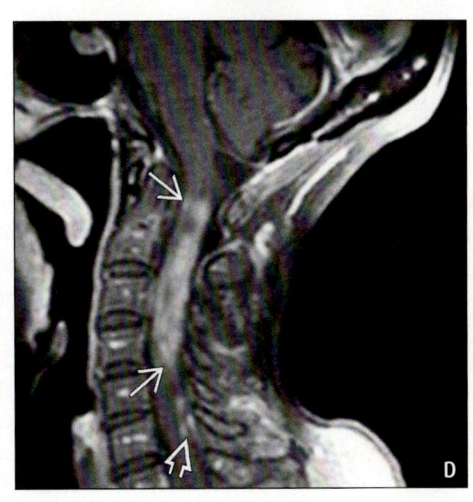

**15-21C** Imagem ponderada em T2 sagital no mesmo paciente demonstra hiperintensidade confluente central se estendendo do bulbo inferior ➡ até C5-C6 ➡. A medula espinal cervical tem aspecto moderadamente inchado e simetricamente aumentado.

**15-21D** Imagem ponderada em T1 pós-contraste mostra realce heterogêneo confluente desde acima de C2 até o interespaço C4-C5 ➡ e uma pequena região ao nível de C6 ➡.

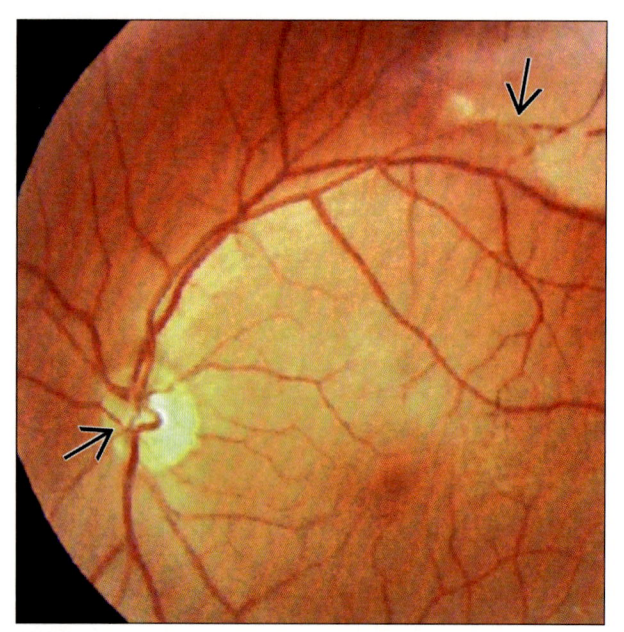

**15-22** Exame fundoscópico demonstra múltiplas irregularidades e oclusões segmentares ➡ na artéria da retina.

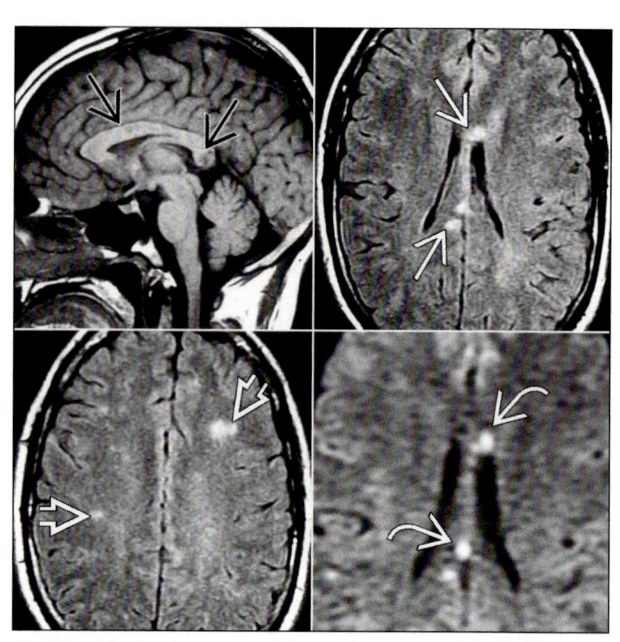

**15-23** Achados clássicos da síndrome de Susac com lesões na porção média do corpo caloso nas imagens ponderadas em T1 ➡, hiperintensidades da SB ➡ multifocais ovoides no corpo caloso ➡ no FLAIR, além de restrição à difusão ➡. (Cortesia de P. Rodriguez, MD).

Cerca de 30% dos pacientes com NMO são inicialmente diagnosticados, de forma errada, como portadores de EM. Soropositividade para o NMO-IgG é detectada em 3 a 5% dos pacientes que apresentam síndrome clínica isolada no momento da apresentação inicial.

OPÇÕES DE TRATAMENTO. Estudos recentes sugerem que as opções terapêuticas na NMO devem usar fármacos imunossupressores ao invés das imunomoduladores. Rituximab diminui a frequência de ataques e ajuda a reduzir as sequelas.

### Imagem

A RM é o método de escolha na avaliação dos pacientes com suspeita de NMO. A imagem durante um ataque agudo demonstra (1) medula hiperintensa, com realce que se estende por mais de três segmentos contíguos e (2) hiperintensidade e/ou realce do nervo óptico, consistente com neurite óptica aguda **(Fig. 15-21)**.

Entre 30 a 60% dos pacientes com NMO também apresentam hiperintensidades em T2/FLAIR na substância branca cerebral, portanto, esse achado não exclui o diagnóstico.

O estudo da difusão demonstra alta difusibilidade e baixa anisotropia fracionada quando comparado com a EM.

### Diagnóstico diferencial

O principal diagnóstico diferencial da NMO é a EM. O cérebro e mais envolvido na **esclerose múltipla**, enquanto a doença da medula espinal contínua com múltiplos segmentos é o achado típico da NMO. A NMO também deve ser separada de casos de **neurite óptica isolada** e **mielite transversa**, ambos componentes da NMO.

---

**CRITÉRIOS DIAGNÓSTICOS PARA NMO REVISADOS**

**Necessário**
- Neurite óptica
- Mielite aguda
- Lesões hiperintensas, com realce, comprometendo ≥ três segmentos medulares

**Dois ou mais critérios auxiliares**
- RM do início da doença não diagnóstica para EM
- Lesões da medula espinal contínuas na RM ≥ três segmentos vertebrais
- Soropositividade para NMO-IgG

---

## Síndrome de Susac

A síndrome de Susac é uma síndrome reconhecida recentemente e é confundida com EM nos estudos de imagem. A síndrome de Susac tem uma apresentação clínica distinta e os aspectos de imagem são bastante característicos.

### Terminologia

A síndrome de Susac (SS) também é conhecida como vasculopatia retinococlear, RED-M (microangiopatia associada à retinopatia, à encefalopatia e à surdez) e SICRET (pequenos infartos em tecido coclear, retiniano e encefálico).

### Etiologia

A maioria dos investigadores consideram que SS é uma endoteliopatia multissistêmica oclusiva microvascular imunologicamente mediada, e não uma doença desmielinizante primária.

## Patologia

Os achados são os de uma microangiopatia com microinfartos. Os infartos podem ser agudos ou subagudos e envolver o córtex, a substância branca ou ambos. A microvasculatura é anormal. Trombos hialinos intraluminais, alterações inflamatórias perivasculares com agregados de macrófagos e proeminentes células endoteliais ativadas são as características histológicas típicas da SS.

## Aspectos clínicos

**EPIDEMIOLOGIA.** A SS é uma doença rara. A real prevalência é desconhecida, mas a incidência provavelmente é mais comum do que se acreditava, já que muitos casos de SS têm sido diagnosticados como EM.

**DEMOGRAFIA.** A SS afeta mais mulheres adultas jovens entre 20 e 40 anos. A idade média de apresentação é de 35 anos, com taxa M:H de 3 a 5:1.

**APRESENTAÇÃO.** A tríade clássica clínica na SS consiste em encefalopatia aguda ou subaguda, perda auditiva neurossensorial e oclusões de ramos arteriais da retina **(Fig. 15-22)**, embora no início nem todos os pacientes apresentem a tríade completa. A encefalopatia da SS é caracterizada por cefaleia grave ou de característica enxaquecosa em 50% dos casos. Arteríolas retinianas inflamadas com oclusões de ramos da artéria da retina são identificadas na angiografia com fluoresceína.

Alterações flutuantes no estado mental com dificuldades de memória, confusão, alterações psiquiátricas e comportamentais são comuns, apresentando-se como sintomas predominantes. A perda auditiva é seletiva para baixas e médias frequências e pode ser uni ou bilateral, simétrica ou assimétrica. Vertigem associada, ataxia e nistagmo são achados comuns.

As lesões musculares e de pele ("livedo racemoso") também têm sido descritas nos pacientes com SS.

**HISTÓRIA NATURAL.** O curso clínico da SS é imprevisível. É frequentemente, mas não sempre, autolimitado, com resolução entre dois e quatro anos. Alguns pacientes apresentam curso recorrente-remitente, enquanto outros apresentam sequelas neurológicas permanentes (com frequência surdez e redução da acuidade visual).

**OPÇÕES DE TRATAMENTO.** O objetivo do tratamento é prevenir déficits neurológicos permanentes. É recomendada, terapia imunossupressora precoce, agressiva e sustentada.

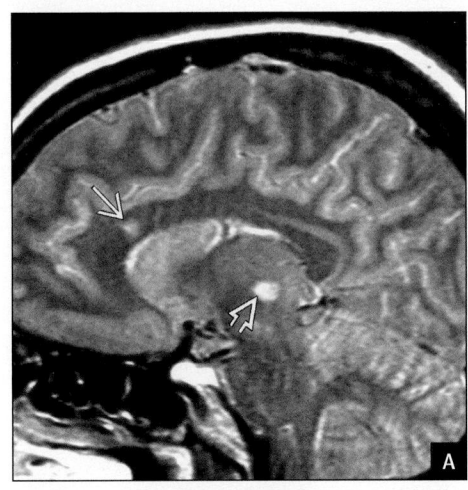

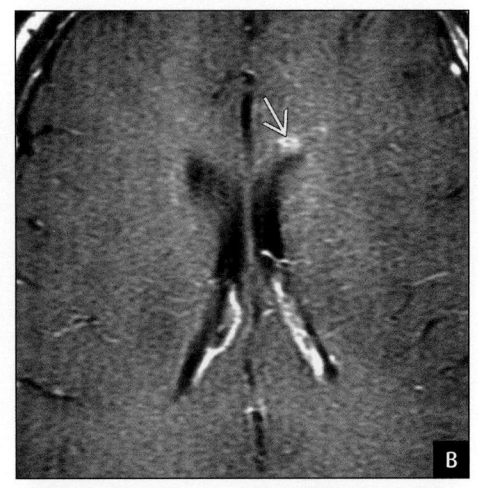

**15-24A** Mulher de 27 anos se apresentou com cefaleia, visão borrada, tontura e zumbidos em ambos os ouvidos. Imagem ponderada em T2 no plano sagital demonstra dois focos hiperintensos, um na metade do joelho do corpo caloso ➡ e um segundo no tálamo ➡.
**15-24B** Imagem ponderada em T1 pós-contraste no plano axial mostra que a lesão no corpo caloso ➡ sofre realce.

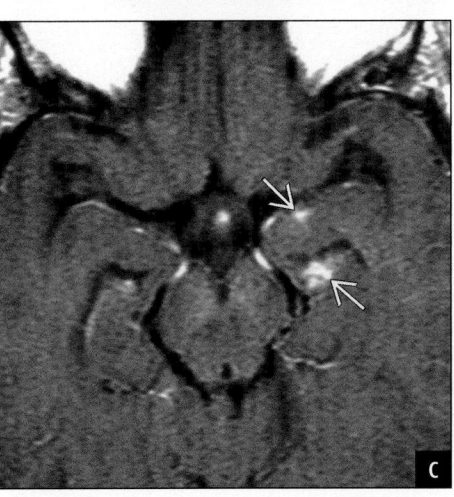

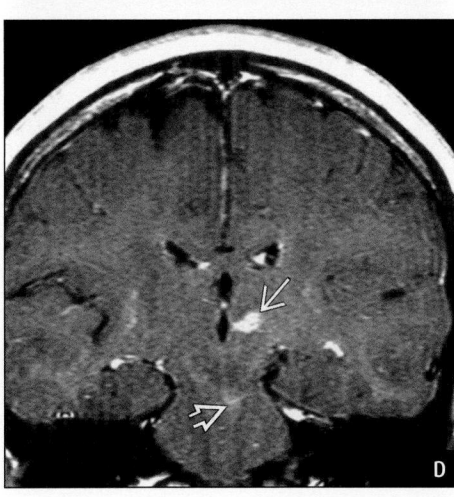

**15-24C** Imagem ponderada em T1 pós-contraste focada na cisterna suprasselar mostra duas lesões adicionais com realce ➡ no lobo temporal esquerdo.
**15-24D** Imagem ponderada em T1 pós-contraste no plano coronal mostra que a lesão talâmica à esquerda ➡ sofre realce. Outra pequena lesão com realce encontra-se presente na metade da ponte ➡. Os achados de imagem associados à história são praticamente diagnósticos da síndrome de Susac.

**428** Infecção, inflamação e doenças desmielinizantes

**15-25A** Uma série de imagens FLAIR demonstram doença progressiva em paciente com síndrome de Susac. FLAIR sagital inicial mostra duas lesões hiperintensas na metade do esplênio do corpo caloso ➡.
**15-25B** Imagem mais lateral mostra múltiplas hiperintensidades ovaladas e puntiformes na substância branca subcortical e profunda ➡. Uma lesão também está presente no tálamo ➡.

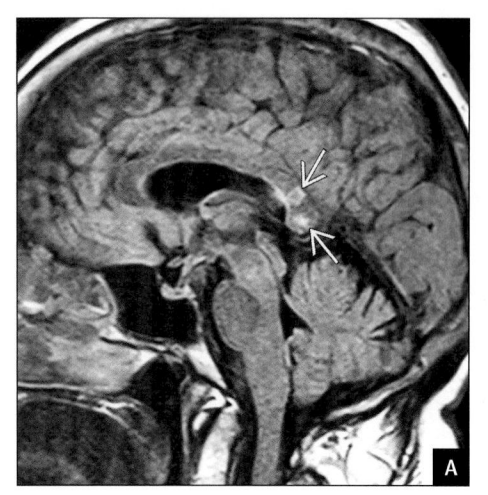

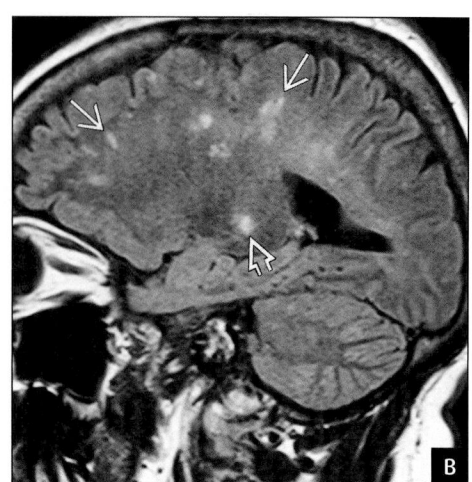

**15-25C** FLAIR axial demonstra múltiplas hiperintensidades ovaladas e puntiformes ➡. Existem lesões de SB profunda confluentes de menor hiperintensidade em ambos os lobos parietais ➡.
**15-25D** Os sintomas do paciente continuaram a piorar. Aproximadamente 18 meses depois ele estava praticamente cego e surdo. Novo FLAIR sagital evidencia marcada perda de volume, corpo caloso reduzido de volume e sulcos amplos.

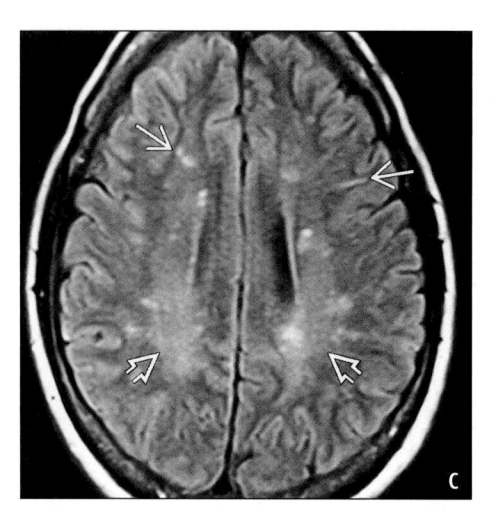

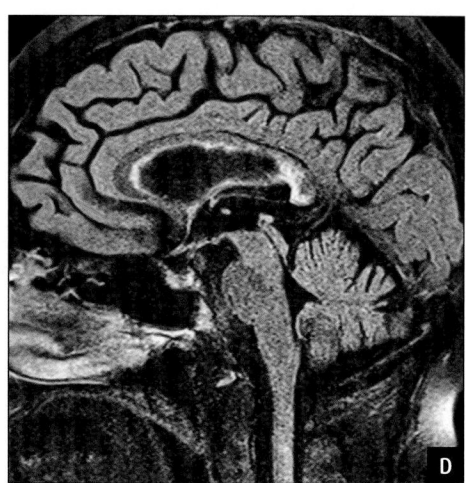

**15-25E** FLAIR sagital agora mostra as lesões de SB confluentes periventriculares ➡ que envolvem a maior parte da coroa radiada, mas poupam as fibras de associação subcorticais. Os ventrículos laterais estão consideravelmente maiores comparados com a imagem realizada 18 meses antes.
**15-25F** FLAIR axial agora mostra alargamento dos sulcos corticais, aumento dos ventrículos laterais e doença de SB bastante confluente. Progressão grave da síndrome de Susac é incomum, mas clinicamente devastadora.

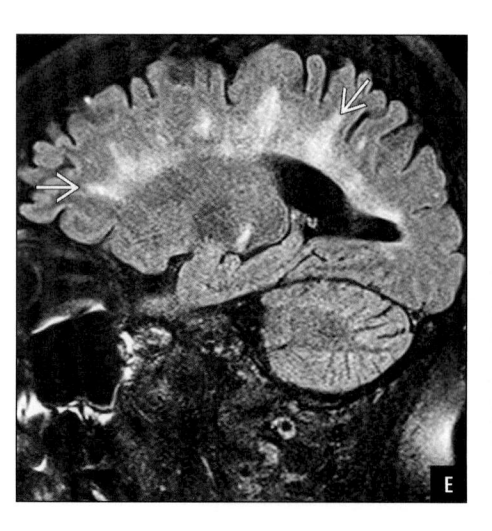

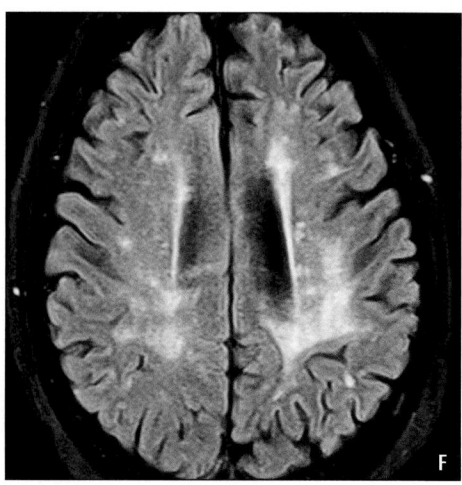

Glicocorticoides endovenosos associados à imunoglobulina ou à ciclofosfamida nos casos refratários mostraram bons resultados em muitos pacientes.

## Imagem

ACHADOS NA TC. TC e TC pós-contraste em geral são normais. A TC do osso temporal ajuda a excluir outras causas de perda auditiva neurossensorial.

ACHADOS NA RM. Imagens ponderadas em T1 no plano sagital em pacientes com SS crônica podem demonstrar lesões hipointensas focais na porção média do corpo caloso (Fig. 15-23). Múltiplas hiperintensidades em T2/FLAIR periventriculares e na substância branca profunda são vistas em 90% dos casos (Fig. 15-24). Cerca de 80% dos pacientes demonstram envolvimento do corpo caloso com lesões que envolvem a porção média do corpo caloso e poupam a superfície inferior (Fig. 15-25). Lesões nos núcleos da base ocorrem em 70% dos casos e lesões do tronco em cerca de um terço (Fig. 15-24).

As lesões da SS aguda mostram realce puntiforme nas imagens ponderadas em T1 pós-contraste. Realce leptomeníngeo ocorre em 30% dos pacientes. O DTI demonstra desorganização ampla da substância branca e dano focal ao joelho do corpo caloso.

## Diagnóstico diferencial

O principal diagnóstico diferencial de imagem da SS são EM, ADEM e doença de Lyme. **Esclerose múltipla** envolve a porção inferior do corpo caloso, que costuma ser preservada na SS. Envolvimento auditivo é incomum na EM.

**ADEM e doença de Lyme** raramente envolvem a porção média do corpo caloso. ADEM é monofásica, precedida por pródromos virais ou história de vacinação.

**Vasculites** ou **infartos tromboembólicos** também são diagnósticos diferenciais a serem considerados. Ambos raramente afetam o corpo caloso.

---

**SÍNDROME DE SUSAC**

**Terminologia**
- Vasculopatia retinococleocerebral

**Etiologia e patologia**
- Imunologicamente mediada
  - Provavelmente não é uma verdadeira doença desmielinizante
- Microendoteliopatia oclusiva
  - Inflamação perivascular com microinfartos

**Aspectos clínicos**
- M >> H
- Tríade clínica
  - Cefaleia, encefalopatia
  - Déficit auditivo neurossensorial
  - Anormalidades visuais

---

**Imagem**
- Hiperintensidades de SB em T2/FLAIR (> 90%)
  - Envolvimento do corpo caloso (CC) (80%)
  - Metade do CC > > interface calososeptal
- Lesões nos núcleos da base (70%)
- Realce variável (geralmente puntiforme)

**Diagnóstico diferencial**
- Esclerose múltipla
- ADEM
- Doença de Lyme
- Vasculite

---

# Desmielinização pós-infecciosa/pós-vacinal

Alguns investigadores consideram a encefalomielite disseminada aguda e a leucoencefalopatia hemorrágica aguda como parte de um espectro de doenças inflamatórias idiopáticas desmielinizantes. Como elas são associadas com infecção viral ou imunização precedentes, serão consideradas separadamente neste capítulo.

## *Encefalomielite disseminada aguda*

### Terminologia

Encefalomielite disseminada aguda é uma doença pós-infecciosa ou pós-vacinal também conhecida como **encefalomielite parainfecciosa**. Outrora considerada doença puramente monofásica, formas recorrentes e multifásicas da ADEM são reconhecidas atualmente.

### Etiologia

As características imuno-histopatológicas do ADEM mimetizam aquelas das encefalites alérgicas experimentais, uma doença autoimune precipitada por anticorpos contra mielina. Por isso, a maioria dos investigadores consideram a ADEM como uma doença desmielinizante do SNC imunologicamente mediada.

### Patologia

LOCALIZAÇÃO. Como o nome sugere, a ADEM pode envolver tanto o cérebro quanto a medula espinal. Lesões da substância branca são predominantes, mas o envolvimento dos núcleos da base é visto em cerca de metade dos casos. As lesões da medula espinal são encontradas em 10 a 30% dos pacientes.

Uma variante rara do ADEM, necrose estriatal bilateral infantil, ocorre uma ou duas semanas após uma infecção respiratória. As infecções virais ou estreptocócicas foram associadas ao quadro. A imagem mostra os núcleos da base, núcleo caudado e cápsulas interna/externa aumentados e com sinal hiperintenso.

TAMANHO E NÚMERO. O tamanho das lesões varia de poucos milímetros a vários centímetros (ADEM "tumefaciente") e apresentam um formato de puntiforme a "floculado". Lesões múltiplas são mais comuns que lesões solitárias.

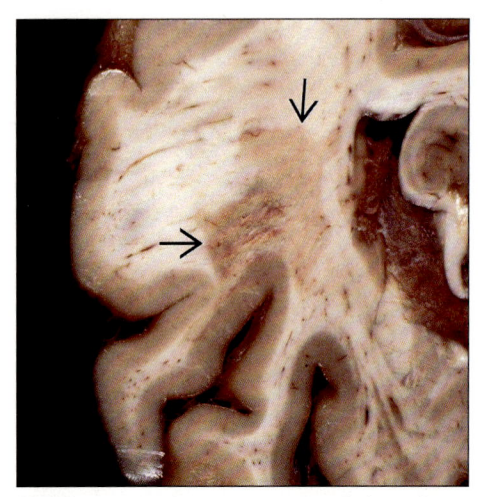

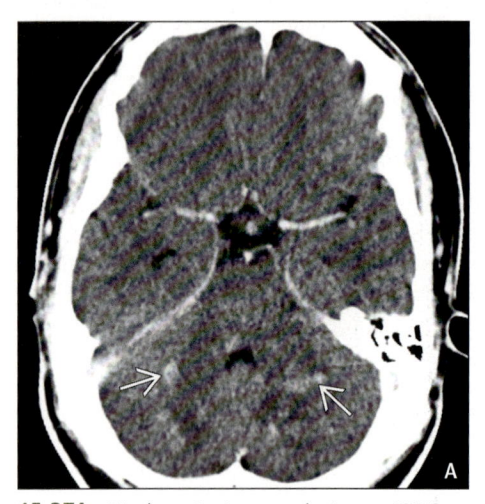

**15-26** Imagem de necropsia mostrando desmielinização necrotizante ➡ característica das doenças pós-infecciosas e pós-vacinais. (Cortesia de R. Hewlett, MD.)

**15-27A** TC pós-contraste em paciente com ADEM demonstra múltiplas lesões com realce na fossa posterior ➡.

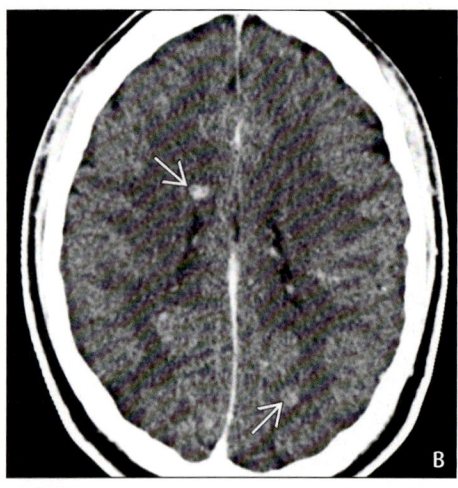

**15-27B** TC pós-contraste no plano axial no mesmo paciente também mostra lesões com realce supratentorais ➡.

**PATOLOGIA MACROSCÓPICA.** Pequenas lesões costumam ser invisíveis na análise macroscópica. Grandes lesões "tumefacientes" causam descoloração da substância branca, que assume um tom acinzentado-rosado, estendendo-se em toda extensão da junção entre o córtex e a substância branca **(Fig. 15-26)**. O efeito expansivo é mínimo para o o tamanho da lesão. A hemorragia intralesional é rara e, quando presente, é mais característica da leucoencefalite hemorrágica aguda (LHAg) que do ADEM.

## Aspectos clínicos

**EPIDEMIOLOGIA E DEMOGRAFIA.** ADEM é a segunda doença inflamatória desmielinizante idiopática mais adquirida, atrás apenas da EM. Diferentemente da EM, não existe predileção pelo sexo feminino. A doença ocorre mais na primavera e no outono.

A ADEM pode ocorrer em qualquer faixa etária, porém – talvez pela frequência das imunizações e exposição a antígenos – é mais comum na infância, com pico de incidência entre 5 e 8 anos. A incidência geral estimada é de 0,8 por 100.000 pessoas anualmente. A incidência do ADEM na infância é estimada em 2 a 10 casos por milhão de crianças por ano. Entre 10 a 25% das crianças com ADEM eventualmente serão diagnosticadas com EM.

**APRESENTAÇÃO.** Os sintomas ocorrem alguns dias ou semanas após estímulo imunológico (p. ex., infecção ou vacinação). A maioria das crianças com ADEM apresenta pródromos febris inespecíficos. Exantema viral em geral não é observado. Diferentemente da EM, neurite óptica é rara.

**HISTÓRIA NATURAL.** O curso e o desfecho da doença variam. **ADEM monofásica** é o tipo mais comum. Entretanto, algumas vezes a doença segue um curso atípico, flutuando em um período de vários meses.

**ADEM recorrente** caracteriza-se por um segundo episódio ocorrendo mais de três meses após o quadro inicial, envolvendo a *mesma* região anatômica deste quadro. **ADEM multifásica** caracteriza-se por um ou mais eventos subsequentes que envolvem uma área anatômica *diferente,* demonstrada como uma nova lesão na RM ou como um novo déficit neurológico focal.

Mais da metade de todos os pacientes recupera-se completamente dentro de um ou dois meses do início, enquanto cerca de 20% permanecem com alguma lesão residual. A mortalidade geral é relativamente alta (10 a 25%).

---

### ENCEFALOPATIA DISSEMINADA AGUDA

**Etiologia e patologia**
- Pós-infecciosa, pós-vacinal
- Desmielinização perivenular imunologicamente mediada

**Aspectos clínicos**
- Doença desmielinizante adquirida menos comum apenas que EM
- Sem preferência pelo sexo feminino

- Ocorre em todas idades, porém as crianças entre 5-8 anos são o grupo mais afetado
- Curso e desfecho variam
  - ADEM monofásica: mais comum
  - ADEM recorrente: segundo episódio no mesmo local anatômico
  - ADEM multifásica: múltiplos episódios, locais anatômicos diferentes
- Recuperação completa (> 50%)
- Mortalidade (10-25%)

## Imagem

**ACHADOS NA TC.** A menos que existam grandes lesões "tumefacientes", a TC é normal. A TC pós-contraste pode mostrar lesões puntiformes ou com realce periférico incompleto **(Fig. 15-27)**.

**ACHADOS NA RM.** Imagens ponderadas em T1 em geral são normais ou mostram apenas focos acinzentados com aspecto de "sujeira" na substância branca. Hiperintensidades multifocais em T2/FLAIR são os achados mais comuns e variam de pequenos focos ovais/arredondados a lesões com aspecto de "bolas de algodão" com centro bastante hiperintenso circundado por área de menor hiperintensidade e bordas pouco definidas **(Fig. 15-28)**.

Envolvimento assimétrico bilateral é típico. As lesões nos núcleos da base e da fossa posterior são comuns.

As imagens ponderadas em T1 pós-contraste demonstram realce que varia de mínimo ou ausente até muito importante e intenso **(Fig. 15-29)**. Padrões puntiforme, linear, anelar completo ou incompleto podem ocorrer. Lesões grandes "tumefacientes" com realce periférico em "ferradura" lembram a EM "tumefaciente" **(Fig. 15-30)**. Diferentemente da EM, envolvimento de nervos cranianos é comum no ADEM.

As lesões agudas podem mostrar restrição ao estudo da difusão da água. Os achados da espectroscopia por RM são inespecíficos e demonstram baixo NAA com elevação do lactato. A razão de transferência de magnetização (RTM) na substância branca com aspecto inalterado é normal.

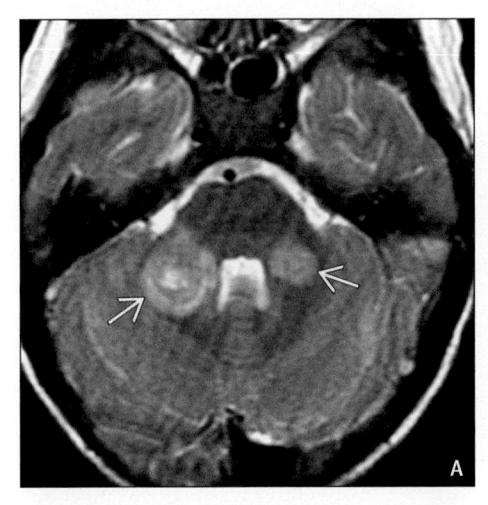

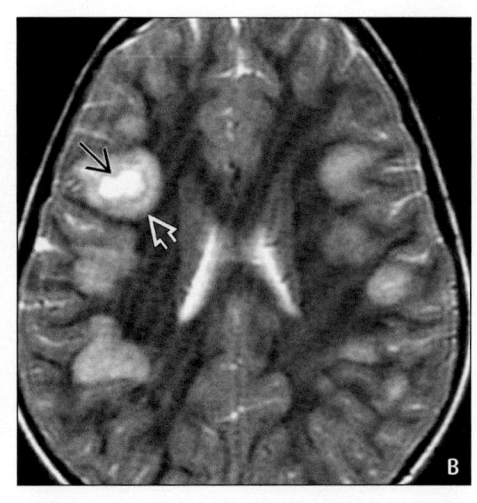

**15-28A** Lesões "floculada" do ADEM. Imagem ponderada em T2 axial mostra lesões bilaterais nos braços da ponte com aspecto "algodonoso" com margens pouco definidas ➡.
**15-28B** Imagem ponderada em T2 axial do mesmo paciente demonstra as clássicas hiperintensidades subcorticais com margens pouco definidas do ADEM. O córtex abaixo das lesões encontra-se intacto. Observe a lesão frontal à direita com um centro bastante hiperintenso ➡, e periferia levemente menos hiperintensa ➡.

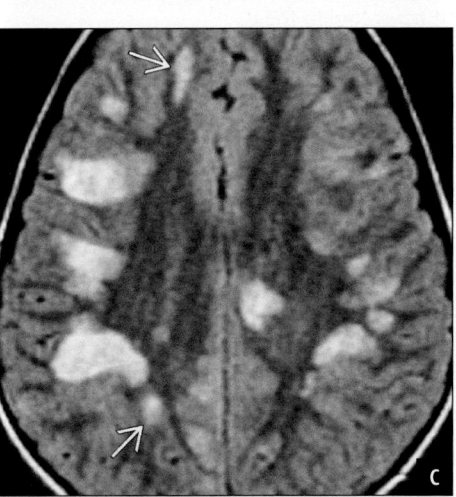

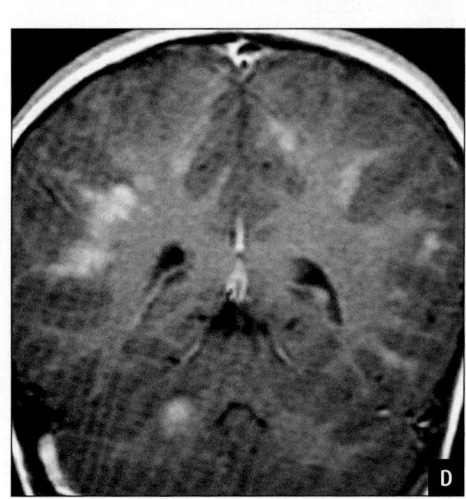

**15-28C** FLAIR demonstra hiperintensidades subcorticais adicionais ➡ de difícil visualização nas imagens ponderadas em T2.
**15-28D** Imagem ponderada em T1 pós-contraste demonstra realce linear e nodular com limites pouco precisos das lesões.

## Diagnóstico diferencial

O principal diagnóstico diferencial do ADEM é a esclerose múltipla. Pode ser difícil de distinguir ADEM da EM baseado apenas nos achados de imagem. As lesões "tumefacientes", incluindo aquelas com realce anelar incompleto, ocorrem em ambas as doenças. ADEM é mais comum em crianças e costuma estar associado à história de infecção viral ou à vacinação anterior ao desenvolvimento da doença. A EM envolve a região calososseptal, porém lesões periventriculares também são comuns no ADEM. A EM tem um curso surto-remissão, enquanto a maioria, embora não todos, os casos de ADEM são monofásicos **(Fig. 15-31)**.

Outras considerações diagnósticas incluem **encefalites virais**, **vasculites** imunomediadas e **doenças colágeno-vasculares**. Ocasionalmente, **neurossarcoidose** com envolvimento parenquimatoso e **doença de Whipple** do SNC podem mimetizar a ADEM.

---

**ADEM: IMAGEM**

**TC**
- TC sem contraste: normal
- TC com contraste: realce puntiforme ou anelar parcial

**RM**
- Hiperintensidades focais em T2/FLAIR
  - Lesões de SB bilaterais assimétricas
  - Subcorticais, periventriculares
  - Pequenas e ovais/arredondadas a lesões em "bola de algodão"
  - Núcleos da base, fossa posterior e nervos cranianos frequentemente envolvidos
- O realce varia de ausente à importante
  - Puntiforme multifocal, linear ou anelar parcial
  - Pode ser perivenular
  - Lesões grandes ("tumefacientes") são raras

**Diagnóstico diferencial**
- EM
- Encefalite, vasculite, doença colágeno-vascular
- ADEM "tumefaciente" mimetiza a neoplasia

---

**15-29A** Mulher de 37 anos com história de paralisia de Bell dois anos antes de se apresentar com febre, mialgia e cansaço. Duas semanas antes a paciente havia se queixado de cefaleia e instabilidade de marcha. A paciente evoluiu com rebaixamento do sensório e coma. Imagem ponderada em T1 axial pós-contraste demonstra realce confluente ➡ na fossa posterior.
**15-29B** Imagem ponderada em T1 pós-contraste no plano axial mostra múltiplas lesões com realce puntiforme ➡ e anelar incompleto ➡ em ambos os hemisférios.

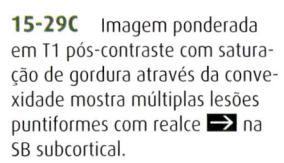

**15-29C** Imagem ponderada em T1 pós-contraste com saturação de gordura através da convexidade mostra múltiplas lesões puntiformes com realce ➡ na SB subcortical.
**15-29D** Imagem ponderada em T1 pós-contraste tardia no plano coronal mostra realce confluente na SB cerebelar ➡. Focos esparsos puntiformes e lineares podem ser vistos na SB subcortical hemisférica ➡. Como os títulos para VZV foram positivos, o caso ilustra ADEM pós-infeccioso relacionado à varicela. O paciente respondeu bem ao tratamento com plasmaférese e corticosteroides endovenosos.

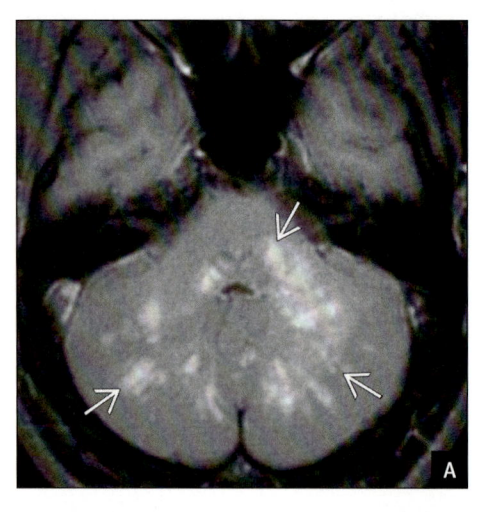

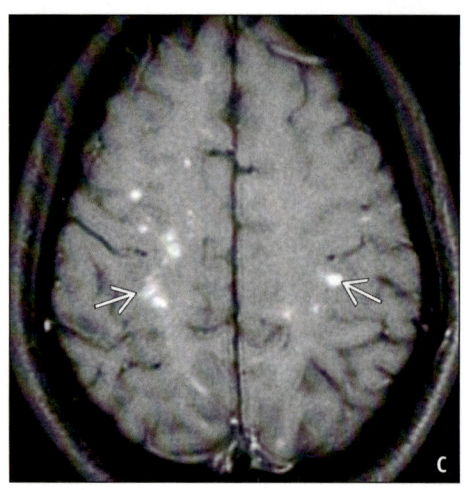

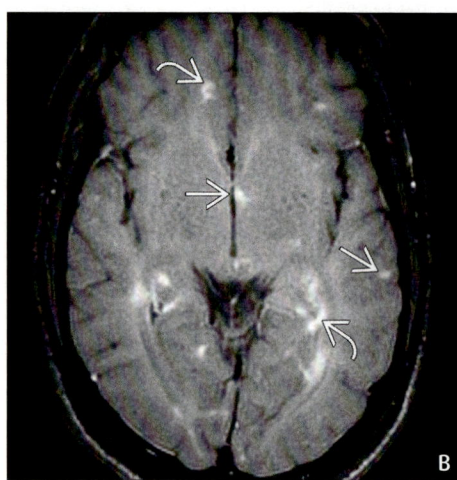

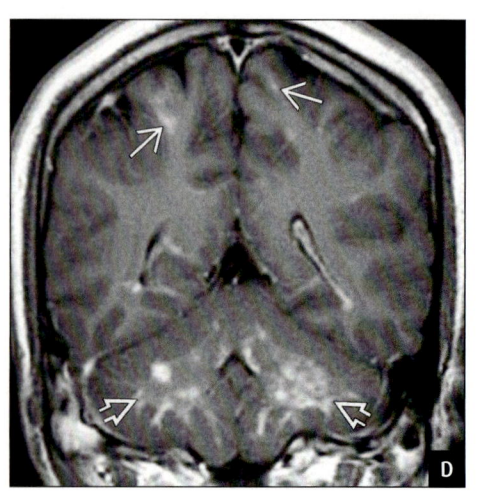

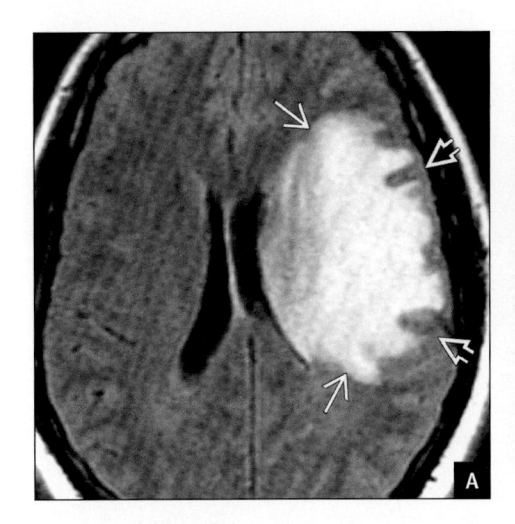

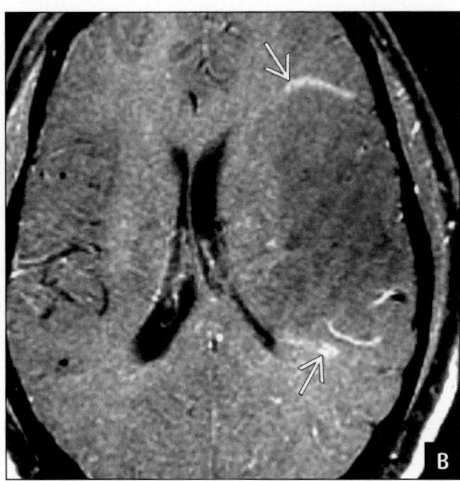

**15-30A** FLAIR em um paciente com EM aguda "tumefaciente" demonstra massa hiperintensa confluente que exclusivamente envolve a substância branca ➡, poupando o córtex ➡. Nenhuma outra lesão é evidenciada.
**15-30B** Imagem ponderada em T1 pós-contraste com saturação de gordura no mesmo paciente mostra realce parcial periférico na maior parte da lesão com efeito expansivo ➡. Biópsia revelou doença desmielinizante aguda sem evidência de neoplasia ou infecção.

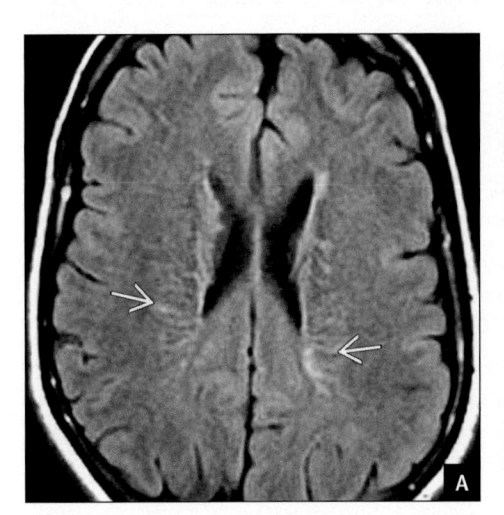

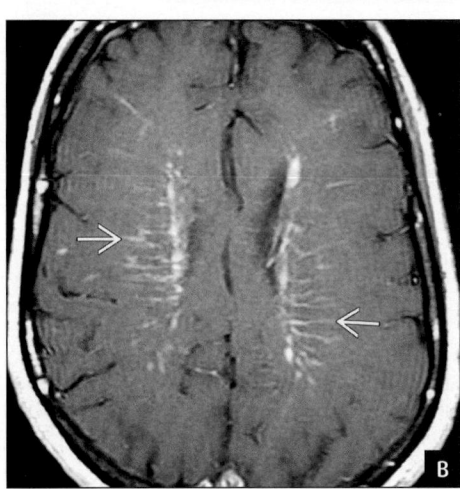

**15-31A** ADEM multifásico em uma mulher de 52 anos que se apresentou com cefaleia à esquerda, dor retro-orbitária e perda visual. FLAIR axial mostra espaços perivenulares alargados hiperintensos ➡ na substância branca profunda cerebral.
**15-31B** Imagem ponderada em T1 pós-contraste axial no mesmo paciente demonstra importante realce linear ➡ ao longo das veias medulares e dos espaços perivasculares.

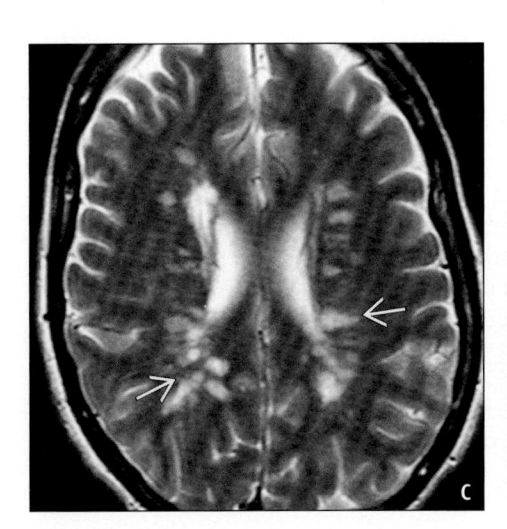

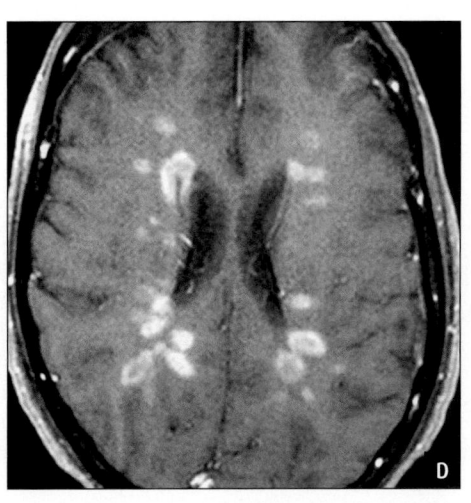

**15-31C** Imagem repetida após quatro meses por piora sintomática. Imagem ponderada em T2 mostra múltiplas lesões ovaladas e triangulares hiperintensas ➡ orientadas perpendicularmente aos ventrículos laterais. Achados característicos de desmielinização perivenular.
**15-31D** Imagem ponderada em T1 pós-contraste com saturação de gordura no plano axial mostra que as hiperintensidades ovaladas apresentam realce anelar, puntiforme e linear. A biópsia mostrou doença desmielinizante compatível com ADEM.

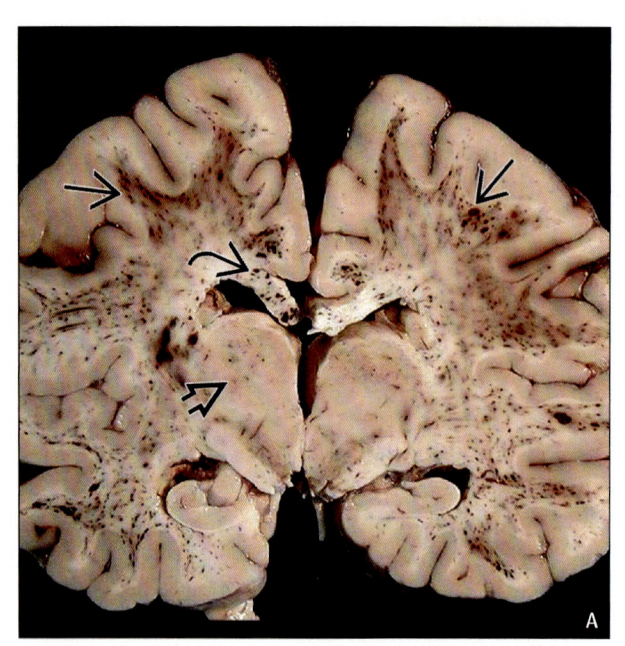

**15-32A** Imagem de necropsia de LHAg demonstra inumeráveis hemorragias petequiais simétricas da SB ⇒ se estendendo para as fibras U subcorticais. Observe a presença de lesões no corpo caloso ⇒. O córtex é poupado, diferentemente dos núcleos da base ⇒.

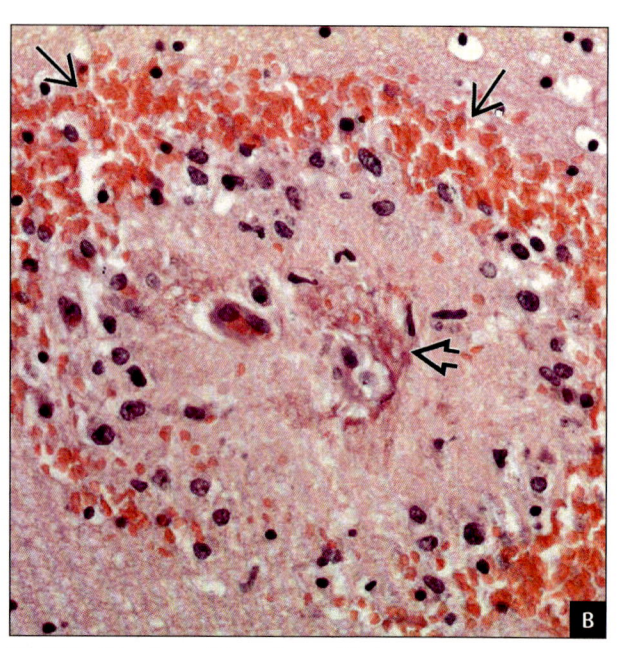

**15-32B** Fotomicrografia corada com H&E do mesmo caso demonstra um anel de hemorragia perivascular ⇒ circundando um vaso trombosado ⇒. (Cortesia de R. Hewlett, MD.)

## Leucoencefalite hemorrágica aguda

### Terminologia

A leucoencefalite hemorrágica aguda (LHAg) também é conhecida como leucoencefalopatia hemorrágica aguda, encefalomielite aguda hemorrágica (EHAg) e doença de West Hurst.

Alguns investigadores incluem LHAg como parte do espectro ADEM — como uma manifestação hiperaguda, grave e fulminante do ADEM. Em razão dos aspectos de imagem e histológicos da LHAg diferirem do ADEM, neste texto as doenças serão consideradas em separado.

### Etiologia

A etiologia precisa da LHAg é incerta. História de um pródromo viral ou doença semelhante à resfriado é comum, mas nem sempre está presente. Reatividade cruzada entre varias proteínas básicas da mielina e antígenos de agentes infecciosos provavelmente causam desmielinização aguda imunologicamente mediada.

### Patologia

**Localização.** A LHAg predominante afeta a substância branca, mas pode envolver tanto o cérebro quanto a medula espinal. Ambos os hemisférios cerebrais e as estruturas da fossa posterior podem ser afetados. Apesar do nome, a LHAg também pode afetar a substância cinzenta. Envolvimento dos núcleos da base é comum, mas a substância cinzenta cortical em geral, porém não sempre, é poupada.

**Número e tamanho.** LHAg apresenta duas manifestações clínicas distintas: hemorragia parenquimatosa macroscópica focal e múltiplos microssangramentos petequiais. Poucos casos combinam as características de ambos.

**Patologia macroscópica.** O aspecto macroscópico típico é de edema cerebral difuso com necrose hemorrágica focal ou confluente da substância branca **(Fig. 15-32A)**.

**Características microscópicas.** Necrose fibrinoide das paredes vasculares com desmielinização perivascular, hemorragia e infiltrado mononuclear inflamatório são as características da LHAg **(Fig. 15-32B)**. Infiltrados difusos, predominantemente neutrofílicos, são típicos, em contraste com os infiltrados com predominância de macrófagos típicos do ADEM.

### Aspectos clínicos

**Epidemiologia e demografia.** LHAg é menos comum que ADEM. Cerca de 2% de todos os casos de ADEM são do tipo hiperagudo hemorrágico, podendo ser considerados compatíveis com LHAg. Embora LHAg ocorra em todas idades, a maioria dos pacientes é adulto jovem.

**Apresentação e história natural.** A maioria dos casos de LHAg começa em uma doença viral ou vacinação seguidas por piora neurológica rápida. Febre e letargia com progressiva sonolência, piora do estado mental, rebaixamento da consciência e sinais focais envolvendo grandes tratos são os sintomas neurológicos mais comuns.

LHAg não tratada traz um prognóstico reservado. Deterioração clínica rápida e morte ocorrem dentro de dias a semanas desde o início do quadro. A mortalidade é de 60 a 80%. O curso clínico é fulminante e quase sempre fatal se não houver tratamento.

**OPÇÕES DE TRATAMENTO.** Tratamento agressivo com altas doses de corticoide endovenoso, imunoglobulina, ciclofosfamida e plasmaferese tem sido usado com algum sucesso em alguns casos.

## Imagem

Avaliação por imagem tem papel-chave nos pacientes com história clínica que sugira a possibilidade de LHAg.

**ACHADOS NA TC.** A TC sem contraste pode ser normal, a menos que hemorragias macroscópicas confluentes estejam presentes. Micro-hemorragias petequiais em geral são invisíveis, mas o edema de substância branca com hipodensidade difusa relativamente assimétrica de um ou ambos hemisférios pode ser evidenciado.

**ACHADOS NA RM.** Imagens ponderadas em T1 com frequência são normais, exceto se houver grandes hemorragias lobares. Achados em T2/FLAIR variam de sutis a marcados. Hiperintensidades focais difusas ou confluentes, bem como hiperintensidades bilaterais confluentes da substância branca são típicos, mas não específicos **(Fig. 15-33)**.

Embora grandes hemorragias lobares confluentes sejam facilmente identificáveis nas sequências-padrão **(Figs. 15-34 e 15-35)**, imagens T2* são a chave para o diagnóstico. As sequências SWI são mais sensíveis que GRE, em especial quando apenas microssangramentos estão presentes **(Figs. 15-33, 15-36 e 15-37)**.

Hipointensidades com artefato de susceptibilidade magnética multifocais puntiformes ou lineares no corpo caloso que se estendem por toda espessura da substância branca hemisférica até as fibras U subcorticais são achados típicos no T2*. Ausência de comprometimento do córtex adjacente é comum. Lesões adicionais são encontradas nos núcleos da base, mesencéfalo, ponte e cerebelo.

Realce nas imagens ponderadas em T1 pós-contraste ocorre em 50% dos casos e vai desde realce linear do espaço perivascular até grandes áreas confluentes de realce.

## Diagnóstico diferencial

O principal diagnóstico diferencial de LHAg é **ADEM**. Ambas compartilham várias características semelhantes. Entretanto, a ADEM normalmente segue um curso muito menos fulminante e não demonstra as hemorragias lobares e perivasculares características da LHAg.

Outras entidades que devem ser consideradas no diagnóstico diferencial incluem esclerose múltipla ful-

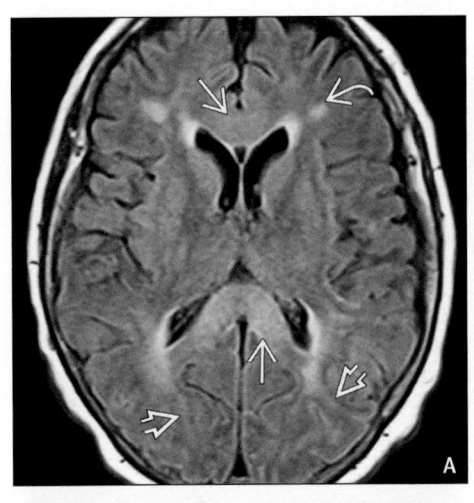

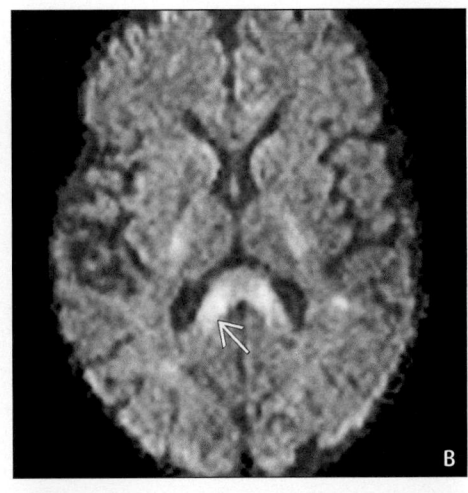

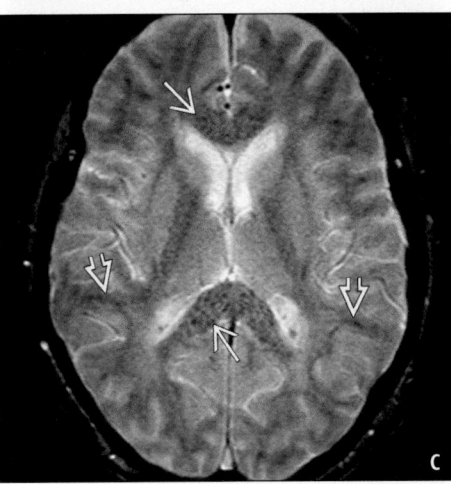

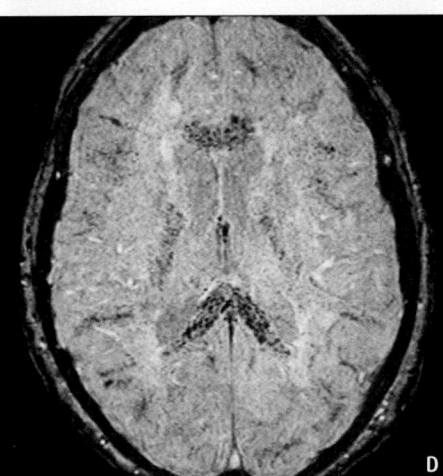

**15-33A** Mulher de 69 anos apresentou exantema viral e após alguns dias letargia e piora progressiva do estado mental. Imagem FLAIR axial mostra hiperintensidades confluentes no esplênio e no joelho do corpo caloso ➡ associadas a lesões focais hemisféricas bifrontais ➡ e hiperintensidade sutil confluente na substância branca subcortical ➡.
**15-33B** Imagem ponderada em difusão demonstra restrição no esplênio do corpo caloso ➡.

**15-33C** Imagem ponderada em T2* GRE mostra hipointensidades no corpo caloso ➡ com artefato de susceptibilidade magnética sutil na substância branca subcortical ➡.
**15-33D** Houve piora progressiva do paciente, e nova RM com imagem ponderada em susceptibilidade magnética (SWI) foi realizada. Inumeráveis hipointensidades com artefato de susceptibilidade magnética simétricas puntiformes e lineares são vistas ao longo de toda SB poupando a substância cinzenta cortical. LHAg foi então diagnosticada e confirmada na biópsia cerebral.

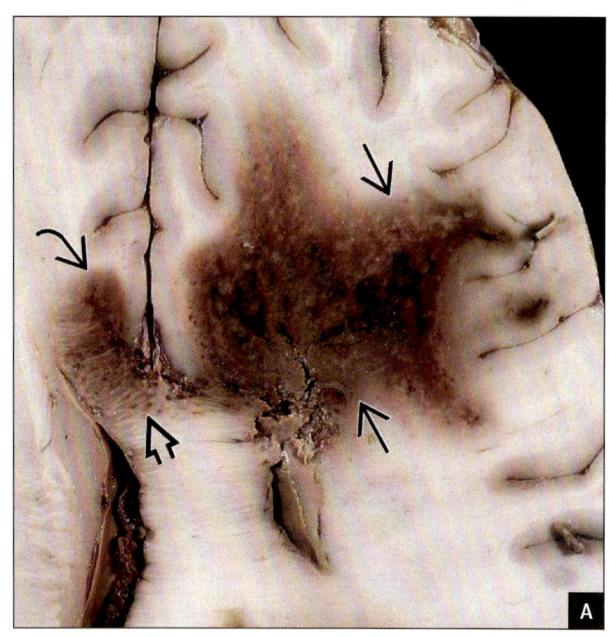

**15-34A** Corte axial de peça de necropsia de um caso de LHAg demonstra grande área confluente de necrose hemorrágica macroscópica ➔. Observe que a lesão cruza o joelho do corpo caloso ➔ e envolve o lobo frontal oposto ➔.

**15-34B** O mesmo caso com duas áreas adicionais de necrose hemorrágica macroscópica ➔. Os achados de imagem associados com história clínica de doença viral de vias aéreas superiores e piora clínica rapidamente progressiva são característicos da LHAg. (Cortesia de R. Hewlett, MD.)

minante, encefalopatia necrosante aguda e síndrome de ativação macrofágica. A **esclerose múltipla** aguda fulminante (tipo Marburg) não se caracteriza por febre alta e leucocitose. Os focos hemorrágicos proeminentes na RM vistos na LHAg estão ausentes na EM.

**Encefalopatia necrosante aguda** (ENA) é uma complicação rara das infecções virais – como influenza A e B, herpes-vírus 6, varicela-zóster – e infecção por micoplasma. A imagem é um pouco diferente da LHAg. Quase todos os casos de ENA demonstram lesões simétricas nos tálamos, cápsulas internas e tegmento mesencefálico.

A **síndrome de ativação macrofágica** (SAM) pode ter apresentação neurológica e achados na RM que lembram a LHAg. Entretanto, a SAM é acompanhada de história de doença reumatológica, e a hiperferritinemia é um marcador laboratorial característico da doença que não é encontrado na LHAg.

As micro-hemorragias petequiais da LHAg podem ser encontradas em um grande número de doenças não relacionadas, incluindo dano vascular difuso, púrpura trombocitopênica trombótica, sepse, vasculite, febres virais hemorrágicas, malária e doenças causadas por bactérias do gênero *Rickettsia*.

---

### LEUCOENCEFALITE HEMORRÁGICA AGUDA (LHAG)

**Terminologia**
- Também chamada de encefalomielite hemorrágica (EHAg), doença de Weston Hurst

**Etiologia e patologia**
- Similar ao ADEM (viral/pós-viral imunologicamente mediada)
- Pode representar uma forma fulminante de ADEM

**Aspectos clínicos**
- Raro, 2% dos casos de ADEM
- Todas as idades são afetadas, especialmente crianças/adultos jovens
- Febre, letargia, rebaixamento do sensório
- Rapidamente progressiva, com frequência em curso letal

**Imagem**
- Aspectos gerais
  ○ Edema da substância branca
  ○ Hemorragias macroscópicas focais ou microssangramentos multifocais
- TC pode ser normal ou demonstrar uma substância branca hipodensa
- RM é o método de escolha
  ○ Lesões esparsas ou confluentes em T2/FLAIR
  ○ Corpo caloso, SB cerebral, ponte, cerebelo, ± núcleos da base (NB)
  ○ Substância cinzenta cortical geralmente poupada
  ○ T2* (GRE, SWI) demonstram os microssangramentos
  ○ 50% apresenta realce variável

**Diagnóstico diferencial**
- ADEM
- EM fulminante (tipo Marburg)
- Encefalopatia necrosante aguda

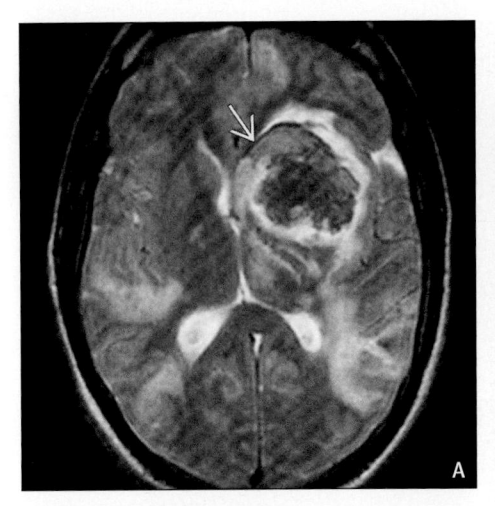

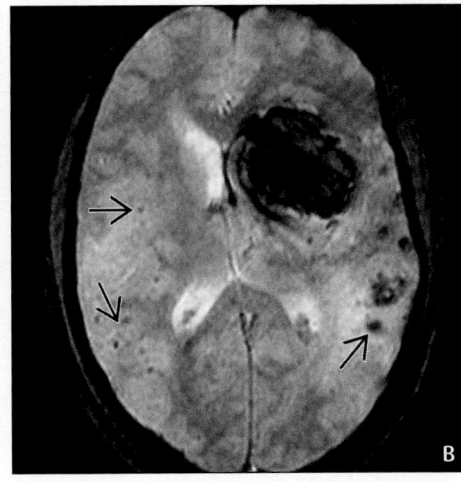

Doenças inflamatórias e desmielinizantes **437**

**15-35A** Imagem ponderada em T2 axial em um paciente com diagnóstico presuntivo de EM e progressão rápida de lesões da SB multifocais associado à massa hemorrágica frontal esquerda ➡.
**15-35B** Imagem ponderada em T2* GRE mostra outros focos de artefato de susceptibilidade magnética ➡ na SB. Achados de imagem e história clínica são mais compatíveis com LHAg. (Cortesia de R. Ramakantan, MD.)

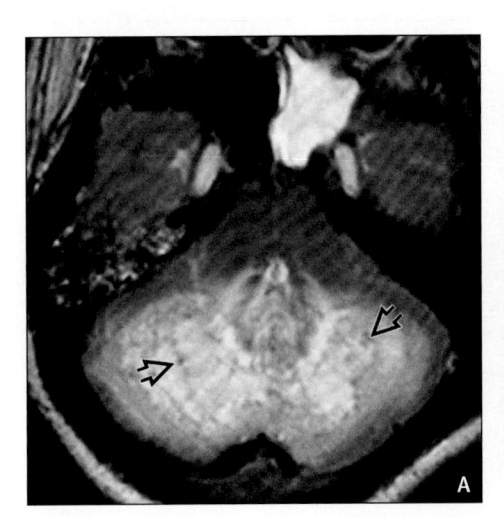

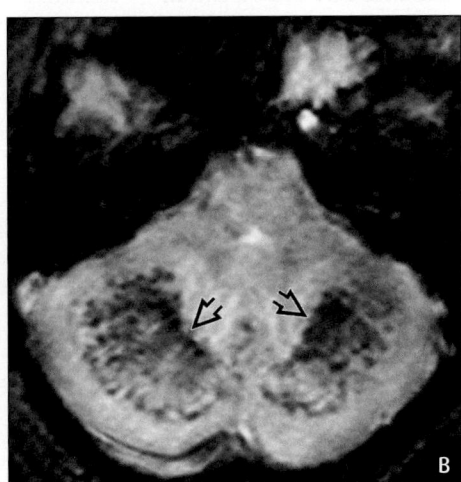

**15-36A** Imagem ponderada em T2 em um paciente com ataxia demonstra hiperintensidades cerebelares confluentes com áreas hipointensas multifocais ➡.
**15-36B** Imagem T2* GRE mostra múltiplas hemorragias petequiais ➡. Achados de imagem e história clínica compatíveis com LHAg. (Cortesia de R. Ramakantan, MD.)

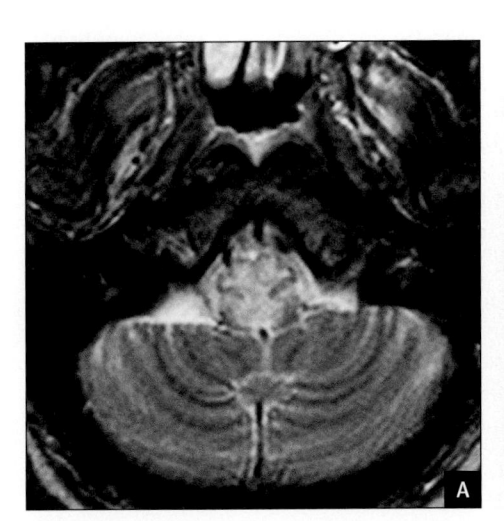

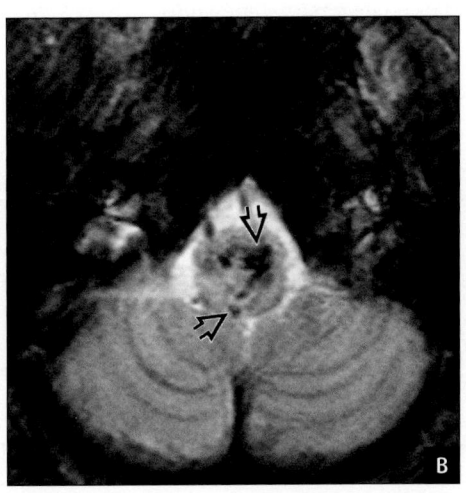

**15-37A** Imagem ponderada em T2 em um homem de 65 anos com distúrbio de marcha rapidamente progressivo e fraqueza de extremidades demonstra o bulbo inchado e hiperintenso; imagem da medula cervical alta demonstrou achados semelhantes.
**15-37B** Imagem ponderada em T2* GRE mostra múltiplas hipointensidades focais com artefato de susceptibilidade magnética ➡ consistentes com hemorragia focal. LHAg restrita ao bulbo e medula cervical sem envolvimento de outras áreas é incomum.

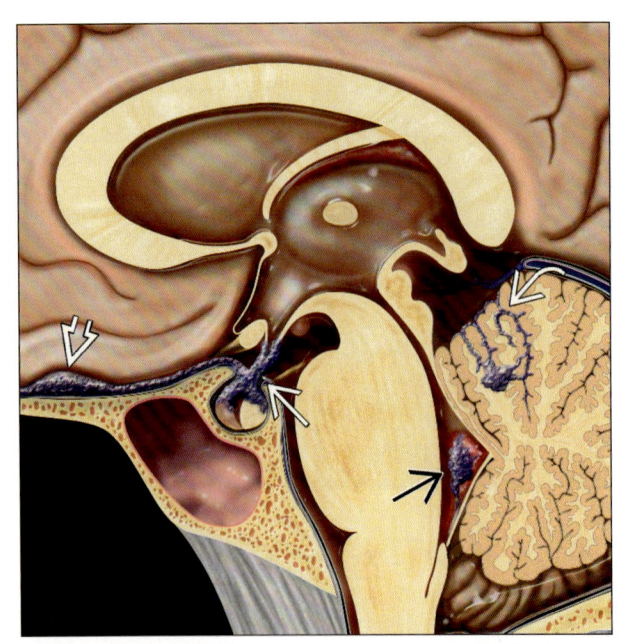

**15-38** Ilustração das localizações comuns da neurossarcoidose: (1) infundíbulo com extensão hipofisária ➡, (2) espessamento em placa da dura-aracnoide ➡, (3) lesões sincrônicas no verme superior ➡ e plexo coroide do quarto ventrículo ➡.

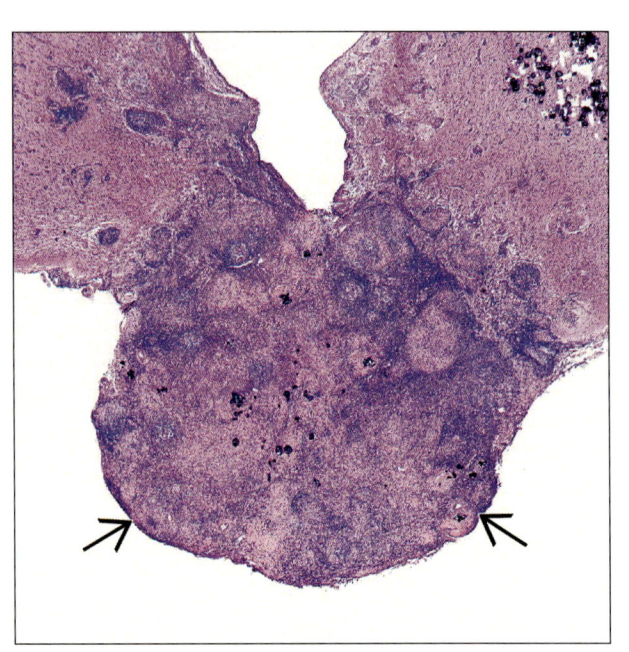

**15-39** Fotomicrografia em corte coronal com baixa ampliação mostra a expansão do soalho do terceiro ventrículo e espessamento do infundíbulo proximal ➡ causado pela sarcoidose. (Cortesia de B. K. DeMasters, MD.)

## Doenças com características inflamatórias

### Neurossarcoidose

#### Terminologia

A sarcoidose é uma doença inflamatória multissistêmica caracterizada por pequenos granulomas inflamatórios não caseosos. Quando a sarcoidose afeta o SNC ela é chamada de neurossarcoidose (NSar).

#### Etiologia

A etiologia da sarcoidose permanece desconhecida. Embora o evento inicial na patogênese permaneça oculto, a visão atual é de que um indivíduo geneticamente suscetível desenvolve sarcoidose após exposição a algum antígeno ainda não identificado. Segue uma cascata inflamatória reativa que parece ser primariamente efetuada por células T CD4 positivas.

#### Patologia

**LOCALIZAÇÃO.** A distribuição sistêmica é variável, visto que a sarcoidose afeta múltiplas partes do organismo. Os linfonodos hilares são o local mais afetado.

O envolvimento do SNC ocorre em cerca de 5% dos casos, geralmente em combinação com doença em outra topografia. Apenas 5 a 10% dos casos de NSar são confinados ao SNC e ocorrem sem evidência de sarcoidose sistêmica.

A doença pode envolver qualquer parte do sistema nervoso e envoltórios. A localização mais comum são as leptomeninges, em especial ao redor da base do cérebro. Espessamento leptomeníngeo difuso com ou sem lesões nodulares focais é visto em cerca de 40% dos casos (Fig. 15-38).

O hipotálamo e o infundíbulo também são locais comuns de comprometimento intracraniano. NSar pode comprometer nervos cranianos, olho e periórbita, ossos, ventrículos e plexo coroide, além do próprio parênquima cerebral. Os compartimentos infra e supratentoriais são afetados. A doença também pode comprometer as leptomeninges espinais, medula espinal e raízes nervosas.

**TAMANHO E NÚMERO.** As lesões da NSar variam em tamanho de pequenos granulomas que infiltram a pia e os espaços perivasculares até massas com base dural que podem lembrar meningiomas. Lesões múltiplas são mais comuns que lesões solitárias.

**PATOLOGIA MACROSCÓPICA.** A aparência macroscópica varia e depende da localização. Espessamento leptomeníngeo basilar nodular é comum. A extensão dos granulomas para os espaços perivasculares cerebrais é um achado típico, tanto quanto infiltração e aumento do hipotálamo e do infundíbulo. A presença de granulomas múltiplos ou únicos de cor amarelada e consistência firme são achados típicos.

A presença de tecido fibrocartilaginoso torna-se progressivamente mais evidente com a evolução da doença e pode resultar em fibrose meníngea densa, vista como paquimeningite com ou sem massas durais.

**CARACTERÍSTICAS MICROSCÓPICAS.** Granulomas sarcoides são coleções não caseosas com agregados centrais de histiócitos epitelioides com células gigantes multinucleadas, juntamente com um número variável de linfócitos e plasmócitos de aspecto benigno **(Fig. 15-39)**. Não existe evidência histológica ou imuno-histoquímica de infecção ou neoplasia.

## Aspectos clínicos

**EPIDEMIOLOGIA E DEMOGRAFIA.** NSar tem uma distribuição etária bimodal. O maior pico ocorre durante 30 a 40 anos, com um segundo pico menor – especialmente mulheres – acima dos 50 anos. Existe pequena predominância no sexo feminino.

A sarcoidose é uma doença de distribuição mundial, embora a prevalência varie com a geografia e a etnia. Negros e brancos com origem norte-europeia apresentam a maior incidência de doença. Nos EUA, o risco de um negro desenvolver a doença ao longo da vida é o triplo de um branco.

**APRESENTAÇÃO.** Os sintomas variam conforme a localização. A apresentação mais comum da NSar é de déficit isolado ou múltiplos déficits de nervos cranianos, visto em 50 a 75% dos pacientes. O envolvimento de praticamente qualquer nervo craniano já foi relatado. O achado mais frequente é de paralisia do nervo facial. O nervo óptico é o segundo nervo mais afetado, causando defeitos no campo visual, visão borrada e edema da papila do nervo óptico.

Sintomas não específicos da NSar incluem cefaleia, fadiga, convulsões, encefalopatia, déficits cognitivos e distúrbios psiquiátricos. Sintomas de disfunção hipotalâmica/hipofisária como diabetes insípido ou pan-hipopituitarismo são vistos em 10 a 15% dos casos.

**HISTÓRIA NATURAL.** O curso da NSar é variável. A doença pode ser relativamente assintomática e clinicamente indolor. Cerca de dois terços dos pacientes apresentam doença monofásica autolimitada. Um terço segue curso crônico de surto-remissão com novos sintomas, sugerindo desenvolvimento de granulomas adicionais.

**OPÇÕES DE TRATAMENTO.** Como não existe cura conhecida para a NSar, o tratamento é sintomático. A maioria dos pacientes com NSar responde ao tratamento com corticosteoides. Alguns são refratários ao tratamento com corticosteroides e aos agentes imunossupressores.

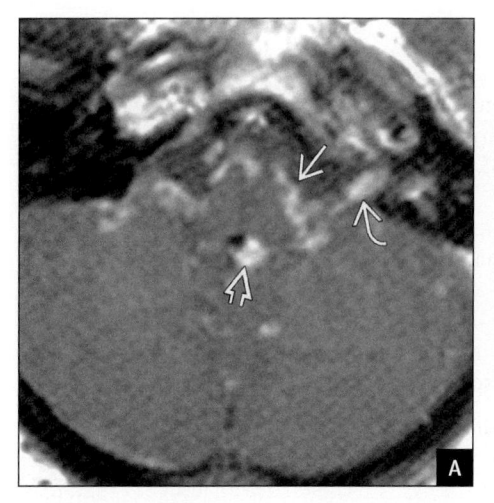

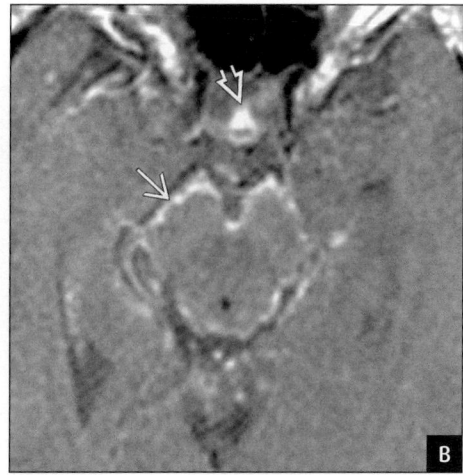

**15-40A** Imagem ponderada em T1 pós-contraste axial em um paciente com neurossarcoidose mostra espessamento nodular e linear na superfície pial do bulbo ➡, no quarto ventrículo ➡ e nos NCs IX-XI ➡.
**15-40B** Imagem ponderada em T1 pós-contraste axial no mesmo paciente mostra que o mesencéfalo é quase todo coberto com depósitos sarcoides nodulares ➡. Observe o espessamento do infundíbulo hipofisário ➡.

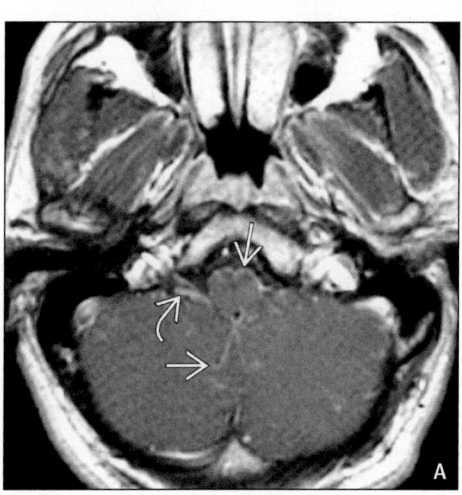

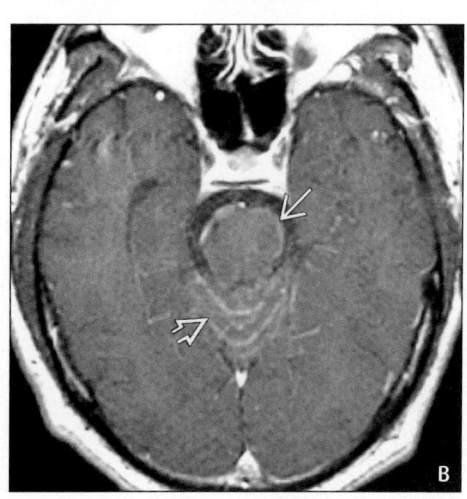

**15-41A** Imagem ponderada em T1 pós-contraste em outro caso de neurossarcoidose mostra realce leptomeníngeo mais sutil na superfície da medula e das tonsilas ➡ cerebelares além de infiltração dos NCs IX a XI ➡.
**15-41B** Imagem ponderada em T1 pós-contraste no mesmo caso demonstra realce linear ao longo da superfície da ponte ➡ bem como realce linear e nodular mais evidente nos sulcos do verme cerebelar ➡. O achado de imagem mais comum na neurossarcoidose é o realce leptomeníngeo.

## Imagem

**CARACTERÍSTICAS GERAIS.** A sarcoidose sistêmica apresenta manifestações variadas e é um dos grandes mimetizadores de outras doenças. A NSar não é diferente e os achados podem variar. Características específicas de imagem são descritas abaixo e resumidas de acordo com a frequência no quadro, ao final da seção.

**ACHADOS DE TC.** Dependendo da quantidade de fibrose, as lesões da NSar podem apresentar-se levemente hiperdensas em relação ao parênquima cerebral na TC. Doença leptomeníngea pode sofrer realce na TC pós-contraste, lembrando tuberculose ou meningite. Massas com base dural são hiperdensas e apresentam realce forte e uniforme na TC pós-contraste.

Envolvimento da calvária e base do crânio pela sarcoidose é incomum. Lesões bem circunscritas em saca-bocado com margens sem esclerose podem ser vistas na TC com filtro óssea.

**ACHADOS DE RM.** As lesões da NSar são isointensas ao cérebro e hiperintensas ao LCS nas imagens ponderadas em T1. Os sulcos preenchidos com infiltrados leptomeníngeos podem aparecer apagados. Massas com base dural lembram meningiomas, e algumas grandes lesões apresentam uma fenda de LCS e vasos com o cérebro. Mais frequentemente, entretanto, o espaço subaracnoide é preenchido e a margem entre a lesão da sarcoidose e o cérebro torna-se indistinta.

A intensidade de sinal em T2 depende da quantidade de material fibrocolagenoso presente. As lesões durais de longa data são relativamente hipointensas. Infiltração do parênquima ao longo dos espaços perivasculares causam uma reação semelhante às vasculites com edema, efeito expansivo e hiperintensidade em T2/FLAIR.

O achado mais comum nas imagens ponderadas em T1 pós-contraste é o espessamento leptomeníngeo difuso ou nodular, visto entre um terço e metade dos casos **(Figs. 15-40 e 15-41)**.

Metade dos pacientes com NSar desenvolve doença parenquimatosa **(Figs. 15-42 e 15-43)**. Espessamento hipotalâmico e infundibular com intenso realce é visto em 5 a 10% dos casos. Massas com realce multifocal nodular ou infiltrados perivasculares mais difusos podem se desenvolver **(Fig. 15-44)**. Massas solitárias parenquimatosas ou

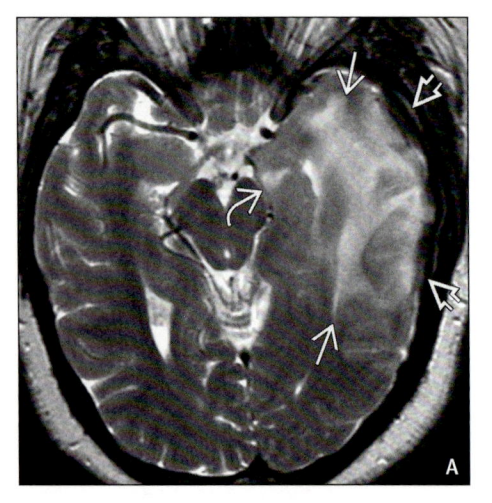

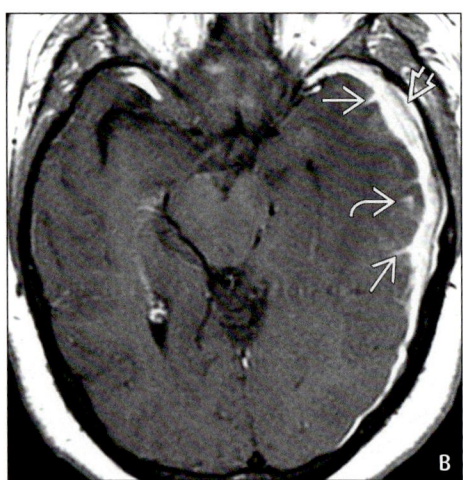

**15-42A** Imagem ponderada em T2 axial em paciente feminina de 44 anos com cefaleia de intensidade progressiva e diplopia demonstra extenso edema ➡ no lobo temporal que encontra-se aumentado e com sinais iniciais de herniação uncal ➡. Espessamento dural hipointenso é evidenciado ao logo da superfície cerebral na fossa craniana média ➡.
**15-42B** Imagem ponderada em T1 pós-contraste mostra importante espessamento e realce da dura-aracnoide ➡. Observe o envolvimento dos sulcos adjacentes ➡ com algum realce parenquimatoso ➡. 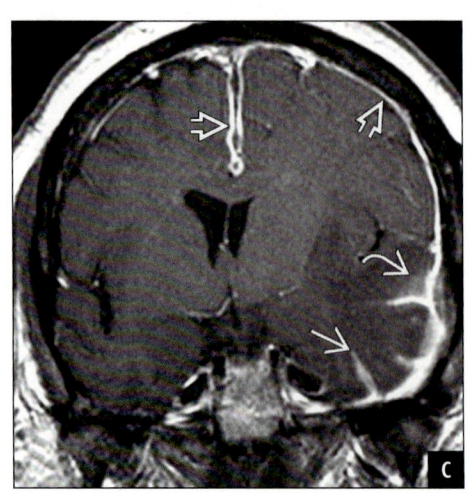 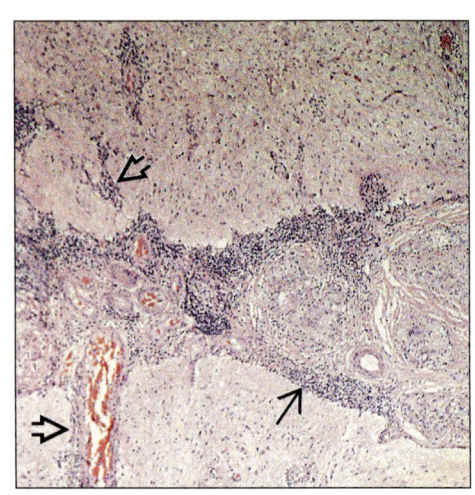
**15-42C** Imagem ponderada em T1 pós-contraste evidencia espessamento pial ➡. Espessamento extenso da dura-aracnoide ➡ é evidente nesta imagem, tanto quanto o realce do parênquima cerebral adjacente ➡. A biópsia demonstrou comprometimento cerebral pela neurossarcoidose.
**15-43** Fotomicrografia de outro caso demonstra infiltração pial extensa ➡ por granulomas sarcoides não caseosos. Observe a extensão através dos espaços perivasculares para o interior do parênquima cerebral ➡. (Cortesia de S. Aydin, MD.)

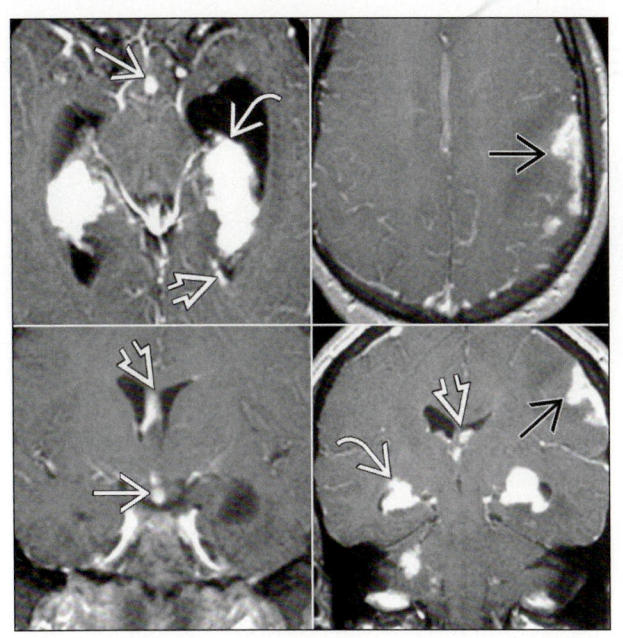

**15-44** Série de imagens ponderadas em T1 pós-contraste mostra envolvimento do infundíbulo ➡, plexo coroide ⇗, epêndima ➡ e meninges ➡ pela NS.

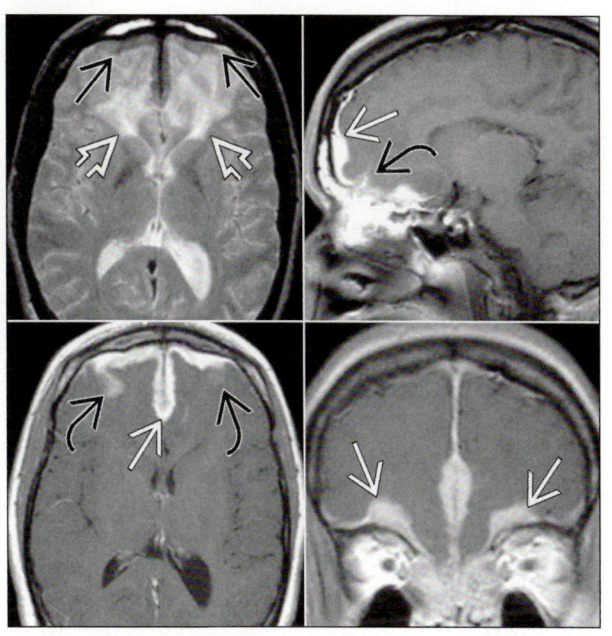

**15-45** NSar com espessamento hipointenso da dura-aracnoide na imagem ponderada em T2 ➡ e realce forte e uniforme ➡. Extensão parenquimatosa pelos espaços perivasculares causa edema ➡ e realce ⇗.

com base dural são menos comuns **(Figs. 15-44 e 15-45)**. Em casos raros, granulomas coalescentes formam uma lesão focal expansiva (NSar "tumefaciente") **(Fig. 15-46)**.

Outra manifestação da NSar é o espessamento solitário ou multifocal com realce de nervos cranianos **(Figs. 15-47 e 15-48)**, além de lesões com realce nos ventrículos e plexos coroides **(Fig. 15-44)**.

---

**NEUROSSARCOIDOSE: IMAGEM**

**Mais comum**
- Realce leptomeníngeo linear/nodular
  - Predileção pelas cisternas da base
- Lesões parenquimatosas com realce
  - Espessamento com realce do hipotálamo, hipófise e haste hipofisária
  - Lesões infiltrativas perivasculares
- Espessamento/realce de nervos cranianos
  - Qualquer nervo pode ser envolvido
  - Mais comum no nervo facial e nos nervos ópticos

**Menos comum**
- Massas solitárias ou múltiplas com base dural
  - Podem ser difusas, em placa
  - Lesões focais, pequenas
- Hiperintensidades em T2/FLAIR focais/difusas
- Hidrocefalia

**Raro, mas importante**
- Lesões parenquimatosas "tumefacientes"
- Lesões de aspecto expansivo nos plexos coroides

---

## Diagnóstico diferencial

O diagnóstico diferencial da NSar depende da localização da lesão. A **meningite** – especialmente a tuberculosa – pode parecer muito com o comprometimento das cisternas da base pela NSar. A **meningite carcinomatosa** também pode lembrar a NSar.

O diagnóstico diferencial de NSar com base dural inclui **meningioma**, **linfoma** e **pseudotumor inflamatório idiopático**, enquanto NSar com envolvimento hipotalâmico/infundibular/hipofisário pode lembrar **histiocitose** ou **hipofisite** linfocítica.

NSar com lesões parenquimatosas coalescentes pode simular **linfoma primário do SNC** ou **metástases**, enquanto lesões com realce multifocal podem lembrar **esclerose múltipla**, **metástases** e **linfoma intravascular**. O diagnóstico diferencial de envolvimento solitário ou multifocal de nervos cranianos é amplo e inclui infecção, doença desmielinizante e neoplasia.

## Pseudotumores inflamatórios idiopáticos

Os pseudotumores inflamatórios idiopáticos (PII) são lesões incomuns que podem ser quase iguais de neoplasias "reais". Os PIIs são agregados celulares não neoplásicos benignos, também conhecidos como paquimeningite hipertrófica idiopática, granuloma de plasmócitos e tumor miofibroblástico inflamatório.

Os PIIs foram descritos em praticamente todos sistemas do corpo. Eles podem afetar qualquer parte do SNC, porém, em geral, são lesões com base meníngea isoladas

**442** Infecção, inflamação e doenças desmielinizantes

**15-46A** Séries de imagens que mostram neurossarcoidose "tumefaciente" diagnosticada em estudos de imagem pré-operatórios como neoplasia. Imagem ponderada em T1 axial em um homem de 45 anos com síncope, tontura, convulsões e dificuldade de longa data na memória de curto prazo não demonstra anormalidade significativa.
**15-46B** Imagem ponderada em T2 do mesmo paciente demonstra uma lesão infiltrativa hiperintensa no lobo temporal direito ➡.

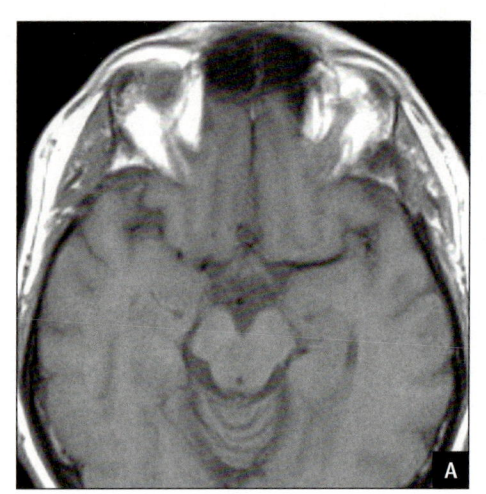

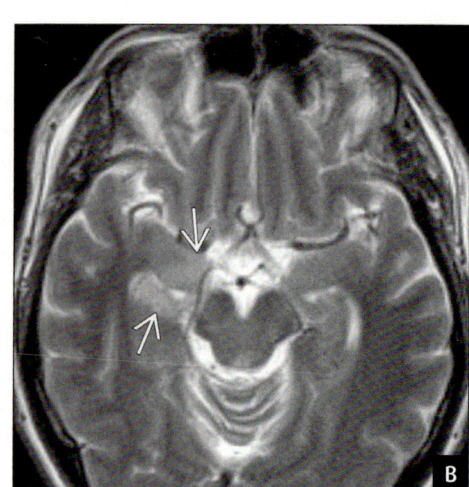

**15-46C** FLAIR no mesmo paciente mostra que a lesão ➡ envolve a maior parte do uncus e circunda o corno temporal do ventrículo lateral.
**15-46D** Imagem ponderada em T1 pós-contraste demonstra realce leve a moderado e irregular da lesão ➡. Observe que a haste hipofisária ➡ tem aspecto normal e não existe evidência de realce ou efeito expansivo em nenhuma outra topografia.

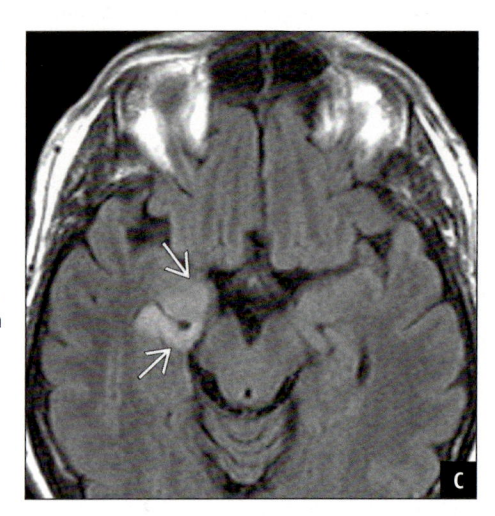

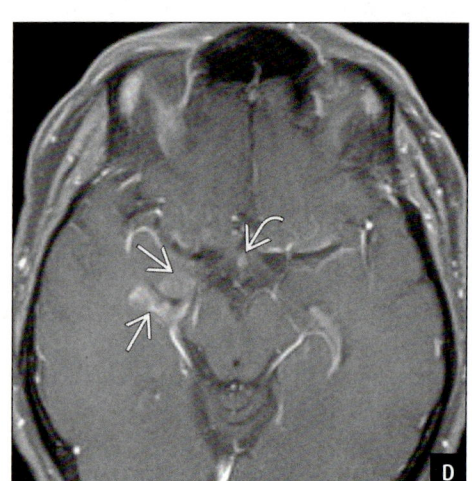

**15-46E** Imagem ponderada em T1 pós-contraste mostra o aspecto infiltrativo da lesão ➡.
**15-46F** Fotomicrografia em baixa ampliação corada com H&E do espécime ressecado mostra infiltração parenquimatosa extensa por granulomas não caseosos. Diagnóstico histológico isolado de neurossarcoidose.

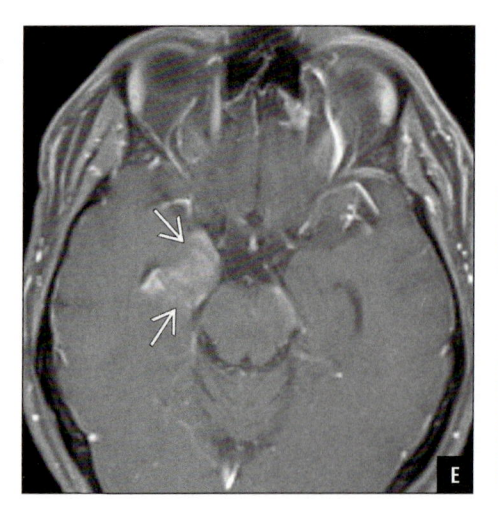

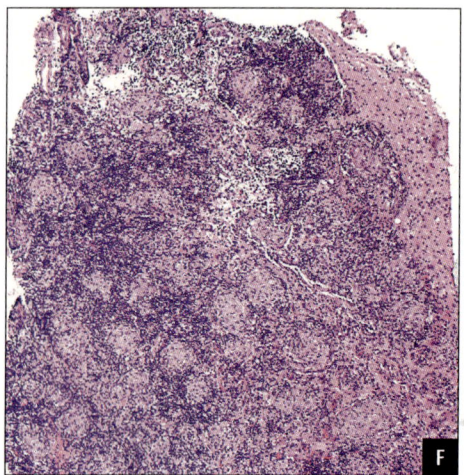

ou invasivas. Espessamento focal ou de aspecto expansivo da dura-aracnoide é o achado de imagem típico.

O diagnóstico diferencial da PII não invasiva inclui **meningioma** em placa e causas benignas não neoplásicas de espessamento da dura-aracnoide. **Neurossarcoidose, hipotensão intracraniana, cirurgia prévia, trombose de seio dural, hematoma subdural crônico** e resíduos de **meningite crônica** estão entre as principais entidades que causam esse aspecto não específico nos estudos de imagem.

Os PIIs invasivos comportam-se agressivamente e podem simular **neoplasia maligna** ou **infecção fúngica**. O diagnóstico definitivo requer biópsia, visto que não existem características de imagem patognomônicas. Os PIIs são discutidos com detalhe e extensivamente ilustrados no Capítulo 26.

## Polineuropatia desmielinizante inflamatória crônica

Um tipo raro de doença desmielinizante autoimune localizada, **polineuropatia desmielinizante inflamatória crônica** (PDCI), é caracterizada por episódios repetidos de desmielinização e remielinização com hipertrofia em "bulbo de cebola" dos nervos afetados.

A PDCI é caracterizada por envolvimento crônico progressivo ou recorrente simétrico sensitivo e motor. Clinicamente, no início, a doença é diagnosticada como síndrome de Guillain-Barré, encefalite de Bickerstaff ou esclerose múltipla.

Espessamento difuso com importante hiperintensidade em T2/STIR e realce leve a moderado de um ou mais nervos cranianos é a manifestação típica de imagem da PDCI **(Fig. 15-49)**. Focos de desmielinização parenquimatosa consistente com EM são comuns, mas nem sempre presentes.

O diagnóstico diferencial de imagem da PDCI inclui **neurossarcoidose** e infiltração de nervos cranianos secundário a **linfoma** ou **metástases**. **Esclerose múltipla, doença de Lyme** e **encefalomielite disseminada aguda** podem causar realce de nervo craniano, mas não causam importante aumento simétrico do nervo, característico da PDCI.

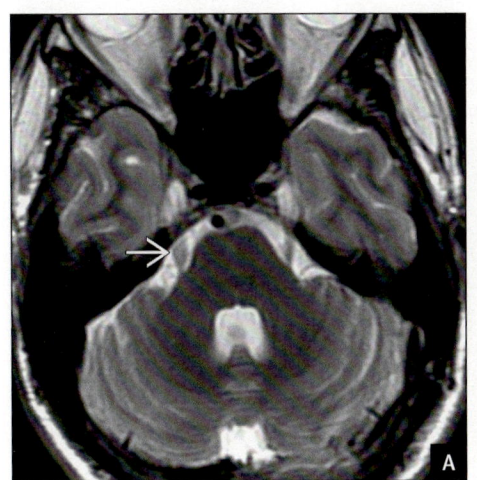

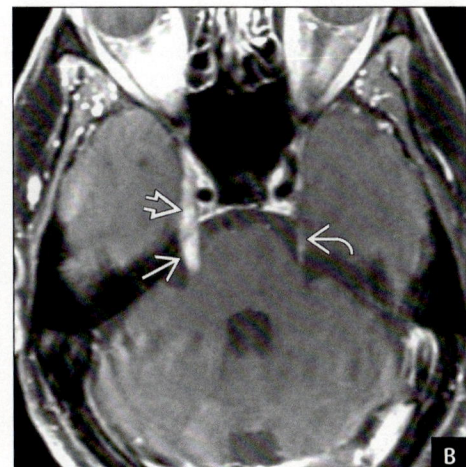

**15-47A** Homem de 50 anos com hipoestesia no território do NC V₂ à direita, cefaleia e diplopia. Níveis sérios da enzima conversora de angiotensina (ECA) eram elevados. Imagem ponderada em T2 axial mostra que o NC V se apresenta moderadamente espessado ➡.
**15-47B** Imagem ponderada em T1 pós-contraste mostra que o NC V sofre realce desde a emergência da raiz ➡ até o cavo de Meckel ➡. O NC V esquerdo também apresenta leve realce ➡. O paciente iniciou tratamento com esteroides; seis meses após, os nervos estavam normais. Diagnóstico presuntivo de neurossarcoidose. (Cortesia de P. Hildenbrand, MD.)

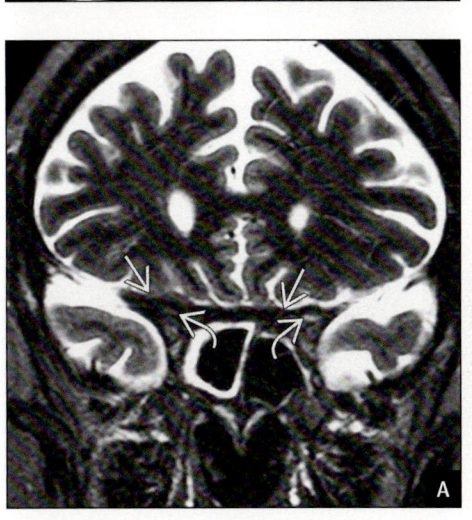

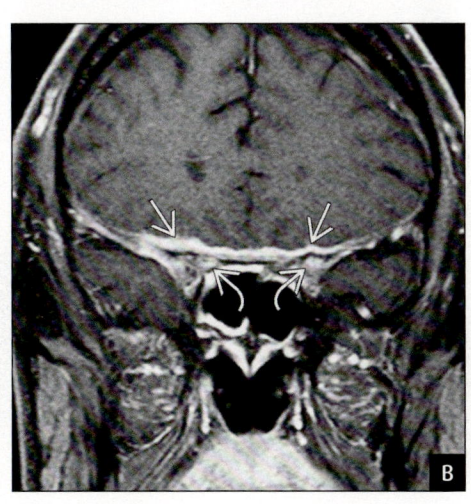

**15-48A** Imagem ponderada em T2 coronal com saturação de gordura em um homem de 50 anos com perda visual progressiva mostra espessamento dural com baixo sinal ➡ se estendendo do plano esfenoidal ao processo clinoide anterior. Ambos os nervos ópticos estão comprimidos ➡.
**15-48B** Imagem ponderada em T1 pós-contraste no plano coronal mostra importante realce ➡. Ambos os nervos ópticos mostram realce anormal ➡. Pseudotumor idiopático inflamatório provado por biópsia sem evidência de neoplasia, infecção ou granulomas não caseosos.

**444** Infecção, inflamação e doenças desmielinizantes

**15-49A** Polineuropatia desmielinizante inflamatória crônica (PDIC) em uma mulher de 23 anos com disfunção do nervo trigêmeo bilateralmente mostra espessamento fusiforme e importante hiperintensidade de sinal de ambos NCs V ➡ nesta imagem ponderada em T2 com saturação de gordura.

**15-49B** Imagem através do mesencéfalo e órbitas superiores no mesmo paciente mostra os nervos oftálmicos marcadamente hiperintensos e espessados ➡.

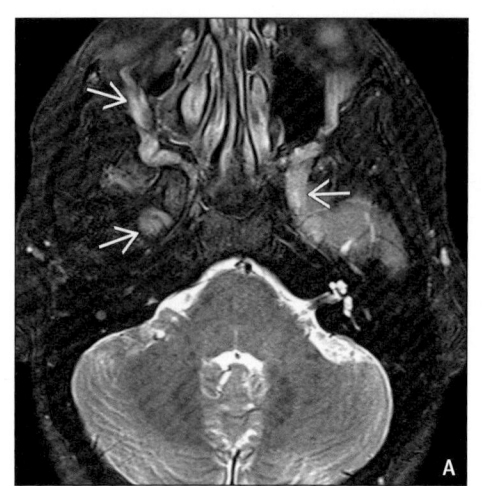

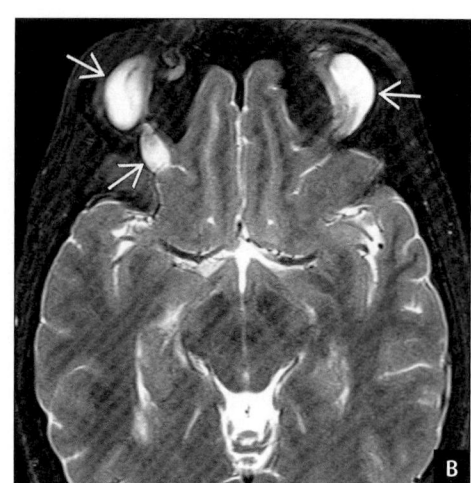

**15-49C** STIR coronal no mesmo paciente mostra aumento fusiforme de ambos os nervos mandibulares desde o cavo de Meckel até a face ➡.

**15-49D** STIR coronal através das órbitas mostra aumento maciço e assimétrico com alto sinal dos nervos oftálmicos ➡.

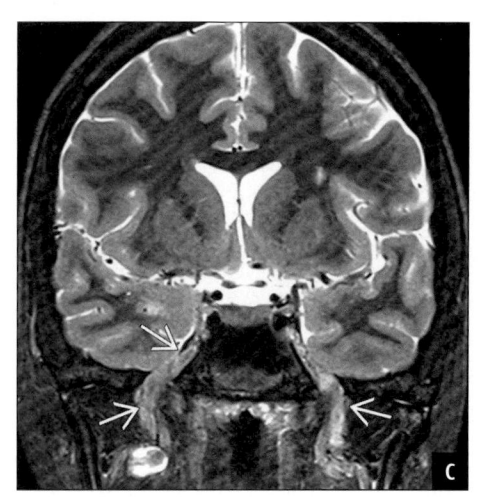

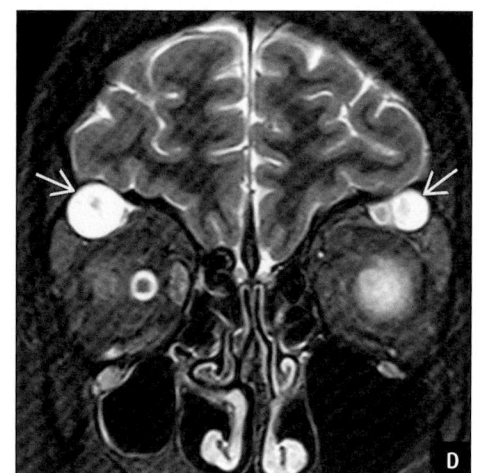

**15-49E** Imagem ponderada em T1 pós-contraste com saturação de gordura no plano coronal mostra moderado realce dos nervos trigêmeos espessados ➡.

**15-49F** Imagem ponderada em T1 pós-contraste com saturação de gordura no plano coronal demonstra realce leve a moderado de ambas as divisões oftálmicas do NC V ➡. O paciente foi diagnosticado com EM, mas nenhuma lesão cerebral foi identificada. PDIC do SNC foi confirmada na biópsia.

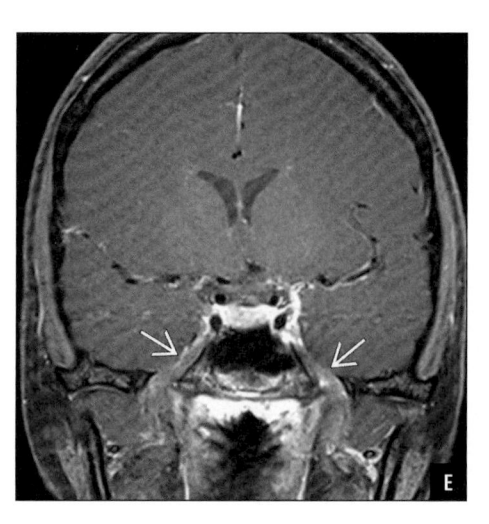

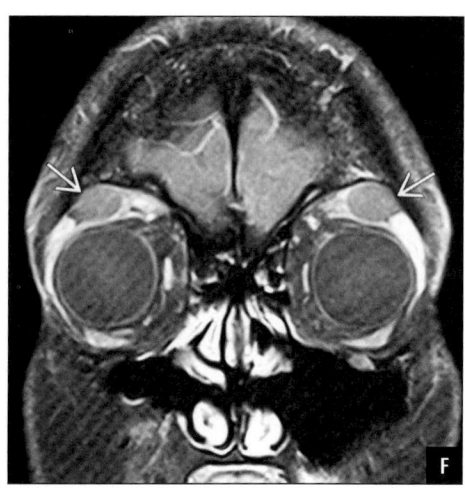

# Referências selecionadas

## Esclerose múltipla

- Balashov KE et al: Acute demyelinating lesions with restricted diffusion in multiple sclerosis. Mult Scler. Epub ahead of print, 2012
- Ceccarelli A et al: MRI in multiple sclerosis: a review of the current literature. Curr Opin Neurol. 25(4):402-9, 2012
- Chitnis T et al: Consensus statement: evaluation of new and existing therapeutics for pediatric multiple sclerosis. Mult Scler. 18(1):116-27, 2012
- Garaci FG et al: Brain hemodynamic changes associated with chronic cerebrospinal venous insufficiency are not specific to multiple sclerosis and do not increase its severity. Radiology. 265(1):233-9, 2012
- Granberg T et al: Radiologically isolated syndrome - incidental magnetic resonance imaging findings suggestive of multiple sclerosis, a systematic review. Mult Scler. Epub ahead of print, 2012
- Popescu BF et al: Meningeal and cortical grey matter pathology in multiple sclerosis. BMC Neurol. 12:11, 2012
- Salvi F et al: Venous angioplasty in multiple sclerosis: neurological outcome at two years in a cohort of relapsingremitting patients. Funct Neurol. 27(1):55-9, 2012
- Tillema J et al: Non-lesional white matter changes in pediatric multiple sclerosis and monophasic demyelinating disorders. Mult Scler. Epub ahead of print, 2012
- Flynn LC et al: Current thoughts on chronic cerebrospinal venous insufficiency in multiple sclerosis. Curr Opin Ophthalmol. 22(6):463-7, 2011
- Ghezzi A et al: Chronic cerebro-spinal venous insufficiency (CCSVI) and multiple sclerosis. Neurol Sci. 32(1):17-21, 2011
- Giorgio A et al: Cortical lesions in radiologically isolated syndrome. Neurology. 77(21):1896-9, 2011
- International Multiple Sclerosis Genetics Consortium: Genetic risk and a primary role for cell-mediated immune mechanisms in multiple sclerosis. Nature. 476(7359):214-9, 2011
- Polman CH et al: Diagnostic criteria for multiple sclerosis: 2010 revisions to the McDonald criteria. Ann Neurol. 69(2):292-302, 2011
- Ratcliffe MR et al: Demyelinating disorders of the adult central nervous system: a pictorial review of MR imaging findings. Neurographics 1(1):17-30, 2011

## Outras doenças neuroinflamatórias desmielinizantes

- Eckstein C et al: A differential diagnosis of central nervous system demyelination: beyond multiple sclerosis. J Neurol. 259(5):801-16, 2012

## Variantes da esclerose múltipla

- Kraus D et al: Schilder's disease: non-invasive diagnosis and successful treatment with human immunoglobulins. Eur J Paediatr Neurol. 16(2):206-8, 2012
- Mealy MA et al: Epidemiology of neuromyelitis optica in the United States: a multicenter analysis. Arch Neurol. 69(9):1176-80, 2012
- Talab R et al: Marburg variant multiple sclerosis - a case report. Neuro Endocrinol Lett. 32(4):415-20, 2011
- Wengert O et al: Images in clinical medicine. Baló's concentric sclerosis. N Engl J Med. 365(8):742, 2011
- Wang L et al: Balo's concentric sclerosis. Lancet. 376(9736):189, 2010
- Cañellas AR et al: Idiopathic inflammatory-demyelinating diseases of the central nervous system. Neuroradiology. 49(5):393-409, 2007
- Kavanagh EC et al: Diffusion-weighted imaging findings in Balo concentric sclerosis. Br J Radiol. 79(943):e28-31, 2006
- Benavente E et al: Neuromyelitis optica-AQP4: an update. Curr Rheumatol Rep. 13(6):496-505, 2011
- Matsuoka T et al: Reappraisal of aquaporin-4 astrocytopathy in Asian neuromyelitis optica and multiple sclerosis patients. Brain Pathol. 21(5):516-32, 2011
- Wingerchuk DM et al: Revised diagnostic criteria for neuromyelitis optica. Neurology. 66(10):1485-9, 2006

## Neuromielite óptica

- Dellavance A et al: Anti-aquaporin-4 antibodies in the context of assorted immune-mediated diseases. Eur J Neurol. 19(2):248-52, 2012
- Asgari N et al: A population-based study of neuromyelitis optica in Caucasians. Neurology. 76(18):1589-95, 2011
- Benavente E et al: Neuromyelitis Optica-AQP4: an update. Curr Rheumatol Rep. 13(6):496-505, 2011
- Matsuoka T et al: Reappraisal of aquaporin-4 astrocytopathy in Asian neuromyelitis optica and multiple sclerosis patients. Brain Pathol. 21(5):516-32, 2011
- Argyriou AA et al: Neuromyelitis optica: a distinct demyelinating disease of the central nervous system. Acta Neurol Scand. 118(4):209-17, 2008
- Wingerchuk DM et al: Revised diagnostic criteria for neuromyelitis optica. Neurology. 66(10):1485-9, 2006

## Síndrome de Susac

- Mateen FJ et al: Susac syndrome: clinical characteristics and treatment in 29 new cases. Eur J Neurol. 19(6):800-11, 2012
- Bienfang DC et al: Case records of the Massachusetts General Hospital. Case 24-2011. A 36-year-old man with headache, memory loss, and confusion. N Engl J Med. 365(6):549-59, 2011
- Bitra RK et al: Review of Susac syndrome. Curr Opin Ophthalmol. 22(6):472-6, 2011
- Demir MK: Case 142: Susac syndrome. Radiology. 250(2):598-602, 2009

## Desmielinização pós-infecciosa/pós-vacinal
### Encefalomielite disseminada aguda

- Parrish JB et al: Acuted disseminated encephalomyelitis. Adv Exp Med Biol. 724:1-14, 2012

- Zettl UK et al: Immune-mediated CNS diseases: a review on nosological classification and clinical features. Autoimmun Rev. 11(3):167-73, 2012
- Lim CC: Neuroimaging in postinfectious demyelination and nutritional disorders of the central nervous system. Neuroimaging Clin N Am. 21(4):843-58, viii, 2011

## Leucoencefalite hemorrágica aguda
- Kao HW et al: Value of susceptibility-weighted imaging in acute hemorrhagic leukoencephalitis. J Clin Neurosci. Epub ahead of print, 2012
- Borlot F et al: Acute hemorrhagic encephalomyelitis in childhood: Case report and literature review. J Pediatr Neurosci. 6(1):48-51, 2011
- Lann MA et al: Acute hemorrhagic leukoencephalitis: a critical entity for forensic pathologists to recognize. Am J Forensic Med Pathol. 31(1):7-11, 2010

## Doenças com características inflamatórias
### Neurossarcoidose
- Saidha S et al: Etiology of sarcoidosis: does infection play a role? Yale J Biol Med. 85(1):133-41, 2012
- Terushkin V et al: Neurosarcoidosis: presentations and management. Neurologist. 16(1):2-15, 2010
- Lury KM et al: Neurosarcoidosis--review of imaging findings. Semin Roentgenol. 39(4):495-504, 2004
- Smith JK et al: Imaging manifestations of neurosarcoidosis. AJR Am J Roentgenol. 182(2):289-95, 2004

## Pseudotumores inflamatórios idiopáticos
- Yavuzer D et al: Intracranial inflammatory pseudotumor: case report and review of the literature. Clin Neuropathol. 29(3):151-5, 2010

## Polineuropatia desmielinizante inflamatória crônica
- Kamm C et al: Autoimmune disorders affecting both the central and peripheral nervous system. Autoimmun Rev. 11(3):196-202, 2012
- Kale HA et al: Magnetic resonance imaging findings in chronic inflammatory demyelinating polyneuropathy with intracranial findings and enhancing, thickened cranial and spinal nerves. Australas Radiol. 51 Spec No, 2007
- Quan D et al: A 71-year-old male with 4 decades of symptoms referable to both central and peripheral nervous system. Brain Pathol. 15(4):369-70, 373, 2005

# Parte IV

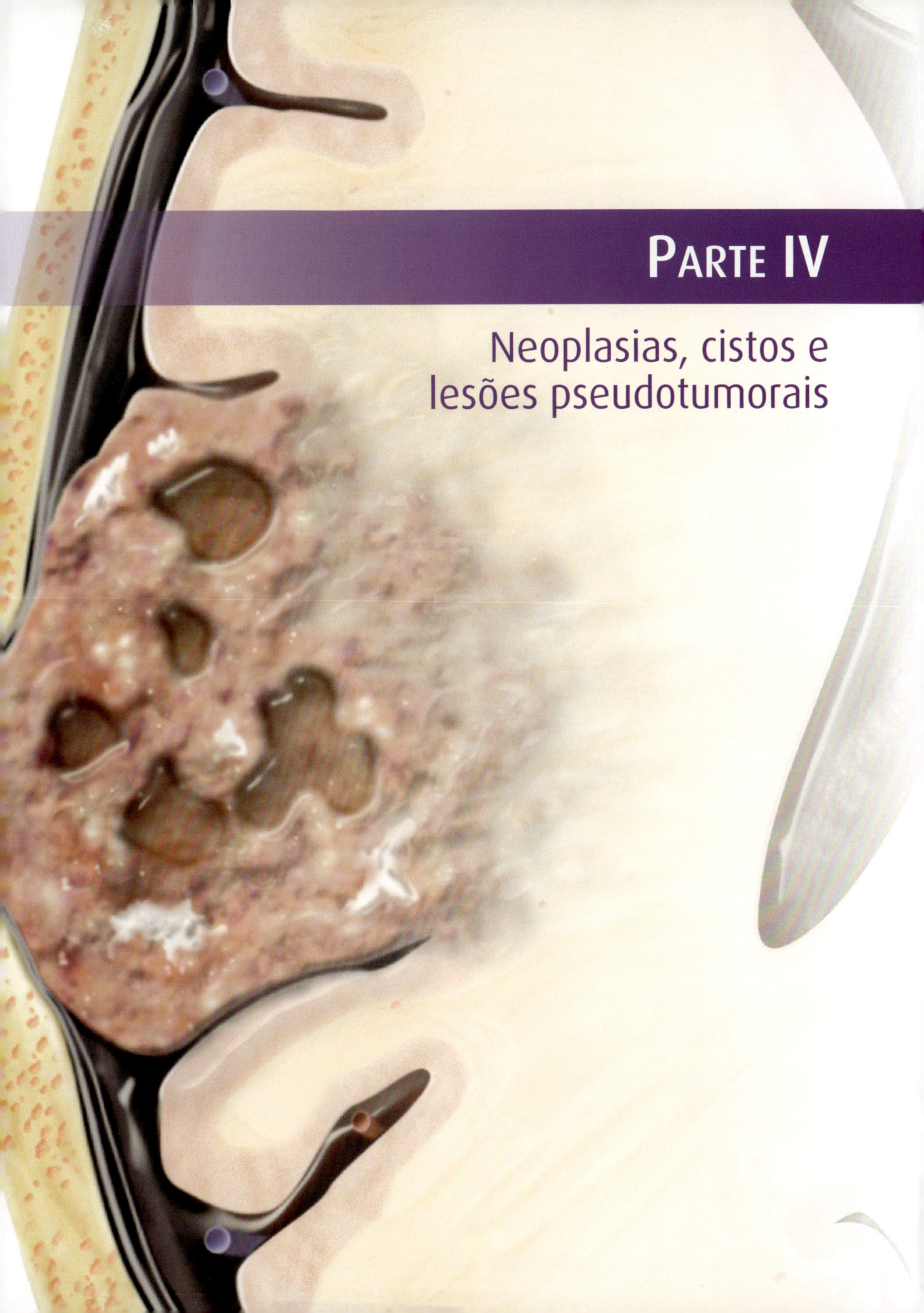

## Neoplasias, cistos e lesões pseudotumorais

# 16

# Introdução a neoplasias, cistos e lesões pseudotumorais

| | |
|---|---|
| Classificação e graduação das neoplasias do sistema nervoso central | 449 |
| Considerações gerais | 450 |
| Tumores do tecido neuroepitelial | 451 |
| Tumores meníngeos | 454 |
| Tumores dos nervos cranianos (e espinais) | 454 |
| Linfomas e tumores hematopoiéticos | 455 |
| Tumores de células germinativas | 456 |
| Tumores da região selar | 456 |
| Tumores metastáticos | 457 |
| Cistos intracranianos | 457 |
| Cistos extra-axiais | 457 |
| Cistos intra-axiais (parenquimatosos) | 457 |
| Cistos intraventriculares | 457 |

A classificação mais aceita das neoplasias cerebrais é patrocinada pela Organização Mundial da Saúde (OMS). Desde 1986, um grupo de neuropatologistas reconhecidos mundialmente tem sido convocado a cada sete anos para uma conferência de atualização editorial e de consenso sobre a classificação e graduação dos tumores cerebrais. Os resultados são publicados como a *Classificação de Tumores do Sistema Nervoso Central da OMS*.

A edição mais recente – a quarta – foi publicada em 2007 e é a versão utilizada neste texto (a quinta edição não está programada para publicação até 2014). Entre as edições, atualizações são publicadas na *Brain Pathology*, a revista oficial da Sociedade Internacional de Neuropatologistas.

Cada edição da classificação da OMS tem adicionado importantes novas entidades e redefinido ou esclarecido as já existentes. O conhecido tumor neuroepitelial disembrioplásico (DNET) foi codificado na edição de 1993. Dois novos tumores – o glioma coroide do terceiro ventrículo e o tumor teratoide/rabdoide atípico – foram adicionados em 2000.

A edição atual introduziu as mais extensas modificações até o momento, adicionando oito novas entidades tumorais e quatro novas variantes. Todas estão incluídas neste texto. Além disso, incluímos e discutimos brevemente as neoplasias descritas desde 2007 (p. ex., blastoma de hipófise e o tumor embrionário com neurópilo abundante e rosetas verdadeiras [TENARV]).

## Classificação e graduação das neoplasias do sistema nervoso central

Os tumores cerebrais podem ser classificados e graduados. As **classificações** tradicionalmente tentam alocar as neoplasias do sistema nervoso central (SNC) em categorias distintas com base nas similaridades histológicas entre as células tumorais e os constituintes normais ou embriológicos do sistema nervoso. A primeira classificação amplamente aceita de tumores cerebrais foi formulada por Bailey e Cushing, em 1926. A maioria dos sistemas subsequentes – incluindo o sistema da OMS – são modificações dessa classificação.

As classificações formam a base lógica para a abordagem das neoplasias do SNC, apesar de suas deficiências e inconsistências. As classificações baseadas estritamente em critérios histológicos estão evoluindo de forma gradual para uma combinação de características genéticas e moleculares. Se a "assinatura" de um tumor já foi identificada, é referenciada neste texto.

A **graduação** histológica é um meio de predizer o comportamento biológico dos tumores e é um importante guia para as decisões terapêuticas. Embora muitos diferentes esquemas de graduação tenham sido propostos, o sistema da OMS é o mais aceito e utilizado. A maioria dos tumores recebeu graduações da OMS e códigos da Classificação Internacional das Doenças Oncológicas (CID-O), porém um número de outros tumores – em especial aqueles recentemente definidos – permanecem sem graduação ou receberam apenas códigos provisórios.

**Tabela 16-1** Tumores do tecido neuroepitelial

| Neoplasia | Grau | Neoplasia | Grau |
|---|---|---|---|
| **ASTROCITÁRIOS** | | **OUTROS NEUROEPITELIAIS** | |
| Astrocitoma pilocítico | I | Astroblastoma | N/A |
| Astrocitoma pilomixoide | II | Glioma cordoide do terceiro ventrículo | II |
| Astrocitoma subependimário de células gigantes | I | Glioma angiocêntrico (ANET) | I |
| Xantoastrocitoma pleomórfico | II | | |
| Astrocitoma difuso | II | **NEURONAIS E GLIONEURONAIS MISTOS** | |
| Astrocitoma anaplásico | III | Gangliocitoma | I |
| Glioblastoma multiforme | IV | Ganglioglioma | I |
| Gliossarcoma | IV | GDI/AID | I |
| Gliomatose cerebral | III | DNET | I |
| | | Neurocitoma central | II |
| **OLIGODENDROGLIAIS** | | Neurocitoma extraventricular | II |
| Oligodendroglioma | II | Liponeurocitoma cerebelar | II |
| Oligodendroglioma anaplásico | III | Paraganglioma (medula) | I |
| Oligoastrocitoma | II-III | Tumor glioneural papilar | I |
| | | Tumor glioneuronal formador de rosetas | I |
| **EPENDIMÁRIOS** | | | |
| Subependimoma | I | **REGIÃO DA PINEAL** | |
| Ependimoma mixopapilar | I | Pineocitoma | I |
| Ependimoma | II | TPPDI | II-III |
| Ependimoma anaplásico | III | Pineoblastoma | IV |
| | | TPRP | II-III |
| **PLEXO COROIDE** | | | |
| Papiloma de plexo coroide | I | **EMBRIONÁRIO** | |
| Papiloma de plexo coroide atípico | II | Meduloblastoma | IV |
| Carcinoma de plexo coroide | III | PNET | IV |
| | | AT/RT | IV |

AT/RT, tumor teratoide/rabdoide atípico; GID/AID, ganglioglioma ou astrocitoma infantil desmoplásico; DNET, tumor neuroepitelial disembrioplásico; N/A, tumor do sistema nervoso central com classificação não atribuída pela Organização Mundial da Saúde; PNET, tumor neuroectodérmico primitivo; TPPDI, tumor do parênquima pineal com diferenciação intermediária; TPRP, tumor papilar da região da pineal. *(Adaptada de Louis DN et al: World Health Organization Classification of Tumours of the Central Nervous System. 4th ed. Lyon, France: IARC Press, 2007.)*

## Considerações gerais

As neoplasias do SNC são divididas em tumores primários e metastáticos, cada um representando cerca de metade de todos os tumores cerebrais. As neoplasias primárias são divididas em seis categorias principais. De longe, a maior delas é a dos "tumores do tecido neuroepitelial" **(Tab. 16-1)**, seguida pelos tumores meníngeos. Os tumores dos nervos cranianos e espinais, bem como os linfomas e as neoplasias hematopoiéticas, são grupos menos comuns, porém importantes.

Neste texto, agruparemos duas categorias de neoplasias primárias do SNC pela localização. Assim, os tumores da região da pineal e os tumores de células germinativas (os quais são principalmente, porém não exclusivamen-

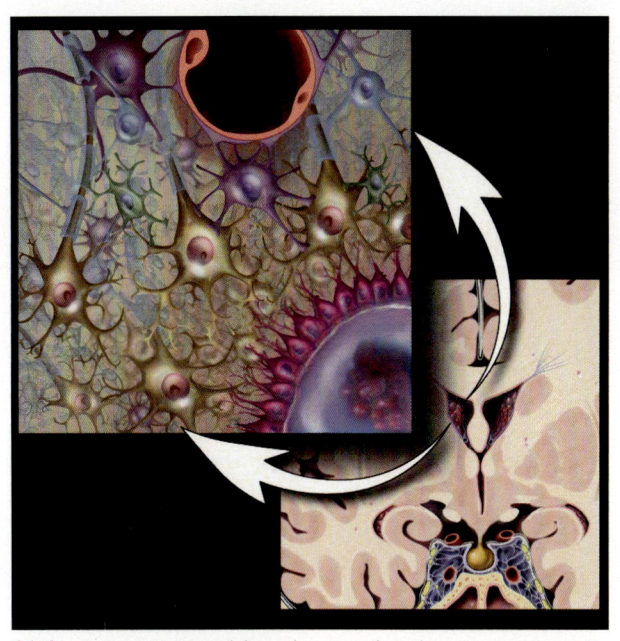

**16-1** Os constituintes celulares do neurópilo incluem os astrócitos, oligodendrócitos, neurônios, micróglia, plexo coroide e células ependimárias. Acreditava-se que cada tipo celular sofria transformação maligna, originando uma neoplasia correspondente.

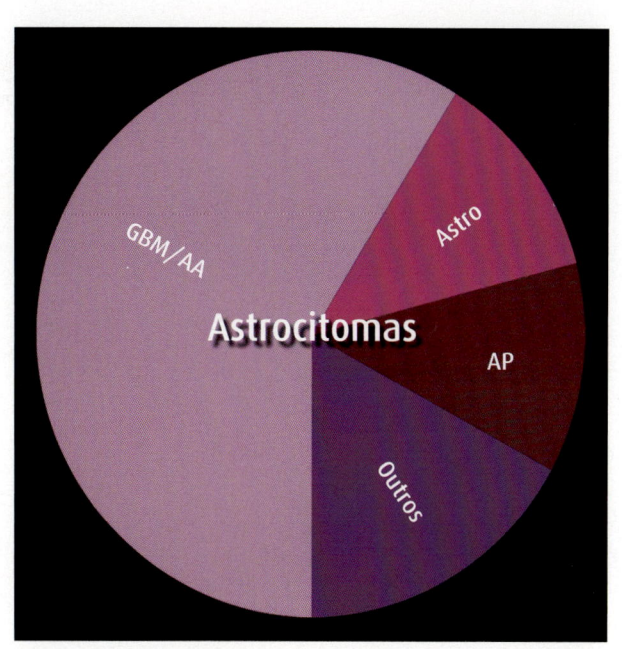

**16-2** Os astrocitomas formam o maior grupo de tumores primários do cérebro. Mais da metade são astrocitoma anaplásicos (AA) (grau III da Organização Mundial da Saúde [OMS]) e glioblastoma multiforme (GBM) (grau IV da OMS). Os astrocitomas (grau II) e os astrocitomas pilocíticos (AP) representam cerca de um terço de todos os casos.

te, encontrados na região da pineal), são considerados em conjunto. Os tumores da região selar são, da mesma forma, discutidos como um grupo.

A classificação atual da OMS também inclui síndromes tumorais familiais como a neurofibromatose tipos 1 e 2, complexo da esclerose tuberosa, doença de von Hippel-Lindau e Li-Fraumeni. Abordaremos cada um na última parte deste texto, juntamente com as malformações congênitas.

### Tumores do tecido neuroepitelial

Os tumores do tecido neuroepitelial são uma enorme categoria e, portanto, são divididos em vários subtipos distintos de tumores, cada um correspondente a um componente específico do neurópilo. Os constituintes do neurópilo são os neurônios e as células gliais, com as últimas estando em número muito maior do que os primeiros.

As neoplasias gliais constituem um dos grupos mais heterogêneos de tumores cerebrais. Tumores com origem de células gliais foram originalmente chamados de "gliomas" (devido à suposta derivação a partir das células gliais *glue-like*). O termo atual mais acurado é tumor "neuroepitelial" ou "neuroectodérmico", refletindo a origem a partir das células precursoras do sistema nervoso.

Começaremos nossa discussão sobre os tumores neuroepiteliais com uma revisão geral da gênese tumoral, fazendo em seguida breves considerações a respeito de cada subgrupo principal de tumor, começando com os astrocitomas.

### Origem dos tumores neuroepiteliais

O neurópilo contém vários subtipos de células gliais: astrócitos, oligodendrócitos, células ependimárias e células ependimárias modificadas que formam o plexo coroide. No passado, acreditava-se que cada subtipo dava origem a um tipo específico de "glioma". Nessa visão bastante simplista, os astrócitos anormais eram considerados a origem dos astrocitomas, os oligodendrogliomas se originavam dos oligodendrócitos, e etc. (**Fig. 16-1**).

Uma mudança de paradigma no nosso entendimento das origens dos cânceres ocorreu nos últimos anos. Acredita-se que muitas – se não a maioria – das neoplasias primárias do parênquima cerebral originam-se de células-tronco neurais (CTN) pluripotenciais. Essas CTNs persistem em duas áreas do cérebro pós-natal: a zona subventricular – região localizada sob o epêndima dos ventrículos cerebrais – e o giro denteado do hipocampo (**Fig. 16-3**).

A neurogênese e a gliogênese normais continuam ao longo da vida. As CTNs do cérebro possuem alta taxa de proliferação e, portanto, são propensas ao surgimento de erros genéticos. Quando essas células-tronco cerebrais sofrem mutação, elas se tornam células progenitoras tumorais (células-tronco tumorais) que podem gerar neoplasias fenotipicamente diversas.

As **células-tronco tumorais** possuem a capacidade de proliferação contínua e autorrenovação. Elas são inerentemente resistentes a drogas e a toxinas, o que pode explicar a baixa resposta que muitos tumores cerebrais

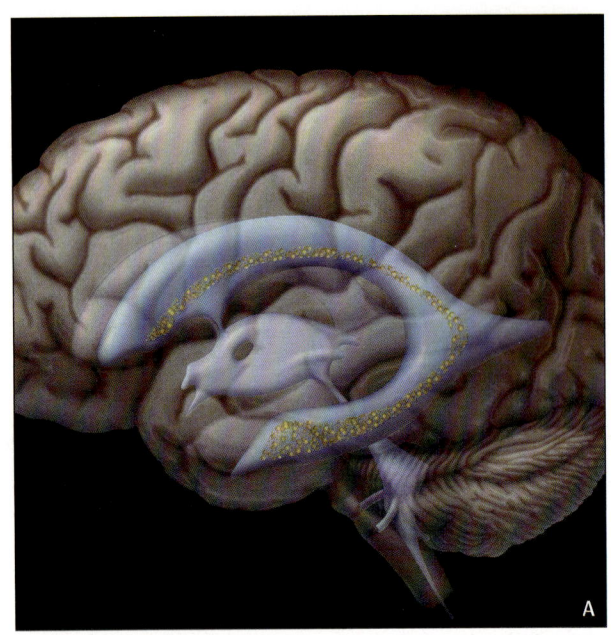

**16-3A** Ilustração sagital retrata as células-tronco neurais em amarelo, demonstradas originando-se da zona subventricular sob o epêndima dos ventrículos laterais.

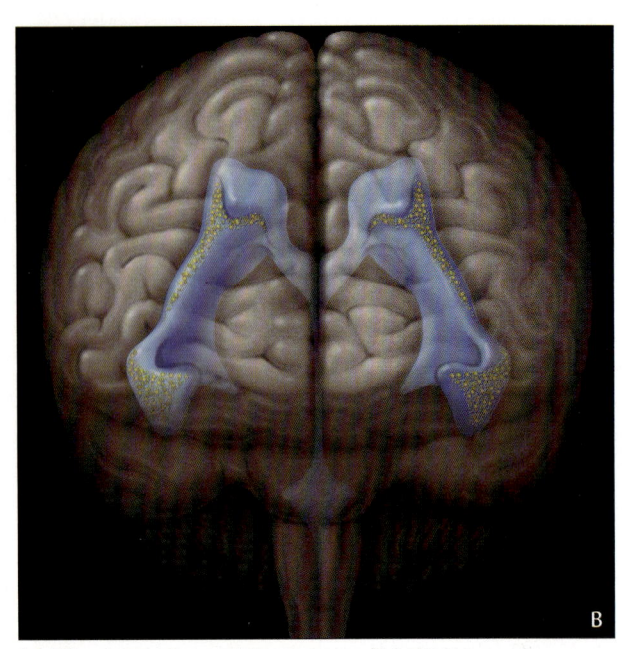

**16-3B** Ilustração coronal demonstra as células-tronco neurais nas zonas subventriculares de ambos os ventrículos laterais.

malignos apresentam às terapias oncológicas convencionais e não específicas (i.e., radioterapia e quimioterapia).

Estudos recentes mostram que outros fatores também podem contribuir para o desenvolvimento de tumores neuroepiteliais. O **microambiente estromal do cérebro** influencia a formação e o crescimento tumoral por meio de interações célula-célula e célula-matriz.

As vias moleculares responsáveis pela proliferação, invasão, angiogênese e transformação anaplásica dos tumores também parecem contribuir. A identificação dessas vias fornece importantes fatores prognósticos e preditivos para guiar o tratamento. Por exemplo, fatores pró-angiogênicos, como o fator de crescimento do endotélio vascular (VEGF) e o estado de metilação do gene promotor da metilguanina-metiltransferase (MGMT), estão se tornando determinantes progressivamente importantes no tratamento dos glioblastomas.

Os **mecanismos "epigenéticos"** envolvem alterações hereditárias na expressão gênica que não são acompanhadas de alterações na sequência do DNA. Por exemplo, microRNAs são importantes reguladores do crescimento e da diferenciação no desenvolvimento. Assinaturas de expressão de microRNA geneticamente distintas, lembrando as da glia radial, precursores oligoneuronais, precursores neuronais, precursores do neuroepitélio/crista neural e precursores astrocitários, podem desempenhar um papel-chave na oncogênese quando alterados.

No futuro, os tumores poderão ser classificados de acordo com os seus perfis moleculares e assinaturas genéticas. Entretanto – ao menos neste momento – os tumores neuroepiteliais mantêm sua tradicional classificação histológica, conforme discutido abaixo.

## Astrocitomas

Há muitos tipos e subtipos histológicos de astrocitomas. Os astrocitomas podem ser localizados (e em geral se comportarem de modo mais benigno) ou difusamente infiltrativos, com uma tendência inerente à degeneração maligna.

Os tumores astrocíticos mais localizados são menos comuns do que os astrocitomas difusamente infiltrativos **(Fig. 16-2)**. Dois dos tumores localizados, o astrocitoma-pilocítico (AP) e o astrocitoma subependimário de células gigantes (ASCG), são designados neoplasias de grau I da OMS. Nenhum deles apresenta tendência à progressão maligna, embora uma variante do AP, o astrocitoma pilomixoide, possa se comportar de forma mais agressiva.

Os astrocitomas mais comuns são neoplasias difusamente infiltrativas nas quais não há bordas discerníveis entre o tumor e o tecido cerebral normal (embora o tumor possa parecer delimitado nos exames de imagem). O grau mais baixo de astrocitoma infiltrativo difuso é chamado de "astrocitoma difuso", e é designado grau II da OMS. O astrocitoma anaplásico (AA) é grau III, e o glioblastoma multiforme (GBM) é uma neoplasia de grau IV. Todos os astrocitomas difusamente infiltrativos possuem uma tendência inerente à progressão maligna. *Note que não existem astrocitomas difusamente infiltrativos de grau I.*

A idade do paciente possui um efeito significativo no tipo e na localização da neoplasia **(Figs. 16-4 e 16-5)**. Isso é verdadeiro para os astrocitomas. Os astrocitomas em adultos tendem a ser malignos (p. ex., AA, GBM) e a afetar os hemisférios cerebrais. Por outro lado, APs são tumores de crianças e adultos jovens. Eles são comuns no

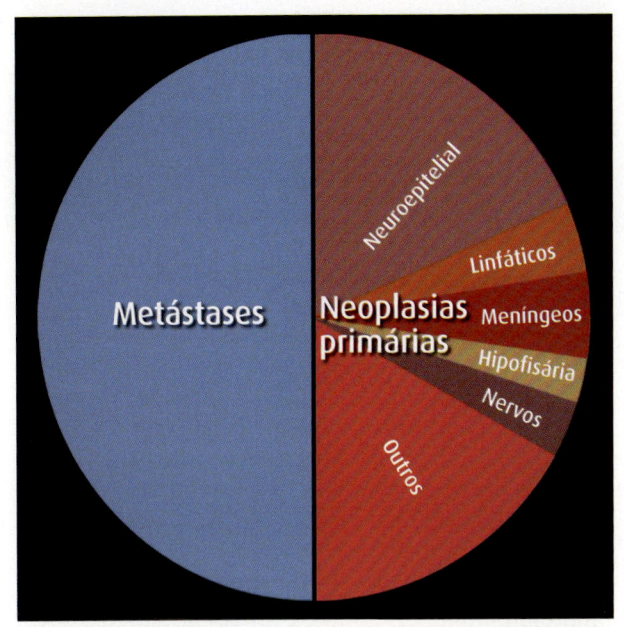

**16-4** Gráfico demonstrando a prevalência relativa dos tumores cerebrais em adultos. Praticamente metade são metástases de neoplasias sistêmicas; a outra metade são neoplasias primárias.

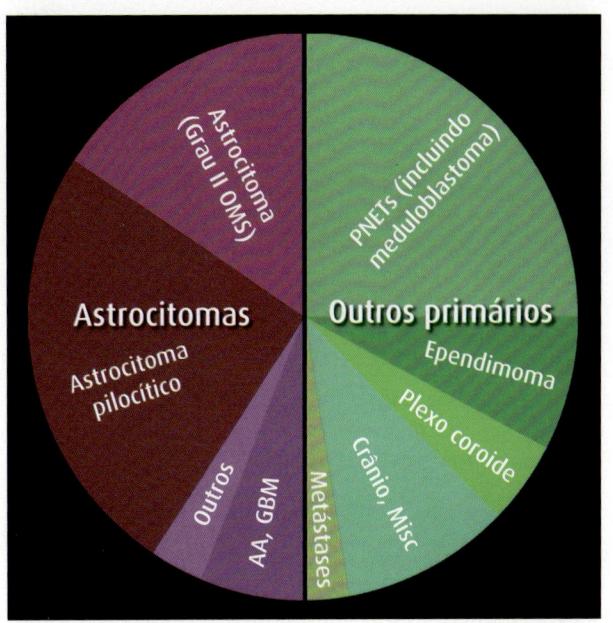

**16-5** Gráfico demonstrando a prevalência relativa de tumores cerebrais em crianças. Metástases, astrocitoma anaplásico (AA) e glioblastoma multiforme (GBM) são raros. Astrocitoma pilocítico e tumor neuroectodérmico primitivo (PNET) são mais comuns em comparação a adultos.

cerebelo e nas circunjacências do terceiro ventrículo, porém raramente ocorrem nos hemisférios.

## Neoplasias gliais não astrocíticas

Oligodendrogliomas, ependimomas, neoplasias gliais histologicamente mistas (mais comumente oligodendroglioma misturado à astrocitoma) e tumores de plexo coroide são todos considerados neoplasias gliais não astrocíticas.

**TUMORES OLIGODENDROGLIAIS**. Os tumores oligodendrogliais variam de neoplasias de grau II da OMS difusamente infiltrativas, porém relativamente bem diferenciadas (oligodendrogliomas), a oligodendrogliomas anaplásicos (grau III). Oligodendrogliomas podem estar misturados com elementos astrocíticos ou de outra natureza. Os gliomas mistos são graduados de acordo com o elemento mais anaplásico, o qual é geralmente o componente astrocítico.

Para determinação do tratamento, entretanto, o perfil molecular (deleção do 1p, 19q) é mais importante do que as características histológicas do oligodendroglioma.

**TUMORES EPENDIMÁRIOS**. Os tumores variam entre os graus I a III da OMS. O subependimoma, uma neoplasia de comportamento benigno de adultos de meia-idade e mais velhos que ocorre nos cornos frontais dos ventrículos laterais e no quarto ventrículo, é um tumor de grau I da OMS. O ependimoma mixopapilar, um tumor de adultos jovens e de meia-idade que é quase exclusivamente encontrado no cone medular, na cauda equina e no filum terminal da medula, também é grau I.

O ependimoma, em geral um tumor de crescimento lento de crianças e de adultos jovens, é uma neoplasia de grau II da OMS que pode se originar em qualquer local do sistema ventricular e no canal central da medula. Ependimomas infratentoriais, em geral, surgindo no interior do quarto ventrículo, ocorrem de forma mais predominante em crianças. Ependimomas supratentoriais são mais comuns nos hemisférios cerebrais do que nos ventrículos laterais, e costumam ser tumores de crianças jovens. Ependimomas anaplásicos são biologicamente mais agressivos, possuem pior prognóstico e são designados neoplasias grau III da OMS.

Cada um desses ependimomas, embora histologicamente similares, é diferente em seu desenvolvimento e em suas alterações moleculares, possuindo mutações genéticas específicas identificáveis.

**TUMORES DE PLEXO COROIDE**. Os tumores de plexo coroide são neoplasias papilares intraventriculares derivadas das células epiteliais dos plexos coroides. Quase 80% dos tumores de plexo coroide são encontrados em crianças e são um dos tumores cerebrais mais comuns na faixa etária inferior a 3 anos.

Os tumores de plexo coroide foram divididos em papilomas de plexo coroide (PPC), os quais são tumores grau I, e carcinomas de plexo coroide (CaPC), designados grau II da OMS. Os PPCs são 5 a 10 vezes mais comuns do que os CaPCs. Ambos podem disseminar difusamente através do líquido cerebrospinal (LCS), portanto todo o neuroeixo deve ser investigado antes da intervenção cirúrgica.

A classificação de 2007 da OMS reconheceu um novo grau intermediário de tumor de plexo coroide. Esses tumores foram designados "papilomas atípicos de plexo coroide" (PAPC), e são considerados neoplasias grau II.

**OUTROS TUMORES NEUROEPITELIAIS.** Neoplasias neuroepiteliais raras incluem astroblastoma, glioma coroide do terceiro ventrículo e o glioma angiocêntrico.

## Tumores neuronais e glioneuronais mistos

Os tumores neuroepiteliais com células gangliônicas, neurócitos diferenciados ou células neuroblásticas pouco diferenciadas são característicos desse grupo heterogêneo.

As neoplasias de células gangliônicas (gangliocitoma, ganglioglioma), ganglioglioma ou astrocitoma infantil desmoplásico (GID/AID), neurocitoma (central e a variante extraventricular recentemente descrita), tumor neuroepitelial disembrioplásico, tumor glioneuronal papilar, tumor glioneuronal formador de rosetas (do quarto ventrículo) e o liponeuroblastoma cerebelar estão incluídos.

## Tumores da região da pineal

As neoplasias da região da pineal representam menos de 1% de todas as neoplasias intracranianas e podem ser tumores de células germinativas ou do parênquima da pineal. Os tumores parenquimatosos da pineal são menos comuns do que os tumores de células germinativas. As neoplasias de células germinativas ocorrem em outros locais intracranianos, porém são abordadas juntamente com as neoplasias parenquimatosas da pineal.

O pineocitoma é um tumor parenquimatoso da pineal, bem delimitado e de crescimento muito lento, geralmente encontrado em adultos. Os pineocitomas são neoplasias grau I da OMS. O pineoblastoma é um tumor embrionário primitivo altamente maligno mais encontrado em crianças. Muito agressivos e associados à disseminação liquórica precoce, os pineoblastomas são neoplasias grau IV da OMS.

Um tumor recentemente descrito, o tumor do parênquima pineal com diferenciação intermediária (TPPDI), é intermediário em malignidade e foi adicionado à classificação da OMS. Os TPPDIs são neoplasias de grau II ou III da OMS. Muitos pineocitomas "agressivos" provavelmente seriam os reclassificados como TPPDIs de acordo com os novos critérios. Outra neoplasia recentemente descrita, o tumor papilar da região da pineal (TPRP), é um raro tumor neuroepitelial de adultos. Nenhuma graduação formal da OMS foi ainda designada, porém os TPRPs são classificados de forma provisória como neoplasias grau II ou III da OMS.

## Tumores embrionários

O grupo de tumores embrionários inclui o meduloblastoma, os tumores neuroectodérmicos primitivos (PNET) e os tumores teratoides/rabdoides atípicos (AT/RTs). Todos são tumores altamente malignos e invasivos, de grau IV da OMS e mais comuns em crianças jovens.

## *Tumores meníngeos*

Os tumores meníngeos são a segunda maior categoria de neoplasias primárias do SNC. Eles são divididos em meningiomas e em tumores mesenquimais não meningoteliais (i.e., tumores que *não* são meningiomas). Hemangiopericitomas, hemangioblastomas e lesões melanocíticas também são considerados parte do grupo de tumores meníngeos **(Tab. 16-2)**.

## Meningiomas

Os meningiomas surgem das células meningoteliais (aracnoides). A maioria está na dura, porém podem ocorrer em outras localizações (p. ex., plexo coroide dos ventrículos laterais).

Embora os meningiomas possuam muitos subtipos histológicos (p. ex., meningotelial, fibroso, psamomatoso), cada um com um código CID-O diferente, o esquema atual da OMS classifica-os de modo bastante simples. A maioria dos subtipos de meningioma é benigna, possui um baixo índice de recorrência e/ou crescimento agressivo, e são agrupados em conjunto como neoplasias grau I.

Os meningiomas atípicos, bem como as variantes cordoide e de células claras, são tumores de grau II da OMS. Os meningiomas anaplásicos (malignos), incluindo os tipos papilar e rabdoide, correspondem a grau III.

Tanto os meningiomas de grau II quanto os de grau III possuem maior probabilidade de recorrência e/ou comportamento agressivo. A classificação da OMS também nota que meningiomas de qualquer subtipo com um alto índice proliferativo e/ou invasão cerebral possuem uma maior probabilidade de comportamento agressivo.

## Tumores mesenquimais não meningoteliais

Tumores mesenquimais não meningoteliais tanto benignos quanto malignos podem se originar no SNC. A maioria corresponde a tumores de partes moles ou osso. Geralmente, podem ocorrer tanto tipos benignos quanto malignos (sarcomatosos). Lipomas e lipossarcomas, condromas e condrossarcomas, osteomas e osteossarcomas são exemplos.

O hemangiopericitoma (HPC) é um tumor altamente celular e muito vascular que quase sempre está junto à dura. HPCs são neoplasias grau II ou III da OMS.

O hemangioblastoma (HB) é uma neoplasia grau I, constituída de células estromais e inúmeros vasos sanguíneos pequenos. Ele ocorre esporadicamente e como parte da síndrome de Von Hippel-Lindau (SvHL).

As neoplasias melanocíticas primárias do SNC são raras. Elas surgem de melanócitos leptomeníngeos e podem ser difusas ou circunscritas, benignas ou malignas.

## *Tumores dos nervos cranianos (e espinais)*
### Schwannoma

Os schwannomas são tumores benignos e encapsulados da bainha nervosa constituídos de células de Schwann bem diferenciadas. Eles podem ser solitários ou múltiplos. Múltiplos schwannomas estão associados com neurofibromatose tipo 2 (NF2) e schwannomatose, uma síndrome caracterizada por múltiplos schwannomas, porém sem as outras características da NF2.

Tabela 16-2  Tumores meníngeos

| Neoplasia | Grau | Neoplasia | Grau |
|---|---|---|---|
| **MENINGOTELIAIS** | | **MESENQUIMAIS NÃO MENINGOTELIAIS** | |
| Meningioma | I | Lipoma | I |
| Meningioma atípico | II | Lipossarcoma | N/A |
| Meningioma anaplásico/maligno | III | Condroma | I |
| | | Condrossarcoma | N/A |
| **OUTROS RELACIONADOS** | | Osteoma | N/A |
| Hemangioblastoma | I | Osteossarcoma | N/A |
| | | Osteocondroma | N/A |
| **MELANOCÍTICOS PRIMÁRIOS** | | Hemangioma | I |
| Melanocitose difusa | N/A | Hemangiopericitoma | II-III |
| Melanocitoma | N/A | | |
| Melanoma maligno | N/A | | |
| Melanomatose meníngea | N/A | | |

N/A, tumor do sistema nervoso central com classificação não atribuída pela Organização Mundial da Saúde. (Adaptada de Louis DN et al: World Health Organization Classification of Tumours of the Central Nervous System. 4th ed. Lyon, France: IARC Press, 2007.)

Schwannomas intracranianos estão quase sempre associados a nervos cranianos (o NC VIII é o mais comum), porém às vezes ocorrem como lesões parenquimatosas. Schwannomas não sofrem degeneração maligna e, portanto, são designadas neoplasias de grau I da OMS **(Tab. 16-3)**.

## Neurofibroma

Os neurofibromas (NF) são tumores extraneurais, difusamente infiltrativos, constituídos de células de Schwann e fibroblastos. Neurofibromas solitários do couro cabeludo, múltiplos NFs ou NFs plexiformes ocorrem como parte da neurofibromatose tipo I. Os neurofibromas correspondem histologicamente ao grau I da OMS. Os neurofibromas plexiformes podem degenerar em tumores malignos das bainhas nervosas periféricas (TMBNP). Os TMBNPs são graduados em I a IV pela OMS, o mesmo sistema em três níveis usado para os sarcomas de partes moles.

## *Linfomas e tumores hematopoiéticos*

O linfoma primário do SNC e os tumores histiocíticos são as duas únicas entidades da OMS incluídas nessa categoria. Para a nossa discussão, incluímos neoplasias como leucemia e tumores de células plasmocitárias que refletem envolvimento secundário por doença sistêmica. Também são incluídos os distúrbios como granulomatose linfomatoide, doença linfoproliferativa pós-transplante (DLPT) e massas histiocíticas não neoplásicas pseudotumorais que podem acometer o SNC.

## Linfoma primário do SNC

O linfoma primário do SNC (LPSNC) é considerado um linfoma maligno extranodal que se origina no SNC. O LPSNC necessita ser distinguido do envolvimento secundário por linfoma sistêmico extracraniano.

Embora o LPSNC ocorra tanto em pacientes imunocompetentes quanto em imunocomprometidos, o sucesso da terapia antirretroviral nos pacientes com HIV/Aids e o aumento da sobrevida dos outros pacientes imunocomprometidos aumentou drasticamente a sua prevalência. Os LPSNC atualmente representam cerca de 4% de todas as neoplasias intracranianas.

O LPSNC pode ocorrer tanto como tumor parenquimatoso focal quanto intravascular, podendo ser único ou múltiplo e é mais observado nos hemisférios cerebrais. Mais de 95% dos LPSNCs são linfomas difusos de grandes células B.

## Leucemia

A leucemia é a forma mais comum de câncer na infância. Antes incomum, a prevalência de acometimento do SNC tem sido elevada, uma vez que os tratamentos mais efetivos aumentaram a sobrevida.

## Tumores histiocíticos

Os tumores histiocíticos são um grupo heterogêneo de tumores e lesões pseudotumorais pouco compreendidos. Uma ampla variedade de proliferações histiocíticas neoplásicas e não neoplásicas caracteriza esses distúrbios.

Tabela 16-3　Outros tumores

| Neoplasia | Grau | Neoplasia | Grau |
|---|---|---|---|
| **TUMORES DE NERVOS CRANIANOS E ESPINAIS** | | **TUMORES DA REGIÃO SELAR** | |
| Schwannoma | I | Craniofaringioma | I |
| Neurofibroma | I |     Adamantinomatoso | |
| TMBNP | II-IV |     Papilar | |
| | | Tumor de células granulares da neuro-hipófise | I |
| **TUMORES DE CÉLULAS GERMINATIVAS** | | Pituicitoma | I |
| Germinoma | II | Oncocitoma de células fusiformes da adeno-hipófise | I |
| Carcinoma embrionário | N/A | | |
| Tumor de saco vitelínico | N/A | **LINFOMA/HEMATOPOIÉTICO** | |
| Tumor misto de células germinativas | N/A | Linfoma maligno | N/A |
| Teratoma | N/A | Plamocitoma | N/A |
|     Teratoma maduro | | Leucemia/sarcoma granulocítico | N/A |
|     Teratoma imaturo | | | |
|     Teratoma com degeneração maligna | | | |

TMBNP, tumor maligno de bainha nervosa periférica; N/A, tumor do sistema nervoso central com classificação não atribuída pela Organização Mundial da Saúde. *(Adaptada de Louis DN et al: World Health Organization Classification of Tumours of the Central Nervous System. 4th ed. Lyon, France: IARC Press, 2007.)*

Alguns possuem comportamento relativamente benigno, outros são potencialmente fatais.

### Tumores de células germinativas

Os tumores de células germinativas (TCG) intracranianos são homólogos, morfológicos e imunofenotípicos de neoplasias germinais que se originam nas gônadas e nos sítios extragonadais. Cerca de 80 a 90% ocorrem em adolescentes. A maioria se encontra na linha média (região da pineal e circunjacente ao terceiro ventrículo).

Os germinomas são os TCGs intracranianos mais comuns. Os teratomas diferenciam-se nas linhagens ectodérmica, endodérmica e mesodérmica. Eles podem ser maduros, imaturos ou ocorrer como teratomas com transformação maligna. Outros TCGs incluem os tumores altamente agressivos de saco vitelínico, carcinomas embrionários e coriocarcinomas.

Os tumores de células germinativas são discutidos em detalhes juntamente com os tumores da região da pineal.

### Tumores da região selar

A região selar é uma das áreas anatomicamente mais complexas do cérebro. A classificação oficial da OMS sobre os tumores da região selar inclui o craniofaringioma e tumores raros, como o tumor de células granulares da neuro-hipófise, pituicitoma e oncocitoma de células fusiformes da adeno-hipófise.

A região selar contém muitas estruturas além do ducto craniofaríngeo e a haste hipofisária que podem originar as massas observadas nos exames de imagem. A mais comum dessas massas – o adenoma de hipófise – não faz parte da classificação da OMS, porém é incluído aqui, assim como as variantes (como a hiperplasia da hipófise) e as massas pseudotumorais não neoplásicas (p. ex., hipofisite e hamartoma hipotalâmico) que podem simular neoplasias.

### Adenoma de hipófise

Os adenomas de hipófise representam a maioria das massas selares/supraselares em adultos. Eles são classificados pelo tamanho em microadenomas (≤ 10 mm) e macroadenomas (≥ 11 mm).

### Craniofaringioma

O craniofaringioma é uma neoplasia benigna (grau I da OMS) e com frequência parcialmente cística, que é a neoplasia intracraniana não neuroepitelial mais comum em crianças. Ele apresenta uma distinta distribuição etária bimodal, sendo que o tipo adamantinomatoso cístico é mais observado em crianças e com um pico menor em adultos de meia-idade. O tipo papilar, menos comum é em geral sólido e encontrado quase exclusivamente em adultos.

### Outros tumores da região selar

O tumor de células granulares da neuro-hipófise, também chamado de coristoma, é um raro tumor de adultos que se origina no infundíbulo. Os pituicitomas são neoplasias gliais de adultos que frequentemente surgem no interior do infundíbulo. O oncocitoma de células fusiformes da adeno-hipófise é uma neoplasia oncocítica não endócrina. Todos esses tumores raros são de grau I da OMS. O diagnóstico é, em geral, histológico, uma vez que a distinção entre cada um desses tumores e entre outros tumores de adultos, como o macroadenoma, pode ser problemática.

### Tumores metastáticos

As neoplasias metastáticas representam quase metade de todos os tumores do SNC. No Capítulo 27, discutiremos as "muitas faces" da doença metastática para o SNC, bem como o intrigante tópico das síndromes paraneoplásicas.

As síndromes neurológicas paraneoplásicas (SNP) são raras disfunções do sistema nervoso em pacientes com câncer que não são decorrentes de metástases ou efeitos locais de um tumor. SNPs clássicas com anticorpos "onconeurais" e várias encefalites paraneoplásicas recentemente descritas são incluídas no Capítulo 27.

## Cistos intracranianos

Os cistos são achados comuns nos exames de neuroimagem e, para fins de discussão, foram incluídos nesta parte do texto. Embora nosso foco sejam as neoplasias, os cistos não neoplásicos do SNC algumas vezes podem ser confundidos com tumores cerebrais "reais" e com frequência são considerados nos diagnósticos diferenciais de lesões expansivas em localizações anatômicas específicas.

Deste modo, faremos uma abordagem aos cistos intracranianos baseada em características anatômicas e radiológicas. Aqui a consideração-chave não é a histopatologia da parede do cisto (como nas neoplasias cerebrais), e sim a localização anatômica.

As quatro questões-chave anatômicas a serem realizadas diante do diagnóstico de imagem de um cisto intracraniano são: (1) o cisto é intra ou extra-axial? (2) ele é supra ou infratentorial? (3) ele está na linha média ou fora da linha média? (4) se o cisto é intra-axial, ele está no parênquima cerebral ou no interior dos ventrículos?

Enquanto muitos cistos podem ser encontrados em múltiplas localizações, cada tipo tem o seu local "preferido" (i.e., mais comum). As três principais localizações anatômicas são os espaços extra-axiais (incluindo o couro cabeludo e o crânio), o parênquima cerebral e os ventrículos.

### Cistos extra-axiais

Este é o segundo maior grupo de cistos não neoplásicos. O capítulo sobre cistos não neoplásicos aborda-os primeiramente, começando pelo crânio e couro cabeludo, prosseguindo interiormente para a aracnoide. Os importantes, porém incomuns, "cistos associados a neoplasias", que são observados circunjacentes a tumores extra-axiais, como o macroadenoma, meningioma e schannoma vestibular são, provavelmente, uma forma de cistos aracnoides. Cistos epidermoides e dermoides também são incluídos nessa discussão.

### Cistos intra-axiais (parenquimatosos)

Os cistos parenquimatosos mais comuns são os espaços perivasculares alargados e os remanescentes do sulco hipocampal, seguidos pelos cistos porencefálicos (encefaloclásticos). Os cistos neurogliais – cistos parenquimatosos revestidos por cérebro gliótico não neoplásico – são relativamente incomuns.

### Cistos intraventriculares

Os cistos intraventriculares são menos comuns do que os cistos parenquimatosos. Os cistos intraventriculares mais comuns são os cistos do plexo coroide, os quais são quase sempre achados de forma incidental nos exames de imagem. Cistos coloides são o segundo tipo mais comum de cisto, porém é o mais importante a ser diagnosticado, uma vez que podem repentina e inexplicavelmente obstruir o forame de Monro. Pode ocorrer hidrocefalia obstrutiva aguda e até óbito.

## Referências selecionadas

- Osborn AG et al: The new World Health Organization Classification of Central Nervous System Tumors: what can the neuroradiologist really say? AJNR Am J Neuroradiol. 33(5):795-802, 2012

### Classificação e graduação das neoplasias do sistema nervoso central

#### Tumores do tecido neuroepitelial

- Faria CM et al: Epigenetic mechanisms regulating neural development and pediatric brain tumor formation. J Neurosurg Pediatr. 8(2):119-32, 2011
- Pollo B: Neuropathological diagnosis of brain tumours. Neurol Sci. 32 Suppl 2:S209-11, 2011
- Rahman M et al: The cancer stem cell hypothesis: failures and pitfalls. Neurosurgery. 68(2):531-45; discussion 545, 2011
- Vergani F et al: World Health Organization grade II gliomas and subventricular zone: anatomic, genetic, and clinical considerations. Neurosurgery. 68(5):1293-8; discussion 1298-9, 2011
- Moser JJ et al: The microRNA and messengerRNA profile of the RNA-induced silencing complex in human primary astrocyte and astrocytoma cells. PLoS One. 5(10):e13445, 2010

#### Tumores meníngeos

- Perry A et al: Meningiomas. In Louis DN et al: WHO Classification of Tumours of the Central Nervous System. Lyon, France: IARC Press. 163-86, 2007

#### Tumores dos nervos cranianos e espinais

- Jones NB et al: Prognostic factors and staging for soft tissue sarcomas: an update. Surg Oncol Clin N Am. 21(2):187-200, 2012

### Cistos intracranianos

- Osborn AG et al: Intracranial cysts: radiologic-pathologic correlation and imaging approach. Radiology. 239(3):650-64, 2006

# 17

# Astrocitomas

| Tumores astrocíticos localizados | 461 |
|---|---|
| Astrocitoma pilocítico | 462 |
| Astrocitoma pilomixoide | 467 |
| Astrocitoma subependimário de células gigantes | 468 |
| Xantoastrocitoma pleomórfico | 471 |
| Astrocitomas difusamente infiltrativos | 473 |
| Astrocitoma difuso de baixo grau | 473 |
| Gliomas pontinos intrínsecos difusos | 476 |
| Astrocitoma anaplásico | 478 |
| Glioblastoma multiforme | 481 |
| Gliossarcoma | 489 |
| Gliomatose cerebral | 490 |

Cerca de metade de todos os tumores cerebrais se origina das células gliais, provavelmente via suas células-tronco progenitoras. Quase 75% desses "gliomas" são astrocitomas. Astrocitomas compreendem o maior grupo de todas as neoplasias primárias do sistema nervoso central (SNC).

Os astrocitomas formam um diverso grupo de neoplasias, com muitos tipos e subtipos histológicos. Esses tumores fascinantes diferem em localização preferencial, pico de idade, manifestações clínicas, características morfológicas, comportamento biológico e prognóstico.

Neste capítulo, discutiremos todo o espectro patológico dos tumores astrocíticos, bem como suas características clínicas e seus achados nos exames de imagem. Para fins de discussão, astrocitomas são subdivididos em duas categorias gerais: um grupo relativamente "localizado" e de comportamento mais benigno, e um grupo "difusamente infiltrativo" biologicamente mais agressivo. A distinção é de certa forma arbitrária e imperfeita, uma vez que alguns astrocitomas "circunscritos" tornam-se mais agressivos e infiltram as estruturas adjacentes apesar de sua histologia de baixo grau.

Outros tumores, como xantoastrocitoma pleomórfico, ocupam uma posição intermediária. Entretanto, para fins de discussão, são incluídos no grupo localizado.

## Origem dos astrocitomas

Os astrocitomas foram denominados por sua suposta origem nas células estreladas – "astrócitos" – que formam o componente dominante do neurópilo (em muito maior número do que os neurônios). Anteriormente, assumiu-se que astrócitos poderiam sofrer tanto hiperplasia ("astrocitose reativa" não neoplásica) quanto transformação neoplásica.

Há crescente evidência de que astrocitomas *não* se originam da transformação neoplásica dos astrócitos maduros normais. Em vez disso, astrocitomas são provavelmente derivados de células-tronco neurais (CTN) que foram estimuladas por diferentes oncogenes. Supressão tumoral p53-dependente insuficiente associada à alta susceptibilidade oncogênica H-Ras tem sido sugerida como a origem da maior parte dos astrocitomas difusos, dos quais a maioria carrega mutações *TP53*.

Estudos recentes também mostraram que microRNAs são importantes reguladores do crescimento e da diferenciação celular. Assinaturas de microRNA geneticamente distintas têm sido identificadas em várias células precursoras, incluindo a glia radial, precursores oligoneuronais, precursores neuroepiteliais/crista neural e precursores astrocitários. O microRNA provavelmente possui papel-chave na oncogênese dos astrocitomas, bem como na de outras neoplasias malignas primárias do SNC.

## Classificação e graduação

Enquanto o estadiamento tumoral é utilizado para neoplasias nas outras partes do corpo, as neoplasias do SNC são classificadas em tipos específicos de tumores e então graduadas, uma medida da malignidade.

Até o momento, a classificação tumoral tem sido baseada nas características histológicas. Entretanto, o uso de perfil molecular vem se tornando cada vez mais comum e pode se tornar a base para a classificação tumoral e manejo do paciente.

**CLASSIFICAÇÃO.** Entre 10 e 15% dos astrocitomas apresentam crescimento lento, tendendo a permanecerem localizados e bem circunscritos. Esses astrocitomas geralmente seguem um curso clínico indolente. Somente dois subtipos de astrocitoma, o pilocítico e o astrocitoma subependimário de células gigantes, são considerados benignos. Às vezes, até mesmo essas neoplasias relativamente localizadas podem se comportar de maneira agressiva (ver a seguir).

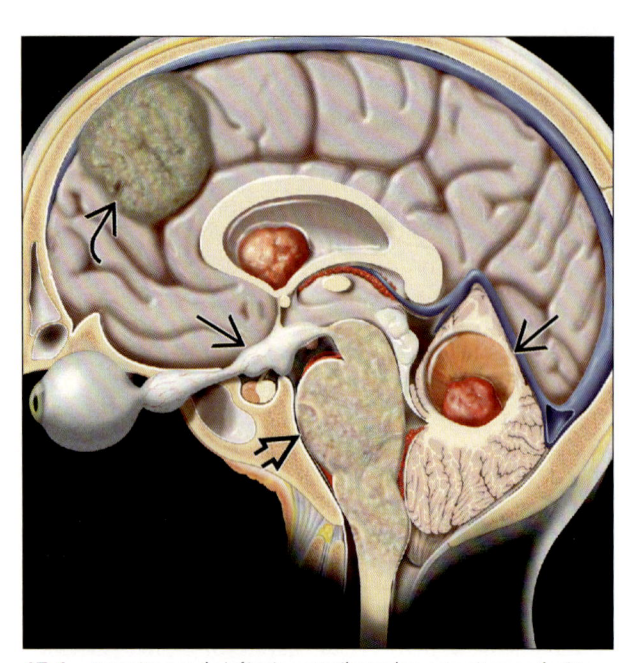

**17-1** Astrocitomas da infância estão ilustrados. Astrocitoma pilocítico é comum no cerebelo, hipotálamo/nervos ópticos ➔. Os tumores pontinos ➔ são tumores difusamente infiltrativos graus II a IV da OMS. Os astrocitomas hemisféricos ➔ são incomuns.

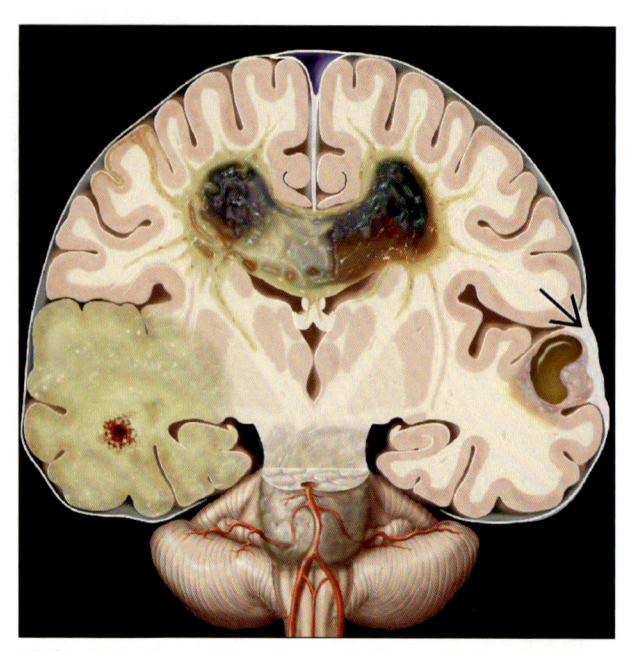

**17-2** Ilustração coronal mostra os astrocitomas clássicos do adulto. Astrocitoma de baixo grau (tronco do encéfalo), AA (lobo temporal), GBM (corpo caloso) e XAP com cisto e reação meníngea ➔ são mostrados.

A maioria dos astrocitomas cresce com mais rapidez e infiltra difusamente os tecidos adjacentes. Eles demonstram progressão inexorável e apresentam uma propensão a sofrer degeneração maligna. As variedades mais malignas – o glioblastoma multiforme e o astrocitoma anaplásico – representam bem mais da metade de todos os astrocitomas.

GRADUAÇÃO. Neste texto, seguiremos o sistema de graduação de astrocitomas da Organização Mundial da Saúde (OMS), designando-os de grau I a grau IV. Lesões grau I possuem baixo potencial proliferativo e os pacientes apresentam sobrevida relativamente longa. Ressecção cirúrgica isolada pode ser curativa, portanto, astrocitomas grau I raramente necessitam terapia adjuvante. Dois subtipos histológicos de astrocitomas – o pilocítico e o astrocitoma subependimário de células gigantes – são designados neoplasias grau I da OMS.

O maior grupo de astrocitomas é composto por tumores difusamente infiltrativos. Todos os astrocitomas difusamente infiltrativos são *pelo menos* grau II da OMS, e a maioria é de grau III ou IV. No sistema da OMS, não existe astrocitoma difuso grau I. Devido a sua intrínseca tendência a sofrer progressivas alterações genéticas e transformação maligna, a sobrevida média dos pacientes com astrocitomas grau II é inferior a 10 anos.

A graduação dos tumores astrocíticos difusamente infiltrativos deve basear-se nas áreas com anaplasia mais marcante. Tumores com atipia citológica isolada são designados grau II (i.e., astrocitoma difuso de baixo grau). Astrocitomas que apresentam anaplasia e atividade mitótica são tumores grau III (astrocitoma anaplásico). Se proliferação endotelial microvascular ("neovascularização") e necrose também estão presentes, a neoplasia é designada um astrocitoma grau IV (glioblastoma multiforme).

A distinção entre astrocitomas de grau II e grau III com base apenas nas características histológicas pode ser difícil. Neuropatologistas frequentemente adicionam uma medida de proliferação celular denominada índice proliferativo MIB-1 como uma estimativa suplementar para o subsequente comportamento biológico do tumor.

## Idade e localização dos astrocitomas

Há um efeito marcante da idade em subtipos dos astrocitomas e sua localização preferencial. Alguns astrocitomas (astrocitoma pilocítico) ocorrem quase exclusivamente em crianças, enquanto outros (glioblastoma multiforme) são mais comuns em adultos.

Há também uma forte preferência anatômica com certos astrocitomas ocorrendo mais em algumas localizações e menos em outras. Com algumas exceções, a maioria dos astrocitomas em crianças é um tumor localizado que ocorre primariamente na fossa posterior **(Fig. 17-1)**. A maioria dos astrocitomas do adulto é difusamente infiltrativa, supratentorial e localizada nos hemisférios cerebrais **(Fig. 17-2)**.

ASTROCITOMAS DA INFÂNCIA. Embora tumores cerebrais representem apenas 1 a 2% de todas as neoplasias, eles causam 20 a 25% dos cânceres em crianças entre 1 e 15 anos de idade. Astrocitomas representam quase metade de todas as neoplasias intracranianas nessa faixa etária.

*Recém-nascidos e lactentes.* Astrocitomas são muito raros em recém-nascidos e lactentes. Quando eles ocorrem nessa faixa etária, tendem a ser supratentoriais, em vez da localização infratentorial observada em crianças. Astrocitomas congênitos são neoplasias volumosas e malignas. O **glioblastoma multiforme** (GBM) é o astrocitoma congênito mais comum.

Uma rara variante do astrocitoma pilocítico, chamada **astrocitoma pilomixoide,** também pode estar presente em lactentes, em geral como uma grande massa hipotalâmica em forma de H que se estende lateralmente para um ou ambos os lobos temporais.

*Crianças.* A maioria dos astrocitomas da infância é um tumor localizado, como o **astrocitoma pilocítico** (OMS grau I) ou o **astrocitoma difusamente infiltrativo de baixo grau** (OMS grau II). Menos de 10% dos astrocitomas em crianças são malignos (graus III a IV).

O único outro astrocitoma grau I que costuma ocorrer em crianças é o **astrocitoma subependimário de células gigantes** (ASCG). ASCGs quase sempre ocorrem no contexto de esclerose tuberosa (ET). Os ASCGs são quase exclusivamente encontrados nos ventrículos laterais próximos ao forame de Monro, anexados ao septo pelúcido.

Além dos tipos específicos de tumor, astrocitomas da infância possuem uma predileção particular por certas localizações anatômicas. Depois de 1 ou 2 anos, mais da metade é infratentorial; o cerebelo e o tronco encefálico são os locais mais comuns. Astrocitomas de cerebelo e placa tectal são astrocitomas pilocíticos, enquanto a maioria dos "gliomas" do tronco encefálico são astrocitomas fibrilares difusamente infiltrativos (em geral graus II a III).

O segundo local mais comum para surgimento de astrocitomas em crianças é circunjacente ao terceiro ventrículo, hipotálamo e quiasma óptico. A maioria dos astrocitomas nessa localização é do tipo pilocítico, incluindo a rara variante, pilomixoide.

Os hemisférios cerebrais são o local menos comum para acometimento por astrocitomas em crianças. O astrocitoma mais observado nessa localização é o difusamente infiltrativo de baixo grau, o qual em geral é um tumor de crianças mais velhas e de adultos jovens. Astrocitomas pilocíticos hemisféricos ocorrem, porém são bastante raros.

ASTROCITOMAS EM ADULTOS JOVENS. O **astrocitoma difusamente infiltrativo** (OMS grau II) é a mais comum de todas as neoplasias primárias do SNC em pacientes com idade entre 18 e 30 anos. A maioria ocorre na substância branca (SB) hemisférica.

O **xantoastrocitoma pleomórfico** (XAP) é uma neoplasia grau II a III da OMS. XAPs são, em geral, tumores hemisféricos com base na cortical que se apresentam com epilepsia. XAPs são mais comuns em adultos jovens do que em crianças.

ASTROCITOMAS EM ADULTOS. Diferentemente dos astrocitomas em crianças, os astrocitomas em pacientes com idade maior do que 30 anos são supratentoriais e ocorrem primariamente nos hemisférios cerebrais. Astrocitomas difusamente infiltrativos são o tipo de tumor mais comum.

Em geral, quanto mais velho for o paciente, maior é o grau do tumor. Por exemplo, astrocitomas pilocíticos são raros em adultos. Astrocitomas anaplásicos (AA) e glioblastomas multiformes são muito mais comuns em adultos de meia-idade ou mais velhos do que os astrocitomas difusamente infiltrativos de baixo grau (grau II).

---

**IDADE E ASTROCITOMAS**

**Recém-nascido/lactente**
- Raros
- Supratentorial >> infratentorial
- Massas hemisféricas volumosas e malignas (GBM)
- Menos comum = astrocitoma pilomixoide

**Crianças/adultos jovens**
- Comuns
- Infratentorial > supratentorial
- Pilocítico > astrocitoma difusamente infiltrativo > astrocitoma subependimário de células gigantes (ASCG)
- Astrocitoma pilocítico
  - Cerebelo, quarto ventrículo > ponte, bulbo
  - Quiasma óptico/hipotálamo > tecto
  - AP hemiférico raro
- Astrocitoma difusamente infiltrativo
  - Baixo grau > alto grau
  - Tronco, hemisférios cerebrais > cerebelo
- ASCG
  - Procure por sinais de esclerose tuberosa
  - A maioria no/perto do forame de Monro

**Adultos de meia-idade e mais velhos**
- Quanto mais velho o paciente, mais maligno o astrocitoma
- GBM > anaplásico >> astrocitoma de baixo grau
- Em geral envolve a SB hemisférica
- Muito raros na fossa posterior

---

## Tumores astrocíticos localizados

Nesta seção, discutiremos os astrocitomas relativamente "localizados" ou circunscritos. Os astrocitomas localizados são menos comuns do que os astrocitomas difusamente infiltrativos.

Lembre-se que apenas dois astrocitomas localizados, o **astrocitoma pilocítico** (AP) e o **astrocitoma subependimário de células gigantes**, são designados como neoplasias OMS grau I. Os tumores do grau I da OMS não apresentam uma tendência inerente à progressão maligna. Metástases remotas são raras e, quando ocorrem, geralmente mantêm suas características histológicas primárias (i.e., grau I).

O **astrocitoma pilomixoide** (APilo), considerado por alguns neuropatologistas uma variante do AP rara, porém mais agressiva, é designado como uma neoplasia grau II da OMS. Devido à grande diferença no comportamento biológico, o APilo é discutido separadamente.

## Astrocitoma pilocítico

### Terminologia

O astrocitoma pilocítico, algumas vezes chamado de "astrocitoma pilocítico juvenil" ou "astrocitoma cerebelar cístico", é um glioma de pacientes jovens, bem circunscrito e de crescimento característico lento.

### Etiologia

A maioria dos pesquisadores acredita que o AP origina-se de uma célula astrocítica precursora ainda não identificada, provavelmente uma célula-tronco neural. Há uma associação sindrômica com a neurofibromatose tipo I (NF1) (15% dos pacientes com NF1 desenvolvem APs). Ao contrário dos astrocitomas difusamente infiltrativos, APs possuem uma prevalência muito baixa de mutações *TP53*.

### Patologia

LOCALIZAÇÃO. Os APs podem se originar em qualquer local do neuroeixo, porém possuem uma predileção distinta por alguns lugares. O cerebelo é a localização mais comum, representando cerca de 60% de todos os APs.

O segundo local mais comum é no interior e adjacente ao nervo/quiasma óptico e hipotálamo/terceiro ventrículo, os quais em conjunto representam entre um quarto e um terço de todos os APs. O terceiro local mais comum é a ponte e o bulbo. Os APs também podem ocorrer no tecto, onde podem causar estenose de aqueduto.

Os hemisférios cerebrais são uma localização descrita, porém incomum para aparecimento do AP. Quando eles ocorrem fora da fossa posterior, vias ópticas ou região suprasselar, os APs tendem a serem cistos com base na cortical com nódulo mural que em geral não encontram na superfície pial.

PATOLOGIA MACROSCÓPICA. Os APs são tumores bem delimitados e acinzentados que com frequência foram cistos intratumorais **(Fig. 17-3)**. As paredes da maioria dos cistos associados aos APs consistem em parênquima cerebral

**17-3** Ilustração mostra um típico astrocitoma pilocítico cerebelar com um nódulo tumoral de aparência vascular ⇒ e grande cisto não neoplásico. A parede do cisto consiste em parênquima cerebral comprimido, porém histologicamente normal ⇒.

**17-4A** Fotografia intraoperatória mostra um cisto de hemisfério cerebelar ⇒ que se encontra aberto por um afastador. A parede do cisto consiste em parênquima cerebral comprimido. Um nódulo avermelhado ⇒ é parcialmente observado.

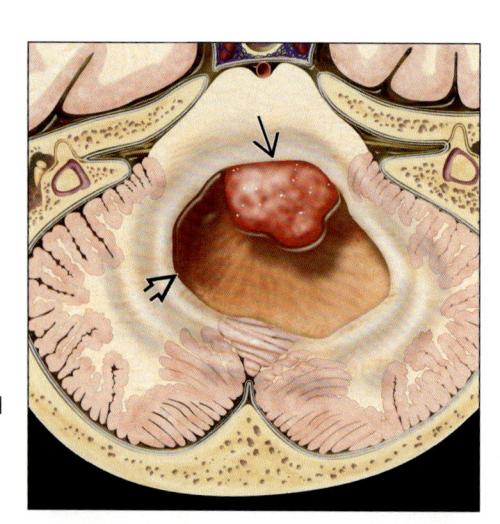

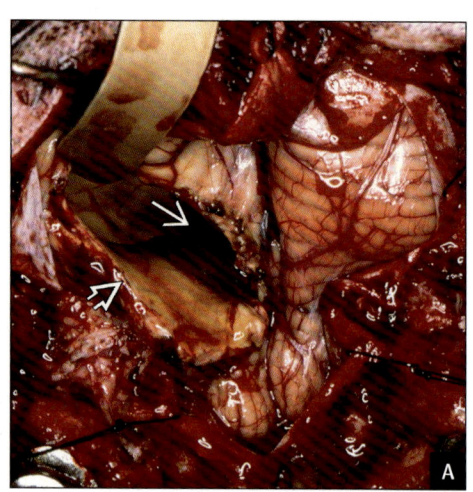

**17-4B** Patologia macroscópica do nódulo da parede do cisto no mesmo caso mostra uma massa bem delimitada e de aparência bastante vascular anexada à parede. (Cortesia de R. Hewlett, MD.)

**17-5** Os APs são caracterizados por células bipolares fibrilares ou com aspecto de fio de cabelo (pilocíticas), com longos e estritos processos. (Cortesia de P. Burger, MD.)

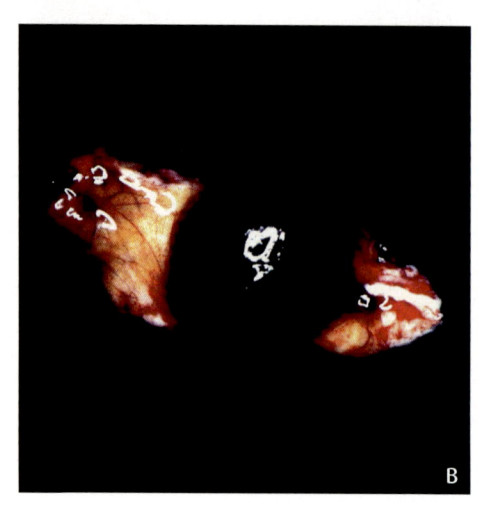

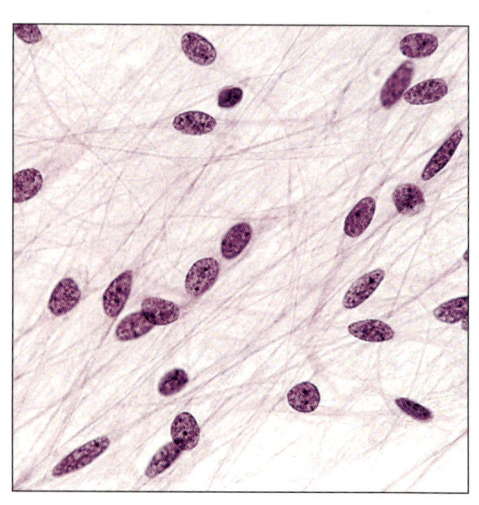

comprimido, porém de outra forma normal, com o elemento neoplásico confinado ao nódulo mural **(Fig. 17-4)**. O conteúdo do cisto costuma ser um líquido xantocrômico rico em proteínas.

APs macrocísticos são mais localizados no cerebelo e menos comuns nos hemisférios cerebrais.

APs mais infiltrativos sem formação de cistos são mais comuns nas vias ópticas (glioma de vias ópticas) e hipotálamo.

CARACTERÍSTICAS MICROSCÓPICAS. O achado clássico do AP é um padrão bifásico de duas populações distintas de astrócitos. O tipo dominante é composto por células bipolares compactas e de aspecto em fio de cabelo ("pilocíticas") com fibras de Rosenthal (inclusões citoplasmáticas elétron-densas positivas para proteína fibrilar glial ácida [GFAP]) **(Fig. 17-5)**. Entremeadas estão áreas hipocelulares fracamente texturizadas GFAP-negativas que contêm células multipolares com microcistos. A imuno-histoquímica com MIB-1 é menor do que 1%, indicando baixo potencial proliferativo.

Variantes anaplásicas raras do AP ocorrem em crianças, mas são mais comuns em adultos. Celularidade aumentada e atipias celulares com mais de cinco mitoses por campo de alta potência e um alto Ki-67 ou índice proliferativo MIB-1 são características que sugerem AP anaplásico. A expressão aumentada de L1CAM se correlaciona com o índice de Ki-67 e também está associada ao risco de recorrência.

ESTADIAMENTO, GRADUAÇÃO E CLASSIFICAÇÃO. AP é um tumor de grau I da classificação da OMS. Disseminação tumoral ocorre às vezes, porém é rara.

## Aspectos clínicos

EPIDEMIOLOGIA. O AP representa 5 a 10 % de todos os gliomas e é o tumor cerebral primário mais comum em crianças. Os APs respondem por quase 25% de todas as neoplasias do SNC e 85% dos astrocitomas nessa faixa etária.

DEMOGRAFIA. Mais de 80% dos APs ocorrem em pacientes com menos de 20 anos. O pico de incidência acontece nas crianças de "meia-idade" entre 5 e 15 anos. Não há predileção por gênero.

APRESENTAÇÃO. Os sintomas variam conforme a localização. APs cerebelares frequentemente se apresentam com cefaleia, náuseas matinais e vômitos, uma vez que hidrocefalia obstrutiva intraventricular é comum. Ataxia, perda visual e paralisias de nervos cranianos também ocorrem.

Os APs das vias ópticas apresentam-se com perda visual. Uma apresentação incomum do AP envolvendo o hipotálamo é a síndrome diencefálica, uma rara, porém potencialmente letal, causa de restrição do crescimento, apesar do consumo calórico adequado.

APs bulbares e pontinos são incomuns, mas em geral se apresentam com múltiplas paralisias de nervos cranianos.

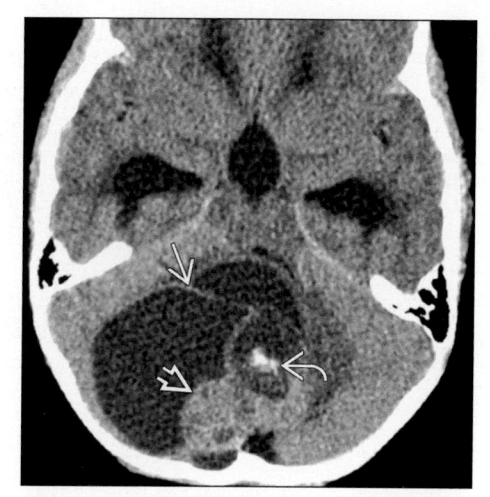

**17-6** TC sem contraste mostra um AP de fossa posterior com cistos ➔, nódulo tumoral sólido ➔, Ca++ ➔ e hidrocefalia obstrutiva associada.

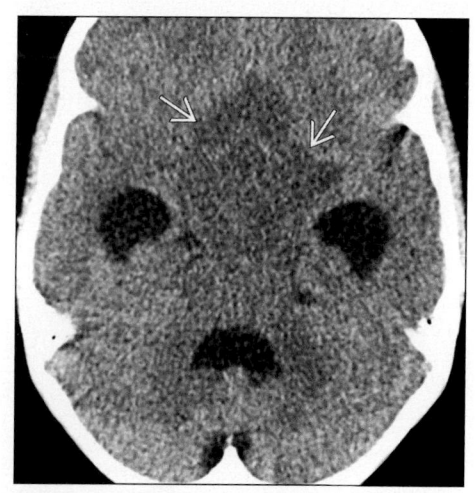

**17-7** TC sem contraste de AP de vias ópticas/hipotalâmico mostra uma massa suprasselar hipodensa com bordas de certa forma indefinidas ➔.

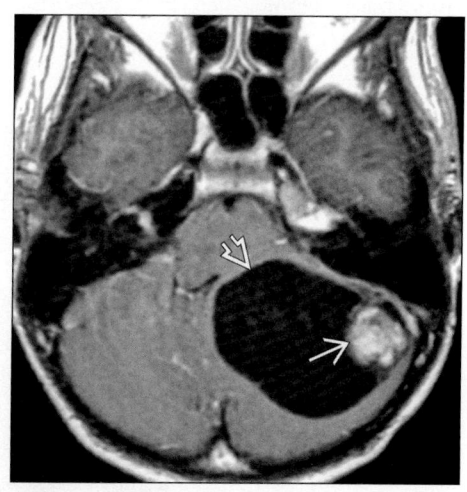

**17-8** Imagem ponderada em T1 pós-contraste mostra um AP clássico no cerebelo, com um nódulo mural com realce ➔, parede do cisto sem realce ➔ e pouco edema peritumoral.

**464** Neoplasias, cistos e lesões pseudotumorais

**17-9A** Imagem ponderada em T1 em uma menina de 7 anos com cefaleias matinais e vômitos mostra uma massa predominantemente sólida e discretamente hipointensa no quarto ventrículo ➡.
**17-9B** A massa é heterogeneamente hiperintensa em T2 ➡.

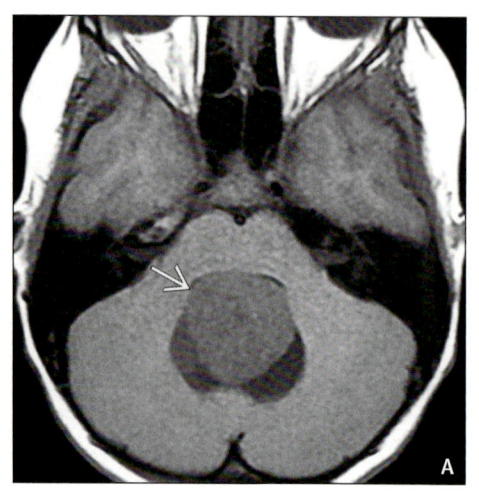

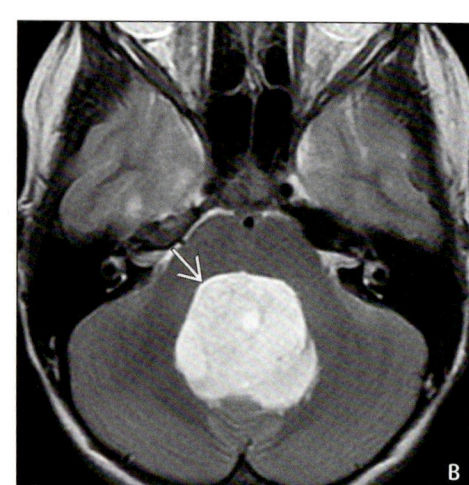

**17-9C** Imagem ponderada em T1 pós-contraste mostra realce intenso e levemente heterogêneo na porção sólida da massa ➡ com realce de borda ao redor de um pequeno cisto ➡.
**17-9D** A massa ➡ não mostra evidência de restrição à difusão na sequência de imagem em difusão.

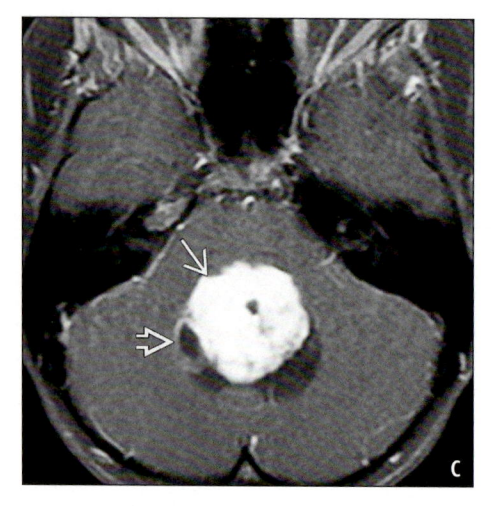

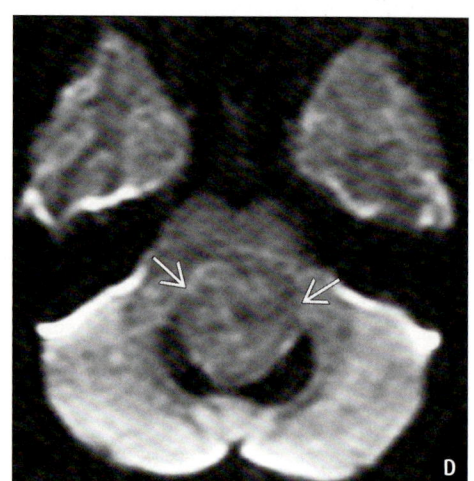

**17-9E** A perfusão por RM mostra que a massa ➡ possui baixo rCBV.
**17-9F** Espectroscopia de prótons do mesmo caso com TE de 288 ms mostra um espectro "pseudomaligno" com pico elevado de colina ➡.

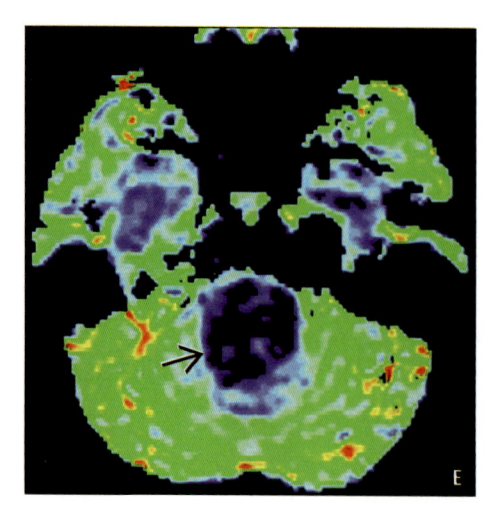

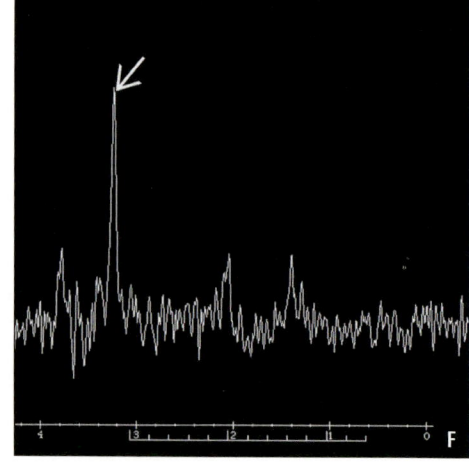

**HISTÓRIA NATURAL.** Os APs crescem lentamente. A sobrevida em 10 anos excede 90%, mesmo com tumores parcialmente ressecados. Quase metade dos tumores residuais mostra regressão ou crescimento em longo prazo inibido.

Raros casos de APs grau I disseminados foram relatados. Entretanto, alguns casos que foram inicialmente diagnosticados como APs "agressivos" ou "atípicos" podem se tratar de astrocitomas pilomixoides. O APilo costuma possuir uma idade de apresentação mais baixa, curso clínico mais agressivo e pior prognóstico do que os APs.

## Imagem

De forma similar à apresentação clínica, os achados de imagem variam conforme a localização do AP. O aspecto mais comum de AP de fossa posterior é o de um cisto cerebelar bem delimitado com um nódulo mural.

APs dentro e ao redor do nervo óptico, quiasma, terceiro ventrículo e tecto tendem a ser sólidos, infiltrativos e com margens menos definidas. Quando ocorrem nessas localizações, os APs tendem a expandir as estruturas afetadas, que mantêm sua configuração anatômica fundamental.

Os APs no tecto expandem a placa colicular e podem causar obstrução aquedutal. Os raros APs hemisféricos se apresentam como lesões baseadas no córtex, em geral cistos com nódulo mural.

**ACHADOS DE TC.** A tomografia computadorizada (TC) sem contraste mostra uma massa mista sólido-cística **(Fig. 17-6)** ou sólida com efeito de massa focal **(Fig. 17-7)** e pouco ou nenhum edema adjacente. Calcificações ocorrem em 10 a 20% dos casos. Hemorragia é incomum; se presente, o tumor pode ser um astrocitoma pilomoxoide em vez de AP.

A maioria dos APs realça nos exames de TC e ressonância magnética (RM). O padrão mais comum, observado em cerca de metade dos casos, é de um cisto sem realce com um nódulo mural que rcalça fortemente **(Fig. 17-8)**. Uma massa sólida com realce e necrose central é observada em 40% dos casos, e 10% apresentam impregnação sólida e homogênea. Se aquisições tardias são adquiridas, um nível contraste-líquido pode acumular no interior do cisto.

**ACHADOS DE RM.** Os APs císticos costumam ser bem delimitados e levemente hiperintensos ao líquido cerebrospinal (LCS) tanto na ponderação T1 quanto na T2 **(Fig. 17-9)**.

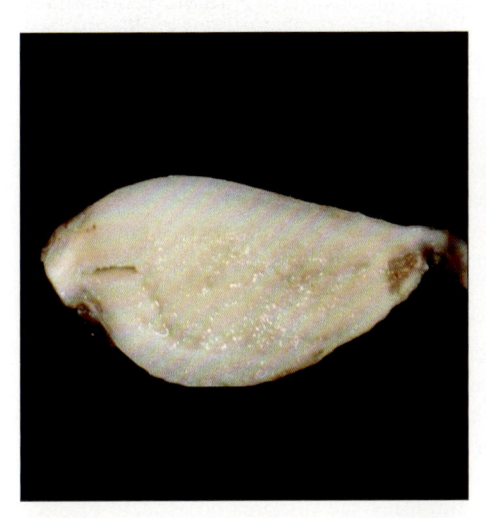

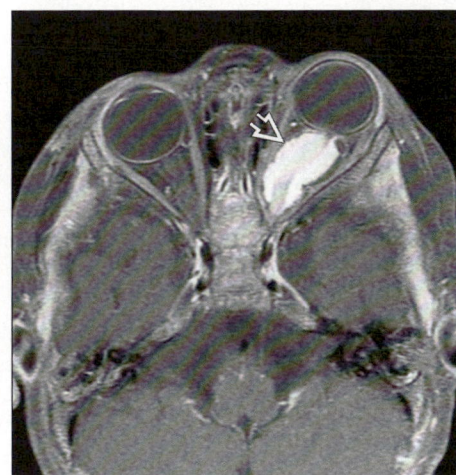

**17-10** Patologia macroscópica de uma "glioma" de nervo óptico mostra aumento fusiforme do nervo óptico. A maioria dos gliomas de nervo óptico são astrocitomas pilocíticos. Menos comumente, são astrocitomas difusamente infiltrativos OMS grau II. (Cortesia de R. Hewlett, MD.)

**17-11** Imagem axial ponderada em T1 pós-contraste mostra típico aumento fusiforme e realce intenso do "glioma" de nervo óptico ➡ (astrocitoma pilocítico).

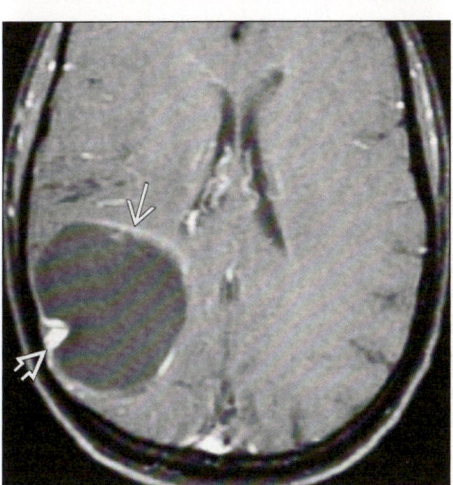

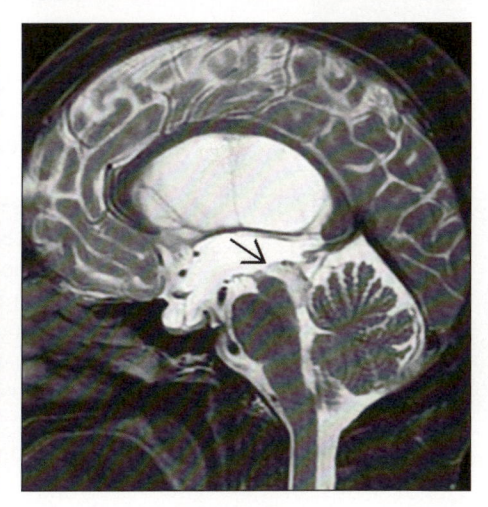

**17-12** Imagem em T1 pós-contraste mostra uma grande massa cística parietal direita com realce periférico ➡ e nódulo mural ➡. Astrocitoma pilocítico comprovado por biópsia.

**17-13** Imagem sagital ponderada em T2 em um homem de meia-idade com cefaleia de longa data mostra hidrocefalia e obstrução aquedutal causada por uma massa tectal hiperintensa ➡. O aspecto de imagem permaneceu inalterado por mais de 5 anos. Este é presumivelmente um AP.

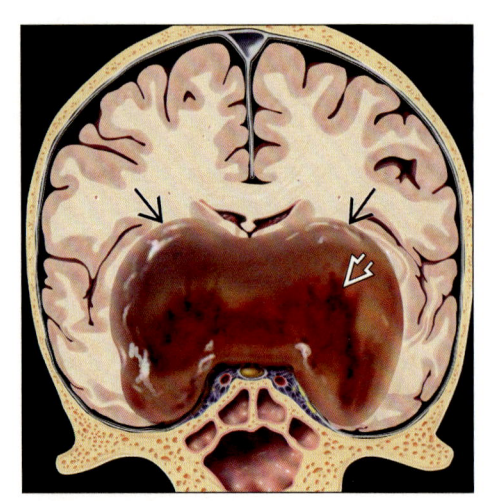

**17-14** APilo com volumosa massa em forma de H na região hipotalâmica/quiasmática e extensão para os lobos temporais. Matriz mixoide brilhante ⇒ e hemorragia ⇒.

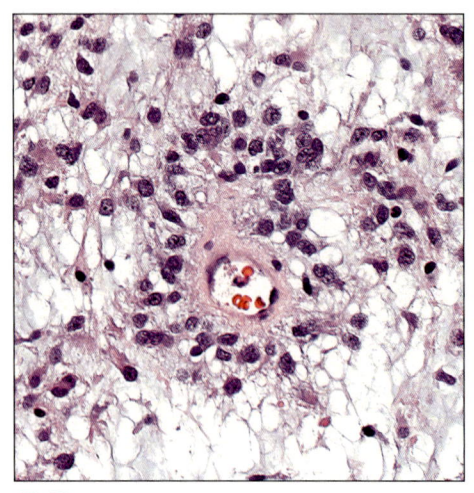

**17-15** Frouxas formações perivasculares em uma matriz mixoide basofílica são características histológicas clássicas do APilo. (Cortesia de P. Burger, MD.)

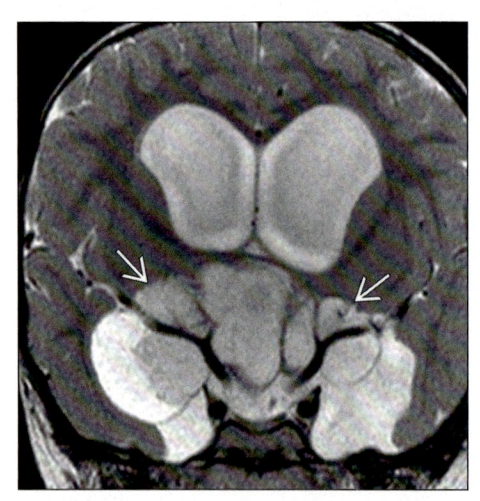

**17-16** Imagem coronal ponderada em T2 mostra um grande e lobulado APilo ⇒ que envolve o hipotálamo e ambos os lobos temporais mediais.

Eles não suprimem completamente no FLAIR. O nódulo mural é iso ou hipointenso em T1 e iso ou hiperintenso em T2. APs sólidos aparecem iso ou hipointenso ao parênquima em T1 e hiperintenso em T2/FLAIR **(Fig. 17-13)**. Extensão posterior ao longo das radiações ópticas não é incomum em um AP suprasselar e não denota malignidade.

Os APs contêm numerosos capilares com fenestrações e junções endoteliais apertadas abertas que permitem o escape de grandes macromoléculas por meio da barreira hematoencefálica. Eles podem, portanto, apresentar realce intenso após a administração de meio de contraste. Realce intenso, porém heterogêneo, do nódulo em um AP cístico é típico. O realce da parede do cisto varia de nenhum a moderado. Um padrão variante é uma massa sólida com necrose central e uma "crosta" periférica e espessa de tumor que apresenta realce.

Os APs no nervo óptico, quiasma óptico e hipotálamo/terceiro ventrículo mostram realce muito variável (de nenhum a intenso) **(Figs. 17-10 e 17-11)**, enquanto os APs hemisféricos apresentam-se como um cisto com nódulo mural que realça **(Fig. 17-12)**.

A espectroscopia de prótons nos APs geralmente mostra elevada colina, baixo n-acetil-aspartato (NAA) e um pico de lactato – achados paradoxais que são mais característicos de neoplasias malignas do que deste tumor de comportamento benigno **(Fig. 17-9F)**. A perfusão por RM (pRM) mostra volume sanguíneo cerebral baixo a moderado **(Fig. 19-9E)**.

**ANGIOGRAFIA.** Os APs sólidos costumam ser avasculares, enquanto os APs císticos podem apresentar impregnação moderadamente intensa e prolongada do nódulo mural. *Shunts* arteriovenosos com veias de "drenagem precoce" são incomuns.

## Diagnóstico diferencial

O diagnóstico diferencial do AP depende da localização. APs de fossa posterior podem se assemelhar a **meduloblastomas**, especialmente quando são tumores mais sólidos e de linha média. Os meduloblastomas apresentam restrição à difusão, enquanto os APs não.

Os **ependimomas** são tumores de aspecto plástico que extruem para fora no forame de Magendie e nos recessos laterais. O aspecto de imagem do **hemangioblastoma** (HB) pode lembrar o do AP, porém HBs são tumores de adultos de meia-idade em vez de crianças. HBs possuem edema peritumoral significativo e um marcado rCBV.

O principal diagnóstico diferencial dos APs hipotalâmicos é o **astrocitoma pilomixoide**. O APilo tende a ocorrer em crianças mais jovens e em lactentes. Hemorragia é rara no AP, mas comum no APilo. **Doença desmielinizante** e inflamação pós-viral podem mimetizar APs de vias ópticas. A neurite óptica pode causar aumento e realce dos nervos e quiasma ópticos.

O diagnóstico diferencial do AP hemisférico com um aspecto de "nódulo mais cisto" é o **gangliglioma**. Os gangliogliomas geralmente possuem base na cortical e calcificam.

**Xantoastrocitomas pleomórficos** (XAP) podem se apresentar como "nódulo sólido mais cisto", porém são tumores de adultos jovens em vez de crianças. XAPs induzem reação meníngea (sinal da "cauda dural").

## Astrocitoma pilomixoide

O astrocitoma pilomixoide (APilo) é uma neoplasia recentemente descrita antes considerada uma variante "juvenil" do astrocitoma pilocítico. Hoje reconhecida como uma entidade distinta, o APilo possui aparência histológica única e difere-se do AP na sua apresentação, bem como no seu curso clínico.

### Patologia

**Localização.** Apesar da possibilidade do APilo ocorrer em qualquer local do neuroeixo, eles possuem uma forte predileção pela região suprasselar. Quase 60% têm centro no hipotálamo/quiasma óptico, estendendo-se para os lobos temporais **(Fig. 17-14)**.

Cerca de 40% dos APilos ocorrem em localizações atípicas, a maioria nos hemisférios cerebrais. Em contraste ao AP, APilo no cerebelo ou no quarto ventrículo é raro.

**Patologia macroscópica.** APilo é uma massa volumosa, porém bem circunscrita. Uma aparência reluzente causada pelo componente mixoide é comum. Hemorragia e necrose são mais comuns do que no AP.

**Características microscópicas.** Fibras de Rosenthal e o padrão bifásico característico do AP estão ausentes. Em vez disso, o APilo é constituído de células tumorais piloides monomórficas embebidas em uma notável matriz mixoide, rica em mucopolissacarídeos. As células neoplásicas apresentam um padrão angiocêntrico que alguns pesquisadores consideram quase patognomônico para o APilo **(Fig. 17-15)**. APilos são positivos para GFAP e vimentina. O índice proliferativo MIB-1 está entre 1 e 2%.

**Estadiamento, graduação e classificação.** O APilo é considerado uma neoplasia de grau II da OMS.

### Aspectos clínicos

**Epidemiologia.** A incidência exata do APilo é desconhecida, porém estimada em 0,5 a 1% de todos os astrocitomas, menos comum do que o AP. Entre 5 e 10% dos casos diagnosticados histologicamente como APs "agressivos" antes de 2007 podem, na verdade, representar APilos.

**Demografia.** Embora o APilo possua uma apresentação em faixa etária relativamente ampla, sua incidência é maior em uma idade média mais precoce do que o AP. APilo suprasselares costumam ser tumores de lactentes e crianças com menos de 4 anos. O APilo em localizações atípicas é mais comum em adolescentes e em adultos jovens.

**Apresentação.** A apresentação clínica é insidiosa. Lactentes podem apresentar sinais de elevação da pressão intracra-

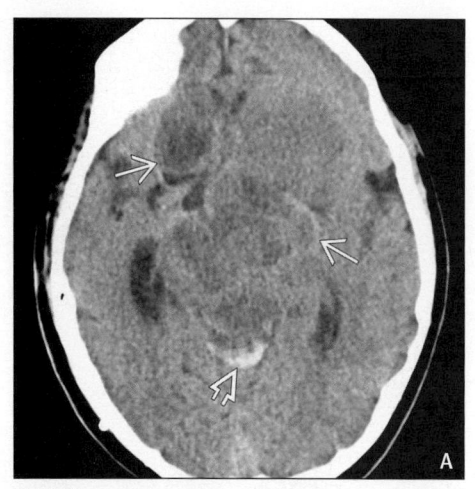

**17-17A** Paciente diagnosticado com AP aos 2 anos de idade. TC sem contraste com 10 anos mostra uma grande massa suprasselar de densidade mista ➡ com possível hemorragia ➡.

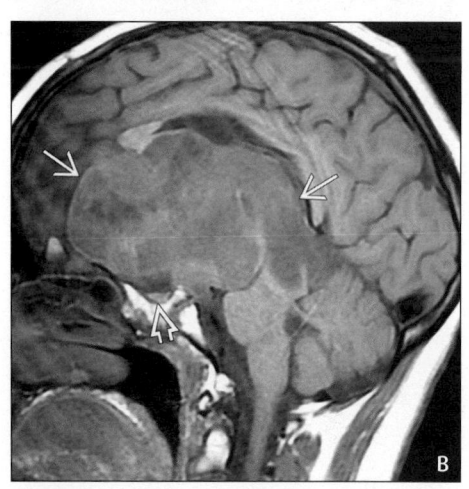

**17-17B** Imagem sagital ponderada em T1 do mesmo paciente mostra que a enorme massa ➡ possui sinal iso e hipointenso. A hipófise ➡ é normal.

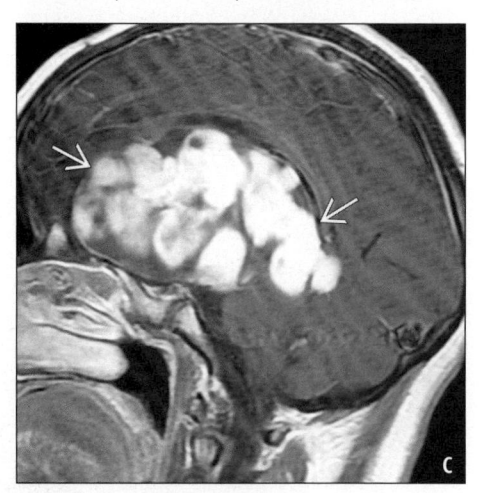

**17-17C** Imagem em T1 pós-contraste do mesmo paciente mostra realce intenso, porém heterogêneo ➡. A revisão do exame anatomopatológico original revelou APilo.

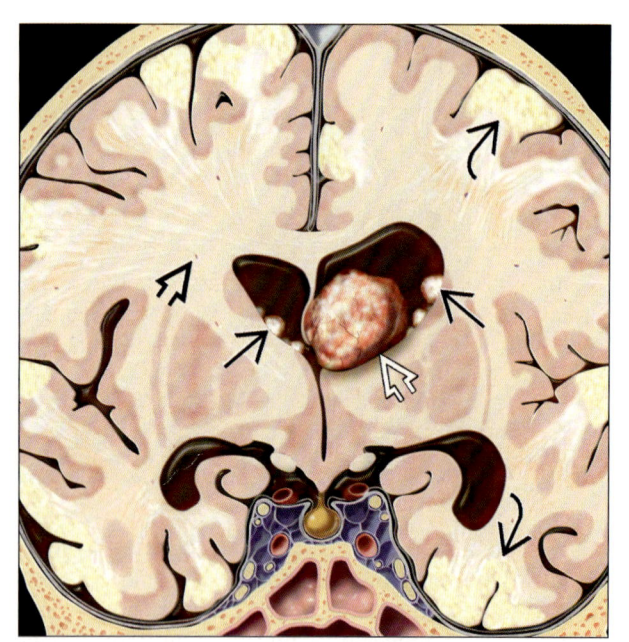

**17-18** Ilustração coronal mostra um ASCG ➡ em um paciente com esclerose tuberosa. Observe os nódulos subependimários ➡ e os túberes corticais ➡ com "borramento" da interface entre as substâncias branca e cinzenta. Feixes gliais radiais proeminentes ➡ também estão presentes na SB medular.

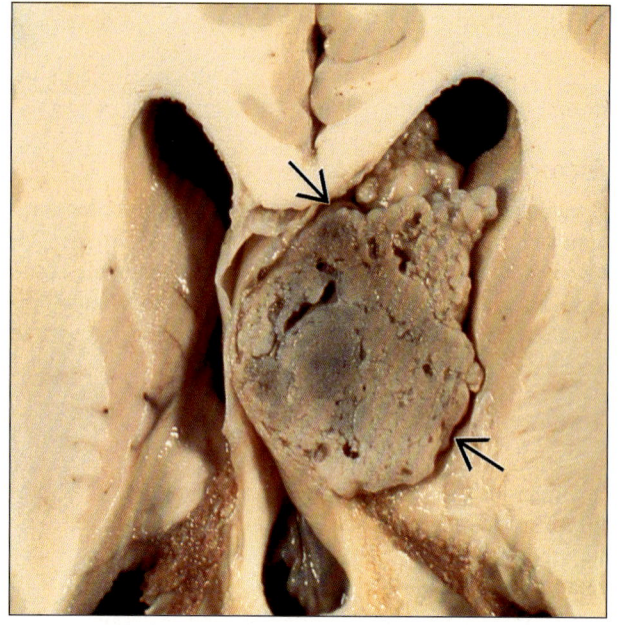

**17-19** Visão aproximada de um espécime de necropsia de um paciente com CET mostra uma massa lobulada bem circunscrita ➡ próxima ao forame de Monro. Astrocitoma subependimário de células gigantes.

niana, restrição do crescimento e síndrome diencefálica. Disfunção hipotalâmica e distúrbios visuais são comuns.

**HISTÓRIA NATURAL.** Os pacientes com APilo geralmente possuem um prognóstico pior do que aqueles com AP. O índice de recorrência pós-tratamento é mais alto, o intervalo livre de progressão é mais curto, e a sobrevida é menor.

### Imagem

As características de imagem do APilo são similares àquelas do AP. Ambos os tumores demonstram componentes sólidos e císticos. A intensidade de sinal em T2 e os valores de coeficiente de difusão aparente (ADC) são maiores no APilo **(Fig. 17-16)**, refletindo a maior proporção de matriz mixoide nesses tumores.

Aproximadamente, 20% dos APilo demonstram evidências de hemorragia intratumoral nas sequências com ponderação T2* (GRE, SWI), o que é muito raro nos APs. Ambos os tumores apresentam realce intenso, porém heterogêneo após a administração de contraste **(Fig. 17-17)**. A disseminação pelo LCS é comum com o APilo, portanto, todo o neuroeixo deve ser examinado.

### Diagnóstico diferencial

O principal diagnóstico diferencial do APilo é outro astrocitoma. O **astrocitoma pilocítico** tende a ocorrer na fossa posterior em crianças mais velhas (5 a 15 anos), e a fossa posterior é o local mais comum. Hemorragia intratumoral é rara. APs são tumores indolores que podem se espalhar localmente, porém poucos se disseminam.

O **astrocitoma difuso de baixo grau** ocorre em pacientes mais velhos (idade de pico entre 20 e 45 anos), raramente sangra, não realça e acomete mais os hemisférios cerebrais em vez do hipotálamo/quiasma óptico. O **glioblastoma multiforme** sangra, porém raramente envolve o diencéfalo e em geral afeta pacientes mais velhos.

---

**CARACTERÍSTICAS QUE DISTINGUEM APILO DE AP**

**Patologia**
- Células piloides + fundo mixoide
- Crescimento angiocêntrico
- OMS grau II

**Aspectos clínicos**
- Mais comum em lactentes e crianças < 4 anos
- Comportamento mais agressivo

**Imagem**
- Hipotálamo/quiasma óptico >> cerebelo
- Tumor volumoso, em forma de H
- Hemorragia mais comum no APilo

---

## Astrocitoma subependimário de células gigantes

O astrocitoma subependimário de células gigantes (ASCG) é um tumor astrocítico localizado, circunscrito e grau I da OMS que ocorre em pacientes com o complexo da esclerose tuberosa (CET).

## Terminologia

O ASCG é um tumor neuroglial composto por células espinhosas a grandes que ocorrem nas proximidades do forame de Monro em pacientes com CET.

## Etiologia

A origem dos ASCGs e sua relação com os hamartomas subependimários, que são uma característica quase constante da CET, é controversa. Embora existam similaridades histológicas entre as duas lesões, figuras mitóticas são encontradas apenas nos ASCGs.

**GENÉTICA.** Os genes *TSC1* e *TSC2* codificam as proteínas supressoras de tumor hamartina e tuberina, respectivamente. Mutações impedem que o heterodímero hamatina/tuberina desative o Rheb, levando à ativação da angiografia por RM (ARM). A ativação da ARM leva a crescimento celular e a síntese proteica descontrolados.

## Patologia

**LOCALIZAÇÃO.** Quase todos os ASCGs localizam-se nos ventrículos laterais e adjacentes ao forame de Monro **(Fig. 17-18)**. Alguns poucos casos de ASCGs extraventriculares foram relatados.

**TAMANHO E NÚMERO.** ASCGs variam em tamanho, de lesões diminutas a vários centímetros de diâmetro. O tamanho médio do tumor é 10 a 15 mm.

A maioria dos ASCGs é solitária. Os chamados ASCGs duplos ocorrem em até 20% dos casos.

**PATOLOGIA MACROSCÓPICA.** ASCGs são massas intraventriculares sólidas e bem circunscritas que com pouca frequência sangram ou sofrem necrose **(Fig. 17-19)**. É comum ocorrer calcificação.

**CARACTERÍSTICAS MICROSCÓPICAS.** As células tumorais dos ASCGs demonstram um amplo espectro de fenótipos astrogliais que pode ser indistinguível de nódulos subependimários (NS). Grandes células piramidais que se assemelham a astrócitos ou a células gangliônicas são típicas. Núcleos são grandes, redondos e excêntricos, com cromatina aberta e nucléolos proeminentes. Mitoses são variáveis, mas geralmente são poucas em número, portanto o índice proliferativo MIB-1 é baixo.

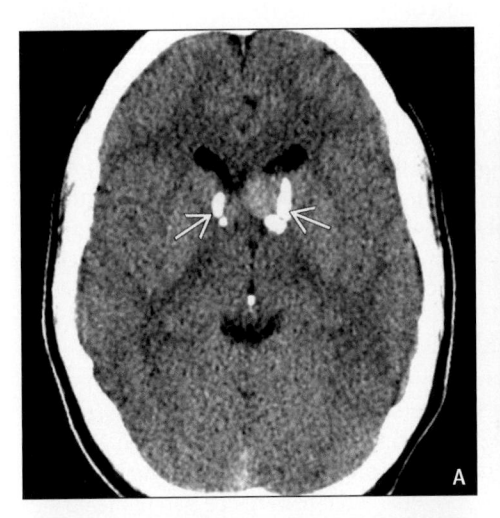

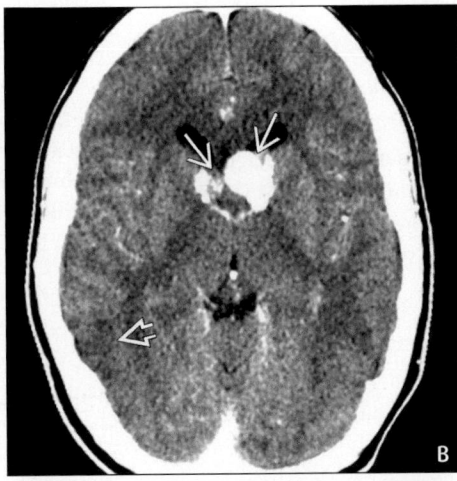

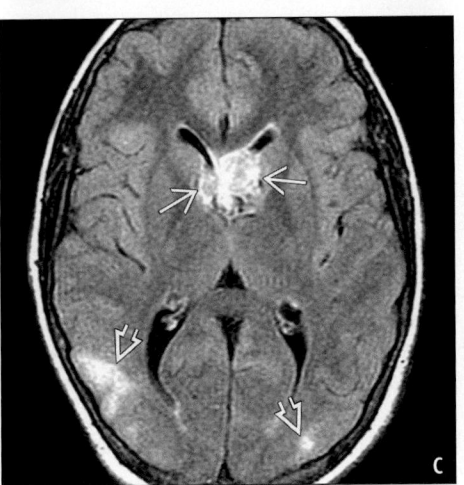

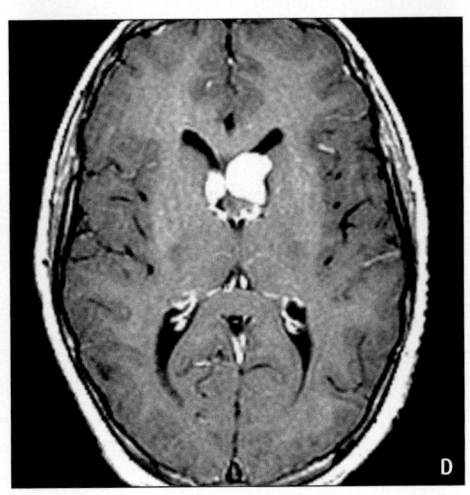

**17-20A** TC sem contraste em uma criança com CET mostra massas levemente hiperdensas e calcificadas nos cornos frontais dos ventrículos laterais →.
**17-20B** TC com contraste do mesmo paciente mostra que as porções não calcificadas das massa realçam intensamente →. Observe o túber cortical hipodenso →.
**17-20C** Imagem em FLAIR do mesmo paciente mostra que as massas → são heterogeneamente hiperintensas. Observe os túberes corticais →.
**17-20D** Imagem em T1 pós-contraste mostra o realce intenso das massas. Astrocitoma subependimário de células gigantes em um paciente com complexo da esclerose tuberosa.

ESTADIAMENTO, GRADUAÇÃO E CLASSIFICAÇÃO. ASCGs são neoplasias grau II da OMS.

## Aspectos clínicos

EPIDEMIOLOGIA. Os ASCGs surgem em uma proporção relativamente pequena (10 a 20%) dos pacientes com CET, porém podem causar até 25% da morbidade associada a essa condição.

DEMOGRAFIA. ASCGs ocorrem no contexto do complexo da esclerose tuberosa e se desenvolvem durante as duas primeiras décadas de vida. A idade média no diagnóstico é de 11 anos. ASCGs esporádicos sem os estigmas óbvios de ET ocorrem, porém são raros.

APRESENTAÇÃO. A epilepsia nos pacientes com ET está relacionada aos túberes corticais, e não aos ASCGs. Os ASCGs são assintomáticos até causarem hidrocefalia obstrutiva. Cefaleia, vômitos e perda da consciência são sintomas típicos.

HISTÓRIA NATURAL. O prognóstico é bom, uma vez que o ASCG cresce de forma lenta e raramente invade o cérebro adjacente. Muitos pacientes com ASCG possuem pequenas lesões que podem permanecer relativamente estáveis. A taxa mediana de crescimento varia de 2,5 a 5,6 mm por ano.

O curso clínico do ASCG, entretanto, não é tão benigno. A principal preocupação é a hidrocefalia obstrutiva, a qual pode se desenvolver subitamente e resultar em rápido aumento da pressão intracraniana.

OPÇÕES DE TRATAMENTO. Quando os achados de imagem são indeterminados e uma lesão próxima ao forame de Monro não pode ser identificada como um NS ou ASCG, seguimento em intervalos próximos (primeiro a cada seis meses, depois uma vez por ano, se não houver evidência de crescimento) é recomendado. Uma lesão nessa localização deve ser tratada logo que apresentar evidência de crescimento.

A ressecção cirúrgica tem sido o tratamento de escolha, uma vez que taxas de recidiva após a remoção completa do tumor são muito baixas. No entanto, nem todos os ASCGs podem ser ressecados completamente. Outras opções atuais de tratamento incluem radiocirurgia estereotáxica e terapia inibidora do ARM com everolimus.

## Imagem

Os achados auxiliares mais importantes para a identificação são aqueles de CET (ver Capítulo 39). Na ausência de uma história familiar conhecida, retardo mental, epilepsia ou estigmas cutâneos, os achados de imagem podem fornecer as primeiras pistas para o diagnóstico de CET.

ACHADOS DE TC. ASCGs são lesões hipo a isointensas, variavelmente calcificadas e próximas ao forame de Monro **(Fig. 17-20A)**. NS calcificados podem ser vistos ao longo das margens dos ventrículos laterais, em especial nos sulcos caudotalâmicos. A hidrocefalia está presente em 15% dos casos. "Borramento" das margens dos ventrículos laterais indica grave hidrocefalia obstrutiva com migração transependimária de LCS.

ASCGs demonstram realce intenso, porém heterogêneo **(Fig. 17-20B)**. Uma lesão com realce no forame de Monro na TC com contraste deve ser considerada ASCG até provar-se o contrário.

ACHADOS DE RM. ASCGs são hipo a isointensos se comparados ao córtex na ponderação T1 e heterogeneamente iso a hiperintensos em T2. Focos calcificados são hiperintensos em T1, hipointensos em T2 e promovem artefatos de susceptibilidade magnética em T2*. A inspeção cuidadosa dos ventrículos laterais pode revelar NS.

O FLAIR é especialmente útil na detecção de características sutis do CET no SNC, como os túberes corticais e linhas radiais de migração na substância branca. Hiperintensidades lineares entremeadas que se estendem pela substância branca ao ventrículo subjacente ou hiperintensidades em cunha subjacentes a giros expandidos são típicos **(Fig. 17-20C)**.

O realce do NS é muito mais visível na RM do que na TC. Entre 30 e 80% dos NSs realçam após a administração de contraste, então apenas o realce é insuficiente para distinguir um NS de um ASCG. Apesar de uma massa no forame de Monro maior de que 10 a 12 mm em diâmetro ser um ASCG **(Fig. 17-20D)**, somente o aumento progressivo é suficiente para diferenciar um ASCG de um NS.

## Diagnóstico diferencial

O principal diagnóstico diferencial do ASCG em um paciente com CET é o benigno e não neoplásico **nódulo subependimário**. A distinção é importante, uma vez que as lesões evoluem de maneiras diferentes. O NS permanece estável e não precisa de tratamento, enquanto os ASCGs aumentam de forma gradual e podem necessitar tratamento cirúrgico. Tanto os ASCGs quanto os NSs calcificam. Os ASCGs se originam apenas perto do forame de Monro, enquanto os NSs podem estar localizados em qualquer local circunjacente à parede ventricular, em especial ao longo do sulco caudotalâmico. Embora os NSs sejam mais comuns do que os ASCGs, uma lesão com realce parcialmente calcificada no forame de Monro com tamanho maior do que 5 milímetros é mais provável de ser um ASCG do que um NS.

Outras neoplasias intraventriculares além do ASCG podem originar-se no ventrículo lateral próximo ao forame de Monro. O **subependimoma** é um tumor de pacientes de meia-idade e idosos, enquanto o ASCG é um tumor de crianças e adultos jovens. O **papiloma de plexo coroide** (PPC) surge no interior do terceiro ventrículo e pode se estender superiormente através do forame de Monro. PPCs são mais encontrados em crianças menores de 5 anos de idade.

O **neurocitoma central** é um tumor "bolhoso" que surge no corpo do ventrículo lateral, e não se estende para o forame de Monro. O **glioma cordoide** é um tumor do terceiro ventrículo que é mais comum em adultos.

O **astrocitoma difusamente infiltrativo** de baixo grau pode se originar no septo pelúcido ou nos fórnices, mas es-

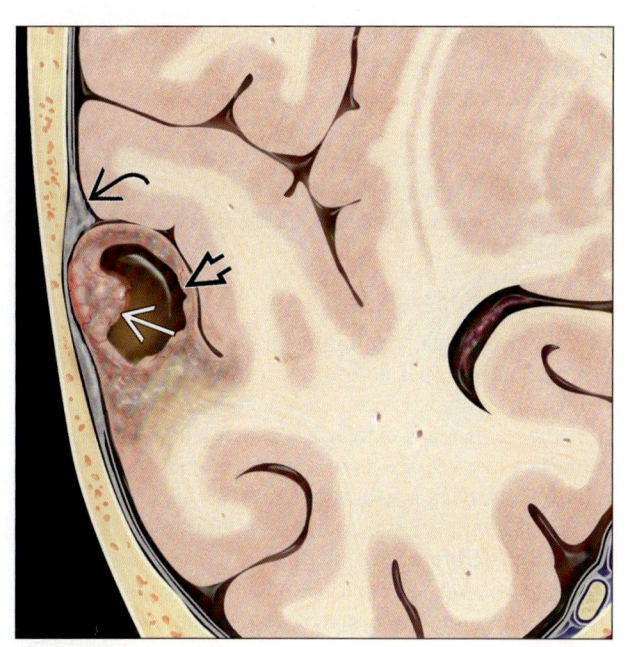

**17-21** Ilustração coronal mostra o xantoastrocitoma pleomórfico com cisto ⇨, nódulo tocando a superfície pial ⇨ e espessamento reativo da dura-aracnoide adjacente ⇨.

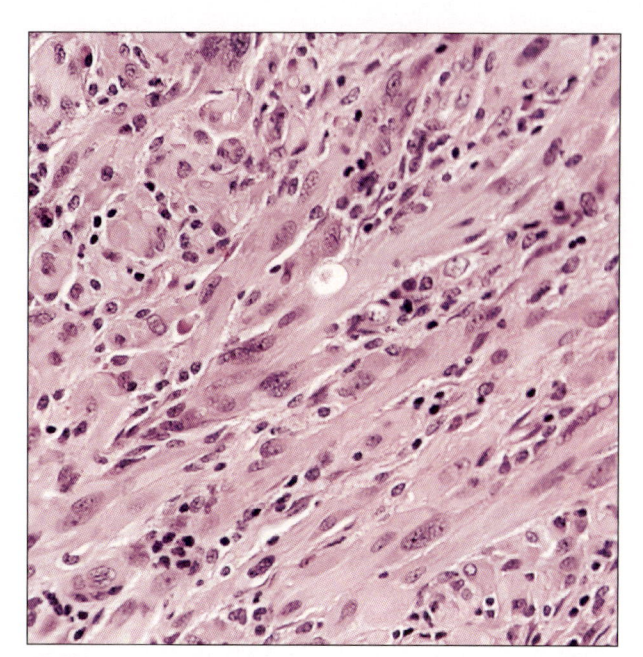

**17-22** Características histológicas clássicas do CAP incluem arquitetura de alguma forma fascicular e células que parecem pleomórficas, porém não "monstruosas". A massa da lesão é compacta e não infiltrativa. (Cortesia de P. Burger, MD.)

ses tumores não calcificam nem realçam. Estigmas de imagem de CET (como NSs e túberes corticais) estão ausentes.

## Xantoastrocitoma pleomórfico

### Terminologia

O xantoastrocitoma plemórfico (XAP) é um tumor relativamente focal, superficial e associado a crises convulsivas. Apesar do seu marcante pleomorfismo celular, ele possui um prognóstico favorável quando excisado.

### Patologia

**LOCALIZAÇÃO.** Mais de 95% dos XAPs são massas supratentoriais hemisféricas. A maioria são neoplasias superficiais com base na cortical que envolvem os lobos temporal (40 a 50%), frontal (33%) ou parietal (20%). XAPs cerebelares da medula espinal já foram relatados, porém são muito raros.

**TAMANHO E NÚMERO.** XAPs são comumente lesões solitárias, embora algumas lesões multicêntricas já tenham sido descritas.

**PATOLOGIA MACROSCÓPICA.** A aparência macroscópica mais comum é a de uma massa relativamente distinta sólida ou parcialmente cística com um nódulo mural que toca ou se encontra anexado à leptomeninge **(Fig. 17-21)**. Invasão dural é rara. As margens profundas do tumor podem ser indistintas, com infiltração parenquimatosa focal no interior da substância branca subcortical adjacente.

**CARACTERÍSTICA MICROSCÓPICA.** As características mais marcantes do XAP são o seu pleomorfismo, densa rede de reticulina, estrutura compacta e lipidização das células tumorais. Astrócitos fibrilares e gigantes, multinucleados e neoplásicos estão misturados com grandes células que contêm lipídeos e são positivas para GFAP **(Fig. 17-22)**. Quase todos os XAPs são positivos para GFAP e apresentam imunorreatividade para S100. Marcadores neuronais, como sinaptofisina e proteína do neurofilamento, estão presentes. Figuras mitóticas são raras ou ausentes.

**ESTADIAMENTO, GRADUAÇÃO E CLASSIFICAÇÃO.** XAPs são neoplasias grau II da OMS. Entre 10 e 15% demonstram características anaplásicas, incluindo celularidade e mitoses aumentadas, bem como alguma proliferação vascular e focos de necrose ocasionais. O grau da OMS para um "XAP com características anaplásicas" ainda não foi definido.

### Aspectos clínicos

**EPIDEMIOLOGIA.** O XAP é um tumor raro, representando pouco menos de 1% de todos os astrocitomas.

**DEMOGRAFIA.** XAPs são geralmente tumores de crianças e adultos jovens; quase dois terços dos pacientes possuem menos de 18 anos na apresentação inicial.

**APRESENTAÇÃO.** Devido a sua característica localização superficial com base na cortical, a apresentação mais comum é epilepsia de longa duração.

**HISTÓRIA NATURAL.** A recorrência após a ressecção completa é incomum. A atividade mitótica e a extensão da ressecção são os únicos preditores do comportamento biológico subsequente. A sobrevida média em cinco anos é de 80%, e a sobrevida em 10 anos é de 70%.

Transformação maligna ocorre, mas é incomum. O XAP anaplásico é um tumor maligno, de crescimento agressivo, e que pode se disseminar pelo SNC.

## Imagem

**ACHADOS DE TC.** Exames de TC sem contraste mostram uma massa bem delimitada, com base na cortical, que faz contato com as leptomeninges. Dois padrões de imagem são comuns. Uma configuração de "cisto + nódulo" está presente em 70% dos casos, e uma massa predominantemente sólida com cistos intratumorais é observada em 30%. O crânio sobrejacente pode estar afilado ou remodelado na janela óssea. Calcificações estão presentes em 40% dos casos, porém hemorragia intratumoral ostensiva é rara.

O nódulo mural do XAP mostra realce moderado a intenso na TC com contraste.

**ACHADOS DE RM.** O componente sólido do XAP é heterogeneamente hipo ou isointenso ao córtex na ponderação T1 **(Fig. 17-23A)**. Mais de 90% dos nódulos tumorais apresentam hiperintensidade heterogênea em T2 e em FLAIR. Se calcificações ou hemorragia estão presentes, artefatos de susceptibilidade magnética em T2* podem ser observados. As porções císticas do XAP são hiperintensas relativamente ao LCS nas sequências T2/FLAIR **(Figs. 17-23B e 17-23C)**.

Realce moderado do nódulo tumoral é típico após a administração de meio de contraste **(Fig. 17-23D)**. Mais de 90% dos XAPs tocam a pia e podem incitar espessamento reativo da dura adjacente. Um sinal da "cauda dural" foi observado em 15 a 50% dos casos nas séries publicadas.

## Diagnóstico diferencial

O principal diagnóstico diferencial do XAP é o **ganglioglioma**, outro tumor de base cortical que causa epilepsia. Outros tumores menos comuns com uma aparência de "cisto + nódulo" podem simular XAP, incluindo o **astrocitoma pilocítico** hemisférico. O **tumor disembrioplásico neuroepitelial (DNET)** possui apresentação e faixa etária similares, porém possui uma aparência multicística "bolhosa".

O **astrocitoma fibrilar difuso (baixo grau)** envolve a substância branca e não acomete as meninges. O **oligodendroglioma** pode se apresentar como uma lesão na transição entre as substâncias branca e cinzenta com crescimento lento e que remodela a calota craniana adjacente, porém o padrão "cisto + nódulo" costuma estar ausente.

**17-23A** Exame coronal com inversão da recuperação em um homem de 19 anos com epilepsia do lobo temporal de longa data mostra uma massa parcialmente cística no lobo temporal direito ➡ que remodela a calota craniana adjacente ➡.

**17-23B** Imagem coronal ponderada em T2 mostra que a lesão ➡ é predominantemente hiperintensa. O suave remodelamento da calota craniana adjacente ➡ pode ser bem observado nessa imagem.

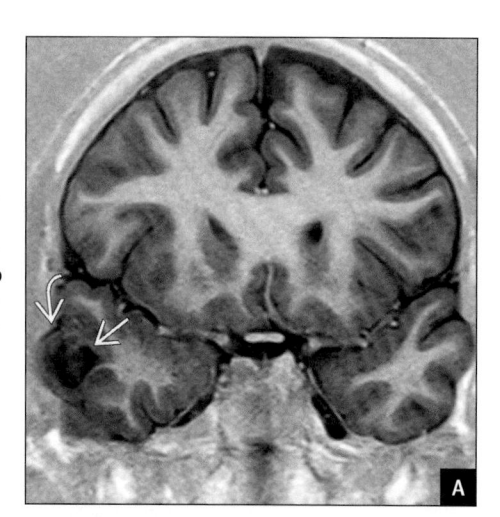

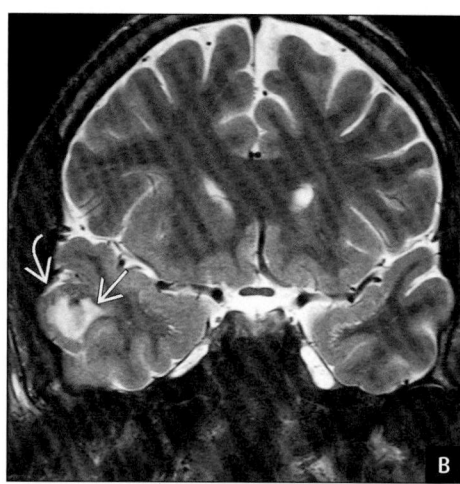

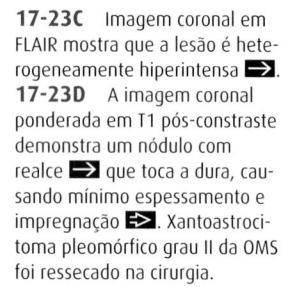

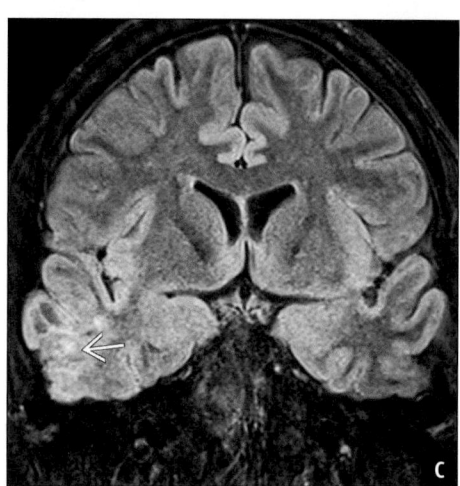

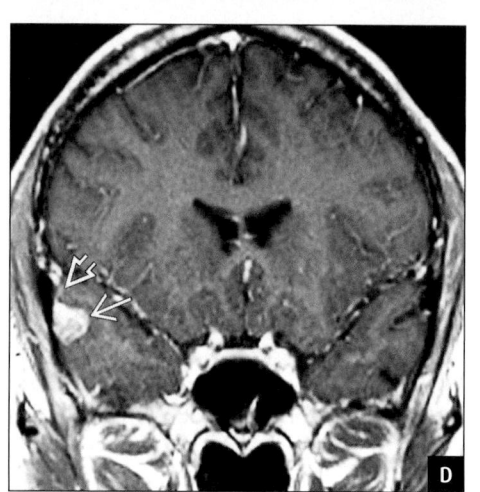

**17-23C** Imagem coronal em FLAIR mostra que a lesão é heterogeneamente hiperintensa ➡.

**17-23D** A imagem coronal ponderada em T1 pós-constraste demonstra um nódulo com realce ➡ que toca a dura, causando mínimo espessamento e impregnação ➡. Xantoastrocitoma pleomórfico grau II da OMS foi ressecado na cirurgia.

> **TUMORES DE BASE CORTICAL COM "CISTO + NÓDULO"**
>
> **Comum**
> - Ganglioglioma
> - Metástase
>
> **Menos comum**
> - Astrocitoma pilocítico
> - Xantoastrocitoma pleomórfico
> - Glioblastoma multiforme
>
> **Raro**
> - Hemangioblastoma
> - Astrocitoma/ganglioglioma infantil desmoplásico
> - Schwannoma

## Astrocitomas difusamente infiltrativos

### Astrocitoma difuso de baixo grau

#### Terminologia

O glioma difuso infiltrativo de baixo grau com diferenciação astrocítica é também conhecido como astrocitoma grau II ou astrocitoma de baixo grau (ABG). A maioria dos ABGs é composto por astrócitos fibrilares neoplásicos. ABGs tendem a crescer lentamente, porém possuem uma tendência intrínseca à progressão maligna para astrocitoma anaplásico (AA) e ultimamente glioblastoma multiforme (GBM).

#### Etiologia

**Conceitos gerais.** Antes acreditava-se que os astrocitomas originavam-se de uma transformação neoplásica de astrócitos diferenciados. Evidências recentes indicam que as células-tronco neurais destinadas à diferenciação astrocítica, provavelmente, são as células precursoras de origem.

**Genética.** Mutações no *IDH1* estão presentes em 85% dos ABGs de adolescentes e adultos. Mutações no *P53* estão presentes em 25% dos casos. Em geral, gliomas difusos de baixo grau com aberrações cromossômicas complexas possuem uma maior tendência a apresentar comportamento agressivo (menor sobrevida livre de progressão) do que tumores que demonstram somente aberrações simples.

#### Patologia

**Localização.** Quase dois terços dos ABGs são supratentoriais. Os hemisférios cerebrais são o local mais comum, com distribuição quase igual de tumores entre os lobos frontais e temporais. Quase 20% envolvem os núcleos da base, em especial os tálamos **(Fig. 17-24)**.

Aproximadamente um terço dos ABGs são infratentoriais. Os ABGs representam cerca de 50% dos tumores de tronco encefálico em crianças, e em geral acometem a ponte. O bulbo é um local menos frequente. O cerebelo é uma localização incomum para o ABG.

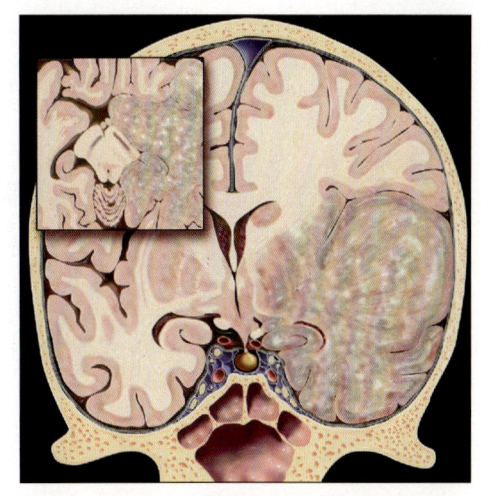

**17-24** Astrocitoma difusamente infiltrativo (OMS grau II). O tumor expande o lobo temporal, infiltrando o córtex e a SB subcortical.

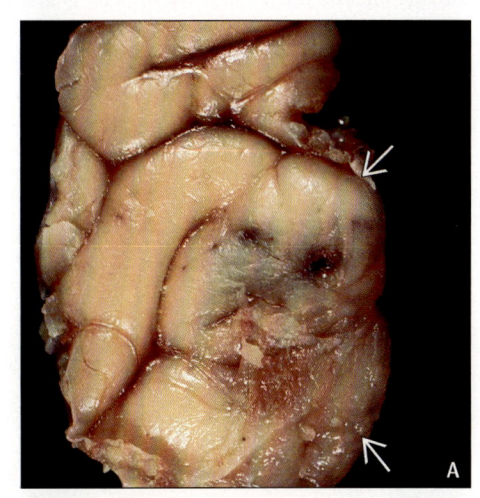

**17-25A** Espécime cirúrgico de um astrocitoma difusamente infiltrativo ressecado mostra a expansão do córtex ➡ e o efeito de massa nos giros subjacentes.

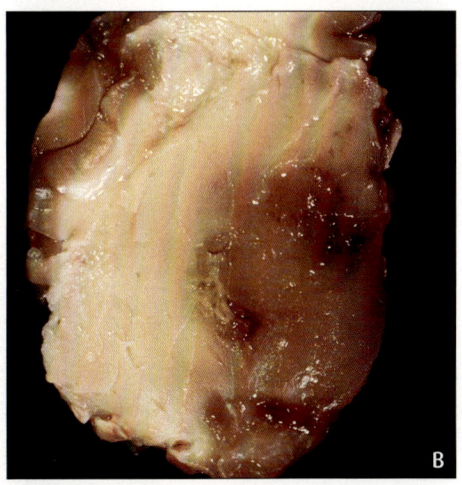

**17-25B** Corte seccional mostra o tumor infiltrando o córtex e a SB subcortical. Não há borda discernível entre o cérebro normal e o anormal. (R. Hewlett, MD.)

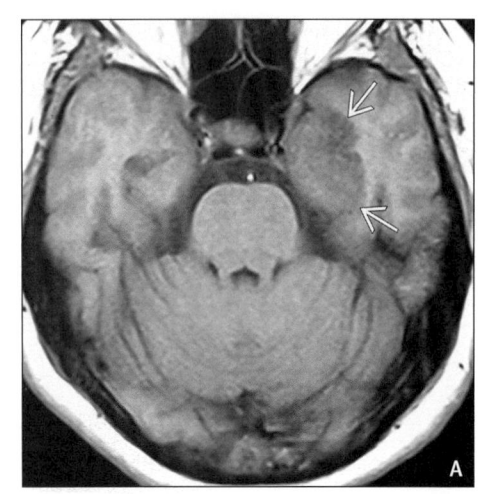

**17-26A** Imagem ponderada em T1 em um homem de 37 anos com crises convulsivas mostra uma massa homogeneamente hipointensa que acomete o córtex e o SB subcortical do lobo temporal medial esquerdo ➡.

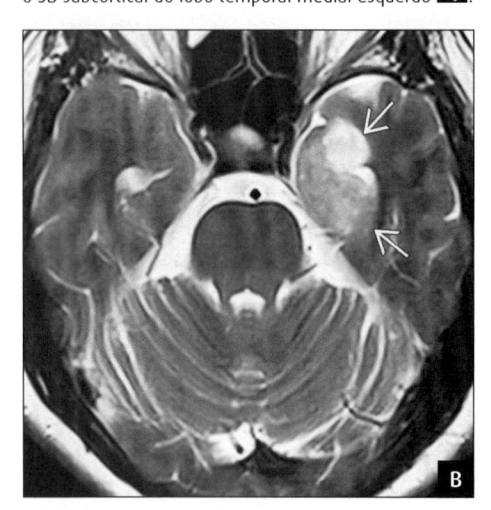

**17-26B** Imagem ponderada em T2 do mesmo paciente mostra que a massa ➡ é heterogeneamente hiperintensa.

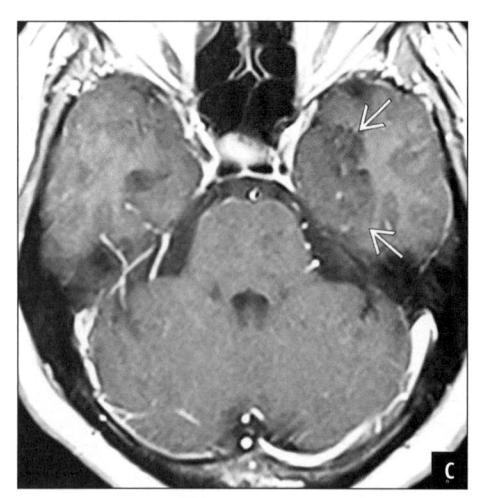

**17-26C** A massa ➡ não realça nessa imagem ponderada em T1 pós-contraste. Astrocitoma difusamente infiltrativo, OMS grau II, foi encontrado na cirurgia.

**TAMANHO E NÚMERO.** ABGs do lobo frontal podem se tornar grandes antes de produzirem sintomas. O ABG é a neoplasia subjacente mais comum na gliomatose cerebral, um tumor extensiva e difusamente infiltrativo que com frequência acomete vários lobos e os núcleos da base. Lesões do lobo temporal são menores na apresentação inicial por serem propensos a causar crises convulsivas parciais complexas.

**PATOLOGIA MACROSCÓPICA.** ABGs são lesões infiltrativas com bordas pouco definidas. Aumento e distorção das estruturas invadidas são típicos. As interfaces entre as substâncias branca e cinzenta encontram-se borradas **(Fig. 17-25)**. Cistos e calcificações ocasionais podem estar presentes. Hemorragia é rara.

**CARACTERÍSTICAS MICROSCÓPICAS.** O ABG mais comum é o **astrocitoma fibrilar**. Um tumor "difusamente" hipercelular e infiltrativo com atipias nucleares leves a moderadas é típico. Uma matriz tumoral frouxamente estruturada, em geral microcística, ou um fundo fibrilar fino são achados clássicos. A atividade mitótica é rara ou ausente, e o índice MIB-1 é baixo.

**ESTADIAMENTO, GRADUAÇÃO E CLASSIFICAÇÃO.** Por definição, astrocitomas difusos de baixo grau são neoplasias de grau II da OMS.

## Aspectos clínicos

**EPIDEMIOLOGIA.** O ABG é menos comum do que o AA e o GBM, representando cerca de 10 a 15% dos astrocitomas em adultos. ABGs são o segundo astrocitoma mais comum da infância, depois do astrocitoma pilocítico.

**DEMOGRAFIA.** Embora os ABGs possam ocorrem em qualquer idade, a maior parte dos tumores supratentoriais é encontrada em pacientes com 20 a 45 anos. Os ABGs de tronco encefálico são mais comuns em crianças. Há discreta predominância masculina.

**APRESENTAÇÃO.** A apresentação depende da localização. Crises convulsivas são a apresentação mais comum nas lesões hemisféricas.

**HISTÓRIA NATURAL.** Pacientes com ABG possuem uma sobrevida média de 6 a 10 anos. A recorrência após a ressecção cirúrgica é comum, e a maioria dos tumores progride para astrocitoma de grau mais elevado dentro de 10 anos. Crianças e pacientes com ressecção total ostensiva, bem como tumores com mutação do *IDH1*, possuem melhor prognóstico.

## Imagem

**ACHADOS DE TC.** A TC sem contraste mostra uma massa homogênea pouco definida que geralmente é hipodensa em relação à substância branca. Calcificação é observada em 20% dos casos. Alteração cística importante e hemorragias são raras. A TC com contraste não mostra realce.

## Astrocitomas

**ACHADOS DE RM.** Moderado efeito de massa com expansão da cortical adjacente é comum. ABGs são hipointensos em T1 e hiperintensos em T2/FLAIR **(Fig. 17-26)**. O tumor pode parecer um tanto circunscrito na RM, porém as células neoplásicas costumam infiltrar o parênquima cerebral adjacente de aspecto normal. Exames com ponderação T2* podem mostrar focos de artefatos de susceptibilidade magnética se calcificações estão presentes. Os ABGs não realçam após a administração de meio de contraste.

A sequência em difusão não demonstra restrição. A espectroscopia de prótons é inespecífica, com elevada colina, baixo NAA e alta relação mI:CR. A perfusão por RM mostra um rCBV relativamente baixo **(Fig. 17-27)**. Se a biópsia estereotáxica for realizada, qualquer foco de aumento do rCBV deve servir de alvo, uma vez que eles podem representar áreas de degeneração maligna precoce.

### Diagnóstico diferencial

O principal diagnóstico diferencial do ABG em *imagem* são outros astrocitomas e oligodendroglioma. O **astrocitoma anaplásico**, uma neoplasia grau III da OMS, é indistinguível do ABG com base apenas nos exames de imagem. A perfusão por TC (pTC) e pRM podem demonstrar elevado rCBV no AA, porém o diagnóstico definitivo requer confirmação histológica.

O **astrocitoma pilocítico** é mais circunscrito e melhor demarcado do que o ABG, com frequência possui uma configuração de "cisto + nódulo" em vez de um aspecto infiltrativo, e demonstra realce moderado a intenso após a administração de contraste.

**Encefalite** com hiperintensidade em T2/FLAIR mostra realce na sequência ponderada em T1 pós-contraste e restrição na sequência em difusão.

O principal diagnóstico diferencial *patológico* do ABG é o cérebro normal ou gliose inespecífica. No extremo oposto do espectro, astrocitoma anaplásico pode ser uma consideração, uma vez que características como atipia nuclear podem sobrepor-se àquelas do ABG. AAs comumente demonstram maior celularidade e atipia citológica, bem como maior índice MIB-1 (maior que 5%).

O **oligodendroglioma** geralmente possui base cortical, calcifica com maior frequência, e possui um foco com realce. Tumores histologicamente mistos, como o **oligoastrocitoma**, possuem aspecto mais heterogêneo do que o ABG.

---

**ASTROCITOMA DIFUSAMENTE INFILTRATIVO**

**Terminologia**
- Também conhecido como astrocitoma de baixo grau ou astrocitoma difuso

**Etiologia**
- Células-tronco neurais destinadas à diferenciação astrocítica
- Mutações no *IDH1* (85%), mutações no *P53* (25%)

*(continua)*

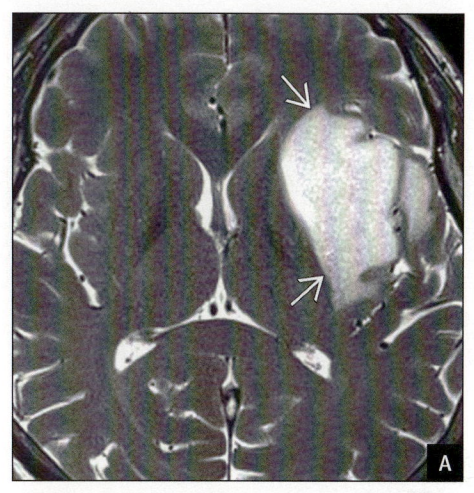

---

**17-27A** Imagem ponderada em T2 mostra uma massa hiperintensa na ínsula esquerda bastante delimitada do cérebro normal ➡.

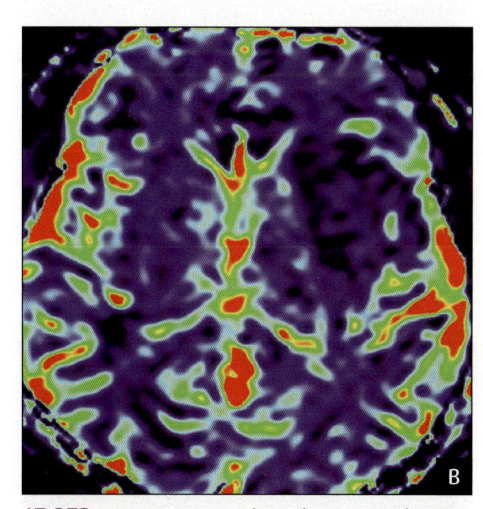

**17-27B** pRM não mostra focos de aumento do rCBV que sugeririam áreas de degeneração maligna.

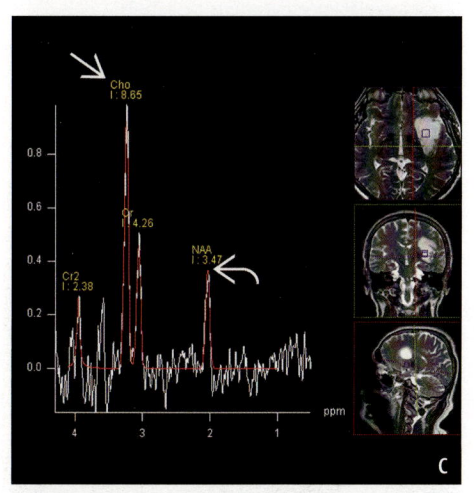

**17-27C** Espectroscopia de prótons mostra elevada colina ➡, baixo NAA ➡ e ausência de pico de lactato. Astrocitoma grau II da OMS. (Cortesia de M. Thurnher, MD.)

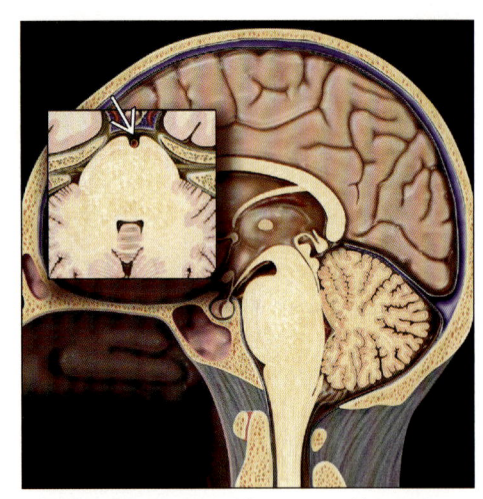

**17-28** Glioma pontino difusamente infiltrativo expande a ponte, envolvendo a artéria basilar ➜. A maioria é composta de astrocitomas fibrilares de graus II a IV da OMS.

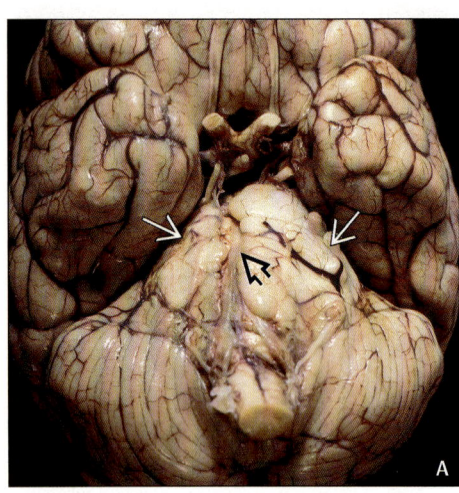

**17-29A** Espécime de necropsia mostra um glioma pontino difuso expandindo a ponte ➜ e revestindo quase completamente a artéria basilar ➜.

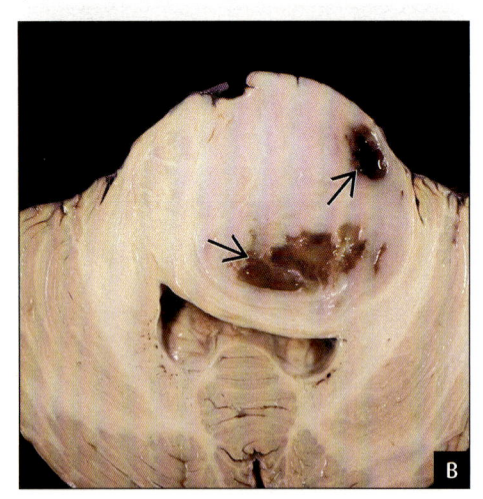

**17-29B** Corte seccional mostra o tumor infiltrativo. AA (OMS grau III) com focos necróticos e hemorrágicos de GBM ➜. (Cortesia de R. Hewlett, MD.)

---

*(continuação)*

**Patologia**
- Supratentorial > infratentorial
- Infiltrativo, bordas pouco definidas
- OMS grau II
- Tendência inerente a sofrer degeneração maligna

**Aspectos clínicos**
- 10-15% dos astrocitomas em adultos
- Segundo astrocitoma mais comum em crianças
- Pico de idade = 20-45 anos
- Sobrevida média = 6-10 anos

**Imagem**
- Hipodenso na TC sem contraste; sem realce
- Hipointenso em T1, hiperintenso em T2/FLAIR
- Sem realce ou hemorragia
- Espectroscopia inespecífica (↑colina, ↓NAA, sem lactato)
- Baixo rCBV
  - Foco de ↑ no rCBV suspeito para degeneração maligna

**Diagnóstico diferencial**
- Astrocitoma anaplásico
- Astrocitoma pilocítico
- Oligodendroglioma
- Encefalite

---

### Gliomas pontinos intrínsecos difusos

Os gliomas de tronco encefálico são tumores incomuns em adultos. Quando ocorrem, fenótipos de baixo grau predominam. Em contraste, os chamados gliomas de tronco encefálico pediátricos (GTC) são mais comuns. Eles constituem entre 10 e 15% de todos os tumores cerebrais da infância e são a maior causa de morte nesse grupo.

Os GTCs pediátricos podem acometer o mesencéfalo, a ponte ou o bulbo. Eles são muito mais heterogêneos que suas contrapartes adultas mais raras. Todos os GTCs pediátricos são astrocitomas, porém seus subtipos histológicos e prognósticos variam substancialmente. Portanto, *nem todos os GTCs pediátricos são iguais – a topografia, o grau tumoral e o prognóstico do paciente são extremamente variáveis.*

#### Patologia e aspectos clínicos

Os GTCs pediátricos são divididos em dois grupos pela histologia e localização. Os GTCs pediátricos mais comuns são os astrocitomas pontinos **difusos** (algumas vezes denominados "gliomas") **(Fig. 17-28)**. Esses GTCs são astrocitomas fibrilares infiltrativos que envolvem a ponte. A maior parte surge como tumores de baixo grau (OMS grau II), porém focos de anaplasia (OMS grau III ou mesmo IV) são comuns **(Fig. 17-29)**. O prognóstico é, em geral, ruim.

O segundo grupo de GTCs pediátricos é constituído de lesões focais que envolvem o mesencéfalo, tecto ou tronco encefálico inferior. Esses tumores **focais** são **astrocitomas pilocíticos** (neoplasias grau I da OMS) ou astrocitomas de baixo grau (ABG) e possuem um prognóstico muito melhor. Gliomas focais dorsalmente exofíticos da junção bulbomedular também possuem um melhor prognóstico do que os astrocitomas pontinos difusamente infiltrativos.

## Imagem

Características de imagem variam com o tipo e com a localização do tumor.

Os GTCs pediátricos expandem e infiltram difusamente a ponte, são hiperintensos em T2 e comprimem, mas não invadem, o quarto ventrículo. Com frequência, são exofíticos e podem engolfar quase completamente a artéria basilar **(Fig. 17-30)**. Astrocitomas fibrilares grau II não realçam, porém a degeneração para tumor de grau mais alto pode produzir necrose, realce focal e até hemorragia intratumoral.

Gliomas tectais, tegmentais e dorsalmente exofíticos são menos comuns do que os GTCs pediátricos.

**Gliomas tectais** aumentam focalmente os colículos, obstruem o aqueduto cerebral e raramente invadem as estruturas adjacentes. Os gliomas tectais são hiperintensos em T2/FLAIR, mostram pouco ou nenhum realce, e são estáveis em tamanho no decorrer de muitos anos **(Fig. 17-13)**.

**Gliomas focais tegmentais mesencefálicos** lembram gliomas tectais, exceto pelo fato de que eles ocorrem no mesencéfalo central em vez de nos colículos.

**Gliomas dorsalmente exofíticos** são lesões hiperintensas em T2/FLAIR, sem realce e com bordas bem definidas. Edema peritumoral está em geral ausente **(Fig. 17-31)**.

## Diagnóstico diferencial

Os diagnósticos diferenciais gerais do GTC são **encefalite do tronco encefálico**, **doenças desmielinizantes** (EM, ADEM), **neurofibromatose tipo 1** (NF1) e **desmielinização osmótica**. Todas podem causar hiperintensidade pouco definida solitária ou multifocal em T2/FLAIR.

Uma ponte "gorda" pode ser mimetizada por **hipotensão intracraniana**. O deslocamento inferior do mesencéfalo e da ponte (cérebro "flácido") pode fazer essas estruturas parecerem anormalmente grandes. A intensidade de sinal é normal em T2/FLAIR, e sinais auxiliares de hipotensão intracraniana, como ingurgitamento venoso dural, obliteração da cisterna suprasselar, hematoma(s) subdural(is) e herniação tonsilar adquirida, ajudam a distinguir essa condição do glioma pontino.

---

### GLIOMAS PONTINOS INTRÍNSECOS DIFUSOS

**Epidemiologia**
- Raros em adultos
- 10-15% dos tumores cerebrais da infância

**Patologia**
- Adultos: baixo grau > alto grau
- Crianças
  - Ponte: difusamente infiltrativo (OMS grau II-IV)
  - Tecto, tegmento: astrocitoma pilocítico

*(continua)*

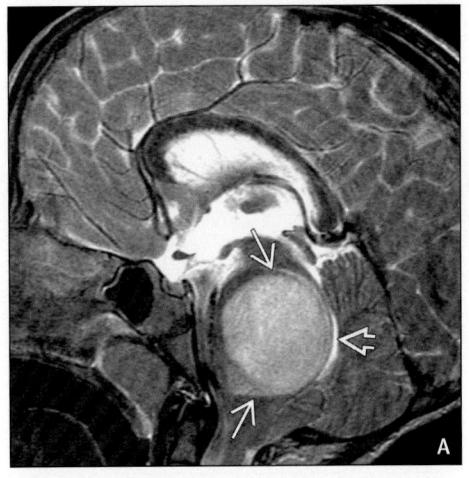

---

**17-30A** Imagem sagital ponderada em T2 em uma criança com glioma pontino difuso mostra uma massa hiperintensa ➡ expandindo a ponte e deslocando o quarto ventrículo posteriormente ➡.

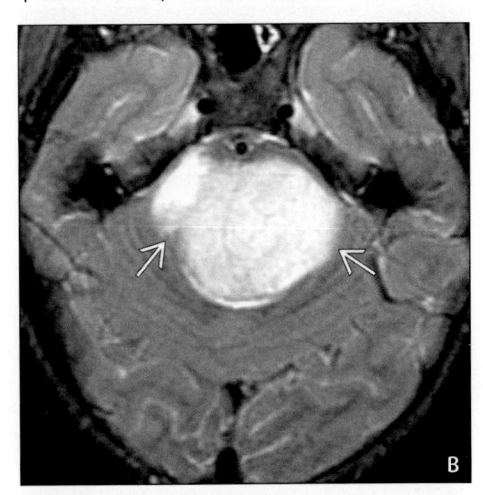

**17-30B** Imagem ponderada em T2 mostra que a massa é hiperintensa com margens pouco definidas ➡. Astrocitoma difusamente infiltrativo grau II da OMS.

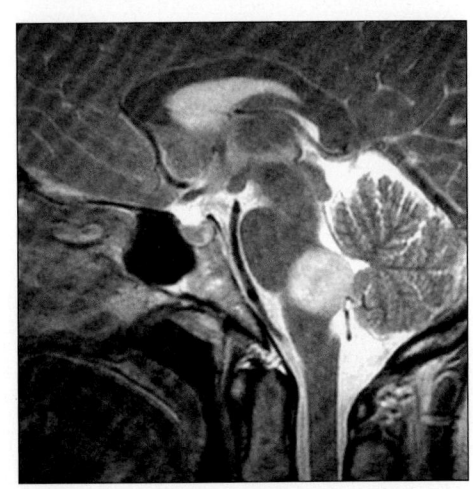

**17-31** Imagem sagital ponderada em T2 mostra uma massa dorsalmente exofítica no bulbo. Ela representa um astrocitoma fibrilar, também um tumor grau II da OMS, porém com prognóstico geralmente melhor.

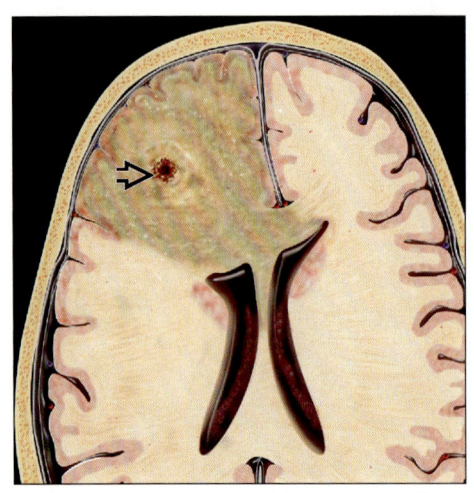

**17-32** Astrocitoma anaplásico (OMS grau III) infiltra difusamente o lobo frontal direito. Área focal de degeneração para GBM é mostrada ⇒.

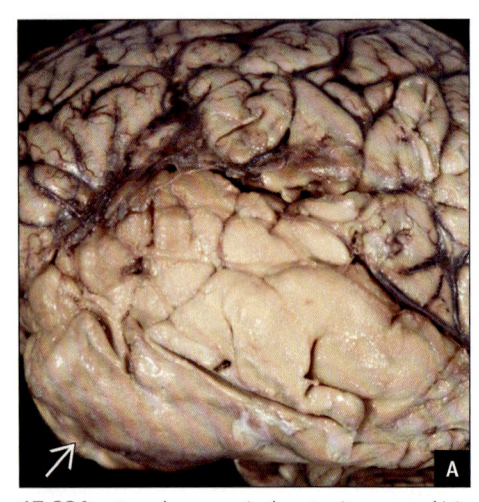

**17-33A** Caso de necropsia de astrocitoma anaplásico mostra a grande expansão de todo o lobo temporal ⇒.

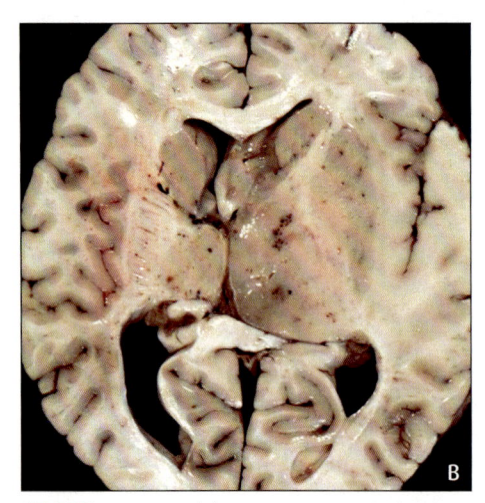

**17-33B** Secção axial mostra que a massa é pobremente delimitada e infiltra tanto a substância cinzenta quanto a substância branca. (Cortesia de R. Hewlett, MD.)

---

*(continuação)*

**Prognóstico**
- Adultos: geralmente melhor prognóstico
- Crianças
  - Pontino difusamente infiltrativo = prognóstico ruim
  - Tecto, mesencefálico dorsalmente exofítico = melhor prognóstico

**Imagem**
- Ponte, tecto ou bulbo "gordos"
  - Hiperintensidade em T2/FLAIR
  - Qualquer realce suspeito para anaplasia

**Diagnóstico diferencial**
- Encefalite de tronco encefálico
- Doença desmielinizante
- Hipotensão intracraniana
  - "Flacidez" do tronco encefálico → ponte "gorda"

---

## Astrocitoma anaplásico

### Terminologia

Os astrocitomas anaplásicos (AA) são astrocitomas mitoticamente ativos e difusamente infiltrativos de grau III da OMS, que possuem uma propensão intrínseca para sofrer transformação maligna adicional para glioblastoma multiforme (GBM).

### Etiologia

**CONCEITOS GERAIS.** AAs podem tanto se desenvolver *de novo* quanto surgir da degeneração maligna de lesões de grau II. Cerca de 75% dos AAs evoluem de um astrocitoma de baixo grau (ABG) que desenvolve múltiplas alterações genéticas. AAs *de novo* provavelmente surgem de células-tronco e células progenitoras comprometidas à diferenciação astrocítica.

**GENÉTICA.** AAs demonstram uma alta frequência de mutações no *P53* e perda da heterozigose do 17p.

### Patologia

**LOCALIZAÇÃO.** Os locais mais comuns do AA são os hemisférios cerebrais **(Fig. 17-32)**. Os tálamos são envolvidos, seja por extensão de uma lesão hemisférica ou como centro primário. A ponte é o local mais comum em crianças.

**TAMANHO E NÚMERO.** AAs variam bastante em tamanho e são solitários, porém possuem lesões amplamente infiltrativas. AAs multifocais ocorrem, mas são raros.

**PATOLOGIA MACROSCÓPICA.** AAs causam ostensiva expansão do cérebro afetado sem franca destruição tecidual, aumentando os giros adjacentes e com frequência se estendendo para os núcleos da base. Os AAs variam em consistência de infiltrações emborrachadas a tumores carnudos altamente celulares com margens pobremente delimitadas **(Fig. 17-33)**. Cistos e hemorragia intratumoral são raros.

**CARACTERÍSTICAS MICROSCÓPICAS.** AAs são caracterizados pela celularidade moderada a marcadamente aumentada, atividades mitóticas raras a abundantes e graus variados de atipia nuclear. Características nucleares podem ser brandas e sobrepor-se às do astrocitoma grau II, ou ser marcadamente atípica, lembrando GBM. Necrose e proliferação microvascular estão ausentes.

Ki-67 (MIB-1) está elevado, geralmente na faixa de 5 a 15%.

A imuno-histoquímica em geral mostra positividade para GFAP e Olig2. A maioria dos casos também expressa IDH-1. Uma positividade difusa para p53 está presente na minoria dos casos.

**ESTADIAMENTO, GRADUAÇÃO E CLASSIFICAÇÃO.** Astrocitomas anaplásicos são tumores grau II da classificação da OMS, intermediários em malignidade entre o ABG (OMS grau II) e o GBM (OMS grau IV).

## Aspectos clínicos

**EPIDEMIOLOGIA.** AAs representam um terço de todos os astrocitomas, perdendo em frequência apenas do GBM.

**APRESENTAÇÃO.** AAs podem ocorrer em qualquer idade, porém o pico de apresentação acontece entre 40 e 50 anos. Há uma leve predominância em homens.

**HISTÓRIA NATURAL.** O prognóstico é ruim, com uma sobrevida média de dois ou três anos. Progressão para GBM é muito comum e costuma ocorrer dentro de dois anos após o diagnóstico inicial. Os pacientes com AA negativos para IDH-1 possuem um prognóstico sombrio, equivalente ao do GBM.

**OPÇÕES DE TRATAMENTO.** O tratamento consiste em ressecção com radioterapia e quimioterapia (p. ex., temozolomida) adjuvantes.

## Imagem

**CARACTERÍSTICAS GERAIS.** Uma massa expansiva e infiltrativa que envolve predominantemente a substância branca hemisférica é típica.

**ACHADOS DE TC.** AAs são lesões de baixa densidade e mal delimitadas na TC sem contraste. Se a lesão começou em um ABG, calcificações podem estar presentes.

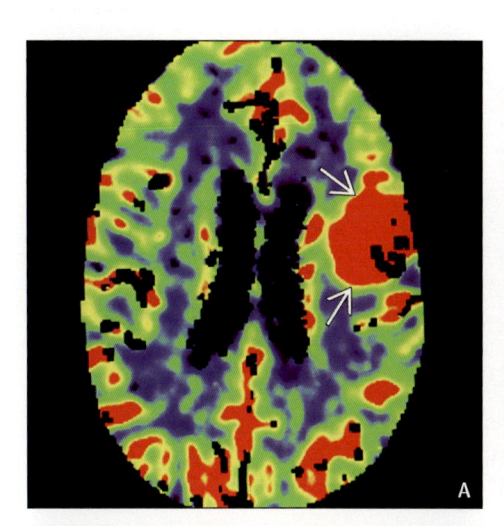

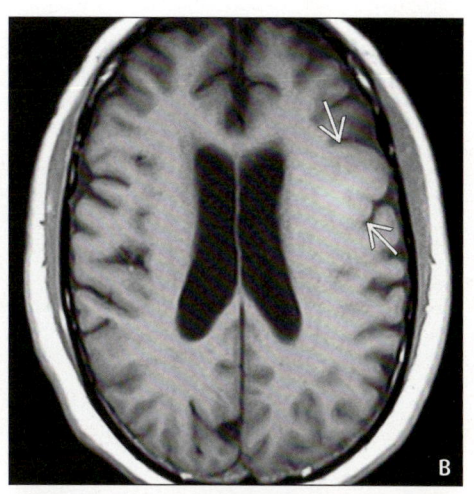

**17-34A** Um homem de 72 anos com fraqueza súbita no lado direito foi trazido ao pronto atendimento por acidente vascular cerebral. A TC sem contraste (não mostrada) demonstrou uma massa na região posterior do lobo frontal esquerdo. A perfusão por TC obtida como parte do protocolo de acidente vascular mostrou um elevado rCBV na massa ➡.
**17-34B** Imagem em ponderação T1 mostra uma massa expansiva majoritariamente isointensa ➡ que apaga a interface entre as substâncias branca e cinzenta.

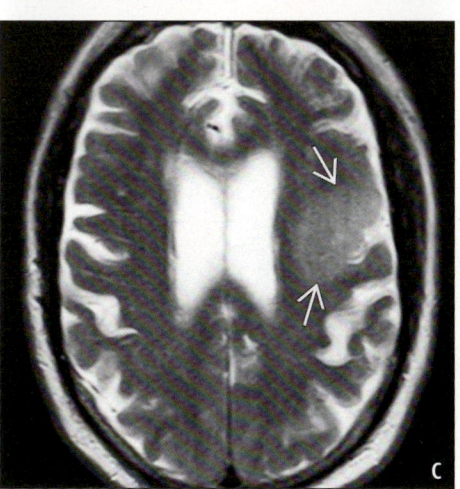

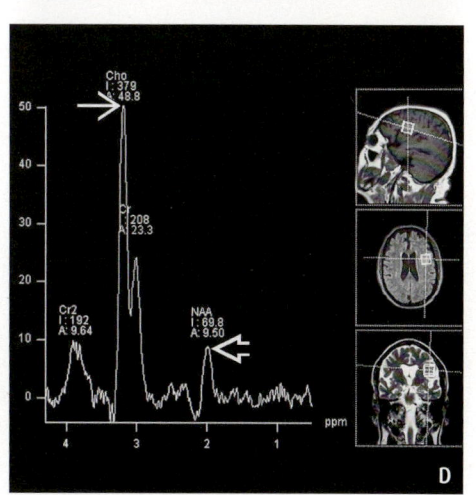

**17-34C** Imagem axial em T2 com discretos artefatos de movimento mostra que a massa ➡ é hiperintensa e com limites indefinidos. A sequência T1 pós-contraste (não mostrada) não apresentou realce.
**17-34D** A espectroscopia de prótons mostra marcado aumento da colina ➡ e NAA reduzido ➡, sugerindo neoplasia. Com o aumento do rCBV, apesar da ausência de realce, esse tumor era mais provavelmente um astrocitoma anaplásico. A histopatologia confirmou astrocitoma anaplásico de grau III da OMS.

A maioria dos AAs não realça na TC com contraste. Quando presente, a impregnação é focal, irregular, mal delimitada e heterogênea.

**ACHADOS DE RM.** A maior parte dos AAs é hipointensa na ponderação T1 e hiperintensa em T2/FLAIR **(Fig. 17-34)**. As margens podem parecer muito definidas, porém células tumorais infiltram o cérebro adjacente. Hemorragia e calcificação são incomuns, portanto, artefatos de susceptibilidade magnética em T2* costumam estar ausentes.

O realce pelo contraste varia de nenhum a moderado. Entre 50 e 70% dos AAs mostram algum grau de impregnação. Padrões focais, nodulares, homogêneos, irregulares ou mesmo anelares podem ser observados.

A presença de realce é clinicamente significativa. AAs que não realçam possuem comportamento mais próximo aos tumores de baixo grau. Em contraste, realce em imagens pré-operatórias está associado a um risco de recorrência aumentado e a menor sobrevida. O realce pode indicar um astrocitoma mais maligno, com focos tendendo a glioblastoma (grau IV).

Os AAs geralmente não restringem na sequência em difusão. A espectroscopia de prótons mostra elevada colina e reduzido NAA. A relação mI:Cr está mais baixa do que a encontrada em ABGs. A imagem do tensor da difusão (DTI) pode ser útil na determinação precoce de invasão de tratos de substância branca.

A perfusão por RM mostra aumento do rCBV nas porções mais malignas no tumor. Mapas coloridos de colina são úteis para guiar biópsias estereotáxicas, melhorando a acurácia diagnóstica e reduzindo erros de amostragem **(Fig. 17-35)**.

## Diagnóstico diferencial

O principal diagnóstico diferencial do AA são **outros astrocitomas difusamente infiltrativos**. Achados de imagem no AA com frequência são indistinguíveis daqueles encontrados no ABG. GBMs possuem uma borda com realce irregular circundando um centro necrótico sem realce. É comum ocorrer hemorragia com perda de fase dos *spins* e artefatos de susceptibilidade magnética em T2*.

**Oligodendroglioma** e **oligoastrocitoma misto** também podem ser indistinguíveis do AA. Oligodendrogliomas são tumores com base na cortical, enquanto AAs infiltram mais difusamente a substância branca.

**17-35A** Imagem em FLAIR em uma mulher de 34 anos mostra uma massa hiperintensa amplamente infiltrativa no corpo caloso e SB periventricular profunda ➡.

**17-35B** A imagem em T1 pós-contraste mostra um pequeno foco de realce anelar no meio da massa ➡.

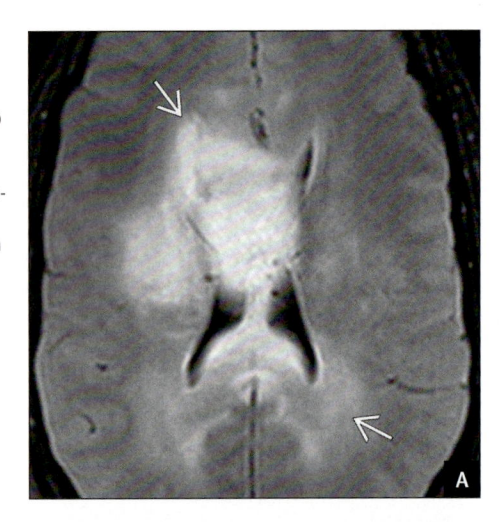

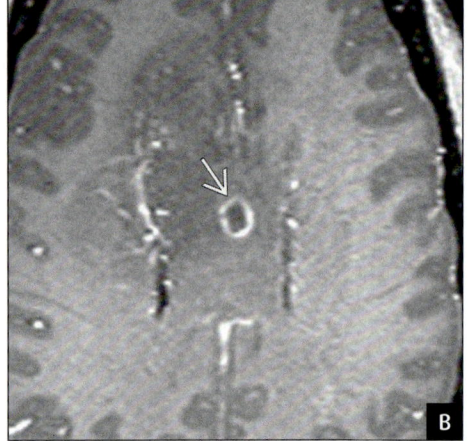

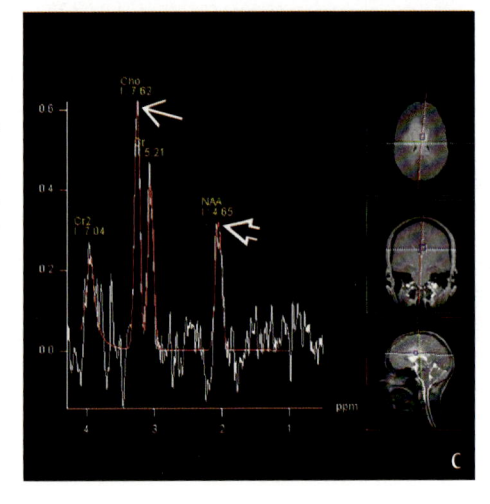

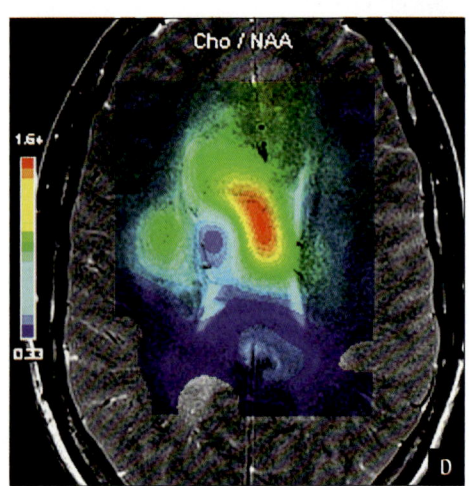

**17-35C** A espectroscopia de prótons mostra elevada colina ➡ e baixo NAA ➡.

**17-35D** O mapa da relação colina:NAA mostra que a colina é mais alta na área de realce anelar, sugerindo neoplasia maligna de alto grau. O diagnóstico histológico foi o astrocitoma anaplásico (OMS grau III). (Cortesia de M. Thurnher, MD.)

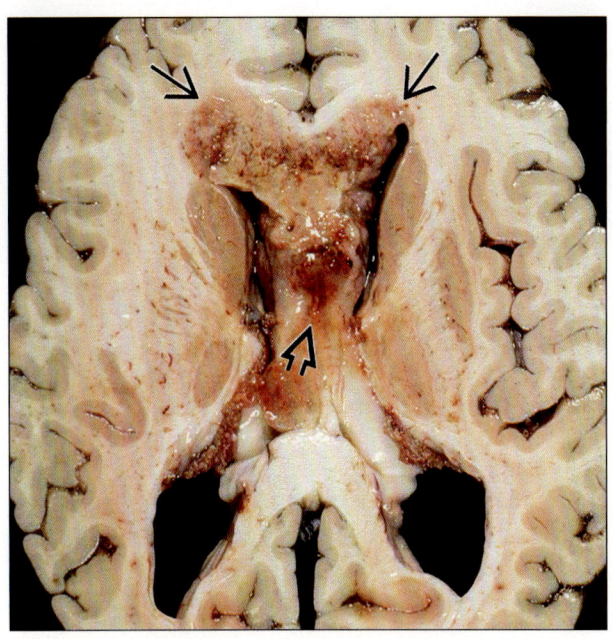

**17-36** Espécime de necropsia mostra glioblastoma em "asa de borboleta" ⇒ cruzando o joelho do corpo caloso, estendendo-se para o fórnice e promovendo sua expansão ⇒. (Cortesia de R. Hewlett, MD.)

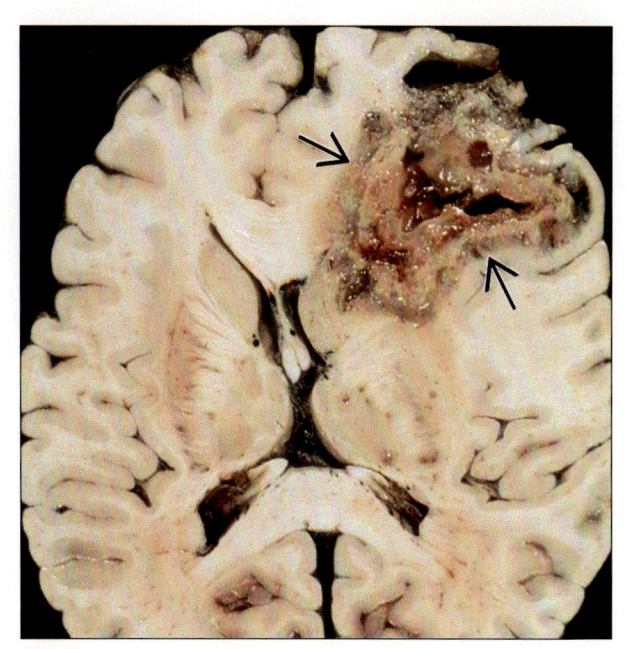

**17-37** Espécime de necropsia mostra um clássico glioblastoma multiforme primário com hemorragia e "crosta" tumoral viável ⇒ circundando um centro necrótico. (Cortesia de R. Hewlett, MD.)

Uma infecção (**cerebrite** e **encefalite**) pode causar edema e realce do parênquima. Restrição na sequência em difusão é comum. *Status epilepticus* pode causar realce giriforme e edema em uma distribuição não vascular. História de crise convulsiva é comum, porém não está presente sempre.

---

**ASTROCITOMA ANAPLÁSICO**

**Etiologia**
- 75% evoluem de um astrocitoma de baixo grau

**Patologia**
- 1/3 de todos os astrocitomas
  - Apenas o GBM é mais frequente
- Difusamente infiltrativos
- Não possuem necrose ou hemorragia
- OMS grau III

**Aspectos clínicos**
- Pico de idade = 40-50 anos
- Sobrevida média = 2-3 anos
- Degeneração para GBM

**Imagem**
- Massa na SB hiperintensa em T2/FLAIR difusamente infiltrativa
- 50-70% realçam
  - Pode ser focal, nodular, irregular ou anelar
  - Realce está correlacionado com pior prognóstico
- Espectroscopia e pRM úteis para guiar biópsias

**Diagnóstico diferencial**
- Outros astrocitomas (ABG, GBM)
- Oligodendroglioma, ligoastrocitoma
- Cerebrite, encefalite

---

## Glioblastoma multiforme

Glioblastoma multiforme é o tumor cerebral primário mais comum e o mais maligno dos astrocitomas.

### Terminologia

O glioblastoma multiforme (GBM) também é chamado de astrocitoma grau IV e astrocitoma maligno (o último termo é mais genérico, uma vez que ele também se refere ao astrocitoma anaplásico). Duas formas de GBM são atualmente reconhecidas: GBM primário (*"de novo"*) e GBM secundário (tumor que surge de um astrocitma de grau mais baixo). Enquanto esses dois tipos compartilham histologia similar, eles diferem em aspectos genéticos.

### Etiologia

**CONCEITOS GERAIS.** Os **GBMs primários** surgem abruptamente, em geral em poucos meses, sem uma lesão precursora reconhecível. Esses tumores provavelmente se originam de células-tronco neurais. Em contraste, **GBMs secundários** se desenvolvem mais lentamente, surgindo da degeneração maligna de um astrocitoma difuso de grau mais baixo (OMS grau II ou III).

Os microRNAs são reguladores da expressão gênica, altamente conservados e desempenham um papel-chave no controle da proliferação celular nos gliomas. MicroRNAs são importantes reguladores do crescimento e diferenciação nas células precursoras neurais transformadas. Estudos recentes usando expressão de perfis de microRNA identificaram *cinco* subclasses clinica e geneticamente distintas de glioblastoma, cada uma relacionada a uma célula precursora neural diferente.

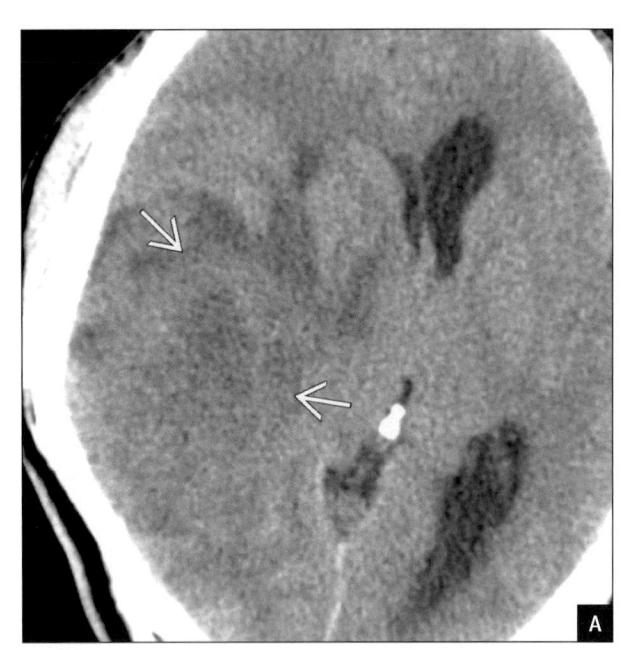

**17-38A** TC sem contraste mostra achados típicos de GBM, com uma grande massa iso/hipodensa ➡ que comprime e desloca os ventrículos laterais.

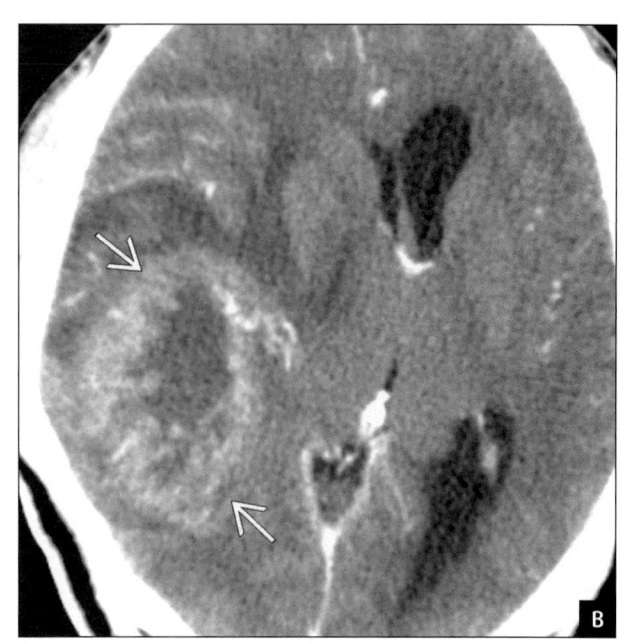

**17-38B** TC com contraste do mesmo paciente mostra a "crosta" irregular com impregnação ➡ circundando o centro necrótico e sem realce do tumor.

**GENÉTICA.** A alta frequência de mutações de *IDH1* e *IDH2* em astrocitomas, glioblastomas secundários e oligodendrogliomas sugere que esses tumores compartilham uma população de células progenitoras comum. A ausência desse marcador molecular em glioblastomas primários sugere uma célula de origem diferente. Ambos os subtipos de glioblastoma adquirem um fenótipo histológico similar como resultado de alterações genéticas comuns, incluindo a perda dos genes supressores tumorais no cromossomo 10q.

Várias mutações foram identificadas em GBMs; somente algumas das mais importantes são discutidas aqui. A amplificação de *EGFR* ocorre em 40 a 50% dos GBMs primários (raramente em tumores secundários), enquanto mutações no *TP53* são mais comuns em GBMs secundários, porém também ocorrem em lesões primárias. Mutação no *IDH1* ocorre somente no GBM secundário.

Três síndromes hereditárias de câncer – a **neurofibromatose tipo 1** (NF1), **Li-Fraumeni** e **síndrome de Turcot** – demonstram uma propensão aumentada para o desenvolvimento de GBM.

## Patologia

**LOCALIZAÇÃO.** Os hemisférios cerebrais são o local mais comum em adultos. GBMs preferencialmente acometem a substância branca subcortical e perventricular profunda, disseminando-se para os tratos compactos, como o corpo caloso e o trato corticoespinal **(Fig. 17-36)**. Os núcleos da base e tálamos também são outras localizações comuns.

O tronco encefálico – especialmente a ponte – é um local comum em crianças. GBMs do cerebelo e da medula espinal são muito raros.

**TAMANHO E NÚMERO.** GBMs variam em tamanho. GBMs primários costumam ser lesões maiores e mais necróticas, enquanto GBMs secundários inicialmente se desenvolvem como pequenos focos dentro de um grande "mar" de astrocitoma de baixo grau.

Devido ao fato de que GBMs disseminam-se rapida e amplamente ao longo dos tratos compactos de substância branca, até 20% aparecem como lesões multifocais no momento do diagnóstico inicial. Entre 2 e 5% dos GBMs multifocais são tumores sincrônicos e de desenvolvimento independente.

**PATOLOGIA MACROSCÓPICA.** A aparência mais frequente é a de uma "crosta" de tumor cinza-avermelhado circundando um centro necrótico **(Fig. 17-37)**. Efeito de massa e edema peritumoral são marcados. Vascularização aumentada e hemorragia intratumoral são comuns. Envolvimento simétrico do corpo caloso também é comum, o padrão em "asa de borboleta".

**CARACTERÍSTICAS MICROSCÓPICAS.** Necrose e proliferação microvascular são as assinaturas histológicas dos GBMs, distinguindo-os dos astrocitomas anaplásicos.

Variadas células tumorais abrangem GBMs; por isso, a parte "multiforme" do GBM. Astrócitos fibrilares pleomórficos, gemistocitos, pequenas células bipolares de aparência inocente, porém mitoticamente ativas (incluindo "microglia") e grandes células gigantes multinucleadas bizarras são características comuns.

GBMs geralmente possuem alto índice proliferativo (MIB-1), que excede 10%.

A imuno-histoquímica demonstra positividade para GFAP e Olig2. IDH-1 é muito útil na diferenciação entre glioblastomas secundários (positivo) e primários (negativo).

**Estadiamento, graduação e classificação.** GBMs são neoplasias grau IV da OMS.

## Aspectos clínicos

**Epidemiologia.** O GBM é o tumor cerebral primário mais comum, representando entre 12 e 15% de todas as neoplasias intracranianas e 60 a 75% dos astrocitomas. Tumores primários representam 95% de todos os GBMs. Somente 5% dos GBMs são tumores secundários, surgindo de um astrocitoma de grau mais baixo preexistente.

**Demografia.** GBMs podem ocorrer em qualquer idade (incluindo recém-nascidos e lactentes), porém a idade de pico é de 45 a 75 anos. Os GBMs primários tendem a ocorrer em adultos mais velhos (com pico de apresentação entre 60 e 75 anos), enquanto os GBMs secundários ocorrem 10 ou 20 anos mais cedo. A relação H:M é quase igual, embora GBMs primários ocorram com uma frequência discretamente maior em homens, e tumores secundários, em mulheres.

**Apresentação.** A apresentação varia conforme a localização, porém crise convulsiva, déficits neurológicos focais e alterações do estado mental são os sintomas mais comuns. Cefaleia devido à elevação da pressão intracraniana também é comum. Cerca de 2% dos GBMs se apresentam com sintomas agudos semelhantes a acidente vascular cerebral, causados por hemorragia intratumoral aguda. Um GBM subjacente sempre deve ser uma consideração diagnóstica em pacientes normotensos de mais idade com hemorragia intracraniana espontânea e inexplicada.

**História natural.** O GBM é uma doença de progressão inexorável. A sobrevida média em pacientes com GBM primário é menor do que um ano. Os pacientes mais jovens com GBMs secundários podem sobreviver por um período um pouco maior.

**Opções de tratamento.** A ressecção cirúrgica ostensiva, seguida de radioterapia e quimioterapia concomitantes, pode prolongar a sobrevida com uma qualidade de vida variável. Cirurgias "redutoras" em geral são ineficazes.

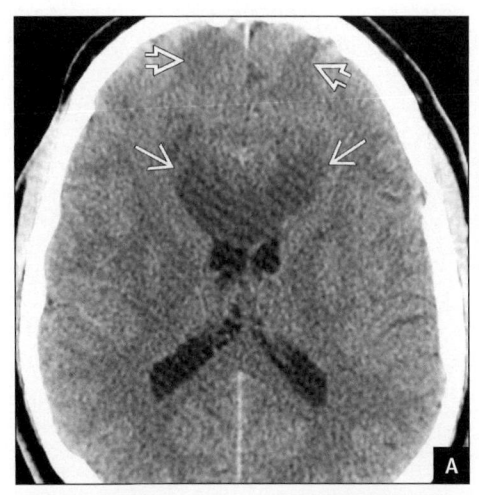

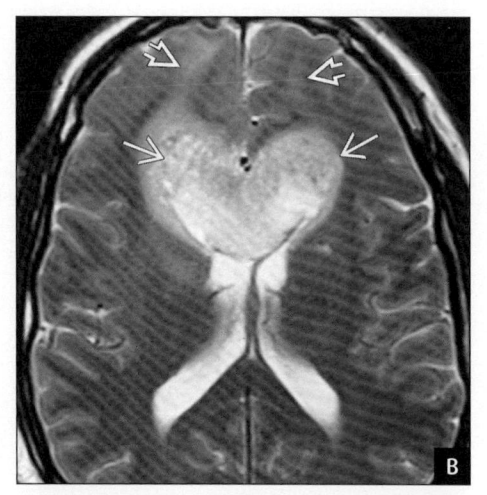

**17-39A** Exame de TC sem contraste em um paciente com GBM típico mostra uma massa hipodensa mal definida expandindo o joelho do corpo caloso ⇨. Focos hipodensos na SB subcortical são observados em ambos os lobos frontais ⇨.
**17-39B** Imagem ponderada em T2 mostra que a massa ⇨ é heterogeneamente hiperintensa nessa sequência. Observe o edema se estendendo para a região anterior de ambos os lobos frontais ⇨.

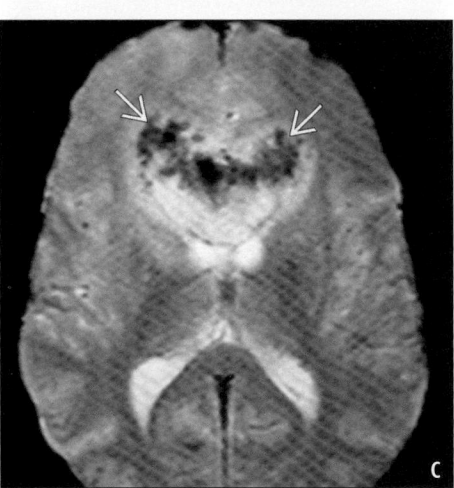

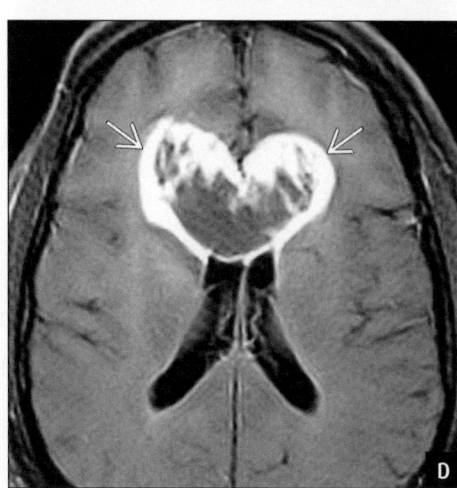

**17-39C** T2* GRE mostra hemorragia irregular e confluente ⇨.
**17-39D** Imagem em T1 pós-contraste mostra uma espessa "crosta" de tumor com realce ⇨ circundando o centro necrótico da massa. Não é observada impregnação nas áreas edematosas que foram identificadas em T2, mas células tumorais viáveis sempre se estendem muito além da área de realce ou alteração de sinal visíveis.

## Imagem

**CARACTERÍSTICAS GERAIS.** Ao menos 90 a 95% dos GBMs demonstram uma "parede" espessa e irregular com realce circundando um centro necrótico.

Em casos raros, não há massa dominante presente. Em vez disso, o tumor se estende difusamente através da substância branca cerebral. Hiperintensidades confluentes e irregulares na substância branca nas sequências T2/FLAIR podem simular microangiopatia. Uma variante ainda mais rara é a "gliomatose leptomeníngea difusa primária". Nela, o tumor se estende difusamente ao redor da superfície cerebral, majoritariamente entre as delimitações piais e gliais do córtex.

**ACHADOS DE TC.** A maioria dos GBMs demonstra uma massa central hipodensa circundada por uma borda iso a moderadamente hiperdensa na TC sem contraste **(Fig. 17-38A)**. Hemorragia é comum, porém calcificação é rara. Marcado efeito de massa e edema peritumoral significativo são típicos achados auxiliares.

A TC com contraste mostra impregnação intensa, porém heterogênea **(Fig. 17-38B)**. Vasos proeminentes em GBMs altamente vasculares são vistos como focos de realce lineares adjacentes à massa.

**ACHADOS DE RM.** As imagens ponderadas em T1 mostram uma massa mal delimitada com intensidade de sinal mista. Hemorragia subaguda é comum. Em T2/FLAIR observa-se hiperintensidade heterogênea com margens tumorais indistintas e extenso edema vasogênico **(Figs. 17-39 e 17-40)**. Necrose, cistos, hemorragia em vários estágios de evolução, níveis líquido-debris e *flow voids* devido à vasta neovascularização podem ser observados. A ponderação T2* frequentemente mostra focos de artefatos de susceptibilidade magnética **(Fig. 17-39)**.

A sequência T1 pós-contraste mostra realce periférico intenso, mas irregular, circundando um núcleo central de tumor necrótico sem impregnação. Focos de realce nodulares, puntiformes ou irregulares fora da massa principal representam extensão macroscópica do tumor nas estruturas adjacentes. Focos microscópicos de tumor viável estão presentes muito além de qualquer área identificada de realce ou edema nas sequências-padrão.

A maioria dos GBMs não restringe na sequência em difusão. A DTI pode demonstrar redução na anisotropia

**17-40A** Imagem em FLAIR de uma mulher de 68 anos com confusão e redução de força no braço direito e história pregressa de câncer de mama mostra hiperintensidade confluente na coroa radiada de ambos os hemisférios ➡.

**17-40B** Imagem em T1 pós-contraste com saturação de gordura mostra múltiplos focos de realce linear e pontuais ➡ no hemisfério esquerdo.

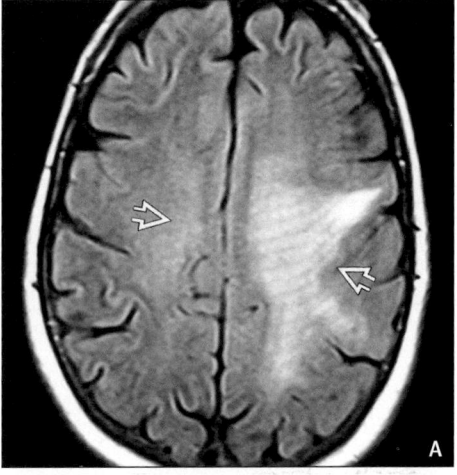

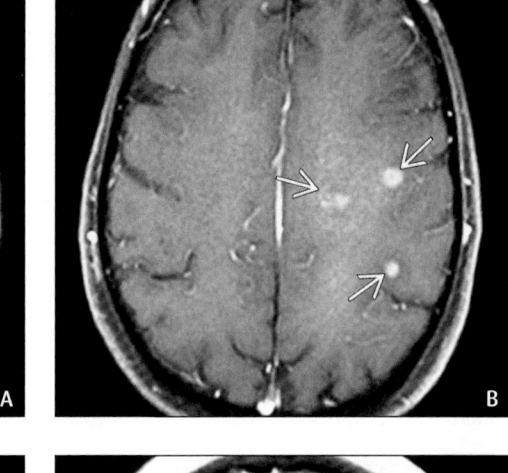

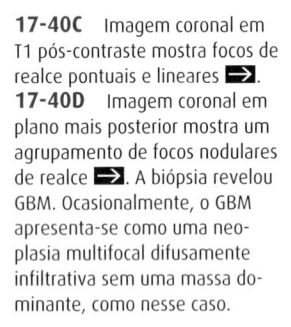

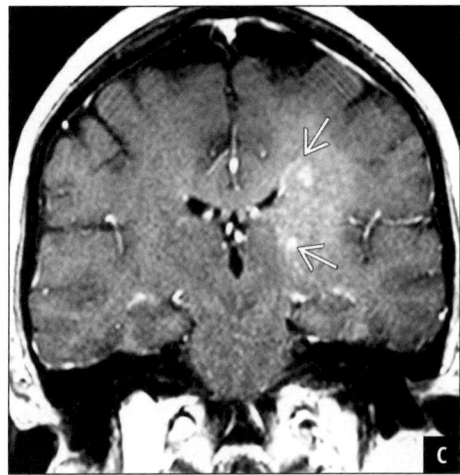

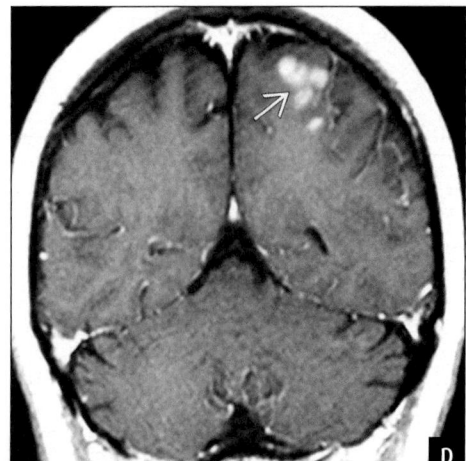

**17-40C** Imagem coronal em T1 pós-contraste mostra focos de realce pontuais e lineares ➡.

**17-40D** Imagem coronal em plano mais posterior mostra um agrupamento de focos nodulares de realce ➡. A biópsia revelou GBM. Ocasionalmente, o GBM apresenta-se como uma neoplasia multifocal difusamente infiltrativa sem uma massa dominante, como nesse caso.

Astrocitomas    485

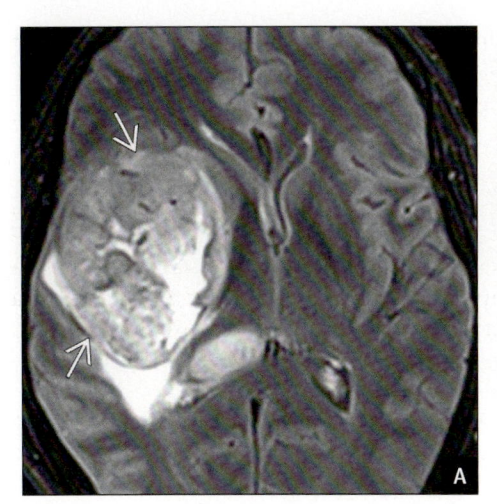

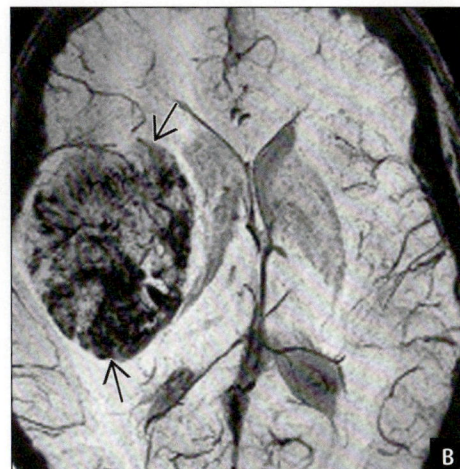

**17-41A** Imagem ponderada em T2 mostra uma massa de aspecto bastante heterogêneo ➡ no lobo temporal direito, núcleos da base e tálamo.
**17-41B** Imagem na sequência T2* SWI mostra extensos focos de artefato de susceptibilidade magnética ➡, consistentes com hemorragia intratumoral.

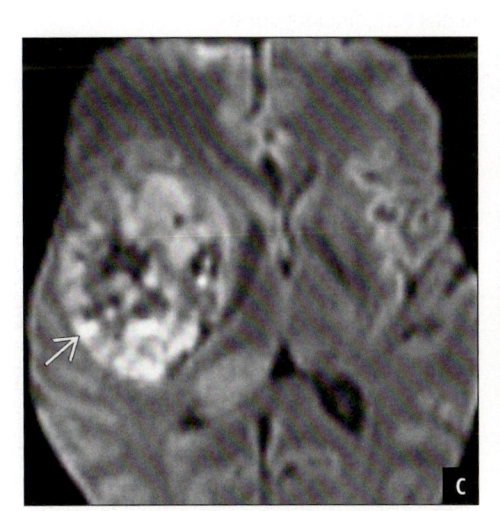

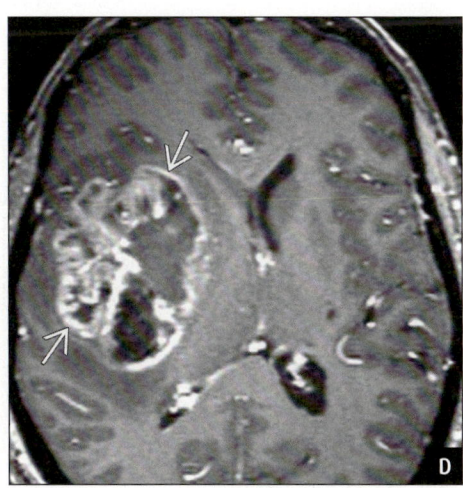

**17-41C** Imagem em difusão mostra difusão restrita nas áreas de maior celularidade ➡.
**17-41D** Imagem em T1 pós-contraste mostra realce irregular nodular e na borda circundando a massa ➡.

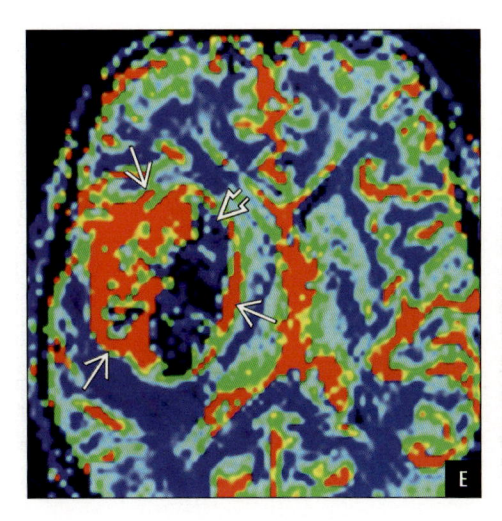

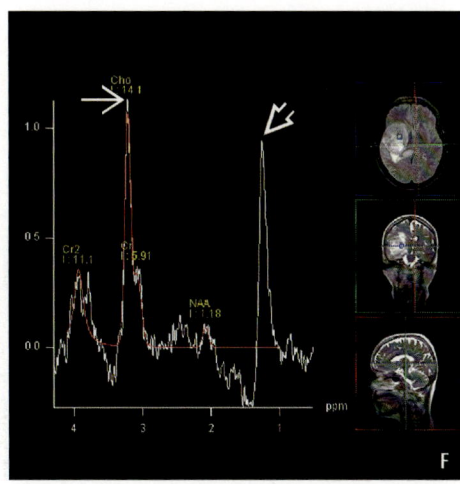

**17-41E** Perfusão por RM mostra elevado rCBV circunjacente à borda e na parte sólida do tumor ➡, e sinal baixo ou ausente no centro necrótico ➡.
**17-41F** Espectroscopia de prótons mostra elevada colina ➡, baixo NAA e grande pico de lactato ➡. Glioblastoma multiforme. (Cortesia de M. Thurnher, MD.)

**486** Neoplasias, cistos e lesões pseudotumorais

**17-42** Ilustração mostra várias potenciais rotas de disseminação do GBM. A disseminação preferencial do tumor é ao longo dos tratos compactos de SB, porém pode ser ependimária, subpial ou difusa através do LCS ("meningite carcinomatosa"). Invasão da dura e da calota craniana, além de metástases extracranianas, podem ocorrer, porém são raras.

**17-43** Série de casos de necropsia ilustra os padrões de disseminação do GBM. Corte axial através da ponte e do cerebelo mostra múltiplos e discretos focos de tumor no parênquima ➔. (Cortesia de E. T. Hedley-Whyte, MD.)

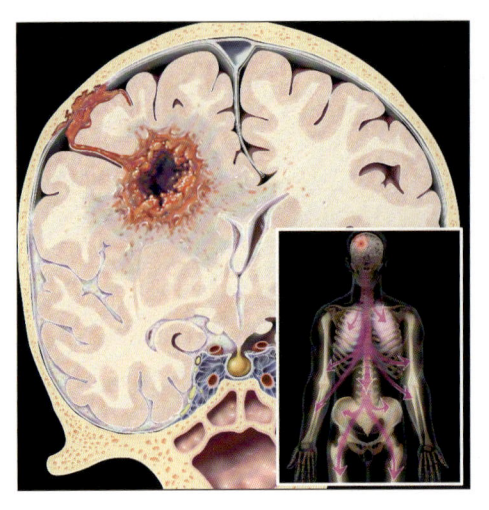

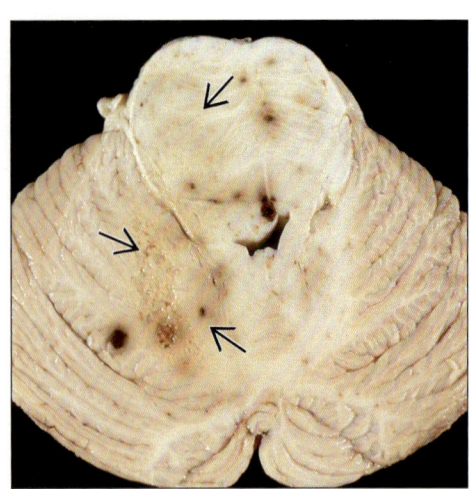

**17-44** "Meningite carcinomatosa" devido à GBM reveste a superfície do tronco encefálico e do cerebelo, artéria basilar e nervos cranianos. A aparência macroscópica é praticamente indistinguível da meningite piogênica. (Cortesia de R. Hewlett, MD.)

**17-45** Glioblastoma com disseminação ao redor de ambos os ventrículos laterais em uma espessa faixa de tumor subependimário ➔. (Cortesia de R. Hewlett, MD.)

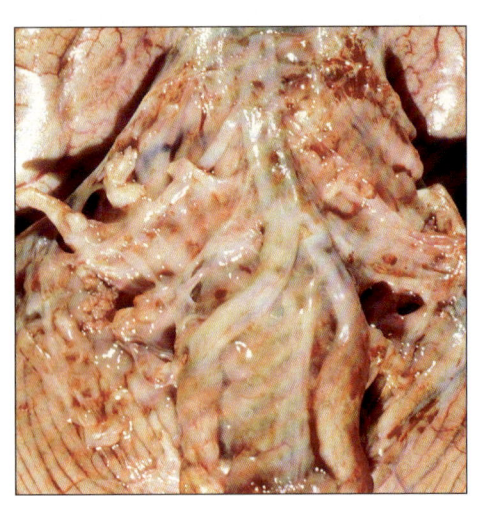

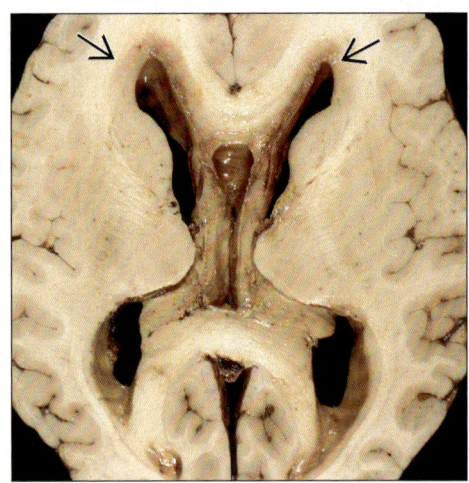

**17-46A** Cérebro necropsiado e seccionado no plano coronal mostra GBM hemorrágico e necrótico no lobo temporal.

**17-46B** As colunas lombar (esquerda) e torácica (direita) do mesmo caso mostram múltiplas metástases nos corpos vertebrais ➔. Disseminação extracraniana de GBM é rara, apesar de estar documentada nesse caso. (Cortesia de E. T. Hedley-Whyte, MD.)

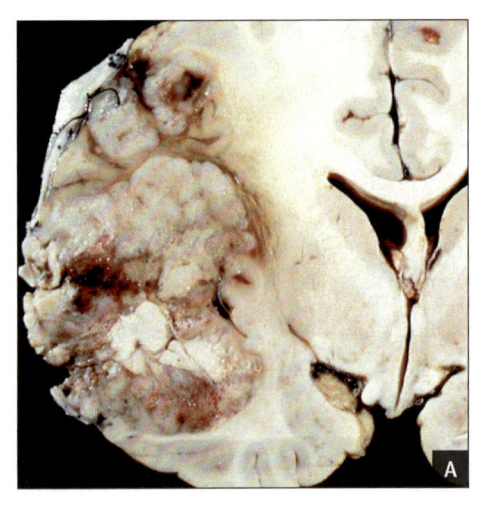

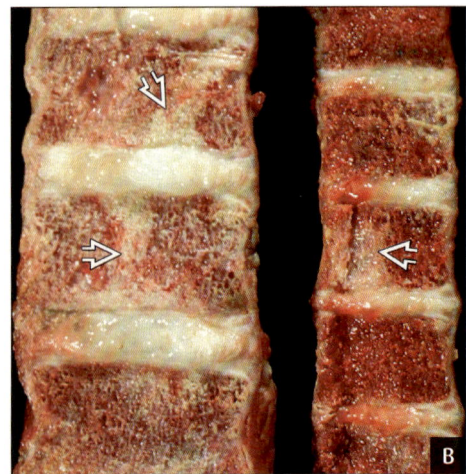

Astrocitomas 487

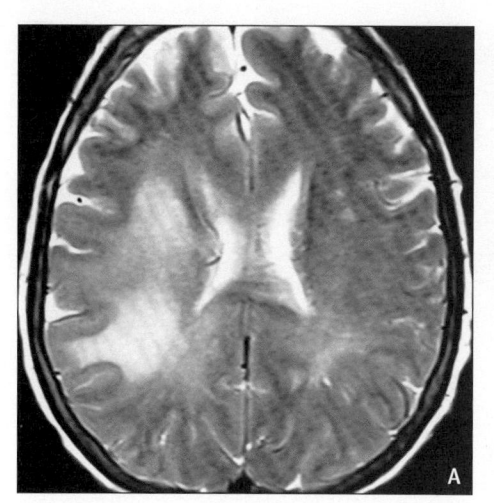

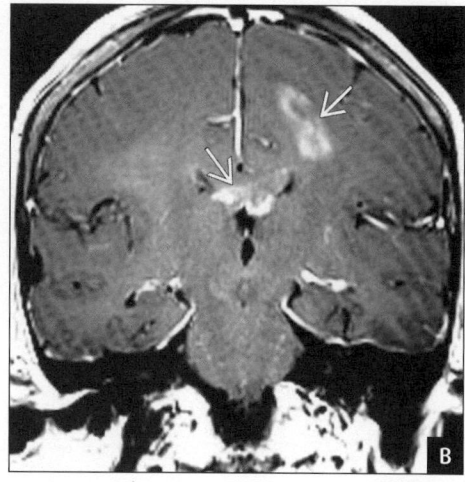

**17-47A** Imagem ponderada em T2 mostra hiperintensidade confluente e irregular da SB nesse paciente idoso com confusão e redução de força progressiva à esquerda.
**17-47B** Imagem coronal em ponderação T1 pós-contraste do mesmo paciente mostra realce na SB do hemisfério esquerdo e no corpo caloso ➡. A biópsia revelou GBM difusamente infiltrativo.

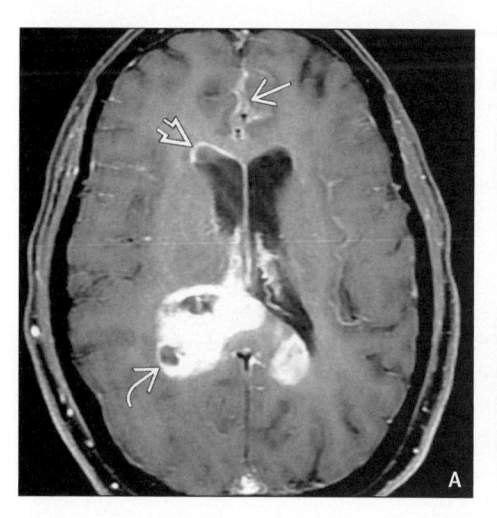

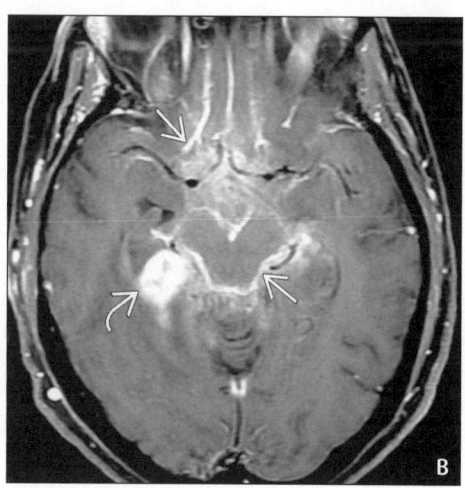

**17-48A** Série de imagens em ponderação T1 pós-contraste demonstra GBM ➡ com disseminação generalizada pelo LCS. Observe o realce do epêndima ➡ e dos sulcos e cisternas ➡.
**17-48B** Imagem em T1 pós-contraste em plano mais inferior mostra o tumor primário ➡ em conjunto com realce de revestimento difuso do mesencéfalo através da cisterna suprasselar, estendendo-se para ambas as fissuras silvianas e sulcos olfatórios ➡.

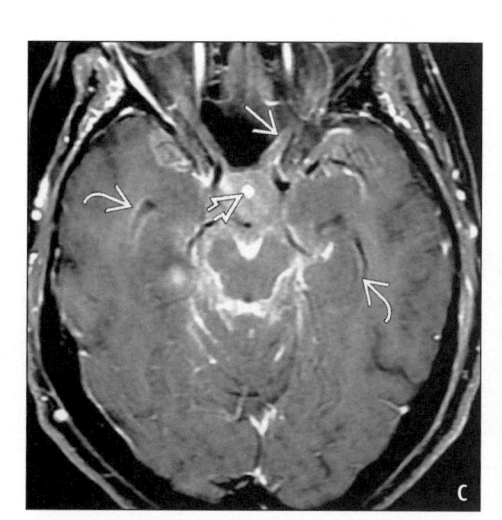

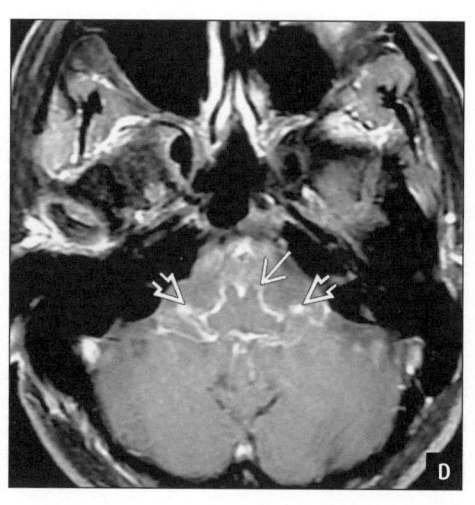

**17-48C** O tumor com realce pelo contraste espessa e reveste a haste infundibular ➡, estende-se ao longo dos nervos ópticos para o interior da órbita ➡ e preenche a cisterna interpeduncular. Note a disseminação ependimária circunjacente aos cornos temporais dos ventrículos laterais ➡.
**17-48D** O bulbo encontra-se difusamente revestido pelo tumor ➡, e o tumor com realce pelo contraste é observado nos nervos cranianos IX a XI ➡. O GBM pode se disseminar por todo o espaço do LCS ("meningite carcinomatosa"). Numerosas metástases *drop metastases* para o saco lombossacral também estavam presentes.

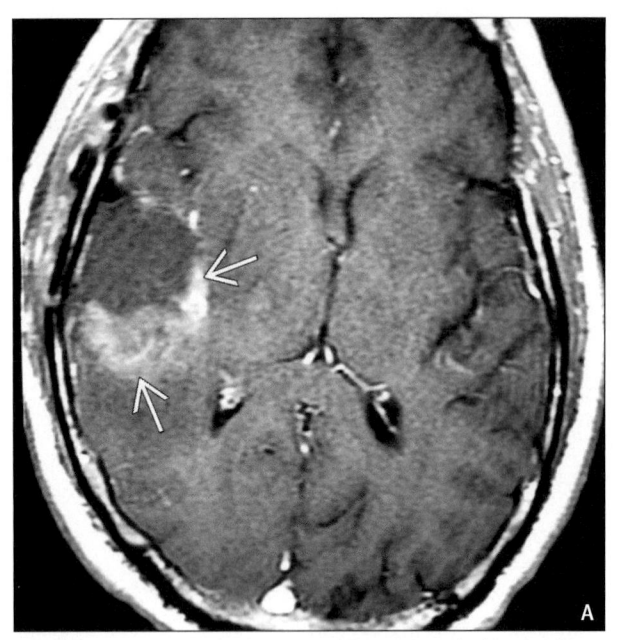

**17-49A** Imagem em ponderação T1 pós-contraste obtida após a ressecção de um GBM de lobo temporal direito. Tumor residual com realce reveste a cavidade da ressecção ➡.

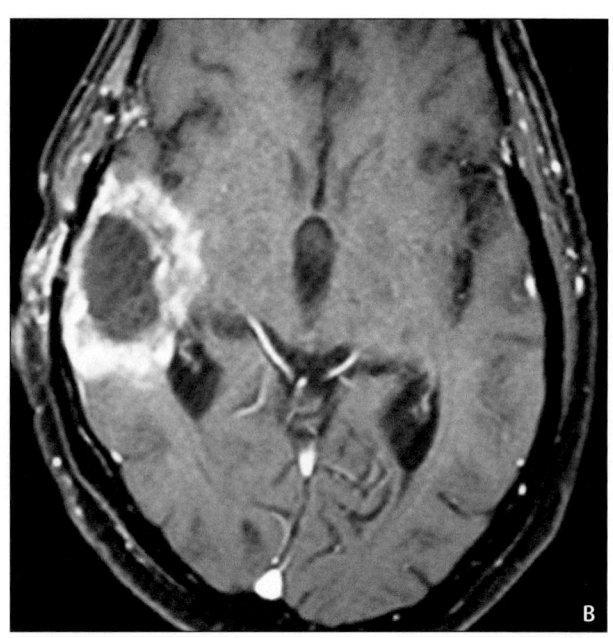

**17-49B** O paciente recebeu radioterapia e temozolomida concomitante. Cinco semanas depois, realce espesso circunda o leito da ressecção. A biópsia revelou tumor necrótico. O realce representava pseudoprogressão.

fracionada e interrupção dos tratos de SB devido à invasão tumoral. A espectroscopia de prótons comumente mostra elevada colina, NAA e mioinositol (mI) reduzidos, e um pico de lipídeo/lactato ressonando em 1,33 ppm. A perfusão por RM mostra elevado rCBV na "parede" tumoral e aumento da permeabilidade vascular **(Fig. 17-41)**.

**ANGIOGRAFIA.** A angiografia mostra uma "impregnação" tumoral proeminente na fase capilar, vasos de aspecto dilatado/irregular, e "represamento" de contraste. *Shunts* arteriovenosos são comuns, vistos como veias de "drenagem precoce".

**PADRÕES DE DISSEMINAÇÃO DO GBM.** O GBM é a neoplasia primária do SNC que mais causa metástases do "cérebro para o cérebro". Enquanto alguns tumores primários, como o meduloblastoma, ependimoma e germinoma, tendem a se disseminar quase exclusivamente por meio de vias de LCS, os GBMs são notáveis pela sua habilidade de se disseminarem por múltiplas rotas **(Figs. 17-42, 17-43, 17-44, 17-45 e 17-46)**. Devido ao fato de o GBM disseminar-se tão rapidamente e das células tumorais viáveis estarem presentes em muitas regiões de aspecto normal do cérebro, muitos neuropatologistas e oncologistas consideram o GBM uma doença "de todo o cérebro".

*Metástases para a substância branca.* A rota mais comum de disseminação do GBM é por meio da substância branca **(Fig. 17-47)**. O tumor se espalha diretamente para o interior (e além) do edema peritumoral. A disseminação ao longo de tratos de substância branca, como o corpo caloso, fórnices, comissura anterior e trato corticoespinal, podem resultar em implante tumoral em áreas remotas como a ponte, o bulbo e a medula espinal.

*Disseminação pelo LCS.* O GBM frequentemente semeia o LCS, preenchendo os sulcos e as cisternas. Revestimento difuso dos nervos cranianos e da superfície pial do cérebro também é comum. Esse aspecto de "meningite carcinomatosa" pode ser indistinguível, nos exames de imagem, da meningite piogênica **(Fig. 17-48)**.

*Drop metastases* podem se estender inferiormente para o interior do canal vertebral, revestindo a medula espinal, espessando nervos e causando depósitos focais semelhantes a massas dentro do saco tecal.

*Disseminação ependimária e subependimária.* A disseminação do GBM ao longo do epêndima ventricular também ocorre, mas é menos comum do que a disseminação difusa pelo LCS. O interior dos ventrículos – mais frequentemente os ventrículos laterais – é revestida com tumor realçante e se assemelha à ventriculite piogênica nos exames de imagem **(Fig. 17-48)**.

Disseminação tumoral subependimária também ocorre, produzindo um espesso "realce" neoplásico conforme o tumor "dissemina" ao redor das margens ventriculares.

*Invasão da dura e do crânio.* Invasão direta do GBM através da pia e para a dura-aracnoide é rara. Em casos excepcionais, o tumor erode para o interior e algumas vezes por meio da calota craniana, estendendo-se para dentro das partes moles subgaleais.

*Metástases extras SNC.* Disseminação hematogênica do GBM para locais sistêmicos ocorre, porém é rara. Podem ocorrer metástases para a medula óssea (especialmente os corpos vertebrais), fígado, pulmão e até mesmo linfonodos.

**PSEUDOPROGRESSÃO DO GBM.** RM com uso de meio de contraste é atualmente o pilar para a monitoração da resposta ao tratamento em pacientes com GBM. As decisões do tratamento são guiadas por critérios que equiparam aumento da impregnação com carga tumoral, falha no tratamento e mau prognóstico.

Entretanto, as técnicas-padrão de imagem não conseguem distinguir o tumor recorrente ou progressivo da lesão parenquimatosa induzida pelo tratamento, nem identificar áreas de tumor associado a lesões parenquimatosas. A **necrose por radioterapia** e a **pseudoprogressão** são os dois principais tipos de efeitos relacionados ao tratamento que podem mimetizar recorrência tumoral. A necrose por radioterapia é um processo tardio, mas a pseudoprogressão em geral ocorre em três meses.

Após a ressecção cirúrgica associada à radioterapia e temozolomida concomitantes, o aumento da lesão é frequentemente observado na primeira RM de seguimento **(Fig. 17-49)**. Quase metade de todos os pacientes mostra aumento do efeito de massa e novas áreas de realce em comparação ao estudo pós-operatório imediato. Desses pacientes, cerca de 40% são secundários à pseudoprogressão em vez da progressão tumoral "verdadeira".

A distinção entre progressão precoce "verdadeira" e pseudoprogressão é difícil. A perfusão por RM com contraste e a ponderação de susceptibilidade dinâmica podem ser usadas para mapear o rCBV e estimar a microvascularização tecidual nas lesões. Estudos pioneiros sugeriram que o rCBV pode quantificar a carga tumoral relativa a componentes de pseudoprogressão e necrose induzida pela radioterapia.

O uso de **implantes de carmustina (Gliadel)** também complica as imagens pós-operatórias. Realce anelar ocorre dentro de um dia de pós-operatório e alcança o pico em cerca de um mês. Restrição à difusão pode durar até um ano.

### Diagnóstico diferencial

As principais neoplasias que devem ser distinguidas do GBM são as **metástases**. Metástases costumam ser múltiplas e tendem a ocorrem perifericamente na junção entre as subtâncias branca e cinzenta. Até mesmo grandes metástases são arredondadas ou ovoides, não infiltrativas como o GBM.

Outras neoplasias que podem simular GBM incluem astrocitoma anaplásico, oligodendroglioma anaplásico misto e linfoma primário do SNC. **Astrocitomas anaplásicos** geralmente não realçam, apesar de que alguns o fazem, e pode ser difícil distingui-los do GBM somente pelos exames de imagem.

O **oligodendroglioma anaplásico** e o **oligoastrocitoma anaplásico** podem infiltrar a substância branca de maneira similar ao GBM e podem ser difíceis de diagnosticar sem biópsia. O **linfoma primário do SNC** frequentemente envolve o corpo caloso, porém é raro ser necrótico na ausência de HIV/Aids.

O principal diagnóstico diferencial não neoplásico do GBM é o abscesso. Abscessos geralmente possuem bordas mais finas e regulares, e restringem na difusão. A espectroscopia de prótons mostra succinato e aminoácidos citosólicos, os quais são raros no GBM.

**Desmielinização "tumescente"** na sustância branca subcortical pode demonstrar realce periférico. Um padrão em "ferradura", frequentemente envolto ao redor de um sulco, é comum. Uma borda incompleta com o segmento aberto apontando para o sulco e o córtex é típico para desmielinização "tumescente".

---

**GLIOBLASTOMA MULTIFORME**

**Etiologia**
- GBM "primário": *de novo*, provavelmente de células-tronco neurais
  - 95% dos GBMs
- GBM "secundário": progressão maligna de um astrocitoma de grau mais baixo
  - 5% dos GBMs

**Patologia**
- Neoplasia primária mais comum do SNC
  - 60-75% dos astrocitomas
- Hemisférios >> ponte >> cerebelo, medula espinal
- "Crosta" espessa de tumor circundando área central de necrose (95%)
  - Hemorragia comum, Ca ++ raro
- Assinaturas histológicas: neovascularização, necrose

**Aspectos clínicos**
- Qualquer idade, pico = 45-75 anos
- Progressão inexorável
  - Sobrevida < 1 ano

**Imagem**
- Tumor espesso e irregular circundando necrose central (95%)
- Realce intenso, porém heterogêneo
- Disseminação do "cérebro para o cérebro" comum
  - Substância branca hemisférica, feixes de fibras
  - LCS ("meningite carcinomatosa", *drop metastases* na medula)
  - Disseminação ependimária/subependimária

**Diagnóstico diferencial**
- Comum: metástase, abscesso
- Menos comum: AA, oligoanaplásico, linfoma
- Raro: desmielinização "tumescente"

---

## *Gliossarcoma*

### Terminologia

O gliossarcoma (GS) é uma variante do glioblastoma que contém componentes gliomatosos e sarcomatosos distintos.

### Etiologia

Os gliossarcomas podem ser primários ou secundários. A maioria dos GSs é tumor primário e surge *de novo*. GSs secundários ocorrem em pacientes com GBMs previamente ressecados e irradiados, ou como tumores induzidos pela radioterapia em pacientes sem história prévia de GBM.

O perfil genérico do GS é similar ao do GBM primário, exceto por raras amplificações de EGFR. Metilação do MGMT e mutação do *IDH1* também são raras.

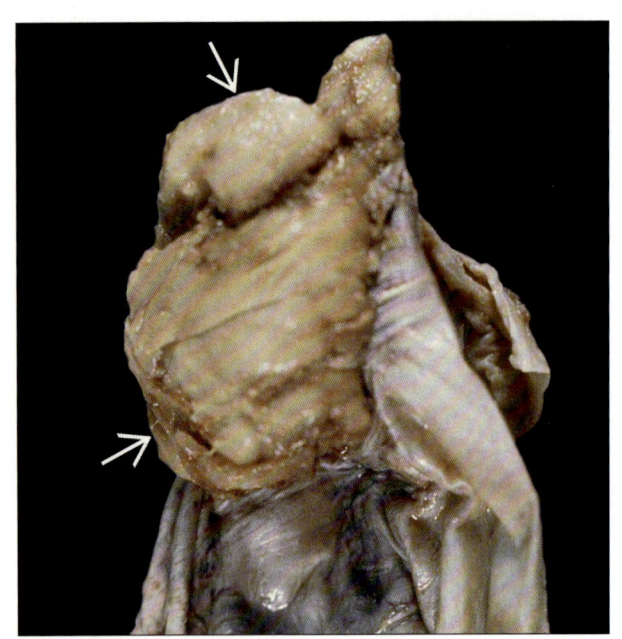

**17-50** Caso de necropsia de gliossarcoma demonstra um nódulo tumoral com base dural ➡, que possui aspecto muito similar a um meningioma. (Cortesia da Rubinstein Collection, arquivos da AFIP.)

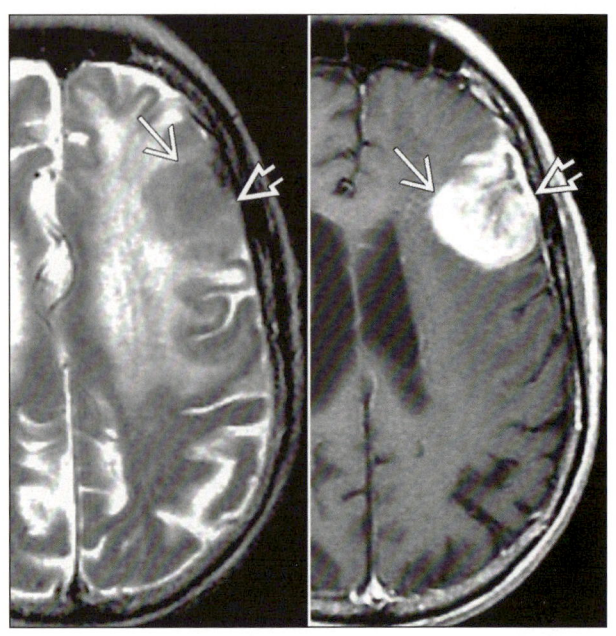

**17-51** Imagens em T2 (esquerda) e T1 pós-contraste (direita) mostram uma massa com realce no lobo frontal esquerdo ➡ que acomete o parênquima cerebral e invade a dura ➡. Gliossarcoma. (Cortesia de L. Ginsberg, MD.)

## Patologia

O gliossarcoma é caracterizado por um padrão tecidual bifásico. Áreas que exibem elementos tanto gliais neoplásicos quanto mesenquimais metaplásicos estão presentes no mesmo tumor. O elemento gliomatoso pode estar geograficamente separado do componente mesenquimal ou entremeado por ele **(Fig. 17-50)**.

Histologicamente, o componente glial apresenta os critérios usuais para GBM (ver acima). O componente mesenquimal pode demonstrar uma ampla variedade de características morfológicas, com linhagens celulares fibroblásticas, cartilaginosas, ósseas, musculares ou adiposas.

Gliossarcomas são neoplasias grau IV da classificação da OMS.

## Aspectos clínicos

Gliossarcomas são raros, representando 2% de todos os glioblastomas. O pico de idade é de 50 a 70 anos. O prognóstico é sombrio, com sobrevida média de oito meses para GSs secundários e 14 meses para GSs primários. Recorrência local é típica. Em contraste ao GBM, metástases extracranianas são relativamente comuns, ocorrendo em 15 a 30% dos casos.

## Imagem

Os exames de imagem mostram uma massa hemisférica periférica de aspecto heterogêneo e base ampla, com moderado a intenso edema circunjacente. Lesões irregulares com paredes espessas que demonstram intenso realce anelar são observadas em 80% dos casos **(Fig. 17-51)**.

Gliossarcomas geralmente tocam as meninges, porém podem não mostrar ligação à dura ou invasão óbvia. Uma "cauda" dural com realce frequentemente se estende perifericamente a partir da massa tumoral.

## Diagnóstico diferencial

O principal diagnóstico diferencial do GS é o **meningioma anaplásico**. **Outros sarcomas**, **metástases** durais, **linfoma**, **plasmocitoma** e **neurossarcoidose** podem se apresentar como lesões de base dural com variável invasão cerebral.

## *Gliomatose cerebral*

### Terminologia

A gliomatose cerebral (GC) também é conhecida como gliomatose cerebral difusa. Enquanto outras neoplasias gliais, como oligodendroglioma, às vezes apresentam um padrão de crescimento similar à gliomatose, a maioria das GCs exibe linhagem astrocítica e é, portanto, discutida neste capítulo.

A GC é caracterizada pela incomum infiltração disseminada do parênquima cerebral. Por definição, a GC envolve ao menos três lobos do cérebro, frequentemente se estendendo para os núcleos da base e para a substância branca profunda.

### Etiologia

**Conceitos gerais.** GCs podem se originar *de novo* ou da extensão de um astrocitoma difusamente infiltrativo ou (menos comum) de um oligodendroglioma previamente diagnosticado.

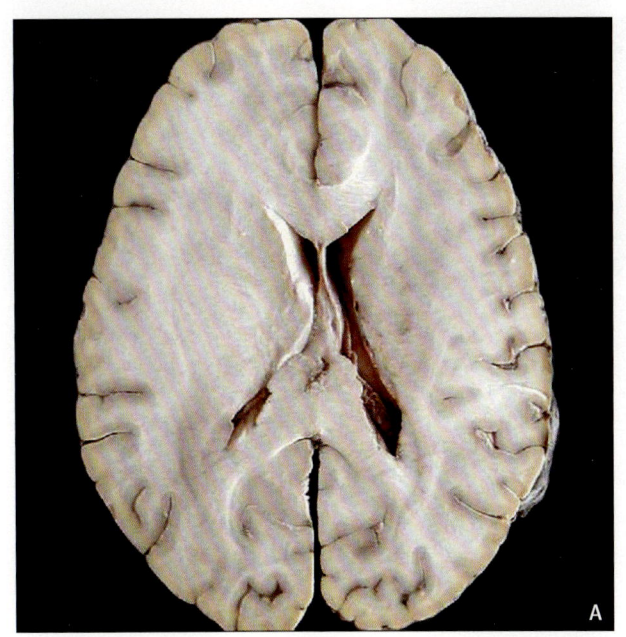

**17-52A** Caso de necropsia de gliomatose cerebral mostra expansão difusa e tênue descoloração da SB cerebral e infiltração dos núcleos da base.

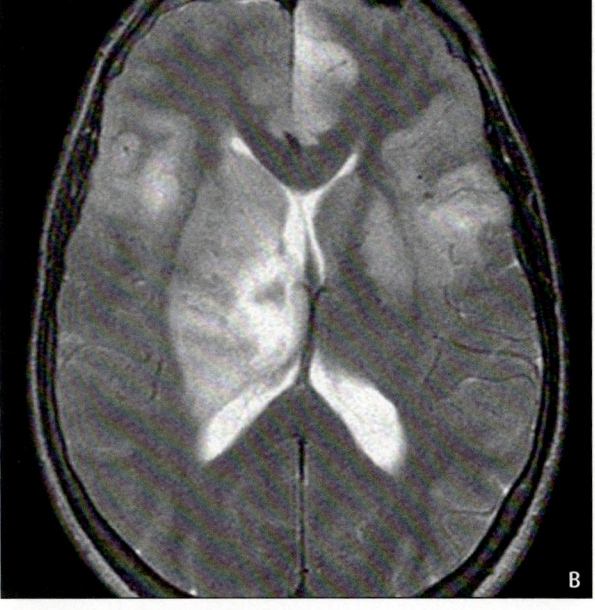

**17-52B** Imagem ponderada em T2 antemortem do mesmo caso mostra o envolvimento da substância branca, substância cinzenta profunda e córtex. GCs infiltram e expandem, porém mantêm a arquitetura cerebral fundamental. (Cortesia de R. Hewlett, MD.)

GENÉTICA. Há poucos relatos definindo as alterações genéticas da GC. Mutações no gene *IDH1* similares àquelas do astrocitoma difuso foram identificadas em alguns casos. Em GCs oligodendrogliais, codeleção dos cromossomos 1p e 19q são comuns.

## Patologia

LOCALIZAÇÃO. GCs já foram descritas em quase todas as partes do cérebro. Mais de 75% dos casos envolvem os hemisférios cerebrais, e um número igual é bilateral. Os tálamos e núcleos da base costumam ser afetados. O tumor se estende para o mesencéfalo em 50% dos casos.

GCs de fossa posterior em geral acometem a ponte, cerebelo e/ou bulbo. Extensão superior para o mesenéfalo e o diencéfalo é comum.

TAMANHO E NÚMERO. GCs costumam ser tão extensas, amplamente infiltrativas e mal delimitadas que se torna difícil identificar suas margens exatas. Portanto, o tumor ostensivamente visível subestima o tamanho da lesão.

PATOLOGIA MACROSCÓPICA. O diagnóstico patológico da GC depende não somente das suas características histológicas, mas também da sua extensão. Crescimento tumoral disseminado com preservação da estrutura cerebral fundamental está presente. Estruturas normais encontram-se infiltradas e expandidas, mas ainda reconhecíveis. A junção entre as substâncias branca e cinzenta está borrada em alguns locais, enquanto permanece intacta em outros **(Fig. 17-52)**. Envolvimento bilateral é comum, porém hemorragia, necrose e formação de cistos são raras **(Fig. 17-53)**.

CARACTERÍSTICAS MICROSCÓPICAS. Uma ampla variedade de células similares a astrócitos ou oligodendrócitos está presentes. Células gliais alongadas com núcleos hipercromáticos e grandes células tumorais com núcleos irregulares e pleomórficos estão frequentemente entremeadas por axônios mielinizados. A celularidade costuma ser baixa. Atividade mitótica é variável, porém em geral ausente ou mínima.

ESTADIAMENTO, GRADUAÇÃO E CLASSIFICAÇÃO. A GC é uma neoplasia biologicamente agressiva, com graus tumorais que variam de II a IV. A maioria corresponde ao grau III da OMS. Devido ao fato das GCs serem tão infiltrativas, a graduação e a subtipagem histológica podem ser baseadas em uma amostra tecidual não representativa. Graduações mais baixas devido a espécimes pequenos de biópsia são incomuns.

## Aspectos clínicos

EPIDEMIOLOGIA. A GC é um tumor infiltrativo raro, porém provavelmente subdiagnosticado, que representa cerca de 1% de todos os astrocitomas. Antes do advento da RM, a maior parte dos casos era diagnosticada durante a necropsia.

DEMOGRAFIA. A GC pode ocorrer em qualquer idade, incluindo lactentes e crianças, porém o pico de apresentação é entre 40 e 50 anos.

APRESENTAÇÃO. Sinais e sintomas clínicos variam e são frequentemente inespecíficos. Alterações cognitivas e comportamentais são comuns. Crises convulsivas, déficits neurológicos focais, letargia e cefaleia são frequentes.

**492** Neoplasias, cistos e lesões pseudotumorais

**17-53** Caso de necropsia mostra gliomatose cerebral infiltrando a SB ➡ e o córtex dos lobos frontais. Compare a interface SB--SC ➡ com o córtex parietal, de aspecto mais normal. (Cortesia de R. Hewlett, MD.)

**17-54A** Imagem axial ponderada em T1 em um paciente com gliomatose cerebral mostra assimetria entre o córtex parietal direito de aspecto normal ➡ e o córtex espessado do resto dos hemisférios.

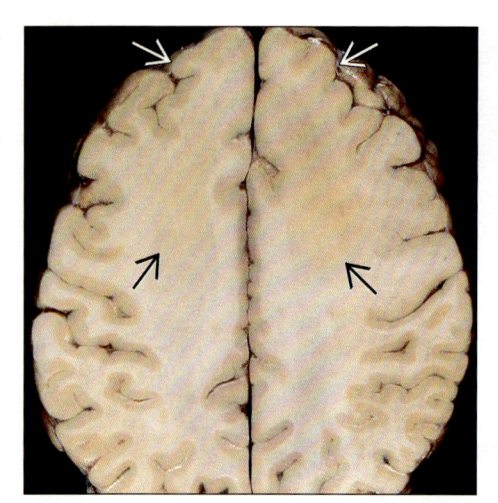

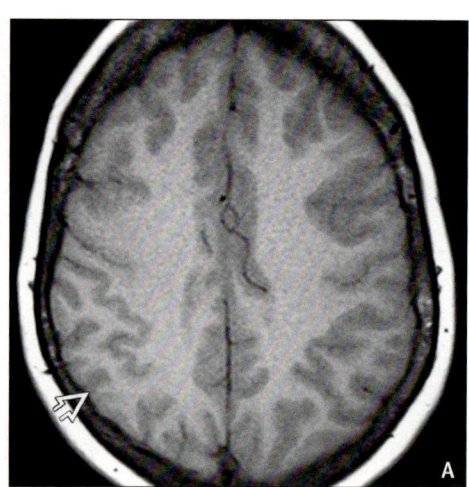

**17-54B** Imagem em T2 do mesmo paciente mostra hiperintensidade em ambos os lobos temporais, tálamos e córtex de ambos os hemisférios ➡. Somente o córtex parietal direito ➡ parece poupado.

**17-54C** Imagem através da coroa radiada superior mostra córtex hiperintenso expandido e hiperintensidade "nebulosa" na SB subjacente. Novamente, apenas o lobo parietal direito ➡ parece relativamente poupado. Embora anormal, a arquitetura básica do cérebro encontra-se preservada.

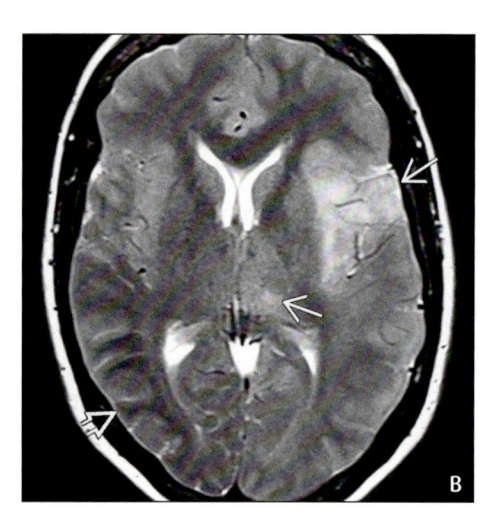

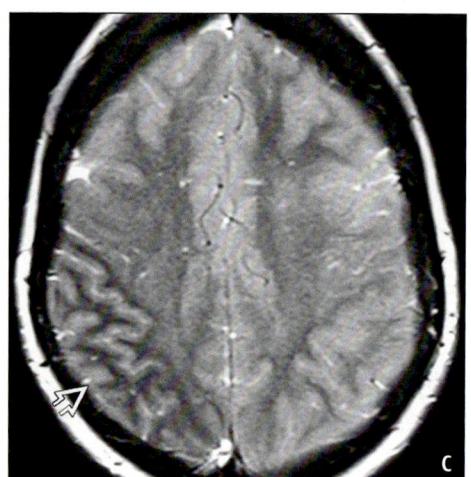

**17-54D** Imagem em FLAIR demonstra que a massa difusamente infiltrativa se estende pelo córtex e coroa radiada de ambos os hemisférios. Somente o lobo parietal direito parece relativamente preservado ➡.

**17-54E** A espectroscopia de prótons encontra-se quase normal. Devido à GC se infiltrar entre e ao redor do tecido normal, os espectros são frequentemente pouco reveladores. Gliomatose cerebral grau II da OMS foi encontrada na biópsia.

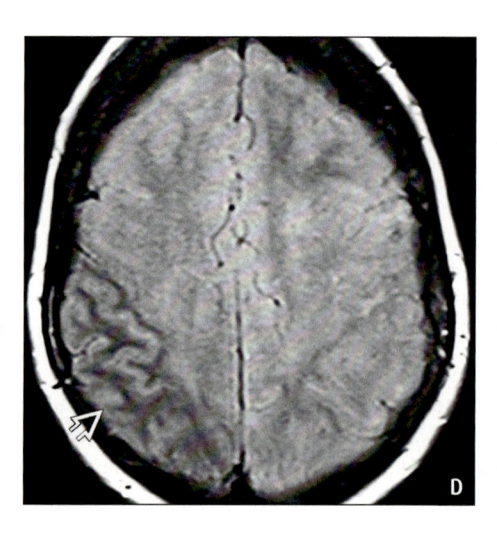

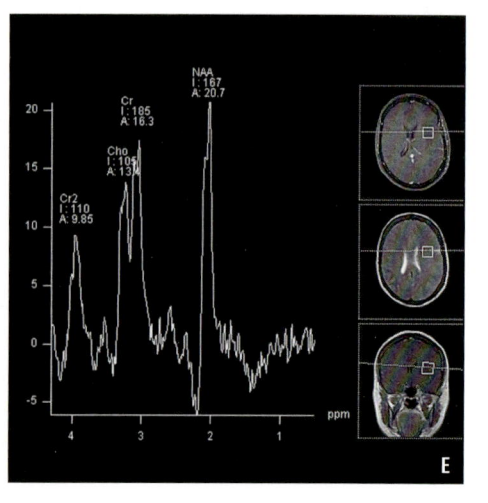

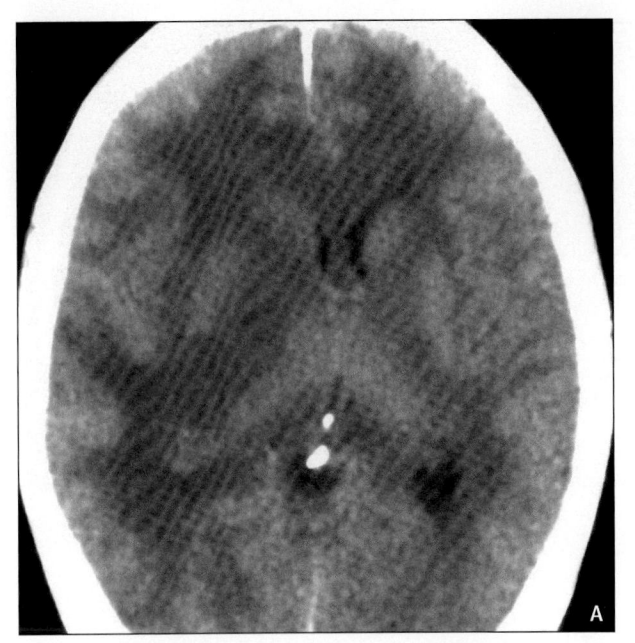

**17-55A** TC com contraste em um homem de 45 anos com cefaleia e nenhuma alteração neurológica focal. Hipodensidade disseminada na SB de ambos os hemisférios cerebrais com leve efeito de massa presente.

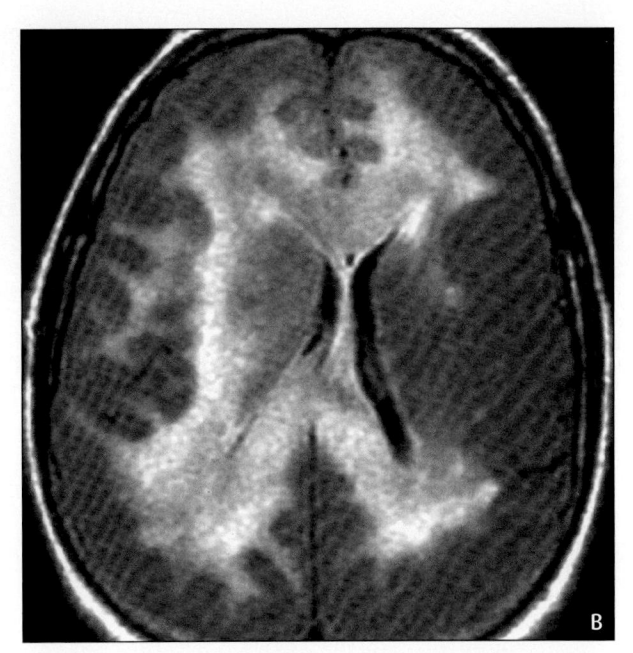

**17-55B** Imagem em FLAIR do mesmo paciente mostra hiperintensidade difusa confluente que espessa o corpo caloso e se estende para a SB subcortical. Gliomatose cerebral encontrada na biópsia. (Cortesia de C. Sutton, MD.)

**HISTÓRIA NATURAL.** A GC é uma neoplasia inexoravelmente progressiva, e o prognóstico é ruim. A sobrevida média livre de progressão é de 14 meses. A mortalidade geral é de 50% em um ano, e 75% em três anos. Fatores prognósticos favoráveis incluem mutação no gene *IDH1* e doença unilateral e sem realce na RM.

**OPÇÕES DE TRATAMENTO.** Devido às GCs serem tumores disseminados, a ressecção não é uma opção viável. A radioterapia cerebral total e a quimioterapia-padrão em geral não modificam a sobrevida dos pacientes. A terapia com procarbazina e lomustina pode ser uma opção promissora como terapia primária para a GC.

## Imagem

A RM é a modalidade de escolha, uma vez que a TC pode estar normal ou apenas um pouco alterada.

**ACHADOS DE TC.** Efeito de massa pequeno ou ausente relativo ao tamanho da lesão é típico. Cérebro levemente edemaciado e hipodenso, com perda da diferenciação entre as substâncias branca e cinzenta pode ser observado em alguns casos. Hipodensidades multifocais ou confluentes na substância branca podem simular alterações microangiopáticas ou doença metabólica adquirida **(Fig. 17-55)**. A TC com contraste geralmente não mostra realce.

**ACHADOS DE RM.** As imagens em T1 podem parecer normais ou pouco alteradas. A estrutura cerebral fundamental está distorcida, porém bem preservada **(Fig. 17-54)**. A substância branca hemisférica e os giros podem mostrar volume discretamente aumentado com apagamento de sulcos e indefinição da interface entre as substâncias branca e cinzenta. GCs de fossa posterior mostram expansão difusa do tronco encefálico **(Figs. 17-56 e 17-57)**.

As sequências T2/FLAIR demonstram difuso efeito de massa infiltrativo e hiperintenso, com ventrículos reduzidos e sulcos apagados. As imagens em T1 pós-contraste em geral não apresentam realce. Focos irregulares, mal delimitados e com leve realce geralmente representam áreas de neoplasia de grau maior.

A sequência em difusão costuma ser normal. Em casos raros, áreas de alta celularidade podem mostrar leve a moderada restrição à difusão **(Fig. 17-58)**.

A espectroscopia pode parecer quase normal, com discreta elevação da colina e redução do NAA. O mI pode estar elevado. Pico de lipídeo-lactato é incomum. Como a GC infiltra, porém preserva a estrutura normal da substância branca, a DTI costuma ser normal.

A perfusão por RM é útil na escolha de áreas para biópsia estereotáxica. O rCBV elevado sugere foco de degeneração maligna **(Fig. 17-58F)**.

## Diagnóstico diferencial

A diferença entre os **astrocitomas difusos de baixo grau** e **anaplásicos** amplamente infiltrativos e a GC é basicamente a extensão da doença. Uma vez que um astrocitoma difuso se dissemina pelo corpo caloso e acomete três lobos cerebrais ou ambos os tálamos e núcleos da base, a distinção se torna acadêmica.

**17-56** A gliomatose cerebral pode, ocasionalmente, começar na fossa posterior e, então, estender-se superiormente pelo mesencéfalo para os tálamos. Neste espécime de necropsia, o mesencéfalo encontra-se expandido ⇒ e ambos os tálamos estão infiltrados pelo tumor. (Cortesia de R. Hewlett, MD.)

**17-57A** Imagem sagital ponderada em T1 em uma mulher de 26 anos neurologicamente normal com cefaleia. Uma extensa massa expande difusamente o mesencéfalo, a ponte, o bulbo e a medula cervical superior.

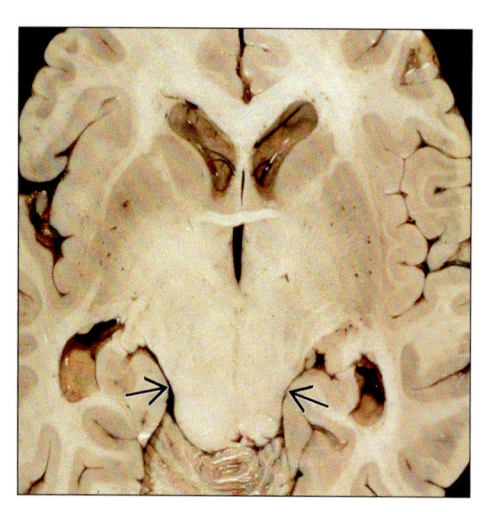

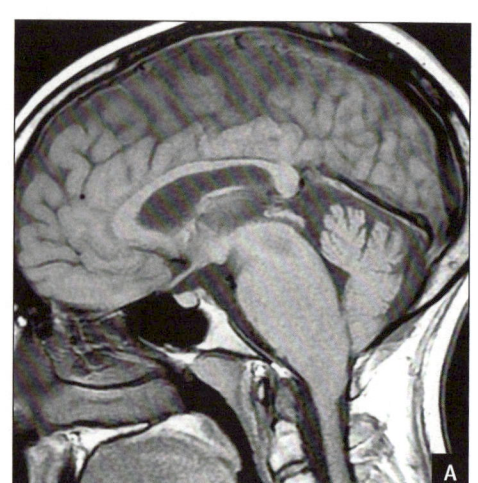

**17-57B** Imagem axial em T2 mostra que o bulbo está ostensivamente aumentado, porém sua intensidade de sinal está apenas discretamente aumentada.

**17-57C** Imagem ponderada em T2 através da porção média da ponte mostra marcante aumento sem alteração definida na intensidade de sinal.

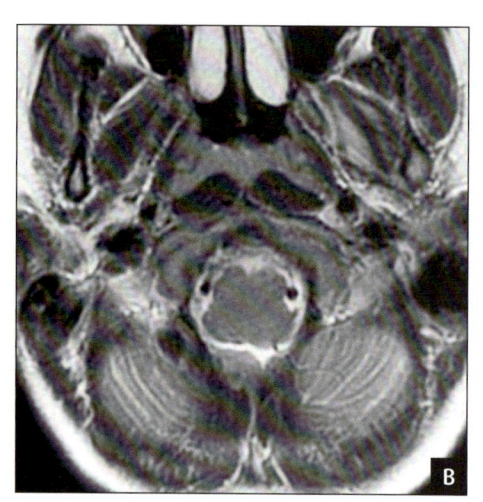

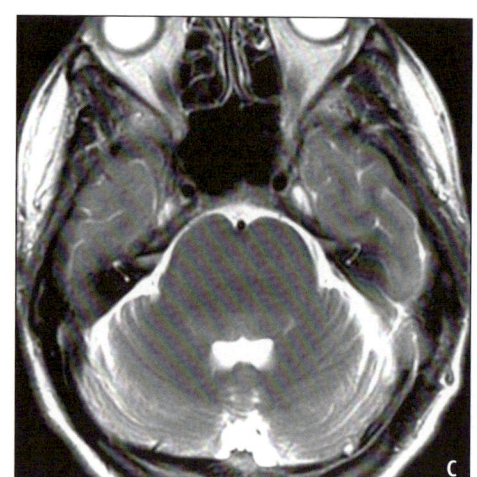

**17-57D** Imagem em T2 em plano mais superior mostra que o mesencéfalo possui quase o dobro do seu tamanho normal, apesar do aqueduto permanecer patente e não haver evidência de hidrocefalia obstrutiva.

**17-57E** Imagem coronal ponderada em T1 pós-contraste não mostra evidência de realce, mas leve hipointensidade pode ser observada no bulbo, ponte e mesencéfalo expandidos ⇒. Devido ao tumor acometer o mesencéfalo, rombencéfalo e medula espinal, ele foi diagnosticado como provável gliomatose cerebral de baixo grau (OMS grau II). Não foram realizadas biópsias.

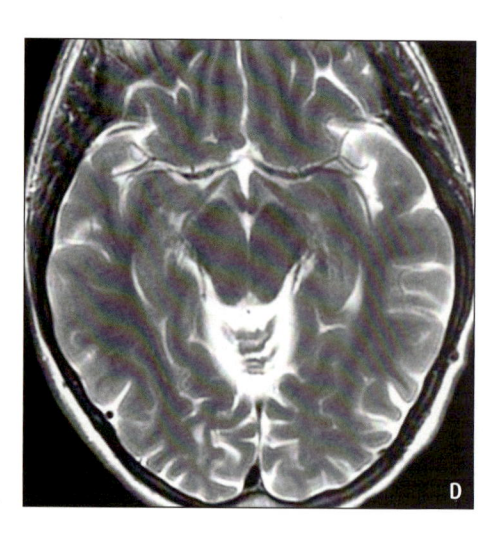

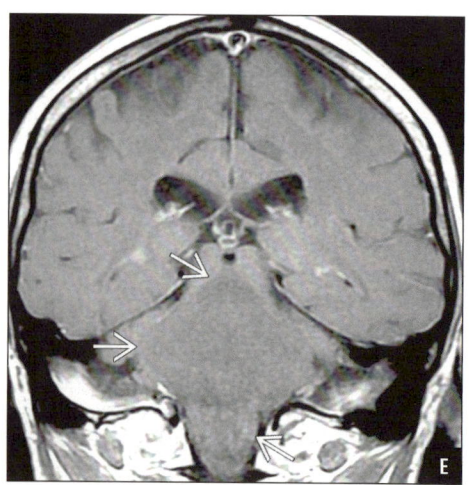

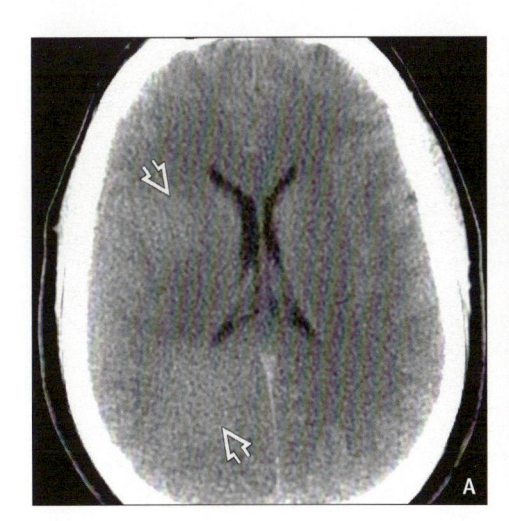

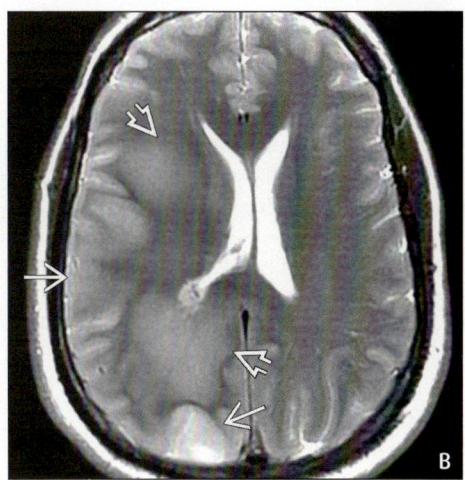

**17-58A** Imagem de TC sem contraste em um homem de 46 anos com paralisia facial e alteração do estado mental mostra o que parece ser um cérebro difusamente edemaciado. Entretanto, há algumas hiperintensidades mal definidas ⇨ na SB do hemisfério direito.

**17-58B** Imagem em T2 mostra que as hiperintensidades na SB do hemisfério direito ⇨ também acometem o córtex em algumas áreas ➡, indefinindo as interfaces entre as substâncias branca e cinzenta.

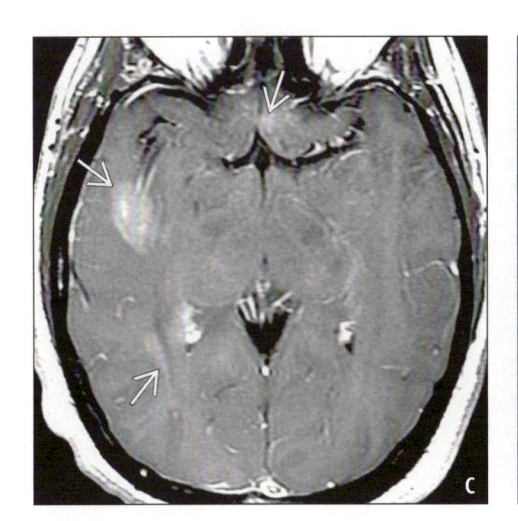

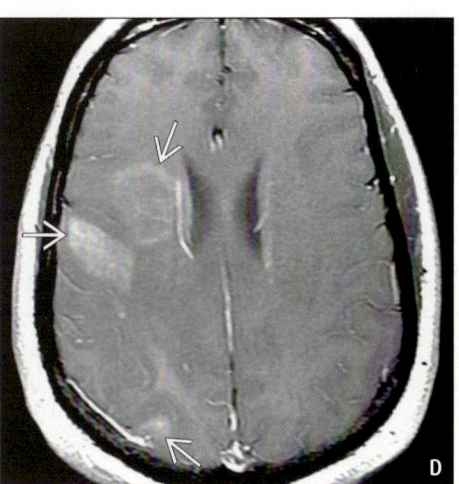

**17-58C** Imagem axial em T1 pós-contraste mostra focos esparsos de realce leve a moderado ➡.

**17-58D** Imagem em plano mais superior mostra áreas adicionais de realce tênue e mal definido no hemisfério ➡.

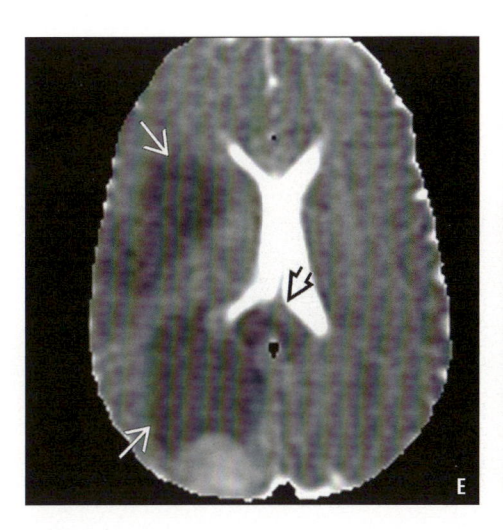

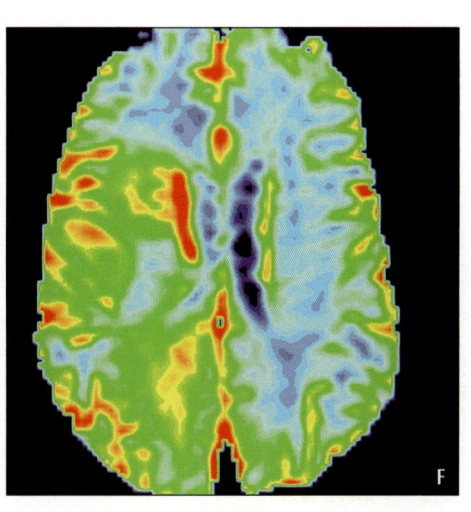

**17-58E** Mapa ADC do mesmo paciente demonstra difusão restrita ➡ nas áreas hiperintensas observadas na ponderação T2. Além disso, uma área de difusão restrita ⇨ que não estava evidente no T2 é observada no esplênio do corpo caloso.

**17-58F** Perfusão por RM mostra elevado rCBV na maior parte do hemisfério direito. A biópsia das áreas "mais quentes" revelou focos de neoplasia grau IV da OMS no interior da gliomatose cerebral. (Cortesia de P. Hildenbrand, MD.)

Em adultos de meia-idade e em idosos, o principal diagnóstico diferencial é a **arterioloesclerose** (doença de pequenos vasos ou microvascular com rarefação da substância branca). As alterações confluentes da substância branca na encefalopatia arterioloesclerótica subcortical ("doença de Binswanger") podem se assemelhar bastante à GC, embora o efeito de massa infiltrativo esteja ausente.

As **doenças desmielinizantes** (p. ex., EM ou ADEM) são irregulares e assimétricas, e mostram pouco ou nenhum efeito de massa. A **leucoencefalopatia multifocal progressiva** (LEMP) pode demonstrar lesão da substância branca bilateral, confluente e assimétrica, e que pode cruzar o corpo caloso e simular GC. A LEMP é mais observada em pacientes imunocomprometidos e raramente realça.

O **linfoma** difuso de células B, particularmente o linfoma intravascular (angiocêntrico), pode aparecer difusamente infiltrativo, porém costuma ser hipointenso em T2 e apresenta realce após a administração de meio de contraste.

GC em crianças é rara e difícil de diagnosticar, uma vez que se assemelha à **encefalite** viral. Um pródromo semelhante à gripe, cefaleia, febre e alteração do estado mental podem sugerir etiologia inflamatória, mas alterações cognitivas ocorrem em ambas as doenças.

Achados de TC de cérebro discretamente edemaciado com apagamento dos sulcos e compressão dos ventrículos pode simular **hipertensão intracraniana idiopática ("pseudotumor cerebral")** em crianças ou em adultos.

---

### GLIOMATOSE CEREBRAL

**Terminologia**
- Também conhecida como gliomatose cerebral difusa

**Patologia**
- Patologia macroscópica
  - Massa infiltrativa disseminada envolvendo três ou mais lobos
  - Expande, mas não destrói a arquitetura cerebral fundamental
  - Hemisférios (75%), bilateral (75%)
  - Frequentemente acomete os núcleos da base e tálamos
  - A fossa posterior e a medula espinal podem estar envolvidas
- Patologia microscópica
  - Difusamente infiltrativa
  - Geralmente baixa celularidade, poucas mitoses
  - Astrocitoma > oligodendroglioma
  - Maior parte grau III da OMS

**Aspectos clínicos**
- 1% dos astrocitomas
- Qualquer idade, pico = 40-50 anos

**Imagem**
- Arquitetura cerebral expandida e distorcida, porém preservada
- Hiperintensidade difusa em T2/FLAIR
- Interface SB-SC pode estar indefinida
- Qualquer realce no T1 pós-contraste é suspeito para anaplasia
- Imagem em difusão e espectroscopia normais ou quase normais

**Diagnóstico diferencial**
- Rarefação arterioloesclerótica da SB
- Doença desmielinizante
- Linfoma
- Encefalite

# Referências selecionadas

- Al-Hussaini M et al: Brain stem gliomas: a clinicopathological study from a single cancer center. Brain Tumor Pathol. Epub ahead of print, 2012
- Cage TA et al: High-grade gliomas in children. Neurosurg Clin N Am. 23(3):515-23, 2012
- Marsh JC et al: High-grade glioma relationship to the neural stem cell compartment: a retrospective review of 104 cases. Int J Radiat Oncol Biol Phys. 82(2):e159-65, 2012
- Poretti A et al: Neuroimaging of pediatric posterior fossa tumors including review of the literature. J Magn Reson Imaging. 35(1):32-47, 2012
- Kim TM et al: A developmental taxonomy of glioblastoma defined and maintained by MicroRNAs. Cancer Res. 71(9):3387-99, 2011
- Moser JJ et al: The microRNA and messengerRNA profile of the RNA-induced silencing complex in human primary astrocyte and astrocytoma cells. PLoS One. 5(10):e13445, 2010
- Kleihues P et al: WHO grading of tumours of the central nervous system. In Louis DN et al: WHO Classification of Tumours of the Central Nervous System. Lyon, France: IARC Press. 10-11, 2007

## Tumores astrocíticos localizados
### Astrocitoma pilocítico
- Hsieh MS et al: Cerebellar anaplastic pilocytic astrocytoma in a patient of neurofibromatosis type-1: Case report and review of the literature. Clin Neurol Neurosurg. 114(7):1027-9, 2012
- Kernagis D et al: 164 L1CAM as a marker of an aggressive tumor phenotype in children with juvenile pilocytic astrocytoma. Neurosurgery. 71(2):E565, 2012
- Ogiwara H et al: Long-term follow-up of pediatric benign cerebellar astrocytomas. Neurosurgery. 70(1):40-7; discussion 47-8, 2012
- Tabrizi RD et al: Radiologically typical pilocytic astrocytoma with histopathological signs of atypia. Childs Nerv Syst. 28(10):1791-4, 2012

### Astrocitoma pilomixoide
- Horger M et al: T2 and DWI in pilocytic and pilomyxoid astrocytoma with pathologic correlation. Can J Neurol Sci. 39(4):491-8, 2012
- Forbes JA et al: Pediatric cerebellar pilomyxoid-spectrum astrocytomas. J Neurosurg Pediatr. 8(1):90-6, 2011
- Linscott LL et al: Pilomyxoid astrocytoma: expanding the imaging spectrum. AJNR Am J Neuroradiol. 29(10):1861-6, 2008

### Astrocitoma subependimário de células gigantes
- Komotar RJ et al: mTOR inhibitors in the treatment of subependymal giantcell astrocytomas associated with tuberous sclerosis. Neurosurgery. 68(4):N24-5, 2011
- Park KJ et al: Gamma knife surgery for subependymalgiant cell astrocytomas. Clinical article. J Neurosurg.114(3):808-13, 2011
- Adriaensen ME et al: Prevalence of subependymal giant cell tumors in patients with tuberous sclerosis and a review of the literature. Eur J Neurol. 16(6):691-6, 2009
- de Ribaupierre S et al: Subependymal giant-cell astrocytomas in pediatric tuberous sclerosis disease: when should we operate? Neurosurgery. 60(1):83-89; discussion 89-90, 2007

### Xantoastrocitoma pleomórfico
- Bagriacik EU et al: Establishment of a primary pleomorphic xanthoastrocytoma cell line: in vitro responsiveness to some chemotherapeutics. Neurosurgery. 70(1):188-97, 2012
- Yu S et al: Pleomorphic xanthoastrocytoma: MR imaging findings in 19 patients. Acta Radiol. 52(2):223-8, 2011
- Crespo-Rodríguez AM et al: MR and CT imaging of 24 pleomorphic xanthoastrocytomas (PXA) and a review of the literature. Neuroradiology. 49(4):307-15, 2007

## Astrocitomas difusamente infiltrativos
### Astrocitoma difuso de baixo grau
- Dahlback HS et al: Genomic aberrations in diffuse low-grade gliomas. Genes Chromosomes Cancer. 50(6):409-20, 2011
- Hartmann C et al: Molecular markers in low-grade gliomas: predictive or prognostic? Clin Cancer Res. 17(13):4588-99, 2011

### Gliomas pontinos intrínsecos difusos
- Jansen MH et al: Diffuse intrinsic pontine gliomas: a systematic update on clinical trials and biology. Cancer Treat Rev. 38(1):27-35, 2012
- Reyes-Botero G et al: Adult brainstem gliomas. Oncologist. 17(3):388-97, 2012
- Khatua S et al: Diffuse intrinsic pontine glioma-current status and future strategies. Childs Nerv Syst. 27(9):1391-7, 2011

### Astrocitoma anaplásico
- Majós C et al: Proton MR spectroscopy provides relevant prognostic information in high-grade astrocytomas. AJNR Am J Neuroradiol. 32(1):74-80, 2011
- Chaichana KL et al: Prognostic significance of contrastenhancing anaplastic astrocytomas in adults. J Neurosurg. 113(2):286-92, 2010

### Glioblastoma multiforme
- Hu LS et al: Reevaluating the imaging definition of tumor progression: perfusion MRI quantifies recurrent glioblastoma tumor fraction, pseudoprogression, and radiation necrosis to predict survival. Neuro Oncol. 14(7):919-30, 2012
- Jahangiri A et al: Pseudoprogression and treatment effect. Neurosurg Clin N Am. 23(2):277-87, viii-ix, 2012
- Sanghera P et al: The concepts, diagnosis and management of early imaging changes after therapy for glioblastomas. Clin Oncol (R Coll Radiol). 24(3):216-27, 2012
- Topkan E et al: Pseudoprogression in patients with glioblastoma multiforme after concurrent radiotherapy and temozolomide. Am J Clin Oncol. 35(3):284-9, 2012

- Ulmer S et al: Temporal changes in magnetic resonance imaging characteristics of Gliadel wafers and of the adjacent brain parenchyma. Neuro Oncol. 14(4):482-90, 2012
- Chamberlain MC: Radiographic patterns of relapse in glioblastoma. J Neurooncol. 101(2):319-23, 2011
- Kim TM et al: A developmental taxonomy of glioblastoma defined and maintained by MicroRNAs. Cancer Res. 71(9):3387-99, 2011
- Ohgaki H et al: Genetic profile of astrocytic and oligodendroglial gliomas. Brain Tumor Pathol. 28(3):177-83, 2011

## Gliossarcoma

- Chikkannaiah P et al: De novo gliosarcoma occurring in the posterior fossa of a 11-year-old girl. Clin Neuropathol. 31(5):389-91, 2012
- Lee D et al: Clinicopathologic and genomic features of gliosarcomas. J Neurooncol. 107(3):643-50, 2012
- Zhang BY et al: Computed tomography and magnetic resonance features of gliosarcoma: a study of 54 cases. J Comput Assist Tomogr. 35(6):667-73, 2011
- Han SJ et al: Clinical characteristics and outcomes for a modern series of primary gliosarcoma patients. Cancer. 116(5):1358-66, 2010
- Han SJ et al: Secondary gliosarcoma after diagnosis of glioblastoma: clinical experience with 30 consecutive patients. J Neurosurg. 112(5):990-6, 2010

## Gliomatose cerebral

- Rajz GG et al: Presentation patterns and outcome of gliomatosis cerebri. Oncol Lett. 3(1):209-213, 2012
- Zunz E et al: Gliomatosis cerebri presenting as idiopathic intracranial hypertension in a child. J Neuroophthalmol. 31(4):339-41, 2011
- Harrison JF et al: Gliomatosis cerebri: report of 3 cases. J Neurosurg Pediatr. 6(3):291-4, 2010

# 18

# Neoplasias gliais não astrocíticas

| | |
|---|---|
| Oligodendrogliomas e gliomas "mistos" | 499 |
| Oligodendroglioma | 500 |
| Oligodendroglioma anaplásico | 503 |
| Oligoastrocitomas | 505 |
| Tumores ependimários | 506 |
| Ependimoma | 507 |
| Ependimoma anaplásico | 511 |
| Subependimoma | 511 |
| Ependimoma mixopapilar | 513 |
| Tumores de plexo coroide | 513 |
| Papiloma de plexo coroide | 513 |
| Papiloma atípico do plexo coroide | 516 |
| Carcinoma de plexo coroide | 517 |
| Outros tumores neuroepiteliais | 520 |
| Astroblastoma | 520 |
| Glioma cordoide do terceiro ventrículo | 521 |
| Glioma angiocêntrico | 523 |

Os gliomas não astrocíticos (GNAs) representam um largo espectro de neoplasias derivadas de células gliais não astrocitárias ou de suas células-tronco progenitoras. Esse grupo de neoplasias é menor que o grupo dos astrocitomas, mas compreende uma importante classe de tumores que variam de neoplasias relativamente bem circunscritas e indolentes, como papiloma de plexo coroide, a tumores altamente malignos, como oligodendrogliomas anaplásicos e ependimomas.

Como grupo, os GNAs ocorrem em pacientes de todas as idades. Alguns – como o papiloma de plexo coroide – são considerados tumores de crianças pequenas, menores de 5 anos. Em contrapartida, os oligodendrogliomas tendem a ser tumores de adultos. Diferentes subtipos de ependimomas afetam diferentes idades. O ependimoma celular em geral é um tumor da infância, enquanto o subependimoma é um tumor de idosos. Às vezes, um tumor "pediátrico", como um ependimoma, é encontrado em adultos, e um tumor de "adultos", como um oligodendroglioma anaplásico, é encontrado em crianças.

Os gliomas "puros" consistem em um tipo tumoral único, mas gliomas também podem ocorrer com histologias mistas de diferentes linhagens celulares. O oligoastrocitoma é um exemplo clássico e é o mais comum dos gliomas "mistos".

A importância do diagnóstico correto e específico dos gliomas se relaciona com as decisões de tratamento e prognóstico. Os gliomas com uma única entidade histológica podem ser divididos em subconjuntos que apresentam comportamentos clínicos diferentes. Por exemplo, os oligodendrogliomas que exibem codeleções 1p e 19q são mais sensíveis à quimioterapia. Mesmo os oligodendrogliomas anaplásicos que portam estas deleções costumam ser tratados com sucesso sem radioterapia.

Discutiremos inicialmente os tumores oligodendrogliais e incluiremos os gliomas "mistos" nesta seção, já que eles contêm elementos similares à oligodendroglia.

Seguiremos com a discussão dos ependimomas e seus subtipos. Os tumores do plexo coroide, que são derivados de células ependimárias modificadas, constituem o terceiro grupo de neoplasias, incluídas neste capítulo. Por fim, consideraremos brevemente um grupo de tumores não astrocíticos incomuns, chamado de "outros tumores neuroepiteliais" na classificação atual da Organização Mundial da Saúde (OMS). Até o momento, esse grupo inclui o astroblastoma, glioma cordoide (do terceiro ventrículo) e o recentemente descrito, porém ainda controverso, glioma angiocêntrico.

## Oligodendrogliomas e gliomas "mistos"

Os oligodendrogliomas são encontrados predominantemente na substância branca. Sua função primária é a produção e a preservação da mielina.

Os tumores derivados dos oligodendrogliócitos, conhecidos como oligodendrogliomas, são o terceiro tipo mais comum de neoplasia glial (após o astrocitoma anaplásico e o glioblastoma multiforme). O oligodendroglioma foi originalmente descrito em 1929, como um subtipo de glioma com células que morfologicamente se pareciam com oligodendrócitos normais. Os oligodendrogliomas que são mistos a elementos que parecem astrocíticos são chamados de oligoastrocitomas.

A característica em comum de oligodendrogliomas e oligoastrocitomas é a predominância de células que pare-

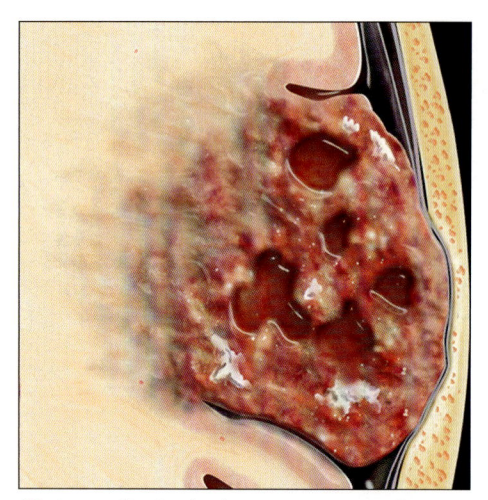

**18-1** Os oligodendrogliomas são massas pobremente demarcadas, "carnosas" que infiltram o córtex e SB subcortical. O remodelamento do osso adjacente é comum.

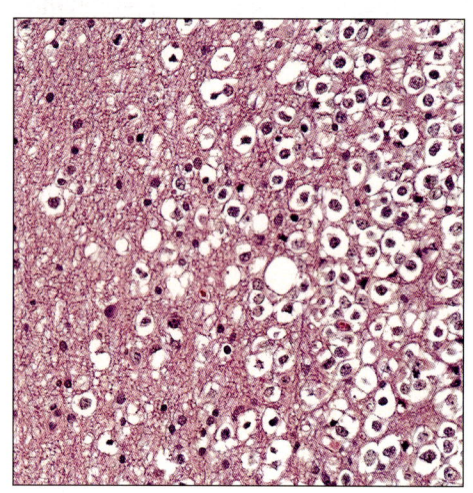

**18-2** As células dos oligodendrogliomas apresentam núcleos uniformes redondos e "halos" perinucleares (aspecto em "ovo frito"). (Cortesia de P. Burger, MD.)

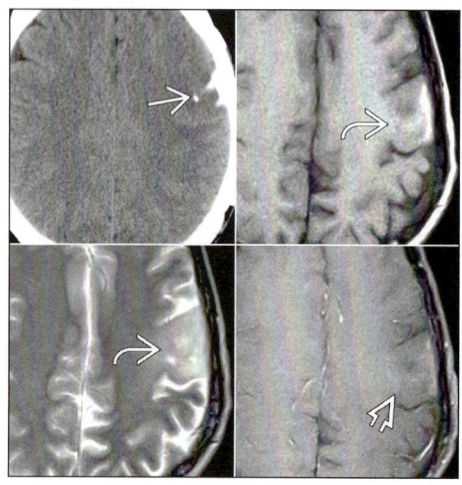

**18-3** Massa hipodensa cortical/subcortical com Ca++ ➡, sinal heterogêneo ➡ e mínimo realce ➡ na RM. Oligodendroglioma.

cem oligodendrócitos. Histologicamente, os tumores oligodendrogliais variam de bem diferenciados a neoplasias malignas francas. Os oligodendrogliomas são atualmente classificados em apenas duas classes: tumores bem diferenciados (oligodendrogliomas) e uma variante maligna (oligodendroglioma anaplásico). Ambos – juntamente com o oligoastrocitoma – serão discutidos nesta seção.

## Oligodendroglioma

### Terminologia

Os oligodendrogliomas (OGs) são tumores hemisféricos difusamente infiltrativos, bem diferenciados, de crescimento lento, que provavelmente se originam de oligodendrócitos ou de células-tronco gliais imaturas.

### Etiologia

**CONCEITOS GERAIS.** Não existe prova definitiva de que os OGs originam-se das células oligodendrogliais. A suposta origem dos OGs é baseada na sua semelhança morfológica aos oligodendrócitos normais.

**GENÉTICA.** Além de suas características histológicas, os OGs possuem alterações genéticas específicas que os distinguem dos astrocitomas, bem como de outros gliomas. Perdas alélicas dos cromossomos 1p e 19q são uma "assinatura" molecular distinta dos OGs e ocorrem em 50 a 70% dos OGs, tanto de baixo grau, como anaplásicos.

A mutação *IDH1* é vista em 80% dos casos. Mutações celulares da inicialização do câncer concomitantes, mutações *IDH* e perda 1p e 19q são específicas para OGs. O gene promotor da metilação metioguanina-metiltransferase (*MGMT*) é comum em pacientes pediátricos e em adultos jovens com OGs, enquanto mutações *IDH1* estão ausentes na maioria dos casos pediátricos.

### Patologia

**LOCALIZAÇÃO.** A maioria dos OGs se origina da junção entre as substâncias branca e cinzenta (SB-SC). A maioria (85 a 90%) é supratentorial. O local mais comum é o lobo frontal (50 a 65%), seguido pelos lobos parietal e occipital. A fossa posterior e a medula espinal são locais incomuns para os OGs.

**PATOLOGIA MACROSCÓPICA.** Os oligodendrogliomas são massas "carnosas" de tom dourado a róseo. Eles tendem a infiltrar o córtex e expandir um ou mais giros **(Figs. 18-1 e 18-4)**. A extensão pela membrana neuroglial (*glia limitans*) para a superfície pial é comum.

A maioria dos OGs é pobremente circunscrita e mescla-se gradualmente com as estruturas adjacentes. A formação de cistos e de necrose é incomum. A hemorragia é rara nos oligodendrogliomas de baixo grau.

**CARACTERÍSTICAS MICROSCÓPICAS.** Os OGs variam em celularidade. Alguns são paucicelulares, enquanto outros demonstram lâminas de células justapostas. Núcleos hipercromáticos redondos uniformes ou levemente ova-

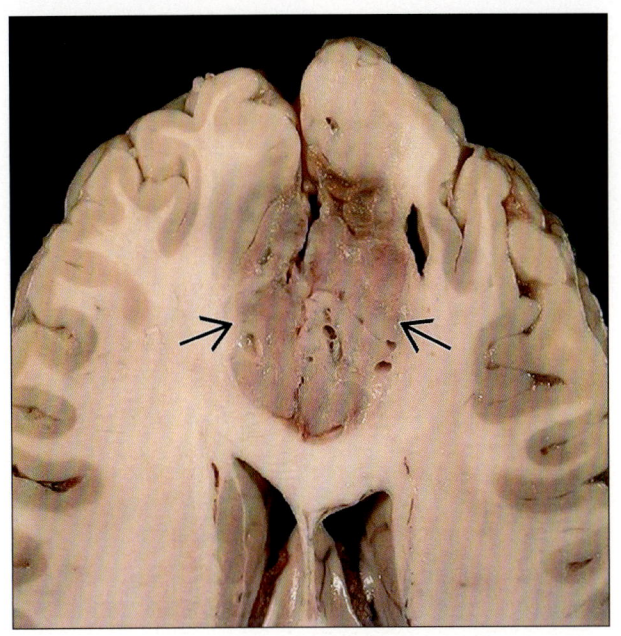

**18-4** Espécime de necropsia de oligodendroglioma mostra típica massa "carnosa" cortical/subcortical ➡. (Cortesia de R. Hewlett, MD.)

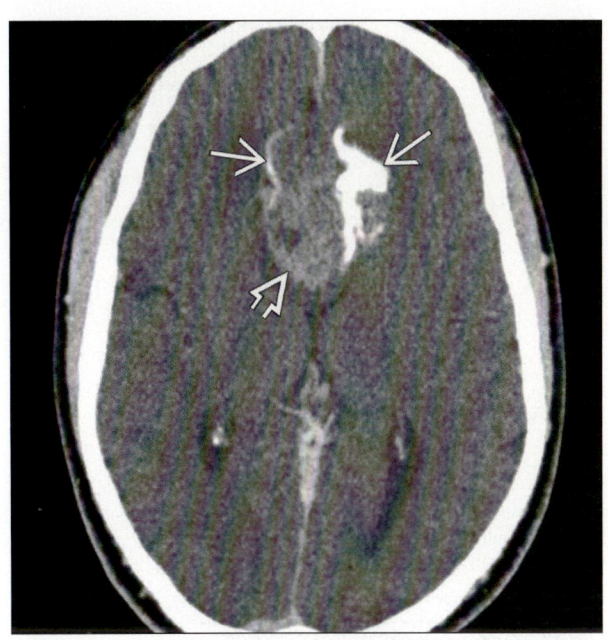

**18-5** TC com contraste mostra calcificação ➡ e realce ➡ neste oligodendroglioma grau II da OMS.

lados rodeados por um "halo" perinuclear proeminente de citoplasma claro dá aos OGs o clássico aspecto de "ovo frito" **(Fig. 18-2)**. Capilares angulados delicados (vascularização em "tela de galinheiro") costumam estar presentes.

A imuno-histoquímica é positiva para a coloração Olig2. A proteína glial fibrilar ácida (GFAP) é variável.

Os dados citogenéticos e moleculares são os elementos-chave na avaliação do OG. A análise por hibridização fluorescente *in situ* (FISH) é essencial para determinar a presença ou ausência de codeleções 1p e 19q, as quais afetam o subsequente planejamento do tratamento.

**ESTADIAMENTO, GRADUAÇÃO E CLASSIFICAÇÃO.** Os oligodendrogliomas são neoplasias grau II da OMS.

## Aspectos clínicos

**EPIDEMIOLOGIA.** Os oligodendrogliomas representam 2 a 5% de todas as neoplasias primárias do sistema nervoso central (SNC) e 5 a 20% dos gliomas. Cerca de metade dos oligodendrogliomas é neoplasia grau II da OMS. O restante são tumores anaplásicos ou histologicamente mistos (ver a seguir).

Os OGs são tumores primários em adultos, com apenas 1 a 5% acometendo crianças. A maioria dos OGs se origina entre 35 e 55 anos, com pico entre 40 e 45 anos. Há uma moderada predominância no sexo masculino.

**APRESENTAÇÃO.** Como os OGs envolvem a substância cinzenta cortical, as convulsões são o sintoma de apresentação mais comum. Cefaleia é a segunda apresentação mais comum.

**HISTÓRIA NATURAL.** Os oligodendrogliomas são neoplasias de crescimento lento. A taxa de sobrevida em cinco anos é de 50 a 75% e a média do tempo de sobrevida é de 10 anos. Os OGs são tumores indolentes, mas com desfecho fatal na maioria dos casos.

A recorrência local após ressecção é muito comum. Disseminação difusa através do líquido cerebrospinal (LCS) é rara. A degeneração maligna para oligodendroglioma anaplásico ou glioblastoma ocorre em alguns pacientes.

**OPÇÕES DE TRATAMENTO.** A ressecção cirúrgica total é o tratamento primário e melhora o prognóstico, não importando o grau histológico ou o *status* genético. Contudo, a identificação da presença de deleção 1p e 19q nos tumores ressecados é essencial para o planejamento da terapia; os OGs com essas deleções alélicas são quimiossensíveis e têm um prognóstico mais favorável.

## Imagem

**CARACTERÍSTICAS GERAIS.** Os oligodendrogliomas são vistos como massas redondas ou ovais, bem delineadas, que envolvem o córtex e a substância branca subcortical.

**ACHADOS NA TC.** Na tomografia computadorizada (TC), os OGs são tumores de crescimento lento, com frequência periféricos e com base cortical. Expansão focal giral com afilamento e remodelamento da calvária sobrejacente é comum. Quase dois terços dos OGs são hipodensos na TC sem contraste. Os tumores com densidade mista hipo e isodensos são comuns. Calcificações nodulares ou agrupadas grosseiras são vistas em 70 a 90% dos casos

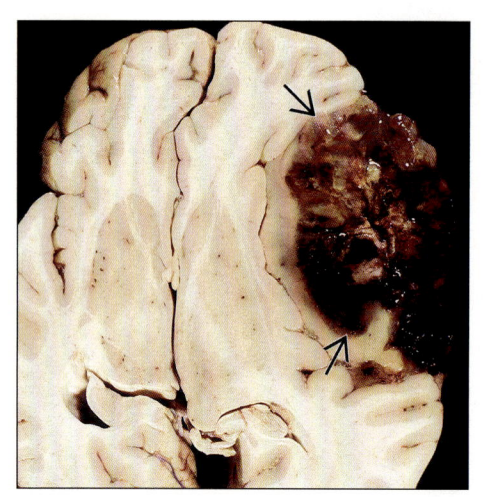

**18-6** Ocasionalmente, os oligodendrogliomas grau II da OMS exibem hemorragia e necrose →. (Cortesia de R. Hewlett, MD.)

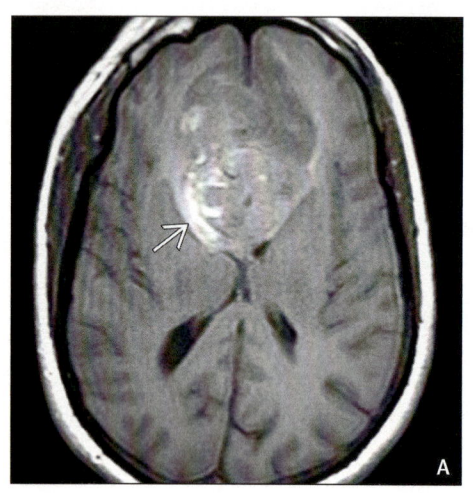

**18-7A** Ponderação em T1 demonstra uma neoplasia bifrontal de aspecto agressivo, com intensidade de sinal heterogênea devido à hemorragia subaguda →.

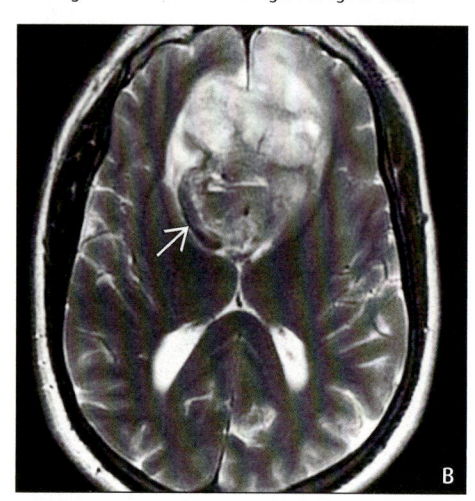

**18-7B** Ponderação em T2 revela hemorragia subaguda → e intensidade de sinal heterogênea. O diagnóstico pré-operatório foi de GBM. A cirurgia revelou oligodendroglioma.

(**Fig. 18-3**). A degeneração cística ocorre em 20%. Hemorragia evidente e edema peritumoral são menos comuns e não indicam degeneração maligna (**Fig. 18-6**).

O realce varia de nenhum a moderado; aproximadamente 50% dos OGs demonstram algum grau de realce (**Fig. 18-5**). Um padrão multifocal esparso é típico.

**ACHADOS NA RM.** Na ressonância magnética (RM), os OGs com frequência se apresentam bem delineados e são hipointensos em relação à substância cinzenta na ponderação em T1. Eles costumam ser heterogeneamente hiperintensos em T2/FLAIR (**Figs. 18-3 e 18-7**). O edema vasogênico é comum. As calcificações são vistas como focos com artefatos de susceptibilidade magnética nas sequências T2*.

Um realce moderado e heterogêneo é visto em cerca de metade dos casos. Não há relação entre a presença ou o volume de realce e a presença ou ausência de deleção 1p e19q.

Os OGs não restringem à difusão. Colina moderadamente elevada e redução do n-acetil-aspartato (NAA) sem um pico de lactato é típico na espectroscopia de prótons.

A perfusão na RM (pRM) é utilizada com frequência para predizer o grau pela OMS das neoplasias cerebrais. Os oligodendrogliomas de baixo grau são mais vascularizados e metabolicamente ativos que os astrocitomas com o mesmo grau. Os OGs podem apresentar focos de alto volume sanguíneo cerebral (CBV) relativo que refletem a vascularização proeminente em "tela de galinheiro", tão característica dos oligodendrogliomas com codeleção 1p e 19q de baixo grau. Como consequência, um CBV relativo elevado em um OG não indica necessariamente alto grau histopatológico.

### Diagnóstico diferencial

O principal diagnóstico diferencial do OG é o **astrocitoma difuso de baixo grau**. Astrocitomas fibrilares difusamente infiltrativos costumam envolver a substância branca, não o córtex, e não sofrem realce. A diferenciação de um OG grau II pela OMS para um **oligoastrocitoma** misto ou um **oligodendroglioma anaplásico** (OAn) pode ser difícil com base apenas nos aspectos de imagem. Hemorragia e necrose são comuns tanto no OAn quanto no OG.

Outros tumores de crescimento lento e com base cortical que apresentam convulsões incluem o **ganglioglioma** e o **tumor neuroepitelial disembrioplásico (DNET)**. Ambos são mais comuns em crianças e em adultos jovens. Os gangliogliomas são mais comuns no lobo temporal com um aspecto de "cisto + nódulo". Os DNETs em geral são "bolhosos" e podem ter displasia cortical associada.

O **neurocitoma central** é indistinguível do OG à microscopia óptica e requer colorações por imuno-histoquímica (p. ex., sinaptofisina) para o diagnóstico. Antes da identificação do neurocitoma central como uma entidade distinta, essas neoplasias eram chamadas de "oligodendrogliomas intraventriculares".

O **neurocitoma extraventricular** é uma variante com base cortical muito rara, que não necessariamente exibe o padrão "bolhoso" típico do seu análogo intraventricular; na imagem, pode ser indistinguível do OG.

---

**OLIGODENDROGLIOMA**

**Patologia**
- Características gerais
  ○ Originam-se da junção entre as substâncias branca e cinzenta
  ○ Hemisféricos (85-90%)
  ○ Lobo frontal (50-65%)
  ○ Córtex difusamente infiltrado
  ○ Pouco circunscritos
- Características microscópicas
  ○ Células em "ovo frito"
  ○ Grau II da OMS

**Aspectos clínicos**
- Epidemiologia
  ○ Terceiro tumor cerebral primário mais comum (2-5%)
  ○ Mais comum em adultos de meia-idade
  ○ Raro em crianças
- Apresentação
  ○ Convulsões
- Prognóstico do tratamento
  ○ Quimiossensibilidade se codeleção 1p e 19q

**Imagem**
- Massa cortical redonda/ovoide
- Relativamente bem delifinidos
- Ca++ (70-90%)
- Hemorragia e edema peritumorais são incomuns
- 50% realçam

---

## Oligodendroglioma anaplásico

### Terminologia

O oligodendroglioma anaplásico (OAn) é o correspondente maligno do oligodendroglioma na classificação em dois níveis da OMS das neoplasias oligodendrogliais.

### Etiologia

Os OAns podem surgir como lesões novas ou originar-se da progressão de um oligodendroglioma grau II preexistente. Codeleções 1p e 19q estão presentes em 30 a 40% dos casos. Entre 20 e 25% exibem uma amplificação do gene *EGFR*.

### Patologia

LOCALIZAÇÃO. Os OAns demonstram a mesma preferência que os OGs pelo lobo frontal. O lobo temporal é o segundo local mais comum.

PATOLOGIA MACROSCÓPICA. As características macroscópicas do OAn são similares às dos oligodendrogliomas grau II, com exceção da presença de focos necróticos **(Fig. 18-8)**.

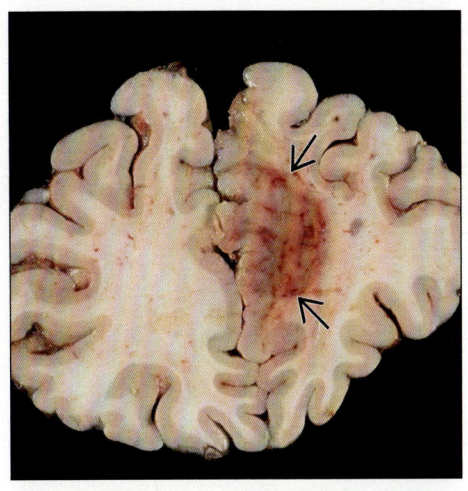

**18-8** Necropsia de um oligodendroglioma anaplásico difusamente infiltrativo demonstra necrose e hemorragia →. (Cortesia de R. Hewlett, MD.)

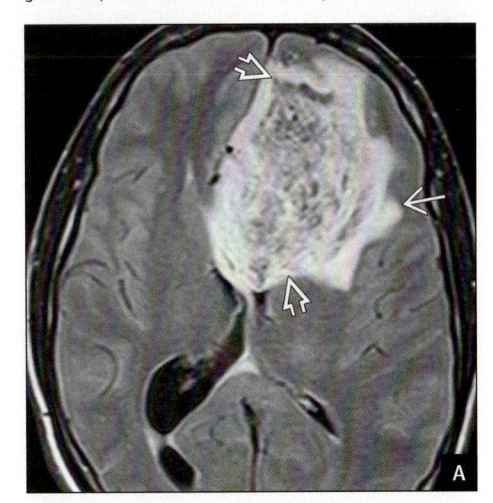

**18-9A** Aquisição em FLAIR de um paciente com oligodendroglioma anaplásico demonstra intensidade de sinal muito heterogênea → e edema peritumoral →.

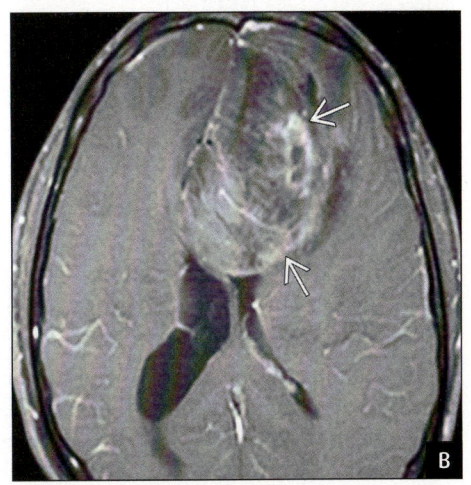

**18-9B** Aquisição em T1 pós-contraste demonstra realce linear e esparso →. Oligodendroglioma anaplásico (OMS grau III) foi encontrado na histopatologia.

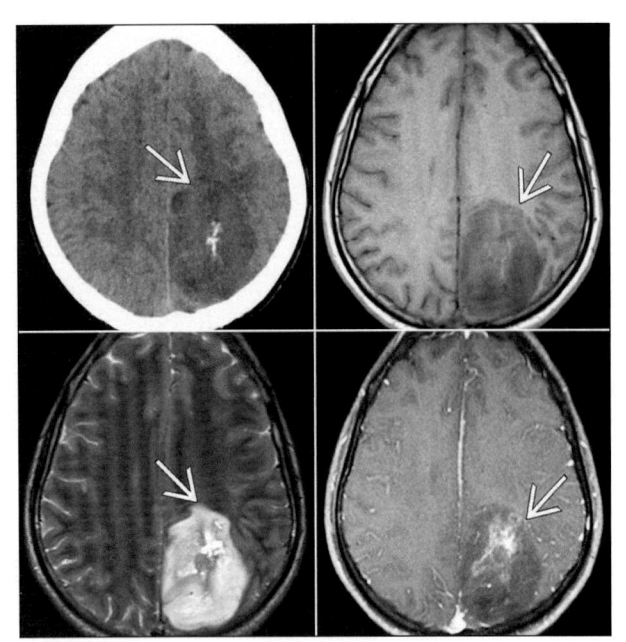

**18-10** TC sem contraste e série de imagens de RM de um homem de 37 anos com início súbito de convulsões demonstra massa parietal esquerda relativamente bem definida ➡. Oligodendroligoma grau II da OMS comprovado histologicamente.

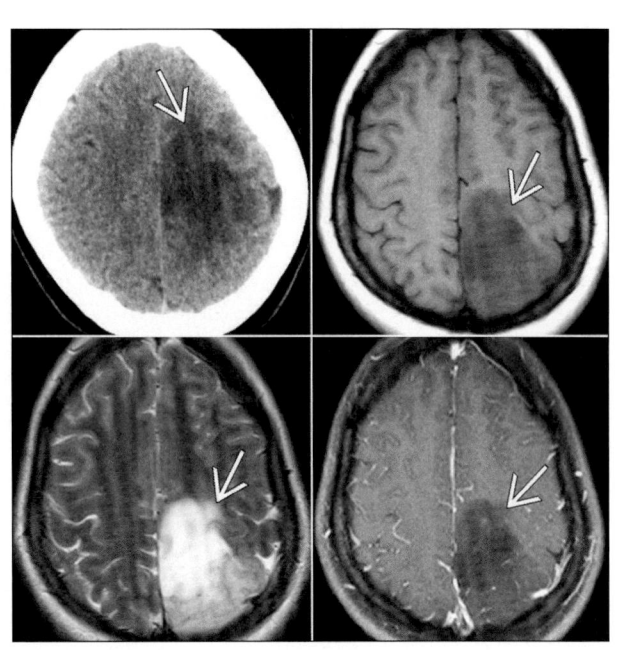

**18-11** Mulher de 24 anos se apresentou à emergência com convulsões. TC sem contraste e série de imagens de RM demonstram massa parietal esquerda ➡, que parece com o oligodendroglioma da Fig. 18-10. Oligodendroglioma anaplásico (OMS grau III).

**CARACTERÍSTICAS MICROSCÓPICAS.** Características focais ou difusas de malignidade estão presentes. Os OAns têm maior densidade celular, com maior pleomorfismo nuclear e hipercromatismo que os OGs. Degeneração cística e necrose com ou sem pseudopaliçadas são comuns. Hipertrofia microvascular e proliferação são comuns.

Atividade mitótica mais alta caracteriza os OAns. Os índices de proliferação MIB-1 estão elevados. Embora não haja valor de ponto de corte aceitável para a distinção entre OAn e OG, índices de 7 a 10% ou maiores são típicos.

**ESTADIAMENTO, GRADUAÇÃO E CLASSIFICAÇÃO.** Os OAns são tumores grau III pela OMS.

## Aspectos clínicos

**EPIDEMIOLOGIA.** Entre 25 a 35% dos oligodendrogliomas são anaplásicos. Os OAns correspondem a 1 a 2% de todos os tumores cerebrais primários.

**APRESENTAÇÃO.** Os pacientes com OAns são cerca de sete ou oito anos mais velhos que os pacientes com OGs. A média de idade na apresentação é de 45 a 50 anos. Os sintomas clínicos são indistinguíveis daqueles do OG, com convulsões e cefaleia sendo as apresentações mais comuns.

**HISTÓRIA NATURAL.** O tempo de sobrevida varia de poucos meses a poucos anos. A média de sobrevida é de quatro anos, com uma taxa de expectativa global em cinco anos de 20 a 40%. Os pacientes com codeleções 1p e 19q e tumores quimiossensíveis têm um melhor prognóstico.

**OPÇÕES DE TRATAMENTO.** Até o momento, não há tratamentos padronizados para OAns. A citorredução máxima melhora a sobrevida, portanto, a ressecção total permanece sendo o principal tratamento. A quimioterapia com procarbazina, lomustina e vincristina (regime PCV) ou temozolomida (TMZ) pode ser efetiva nos OAns que possuem codeleção 1p e 19q. A radioterapia é uma opção para pacientes com tumor residual ou recorrente.

## Imagem

As características de imagem gerais do OAn são muito similares àquelas do OG e não são confiáveis para predizer o grau do tumor **(Figs. 18-10 e 18-11)**. Edema peritumoral, hemorragia e focos de degeneração cística são mais comuns. O realce é variável, indo de ausente a marcante **(Fig. 18-9)**.

Como os OGs são, com frequência, bastante vascularizados, o CBV relativo pode ser enganoso. A espectroscopia de prótons é de maior utilidade, com relação Co:Cr maior que 2,33 sugestiva de oligodendroglioma anaplásico.

## Diagnóstico diferencial

O principal diagnóstico diferencial do OAn é o **oligodendroglioma**. O padrão de realce do tumor não é útil para distinguir o OAn de oligodendroglioma de baixo grau. A confirmação histológica é necessária mesmo em tumores desprovidos de realce.

O **oligoastrocitoma** e o **astrocitoma anaplásico** ou mesmo o **glioblastoma** também podem ser difíceis de diferenciar do OAn com base apenas nos achados de imagem.

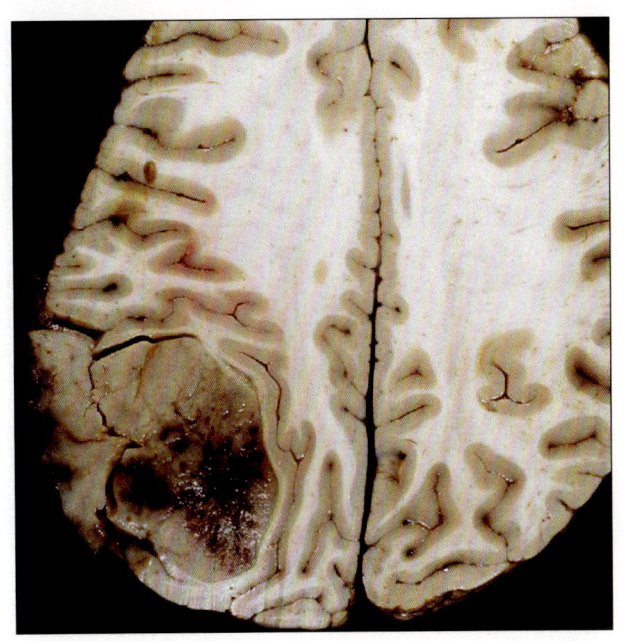

**18-12** Caso de necropsia de oligoastrocitoma misto mostra uma massa parietal com margens aparentemente bem definidas, com hemorragia e necrose. (Cortesia de R. Hewlett, MD.)

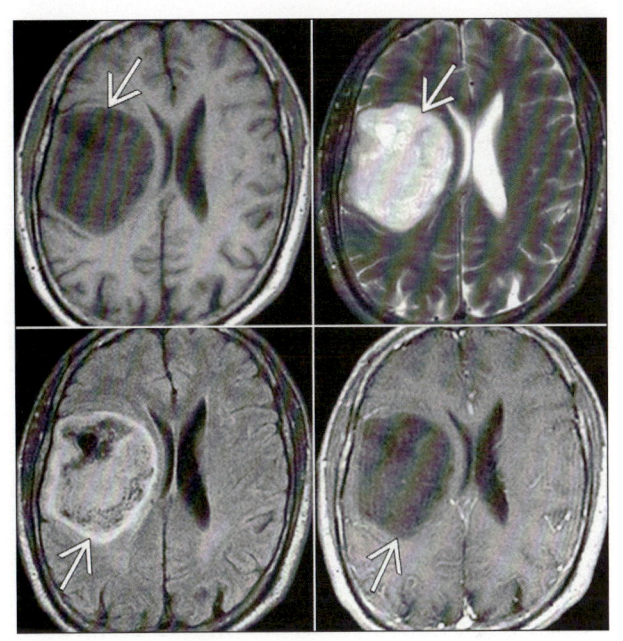

**18-13** Série de imagens de um paciente com oligoastrocitoma documentado. O tumor ➡ parece bem demarcado, não sofre realce e é indistinguível, com base na imagem, de um oligodendroglioma ou oligodendroglioma anaplásico.

## *Oligoastrocitomas*

O oligoastrocitoma (OA) tem uma conspícua mistura de dois tipos celulares neoplásicos distintos. Células tumorais que se parecem com as do oligodendroglioma e do astrocitoma fibrilar estão presentes, com graus variáveis de anaplasia.

### Etiologia

**Conceitos gerais.** As células precursoras gliais, células progenitoras multipotenciais que estão aptas a sofrer diferenciação tanto astrocítica quanto oligodendroglial, são a suposta origem dos OAs.

**Genética.** Entre 30 e 50% dos OAs demonstram codeleções 1p e 19q, as quais estão associadas à quimiossensibilidade e a um melhor prognóstico.

### Patologia

**Localização.** A localização dos OAs é similar a dos oligodendrogliomas. O lobo frontal é o local mais comum, correspondendo por 55 a 60% de todos os OAs. O lobo temporal é o segundo local mais comum.

**Patologia macroscópica.** Os OAs não possuem características macroscópicas que os distingam de outras neoplasias gliais infiltrativas difusas **(Fig. 18-12)**.

**Características microscópicas.** As células gliais neoplásicas com fenótipos tanto astrocítico quanto oligodendroglial devem estar presentes para o diagnóstico histológico de OA. Heterogeneidade significativa é típica.

**Estadiamento, graduação e classificação.** Um sistema de graduação em dois níveis é utilizado, classificando os OAs em baixo grau ou anaplásicos.

Os OAs de baixo grau são neoplasias moderadamente celulares, com nenhuma ou baixa atividade mitótica, e são considerados neoplasias grau II pela OMS; os oligoastrocitomas anaplásicos exibem características clássicas de malignidade e são designados como grau III pela OMS.

Se houver necrose em um tumor "misto" que contém elementos astrocítico e oligodendroglial, a classificação da OMS atual sugere que o diagnóstico histológico deva ser glioblastoma com algumas características oligodendrogliais, e não OA.

### Aspectos clínicos

**Epidemiologia.** O OA é o glioma histologicamente misto mais comum, representando 5 a 10% de todos os gliomas.

**Aspectos demográficos.** Os OAs são tumores de adultos jovens com média de idade no momento do diagnóstico entre 35 e 45 anos.

**Apresentação.** Convulsão é o sintoma mais comum na apresentação, seguida de déficit neurológico focal.

**História natural.** O componente maligno mais comum do OA, em geral o astrocitoma, determina o prognóstico global. O tempo médio de sobrevida de 6,3 anos para o OA de baixo grau é o meio termo entre os tempos de sobrevida dos oligoastrocitomas de baixo grau puros e os anaplásicos. Os fatores para um prognóstico favorável incluem pacientes mais jovens, ressecção total do tumor e a presença de codeleções 1p e 19q. O tempo médio de sobrevida para o OA é de 2,8 anos.

**Opções de tratamento.** Os OAs respondem de forma menos favorável à quimioterapia do que os tumores oligodendrogliais puros, provavelmente devido ao componente astrocítico ser quimiorresistente. Entretanto, o prognóstico para os pacientes com OA anaplásico ainda assim é melhor que para os pacientes com glioblastoma multiforme.

## Imagem

**Características gerais.** Distinguir os tumores oligodendrogliais puros dos gliomas histologicamente mistos não é possível com base apenas nos aspectos de imagem **(Fig. 18-13)**. Em geral, as características de imagem dos oligoastrocitomas mistos espelham as duas graduações dos oligodendrogliomas. Os OAs de baixo grau parecem muito similares aos oligodendrogliomas grau II da OMS, e os OAs anaplásicos se parecem com os OAns grau III da OMS.

**Achados na TC.** Os OAs são heterogeneamente hipodensos na TC sem contraste e demonstram realce variável ao estudo com contraste.

**Achados na RM.** Os OAs são hipointensos se comparados à substância cinzenta nas ponderações em T1. Hiperintensidade heterogênea é característica nas ponderações em T2 e nas aquisições em FLAIR.

### Diagnóstico diferencial

O diagnóstico diferencial do OA inclui o **oligodendroglioma** e o **astrocitoma infiltrativo difuso.**

## Tumores ependimários

Os tumores ependimários originam-se do revestimento ependimário dos ventrículos cerebrais e do canal central na medula espinal. As células-tronco/progenitoras cancerígenas também foram postuladas como possíveis origens.

A OMS classifica os tumores que exibem diferenciação ependimária em quatro grupos distintos. São estes, em ordem ascendente de malignidade: subependimoma, ependimoma mixopapilar, ependimoma e ependimoma anaplásico.

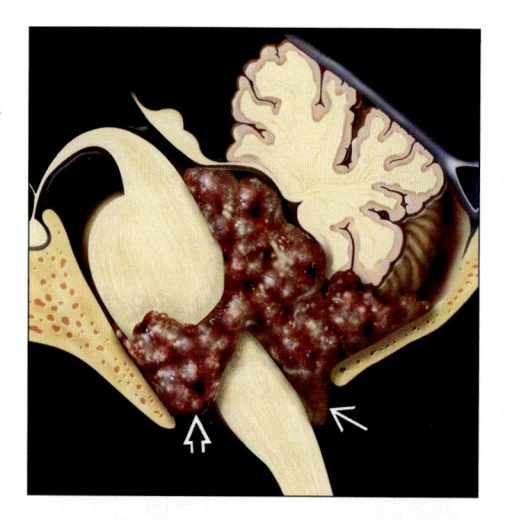

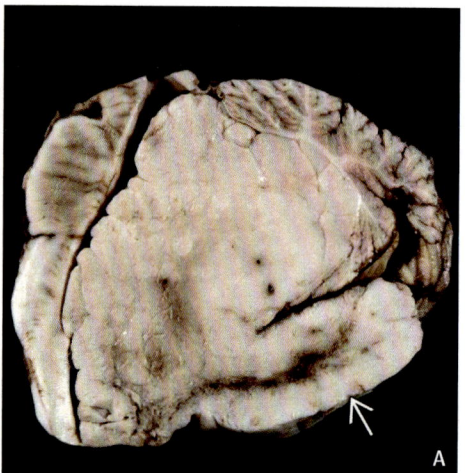

**18-14** Ilustração demonstra o "clássico" ependimoma celular do quarto ventrículo se estendendo pelo forame de Magendie para a cisterna magna ➡, em torno da ponte, abaixo do *brachium pontis* e pelos recessos laterais para as cisternas dos ângulos pontocerebelares ➡.

**18-15A** Peça de necropsia no plano sagital mostra um ependimoma preenchendo o quarto ventrículo, elevando o verme e se estendendo posteroinferiormente para preencher a cisterna magna ➡.

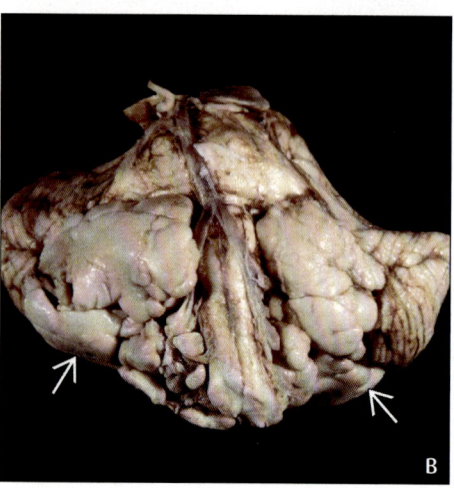

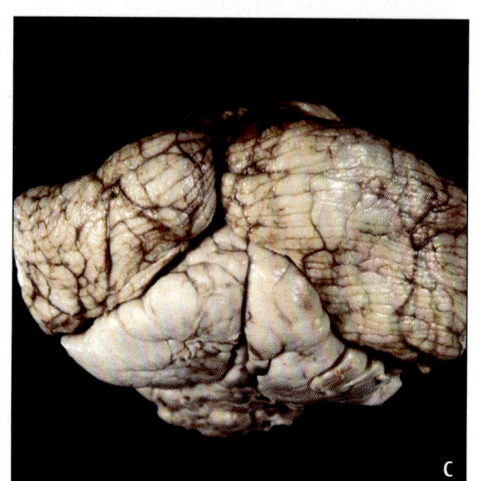

**18-15B** Visão coronal do mesmo caso mostra extensão maciça do tumor por meio de ambos os forames de Luschka para as cisternas dos ângulos pontocerebelares ➡.

**18-15C** Visão posterior mostra protrusão tumoral pelo forame de Magendie, preenchendo completamente a cisterna magna. Os ependimomas da fossa posterior se "espremem" através dos forames do quarto ventrículo, moldando-se como pasta de dente por entre os espaços liquóricos adjacentes. (Cortesia de E. Ross, MD.)

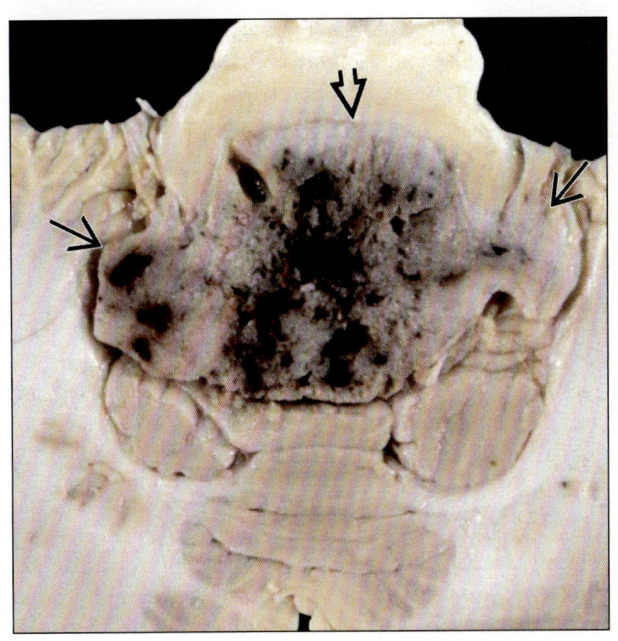

**18-16** Corte axial mostra um ependimoma preenchendo o quarto ventrículo ⇨ e se estendendo anterolateralmente pelos recessos laterais em direção aos forames de Luschka →.

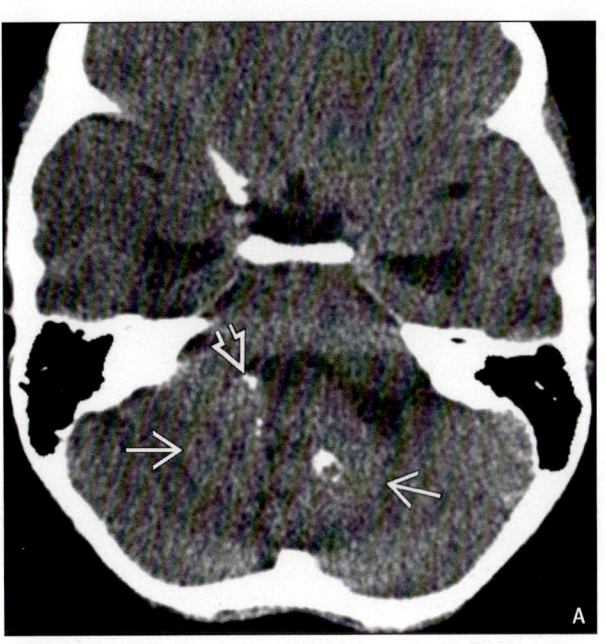

**18-17A** TC sem contraste de um menino de 3 anos com ependimoma demonstra uma massa na linha média preenchendo o quarto ventrículo com densidade mista ⇨ e calcificada →.

São conhecidos três graus pela classificação da OMS dentro do espectro dos tumores ependimários. O subependimoma e o ependimoma mixopapilar são neoplasias grau I pela OMS; o ependimoma é considerado neoplasia grau II; e o ependimoma anaplásico é designado como tumor grau III.

Discutiremos esses tumores nesta seção, começando com o subtipo mais comum, o **ependimoma**. Seguiremos com considerações sobre o **ependimoma anaplásico** (EA). Embora o EA seja incomum, seus aspectos de imagem são muito similares aos do ependimoma "clássico". O último subtipo dos ependimomas que ocorre no cérebro é o **subependimoma**, que tem aspecto muito diverso do ependimoma e do ependimoma anaplásico.

Embora seja um tumor quase sempre intraespinal, também faremos considerações, de forma breve, sobre o ependimoma mixopapilar. O ependimoblastoma, um tumor grau IV da OMS, é classificado como uma neoplasia embrionária juntamente com outros tumores neuroectodérmicos primitivos e será discutido no Capítulo 21.

## Ependimoma

### Etiologia

**GENÉTICA.** As alterações moleculares que levam à oncogênese do ependimoma ainda não foram completamente elucidadas. Evidências recentes sugerem que os ependimomas têm localização, bem como assinaturas de expressão grau específico, relacionadas às diferentes células-tronco da glia radial em todos os três compartimentos cranioespinais. Células-tronco mutantes podem não sofrer transformação até que se diferenciem em tipos celulares progenitores mais restritos.

Cada célula de origem é suscetível a algumas mutações genéticas. Várias alterações em receptores Notch e BMP, bem como na via *hedgehog* foram associadas à tumorogênese do ependimoma. Monossomia do cromossomo 22 e mutações *homeobox-containing* (HOX) ocorrem, em sua maioria, nos ependimomas extracranianos (espinais).

### Patologia

**LOCALIZAÇÃO.** Cerca de 60 a 70% dos ependimomas são *infratentoriais*. Destes, 95% são encontrados no quarto ventrículo. O restante das lesões ocorre no ângulo pontocerebelar.

Entre 30 a 40% dos ependimomas são *supratentoriais*. A maioria, entre 80 e 85%, são neoplasias parenquimatosas hemisféricas. A localização intraventricular é rara.

**NÚMERO E LOCALIZAÇÃO.** Os ependimomas são neoplasias solitárias. O tamanho varia, mas a maioria dos ependimomas supratentoriais são neoplasias volumosas com mais de 4 centímetros no momento da apresentação.

**PATOLOGIA MACROSCÓPICA.** Os ependimomas de fossa posterior são de coloração bronze-avermelhada ou acinzentada e formam massas lobuladas com margens relativamente bem definidas, que protruem pelos recessos laterais do quarto ventrículo **(Figs. 18-14, 18-15, 18-16)**.

**CARACTERÍSTICAS MICROSCÓPICAS.** Os neuropatologistas admitem quatro subtipos histológicos principais de ependimoma. Do mais para o menos comum, eles são os subtipos celulares de células claras, papilar e tanicítico. Variantes raras incluem os ependimomas de células gigantes, lipidizados e melanocítico. Em poucos casos, pode ocorrer metaplasia mesenquimal maligna ("ependimossarcoma").

O aspecto da microarquitetura mais característico do ependimoma é a presença de pseudorrosetas perivasculares, nas quais as células tumorais estão dispostas radialmente ao redor dos vasos sanguíneos.

A vascularização típica do ependimoma é relativamente madura e demonstra pouca atividade angiogênica se comparada a gliomas malignos ou a variantes anaplásicas do ependimoma.

**ESTADIAMENTO, GRADUAÇÃO E CLASSIFICAÇÃO.** Os ependimomas são neoplasias grau II da OMS.

## Aspectos clínicos

**EPIDEMIOLOGIA.** Os ependimomas representam 3 a 9% de todos os tumores neuroepiteliais. Eles correspondem a cerca de 10% das neoplasias do SNC e a 30% de todos os tumores cerebrais em crianças abaixo dos 3 anos de idade. O ependimoma é o terceiro tumor mais comum de fossa posterior na infância (após o meduloblastoma e o astrocitoma).

**ASPECTOS DEMOGRÁFICOS.** Os ependimomas possuem uma distribuição bimodal. Embora eles sejam encontrados em todas as idades, a maioria ocorre em crianças entre 1 e 5 anos. A média de idade na apresentação está entre 4 e 6 anos. Um segundo pico menor é visto em adultos jovens entre 20 e 30 anos. Estudos observacionais têm mostrado um aumento significativo na prevalência de ependimomas em adultos nos últimos 30 anos.

Há uma predominância masculina moderada (57% de todos os ependimomas).

**APRESENTAÇÃO.** Os sintomas dependem da localização. Os ependimomas do quarto ventrículo comumente causam hidrocefalia intraventricular obstrutiva e se apresentam com cefaleia, vômitos e papiledema. A ataxia é comum. Os ependimomas parenquimatosos supratentoriais se apresentam com convulsões e déficits neurológicos focais.

**HISTÓRIA NATURAL.** Os pacientes com ependimoma exibem uma variação de eventos clínicos. Os ependimomas em geral são tumores de crescimento lento. Entretanto, o prognóstico geral é relativamente pobre, com uma taxa de sobrevida de 50 a 60% em cinco anos. A extensão da

**18-17B** Aquisição em FLAIR do mesmo paciente da página anterior. A massa com intensidade de sinal mista ⇒ no quarto ventrículo inferior se estende anterolateralmente por ambos os forames de Luschka para as cisternas dos ângulos pontocerebelares ⇒.
**18-17C** Aquisição em T1 pós-contraste no plano sagital do mesmo paciente mostra a massa com realce heterogêneo no interior do quarto ventrículo ⇒, protruindo posteroinferiormente pelo forame de Magendie para a cisterna magna ⇒.

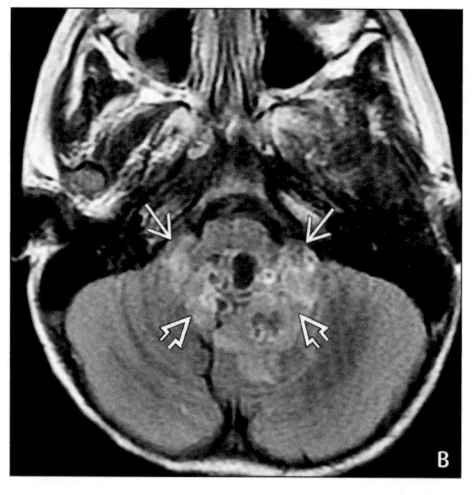

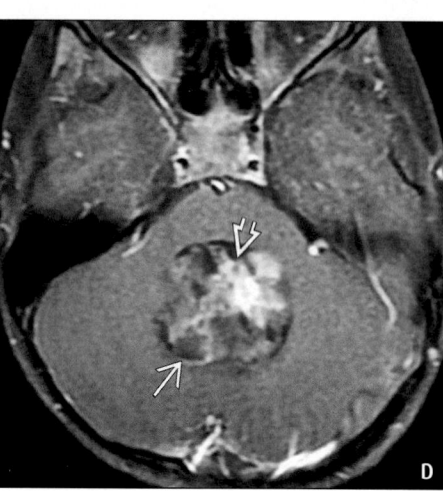

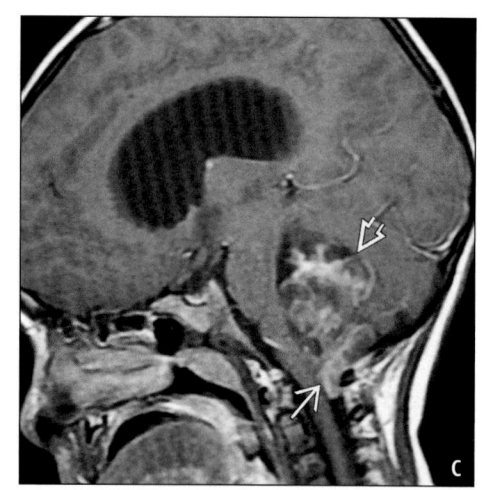

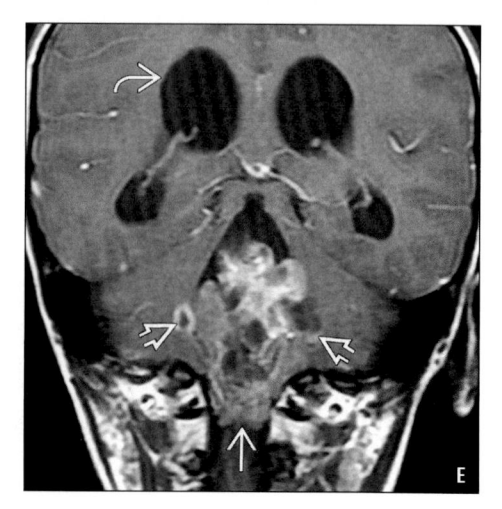

**18-17D** Aquisição em T1 pós-contraste com saturação de gordura no plano axial do mesmo paciente demonstra tumor misto sólido cístico com áreas de marcado realce confluente ⇒ e moderado realce periférico ⇒.
**18-17E** Aquisição em T1 pós-contraste no plano coronal mostra o tumor se estendendo inferiormente do quarto ventrículo para a cisterna magna ⇒, lateralmente pelos forames de Luschka ⇒. Observe a hidrocefalia obstrutiva ⇒. A histopatologia revelou ependimoma anaplásico (grau III da OMS).

ressecção tumoral é o fator determinante mais importante; a demonstração de ausência de lesão residual nos exames de imagem do pós-operatório prolonga a taxa de sobrevida em cinco anos para quase 75%.

A correlação entre o grau do tumor e o prognóstico é controversa, mas a sobrevida global nos pacientes com ependimomas grau II é melhor do que a dos pacientes com ependimoma anaplásico.

**Opções de tratamento.** Citorredução cirúrgica máxima seguida de radioterapia conformacional – e não irradiação cranioespinal – é o tratamento-padrão. A terapia adjuvante costuma ser reservada para a recorrência tumoral.

## Imagem

**Características gerais.** Os ependimomas *infratentoriais* são tumores plásticos, relativamente bem definidos, que em geral se originam do soalho do quarto ventrículo e que protruem exteriormente pelos forames. Eles se estendem lateralmente pelos forames de Luschka em direção à cisterna dos ângulos pontocerebelares (APCs) e posteroinferiormente pelo forame de Magendie para a cisterna magna **(Fig. 18-15)**.

As imagens sagitais revelam uma massa que preenche a maior parte do quarto ventrículo, com extrusão inferior para a cisterna magna. As imagens axiais demonstram a extensão lateral em direção ou nas cisternas dos ângulos pontocerebelares **(Fig. 18-17)**.

Hidrocefalia obstrutiva é uma característica associada do ependimoma infratentorial. O líquido extracelular com frequência se acumula em torno dos ventrículos, dando o aspecto de margens indistintas.

A disseminação do LCS é o fator-chave no estadiamento, prognóstico e tratamento do ependimoma. O único preditor de imagem pré-operatório significativo para o prognóstico do paciente é a evidência de disseminação do tumor. Por isso, *estudos de imagem pré-operatórios de todo o neuroeixo devem ser realizados em qualquer criança com neoplasia da fossa posterior*, em especial se houver suspeita de meduloblastoma ou ependimoma.

Os ependimomas *supratentoriais* geralmente são tumores hemisféricos grandes e volumosos, de aspecto agressivo. Formação cística grosseira, calcificação e hemorragia são mais comuns se comparado ao seu correspondente infratentorial **(Fig. 18-18)**.

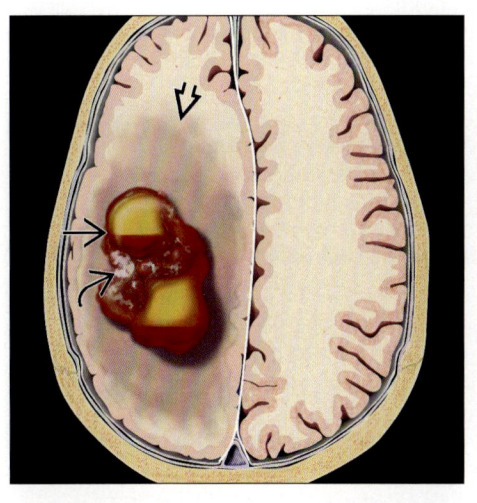

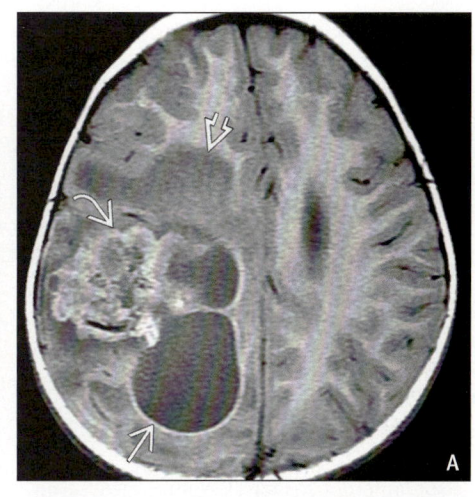

**18-18** Ilustração demonstra ependimoma supratentorial como uma grande massa hemisférica hemorrágica com nível líquido-líquido ⇒, calcificações ⇒ e significativo edema peritumoral ⇒.

**18-19A** Ponderação em T1 em um paciente com ependimoma hemisférico que apresenta múltiplos cistos ⇒, com componentes sólidos mistos hiper e hipointensos ⇒ e significativo edema peritumoral ⇒.

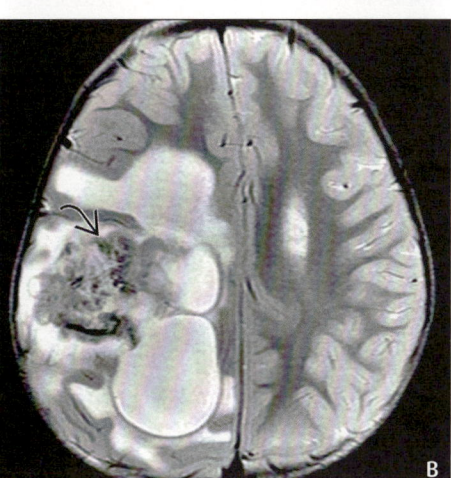

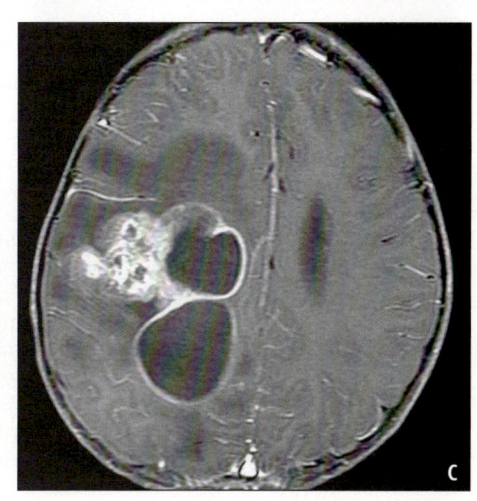

**18-19B** Ponderação em T2 mostra a intensidade de sinal marcadamente heterogênea do componente sólido ⇒ da massa tumoral.

**18-19C** Ponderação em T1 pós-contraste com saturação de gordura mostra realce sólido e heterogêneo nas bordas da lesão. A maioria dos ependimomas supratentoriais está localizada no parênquima cerebral, e não nos ventrículos.

**Achados na TC.** Os ependimomas apresentam densidade mista na TC sem contraste com cistos intratumorais hipodensos interpostos a porções de partes moles iso e hiperdensas. Calcificações grosseiras ocorrem em cerca de metade dos ependimomas (**Fig. 18-17A**). Hemorragia macroscópica pode ser identificada em 10% dos casos.

A maioria dos ependimomas demonstra realce heterogêneo leve a moderado.

**Achados na RM.** Os ependimomas em geral são heterogeneamente hipointensos em relação ao parênquima cerebral nas ponderações em T1 e hiperintensos em T2/FLAIR (**Fig. 18-17**). Após a administração de contraste, a maioria dos ependimomas sofre realce. Áreas de realce forte e relativamente homogêneo estão interpostas a focos de mínimo ou nenhum realce.

As imagens em T2* (GRE, SWI) costumam demonstrar focos de artefatos de susceptibilidade magnética que podem ser causados por calcificações e/ou hemorragia. Um ependimoma pode sangrar, causando hemorragia subaracnóidea não aneurismática e siderose em torno do tumor e ao longo das superfícies piais do cerebelo.

A maioria dos ependimomas não sofre restrição à difusão, embora focos de restrição possam ser identificados em alguns casos.

Na espectroscopia de prótons, as relações entre os metabólitos convencionais não são específicas. Colina elevada e NAA reduzido são comuns no ependimoma e em muitos outros tumores cerebrais. O estudo de perfusão por RM em geral demonstra marcada elevação no volume sanguíneo cerebral com retorno tardio (*poor return*) à linha de base na permeabilidade capilar.

### Diagnóstico diferencial

O diagnóstico diferencial do ependimoma depende da localização.

O principal diagnóstico diferencial do ependimoma *infratentorial* é o **meduloblastoma (PNET-MB)**. Os meduloblastomas são mais comuns e se originam do teto do quarto ventrículo (e não do soalho, como é típico dos ependimomas). Os PNET-MB são hiperdensos na TC sem contraste, com frequência apresentam restrição à difusão e demonstram evidência de disseminação no LCS no momento do diagnóstico. Cistos, hemorragia e calcificações são menos comuns no meduloblastoma, se comparados ao ependimoma.

O quarto ventrículo é um local incomum de **astrocitoma pilocítico**. Um **glioma de tronco encefálico** dorsalmente exofítico, em geral um astrocitoma fibrilar difusamente infiltrativo, pode se projetar para o quarto ventrículo, mas seu epicentro intra-axial ajuda a diferenciá-lo do ependimoma.

Os principais diagnósticos diferenciais do ependimoma *supratentorial* são o **astrocitoma anaplásico** ou o **glioblastoma multiforme**. O **astroblastoma** é um tumor de crianças não tão pequenas e de adultos jovens, que possui um aspecto "bolhoso" misto sólido-cístico. Em crianças muito pequenas, o **PNET** e o **tumor rabdoide/teratoide atípico** podem causar massas hemisféricas que lembram o ependimoma parenquimatoso.

---

**EPENDIMOMA**

**Localização**
- Infratentoriais (60-70%)
  - Quarto ventrículo (95%)
- Supratentoriais (30-40%)
  - Hemisférios >> ventrículos

**Patologia**
- Patologia macroscópica
  - Protrui a partir do quarto ventrículo para o APC, cisterna magna
- Subtipos histológicos
  - Celular (mais comum)
  - Células claras
  - Papilar
  - Tanicítico (menos comum)
- Características microscópicas
  - Pseudorrosetas perivasculares são características
  - Grau II da OMS

**Aspectos clínicos**
- 10% dos tumores cerebrais da infância
- Terceiro tumor mais comum da fossa posterior
  - Após o meduloblastoma e astrocitoma
- Distribuição etária bimodal
  - Maioria = 1-5 anos
  - Segundo pequeno pico = 20-30 anos
- Apresentação e história natural
  - Ataxia, sintomas de hidrocefalia obstrutiva
  - Crescimento relativamente lento
  - Sobrevida em 5 anos = 50-60%

**Imagem**
- Ependimoma infratentorial
  - Preenche o quarto ventrículo
  - Estende-se para o APC, cisterna magna
  - Hidrocefalia obstrutiva
  - Cistos, Ca++ (50%), hemorragia (10%) na TC sem contraste
  - Intensidade de sinal mista, forte realce na RM
  - Focos de artefato de susceptibilidade magnética no T2* são comuns
  - Usualmente não restringe à difusão
- Ependimoma supratentorial
  - Em geral grandes, volumosos, de aspecto agressivo
  - Cistos grosseiros, Ca++ e hemorragia são comuns

**Diagnóstico diferencial**
- Ependimoma infratentorial
  - Meduloblastoma (PNET-MB)
  - Astrocitoma pilocítico (relativamente incomum no quarto ventrículo)
- Ependimoma supratentorial
  - Astrocitoma anaplásico, GBM
  - PNET-SNC
  - Tumor teratoide/rabdoide atípico

## Ependimoma anaplásico

O ependimoma anaplásico (EA) é um glioma maligno que demonstra algum grau de diferenciação ependimária, mas exibe diferentes perfis genéticos. Os EAs possuem a via Wnt/β desregulada.

O EA é caracterizado por crescimento mais rápido, proliferação vascular, aumento da celularidade, atividade mitótica alta e prognóstico pouco favorável se comparado ao ependimoma celular típico. Os EAs são classificados como neoplasias grau III da OMS.

O EA é um diagnóstico neuropatológico, já que os achados de imagem são indistinguíveis daqueles do ependimoma celular.

## Subependimoma

### Terminologia

Os subependimomas (SEs) são tumores não invasivos raros, benignos e de crescimento lento, que são mais encontrados incidentalmente nos exames de imagem ou em autópsias.

### Etiologia

A origem dos SEs não é clara. Eles podem se originar de células precursoras gliais-ependimárias pluripotenciais, de astrócitos da lâmina subependimária ou de lesões hamartomatosas preexistentes.

### Patologia

**Localização.** Os subependimomas são localizados no interior ou adjacente a um espaço revestido por epêndima. Eles são mais encontrados no aspecto inferior do quarto ventrículo (50 a 60%) **(Figs. 18-20, 18-21 e 18-23)**, seguidos dos cornos frontais dos ventrículos laterais, com frequência aderidos ao septo pelúcido (30 a 40%) **(Fig. 18-25)**. Os SEs parenquimatosos podem ocorrer, mas são incomuns.

**Tamanho e número.** Os SEs são tumores solitários. A maioria tem menos de dois centímetros, embora alguns tumores possam chegar a vários centímetros de diâmetro. Foram relatados poucos casos de enormes SEs biventriculares que preenchem ambos os ventrículos laterais. Como a fossa posterior é anatomicamente mais contida, os tumores infratentoriais costumam ser menores que seus análogos supratentoriais.

**Patologia macroscópica.** Os SEs são massas sólidas, redondas a lobuladas, bem definidas, de coloração bronze-acinzentado. Calcificações, cistos e hemorragia são comuns em lesões grandes.

**Características microscópicas.** Núcleos delicados em um estroma fibrilar denso com degeneração microcística variável é o achado típico. A expressão do marcador MIB-1 é inferior a 1%.

**Estadiamento, graduação e classificação.** Os subependimomas são classificados como neoplasias grau I pela OMS.

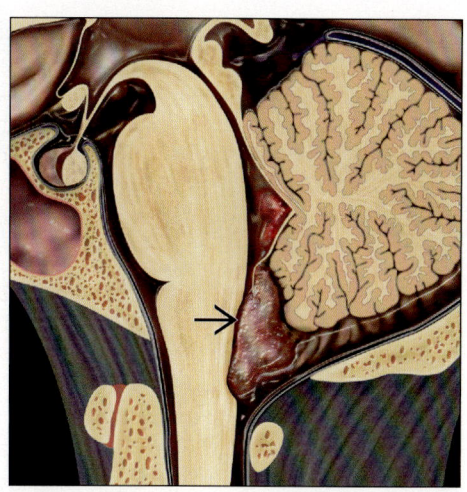

**18-20** Ilustração demonstra subependimoma do aspecto inferior quarto ventrículo ➔ ao nível do óbex.

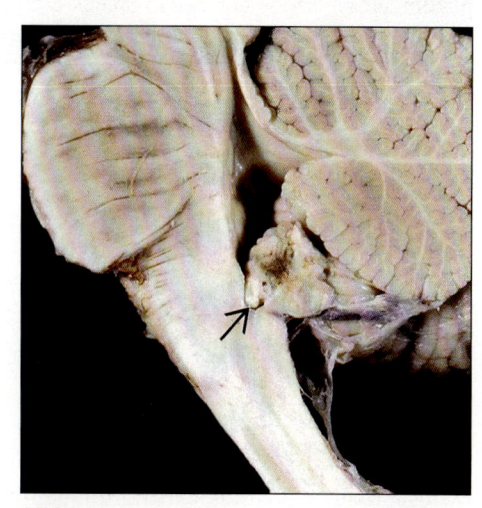

**18-21** Corte de necropsia no plano sagital mostra achado incidental de um pequeno subependimoma do quarto ventrículo ➔. (Cortesia de P. Burger, MD.)

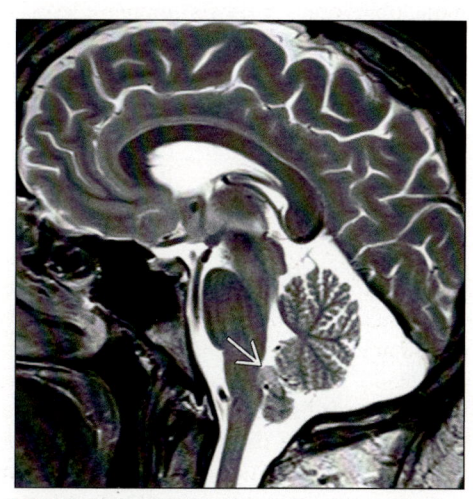

**18-22** Ponderação em T2 no plano sagital revela achado incidental de subependimoma de quarto ventrículo no óbex ➔.

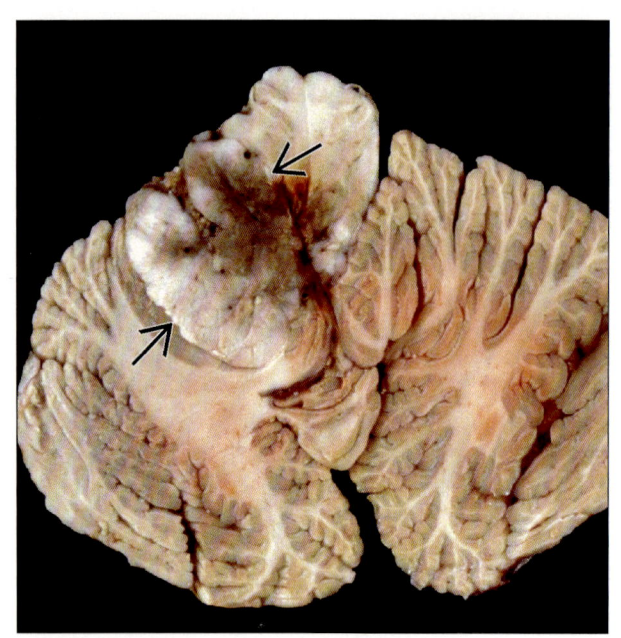

**18-23** Caso de necropsia mostra um grande subependimoma do quarto ventrículo ➡. (Cortesia de R. Hewlett, MD).

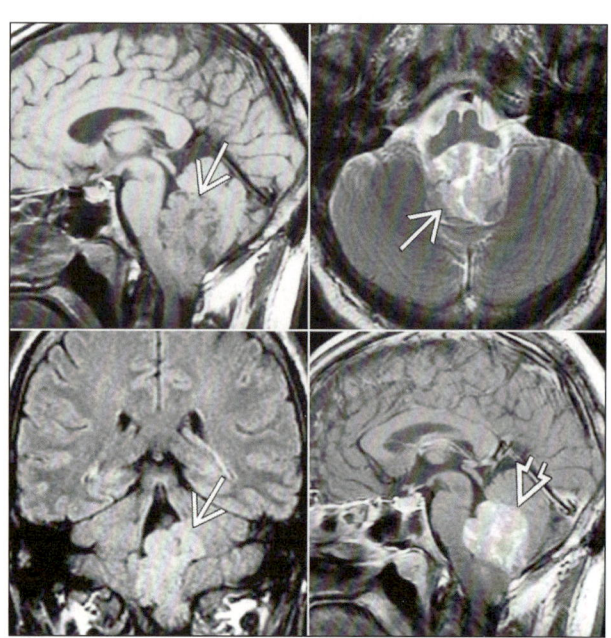

**18-24** Série de estudos de RM mostra um grande subependimoma ➡ do quarto ventrículo com intensidade de sinal mista iso/hipointensa em T1 e hiperintensidade em T2/FLAIR. A massa realça forte e uniformemente ➡.

## Aspectos clínicos

**EPIDEMIOLOGIA.** Os SEs são encontrados em 0,5 a 1% das autópsias e correspondem a 8% de todos os ependimomas.

**ASPECTOS DEMOGRÁFICOS.** Os SEs são tumores de adultos jovens e de meia-idade. Eles são muito raros em crianças. Assim como em outros ependimomas, há uma predominância masculina moderada.

**HISTÓRIA NATURAL.** Os SEs exibem um padrão de crescimento indolente, expandindo-se devagar para o espaço ventricular. Tumores grandes podem causar hidrocefalia obstrutiva, mas raramente invadem as estruturas cerebrais adjacentes. A recorrência é rara após a ressecção total.

**OPÇÕES DE TRATAMENTO.** "Controle evolutivo" com exames de imagem seriados é apropriado em pacientes assintomáticos. A ressecção cirúrgica completa em SEs sintomáticos é o procedimento de escolha.

## Imagem

**CARACTERÍSTICAS GERAIS.** Os SEs são massas nodulares bem definidas que podem expandir o ventrículo, mas causam pouco efeito de massa. As lesões grandes podem causar hidrocefalia obstrutiva.

**ACHADOS NA TC.** Os SEs são iso a levemente hipodensos se comparados ao parênquima cerebral no exame de TC sem contraste. Calcificações e cistos intratumorais podem estar presentes, em especial nas lesões maiores.

A hemorragia é rara. Realce ausente ou pequeno é visto na TC com contraste.

**ACHADOS NA RM.** Os SEs são hipo a isointensos se comparados ao cérebro nas ponderações em T1. Os cistos intratumorais são comuns nas lesões maiores. Os SEs são heterogeneamente hiperintensos no T2/FLAIR **(Figs. 18-22, 18-24)**. Edema peritumoral costuma estar ausente. As aquisições em T2* (GRE, SWI) podem mostrar focos de artefato de susceptibilidade magnética, provavelmente secundários a calcificações. Hemorragia é vista em 10 a 12%. O realce varia de ausente/leve a moderado **(Fig. 18-26)**.

Os SEs não restringem à difusão. A espectroscopia de prótons demonstra colina normal com NAA levemente reduzido.

## Diagnóstico diferencial

O diagnóstico diferencial do SE varia com a idade e a localização. Em pacientes mais velhos, o principal diagnóstico diferencial é a **metástase** intraventricular. A maioria das metástases intraventriculares se origina do plexo coroide. Em adultos jovens ou de meia-idade, o **neurocitoma central** deve ser considerado. O neurocitoma central costuma ser encontrado no corpo do ventrículo lateral, e não no corno frontal ou no quarto ventrículo inferior, e tem um aspecto "bolhoso" característico. O papiloma de plexo coroide ocupa o corpo e não a porção inferior do quarto ventrículo.

Em crianças, o **ependimoma** celular e – em pacientes com esclerose tuberosa – o **astrocitoma subependimário de células gigantes** são possibilidades. Os **papilomas de plexo coroide** em crianças ocorrem mais nos átrios dos ventrículos laterais. O papiloma de plexo coroide também tem uma aparência frondosa e demonstra intenso realce uniforme.

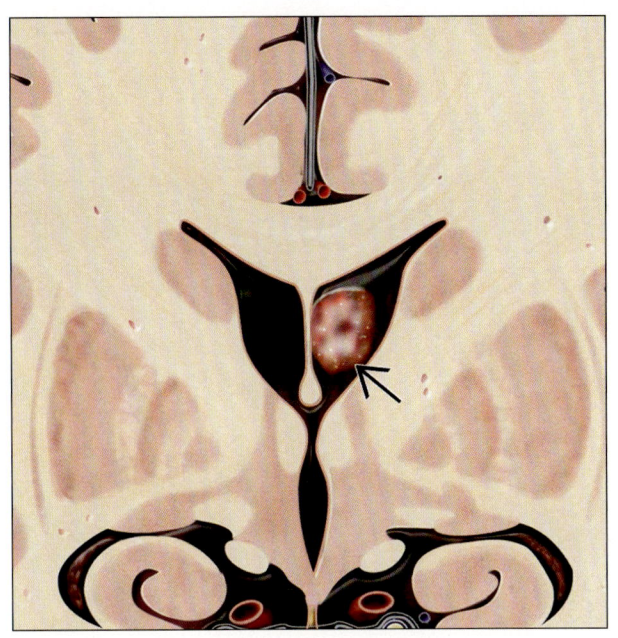

**18-25** Ilustração no plano coronal demonstra subependimoma no corno frontal do ventrículo lateral →, aderido ao septo pelúcido.

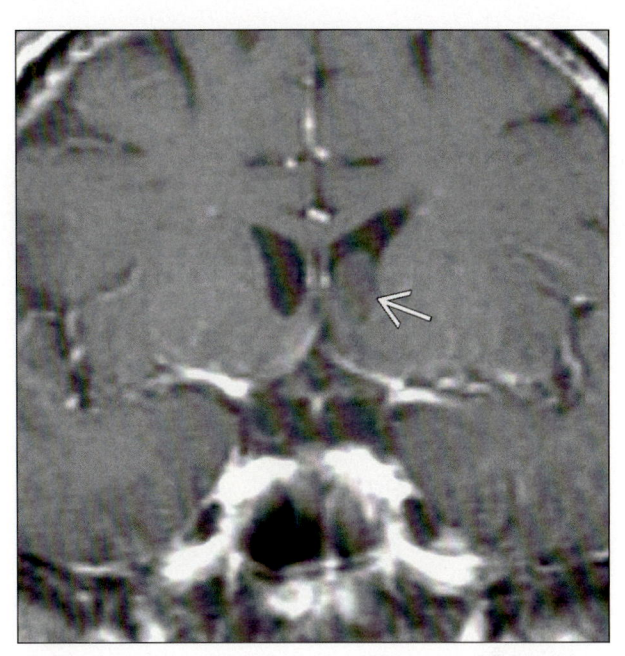

**18-26** Aquisição em T1 pós-contraste no plano coronal demonstra uma massa desprovida de realce no corno frontal esquerdo →. Presume-se um subependimoma, um achado incidental neste paciente masculino de meia-idade.

## *Ependimoma mixopapilar*

O ependimoma mixopapilar é um tipo de ependimoma de crescimento muito lento que ocorre, em sua maioria, em adultos jovens. Ele é quase exclusivamente um tumor do cone medular, cauda equina e *filum* terminal da medula espinal.

Os ependimomas mixopapilares são classificados como grau I da OMS. No ependimoma mixopapilar típico, células alongadas positivas para proteína glial fibrilar ácida (GFAP) estão em uma distribuição papilar em torno de um centro fibrovascular que contém tanto vasos sanguíneos hialinizados quanto degeneração mixoide. O índice marcador MIB-1 é baixo, geralmente inferior a 1%. Não há variantes anaplásicas conhecidas de ependimoma mixopapilar.

Os ependimomas mixopapilares intracranianos primários são raros, mas foram relatados nos ventrículos e no parênquima cerebral. Os achados de imagem não são específicos, mas em geral se apresentam como um cisto com nódulo em associação, o qual sofre realce.

## Tumores do plexo coroide

O epitélio do plexo coroide possui uma origem embrionária em comum com as células ependimárias. Consequentemente, os tumores de plexo coroide são considerados tumores do tecido neuroepitelial e compreendem um importante subgrupo dos gliomas não astrocíticos.

A classificação da OMS mais recente admite três tipos de neoplasia de plexo coroide: papiloma do plexo coroide, papiloma de plexo coroide atípico e carcinoma do plexo coroide. Nesta seção, discutiremos cada um desses tipos, com foco principal no papiloma de plexo coroide – o tumor primário do plexo coroide mais comum.

## *Papiloma de plexo coroide*

### Terminologia

O papiloma de plexo coroide (PPC) é a mais benigna das neoplasias do plexo coroide.

### Etiologia

**Conceitos gerais.** Os PPCs congênitos são comuns e podem se desenvolver quando o plexo coroide em diferenciação é transitoriamente ciliado. Os PPCs nos adultos provavelmente se originam do epitélio do plexo coroide diferenciado.

**Genética.** Alguns genes que são expressos nos papilomas do plexo coroide humano foram identificados. Entre eles, o *TWIST1* é altamente expresso e promove proliferação e invasão.

Os tumores de plexo coroide – em especial os carcinomas – ocorrem em pacientes com **síndrome de Li-Fraumeni**, uma síndrome predisponente ao câncer causada por mutações *TP53* na linhagem germinativa. Mutações *SMARCB1* com alterações na proteína *INI1* e PPCs foram descritas na **síndrome de predisposição rabdoide**. Ambas as mutações são pouco identificadas nos PPCs esporádicos.

Os PPCs também ocorrem como parte da **síndrome de Aicardi**, uma síndrome dominante ligada ao X que ocorre quase exclusivamente em pacientes femininas. A

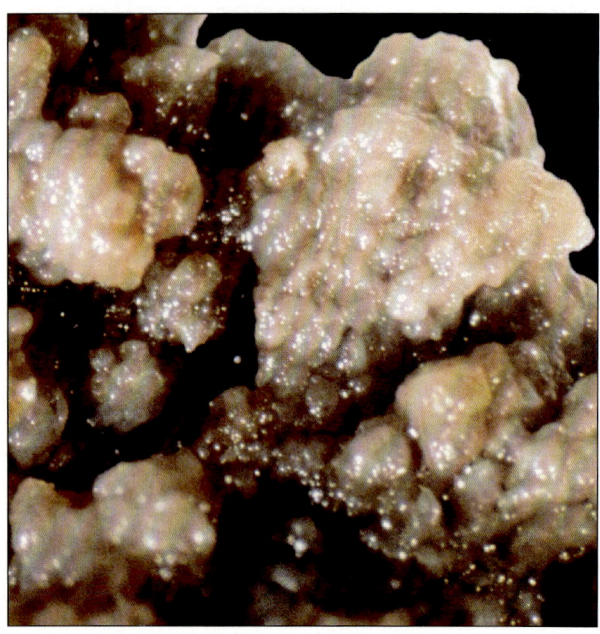

**18-27** Visão magnificada do plexo coroide mostra inúmeras excrescências de aspecto frondoso com LCS preenchendo as fendas entre as projeções papilares. (Cortesia dos arquivos AFIP.)

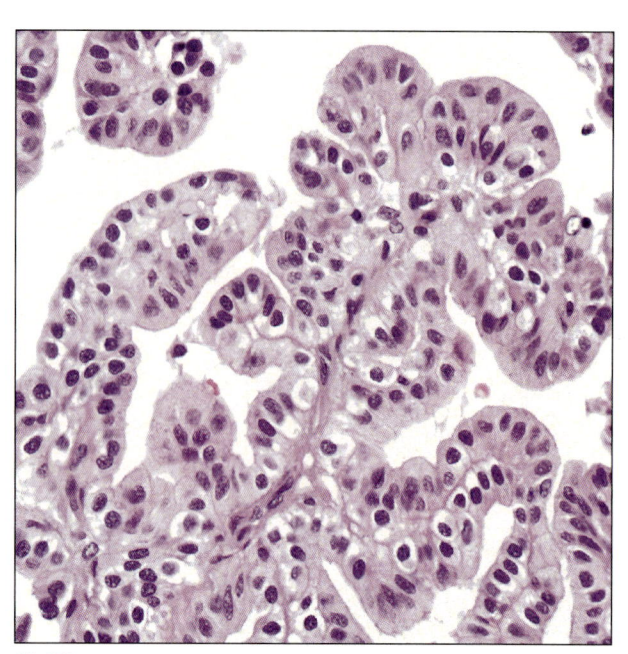

**18-28** Aspecto microscópico típico do papiloma de plexo coroide é mostrado com formações frondosas redundantes e papilas aplainadas. Não há atipia celular ou figuras mitóticas. (Cortesia de P. Burger, MD.)

síndrome de Aicardi é definida pela tríade de espasmos infantis, agenesia do corpo caloso e anormalidades patognomônicas coriorretinianas (lacunas). Desde que foi descrita pela primeira vez, em 1965, novas características, como malformações corticais, heterotopias de substância cinzenta, PPCs e cistos de plexo coroide foram identificados e adicionados ao espectro de Aicardi. A prevalência dos PPCs na síndrome de Aicardi é estimada em 3 a 5%. PPCs bilaterais e triventriculares ocorrem em 1% dos casos.

## Patologia

**LOCALIZAÇÃO.** OS PPCs se originam onde houver plexo coroide, ocorrendo proporcionalmente à quantia de plexo coroide presente em cada localização. Por isso, a maioria tem origem nos ventrículos laterais (50%) e no quarto ventrículo (40%). O trígono é o local mais comum. Alguns grandes PPCs envolvem localizações múltiplas. O PPC triventricular é visto em 5% dos casos e se origina no terceiro ventrículo, estendendo-se cranialmente pelo forame de Monro para o interior de ambos os ventrículos laterais.

Apenas 5 a 10% dos PPCs ocorrem em outras localizações que não no quarto ventrículo e nos ventrículos laterais. Os PPCs são ocasionalmente encontrados como tumores primários do ângulo pontocerebelar (APC), situação na qual tufos de plexo coroide são extrusos pelos forames de Luschka para as cisternas dos APCs adjacentes. Os PPCs extraventriculares são raros. Eles foram relatados no tronco encefálico, cerebelo, fossa hipofisária e septo pelúcido.

Há um forte efeito da idade sobre a localização do PPC. Mais de 80% de todos os PPCs em lactentes originam-se dos ventrículos laterais. O quarto ventrículo e as cisternas dos APCs são localizações mais típicas em adultos. Os ventrículos laterais são locais raros de PPC em pacientes mais velhos.

**TAMANHO E NÚMERO.** Os PPCs costumam ser tumores solitários, variando em tamanho de pequenos a enormes massas. Ocasionalmente, múltiplas lesões não contíguas são vistas, mas a maioria representa disseminação no LCS proveniente do local do tumor primário. Múltiplos PPCs originando-se como tumores sincrônicos raramente são vistos.

**PATOLOGIA MACROSCÓPICA.** Os PPCs são massas bem circunscritas de aparência papilar ou em couve-flor que podem aderir à parede ventricular, mas sem invadi-la **(Fig. 18-27)**. Cistos e hemorragia são comuns.

**CARACTERÍSTICAS MICROSCÓPICAS.** Histologicamente, a estrutura dos PPCs lembra muito àquela do plexo coroide normal não neoplásico **(Fig. 18-28)**. Um centro de tecido conectivo fibrovascular coberto por uma camada de células epiteliais uniformes de aspecto benigno é típico. Citoqueratinas, vimentina e podoplanina são expressas por quase todos os PPCs.

A atividade mitótica é muito baixa, com MIB-1 inferior a 1%. Os PPCs são geralmente confinados ao ventrículo de origem e poucos exibem um padrão de crescimento infiltrativo.

**ESTADIAMENTO, GRADUAÇÃO E CLASSIFICAÇÃO.** Os PPCs são neoplasias grau I da classificação da OMS.

## Aspectos clínicos

**EPIDEMIOLOGIA.** Os PPCs são lesões raras, correspondendo a menos de 1% de todas as neoplasias intracranianas primárias. Contudo, os PPCs representam 13% dos tumores cerebrais que ocorrem no primeiro ano de vida.

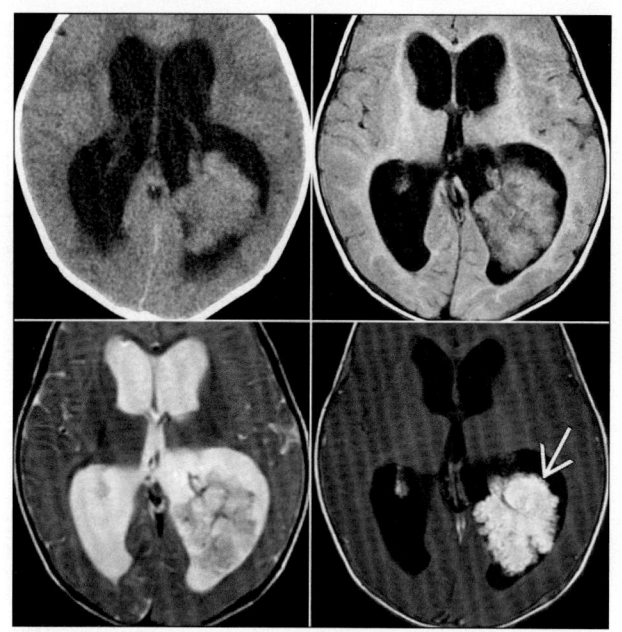

**18-29** Exame de TC sem contraste e série de imagens de RM demonstram o aspecto típico do PPC. A massa lobulada intraventricular realça fortemente ➡. Observe a hidrocefalia causada pela superprodução de LCS.

**18-30** Ponderações em T1 e em T2 mostram massa no interior do terceiro ventrículo ➡. Aquisição em T1 pós-contraste no plano sagital e coronal mostram a natureza papilar da massa ➡, a qual se estende superiormente pelo forame de Monro para o interior de ambos os ventrículos laterais e causa hidrocefalia obstrutiva.

ASPECTOS DEMOGRÁFICOS. A média de idade na apresentação é de 1,5 anos para os PPCs dos ventrículos laterais e terceiro ventrículo, 22,5 anos para os PPCs do quarto ventrículo, e 35,5 anos para os PPCs do APC. Há uma discreta predominância masculina.

APRESENTAÇÃO. Os PPCs tendem a obstruir a rota normal do LCS. Os lactentes se apresentam com aumento do perímetro cefálico e elevação da pressão intracraniana. Crianças e adultos podem apresentar cefaleia, náuseas e vômitos.

O PPC também pode se apresentar como um tumor cerebral fetal e é a quinta neoplasia cerebral congênita mais comum, após o teratoma, astrocitoma, craniofaringioma e tumor neuroectodérmico primitivo. Macrocefalia com grande massa intracraniana e hidrocefalia é a apresentação mais comum.

HISTÓRIA NATURAL. A ressecção cirúrgica é com frequência curativa. A taxa de recorrência após a ressecção total é baixa, de apenas cerca de 5 a 6%. A progressão maligna do PPC para carcinoma de plexo coroide foi relatada, mas é rara.

## Imagem

CARACTERÍSTICAS GERAIS. Uma massa intraventricular lobulada e bem definida, com excrescências papilares frondosas é típica. *Disseminação leptomeníngea difusa é incomum, mas pode ocorrer em PPCs benignos, portanto, exames pré-operatórios de imagem de todo o neuroeixo são recomendados.*

ACHADOS NA TC. A maioria dos PPCs são iso a hiperdensos se comparados ao parênquima cerebral nos exames de TC sem contraste **(Figs. 18-29 e 18-31A)**. Calcificações são vistas em 25% dos casos. Hidrocefalia – tanto obstrutiva como causada por superprodução liquórica – é comum. Os exames de TC com contraste mostram realce intenso e homogêneo **(Fig. 18-31B)**.

ACHADOS NA RM. Uma massa de contornos lobulados e bem definidos que é iso a levemente hipointensa em relação ao parênquima cerebral é vista nas ponderações em T1 **(Fig. 18-30)**. Os PPCs são iso a hiperintensos nas ponderações em T2 e em FLAIR **(Fig. 18-31C)**. *Flow voids* internos lineares e ramificados refletem o aumento da vascularização, que é comum nos PPCs. As aquisições em T2* (GRE, SWI) podem mostrar focos hipointensos secundários a calcificações ou à hemorragia intratumoral.

Realce intenso e homogêneo é visto após a administração de contraste **(Figs. 18-30 e 18-31D)**. Os PPCs geralmente não restringem à difusão. A espectroscopia de prótons pode mostrar elevação do mioinositol (mI).

Variantes raras do PPC incluem PPC puramente cístico e metástases extra-axiais císticas de um PPC intraventricular. No PPC puramente cístico, um grande cisto, móvel, com nódulos murais que apresentam intenso realce, está aderido ao plexo coroide. Ele pode causar hidrocefalia obstrutiva súbita. Metástases extra-axiais puramente císticas de PPC são vistas como cistos cisternais com intensidade de sinal semelhante ao LCS, que não sofrem realce e que lembram múltiplos cistos parasitários, mais comumente neurocisticercose.

**Ultrassonografia.** Os PPCs aparecem como massas intraventriculares hiperecoicas lobuladas bem definidas na ultrassonografia transcraniana.

### Diagnóstico diferencial

Os principais diagnósticos diferenciais do PPC são **papiloma atípico de plexo coroide** e **carcinoma de plexo coroide** (CaPC). O PPC atípico (neoplasia grau II da OMS) e PPC típico (grau I da OMS) dividem características de imagem similares e devem ser diferenciados histologicamente. O CaPC é mais propenso a invadir o parênquima cerebral que o PPC. A disseminação no LCS ocorre em ambos, PPC e CaPC, e, portanto, não é uma característica útil para a diferenciação ou um preditor confiável de malignidade.

A **hiperplasia do plexo coroide**, também chamada de **hiperplasia vilosa do plexo coroide**, é uma causa rara de superprodução de LCS e hidrocefalia *shunt*-resistente. A hiperplasia vilosa difusa pode resultar em produção de LCS superior a 3 litros por dia. Ao contrário do PPC, a maioria dos casos de hiperplasia de plexo coroide é bilateral e aumenta difusamente o plexo coroide em toda a sua extensão.

Os **xantogranulomas de plexo coroide** são lesões incidentais benignas que ocorrem no plexo coroide dos ventrículos laterais. Eles consistem em células epiteliais descamadas com acúmulo de lípideos, juntamente com macrófagos e células gigantes de corpos estranhos multinucleadas. Ao contrário da maioria dos PPCs, eles são mais encontrados em pacientes de meia-idade ou mais velhos. Nos exames de imagem, aparecem como cistos multiloculados bilaterais no interior do glomo do plexo coroide, o qual sofre realce.

**Metástases no plexo coroide** ocorrem em pacientes de meia-idade ou em adultos mais velhos e não se encaixam no diagnóstico diferencial do PPC pediátrico.

## Papiloma atípico do plexo coroide

O papiloma atípico de plexo coroide (PAPC) é uma neoplasia recentemente descrita que possui malignidade in-

**18-31A** TC sem contraste de um homem de 43 anos com cefaleias intensas, sem achados focais ao exame neurológico, demonstra moderada dilatação dos cornos temporais dos ventrículos laterias ▶. O quarto ventrículo não é visibilizado com suas características usuais. Ao invés disso, uma grande massa ▶, quase isodensa, preenche o quase imperceptível quarto ventrículo.
**18-31B** TC com contraste mostra que a massa realça de maneira intensa e bastante uniforme.

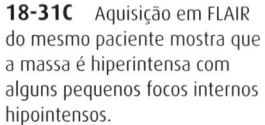

**18-31C** Aquisição em FLAIR do mesmo paciente mostra que a massa é hiperintensa com alguns pequenos focos internos hipointensos.
**18-31D** Aquisição em T1 com contraste com saturação de gordura mostra a massa bastante bem. Note as excrescências com aspecto frondoso que sofrem realce com LCS não realçante no interstício entre as projeções tumorais ▶. Papiloma de plexo coróide grau I da OMS foi identificado à histopatologia.

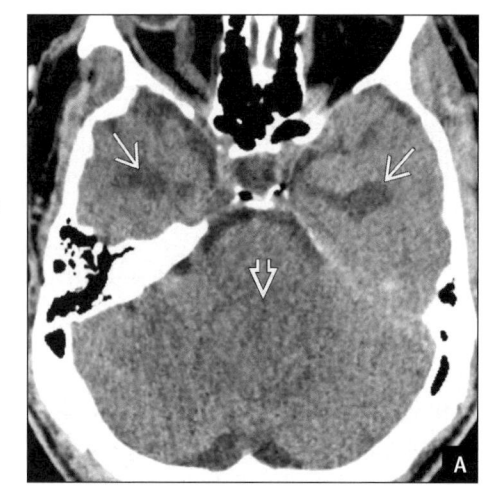

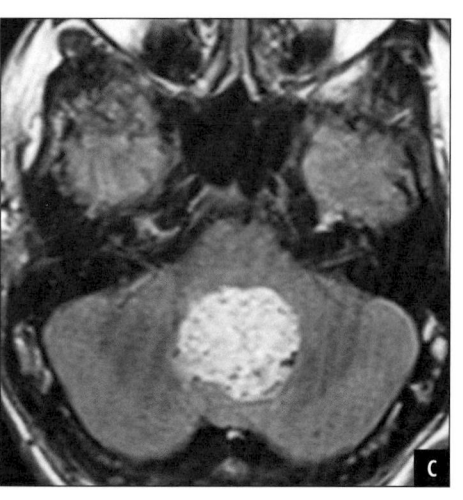

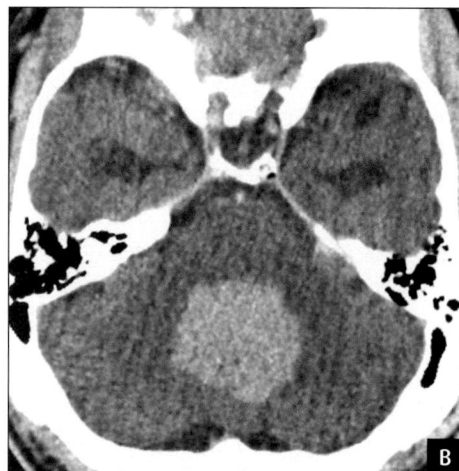

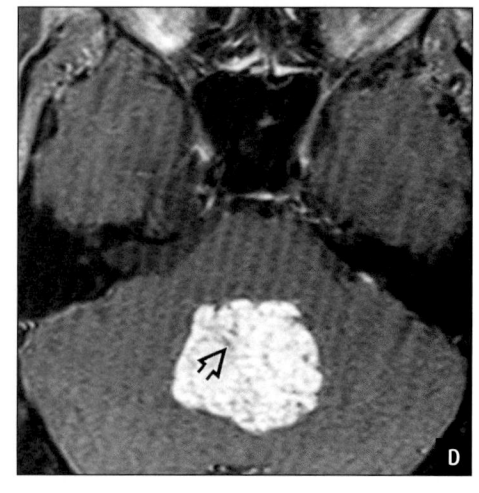

termediária entre o PPC (neoplasia grau I da OMS) e o carcinoma de plexo coroide (neoplasia grau III da OMS). Os PAPCs representam cerca de 15% de todos os tumores de plexo coroide.

A principal característica histopatológica que distingue o PAPC é o aumento da atividade mitótica com índice do marcador MIB-1 elevado **(Fig. 18-33)**. Até o momento, os exames de imagem não conseguem diferenciar entre PAPC e PPC, portanto, o diagnóstico definitivo depende da histopatologia.

## *Carcinoma de plexo coroide*

### Terminologia

O carcinoma de plexo coroide (CaPC) é um tumor maligno raro que ocorre quase sempre em crianças de pouca idade.

### Etiologia

**GENÉTICA.** Quase metade de todos os CaPCs porta mutações *TP53*. O tumor com genoma com mutação *TP53* está associado a um significativo risco de progressão e a um prognóstico negativo. A taxa de sobrevida em cinco anos relatada para pacientes com tumores TP53 imunopositivos é de 0%.

### Patologia

**PATOLOGIA MACROSCÓPICA.** Os CaPCs quase sempre se originam dos ventrículos laterais. Este volumoso e heterogêneo tumor intraventricular frequentemente exibe hemorragia franca e focos necróticos. A invasão para o parênquima cerebral adjacente é comum **(Fig. 18-34)**.

**CARACTERÍSTICAS MICROSCÓPICAS.** Características citológicas evidentes de malignidade são vistas, incluindo mitoses frequentes (geralmente pelo menos 5 a 10 por campo de grande aumento), densidade celular aumentada, pleomorfismo nuclear, perda da estrutura papilar e necrose. O MIB-1 está elevado, variando de 15 a 20% **(Fig. 18-35)**.

Características genéticas e imuno-histoquímicas mostram algum grau de sobreposição entre o CaPC e o tumor teratoide/rabdoide atípico.

**ESTADIAMENTO, GRADUAÇÃO E CLASSIFICAÇÃO.** O CaPC é uma neoplasia grau III da classificação da OMS.

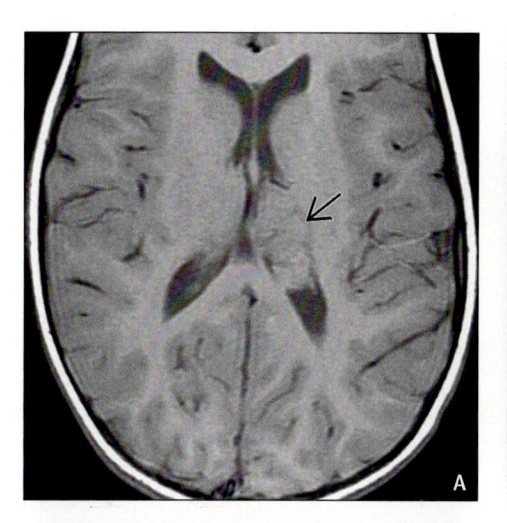

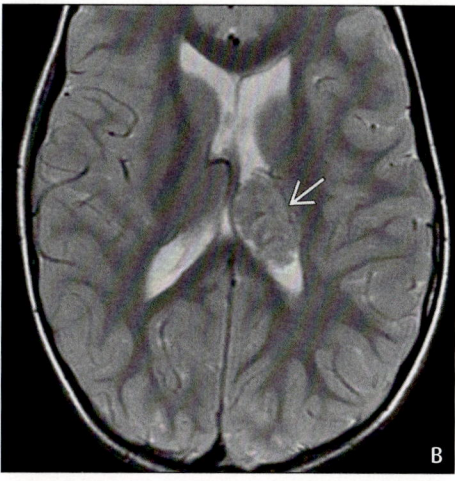

**18-32A** Ponderação em T1 mostra uma massa lobulada no interior do corpo do ventrículo lateral esquerdo →.
**18-32B** Ponderação em T2 mostra que a massa → é isointensa à substância cinzenta. 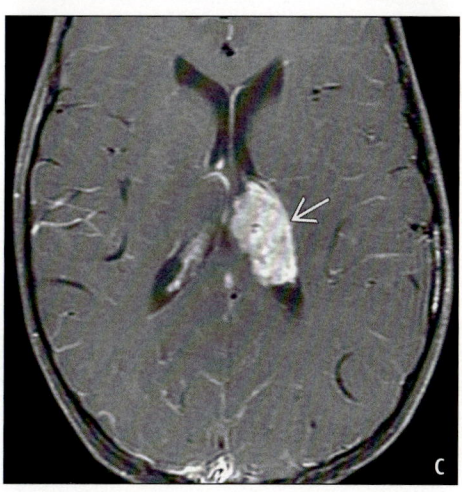 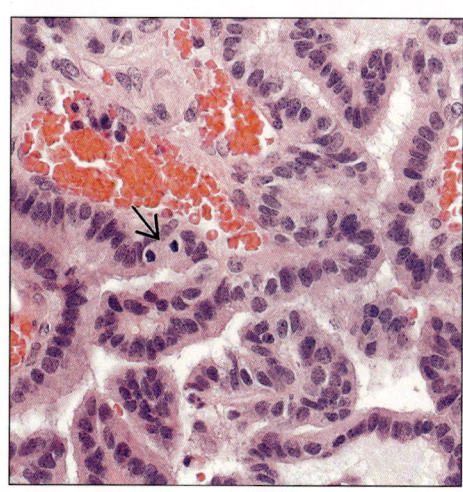
**18-32C** A massa → realça intensamente nas aquisições em T1 pós-contraste com saturação de gordura. PPC atípico (grau II da OMS) foi identificado histopatologicamente.
**18-33** Tumores papilares do plexo coroide são diagnosticados como atípicos com base no aumento da atividade mitótica → (maior do que nos PPCs grau I da OMS). Duas ou mais mitoses por campo de grande aumento é o limite sugerido, situação na qual o tumor exemplificado se enquadra. (Cortesia de P. Burger, MD.)

## Aspectos clínicos

**EPIDEMIOLOGIA.** Embora o CaPC seja incomum, representando menos de 1% de todos os tumores cerebrais pediátricos, ele corresponde a 5% das neoplasias supratentoriais. O CaPC corresponde a 20 a 40% de todas as neoplasias primárias do plexo coroide.

**ASPECTOS DEMOGRÁFICOS.** Entre 70 e 80% dos CaPCs se originam em crianças menores de 3 anos. A média de idade no momento do diagnóstico é de 18 meses.

**APRESENTAÇÃO.** Os sintomas mais comuns – náuseas, vômitos, cefaleia e obnubilação – são causados por hidrocefalia obstrutiva.

**HISTÓRIA NATURAL.** O prognóstico em pacientes com esses tumores agressivos é desanimador, especialmente naqueles com ressecção incompleta de um tumor com genótipo com mutação *TP53*.

**OPÇÕES DE TRATAMENTO.** Ressecção total é o tratamento primário. O tratamento multimodal com radioterapia cranioespinal e quimioterapia neoadjuvante ICE (ifosfamida, carboplatina, etoposide) melhora a sobrevida em alguns casos. Alguns tumores TP53 imunonegativos têm sido tratados com sucesso sem radioterapia.

## Imagem

O CaPC frequentemente invade o parênquima cerebral adjacente através do epêndima ventricular. Edema, necrose, cistos intratumorais e hemorragia são comuns (**Fig. 18-36**). O realce é forte, embora heterogêneo (**Fig. 18-37**). A disseminação no LCS é comum.

## Diagnóstico diferencial

Os principais diagnósticos diferenciais são **papiloma de plexo coroide** e **papiloma atípico do plexo coroide**. As características de imagem desses três tumores primários do plexo coroide superpõem-se. A disseminação no LCS ocorre tanto nas variedades benignas quanto nas malignas. O papiloma de plexo coroide raramente invade o parênquima cerebral, portanto, a presença de invasão parenquimatosa evidente e a associação de edema, sugerem CaPC.

A maioria das outras neoplasias supratentoriais em crianças muito novas é mais parenquimatosa do que in-

**18-34** Ilustração demonstra carcinoma de plexo coroide. Massa de aspecto hemorrágico e altamente vascularizado preenche o átrio do ventrículo lateral e invade o parênquima cerebral adjacente.

**18-35** Fotomicrografia define carcinoma de plexo coroide. Atipia celular com múltiplas mitoses → são indicativos de CaPC. (Cortesia de P. Burger, MD.)

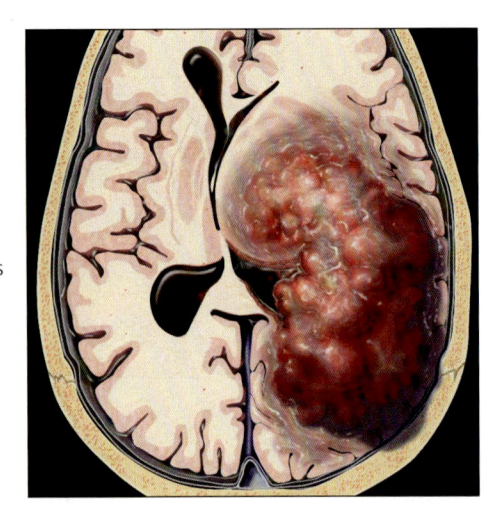

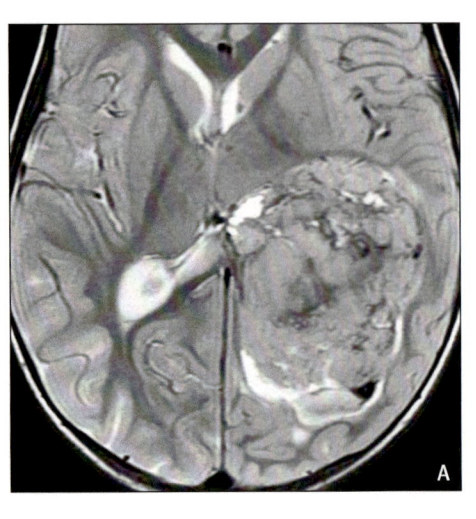

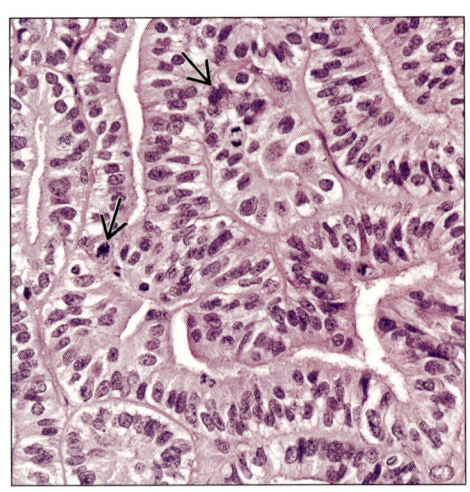

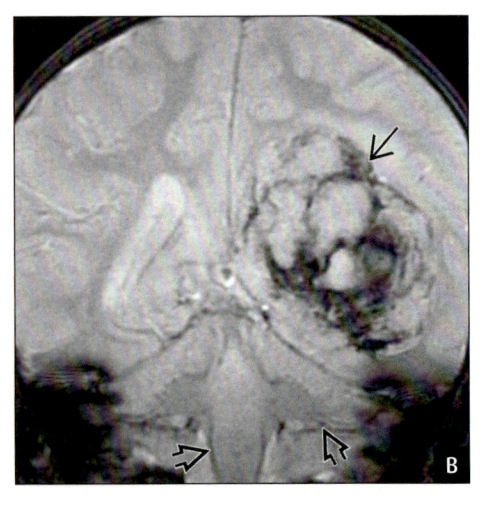

**18-36A** Ponderação em T2 no plano axial mostra achados de um carcinoma de plexo coroide típicos. A intensidade de sinal extremamente heterogênea, bem como a ausência de definição de limite ependimário entre o tumor e o parênquima cerebral adjacente são achados típicos.

**18-36B** A maioria dos carcinomas de plexo coroide demonstra hemorragia intratumoral significativa, tal como esta vista nesta aquisição em T2* GRE como hipointensidades com artefatos de susceptibilidade magnética →. Observe siderose por hemorragia prévia cobrindo a superfície do cerebelo e da medula →.

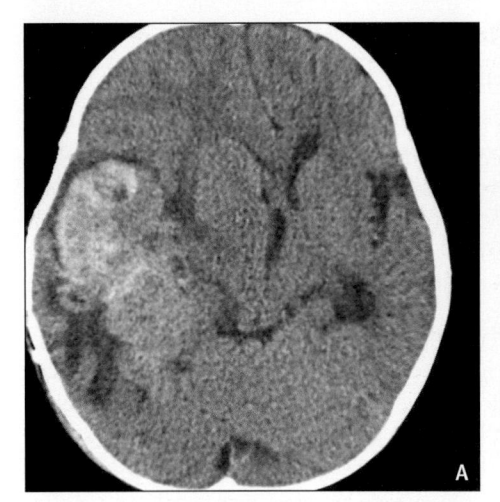

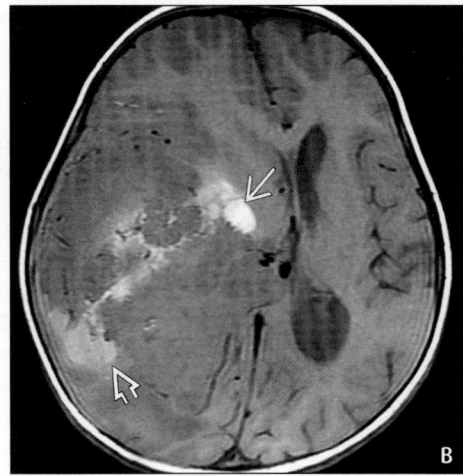

**18-37A** Exame de TC sem contraste de uma menina de 2 anos com aumento do perímetro cefálico e papiledema mostra uma massa lobulada predominantemente hiperdensa no ventrículo lateral direito, invadindo o parênquima cerebral adjacente.
**18-37B** Ponderação em T1 mostra que a massa é em sua maior parte iso a hipointensa, mas áreas de hiperintensidade variável sugerem hemorragia ➡, ou conteúdo proteico em cistos ➡.

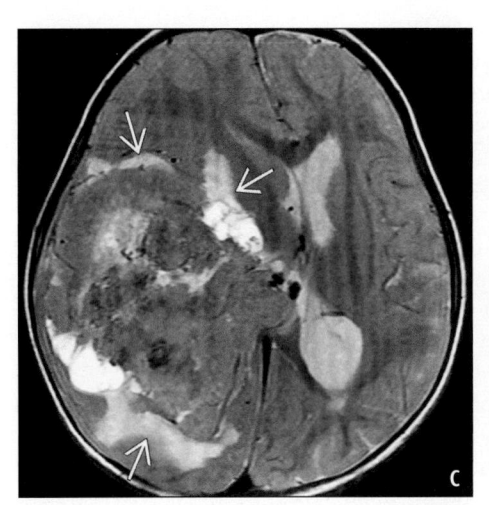

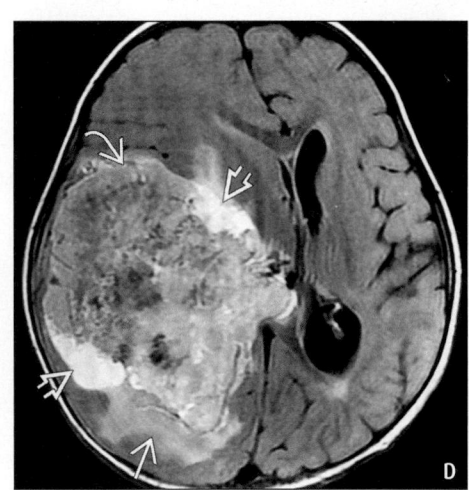

**18-37C** Ponderação em T2 mostra a natureza extremamente heterogênea da massa. Invasão tumoral franca do parênquima cerebral com edema adjacente ➡ estão presentes.
**18-37D** Aquisição em FLAIR demonstra a massa ➡, o edema periférico ➡ e hemorragia e/ou formação cística ➡.

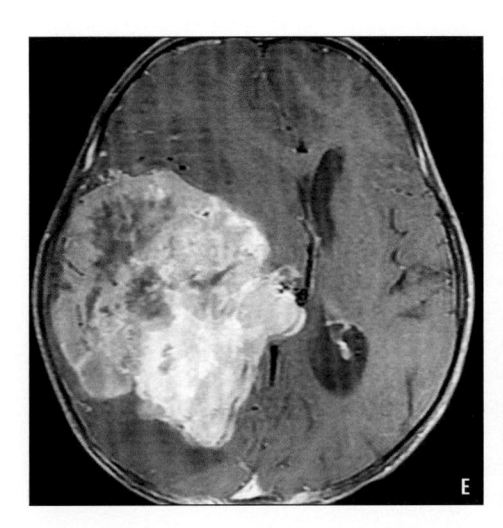

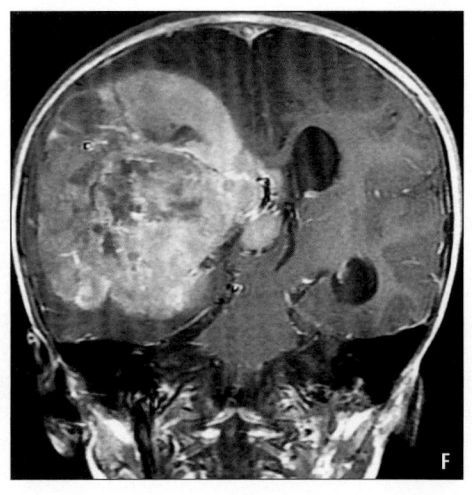

**18-37E** Aquisição em T1 pós-contraste mostra que a massa realça intensa, mas heterogeneamente.
**18-37F** Aquisição em T1 pós-contraste no plano coronal mostra a extensão tumoral e a invasão do parênquima cerebral adjacente. Carcinoma do plexo coroide.

traventricular. **Astrocitoma, ependimoma, tumor neuroectodérmico primitivo** e **tumor teratoide/rabdoide atípico** podem se apresentar como volumosas massas de aspecto agressivo com hemorragia e necrose.

---

**TUMORES DO PLEXO COROIDE**

**Papiloma de plexo coroide**
- Patologia
  - Ventrículos laterais (50%, mais em crianças)
  - Quarto ventrículo, cisterna APC (40%, mais em adultos)
  - Terceiro ventrículo (10%, crianças)
  - Configuração lobulada, frondosa
  - Grau I da OMS
- Aspectos clínicos
  - 13% dos tumores cerebrais no primeiro ano de vida
  - Média de idade – 1,5 anos para os PPCs nos ventrículos laterais e terceiro ventrículo
  - Sintomas de hidrocefalia obstrutiva são comuns
  - Ocorre nas síndromes de Aicardi, Li-Fraumeni, predisposição rabdoide
- TC
  - Massas lobuladas iso/hiperdensas
  - Hidrocefalia é comum
  - Ca++ (25%)
  - TC com contraste mostra realce intenso
- RM
  - Iso/hipodensos no T1
  - Iso/hiperintensos no T2/FLAIR
  - *Flow voids* são comuns
  - Pode ter focos de susceptibilidade magnética no T2*
  - Realce intenso, ausência de restrição
  - Ocasionalmente demonstram disseminação liquórica (realizar imagem pré-operatória de todo o neuroeixo)

**Papiloma atípico do plexo coroide**
- Grau II da OMS
- Achados de imagem similares aos do PPC

**Carcinoma de plexo coroide**
- Raro
- Crianças < 3 anos (70-80%)
- Grau III da OMS
- Imagem
  - Invasão através do epêndima
  - Edema, necrose, cistos e hemorragia são comuns
  - Realce forte e heterogêneo
  - Disseminação liquórica é comum

---

## Outros tumores neuroepiteliais

"Outros tumores neuroepiteliais" é um grupo eclético de neoplasias incomuns que atualmente incluem o astroblastoma, glioma cordoide do terceiro ventrículo e o glioma angiocêntrico.

### Astroblastoma

#### Terminologia

O astroblastoma é uma neoplasia glial rara que afeta principalmente pacientes mais jovens. Embora sua etiologia precisa e histopatogenese exata sejam controversas, o astroblastoma é reconhecido como uma entidade distinta.

#### Patologia

Macroscopicamente, os astroblastomas são massas parenquimatosas hemisféricas firmes, frequentemente císticas **(Fig. 18-38)**. Mesmo que o nome "astroblastoma" implique em uma linhagem astrocítica, esse tumor é histopatologicamente mais similar ao epêndima, com pseudorrosetas perivasculares frequentes.

Embora alguns pesquisadores admitam subtipos de astroblastomas de baixo e alto grau, não há classificação determinada pela OMS até o momento.

#### Aspectos clínicos

Os astroblastomas correspondem a menos de 1% de todos os tumores cerebrais primários e a 0,5 a 3% de todos os gliomas. Embora possam ocorrer em qualquer idade, a maioria é encontrada em crianças e em adultos jovens. O pico de idade no momento do diagnóstico está entre 10 e 30 anos.

Apesar de seu nome soar ameaçador, o comportamento biológico do astroblastoma é bastante variável. Os pacientes com tumores de baixo grau e ressecção cirúrgica total costumam apresentar boas taxas de sobrevida em longo prazo.

#### Imagem

**CARACTERÍSTICAS GERAIS.** O astroblastoma é quase exclusivamente um tumor hemisférico supratentorial e é bem definido. O edema periférico é discreto ou ausente. A maioria dos astroblastomas exibe componente tanto sólido como cístico, dando a eles uma aparência "bolhosa" característica.

**ACHADOS NA TC.** Mais de 85% dos astrocitomas demonstra calcificações na TC sem contraste. Calcificações puntiformes/psamomatosas ou globulares densas são típicas.

**ACHADOS NA RM.** O astroblastoma é hipo a isointenso se comparado à substância branca na ponderação em T1 e heterogeneamente hiperintenso no T2/FLAIR **(Fig. 18-39)**. Um aspecto "bolhoso", causado por cistos intratumorais, é comum. Hemorragia, incluindo níveis sangue-líquido no interior do componente cístico, pode estar presente.

O realce heterogêneo após a administração de contraste é típico. A combinação de realce periférico e nodular sólido dá a algumas lesões o aspecto de "anel de sinete". Alguns astroblastomas periféricos incitam a reação dural, causando o sinal da "cauda dural".

## Diagnóstico diferencial

Mesmo que em geral os achados de imagem do astroblastoma sejam inespecíficos, a combinação da idade (10 a 30 anos), localização anatômica (hemisfério cerebral) e a aparência "bolhosa" pode sugerir o diagnóstico.

Outras entidades que se parecem com o astroblastoma variam com a idade. Em crianças mais novas, devem ser considerados o **astrocitoma, ependimoma hemisférico** e **tumor teratoide/rabdoide atípico**. Em crianças um pouco maiores e em adultos jovens, o **oligodendroglioma** e o **xantoastrocitoma pleomórfico** entram no diagnóstico diferencial.

### Glioma cordoide do terceiro ventrículo

O glioma cordoide (GC) é um raro tumor de adultos distinguível pela sua localização (região do terceiro ventrículo), histologia estereotípica (elementos tanto gliais quanto cordoides) e aspectos de imagem característicos.

### Etiologia

Embora a etiologia precisa dos GCs não seja clara, estudos ultraestruturais e a suposta origem da *lamina terminalis* do terceiro ventrículo sugerem uma histogênese ependimária para essa neoplasia pouco comum. Não há fatores de risco ou associações sindrômicas conhecidas.

### Patologia

**Localização.** Os GCs se originam do aspecto anterior do terceiro ventrículo, adjacente a *lamina terminalis*. O menor GC já relatado media 1,5 cm, e o maior 7 cm de diâmetro.

**Patologia macroscópica.** Os GCs são massas sólidas semiluscentes, redondas ou levemente lobuladas que são bronze-acinzentadas e moderadamente vascularizadas **(Fig. 18-40)**. Muitos GCs são encapsulados.

**Características microscópicas.** O aspecto geral é o de uma estrutura cordoide com fundo mixoide. Cordões ou agrupamentos de células neoplásicas epitelioides fusiformes ou redondas com citoplasma eosinofílico abundante estão suspensas em uma matriz rica em linfoplasmócitos, mucinosa e vacuolizada.

Os GCs lembram os cordomas ou os meningiomas cordoides microscopicamente. Contudo, ao contrário destes, os GCs mostram uma forte imunorreatividade difusa para a proteína glial fibrilar ácida, um marcador

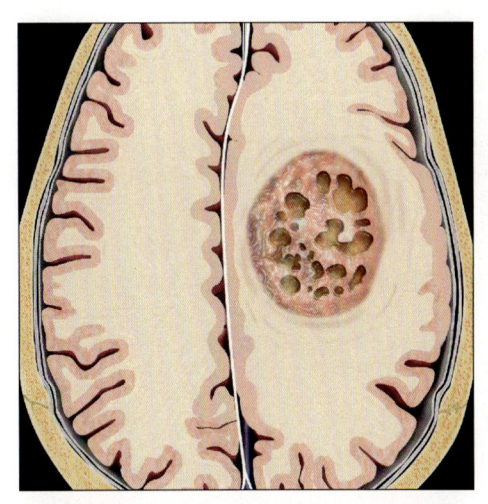

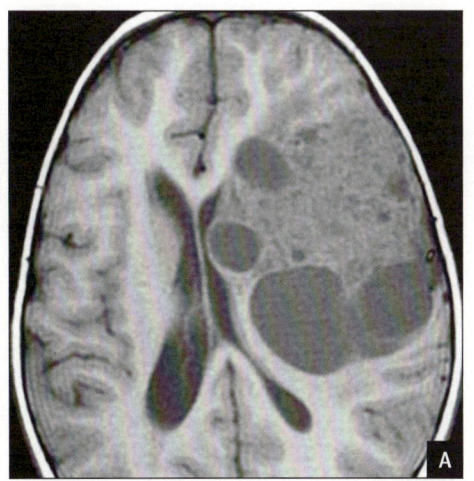

**18-38** Ilustração demonstra o astroblastoma como uma massa hemisférica relativamente bem circunscrita com múltiplos cistos intratumorais.

**18-39A** Ponderação em T1 no plano axial mostra achados típicos do astroblastoma com inúmeros microscópicos e múltiplos grandes cistos.

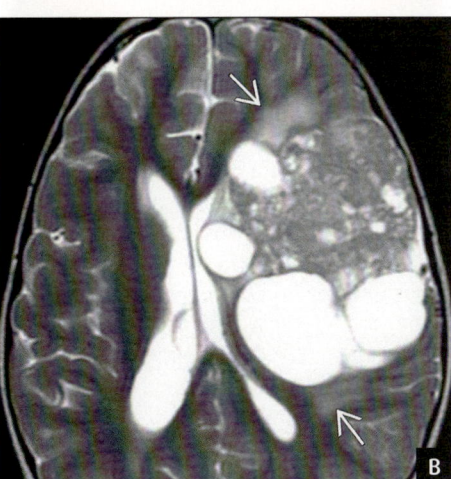

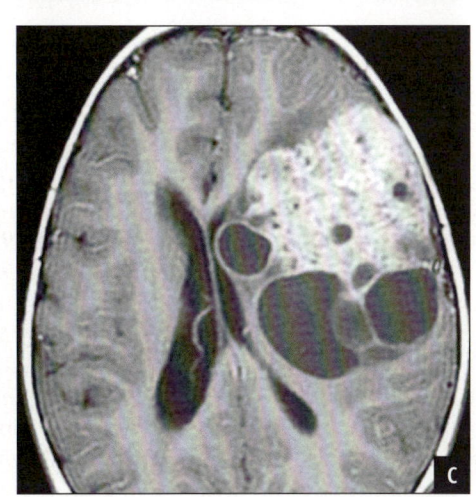

**18-39B** Ponderação em T2 mostra que, em relação ao tamanho da massa, há pouco edema peritumoral ➡.

**18-39C** Aquisição em T1 pós-contraste mostra que as porções sólidas sofrem realce enquanto as císticas não o fazem.

glial. A maioria é positiva para um antígeno de membrana epitelial e CD34, mas negativo para proteína de neurofilamento.

As mitoses são raras e o índice do marcador MIB-1 é baixo.

ESTADIAMENTO, GRADUAÇÃO E CLASSIFICAÇÃO. Os GCs são neoplasias grau II da classificação da OMS.

## Aspectos clínicos

EPIDEMIOLOGIA. O GC é raro, representando menos de 1% de todos os gliomas.

ASPECTOS DEMOGRÁFICOS. O GC é um tumor de adultos de meia-idade (35 a 60 anos). Há uma razão na ordem de 2:1 M:H.

APRESENTAÇÃO. A apresentação clínica do GC varia. Cefaleia, náuseas e prejuízo de memória são comuns. No exame neurológico, déficit em campo visual é a anormalidade mais comum. Distúrbios endócrinos são vistos em 10 a 15% dos pacientes.

HISTÓRIA NATURAL E TRATAMENTO. Os GCs são tumores de crescimento lento. Como frequentemente estão aderidos ao hipotálamo e ao soalho do terceiro ventrículo, a ressecção é subtotal. A complicação pós-operatória mais comum é a disfunção hipotalâmica com diabetes insípido e obesidade.

## Imagem

CARACTERÍSTICAS GERAIS. As características radiológicas dos GCs relatados são consistentes. A maioria dos GCs é massa ovoide, de limites bem definidos, que está confinada ao terceiro ventrículo e claramente separada da hipófise e do infundíbulo. Embora causem abaulamento e possam aderir superficialmente ao hipotálamo, a invasão do parênquima cerebral franca é rara. O realce é forte e relativamente uniforme.

ACHADOS NA TC. Os GCs são moderadamente hiperdensos se comparados ao parênquima cerebral na TC sem contraste. Realce forte e homogêneo é típico. Foram relatados casos ocasionais com calcificações. Hidrocefalia está presente em 10 a 15% dos casos.

ACHADOS NA RM. A RM no plano sagital demonstra que o tumor está claramente separado da hipófise e da haste infundibular (**Fig. 18-41**). Os GCs são isointensos ao parên-

**18-40** Espécime de necropsia em corte na linha média do plano sagital mostra um glioma cordoide como uma massa lobulada ⇒ que preenche o terceiro ventrículo. (Cortesia de P. Burger, MD.)

**18-41A** Exame de TC sem contraste mostra uma massa na linha média lobulada, hiperdensa e parcialmente calcificada ⇒ no aspecto inferior do terceiro ventrículo.

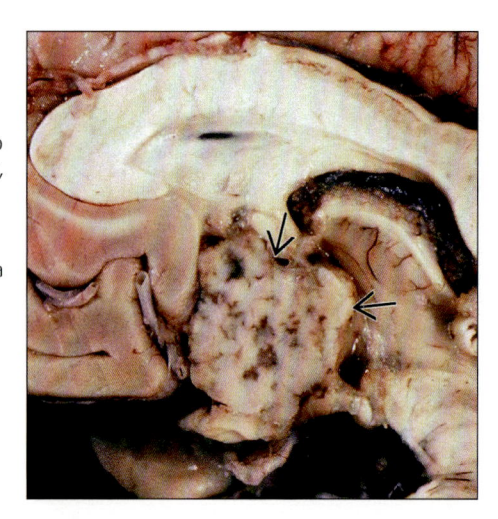

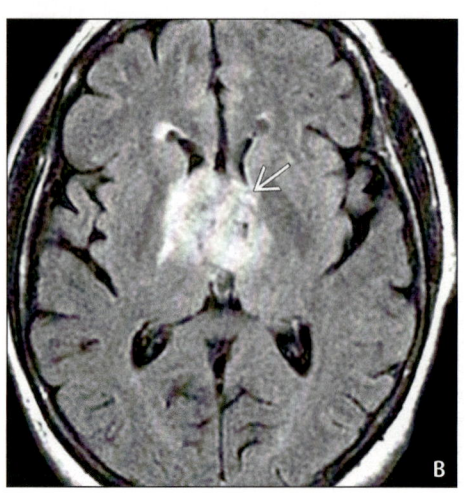

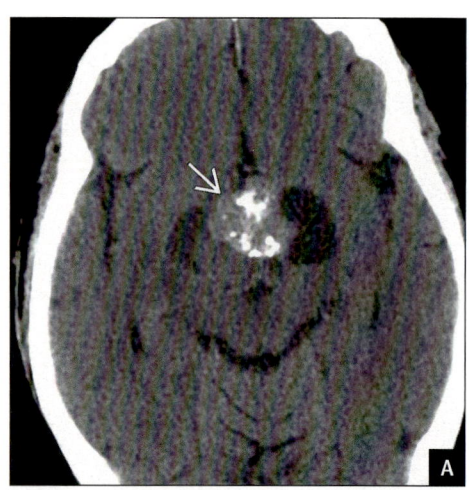

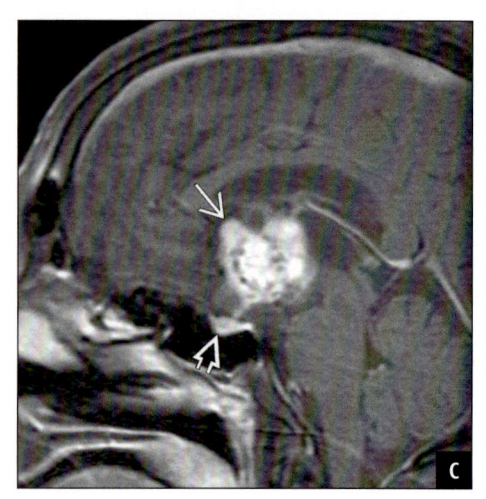

**18-41B** Aquisição em FLAIR do mesmo paciente mostra que a massa ⇒ é heterogeneamente hiperintensa.

**18-41C** Aquisição em T1 pós-contraste no plano sagital mostra que a massa ⇒ tem margens bem definidas e realça intensamente, mas de certa forma heterogênea. A haste infundibular e a glândula hipofisária ⇒ têm aspecto totalmente normal. Glioma cordoide do terceiro ventrículo foi o diagnóstico histopatológico.

quima cerebral em ambas as ponderações T1 e T2. Realce forte e uniforme é típico. Cistos intratumorais são vistos em 25% dos casos, mas a hemorragia é rara.

### Diagnóstico diferencial

Todos os tumores primários do terceiro ventrículo em adultos são incomuns, assim como **metástases** nessa localização. Como os GCs estão separados da hipófise, o macroadenoma não é um diagnóstico diferencial, embora alguns **macroadenomas hipofisários** puramente do terceiro ventrículo tenham sido relatados. O **meningioma cordoide** pode parecer muito similar ao GC, mas o terceiro ventrículo é uma localização pouco relatada para essa variante de meningioma.

Os **hamartomas do *tuber cinereum*** (HTC) são mais comuns em pacientes pré-adolescentes masculinos com puberdade precoce. Os HTCs são isointensos ao parênquima cerebral nas ponderações em T1 e em T2 e não sofrem realce. Como os GCs são tumores de adultos, tumores hipotalâmicos da infância, como o **craniofaringioma** adamantinomatoso e o **astrocitoma pilocítico**, não são considerados no diagnóstico diferencial.

## Glioma angiocêntrico

O glioma angiocêntrico (GA) é um tumor recentemente descrito, associado à epilepsia. Devido a sua histogênese incerta, a OMS agrupa o GA junto com o astroblastoma e o glioma cordoide na categoria "outros tumores neuroepiteliais."

### Terminologia

O glioma angiocêntrico também foi chamado de "tumor neuroepitelial angiocêntrico" (TNA).

### Etiologia

Até o momento, a etiologia do GA é incerta; linhagens astrocítica e ependimária foram sugeridas. Alguns pesquisadores referem precursores gliais ou neuronais como possíveis origens.

### Aspectos clínicos

Embora possam ocorrer em qualquer idade, os GAs são tumores de crianças e de adultos jovens. Eles são epileptogênicos com mais de 95% do pacientes apresentando epilepsia focal intratável. Os GAs correspondem

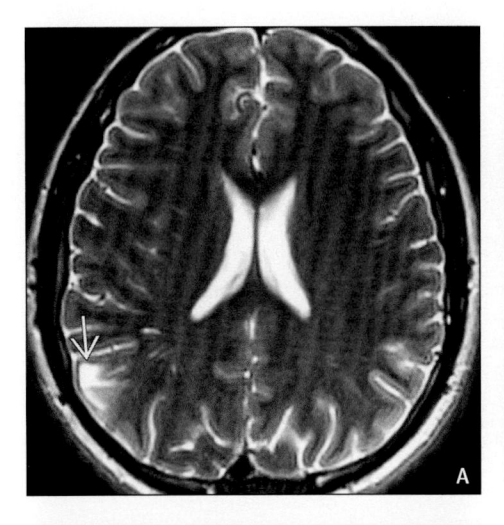

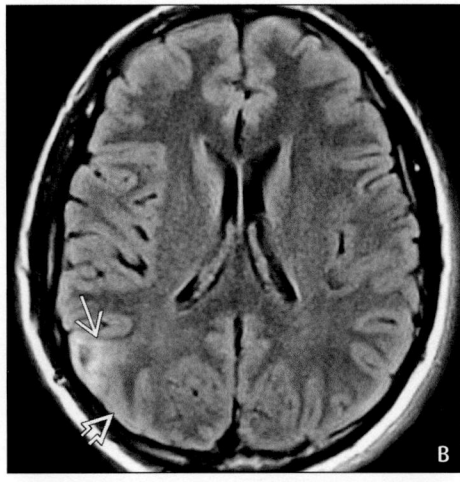

**18-42A** Ponderação axial T2 de um paciente com convulsões mostra uma massa subcortical no lobo parietal direito como uma hiperintensidade em forma de cunha →.
**18-42B** Aquisição em FLAIR mostra a massa →, bem como o espessamento dos giros adjacentes →.

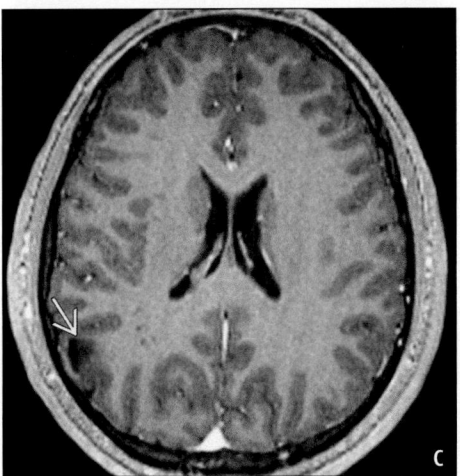

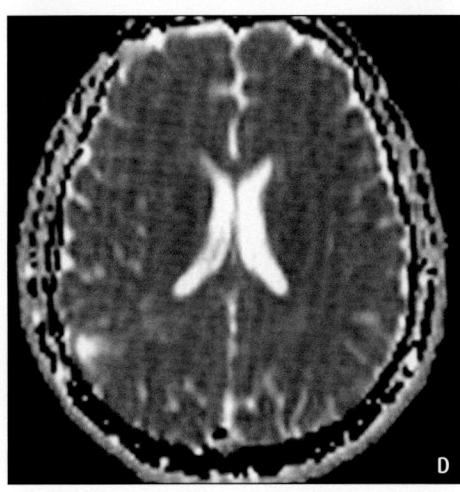

**18-42C** Aquisição em T1 pós-contraste mostra que a massa → não sofre realce.
**18-42D** O mapa de ADC mostra que não há restrição. Glioma angiocêntrico foi o diagnóstico histológico. O espessamento giral adjacente visto no FLAIR provavelmente representa displasia cortical focal, em geral associada ao glioma angiocêntrico. (Cortesia de M. Castillo, MD.)

a até 8% dos tumores descobertos nas cirurgias para epilepsia.

A excisão cirúrgica em geral é curativa.

### Patologia

Os GAs são tumores superficiais de base cortical. A localização mais comum relatada é o lobo frontal, seguido pelo lobo temporal. Os GAs são caracterizados por células em fuso bipolares alongadas, com uma marcante orientação angiocêntrica radial ou longitudinal. Displasia cortical focal adjacente é comum.

O MIB-1 do GA é geralmente inferior a 1%. Os GAs são classificados como neoplasias grau I pela OMS

### Imagem

Os achados de imagem foram relatados em apenas alguns poucos casos. O achado mais comum na TC é um tumor sólido de base cortical. Necrose, hemorragia, cistos intratumorais ou calcificações estão ausentes.

A RM mostra uma massa cortical expansiva, difusamente infiltrativa, sem margens bem definidas. A maioria dos GAs é hiperintenso em T2/FLAIR. Uma borda sutil de encurtamento do tempo T1 e extensão similar a um pedículo em direção aos ventrículos foi descrita. O realce costuma estar ausente. Displasia cortical focal com frequência pode ser identificada adjacente ao tumor **(Fig. 18-42)**.

### Diagnóstico diferencial

O GA tem aparência muito similar a outras neoplasias de baixo grau corticais em crianças/adultos jovens que se apresentam com epilepsia de longa data. Os principais diagnósticos diferenciais incluem o **tumor neuroepitelial disembrioplásico**, o **ganglioglioma** e o **oligodendroglioma**. Todos eles são mais comuns que o GA.

# Referências selecionadas

## Oligodendrogliomas e gliomas "mistos"

### Oligodendroglioma

- Sankar T et al: Magnetic resonance imaging volumetric assessment of the extent of contrast enhancement and resection in oligodendroglial tumors. J Neurosurg. 116(6):1172-81, 2012
- Yip S et al: Concurrent CIC mutations, IDH mutations, and 1p/19q loss distinguish oligodendrogliomas from other cancers. J Pathol. 226(1):7-16, 2012
- Rodriguez FJ et al: Oligodendroglial tumors: diagnostic and molecular pathology. Semin Diagn Pathol. 27(2):136-45, 2010
- Larjavaara S et al: Incidence of gliomas by anatomic location. Neuro Oncol. 9(3):319-25, 2007
- Spampinato MV et al: Cerebral blood volume measurements and proton MR spectroscopy in grading of oligodendroglial tumors. AJR Am J Roentgenol. 188(1):204-12, 2007
- Jenkinson MD et al: Histological growth patterns and genotype in oligodendroglial tumours: correlation with MRI features. Brain. 129(Pt 7):1884-91, 2006
- Koeller KK et al: From the archives of the AFIP: Oligodendroglioma and its variants: radiologic-pathologic correlation. Radiographics. 25(6):1669-88, 2005
- Panageas KS et al: Initial treatment patterns over time for anaplastic oligodendroglial tumors. Neuro Oncol. 14(6):761-7, 2012

### Oligodendroglioma anaplásico

- Panageas KS et al: Initial treatment patterns over time for anaplastic oligodendroglial tumors. Neuro Oncol. 14(6):761-7, 2012
- Sankar T et al: Magnetic resonance imaging volumetric assessment of the extent of contrast enhancement and resection in oligodendroglial tumors. J Neurosurg. 116(6):1172-81, 2012
- Spampinato MV et al: Cerebral blood volume measurements and proton MR spectroscopy in grading of oligodendroglial tumors. AJR Am J Roentgenol. 188(1):204-12, 2007

### Oligoastrocitomas

- Von Deimling A et al: Oligoastrocytoma and anaplastic oligoastrocytoma. In Louis DN et al: WHO Classification of Tumours of the Central Nervous System. Lyon, France: IARC Press. 60-5, 2007

## Tumores ependimários

### Ependimoma

- Liu C et al: Developmental origins of brain tumors. Curr Opin Neurobiol. Epub ahead of print, 2012
- Pejavar S et al: Pediatric intracranial ependymoma: the roles of surgery, radiation and chemotherapy. J Neurooncol. 106(2):367-75, 2012
- McGuire CS et al: Incidence patterns for ependymoma: a surveillance, epidemiology, and end results study. J Neurosurg. 110(4):725-9, 2009
- Palm T et al: Expression profiling of ependymomas unravels localization and tumor grade-specific tumorigenesis. Cancer. 115(17):3955-68, 2009
- Yuh EL et al: Imaging of ependymomas: MRI and CT. Childs Nerv Syst. 25(10):1203-13, 2009

### Ependimoma anaplásico

- Phi JH et al: Pediatric infratentorial ependymoma: prognostic significance of anaplastic histology. J Neurooncol. 106(3):619-26, 2012

### Subependimoma

- Ragel BT et al: Subependymomas: an analysis of clinical and imaging features. Neurosurgery. 58(5):881-90; discussion 881-90, 2006

### Ependimoma mixopapilar

- Chakraborti S et al: Primary myxopapillary ependymoma of the fourth ventricle with cartilaginous metaplasia: a case report and review of the literature. Brain Tumor Pathol. 29(1):25-30, 2012
- DiLuna ML et al: Primary myxopapillary ependymoma of the medulla: case report. Neurosurgery. 66(6):E1208-9; discussion E1209, 2010

## Tumores do plexo coroide

### Papiloma de plexo coroide

- Gozali AE et al: Choroid plexus tumors; management, outcome, and association with the Li-Fraumeni syndrome: the Children's Hospital Los Angeles (CHLA) experience, 1991-2010. Pediatr Blood Cancer. 58(6):905-9, 2012
- Ogiwara H et al: Choroid plexus tumors in pediatric patients. Br J Neurosurg. 26(1):32-7, 2012
- Lafay-Cousin L et al: Choroid plexus tumors in children less than 36 months: the Canadian Pediatric Brain Tumor Consortium (CPBTC) experience. Childs Nerv Syst. 27(2):259-64, 2011
- Severino M et al: Congenital tumors of the central nervous system. Neuroradiology. 52(6):531-48, 2010
- Hasselblatt M et al: TWIST-1 is overexpressed in neoplastic choroid plexus epithelial cells and promotes proliferation and invasion. Cancer Res. 69(6):2219-23, 2009
- Isaacs H: Fetal brain tumors: a review of 154 cases. Am J Perinatol. 26(6):453-66, 2009
- Frye RE et al: Choroid plexus papilloma expansion over 7 years in Aicardi syndrome. J Child Neurol. 22(4):484-7, 2007

### Papiloma atípico do plexo coroide

- Ikota H et al: Clinicopathological and immunohistochemical study of 20 choroid plexus tumors: their histological diversity and the expression of markers useful for differentiation from metastatic cancer. Brain Tumor Pathol. 28(3):215-21, 2011
- Lee SH et al: Atypical choroid plexus papilloma in an adult. J Korean Neurosurg Soc. 46(1):74-6, 2009

## Carcinoma de plexo coroide

- Savage NM et al: The cytologic findings in choroid plexus carcinoma: report of a case with differential diagnosis. Diagn Cytopathol. 40(1):1-6, 2012
- Anselem O et al: Fetal tumors of the choroid plexus: is differential diagnosis between papilloma and carcinoma possible? Ultrasound Obstet Gynecol. 38(2):229-32, 2011
- Schittenhelm J et al: Atypical teratoid/rhabdoid tumors may show morphological and immunohistochemical features seen in choroid plexus tumors. Neuropathology. 31(5):461-7, 2011
- Tabori U et al: TP53 alterations determine clinical subgroups and survival of patients with choroid plexus tumors. J Clin Oncol. 28(12):1995-2001, 2010

## *Outros tumores neuroepiteliais*

### Astroblastoma

- Agarwal V et al: Cerebral astroblastoma: A case report and review of literature. Asian J Neurosurg. 7(2):98-100, 2012
- Bell JW et al: Neuroradiologic characteristics of astroblastoma. Neuroradiology. 49(3):203-9, 2007

### Glioma cordoide do terceiro ventrículo

- Ni HC et al: Chordoid glioma of the third ventricle: Four cases including one case with papillary features. Neuropathology. Epub ahead of print, 2012
- Glastonbury CM et al: Masses and malformations of the third ventricle: normal anatomic relationships and differential diagnoses. Radiographics. 31(7):1889-905, 2011
- Wilson JL et al: Chordoid meningioma of the third ventricle: a case report and review of the literature. Clin Neuropathol. 30(2):70-4, 2011
- Desouza RM et al: Chordoid glioma: ten years of a low-grade tumor with high morbidity. Skull Base. 20(2):125-38, 2010

### Glioma angiocêntrico

- Koral K et al: Angiocentric glioma in a 4-year-old boy: imaging characteristics and review of the literature. Clin Imaging. 36(1):61-4, 2012
- Marburger T et al: Angiocentric glioma: a clinicopathologic review of 5 tumors with identification of associated cortical dysplasia. Arch Pathol Lab Med. 135(8):1037-41, 2011
- Mott RT et al: Angiocentric glioma: a case report and review of the literature. Diagn Cytopathol. 38(6):452-6, 2010
- Shakur SF et al: Angiocentric glioma: a case series. J Neurosurg Pediatr. 3(3):197-202, 2009
- Lellouch-Tubiana A et al: Angiocentric neuroepithelial tumor (ANET): a new epilepsy-related clinicopathological entity with distinctive MRI. Brain Pathol. 15(4):281-6, 2005

# 19

# Tumores neuronais e glioneuronais

| Tumores glioneuronais | 527 |
|---|---|
| Visão geral dos tumores de células ganglionares | 527 |
| Ganglioglioma | 528 |
| Astrocitoma/ganglioglioma infantil desmoplásico | 530 |
| DNET | 531 |
| Tumor glioneuronal formador de rosetas | 534 |
| Tumor glioneuronal papilar | 534 |
| Tumores neuronais | 535 |
| Visão geral dos gangliocitomas | 535 |
| Gangliocitoma | 535 |
| Gangliocitoma cerebelar displásico | 536 |
| Neurocitoma central | 539 |
| Neurocitoma extraventricular | 542 |

Como discutido antes, os tumores neuroepiteliais são o maior grupo de neoplasias do SNC. Por definição, o termo "tumor neuroepitelial" compreende todas as neoplasias que são derivadas de células gliais, neurônios ou suas células precursoras.

Neoplasias gliais puras – astrocitomas e o grupo heterogêneo de gliomas não astrocíticos – foram abordadas nos dois capítulos anteriores. Agora voltaremos nossa atenção para o próximo grande grupo de neoplasias primárias do SNC, isto é, tumores neuroepiteliais com células ganglionares e/ou neurócitos diferenciados.

Tumores parenquimatosos da pineal e tumores embrionários com neuroblastos proliferativos pouco diferenciados, o último subgrupo de tumores neuroepiteliais, são discutidos nos Capítulos 20 e 21, respectivamente.

## Tumores glioneuronais

O reconhecimento de novos gliomas de baixo grau que contêm elementos neurocíticos distintos expandiu o espectro de tumores glioneuronais. Os tumores glioneuronais possuem padrões morfológicos e comportamento biológico variados.

Os tumores glioneuronais são menos comuns do que as neoplasias gliais puras, respondendo por cerca de 0,5 a 2% de todos os tumores cerebrais. Como grupo, as neoplasias glioneuronais costumam estar associadas a convulsões, biologicamente menos agressivas do que a maioria dos tumores gliais, e em geral apresentam prognóstico mais favorável.

Todos os tumores nas categorias neuronal e glioneuronal mista são oficialmente designados como grau I ou grau II da OMS. Alguns neuropatologistas identificaram um grupo de tumores glioneuronais mais agressivos que morfologicamente se assemelham a gliomas malignos, porém mostram evidência imuno-histoquímica de diferenciação neuronal; estes foram provisoriamente classificados como grau III da OMS.

Começaremos esta seção pela discussão de tumores histologicamente mistos que demonstram elementos neuronais e gliais. Uma dessas neoplasias (ganglioglioma) está entre os tumores que mais comumente causam epilepsia. Consideraremos então brevemente tumores infantis desmoplásicos que têm elementos astrocíticos e/ou células ganglionares.

Na sequência, abordaremos o tumor neuroepitelial disembrioplásico (DNET), um tumor relativamente novo que hoje é reconhecido como uma das causas mais comuns de epilepsia do lobo temporal. Concluímos a seção discutindo dois tumores que foram inicialmente incluídos na classificação de 2007 da OMS: tumor glioneuronal formador de rosetas e tumor glioneuronal papilar.

### Visão geral dos tumores de células ganglionares

Os tumores de células ganglionares são neoplasias bem diferenciadas que contêm neurônios maduros porém dismórficos. A maioria dos tumores de células ganglionares são tumores histologicamente mistos que contêm elementos de células ganglionares e gliais. Essas neoplasias são chamadas de **gangliogliomas**, os quais são neoplasias grau I ou II da OMS. Tumores mais agressivos (i.e., atividade mitótica significativa, proliferação microvascular, necrose ocasional), chamados **gangliogliomas anaplásicos**, foram provisoriamente classificados como grau II da OMS. O grau IV da OMS não é aplicado para tumores de células ganglionares.

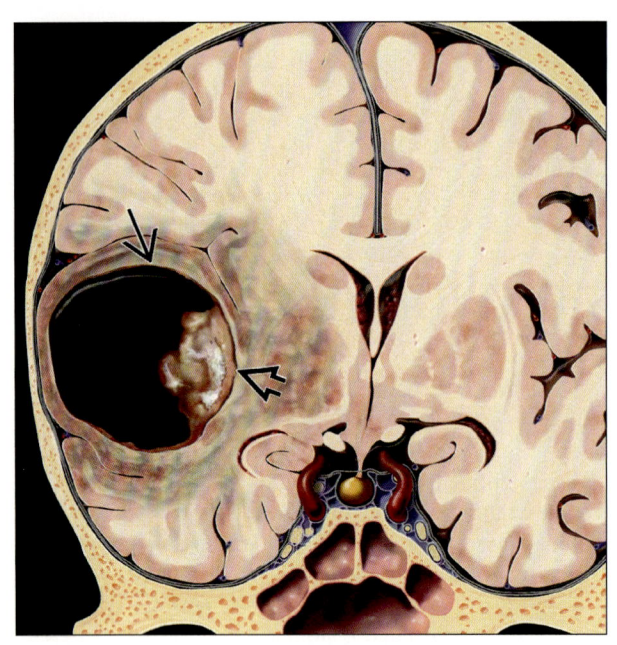

**19-1** Ilustração coronal mostrando típico ganglioglioma do lobo temporal com cisto ⇒ e nódulo mural parcialmente calcificado ⇒.

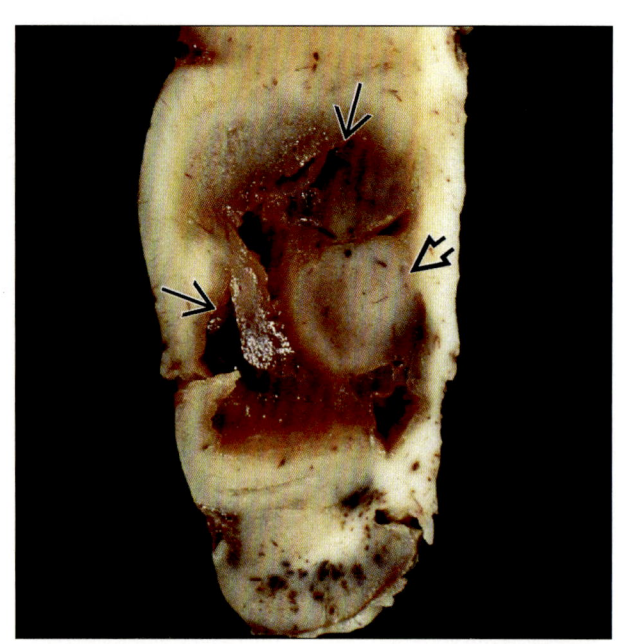

**19-2** Espécime de lobectomia temporal parcial com ganglioglioma mostrando nódulo tumoral ⇒ e cistos parcialmente colapsados ⇒. A hemorragia é primariamente cirúrgica. (Cortesia de R. Hewlett, MD.)

Os tumores de células ganglionares que apresentam *exclusivamente* células ganglionares são muito raros. Essas neoplasias são designadas **gangliocitomas**. Todos os gangliocitomas são tumores grau I da OMS.

Começaremos nossa discussão de tumores de células ganglionares com o ganglioglioma, que é a neoplasia glioneuronal mais comum do SNC. Essas neoplasias também são a causa tumoral mais frequente de epilepsia do lobo temporal, representando 40% de todos os casos. Como os gangliocitomas são neoplasias puramente neuronais, são discutidos na seção seguinte.

## *Ganglioglioma*

### Terminologia

O ganglioglioma (GG) é um tumor bem diferenciado, de crescimento lento e composto por células ganglionares displásicas e células gliais neoplásicas.

### Etiologia

**CONCEITOS GERAIS.** Os GGs provavelmente surgem a partir de um precursor glioneuronal malformado quando o elemento glial sofre transformação neoplásica. Alguns casos foram relatados como tendo origem no córtex displásico.

**GENÉTICA.** Pouco se sabe a respeito da patogênese molecular dos GGs. Desequilíbrios genômicos com ganhos nos cromossomos 7 e 12 e deleção do 22q nas células neoplásicas foram relatados em até dois terços de todos os casos. GGs foram descritos na síndrome de Turcot, bem como na neurofibromatose tipo 1 e tipo 2.

### Patologia

**LOCALIZAÇÃO.** Os GGs ocorrem em todo o SNC, incluindo a medula. Mais de 75% se originam no lobo temporal **(Fig. 19-1)**. O segundo local mais comum é o lobo frontal, localização de 10% dos GGs.

Cerca de 15% dos GGs são encontrados na fossa posterior, no tronco encefálico ou no cerebelo. Alguns poucos GGs foram descritos no quarto ventrículo e no ângulo pontocerebelar. GGs também ocorrem como lesões intramedulares.

**TAMANHO E NÚMERO.** GGs são lesões solitárias e praticamente nunca metastatizam. Elas variam no tamanho em 1 a 6 cm.

**PATOLOGIA MACROSCÓPICA.** GGs são neoplasias localizadas superficialmente, firmes e acinzentadas que costumam expandir o córtex **(Fig. 19-2)**. A aparência mais comum é a de um cisto com nódulo mural ou tumor sólido. A calcificação é comum, mas hemorragia grosseira e necrose franca são raras. A extensão para o espaço subaracnóideo adjacente é comum e não indica anaplasia.

**CARACTERÍSTICAS MICROSCÓPICAS.** A característica histológica do GG é a combinação de elementos neuronais e gliais, a qual pode ser mista ou geograficamente separada. Números variados de neurônios displásicos estão entremeados ao componente glial, que constitui o elemento proliferativo e neoplásico do tumor. Células astrocíticas com características pilocíticas ou fibrilares são o elemento glial mais comum.

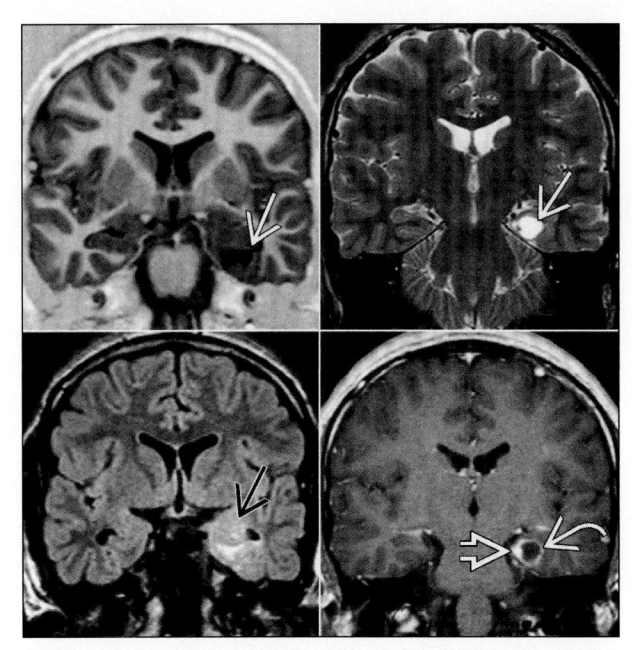

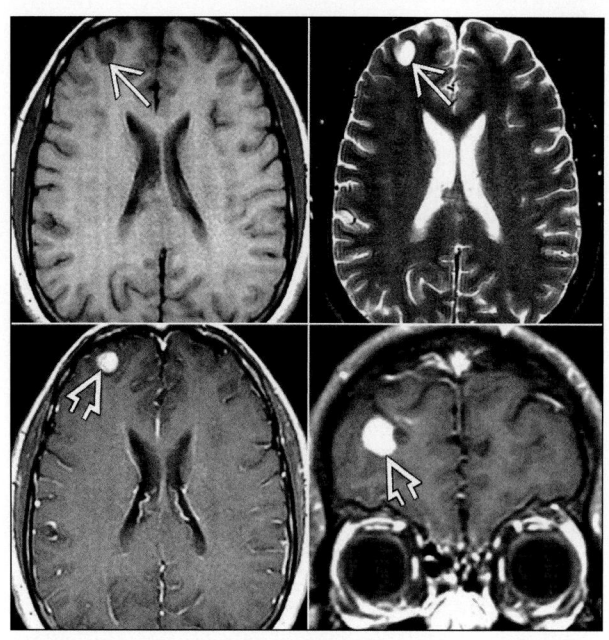

**19-3** Imagens coronais de RM em um garoto de 16 anos com crises convulsivas de longa data mostrando uma massa parcialmente sólida e cística no lobo temporal esquerdo ➡ com hiperintensidade em FLAIR ➡, nódulo ➡ e realce anelar ao redor do cisto ➡. (Cortesia de P. Rodriguez, MD.)

**19-4** Massa cortical/subcortical frontal majoritariamente sólida hipointensa em T1 e hiperintensa em T2 ➡ mostrando realce intenso ➡. Ganglioglioma.

Figuras mitóticas são raras. MIB-1 reflete o componente proliferativo glial e varia de 1 a 3%.

A coloração imuno-histoquímica demonstra características neuronais (i.e., expressão de sinaptofisina) e gliais (células GFAP-positivas). Aproximadamente 75% dos GGs exibem imunorreatividade para o epítopo de células-tronco CD34.

Características malignas nos GGs são incomuns, porém, quando presentes, quase invariavelmente envolvem o componente glial. A transformação sarcomatosa ocorre, porém é rara.

**ESTADIAMENTO, GRADUAÇÃO E CLASSIFICAÇÃO.** Gangliogliomas em geral são benignos, e a maioria é designada como neoplasia grau I da OMS. Não há critérios estabelecidos para diferenciar GGs grau I da OMS de GGs grau II da OMS.

A transformação maligna é rara. Muito raramente foram relatados GGs com características anaplásicas que correspondem ao grau III da OMS.

## Aspectos clínicos

**EPIDEMIOLOGIA.** O ganglioglioma é o tumor glioneuronal misto mais comum, porém causa apenas 1 a 1,5% de todos os tumores cerebrais primários. GGs são mais comuns em crianças e representam entre 5 e 10% das neoplasias de SNC pediátricas.

**ASPECTOS DEMOGRÁFICOS.** O GG é predominantemente um tumor de crianças e de adultos jovens; 80% dos pacientes têm menos de 30 anos de idade. O pico de apresentação é 15 a 20 anos. Não há predileção por gênero.

**APRESENTAÇÃO.** Epilepsia de lobo temporal (ELT) crônica e farmacologicamente resistente ocorre em 90% dos casos. As crises convulsivas costumam ser do tipo parcial complexa.

**HISTÓRIA NATURAL.** GGs são neoplasias de crescimento muito lento. A degeneração maligna é incomum, ocorrendo em 1 a 5% dos casos.

**OPÇÕES DE TRATAMENTO.** A ressecção cirúrgica completa geralmente é curativa, com 80% dos pacientes ficando livres de convulsões após a remoção do tumor. A vasta maioria dos pacientes apresenta sobrevida em cinco anos livre de recorrência.

## Imagem

**CARACTERÍSTICAS GERAIS.** Os GGs são lesões parenquimatosas superficiais com base cortical que possuem dois padrões gerais de imagem: (1) massa parcialmente cística com nódulo mural **(Fig. 19-3)** ou (2) tumor sólido relativamente bem delimitado **(Fig. 19-4)**. GGs difusamente infiltrativos e pobremente delimitados ocorrem, porém são incomuns.

**ACHADOS NA TC.** Os GGs demonstram atenuação variável na TC sem contraste. Um componente cístico é observado em quase 60% dos casos. Cerca de 30% apresentam um cisto hipodenso circunscrito com nódulo mural isodenso, enquanto 40% são primariamente hipodensos. Entre 30 e 50% dos GGs calcificam. Hemorragia é rara.

Somente 50% dos GGs realçam após a administração de contraste. Os padrões variam de sólido, periférico ou nodular até cístico com impregnação nodular.

Achados na RM. Comparados ao córtex, GGs são hipo a isointensos em T1 e hiperintensos em T2/FLAIR. Edema circunjacente geralmente está ausente. Displasia cortical focal adjacente ao tumor ocorre em alguns casos.

O realce varia de nenhum ou mínimo a moderado porém heterogêneo. O padrão clássico é uma massa cística com um nódulo mural que realça. Impregnação sólida homogênea também ocorre.

### Diagnóstico diferencial

A maior consideração no diagnóstico diferencial é o **astrocitoma fibrilar de baixo grau**. Note que astrocitomas difusamente infiltrativos de baixo grau não realçam. Um **astrocitoma pilocítico** hemisférico supratentorial pode se apresentar como um cisto com um nódulo em realce. A calcificação em astrocitomas pilocíticos é rara comparada à do GG.

O **xantoastrocitoma pleomórfico** (XAP) habitualmente possui "cisto + nódulo mural" e assemelha-se ao GG. O XAP com frequência possui "cauda" dural, auxiliando a distingui-lo de outras neoplasias corticais indutoras de epilepsia.

O **tumor neuroepitelial disembrioplásico** (DNET) é uma neoplasia cortical superficial que possui uma aparência multicística "bolhosa". Um anel hiperintenso circundando a massa na sequência FLAIR é comum. Em contraste ao GG, realce é raro.

O **oligodendroglioma** é mais difuso e menos bem delimitado do que o GG. Oligodendrogliomas com uma configuração de "cisto + nódulo mural" são incomuns. Quando eles ocorrem, são de difícil diferenciação com os GGs em exames de imagem.

---

**CAUSAS DE EPILEPSIA DO LOBO TEMPORAL**

Mais comum = esclerose temporal mesial

Epilepsia do lobo temporal associada a tumor
- Ganglioglioma (40%)
- DNET (20%)
- Astrocitoma difuso de baixo grau (20%)
- Outros (20%)
    - Astrocitoma pilocítico
    - Xantoastrocitoma pleomórfico
    - Oligodendroglioma

---

## Astrocitoma/ganglioglioma infantil desmoplásico

### Terminologia

Tumores infantis desmoplásicos são lesões raras, em geral benignas, majoritariamente císticas de crianças jovens e que com frequência possuem uma aparência radiológica agressiva. Duas formas histológicas de tumores infantis desmoplásicos foram descritas: astrocitoma infantil desmoplásico (AID) e ganglioglioma infantil desmoplásico (GID). Devido ao fato de elementos de ambos os tipos estarem em geral presentes em uma única lesão, a OMS considera AID/GID uma entidade neoplásica única.

### Patologia

AIDs/GIDs são massas grandes, boceladas, hemisféricas supratentoriais com um diâmetro mediano que se aproxima de 8 cm. São tumores sólido-císticos nitidamente demarcados que envolvem o córtex superficial e as leptomeninges adjacentes, com frequência parecendo aderidos à dura **(Fig. 19-5)**. Os lobos frontal e parietal são os mais comuns.

Microscopicamente, AIDs/GIDs possuem três componentes distintos: células fusiformes em um estroma "desmoplásico", astrócitos com citoplasma vítreo e um componente neuronal variável, em geral grupos de células neuronais ou gangliônicas indiferenciadas. Tumores sem um componente de células ganglionares são denominados "astrocitomas infantis desmoplásicos".

Atividade mitótica é rara. AID/GID é designado como tumor grau I da OMS.

### Aspectos clínicos

AIDs/GIDs ocorrem em crianças com menos de 5 anos de idade, com a maioria apresentando-se dentro do primeiro ano de vida. Entre 20 e 25% ocorrem em crianças com mais de 24 meses.

O crescimento do perímetro cefálico com abaulamento das fontanelas em um lactente letárgico com "olhar em sol poente" é a apresentação típica.

A maioria das neoplasias intracranianas que se apresentam em crianças e neonatos estão associadas a um prognóstico sombrio. Em contrapartida, AID/GID possui um prognóstico benigno e muito raramente metastatiza. A ressecção completa em geral resulta em longo tempo de sobrevida. Alguns AIDs/GIDs até mesmo regridem espontaneamente após exérese parcial.

Aproximadamente 15% das crianças com AID/GID desenvolvem disseminação leptomeníngea e evoluem para óbito.

### Imagem

Os exames de imagem revelam uma volumosa massa sólido-cística heterogênea supratentorial. A porção cística é comumente localizada em posição profunda na substância branca hemisférica, enquanto a porção sólida é, em geral, periférica, com frequência abaulando a dura.

A TC mostra uma porção cística hipoatenuante com um componente sólido de densidade mista. Calcificação tem sido relatada em alguns casos, porém é incomum. Hemorragia, necrose e edema peritumoral são raros.

A RM mostra uma grande massa, com frequência multilobulada ou cística septada, com um componente sólido semelhante à placa com base dural. A massa sólida realça fortemente, porém com frequência heterogeneamente **(Fig. 19-6)**. Espessamento dural adjacente (sinal da "cauda dural") é comum. Cerca de 25% dos casos mostram ao menos algum realce do componente cístico.

## Diagnóstico diferencial

A causa mais comum de massa volumosa, lobulada, heterogênea e hemisférica em um lactente é o **teratoma**. O teratoma tem aparência muito mais heterogênea do que o AID/GID e frequentemente possui extensão extracraniana. O **tumor neuroectodérmico primitivo** (PNET) é outra neoplasia cerebral congênita comum. Cistos teratomatosos e relacionados a PNET raramente são tão grandes quanto aqueles do AID/GID, e suas porções sólidas em geral não abaulam a dura.

O **ependimoma supratentorial** frequentemente calcifica, sangra, e pode ocorrer em crianças mais velhas e em adultos.

## DNET

O ganglioglioma e o tumor neuroepitelial disembrioplástico (GG ou DNET) são os dois tumores mais comuns associados à epilepsia de longa data. O DNET foi originalmente identificado em espécimes cirúrgicos de pacientes jovens com epilepsia refratária ao tratamento medicamentoso. Ele foi oficialmente reconhecido como uma entidade tumoral distinta em 1993 e incluído na categoria de "tumores neuronais e neuronais-gliais mistos".

### Terminologia

O DNET é uma lesão benigna, em geral cortical, caracterizada por arquitetura multinodular **(Fig. 19-7)**. Devido ao fato de que o DNET é frequentemente associado à displasia cortical, alguns neuropatologistas creem que ele possa ser uma malformação congênita em vez de uma neoplasia verdadeira.

### Etiologia

A etiologia precisa do DNET é desconhecida. Até o momento, nenhuma mutação ou deleção genética foi detectada. DNETs com frequência expressam marcadores de células-tronco como CD34, sugerindo uma possível origem no desenvolvimento.

### Patologia

**Localização.** Entre 45 e 50% dos DNETs se localizam no lobo temporal; um terço ocorre no lobo frontal. Enquanto a maior parte é encontrada no córtex, a substância branca também pode ser afetada. Raros casos foram relatados em outros lugares, como o ventrículo lateral, e uma forma "difusa" incomum foi descrita.

**Tamanho e número.** DNETs são geralmente lesões solitárias, apesar de vários casos com múltiplos "microfocos" tumorais terem sido relatados **(Fig. 19-11)**. Os DNETs variam de tamanho de milímetros até vários centímetros. Alguns poucos tumores que acometem uma grande porção do lobo afetado foram descritos.

**Patologia macroscópica.** Os DNETs são tumores intracorticais que espessam e expandem os giros. O componente glioneural com frequência tem uma consistência viscosa em conjunto com um único ou múltiplos nódulos mais firmes **(Fig. 19-9)**.

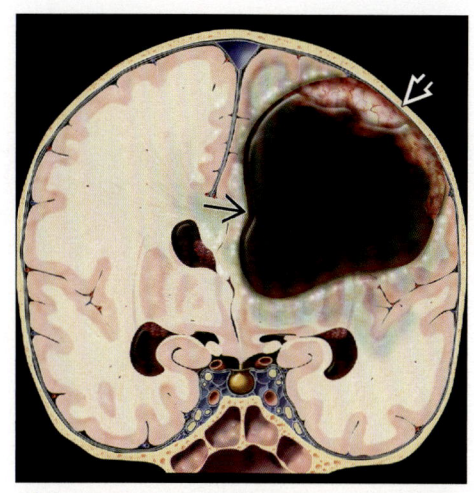

**19-5** Ilustração mostrando astrocitoma/ganglioglioma infantil desmoplásico com grande componente misto sólido ➡ e cístico ➡ abaulando a dura.

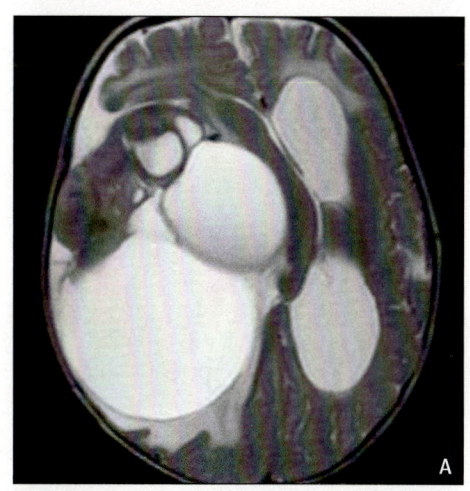

**19-6A** Imagem ponderada em T2 em um lactente de 10 meses mostrando hidrocefalia obstrutiva e uma enorme massa sólido-cística no hemisfério cerebral direito.

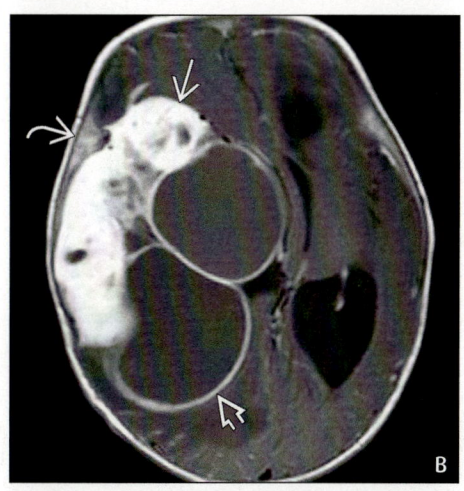

**19-6B** Imagem ponderada em T1 pós-gadolínio mostrando que a massa confina e espessa a dura-aracnoide ➡, e realça intensamente ➡, assim como as paredes do cisto ➡. AID.

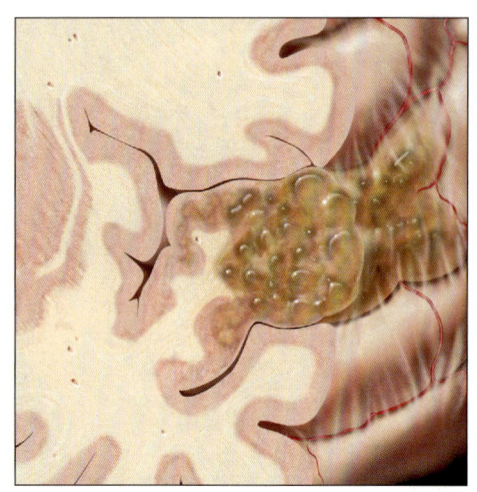

**19-7** Ilustração demonstrando DNET com componentes multicísticos e multinodulares.

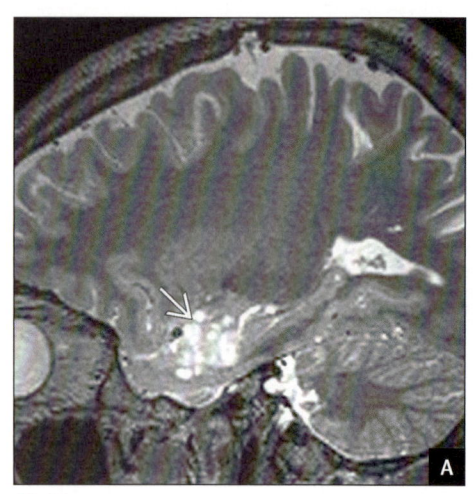

**19-8A** Imagem ponderada em T2 no plano sagital mostrando uma massa "bolhosa" no lobo temporal ➡.

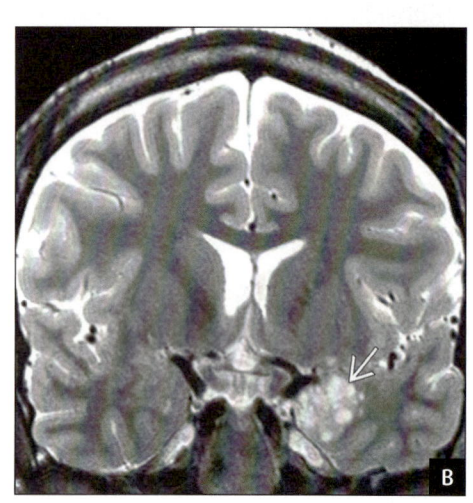

**19-8B** Imagem ponderada em T2 no plano coronal do mesmo paciente mostrando uma massa "bolhosa" com base cortical e típica aparência de um DNET ➡.

**CARACTERÍSTICAS MICROSCÓPICAS.** A assinatura histológica do DNET é seu "elemento glioneural específico" (EGE). DNETs "simples" consistem em EGE e em áreas nodulares. Uma arquitetura multinodular com colunas ou nódulos de neurônios agrupados orientados perpendicularmente ao córtex e delimitados por células semelhantes a oligodendrócitos é característica. Os neurônios parecem boiar em uma matriz pálida e de aparência mucinosa adjacente a essas colunas. Atipia citológica e mitoses são raras.

DNETs "complexos" possuem características adicionais, incluindo displasia cortical. O córtex adjacente é displásico em cerca de 80% dos DNETs.

**ESTADIAMENTO, GRADUAÇÃO E CLASSIFICAÇÃO.** Os DNETs são neoplasias grau I da OMS.

## Aspectos clínicos

O DNET é um tumor de crianças e adultos jovens. A apresentação ocorre antes dos 20 anos na vasta maioria dos pacientes, com típicas crises convulsivas parciais complexas farmacologicamente resistentes. Apesar de os DNETs compreenderem apenas 1% de todos os tumores neuroepiteliais, eles estão somente atrás dos gangliogliomas como causa de epilepsia do lobo temporal.

Os DNETs apresentam mínimo ou nenhum crescimento com o tempo. Transformação maligna é extremamente rara.

A lesionectomia simples costuma ser bem-sucedida. No entanto, devido ao fato de que displasia cortical está frequentemente associada a DNET, uma ressecção mais agressiva é defendida por muitos cirurgiões especialistas em epilepsia. A remoção de áreas epileptogênicas adjacentes ao tumor aumenta a chance de cura da epilepsia.

O acompanhamento a longo prazo pode não demonstrar recorrência tumoral, mesmo em pacientes com ressecção subtotal.

## Imagem

**CARACTERÍSTICAS GERAIS.** O DNET possui uma aparência distinta nos estudos de neuroimagem. Uma massa cortical/subcortical bem delimitada, triangular e "pseudocística" ou "bolhosa" em um paciente jovem com longo histórico de epilepsia parcial complexa é altamente sugestiva do diagnóstico **(Fig. 19-8)**.

**ACHADOS NA TC.** Exames de TC sem contaste revelam uma massa cortical/subcortical hipodensa. Calcificação é vista em 20% dos casos. A hemorragia intratumoral grosseira é rara. Depressão óssea focal ou remodelamento da calota craniana são comuns com tumores adjacentes à tábua interna do crânio.

**ACHADOS NA RM.** Uma massa cortical multilobulada, hipointensa, "bolhosa" e que pode acometer a substância branca subcortical é observada na sequência ponderada em T1. Os DNETs são marcadamente hiperintensos em T2, com uma aparência multicística ou septada **(Fig. 19-10)**, **(Fig. 19-11)**.

Os DNETs são hiperintensos em comparação com o córtex normal na sequência FLAIR. Uma borda ainda mais hiperintensa ao longo da periferia tumoral, característica, está presente em 75% dos casos. Edema peritumoral está ausente.

Artefatos de susceptibilidade magnética em T2* (GRE, SWI) ocorrem em alguns casos, mais provavelmente relacionados à calcificação do que à hemorragia.

Os DNETs em geral apresentam pouco ou nenhum realce na sequência T1 pós-gadolínio. Quando presente, o realce costuma ser limitado a um padrão levemente nodular ou puntiforme.

A espectroscopia de prótons mostra redução do NAA sem elevação da colina ou da relação colina:creatina.

## Diagnóstico diferencial

Os diagnósticos diferenciais principais são a **displasia cortical focal** e o **ganglioglioma**. O aspecto "bolhoso" do DNET e o halo hiperintenso em FLAIR são características úteis na diferenciação. O raro **glioma angiocêntrico** se assemelha muito ao DNET nos exames de imagem, porém uma borda hiperintensa é observada em T1 em vez de FLAIR.

---

**DNET**

**Patologia**
- Benigno (grau I da OMS)
- Raro (<1% de todos os tumores neuroepiteliais)
- Lobo temporal é o local mais comum
- Arquitetura multinodular
- Frequentemente associado a displasia cortical

**Aspectos clínicos**
- Pacientes < 20 anos
  - Epilepsia parcial complexa
  - Segunda maior causa tumoral de ELT
- Cresce lentamente, cirurgia em geral curativa

**Imagem**
- Massa cortical/subcortical em cunha
- "Aponta" na direção do ventrículo
- Aspecto multicístico/septado "bolhoso"
  - Hiperintenso em T2
  - Borda de hiperintensidade em FLAIR
  - Edema ausente
  - Em geral não realça

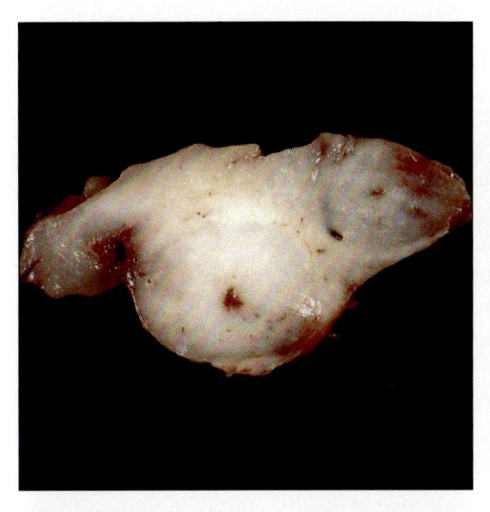

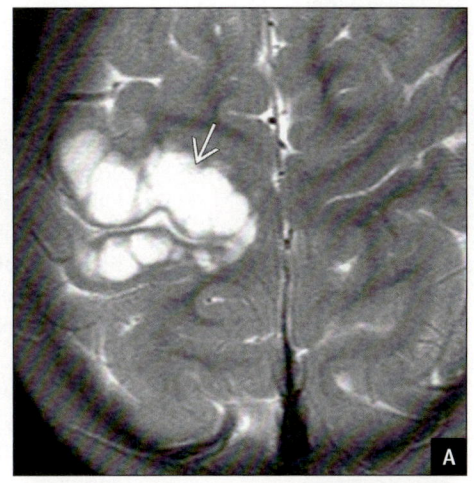

---

**19-9** Espécime cirúrgico ressecado mostrando os típicos cistos nodulares e um tanto "mucinosos" do DNET. (Cortesia de R. Hewlett, MD.)

**19-10A** Imagem axial ponderada em T2 demonstrando córtex expandido com cistos muito hiperintensos ➡.

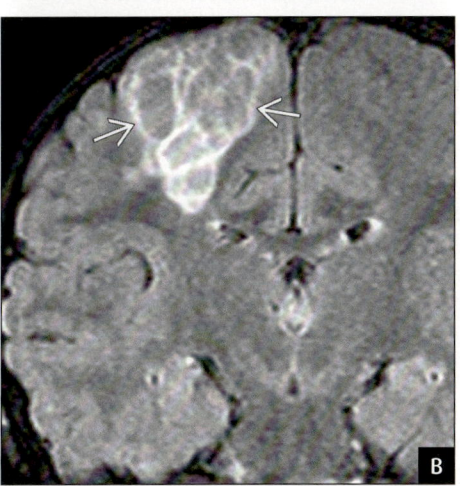

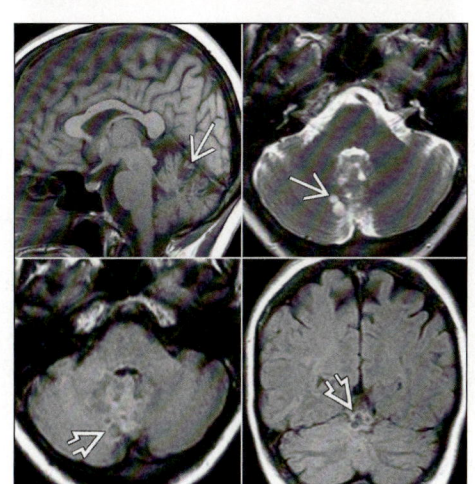

**19-10B** FLAIR mostrando que a massa bem delimitada envolve o córtex e a substância branca subcortical. Borda hiperintensa ➡ é característica. (Cortesia de L. Loevner, MD.)

**19-11** Outro caso de DNET mostrando uma massa vermiana difusa com múltiplos cistos esparsos ➡. A borda hiperintensa em FLAIR ao redor dos cistos ➡ é altamente sugestiva do diagnóstico.

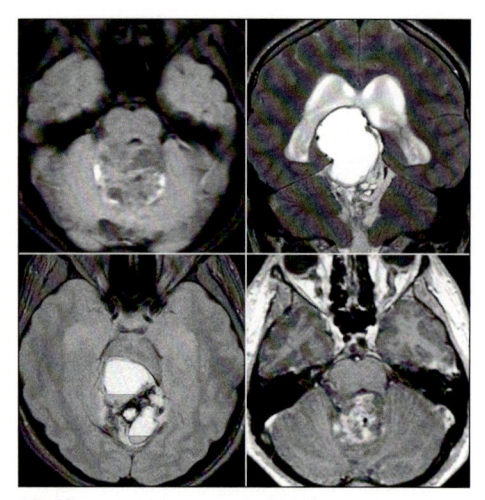

**19-12** O TGFR é um tumor muito heterogêneo, com cisto, hemorragia, níveis líquido-líquido e realce irregular. (Cortesia de M. Thurnher, MD.)

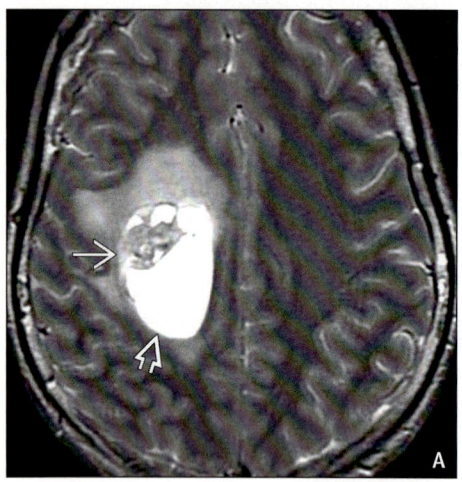

**19-13A** Imagem ponderada em T2 de um TGFR mostrando massa cística bem circunscrita ➡ com nódulo mural ➡ no hemisfério direito. (Cortesia de F. J. Rodriguez, MD.)

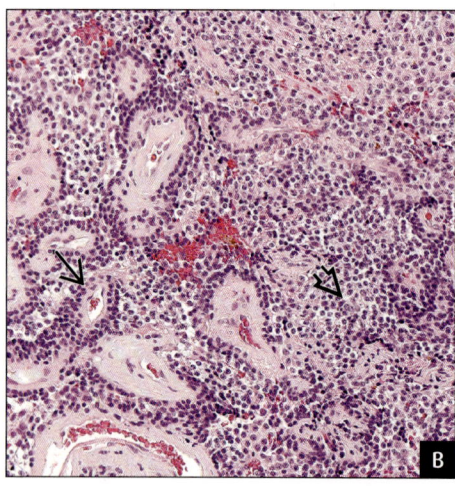

**19-13B** TGFR clássico com dupla população da camada glial perivascular ➡ e neurócitos interpapilares redondos ➡. (Cortesia de F. J. Rodriguez, MD.)

## Tumor glioneuronal formador de rosetas

O tumor glioneuronal formador de rosetas (TGFR) é um tumor raro e de crescimento lento de adultos jovens e de meia-idade que foi oficialmente reconhecido em 2007. A idade média no diagnóstico é de 33 anos. Os sintomas típicos de apresentação são cefaleia e ataxia.

Em geral, os TGFRs são lesões infratentoriais. A localização mais comum – mas de modo algum a única – é o quarto ventrículo e/ou hemisfério cerebelar. O tamanho varia de 1 a 2 cm a grandes e bocelados tumores que ocasionalmente excedem 4 cm de diâmetro.

A característica patológica do TGFR é a sua histologia bifásica com elementos neurocíticos e astrocíticos formando pseudorrosetas neurocíticas perivasculares. O índice de proliferação MIB-1 é baixo. Invasão local e disseminação pelo LCS são raras. TGFRs são tumores grau I da OMS.

A aparência de um TGFR clássico nos exames de imagem é mais ameaçadora do que sua patologia benigna e seu comportamento biológico indicam. Uma massa de aspecto heterogêneo centrada no interior do quarto ventrículo ou verme é o achado típico **(Fig. 19-12)**. Uma aparência multicística com hemorragia, níveis líquido-líquido e calcificações é comum. O realce varia de nenhum a heterogêneo.

O diagnóstico diferencial do TGFR é limitado. Sempre deve-se considerar **metástase**, porém é rara em adultos jovens. Neoplasias infratentoriais primárias de linha média nessa faixa etária são incomuns. Um **ependimoma** com cistos e hemorragia pode se assemelhar ao TGFR. Um **astrocitoma pilocítico** é em geral encontrado em pacientes mais jovens e raramente sangra. O **papiloma de plexo coroide** ocorre no quarto ventrículo em adultos, mas seu realce intenso e sua distinta arquitetura papilar e frondosa ajudam a distingui-lo do TGFR.

## Tumor glioneuronal papilar

Inicialmente considerado uma variante do ganglioglioma, o tumor glioneuronal papilar (TGP) foi reconhecido em 2007 como uma entidade distinta. Ele é um tumor dos hemisférios cerebrais raro, bem circunscrito e clinicamente indolor.

Semelhantemente aos TGFRs, os TGPs são tumores bifásicos com elementos astrocíticos e neuronais. A característica distintiva do TGP é a presença de pseudopapilas vasculares hialinizadas. Até o momento, o TGP não recebeu uma graduação tumoral, porém seu comportamento indolor é característico de uma neoplasia grau I.

Os achados de imagem no TGP são inespecíficos. Um cisto com nódulo que realça é a aparência mais relatada **(Fig. 19-13)**. O principal diagnóstico diferencial é o ganglioglioma, o qual possui aspecto praticamente idêntico ao TGP.

## Tumores neuronais

Como grupo, tumores que exibem exclusivamente células ganglionares ou diferenciação neurocítica compreendem apenas 0,5 a 1% de todos os tumores cerebrais primários. Duas categorias gerais de tumores neuronais são reconhecidas: gangliocitoma e neurocitoma.

### Visão geral dos gangliocitomas

Os gangliocitomas são compostos exclusivamente por células ganglionares. Os gangliocitomas podem parecer mais malformativos (hamartomatosos) do que verdadeiramente neoplásicos e costumam estar associados a displasia cortical adjacente. Gangliocitomas hemisféricos supratentoriais são muito raros e conhecidos simplesmente como **gangliocitomas**.

Gangliocitomas cerebelares são mais comuns. Também chamados de "gangliocitomas cerebelares displásicos", são mais conhecidos como **doença de Lhermitte-Duclos** (DLD).

### Gangliocitoma

#### Terminologia

O gangliocitoma (GGCit) é uma neoplasia benigna e circunscrita que contém somente células ganglionares diferenciadas. Nenhum componente glial está presente.

#### Etiologia

A etiologia do GGCit é desconhecida, embora ele seja considerado um tumor do desenvolvimento.

#### Patologia

LOCALIZAÇÃO. Apesar de poderem ocorrer em qualquer local, quase três quartos dos GGCits supratentoriais surgem no lobo temporal. Outros sítios relatados incluem o tronco encefálico, a região selar e a medula espinal.

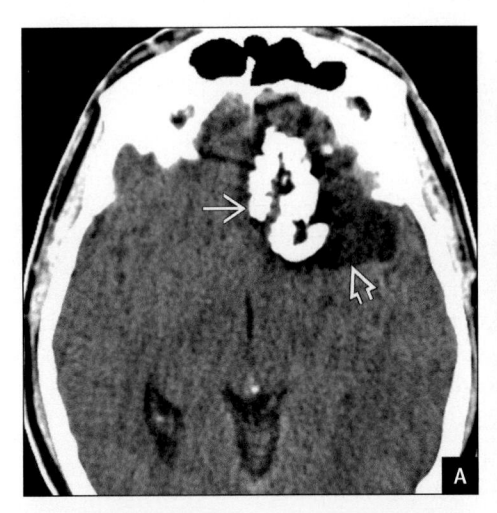

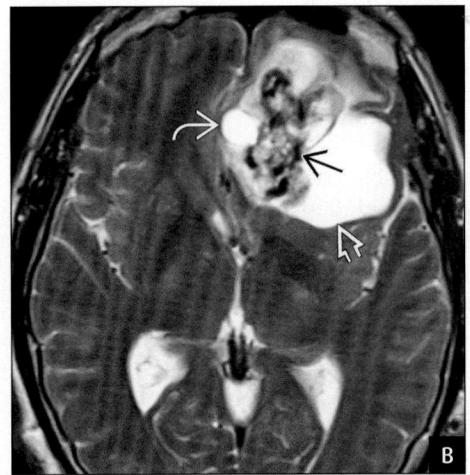

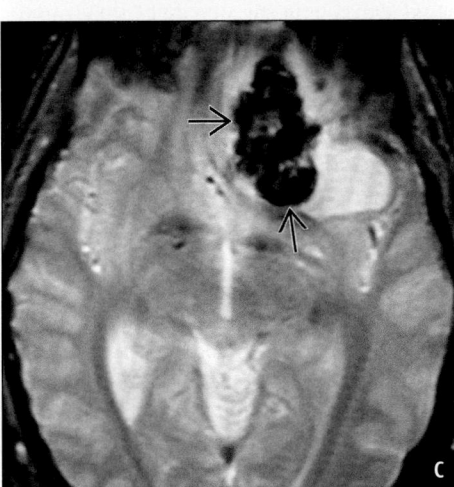

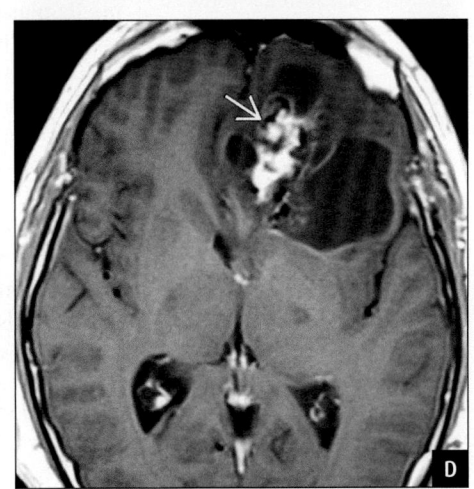

**19-14A** TC sem contraste em um homem de 29 anos com crises convulsivas mostrando uma massa parcialmente calcificada ➔ e cística ➔ no lobo frontal esquerdo.
**19-14B** Imagem ponderada em T2 do mesmo paciente mostrando que a porção sólida parcialmente calcificada da massa ➔ possui sinal muito heterogêneo. Um grande cisto ➔ e outro menor ➔ estão associados à massa. Há mínimo edema, considerando o tamanho do tumor.
**19-14C** Imagem ponderada em T2* GRE demonstrando artefato de susceptibilidade na porção densamente calcificada da lesão ➔.
**19-14D** O nódulo tumoral apresenta leve realce irregular ➔. O diagnóstico pré-operatório era de ganglioglioma. Gangliocitoma patologicamente comprovado. (Cortesia de N. Agarwal, MD.)

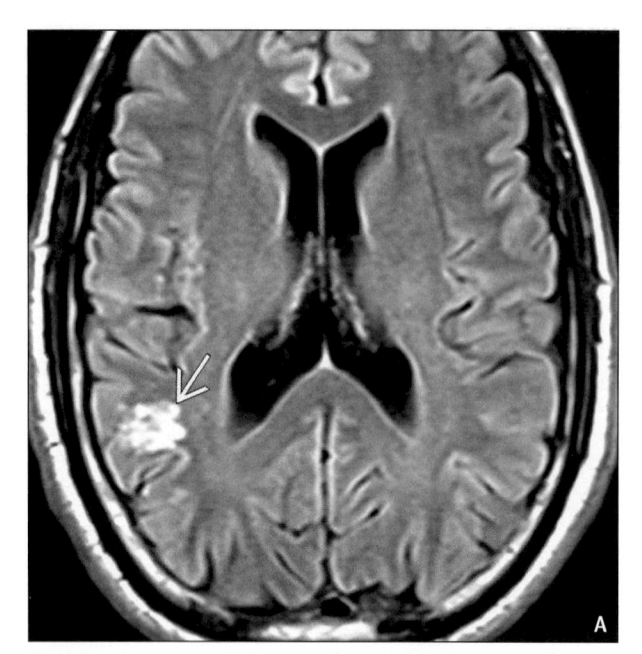

**19-15A** Imagem em FLAIR em um homem de 55 anos com crises convulsivas de longa data mostrando uma lesão hiperintensa bem delimitada cortical/subcortical no lobo parietal direito ➡. A lesão não apresentou realce pelo contraste paramagnético (não mostrado).

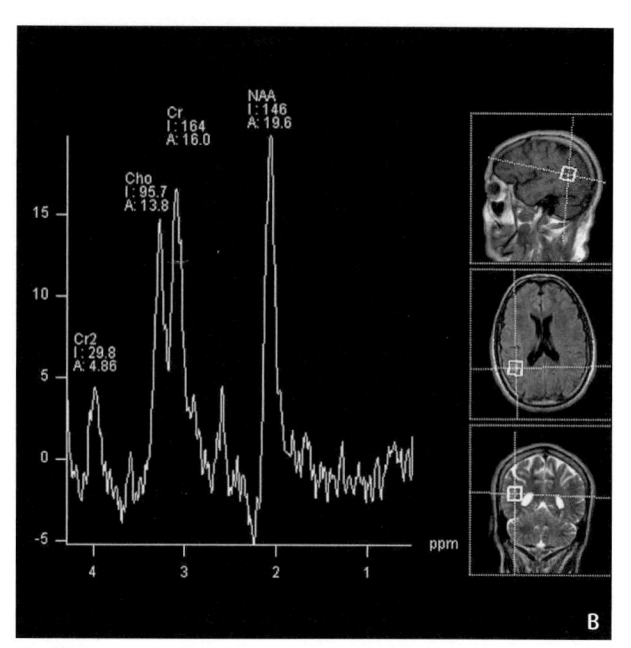

**19-15B** Espectroscopia de prótons demonstrando curva normal de metabólitos. Gangliocitoma foi diagnosticado na histopatologia.

CARACTERÍSTICAS MACRO E MICROSCÓPICAS. Os GGCits podem ser lesões sólidas ou mistas sólido-císticas. Microscopicamente, os GGCits consistem em células ganglionares maduras de aparência estranha. Mitoses são poucas ou ausentes. Imunorreatividade ao CD34, um marcador de célula-tronco, é positiva na maioria dos gangliocitomas.

Os GGCits são neoplasias grau I da OMS.

## Aspectos clínicos

Os GGCits ocorrem com mais frequência em crianças e em adultos jovens com menos de 30 anos. A maior parte dos pacientes se apresenta com epilepsia farmacologicamente resistente.

Os GGCits possuem crescimento lento, se houver. A ressecção cirúrgica costuma ser curativa e resulta em sobrevida a longo prazo livre de recorrência.

## Imagem

Os GGCits têm densidade mista à TC sem contraste, frequentemente contendo componentes sólidos e císticos (**Fig. 19-14**). Calcificação é comum, ocorrendo em cerca de um terço dos casos. Hemorragia e necrose estão ausentes.

Os GGCits são hipo a isointensos relativamente ao córtex em imagens ponderadas em T1 e hiperintensos em T2/FLAIR (**Fig. 19-15**). O realce varia de nenhum a intenso e homogêneo nas porções sólidas do tumor.

## Diagnóstico diferencial

O principal diagnóstico diferencial do gangliocitoma é o **ganglioglioma**. Os gangliogliomas são tumores frequentemente indutores de epilepsia, corticais, com componentes cístico e sólido com impregnação. Os gangliogliomas podem ser indistinguíveis de GGCits nos exames de imagem. A **displasia cortical**, outra causa comum de epilepsia refratária em pacientes jovens, segue a intensidade de sinal da substância cinzenta em todas as sequências e não realça.

## *Gangliocitoma cerebelar displásico*
### Terminologia

O gangliocitoma cerebelar displásico é uma massa cerebelar rara e benigna composta por células ganglionares displásicas. O gangliocitoma cerebelar displásico é também conhecido como **doença de Lhermitte-Duclos** (DLD). Outros termos para DLD incluem hipertrofia de células granulares, hipertrofia granulomolecular do cerebelo, hamartoma cerebelar, ganglioneuroma difuso e gangliomatose do cerebelo.

A DLD pode ocorrer como parte da síndrome de múltiplos hamartomas chamada **síndrome de Cowden** (SCow). Quando a DLD e a SCow ocorrem juntas, são ocasionalmente chamadas de síndrome de Cowden-Lhermitte-Duclos (**síndrome COLD**). A SCow é também conhecida como **síndrome de múltiplos hamartomas-neoplasias** ou **síndrome do tumor hamartoma PTEN**.

A SCow é uma facomatose autossômica dominante. A maioria dos pacientes possui neoplasias hamartomatosas da pele combinadas com neoplasias e hamartomas de vários outros órgãos. Tumores de mama, tireoide, endométrio e trato gastrintestinal são as outras neoplasias mais prevalentes em pacientes com SCow.

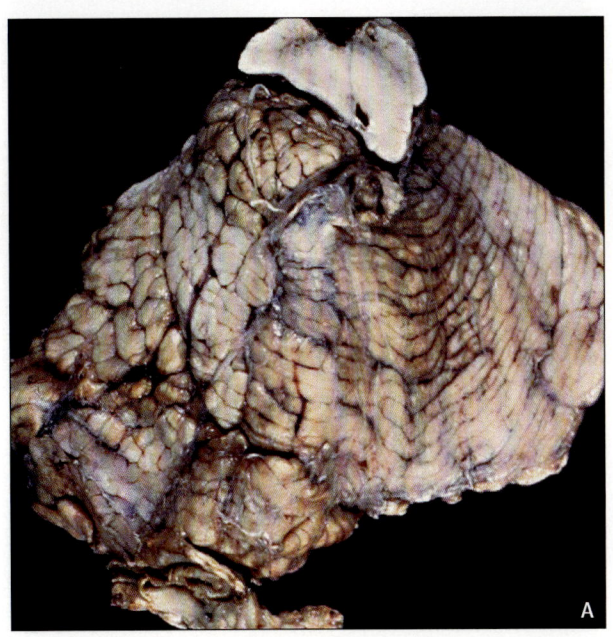

**19-16A** Espécime de necropsia mostrando gangliocitoma cerebelar displásico expandindo o hemisfério cerebelar.

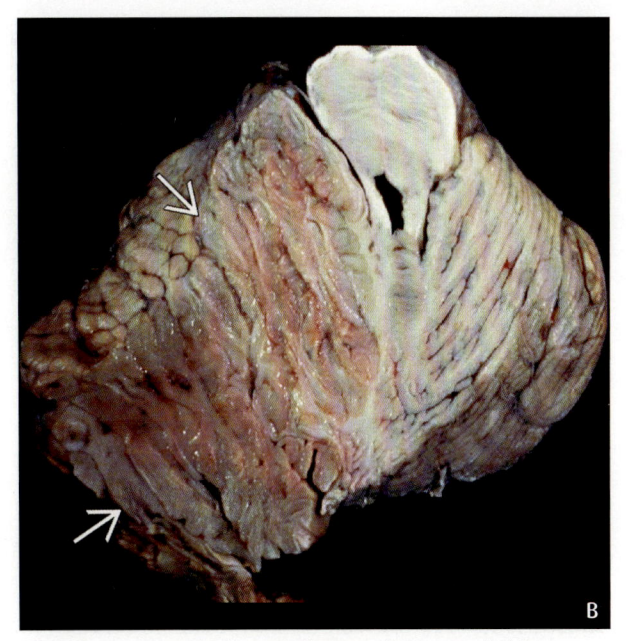

**19-16B** Corte seccional através da massa demonstrando folias cerebelares grosseiramente espessadas ➡. (Cortesia dos arquivos da AFIP.)

## Etiologia

**CONCEITOS GERAIS.** É debatido se a DLD consiste em uma lesão neoplásica, malformativa ou hamartomatosa. A maioria dos casos de DLD são esporádicos, mas a associação de DLD com SCow favorece uma origem hamartomatosa.

Cerca de 40% dos gangliocitomas cerebelares displásicos ocorrem como parte da SCow.

**GENÉTICA.** A SCow é causada por uma mutação na linha germinativa *PTEN*, que resulta em uma proliferação de tecidos ectodérmicos, mesodérmicos ou endodérmicos. A SCow é caracterizada por múltiplos hamartomas e neoplasias malignas.

## Patologia

**LOCALIZAÇÃO.** A DLD é sempre infratentorial, em geral envolvendo os hemisférios cerebelares ou o verme. Lesões maiores comumente envolvem os dois. O tronco encefálico é uma localização rara para a DLD.

**TAMANHO E NÚMERO.** Gangliocitomas cerebelares displásicos frequentemente se tornam muito grandes, deslocando o quarto ventrículo e causando hidrocefalia obstrutiva. A vasta maioria é unilateral, embora alguns casos de DLD com lesões bilaterais nos hemisférios cerebelares tenham sido relatados.

**PATOLOGIA MACROSCÓPICA.** A aparência macroscópica da DLD é a de uma massa tumoral que expande e substitui a arquitetura cerebelar normal **(Fig. 19-16)**. Nos cortes seccionais, as folias cerebelares estão marcadamente alargadas e possuem uma aparência grosseiramente "giriforme" **(Fig. 19-17)**.

**CARACTERÍSTICAS MICROSCÓPICAS.** A DLD é caracterizada pela marcada alteração das camadas corticais normais do cerebelo. A hipertrofia difusa da camada de células granulares com ausência da camada de células de Purkinje do cerebelo é típica **(Fig. 19-18)**. Hipertrofia progressiva das células granulares com mielinização aumentada dos seus axônios e uma camada molecular expandida também é característica. Mitoses e necrose estão ausentes.

**ESTADIAMENTO, GRADUAÇÃO E CLASSIFICAÇÃO.** Embora a DLD seja provavelmente um hamartoma e não uma neoplasia verdadeira, ela é designada como grau I da OMS.

## Aspectos clínicos

**EPIDEMIOLOGIA.** A prevalência de DLD é desconhecida. A incidência de SCow com mutação *PTEN* é estimada em uma em 250.000 pessoas.

**ASPECTOS DEMOGRÁFICOS.** A DLD ocorre em todas as faixas etárias, porém a maioria dos casos ocorre em adultos entre 20 e 40 anos. A idade média no diagnóstico é de 34 anos. Não há predileção por gênero.

**APRESENTAÇÃO.** Os pacientes podem ser assintomáticos ou apresentar sintomas de aumento da pressão intracraniana, como cefaleia, náuseas e vômitos. Paralisias de nervos cranianos, alteração da marcha e anormalidades visuais também são comuns.

**HISTÓRIA NATURAL.** A DLD cresce muito lentamente ao longo de vários anos. Não há casos relatados de disseminação metastática ou liquórica.

**OPÇÕES DE TRATAMENTO.** Derivação ventricular ou ressecção cirúrgica são opções para pacientes sintomáticos com hi-

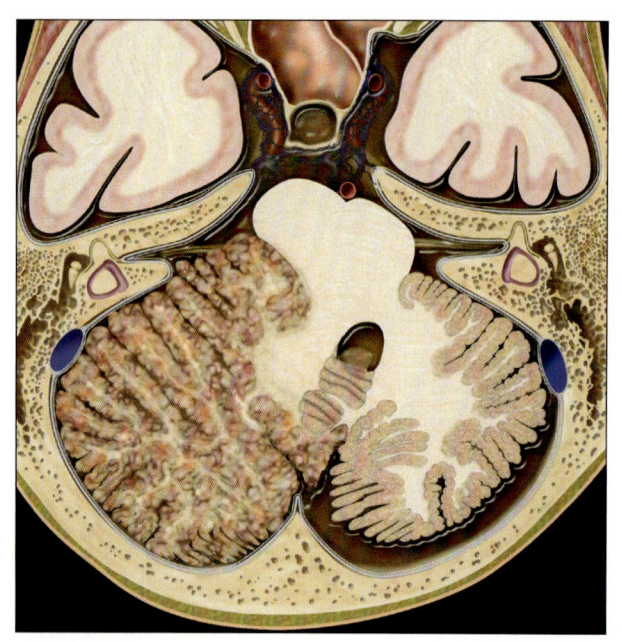

**19-17** Ilustração demonstrando o gangliocitoma cerebelar displásico (doença de Lhermitte-Duclos).

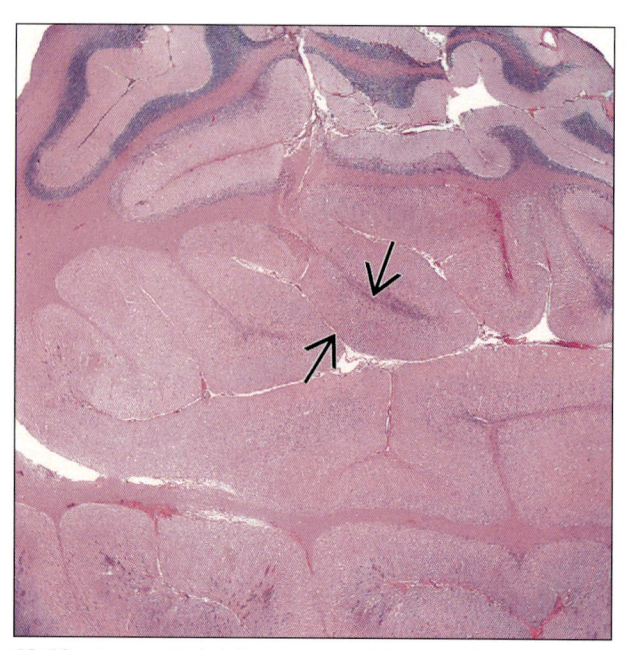

**19-18** A expansão de folias na DLD é mais bem visualizada com baixa magnificação, na qual o espessamento do córtex cerebelar afetado →  e a perda da coloração escura das células granulares internas são prontamente evidentes. (Cortesia de F. J. Rodriguez, MD.)

drocefalia. Tendo em vista que a DLD não é encapsulada e mistura-se gradualmente aos tecidos cerebelares normais, a ressecção completa é difícil e os índices de complicação são elevados.

### Imagem

**CARACTERÍSTICAS GERAIS.** Uma massa cerebelar unilateral sem impregnação em um paciente de meia-idade que demonstra um padrão proeminente de "listras de tigre" na RM é típica de DLD.

**ACHADOS NA TC.** A maioria dos casos de DLD é hipodensa na TC sem contraste. Efeito de massa com compressão do quarto ventrículo, obliteração das cisternas dos ângulos pontocerebelares e hidrocefalia obstrutiva são comuns. Calcificação é rara. Necrose e hemorragia estão ausentes. A TC com contraste não mostra realce apreciável.

A DLD é moderadamente hipermetabólica no estudo de PET/TC com FDG.

**ACHADOS NA RM.** Uma massa cerebelar expansiva com bandas lineares hipointensas em T1 é típica. Imagens ponderadas em T2 mostram o padrão patognomônico de "listras de tigre", com alternação de camadas internas hiperintensas e externas hipointensas em folias cerebelares espessadas **(Fig. 19-19)**.

O T2* (GRE, SWI) demonstra canais venosos proeminentes circundando as folias grosseiramente espessadas. A sequência T1 pós-contraste mostra marcado realce linear nessas veias anormais.

A sequência mostra difusão restrita, provavelmente refletindo a hipercelularidade e a densidade axonal elevada características da DLD. O estudo de perfusão mostra elevado rCBV, refletindo a proeminência de veias dilatadas interfoliais, e não malignidade.

A espectroscopia por RM mostra pico de NAA normal ou levemente reduzido, e relação colina:creatina normal. Um duplo pico de lactato pode estar presente.

### Diagnóstico diferencial

Os achados de imagem da DLD são tão característicos que o diagnóstico pode ser estabelecido sem confirmação por biópsia. Apesar de o diagnóstico diferencial sugerido algumas vezes incluir meduloblastoma e infarto cerebelar subagudo, essas condições em geral não devem ser confundidas com DLD.

O **meduloblastoma**, em especial sua variante desmoplástica, pode se apresentar como uma massa cerebelar lateral, porém ocorre em pacientes mais jovens e raramente demonstra o padrão de "listras de tigre" tão característico de DLD. O **infarto cerebelar** está confinado a um território vascular específico, e os sintomas são agudos ou subagudos ao invés de crônicos.

Ocasionalmente, os **gangliogliomas** ocorrem na fossa posterior e podem mimetizar DLD. Gangliogliomas realçam e, embora às vezes possuam aparência estranha, raramente demonstram "listras de tigre" proeminentes.

Algumas raras **displasias corticais cerebelares** podem simular DLD. Entretanto, essas malformações não demonstram crescimento progressivo e raramente promovem efeito de massa com hidrocefalia.

Foram relatados alguns poucos casos de **complexo da esclerose tuberosa** (CET) na fossa posterior simulando

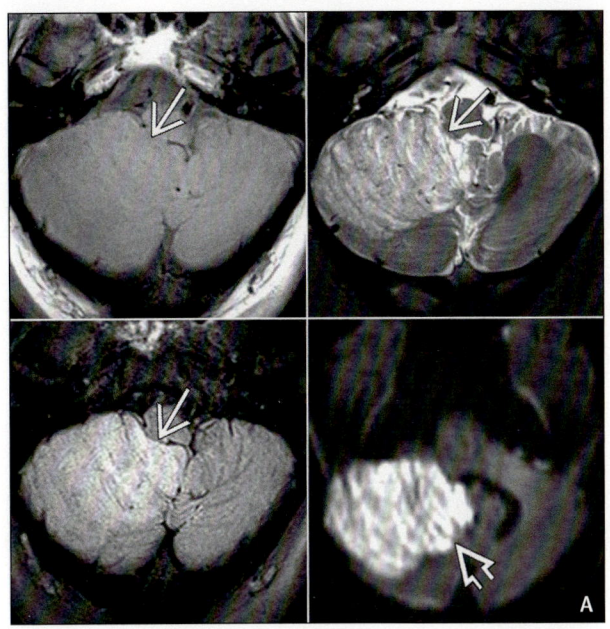

**19-19A** Série de imagens de RM em um paciente com DLD mostrando os achados típicos de espessamento das folias cerebelares e efeito de massa →. A DLD é celular, podendo apresentar difusão restrita →.

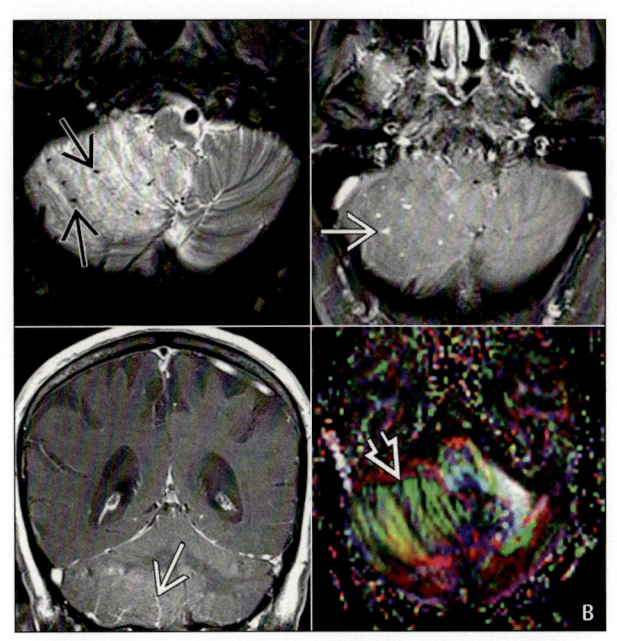

**19-19B** Imagens adicionais mostram numerosos *flow voids* → causados pelas veias dilatadas que impregnam na imagem em T1 pós-contraste →. A DTI mostra a orientação anteroposterior das folias cerebelares →.

DLD. No entanto, esses pacientes geralmente são mais jovens e possuem outros estigmas de CET.

---

**GANGLIOCITOMAS CEREBELARES**

**Gangliocitoma**
- Patologia
  - Tumor raro composto por células ganglionares diferenciadas
  - Lobo temporal (75%)
  - Grau I da OMS
- Aspectos clínicos
  - Maior parte dos pacientes < 30 anos
  - Epilepsia
- Imagem
  - "Cisto + nódulo" ou sólidos
  - Sem hemorragia ou necrose
  - Calcificação frequente, realce variável

**Gangliocitoma cerebelar displásico**
- Terminologia
  - Doença de Lhermitte-Duclos (DLD)
  - DLD + múltiplos hamartomas = doença de Cowden (COLD)
- Patologia
  - Folias cerebelares aumentadas, com espessamento "giriforme"
  - Camada granular hipertrofiada, camada de Purkinje ausente
  - Grau I da OMS
- Imagem
  - Massa com aparência laminada, "listras de tigre"
  - Realce linear das veias ao redor das folias espessadas

---

## Neurocitoma central

Uma neoplasia intraventricular incomum de caráter benigno em adultos jovens, originalmente considerada um subtipo de oligodendroglioma, é na atualidade reconhecida como um tumor de linhagem neuronal, que recebe o nome de **neurocitoma central**. Neoplasias de aspecto similar no parênquima cerebral são menos comuns e denominadas **neurocitomas extraventriculares**. Nesta seção, consideraremos essas duas neoplasias neurocíticas benignas.

### Terminologia

O neurocitoma central (NC) é um tumor neuroepitelial bem diferenciado com elementos neurocíticos maduros.

### Etiologia

A origem exata dos NCs é desconhecida. Células precursoras bipotenciais da matriz germinativa periventricular são capazes de diferenciação neuronal e glial, podendo ser a origem dessas neoplasias incomuns. As codeleções em 1p,19q características do oligodendroglioma estão ausentes.

### Patologia

**LOCALIZAÇÃO.** NCs são tumores do corpo dos ventrículos laterais, anexados ao septo pelúcido e surgindo próximo ao forame de Monro **(Fig. 19-20)**.

**TAMANHO E NÚMERO.** Os NCs variam em tamanho de pequeno a enorme com extensão através do forame de Monro e envolvimento do ventrículo contralateral.

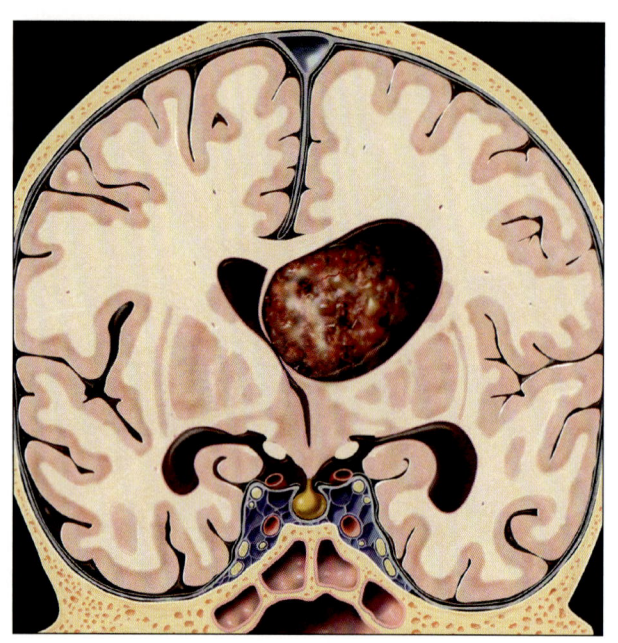

**19-20** Ilustração coronal mostrando neurocitoma central como uma massa multicística, relativamente vascular e ocasionalmente hemorrágica no corpo do ventrículo lateral.

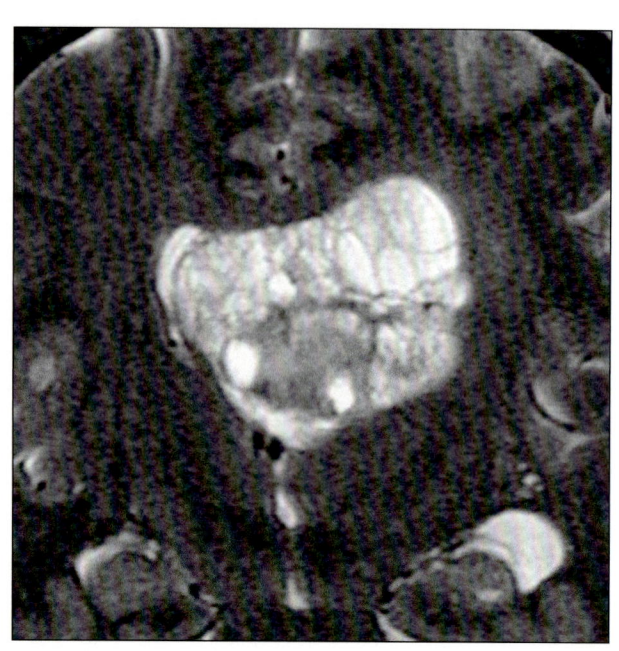

**19-21** Imagem coronal ponderada em T2 mostrando o aspecto clássico de um neurocitoma central, com múltiplos cistos hiperintensos causando uma aparência de "bolhas de sabão".

**PATOLOGIA MACROSCÓPICA.** A aparência macroscópica do NC é similar à do oligodendroglioma. Uma massa intraventricular bem delimitada, lobulada e moderadamente vascular é característica **(Fig. 19-22)**.

**CARACTERÍSTICAS MICROSCÓPICAS.** A assinatura histológica do NC é sua notável uniformidade nuclear com células redondas uniformes dispostas em folhas ou lóbulos. Zonas proeminentes de finos neurópilos podem estar presentes entre os lóbulos tumorais.

O índice proliferativo MIB-1 é geralmente menor do que 2%. Um índice maior do que 2% ou o aumento nas mitoses com proliferação microvascular têm sido associados a um elevado risco de recorrência tumoral.

A imuno-histoquímica é positiva para sinaptofisina. Olig2 é negativo, o que ajuda a distinguir NC de oligodendroglioma.

**ESTADIAMENTO, GRADUAÇÃO E CLASSIFICAÇÃO.** O neurocitoma central é uma neoplasia grau II da OMS.

## Aspectos clínicos

**EPIDEMIOLOGIA.** O NC é a neoplasia intraventricular primária mais comum de adultos jovens e de meia-idade, representando cerca de metade dos casos. Em geral, elas são neoplasias raras que representam entre 0,25 e 0,5% de todas as neoplasias intracranianas e 10% de todos os tumores intraventriculares.

**ASPECTOS DEMOGRÁFICOS.** Os NCs em geral são tumores de adultos jovens, raramente diagnosticados em crianças ou em idosos. Quase três quartos de todos os pacientes se apresentam entre 20 e 40 anos. A idade média no diagnóstico é de 30 anos. Não há predileção por gênero.

**APRESENTAÇÃO.** Os sintomas são relacionados ao aumento da pressão intracraniana. Cefaleia, alteração do estado mental e anormalidades visuais são comuns. Déficits neurológicos focais são raros. Alguns NCs são encontrados incidentalmente nos exames de imagem.

**HISTÓRIA NATURAL.** NCs são tumores de crescimento lento que raramente invadem o parênquima cerebral adjacente. Uma obstrução ventricular súbita ou hemorragia intratumoral aguda podem causar deterioração clínica aguda e até mesmo morte. A disseminação através do LCS foi descrita, porém é muito rara.

**OPÇÕES DE TRATAMENTO.** A ressecção cirúrgica completa é o tratamento de escolha. A extensão da ressecção é o fator prognóstico mais importante. É raro haver recorrência. A sobrevida em cinco anos é de 90%.

## Imagem

**CARACTERÍSTICAS GERAIS.** Uma massa "bolhosa" no corpo ou no corno frontal do ventrículo lateral é clássica para NC **(Fig. 19-21)**.

**ACHADOS NA TC.** A TC sem contraste mostra uma lesão intraventricular sólido-cística de densidade mista que está anexada ao septo pelúcido. Hidrocefalia obstrutiva é comum. A calcificação está presente em 50 a 70% dos casos. Hemorragia intratumoral franca ocorre, porém é rara. NCs mostram realce moderado, mas heterogêneo na TC com contraste.

**ACHADOS NA RM.** NCs são massas heterogêneas majoritariamente isodensas à substância cinzenta em T1. Cistos intratumorais e *flow voids* vasculares proeminentes são comuns. Uma aparência "bolhosa" em T2 é típica. NCs são heterogeneamente hiperintensos em FLAIR e demonstram impregnação moderada a intensa após administração do meio de contraste **(Fig. 19-23)**.

A redução de NAA e uma modesta elevação da colina estão presentes na espectroscopia de prótons. A presença de NAA e glicina com um pico invertido de alanina em 1,5 ppm com um tempo de eco de 135 ms é altamente sugestiva de neurocitoma.

## Diagnóstico diferencial

O principal diagnóstico diferencial do NC é o **subependimoma**. O subependimoma é mais comum inferiormente no quarto ventrículo, porém subependimomas supratentoriais são localizados adjacentes ao forame de Monro e podem parecer muito semelhantes. Os NCs são tumores de adultos jovens, enquanto os subependimomas são mais comuns em adultos mais velhos.

O **ependimoma** celular supratentorial ocorre em crianças e é majoritariamente uma massa intraparenquimatosa, e não intraventricular.

O **astrocitoma subependimário de células gigantes** também ocorre em localização similar, adjacente ao forame de Monro. Estigmas clínicos e outros estigmas de imagem de esclerose tuberosa (i.e., nódulos subependimários e túberes corticais) em geral estão presentes.

**Metástases** intraventriculares geralmente ocorrem em pacientes mais velhos. O plexo coroide é uma localização mais comum do que o corpo do ventrículo lateral. **Meningiomas** também são mais comuns no trígono ventricular (glomo do plexo coroide) do que no corno frontal ou corpo.

O **oligodendroglioma** intraventricular verdadeiro é raro. Como a aparência nos exames de imagem é indistinguível da do NC, o diagnóstico de oligodendroglioma intraventricular é estabelecido com base em estudos imuno-histoquímicos e genéticos. Os oligodendrogliomas são negativos para sinaptofisina e frequentemente apresentam mutações do Olig2 e 1p,19q.

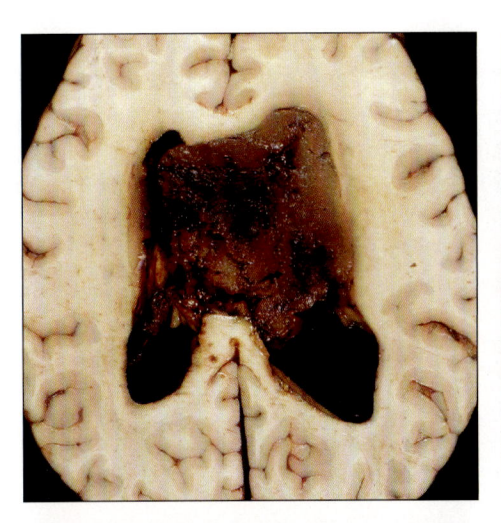

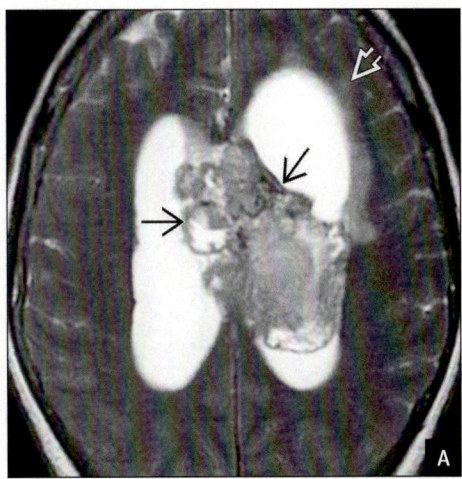

**19-22** Caso de necropsia mostrando uma grande neoplasia hemorrágica confinada aos ventrículos laterais. Neurocitoma central. (Cortesia de R. Hewlett, MD.)

**19-23A** Imagem axial ponderada em T2 mostrando massa biventricular de intensidade de sinal mista ⇨ causando moderada hidrocefalia obstrutiva. Observe o acúmulo subependimário de líquido no lobo frontal esquerdo ⇨. Não há "halo" periventricular ao redor do restante dos ventrículos laterais.

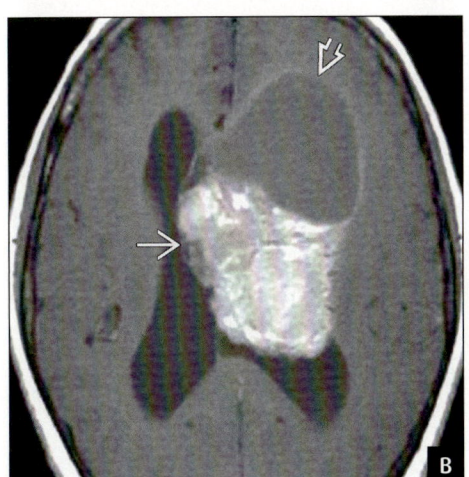

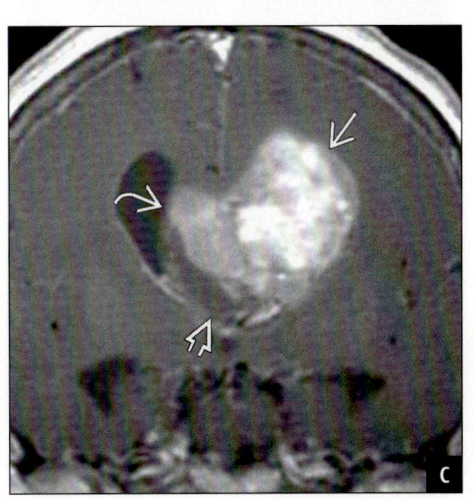

**19-23B** Imagem em T1 pós-contraste mostrando que a massa ⇨ realça intensa porém heterogeneamente. O grande cisto observado em T2 é o corno frontal do ventrículo lateral encarcerado e contendo líquido proteináceo ⇨.

**19-23C** Imagem em T1 pós-contraste coronal mostrando que a massa atravessa o corpo do ventrículo lateral esquerdo ⇨, passa através do forame de Monro ⇨ e se insinua para o interior do ventrículo lateral direito ⇨. Neurocitoma central.

## Neurocitoma extraventricular

### Terminologia

Neoplasias que se assemelham a neurocitomas centrais (NCs) foram relatadas fora do sistema ventricular. Em 2007, a OMS categorizou esses tumores incomuns como neurocitomas extraventriculares (NE).

### Patologia

Os NEs são histologicamente idênticos aos NCs. Como a única característica que os diferencia dos NCs é a localização, ambos receberam a mesma classificação patológica (grau II da OMS).

Alguns autores têm relatado uma variabilidade mais ampla nas características morfológicas, celularidade, índice de proliferação e prognóstico em comparação com os NCs. Quando características histológicas atípicas estão presentes, como necrose, proliferação vascular e mitoses (mais de três em 10 campos de alta potência), essas variantes são frequentemente denominadas NEs "atípicos". Uma classificação da OMS ainda não foi estabelecida para NEs atípicos.

### Aspectos clínicos

Os NEs são geralmente tumores de adultos jovens. O sintoma de apresentação mais comum é a epilepsia. Alguns estudos sugerem que os NEs se comportam mais agressivamente do que os NCs e possuem pior prognóstico a longo prazo.

### Imagem

Os NEs variam amplamente em sua aparência nos exame de imagem. Eles se localizam nos hemisférios cerebrais ou na região parasselar. Alguns tumores se assemelham a NCs ou a tumores neuroepiteliais disembrioplásicos (DNETs) com uma aparência "bolhosa" hiperintensa em T2 **(Fig. 19-24)**. Outros possuem uma configuração "cisto + nódulo" similar à do ganglioglioma.

Alguns neurocitomas extraventriculares se apresentam como grandes tumores heterogêneos e com realce pelo meio de contraste, sendo difícil sua distinção com astrocitomas de alto grau, tumores neuroectodérmicos primitivos (PNETs) ou ependimomas supratentoriais. Estes provavelmente representam NEs "atípicos" **(Fig. 19-25)**.

**19-24A** Imagem sagital ponderada em T2 em um menino de 7 anos com crises convulsivas mostrando múltiplos cistos hiperintensos no giro temporal inferior.
**19-24B** Imagem coronal ponderada em T2 do mesmo paciente demonstrando uma massa cística relativamente distinta na porção medial do lobo temporal direito. O diagnóstico pré-operatório foi DNET. Neurocitoma extraventricular foi diagnosticado na análise histopatológica. (Cortesia de A. Rossi, MD.)

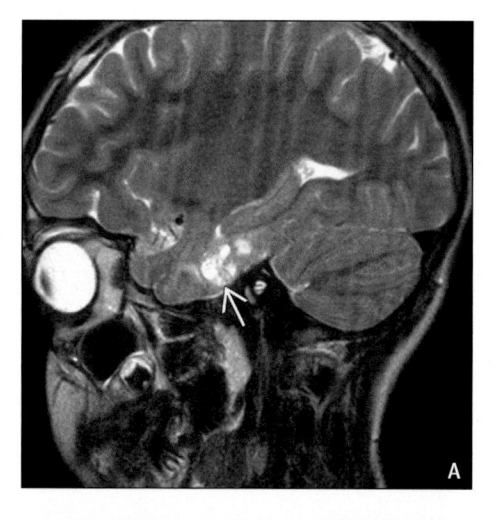

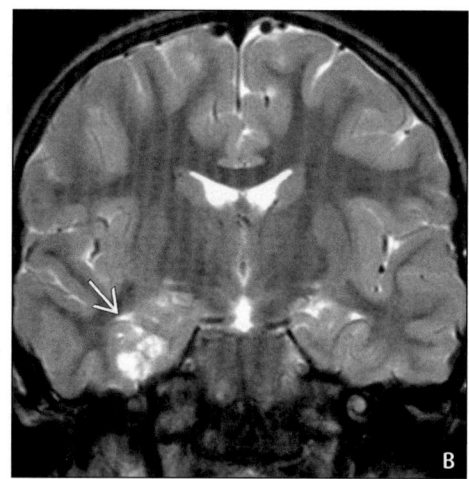

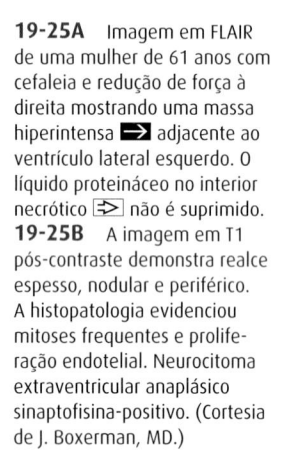

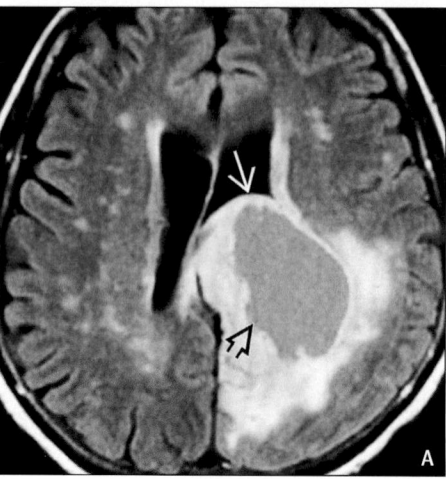

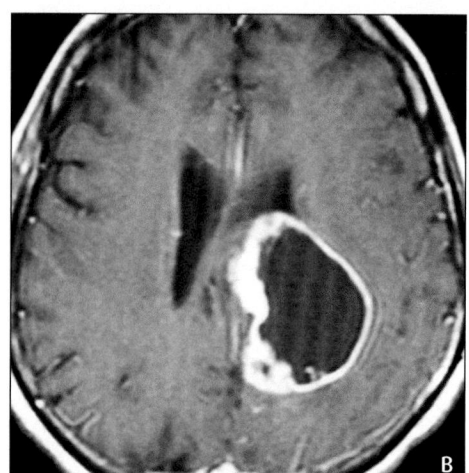

**19-25A** Imagem em FLAIR de uma mulher de 61 anos com cefaleia e redução de força à direita mostrando uma massa hiperintensa adjacente ao ventrículo lateral esquerdo. O líquido proteináceo no interior necrótico não é suprimido.
**19-25B** A imagem em T1 pós-contraste demonstra realce espesso, nodular e periférico. A histopatologia evidenciou mitoses frequentes e proliferação endotelial. Neurocitoma extraventricular anaplásico sinaptofisina-positivo. (Cortesia de J. Boxerman, MD.)

# Referências selecionadas

## Tumores glioneuronais

- Chandrashekhar TN et al: Pathological spectrum of neuronal/glioneuronal tumors from a tertiary referral neurological Institute. Neuropathology. 32(1):1-12, 2012
- Rodriguez FJ et al: Unusual malignant glioneuronal tumors of the cerebrum of adults: a clinicopathologic study of three cases. Acta Neuropathol. 112(6):727-37, 2006
- Varlet P et al: New variants of malignant glioneuronal tumors: a clinicopathological study of 40 cases. Neurosurgery. 55(6):1377-91: discussion 1391-2, 2004

## Visão geral dos tumores de células ganglionares

- Rodriguez FJ: Ganglion cell tumors. In Burger P et al: Diagnostic Pathology: Neuropathology. Salt Lake City: Amirsys Publishing. I.1.148-57, 2012

## Ganglioglioma

- Lee CC et al: Malignant transformation of supratentorial ganglioglioma. Clin Neurol Neurosurg. Epub ahead of print, 2012
- Ortiz-González XR et al: Ganglioglioma arising from dysplastic cortex. Epilepsia. 52(9):e106-8, 2011 • Prayson RA: Brain tumors in adults with medically intractable epilepsy. Am J Clin Pathol. 136(4):557-63, 2011
- Ogiwara H et al: Pediatric epileptogenic gangliogliomas: seizure outcome and surgical results. J Neurosurg Pediatr. 5(3):271-6, 2010

## Astrocitoma/ganglioglioma infantil desmoplásico

- Hummel TR et al: Clinical heterogeneity of desmoplastic infantile ganglioglioma: a case series and literature review. J Pediatr Hematol Oncol. 34(6):e232-6, 2012
- Gelabert-Gonzalez M et al: Desmoplastic infantile and noninfantile ganglioglioma. Review of the literature. Neurosurg Rev. 34(2):151-8, 2010
- Trehan G et al: MR imaging in the diagnosis of desmoplastic infantile tumor: retrospective study of six cases. AJNR Am J Neuroradiol. 25(6):1028-33, 2004

## DNET

- Chandrashekhar TN et al: Pathological spectrum of neuronal/glioneuronal tumors from a tertiary referral neurological institute. Neuropathology. 32(1):1-12, 2012
- Thom M et al: Long-term epilepsy-associated tumors. Brain Pathol. 22(3):350-79, 2012
- Thom M et al: One hundred and one dysembryoplastic neuroepithelial tumors: an adult epilepsy series with immunohistochemical, molecular genetic, and clinical correlations and a review of the literature. J Neuropathol Exp Neurol. 70(10):859-78, 2011
- Chang EF et al: Seizure control outcomes after resection of dysembryoplastic neuroepithelial tumor in 50 patients. J Neurosurg Pediatr. 5(1):123-30, 2010

## Tumor glioneuronal formador de rosetas

- Hsu C et al: Rosette-forming glioneuronal tumour: Imaging features, histopathological correlation and a comprehensive review of literature. Br J Neurosurg. 26(5):668-73, 2012
- Shah MN et al: Rosette-forming glioneuronal tumors of the posterior fossa. J Neurosurg Pediatr. 5(1):98-103, 2010
- Louis DN et al: The 2007 WHO classification of tumours of the central nervous system. Acta Neuropathol. 114(2):97-109, 2007

## Tumor glioneuronal papilar

- Xiao H et al: Papillary glioneuronal tumor: radiological evidence of a newly established tumor entity. J Neuroimaging. 21(3):297-302, 2011

## Tumores neuronais

- Chandrashekhar TN et al: Pathological spectrum of neuronal/glioneuronal tumors from a tertiary referral neurological institute. Neuropathology. 32(1):1-12, 2012

## Gangliocitoma cerebelar displásico

- Tutluer S et al: Cowden syndrome: a major indication for extensive cancer surveillance. Med Oncol. 29(2):1365-8, 2012
- Shinagare AB et al: Case 144: Dysplastic cerebellar gangliocytoma (Lhermitte-Duclos disease). Radiology. 251(1):298-303, 2009
- Cianfoni A et al: Morphological and functional MR imaging of Lhermitte-Duclos disease with pathology correlate. J Neuroradiol. 35(5):297-300, 2008
- Thomas B et al: Advanced MR imaging in Lhermitte-Duclos disease: moving closer to pathology and pathophysiology. Neuroradiology. 49(9):733-8, 2007

## Neurocitoma central

- Chen CL et al: Central neurocytoma: a clinical, radiological and pathological study of nine cases. Clin Neurol Neurosurg. 110(2):129-36, 2008

## Neurocitoma extraventricular

- Kane AJ et al: Atypia predicting prognosis for intracranial extraventricular neurocytomas. J Neurosurg. 116(2):349-54, 2012
- Myung JK et al: Clinicopathological and genetic characteristics of extraventricular neurocytomas. Neuropathology. Epub ahead of print, 2012
- Agarwal S et al: Extraventricular neurocytomas: a morphological and histogenetic consideration. A study of six cases. Pathology. 43(4):327-34, 2011
- Furtado A et al: Comprehensive review of extraventricular neurocytoma with report of two cases, and comparison with central neurocytoma. Clin Neuropathol. 29(3):134-40, 2010

# 20

# Tumores da pineal e de células germinativas

Anatomia da região pineal ............................................. 545
    Anatomia macroscópica................................................ 546
    Imagem normal............................................................. 548
Tumores do parênquima pineal..................................... 549
    Pineocitoma................................................................... 549
    Tumor do parênquima pineal com diferenciação
    intermediária................................................................ 551
    Pineoblastoma............................................................... 553
    Tumor papilar da região pineal ................................... 556
Tumores de células germinativas................................... 556
    Visão geral dos tumores de células germinativas..... 556
    Germinoma.................................................................... 559
    Teratoma....................................................................... 561
    Outras neoplasias de células germinativas................ 563

A região pineal está localizada no meio do cérebro. Devido à presença de muitas estruturas críticas circundando essa pequena glândula, cirurgias nessa região impõem um desafio aos neurocirurgiões. O aspecto posterior do terceiro ventrículo, mesencéfalo, tálamos, veia de Galeno, veias cerebrais internas e lâmina quadrigêmea estão todos localizados ao redor.

A glândula pineal por si própria consiste em células do parênquima pineal, astrócitos e neurônios do sistema simpático. Remanescentes das células primitivas costumam ser retidos nas estruturas da linha média (inclusive na glândula pineal), permitindo que tumores germinativos se desenvolvam nesta topografia.

Há muitas outras células que podem ser identificadas adjacentes à glândula pineal. Estas incluem células ependimárias (revestindo o terceiro ventrículo), células do plexo coroide, células da aracnoide que formam o *velum interpositum*, e astrócitos no tronco, no tálamo e no esplênio do corpo caloso.

As lesões da região pineal incluem um amplo espectro de entidades neoplásicas e não neoplásicas. Essa diversidade histológica reflete a grande quantidade de tipos celulares que reside dentro da glândula pineal e nas estruturas adjacentes.

A região pineal também pode ser sítio de neoplasias que são mais encontradas em outras topografias. Metástases, tumores neuronais, tumores endoteliais e linfomas são todos encontrados nessa topografia, assim como lesões congênitas, como cistos epidermoide, dermoide e lipomas.

De maneira geral, os tumores da região pineal são raros, respondendo por 1 a 3% de todas as neoplasias intracranianas. Apesar da complexidade histológica, as neoplasias nessa região podem ser agrupadas em três categorias simples. Os dois grupos mais comuns têm origem na glândula pineal: (1) tumores das células do parênquima pineal e (2) tumores de células germinativas (TCGs).

O terceiro grupo de lesões da região pineal é composto por tumores com origem em "outras células". São tumores e lesões não tumorais que têm origem em estruturas adjacentes à glândula pineal. Incluem entidades como o meningioma do ápice do tentório, dilatação aneurismática da veia de Galeno e cistos não neoplásicos. Essas lesões são detalhadas em outros capítulos do livro, mas são resumidas no quadro ao final do capítulo, que inclui os diagnósticos diferenciais de uma lesão na região pineal.

A discussão será iniciada por uma breve revisão da anatomia macroscópica e dos aspectos de imagem da região pineal. O entendimento da anatomia da região pineal é fundamental para o diagnóstico diferencial correto. Os diagnósticos diferenciais para uma lesão expansiva no *interior* da glândula pineal são muito diferentes de uma lesão na mesma topografia mas *fora* da glândula.

Posteriormente, será dada atenção para os dois maiores grupos de neoplasias, as neoplasias parenquimatosas e os tumores de células germinativas. Os TCGs ocupam uma categoria separada na classificação da Organização Mundial da Saúde (OMS); entretanto, como a região pineal é o local mais comum dos TCGs e por eles entrarem no diagnóstico diferencial de uma lesão intrínseca da pineal, serão considerados neste capítulo.

## Anatomia da região pineal

A região pineal é localizada abaixo da foice do cérebro, próxima ao ponto em que ela encontra a tenda do cerebe-

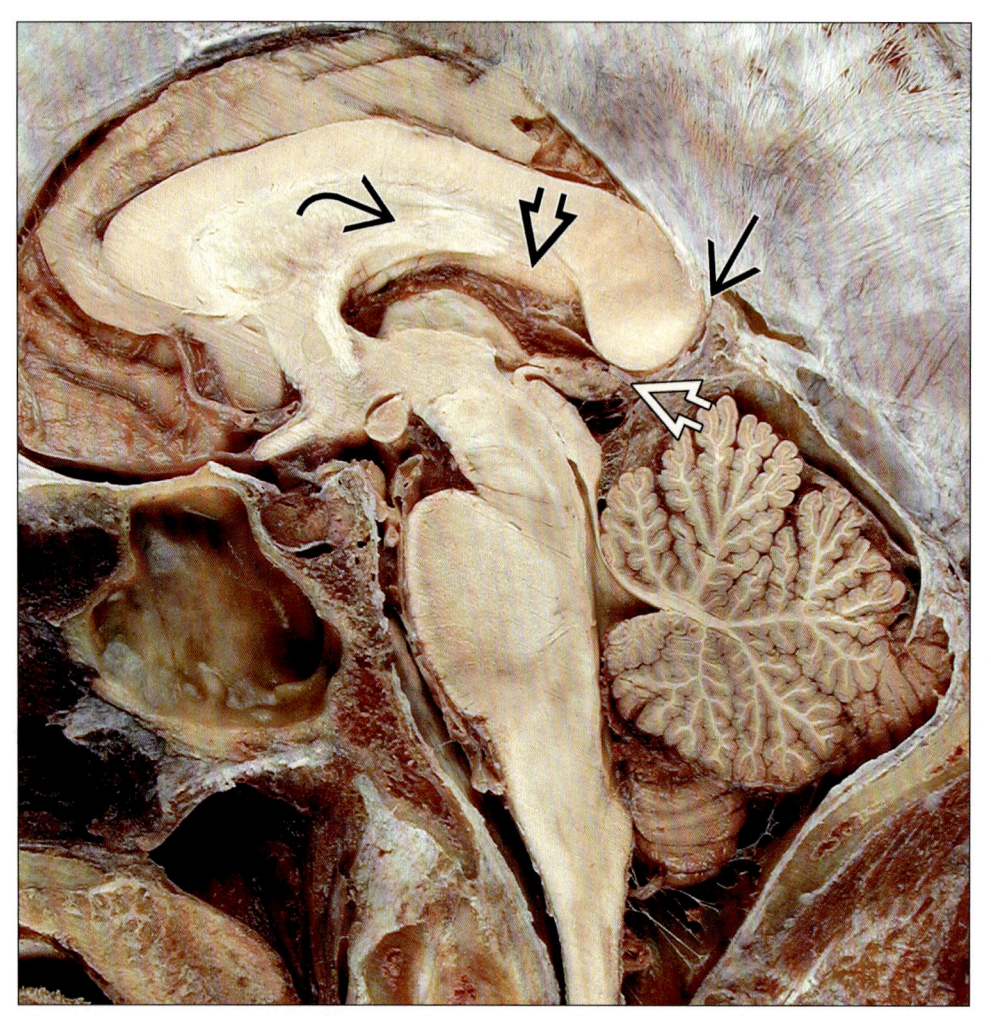

**20-1** Secção sagital mediana demonstra a complexidade anatômica da região pineal. A glândula pineal ⇨ encontra-se adjacente ao ápice do tentório e à veia de Galeno →, ficando atrás do terceiro ventrículo e abaixo do *velum interpositum* (VI) ⇨. O VI fica abaixo do fórnice →, contém as veias cerebrais internas e ajuda a formar o teto do terceiro ventrículo. (Cortesia de M. Nielsen, MD.)

lo. Essa complexa região anatômica abriga a glândula pineal, os espaços liquóricos adjacentes (terceiro ventrículo e cisternas subaracnoides), o parênquima cerebral (esplênio do corpo caloso, lâmina quadrigeminal e porção superior do verme cerebelar), as artérias (coróidea posterior lateral e medial), as veias (veias cerebrais internas, veia de Galeno), os seios durais (seio sagital inferior, seio reto) e as meninges (dura e aracnoide) **(Fig. 20-1)**.

### Anatomia macroscópica

A discussão será iniciada pela glândula pineal e depois sua relação com as estruturas normais que a circundam.

### Glândula pineal

A glândula pineal é um pequeno órgão endócrino arredondado ou triangular que repousa entre os colículos superiores. É conectada ao diencéfalo e à parede posterior do terceiro ventrículo pela haste da pineal. A glândula também tem conexões com as comissuras habenular e posterior, hipotálamo, hipocampo, amígdala e tronco encefálico.

O principal suprimento vascular da glândula pineal é derivado de ramos da artéria coróidea medial posterior. A glândula não têm barreira hematoencefálica.

Do ponto de vista microscópico, 95% da glândula pineal consiste em neurônios especializados, os **pinealócitos**, que se arranjam em cordões ou lóbulos separados por estroma fibrovascular. Os pinealócitos têm funções fotossensitivas e neuroendócrinas. Entre os pinealócitos existem astrócitos e vasos sanguíneos. Finas calcificações são encontradas no interior do parênquima pineal.

O principal hormônio produzido pela glândula pineal é a melatonina. A **melatonina** tem papel importante na sincronização dos ritmos temporais de reprodução e nos ciclos circadianos. Os receptores MT1 e MT2 metabotrópicos de melatonina associados a proteínas são influenciados pelos ciclos de luz/escuridão e são os prin-

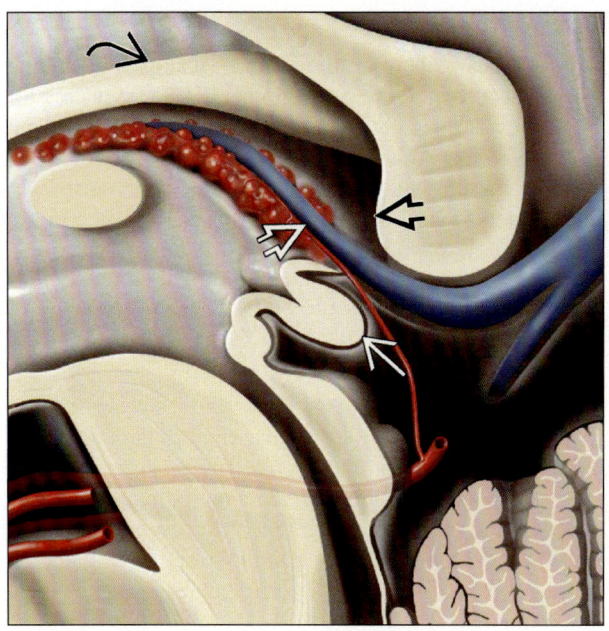

**20-2** Ilustração no plano sagital demonstra a anatomia normal da região pineal. A glândula pineal ➡ fica abaixo do fórnice ➚, do *velum interpositum* ➥ e da veia cerebral interna ➡.

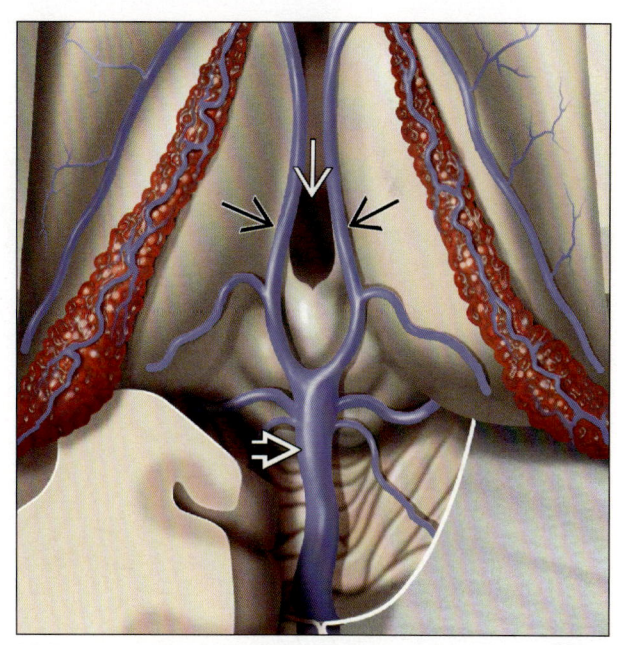

**20-3** Ilustração no plano axial demonstra o *velum interpositum* ➡ aberto no teto do terceiro ventrículo, as veias cerebrais internas ➡ e a veia de Galeno ➡.

cipais mediadores da atividade fisiológica da glândula pineal.

## Terceiro ventrículo e comissuras

A glândula pineal encontra-se na porção posterior do terceiro ventrículo, onde podem ser identificados dois recessos que se relacionam com a glândula pineal. O **recesso suprapineal**, mais proeminente, encontra-se acima da glândula pineal e abaixo do esplênio do corpo caloso. O **recesso pineal**, menor, aponta posteriormente em direção à glândula.

Dois tratos de fibras comissurais também se relacionam com a glândula pineal. A **comissura habelunar** encontra-se acima da glândula, imediatamente abaixo do recesso suprapineal. A **comissura posterior** encontra-se abaixo da glândula.

## Fórnice

Os fórnices compõem o sistema límbico. Os dois fórnices, juntos com as fímbrias, são os menores e mais internos dos três arcos em formato de C que circundam o diencéfalo e os núcleos da base. Os fórnices fornecem vias eferentes aos hipocampos.

Cada fórnice possui quatro porções. O **arco crural**, abaixo do esplênio do corpo caloso, participa da formação da parede medial dos ventrículos laterais. A **comissura** do fórnice conecta os dois arcos crurais, que convergem para formar o corpo. O **corpo** conecta-se à superfície inferior do corpo caloso. Os corpos dos fórnices curvam-se inferiormente, formando as **colunas** ou "pilares" do fórnice.

Os corpos mamilares conectam-se com as porções finais dos fórnices.

A comissura e os corpos dos fórnices situam-se acima do *velum interpositum*, das veias cerebrais internas e da glândula pineal **(Fig. 20-2)**.

## Velum interpositum

A tela coróidea é uma membrana translúcida bilaminar que forma o *velum interpositum* (VI) **(Fig. 20-1)**. O VI se estende (por isso "interposto") entre os corpos dos fórnices, forma o teto do terceiro ventrículo e fecha-se anteriormente no forame de Monro. Se ele for aberto posteriormente, forma um espaço preenchido por líquido cerebrospinal (LCS) que se comunica diretamente com a cisterna quadrigeminal. Essa variante da normalidade é chamada de *cavum velum interpositum* ou **cisterna do velum interpositum**.

O VI se estende lateralmente sobre o tálamo até a fissura coróidea onde é contíguo com o plexo coroide do ventrículo lateral. O VI ainda cobre a glândula pineal e a comissura habelunar, porém não é afixado a essas estruturas.

## Cisterna quadrigeminal

A **cisterna quadrigeminal** é um espaço romboide preenchido por LCS localizado dorsalmente à placa tectal (quadrigeminal) e à glândula pineal. É contígua inferiormente com a cisterna supravermiana e lateralmente com as duas cisternas *ambiens*. Anteriormente, conecta-se com a **cisterna do** *velum interpositum*.

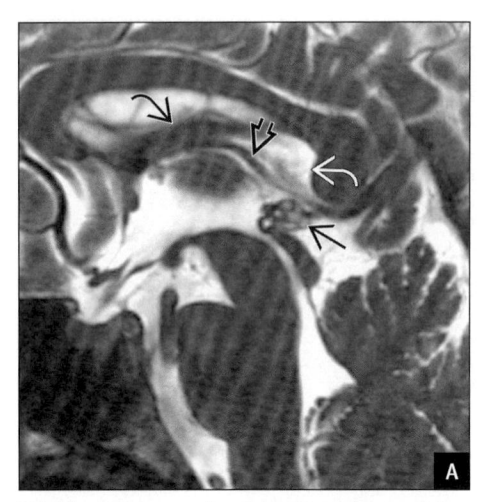

**20-4A** Imagem ponderada em T2 no plano sagital demonstra a glândula pineal ➡ atrás do terceiro ventrículo, abaixo da veia cerebral interna ➡, do *velum interpositum* ➡ e do fórnice ➡.

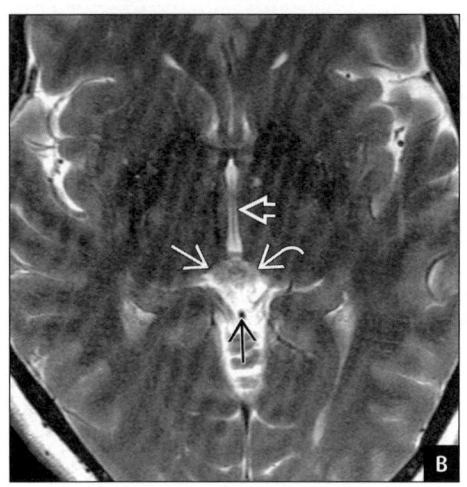

**20-4B** Imagem ponderada em T2 no plano axial demonstra a glândula pineal ➡ atrás do terceiro ventrículo ➡. A cisterna quadrigeminal ➡ e a veia de Galeno ➡ também são mostradas.

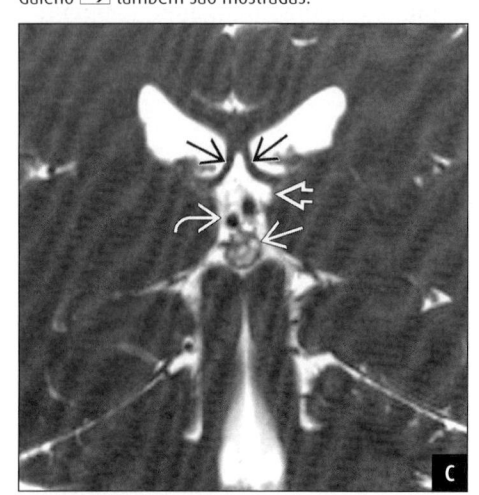

**20-4C** Imagem ponderada em T2 no plano coronal mostra a glândula pineal ➡ abaixo das veias cerebrais internas ➡, *velum interpositum* ➡ e fórnices ➡.

## Meninges

Dobras da camada interna (meníngea) da dura formam a **foice do cérebro** e o **tentório do cerebelo**. Esses dois folhetos durais unem-se logo abaixo do esplênio do corpo caloso para formar a **junção falcotentorial**.

Uma lâmina fina, pouco aderente e quase transparente da **aracnoide** segue junto com a dura e forma o limite externo dos espaços subaracnoides. A aracnoide não se invagina para o interior dos sulcos cerebrais e cisternas do LCS.

## Veias e seios venosos

As veias cerebrais internas (VCIs) são duas veias paramedianas que cursam posteriormente entre as lâminas membranosas dorsal e ventral do *velum interpositum*. As VCIs terminam na cisterna quadrigeminal unindo-se com a veia de Rosenthal para formar a grande **veia cerebral de Galeno (Fig. 20-3)**. As VCIs encontram-se acima da glândula pineal, que está localizada anterior e inferiormente à veia de Galeno **(Fig. 20-2)**.

O seio sagital inferior (SSI) direciona-se posteriormente ao longo da margem (livre) inferior da foice do cérebro. O SSI e a veia de Galeno unem-se na junção falcotentorial para formar o seio reto. A junção falcotentorial, junto com os folhetos do tentório do cerebelo, formam o teto da cisterna quadrigeminal.

## Artérias

As **artérias coróideas mediais posteriores** originam-se do segmento P2 das artérias cerebrais posteriores. Elas se curvam lateralmente ao redor do tronco, entram na tela coróidea e vão em direção anteromedial ao longo do teto do terceiro ventrículo. Os ramos das artérias coróideas mediais posteriores fornecem suprimento arterial para a glândula pineal.

## Parênquima

O **esplênio do corpo caloso** encontra-se acima e posteriormente à glândula pineal. A **placa tectal (quadrigeminal)** encontra-se abaixo da glândula. Os **tálamos** encontram-se em situação inferolateral à glândula pineal.

## *Imagem normal*

### Calcificações pineais na tomografia computadorizada (TC)

Calcificações pineais fisiológicas ("concreções") são comuns. A mineralização primária ocorre em uma matriz orgânica formada por pinealócitos. As calcificações pineais aumentam com a idade, tendo prevalência descrita de 1% em crianças abaixo de 6 anos, 8% em pacientes abaixo de 10 anos, e 40% em pacientes acima de 30 anos. Mais da metade de todos adultos apresenta calcificações na glândula pineal.

O diâmetro da glândula pineal normal costuma ser menor ou igual a 10 mm, mas glândulas medindo entre 14-15 mm também são comuns.

### Ressonância magnética (RM) da região pineal

Imagens ponderadas em T2 no plano sagital com corte fino e campo de visão pequeno são ideais para avaliar a glândula pineal e estruturas adjacentes. O contraste entre o LCS na porção posterior do terceiro ventrículo em frente à glândula, o *velum interpositum* acima, e a cisterna quadrigeminal posteriormente permitem delineação máxima da glândula **(Fig. 20-4)**.

Uma forma fácil de lembrar as relações da glândula pineal com as estruturas adjacentes é feita usando uma imagem ponderada em T2 no plano sagital. De cima para baixo, o mnemônico "**f**amoso **VIP**" identifica o **f**órnice, o *velum interpositum*, as veias cerebrais **i**nternas e a glândula **p**ineal. Lesões nos fórnices, no VI e nas VCIs irão deslocar a glândula pineal inferiormente.

Lesões que iniciam na placa tectal deslocam a glândula pineal anterossuperiormente, ao passo que lesões no terceiro ventrículo deslocam a glândula posteriormente. Saber a anatomia macroscópica ajuda a tornar o diagnóstico diferencial mais simples.

## Tumores do parênquima pineal

Na América do Norte e na Europa, tumores da região pineal representam menos de 1% de todas as neoplasias intracranianas primárias, porém respondem por 3 a 8% dos tumores pediátricos. Na Ásia, respondem por 3 a 3,5% dos tumores cerebrais.

A maior parte dos tumores da *glândula* pineal são as neoplasias de células germinativas, que respondem por 40% de todos os tumores da pineal. Tumores do parênquima da glândula pineal (TPGPs) respondem por menos de 0,2% de todos tumores cerebrais e causam cerca de 15 a 30% dos tumores da glândula pineal.

TPGPs são neoplasias neuroepiteliais oriundas dos pinealócitos ou de seus precursores. A classificação dos TPGPs é baseada na presença ou ausência de mitoses e na aparência do tumor ao corante para neurofilamentos. Três graus são reconhecidos: (1) **pineocitoma**, o tumor do parênquima pineal mais comum; (2) **tumor de diferenciação intermediária do parênquima pineal**; e (3) **pineoblastoma**, o mais raro e maligno tumor.

### *Pineocitoma*

#### Terminologia

Pineocitoma é um tumor do parênquima da pineal bem diferenciado, composto por células maduras que lembram pinealócitos normais.

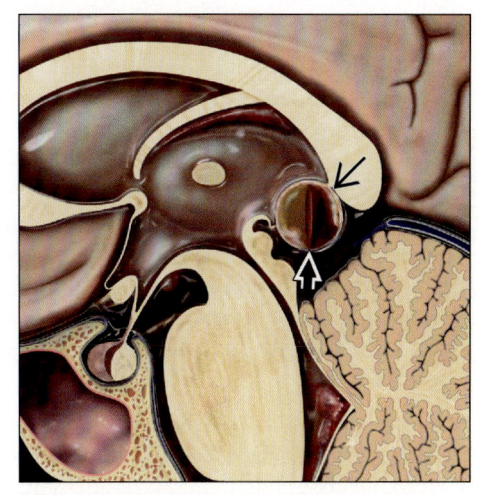

**20-5** Ilustração do pineocitoma. O centro cístico e recoberto por um halo de tumor sólido parcialmente calcificado. Hemorragia não é incomum.

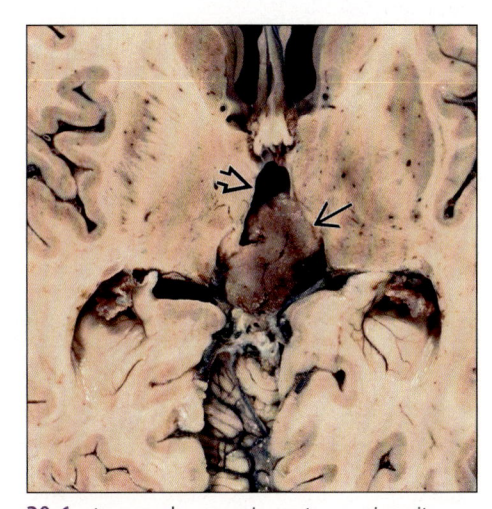

**20-6** Imagem de necropsia mostra um pineocitoma como uma massa bem demarcada lobulada através do terceiro ventrículo. (Cortesia de B. Horten, MD.)

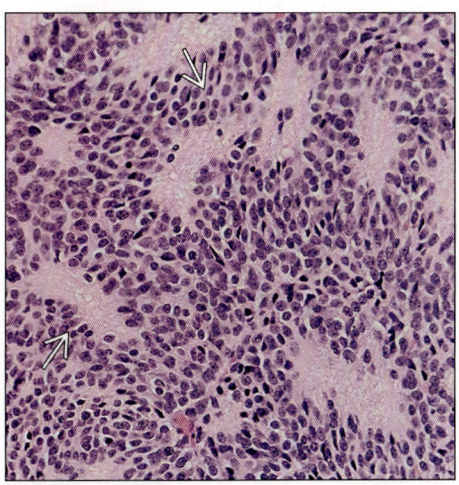

**20-7** Rosetas pineocitomatosas são típicas. Diferentemente das pseudorosetas perivasculares, não existe vaso central. (Cortesia de B. K. DeMasters, MD.)

## Etiologia

Os pineocitomas originam-se dos pinealócitos ou de seus precursores. Mutações genéticas consistentes ainda não foram descritas.

## Patologia

**LOCALIZAÇÃO E TAMANHO.** Os pineocitomas estão localizados atrás do terceiro ventrículo e raramente o invadem ou invadem as estruturas adjacentes **(Fig. 20-5)**. Esses tumores variam de tamanho, a maioria medindo menos de 3 centímetros de diâmetro, embora existam relatos de tumores "gigantes".

**PATOLOGIA MACROSCÓPICA.** São lesões expansivas bem circunscritas, arredondadas ou lobuladas, acinzentadas, que apresentam cistos intratumorais ou focos de hemorragia à secção transversal **(Fig. 20-6)**.

**CARACTERÍSTICAS MICROSCÓPICAS.** Essas lesões são compostas por pequenas células uniformes que lembram os pinealócitos. A característica mais comum desses tumores é a formação de grandes "rosetas pineocitomatosas" **(Fig. 20-7)**.

Imunopositividade para marcadores neuronais como sinaptofisina e proteína neurofilamentar é comum.

**ESTADIAMENTO, GRADUAÇÃO E CLASSIFICAÇÃO.** Os pineocitomas são positivos para sinaptofisina e neurofilamentos e não apresentam mitoses. São classificados pela OMS como neoplasias de grau I.

## Aspectos clínicos

**EPIDEMIOLGIA.** Pineocitomas são os TPGPs mais comuns, respondendo por 15 a 60% de todas os tumores.

**DEMOGRAFIA.** Esses tumores ocorrem em todas as faixas etárias, mas são mais comuns nos adultos. A média de idade no diagnóstico é de 40 anos. Não há predileção por sexo.

**APRESENTAÇÃO.** Muitos pequenos pineocitomas são descobertos incidentalmente em exames de imagem. Grandes lesões comprimem estruturas adjacentes ou causam hidrocefalia. Cefaleia e síndrome de Parinaud (paralisia da

**20-8A** TC mostra os achados típicos de um pineocitoma. Lesão cística que "empurra" as calcificações em direção à periferia da lesão ➡.
**20-8B** Imagem ponderada em T2 no mesmo paciente mostra o cisto ➡ circundado por um fino halo de tecido sólido ➡.

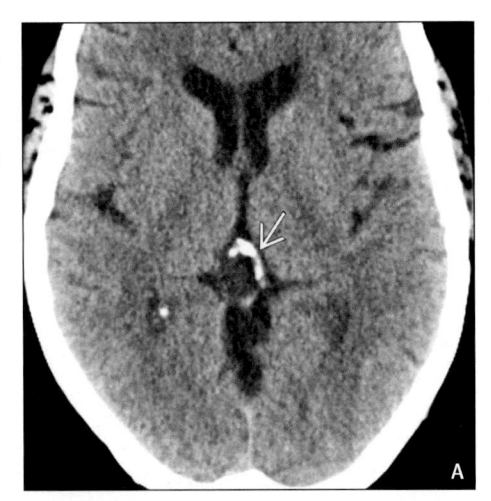

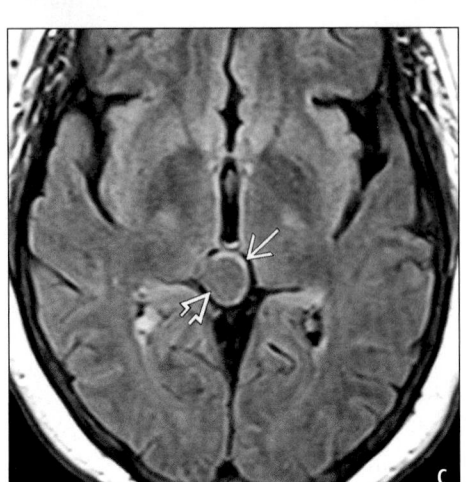

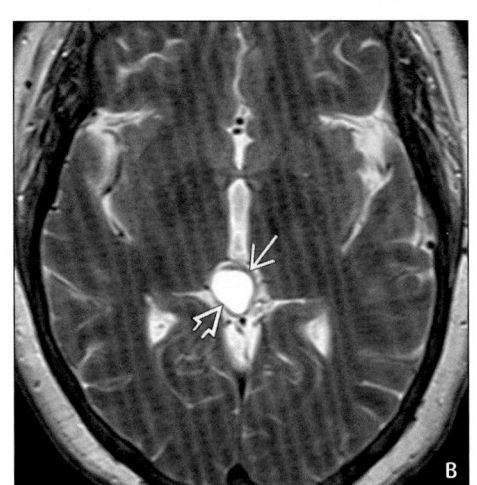

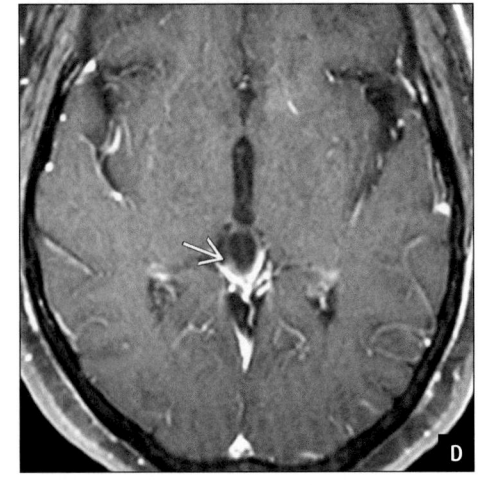

**20-8C** FLAIR mostra a parede do cisto ➡ moderadamente hiperintensa e o fluido do cisto ➡ sem supressão de sinal.
**20-8D** Imagem ponderada em T1 pós-contraste com saturação de gordura mostra que a parede do cisto sofre realce ➡.

mirada superior) são achados comuns em pacientes sintomáticos.

**HISTÓRIA NATURAL.** O crescimento dos pineocitomas é bastante lento e com frequência as lesões se mantêm estáveis por muitos anos. A sobrevida em 5 anos é de 85 a 100%.

**OPÇÕES DE TRATAMENTO.** "Observação cuidadosa" é comum com lesões pequenas. Exames de imagem são realizados somente se os sintomas do paciente mudarem. Ressecção cirúrgica completa em geral é curativa, sem recorrência ou disseminação no LCS.

## Imagem

**ACHADOS NA TC.** São lesões mistas iso a hipodensas na TC. As calcificações parecem empurradas em direção à margem da glândula **(Fig. 20-8A)**.

**ACHADOS NA RM.** Os pineocitomas são massas de tecido bem demarcadas, arredondadas ou lobuladas, que são iso a hipointensas nas imagens ponderadas em T1 e hiperintensas nas imagens ponderadas em T2/FLAIR **(Figs. 20-8B e 20-8C)**. T2* GRE pode demonstrar artefato de susceptibilidade magnética por focos de calcificação ou sangramentos. Há realce ávido típico, em padrão sólido, marginal ou mesmo nodular **(Fig. 20-8D)**.

## Diagnóstico diferencial

O principal diagnóstico diferencial do pineocitoma é o cisto de pineal. **Cistos de pineal** podem ser indistinguíveis dos pineocitomas em estudos de imagem. O **germinoma** "engloba" em vez de "empurrar" as calcificações pineais, e é mais comum em adolescentes do sexo masculino, apresentando realce uniforme e intenso. O **tumor do parênquima pineal com diferenciação intermediária (TPPDI)** é um tumor de pacientes adultos de meia-idade ou idosos. O aspecto de imagem do TPPDI é mais "agressivo" que o do pineocitoma.

---

**PINEOCITOMA**

**Patologia**
- A maioria com 1-3 cm
- Bem demarcados, arredondados/lobulados
- OMS grau I

**Aspectos clínicos**
- Tumor mais comum do parênquima pineal
- Adultos (média = 40 anos)
- Cresce muito lento, frequentemente estável por anos

**Imagem**
- TC
  - Misto (iso/hipodenso)
  - Calcificações pineais "empurradas"

*(continua)*

---

*(continuação)*
- RM
  - Iso/hipointenso em T1, hiperintenso em T2
  - Formações císticas são comuns, pode sangrar
  - Realce variável (sólido, periférico, nodular)
- Diagnóstico diferencial
  - Cisto benigno de pineal (pode ser indistinguível)
  - Germinoma ("engloba" as calcificações, adolescentes do sexo masculino)
  - TTPDI (aspecto mais agressivo)

---

## Tumor do parênquima pineal com diferenciação intermediária

Algumas lesões da pineal têm pior aspecto e comportam-se mais agressivamente do que os pineocitomas, mas permanecem menos malignas que os pineoblastomas. Em 2007, a OMS reconheceu formalmente um novo tumor, o do parênquima pineal com diferenciação intermediária, que também é intermediário em termos de agressividade e encontra-se entre o pineocitoma e o pineoblastoma.

## Terminologia

"Tumor do parênquima pineal com diferenciação intermediária" (TTPDI) substitui os termos pineocitoma "atípico" ou "agressivo".

## Patologia

Macroscopicamente, o TTPDI é uma grande massa heterogênea com calcificações periféricas e alterações císticas variáveis. Microscopicamente, TTPDIs apresentam de moderada a alta celularidade e exibem arquitetura lobular densa. Áreas de diferenciação intermediária combinadas com rosetas pineocitomatosas são comuns.

TTPDIs são grau II ou III da OMS. Tumores com Ki-67 entre 3 e 7%, < 6 mitoses por 10 campos de grande aumento (HPF) e positividade para proteína neurofilamentar (PNF) são neoplasias grau II. Tumores negativos para PNF com < 6 mitoses por HPF ou PNF-positivos com ≥ 6 mitoses são lesões grau III.

## Aspectos clínicos

**EPIDEMIOLOGIA E DEMOGRAFIA.** TTPDIs representam pelo menos 20% de todos os tumores do parênquima pineal e são tumores de adultos de meia-idade.

**HISTÓRIA NATURAL.** Poucos casos de TTPDI foram relatados. Diplopia, síndrome de Parinaud e cefaleia são os sintomas mais relatados.

O comportamento biológico é variável, e sobrevida longa – mesmo sem ressecção total – é comum. Os tumores tendem a crescer de forma lenta ao longo de muitos anos e recorrer localmente. Disseminação no LCS foi relatada em poucos casos.

**Opções de tratamento.** O tratamento dos TTPDIs é controverso. Biópsia estereotáxica seguida por ressecção cirúrgica é o tratamento mais comum. O papel da quimioterapia adjuvante ou radioterapia é indeterminado.

## Imagem

**Características gerais.** TTPDIs possuem um aspecto de imagem mais "agressivo" que o pineocitoma **(Fig. 20-9)**. Extensão sobre estruturas adjacentes (p. ex., os ventrículos e o tálamo) é comum. O tamanho varia de menos de 1 centímetro até grandes massas que possuem 4 a 6 centímetros de diâmetro. Disseminação no LCS é incomum, mas ocorre, o que sugere que avaliação por imagem de todo neuroeixo seja realizada antes do tratamento cirúrgico.

**Achados da TC.** A TC mostra uma lesão hiperdensa que "engloba" as calcificações da glândula pineal **(Fig. 20-10)**. As lesões costumam apresentar realce forte e uniforme.

**Achados na RM.** TTPDIs são lesões com intensidade de sinal mista, iso e hipointensas nas imagens ponderadas em T1. Nas imagens ponderadas em T2, as lesões são isointensas à substância cinzenta e hiperintensas no FLAIR. Imagens T2* (GRE, SWI) podem demonstrar focos hipointensos de artefato de susceptibilidade magnética. O realce costuma ser intenso e heterogêneo nas imagens ponderadas em T1 pós-contraste.

A espectroscopia por ressonância magnética (ERM) mostra Cho elevada e NAA reduzido. Pico de lactato pode estar presente.

## Diagnóstico diferencial

O principal diagnóstico diferencial do TTPDI é o **pineocitoma**. Uma massa de aspecto mais agressivo na região pineal em um paciente de meia-idade ou adulto mais velho é mais consistente com TTPDI. Pacientes com história de "pineocitoma atípico" ou um pineocitoma que cresce com o passar do tempo podem ser portadores de um TTPDI. **Pineoblastoma** é um tumor normal de pacientes mais jovens.

**Germinoma** é mais comum em adolescentes do sexo masculino. O **tumor papilar da região pineal** pode se apresentar de forma idêntica, mas é muito raro.

**20-9A** Imagem ponderada em T1 de uma mulher de 57 anos com cefaleia e problemas visuais intermitentes mostra uma lesão expansiva de 2 cm, bem delimitada, levemente hipodensa ➡ na glândula pineal.
**20-9B** Imagem ponderada em T2 mostra que a lesão expansiva ➡ é heterogeneamente hiperintensa com algumas áreas de degeneração cística ➡.

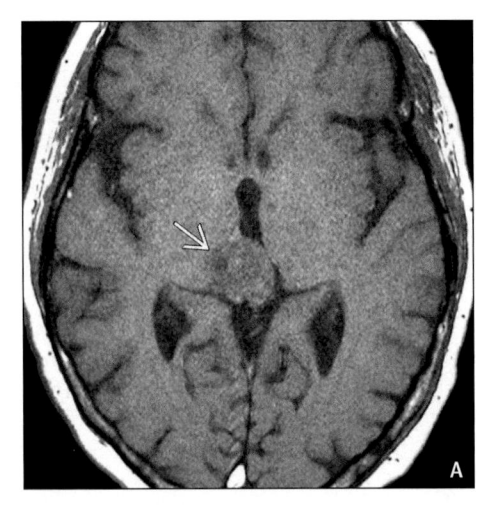

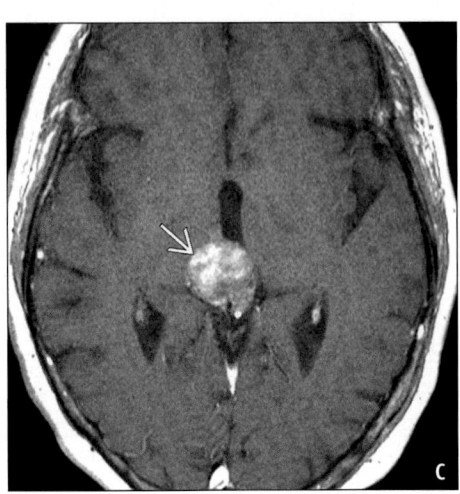

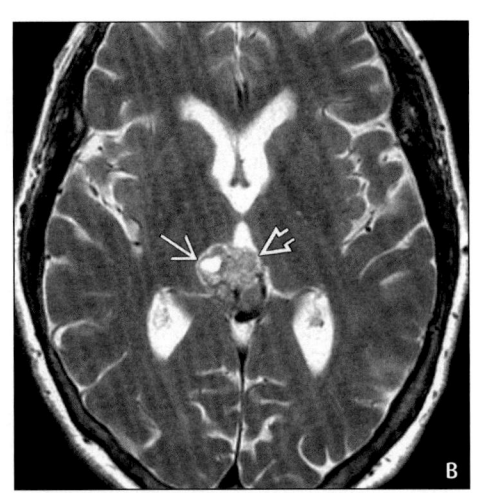

**20-9C** Realce heterogêneo moderado ➡ pode ser visto na imagem ponderada em T1 pós-contraste.
**20-9D** ERM evidencia elevação da colina ➡, queda do NAA ➡, pico invertido de lactato ➡. Tumor do parênquima pineal de diferenciação intermediária, grau II da OMS, foi diagnosticado por imagem e confirmado por histopatologia.

| TUMOR DO PARÊNQUIMA PINEAL COM DIFERENCIAÇÃO INTERMEDIÁRIA |
|---|
| **Patologia** |
| • TTPDI: entre o pineocitoma e o pineoblastoma |
| • 20% dos tumores pineais |
| • Grau II e III da OMS |
|   ○ Varia conforme mitoses e positividade para neurofilamento |
| **Aspectos clínicos** |
| • Adultos de meia-idade |
| • Prognóstico variável |
| **Imagem** |
| • Mais "agressivo" que o pineocitoma |
| • Normalmente maior e mais heterogêneo |
| • Pode se disseminar pelo LCS |
| **Diagnóstico diferencial** |
| • Pineocitoma > > pineoblastoma |
| • Germinoma |
| • Tumor papilar da região pineal |

## Pineoblastoma

### Terminologia

O pineoblastoma (PB) é um tumor altamente maligno neuroectodérmico primitivo (PNET) da glândula pineal.

### Etiologia

Acredita-se que os PBs originem-se de células precursoras primitivas embrionárias que expressam algumas características das células parenquimatosas da pineal ("pinealócitos").

### Patologia

PATOLOGIA MACROSCÓPICA. Um tumor mole, friável, difusamente infiltrativo que invade o cérebro adjacente e obstrui o aqueduto cerebral é o achado típico **(Fig. 20-11)**. Necrose e hemorragia intratumoral são comuns, assim como disseminação no LCS com lesões que recobrem o cérebro e a medula espinal **(Fig. 20-12)**.

CARACTERÍSTICAS MICROSCÓPICAS. PBs são neoplasias embrionárias altamente celulares que lembram os PNETs. Peque-

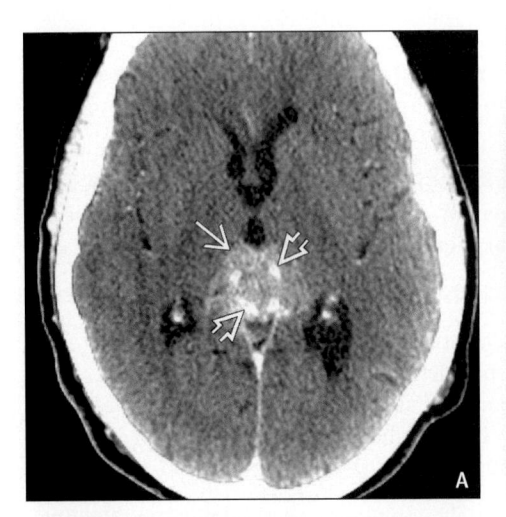

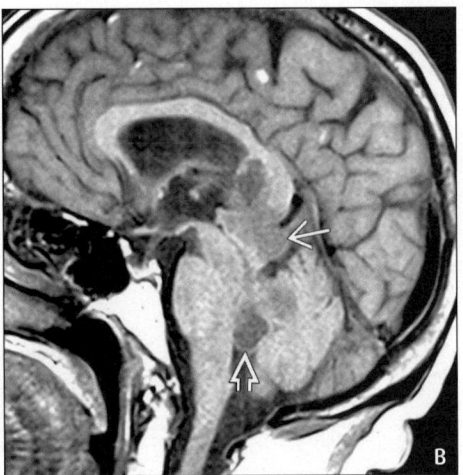

**20-10A** TC em uma mulher de 75 anos mostra uma lesão expansiva pineal lobulada com realce ➡ com calcificações ➡ "empurradas" em direção à periferia do tumor.
**20-10B** Imagem ponderada em T1 mostra que a lesão ➡ tem intensidade mista, iso e hipointensa. Outra lesão pode ser vista no quarto ventrículo ➡.

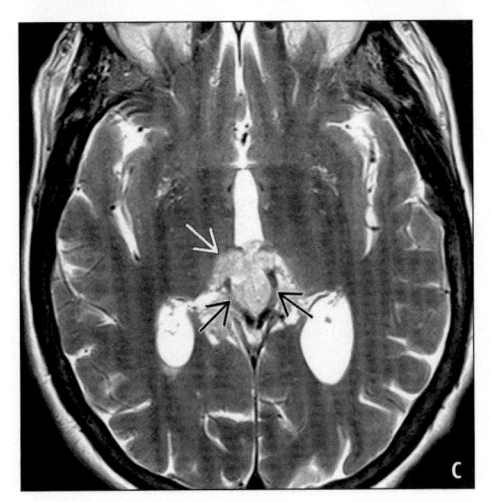

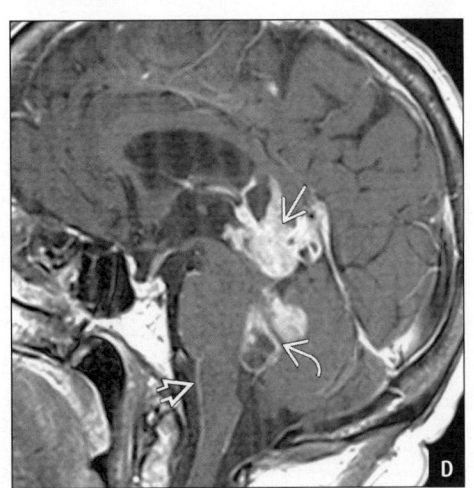

**20-10C** Imagem ponderada em T2 mostra que a lesão ➡ é heterogeneamente hiperintensa e contém múltiplos cistos. As veias cerebrais internas ➡ parecem envolvidas pela lesão.
**20-10D** Imagem ponderada em T1 pós-contraste demonstra realce da lesão pineal ➡ e da lesão no quarto ventrículo ➡. Observe sutil revestimento da ponte e bulbo por tumor ➡. RM lombossacra (não mostrada) evidenciou múltiplas metástases. TPPDI, grau II. (Cortesia de P. Hildenbrand, MD.)

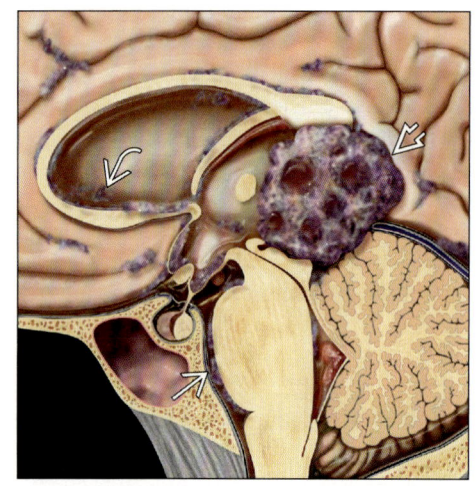

**20-11** Ilustração no plano sagital demonstra o pineoblastoma ⇒ com disseminação liquórica no interior dos ventrículos ⇒ e espaços subaracnoides ⇒.

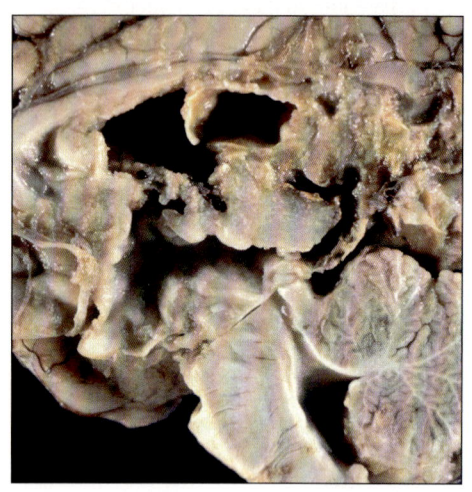

**20-12** Necropsia de um caso de pineoblastoma demonstra disseminação tumoral com metástases nodulares recobrindo os ventrículos laterais e o terceiro ventrículo. (Cortesia de B. Horten, MD.)

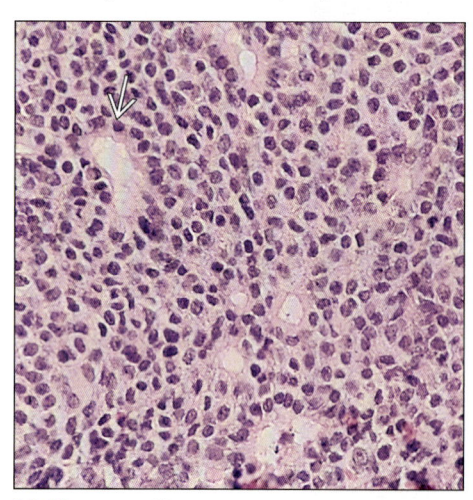

**20-13** O pineoblastoma é composto por cordões de células azuis indiferenciadas com roseta ocasionais ⇒. (Cortesia de B. K. DeMasters, MD.)

nas células não diferenciadas com núcleos hipercromáticos e citoplasma escasso compõem o aspecto histológico dominante do PB. Às vezes rosetas de Homer-Wright (diferenciação neuroblástica) ou rosetas de Flexner-Wintersteiner (diferenciação retinoblástica) podem ser identificadas **(Fig. 20-13)**.

ESTADIAMENTO, GRADUAÇÃO E CLASSIFICAÇÃO. Pineoblastomas são neoplasias grau IV da OMS.

## Aspectos clínicos

EPIDEMIOLOGIA. Os pineoblastomas respondem por 0,5 a 1% dos tumores cerebrais primários, 15% das neoplasias da região pineal e 30 a 45% dos tumores parenquimatosos da pineal.

DEMOGRAFIA. Embora ocorram em qualquer idade, os PBs são mais prevalentes em crianças. A maioria se apresenta nas duas primeiras décadas de vida.

APRESENTAÇÃO. Sintomas de hipertensão intracraniana como cefaleia, náusea e vômitos são típicos. Síndrome de Parinaud é comum.

HISTÓRIA NATURAL. Os pineoblastomas são os mais primitivos e biologicamente agressivos tumores do parênquima pineal. O prognóstico é pobre, com sobrevida média de 16 a 25 meses. Disseminação pelo LCS é frequente no momento do diagnóstico e é a causa mais comum de morte.

OPÇÕES DE TRATAMENTO. Cirurgia citorredutora com quimioterapia adjuvante e radioterapia cranioespinal é o regime típico de tratamento.

## Imagem

CARACTERÍSTICAS GERAIS. PBs são grandes massas da região pineal de aspecto agressivo que invadem as estruturas adjacentes e em geral causam hidrocefalia obstrutiva. Disseminação no LCS também é comum, logo todo neuroeixo deve ser estudado antes da cirurgia.

ACHADOS NA TC. Uma grande massa hiperdensa, heterogênea com hidrocefalia obstrutiva é típica. Se houver calcificações na pineal, elas parecem "empurradas" em direção à periferia do tumor **(Fig. 20-14A)**.

ACHADOS NA RM. PBs são tumores heterogêneos que frequentemente demonstram necrose e hemorragia intratumoral. As lesões apresentam sinal misto iso e hipointenso ao parênquima cerebral em imagens ponderadas em T1 e também sinal misto iso a hiperintenso nas imagens ponderadas em T2 **(Fig. 20-15)**. Há realce forte e heterogêneo. Por serem tumores de alta celularidade, restrição no estudo da difusão da água é achado comum **(Fig. 20-14B)**.

## Diagnóstico diferencial

O principal diagnóstico diferencial do pineoblastoma é o **TTPDI**. PBs costumam ocorrer em crianças. Disseminação pelo LCS no diagnóstico é comum. O **germinoma** pode mimetizar o PB nos estudos de imagem, já que com frequência demonstra disseminação no LCS. Germinomas são mais comuns em adolescentes e adultos jovens do sexo masculino. Eles tendem a "englobar" as calcificações, em vez de as "empurrar".

**Tumores malignos de células germinativas não germinomatosos** são um grupo heterogêneo de tumores que podem ser indistinguíveis nos estudos de imagem dos PBs. Marcadores tumorais elevados como alfa-fetoproteína e beta-gonodotrofina coriônica humana – geralmente negativos nos germinomas e PB – podem ser úteis para o diagnóstico diferencial.

---

**PINEOBLASTOMA**

**Patologia**
- Mais primitivo e maligno de todos os TPGPs
- PNET embrionário

*(continua)*

---

*(continuação)*
- Infiltra difusamente as estruturas adjacentes
- Disseminação pelo LCS comum e precoce
- Grau IV da OMS

**Aspectos clínicos**
- 15% dos tumores da região pineal
- 30-45% dos TPGPs
- Afeta crianças (< 20 anos)
- Prognóstico geralmente pobre

**Imagem**
- TC
  - Heterogeneamente hiperdenso
  - Calcificações "empurradas"
- RM
  - Lesões grandes com aparência agressiva
  - Necrose e hemorragia intratumoral são comuns
  - Realça fortemente e heterogeneamente
  - Restrição na difusão (alta celularidade)
  - Procurar por disseminação liquórica (imagem de todo neuroeixo)

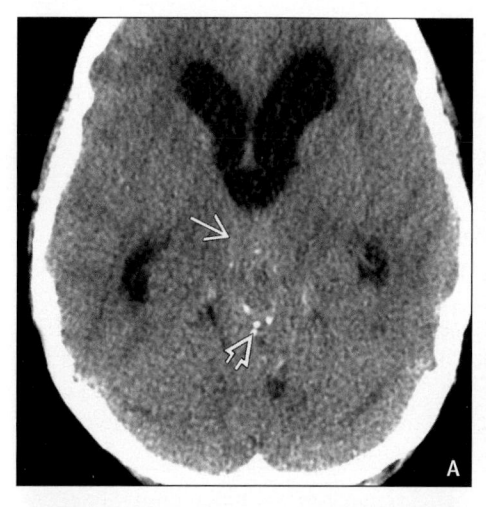

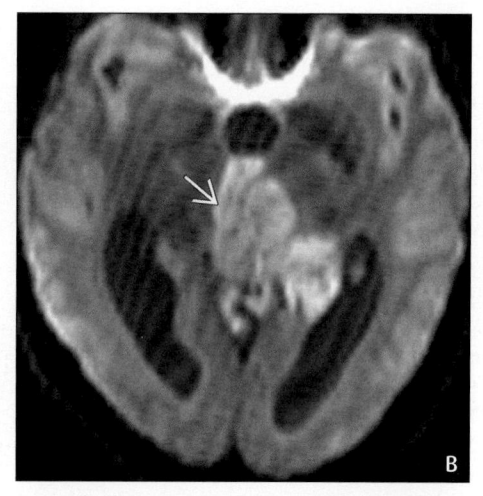

---

**20-14A** TC de um pineoblastoma mostra uma lesão pouco definida na região pineal, levemente hiperdensa ➡ causando hidrocefalia obstrutiva. Algumas calcificações ➡ são vistas na periferia da lesão.
**20-14B** Imagem em difusão do mesmo paciente mostra restrição moderada ➡, consistente com alta celularidade.

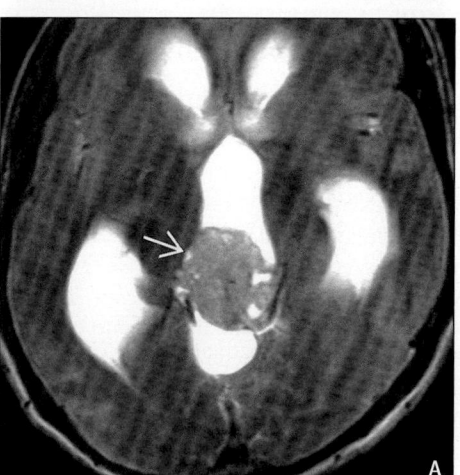

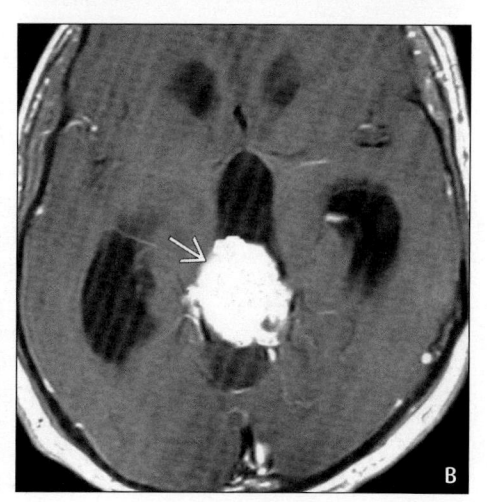

**20-15A** Imagem ponderada em T2 de outro paciente com pineoblastoma mostra uma grande massa ➡ causando hidrocefalia obstrutiva grave.
**20-15B** Imagem ponderada em T1 pós-contraste no mesmo paciente mostra que a lesão realça ➡ intensa e uniformemente. (Cortesia de R. Hewlett, MD.)

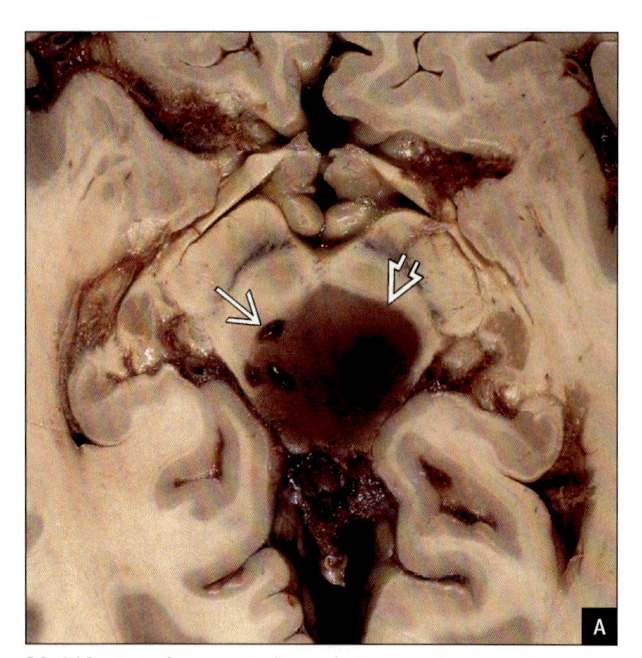

**20-16A** Peça de necropsia de uma lesão expansiva na porção posterior do terceiro ventrículo que invade o tegmento mesencefálico demonstra cistos ➡ e hemorragia ➡. A microscopia demonstrou diferenciação ependimária, permitindo que o tumor fosse classificado como TPRP.

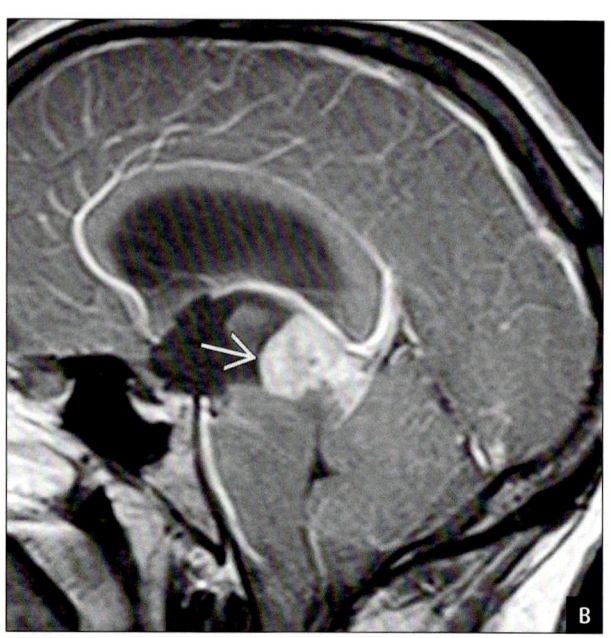

**20-16B** Imagem ponderada em T1 pós-contraste no plano sagital mostra uma massa pineal com realce ➡ causando hidrocefalia obstrutiva. Os achados de imagem são inespecíficos. (Cortesia de P. Burger, MD.)

## Tumor papilar da região pineal

O tumor papilar da região pineal (TPRP) é um tumor neuroepitelial raro, recentemente reconhecido, que se origina do epêndima especializado do órgão subcomissural localizado na parede posteroinferior do terceiro ventrículo **(Fig. 20-16A)**. Esse tumor demonstra uma arquitetura papilar distinta com epitélio colunar pseudoestratificado. Características ultraestruturais sugerem diferenciação ependimária. Estudo por imuno-histoquímica é positivo para citoqueratinas.

A graduação dos TPRPs ainda não foi definida, mas a maioria dos neuropatologistas os consideram como tumores grau II ou III da OMS. Por esse motivo, a diferenciação com pineocitoma, neoplasia grau I da OMS, é importante para o tratamento.

Apenas poucos TPRPs com imagem foram relatados. As lesões tendem a ser grandes, bem circunscritas, e com frequência parcialmente císticas. Realce importante e heterogêneo é típico desses tumores **(Fig. 20-16B)**. Nenhuma característica que possa ser usada para distinguir esses tumores dos do parênquima pineal de diferenciação intermediária, o principal diagnóstico diferencial, foi descrita.

---

**TUMOR PAPILAR DA REGIÃO PINEAL**

**Etiologia e patologia**
- Recentemente reconhecido (OMS em 2007)
- Provável origem no órgão subcomissural

*(continua)*

---

*(continuação)*
  - Na parede posterior do terceiro ventrículo
  - Diferenciação ependimária
- Grau II e III da OMS
  - Recorrência local, disseminação liquórica

**Imagem**
- Inespecífica
- Massas grandes, lobuladas, com realce

**Diagnóstico diferencial**
- Tumor do parênquima pineal de diferenciação intermediária

---

## Tumores de células germinativas

### Visão geral dos tumores de células germinativas

Os tumores de células germinativas intracranianos (TCGs) são neoplasias raras que variam histologicamente, em prognóstico e comportamento clínico.

Eles são divididos em dois grupos básicos. Os germinomas compõem o maior grupo. O menor grupo consiste em TCGs não germinomatosos, que inclui tanto o teratoma quanto um grupo heterogêneo de "outras" neoplasias de células germinativas não germinomatosas.

Esta seção é iniciada com uma visão geral dos TCGs intracranianos, depois serão discutidos os germinomas, teratomas e as "outras" neoplasias de células germinativas.

## Terminologia

Os TCGs intracranianos são homólogos morfológicos e de imunofenotipagem às neoplasias equivalentes que se desenvolvem nas gônadas e sítios extragonadais. Eles recebem o mesmo nome dos tumores extracranianos, como germinoma, teratoma, carcinoma embrionário, tumor do saco vitelínico, coriocarcinoma, e TCG misto.

## Etiologia

Os TCGs originam-se de células-tronco totipotenciais ou da migração errática de células de um dos três folhetos primitivos (ectoderma, mesoderma e endoderma). Estudos recentes avaliando perfis de RNAm mostram que os TCGs malignos em geral parecem células-tronco embrionárias.

## Patologia

Embora os TCGs possam originar-se em muitas localizações intracranianas, eles apresentam uma afinidade particular pela linha média (p. ex., região pineal, junto ao terceiro ventrículo e infundíbulo hipofisário) ou por localizações próximas à linha média (p. ex., núcleos da base).

Os TCGs são classificados e graduados de acordo com os perfis histológico e imuno-histoquímico. Eles variam em malignidade de teratomas maduros com tecido totalmente diferenciado até neoplasias pouco diferenciadas e altamente agressivas como carcinoma embrionário, coriocarcinoma e tumores do seio endodérmico (saco vitelínico).

## Aspectos clínicos

Como grupo, os TCGs respondem por 0,5 a 3,5% de todos os tumores cerebrais, embora causem entre 3 e 8% de todas as neoplasias primárias do sistema nervoso central (SNC) em crianças. A prevalência varia com a localização geográfica. Na Ásia, os TCGs causam 9 a 15% dos tumores cerebrais pediátricos.

Os TCGs costumam ser tumores de crianças ou adultos jovens; 80 a 90% dos pacientes são jovens com 20 anos. A maioria dos TCGs secreta oncoproteínas como alfa-fetoproteína e beta-gonadotrofina coriônica humana,

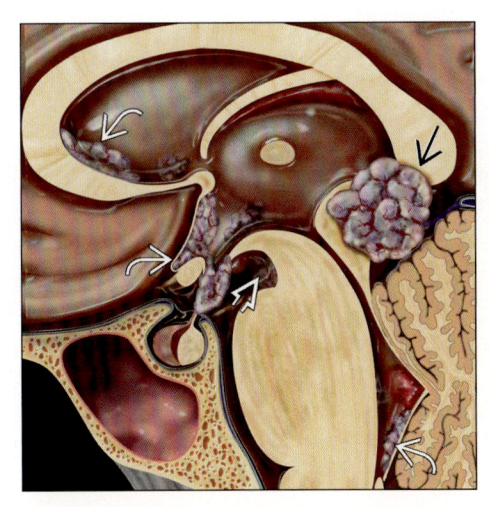

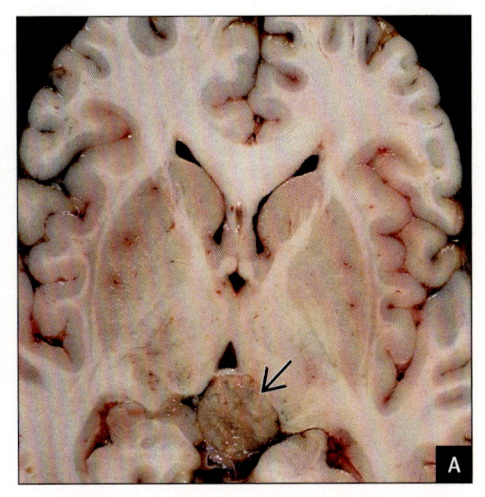

**20-17** Ilustração sagital mostra o germinoma pineal típico ➡. Disseminação liquórica para o terceiro, o lateral e o quarto ventrículos ➡ é comum, assim como disseminação tumoral no espaço subaracnoide ➡.
**20-18A** Espécime de necropsia demonstra um germinoma pineal ➡.

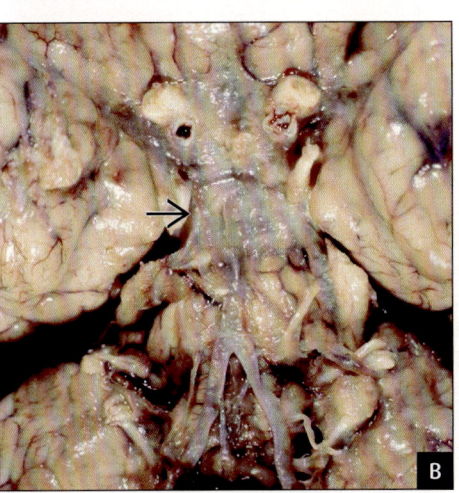

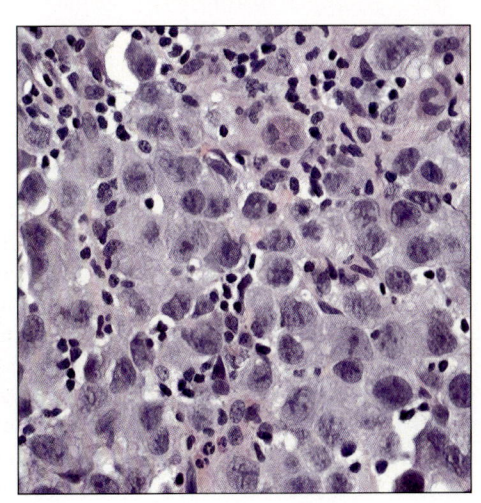

**20-18B** Visão da cisternas da base no mesmo caso mostra disseminação liquórica tumoral ("meningite carcinomatosa") preenchendo a cisterna supras-selar ➡ e cobrindo o cérebro. (Cortesia de R. Hewlett, MD.)
**20-19** O germinoma clássico consiste em grandes células redondas com nucléolos proeminentes misturadas com pequenos linfócitos. (Cortesia de T. Tihan, MD.)

permitindo que a avaliação laboratorial torne-se útil para estabelecimento do diagnóstico.

O prognóstico e o tratamento variam com o tipo de tumor. Germinomas localizados são tratados com radioterapia e trazem um prognóstico relativamente bom. A quimioterapia é reservada para os germinomas disseminados. Teratomas maduros são tratados com cirurgia. Os outros TCGs são manejados com várias combinações de cirurgia, quimioterapia e radioterapia.

---

**TUMORES DE CÉLULAS GERMINATIVAS INTRACRANIANOS**

**Patologia**
- Homólogos das neoplasias gonadais
  - Germinoma, teratoma, coriocarcinoma, etc.
- Neoplasias se correlacionam com ectoderma, mesoderma e endoderma primitivos
- Propensão a se apresentar na ou próximo da linha média

**Aspectos clínicos**
- 3-8% dos tumores primários do SNC em crianças
  - Mais comum na Ásia (9-15% dos tumores cerebrais pediátricos)
- Geralmente afeta crianças e adultos jovens
  - 80-90% < 20 anos de idade
- A maior parte secreta oncoproteínas (alfa-fetoproteína, beta-gonadotrofina coriônica humana)
- Tratamento e prognóstico variam com o tipo de tumor

---

**20-20A** TC pós-ventriculostomia mostra uma lesão pineal hiperdensa ➡ "englobando" as calcificações da glândula pineal ➡.
**20-20B** Imagem ponderada em T1 no plano sagital do mesmo paciente mostra uma lesão pineal bem delimitada ➡ comprimindo a lâmina tectal inferiormente ➡, causando hidrocefalia obstrutiva grave.

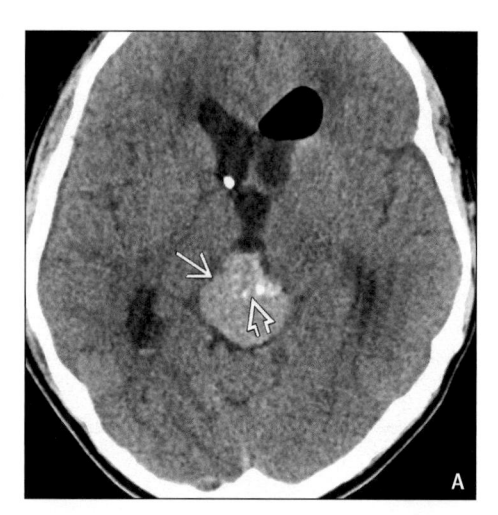

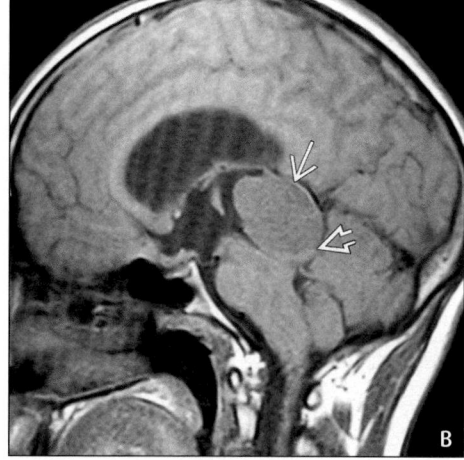

**20-20C** Imagem ponderada em T2 no mesmo paciente demonstra intensidade de sinal mista na lesão ➡. Observe hidrocefalia obstrutiva grave com "halo" de fluido ao redor de ambos os cornos temporais ➡.
**20-20D** T2* demonstra hipointensidades com artefato de susceptibilidade magnética ao redor e dentro da lesão expansiva, provavelmente combinação de hemorragia e calcificações.

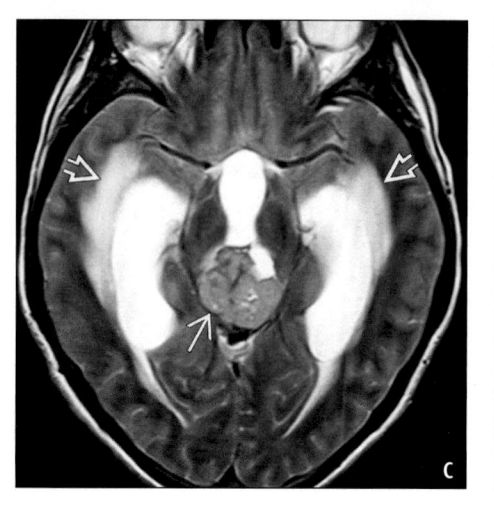

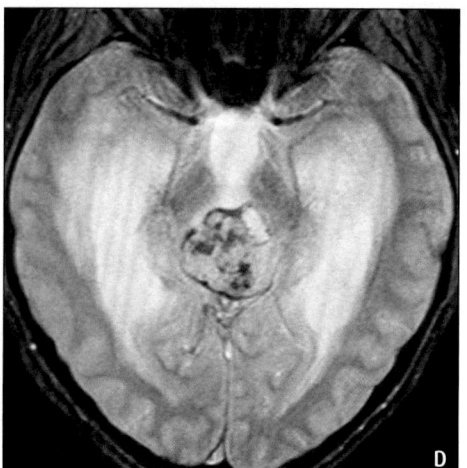

## Germinoma

### Terminologia

Ainda que os germinomas também sejam chamados de disgerminomas ou seminomas extragonadais, "germinoma" ainda é o melhor termo. O nome antigo "teratoma atípico" causa confusão e não é mais utilizado.

### Patologia

**LOCALIZAÇÃO.** Germinomas intracranianos têm marcada predileção pela linha média. Entre 80 e 90% tocam a linha média. Um terço é encontrado na região pineal, enquanto a segunda topografia mais comum é a região suprasselar, que responde por um quarto a um terço dos germinomas. Germinomas fora da linha média ocorrem em 5 a 10% dos casos, sendo os núcleos da base o local mais comum.

**TAMANHO E NÚMERO.** O tamanho do tumor no momento do diagnóstico varia com a localização. Alguns germinomas infundibulares tornam-se sintomáticos (em geral causando diabetes insípido) antes de poderem ser detectados na RM de alta resolução pós-contraste. Germinomas da pineal que não invadem o teto mesencefálico ou causam hidrocefalia podem medir vários centímetros no momento do diagnóstico.

Aproximadamente 20% dos germinomas intracranianos são múltiplos. A combinação mais frequente é de uma lesão pineal com uma lesão suprasselar ("bifocal" ou "duplo de linha média") **(Fig. 20-17)**. Ainda é debatido se tratam-se de lesões sincrônicas ou metastáticas.

**PATOLOGIA MACROSCÓPICA.** Os germinomas costumam ser sólidos, friáveis, esbranquiçados, frequentemente infiltrando as estruturas adjacentes. Cistos intratumorais, pequenos focos de hemorragia e disseminação liquórica são achados comuns **(Fig. 20-18)**.

**CARACTERÍSTICAS MICROSCÓPICAS.** Os germinomas são histologicamente semelhantes ao disgerminoma ovariano e seminoma testicular. Um germinoma puro consiste em grandes células, pouco diferenciadas, com nucléolos proeminentes arranjados em cordões monomórficos ou lóbulos separados por finos septos fibrovasculares. Muitos germinomas apresentam um padrão multicelular com abundantes linfócitos imaturos misturados com as grandes células do germinoma. Mitoses são comuns, mas necrose é rara **(Fig. 20-19)**.

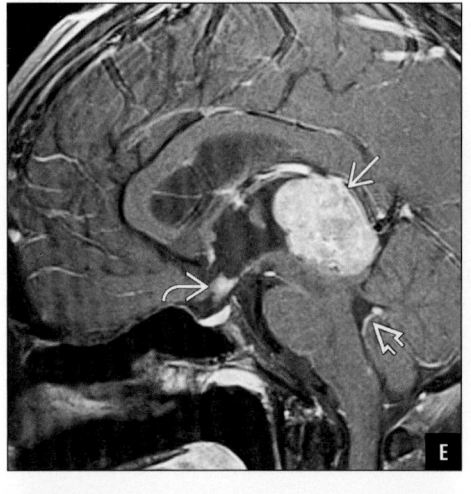

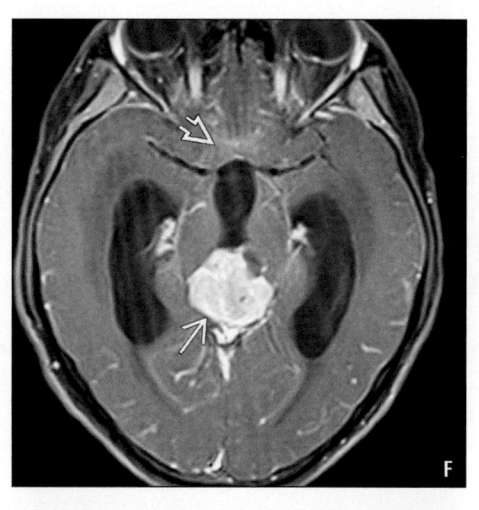

**20-20E** Imagem ponderada em T1 pós-contraste com saturação de gordura no mesmo paciente mostra que a lesão expansiva ➡ realça intensamente. Observe no tumor no recesso anterior do terceiro ventrículo ➡ e ao longo do soalho do quarto ventrículo ➡.
**20-20F** Imagem ponderada em T1 pós-contraste com saturação de gordura mostra lesão expansiva com realce ➡ e realce de sulcos e cisternas ➡ sugerindo disseminação liquórica.

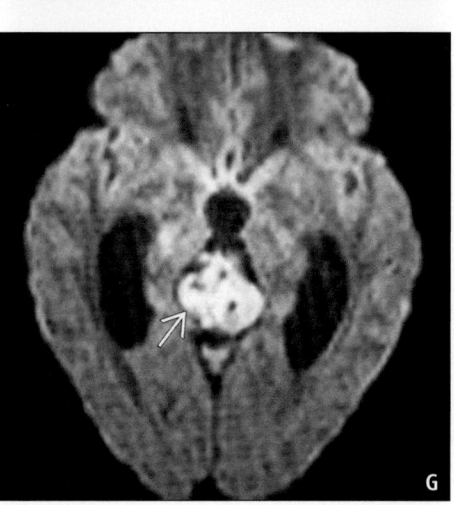

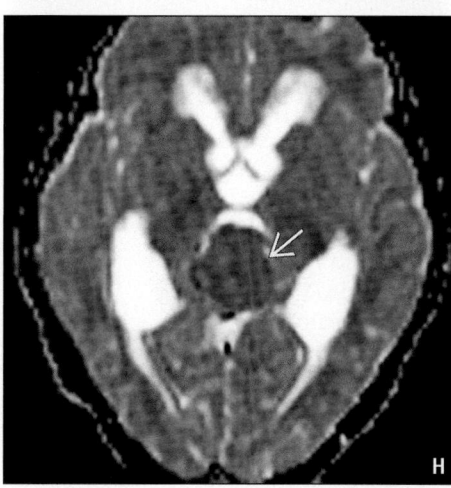

**20-20G** Imagem em difusão mostra restrição ➡.
**20-20H** Mapa de ADC mostra restrição moderada à difusão ➡ consistente com uma lesão altamente celular. Germinoma.

ESTADIAMENTO, GRADUAÇÃO E CLASSIFICAÇÃO. Germinomas puros são neoplasias grau II da OMS.

## Aspectos clínicos

EPIDEMIOLOGIA. O germinoma é o TCG intracraniano mais comum, respondendo por 1 a 2% dos tumores cerebrais primários.

DEMOGRAFIA. Mais de 90% dos pacientes possuem menos de 20 anos no momento do diagnóstico. O pico de apresentação é entre 10 e 12 anos. A proporção H:M para o germinoma da pineal é de 10:1. Germinomas suprasselares não têm predileção por sexo.

APRESENTAÇÃO. A apresentação varia conforme a localização. Germinomas da pineal em geral se apresentam com cefaleia e síndrome de Parinaud. A apresentação mais comum para o germinoma suprasselar é o diabetes insípido central. Perda visual e puberdade precoce também são outras apresentações possíveis.

HISTÓRIA NATURAL. Disseminação no LCS e invasão são comuns, porém germinomas puros apresentam uma resposta muito favorável à radioterapia. A sobrevida em 5 anos para pacientes com germinomas puros tratados é > 90%.

Germinomas que contêm células gigantes sinciciotrofoblásticas possuem maior recorrência e menor sobrevida a longo prazo.

OPÇÕES DE TRATAMENTO. Documentação histológica seguida por radioterapia é o tratamento-padrão. Quimioterapia adjuvante é reservada apenas para tumores disseminados.

---

**GERMINOMA: CARACTERÍSTICAS CLÍNICAS E PATOLÓGICAS**

**Patologia**
- Envolve estruturas da linha média (80-90%)
- Pineal > > suprasselar > núcleos da base
- Múltiplos (20%, geralmente pineal + suprasselar)
- Células do germinoma + numerosos linfócitos

**Aspectos clínicos**
- 1-2% de todas neoplasias (mais comum na Ásia)
- TCG intracraniano mais comum
- > 90% dos pacientes abaixo de 20 anos
- Germinoma da pineal, H:M = 3-10:1; suprasselar, H = M.
- Podem causar diabetes insípido antes de a lesão infundibular ser vista na imagem

---

## Imagem

CARACTERÍSTICAS GERAIS. Disseminação no LCS é comum, portanto todo neuroeixo deve ser avaliado em pacientes com suspeita de germinoma. A RM é o método de escolha para delinear a extensão do comprometimento pelo germinoma. Alerta: alguns germinomas suprasselares podem apresentar-se com diabetes insípido bem antes das lesões se tornarem visíveis na RM. Nesses casos, estudos de imagem seriados devem ser realizados.

ACHADOS NA TC. Por conterem grande quantidade de linfócitos, muitos germinomas podem ser hiperdensos se comparados ao parênquima cerebral. O tumor parece "recobrir" a porção posterior do terceiro ventrículo. Hidrocefalia obstrutiva é variável. As calcificações pineais são "englobadas" e circundadas pelo tumor **(Fig. 20-20A)**. Realce uniforme importante é típico. Procure por uma segunda lesão na região suprasselar.

ACHADOS NA RM. Nas imagens ponderadas em T1 e T2, os germinomas são iso a levemente hiperintensos em relação ao córtex. Cistos intratumorais de tamanho variável são comuns, em especial em lesões grandes. Hemorragia é incomum, exceto nos germinomas dos núcleos da base. Imagens T2* (GRE, SWI) podem demonstrar artefato de susceptibilidade magnética devido a calcificações intratumorais. O realce é forte e geralmente homogêneo **(Figs. 20-20B, 20-20C, 20-20D, 20-20E e 20-20F)**.

Pela alta celularidade, os germinomas podem mostrar restrição à difusão **(Figs. 20-20G e 20-20H)**.

## Diagnóstico diferencial

Os principais diagnósticos diferenciais do germinoma de pineal são um **tumor de células germinativas misto** ou um **tumor de células germinativas não germinomatoso**. Alguns **pineoblastomas** podem apresentar-se semelhantes ao germinoma, mas "empurram" e não "englobam" as calcificações pineais. **Tumor do parênquima pineal de diferenciação intermediária** em geral ocorre em pacientes adultos de meia-idade ou mais velhos.

O principal diagnóstico diferencial do germinoma suprasselar é a **histiocitose de células de Langerhans** (HCL). Ambos são comuns em crianças, frequentemente causando diabetes insípido, e podem ser indistinguíveis apenas por estudos de imagem. Entretanto, HCL não produz oncoproteínas. **Neurossarcoidose** em um adulto pode apresentar-se como massa suprasselar que lembra o germinoma.

---

**GERMINOMA: IMAGEM**

**TC**
- TC: hiperdenso, "engloba" as calcificações da pineal
- TC pós-contraste: realce forte, uniforme.

**RM**
- T1 iso/hipo, T2 iso/hiperintenso
- GRE mostra calcificações e hemorragia
- Frequentemente com restrição à difusão
- Realce intenso, heterogêneo
- Disseminação liquórica comum (procurar outras lesões)
- Imagem de todo neuroeixo antes da cirurgia!

**Diagnósticos diferenciais**
- TCG não germinomatosos
- TPGP (pineoblastoma, TPPDI)
- Histiocitose (lesão na haste em criança)
- Neurossarcoidose (lesão na haste em adulto)

## Teratoma

Teratomas são lesões expansivas tridérmicas que se originam de células-tronco embrionárias deslocadas. Essas lesões recapitulam o desenvolvimento somático e se diferenciam nos tipos celulares oriundos da ectoderma, mesoderma e endoderma.

Embora possam originar-se em qualquer local do corpo, os teratomas são mais encontrados nas regiões sacrococcígena, gonadal, mediastinal, retroperitoneal, cervicofascial e intracraniana. Há envolvimento preferencial da linha média; lesões intracranianas costumam iniciar na região pineal ou suprasselar.

Essa neoplasia responde por 2 a 4% dos tumores cerebrais primários em crianças e quase metade de todos os tumores cerebrais congênitos (perinatais). Ela responde por mais de 60% dos tumores cerebrais parenquimatosos detectados no pré-natal.

Teratomas são mais comuns em asiáticos e homens. A doença apresenta dois picos na distribuição etária. Cerca de 10% ocorre antes dos 5 anos; aproximadamente metade ocorre dos 5 a 15 anos. A idade no diagnóstico é uma características prognóstica importante, independentemente da localização do tumor. Apresentação ante ou perinatal é associada com alto risco de eventos adversos. O comportamento clínico também varia com o tamanho do tumor.

Existem três tipos conhecidos de teratoma, que vão desde uma lesão benigna bem definida, chamada de teratoma "maduro", passando por teratoma imaturo até um teratoma com diferenciação maligna. Todos apresentam características de imagem, como massas complexas com densidade e intensidade de sinal muito heterogêneos. Cistos e hemorragia são comuns.

### Teratoma maduro

Os teratomas maduros são tumores lobulados bem demarcados que contêm elementos maduros bem diferenciados de todas as três camadas embrionárias. Elementos ectodérmicos como pele, cabelo e apêndices dérmicos (p. ex., glândulas sebáceas) são comuns **(Fig. 20-21)**. Tecidos mesodérmicos como cartilagem, osso, gordura e músculo podem ser características evidentes. Epitélio respiratório ou entérico com frequência recobrem cistos intratumorais **(Fig. 20-22)**.

A atividade mitótica é baixa ou ausente. Um teratoma maduro é uma lesão grau I da OMS.

O tamanho do termatoma maduro varia de lesões pineais relativamente pequenas a grandes lesões holocranianas, com grandes extensões extracranianas para a órbita, face, orelhas e cavidade oral. O componente intracraniano desses teratomas craniofaciais pode tornar-se tão grande que há perda da arquitetura normal intracraniana. Nesses casos, as estruturas normais do cérebro são irreconhecíveis.

A imagem demonstra uma lesão multiloculada complexa contendo gordura, calcificações, cistos e outros tecidos **(Fig. 20-23)**. Hemorragia é comum. Realce é variável.

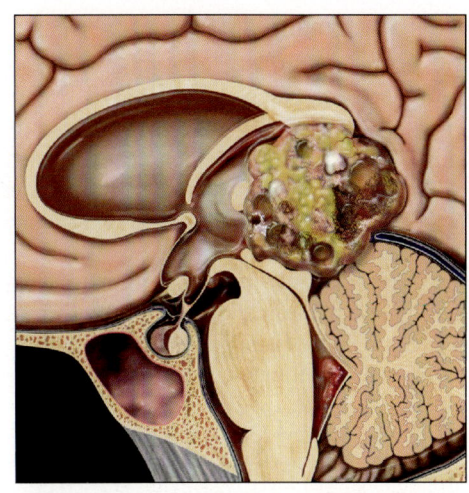

**20-21** Ilustração mostra um teratoma da pineal com típicos componentes teciduais heterogêneos (cistos, tumor sólido, calcificações, gordura, etc.).

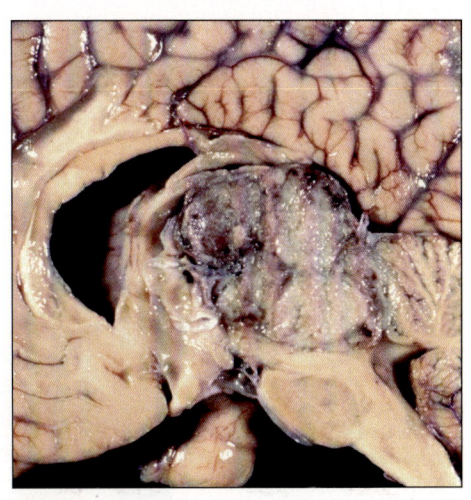

**20-22** Caso de necropsia demonstra um teratoma de pineal típico com componentes bastante heterogêneos. (Cortesia de B. Alvord, MD.)

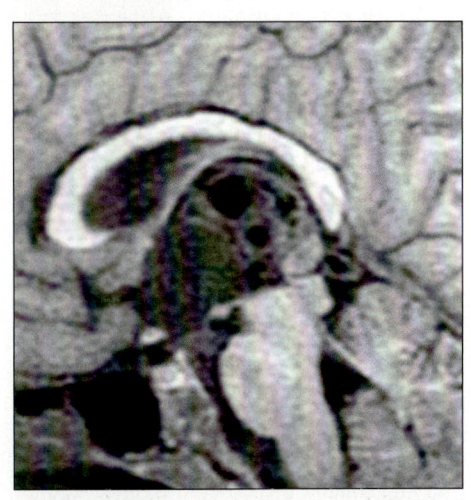

**20-23** Imagem ponderada em T1 de um teratoma de pineal maduro mostra intensidade de sinal heterogênea. Não existe componente francamente lipomatoso com tempo T1 curto.

## Teratoma imaturo

Teratomas imaturos contêm uma mistura complexa de pelo menos alguns tecidos fetais das três camadas germinativas em combinação com tecidos mais maduros **(Figs. 20-24 e 20-25)**. É comum existir cartilagem, osso, mucosa intestinal e músculo liso misturados com tecido ectodérmico primitivo neural. Hemorragia e necrose são comuns.

Teratomas imaturos gigantes são lesões congênitas, geralmente identificadas em um feto ou recém-nascido. A maioria é associada com natimorto, morte perinatal ou morbidade importante após tentativa de ressecção.

O diagnóstico ultrassonográfico de teratoma intracraniano pode ser feito de forma relativamente precoce na gestação (15-16 semanas). Macrocefalia, hidrocefalia progressiva e polidrâmnio são comuns. Uma massa heterogênea rapidamente progressiva com áreas hipo e hiperecogênicas é o típico.

A TC e a RM demonstram substituição quase completa do tecido cerebral por uma massa com densidade ou intensidade de sinal heterogênea **(Figs. 20-26 e 20-27)**.

## Teratoma com transformação maligna

Teratomas com transformação maligna em geral iniciam em teratomas imaturos e contêm neoplasias somáticas como rabdomiossarcoma ou sarcoma indiferenciado.

---

**TERATOMAS INTRACRANIANOS**

**Patologia**
- Originários de células germinativas multipotenciais
- Tridérmicos com células derivadas de todas três camadas germinativas
- Três tipos
  ○ Teratoma maturo (mais comum, bem diferenciado)
  ○ Teratoma imaturo (alguma quantidade de tecido indiferenciado)
  ○ Teratoma com transformação maligna

**Aspectos clínicos**
- Apenas 3-4% de todos teratomas estão no SNC
- 40-50% de todos tumores congênitos cerebrais

*(continua)*

---

**20-24** Caso de necropsia fetal mostra um grande teratoma imaturo intra e extracraniano com múltiplos cistos e hemorragias.

**20-25** Macroscopia de uma peça de necropsia de um teratoma congênito mostrando uma massa heterogênea ocupando praticamente toda cavidade intracraniana ➡. Apenas uma pequena lâmina de tecido cerebral está presente ➡, a qual foi deslocada perifericamente pelo grande tumor. (Cortesia de T. Tihan, MD.)

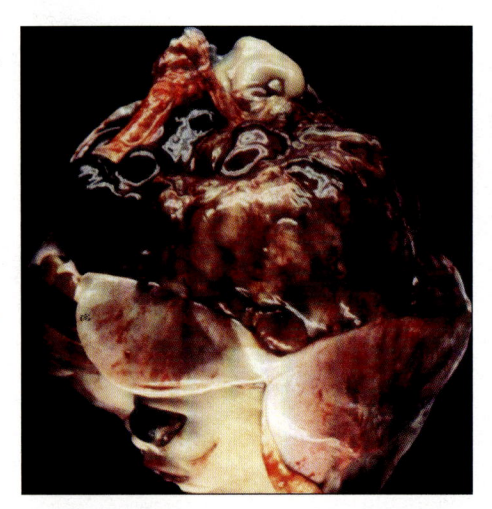

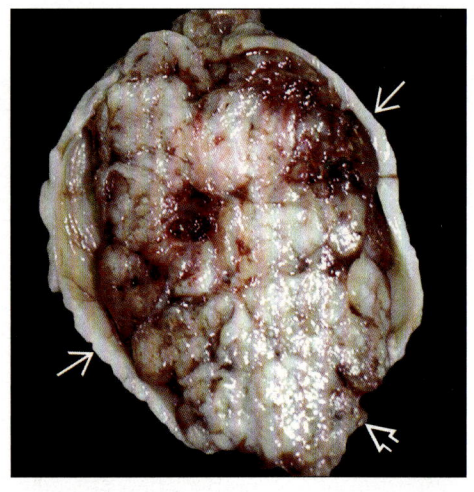

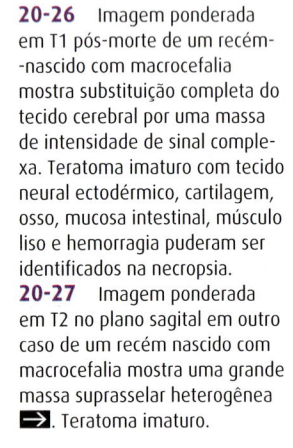

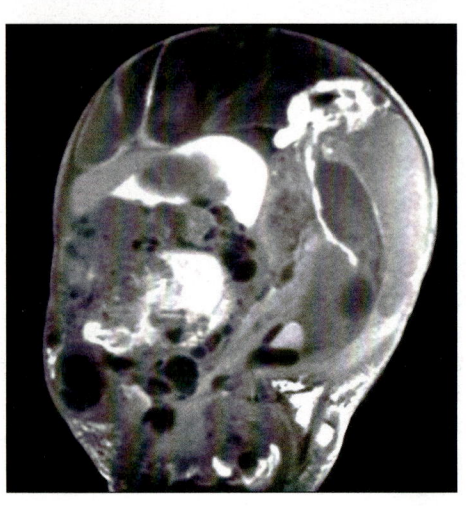

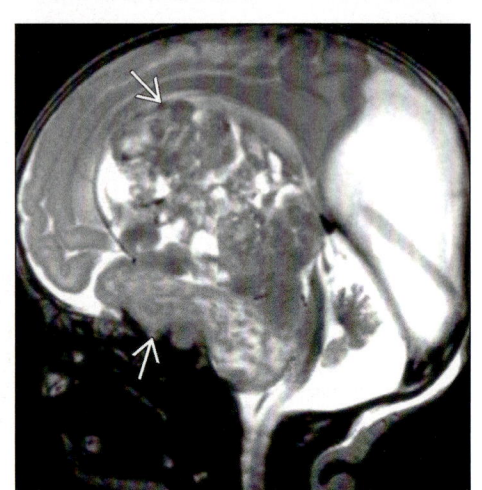

**20-26** Imagem ponderada em T1 pós-morte de um recém-nascido com macrocefalia mostra substituição completa do tecido cerebral por uma massa de intensidade de sinal complexa. Teratoma imaturo com tecido neural ectodérmico, cartilagem, osso, mucosa intestinal, músculo liso e hemorragia puderam ser identificados na necropsia.

**20-27** Imagem ponderada em T2 no plano sagital em outro caso de um recém nascido com macrocefalia mostra uma grande massa suprasselar heterogênea ➡. Teratoma imaturo.

> *(continuação)*
> **Imagem**
> • Grande lesão holocraniana/extracraniana em um recém-nascido?
>   ○ Mais provavelmente teratoma
>   ○ Distorce o crânio/cérebro, separa suturas
>   ○ Estruturas intracranianas podem estar irreconhecíveis
>   ○ Pode se estender pela base do crânio para a cavidade oral
>   ○ Intensidade de sinal/densidade mistas
>   ○ Cistos e hemorragia são comuns
> • Teratoma pineal
>   ○ Densidade e intensidade de sinal mistas
>   ○ Gordura, calcificações, osso e cistos são comuns
>   ○ Com frequência causa hidrocefalia obstrutiva

## Outras neoplasias de células germinativas

Germinomas são as mais comuns das neoplasias de células germinativas. Tumores malignos de células germinativas não germinomatosas (TMCGNGs) são neoplasias raras que contêm células epiteliais não diferenciadas e estão com frequência misturados com outros elementos de células germinativas (mais comumente germinoma). Incluem os **tumores do saco vitelínico (seio endodérmico)**, **carcinoma embrionário**, **coriocarcinoma** e **tumor misto de células germinativas.**

Os TMCGNGs ocorrem em adolescentes, com pico de incidência entre 10 e 15 anos. O prognóstico costuma ser ruim com sobrevida média menor que dois anos.

Diferenciar as neoplasia de células germinativas intracranianas apenas com base em imagens é problemático. Todos TCGs intracranianos – benignos ou malignos – tendem a "tocar" a linha média. Muitos expressam oncoproteínas, portanto o perfil imuno-histoquímico é parte essencial do diagnóstico.

### Tumor do saco vitelínico

O tumor do saco vitelínico (seio endodérmico) representa apenas 2% de todos os TCGs intracranianos. Eles são compostos por células epiteliais primitivas em uma matriz frouxa mixoide de celularidade variável. O pico de ocorrência é aos 20 anos. Aspectos de imagem são inespecíficos.

### Carcinoma embrionário

Carcinoma embrionário é outro tumor que contém grandes células epitelioides anaplásicas organizadas em cordões, filas ou agrupamentos.

Os aspectos de imagem são inespecíficos. Uma grande massa com densidade e intensidade de sinal heterogênea, apresentando realce heterogêneo, costuma ser o aspecto de imagem encontrado **(Fig. 20-28)**.

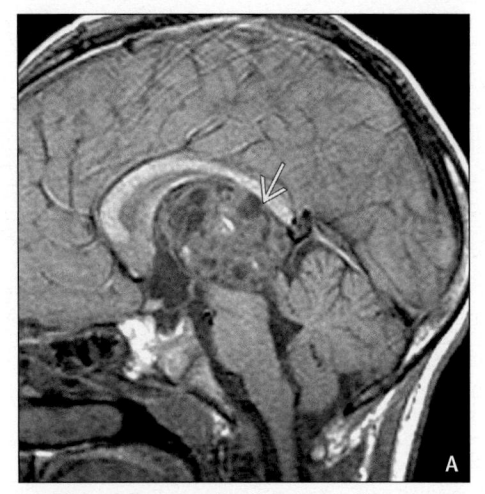

**20-28A** Imagem ponderada em T1 no plano sagital de um menino de 8 anos com cefaleia mostra uma lesão pineal com intensidade de sinal mista ➡.

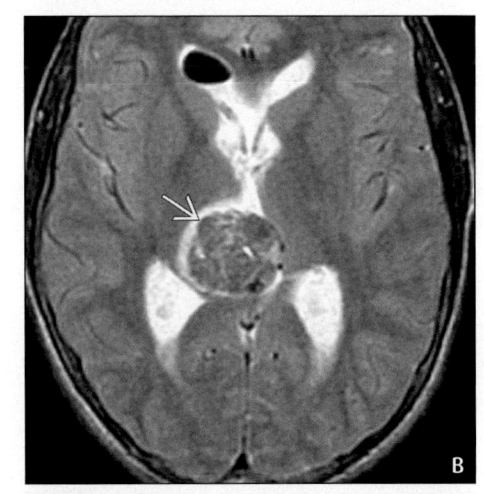

**20-28B** Imagem ponderada em T2 após derivação ventricular mostra que a lesão ➡ mantém as características de sinal misto.

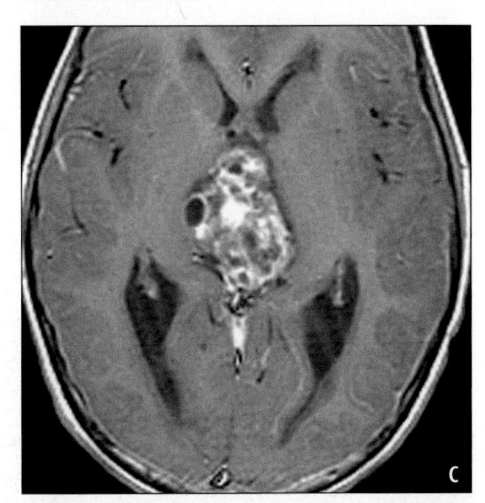

**20-28C** Imagem ponderada em T1 pós-contraste mostra focos de realce sólido, anelar e áreas sem realce. Diagnóstico pré-operatório de teratoma. Patologia diagnosticou carcinoma embrionário.

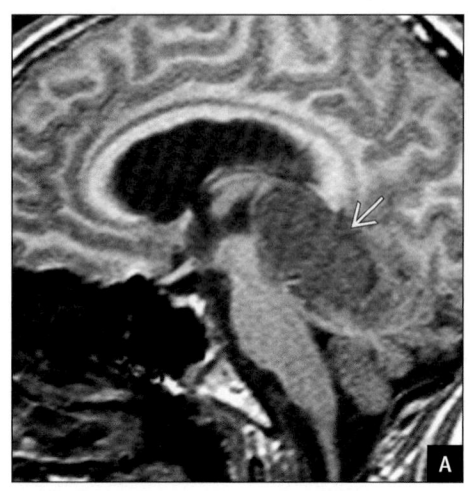

**20-29A** Imagem ponderada em T1 no plano sagital em um menino de 13 anos com síndrome de Parinaud mostra uma lesão pineal hipointensa ➡.

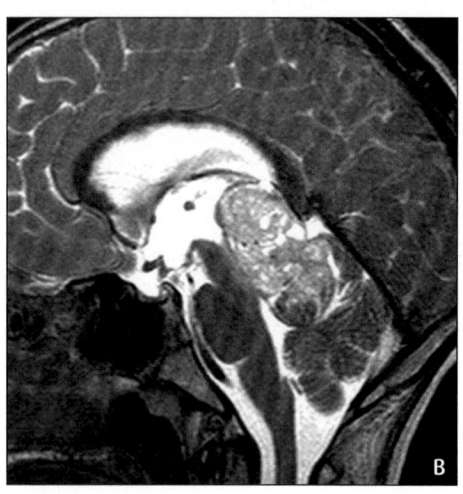

**20-29B** A massa é heterogeneamente hiperintensa na imagem ponderada em T2.

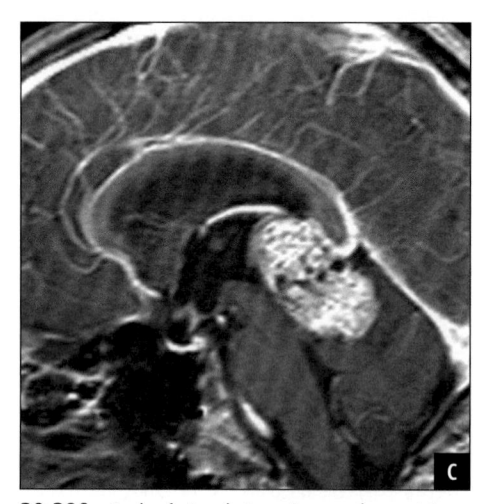

**20-29C** Realce forte e heterogêneo pode ser visto na imagem ponderada em T1 pós-contraste. Tumor misto de células germinativas. (Cortesia de M. Thurnher, MD.)

## Coriocarcinoma

A maioria dos coriocarcinomas se desenvolve dentro ou fora do útero após um evento gestacional (coriocarcinoma "gestacional"). Coriocarcinomas não gestacionais podem iniciar de células germinativas gonadais ou extragonadais, com localização na linha média.

O coriocarcinoma do SNC pode ser primário ou metastático, vindo de um sítio extracraniano como o retroperitônio ou mediastino. Coriocarcinoma intracraniano primário (CCIP) é o mais raro e mais maligno de todos os TCGs intracranianos.

Os CCIPs são tumores dimórficos caracterizados por diferenciação extraembrionária em linhas citotrofoblásticas e sinciciotrofoblásticas. Eles são compostos por células trofoblásticas mononucleadas misturadas com grandes células multinucleadas sinciciotrofloblásticas. Hemorragia, necrose, fibrose e neovascularização são comuns.

Os CCIPs apresentam-se mais em pacientes entre 3 e 20 anos. Existe uma predominância masculina aproximada de 4:1. Puberdade precoce é a apresentação mais comum em pacientes do sexo masculino. Níveis séricos de hCG/beta-hCG muito elevados são sugestivos de CCIP.

Os locais mais comuns do CCIP são as regiões pineal e supasselar. A RM é útil para localizar, caracterizar e realizar avaliação pré-operatória, porém os achados de imagem são inespecíficos. Hemorragia intratumoral com hipointensidades em linha ou confluentes em imagens ponderadas em T2 são comuns. Realce heterogêneo periférico ou nodular é visto na maioria dos casos. Metástases extraneurais e no LCS são comuns.

## Tumor misto de células germinativas

Os TCGs mistos são compostos por qualquer um dos subtipos histológicos, frequentemente juntos com elementos germinomatosos. TCGs mistos são mais comuns que qualquer lesão de células germinativas pura, exceto germinoma. Achados de imagem são inespecíficos (**Fig. 20-29**).

---

**AVALIAÇÃO DE MASSAS NA REGIÃO PINEAL**

**Considerar três questões**
- A massa está na própria glândula pineal?
- Qual a idade e o sexo do paciente?
- Existe evidência laboratorial de oncoproteínas?

**Massa na glândula pineal**
- Comum
  - Cisto de pineal (não neoplásico)
- Menos comum
  - Pineocitoma
  - Germinoma
- Raro, porém importante
  - TPPDI
  - Pineoblastoma

*(continua)*

*(continuação)*
- ○ TCG maligno não germinomatoso
- ○ Tumor papilar da região pineal
- ○ Astrocitoma
- ○ Metástase

**Massa na região pineal**
- Comum
  - ○ Massas da glândula pineal
- Menos comum (massas *fora* da pineal)
  - ○ Outros cistos não neoplásicos (aracnoide, dermoide, etc.)
  - ○ Neoplasias (astrocitoma, meningioma, metástase)
  - ○ Lipoma
- Raro, porém importante
  - ○ Lesões vasculares (malformação da veia de Galeno, aneurismas, fístula arteriovenosa dural)

## Referências selecionadas

### Anatomia da região pineal

#### Anatomia macroscópica

- Zhang XA et al: The distribution of arachnoid membrane within the velum interpositum. Acta Neurochir (Wien). 154(9):1711-5, 2012
- Rios ER et al: Melatonin: pharmacological aspects and clinical trends. Int J Neurosci. 120(9):583-90, 2010
- Tubbs RS et al: The velum interpositum revisited and redefined. Surg Radiol Anat. 30(2):131-5, 2008

#### Imagem normal

- Kennedy BC et al: Surgical approaches to the pineal region. Neurosurg Clin N Am. 22(3):367-80, viii, 2011
- Sun B et al: The pineal volume: a three-dimensional volumetric study in healthy young adults using 3.0 T MR data. Int J Dev Neurosci. 27(7):655-60, 2009
- Doyle AJ et al: Physiologic calcification of the pineal gland in children on computed tomography: prevalence, observer reliability and association with choroid plexus calcification. Acad Radiol. 13(7):822-6, 2006
- Hamilton BE: Pineal region. In Harnsberger HR et al: Diagnostic and Surgical Imaging Anatomy: Brain, Head and Neck, Spine. Salt Lake City: Amirsys Publishing. I.98.101, 2006

### Tumores do parênquima pineal

- Parker JJ et al: Preoperative evaluation of pineal tumors. Neurosurg Clin N Am. 22(3):353-8, vii-viii, 2011
- Gaillard F et al: Masses of the pineal region: clinical presentation and radiographic features. Postgrad Med J. 86(1020):597-607, 2010
- Smith AB et al: From the archives of the AFIP: lesions of the pineal region: radiologic-pathologic correlation. Radiographics. 30(7):2001-20, 2010
- Sato K et al: Pathology of pineal parenchymal tumors. Prog Neurol Surg. 23:12-25, 2009

### Tumor do parênquima pineal com diferenciação intermediária

- Fukuoka K et al: Pineal parenchymal tumor of intermediate differentiation with marked elevation of MIB-1 labeling index. Brain Tumor Pathol. Epub ahead of print, 2012
- Han SJ et al: Pathology of pineal parenchymal tumors. Neurosurg Clin N Am. 22(3):335-40, vii, 2011
- Komakula S et al: Pineal parenchymal tumor of intermediate differentiation: imaging spectrum of an unusual tumor in 11 cases. Neuroradiology. 53(8):577-84, 2011

### Pineoblastoma

- Smith AB et al: From the archives of the AFIP: lesions of the pineal region: radiologic-pathologic correlation. Radiographics. 30(7):2001-20, 2010

### Tumor papilar da região pineal

- Wong YS et al: 45 year old man with a pineal region tumor for over 15 years. Brain Pathol. 22(2):255-8, 2012
- Murali R et al: Papillary tumour of the pineal region: cytological features and implications for intraoperative diagnosis. Pathology. 42(5):474-9, 2010

### Tumores de células germinativas

#### Visão geral dos tumores de células germinativas

- Wang HW et al: Pediatric primary central nervous system germ cell tumors of different prognosis groups show characteristic miRNome traits and chromosome copy number variations. BMC Genomics. 11:132, 2010
- Kyritsis AP: Management of primary intracranial germ cell tumors. J Neurooncol. 96(2):143-9, 2010
- Kreutz J et al: Intracranial germ cell tumor. JBR-BTR. 93(4):196-7, 2010

#### Germinoma

- Wang Y et al: Intracranial germinoma: clinical and MRI findings in 56 patients. Childs Nerv Syst. 26(12):1773-7, 2010

#### Teratoma

- Isik N et al: Surgical treatment of huge congenital extracranial immature teratoma: a case report. Childs Nerv Syst. 27(5):833-9, 2011
- Barksdale EM Jr et al: Teratomas in infants and children. Curr Opin Pediatr. 21(3):344-9, 2009
- Isaacs H: Fetal brain tumors: a review of 154 cases. Am J Perinatol. 26(6):453-66, 2009
- Saada J et al: Early second-trimester diagnosis of intracranial teratoma. Ultrasound Obstet Gynecol. 33(1):109-11, 2009
- Woodward PJ et al: From the archives of the AFIP: a comprehensive review of fetal tumors with pathologic correlation. Radiographics. 25(1):215-42, 2005

## Outras neoplasias de células germinativas
- Park SA et al: 18F-FDG PET/CT imaging for mixed germ cell tumor in the pineal region. Clin Nucl Med. 37(3):e61-3, 2012
- Verma R et al: Primary skull-based yolk-sac tumour: case report and review of central nervous system germ cell tumours. J Neurooncol. 101(1):129-34, 2011
- Lv XF et al: Primary intracranial choriocarcinoma: MR imaging findings. AJNR Am J Neuroradiol. 31(10):1994-8, 2010
- Davaus T et al: Pineal yolk sac tumor: correlation between neuroimaging and pathological findings. Arq Neuropsiquiatr. 65(2A):283-5, 2007

# 21

# Tumores embrionários e neuroblásticos

| | |
|---|---|
| Meduloblastoma | 567 |
| Visão geral sobre o meduloblastoma | 567 |
| Meduloblastoma clássico | 569 |
| Variantes do meduloblastoma | 572 |
| Tumores neuroectodérmicos primitivos do SNC | 575 |
| PNET supratentorial | 575 |
| Variantes de PNET do SNC | 579 |
| Tumores rabdoides malignos | 585 |
| Tumor teratoide rabdoide atípico | 585 |
| Outras neoplasias do SNC com características rabdoides | 587 |

O uso crescente do perfil genético molecular na neuropatologia teve um enorme impacto na identificação e no tratamento das neoplasias do sistema nervoso central (SNC). Um exemplo clássico é a rotina atual da determinação do estado 1p,19q nos oligodendrogliomas.

O rápido desenvolvimento da classificação molecular dos tumores cerebrais também influenciou o entendimento das neoplasias embrionárias, talvez mais do que em qualquer outro grupo de neoplasias.

Os tumores cerebrais embrionários são um grupo heterogêneo de neoplasias primitivas com manifestações histopatológicas versáteis. A maioria consiste em células pouco diferenciadas, semelhantes às células-tronco, enquanto outras demonstram algum grau de diferenciação nas linhagens neuronal, glial ou (menos comum) em outras linhagens, como as de células miogênicas.

Todos os tumores embrionários são classificados como neoplasias grau IV da Organização Mundial da Saúde (OMS). A maioria ocorre em lactentes e em crianças jovens, e eles são, em geral, caracterizados pelo comportamento clínico agressivo. A maioria desses tumores possui uma tendência inerente para metastatizar vasta e precocemente pelas vias do líquido cerebrospinal (LCS).

A classificação da OMS reconhece três categorias de tumores embrionários: (1) meduloblastoma, (2) tumores neuroectodérmicos primitivos do SNC (PNETs) e (3) tumor teratoide rabdoide atípico. Esses três grupos serão discutidos neste capítulo, junto com o recentemente identificado subtipo dos PNETs do SNC, conhecido como tumor embrionário com neurópilo abundante e rosetas verdadeiras (TENARV).

## Meduloblastoma

### Visão geral sobre o meduloblastoma

Existe significativa variabilidade no comportamento biológico entre os medulobastomas (MBs), que são atualmente classificados apenas com base histológica, incitando uma intensa busca por marcadores moleculares que possam facilitar o reconhecimento e o tratamento desse importante câncer da infância.

Hoje, entende-se que o meduloblastoma não é uma doença única. Pesquisas transcriptômicas recentes demonstraram que a entidade patologicamente definida e historicamente conhecida como meduloblastoma é composta por múltiplos subgrupos com distinção clínica e molecular. Além disso, cada subgrupo contém pelo menos um nível hierárquico adicional e alguns possuem múltiplos níveis e subgrupos. Cada subgrupo molecular de MB difere em demografia, transcriptomas, eventos genéticos somáticos e desfechos clínicos.

Compreender o meduloblastoma no contexto de modificações histológicas em sua classificação e do rápido desenvolvimento do perfil molecular é difícil. A tentativa de correlacionar manifestações de imagem com componentes dos perfis histológico e molecular é desafiadora. Esta seção fornece uma visão geral do meduloblastoma, sua patogênese e o estado atual do diagnóstico molecular.

As seções seguintes discutem os subtipos específicos do MB e seus aspectos de imagem. Se você espera uma relação 1:1 entre as variantes histológicas, subgrupos moleculares e achados de imagem específicos, ficará desapontado. Isso é impossível. Mas se você quiser melhorar sua compreensão sobre esses tumores fascinantes e seus aspectos de imagem, prossiga a leitura.

## Epidemiologia

O meduloblastoma (MB) é o tumor maligno mais comum do SNC na infância e é o segundo tumor cerebral pediátrico mais comum (após o astrocitoma).

## Classificação patológica do meduloblastoma e subtipos de MB

Os meduloblastomas são um grupo histologicamente diverso de tumores. A classificação histológica da OMS de 2007 admite o **meduloblastoma clássico** (CMB, chamado apenas de "meduloblastoma") e quatro variantes dele: (1) **meduloblastoma nodular desmoplásico**; (2) **meduloblastoma com nodularidade extensa**; (3) **meduloblastoma anaplásico**; e (4) **meduloblastoma de grandes células**. Os dois últimos são, por vezes, agrupados em conjunto e referidos como "meduloblastoma de grandes células/anaplásico".

Todos os meduloblastomas – independentemente de seu subtipo – são classificados como neoplasias grau IV pela OMS.

## Classificação molecular dos MBs

Um consenso de 2010 identificou quatro subgrupos moleculares principais, cada um com uma via citogenética de origem diferente. As duas vias nomeadas são as vias Shh e a Wnt. Dois grupos não Wnt e não Shh são chamados de "grupo 3" e "grupo 4". Os quatro grupos possuem origens, localizações anatômicas preferenciais, demografias, potenciais metastáticos e desfechos clínicos diferentes.

**MBs via Shh.** Entre 25 e 30% dos MBs originam-se de células precursoras dos neurônios da camada granulosa após a ativação da via Shh. As células precursoras dos neurônios da camada granulosa são encontradas na camada externa do cerebelo até o início do segundo ano de vida.

Os MBs Shh exibem uma distribuição etária bimodal, ocorrendo em lactentes (menores que 4 anos) e em adultos (maiores de 16 anos). Não há predileção por gênero.

Os MBs Shh estão com frequência localizados lateralmente nos hemisférios cerebelares. Embora possam dar origem tanto ao MB clássico quanto a suas variantes, eles exibem com maior frequência histologia de grandes células, anaplásica ou desmoplásica. Os pacientes com MB Shh têm um prognóstico relativamente ruim.

Indivíduos com mutações de linhagem germinativa no receptor *PTCH* da via Shh apresentam síndrome do nevo basocelular (Gorlin) e estão predispostos ao desenvolvimento do meduloblastoma.

**MBs via WNT.** Os meduloblastomas Wnt são o menor subgrupo de MBs (10%) e são diferentes dos MBs Shh. Os MBs Wnt originam-se do e infiltram-se no tronco encefálico dorsal e o quarto ventrículo.

Os MBs Wnt são muito raros em lactentes e mais comuns em crianças e adultos. Eles quase sempre exibem a histologia clássica do MB e conferem um prognóstico significativamente melhor em longo prazo se comparados aos outros subgrupos de MBs.

**Grupo 3.** O grupo 3 é o terceiro maior subgrupo de MB (20-25%). Os tumores do grupo 3 em geral exibem a histologia clássica do MB, embora essa categoria também englobe a maioria dos tumores de grandes células/anaplásicos.

Os MBs do grupo 3 são mais comuns em lactentes, raramente ocorrem em adultos, exibem uma predominância masculina de quase 2:1, metastatizam com frequência e possuem o pior desfecho dos quatro subtipos moleculares.

**Grupo 4.** O grupo 4 é o maior (cerca de 35%) dos quatro subgrupos moleculares. Nesse subgrupo, podem ocorrer o MB clássico e suas variantes anaplásica e de grandes células, ao passo que os MBs desmoplásicos são incomuns. Esses MBs afetam todas as idades, mas são mais comuns em crianças. A razão H:M é de 2:1. Os MBs do grupo 4 frequentemente metastatizam.

---

**CLASSIFICAÇÃO DOS MEDULOBLASTOMAS**

**Classificação histopatológica**
- Meduloblastoma ("clássico", CMB)
- Variantes do meduloblastoma
  - Meduloblastoma nodular desmoplásico (MND)
  - Meduloblastoma com nodularidade extensa (MNE)
  - Meduloblastoma anaplásico (MAn)
  - Meduloblastoma de grandes células (MGC)

**Classificação molecular**
- Meduloblastomas via Shh
  - Segundo maior subgrupo (25-30%)
  - Origem de células precursoras de neurônios da camada granulosa
  - Ativação da via Shh
  - Mais comum em lactentes < 4 anos e adultos > 16 anos
  - Todos os tipos histológicos, mas MND, MGC e MAn são mais comuns
- Meduloblastomas via Wnt
  - Menor subgrupo (10%)
  - Originam-se do/infiltram-se no tronco encefálico dorsal e quarto ventrículo
  - Raros em lactentes, mais comuns em crianças e adultos
  - > 97% CMB
  - Melhor prognóstico
- Meduloblastomas do grupo 3
  - Terceiro maior subgrupo (20-25%)
  - Lactentes; raro em adultos
  - Predomina CMB, mas a maioria dos MAs está no grupo 3.
  - Pior prognóstico
- Meduloblastomas do grupo 4
  - Maior subgrupo (35%)
  - Todos os tipos histológicos; MND é raro
  - Todas as idades, mas mais comum em crianças
  - Frequentemente metastatizam

Tumores embrionários **569**

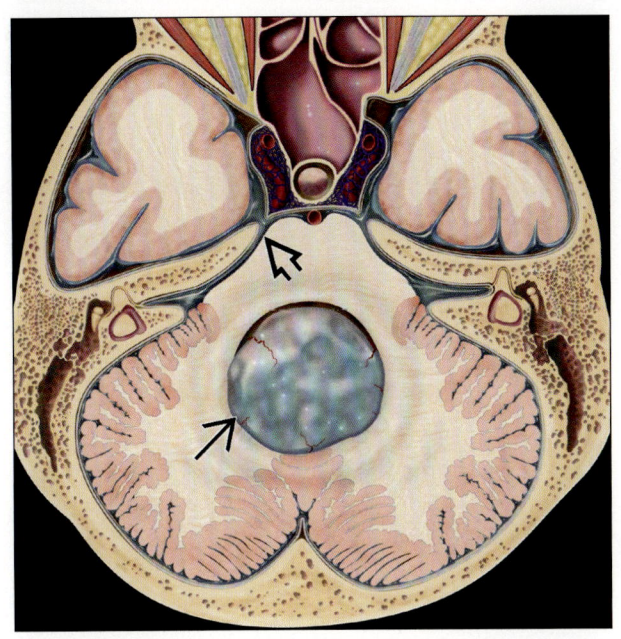

**21-1** Figura ilustra o MB clássico como um "pequeno tumor arredondado de células azuis", densamente celular no interior do quarto ventrículo →. Disseminação no LCS ⇨ com "polvilho de açúcar" difuso cobrindo as superfícies cerebrais com frequência está presente no momento do diagnóstico inicial.

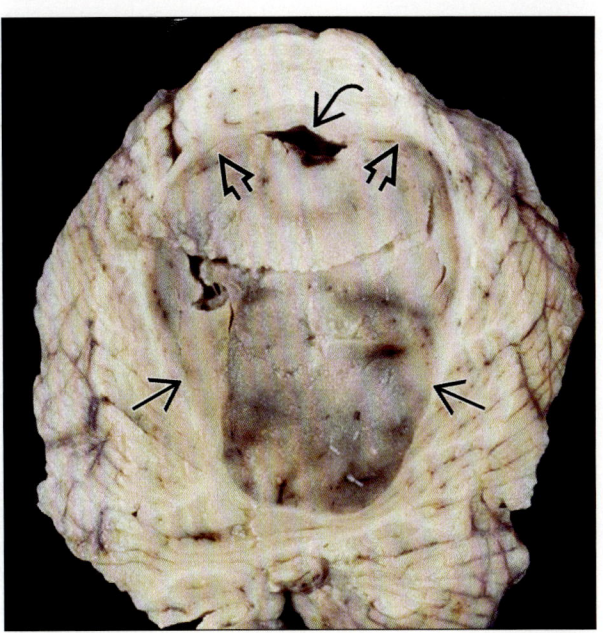

**21-2** Espécime de necropsia demonstra um grande meduloblastoma → no quarto ventrículo com algum grau de preservação do aspecto mais superior ventricular ↗. A ponte está comprimida anteriormente ⇨. (Cortesia de R. Hewlett, MD.)

## *Meduloblastoma clássico*

### Terminologia

O meduloblastoma clássico (CMB) é um tumor neuroectodérmico primitivo que se origina no cerebelo. Os MBs clássicos de fossa posterior são também denominados PNET-MBs para distinguí-los dos PNETs que ocorrem em outras localizações no SNC (ver a seguir).

### Etiologia

Os CMBs ocorrem em todos os quatro subgrupos moleculares principais.

### Patologia

**LOCALIZAÇÃO.** Mais de 85% dos CMBs têm origem na linha média. Eles estão localizados no interior do quarto ventrículo, com infiltração focal do dorso do tronco encefálico **(Fig. 21-1)**. Às vezes, o CMB ocorre como uma lesão difusamente infiltrativa sem uma massa focal dominante.

Extensão posteroinferior para a cisterna magna é comum. Ao contrário do ependimoma, a extensão lateral para o ângulo cerebelopontino é rara.

**TAMANHO E NÚMERO.** Os CMBs variam em tamanho. A maioria mede entre 2 e 4 centímetros no momento do diagnóstico inicial.

**PATOLOGIA MACROSCÓPICA.** Os CMBs são massas relativamente bem definidas, de coloração rósea ou acinzentada, que preenchem o quarto ventrículo, deslocando e comprimindo a ponte anteriormente **(Fig. 21-2)**. Pequenos focos esparsos de necrose e hemorragia podem estar presentes.

**CARACTERÍSTICAS MICROSCÓPICAS.** Os CMBs são tumores altamente celulares. O aspecto típico é o de camadas densas de células uniformes com núcleos pleomórficos hipercromáticos redondos ou ovais, envoltos por citoplasma escasso ("tumor de pequenas células redondas e azuis"). Rosetas neuroblásticas (Homer-Wright) – arranjos radiais de células tumorais em torno de processos fibrilares – são encontradas em 40% dos casos.

### Aspectos clínicos

**EPIDEMIOLOGIA E ASPECTOS DEMOGRÁFICOS.** Os MBs causam 10% dos tumores cerebrais pediátricos e são a neoplasia de fossa posterior mais comum da infância. Os CMBs correspondem a 70% dos MBs. A maioria ocorre antes dos 10 anos. Há um segundo e menor pico em adultos com idade entre 20 e 40 anos.

**APRESENTAÇÃO.** As manifestações clínicas mais comuns do MB são vômitos (90%) e cefaleia (80%). Regressão psicomotora, ataxia, estrabismo e espasticidade são comuns. A média de intervalo entre o início dos sintomas e o diagnóstico é de dois meses.

Em razão de sua localização, os MBs tendem a comprimir o quarto ventrículo e causar hidrocefalia obstrutiva. Em um terço das crianças abaixo dos 3 anos, o diagnóstico é feito apenas após o aparecimento de sinais de hipertensão intracraniana que determinam risco de vida.

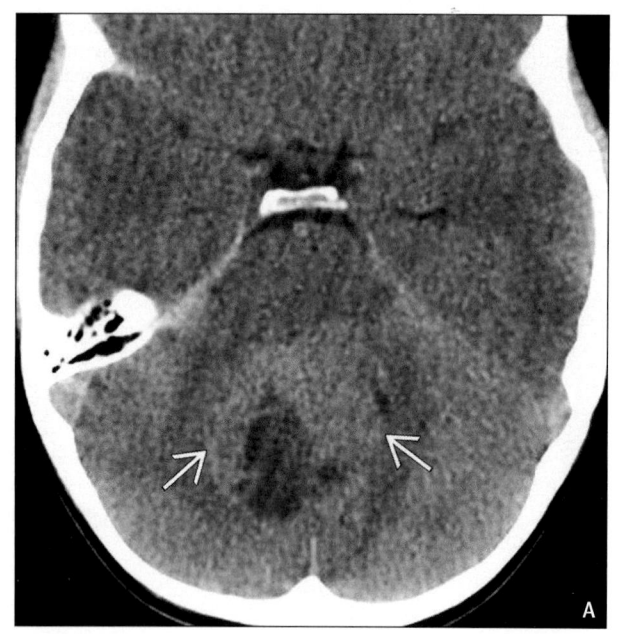

**21-3A** Exame de TC sem contraste mostra um meduloblastoma clássico. Uma massa ➡ predominantemente hiperdensa na linha média, na fossa posterior, é típica. Cistos intratumorais estão presentes em 40% dos casos.

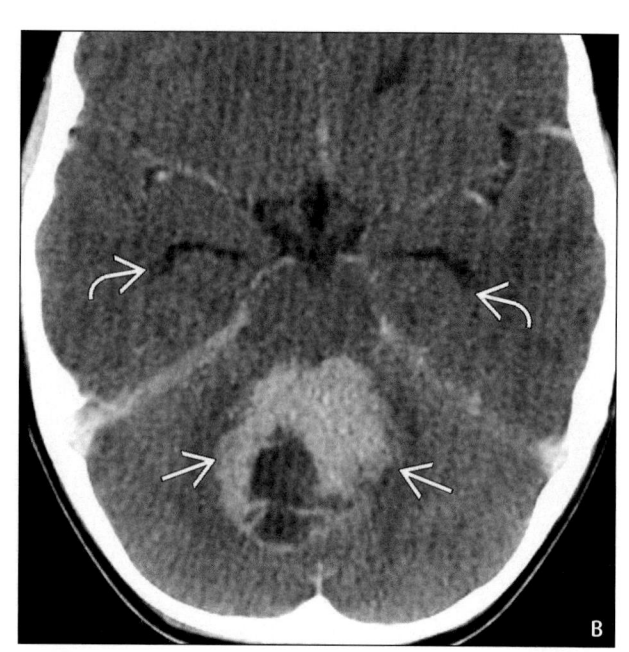

**21-3B** TC com contraste mostra forte realce ➡. Observe o leve alargamento dos cornos temporais ➡. Hidrocefalia obstrutiva é um achado comum nos meduloblastomas.

**HISTÓRIA NATURAL.** O progresso significativo no tratamento aumentou para 60-70% a taxa de sobrevida em 5 anos em pacientes com CMB. Os MBs clássicos que apresentam ativação da via de sinalização Wnt possuem um prognóstico mais favorável, com taxa de sobrevida em 5 anos de 95% em crianças e de 100% em adultos.

**OPÇÕES DE TRATAMENTO.** A ressecção cirúrgica é o tratamento primário. A quimioterapia adjuvante aumenta as taxas de sobrevida em pacientes de alto risco (i.e., crianças abaixo dos 3 anos, pacientes com ressecção incompleta e aqueles com disseminação no LCS). Em razão dos significativos efeitos adversos sobre o SNC em desenvolvimento, a radioterapia cranioespinal costuma ser evitada, especialmente em crianças com menos de 2 anos.

Com os recentes avanços no perfil de expressão gênica, as decisões de tratamento baseiam-se na identificação do subtipo molecular específico nos indivíduos com MB. Por exemplo, como a maioria dos pacientes com MB do tipo Wnt tem boa expectativa de vida, terapias que acrescentem morbidade significativa podem sem desnecessárias para eles.

---

**MEDULOBLASTOMA CLÁSSICO**

**Terminologia**
- Meduloblastoma clássico (CMB); PNET-MB

**Etiologia**
- Representação dos quatro subtipos moleculares

*(continua)*

---

*(continuação)*
- CMBs do aspecto dorsal do mesencéfalo → quarto ventrículo

**Patologia**
- Linha média (> 85%, quarto ventrículo)
- "Tumor de pequenas células redondas e azuis"
- Rosetas neuroblásticas (Homer-Wright)
- Grau IV da OMS

**Epidemiologia e aspectos demográficos**
- MB: 10% de todos os tumores cerebrais pediátricos
- CMBs: 70% dos MBs
- Neoplasia maligna mais comum da fossa posterior da infância
- Maioria CMBs em pacientes < 10 anos; segundo pico em pacientes com 20-40 anos

---

## Imagem

**CARACTERÍSTICAS GERAIS.** Os CMBs possuem margens relativamente definidas nos exames de imagem. Apesar de sua aparência, 40 a 50% apresentam disseminação no LCS no momento do diagnóstico. É recomendado estudo pré-operatório por ressonância magnética (RM), com injeção de contraste, de todo o neuroeixo.

**ACHADOS NA TC.** Os exames de tomografia computadorizada (TC) sem contraste mostram uma massa moderadamente hiperdensa, relativamente bem definida na linha média, na fossa posterior. Formação cística (40%) e calcificações

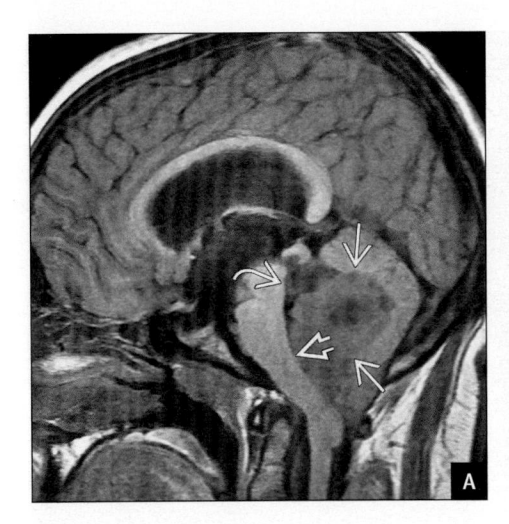

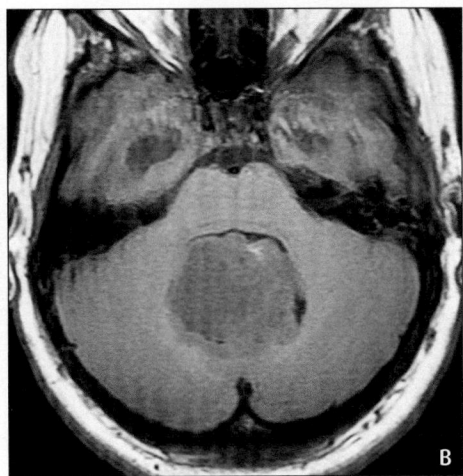

**21-4A** Série de aquisições de exame de RM demonstra os achados típicos de um meduloblastoma clássico. Ponderação em T1 no plano sagital mostra uma grande massa hipointensa ➡, expandindo e preenchendo a maior parte do quarto ventrículo, mas poupando seu aspecto mais superior ➡. A ponte está comprimida e deslocada anteriormente. Hidrocefalia obstrutiva moderada está presente.
**21-4B** Ponderação em T1 no plano axial mostra que a massa hipointensa na linha média expande e preenche o quarto ventrículo.

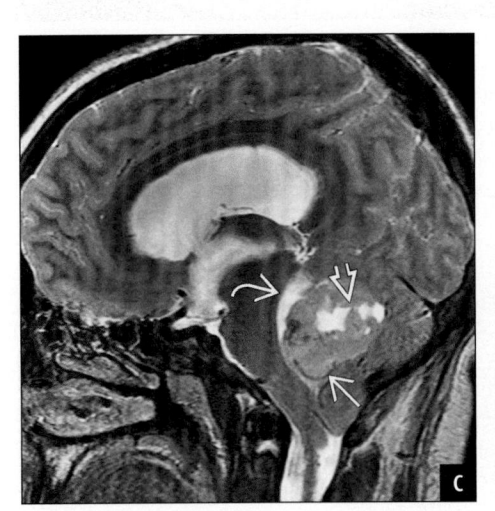

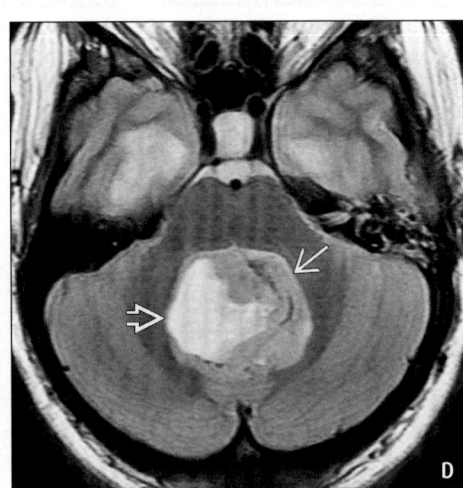

**21-4C** Ponderação em T2 no plano sagital mostra que a massa ➡ é levemente hiperintensa e contém diversos cistos hiperintensos ➡. Observe a preservação do aspecto superior do quarto ventrículo ➡.
**21-4D** Ponderação em T2 no plano axial mostra o cisto ➡, a hiperintensidade heterogênea da massa ➡ e os cornos temporais dilatados pela hidrocefalia obstrutiva.

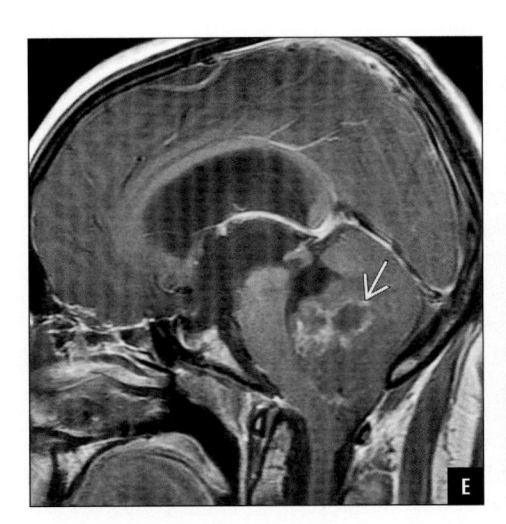

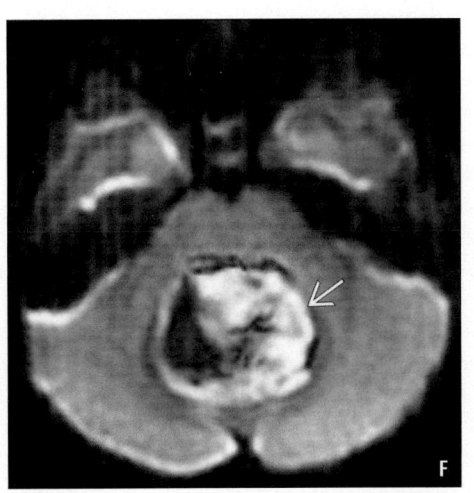

**21-4E** Aquisição em T1 pós-contraste no plano sagital mostra que a massa possui realce irregular e anelar ➡, mas também que parte do tumor não realça. O realce do meduloblastoma é variável.
**21-4F** Ponderação em difusão mostra restrição ➡ na parte densamente celular da massa.

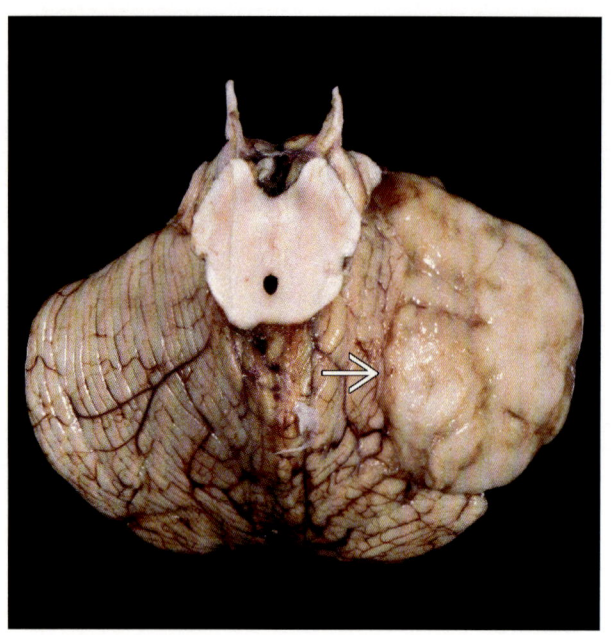

**21-5** Espécime de necropsia de um adulto mostra meduloblastoma desmoplásico como uma massa ➡ de aspecto fibroso, localizada lateralmente no hemisfério cerebelar. (Cortesia de R. Hewlett, MD.)

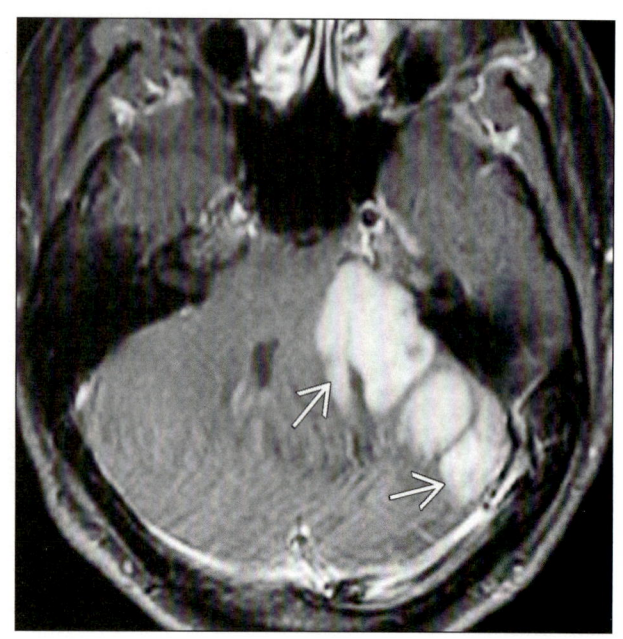

**21-6** Aquisição em T1 pós-contraste com saturação de gordura em um adulto com um meduloblastoma desmoplásico mostra massa ➡ com forte realce, de localização cerebelar lateral.

(20-25%) são comuns. Hemorragia franca é rara. Realce forte, heterogêneo, é visto na TC com contraste **(Fig. 21-3)**.

Se calcificações densas tentoriais ou na foice estiverem presentes, o paciente deve ser investigado para síndrome do nevo basocelular (Gorlin).

ACHADOS NA RM. Quase todos os CMBs são hipointensos em relação à substância cinzenta nas ponderações em T1 e hiperintensos nas ponderações em T2. Edema peritumoral está presente em um terço dos casos. A hidrocefalia obstrutiva com migração no LCS transependimária é comum e melhor demonstrada no FLAIR.

Os padrões de realce mostram marcada variação, indo de mínimo a esparso/irregular, até acentuado. Dois terços dos CMBs apresentam importante realce, ao passo que um terço apresenta apenas realce sutil, marginal ou linear.

Em razão de sua celularidade densa, os CMBs com frequência apresentam moderada restrição à difusão **(Fig. 21-4)**.

### Diagnóstico diferencial

O principal diagnóstico diferencial do CMB em crianças é uma **variante de meduloblastoma**. Um **tumor teratoide rabdoide atípico (AT/RT)** na fossa posterior pode ser indistinguível de um CMB com base apenas nos estudos de imagem.

O diagnóstico diferencial em adultos difere. A massa mais comum na fossa posterior em adultos é a metástase.

A **doença de Lhermitte-Duclos** (DLD) pode ser vista em crianças, mas é mais comum em adultos jovens. A DLD e o meduloblastoma cerebelar podem se parecer, embora o padrão estriado da DLD seja bastante característico.

---

**MEDULOBLASTOMA CLÁSSICO: IMAGEM**

**TC**
- Hiperdenso na TC sem contraste
- Cistos (40%)
- Ca ++ (20-25%)
- Hemorragia é rara
- Realça forte e heterogeneamente

**RM**
- Hipo e hiperintenso no T1 e no T2, respectivamente
- Com frequência restringe à difusão
- Realce: ausente a forte

**Diagnóstico diferencial**
- Variante de meduloblastoma
- Tumor teratoide rabdoide atípico
- Doença de Lhermitte-Duclos (adultos)

---

### Variantes do meduloblastoma
#### Meduloblastoma desmoplásico

O meduloblastoma desmoplásico (MND) é uma variante de MB caracterizada por nódulos de maturação neuronal em uma densa rede de fibras de reticulina intercelulares. Há uma forte associação entre a histologia desmoplásica e o subtipo Shh; quase todos aqueles em adultos e 90% dos MNDs em lactentes pertencem ao subgrupo Shh.

Os MNDs correspondem a 15-20% dos meduloblastomas, mas a prevalência varia com a idade do paciente. Os MNDs causam cerca de 40% dos MBs em lactentes, e apenas 10% dos MBs em adultos.

O verme é o local preferencial em crianças. Os MNDs em adultos costumam estar localizados lateralmente nos

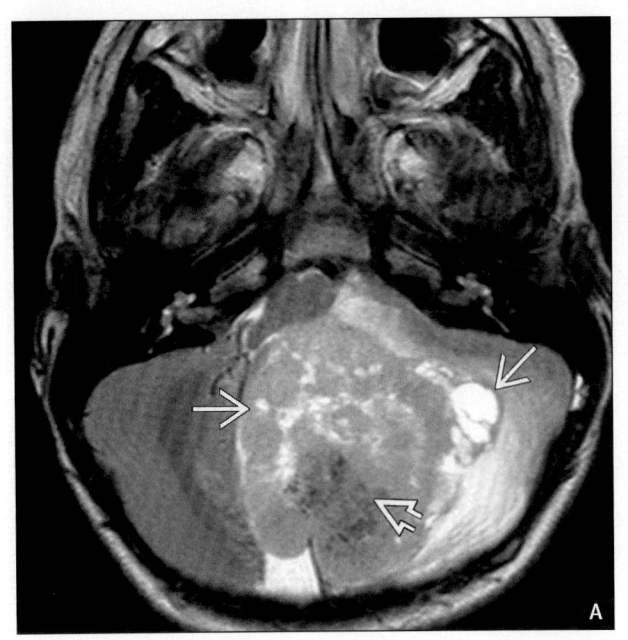

**21-7A** Ponderação em T2 no plano axial de uma criança de 4 anos com meduloblastoma desmoplásico mostra múltiplos cistos pequenos e periféricos ➡ e áreas de hipointensas focais ⇨.

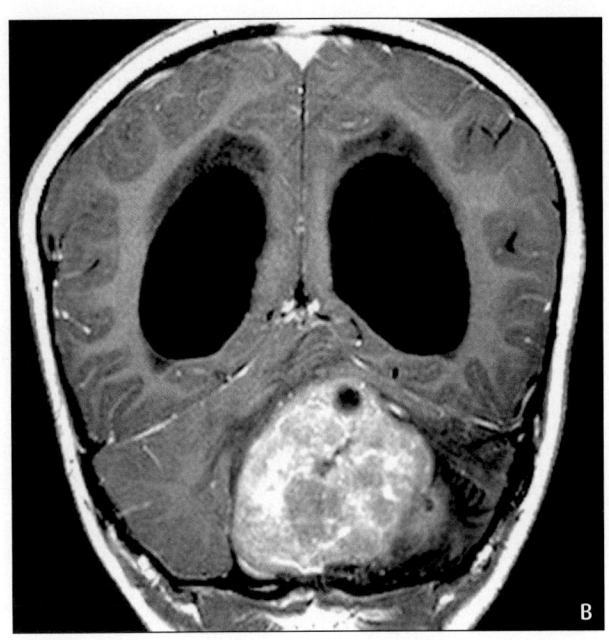

**21-7B** Aquisição em T1 pós-contraste no plano coronal mostra que o tumor realça de maneira forte, mas heterogênea. O verme é o local preferencial dos MNDs em crianças. (Cortesia de S. Blaser, MD.)

hemisférios cerebelares **(Fig. 21-5)**. Os MNDs possuem um prognóstico melhor que os MBs clássico, anaplásico ou de grandes células.

Os achados de imagem que sugerem um MND incluem localização fora da linha média (adultos) **(Fig. 21-6)**, múltiplos pequenos cistos periféricos **(Fig. 21-7)** e áreas focais iso ou hipointensas em T2/FLAIR que apresentam realce no T1 pós-contraste.

## Meduloblastoma com nodularidade extensa

Os meduloblastomas com nodularidade extensa (MNEs) ocorrem quase exclusivamente em lactentes e a maioria é meduloblastoma da via Shh. A arquitetura expandida lobular ("nodular") dos MNEs é a principal característica histológica que os diferencia dos CMBs e dos MNDs.

Os estudos por imagem demonstram marcada nodularidade. Localização fora da linha média ou paramediana é comum. Aquisições de RM em T1 pós-contraste mostram massas tumorais multifocais em "cachos de uva" que realçam forte e uniformemente **(Fig. 21-8)**.

## Meduloblastoma anaplásico

O meduloblastoma anaplásico (MAn) mostra marcado pleomorfismo nuclear e alta atividade mitótica. Cistos, necrose e hemorragia intratumoral são comuns. Realce acentuado, mas heterogêneo, é típico.

## Meduloblastoma de grandes células

O meduloblastoma de grandes células (MGC) é a variante histológica mais rara, correspondendo por apenas 2 a 4% dos casos. Os MGCs possuem uma considerável sobreposição citológica com os MAns e são com frequência agrupados em conjunto como meduloblastoma anaplásico/grandes células (MA). Os MAs são geralmente dos subtipos moleculares Shh, grupo 3 ou grupo 4. Tanto os MGCs quanto os MAns possuem um prognóstico sombrio.

Células monomórficas com grandes núcleos redondos, nucléolos proeminentes e quantidades variáveis de citoplasma eosinofílico sugerem o diagnóstico de MGC. Não há relato de características que distingam o MGC do MAn **(Fig. 21-9)**.

---

### VARIANTES DE MEDULOBLASTOMA

**Meduloblastoma desmoplásico**
- Origem de células precursoras neuronais da camada granulosa
- Ativação da via Shh
- Neuropilintranodular, densa rede de fibras de reticulina
- Crianças pequenas, segundo pico em adultos jovens
- Localização fora da linha média em adultos, verme em crianças
- Melhor prognóstico

**Meduloblastoma com nodularidade extensa**
- Lactentes
- Fora da linha média ou paramedianos > linha média
- Massas tumorais multifocais em "cachos de uva"

**Meduloblastoma anaplásico**
- Cistos, necrose e hemorragia são comuns

**Meduloblastoma de grandes células**
- Raro
- Patologia e imagem se sobrepõem ao MB anaplásico
- Não há achados de imagem que o distingam do MB anaplásico

**21-8A** Ponderação em T2 no plano axial de um lactente com MNE mostra o padrão extensamente nodular, quase giriforme, desta enorme massa holocerebelar.
**21-8B** Aquisição em T1 pós-contraste no plano coronal mostra o realce nodular em cachos de uva do tumor ➡. (Cortesia de B. Jones, MD.)

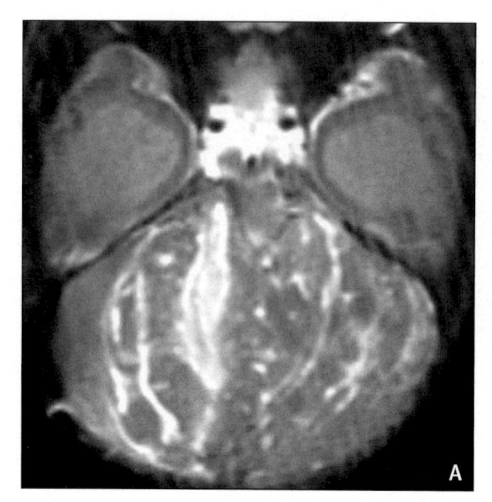

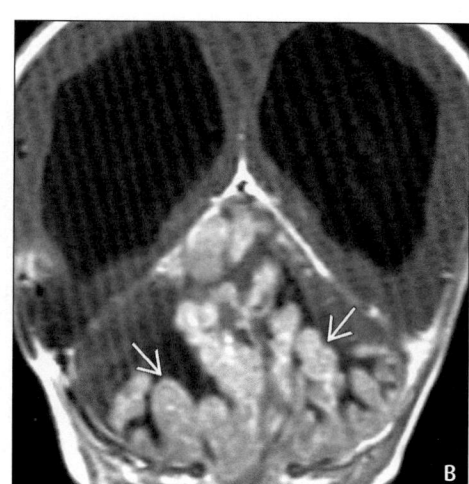

**21-9A** Ponderação em T2 no plano axial de uma menina de 5 anos com marcha instável mostra uma massa ➡ com intensidade de sinal mista, de localização lateral, com hipointensidade central ➡, sugestiva de hemorragia.
**21-9B** T1 pós-contraste mostra que a massa possui realce forte e heterogêneo. A histopatologia revelou um meduloblastoma anaplásico de grandes células. (Cortesia de S. Blaser, MD.)

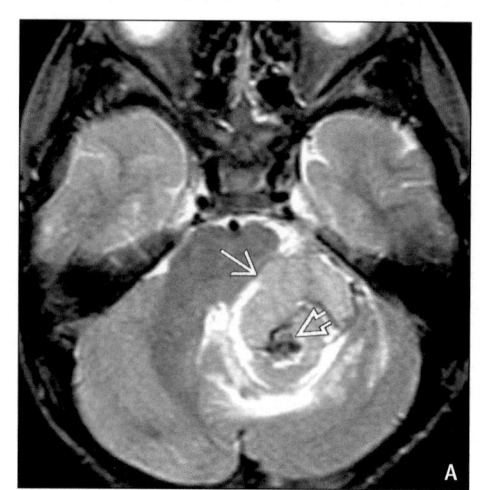

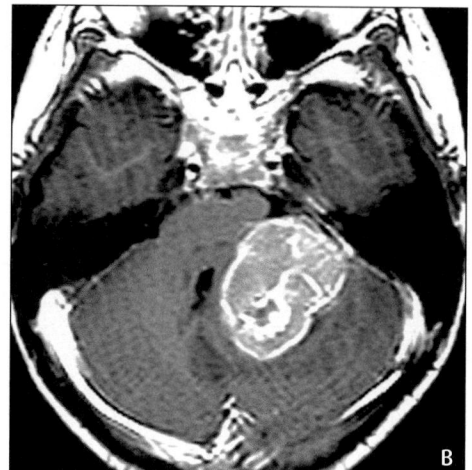

**21-10A** Ponderação em T2 no plano axial de paciente de 2 anos mostra uma massa ➡ de aspecto nodular com intensidade de sinal mista, no verme, estendendo-se lateralmente para ambos os hemisférios cerebelares.
**21-10B** Os componentes nodulares ➡ realçam de forma forte, mas heterogênea. À exceção da localização na linha média, os aspectos de imagem sugerem MNE. A histopatologia demonstrou meduloblastoma desmoplásico. Este caso ilustra a dificuldade de predizer a histologia do MB com base apenas nos achados de imagem.

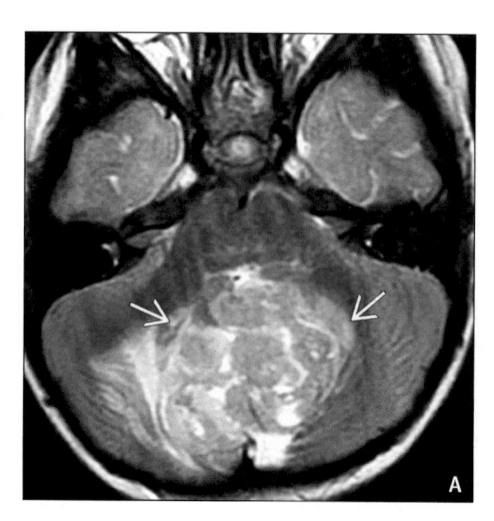

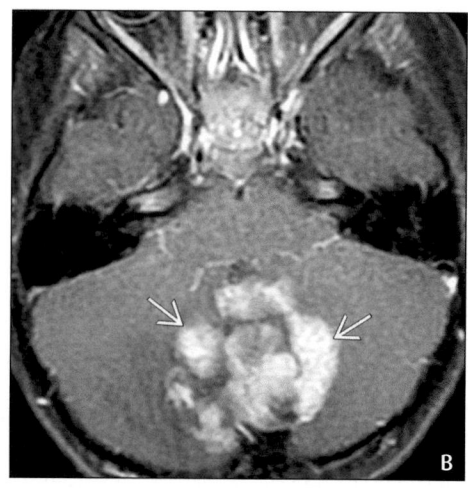

Em resumo, quando se analisam os exames das variantes de meduloblastoma, não há achados de imagem que possam distinguir uma variante da outra de forma confiável. Mesmo o padrão nodular dos MNEs pode ser encontrado em outros subtipos, que podem simular este padrão de imagem **(Fig. 21-10)**.

## Tumores neuroectodérmicos primitivos do SNC

Os tumores neuroectodérmicos primitivos são o segundo maior grupo de neoplasias embrionárias do SNC. Eles são um grupo histologicamente heterogêneo, composto de células neuroepiteliais pouco diferenciadas. Os PNETs têm a capacidade de se diferenciar em linhagens embrionárias neuronais, astrocíticas ou ependimárias. Alguns PNETs exibem diferenciação em múltiplas linhagens.

Todos os PNETs do SNC são neoplasias grau IV da OMS. Apesar de dividir algumas características histopatológicas com os meduloblastomas, os PNETs do SNC possuem características genéticas diferentes e são mais agressivos. O prognóstico costuma ser ruim.

Os PNETs do SNC possuem três principais grupos reconhecidos: (1) **PNET supratentorial**; (2) **meduloepitelioma**; e (3) **ependimoma**. Há também uma nova entidade tumoral – tumor embrionário com neurópilo abundante e rosetas verdadeiras – que ainda não é reconhecida oficialmente pela OMS como um subtipo de PNET. Ele está incluído aqui em razão de sua aceitação geral pelos neuropatologistas, mas sua relação com o ependimoma é controversa.

Outros tumores primitivos de células redondas, como o pineoblastoma, são suficientemente únicos e, por isso, mantidos em um tópico diagnóstico próprio, que será discutido em outros capítulos. Inicia-se esta seção com os PNETs supratentoriais e, então, serão considerados todos os outros subtipos de PNET do SNC menos comuns, juntamente com as "variantes de PNET do SNC".

### PNET supratentorial

Os termos "PNET do SNC" ou "PNET supratentorial" são aplicados a tumores embrionários de localização *extracere-*

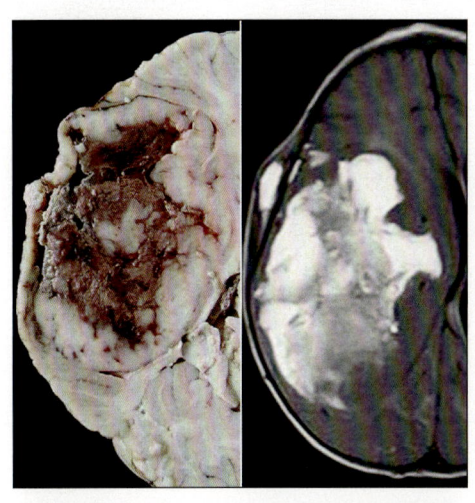

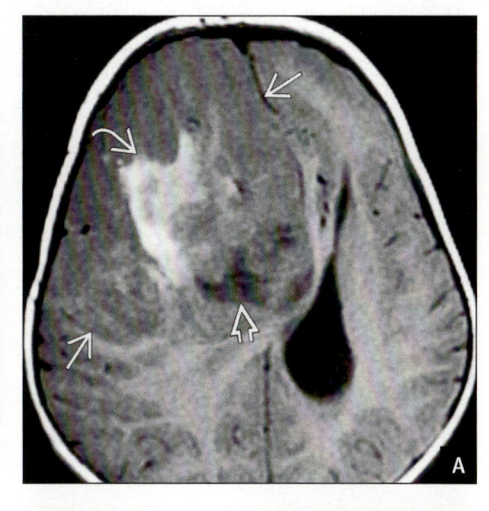

**21-11** Necropsia (à esquerda) e aquisição em FLAIR *antemortem* (à direita) de um lactente de 8 meses com um PNET supratentorial mostra uma grande massa hemisférica de aspecto agressivo com áreas confluentes de necrose e hemorragia. Há relativamente pouco edema peritumoral. (Cortesia de R. Hewlett, MD.)

**21-12A** Ponderação em T1 no plano axial em outro lactente mostra uma grande massa ➡ frontal à direita com áreas de necrose ➡ e hemorragia ➡.

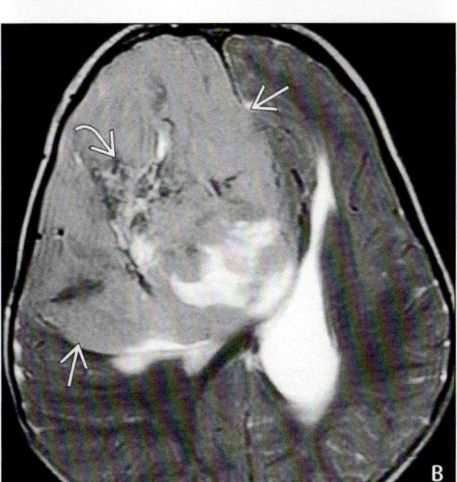

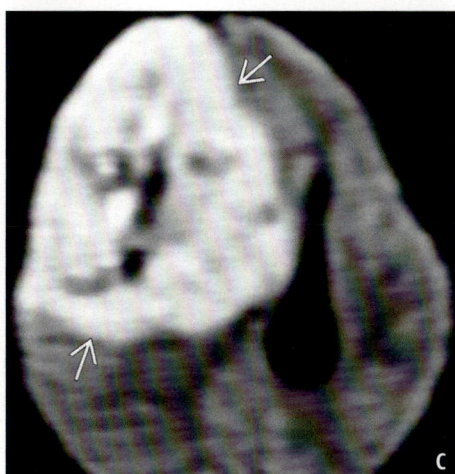

**21-12B** Ponderação em T2 do mesmo paciente mostra que a massa é relativamente bem definida ➡ e predominantemente hiperintensa com focos heterogeneamente hipointensos de hemorragia ➡.

**21-12C** A lesão restringe à difusão ➡. PNET supratentorial. (Cortesia de G. Hedlund, DO.)

*belar* no SNC. Os PNETs cerebelares são designados como meduloblastomas. O PNET supratentorial possui características predominantemente gliais, enquanto o meduloblastoma em geral segue um padrão de diferenciação neuronal.

### Terminologia

O PNET supratentorial é um tumor embrionário composto de células neuroepiteliais indiferenciadas ou pouco diferenciadas. Algum grau de diferenciação nas linhagens neuronal, astrocítica, muscular ou melanocítica pode ocorrer. Se um PNET supratentorial exibe diferenciação neuronal exclusiva, ele é chamado de **neuroblastoma cerebral**. Se células imaturas gangliônicas estiverem presentes, o tumor é chamado de **ganglioneuroblastoma**.

### Etiologia

Assim como nos tumores embrionários sólidos de outras localizações, acredita-se que os PNETs do SNC surjam de células de iniciação tumoral semelhantes às células-tronco. Poucos casos de PNET "secundário" foram relatados em pacientes com um tumor cerebral irradiado previamente.

Diversas alterações genéticas foram identificadas nos PNETs do SNC. Algumas das anormalidades citogenéticas mais comuns são ganhos 19q, 2p e 1q. Também existem diferenças genéticas no raro PNET do SNC de início adulto. Os PNETs adultos demonstram uma alta incidência de mutações *TP53*.

Amplificações de genes *c-myc* e *n-myc* são comuns em crianças com PNETs, mas raras em adultos. Amplificação no cromossomo 19q ocorre em uma subdivisão dos PNETs, incluindo o TENARV.

### Patologia

LOCALIZAÇÃO. Os hemisférios cerebrais são o local mais comum dos PNETs supratentoriais. As regiões suprasselar e da pineal são localizações menos comuns. Raramente os PNETs originam-se como neoplasias leptomeníngeas primárias difusas sem uma lesão focal identificável.

PATOLOGIA MACROSCÓPICA. Os PNETs supratentoriais variam em tamanho, mas a maioria possui mais de 5 centímetros de diâmetro. Alguns são lesões maciças que ocupam a maior parte de um hemisfério cerebral. Apesar do tama-

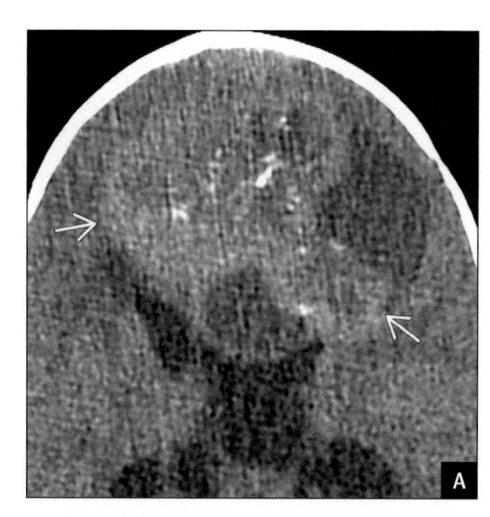

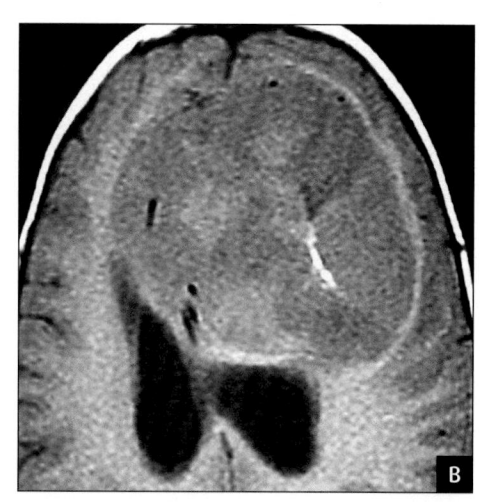

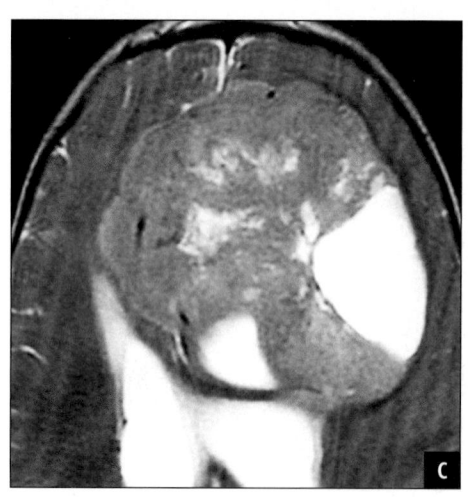

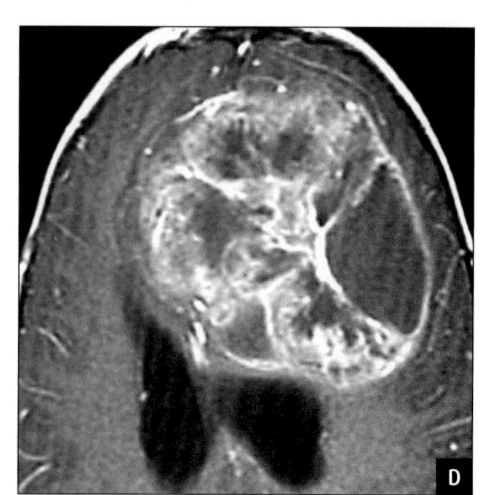

**21-13A** TC sem contraste em um paciente de 13 meses com vômitos persistentes e letargia progressiva mostra uma grande massa bifrontal ➡ com densidade mista iso, hipo e hiperdensa, com calcificações esparsas.
**21-13B** Ponderação em T1 do mesmo paciente mostra uma massa com intensidade de sinal mista predominando áreas iso e hipointensas.
**21-13C** Ponderação em T2 mostra que a massa é heterogeneamente hiperintensa. A lesão parece relativamente bem definida em relação ao parênquima cerebral de seu entorno e não há edema peritumoral.
**21-13D** Aquisição em T1 pós-contraste mostra um padrão heterogêneo com realce periférico circundando áreas císticas desprovidas de realce, estrias e focos irregulares de realce. PNET supratentorial foi comprovado pela patologia. (Cortesia de G. Hedlund, DO.)

nho, os PNETs com frequência apresentam-se relativamente bem definidos e causam pouco edema para o seu tamanho. Nos cortes seccionais, os PNETs são massas rosa-avermelhadas a arroxeadas que frequentemente contêm cistos e hemorragia **(Fig. 21-11)**.

CARACTERÍSTICAS MICROSCÓPICAS. Os PNETs do SNC são tumores altamente celulares, compostos por células pouco diferenciadas, com elevada relação entre o núcleo e o citoplasma ("pequenas células redondas e azuis"). Os PNETs devem expressar pelo menos um marcador imuno-histoquímico (p. ex., sinaptofisina) refletindo a diferenciação neuronal. O marcador nuclear INI1 está presente. A expressão da GFAP é variável. A atividade mitótica é elevada.

ESTADIAMENTO, GRADUAÇÃO E CLASSIFICAÇÃO. Todos os PNETs do SNC são neoplasias grau IV pela OMS.

## Aspectos clínicos

OS PNETs do SNC ocorrem predominantemente em crianças abaixo dos 5 anos. Eles são o quarto tumor fetal cerebral mais comum (atrás do teratoma, astrocitoma e papiloma de plexo coroide), mas correspondem a apenas 5% de todas as neoplasias pediátricas do SNC.

Lactentes com PNET supratentorial apresentam um aumento do perímetro cefálico e sinais de elevação da pressão intracraniana.

O prognóstico é sombrio, com uma taxa de sobrevida em 5 anos pior que a do meduloblastoma, sendo especialmente ruins em crianças menores que 2 anos. Disseminação precoce no LCS ocorre em 25% dos PNETs supratentoriais e é um fator prognóstico muito ruim.

## Imagem

CARACTERÍSTICAS GERAIS. Os PNETs do SNC apresentam diversas características de imagem em comum. Os tumores crescem rapidamente e são, com frequência, massas muito grandes, de aspecto heterogêneo, que causam distorção e apagamento da arquitetura cerebral subjacente **(Fig. 21-12)**.

ACHADOS NA TC. Todos os PNETs do SNC são lesões complexas heterogeneamente iso a hiperdensas, com componentes mistos sólidos e císticos **(Fig. 21-13)**. Necrose e hemorragia intratumoral são comuns. Pelo menos 70%

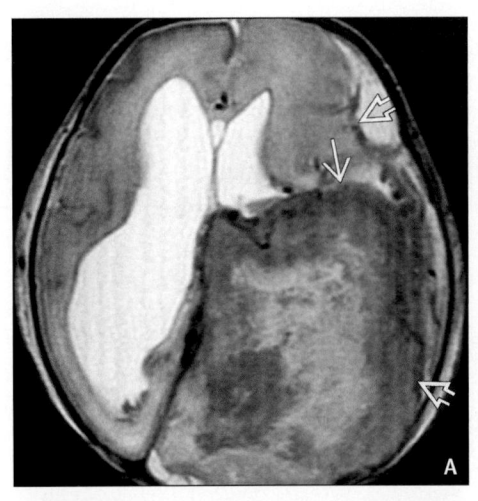

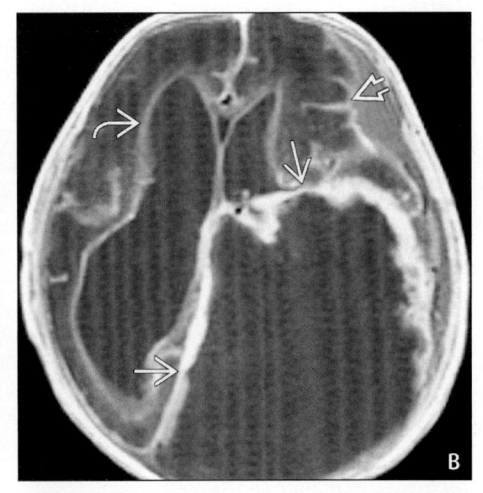

**21-14A** Ponderação em T2 em um recém-nascido com macrocrania, nistagmo, respiração periódica e abaulamento da fontanela mostra uma massa hemisférica ➡ necrótica e parcialmente hemorrágica com hemossiderina ➡ circundando a massa e o cérebro.
**21-14B** Esta ponderação em T1 pós-contraste mostra que as bordas do tumor realçam ➡. Note o realce na pia ➡ e em torno do epêndima ventricular ➡.

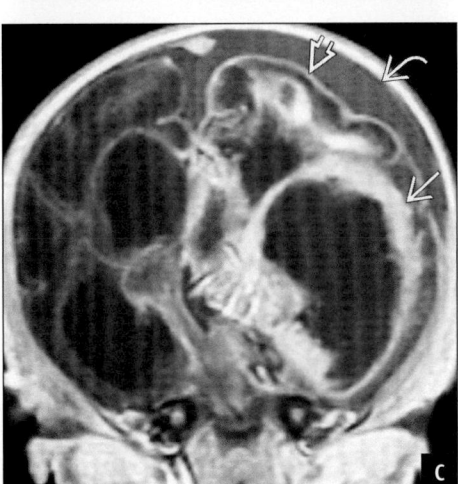

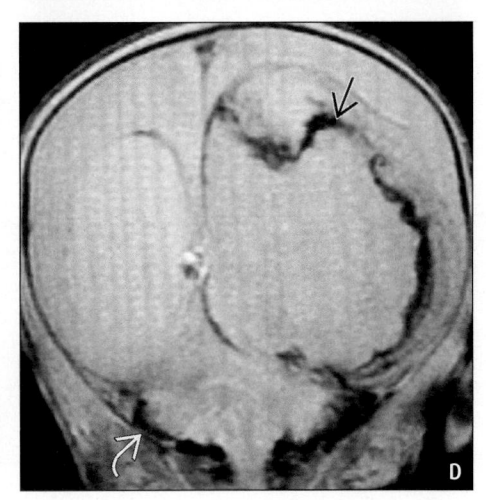

**21-14C** Aquisição coronal T1 pós-contraste mostra o realce irregular da "crosta" do tumor ➡ e realce pial indicando disseminação no LCS ➡. Há uma coleção líquida ➡ proteinácea extra-axial sobre o hemisfério esquerdo.
**21-14D** T2* GRE no plano coronal mostra artefatos de susceptibilidade magnética da deposição de hemossiderina em torno do tumor ➡ e do cerebelo ➡. PNET foi diagnosticado à histopatologia. (Cortesia de G. Hedlund, DO.)

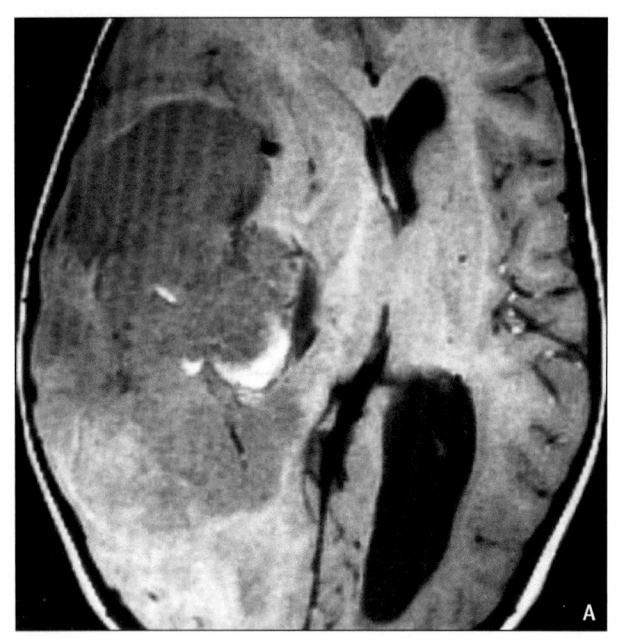

**21-15A** Ponderação em T1 no plano axial mostra uma massa quase hemisférica com intensidade de sinal mista, ocupando a maior parte do hemicrânio direito.

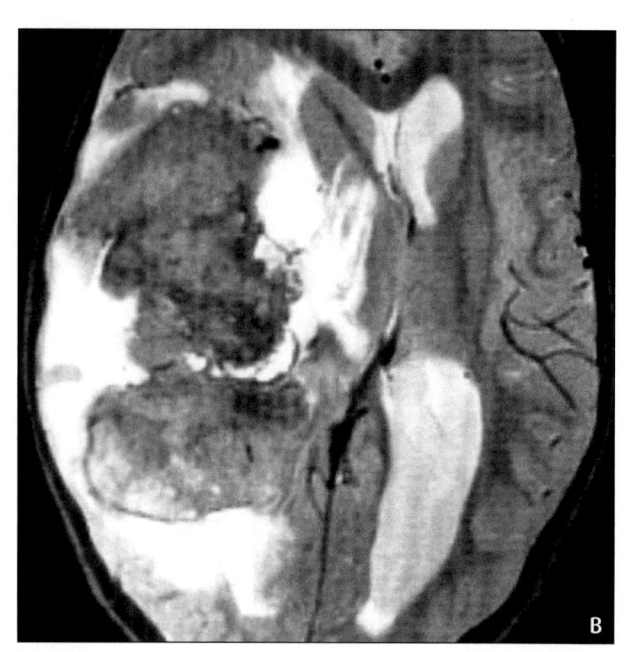

**21-15B** Ponderação em T2 mostra a natureza excepcionalmente heterogênea da massa com intensidade de sinal mista hiper e focos muito hipointensos. O diagnóstico histopatológico foi meduloepitelioma.

apresentam calcificações distróficas. Realce moderado, mas heterogêneo, após a administração de contraste é típico.

ACHADOS NA RM. A intensidade de sinal heterogênea está presente em todas as sequências. Os PNETs supratentoriais são predominantemente hipointensos em relação à substância cinzenta nas ponderações em T1, mas áreas de encurtamento do tempo T1 secundárias a hemorragia intratumoral são comuns.

As ponderações em T2 e aquisições em FLAIR mostram áreas de hiperintensidade interpostas com focos hemorrágicos hipointensos. O edema peritumoral geralmente é mínimo ou ausente. O realce é variável e heterogêneo **(Fig. 21-14)**.

Em razão de sua celularidade relativamente densa, os PNETs supratentoriais em geral demonstram moderada restrição à difusão. A perfusão por RM mostra áreas de aumento do volume sanguíneo cerebral (CBV) e da permeabilidade vascular.

## Diagnóstico diferencial

O principal diagnóstico diferencial do PNET supratentorial é o **astrocitoma** maligno. Os astrocitomas em lactentes e em crianças pequenas são, com frequência, tumores volumosos, altamente agressivos, que podem ser difíceis de distinguir do PNET supratentorial com base apenas nos achados de imagem.

Outras grandes massas hemisféricas que ocorrem em crianças pequenas e podem lembrar o PNET supratentorial são o **ependimoma supratentorial** e o **tumor teratoide rabdoide atípico**. O **teratoma** é o tumor cerebral congênito mais comum, mas costuma surgir na linha média, e não nos hemisférios cerebrais.

Quando as neoplasias intracranianas em recém-nascidos e lactentes tornam-se muito grandes, pode ser difícil de determinar a sua origem; o diagnóstico definitivo será baseado na histologia e não na imagem.

---

### PNETs SUPRATENTORIAIS

**Terminologia**
- Tumor embrionário em local *extracerebelar*
  - *vs.* tumor embrionário *cerebelar* (meduloblastoma também conhecido como PNET-MB)

**Etiologia**
- Composto de células epiteliais pouco diferenciadas ou indiferenciadas
  - Provavelmente se origina de células-tronco iniciadoras do tumor
  - Diferenciações variáveis ao longo de linhagens celulares divergentes
  - Podem exibir diferenciações neuronal, glial ou outras

**Patologia**
- Massas hemisféricas relativamente bem definidas
- Rosa-avermelhadas com cistos e hemorragia
- "Tumor de células redondas e azuis" primitivo

**Aspectos clínicos**
- Lactentes, crianças < 5 anos
- Apenas 5% de todas as neoplasias pediátricas do SNC
  - Mas é o quarto tumor fetal mais comum

*(continua)*

*(continuação)*

**Imagem**
- Massa volumosa supratentorial com relativamente pouco edema
  - Cistos e hemorragia são comuns
- Marcada hiperdensidade heterogênea à TC sem contraste
- Densidade/intensidade de sinal mista em todas as sequências da RM
- Realce irregular, restrição à difusão.

**Diagnóstico diferencial**
- Astrocitoma (AA, GBM)
- Ependimoma supratentorial
- Tumor teratoide rabdoide atípico
- Teratoma

## Variantes de PNET do SNC

Diversas variantes do PNET do SNC foram identificadas e individualizadas com base em seus padrões de diferenciação. Todas são neoplasias raras, altamente malignas, que se originam de células-tronco primitivas. Todas tendem a afetar lactentes e crianças pequenas. Elas costumam apresentar-se como volumosas massas hemisféricas supratentoriais que possuem achados similares à imagem.

## Meduloepitelioma

O meduloepitelioma (ME) é um tumor embrionário caracterizado por arranjos papilares tubulares de neuroepitélio neoplásico que simula o tubo neural embrionário. Áreas com MIB-1 excedendo 50% são comuns.

Quase todos os pacientes são menores de 5 anos no momento do diagnóstico. Metade possui menos de 2 anos. Sintomas relacionados à elevação da pressão intracraniana são típicos à apresentação.

Assim como os PNETs, os MEs são, com frequência, tumores maciços que substituem grande parte do hemisfério afetado e apresentam-se muito heterogêneos, tanto na TC quanto na RM. Cistos, calcificações e, por vezes, focos hemorrágicos são comuns **(Fig. 21-15)**. Não há características de imagem que distingam os MEs de outros PNETs.

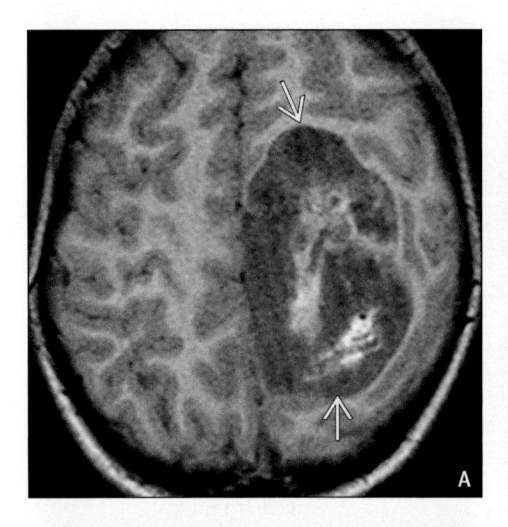

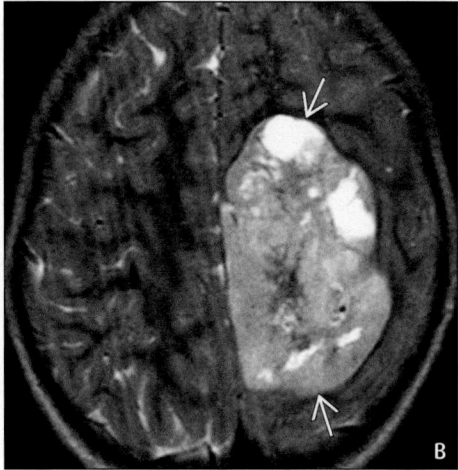

**21-16A** Ponderação em T1 no plano axial de um menino de 4 anos mostra uma massa parietal esquerda com margens bem definidas, com componentes com intensidade de sinal mista-hiper, hipo e isointensa ➡.
**21-16B** Ponderação em T2 confirma a natureza bem definida da massa ➡. Observe a marcante heterogeneidade da intensidade de sinal e, ainda, a completa ausência de edema peritumoral.

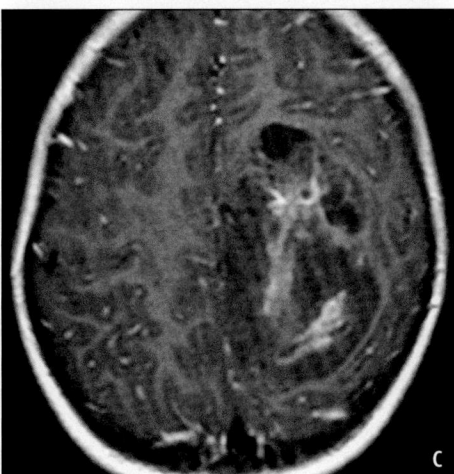

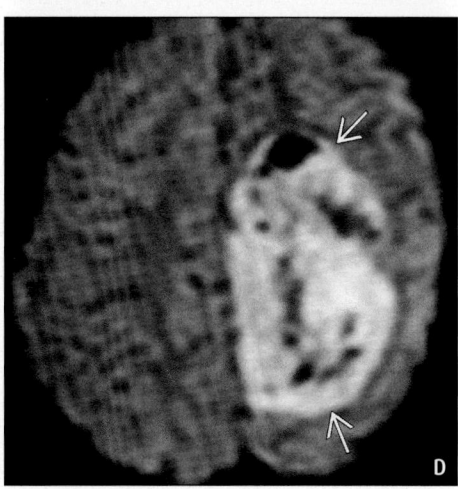

**21-16C** Aquisição em T1 pós-contraste com saturação de gordura mostra que a maior parte da massa não sofre realce, entretanto, há focos sólidos e lineares de realce esparsos no centro do tumor.
**21-16D** A lesão restringe à difusão ➡. O diagnóstico histológico foi de ependimoblastoma. (Cortesia de M. Warmuthe-Metz, MD.)

**21-17A** Série de imagens de uma menina de 3 anos com TENARV comprovado. Ponderação em T1 mostra uma grande massa bifrontal com intensidade de sinal mista.

**21-17B** Aquisição axial FLAIR mostra que a massa é muito heterogênea e parece conter focos de degeneração cística ➡ e diversos *flow voids* vasculares ➡. Observe a hidrocefalia obstrutiva com bloqueio da drenagem do líquido intersticial em torno do ventrículo lateral esquerdo. O edema peritumoral é mínimo.

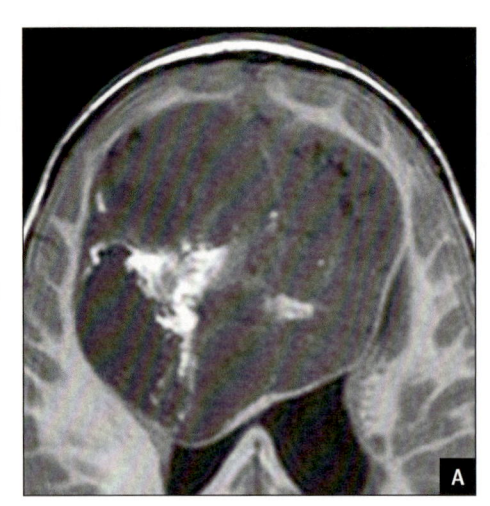

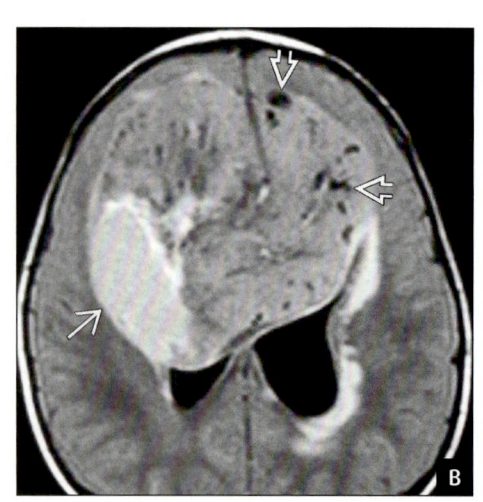

**21-17C** Aquisição T2* GRE demonstra artefatos de susceptibilidade magnética devido a hemorragia intratumoral ➡.

**21-17D** Aquisição em T1 pós-contraste revela que a maior parte da lesão não realça. Está presente fluxo lento em vasos tumorais aumentados de calibre ➡.

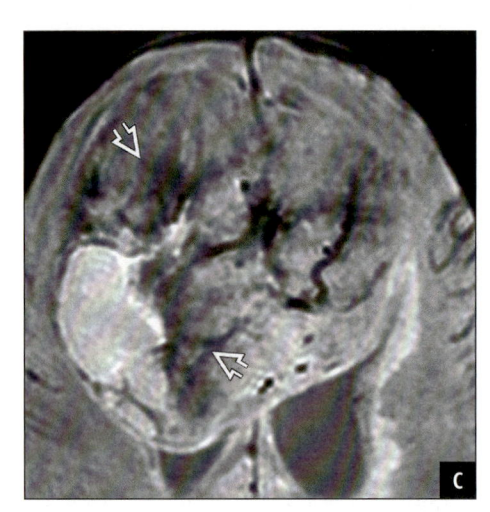

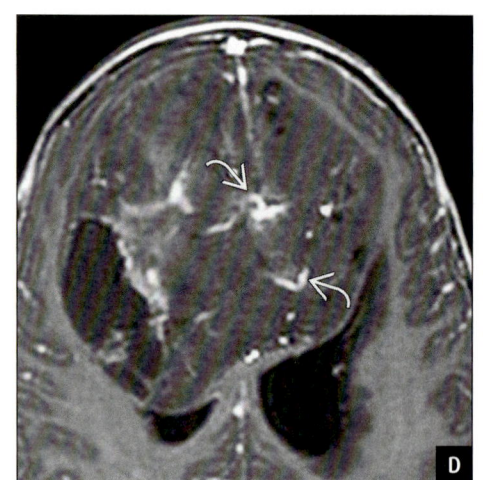

**21-17E** As porções sólidas do tumor são altamente celulares e restringem fortemente à difusão ➡. Os achados de imagem do TENARV são indistinguíveis daqueles dos outros PNETs supratentoriais. (Compare com as Figs. 21-11 e 21-12.)

**21-17F** Perfusão por RM mostra CBV relativo apenas levemente elevado na borda sólida da massa ➡. (Cortesia de M. Thurnher, MD.)

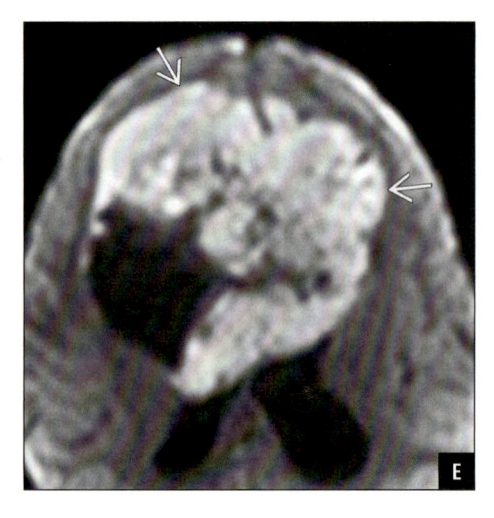

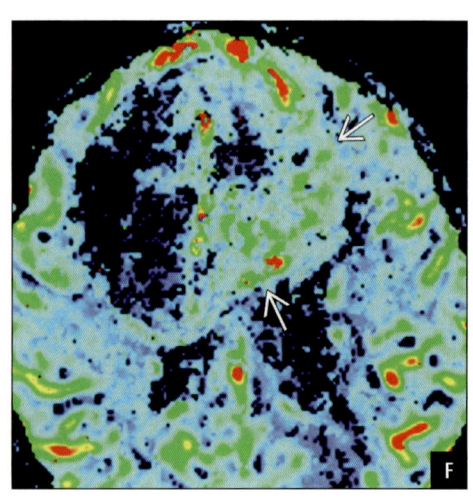

## Ependimoblastoma

Ependimoblastoma diz respeito a uma categoria pouco definida, cuja existência como uma entidade própria foi contestada (p. ex., *Judkins et al*: Ependymoblastoma: dear, damned, distracting diagnosis, farewell! Brain Pathol. 20 (1):133-9, 2010).

**ETIOLOGIA E PATOLOGIA.** À cirurgia e à necropsia, o ependimoblastoma apresenta-se como uma massa hemisférica grande, macia e mais carnosa, um tanto friável. Os ependimoblastomas são lesões altamente vasculares, portanto cistos macroscópicos e modificações hemorrágicas são comuns.

A suposta chave histológica é a presença de rosetas "ependimoblastomatosas", embora possam ser vistas também em outros PNETs. Muitas lesões que foram chamadas de ependimoblastomas foram reclassificadas como TENARVs (ver a seguir).

**ASPECTOS CLÍNICOS.** Em quase todos os relatos, os pacientes possuem menos de 5 anos. Os ependimoblastomas em geral crescem rápido, portanto, os lactentes apresentam aumento do perímetro cefálico e as crianças um pouco mais velhas apresentam sinais de aumento da pressão intracraniana. A disseminação no LCS é comum e o prognóstico geralmente é pobre, mesmo com tratamento agressivo.

**IMAGEM E DIAGNÓSTICO DIFERENCIAL.** Os achados de imagem são similares àqueles dos outros tumores embrionários primitivos, ou seja, uma grande massa hemisférica muito heterogênea que parece relativamente bem demarcada em relação ao parênquima cerebral adjacente. O edema peritumoral varia de ausente a extenso. O realce após a administração de contraste é bastante variável (**Fig. 21-16**).

Os principais diagnósticos diferenciais do ependimoblastoma são o **PNET do SNC** e outras **variantes de PNET**, como o meduloepitelioma e o **TENARV** (ver abaixo). Todos os PNETs supratentoriais e as neoplasias embrionárias se parecem aos estudos de imagem, portanto, o diagnóstico definitivo depende da caracterização histopatológica e imuno-histoquímica.

O ependimoma anaplásico é uma neoplasia glial não astrocítica, histologicamente distinta, que não deve ser confundida com o ependimoblastoma.

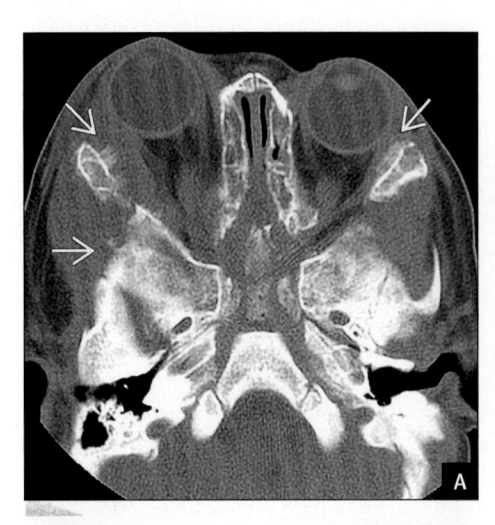

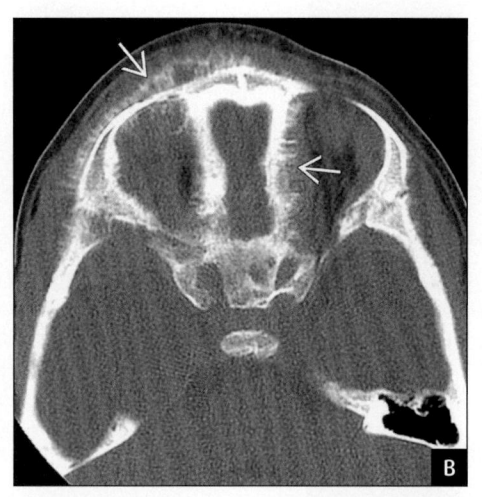

**21-18A** TC óssea em corte axial de um menino de 9 meses com proptose e neuroblastoma suprarrenal estágio IV identificado na TC abdominal (não mostrada). Observe a marcante periostite espiculada orbital com massas de tecidos moles nas adjacências ➡.
**21-18B** Corte mais cranial do mesmo paciente mostra o clássico aspecto de "cabelo em pé" ➡ do neuroblastoma metastático. (Cortesia de S. Blaser, MD.)

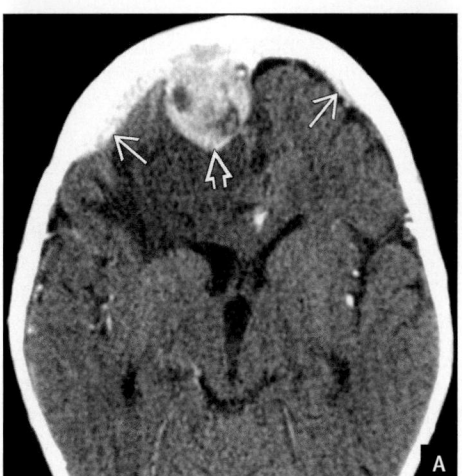

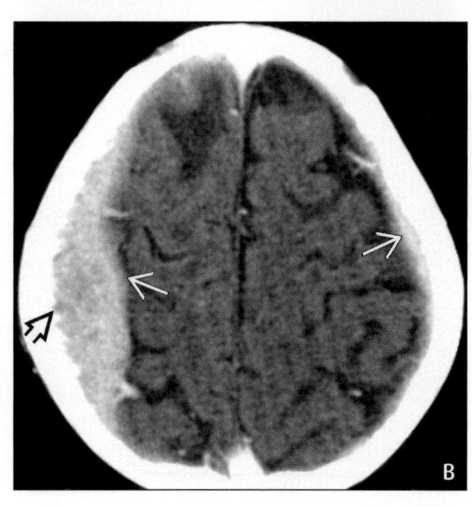

**21-19A** TC com contraste em corte axial de um menino de 2 anos com neuroblastoma mostra forte realce em metástases na dura-aracnoide ➡ com extensão parenquimatosa ➡.
**21-19B** Corte mais cranial do mesmo paciente mostra metástases na dura-aracnoide mais extensas ➡. Observe o padrão irregular de "cabelo em pé" do envolvimento da calvária ➡. TC óssea (não mostrada) demonstrava múltiplas lesões líticas e lesões calvarianas com padrão de "cabelo em pé".

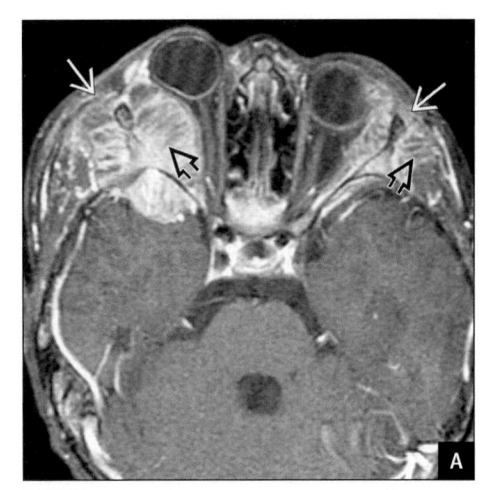

**21-20A** Aquisição em T1 pós-contraste com saturação de gordura em um neuroblastoma metastático mostra massas de tecidos moles com realce bilateralmente ➡ e periostite neoplásica com padrão de "cabelo em pé" ⇾.

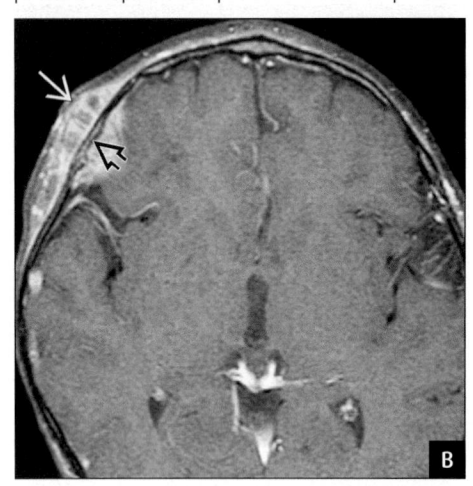

**21-20B** Aquisição mais cranial em T1 pós-contraste com saturação de gordura mostra o realce da calvária ⇾, associado com disseminação tumoral ➡ tanto intra quanto extracraniana.

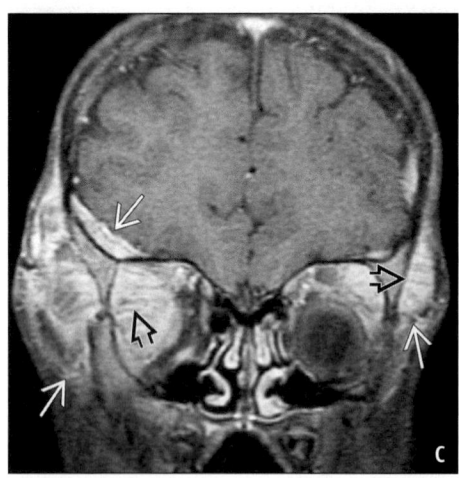

**21-20C** Aquisição em T1 pós-contraste com saturação de gordura no plano coronal mostra a extensão das metástases ➡ e a marcante periostite neoplásica com padrão de "cabelo em pé" ⇾. (Cortesia de C. Y. Ho, MD.)

## Tumor embrionário com neurópilo abundante e rosetas verdadeiras

O tumor embrionário com neurópilo abundante e rosetas verdadeiras (TENARV) é um subtipo raro de PNET do SNC que combina características microscópicas do neuroblastoma (abaixo) com as do ependimoblastoma. A presença de neurópilo fibrilar fino abundante distingue patologicamente o TENARV dos outros PNETs. Os TENARVs são considerados neoplasias grau IV pela OMS.

Todos os TENARVs relatados ocorreram em crianças menores de 4 anos. Ao contrário do meduloblastoma, o TENARV se dá predominantemente em pacientes do sexo feminino (F:M = 2:1). Os TENARVs são tumores altamente malignos e com desfecho clínico ruim, apesar de tratamentos agressivos.

Os achados de imagem são indistinguíveis daqueles dos outros PNETs. Uma volumosa massa hemisférica, de aspecto heterogêneo, que possui pouco edema e restringe à difusão é o típico **(Fig. 21-17)**.

## Neuroblastoma do SNC

O neuroblastoma craniocerebral pode ser tanto secundário como primário. A doença secundária é mais comum que a primária e, portanto, será discutida primeiro. O neuroblastoma é notório por suas diversas manifestações (um dos "grandes simuladores") e pode se disfarçar como uma doença neurológica primária em uma criança com um distúrbio neurológico inexplicado.

**NEUROBLASTOMA SECUNDÁRIO (METASTÁTICO).** O neuroblastoma (NB) é um tumor neuroendócrino que se origina de elementos da crista neural, em geral no interior da glândula suprarrenal ou no sistema nervoso simpático. É o câncer sólido extracraniano mais comum da infância e é o câncer mais comum em lactentes. O NB corresponde a 10-15% de todas as malignidades da infância, seguindo a leucemia e os tumores cerebrais primários em prevalência.

*Aspectos clínicos.* As metástases estão presentes em quase 70% dos pacientes com NB no momento do diagnóstico. As metástases para o esqueleto são a manifestação mais comum. Cerca de 25% ocorrem na órbita, calvária e base do crânio. A manifestação clínica clássica do NB metastático orbital é uma criança com proptose e "olhos de guaxinim".

O envolvimento do SNC pelo NB metastático é incomum e em geral ocorre como uma complicação tardia da doença no estágio IV (risco em 3 anos = 8%). As metástases de NB no SNC são detectadas geralmente mais na recorrência da doença do que no diagnóstico inicial.

*Imagem.* A TC sem contraste mostra uma ou mais massas de partes moles hiperdensas na órbita, crânio, escalpo e/ou componentes extradurais. A TC óssea mostra finas espículas do tipo "cabelo em pé" de osso periosteal que se projetam a partir do crânio ou das asas maiores do esfenoide **(Fig. 21-18)**. Múltiplas lesões bilaterais envolvendo as tábuas ósseas interna e externa do crânio são típicas (**Fig. 21-19**). Defeitos líticos e suturas alargadas e indistintas são outros achados comuns.

A RM mostra uma massa extra-axial que é heterogeneamente hipointensa em relação ao parênquima cerebral em ambas as ponderações T1 e T2. Forte realce após a administração de contraste é típico. Hipointensidades lineares que representam as espículas ósseas dos "cabelos em pé" podem, por vezes, ser identificadas no interior das massas, estas últimas com importante realce (**Fig. 21-20**).

As lesões do SNC são incomuns, aparecendo como uma massa parenquimatosa, intraventricular ou mesmo na medula espinal. A disseminação leptomeníngea da doença é rara.

Os estudos por medicina nuclear são úteis na avaliação precoce do NB. Imagem com metaiodobenzilguanidina (MIBG) é a modalidade mais sensível e específica para determinar doença primária ou metastática. O PET com 18F-FDG é útil para definir os estágios I e II do NB.

O principal diagnóstico diferencial do neuroblastoma metastático para a calvária é a **leucemia**. Ambos com frequência apresentam massas com base dural ou calvariana, mas as lesões parenquimatosas são mais comuns com a leucemia do que com o NB.

Outra lesão que pode se apresentar com lesões ósseas líticas é a **histiocitose de células de Langerhans** (HCL). Ambas podem se apresentar com massas de base dural, mas a reação espiculada periosteal do NB metastático está ausente na HCL.

**Neuroblastoma primário do snc.** O neuroblastoma primário do SNC é menos comum que a doença secundária. Se um PNET supratentorial exibe *apenas* diferenciação neuronal, então, por definição, ele é um neuroblastoma cerebral. Os achados de imagem são indistinguíveis daqueles de outros PNETs, ou seja, grande massa hemisférica com necrose, hemorragia e forte realce, embora heterogêneo, após a administração de contraste.

## Estesioneuroblastoma

**Terminologia.** O estesioneuroblastoma (ENB) é um tumor neuroectodérmico raro que se origina na cavidade nasal superior (**Fig. 21-21**). Ele também é conhecido como neuroblastoma olfatório.

**Etiologia.** Os ENBs são tumores com origem da crista neural que surgem da mucosa olfatória. Não há fatores de risco conhecidos.

**Patologia.** Os ENBs aparecem macroscopicamente como massas lobuladas moderadamente vasculares. Microscopicamente, eles apresentam uma matriz intercelular neurofibrilar e formação de rosetas. Pleomorfismo nuclear leve com mitoses infrequentes é típico. A microscopia eletrônica demonstra grânulos neurossecretores.

Como são neoplasias extracranianas primárias, os ENBs não são graduados de acordo com os critérios da OMS. A graduação histológica utiliza o sistema de Hyam

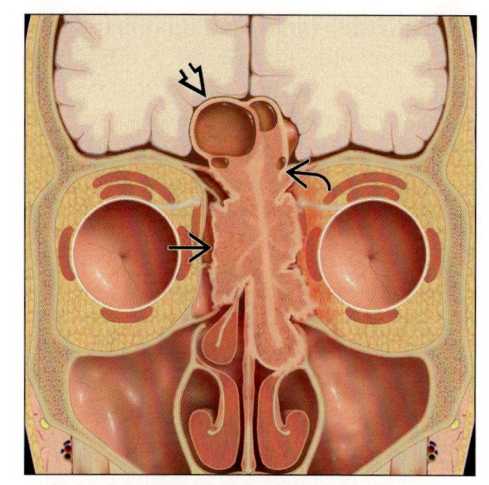

**21-21** Ilustração coronal retrata o ENB como uma grande massa ➡ nasal com extensão intracraniana cranial ➡ através da lâmina crivosa ➡.

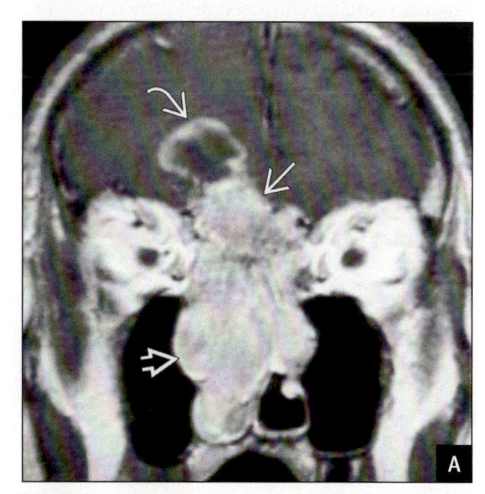

**21-22A** Aquisição em T1 pós-contraste no plano coronal mostra um enorme ENB em "halteres" composto por uma grande massa nasal ➡, uma massa intracraniana menor ➡ e área de degeneração cística ➡.

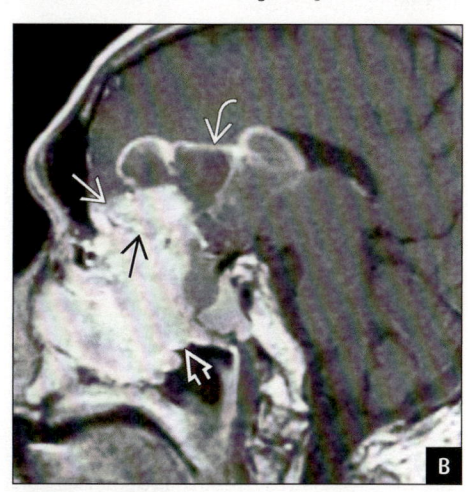

**21-22B** Aquisição em T1 pós-contraste no plano sagital mostra a verdadeira extensão da massa extra ➡ e intracraniana ➡ e das áreas císticas ➡. A lâmina crivosa ➡ está predominantemente destruída.

com graus que variam de 1 a 4 com base no pleomorfismo nuclear, mitoses, necrose, etc. A classificação de Kadish é utilizada para o estadiamento compreende três estágios: estágio A, tumores localizados na cavidade nasal; estágio B, cavidade nasal e seios paranasais; e estágio C, extensão além das cavidades nasosinusais, incluindo envolvimento intracraniano.

**Aspectos clínicos.** Os ENBs possuem uma grande variação etária com pico bimodal entre 20 e 60 anos. O ENB não costuma ser uma possibilidade diagnóstica em crianças.

Os sintomas mais comuns são obstrução nasal e epistaxe. Os ENBs com extensão intracraniana podem apresentar-se com cefaleia, proptose e neuropatias cranianas.

A taxa de sobrevida em 5 anos é de aproximadamente 75%, embora a recorrência local seja comum. Metástases hematogênicas ou linfáticas se desenvolvem em 10-30% dos pacientes.

**Imagem.** O achado típico do ENB é uma massa no aspecto superior da cavidade nasal, na lâmina crivosa. Uma morfologia em "halteres" – a porção superior na fossa crania-na anterior e a porção inferior na cavidade nasal, com o aspecto mais estreito na lâmina crivosa – é visto em grandes massas **(Fig. 21-22)**.

*Achados na TC.* A TC óssea mostra remodelamento ósseo misto à destruição óssea, especialmente na lâmina crivosa. Calcificações intratumorais salpicadas são incomuns. Na TC com contraste, uma massa com realce homogêneo é típica.

*Achados na RM.* O ENB é hipo a isointenso se comparado ao parênquima cerebral nas ponderações em T1 e iso a hiperintenso nas ponderações em T2. Áreas de degeneração cística e hemorragia intratumoral são comuns. Alguns grandes ENBs que apresentam extensão intracraniana possuem cistos não neoplásicos associados em torno de suas margens superior e lateral, na interface entre o tumor e o parênquima cerebral. Os ENBs em geral realçam forte e relativamente uniformemente.

A disseminação do ENB para linfonodos cervicais é comum, em geral primeiro para os linfonodos da cadeia II, com frequente envolvimento da cadeia I, da cadeia III e de grupos linfonodais retrofaríngeos nos estágios finais. Os linfonodos que portam doença metastática são predo-

**21-23A** TC sem contraste de uma menina de 18 meses, com vômitos por 1-2 semanas mostra uma massa frontal à direita ➡ mista, predominantemente hiperdensa, com marcado edema vasogênico ➡.
**21-23B** Ponderação em T2 mostra que a massa apresenta intensidade de sinal mista, em sua maioria hipo e isointensa.

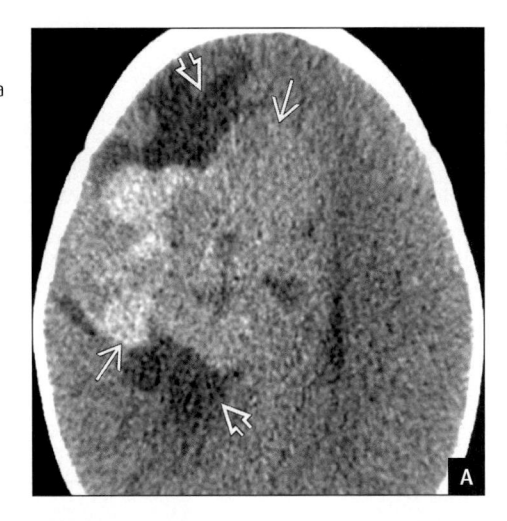

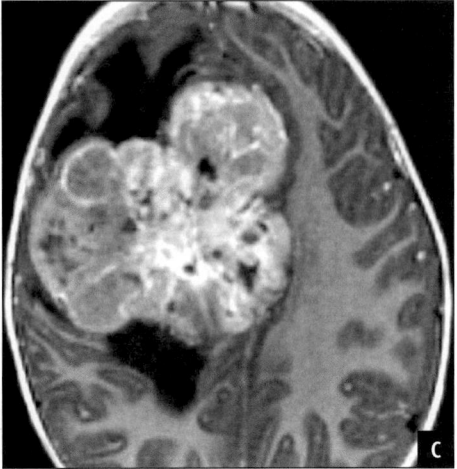

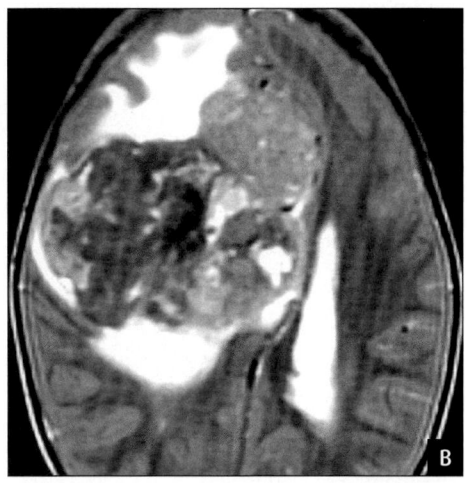

**21-23C** Aquisição em T1 pós-contraste mostra realce difuso, mas muito heterogêneo.
**21-23D** O mapa de ADC mostra importante restrição ➡ difusa devido à alta celularidade do tumor. A espectroscopia de prótons (não mostrada) demonstra elevação da colina e do lactato. O diagnóstico histológico foi de AT/RT. (Cortesia de B. Jones, MD.)

minantemente sólidos e demonstram ávida captação do meio de contraste.

*PET/TC.* A PET/TC com 18F-FDG é útil com os exames de imagem convencionais no estadiamento inicial ou reestadiamento subsequente do ENB. Pode revelar doença metastática linfonodal e a distância, bem como recorrência local obscurecida nos exames padrão por modificações relacionadas ao tratamento. A PET/TC modifica o estadiamento previamente determinado da doença e altera o manejo do paciente em cerca de 40% dos casos, com mais de um terço dos tumores reclassificados para um grau superior.

DIAGNÓSTICO DIFERENCIAL. Os principais diagnósticos diferenciais do ENB com extensão intracraniana são **carcinoma de células escamosas** (CCE) e **adenocarcinoma sinonasal**. O CCE sinonasal é mais comum no antro maxilar do que na cavidade nasal e não realça tão intensamente quanto o ENB. Os pacientes com adenocarcinoma sinonasal com frequência possuem uma história ocupacional ou exposição a pó de madeira. O carcinoma sinonasal indiferenciado pode ser difícil de distinguir do ENB com base apenas nos exames de imagem. O **linfoma sinonasal** costuma ser hiperdenso na TC sem contraste e raramente apresenta extensão direta cranial para a base do crânio e a fossa anterior.

## Tumores rabdoides malignos

Os tumores rabdoides malignos (TRMs) são tumores agressivos que foram inicialmente descritos nos rins e em tecidos moles de lactentes e crianças pequenas. Os tumores rabdoides cranianos foram depois reconhecidos como uma entidade patológica distinta e denominados tumor teratoide rabdoide atípico (AT/RT). Os AT/RTs podem ser separados dos PNETs e dos TRMs por características imuno-histoquímicas, histopatológicas e moleculares distintas.

### Tumor teratoide rabdoide atípico
#### Etiologia
O tumor teratoide rabdoide atípico é um dos tumores do SNC em que uma alteração patognomônica de um gene

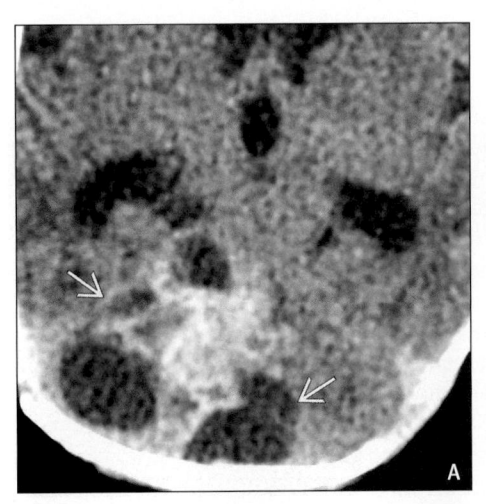

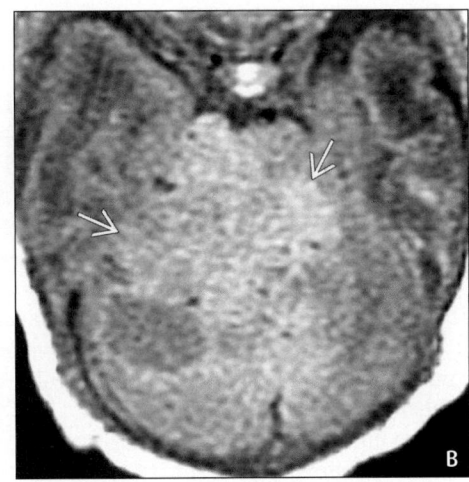

**21-24A** TC sem contraste de um menino de 5 anos com náuseas e vômitos matinais mostra uma massa na fossa posterior ➡ com aspecto misto hiperdenso e cístico, centrada no hemisfério cerebelar direito.
**21-24B** Ponderação em T1 do mesmo paciente mostra que a massa é muito grande e exibe intensidade de sinal mista ➡.

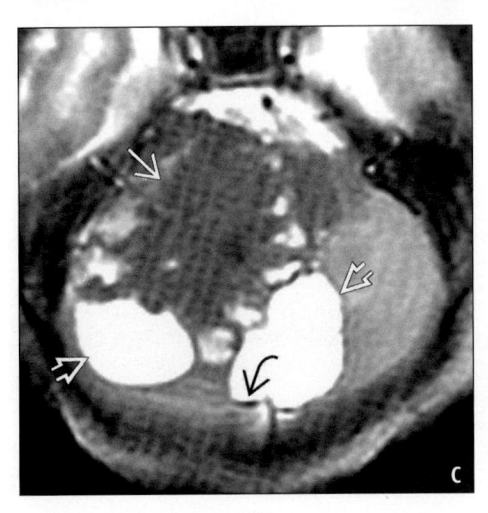

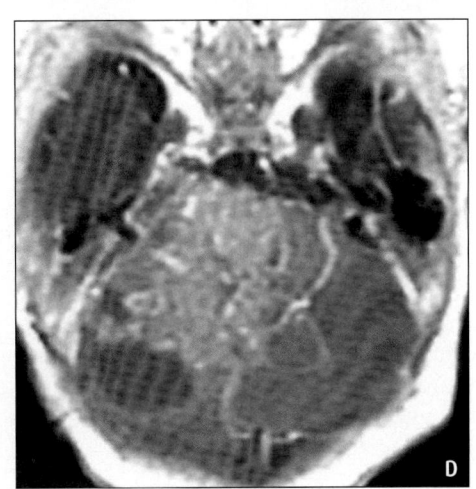

**21-24C** Ponderação em T2 mostra que a porção sólida ➡ é muito hipointensa, enquanto os múltiplos cistos de tamanhos variados são hiperintensos ➡. Observe os níveis líquido-hemáticos ➡ em alguns dos cistos.
**21-24D** Ponderação em T1 pós-contraste mostra realce heterogêneo leve a moderado. A espectroscopia de prótons (não mostrada) demonstra colina marcadamente elevada. O diagnóstico histológico foi de AT/RT. (Cortesia de G. Hedlund, DO.)

supressor tumoral foi identificada. Deleções no gene *INI1/hSNF5/BAF47* ocorrem em quase todos os casos e são consideradas diagnósticas de AT/RT, diferenciando este tumor do PNET e de outras neoplasias do SNC com características rabdoides.

## Patologia

LOCALIZAÇÃO. Os AT/RTs ocorrem tanto no compartimento supra como no infratentorial. Aproximadamente metade dos AT/RTs é supratentorial, em geral ocorrendo nos hemisférios cerebrais. Os AT/RTs de fossa posterior ocorrem mais nos hemisférios cerebelares.

PATOLOGIA MACROSCÓPICA. O aspecto macroscópico – uma grande massa macia, carnosa, hemorrágica e necrótica – é similar ao de outros PNETs do SNC.

CARACTERÍSTICAS MICROSCÓPICAS. Os AT/RTs são compostos de elementos pouco diferenciados neurais, epiteliais e mesenquimais juntamente com células rabdoides proeminentes.

## Aspectos clínicos

EPIDEMIOLOGIA. OS AT/RTs correspondem a 1-2% de todos os tumores cerebrais pediátricos. A maioria ocorre em crianças abaixo dos 5 anos. O pico de incidência está entre o nascimento e os 2 anos, período no qual o AT/RT se aproxima do PNET e do meduloblastoma. O AT/RT pode ocorrer em adultos, mas é raro. Há uma moderada predominância masculina.

A **síndrome de predisposição para o tumor rabdoide** (SPTR) é uma síndrome cancerígena familiar caracterizada por um notável aumento do risco de desenvolver TRMs – incluindo AT/RT – causada pela perda ou inativação do gene *INI1*. A análise genealógica sustenta um padrão de herança autossômica dominante com penetrância variável.

Os pacientes com SPTR podem desenvolver um AT/RT com um TRM sincrônico renal ou extrarrenal. Crianças com SPTR e AT/RT apresentam uma doença mais extensa e com progressão mais rápida. Outros tumores do SNC associados com SPTR incluem carcinoma de plexo coroide e meningiomarabdoide.

HISTÓRIA NATURAL. O AT/RT é um tumor altamente maligno, quase sempre fatal. A maioria das crianças morre dentro de 6 a 8 meses, apesar da terapia agressiva. A taxa de sobrevida em adultos é um pouco melhor, com média de 2 anos.

## Imagem

CARACTERÍSTICAS GERAIS. O AT/RT divide muitas características de imagem com outros tumores embrionários, ou seja, são neoplasias densamente celulares, que com frequência contêm hemorragia, necrose, cistos e calcificações. Um tumor moderadamente grande, maciço, misto, com componentes sólido e cístico e densidade/intensidade de sinal heterogênea é típico.

A disseminação no LCS é comum, portanto todo o neuroeixo deve passar por um estudo por imagem antes da intervenção cirúrgica.

ACHADOS NA TC. O exame de TC sem contraste mostra uma massa leve a moderadamente hiperdensa, com cistos e focos hemorrágicos **(Fig. 21-23)**. Calcificações e hidrocefalia obstrutiva – especialmente com AT/RT na fossa posterior – são comuns. O realce costuma ser forte, mas heterogêneo.

ACHADOS NA RM. Os AT/RTs são heterogeneamente hipo a isointensos ao parênquima cerebral nas poderações em T1, e iso a hiperintensos nas ponderações em T2 **(Fig. 21-24)**. Focos com artefatos de susceptibilidade magnética no T2* (GRE, SWI) são comuns. Restrição leve a moderada está presente à difusão. A espectroscopia de prótons mostra elevação da colina e NAA reduzido ou ausente.

O realce nas aquisições em T1 pós-contraste é forte, mas heterogêneo. A disseminação leptomeníngea está presente em 15-20% dos casos no momento do diagnóstico inicial.

## Diagnóstico diferencial

O diagnóstico diferencial do AT/RT varia com a localização.

Os principais diagnósticos diferenciais do AT/RT supratentorial incluem **PNET do SNC, ependimoma supratentorial, teratoma e astrocitoma maligno**. Todos podem ser tumores volumosos e maciços com aspectos de imagem muito heterogêneos, sendo que o diagnóstico diferencial requer a biópsia e coloração INI1.

O principal diagnóstico diferencial para AT/RT da fossa posterior é o **meduloblastoma**. Embora esses tumores possam parecer praticamente idênticos, o meduloblastoma em geral ocorre na linha média, ao passo que os AT/RTs com frequência se situam fora desta linha, próximo ao ângulo cerebelopontino.

---

**TUMOR TERATOIDE RABDOIDE ATÍPICO**

**Etiologia**
- Perda do gene supressor tumoral *INI1/hSNF5/BAF47* no cromossomo 22.

**Patologia**
- Infratentorial (~ 50%), supratentorial (~ 50%)
- Frequentemente fora da linha média (hemisférios cerebrais e cerebelares)
- Elementos neuroepiteliais pouco diferenciados + células rabdoides
- Grau IV da OMS

**Aspectos clínicos**
- 1-2% dos tumores cerebrais pediátricos
- Crianças < 5 anos, maioria < 2 anos; raro em adultos
- Síndrome da predisposição para o tumor rabdoide

*(continua)*

> *(continuação)*
> - Tumores rabdoides malignos
> - Carcinoma do plexo coroide
>
> **Imagem**
> - Heterogêneo, hiperdenso na TC sem contraste
> - Heterogêneo tanto em T1 como em T2
> - Realça fortemente, mas de maneira heterogênea
> - Disseminação no LCS em 15-20% no momento do diagnóstico
> - Restringe à difusão
>
> **Diagnóstico diferencial**
> - Diagnóstico diferencial do AT/RT *supratentorial*
> - PNET do SNC
> - Ependimoma, teratoma, astrocitoma maligno
> - Diagnóstico diferencial do AT/RT da *fossa posterior*
> - Meduloblastoma (AT/RT na linha média pode ser indistinguível)

## *Outras neoplasias do SNC com características rabdoides*

São muito raros outros tumores do SNC, excetuando-se o AT/RT, com características rabdoides ou rabdomioblásticas. O **glioblastoma rabdoide** é uma entidade recentemente descrita, na qual um glioblastoma multiforme (GBM) está associado com um componente rabdoide definido. Tumor rabdoide primário com componente de glioma de baixo grau também foi descrito. Em ambos, a imuno-histoquímica é positiva para GFAP e INI1.

O **menigioma rabdoide** é um subtipo incomum de meningioma grau III da OMS que contém camadas de células rabdoides. A maioria possui índices proliferativos elevados e exibe outras características citológicas de malignidade. Os meningiomas rabdoides são muito raros em lactentes e retêm coloração INI11, o que os diferencia histopatologicamente do AT/RT.

## Referências selecionadas

- Eberhart CG: Molecular diagnostics in embryonal brain tumors. Brain Pathol. 21(1):96-104, 2011
- Severino M et al: Congenital tumors of the central nervous system. Neuroradiology. 52(6):531-48, 2010

## *Meduloblastoma*
### Visão geral sobre o meduloblastoma
- Kool M et al: Molecular subgroups of medulloblastoma: an international meta-analysis of transcriptome, genetic aberrations, and clinical data of WNT, SHH, Group 3, and Group 4 medulloblastomas. Acta Neuropathol. 123(4):473-84, 2012
- Northcott PA et al: The clinical implications of medulloblastoma subgroups. Nat Rev Neurol. 8(6):340-51, 2012
- Robinson G et al: Novel mutations target distinct subgroups of medulloblastoma. Nature. 488(7409):43-8, 2012
- Eberhart CG: Molecular diagnostics in embryonal brain tumors. Brain Pathol. 21(1):96-104, 2011
- Ellison DW et al: Medulloblastoma: clinicopathological correlates of SHH, WNT, and non- SHH/WNT molecular subgroups. Acta Neuropathol. 121(3):381-96, 2011
- Remke M et al: Adult medulloblastoma comprises three major molecular variants. J Clin Oncol. 29(19):2717-23, 2011
- Gibson P et al: Subtypes of medulloblastoma have distinct developmental origins. Nature. 468(7327):1095-9, 2010

### Meduloblastoma clássico
- Taylor MD et al: Molecular subgroups of medulloblastoma: the current consensus. Acta Neuropathol. 123(4):465-72, 2012
- Fruehwald-Pallamar J et al: Magnetic resonance imaging spectrum of medulloblastoma. Neuroradiology. 53(6):387-96, 2011
- Northcott PA et al: Pediatric and adult sonic hedgehog medulloblastomas are clinically and molecularly distinct. Acta Neuropathol. 122(2):231-40, 2011
- Castillo M: Stem cells, radial glial cells, and a unified origin of brain tumors. AJNR Am J Neuroradiol. 31(3):389-90, 2010

### Variantes do meduloblastoma
- Liu HQ et al: MRI features in children with desmoplastic medulloblastoma. J Clin Neurosci. 19(2):281-5, 2012
- Fruehwald-Pallamar J et al: Magnetic resonance imaging spectrum of medulloblastoma. Neuroradiology. 53(6):387-96, 2011

## *Tumores neuroectodérmicos primitivos do SNC*
- Behdad A et al: Central nervous system primitive neuroectodermal tumors: a clinicopathologic and genetic study of 33 cases. Brain Pathol. 20(2):441-50, 2010

### PNET supratentorial
- Rodriguez FJ: CNS primitive neuroectodermal tumors. In Burger P et al: Diagnostic Pathology: Neuropathology. Salt Lake City: Amirsys Publishing. I.1.234-9, 2012
- Dahlback HS et al: Genomic aberrations in pediatric gliomas and embryonal tumors. Genes Chromosomes Cancer. 50(10):788-99, 2011
- Gessi M et al: Supratentorial primitive neuroectodermal tumors of the central nervous system in adults: molecular and histopathologic analysis of 12 cases. Am J Surg Pathol. 35(4):573-82, 2011
- Phi JH et al: Upregulation of SOX2, NOTCH1, and ID1 in supratentorial primitive neuroectodermal tumors: a distinct differentiation pattern from that of medulloblastomas. J Neurosurg Pediatr. 5(6):608-14, 2010

### Variantes de PNET do SNC
- Broski SM et al: The Added Value of 18F-FDG PET/CT for Evaluation of Patients with Esthesioneuroblastoma. J Nucl Med. 53(8):1200-6, 2012

- Nobusawa S et al: Analysis of chromosome 19q13.42 amplification in embryonal brain tumors with ependymoblastic multilayered rosettes. Brain Pathol. 22(5):689-697, 2012
- Howell MC et al: Patterns of regional spread for esthesioneuroblastoma. AJNR Am J Neuroradiol. 32(5):929-33, 2011
- D'Ambrosio N et al: Imaging of metastatic CNS neuroblastoma. AJR Am J Roentgenol. 194(5):1223-9, 2010
- Judkins AR et al: Ependymoblastoma: dear, damned, distracting diagnosis, farewell!. Brain Pathol. 20(1):133-9, 2010

## Tumores rabdoides malignos
### Tumor teratoide rabdoide atípico
- Burger PC: Atypical teratoid/rhabdoid tumor. In Diagnostic Pathology: Neuropathology. Salt Lake City: Amirsys Publishing. I.1.248-55, 2012
- Harris TJ et al: Case 168: rhabdoid predisposition syndrome-- familial cancer syndromes in children. Radiology. 259(1):298-302, 2011

### Outras neoplasias do SNC com características rabdoides
- Endo S et al: Primary rhabdoid tumor with low grade glioma component of the central nervous system in a young adult. Neuropathology. Epub ahead of print, 2012
- Bruggers CS et al: Clinicopathologic comparison of familial versus sporadic atypical teratoid/rhabdoid tumors (AT/RT) of the central nervous system. Pediatr Blood Cancer. 56(7):1026-31, 2011
- He MX et al: Rhabdoid glioblastoma: case report and literature review. Neuropathology. 31(4):421-6, 2011
- Momota H et al: Rhabdoid glioblastoma in a child: case report and literature review. Brain Tumor Pathol. 28(1):65-70, 2011

# 22
# Tumores das meninges

| | |
|---|---|
| Anatomia das meninges cranianas | 589 |
| Dura-máter | 589 |
| Aracnoide e granulações da aracnoide | 590 |
| Pia-máter | 590 |
| Tumores meningoteliais | 591 |
| Meningioma | 591 |
| Meningioma atípico | 599 |
| Meningioma maligno | 601 |
| Tumores mesenquimais não meningoteliais | 602 |
| Tumores mesenquimais benignos | 602 |
| Hemangioma | 604 |
| Tumores mesenquimais malignos | 606 |
| Tumor fibroso solitário e hemangiopericitoma | 608 |
| Lesões melanocíticas primárias | 611 |
| Melanocitoma | 611 |
| Melanocitose/melanomatose meníngea difusa | 612 |
| Outras neoplasias relacionadas | 612 |
| Hemangioblastoma | 612 |

As meninges cranianas são responsáveis por um grande espectro de neoplasias que em geral se manifestam como massas extra-axiais (fora do parênquima cerebral, mas dentro do crânio). Os tumores das meninges cranianas são divididos em quatro subgrupos patológicos básicos: (1) neoplasias meningoteliais (meningiomas); (2) tumores mesenquimais não meningoteliais; (3) lesões melanocíticas primárias; e (4) na terminologia da Organização Mundial da Saúde (OMS), "outras neoplasias relacionadas com as meninges".

O **meningioma** é a neoplasia intracraniana mais comum. Meningiomas (benigno, atípico e anaplásico) são de longe o maior grupo de neoplasias meningoteliais. Embora os meningiomas estejam fisicamente afixados à dura-máter, eles, na realidade, têm origem nas células da aracnoide.

Tanto tumores mesenquimais benignos quanto malignos podem se originar no sistema nervoso central (SNC). Esses **tumores mesenquimais não meningoteliais** raros correspondem histologicamente aos tumores de tecidos moles ou ósseos encontrados em qualquer local do corpo. O **hemangioma** e o **hemangiopericitoma** estão incluídos neste subgrupo.

O terceiro subgrupo é composto pelas raras **lesões melanocíticas** das meninges cranianas, incluindo o melanocitoma focal e a melanocitose leptomeníngea difusa.

Embora a histogênese do hemangioblastoma seja incerta, essas neoplasias altamente vasculares contêm estroma e componentes vasculares. Tendo em vista que os investigadores descobriram que o componente estromal (não o vascular) é o elemento neoplásico, a classificação da OMS considera o hemangioblastoma como parte da quarta e última categoria, "**outras neoplasias relacionadas com as meninges**".

## Anatomia das meninges cranianas

As meninges cranianas consistem na dura-máter, na aracnoide e na pia-máter.

### Dura-máter

A dura-máter – também chamada de paquimeninge – é uma lâmina de tecido fibroso que reveste a calvária e a medula. Como está implícito no nome (latim para "mãe dura"), a dura-máter é um envoltório espesso que provê importante proteção contra lesões e infecções. Também é a estrutura mais importante para a circulação no líquido cerebrospinal (LCS).

Os neurocirurgiões tradicionalmente veem a dura-máter craniana com uma estrutura bilaminar simples com uma **camada externa ("periosteal")** e outra **interna ("meníngea")**. A camada externa é fixada na calota craniana, especialmente nas suturas. A camada interna (meníngea) dobra-se para formar a foice do cérebro, o tentório do cerebelo e o diafragma da sela. As duas camadas se separam e contêm os seios venosos da dura-máter (ver Cap. 9).

Os anatomistas identificaram três diferentes camadas da dura-máter na microscopia. A **camada da margem externa dural**, que tem apenas 2 micrômetros de espessura, é a camada mais fina, formada por fibroblastos, colágeno e fibras elásticas. A camada média, chamada de **dura-máter fibrosa**, é bem vascularizada. A espessura varia de acordo com a localização e a idade do paciente (mais

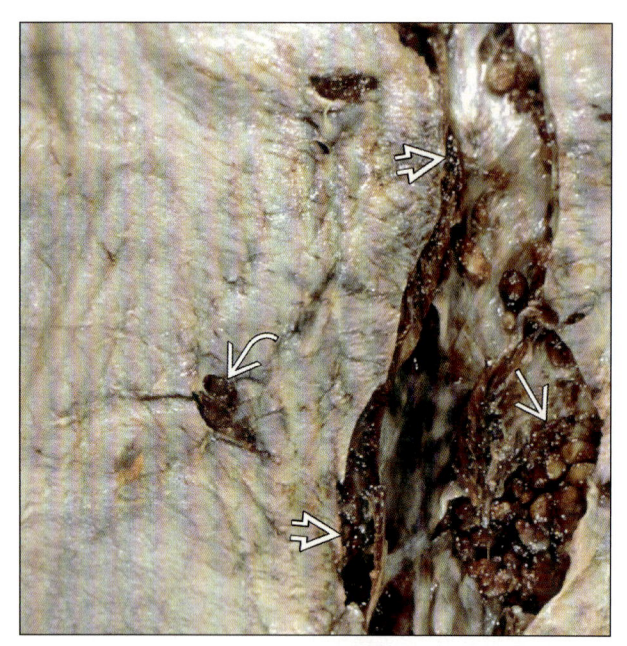

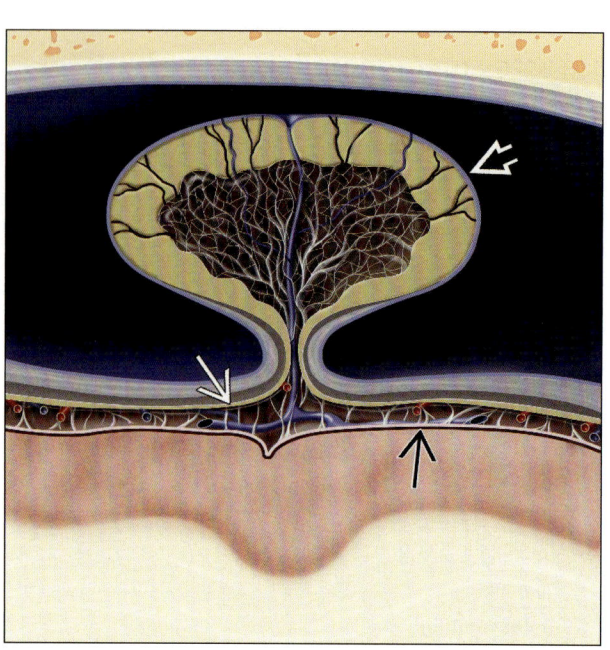

**22-1** Visão aproximada da dura-máter ➡ aberta para mostrar o seio sagital superior com numerosas granulações da aracnoide protruíndo para o interior do seio ➡. Observe o pequeno lago venoso parassagital com uma granulação aracnoide ➡. (Cortesia de E. Ross, MD.)

**22-2** Ilustração demonstra a pia-máter ➡, a aracnoide ➡ e a granulação da aracnoide se projetando para o seio venoso ➡. LCS do espaço subaracnoide é recoberto por um "capuz" de células da aracnoide.

proeminente em crianças que adultos). A camada mais interna é chamada de **camada de células da borda dural**. Essa camada mais interna tem 8 micrômetros de espessura e é composta por células que se aderem às trabéculas da aracnoide.

Imagens de microscopia eletrônica revelam que a dura-máter na realidade é composta por cinco camadas, cada uma com diferentes constituintes e padrões de organização. A camada mais externa (**camada da superfície óssea**) toca a face interna da calota craniana. Os próximos três componentes (**camada externa média, camada vascular** e **camada interna mediana**) compõem a camada média, reconhecida pelos anatomistas como dura-máter fibrosa. Fibras de colágeno altamente organizadas na camada mediana estão dispostas em três direções para formar as três camadas diferentes.

A camada mais interna, também chamada de camada aracnóidea, encontra a própria membrana aracnoide. Essa camada consiste em feixes de colágeno tortuosos que não são orientados em uma direção comum.

### Aracnoide e granulações da aracnoide

A aracnoide é uma membrana translúcida que é frouxamente conectada à camada dural mais interna e segue todos os contornos durais que se projetam para o interior do crânio. A camada mais externa da aracnoide contém células que se entrelaçam com as células da camada mais interna da dura-máter, mas que podem ser facilmente descoladas, formando um espaço (espaço subdural ou interdural) entre essas duas camadas de meninges.

Projeções vilosas especializadas da aracnoide protruem para o interior dos seios venosos **(Fig. 22-1)** e são chamadas de granulações da aracnoide (GAs). As GAs são recobertas por uma camada de células especializadas que permitem a reabsorção do LCS pelo sistema venoso **(Fig. 22-2)**.

As maiores GAs encontram-se ao longo do seio sagital superior, porém também estão presentes nos demais seios venosos. As GAs também são comuns no ossos temporal. Cerca de 10-15% penetram completamente na dura-máter para fazer contato direto com a superfície cortical interna.

### Pia-máter

A pia-máter é a camada mais interna das meninges cranianas. Ela cobre a superfície do cérebro e adere ao córtex com relativa força, seguindo o contorno dos giros cerebrais. A pia-máter invagina ao redor dos vasos penetrantes para formar os espaços (Virchow-Robin) perivasculares (EPVs).

Estudos recentes demonstram que os EPVs formam uma rede intraparenquimatosa complicada, distribuída em todo cérebro, conectando as convexidades cerebrais, cisternas basais e sistema ventricular. Os EPVs têm papel importante ao prover rotas para drenagem de metabólitos cerebrais e na manutenção da pressão intracraniana normal.

# Tumores meningoteliais

Os meningiomas estão entre os tumores cerebrais mais comuns, respondendo por um quarto a um terço de todas neoplasias intracranianas primárias. A OMS divide os meningiomas em três grupos, com base no grau do tumor e na probabilidade de recorrência. Meningiomas grau I da OMS apresentam baixo risco de recorrência e de crescimento agressivo. Esses meningiomas histologica e biologicamente benignos são o tipo mais comum.

Alguns subtipos de meningiomas são associados com comportamento clínico mais agressivo e desfecho menos favorável. **Meningiomas atípicos** correspondem ao grau II da OMS. A forma mais agressiva de meningioma, correspondendo ao grau III, é o **meningioma anaplásico ("maligno")**. Os três graus de meningiomas serão considerados nesta seção.

## Meningioma

### Terminologia

Meningiomas benignos também são chamados de meningiomas típicos (Mts) ou comuns.

### Etiologia

Os meningiomas se originam das células meningoteliais da aracnoide. Entre 50 e 60% dos meningiomas apresentam inativação da proteína Merlin do gene neurofibromatose tipo 2 (NF2) relacionada com a perda do braço longo do cromossomo 22. Perdas de alelos em 1p e 3p também são comuns em meningiomas esporádicos, particularmente nos de alto grau.

Esses tumores também podem ser induzidos por radiação, com intervalo entre a dose de radiação e o desenvolvimento do tumor de 20 a 40 anos. Muitos desses tumores apresentam monossomia do cromossomo 7.

A maioria dos meningiomas apresenta receptores de progesterona e estrogênio. São um dos poucos tumores cerebrais que apresentam predileção pelo sexo feminino.

### Patologia

LOCALIZAÇÃO. Os meningiomas podem ocorrer em quase todos os locais do SNC **(Fig. 22-3)**. Mais de 90% dos meningiomas são supratentoriais e são mais comuns em situação parassagital e na convexidade, respondendo por quase metade de todos meningiomas.

Entre 15 e 20% estão localizados na divisão entre a fossa anterior e média junto ao esfenoide. Outras localizações comuns incluem a base do crânio na goteira olfatória e regiões selar/parasselar (incluindo o seio cavernoso). Locais supratentoriais menos comuns incluem os ventrículos (geralmente no glomo do plexo coroide) e a região pineal (ápice do tentório).

Entre 1 e 2% dos meningiomas são extradurais. As localizações incluem o nervo óptico (bainha do nervo óptico), os seios paranasais e o nariz. Alguns Mts têm origem no crânio (meningioma intraósseo ou intradiploico).

---

**MENINGIOMA: LOCALIZAÇÃO**

**Geral**
- Supratentorial (90%), infratentorial (8-10%)
- Múltiplo (10%; NF2, meningiomatose)

**Locais**
- Mais comum (60-70%)
  - Parassagital (25%)
  - Convexidade (20%)
  - Entre a fossa anterior e média junto do esfenoide (15-20%)
- Menos comum (20-25%)
  - Fossa posterior (8-10%)
  - Goteira olfatória (5-10%)
  - Parasselar (5-10%)
- Raro (2%)
  - Intraventricular
  - Região pineal/ápice do tentório
  - Extradural (bainha do nervo óptico, seios paranasais, nariz, intraósseo)

---

TAMANHO E NÚMERO. Os meningiomas variam muito de tamanho. A maioria é pequena (menos de 1 centímetro) e encontrada ocasionalmente. Alguns – em especial aqueles se que originam na fossa anterior na região da goteira olfatória – podem alcançar grandes dimensões antes de se tornarem sintomáticos.

Os meningiomas podem ser solitários ou múltiplos. Meningiomas múltiplos ocorrem na **NF2** e na **síndrome de meningiomatose múltipla**.

PATOLOGIA MACROSCÓPICA. Existem duas configurações gerais: arredondado ("globoso") **(Figs. 22-4, 22-5 e 22-6)** e achatado, séssil, como um carpete ("em placa") **(Fig. 22-11)**. Os Mts em geral têm massas firmes de consistência elástica, com limites bem definidos, que apresentam uma ampla base dural. À medida que crescem, os Mts invaginam para o interior do crânio em direção ao parênquima cerebral. Uma "fenda" de LCS e vasos costuma estar presente entre o tumor e o córtex adjacente **(Figs. 22-5 e 22-6)**. Embora os meningiomas benignos possam ocasionalmente invadir o cérebro, isso é incomum.

Os meningiomas podem ser acompanhados de espessamento reacional não neoplásico da dura-máter adjacente (sinal da "cauda dural" na imagem) **(Figs. 22-7 e 22-8)**. Os tumores com frequência invadem seios venosos durais e podem se estender através da dura-máter para o crânio, produzindo hiperostose da calvária.

Embora pequenos "microcistos" não sejam incomuns nos Mts, alterações císticas macroscópicas são raras. Hemorragia franca é incomum, ocorrendo em apenas 1-2% dos casos.

Raramente um tumor primário extracraniano pode metastatizar para o interior de um meningioma. Essa

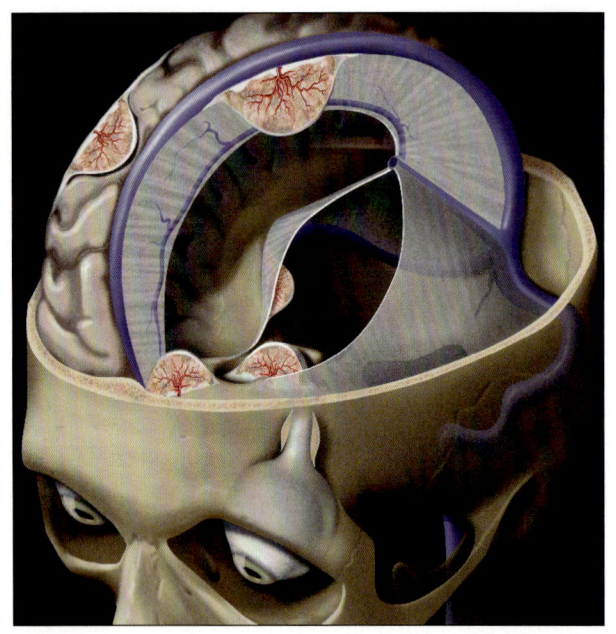

**22-3** Os locais mais comuns de meningioma são a convexidade, a região parafalcina, seguida pelo osso esfenoide na transição entre a fossa média e a anterior, a goteira olfatória e a região selar/parasselar. Aproximadamente 8-10% são infratentoriais. Sítios extracranianos incluem a bainha do nervo óptico, o nariz e os seios paranasais.

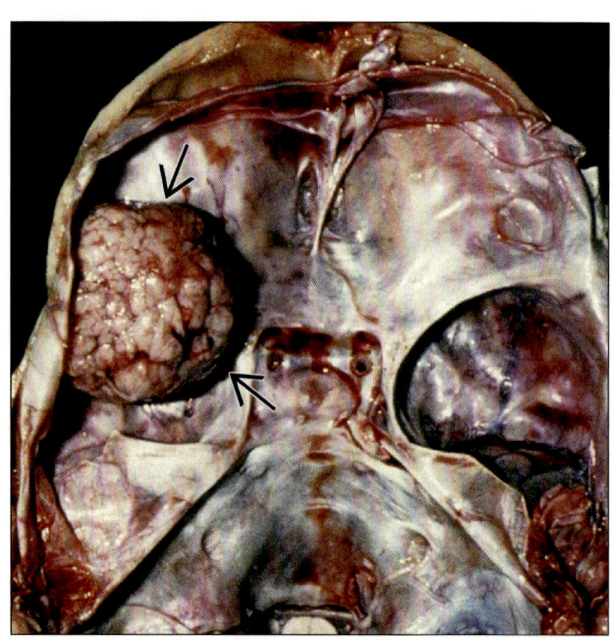

**22-4** Espécime de necropsia mostra um meningioma globoso clássico ➔ como uma massa arredondada, bocelada, com superfície achatada em direção à dura-máter. (Cortesia de R. Hewlett, MD.)

"**colisão tumoral**" pode ocorrer com metástases de neoplasia pulmonar ou mamária para o interior do meningioma de histologia típica.

**CARACTERÍSTICAS MICROSCÓPICAS.** Os meningiomas exibem um amplo espectro de características histológicas. De fato, a classificação da OMS lista muitos subtipos de meningiomas típicos. Os mais comuns são as variantes meningotelial, fibrosa e mista ou "transicional".

Todos os meningiomas típicos são tumores grau I da OMS por definição e apresentam baixo risco de recorrência e de crescimento agressivo. O índice mitótico é baixo, com MIB-1 geralmente < 1%.

Embora não exista diferença clínica entre os subtipos meningoteliais que compartilham o mesmo grau da OMS, a classificação da OMS mais recente sugere que os Mts histologicamente benignos que exibem invasão cerebral microscópica ou macroscópica devam ser designados neoplasias grau II.

## Aspectos clínicos

**EPIDEMIOLOGIA.** Historicamente, os meningiomas foram considerados o segundo tumor primário intracraniano mais comum (após o astrocitoma). Dados epidemiológicos recentes sugerem que ele é o tumor primário mais diagnosticado, respondendo por cerca de um terço de todos os tumores do SNC relatados. Meningiomas típicos respondem por 90-95% desses tumores.

A maioria dos Mts é pequena e descoberta incidentalmente por imagem ou na necropsia. A prevalência de lesões subclínicas é de 1-3%.

Meningiomas múltiplos são comuns em pacientes com neurofibromatose tipo 2 (NF2) e síndromes de meningiomas múltiplos hereditárias não relacionadas à NF2. Meningiomas múltiplos esporádicos (não sindrômicos) ocorrem em 10% dos casos.

**DEMOGRAFIA.** Os meningiomas são tumores de adultos de meia-idade e de idosos. O pico de ocorrência encontra-se aos 60-70 anos. Embora o meningioma responda por menos de 3% dos tumores cerebrais primários em crianças, eles ainda representam o grupo mais comum de neoplasias durais nesses pacientes. Muitos (se não todos) são relacionados à NF2. Os meningiomas associados à NF2 acontecem em uma idade menor se comparados aos meningiomas não sindrômicos.

Mulheres apresentam quase duas vezes mais chances de desenvolver um meningioma típico do que homens. A taxa M:H varia com idade, atingindo um pico de 3,5-4:1 no grupo de pacientes de meia-idade.

**APRESENTAÇÃO.** Os sintomas se relacionam ao tamanho e à localização do tumor. Menos de 10% dos meningiomas tornam-se sintomáticos.

**HISTÓRIA NATURAL.** Estudos longitudinais demonstraram que a maioria dos meningiomas abaixo de 2,5 cm cres-

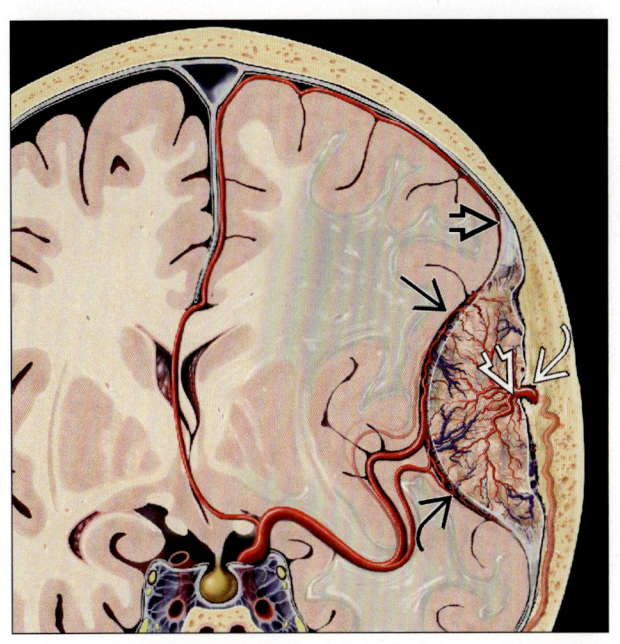

**22-5** Meningioma clássico tem ampla base dural, espessamento dural reacional (cauda dural) ⇨, espessamento ósseo adjacente ➡, fenda de LCS e vasos ➡. A AMMed supre o centro do tumor em um padrão de "raios de sol" ➡; vasos piais suprem a periferia do tumor ➡.

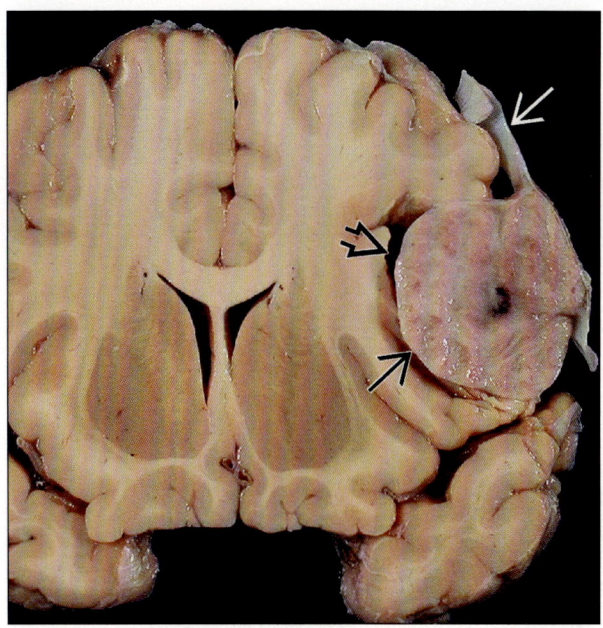

**22-6** Espécime de necropsia demonstra o aspecto globoso do meningioma clássico ➡. Observe a fenda de LCS e os vasos ⇨, espessamento dural reacional ➡ (sinal da cauda dural).

ce muito lentamente ao longo de 5 anos. A maioria dos meningiomas pequenos e assintomáticos encontrados acidentalmente mostra mínimo crescimento e em geral é acompanhada por imagem.

Degeneração maligna de um Mt em meningioma atípico ou anaplásico é rara. Metástases extracranianas são raras, ocorrendo em 1 a cada 1.000 casos. Quando elas ocorrem, os locais de metástases são os pulmões e o esqueleto axial. Foram relatadas metástases tanto de meningiomas atípicos quanto malignos.

OPÇÕES DE TRATAMENTO. Um neurocirurgião uma vez disse: "Como uma impressão digital, cada meningioma é diferente". A estratificação do risco-benefício do tratamento de um meningioma varia não apenas com o tipo de tumor e o grau, mas também com o tamanho e a localização, o suprimento vascular e a presença ou ausência de um plano de clivagem do tumor com o cérebro.

Cirurgia guiada por imagem com ressecção de lesões sintomáticas geralmente é curativa. Embora o principal fator associado com recorrência do meningioma seja ressecção subtotal, estudos recentes mostram que deixar pequenas quantidades de tumor aderido a estruturas cruciais como vasos e nervos cranianos não afeta o desfecho de maneira significativa.

Radiocirurgia estereotáxica ou quimioterapia com antagonistas da progesterona podem ser opções em pacientes com Mts em locais críticos, como o seio cavernoso.

---

**MENINGIOMA: ASPECTOS CLÍNICOS**

**Epidemiologia**
- Neoplasia primária intracraniana mais comum
- A maioria é assintomática
- Achado incidental em imagem/necropsia (1-3%)
  - Solitário (90%)
- Múltiplo na NF2, meningiomatose

**Demografia**
- M:H = 2:1
- Pico de incidência = 40-60 anos
- Raro em crianças, exceto na NF2

**História natural**
- Cresce lentamente
- Raramente metastatiza

---

## Imagem

CARACTERÍSTICAS GERAIS. O aspecto geral de um Mt é de uma massa com base dural extra-axial, arredondada ou lobulada, bem demarcada, que empurra o córtex. Uma fenda de LCS e vasos costuma estar presente, em especial na ressonância magnética (RM). Invasão do parênquima é incomum. Raramente um meningioma pedunculado pode invaginar para o interior do cérebro, tornando difícil a diferenciação com um tumor primário intra-axial.

Cistos associados ao meningioma são encontrados em 4-7% dos casos. Eles podem ser intra ou extratumorais. Em algumas circunstâncias, quantidades de LCS são encarceradas entre o tumor e o parênquima cerebral.

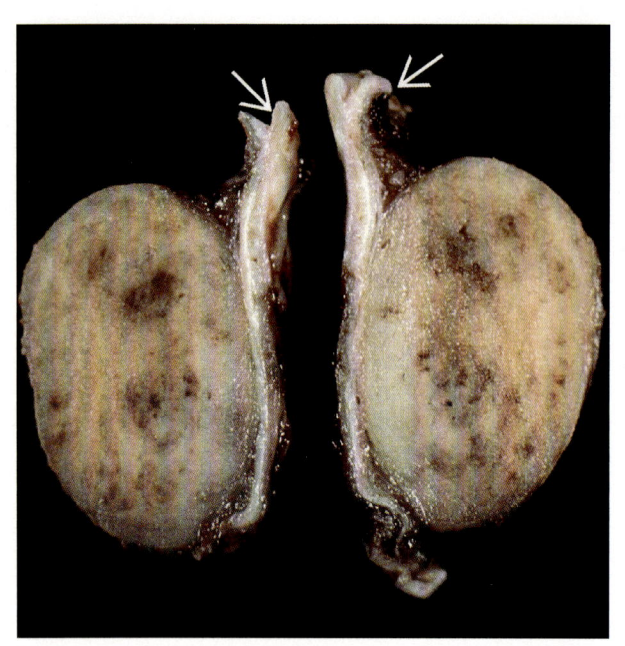

**22-7** Secção transversal de um meningioma demonstra base dural, espessamento dural reacional ➡ (sinal da cauda dural). (Cortesia de R. Hewlett, MD.)

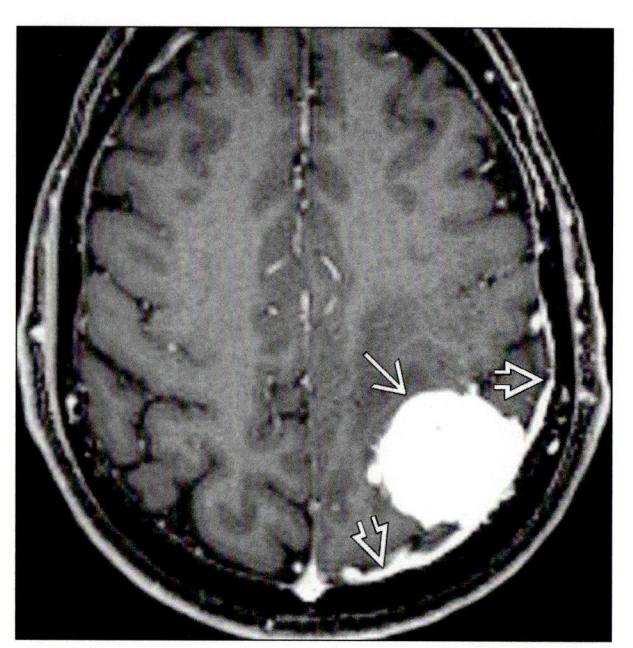

**22-8** Imagem ponderada em T1 pós-contraste mostra que o meningioma típico sofre realce forte e praticamente uniforme ➡. Espessamento dural adjacente ➡ (sinal da cauda dural) é comum e tem origem reacional, não neoplásica.

### Achados na TC.

*Tomografia computadorizada.* Cerca de três quartos dos meningiomas são leve a moderadamente hiperdensos se comparados ao córtex **(Fig. 22-9A)**. Cerca de um quarto é isodenso. Meningiomas hipodensos são incomuns. Necrose franca ou hemorragia é rara.

Edema vasogênico peritumoral, visto como hipodensidade confluente no parênquima cerebral adjacente, está presente em cerca de 60% dos casos.

Aproximadamente 25% dos Mts demonstram calcificações, que podem ser de aspecto focal globular ou difuso micronodular ("psamomatosas").

A TC com filtro ósseo pode identificar hiperostose que varia de grau leve a muito importante. Esse achado é com frequência, porém não sempre, associado com invasão tumoral **(Fig. 22-12)**. Lise óssea ou destruição óssea franca pode ocorrer. O envolvimento ósseo ocorre com meningiomas benignos e malignos e não é achado preditivo de grau tumoral.

*TC pós-contraste.* A maioria dos meningiomas realça forte e uniformemente **(Fig. 22-9B)**.

### Achados na RM.

*Características gerais.* A maioria dos meningiomas é heterogeneamente isointensa ao córtex em todas as sequências. Entre 10 e 25% dos casos demonstram alterações sugestivas de formações císticas ou necrose. Hemorragia franca é incomum.

*Imagem ponderada em T1.* Os meningiomas são, em geral, iso a levemente hipointensos comparados ao córtex **(Figs. 22-10A e 22-13A)**. Hipointensidade predominante nas imagens ponderadas em T1 sugere a variante microcística do Mt.

*Imagem ponderada em T2.* A maioria dos Mts é iso a moderadamente hiperintensa se comparada ao córtex **(Figs. 22-10B, 22-13B e 22-15)**. Tumores com essas características são associados a uma consistência "macia" durante a cirurgia, ao passo que tumores com hipointensidade em T2/FLAIR tendem a ser "duros" na cirurgia. Meningiomas densamente fibróticos e calcificados podem ser hipointensos.

A fenda com LCS e vasos é melhor visualizada em imagens ponderadas em T2, como um halo hiperintenso interposto entre o tumor e o cérebro. Uma quantidade de *flow voids* representando vasos deslocados é vista com frequência no interior da fenda.

Algumas vezes o padrão de "raios de sol", que representa o suprimento vascular dural do tumor, pode ser identificado se irradiando do centro em direção à periferia da lesão expansiva **(Fig. 22-14)**.

*FLAIR.* A intensidade de sinal do meningioma varia de iso a hiperintenso **(Figs. 22-10C e 22-13)**. O FLAIR é muito útil para demonstrar o edema peritumoral, encontrado em aproximadamente metade dos Mts. O edema peritumoral é relacionado com a presença de suprimento sanguíneo pial e expressão de fator de crescimento do endotélio vascular (VEGF), e não ao tamanho e grau tumorais. Alguns pequenos meningiomas incitam grande edema peritumoral, ao passo que outras grandes lesões expansivas exibem praticamente nenhum edema.

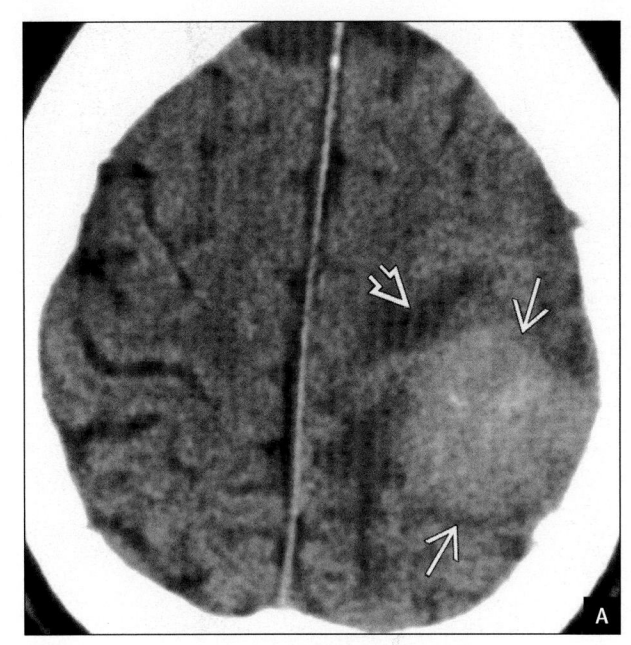

**22-9A** TC mostra os achados típicos de um meningioma. Uma massa leve a moderadamente hiperdensa ➡ associada com edema peritumoral hipodenso ➡.

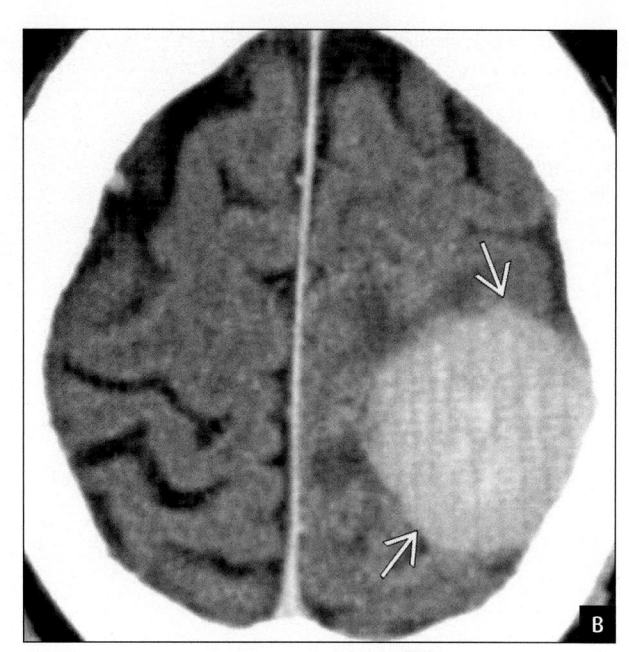

**22-9B** TC pós-contraste mostra que o tumor ➡ sofre forte realce.

Quantidades de LCS encarceradas na fenda entre o tumor e o cérebro ("cistos peritumorais") podem ser mais proteináceas e não ter o sinal suprimido no FLAIR.

*T2\* (GRE, SWI).* Sequências T2\* são úteis para demonstrar calcificação intratumoral **(Fig. 22-10D)**. Artefato de susceptibilidade magnética secundário à hemorragia intratumoral é raro.

*T1 pós-contraste.* Quase todos os meningiomas, incluindo aqueles densamente calcificados e intraósseos, demonstram pelo menos algum realce após a infusão do contraste. Acima de 95% realçam forte e homogeneamente **(Figs. 22-10E, 22-10F e 22-13D)**.

Uma cauda dural é vista na maioria dos meningiomas e varia de uma área relativamente focal adjacente ao tumor **(Fig. 22-8)** até um extenso espessamento dural com realce que se estende além do sítio tumoral. A "cauda" dural com frequência realça mais intensa e uniformemente que o próprio tumor. O sinal da "cauda dural" não é patognomônico de meningioma.

A maior parte da "cauda dural" representa espessamento dural reacional benigno. A extensão tumoral além de 1 centímetro da base dural é rara.

Cistos *intratumorais* sem realce são vistos em 5% dos casos. Os cistos *peritumorais* não neoplásicos não realçam. A presença de um cisto periférico que sofre realce sugere a presença de tumor na parede do cisto.

*Difusão.* A maioria dos meningiomas não apresenta restrição à difusão da água.

*Perfusão por RM.* A perfusão por RM pode ser útil para distinguir o Mt de meningiomas atípicos/malignos. Alto volume sanguíneo cerebral (CBV) relativo na lesão ou no edema periférico sugere um grau tumoral mais agressivo.

*Espectroscopia por RM.* A alanina (Ala, pico em 1,48 ppm) encontra-se elevada no meningioma, embora glutamato-glutamina (Glx, pico em 2,1-2,6 ppm) e glutationa (GSH, pico em 2,95 ppm) possam ser potenciais marcadores mais específicos.

### ANGIOGRAFIA

*Angiotomografia computadorizada, angiorressonância magnética arterial e venosa.* A angiotomografia computadorizada (ATC) é útil para detectar invasão ou oclusão de seios venosos durais. Embora possa ser útil para demonstrar o aspecto geral do suprimento vascular do meningioma, angiografia com subtração digital (ASD) é o melhor método para delinear a vascularização do tumor antes da embolização ou cirurgia. Invasão tumoral dos maiores seios venosos durais é bem demonstrada na angiorressonância magnética (ARM) venosa.

*ASD.* O aspecto clássico angiográfico de um meningioma é de um agrupamento de vasos radial estendendo-se da base do tumor em direção à periferia. Vasos durais chegam ao centro da lesão e se irradiam perifericamente do pedículo vascular do tumor **(Fig. 22-16A)**. Vasos piais de ramos da artéria carótida interna podem ser "parasitados" e fornecer suprimento sanguíneo para a periferia da lesão **(Fig. 22-16C)**.

Um *blush* vascular prolongado que persiste na fase venosa também é um achado típico. Em alguns casos, fístulas arteriovenosas com veias apresentando "drenagem precoce" podem ser vistas **(Fig. 22-16B)**. Exame cuidadoso da fase venosa deve ser realizado para detectar invasão ou oclusão dos seios venosos durais.

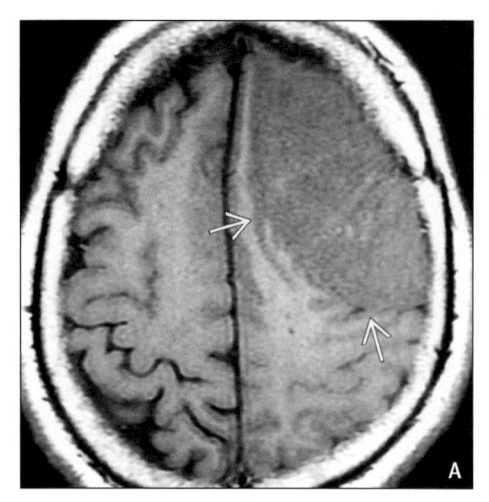

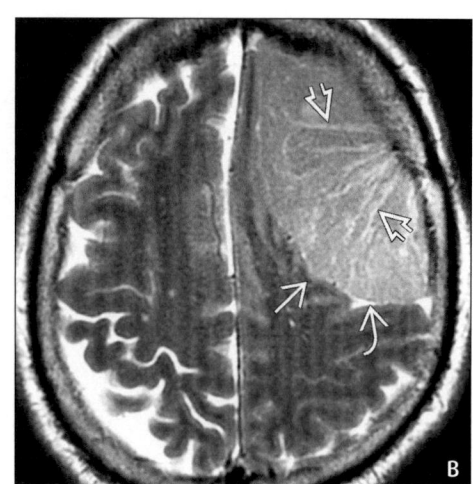

**22-10A** Grande meningioma da convexidade com achados típicos de RM. O tumor tem ampla base dural, desloca o córtex e a interface da SB-SC em direção à linha média ➡. Os meningiomas geralmente são isointensos ao córtex nas imagens ponderadas em T1.
**22-10B** A intensidade do sinal em T2 varia. Nesta imagem o tumor é iso/levemente hiperintenso relativamente ao córtex. Vasos durais em padrão de "raios de sol" ➡ podem ser vistos. Observe a fenda de LCS e vasos ➡, bem como a interface entre a SB-SC deslocada em direção à linha média ➡.

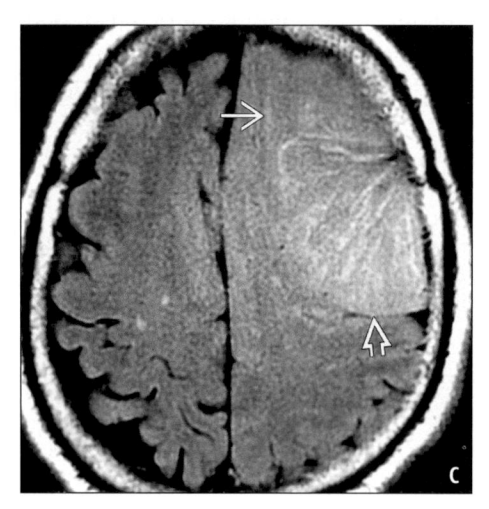

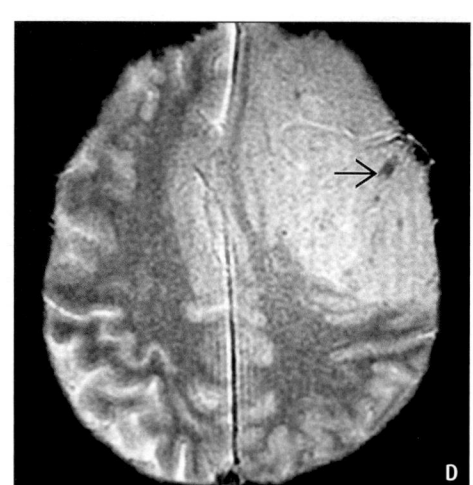

**22-10C** A intensidade de sinal no FLAIR também varia. Nesta imagem o tumor varia de iso ➡ a levemente hiperintenso ➡.
**22-10D** T2* GRE pode demonstrar focos de artefato de susceptibilidade magnética ➡. Eles são normalmente relacionados com calcificações em vez de hemorragias. Hemorragias macroscópicas em meningiomas grau I da OMS são raras.

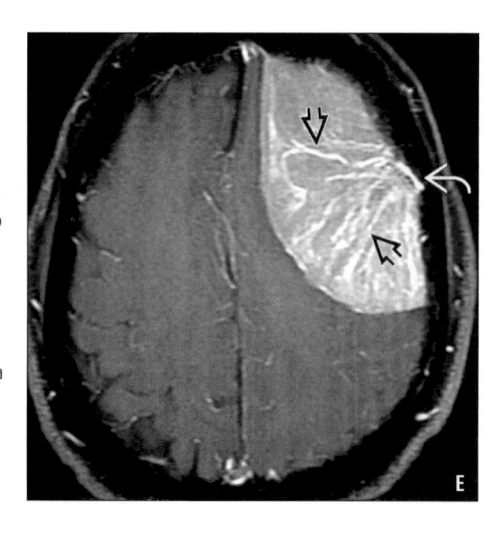

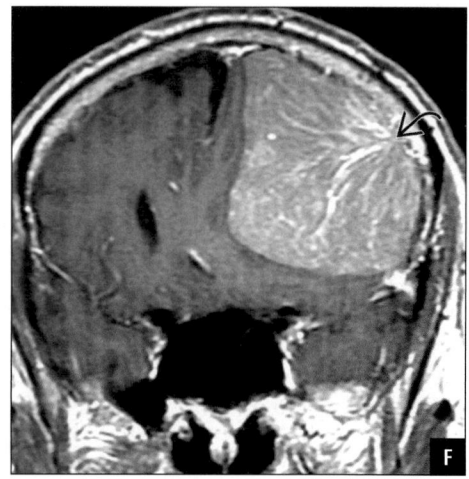

**22-10E** Imagem ponderada em T1 pós-contraste mostra que o tumor realça intensamente. Esta imagem permite melhor identificação do padrão em "raios de sol" ➡ da vascularização que supre o tumor, se irradiando da área de espessamento ósseo ➡.
**22-10F** Imagem ponderada em T1 no plano coronal mostra o aspecto em "raios de sol" dos vasos nutridores. Ramos aumentados da artéria meníngea média penetram no tumor junto à área de espessamento ósseo ➡.

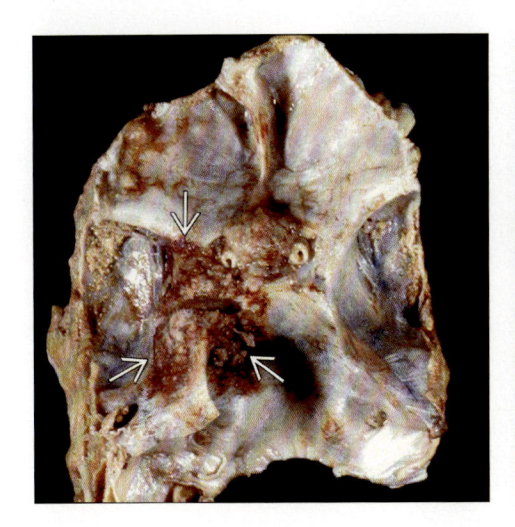

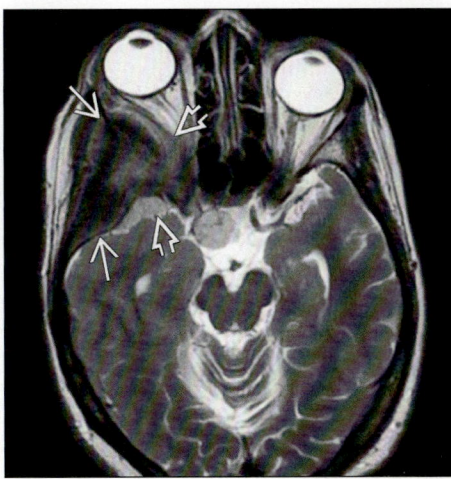

**22-11** Espécime de necropsia mostra um grande meningioma "em placa" com base dural ➡. Tais tumores frequentemente afetam mais de um compartimento, infiltram e espessam as estruturas ósseas. A asa do esfenoide e a órbita são os locais mais comuns. (Cortesia de R. Hewlett, MD.)

**22-12** Imagem ponderada em T2 demonstra espessamento marcado da asa maior do esfenoide ➡ com um meningioma "em placa" ➡ na órbita, fossa craniana média e cisternas suprasselar. (Cortesia de S. Hetal, MD.)

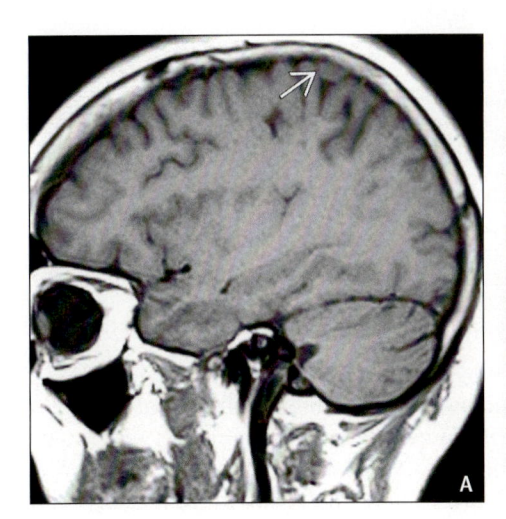

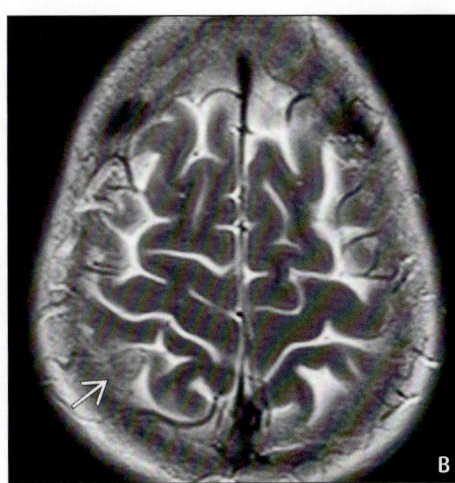

**22-13A** Imagem ponderada em T1 em uma mulher de 54 anos com cefaleia com aspecto normal, exceto por um pequeno meningioma isointenso na convexidade ➡, visto nesta imagem "escondido" em um sulco minimamente alargado.

**22-13B** Imagem ponderada em T2 no plano axial do mesmo paciente mostra que o meningioma ➡ é praticamente isointenso ao córtex adjacente, tornando difícil sua identificação.

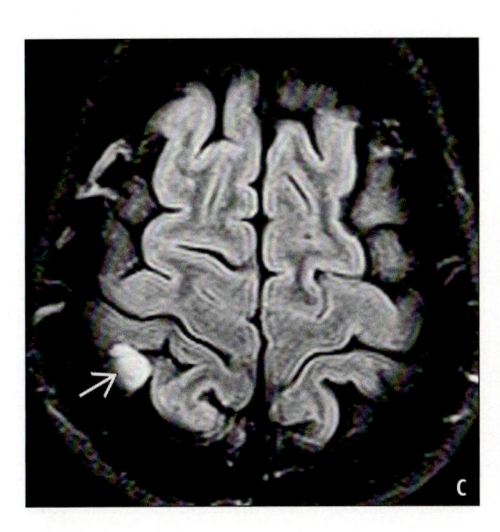

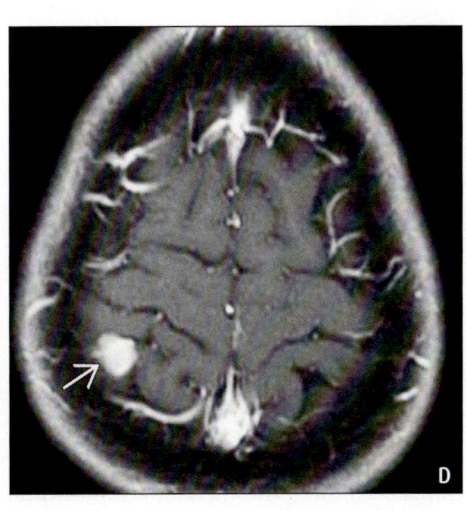

**22-13C** O meningioma é hiperintenso no FLAIR ➡ e não é acompanhado de edema no córtex adjacente.

**22-13D** Imagem ponderada em T1 pós-contraste mostra que o pequeno meningioma ➡ sofre realce intenso e uniforme. A lesão foi seguida por 2 anos sem alteração na imagem.

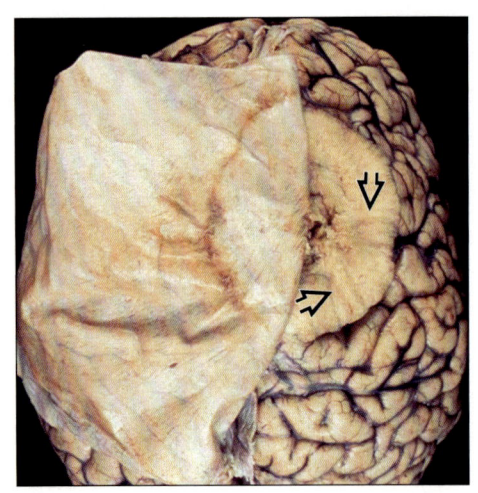

**598** Neoplasias, cistos e lesões pseudotumorais

**22-14** Caso de necropsia mostra um meningioma da convexidade com inserção dural e padrão de vascularização em "raios de sol" ⇨. (Cortesia dos arquivos da AFIP.)

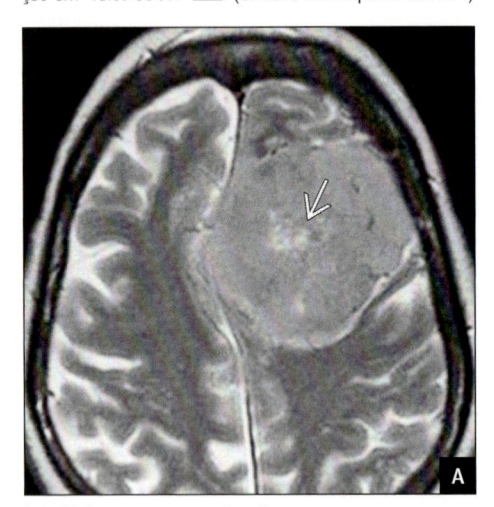

**22-15A** Imagem ponderada em T2 mostra um meningioma da convexidade isointenso. Hiperintensidade central ⇨ está presente onde os vasos durais penetram o tumor (compare com a Fig. 22-14).

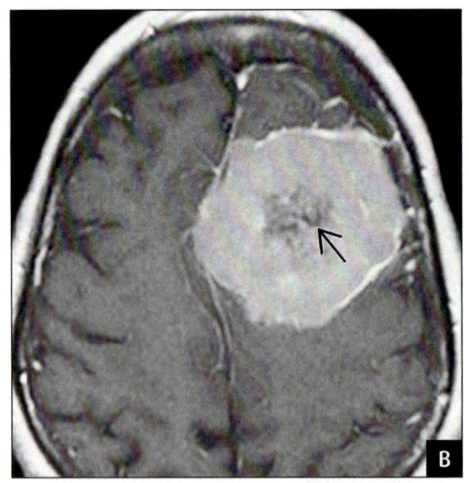

**22-15B** Imagem ponderada em T1 pós-contraste mostra que a massa sofre realce intenso. Observe os *flow voids* no centro vascular da lesão ⇨.

Embolização pré-operatória com devascularização tumoral pode reduzir o tempo de cirurgia e perda sanguínea. Delinear com cuidado o suprimento sanguíneo tumoral, incluindo anastomoses de risco intra e extracranianas, é essencial para o sucesso do procedimento.

---

**MENINGIOMA: IMAGEM**

**Geral**
- Arredondado ou achatado ("em placa"), base dural
- Massa extra-axial com fenda entre tumor e cérebro

**TC**
- Hiperdenso (70-75%)
- Calcificado (20-25%)
- Cistos (peri ou intratumoral) (10-15%)
- Hemorragia é rara
- > 90% sofre realce

**RM**
- Habitualmente isointenso à substância cinzenta
- Fenda com LCS e vasos
- ± *flow voids* vasculares
- Frequentemente realce heterogêneo intenso (> 98%)
- Cauda dural (60%)

**Angiografia**
- Vascularização em "raios de sol"
- Artérias durais do centro para a periferia, artérias piais da periferia para o centro
- *"Blush"* prolongado, densamente vascular.

---

### Diagnóstico diferencial

O principal diagnóstico diferencial do meningioma típico é o **meningioma atípico** ou **meningioma maligno**. Embora não existam características de imagem típicas que possam distinguir o Mt dessas variantes agressivas, Mts são estatisticamente muito mais comuns. Os meningiomas malignos costumam invadir o cérebro e exibem uma configuração de "cogumelo" (ver a seguir).

**Metástases durais**, geralmente de câncer de mama ou pulmão, podem ser praticamente indistinguíveis dos meningiomas nos estudos de imagem.

Outras diagnósticos diferenciais incluem **granuloma** (tuberculose, sarcoidose) e **paquimeningite hipertrófica idiopática**. Granulomas durais solitários são raros. Paquimeningite hipertrófica idiopática é incomum. A maioria dos casos é encontrada na base do crânio ou adjacente a ela, em particular na órbita, no seio cavernoso e na fossa posterior (clivo/ângulo pontocerebelar), podendo invadir osso e se comportar praticamente igual ao meningioma "em placa".

Entidades raras que podem mimetizar o meningioma incluem o hemangioma e o tumor fibroso solitário. Um **hemangioma da dura-máter** ou de um **seio venoso** é uma neoplasia angiogênica verdadeira que pode lembrar um meningioma. A maioria dos hemangiomas é muito hiperintensa em imagens ponderadas em T2, ao passo que os meningiomas são iso ou levemente hiperintensos. Imagens tardias mostram "enchimento" lento centrípeto da massa nas imagens de RM dinâmicas pós-contraste, sugerindo o diagnóstico.

**Tumor fibroso solitário intracraniano** é muito raro. A maioria é encontrada adjacente à dura-máter, aos seios venosos ou ao plexo coroide e pode ter as mesmas características de imagem do meningioma típico.

**Hematopoiese extramedular** (HE) pode se apresentar como doença confluente ou multifocal, com base dural lembrando meningiomatose múltipla ou solitária "em placa". HE ocorre no cenário de anemia crônica e doenças de depleção da medula óssea.

---

**DIAGNÓSTICOS DIFERENCIAIS DO MENINGIOMA**

**Comum**
- Metástases durais

**Menos comum**
- Granuloma

**Raro, mas importante**
- Paquimeningite hipertrófica idiopática
- Hemangioma dural/seio venoso
- Tumor fibroso solitário
- Hematopoiese extramedular

---

## Meningioma atípico

### Terminologia
A histopatologia do meningioma atípico foi definida neste capítulo (ver anteriormente).

### Etiologia
Existe uma correlação significativa entre o número de mutações inativadoras NF2 e o grau tumoral. Aproximadamente 60% dos meningiomas atípicos demonstram ganho no braço cromossômico 1q.

### Patologia
LOCALIZAÇÃO. A maior parte dos meningiomas atípicos e malignos origina-se na calvária. A base do crânio é uma localização relativamente incomum para essas lesões mais agressivas.

PATOLOGIA MACROSCÓPICA. Embora os meningiomas atípicos com frequência invadam o cérebro adjacente, a invasão cerebral é insuficiente para estabelecer o diagnóstico de meningioma atípico. Cordões irregulares de células tumorais mais atípicas infiltram o parênquima cerebral sem uma camada interposta de leptomeninges.

CARACTERÍSTICAS MICROSCÓPICAS. Um meningioma atípico exibe atividade mitótica aumentada ($\geq 4$ mitoses por 10 campos de grande aumento) ou três ou mais das seguintes características histológicas: celularidade aumentada, pequenas células com relação núcleo:citoplasma aumentada, nucléolos proeminentes, crescimento sem padrão ou em camadas e focos de necrose. Um índice MIB-1 > 4 é típico.

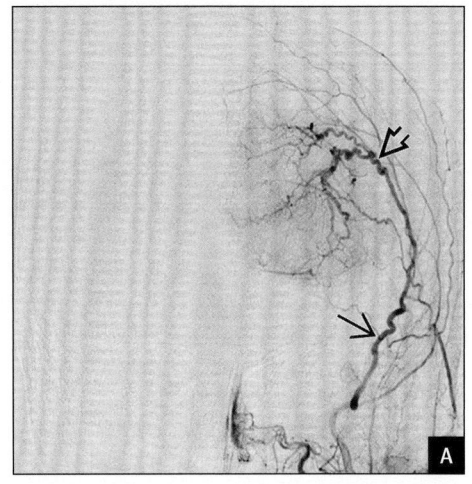

**22-16A** ASD em AP da ACE mostra artéria meníngea média aumentada de calibre ➔ com vasos em padrão de "raios de sol" ➔ nutrindo o meningioma.

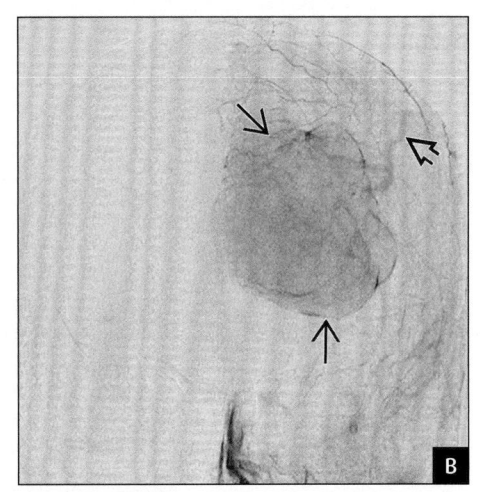

**22-16B** Fase tardia da DSA da ACE mostra *blush* vascular prolongado ➔ típico do meningioma. Um veia de drenagem precoce pode ser identificada ➔.

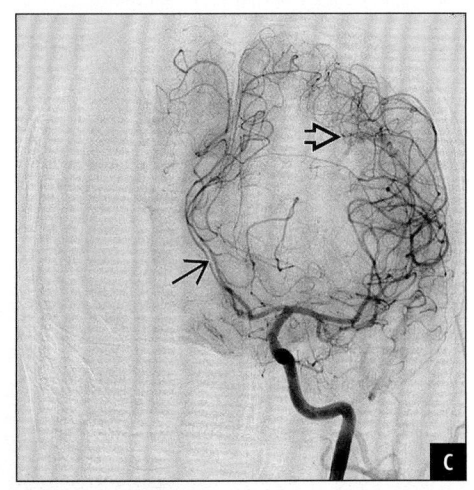

**22-16C** ASD da ACI demonstra efeito expansivo sobre a ACA que se encontra deslocada ➔. Presença de pequeno fluxo arterial para a periferia do tumor ➔ vindo dos ramos piais da ACM.

Alguns subtipos de meningiomas são classificados como grau II da OMS porque apresentam grande probabilidade de recorrência e/ou comportamento mais agressivo. Esses incluem os subtipos de células claras e cordoide.

## Aspectos clínicos

**Epidemiologia.** Os meningiomas atípicos representam 4-8% dos meningiomas.

**Demografia.** Os meningiomas atípicos tendem a ocorrer em pacientes mais jovens que os pacientes com Mts. Meningiomas pediátricos tendem a ser mais agressivos. Em contrapartida aos Mts, os meningiomas atípicos apresentam leve predominância no sexo masculino.

**História natural.** Meningiomas atípicos são associados com alta taxa de recorrência (25-30%) e curto período livre de doença em relação aos Mts. A tendência dos meningiomas intrínsecos da base do crânio de recorrer depende mais das limitações cirúrgicas do que de fatores biológicos.

## Imagem

**Características gerais.** Uma regra geral é de que é difícil – se não impossível – predizer o grau do meningioma com base em estudos de imagem. Entretanto, uma vez que a invasão cerebral é uma característica frequente (mas não invariável) dos meningiomas atípicos, a "fenda" de LCS e vasos vista nos Mts com frequência está ausente.

**Achados na TC.** Os meningiomas atípicos são geralmente hiperdensos, com margens irregulares. Ausência de calcificações ou pequenas calcificações podem ser vistas, e invasão óssea franca com osteólise é comum. O tumor pode atingir o escalpo através do crânio.

**Achados de RM.** As margens do tumor geralmente não são evidentes em relação ao córtex adjacente. Uma fenda de LCS e vasos está ausente ou é parcialmente evidente. Edema peritumoral é comum, mas é um achado pouco específico. O realce após infusão de contraste é forte e levemente heterogêneo.

O coeficiente de difusão aparente (ADC) é baixo nos meningiomas atípicos e malignos comparado aos Mts. Perfusão por RM pode mostrar CBV relativo elevado, em especial no edema peritumoral **(Fig. 22-17)**. Espectroscopia por RM demonstra elevação da alanina.

**22-17A** FLAIR em uma mulher de 68 anos de idade com hemiparesia direita mostra uma lesão hiperintensa na convexidade à direita, lobulada, com numerosos *flow voids* e edema.

**22-17B** Imagem ponderada em T1 pós-contraste com saturação de contraste demonstra que a lesão sofre importante realce uniforme. A imagem no plano coronal (não mostrada) identificava base e cauda dural.

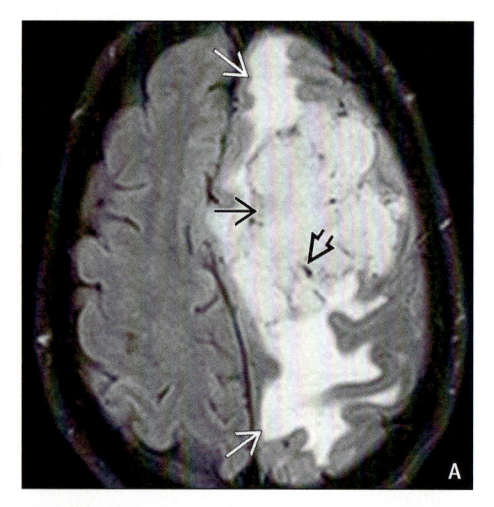

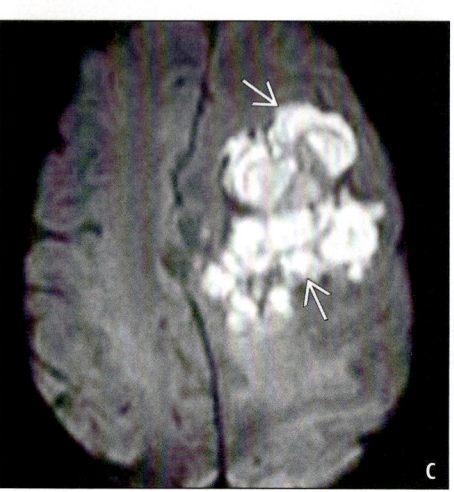

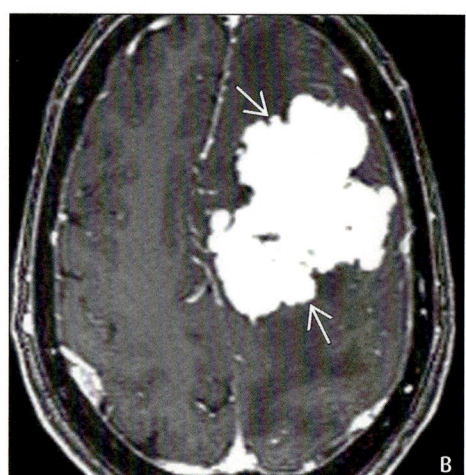

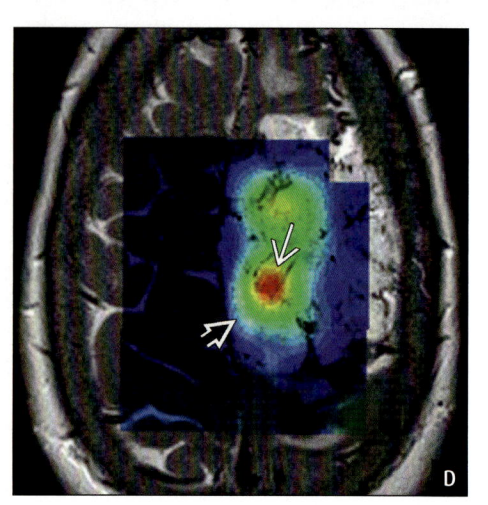

**22-17C** A lesão demonstra difusão restrita, consistente com alta celularidade.

**22-17D** Espectroscopia por RM demonstra colina marcadamente elevada. O mapa de colina mostra elevação do metabólito com os maiores níveis no centro da lesão. Meningioma atípico, tipo células claras, grau II da OMS. (Cortesia de M. Thurnher, MD.)

## Diagnóstico diferencial

Visto que é difícil determinar o grau tumoral do meningioma com base apenas nos achados de imagem, o principal diagnóstico diferencial do meningioma atípico é o **meningioma típico**. **Metástase dural** e **meningioma maligno** podem ser indistinguíveis de meningioma atípico. **Sarcomas**, como gliossarcoma em pacientes idosos, e Ewing e sarcoma osteogênico nos pacientes jovens, também podem ser de difícil diferenciação com meningiomas de comportamento biológico mais agressivo.

## Meningioma maligno

### Terminologia

Meningioma anaplásico ou maligno (MM) corresponde histologicamente ao grau III da OMS.

### Etiologia

Há aumento do número de mutações cromossômicas em relação aos meningiomas atípicos. Os níveis de metilação de HOXA são mais altos nos meningiomas grau II/III comparado às neoplasias de grau I.

### Patologia

A maioria dos MMs invade o cérebro e exibe características histológicas de neoplasia maligna franca **(Fig. 22-18)**. Essas características incluem atipia celular com núcleos bizarros e índice mitótico elevado (> 20). Os subtipos de MM incluem papilar e rabdoide.

### Aspectos clínicos

**EPIDEMIOLOGIA.** Meningiomas malignos são raros, representando apenas 1-3% de todos meningiomas. MMs apresentam grande predileção pelo sexo masculino.

**HISTÓRIA NATURAL.** O prognóstico é ruim. As taxas de recorrência após ressecção do MM são de 50-95%. O tempo de sobrevida é curto, com sobrevida média, em algumas séries, abaixo de dois anos. Localização parassagital junto à foice do cérebro está associada com menor recorrência e maior sobrevida.

### Imagem

**CARACTERÍSTICAS GERAIS.** A tríade de imagem de uma massa extracraniana, osteólise e tumor intracraniano em formato

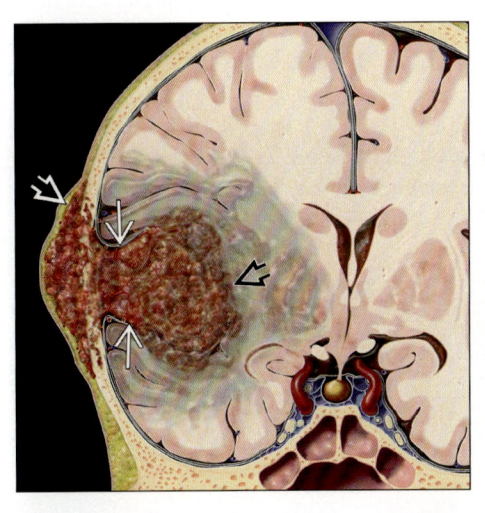

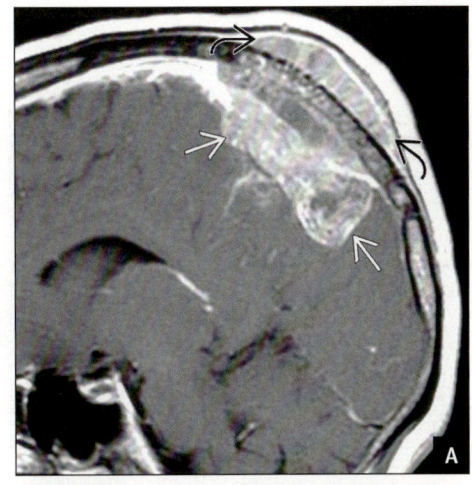

**22-18** Ilustração demonstra um meningioma maligno invadindo o parênquima cerebral ⇨ sem fenda evidente de LCS e vasos. O tumor também penetra a dura-máter, invade a calvária e tem componente extracraniano ⇨. Observe a configuração em "cogumelo" ⇨ que pode ser mais característica de meningiomas agressivos do que benignos.
**22-19A** Imagem ponderada em T1 sagital mostra uma lesão expansiva se estendendo através da calvária com componentes intra ⇨ e extracranianos ⇨. 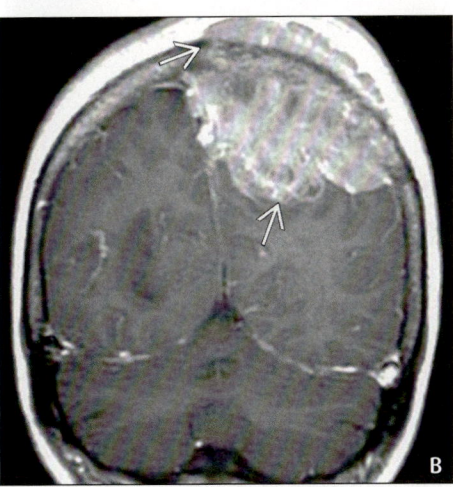 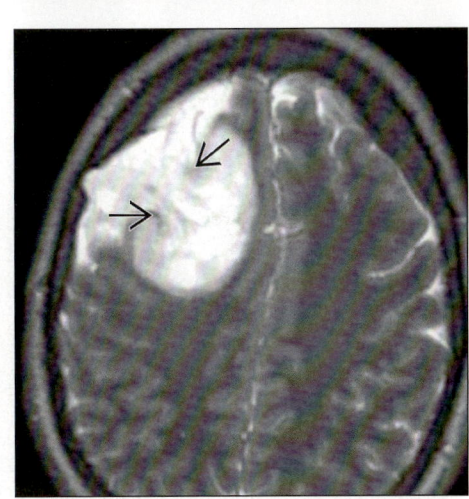
**22-19B** Imagem ponderada em T1 pós-contraste no mesmo paciente demonstra um tumor invasivo transdural e transcraniano ⇨. Não se identifica borda entre o tumor e o cérebro. Meningioma (maligno) grau III da OMS foi o diagnóstico histopatológico.
**22-20** Imagem ponderada em T2 em outro paciente com meningioma anaplásico (maligno) mostra a configuração em cogumelo ⇨.

de "cogumelo" está presente na maioria – mas não todos – dos casos de MM **(Figs. 22-19 e 22-20)**.

### Diagnóstico diferencial

O principal diagnóstico diferencial do MM é **metástase**. O **meningioma atípico** e os **sarcomas** podem ser confundidos com o MM.

## Tumores mesenquimais não meningoteliais

As neoplasias mesenquimais não meningoteliais correspondem aos tumores de tecidos moles ou ósseos encontrados em qualquer local do corpo. Podem ser tumores de tecido adiposo, fibroso, histiocítico, cartilaginoso ou vascular, e também podem originar-se de músculos e ossos. Essas neoplasias podem ser tanto benignas (grau I da OMS) quanto altamente malignas (grau IV da OMS).

Os tumores mesenquimais meningoteliais raramente envolvem o SNC. Quando eles o fazem, costumam ser lesões extra-axiais. Essas neoplasias serão discutidas neste capítulo.

### *Tumores mesenquimais benignos*

#### Terminologia

Os tumores mesenquimais benignos (TMBs) correspondem em nome e histologia aos seus correspondentes extracranianos. Tumores osteocartilaginosos, como condroma, osteocondroma e osteoma, são os TMBs mais comuns que ocorrem no SNC. Tumores puramente fibrosos, como a fibromatose e o tumor fibroso solitário, são raros, tão raros quanto tumores fibro-histiocíticos mistos, como histiocitoma fibroso benigno (também chamado de xantoma fibroso).

#### Etiologia

Os TMBs intracranianos originam-se das meninges (dura-máter), do plexo coroide e da base do crânio. As meninges cranianas contêm células mesenquimatosas pluripotenciais primitivas que podem gerar um amplo espectro de tumores mesenquimais não meningoteliais. A maioria é supratentorial, e a foice é o local mais comum.

A base do crânio e o clivo se desenvolvem por ossificação endocondral. **Condromas** e **encondromas** geralmente se originam nas sincondroses cartilaginosas na base do crânio **(Fig. 22-21)**. A porção central da base do crânio, em especial a região selar/parasselar, é o local mais comum dessas neoplasias. Menos comum, os condromas podem se iniciar na dura-máter ou na foice do cérebro. **Osteocondromas** em geral crescem na base do crânio ou próximos a ela.

Contrastando com a base do crânio, a convexidade craniana se desenvolve por ossificação membranosa. Osteomas são tumores benignos que se iniciam no osso membranoso. Na cabeça, os seios paranasais **(Fig. 22-22)** e a calvária **(Fig. 22-23)** são os locais mais comuns.

#### Patologia

O aspecto micro e macroscópico dos TMBs depende do tipo celular e é semelhante ao de seus equivalentes extracranianos. Por exemplo, **condromas** são lesões boceladas

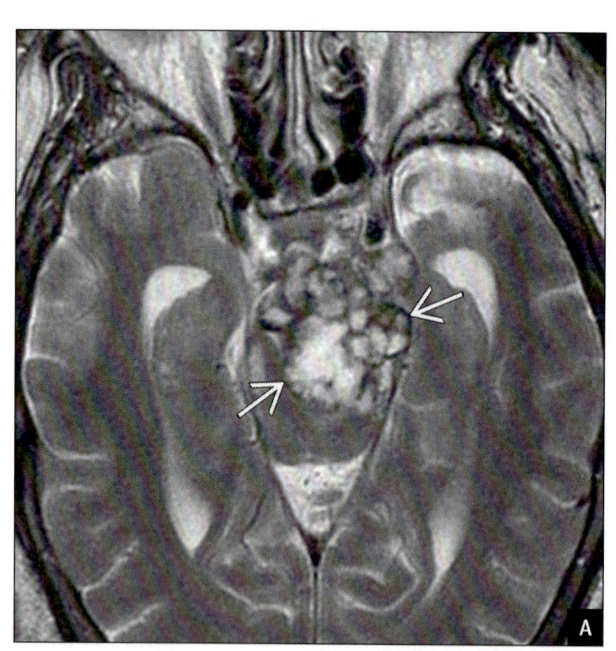

**22-21A** Imagem ponderada em T2 mostra uma massa suprasselar bem delineada ➡ com arcos hipointensos circundando áreas hiperintensas lobuladas.

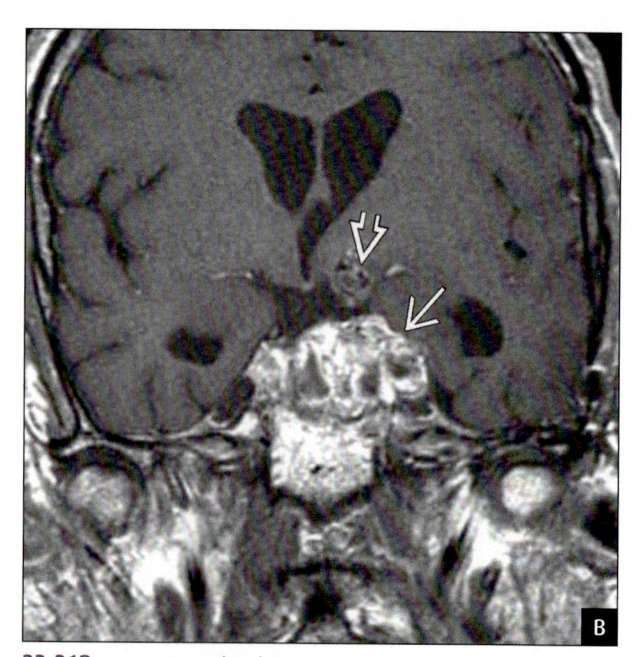

**22-21B** Imagem ponderada em T1 pós-contraste no plano coronal mostra que a massa envolve o seio cavernoso e sofre realce importante e heterogêneo ➡. Pequeno componente suprasselar pode ser visto ➡. Encondroma foi o diagnóstico histológico. (Cortesia de P. Sundgren, MD.)

bem demarcadas que em geral possuem uma ampla base e macroscopicamente lembram cartilagem. Os osteomas lembram osso lamelar denso.

Os TMBs são todos grau I da OMS.

## Aspectos clínicos

**EPIDEMIOLOGIA.** Com exceção dos hemangiomas e lipomas, os tumores mesenquimais não meningoteliais são raros. Juntos, esses TMBs respondem por menos de 1% de todas as neoplasias intracranianas. De forma geral, o **condroma** é o tumor osteocartilaginoso benigno mais comum da base do crânio. **Osteoma** é o tumor ósseo benigno mais comum da calvária.

A maioria dos TMBs ocorre como lesões solitárias não associadas a síndromes genéticas. TMBs múltiplos ocorrem como parte de síndromes tumorais hereditárias. Osteomas múltiplos ocorrem como parte da **síndrome de Gardner** (junto com tumores cutâneos e pólipos colônicos). Encondromas múltiplos ou "encondromatose" são parte da **doença de Ollier**. Encondromas associados com hemangiomas de tecidos moles são encontrados na **síndrome de Maffucci**.

**DEMOGRAFIA.** TMBs ocorrem em qualquer idade. O pico de idade do condroma é entre 20 e 40 anos. Os osteomas são mais comuns em pacientes de meia-idade. Geralmente não há predileção por sexo.

**APRESENTAÇÃO.** A maioria dos TMBs é assintomática e descoberta ocasionalmente. Outras lesões, como os osteomas, podem apresentar-se como um abaulamento craniano crônico. Grandes TMBs, em especial aqueles que se originam na base do crânio ou próximo a ela, podem causar paralisias de nervos cranianos.

**HISTÓRIA NATURAL.** A maioria dos TMBs pode ser completamente ressecada com prognóstico favorável. Degeneração maligna é rara. Osteocondromas múltiplos ("osteocondromatose") têm grande propensão para transformação maligna. O risco aumenta conforme aumenta o número e o tamanho das lesões.

**OPÇÕES DE TRATAMENTO.** A menos que seja esteticamente deformante, TMBs pequenos como os osteomas em geral apresentam pouca ou nenhuma manifestação clínica e são tratados conservadoramente. O tratamento para lesões sintomáticas é a ressecção cirúrgica completa.

## Imagem

**CARACTERÍSTICAS GERAIS.** Os achados de imagem variam com o tipo de tumor. A maioria dos TMBs consiste em massas de aspecto benigno no escalpo, no crânio ou na dura-máter que lembram seus equivalentes extracranianos.

**ACHADOS NA TC.** Condromas são massas sésseis, levemente lobuladas, expansivas, que contêm calcificações curvilineares condrais. Discreto realce na TC com contraste pode ser evidenciado.

**Osteocondromas** são massas ósseas pedunculadas ou sésseis que são contínuas e projetadas de um osso adjacente. Osteocondromas podem exibir um capuz de matriz cartilaginosa com calcificações espiculadas que realçam levemente após infusão de contraste.

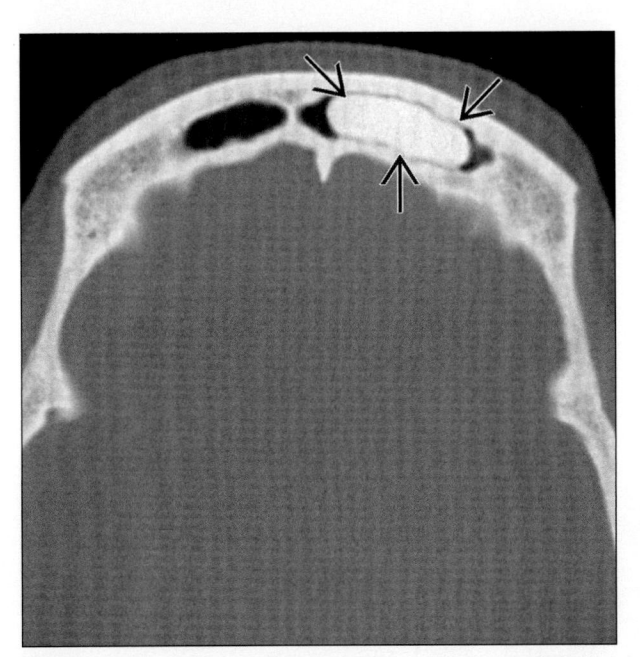

**22-22** TC com filtro ósseo mostra um osteoma típico no seio frontal esquerdo ➡.

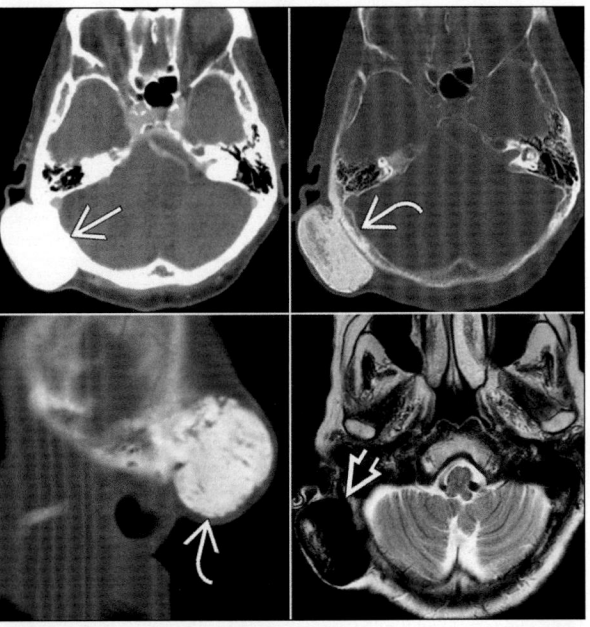

**22-23** TC sem contraste mostra uma massa hiperdensa se originando do osso occipital direito ➡, bem identificada na TC com filtro ósseo ➡ com aspecto de osso cortical denso. A lesão é muito hipointensa na imagem ponderada em T2 ➡.

Os **osteomas** são vistos como massas densas de tecido ósseo lamelar maduro bem demarcado. Ocorrem nos seios paranasais – o sítio mais comum – ou na calvária.

ACHADOS NA RM. Todos os TMBs são, em geral, massas bem delimitadas, de aspecto não invasivo, com intensidade de sinal variável em T1 e T2. O padrão de impregnação em "anel e arco" pode ser visto com os condromas. TMBs geralmente não incitam reação dural, logo uma cauda dural não é esperada.

## Hemangioma

### Terminologia

Os hemangiomas são tumores meningoteliais mesenquimais benignos. São as neoplasias vasculares mais comuns e lembram vasos normais encontrados nos órgãos do corpo **(Fig. 22-24)**. Os hemangiomas são completamente diferentes e não devem ser confundidos com os angiomas cavernosos, que são malformações vasculares, e não neoplasias.

### Etiologia

Os hemangiomas provavelmente se iniciam de hiperplasia e proliferação endotelial tipo hamartomatosa.

### Patologia

LOCALIZAÇÃO. Hemangiomas intracranianos podem ser localizados em diferentes compartimentos cranianos, mas quase sempre são extra-axiais. São encontrados na calvária, nos seios venosos durais e na dura-máter.

TAMANHO E NÚMERO. Os hemangiomas variam em tamanho, de microscópicos a grandes lesões. Extensão transespacial através de diferentes compartimentos anatômicos (p. ex., escalpo e crânio, tecidos moles, órbita e seio cavernoso) é comum. Lesões multicêntricas do SNC são incomuns.

PATOLOGIA MACROSCÓPICA. Hemangiomas são lesões vermelho-amarronzadas não encapsuladas, de aspecto vascular. Quando elas envolvem a calvária, espículas radiais de osso lamelar são interpostas com canais vasculares de vários tamanhos **(Fig. 22-25)**. Os hemangiomas dos seios venosos

**22-24** Ilustração no plano coronal demonstra um hemangioma típico da calvária com espículas de osso lamelar interpostas com canais vasculares.

**22-25** Fotografia de um hemangioma da calvária ressecado mostra uma lesão de aspecto vascular, sem cápsula, com espículas radiais ósseas.

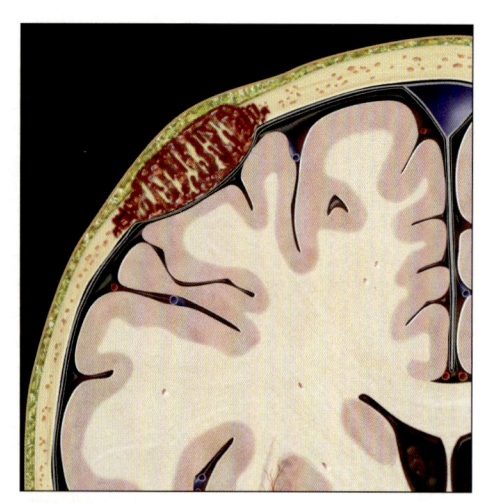

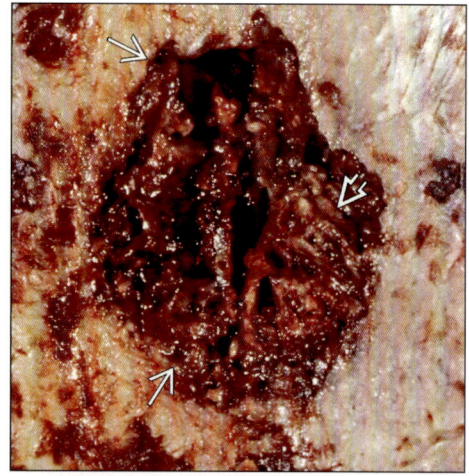

**22-26A** Imagem ponderada em T1 pós-contraste mostra um hemangioma da calvária típico que expande discretamente o espaço diploico. Os canais vasculares realçam intensamente, diferentemente das espículas ósseas no interior da lesão.

**22-26B** Imagem ponderada em T2 no plano axial de outro hemangioma da calvária mostra que a massa é quase totalmente hiperintensa. Os pontos hipointensos de espículas ósseas radiais dão à lesão um aspecto listrado.

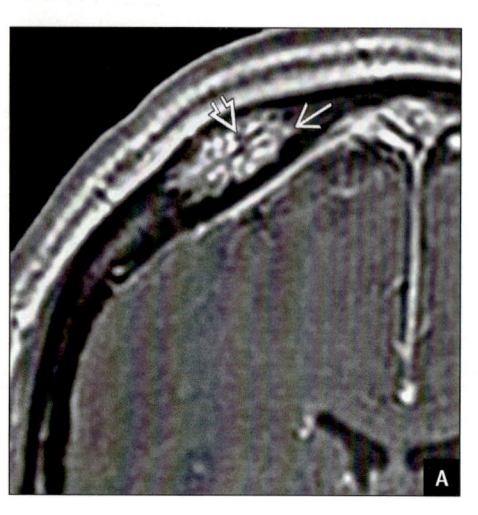

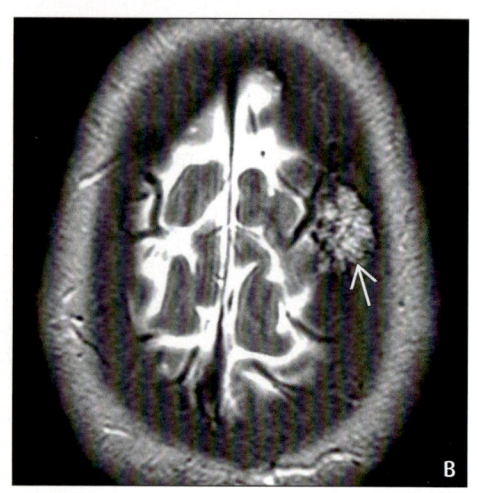

e da dura-máter não contêm osso e consistem em grandes canais vasculares em uma massa de tecidos moles e compressíveis, diferentemente dos hemangiomas da calvária.

**Características microscópicas.** Os hemangiomas são classificados com base nos vasos dominantes e podem ser capilares, cavernosos ou mistos. A maioria dos hemangiomas intracranianos é cavernoso e contém grandes espaços revestidos por endotélio separados por septos fibrosos. Os hemangiomas capilares intracranianos são muito raros e consistem em pequenos vasos sem septos fibrosos.

**Estadiamento, graduação e classificação.** Hemangiomas são neoplasias grau I da OMS.

## Aspectos clínicos

**Demografia.** Os hemangiomas representam apenas cerca de 1% de todos os tumores ósseos. A maioria é encontrada na coluna; o espaço diploico da calvária é o sítio intracraniano mais comum. Hemangiomas durais e dos seios venosos são raros.

Os hemangiomas podem ocorrer em qualquer idade, embora o pico de apresentação seja entre os 40 e 50 anos. A relação H:M é de 1:2-4.

**Apresentação.** Os hemangiomas da calvária são, na maioria, assintomáticos e limitados ao espaço diploico, não se estendendo além das tábuas interna e externa **(Fig. 22-26)**. Grandes lesões podem se apresentar como massas firmes não dolorosas. Hemangiomas do escalpo se apresentando com síndrome de Kasabach-Merritt (coagulopatia de consumo por sequestro e destruição de fatores de coagulação dentro da lesão) já foram reportados.

Hemangiomas dos seios cavenosos podem ser assintomáticos, mas com frequência se apresentam com cefaleia, diplopia ou outras neuropatias cranianas como anisocoria.

Hemangiomas intracranianos como parte das síndrome **POEMS**, uma doença multissistêmica que se apresenta com características de **p**olineuropatia, **o**rganomegalia, **e**ndocrinopatia, doenças da proliferação **m**onoclonal plasmocitária e alterações cutâneas (*skin*).

**História natural.** Os hemangiomas costumam crescer muito lentamente e não sofrem degeneração maligna. Gravidez e administração hormonal podem mediar o crescimento da lesão.

Hemangiomas capilares da infância (localizados na pele, no escalpo, na órbita e na mucosa oral) surgem alguns poucos meses após o nascimento, crescem rapidamente, atingem um platô e involuem **(Fig. 22-27)**.

**Opções de tratamento.** Hemangiomas da calvária são tratados de forma conservadora, a menos que seja documentado crescimento tumoral. O tratamento dos hemangiomas de seios venosos durais é muito mais problemático. Essas lesões vasculares sangram facilmente e a mortalidade cirúrgica é alta. Radiação (*gamma knife surgery*) tem sido usada em alguns casos com sucesso e pode se tornar a

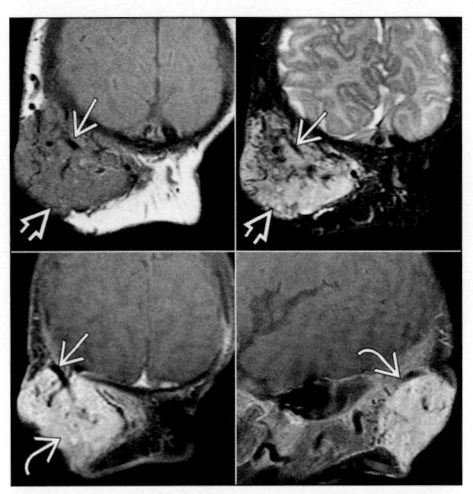

**22-27** Grande hemangioma de tecidos moles infantil ⇒ isointenso em T1 e hiperintenso em T2 com realce intenso ⇒. Observe os numerosos *flow voids* ⇒.

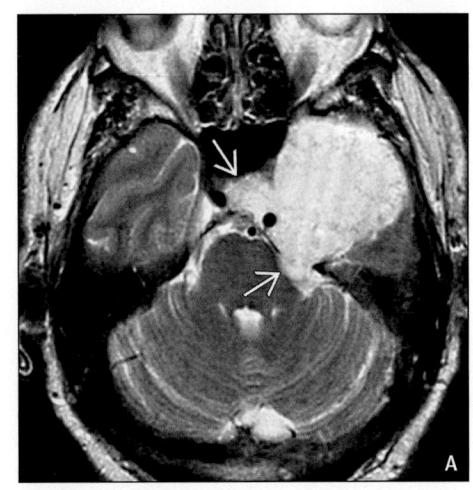

**22-28A** Imagem ponderada em T2 axial mostra uma lesão excepcionalmente hiperintensa ⇒ no seio cavernoso esquerdo se estendendo para a sela e a fossa posterior.

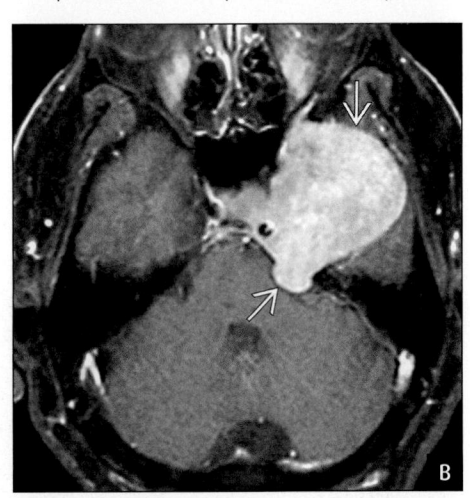

**22-28B** Imagem ponderada em T1 pós-contraste com saturação de gordura mostra que a lesão sofre realce intenso e homogêneo ⇒. Hemangioma foi diagnósticado na cirurgia. (Cortesia de P. Chapman, MD.)

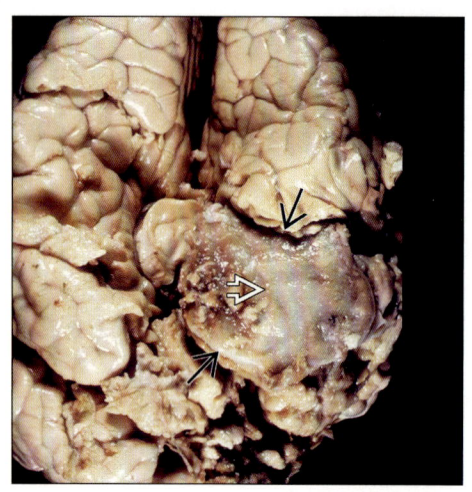

**22-29** Grande lesão na base do crânio ➜ invadindo o cérebro. Observe componentes de aspecto cartilaginoso ➩. Condrossarcoma. (Arquivos da AFIP.)

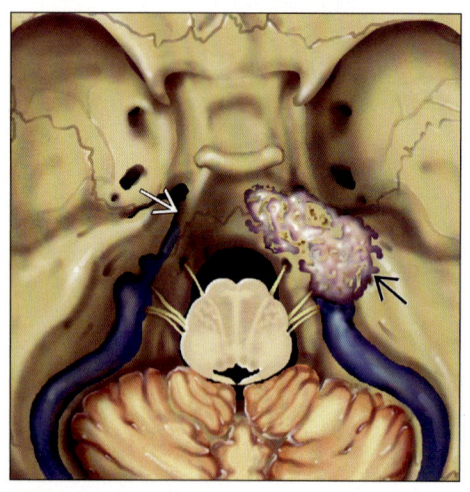

**22-30** Ilustração demonstra condrossarcoma da base do crânio ➜ centrada na fissura petro-occipital esquerda (compare com lado direito normal ➩).

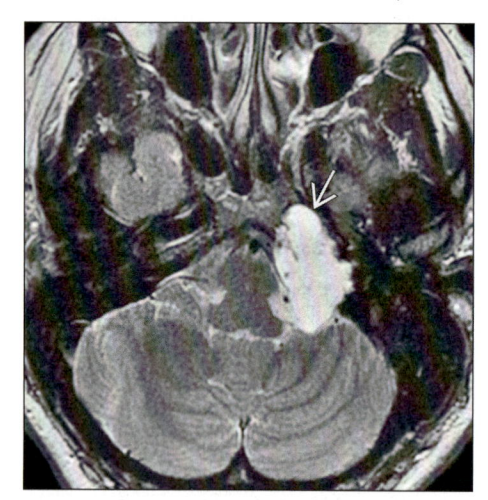

**22-31** Imagem ponderada em T2 mostra um condrossarcoma típico da base do crânio como uma lesão hiperintensa ➜ centrada na fissura petro-occipital erodindo o ápice petroso.

primeira opção de tratamento para hemangiomas em localizações críticas como os seios cavernosos.

### Imagem

**ACHADOS NA TC.** Um hemangioma da calvária é visto como uma lesão expansiva de margens definidas na TC. Algumas lesões isoladas ao escalpo podem não envolver os ossos adjacentes.

A tomografia óssea mostra que a camada interna e a externa estão afiladas, porém intactas. Uma margem esclerótica fina pode circundar a lesão. Hiperdensidades radiadas ou reticuladas causadas por algumas poucas trabéculas espessadas estão presentes dentro do hemangioma, formando um aspecto de "favo de mel" ou "grades de cadeia".

Na TC com contraste, focos de realce intenso misturados com hipodensidades focais causadas por trabéculas residuais espessadas são típicos.

**ACHADOS NA RM.** O padrão dominante nas imagens ponderadas em T1 é um misto de hipo e isointensidade, geralmente causados por gordura, e não hemorragia, dentro da lesão. A maioria dos hemangiomas é hiperintensa em imagens ponderadas em T2 **(Fig. 22-28A)**.

Imagens pós-contraste mostram realce intenso difuso **(Fig. 22-28B)**. Imagens dinâmicas mostram enchimento centrípeto da lesão.

**ANGIOGRAFIA.** Hemangiomas dos seios venosos e da dura-máter lembram bastante os meningiomas, com acúmulo de contraste lentificado e persistente nas fases venosa e capilar do angiograma.

### Diagnóstico diferencial

O diagnóstico diferencial do hemangioma da calvária inclui "cavidades" causadas por lagos venosos e granulações da aracnoide, trepanações, dermoides, granuloma eosinofílico e metástase. O principal diagnóstico diferencial dos hemangionas dos seios venosos e da dura-máter é o meningioma. Meningiomas não apresentam marcada hiperintensidade na ponderação T2 vista na maioria dos hemangiomas.

### *Tumores mesenquimais malignos*

Os tumores mesenquimais não meningoteliais malignos são a versão maligna dos tumores de tecidos moles e ósseos descritos acima. Eles são grau IV da classificação da OMS.

### Terminologia

Tumores mesenquimais malignos (TMMs) compreendem a maioria dos sarcomas (de vários tipos histológicos) e outras neoplasias como histiocitoma fibroso maligno (HFM).

## Etiologia

A maioria dos investigadores acredita que as células mesenquimais meníngeas pluripotenciais sejam as responsáveis pela origem dos TMMs. Essas células são capazes de dar origem a um grande espectro de tipos histológicos vistos nas neoplasias meningoteliais.

Radioterapia prévia é uma causa conhecida dos TMMs, mais comumente fibrossarcomas. O vírus Epstein-Barr pode apresentar papel no desenvolvimento de tumores de músculo liso, o que às vezes ocorre em pacientes imunocomprometidos.

## Patologia

**Localização.** A maioria dos TMMs intracranianos origina-se na dura-máter ou na base do crânio **(Fig. 22-29)**. Alguns originam-se no escalpo ou na calvária. Os condrossarcomas originam-se na fissura petro-occipital **(Fig. 22-30)**.

**Patologia macroscópica.** A maioria dos sarcomas intracranianos invade o cérebro. Necrose e hemorragia macroscópica é comum.

**Características microscópicas.** A maioria dos TMMs é composta por células mesenquimais pequenas não diferenciadas que podem ser de difícil diferenciação na microscopia tradicional. Microscopia eletrônica e imuno-histoquímica podem ser técnicas úteis adicionais.

## Aspectos clínicos

**Epidemiologia.** Os TMMs são raros. Agrupados, respondem por 0,5-2% das neoplasias intracranianas.

**Demografia.** TMMs podem ocorrer em qualquer idade. Alguns (como o rabdomiossarcoma e o sarcoma de Ewing) são mais comuns em crianças do que em adultos. Os condrossarcomas são tumores de adultos jovens, com média de idade na apresentação de 37 anos. Fibrossarcomas são mais comuns em pacientes de meia-idade. Não existe predileção por gênero para a maioria dos TMMs. Sarcoma de Ewing é mais comum no sexo masculino.

**História natural.** O prognóstico depende do tipo e grau tumoral. A maioria dos TMMs cresce rapidamente e o prognóstico costuma ser ruim. Muitos recorrem localmente, algumas vezes anos após o tratamento inicial. Metástases fora do SNC são incomuns.

Exceção à essa regra são os condrossarcomas da base do crânio. A maioria é lesão moderadamente diferenciada de baixo grau que apresenta crescimento lento, invasão local e raramente apresenta metástases **(Fig. 22-31)**. Condrossarcomas de alto grau são tumores mais agressivos que com frequência metastatizam e têm um prognóstico muito pior.

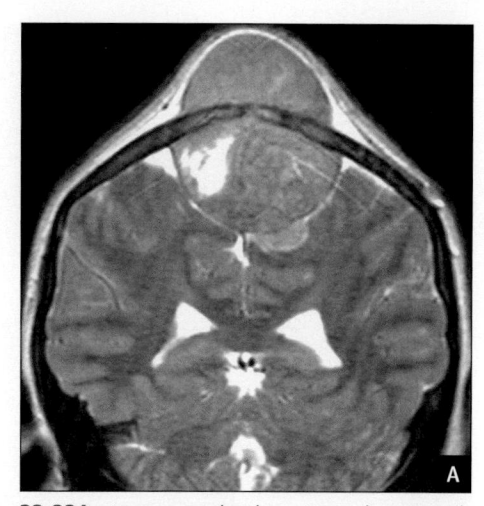

**22-32A** Imagem ponderada em T2 no plano coronal de uma criança com um abaulamento na cabeça mostra uma lesão invasiva infiltrativa transcraniana transdural com intensidade de sinal misto.

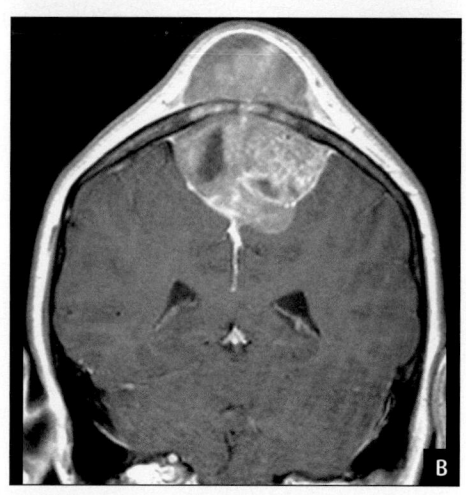

**22-32B** A massa sofre realce intenso e bastante heterogêneo nas imagens ponderadas em T1 pós-contraste.

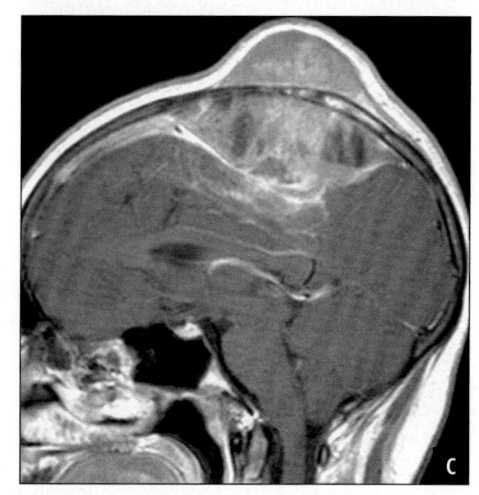

**22-32C** Imagem ponderada em T1 pós-contraste sagital mostra lesão heterogênea de aspecto agressivo. Sarcoma de Ewing.

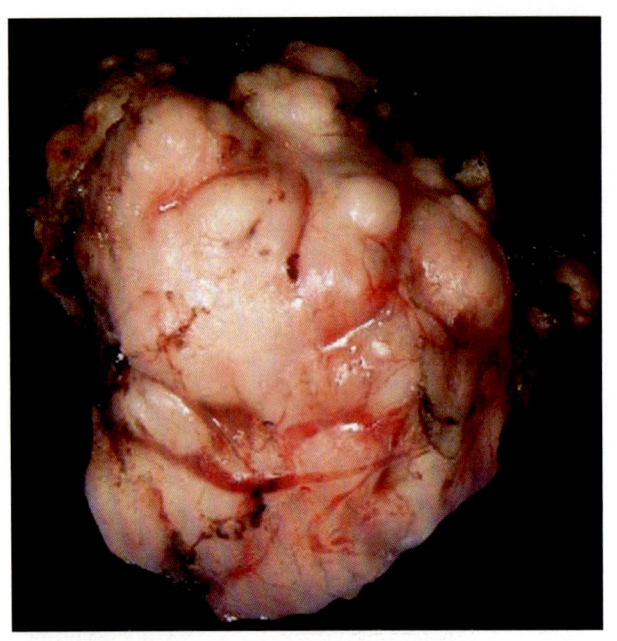

**22-33** Tumores fibrosos solitários são lesões firmes, bem circunscritas que podem ser idênticas aos meningiomas.

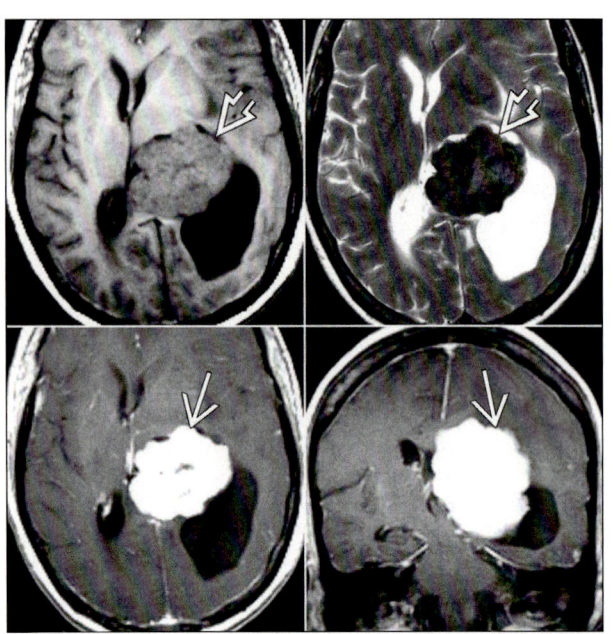

**22-34** Uma massa isointensa em T1 e hipointensa em T2 ➡️ que sofre realce importante e uniforme ➡️ vista no átrio do ventrículo lateral esquerdo. Diagnóstico pré-operatório de meningioma intraventricular. Diagnóstico pós-operatório de tumor fibroso solitário.

## Imagem

**CARACTERÍSTICAS GERAIS.** Os achados de imagem dos TMMs são os de uma lesão agressiva dural, na base do crânio, calvária e escalpo, com invasão das estruturas adjacentes **(Fig. 22-32)**. Embora sarcomas intracranianos possam apresentar-se circunscritos, invasão parenquimatosa local em geral está presente na cirurgia.

**ACHADOS NA TC.** A TC sem contraste mostra uma massa de tecidos moles de densidade mista que causa lise do osso adjacente. O condrossarcoma pode apresentar calcificações puntiformes ou com aspecto clássico de "anéis e arcos". Algumas vezes, calcificações em "raio de sol" podem ser vistas nos osteossarcomas. Reação periosteal costuma estar ausente, com exceção do sarcoma de Ewing.

A maioria dos TMMs apresenta realce intenso e levemente heterogêneo.

**ACHADOS NA RM.** O papel da RM é identificar uma massa com características agressivas, visto que não existem achados específicos de RM para os TMMs. Tecidos fibrosos, condroides e osteoides são hipointensos em imagens ponderadas em T1 e T2. FLAIR é muito útil para identificar invasão cerebral.

A maioria dos TMMs sofre realce intenso e heterogêneo. Focos de necrose são incomuns.

**ANGIOGRAFIA.** A maioria dos TMMs, como os angiossarcomas, é vascular. Outros mostram pouca ou nenhuma vascularização e são vistos como massas avasculares inespecíficas.

## Diagnóstico diferencial

Não existem características radiológicas que diferenciam a maioria dos TMMs de outras neoplasias agressivas como **meningioma maligno** ou **metástases**. Alguns subtipos de sarcoma são de difícil identificação com base apenas nos estudos de imagem. Por exemplo, um lipossarcoma histologicamente definido pode não demonstrar características de imagem que sugiram a presença de gordura na lesão.

## Tumor fibroso solitário e hemangiopericitoma

### Terminologia

**Tumor fibroso solitário** (TFS) representa um contínuo de tumores mesenquimais com celularidade aumentada. O aspecto final mais maligno do TFS é composto por tumores antes chamados de hemangiopericitomas (HPC). O hemangiopericitoma agora é chamado de "tumor fibroso solitário, tipo hemangiopericitoma" ou "TFS celular".

Embora raro, o HPC é a neoplasia maligna primária mesenquimal não meningotelial mais comum. Esses tumores são muito celulares e vasculares, sendo conhecidos por seu comportamento clínico agressivo e altas taxas de recorrência, com metástases distantes mesmo após cirurgia com ressecção total.

### Etiologia

**CONCEITOS GERAIS.** Antes considerado como derivado dos pericitos vasculares – células contráteis que circundam os capilares – o HPC, hoje, é considerado um sarcoma fibroblástico.

## Patologia

LOCALIZAÇÃO. A maioria dos TFSs apresenta base dural, geralmente se originando da foice do cérebro e tentório. Lesões intraparenquimatosas ocorrem no cérebro e na medula espinal, com frequência sem fixação dural perceptível. Os ventrículos cerebrais são outra localização comum.

O local mais comum para os HPCs é a região occipital, onde eles envolvem o seio transverso.

TAMANHO E NÚMERO. TFSs são quase sempre lesões solitárias. São tumores relativamente grandes, atingindo até 10 cm de diâmetro. Lesões com mais de 4-5 cm não são incomuns.

PATOLOGIA MACROSCÓPICA. TFSs são neoplasias sólidas, lobuladas e relativamente bem demarcadas **(Fig. 22-33)**. HPCs contêm espaços vasculares abundantes **(Fig. 22-36)**. Hemorragia intratumoral é comum.

CARACTERÍSTICAS MACROSCÓPICAS. TFSs demonstram celularidade variável com uma arquitetura fasciculada sem padrão. Quantidades variáveis de filamentos colágenos e reticulina estão presentes. Vasos tumorais podem ser bastante proeminentes. Mitoses são raras, com Ki-67 entre 1-4%. Anaplasia é incomum. A maioria dos TFSs é lesão de baixo grau.

Características histológicas do HPC podem se sobrepor com as do TFS, e em determinados momentos podem não ser observados pontos de corte entre elas. De maneira geral, os HPCs são tumores altamente celulares que contêm densas massas de células enoveladas, vasos em fenda colabados e uma rede abundante de fibras de reticulina. Necrose é comum. Atipia nuclear e atividade mitótica variam, sendo que mais de 5 mitoses por 10 campos de grande aumento são frequentes. Expressão do Ki-67 geralmente é maior ou igual a 10%. Podem existir HPCs típicos (grau II da OMS) e anaplásicos (grau III da OMS).

## Aspectos clínicos

EPIDEMIOLOGIA. HPCs são tumores raros, respondendo por menos de 1% de todas as neoplasias intracranianas primárias e 2-4% de todos tumores meníngeos.

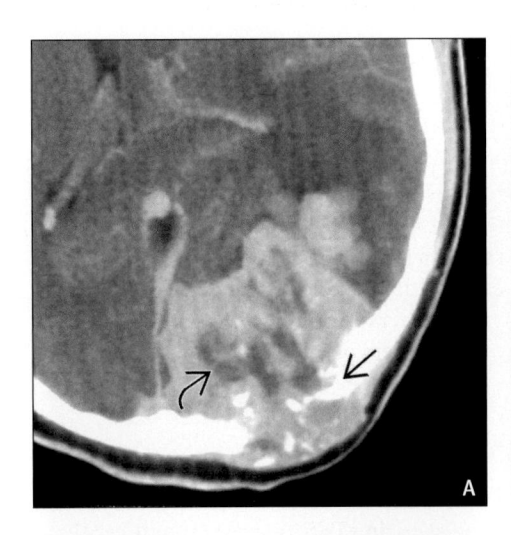

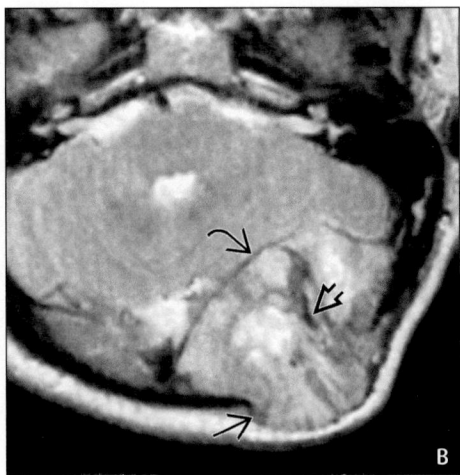

**22-35A** TC pós-contraste mostra uma lesão expansiva transcalvária que destrói os tecidos ósseos ➔ e invade tanto o cérebro quanto o escalpo. Áreas sem realce ➔ provavelmente representam necrose.

**22-35B** Imagem ponderada em T2 mostra que a massa desloca a dura-máter em direção interna ➔, erode o crânio em direção aos tecidos moles subgaleais ➔. A lesão é heterogêneamente hiperintensa com focos hipointensos ➔ que podem representar necrose.

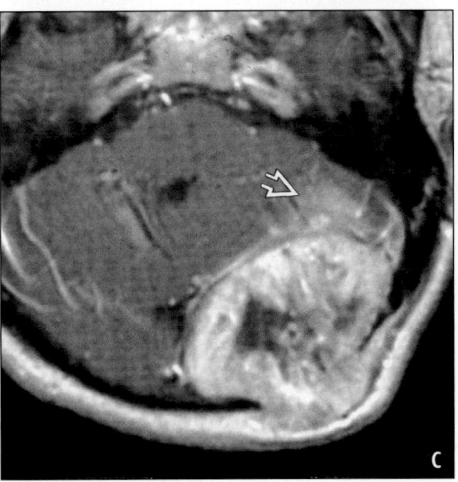

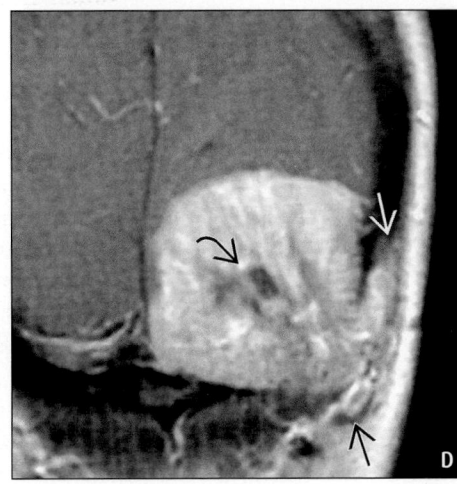

**22-35C** Imagem ponderada em T1 pós-contraste mostra que a lesão sofre realce intenso heterogêneo. Realce parenquimatoso profundo à dura-máter ➔ sugere invasão do parênquima cerebral.

**22-35D** Visão aproximada de imagem ponderada em T1 pós-contraste mostra hipointensidade central ➔, tumor com aspecto de "cogumelo" se originando na dura-máter ➔ com direção ao espaço subgaleal ➔. Hemangiopericitoma (TFS celular).

**DEMOGRAFIA.** HPCs meníngeos em geral ocorrem em idade um pouco mais precoce que os meningiomas. A média de idade no diagnóstico é 43 anos. Existe uma leve predominância em homens.

**HISTÓRIA NATURAL.** Mesmo com ressecção completa, recorrência local é a regra. A maioria dos HPCs meníngeos acaba metastatizando para ossos extracranianos, pulmão e cérebro. Não existe diferença significativa na sobrevida entre os graus II e III.

**OPÇÕES DE TRATAMENTO.** Ressecção cirúrgica com radioterapia ou radiocirurgia é o melhor tratamento.

## Imagem

**ACHADOS NA TC.** HPCs são massas extra-axiais hiperdensas que invadem e destroem o osso. Lesões fora da calvária abaixo do escalpo são comuns. Calcificações e hiperostose reacional estão ausentes.

Realce forte e heterogêneo é característico.

**ACHADOS NA RM.** TFSs intracranianos de baixo grau são lesões circunscritas de base dural que lembram meningiomas. As lesões são isointensas à substância cinzenta (SC) nas imagens ponderadas em T1 e apresentam intensidade de sinal variada nas imagens ponderadas em T2. Padrão misto hiper e hipointenso é comum. Áreas ricas em colágeno podem ser muito hipointensas. Realce ávido após infusão de contraste endovenoso é característico **(Fig. 22-34)**.

A maioria dos HPCs demonstra intensidade de sinal mista em todas as sequências de pulso. Eles tendem a ser predominantemente isointensos à substância cinzenta em T1 e apresentarem sinal iso a hiperintenso em T2 **(Fig. 22-35)**. *Flow voids* marcados estão quase sempre presentes.

O realce após infusão de contraste é marcado e heterogêneo. Focos sem realce são comuns.

**ANGIOGRAFIA.** HPCs podem invadir e ocluir seios durais, portanto, a angiotomografia computadorizada venoso ou a angiorressonância magnética venosa podem ser úteis para delinear a patência vascular.

A ASD mostra os HPCs, como massas hipervasculares com vascularização proeminente, veias com drenagem precoce e persistência prolongada do contraste **(Figs. 22-**

**22-35E** Angiografia seletiva da artéria occipital no mesmo paciente da página anterior demonstra ramos transósseos calibrosos ⇾ suprindo o tumor →.

**22-35F** Fase tardia da ASD mostra *blush* vascular prolongado e intenso no tumor. Diferentemente dos TFSs benignos, HPCs são neoplasias altamente vasculares.

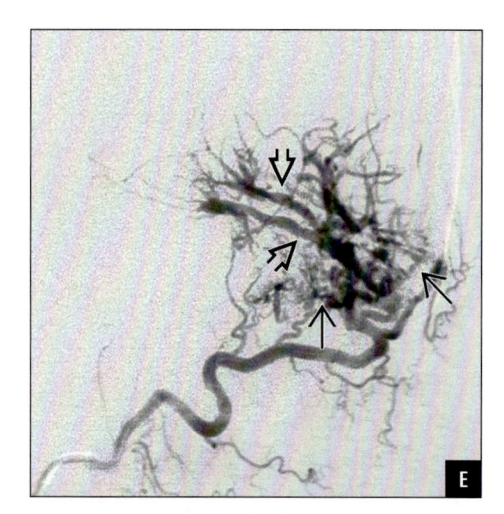

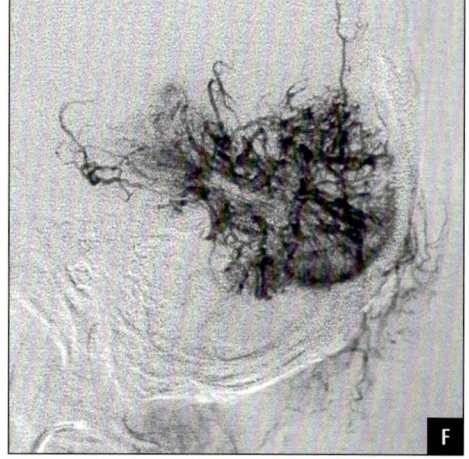

**22-36A** Espécime ressecada mostra a natureza bocelada do HPC. Observe a semelhança com o tumor fibroso solitário ilustrado na Fig. 22-33.
**22-26B** Corte através do espécime demonstra múltiplos cistos e espaços perivasculares alargados.

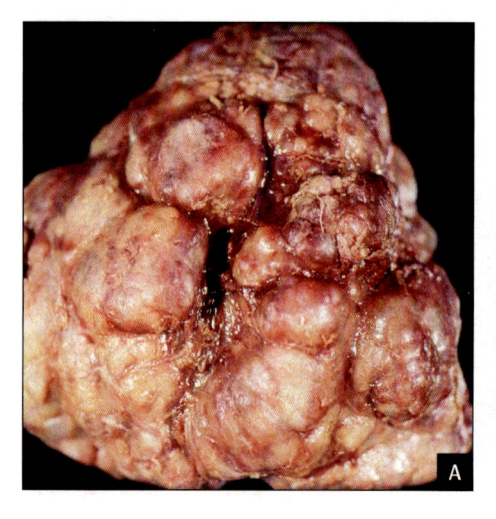

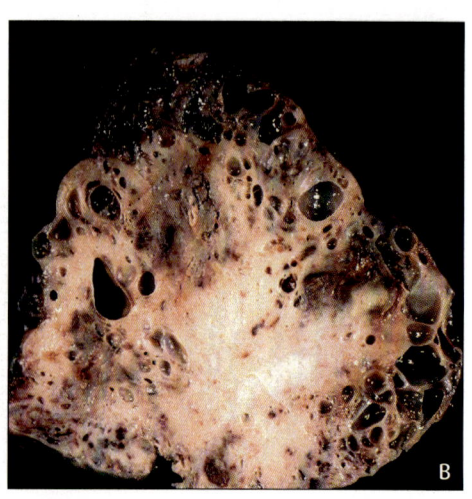

**35E** e **22-35F)**. As lesões geralmente recrutam suprimento sanguíneo de vasos tanto durais quando piais.

### Diagnóstico diferencial

O principal diagnóstico diferencial do TFS de baixo grau é o meningioma típico (grau I da OMS). O principal diagnóstico diferencial do HPC é um meningioma vascular e agressivo, em particular o **meningioma atípico ou maligno**. HPCs raramente calcificam ou causam hiperostose.

**Metástases durais** com invasão craniana podem ser indistinguíveis dos HPCs. Neoplasias raras que podem lembrar os HPCs incluem o **gliossarcoma** e o **tumor fibroso maligno**.

## Lesões melanocíticas primárias

Lesões melanocíticas primárias do SNC são neoplasias raras da crista neural derivadas de melanócitos leptomeníngeos. Elas se apresentam como massas nodulares focais ou infiltrados leptomeníngeos difusos.

Massas focais possuem um espectro morfológico que vai desde um melanocitoma de baixo grau ao melanoma maligno. Infiltrados melanocíticos leptomeníngeos difusos ocorrem na melanocitose/melanomatose meníngea (melanose neurocutânea) **(Fig. 22-37)**.

A maioria das lesões melanocíticas do SNC são metástases de melanomas malignos extracranianos. Tumores melanocíticos primários do SNC são muito raros e possuem uma incidência estimada de 0,9 por 10 milhões. Neoplasias melanocíticas primárias variam desde melanocitoma begnino a tumor melanocítico de diferenciação intermediária e melanoma maligno.

### *Melanocitoma*

Melanocitomas respondem por menos de 0,1% de todas as neoplasias do SNC. São tumores de baixo grau solitários, escuros, pigmentados, que não invadem o cérebro adjacente. Os locais preferidos são a fossa posterior (base do crânio e ângulo pontocerebelar), cavo de Meckel (acompanhado do nevo de Ota) e medula/raízes espinais.

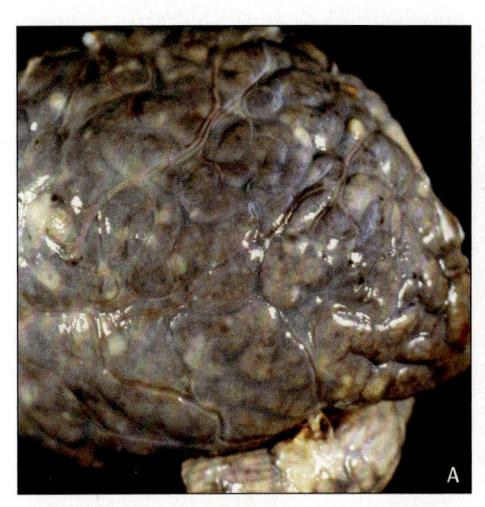

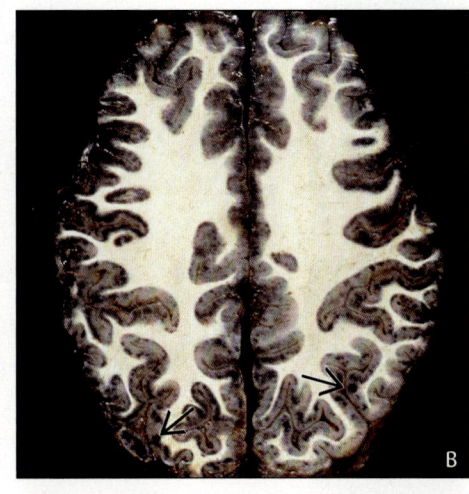

**22-37A** Espécime de necropsia demonstra melanose leptomeníngea difusa com coloração cinza e preta de toda superfície cerebral.
**22-37B** Secção transversal do mesmo paciente mostra que os giros estão aumentados e preenchidos com numerosos pequenos nódulos pretos ⇒ representando extensão do tumor via espaços perivasculares. Melanocitose maligna leptomeníngea difusa primária. (Cortesia de R. Hewlett, MD.)

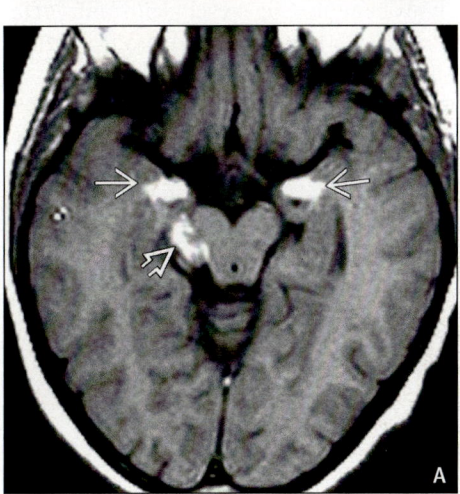

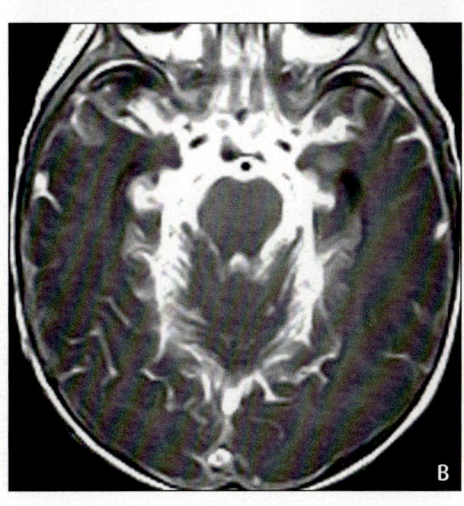

**22-38A** Imagem ponderada em T1 em um paciente com melanose neurocutânea mostra hiperintensidades ovoides características nas amígdalas de ambos lobos temporais ⇒. Outro foco de deposição melanocítica com redução do tempo T1 ⇒ é visto ao longo do mesencéfalo.
**22-38B** Imagem ponderada em T1 pós-contraste no mesmo paciente demonstra realce leptomeníngeo difuso e espesso. (Cortesia de S. Blaser, MD.)

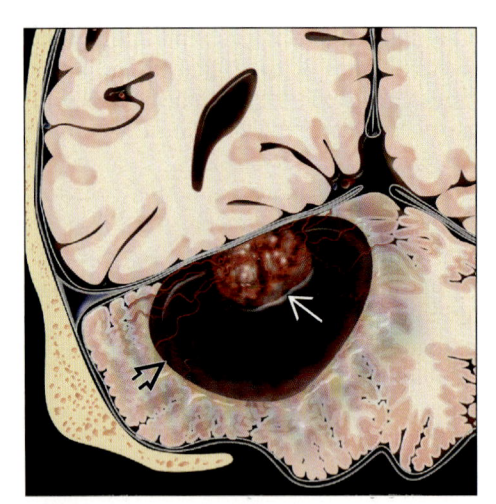

**612** Neoplasias, cistos e lesões pseudotumorais

**22-39** Ilustração demonstra o HB com cisto parietal ⇨ junto ao cerebelo. O nódulo vascular tumoral toca ⇨ a superfície pial.

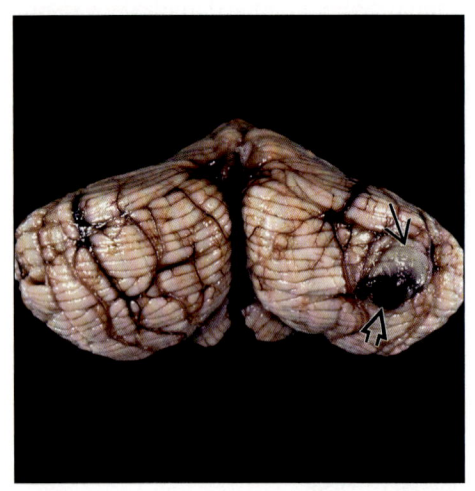

**22-40** Espécime de necropsia mostra o nódulo ⇨ e o cisto hemorrágico ⇨ de um HB típico. (Cortesia de E. Ross, MD.)

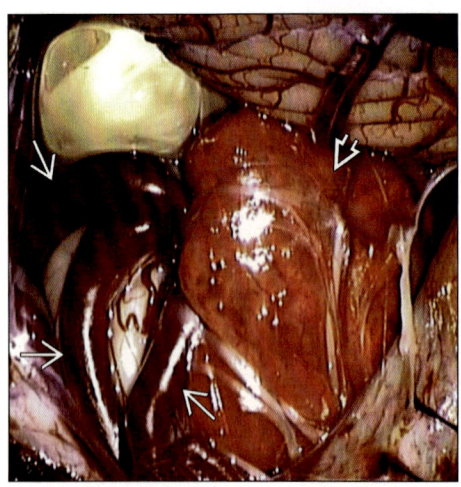

**22-41** Fotografia intraoperatória mostra vasos aumentados ⇨ nutridores da lesão de cor vermelho--carne sólida do HB ⇨.

Os melanocitomas raramente sofrem transformação maligna. O prognóstico é variável para tumores melanocíticos de diferenciação intermediária e ruim para o melanoma.

Lesões melanocíticas são hiperdensas na TC sem contraste e sofrem forte realce na TC pós-contraste. As propriedades paramagnéticas da melanina causam encurtamento do tempo T1, portanto, hiperintensidade nas imagens ponderadas em T1 e hipointensidade nas imagens ponderadas em T2 são características.

O principal diagnóstico diferencial para lesões melanocíticas primárias do cérebro é o **melanoma maligno metastático.**

### Melanocitose/melanomatose meníngea difusa

Melanocitose e melanomatose leptomeníngea difusa são características da melanose neurocutânea (MNC), uma síndrome rara da infância. A maioria dos pacientes apresenta-se com numerosos nevos melanocíticos congênitos na pele.

Lesões melanocíticas difusas apresentam-se como agregados confluentes densos, espessos e escuros que preenchem os espaços subaracnoides e cobrem a pia-máter.

Focos de hiperintensidade em T1 bilaterais na amígdala são um sinal precoce de MNC **(Fig. 22-38A)**. Realce leptomeníngeo difuso e extensão para o interior do parênquima cerebral via espaços perivasculares podem ser evidenciados e indicam transformação maligna com pior prognóstico **(Fig. 22-38B)**.

## Outras neoplasias relacionadas

### Hemangioblastoma

#### Terminologia

O hemangioblastoma (HB) também é conhecido como hemangioma capilar. Embora o termo "blastoma" sugira malignidade, lesão altamente agressiva, os HBs são neoplasias vasculares benignas, de crescimento lento, relativamente indolentes. Os HBs ocorrem tanto nas formas esporádica quando múltipla.

HB múltiplos são quase sempre associados com a síndrome autossômica dominante de **von Hippel-Lindau** (SvHL). Uma forma rara não associada à SvHL é chamada de **hemangioblastomatose leptomeníngea**.

#### Etiologia

A etiologia precisa dos HBs permanece desconhecida. Mutações do gene *VHL* (perdas e inativações) estão presentes em 20-50% dos HBs esporádicos.

#### Patologia

**LOCALIZAÇÃO.** HBs podem ocorrer em qualquer parte do SNC, embora a maioria (90-95%) dos HBs intracranianos esteja localizado na fossa posterior. O cerebelo é de longe o local mais comum (80%), seguido pelo verme cerebelar (15%). Cerca de 5% das lesões ocorrem no tronco, geralmente no bulbo. O nódulo de um HB é localizado de forma superficial e em geral toca a superfície pial **(Fig. 22-39)**.

Tumores supratentoriais são raros, respondendo por 5-10% de todos os HBs. A maioria está agrupada ao redor das vias ópticas e ocorre no contexto da SvHL.

TAMANHO E NÚMERO. O tamanho dos hemangioblastomas é variável, de pequenas a grandes lesões, principalmente se associados a cistos. A menos que os pacientes sejam sindrômicos, os HBs são, na maior parte, solitários.

PATOLOGIA MACROSCÓPICA. O aspecto mais comum é de um nódulo vermelho-carne de aspecto vascular que toca a superfície pial **(Fig. 22-40)**. Um cisto de tamanho variável está presente em 50-60% dos casos. O fluido do cisto normalmente é amarelado, e a parede é fina. Cerca de 40% dos HBs são tumores sólidos **(Fig. 22-41)**.

CARACTERÍSTICAS MICROSCÓPICAS. HBs contêm dois tipos celulares diferentes: células vasculares e estromais. Geralmente são as células do estroma (não as vasculares) que representam os elementos neoplásicos do HB.

A parede do cisto da maioria dos HBs não é neoplásica e é composta por cérebro comprimido com neuróglia fibrilar desprovida de células tumorais. O fluido do cisto intratumoral compartilha uma assinatura proteica com o plasma normal e não apresenta proteínas em comum com o tecido tumoral do HB. A formação de cisto no HB é resultado da perda de líquido pelos vasos tumorais e não liquefação tumoral ou secreção ativa do tumor.

As mitoses nos HBs são raras ou ausentes, assim como as taxas de proliferação (geralmente MIB-1 < 1). O HB é uma neoplasia grau I da OMS. Não existe variante atípica ou anaplásica conhecida.

---

**HEMANGIOBLASTOMA: PATOLOGIA E ASPECTOS CLÍNICOS**

**Patologia**
- Localização
  - Fossa posterior (90-95%)
  - Cerebelo é o local mais comum
- Patologia macroscópica
  - "Cisto + nódulo" (60%), sólido (40%)

**Aspectos clínicos**
- Epidemiologia
  - Incomum (1-2,5% dos tumores cerebrais primários)
  - 7% dos tumores de fossa posterior de adultos
- Demografia
  - Pico de idade = 30-65 anos (mais jovens na SvHL)
  - Raro abaixo de 15 anos
- História natural
  - Crescimento lento
  - Metástases são raras

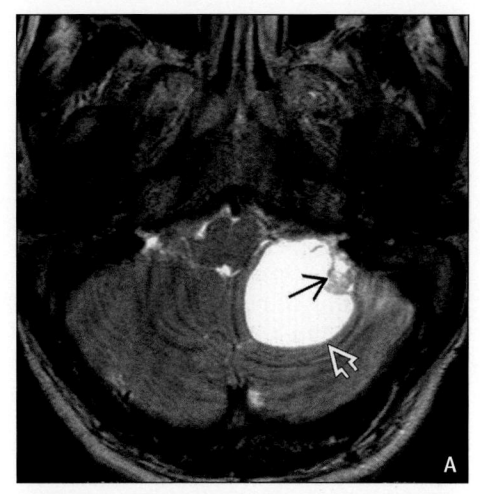

---

**22-42A** Imagem ponderada em T2 demonstra o HB clássico como um cisto hiperintenso ⇒, nódulo tumoral ⇒ tocando a face pial.

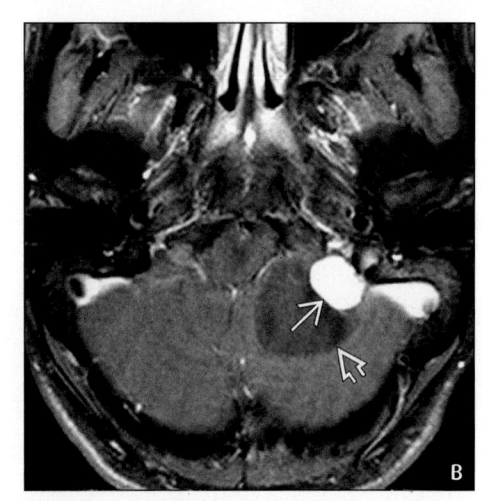

**22-42B** T1C+FS RM no mesmo paciente demonstra que o nódulo tumoral ⇒ realça intensamente, ao contrário da parte do cisto ⇒.

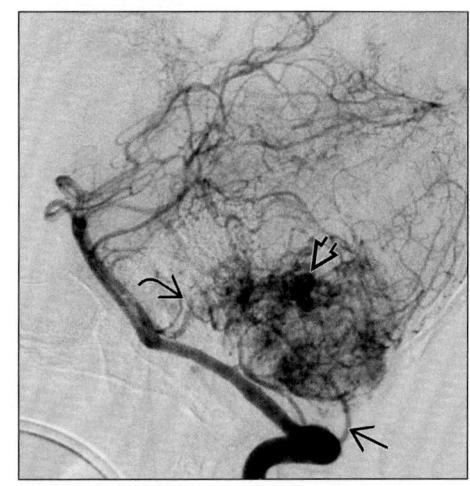

**22-43** ASD do HB típico mostra o *blush* tumoral prolongado característico vindo de ramos aumentados da PICA ⇒ e AICA ⇒.

## Aspectos clínicos

**EPIDEMIOLOGIA.** Os HBs respondem por 1-2,5% de todas as neoplasias do SNC e cerca de 7% de todos os tumores da fossa posterior de adultos. É a segunda lesão expansiva infratentorial mais frequente em adultos (depois de metástase). Entre 25-40% dos HBs são associados a SvHL.

**DEMOGRAFIA.** O HB geralmente é um tumor de adultos entre 30 e 65 anos. HBs pediátricos são raros. HBs associados a SvHL tendem a se apresentar em pacientes mais jovens, porém permanecem raros em crianças abaixo de 15 anos. Existe uma leve predominância em homens.

**APRESENTAÇÃO.** Os principais sintomas em pacientes com a forma cística do HB são causados pelo cisto e não pelo nódulo neoplásico. Cefaleia é o sintoma de apresentação em 85% dos casos.

**HISTÓRIA NATURAL E OPÇÕES DE TRATAMENTO.** Os HBs apresentam um padrão de crescimento irregular, frequentemente permanecendo estáveis por longos períodos de tempo. Progressão apenas da imagem não é uma indicação para tratamento, embora as taxas de crescimento do tumor/cisto possam ser usadas para estimar o desenvolvimento de futuros sintomas e necessidade de tratamento cirúrgico.

Embora HBs não tenham tendências para metastatizar, existem alguns relatos esporádicos de disseminação intraespinal. Ressecção completa em bloco é o procedimento de escolha e elimina a recorrência tumoral, embora novos hemangioblastomas possam se desenvolver no cenário da SvHL.

## Imagem

**CARACTERÍSTICAS GERAIS.** HBs apresentam quatro padrões de imagem básicos: (1) HB sólido sem cisto associado; (2) HB com cisto intratumoral; (3) HB com cisto peritumoral (cisto não neoplásico com nódulo tumoral sólido); e (4) HB associado com cistos tanto peri quando intratumorais (cisto não neoplásico peritumoral com nódulo sólido com cistos). Cisto peritumoral sem realce com nódulo sólido é o padrão de apresentação mais comum, visto em 50-65% dos casos. O segundo padrão mais comum é a forma sólida, vista em cerca de 40% dos casos.

**22-44A** Imagem ponderada em T1 pós-contraste no plano sagital mostra o aspecto típico de um hemangioblastoma sólido ➡.
**22-44B** Imagem ponderada em T1 pós-contraste no plano coronal mostra realce heterogêneo intenso do HB ➡. Compare com a fotografia intraoperatória da Figura 22-42. HBs no bulbo tendem a ser sólidos, ao passo que os localizados nos hemisférios cerebelares frequentemente têm aspecto de "cisto + nódulo".

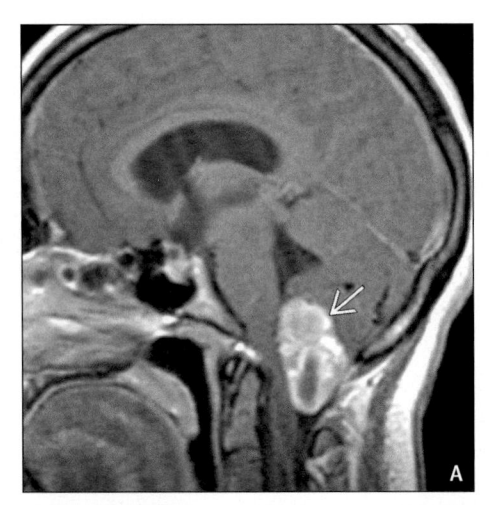

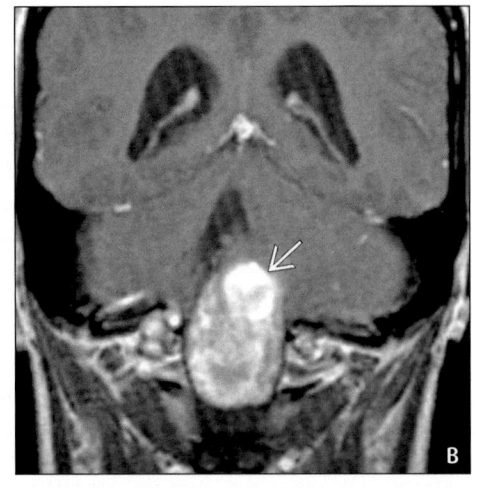

**22-45A** Imagem ponderada em T1 pós-contraste com saturação de gordura no plano sagital mostra múltiplos hemangioblastomas no cerebelo e na medula espinal ➡.
**22-45B** Imagem ponderada em T1 pós-contraste no plano coronal no mesmo paciente mostra mais pelo menos quatro HBs separados ➡.

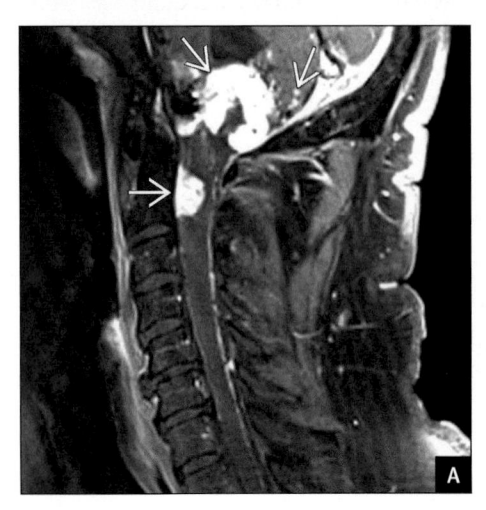

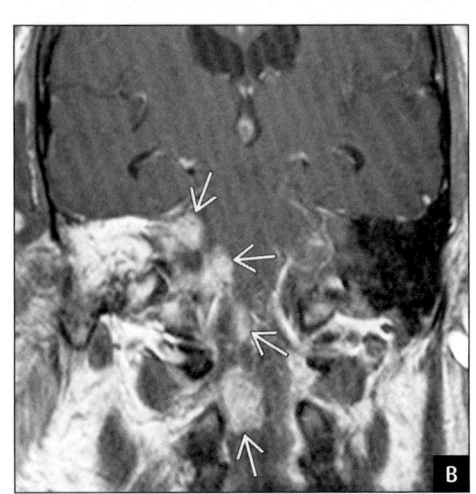

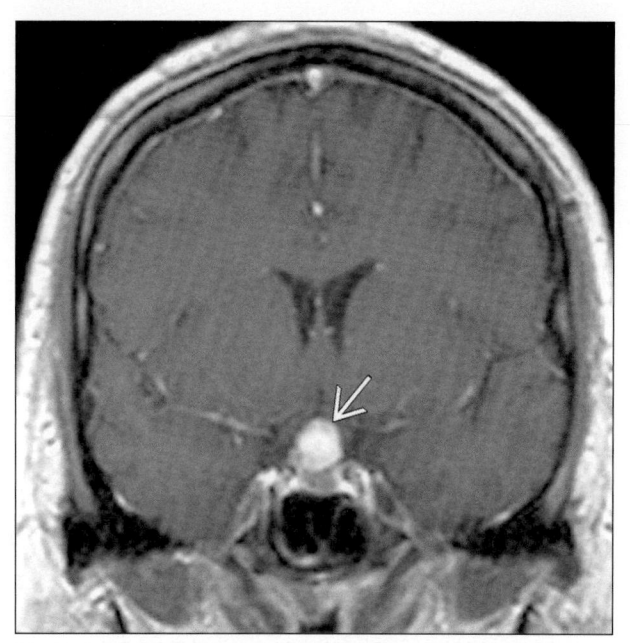

**22-46** Imagem ponderada em T1 pós-contraste no plano coronal demonstra massa suprasselar com realce ➡. Hemangioblastoma comprovado por biópsia. (Cortesia de R. Bert, MD.)

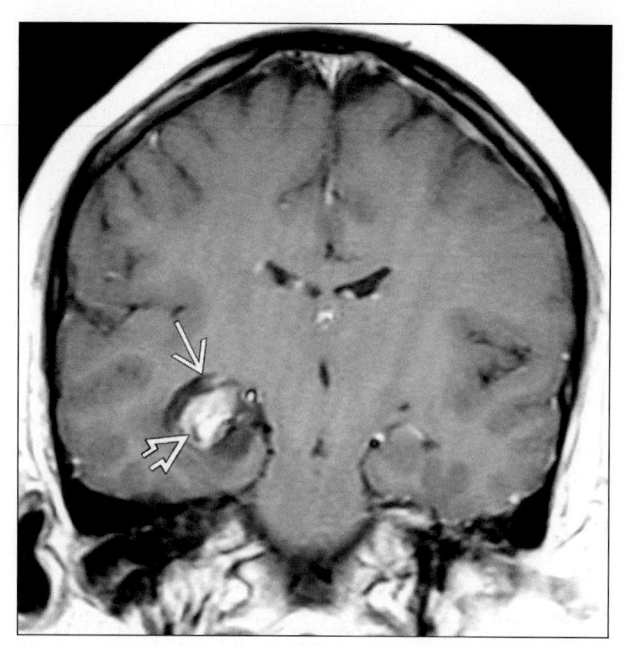

**22-47** Imagem ponderada em T1 pós-contraste no plano coronal demonstra lesão expansiva no lobo temporal com cisto ➡ e nódulo ➡ sofrendo realce. Hemangioblastoma comprovado. (Cortesia de C. Sutton, MD.)

Achados na TC. A aparência mais comum na tomografia é de um nódulo bem definido iso a levemente hiperdenso, associado com cisto hipodenso. Calcificações e hemorragia macroscópica estão ausentes. O nódulo sofre realce importante e uniforme após administração de contraste.

Achados na RM. Um nódulo isointenso com *flow voids* proeminentes é visto nas imagens ponderadas em T1. Se houver um cisto peritumoral, ele é hipointenso ao parênquima nas imagens ponderadas em T1, mas hiperintenso comparado ao LCS.

Em comparação ao parênquima cerebral, o nódulo tumoral de um HB é moderadamente hiperintenso nas imagens ponderadas em T2/FLAIR. Cistos intratumorais e *flow voids* proeminentes são comuns. O fluido do cisto é muito hiperintenso, tanto nas imagens ponderadas em T2 quanto no FLAIR **(Fig. 22-42A)**.

Às vezes um HB sangra. Se houver produtos de sangramento, pode ser evidenciado artefato de susceptibilidade magnética em T2*.

Realce intenso do nódulo – mas não do cisto – é o achado característico **(Fig. 22-42B)**. O realce da parede do cisto deve levantar a possibilidade de envolvimento tumoral, visto que o cérebro comprimido e não neoplásico não sofre realce.

HBs não císticos sofrem importante realce, frequentemente heterogêneo **(Fig. 22-44)**. HBs múltiplos são vistos na SvHL e variam de diminutas lesões puntiformes até grandes tumores sólidos **(Fig. 22-45)**.

HBs supratentoriais são raros. A maior parte ocorre ao redor dos nervos e do quiasma óptico **(Fig. 22-46)**. Esses HBs podem se apresentar como uma lesão expansiva hemisférica com o aspecto de "cisto + nódulo" **(Fig. 22-47)**.

Angiografia. O aspecto mais comum é de um tumor intensamente vascular que demonstra um *blush* prolongado **(Fig. 22-43)**. Veias de drenagem precoce são comuns. Se houver um cisto associado ao tumor, os vasos podem estar deslocados e esticados sobre a massa avascular.

## Diagnóstico diferencial

O diagnóstico diferencial do HB varia conforme a idade do paciente. Em pacientes de meia-idade e adultos mais velhos, a causa mais comum de uma massa intra-axial parenquimatosa com realce na fossa posterior é uma **metástase**, e não o HB.

Uma massa cerebelar com o aspecto "cisto + nódulo" em uma criança ou adulto jovem é mais provavelmente um **astrocitoma pilocítico** e não um HB ou metástase. Eventualmente uma **malformação cavernomatosa** pode mimetizar um HB com hemorragia.

Se houver mais de um HB presente, o paciente por definição tem SvHL. História familiar positiva ou presença de outros marcadores da SvHL (como cistos viscerais, angiomas de retina e carcinoma de células renais) devem ser avaliados do ponto de vista genético.

> **HEMANGIOBLASTOMA: IMAGEM**
>
> **Características gerais**
> - "Cisto + nódulo" (60%)
>   - Nódulo toca a superfície pial
> - Sólido (40%)
>
> **TC**
> - Cisto de baixa densidade
> - Nódulo com forte realce
>
> **RM**
> - Cisto
>   - Líquido levemente hiperintenso ao LCS
>   - Parede geralmente não neoplásica
> - Nódulo
>   - Isointenso ao cérebro
>   - *Flow voids* são comuns
>   - Realce intenso

## Referências selecionadas

### *Anatomia das meninges cranianas*

#### Dura-máter
- Adeeb N et al: The cranial dura mater: a review of its history, embryology, and anatomy. Childs Nerv Syst. 28(6):827-37, 2012
- Protasoni M et al: The collagenic architecture of human dura mater. J Neurosurg. 114(6):1723-30, 2011

#### Aracnoide e granulações da aracnoide
- Tubbs RS et al: Arachnoid granulations of the middle cranial fossa. Surg Radiol Anat. 33(3):289, 2011
- Yew M et al: Arachnoid granulations of the temporal bone: a histologic study of dural and osseous penetration. Otol Neurotol. 32(4):602-9, 2011

#### Pia-máter
- Tsutsumi S et al: The Virchow-Robin spaces: delineation by magnetic resonance imaging with considerations on anatomofunctional implications. Childs Nerv Syst. 27(12):2057-66, 2011

### *Tumores meningoteliais*
- Perry A et al: Meningiomas. In Louis DN et al: WHO Classification of Tumours of the Central Nervous System. 4th ed. Lyon, France: IARC Press. 164-72, 2007

#### Meningioma
- Sitthinamsuwan B et al: Predictors of meningioma consistency: A study in 243 consecutive cases. Acta Neurochir (Wien). 154(8):1383-9, 2012
- Crisi G: 1H MR spectroscopy of meningiomas at 3.0T: the role of glutamate-glutamine complex and glutathione. The Neuroradiol Journal 24: 846-853, 2011
- Kotecha RS et al: Pediatric meningioma: current approaches and future direction. J Neurooncol. 104(1):1-10, 2011
- Lee Y et al: Genomic landscape of meningiomas. Brain Pathol. 20(4):751-62, 2010
- Sughrue ME et al: The relevance of Simpson Grade I and II resection in modern neurosurgical treatment of World Health Organization Grade I meningiomas. J Neurosurg. 113(5):1029-35, 2010
- Sughrue ME et al: Treatment decision making based on the published natural history and growth rate of small meningiomas. J Neurosurg. 113(5):1036-42, 2010
- Wiemels J et al: Epidemiology and etiology of meningioma. J Neurooncol. 99(3):307-14, 2010

#### Meningioma atípico
- Jansen M et al: Gain of chromosome arm 1q in atypical meningioma correlates with shorter progression-free survival. Neuropathol Appl Neurobiol. 38(2):213-9, 2012
- Kane AJ et al: Anatomic location is a risk factor for atypical and malignant meningiomas. Cancer. 117(6):1272-8, 2011

#### Meningioma maligno
- Di Vinci A et al: HOXA7, 9, and 10 are methylation targets associated with aggressive behavior in meningiomas. Transl Res. Epub ahead of print, 2012
- Herrmann A et al: Proteomic data in meningiomas: postproteomic analysis can reveal novel pathophysiological pathways. J Neurooncol. 104(2):401-10, 2011
- Sughrue ME et al: Outcome and survival following primary and repeat surgery for World Health Organization Grade III meningiomas. J Neurosurg. 113(2):202-9, 2010
- Vranic A et al: Mitotic count, brain invasion, and location are independent predictors of recurrence-free survival in primary atypical and malignant meningiomas: a study of 86 patients. Neurosurgery. 67(4):1124-32, 2010
- Perry A et al: Meningiomas. In Louis DN et al: WHO Classification of Tumours of the Central Nervous System. 4th ed. Lyon, France: IARC Press. 164-72, 2007

### *Tumores mesenquimais não meningoteliais*

#### Hemangioma
- Jinhu Y et al: Dynamic enhancement features of cavernous sinus cavernous hemangiomas on conventional contrastenhanced MR imaging. AJNR Am J Neuroradiol. 29(3):577-81, 2008

#### Tumores mesenquimais malignos
- Lin L et al: Diagnostic pitfall in the diagnosis of mesenchymal chondrosarcoma arising in the central nervous system. Neuropathology. 32(1):82-90, 2012

#### Tumor fibroso solitário e hemangiopericitoma
- Demicco EG et al: Solitary fibrous tumor: a clinicopathological study of 110 cases and proposed risk assessment model. Mod Pathol. 25(9):1298-306, 2012

- Kumar N et al: Intracranial meningeal hemangiopericytoma: 10 years experience of a tertiary care institute. Acta Neurochir (Wien). 154(9):1647-51, 2012
- Zhou JL et al: Thirty-nine cases of intracranial hemangiopericytoma and anaplastic hemangiopericytoma: A retrospective review of MRI features and pathological findings. Eur J Radiol. Epub ahead of print, 2012
- Schiariti M et al: Hemangiopericytoma: long-term outcome revisited. Clinical article. J Neurosurg. 114(3):747-55, 2011
- Rutkowski MJ et al: Predictors of mortality following treatment of intracranial hemangiopericytoma. J Neurosurg. 113(2):333-9, 2010

## Lesões melanocíticas primárias

- Smith AB et al: Pigmented lesions of the central nervous system: radiologic-pathologic correlation. Radiographics. 29(5):1503-24, 2009
- Bratt DJ et al: Melanocytic lesions. In Louis DN et al: WHO Classification of Tumours of the Central Nervous System. 4th ed. Lyon, France: IARC Press. 181-3, 2007

## Outras neoplasias relacionadas

### Hemangioblastoma

- Micallef J et al: Proteomics: present and future implications in neuro-oncology. Neurosurgery. 62(3):539-55; discussion 539-55, 2008
- Ammerman JM et al: Long-term natural history of hemangioblastomas in patients with von Hippel-Lindau disease: implications for treatment. J Neurosurg. 105(2):248-55, 2006

# 23

# Tumores dos nervos cranianos e das bainhas nervosas

| | |
|---|---|
| Anatomia dos nervos cranianos | 619 |
| Nervos cranianos altos | 619 |
| Nervos cranianos baixos | 624 |
| Schwannomas | 632 |
| Visão geral dos schwannomas | 632 |
| Schwannoma vestibular | 635 |
| Schwannoma trigeminal | 637 |
| Schwannoma do forame jugular | 638 |
| Schwannoma do nervo facial | 639 |
| Schwannomas de outros nervos intracranianos | 639 |
| Schwannomas do parênquima cerebral | 643 |
| Neurofibromas | 644 |
| Neurofibroma solitário | 644 |
| Neurofibroma plexiforme | 644 |
| Neoplasias malignas das bainhas nervosas | 647 |
| Tumor maligno de bainha nervosa periférica | 647 |
| Outros tumores de bainha nervosa | 648 |

A classificação da Organização Mundial da Saúde (OMS) para tumores do sistema nervoso central (SNC) primários designa uma categoria separada de tumores das bainhas nervosas como "tumores dos nervos cranianos e paraespinais". Com exceção do schwannoma vestibular, todos os tumores de bainha nervosa intracranianos são raros. Eles podem ocorrer esporadicamente ou como parte de duas síndromes neurocutâneas associadas ao desenvolvimento de tumores, a neurofibromatose tipos 1 e 2.

A maioria das neoplasias de bainhas nervosas é benigna. Os dois principais tipos encontrados no interior do crânio ou próximos da base do crânio são o schwannoma e o neurofibroma. Ambos serão discutidos com detalhes neste capítulo, junto com a rara neoplasia maligna da bainha de nervos periféricos (TMBNP).

Um terceiro tipo, o perineurioma, é basicamente um tumor dos nervos periféricos e tecidos moles, embora raros casos envolvendo nervos cranianos tenham sido relatados. O perineurioma será discutido ao final do capítulo.

Mais de 99% dos tumores de bainha nervosa intracranianos são associados ao nervo craniano. Devido aos aspectos de imagem característicos desses tumores se relacionarem com a localização do nervo que acometem, este capítulo será iniciado com uma revisão sobre a anatomia normal dos nervos cranianos.

## Anatomia dos nervos cranianos

Nesta seção será discutida a anatomia dos nervos cranianos (NC), iniciando com a discussão dos nervos cranianos altos (NCs I-VI). Após serão discutidos os nervos cranianos baixos (NCs VII-XII). A função, a anatomia e os aspectos-chave de imagem/clínicos serão delineados para cada um dos nervos cranianos.

A anatomia intracraniana de cada nervo é discutida por segmentos, desde a localização intra-axial e saída do cérebro, passagem pelas cisternas do líquido cerebrospinal (LCS), entrada e/ou saída da base do crânio e curso extracraniano. Lembre-se: os nervos cranianos *não* param na base do crânio. Quando neuropatias cranianas são examinadas, é importante estudar com cuidado cada segmento do nervo, seguindo-o em todo seu trajeto, desde a origem até a extremidade "funcional".

### Nervos cranianos altos

#### Nervo olfatório (NC I)

**FUNÇÃO.** O nervo olfatório é o aferente visceral especial envolvido com o sentido do olfato.

**ANATOMIA.** Fibras não mielinizadas de células receptoras bipolares no teto da cavidade nasal se unem em fascículos, perfuram a lâmina crivosa do osso etmoide e fazem sinapse no bulbo olfatório. O bulbo olfatório passa posteriormente para o trígono olfatório. A estria olfatória do trígono passa para o interior do cérebro com o maior trato, a estria olfatória lateral, terminando no lobo temporal **(Fig. 23-1)**.

Os nervos olfatórios não apresentam uma camada de células de Schwann. Células especiais chamadas de "glia embainhante olfatória" (GEO) localizam-se na mucosa e no bulbo olfatórios e circundam os axônios dos nervos olfatórios. A GEO lembra células de Schwann na microscopia óptica, porém corantes imuno-histoquímicos dife-

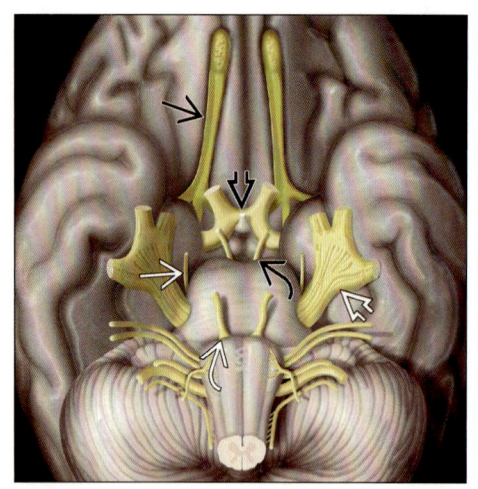

**23-1** Tratos olfatórios (NC I) ➔, quiasma óptico ➔, nervos oculomotor (NC III) ➔, troclear (NC IV) ➔, trigêmeo ➔ e abducente (NC VI) ➔.

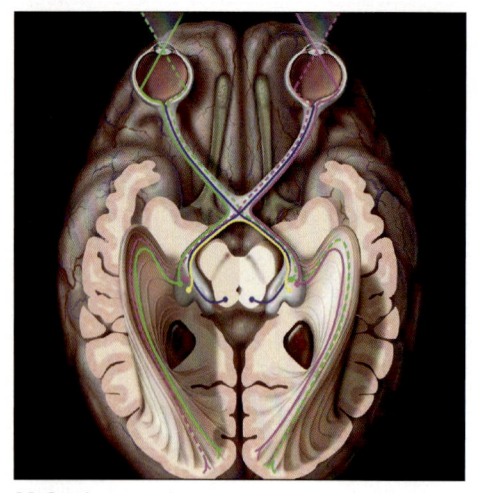

**23-2** Ilustração demonstra o sistema visual e os campos visuais desde os globos oculares até o córtex calcarino.

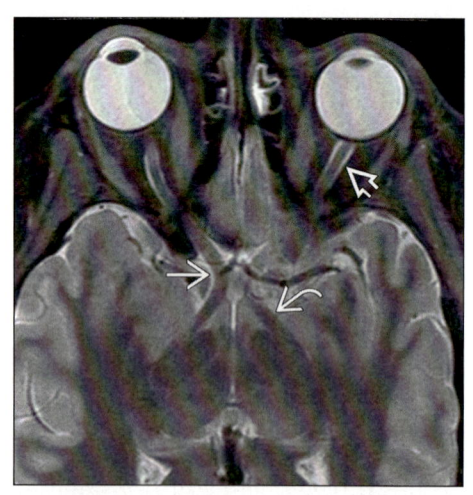

**23-3** Imagem ponderada em T2 no plano axial demonstra os nervos ópticos circundados por LCS nas bainhas dos nervos ópticos ➔. O quiasma óptico ➔ e os tratos ópticos ➔ também são visualizados.

renciam as duas. As GEO são populações de astrócitos especializados que podem migrar e regenerar, aumentando de extensão após a lesão.

**ASPECTOS-CHAVE.** A tomografia computadorizada (TC) dos seios da face no plano coronal focada no teto nasal e na lâmina crivosa é o melhor exame para avaliar anosmia isolada. Ressonância magnética (RM) do nariz, da fossa craniana anterior e dos lobos temporais mediais é o melhor exame para anosmia clinicamente comprovada.

## Nervo óptico (NC II)

O nervo óptico é tecnicamente um trato cerebral, e não um nervo craniano verdadeiro; ele não é embainhado, e é mielinizado por oligodendrócitos, não células de Schwann. Os tumores do nervo óptico são astrocitomas, e não schwannomas, sendo discutidos no Capítulo 17.

**FUNÇÃO.** O nervo óptico é o nervo da visão.

**ANATOMIA.** A via óptica consiste em globo ocular/retina, nervo óptico, quiasma óptico e estruturas retroquiasmáticas. O **segmento intraocular** do NC II é circundado por uma bainha de LCS que se conecta diretamente com o espaço subaracnoide (ES) intracraniano. Ele é recoberto pelas mesmas três camadas meníngeas que o cérebro (dura-máter, aracnoide e pia-máter). O **segmento intracanalicular** do nervo óptico passa pelo canal óptico **(Figs. 23-4 e 23-6)**. O **segmento intracraniano (cisternal)** se estende do canal óptico ao quiasma óptico.

O **quiasma óptico** é uma estrutura em formato de X que se localizada na porção superior da cisterna suprasselar. As fibras nervosas das metades mediais de ambas as retinas decussam nessa estrutura, direcionando-se posterolateralmente para o lado oposto **(Figs. 23-2 e 23-3)**.

Os tratos ópticos são extensões posteriores do quiasma óptico que se curvam ao redor dos pedúnculos cerebrais. As bandas laterais fazem sinapse nos corpos geniculados laterais (CGL). Axônios eferentes do CGL formam as radiações ópticas (tratos geniculocalcarinos). As **radiações ópticas** se separam à medida que seguem posteriormente para terminar no córtex calcarino (córtex visual primário).

**CONCEITOS-CHAVE.** Patologia do globo óptico ou dos nervos ópticos resulta em **perda visual monocular.** O foco do estudo de imagem deve abranger desde o globo ocular ao quiasma óptico. Lesões intrínsecas e extrínsecas do quiasma óptico causam **hemianopsia heterônima bitemporal**, ou seja, perda de ambos os campos visuais temporais. Patologias retroquiasmáticas causam **hemianopsia homônima**, que é a perda visual que envolve as duas metades direitas ou esquerdas dos campos visuais. Uma lesão localizada à esquerda causa hemianopsia homônima *direita,* enquanto uma lesão à direita causa hemianopsia homônima *esquerda.*

Edema de papila é a manifestação ocular do aumento de pressão intracraniana (PIC) transmitida ao longo do ES da bainha do nervo óptico. Nos estudos de imagem de pacientes com edema de papila moderado a grave, a esclera posterior torna-se achatada e a cabeça do nervo óptico pode se apresentar elevada. Tortuosidade acentuada e alongamento com dilatação dos ESs periópticos são comuns.

## Nervo oculomotor (NC III)

**Função.** O nervo oculomotor tem tanto funções parassimpáticas quanto motoras. Ele inerva todos os músculos extraoculares, exceto o reto lateral e o oblíquo superior. Suas fibras parassimpáticas controlam o esfíncter pupilar e a acomodação.

**Anatomia.** O nervo oculomotor apresenta quatro segmentos. O **segmento intra-axial** está no mesencéfalo. O núcleo oculomotor localiza-se logo à frente da substância cinzenta periaquedutal. Os fascículos do NC III cursam anteriormente pelo núcleo rubro e a substância negra e saem do mesencéfalo medialmente aos pedúnculos cerebrais **(Fig. 23-1)**.

O **segmento cisternal** cursa anteriormente em direção ao seio cavernoso, passando entre as artérias cerebral posterior e cerebelar superior.

O **segmento intracavernoso** se localiza na parede superolateral do seio cavernoso, circundado por uma bainha fina de LCS (a **cisterna oculomotora**) **(Figs. 23-7, 23-8 e 23-9)**. O nervo oculomotor emerge do seio cavernoso pela fissura orbitária superior **(Fig. 23-4)**. O segmento extracraniano passa pelo ânulo tendinoso e, então, divide-se em ramos superior e inferior **(Fig. 23-10)**. As fibras parassimpáticas pré-ganglionares seguem o ramo inferior em direção ao gânglio ciliar.

**Conceitos-chave.** As fibras constritoras pupilares do NC III estão localizadas na periferia do nervo, predominantemente ao longo do aspecto superolateral. O segmento cisternal do nervo oculomotor está localizado próximo à artéria comunicante posterior (AComP). Aneurismas da AComP com frequência comprimem o terceiro nervo, causando **paralisia do terceiro nervo com envolvimento pupilar**. A paralisia do terceiro nervo sem envolvimento pupilar geralmente é causada por infarto microvascular do núcleo do nervo com preservação relativa das fibras periféricas.

## Nervo troclear (NC IV)

**Função.** O nervo troclear é um nervo puramente motor que inerva o músculo oblíquo superior.

**Anatomia.** Assim como o nervo oculomotor, o NC IV apresenta quatro segmentos. Seus segmentos intra-axiais também estão localizados no mesencéfalo, anteriormente à substância cinzenta periaquedutal, logo abaixo do núcleo do nervo oculomotor. Os fascículos do nervo troclear cursam posteroinferiormente ao redor do aqueduto cerebral e então decussam dentro do véu medular superior. O nervo troclear tem origem no mesencéfalo dorsal logo abaixo dos colículos inferiores **(Fig. 23-10)**.

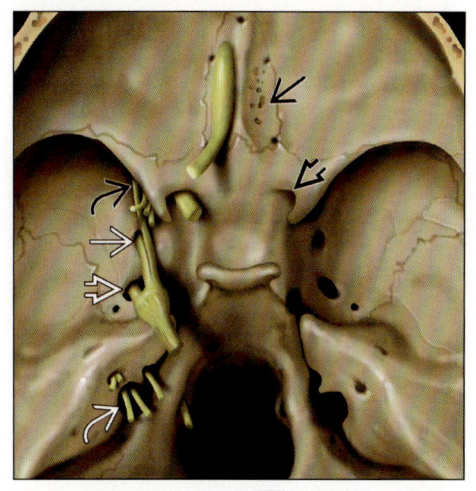

**23-4** Lâmina crivosa (NC I) ➡, canal óptico (NC II) ➡, FOS (III, IV e V₁) ➡, forame redondo (V₂) ➡, oval (V₃) ➡, forame jugular (IX-XI) ➡.

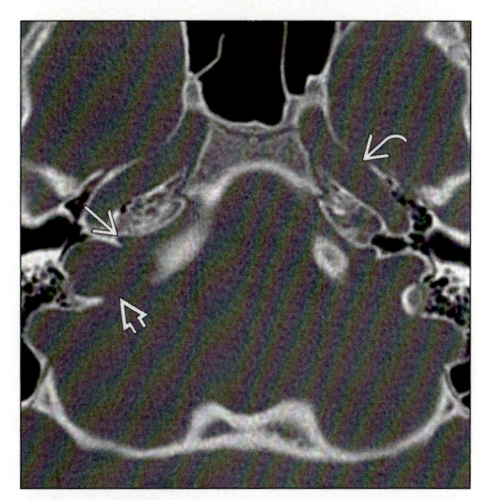

**23-5** A TC óssea demonstra o forame jugular com a pars nervosa ➡ e a pars vascularis ➡. O canal carotídeo petroso ➡ também é visualizado.

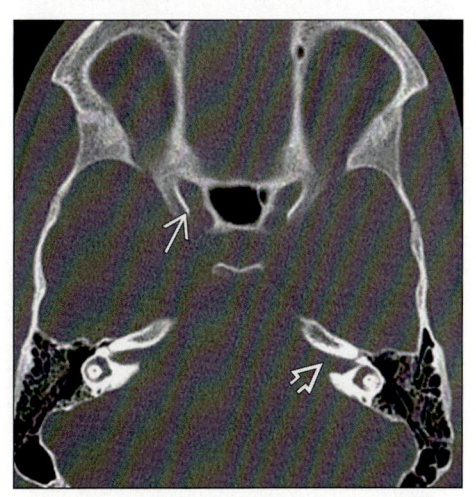

**23-6** A TC óssea demonstra os canais ópticos ➡ e os condutos auditivos internos ➡.

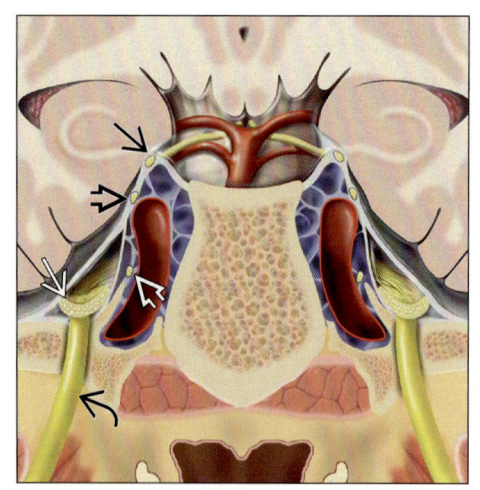

**23-7** NC III ➡, NC IV ⇨, gânglio de Gasser (trigeminal) ➡, V₃ ⇢ e NC IV ⇨.

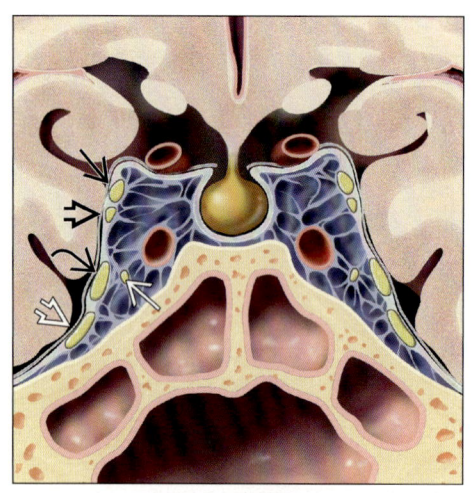

**23-8** Com exceção do NC VI ➡, os NCs do seio cavernoso estão na parede dural lateral. Os NCs III ➡, IV ⇨, V₁ ⇢ e V₂ ➡.

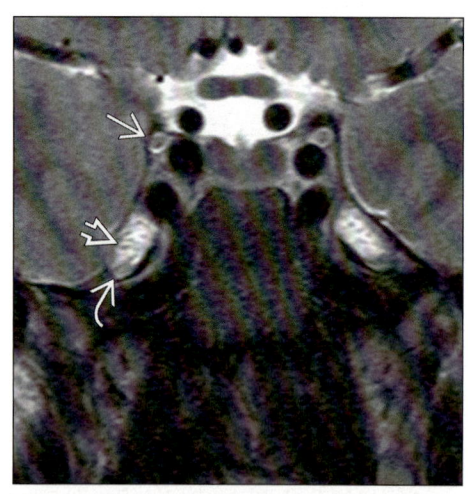

**23-9** Imagem ponderada em T2 no plano coronal demonstra o NC III na cisterna oculomotora ➡, os fascículos do nervo trigêmeo no cavo de Meckel ⇨ e o gânglio de Gasser ⇢.

O segmento cisternal se direciona anteriormente na cisterna *ambiens*, adjacente à margem livre do tentório do cerebelo. Ele então passa entre a artéria cerebral posterior e cerebelar superior, logo abaixo ao nervo oculomotor, e entra no seio cavernoso (SC). O segmento cavernoso se localiza na parede dural lateral, logo abaixo do NC III **(Fig. 23-8)**.

O nervo troclear sai do SC pela fissura orbitária superior junto com os NCs III e VI. O segmento extracraniano passa, então, sobre o anel fibroso de Zinn (os NCs III e VI passam pelo anel).

**CONCEITOS-CHAVE.** O longo curso do segmento cisternal e sua proximidade com o ângulo agudo do tentório do cerebelo fazem o nervo troclear especialmente vulnerável a lesões traumáticas cranianas. A paralisia troclear causa paralisia do músculo oblíquo superior, resultando em rotação externa do olho afetado. A diplopia resultante e a fraqueza da mirada inferior obrigam a maior parte dos pacientes a inclinar suas cabeças em direção oposta ao lado afetado. Procure por neuropatia troclear nos pacientes com torcicolo ("pescoço duro").

## Nervo trigêmeo (NC V)

**FUNÇÃO.** O nervo trigêmeo é um nervo misto sensitivo e motor. Ele é o maior nervo sensitivo da cabeça e face e na inerva os músculos da mastigação.

**ANATOMIA.** O nervo trigêmeo apresenta quatro segmentos: um gânglio (o gânglio semilunar) e três divisões pós-ganglionares **(Fig. 23-11)**.

O **segmento intra-axial** possui quatro núcleos (três sensitivos e um motor) que estão localizados no tronco e na medula cervical superior (entre C2-C4).

O NC V emerge da porção lateral da ponte na zona de entrada de raízes. O **segmento cisternal** cursa anteriormente pela cisterna pré-pontina. Ele, então, passa por meio de um anel dural, o poro trigeminal, e entra no cavo de Meckel **(Fig. 23-12)**.

O **segmento interdural** está localizado inteiramente dentro do **cavo de Meckel**, que é uma bolsa revestida por dura-máter e aracnoide do espaço pré-pontino. Uma vez dentro do cavo de Meckel, o NC I se separa em vários pequenos fascículos **(Fig. 23-9)**. Ele faz sinapse no **gânglio trigeminal** (**gasseriano** ou **semilunar**), uma pequena quantidade de tecido em formato crescente que fica abaixo do cavo de Meckel **(Fig. 23-7)**.

O **segmento pós-ganglionar** do NC V consiste em três divisões: NC V₁ (nervo oftálmico), NC V₂ (nervo maxilar) e NC V₃ (nervo mandibular).

O **nervo oftálmico** localiza-se na parede lateral do seio cavernoso logo abaixo do NC IV. Ele segue anteriormente em direção ao ápice da órbita e emerge do SC pela **fissura orbitária superior** (FOS).

O **nervo maxilar** cursa anteriormente na parede lateral do SC, logo abaixo do NC V₁. Ele emerge do SC por meio do forame redondo, atravessando o aspecto superior da fossa pterigopalatina. Após, entra na órbita e cursa anteriormente na goteira infra-orbitária, exteriorizando-se pelo forame infraorbitário. O nervo maxilar é responsável pela sensibilidade da bochecha e dos dentes superiores.

O **nervo mandibular** emerge do cavo de Meckel diretamente do gânglio semilunar, passando pelo forame oval inferiormente. Diferentemente das duas outras divisões pós-ganglionares, o NC $V_3$ *não* passa através do seio cavernoso. O nervo mandibular é motor e sensitivo, inervando os músculos da mastigação, músculo milo-hioide e o ventre anterior do músculo digástrico. Seu componente sensitivo inerva os dentes inferiores e a língua.

CONCEITOS-CHAVE. Esteja alerta para atrofia por denervação (redução volumétrica, infiltração adiposa) dos músculos da mastigação. Este pode ser o primeiro sinal de uma neuropatia do $V_3$ e deve levar prontamente à investigação adicional (lesões do cavo de Meckel são a causa mais comum).

## Nervo abducente (NC VI)

FUNÇÃO. O nervo abducente é um nervo puramente motor. Ele inerva o músculo reto lateral (abdução).

ANATOMIA. O nervo abducente apresenta cinco segmentos. O **segmento intra-axial** inicial no núcleo do NC VI, que está localizado na ponte, logo anterior ao quarto ventrículo. Axônios do NC VIII circundam o núcleo abducente, criando um abaulamento no soalho do quarto ventrículo chamado de colículo do facial **(Fig. 23-13)**.

Fibras do núcleo abducente se direcionam em sentido anterior, emergindo do tronco lateralmente à linha média na junção pontomesencefálica.

O segmento cisternal do NC VI ascende anterossuperiormente pela cisterna pré-pontina e penetra na dura-máter do clivo. O segmento interdural do NC VI cursa superiormente entre as duas camadas da dura-máter em um canal estreito, chamado de Canal de Dorello. Ele passa então sobre o topo do ápice petroso logo abaixo do ligamento petroesfenoidal e entra no seio cavernoso.

O segmento cavernoso cursa em direção anterior dentro do SC, sendo o único nervo craniano que realmente faz isso (os outros estão incorporados na dura-máter da parede lateral). Dentro do SC, o nervo abducente está localizado ao longo do aspecto inferolateral da artéria carótida interna **(Figs. 23-7 e 23-8)**.

O NC VI emerge do SC pela fissura orbitária superior. O **segmento intraorbitário** passa anteriormente pelo anel tendíneo que fixa os músculos extraoculares.

CONCEITOS-CHAVE. Paralisia simples (i.e., isolada) do nervo abducente é a paralisia mais comum de nervo craniano existente. Uma "pseudo" paralisia do sexto nervo (incapacidade de abduzir o olho) geralmente é causada por uma lesão infiltrativa no músculo reto lateral.

No seu curso pelo ápice petroso, o nervo abducente está vulnerável ao aumento da pressão intracraniana e a processos inflamatórios dos ossos temporais adjacentes ("apicite petrosa").

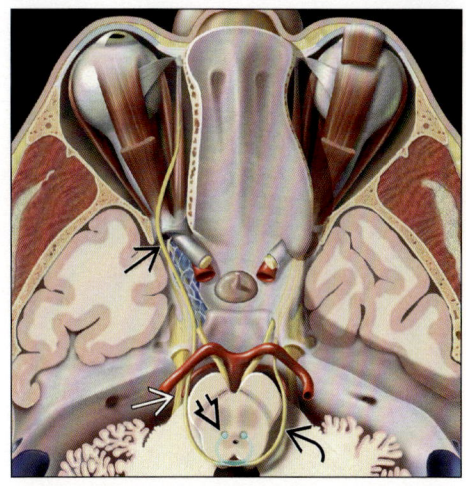

**23-10** Nervo oculomotor (NC III) ➡, núcleo troclear ➡, nervo troclear ➡ e nervo trigêmeo (NC V) ➡.

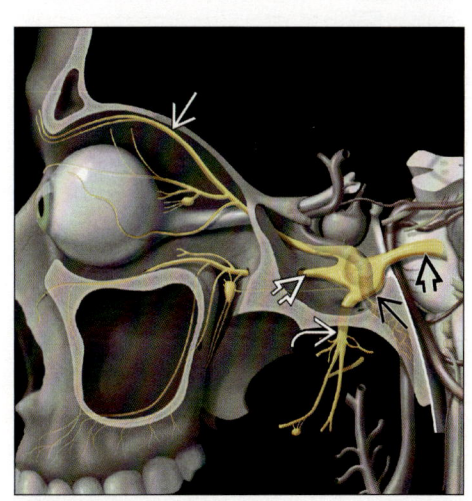

**23-11** A ilustração demonstra os ramos do nervo trigêmeo $V_1$ ➡, $V_2$ ➡, $V_3$ ➡, segmento cisternal ➡, gânglio de Gasser no cavo de Meckel ➡.

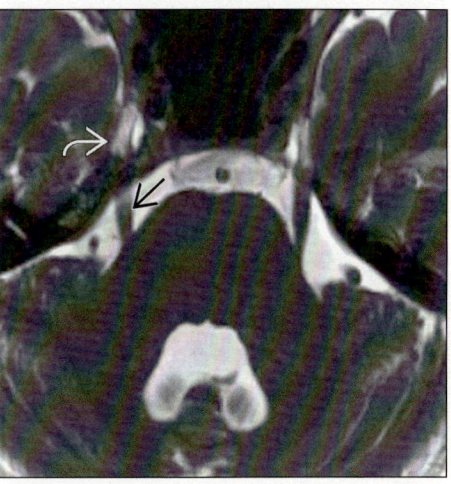

**23-12** Imagem ponderada em T2 no plano axial demonstra os segmentos cisternal ➡ e do cavo de Meckel ➡ do nervo trigêmeo.

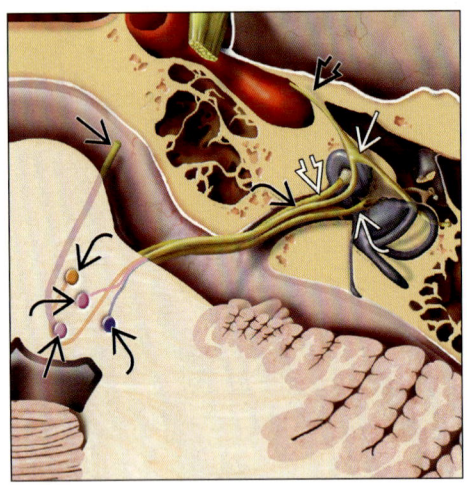

**23-13** Nervo e núcleo do NC VI →. Núcleo/segmento intracanalicular do NC VIII →, gânglio geniculado →, NPSM → e segmentos coclear → e vestibular → do NC VIII.

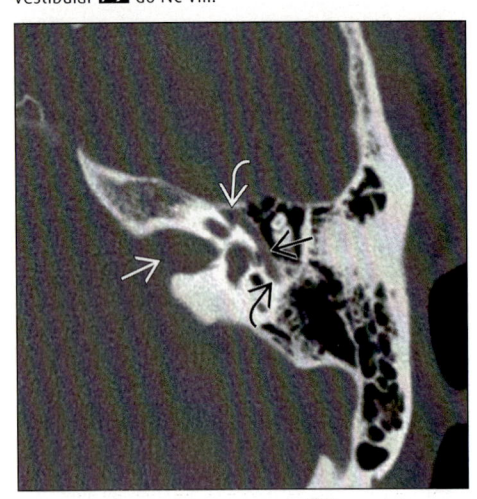

**23-14** Imagem demonstra o CAI →, canal do nervo facial com o joelho anterior e o gânglio geniculado →, segmento timpânico → e joelho posterior →.

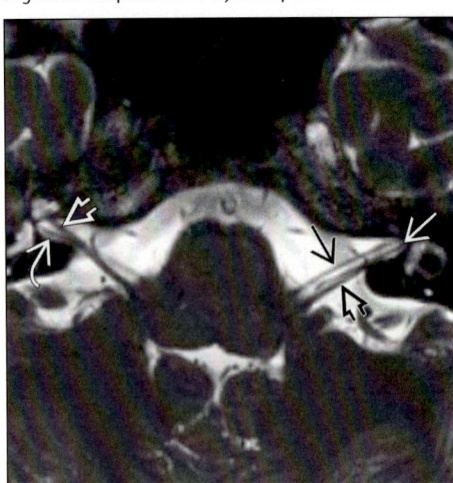

**23-15** Imagem ponderada em T2 demonstra o NC VII →, os nervos vestibulococlear → e vestibular superior → além dos nervos coclear direito → e vestibular inferior →.

### NERVOS CRANIANOS ALTOS (NCS I-VI)

**Nervo olfatório (NC I)**
- Função = aferente visceral para o olfato
- Entrada no crânio = lâmina crivosa
- Conceitos-chave
  - Imagem no plano coronal da porção superior do nariz aos lobos temporais

**Nervo óptico (NC II)**
- Função = visão
- Entrada no crânio = canal óptico
- Conceitos-chave
  - Trato cerebral mielinizado
  - Não embainhado por células de Schwann
  - Tumores são astrocitomas, não schawannomas

**Nervo oculomotor (NC III)**
- Função
  - Inerva todos músculos extraoculares, exceto reto lateral e oblíquo superior
- Saída no crânio: fissura orbitária superior
- Conceito-chave
  - A neuropatia poupa ou envolve a pupila?

**Nervo troclear (NC IV)**
- Função = inerva o músculo oblíquo superior
- Saída no crânio = fissura orbitária superior (FOS)
- Conceito-chave
  - Inclinação da cabeça/torcicolo pode ser causado por lesão do NC IV

**Nervo trigêmeo (NC V)**
- Função (misto motor e sensitivo)
  - Inerva os músculos da mastigação
  - Sensibilidade da cabeça e da face
- Saídas no crânio
  - Oftálmico (NC $V_1$) = FOS
  - Maxilar (NC $V_2$) = forame redondo
  - Mandibular (NC $V_3$) = forame oval
- Conceitos-chave
  - Olhe para a face
  - Atrofia por denervação dos músculos mastigadores

**Nervo abducente (NC VI)**
- Função: inerva o reto lateral
- Saída do crânio = FOS
- Conceitos-chave
  - Doença intrínseca do músculo reto lateral pode mimetizar a paralisia do NC VI
  - PIC e apicite petrosa podem causar paralisia do abducente

## *Nervos cranianos baixos*

### Nervo facial (NC VII)

**FUNÇÃO.** O nervo facial apresenta múltiplas funções. Ele provê inervação motora para os músculos da expressão facial. Também provê inervação parassimpática para as glândula lacrimal, sublingual e submandibular. Além disso, tem função sensitiva especial, o sentido do paladar, para os dois terços anteriores da língua.

**ANATOMIA.** O nervo facial apresenta quatro segmentos. O **segmento intra-axial** é formado pelo núcleo do nervo facial, que se localiza na ponte ventrolateral. Fibras eferentes do núcleo motor circundam dorsalmente o núcleo abducente, depois seguem anterolateralmente para sair no tronco na junção pontomedular **(Fig. 23-13)**.

O **segmento cisternal** do NC VII segue lateralmente pelo ângulo pontocerebelar (APC) junto com o nervo vestibulococlear (NC VIII) para o conduto auditivo interno (CAI) **(Fig. 23-15)**.

O **nervo facial intratemporal** segue um curso complexo, primeiro em direção lateral como *segmento canalicular* sendo o mais anterossuperior dos quatro nervos no CAI. Ele então emerge do CAI ósseo, inclina-se anteriormente para formar o *segmento labiríntico*. Na curvatura mais anterior (que é chamada de "joelho anterior"), o nervo facial faz sinapse com o gânglio geniculado e então segue posteriormente abaixo do canal semicircular como *segmento timpânico* **(Fig. 23-14)**. Ele se curva inferiormente no "joelho posterior" e segue inferiormente na mastoide como *segmento mastóideo* **(Fig. 23-18)**.

Os ramos infratemporais importantes do nervo facial de cima para baixo são o **nervo petroso superficial maior** (NPSM) (fibras parassimpáticas que promovem inervação da glândula lacrimal), o **nervo estapedial** (inervação do músculo estapedial) e o **nervo corda do tímpano** (paladar dos dois terços anteriores da língua) **(Figs. 23-16 e 23-17)**.

O nervo facial emerge do crânio pelo forame estilomastóideo e penetra na glândula parótida. Uma vez dentro da glândula, o nervo facial extracraniano ramifica-se em ramos motores terminais que inervam os músculos da expressão facial **(Fig. 23-16)**.

**CONCEITOS-CHAVE.** Realce do nervo facial no interior da cisterna do APC e conduto auditivo é sempre anormal. Entretanto, um plexo vascular robusto circunda a maior parte do nervo facial intratemporal, com exceção do segmento labiríntico. Por esse motivo, o nervo facial é o único nervo craniano que pode apresentar segmentos que exibem realce após a administração de contraste endovenoso.

Se o canal ósseo do NC VII intratemporal está normal, leve realce do gânglio geniculado e dos segmentos timpânico e mastóideo pode ser considerado um achado normal. O gânglio geniculado sofre realce em 75% dos casos, e o segmento timpânico apresenta realce em cerca de metade dos pacientes. O segmento mastóideo quase sempre sofre realce. O realce do nervo facial é mais conspícuo em campos de maior intensidade (3.0 T).

O primeiro passo no estudo por imagem do nervo facial é a informação clínica. Quando a imagem é solicitada para avaliar "paralisia do nervo facial", informações detalhadas são necessárias. A paralisia de Bell típica (i.e., de curta duração e sem outra neuropatia associada) não necessita de imagem.

É essencial saber se a lesão nervosa é central ("neurônio motor superior") ou periférico ("neurônio motor in-

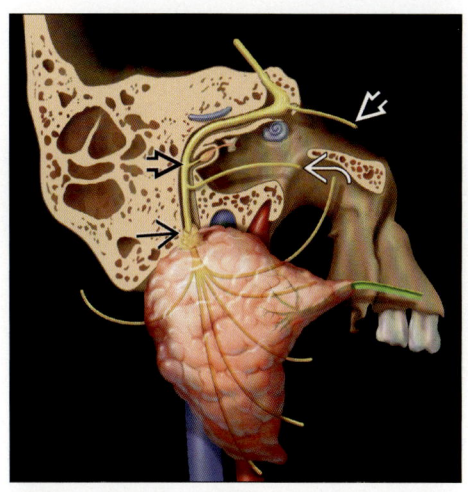

**23-16** NPSM do NC VII ➡, nervos corda do tímpano ➡ e estapedial ➡, forame estilomastóideo ➡. Ramos distais se dividem dentro da parótida.

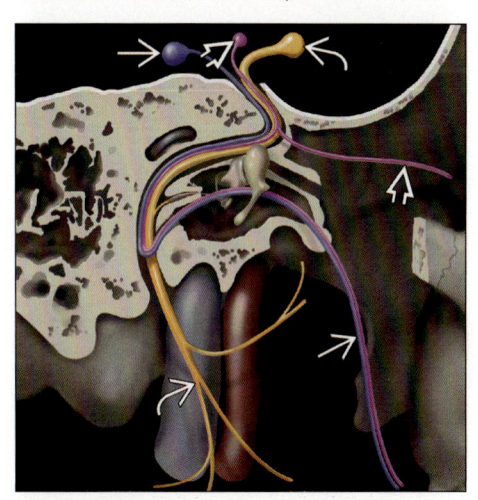

**23-17** Núcleo solitário para o corda do tímpano (paladar) ➡, núcleo salivatório superior para o NPSM (lacrimal) ➡, nervo/núcleo motor ➡.

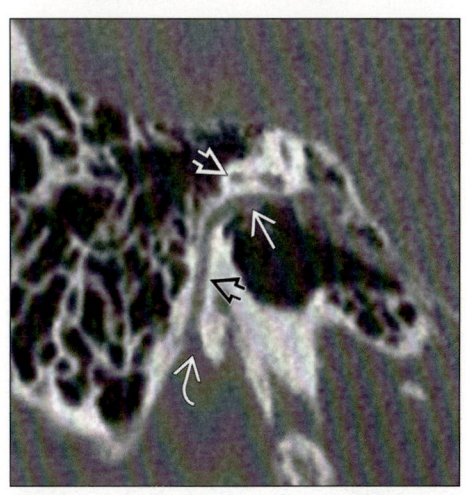

**23-18** TC óssea demonstra o segmento timpânico ➡ abaixo do canal semicircular lateral ➡, e o segmento mastóideo ➡ descendo para o forame estilomastóideo ➡.

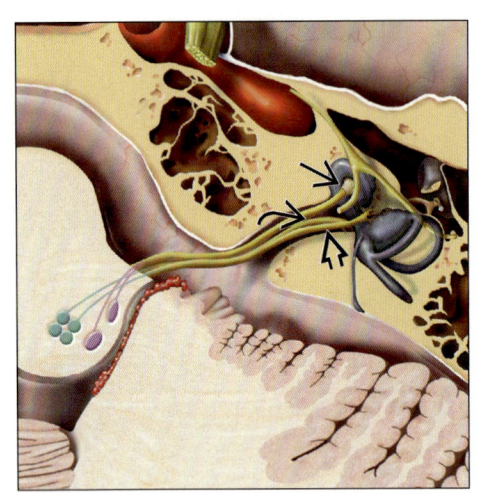

**23-19** NC VIII. Nervo coclear/modíolo ➔, nervos vestibulares inferior ➔ e superior ➔. Núcleos no bulbo, tratos no pedúnculo cerebelar inferior.

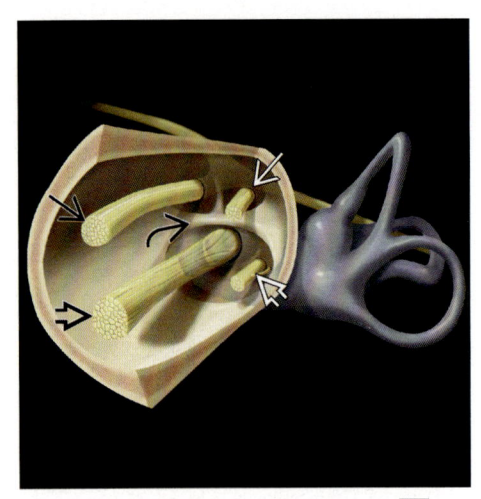

**23-20** CAI ósseo com o nervo facial (NC VII) ➔, nervo coclear (NC VIII) ➔, nervos vestibulares superior ➔ e inferior ➔, crista falciforme ➔.

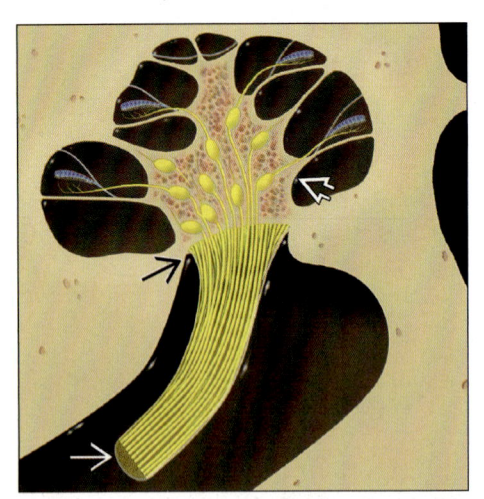

**23-21** Cóclea com o modíolo ➔, nervo coclear ➔ e abertura da cóclea ➔. Células do gânglio espiral são mostradas em amarelo dentro do modíolo.

ferior"). Lesão de neurônio motor *superior* (central ou supranuclear), relacionada com lesão parenquimatosa acima do tronco, resulta na paralisia dos músculos contralaterais da expressão facial, porém poupa a região frontal. A causa mais comum de paralisia do neurônio motor superior é o acidente vascular cerebral (AVC).

Lesão do neurônio motor *inferior* pode resultar de lesão do NC VII em qualquer ponto desde o núcleo do tronco até os ramos periféricos. A paralisia do neurônio motor inferior resulta em paralisia de todos os músculos da expressão facial ipsilaterais. Nesses casos, a imagem deve se estender do tronco até a glândula parótida.

Se uma lesão do neurônio motor inferior do nervo facial estiver presente, informações adicionais sobre as chamadas funções especiais do nervo facial são necessárias. O paladar e a glândula lacrimal estão intactos? O paciente apresenta hiperacusia? Se as funções especiais estiverem poupadas, a causa da paralisia facial de neurônio inferior é extracraniana.

Se as funções especiais estiverem comprometidas, saber exatamente qual delas está envolvida ajuda a localizar a extensão da lesão. Tumores parotídeos malignos – em especial o carcinoma adenoide cístico – têm propensão a invadir o forame estilomastóideo e o nervo facial intratemporal.

O ramo mais distal do nervo facial intratemporal é o corda do tímpano, que é comprometido primeiramente. Como resultado, há perda do paladar na porção anterior da língua. Na medida em que o tumor cresce mais cranialmente, o próximo ramo afetado é o nervo estapedial, resultando em hiperacusia. Quando o tumor chega ao gânglio geniculado, o nervo petroso maior superficial será comprometido, resultando em alterações lacrimais.

Uma lesão proximal ao gânglio geniculado causará paralisia facial e afetará as três funções especiais.

Se uma paralisia facial baixa associar-se a envolvimento do NC VI e/ou NC VIII, a lesão provavelmente está localizada na ponte (NC VI) ou APC-CAI (NC VIII).

## Nervo vestibulococlear (NC VIII)

**FUNÇÃO.** O nervo vestibulococlear é sensitivo, sendo responsável pelo sentido da audição e do equilíbrio.

**ANATOMIA.** O NC VIII apresenta dois componentes principais, o **nervo coclear** e o **nervo vestibular (Figs. 23-19 e 23-20).** Diferentemente dos demais nervos cranianos, o NC VIII é melhor descrito do segmento distal para o proximal.

O **nervo coclear** origina-se do gânglio espiral no modíolo da cóclea. As fibras passam pela abertura coclear para o interior do CAI **(Fig. 23-21).** O nervo coclear é o mais anteroinferior dos quatro nervos no CAI **(Fig. 23-24).** Próximo da abertura do CAI, o poro acústico, o nervo coclear se junta aos nervos vestibulares superior e inferior para formar o nervo vestibulococlear.

O **nervo vestibular** origina-se dos neurônios bipolares no gânglio vestibular no fundo do CAI. As fibras coalescem para formar os nervos vestibulares superior e inferior, que são separados por uma barra óssea chamada de crista falciforme (transversa). Os nervos vestibulares superior e inferior cursam medialmente no aspecto posterior do CAI **(Figs. 23-22 e 23-23)**. No poro acústico eles se juntam ao nervo coclear para formar o NC VIII.

O NC VIII passa medialmente pela cisterna do APC e entra no tronco lateral na junção pontomedular para formar o **segmento intra-axial**. O núcleo coclear é encontrado no corpo restiforme localizado na superfície lateral do pedúnculo cerebelar inferior. O núcleo vestibular está localizado no soalho do aspecto inferior do quarto ventrículo.

CONCEITOS-CHAVE. Pelo menos 90 a 95% de todas lesões que causam hipoacusia neurossensorial (HNS) – e são detectadas em imagem – são schwannomas vestibulares. Disfunção do nervo vestibular isolada (tontura, vertigem e alterações do equilíbrio) normalmente não apresenta achados na RM. Hipoacusia condutiva (intracoclear) é mais bem avaliada por tomografia de alta resolução do osso temporal com filtro ósseo.

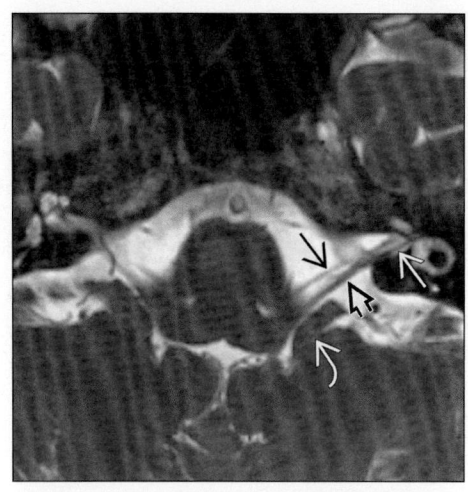

**23-22** Imagem ponderada em T2 no plano axial demonstra o NC VII ➡, o nervo vestibulococlear (NC VIII) ➡, o nervo vestibular superior ➡. Flóculo do cerebelo ➡.

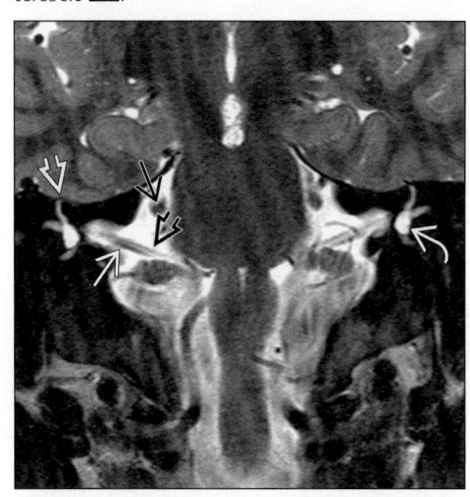

**23-23** Imagem ponderada em T2 no plano coronal demonstra o NC V ➡, NC VII ➡, NC VIII ➡, vestíbulo ➡, canal semicircular superior ➡.

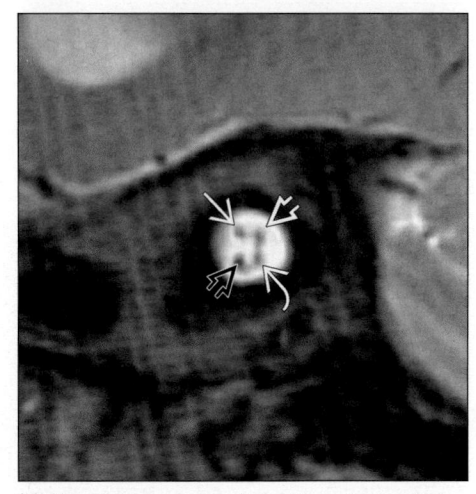

**23-24** Imagem ponderada em T2 no plano sagital da metade do CAI mostra quatro nervos como "pontos" no LCS: NC VII ➡, nervos vestibulares superior ➡ e inferior ➡, além do nervo coclear ➡.

---

### NERVOS CRANIANOS VII E VIII

**Nervo facial (NC VII)**
- Função
  - Motor (músculos da expressão facial)
  - Sensibilidade especial (paladar, 2/3 anteriores da língua)
  - Parassimpático (glândulas lacrimais, submandibulares e sublinguais)
- Saída do crânio
  - Juntamente com o NC VIII no interior do CAI para posteriormente emergir do crânio pelo forame estilomastóideo
- Conceitos-chave
  - A paralisa de Bell clássica não necessita de exames de imagem
  - Neuropatia do NC VII? Verificar se relacionada com neurônio motor superior ou inferior
  - Neoplasias da parótida ascendem pelo nervo facial
  - As funções especiais estão afetadas (paladar, hiperacusia, glândula lacrimal)?

**Nervo vestibulococlear (NC VIII)**
- Função = nervo sensitivo aferente
  - Audição (nervo coclear)
  - Equilíbrio (nervo vestibular)
- Entrada no crânio = CAI
  - Mais anteroinferior = nervo coclear
  - Posterior = nervos vestibulares superior e inferior
- Conceitos-chave
  - RM na difusão do nervo vestibular geralmente é negativa
  - HNS unilateral com lesão na RM → 95% SV

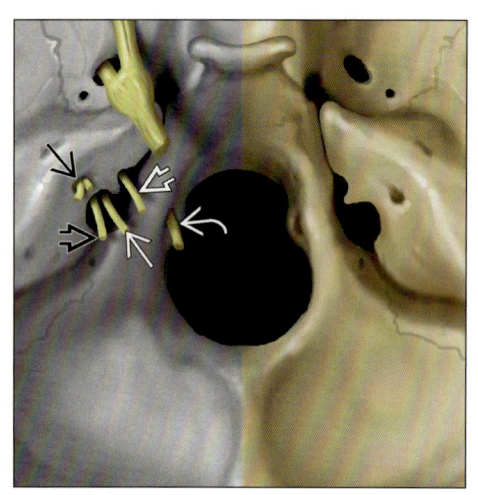

**23-25** NCs baixos, forames. NCs VII e VIII no CAI →, NCs XI →, X →, XI → no forame jugular, NC XII → no canal do hipoglosso.

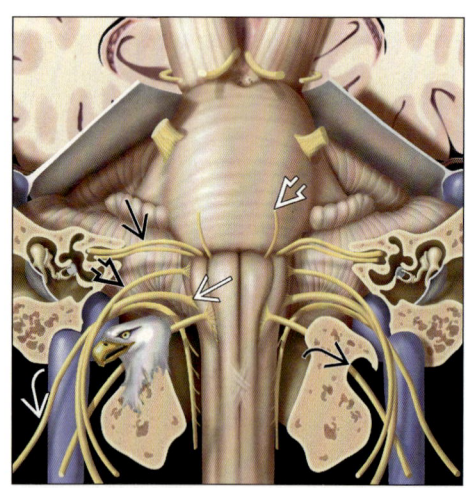

**23-26** NCS VI →, VII e VIII →, IX →, X →, XI →, XII →. O tubérculo jugular parece a cabeça de uma águia.

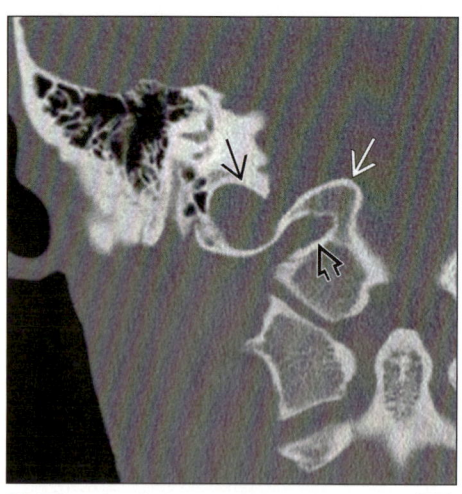

**23-27** NCs IX/X/XI emergem do forame jugular → no topo do tubérculo jugular → ("cabeça" da águia). NC XII emerge do canal hipoglosso → abaixo do "bico" da águia.

## Nervo glossofaríngeo (NC IX)

**Função.** O nervo glossofaríngeo é pequeno, porém apresenta funções complexas. Ele é um nervo sensitivo especial (responsável pelo paladar no terço posterior da língua) e também um nervo sensitivo comum (inervando a orelha média e a faringe). Carrega fibras parassimpáticas para a glândula parótida e fibras motoras para o músculo estilofaríngeo. Finalmente, é sensitivo visceral para o corpo e seio carotídeo.

**Anatomia.** Como a maioria dos outros nervos cranianos, o NC IX apresenta quatro segmentos: intra-axial, cisternal, na base do crânio e extracraniano.

O NC IX tem quatro núcleos. Todos estão no bulbo superior e médio, localizados anterolateralmente ao aspecto inferior do quarto ventrículo. O **segmento intra-axial** é composto pelos núcleos e seus respectivos tratos. Os tratos direcionam-se anterolateralmente do núcleo para sair ou entrar no bulbo no sulco pós-olivar.

O **segmento cisternal** vai em direção ao forame jugular (FJ), com trajeto logo abaixo do nervo vago. O nervo glossofaríngeo emerge do crânio, passando no aspecto anterior (pars nervosa) do forame jugular **(Figs. 23-5 e 23-25)**. No **segmento da base do crânio**, o nervo glossofaríngeo localiza-se adjacente ao seio petroso inferior. O **segmento extracraniano** cursa inferiormente pelo espaço carotídeo.

**Conceitos-chave.** No plano coronal, a região basioccipital e os tubérculos jugulares compõem uma imagem que lembra a cabeça, o bico e o corpo de uma águia. O NC IX (juntamente com os NCs X e XI) cursa pelo forame jugular, que está localizado superolateralmente à "cabeça" e ao "pescoço" da águia. O canal do hipoglosso localiza-se abaixo da "cabeça" da águia, no "pescoço" formado pelo "bico", superiormente e "corpo" inferiormente **(Figs. 23-26 e 23-27)**.

## Nervo vago (NC X)

**Função.** O nervo vago também é um nervo misto com funções sensitivas (orelha, laringe, vísceras), especiais (tato da epiglote), motoras (maior parte do palato mole, nervos laríngeos superior e recorrente) e parassimpáticas (regiões da cabeça/pescoço, tórax e vísceras abdominais).

**Anatomia.** O **segmento intra-axial** do nervo vago localiza-se no bulbo inferior. O núcleo localiza-se na porção anterior do aspecto inferior do quarto ventrículo. Fibras para e do núcleo emergem do bulbo no sulco pós-olivar. O **segmento cisternal** corre anterolateralmente pela cisterna bulbar, entre o nervo glossofaríngeo superiormente e a porção bulbar do nervo acessório espinal (NC XI) inferiormente.

O **segmento da base do crânio** inicia onde o NC X entra no aspecto posterior (pars vascularis) do forame jugular. Ele se localiza anteromedialmente ao bulbo jugular. O NC X emerge do forame jugular para o interior do espaço carotídeo. Ele desce, passando abaixo do arco aórtico à esquerda e da artéria subclávia à direita. Os nervos laríngeos recorrentes direcionam-se cranialmente na goteira traqueoesofágica.

**Conceitos-chave.** Neuropatias vagais proximais requerem imagem do bulbo ao nível do hioide. Se múltiplos nervos cranianos (NCs IX-XII) forem afetados, a lesão geralmente está na cisterna bulbar ou na base do crânio (forame jugular), onde os quatro nervos estão próximos.

A neuropatia do vago distal costuma apresentar manifestação isolada como disfunção laríngea (olhar para a corda vocal medializada). Esta situação necessita de imagem do nível do osso hioide ao longo de todo caminho até a carena traqueal/janela aortopulmonar à esquerda e artéria subclávia à direita.

## Nervo acessório espinal (NC XI)

**Função.** O nervo acessório espinal é puramente motor e inerva os músculos esternocleidomastóideo e trapézio.

**Anatomia.** O NC XI apresenta **dois segmentos intra-axiais** que se originam de dois grupos de núcleos diferentes, um no bulbo e outro na medula cervical proximal. As fibras bulbares originam-se no núcleo ambíguo **(Fig. 23-28)**. As fibras espinais têm origem no núcleo espinal, uma coluna de células ao longo do corno anterior da medula que se estende de C1-C5 **(Fig. 23-29)**.

No início, os **dois segmentos cisternais** do NC XI seguem dois cursos distintos. As fibras bulbares emergem do bulbo no sulco pós-olivar **(Fig. 22-30)** e direcionam-se anterolateralmente pelas cisternas da base junto aos os NCs IX e X. As fibras espinais emergem do aspecto lateral da medula espinal e direcionam-se superiormente **(Fig. 23-31)**. Ambos feixes de fibras unem-se nas cisternas da base. O **segmento da base do crânio** do NC XI passa pela porção posterior (pars vascularis) do forame jugular, juntamente com nervo vago e o bulbo da jugular **(Fig. 23-34)**.

O **segmento extracraniano** inicia assim que o nervo glossofaríngeo emerge do forame jugular para o interior do espaço carotídeo.

**Conceitos-chave.** O NC XI com frequência é lesionado durante esvaziamento cervical radical. Procure por atrofia do músculo trapézio e hipertrofia compensatória do músculo elevador da escápula ipsilateral.

---

### NERVOS CRANIANOS IX, X E XI

**Nervo glossofaríngeo (NC IX)**
- Funções
  - Paladar/sensação para o terço posterior da língua
  - Sensibilidade para a orelha média e faringe
  - Parassimpático para a glândula parótida
  - Motor para o estilofaríngeo
  - Visceromotor para o corpo/seio carotídeo

*(continua)*

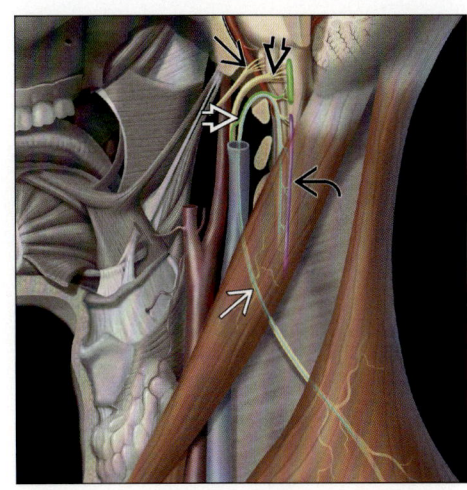

---

**23-28** NCs IX, X, XI. Fibras bulbares do NC XI cruzam em direção ao NC X e se juntam com as raízes espinais do núcleo acessório do NC XI no forame jugular.

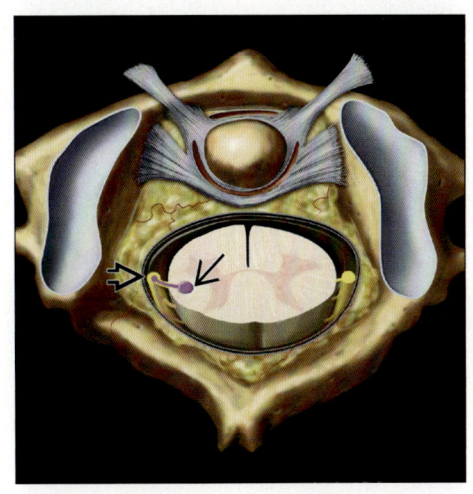

**23-29** O núcleo espinal do NC XI envia radículas para formar a raiz espinal do nervo acessório.

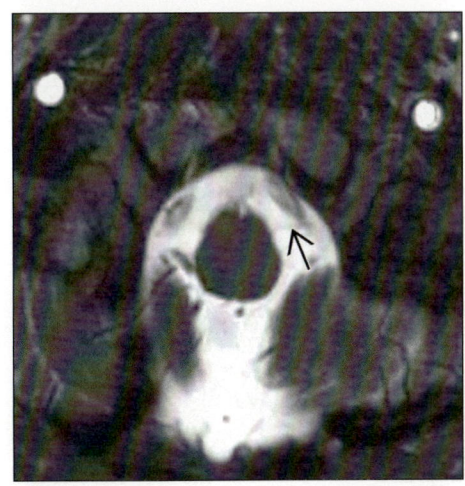

**23-30** Imagem ponderada em T2 demonstra o segmento bulbar do NC XI esquerdo emergindo do sulco pós-olivar.

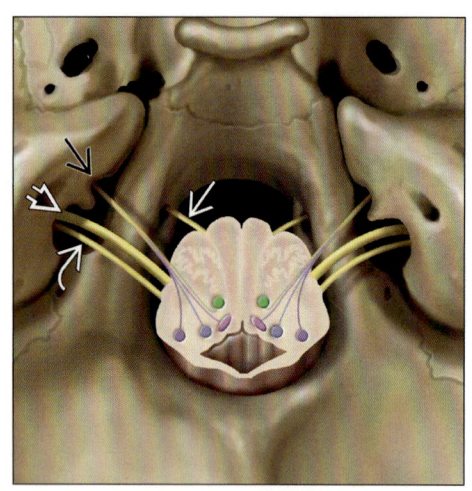

**23-31** NC XII ➡ emerge do bulbo no sulco pré-olivar. O NC IX está na *pars nervosa* do FJ ➡. Os NCs X ➡ e XI ➡ estão na *pars vascularis*.

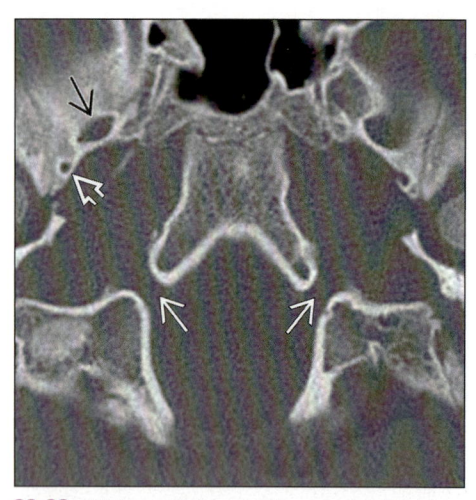

**23-32** TC óssea axial demonstra o canal do hipoglosso ➡. Forame oval ➡ (NC V₃), forame espinhoso ➡ (artéria meníngea média) também podem ser vistos.

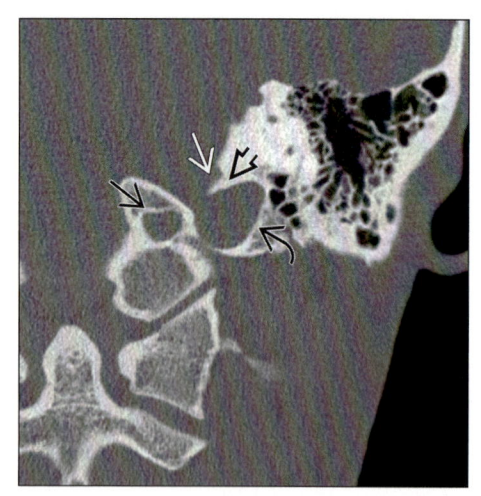

**23-33** Canal do hipoglosso ➡ (saída do NC XII), forame jugular + espícula jugular ➡. O NC IX emerge da *pars nervosa* ➡, os NCs X e XI emergem da *pars vascularis* ➡.

*(continuação)*
- Saída do crânio
  - Forame jugular (*pars nervosa*)
- Conceitos-chave
  - Neuropatia isolada do NC IX é rara
  - Geralmente ocorre com neuropatia do X e XI
  - Olhar na cisterna bulbar e lesão na base do crânio

**Nervo vago (X)**
- Funções
  - Sensibilidade (orelha, laringe e vísceras)
  - Paladar (epiglote)
  - Motor (inerva o palato mole, constritores da faringe e da laringe)
  - Parassimpático (cabeça/pescoço, tórax, abdôme)
- Saída do crânio
  - Forame jugular (*pars vascularis*)
- Conceitos-chave
  - Neuropatia proximal: imagem do bulbo ao hioide
  - Neuropatia distal: imagem até a artéria subclávia (direita) e janela aortopulmonar (esquerda)

**Nervo acessório espinal (NC XI)**
- Função
  - Motor para os músculos esternocleidomastóideo e trapézio
- Saída/entrada do crânio
  - O componente espinal entra pelo forame magno e se une com a porção bulbar
  - Ambos saem pelo forame jugular (*pars vascularis*)

Conceitos-chave
  - Pode ser lesionado durante esvaziamento cervical radical
  - Olhar para atrofia do músculo trapézio ipsilateral

## Nervo hipoglosso (NC XII)

**FUNÇÃO.** O nervo hipoglosso é um nervo puramente motor que inerva os músculos intrínsecos e a maioria dos músculos extrínsecos da língua (estiloglosso, hioglosso, genioglosso).

A única exceção é o músculo genio-hioide que é inervado pela raiz espinal C1.

**ANATOMIA.** O nervo hipoglosso possui quatro segmentos distintos. Os segmentos intra-axial, cisternal e da base do crânio são relativamente curtos. O segmento extracraniano é de longe a porção mais longa e complexa do NC XII.

O **segmento intra-axial** do NC XII inicia no núcleo hipoglosso. O núcleo hipoglosso localiza-se logo abaixo da eminência hipoglossal do aspecto inferior do quarto ventrículo. As fibras correm anteriormente por meio do bulbo e emergem no sulco pré-olivar (ventrolateral) para entrar na cisterna bulbar (basal).

O **segmento cisternal** estende-se desde sua saída no bulbo pelas cisternas da base até a entrada do canal do hipoglosso (**Fig. 23-31**). Acompanhado por um plexo venoso proeminente, o **segmento da base do crânio** do NC

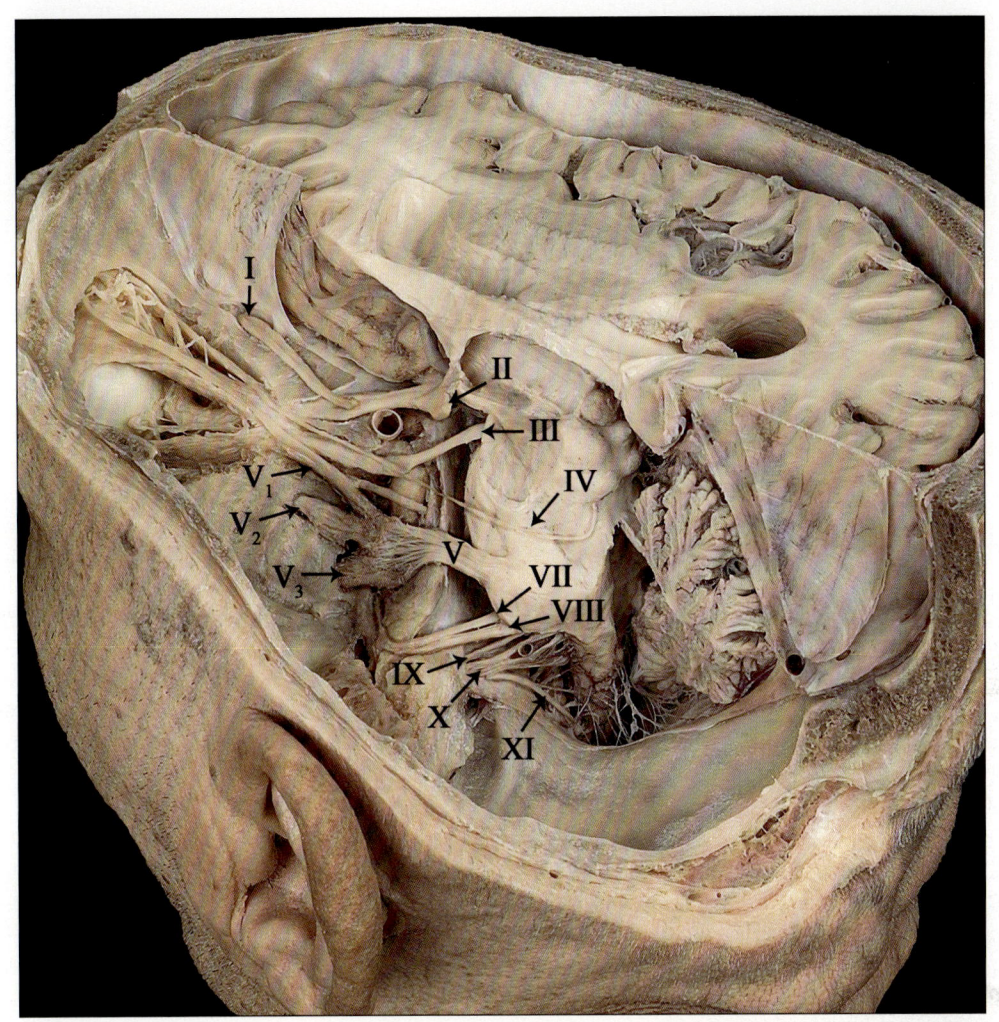

**23-34** Nervo olfatório (I), quiasma óptico (II), nervo oculomotor (III), nervo troclear (IV) cursando anteriormente na cisterna ambiens, nervo trigêmeo (V) com seus ramos oftálmico ($V_1$), maxilar ($V_2$) e mandibular ($V_3$). Os nervos abducente (VI) e hipoglosso (XII) não são visualizados. Segmentos do APC dos nervos facial (VII) e vestibulococlear (VIII) são mostrados. Os nervos glossofaríngeo (IX), vago (X) e acessório espinal (XI) seguem em direção ao forame jugular. (Cortesia de M. Nielsen, MD.)

XII passa por meio do **canal do hipoglosso**, localizado no osso occipital abaixo do tubérculo jugular e do forame jugular.

O segmento extracraniano do nervo hipoglosso desce no aspecto posterior do canal carotídeo. Ele emerge do espaço carotídeo entre a artéria carótida e a veia jugular interna, correndo anteroinferiormente em direção ao osso hioide levando inervação motora aos músculos da língua.

**Conceitos-chave clínicos e de imagem.** O NC XII é mais facilmente identificado nas imagens axiais. O córtex do clivo faz um ângulo reto abrupto e direciona-se em sentido anterolateral para formar a parede medial do curto e de orientação oblíqua canal do hipoglosso **(Fig. 23-32)**.

No plano coronal, o tubérculo jugular e o côndilo occipital formam uma imagem que lembra a cabeça, bico e corpo de uma águia. O canal do hipoglosso e o nervo estão localizados entre a "cabeça" e o "bico" **(Figs. 23-27 e 23-33)**.

Lesões do nervo hipoglosso causam atrofia dos músculos da língua ipsilaterais. Procure por infiltração gordurosa e perda volumétrica.

---

**NERVO HIPOGLOSSO (NC XII)**

- Função
  - Motor para os músculos da língua
- Saída do crânio = canal hipoglosso
  - Na base do osso occipital
  - Abaixo do tubérculo jugular e forame jugular
- Conceitos-chave
  - Procurar por atrofia por denervação ipsilateral da língua
  - Redução volumétrica, infiltração gordurosa (dos músculos da língua)

# Schwannomas

Os neuropatologistas reconhecem quatro subtipos histológicos de schwanommas: convencional, celular, plexiforme e melanocítico. A maioria dos schwannomas que envolve os nervos cranianos é do tipo convencional. Com exceção do schwanomma melanocítico, os achados de imagem não permitem a distinção entre os subtipos histológicos. Ou, em vez disso, os schwannomas intracranianos convencionais são diferenciados – e assim discutidos nesta seção – de acordo com o nervo do qual se originam.

Visto que a patologia dos schwannomas intracranianos é semelhante, as características compartilhadas por essas lesões serão discutidas anteriormente à discussão de cada tipo específico de schwannoma.

## *Visão geral dos schwannomas*

### Terminologia

Os schwannomas são tumores benignos encapsulados de crescimento lento compostos inteiramente por células de Schwann bem diferenciadas. De forma menos comum, são chamados de neurinomas e neurilemoma.

### Etiologia

**Conceitos gerais.** Os schwannomas originam-se das células de Schwann, que são derivadas da crista neural. Por não conterem células de Schwann, os nervos olfatório (NC I) e óptico (NC II) não desenvolvem schwannomas. Existem raros casos reportados de "schwannomas da goteira olfatória", que provavelmente se relacionam com tumores originados de células embainhantes olfatórias.

As células de Schwann também não são componentes normais do parênquima cerebral. O raro schwannoma intraparenquimatoso provavelmente tem origem em remanescentes de células da crista neural que depois expressam de modo errado a diferenciação para células de Schwann aberrantes. Schwannomas intramedulares (medula espinal) são mais comuns que schwannomas no interior do parênquima cerebral.

**Genética.** O supressor tumoral da neurofibromatose tipo 2 (NF2) Merlin é uma proteína cuja ausência resulta em morfogênese defeituosa e gênese tumoral em vários tecidos. Estudos genéticos têm associado schwannomas esporádicos e relacionados à NF2 (especialmente os schwannomas vestibulares [SV]) ao gene supressor tumoral *NF2* localizado no cromossomo 22. Cerca de metade dos casos de NF2 representam novas mutações, sugerindo que exista uma alta taxa de mutação deste gene.

Inativação bialélica (o clássico "mecanismo dos dois eventos") do gene *NF2* é detectada em todos casos de schwannomas vestibulares e em aproximadamente 50 a 70% dos meningiomas.

**Síndromes tumorais herdadas.** A síndrome mais comum de predisposição tumoral que causa múltiplos schwannomas é a NF2. A presença de schwannomas vestibulares bilaterais é patognomônica de NF2. Um SV e um familiar de primeiro grau com NF2 ou um SV em combinação com outro schwannoma de nervo craniano, meningioma ou glioma também é indicativo de NF2.

**Schwannomatose** é uma condição com múltiplos schwannomas periféricos, em geral dolorosos, sem outras características de NF2. Esses pacientes não apresentam evidências de SV, não possuem parentes de primeiro grau com NF2 e tampouco mutação constitucional conhecida relacionada à NF2.

A schwannomatose ocorre em 2 a 4% dos pacientes com schwannomas. Ocorrem tanto formas familiares quanto esporádicas da schwannomatose, e elas podem estar associadas tanto com schwannomas intracranianos não vestibulares quanto com schwannomas espinais.

Pacientes com schwannomatose tendem a ser mais jovens que os que se apresentam com schwannomas solitários. A média de idade é de 28,5 anos.

**Schwannoma plexiforme**, também conhecido como schwannoma multinodular, é um tumor de células de Schwann no qual múltiplas **(Fig. 23-50)** lesões circunscritas ocorrem ao longo de um fascículo nervoso afetado. A maioria é tumor restrito à derme e aos tecidos subcutâneos das extremidades, tronco, cabeça e pescoço. Lesões cerebrais não foram relatadas.

Aproximadamente, 90% dos schwannomas plexiformes são esporádicos com 5% associados com NF2 e 5% com schwannomatose. Diferentemente dos pacientes com neurofibromatose tipo I e neurofibromas plexiformes, não existe tendência à degeneração maligna dos schwannomas plexiformes.

### Patologia

**Localização.** Os schwannomas têm origem na junção entre a glia e as células de Schwann dos NCs III-XII. A distância do cérebro para a interface onde a cobertura glial termina e as células de Schwann embainhantes começam varia conforme cada nervo craniano. Em alguns, como o nervo oculomotor (NC III), a junção está bastante próxima ao cérebro. Neste caso, os schwannomas originam-se próximos da emergência do nervo. Em outros, como no schwannoma vestibulococlear (NC VIII), a junção está a alguma distância da emergência ou entrada do nervo no tronco encefálico.

Os nervos sensitivos são muito mais afetados pelos schwannomas quando comparados aos nervos cranianos puramente motores. O nervo vestibulococlear é de longe o local intracraniano mais comum (95%). O segundo local mais comum é o nervo trigêmeo (NC V) (2 a 4%).

Os schwannomas de outros nervos que não sejam o NC VIII e V são muito raros, respondendo por apenas 1 a 2%. Como grupo, os schwannomas do forame jugular (i.e., schwannomas com origem nos nervos glossofaríngeo, vago e acessório espinal) são o terceiro tipo mais comum, seguidos pelos schwannomas faciais (NC VIII) e do hipoglosso (NC XII). Na ausência de NF2, os schwanno-

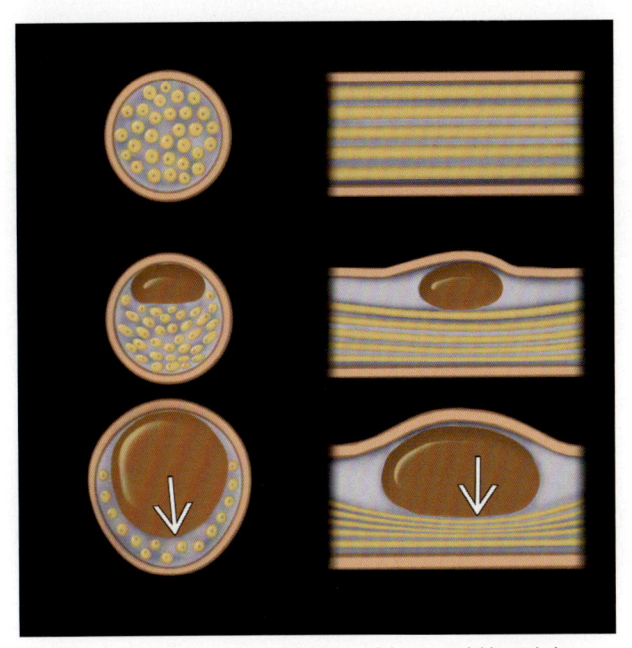

**23-35** Ilustrações no plano axial (esquerda) e sagital (direita) demonstra um schwannoma se originando dentro de um nervo unifascicular. O tumor desloca outras fibras nervosas perifericamente ➡.

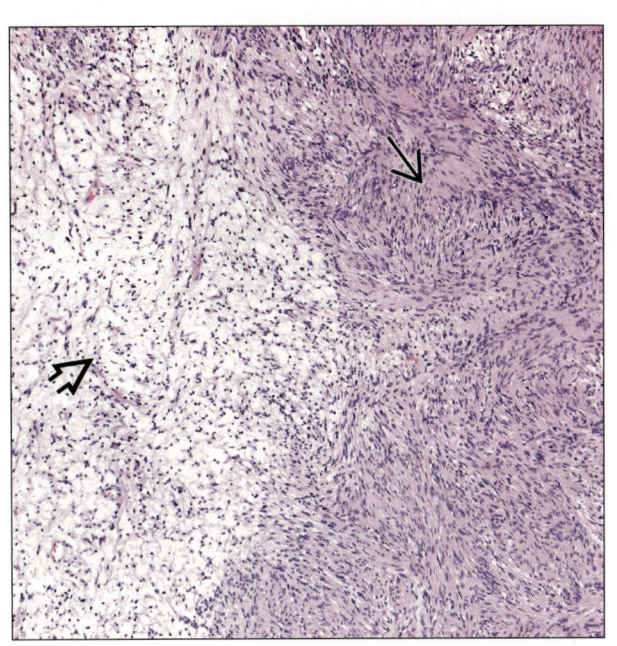

**23-36** Justaposição dos clássicos padrões "Antoni A" celular ➡ e "Antoni B" pouco celular ⇨ do schwannoma convencional. (Cortesia de A. Ersen, MD, B. Scheithauer, MD.)

mas dos NCs III, IV e VI são todos muito raros. Schwannomas intraparenquimatosos existem, mas são raros.

TAMANHO E NÚMERO. A maioria dos schwannomas intracranianos é pequena, especialmente aqueles que se originam de nervos motores. Alguns, os schwannomas trigeminais, podem atingir grandes dimensões e envolver tanto os compartimentos intra quando extracranianos.

A maioria dos schwannomas é solitária em pacientes previamente hígidos, sendo denominados "esporádicos" ou "solitários". A presença de schwannomas múltiplos no mesmo indivíduo sugere uma síndrome de predisposição tumoral.

PATOLOGIA MACROSCÓPICA. Os schwannomas originam-se excentricamente nos nervos e são lesões bem encapsuladas de margens definidas **(Figs. 23-35 e 23-37)**. Alterações císticas são comuns, assim como tonalidade amarelada devido ao acúmulo de lipídeos **(Fig. 23-38)**. Pode haver hemorragia, porém sangramentos macroscópicos são raros.

CARACTERÍSTICAS MICROSCÓPICAS. Um padrão bifásico é típico do **schwannoma convencional**. O padrão "Antoni A" consiste em fascículos compactos de células fusiformes alongadas que demonstram colunas alongadas de núcleos fusiformes (corpos de Verocay). Um padrão menos celular, com textura menos densa e arranjo aleatório, contendo agrupamentos de células preenchidas por lipídeos, é chamado de padrão "Antoni B" **(Fig. 23-36)**. Figuras mitóticas são raras. A imuno-histoquímica é caracterizada por forte positividade para a proteína S100.

O **schwannoma celular** consiste de tecido "Antoni A", porém não apresenta corpos de Verocay. Esses tumores podem demonstrar hipercelularidade e pouca atipia nuclear. Figuras mitóticas frequentes e índices proliferativos aumentados podem ser vistos em crianças jovens. Os schwannomas celulares não sofrem transformação maligna.

O **schwannoma plexiforme** pode ser tanto do tipo convencional quanto celular. **Schwannoma melanocítico** pode ser benigno ou maligno (10%) com mitoses frequentes, macronucléolos e metástases distantes.

ESTADIAMENTO, GRADUAÇÃO E CLASSIFICAÇÃO. Os schwannomas convencionais são tumores grau I da OMS.

---

### SCHWANNOMAS INTRACRANIANOS

**Sinônimos**
- Neurilemoma, neurinoma

**Epidemiologia**
- Vestibular (NC VIII) é o mais comum (95%)
  - Todos os outros locais combinados (1 a 5%)
- O nervo trigêmeo (NC V) é a segunda localização mais comum
- Forame jugular (NCs IX, X e XI) é a terceira localização mais comum
- Hipoglosso (NC XII) é o quarto local mais comum
- Todas as outras localizações são raras, exceto na NF2
- Schwannomas intraparenquimatosos são muito raros

**Patologia**
- Tem origem na junção entre as células gliais e as células de Schwann
  - A distância do cérebro varia de acordo com o NC

*(continua)*

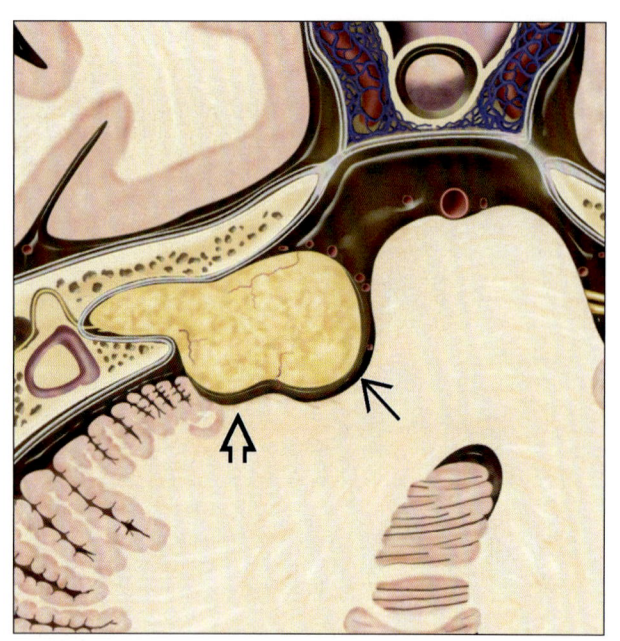

**23-37** Ilustração de um grande schwannoma vestibular demonstra o aspecto clássico de "sorvete na casquinha". Observe a fenda de vasos e LCS entre o pedúnculo cerebelar médio ⇨ e o hemisfério cerebelar ⇨.

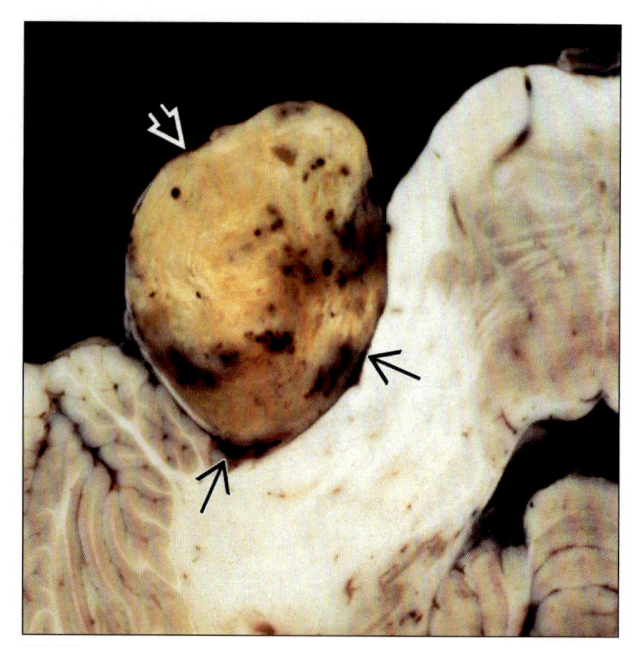

**23-38** Espécime de necropsia demonstra um schwannoma vestibulococlear ⇨. Cor amarelada e hemorragias petequiais são comuns. Observe a fenda de LCS e vasos ⇨ entre o tumor e o cérebro. (Cortesia de B. Horten, MD.)

*(continuação)*
- Tumor benigno encapsulado da bainha nervosa
- Células neoplásicas de Schwann bem diferenciadas
- Histologia bifásica com dois componentes
  - Compacto, com celularidade altamente organizada ("Antoni A")
  - Menos celular, matriz mixoide ("Antoni B")

## Aspectos clínicos

**EPIDEMIOLOGIA.** A maioria dos schwannomas ocorre fora do SNC, mais frequentemente na pele e nos tecidos subcutâneos. Os schwannomas intracranianos são incomuns, constituindo cerca de 7% de todas neoplasias primárias.

**DEMOGRAFIA.** Todas as idades são afetadas, porém o pico de incidência está entre os 40 e 60 anos. Os schwannomas ocorrem em crianças, porém são incomuns nessa faixa etária, ao menos que associados com NF2. Não existe predileção por gênero.

**APRESENTAÇÃO.** A maioria dos schwannomas é assintomática, e quaisquer sintomas se relacionam com a localização. Como os schwannomas preferem nervos sensitivos, sintomas motores são raros. Os schwannoma vestibulococlear, o tipo intracraniano mais comum, apresenta-se com hipoacusia neurossensorial (ver a seguir).

**HISTÓRIA NATURAL.** Schwannomas são tumores benignos que tendem a crescer muito lentamente. A exceção são os SVs em pacientes jovens com NF2. Esses tumores apresentam altos índices MIB-1.

A recorrência após remoção cirúrgica de um schwannoma convencional é incomum. Cerca de 30 a 40% dos schwannomas celulares recorrem após ressecção total, mas não sofrem transformação maligna.

Os schwannomas raramente, ou talvez nunca, sofrem degeneração maligna. A maioria dos "schwannomas malignos intracerebrais" é provavelmente um tumor maligno da bainha de nervos periféricos (ver a seguir).

Aproximadamente, 10% dos schwannomas melanocíticos são malignos. Em quase metade desses casos, os pacientes apresentam o **complexo de Carney**, uma doença autossômica dominante caracterizada por pigmentação lentiginosa facial, mixoma cardíaco e excesso de atividade endócrina (p. ex., puberdade precoce, adenoma hipofisário com acromegalia, síndrome de Cushing com hiperplasia multinodular suprarrenal).

**OPÇÕES DE TRATAMENTO.** Dependendo do tamanho, da localização e dos sintomas, as opções de tratamento vão de observação cuidadosa até cirurgia e radiocirurgia estereotáxica.

## Imagem

**CARACTERÍSTICAS GERAIS.** A neuroimagem demonstra uma lesão extra-axial bem circunscrita que se origina dentro ou próximo de um nervo craniano.

**ACHADOS NA TC.** A maior parte dos schwannomas são heterogêneos na TC. Alterações císticas são comuns, hemorragia é incomum e calcificações são raras. Realce intenso moderadamente heterogêneo após administração de contraste é a regra.

Achados na RM. Os schwannomas são em geral isointensos ao cérebro nas imagens ponderadas em T1 e heterogeneamente hiperintensos nas imagens ponderadas em T2/FLAIR **(Figs. 23-39 e 23-41)**. Embora a hemorragia intratumoral seja rara, imagens ponderadas em T2* (GRE, SWI) com frequência demonstram artefato de susceptibilidade magnética por focos de microssangramentos.

Praticamente todos os schwannomas sofrem intenso realce. Cerca de 15% apresentam cistos intratumorais sem realce. Cistos peritumorais não neoplásicos ocorrem em 15% dos casos, em especial nas grandes lesões.

## Diagnóstico diferencial

O diagnóstico diferencial de um **nervo craniano solitário aumentado e com realce** inclui schwannoma, esclerose múltipla, neurite viral e pós-viral, doença de Lyme, sarcoidose, isquemia e neoplasias malignas (metástases, linfoma, leucemia).

A causa mais comum de **múltiplos nervos cranianos com realce** é a metástase. NF2, neurite (especialmente doença de Lyme), linfoma e leucemia são causas menos importantes de metástases. Causas raras, porém importantes, incluem esclerose múltipla e polineuropatia crônica desmielinizante inflamatória, doença que costuma afetar os nervos espinais, mas que pode envolver nervos cranianos.

### *Schwannoma vestibular*

#### Terminologia

O schwanomma vestibular (SV) é o termo preferido para o schwannoma do NC VIII. Os SVs também são conhecidos como **schwannomas acústicos** e **neuromas acústicos**.

Os schwannomas intralabirínticos focais, conhecidos como schwannomas da orelha interna, formam um subgrupo especial de schwannomas do NC VIII **(Fig. 23-40)**. Os schwannomas intralabirínticos são denominados conforme sua localização. Aqueles que se localizam no interior da cóclea são chamados de **intracocleares**. As lesões dentro do vestíbulo são chamadas de **intravestibulares (Fig. 23-42)**. Se o schwannoma envolver *tanto* o vestíbulo quanto a cóclea, ele é chamado de **vestibulococlear**. Um schwannoma que atravessa o modíolo da cóclea para a profundidade do conduto auditivo interno (CAI) é chamado de **transmodiolar**. Se uma lesão cruza do vestíbulo para a profundidade do CAI é chamada de **transmacular**. Finalmente, um schwannoma extenso que cruza a orelha interna da profundidade do CAI para a orelha média é chamado de **transótico (Fig. 23-43)**.

#### Etiologia

Conceitos gerais. Os SVs originam-se da porção vestibular do NC VIII na junção entre as células gliais e as células de Schwann, no interior do conduto auditivo interno, próximo ao poro acústico. Esses schwannomas raramente se originam da porção coclear do NC VIII.

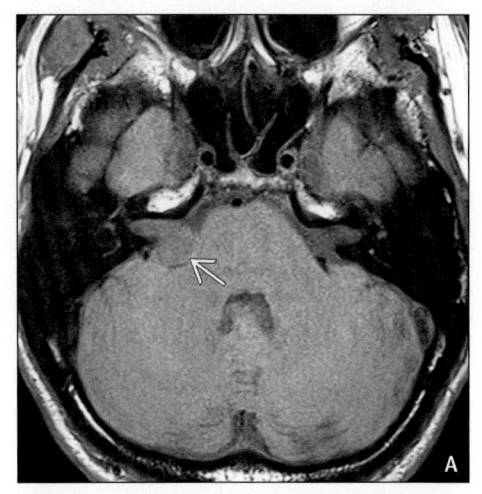

**23-39A** Séries de imagens demonstra um SV clássico. Imagem ponderada em T1 demonstra que a lesão ➡ é isointensa à SC e parece um "sorvete na casquinha".

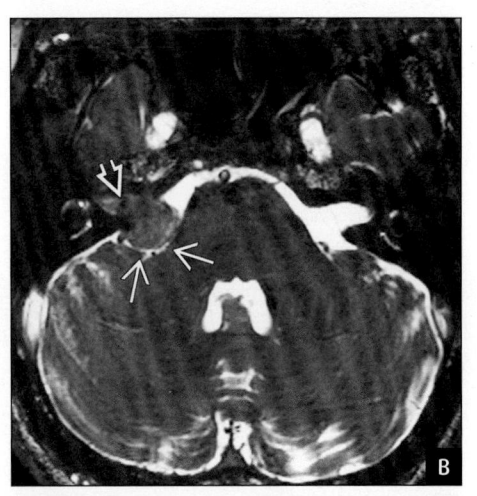

**23-39B** CISS com cortes finos demonstra a lesão ➡ e a fenda de LCS e dos vasos ➡.

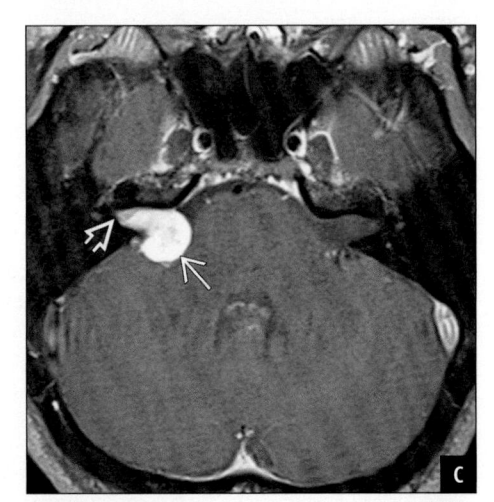

**23-39C** Realce forte e relativamente uniforme ➡ é visto nas imagens ponderadas em T1 pós-infusão de contraste. O tumor se estende ao fundo do CAI ➡.

**Genética.** A patogênese que envolve tanto os SVs familiares quanto a maioria dos esporádicos tem sido relacionada com a mutação de um único gene, o gene *NF2* localizado no cromossomo 22. Quase 60% dos SVs apresentam mutações com inativação do gene *NF2*.

## Patologia

**Localização.** SVs podem ocorrer em qualquer localização no trajeto do nervo. Pequenos SVs com frequência são intracanaliculares. Lesões grandes protruem medialmente por meio do poro acústico para o interior do ângulo pontocerebelar (APC).

**Tamanho e número.** A maioria dos SVs é arredondada ou ovalada, e em geral mede entre 2 a 10 mm de comprimento. Os SVs que se estendem para o APC podem se tornar grandes, acima de 5 centímetros de diâmetro. SVs bilaterais são patognomônicos de NF2.

## Aspectos clínicos

**Epidemiologia.** O SV é o schwannoma intracraniano mais comum. SV também é a lesão mais comum na cisterna do ângulo pontocerebelar, respondendo por 85 a 90% das lesões nesta topografia.

**Demografia.** O pico de apresentação está entre os 40 a 60 anos. Não existe predileção por sexo.

**Apresentação.** A apresentação mais comum é de hipoacusia neurossensorial (HNS) lentamente progressiva em um paciente adulto. Pequenos SVs podem se apresentar no início com zumbido. Grandes lesões com frequência se apresentam com neuropatia trigeminal e/ou facial associadas.

**História natural.** A taxa de crescimento do SVs varia. Na média, eles tendem a aumentar entre 1 ou 2 milímetros por ano. Cerca de 60% crescem muito lentamente (menos de 1 milímetro por ano), enquanto 10% dos pacientes apresentam crescimento rápido das lesões (mais de 3 milímetros por ano).

A taxa de crescimento dos SVs associados com NF2 em geral é considerada mais agressiva se comparada a dos SVs esporádicos.

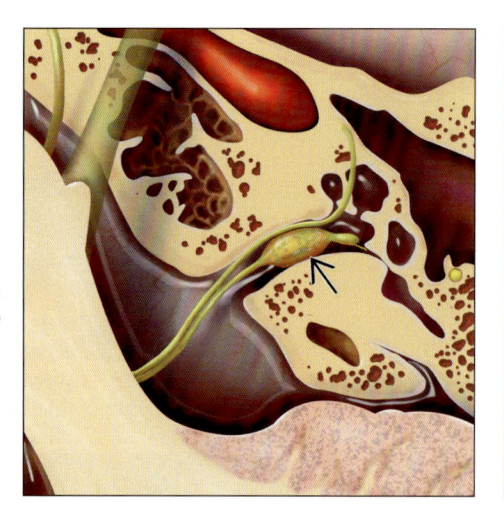

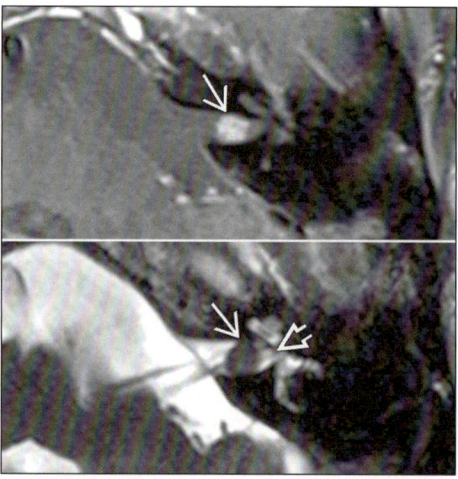

**23-40** Ilustração demonstra um SV intracanalicular como um aumento fusiforme do nervo →.

**23-41** (Superior) Um pequeno SV intracanalicular → é mostrado na imagem ponderada em T1 pós-contraste. (Inferior) Imagem ponderada em T2 de alta resolução no plano axial do mesmo paciente demonstra o SV como uma massa isointensa arredondada no CAI →. Observe o "capuz" de LCS no fundo do CAI →.

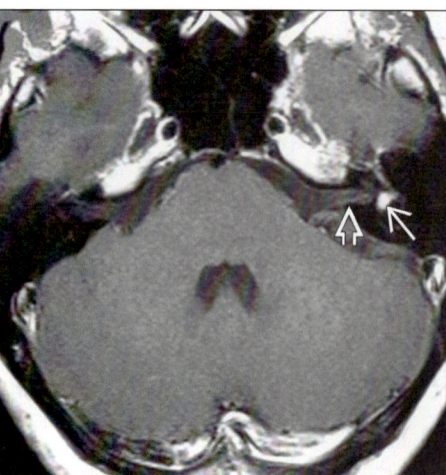

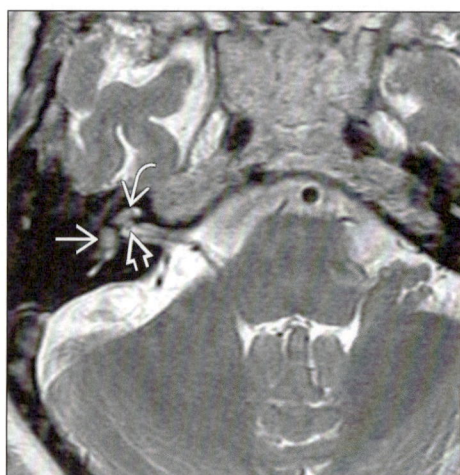

**23-42** Imagem ponderada em T1 pós-contraste demonstra um pequeno schwannoma intralabiríntico com realce →. Por envolver apenas o vestíbulo é chamado de schwannoma intravestibular. O CAI → está normal.

**23-43** Imagem ponderada em T2 no plano axial demonstra um schwannoma que envolve o vestíbulo → e a cóclea →. Um pequeno nódulo tumoral → pode ser visto no fundo do CAI, portanto, trata-se de um schwannoma transótico.

OPÇÕES DE TRATAMENTO. As opções de tratamento variam. Uma observação cuidadosa de lesões pequenas com imagens seriadas é frequente, em especial em pacientes mais idosos. A remoção cirúrgica ou a radioterapia estereotáxica são outras possibilidades terapêuticas. A abordagem cirúrgica varia conforme o tamanho e a localização tumorais, bem como com a possibilidade de preservação auditiva.

## Imagem

CARACTERÍSTICAS GERAIS. A aparência clássica de imagem é de uma lesão expansiva com ávido realce, que parece um "sorvete na casquinha" **(Fig. 23-37)**. Muitos dos SVs estendem-se medialmente a partir da origem no interior do CAI. A porção intracanalicular representa a "casquinha". Se um SV passa pelo poro acústico, ele em geral se expande quando entra no APC, formando o "sorvete" sobre o cone.

Definir o tamanho e a extensão do SV é um dos objetivos mais importantes da imagem. Alguns SVs permanecem como lesões pequenas de crescimento lento que são inteiramente intracanaliculares. Muitos SVs intracanaliculares apresentam um "capuz" de LCS interposto entre a lesão e o modíolo. Outros crescem lateralmente, estendendo-se profundamente para o interior do CAI, passando pela abertura coclear para o modíolo.

ACHADOS NA TC. A TC geralmente é negativa, a menos que as lesões sejam grandes o suficiente para expandir o CAI ou protruir para o interior da cisterna do APC. Os SVs não apresentam calcificações, são moderadamente hiperdensos na TC e sofrem importante realce uniforme na TC pós-contraste. TC com filtro ósseo pode demonstrar alargamento do CAI no lado sintomático.

ACHADOS NA RM. FLAIR de todo cérebro associado a imagens ponderadas em T1 pós-contraste no plano axial e coronal do APC e do CAI são o padrão de imagem. Um estudo de rastreamento para adultos com HNS unilateral é uma opção comum e costuma ser limitada a imagens ponderadas em T2 de alta resolução, CISS ou FIESTA. Análise detalhada do APC/CAI pode ser realizada com essas sequências, reservando estudos contrastados para pacientes com rastreamento duvidoso.

Os SVs em geral são isointensos ao cérebro nas imagens ponderadas em T1 **(Fig. 23-39A)**. Um SV intracanalicular se apresenta como um defeito de enchimento hipointenso no interior do LCS brilhante no CISS **(Fig. 23-39B)**. Grandes SVs são iso a heterogeneamente hiperintensos nas imagens ponderadas em T2. Micro-hemorragias em T2* são comuns, embora hemorragia macroscópica seja rara.

Quase todos os SVs sofrem forte realce após administração de contraste **(Fig. 23-39C)**. Uma "cauda dural" associada ao schwannoma pode estar presente, porém é rara se comparada a dos meningiomas.

Sequências especiais de imagem podem ser úteis no planejamento pré-operatório para cirurgia do SV. Tractografia por RM com modelagem do tumor pode demonstrar a localização precisa dos NCs que circundam um grande SV.

## Diagnóstico diferencial

O principal diagnóstico diferencial do SV é o **meningioma do APC**. A maioria dos meningiomas "cobre" o CAI e não se estende para o interior do poro acústico. Entretanto, a presença de uma cauda dural "reacional" no CAI pode dificultar a distinção entre um SV e um meningioma, a menos que outras caudas durais ao longo da margem petrosa estejam presentes.

Um **schwannoma do nervo facial** confinado ao CAI pode ser de difícil distinção de um SV. Os schwannomas do nervo facial são menos comuns e em geral apresentam uma "cauda" para o segmento labiríntico do nervo facial. Cuidado: extensão ao longo do segmento labiríntico do nervo facial significa que o schwannoma tem origem no NC VII e não é um SV.

**Metástases** podem cobrir o nervo facial e vestibulococlear dentro do CAI. As metástases normalmente são bilaterais e acompanhadas de outras lesões.

Outras massas no APC como **cistos epidermoides**, **cistos aracnoides** e **aneurismas** podem em geral ser diferenciadas facilmente dos SVs. Os SVs às vezes apresentam cistos intramurais proeminentes, mas um schwannoma completamente cístico sem tumor periférico com realce é muito raro.

### *Schwannoma trigeminal*

Embora sejam o segundo tipo de schwannoma intracraniano mais comum, os schwannomas trigeminais são tumores raros. Esses tumores podem envolver qualquer parte do NC V, incluindo as divisões extracranianas periféricas do nervo. Cerca de dois terços de todos tumores do cavo de Meckel são schwannomas.

O principal sintoma de apresentação envolve disfunção sensitiva em uma ou mais das três divisões. Neuralgia do trigêmeo é incomum, embora possa ocorrer.

## Imagem

Os schwannomas trigeminais ocorrem da junção do gânglio de Gasser com a raiz do nervo trigêmeo **(Fig. 23-44)**. Pequenas lesões podem ser confinadas ao cavo de Meckel. As lesões podem apresentar um aspecto característico nas imagens ponderadas em T2, o sinal do "cavo de Meckel piscando". Por 90% do cavo de Meckel ser normalmente preenchido por LCS, qualquer lesão que preencha o cavo com tecidos moles contrasta com o sinal brilhante do lado oposto normal **(Fig. 23-45)**.

Tumores bicompartimentais são comuns. Os schwannomas que se originam no cavo de Meckel podem se estender para a fossa posterior (através do poro trigeminal). Esses tumores têm o formato característico de "halteres" **(Fig. 23-46)**. Menos comumente, tumores bicompartimentais pode estender-se para a fossa média anteroinferiormente pelo forame oval para o espaço mastigador. Os tumores que envolvem todas as três localizações são incomuns e denominados de schwannomas trigeminais tricompartimentais **(Fig. 23-47)**.

Schwannomas que envolvem a divisão mandibular (NC V$_3$) podem causar atrofia por denervação dos músculos da mastigação.

### Diagnóstico diferencial

A aparência do schwannoma tricompartimental do NC V é característica. Os principais diagnósticos diferenciais de um schwannoma do cavo de Meckel são **meningioma** e **metástases.**

## Schwannoma do forame jugular

Embora os schwannomas respondam por aproximadamente 40% de todas as neoplasias do forame jugular (FJ), os schwannomas do FJ constituem apenas 2 a 4% de todos os schwannomas intracranianos.

**Schwannomas glossofaríngeos** são os schwannomas do FJ mais comuns, embora ainda sejam raros, com apenas 42 casos relatados entre 1908 e 2008. A maioria (85%) apresenta-se com sintomas vestibulococleares secundários à compressão e ao deslocamento e não sintomas ao do NC IX. Os schwannomas glossofaríngeos podem ocorrer em qualquer lugar no curso do NC IX, mas a maioria dos casos sintomáticos é intracraniano/intraósseo.

Comparados com seus equivalentes extracranianos, os **schwannomas vagais** intracranianos são raros. Os puramente intracisternais são ainda mais raros. A maioria dos schwannomas vagais é lesão em "halteres" que se estende das cisternas da base pelo forame jugular para o espaço carotídeo profundo **(Figs. 23-48 e 23-49)**. Quando grandes, elas podem comprimir o bulbo ventrolateral e causar hipertensão neurogênica refratária.

**Schwannomas do nervo acessório espinal** não associados com neurofibromatose são muito raros. Eles podem ser tanto intrajugulares quanto intracisternais.

Os principais diagnósticos diferenciais do schwannoma do FJ incluem **meningioma, tumor do glomo jugular** e **metástase**. Apenas um schwannoma do FJ remodela e alarga a fossa jugular lentamente.

**23-44** Schwannoma trigeminal em "halteres". O segmento tumoral cisternal é comprimido conforme ele passa pelo poro trigeminal. O schwannoma então expande novamente quando entra no cavo de Meckel.

**23-45** (Superior) Imagem ponderada em T2 no plano coronal de um schwannoma do NC V ilustra o sinal do "cavo de Meckel piscante". O lado direito, preenchido por LCS contrasta com o cavo de Meckel preenchido por tumor. (Inferior) O schwannoma sofre realce, enquanto o lado direito está normal.

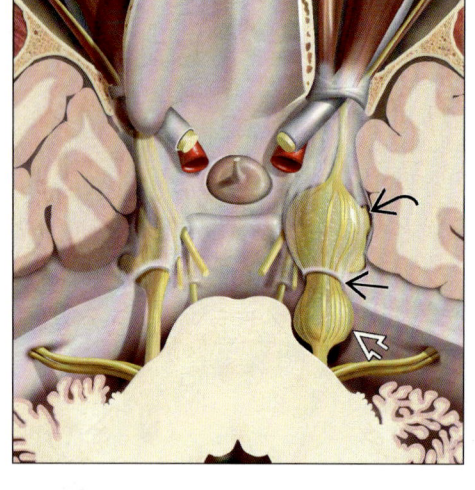

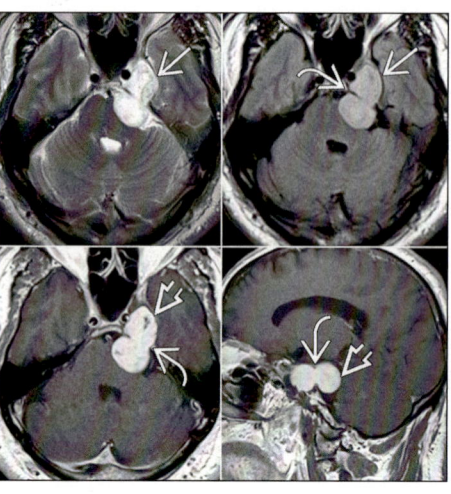

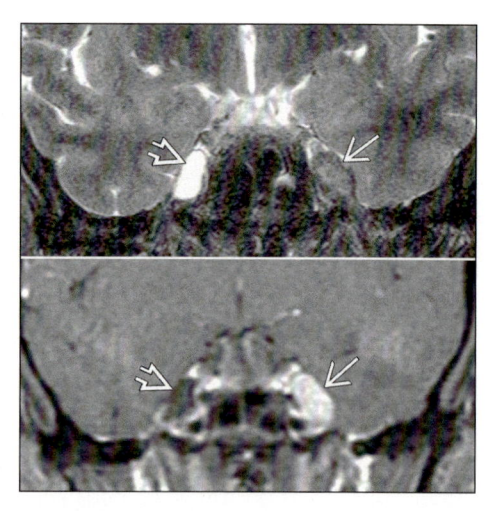

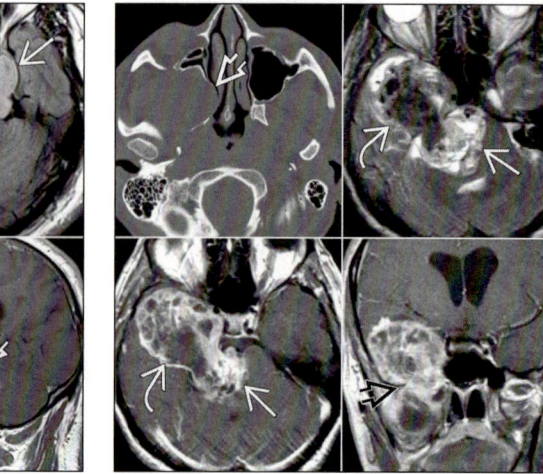

**23-46** Grande schwannoma trigeminal em formato de "halteres". O tumor é hiperintenso nas imagens ponderadas em T2/FLAIR e sofre forte realce nas imagens ponderadas em T1 pós-contraste. Observe a proeminente constrição pelo anel dural do poro trigeminial.

**23-47** Schwannoma "tricompartimental" gigante dos NCs V$_2$ e V$_3$ com alterações císticas e hemorrágicas alarga a fossa pterigopalatina, estende-se da fossa posterior para o interior da fossa média, e pelo forame oval chega ao espaço mastigador.

## Schwannoma do nervo facial

Os schwannomas do nervo facial (SNF) são lesões raras que podem se originar no curso do nervo facial, desde sua origem no ângulo pontocerebelar até as ramificações terminais no espaço parotídeo **(Figs. 23-50 e 23-51)**. Dependendo da localização ao longo do trajeto do NC VII, os SNFs demonstram vários padrões de imagem. A apresentação clínica mais comum é a paralisia facial.

Os SNFs do **APC-CAI** são radiologicamente indiferenciáveis dos schwannomas vestibulares se eles não demonstrarem extensão para o segmento labiríntico do canal do nervo facial. As lesões que ultrapassam o segmento labiríntico com frequência apresentam formato de "halteres".

Aproximadamente, 90% dos schwannomas do NF envolvem mais de um segmento do nervo facial **(Fig. 23-52)**. A **fossa geniculada** é o local mais comum, sendo envolvida em mais de 80% de todos schwannomas do NF. Os segmentos **labirínticos** e **timpânicos** são envolvidos cada um em cerca de metade dos casos de schwannoma do NF.

Os **SNFs da fossa geniculada** costumam apresentar-se como uma massa arredondada ou tubular com realce no interior de um canal do nervo facial alargado sem aspecto destrutivo.

SNFs que comprometem o **nervo petroso superior maior** são vistos como uma massa extra-axial na fossa craniana média de aspecto arredondado **(Fig. 25-53)**.

Os SNFs do **segmento timpânico** com frequência são pedunculados no interior da cavidade da orelha média, perdendo sua configuração tubular.

Quando o **segmento mastóideo** está envolvido, o tumor pode romper para o interior das células aeradas da mastoide e assumir um aspecto mais agressivo, mimetizando um tumor maligno invasivo.

## Schwannomas de outros nervos intracranianos

Os schwannomas de nervos motores são menos comuns que aqueles que se originam de nervos sensitivos ou mistos sensitivo-motores. Menos de 1% dos schwannomas tem origem nos NCs III, IV, VI e XII.

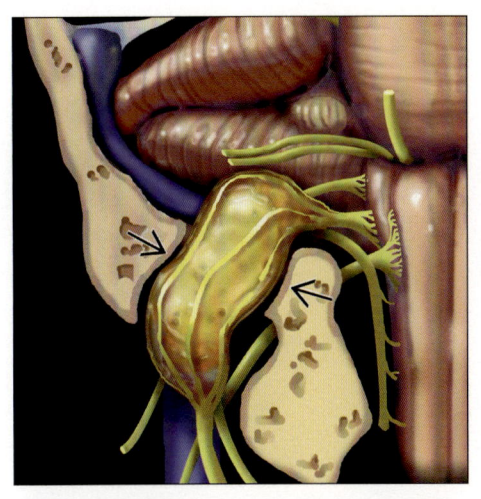

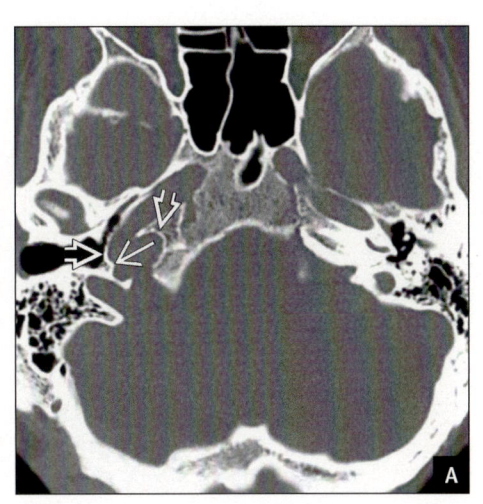

**23-48** Ilustração no plano coronal de um schwannoma vagal demonstra o tumor alargando e remodelando as margens ósseas do forame jugular ➡. O "bico" da "águia" está erodido.

**23-49A** TC demonstra remodelamento ósseo do forame jugular direito. A espinha jugular ➡ está erodida, porém o córtex periférico ➡ parece intacto (compare com a Fig. 23-6).

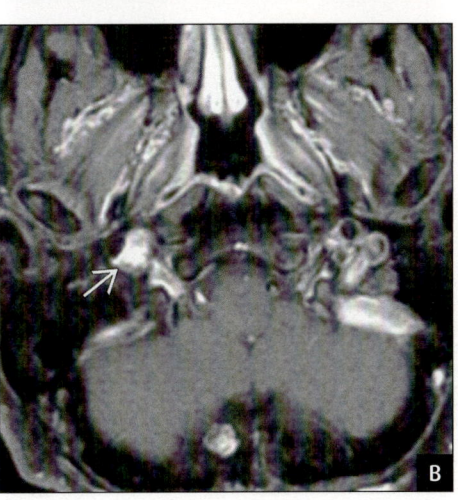

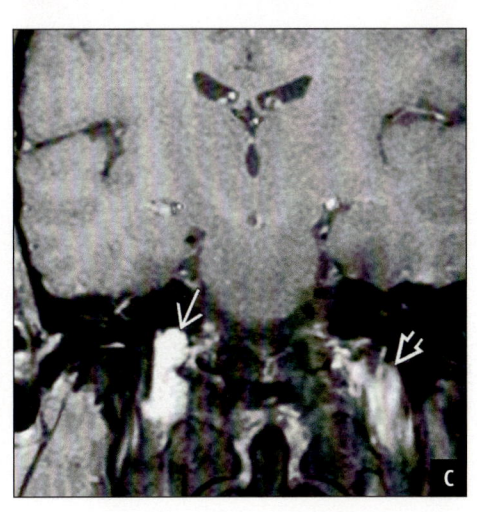

**23-49B** Imagem ponderada em T1 pós-contraste demonstra uma lesão expansiva com realce no forame jugular ➡.

**23-49C** Imagem ponderada em T1 pós-contraste com saturação de gordura demonstra uma lesão com realce intenso ➡. Compare esta imagem com o bulbo da jugular e veia jugular esquerda normais ➡. Na cirurgia, esse schwannoma do forame jugular provou ter origem do nervo vago (NC X).

Os "outros" schwannomas cranianos têm características semelhantes aos subtipos mais comuns nos estudos de imagem. A maioria dos schwannomas dos nervos motores é pequeno, arredondado ou ovalado, bem delineado, com forte realce após infusão de contraste endovenoso.

### "Schwannoma" olfatório (NC I)

As células que embainham o nervo olfatório intracraniano são, na realidade, células gliais modificadas, e não células de Schwann (ver anteriormente). Tumores primários da bainha do NC I são muito raros. Antes chamados de "schwannomas da goteira olfatória" ou "schwannoma subfrontal", esses tumores são chamados de forma mais adequada de tumores da "glia embainhante olfatória" (GEO). A distinção entre um tumor da GEO e um verdadeiro schwannoma somente pode ser feita usando corantes imuno-histoquímicos.

Os tumores do NC I em geral se apresentam com anosmia. Muitos atingem grandes dimensões, causando sinais frontais como labilidade emocional e crises convulsivas parciais complexas **(Fig. 23-54)**.

Estesioneuroblastoma, também conhecido como neuroblastoma olfatório, é um tumor maligno raro que se origina na cavidade nasal superior da mucosa olfatória. Este tumor é discutido com os tumores embrionários e neuroblásticos (ver Capítulo 21).

### "Schwannoma" do nervo óptico (NC II)

As neoplasias do nervo óptico (um tracto cerebral) são astrocitomas e não schwannomas. Os schwannomas intraorbitáros originam-se de ramos periféricos dos nervos IV, $V_1$, VI ou das fibras simpáticas ou parassimpáticas, e não do nervo óptico.

### Schwannoma oculomotor (NC III)

Os schwannomas oculomotores são raros, porém são os schwannomas puramente motores mais comuns **(Fig. 23-55)**. Podem ser assintomáticos ou se apresentar com diplopia.

A localização mais frequente do schwannoma do NC III é na cisterna interpeduncular próximo do ponto onde o nervo emerge do mesencéfalo **(Fig. 23-56)**. O segundo sítio mais comum é no seio cavernoso. A maioria dos

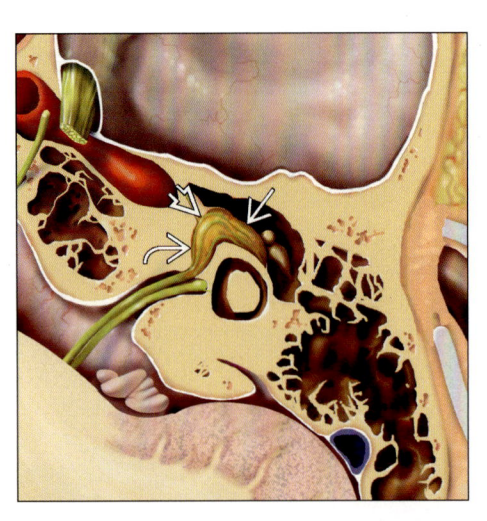

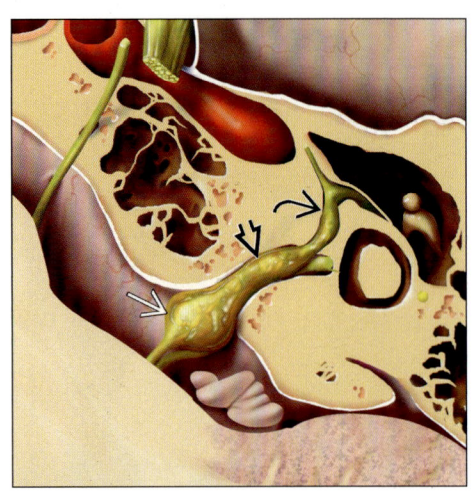

**23-50** Ilustração no plano axial demonstra um pequeno schwannoma do nervo facial de aspecto tubular envolvendo o segmento labiríntico ➔, o gânglio geniculado ➔ e o segmento timpânico anterior ➔ no NC VII.

**23-51** Ilustração demonstra um grande schwannoma do nervo facial com comprometimento dos segmentos do APC ➔ e CAI ➔. O tumor pode mimetizar um schwannoma vestibular ("sorvete na casquinha") exceto pela cauda do tumor ➔ se estendendo para o interior do segmento labiríntico.

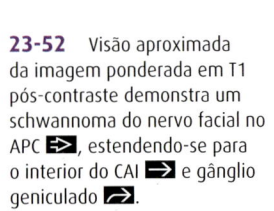

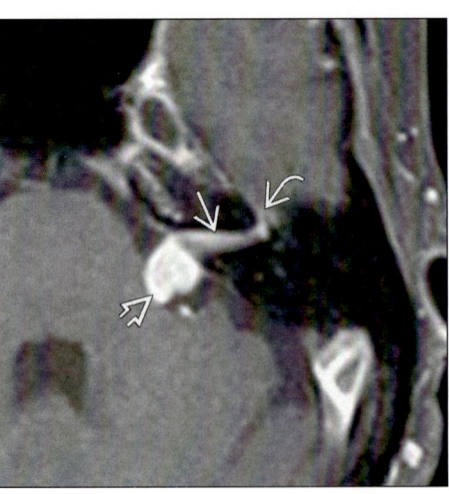

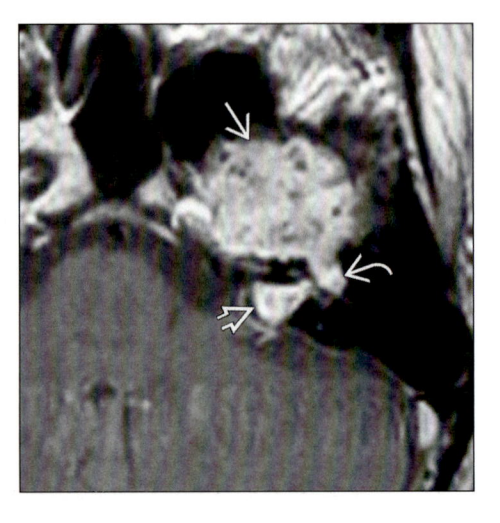

**23-52** Visão aproximada da imagem ponderada em T1 pós-contraste demonstra um schwannoma do nervo facial no APC ➔, estendendo-se para o interior do CAI ➔ e gânglio geniculado ➔.

**23-53** Variante do schwannoma do nervo facial se originou de um ramo do nervo petroso superficial maior ➔ e se estende posteriormente para o interior do segmento timpânico ➔ e labiríntico/CAI ➔.

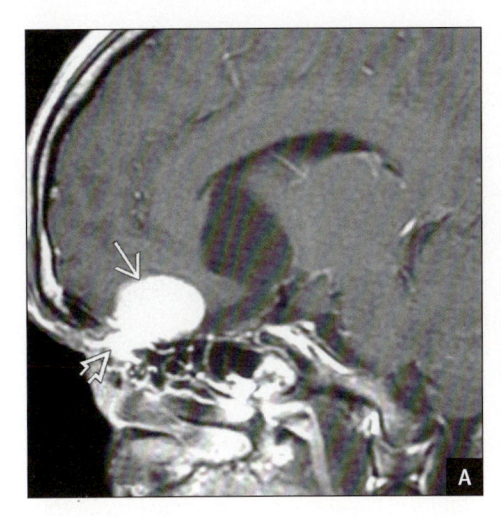

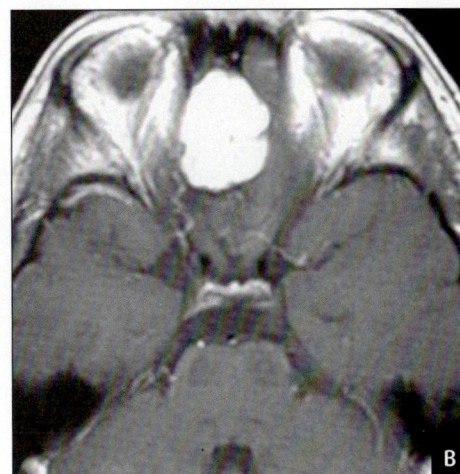

**23-54A** Imagem ponderada em T1 pós-contraste com saturação de gordura no plano sagital demonstra realce intenso de uma massa subfrontal em formato de "halteres" ➡ que se estende por meio de uma lâmina crivosa erodida para o interior da cavidade nasal ➡.
**23-54B** Imagem ponderada em T1 pós-contraste no plano axial do mesmo paciente demonstra que a massa de intenso realce e limites precisos está centrada na lâmina crivosa. Diagnóstico histológico de schwannoma do nervo olfatório. A maioria dos casos parecidos são provavelmente tumores de células embainhantes olfatórias, não schwannomas verdadeiros. (Cortesia de G. Parker, MD.)

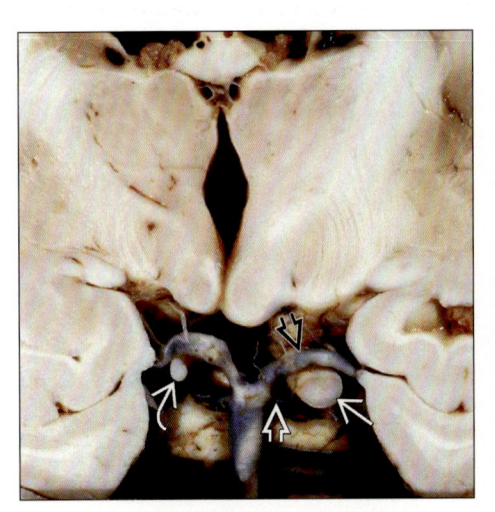

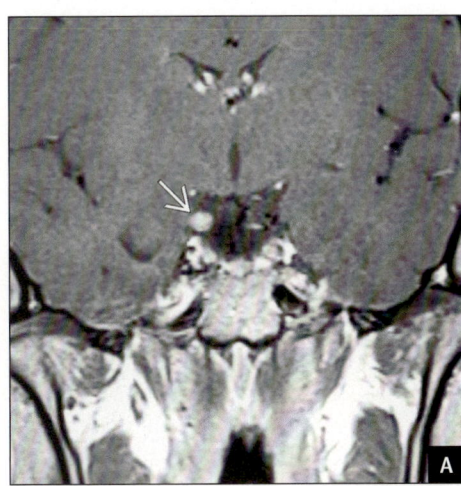

**23-55** Caso de necropsia de um schwannoma incidental do nervo oculomotor esquerdo ➡ visto entre a artéria cerebral posterior acima ➡, artéria cerebelar superior abaixo ➡. Compare com o NC III ➡ normal. (Cortesia de E. T. Hedley-Whyte, MD.)
**23-56A** Imagem ponderada em T1 pós-contraste demonstra o nervo oculomotor direito com realce e aumento de tamanho ➡.

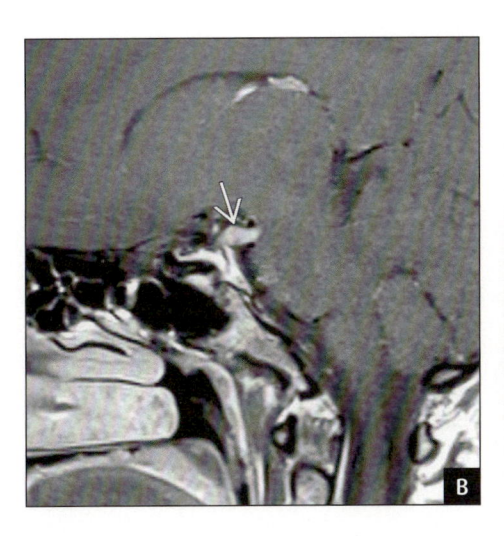

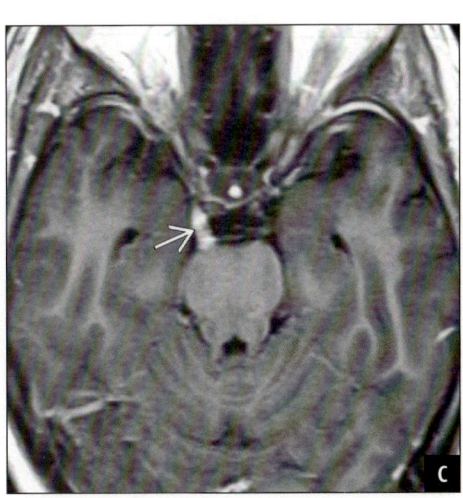

**23-56B** Imagem ponderada em T1 pós-contraste no plano sagital no mesmo paciente demonstra aumento tubular do nervo oculomotor ➡ se estendendo do ponto em que emerge do mesencéfalo até o seio cavernoso.
**23-56C** Imagem ponderada em T1 pós-contraste no mesmo paciente demonstra que o nervo oculomotor aumentado sofre realce intenso ➡. A lesão permaneceu sem alteração por três anos. Diagnóstico presumido de schwannoma.

**23-57A** Imagem ponderada em T1 pós-contraste no plano axial com saturação de gordura demonstra um pequeno tumor com realce na cisterna ambiens esquerda ➡.
**23-57B** Imagem ponderada em T1 pós-contraste no plano coronal com saturação de gordura no mesmo paciente demonstra que o tumor ➡ localiza-se ao longo do curso esperado do NC IV. Provável schwannoma troclear.

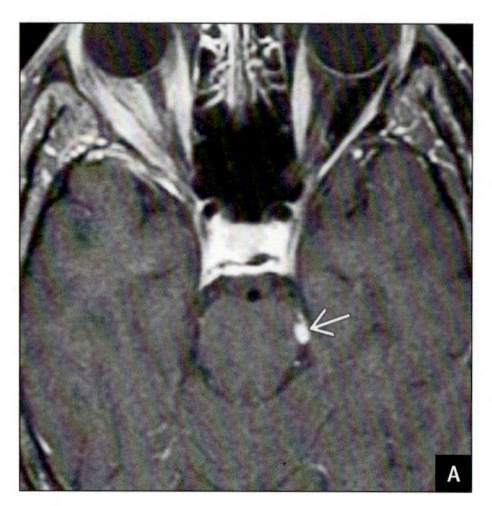

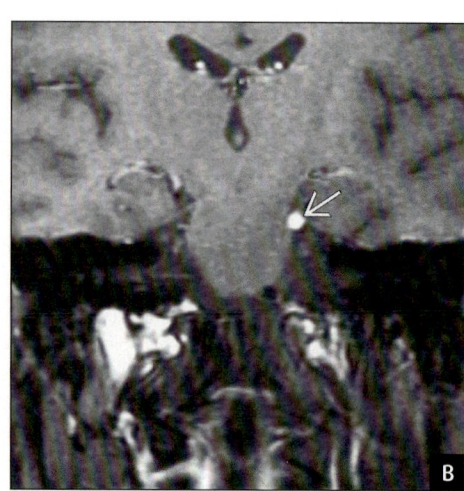

**23-58** Ilustração demonstra um schwannoma do hipoglosso. Os schwannomas do NC XII apresentam o formato de "halteres" com um segmento cisternal ➡, estreitamento relativo no canal ósseo do hipoglosso ➡ e grandes componentes extracranianos ➡.
**23-59** Visão aproximada da TC óssea no plano coronal com um schwannoma do hipoglosso demonstra um canal do hipoglosso aumentado ➡ com redução da espessura e remodelamento do tubérculo jugular ➡ ("cabeça" e "bico" da águia, como visto na Fig. 23-27).

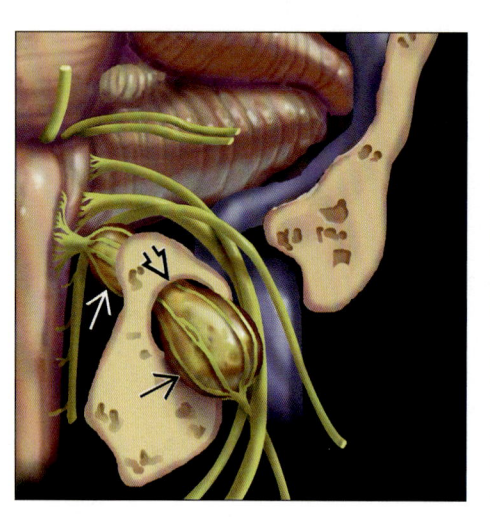

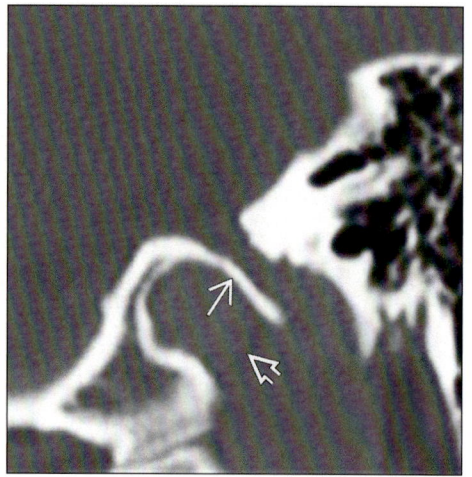

**23-60A** Imagem ponderada em T1 no plano axial demonstra atrofia da língua com infiltração gordurosa hiperintensa no lado esquerdo ➡.
**23-60B** Imagem ponderada em T1 pós-contraste com saturação de gordura no plano axial no mesmo paciente demonstra um schwannoma do hipoglosso com um pequeno segmento cisternal ➡, canal ósseo do hipoglosso alargado ➡, uma grande massa tumoral extracraniana ➡. Compare com o canal hipoglosso direito normal ➡.

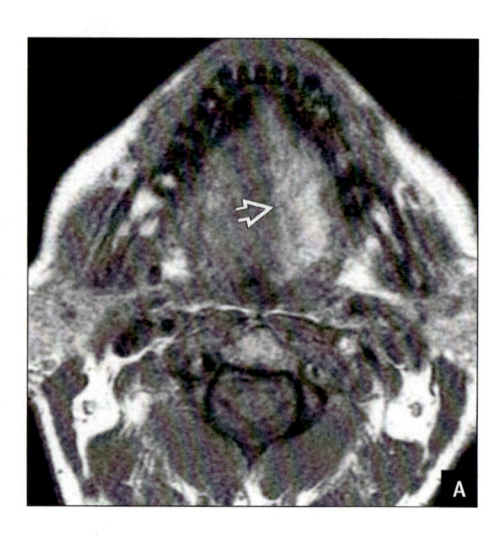

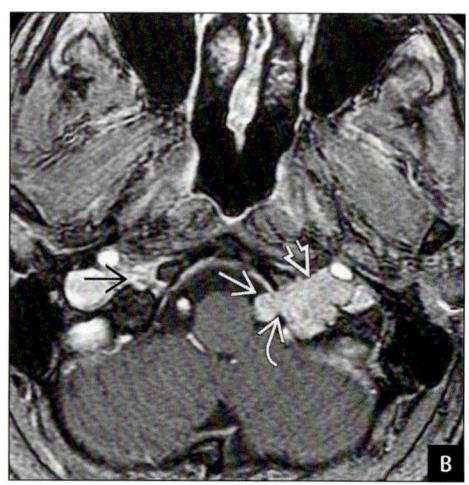

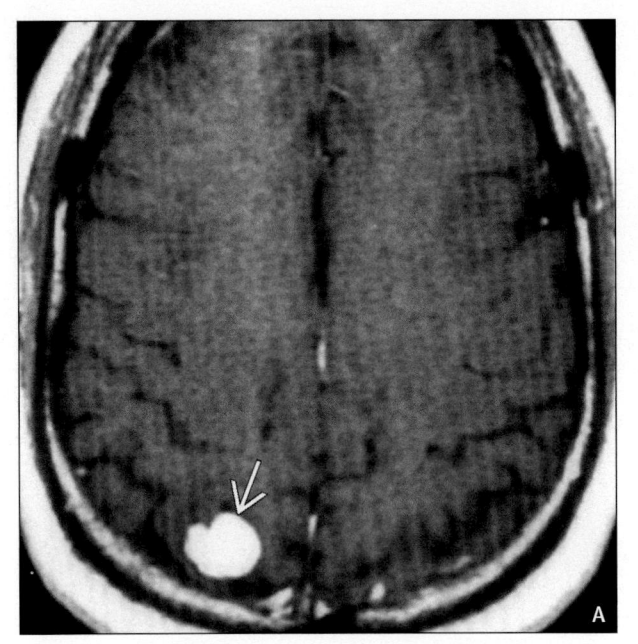

**23-61A** Imagem ponderada em T1 pós-contraste demonstra uma lesão parenquimatosa bem demarcada com intenso realce ➡ sem edema.

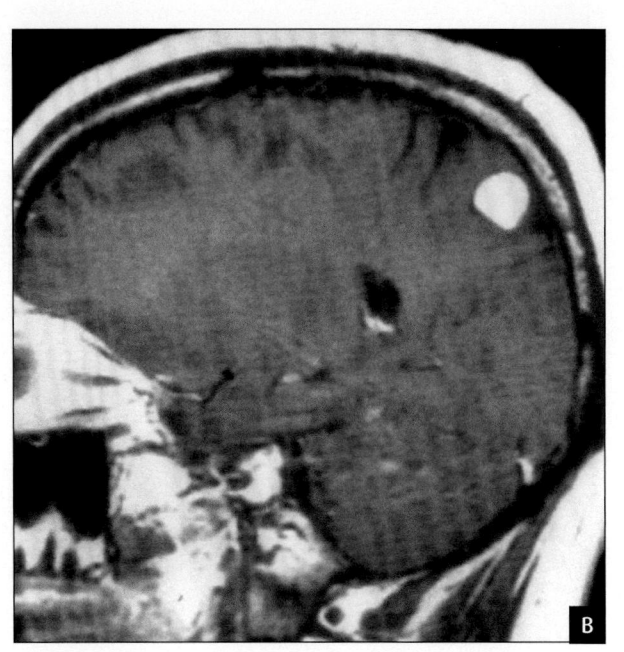

**23-61B** Imagem ponderada em T1 pós-contraste no plano sagital do mesmo paciente demonstra que a lesão é claramente intra-axial. Schwannoma intraparenquimatoso foi diagnosticado na histopatologia.

schwannomas intracranianos oculomotores é pequeno, em geral medindo menos de 0,5 cm de diâmetro. Os schwannomas combinados orbitocavernosos são grandes, estendendo-se da órbita pela fissura orbitária superior para o interior do seio cavernoso.

Os schwannomas intraorbitários são raros. Como grupo, eles respondem por apenas 1% dos tumores orbitários. Geralmente esses tumores apresentam-se com proptose progressiva e diplopia.

## Schwannoma troclear (NC IV)

Os schwannomas do nervo troclear são incomuns **(Fig. 23-57)**. Eles causam diplopia (paralisia isolada do músculo oblíquo superior) e desvio compensatório da cabeça que pode ser erroneamente diagnosticado como torcicolo. A maioria dos schwannomas do NC IV é pequeno e em geral são observados com cautela ou tratados com óculos prismáticos.

## Schwannoma abducente (NC VI)

Os schwannomas do nervo abducente são raros. A maioria dos pacientes apresenta-se com história de diplopia.

Eles podem ocorrer em qualquer local ao longo de toda extensão do nervo, incluindo os componentes cavernosos e orbitários. A maioria é encontrada na cisterna do ângulo pontocerebelar, adjacente à junção pontomesencefálica. Comumente, eles deslocam o complexo do nervo facial/vestibulococlear posterossuperiormente e podem ser de difícil distinção nos estudos de imagem dos schwannomas, os quais se originam no segmento cisternal do nervo facial/vestibulococlear.

## Schwannoma do hipoglosso (NC XIII)

Os tumores hipoglossais são a forma raríssima dos "outros" schwannomas, respondendo por apenas 5% de todos os schwannomas intracranianos não vestibulares **(Fig. 23-58)**. Acima de 90% se apresenta com hemiatrofia por denervação da língua **(Fig. 23-60)**.

A maioria dos schwannomas do NC XII origina-se no interior do crânio e pode estender-se para o exterior do crânio como um tumor em formato de "halteres" que expande e remodela o canal do hipoglosso **(Fig. 23-59)**. A maioria são massas sólidas com realce **(Fig. 23-60)**, embora alterações císticas ou mesmo hemorrágicas tenham sido relatadas.

### *Schwannomas do parênquima cerebral*

Visto que o parênquima cerebral não contém células de Schwann, os schwannomas não associados com nervos cranianos são muito raros. A maioria dos casos relatados de schwannomas intraparenquimatosos é encontrada nos lobos frontais e temporais. Os schwannomas parenquimatosos também foram descritos nos hemisférios cerebelares, verme cerebelar, tronco e ventrículos cerebrais.

Os schwannomas do parênquima podem se originar de células da crista neural ectópicas que se deslocam durante a embriogênese. Outras possíveis etiologias incluem origem no plexo simpático que circunda os vasos cerebrais.

Patologicamente, dois terços dos casos são císticos ou apresentam áreas de degeneração cística. A histologia do schwannoma parenquimatoso é indistinguível dos outros schwannomas.

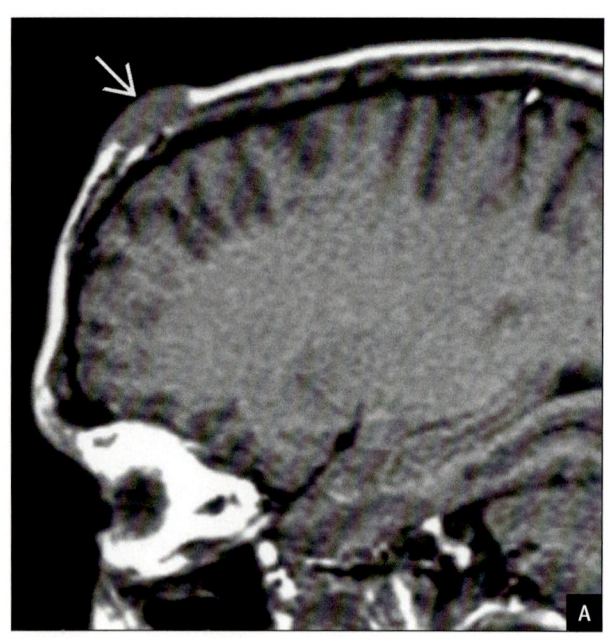

**23-62A** Imagem ponderada em T1 em um homem de 17 anos com uma lesão no escalpo de longa data e indolor que demonstra uma massa de tecidos moles isointensa ➡.

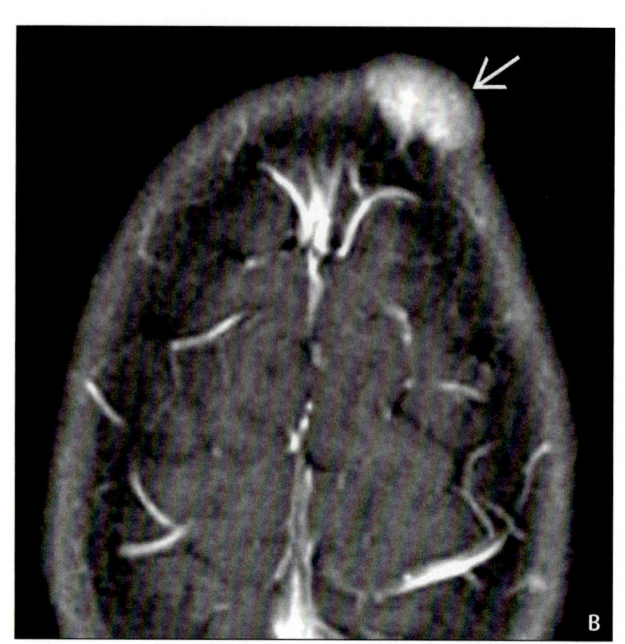

**23-62B** Imagem ponderada em T1 pós-contraste com saturação de gordura do mesmo paciente mostra que a lesão sofre intenso realce ➡. Um neurofibroma solitário foi encontrado na cirurgia.

Nos estudos de imagem, a maioria dos schwannomas intraparenquimatosos mostra-se com limites bem demarcados. O aspecto de imagem mais comum é de um cisto com um nódulo mural e realce periférico. Um terço dos tumores são sólidos com realce intenso homogêneo ou heterogêneo **(Fig. 23-61)**. O edema peritumoral varia desde moderado a ausente.

## Neurofibromas

Os neurofibromas intracranianos (NFs) são menos comuns que os schwannomas. Os NFs podem afetar o escalpo, crânio e alguns nervos cranianos (especialmente o NC $V_1$), ou raramente o cérebro. Eles são encontrados em todas as idades. Ambos os sexos são afetados igualmente.

Os NFs podem ser solitários ou múltiplos. Múltiplos NFs e NFs plexiformes ocorrem apenas associados com neurofibromatose tipo 1 (NF1).

O aspecto macroscópico dos NFs é diferente dos schwannomas. Os schwannomas são lesões encapsuladas bem delimitadas que crescem do nervo, em geral deslocando os elementos normais do nervo de origem para o lado. Em contraste, o neurofibroma geralmente se apresenta como expansão mais difusa do nervo. Ele mostra fascículos únicos ou múltiplos que entram e saem do nervo afetado. Os axônios do nervo acometido passam pelos neurofibromas e misturam-se com as células tumorais, o que também os distingue dos schwannomas.

O aspecto microscópico dos NFs também difere dos schwannomas. Os schwannomas são puramente compostos por células de Schwann. Os neurofibromas consistem tanto de células de Schwann quanto de fibroblastos. NFs também contêm outros tipos celulares, incluindo células perineurais, mastócitos, perícitos, células endoteliais e células de músculo liso. Os NFs também apresentam grandes quantidades de matriz extracelular com colágeno.

Nesta seção serão discutidos os neurofibromas solitário e plexiforme. A neurofibromatose tipos 1 e 2 será discutida no Capítulo 39.

### Neurofibroma solitário

Um neurofibroma solitário na cabeça e no pescoço raramente – se não nunca – envolve um nervo craniano. Os neurofibromas solitários afetam pacientes de todas idades e em geral são esporádicos (não sindrômicos). A maioria ocorre na ausência de NF1 e apresenta-se como uma massa indolor no escalpo ou na pele.

Os neurofibromas solitários são arredondados ou ovalados, sem cápsula, compostos por células de Schwann e fibroblastos em uma matriz mixoide ou colágena. Os neurofibromas solitários são neoplasias grau I da OMS.

Os neurofibromas solitários do escalpo são vistos em estudos de imagem como massas com realce, focais, bem delimitadas, que tocam e não invadem a calvária **(Fig. 23-62)**.

### Neurofibroma plexiforme

#### Terminologia e etiologia

Os neurofibromas plexiformes (NPs) são neoplasias infiltrativas intra ou extraneurais que ocorrem quase exclusivamente em pacientes com NF1 **(Fig. 23-63)**. Raramente, esses tumores ocorrem sem outros sinais de NF1. Inativação bialélica do gene NF1 tem sido identificada em casos esporádicos de NPs.

## Patologia

**LOCALIZAÇÃO.** Aproximadamente um terço de todos NPs são encontrados na cabeça e no pescoço. Os NPs cranianos envolvem os NCs V, IX e X. A localização mais típica é no escalpo, órbita, fossa pterigopalatina e glândula parótida. Os NPs da órbita ou do escalpo com mais frequência envolvem os ramos oftálmicos do nervo trigêmeo. Os NPs parotídeos envolvem ramos periféricos do nervo facial.

Os NPs extracranianos são vistos comprometendo múltiplos compartimentos sem respeitar limites fasciais. Os NPs orbitários podem expandir a fissura orbitária superior e estender-se para o interior de um seio ou para tão longe quanto o cavo de Meckel **(Fig. 23-64)**.

**TAMANHO E NÚMERO.** Os NPs costumam ser extensos e difusamente infiltrativos. Lesões de múltiplos tamanhos são típicas.

**CARACTERÍSTICAS MICROSCÓPICAS E MACROSCÓPICAS.** Macroscopicamente os NPs apresentam-se como um "saco de vermes" **(Fig. 23-65)**. Os NPs demonstram padrão de crescimento intrafascicular predominante, com segmentos redundantes de fascículos nervosos expandidos misturados com fibras colágenas e material mucoide **(Fig. 23-66)**.

**ESTADIAMENTO, GRADUAÇÃO E CLASSIFICAÇÃO.** Os NPs são neoplasias grau I da OMS.

## Aspectos clínicos

Os NPs são a maior causa de morbidade em pacientes com NF1. Cerca de 5% dos NPs acabam degenerando para tumores malignos periféricos de bainha nervosa.

## Imagem

**CARACTERÍSTICAS GERAIS.** Os NPs são massas de tecidos moles vermiformes, pobremente delineadas que infiltram difusamente o escalpo, a órbita e a glândula parótida.

**ACHADOS NA TC.** Os NPs infiltram e espessam os tecidos moles, do escalpo e da periórbita. Eles costumam ser isodensos aos músculos. Calcificação e hemorragia são raras.

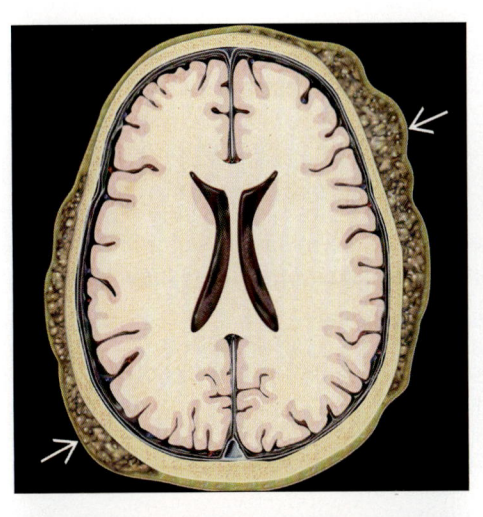

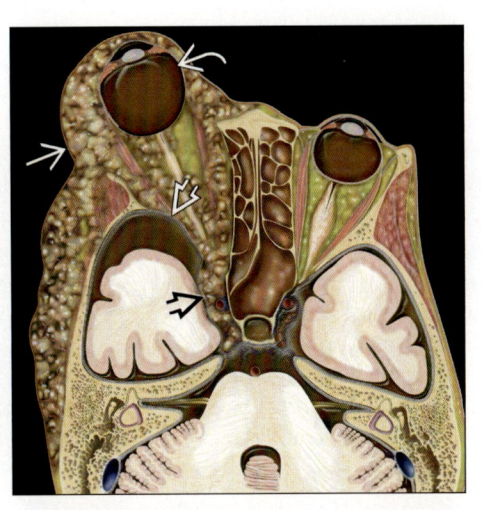

**23-63** Ilustração demonstra NP difusamente infiltrativo, deformando o escalpo ➡.

**23-64** Ilustração no plano axial demonstra NP extenso ➡ da face e órbita à direita, infiltrando o seio cavernoso ➡ em um paciente com NF1. Buftalmo ("olho de boi") ➡, hipoplasia da asa do esfenoide ➡ e outras características da NF1 são ilustradas nesta imagem.

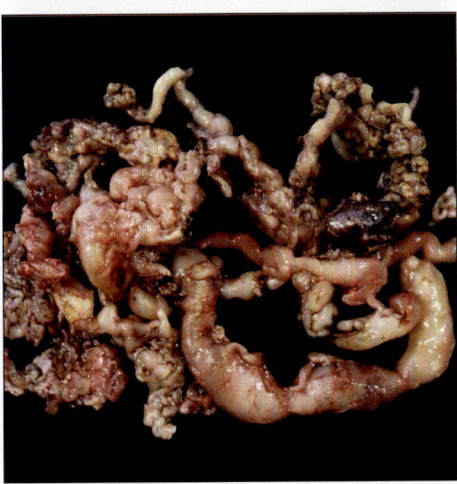

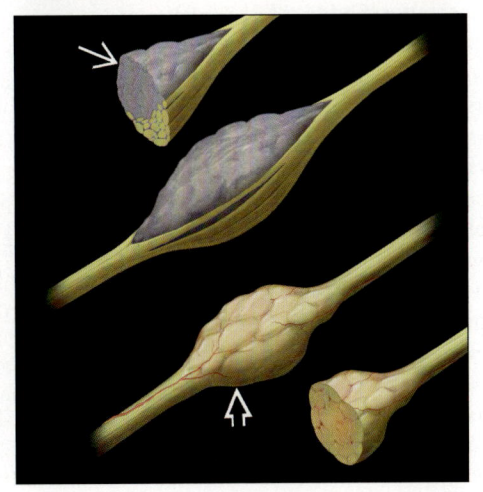

**23-65** Patologia macroscópica demonstra um neurofibroma plexiforme com múltiplos fascículos aumentados, de formato vermiforme. (Cortesia de R. Hewlett, MD.)

**23-66** Ilustração demonstra a diferença entre schwannomas (acima) e os neurofibromas (abaixo). Schwannomas ➡ deslocam os fascículos nervosos enquanto os neurofibromas ➡ se infiltram entre os fascículos.

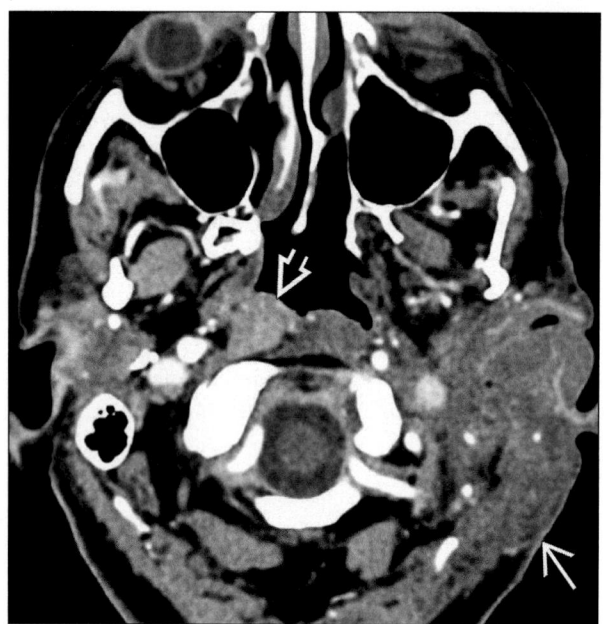

**23-67** TC pós-contraste demonstra NP como uma massa infiltrativa com mínimo realce ➡ que envolve os tecidos subcutâneos e a glândula parótida. Outro NP é visto no músculo pré-vertebral esquerdo ➡. (Cortesia de C. Glastonbury, MD.)

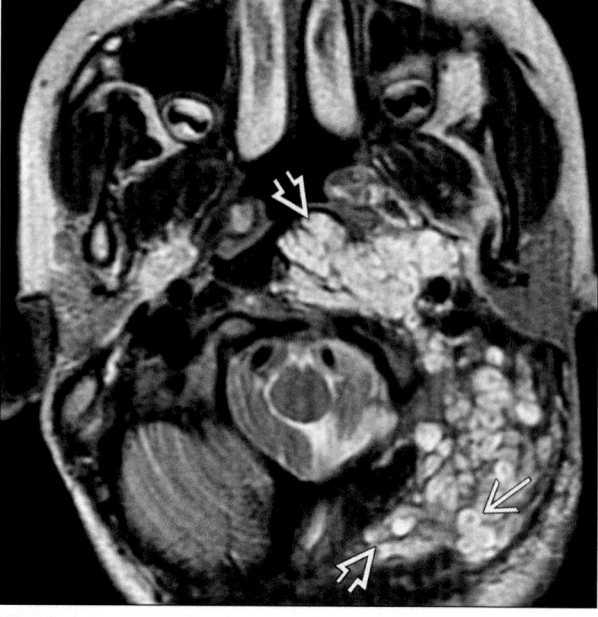

**23-68** Imagem ponderada em T2 de uma paciente com NF1 demonstra os achados característicos do NP. Massas hiperintensas multilobuladas ➡ com hipointensidade puntiformes centrais ➡ são típicas. (Cortesia de C. Glastonbury, MD.)

A TC pós-contraste demonstra realce heterogêneo **(Fig. 23-67)**. A TC com filtro ósseo pode demonstrar expansão da fissura orbitária superior e da fossa pterigopalatina.

ACHADOS NA RM. Os NPs são isointensos nas imagens ponderadas em T1 e hiperintensos nas imagens ponderadas em T2. Realce intenso, algumas vezes heterogêneo, é típico. O sinal do "alvo", uma hipointensidade dentro de um fascículo tumoral com realce periférico, é visto em alguns NPs, porém não é considerado patognomônico **(Fig. 23-68)**.

## Diagnóstico diferencial

O principal diagnóstico diferencial no NP é o **tumor maligno de bainha nervosa periférica (TMBNP)**. Como muitos TMBNPs iniciam-se dos NPs, a diferenciação precoce pode ser difícil. Se um NP prévio quiescente aumenta com rapidez ou se torna doloroso, a degeneração maligna para um TMBNP deve ser suspeitada. A maioria dos TMBNP são tumores invasivos e infiltrativos.

Os **schwannomas** são lesões solitárias bem circunscritas que envolvem os nervos cranianos, especialmente o NC VIII. Em contraste com o NP, os schwannomas do escalpo e da órbita são incomuns. **Carcinoma basocelular** e **metástases** infiltrando a pele/escalpo sem envolvimento concomitante do crânio são raros. Os **sarcomas** e os **linfomas** do escalpo também são raros. Quando presentes, são lesões mais difusamente infiltrativas e homogêneas sem tecido normal interposto com a massa.

---

### NEUROFIBROMA

**Neurofibroma solitário**
- A maioria é esporádica (não sindrômica)
- Todas as faixas etárias (crianças a adultos)
- Nodular a polipoide
- Escalpo, pele
- Raramente (ou nunca) envolve os nervos cranianos

**Neurofibroma plexiforme**
- Patologia
  ○ Composto por células de Schwann + fibroblastos e material mucoide
  ○ Fusiforme, infiltra os nervos
  ○ Frequentemente multicompartimental
  ○ Não respeita os limites fasciais
- Aspectos clínicos
  ○ Geralmente diagnóstico de NF1
  ○ NPs "esporádicos" podem ocorrer sem outros sinais de NF2, mas a maioria apresenta alteração genética
  ○ Risco de generação maligna no NP = 5%
  ○ Aumento rápido/doloroso, invasão? Suspeitar de TMBNP!
- Imagem
  ○ Lesões multifocais no escalpo e na órbita são mais comuns
  ○ Aspecto de "saco de vermes"
  ○ Pode alargar a FOS, estender-se para o seio cavernoso
  ○ Envolvimento intracraniano é raro ao menos que haja degeneração maligna

*(continua)*

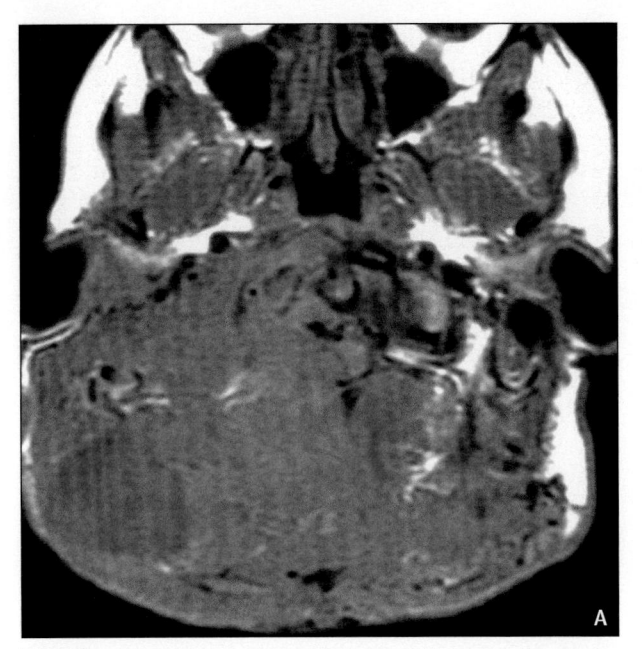

**23-69A** Um paciente com NF1 e NP de longa data apresentou crescimento rápido da massa, a qual se tornou dolorosa. Imagem ponderada em T1 demonstra uma massa de tecidos moles invadindo a base do crânio e a medula cervical alta.

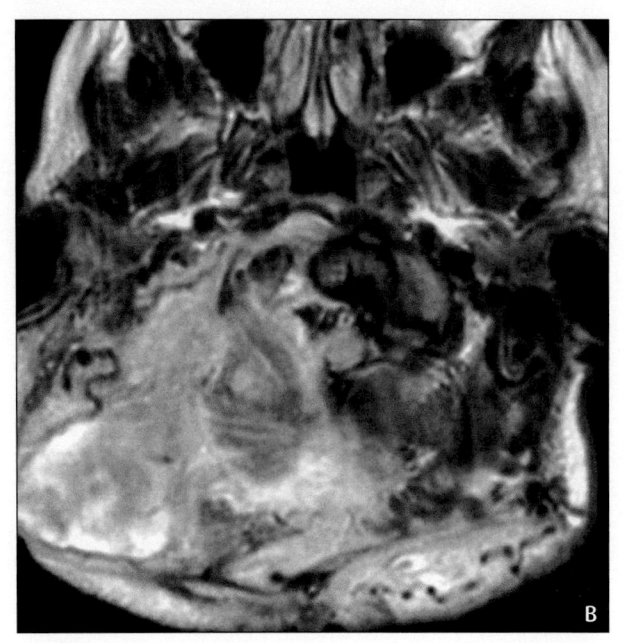

**23-69B** Imagem ponderada em T1 pós-contraste mostra que a massa sofre realce intenso e muito heterogêneo. O tamanho, a extensão e a natureza agressiva da lesão são diferentes dos exames prévios. TMBNP foi diagnosticado na cirurgia.

*(continuação)*

- Diagnóstico diferencial
  - TMBNP (invasivo)
  - Schwannoma (geralmente lesões solitárias na pele/escalpo, schwannomas plexiformes são raros)
  - Metástases

## Neoplasias malignas das bainhas nervosas

### Tumor maligno de bainha nervosa periférica

#### Terminologia

Um tumor maligno de bainha nervosa periférica (TMBNP) é qualquer tumor que se origine de um nervo periférico ou demonstre diferenciação em nervo periférico. Esse termo substitui designações como schwannoma maligno, neurofibroma maligno, neurossarcoma e neurofibrossarcoma.

Quando ocorre no interior do crânio, um TMBNP é chamado, algumas vezes, de tumor maligno intracerebral da bainha nervosa ou tumor maligno intracraniano primário da bainha nervosa.

#### Etiologia

Cerca de metade de todos TMBNPs ocorre esporadicamente, a maioria de células pluripotenciais da crista neural. A outra metade origina-se de tumores benignos preexistentes da bainha nervosa. As lesões precursoras identificadas e descritas com TMBNP incluem tanto o neurofibroma intraneural solitário quanto o plexiforme. A transformação maligna dos schwannomas celulares ou convencionais é rara.

Aproximadamente, dois terços dos TMBNPs são relacionados com degeneração maligna de tumores associados com NF1. O risco ao longo da vida de desenvolver um MPNST em qualquer localização para um paciente com NF é estimado em 8 a 13%.

#### Patologia

**Localização.** Os TMBNPs são muito mais comuns nos nervos periféricos e espinais do que nos nervos cranianos. O local mais afetado no crânio são os nervos vestibular, facial e trigêmeo. TMBNPs intracranianos não associados com nervos cranianos são raros.

**Tamanho e número.** A maioria dos TMBNPs apresenta mais de 5 centímetros, embora lesões intracranianas possam ser menores no momento do diagnóstico.

**Características microscópicas.** O TMBNP é uma lesão altamente infiltrativa, hipercelular, que mostra feixes de células malignas em proliferação com numerosas mitoses. A imuno-histoquímica diferencia os tumores da bainha nervosa dos sarcomas de partes moles. A maioria dos casos demonstra imunorreatividade forte e difusa para a proteína p53 associada com positividade para S100 e colágeno IV-laminina.

**Tumor de Triton** é um subtipo de TMBNP que apresenta diferenciação rabdomiossarcomatosa.

ESTADIAMENTO, GRADUAÇÃO E CLASSIFICAÇÃO. Os TMBNP com frequência são graduados de acordo com a classificação de Enneking para sarcomas ósseos e de tecidos moles das extremidades. Em contraste, os TMBNPs intracranianos são graduados (como todos os tumores cerebrais) pelo sistema da OMS. Quase todos TMBNPs intracranianos são histologicamente de alto grau e designados como neoplasias grau III e IV da OMS.

## Aspectos clínicos

EPIDEMIOLOGIA. Os TMBNPs são raros, respondendo por apenas 0,001% das neoplasias malignas. Os que se originam de nervos cranianos são ainda mais raros. Os TMBNPs intracranianos não associados com nervos cranianos são raros.

DEMOGRAFIA. Embora possam ocorrer em todas as faixas etárias, os TMBNPs esporádicos são primariamente tumores de adultos de meia-idade e idosos. O pico de incidência encontra-se entre os 50 e 60 anos. Os TMBNPs associados com NF1 ocorrem mais precocemente, com idade média entre 20 e 35 anos. Os TMBNPs demonstram uma leve predominância feminina.

HISTÓRIA NATURAL. Os TMBNPs intracranianos são tumores agressivos, de crescimento rápido, altamente invasivos, que em geral apresentam o mesmo prognóstico daqueles localizados nos nervos periféricos e espinais. Os TMBNPs são fatais em dois terços de todos pacientes. A maioria morre como resultado de metástases disseminadas apesar do tratamento cirúrgico, radioterápico e quimioterápico.

OPÇÕES DE TRATAMENTO. Ressecção tumoral completa com radioterapia adjuvante é a base do tratamento. Mesmo com margens livres, a recorrência é comum (40 a 70%). A sobrevida dos pacientes com ressecção tumoral subtotal geralmente é menor que um ano.

## Imagem

Não existem características óbvias que possam diferenciar os TMBNPs de tumores de bainha nervosa benignos em um único estudo de imagem. Necrose macroscópica ou hemorragia são raras. Alguns poucos tumores no início podem demonstrar invasão cerebral ou craniana francas, margens indefinidas e edema. A espectroscopia por RM não é específica. Elevação da colina é comum.

É o comportamento em exames de imagem *seriados* que ajuda a diferenciar o TMBNP dos tumores benignos de bainha nervosa. Crescimento agressivo com invasão cerebral e óssea é típico **(Fig. 23-69)**. A disseminação no LCS com frequência é identificada após o diagnóstico inicial ter sido estabelecido. Metástases extracranianas distantes, na maioria das vezes para os pulmões, são comuns.

## Diagnóstico diferencial

Pequenos TMBNPs podem ser indistinguíveis de tumores periféricos de bainha nervosa benignos. O principal diagnóstico diferencial de um TMBNP do escalpo ou na base do crânio é um **neurofibroma plexiforme** (NP). Ambos são difusamente infiltrativos e apresentam margens pobres. Quando os NPs estendem-se para o interior do crânio, eles expandem os forames e as fissuras e não invadem diretamente o cérebro ou o osso. Aumento rápido e destruição óssea são mais consistentes com TMBNP.

O raro TMBNP do parênquima cerebral que não é associado ao nervo craniano é indistinguível de outras neoplasias altamente agressivas, inclusive neoplasias malignas. Os principais diagnósticos diferenciais incluem **glioblastoma multiforme, gliossarcoma, fibrossarcoma** e **histiocitoma fibroso maligno.**

---

### TUMOR MALIGNO DA BAINHA NERVOSA PERIFÉRICA

**Terminologia**
- TMBNP é o termo aceito (substitui schwannoma maligno, neurofibrossarcoma)

**Patologia**
- Localização
  - Periférico/espinal > > nervos cranianos
  - Vestibular, facial e trigeminal são localizações intracranianas mais comuns
- Características
  - Amplamente infiltrativo
  - Células fusiformes malignas, numerosas mitoses
  - Imuno-histoquímica diferencia o TMBNP de outros sarcomas
  - OMS grau III e IV

**Aspectos clínicos**
- Raro, geralmente em adultos de meia-idade e idosos
- Em pacientes mais jovens se associados com NF1
- Podem recorrer ("*de novo*") ou se originar de degeneração maligna de neurofibroma
- 8 a 13% de risco para TMBNP em um neurofibroma plexiforme

**Imagem**
- Sem características de imagem distintas
- Comportamento nos estudos de imagem seriados é o melhor indicador
- Rápido crescimento agressivo
- Invasão e disseminação liquórica

---

## *Outros tumores de bainha nervosa*

Outras neoplasias às vezes envolvem os nervos cranianos, embora a maioria seja muito mais comum em nervos e em tecidos moles periféricos. Exemplos incluem o perineuroma, o tumor fibroso solitário e o neurofibrossarcoma. Esses tumores apresentam graus variados na classificação da OMS, variando de benigno (grau I) a maligno (graus II e III).

Os **perineuromas** intraneurais respondem por apenas 1% dos tumores de bainhas nervosas. Os perineuromas envolvendo nervos cranianos são muito raros. São relatados casos que envolvem primariamente ramos extracranianos dos nervos facial e trigêmeo.

A subpopulação dos **tumores fibrosos solitários** (TFSs) tem origem diretamente dos nervos e não das meninges, embora simulem lesões com base dural como um meningioma. Os TFSs que se originam de NCs intracranianos são indistinguíveis dos schwannomas nos estudos de imagem, portanto, o diagnóstico definitivo pode ser feito somente por histologia.

Os **neurofibrossarcomas** são considerados tumores malignos da bainha nervosa (tanto periféricos quanto intracranianos). Extensão intracraniana de um neofibroma plexiforme do escalpo com degeneração maligna é uma fonte comum para essa lesão.

## Referências selecionadas

### Anatomia dos nervos cranianos

#### Nervos cranianos altos

- Honoré A et al: Isolation, characterization, and genetic profiling of subpopulations of olfactory ensheathing cells from the olfactory bulb. Glia. 60(3):404-13, 2012
- Kralik SF et al: Evaluation of orbital disorders and cranial nerve innervation of the extraocular muscles. Magn Reson Imaging Clin N Am. 20(3):413-34, 2012

#### Nervos cranianos baixos

- Hong HS et al: Enhancement pattern of the normal facial nerve at 3.0 T temporal MRI. Br J Radiol. 83(986):118-21, 2010
- Sheth S et al: Appearance of normal cranial nerves on steady-state free precession MR images. Radiographics. 29(4):1045-55, 2009. Erratum in: Radiographics. 29(5):1544, 2009
- Harnsberger HR: Cranial nerves. In Diagnostic and Surgical Imaging Anatomy: Brain, Head and Neck, Spine. Salt Lake City: Amirsys Publishing. I.174-254, 2006

### Schwannomas

- Ersen A et al: Conventional schwannoma. In Burger P et al: Diagnostic Pathology: Neuropathology. Salt Lake City: Amirsys Publishing. I.4.2-11, 2012
- Scheithauer BW et al: Schwannoma. In Louis DN et al: WHO Classification of Tumours of the Central Nervous System. Lyon, France: IARC Press. 152-5, 2007

### Visão geral dos schwannomas

- Gonzalvo A et al: Schwannomatosis, sporadic schwannomatosis, and familial schwannomatosis: a surgical series with long-term follow-up. J Neurosurg. 114(3):756-62, 2011

### Schwannoma vestibular

- Kohno M et al: Is an acoustic neuroma an epiarachnoid or subarachnoid tumor? Neurosurgery. 68(4):1006-16; discussion 1016-7, 2011
- Sughrue ME et al: Molecular biology of familial and sporadic vestibular schwannomas: implications for novel therapeutics. J Neurosurg. 114(2):359-66, 2011

### Schwannoma trigeminal

- Muto J et al: Meckel's cave tumors: relation to the meninges and minimally invasive approaches for surgery: anatomic and clinical studies. Neurosurgery. 67(3 Suppl Operative):291-8; discussion 298-9, 2010
- Sharma BS et al: Trigeminal schwannomas: experience with 68 cases. J Clin Neurosci. 15(7):738-43, 2008
- Moffat D et al: Surgical management of trigeminal neuromas: a report of eight cases. J Laryngol Otol. 120(8):631-7, 2006

### Schwannoma do forame jugular

- Vorasubin N et al: Glossopharyngeal schwannomas: a 100 year review. Laryngoscope. 119(1):26-35, 2009
- Bulsara KR et al: Microsurgical management of 53 jugular foramen schwannomas: lessons learned incorporated into a modified grading system. J Neurosurg. 109(5):794-803, 2008

### Schwannoma do nervo facial

- Wiggins RH 3rd et al: The many faces of facial nerve schwannoma. AJNR Am J Neuroradiol. 27(3):694-9, 2006

### Schwannomas de outros nervos intracranianos

- Nonaka Y et al: Microsurgical management of hypoglossal schwannomas over 3 decades: a modified grading scale to guide surgical approach. Neurosurgery. 69(2 Suppl Operative):ons121-40; discussion ons140, 2011
- Darie I et al: Olfactory ensheathing cell tumour: case report and literature review. J Neurooncol. 100(2):285-9, 2010
- Elmalem VI et al: Clinical course and prognosis of trochlear nerve schwannomas. Ophthalmology. 116(10):2011-6, 2009
- Park JH et al: Abducens nerve schwannoma: case report and review of the literature. Neurosurg Rev. 32(3):375-8; discussion 378, 2009
- Fisher LM et al: Distribution of nonvestibular cranial nerve schwannomas in neurofibromatosis 2. Otol Neurotol. 28(8):1083-90, 2007

### Schwannomas do parênquima cerebral

- Muzzafar S et al: Imaging and clinical features of an intraaxial brain stem schwannoma. AJNR Am J Neuroradiol. 31(3):567-9, 2010
- Casadei GP et al: Intracranial parenchymal schwannoma. A clinicopathological and neuroimaging study of nine cases. J Neurosurg. 79(2):217-22, 1993

### Neurofibromas
- Gottfried ON et al: Molecular, genetic, and cellular pathogenesis of neurofibromas and surgical implications. Neurosurgery. 58(1):1-16; discussion 1-16, 2006

## Neurofibroma plexiforme
- Bechtold D et al: Plexiform neurofibroma of the eye region occurring in patients without neurofibromatosis type 1. Ophthal Plast Reconstr Surg. Epub ahead of print, 2012
- Beert E et al: Biallelic inactivation of NF1 in a sporadic plexiform neurofibroma. Genes Chromosomes Cancer. 51(9):852-7, 2012
- Yoon SH et al: A study of 77 cases of surgically excised scalp and skull masses in pediatric patients. Childs Nerv Syst. 24(4):459-65, 2008
- Park WC et al: The role of highresolution computed tomography and magnetic resonance imaging in the evaluation of isolated orbital neurofibromas. Am J Ophthalmol. 142(3):456-63, 2006

### Neoplasias malignas das bainhas nervosas
## Tumor maligno de bainha nervosa periférica
- Guo A et al: Malignant peripheral nerve sheath tumors: differentiation patterns and immunohistochemical features - a mini-review and our new findings. J Cancer. 3:303-309, 2012
- Ziadi A et al: Malignant peripheral nerve sheath tumor of intracranial nerve: a case series review. Auris Nasus Larynx. 37(5):539-45, 2010
- Scheithauer BW et al: Malignant peripheral nerve sheath tumors of cranial nerves and intracranial contents: a clinicopathologic study of 17 cases. Am J Surg Pathol. 33(3):325-38, 2009
- Kozic D et al: Malignant peripheral nerve sheath tumor of the oculomotor nerve. Acta Radiol. 47(6):595-8, 2006

## Outros tumores de bainha nervosa
- Rodriguez FJ et al: Pathology of peripheral nerve sheath tumors: diagnostic overview and update on selected diagnostic problems. Acta Neuropathol. 123(3):295-319, 2012
- Abreu E et al: Peripheral tumor and tumor-like neurogenic lesions. Eur J Radiol. Epub ahead of print, 2011
- Waldron JS et al: Solitary fibrous tumor arising from Cranial Nerve VI in the prepontine cistern: case report and review of a tumor subpopulation mimicking schwannoma. Neurosurgery. 59(4):E939-40; discussion E940, 2006

# 24

# Linfomas, tumores hematopoiéticos e histiocíticos

| | |
|---|---|
| Linfomas | 651 |
| Linfoma primário do SNC | 652 |
| Linfoma intravascular (angiocêntrico) | 658 |
| Linfomatose cerebral | 661 |
| Linfoma MALT | 661 |
| Granulomatose linfomatoide | 661 |
| Doença linfoproliferativa pós-transplante | 662 |
| Linfoma metastático intracraniano | 664 |
| Tumores histiocíticos | 667 |
| Histiocitose de células de Langerhans | 667 |
| Histiocitoses de células não Langerhans | 670 |
| Histiocitoses malignas | 674 |
| Tumores hematopoiéticos e lesões pseudotumorais | 675 |
| Leucemia | 675 |
| Tumores de células plasmocitárias | 678 |
| Hematopoiese extramedular | 681 |

O espectro das neoplasias hematopoiéticas e das lesões pseudotumorais varia de lesões não neoplásicas como hematopoiese extramedular e histiocitoses a neoplasias francamente malignas, como o linfoma.

Começaremos nossa discussão com a lesão mais frequente: o linfoma do SNC. Focaremos primeiro no **linfoma primário do sistema nervoso central (SNC)**. A seguir, discutiremos os outros subtipos de linfoma primário do SNC, incluindo o **linfoma intravascular (angiocêntrico)**, um linfoma de SNC muito especial que se dissemina pelos vasos sanguíneos e ao longo dos espaços perivasculares.

As condições linfomatoides não malignas e pré-malignas, incluindo a **granulomatose linfomatoide** e a **doença linfoproliferativa pós-transplante**, às vezes podem afetar o SNC. Ambas são discutidas na seção de linfomas.

Os **tumores histiocíticos** podem acometer o SNC. Essas neoplasias e massas pseudotumorais não neoplásicas são compostas de histiócitos, que são microscopicamente idênticos às suas contrapartes extracranianas. Tanto a **histiocitose de células de Langerhans** quanto as **histiocitoses de células não Langerhans** são discutidas.

Em seguida, voltaremos nossa atenção à **leucemia**. Apesar da classificação da Organização Mundial da Saúde (OMS) mais recente para as neoplasias do SNC incluir apenas os linfomas malignos e os tumores histiocíticos no grupo das neoplasias hematopoiéticas, incluiremos leucemia neste capítulo, mesmo que o acometimento do SNC pela doença deva-se quase exclusivamente de forma secundária à doença sistêmica. O acometimento do crânio e do cérebro pelo **plasmocitoma** e pelo **mieloma múltiplo** é também secundário à doença extracraniana, porém essas condições também são incluídas aqui, em vez de no Capítulo 27, sobre metástases.

## Linfomas

O SNC pode ser acometido por várias lesões linfoides que ocorrem como tumores primários ou como depósitos metastáticos de doença extracraniana. Em conjunto, as neoplasias linfoides representam o sexto maior grupo de malignidades do SNC.

Todas as neoplasias linfoides, incluindo o linfoma, o mieloma e a leucemia linfoide, originam-se da transformação maligna de células linfoides normais. O SNC não possui vasos linfáticos e tecido linfoide, como e por que os linfomas podem se originar como neoplasias primárias do SNC ainda é desconhecido. É evidente que as células do linfoma – independentemente se elas se originaram dentro ou fora do cérebro – exibem um neurotropismo distinto e altamente seletivo para o microambiente e vascularização do SNC.

Mais de 95% dos linfomas primários do SNC (LPSNC) são linfomas difusos de grandes células B (LDGCB). Outros subtipos de LPSNC representam menos de 5% dos casos. Os linfomas de Hodgkin (LH) do SNC são incomuns. A maioria é observada no contexto de doença sistêmica avançada, porém poucas lesões primárias do SNC foram descritas. Os linfomas extranodais de células T *natural killer* (NK) costumam acometer a cavidade nasal e afetam o SNC apenas quando elas se estendem para a fossa craniana anterior por meio da lâmina cribriforme.

Começaremos nossa discussão sobre o linfoma primário do SNC enfocando o LDGCB. Em seguida, abordaremos alguns linfomas não LDGCB, incluindo o linfoma intravas-

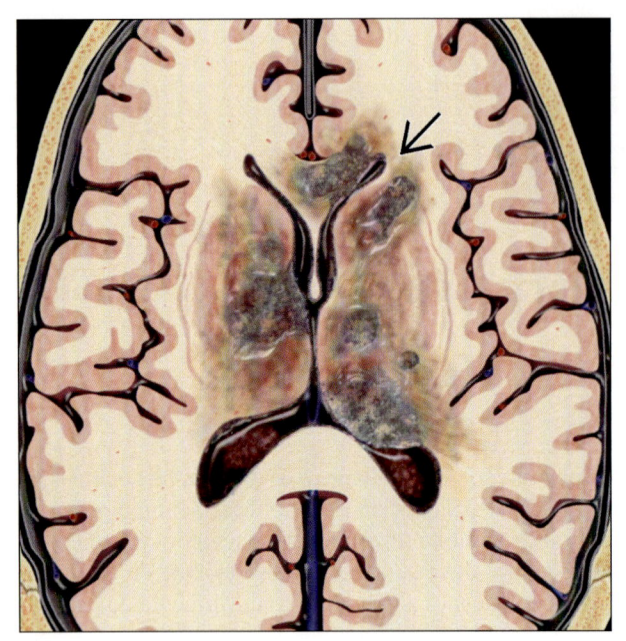

**24-1** Múltiplas lesões periventriculares com acometimento dos núcleos da base, tálamos e corpo caloso, típicas do LPSNC. Observe a extensa disseminação subependimária da doença ➡; LPSNCs em geral se estendem ao longo das superfícies ependimárias.

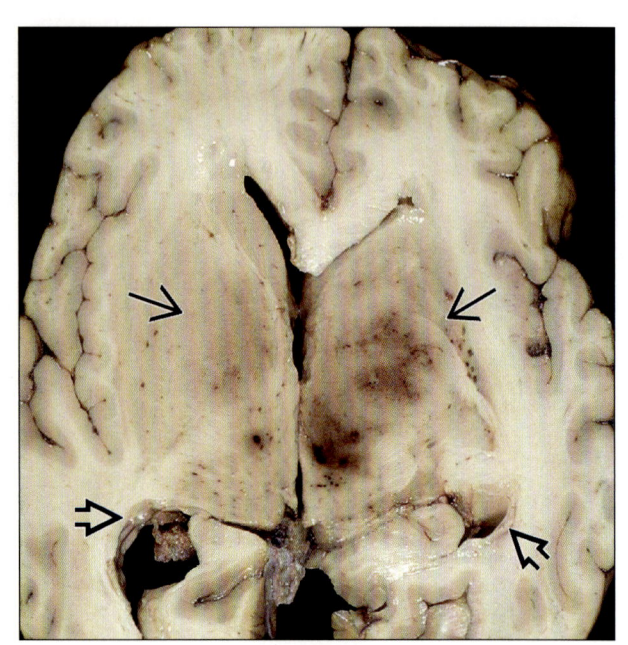

**24-2** Espécime de necropsia mostra LPSNC com massas bilaterais nos núcleos da base e dos tálamos ➡, e disseminação tumoral circunjacente ao epêndima dos ventrículos laterais ▷. (Cortesia de R. Hewlett, MD.)

cular, a linfomatose cerebral, o linfoma do tecido linfoide associado à mucosa (MALT) e a doença linfoproliferativa pós-transplante (DLPT). Finalizaremos a seção com uma breve revisão sobre o linfoma metastático do SNC. (O linfoma metastático está incluído aqui em vez de no Capítulo 27, com as outras doenças metastáticas, porque suas características radiológicas diferem das apresentadas pelas outras neoplasias sistêmicas que se disseminam para o cérebro.)

## Linfoma primário do SNC

### Terminologia

O linfoma primário do SNC (LPSNC) é uma rara variante do linfoma não Hodgkin extranodal restrito ao cérebro, à medula, aos olhos e às meninges. Por definição, a doença fora do sistema nervoso está ausente no momento do diagnóstico inicial.

### Etiologia

**CONCEITOS GERAIS.** Embora a etiologia precisa do LPSNC seja desconhecida, muitos pesquisadores acreditam que ele provavelmente se origina de células precursoras linfoides do centro germinativo.

O LPSNC se desenvolve tanto em pacientes imunocompetentes quanto em imunodeficientes. **Doenças autoimunes** relacionadas ao LPSNC incluem artrite reumatoide, síndrome de Sjögren e lúpus eritematoso sistêmico (LES).

Alguns linfomas estão relacionados a infecções virais. LPSNCs associados ao **vírus Epstein-Barr** (EBV) representam cerca de 10 a 15% dos casos.

As síndromes congênitas de imunodeficiência aumentam o risco de linfoma, assim como a grave imunossupressão adquirida. As síndromes congênitas de imunodeficiência incluem a **síndrome de Wiskott-Aldrich** e a **imunodeficiência combinada grave**.

O acometimento do SNC ocorre em 20 a 25% dos pacientes **imunossuprimidos** que desenvolvem linfomas pós-transplante (ver adiante). Entre 2 e 12% dos pacientes com **HIV/Aids** em terapia antirretroviral altamente ativa (HAART) eventualmente desenvolvem linfoma do SNC, em geral durante os estágios tardios da doença de base. Esses pacientes podem exibir níveis elevados de citocinas estimulatórias de células B e outros marcadores de ativação imune vários anos antes do diagnóstico de linfoma não Hodgkin sistêmico de células B associado à Aids.

**Genética.** O LPSNC está associado com três "assinaturas" genéticas distintas, similares às do LDGCB: célula B do centro germinativo, célula B ativada e linfoma tipo 3 de grandes células B. Vários genes associados com interleucina-4, um fator de crescimento de células B, são expressos LPSNC.

### Patologia

**LOCALIZAÇÃO.** Os LPSNCs podem afetar qualquer local do neuroeixo. Mais de 95% dos LPSNCs possuem contato com uma superfície de líquido cerebrospinal (LCS), seja o epêndima ventricular ou a pia **(Fig. 24-1)**. Os hemisférios cerebrais são o local preferido (85%). As lesões costumam ser profundas, com uma predileção pela substância branca periventricular, em especial o corpo caloso. Os núcleos da base e os tálamos são as outras localizações mais comuns. Disseminação tumoral ao longo do epêndima ventricular e para o plexo coroide é observada em alguns casos **(Fig. 24-2)**.

O hipotálamo, o infundíbulo e a hipófise são os locais menos comuns para o LPSNC. As lesões da fossa posterior são raras (15% dos casos).

O LPSNC pode desenvolver-se na dura, nas leptomeninges, na abóbada craniana e na porção central da base do crânio, embora essas áreas sejam mais envolvidas por acometimento metastático de tumores primários extracranianos.

Os linfomas primários com base dural são muito raros. A maioria consiste em linfomas de células T e linfomas de células B de baixo grau, frequentemente dos tipos linfoplasmocítico ou MALT.

Os linfomas oculares são quase sempre de células B de alto grau. Em contraste, linfomas dos anexos orbitários são mais frequentemente tumores do tipo MALT (ver a seguir).

**Tamanho e número.** As lesões dos LPSNCs variam em tamanho, de implantes microscópicos a volumosas massas.

Estima-se que 40 a 60% dos LPSNCs são lesões solitárias. Dos LPSNCs com múltiplas lesões, metade é bilateral. As lesões amplamente disseminadas – uma condição denominada "linfomatose cerebral" – são incomuns, ocorrendo em 5% dos casos (ver a seguir).

**Patologia macroscópica.** Massas hemisféricas únicas ou múltiplas são típicas. Diferentemente dos astrocitomas, linfomas tendem a ser lesões bem delimitadas em vez de difusamente infiltrativas. A maioria é lesão sólida e pálida, com pequenos focos hemorrágicos ocasionais. Necrose franca e hemorragia intratumoral ostensiva são mais comuns em LPSNCs relacionados à Aids **(Fig. 24-6)**.

**Características microscópicas.** Os LPSNCs exibem uma predileção pelos vasos sanguíneos, resultando em um característico agrupamento linfomatoide ao redor de pequenos vasos cerebrais. As células tumorais estendem-se desses agrupamentos perivasculares para o interior do parênquima adjacente.

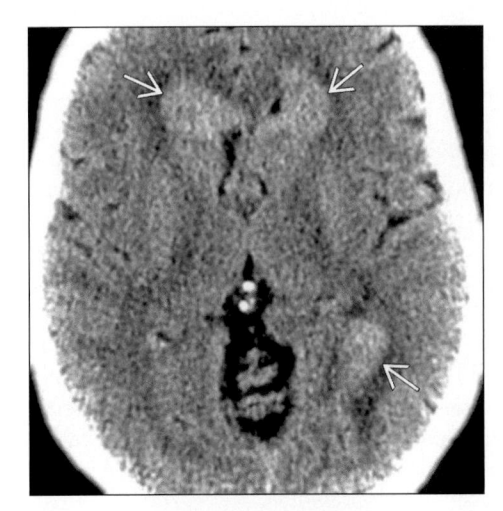

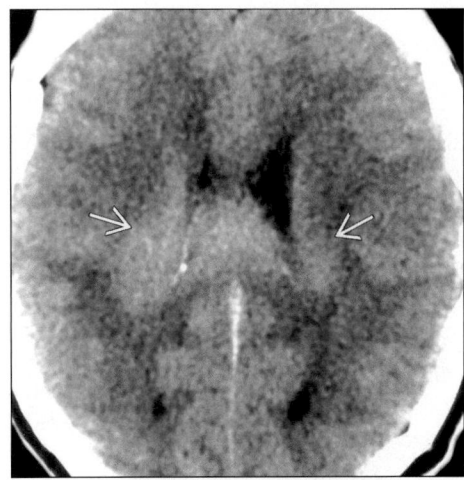

**24-3** Imagem de TC sem contraste mostra múltiplas massas hiperdensas nas margens dos ventrículos laterais →, um achado característico no LPSNC.
**24-4** Imagem de TC sem contraste em outro paciente com LPSNC mostra uma massa hiperdensa em "borboleta" → cruzando o corpo caloso.

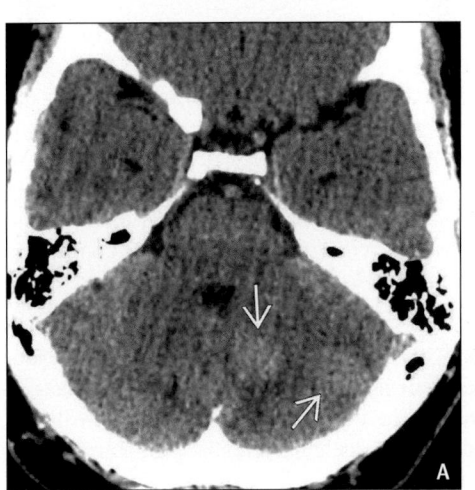

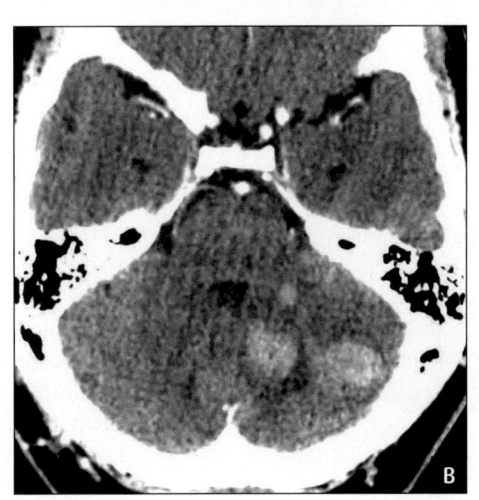

**24-5A** Imagem de TC sem contraste em um paciente com LPSNC mostra massas hiperdensas no hemisfério cerebelar esquerdo →.
**24-5B** A TC com contraste mostra moderado realce nas massas cerebelares. (Cortesia de P. Hildenbrand, MD.)

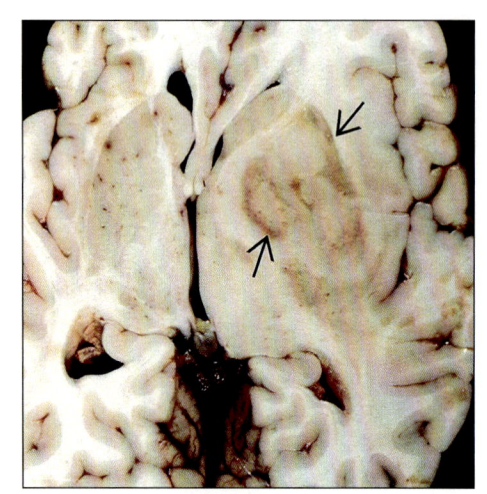

**24-6** Espécime de necropsia de um paciente com HIV/Aids e LPSNC mostra uma massa hemorrágica nos núcleos da base à esquerda ➡. (Cortesia de R. Hewlett, MD.)

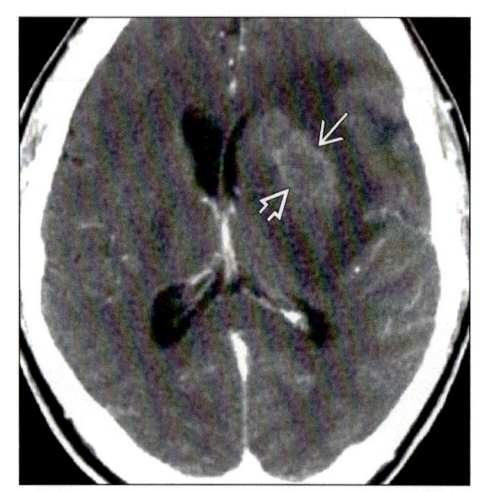

**24-7** Imagem de TC com contraste mostra necrose ➡ e apenas tênue realce periférico ➡ neste paciente HIV-positivo com LPSNC.

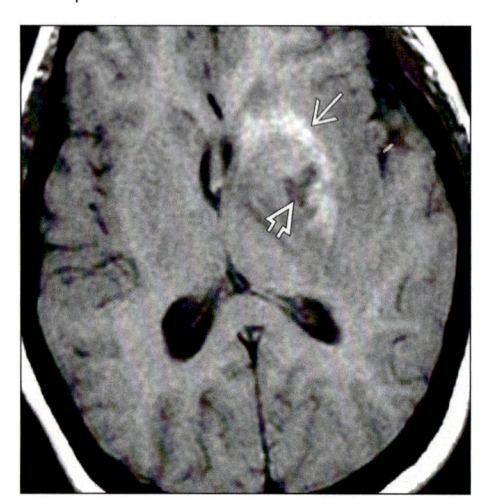

**24-8** Imagem ponderada em T1 mostra encurtamento T1 devido à hemorragia subaguda ➡ com hemorragia mais aguda no centro necrótico da lesão ➡.

A maioria dos LPSNC são linfomas de células B de alto grau que demonstram predominância de células blásticas imaturas e com grandes núcleos pleomórficos. O índice MIB-1 é alto, excedendo 50 (mais elevado do que o observado nogliobastoma multiforme). Os LPSNCs de baixo grau são incomuns e correspondem histologicamente às suas contrapartes sistêmicas.

---

### LPSNC: ETIOLOGIA E PATOLOGIA

**Etiologia**
- Origem precisa desconhecida
- O SNC não possui vasos linfáticos e linfócitos
- Risco aumentado com
  - Vírus (EBV, HIV/Aids)
  - Síndromes congênitas de imunodeficiência
  - Imunossupressão grave (quimioterapia, uso crônico de corticosteroides)

**Patologia**
- 6% de todas as neoplasias primárias do SNC, porém aumentando
- Predileção pelas porções profundas do cérebro
  - SB periventricular, núcleos da base
  - Agrupamentos linfoides perivasculares comuns
- Solitário (2/3), múltiplo (1/3)
  - Múltiplos compartimentos podem estar envolvidos
- Lesões focais > difusamente infiltrativas
- Hemorragia e necrose raras em imunocompetentes
- Maioria são linfomas não Hodgkin
- Linfomas difusos de grandes células (90 a 95%)
  - Células blásticas imaturas
  - MIB-1 > 50
- Linfomas de baixo grau, Burkitt, células T (5 a 10%)
- Linfomas de Hodgkin primários do SNC raros

---

## Aspectos clínicos

**EPIDEMIOLOGIA.** Apesar de os LPSNCs representarem apenas 6% de todas as neoplasias malignas do SNC, a prevalência vem aumentando devido à epidemia de HIV/Aids e o uso de terapias imunossupressoras.

**DEMOGRAFIA.** Embora os LPSNCs possam ocorrer em todas as idades, geralmente são tumores de adultos de meia-idade ou mais velhos. O pico de apresentação em pacientes imunocompetentes é aos 60 anos. Em comparação, a idade média de início em pacientes com HIV/Aids é 40 anos. Linfomas em receptores de transplantes costumam ocorrer entre os 35 e 40 anos. A idade média de início em crianças com imunodeficiências congênitas é 10 anos. Há uma predominância geral masculina de 3:2 nos LPSNCs.

**APRESENTAÇÃO.** A maioria dos pacientes com LPSNC apresenta déficits neurológicos focais, alteração do estado mental e distúrbios neuropsiquiátricos. Crises convulsivas são menos comuns do que em pacientes com outros tumores cerebrais primários.

HISTÓRIA NATURAL. Independentemente do estado imunológico, o prognóstico tende a ser ruim. Os LPSNCs são tumores agressivos com uma sobrevida mediana de apenas alguns meses. Mesmo com o tratamento convencional com quimioterapia e radioterapia, o índice de sobrevida em cinco anos é menor do que 10%. Os pacientes imunocompetentes com menos de 60 anos respondem melhor do que pacientes mais velhos com LPSNC. A sobrevida geral em pacientes com HIV/Aids e outras formas de imunocomprometimento com LPSNC é reduzida, não importando a faixa etária.

OPÇÕES DE TRATAMENTO. O diagnóstico precoce é crucial para o manejo apropriado do LPSNC. Como a ressecção cirúrgica não melhora o prognóstico, é recomendada a biópsia estereotáxica para confirmação diagnóstica e determinação do tipo histológico do tumor.

Assim como para linfomas não Hodgkin sistêmicos, as opções de tratamento para LPSNCs incluem corticosteroides, quimioterapia e radioterapia. Cerca de 70% dos LPSNCs inicialmente respondem ao tratamento, porém recaídas são muito comuns. Somente 20 a 40% dos pacientes apresentam sobrevida prolongada livre de progressão.

Agentes antineoplásicos desenvolvidos para tratamento de malignidades de células B e outras doenças impulsionadas por células B, como artrite reumatoide, têm sido usados com algum sucesso em casos selecionados. O rituximab é um anticorpo monoclonal G1 quimérico murino/humano direcionado ao CD20, um marcador de superfície celular encontrado em linfócitos B.

Transplantes de células-tronco autólogos têm produzido resultados mistos, porém podem ser eficazes, especialmente em pacientes jovens com LPSNC recém-diagnosticado.

## Imagem

CARACTERÍSTICAS GERAIS. Os achados de imagem no LPSNC variam com o estado imunológico.

A ressonância magnética (RM) craniencefálica com contraste endovenoso é a modalidade de escolha para a avaliação de pacientes com suspeita de LPSNC. Como o acometimento isolado da medula é raro (3 a 4% dos casos), o estudo da coluna é indicado apenas em pacientes com mielopatia ou suspeita de disseminação meníngea difusa.

ACHADOS DE TC. Os LPSNCs são tumores altamente celulares. As lesões de substância branca ou nos núcleos da base em contato com uma superfície de LCS são típicas. A maioria das lesões é hiperdensa em comparação com o cérebro normal na tomografia computadorizada (TC) sem contraste **(Figs. 24-3, 24-4)**. Intenso edema peritumoral é comum, porém necrose, hemorragia e calcificação são raras (2 a 5%), a não ser que o paciente seja imunocomprometido **(Fig. 24-7)**.

Os linfomas de SNC em pacientes imunocompetentes mostram realce leve a moderado e relativamente homogêneo **(Fig. 24-5)**. Realce anelar irregular é raro, a não ser que o paciente seja imunocomprometido.

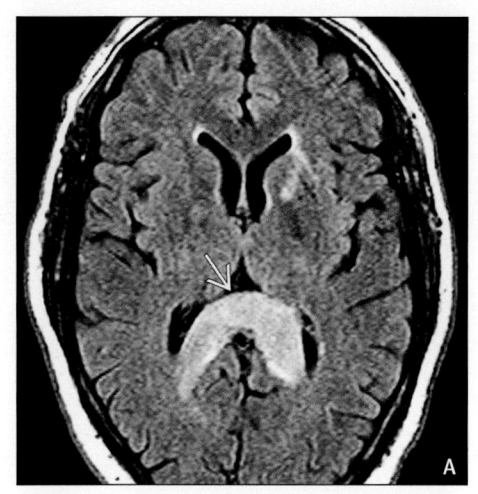

**24-9A** Imagem com ponderação em FLAIR em um paciente com linfoma primário de grandes células B mostra uma massa hiperintensa no esplênio do corpo caloso ➡.

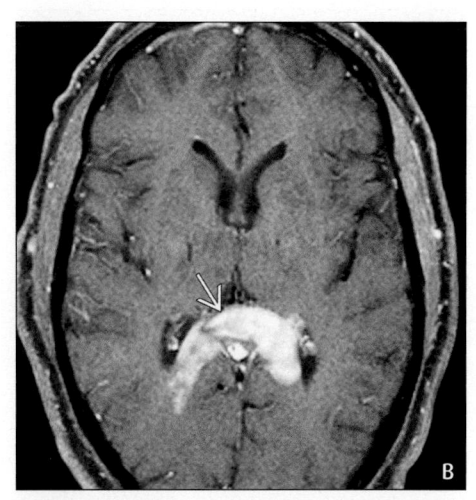

**24-9B** Imagem em T1 pós-contraste do mesmo paciente mostra que a massa ➡ realça intensamente e quase uniformemente.

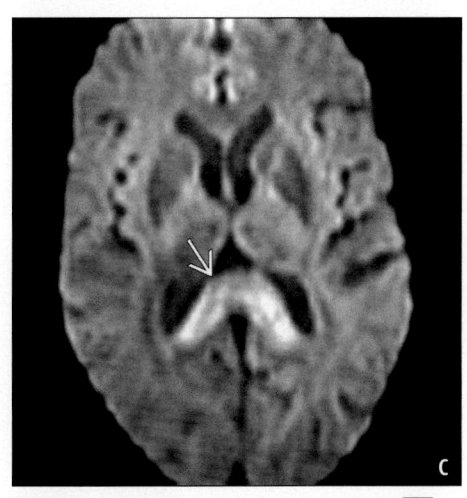

**24-9C** A sequência mostra restrição à difusão ➡ característica de massa densamente celular.

**24-10A** LDGCB primário multicompartimental (dura e parênquima) em um homem imunocompetente de 81 anos é ilustrado nesta série de imagens. Imagem axial em T1 mostra uma massa frontal direita isointensa com base dural ➡ e significativo edema peritumoral ➡.
**24-10B** A imagem ponderada em T2 mostra que a massa ➡ é iso a discretamente hiperintensa em relação à substância cinzenta.

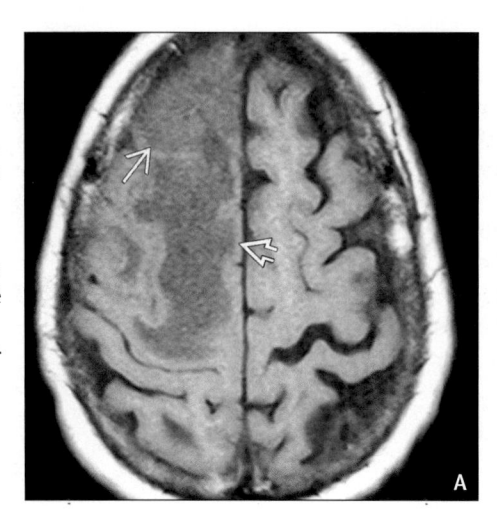

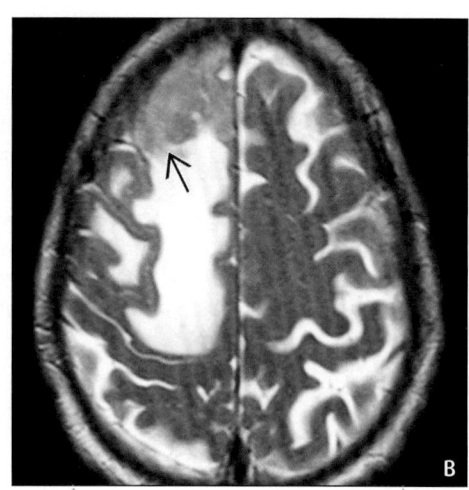

**24-10C** A lesão ➡ restringe fortemente na difusão.
**24-10D** Imagem axial com ponderação T1 pós-contraste mostra que a lesão ➡ realça intensa e uniformemente.

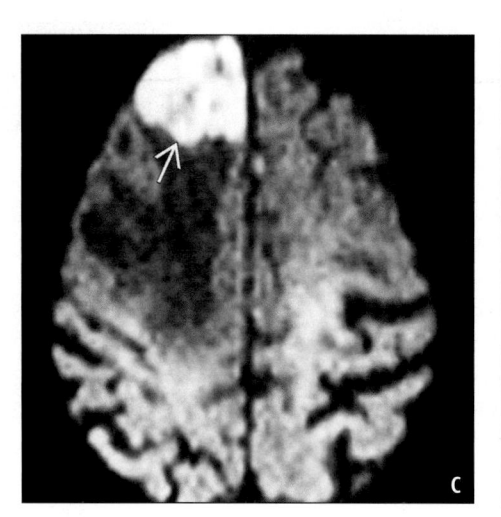

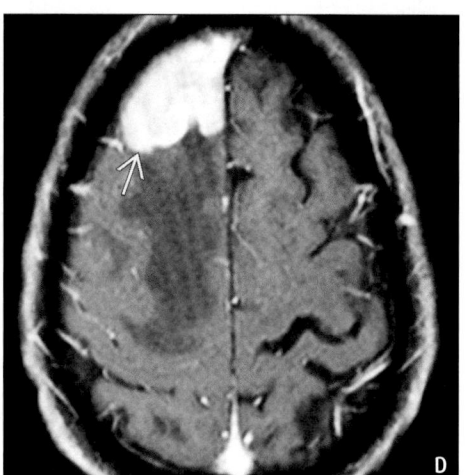

**24-10E** Imagem axial em T1 pós-contraste pelos ventrículos laterais mostra uma massa parenquimatosa mal definida porém com intenso realce ➡ e uma lesão menor no lobo frontal esquerdo ➡.
**24-10F** Imagem coronal em T1 pós-contraste no mesmo paciente mostra realce multifocal irregular.

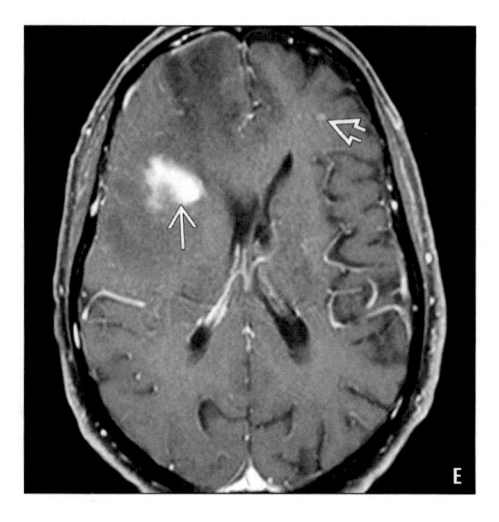

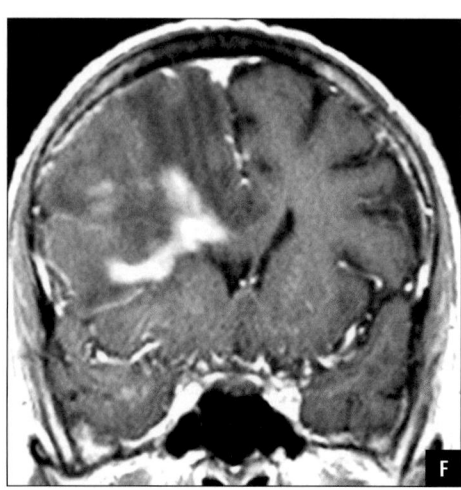

**Achados de RM**. Mais de três quartos dos LDGCB em pacientes **imunocompetentes** são iso a discretamente hipointensos em comparação com a substância cinzenta na ponderação T1 e isointensos em T1 **(Fig. 24-10)**. Os linfomas de células T são leve a moderadamente hiperintensos em T2 **(Fig. 24-11)**.

O sinal em FLAIR é variável, porém em geral iso ou hiperintenso. Micro-hemorragias com artefatos de susceptibilidade magnética intratumorais em T2* estão presentes em 5 a 8% dos casos. Devido à alta celularidade, mais de 95% dos LPSNCs mostram restrição à difusão leve a moderada **(Fig. 24-9)**.

Quase todos os LPSNCs em pacientes imunocompetentes apresentam realce. Impregnação sólida homogênea ou heterogênea é comum; realce anelar é raro. Na perfusão por RM, o rCBV é relativamente baixo em comparação com o do glioblastoma.

Em pacientes **imunocomprometidos**, a hemorragia intratumoral com encurtamento T1 e artefatos de susceptibilidade na ponderação T2* é comum **(Fig. 24-8)**. O realce é variável, mas costuma ser leve. Realce anelar circundando um centro de tecido necrótico sem impregnação é típico.

**Achados de FDG-PET**. Os linfomas sistêmicos ocultos são encontrados em 5 a 8% dos pacientes com presumido LPSNC. Tomografia por emissão de pósitrons (PET) com fluordesoxiglicose (FDG) e PET-TC são úteis na busca de linfoma extracraniano.

## Diagnóstico diferencial

O principal diagnóstico diferencial do LPSNC é o **glioblastoma multiforme** (GBM). Embora ambos os tumores cruzem o corpo caloso, hemorragia e necrose são raras no LPSNC. O realce em pacientes imunocompetentes com LPSNC é intenso e relativamente homogêneo, enquanto um padrão anelar periférico é mais típico de GBM.

O segundo diagnóstico diferencial mais comum do LPSNC é a **metástase**. Os LPSNCs com base dural podem se assemelhar a **meningiomas** ou, devido à hiperdensidade, simular hematoma epi ou subdural agudo.

Se o paciente é imunocomprometido, o principal diagnóstico diferencial do LPSNC é a **toxoplasmose**. *Uma lesão solitária com realce anelar em um paciente com HIV/Aids é mais frequentemente linfoma*, enquanto lesões múltiplas são mais características de toxoplasmose. O sinal do "alvo excêntrico" é sugestivo de toxoplasmose, embora linfomas necróticos às vezes mostrem um realce com padrão de "anel com nódulo". A toxoplasmose é hipermetabólica no PET e na perfusão por RM.

A leucoencefalopatia multifocal progressiva (LEMP) geralmente não realça. Entretanto, lesões **agudas de LEMP** e a **síndrome inflamatória da reconstituição imunológica** (IRIS) associada ao vírus JC podem demonstrar realce anelar. A impregnação com frequência possui aspecto bizarro, com anéis parciais mal delimitados com realce circundando focos de desmielinização.

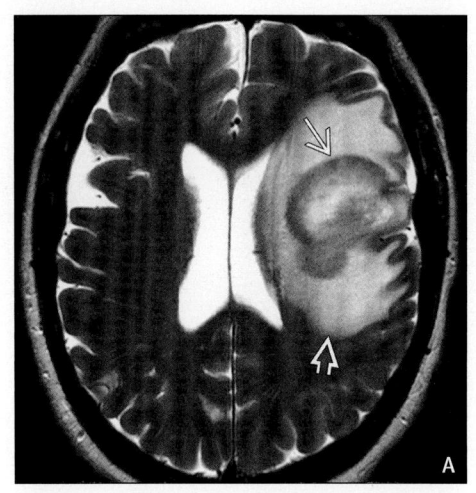

**24-11A** Imagem ponderada em T2 de uma mulher de 52 anos com LPSNC do tipo difuso de grandes células T mostra uma massa hiper e hipointensa ➡ com importante edema peritumoral ➡.

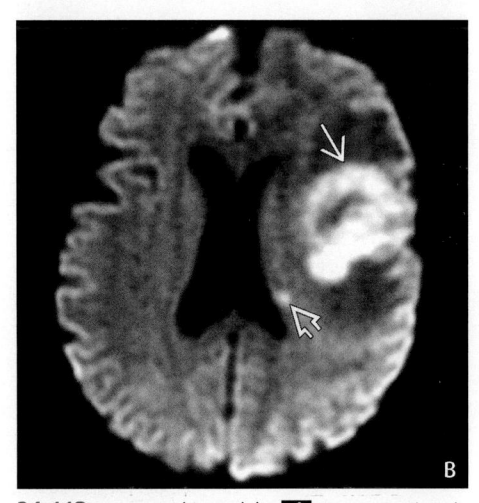

**24-11B** A massa hipercelular ➡ mostra restrição à difusão. Observe o pequeno nódulo tumoral secundário periventricular ➡.

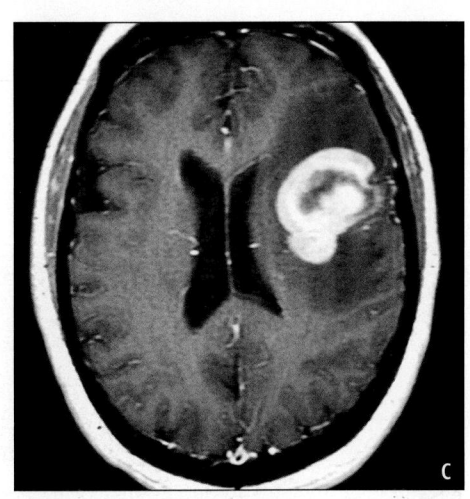

**24-11C** Imagem em T1 pós-contraste mostra que a massa realça intensa e uniformemente.

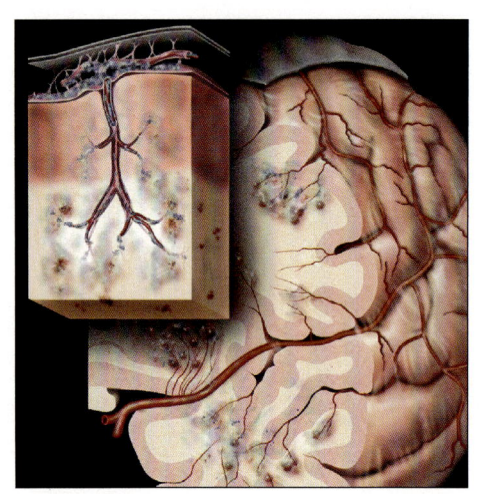

**24-12** Ilustração demonstrando LI. As células malignas entopem os vasos, causando infiltrados perivasculares e hemorragias petequiais.

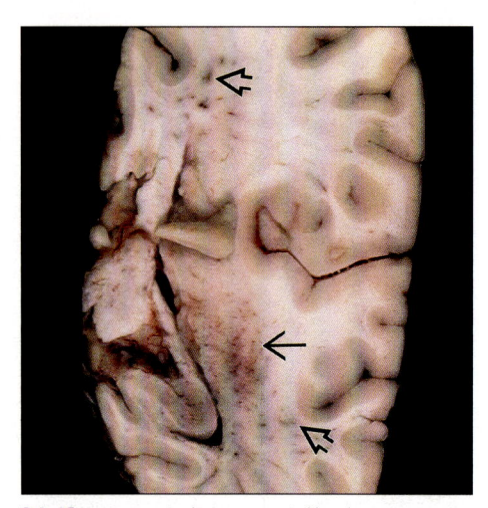

**24-13** Necropsia de LI mostra infiltrados acinzentados puntiformes e lineares ⇨ com hemorragias petequiais e perivasculares ➔.

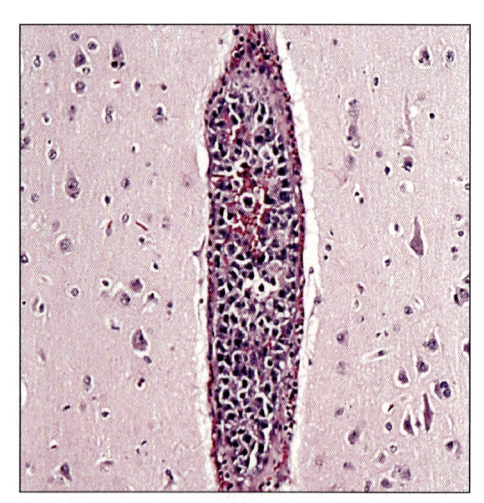

**24-14** Linfoma intravascular preenchendo completamente uma arteríola cerebral com "pequenas células redondas azuis". (Cortesia de T. Tihan, MD.)

No contexto de transplante de órgãos sólidos ou células hematopoiéticas, a **granulomatose linfomatoide** e a **doença linfoproliferativa pós-transplante** (DLPT) podem assemelhar-se muito ao LPSNC. Uma biópsia é necessária para confirmação do diagnóstico e manejo do paciente.

---

**LPSNC: IMAGEM**

**Características gerais**
- Achados variam com o estado imunológico
- Corticosteroides podem mascarar/↓ os achados de imagem
- SB periventricular e núcleos da base são locais comuns

**TC**
- Hiperdenso na TC sem contraste (imunocompetentes)
- Hemorragia e necrose são raras, a não ser em imunocomprometidos

**RM**
- Geralmente isointensos à SC em T1 e T2
- Hemorragias petequiais em imunocompetentes
- Hemorragia e necrose ostensivas em imunocomprometidos
- Realce intenso e uniforme (anelar em imunocomprometidos)
- Frequentemente restringe a difusão

**Diagnóstico diferencial**
- Glioblastoma multiforme e metástases em imunocompetentes
- Toxoplasmose em imunocomprometidos
- Granulomatose linfomatoide e DLPT em receptores de transplantes

---

## Linfoma intravascular (angiocêntrico)

O linfoma intravascular (angiocêntrico) (LI) é um tipo raro de linfoma caracterizado pela proliferação de células malignas no interior de vasos de pequeno e médio calibre. Embora possa acometer qualquer órgão, o LI costuma afetar a pele e o SNC.

### Terminologia

O LI também é chamado de linfoma angiocêntrico ou angioendoteliotrópico, linfoma angiotrópico de grandes células, linfoma endovascular e angioendoteliomatose maligna.

### Etiologia

O LI é um linfoma agressivo e maligno que em geral surge de células B. Células T ou células NK podem às vezes ser as células de origem. Uma possível associação de LI (especialmente do tipo NK) com EBV foi descrita.

### Patologia

A aparência macroscópica varia de normal a pequenos infartos multifocais em diferentes etapas de evolução esparsos no córtex e na substância branca subcortical **(Fig. 24-12)**.

Massas cerebrais focais são raras. Micro-hemorragias petequiais podem estar presentes e são mais comuns do que sangramentos macroscópicos confluentes **(Fig. 24-13)**.

Ao exame histológico, células atípicas com grandes núcleos redondos e nucléolos proeminentes são encontradas em vasos de pequeno e médio tamanho **(Fig. 24-14)**. A extensão para os espaços perivasculares adjacentes é mínima ou ausente. Coloração para CD20 é útil na identificação de células tumorais, em especial quando elas são esparsas e bastante espalhadas.

## Aspectos clínicos

**EPIDEMIOLOGIA.** O LI é raro. Envolvimento do SNC ocorre em 75 a 85% dos pacientes.

**DEMOGRAFIA.** O LI em geral é um tumor de pacientes de meia-idade ou mais velhos. A idade média de apresentação é 60 a 65 anos.

**APRESENTAÇÃO.** Déficits sensitivos e motores, neuropatias e múltiplos episódios semelhantes a acidente vascular cerebral (AVC) são sintomas comuns. Alguns pacientes apresentam deterioração neurológica progressiva e declínio cognitivo caracterizado por confusão e perda de memória. Alterações de pele, com placas ou nódulos elevados, estão presentes em metade dos casos.

**HISTÓRIA NATURAL.** O desfecho costuma ser ruim. No momento da apresentação inicial, a maior parte dos pacientes já possui doença avançada e disseminada. O LI é uma doença rapidamente progressiva, com alto índice de mortalidade. A sobrevida média é de 7 a 12 meses.

**OPÇÕES DE TRATAMENTO.** Como o LI é uma doença amplamente disseminada, a quimioterapia sistêmica é o tratamento recomendado. Quimioterapia em altas doses com transplante autólogo de células-tronco é mais usada em pacientes mais jovens.

## Imagem

Não há achados de neuroimagem patognomônicos de LI. Focos isquêmicos são o achado de imagem mais comum. A TC pode ser normal ou inespecífica, demonstrando apenas hipodensidades esparsas na substância branca. A RM mostra múltiplas hiperintensidades em T2/FLAIR **(Fig. 24-15)**. As micro-hemorragias são comuns, então focos hipointensos em T2* (GRE, SWI) estão com frequência presentes **(Fig. 24-16)**. Realce linear/puntiforme orientado ao longo dos espaços perivasculares é sugestivo de LI. Áreas multifocais de restrição à difusão podem estar presentes **(Fig. 24-16D)**.

## Diagnóstico diferencial

O LI é um "grande imitador", tanto clínica quanto radiologicamente. Uma biópsia estereotáxica é, portanto, necessária para estabelecer o diagnóstico definitivo. **Vasculite** com focos de realce lineares e puntiformes pode ser quase indistinguível do LI apenas nos exames de imagem.

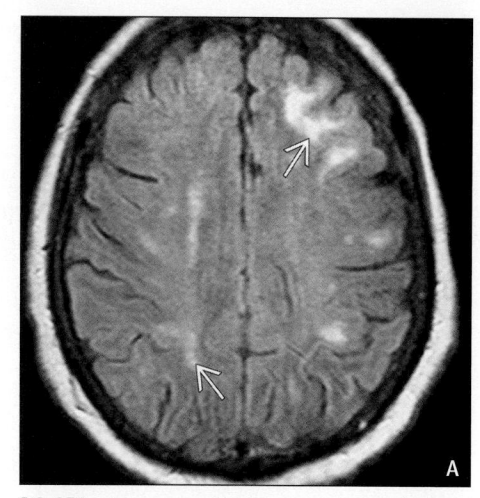

**24-15A** Imagem em FLAIR em uma mulher de 78 anos com confusão e declínio do estado mental mostra múltiplas hiperintensidades bilaterais subcorticais e na SB profunda ➡.

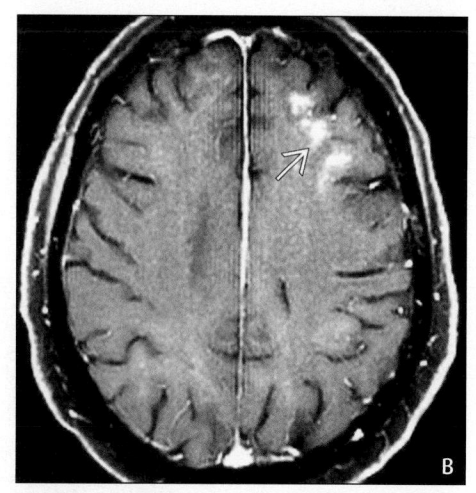

**24-15B** Imagem em T1 pós-contraste mostra realce irregular das lesões ➡.

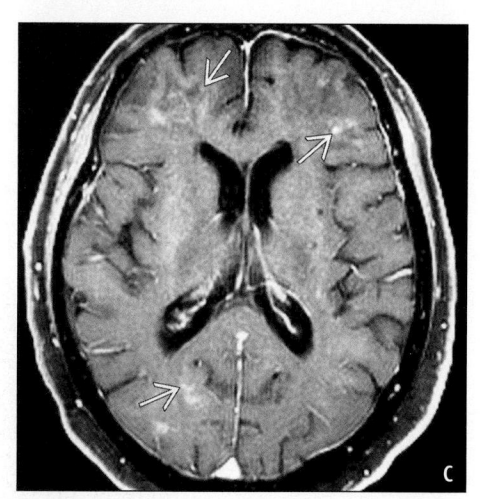

**24-15C** Imagem em T1 pós-contraste pelos ventrículos laterais mostra numerosas lesões adicionais com realce ➡. A biópsia revelou um linfoma intravascular.

O **LPSNC**, especialmente no contexto de síndromes de imunodeficiência, pode simular LI. O LI é mais frequentemente multifocal, enquanto dois terços dos LPSNCs são lesões solitárias. O LPSNC difuso multifocal, em especial quando ocorre na forma de **linfomatose cerebral**, pode ser de difícil distinção do LI. A linfomatose cerebral em geral mostra pouco ou nenhum realce.

A leucoencefalopatia rapidamente progressiva com lesões confluentes e sem realce na substância branca é uma rara apresentação do LI difusamente infiltrativo do SNC, e pode mimetizar uma **doença desmielinizante** cerebral.

A **encefalite viral subaguda** pode simular LI, principalmente na biópsia. A **neurossarcoidose** parenquimatosa com disseminação nodular perivascular também pode assemelhar-se a LI nos exames de imagem.

---

**LINFOMA INTRAVASCULAR (ANGIOCÊNTRICO)**

**Patologia**
- Vasos de pequeno e médio calibre preenchidos por tumor
- Pouco ou nenhum tumor parenquimatoso
- Infartos multifocais e micro-hemorragias comuns

**Aspectos clínicos**
- Pacientes de maior idade com demência, declínio cognitivo e AITs
- Lesões de pele (50%)

**Imagem**
- Hiperintensidades multifocais em T2/FLAIR
- Hemorragias e focos de restrição à difusão
- Realce linear/puntiforme

**Diagnósticos diferenciais comuns**
- LPSNC
- Vasculite

---

**24-16A** Imagem em T2 em um paciente de 60 anos com história de confusão progressiva e declínio do estado mental com vários meses de evolução mostra hiperintensidades mal definidas na SB hemisférica ➡.

**24-16B** Imagem em FLAIR do mesmo paciente mostra várias outras lesões adicionais. Não há evidência de hiperintensidades no córtex ou nos núcleos da base.

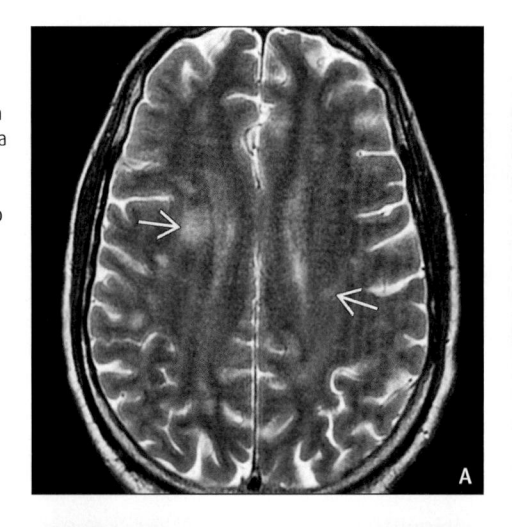

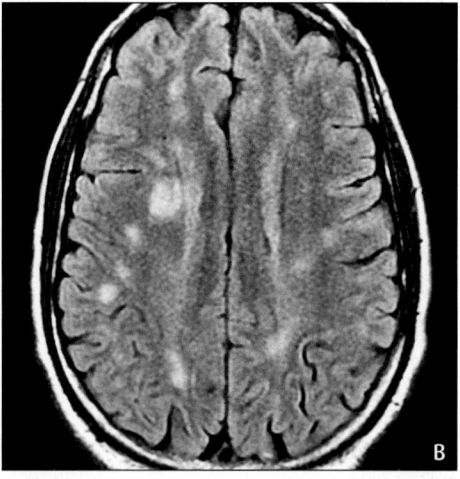

**24-16C** T2* GRE mostra múltiplos focos hemorrágicos diminutos ➡.

**24-16D** A imagem em difusão mostra múltiplos focos de difusão restrita em ambos os hemisférios ➡. O paciente faleceu pouco tempo após o exame ser realizado. A necropsia demonstrou linfoma intravascular.

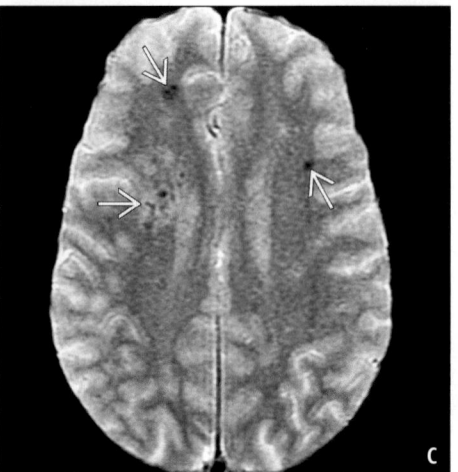

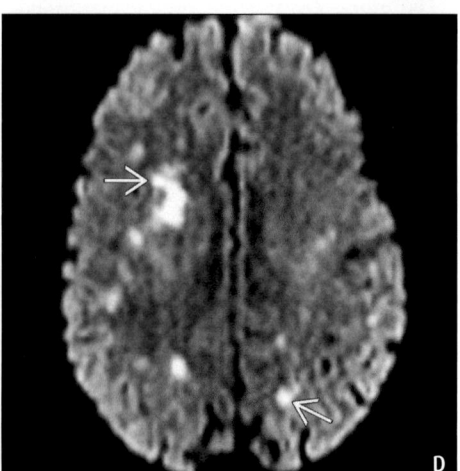

## Linfomatose cerebral

A **linfomatose cerebral** é uma forma incomum de LPSNC. Infiltração difusa de células do linfoma tanto na substância cinzenta quanto na substância branca sem uma lesão expansiva focal é característica.

A maior parte dos pacientes é de meia-idade ou idosa, apresentando encefalopatia subaguda com demência rapidamente progressiva. Alterações de personalidade e ataxia são comuns.

Os achados de imagem são inespecíficos, com hiperintensidades em T2/FLAIR irregulares e confluentes. Pouco ou nenhum realce é típico **(Fig. 24-17)**. O principal diagnóstico diferencial é a **gliomatose cerebral**.

## Linfoma MALT

Linfomas do tecido linfoide associados à mucosa (MALT) na cabeça e no pescoço são com frequência tumores dos anexos oculares, ocorrendo na conjuntiva, glândulas lacrimais, órbita e pálpebras **(Fig. 24-18)**. As meninges cranianas, especialmente a dura, são locais ocasionais. As lesões parenquimatosas são raras.

## Granulomatose linfomatoide

A granulomatose linfomatoide (GL) é um raro distúrbio linfoproliferativo multicêntrico angiocêntrico e angioinvasivo caracterizado pela proliferação de células B atípicas com potencial maligno incerto.

### Etiologia

A infecção pelo EBV é uma característica descrita na maioria dos casos. A GL também ocorre no contexto de HIV/Aids e em pacientes em imunossupressão após transplantes de órgãos sólidos. Os distúrbios adquiridos, como a doença de Wiskott-Aldrich e a síndrome de imunodeficiência congênita, são causas raras, porém relatadas de GL.

### Patologia

O pulmão é o local mais afetado, seguido pela pele. O SNC é acometido em cerca de 25% dos casos.

As lesões variam em tamanho, de poucos milímetros a até 2 centímetros de diâmetro. Grandes massas focais são raras.

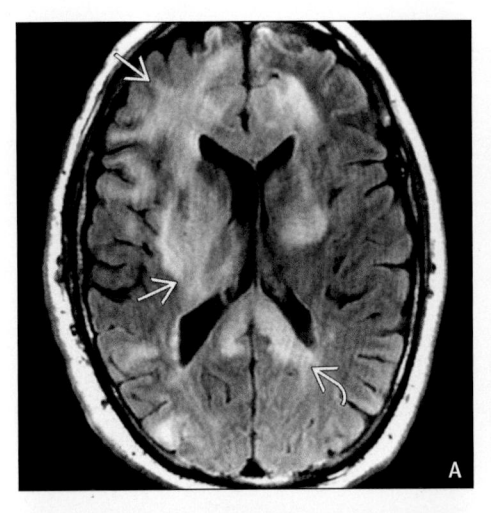

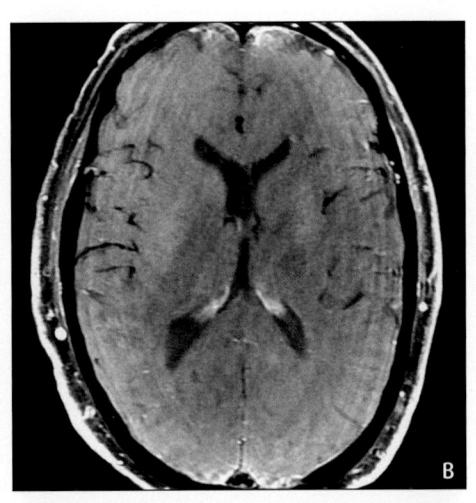

**24-17A** Imagem com ponderação em FLAIR em um paciente idoso com confusão e alteração do estado mental mostra extensas hiperintensidades confluentes na SB e nos núcleos da base de ambos os hemisférios ➡. Observe o acometimento do esplênio do corpo caloso ➡.
**24-17B** Imagem em T1 pós-contraste não mostra realce. O diagnóstico histopatológico foi linfomatose cerebral. (Cortesia de T. Tihan, MD.)

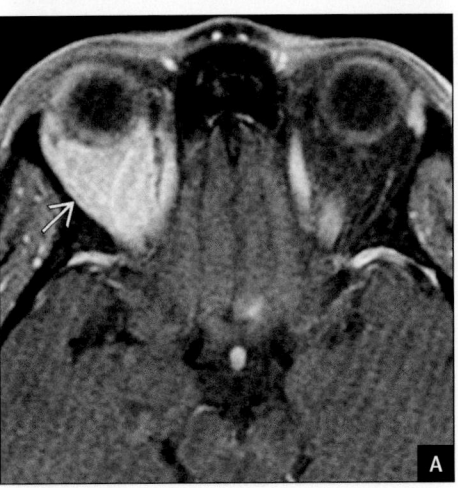

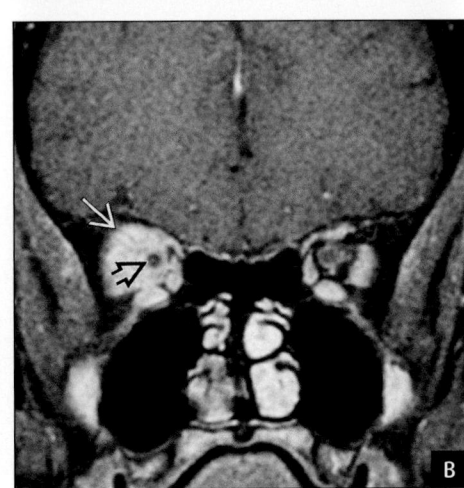

**24-18A** Imagem em T1 pós-contraste em uma mulher de 63 anos com proptose à direita mostra uma massa multicompartimental com impregnação intensa ➡ que envolve o espaço retrobulbar intraconal, os músculos extraoculares e a glândula lacrimal.
**24-18B** Imagem coronal em T1 pós-contraste mostra que a lesão preenche a órbita ➡ e circunda o nervo óptico ➡.
A biópsia demonstrou linfoma MALT. (Cortesia de L. Ginsberg, MD.)

A GL compartilha várias semelhanças histológicas com a doença linfoproliferativa pós-transplante (ver a seguir). Infiltrados polimorfos angiocêntricos e angiodestrutivos consistituídos predominantemente por linfócitos misturados a plasmócitos, imunoblastos e histiócitos estão presentes.

A GL é graduada em uma escala de 1 a 3 com base no número de células B atípicas EBV-positivas e a quantidade de necrose presente.

### Aspectos clínicos

Pacientes de todas as idades são afetados, porém o pico de ocorrência acontece entre os 40 e 60 anos. As manifestações clínicas, os dados laboratoriais e os achados de imagem são inespecíficos, portanto a biópsia é necessária para o diagnóstico definitivo.

O prognóstico em geral é ruim. Entre 10 e 60% dos pacientes com GL eventualmente desenvolvem linfomas de grandes células B. A sobrevida média após a transformação maligna é de 20 meses. Radioterapia, quimioterapia e anticorpos monoclonais antiCD 20 têm sido usados com limitado sucesso.

### Imagem

Quase metade dos pacientes com GL possuem lesões cerebrais demonstráveis na RM. Os achados de imagem são inespecíficos e não há correlação direta com o grau da GL.

As anormalidades mais comuns são hiperintensidades nodulares multifocais em T2/FLAIR nos hemisférios cerebrais, no cerebelo ou na medula. O segundo achado de imagem mais comum é o envolvimento das leptomeninges e dos nervos cranianos. Massas durais e lesões de plexo coroide também ocorrem.

A GL em geral impregna intensamente. Tanto padrões de realce sólido quanto anelar, bem como focos de impregnação puntiformes e lineares multifocais, foram descritos **(Fig. 24-19)**.

## *Doença linfoproliferativa pós-transplante*

A doença linfoproliferativa pós-transplante (DLPT) é uma das complicações potencialmente fatais da terapia imunossupressora em pacientes com transplantes de órgãos sólidos e células-tronco hematopoiéticas.

**24-19A** Imagem de TC sem contraste em um rapaz de 16 anos com febre, tosse e ataxia mostra infiltrado heterogêneo iso e hipointenso ➡ na SB de ambos os hemisférios cerebelares.
**24-19B** Imagem axial com ponderação T1 do mesmo paciente mostra que as lesões cerebelares multifocais são levemente hiperintensas ➡.

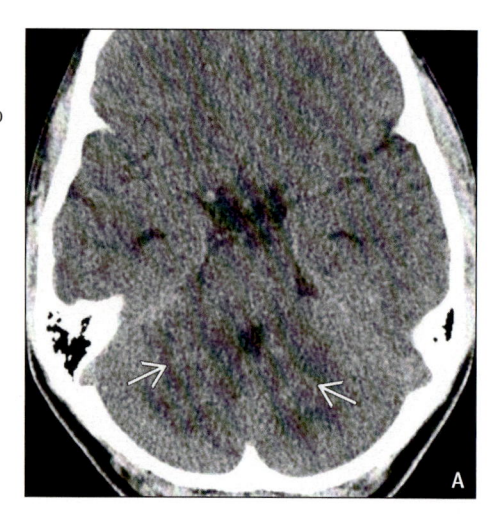

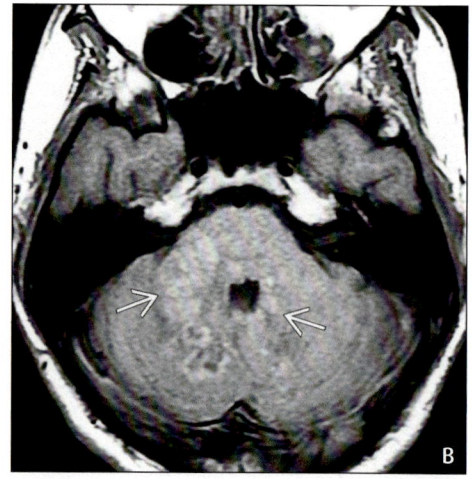

**24-19C** Imagem em T1 pós-contraste mostra intenso realce das lesões ➡.
**24-19D** Imagem em plano mais superior com ponderação T1 pós-contraste mostra focos de realce adicionais ➡ nos núcleos da base e SB hemisférica. O diagnóstico pela imagem foi de linfo-histiocitose hemofagocítica. A biópsia revelou granulomatose linfomatoide.

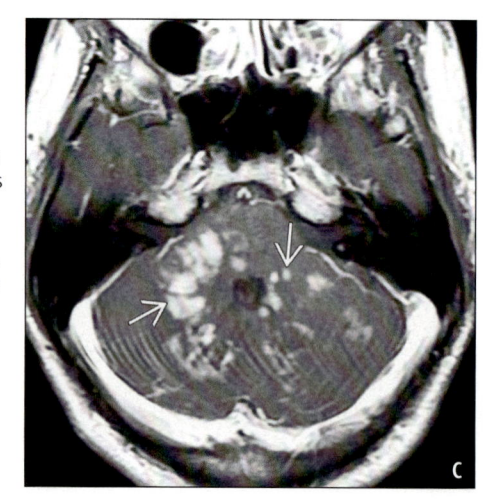

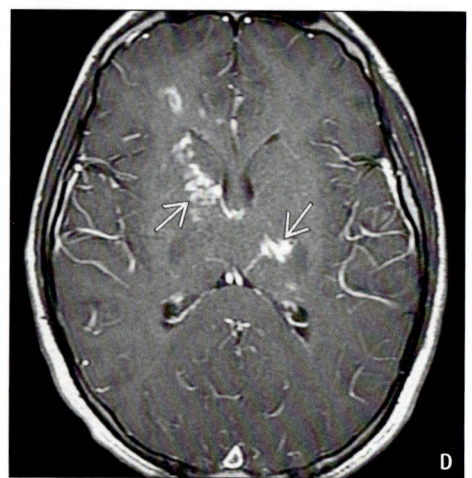

O espectro da DLPT varia de doença semelhante à mononucleose infecciosa com hiperplasia linfonodal a linfoma maligno. A maior parte das DLPT está relacionada ao EBV.

## Patologia

As DLPTs podem ser polimórficas ou monomórficas. A DLPT polimórfica consiste em uma população celular heterogênea que pode refletir toda a variação da maturação das células B, de proeminentes infiltrados plasmacíticos a imunoblastos proliferativos com necrose. A DLPT polimórfica não preenche os critérios histológicos para linfoma.

A DLPT monomórfica é constituída por grandes células blásticas com nucléolos proeminentes. A maioria é classificada como linfomas de grandes células B.

## Aspectos clínicos

EPIDEMIOLOGIA. A prevalência geral de DLPT após transplante de órgãos sólidos é de 0,5 a 2,5%. O acometimento do SNC é raro, ocorrendo em menos de 0,5% dos casos de transplante. Entretanto, até 15 a 20% dos pacientes que desenvolvem DLPT possuem envolvimento do SNC.

DEMOGRAFIA. Receptores de transplantes pediátricos desenvolvem DLPT com mais frequência do que pacientes adultos porque é menos provável que as crianças possuam imunidade específica para o EBV no momento do transplante. A frequência varia com o tipo de transplante, sendo que a maior prevalência é descrita em transplantes de múltiplos órgãos ou de intestino (20%), pulmão ou coração (8 a 20%), fígado (4 a 15%) e rins (1 a 8%). A DLPT após o transplante de células-tronco hematopoiéticas representa menos de 2% dos casos.

APRESENTAÇÃO. A DLPT em geral se apresenta vários anos após o transplante. Os sintomas estão relacionados à localização do tumor.

OPÇÕES DE TRATAMENTO. Como os regimes de tratamento variam, a distinção entre DLPT polimórfica, monomórfica e linfoma maligno é essencial, e frequentemente requer biópsia para o diagnóstico definitivo.

A redução ou cessação da imunossupressão costuma ser o primeiro passo no tratamento da DLPT. A DLPT polimórfica geralmente responde bem dentro de 2 a 4 semanas. A DLPT que não responde à redução da imu-

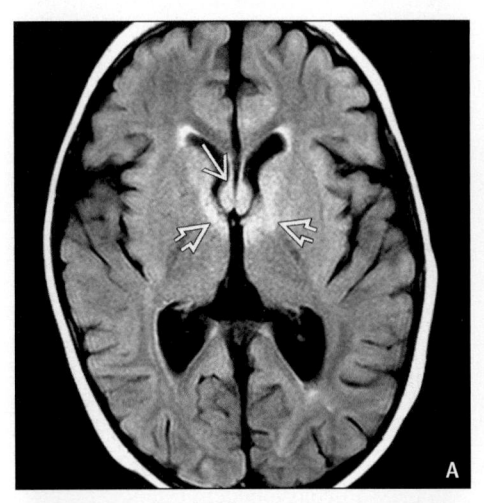

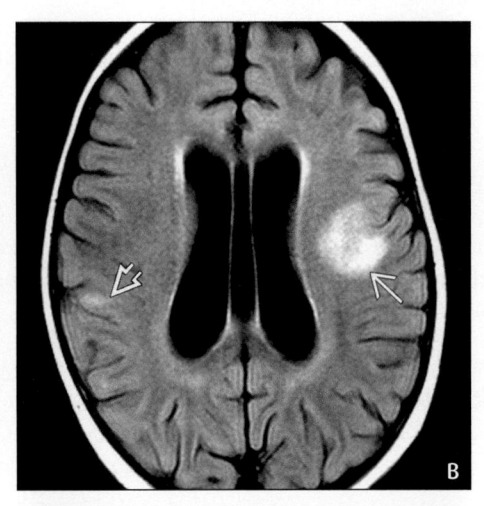

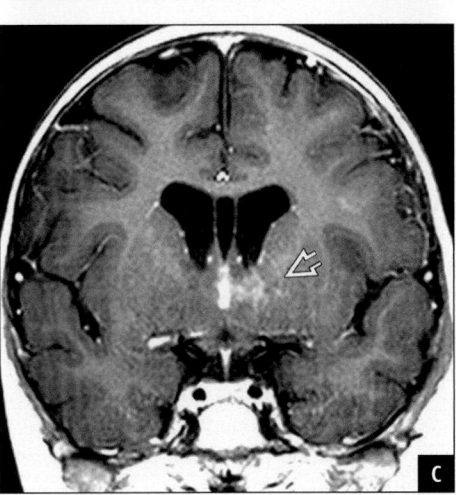

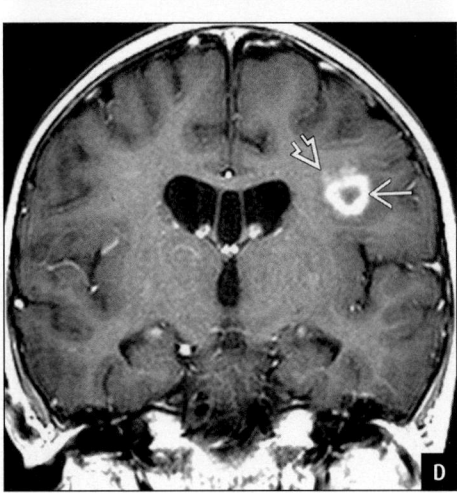

**24-20A** Imagem com ponderação em FLAIR em um menino de 4 anos submetido a transplante de múltiplos órgãos e que desenvolveu crises convulsivas e tremores. Observe o espessamento e a hiperintensidade dos fórnices ➡, porção medial dos núcleos da base e joelho das cápsulas internas ➡.
**24-20B** Imagem em plano mais superior mostra uma grande lesão na junção SB-SC do hemisfério esquerdo ➡ e uma lesão menor no hemisfério direito ➡.
**24-20C** Imagem coronal em T1 pós-contraste mostra realce heterogêneo ➡ nos núcleos da base e hipotálamo.
**24-20D** A lesão do hemisfério esquerdo apresenta intenso realce anelar ➡, com tênues projeções tumorais se estendendo para a SB adjacente ➡. O mapa ADC (não mostrado) demonstrou moderada restrição à difusão. A biópsia revelou DLPT com linfoma de grandes células B. (Cortesia de S. Blaser, MD.)

nossupressão possui uma alta taxa de mortalidade (50 a 90%).

A maioria dos casos de DLPT monomórfica é irresponsiva à retirada da imunossupressão e requer modalidades terapêuticas adicionais. Ressecção cirúrgica, quimioterapia e radioterapia são possibilidades.

Como as lesões da DLPT no SNC costumam ser resistentes ao esquema CHOP, a radioterapia é geralmente utilizada em combinação com agentes como o metotrexato em altas doses. Altas doses de rituximab, um anticorpo monoclonal antiCD 20, podem ser efetivas em alguns pacientes.

## Imagem

As características de imagem da DLPT no SNC lembram as encontradas no linfoma relacionado à Aids. A maioria das lesões são massas solitárias hipointensas ao córtex em T1 e heterogeneamente hipo a hiperintensas na ponderação T2. Realce periférico e anelar é comum após a administração de meio de contraste **(Fig. 24-20)**. As DLPT relacionadas ao linfoma costumam apresentar moderada restrição na difusão.

A DLPT extracraniana de cabeça e pescoço resulta em um espectro de achados. A linfadenopatia cervical bilateral ocorre em 75% dos casos. Os nódulos com frequência parecem necróticos. Outras manifestações incluem envolvimento orbitário e lesões nasossinusais que se assemelham à polipose ou à sinusite.

## Diagnóstico diferencial

O principal diagnóstico diferencial da DLPT é o **linfoma primário do SNC** – em especial o linfoma relacionado à Aids. O diagnóstico diferencial das lesões de SNC em receptores de transplantes incluem também **infecções oportunistas**, como a toxoplasmose.

---

**DOENÇA LINFOPROLIFERATIVA PÓS-TRANSPLANTE**

**Terminologia e etiologia**
- Complicação de transplantes de órgãos ou células-tronco
  - Manutenção prolongada de imunossupressão
- Varia de doença benigna "*mono-like*" a linfoma maligno

**Patologia**
- Proliferações linfoides polimórficas ou monomórficas
- DLPT polimórfica possui elementos plasmacíticos de células B de maturidade variada
- DLPT monomórfica possui células blásticas → linfoma de grandes células B

**Aspectos clínicos**
- 0,5 a 2,5% dos pacientes com transplantes de órgãos sólidos
- 15 a 20% dos pacientes com DLPT possuem acometimento do SNC

*(continua)*

---

*(continuação)*
- Apresentação variada após o transplante
- Crianças > adultos

**Imagem**
- Achados no cérebro semelhantes ao linfoma relacionado à Aids
- DLPT extracraniana
  - Adenopatia cervical bilateral comum
  - Lesões orbitárias e nasossinusais

---

## *Linfoma metastático intracraniano*

### Terminologia

O linfoma metastático intracraniano é também chamado de linfoma secundário do SNC (LSSNC). Nele, as lesões de crânio, meninges e encéfalo são secundárias ao linfoma sistêmico **(Figs. 24-21, 24-22, 24-23, 24-24, 24-25 e 24-26)**.

### Aspectos clínicos

Os tumores agressivos de alto grau aumentam o risco de disseminação para o SNC. Entre 3 e 5% dos pacientes com linfomas sistêmicos difusos de grandes células B eventualmente desenvolvem acometimento do SNC. Cerca de 80% dos LSSNCs são causados por LDGCB.

O pico de prevalência do linfoma metastático de SNC acontece aos 60 a 70 anos. O prognóstico é ruim, especialmente nos pacientes mais idosos. Metotrexato sistêmico tem sido recomendado como o tratamento ideal para a recidiva isolada no SNC acometendo o parênquima cerebral. O tratamento com rituximab pode ser efetivo em alguns casos.

### Imagem

O LSSNC é identificado em exames de neuroimagem. O envolvimento craniano e dural é muito mais frequente do que com o LPSNC **(Fig. 24-27)**. Tanto metástases na abóbada quanto na base do crânio são comuns **(Fig. 24-28)**. As metástases na base do crânio podem estender-se inferiormente para o nariz ou para os seios paranasais, ou se espalhar superiormente para o interior do seio cavernoso, cavo de Meckel e hipófise/haste hipofisária.

As lesões na calota craniana com frequência envolvem o couro cabeludo e o espaço epidural adjacente. "Caudas" durais são comuns. O envolvimento das leptomeninges e do parênquima cerebral subjacente pode ocorrer como complicação tardia. As lesões parenquimatosas na ausência de doença craniana e dural são incomuns.

A disseminação tumoral difusa pelas leptomeninges e lesões disseminadas pelo LCS são relativamente incomuns **(Fig. 24-29)**. A disseminação tumoral ao longo dos nervos ópticos é rara. As neuropatias cranianas com realce multifocal nos nervos cranianos ocorrem como complicações tardias. As lesões intradurais na coluna (*drop metastases*) ocorrem em 3 a 5% dos casos.

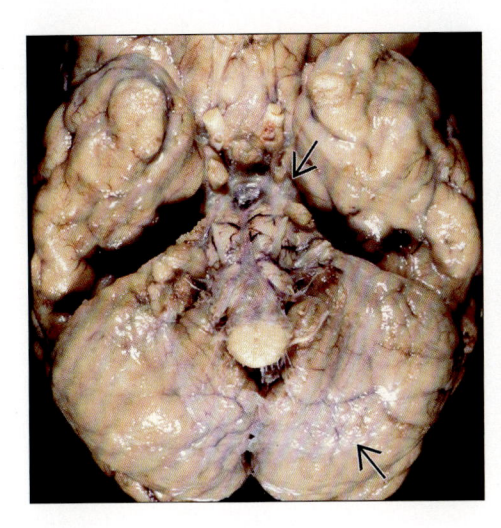

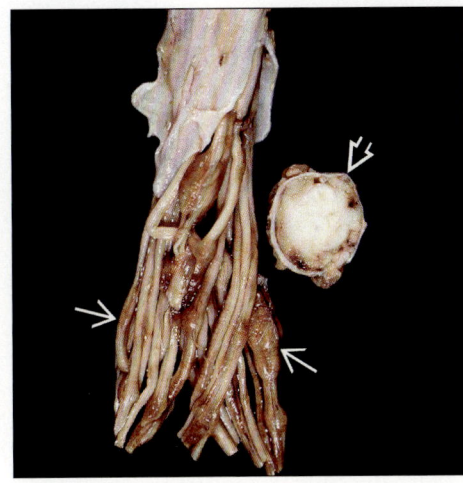

**24-21** Galeria de casos de necropsia demonstra o amplo espectro de manifestação do linfoma metastático no SNC. Aqui as leptomeninges estão difusamente revestidas com tumor, dando-lhes um aspecto reluzente de "açúcar de confeiteiro" (*sugar icing*) ➡.

**24-22** Múltiplas metástases nodulares e lineares de linfoma sistêmico espessando difusamente as raízes nervosas da cauda equina ➡. Secção axial pela medula torácica mostra que o espaço intradural extramedular está preenchido por tumor ➡.

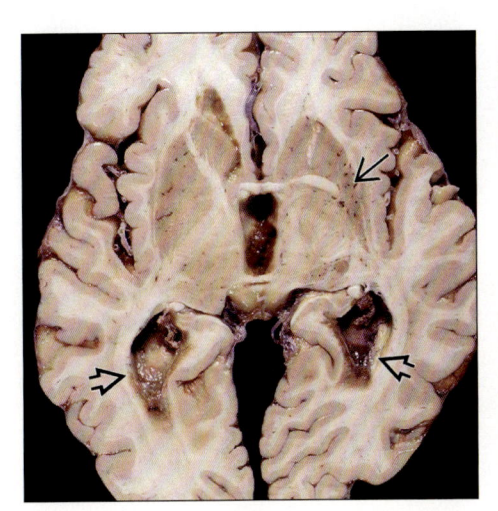

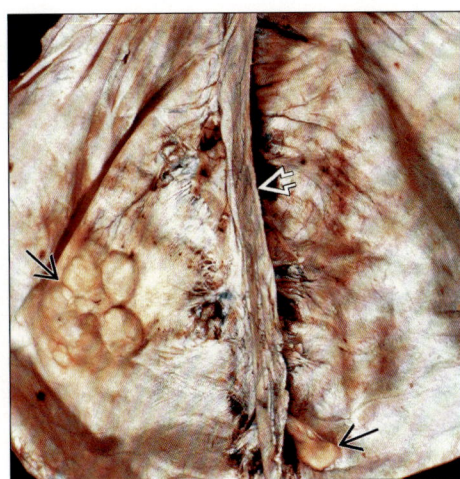

**24-23** Corte seccional pelos ventrículos mostra que as superfícies ependimárias dos ventrículos laterais são revestidos por tumor reluzente ➡. Os espaços perivasculares nos núcleos da base estão alargados por cordões de linfoma maligno intravascular ➡.

**24-24** Espessamento dural difuso ➡ com múltiplos depósitos focais de linfoma ➡ lembram meningiomatose.

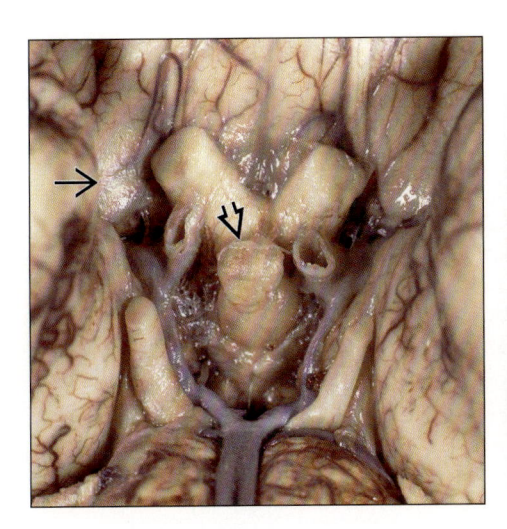

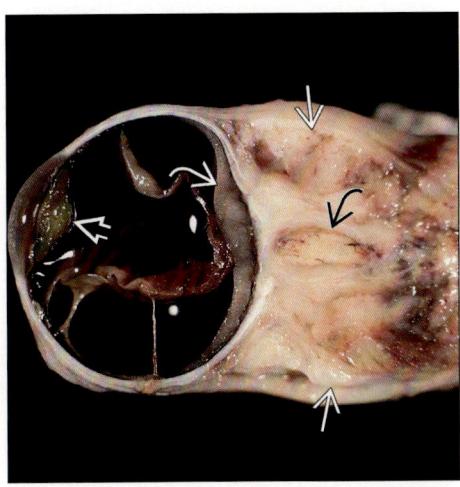

**24-25** Imagem aproximada mostra metástases leptomeníngeas ➡. Linfoma metastático também espessa a haste infundibular ➡. A hipófise (não mostrada) também estava envolvida pelo tumor.

**24-26** O linfoma metastático preenche e expande a bainha neural ➡ e circunda o nervo óptico ➡. A retina está descolada, e a coroide está espessada pelo tumor ➡. Há um nódulo focal de linfoma diretamente atrás do cristalino ➡. (Imagens cortesia de R. Hewlett, MD.)

**24-27A** Imagem axial em T1 pós-contraste mostra espessamento dural difuso ⇨ e massa no couro cabeludo ➔.
**24-27B** Imagem coronal em T1 pós-contraste mostra que o espessamento dural difuso é mais evidente logo abaixo da massa no couro cabeludo. A calota craniana mostra acometimento tumoral difuso, visto como realce irregular ➔. Linfoma sistêmico de grandes células B.

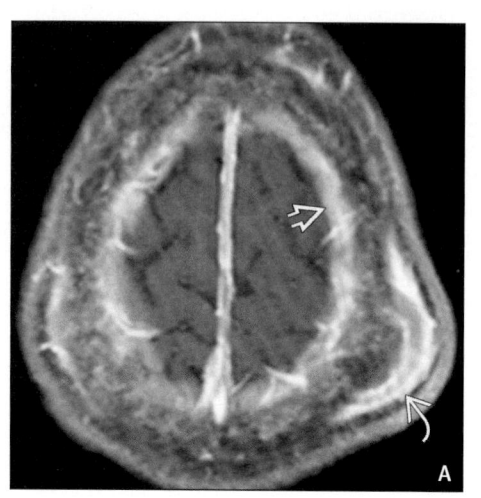

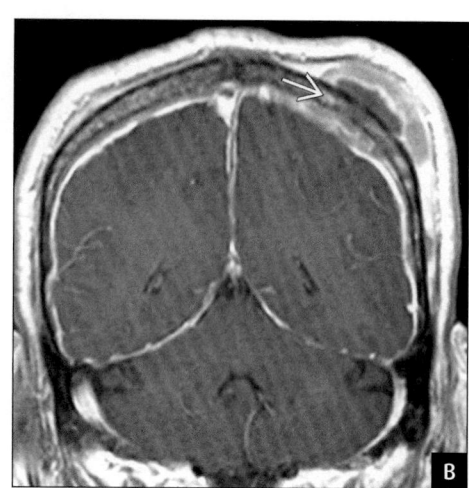

**24-28A** Imagem axial de TC em janela óssea mostra lesões líticas difusas ➔ na parte central da base do crânio e do clívus ⇨.
**24-28B** Imagem em T1 pós-contraste mostra realce difuso com tumor extradural se estendendo para ambas as fossas cranianas médias ➔. O tumor erodiu o clívus para o interior da cisterna pré-pontina ⇨. Ambos os meatos acústicos internos também estão preenchidos por tumor ➔. Múltiplas metástases de linfoma sistêmico difuso de grandes células.

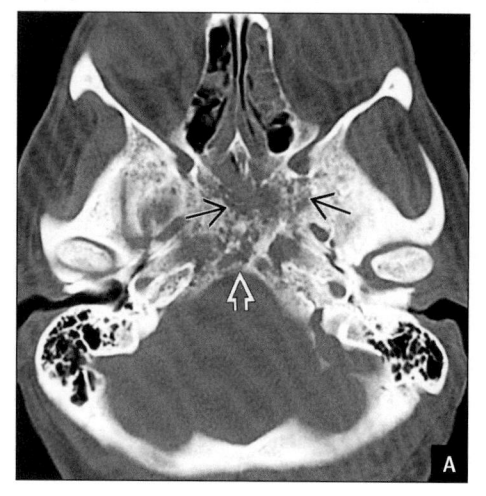

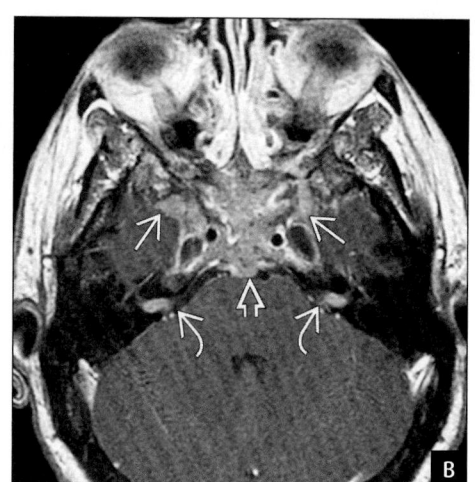

**24-29A** Imagem axial em T1 pós-contraste em outro paciente com linfoma de células B metastático mostra extenso tumor linear e nodular com realce ➔ no epêndima de ambos os ventrículos laterais. Observe o espessamento e o realce dural frontal à esquerda ⇨.
**24-29B** Imagem coronal em T1 pós-contraste mostra extenso realce ependimário e subependimário ao longo das paredes de ambos os ventrículos laterais ➔. Espessamento dural difuso ⇨ e uma massa focal no plexo coroide do quarto ventrículo ➔ também são observados.

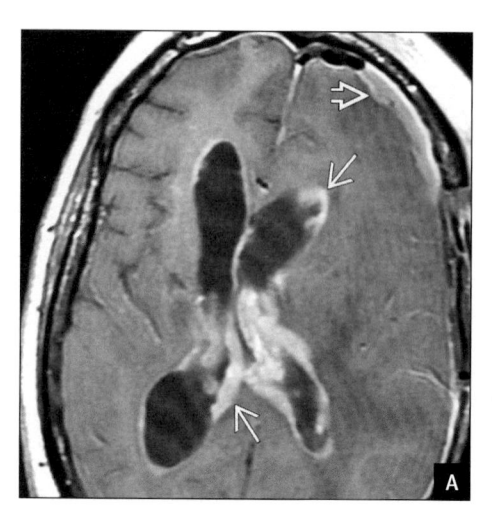

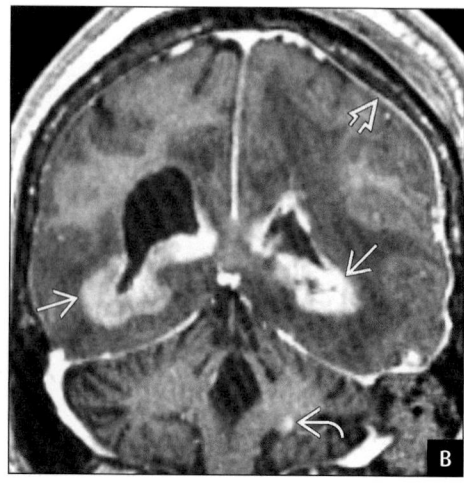

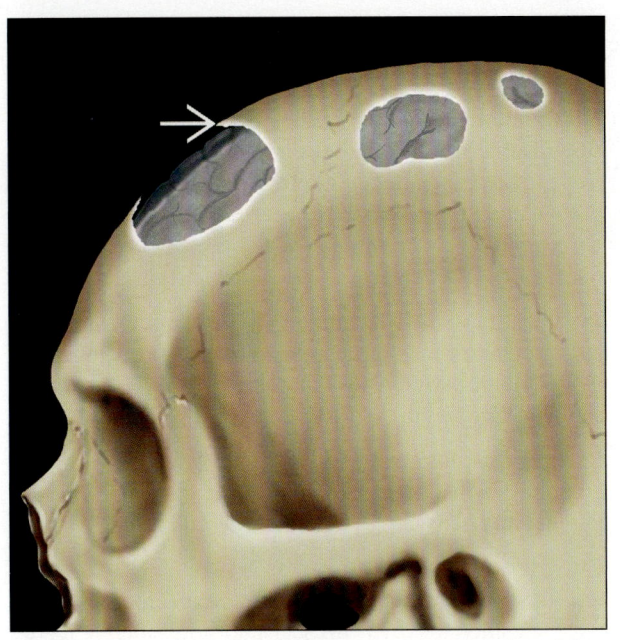

**24-30** Ilustração demonstrando as lesões líticas cranianas bem definidas características da HCL. As lesões não possuem esclerose marginal e apresentam limites "chanfrados" ➡.

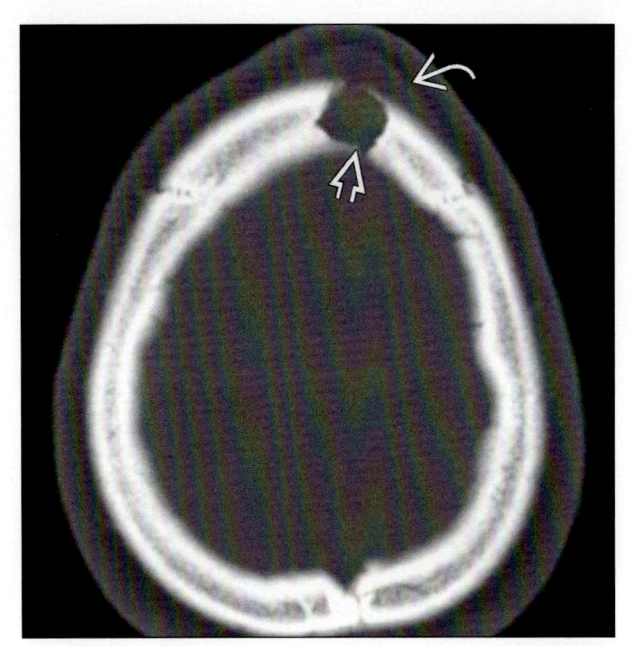

**24-31** Imagem de TC em janela óssea mostra o aspecto clássico da HCL como uma lesão lítica bem definida na calota craniana ➡. Observe a massa de partes moles associadas ➡.

---

**LINFOMA INTRACRANIANO SECUNDÁRIO (METASTÁTICO)**

80% a partir de linfomas sistêmicos de células B de alto grau
Lesões cranianas e durais > > lesões parenquimatosas cerebrais
- Doença multicompartimental comum
- Lesões na calota craniana, espaço epidural e couro cabeludo
- Base do crânio + nariz, seio cavernoso/hipófise

Disseminação leptomeníngea e LSC incomum
*Drop metastases* na coluna (3 a 5%)

---

## Tumores histiocíticos

Os tumores histiocíticos são um grupo heterogêneo de tumores e massas pseudotumorais compostos por histiócitos e em geral associados a lesões extracranianas de idêntica histologia.

As proliferações histiocíticas são identificadas pelas células que as compõem e classificadas em três grupos. O primeiro consiste em distúrbios relacionados às células dendríticas, dos quais a histiocitose de células de Langerhans é o tipo mais comum. O segundo é um grupo diverso de distúrbios de células histiocíticas não Langerhans relacionadas a macrófagos. O terceiro grupo compreende distúrbios histiocíticos malignos, como a leucemia monocítica e o sarcoma histiocítico. Esses são mais encontrados na pele, nos linfonodos e no trato gastrintestinal. Eles raramente ocorrem como tumores primários do SNC, e não serão discutidos de forma mais profunda.

Começaremos essa seção discutindo a histiocitose de células de Langerhans. Seguiremos com quatro histiocitoses de células não Langerhans que afetam o SNC, denominadas doença de Rosai-Dorfman, doença de Erdheim-Chester, linfo-histiocitose hemofagocítica e xantogranuloma juvenil. Fecharemos a discussão com uma breve consideração a respeito das histiocitoses malignas.

### Histiocitose de células de Langerhans

#### Terminologia

A histiocitose de células de Langerhans (HCL) foi previamente referida como histiocitose X e inclui o granuloma eosinofílico, doença de Hashimoto-Pritzker, a doença de Hand-Schüller-Christian e a doença de Abt-Letterer-Siwe.

#### Etiologia

A etiologia das lesões histiocíticas permanece desconhecida, embora uma resposta imune anormal entre as células T e os macrófagos tenha sido postulada.

As células da HCL representam células dendríticas de Langerhans imaturas e parcialmente ativadas. As células microgliais são os histiócitos intrínsecos do cérebro e podem participar no surgimento de lesão neuronal secundária, como a neurodegeneração associada à HCL do cerebelo e dos núcleos da base.

#### Patologia

**LOCALIZAÇÃO.** As lesões ósseas são as manifestações mais frequentes da HCL, ocorrendo em 85 a 90% dos casos

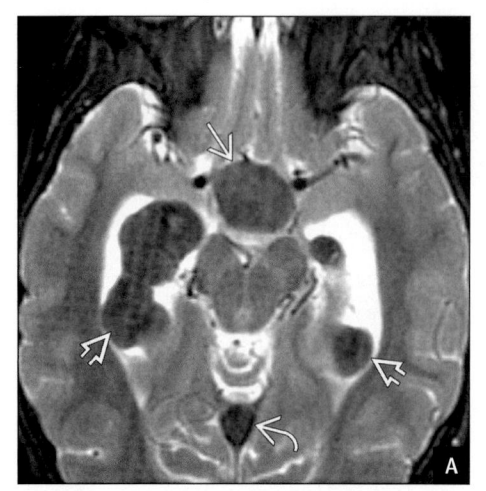

**24-32A** Imagem com ponderação T2 em paciente com HCL mostra massas hipointensas na região suprasselar ➡, no plexo coroide ➡ e na dura ➡.

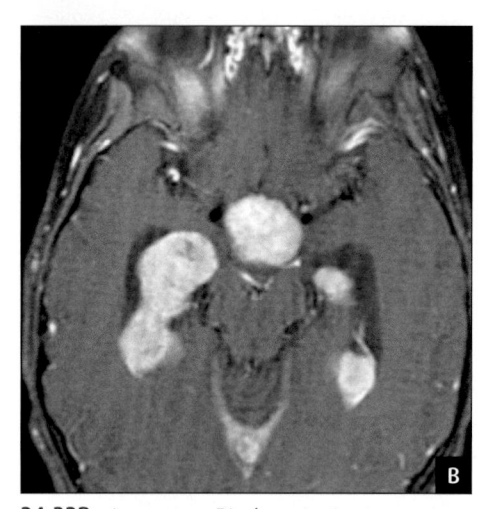

**24-32B** Imagem em T1 pós-contraste no mesmo paciente mostra que as lesões impregnam intensamente e de maneira levemente heterogênea.

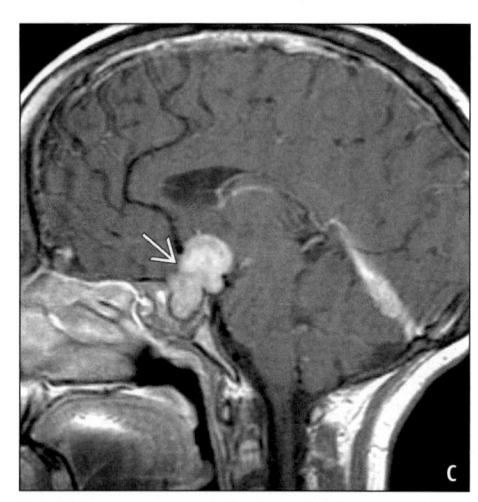

**24-32C** Imagem sagital em T1 pós-contraste mostra a massa suprasselar envolvendo o hipotálamo, a haste infundibular e infiltrando a hipófise ➡.

(Fig. 24-30). Metade desses casos possui envolvimento monostótico.

Os ossos da face e da base do crânio são os locais mais afetados (55%), seguidos pela região hipotálamo-hipofisária (50%), meninges cranianas (30%) e plexo coroide (5%). Cerca de um terço dos pacientes exibe lesões parenquimatosas. Alterações neurodegenerativas associadas no cerebelo e no tronco encefálico são observadas em 5 a 10% dos casos.

TAMANHO E NÚMERO. O tamanho varia de pequenas lesões na calota craniana a extensas massas infiltrativas que envolvem a maior parte da base do crânio. As lesões múltiplas são encontradas em 50% dos casos.

PATOLOGIA MACROSCÓPICA. As lesões são branco-amareladas e variam de discretos nódulos de base dural a infiltrados parenquimatosos granulares e mal definidos.

CARACTERÍSTICAS MICROSCÓPICAS. As lesões da HCL contêm uma mistura de células de Langerhans, macrófagos, linfócitos, plasmócitos e, às vezes, eosinófilos. Sulcos e fendas nucleares auxiliam na diferenciação entre as células de Langerhans e os histiócitos genéricos. As células de Langerhans expressam S100 e vimentina, bem como vários marcadores histiocitários.

ESTADIAMENTO, GRADUAÇÃO E CLASSIFICAÇÃO. A HCL é atualmente classificada com base na extensão da doença em unifocal, multifocal (geralmente poliostótica) e disseminada.

## Aspectos clínicos

EPIDEMIOLOGIA. A HCL é rara. A prevalência em crianças é estimada em 0,5 por 100.000 por ano.

DEMOGRAFIA. A maioria dos casos com lesões isoladas se apresenta em crianças com menos de 2 anos, com uma predominância masculina de 2:1. O início da doença multifocal costuma ser entre 2 e 5 anos.

APRESENTAÇÃO. O sinal neurológico mais comum da HCL é diabetes insípido, o qual está presente em 12% dos pacientes com HCL multifocal. Outros achados relacionados ao SNC incluem sintomas de elevação da pressão intracraniana, paralisia de nervos cranianos, crises convulsivas, alterações visuais e ataxia.

HISTÓRIA NATURAL. A história natural e o prognóstico variam de acordo com a idade de início e se a doença é isolada, multifocal ou disseminada. Em geral, há uma relação inversa entre a gravidade dos envolvimentos e a idade de aparecimento. A sobrevida geral é boa, embora a mortalidade em crianças mais novas com doença multissistêmica seja próxima a 15 a 20%. As lesões ósseas solitárias possuem o melhor prognóstico, uma vez que a remissão espontânea é relativamente comum.

OPÇÕES DE TRATAMENTO. As opções de tratamento dependem dos sintomas, localização e extensão da doença, variando de ressecção cirúrgica simples a radioterapia e quimioterapia.

## Imagem

**ACHADOS DE TC.** Um ou mais defeitos ósseos de margens definidas na face ou na base do crânio são as manifestações mais comuns na TC sem contraste **(Fig. 24-31)**. Um aspecto "chanfrado" com a tábua interna mais afetada do que a tábua externa é típico. A destruição geográfica da base do crânio, com frequência centrada no osso temporal, pode ser extensa **(Fig. 24-33)**. As lesões associadas de partes moles podem ser pequenas e relativamente discretas, ou ser massas volumosas e extensivamente infiltrativas.

**ACHADOS DE RM.** Massas de partes moles adjacentes à abóbada ou à base do crânio podem demonstrar leve encurtamento T1 secundário à presença de histiócitos contendo lipídeos.

Anormalidades do hipotálamo e da haste hipofisária são comuns. O "ponto brilhante" posterior da hipófise costuma estar ausente, e a haste infundibular pode se encontrar espessada e com perda do seu afunilamento. As lesões são discretamente hiperintensas em T2. A degeneração cerebelar secundária ocorre em 25% dos casos e é observada como hiperintensidades confluentes em T2/FLAIR.

As lesões da HCL realçam intensa e uniformemente nas imagens em T1 pós-contraste. Procure um infundíbulo espessado e com impregnação, massas com base dural e acometimento do plexo coroide **(Fig. 24-32)**.

## Diagnóstico diferencial

O diagnóstico diferencial varia com a localização da lesão. Lesões líticas na calota craniana que podem simular HCL incluem **orifícios de trepanação** e outros **defeitos cirúrgicos**, cistos **dermoides** e **epidermoides, cistos leptomeníngeos** e **infecção.** Com exceção do neuroblastoma, **metástases** ósseas são raras em crianças.

Uma haste infundibular espessada pode ser observada com **germinoma**, a consideração diferencial mais importante. As lesões menos comuns com uma haste espessada e com perda do afunilamento incluem **neurossarcoidose** (incomum em crianças), **astrocitoma** e **hipofisite.**

A destruição da base do crânio centrada no osso temporal ocorre na **otomastoidite** grave e no **rabdomiossarcoma.**

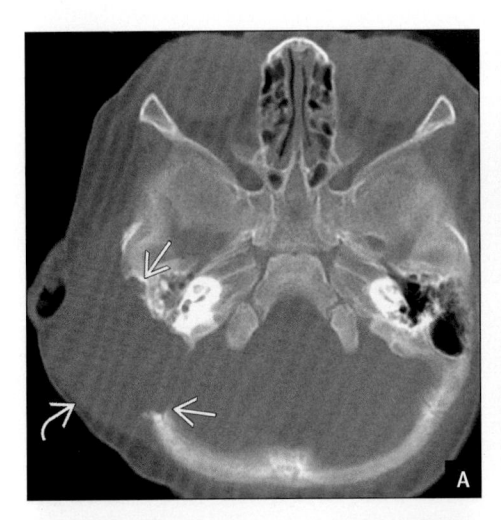

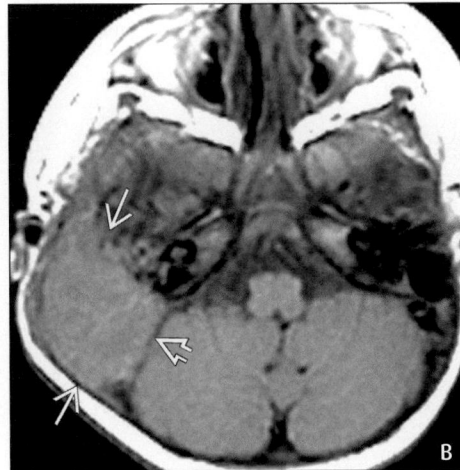

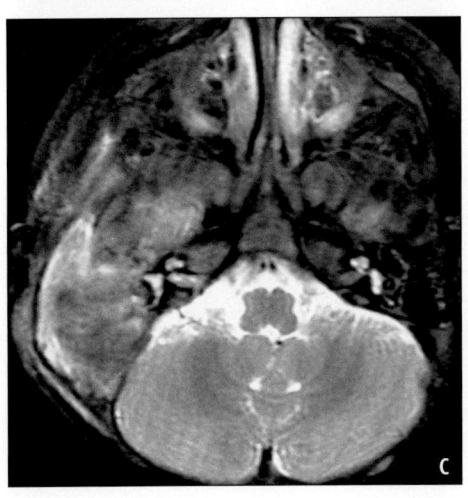

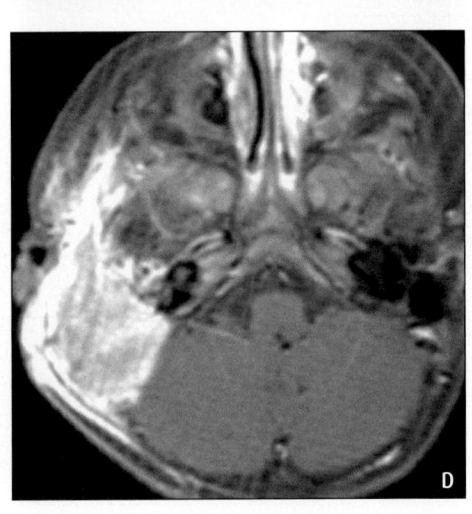

**24-33A** TC em janela óssea de uma criança com HCL mostra destruição lítica com centro no osso temporal direito. Observe a grande massa de partes moles associadas.
**24-33B** Imagem em ponderação T1 do mesmo paciente mostra que a massa destrutiva é isointensa ao cérebro. Observe a fina linha preta da dura deslocada.
**24-33C** Imagem em T2 mostra que a massa é heterogeneamente iso e hiperintensa em relação à substância branca.
**24-33D** A lesão impregna intensamente e de modo heterogêneo.

## Histiocitoses de células não Langerhans

Os tumores e as lesões pseudotumorais nesse grupo não apresentam as células dendríticas de Langerhans. A maioria dos distúrbios não HCL surge de macrófagos mononucleares derivados da medula óssea em vários estágios de desenvolvimento e maturação.

### Doença de Rosai-Dorfman

TERMINOLOGIA E ETIOLOGIA. A doença de Rosai-Dorfman (DRD), também chamada de histiocitose sinusal com linfadenopatia maciça, é uma rara entidade pseudolinfomatosa benigna de etiologia desconhecida. Histiócitos proliferativos benignos causam um marcante alargamento dos seios linfáticos.

ASPECTOS CLÍNICOS. Quase 80% dos pacientes com DRD possuem menos de 20 anos no momento do diagnóstico inicial. O prognóstico geralmente é favorável após a ressecção cirúrgica e/ou terapia com corticosteroides.

IMAGEM. A DRD possui um aspecto de imagem inconstante, porém com frequência se apresenta como linfadenopatia cervical bilateral. Envolvimento extranodal é observado em 50% dos casos. A pele, o nariz, os seios paranasais e as órbitas (especialmente as pálpebras e as glândulas lacrimais) são mais afetados.

A DRD intracraniana ocorre em 5% dos casos. Massas durais solitárias ou múltiplas que são moderadamente hiperdensas na TC sem contraste e impregnam intensamente na TC com contraste são achados típicos. Lesões selares/suprasselares e na coluna são menos comuns. Elas podem ser isoladas ou ocorrer em conjunto com lesões durais ou orbitais mais típicas.

A DRD é isointensa à substância branca na ponderação T1 e iso a levemente hipointensa em T2 **(Fig. 24-34)**. As lesões demonstram alta anisotropia fracionada, baixo valor no mapa do coeficiente de difusão aparente (ADC) e leve artefato de susceptibilidade magnética em SWI. Realce homogêneo e intenso ocorre após a administração de meio de contraste. A perfusão por RM encontra-se reduzida.

O PET-FDG (fluordesoxiglicose) mostra captação variável. A doença linfonodal e lacrimal apresenta ávida captação, porém os outros locais são frequentemente "frios" no PET-FDG.

DIAGNÓSTICO DIFERENCIAL. A DRD *extra*craniana assemelha-se muito ao **linfoma não Hodgkin.** A linfadenopatia reativa

**24-34A** Imagem em T1 mostra obliteração de sulcos e da interface SB-SC em ambos os lobos frontais ➡ e ao longo das fissuras inter-hemisféricas ➡.
**24-34B** Imagem em T2 mostra massas parafalcinas lobuladas ➡ iso a discretamente hiperintensas em relação ao córtex.

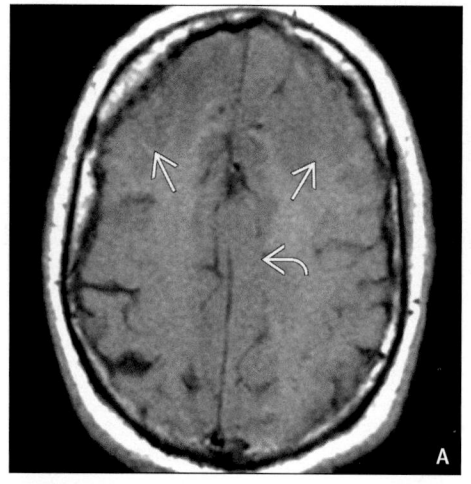

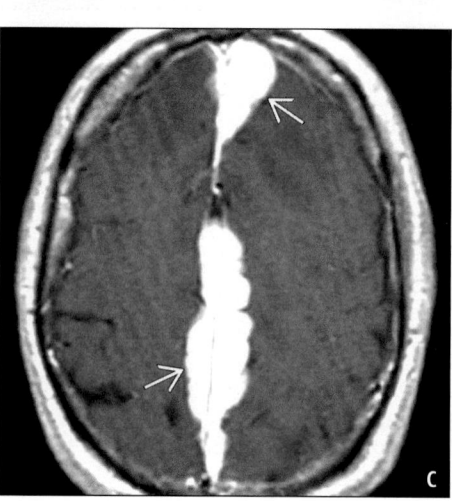

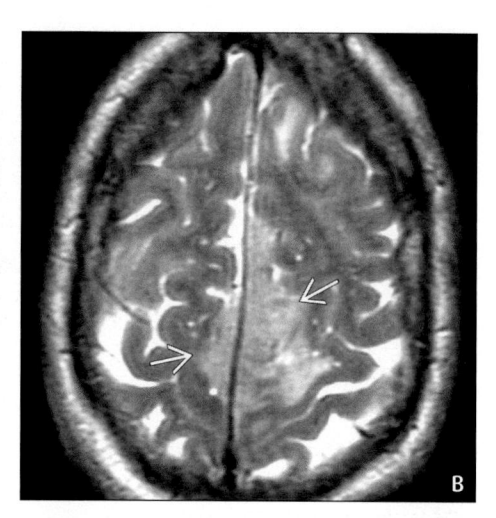

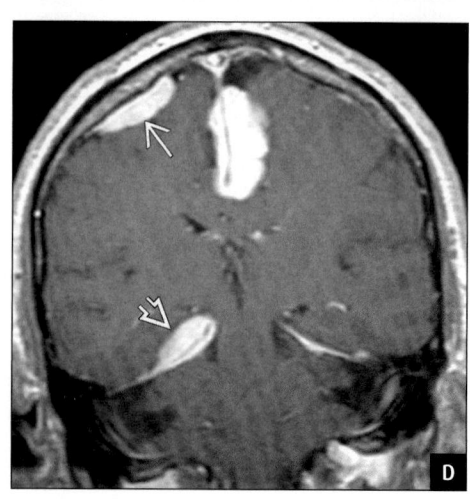

**24-34C** Imagem axial em T1 pós-contraste mostra massas lobuladas frontais e parafalcinas com realce intenso ➡.
**24-34D** Imagem coronal em T1 pós-contraste mostra lesões adicionais sobre a convexidade ➡ e ao longo dos folhetos do tentório cerebelar ➡. O paciente teve doença de Rosai-Dorfman diagnosticada por biópsia de linfonodos cervicais.

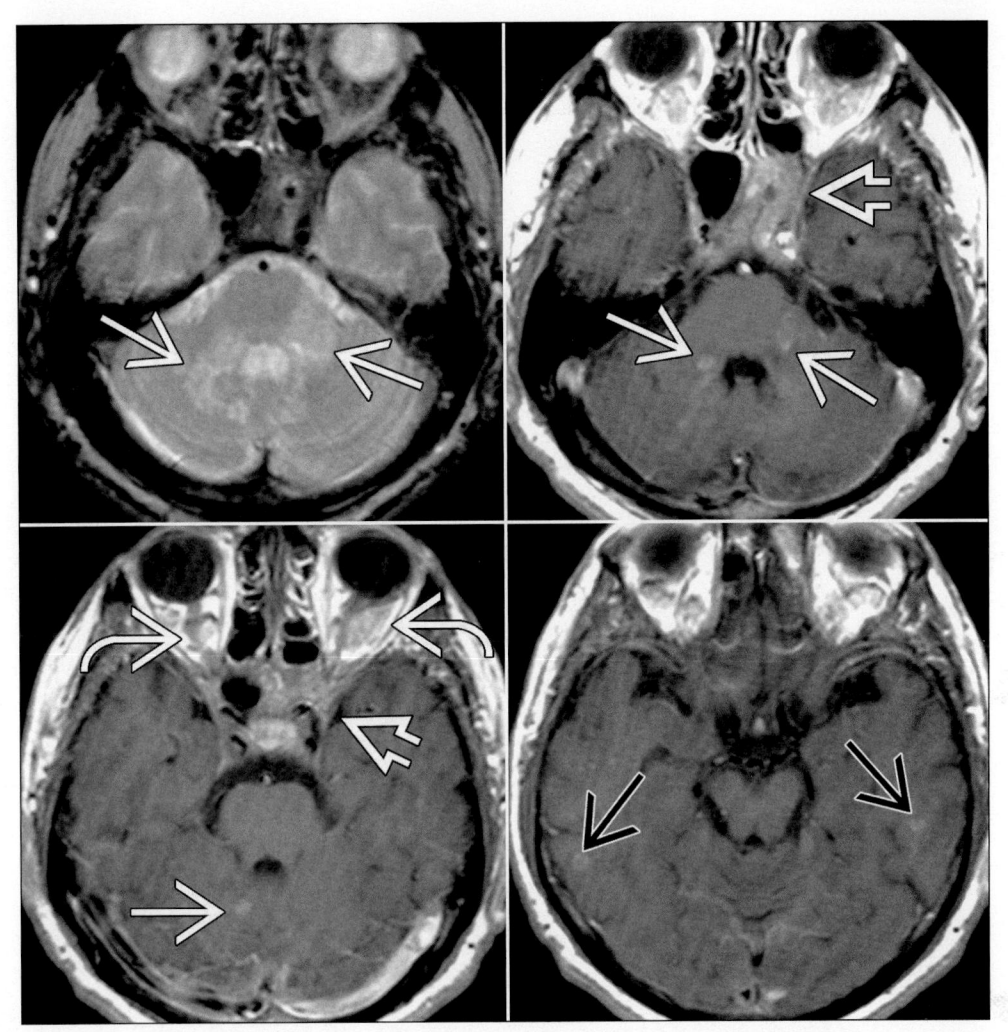

**24-35** (Superior à esquerda) Imagem com ponderação T2 mostra hiperintensidades irregulares nos núcleos denteados e pedúnculos cerebelares de ambos os hemisférios ➡. (Superior à direita) Realce irregular ➡ é observado em T1 pós-contraste. (Inferior). Lesões adicionais estão presentes nos seios cavernosos ➡, cerebelo superior ➡, lobos temporais ➡ e órbitas ➡. Doença de Erdheim-Chester comprovada por biópsia. (Cortesia de M. Warmuth-Metz, MD.)

e a adenopatia por TB são comuns em crianças e podem simular DRD. Biópsia com histopatologia é necessária para o diagnóstico definitivo.

O principal diagnóstico diferencial da DRD intracraniana é o **meningioma**. A perfusão por RM é útil na diferenciação com a DRD, a qual costuma ser hipometabólica. A **neurossarcoidose** com envolvimento dural e selar/suprasselar pode mimetizar DRD.

## Doença de Erdheim-Chester

**TERMINOLOGIA E ETIOLOGIA.** A doença de Erdheim-Chester (DEC) é uma rara histiocitose não HCL caracterizada por infiltrados xantomatosos de histiócitos espumosos. Sua etiologia é desconhecida.

**ASPECTOS CLÍNICOS.** A DEC em geral ocorre em adultos com mais de 55 anos. O prognóstico na DEC costuma ser ruim, embora o tratamento com interferon-α tenha aumentado a sobrevida de alguns pacientes.

**PATOLOGIA.** A DEC é caracterizada por infiltrados de macrófagos espumosos, células gigantes e histiócitos.

Embora possa afetar múltiplos órgãos, a DEC é mais uma doença de ossos longos. Manifestações extraesqueléticas ocorrem em 50% dos casos. Lesões intracranianas estão presentes em 10% dos pacientes. Cérebro, meninges, órbitas e região selar/suprasselar são locais de acometimento pela DEC. Quase todos os pacientes com DEC intracraniana possuem espessamento facial e/ou da calota craniana.

**IMAGEM.** O eixo hipotálamo-hipofisário está envolvido em 50 a 55% dos casos de DEC intracraniana. A ponte e o cerebelo – em especial os núcleos denteados – são a segunda localização intra-axial mais comum. Massas durais solitárias ou múltiplas com ou sem espessamento meníngeo difuso irregular ocorrem em quase 25% dos casos. A esclerose dos ossos da face, da calota craniana e da coluna vertebral pode ser uma característica específica que sugere o diagnóstico.

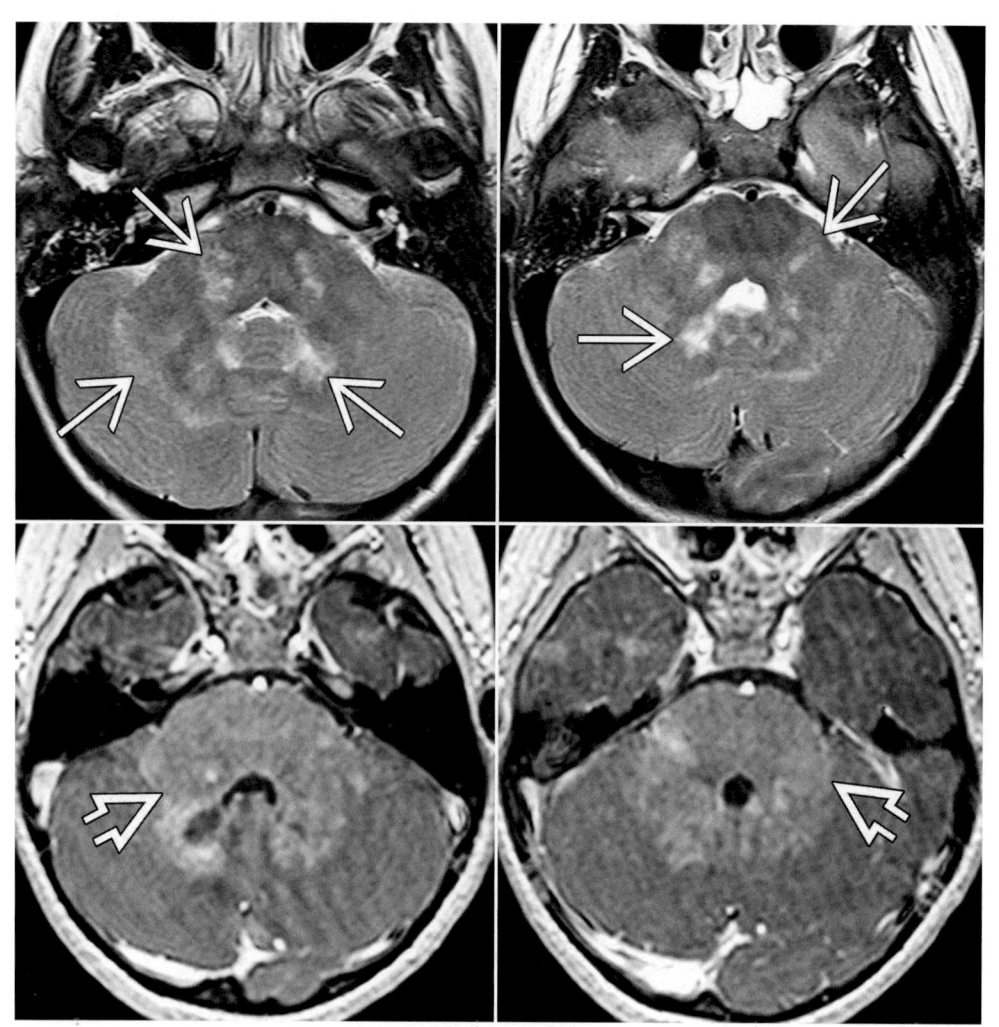

**24-36** (Superior) Imagens ponderadas em T2 em uma criança de 2 anos com febre alta e crises convulsivas mostra múltiplas hiperintensidades irregulares ➡ expandindo a ponte e ambos os pedúnculos cerebelares médios, estendendo-se para os núcleos denteados e hemisférios cerebelares. (Inferior) Imagens em T1 pós-contraste SPGR para localização estereotáxica previamente à biópsia mostra realce difuso confluente e irregular ➡. O diagnóstico histopatológico foi de linfo-histiocitose hemofagocítica.

Exames de imagem em pacientes com acometimento do eixo hipotálamo-hipofisário apresentam ausência do "ponto brilhante" posterior na hipófise em T1. Uma massa focal suprasselar ou espessamento nodular da haste hipofisária é comum.

Massas durais semelhantes meningiomas são isointensas na ponderação T1 e iso a hipointensas em T2. Realce intenso e homogêneo é típico.

Entre 15 a 20% dos casos de DEC apresentam lesões parenquimatosas. Áreas multifocais de hiperintensidade em T2/FLAIR que demonstram leve realce nodular em T1 pós-contraste são achados típicos **(Fig. 24-35)**. Realce ependimário com extensão linear profunda para o interior dos núcleos lentiformes foi descrito como achado sugestivo de DEC.

Um achado único na DEC é doença perivascular. Fibrose periaórtica e infiltrado perivascular ao longo das artérias carótidas estendendo-se para os seios cavernosos podem ocorrer. Essas lesões são muito hipointensas em T2 e impregnam intensamente.

**DIAGNÓSTICO DIFERENCIAL.** O diagnóstico diferencial da DEC inclui **meningioma** e **HCL**. A HCL é em geral uma doença de crianças, enquanto a DEC afeta mais adultos de meia-idade e mais velhos. Esclerose dos ossos da face e/ou calota craniana pode ser uma característica ímpar da DEC, embora a análise histológica desempenhe o papel definitivo na diferenciação da DEC das outras histiocitoses. A **granulomatose de Wegener** (GW) pode simular DEC pelas lesões de seios paranasais, órbitas e meninges, porém a GW geralmente causa osteólise, e não esclerose.

## Linfo-histiocitose hemofagocítica

**TERMINOLOGIA E ETIOLOGIA.** A linfo-histiocitose hemofagocítica (LHH) é uma rara doença sistêmica caracterizada pela agressiva proliferação de macrófagos ativados e histióci-

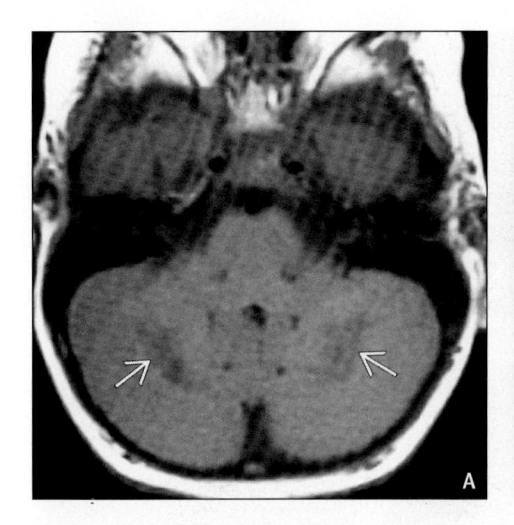

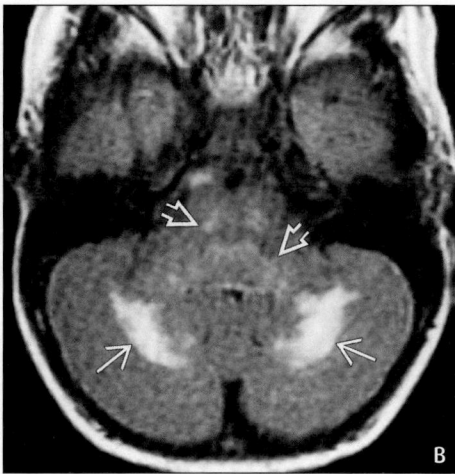

**24-37A** Série de imagens que demonstram achados típicos em um paciente com xantogranuloma juvenil. Imagem axial em T1 mostra hipointensidades bilaterais e simétricas ➡ na substância branca dos hemisférios cerebelares.
**24-37B** As lesões ➡ são hiperintensas em FLAIR. Lesões adicionais são observadas na porção inferior da ponte e no bulbo ➡.

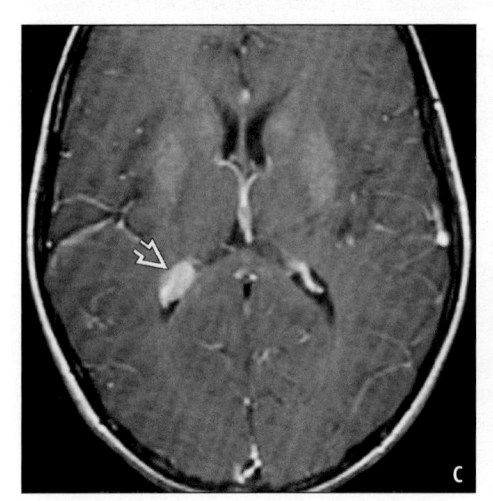

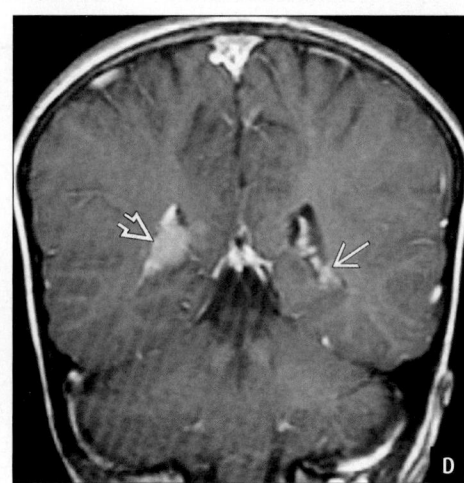

**24-37C** Imagem em T1 pós-contraste mostra plexo coroide com realce e volume aumentado ➡.
**24-37D** Imagem coronal em T1 pós-contraste mostra a grande lesão no plexo coroide direito ➡ e uma menor no plexo coroide esquerdo ➡.

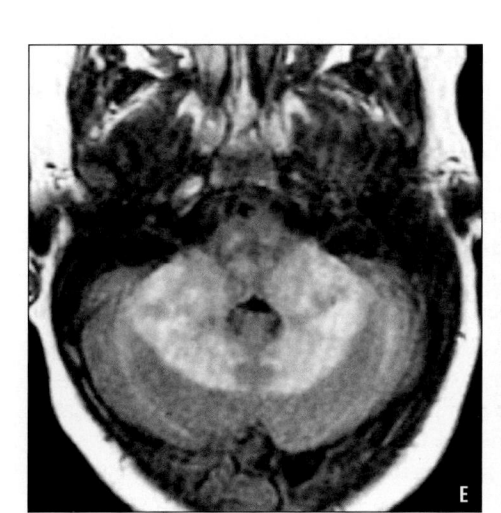

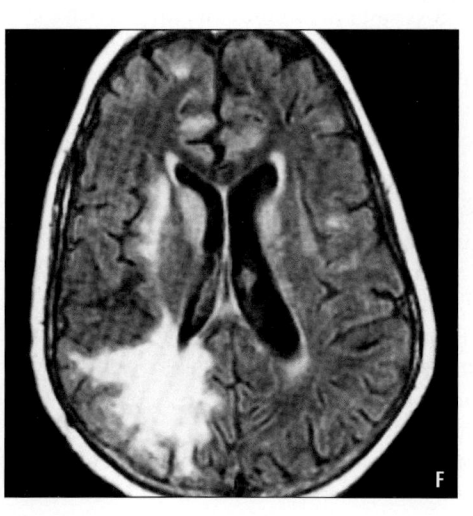

**24-37E** A condição do paciente piorou. Exame de controle com ponderação em FLAIR vários meses depois mostra que as lesões no cerebelo e no tronco encefálico agora são confluentes.
**24-37F** Corte em plano mais superior mostra o desenvolvimento de extensas lesões na SB supratentorial. Xantogranuloma juvenil comprovado por biópsia.

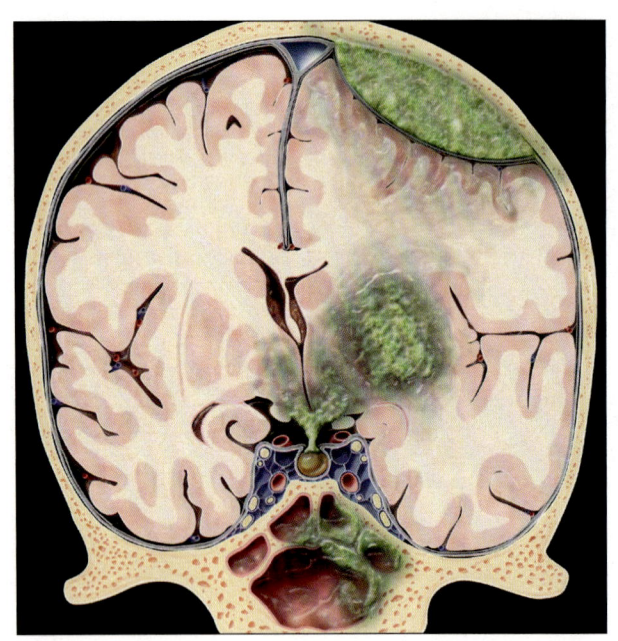

**24-38** Ilustração coronal mostra a típica descoloração esverdeada do sarcoma granulocítico. Doença extradural e nos seios paranasais é mais comum. Lesões parenquimatosas nos núcleos da base, hipotálamo e haste hipofisária também são ilustradas.

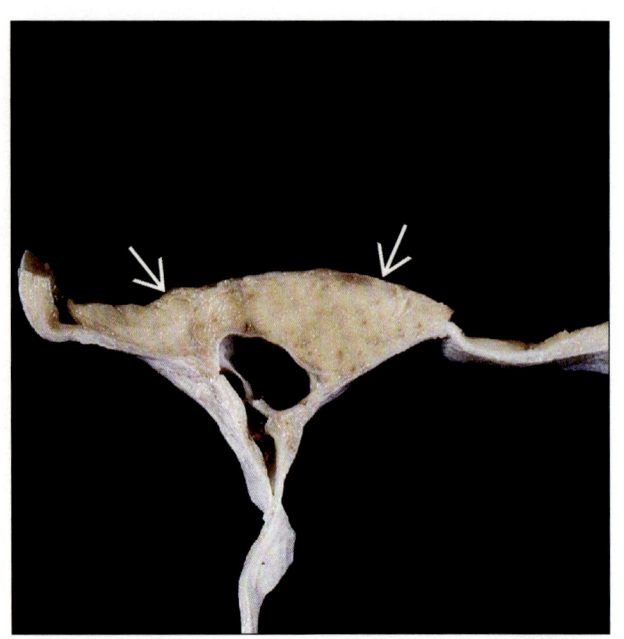

**24-39** Espécime de necropsia mostra espessamento dural, infiltração e massas focais ➡ em um paciente que faleceu por LMA. (Cortesia de R. Hewlett, MD.)

tos que apresentam hemofagocitose. Ela é constituída por duas formas distintas: (1) LHH primária ou familial, que em geral ocorre na infância como um distúrbio autossômico recessivo, e a (2) LHH secundária, a qual é um processo reativo associado à infecção causada por vírus como EBV, H1N1 e o Bunyavirus.

ASPECTOS CLÍNICOS. A LHH é primariamente uma doença de lactentes e crianças jovens. Febre, hepatoesplenomegalia e citopenias caracterizam a doença. A apresentação clínica típica inclui irritabilidade, abaulamento fontanelar, crises convulsivas, paralisias de nervos cranianos, ataxia e hemiplegia.

A LHH primária é letal sem transplante alogênico de células-tronco. A LHH secundária é autolimitada.

IMAGEM. O acometimento do SNC está presente em pelo menos 75% dos pacientes com LHH no momento do diagnóstico inicial. Os exames de imagem mostram extensos infiltrados confluentes hiperintensos em T2/FLAIR no cerebelo e na substância branca cerebral **(Fig. 24-36)**.

As lesões perivasculares simétricas sem envolvimento dos tálamos e do tronco encefálico são comuns na LHH primária.

O realce linear e nodular das lesões parenquimatosas e superfícies piais do cérebro é típico.

DIAGNÓSTICO DIFERENCIAL. Os principais diagnósticos diferenciais da LHH são a **histiocitose de células de Langerhans** e o **xantogranuloma juvenil**, uma histiocitose não HCL incomum. A biópsia é necessária para estabelecer o diagnóstico definitivo e orientar o tratamento apropriado.

A **encefalomielite disseminada aguda** (ADEM) pode simular LHH secundária clinicamente, porém com frequência envolve os tálamos e o tronco encefálico, e não demonstra as lesões perivasculares simétricas.

### Xantogranuloma juvenil

O xantogranuloma juvenil (XGJ) é uma doença histiocitária incomum que geralmente afeta crianças pequenas e está limitada à pele. O XGJ pode surgir no cérebro ou nas meninges, com ou sem manifestações cutâneas associadas. As lesões cerebrais foram associadas com formas multifocais ou sistêmicas da doença, com um curso clínico ocasionalmente fulminante ou progressivo.

Os achados de imagem no XGJ são variáveis. As lesões disseminadas na substância branca lembram as encontradas na LHH **(Fig. 24-37)**. As lesões também podem afetar a região selar, o plexo coroide, as órbitas e os seios paranasais. Uma rara forma disseminada de xantoma, chamada xantoma *disseminatum*, afeta mais adultos jovens. O eixo hipotálamo-hipofisário e a dura são os locais mais afetados por essa variante.

### *Histiocitoses malignas*

A histiocitose maligna é uma rara neoplasia do sistema reticuloendotelial caracterizada pela proliferação neoplásica de histiócitos teciduais. O histiocitoma fibroso maligno é atualmente considerado um sarcoma pleomórfico indiferenciado de alto grau, e não é mais visto como uma lesão histiocítica verdadeira. Somente casos isolados foram descritos com acometimento cerebral. Sarcomas e tumores mesenquimais malignos são discutidos no Capítulo 22.

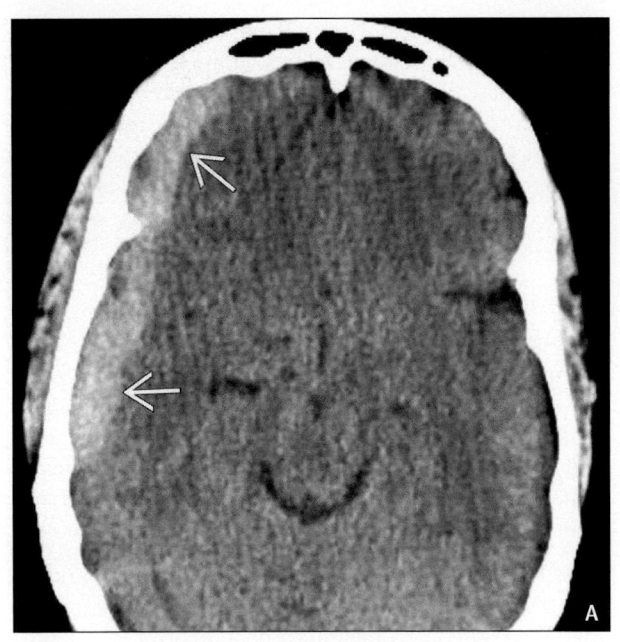

Linfomas, tumores hematopoiéticos e histiocíticos **675**

**24-40A** TC sem contraste em um paciente com sarcoma granulocítico mostra uma massa extra-axial hiperdensa ➡ que se assemelha a um hematoma subdural.

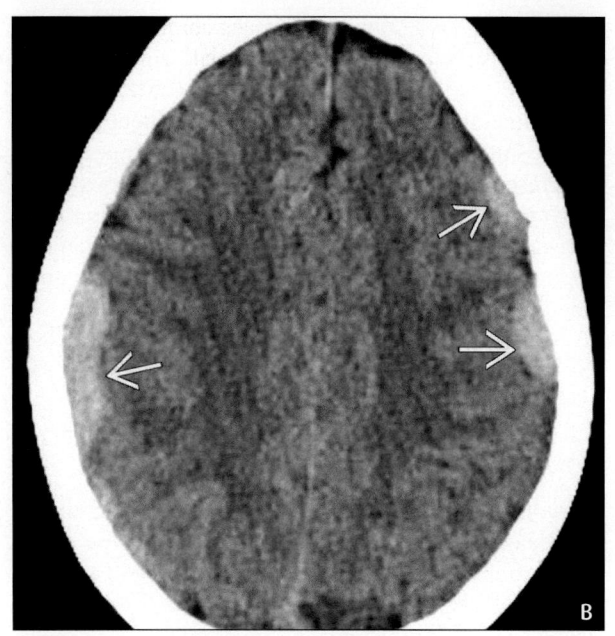

**24-40B** Corte em plano mais superior no mesmo paciente mostra múltiplas massas hiperdensas adicionais ➡.

## Tumores hematopoiéticos e lesões pseudotumorais

### Leucemia

A leucemia é a forma mais comum de câncer infantil, representando cerca de um terço dos casos. A leucemia linfoblástica aguda (LLA) é responsável por 80% dos casos e a leucemia mieloide aguda (LMA) pela maior parte dos 15 a 20% restantes. A leucemia miélocítica crônica (LMC) e a leucemia linfocítica são muito mais comuns em adultos. Independentemente do tipo específico, as características clínicas gerais das leucemias são semelhantes.

Sendo mais incomum no passado, a prevalência de envolvimento do SNC tem aumentado com os avanços no tratamento que resultam em uma sobrevida geral prolongada. Os sintomas neurológicos em pacientes com leucemia podem decorrer do envolvimento do SNC (direto, ou efeitos primários), ou ocorrer como complicação do tratamento (efeitos secundários).

As complicações relacionadas ao tratamento incluem lesões de substância branca, microangiopatia mineralizante, síndrome da encefalopatia posterior reversível (PRES), tumores secundários, infecções e redução volumétrica cerebral. Essas condições são abordadas no Capítulo 30, "Encefalopatia tóxica". Aqui discutiremos os efeitos diretos da leucemia no SNC.

### Terminologia

Massas leucêmicas contendo mieloblastos primitivos ou mielócitos foram no início denominadas **cloromas** (pela descoloração esverdeada causada pelos altos níveis de mieloperoxidase nessas células imaturas). Como 30% das células possuem outras cores (branca, cinza ou marrom), esses tumores foram renomeados **sarcomas granulocíticos (mieloides).**

### Etiologia

O sarcoma granulocítico é com frequência diagnosticado junto com ou logo após o início da leucemia aguda. Em pacientes sem leucemia evidente, o sarcoma granulocítico geralmente prenuncia o desenvolvimento de LMA em alguns meses. Outras condições que predispõem ao desenvolvimento do sarcoma granulocítico são as síndromes mielodisplásicas e os distúrbios mieloproliferativos não neoplásicos, como a policitemia vera, hipereosinofilia e a metaplasia amiloide.

Sarcomas granulocíticos intracranianos provavelmente se desenvolvem quando células neoplásicas na calota craniana migram pelos canais harvesianos através do periósteo e para o interior da dura para formar massas leucêmicas focais. Se a barreira pial-glial é violada, o tumor pode se espalhar diretamente ou via os espaços perivasculares para o interior do cérebro subjacente.

A leucemia extramedular (LE) é comum em crianças com leucemia. O acometimento do SNC é raro e ocorre tanto como células leucêmicas no interior do LCS quanto como agregados focais de células mieloides imaturas que infiltram o osso e os tecidos moles.

### Patologia

**LOCALIZAÇÃO.** A LE pode afetar qualquer parte do corpo, incluindo a pele, os linfonodos, o estômago e o cólon. Múltiplas lesões são comuns. As lesões nas vértebras, nas órbitas e na calota craniana são mais comuns do que depósitos intracranianos, os quais são relativamente raros.

Entre 5 e 7% dos pacientes com LMA possuem envolvimento assintomático do SNC evidenciado por análise citológica positiva do LCS. A leucemia evidente apresenta-se em três formas: (1) doença meníngea ("meningite carcinomatosa"); (2) agregados tumorais intravasculares com doença cerebral difusa ("encefalite carcinomatosa"); e (3) massas tumorais focais (sarcomas granulocíticos).

A maioria das lesões intracranianas está localizada nas adjacências de depósitos malignos nas órbitas, nos seios paranasais, na base do crânio ou na calota craniana. Sarcomas granulocíticos intra-axiais ocorrem, porém são menos comuns **(Fig. 24-38)**.

TAMANHO E NÚMERO. Envolvimento multifocal é típico. As lesões extra-axiais costumam ser grandes e vistas como extensos infiltrados ósseos e massas de base dural **(Fig. 24-39)**. As lesões parenquimatosas são menores, variando de poucos milímetros a 1 ou 2 centímetros.

CARACTERÍSTICAS MICROSCÓPICAS. Os sarcomas granulocíticos são tumores altamente celulares, constituídos de mieloblastos leucêmicos e precursores mieloides embebidos em uma rica rede de fibras de reticulina. Monótonas células tumorais com grandes núcleos, nucléolos proeminentes e escasso citoplasma eosinofílico são típicos. Os núcleos são pleomórficos. Mitoses múltiplas são típicas, com o índice MIB-1 excedendo 50%.

## Aspectos clínicos

EPIDEMIOLOGIA E DEMOGRAFIA. Os sarcomas granulocíticos ocorrem em 3 a 10% dos pacientes com LMA e 1 a 2% dos pacientes com LMC. As lesões intracranianas e na coluna na ausência de doença sistêmica são muito raras. Embora o sarcoma granulocítico possa afetar pacientes de qualquer idade, 60% possuem menos de 15 anos no momento do diagnóstico inicial.

APRESENTAÇÃO. O contexto clínico típico é o de uma criança com LMA que desenvolve cefaleia ou déficits neurológicos focais. A doença meníngea pode ocorrer em adultos

**24-41A** TC sem contraste em uma criança com leucemia mieloide aguda e aumento de volume no couro cabeludo mostra uma massa frontal na linha média ➡ com edema peritumoral e destruição óssea ➡.
**24-41B** Imagem ponderada em T2 no mesmo paciente mostra a massa no couro cabeludo ➡, lesão óssea permeativa destrutiva ➡ e a massa parenquimatosa ➡ que é isodensa ao córtex.

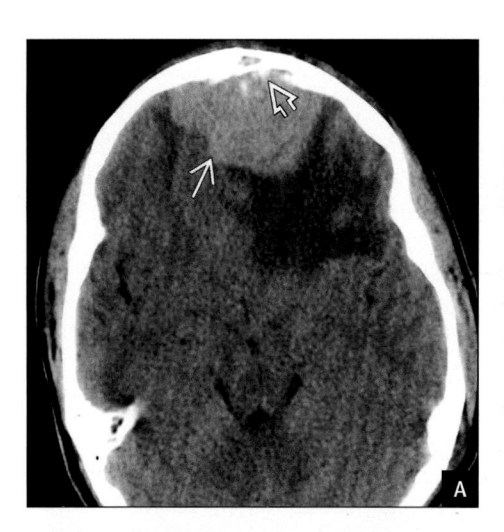

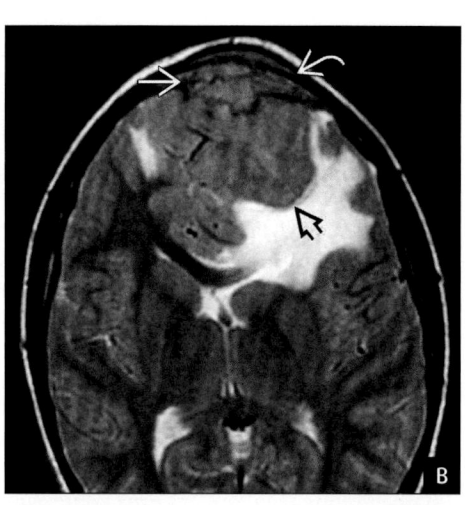

**24-41C** A lesão é altamente celular, demonstrando moderada restrição à difusão ➡.
**24-41D** A lesão realça intensamente e de maneira mais uniforme na sequência T1 pós-contraste. Sarcoma granulocítico.

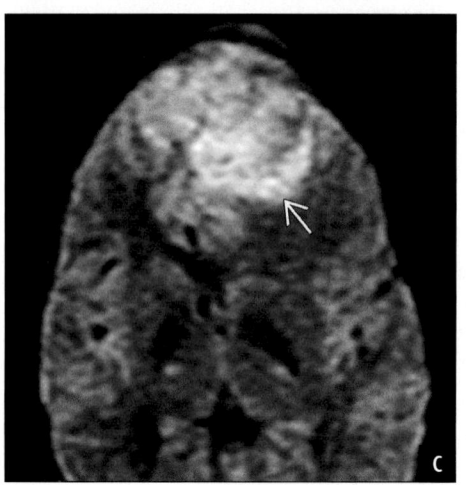

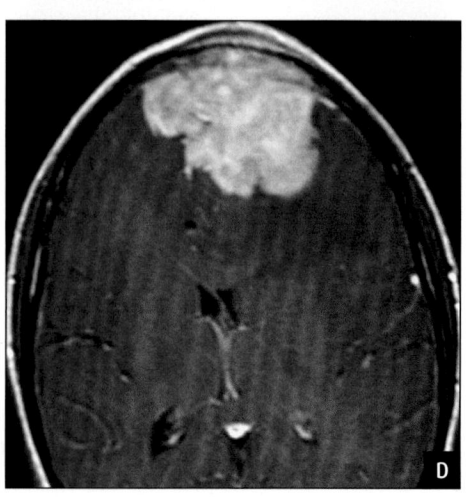

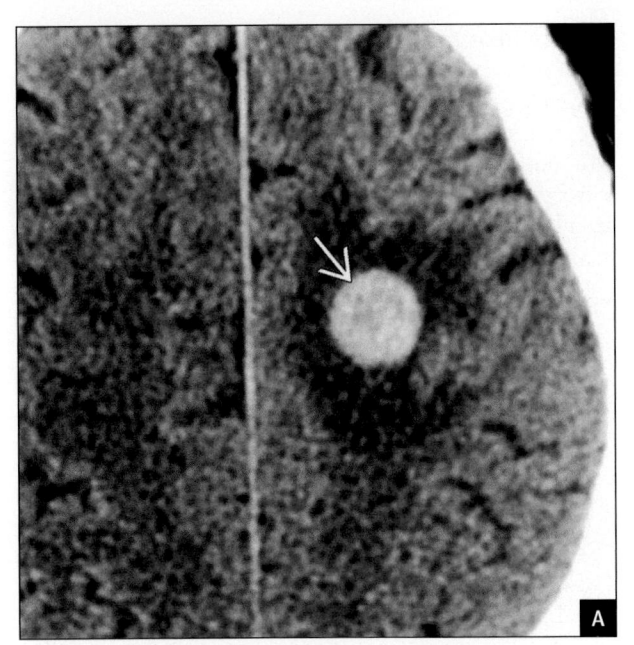

**24-42A** Imagem de TC sem contraste em uma criança com LMA mostra uma massa arredondada e muito hiperdensa ⇒ na coroa radiada esquerda.

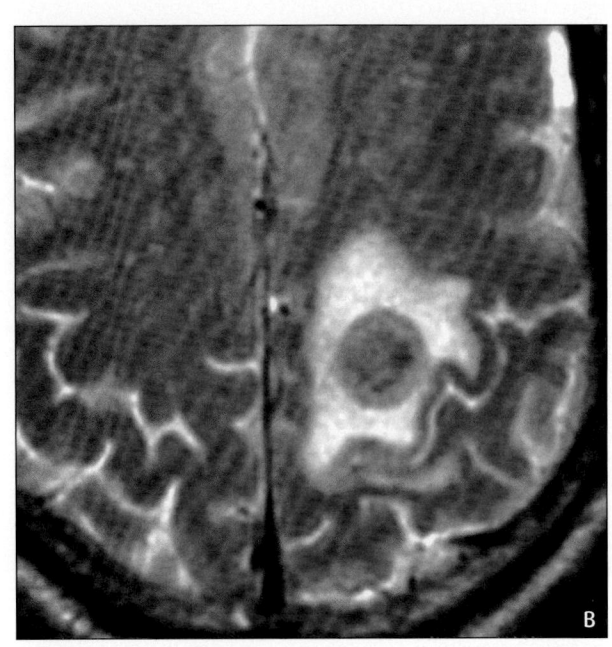

**24-42B** A lesão é hipointensa na ponderação T2. "Cloroma" (sarcoma granulocítico) foi encontrado na biópsia.

com leucemia mieloide aguda ou crônica. Paralisias de nervos cranianos são sintomas típicos.

**HISTÓRIA NATURAL.** Embora a sobrevida geral da LMA tratada seja de 40 a 50%, o surgimento de sarcomas granulocíticos implica transformação blástica e pior prognóstico. A transformação da leucemia linfocítica crônica (LLC) em linfoma não Hodgkin difuso de grandes células ("síndrome de Richter") é uma rara, mas séria complicação. A sobrevida mediana na transformação da LLC é de cinco ou seis meses, apesar da terapia com múltiplos agentes.

**OPÇÕES DE TRATAMENTO.** Os pacientes com LMA apresentando sarcoma granulocítico podem se beneficiar de regimes individualizados com quimioterapia adaptada ao risco, intensificação da terapia pós-indução, transplante de células-tronco hematopoiéticas e manutenção prolongada do tratamento.

## Imagem

Os exames de imagem são a chave para o diagnóstico do acometimento do SNC, uma vez que os estudos do LCS podem ser negativos.

**ACHADOS DE TC.** Os sarcomas granulocíticos apresentam-se como uma ou mais massas durais iso ou hiperdensas na TC sem contraste **(Fig. 24-40)**. Realce intenso e uniforme é típico. A janela óssea da TC com frequência mostra lesões lucentes permeativas e destrutivas. Uma massa adjacente de partes moles pode estar presente.

**ACHADOS DE RM.** As lesões são hipo a isointensas na ponderação T1 e heterogeneamente iso a hipointensas em T2/FLAIR **(Figs. 24-41, 24-42)**. A sequência FLAIR é útil na detecção de disseminação pial, perivascular e no LCS. A hemorragia é comum e facilmente detectável nas imagens com ponderação T2* (GRE, SWI).

O realce costuma ser intenso e relativamente homogêneo. Imagens ponderadas em T1 pós-contraste com saturação da gordura são úteis na detecção de acometimento ósseo e na delineação de sua extensão. Devido à sua celularidade, o sarcoma granulocítico com frequência demonstra restrição à difusão.

**ACHADOS DE MEDICINA NUCLEAR.** Exames com Tc-99, MDP são comumente usados para detectar doença óssea. O PET-FDG ou PET-TC do corpo inteiro mostram ávida captação e são úteis no estadiamento inicial, bem como na avaliação da resposta ao tratamento.

## Diagnóstico diferencial

O diagnóstico diferencial depende da localização. Sarcomas granulocíticos de base dural podem assemelhar-se a **hematomas extra-axiais**, **linfomas** ou **meningeomas**.

Em crianças mais jovens, **neuroblastoma metastático** e **histiocitose de células de Langerhans** podem mimetizar um sarcoma granulocítico. **Hematopoiese extramedular** é uma consideração diagnóstica, porém é mais hipointensa do que o sarcoma granulocítico em T2.

Os sarcomas granulocíticos parenquimatosos ou "cloromas" são muito menos comuns do que as lesões durais. O principal diagnóstico diferencial do sarcoma granulocítico é o **linfoma** ou, em pacientes mais velhos, a **metástase**.

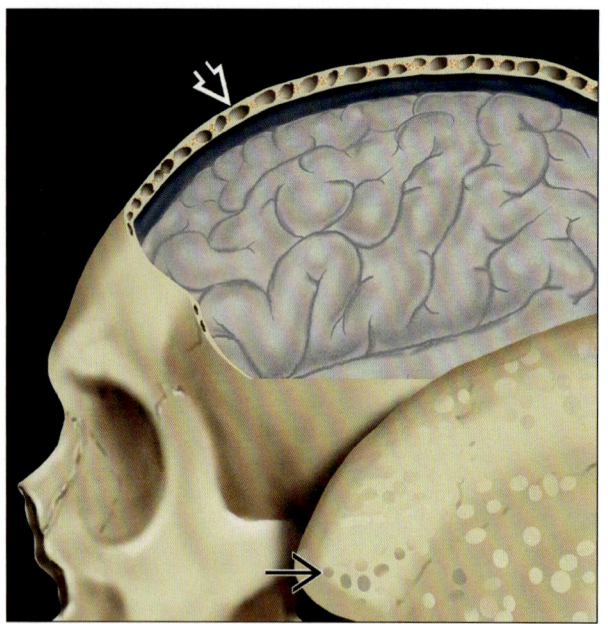

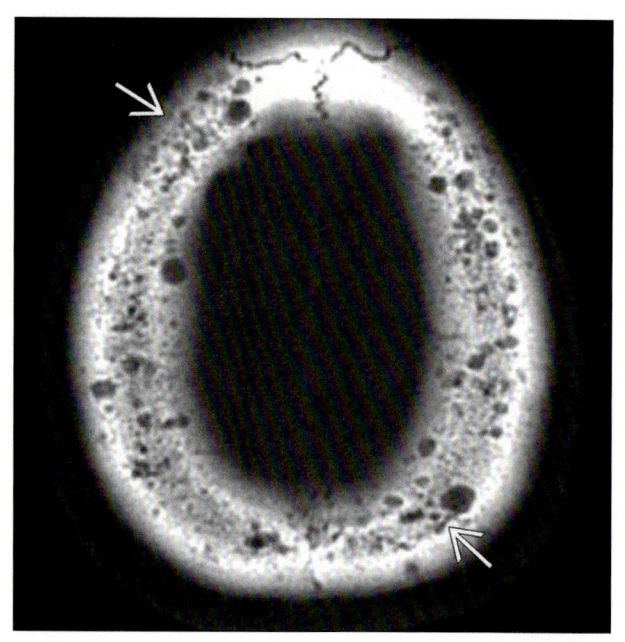

**24-43** Ilustração mostra a calota craniana com múltiplos focos líticos característicos do mieloma múltiplo. A secção sagital mostra as lesões em "saca-bocado" no espaço diploico.

**24-44** TC em janela óssea mostra achados típicos do MM. Inúmeras lesões líticas em "saca-bocado" dão à calota craniana o aspecto em "sal e pimenta" caracterísco do MM.

---

**LEUCEMIA NO SNC**

**Terminologia e etiologia**
- Leucemia = câncer mais comum da infância
  - Leucemia linfoide aguda (LLA) (80%)
  - Leucemia mieloide aguda (LMA) (20%)
  - Leucemias crônicas geralmente em adultos
- As leucemias no SNC são leucemias extramedulares

**Patologia e aspectos clínicos**
- Espectro de doença da leucemia no SNC
  - Doença meníngea
  - Doença parenquimatosa difusa (rara)
  - Sarcoma granulocítico (massa leucêmica focal)
- Localização
  - Extra-axial, dural > parenquimatosa
  - Tipicamente por depósitos malignos no crânio, órbitas e seios paranasais
  - Múltiplas lesões em múltiplos compartimentos é típico
- Apresentação variável; assintomático, LCS positivo (5 a 7%)
  - Envolvimento do SNC em 3 a 10% dos pacientes com LMA

**Imagem**
- TC sem contraste
  - Lesões ósseas permeativas e destrutivas
  - Massas durais hiperdensas (doença parenquimatosa rara)
- RM
  - Hipo/isointensa ao cérebro em T1
  - Heterogeneamente iso/hiperintensa em T2

*(continua)*

---

*(continuação)*
- ± hemorragia em T2* (GRE, SWI)
- Realce intenso
- Difusão frequentemente positiva
- PET-FDG e PET-TC de corpo inteiro
  - Úteis no estadiamento e avaliação da resposta ao tratamento

## Tumores de células plasmocitárias

O mieloma de células plasmocitárias e os distúrbios imunossecretores relacionados são um grupo de proliferações clonais de células B, caracterizado pela produção de imunoglobulina monoclonal por plasmócitos imortalizados.

Três formas principais de proliferações de células plasmocitárias são reconhecidas: (1) plasmocitoma ósseo solitário; (2) plasmocitoma extramedular solitário; e (3) mieloma múltiplo.

Os **plasmocitomas ósseos solitários** (POS) são, às vezes, denominados plasmocitomas ou plasmocitomas solitários (PSol). Psols são caracterizados por uma massa de plasmócitos neoplásicos monoclonais no osso ou nos tecidos moles sem evidência de doença sistêmica. Psols são raros (5 a 10% de todas as neoplasias plasmocitárias) e são mais encontrados nas vértebras e no crânio.

Os plasmocitomas extramedulares solitários (PE) costumam ser observados na cabeça e no pescoço, na cavidade nasal e na nasofaringe.

A doença multifocal é denominada **mieloma múltiplo** (MM) **(Fig. 24-43)**. O **linfoma plasmoblástico** é um linfoma incomum e agressivo que surge com frequência na cavidade oral de pacientes infectados pelo vírus HIV. Raramente a **hiperplasia plasmocitária monoclonal atípica** ocorre como um pseudotumor inflamatório intracraniano (discutido no Cap. 28, "Cistos não neoplásicos").

### Etiologia

Apesar da etiologia dos tumores plasmocitários permanecer desconhecida, existem boas evidências de que seja um processo de transformação com múltiplos passos que corresponde aos estágios discerníveis da doença.

A gamopatia monoclonal é uma lesão precursora assintomática comum que carrega um risco anual de 1% para a progressão para franca neoplasia plasmocitária. Os estágios terminais nas neoplasias plasmocitárias são caracterizados por crescente complexidade genética e independência das células estromais da medula óssea.

### Patologia

**LOCALIZAÇÃO.** Os POS quase sempre ocorrem na medula vermelha, mais frequentemente na coluna. O crânio é a segunda localização mais comum na cabeça e pescoço. Plasmocitomas extramedulares e PEs na presença de mieloma múltiplo são incomuns (4 a 5% dos casos), e raramente acometem o SNC.

**CARACTERÍSTICAS MACRO E MICROSCÓPICAS.** Um tecido gelatinoso vermelho-amarronado substitui a medula óssea amarela. A perda do osso trabecular é evidente. O exame microscópico revela monótonas folhas de plasmócitos neoplásicos uniformes e bem diferenciados com núcleos excêntricos e citoplasma basofílico. Em geral, pelo menos 10% das células no espécime de biópsia da medula óssea necessitam ser plasmócitos para o diagnóstico definitivo de MM.

Os tumores de células plasmocitárias expressam cadeias leves e pesadas de imunoglobulinas. Aproximadamente 60% dos MMs produzem IgG, 20 a 25% produzem IgA e 15 a 20% produzem cadeias leves de imunoglobulinas livres.

**ESTADIAMENTO, GRADUAÇÃO E CLASSIFICAÇÃO.** Os dois estadiamentos para mieloma mais utilizados são a classificação de Durie-Salmon PLUS e o Internacional Staging System (ISS). A classificação de Durie-Salmon PLUS integra parâmetros clínicos, laboratoriais e histopatológicos aos achados de imagem (ver quadro a seguir).

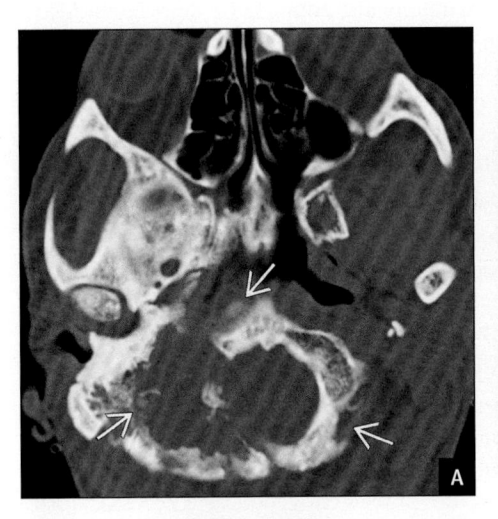

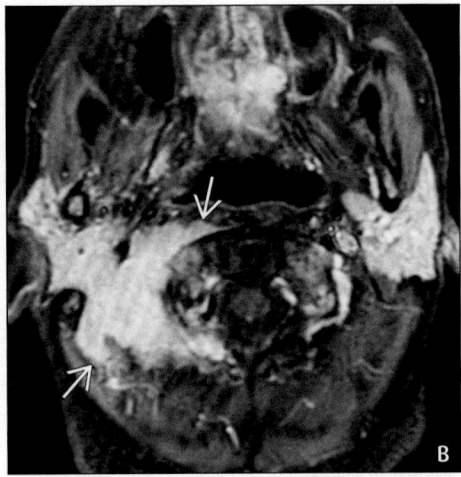

**24-45A** TC em janela óssea mostra extensas lesões destrutivas permeativas na base do crânio →, características de mieloma múltiplo.
**24-45B** Imagem em T1 pós-contraste com saturação da gordura no mesmo paciente mostra que as lesões → realçam intensa e uniformemente.

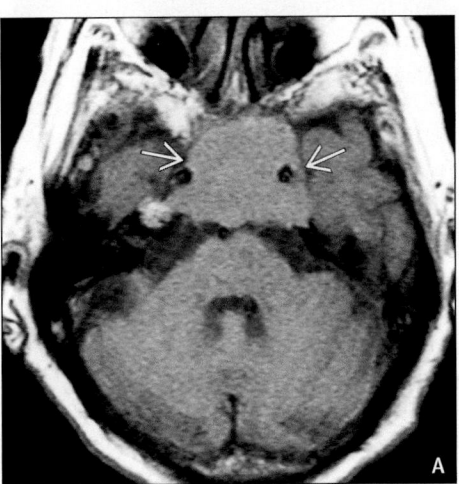

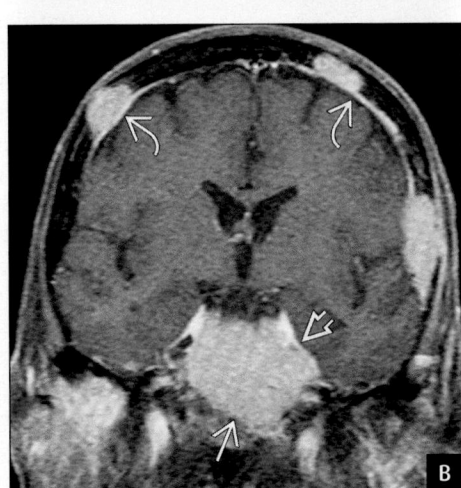

**24-46A** Imagem axial ponderada em T1 em um paciente OMC MM e múltiplas paralisias de pares cranianos mostra uma massa isointensa → infiltrada e destruindo a base do crânio e se estendendo lateralmente para ambos os seios cavernosos.
**24-46B** Imagem coronal em T1 pós-contraste mostra que a lesão da base do crânio realça intensamente, estendendo-se para o interior da nasofaringe superior → e do cavo de Meckel à esquerda →. Lesões adicionais são observadas na abóbada craniana e demonstram "caudas" durais →.

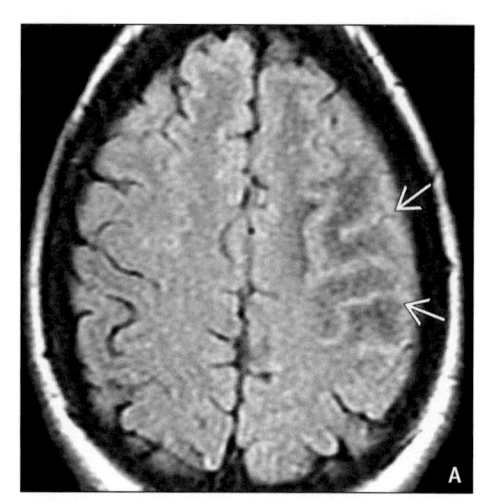

**24-47A** Imagem com ponderação FLAIR em um paciente com macroglobulinemia de Waldeström mostra sulcos hiperintensos e edema no hemisfério cerebral esquerdo ➔.

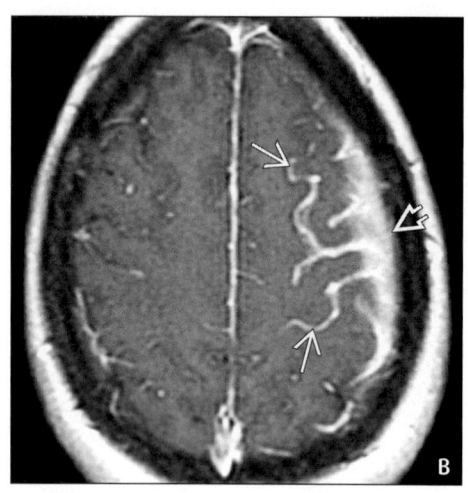

**24-47B** Imagem em T1 pós-contraste mostra massa na dura-aracnoide com realce ➔, além de impregnação dos sulcos subjacentes ➔.

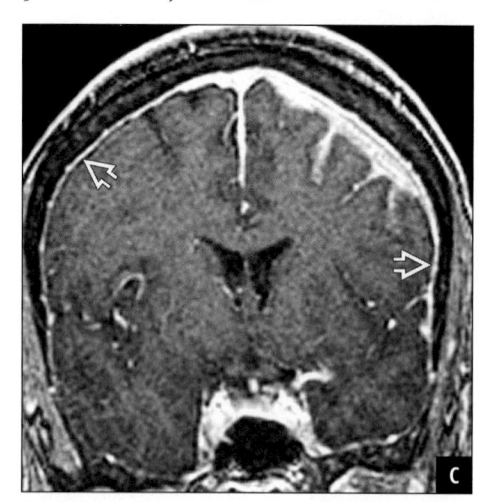

**24-47C** Imagem coronal ponderada em T1 pós-contraste mostra espessamento difuso da dura-aracnoide ➔. Infiltrado linfoplasmocitário nas meninges. (Cortesia de P. Hildenbrand, MD.)

## Aspectos clínicos

**EPIDEMIOLOGIA.** O MM é a neoplasia óssea primária mais comum, representando cerca de 10% de todas as malignidades hematológicas. Quase metade de todos os plasmocitomas ósseos solitários eventualmente evoluem para MM.

MM intracraniano é incomum e em geral secundário, ocorrendo na maioria dos casos como extensão para a dura e leptomeninges a partir de lesões ósseas na calota craniana, base do crânio, nariz ou seios paranasais.

O plasmocitoma primário do SNC é muito raro. A macroglobulinemia de Waldeström (também conhecida como síndrome de Bing-Neel) pode formar lesões durais e, em seguida, invadir o parênquima cerebral.

**DEMOGRAFIA.** A prevalência varia com o tipo de proliferação plasmocitária, porém geralmente se eleva nas idades avançadas. A idade média dos pacientes com POS ou PE é 55 anos. A maioria dos pacientes com MM possuem mais de 40 anos, com o pico de idade de apresentação aos 70 anos. Há uma discreta predominância feminina para o POS e uma moderada predominância masculina no PE e MM.

**APRESENTAÇÃO.** A apresentação mais comum é dor óssea. Sintomas constitucionais, como febre de origem desconhecida, são comuns no MM. O envolvimento de nervos cranianos é raro, porém pode se desenvolver secundariamente a um plasmocitoma da base do crânio.

A imunoeletroforese detecta a proteína M no soro e/ou urina em 99% dos pacientes.

**HISTÓRIA NATURAL.** Muitos tumores plasmocitários eventualmente se transformam em MM. O índice de sobrevida em cinco anos no MM é de 20%. Com novos regimes de tratamento, a sobrevida mediana tem elevado de 2 a 3 anos para quatro anos. O óbito é secundário à insuficiência renal, à infecção ou a eventos tromboembólicos.

**OPÇÕES DE TRATAMENTO.** O diagnóstico é feito por meio de biópsia, e o tratamento depende do estágio da doença. A avaliação cuidadosa das características clínicas, morfológicas, imunofenotípicas e citogenéticas é necessária para a estratificação individual do risco e para o tratamento adequado.

Opções comuns para lesões plasmocitárias solitárias são a radioterapia seguida de talidomida e dexametasona. O transplante autólogo de células-tronco tem prolongado a sobrevida de alguns pacientes com MM.

As complicações do tratamento incluem osteonecrose e complicações relacionadas aos bisfosfonados (osteonecrose mandibular e fraturas subtrocantéricas por insuficiência).

## Imagem

Embora a radiografia possa detectar apenas a perda óssea trabecular de mais de 30 a 50%, radiografias do esqueleto ainda são utilizadas para estadiamento e vigilância dos tumores plasmocitários. A TC é o melhor método para o delineamento das lesões líticas na base do crânio ou calota craniana.

A RM é mais utilizada para avaliar a presença de infiltração medular difusa e definir a extensão da doença para as partes moles. RM de corpo inteiro é útil na detecção de doença sistêmica que indicaria o diagnóstico de mieloma múltiplo em vez de plasmocitoma solitário.

ACHADOS DE TC. Plasmocitomas ósseos solitários são massas de partes moles intramedulares que produzem lesões líticas centradas na medula óssea. A TC sem contraste mostra lesões em "saca-bocado" sem margens escleróticas ou matriz interna identificável. Ruptura da cortical com formação de massa adjacente de partes moles à lesão lítica pode estar presente.

O mieloma múltiplo apresenta numerosas lesões líticas, em geral centradas na coluna, na base do crânio, na abóbada craniana e nos ossos faciais. Um padrão de "sal e pimenta" é típico **(Fig. 24-44)**.

Osteopenia difusa sem lesões focais é observada em 10% dos casos de MM.

ACHADOS DE RM. No estadiamento do mieloma múltiplo, a extensão do acometimento da medula óssea é avaliada na ponderação T1. A RM de corpo inteiro tem sido vista como a modalidade de imagem mais sensível para a detecção de lesões ósseas focais e difusas.

As lesões ósseas substituem a medula amarela hiperintensa normal e em geral são hipointensas na ponderação T1 **(Fig. 24-46)**. Sequências com saturação da gordura, como STIR com ponderação T2, também evidenciam a extensão da infiltração da medula óssea. Tanto o POS quanto o MM realçam intensamente após a administração de meio de contraste **(Fig. 24-45)**. Envolvimento leptomeníngeo e parenquimatoso ocorre, porém é incomum **(Fig. 24-47)**.

MEDICINA NUCLEAR. A cintilografia óssea não é útil na avaliação do MM, uma vez que as lesões são "frias" nas aquisições com Tc-99m. O PET-TC é útil na identificação e localização de lesões extramedulares. A sensibilidade é de 96%, com uma especificidade de quase 80%.

## Diagnóstico diferencial

Múltiplas lesões destrutivas em "saca-bocado" podem parecer idênticas a **metástases** líticas.

MM na coluna e base do crânio pode assemelhar-se à **leucemia** ou ao **linfoma** não Hodgkin. Tanto a leucemia quanto o linfoma geralmente apresentam atividade aumentada na cintilografia.

O **cordoma** esfenoclival pode simular MM, porém é muito hiperintenso em T2 e contém sequestros ósseos calcificados intratumorais.

O **macroadenoma invasivo de hipófise** pode ser de difícil distinção com o MM, uma vez que ambos são isointensos à substância cinzenta. Níveis elevados de prolactina costumam estar presentes. Não é possível separar a hipófise da massa.

---

**TUMORES PLASMOCITÁRIOS**

**Terminologia**
- Plasmocitoma ósseo solitário (POS)
- Doença multifocal = mieloma múltiplo (MM)

**Patologia**
- Acometimento preferencial da medula vermelha
- Coluna > crânio

**Estadiamento Durie-Salmon PLUS (mieloma múltiplo)**
- Gamopatia monoclonal
  - < 10% de plasmócitos na medula óssea
  - Medula óssea normal na RM e PET-TC
- Mieloma múltiplo latente
  - ≥ 10% de plasmócitos na medula óssea
  - Doença medular limitada na RM e PET-TC
- Mieloma múltiplo
  - ≥ 10% de plasmócitos e/ou plasmocitoma + lesão de órgão-alvo
  - Lesões focais ou difusas na RM
  - ↑ da captação do FDG na medula (multifocal ou difuso)

**Aspectos clínicos**
- Gamopatia monoclonal é uma lesão precursora comum
- 1% de risco anual para o desenvolvimento de neoplasia plasmocitária
- Geralmente adultos mais velhos
- Aproximadamente 50% dos POS evoluem para MM
- Sobrevida em cinco anos no MM = 20%

**Imagem**
- TC sem contraste
  - Lesões líticas em "saca-bocado" solitárias ou mútiplas
  - ± massa de partes moles
- RM
  - Lesões substituem a medula normal
  - Hipointensas em T1 e T2
  - Realçam em T1 pós-contraste

**Diagnóstico diferencial**
- Metástases líticas (tumor primário extracraniano)
- Leucemia, linfoma
- Macroadenoma invasivo da hipófise (centro da base do crânio)

---

## Hematopoiese extramedular

A hematopoiese extramedular (HE) é a formação compensatória de elementos sanguíneos devido à redução da hematopoiese medular. Anemias variadas (talassemias, anemia falciforme, esferocitose hereditária, etc.) são a etiologia mais comum, representando 45% dos casos. Mielofibrose e síndromes mielodisplásicas (35%) são as próximas causas subjacentes mais comuns associadas à HE.

Múltiplas massas bem delimitadas, justaósseas, circunscritas e hipercelulares são típicas **(Figs. 24-48** e **24-49**). O local mais comum é o esqueleto axial **(Fig. 24-51)**. A face e o crânio são os locais mais comuns na cabeça e no pescoço. O espaço subdural é a localização intracraniana mais comum.

A HE é hiperdensa na TC sem contraste, realce intensa e homogeneamente na TC com contraste **(Fig. 24-50)** e pode apresentar achados de doença óssea subjacente à janela óssea (p. ex., aspecto de "cabelos em pé" (*hair on end*) na talassemia, densa obliteração óssea do espaço diploico na osteopetrose).

Massas subdurais arredondadas ou lobuladas que são iso ou levemente hiperintensas em relação à SC na ponderação T1 e hipointensas em T2 são típicas **(Figs. 24-52A e 24-52B)**. A HE realça intensa e uniformemente nas imagens em T1 pós-contraste **(Fig. 24-52C)**.

Os principais diagnósticos diferenciais da HE intracraniana são **metástases durais** e **meningeoma**. **Neurossarcoidose** e **linfoma** são outras considerações.

---

**HEMATOPOIESE EXTRAMEDULAR**

**Etiologia**
- Hematopoiese medular reduzida
- Formação compensatória de elementos sanguíneos
- Anemias (45%), mielofibrose/mielodisplasia (35%)

**Patologia**
- Múltiplas massas bem delimitadas justaósseas
- Coluna, face, crânio, dura

**Imagem**
- Hiperdensas na TC sem contraste
- Iso/hipo em T1, hipo em T2
- Realce intenso

**Diagnóstico diferencial**
- Metástases durais
- Meningioma
- Neurossarcoidose
- Linfoma

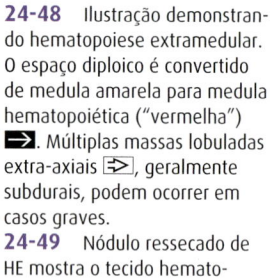

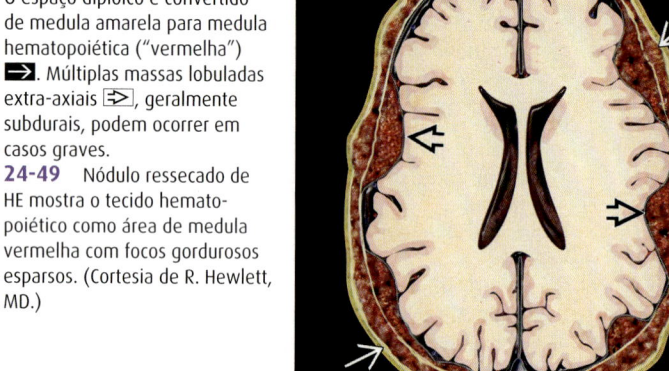

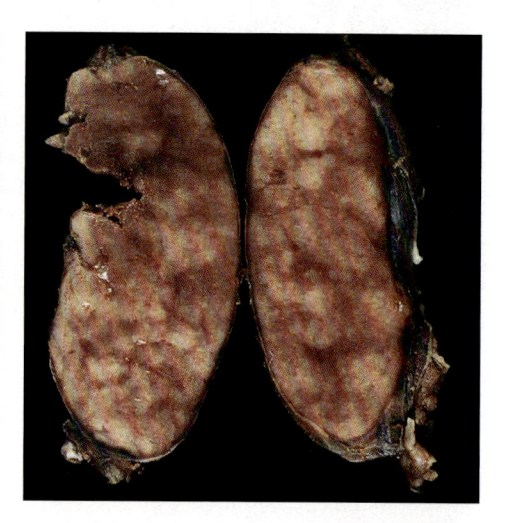

---

**24-48** Ilustração demonstrando hematopoiese extramedular. O espaço diploico é convertido de medula amarela para medula hematopoiética ("vermelha"). Múltiplas massas lobuladas extra-axiais, geralmente subdurais, podem ocorrer em casos graves.

**24-49** Nódulo ressecado de HE mostra o tecido hematopoiético como área de medula vermelha com focos gordurosos esparsos. (Cortesia de R. Hewlett, MD.)

**24-50** TC com contraste mostra massas durais com realce em um adolescente com talassemia e hematopoiese extramedular.

**24-51** Imagem coronal com ponderação T1 pós-contraste em uma adolescente com talassemia e hematopoiese extramedular mostra múltiplas massas lobuladas paraespinais com realce. (Cortesia de S. Blaser, MD.)

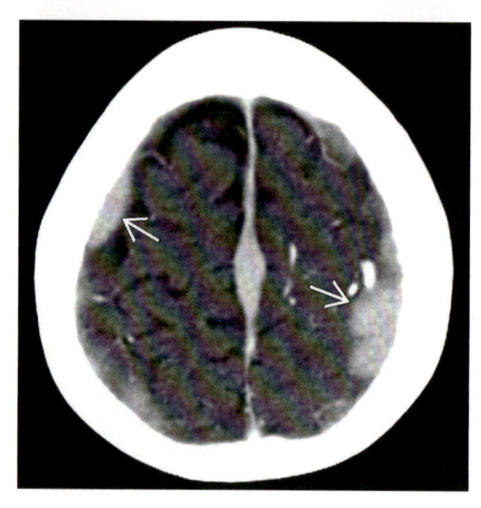

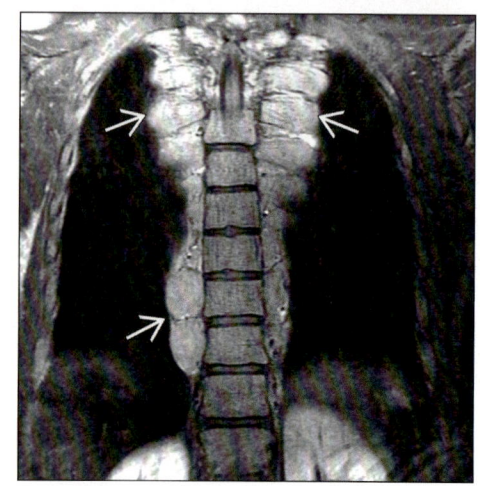

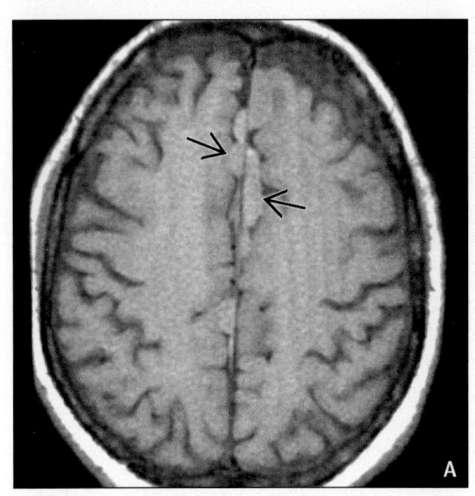

**24-52A** Achados de RM em HE intracraniana. Em T1WI, massas com base pural bem definidas ➡ são iso a levemente hiperintensas se comparadas à SL na T1WI.

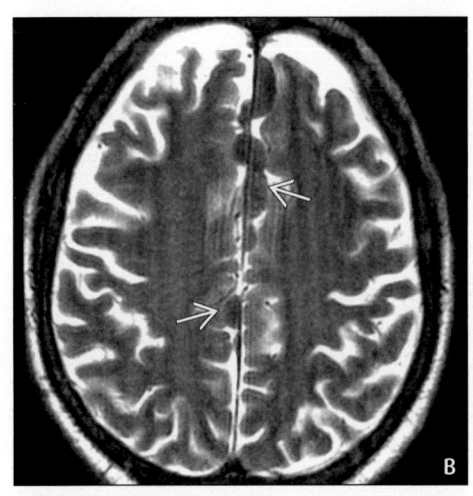

**24-52B** As lesões lobuladas são bastante hipointensas em T2WI ➡.

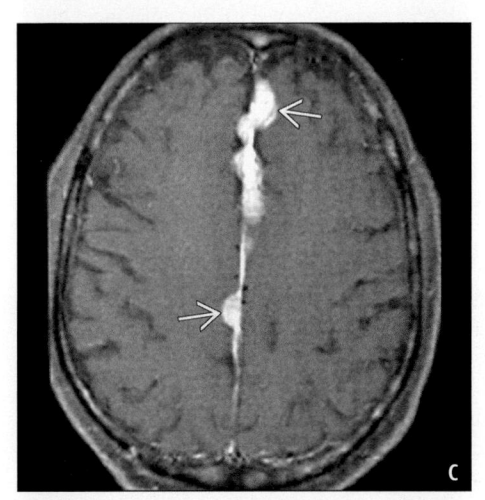

**24-52C** HE realça intensa e uniformemente ➡ conforme demonstrado nesta imagem T1 C+ FS no mesmo paciente.

# Referências selecionadas

## Linfomas

### Linfoma primário do SNC

- Papanicolau-Sengos A et al: Rare case of a primary nondural central nervous system low grade Bcell lymphoma and literature review. Int J Clin Exp Pathol. 5(1):89-95, 2012
- Ricard D et al: Primary brain tumours in adults. Lancet. 379(9830):1984-96, 2012
- Yap KK et al: Magnetic resonance features of primary central nervous system lymphoma in the immunocompetent patient: a pictorial essay. J Med Imaging Radiat Oncol. 56(2):179-86, 2012
- Breen EC et al: B-cell stimulatory cytokines and markers of immune activation are elevated several years prior to the diagnosis of systemic AIDS-associated non-Hodgkin B-cell lymphoma. Cancer Epidemiol Biomarkers Prev. 20(7):1303-14, 2011
- Lim T et al: Primary CNS lymphoma other than DLBCL: a descriptive analysis of clinical features and treatment outcomes. Ann Hematol. 90(12):1391-8, 2011
- Gerstner ER et al: Primary central nervous system lymphoma. Arch Neurol. 67(3):291-7, 2010
- Jiang L et al: Selective central nervous system tropism of primary central nervous system lymphoma. Int J Clin Exp Pathol. 3(8):763-7, 2010

### Linfoma intravascular (angiocêntrico)

- Orwat DE et al: Intravascular large B-cell lymphoma. Arch Pathol Lab Med. 136(3):333-8, 2012
- Mihaljevic B et al: Intravascular large B-cell lymphoma of central nervous system: a report of two cases and literature review. Clin Neuropathol. 29(4):233-8, 2010

### Linfomatose cerebral

- Keswani A et al: Lymphomatosis cerebri presenting with orthostatic hypotension, anorexia, and paraparesis. J Neurooncol. 109(3):581-6, 2012
- Kitai R et al: Lymphomatosis cerebri: clinical characteristics, neuroimaging, and pathological findings. Brain Tumor Pathol. 29(1):47-53, 2012

### Linfoma MALT

- Papanicolau-Sengos A et al: Rare case of a primary nondural central nervous system low grade B-cell lymphoma and literature review. Int J Clin Exp Pathol. 5(1):89-95, 2012
- Bayraktar S et al: Primary ocular adnexal mucosa-associated lymphoid tissue lymphoma (MALT): single institution experience in a large cohort of patients. Br J Haematol. 152(1):72-80, 2011

### Granulomatose linfomatoide

- Dunleavy K et al: Lymphomatoid granulomatosis and other Epstein-Barr virus associated lymphoproliferative processes. Curr Hematol Malig Rep. 7(3):208-15, 2012

- Kobayashi Z et al: Differential diagnosis of CNS lymphomatoid granulomatosis. Neuropathology. 30(3):302; author reply 302-3, 2010
- Lucantoni C et al: Primary cerebral lymphomatoid granulomatosis: report of four cases and literature review. J Neurooncol. 94(2):235-42, 2009
- Patsalides AD et al: Lymphomatoid granulomatosis: abnormalities of the brain at MR imaging. Radiology. 237(1):265-73, 2005

## Doença linfoproliferativa pós-transplante
- Ghigna MR et al: Epstein-Barr virus infection and altered control of apoptotic pathways in posttransplant lymphoproliferative disorders. Pathobiology. 80(2):53-59, 2012
- Patrick A et al: High-dose intravenous rituximab for multifocal, monomorphic primary central nervous system post-transplant lymphoproliferative disorder. J Neurooncol. 103(3):739-43, 2011
- Arita H et al: Post-transplant lymphoproliferative disorders of the central nervous system after kidney transplantation: single center experience over 40 years: two case reports. Neurol Med Chir (Tokyo). 50(12):1079-83, 2010

## Linfoma metastático intracraniano
- Baraniskin A et al: Current strategies in the diagnosis of diffuse large B-cell lymphoma of the central nervous system. Br J Haematol. 156(4):421-32, 2012
- Pui CH et al: Central nervous system disease in hematologic malignancies: historical perspective and practical applications. Semin Oncol. 36(4 Suppl 2):S2-S16, 2009

## *Tumores histiocíticos*
- Gill-Samra S et al: Histiocytic sarcoma of the brain. J Clin Neurosci. 19(10):1456-8, 2012

## Histiocitose de células de Langerhans
- Spagnolo F et al: Neurodegeneration in the course of Langerhans cell histiocytosis. Neurol Sci. 33(3):605-7, 2012
- Laurencikas E et al: Incidence and pattern of radiological central nervous system Langerhans cell histiocytosis in children: a population based study. Pediatr Blood Cancer. 56(2):250-7, 2011
- Shioda Y et al: Analysis of 43 cases of Langerhans cell histiocytosis (LCH)-induced central diabetes insipidus registered in the JLSG-96 and JLSG-02 studies in Japan. Int J Hematol. 94(6):545-51, 2011
- Paulus W et al: Histiocytic tumours. In Louis DN et al: WHO Classification of Tumours of the Central Nervous System. Lyon, France: IARC Press. 193-6, 2007

## Histiocitoses de células não Langerhans
- Camp SJ et al: Intracerebral multifocal Rosai-Dorfman disease. J Clin Neurosci. 19(9):1308-10, 2012
- Lou X et al: MR findings of Rosai-Dorfman disease in sellar and suprasellar region. Eur J Radiol. 81(6):1231-7, 2012
- Arnaud L et al: CNS involvement and treatment with interferon-α are independent prognostic factors in Erdheim-Chester disease: a multicenter survival analysis of 53 patients. Blood. 117(10):2778-82, 2011
- Lalitha P et al: Extensive intracranial juvenile xanthogranulomas. AJNR Am J Neuroradiol. 32(7):E132-3, 2011
- Raslan OA et al: Rosai-Dorfman disease in neuroradiology: imaging findings in a series of 10 patients. AJR Am J Roentgenol. 196(2):W187-93, 2011
- Sedrak P et al: Erdheim-Chester disease of the central nervous system: new manifestations of a rare disease. AJNR Am J Neuroradiol. 32(11):2126-31, 2011
- Drier A et al: Cerebral, facial, and orbital involvement in Erdheim-Chester disease: CT and MR imaging findings. Radiology. 255(2):586-94, 2010
- Hingwala D et al: Advanced MRI in Rosai-Dorfman disease: correlation with histopathology. J Neuroradiol. Epub ahead of print, 2010

## Histiocitoses malignas
- Black J et al: Fibrohistiocytic tumors and related neoplasms in children and adolescents. Pediatr Dev Pathol. 15(1 Suppl):181-210, 2012

## *Tumores hematopoiéticos e lesões pseudotumorais*

### Leucemia
- Pauls S et al: Use of magnetic resonance imaging to detect neoplastic meningitis: limited use in leukemia and lymphoma but convincing results in solid tumors. Eur J Radiol. 81(5):974-8, 2012
- Akhaddar A et al: Acute myeloid leukemia with brain involvement (chloroma). Intern Med. 50(5):535-6, 2011
- Vanderhoek M et al: Early assessment of treatment response in patients with AML using [(18)F]FLT PET imaging. Leuk Res. 35(3):310-6, 2011
- Porto L et al: Granulocytic sarcoma in children. Neuroradiology. 46(5):374-7, 2004
- Guermazi A et al: Granulocytic sarcoma (chloroma): imaging findings in adults and children. AJR Am J Roentgenol. 178(2):319-25, 2002

## Tumores de células plasmocitárias
- Kilciksiz S et al: A review for solitary plasmacytoma of bone and extramedullary plasmacytoma. ScientificWorldJournal. 2012:895765, 2012
- Lu YY et al: FDG PET or PET/CT for detecting intramedullary and extramedullary lesions in multiple myeloma: a systematic review and meta-analysis. Clin Nucl Med. 37(9):833-7, 2012

- Walker RC et al: Imaging of multiple myeloma and related plasma cell dyscrasias. J Nucl Med. 53(7):1091-101, 2012
- Healy CF et al: Multiple myeloma: a review of imaging features and radiological techniques. Bone Marrow Res. 2011:583439, 2011
- Fend F: Molecular pathology of plasma cell neoplasms. Pathologe. 31 Suppl 2:188-92, 2010
- Hanrahan CJ et al: Current concepts in the evaluation of multiple myeloma with MR imaging and FDG PET/CT. Radiographics. 30(1):127-42, 2010

## Hematopoiese extramedular

- Ginzel AW et al: Mass-like extramedullary hematopoiesis: imaging features. Skeletal Radiol. 41(8):911-6, 2012

# 25
# Neoplasias selares e lesões semelhantes a tumores

| | |
|---|---|
| Anatomia da região selar | 689 |
| Anatomia macroscópica | 689 |
| Técnicas de imagem e anatomia | 691 |
| Variantes da normalidade ao estudo de imagem | 694 |
| "Kissing" carótidas | 694 |
| Hiperplasia hipofisária | 694 |
| Sela vazia | 696 |
| Lesões congênitas | 699 |
| Anomalias hipofisárias | 699 |
| Hamartoma hipotalâmico | 700 |
| Cisto da bolsa de Rathke | 703 |
| Neoplasias | 705 |
| Adenomas hipofisários | 705 |
| Carcinoma hipofisário | 712 |
| Blastoma hipofisário | 712 |
| Craniofaringioma | 713 |
| Tumores hipofisários não adenomatosos | 718 |
| Lesões diversas | 719 |
| Hipofisite | 719 |
| Apoplexia hipofisária | 722 |
| Pré e pós-operatório da sela | 725 |
| Diagnóstico diferencial de uma massa na região selar | 727 |
| Lesões intrasselares | 728 |
| Massas suprasselares comuns | 729 |
| Massas suprasselares menos comuns | 729 |
| Massas suprasselares importantes, mas raras | 730 |
| Massas da haste infundibular | 730 |
| Massas císticas intra/suprasselares | 730 |

## Visão geral

A região selar é uma das áreas cerebrais anatomicamente mais complexas. Ela engloba o componente ósseo da sela túrcica e a glândula hipofisária, somados às estruturas normais de seu entorno. Praticamente qualquer um destes componentes pode originar patologias que variam de inócuas a graves, potencialmente fatais.

Pelo menos 30 lesões diferentes ocorrem na ou nos arredores da glândula hipofisária, originando-se da própria glândula ou de estruturas adjacentes, que incluem seios cavernosos e seu conteúdo, artérias (o círculo de Willis), nervos cranianos, meninges, espaços do líquido cerebrospinal (LCS) (a cisterna suprasselar e o terceiro ventrículo) e parênquima cerebral (o hipotálamo).

Apesar da enorme variedade de lesões que podem ocorrer nesta região, pelo menos 75 a 80% de todas as massas selares/justasselares são em razão de uma das "cinco grandes" lesões: macroadenoma, meningioma, aneurisma, craniofaringioma e astrocitoma. A soma de todas as outras lesões corresponde a menos de um quarto das massas da região selar. Entidades como germinoma, cisto da bolsa de Rathke e hipofisite são responsáveis por 1 a 2% ou menos cada.

Alguns autores recomendam o uso de uma mnemônica (como SATCHMO para sarcoidose, aneurisma ou adenoma, teratoma ou tuberculose, craniofaringioma ou cisto, hipofisite ou hamartoma ou histiocitose, meningioma ou metástase e glioma óptico) para lembrar do espectro de lesões que podem ocorrer na/em torno da sela túrcica. Contudo, esta lista mescla lesões raras e comuns, e é pouco útil para estabelecer diagnósticos diferenciais clínica e radiologicamente apropriados.

Os capítulos anteriores a esta seção focam em neoplasias específicas definidas histopatologicamente. Este capítulo é diferente. É definido pela geografia e localização. O objetivo desta discussão é apresentar a anatomia da região selar e discutir as diversas lesões que se situam nesta "vizinhança" anatomicamente variada.

Começaremos este capítulo com uma visão geral que inclui chaves para o diagnóstico, considerações clínicas e achados auxiliares nos estudos de imagem. Consideraremos, então, a anatomia normal macroscópica e nos exames de imagem da região selar.

Após, discutiremos variantes da normalidade, como a hipertrofia fisiológica, que pode simular uma patologia hipofisária. As lesões congênitas (como hamartoma do *tuber cinereum*), que podem ser confundidas com patologias mais ameaçadoras, também serão caracterizadas. As neoplasias da glândula hipofisária e da haste infundibular serão discutidas. Segue-se uma breve consideração sobre outras lesões diversas, como hipofisite linfocítica, apoplexia hipofisária e o pós-operatório da sela.

O objetivo dos estudos por imagem é determinar precisamente a localização e as características da massa selar, delinear sua relação – e envolvimento – com as estruturas de seu entorno e construir um diagnóstico diferencial sensato e restrito para ajudar a direcionar a conduta do

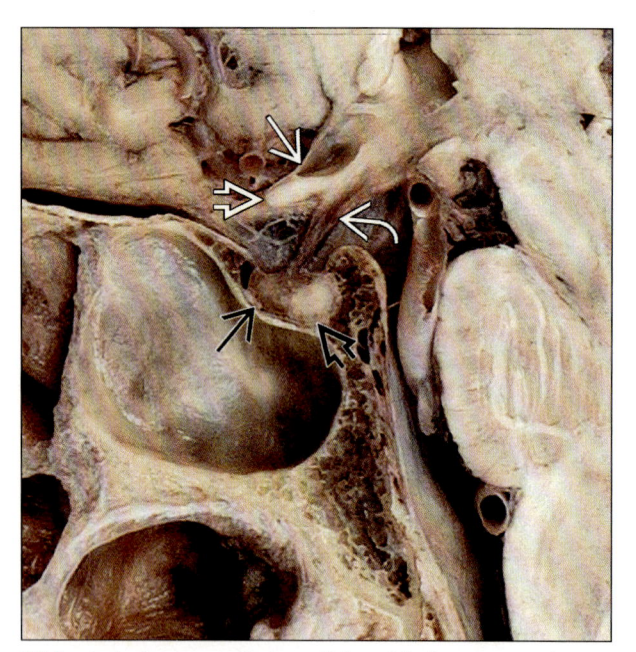

**25-1** Corte de peça anatômica na linha média demonstra a sela túrcica e as estruturas que a rodeiam. Adeno-hipófise ➡ e neuro-hipófise ➡ são mostradas, bem como o quiasma óptico ➡ e os recessos óptico ➡ e infundibular ➡ do terceiro ventrículo. (Cortesia de M. Nielsen, MS.)

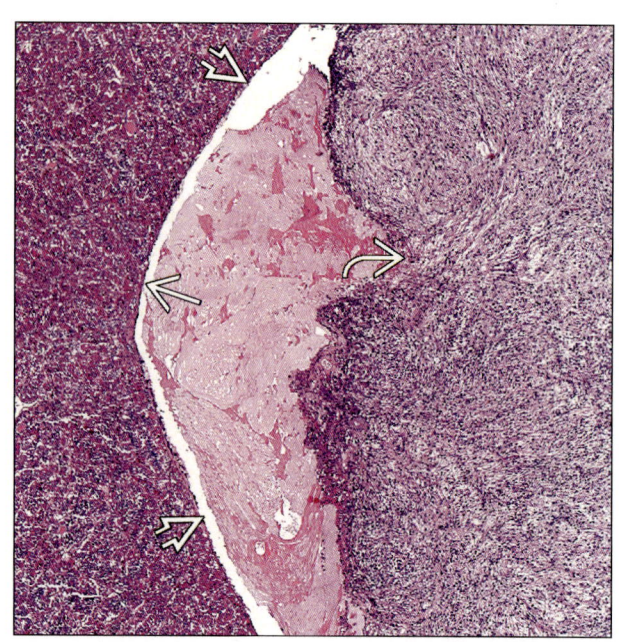

**25-2** Fotomicrografia de uma glândula hipofisária normal seccionada mostra a bolsa de Rathke e seu remanescente como uma "fenda" ➡ entre os lobos anterior (à esquerda ➡) e posterior (à direita ➡) da glândula hipofisária. (Cortesia de A. Ersen, MD, B. Scheithauer, MD.)

paciente. Concluiremos o capítulo com uma síntese e introdução aos diagnósticos diferenciais das massas selares.

Quando finalizarmos esta discussão, você deve estar apto a olhar para uma massa selar desconhecida e oferecer diagnósticos diferenciais cabíveis, e não apenas falar todas as possíveis lesões que podem ser encontradas nesta região anatomicamente complexa.

## Considerações diagnósticas

A sublocalização anatômica é a característica isolada mais importante e a chave para estabelecer o diagnóstico diferencial apropriado das massas da região selar. O primeiro passo é atribuir a lesão a um dos três compartimentos anatômicos, identificando-a como (1) intrasselar, (2) suprasselar ou (3) da haste infundibular.

A chave para determinar a sublocalização anatômica é esta pergunta: "A glândula hipofisária é identificada separadamente da lesão?". Se a resposta é não e a glândula *é* a própria massa, o diagnóstico mais provável é de macroadenoma.

Se a massa está claramente *separada* da glândula hipofisária, ela é extra-hipofisária e consequentemente não se trata de um macroadenoma. Outras patologias, como meningioma ou craniofaringioma devem ser consideradas nestes casos.

## Considerações clínicas

A característica clínica mais importante para se estabelecer o diagnóstico diferencial apropriado para as massas da região selar é a idade do paciente. As lesões que são comuns em adultos (macroadenoma, meningioma e aneurisma) costumam ser raras em crianças. Uma lesão em uma criança pré-pubere – especialmente em um menino – que se parece com um macroadenoma, quase nunca é uma neoplasia. Aumento não neoplásico da glândula hipofisária em crianças é muito mais comum do que tumores. Consequentemente, uma hipófise "graúda" em uma criança é quase sempre uma hipertrofia fisiológica normal ou secundária à insuficiência de órgão-alvo (mais comumente hipotireoidismo).

Algumas lesões que são comuns em crianças (p. ex., astrocitoma pilocítico opticoquiasmático/hipotalâmico e craniofaringioma) são incomuns em adultos.

O gênero também é importante. Os estudos de imagem em mulheres jovens com ciclos menstruais e em mulheres pós-parto com frequência demonstram a glândula hipofisária de aspecto "cheio", devido à hiperplasia fisiológica temporária.

## Considerações de imagem

Os aspectos de imagem são muito úteis para a avaliação das lesões da região selar. Após estabelecer a sublocalização anatômica da lesão, procure por pistas na imagem. Há outras lesões? A lesão é calcificada? A aparência é cística? Contém produtos hemáticos? É focal ou infiltrativa? Sofre realce?

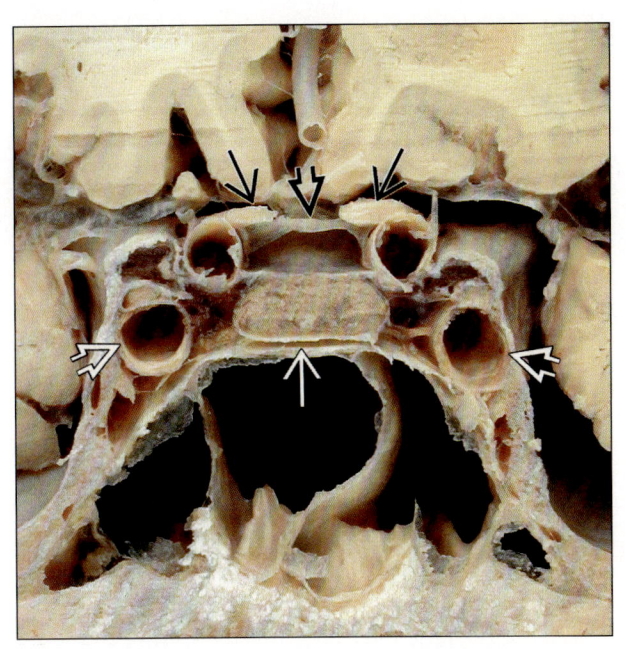

**25-3** Aspectos macroscópicos em corte coronal, revelando as importantes estruturas adjacentes à glândula hipofisária ➔. ACIs cavernosas ➔ e supraclinóideas são mostradas, assim como o diafragma da sela ➔ e os nervos ópticos ➔. (Cortesia de M. Nielsen, MS.)

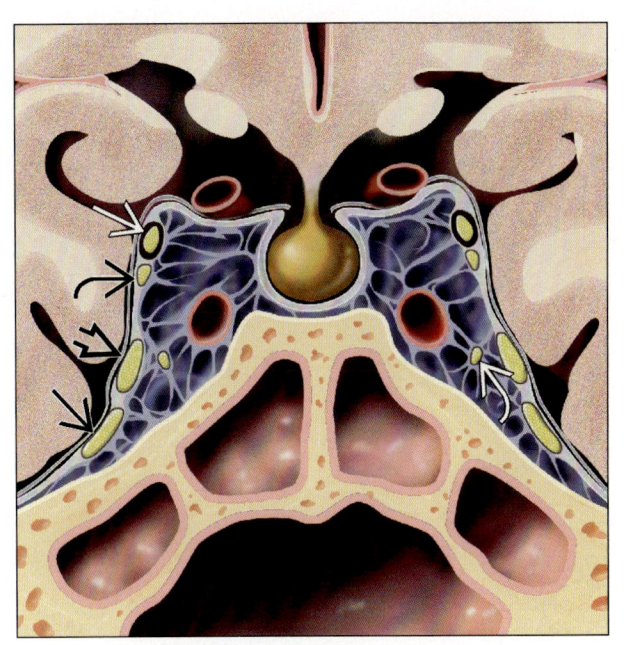

**25-4** Os nervos cranianos na parede lateral dural dos seios cavernosos incluem o III ➔, IV ➔, $V_1$ ➔ e $V_2$ ➔ NCs. Apenas o VI ➔ NC está no interior do próprio seio cavernoso.

## Anatomia da região selar

Faremos uma breve revisão sobre a anatomia macroscópica e os exames de imagem da região selar. A compreensão da anatomia normal forma as bases para as considerações subsequentes sobre as neoplasias selares e lesões similares a tumores, os principais tópicos deste capítulo.

### *Anatomia macroscópica*

#### Anatomia óssea

A **sela túrcica** ("sela turca") é uma concavidade na linha média do basiesfenoide que contém a glândula hipofisária. Os limites anteriores da sela são formados pelos processos clinoides anteriores da asa menor do esfenoide, enquanto o limite posterior é formado pelo dorso da sela. O topo do dorso da sela sofre uma discreta expansão para formar os processos clinoides posteriores, que, por sua vez, formam a margem superior do clivo **(Fig. 25-1)**.

O soalho da sela é parte do teto do seio esfenoidal, que é parcial ou completamente aerado. Os segmentos cavernosos das artérias carótidas internas localizam-se em um recesso ósseo raso (os **sulcos carotídeos**) localizados inferolateralmente à fossa hipofisária **(Fig. 25-3)**.

#### Meninges

As meninges na e em volta da sela formam um importante marco divisório. A **dura** cobre o soalho ósseo da sela, separando-a da glândula hipofisária. Uma fina reflexão dural costeia a fossa hipofisária lateralmente e forma a parede medial do seio cavernoso.

Uma pequena cobertura circular dural, o **diafragma da sela (Fig. 25-3)**, forma um teto sobre a sela, que cobre quase completamente a glândula hipofisária. O diafragma da sela possui uma abertura central de tamanho variável, o **hiato diafragmático**, por onde passa a haste hipofisária **(Fig. 25-5)**. O diâmetro médio do hiato diafragmático é de 7 milímetros.

Uma membrana basal de **aracnoide** proeminente, chamada de membrana de Liliequist, forma trabéculas que cruzam a cisterna suprasselar e cobrem o hipotálamo e o diafragma da sela. A aracnoide se reflete sobre a haste infundibular, formando uma fina cisterna hipofisária que pode fornecer um plano de dissecção cirúrgica na abordagem das massas suprasselares.

#### Glândula hipofisária

A glândula hipofisária, também chamada de pituitária, é uma glândula com forma de feijão, de coloração vermelho-acinzentada, formada por duas partes distintas (por vezes chamadas de "lobos"): a hipófise anterior, também chamada de **adeno-hipófise** (AH) e a hipófise posterior ou **neuro-hipófise** (NH) **(Fig. 25-37)**.

Os aspectos anterior e posterior da hipófise diferem em origem embriológica, função e estrutura, mas estão unidos em uma única glândula.

**HIPÓFISE ANTERIOR (ADENO-HIPÓFISE).** A AH, antes chamada de lobo anterior, corresponde a 75 a 80% do volume total da glândula hipofisária. A AH envolve anterolateralmente a

**25-5** Ilustração no plano axial demonstra a glândula hipofisária ➔ e a haste ➔, vistas pela abertura do diafragma da sela ➔.

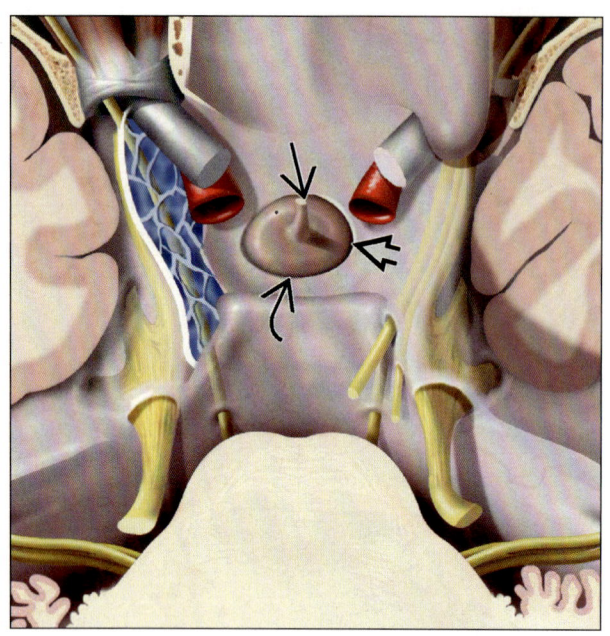

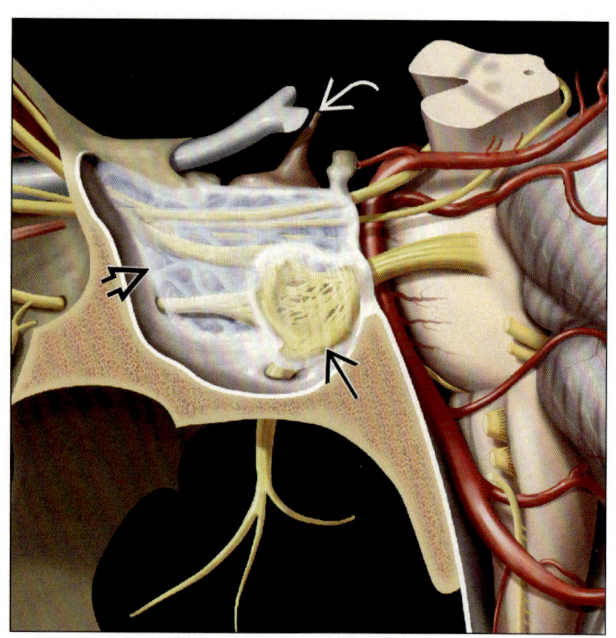

**25-6** Ilustração no plano sagital representa os nervos cranianos do seio cavernoso ➔ laterais à glândula hipofisária e à haste ➔. O cavo de Meckel é preenchido com LCS, contém fascículos do V NC e o gânglio de gasser (semilunar) ➔.

NH, com uma configuração em U. A AH é subdividida em três partes: *pars distalis* (pars anterior), *pars intermedia* (PI) e a *pars tuberalis*.

Ela se desenvolve como uma projeção, chamada de **bolsa de Rathke**, da ectoderme embrionária que reveste o teto da cavidade bucal **(Fig. 25-2)**. Este prolongamento subsequentemente desprende-se da cavidade bucal e sua parede anterior se espessa para tornar-se a maior parte da AH, chamada de *pars distalis*. A parede posterior se diferencia em *pars intermedia*, enquanto as porções dorsolaterais se estendem em torno do infundíbulo como a *pars tuberalis*.

As três partes da AH produzem hormônios. Em sua maioria são hormônios tróficos que regulam a função de outras células endócrinas, como células secretoras das gônodas, tireoide e córtex suprarrenal. Todos os hormônios da hipófise anterior são regulados por hormônios de liberação hipotalâmicos, com exceção da prolactina, que está sob controle do circuito dopaminérgico.

As células da *pars distalis* da AH produzem cinco hormônios diferentes: somatotrofina (também conhecida como hormônio do crescimento ou GH), prolactina, hormônio tireoestimulante (TSH), hormônio folículo-estimulante/luteinizante (FSH/LH) e o hormônio adrenocorticotrófico (ACTH). Além disso, a AH também possui uma substancial proporção de células que não expressam marcadores hormonais. Estas células não secretoras de hormônios são chamadas de cromófobas.

A glândula hipofisária dos recém-nascidos já apresenta um conjunto completo de células produtoras hormonais completamente diferenciadas. Entretanto, a glândula pós-natal sofre um grande remodelamento. Logo após o nascimento, a AH inicia uma drástica fase de crescimento, que aumenta o tamanho da glândula.

A glândula hipofisária dos adultos pode adaptar sua composição celular em resposta a modificações das condições fisiológicas.

**HIPÓFISE POSTERIOR (NEURO-HIPÓFISE).** A hipófise posterior ou neuro-hipófise se desenvolve do diencéfalo embrionário (prosencéfalo) como uma extensão inferior do hipotálamo. A hipófise posterior é subdividida na grande *pars nervosa* e em uma parte menor, o **infundíbulo** (haste hipofisária).

A NH compreende 20 a 25% do volume total da glândula hipofisária. A NH permanece unida ao cérebro por meio do infundíbulo, que se insere na **eminência mediana do hipotálamo**.

A maior parte do parênquima da *pars nervosa* consiste em terminações axonais de neurônios, cujos corpos celulares estão localizados no hipotálamo. Os neurônios constituem cerca de 75% do lobo posterior. Os 25% restantes do lobo posterior consistem em células gliais chamadas de **pituícitos.**

Não há células produtoras de hormônio na *pars nervosa* ou na haste infundibular. Em vez disso, a *pars nervosa* secreta dois hormônios que são formados no hipotálamo: o **hormônio antidiurético** (ADH, também chamado de vasopressina) e a **ocitocina**. Ambos são sintetizados como um pré-pró-hormônio maior, que também contém a proteína de transporte, a **neurofisina**. O pró-hormônio é transportado pelo trato hipotálamo-hipofisário no infundíbulo, clivado em sua forma ativa na NH e armazenado nos grânulos secretórios nos axônios terminais.

## Suprimento sanguíneo

**VEIAS.** O **sistema porta-hipofisário** consiste em um plexo capilar primário na eminência mediana e no infundíbulo e um plexo capilar secundário na *pars distalis* da AH. Eles estão conectados por longas veias porta hipofisárias. O sangue venoso tanto do lobo anterior quanto do posterior drena para o seio cavernoso.

O sistema portal forma uma ligação essencial entre o hipotálamo e o sistema endócrino: ele é a rota pela qual os hormônios de liberação e inibição hipotalâmicos alcançam as suas células-alvo na *pars distalis* da AH para controlar a função hipofisária. O sistema portal também carrega os hormônios hipofisários da glândula para seus alvos endócrinos e facilita o *feedback* de controle da secreção.

**ARTÉRIAS.** Dois grupos de ramos originam-se das **artérias carótidas internas** (ACIs) para suprir a neuro-hipófise. **Artérias hipofisárias inferiores** únicas emergem das ACIs cavernosas e suprem a maior parte da neuro-hipófise. Diversas **artérias hipofisárias superiores** originam-se das ACIs supraclinóideas com contribuições menores das artérias cerebrais anterior e posterior. As artérias hipofisárias superiores suprem primordialmente a eminência mediana do hipotálamo e a haste infundibular.

Não há suprimento arterial direto para a adeno-hipófise.

## Hipotálamo e terceiro ventrículo

O **hipotálamo** localiza-se diretamente acima da glândula hipofisária, estendendo-se posteriormente a partir da *lamina terminalis* (parede anterior do terceiro ventrículo) até os corpos mamilares. O *tuber cinereum* faz parte do hipotálamo. Ele é uma massa convexa afilada de substância cinzenta que se localiza entre os corpos mamilares e o quiasma óptico. A haste infundibular se estende inferiormente a partir do *tuber cinereum* e segue afilando gradualmente até se tornar contígua com o lobo posterior hipofisário.

O **terceiro ventrículo** se localiza na linha média, logo acima do hipotálamo. Dois recessos do terceiro ventrículo preenchidos por LCS, os recessos **óptico** e **infundibular**, projetam-se inferiormente em direção ao hipotálamo. O recesso óptico possui morfologia mais redonda e se localiza logo em frente ao **quiasma óptico**. O recesso infundibular é mais cônico e pontiagudo, estendendo-se para o aspecto mais superior da haste hipofisária.

## Seios cavernosos, nervos cranianos

**SEIOS CAVERNOSOS.** Os **seios cavernosos** (SCs) são compartimentos venosos trabeculados de morfologia irregular que se localizam junto às laterais da sela túrcica. Os SCs estão contidos no interior de uma proeminente parede dural lateral e de uma fina (frequentemente inaparente) parede dural medial. Os conteúdos importantes do SC incluem os segmentos **cavernosos das ACIs** e diversos nervos cranianos.

**NERVOS CRANIANOS.** Aqui revisaremos brevemente os nervos cranianos que cursam pelo seio cavernoso. (A anatomia de todos os nervos cranianos será discutida em detalhes no Cap. 23).

O **nervo abducente** (VI NC) é o único nervo craniano que realmente se localiza no interior do SC, inferolateralmente à ACI. Os III, IV, $V_1$ e $V_2$ nervos cranianos estão dispostos no interior na parede dural lateral **(Fig. 25-4)**. O **nervo oculomotor** (III NC) é o mais cranial dos NCs cavernosos e está contido no interior de uma fina bainha de aracnoide preenchida por LCS, chamada de **cisterna oculomotora**. O **nervo troclear** (IV NC) localiza-se logo abaixo do III NC.

Duas ramificações do **nervo trigêmeo** (V NC), os nervos oftálmico ($V_1$) e maxilar ($V_2$), localizam-se abaixo do nervo troclear. O nervo mandibular ($V_3$) não está contido no SC. O gânglio trigeminal situa-se em outro espaço circundado por aracnoide e preenchido por LCS, o **cavo de Meckel**. O NC $V_3$ sai inferiormente a partir do gânglio trigeminal (gânglio de gasser ou semilunar) e passa pelo forame oval em direção ao espaço mastigador **(Fig. 25-6)**.

## Técnicas de imagem e anatomia

### Considerações técnicas

Os exames de imagem apropriados do eixo hipotálamo-hipofisário são baseados em testes endócrinos específicos, sugeridos por sinais e sintomas clínicos. A ressonância magnética (RM) multiplanar com cortes finos e com FOV (*field of view*) pequeno obtidos antes e após a administração de contraste (sequências dinâmicas e estáticas) são o melhor procedimento de escolha, em especial para anormalidades hipotalâmicas **(Fig. 25-7)**. Angiografia por tomografia computadorizada (ATC), angiografia por ressonância magnética (ARM), angiografia com subtração digital (ASD) e amostragem dos seios petrosos são técnicas suplementares em casos selecionados.

A tomografia computadorizada (TC) com a injeção de contraste às vezes facilita o diagnóstico de anormalidades neuroendócrinas, mas é menos sensível que a RM. A TC óssea pode ser útil para demonstrar a extensão do envolvimento ósseo nos adenomas invasivos.

### Tamanho e configuração hipofisária

A altura da glândula hipofisária no plano coronal nas sequências ponderadas em T1 na RM varia com a idade e com o gênero. Em crianças pré-púberes, 6 milímetros ou menos é o normal. O limite superior da normalidade em adultos masculinos e em mulheres pós-menopáusicas é de 8 milímetros.

A hipertrofia fisiológica em meninas pré-púberes e em jovens mulheres em idade fértil é comum, com a altura normal da glândula podendo chegar a até 10 mm. Em gestantes e em mulheres no período de amamentação, a glândula pode ser ainda maior, adquirindo uma convexidade superior e podendo medir até 14 a 15 mm em altura.

**25-7A** Ponderação em T2 no plano sagital em RM 3.0T demonstra a glândula hipofisária e suas estruturas adjacentes: O quiasma óptico ⇨ e os recessos óptico ➔ e infundibular ➔.

**25-7B** Aquisição em T1 pós-contraste mostra o intenso realce venoso dural dos seios cavernosos ⇨ e o realce levemente menos intenso da glândula hipofisária ⇨. O III NC é visto como uma estrutura linear desprovida de realce ➔. cursando anteriormente na parede lateral dural. Os *flow voids* da ACI cavernosa normalmente se situam nos sulcos carotídeos, lateralmente à glândula hipofisária.

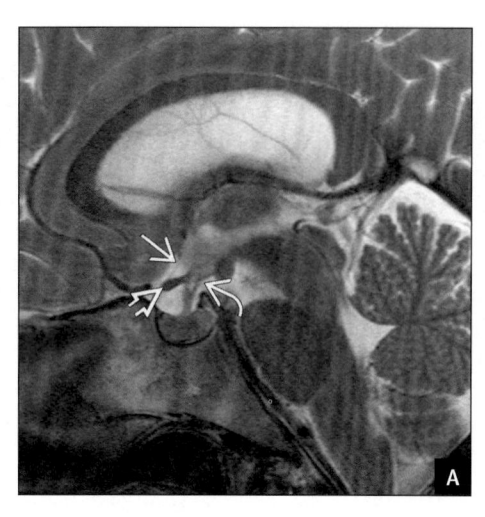

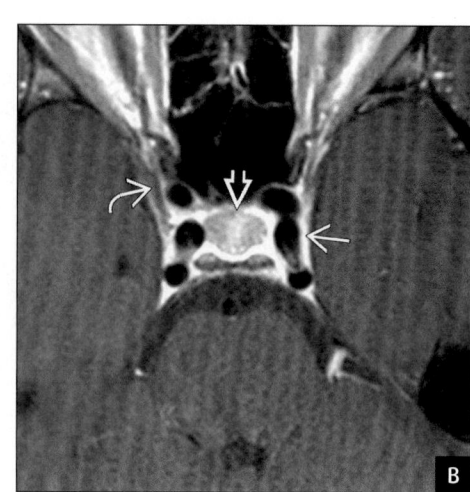

**25-7C** Ponderação em T2 no plano coronal mostra a hiperintensidade do LCS nas cisternas oculomotoras ➔ e nos cavos de Meckel ⇨. Os "pontos" no interior dos cavos de Meckel são fascículos dos nervos trigêmeos. O diafragma da sela ➔ cobre a mesma.

**25-7D** Aquisição em T1 pós-contraste no plano coronal com saturação de gordura mostra o III NC como um defeito de enchimento arredondado ➔ desprovido de realce no canto superior externo do seio cavernoso. A haste infundibular ➔ e a glândula hipofisária ⇨ sofrem realce, mas menos intensamente que o sangue venoso no interior dos seios cavernosos.

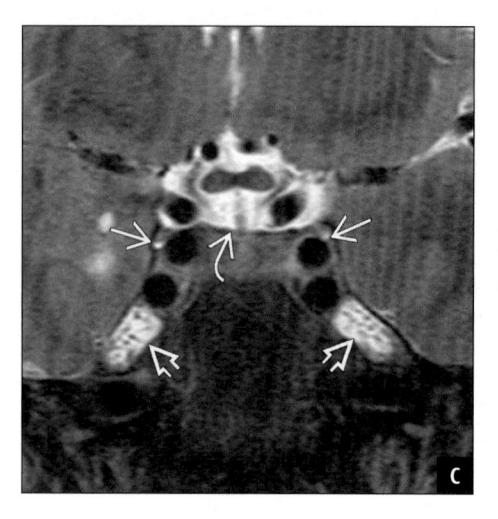

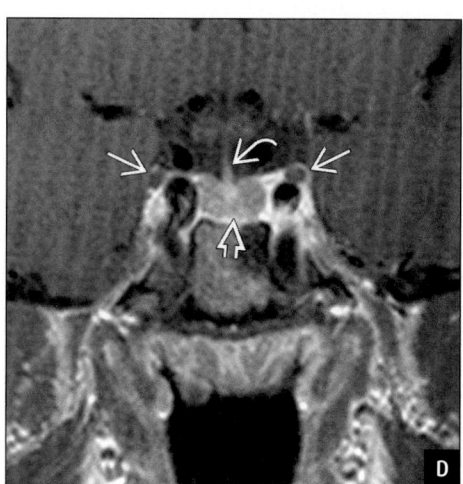

**25-7E** Ponderação em T1 no plano sagital com saturação de gordura mostra que a neuro-hipófise ➔ permanece brilhante, indicando que a sua hiperintensidade não é por conteúdo gorduroso, mas sim por grânulos neurossecretórios.

**25-7F** Aquisição em T1 pós-contraste com saturação de gordura no plano sagital mostra que a haste infundibular ➔ e o *tuber cinereum* ⇨ do hipotálamo carecem de barreira hematoencefálica e sofrem realce. Observe o afunilamento normal do infundíbulo enquanto cursa inferiormente do hipotálamo para a glândula hipofisária.

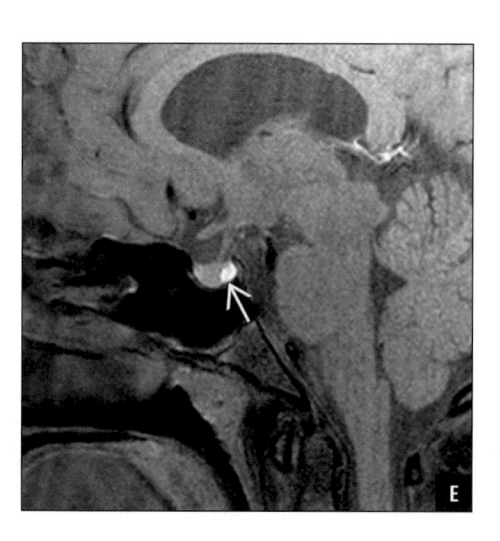

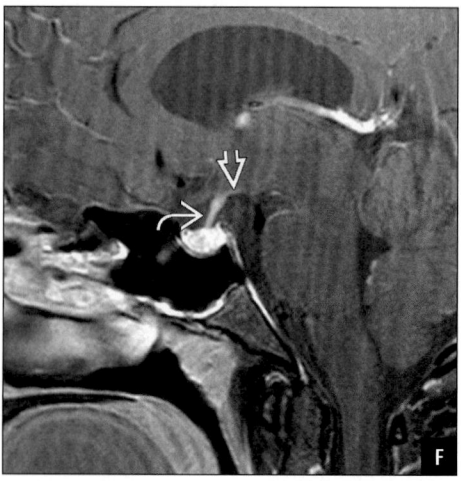

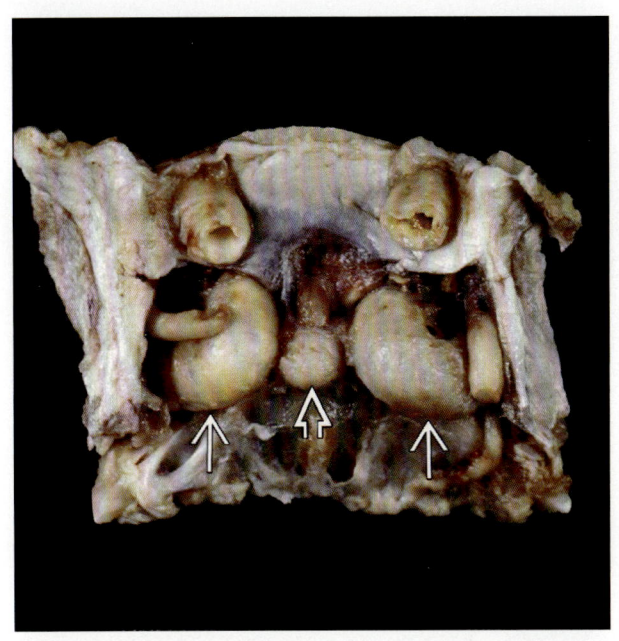

**25-8** Dissecção de peça de necropsia da base craniana central mostra as artérias carótidas cavernosas posicionadas medialmente ➡, limitando e comprimindo levemente a glândula hipofisária ➡. (Cortesia de A. Ersen, MD, B. Scheithauer, MD.)

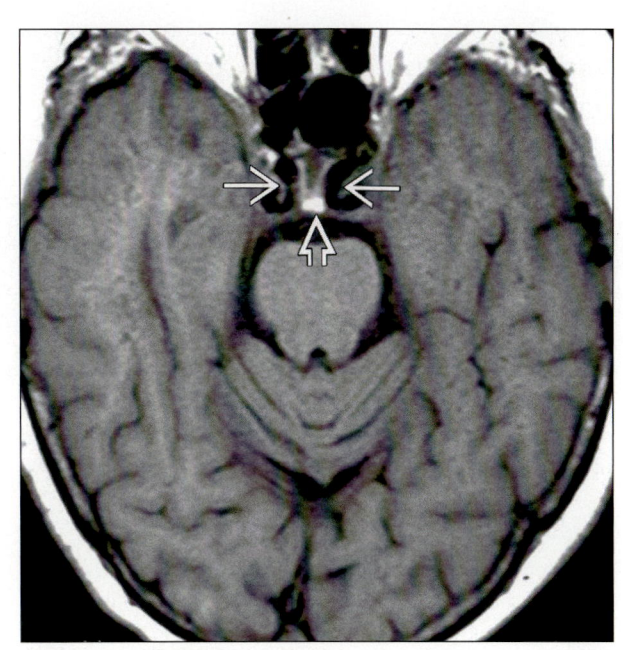

**25-9** Ponderação em T1 no plano axial mostra "*kissing*" carótidas ➡ com a glândula hipofisária comprimida entre elas. O sinal hiperintenso da glândula hipofisária posterior ➡ é visto deslocado para cima, entre as artérias carótidas.

A haste infundibular mede aproximadamente 3,3 mm de diâmetro ao nível do quiasma óptico e reduz de calibre gradualmente para cerca de 2 mm enquanto descreve uma trajetória descendente para se inserir na glândula hipofisária **(Fig. 25-7F)**.

## Intensidade de sinal da glândula hipofisária

A intensidade de sinal da glândula hipofisária é variável. Com exceção dos neonatos (nos quais a AH pode ser grande e *muito* hiperintensa), a AH costuma ser isointensa se comparada ao córtex em ambas as ponderações T1 e T2. A NH possui um curto tempo T1 (o chamado sinal hiperintenso da neuro-hipófise ou SHNH), causado pela presença de grânulos neurossecretores. O SHNH não contém lipídeos e não suprime às técnicas de saturação de gordura **(Fig. 25-7E)**. Até 20% dos pacientes endocrinologicamente normais não possuem o SHNH.

A haste infundibular é isointensa à hipófise, exceto por uma hiperintensidade central nas ponderações em T2. O recesso infundibular do terceiro ventrículo se estende inferiormente na haste em uma distância variável.

## Padrões de realce

A glândula hipofisária não possui barreira hematoencefálica, portanto, ela realça rápida e intensamente após a administração do contraste. A glândula hipofisária apresenta realce levemente menor que o sangue venoso que está no interior dos seios cavernosos adjacentes **(Fig. 25-7D)**.

A haste infundibular e o *tuber cinereum* também carecem de barreira hematoencefálica e sofrem realce nas ponderações em T1 pós-contraste **(Fig. 25-7F)**.

## "Incidentalomas" hipofisários

Áreas focais de hipointensidade ou de ausência de realce são comuns nas aquisições pós-contraste da glândula hipofisária. Essas alterações são vistas em 15 a 20% dos pacientes assintomáticos e foram apelidadas de "incidentalomas" hipofisários. A maioria possui menos de 1 centímetro de diâmetro ("microincidentalomas"). Eles podem ser causados por cistos intra-hipofisários, bem como por microadenomas não funcionantes. Ambos são comuns em autópsias.

Embora a maioria dos "incidentalomas" hipofisários não seja suspeito nos achados de imagem e geralmente não apresente significado clínico, diretrizes endocrinológicas recentes recomendam que os pacientes com microincidentalomas sejam submetidos a exame físico, história clínica e avaliação laboratorial básica (i.e., mensuração dos níveis de prolactina e IGF-1). Os pacientes com "macroincidentalomas" (mais que 1 centímetro) devem ser avaliados para hipopituitarismo e submetidos a avaliação por campimetria convencional se a lesão estiver contígua aos nervos ou ao quiasma óptico.

Se o paciente não preencher critérios cirúrgicos específicos para a ressecção, o seguimento por RM é recomendado em seis meses para um "macroincidentaloma" e em um ano para um "microincidentaloma" e, subsequentemente, com frequência progressivamente menor se o "incidentaloma" permanecer estável em tamanho.

## Variantes da normalidade ao estudo de imagem

Diversas variantes da normalidade podem ocorrer na glândula hipofisária e nos arredores da sela túrcica; elas não devem ser confundidas com patologias nos estudos de imagem. Nem toda a hipófise com aumento de volume é anormal. O pseudoaumento da glândula hipofisária pode ser causado por "*kissing*" carótidas ou por uma sela óssea atipicamente rasa. A hiperplasia hipofisária pode ser anormal, mas também pode ser fisiológica e normal. Uma sela vazia é uma variante da normalidade comum, mas também pode ser uma manifestação de hipertensão intracraniana idiopática (pseudotumor *cerebri*).

### *"Kissing" carótidas*

As artérias carótidas internas cavernosas situam-se em geral lateralmente à glândula hipofisária, nos sulcos carotídeos parasselares. Às vezes, as ACIs estão posicionadas medialmente e cursam no *interior* da sela óssea **(Fig. 25-8)**. As *kissing* carótidas podem restringir a glândula hipofisária, comprimindo-a para cima e fazendo-a parecer levemente aumentada. A presença das ACIs medialmente posicionadas é muito importante no planejamento cirúrgico de hipofisectomia transesfenoidal, já que as ACIs com posicionamento normal não são encontradas por esta abordagem **(Fig. 25-9)**.

### *Hiperplasia hipofisária*

Terminologia

A hiperplasia hipofisária é um aumento não neoplásico do número de células adeno-hipofisárias, podendo ser normal (fisiológica) ou patológica.

Etiologia

HIPERPLASIA FISIOLÓGICA. O aumento fisiológico no volume hipofisário é comum e normal em muitas circunstâncias. A hipertrofia fisiológica da puberdade e o aumento da glândula hipofisária em mulheres jovens em idade fértil são muito comuns **(Figs. 25-10, 25-11, 25-12 e 25-13)**. O aumento da glândula hipofisária secundário à hiperplasia de células prolactínicas também pode ocorrer durante a

**25-10** Ilustração no plano coronal mostra a hiperplasia hipofisária fisiológica. A glândula está uniformemente aumentada e possui uma leve convexidade em sua margem superior.
**25-11** Fotomicrografia de baixa magnificação mostra um corte axial da glândula hipofisária com hiperplasia. O lobo anterior ➡ difusamente aumentado reduz a neuro-hipófise ➡. (Cortesia de A. Ersen, MD, B. Scheithauer, MD.)

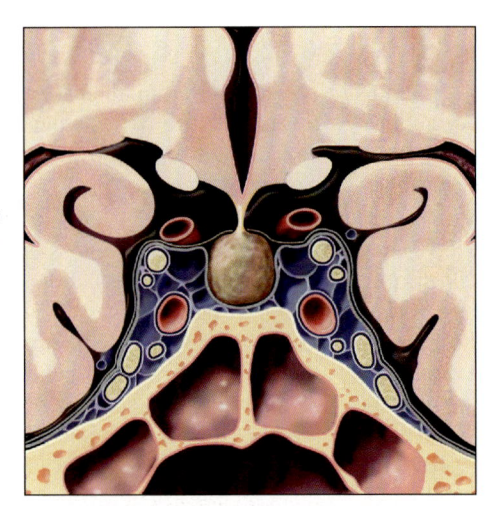

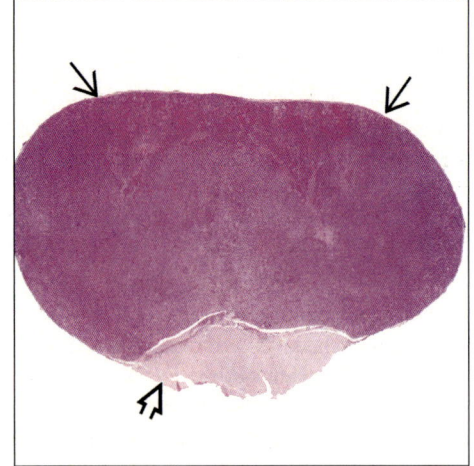

**25-12** Ponderação em T1 no plano sagital em uma paciente de 16 anos mostra o abaulamento superior normal da glândula hipófisária ➡. O soalho da sela está intacto. Observe o sinal hiperintenso da neuro-hipófise ➡.
**25-13** Aquisição em T1 pós-contraste no plano coronal da mesma paciente mostra a convexidade superior da glândula ➡, quase tocando o quiasma óptico. O volume global da glândula hipófise é quase duas vezes o volume de uma mulher pós-menopáusica.

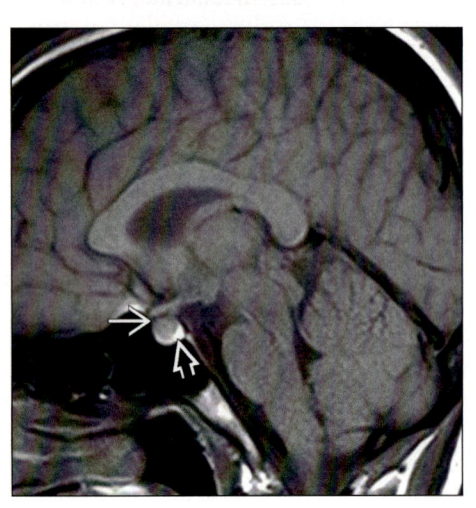

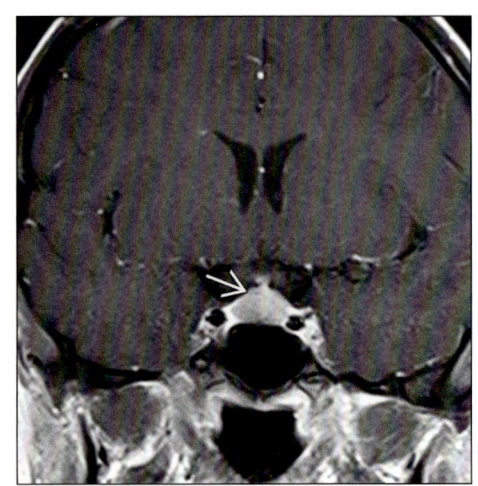

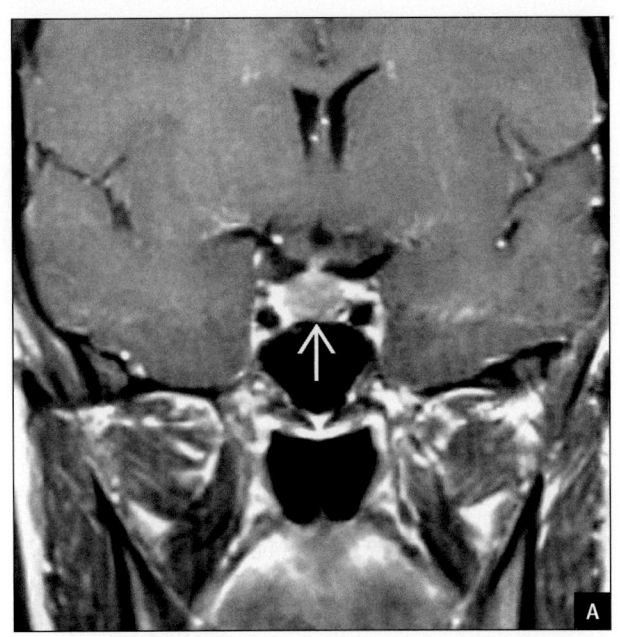

**25-14A** Aquisição em T1 pós-contraste no plano coronal de um paciente masculino pré-púbere mostra hiperplasia hipofisária ➡ com abaulamento superior da glândula que simula um macroadenoma.

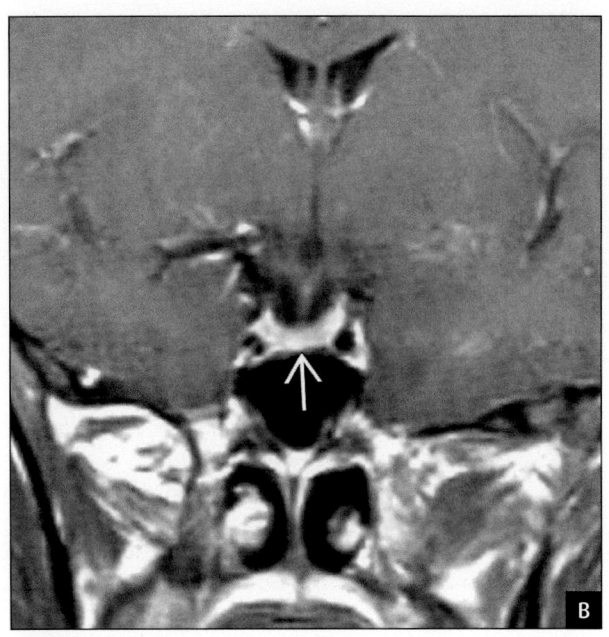

**25-14B** A avaliação endócrina revelou hipotireoidismo. O exame foi repetido algumas semanas após o início do tratamento, apresentando resultado normal ➡.

gravidez e no período de amamentação, ou em resposta ao tratamento com estrogênio exógeno.

HIPERPLASIA PATOLÓGICA. A hiperplasia patológica costuma ocorrer em resposta à **insuficiência de órgão-alvo**. A hiperplasia de células produtoras de TSH pode ser induzida por hipotireoidismo primário de longa data **(Fig. 25-14)**. A hiperplasia de células produtoras de ACTH ocorre com hipocortisolismo na doença de Addison. A hiperplasia gonadotrófica ocorre em resposta ao hipogonadismo primário (síndromes de Klinefelter ou Turner).

A hiperplasia patológica também pode ser induzida pelo excesso ectópico de hormônios de liberação. A hiperplasia de células produtoras de GH ocorre com o aumento do GHRH secretado por tumor de células de ilhotas pancreáticas, feocromocitoma, carcinoma brônquico e tumor carcinoide tímico.

A hiperplasia das células produtoras de ACTH pode ser secundária à secreção de CRH por um hamartoma hipotalâmico (adiante), tumor neuroendócrino ou doença de Cushing ACTH-dependente. Hiperplasia mamotrófica e somatotrófica ocorre na síndrome de McCune-Albright e no gigantismo.

## Patologia

PATOLOGIA MACROSCÓPICA. A forma mais comum fisiológica da hiperplasia hipofisária é a hiperplasia difusa das células produtoras de prolactina (PRL) durante a gravidez e o período de amamentação. A adeno-hipófise torna-se simetricamente aumentada, algumas vezes quase 2 a 3 vezes o seu tamanho normal, mas, com exceção disso, possui aparência macroscópica normal.

## Aspectos clínicos

EPIDEMIOLOGIA. Com exceção da hiperplasia das células produtoras de PRL na gravidez, a hiperplasia hipofisária é rara.

ASPECTOS DEMOGRÁFICOS. Os pacientes costumam ser crianças ou adultos jovens. A hiperplasia das células de PRL é a etiologia mais comum.

APRESENTAÇÃO. Os sintomas variam com o hormônio envolvido. A hiperplasia das células produtoras de PRL causa hiperprolactinemia, enquanto a das células relacionadas ao GH causa gigantismo ou acromegalia e a das células relacionadas ao ACTH causa doença de Cushing.

HISTÓRIA NATURAL. A hipertrofia fisiológica normal não requer tratamento. A hiperplasia patológica é tratada com medicamentos e o prognóstico é excelente. Não há aumento na prevalência de adenomas.

## Imagem

Aumento simétrico do tamanho da glândula hipofisária e de seu volume global, sem efeito de massa focal ou erosão óssea são os achados clássicos.

Os exames de TC sem contraste mostram que a glândula mede cerca de 10 a 15 mm de altura e apresenta uma convexidade em sua margem superior. Não há evidência de erosão óssea da sela túrcica. O realce é forte e geralmente uniforme na TC com contraste.

A RM demonstra um aumento da glândula, com arqueamento superior, que pode até mesmo demonstrar contato com o quiasma óptico. O aumento hipofisário é isointenso ao córtex em ambas as ponderações T1 e T2.

As aquisições dinâmicas durante a injeção de contraste na RM com 3 milímetros de espessura do corte e com FOV pequeno mostram que a glândula realça de maneira homogênea. Ocasionalmente, um realce nodular focal está presente na hiperplasia de células produtoras de ACTH.

## Diagnóstico diferencial

A distinção entre a hiperplasia hipofisária e o **macroadenoma** pode ser difícil. Idade, gênero e estado endócrino são úteis para a definição. Neoplasias primárias da glândula hipofisária são raras em crianças, enquanto o aumento fisiológico é comum. Lembre-se: *uma glândula hipofisária aumentada em um paciente masculino pré-púbere é quase sempre hiperplasia, e não adenoma.*

A **hipofisite linfocítica** pode causar um aumento na glândula hipofisária. Ela é mais comum em mulheres gestantes e puérperas e pode ser difícil de distinguir da hiperplasia fisiológica por células produtoras de PRL com base apenas nos estudos de imagem. Se houver aumento da haste, a hipofisite torna-se mais provável que a hiperplasia.

## Sela vazia

### Terminologia

A **sela vazia** (SV) é uma protrusão da aracnoide, preenchida por LCS que se estende da cisterna suprasselar, pelo diafragma da sela, para o interior da sela túrcica **(Fig. 25-15)**. Uma SV raramente é toda "vazia"; um pequeno remanescente aplainado da glândula hipofisária está quase sempre presente no fundo da sela óssea, mesmo que não seja perceptível nos estudos de imagem. Assim, o termo "sela parcialmente vazia" é anatomicamente mais correto.

### Etiologia

Uma SV pode ser primária ou secundária. Uma **sela vazia primária** ocorre quando uma abertura anormalmente larga (por vezes chamada de "incompetente") do diafragma da sela permite a herniação intrasselar da aracnoide e LCS oriundos da cisterna suprasselar para o interior da sela túrcica logo abaixo **(Fig. 25-16)**. O LCS pulsátil pode gradualmente alargar e aprofundar a sela, mas a lâmina dura óssea que separa a sela do seio esfenoidal permanece intacta **(Fig. 25-17)**.

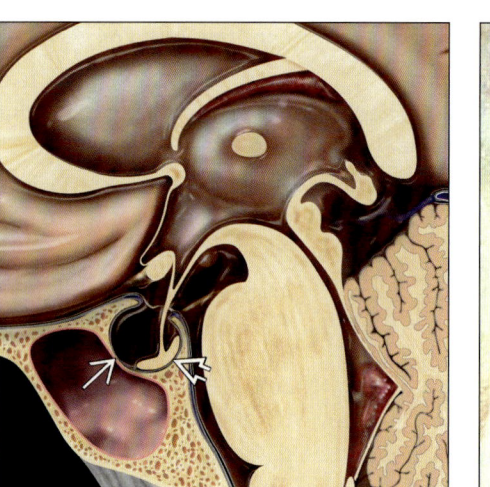

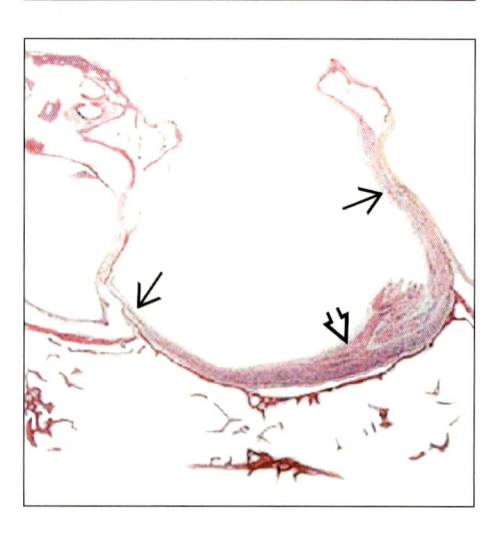

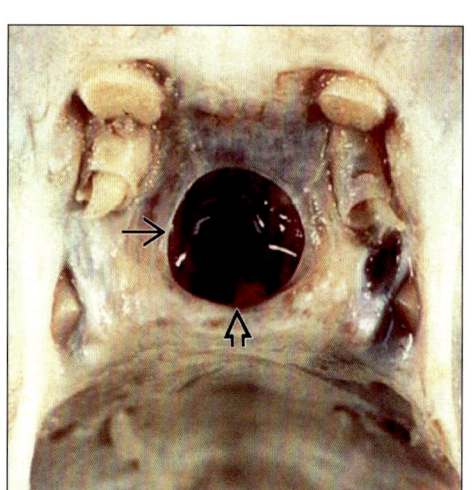

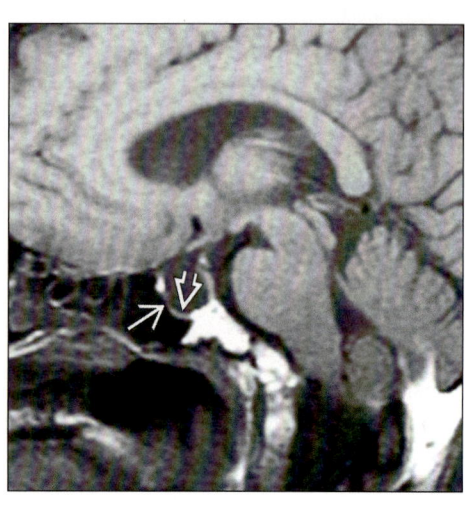

**25-15** Ilustração representa um sela vazia primária ⇨ com cisterna de aracnoide, preenchida com LCS, protruindo inferiormente para o interior da sela aumentada e "achatando" a glândula hipofisária posteroinferiormente contra o soalho da sela ⇨.

**25-16** Espécime de necropsia visto de cima mostra uma grande abertura do diafragma da sela → com a sela preenchida por LCS logo abaixo ⇨. (Cortesia de M. Sage, MD.)

**25-17** Fotomicrografia de baixa magnificação em corte sagital mostra uma sela parcialmente vazia como uma sela aumentada, em sua maioria preenchida por LCS → e com a glândula hipofisária ⇨ aplainada contra o soalho da sela. (Cortesia de W. Kucharczyk, MD.)

**25-18** Ponderação em T1 no plano sagital de um paciente assintomático mostra a clássica sela vazia como um espaço preenchido por LCS ⇨. A glândula hipofisária está afilada e comprimida contra o soalho da sela ⇨. O paciente era endocrinologicamente normal.

Uma **sela vazia secundária** ocorre quando o volume hipofisário está reduzido por cirurgia, terapia com bromocriptina ou tratamento radioterápico. Menos frequentemente, apoplexia hipofisária (com um macroadenoma hipofisário) pode deixar a sela óssea expandida bastante vazia, com apenas um pequeno remanescente de tecido glandular hemorrágico infartado no aspecto posteroinferior da sela.

Raramente uma criança com insulto perinatal resultando em necrose neuronal difusa no hipotálamo pode apresentar uma haste hipofisária muito fina e uma sela parcialmente vazia.

Uma causa rara, mas importante, de SV é a **síndrome de Sheehan**. A síndrome de Sheehan é uma das causas mais comuns de hipopituitarismo nos países subdesenvolvidos. Ela resulta de necrose hipofisária isquêmica em razão de hemorragia grave pós-parto. A maioria dos pacientes com síndrome de Sheehan possui uma sela vazia nos exames de TC ou RM.

## Aspectos clínicos

EPIDEMIOLOGIA. A prevalência exata da SV é desconhecida. Uma SV é identificada em 5 a 10% dos exames de RM craniencefálicas.

ASPECTOS DEMOGRÁFICOS. Embora a SV possa ocorrer em qualquer idade, o pico de apresentação se dá aos 50 anos. Há uma predominância feminina na ordem de 4:1. O índice de massa corporal dos pacientes com uma sela vazia ou parcialmente vazia é maior do que aqueles que não apresentam a mesma.

APRESENTAÇÃO. A maioria dos pacientes com SV é assintomático ou apresenta sintomas inespecíficos, como cefaleia **(Figs. 25-18 e 25-19)**. Contudo, a SV primária pode estar associada a diversas condições clínicas, variando de distúrbios endócrinos leves a rinorreia e otorreia. Entre 18 a 20% dos pacientes com SV primária possuem hiperprolactinemia, 5% hipopituitarismo global anterior e 4% deficiência isolada de GH. Quase 80% das pacientes obesas de meia-idade com rinorreia ou otorreia liquórica espontâ-

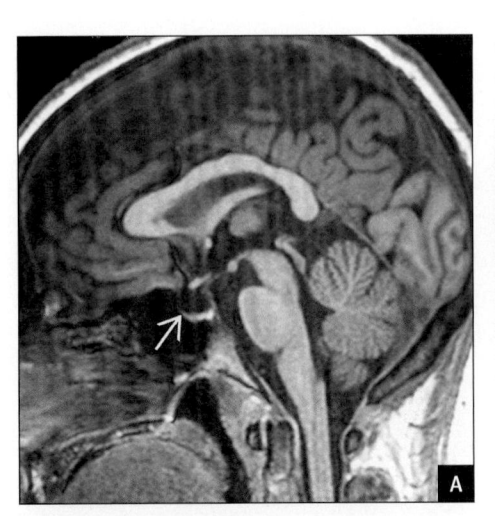

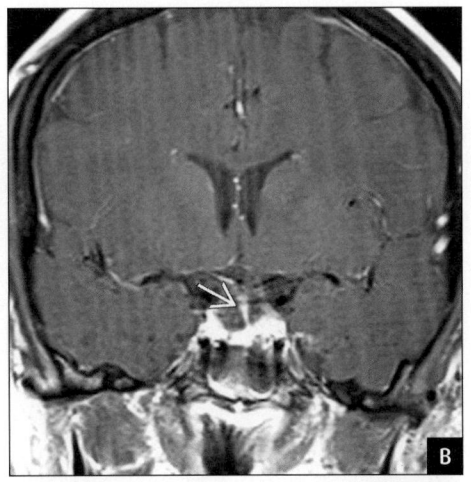

**25-19A** Ponderação em T1 no plano sagital de uma mulher de 28 anos com convulsões parciais complexas revela uma sela vazia ➡.
**25-19B** Aquisição em T1 pós-contraste da mesma paciente mostra que a haste ➡ se insere fora da linha média, uma variante da normalidade. O perfil endócrino da paciente estava normal.

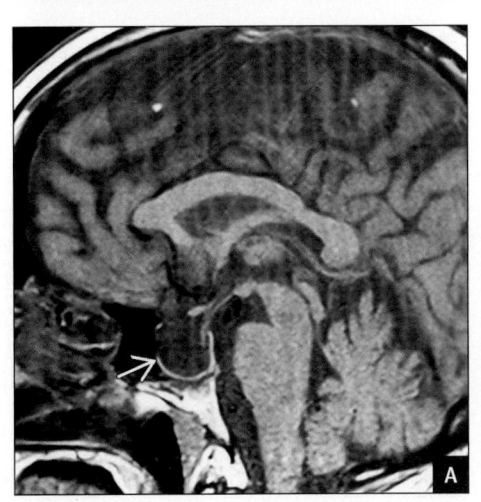

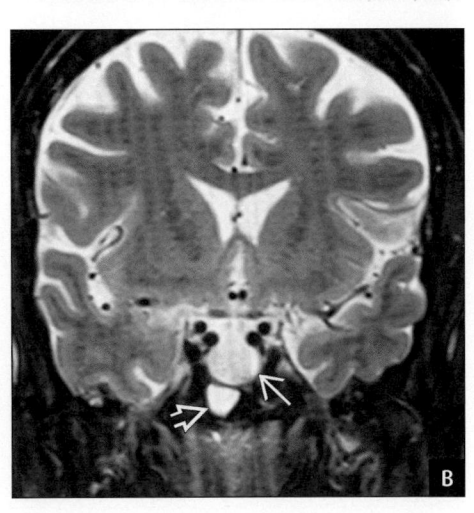

**25-20A** Uma sela vazia nem sempre é benigna, como está ilustrado neste caso de uma mulher de 56 anos com perda de LCS. A enorme sela vazia ➡ preenchida por LCS está muito maior que nas variantes da normalidade usuais.
**25-20B** Ponderação em T2 no plano coronal da mesma paciente mostra a sela preenchida por LCS ➡, com uma coleção líquida ➡ abaixo do soalho afilado. A cirurgia confirmou deiscência óssea, a qual foi reparada.

nea, apresentam uma SV em associação, demonstrada nos exames por RM pré-operatórios **(Fig. 25-20)**.

Ocasionalmente, os pacientes se apresentam com distúrbios visuais causados por deslocamento inferior do quiasma óptico para o interior da sela vazia. A maioria destes casos é de SVs secundárias após hipofisectomia transesfenoidal para ressecção de adenomas hipofisários.

OPÇÕES DE TRATAMENTO. A SV primária ou secundária geralmente não requer tratamento definitivo. A reposição hormonal pode ser necessária em alguns casos. Rinorreia/otorreia liquórica ou deslocamento do quiasma óptico com comprometimento visual importante podem necessitar de intervenção cirúrgica.

### Imagem

CARACTERÍSTICAS GERAIS. Os estudos de imagem mostram LCS intrasselar com uma glândula hipofisária afilada e aplainada contra o soalho da sela.

ACHADOS NA TC. Líquido com densidade como LCS preenche a sela que pode apresentar tamanho normal ou moderadamente alargado. O soalho ósseo da sela está intacto na SV primária, mas, na SV secundária, apresenta defeitos cirúrgicos causados por hipofisectomia transesfenoidal. A haste infundibular e o remanescente hipofisário realçam nos exames de TC com contraste. A haste pode estar deslocada da linha média, com aspecto um pouco "inclinado".

ACHADOS NA RM. O líquido intrasselar comporta-se como o LCS nas ponderações em T1 e em T2 e suprime completamente no FLAIR. A ponderação em difusão não demonstra restrição. Em casos graves, o quiasma óptico e/ou o aspecto anterior do terceiro ventrículo podem parecer herniados para – ou retraídos em direção – a sela. Se a SV for secundária à cirurgia, tamponamento com o uso de enxerto de gordura e cicatrizes com aderências podem distorcer os achados de imagem.

### Diagnóstico diferencial

O principal diagnóstico diferencial da SV é a **hipertensão intracraniana idiopática** (HII), também chamada de "pseudotumor *cerebri*". Ambas têm prevalência aumentada em mulheres obesas. Os achados de imagem também apresentam algum grau de sobreposição, já que estas condições frequentemente apresentam uma sela túrcica vazia.

**25-21** Ilustração no plano sagital demonstra ectopia da glândula hipofisária posterior ➡ localizada na extremidade distal da haste hipofisária truncada. A sela túrcica e a adeno-hipófise ➡ são pequenas.
**25-22** Ponderação em T1 no plano sagital mostra uma glândula hipofisária posterior ectópica na eminência mediana ➡. O infundíbulo está ausente e a glândula hipofisária anterior ➡ é pequena. O sinal hiperintenso da hipófise posterior está ausente.

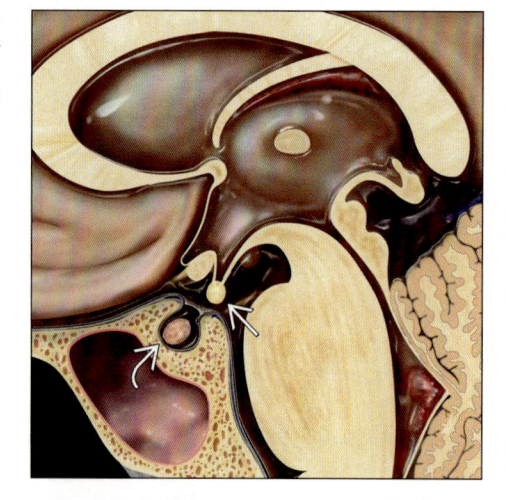

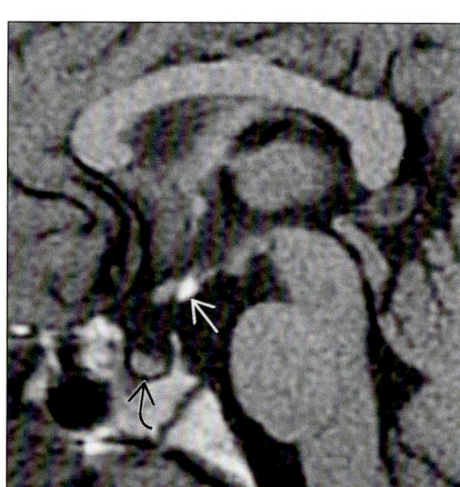

**25-23A** Ponderação em T1 no plano sagital de uma menina de 4 anos com pan-hipopituitarismo mostra anormalidades mais graves com quase nenhum tecido no interior da sela ➡, haste ausente e hipófise posterior ectópica no hipotálamo ➡.
**25-23B** Ponderação em T2 no plano coronal da mesma paciente mostra uma glândula hipofisária ➡ quase imperceptível e haste ausente, com deslocamento da neuro-hipófise no hipotálamo ➡.

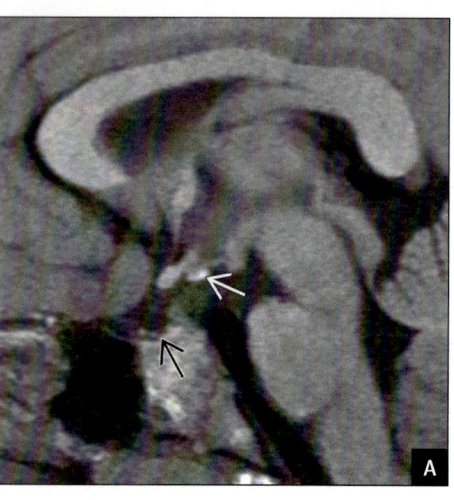

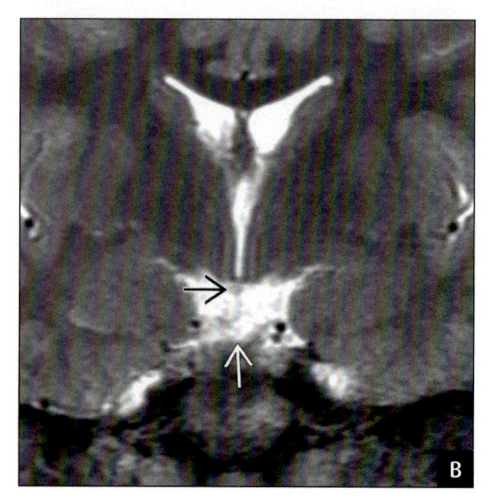

Na HII, as bainhas dos nervos ópticos estão dilatadas e os ventrículos e as cisternas de LCS com frequência parecem menores que o normal.

A **pressão intracraniana elevada** (↑ PIC) causada por hidrocefalia obstrutiva resulta em deslocamento do recesso anterior do terceiro ventrículo – e não da cisterna suprasselar – em direção ou para o interior da sela óssea. Migração de LCS transependimária é comum no ↑ PIC, mas ausente na SV.

Um **cisto aracnoide suprasselar** (CAS) pode herniar para o interior da sela túrcica. A sela óssea com frequência está não apenas alargada, mas também erodida e aplainada. A ponderação em T2 no plano sagital mostra um terceiro ventrículo comprimido e elevado, envolvendo o CAS.

## Lesões congênitas

### Anomalias hipofisárias

A ausência completa da glândula hipofisária e da haste é rara e quase sempre fatal ao nascimento ou logo após o mesmo. A hipoplasia hipofisária é muito mais comum **(Fig. 25-21)**. Muitas crianças afetadas possuem deficiência de hormônio do crescimento e, portanto, baixa estatura; eles são os "anões hipofisários". Esses pacientes podem ser tratados com terapia de reposição hormonal, por isso o diagnóstico preciso e precoce dessa alteração é essencial.

### Hipoplasia hipofisária

Uma glândula hipofisária hipoplásica é a anormalidade mais frequente em crianças com deficiência *isolada* de hormônio do crescimento (DIHC), enquanto **anormalidades na haste** são mais comuns em crianças com deficiências hormonais *múltiplas*. Quase 75% das crianças com hipopituitarismo são do sexo masculino.

As anormalidades na imagem incluem sela e lobo hipofisário anterior pequenos, hipoplasia ou ausência da haste e lobo hipofisário posterior ectópico, visto como deslocamento da hiperintensidade em T1 do lobo posterior para o infundíbulo ou para eminência mediana do hipotálamo **(Figs. 25-22 e 25-23)**.

Em geral, a extensão das anormalidades na RM se correlaciona com o grau de gravidade da deficiência hormonal. Os pacientes com deficiência isolada de GH são mais propensos a ter adeno-hipófise e infundíbulo de tamanho normal do que aqueles com deficiências endócrinas múltiplas.

A **síndrome de Kallman**, também conhecida como hipogonadismo hipogonadotrófico, é um distúrbio da migração neuronal que resulta em nervos e em sulcos olfatórios hipoplásicos ou ausentes. Diversas anormalidades visuais e septais, bem como hipoplasia da glândula hipofisária, são comuns nesta síndrome.

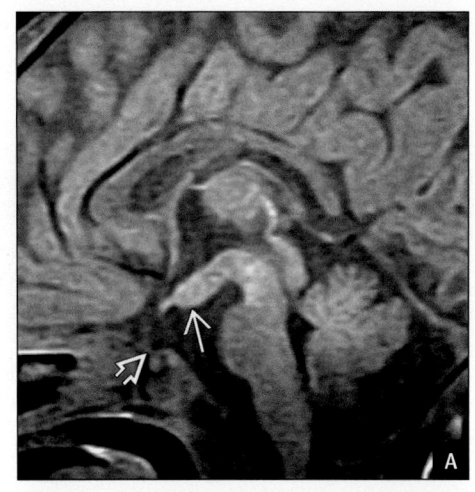

**25-24A** RM ponderada em T1 no plano sagital mostra espessamento do soalho do terceiro ventrículo ➡ e uma sela túrcica ➡ rasa, quase imperceptível.

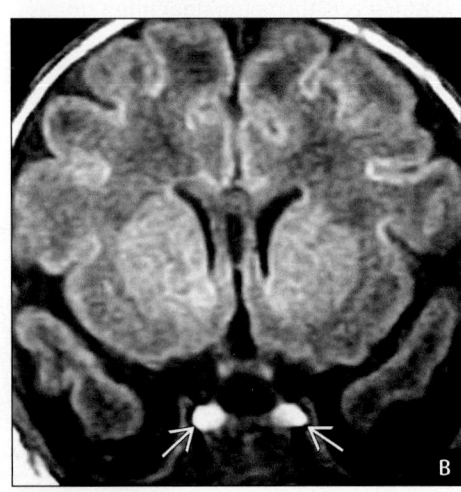

**25-24B** Ponderação em T1 no plano coronal do mesmo paciente mostra duas glândulas hipofisárias hiperintensas ➡.

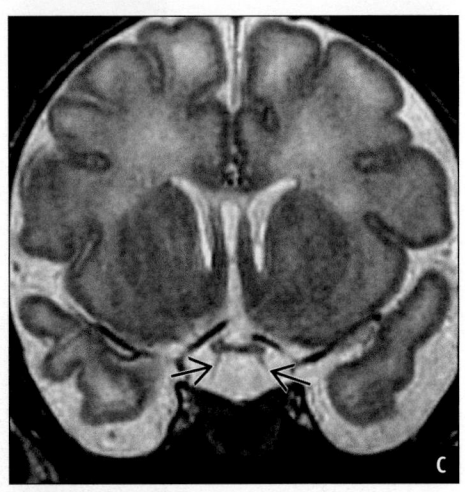

**25-24C** Ponderação em T2 no plano coronal do mesmo paciente mostra duplicação da haste ➡. A presença de glândula e haste hipofisária duplicada é uma anomalia congênita rara.

## Duplicação hipofisária

A duplicação hipofisária é uma anomalia rara na qual duas hastes hipofisárias podem ser identificadas nas imagens coronais **(Figs. 25-24B e 25-24C)**. O *tuber cinereum* e os corpos mamilares estão fusionados em uma única massa espessa que pode ser melhor visualizada nas imagens sagitais na linha média **(Fig. 25-24A)**. Anormalidades craniofaciais e craniocervicais são comuns nestes casos.

Ao contrário da hipoplasia hipofisária, a duplicação hipofisária raramente causa deficiências hormonais. Em vez disso, um espectro de anormalidades de fusão e segmentação craniofaciais e craniocervicais da linha média são vistos. O sexo feminino é o mais afetado.

## Hamartoma hipotalâmico

### Terminologia

O hamartoma hipotalâmico (HH), também conhecido como diencefálico ou **hamartoma do *tuber cinereum***, é uma malformação congênita não neoplásica associada à puberdade precoce, distúrbios do comportamento e crises gelásticas.

### Etiologia

Os HHs são anomalias da migração neuronal que provavelmente ocorrem entre 33 e 41 semanas de idade gestacional. Uma anormalidade sindrômica que ocorre com o HH, a **síndrome de Pallister-Hall** (SPH), é causada por uma mutação *frameshift GLI3* no cromossomo 7p13.

### Patologia

LOCALIZAÇÃO. A maioria dos HHs está localizado no *tuber cinereum*, entre a haste infundibular e os corpos mamilares **(Figs. 25-25 e 25-26)**. Eles podem ser pedunculados **(Fig. 25-27)** ou sésseis **(Fig. 25-28)**. As lesões pedunculadas estendem-se inferiormente do hipotálamo para a cisterna suprasselar, enquanto as sésseis projetam-se do soalho do terceiro ventrículo para seu lúmen.

TAMANHO E NÚMERO. Os HHs são lesões solitárias que variam em tamanho, de alguns milímetros **(Fig. 25-29)** a enormes lesões mistas sólido-císticas medindo vários centímetros em diâmetro **(Figs. 25-30, 25-31)**.

**25-25** Ilustração sagital mostra um hamartoma hipotalâmico pedunculado ⇒ interposto entre o infundíbulo, anteriormente e os corpos mamilares, posteriormente. A massa lembra a substância cinzenta.
**25-26** Visão submento vértice mostra um clássico HH penduculado ⇒ em "botão de colarinho" posicionado entre a haste infundibular ⇒ à sua frente e os corpos mamilares (que não estão visíveis) e a ponte ⇒, posteriormente. (Cortesia de R. Hewlett, MD.)

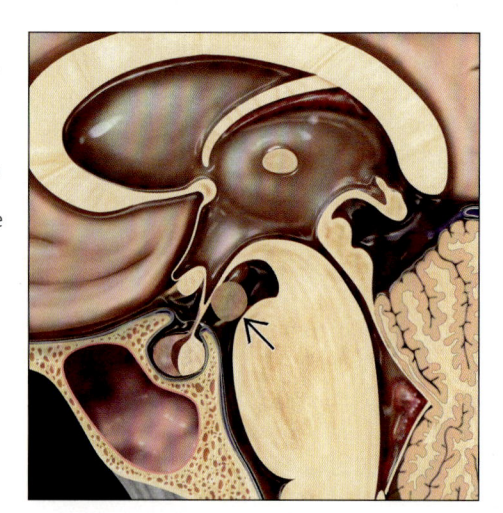

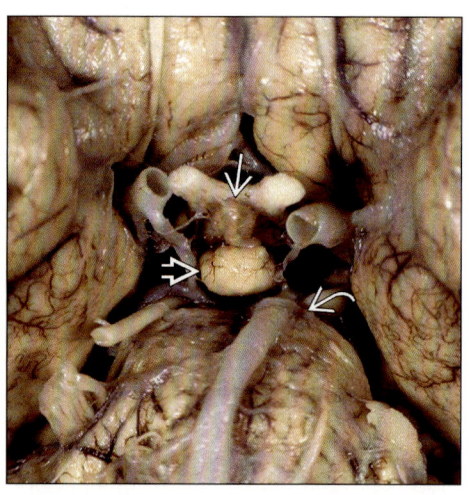

**25-27A** Ponderação em T2 no plano sagital de uma criança de 12 anos com puberdade precoce central mostra um clássico hamartoma hipotalâmico em "botão de colarinho" ⇒ entre a haste infundibular ⇒ e os corpos mamilares ⇒. Essa massa é isointensa à substância cinzenta.
**25-27B** Aquisição em T1 pós-contraste no plano sagital do mesmo paciente mostra que o hamartoma hipotalâmico ⇒ não sofre realce.

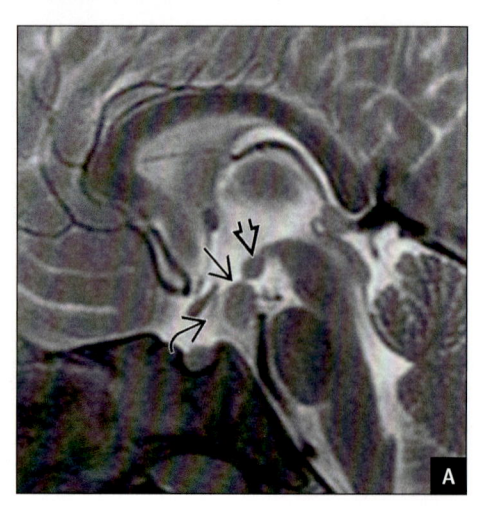

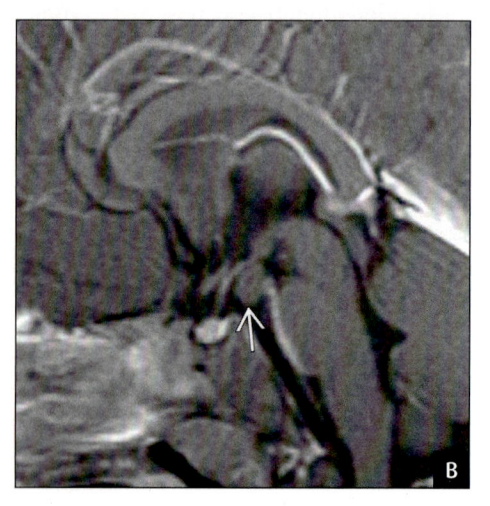

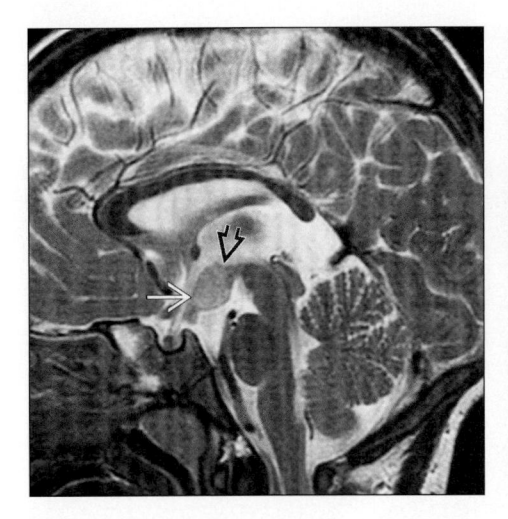

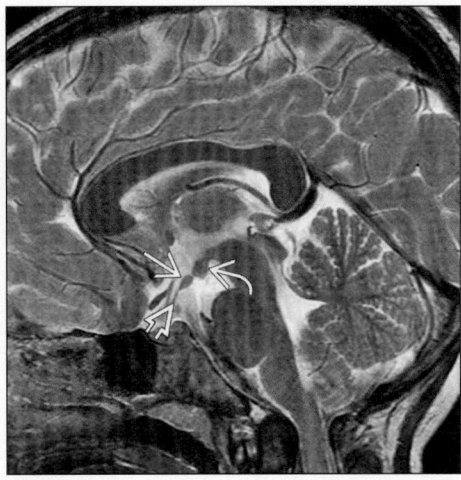

**25-28** Ponderação em T2 no plano sagital mostra um clássico HH séssil ➡ abaulando o soalho do terceiro ventrículo ⇨.

**25-29** Ponderação em T2 no plano sagital mostra um minúsculo HH séssil ➡ logo atrás do infundíbulo ➡ e em frente aos corpos mamilares ➡.

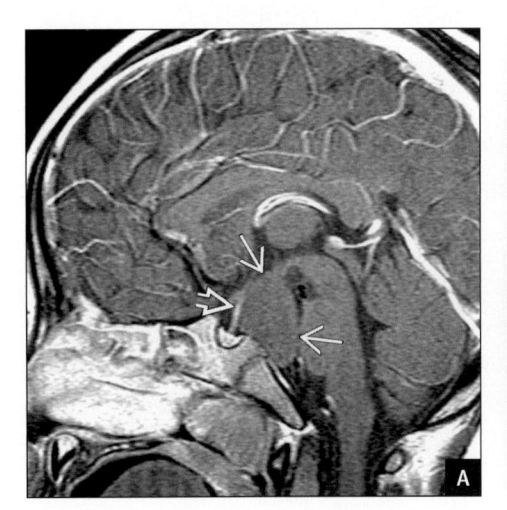

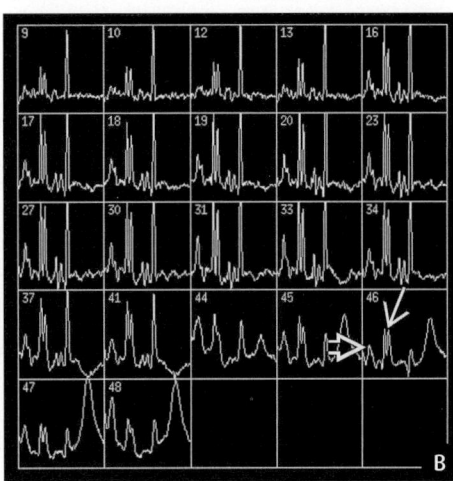

**25-30A** Aquisição em T1 pós-contraste do exame de um adolescente com hipogonadismo hipogonadotrófico mostra uma grande massa ➡ lobulada desprovida de realce nas cisternas suprasselar e pré-pontina. A haste infundibular ➡ está deslocada anteriormente.

**25-30B** Espectroscopia de prótons multivoxel da lesão mostra redução do NAA ➡ com mioinositol elevado ➡ no voxel colocado sobre a lesão. Os achados e a história clínica são compatíveis com um grande hamartoma hipotalâmico.

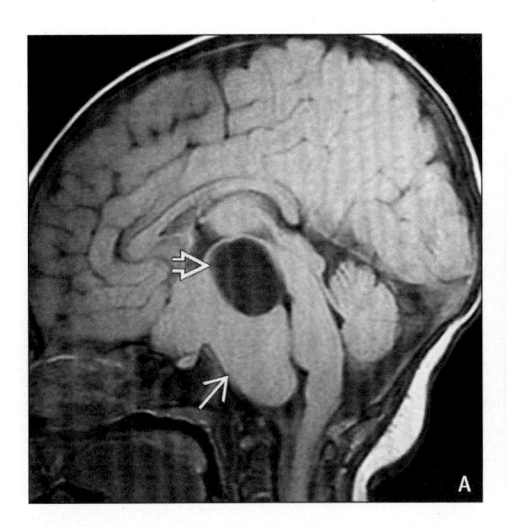

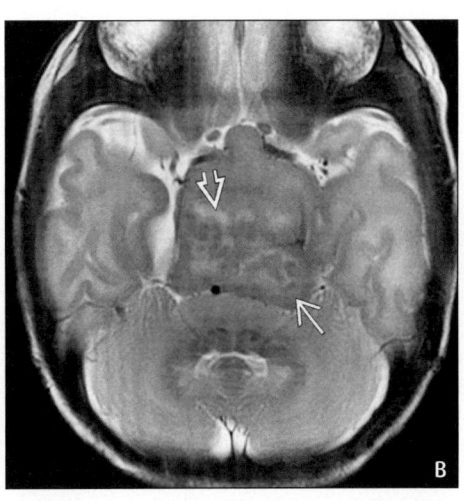

**25-31A** Ponderação em T1 no plano sagital mostra um enorme hamartoma hipotalâmico se estendendo posteriormente ao clivo ➡. Um cisto ➡ com intensidade de sinal semelhante ao LCS está associado à massa.

**25-31B** Ponderação em T2 do mesmo paciente mostra que o hamartoma é composto por substância cinzenta ➡ desorganizada displásica com algum grau de substância branca dismielinizada ➡ no interior da lesão. (Cortesia de R. Nguyen, MD.)

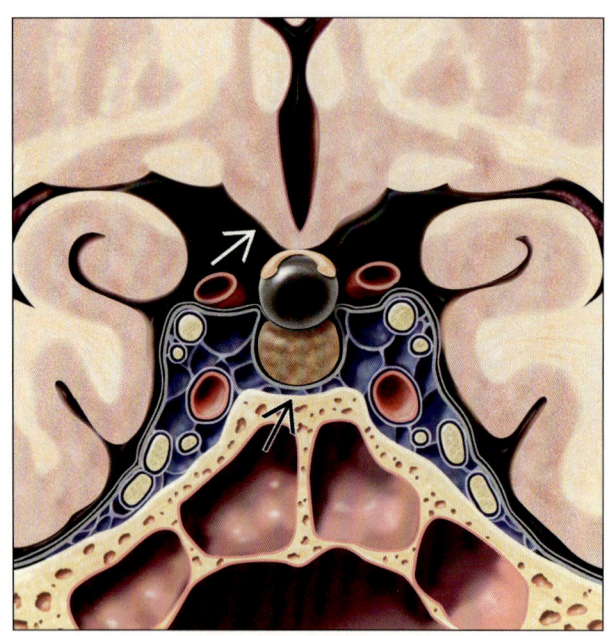

**25-32** Ilustração coronal mostra um típico cisto da bolsa de Rathke interposto entre a glândula hipofisária ➡ e o quiasma óptico ➡.

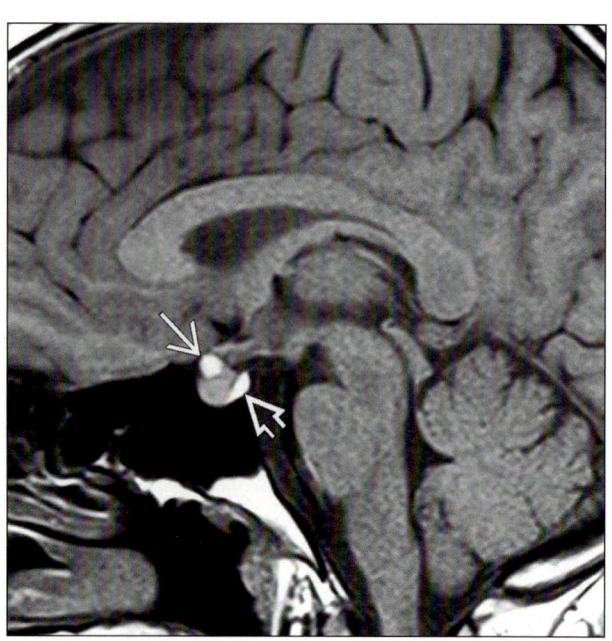

**25-33** Ponderação em T1 no plano sagital em um paciente assintomático mostra minúscula massa hiperintensa suprasselar ➡, que parece separada da glândula hipofisária e da hiperintensidade da neuro-hipófise ➡. Presumivelmente um cisto da bolsa de Rathke.

CARACTERÍSTICAS MICRO E MACROSCÓPICAS. Os HHs são massas de partes moles redondas ou ovoides bem definidas que lembram o parênquima cerebral normal. Histologicamente, os HHs consistem em pequenos e grandes neurônios bem diferenciados interpostos a quantidades variáveis de células gliais. Calcificação, hemorragia e necrose são raras, embora lesões muito grandes com frequência contenham cistos de margens bem definidas.

ESTADIAMENTO, GRADUAÇÃO E CLASSIFICAÇÃO. A classificação mais comum dos HHs é a morfológica. Os HHs podem ser pedunculados ou sésseis. Os HHs **pedunculados** estão aderidos ao *tuber cinereum* e projetam-se para a cisterna suprasselar. Os HHs **sésseis** estão aderidos ao soalho do terceiro ventrículo e com frequência incorporam os corpos mamilares. A projeção para a cisterna suprasselar é variável.

## Aspectos clínicos

ASPECTOS DEMOGRÁFICOS. Os HHs são lesões raras, embora até um terço dos pacientes com puberdade precoce central apresentem estas lesões. Há uma moderada predominância masculina.

APRESENTAÇÃO. A maioria dos HHs se apresenta entre 1 e 3 anos de idade. Três quartos dos pacientes com HHs histologicamente comprovados possuem puberdade precoce e 50% têm convulsões.

Os HHs associados a convulsões são variáveis, dependentes da idade e com frequência refratários ao tratamento. Crises gelásticas (paroxismos ictais de riso) são o tipo mais comum e variam de um sorriso a contrações intensas do diafragma acompanhadas de estremecimentos corporais.

Anomalias associadas ao HH incluem a holoprosencefalia. Os pacientes com SPH possuem malformações digitais e outras anomalias da linha média (epiglote, laringe), bem como anomalias cardíacas, renais e anais, além do hamartoma hipotalâmico.

HISTÓRIA NATURAL. Os HHs geralmente permanecem estáveis em tamanho. Terapia de supressão hormonal, ou seja, agonistas do LHRH, são úteis em alguns casos. A cirurgia pode ser necessária na falha da terapia medicamentosa ou no rápido crescimento lesional.

## Imagem

CARACTERÍSTICAS GERAIS. Uma massa hipotalâmica entre a haste infundibular e os corpos mamilares é o aspecto clássico de imagem do HH **(Fig. 25-27)**.

ACHADOS NA TC. O exame de TC sem contraste mostra uma massa suprasselar homogênea que é iso a levemente hipodensa se comparada ao parênquima cerebral. Cistos intralesionais podem estar presentes nos HHs maiores. Os HHs não se impregnam à TC com contraste.

ACHADOS NA RM. Os HHs pedunculados possuem a morfologia de um "botão de colarinho" nas ponderações em T1 no plano sagital, estendendo-se inferiormente para a cisterna suprasselar. A intensidade de sinal é isointensa à substância cinzenta normal nas ponderações em T1 e iso a levemente hiperintensa em T2/FLAIR. O grau de hiperintensidade em T2 está diretamente relacionado à proporção de tecido glial *versus* neuronal no interior da lesão.

Os HHs não sofrem realce após a administração de contraste.

A espectroscopia de prótons mostra leve redução do NAA e discreto aumento de colina, compatível com redução da densidade neuronal e gliose relativa. O mioinositol está elevado, o que é consistente como o aumento do componente glial se comparado ao parênquima cerebral normal.

## Diagnóstico diferencial

Os diagnósticos diferenciais do HH são os craniofaringiomas e os astrocitomas hipotalâmicos/quiasmáticos. As características clínicas são muito úteis para distinguir o HH destas lesões.

O **craniofaringioma** é a massa suprasselar mais comum em crianças. Cerca de 90% dos craniofaringiomas são císticos, 90% calcificam e 90% apresentam realce nodular ou de suas margens.

O **astrocitoma pilocítico hipotalâmico/vias ópticas** é a segunda massa suprasselar mais comum em pacientes pediátricos. Os astrocitomas são hiperintensos em T2/FLAIR e com frequência apresentam realce no T1 pós-contraste.

## Cisto da bolsa de Rathke

### Terminologia

O cisto da bolsa de Rathke (CBR) é um cisto endodérmico benigno da região selar.

### Etiologia

Pensa-se que os CBRs originem-se de remanescentes fetais da bolsa de Rathke. Quando o estomodeu embrionário (a cavidade oral primitiva) invagina e estende-se dorsalmente, ele forma o ducto craniofaríngeo revestido por endoderme. Este encontra uma proeminência do terceiro ventrículo, originando a hipófise. A parede anterior da bolsa forma o lobo anterior e a *pars tuberalis,* enquanto a parede posterior forma a *pars intermedia*. O lúmen interposto forma uma "fenda" estreita – a fenda de Rathke –, que normalmente regride entre décima segunda semana de idade gestacional. Se ela persistir e se expandir, forma o CBR.

### Patologia

LOCALIZAÇÃO. Os CBRs estão limitados à região selar. Cerca de 40% são completamente intrasselares, em geral posi-

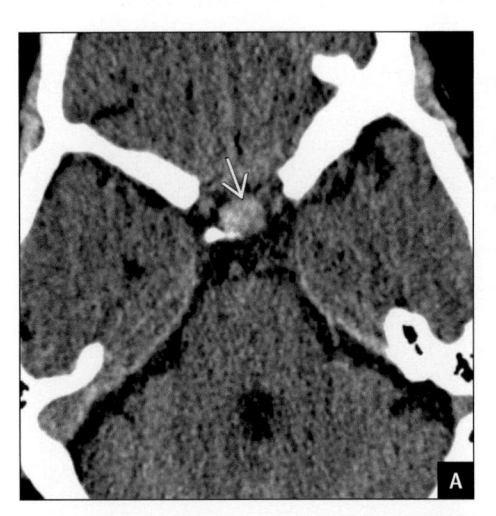

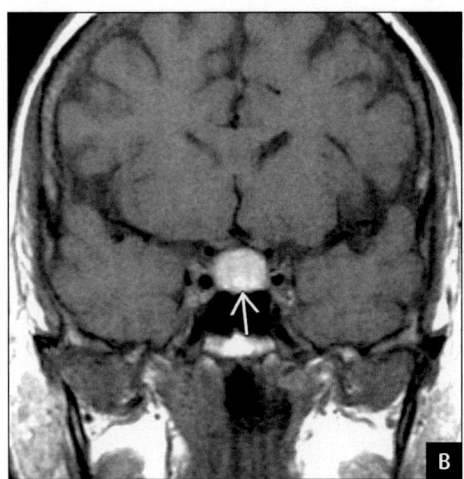

**25-34A** Exame de TC sem contraste mostra uma massa hiperdensa se projetando superiormente para a cisterna suprasselar ➡.
**25-34B** Ponderação em T1 no plano coronal do mesmo paciente mostra que a massa ➡ é hiperintensa.

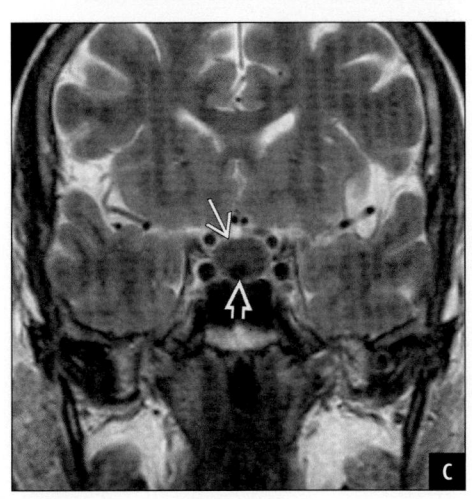

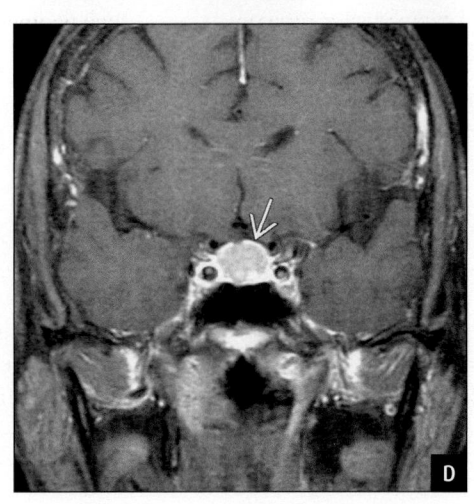

**25-34C** Ponderação em T2 do mesmo paciente mostra que o cisto ➡ é hipointenso e contém um nódulo ➡ ainda mais hipointenso intracístico.
**25-34D** Uma borda ("garra") de glândula hipofisária com realce ➡ é vista em torno do cisto. Cisto da bolsa de Rathke com nódulo intracístico foi encontrado na cirurgia.

cionados entre o lobo anterior e a *pars intermedia*, enquanto 60% são suprasselares **(Figs. 25-32 e 25-33).**

TAMANHO E NÚMERO. A maioria dos CBRs sintomáticos mede entre 5 e 15 mm de diâmetro. Ocasionalmente, um CBR torna-se muito grande e pode comprimir o parênquima cerebral adjacente e erodir a base do crânio.

PATOLOGIA MACROSCÓPICA. Os CBRs são cistos de margens bem definidas, levemente lobuladas. O conteúdo do cisto varia de claro, semelhante ao LCS, a material mucoide amarelado, denso e espessado.

CARACTERÍSTICAS MICROSCÓPICAS. Os CBRs são cistos endodérmicos (e não ectodérmicos). Eles são revestidos por uma única camada de epitélio ciliar cuboide ou colunar, juntamente com quantidades variáveis de células caliciformes. Nos estudos de imuno-histoquímica, os CBRs expressam citoqueratinas 8 e 20.

## Aspectos clínicos

ASPECTOS DEMOGRÁFICOS. Embora os CBRs possam ocorrer em qualquer idade, a média de idade de apresentação está em 45 anos.

APRESENTAÇÃO. A maioria dos CBRs é assintomático e descoberto incidentalmente nos estudos de imagem ou na necropsia. Os CBRs sintomáticos causam disfunção hipofisária, alterações visuais e cefaleia.

Às vezes, mas não sempre, os CBRs apresentam-se com "apoplexia do cisto" causada por hemorragia súbita no interior do cisto. Os sintomas geralmente são indistinguíveis daqueles da apoplexia hipofisária.

HISTÓRIA NATURAL. A maioria dos CBRs é estável e não sofre modificação em seu tamanho ou em suas características. Os CBRs não apresentam degeneração maligna.

## Imagem

ACHADOS NA TC. Os exames de TC sem contraste mostram uma massa redonda ou ovoide de limites bem definidos no interior ou logo acima da sela túrcica. Três quartos dos CBRs são hipodensos na TC sem contraste, enquanto 20% são mistos hipo e isodensos. Entre 5 e 10% são hiperdensos **(Fig. 25-34A)**. Calcificações são incomuns se comparadas ao craniofaringioma.

**25-35A** Ponderação em T1 no plano sagital de um paciente com alterações visuais mostra que o quiasma óptico ➥ está elevado em razão de uma massa ➥ supra e intrasselar, que é isointensa à substância cinzenta.
**25-35B** A massa ➥ é muito hiperintensa nas ponderações em T2. Observe o quiasma óptico ➥ elevado, abraçando a lesão.

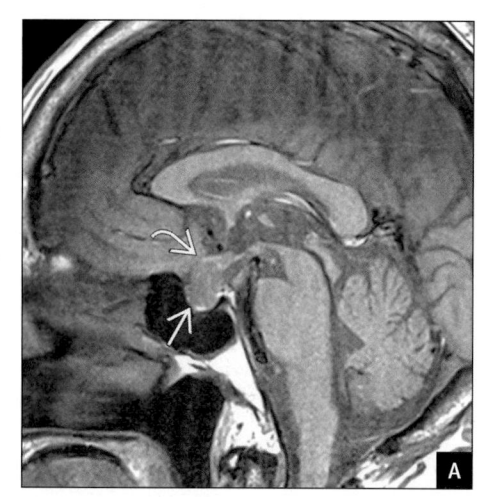

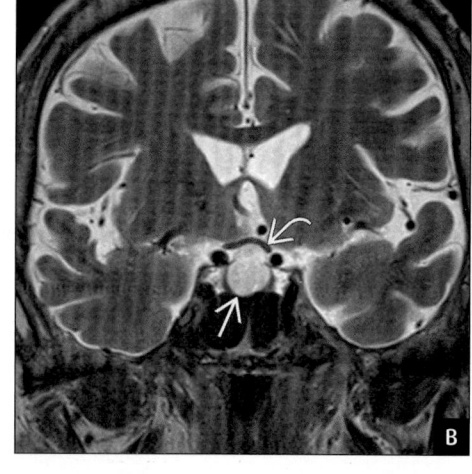

**25-36A** A lesão ➥ é muito hiperintensa no FLAIR.
**25-36B** Aquisição em T1 pós-contraste no plano sagital demonstra o clássico sinal da "garra" formado por uma fina borda de glândula hipofisária ➥ comprimida que contorna a massa, esta última sem realce. Cisto da bolsa de Rathke foi confirmado na cirurgia.

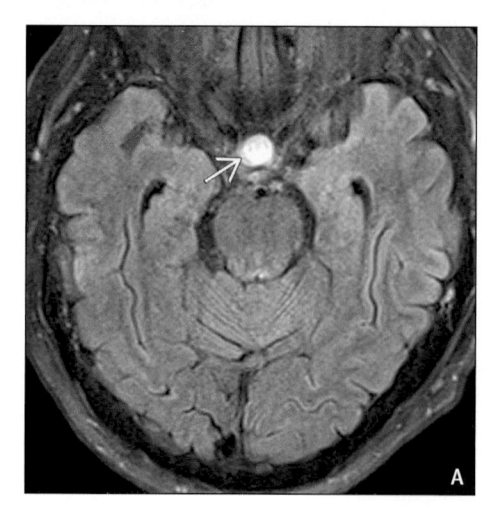

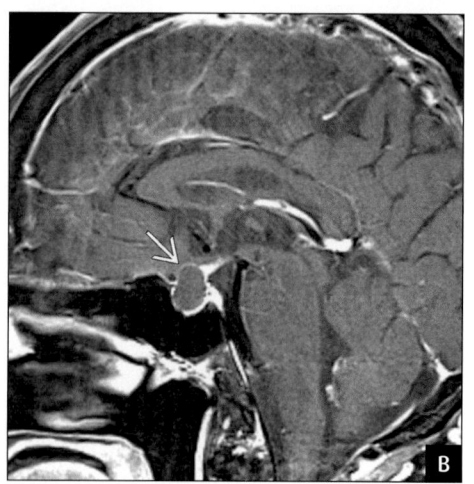

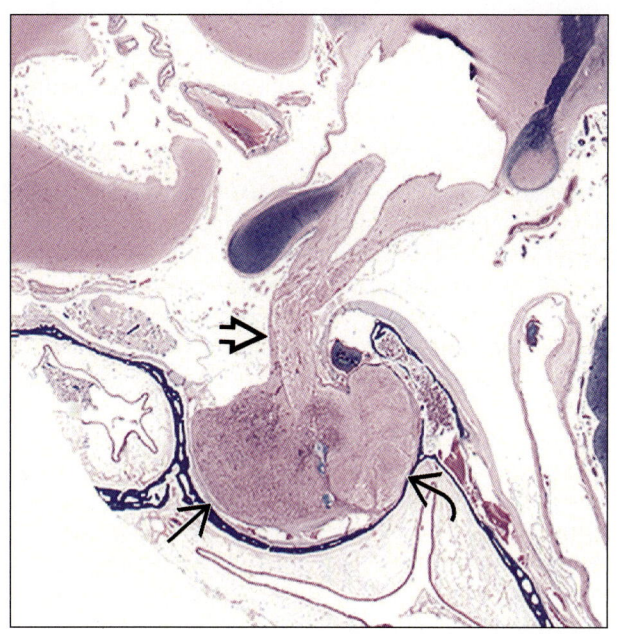

**25-37** Secção sagital pela glândula hipofisária demonstra os lobos hipofisários anterior ⇨ e posterior ⇀, bem como a haste infundibular ⇝ conectando o hipotálamo à neuro-hipófise. (Cortesia de A. Ersen, MD, B. Scheithauer, MD.)

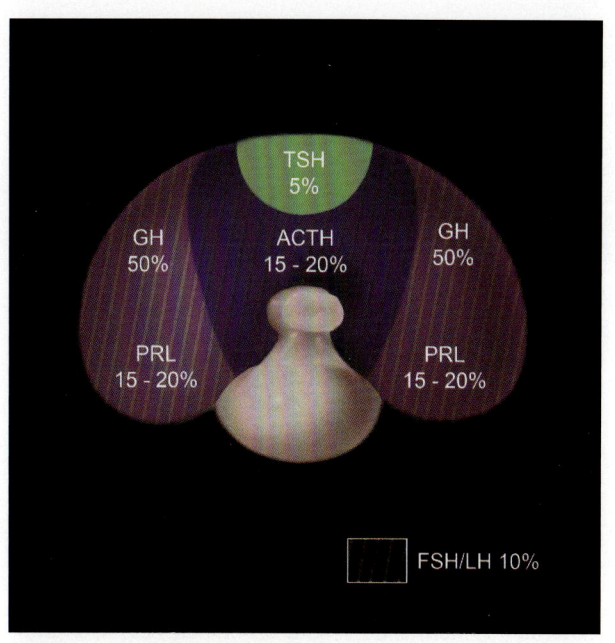

**25-38** Gráfico demonstra a localização das células do lobo hipofisário anterior. As asas laterais contêm principalmente células produtoras de GH e PRL. Os corticotróficos e tireotróficos se localizam na área mucoide mediana com morfologia semelhante a uma cunha (verde). As células responsáveis pelo FHS/LH estão distribuídas difusamente.

**ACHADOS NA RM**. A intensidade de sinal varia com o conteúdo do cisto. Metade dos CBRs são hipointensos nas ponderações em T1 e a outra metade é hiperintensa **(Fig. 25-35)**. A maioria dos CBRs é hiperintenso em T2 **(Fig. 25-35)**, enquanto 25 a 30% são iso a hipointensos. A inspeção cuidadosa revela um nódulo intracístico em 40 a 75% dos casos **(Figs. 25-34C e 25-34D)**.

Os CBRs são quase sempre hiperintensos no FLAIR **(Fig. 25-36A)**. Uma borda de realce (sinal da "garra") devido à glândula hipofisária comprimida pode ser vista, com frequência, rodeando a lesão cística sem realce **(Fig. 25-36B)**.

### Diagnóstico diferencial

O principal diagnóstico diferencial é o craniofaringioma. Calcificações floculares, periféricas ou nodulares são comuns no craniofaringioma, enquanto os CBRs raramente calcificam. O realce periférico ou nodular do craniofaringioma é geralmente mais espesso e irregular que o realce da glândula hipofisária em "garra" que rodeia o CBR não realçante.

Um adenoma hipofisário cístico – especialmente um **microadenoma cístico não funcionante** – pode ser difícil de distinguir de um pequeno CBR intrasselar. Ambos raramente calcificam e são etiologias comuns de incidentalomas nos exames de RM. Nenhum deles requer tratamento, portanto esta distinção é acadêmica.

**Outros cistos não neoplásicos** que podem ocorrer na região selar são os cistos dermoide (gordura e calcificações são comuns) e epidermoide (raramente na linha média, comporta-se de modo semelhante ao LCS), cistos de aracnoide (maiores, semelhantes ao LCS, desprovidos de nódulo intracístico) e cistos inflamatórios (p. ex., neurocisticercose, cistos múltiplos são muito mais prevalentes que solitários).

---

**CISTO DA BOLSA DE RATHKE**

**Etiologia e patologia**
- Remanescente embrionário da fenda de Rathke
- Intrasselar (40%), suprasselar (60%)
- O conteúdo varia (de semelhante ao LCS a mucoide e espesso)
- Revestimento endodérmico + células caliciformes

**Imagem**
- Hipointensos (50%), hiperintensos (50%) no T1
- Hiperintensos em T2/FLAIR
- Procure por
- Nódulo intracístico (40 a 75%)
- Realce em "garra"

---

# Neoplasias

## Adenomas hipofisários

### Terminologia

Os adenomas hipofisários são tumores da adeno-hipófise compostos por células secretoras que produzem hormônios hipofisários (Figs. 25-37 e 25-38). Os **microadenomas** são definidos como tumores de 10 mm ou menos de diâmetro, enquanto os adenomas maiores são denominados **macroadenomas** (Figs. 25-39, 25-40, 25-41 e 25-42).

## Etiologia

CONCEITOS GERAIS. Células com propriedades progenitoras multipotenciais, semelhantes a células-tronco, foram identificadas na glândula hipofisária de adultos e podem desempenhar um papel na tumorogênese. Alterações no microambiente normal das células-tronco hipofisárias podem servir de gatilho para a proliferação desordenada e subsequente formação dos adenomas hipofisários.

GENÉTICA. A gênese dos adenomas é um processo que envolve múltiplas causas e múltiplas fases, que incluem fases tanto de iniciação como de progressão. A ativação de diversos oncogêneses e a perda das funções de genes supressores tumorais estão envolvidas. Além disso, alguns fatores endócrinos tanto a nível hipotalâmico quanto sistêmico podem induzir a proliferação celular adeno-hipofisária.

Mutações na proteína interatuante-receptora do aril-hidrocarboneto (AIP) foram identificadas em alguns pacientes com síndrome do adenoma hipofisário familiar isolado (abaixo), mas são raras em pacientes com adenomas hipofisários esporádicos.

SÍNDROMES TUMORAIS HIPOFISÁRIAS FAMILIARES. A maioria dos adenomas hipofisários é esporádico e ocorre em adultos. Aproximadamente 5% dos adenomas hipofisários são familiares.

São conhecidas quatro síndromes tumorais familiares herdadas com defeitos genéticos identificados associadas a adenomas hipofisários: neoplasia endócrina múltipla tipo 1, complexo de Carney, síndrome de McCune-Albright e síndrome do adenoma hipofisário familiar isolado.

**Neoplasia endócrina múltipla do tipo 1** (NEM1) é uma doença autossômica dominante com mutações de linhagem germinativa altamente penetrantes que predispõem os pacientes a desenvolver tumores em células secretoras hormonais. A NEM1 é caracterizada por uma combinação de mais de 20 tumores endócrinos e não endócrinos. Os tumores hipofisários ocorrem em 15 a 40% dos pacientes com NEM1. Os adenomas associados a

**25-39** Ilustração no plano coronal mostra massa selar/suprasselar com morfologia em boneco de neve ou em "oito". Pequenos focos de hemorragia e modificações císticas estão presentes no interior da lesão. A glândula hipofisária não pode ser identificada separadamente da massa; na verdade, a glândula é a massa.

**25-40** Espécime de necropsia mostra um macroadenoma protruindo superiormente pelo diafragma da sela para o interior da cisterna suprasselar.

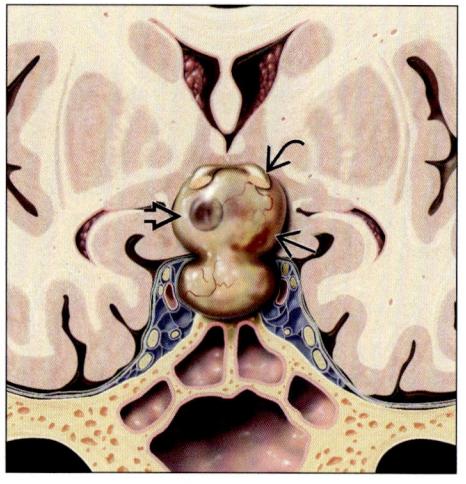

**25-41** Adenomas hipofisários são masass circunscritas que comprimem e deslocam a glândula normal.

**25-42** Fotomicrografia de baixa magnificação no plano sagital mostra um prolactinoma erodindo o soalho selar e comprimindo e deslocando a glândula hipofisária normal.

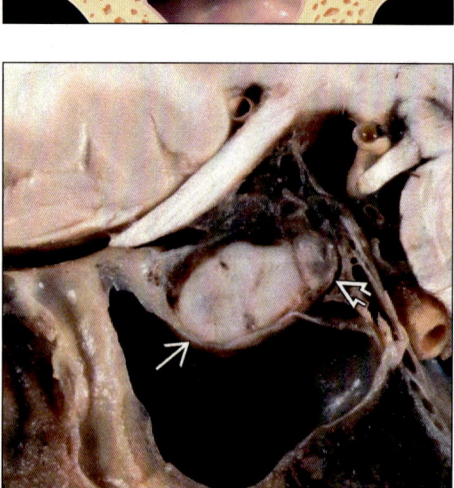

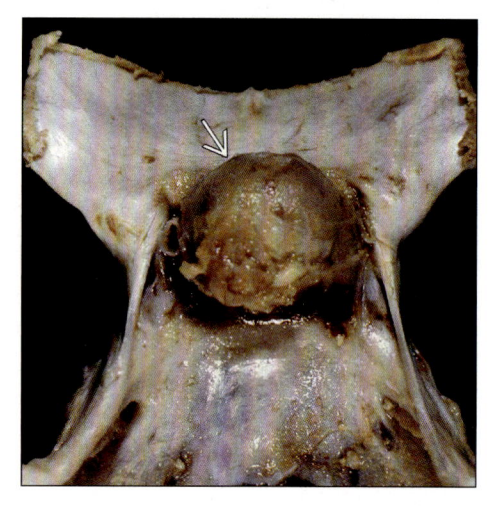

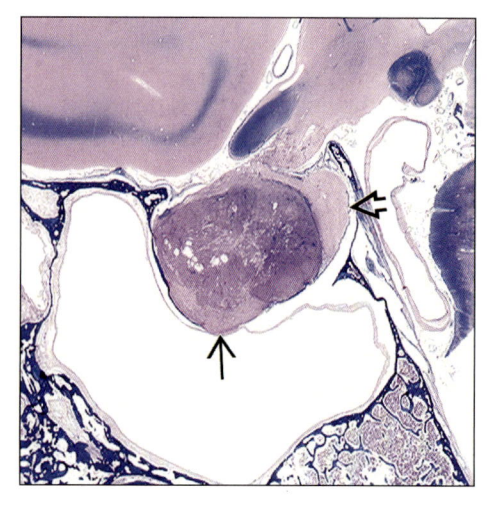

**Tabela 25-1** Classificação funcional dos adenomas hipofisários

| Tipo de Adenoma | % | M:F | Perfil imuno-histoquímico | Apresentação clínica |
|---|---|---|---|---|
| Adenoma de células de PRL esparsamente granulado | 27,0 | 1:2,5 | PRL | Mulheres: síndrome de amenorreia-galactorreia; homens: massa selar, hipogonadismo |
| Adenoma de células de PRL densamente granulado | 0,04 | N/D | PRL | |
| Adenoma de células de GH densamente granulado | 7,1 | 1:0,7 | GH, subunidade α (PRL, TSH, LH, FSH) | Acromegalia (adultos) ou gigantismo (crianças) |
| Adenoma de células de GH esparsamente granulado | 6,2 | 1:1,1 | GH, PRL (subunidade α) | Acromegalia (adultos) ou gigantismo (crianças) |
| Adenoma misto de células de GH-PRL | 3,5 | 1:1,1 | GH, PRL (subunidade α, TSH) | Acromegalia + hiperprolactinemia |
| Adenoma mamosomatotrófico | 1,2 | 1:1,1 | GH, PRL (subunidade α, TSH) | Acromegalia + hiperprolactinemia |
| Adenoma acidófilo de células-tronco | 1,6 | 1:1,5 | PRL, GH | Hiperprolactinemia; acromegalia é incomum |
| Adenoma corticotrófico densamente granulado | 9,6 | 1:5,4 | ACTH (LH, subunidade α) | Síndrome de Cushing, síndrome de Nelson |
| Adenoma corticotrófico esparsamente granulado | Raro | N/D | ACTH | Síndrome de Cushing, síndrome de Nelson |
| Adenoma tireotrófico | 1,1 | 1:1,3 | TSH (GH, PRL, subunidade α) | Hipertireoidismo |
| Adenoma gonadotrófico | 9,8 | 1:0,8 | FSH, LH, subunidade α(ACTH) | Massa selar não funcionante |
| Adenoma "corticotrófico" silencioso subtipo 1 | 1,5 | 1:1,7 | ACTH | Massa selar não funcionante, hipofisária |
| Adenoma "corticotrófico" silencioso subtipo 2 | 2,0 | 1:0,2 | β Endorfina, ACTH | Massa selar não funcionante |
| Adenoma silencioso subtipo 3 | 1,4 | 1:1,1 | Qualquer combinação dos hormônios da hipófise anterior | Mulheres: Simula adenoma secretor de PRL; homens: Massa selar não funcionante |
| Adenoma de células nulas | 12,4 | 1:0,7 | Imunorreativo (FSH, LH, TSH, subunidade α) | Massa selar não funcionante |
| Oncocitomas | 13,4 | 1:0,5 | Imunonegativo (FSH, LH, TSH, subunidade α) | Massa selar não funcionante |
| Adenomas não classificados | 1,8 | N/D | N/D | Variável |

N/D, não disponível; PRL, prolactina; TSH, hormônio tireoestimulante; LH, hormônio luteinizante; FSH, hormônio folículo-estimulante; ACTH, hormônio adrenocorticotrófico; GH, hormônio do crescimento.

NEM1 frequentemente são neoplasias pluri-hormonais (mais comumente secretoras de prolactina e de hormônio do crescimento), maiores e mais invasivas.

O **complexo de Carney** está associado com pigmentação irregular da pele, mixomas, tumores endócrinos e schwannomas. O envolvimento suprarrenal causando síndrome de Cushing ACTH-independente é visto em um terço a metade dos pacientes com complexo de Carney. Tumores hipofisários produtores de hormônio do crescimento são vistos em 10%.

A **síndrome de McCune Albright** (SMAlb) é definida pela tríade de precocidade sexual gonadotrofina independente, manchas de pele café com leite e displasia fibrosa. Tumores ou hiperplasia nodular de diversas glândulas endócrinas levam a síndromes de hipersecreção como acromegalia, hiperprolactinemia e síndrome de Cushing. A SMAlb é causada por uma mutação pós-zigótica no gene *GNAS*.

A **síndrome do adenoma hipofisário familiar isolado** (SAHFI) é um distúrbio que foi recentemente descrito, no qual os membros afetados de uma família desenvolvem apenas tumores hipofisários. Ela inclui tumores hipofisários que *não* estão associados a NEM1 e ao complexo de Carney.

Os prolactinomas são encontrados em 40% dos pacientes com SAHFI, somatotropinomas em 30% e adenomas não secretores em 13%. Em geral, os tumores hipofisários na SAHFI apresentam-se mais cedo que os AHs

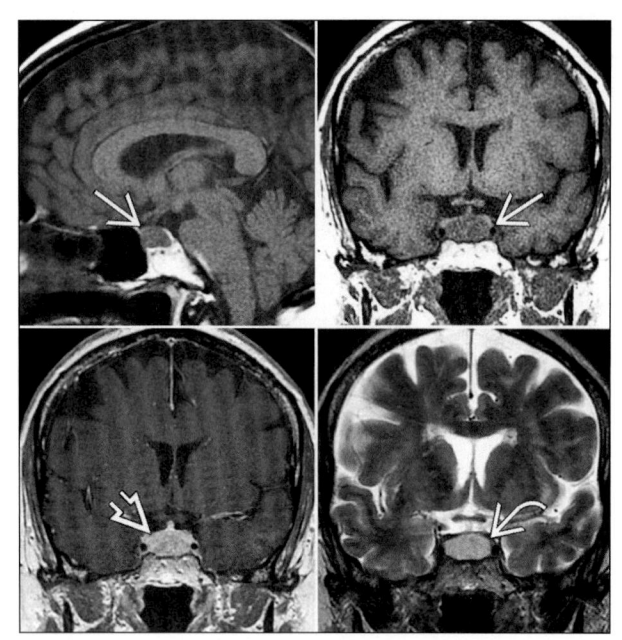

**25-43** Série de exames mostra um pequeno macroadenoma que mede 12 mm em altura. A massa é isointensa à SC ➡ nas ponderações em T1 e em T2 ➡ e realça forte e uniformemente ➡.

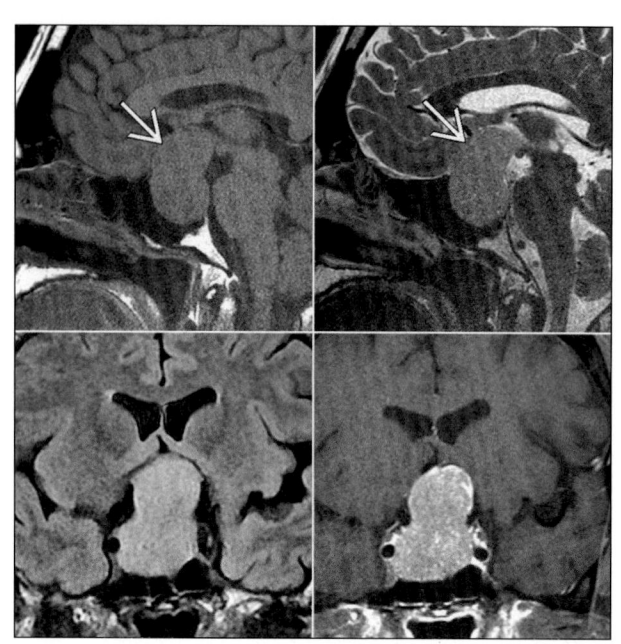

**25-44** Ponderações em T1 no plano sagital (superior à esquerda) e T2 (superior à direita), FLAIR (inferior à esquerda) e T1 pós-contraste (inferior à direita), mostram uma grande massa ➡ em "boneco de neve" ou em "oito" intra-/suprasselar. A glândula hipofisária não pode ser identificada separadamente da massa (macroadenoma).

esporádicos, são maiores e mais frequentemente apresentam invasão dos seios cavernosos.

Dois subgrupos de SAHFI foram identificados com base em características genéticas e fenotípicas. Em 15 a 25% dos casos, as famílias afetadas possuem mutações do gene *AIP* e herança autossômica dominante. O segundo e maior grupo possui início da doença na idade adulta e tipos mais variados de adenoma. Até o momento, não foram identificados genes causais.

## Patologia

**LOCALIZAÇÃO.** Com raras exceções, os adenomas originam-se no interior da sela túrcica. Outros locais relatados incluem o seio esfenoidal (o local mais comum), nasofaringe, terceiro ventrículo e cisterna suprasselar. Esses casos são designados como **adenomas hipofisários ectópicos**.

Os adenomas se originam da adeno-hipófise. A localização específica segue a distribuição normal das células que contêm os peptídeos. Os prolactinomas e os tumores secretores de hormônio do crescimento – dois dos adenomas hipofisários mais comuns – tendem a surgir lateralmente na adeno-hipófise, enquanto os tumores secretores de TSH e ACTH mais frequentemente se situam na linha média.

**TAMANHO E NÚMERO.** Os adenomas variam em tamanho desde lesões microscópicas **(Figs. 25-47 e 25-48)** a tumores gigantes, com mais de 5 centímetros, que invadem a base do crânio e se estendem para múltiplas fossas cranianas. Os adenomas hipofisários são lesões solitárias. Múltiplos adenomas hipofisários sincrônicos são incomuns. Adenomas "duplos" ou mesmo "triplos" são encontrados em 1% das autópsias, mas raramente diagnosticados nos exames de RM pré-operatórios.

**PATOLOGIA MACROSCÓPICA.** Os macroadenomas são massas lobuladas marrom-avermelhadas que com frequência protruem superiormente por meio da abertura do diafragma da sela **(Fig. 25-40)**, ou menos comumente, estendem-se lateralmente em direção aos seios cavernosos. Cerca de metade dos macroadenomas contêm cistos e/ou focos hemorrágicos.

**CARACTERÍSTICAS MICROSCÓPICAS.** O exame histológico mostra uma população uniforme de células redondas, poligonais ou alongadas com citoplasma moderadamente abundante e nucléolos pouco evidentes. A atipia celular é incomum e as mitoses são raras.

**ESTADIAMENTO, GRADUAÇÃO E CLASSIFICAÇÃO.** A classificação dos adenomas é, atualmente, baseada no perfil imuno-histoquímico e na apresentação clínica. As propriedades "tintoriais" das células vistas nos preparados de H&E ("acidofílico", "basofílico", "cromofóbico") não estão precisamente relacionadas com a produção de hormônios específicos e não são mais utilizadas nos critérios diagnósticos.

Os adenomas hipofisários são tumores grau I da OMS. Imunorreatividade do p53 e MIB-1 se correlacionam com invasão tumoral, mas não indicam transformação maligna. A maioria dos adenomas é uma lesão "típica" com ambos MIB-1 e p53 abaixo de 3%. Índices elevados se correlacionam com recidiva precoce e crescimento mais rápido na recorrência.

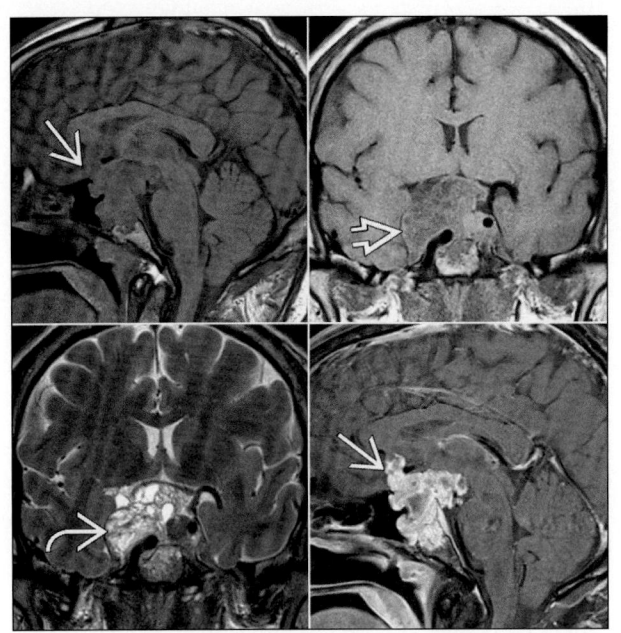

**25-45** Massa lobulada invasiva selar/suprasselar ➡ mostra múltiplos pequenos e médios cistos hiperintensos ➡. O macroadenoma também invade o seio cavernoso direito ➡.

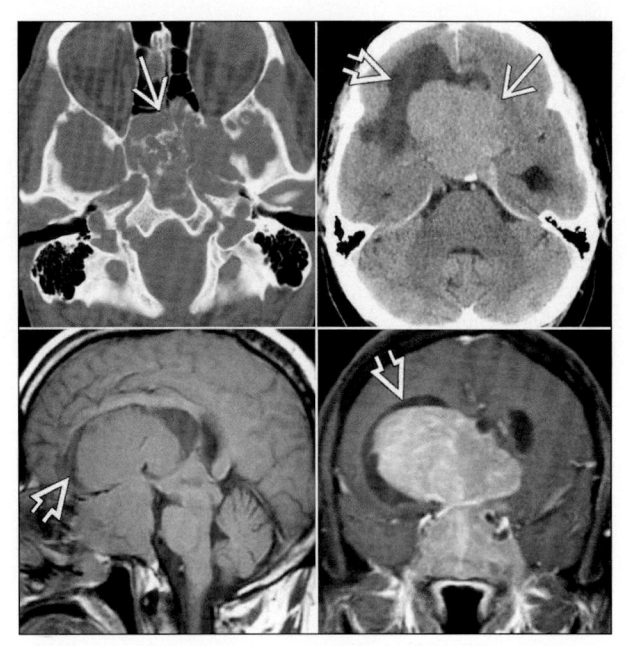

**25-46** TC óssea (superior à esquerda) e TC com contraste (superior à direita) mostram um enorme macroadenoma hipofisário invasivo ➡. A TC com contraste, ponderação em T1 no plano sagital e aquisição coronal T1 pós-contraste com saturação de gordura mostram lagos de LCS adjacentes ao tumor ➡, correspondentes a cistos não neoplásicos peritumorais.

## Aspectos clínicos

**EPIDEMIOLOGIA.** Os adenomas hipofisários estão entre as neoplasias mais comuns do SNC, correspondendo por 10 a 15% das neoplasias intracranianas primárias. Cerca de 60% dos pacientes que se submetem à cirurgia possuem macroadenomas, e 40% microadenomas. Contudo, os microadenomas são muito mais comuns que os macroadenomas à necropsia. Microincidentalomas clinicamente silenciosos são identificados em 15 a 25% das autópsias.

**ASPECTOS DEMOGRÁFICOS.** A idade de pico da apresentação está entre os 40 e 70 anos. Apenas 2% dos adenomas hipofisários são encontrados em crianças. A maioria ocorre em adolescentes do sexo feminino. Os adenomas hipofisários em pacientes masculinos pré-púberes são muito raros.

**APRESENTAÇÃO.** Quase dois terços dos adenomas hipofisários secretam hormônios (48% prolactina, 10% hormônio do crescimento, 6% corticotrofina, 1% tireotrofina) e causam síndromes hipersecretórias típicas. O um terço restante não produz hormônios e são referidos como adenomas não funcionantes (ou não secretores) **(Tab. 25-1).**

Mulheres com prolactinomas apresentam-se com síndrome de amenorreia-galactorreia, enquanto os homens apresentam hipogonadismo e impotência. Os tumores secretores de GH causam acromegalia em adultos e gigantismo em crianças. Os pacientes com tumores corticotrópicos apresentam doença de Cushing ou síndrome de Nelson (rápido crescimento de um adenoma após adrenalectomia bilateral). Adenomas secretores de TSH causam hipertireoidismo.

Os macroadenomas geralmente se apresentam com efeito de massa. Cefaleia e distúrbios visuais são comuns. Diabetes insípido raramente está associado com adenoma hipofisário, portanto, sua presença deve suscitar diagnósticos alternativos.

**HISTÓRIA NATURAL E TRATAMENTO.** Embora a taxa de crescimento dos adenomas hipofisários seja bastante variável, a maioria cresce vagarosamente durante anos. A transformação maligna é rara.

As opções de tratamento são numerosas e incluem ressecção cirúrgica, tratamento medicamentoso, radiocirurgia esterotáxica e radioterapia convencional. As estratégias de o tratamento devem ser diferentes para cada paciente.

## Imagem

**CARACTERÍSTICAS GERAIS.** Uma massa selar ou combinada intra e suprasselar que não pode ser individualizada da glândula hipofisária – a massa *é* a glândula – é o achado de imagem mais característico.

**ACHADOS NA TC.** A TC óssea pode mostrar alargamento e remodelamento da sela túrcica. A lâmina dura do soalho selar geralmente está intacta. Note, entretanto, que os adenomas hipofisários gigantes podem invadir a base do crânio, simulando metástases ou processo infeccioso agressivo.

Os adenomas hipofisários demonstram atenuação variável nos exames de TC sem contraste. Os macroadenomas são isodensos à substância cinzenta, porém cistos (15 a 20%) e hemorragias (10%) são comuns. Calcificações são raras (menos de 2%). Realce moderado, mas heterogêneo, é típico nos macroadenomas na TC com contraste, mas os microadenomas pequenos podem ser invisíveis.

### Achados na RM.
*Macroadenomas.* Os macroadenomas são isointensos ao córtex (Fig. 25-43 e 25-44). O sinal hiperintenso da hipófise posterior está ausente (20%) ou deslocado para a cisterna supradiafragmática (80%) nas ponderações em T1 no plano sagital. Pequenos cistos e focos hemorrágicos são comuns. Níveis líquido-líquido podem estar presentes, mas são mais comuns em pacientes com apoplexia hipofisária.

Os adenomas hipofisários geralmente são isointensos à substância cinzenta nas ponderações em T2, mas também podem demonstrar intensidade de sinal heterogênea (Fig. 25-45). Hiperintensidade ao longo das vias ópticas em T2/FLAIR ocorre em 15 a 20% dos casos em que o macroadenoma comprime o quiasma óptico. Os adenomas com hemorragia apresentam artefatos de susceptibilidade magnética no T2*.

A maioria dos macroadenomas realça fortemente, mas de maneira heterogênea nas aquisições em T1 pós--contraste (Fig. 25-46). Espessamento dural sutil ("cauda" dural) está presente em 5 a 10% dos casos.

*Microadenomas.* A menos que sofram hemorragia, os pequenos microadenomas podem ser imperceptíveis nas sequências-padrão sem a injeção de contraste. Muitos microadenomas aparecem levemente hipointensos nas aquisições em T1 pós-contraste. Outros realçam mais fortemente e tornam-se isointensos ao restante de glândula hipofisária, tornando-os praticamente invisíveis.

Os microadenomas realçam de maneira mais lenta que o tecido hipofisário normal. Pode-se tirar proveito desta discrepância no tempo de realce utilizando aquisições dinâmicas durante a injeção de contraste, em cortes finos, no plano coronal. As aquisições rápidas durante a injeção de contraste com frequência conseguem discernir o microadenoma, com realce lento, da glândula normal, com realce precoce. Entre 10 a 30% dos microadenomas são vistos apenas nas sequências dinâmicas em T1 pós-contraste (Fig. 25-49).

### Angiografia.
A ATC em pacientes com macroadenoma com extensão suprasselar pode mostrar deslocamento lateral da carótida interna supraclinóidea e das artérias coróideas anteriores. A ASD pode demonstrar um tronco meningo-hipofisário aumentado com "*blush*" vascular prolongado no tumor.

Amostras de sangue venoso dos seios petroso inferior/cavernoso podem ser úteis na avaliação dos pacientes com síndrome de Cushing ACTH-dependente.

## Diagnóstico diferencial
O diagnóstico diferencial do adenoma hipofisário varia com o tamanho e com os aspectos demográficos dos pacientes.

### Macroadenoma hipofisário.
O principal diagnóstico diferencial do macroadenoma hipofisário é a **hiperplasia hipofisária**. Entre 25 e 30% das mulheres endocrinologicamente normais entre 18 a 35 anos possuem uma convexidade superior da glândula hipofisária nos exames de TC ou de RM. A altura da glândula é de 10 mm ou menos exceto se a paciente for gestante ou estiver no período de amamentação. Menos comumente, insuficiência de órgão-alvo (como hipotireoidismo) resulta em aumento compensatório da hipófise. *Como os adenomas são muito raros em crianças, se uma menina pré-púbere ou um homem jovem possuir uma glândula hipofisária sugestiva de adenoma, a avaliação endocrinológica é obrigatória.*

Tumores que lembram um adenoma hipofisário incluem o meningioma, metástase e craniofaringioma. Meningioma e metástases são muito raros em crianças. O **meningioma** do diafragma da sela pode ser identificado em separado da glândula hipofisária, que se situa abaixo. Menigiomas intrasselares isolados verdadeiros são muito raros.

**Metástase** na haste e/ou na glândula hipofisária de uma neoplasia primária extracraniana é incomum. Pulmão e mama são as fontes mais comuns. A maioria das metástases hipofisárias são secundárias à disseminação oriunda de ossos adjacentes ou dos seios cavernosos, em geral ocorrendo como uma manifestação tardia de um tumor sistêmico conhecido. Metástases hematogênicas para a glândula hipofisária podem ocorrer, mas são raras. Metástases no SNC para outros locais no cérebro são comuns, mas não invariavelmente presentes.

O **craniofaringioma** é o tumor suprasselar mais comum da infância, enquanto os adenomas hipofisários são raros. Os craniofaringiomas em adultos de meia-idade são tumores sólido-papilares que não calcificam como os adamantinomatosos. Independentemente disso, a glândula hipofisária pode ser identificada anatomicamente separada da massa.

O **carcinoma hipofisário** é extremamente raro (adiante). Em razão de sua raridade, até os tumores hipofisários com aspecto muito agressivo são estatisticamente muito mais prováveis de estarem relacionados a macroadenomas do que a carcinomas.

Entidades não neoplásicas que podem simular um macroadenoma incluem aneurisma e hipofisite. Um **aneurisma** nasce excentricamente a partir do círculo de Willis e não está na linha média diretamente acima da sela. Aneurismas saculares paramedianos são hiperdensos na TC sem contraste e podem demonstrar calcificações periféricas enquanto os adenomas hipofisários raramente calcificam. Um "*flow void*" com ou sem um coágulo laminado junto à parede do aneurisma é comum na RM.

A **hipofisite** é muito menos comum que o macroadenoma, mas pode parecer idêntica ao adenoma hipofisário nos exames de imagem. A hipofisite linfocítica – o tipo mais comum –ocorre em pacientes femininas periparto ou pós-parto ou na hipofisite autoimune nas pacientes tratadas com terapias imunomoduladoras (p. ex., ipilimumab para melanoma maligno metastático).

### Microadenoma hipofisário.
O microadenoma hipofisário pode ser difícil de distinguir de um cisto não neoplásico incidental intra-hipofisário como um **cisto da bolsa de Rathke** ou um **cisto da *pars intermedia***. Os microadenomas realçam; os cistos são vistos como focos desprovidos de realce no interior da glândula hipofisária intensamente realçante.

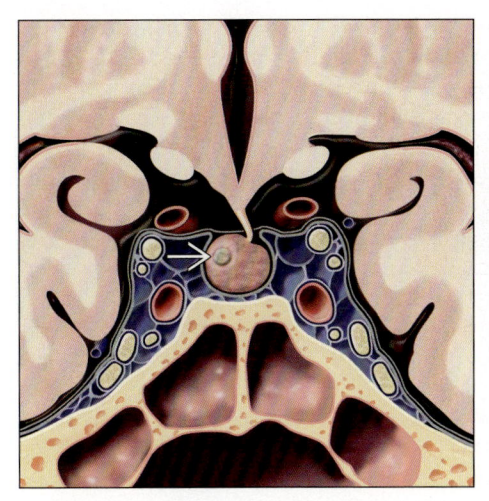

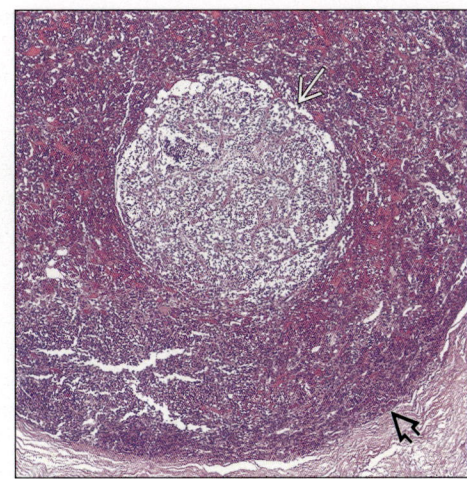

**25-47** Ilustração coronal demonstra um microadenoma hipofisário ➡.

**25-48** Fotomicrografia de baixa magnificação da glândula hipofisária à necropsia mostra um pequeno microadenoma não secretor ➡ rodeado pela adeno-hipófise normal ▷. Microadenomas incidentais assintomáticos são comuns nos estudos por imagem e nas autópsias. (Cortesia de J. Townsend, MD.)

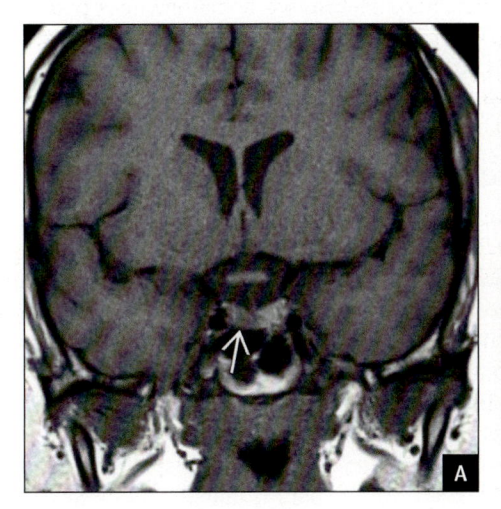

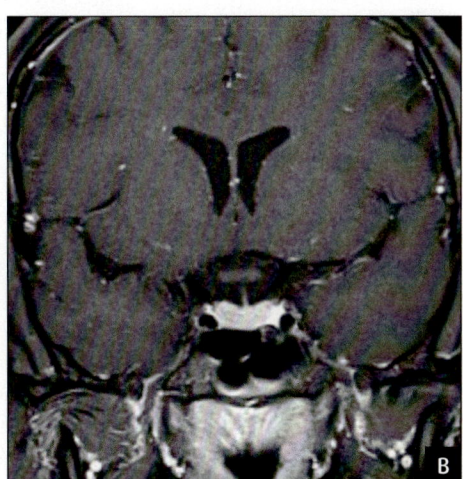

**25-49A** Ponderação em T1 no plano coronal de paciente com cefaleia, amenorreia e prolactina elevada demonstra uma massa hipointensa ➡ no aspecto lateral direito da glândula hipofisária.
**25-49B** Aquisição-padrão em T1 pós-contraste com saturação de gordura não demonstra anormalidades.

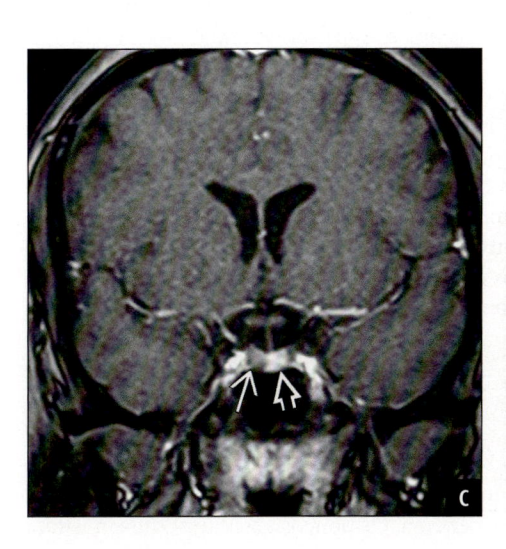

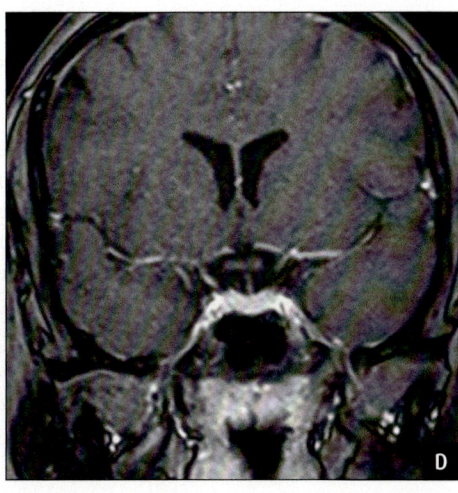

**25-49C** Imagem precoce de sequências dinâmicas durante a injeção de contraste no plano coronal mostra o realce rápido e intenso da glândula normal ➡. A massa realça mais vagarosamente e, portanto, aparece relativamente hipointensa ➡.
**25-49D** Fase tardia da sequência dinâmica mostra que a massa sofreu realce a agora está isointensa ao restante da glândula, tornando-se invisível. Microadenoma hipofisário foi encontrado durante a cirurgia.

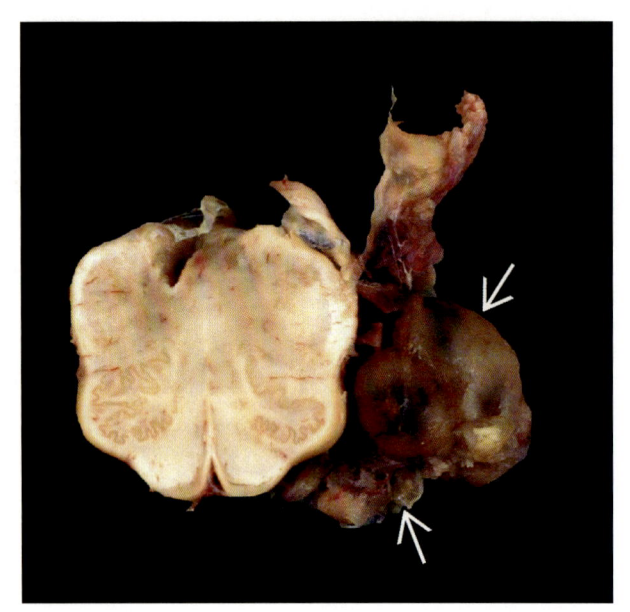

**25-50** Espécime de necropsia de carcinoma hipofisário com disseminação do LCS mostra "*drop* metástase" ➡ adjacente à medula. Disseminação sistêmica ou do LCS é necessária para o diagnóstico. (Cortesia de A. Ersen, MD, B. Scheithauer, MD.)

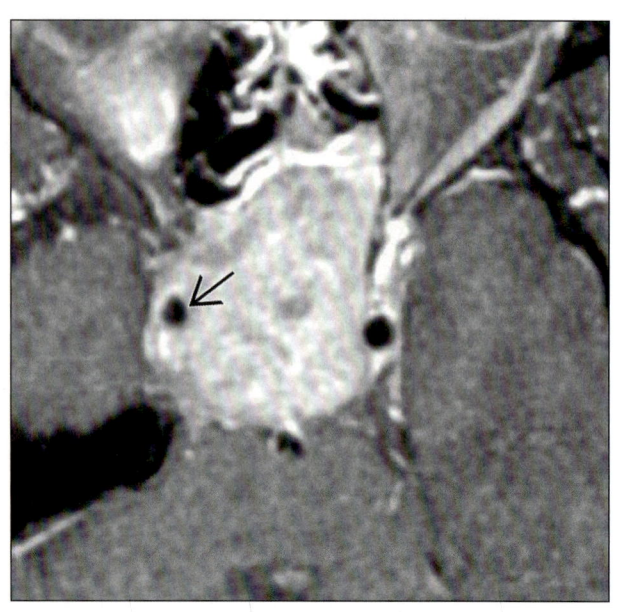

**25-51** Aquisição em T1 pós-contraste mostra carcinoma hipofisário como uma massa com realce heterogêneo invadindo o clivo e englobando o segmento cavernoso da artéria carótida ➡. Os achados de imagem são indistinguíveis do macroadenoma invasivo. (Cortesia de A. Ersen, MD, B. Scheithauer, MD.)

Um pequeno microadenoma hemorrágico pode ter aspecto idêntico a um CBR que contém fluido proteináceo, já que ambos são hiperintensos nas ponderações em T1.

---

**ADENOMA HIPOFISÁRIO: IMAGEM**

**TC**
- Sela alargada, remodelada, córtex intacto
- Adenomas hipofisários invasivos causam erosão e destruição óssea
- Maioria são isodensos ao parênquima cerebral
  - Cistos (15 a 20%)
  - Hemorragia (10%)
  - Ca ++ é rara (1 a 2%)

**RM**
- Usualmente isointensos ao córtex
- Intensidade de sinal heterogênea é comum (cistos, hemorragia)
- Realce forte, mas heterogêneo
- 10 a 30% dos microadenomas são vistos apenas nas aquisições dinâmicas em T1 pós-contraste

**Diagnóstico diferencial**
- Hiperplasia hipofisária (considerar idade e sexo do paciente)
  - Fisiológica (jovens mulheres/gestantes/em fase de amamentação)
  - Não fisiológica (insuficiência de órgão-alvo)
- Outros tumores
  - Meningioma, craniofaringioma, metástases
  - Carcinoma hipofisário é *excepcionalmente* raro
  - Adenoma hipofisário com aspecto agressivo quase nunca é maligno
- Lesões não neoplásicas
  - Aneurisma
  - Hipofisite

---

## Carcinoma hipofisário

O carcinoma hipofisário (CH) é muito raro, representando menos de 0,2% de todas as neoplasias adeno-hipofisárias operadas. Sua prevalência estimada é de quatro por milhão de pessoas/ano. A maioria dos CHs origina-se como metástases de múltiplos e recorrentes adenomas invasivos; malignidade primária é incomum. A sobrevida é inversamente proporcional ao aumento da idade.

Os critérios histológicos convencionais para malignidade (necrose, atipia nuclear, pleomorfismo, atividade mitótica) são insuficientes para o diagnóstico. Um CH verdadeiro deve exibir invasão franca do parênquima cerebral ou metástases sistêmicas/do LCS **(Fig. 25-50)**.

O CH não possui características de imagem ímpares e podem ser indistinguíveis de um adenoma invasivo, mas histologicamente típico **(Fig. 25-51)**. Apenas a documentação de metástases cranioespinais ou de disseminação sistêmica do tumor podem confirmar o diagnóstico.

## Blastoma hipofisário

O blastoma hipofisário é um tumor hipofisário recentemente descrito em neonatos e em lactentes, caracterizado por grandes estruturas glandulares que se parecem com o epitélio de Rathke e com as células adeno-hipofisárias. Desenvolvimento hipofisário interrompido e proliferação descontrolada é a etiologia provável deste tumor atípico.

A histologia mostra pequenas células indiferenciadas semelhantes a blastema interpostas com grandes células hipofisárias secretoras. A atividade mitótica é variável. Os achados de imagem não são específicos e se parecem com os do macroadenoma. Os poucos casos descritos mostram

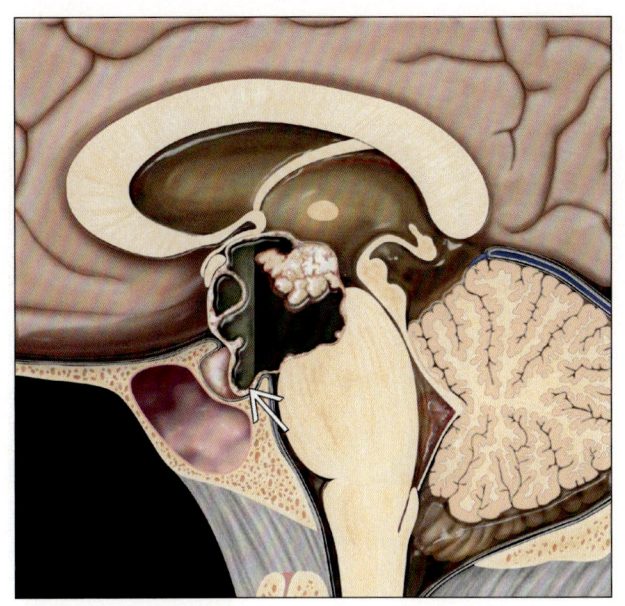

**25-52** Ilustração no plano sagital mostra uma massa suprasselar predominantemente cística e sólida com calcificações periféricas focais. Observe o pequeno componente intrasselar ➡ da massa e o nível líquido-líquido. O líquido, rico em colesterol, é escuro e viscoso.

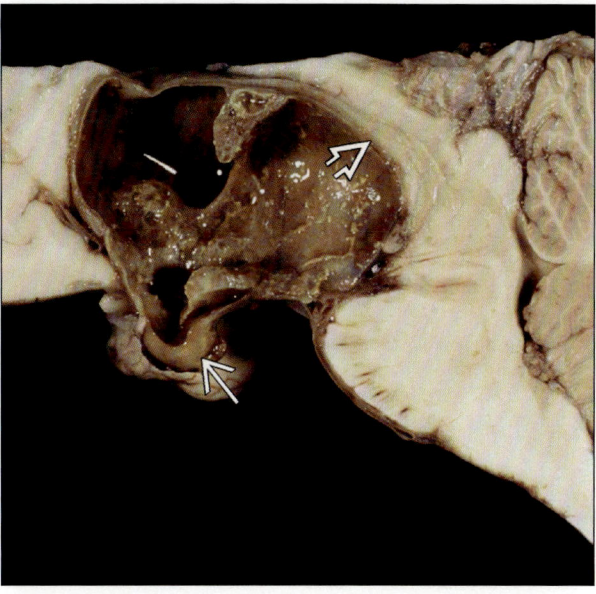

**25-53** Espécime de necropsia de um craniofaringioma adamantinomatoso mostra um pequeno componente sólido intrasselar ➡ e um grande componente cístico suprasselar que adere ao parênquima cerebral adjacente ➡. (Cortesia de R. Hewlett, MD.)

uma massa selar/suprasselar com realce heterogêneo, frequentemente invadindo o seio cavernoso.

## Craniofaringioma

### Terminologia e etiologia

O craniofaringioma (CF) é uma lesão benigna, representada por uma massa selar/suprasselar, com frequência parcialmente cística, que se origina de remanescentes epiteliais da bolsa de Rathke. A patogênese do CF é desconhecida. A reativação da via de sinalização Wnt pode ser um dos fatores envolvidos na patogênese dos CFs adamantinomatosos.

### Patologia

**LOCALIZAÇÃO.** CFs completamente intrasselares são raros. Os CFs são tumores primariamente suprasselares (75%). Um pequeno componente intrasselar está presente em 20 a 25% dos casos **(Fig. 25-52)**. Às vezes os CFs (especialmente do tipo papilar) originam-se em sua maior parte, ou totalmente, do terceiro ventrículo **(Figs. 25-58, 25-61)**.

**TAMANHO E NÚMERO.** Os CFs são lesões solitárias que variam em tamanho, de poucos milímetros a vários centímetros. Lesões maiores que 5 centímetros são comuns. Craniofaringiomas gigantes podem se estender para as fossas cranianas anterior e média **(Fig. 25-57)**. Extensão posteroinferior, entre o clivo e a ponte, inferiormente para o interior do forame magno pode ser vista em lesões grandes.

**PATOLOGIA MACROSCÓPICA.** Dois tipos de craniofaringiomas são reconhecidos: adamantionomatosos e papilares. Cerca de 90% dos CFs são adamantinomatosos; 10% são papilares.

O aspecto macroscópico típico de um **craniofaringioma adamantinomatoso** é o de uma massa multilobulada suprasselar, parcialmente sólida, mas em sua maior parte cística **(Figs. 25-53 e 25-54)**. Múltiplos cistos loculados são comuns. Os cistos com frequência contêm líquido escuro, viscoso, em "óleo de maquinaria", rico em cristais de colesterol **(Fig. 25-52)**. A superfície dos CFs adamantinomatosos costuma ser irregular e infiltrativa, aderindo às estruturas adjacentes, como o hipotálamo.

O **craniofaringioma papilar** é uma massa discretamente encapsulada com superfície lisa que não adere às estruturas cerebrais adjacentes. Os CFs papilares são sólidos, com configuração em couve-flor. Quando contêm cistos, o líquido é claro (ao contrário do conteúdo rico em colesterol, em "óleo de maquinaria" dos CFs adamantinomatosos).

**CARACTERÍSTICAS MICROSCÓPICAS.** Os CFs adamantinomatosos possuem uma camada periférica de epitélio escamoso estratificado em paliçadas em torno dos nódulos da "rede" de queratina. "Fendas" de colesterol de debris escamosos são típicas. Calcificação é comum.

Os CFs papilares possuem camadas sólidas de epitélio escamoso bem diferenciado. Pseudopapilas epiteliais grosseiras formam-se em torno de um centro de estroma fibrovascular. Ocasionalmente células calicinais estão presentes.

**ESTADIAMENTO, GRADUAÇÃO E CLASSIFICAÇÃO.** Tanto o CF adamantinomatoso quanto o papilar são considerados neoplasias grau I da classificação da OMS. O MIB-1 é baixo.

**714** Neoplasias, cistos e lesões pseudotumorais

**25-54** Espécime de necropsia em visão axial mostra um craniofaringioma ➡ predominantemente cístico na cisterna suprasselar. Um pequeno nódulo tumoral está presente ➡. (Cortesia de R. Hewlett, MD.)

**25-55A** Exame de TC sem contraste no plano axial em um menino de 7 anos com uma história de alterações visuais há dois meses, que se apresentou com perda visual quase total aguda, mostra uma típica massa suprasselar com calcificações periféricas ➡, sugestiva de craniofaringioma.

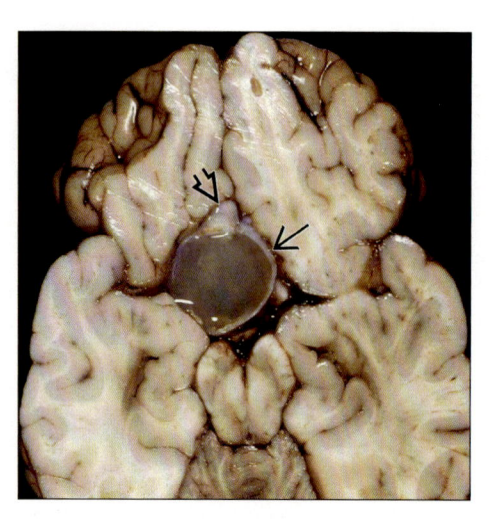

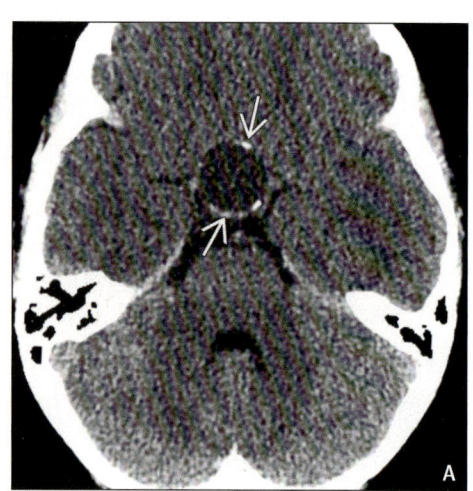

**25-55B** Ponderação em T1 no plano sagital mostra uma massa lobulada ➡ intra e suprasselar que é quase isointensa à substância cinzenta do corpo caloso.

**25-55C** A massa ➡ é muito hiperintensa na ponderação em T2. Alguns debris hipointensos ➡ estão presentes no fundo da massa predominantemente cística.

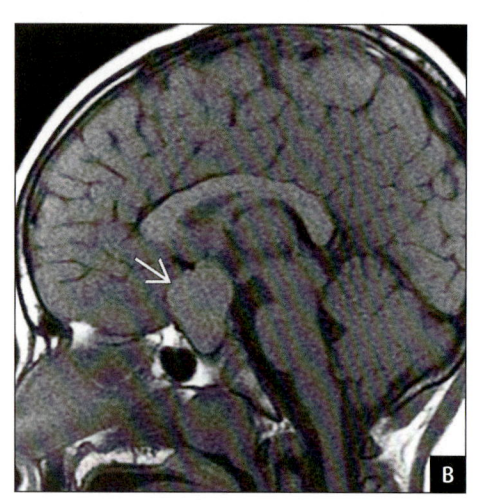

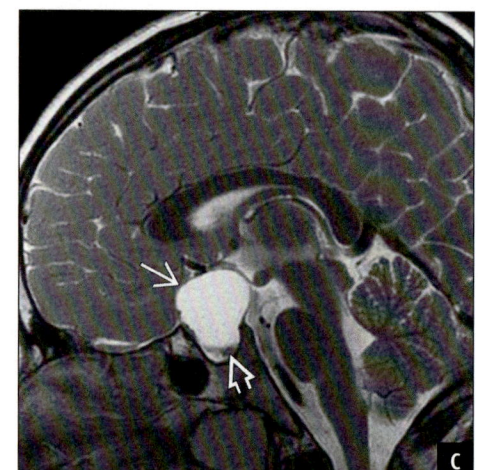

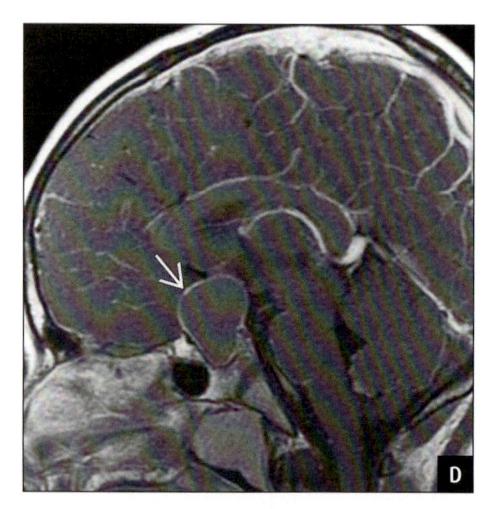

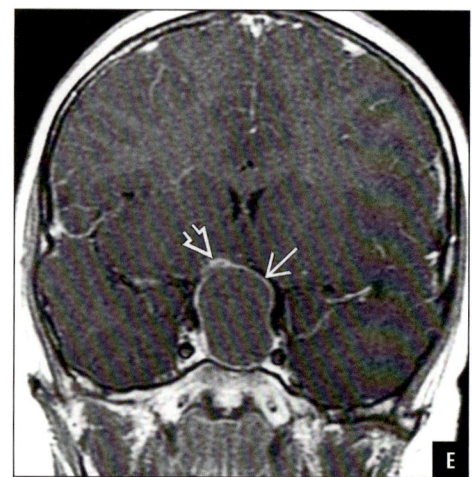

**25-55D** Aquisição em T1 pós-contraste no plano sagital mostra fino realce periférico em torno da massa ➡.

**25-55E** Aquisição em T1 pós-contraste no plano coronal mostra o fino realce periférico ➡ com um pequeno nódulo tumoral ➡. Craniofaringioma adamantinomatoso foi encontrado na cirurgia.

## Aspectos clínicos

**Epidemiologia.** O CF é a neoplasia não glial mais comum em crianças, correspondendo a 6 a 10% de todos os tumores cerebrais pediátricos e a pouco mais da metade das neoplasias suprasselares.

**Aspectos demográficos.** Os CFs ocorrem quase que igualmente em crianças e em adultos. Os CFs adamantinomatosos possuem uma distribuição etária bimodal com um pico maior entre 5 a 10 anos e um segundo pico menor aos 50 a 60 anos. Os CFs são raros em recém-nascidos e em lactentes; apenas 5% se originam em pacientes entre o nascimento e os 5 anos de idade.

Os CFs papilares quase sempre ocorrem em adultos, com pico de incidência entre 40 e 44 anos.

**Apresentação.** Os sintomas variam com o tamanho do tumor e a idade do paciente. Os pacientes costumam apresentar-se com distúrbios visuais, com ou sem cefaleia em associação. Os grandes tumores comprimem a haste infundibular ("efeito haste"). Deficiências endócrinas incluindo retardo no crescimento, puberdade tardia e diabetes insípido são comuns.

**História natural.** Os CFs são neoplasias de crescimento lento com propensão à recorrência após a cirurgia. Mais de 85% dos pacientes sobrevivem ao menos três anos após o diagnóstico. Contudo, a taxa de recorrência aos 10 anos se aproxima de 20%, mesmo em pacientes com ressecção macroscópica total. A recorrência é significativamente mais comum com lesões grandes e com excisão incompleta.

Cerca de metade dos pacientes com sobrevida em longo prazo apresentam redução na qualidade de vida, a maioria devido à obesidade mórbida hipotalâmica. A transformação maligna espontânea é rara. A maioria dos casos de degeneração maligna do CF ocorre em pacientes com múltiplas recidivas e radioterapia prévia.

**Opções de tratamento.** A ressecção macroscópica total é a melhor opção de tratamento. A lesão hipotalâmica é o principal risco, especialmente em grandes CFs adamantinomatosos.

## Imagem

**Características gerais.** Uma massa suprasselar extra-axial, sólido-cística, parcialmente calcificada em uma criança é a apresentação clássica. Uma glândula hipofisária com-

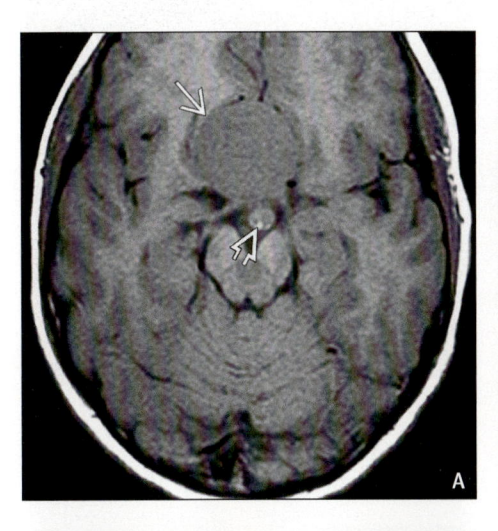

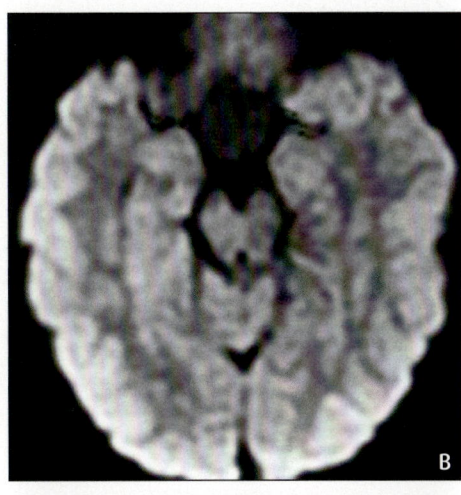

**25-56A** Ponderação em T1 no plano axial em um paciente masculino de 14 anos mostra uma grande massa suprasselar ➡ que é predominantemente isointensa ao córtex, exceto por uma pequena excrescência nodular posterior que apresenta um minúsculo foco hiperintenso ➡.
**25-56B** A ponderação em difusão não evidencia restrição.

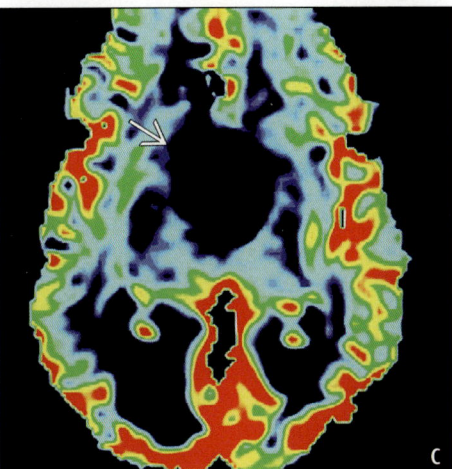

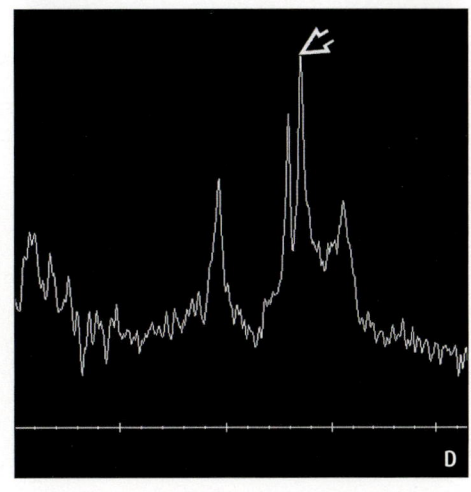

**25-56C** Perfusão por RM não demonstra elevação do volume sanguíneo cerebral relativo. A massa ➡ é tão avascular quanto o LCS contido nos cornos occipitais dos ventrículos laterais.
**25-56D** A espectroscopia de prótons mostra um grande pico de lipídeo-lactato ➡, característico do colesterol e do conteúdo lipídico dos craniofaringiomas. Um craniofaringioma adamantinomatoso foi encontrado durante a cirurgia.

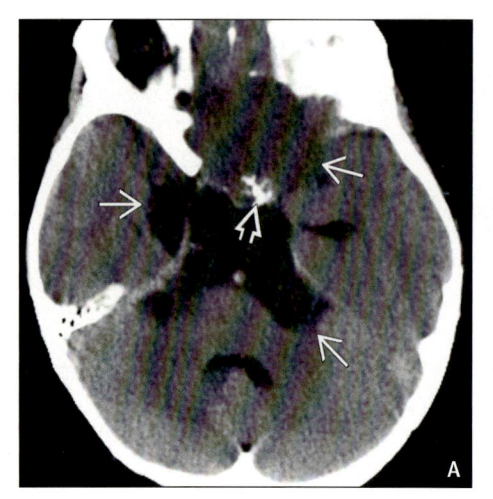

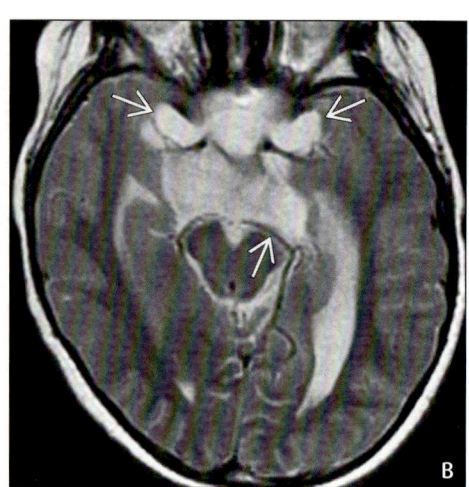

**716** Neoplasias, cistos e lesões pseudotumorais

**25-57A** Corte axial de TC sem contraste de um menino de 9 anos mostra uma massa hipodensa envolvendo as fossas cranianas anterior, média e posterior ➡. Um pequeno foco de calcificação ⇨ está presente no interior da massa.

**25-57B** Ponderação em T2 no plano axial mostra que os cistos são predominantemente hiperintensos ➡.

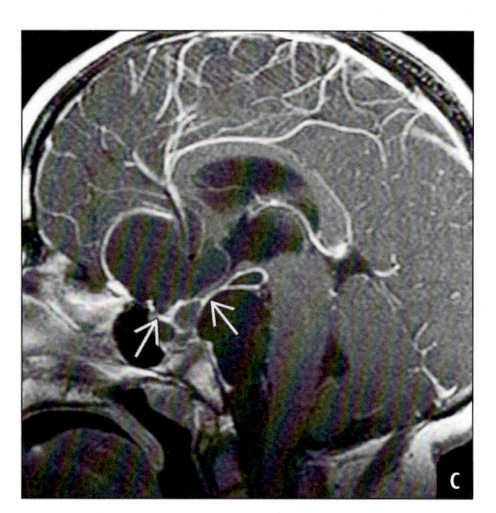

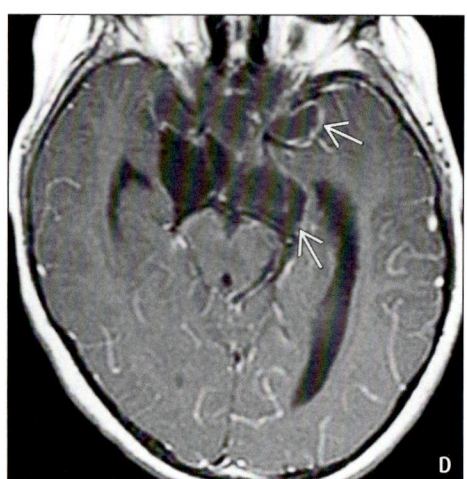

**25-57C** Aquisição em T1 pós-contraste no plano sagital demonstra fino realce periférico ➡ em torno dos componentes da massa.

**25-57D** Aquisição em T1 pós-contraste no plano axial confirma que a fina periferia de realce está presente ➡. Quando uma massa multicística de aspecto bizarro em uma criança estende-se para diversas fossas, o craniofaringioma deve ser considerado.

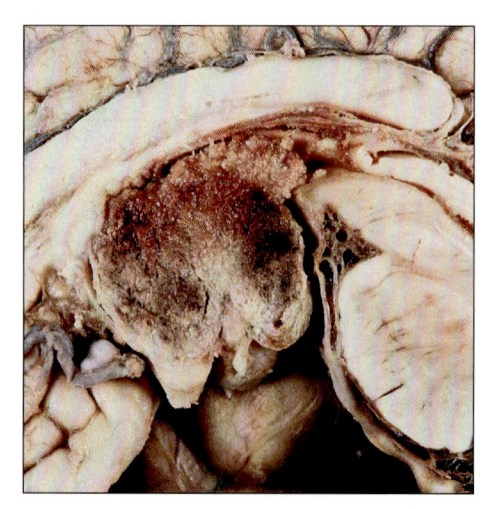

**25-58** Corte sagital na linha média mostra uma massa sólida preenchendo o terceiro ventrículo. Craniofaringioma papilar. (Cortesia de B. Scheithauer, MD.)

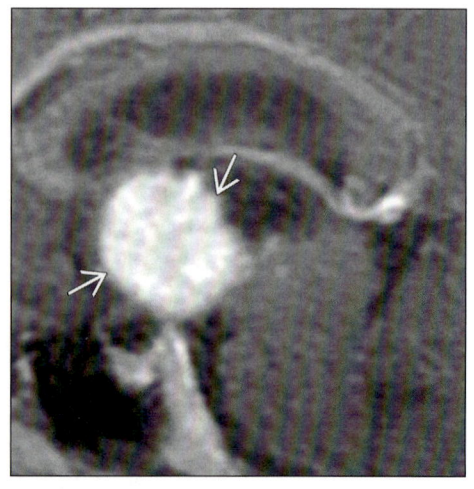

**25-59** Aquisição em T1 no plano sagital de um homem de 37 anos mostra uma massa sólida com realce no terceiro ventrículo ➡. Craniofaringioma papilar. (Cortesia de C. Sutton, MD.)

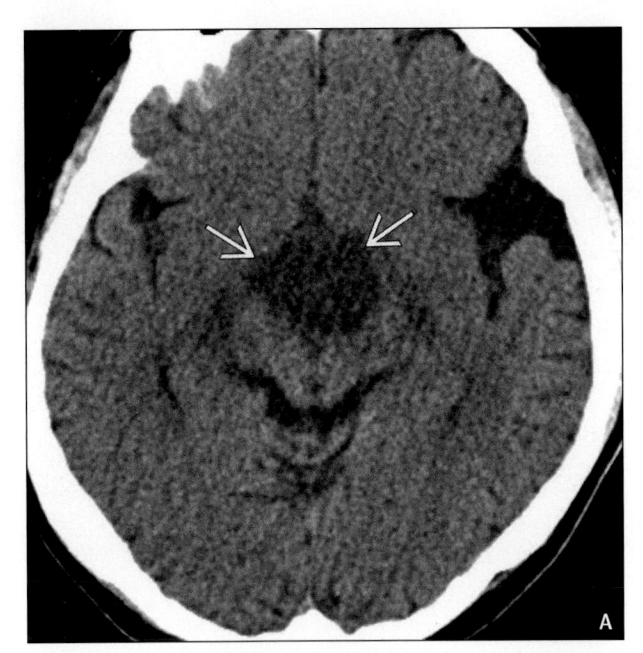

**25-60A** Um homem de 44 anos com cefaleia e sintomas psiquiátricos. TC sem contraste mostra uma massa ➡ hipodensa, bem definida, não calcificada na cisterna suprasselar.

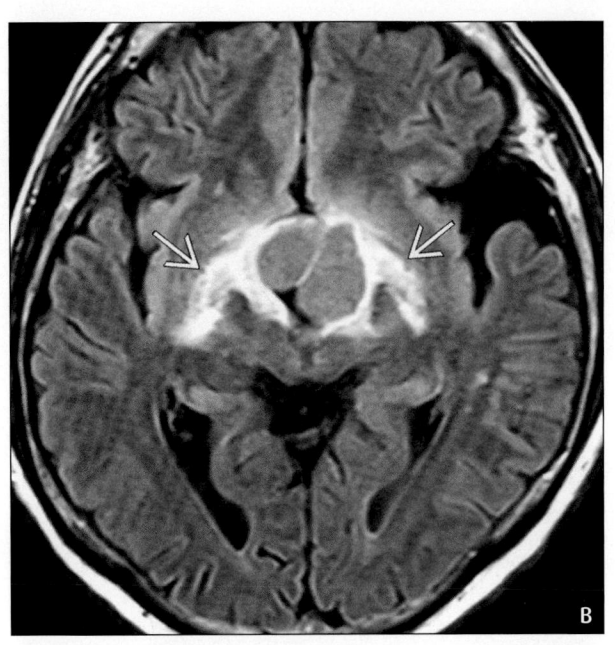

**25-60B** Aquisição em FLAIR demonstra que a massa não sofre supressão. Observe a hiperintensidade no hipotálamo e nos tratos ópticos ➡. Craniofaringioma papilar foi encontrado durante a cirurgia. Não havia invasão parenquimatosa por parte do tumor.

primida e deslocada pode, por vezes, ser identificada em separado da massa.

**ACHADOS NA TC**. Os CFs adamantinomatosos seguem a "regra dos nove", ou seja, 90% são mistos sólido-císticos, 90% são calcificados e 90% sofrem realce **(Fig. 25-55)**.

Os CFs papilares raramente calcificam. Eles são com frequência sólidos ou predominantemente sólidos. Quando contêm cistos intratumorais, os cistos são menores e com aspecto menos complexo que aqueles vistos nos CFs adamantinomatosos.

**ACHADOS NA RM**. A intensidade de sinal varia com o conteúdo dos cistos **(Fig. 25-56)**. Múltiplos cistos são comuns e o líquido intracístico no interior de cada cisto varia de hipo a hiperintenso se comparado ao parênquima cerebral nas ponderações em T1 **(Fig. 25-55)**.

Os cistos do CF são variavelmente hiperintensos nas ponderações em T2 e no FLAIR. O nódulo sólido é com frequência calcificado e moderadamente hipointenso. Hiperintensidade que se estende ao longo dos tratos ópticos é comum e representa edema, e não invasão tumoral **(Fig. 25-60)**.

As paredes dos cistos e os nódulos sólidos realçam após a administração do meio de contraste **(Figs. 25-55 e 25-59)**.

A espectroscopia de prótons mostra um grande pico lipídeo-lactato, característico do colesterol e dos constituintes lipídicos de um CF. A perfusão por RM mostra baixo volume sanguíneo cerebral (CBV) relativo **(Fig. 25-56)**.

## Diagnóstico diferencial

O principal diagnóstico diferencial do CF é um **cisto da bolsa de Rathke**. Os CBRs não calcificam, têm aspecto muito mais heterogêneo e não apresentam realce nodular. O coeficiente de difusão aparente (ADC) do CBR está aumentado se comparado ao dos CFs císticos. A imuno-histoquímica é útil, já que os CBR expressam citoqueratinas específicas e os CFs não.

Um **astrocitoma quiasmático/hipotalâmico** é uma massa sólida suprasselar que é claramente intraparenquimatosa. Calcificações e cistos são incomuns.

O **adenoma hipofisário** é raro em crianças pré-púberes (período que é o pico dos CFs). Um **cisto dermoide** pode ser hiperintenso nas ponderações em T1 e pode apresentar calcificações. Um **cisto epidermoide** (CE) está fora da linha média; CEs suprasselares são incomuns. Os cistos dermoide e epidermoide não realçam.

---

### CRANIOFARINGIOMA

**Etiologia**
- Remanescentes epiteliais da bolsa de Rathke

**Patologia**
- Dois tipos
  - Adamantinomatoso (90%)
  - Papilar (10%)
  - Ambos são grau I da OMS
- Adamantinomatoso
  - Múltiplos cistos
  - Epitélios escamosos, "rede" de queratina
  - Rico em colesterol, líquido em "óleo de maquinaria"

*(continua)*

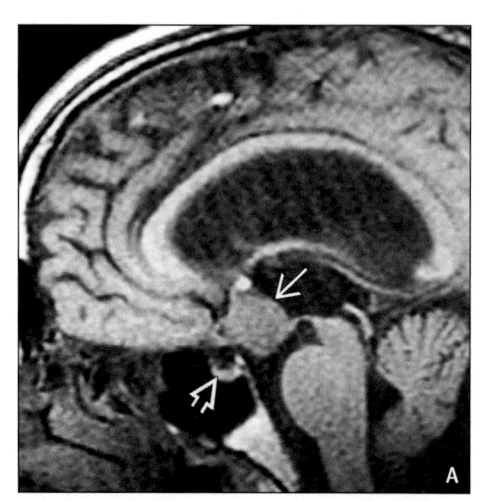

**25-61A** Ponderação em T1 no plano sagital de um homem de 64 anos com tonturas mostra uma massa ⇒ no aspecto anterior do terceiro ventrículo, claramente separada da glândula hipofisária normal ⇒.

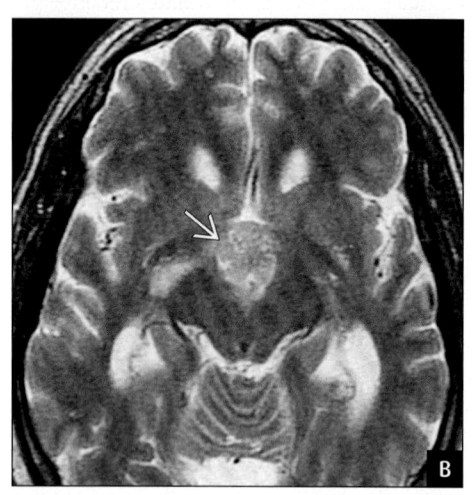

**25-61B** Ponderação em T2 mostra que a massa ⇒ do terceiro ventrículo é sólida, isointensa ao córtex.

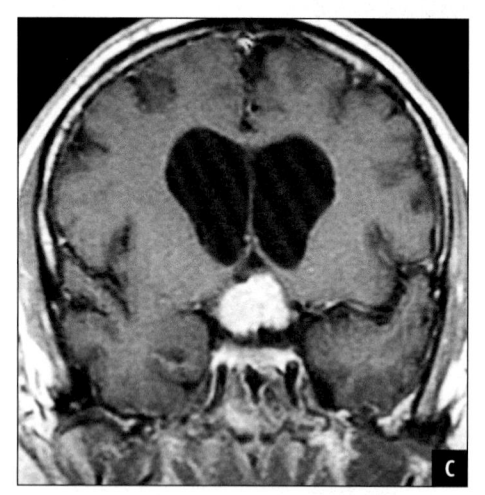

**25-61C** Aquisição em T1 pós-contraste no plano coronal mostra que a massa realça de maneira intensa e homogênea. Craniofaringioma adamantinomatoso foi encontrado à cirurgia.

*(continuação)*
- Papilares
  - Sólido >> cístico (líquido claro)
  - Quase sempre em adultos

**Aspectos clínicos**
- > 50% das neoplasias pediátricas suprasselares
- Ocorre igualmente em crianças e em adultos
  - Pico em crianças = 5 a 10 anos
  - Pico em adultos = 40 a 44 anos
- Crescimento lento
  - Recidiva é comum
  - Transformação maligna é rara

**Imagem**
- TC
  - Podem ser gigantes (>5cm), envolvem múltiplas fossas
  - Adamantinomatosos 90% císticos, 90% calcificam, 90% realçam
  - Papilares: Sólido > cístico
- RM
  - Sinal variável em T1
  - Usualmente hiperintenso em T2/FLAIR
  - Espectroscopia de prótons: grandes picos de lipídeo-lactato

**Diagnóstico diferencial**
- Cisto da bolsa de Rathke

## Tumores hipofisários não adenomatosos

Os tumores não adenomatosos primários da glândula hipofisária são raros, além de pouco compreendidos e com nomenclatura confusa. A Classificação de Tumores do Sistema Nervoso Central, de 2007, da OMS, esclareceu este assunto, reconhecendo três neoplasias histologicamente distintas: pituicitoma, oncocitoma de células fusiformes (SCO) e tumor de células granulares. Todos estes são tumores grau I da OMS.

### Pituicitoma

Previamente conhecido como "coristoma" e "infundibuloma", o pituicitoma origina-se de células gliais modificadas ("pituícitos") que habitam a haste infundibular e a neuro-hipófise **(Fig. 25-62)**.

Alterações visuais com ou sem cefaleia é o sintoma mais comum na apresentação. Os pacientes com pituicitoma quase nunca apresentam diabetes insípido, galactorreia ou prolactinemia.

O pituicitoma pode aparecer tanto como massa intra ou suprasselar. A maioria dos pituicitomas são isointensos ao parênquima cerebral nas ponderações em T1 e hiperintensos em T2. Eles realçam homogeneamente após a administração do contraste **(Fig. 25-63)**.

O pituicitoma é o único dos tumores não adenomatosos que pode se apresentar como uma massa puramente intrasselar. Uma massa intrasselar que está claramente separada da glândula hipofisária anterior e que realça de maneira homogênea é mais provavelmente um pituicitoma.

## Oncocitoma de células fusiformes

O SCO, também conhecido como tumor de células folículoestreladas, origina-se da adeno-hipófise. Os SCO consistem em oncócitos fusiformes contendo citoplasma granular rico em mitocôndrias.

Alterações visuais, pan-hipopituitarismo e cefaleia são os sintomas mais comuns à apresentação. Os SCOs não parecem causar diabetes insípido.

Até o momento, todos os casos patologicamente comprovados apresentaram-se como lesões hipofisárias infiltrativas mistas intra e suprasselares. Os achados de imagem são similares aos – e não podem ser distinguidos – do adenoma hipofisário ou da hipofisite linfocítica **(Fig. 25-64)**.

## Tumor de células granulares

Como o pituicitoma, o tumor de células granulares é um tumor da neuro-hipófise. Muitos tumores de células granulares são assintomáticos e descobertos incidentalmente na necropsia. Alguns aumentam de tamanho com o tempo, tornando-se sintomáticos em adultos de meia-idade ou em idosos. Alterações visuais, cefaleia e amenorreia são comuns. De maneira semelhante ao pituicitoma e ao SCO, os tumores de células granulares raramente se apresentam com diabetes insípido, prolactinemia ou galactorreia.

Os tumores de células granulares são massas suprasselares. Eles são hiperdensos na TC sem contraste e isointensos ao parênquima cerebral em ambas as ponderações T1 e T2. Os tumores de células granulares realçam fortemente e homogeneamente após a administração do contraste.

# Lesões diversas

## Hipofisite

A hipofisite é uma inflamação da glândula hipofisária que compreende um grupo cada vez mais complexo de doenças. Há duas formas histológicas principais de hipofisite: hipofisite linfocítica e não linfocítica. Relatos recentes de outras variantes aumentaram ainda mais o espectro das hipofisites. Nesta seção, focaremos na hipofisite linfocítica, a forma mais comum. Então, discutiremos brevemente a

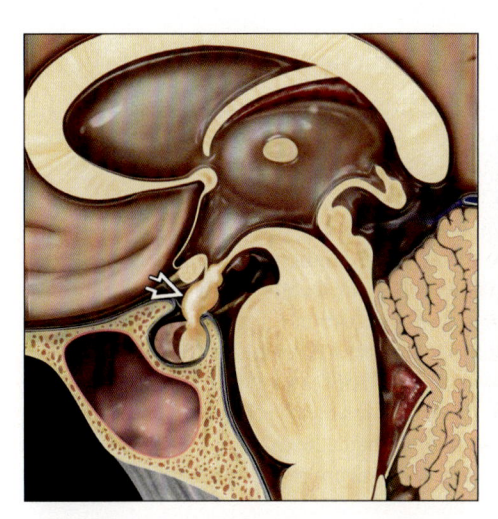

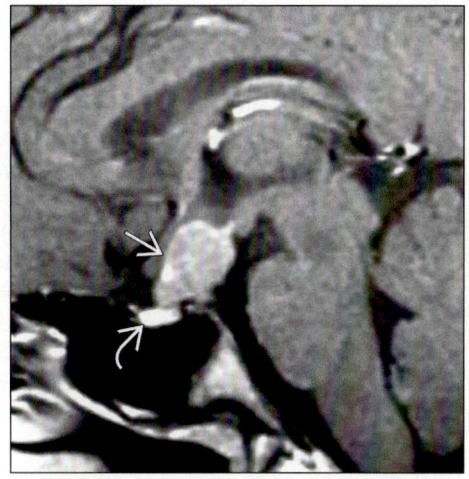

**25-62** Ilustração em sagital mostra um pituicitoma ⇨ envolvendo a haste infundibular e a neuro-hipófise.

**25-63** Aquisição em T1 pós-contraste no plano sagital de uma mulher de 22 anos com atraso no crescimento e hipopituitarismo mostra uma massa infundibular ⇨ que sofre realce e que está separada da glândula hipofisária ⇨. Os achados de imagem permaneceram estáveis por muitos anos. Presume-se tratar-se de um pituicitoma.

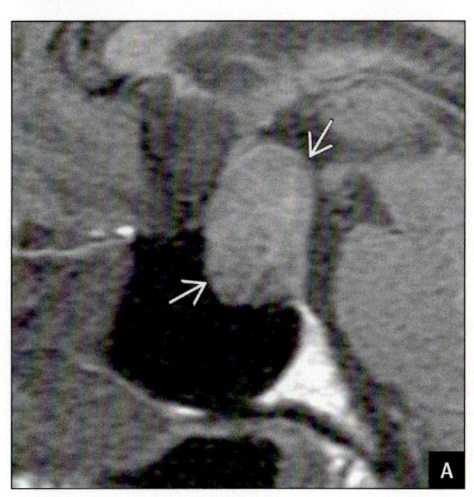

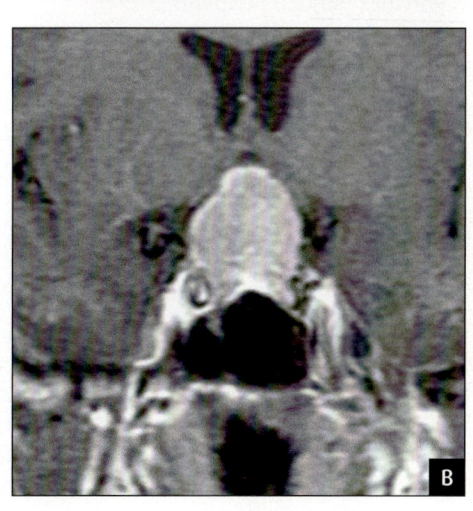

**25-64A** Ponderação em T1 no plano sagital de uma mulher de 69 anos com cefaleia e hemianopsia bitemporal mostra uma massa selar e suprasselar ⇨ que é bem definida e isointensa ao parênquima cerebral. A glândula hipofisária não pode ser distinguida separadamente da massa.

**25-64B** Aquisição em T1 pós-contraste no plano coronal mostra que a lesão realça forte e uniformemente. O diagnóstico pré-operatório foi de macroadenoma hipofisário. Oncocitoma de células fusiformes foi o diagnóstico ao exame histológico.

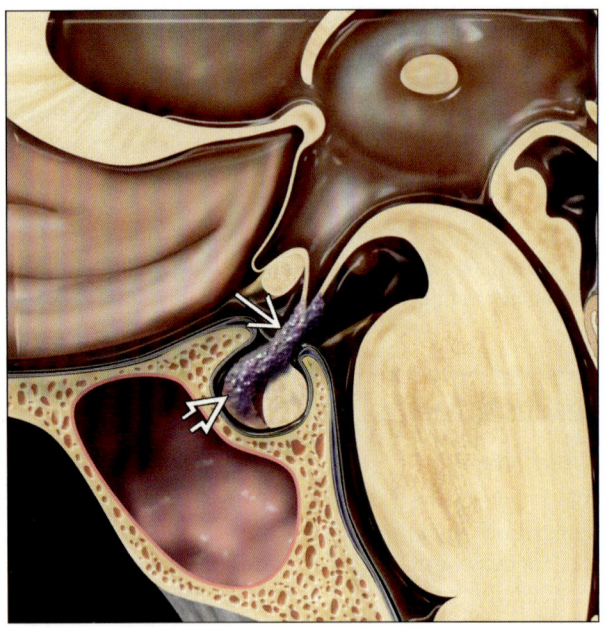

**25-65** Ilustração no plano sagital mostra hipofisite linfocítica. Observe o espessamento do infundíbulo ➡ e a infiltração no lobo anterior da glândula hipofisária ➡.

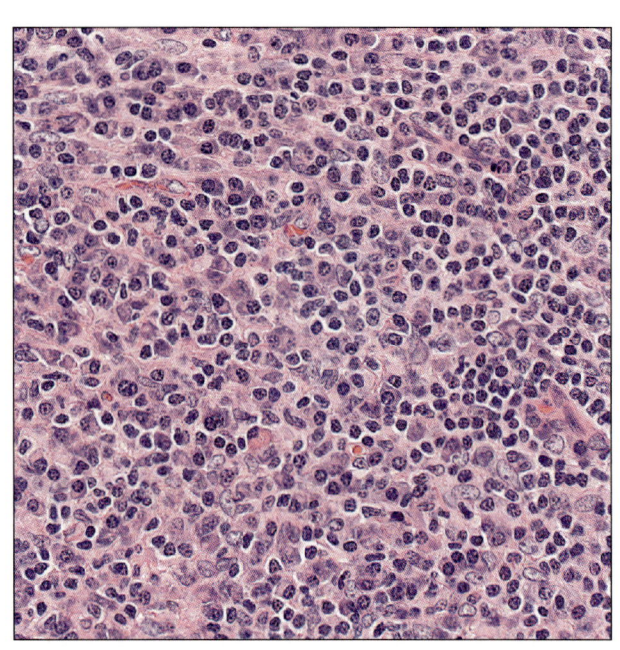

**25-66** Adeno-hipofisite linfocítica está exemplificada por numerosos linfócitos infiltrativos citologicamente benignos invadindo a glândula. (Cortesia de B. K. DeMasters, MD.)

hipofisite não linfocítica, incluindo a hipofisite granulomatosa e algumas das entidades recentemente descritas que são com frequência caracterizadas por infiltrados de células plasmáticas.

## Hipofisite linfocítica

**TERMINOLOGIA.** A hipofisite linfocítica (HL) também é chamada de adeno-hipofisite linfocítica, hipofisite primária e inflamação da haste. Uma variante da HL é chamada de infundíbulo neuro-hipofisite linfocítica (INHL).

**ETIOLOGIA.** A HL é uma alteração inflamatória autoimune incomum da glândula hipofisária que ocorre com mais frequência em mulheres em idade fértil, no final da gravidez ou logo após o nascimento. A capacidade imune é reestabelecida na fase final da gravidez/período periparto. Anticorpos anti-hipófise apresentam uma correação com a glândula hipofisária e com a placenta.

A HL também está associada com outras doenças autoimunes. Aproximadamente 25% dos pacientes possuem uma doença autoimune/inflamatória sistêmica coexistente. Tireoidite, polimiosite, diabetes tipo I e psoríase foram associadas com HL.

**PATOLOGIA.** Na HL, a glândula hipofisária e a haste parecem difusamente aumentadas e firmes, embora as modificações inflamatórias sejam predominante ou exclusivamente no lobo anterior **(Fig. 25-65)**. As características microscópicas incluem um infiltrado denso, composto por linfócitos T **(Fig. 25-66)**. Graus variáveis de destruição glandular e fibrose podem estar presentes. Granulomas e células gigantes estão ausentes.

A INHL envolve a neuro e a adeno-hipófise.

**ASPECTOS CLÍNICOS.** Entre 80 e 90% dos pacientes com HL são mulheres; 30 a 60% dos casos ocorrem no período periparto. Não há efeito adverso sobre o feto.

Os sintomas mais comuns na apresentação são cefaleia e múltiplas deficiências endócrinas com hipopituitarismo parcial ou total. Diabetes insípido é comum. A deficiência de ACTH com frequência aparece primeiro. A hiperprolactinemia ocorre em um terço dos pacientes, provavelmente secundária à compressão da haste.

Homens, mulheres após a idade fértil e crianças são afetados em 10 a 20% dos casos. Homens de meia-idade apresentam-se com diabetes insípido.

O tratamento consiste em reposição hormonal com ou sem o uso de corticosteroides.

**IMAGEM.** A HL é intra ou suprasselar. Espessamento da dura ou da mucosa do seio esfenoidal adjacente é comum.

A imagem mostra uma haste infundibular difusamente espessada, com perda de seu afilamento gradual usual. Uma glândula hipofisária redonda, simetricamente aumentada, é comum **(Fig. 25-67)**. O soalho da sela está intacto, sem expansão ou erosão. O sinal hiperintenso da hipófise posterior está ausente em 75% dos casos. A HL realça intensa e uniformemente.

**DIAGNÓSTICO DIFERENCIAL.** O principal diagnóstico diferencial para a HL é o **macroadenoma hipofisário** não secretor. Esta distinção é importante, já que o tratamento difere significativamente. A HL é tratada com medicação, enquanto a ressecção cirúrgica é o tratamento primário para o macroadenoma hipofisário. Os macroadenomas podem ser gigantes e a HL apenas ocasionalmente excede 3 centímetros em diâmetro. Os achados clínicos também são úteis, já que a HL comumente se apresenta com diabetes insípido **(Fig. 25-69)**.

A haste está normal na **hiperplasia hipofisária**, embora a faixa etária e o gênero dos pacientes seja similar. As **metástases** ocorrem em pacientes mais velhos com tumor primário sistêmico conhecido.

A **hipofisite granulomatosa** pode ocorrer secundária à infecção, sarcoidose ou histiocitose de células de Langerhans. A HG é menos comum que a HL, tem um perfil epidemiológico diferente e tende a realçar de maneira mais heterogênea. As **hipofisites relacionadas à IgG4** e a **drogas** são muito raras.

---

**HIPOFISITE VS. ADENOMA HIPOFISÁRIO NÃO SECRETOR**

**Hipofisite**
- Perfil clínico
  - Pacientes jovens (pico = 32 anos)

*(continua)*

---

*(continuação)*
  - Idade < 30 anos favorece hipofisite
  - Paciente gestante/periparto
  - Diabetes insípido é comum
- Massas menores
- Expansão hipofisária simétrica
- Perda do sinal hiperintenso da neuro-hipófise (SHNH)
- Aumento da haste, perda do afilamento normal
- Sinal homogêneo, forte realce

**Adenoma hipofisário**
- Perfil clínico
  - Pacientes mais velhos (pico = 60 anos)
  - Diabetes insípido é raro
- Massas maiores
  - Volume maior que 6cm³ favorece adenoma
- Expansão assimétrica hipofisária
- SHNH geralmente preservado
- Deslocamento da haste, que a exceção disso está normal
- Heterogeneidade de sinal, realce moderado

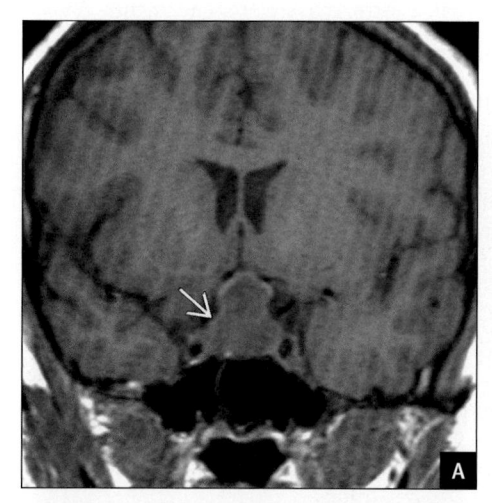

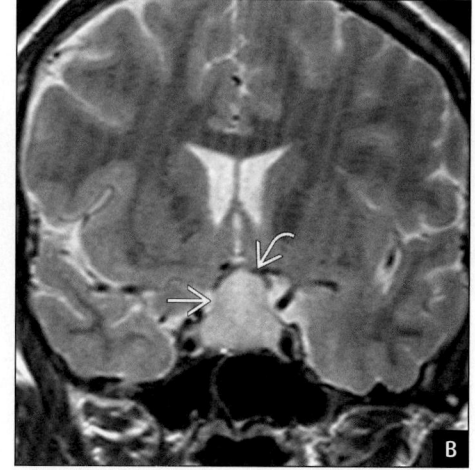

---

**25-67A** Uma gestante de 19 anos desenvolveu alteração visual aguda no fim do terceiro trimestre. Ponderação em T1 no plano coronal mostra massa ⇨ intra e suprasselar em "oito" ou em forma de boneco de neve.
**25-67B** Ponderação em T2 no plano coronal mostra que a lesão ⇨ é levemente hiperintensa. Observe a elevação do quiasma óptico ⇨, que "abraça" a massa superiormente.

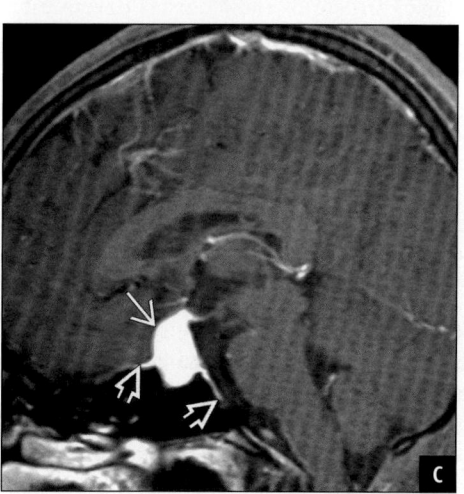

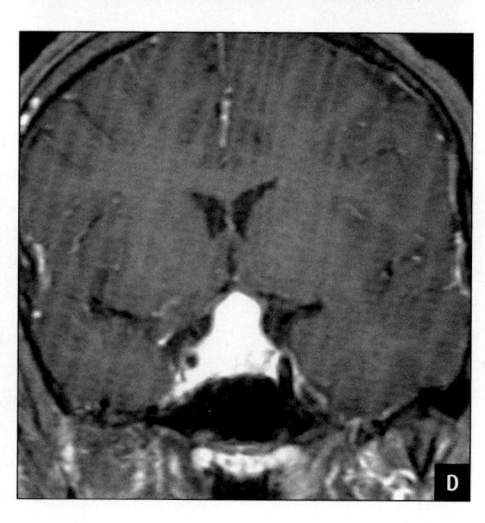

**25-67C** Aquisição em T1 pós-contraste com saturação de gordura no plano sagital mostra que a massa ⇨ realça intensamente e uniformemente. Observe a presença de "caudas" durais ⇨ adjacentes à massa.
**25-67D** Aquisição em T1 pós-contraste no plano coronal mostra que a massa possui configuração em "oito" praticamente idêntica à vista no macroadenoma hipofisário. Contudo, as "caudas" durais vistas na aquisição sagital são achados atípicos nos macroadenomas. Hipofisite linfocítica.

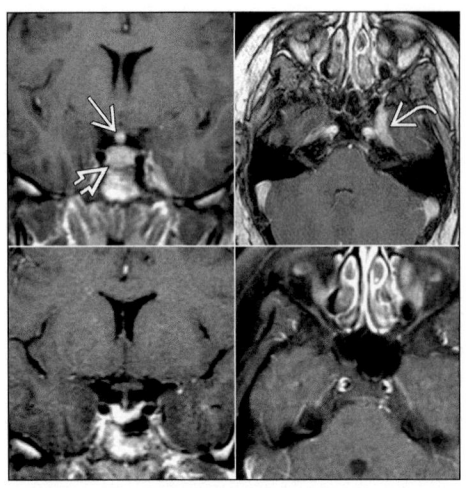

**25-68** Hipofisite granulomatosa. (Superior) Glândula hipofisária "graúda" ➡, haste ➡ e pseudotumor ➡. (Inferior). Resolução do quadro após o uso de corticoides.

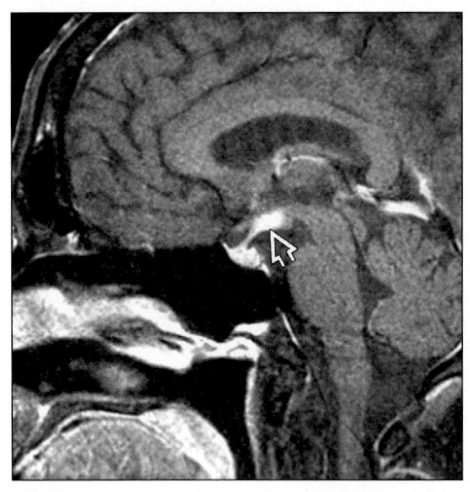

**25-69** INHL em um homem de meia-idade com diabetes insípido é vista como uma massa ➡ com realce no hipotálamo.

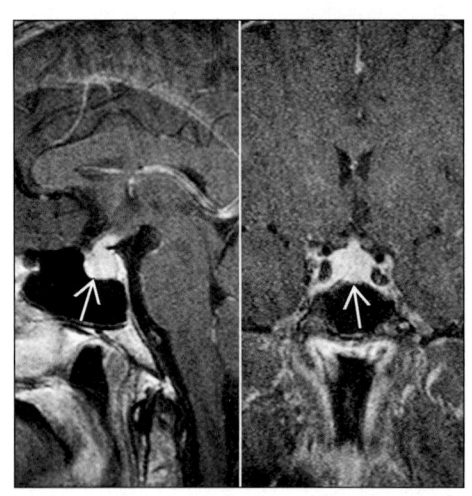

**25-70** Paciente em uso de ipilimumab para melanoma metastático desenvolveu hipofisite induzida pela droga com infiltração da haste e da glândula hipofisária ➡.

## Hipofisite granulomatosa

A hipofisite granulomatosa (HG) possui características epidemiológicas diversas da HL. A HG é igualmente comum em ambos os sexos e não apresenta associação com gravidez.

A HG pode ser primária (idiopática) ou secundária **(Fig. 25-68)**. A **HG secundária** é muito mais comum que a primária e em geral resulta de inflamação granulomatosa necrotizante. As HGs inflamatórias/infecciosas também podem ser causadas por TB, sarcoidose, infecções fúngicas, sífilis, histiocitose de células de Langerhans, granulomatose de Wegener, doença de Erdheim-Chester, hipofisite granulomatosa autoimune, cisto da bolsa de Rathke roto ou craniofaringioma. As HGs também podem ocorrer como reações a doenças inflamatórias sistêmicas como doença de Crohn. Os achados de imagem são inespecíficos, lembrando aqueles da HL ou do adenoma hipofisário.

A **HG primária** (HGP) é uma doença inflamatória rara sem um organismo infeccioso identificável. A etiologia precisa da HGP é desconhecida. Granulomas não necrotizantes com células gigantes multinucleadas, histiócitos, diversas células plasmáticas e linfócitos são típicos. A HGP apresenta diabetes insípido. Uma massa selar simétrica que realça forte, mas heterogeneamente, é vista nos estudos por imagem.

## Outras variantes da hipofisite

Uma série de outras novas variantes de hipofisite foi recentemente descrita. A **hipofisite relacionada à IgG4** possui um marcado infiltrado mononuclear, caracterizado principalmente por um número aumentado de células plasmáticas IgG4-positivas. Os achados de imagem lembram aqueles da infundíbulo neuro-hipofisite linfocítica. A haste hipofisária e o lobo posterior da hipófise estão aumentados e realçam intensamente após a administração do contraste.

A **hipofisite relacionada a drogas** foi relatada em casos de câncer com imunoterapia com anticorpos que estimulam a resposta das células T (p. ex., ipilimumab) **(Fig. 25-70)**. Os clínicos e os radiologistas devem estar atentos para a hipofisite autoimune induzida como uma complicação dos novos tratamentos.

## *Apoplexia hipofisária*

A apoplexia hipofisária é uma síndrome clínica aguda bem descrita com cefaleia, deficiências visuais e endócrinas variáveis. Em alguns casos, desenvolve-se insuficiência hipofisária profunda com risco de vida.

### Etiologia

A apoplexia hipofisária é causada por hemorragia na – ou necrose isquêmica da – glândula hipofisária. Um macroadenoma preexistente está presente em 65 a 90% dos casos, mas a apoplexia hipofisária também pode ocorrer em microadenomas ou em glândulas hipofisárias histologica-

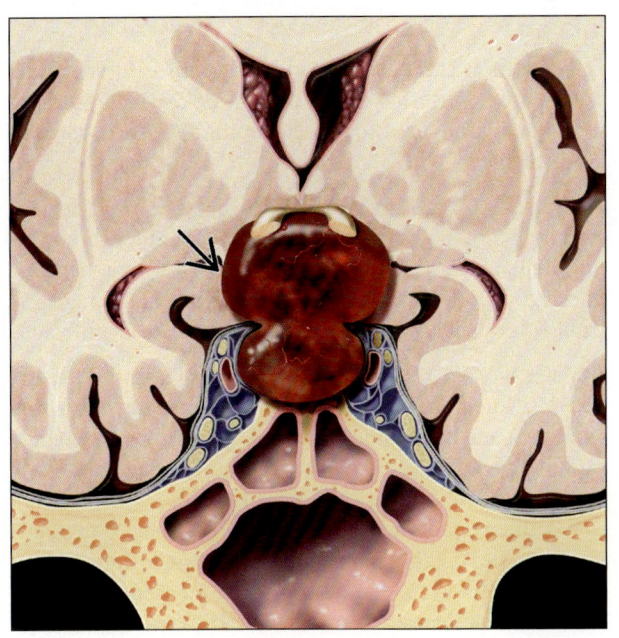

**25-71** Ilustração no plano coronal mostra um macroadenoma com hemorragia aguda ➔ causando apoplexia hipofisária.

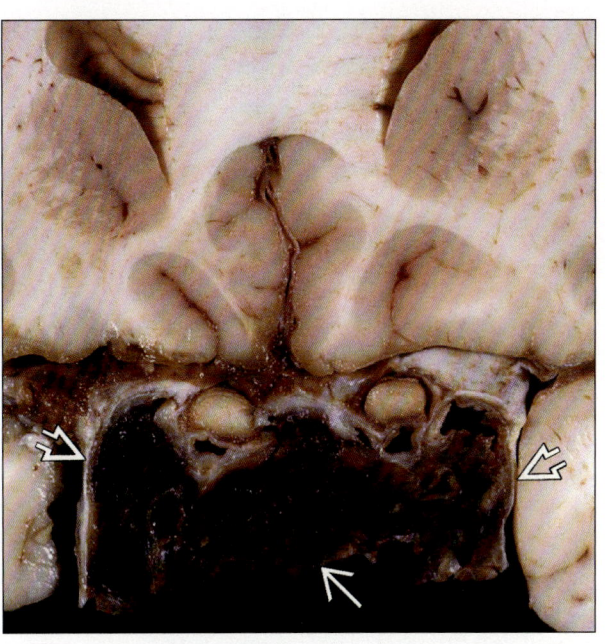

**25-72** Espécime de necropsia de apoplexia hipofisária mostra um macroadenoma hemorrágico ➔ estendendo-se para ambos os seios cavernosos ➔. (Cortesia de R. Hewlett, MD.)

mente normais. O fator que precipita a hemorragia ou a necrose é desconhecido.

Em casos raros, os pacientes que se submetem a tratamento com bromocriptina ou cabergolina para adenomas hipofisários podem desenvolver apoplexia hipofisária com risco de vida.

## Patologia

A aparência macroscópica mais comum da apoplexia hipofisária é a de uma grande massa intrasselar ou combinada intra e suprasselar **(Fig. 25-71)**. Entre 85 e 90% dos casos demonstram infartos hemorrágicos macroscópicos **(Fig. 25-72)**. Infartos hipofisários não hemorrágicos ("brandos") causam um aspecto aumentado e edemaciado da glândula.

## Aspectos clínicos

**EPIDEMIOLOGIA E ASPECTOS DEMOGRÁFICOS.** A apoplexia hipofisária é rara, ocorrendo em cerca de 1% de todos os pacientes com macroadenomas hipofisários. A idade de pico está em 55 a 60 anos. A apoplexia hipofisária é rara em pacientes abaixo dos 15 anos. A relação H:M é 2:1.

**APRESENTAÇÃO.** Cefaleia é quase universal nos pacientes com apoplexia hipofisária e é o sintoma inicial mais comum, seguido de náuseas (80%) e alterações de campo visual (70%). Tumores hemorrágicos que se estendem para os seios cavernosos podem comprimir o III, IV, V e VI nervos cranianos.

Quase 80% de todos os pacientes com apoplexia hipofisária possuem pan-hipopituitarismo. Uma crise suprarrenal aguda com hipovolemia, choque e coagulação intravascular disseminada pode ocorrer.

Raramente desenvolve-se apoplexia hipofisária com pan-hipopituitarismo e diabetes insípido em pacientes com hemólise, elevação das enzimas hepáticas e plaquetopenia (síndrome de HELLP).

**HISTÓRIA NATURAL.** A apoplexia hipofisária varia de um evento clinicamente benigno a catastrófico com déficits neurológicos permanentes. Coma ou morte podem acontecer em casos graves.

Os pacientes que sobrevivem em longo prazo com frequência apresentam insuficiência hipofisária permanente, necessitando de reposição hormonal (mais comumente esteroides e hormônio tireoidiano). Quase metade dos pacientes masculinos com apoplexia hipofisária necessitam de reposição de testosterona.

Os pacientes com adenomas hipofisários e apoplexia hipofisária podem demonstrar recorrência do crescimento do tumor hipofisário e, consequentemente, merecem supervisão pós-operatória continuada.

Uma rara variante da apoplexia hipofisária é a **síndrome de Sheehan** (SS). A síndrome de Sheehan trata-se da necrose isquêmica aguda pós-parto da glândula hipofisária anterior, causada por perda sanguínea e choque hipovolêmico durante ou após o nascimento.

A SS pode resultar em perda da função hormonal em longo prazo.

Sequela de SS é uma rara causa de sela parcialmente vazia nos estudos de imagem.

**OPÇÕES TRATAMENTO.** A descompressão cirúrgica é necessária em pacientes com comprometimento da acuidade visual. Terapia de suporte com esteroides e reposição líquida/eletrolítica/hormonal costuma ser necessária.

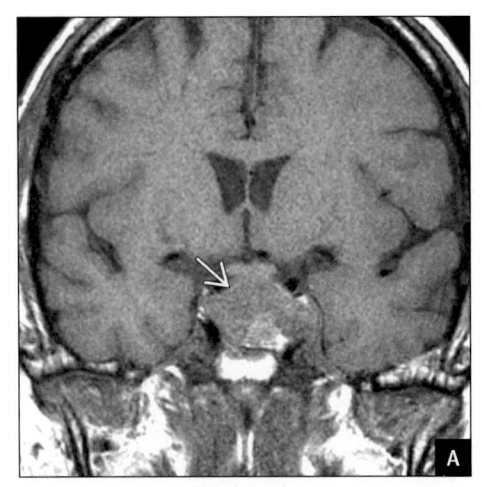

**25-73A** Ponderação em T1 de um homem de 68 anos com cefaleia em "trovão" e alterações visuais mostra massa ➡ intra e suprasselar predominantemente isointensa.

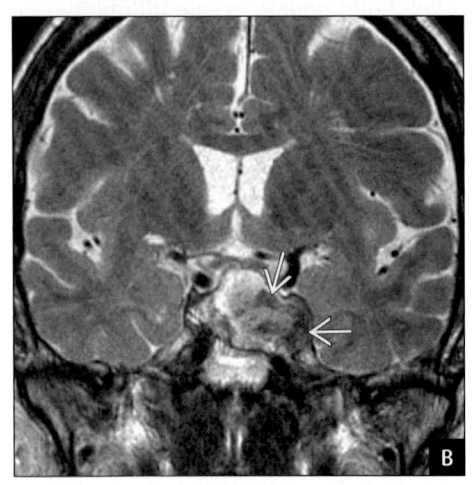

**25-73B** Ponderação em T2 no plano coronal mostra que a massa possui intensidade de sinal muito heterogênea com múltiplos focos hemorrágicos ➡.

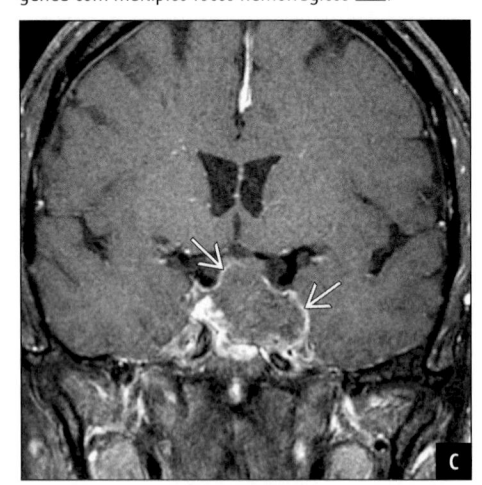

**25-73C** Aquisição em T1 pós-contraste com saturação de gordura no plano coronal mostra uma fina borda de realce periférico ➡. Apoplexia hipofisária. Adenoma predominantemente necrótico e hemorrágico foi encontrado à cirurgia.

## Imagem

**CARACTERÍSTICAS GERAIS.** Uma glândula hipofisária aumentada com realce periférico é típico **(Fig. 25-73)**. Hemorragia intraglandular macroscópica é comum, mas não está sempre presente.

**ACHADOS NA TC.** Os exames de TC sem contraste são frequentemente normais. Hemorragia na glândula hipofisária com uma massa hiperdensa selar/suprasselar pode ser identificada em 20 a 25% dos casos. Ocasionalmente, hemorragia subaracnóidea para as cisternas da base pode ser identificada.

**ACHADOS NA RM.** A RM é o exame de escolha para a avaliação da suspeita de apoplexia hipofisária. A intensidade de sinal depende de se apoplexia hipofisária for hemorrágica ou não hemorrágica. A hemorragia pode ser identificada em 85 a 90% dos casos **(Fig. 25-74)**.

A intensidade de sinal depende da idade do coágulo. A apoplexia hipofisária aguda é heterogeneamente iso a hipointensa ao parênquima cerebral na ponderação em T1. Inicialmente, a apoplexia hipofisária é iso a levemente hiperintensa na ponderação em T2 e torna-se hipointensa nesta mesma ponderação. A compressão aguda do hipotálamo e do quiasma óptico pode causar edema visível ao longo dos tratos ópticos nas aquisições em T2/FLAIR.

Artefatos de susceptibilidade magnética no T2* são comuns se produtos sanguíneos estiverem presentes, mas podem ser obscurecidos por artefatos dos seios paranasais adjacentes. As aquisições em T1 pós-contraste mostram realce periférico **(Fig. 25-75)**. Espessamento dural e realce são vistos em 50% e espessamento da mucosa do seio esfenoidal adjacente ocorre em 80% dos pacientes. A apoplexia hipofisária restringe na ponderação em difusão.

## Diagnóstico diferencial

O principal diagnóstico diferencial da apoplexia hipofisária é o **macroadenoma hemorrágico**. Hemorragias focais em adenomas são comuns, mas ao contrário da apoplexia hipofisária, o curso clínico é subagudo ou crônico. A maioria dos adenomas realça de maneira forte, mas heterogênea, enquanto a apoplexia hipofisária demonstra realce periférico em torno de uma glândula hipofisária expandida e predominantemente desprovida de realce.

A **hipofisite** linfocítica pode causar início relativamente súbito dos sintomas e, portanto, simular apoplexia hipofisária. A HL causa apenas um modesto aumento da glândula. A hipófise realça intensa e uniformemente.

O **cisto da bolsa de Rathke** pode conter líquido espesso proteináceo que aparece hiperintenso nas ponderações em T1 e simula hemorragia hipofisária. A maioria dos CBRs é assintomático e encontrado incidentalmente. Com algumas exceções, CBRs que se tornam sintomáticos seguem um curso subagudo/crônico. A apoplexia é uma apresentação rara, mas distinta, causada por hemorragia súbita para o interior do cisto. O CBR com apoplexia pode simular os sintomas da apoplexia hipofisária, mas o cisto pode ser identificado em separado da glândula hipofisária.

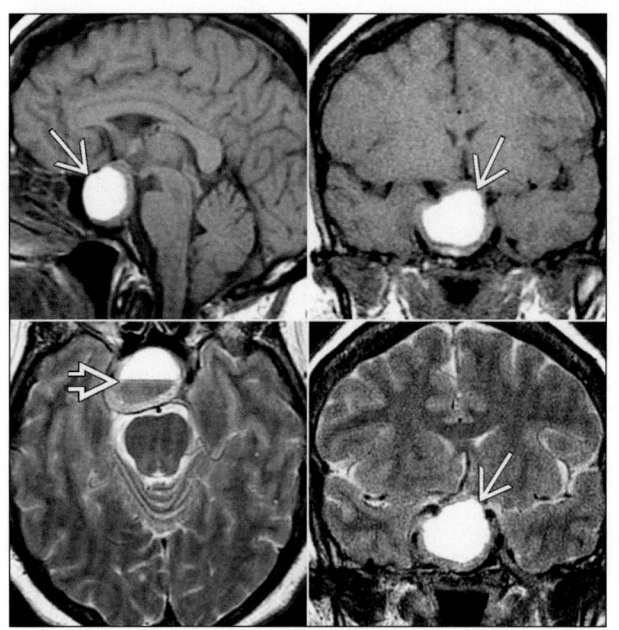

**25-74** Apoplexia hipofisária em uma mulher de 50 anos com quatro dias de alterações visuais mostra hemorragia subaguda na glândula hipofisária ➡ com nível sangue-líquido ➡.

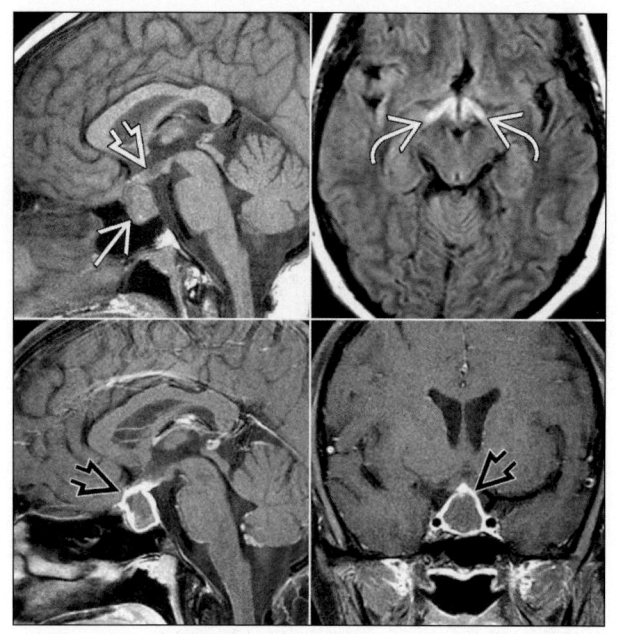

**25-75** (Superior à esquerda) ponderação em T1 mostra uma glândula hipofisária aumentada ➡ e espessamento hipotalâmico ➡. (Superior à direita) Hiperintensidade em FLAIR ao longo dos tratos ópticos ➡. (Inferior) Realce periférico ➡. Apoplexia hipofisária não hemorrágica.

O **abscesso hipofisário** é uma rara entidade que pode ser difícil de distinguir da apoplexia hipofisária com infarto "brando" (isquêmico). Os sinais clínicos de infecção podem ser mínimos ou ausentes. Encurtamento T1 nas bordas em vez de no centro da massa é característico do abscesso. Realce periférico com restrição à difusão é típico no abscesso hipofisário e na apoplexia hipofisária.

A trombose aguda de um grande **aneurisma** intra ou parasselar pode se apresentar com pan-hipopituitarismo e com hemorragia subaracnóidea. Um coágulo laminado com "idade mista" é comum, e um pequeno *flow void* residual, em razão do lúmen residual patente, frequentemente pode ser identificado.

---

**APOPLEXIA HIPOFISÁRIA**

**Etiologia**
- Necrose hipofisária hemorrágica ou não hemorrágica
- Macroadenoma preexistente (65 a 90%)

**Aspectos clínicos**
- Instalação súbita
- Cefaleia, alterações visuais
- Hipopituitarismo (80%)
- Pode determinar risco de vida
- Pode resultar em insuficiência hipofisária permanente
- Síndrome de Sheehan = necrose hipofisária pós-parto

**Imagem**
- Hipófise aumentada
  - ±hemorragia

*(continua)*

---

*(continuação)*
- Realce periférico em torno da glândula não realçante
- Pode causar edema de tratos ópticos e hipotalâmico

**Diagnóstico diferencial**
- Macroadenoma hemorrágico sem apoplexia
- Hipofisite
- Apoplexia do cisto da bolsa de Rathke
- Abscesso hipofisário
- Aneurisma trombosado agudo

---

## Pré e pós-operatório da sela

Duas abordagens são quase sempre utilizadas na cirurgia selar: a tradicional cirurgia sublabial transesfenoidal e a cirurgia totalmente endoscópica minimamente invasiva. A cirurgia guiada por imagem com robótica e RM intraoperatória estereotáxica está sendo cada vez mais utilizada com técnicas microcirúrgicas e endoscópicas. A craniotomia subfrontal é relativamente incomum e em geral é utilizada apenas em lesões com tumores supradiafragmáticos anormalmente grandes.

Cada uma destas técnicas requer avaliação por imagem pré-operatória cuidadosa. Nesta seção, focaremos na avaliação pré-operatória para – e na imagem pós-operatória da – cirurgia transesfenoidal e endoscópica. Ambas envolvem navegação segura do seio esfenoidal, evitando as muitas estruturas críticas dos arredores da sela.

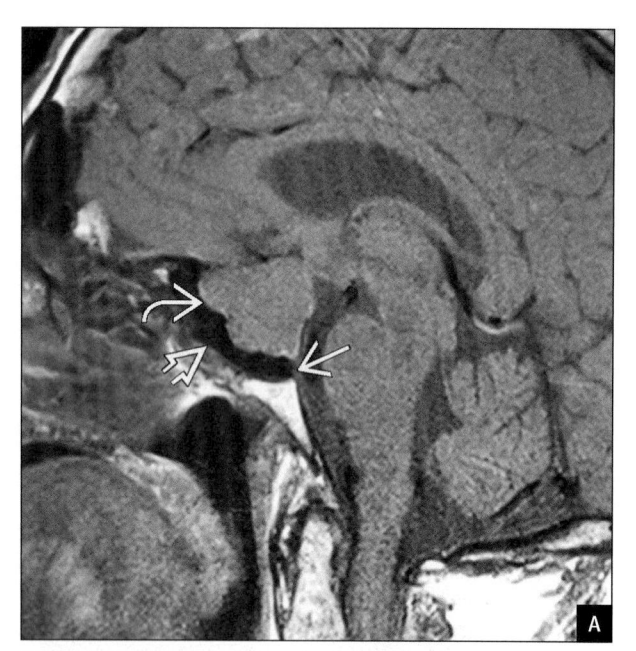

**25-76A** Ponderação em T1 no plano sagital de uma paciente com acromegalia de longa data mostra o seio esfenoidal bem aerado ⇨, estendendo-se posteriormente para o clivo ➡. A pneumatização é classificada como posterior. Observe a convexidade ➡ selar bem definida em direção ao seio esfenoidal.

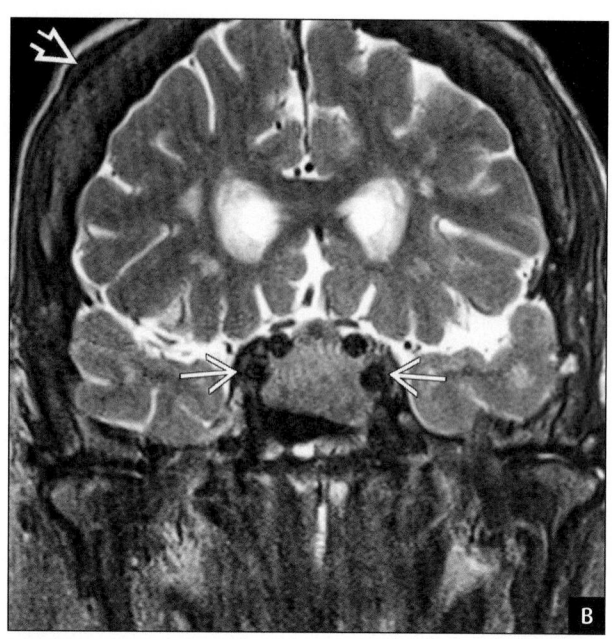

**25-76B** Ponderação em T2 no plano coronal mostra a calota craniana ➡ excepcionalmente espessa deste paciente. A distância intercarotídea ➡ mede 24 mm. A cirurgia transesfenoidal obteve sucesso em razão da anatomia favorável.

## Avaliação pré-operatória

A maioria das abordagens cirúrgicas (transetmoidal, transnasal ou transseptal) passam pelos seios esfenoidais para alcançar a sela. A despeito da técnica operatória – microscópica ou endoscópica – que será utilizada, delinear a anatomia dos seios esfenoidais e identificar as variantes anatômicas que podem repercutir na cirurgia é importante para o sucesso no desfecho do paciente.

A TC e a RM possuem contribuições únicas para a avaliação pré-operatória completa das lesões selares. A RM multiplanar é o exame de escolha para caracterizar a lesão e definir sua extensão. Em conjunto com a RM, a TC pré-operatória ajuda a definir a anatomia óssea relevante.

Quatro características-chave da anatomia dos seios esfenoidais devem ser identificadas: a localização e extensão da pneumatização, a configuração selar, quaisquer septações e a distância intercarotídea.

**PNEUMATIZAÇÃO.** A localização e a extensão da pneumatização dos seios esfenoidais é a principal preocupação. A pneumatização é classificada como selar (57%), pós-selar (22%), pré-selar (21%) ou conchal (2%). O tipo específico de pneumatização geralmente é determinado nas imagens de RM no plano sagital **(Fig. 25-76)**.

É importante que o raro esfenoide conchal não pneumatizado seja reconhecido no pré-operatório, já que torna a cirurgia transesfenoidal mais difícil. No extremo oposto desse espectro, seios esfenoidais altamente pneumatizados podem tornar a cirurgia tecnicamente mais fácil, mas também distorcem a configuração anatômica, afilando o osso e tornando potencialmente descobertas as artérias carótidas e os nervos ópticos.

Um dorso da sela pneumatizado pode ser penetrado durante a cirurgia, resultando em vazamento de LCS.

**CONFIGURAÇÃO SELAR.** A presença (bem definida) ou ausência (mal-definida) de convexidade selar em relação ao soalho da sela e ao grau de pneumatização esfenoidal devem ser relatados. Pneumatização do *planum esfenoidale* e do dorso da sela também deve ser notada. Elas são determinadas pelas imagens de RM no plano sagital.

Uma convexidade selar proeminente para o interior de um seio esfenoidal pneumatizado é vista em 75% dos pacientes **(Fig. 25-76A)**. Os outros 25% possuem um arqueamento ausente ou mal-definido. Seios esfenoidais bem pneumatizados com convexidade selar proeminente são fatores que facilitam a cirurgia, que é ainda mais fácil se o soalho da sela estiver afilado ou roto pelo tumor. A pneumatização do dorso da sela está presente na maioria dos casos.

**SEPTAÇÃO.** A presença ou ausência de um septo interesfenoide deve ser determinada. Se presente, observe se há um único septo intersinus ou mais de um septo. A posição da inserção septal (no soalho da sela, no canal carotídeo ou no canal óptico) deve ser identificada. Essa alteração é mais bem avaliada na TC óssea axial e coronal.

As aquisições axiais não evidenciam septação em 10 a 11% dos pacientes e demonstram uma única septação interesfenoide em 70%. Um septo acessório é visto em 10% dos pacientes e 7 a 9% possuem múltiplos septos.

O septo interesfenoide deve ser removido para expor o soalho da sela, portanto, determinar sua localização é crucial. O septo raramente está localizado na linha média. Ele está desviado, indo de um lado para o outro e dividindo o seio esfenoidal em duas cavidades desiguais. Isso resulta em um aspecto assimétrico do soalho da sela. Em 30 a 40% dos pacientes, o septo possui um desvio mais lateral e termina adjacente à artéria carótida interna.

**Distância intercarotídea.** A distância intercarotídea é mensurada entre os aspectos mediais dos dois *flow voids* dos segmentos cavernosos das ACIs, vistos na RM no plano coronal, na linha média da sela. A distância intercarotídea varia, indo de 10 a 12 mm a 30 mm (média de 23 mm). Distâncias estreitas (menos de 12 mm) aumentam a chance de lesão vascular durante a cirurgia transesfenoidal.

## Avaliação pós-operatória

Para avaliar a sela pós-operatória, imagens nos planos sagital e coronal em cortes finos e com FOV pequeno são obrigatórias. Aquisições em T1 pré-contraste e imagens ponderadas em T2, além de aquisições pós-contraste com saturação de gordura são as sequências-padrão.

O aspecto dos exames de RM no pós-operatório é complicado por hemorragia, pelo uso de agentes hemostáticos, por materiais de tamponamento (músculo, gordura, fáscia lata) e por tumor residual. Os achados típicos incluem defeito ósseo na parede anterior do seio esfenoidal, líquido e espessamento da mucosa do seio, material adiposo colocado na sela túrcica, hemorragia e graus variáveis de efeito de massa residual **(Fig. 25-77)**.

O primeiro exame pós-operatório fornece uma base para comparação dos exames de imagem subsequentes. Com o tempo, a hemorragia se resolve e é reabsorvida, o material adiposo sofre fibrose e se retrai e o efeito de massa diminui. Uma sela parcialmente vazia com ou sem tração da haste infundibular e do quiasma óptico é típica nos meses ou anos após a cirurgia inicial.

Complicações como diabetes insípido, transecção da haste e distúrbio eletrolítico são temporárias. Complicações em longo prazo incluem perda de LCS e neuropatia craniana.

## Diagnóstico diferencial de uma massa na região selar

Encerramos este capítulo recapitulando a abordagem para construir um diagnóstico diferencial útil e direcionado para uma massa da região selar.

Determinar a sublocalização é o primeiro e mais importante passo. A lesão é (1) intrasselar, (2) suprasselar, ou

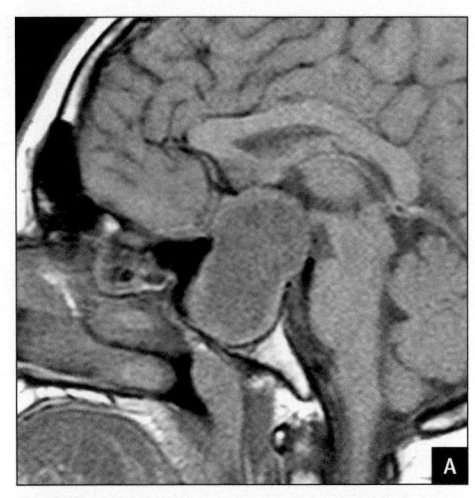

**25-77A** Ponderação em T1 no plano sagital de exame pré-operatório mostra uma grande massa mista sólido-cística intra e suprasselar, que expande, erode e aprofunda a sela túrcica.

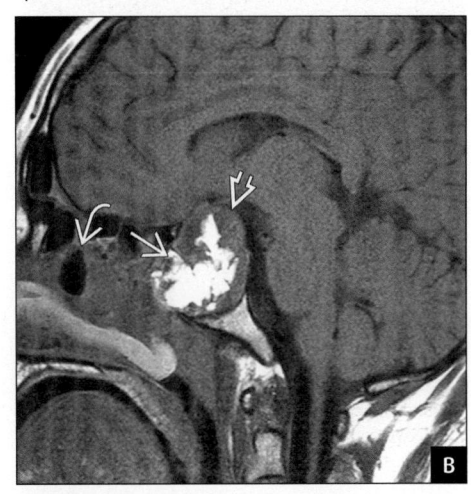

**25-77B** Aquisição em T1 pós-contraste pré-operatória após redução tumoral mostra material adiposo utilizado para tamponamento ➡, tumor residual ➡ e nível hidroaéreo ➡ esfenoidal.

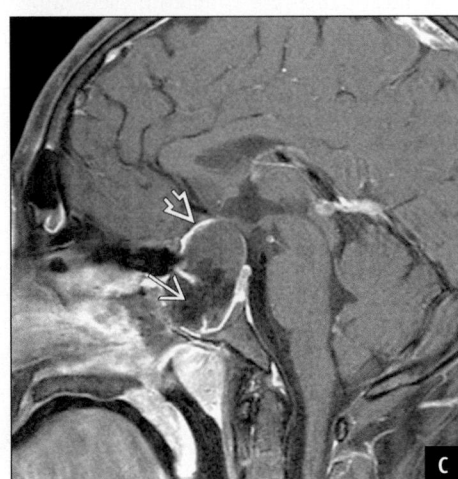

**25-77C** Aquisição em T1 pós-contraste com saturação de gordura mostra a supressão da gordura ➡ e um fino realce tumoral periférico ➡.

(3) da haste infundibular? Ou está situada em uma combinação destes locais?

Determinar se uma massa selar/suprasselar *é* a própria glândula hipofisária ou está separada é a tarefa mais importante da imagem e é o achado mais útil (**Figs. 25-78, 25-79, 25-80** e **25-81**). Massas que podem ser distinguidas em separado da glândula hipofisária raramente são macroadenomas.

A característica clínica mais útil é a idade do paciente. Algumas lesões são mais comuns em adultos, mas raramente ocorrem em crianças. O gênero e o estado endocrinológico são dicas auxiliares úteis. Por exemplo, macroadenomas hipofisários raramente causam diabetes insípido, mas é um dos sintomas mais comuns na apresentação da hipofisite.

Por fim, considere alguns achados de imagem específicos. A massa é cística? Ela é calcificada? Qual é sua intensidade de sinal?

> **QUANDO A MASSA NÃO PODE SER SEPARADA DA GLÂNDULA HIPOFISÁRIA**
>
> **Comum**
> - Hiperplasia hipofisária
> - Macroadenoma hipofisário
>
> **Menos comum**
> - Neurossarcoidose
> - Histiocitose de células de Langerhans
> - Hipofisite
>
> **Rara, mas importante**
> - Metástases
> - Linfoma
> - Germinoma

## Lesões intrasselares

As lesões intrasselares podem ter configuração em massa ou não. Tenha dois conceitos em mente: (1) nem todas as "glândulas hipofisárias aumentadas" são anormais. O tamanho e a altura da hipófise variam com sexo e idade. A

**25-78** Visão submentovértice de um cérebro à necropsia com uma grande massa ➡ intra e suprasselar. A glândula hipofisária não pode ser separada da massa. (Cortesia de R. Hewlett, MD.)

**25-79** Ponderação em T1 no plano coronal mostra a clássica morfologia em "boneco de neve" do macroadenoma. A massa e a glândula são indistinguíveis uma da outra.

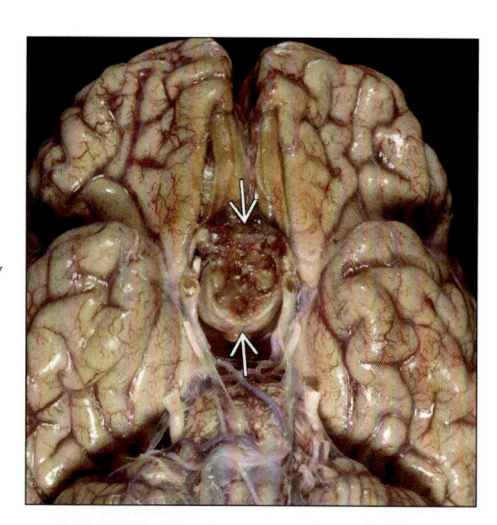

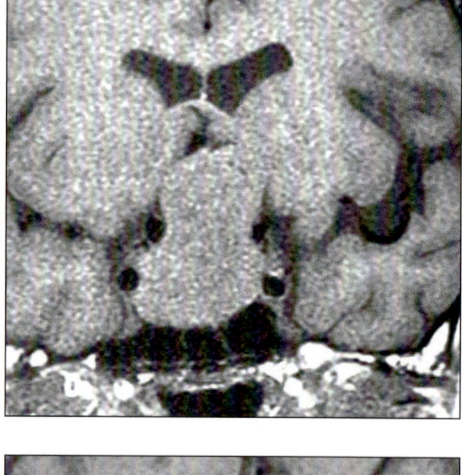

**25-80** Visão coronal de um meningioma suprasselar à necropsia. O tumor ➡ está separado da glândula hipofisária ➡, a qual está abaixo, por meio do diafragma da sela ➡, de onde se originou o meningioma. (Cortesia de J. Paltan, MD.)

**25-81** Ponderação em T1 no plano coronal mostra uma massa suprasselar ➡ que é isointensa ao parênquima cerebral adjacente. A massa está separada por meio do hipointenso diafragma da sela, da glândula hipofisária normal ➡, que é levemente mais hiperintensa se comparada à massa ➡.

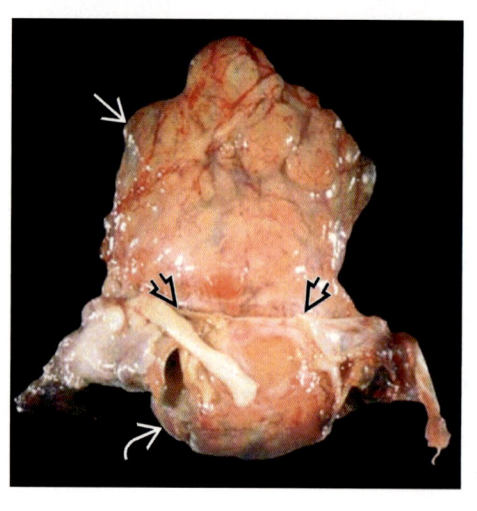

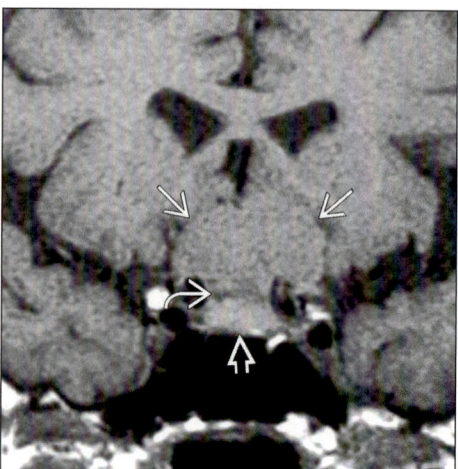

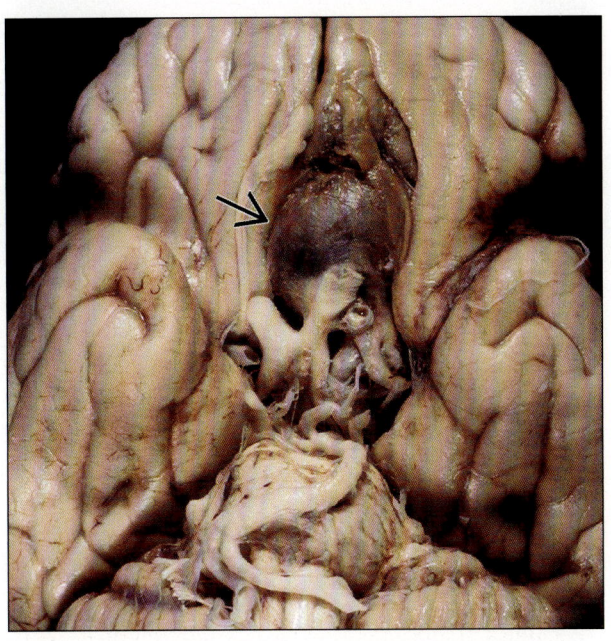

**25-82** Espécime de necropsia demonstra um aneurisma suprasselar ⇒ não roto.

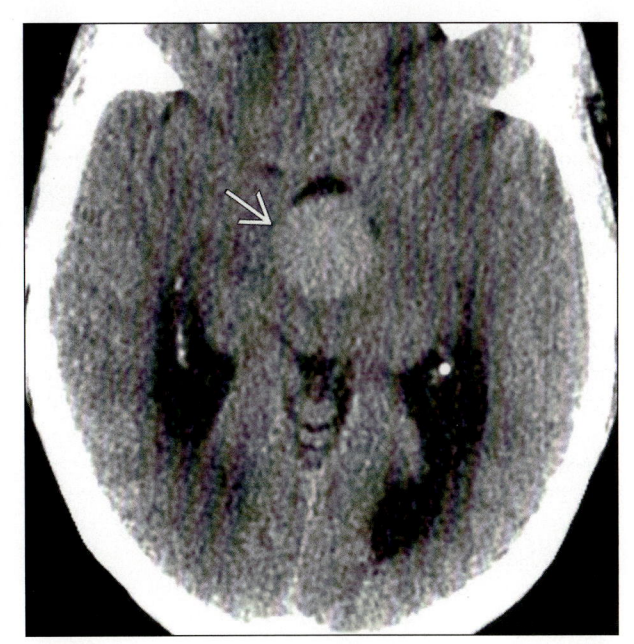

**25-83** TC sem contraste de um homem de 55 anos com cefaleia mostra massa hiperdensa não calcificada ⇒ na cisterna suprasselar. As possibilidades a serem consideradas em um adulto incluem macroadenoma, meningioma e aneurisma. Grande aneurisma de topo da basilar.

hipófise "graúda" também pode ocorrer na hipotensão intracraniana. (2) "Incidentalomas" hipofisários são comuns (identificados em 15 a 20% dos exames de RM normais).

---

**LESÃO INTRASSELAR**

**Comum**
- Hiperplasia hipofisária (fisiológica, não fisiológica)
- Microadenoma hipofisário
- Sela vazia

**Menos comum**
- Macroadenoma hipofisário
- Cisto da bolsa de Rathke (ou outros)
- Craniofaringioma
- Neurossarcoidose

**Rara, mas importante**
- Hipofisite linfocítica
- Hipotensão intracraniana (congestão venosa)
- Vascular ("*kissing*" carótidas, aneurisma)
- Meningioma
- Metástases
- Linfoma

---

## *Massas suprasselares comuns*

As cinco massas suprasselares mais comuns, ou as "cinco grandes", são: macroadenoma hipofisário, meningioma, aneurisma, craniofaringioma e astrocitoma. Em conjunto, elas correspondem a 75 a 80% de todas as massas da região selar. Três delas (as "três grandes") – adenoma, meningioma e aneurisma – são comuns em adultos, mas raras em crianças **(Figs. 25-82 e 25-83)**. O craniofaringioma e o astrocitoma pilocítico hipotalâmico/quiasmático são os "dois grandes" em crianças.

---

**MASSAS SUPRASSELARES COMUNS**

**Adultos**
- Adenoma hipofisário (massa = glândula)
- Meningioma (massa separada da glândula)
- Aneurisma (*flow void*, artefato de pulsação)

**Crianças**
- Craniofaringioma (90% císticos, 90% calcificam, 90% realçam)
- Astrocitoma pilocítico hipotalâmico/quiasmático (sólido, sem calcificações)

---

## *Massas suprasselares menos comuns*

A presença de algumas lesões menos comuns pode ser inferida nos estudos por imagem.

---

**MASSAS SUPRASSELARES MENOS COMUNS**

Cisto da bolsa de Rathke (bem definido, separado da hipófise)

Cisto de aracnoide (se comporta exatamente como o LCS)

Cisto dermoide (parece com a gordura)

Neurocisticercose (usualmente múltipla)

### Massas suprasselares importantes, mas raras

Mantenha estas lesões em mente – elas podem simular lesões mais comuns ou o tratamento apropriado difere drasticamente.

---

**MASSAS SUPRASSELARES RARAS, MAS IMPORTANTES**

Hipofisite (pode se parecer com um adenoma)
Hamatoma hipotalâmico ("botão de colarinho" entre a haste e os corpos mamilares)
Metástases (câncer sistêmico, procure por outras lesões)
Linfoma (com frequência infiltra as estruturas adjacentes)

---

### Massas da haste infundibular

Aqui estão incluídas entidades cuja manifestação primária é o espessamento da haste infundibular. A idade do paciente é pertinente.

---

**MASSAS DA HASTE INFUNDIBULAR**

**Adultos**
- Neurossarcoidose (lesão isolada da haste é rara)
- Hipofisite (inflamação da haste)
- Metástase
- Linfoma
- Pituicitoma
- Transecção da haste (pode fazer a haste parecer encurtada e grossa)

**Crianças**
- Germinoma (diabetes insípido pode ocorrer mesmo antes da lesão ser visível na RM)
- Histiocitose (procure por outras lesões)
- Neuro-hipófise ectópica (SHNH deslocado)
- Leucemia

---

### Massas císticas intra/suprasselares

Se uma massa intra ou suprasselar é primária ou exclusivamente cística, as considerações no diagnóstico diferencial se modificam. O aspecto-chave é distinguir uma massa cística que se originou *na* sela *versus* extensão intrasselar *de* uma lesão suprasselar. Além do cisto da bolsa de Rathke, as lesões completamente intrasselares não neoplásicas císticas são raras, assim como o craniofaringioma totalmente intrasselar desprovido de extensão suprasselar.

---

**MASSAS CÍSTICAS *INTRA*SSELARES**

**Comuns**
- Sela vazia
- Hipertensão intracraniana idiopática

**Menos comuns**
- Cisto da bolsa de Rathke
- Neurocisticercose cística

**Raras, mas importantes**
- Craniofaringioma
- Cisto epidermoide
- Cisto de aracnoide
- Apoplexia hipofisária
- Aneurisma trombosado

---

**MASSAS CÍSTICAS *SUPRA*SSELARES**

**Comuns**
- Terceiro ventrículo alargado
  - Hidrocefalia obstrutiva (genérica)
  - Estenose de aqueduto
- Cisto de aracnoide
- Craniofaringioma
- Neurocisticercose cística

**Menos comuns**
- Cisto da bolsa de Rathke
- Cisto dermoide
- Cisto epidermoide
- Espaços perivasculares alargados (núcleos da base)

**Raras, mas importantes**
- Macroadenoma hipofisário
- Apoplexia hipofisária
- Astrocitoma (sólido)
- Cisto ependimário
- Aneurisma sacular trombosado

# Referências selecionadas

## Anatomia da região selar

### Anatomia macroscópica
- Buchfelder M et al: Modern imaging of pituitary adenomas. Front Horm Res. 38:109-20, 2010
- Song-tao Q et al: The arachnoid sleeve enveloping the pituitary stalk: anatomical and histologic study. Neurosurgery. 66(3):585-9, 2010

### Técnicas de imagem e anatomia
- Orija IB et al: Pituitary incidentaloma. Best Pract Res Clin Endocrinol Metab. 26(1):47-68, 2012
- Freda PU et al: Pituitary incidentaloma: an endocrine society clinical practice guideline. J Clin Endocrinol Metab. 96(4):894-904, 2011
- Seidenwurm DJ: Expert Panel on Neurologic Imaging: neuroendocrine imaging. AJNR Am J Neuroradiol. 29(3):613-5, 2008

## Variantes da normalidade ao estudo de imagem

### Hiperplasia hipofisária
- Han L et al: Pituitary tumorous hyperplasia due to primary hypothyroidism. Acta Neurochir (Wien). 154(8):1489-92, 2012
- Aquilina K et al: Nonneoplastic enlargement of the pituitary gland in children. J Neurosurg Pediatr. 7(5):510-5, 2011
- Karaca Z et al: Pregnancy and pituitary disorders. Eur J Endocrinol. 162(3):453-75, 2010

### Sela vazia
- Goddard JC et al: New considerations in the cause of spontaneous cerebrospinal fluid otorrhea. Otol Neurotol. 31(6):940-5, 2010
- De Marinis L et al: Primary empty sella. J Clin Endocrinol Metab. 90(9):5471-7, 2005

## Lesões congênitas

### Anomalias hipofisárias
- Dutta P et al: Clinico-radiological correlation in childhood hypopituitarism. Indian Pediatr. 47(7):615-8, 2010

### Hamartoma hipotalâmico
- Oehl B et al: Semiologic aspects of epileptic seizures in 31 patients with hypothalamic hamartoma. Epilepsia. 51(10):2116-23, 2010
- Amstutz DR et al: Hypothalamic hamartomas: correlation of MR imaging and spectroscopic findings with tumor glial content. AJNR Am J Neuroradiol. 27(4):794-8, 2006

### Cisto da bolsa de Rathke
- Trifanescu R et al: Rathke's cleft cysts. Clin Endocrinol (Oxf). 76(2):151-60, 2012

## Neoplasias

### Adenomas hipofisários
- Cazabat L et al: Germline AIP mutations in apparently sporadic pituitary adenomas: prevalence in a prospective single-center cohort of 443 patients. J Clin Endocrinol Metab. 97(4):E663-70, 2012
- Mete O et al: Clinicopathological correlations in pituitary adenomas. Brain Pathol. 22(4):443-53, 2012
- Rostad S: Pituitary adenoma pathogenesis: an update. Curr Opin Endocrinol Diabetes Obes. 19(4):322-7, 2012
- Scheithauer BW: Pituitary adenomas. In Burger P: Diagnostic Pathology: Neuropathology. Salt Lake City: Amirsys Publishing. I.2.2-11, 2012
- Thompson LD et al: Ectopic sphenoid sinus pituitary adenoma (ESSPA) with normal anterior pituitary gland: a clinicopathologic and immunophenotypic study of 32 cases with a comprehensive review of the english literature. Head Neck Pathol. 6(1):75-100, 2012
- Vasilev V et al: Familial pituitary tumor syndromes. Endocr Pract. 17 Suppl 3:41-6, 2011 • de Almeida JP et al: Pituitary stem cells: review of the literature and current understanding. Neurosurgery. 67(3):770-80, 2010
- Xekouki P et al: Anterior pituitary adenomas: inherited syndromes, novel genes and molecular pathways. Expert Rev Endocrinol Metab. 5(5):697-709, 2010

### Carcinoma hipofisário
- Ersen A et al: Pituitary carcinoma. In Burger P: Diagnostic Pathology: Neuropathology. Salt Lake City: Amirsys Publishing. I.2.46-9, 2012
- van der Zwan JM et al: Carcinoma of endocrine organs: Results of the RARECARE project. Eur J Cancer. 48(13):1923-1931, 2012
- Dudziak K et al: Pituitary carcinoma with malignant growth from first presentation and fulminant clinical course: case report and review of the literature. J Clin Endocrinol Metab. 96(9):2665-9, 2011

### Blastoma hipofisário
- Scheithauer BW et al: Pituitary blastoma: a unique embryonal tumor. Pituitary. 15(3):365-73, 2012

### Craniofaringioma
- Müller HL: Childhood craniopharyngioma. Pituitary. Epub ahead of print, 2012
- Zacharia BE et al: Incidence, treatment and survival of patients with craniopharyngioma in the surveillance, epidemiology and end results program. Neuro Oncol. 14(8):1070-8, 2012

- Elliott RE et al: Efficacy and safety of radical resection of primary and recurrent craniopharyngiomas in 86 children. J Neurosurg Pediatr. 5(1):30-48, 2010

## Tumores hipofisários não adenomatosos

- Secci F et al: Pituicytomas: radiological findings, clinical behavior and surgical management. Acta Neurochir (Wien). 154(4):649-57; discussion 657, 2012
- Covington MF et al: Pituicytoma, spindle cell oncocytoma, and granular cell tumor: clarification and meta-analysis of the world literature since 1893. AJNR Am J Neuroradiol. 32(11):2067-72, 2011

## *Lesões diversas*

### Hipofisite

- Juszczak A et al: Mechanisms in endocrinology: Ipilimumab: a novel immunomodulating therapy causing autoimmune hypophysitis: a case report and review. Eur J Endocrinol. 167(1):1-5, 2012
- Leporati P et al: IgG4-related hypophysitis: a new addition to the hypophysitis spectrum. J Clin Endocrinol Metab. 96(7):1971-80, 2011
- Su SB et al: Primary granulomatous hypophysitis: a case report and literature review. Endocr J. 58(6):467-73, 2011
- Gutenberg A et al: A radiologic score to distinguish autoimmune hypophysitis from nonsecreting pituitary adenoma preoperatively. AJNR Am J Neuroradiol. 30(9):1766-72, 2009

## Apoplexia hipofisária

- Kerr JM et al: Pituitary apoplexy. BMJ. 342:d1270, 2011

## Pré e pós-operatório da sela

- Hamid O et al: Anatomic variations of the sphenoid sinus and their impact on trans-sphenoid pituitary surgery. Skull Base. 18(1):9-15, 2008
- Har-El G: Endoscopic transnasal trans-sphenoidal pituitary surgery: comparison with the traditional sublabial trans-septal approach. Otolaryngol Clin North Am. 38(4):723-35, 2005

# 26

# Outros tumores e patologias com características tumorais

| Tumores extracranianos e patologias com características tumorais | 733 |
|---|---|
| Displasia fibrosa | 733 |
| Doença de Paget | 737 |
| Cisto ósseo aneurismático | 740 |
| Cordoma | 742 |
| Pseudotumores intracranianos | 743 |
| *Ecchordosis physaliphora* | 743 |
| Textiloma | 744 |
| Pseudoneoplasia calcificante do neuroeixo | 745 |
| Pseudotumor inflamatório idiopático | 746 |

Algumas importantes neoplasias que afetam a calvária, a base do crânio e as meninges cranianas não estão incluídas na classificação mais recente padronizada da Organização Mundial da Saúde (OMS) para os tumores do sistema nervoso central (SNC). Este capítulo aborda várias dessas intrigantes neoplasias e patologias com características tumorais que não se encaixam facilmente nas outras seções do livro. Doenças infecciosas, granulomatosas, desmielinizantes e vasculares, entre outras, podem, algumas vezes, mimetizar neoplasias do SNC e são discutidas nos respectivos capítulos deste livro.

Neste capítulo, serão discutidos os tumores e as patologias *extra*cranianas com características tumorais. Essas lesões quase sempre iniciam na calvária ou na base do crânio. Depois, será discutido um grupo interessante de lesões *intra*cranianas que mimetizam neoplasias, ou seja, pseudotumores. Essas lesões pseudotumorais podem iniciar nas meninges, nas cisternas do líquido cerebrospinal (LCS) ou no parênquima cerebral. Algumas lesões – em especial pseudotumor inflamatório idiopático – podem envolver múltiplos compartimentos e ter localização intracraniana, extra-axial ou combinação de ambas.

## Tumores extracranianos e patologias com características tumorais

### *Displasia fibrosa*

As lesões fibro-ósseas benignas do complexo craniofacial são representadas por uma variedade de processos patológicos intraósseos. Nesses processos estão incluídas as displasias ósseas, das quais a mais comum é a displasia fibrosa.

### Terminologia

A displasia fibrosa (DF) é uma lesão displásica fibro-óssea que também é conhecida como displasia fibrocartilaginosa, osteíte fibrosa e doença fibrocística generalizada do osso.

### Etiologia

**Conceitos gerais.** A DF é uma displasia do desenvolvimento com parada local do desenvolvimento normal estrutural/arquitetural. A diferenciação anormal dos osteoblastos resulta em substituição do osso trabeculado e da medula normal por osso não lamelar imaturo e estroma fibroso.

**Genética.** A DF resulta de mutações somáticas do gene *GNAS1*, envolvido na formação mesenquimatosa do esqueleto.

### Patologia

**Localização.** Praticamente qualquer osso da cabeça ou do pescoço pode ser afetado pela DF. O crânio e os ossos da face são a localização de 10 a 25% de todas lesões da forma monostótica. O osso frontal é o local da calvária mais comum, seguido pelo osso temporal, esfenoide e osso parietal. Envolvimento do clivo é raro. A órbita, zigoma, maxila e mandíbula são os sítios mais frequentes na face **(Fig. 26-1)**.

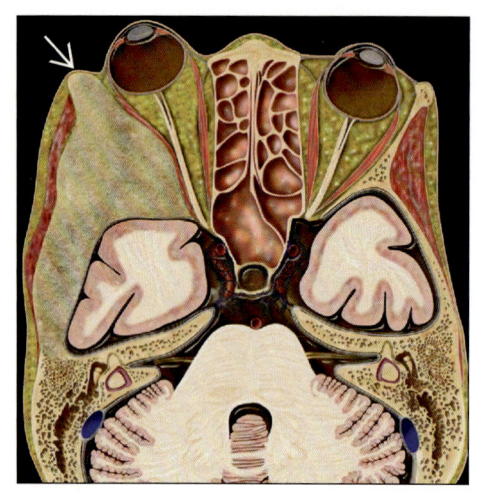

**26-1** DF com expansão da margem orbitária lateral ➡, asa do esfenoide e escama temporal. Observe exoftalmia e estiramento do nervo óptico.

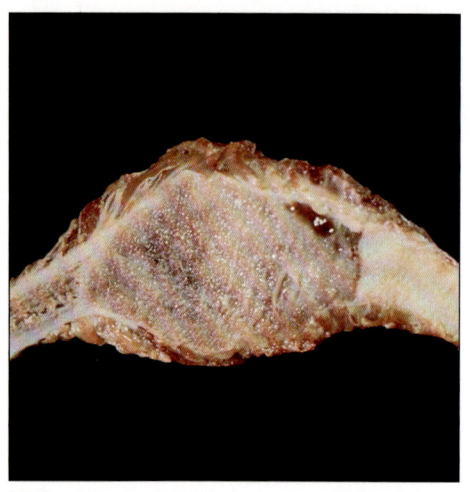

**26-2** DF em uma costela é um tumor sólido-amarelado que expande o osso e apresenta aspecto de "vidro fosco". (Cortesia de A. Rosenberg, MD, G. P. Nielsen, MD.)

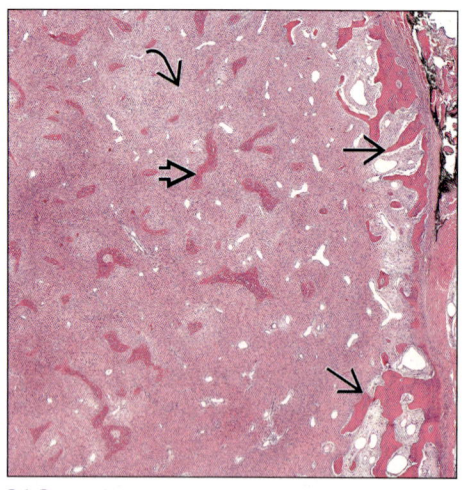

**26-3** DF demonstra trabéculas ósseas entrelaçadas ➡, estroma fibroso ➡, formação de osso novo subperiosteal reativo ➡. (A. Rosenberg, MD, G. P. Nielsen, MD.)

**TAMANHO E NÚMERO.** As lesões da DF variam em tamanho, desde pequenas, menores que 1 centímetro, até lesões grandes que envolvem quase um osso inteiro. Osteogênese alterada pode ser restrita a apenas um osso ("DF monostótica") ou múltiplos ossos ("DF poliostótica"). A DF solitária responde por 80 a 85% de todas lesões; a DF poliostótica ocorre em 15 a 20% dos casos.

A DF poliostótica associada com endocrinopatia é conhecida como síndrome de McCune-Albright (SMAlb) e ocorre em 3 a 5% dos casos. A tríade clássica da SMAlb consiste em lesões múltiplas, disfunção endócrina (normalmente puberdade precoce) e hiperpigmentação cutânea ("manchas café com leite").

**PATOLOGIA MACROSCÓPICA.** A DF tem uma coloração levemente acinzentada **(Fig. 26-2)**. Dependendo da quantidade relativa de tecido fibroso em relação ao conteúdo ósseo, a textura varia de firme e borrachosa até friável.

**CARACTERÍSTICAS MICROSCÓPICAS.** Tecidos fibrosos e ósseos estão misturados em proporções variadas **(Fig. 26-3)**. Nos estágios precoces pode ser encontrada osteogênese pronunciada com finas trabéculas anastomóticas ósseas circundadas por osteoblastos. Um elemento estromal fibroblástico com graus variáveis de vascularização é interposto entre as trabéculas de osso imaturo não trabecular, lembrando "ideogramas chineses".

Aproximadamente, 60% dos casos demonstram padrões mistos estromais diferentes, com elementos fibroblásticos comuns. Esses achados incluem metamorfose gordurosa focal (20 a 25%), estroma mixoide (15%) e calcificações (12%). Degeneração cística pode estar presente, porém é incomum.

## Aspectos clínicos

**EPIDEMIOLOGIA.** A DF é rara, representando cerca de 1% de todas as neoplasias ósseas primárias biopsiadas. É a segunda lesão craniana mais comum na população pediátrica (depois do cisto dermoide).

**DEMOGRAFIA.** Embora a DF ocorra praticamente em qualquer faixa etária, a maioria dos pacientes apresenta menos de 30 anos no momento do diagnóstico inicial. A DF poliostótica se apresenta mais precocemente, com média de idade de 8 anos. Com exceção da DF como parte da SMAlb, que afeta mais mulheres do que homens, não existe predileção por sexo.

**APRESENTAÇÃO.** Os sintomas da DF craniofacial dependem do local da lesão. Expansão óssea indolor com assimetria da calvária e da face são achados comuns. Proptose e neuropatia óptica são comuns em pacientes com doença orbitária. Perda auditiva condutiva e paralisia facial são achados típicos em pacientes com DF do osso temporal. DF mandibular costuma apresentar-se clinicamente com "querubismo".

A DF poliostótica pode causar "leontíase óssea" (fácies leonina) ou neuropatias cranianas complexas (secundárias ao estreitamento grave dos forames neurais).

HISTÓRIA NATURAL. O curso da doença varia. As lesões monostóticas não regridem ou desaparecem, porém geralmente estabilizam na puberdade. Em contraste, a DF poliostótica torna-se menos ativa após a puberdade, embora deformidades de ossos longos possam progredir e serem acompanhadas do desenvolvimento de microfraturas ósseas. Ambas as formas da DF, monostótica e poliostótica, raramente sofrem transformação maligna.

OPÇÕES DE TRATAMENTO. As opções de tratamento da DF são limitadas. A recorrência é muito alta após curetagem e enxerto ósseo. Radioterapia costuma ser evitada, pois pode induzir transformação maligna. A terapia com bifosfonados endovenosos tem sido usada para melhorar o curso da doença com sucesso em alguns casos.

---

**DISPLASIA FIBROSA: PATOLOGIA E CARACTERÍSTICAS CLÍNICAS**

**Patologia**
- Localização, número
  - Qualquer osso
  - Craniofacial (10 a 25%)
  - Solitária (80 a 85%) ou poliostótica
- Patologia macroscópica: osso não trabecular
- Patologia microscópica
  - Mistura variável de componentes ósseos e fibrosos
  - Menos comum: gordura, tecido mixoide, calcificação, cistos

**Aspectos clínicos**
- Raro (menos de 1% dos tumores ósseos biopsiados)
  - Uma das lesões fibro-ósseas mais comuns
- Pacientes monostóticas com menos de 30 anos
- DF poliostótica
  - Pacientes mais jovens (média de idade = 8 anos)
  - McCune-Albright (3 a 5%)
  - Envolvimento craniofacial comum

---

## Imagem

CARACTERÍSTICAS GERAIS. A maioria das lesões craniofaciais é monostótica. Entretanto, estudo do esqueleto, ou ressonância magnética (RM) de todo o corpo, são recomendados para detectar lesões assintomáticas em outros ossos que poderiam indicar doença poliostótica ou síndrome de McCune Albright.

Os achados de imagem dependem do estágio da doença. Em geral, lesões precoces são radiotransparentes com progressiva calcificação, resultando em aspecto de "vidro-fosco". Padrões mistos são comuns.

ACHADOS NA TC. Remodelamento ósseo não agressivo e espessamento dos ossos afetados são achados típicos. A tomografia computadorizada (TC) demonstra uma lesão expansiva geográfica centrada na cavidade medular. Transição abrupta entre a lesão e o osso normal adjacente é típico.

O aspecto na TC óssea varia com o conteúdo relativo de osso e tecido fibroso. A DF pode ser esclerótica,

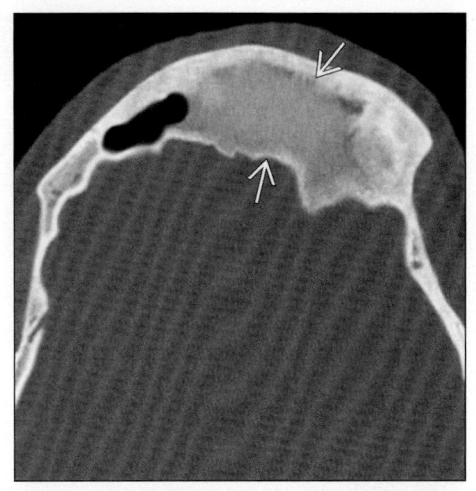

**26-4** TC óssea demonstra a DF como uma lesão expansiva com aparência em "vidro fosco" ➡. O osso frontal é o local mais comum da DF na calvária.

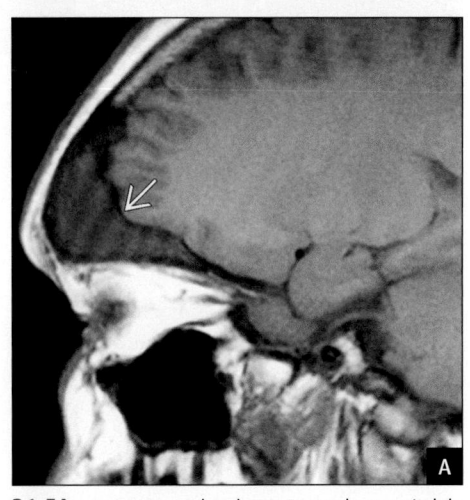

**26-5A** Imagem ponderada em T1 no plano sagital do mesmo paciente demonstra que o osso frontal expandido é preenchido com tecido hipodenso homogêneo ➡.

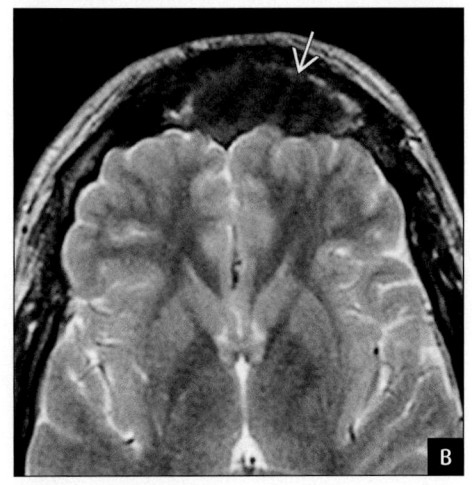

**26-5B** Moderada hipointensidade na imagem ponderada em T2 ➡ é característica da DF com porções extensamente ossificadas/fibrosas.

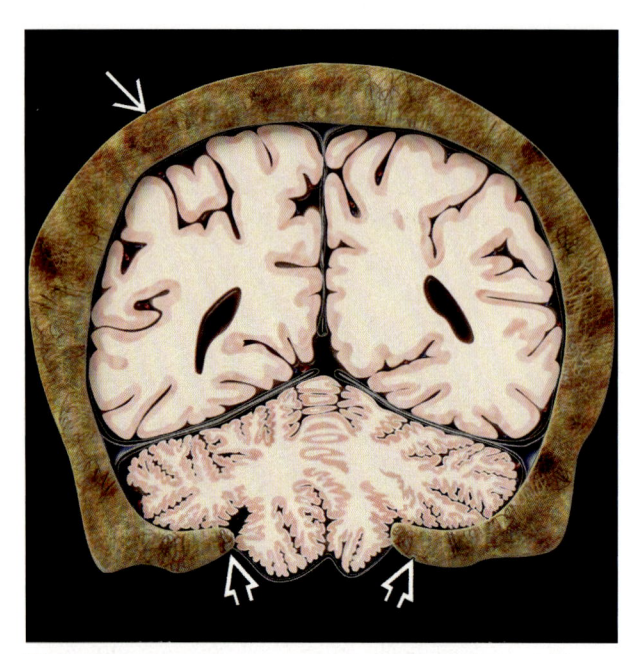

**26-6** Ilustração no plano coronal demonstra doença de Paget difusa do crânio com espessamento diploico grave ➡ e invaginação basilar ➡ reduzindo o espaço para as estruturas da fossa posterior.

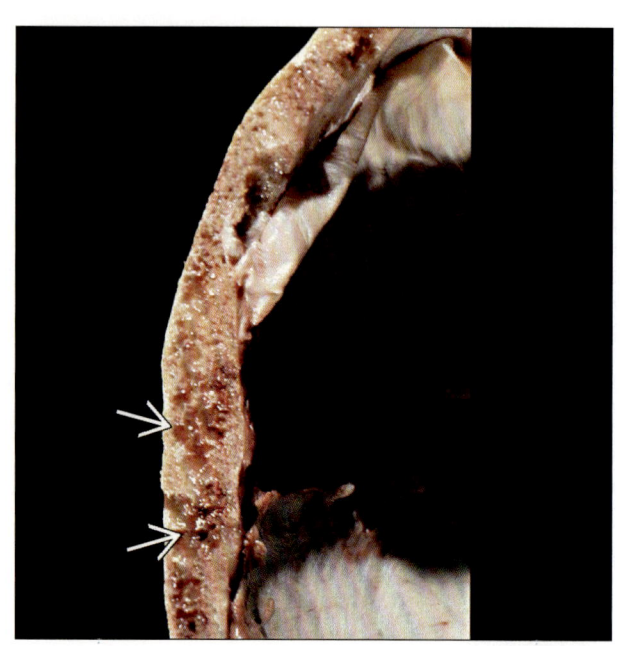

**26-7** Espécime de necropsia demonstra alterações pagetoides na calvária com espessamento difuso ósseo, substituição da medula gordurosa com tecido fibrovascular ➡. (Cortesia de E. T. Hedley-Whyte, MD.)

cística ou mista (algumas vezes "pagetoide"). O padrão de áreas mistas de radiopacidade e radiotransparência é encontrado em metade dos casos. O aspecto clássico relativamente homogêneo em "vidro-fosco" ocorre em 25% dos casos **(Fig. 26-4)**. As lesões densamente escleróticas são comuns na base do crânio. Cerca de um quarto de todos os casos de DF apresenta alguma alteração cística, vista como áreas centrais radiotransparentes com margens finais e escleróticas.

ACHADOS NA RM. A DF em geral é homogeneamente hipointensa nas imagens ponderadas em T1 **(Fig. 26-5A)**. A intensidade de sinal nas imagens ponderadas em T2 é variável. Hipointensidade moderada é característica das porções ossificadas e/ou fibrosas da lesão **(Fig. 26-5B)**. As lesões ativas podem ser heterogêneas e apresentar áreas de alto sinal no FLAIR. Os cistos apresentam-se como focos arredondados de alto sinal.

A intensidade do sinal após a infusão de contraste varia conforme o estágio da lesão desde nenhum realce até realce difuso e ávido nos casos com doença ativa.

MEDICINA NUCLEAR. O FDG-PET demonstra atividade metabólica aumentada em um ou mais sítios afetados.

## Diagnóstico diferencial

Os principais diagnósticos diferenciais para a DF craniofacial são doença de Paget e fibroma ossificante.

**Doença de Paget** ocorre em pacientes idosos e costuma envolver a calvária e o osso temporal. Aspecto de "bola de algodão" é típico nas radiografias do crânio e na TC óssea.

O **fibroma ossificante** (FO) pode mimetizar a forma monostótica cística da DF. O FO apresenta margem óssea espessa, com centro de baixa densidade na TC óssea, em geral com aspecto de lesão expansiva localizada. **Osteomielite esclerosante** difusa da mandíbula também lembra a DF.

O **meningioma intraósseo** é outro diagnóstico diferencial. Os meningiomas intraósseos são mais comuns na calvária do que na base do crânio e nos ossos faciais. Uma massa de tecidos "em placa" com forte realce geralmente está associada a lesões ósseas. A **metástase** mista esclerótica-destrutiva na base do crânio pode mimetizar a DF. Na maioria dos casos, o sítio primário extracraniano é conhecido.

O diagnóstico diferencial da DF inclui doenças fibro-ósseas raras que podem afetar os ossos craniofaciais. São incluídos nesse grupo a **osteíte deformante**, a **displasia óssea exuberante**, a **displasia cemento-óssea focal** e a **displasia periapical cementária**.

Alterações ósseas faciais associadas com hiperparatireoidismo e **osteodistrofia renal** podem apresentar-se com aspecto de "vidro-fosco" tanto nas radiografias convencionais quanto na TC. Entretanto, em contraste com a DF, essas alterações são generalizadas e difusas.

### DISPLASIA FIBROSA: IMAGEM

**Imagem**
- TC
  - Osso remodelado, expandido
  - Aspecto clássico de "vidro-fosco"
  - Alterações escleróticas, císticas, mistas ("pagetoide")
- RM
  - Hipointenso em T1, intensidade de sinal em T2 variável (geralmente hipointenso)
  - Realce varia de nenhum a intenso

**Diagnóstico diferencial**
- Doença de Paget (pacientes mais velhos)
- Fibroma ossificante, outras lesões fibro-ósseas benignas
- Meningioma intraósseo
- Osteodistrofia renal

## Doença de Paget

### Terminologia

A doença de Paget (DPag) óssea, também chamada de osteíte deformante, é o exemplo mais exagerado de remodelamento ósseo anormal. A DPag é caracterizada por rápido remodelamento ósseo no interior de uma ou mais lesões sutis no esqueleto.

### Etiologia

As alterações genéticas ocorrem nos casos clássicos da doença de Paget do idoso e nas displasias ósseas pagetoides familiares incomuns que se iniciam na infância. Todas as doenças envolvem função defeituosa das rotas moleculares que regulam a osteoclastogênese (rotas da osteoprotegerina/TNFRSF11A ou da B/RANKL/RANK).

Mutações no gene que codifica o sequestosomo 1 (*SQSTM1*) foram identificados em um terço dos pacientes com a forma familial da DF e em uma pequena proporção de pacientes com DPag esporádica. Mutações no *SQSTM1* afetam o funcionamento do fenótipo p62, que aumenta a

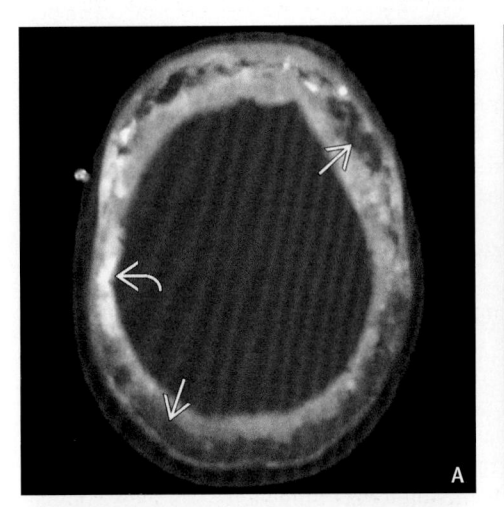

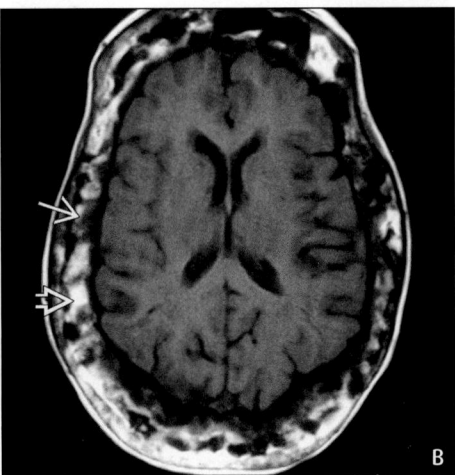

**26-8A** TC óssea demonstra uma calvária espessa com componentes mistos líticos ⇨ e escleróticos ⇨ (aparência em "bola de algodão") característica dos estágios ativo e esclerótico da doença de Paget.
**26-8B** Imagem ponderada em T1 demonstra misto de hiper ⇨ e hipointensidade ⇨ das lesões diploicas em uma calvária maciçamente expandida em um paciente idoso com doença de Paget.

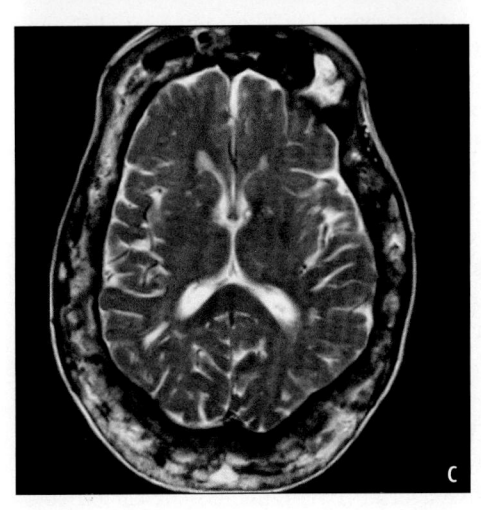

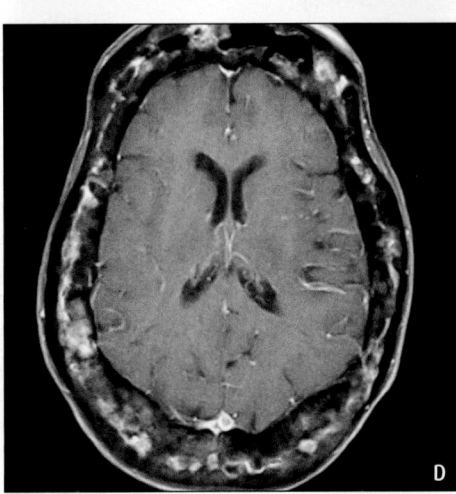

**26-8C** Imagem ponderada em T2 demonstra o aspecto extremamente moteado da calvária na doença de Paget.
**26-8D** Realce segmentar é visto nas imagens ponderadas em T1 pós-contraste com saturação de gordura, indicando que alguma atividade de doença está presente neste caso crônico.

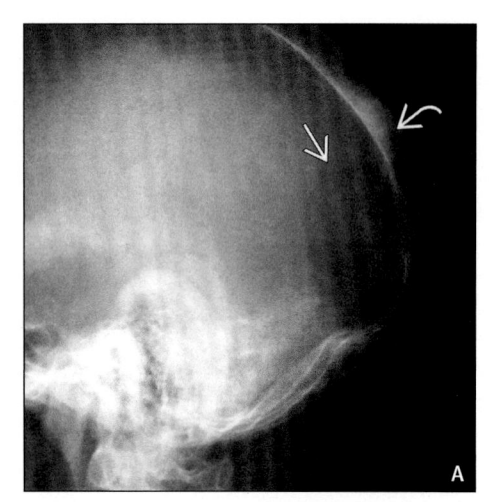

**26-9A** Radiografia do crânio em perfil demonstra a fase lítica da DPag ➡, a "osteoporose circunscrita", junto com área de espessamento do crânio ➡.

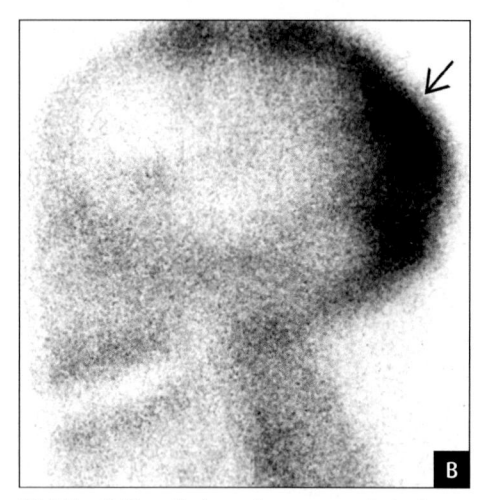

**26-9B** Cintilografia óssea do mesmo paciente demonstra uma área de captação anormal occipital ➡, localização típica da DPag na calvária.

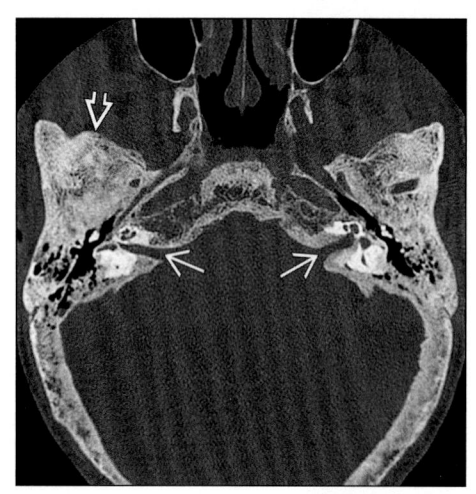

**26-10** TC do osso temporal demonstra esclerose da base do crânio quiescente ➡ com expansão óssea, espessamento cortical e estreitamento de ambos os CAIs ➡.

sensibilidade dos precursores osteoclásticos para citocinas osteoclastogênicas, determinando uma predisposição para a DPag. Mutações do *SQSTM1* também estão fortemente associadas com a gravidade e as complicações da DPag.

As mutações do gene da proteína valosina (VCP) causam uma doença única, caracterizada por DPag clássica, que inclui miopatia com corpos de inclusão e demências frontotemporais.

## Patologia

**LOCALIZAÇÃO, TAMANHO E NÚMERO.** O crânio (tanto a calvária quanto a base do crânio) é afetado em 25 a 65% dos pacientes **(Fig. 26-6)**. Em contraste com a DF, a DPag tem apresentação poliostótica mais frequente (65 a 90% dos casos).

**PATOLOGIA MACROSCÓPICA.** O crânio pagetoide demonstra espessamento difuso. Placas de tecido fibrovascular substituem a medula gordurosa **(Fig. 26-7)**.

**CARACTERÍSTICAS MICROSCÓPICAS.** Na fase lítica inicial, a DPag é caracterizada por lesões fibro-ósseas celulares com trabéculas osteoides minimamente calcificadas. Vascularização aumentada é comum. Revestimento osteoblástico está presente, acompanhado de lacunas de reabsorção osteoclástica. Osteoclastos são numerosos e têm tamanho maior que o normal, apresentando maior número de núcleos.

Na fase inativa, a renovação óssea e a vascularização reduzem excessivamente, e as trabéculas ósseas tornam-se mais coesas.

## Aspectos clínicos

**EPIDEMIOLOGIA.** A DPag é comum e afeta mais de 10% dos indivíduos com mais de 80 anos. A doença é prevalente nos Estados Unidos e nas Ilhas Britânicas, no Canadá, na Austrália e em algumas partes do Norte Europeu. A DPag é rara na Ásia e na África.

**DEMOGRAFIA.** A DPag clássica é uma doença do idoso. A maioria dos pacientes apresenta entre 55 e 85 anos, com menos de 5% dos casos ocorrendo em pacientes com menos de 40 anos. Existe uma moderada predominância masculina.

A doença de Paget juvenil, também conhecida como hiperfosfatasia juvenil, é uma doença óssea autossômica recessiva. Ela começa na infância e caracteriza-se por alargamento de ossos longos, protrusão acetabular, fraturas patológicas e espessamento do crânio.

**APRESENTAÇÃO.** A apresentação varia com a localização, e todos os ossos do complexo craniofacial podem ser afetados. Os pacientes com DPag da calvária podem apresentar aumento do tamanho do crânio. As neuropatias cranianas são comuns com lesões da base do crânio, mais comumente o NC VIII. Os pacientes podem apresentar-se tanto com perda auditiva condutiva (envolvimento ossicular) quanto neurossensorial (envolvimento coclear ou compressão óssea).

A fosfatase alcalina sérica muito elevada é uma característica constante, enquanto o cálcio e o fosfato permanecem dentro dos limites da normalidade.

HISTÓRIA NATURAL. Expansão óssea com deformidade do esqueleto extracraniano é típico. Enfraquecimento ósseo pode levar a deformidades e a fraturas de ossos longos. Em contraste, DPag craniofacial geralmente tem curso mais benigno e pode permanecer assintomática por anos.

Dois processos neoplásicos estão associados à DPag: tumor de células gigantes (benigno) e sarcoma (maligno). O **tumor de células gigantes** é uma lesão intra-óssea expansiva que em geral ocorre nas epífises e metáfises dos ossos longos em pacientes com DPag poliostótica crônica. Os tumores de células gigantes originados de ossos pagetoides são raros. Apenas 2% ocorrem no crânio, onde o local mais comum é o osso esfenoide. Envolvimento da calota craniana é raro.

A transformação maligna para **osteossarcoma** ocorre em 0,5 a 1% dos casos e geralmente é vista em pacientes com doença disseminada. A maioria dos osteossarcomas são de alto grau e já metastatizaram no momento do diagnóstico. Apenas 15% dos pacientes sobrevivem além de 2 a 3 anos do diagnóstico.

OPÇÕES DE TRATAMENTO. Os bifosfonados reduzem o metabolismo ósseo e têm sido efetivos em vários casos de DPag.

## Imagem

CARACTERÍSTICAS GERAIS. Os achados de imagem na DPAg variam com o estágio da doença. Na face inicial ativa, lesões radiotransparentes se desenvolvem na calvária, condição denominada de "**osteoporose circunscrita**" (Fig. 26-9A). Segue expansão óssea com lesões mistas líticas com focos de esclerose e calcificações nodulares confluentes (aspecto de "bola de algodão") no estágio misto ativo (**Fig. 26-11**). O estágio final inativo ou quiescente é visto como **esclerose óssea densa (Fig. 26-10)**.

ACHADOS NA TC. Na DPag inicial, a TC óssea demonstra focos líticos bem definidos (osteoporose circunscrita). Áreas mistas de lise óssea e esclerose posteriormente se desenvolvem, produzindo o aspecto de "bola de algodão" (**Figs. 26-8A, 26-12**). Graus variados de esclerose óssea densa podem se desenvolver.

Em casos graves, a base do crânio pode estar expandida, causando invaginação basilar.

ACHADOS NA RM. Lesões multifocais hipointensas em T1 substituem a medula gordurosa (**Fig. 26-8A**). A intensidade de sinal nas imagens ponderadas em T2 costuma ser heterogênea (**Fig. 26-8C**). Realce segmentar nas imagens ponderadas em T1 pós-contraste pode ocorrer na zona hipervascular da DPag ativa (**Fig. 26-8D**).

MEDICINA NUCLEAR. O estágio ativo da DPag demonstra captação intensa na cintilografia óssea com Tc-99m (**Figs. 26-9B e 26-13**).

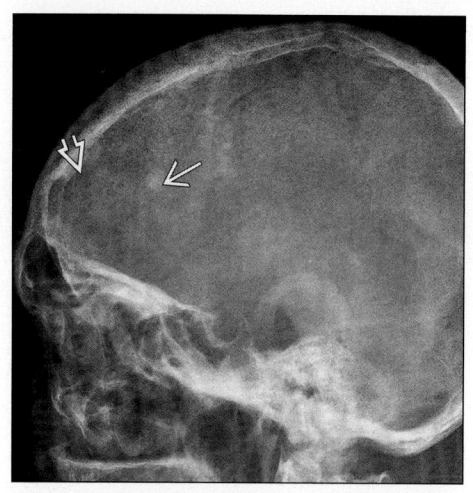

**26-11** Radiografia do crânio em perfil demonstra lesões ósseas líticas ➡ e escleróticas ➡, o aspecto em "bolas de algodão" DPag na fase ativa mista.

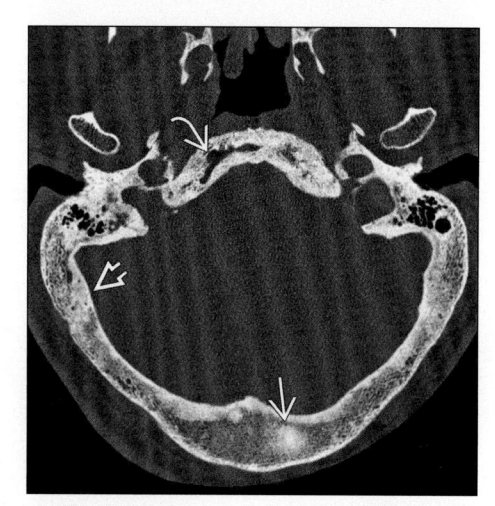

**26-12** TC óssea demonstra focos líticos ➡ misturados com espessamento ósseo ➡ e esclerose com margens pouco definidas ➡ (estágio da DPag com "bolas de algodão").

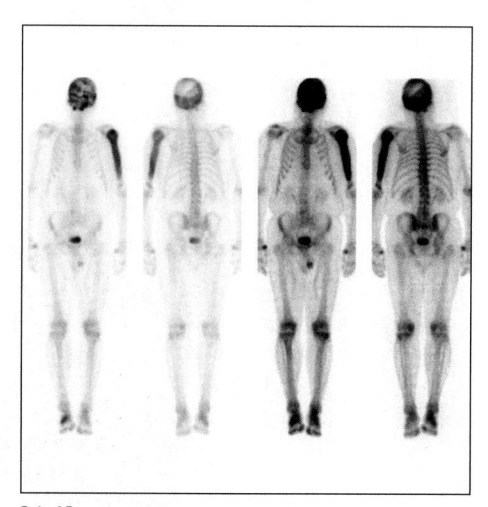

**26-13** Cintilografia óssea demonstra múltiplas áreas de captação em um paciente com DPag poliostótica.

## Diagnóstico diferencial

A **displasia fibrosa** pode se apresentar de maneira muito semelhante à DPag craniofacial. Entretanto, a DPag ocorre nos pacientes idosos e não tem o aspecto típico em "vidro fosco" que caracteriza a DF.

As **metástases** escleróticas podem lembrar a DPag, porém não há coalescência de trabéculas ósseas ou aumento ósseo associado. A fase lítica precoce da DPag pode lembrar as metástases líticas ou o mieloma múltiplo; ambas não causam expansão do osso afetado.

---

**DOENÇA DE PAGET**

**Patologia**
- Monostótica (65 a 90%)
- Calvária e base do crânio afetadas (25 a 60%)
- Tecido fibro-ósseo substitui a medula gordurosa

**Aspectos clínicos**
- Afeta até 10% dos pacientes com mais de 80 anos
- Aumento craniano, neuropatia do NC VIII comum
- Transformação maligna (0,5 a 1%)

*(continua)*

---

*(continuação)*
- Sarcoma > tumor de células gigantes

**Imagem**
- Precoce: lítica ("osteoporose circunscrita")
- Intermediária: mista lítica e esclerótica ("bola de algodão")
- Tardia: esclerose óssea densa

**Diagnóstico diferencial**
- Displasia fibrosa (pacientes jovens)
- Metástases, mieloma

---

## Cisto ósseo aneurismático

### Terminologia

O cisto ósseo aneurismático (COA) são lesões multicísticas expansivas benignas que costumam se desenvolver na infância ou na vida adulta inicial. Pelo menos 70% dos COA são lesões primárias; o restante se origina secundariamente dentro de um tumor benigno preexistente como um tumor de células gigantes ou osteoblastoma.

**26-14A** TC de uma menina de 7 anos com proptose à esquerda e respiração bucal demonstra uma grande lesão expansiva na profundidade da face envolvendo a base do crânio à esquerda. Observe os níveis fluidos ➡.
**26-14B** TC pós-contraste demonstra que o aspecto lateral da lesão demonstra realce sólido e relativamente uniforme ➡.

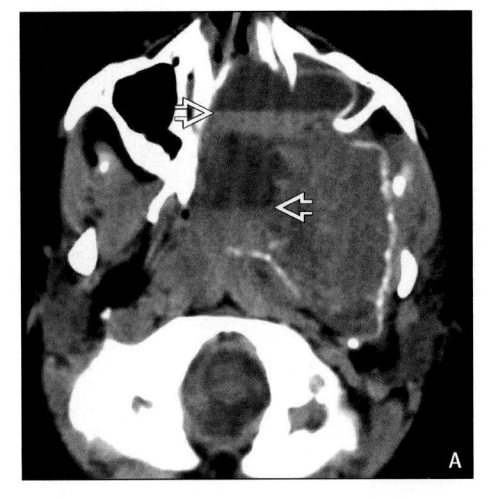

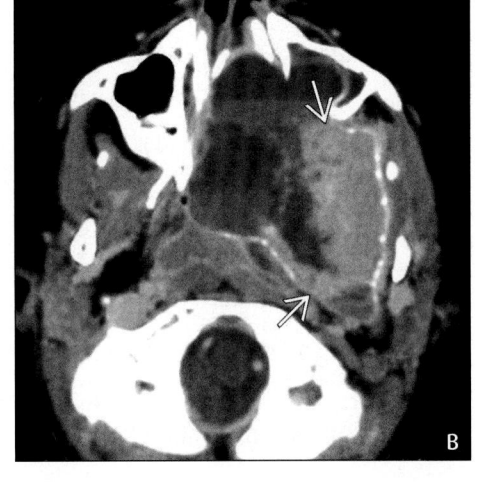

**26-14C** TC óssea no plano coronal demonstra um halo em "casca de ovo" fino de osso expandido circundado a lesão ➡.
**26-14D** Imagem ponderada em T2 no plano coronal demonstra que a intensidade do sinal no interior da lesão é mista ➡, que há expansão cranial em direção à fossa craniana média, com elevação do lobo temporal ➡. Cisto ósseo aneurismático. (Cortesia de A. Illner, MD.)

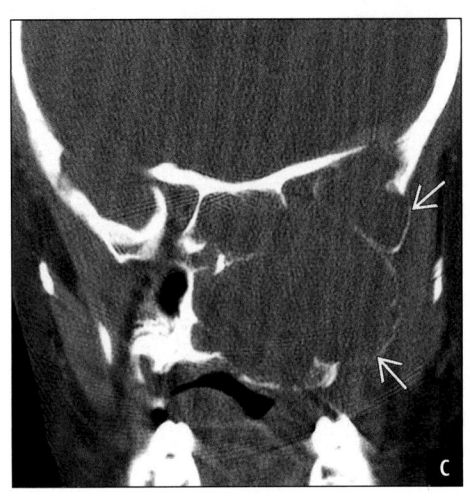

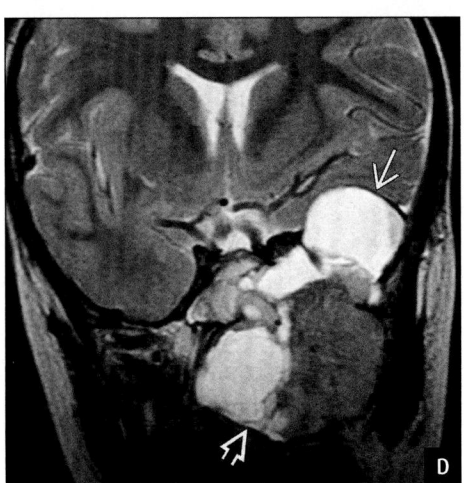

## Patologia

A localização mais comum do COA é a metáfise de ossos longos (70 a 80% dos casos), sendo as vértebras (geralmente elementos posteriores) a localização de 15% das lesões.

Os ossos craniofaciais são uma localização comum. As lesões podem ocorrer na mandíbula e maxila, porção petrosa do osso temporal, base do esfenoide e seios paranasais. Os COAs do crânio e órbita são raros, respondendo por menos de 1% dos casos.

Os COAs consistem em espaços cavernosos preenchidos por sangue em vários estágios de degradação. Cistos de variados tamanhos são separados por septos revestidos por endotélio, fibroblastos fusiformes e células gigantes multinucleadas esparsas.

## Aspectos clínicos

Os COAs representam 5% de todos os tumores ósseos primários e são o segundo tipo mais comum de tumor ósseo na infância, comprovado por histopatologia na infância. Cerca de 70% ocorrem até os 20 anos, com leve predominância pelo sexo masculino. Os sintomas variam com a localização. A maioria das lesões é assintomática ou apresenta crescimento lento e progressivo.

O tratamento para os COAs sintomáticos é curetagem, criocirurgia e enxerto ósseo. As taxas de recorrência são altas, variando de 20 a 50%. Embolização pré-operatória pode ser útil em casos selecionados.

## Imagem

A TC demonstra uma lesão excêntrica com osso expandido, remodelado, balonado ("aneurismaticamente dilatado") com margens finas e escleróticas **(Fig. 26-14)**. Múltiplos espaços císticos com níveis líquidos estão presentes.

A RM demonstra uma lesão multicística com halo hipointenso circundando múltiplos espaços preenchidos por líquido. Hemorragias com tempo de evolução diferentes e níveis líquidos são características de imagem importantes, assim como são os pequenos cistos ("divertículos") que se projetam de grandes lesões. O halo periférico e os septos fibrosos sofrem realce após a administração de contraste **(Fig. 26-15)**.

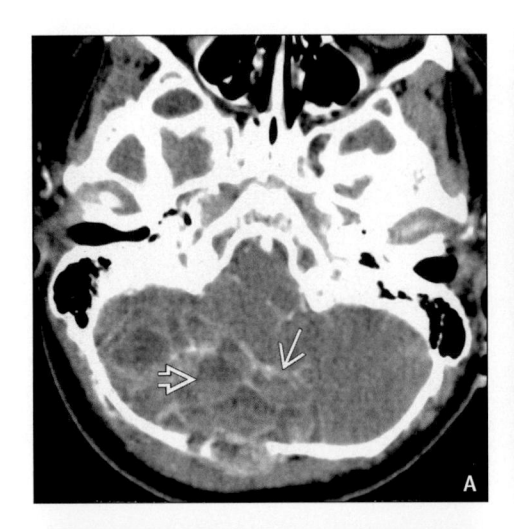

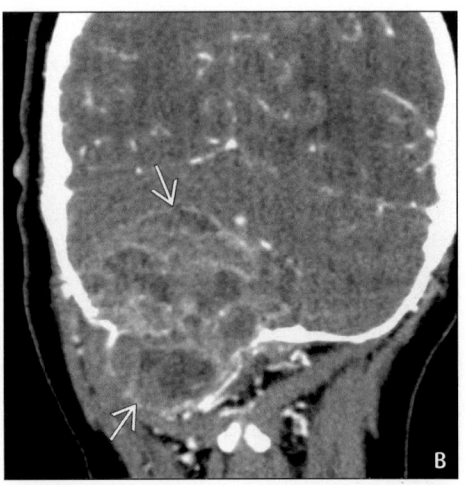

**26-15A** TC pós-contraste no plano axial de um cisto ósseo aneurismático demonstra múltiplos cistos com níveis líquidos ⇨ e realce periférico ➡.
**26-15B** TC pós-contraste no plano coronal mostra que a massa ➡ é tanto intra quando extracraniana. Os níveis de sangue e líquido são melhor avaliados nesta imagem axial.

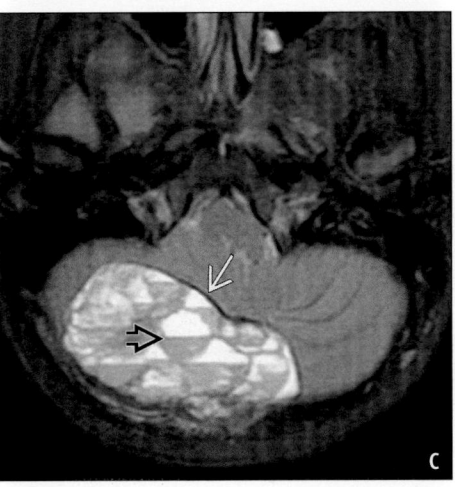

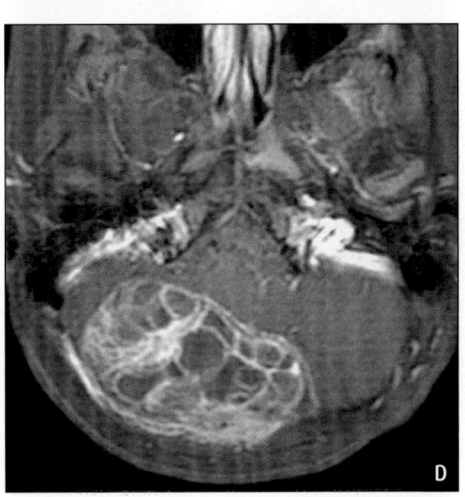

**26-15C** Imagem ponderada em T2 demonstra múltiplos cistos com níveis de sangue e líquido ⇨. A fina linha de baixo sinal esticada sobre a massa ➡ é a dura-máter.
**26-15D** Imagem ponderada em T1 pós-contraste com saturação de gordura demonstra o realce característico das paredes do cisto e septações no interior do tumor.

## Diagnóstico diferencial

Alguns COAs podem apresentar uma fase de crescimento relativamente rápida e podem ser clinicamente confundidos com uma lesão mais agressiva. O diagnóstico diferencial de imagem mais importante do COA é o **osteossarcoma teleangiectásico** (OS), que pode apresentar níveis líquidos como o COA. Margens incompletas, massa de tecidos moles, destruição cortical e porções sólidas devem sugerir o diagnóstico de OS teleangiectásico.

**Tumor de células gigantes** e **osteoblastoma** estão associados com COA secundário e ambas as doenças demonstram componentes sólidos associados.

## Cordoma

### Terminologia e etiologia

Cordomas são neoplasias primariamente malignas, localmente agressivas com um fenótipo que se relaciona com a notocorda. Os cordomas da base do crânio (clivo) (CCl) provavelmente se originam dos remanescentes primitivos finais da notocorda cranial. Subpopulações de células-tronco neoplásicas têm sido identificadas em alguns cordomas.

## Patologia

Cordomas são tumores de linha média que podem se desenvolver em qualquer local ao longo da notocorda. O sacro é o local mais comum (50% de todos cordomas), seguido pela região esfeno-occipital (clivo) (35%) e coluna (15%).

A maioria dos cordomas esfeno-occipitais é uma lesão de linha média **(Fig. 26-16)**. Eventualmente, um cordoma localiza-se fora da linha média e é extra-ósseo, geralmente na nasofaringe e no seio cavernoso.

Duas principais formas histológicas de cordoma são reconhecidas: típico ("clássico") e condroide. O cordoma típico ou clássico consiste em células physaliphoras que contêm mucina e vacúolos de glicogênio, fazendo com que o citoplasma tenha aspecto "bolhoso". Cordomas condroides apresentam elementos estromais que lembram cartilagem hialina com células neoplásicas aninhadas em lacunas. Um terceiro tipo, cordoma desdiferenciado, representa menos de 5% dos cordomas e ocorre na região sacrococcígena.

Tanto os cordomas típicos quanto os condroides são intensamente positivos para o marcador epitelial de queratina e o antígeno epitelial de membrana (AEM).

**26-16** Ilustração no plano sagital demonstra uma massa expansiva, destrutiva, lobulada, localizada no clivo com uma projeção digitiforme de tumor indentando a ponte. A glândula hipófise está elevada pelo tumor. Observe fragmentos ósseos "flutuando" no interior do cordoma.

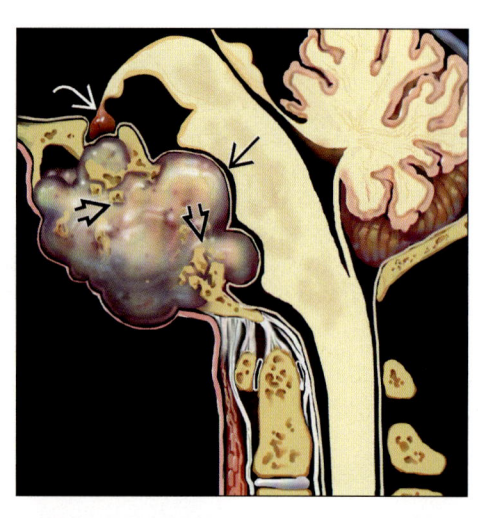

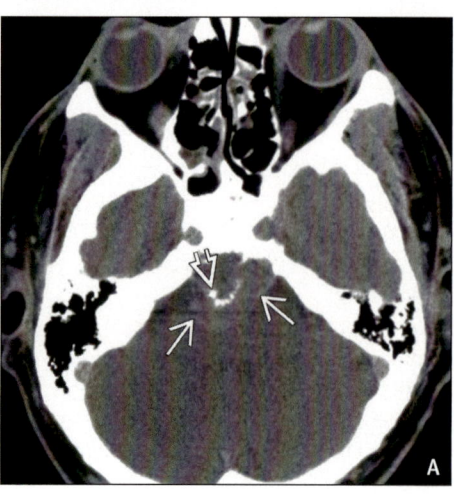

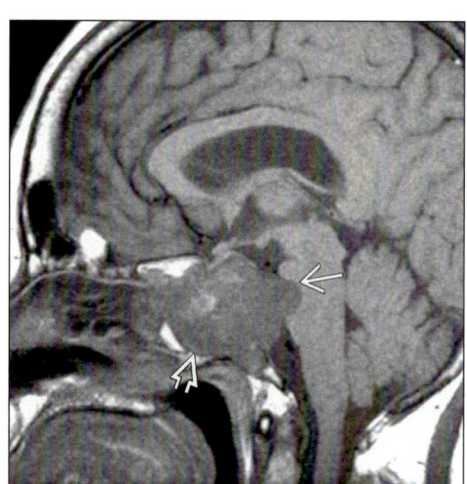

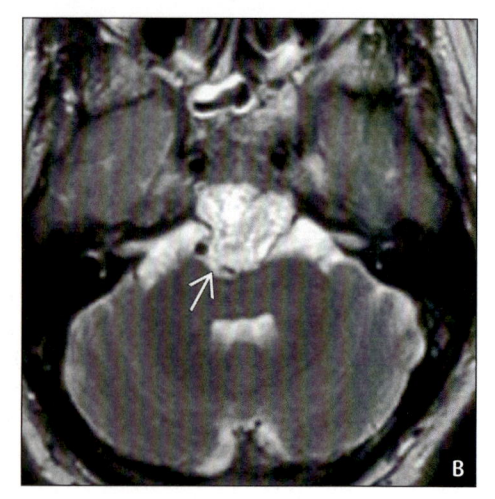

**26-17** Imagem ponderada em T1 no plano sagital demonstra que o clivo é quase completamente substituído pelo cordoma com a clássica projeção digitiforme ("polegar") de tumor indentando a ponte.

**26-18A** TC em outro paciente demonstra uma lesão destrutiva que se projeta posterior do clivo, contendo um "sequestro" de osso destruído.

**26-18B** Imagem ponderada em T2 no mesmo paciente demonstra que a lesão é heterogeneamente hiperintensa, característica do cordoma.

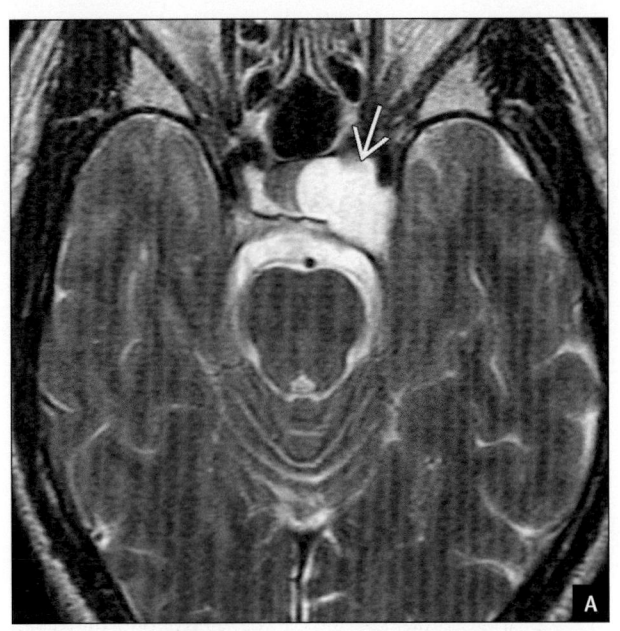

**26-19A** Imagem ponderada em T2 no plano axial demonstra uma lesão hiperintensa ➡ no seio cavernoso esquerdo invadindo o osso esfenoide.

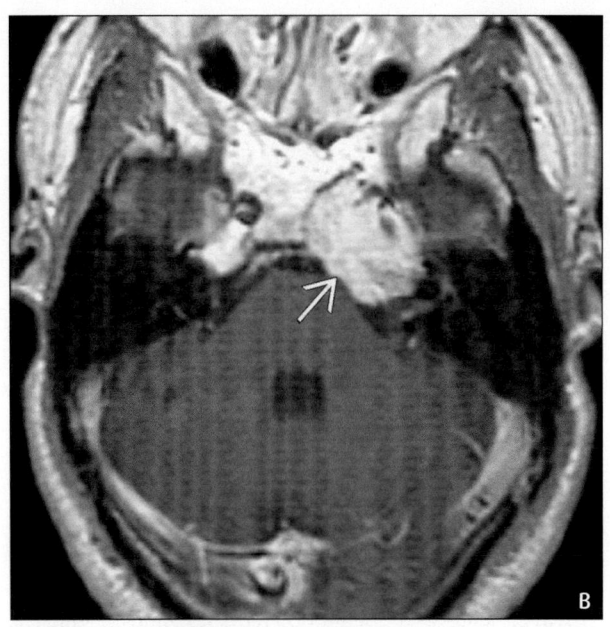

**26-19B** A massa ➡ sofre realce intenso nas imagens ponderadas em T1 pós-contraste. Cordomas laterais ao clivo são menos comuns que os da linha média. (Cortesia de J. Curé, MD.)

### Aspectos clínicos

Os cordomas respondem por 2 a 5% de todos tumores ósseos primários, porém são responsáveis por cerca de 40% dos tumores sacrais. Embora os cordomas possam ocorrer em qualquer idade, o pico de prevalência está entre 40 e 60 anos. Existe uma leve predominância pelo sexo masculino.

Os cordomas do clivo em geral se apresentam com cefaleia e diplopia secundária à compressão do NC VI. Cordomas grandes podem causar neuropatias cranianas múltiplas, incluindo perda visual e dor facial.

Embora eles cresçam lentamente, os cordomas são letais, a menos que sejam tratados com ressecção agressiva e radioterapia. A sobrevida média em 5 anos para pacientes após ressecção radical é de 75%.

### Imagem

A TC demonstra uma lesão moderadamente hiperdensa bem circunscrita na linha média com alterações ósseas líticas permeativas. Calcificações intratumorais geralmente representam sequestro de osso destruído **(Fig. 26-18)**.

Cordomas normalmente tem intensidade de sinal entre baixa e intermediária na imagem ponderada em T1. No plano sagital, a projeção digitiforme ("polegar") de tumor é vista com frequência posteriormente através do córtex do clivo e indentando a ponte **(Fig. 26-17)**.

Os cordomas típicos são muito hiperintensos nas imagens ponderadas em T2 **(Fig. 26-19)**, refletindo o alto conteúdo líquido no interior das células physaliphoras. As calcificações intratumorais e as hemorragias podem determinar a formação de focos de baixo sinal dentro de uma massa de alto sinal. Realce heterogêneo moderado a intenso é comum após administração de contraste.

### Diagnóstico diferencial

O principal diagnóstico diferencial do cordoma do clivo (CCl) é **macroadenoma invasivo hipofisário**. Os CCl deslocam, mas não invadem, a glândula hipófise, enquanto os macroadenomas não apresentam plano de clivagem com a glândula.

A intensidade de sinal do **condrossarcoma da base do crânio** é muito similar a dos CCl. Os condrossarcomas originam-se em situação paramediana, ao longo da fissura petro-occipital. Ecchordosis physaliphora é um remanescente raro da notocorda que pode se originar em qualquer local, desde a base do crânio até o sacro. A maioria das lesões é pequena e encontrada incidentalmente na necropsia ou em exames de imagem. Essas lesões em geral se localizam na frente da ponte e apresentam uma fina haste com um componente intraclival pequeno.

**Metástases** da base do crânio e **plasmocitomas** são lesões destrutivas isointensas ao cérebro em todas as sequências. **Meningioma** predominantemente intraósseo é raro na base do crânio. Ele geralmente causa esclerose e hiperostose em vez do padrão destrutivo permeativo.

## Pseudotumores intracranianos

### Ecchordosis physaliphora

*Ecchordosis physaliphora* (EP) é uma pequena massa de tecidos gelatinosos que representam remanescentes ectópicos da notocorda **(Fig. 26-20)**. Restos da notocorda ectópicos podem ocorrer em qualquer local ao longo da linha média do eixo cranioespinal, desde o dorso da sela

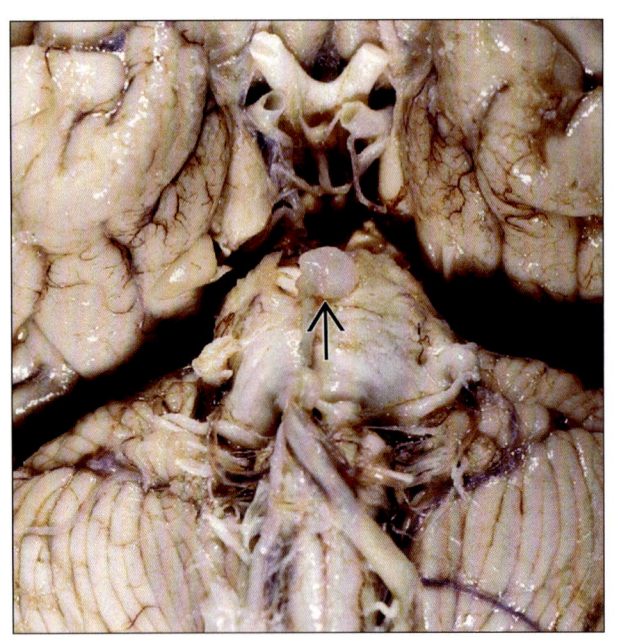

**26-20** Espécime de necropsia demonstra um nódulo gelatinoso e brilhante ⇒ na frente da ponte. Achado incidental de Ecchordosis physaliphora. (Cortesia de R. Hewlett, MD.)

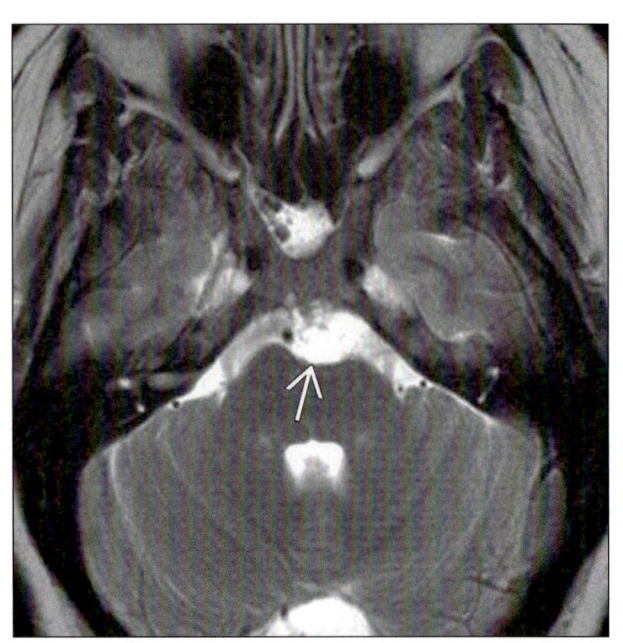

**26-21** Imagem ponderada em T2 no plano axial demonstra uma lesão de linha média hiperintensa lobulada e bem delineada ⇒ que indenta a ponte. *Ecchordosis physaliphora.*

até a região sacrococcígena. As *Ecchordosis physaliphora* são mais comuns na coluna do que no crânio e geralmente são achados incidentais nos exames de imagem ou na necropsia.

A TC demonstra uma massa intraclival sem realce, bem delineada, com margens escleróticas.

O aspecto de imagem distingue a *Ecchordosis physaliphora* de outras lesões semelhantes é a presença de um pequeno pedículo ou haste que conecta a lesão com um componente intradural na cisterna pré-pontina. Mais bem demonstradas na RM, as EPs são iso a levemente hiperintensas ao LCS nas imagens ponderadas em T1 e hiperintensas nas imagens ponderadas em T2 **(Fig. 26-21)**.

O principal diagnóstico da *Ecchordosis physaliphora* na região basiesfenoidal é um **cordoma do clivo**. Os cordomas são lesões permeativas e destrutivas. Outras lesões na cisterna pré-pontina que podem mimetizar a *Ecchordosis physaliphora* incluem os cistos de aracnoide, neuroentéricos, epidermoides e dermoides. **Cistos de aracnoide** são muito mais comuns nas cisternas dos ângulos pontocerebelares e apresentam-se exatamente como o LCS em todas as sequências de pulso na RM.

**Cistos neuroentéricos** com frequência localizam-se em situação levemente paramediana e um pouco mais inferiormente, adjacente à junção pontobulbar. Os **cistos epidermoides** (CE) são irregulares, algo frondosos, e apresentam restrição ao estudo da difusão da água. CEs são mais comuns na cisterna do ângulo pontocerebelar. Os **cistos dermoides** em geral seguem a intensidade de sinal da gordura, e não do LCS.

## Textiloma

Elementos hemostáticos que são introduzidos no SNC às vezes induzem uma reação inflamatória excessiva que pode ser de difícil diferenciação de um tumor recorrente ou residual nos estudos de neuroimagem.

### Terminologia

O textiloma se refere a uma massa criada por elementos cirúrgicos retidos associada à reação inflamatória contra corpos estranhos. Os termos "gossipiboma", "gauzoma" e "musselinoma" referem-se especificamente ao tipo de material não absorvido retido.

### Etiologia

Os agentes hemostáticos podem ou não ser reabsorvíveis. Agentes reabsorvíveis incluem esponjas de gelatina, celulose oxidada e colágeno microfibrilar. Agentes não reabsorvíveis incluem várias formas de esponjas de algodão, tecido (musselina) e raio sintético. Enquanto os agentes hemostáticos bioabsorvíveis não são retirados, os não absorvíveis são removidos antes do fechamento cirúrgico. Qualquer um desses materiais pode induzir reação inflamatória, criando um textiloma.

### Patologia

A maioria dos textilomas ocorre dentro de sítios cirúrgicos ou ao redor de aneurismas reforçados com envoltório de musselina. A análise histológica demonstra um centro com o agente hemostático inerte em degeneração, circundado por reação inflamatória. Células gigantes e histiócitos frequentemente estão presentes. Cada agente exibe características histológicas diferentes, permitindo uma identificação específica **(Fig. 26-22C)**.

## Aspectos clínicos

Textilomas são incomuns. A prevalência mais alta relatada ocorre em cirurgias abdominais e ortopédicas. Textilomas intracranianos são raros com menos de 75 casos relatados.

Eles podem ser assintomáticos ou causar sintomas que simulem recorrência tumoral.

## Imagem

Os textilomas intracranianos quase sempre se apresentam iso ou hipointensos nas imagens ponderadas em T1. Cerca de 45% são iso e 40% são hipointensos em T2/FLAIR **(Fig. 26-22A)**. Algum artefato de susceptibilidade magnética nas imagens T2* pode estar presente. Realce anelar ou sólido heterogêneo ocorre em frequência semelhante **(Fig. 26-22B)**.

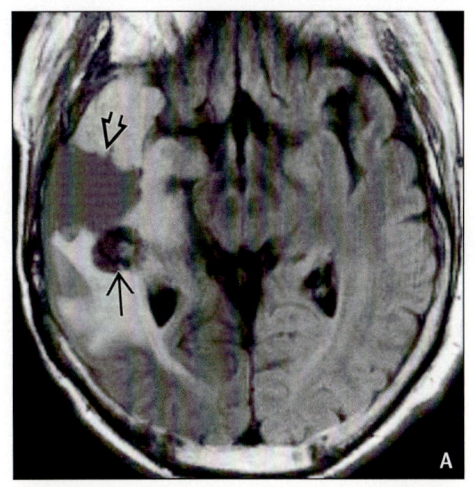

**26-22A** FLAIR axial demonstra uma massa hipointensa ⇒ adjacente à cavidade de resseção tumoral ⇒.

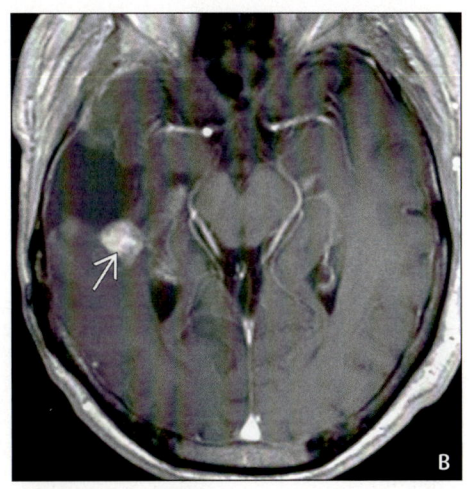

## Diagnóstico diferencial

O principal diagnóstico diferencial é a **neoplasia recorrente e a necrose por radioterapia**. Tumor residual ou recorrente pode coexistir com o textiloma. Se presente, hipointensidade em T2 ajuda a distinguir o textiloma de neoplasia ou abscesso. Diagnóstico definitivo requer biópsia e exame histológico com corantes de rotina e luz polarizada.

## *Pseudoneoplasia calcificante do neuroeixo*

A pseudoneoplasia calcificante do neuroeixo (CAPNON) é uma lesão não neoplásica do SNC rara, mas importante. Pseudoneoplasias calcificantes também são conhecidas como lesões fibro-ósseas, cálculos cerebrais, "pedras cerebrais" ou "rochas cerebrais".

As CAPNONs são lesões não neoplásicas e não inflamatórias. São massas distintas que contêm várias combinações de estroma condromixoide e fibrovascular, calcificação metaplásica e ossificação.

**26-22B** A lesão ⇒ demonstra realce sólido, mas heterogêneo no T1 pós-contraste com saturação de gordura.

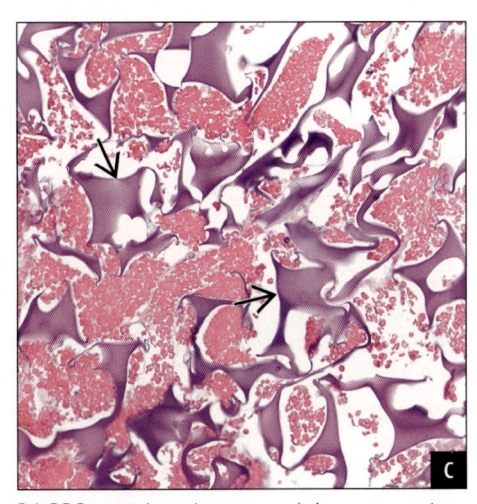

As CAPNONs costumam ser assintomáticas e descobertas acidentalmente em estudos de imagem. Quando presentes, o sintoma mais comum é a epilepsia. Poucos casos são reportados em associação com meningioangiomatose e neurofibromatose tipo 2.

A TC demonstra uma "pedra" densamente calcificada leptomeníngea, na profundidade de um sulco ou do parênquima cerebral. O lobo temporal é o local mais comum **(Fig. 26-23A)**.

Na RM, a CAPNON demonstra pouco efeito expansivo, isointensidade nas imagens ponderadas em T1 e hipointensidade homogênea nas imagens ponderadas em T2/FLAIR **(Fig. 26-23B)**. O artefato de susceptibilidade magnética discreto é visto nas imagens T2* GRE. Edema perilesional varia de ausente a extenso. Realce de ausente a moderado. Padrões de realce já descritos incluem o sólido, linear, serpenginoso e periférico anelar **(Fig. 26-23C)**.

O diagnóstico diferencial de CAPNON inclui uma lesão vascular calcificada – mais frequentemente uma

**26-22C** Histologia (mesmo caso) demonstra espículas amorfas ⇒ circundadas por sangue. Textiloma de Gelfoam. (Cortesia de B. K. DeMasters, MD.)

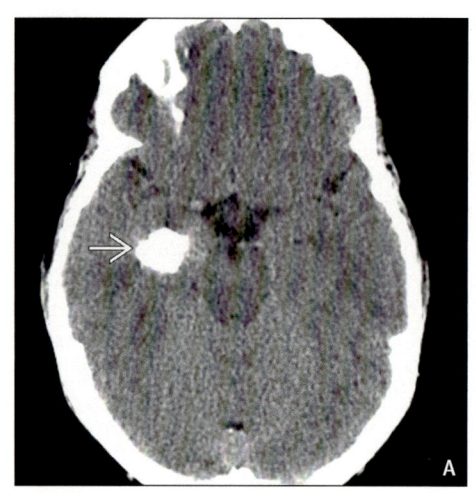

**26-23A** TC demonstra uma massa densamente calcificada no lobo temporal direito ➡.

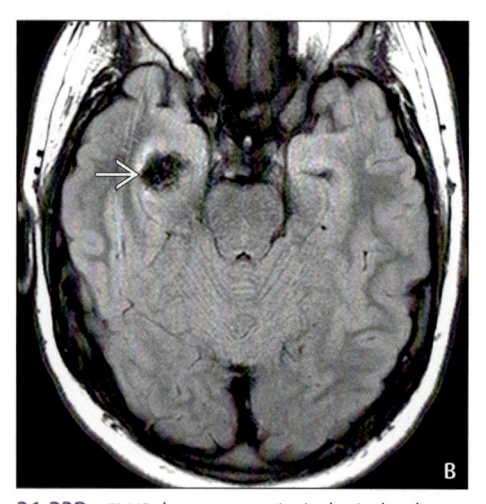

**26-23B** FLAIR demonstra ausência de sinal na lesão ➡.

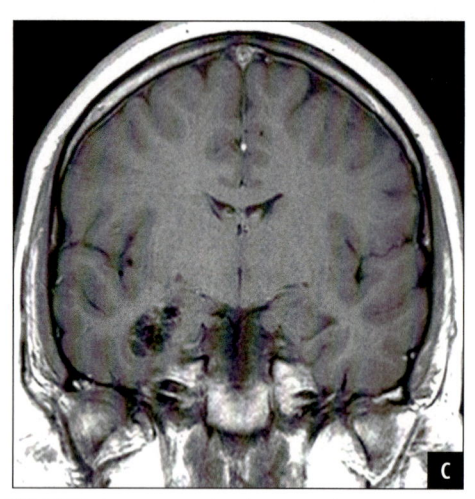

**26-23C** Imagem ponderada em T1 pós-contraste demonstra realce frustro nas septações dentro da lesão. CAPNON. (Cortesia de S. Blaser, MD.)

**malformação cavernomatosa** – e neoplasias densamente calcificadas, como **oligodendroglioma**, **meningioma** e **papiloma de plexo coroide** com metaplasia óssea. Embora malformações cavernomatosas possam ser diagnosticadas pela hiperintensidade heterogênea nas imagens ponderadas em T2, a biópsia costuma ser necessária para o diagnóstico definitivo.

## Pseudotumor inflamatório idiopático

Os pseudotumores inflamatórios são lesões incomuns que podem ser quase indistinguíveis de neoplasias verdadeiras. Embora sejam mais comuns nos pulmões, os pseudotumores inflamatórios foram descritos em praticamente todas as partes do corpo. Os pseudotumores da cabeça e do pescoço envolvem a órbita, onde representam 5 a 8% das massas orbitárias.

Os pseudotumores extraorbitários (base do crânio e intracranianos) são raros. Eles frequentemente se comportam de forma agressiva, simulando lesões mais ominosas como infecção fúngica invasiva ou neoplasias malignas.

### Terminologia

O pseudotumor inflamatório idiopático (PII) intracraniano é um processo inflamatório benigno não neoplásico que também é conhecido como tumor miofibroblástico inflamatório, granuloma plasmocitário, xantogranuloma, paquimeningite hipertrófica craniana idiopática e síndrome de Tolosa-Hunt.

### Etiologia

O PIIs costumam ocorrer sem causas locais ou sistêmicas identificáveis, e suas origens permanecem desconhecidas. Muitos investigadores propõem um processo imunológico exagerado mediado por linfócitos T e B como possível etiologia para essas lesões pouco comuns. Outros sugeriram que infecções virais (p. ex., Epstein-Baar) podem ter um papel significativo na patogênese dos pseudotumores inflamatórios.

### Patologia

**LOCALIZAÇÃO.** Pseudotumores intracranianos são divididos em tipos pela localização: parenquimatosa, meníngea, mista meníngea e parenquimatosa, intraventricular e no seio cavernoso (frequente, porém não invariavelmente, extensão de doença orbitária). Cerca de 60% dos PIIs originam-se das meninges. Invasão do parênquima cerebral adjacente ocorre em aproximadamente 10% dos casos.

**TAMANHO E NÚMERO.** Lesões intracranianas variam de pequenas lesões focais infiltrativas a grandes massas com base dural multifocais com envolvimento parenquimatoso extenso **(Figs. 26-24C, 26-24D)**.

**PATOLOGIA MACROSCÓPICA.** A PII clássica é uma massa firme, amarelada, algo lobulada, que espessa a dura-aracnoide **(Fig. 26-24D)**. Alguns casos demonstram infiltração focal do cérebro adjacente **(Fig. 26-24C)**.

**CARACTERÍSTICAS MICROSCÓPICAS.** O aspecto comum da PII nas lâminas-padrão coradas com hematoxilina e eosina é de células fibroblásticas em proliferação, porém de aspecto benigno, misturadas com infiltrados inflamatórios **(Fig. 26-25C)**. Quantidades variáveis de linfócitos policlonais, macrófagos, células polimorfonucleares, plasmócitos, eosinófilos e histiócitos estão presentes dentro de um estroma fibroso.

A quantidade de fibrose no interior de um PII em geral aumenta com a cronicidade. Nenhuma célula neoplásica está presente, e corantes para agentes infecciosos são negativos. MIB-1 é baixo, geralmente menor que 1%.

A imuno-histoquímica demonstra expressão de actina de músculo liso, porém corantes para a quinase do linfoma anaplásico (QLA) geralmente são negativos.

## Aspectos clínicos

Os pseudotumores orbitários podem se apresentar em qualquer faixa etária e causar proptose dolorosa. Os pseudotumores inflamatórios da base do crânio e intracranianos costumam apresentar-se em adultos. Cefaleia, sintomas visuais e neuropatia craniana são sintomas comuns.

Com algumas exceções, a maioria dos PIIs – em especial aqueles com esclerose fibrótica densa – costuma responder pouco aos corticosteroides. O tratamento de escolha é a ressecção cirúrgica. Radioterapia e quimioterapia foram usados com pouco sucesso.

## Imagem

**CARACTERÍSTICAS GERAIS.** PIIs em geral causam um espessamento tumoral da dura-máter. Os PIIs da base do crânio comumente se estendem para e pela órbita, seio cavernoso, cavo de Meckel e dura-máter adjacente. As lesões da fossa posterior podem invadir o clivo e o osso temporal. Espessamento e realce de um ou mais nervos cranianos foi relatado.

**ACHADOS NA TC.** A TC mostra uma ou mais massas extra-axiais hiperdensas **(Fig. 26-24A)**. Remodelamento ósseo focal, erosão ou franca destruição pode existir, embora sejam manifestações pouco comuns. Realce uniforme forte após a administração de contraste é típico **(Fig. 26-24B)**.

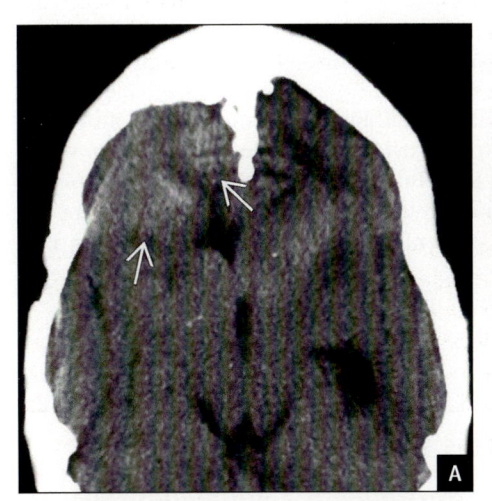

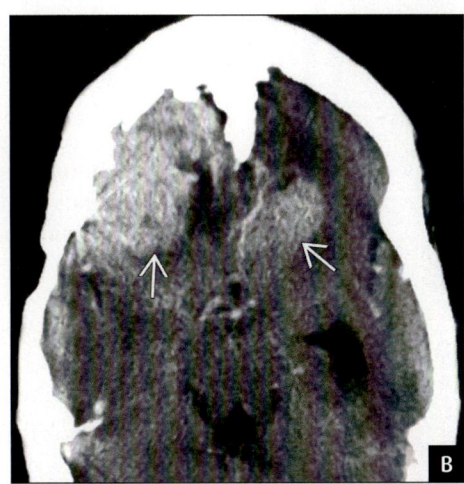

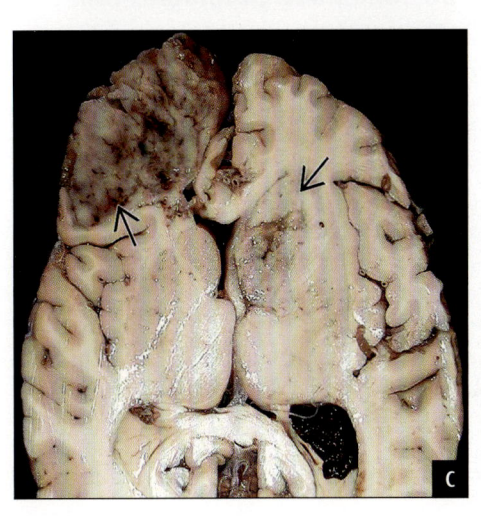

**26-24A** TC demonstra uma massa frontal direita hiperdensa com espessamento da calvária adjacente associado ➡.
**26-24B** TC pós-contraste demonstra que a extensa lesão envolve ambos os lobos frontais, apresenta realce moderado e relativamente uniforme ➡. 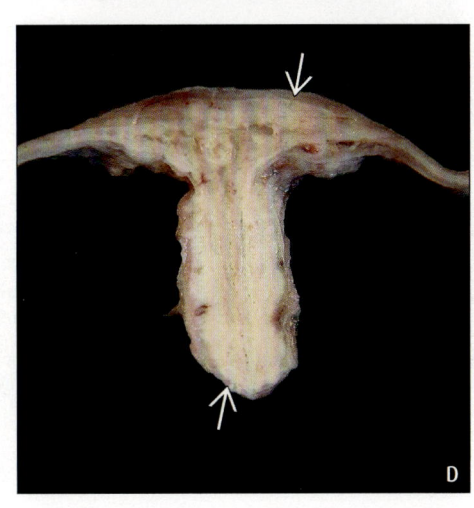
**26-24C** Espécime de necropsia do mesmo paciente demonstra uma massa heterogênea extensamente infiltrativa no lobo frontal direito e núcleo caudado esquerdo ➡.
**26-24D** A dura é marcadamente infiltrada e espessada ➡. Histologia demonstrou pseudotumor inflamatório idiopático invasivo sem evidência de neoplasia ou infecção. (Cortesia de R. Hewlett, MD.)

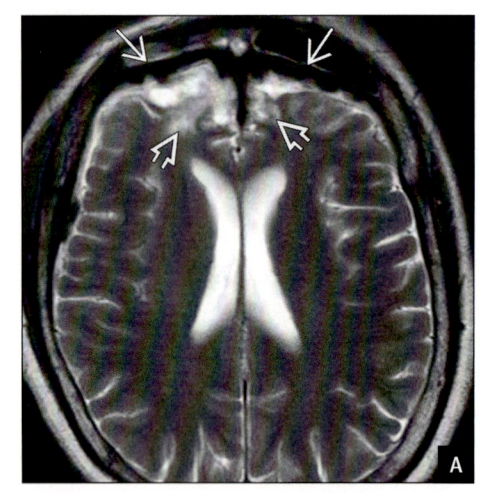

**26-25A** Imagem ponderada em T2 demonstra uma massa dural bifrontal lobulada muito hipointensa ➡ com hiperintensidade em ambos os lobos frontais ➡.

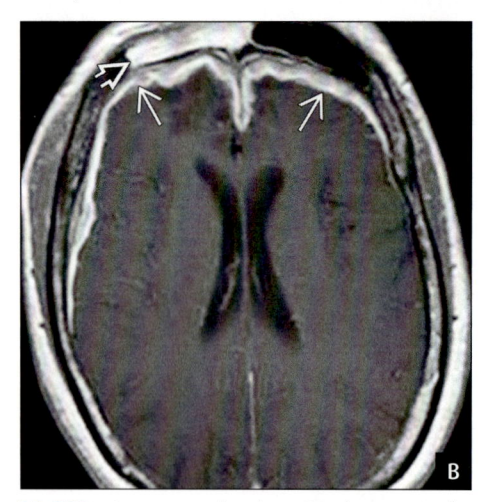

**26-25B** Imagem ponderada em T1 pós-contraste do mesmo paciente demonstra espessamento dural extenso ➡ com invasão do seio frontal direito ➡.

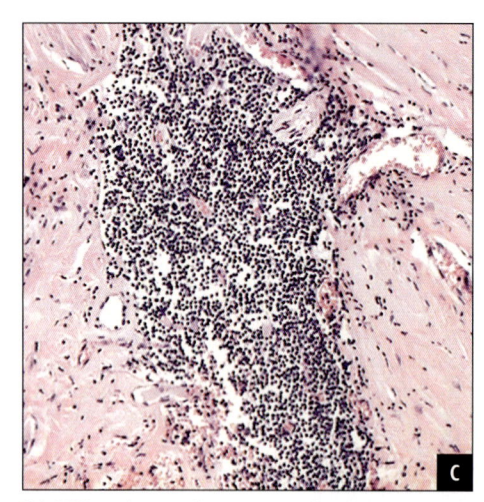

**26-25C** A biópsia demonstrou infiltrado inflamatório monótono, ausência de evidência de neoplasia. Pseudotumor inflamatório. (Cortesia de P. J. van Rensburg, MD.)

ACHADOS NA RM. PIIs são geralmente isointensos ao córtex nas imagens ponderadas em T1 e moderada a muito hipointensos nas imagens ponderadas em T2 **(Fig. 26-25A)**. Hipointensidade em T2 se correlaciona com a quantidade de fibrose presente na lesão.

Realce uniforme intenso é característico da PII e é melhor demonstrado nas sequências ponderadas em T1 pós-contraste com saturação de gordura **(Fig. 26-25B)**. Aspecto de massa de base dural lobulada ou de margens lisas é típico **(Fig. 26-26)**.

Um achado secundário frequente da PII mais extensa é a trombose de veias corticais e/ou trombose de seios venosos durais. Edema parenquimatoso focal, visto como aumento da intensidade de sinal nas imagens ponderadas em T2/FLAIR, é comum e pode refletir congestão venosa ou invasão franca pseudotumoral para o interior do cérebro adjacente.

## Diagnóstico diferencial

O diagnóstico diferencial de PII requer biópsia e confirmação histológica; não existem características de imagem patognomônicas da PII. Os achados podem ser muito similares ao **meningioma** "em placa" e ao **linfoma** não Hodgkin meníngeo. A intensidade de sinal e realce nessas três lesões pode ser idêntica, embora importante hipointensidade nas imagens ponderadas em T2 seja mais típico do PII.

Outras lesões intracranianas que podem mimetizar PII são **neurossarcoidose, pseudotumor atípico micobacteriano de células fusiformes**, **metástases** ósseas e durais além de invasão craniana de um **carcinoma nasofaríngeo**. A **meningite**, especialmente secundária à tuberculose e à infecção fúngica, pode causar espessamento meníngeo focal que lembra muito o PII com ou sem erosão óssea adjacente.

# Referências selecionadas

### Tumores extracranianos e patologias com características tumorais

#### Displasia fibrosa

- Cai M et al: Clinical and radiological observation in a surgical series of 36 cases of fibrous dysplasia of the skull. Clin Neurol Neurosurg. 114(3):254-9, 2012
- Hayden Gephart MG et al: Primary pediatric skull tumors. Pediatr Neurosurg. 47(3):198-203, 2011
- Lui YW et al: Sphenoid masses in children: radiologic differential diagnosis with pathologic correlation. AJNR Am J Neuroradiol. 32(4):617-26, 2011
- Eversole R et al: Benign fibro-osseous lesions of the craniofacial complex: a review. Head Neck Pathol. 2(3):177-202, 2008

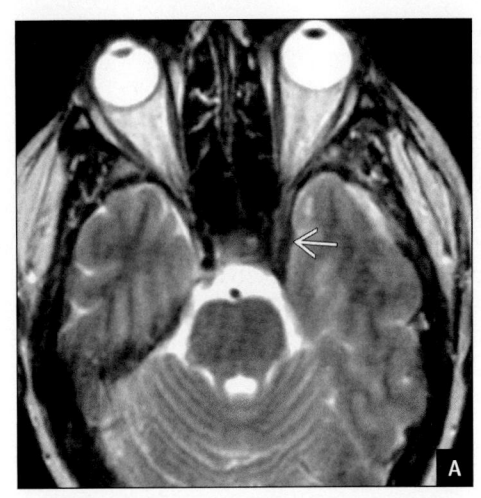

**26-26A** Imagem ponderada em T2 em um paciente com proptose esquerda e oftalmoplegia demonstra uma massa hipointensa infiltrando o seio cavernoso esquerdo ➡.

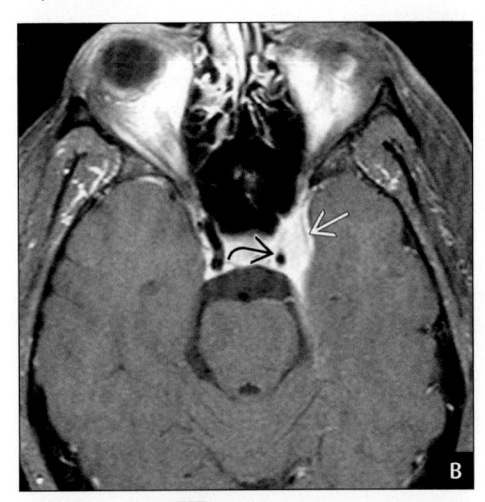

**26-26B** A lesão ➡ realça intensamente e envolve a artéria carótida esquerda no segmento cavernoso ➡.

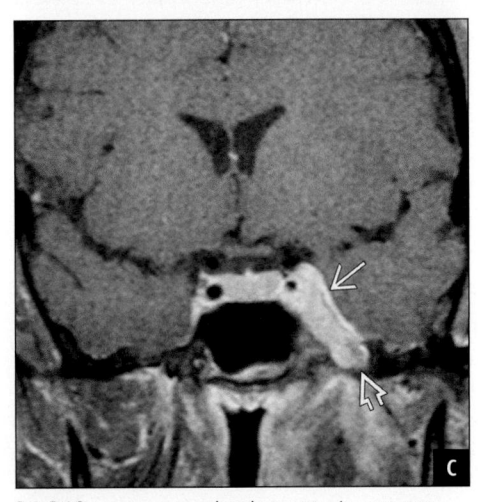

**26-26C** Imagem ponderada em T1 pós-contraste demonstra que a lesão infiltra o seio cavernoso ➡ e se estende inferiormente para o interior do forame oval ➡. Pseudotumor inflamatório.

### Doença de Paget
- Farpour F et al: Radiological features of Paget disease of bone associated with VCP myopathy. Skeletal Radiol. 41(3):329-37, 2012
- Goode A et al: Recent advances in understanding the molecular basis of Paget disease of bone. J Clin Pathol. 63(3):199-203, 2010

### Cisto ósseo aneurismático
- Senol U et al: Aneurysmal bone cyst of the orbit. AJNR Am J Neuroradiol. 23(2):319-21, 2002

### Cordoma
- Aydemir E et al: Characterization of cancer stem-like cells in chordoma. J Neurosurg. 116(4):810-20, 2012
- Sen C et al: Clival chordomas: clinical management, results, and complications in 71 patients. J Neurosurg. 113(5):1059-71, 2010

## Pseudotumores intracranianos
### Ecchordosis physaliphora
- Ciarpaglini R et al: Intradural clival chordoma and ecchordosis physaliphora: a challenging differential diagnosis: case report. Neurosurgery. 64(2):E387-8; discussion E388, 2009
- Srinivasan A et al: Case 133: Ecchordosis physaliphora. Radiology. 247(2):585-8, 2008
- Mehnert F et al: Retroclival ecchordosis physaliphora: MR imaging and review of the literature. AJNR Am J Neuroradiol. 25(10):1851-5, 2004

### Textiloma
- Warren A et al: Intracranial textiloma: Meta-analysis of the world literature and four new cases. Presented at the 50th Annual Scientific Meeting, American Society of Neuroradiology, New York, April 2012
- Ribalta T et al: Textiloma (gossypiboma) mimicking recurrent intracranial tumor. Arch Pathol Lab Med. 128(7):749-58, 2004

### Pseudoneoplasia calcificante do neuroeixo
- Fletcher AM et al: Endoscopic resection of calcifying pseudoneoplasm of the neuraxis (CAPNON) of the anterior skull base with sinonasal extension. J Clin Neurosci. 19(7):1048-9, 2012
- Mohapatra I et al: Calcifying pseudoneoplasm (fibroosseous lesion) of neuraxis (CAPNON) - a case report. Clin Neuropathol. 29(4):223-6, 2010
- Aiken AH et al: Calcifying pseudoneoplasms of the neuraxis: CT, MR imaging, and histologic features. AJNR Am J Neuroradiol. 30(6):1256-60, 2009

## Pseudotumor inflamatório idiopático

- Carswell C et al: The successful long-term management of an intracranial inflammatory myofibroblastic tumor with corticosteroids. Clin Neurol Neurosurg. 114(1):77-9, 2012
- Ginat DT et al: Inflammatory pseudotumors of the head and neck in pathology-proven cases. J Neuroradiol. 39(2):110-5, 2012
- Lui PC et al: Inflammatory pseudotumors of the central nervous system. Hum Pathol. 40(11):1611-7, 2009
- Park SB et al: Imaging findings of head and neck inflammatory pseudotumor. AJR Am J Roentgenol. 193(4):1180-6, 2009

# 27

# Metástases e síndromes paraneoplásicas

| | |
|---|---|
| Lesões metastáticas | 751 |
| Visão geral | 751 |
| Metástases parenquimatosas | 756 |
| Metástases cranianas e durais | 762 |
| Metástases leptomeníngeas | 765 |
| Outras metástases | 767 |
| Disseminação geográfica direta de neoplasias de cabeça e pescoço | 770 |
| Metástases perineurais | 771 |
| Síndromes paraneoplásicas | 773 |
| Encefalite límbica paraneoplásica | 774 |
| Outras síndromes paraneoplásicas | 774 |

A doença metastática do sistema nervoso central (SNC) pode se originar de várias fontes e possuir muitas "faces" nos exames de imagem. Começaremos com uma visão geral, com foco nas principais características, incluindo como e de onde surgem as metástases, o efeito da idade no tipo primário do tumor e a localização do SNC, sintomatologia, opções de tratamento e prognóstico.

Seguiremos com uma discussão a respeito das metástases cranianas de acordo com a localização anatômica, começando pelo parênquima, o local mais comum. Concluiremos com uma discussão a respeito dos efeitos remotos do câncer sobre o SNC e o grupo das chamadas síndromes paraneoplásicas, que vem adquirindo crescente importância.

## Lesões metastáticas

As metástases cerebrais não são apenas a maior causa de mortalidade por câncer, visto que, como grupo, tornaram-se as neoplasias mais comuns de SNC em adultos. Desde 1960, tem havido um aumento de cinco vezes na prevalência geral de metástases cerebrais; a razão entre os tumores cerebrais metastáticos e os primários é quase de 50:50. O aumento da sobrevida geral da população, a melhoria no diagnóstico e os novos regimes de tratamento, que permitem que os pacientes com cânceres sistêmicos sobrevivam por períodos prolongados, contribuem para esse aumento marcante na prevalência. Nos Estados Unidos, mais de 40% dos pacientes com câncer eventualmente desenvolvem metástases cerebrais.

### Visão geral

#### Terminologia

As metástases são tumores secundários que se originam de neoplasias primárias de outro local.

#### Etiologia

ROTAS DE DISSEMINAÇÃO. As metástases do SNC podem se originar de tumores primários extra ou intracranianos. As metástases de **neoplasias primárias extracranianas** ("metástases do corpo para o cérebro") surgem mais via **disseminação hematogênica**.

Uma variante rara das metástases hematogênicas do corpo para o cérebro são as **metástases de tumor para tumor** (MTT). As MTTs em geral ocorrem quando uma neoplasia epitelial extracraniana agressiva "doadora" (mais frequentemente carcinoma de mama ou pulmão) metastatiza para um tumor intracraniano "receptor" benigno ou de baixo grau (um meningioma). As MTTs às vezes são chamadas de **tumores de colisão**, ou seja, dois tipos diferentes de tumor justapostos em uma massa única, porém esse termo, de forma mais correta, refere-se a duas neoplasias adjacentes que invadem uma a outra.

A extensão geográfica direta de uma lesão em uma estrutura adjacente (como um carcinoma de células escamosas na nasofaringe) também ocorre, mas é muito menos comum do que a disseminação hematogênica. A invasão em geral acontece ao longo das vias de menor resistência, pelos forames e pelas fissuras naturais onde o osso é afilado ou ausente. As disseminações perineural e perivascular são menos comuns, porém importantes rotas de extensão geográfica direta pelas quais os tumores de cabeça e pescoço podem acessar o SNC.

As **neoplasias intracranianas primárias** às vezes se disseminam de um local do SNC para outro, causando metástases do cérebro para o cérebro ou do cérebro para a medula. Um exemplo típico é a disseminação de um astrocitoma maligno (p. ex., glioblastoma multiforme) para outros locais do SNC. A disseminação ocorre

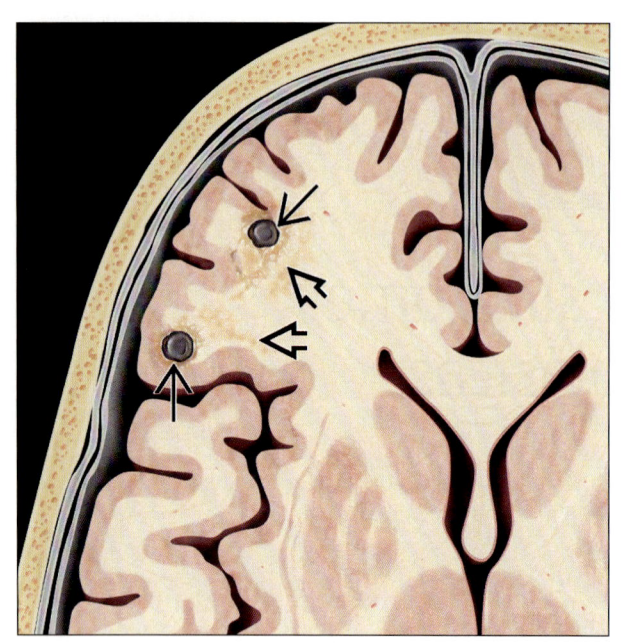

**27-1** Ilustração demonstra metástases parenquimatosas ➡ com edema circunjacente ➢. A junção entre as substâncias branca e cinzenta é a localização mais comum. A maioria das metástases é arredondada, e não infiltrativa.

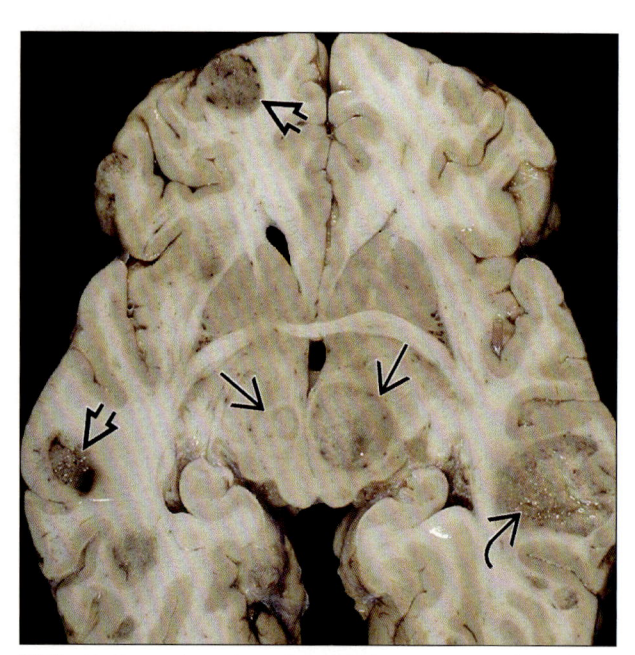

**27-2** Metástases de carcinoma broncogênico mostram variada localização e aspectos diversos. As lesões na junção SB-SC apresentam hemorragia ➢, as lesões no mesencéfalo são cinza-amarronzadas ➡ e outra metástase parenquimatosa apresenta necrose ➢. (Cortesia de R. Hewlett, MD.)

mais ao longo dos tratos compactos de substância branca, como o corpo caloso e a cápsula interna, mas também pode acometer o epêndima ventricular, a pia e os espaços perivasculares.

A **disseminação pelo líquido cerebrospinal (LCS)** com "meningite carcinomatosa" e "*drop metastases*" para o cérebro e a medula ocorrem com neoplasias primárias extra ou intracranianas.

FORMAÇÃO DAS METÁSTASES. Embora a disseminação vascular das células tumorais sistêmicas ocorra facilmente, o desenvolvimento das metástases cerebrais é muito mais complexo do que a simples embolia tumoral para um órgão-alvo. O cérebro é um órgão com uma "relativa proteção" biológica em decorrência da barreira hematoencefálica. A maior parte das células tumorais disseminadas não produzem metástases cerebrais de forma imediata.

O estabelecimento, o crescimento e a sobrevivência das metástases dependem da interação das células tumorais com múltiplos fatores do microambiente do órgão-alvo. A formação das metástases é um processo biologicamente complicado e geneticamente mediado. Uma autêntica cascata de eventos é necessária antes que as metástases cerebrais se desenvolvam. Receptores específicos medeiam a ligação e a subsequente infiltração das células tumorais circulantes no SNC. Uma vez que as células neoplásicas entram no cérebro, elas são circundadas e infiltradas por astrócitos ativados. Esses astrócitos regulam e ativam os "genes de sobrevivência" nas células tumorais, tornando-as altamente resistentes à quimioterapia.

Se as células metastáticas conseguem colonizar o inóspito hábitat cerebral, proteínas de matriz, citocinas e diversos fatores de crescimento criam um microambiente que promove o crescimento tumoral. A inativação de genes supressores tumorais com a simultânea ativação de proto-oncogênes é típica. A ativação e a amplificação de alguns genes, como o *EGFR*, também são comuns.

ORIGEM DAS METÁSTASES DO SNC. Tanto a fonte quanto a localização intracraniana das metástases variam com a idade do paciente. Cerca de 10% de todas as metástases cerebrais originam-se de uma neoplasia primária desconhecida no momento do diagnóstico inicial. Em 10% dos pacientes, o cérebro é o único órgão acometido.

*Crianças.* As fontes mais comuns de metástases cranianas em crianças são as neoplasias hematológicas. Em ordem descendente de frequência, incluem leucemia, linfoma e sarcoma (osteossarcoma, rabdomiossarcoma e sarcoma de Ewing).

A localização preferencial é o crânio e a dura. As metástases parenquimatosas são muito menos comuns em crianças em comparação com os adultos.

*Adultos.* O tumor primário mais comum que promove metástases para o parênquima cerebral é o câncer de pulmão (especialmente o de pequenas células e o adenocarcinoma). O câncer de mama é a segunda fonte primária mais comum, seguida por melanoma, carcinoma renal e de cólon.

Metástases para o crânio, a dura e a coluna costumam ser causadas por câncer de próstata, mama ou pulmão, seguidas por linfoma não Hodgkin, mieloma múltiplo e neoplasias renais.

Metástases e síndromes paraneoplásicas **753**

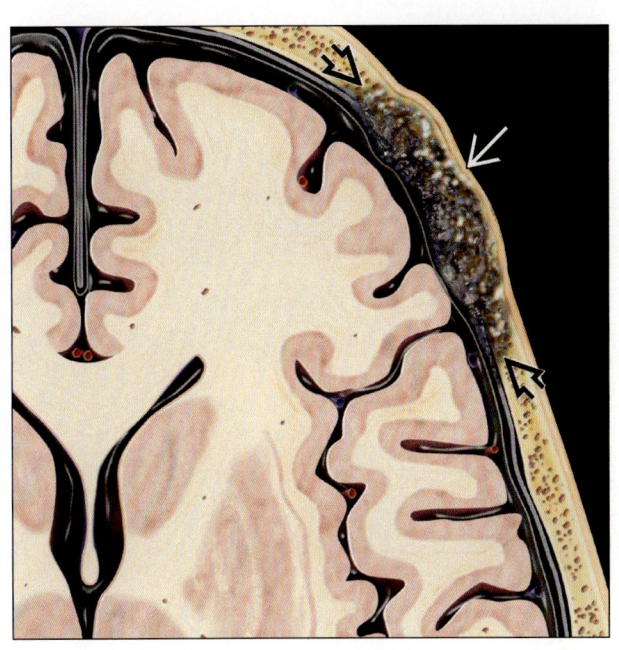

**27-3** Ilustração axial demonstra uma metástase craniana destrutiva ➡ expandindo o espaço diploico e invadindo/espessando a dura subjacente (estrutura linear em azul claro) ➡.

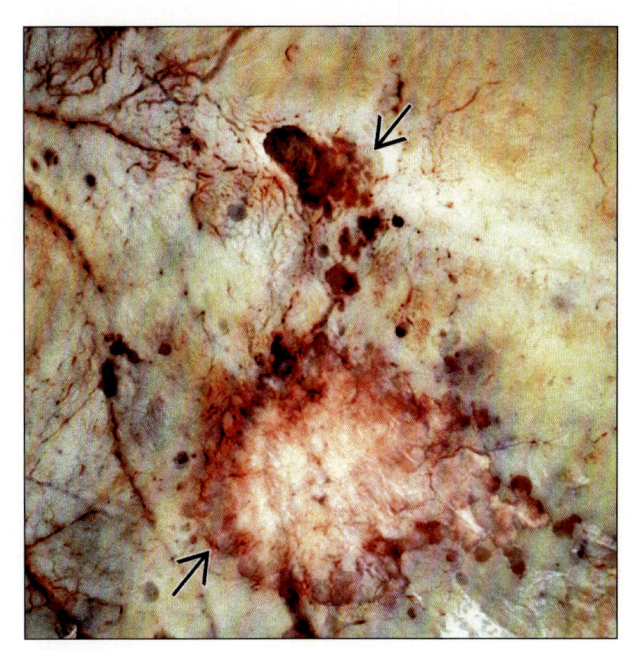

**27-4** Metástases cranianas são vistas como lesões permeativas, líticas e destrutivas ➡.

---

### METÁSTASES DO SNC: EPIDEMIOLOGIA E ETIOLOGIA

**Epidemiologia**
- Adultos > > crianças
    - Metástases = neoplasias do SNC mais comuns em adultos
    - Aumento de 5x nos últimos 50 anos
    - Metástases cerebrais em mais de 40% dos pacientes com câncer

**Rotas de disseminação**
- Mais comum = primário extracraniano para o SNC via
    - Disseminação hematogênica
    - Extensão geográfica direta (nasofaringe, seios paranasais)
    - Disseminação perineural e perivascular
- Menos comum
    - Primário do SNC com metástase do cérebro para o cérebro
    - Primário do SNC com metástase do cérebro para o LCS
- Pouco comum
    - Metástases de tumor para tumor
    - Justaposição de dois tumores de tipos diferentes em uma massa única
    - Às vezes chamados de "tumor de colisão"
    - Tumores "doadores" mais comuns: mama, pulmão
    - Tumor "receptor" mais comum: meningioma

**Origem**
- 10% com primário desconhecido no momento do diagnóstico
    - Crianças: leucemia, linfoma, sarcoma
    - Adultos: pulmão, mama; melanoma, carcinoma renal e de cólon

---

## Patologia

**Localização.** O parênquima cerebral é o local mais comum (80%), seguido pelo crânio e pela dura (15%). A infiltração difusa das leptomeninges (pia) e do espaço subaracnoide é incomum, representando apenas 5% de todos os casos.

A maioria das metástases parenquimatosas está localizada nos hemisférios cerebrais. As metástases hematogênicas possuem predileção pelas zonas de fronteira arterial e a junção entre o córtex e a substância branca subcortical **(Fig. 27-1)**. Entre 3 e 5% são encontrados nos núcleos da base. Raramente, as células neoplásicas infiltram de forma difusa no cérebro e nos espaços perivasculares, um processo chamado encefalite carcinomatosa.

Somente 15% das metástases são encontradas no cerebelo. Mesencéfalo, ponte e bulbo são locais incomuns (especialmente para lesões solitárias) e representam menos de 1% das metástases.

Outros locais raros incluem o plexo coroide, o epêndima ventricular, a hipófise/haste hipofisária e a coroide retiniana.

**Tamanho e número.** Embora as metástases parenquimatosas variem em tamanho, de implantes microscópicos a alguns centímetros de diâmetro, a maioria possui entre poucos milímetros e 1,5 centímetros. Grandes metástases hemisféricas são raras. Em contraste, as metástases do crânio e da dura podem se tornar bastante volumosas.

Aproximadamente metade de todas as metástases são lesões solitárias, e outra metade é múltipla. Cerca de 20% dos pacientes possuem duas lesões, 30% possuem três ou mais, e somente 5% possuem mais do que cinco lesões.

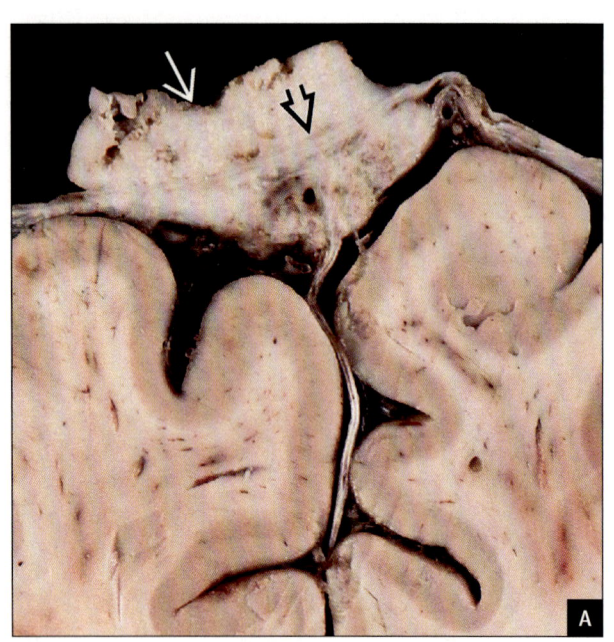

**27-5A** Tumor metastático ➡ penetra a dura ➡ e invade o seio sagital superior. O crânio sobrejacente (não mostrado) estava acometido.

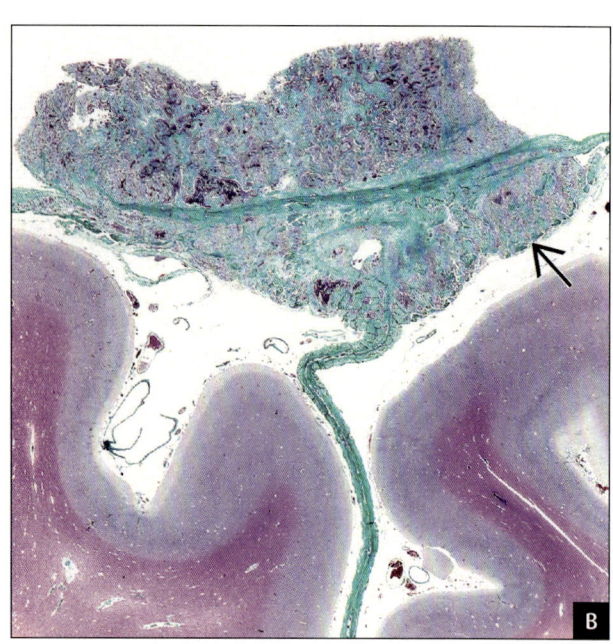

**27-5B** Fotomicrografia de baixa magnificação mostra que o aspecto endocraniano do tumor envolve tanto a dura quanto a aracnoide subjacente ➡. (Cortesia de P. Burger, MD.)

PATOLOGIA MACROSCÓPICA. O aspecto das metástases na patologia macroscópica varia de acordo com o local do tumor.

*Metástases parenquimatosas.* As metástases parenquimatosas são lesões arredondadas e relativamente distintas **(Fig. 27-2)**. Edema peritumoral, necrose e efeito expansivo variam de nenhum a acentuados. Com a exceção do melanoma melanocítico, que é preto, a maioria é amarronzada ou branco-acinzentada. Alguns adenocarcinomas produtores de mucina possuem um aspecto gelatinoso.

A distribuição espacial das metástases parenquimatosas não é uniforme, sugerindo que a vulnerabilidade para as metástases pode diferir entre as regiões do cérebro. Por exemplo, os lobos parietais e occipitais são os locais mais comuns para câncer de pulmão de não pequenas células. A hemorragia também varia com o tipo de tumor. Melanomas, carcinomas de células renais e coriocarcinomas são mais propensos a desenvolverem hemorragias intratumorais. Por exemplo, em comparação com o câncer de pulmão, o melanoma possui uma probabilidade cinco vezes maior de sangrar.

Metástases parenquimatosas difusamente infiltrativas são raras. Quando ocorrem, elas podem ser indistinguíveis de astrocitomas anaplásicos ou glioblastomas multiformes. O carcinoma pulmonar de pequenas células é o tumor mais comum a causar infiltração pseudogliomatosa.

*Metástases cranianas/durais.* Metástases na calota e na base do crânio podem ser lesões bem delimitadas ou difusamente destrutivas e de margens indefinidas **(Figs. 27-3 e 27-4)**. Tumores de cabeça e pescoço que se estendem para o interior do crânio por invasão geográfica direta geralmente causam significativa destruição óssea local.

As metástases durais costumam ocorrer em combinação com lesões cranianas adjacentes, apresentando-se como nódulos focais ou folhas de tumor mais difusas e em placas **(Figs. 27-5, 27-6, 27-7 e 27-8)**. Metástases durais sem o envolvimento do crânio são menos comuns.

*Metástases leptomeníngeas.* O termo "metástase leptomeníngea", na verdade, descreve as metástases para os espaços subaracnoides e a pia. A opacificação difusa das leptomeninges com revestimento em aspecto de açúcar é típica **(Fig. 27-9)**. A infiltração dos espaços perivasculares (de Virchow-Robin) com extensão para o córtex adjacente é comum **(Fig. 27-10)**.

CARACTERÍSTICAS MICROSCÓPICAS. Embora as metástases possam demonstrar mitoses mais acentuadas e elevados índices de proliferação em comparação com a sua fonte primária, elas preservam as mesmas características celulares.

Algumas metástases são mais difíceis do que outras para se caracterizar nos estudos histopatológicos-padrão. A caracterização imuno-histoquímica e novos testes baseados em microRNA podem identificar o tecido tumoral de origem na maioria desses casos.

---

**METÁSTASES DO SNC: PATOLOGIA**

**Localização**
- Adultos
  - Cérebro (80%, hemisférios cerebrais >> cerebelo)
  - Crânio/dura (15%)
  - Pia ("leptomeníngea"), LCS (5%)
  - Outros (1%)

*(continua)*

*(continuação)*
- Crianças
  - Crânio/dura >> parênquima cerebral

**Tamanho**
- Metástases parenquimatosas
  - Microscópicas a poucos centímetros (a maioria 0,5 a 1,5 cm)
- Metástases para crânio/dura
  - Variável; podem se tornar muito grandes

**Número**
- Solitária (50%)
- Duas lesões (20%)
- Três lesões ou mais (30%)
  - Somente 5% possuem mais de cinco lesões

**Patologia macroscópica**
- Arredondadas, bem circunscritas >> infiltrativas
- Edema, necrose e hemorragia variáveis

**Características microscópicas**
- Preservam as características gerais do tumor primário
- Podem ter mais mitoses e índices proliferativos mais elevados

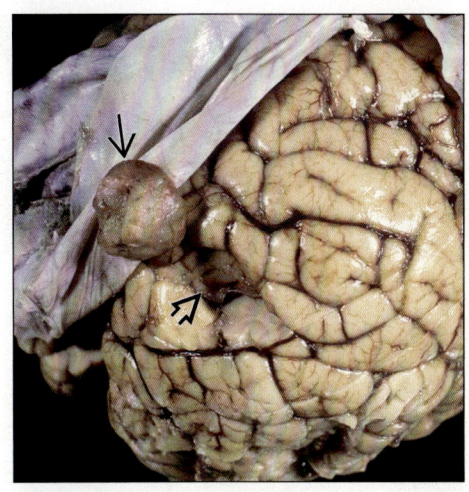

**27-6** Metástase dural solitária ➡ indenta o cérebro ➡ e possui aspecto idêntico ao de um meningioma. (Cortesia de R. Hewlett, MD.)

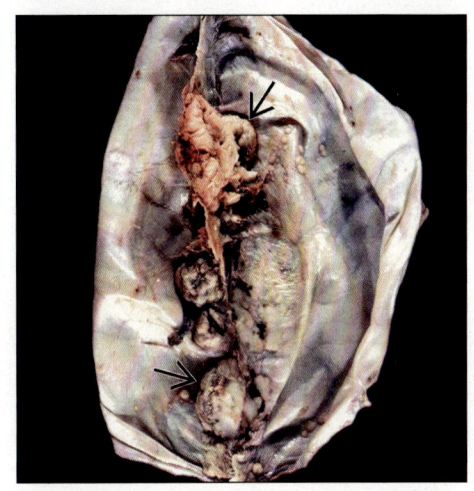

**27-7** Múltiplas metástases durais de carcinoma de mama ➡. (Cortesia de B. Horten, MD.)

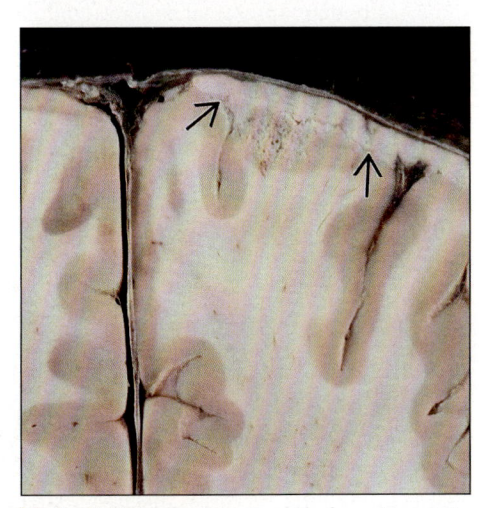

**27-8** Metástase na dura-aracnoide de um tumor primário de próstata oblitera o espaço subaracnoide e se estende para a superfície pial do cérebro ➡. (Cortesia de P. Burger, MD.)

## Aspectos clínicos

**DEMOGRAFIA.** Conforme os tratamentos para os cânceres sistêmicos melhoram, os pacientes vivem por mais tempo e a incidência de metástases cerebrais continua a crescer.

Hoje, até 40% dos pacientes com cânceres sistêmicos tratados eventualmente desenvolvem metástases cerebrais. A incidência possui forte relação com a idade, variando de menos de 1:100.000 em pacientes com menos de 25 anos a mais de 30:100.000 aos 60 anos.

O pico de prevalência acontece em pacientes com mais de 68 anos. Somente 6 a 10% das crianças com malignidades extracranianas desenvolvem metástases cerebrais.

As metástases para o crânio e a dura possuem uma distribuição bimodal. Existe um pico menor em crianças e um pico muito maior em adultos de meia-idade e mais velhos. A idade média é de 50 anos, com viés devido aos casos pediátricos e mulheres jovens com neoplasias agressivas de mama.

**APRESENTAÇÃO.** Os sintomas variam conforme o tamanho do tumor. Crises convulsivas e déficits neurológicos focais são os sintomas de apresentação mais comuns das metástases parenquimatosas. Metade de todos os pacientes com metástases para crânio/dura apresentam cefaleia. Crises convulsivas, déficits sensitivos ou motores, neuropatia de pares cranianos ou massa palpável sob o couro cabeludo também são outros sintomas comuns.

**HISTÓRIA NATURAL.** A história natural das metástases parenquimatosas é grave. O aumento progressivo e inexorável tanto no número quanto no tamanho das metástases é típico.

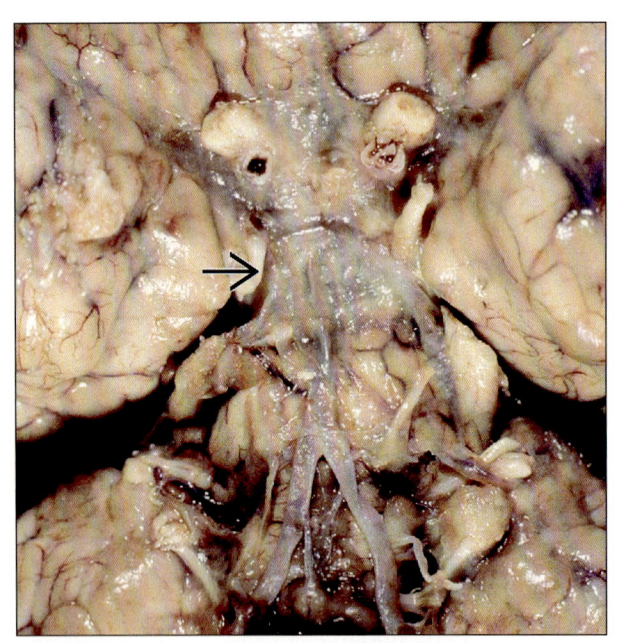

**27-9** Metástases pia-aracnoides ("leptomeníngeas") revestindo o cérebro e preenchendo as cisternas subaracnoides da base →. (Cortesia de R. Hewlett, MD.)

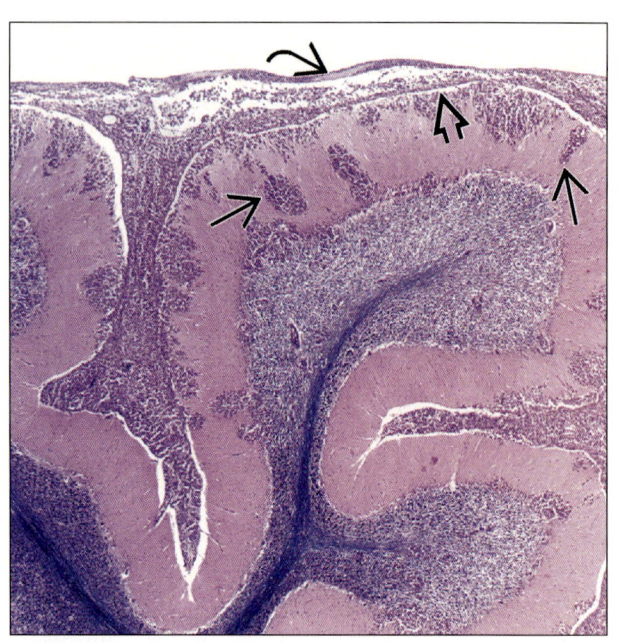

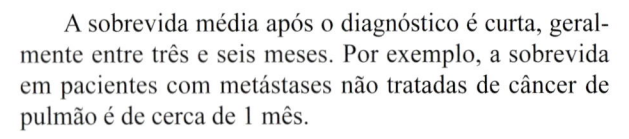

**27-10** Metástases preenchendo o espaço subaracnoide entre a aracnoide ⤳ e a superfície pial do cérebro ⇨, estendendo-se ao longo dos espaços perivasculares para o interior do córtex →. (Cortesia de P. Burger, MD.)

A sobrevida média após o diagnóstico é curta, geralmente entre três e seis meses. Por exemplo, a sobrevida em pacientes com metástases não tratadas de câncer de pulmão é de cerca de 1 mês.

OPÇÕES DE TRATAMENTO. Os objetivos do tratamento são a prevenção/paliação dos sintomas, a melhora da qualidade de vida e o aumento da sobrevida. Ressecção cirúrgica, radiocirurgia estereotáxica fracionada, radioterapia total do cérebro e quimioterapia são opções comuns.

A escolha do tratamento varia com o número e a localização das metástases. Os pacientes com metástases solitárias podem apresentar melhor qualidade de vida e sobrevida um pouco mais prolongada após a ressecção cirúrgica e/ou a radiocirurgia estereotáxica.

## Imagem

Os achados de imagem e diagnósticos diferenciais variam com a localização das metástases. Cada localização anatômica possui características especiais; cada uma delas será discutida a seguir.

### Metástases parenquimatosas

### Terminologia

As metástases parenquimatosas são implantes tumorais secundários que acometem o parênquima cerebral. O tumor nos espaços perivasculares (de Virchow-Robin) também está incluído na nossa discussão sobre metástases parenquimatosas; as metástases intraventriculares (ependimárias e de plexo coroide) são abordadas na seção sobre outras metástases (ver a seguir).

### Imagem

A tomografia computadorizada (TC) e a ressonância magnética (RM) convencionais são as modalidades mais utilizadas para a detecção das metástases cerebrais e a monitoração do tratamento.

ACHADOS DE TC. Tanto as reconstruções para partes moles quanto para ossos devem ser realizadas, uma vez que lesões sutis da calota craniana podem ser facilmente negligenciadas. As reconstruções para partes moles devem ser analisadas com janela estreita e intermediária ("subdural") **(Fig. 27-11)**.

*TC sem contraste.* A maioria das metástases é iso a levemente hipodensa em relação à substância cinzenta **(Fig. 27-12A)**. Na ausência de edema ou hemorragia intratumoral, até mesmo metástases moderadamente volumosas podem ser invisíveis nos exames de TC sem contraste. Com exceção das metástases tratadas, calcificações são raras.

Às vezes, a primeira manifestação de uma metástase intracraniana é um sangramento cerebral catastrófico. As metástases subjacentes não são causas incomuns de hemorragia intracraniana espontânea em adultos mais velhos **(Fig. 27-13)**.

*TC com contraste.* A maioria das metástases parenquimatosas realça intensamente após a administração de meio de contraste **(Fig. 27-12B)**. Aquisições tardias com dose dupla podem aumentar a conspicuidade das lesões. Padrões de impregnação sólido, puntiforme, nodular ou anelar podem ser observados.

ACHADOS DE RM.
*Ponderação T1.* A maioria das metástases é iso a levemente hipointensa em T1 **(Fig. 27-14A)**. A exceção são

Metástases e síndromes paraneoplásicas **757**

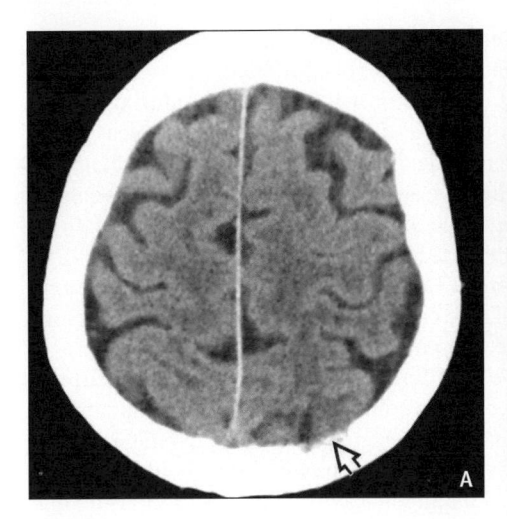

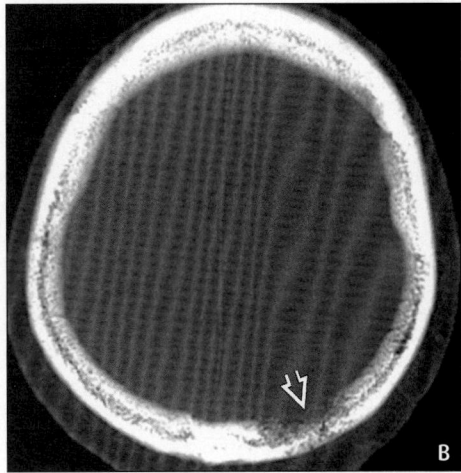

**27-11A** Corte de TC sem contraste em um homem de 64 anos com cefaleia e sem déficits neurológicos focais não demonstra anormalidades no parênquima cerebral. Uma sutil irregularidade na porção posterior do osso parietal esquerdo ⇨ pode ser notada na reconstrução para partes moles (80 UH).
**27-11B** A reconstrução com algoritmo para osso mostra uma lesão permeativa e destrutiva solitária que se estende por meio das tábuas interna e externa da calota craniana ⇨. Metástase de carcinoma de pulmão.

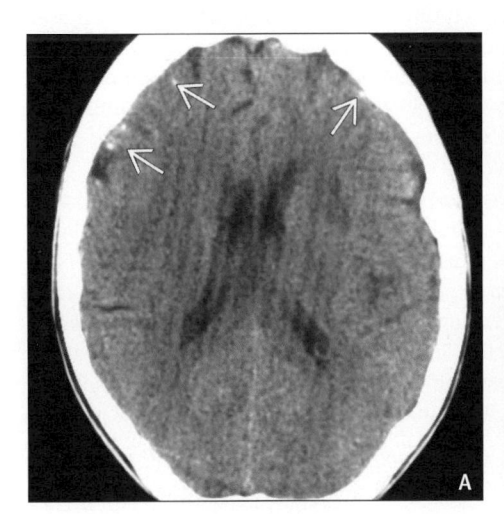

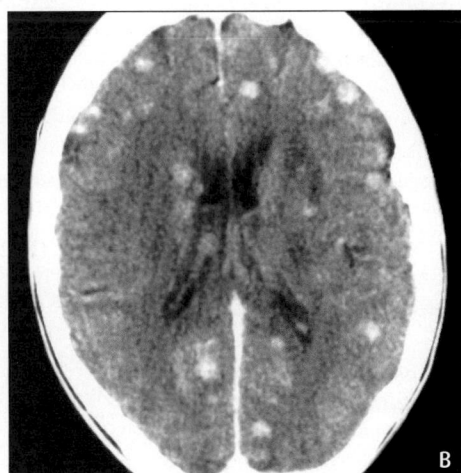

**27-12A** Corte axial de TC sem contraste em uma mulher de 63 anos com carcinoma de mama já conhecido demonstra algumas hiperdensidades bifrontais ⇨.
**27-12B** A TC com contraste mostra inúmeras metástases com realce, a maioria das quais eram isodensas e completamente invisíveis no estudo pré-contraste.

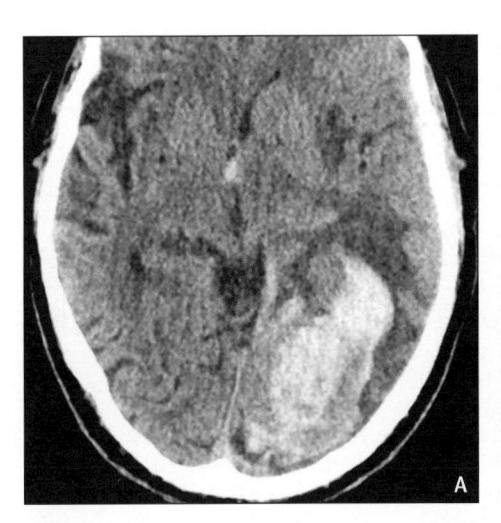

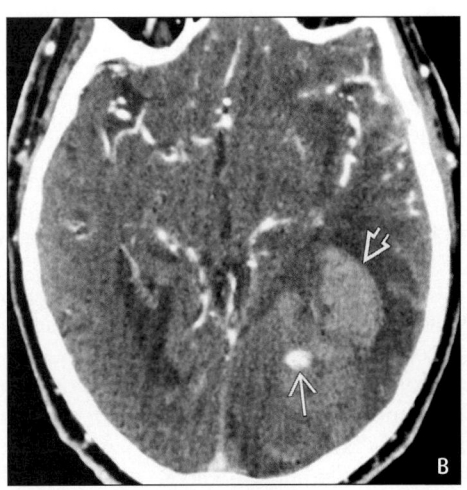

**27-13A** Um homem de 80 anos compareceu ao Pronto Atendimento com queixa de "derrame". A TC sem contraste mostra um volumoso hematoma heterogeneamente hiperdenso-parieto-occipital à esquerda.
**27-13B** Um estudo de perfusão por TC (não mostrado) e uma ATC foram realizados. A ATC demonstra um sinal da "mancha" (*spot sign*) de acúmulo de contraste ⇨ no interior do hematoma em expansão ⇨. O diagnóstico pré-operatório foi de hemorragia hipertensiva com sangramento de pseudoaneurisma. Um adenocarcinoma com sangramento ativo, de sítio primário desconhecido, foi identificado na cirurgia.

as metástases de melanoma, as quais possuem um encurtamento T1 intrínseco e, portanto, apresentam-se moderadamente hiperintensas **(Fig. 27-15)**. As metástases hemorrágicas subagudas demonstram intensidade de sinal heterogênea e desordenada, frequentemente com focos misturados de hiper e hipointensidade em T1 de aspecto bizarro **(Fig. 27-16)**.

*T2/FLAIR.* A intensidade de sinal em T2 varia dependendo do tipo de tumor, celularidade da lesão, presença de resíduos hemorrágicos e quantidade de edema peritumoral. Muitas metástases são neoplasias muito celulares com elevadas razões núcleo/citoplasma e, portanto, possuem aspecto hipointenso em T2/FLAIR **(Figs. 27-14B e 27-14C)**. Exceções incluem tumores mucinosos, metástases císticas e tumores com grandes quantidades de necrose central, os quais podem apresentar moderada hiperintensidade.

Algumas metástases hiperintensas demonstram pouco ou nenhum edema circunjacente. Múltiplas pequenas metástases hiperintensas ("metástases miliares") podem ser confundidas com doença de pequenos vasos, a não ser que seja administrado meio de contraste.

*T2\*.* Os produtos sanguíneos e a melanina contêm íons metálicos, incluindo ferro, cobre, manganês e zinco. Tanto a hemorragia subaguda quanto a melanina causam acentuada queda de sinal (artefato de susceptibilidade magnética) nas imagens ponderadas em T2\* (GRE, SWI) **(Figs. 27-16 e 27-19)**. Quase 75% das metástases de melanoma apresentam hiperintensidade em T1 ou efeitos de susceptibilidade; 25% apresentam os dois. Metástases não melanóticas não hemorrágicas não se tornam hipointensas em T2\* **(Fig. 27-15)**.

*T1 pós-contraste.* Quase todas as metástases não hemorrágicas realçam após a administração de meio de contraste **(Fig. 27-14D)**. Os padrões variam de impregnação sólida e uniforme a nodular, "cisto + nódulo" e anelar **(Figs. 27-17 e 27-18)**. Múltiplas metástases no mesmo paciente podem exibir diferentes padrões **(Fig. 27-16)**.

Estudos longitudinais demonstraram que, em pacientes mais velhos, hiperintensidades multifocais identificadas nas ponderações T2/FLAIR que não realçam após a administração de meio de contraste quase nunca se revelam metástases.

A conspicuidade das metástases pode ser aumentada nas imagens em T1 pós-contraste com supressão de gordura e sequências com transferência de magnetização. Descreveu-se um aumento da sensibilidade com o uso de dose dupla ou mesmo tripla de contraste, porém não é uma prática rotineira. A sequência T2/FLAIR pós-contraste é uma nova técnica que aumenta a sensibilidade em comparação às sequências de inversão da recuperação (IR) pós-contraste e gradiente-espoliada (FSPGR) preparada com inversão da recuperação.

*Difusão.* Com exceção das neoplasias altamente celulares, como o meduloblastoma e o linfoma, a maioria dos tumores cerebrais *primários* não apresenta restrição à difusão. O comportamento das metástases nas sequências ponderadas em difusão da água é imprevisível. As metástases de adenocarcinomas bem diferenciados tendem a ser hipointensas (sem restrição), enquanto carcinomas neuroendócrinos mais agressivos de pequenas e grandes células são hiperintensos na difusão **(Fig. 27-17A)**. Os valores de coeficiente de difusão aparente (ADC) refletem a celularidade do tumor de modo inverso, ou seja, baixo ADC indica alta celularidade.

A sequência DTI com a combinação de anisotropia fracionada (FA) e cálculos de ADC pode ser útil na distinção entre metástases e glioblastoma.

*Perfusão.* A diferenciação entre tumores primários e metástases cerebrais solitárias usando a perfusão por RM (pRM) é controversa. Alguns estudos sugerem que a acurácia diagnóstica da RM – incluindo o cálculo do rCBV – é melhor para a graduação das neoplasias gliais do que na diferenciação entre gliomas de alto grau e metástases parenquimatosas.

*Espectroscopia de prótons.* Sinal proeminente de lipídeos é o pico dominante na espectroscopia da maioria das metástases cerebrais. Entretanto, o sinal dos lipídeos também é comum em muitos processos celulares, incluindo inflamação e necrose. A colina costuma estar elevada, e a Cr está reduzida ou ausente na maior parte das metástases.

*RM molecular.* Alguns meios de contraste de RM têm como alvos específicos marcadores como a molécula de adesão de células vasculares endoteliais-1 (VICAM-1), que possuem expressão aumentada nos vasos associados às metástases cerebrais. O uso dessas substâncias pode permitir a detecção precoce de micrometástases antes que as lesões se tornem evidentes nas sequências-padrão com realce pelo gadolínio.

**ACHADOS DE MEDICINA NUCLEAR.** Embora possua eficiência para a determinação da doença sistêmica, a tomografia por emissão de pósitrons (PET-TC) padrão subestima pacientes com metástases cerebrais e deixa de demonstrar várias lesões facilmente detectadas na RM padrão. Resultados preliminares com o uso de novos agentes, como o F18-DOPA, são promissores na detecção de recidiva da doença após o tratamento cirúrgico e/ou radioterapia.

## Diagnóstico diferencial

O diagnóstico diferencial das metástases parenquimatosas varia com os achados de imagem. O principal diagnóstico diferencial para as metástases com realce puntiforme e anelar é o abscesso. Os **abscessos** e os **êmbolos sépticos** em geral têm restrição à difusão da água e demonstram aminoácidos e lactato elevados na espectroscopia de prótons.

Às vezes, o **glioblastoma multiforme** (GBM) pode simular metástases parenquimatosas, especialmente um GBM multifocal com lesões metacrônicas ou disseminação tumoral do cérebro para o cérebro. O GBM solitário tende a ser infiltrativo, enquanto as metástases são quase sempre arredondadas e relativamente bem delimitadas.

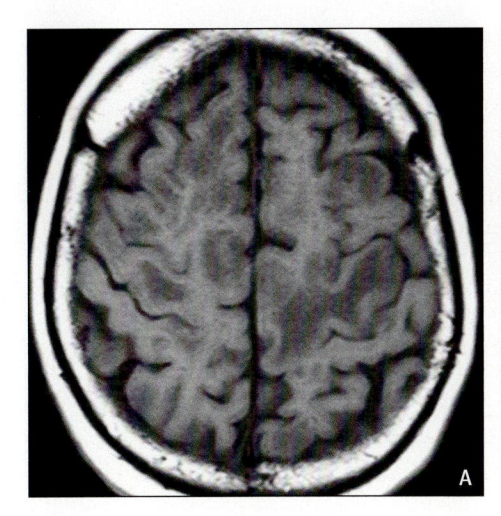

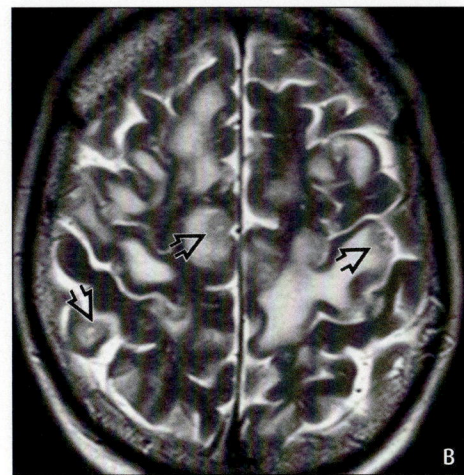

**27-14A** Imagem ponderada em T1 em um homem de 63 anos com carcinoma urotelial e um exame normal há seis meses, que apresentou crise convulsiva. Múltiplas hipointensidades são observadas na SB subcortical dos hemisférios cerebrais.
**27-14B** Nódulos iso a levemente hiperintesos nas interfaces SB-SC ⇒ estão circundados por edema nessa imagem ponderada em T2.

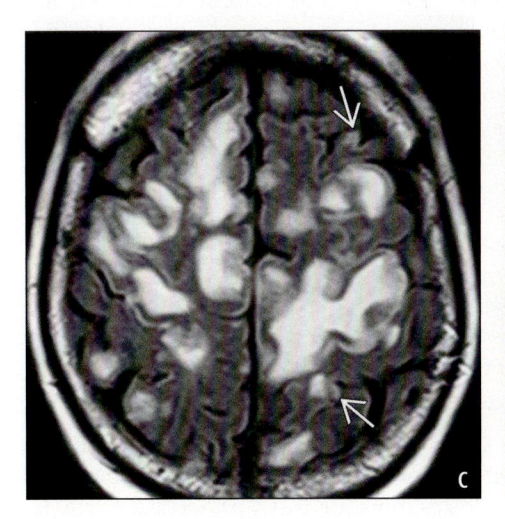

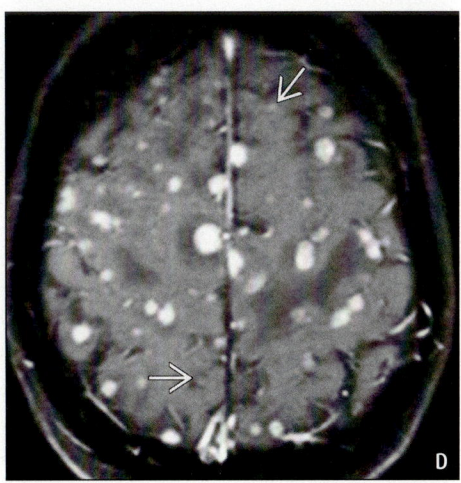

**27-14C** Os nódulos são hiperintensos em FLAIR. Pequenas lesões adicionais na junção córticossubcortical são observadas ⇒.
**27-14D** As lesões realçam intensamente na sequência T1 pós-contraste. Vários diminutos focos de realce ⇒ que não foram observados em T2/FLAIR são identificados.

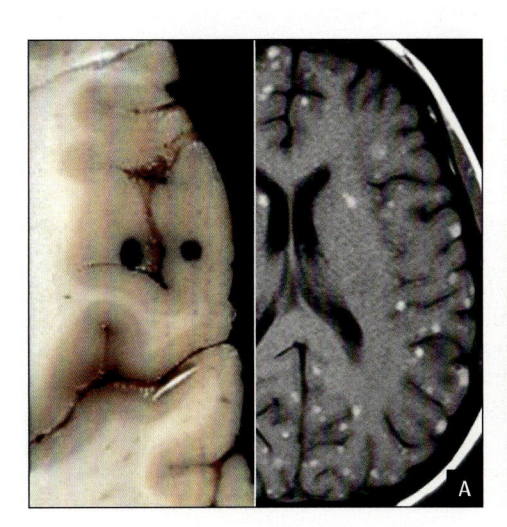

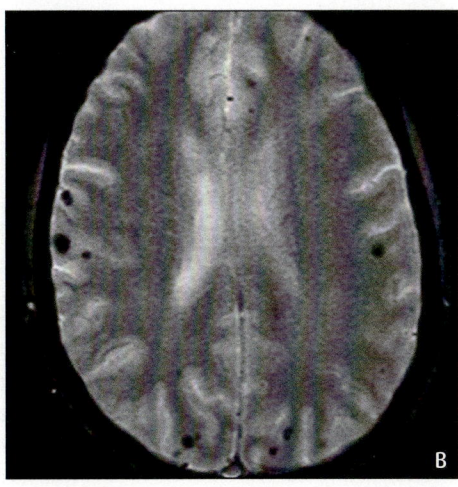

**27-15A** (Esquerda) Espécime de necropsia mostra típicos nódulos negros e arredondados no córtex e nas interfaces SB-SC característicos de melanoma metastático. (Direita) Imagem ponderada em T1 em um paciente com melanoma metastático mostra inúmeras metástases hiperintensas.
**27-15B** Imagem ponderada em T2* GRE no mesmo paciente mostra que somente algumas das metástases visíveis em T1 apresentam artefatos de susceptibilidade magnética, indicando que a maior parte do encurtamento T1 é secundário à melanina, e não hemorragia subaguda.

**27-16A** Imagem ponderada em T1 em outro paciente com melanoma metastático demonstra três metástases, cada uma com um aspecto diferente. Uma ⇒ apresenta hemorragia em diferentes idades, lembrando uma malformação cavernomatosa. A segunda apresenta necrose central ⇒, e a metástase infundibular ⇒ é isointensa à substância branca.
**27-16B** Imagem em plano pouco mais superior no mesmo paciente mostra hemorragia com nível líquido-líquido ⇒ na metástase necrótica.

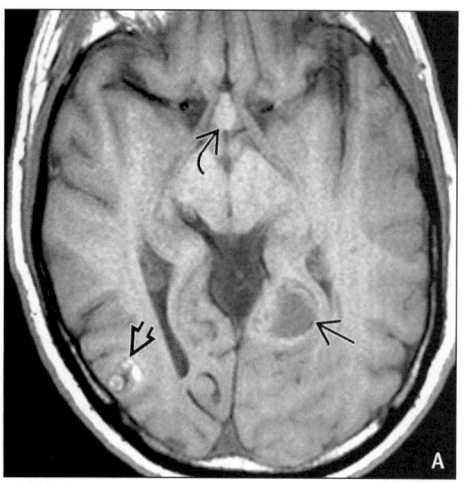

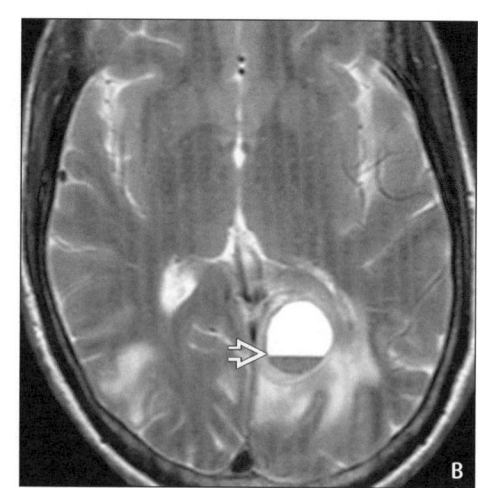

**27-16C** A ponderação T2* GRE mostra artefato de susceptibilidade magnética circundando a borda da metástase necrótica ⇒, enquanto a outra lesão hemorrágica ⇒ apresenta perda de sinal quase homogênea.
**27-16D** Imagem na sequência T1 pós-contraste mostra que a metástase infundibular ⇒ apresenta realce intenso e uniforme. A metástase necrótica demonstra uma configuração de "cisto + nódulo" ⇒, enquanto a metástase hemorrágica menor apresenta um pequeno anel de impregnação ⇒.

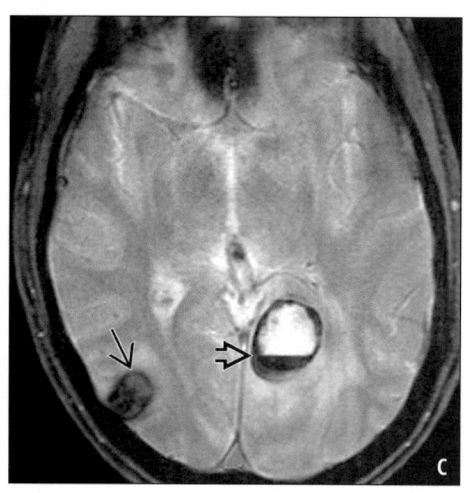

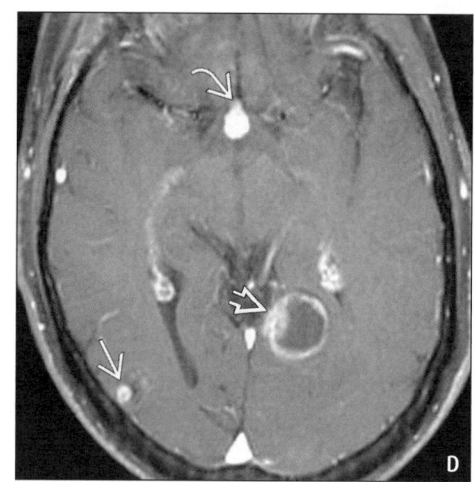

**27-17A** Dois casos incomuns demonstram aspectos variantes das metástases. Metástases de carcinoma de pulmão em um paciente idoso apresentam-se como hiperintensidades em T2 inespecíficas ⇒, porém apresentam realce puntiforme e anelar na sequência T1 pós-contraste ⇒. Algumas demonstram restrição à difusão ⇒.
**27-17B** (Esquerda) A imagem em T2 mostra uma lesão infiltrativa, cística e hemorrágica ⇒. (Direita) A sequência T1 pós-contraste mostra bizarro realce anelar multiloculado ⇒. O diagnóstico pré-operatório foi de GBM. Metástase de câncer de mama foi encontrada na cirurgia.

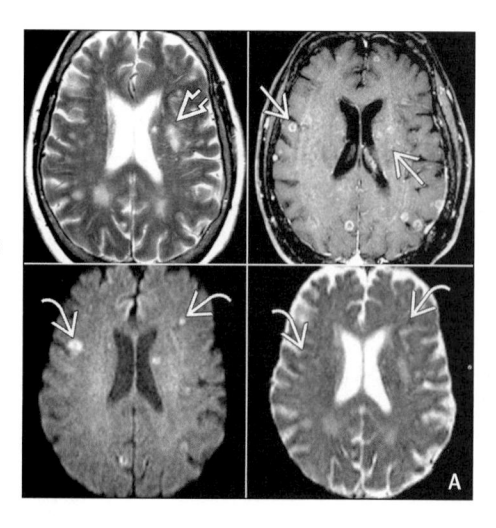

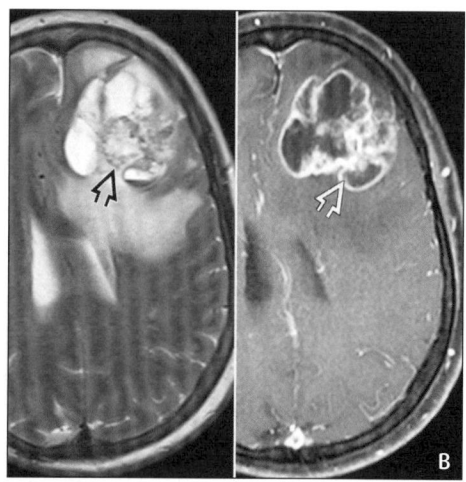

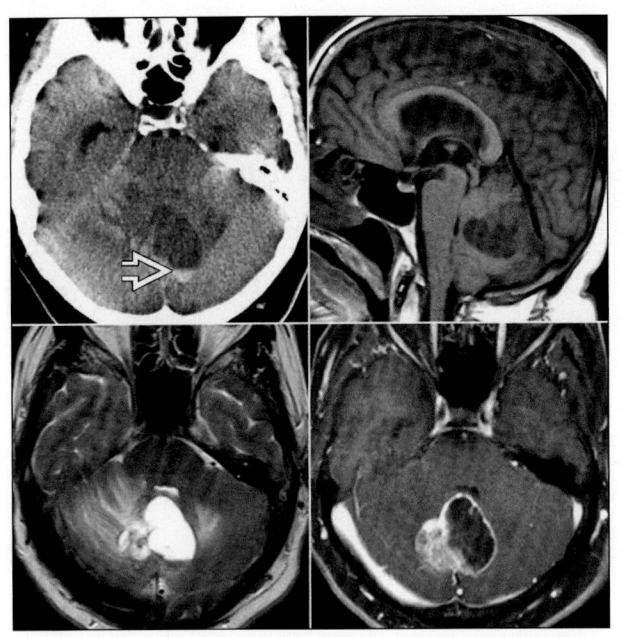

**27-18** Um homem de 63 apresentou intensa cefaleia e papiledema. A TC sem contraste mostra uma massa solitária com hemorragia na fossa posterior ➡. As imagens de RM mostram um padrão de "cisto + nódulo". Adenocarcinoma de sítio primário desconhecido.

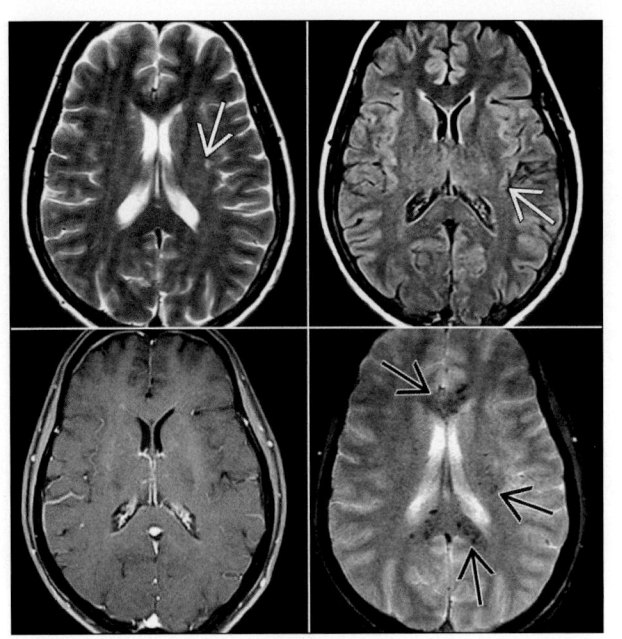

**27-19** Ocasionalmente, as metástases se apresentam como encefalopatia inespecífica. As imagens em T2/FLAIR mostram algumas hiperintensidades esparsas na SB ➡. Não há realce definido em T1 pós--contraste, múltiplos focos de susceptibilidade magnética em T2* ➡. Metástases de câncer de mama.

GBMs costumam ser solitários e localizados na substância branca profunda cerebral, enquanto 50% das metástases são múltiplas, ocorrendo nas interfaces entre as substâncias branca e cinzenta.

Os tumores cerebrais primários infratentoriais são raros em adultos. Não importa como são os achados de imagem, *uma massa cerebelar solitária em um adulto de meia-idade ou mais velho deve ser considerada uma metástase até que se prove o contrário*. Mesmo com um aspecto de "cisto + nódulo", o qual é clássico para **hemangioblastoma**, metástases ainda devem estar no topo da lista de diagnósticos diferenciais.

Tanto metástases quanto **múltiplos infartos embólicos** compartilham uma predileção pelas "zonas de fronteira" arteriais e a interface entre as substâncias branca e cinzenta. A maioria dos infartos agudos restringe intensamente a difusão da água e raramente demonstra um padrão de realce anelar na sequência T1 pós-contraste. Infartos crônicos e **doença microvascular de pequenos vasos** são hiperintensos em T2 e não impregnam após a administração do meio de contraste.

A **esclerose múltipla** (EM) ocorre em pacientes mais jovens e está preferencialmente localizada na substância branca periventricular profunda. Um padrão de realce anelar incompleto ou em "ferradura" é mais característico de EM e outras doenças desmielinizantes do que de metástases.

Múltiplos **angiomas cavernosos** podem simular metástases hemorrágicas. As metástases hemorrágicas em geral demonstram evolução desordenada dos produtos sanguíneos e um anel de hemossiderina incompleto.

---

### METÁSTASES PARENQUIMATOSAS: IMAGEM

**TC**
- Densidade variável (a maioria iso a hipodensa)
- A maior parte realça na TC com contraste
- Reconstrução com filtro ósseo para pesquisa de metástases na calota e na base do crânio

**Ponderação T1**
- Maioria das metástases: iso a levemente hipointensas
- Metástases de melanoma: hiperintensas
- Metástases hemorrágicas: heterogeneamente hiperintensas

**T2/FLAIR**
- Varia com o tipo de tumor, celularidade e hemorragia
- Mais comum: iso a levemente hiperintensas
- Podem se assemelhar a doença de pequenos vasos

**T2***
- Artefatos de susceptibilidade com sangue subagudo e melanina

**T1 pós-contraste**
- Quase todas as metástases não hemorrágicas realçam intensamente
- Sólido, puntiforme, anelar, "cisto + nódulo"

**Difusão**
- Variável; mais comum: sem restrição
- Metástases altamente celulares podem restringir

**Espectroscopia de prótons**
- Característica mais proeminente: pico de lipídeos
- Colina elevada, Cr reduzida ou ausente

*(continua)*

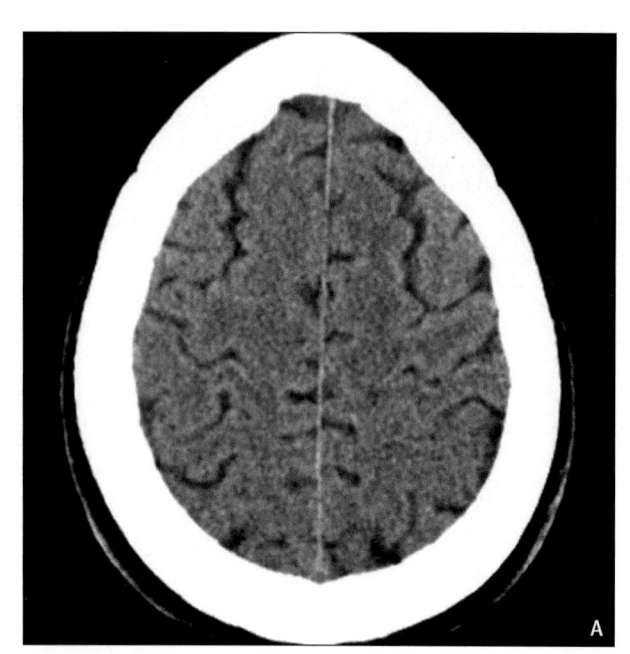

**27-20A** Corte de TC sem contraste com reconstrução com filtro para partes moles em janela para partes moles (80 UH) não mostra anormalidades nesse homem de 53 anos com cefaleia.

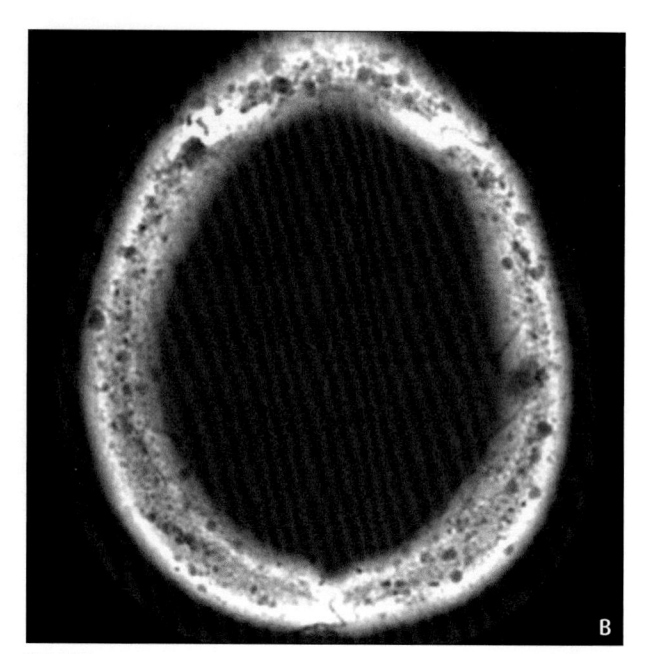

**27-20B** A reconstrução com filtro ósseo demonstra inúmeras lesões líticas bem definidas na calota craniana. Mieloma múltiplo.

---

*(continuação)*

**Diagnóstico diferencial**
- Mais comum: abscessos, êmbolos sépticos
- Menos comum
  - Glioblastoma multiforme
  - Múltiplos infartos embólicos
  - Doença de pequenos vasos (microangiopatia)
  - Doença desmielinizante
  - Múltiplas malformações cavernomatosas

---

## *Metástases cranianas e durais*

### Terminologia

O termo "crânio" refere-se tanto à calota quanto à base. Como não é possível distinguir entre o envolvimento neoplásico da camada periosteal e da camada meníngea da dura, iremos nos referir a estas camadas em conjunto como "dura". A aracnoide – camada mais externa das leptomeninges – adere-se à dura, portanto quase sempre também está acometida quando o tumor a invade. Para fins de discussão, essas estruturas são referidas em conjunto como dura-aracnoide.

### Visão geral

O crânio e a dura são o segundo local mais comum de metástases no SNC provindas de tumores primários extracranianos. As metástases na calota e na base do crânio podem ocorrer com ou sem acometimento dural.

Em contraste, as metástases durais (MD) sem lesões coexistentes na calota craniana são menos comuns. Entre 8 e 10% dos pacientes com câncer sistêmico avançado possuem MDs. Os tumores de mama (35%) e próstata (15 a 20%) são as fontes mais frequentes. As lesões solitárias são discretamente mais comuns do que MDs múltiplas.

### Imagem

**CARACTERÍSTICAS GERAIS.** As lesões focais solitárias ou múltiplas acometem o crânio, a dura ou ambos. Um padrão menos comum é o espessamento neoplásico difuso da dura-aracnoide, visto como uma camada curvilínea de tumor que segue a tábua interna da calota craniana.

**ACHADOS DE TC.** A avaliação completa requer a reconstrução das imagens *tanto* com filtro de partes moles quanto com filtro ósseo (**Fig. 27-20**). As imagens reconstruídas com filtro para partes moles obscurecem as lesões cranianas, as quais podem se tornar invisíveis, a não ser que sejam utilizados filtros ósseos para reconstrução. Os cortes para partes moles visualizados com janelas ósseas não fornecem detalhes suficientes para a avaliação adequada.

*TC sem contraste.* Grandes metástases durais deslocam o cérebro internamente, deformando a interface entre as substâncias branca e cinzenta medialmente. Hipodensidades no cérebro subjacente sugerem invasão parenquimatosa ou isquemia venosa.

A TC óssea demonstra uma ou mais lesões intraósseas relativamente circunscritas. As lesões permeativas e difusamente destrutivas são o segundo padrão mais comum. Algumas poucas metástases ósseas – a maioria de câncer de próstata ou câncer de mama tratado – podem ser blásticas ou escleróticas.

*Tc com contraste.* O achado mais comum é o de uma massa de partes moles com centro geométrico no espaço

Metástases e síndromes paraneoplásicas    **763**

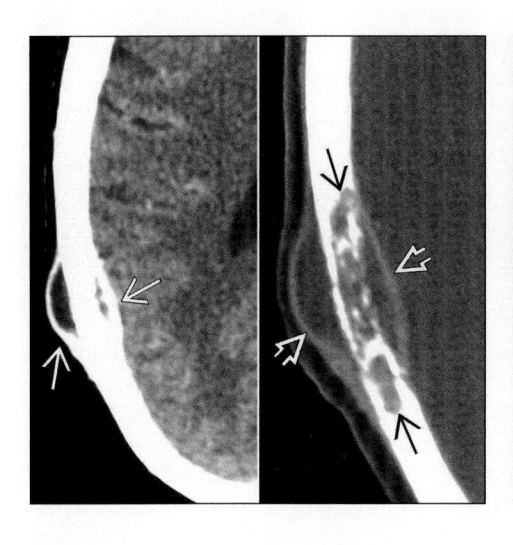

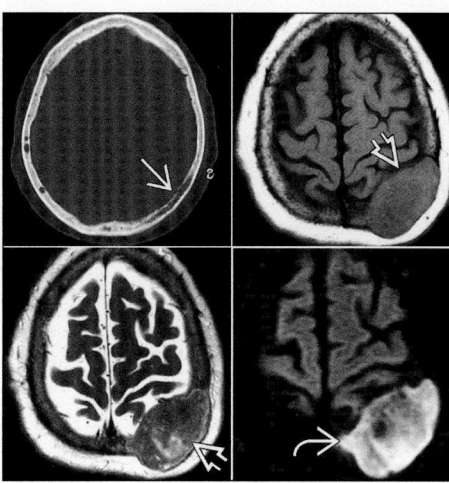

**27-21** (Esquerda) Corte de TC com contraste em janela para partes moles mostra uma lesão ➡ com centro no espaço diploico da calota craniana. (Direita) A janela intermediária mostra a extensão da metástase lítica e destrutiva ➡, delineando melhor os componentes subgaleal e extradural ➡.
**27-22** Carcinoma de mama metastático para o crânio e dura é visto como uma lesão permeativa e destrutiva na diploide parietal esquerda ➡. A lesão é predominantemente isointensa ao cérebro nas ponderações T1 e T2 ➡ e apresenta restrição na difusão ➡.

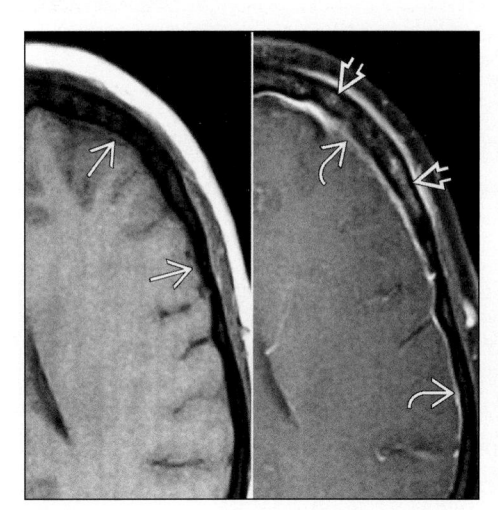

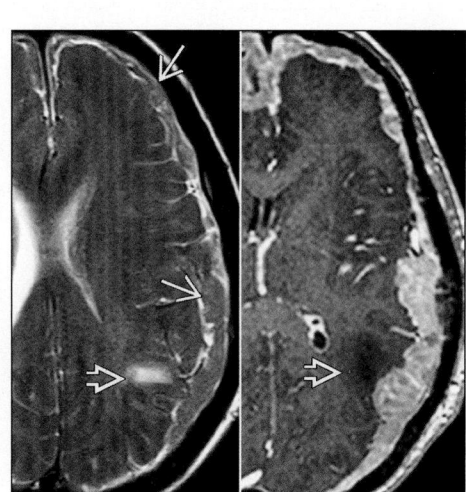

**27-23** (Esquerda) Metástase sutil na dura-aracnoide é observada aqui como um leve espessamento ➡. (Direita) A dura espessada ➡ realça na sequência T1 pós-contraste. As lesões diploicas com impregnação agora podem ser identificadas ➡.
**27-24** Metástases de câncer de próstata espessam a dura e preenchem o espaço subaracnoide ➡. Edema ➡ indica infiltração ao longo dos espaços perivasculares para o interior do parênquima cerebral. (Cortesia de N. Agarwal, MD.)

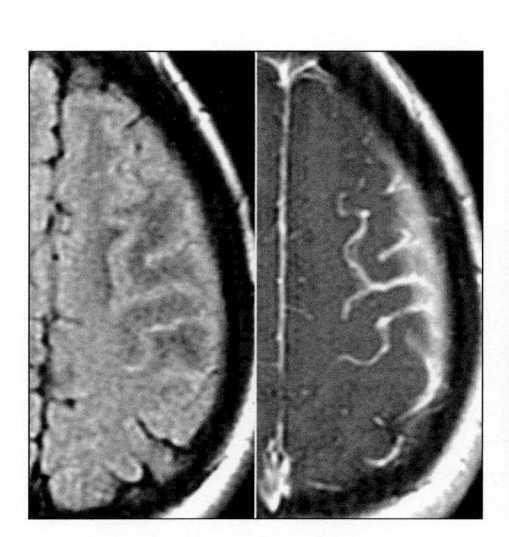

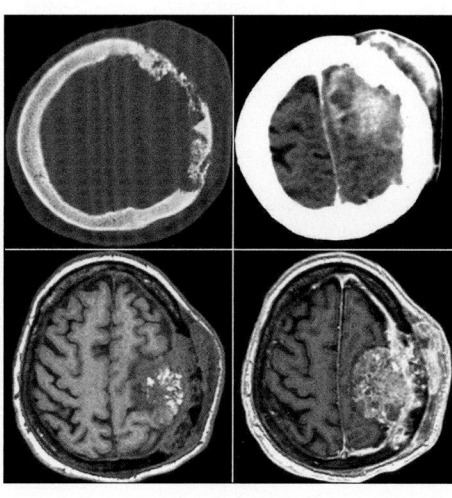

**27-25** Metástase de macroglobulinemia de Waldenström na dura-aracnoide se estende para o espaço subaracnoide e oblitera os sulcos. (Cortesia de P. Hildenbrand, MD.)
**27-26** Extensa metástase na calota craniana, couro cabeludo e dura provinda de um carcinoma de pulmão é ilustrada.

diploico. Um formato biconvexo com extensão tanto subgaleal quanto dural é típico **(Fig. 27-21)**. A maioria das metástases durais realça intensamente.

## Achados de RM.

*Ponderação T1.* A gordura hiperintensa no espaço diploico fornece uma excelente demarcação natural para as metástases cranianas. As metástases substituem a medula amarela hiperintensa e aparecem nas imagens como focos infiltrativos hipointensos **(Fig. 27-22)**. As metástases durais espessam a dura-aracnoide e são tipicamente iso ou hipointensas ao córtex subjacente **(Fig. 27-23, 27-24)**.

*T2/FLAIR.* A maior parte das metástases cranianas são hiperintensas à medula em T2, porém a intensidade de sinal das metástases durais é variável. Hiperintensidade em FLAIR nos sulcos subjacentes sugere disseminação tumoral para a pia-aracnoide **(Fig. 27-25)**. Hiperintensidade no cérebro subjacente está presente em metade de todos os casos e sugere invasão tumoral ao longo dos espaços perivasculares ou comprometimento da drenagem venosa.

*T1 pós-contraste.* Quase 70% das metástases durais estão acompanhadas de metástases no crânio sobrejacente **(Fig. 27-26)**. O envolvimento do couro cabeludo adjacente também é comum. A sequência ponderada em T1 pós-contraste deve ser realizada com saturação do sinal da gordura (T1 C+ FS) para uma delineação otimizada, uma vez que algumas lesões na calota craniana podem realçar apenas o suficiente para tornarem-se isointensas à gordura.

A maior parte das MDs realça intensamente, apresentando-se como massas biconvexas com centro geométrico no espaço diploico adjacente. "Caudas" durais estão presentes em cerca de metade dos casos. Franca invasão tumoral para o interior do cérebro subjacente é observada em um terço dos casos. O espessamento dural pode ser liso e difuso ou nodular e com aspecto de massa.

*Difusão.* Metástases hipercelulares com núcleos aumentados e matriz extracelular reduzida podem apresentar restrição à difusão (hiperintensas) e baixos valores de ADC (hipointensas).

**ACHADOS DE MEDICINA NUCLEAR.** As metástases cranianas são positivas nas aquisições com Tc-99m. As aquisições integradas de PET-TC com fluordesoxiglicose (FDG) possuem um valor preditivo positivo muito elevado para metástases ósseas, incluindo lesões na calota craniana. As lesões durais não são tão bem visualizadas.

## Diagnóstico diferencial

O diagnóstico diferencial das metástases do crânio e dura-aracnoide depende de qual compartimento está envolvido e se lesões solitárias ou múltiplas estão presentes.

O principal diagnóstico diferencial para as metástases cranianas são defeitos cirúrgicos e estruturas normais. Um **defeito cirúrgico**, como um orifício de trepanação ou craniotomia pode ser distinguido de metástase pela história clínica e a presença de defeitos no couro cabeludo sobrejacente. **Lagos venosos, sulcos vasculares, granulações aracnóideas** e, ocasionalmente, até mesmo **suturas** podem simular metástases na calota craniana. As estruturas normais costumam ser bem delimitadas e a dura subjacente está normal.

O **mieloma** pode ser indistinguível de múltiplas metástases líticas no crânio. A **osteomielite** da base do crânio é uma rara, porém letal, infecção que pode se assemelhar a metástases difusas da base do crânio. Os valores de ADC são mais elevados na infecção do que nas neoplasias malignas.

O principal diagnóstico diferencial para metástases solitárias ou multifocais da dura-aracnoide é o **meningioma**. Metástases, especialmente de câncer de mama, podem ser quase indistinguíveis de meningiomas solitários ou múltiplos apenas do ponto de vista de imagem.

O diagnóstico diferencial para o espessamento difuso da dura-aracnoide é muito mais amplo. Paquimeningopatias não neoplásicas, como meningite, hematoma subdural crônico e hipotensão intracraniana podem causar espessamento difuso da dura-aracnoide. O espessamento dural metastático é geralmente, porém não sempre, mais "rugoso e esburacado" **(Figs. 27-23 e 27-24)**.

---

### METÁSTASES NO CRÂNIO E NA DURA-ARACNOIDE

**Características gerais**
- Segundo local mais comum de metástases no SNC
- Crânio isolado ou crânio + dura > > metástase dural isolada
- Metástases "durais" geralmente são na dura e na aracnoide

**TC**
- Uso de reconstruções com filtro de partes moles e osso
- Crânio: lesões líticas permeativas
- Couro cabeludo, dura: massa biconvexa com centro no crânio

**RM**
- T1: metástases substituem a gordura hiperintensa
- T2: maioria das metástases é hiperintensa
- FLAIR: procure por
  - Hiperintensidade nos sulcos subjacentes (sugere tumor na pia/espaço subaracnoide)
  - Hiperintensidade no parênquima (sugere invasão cerebral ao longo dos espaços perivasculares)
- T1 pós-contraste:
  - Uso de sequências com saturação de gordura
  - Lesões no crânio/couro cabeludo/dura podem ser focais ou difusas, realce intenso
  - Sinal da "cauda dural" (50%)
  - Menos comum: espessamento difuso da dura-aracnoide ("rugoso e esburacado" ou liso)
- Difusão: metástases hipercelulares podem apresentar restrição

**Diagnóstico diferencial**
- Metástases cranianas
  - Defeito cirúrgico, lagos venosos/granulações aracnóideas
  - Mieloma
  - Osteomielite
- Metástases durais
  - Meningioma (solitário ou múltiplo)

## *Metástases leptomeníngeas*

A disseminação tumoral leptomeníngea é uma complicação metastática com impacto crescente na oncologia clínica. Recentes avanços no manejo terapêutico foram obtidos, portanto o diagnóstico precoce é crítico para o tratamento otimizado. Além da investigação do LCS, a RM com contraste de todo o neuroeixo é recomendada para a avaliação completa pré-tratamento.

### Terminologia

O termo anatômico "leptomeninges" refere-se à aracnoide e à pia. O termo usado, "metástases leptomeníngeas", é tecnicamente incorreto, uma vez que é empregado para designar o padrão de imagem observado quando o tumor acomete a pia e os espaços subaracnoides **(Fig. 27-27)**. As metástases aracnóideas são quase sempre secundárias ao envolvimento dural e apresentam aspecto bastante diferente **(Fig. 27-28)**.

Para fins desta discussão, as metástases para pia/espaço subaracnoide são referidas como metástases leptomeníngeas (ML). Outros sinônimos incluem carcinomatose meníngea, meningite neoplásica e meningite carcinomatosa.

### Epidemiologia e etiologia

As metástases leptomeníngeas são incomuns, observadas em apenas 5% dos pacientes com **cânceres sistêmicos** **(Fig. 27-9)**. O tumor extracraniano primário que mais causa ML é o câncer de mama. A segunda origem mais comum é o carcinoma pulmonar de pequenas células.

Os tumores primários intracranianos comumente causam ML. Em adultos, os dois mais comuns são o glioblastoma multiforme e o linfoma **(Fig. 27-29)**. As fontes mais comuns de ML na infância são os tumores neuroectodérmicos primitivos (PNETs), meduloblastomas, ependimomas e germinomas.

### Imagem

**Características gerais.** Diferentemente das metástases da dura-aracnoide, que "abraçam" a tábua interna da calota craniana, as metástases leptomeníngeas seguem as superfícies corticais, curvando-se ao longo dos giros e mergulhando nos sulcos. O aspecto geral das aquisições com contraste é como se o LCS "se tornasse branco" **(Fig. 27-29)**.

**Achados de TC.** As imagens de TC sem contraste podem ser normais ou mostrar apenas discreta hidrocefalia. Uma su-

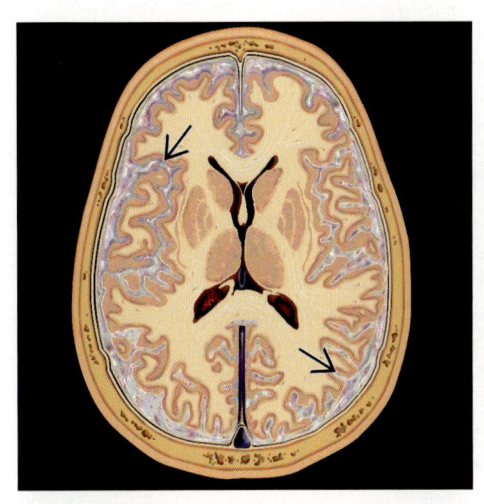

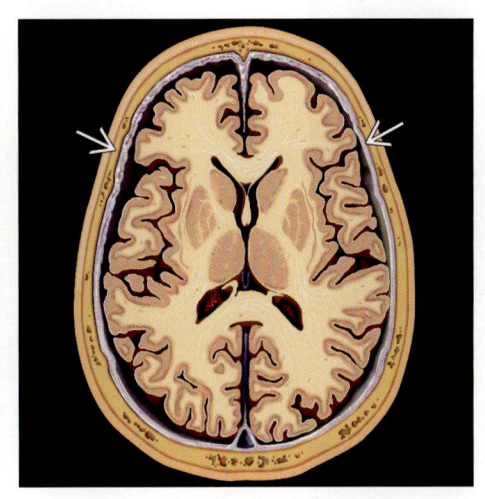

**27-27** Série de duas ilustrações demonstrando a diferença entre os padrões de imagem das metástases na pia-aracnoide ("leptomeníngeas") e na dura-aracnoide em exames contrastados. Esta ilustração mostra as metástases na pia e espaço subaracnoide em branco, cobrindo a superfície cerebral, os sulcos e preenchendo os espaços subaracnoides ➡.

**27-28** Esta ilustração demonstra as metástases na dura-aracnoide como espessamentos curvilíneos que seguem a tábua interna do crânio ➡.

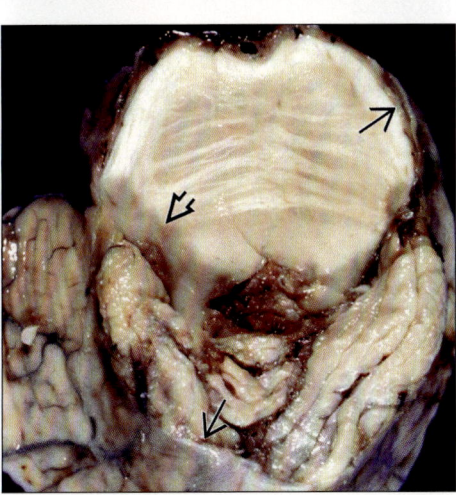

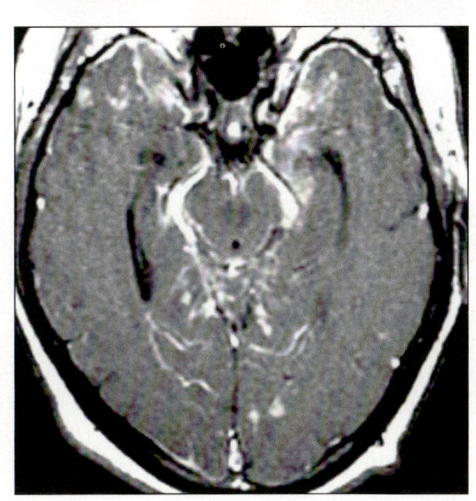

**27-29** Espécime de necropsia mostra metástases leptomeníngeas difusas que parecem "açúcar de confeiteiro" revestindo as superfícies cerebrais ➡ e preenchendo os espaços subaracnoides ➡. Glioblastoma em adultos e meduloblastoma em crianças são causas comuns desse padrão.

**27-30** Imagem na sequência T1 pós-contraste mostra metástases lineares e nodulares difusas de carcinoma de mama revestindo as superfícies cerebrais e preenchendo os espaços subaracnoides.

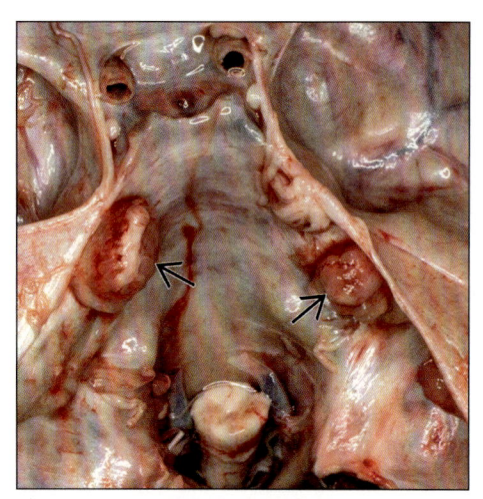

**27-31** Espécime de necropsia mostra metástases bilaterais para os CAI/APC e nos NCs VII e VIII ➡. Carcinoma de cólon. (Cortesia de R. Hewlett, MD.)

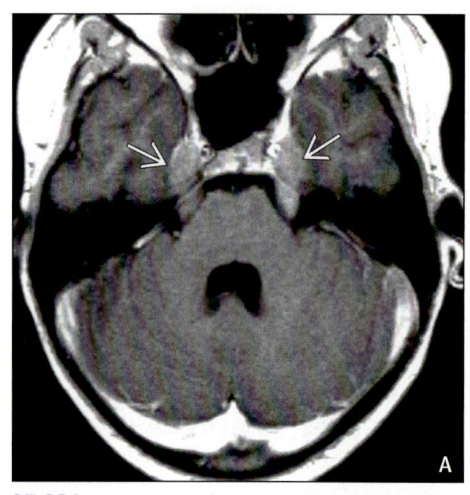

**27-32A** Imagem axial na sequência T1 pós-contraste mostra que os segmentos cisternais e do cavo de Meckel de ambos os nervos trigêmeos estão espessados e com realce ➡.

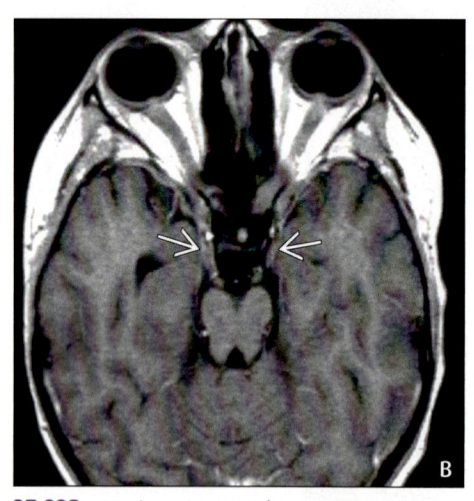

**27-32B** T1 pós-contraste axial no mesmo paciente também mostra que ambos os nervos oculomotores também estão espessados ➡. Leucemia linfoblástica aguda.

til obliteração de sulcos e cisternas com infiltrados quase isodensos pode ser observada substituindo o LCS hipodenso em alguns casos.

As imagens de TC com contraste também podem ser normais. Realce dos sulcos e giros, em especial na base do cérebro, pode ser observada em alguns casos.

**ACHADOS DE RM.** As imagens na ponderação T1 podem ser normais ou demonstrar apenas LCS borrado ou "sujo". A maioria das MLs é hiperintensa em T2 e pode ser indistinguível do LCS normal.

As imagens em FLAIR mostram perda da supressão do LCS, resultando em uma hiperintensidade inespecífica nos sulcos e cisternas. Se há extensão tumoral da pia para os espaços perivasculares, o parênquima cerebral subjacente pode apresentar edema vasogênico hiperintenso.

As imagens em T1 pós-contraste mostram achados semelhantes aos encontrados na meningite. Impregnação lisa ou nodular parece revestir a superfície cerebral e, algumas vezes, preenche quase inteiramente os espaços subaracnoides **(Fig. 27-30)**. Espessamento de nervos cranianos com realce linear, nodular ou focal com aspecto de massa pode ocorrer com ou sem doença disseminada **(Figs. 27-31 e 27-32)**.

Diminutos nódulos miliares com realce ou focos de impregnação lineares no córtex e na substância branca subcortical indicam extensão ao longo dos espaços perivasculares penetrantes.

## Diagnóstico diferencial

O principal diagnóstico diferencial das metástases leptomeníngeas é a **meningite infecciosa**. Pode ser difícil ou mesmo impossível fazer a distinção entre meningite carcinomatosa e infecciosa com base apenas nos achados de imagem. Outras considerações diagnósticas incluem **neurossarcoidose**. A história clínica e os dados laborato-

---

**METÁSTASES LEPTOMENÍNGEAS**

**Características gerais**
- Metástases para a pia/espaço subaracnoide
- Incomum
  - 5% dos cânceres sistêmicos
  - Mais comum com tumores cerebrais primários (p. ex., GBM, PNET, germinoma)

**TC**
- TC sem contraste: pode ser normal hidrocefalia
- TC com contraste: realce de sulcos e cisternas (semelhante à meningite piogênica)

**RM**
- T1: LCS normal ou "sujo"
- T2: geralmente normal
- FLAIR: hiperintensidade nos sulcos e cisternas (inespecífica)

*(continua)*

Metástases e síndromes paraneoplásicas **767**

*(continuação)*
- T1 pós-contraste: realce nos sulcos e cisternas (inespecífico)

**Diagnóstico diferencial**
- Meningite
- Neurossarcoidose

riais são elementos essenciais para o estabelecimento do diagnóstico correto.

## Outras metástases

As três áreas discutidas anteriormente (parênquima cerebral, crânio/dura-aracnoide e pia/espaço subaracnoide) são os locais mais comuns de envolvimento por depósitos metastáticos no SNC. Entretanto, há vários locais "secretos" que também podem abrigar metástases. O LCS, os ventrículos, o plexo coroide, a hipófise e a haste infundibular, a glândula pineal e os globos oculares são locais menos óbvios onde as metástases intracranianas ocorrem e podem escapar da detecção **(Fig. 27-33)**. Nesta seção, abordaremos a localização e o aspecto de imagem dessas metástases.

### Metástases para o LCS

A circulação de células tumorais no LCS pode ser de difícil detecção com o uso de exames citológicos de rotina e em geral é identificada em exames de imagem nos estágios mais tardios da disseminação da doença.

Metástases intra ou extracranianas podem semear o LCS. As metástases intracranianas para o LCS costumam ser vistas como LCS "sujo" nas sequências ponderadas em T1 e FLAIR, com frequência ocorrendo em conjunto com disseminação pia difusa. As "*drop metastases*" para o espaço subaracnoide da coluna são uma manifestação da disseminação generalizada para o LCS.

Disseminação ependimária ao redor das paredes ventriculares ocorre com tumores primários de SNC com muito mais frequência do que com fontes extracranianas.

### Metástases para ventrículos/plexo coroide

**LOCALIZAÇÃO.** O plexo coroide dos ventrículos laterais (PCo) é o local mais comum para metástases ventricula-

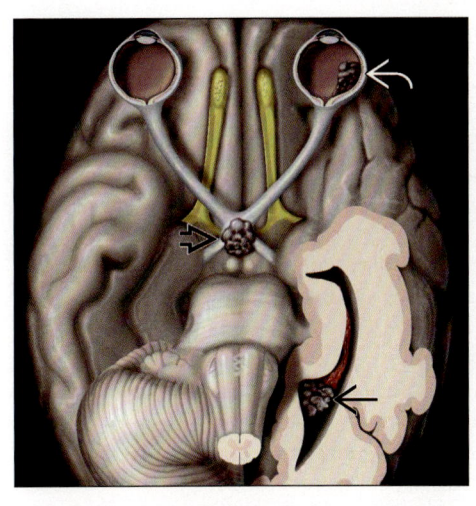

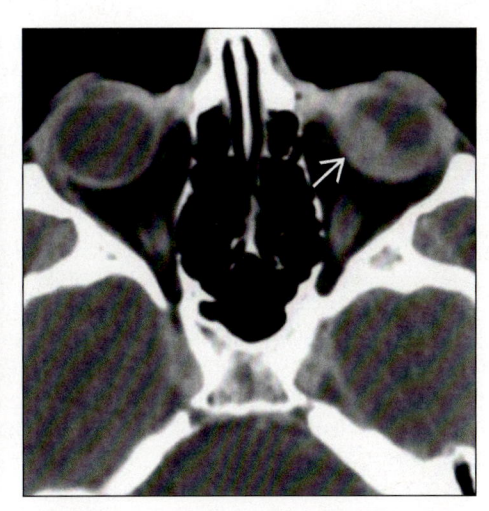

**27-33** Ilustração submento-vértice demonstra os locais típicos de metástases não prenquimatosas do SNC. Esses incluem o plexo coroide e os ventrículos ➡, a hipófise e haste infundibular ➡ e os globos oculares (coroide da retina) ➡.

**27-34** TC com contraste mostra uma massa lobulada com realce no segmento posterior do globo ocular esquerdo ➡. Carcinoma de mama metastático.

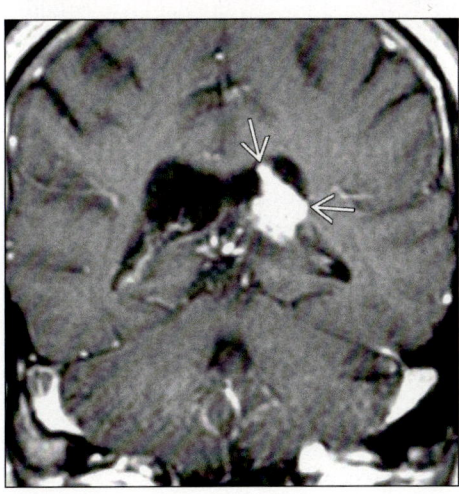

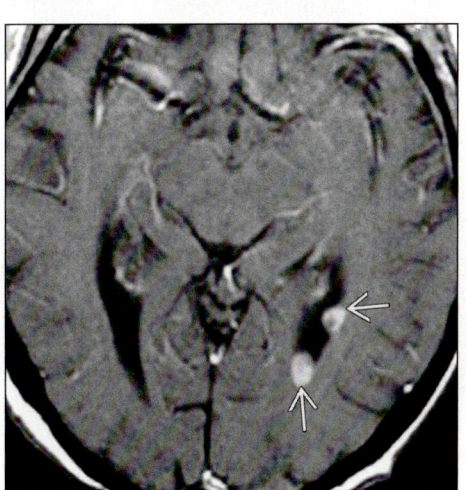

**27-35** Imagem coronal ponderada em T1 pós-contraste mostra glomo do plexo coroide esquerdo aumentado e com impregnação intensa ➡. Carcinoma de mama metastático.

**27-36** Imagem axial ponderada em T1 pós-contraste em outro paciente mostra dois nódulos subependimários com impregnação ➡. Carcinoma de mama metastático.

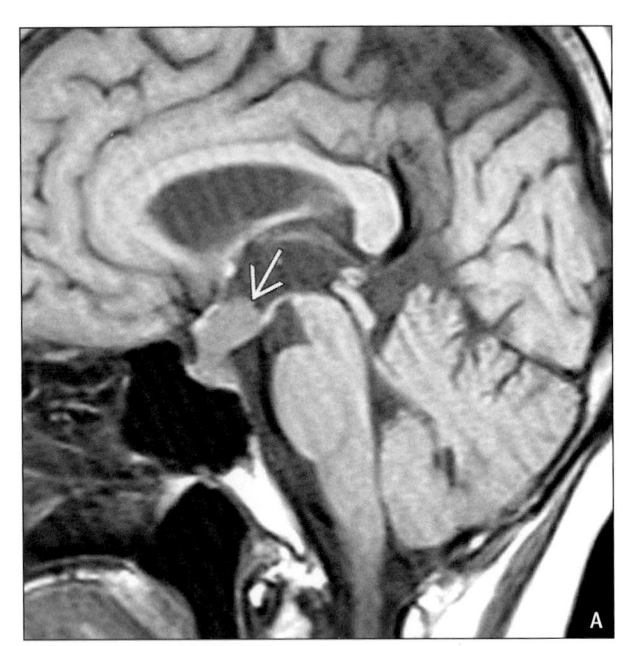

**27-37A** Imagem sagital na ponderação T1 mostra uma massa infiltrativa no hipotálamo e na haste infundibular ➡.

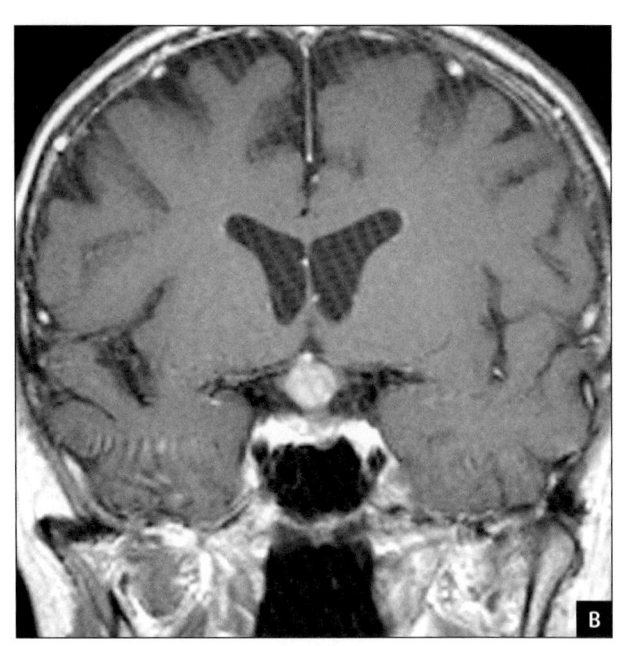

**27-37B** Imagem ponderada em T1 pós-contraste mostra que a massa realça intensa e uniformemente. Câncer de mama metastático.

res, seguido pelo terceiro ventrículo. Somente 0,5% das metástases ventriculares ocorrem no quarto ventrículo. Metástases solitárias para o PCo são mais comuns do que múltiplas lesões. As metástases para o PCo em geral ocorrem na presença de múltiplas metástases em outros locais do cérebro. Às vezes, um depósito metastático pode se alojar no plexo coroide antes que lesões parenquimatosas tornem-se aparentes.

ASPECTOS CLÍNICOS. Metástases intraventriculares de tumores malignos extracranianos são raras, representando apenas 1 a 5% das metástases cerebrais e 6% de todos os tumores intraventriculares. A maioria envolve o plexo coroide **(Fig. 27-35)**; o epêndima ventricular é afetado com menos frequência **(Fig. 27-36)**.

As fontes primárias mais comuns em adultos são o carcinoma de células renais e o câncer de pulmão. Melanoma, cânceres de estomago e cólon, e linfoma são causas menos comuns de metástases para o PCo. Neuroblastoma, tumor de Wilms e retinoblastoma são as fontes primárias mais comuns em crianças. O prognóstico tende a ser ruim, com a maior parte dos pacientes sucumbindo à progressão da doença sistêmica ou à doença multifocal no SNC.

IMAGEM. As metástases para o PCo o alargam e são iso a hiperdensas em relação ao plexo coroide normal nas imagens de TC sem contraste. Elas realçam de forma intensa, porém heterogênea.

As metástases para o plexo coroide costumam ser hipervasculares, portanto hemorragias são bastante frequentes. A maior parte das metástases não hemorrágicas para o PCo são hipointensas em relação ao cérebro em T1 e hiperintensas em T2/FLAIR. Realce intenso após a administração de meio de contraste é típico. Metástases para o PCo demonstram uma opacificação vascular prolongada na ASD.

DIAGNÓSTICO DIFERENCIAL. Em um paciente de mais idade (especialmente alguém com neoplasia sistêmica conhecida, como carcinoma de células renais), o diagnóstico diferencial de uma massa no plexo coroide deve sempre incluir metástase. Outras lesões comuns no plexo coroide em pacientes mais velhos são **meningioma** e **xantogranuloma de plexo coroide**. Os meningiomas de plexo coroide realçam intensamente e em geral de forma uniforme. Os cistos de plexo coroide (xantogranulomas) são bilaterais e de aspecto multicístico.

Embora metástases solitárias para o terceiro ventrículo sejam raras, depósitos metastáticos para o plexo coroide no forame de Monro podem simular **cisto coloide**. Apesar da parede do cisto às vezes demonstrar realce periférico, o realce sólido quase nunca ocorre.

## Metástases para a hipófise/haste infundibular

ASPECTOS CLÍNICOS. As metástases causam cerca de 1% de todos os tumores de hipófise ressecados e são encontradas em 1 a 2% das necropsias. Tumores primários de mama e pulmão representam dois terços dos casos, seguidos por adenocarcinomas de trato gastrintestinal. A maioria das metástases para a hipófise acomete o lobo posterior, provavelmente ao seu suprimento arterial direto por meio das artérias hipofisárias (a hipófise anterior é predominantemente suprida pelo sistema venoso portal da hipófise). Metástases cerebrais coexistentes são comuns, porém lesões solitárias também ocorrem.

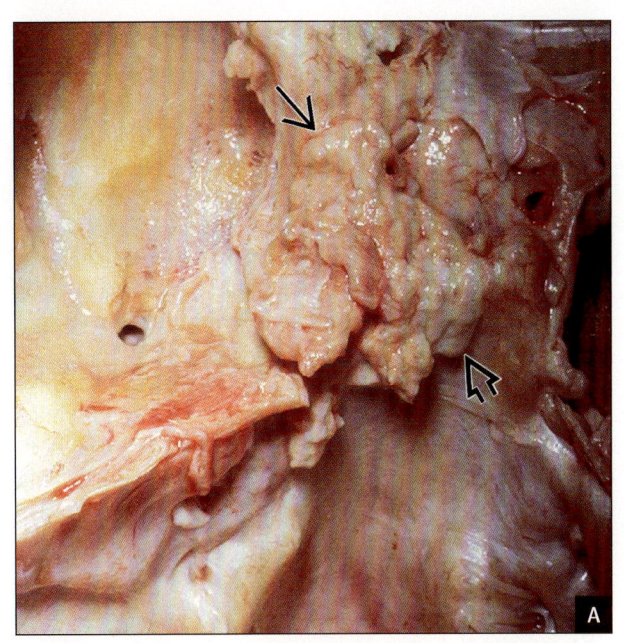

**27-38A** Espécime de necropsia mostra carcinoma de células escamosas da nasofaringe estendendo-se superiormente, erodindo a porção central da base do crânio para o interior do seio cavernoso ⇨ e soalho da sela ⇨.

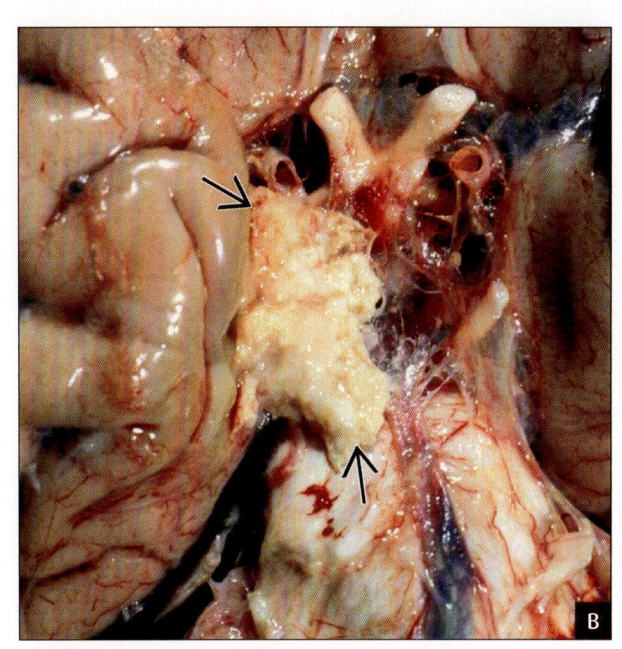

**27-38B** O tumor se estende do seio cavernoso ao longo do NC III para o interior das cisternas suprasselar e pré-pontina ⇨. (Cortesia de R. Hewlett, MD.)

Sinais e sintomas como cefaleia e alterações visuais podem simular os encontrados no macroadenoma de hipófise, embora com frequência eles progridam de forma mais rápida nos pacientes com metástases. Diabetes insípido é comum na clínica.

**IMAGEM.** Uma massa selar com ou sem erosão óssea, espessamento da haste, perda do hipersinal da hipófise posterior e invasão dos seios cavernosos são típicos, porém inespecíficos, assim como uma massa infiltrativa na hipófise e/ou haste com cistos, hemorragia e realce heterogêneo (**Fig. 27-37**). Os achados de RM são inespecíficos e bastante semelhantes aos encontrados no macroadenoma de hipófise.

**DIAGNÓSTICO DIFERENCIAL.** O principal diagnóstico diferencial das metástases para a hipófise é o **macroadenoma**. Os macroadenomas raramente se apresentam com diabetes insípido. No contexto de neoplasia sistêmica conhecida, o crescimento rápido de uma massa hipofisária com início de diabetes insípido é altamente sugestivo, porém não diagnóstico de metástase. A **hipofisite linfocítica** também pode se assemelhar à metástase hipofisária nos exames de imagem.

## Metástases para a glândula pineal

Embora a glândula pineal seja uma fonte relativamente comum de tumores primários do SNC que se disseminam para o LCS, é um dos locais que mais raramente abrigam metástases. Somente 0,3% das metástases intracranianas acometem a glândula pineal. O pulmão, a mama, a pele (melanoma) e o rim são as origens mais frequentes. Quando as metástases para a pineal ocorrem, costumam ser lesões solitárias sem evidência de depósitos metastáticos em outros locais, e são indistinguíveis das neoplasias primárias da glândula pineal nos exames de imagem.

## Metástases oculares

**ASPECTOS CLÍNICOS.** Metástases para os globos oculares são raras. O trato uveal altamente vascularizado é a localização mais comum se metástases estão presentes. Na úvea, a coroide é o local mais afetado, representando cerca de 90% de todas as metástases oculares. A íris (8 a 9%) e o corpo ciliar (2%) são outras localizações possíveis.

O câncer de mama é a causa mais comum de metástases oculares, seguido pelo câncer de pulmão. O diagnóstico das metástases oculares é baseado em achados clínicos complementados por exames de imagem.

**IMAGEM.** Os achados de TC e RM são inespecíficos, demonstrando uma massa no segmento posterior que com frequência realça intensamente após a administração do meio de contraste (**Fig. 27-34**). A avaliação de todo o cérebro é recomendada, uma vez que 20 a 25% dos pacientes com metástases coróideas possuem lesões concomitantes no SNC.

**DIAGNÓSTICO DIFERENCIAL.** O diagnóstico diferencial das metástases coróideas inclui outras massas hiperdensas do segmento posterior. O **melanoma primário de coroide** e o **hemangioma** podem apresentar aspecto similar na TC e na RM. Tanto metástases quanto o melanoma podem penetrar a membrana de Bruch. A ultrassonografia ocular pode ser útil no diagnóstico de hemangioma. O melanoma e as metástases podem incitar **hemorragia coróidea** ou **descolamento de retina**.

## Disseminação geográfica direta de neoplasias de cabeça e pescoço

A disseminação superior de neoplasias de cabeça e pescoço, como carcinoma de células escamosas sinonasal, carcinoma adenoide cístico, linfoma não Hodgkin e estesioneuroblastoma pode se estender para o interior do crânio. Essa extensão direta é também chamada de disseminação geográfica ou regional.

Os tumores sinonasais podem ganhar acesso à cavidade craniana de três maneiras: (1) erosão superiormente por meio do frágil osso da placa cribriforme para o interior da fossa craniana anterior; (2) extensão direta para a fossa pterigopalatina (FPP) com disseminação posterior para o interior do seio cavernoso **(Fig. 27-38)**; e (3) disseminação perineural do tumor para o interior da FPP, seio cavernoso e cavo de Meckel. Faremos uma breve discussão sobre o carcinoma de células escamosas sinonasal como protótipo da neoplasia de cabeça e pescoço com disseminação intracraniana geográfica. A disseminação perineural de tumores é abordada de forma separada a seguir.

## Carcinoma de células escamosas sinonasal

O carcinoma de células escamosas (CCE) é um tumor epitelial maligno agressivo com uma diferenciação de células escamosas ou epidermoides. O CCE é o tumor maligno sinonasal mais comum, representando 3% de todas as neoplasias de cabeça e pescoço. Quase todos os CCEs ocorrem em pacientes com mais de 40 anos, com um pico de prevalência entre 50 e 70 anos. Há uma moderada predominância masculina. A maioria dos pacientes apresenta sintomas de sinusite refratária à terapia medicamentosa.

Fatores de risco para o desenvolvimento de CCE sinonasal incluem a inalação de pó de madeira, partículas metálicas e alguns produtos químicos. *Não há* associação direta com o tabagismo.

**PATOLOGIA.** Quase três quartos dos carcinomas de células escamosas sinonasais originam-se nos seios, enquanto 25 a 30% surgem primariamente nas fossas nasais. O antro maxilar é, em geral, o local mais comum de ocorrência de CCE sinonasal. Cerca de 10% dos CCEs sinusais surgem nos seios etmoidais.

**27-39A** CCE nasofaríngeo recorrente apresenta extensão superior para o interior do seio etmoidal direito ➔ e ambas as fossas cranianas anteriores ➔.
**27-39B** Imagem axial ponderada em T1 pós-contraste demonstra a massiva extensão do tumor para os seios frontais. Os ossos frontais encontram-se completamente erodidos. A dura está espessada e rompida ➔, com tumor se estendendo interiormente e obliterando o espaço subaracnoide subjacente.

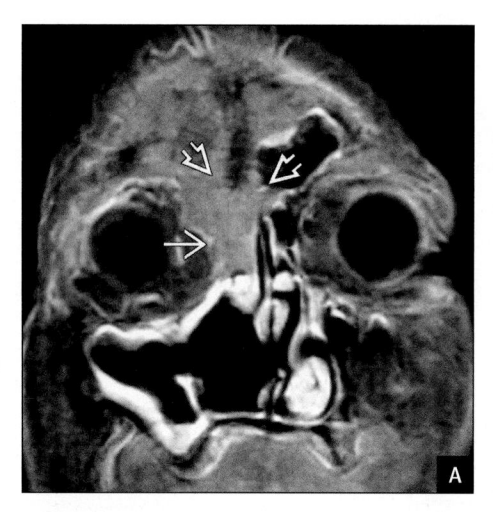

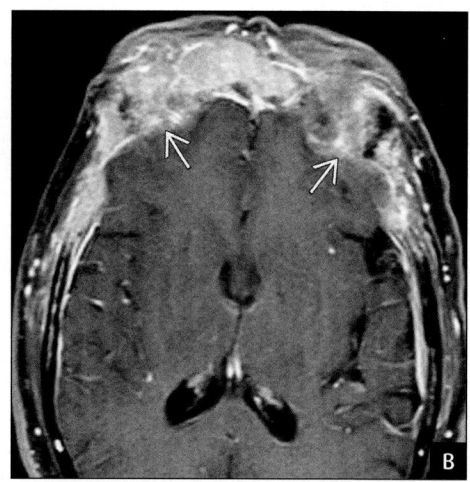

**27-40A** Lesão com realce preenche o cavo de Meckel à direita ➔, infiltrando e espessando o NC V$_2$ ➔. O NC V$_3$ (não mostrado) também demonstrava acometimento tumoral.
**27-40B** Imagem coronal na ponderação T1 pós-contraste mostra que os músculos da mastigação ipsilaterais, incluindo o músculo temporal, estão atróficos e lipossubstituídos em comparação com o lado esquerdo de aspecto normal. Atrofia por denervação.

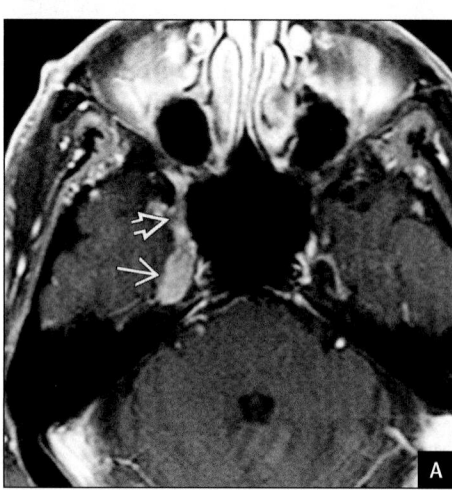

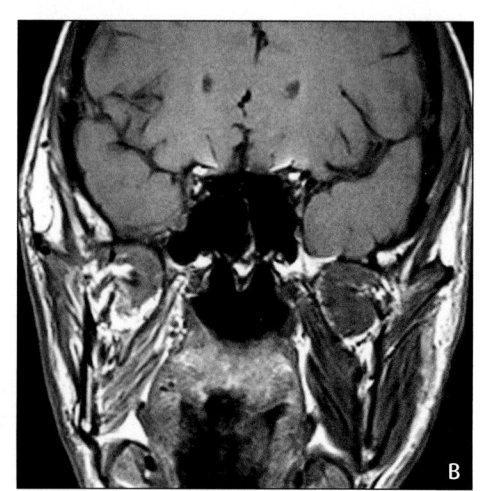

Os CCEs sinonasais que acometem o cérebro são classificados de acordo com os critérios do American Joint Committee on Cancer (AJCC) em vez de receberem uma graduação da Organização Mundial da Saúde (OMS). O CCE nasoetmoidal que invade a placa cribriforme é considerado um tumor T3. Se a fossa craniana anterior está envolvida, o tumor é uma lesão T4a. Os tumores T4b acometem a dura, o cérebro, a fossa craniana média, o clívus ou os nervos cranianos exceto o nervo mandibular (NC $V_3$).

IMAGEM. As imagens de TC mostram uma massa sólida com margens irregulares e destruição óssea. O CCE sinonasal é isointenso à mucosa na ponderação T1 e leve a moderadamente hipointenso em T2.

Os CCEs apresentam leve a moderado realce após a administração do meio de contraste, porém empregam em grau menor do que os adenocarcinomas, estesioneuroblastomas e melanomas. As imagens ponderadas em T1 pós-contraste com saturação de gordura nos planos axial e sagital são recomendadas para a detecção de disseminação perineural do tumor (ver a seguir). As imagens coronais em T1 pós-contraste são recomendadas para delinear a extensão por meio da placa cribriforme para o interior da fossa craniana anterior **(Fig. 27-39)**.

DIAGNÓSTICO DIFERENCIAL. O diagnóstico diferencial do CCE sinonasal com extensão intracraniana inclui **outros tumores malignos**, como o adenocarcinoma sinonasal, carcinoma indiferenciado e linfoma não Hodgkin. Condições não malignas que mimetizam o CCE sinonasal e que podem se estender para o interior do crânio incluem **sinusite fúngica invasiva** e **granulomatose de Wegener**.

## Metástases perineurais
### Terminologia
A disseminação perineural de tumor (TPeri) é definida como uma extensão de um tumor maligno ao longo das bainhas nervosas.

### Etiologia
Muitos cânceres de cabeça e pescoço possuem propensão para a disseminação ao longo das bainhas nervosas. Tumores cutâneos ou de mucosas, como o CCE, e malignidades das glândulas salivares, como o carcinoma adenoide cístico, são propensos para a disseminação perineural. Outros tumores, como o melanoma e o linfoma não Hodgking, também se disseminam com frequência ao longo das principais bainhas nervosas. A invasão perineural acontece em 2 a 6% dos carcinomas cutâneos basais e de células escamosas da cabeça e do pescoço.

A disseminação TPeri pode ser anterógrada, retrógrada ou ambas. Lesões "salteadas" (*"skip" lesions*) e lesões que cruzam de um nervo para outro são comuns.

### Patologia
LOCALIZAÇÃO. Os nervos mais afetados por TPeri são a divisão maxilar do nervo trigêmeo (NC $V_2$) **(Fig. 27-41)** e o nervo facial (NC VII) **(Fig. 27-42)**. O CCE ou melanoma da face podem infiltrar a divisão infraorbital do NC $V_2$. A disseminação posterior para o interior da FPP permite o acesso ao seio cavernoso e o cavo de Meckel via forame redondo.

O nervo mandibular (NC $V_3$) pode ser invadido por qualquer lesão maligna do espaço mastigador. A disseminação retrógrada pelo nervo a partir de um CCE da mucosa da cavidade oral é um exemplo clássico **(Fig. 27-43)**.

Os tumores malignos da glândula parótida, como o carcinoma adenoide cístico, podem "rastejar" ao longo do nervo facial por todo o trajeto até o conduto auditivo interno.

CARACTERÍSTICAS MICROSCÓPICAS. O tumor se estende ao longo do nervo pelo epineuro, expressando moléculas de adesão celular neural (MACN), e eventualmente invadindo o nervo propriamente dito.

### Aspectos clínicos
A disseminação TPeri precoce é frequentemente assintomática. Dor e parestesias trigeminais, incluindo atrofia por denervação dos músculos da mastigação, são comuns em lesões do NC V. As lesões do NC VII apresentam-se com fraqueza ou paralisia dos músculos da face. As funções especiais do NC VII são perdidas conforme o tumor gradualmente se dissemina superiormente pelo canal do nervo facial.

### Imagem
CARACTERÍSTICAS GERAIS. O alargamento tubular dos nervos afetados, juntamente com o alargamento do respectivo canal ou forame ósseo, é típico. Se o nervo passa por uma estrutura como a FPP, que é normalmente preenchida por gordura, a gordura se torna "suja" ou obliterada. *Procure por atrofia por denervação* – comum com lesões do NC $V_3$ – notada pelos músculos da mastigação lipossubstituídos e com volume reduzido **(Fig. 27-40)**.

ACHADOS DE TC. A TC óssea mostra alargamento delimitado – não permeativo ou destrutivo – dos forames ou canais afetados. A TC sem contraste pode demonstrar densidade anormal nos tecidos moles substituindo a gordura normal. A TC com contraste pode revelar discreto realce nos tecidos moles.

Se o tumor estende-se para o interior do seio cavernoso, as paredes podem estar abauladas e o cavo de Meckel pode estar preenchido por tecidos moles em vez de LCS.

ACHADOS DE RM. O contraste natural provido pela gordura na ponderação T1 é útil na detecção de possível TPeri. Obliteração da gordura – especialmente na FPP – é um achado-chave. O TPeri com frequência é isointenso ao nervo e de difícil visualização na ponderação T2. A disseminação tumoral para o cavo de Meckel substitui o LCS hiperintenso normal por tecidos moles isointensos.

As imagens em T1 pós-contraste devem ser obtidas com saturação do sinal da gordura para aumentar a cons-

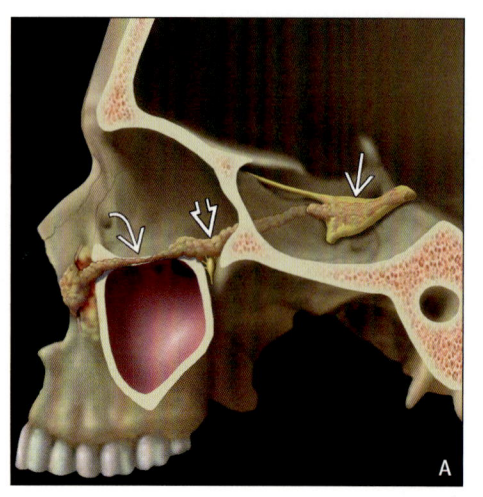

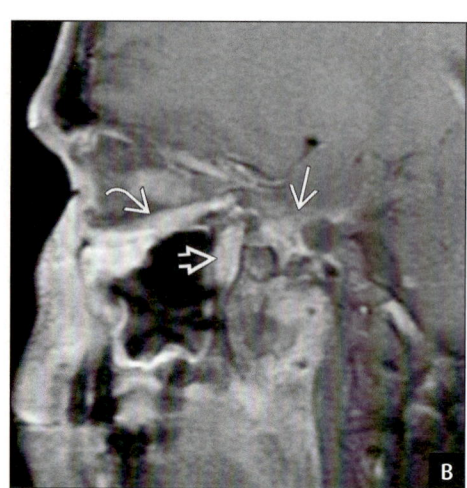

**27-41A** Ilustração sagital demonstra disseminação perineural de um tumor maligno da face ao longo do nervo infraorbital ⇨ para o interior da fossa pterigopalatina ⇨, por meio do forame redondo para o cavo de Meckel e o gânglio gasseriano ⇨.
**27-41B** Imagem sagital ponderada em T1 pós-contraste com saturação de gordura mostra tumor na face com disseminação retrógrada ao longo do nervo infraorbital ⇨, preenchendo a fossa pterigopalatina ⇨ e estendendo-se para o forame redondo ⇨.

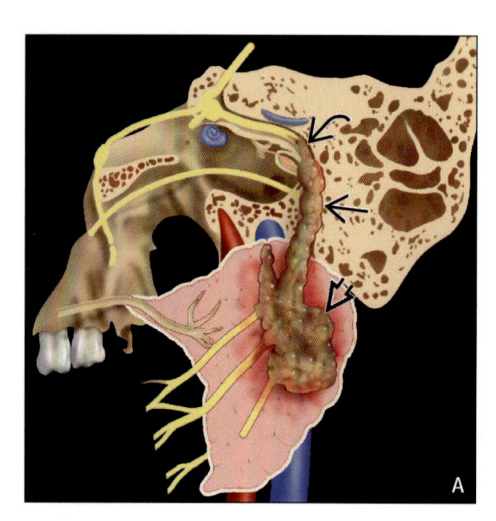

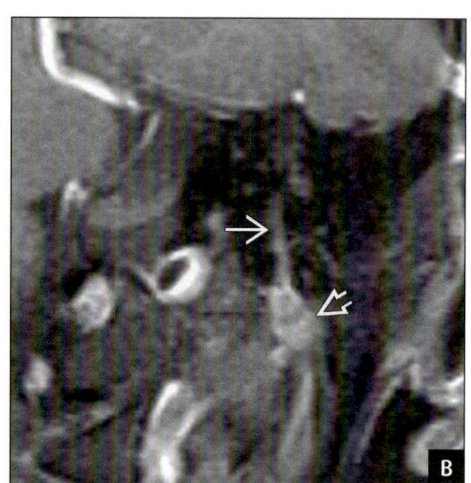

**27-42A** Ilustração sagital oblíqua mostra um tumor de parótida ⇨ se estendendo para o interior do crânio ao longo do NC VII descendente ⇨ até o joelho posterior ⇨.
**27-42B** Imagem sagital ponderada em T1 pós-contraste com saturação de gordura mostra um tumor com impregnação na parótida ⇨ estendendo-se ao longo da porção descendente do nervo facial ⇨.

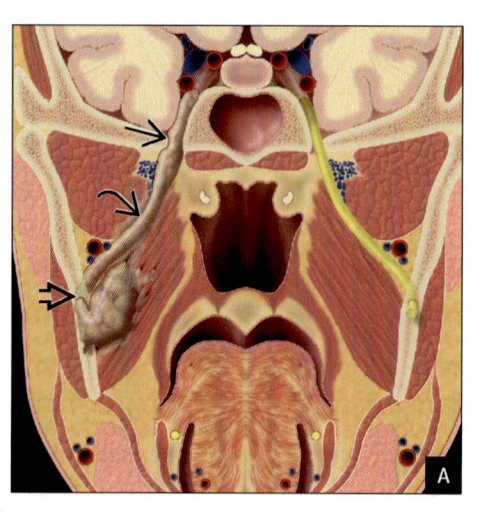

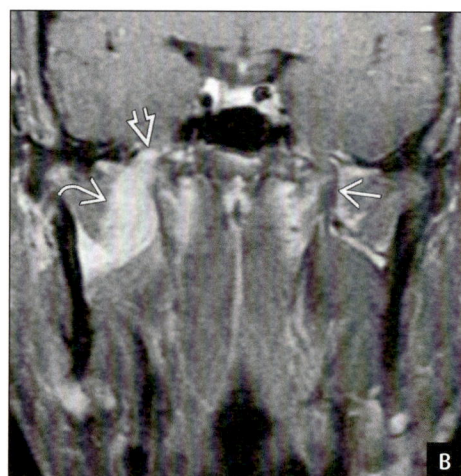

**27-43A** Ilustração coronal demonstra disseminação perineural de tumor estendendo-se do espaço mastigador para o interior da mandíbula ao longo do nervo alveolar inferior ⇨, e em seguida disseminando-se ao longo do nervo mandibular ($V_3$) ⇨ através do forame oval ⇨ para o interior do cavo de Meckel e gânglio gasseriano.
**27-43B** Imagem coronal ponderada em T1 pós-contraste mostra um nervo mandibular marcadamente espessado e com realce ⇨ que se estende proximalmente para o interior do forame oval ⇨. Comparar com o NC V normal e sem impregnação à esquerda ⇨.

picuidade dos nervos alargados e com impregnação intensa e uniforme.

### Diagnóstico diferencial

Os principais diagnósticos diferenciais para um nervo solitário alargado e com realce em um adulto de meia-idade ou mais velho são metástase perineural e **schwannoma**. Os schwannomas são alargamentos tubulares ou fusiformes que sofrem impregnação intensa, porém heterogênea. A maioria dos schwannomas ocorre nos nervos vestibulococleares, enquanto os nervos trigêmeos e faciais são os locais mais comuns para metástases perineurais. O **linfoma** pode envolver um único nervo craniano, mas é mais frequentemente multifocal.

Os **neurofibromas plexiformes** podem infiltrar a divisão orbital do NC V, porém quase sempre ocorrem na neurofibromatose tipo I.

A **neurossarcoidose** e a **sinusite fúngica invasiva** podem infiltrar um ou mais nervos cranianos. A **polineuropatia desmielinizante inflamatória crônica** (PDIC) em geral acomete os nervos espinais, mas pode afetar os nervos cranianos. Múltiplos NCs com realce são mais comuns do que o envolvimento solitário na PDIC. Outras causas de realce multifocal de nervos cranianos incluem **esclerose múltipla**, **neurite viral/pós-viral** e **doença de Lyme**.

## Síndromes paraneoplásicas

Terminaremos este capítulo com uma breve discussão dos efeitos neurológicos remotos induzidos pelo câncer, denominados síndromes paraneoplásicas ou distúrbios neurológicos paraneoplásicos (DNP). Por definição, DNPs não são relacionados à invasão tumoral direta (local ou metastática), efeitos da quimioterapia, desnutrição ou infecção. Em uma síndrome paraneoplásica, os tumores externos ao SNC exercem sua influência adversa no cérebro, não por metástases, mas indiretamente, de forma predominante, por meio de mecanismos imunológicos ou mediados por células T. Os DNPs podem acometer o SNC (cérebro e medula) ou o sistema nervoso periférico.

Síndromes paraneoplásicas são raras, afetando menos de 1% de todos os pacientes com cânceres sistêmicos. Nesses casos, as síndromes paraneoplásicas são diagnos-

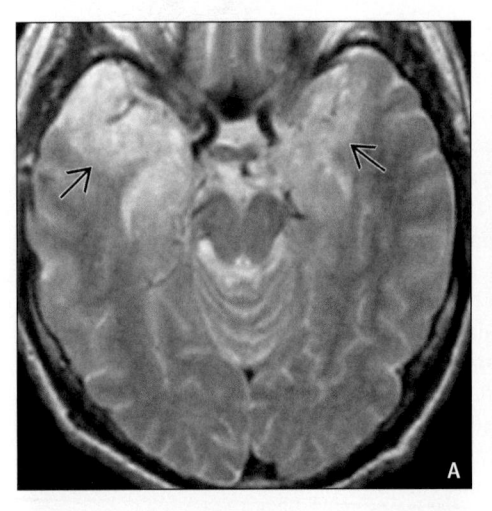

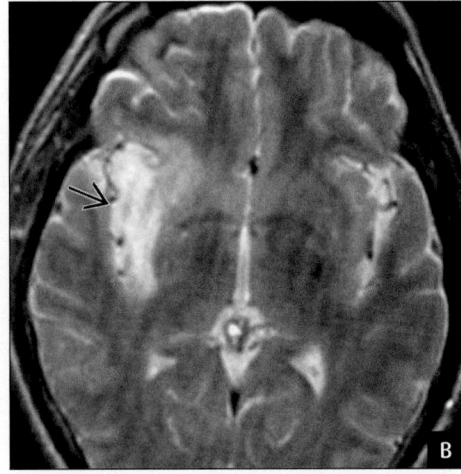

**27-44A** Imagem axial ponderada em T2 em um homem de 75 anos com carcinoma pulmonar de pequenas células e encefalite límbica paraneoplásica mostra hiperintensidade confluente bilateral em ambos os lobos temporais anteromediais ➔.
**27-44B** Imagem em plano mais superior no mesmo paciente mostra que o córtex insular e as cápsulas extrema e externa à direita estão afetados ➔.

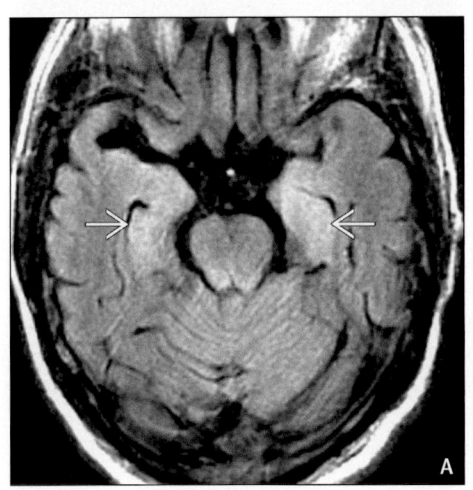

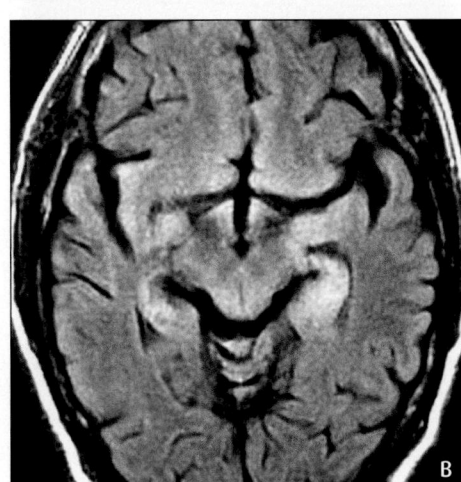

**27-45A** Imagem axial em FLAIR em um homem de 67 anos com anticorpos contra o complexo de canais de potássio dependentes de voltagem (CPDV) documentados mostra hiperintensidade em ambos os lobos temporais mediais ➔.
**27-45B** Imagem em plano mais superior mostra a extensão da hiperintensidade, incluindo acometimento na ínsula direita.

ticadas apenas após de outras etiologias – principalmente doença metastática – terem sido excluídas. Em 70% dos pacientes com DNP os sintomas neurológicos são a *primeira* manifestação do tumor. Ao menos 60% dos pacientes com DNP possuem anticorpos antineuronais que podem ser detectados no sangue ou no LCS, porém os exames de imagem podem oferecer as primeiras pistas para a presença de um possível DNP.

Vários tipos de DNP já foram reconhecidos. Esses incluem a encefalite límbica paraneoplásica, encefalomielite paraneoplásica, degeneração cerebelar paraneoplásica, opsoclonus-mioclonus-ataxia paraneoplásica, neuropatia sensorial paraneoplásica e a síndrome miastênica de Eaton-Lambert.

Abordaremos a síndrome paraneoplásica mais comum, a encefalite límbica paraneoplásica, e, em seguida, discutiremos alguns outros DNPs. Concluiremos com uma breve menção sobre os distúrbios paraneoplásicos extralímbicos e as síndromes autoimunes soronegativas que podem simular encefalite límbica paraneoplásica.

### *Encefalite límbica paraneoplásica*

#### Terminologia

Por definição, a encefalite límbica paraneoplásica (ELP) é um distúrbio do sistema límbico. Os lobos temporais mediais estão envolvidos, porém a região frontal inferior, o córtex insular e o giro do cíngulo também podem estar afetados.

#### Etiologia

A neoplasia mais associada com a ELP é o câncer de pulmão de pequenas células, identificado em cerca de metade de todos os casos. Outros tumores associados incluem as neoplasias testiculares (20%), carcinoma de mama (8%), timoma e linfoma.

Anticorpos antineuronais são com frequência, porém não sempre, encontrados no LCS ou sangue dos pacientes com ELP. O mais comum é o anticorpo anti-Hu, o qual está presente em cerca de metade dos pacientes com ELP associada à carcinoma pulmonar de pequenas células. O anticorpo antiTa foi associado ao câncer testicular.

#### Aspectos clínicos

**Apresentação.** Os sintomas neurológicos frequentemente precedem a identificação do tumor responsável em semanas a meses. A natureza inespecífica e a diversidade dos sintomas aumentam a dificuldade diagnóstica da ELP. Os sintomas se desenvolvem gradualmente e evoluem em um período de dias a semanas. Confusão e perda da memória recente com relativa preservação das outras funções cognitivas – com ou sem alterações de humor e comportamento – são típicas. Crises convulsivas parciais complexas são comuns.

#### Patologia

As características histológicas da ELP são similares às encontradas na encefalite e mielite virais. Um infiltrado inflamatório linfoplasmocitário com graus variáveis de perda neuronal é típico.

#### Imagem

A RM é a modalidade de escolha para o diagnóstico de ELP. As sequências T2/FLAIR demonstram hiperintensidade em um ou ambos os lobos temporais mediais **(Fig. 27-44)**.

#### Diagnóstico diferencial

O principal diagnóstico diferencial da ELP é a **encefalite herpética**. Outras causas de encefalite límbica que podem simular ELP incluem a síndrome de **encefalite límbica aguda pós-transplante** (ELPT) e a **encefalite pelo herpes-vírus humano 6 (HHV-6)**. A encefalite pelo HHV-6 está associada a malignidades hematológicas como leucemia e os linfomas de Hodgkin e angioimunoblástico de células T. A **gliomatose cerebral** ocasionalmente cruza a comissura anterior e infiltra ambos os lobos temporais, simulando ELP.

### *Outras síndromes paraneoplásicas*

#### Degeneração cerebelar paraneoplásica

A degeneração cerebelar paraneoplásica (DCPN) acomete o cerebelo e em geral se apresenta com ataxia e instabilidade de marcha, vertigem, tonturas e osciloscopia. Anticorpos anti-Yo e anticorpos contra canais de cálcio dependentes de voltagem P/Q podem ser detectados no sangue dos pacientes afetados.

Geralmente não há anormalidades macroscópicas visíveis. A assinatura histológica da DCPN é a intensa e disseminada perda de células de Purkinje com redução variável das células granulares. Infiltrados inflamatórios em geral são esparsos ou estão ausentes.

Os exames de RM são normais ("notavelmente ordinários") na maioria dos pacientes. Alguns casos demonstram aumento de volume transitório do cerebelo, com hiperintensidade focal ou difusa em FLAIR. Leve realce cortical e meníngeo pode estar presente. A DCPN subaguda ou crônica demonstra leve a moderada atrofia cerebelar generalizada e hipometabolismo nos exames de PET.

#### Distúrbios de anticorpos contra o complexo de canais de potássio dependentes de voltagem

Os anticorpos contra o complexo de canais de potássio dependentes de voltagem (CPDV) estão associados tanto à ELP típica quanto a uma encefalite menos focal que está associada a distúrbios psiquiátricos e a sintomas de disfunção autonômica (p. ex., distúrbios da motilidade gastrintestinal).

Na infância, as apresentações no SNC associadas a anticorpos contra o complexo CPDV incluem encefalite límbica, estado epiléptico, encefalopatia epiléptica e regressão autística.

Os anticorpos contra o complexo CPDV também são encontrados em muitos pacientes com encefalite límbica não paraneoplásica. Somente 30% dos pacientes com anticorpos contra o complexo CPVD possuem tumores sistêmicos, primariamente carcinoma pulmonar de pequenas células e timoma. Os achados de imagem são inespecíficos e incluem hiperintensidade em T2/FLAIR no sistema límbico e/ou nos núcleos da base **(Fig. 27-45)**.

### Encefalopatias paraneoplásicas lobar extralímbica e autoimune soronegativa

As encefalopatias lobares extra límbicas paraneoplásicas (EPLEL) e a encefalite límbica autoimune soronegativa (ELAS) têm recebido menos atenção do que as mais clássicas ELP e DCPN. Nessas síndromes, as extensas buscas por agentes infecciosos e autoanticorpos são negativas.

Os achados de imagem são similares aos encontrados na encefalite herpética e na encefalite límbica paraneoplásica, com hiperintensidade em T2/FLAIR no úncus e no hipocampo **(Fig. 27-46)**. Alguns casos podem se assemelhar a gliomas, com uma lesão focal pseudotumoral que apresentam realce.

### Osteomalácea oncogênica

A osteomalácea oncogênica, também chamada de osteomalácea induzida por tumor (OIT), é uma síndrome paraneoplásica incomum adquirida. Ela geralmente afeta os membros ou o esqueleto axial, porém às vezes acomete a base do crânio. A OIT é difícil de ser diagnosticada devido ao início insidioso dos sintomas – na maior parte, dor óssea generalizada e fraqueza muscular.

Os tumores que causam OIT são **tumores mesenquimais fosfatúricos** com tecido conectivo misto que secretam fator de crescimento fibroblástico 23 (FGF-23). O FGF-23 inativa os cotransportadores de sódio e fosfato nos túbulos renais proximais. O **hemangiopericitoma** causa aproximadamente 70 a 80% dos casos de OIT.

A **hipofosfatemia** resulta em grave osteopenia com múltiplas fraturas de consolidação prejudicada na coluna e extremidades. A base do crânio e as regiões oral e maxilofacial são afetadas.

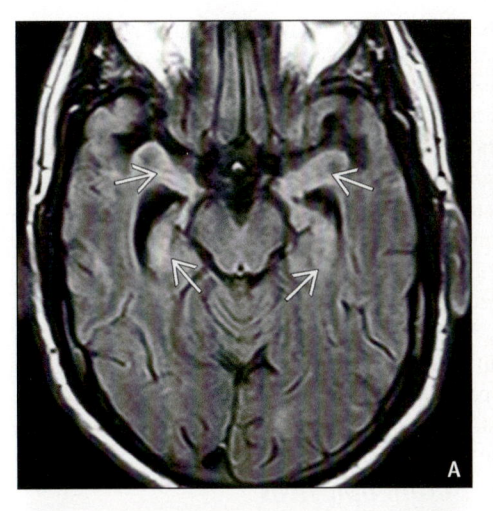

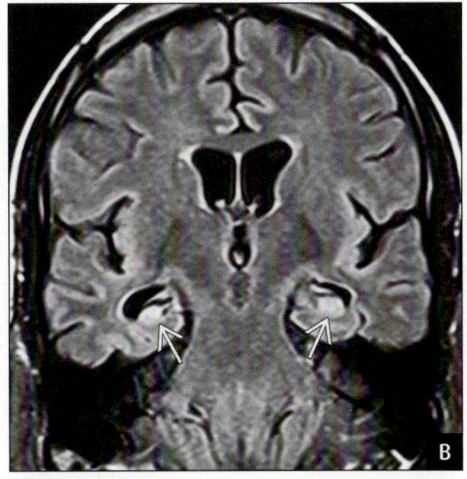

**27-46A** Imagem axial na ponderação FLAIR em um homem de 32 anos com demência progressiva de seis meses de evolução mostra fissuras silvianas alargadas, cornos temporais proeminentes e marcante redução volumétrica de ambos os hipocampos. Hiperintensidade uncal-hipocampal bilateral e simétrica está presente ➡.
**27-46B** Imagem coronal em FLAIR mostra redução volumétrica supratentorial generalizada com hiperintensidade simétrica dos hipocampos ➡.

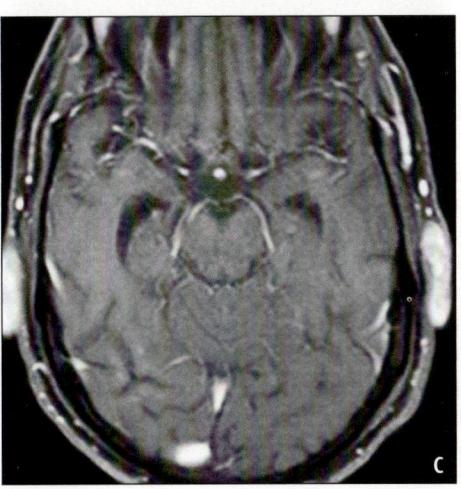

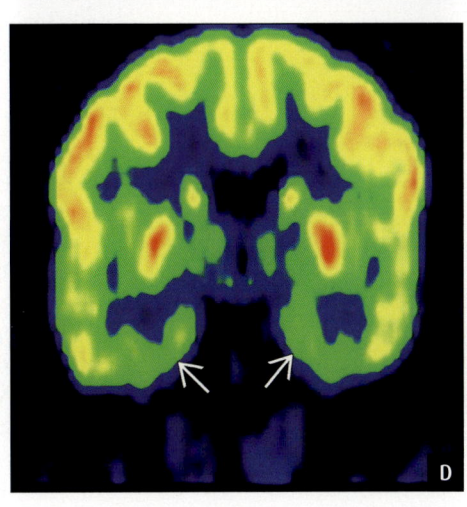

**27-46C** Imagem em T1 pós-contraste não mostra evidência de realce.
**27-46D** Imagem coronal de PET com FDG mostra acentuada redução na captação em ambos os lobos temporais mediais ➡. O diagnóstico por imagem foi de encefalite límbica paraneoplásica. A ostensiva investigação de neoplasias sistêmicas e agentes infecciosos foi negativa. O diagnóstico final foi de encefalite límbica autoimune soronegativa (ELAS).

# Referências selecionadas

## Lesões metastáticas

- Barajas RF Jr et al: Imaging diagnosis of brain metastasis. Prog Neurol Surg. 25:55-73, 2012
- Nayak L et al: Epidemiology of brain metastases. Curr Oncol Rep. 14(1):48-54, 2012

### Visão geral

- Moody P et al: Tumor-to-tumor metastasis: pathology and neuroimaging considerations. Int J Clin Exp Pathol. 5(4):367-73, 2012
- Quattrocchi CC et al: Spatial brain distribution of intraaxial metastatic lesions in breast and lung cancer patients. J Neurooncol. 110(1):79-87, 2012
- Kim SJ et al: Astrocytes upregulate survival genes in tumor cells and induce protection from chemotherapy. Neoplasia. 13(3):286-98, 2011
- Mueller WC et al: Accurate classification of metastatic brain tumors using a novel microRNA-based test. Oncologist. 16(2):165-74, 2011

### Metástases parenquimatosas

- Chen W et al: Multicontrast single-slab 3D MRI to detect cerebral metastasis. AJR Am J Roentgenol. 198(1):27-32, 2012
- Chen XZ et al: Differentiation between brain glioblastoma multiforme and solitary metastasis: qualitative and quantitative analysis based on routine MR imaging. AJNR Am J Neuroradiol. Epub ahead of print, 2012
- Gaudino S et al: Magnetic resonance imaging of solitary brain metastases: main findings of nonmorphological sequences. Radiol Med. Epub ahead of print, 2012
- Serres S et al: Molecular MRI enables early and sensitive detection of brain metastases. Proc Natl Acad Sci U S A. 109(17):6674-9, 2012
- Hanssens P et al: Detection of brain micrometastases by highresolution stereotactic magnetic resonance imaging and its impact on the timing of and risk for distant recurrences. J Neurosurg. 115(3):499-504, 2011
- Lee HY et al: Diagnostic efficacy of PET/CT plus brain MR imaging for detection of extrathoracic metastases in patients with lung adenocarcinoma. J Korean Med Sci. 24(6):1132-8, 2009

### Metástases cranianas e durais

- Mitsuya K et al: Metastatic skull tumors: MRI features and a new conventional classification. J Neurooncol. 104(1):239-45, 2011
- Nayak L et al: Intracranial dural metastases. Cancer. 115(9):1947-53, 2009

### Metástases leptomeníngeas

- Bruna J et al: Leptomeningeal metastases. Curr Treat Options Neurol. 14(4):402-15, 2012

### Outras metástases

- Post KD: Pituitary metastases: role of surgery. World Neurosurg. Epub ahead of print, 2012
- Faltas B: Circulating tumor cells in the cerebrospinal fluid: "tapping" into diagnostic and predictive potential. Oncotarget. 2(11):822, 2011
- Ikota H et al: Clinicopathological and immunohistochemical study of 20 choroid plexus tumors: their histological diversity and the expression of markers useful for differentiation from metastatic cancer. Brain Tumor Pathol. 28(3):215-21, 2011
- Siomin V et al: Stereotactic radiosurgical treatment of brain metastases to the choroid plexus. Int J Radiat Oncol Biol Phys. 80(4):1134-42, 2011
- Vianello F et al: Follicular thyroid carcinoma with metastases to the pituitary causing pituitary insufficiency. Thyroid. 21(8):921-5, 2011
- Asteriou C et al: Blurred vision due to choroidal metastasis as the first manifestation of lung cancer: a case report. World J Surg Oncol. 8:2, 2010
- Hassaneen W et al: Surgical management of lateralventricle metastases: report of 29 cases in a single-institution experience. J Neurosurg. 112(5):1046-55, 2010
- Cole B et al: 70-year-old man with enlarged pineal gland. Brain Pathol. 18(4):602-4, 2008
- Koeller KK et al: Cerebral intraventricular neoplasms: radiologic-pathologic correlation. Radiographics. 22(6):1473-505, 2002

### Metástases perineurais

- Balamucki CJ et al: Skin carcinoma of the head and neck with perineural invasion. Am J Otolaryngol. 33(4):447-54, 2012
- Lee DH et al: Distant metastases and survival prediction in head and neck squamous cell carcinoma. Otolaryngol Head Neck Surg. Epub ahead of print, 2012
- Mendenhall WM et al: Cutaneous head and neck basal and squamous cell carcinomas with perineural invasion. Oral Oncol. 48(10):918-22, 2012

## Síndromes paraneoplásicas

- Dalmau J et al: Paraneoplastic syndromes of the CNS. Lancet Neurol. 7(4):327-40, 2008

### Encefalite límbica paraneoplásica

- Fahim A et al: A case of limbic encephalitis presenting as a paraneoplastic manifestation of limited stage small cell lung cancer: a case report. J Med Case Reports. 4:408, 2010

### Outras síndromes paraneoplásicas

- Chokyu I et al: Oncogenic osteomalacia associated with mesenchymal tumor in the middle cranial fossa: a case report. J Med Case Rep. 6(1):181, 2012
- Hacohen Y et al: A clinico-radiological phenotype of voltagegated potassium channel complex antibodymediated disorder presenting with seizures and basal ganglia changes. Dev Med Child Neurol. Epub ahead of print, 2012

- Sureka J et al: Clinico-radiological spectrum of bilateral temporal lobe hyperintensity: a retrospective review. Br J Radiol. 85(1017):e782-92, 2012
- Hendry DS et al: Case 165: oncogenic osteomalacia. Radiology. 258(1):320-2, 2011
- Najjar S et al: Spontaneously resolving seronegative autoimmune limbic encephalitis. Cogn Behav Neurol. 24(2):99-105, 2011
- Uno T et al: Osteomalacia caused by skull base tumors: report of 2 cases. Neurosurgery. 69(1):E239-44; discussion E244, 2011
- McKeon A et al: Reversible extralimbic paraneoplastic encephalopathies with large abnormalities on magnetic resonance images. Arch Neurol. 66(2):268-71, 2009

# 28

# Cistos não neoplásicos

| Cistos do couro cabeludo | 779 |
|---|---|
| Considerações gerais | 779 |
| Cisto triquilemal ("sebáceo") | 780 |
| Cistos extra-axiais | 782 |
| Cisto aracnoide | 782 |
| Cisto de fissura coróidea | 786 |
| Cisto epidermoide | 786 |
| Cisto dermoide | 789 |
| Cisto neuroentérico | 791 |
| Cisto pineal | 794 |
| Cistos não neoplásicos associados a tumores | 797 |
| Cistos parenquimatosos | 799 |
| Espaços perivasculares dilatados | 799 |
| Remanescentes do sulco hipocampal | 802 |
| Cisto neuroglial | 803 |
| Cisto porencefálico | 804 |
| Cistos intraventriculares | 805 |
| Cistos de plexo coroide | 805 |
| Cisto coloide | 807 |
| Cisto ependimário | 811 |

Existem muitos tipos de cistos intracranianos. Alguns são incidentais e sem significado. Outros podem causar sintomas graves, com risco de morte. Neste capítulo, consideraremos vários tipos de cistos intracranianos: variantes anatômicas com aparência cística que podem ser confundidas com doença, cistos congênitos/de desenvolvimento, entre outros. Excluiremos os cistos parasitários, malformações císticas do encéfalo e neoplasias císticas, pois foram discutidas nos seus respectivos capítulos. A etiologia, patologia e importância clínica dos cistos intracranianos não neoplásicos são variadas, o que torna sua classificação um desafio.

Baseando-se em *etiologia*, os cistos são classificados como variantes anatômicas normais (p. ex., espaços perivasculares dilatados), lesões congênitas derivadas do ecto ou endoderma embriogênico (cistos coloides e neuroentéricos), cistos de inclusão do desenvolvimento (p. ex., cistos dermoides e epidermoides), e cistos que não são facilmente classificados em uma categoria específica (como os cistos de plexo coroide e os cistos associados a tumores). A etiologia é interessante, porém não ajuda em estabelecer um diagnóstico baseado por imagem.

Categorizar os cistos pela característica *histológica* de suas paredes – como ocorre nos textos tradicionais de neuropatologia – é de pouca ajuda quando temos que providenciar um diagnóstico diferencial apropriado baseado somente nos achados de imagem.

Para classificação de cistos intracranianos, a abordagem baseada na *imagem* é muito mais prática, uma vez que a maioria dos cistos intracranianos é descoberto nos exames por tomografia computadorizada (TC) ou ressonância magnética (RM). Esta abordagem leva em consideração três fatores definidos: (1) localização anatômica; (2) características de imagem (i.e., densidade/intensidade de sinal de seu conteúdo, ausência/presença de calcificações e/ou realce); e (3) idade do paciente. Desses três, a localização anatômica é a de maior utilidade.

Enquanto muitos tipos de cistos intracranianos ocorrem em mais de uma localização anatômica, alguns sítios são "preferidos" por certos cistos. Neste capítulo, discutiremos cistos de fora para dentro, começando pelo couro cabeludo e cistos intracranianos extra-axiais, depois daremos atenção aos cistos parenquimatosos e intraventriculares.

Existem quatro questões-chave baseadas na anatomia para considerar uma lesão intracraniana com aspecto cístico (ver abaixo). Um quadro-resumo baseado nessas questões simples, junto com os cistos discutidos no texto, será incluído a seguir **(Tab. 28-1)**.

---

**QUATRO QUESTÕES-CHAVE BASEADAS NA ANATOMIA**

O cisto é intra ou extra-axial?
O cisto é supra ou infra tentorial?
O cisto é na linha média ou fora da linha média?
Se o cisto é intra-axial, ele está no parênquima cerebral ou nos ventrículos?

---

## Cistos do couro cabeludo
### Considerações gerais

Inúmeros cistos cutâneos benignos podem se manifestar como lesões do couro cabeludo. Na maioria dos casos, não são realizados exames de imagem, pois o couro cabeludo

**Tabela 28-1** Lesões intracranianas císticas

| Extra-axial | Intra-axial |
|---|---|
| **Supratentorial** | **Supratentorial** |
| Linha média | Parenquimatosos |
| Cisto pineal | EPVs dilatados |
| Cisto dermoide | Cisto neuroglial |
| Cisto da fenda de Rathke | Cisto porencefálico |
| Cisto aracnoide (suprasselar) | Remanescentes do sulco hipocampal |
| Fora da linha média | Intraventricular |
| Cisto aracnoide (fossa craniana média, convexidade) | Cisto de plexo coroide |
| Cisto epidermoide | Cisto coloide |
| Cisto associado a tumores | Cisto de fissura colóidea |
| Cisto triquilemal ("sebáceo") (couro cabeludo) | Cisto ependimário |
| Cisto leptomeníngeo ("fratura em crescimento") | |
| **Infratentorial** | **Infratentorial** |
| Linha média | Parenquimatoso |
| Cisto neuroentérico | EPVs dilatados (núcleo denteado) |
| Cisto aracnoide (retrocerebelar) | |
| Fora da linha media | Intraventricular |
| Epidermoide (APC) | Epidermoide (quarto ventrículo, cisterna magna) |
| Cisto aracnoide (APC) | Quarto ventrículo cístico ("encarcerado") |
| Cisto associado a tumores | |

APC, ângulo pontocerebelar; EPV, espaço perivascular. Cisto leptomeníngeo, cisto da fenda de Rathke e quarto ventrículo cístico/encarcerado são discutidos nos Capítulos 2, 25 e 34, respectivamente. Todas as outras entidades da tabela serão consideradas aqui.

é facilmente acessível na inspeção visual e manual. Entretanto, massas do couro cabeludo não são tão incomuns de identificar nos estudos de imagem realizados para visualizar estruturas intracranianas. A imagem também torna-se importante quando a lesão do couro cabeludo pode ser maligna no aspecto clínico, tem um componente vascular ou pode estar anatomicamente em contiguidade com o conteúdo intracraniano.

A idade é um dado importante para o diagnóstico diferencial de massas de couro cabeludo não traumáticas. Em adultos, o diagnóstico diferencial inclui carcinomas de pele (células escamosas e basais), cistos dermoides e epidermoides, hemangiomas e metástases. Cistos triquilemais (CTs) ("sebáceos") são massas comuns no couro cabeludo em pacientes de meia-idade e idosos.

A massa mais comum no couro cabeludo em crianças é a histiocitose da célula de Langerhans, seguido pelos cistos epidermoides e dermoides, hemangiomas de couro cabeludo e neurofibromas. Menos comuns, porém importantes lesões de couro cabeludo em crianças incluem a cefalocele e o *sinus pericranii*.

Os três cistos de couro cabeludo mais comuns estatisticamente são o cisto epidermoide (50%), o cisto triquilemal (25 a 30%), e o cisto dermoide (20 a 25%). Os cistos epidermoide e dermoide serão discutidos depois, neste capítulo. Discutiremos aqui os cistos triquilemais (pilar ou "sebáceos") do couro cabeludo.

## Cisto triquilemal ("sebáceo")

### Terminologia

Embora o termo "cisto sebáceo" seja mais usado pelos radiologistas, esse tipo de cisto não contém material sebáceo. Esses cistos são mais chamados de cistos triquilemais. Raramente CTs aumentam e proliferam. CTs que proliferam são conhecidos como tumores pilares ("em

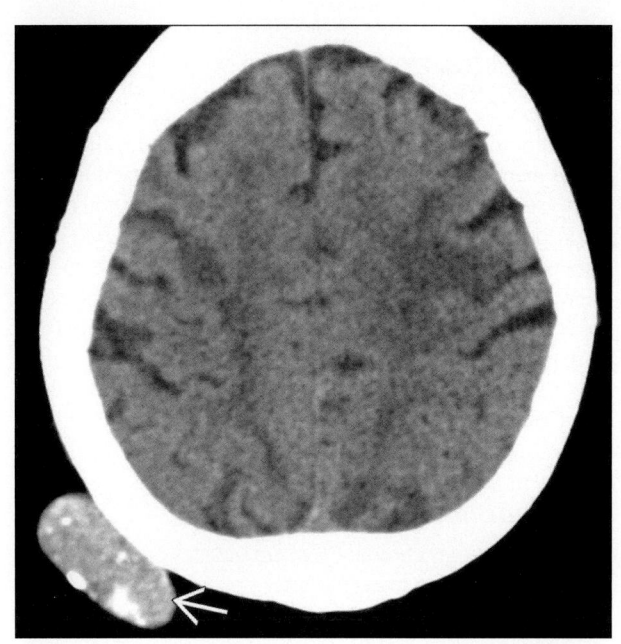

**28-1** TC sem contraste axial em uma mulher de 79 anos com massa no couro cabeludo não endurecida presente há anos. A massa ➡ é hiperdensa, parcialmente calcificada. Cisto triquilemal.

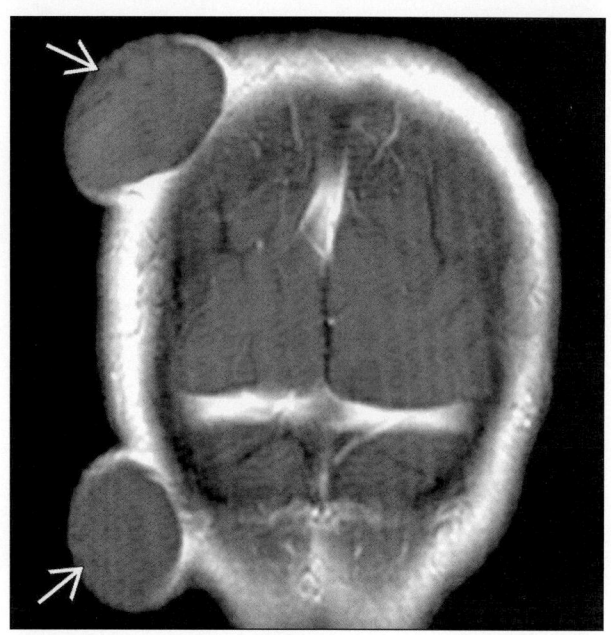

**28-2** Dois cistos triquilemais ➡ são vistos nessa imagem coronal T1 C+. Os cistos são heterogêneos, isointensos ao parênquima cerebral e cercados incompletamente por gordura. Eles não realçam.

turbante"). CTs malignos são referidos como "carcinoma cístico proliferante triquilemal".

## Patologia

LOCALIZAÇÃO, TAMANHO, E NÚMERO. A maioria dos CTs é encontrada dentro do tecido dérmico ou subcutâneo. Eles podem ser únicos ou múltiplos e variam de poucos milímetros a vários centímetros.

ACHADOS MICROSCÓPICOS E MACROSCÓPICOS. CTs são caracterizados por uma cápsula fibrosa delineada por um epitélio escamoso estratificado. O conteúdo cístico consiste de uma cera de queratina descamada. Microscopicamente, o cisto triquilemal lembra a bainha radicular de um folículo capilar, não uma glândula sebácea.

## Aspectos clínicos

EPIDEMIOLOGIA E DEMOGRAFIA. CTs afetam entre 5 a 10% da população. Embora eles possam ocorrer em qualquer idade, ocorrem normalmente em mulheres idosas.

APRESENTAÇÃO E HISTÓRIA NATURAL. CTs costumam aparecer como massas subcutâneas do couro cabeludo sem pelos, móveis e discretamente compressíveis.

CTs crescem devagar e estão presentes por anos. Raramente eles se tornam agressivos e podem até mesmo invadir o osso. Degeneração maligna com metástase à distância é rara.

OPÇÕES DE TRATAMENTO. Excisão cirúrgica é o tratamento. Excisão incompleta pode resultar em recorrência.

## Imagem

ASPECTOS GERAIS. Essas massas de couro cabeludo em geral são grandes, bem delineadas, arredondadas ou ovoides, mas com uma aparência complexa.

ACHADOS NA TC. CTs são massas sólidas, císticas ou sólido-císticas bem delineadas e hiperdensas comparadas à gordura subcutânea. Calcificação é comum e pode ser vista de maneira puntiforme, curvilínea ou grosseira **(Fig. 28-1)**. Algumas vezes, as calcificações dispõem-se em camadas na porção dependente dos cistos grandes. CTs típicos não apresentam impregnação pelo contraste, nem remodelam ou invadem a calota craniana.

ACHADOS DE RM. CTs são massas do couro cabeludo bem circunscritas, incompletamente envoltas por gordura **(Fig. 28-2)**. Eles costumam ser isointensos ao cérebro e ao músculo na sequência T1 e heterogeneamente hipointenso em T2.

CTs não suprimem no FLAIR. Focos hipointensos em T2* (GRE, SWI) são causados por calcificações, e não hemorragia.

CTs simples e não complicados não realçam, embora a variante proliferativa possa mostrar realce significativo nos lóbulos sólidos intercalados com focos císticos sem realces

## Diagnóstico diferencial

Em adultos, diagnóstico diferencial por imagem são tumores do couro cabeludo benignos e malignos. **Carcino-**

ma de células basais e metástases do couro cabeludo são massas mal definidas, pouco delineadas no couro cabeludo, que invadem o tecido subcutâneo e podem causar erosão óssea. Ulcerações superficiais são comuns. **Cistos dermoide** e **epidermoide,** assim como **hemangiomas,** são mais comuns na calota craniana do que no couro cabeludo. CTs são raros em crianças. Nessa faixa etária, as lesões mais importantes para diferenciar cistos benignos do couro cabeludo (geralmente dermoides/epidermoides, não CTs) são malformações congênitas cerebrais que protruem por meio de defeitos da calota craniana e apresentam-se como massas subcutâneas. **Cefaloceles** contêm combinações variadas de encéfalo/meninges/vasos.

Eles variam em tamanho, de lesões muito grandes a pequenas ("cefalocele atrésica"). **Sinus pericranii** é uma massa de couro cabeludo compressível, azulada, que se comunica com o sistema venoso intracraniano por um defeito na calota craniana.

## Cistos extra-axiais

Cistos extra-axiais estão entre o cérebro e a calota craniana. Com algumas poucas exceções, a maioria se localiza dentro da membrana aracnoide ou no espaço subaracnóideo.

Determinar a localização de um cisto extra-axial (supra *vs.* infratentorial, linha média *vs.* fora da linha média) é útil para estabelecer o diagnóstico diferencial **(Tab. 28-1)**. Por exemplo, um cisto aracnoide é o único tipo que ocorre na fossa posterior. Alguns cistos extra-axiais são em geral (embora não sempre) fora da linha média. Outros – cistos pineais e da fenda de Rathke – ocorrem somente na linha média.

Começaremos nossa discussão dos cistos extra-axiais com o tipo mais comum, o cisto aracnoide.

### Cisto aracnoide

Embora cistos aracnoidais possam ocorrer em todo o neuroeixo, a maioria é intracraniana.

**28-3** Gráfico mostra CAr da fossa craniana média. A aracnoide ⇨ divide-se e isola o LCS, a fossa média está expandida, e o osso adjacente está afilado. Observe que o lobo temporal ⇨ está deslocado posteriormente.
**28-4** Espécime de necropsia mostra um clássico cisto aracnoide da fossa média entre camadas "duplicadas" de aracnoide ⇨. O lobo temporal ⇨ está deslocado, hipoplásico. (cortesia de J. Townsend, MD.)

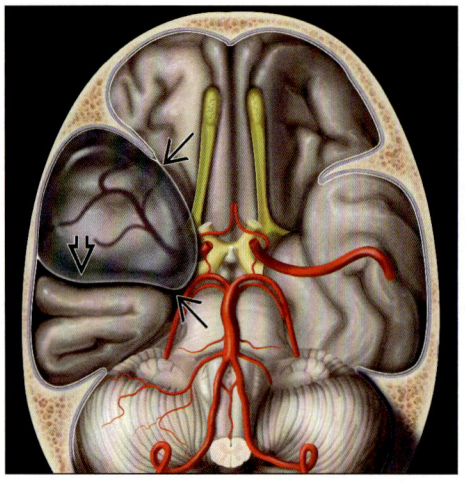

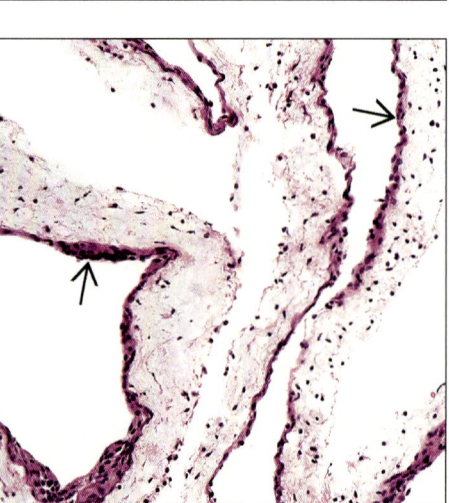

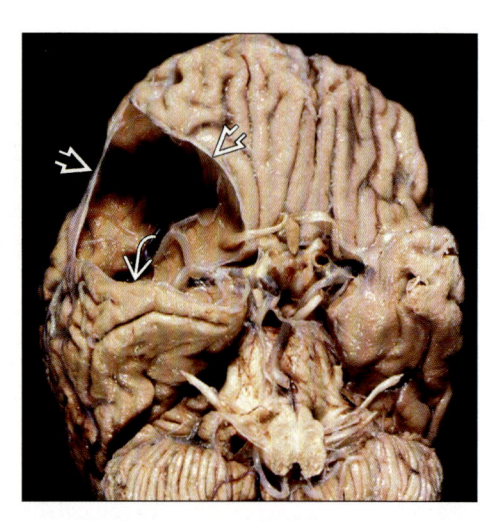

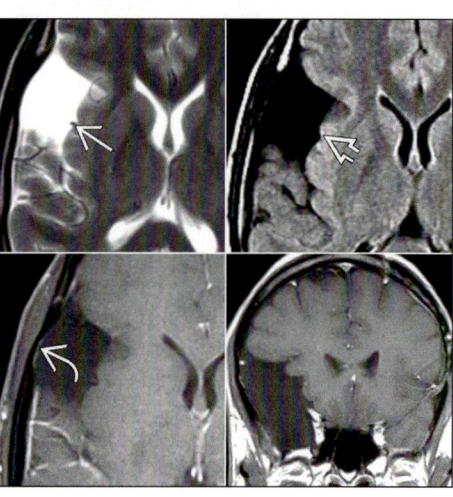

**28-5** Um cisto aracnoide é delineado por uma única camada de células da aracnoide madura ⇨ abaixo de uma delicada membrana fibrosa. (Cortesia de P. Burger, MD.)
**28-6** Cistos aracnoides geralmente têm margens recortadas e apresentam intensidade de sinal semelhante ao LCS em T2 ⇨. Eles suprimem em FLAIR ⇨, remodelam a calota craniana ⇨ e não realçam.

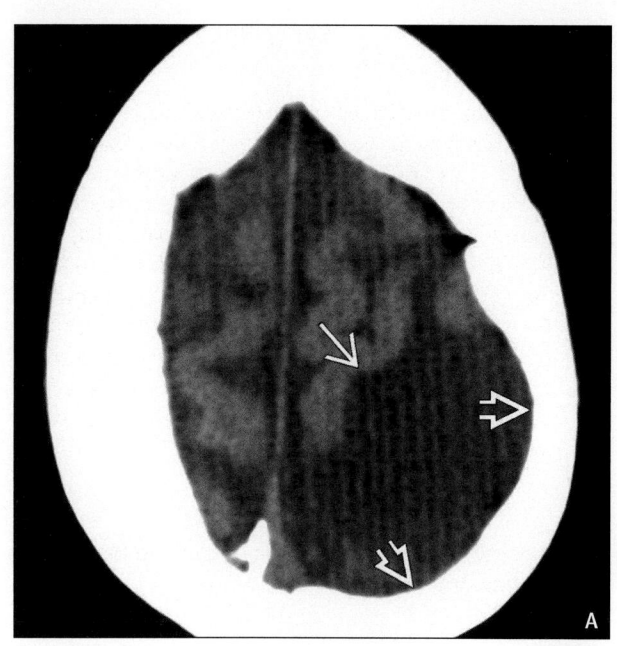

**28-7A** TC sem contraste mostra cisto aracnoide na convexidade ➡, que expande e remodela a calota craniana ➡.

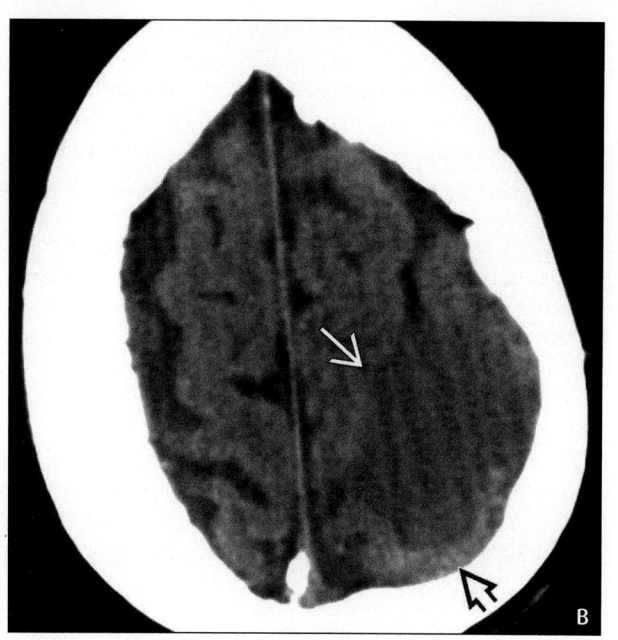

**28-7B** Seis meses depois, o paciente teve uma cefaleia súbita. O cisto ➡ é agora hiperdenso comparado ao LCS, e mostra o nível sangue--líquido ➡. Apoplexia cística com hemorragia súbita.

## Terminologia

Um cisto aracnoide (CAr), também conhecido como cisto meníngeo, é um cisto que contém líquido cerebrospinal (LCS) delineado por uma camada de células aracnoidais achatadas.

## Etiologia

CONCEITOS GERAIS. A maioria dos CArs se origina de anomalias de desenvolvimento meníngeo. As endomeninges embriônicas falham em fundir e permanecem separadas, formando uma aracnoide "duplicada". O LCS é secretado pelas células na parede cística e acumulado entre as camadas.

Menos comumente, loculações aracnoides são adquiridas como resultado de hemorragia, infecção ou cirurgia. Cistos semelhantes à aracnoide são algumas vezes originados adjacentes a tumores extra-axiais como meningiomas, schwannomas e macrodenomas hipofisários. Esses cistos benignos associados a tumores com conteúdo líquido serão discutidos separadamente.

GENÉTICA. A maioria dos CArs é esporádico e não sindrômico. CArs sindrômicos já foram relatados em associação com síndromes acrocalosais, Aicardi e Pallister-Hall.

## Patologia

LOCALIZAÇÃO. A maioria dos CArs é supratentorial. Eles geralmente são fora da linha média e são os cistos extra-axiais supratentoriais fora da linha média mais comuns **(Fig. 28-3)**.

Quase dois terços são encontrados na fossa craniana média, anteromedialmente ao lobo temporal **(Fig. 28-4)**. Cerca de 15% dos CArs são encontrados nas convexidades dos hemisférios cerebrais, predominantemente acima dos lobos frontais.

CArs da linha média são raros no compartimento supratentorial. A localização supratentorial mais comum dos CArs é a cisterna suprasselar, seguido pela cisterna quadrigeminal e pelo véu interpósito. Entre 10 a 15% dos CArs são encontrados na fossa posterior. A localização mais comum é a cisterna do ângulo pontocerebelar (APC), onde os CArs são a segunda lesão cística extra-axial mais comum (seguido do epidermoide). A próxima localização mais frequente é retrocerebelar.

TAMANHO E NÚMERO. Os CArs variam em tamanho, de cistos pequenos a grandes massas. CArs são quase sempre solitários. Múltiplos cistos meníngeos já foram relatados, mas provavelmente são adquiridos, resultando de meningites não detectadas.

PATOLOGIA MACROSCÓPICA. CArs são cistos bem delimitados, preenchidos por um líquido incolor que lembra o LCS. Eles são desprovidos de septações internas e são completamente envoltos por uma delicada membrana translucente.

ACHADOS MICROSCÓPICOS. CArs consistem em uma delicada membrana fibrosa delineada por uma camada única de células aracnoidais maduras e histologicamente normais **(Fig. 28-5)**. Pequenos infiltrados inflamatórios podem ocorrer, mas são raros.

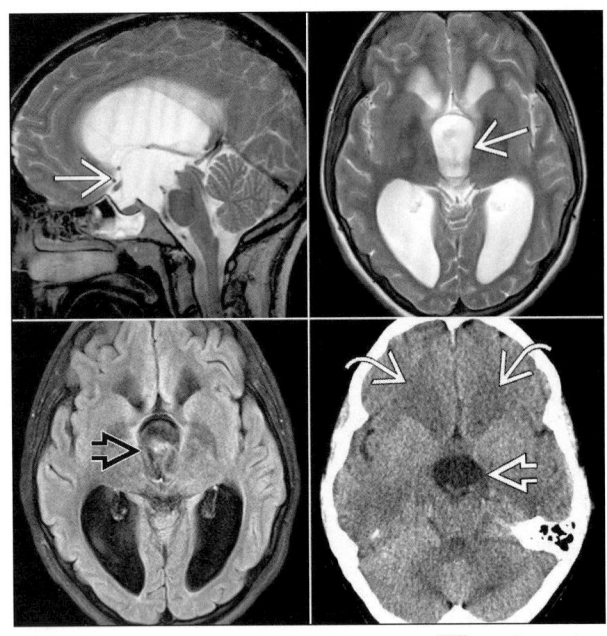

**28-8** O CAr suprasselar é isointenso ao LCS em T2 ➡. A pulsação do LCS dentro do cisto não é suprimida completamente no FLAIR ➡. Cisternograma por TC demonstra o contraste diluído nos ventrículos laterais ➡, enquanto o cisto não comunicante ➡ não se opacifica.

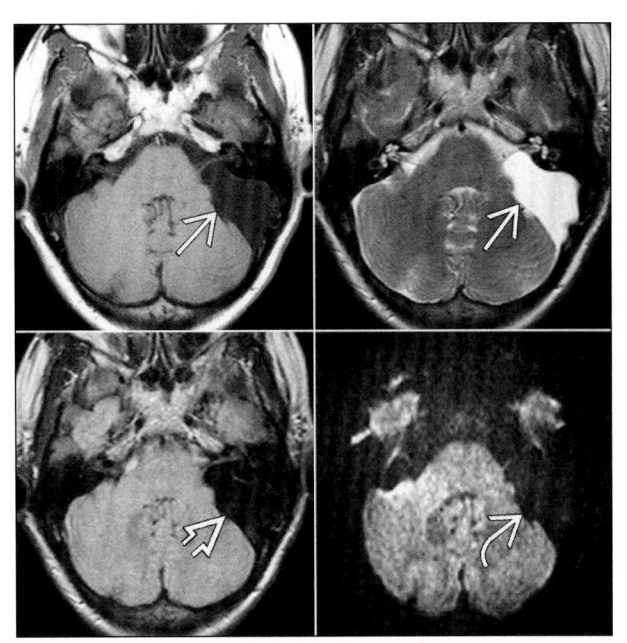

**28-9** CAr no ângulo pontocerebelar esquerdo é isointenso ao LCS em T1 e T2 ➡ e suprime complemente no FLAIR ➡. Nenhuma restrição da difusão é identificada ➡.

---

### CISTO ARACNOIDE: PATOLOGIA

**Localização**
- Supratentorial (90%)
  - Fossa média (67%)
  - Convexidades (15%)
  - Outras (5-10%): cisternas suprasselar, quadrigeminal
- Infratentorial (10-12%)
  - A maioria na cisterna do APC (segunda massa cística mais comum no APC)
  - Menos comum = cisterna magna

**Patologia macroscópica**
- Cistos com paredes finas e translucente com líquido claro
- Delineado por células aracnoidais maduras

---

## Aspectos clínicos

**EPIDEMIOLOGIA.** CArs são os mais comuns de todos os cistos congênitos intracranianos. Eles contam com aproximadamente 1% de todas as lesões intracranianas expansivas e são identificados nos estudos de imagem em cerca de 2% dos pacientes.

**DEMOGRAFIA.** CArs podem ser vistos em qualquer idade. A maioria (±75%) é encontrada em crianças e em adultos jovens. Existe um discreto predomínio no sexo masculino.

**APRESENTAÇÃO.** A maioria dos CArs é assintomática e encontrada incidentalmente. Os sintomas variam com tamanho e localização. Cefaleia é comum em CArs sintomáticos.

Alguns cistos aracnoides suprasselares podem ser muito grandes e causar hidrocefalia obstrutiva.

**HISTÓRIA NATURAL.** A maioria dos CArs são estáveis por muitos anos. Se houver aumento, é muito gradual. O aumento do cisto é associado com a idade jovem e raramente acontece em crianças maiores que 4 anos no momento do diagnóstico inicial.

A hemorragia no cisto aracnoide é rara, mas pode causar aumento súbito.

**OPÇÕES DE TRATAMENTO.** CArs assintomáticos geralmente são lesões "não-me-toque". As opções cirúrgicas para CArs sintomáticos incluem ressecção endoscópica ou fenestração, fenestração aberta/marsupialização ou derivação cisto-peritoneal com válvula programada. Após a derivação, 60% dos CArs desaparecem completamente; em metade desses pacientes é possível remover a derivação sem dependência.

## Imagem

**ASPECTOS GERAIS.** CArs não complicados comportam-se *exatamente* como o LCS na TC e RM **(Fig. 28-6)**. FLAIR e difusão são as melhores sequências para diferenciar massas intracranianas de aspecto cístico.

**ACHADOS NA TC.** CArs não complicados têm densidade igual a do LCS **(Fig. 28-7A)**. Se ocorrer hemorragias intracísticas, o líquido do cisto pode ser moderadamente hiperdenso em relação ao LCS **(Fig. 28-7B)**. Grandes CArs da fossa craniana média expandem a fossa e causam hipoplasia ou deslocamento do lobo temporal.

Nos casos de CArs grandes, a TC pode demonstrar remodelamento da calota craniana adjacente. CArs não causam invasão óssea.

CArs não impregnam pelo contraste. A realização de contraste intratecal ("cisternografia por TC") pode ser útil para demonstrar comunicação com o espaço subaracnoide (ES) **(Fig. 28-8)**. A maioria dos CArs sintomáticos não demonstra comunicação direta com o ES e pode requerer descompressão microcirúrgica. Os pacientes CArs comunicantes podem não precisar de intervenção cirúrgica.

Achados na RM. CArs são lesões bem delimitadas, que seguem a intensidade de sinal do LCS em todas as sequências **(Fig. 28-6)**. Eles são, portanto, isointensos ao LCS nas imagens ponderadas em T1 e T2 **(Fig. 28-9)**. Os CArs causam moderado efeito expansivo local, deslocando, mas não envolvendo o parênquima encefálico, vasos e nervos cranianos adjacentes.

A aparência interna dos CArs não demonstra nenhum achado, não contendo septações ou vasos.

Os CArs suprimem completamente no FLAIR **(Fig. 28-10)**. Às vezes a pulsação do LCS dentro de grandes lesões pode causar o defasamento de *spins*, produzindo intensidade de sinal heterogêneo e propagação dos artefatos de fase nas imagens. Os CArs não apresentam restrição da difusão e não impregnam pelo contraste. Os estudos de fluxo do LCS, como o 2D cinePC, podem demonstrar comunicação entre os cistos e o espaço subaracnoide adjacente.

## Diagnóstico diferencial

O maior diagnóstico diferencial dos CArs são os **cistos epidermoides** (CE). Cistos epidermoides apresentam intensidade de sinal quase sempre – porém não exatamente – igual a do LCS. Eles têm aspecto em couve-flor, com uma configuração lobulada em vez de bordas bem delimitadas como nos CArs. Os CEs envolvem os vasos e os nervos cranianos, insinuando-os ao longo das cisternas. Os CEs não suprimem completamente no FLAIR e costumam mostrar uma hiperintensidade moderada a intensa na difusão.

**Espaços subaracnoides** dilatados causados por perda volumétrica do encéfalo são coleções de LCS difusas e não causam efeito de massa nas estruturas adjacentes.

**Higroma subdural** ou **hematoma subdural crônico** (HSDc) não apresentam intensidade de sinal igual ao LCS e geralmente são crescentes, não arredondados. HSDc

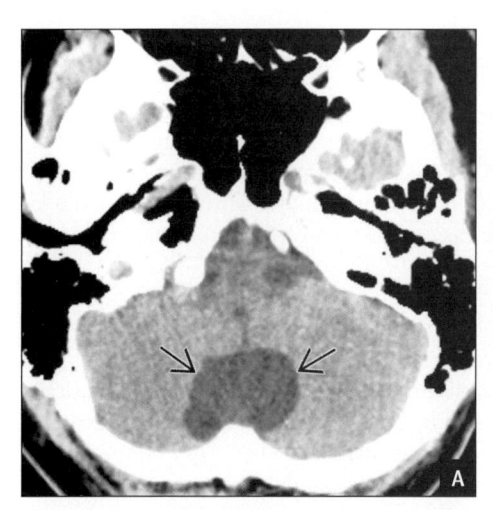

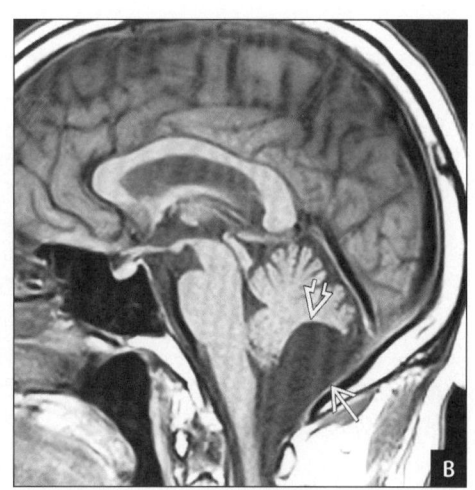

**28-10A** CAr retrocerebelar na linha média ➡ é bem delimitado, com densidade igual ao LCS na TC sem contraste.
**28-10B** T1 sagital mostra que o cisto arredondado ➡ é isointenso ao LCS, eleva e deforma o verme cerebelar ➡.

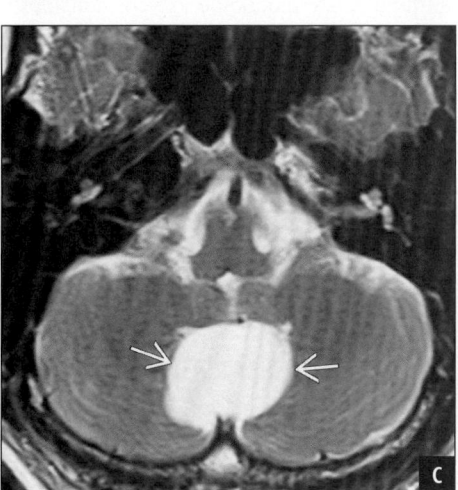

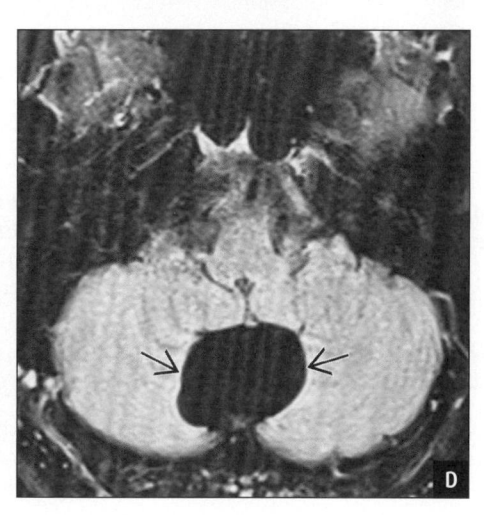

**28-10C** O cisto ➡ é isointenso ao LCS em T2.
**28-10D** O cisto ➡ suprime completamente em FLAIR. A segunda localização mais comum na fossa posterior para os cistos aracnoidais é o aspecto retrocerebelar da cisterna magna.

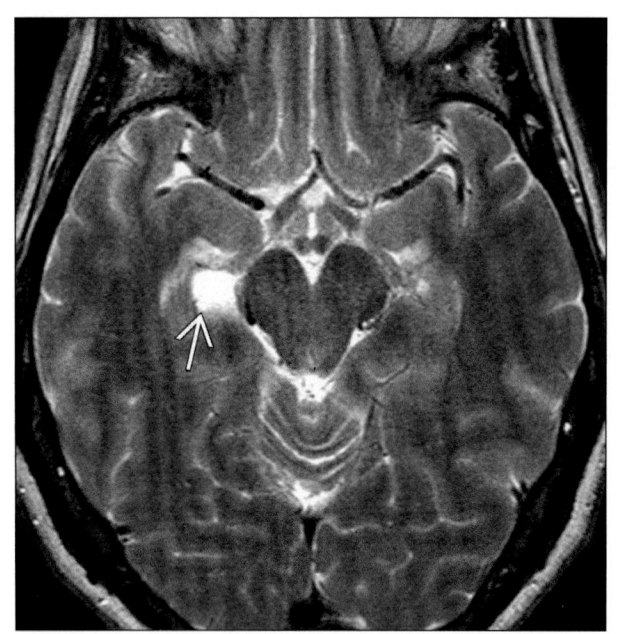

**28-11** T2 axial mostra um cisto de fissura coróidea clássico ➡ como um cisto bem delimitado, com sinal semelhante ao LCS, medial ao corno temporal do ventrículo lateral.

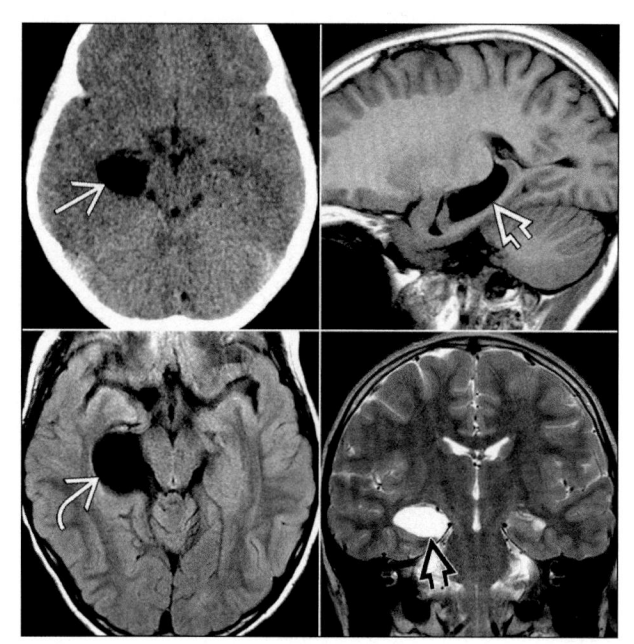

**28-12** O cisto de fissura coróidea é isodenso ao LCS na TC sem contraste ➡. T1 sagital mostra um clássico cisto alongado "cilíndrico" ➡. A lesão suprime completamente no FLAIR ➡ e é isointensa ao LCS em T2 ➡.

geralmente demonstra evidências de hemorragias prévias, em especial nas sequências T2*, e podem apresentar membranas com impregnação pelo contraste.

Os cistos **porencefálicos** parecem como LCS, mas são intra-axiais e delineados por uma substância branca gliótica, que é hiperintensa no FLAIR. Raramente, **cistos neuroentéricos** podem se assemelhar aos CArs, embora eles sejam hiperintensos comparados ao LCS. Cistos neuroentéricos supratentoriais são raros.

---

**CISTOS ARACNOIDAIS: ASPECTOS CLÍNICOS E DE IMAGEM**

**Aspectos clínicos**
- Cistos intracranianos não neoplásicos mais comuns
  - 1% de todas as massas intracranianas
  - Todas as idades; crianças e adultos jovens (75%)
  - Prevalência = 2% nos exames de imagem
- A maioria não comunica com espaço subaracnóideo (ES)

**Imagem**
- Comportam-se *exatamente* como o LCS
- FLAIR/difusão são as melhores sequências para diferenciar de outros cistos
- **Diagnóstico diferencial**
- Mais comum = cisto epidermoide
- Menos comuns
  - Espaços subaracnoidais dilatados
  - Higroma subdural loculado/hematoma
  - Cisto porencefálico
  - Cisto associado à neoplasia
- Raros = cisto neuroentérico

---

## Cisto de fissura coróidea

A fissura coróidea é um espaço contendo LCS entre o fórnice e o tálamo. Normalmente é uma pequena fenda rasa, em forma de C, que curva posterossuperiormente do lobo temporal anterior ao longo de todo átrio do ventrículo lateral. As artérias coróideas e o plexo coroidal percorrem medialmente à fissura coróidea.

Um cisto contendo LCS pode se formar em qualquer parte ao longo da fissura coróidea. Esses "cistos de fissura coróidea" provavelmente são causados por uma tela coróidea embriônica mal desenvolvida, uma camada dupla de pia-máter que invagina através da fissura coróidea para alcançar os ventrículos laterais.

Cistos de fissura coróidea podem, portanto, ser considerados um subtipo de cisto aracnoide. Iremos considerá-los de forma separada porque eles apresentam uma localização única e uma imagem característica.

### Imagem

Os cistos de fissura coróidea estão localizados medialmente ao corno temporal dos ventrículos laterais e seguem a densidade/intensidade de sinal igual ao LCS em todas as sequências **(Fig. 28-11)**. Nas imagens coronal e axial eles são arredondados a ovalados, mas nas imagens sagitais apresentam uma forma cilíndrica alongada característica **(Fig. 28-12)**.

## Cisto epidermoide

Os cistos epidermoides congênitos e adquiridos são encontrados no sistema nervoso central (SNC). Enquanto cistos epidermoides na coluna espinal são geralmente

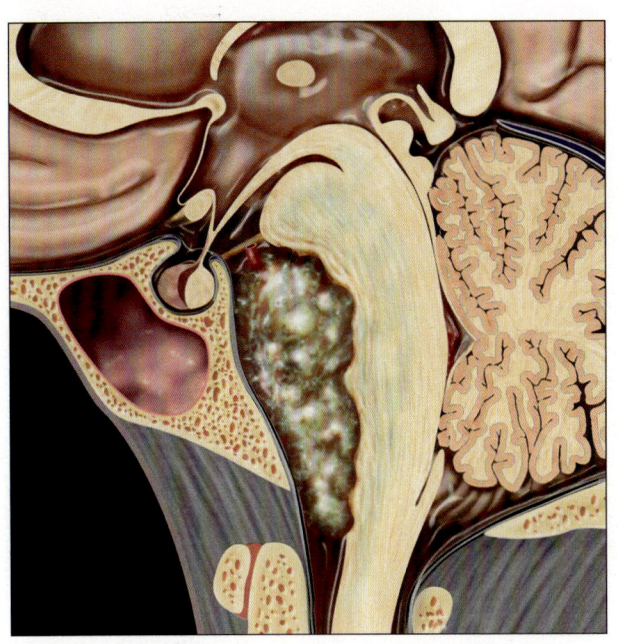

**28-13** Gráfico sagital ilustra um cisto epidermoide multilobulado, na cisterna pré-pontina. Um efeito de massa significativo desloca a ponte, junção cervicomedular, medula espinal cervical superior.

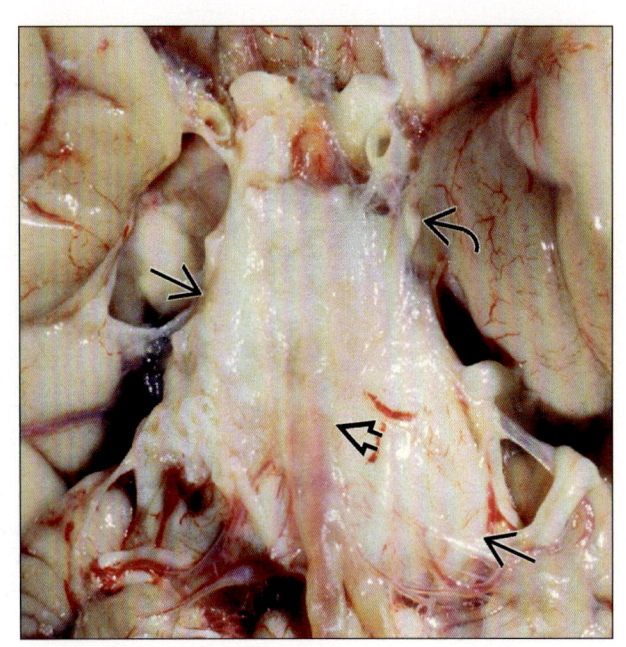

**28-14** Espécime de necropsia mostra um cisto epidermoide na fossa posterior como um tumor branco, "perolado" nas cisternas cerebelopontina, pré-pontina ➡. Observe o encarceramento da artéria basilar ⇨, nervos oculomotores ↗.

doenças adquiridas, os cistos epidermoides intracranianos têm origem sempre congênita.

## Terminologia

Um cisto epidermoide (CE) intracraniano é um cisto de inclusão que deriva de elementos ectodérmicos embriônicos. Cistos epidermoides têm sido incorretamente chamados de "tumores", mas eles não são neoplásicos. O termo "colesteatoma" pode ser reservado para lesões adquiridas que surgem como complicações de otite média crônica.

## Etiologia

**CONCEITOS GERAIS**. CEs surgem durante a terceira e a quarta semanas gestacionais. Remanescentes celulares ectodérmicos causados pela clivagem incompleta do ectoderma neural cutâneo resultam na inclusão de epiblastos no tubo neural. Epidermoides congênitos do APC são derivados das células do primeiro sulco branquial.

## Patologia

**LOCALIZAÇÃO**. CEs extracranianos costumam envolver o couro cabeludo, a face e o pescoço. Mais de 90% dos CEs intracranianos são intradurais e são quase sempre extra-axiais **(Fig. 28-13)**. CEs são mais comuns fora da linha média ou paramedianos, e têm uma predileção pelas cisternas basais, onde eles se insinuam ao redor dos nervos cranianos e dos vasos.

A cisterna do APC é o sítio mais comum, com quase metade de todos os CEs intracranianos. A fossa craniana média (fissura Silviana) e a região parasselar juntas contam por 10 a 15% dos CEs. As localizações menos comuns são os ventrículos cerebrais, em geral o quatro ventrículo. CEs puramente extradurais e intradiploicos contam por 5 a 10% dos casos. CEs parenquimatosos ocorrem, mas são raros.

**PATOLOGIA MACROSCÓPICA**. A superfície externa de um CE é geralmente brilhosa, lembrando uma madrepérola **(Fig. 28-14)**. Múltiplas excrescências "em couve flor" são típicas **(Fig. 28-15)**. O cisto é preenchido por material mole, seroso, cremoso ou em flocos.

**ACHADOS MICROSCÓPICOS**. A parede do cisto consiste em uma cápsula fibrosa externa delineada por um epitélio escamoso estratificado. O cisto contém lamelas concêntricas de debris queratinosos e colesterol cristalino sólido. Apêndices dermais (uma característica dos cistos dermoides) são ausentes.

## Aspectos clínicos

**EPIDEMIOLOGIA**. CEs representam 0,2 a 1,8% de todos os tumores intracranianos primários e lesões pseudo-tumorais. Eles são os cistos de desenvolvimento intracraniano mais comuns e são 4 a 9 vezes mais comuns que os cistos dermoides. De maneira geral, o CE é a terceira massa mais comum do APC (após o schwannoma vestibular e o meningioma) e a massa cística mais comum nessa localização.

**DEMOGRAFIA**. O pico de idade de apresentação é de 20 a 60 anos. CEs sintomáticos são raros em crianças. Não existe um predomínio por sexo.

**APRESENTAÇÃO**. CEs podem ser clinicamente silenciosos por muitos anos. Os sintomas dependem da localização da lesão.

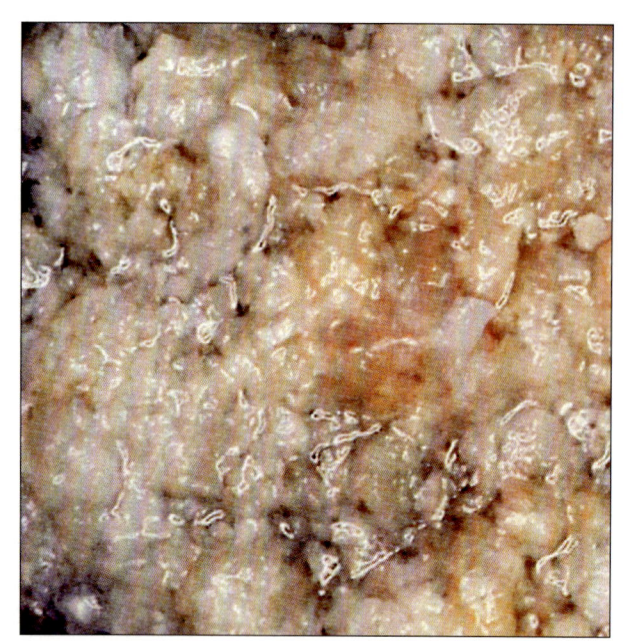

**28-15** Espécie cirúrgica vista de perto mostra a aparência clássica "em couve-flor" da superfície externa de um cisto epidermoide.

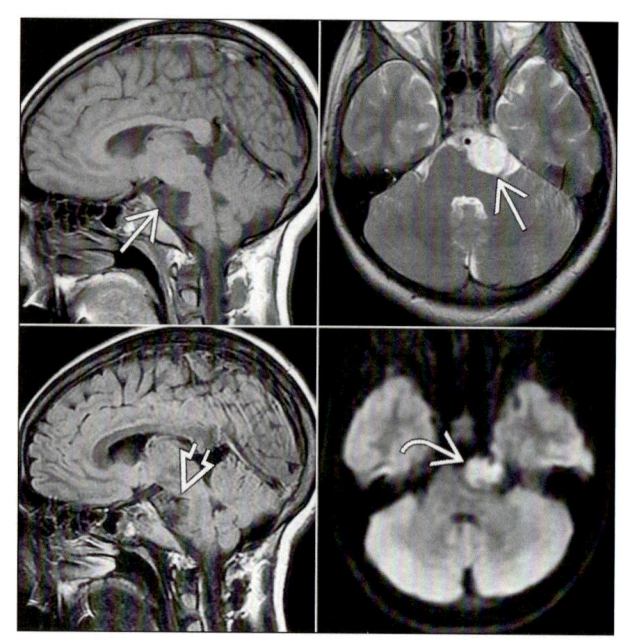

**28-16** Cisto epidermoide lembra o LCS em T1 e T2 ➡, mas não suprime no FLAIR ➡, demonstra moderada restrição da difusão ➡.

Cefaleia e neuropatia craniana (especialmente envolvendo os nervos cranianos V, VII e VIII) são achados comuns.

**HISTÓRIA NATURAL.** CEs crescem muito vagarosamente por um acúmulo progressivo de células epidérmicas normais em divisão e de queratina descamada. CEs geralmente alcançam um tamanho considerável antes de se tornarem sintomáticos. Ao contrário dos cistos dermoides, rotura de um CE é raro. Transformação maligna é rara.

**OPÇÕES DE TRATAMENTO.** As características insinuantes dos CEs os tornam difíceis de ressecar. Embora a ressecção total minimize o risco de meningite asséptica pós-operatória, hidrocefalia e recorrência tumoral, uma cirurgia agressiva pode estar associada com déficit de nervos cranianos e isquemias.

---

**CISTO EPIDERMOIDE: ETIOLOGIA, PATOLOGIA E EPIDEMIOLOGIA**

**Etiologia**
- Cistos de inclusão congênita
- Remanescente epitelial do tubo neural

**Patologia**
- Patologia macroscópica
  - Insinuante, envolve vasos/nervos cranianos
  - Superfície lobulada com excrescências "peroladas"
  - Conteúdo seroso, cremoso
- Patologia microscópica
  - Epitélio escamoso + debris queratinosos, colesterol sólido
  - SEM apêndices dermais

**Epidemiologia**
- 0,2-1,8% dos tumores intracranianos primários

---

## Imagem

**ASPECTOS GERAIS.** Os cistos epidermoides assemelham-se ao LCS na imagem **(Fig. 28-16)**. Excrescências irregulares frondosas e um padrão de crescimento insinuante nas cisternas liquóricas são característicos.

**ACHADOS NA TC.** Mais de 95% dos CEs são hipodensos e aparecem quase idênticos ao LCS nas TCs sem contraste. Calcificação está presente em 10 a 25%. Hemorragia é muito rara. Epidermoides "brancos" hiperdensos são incomuns, representando 3% de todas as lesões relatadas. Impregnação pelo contraste é rara.

**ACHADOS NA RM.** CEs são iso ou discretamente hiperintensos se comparados ao LCS tanto nas sequências ponderadas em T1 quanto em T2. Uma discreta heterogeneidade de intensidade de sinal costuma estar presente **(Fig. 28-17)**.

Epidermoides "atípicos" representam apenas 5 a 6% dos casos. Um epidermoide "branco" é um tipo raro de cisto que tem um alto conteúdo proteico e pode ser hiperintenso em T1 e hipointenso em T2. A impregnação pelo contraste em geral é ausente, embora discreto realce periférico possa ser visto em 25% dos casos.

CEs não suprimem nada ou apresentam uma supressão incompleta em FLAIR. Eles restringem na difusão e são, portanto, moderada a intensamente hiperintensos **(Fig. 28-18)**.

## Diagnóstico diferencial

O maior diagnóstico diferencial é o **cisto aracnoide**. Os CAs são bem delimitados, apresentam intensidade de sinal *exatamente* igual ao LCS em todas as sequências, suprimem completamente no FLAIR e não apresentam

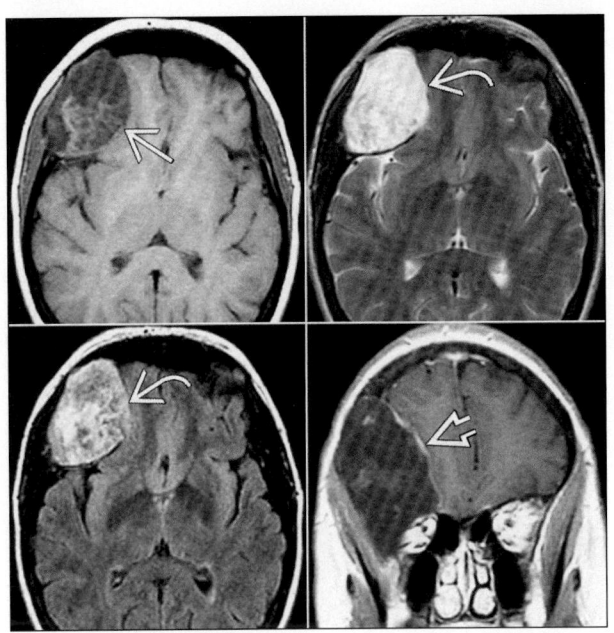

**28-17** Cisto epidermoide da calota craniana expande o espaço diploico, mostra focos mosqueados de iso/hipointensidade em T1 ➡, hiperintensidade heterogênea em T2/FLAIR ➡, discreto realce periférico ➡.

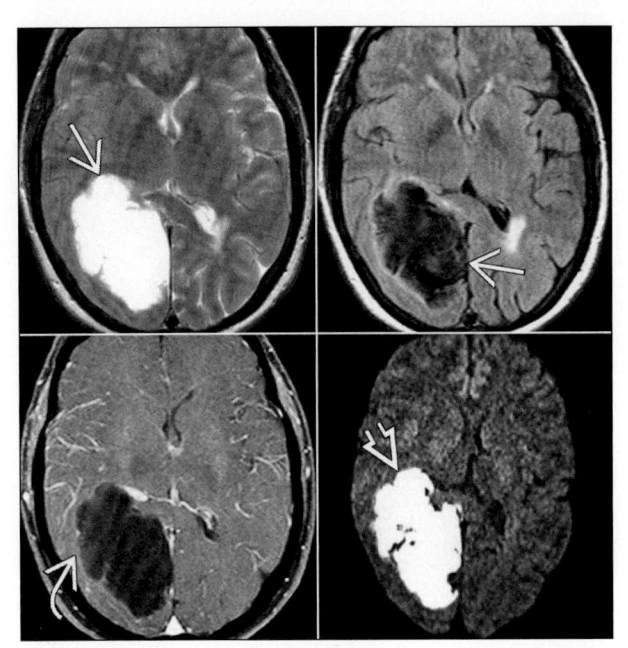

**28-18** Caso variante mostra um raro cisto epidermoide de parênquima cerebral. A intensidade de sinal do cisto é muito semelhante ao LCS em T2/FLAIR ➡, mas o cisto mostra um tênue realce periférico ➡ e uma importante restrição da difusão ➡.

restrição da difusão. O raro epidermoide "branco" pode se assemelhar a um **cisto neuroentérico**.

**Cistos parasitários** como neurocisticercose (NCC) são múltiplos e pequenos, e podem conter um escólex visível. A maioria dos cistos de NCC está localizado dentro dos sulcos cerebrais, e não no parênquima cerebral. **Neoplasias císticas** são raramente confundidas com CEs, uma vez que a parede cística e/ou nódulos realçam.

**Cistos dermoides** não devem ser confundidos com ECs. Cistos dermoides contêm gordura e apêndices dermais e não lembram o LCS nos exames de imagem.

---

**CISTO EPIDERMOIDE: IMAGEM**

**Aspectos gerais**
- Lembra LCS (*vs*. dermoide que se assemelha a gordura)
- Insinua ao redor/ao longo das cisternas de LCS

**Localização**
- Intradural (90%), intradiploico (10%)
- Cisterna APC localização mais comum (~ 50%)

**TC**
- Hipodenso (>95%)

**RM**
- Discretamente hiperintenso ao LCS em T1
- Não suprime no FLAIR
- Restringe ("brilha") na difusão

**Diagnóstico diferencial**
- Mais comum = cisto aracnoidal
- Menos comum = cisto inflamatório

---

## Cisto dermoide

### Terminologia

O cisto dermoide (CD) é uma massa cística histologicamente benigna com epitélio escamoso maduro, material queratinoso e estruturas anexiais (folículos capilares, glândulas sebáceas e glândulas sudoríparas).

### Etiologia

**Conceitos gerais.** Como os cistos epidermoides, acredita-se que CDs têm origem da inclusão de células progenitoras comprometidas com a linhagem ectodérmica no momento do fechamento do tubo neural (3ª a 5ª semana da embriogênese). CDs crescem lentamente, secundários à produção de cabelo e sebo nos elementos dermais internos.

**Genética.** A maioria dos CDs é esporádica, embora exista relato de associação com síndromes Goldenhar e Klippel-Feil.

### Patologia

**Localização.** CDs são lesões extra-axiais que são encontradas com mais frequência na linha média **(Fig. 29-19)**. A cisterna suprasselar é a localização mais comum, seguida da fossa posterior e da região frontonasal.

**Patologia.** O cisto dermoide é um cisto unilocular com paredes espessadas, delineadas por epitélio escamoso estratificado. Os CDs contêm material sebáceo oleoso e espesso, debris de queratina e anexos epidérmicos, como folículos capilares **(Fig. 28-20)**. Elementos lipídicos e de

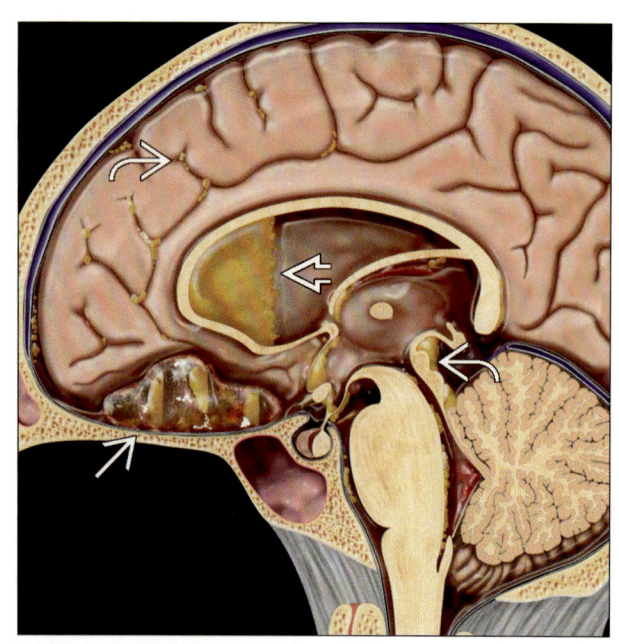

**28-19** Cisto dermoide frontal inferior ➡ é visto como uma massa discreta heterogênea, contendo gordura, epitélio escamoso e apêndices dérmicos. Observe o nível gordura-líquido ➡ e a gordura no espaço subaracnóideo ➡ devido à ruptura do cisto.

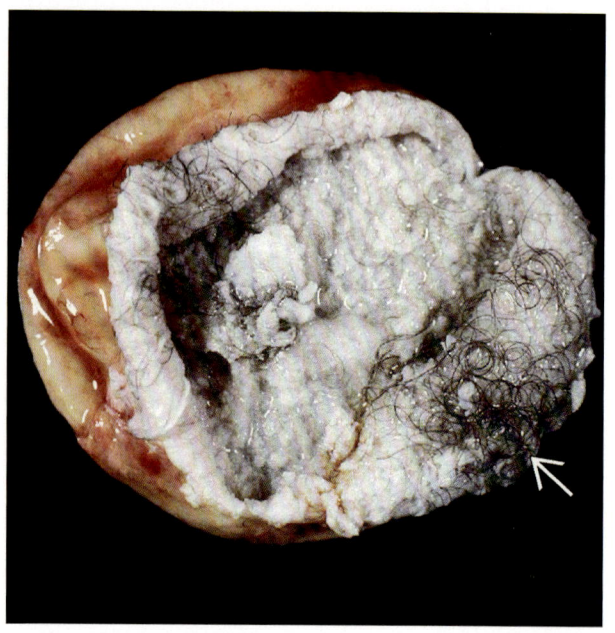

**28-20** Cisto dermoide contém material espesso, sebáceo oleoso, debris queratinosos e cabelo ➡. (Cortesia de R. Hewlett, MD.)

colesterol flutuando em material proteináceo podem estar presentes.

Aspectos microscópicos. A parede externa do CD consiste em epitélio escamoso. A camada interna contém múltiplas glândulas sebáceas e apócrinas, gordura e folículos capilares.

## Aspectos clínicos

**EPIDEMIOLOGIA.** CDs são menos comuns que cistos epidermoides, representando menos de 0,5% de todas as massas intracranianas.

**DEMOGRAFIA.** A apresentação ocorre em indivíduos mais jovens do que os epidermoides, com picos aos 20 a 30 anos.

**APRESENTAÇÃO.** CDs geralmente se mantêm assintomáticos até sua rotura. Embora a rotura dos cistos não seja fatal, meningite química com convulsões, coma, vasoespasmos, infartos, e até mesmo morte, podem ser uma consequência.

**HISTÓRIA NATURAL.** CDs em geral crescem muito devagar, embora crescimento rápido com rotura já tinha sido relatado. A rotura do cisto costuma ser espontânea, mas pode estar associada a trauma craniano. Gordura de um CD roto pode persistir por anos. Às vezes, CDs degeneram em carcinomas de células escamosas.

**OPÇÕES DE TRATAMENTO.** A ressecção cirúrgica completa é o objetivo, mas um tumor residual aderente a estruturas neurovasculares é deixado para minimizar complicações pós-operatórias. Diferentemente dos CEs, a recorrência após a ressecção do CD é muito baixa.

## Imagem

**ASPECTOS GERAIS.** CDs lembram gordura. Uma massa redonda, bem circunscrita contendo lipídeos é a aparência mais frequente.

**ACHADOS NA TC.** CDs são muito hipointensos na TC sem contraste **(Fig. 28-21)**. Calcificações na cápsula são vistas em 20% dos casos. Com a rotura, focos de gordura hipodensas disseminadas pela cisterna do LCS podem causar nível gordura-líquido no interior dos ventrículos. Em crianças com CD frontal, a TC com janela óssea demonstra uma crista galli bífida, com forame cego grande e fístula.

**ACHADOS NA RM.** A intensidade de sinal varia com o conteúdo de gordura no cisto. A maioria dos CDs é heterogeneamente hiperintenso em T1. T1 é também a sequência mais sensível para detectar os focos de gordura no espaço subaracnóideo, achado diagnóstico de dermoide roto **(Fig. 28-22)**. Sequências com supressão de gordura é útil para confirmar a presença de elementos lipídicos.

As sequências densidade de prótons (DP) e T2 mostram artefato de "*chemical shift*" muito mais pronunciado na direção de frequência, uma vez que o TR é alto. Gordura é muito hipointensa nas imagens T2 convencionais, mas "brilha" (hiperintenso) nas sequências T2 *fast spin echo*. DCs demonstram hiperintensidade heterogênea com laminações lineares ou estriadas se fios de cabelo estiverem presentes no cisto.

CDs não complicados são heterogeneamente hiperintensos em FLAIR. CDs rotos demonstram discreta hiperintensidade em FLAIR nos sulcos e artefato de susceptibilidade magnética na sequência T2* GRE.

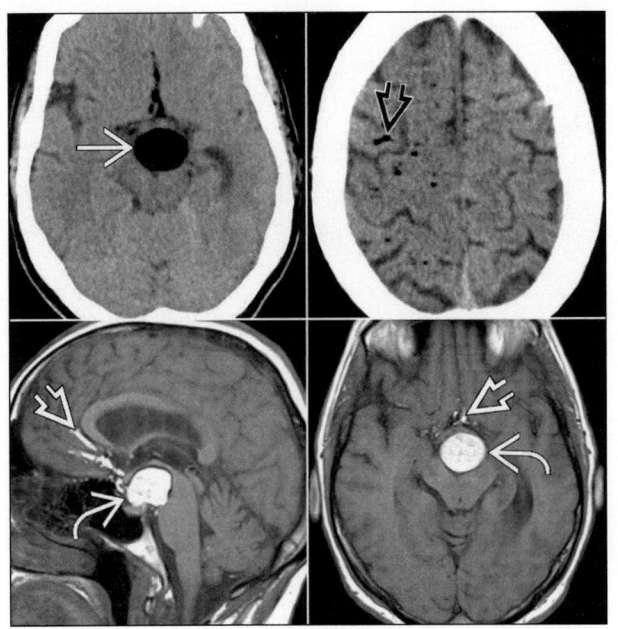

**28-21** TC sem contraste de um dermoide roto mostra uma massa hipodensa suprasselar ➡ e focos de gordura nos sulcos ➡. O conteúdo do cisto ➡ e a gordura subaracnóidea ➡ são hiperintensos em T1.

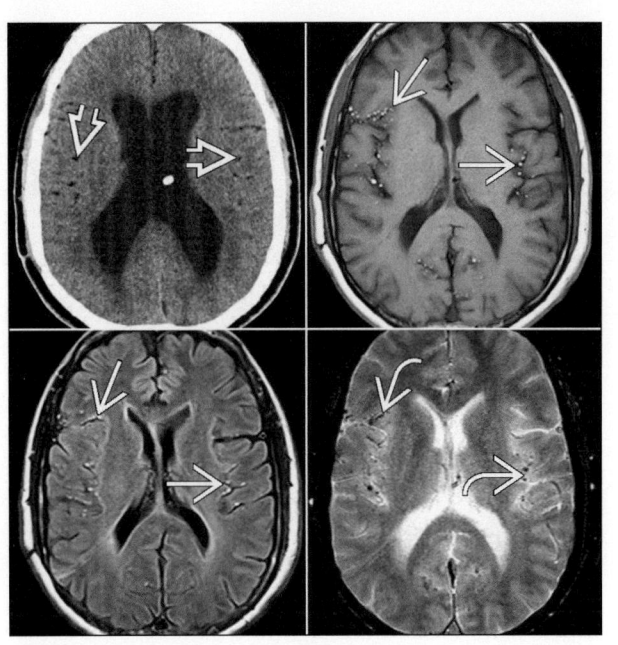

**28-22** Dermoide roto em um homem de 44 anos, com cefaleia grave súbita. TC sem contraste mostra hidrocefalia obstrutiva, focos hipodensos de gordura no espaço subacnóideo ➡. A gordura é hiperintensa em T1, FLAIR ➡, artefato de susceptibilidade magnética no T2* GRE ➡.

A maioria dos CDs não impregna pelo contraste, embora a rotura dos CDs possa causar uma meningite química significativa com reação leptomeníngea extensa e realce.

A espectroscopia pode mostrar um pico elevado de lipídeo em 0,9 a 1,3 ppm.

### Diagnóstico diferencial

O maior diagnóstico diferencial dos CDs é o **cisto epidermoide**. CEs comportam-se como o LCS enquanto os CDs lembram gordura. **Lipomas** podem lembrar CDs, mas geralmente são muito mais homogêneos nos exames de imagem e são associados com outras malformações congênitas, como disgenesia do corpo caloso. **Craniofaringioma** é multicístico, estende-se para a sela túrcica, calcifica e realça pelo contraste. **Teratomas** podem lembrar CD, mas em geral ocorrem na glândula pineal e são muito mais heterogêneos nos exames de imagem do que o CD típico.

---

**CISTO DERMOIDE VS. EPIDERMOIDE**

**Patologia**
- Epitélio escamoso + debris de queratina (ambos dermoide, epidermoide)
- Mais gordura, apêndices (somente dermoide)

**Aspectos clínicos**
- Pelo menos quatro vezes *menos* comum que o cisto epidermoide
- Mais comum em crianças, adultos jovens
- Comumente rompem

**Imagem**
- CD se comporta como gordura e EC como LCS

---

## Cisto neuroentérico

Cistos neuroentéricos são lesões raras do SNC derivadas do desenvolvimento endodérmico. São mais comuns na coluna que no cérebro.

### Terminologia

Cisto neuroentérico (NE) é também chamado de cisto enterógeno, cisto entérico e cisto endodérmico. Outros termos menos comuns, usados para os cistos NE intraespinais, são gastrogênicos e cistos arquentéricos.

### Etiologia

Os cistos neuroentéricos, assim como os cistos da fenda de Rathke e cistos coloides, são lesões do desenvolvimento do SNC derivadas da endoderme. Eles provavelmente se originam da persistência do canal neuroentérico embriônico, uma conexão temporária entre os sacos amniótico e vitelínico durante a terceira semana de embriogênese. Células endodérmicas primitivas podem ser incorporadas na notocorda. Esses tecidos acumulados fora da localização comum podem formar um cisto NE.

O aspecto mais cefálico da notocorda forma o clivo, e por isso a maioria dos NEs intracranianos é encontrada na linha média da fossa posterior. Não existem boas teorias para explicar o desenvolvimento de raros cistos NEs supratentoriais.

### Patologia

**LOCALIZAÇÃO.** A localização mais comum dos NEs é na coluna. Cistos NEs intracranianos são raros, contando por menos de 25% de todos os casos. Quase 75% deles ocorrem

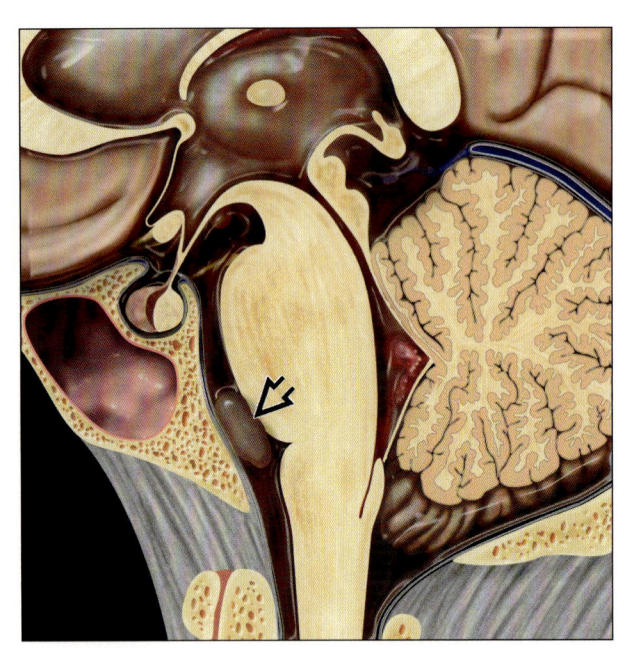

**28-23** Gráfico sagital mostra cisto neuroentérico clássico ⇨. Cistos neuroentéricos intracranianos são mais encontrados próximos da linha média, anterior ao tronco encefálico.

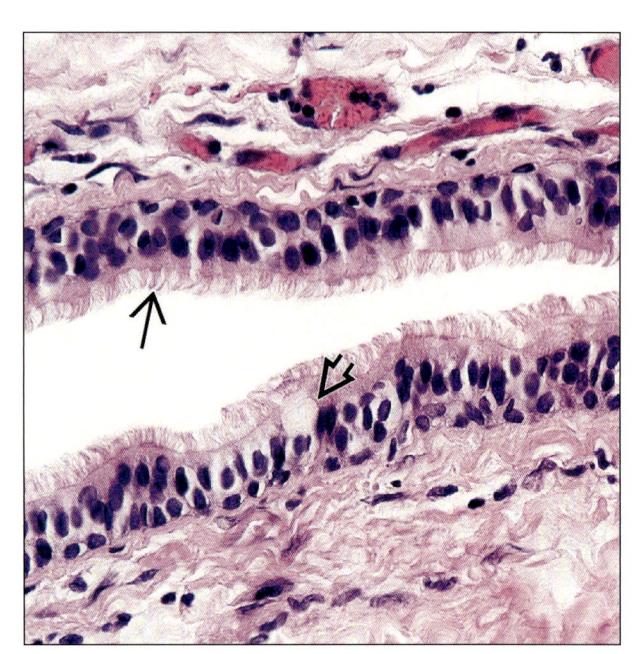

**28-24** Cistos neuroentéricos (endodérmicos) são em sua maior parte delineados por um epitélio ciliado pseudoestratificado → e contêm números variados de células caliciformes ⇨. (Cortesia de P. Burger, MD.)

na fossa posterior, e quase todos são extra-axiais. A posição típica é na linha média ou paramediana, anteriormente à junção pontomedular **(Fig. 28-23)**. A cisterna do APC inferior também é uma localização comum.

Entre 25 a 30% dos cistos NE intracranianos são supratentoriais. Quase todos os casos relatados são fora da linha média, localizados adjacentes aos lobos frontais.

**TAMANHO E NÚMERO.** Cistos NEs variam em tamanho. A maioria é pequeno, 1 a 3 centímetros de diâmetro. Às vezes, cistos NEs podem se tornar muito grandes (acima de 9 centímetros), especialmente quando ocorrem no compartimento supratentorial.

Cistos NEs são quase sempre solitários. A disseminação de cistos, até mesmo disseminação de múltiplos cistos pelo canal espinal já foi relatada, porém esse fenômeno é raro.

**PATOLOGIA MACROSCÓPICA.** Cistos NEs são bem delineados, com margens lisas. A parede é fina e translúcida. O conteúdo cístico varia de um líquido incolor claro, que lembra o LCS, a uma secreção mucoide viscosa.

**ACHADOS MICROSCÓPICOS.** Cistos NEs são delineados por epitélio colunar pseudoestratificado com células ciliadas e uma quantidade variável de células caliciformes secretoras de mucina **(Fig. 28-24)**. Alguns casos de metaplasia escamosa, e até mesmo adenocarcinomas mucinosos que surgem em um cisto NE já foram relatados.

## Aspectos clínicos

**DEMOGRAFIA.** Cistos NEs ocorrem em pacientes de todas as idades. A distribuição etária é bimodal, com um grande pico aos 30 a 40 anos, e um pico menor aos 10 anos. A média de idade na apresentação é de 34 anos. Existe uma pequena predominância masculina.

**APRESENTAÇÃO.** Cistos NE da fossa posterior apresentam-se com dor cervical ou cefaleia occipital. Cefaleias, alterações de comportamento e convulsões têm sido relatadas nos casos de lesões supratentoriais.

**HISTÓRIA NATURAL.** Cistos NEs crescem muito devagar e geralmente são estáveis por anos.

**OPÇÕES DE TRATAMENTO.** Cistos NEs pequenos são muitas vezes monitorados com exames de imagem periódicos. Cistos sintomáticos são ressecados. A remoção cirúrgica total é o objetivo do tratamento, mas pode ser difícil devido a adesões da membrana cística a estruturas neurovasculares importantes.

---

**CISTO NEUROENTÉRICO:
PATOLOGIA E ASPECTOS CLÍNICOS**

**Localização**
- Fossa posterior (75%)
  - Extra-axial, linha média/discretamente paramediano
  - Anterior à junção pontomedular
- Supratentorial (25%)
  - Extra-axial, adjacente aos lobos temporais

**Patologia**
- Cistos de inclusão congênitas derivados do endoderma
- Tamanho varia de 1 a 9 cm

*(continua)*

> *(continuação)*
> - Formato arredondado/ovalado, com margens lisas
> - Parede contém células caliciformes, secretoras de mucina
>
> **Aspectos clínicos**
> - Cisto neuroentérico espinal é 3 a 4 vezes mais comum que intracranianos
> - Assintomáticos ou cefaleia, dor cervical

## Imagem

**ASPECTOS GERAIS.** Cistos NEs são bem delineados e arredondados ou ovulados. A densidade e a intensidade de sinal variam de acordo com o conteúdo proteico do cisto. A maioria dos cistos NEs é moderadamente proteináceo e, portanto, não seguem precisamente a intensidade de sinal do LCS.

**ACHADOS NA TC.** A maioria dos cistos NE é iso a discretamente hiperdenso comparados ao LCS. Cistos NEs hiperdensos ("brancos") são vistos em cerca de 25% dos casos. Calcificação e hemorragias intracísticas são ausentes. Ao contrário dos cistos NEs espinais, anormalidades ósseas são raras. Cistos NEs não realçam após injeção endovenosa de contraste.

**ACHADOS NA RM.** Cistos NEs são lesões bem delimitadas que deslocam, mas não englobam, estruturas neurovasculares adjacentes. A parede cística não é visível. A intensidade de sinal do conteúdo cístico varia muito, dependendo da sequência de imagem e do conteúdo proteico.

O conteúdo do cisto é quase sempre iso a hiperintenso em comparação com o LCS em T1 **(Fig. 28-25)**. Acima de 90% são hiperintensos ao LCS em DP e T2. Entre 5 a 10% – cistos NEs com conteúdo espesso, significativamente desidratados – são hipointensos.

Cistos NEs não suprimem em FLAIR e são quase sempre hiperintensos em relação ao LCS. Como os cistos NEs quase nunca calcificam ou sangram, sequências T2* (GRE, SWI) não demonstram artefato de susceptibilidade magnética.

Apenas alguns relatos de cistos NEs incluíram os achados na difusão. Nesses casos, a restrição de difusão era discreta ou ausente.

A maioria dos cistos NEs não realça após a administração de contraste. Poucos casos de discreto realce anelar posterior na interface cisto/encéfalo já foram relatados.

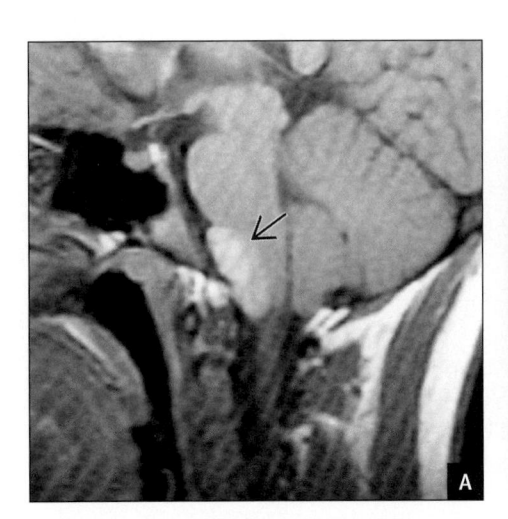

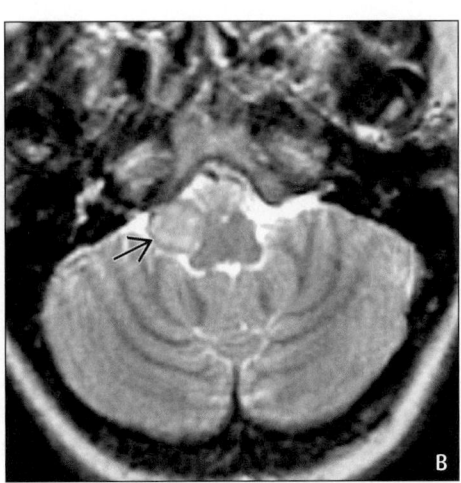

**28-25A** T1 sagital de um cisto NE mostra uma massa na linha média ovoide hiperintensa ⇒ na frente do bulbo.
**28-25B** T2 axial mostra que a massa ⇒ é bem delineada. Ela é heterogeneamente hipointensa ao LCS, sugerindo conteúdo espesso. Em geral, cistos NEs são hiperintensos ao LCS.

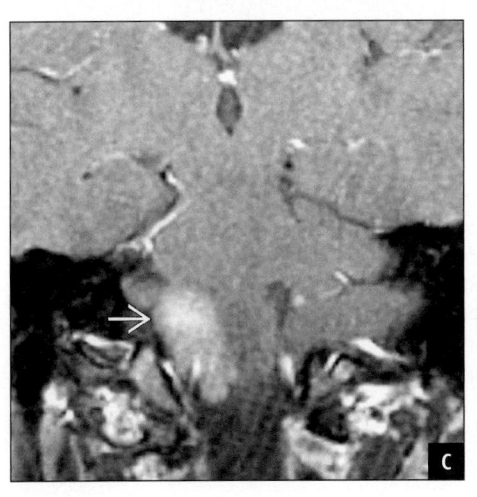

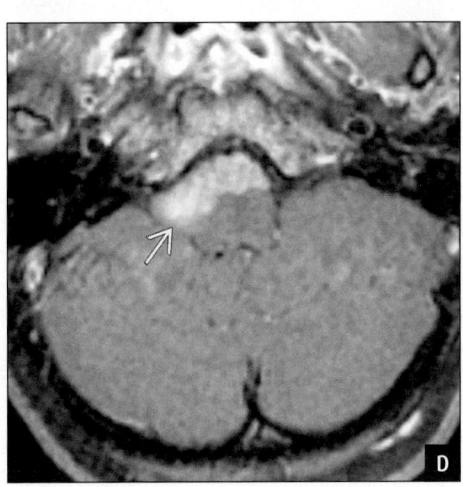

**28-25C** T1 C+ coronal mostra que a massa ovoide ⇒ é bem delimitada e hiperintensa.
**28-25D** T1 C+ axial com saturação de gordura mostra que a massa ⇒ estende-se inferiormente para o bulbo inferior. O centro da massa é discretamente paramediano, uma solução típica para cistos NEs da fossa posterior.

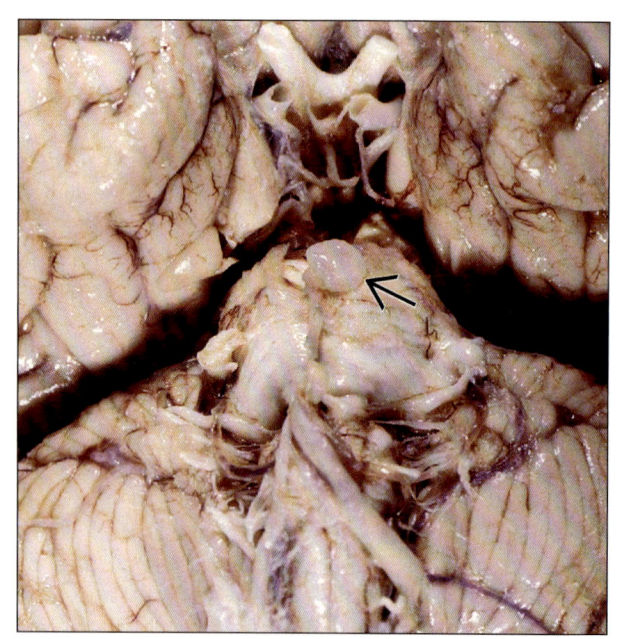

**28-26** Espécime de necropsia mostra uma massa arredondada gelatinosa na frente da ponte →. Achado acidental de ecordose fisaliforme. (Cortesia de R. Hewlett, MD.)

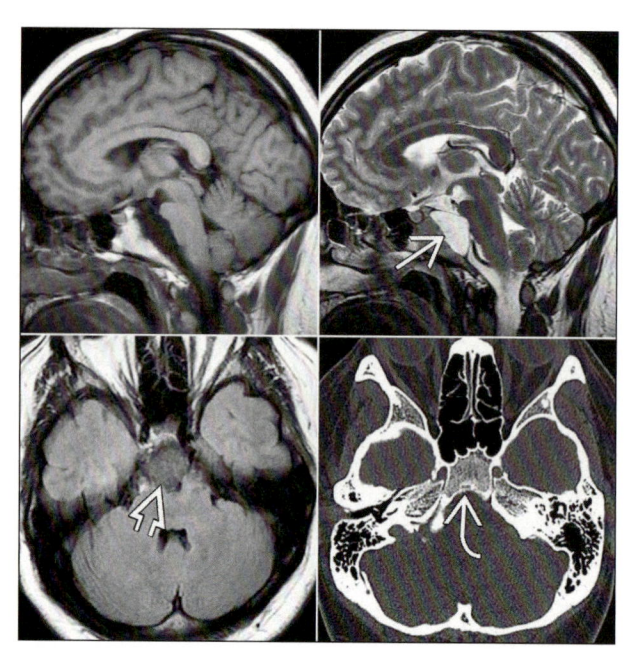

**28-27** Ecordose fisaliforme vista aqui como uma massa lobulada pré-pontina que é discretamente hiperintensa ao LCS em T2 →, não suprime em FLAIR →, conecta-se na linha média com o clivo →.

### Diagnóstico diferencial

Outros cistos derivados do endoderma como o cisto da fenda de Rathke (sela túrcica) e cisto coloide (forame de Monro) são facilmente diferenciados dos NEs. Eles apresentam uma localização específica e suas localizações anatômicas não se interpõem àquelas dos NEs.

O maior diagnóstico diferencial dos NEs é o **cisto epidermoide**. Os cistos epidermoides são lesões insinuantes que apresentam superfícies lobuladas e frondosas. A maioria dos CEs apresenta grande restrição da difusão. CEs de fossa posterior geralmente são mais laterais que os cistos NEs, ocorrendo mais na cisterna do APC que na junção pontomedular. Alguns casos relatados de epidermoides "brancos" podem ter sido cistos NEs.

**O cisto aracnoide** segue o sinal do LCS em todas as sequências (p. ex., suprime completamente no FLAIR) e não restringe na difusão.

**Schwannoma** é a massa extra-axial mais comum na fossa posterior em adultos. Em geral, apresenta um intenso realce e raramente ocorre na linha média.

Uma variante anatômica rara que pode ser confundida com um cisto NE de fossa posterior é a **ecordose fisaliforme**. Uma ecordose fisaliforme (EF) é um remanescente da notocorda com aparência gelatinosa que pode aparecer em qualquer lugar do dorso da sela à região sacrococcígea. EFs são encontradas em cerca de 2% das autópsias. EFs intracranianas são lesões da linha média bem delimitadas que ocorrem na cisterna pré-pontina **(Fig. 28-26)**. Elas são aderidas a um defeito visível no dorso do clivo por um fino pedículo **(Fig. 28-27)**. Cordoma é a variante maligna da ecordose.

---

**CISTO NEUROENTÉRICO: IMAGEM**

**TC**
- TC sem contraste: iso/discretamente hiperintenso ao LCS
- TC com contraste: não impregna

**RM**
- T1: quase sempre iso/discretamente hiperintenso ao LCS
- DP, T2: hiperintenso ao CSF (> 90%)
- FLAIR: não suprime
- Difusão: discreto/sem restrição

**Diagnóstico diferencial**
- Mais comum = epidermoide, cisto aracnoide
- Menos comum = schwannoma (cístico)
- Raro = ecordose fisaliforme

---

### Cisto pineal

As imagens atuais têm levado a uma melhor visualização das "estruturas" da glândula pineal encontradas na TC e especialmente na RM. Essas lesões, geralmente vistas em pacientes com queixas vagas e sem sintomas referidos à região da pineal, podem ser problemáticas tanto para o radiologista quanto para o médico assistente.

### Terminologia

Um cisto pineal (CP) é um cisto benigno delineado por células gliais, com conteúdo líquido no parênquima da glândula pineal.

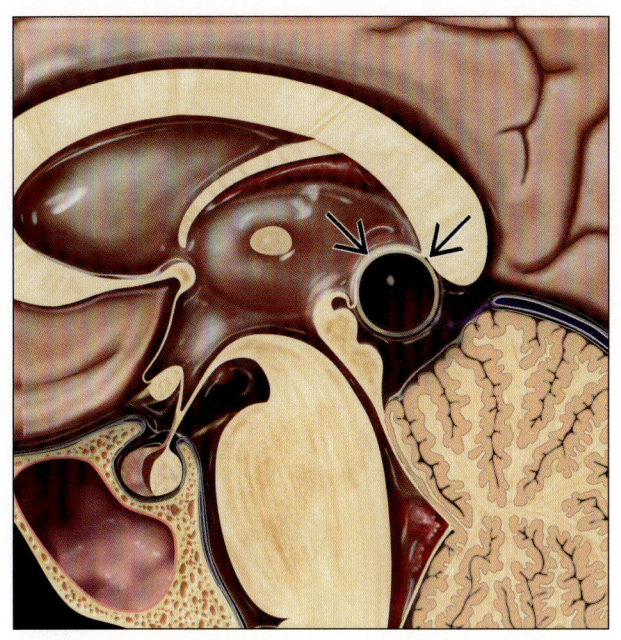

**28-28** Gráfico sagital mostra uma pequena lesão cística na glândula pineal ➡. Pequenos cistos benignos na pineal são muitas vezes incidentalmente encontrados na autópsia ou imagem.

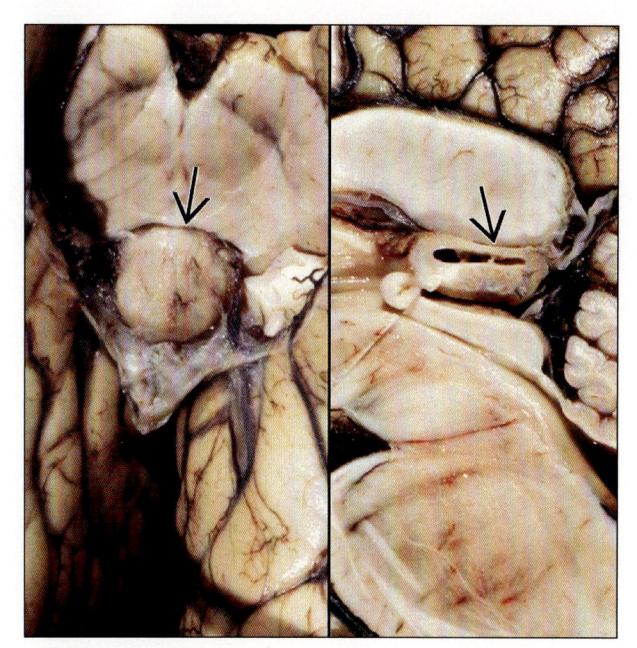

**28-29** Imagens axial (esquerda), sagital (direita) de necropsia de cisto da pineal ➡ mostra a localização típica atrás do teto mesencefálico. (Cortesia de E. T. Hedley-Whyte, MD.)

## Etiologia

A etiologia precisa dos CPs é desconhecida. Teorias incluem persistência de cavidades pineais embriônicas coalescentes e degeneração glial com cavitações.

## Patologia

LOCALIZAÇÃO. As estruturas anatômicas normais da linha média na região da pineal – de cima para baixo – são o fórnice, *velum interpositum*, veias cerebrais internas e glândula pineal (ver Capítulo 20). Como esperado, qualquer massa da glândula pineal – incluindo CPs – localiza-se abaixo do fórnice, *velum interpositum*, e veias cerebrais internas, deslocando-as superiormente. Enquanto os CPs podem comprimir o terceiro ventrículo posterior, a maioria dos CPs exerce pequeno ou nenhum efeito de massa no teto mesencefálico e aqueduto cerebral, portanto a hidrocefalia é rara, exceto em cistos muito grandes.

TAMANHO E NÚMERO. CPs são lesões expansivas arredondadas ou ovuladas bem delimitadas dentro de uma glândula pineal com aparência normal **(Fig. 28-28)**. A maioria dos CPs é menor que 10 mm em diâmetro. O maior CP já relatado é de 4,5 cm. Cistos da pineal geralmente são uniloculados, mas lesões contendo múltiplos pequenos cistos ocorrem.

PATOLOGIA MACROSCÓPICA. A aparência geral é de uma glândula pineal lisa, macia e amarelada que contém cisto uni ou multilocular **(Fig. 28-29)**. O líquido cístico é claro a amarelado.

ASPECTOS MICROSCÓPICOS. Cistos da pineal são cavidades de diversos tamanhos, circundados por uma camada externa de parênquima pineal atenuado. A camada interna é uma zona bem definida de tecido glial fibrilar fino com fibras de Rosenthal. CPs não apresentam revestimento ependimário ou epitelial. A superfície interna da cavidade cística é marcada por hemossiderina como o resultado de uma hemorragia intralesional. Não existe diferença histológica entre CPs sintomáticos e assintomáticos.

## Aspectos clínicos

EPIDEMIOLOGIA. Lesões com aparência cística na glândula pineal são comuns, vistas em 23% dos adultos saudáveis na RM. Entre 25 a 40% das glândulas pineais com necropsia apresentam cistos microscópicos

DEMOGRAFIA. CPs podem ocorrer em qualquer idade, embora eles sejam mais descobertos em adultos jovens e velhos. A razão M:H é de 3:1. A incidência entre mulheres na idade de 21 a 30 anos é maior do que em qualquer outro grupo.

APRESENTAÇÃO. A maioria dos CPs é clinicamente benigno e assintomático, descobertos incidentalmente na imagem ou na necropsia. Grandes cistos da pineal podem obstruir o aqueduto cerebral, resultando em hidrocefalia e cefaleia. Síndrome de Parinaud (compressão tectal) é menos comum.

"Apoplexia" da pineal ocorre com hemorragia intracística súbita. Cefaleias agudas progressivas combinadas com sintomas visuais podem ocorrer. Uma cefaleia "em trovoada" pode mimetizar sintomas de hemorragia subaracnóidea por ruptura de aneurisma. A "apoplexia" da pineal pode resultar em hidrocefalia obstrutiva intraventricular aguda. Raros casos ocorrem com morte súbita.

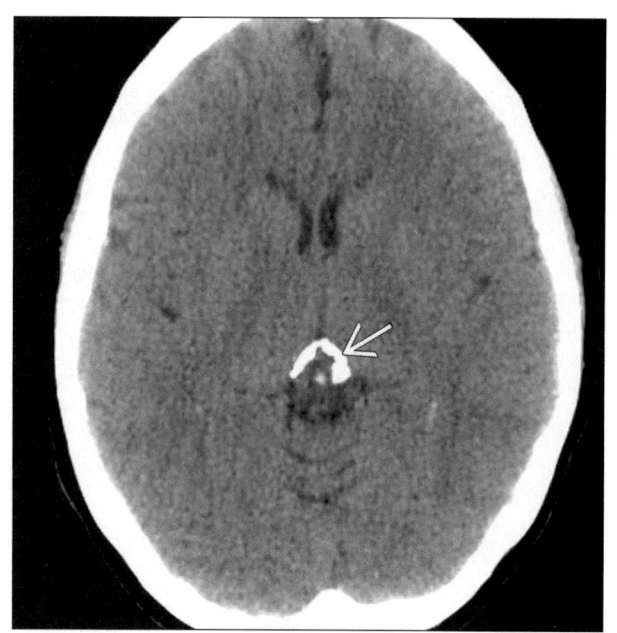

**28-30** TC sem contraste mostra calcificações periféricas na parede da glândula pineal aumentada ➡, característico para cisto da pineal e pineocitoma. Cisto pineal não neoplásico foi provado cirurgicamente.

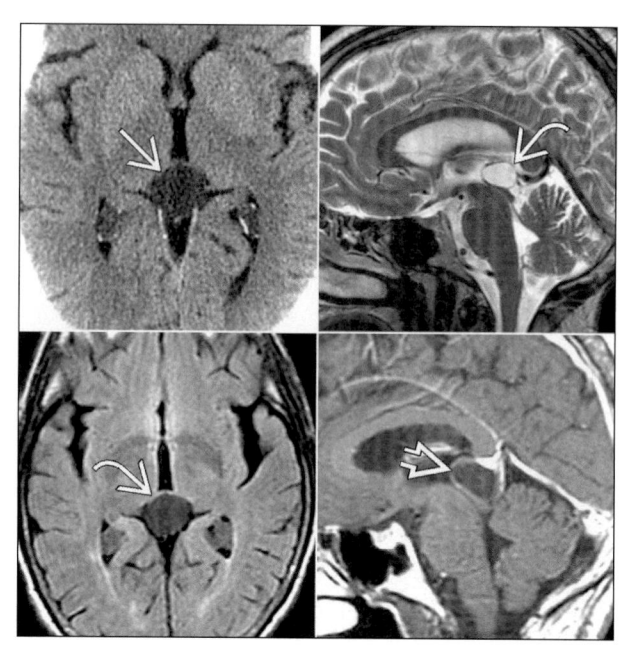

**28-31** Grande cisto da pineal discretamente hiperintenso ao LCS na TC sem contraste ➡ e hiperintenso em T2/FLAIR ➡ mostra um fino realce anelar ➡ em T1 C+.

HISTÓRIA NATURAL. Segmentos seriados de lesões císticas indeterminadas na região da pineal mostram, na maioria dos casos, nenhum aumento significativo no tamanho ou em suas características ao longo do tempo tendo como intervalo meses a anos. A maioria dos investigadores recomenda que cistos de pineal identificados sejam seguidos clinicamente, e não requerem exames de imagem seriados.

OPÇÕES DE TRATAMENTO. A maioria dos cistos da pineal é benigna. Cistos sintomáticos podem requerer aspiração estereotáxica ou ressecção/biópsia.

## Imagem

ACHADOS DE TC. Pelo menos 20% dos CPs mostram calcificação dentro da parede do cisto **(Fig. 28-30)**. O conteúdo cístico é iso a discretamente hiperdenso sem relação ao LCS **(Fig. 28-31)**. Um CP muito hiperdenso em um paciente com cefaleia grave deve levantar a suspeita de hemorragia com "apoplexia" cística.

Os ventrículos geralmente são normais. Ventrículos grandes com margens "borradas" indicam hidrocefalia aguda obstrutiva.

A impregnação é típica. Padrões anelar, em crescente ou nodular já foram descritos em CPs.

ACHADOS NA RM. Imagens sagitais e axiais ponderadas em T2 com cortes finos de alta resolução são muito úteis para detecção e caracterização de lesões nessa região anatomicamente complexa.

Assim como outros cistos, a intensidade de sinal em CP varia com a sequência de imagem e conteúdo cístico.

A maioria dos cistos da pineal é pequeno e causa mínimo ou nenhum efeito de massa. Grandes cistos – ou CPs com hemorragia intracística aguda – podem causar hidrocefalia obstrutiva. Nesses casos, DP e T2/FLAIR mostram hiperintensidades estendendo-se para a substância branca periventricular devido ao acúmulo de líquido intersticial subependimário. Esses são bem demonstrados nas imagens sagitais.

Entre 50 e 60% dos CPs são discretamente hiperintensos em relação ao LCS em T1. Cerca de 40% são isointensos ao LCS. Cerca de 1 ou 2% são muito hiperintensos, o que pode indicar hemorragia intracística. Um nível sangue-líquido pode estar presente **(Fig. 28-32)**.

A maioria dos CPs é hiperintenso ao LCS nas sequências intermediárias (DP) e iso a discretamente hiperintenso em T2. Septações internas são visíveis em 20 a 25% dos casos. Se hemorragia aguda tiver ocorrido, o sangue intracístico pode aparecer muito hipointenso.

CPs não suprimem completamente no FLAIR, e são moderadamente hiperintensos em relação ao parênquima cerebral. Se tiver ocorrido hemorragia intracística, o conteúdo do cisto aparece na sequência T2* (GRE, SWI). **(Fig. 28-33)**. Classificações periféricas podem demonstrar discreto artefato de susceptibilidade magnética.

Mais de 90% dos CPs realçam. O padrão mais comum é de um realce anelar circunferencial e fino **(Fig. 28-31)**. Padrões menos comuns incluem nodular, em crescente ou irregular.

CPs não restringem na difusão. Marcadores neuronais estão ausentes na espectroscopia.

## Diagnóstico diferencial

O diagnóstico diferencial mais comum é a **glândula pineal normal**. Glândulas pineais normais contêm um ou mais

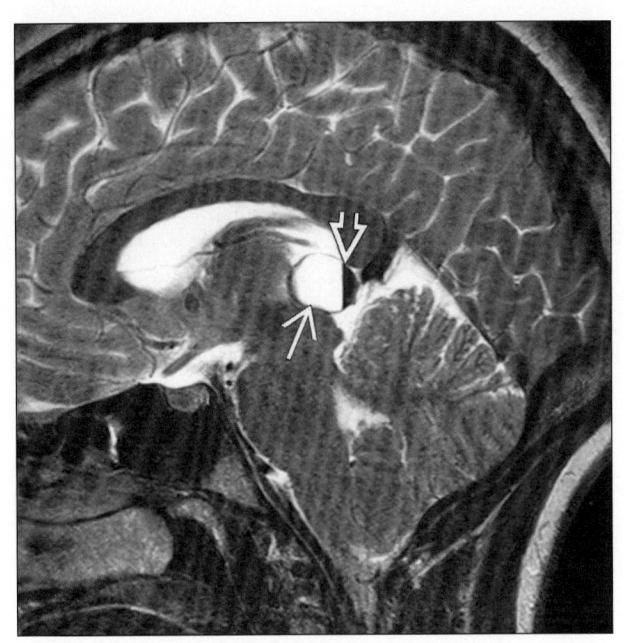

**28-32** Sagital T2 em uma mulher de 17 anos com importante cefaleia de início súbito e alterações visuais, mostra um grande cisto da pineal ⇒ com nível sangue-líquido ⇒ indicando hemorragia ("apoplexia" cística).

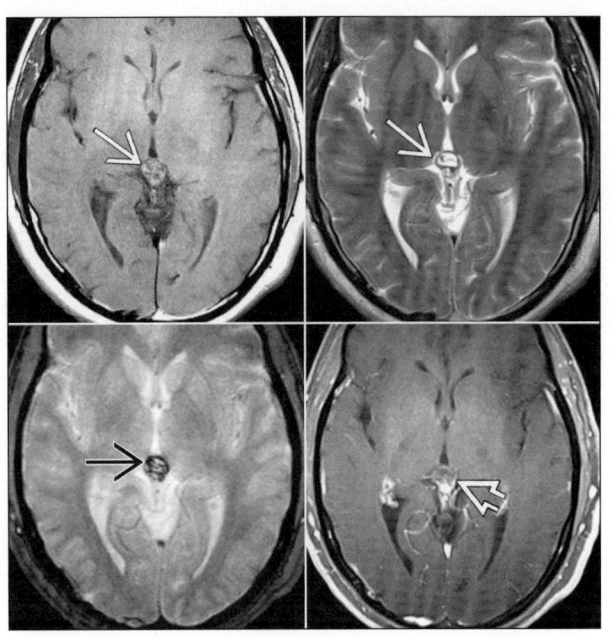

**28-33** Pequeno cisto da glândula pineal com hemorragia ⇒, artefato de susceptibilidade magnética em T2* ⇒, realce anelar e nodular na imagem T1 C+ com saturação de gordura ⇒.

pequenos cistos e podem ter realce nodular, em crescente ou em anel.

A entidade patológica mais importante a ser diferenciada dos CPs é o **pineocitoma**. O pineocitoma é um tumor de parênquima pineal grau I da Organização Mundial da Saúde (OMS) que costuma ser sólido ou pelo menos parcialmente sólido/cístico. Pineocitomas císticos são menos comuns e podem ser indistinguíveis dos CPs na imagem. Como essas neoplasias são de crescimento muito baixo, pineocitomas podem ser estáveis por muitos anos, sem alteração significativa nos exames de imagem seriados.

Achados de imagem atípicos, invasão focal, ou aumento significativo em um intervalo de tempo em um cisto de pineal presumido ou pineocitoma devem levantar a suspeita de um tumor mais agressivo ou **tumor do parênquima da pineal com diferenciação intermediária** (TPPDI).

Cistos não neoplásicos que ocorrem próximos à glândula pineal incluem cisto epidermoide e cisto aracnoide (da placa quadrigeminal e do véu interpósito). Essas lesões extrapineais não devem ser confundidas com CPs.

---

**CISTO PINEAL**

**Patologia**
- Abaixo do fórnice, veias cerebrais internas
- Geralmente < 1 cm, unilocular
- A parede contém parênquima pineal atenuado
- Fluido claro a amarelado

*(continua)*

---

*(continuação)*

**Aspectos clínicos**
- Comum
  - 23% das RMs normais, 25 a 40% das autópsias
- Ocorrem em qualquer idade; mais comuns em adultos
- Geralmente assintomáticos, incidentalmente encontrados

**Imagem**
- Ca ++ (25%)
- Realce periférico, nodular ou em crescente
- Diagnóstico diferencial
- Glândula pineal normal
- Pineocitoma

---

## Cistos não neoplásicos associados a tumores

### Terminologia

Cistos associados a tumores (CAT) são cistos benignos adjacentes a uma neoplasia, mas não contidos nela.

CATs também são conhecidos como cistos peritumorais. Os cirurgiões algumas vezes os chamam de cistos "mensageiros", uma vez que eles são adjacentes a (e, portanto, "anunciam" a presença de) uma massa tumoral.

### Etiologia

É discutível se os CATs são cistos aracnoides verdadeiros ou coleções líquidas em sua maior parte delineados por tecido cerebral gliótico comprimido. A formação do cisto pode também estar relacionada à deficiência da barreira hematoencefálica com extravasamento peritumoral de líquido, eletrólitos, e proteínas plasmáticas de uma microvasculatura alterada.

CATs são geralmente associados a tumores extra-axiais benignos, como meningioma, schwannoma, macroadenoma hipofisário e craniofarigioma. CATs são encontrados em ambos os compartimentos, supra e infratentorial.

## Patologia

A maioria dos CATs representa "lagos" de LCS encarcerados, encistados, adjacentes a uma grande neoplasia extra-axial **(Fig. 28-34)**. Os conteúdos dessas coleções peritumorais variam de um líquido límpido semelhante ao LCS a um líquido proteináceo turvo. A parede cística consiste em tecido cerebral gliótico com astrocitócitos e linfócitos reativos. Nenhuma célula tumoral está presente.

**LOCALIZAÇÃO.** CATs geralmente são localizados na interface tumor-cérebro entre a massa e o córtex adjacente.

**TAMANHO E NUMERO.** CATs variam de pequenas coleções insignificantes a cistos muito grandes. A maioria é solitária, mas às vezes múltiplas coleções líquidas e loculadas são encarceradas na interface tumor-cérebro.

## Aspectos clínicos

A menos que um CAT torne-se grande, os sintomas são geralmente relacionados à própria neoplasia, não ao CAT.

## Imagem

**ASPECTOS GERAIS.** A aparência comum é de um ou mais "lagos" de líquido encarcerado envolvendo uma massa tumoral extra-axial **(Fig. 28-35)**.

**ACHADOS NA TC.** CATs são hipodensos ao cérebro e geralmente iso a hiperdensos em relação ao LCS. Calcificações, hemorragias ou impregnação pelo contraste são ausentes.

**ACHADOS NA RM.** Assim como em outros cistos, a intensidade de sinal varia com o conteúdo proteico. A maioria dos CATs é hipointensa ao cérebro em T1 e muito hiperintensa em DP e T2 **(Figs. 28-36 e 28-37)**. A supressão no FLAIR é variável. A impregnação é mínima ou ausente e geral-

**28-34** *Espécime* de necropsia mostra um meningioma frontal ➡ com uma fenda LCS-vascular ➡, grande cisto associado a tumor ➡.

**28-35** Coronal T2 mostra um meningioma típico da asa do esfenoide ➡ com lagos hiperintensos de líquido encarcerado ➡ entre o tumor e cérebro. (Cortesia de M. Thurnher, MD.)

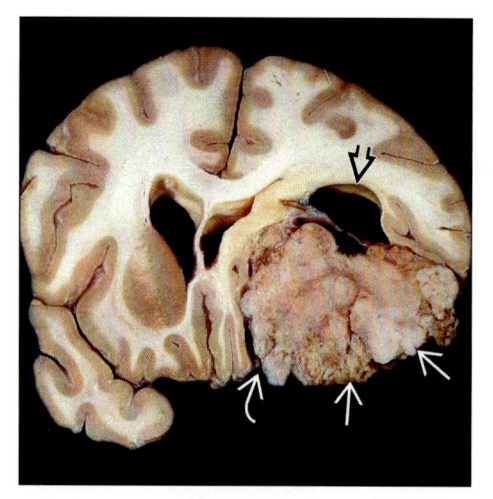

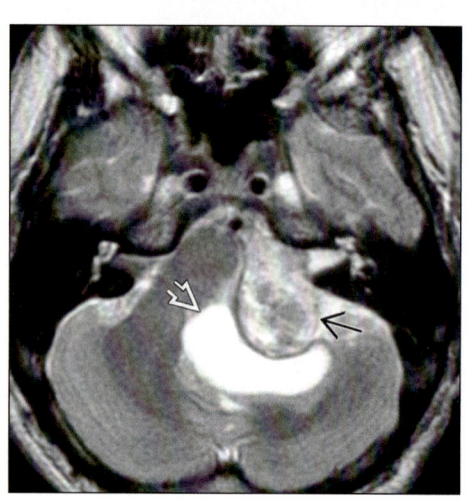

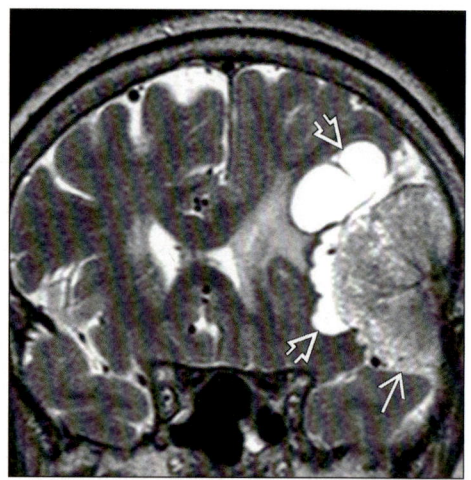

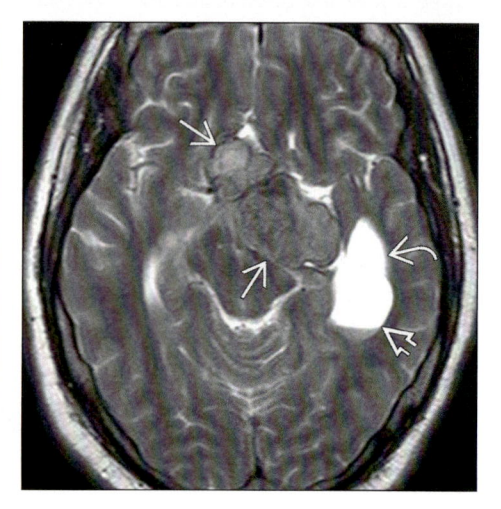

**28-36** Axial T2 mostra um grande schwannoma vestibular ➡ com um cisto proeminente ➡ interposto entre o tumor, cerebelo.

**28-37** Axial T2 mostra um macroadenoma hipofisário com extensão suprasselar ➡, um cisto associado a tumor proeminente ➡ com nível sangue-líquido ➡.

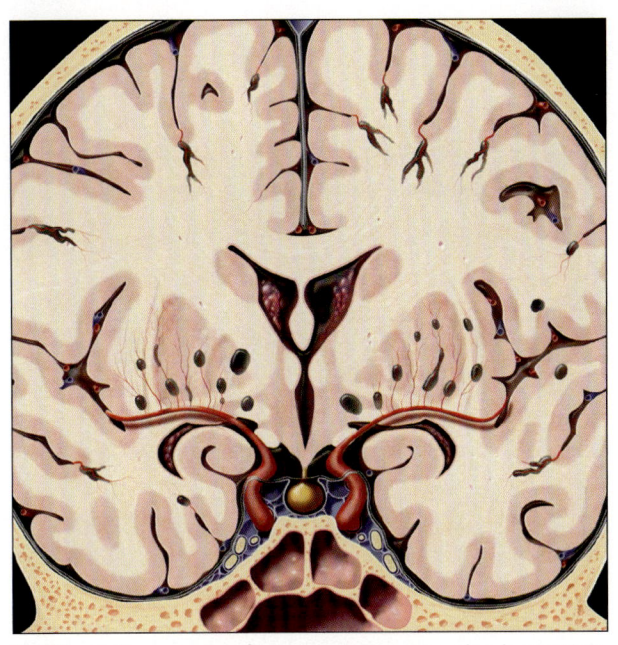

**28-38** Gráfico coronal mostra EPVs normais acompanhando as artérias perfurantes nos núcleos da base e substância branca subcortical. EPVs normais aglomeram-se ao redor da comissura anterior, mas também ocorrem em todas as áreas.

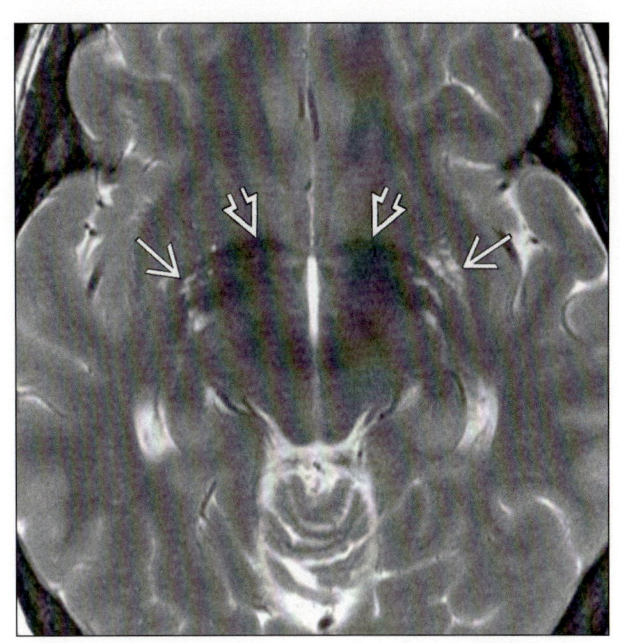

**28-39** Axial T2 mostra espaços perivasculares típicos ⇨ aglomerados ao redor da comissura anterior ⇨.

mente relacionada às alterações inflamatórias reativas na parede cística, não a tumor.

## Diagnóstico diferencial

Cistos associados a tumores devem ser diferenciados de **neoplasias císticas**. Outras considerações incluem **cisto aracnoide** (não associado a tumor) e **espaços perivasculares dilatados** (Virchow-Robin). Esses últimos são conglomerados de cistos intraparenquimatosos de tamanhos variados que contêm líquido intersticial, mas se comportam como o LCS nos estudos de imagem.

# Cistos parenquimatosos

Cistos parenquimatosos (intra-axiais) são muito mais comuns do que cistos extra-axiais e intraventriculares. Uma vez que um cisto foi identificado como localizado dentro do parênquima cerebral, seu diagnóstico diferencial é limitado. Os cistos parenquimatosos mais comuns – espaços perivasculares proeminentes e remanescentes do sulco hipocampal – são variantes anatômicas. Cistos neurogliais e cistos porencefálicos são relativamente incomuns. Todos os outros cistos não neoplásicos, não infecciosos são raros.

## *Espaços perivasculares dilatados*

Os "cistos" mais comuns intraparenquimatosos são espaços perivasculares dilatados. Eles variam de solitários, pequenos, imperceptíveis, e discretos a múltiplos, grandes, bizarras coleções de líquido semelhante ao LCS. Eles costumam ser assimétricos, podem causar efeito de massa e têm sido frequentemente confundidos com tumores multicísticos cerebrais.

## Terminologia

Espaços perivasculares (EPVs) são também conhecidos como espaços de Virchow-Robin. EPVs são espaços delineados por pia-máter que acompanham as artérias e arteríolas perfurantes no parênquima cerebral. Os EPVs não se comunicam diretamente com o espaço subaracnoide.

## Etiologia

**Conceitos gerais.** Os EPVs cerebrais formam uma complicada rede intraparenquimatosa que é distribuída pelos hemisférios cerebrais, mesencéfalo e cerebelo. Eles são preenchidos por líquido intersticial (LI), não LCS, e acredita-se que são a principal via de saída de LI e metabólitos cerebrais do encéfalo. Evidências recentes sugerem que EPVs também apresentam um papel essencial na manutenção da homeostase da pressão intracraniana.

O motivo preciso de alguns EPVs tornarem-se dilatados é desconhecido. A maioria dos investigadores acredita que a saída do LI é bloqueada, causando alargamentos císticos dos EPVs.

**Genética.** Aumento esporádico dos EPVs não tem uma predileção genética conhecida. Pacientes com doença de Hurler, Hunter, ou San-Filippo acumulam mucopolissacarídeos não degradados dentro dos EPVs dilatados. Algumas distrofias musculares congênitas também podem estar associadas a EPVs císticos.

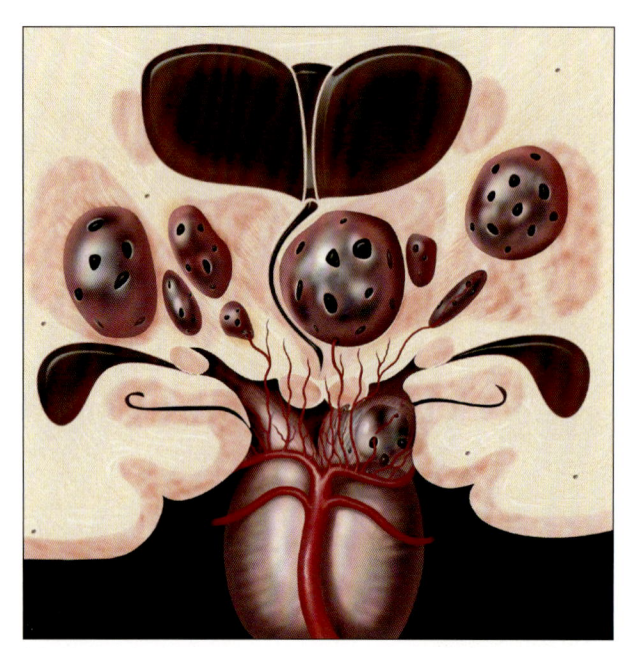

**28-40** Gráfico coronal mostra alargamento dos espaços perivasculares dilatados no mesencéfalo e tálamos que causam efeito de massa no terceiro ventrículo e no aqueduto causando a hidrocefalia.

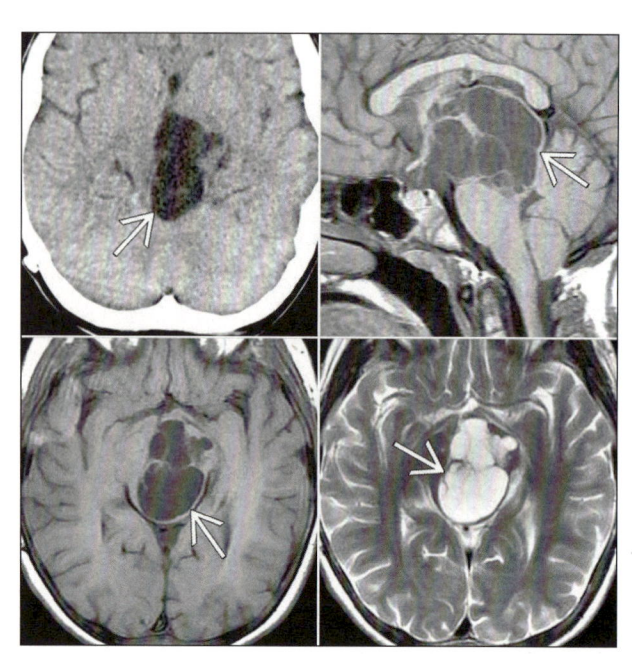

**28-41** TC sem contraste e RM demonstram um aglomerado de cistos de tamanhos variados com sinal semelhante ao LCS ➡ expandindo grosseiramente o mesencéfalo. Espaços perivasculares gigantes "tumefativos".

## Patologia

**LOCALIZAÇÃO.** Enquanto EPVs podem ser encontrados em praticamente qualquer lugar do encéfalo, eles têm uma grande predileção pelo terço inferior dos núcleos da base, em especial próximo à comissura anterior **(Figs. 28-38 e 28-39)**. Eles também são comuns na substância branca subcortical e profunda, assim como no mesencéfalo e nos núcleos denteados do cerebelo.

**TAMANHO E NÚMERO.** EPVs dilatados tendem a ocorrer em aglomerados. Coleções de múltiplos EPVs de tamanhos variados são muito mais comuns do que lesões uniloculares solitárias.

A maioria dos EPVs são menores que 2 mm. EPVs aumentam em tamanho e prevalência com a idade. EPVs gigantes, chamados de tumefativos, medindo acima de 9 cm em diâmetro já foram relatados.

**PATOLOGIA MACROSCÓPICA.** EPVs dilatados aparecem como coleções de cistos bem delimitados preenchidos com líquido incolor claro **(Fig. 28-40)**.

**ASPECTOS MICROSCÓPICOS.** EPVs são delineados por uma camada única ou dupla de pia-máter invaginada. EPVs corticais são delineados por uma única camada pial, enquanto duas camadas acompanham as artérias lentículo estriadas e mesencefálicas.

Como um EPV penetra na substância branca subcortical, ela se torna fenestrada e descontínua. A camada pial desaparece completamente ao nível capilar.

O parênquima cerebral ao redor dos EPVs é normal, sem gliose, inflamação, hemorragia ou deposição de amiloide perceptível.

## Aspectos clínicos

**EPIDEMIOLOGIA.** EPVs são os "cistos" não neoplásicos mais comuns no parênquima cerebral. Nas RMs 3T de alta resolução, pequenos EPVs são vistos em quase todos os pacientes, todas as localizações e todas as idades.

**DEMOGRAFIA.** EPVs dilatados são mais comuns em pacientes de meia-idade e idosos. Entre 25 a 30% das crianças demonstram EPVs proeminentes nas RMs de alta resolução.

**APRESENTAÇÃO.** A maioria dos EPVs dilatados não causa sintomas e é descoberta incidentalmente em estudos de imagem ou necropsia. A avaliação neuropsicológica costuma ser normal. Sintomas não específicos, como cefaleia, tontura, comprometimento de memória e sintomas *Parkinson like* têm sido relatados em alguns casos, mas sua relação com EPVs é incerta. Grandes EPVs no mesencéfalo podem causar hidrocefalia obstrutiva e apresentar-se com cefaleia.

**HISTORIA NATURAL.** EPVs dilatados tendem a ser estáveis em tamanho e permanecem inalterados por muitos anos. Apenas alguns casos de alargamento progressivo dos EPVs já foram relatados.

**OPÇÕES DE TRATAMENTO.** EPVs dilatados são lesões benignas que não devem ser confundidas com doenças graves. Se o EPV no mesencéfalo causa hidrocefalia obstrutiva, o tratamento geralmente aceito é a derivação ventricular, não do cisto.

## Imagem

**ASPECTOS GERAIS.** O padrão comum dos EPVs dilatados é de um ou mais cistos aglomerados de tamanhos variados semelhantes ao LCS. Eles causam efeito de massa focal. Por exemplo, se ocorrem na substância branca subcortical, os giros adjacentes são dilatados com compressão concomitante do sulco adjacente.

ACHADOS NA TC. EPVs dilatados são grupos de lesões arredondadas/ovoides/lineares/puntiformes semelhantes ao LCS que não demonstram calcificações ou hemorragias **(Fig. 28-41)**. EPVs não realçam após a injeção endovenosa de contraste.

ACHADOS NA RM. Embora eles sejam preenchidos com líquido intersticial, a intensidade de sinal dos EPVs é semelhante à do LCS em todas as sequências **(Fig. 28-41)**. Efeito de massa focal é comum. EPVs dilatados na substância branca subcortical expandem o giro adjacente **(Figs. 28-42 e 28-43)**. EPVs dilatados no mesencéfalo podem comprimir o aqueduto e o terceiro ventrículo, resultando em hidrocefalia obstrutiva intraventricular **(Fig. 28-41)**.

EPVs são isointensos ao LCS em T1, PD e T2. Eles suprimem completamente no FLAIR. Edema do parênquima cerebral adjacente é ausente, embora 25% dos EPVs "tumefativos" apresentam mínimo aumento da intensidade de sinal ao redor dos cistos.

EPVs não sangram, impregnam ou demonstram restrição da difusão.

---

**ESPAÇOS PERIVASCULARES DILATADOS**

**Terminologia**
- Também conhecidos como espaços de Virchow-Robin
- Achados ao redor dos vasos sanguíneos perfurantes
- Delineados por pia, preenchidos por líquido intersticial
- Não se comunicam diretamente com ES

**Patologia**
- EPVs normais comuns, menores que 2 cm
- EPVs gigantes "tumefativos" acima de 9 cm já foram relatados
- Núcleos da base, SB subcortical mais comum

**Imagem**
- Geralmente aparência bizarra
- Ocorre em aglomerados
- Cistos variam em tamanho
- Seguem o LCS

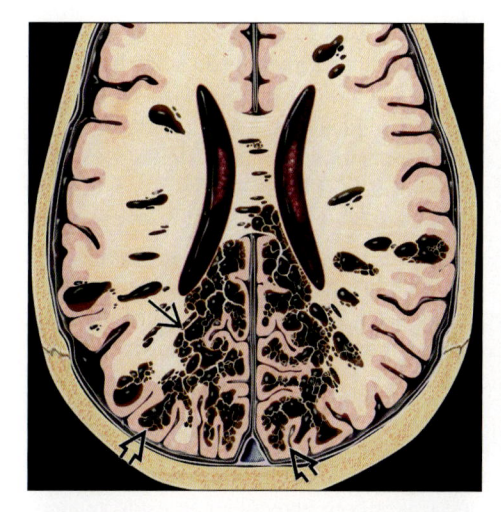

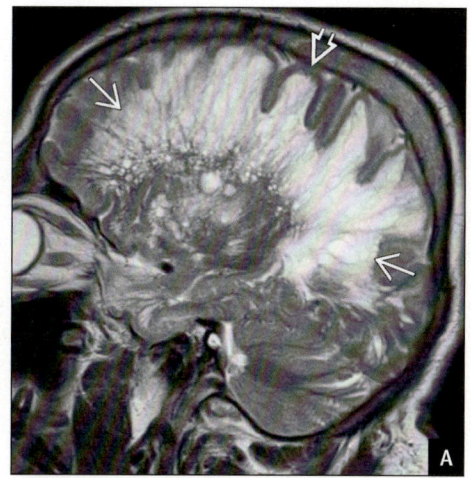

---

**28-42** Gráfico demonstra inúmeros EPVs dilatados hemisféricos na SB subcortical profunda. Observe que os giros adjacentes estão expandidos, mas normais.

**28-43A** T2 sagital mostra EPVs dilatados envolvendo a maior parte da substância branca subcortical e profunda dos hemisférios cerebrais. Os giros estão expandidos, mas o córtex está intacto.

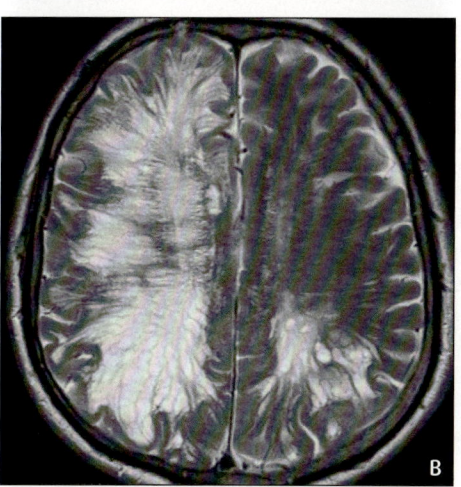

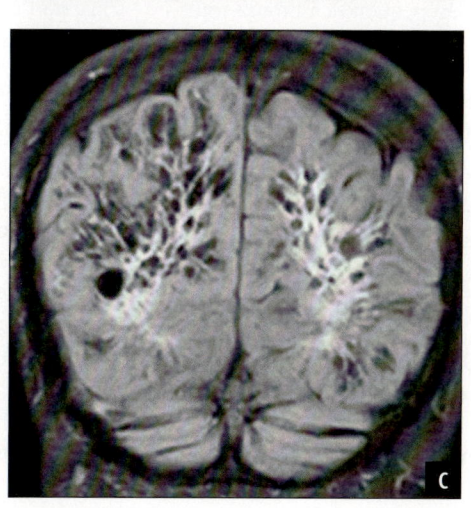

**28-43B** Axial T2 mostra que ambos os hemisférios estão afetados, mas que a distribuição dos EPVs dilatados é assimétrica.

**28-43C** FLAIR coronal do mesmo paciente mostra que o líquido nos EPVs suprime, mas existe hiperintensidade ao redor dos cistos compatível com discreta gliose. (Cortesia de M. Warmuth – Metz, MD.)

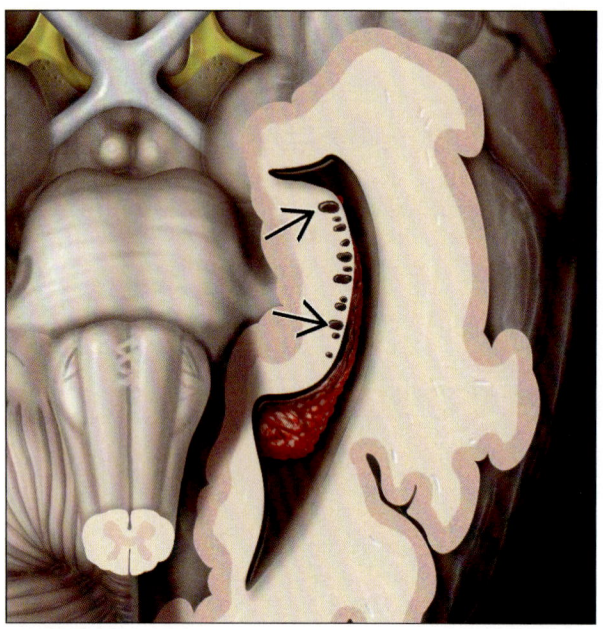

**28-44** Gráfico de lobo temporal normal mostra cistos alinhados na região lateral do hipocampo, ao longo da cavidade residual do sulco hipocampal primitivo ➡. Cistos remanescentes do sulco hipocampal são um achado incidental normal.

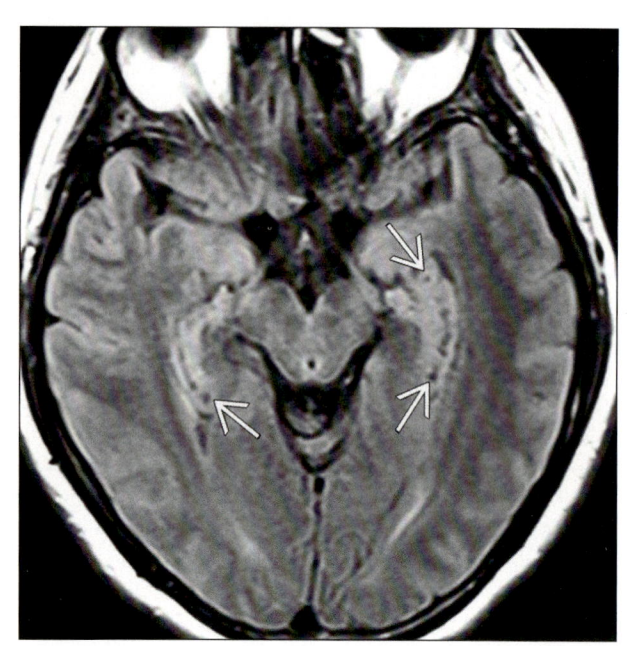

**28-45** FLAIR axial mostra remanescentes do sulco hipocampal como pequeninos cistos alinhados ➡ medial aos lobos temporais. Eles contêm LCS e, portanto, suprimem completamente no FLAIR.

### Diagnóstico diferencial

O maior diagnóstico diferencial é o de **infartos lacunares crônicos**. Enquanto os EPVs ocorrem nos núcleos da base e suprimem no FLAIR, infartos lacunares não se aglomeram ao redor da comissura anterior, são irregulares em tamanho, e com frequência apresentam hiperintensidade no parênquima encefálico adjacente.

Em alguns pacientes idosos, EPVs muito proeminentes dos núcleos da base estão presentes. Essa condição chamada "*etat criblê*", não deve ser confundida com múltiplos infartos lacunares. EPVs são arredondados/ovoides, com configuração regular, e o parênquima cerebral adjacente é geralmente normal sem gliose ou edema.

**Cistos infecciosos** (especialmente cistos de neurocisticercose parenquimatosos) são pequenos. Embora múltiplos ou multiloculares, eles não ocorrem como aglomerados de cistos tamanho variados como ocorre com os EPVs.

## Remanescentes do sulco hipocampal
### Terminologia
Remanescentes do sulco hipocampal (RSH) são também chamados de cistos remanescentes hipocampais e cavidades sulcais hipocampais.

### Etiologia
Com 15 semanas de idade fetal, os hipocampos normalmente desdobram-se e envolvem uma fissura rasa "aberta" – o sulco hipocampal – ao longo da superfície medial do lobo temporal. As paredes dos sulcos hipocampais fundem gradualmente, e o sulco é obliterado.

Algumas vezes, alguns segmentos do sulco hipocampal falham em fundir. Uma ou mais cavidades císticas residuais persistem na vida adulta. Essas cavidades remanescentes – cistos hipocampais remanescentes – são variantes anatômicas normais **(Fig. 28-44)**.

### Patologia
RSH são cavidades delineadas por pia-máter preenchidas por LCS. Pequenos vasos sanguíneos são também incluídos quando os sulcos hipocampais são formados, desdobrados e fusionados.

### Aspectos clínicos
RSH são achados incidentais sem significância clínica. Eles não causam crises convulsivas e não estão relacionados a trauma.

### Imagem
RSH são vistos em 10 a 15% das RMs normais de alta resolução. Eles aparecem como "colar de contas" com múltiplos cistos pequenos arredondados ou ovoides curvando-se ao longo do hipocampo entre o giro denteado e o *subiculum*, medialmente ao corno temporal do ventrículo lateral. RSHs seguem o sinal do LCS em todas as sequências. Eles suprimem completamente no FLAIR **(Fig. 28-45)**, não apresentam realce e não restringem na difusão.

### Diagnostico diferencial
O maior diagnóstico diferencial dos RSHs são os **espaços perivasculares dilatados**. Enquanto eles ocorrem no lobo

temporal, EPVs dilatados são encontrados na substância branca subcortical da ínsula e no polo anterior do lobo temporal, não medialmente ao corno temporal dos ventrículos laterais.

## Cisto neuroglial

### Terminologia

Os cistos neurogliais (CNG) são algumas vezes chamados de **cistos glioependimários** ou **cistos neuroepiteliais**. Eles são cavidades benignas com conteúdo fluido localizados na substância branca cerebral.

### Patologia

LOCALIZAÇÃO. Embora CNGs ocorram em todo o neuroeixo, eles são geralmente supratentoriais. Os lobos frontais são a localização mais comum. Eles estão localizados adjacentes aos ventrículos laterais, mas não se comunicam diretamente com eles.

TAMANHO E NÚMERO. A maioria dos CNGs são cistos solitários e uniloculares. Eles variam em tamanho, de pequenos milímetros até vários centímetros de diâmetro.

PATOLOGIA MACROSCÓPICA. CNGs são cistos arredondados, lisos, uniloculares que contêm líquido claro semelhante à LCS.

ASPECTOS MICROSCÓPICOS. A maioria dos CNGs é delineado por um epitélio simples, não estratificado, colunar/cuboide **(Fig. 28-46)**. O epitélio geralmente está em contato direto com a substância branca profunda cerebral sem uma cápsula ou membrana basal interposta.

### Aspectos clínicos

EPIDEMIOLOGIA. Cistos neurogliais parenquimatosos são incomuns, representando menos de 1% de todos os cistos intracranianos.

DEMOGRAFIA. CNGs ocorrem em todos os grupos etários, mas são mais comuns em adultos. Não há predileção por gênero.

APRESENTAÇÃO. CNGs costumam ser assintomáticos e encontrados incidentalmente nos exames de imagem ou necropsia. O sintoma mais comum, se presente, é a cefaleia.

HISTÓRIA NATURAL. Muitos dos CNGs, se não a maioria, são estáveis por muitos anos.

OPÇÕES DE TRATAMENTO. Controle com estudos de imagem seriados é o curso típico. Grandes CNGs podem ser fenestrados ou drenados.

### Imagem

ACHADOS GERAIS. CNGs são cistos lisos, arredondados ou ovoides, com conteúdo líquido.

ACHADOS NA TC. CNGs apresentam densidade de líquido, que lembra o LCS, não apresentam calcificações e não sangram.

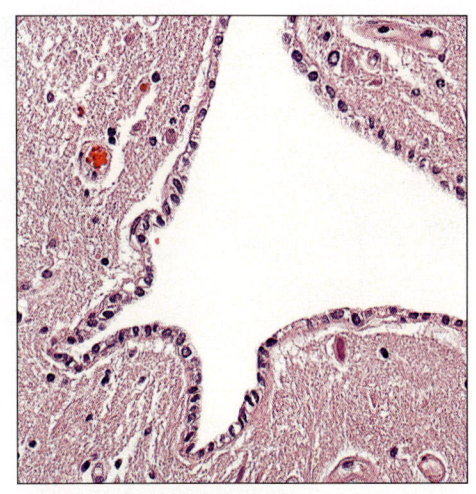

**28-46** Os cistos neurogliais são delineados por uma camada simples de epitélio cuboide/colunar. Cílios são raros. (Cortesia de P. Burger, MD.)

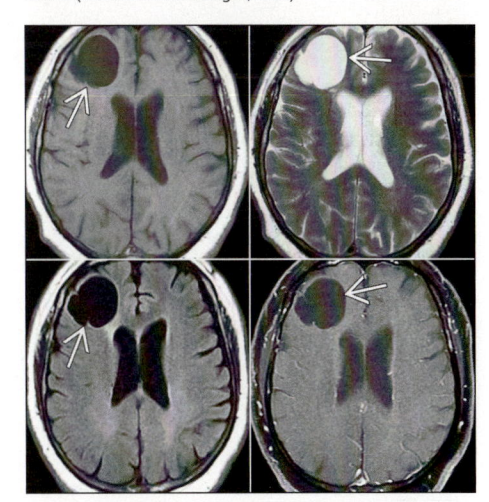

**28-47** Cisto neuroglial lobo frontal direito ➡ em um homem de 69 anos segue a intensidade de sinal do LCS em todas as sequências, não realça.

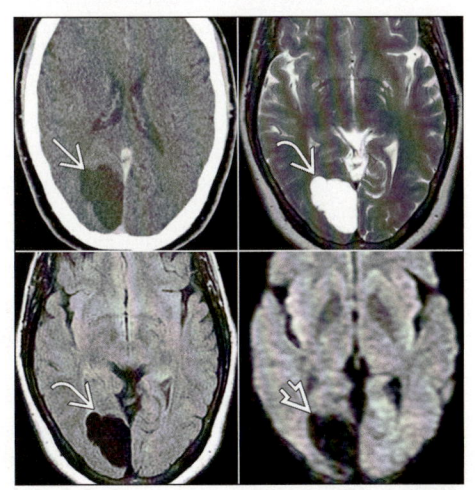

**28-48** Cisto neuroglial confirmado no lobo occipital direito não apresenta realce na TC sem contraste ➡, segue a intensidade de sinal do LCS em T2/FLAIR ➡ não apresenta restrição da difusão ➡.

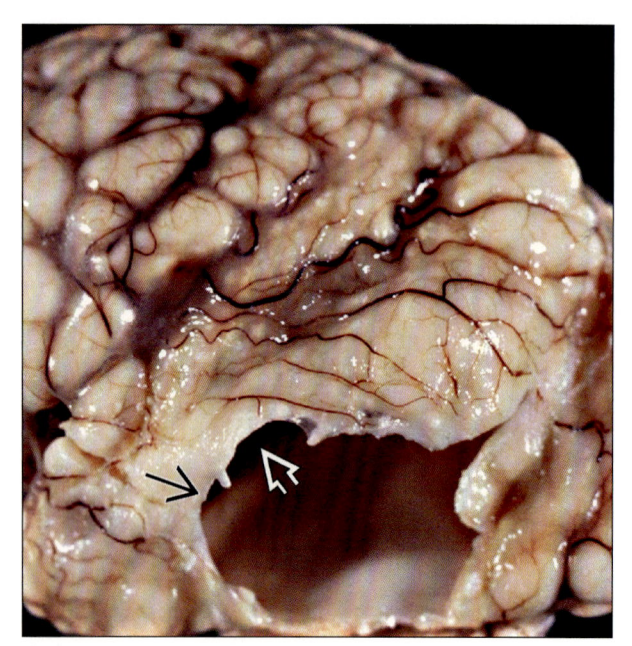

**28-49** Espécime de necropsia mostra um cisto porencefálico típico como uma cavidade preenchida por LCS que se estende da superfície cerebral ⇒ até o epêndima ventricular ⇒. (Cortesia de J. Townsend, MD.)

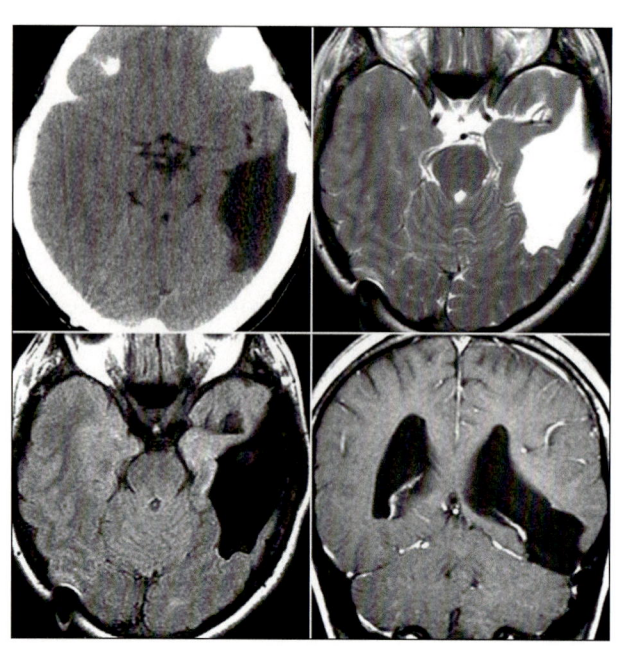

**28-50** TC sem contraste e RM mostram um cisto porencefálico pós-traumático estendendo da superfície do lobo temporal para o corno temporal do ventrículo lateral. O cisto contém LCS.

Achados na RM. A intensidade de sinal no cisto varia com seu conteúdo. A maioria dos CNGs é iso ou discretamente hiperintenso ao LCS **(Fig. 28-47)**. Eles geralmente suprimem no FLAIR, não restringem e não realçam **(Fig. 28-48)**. O parênquima adjacente ao CNG é normal ou pode demonstrar mínima gliose.

## Diagnóstico diferencial

O diagnóstico de CNG é na maioria das vezes um diagnóstico de exclusão, eliminando outras possibilidades mais graves.

O maior diagnóstico diferencial do CNG é o **espaço perivascular dilatado**. A maioria dos EPVs dilatados é múltiplo (não solitário) e ocorre como aglomerados de cistos de tamanhos variados. Um **cisto porencefálico** é o resultado de um dano no parênquima cerebral. Cistos porencefálicos comunicam-se com os ventrículos laterais e são delineados por tecido gliótico ou substância branca espongiótica.

Cistos **aracnoidais** são extra-axiais, não intra-axiais, e são delineados por células aracnoidais achatadas. **Cistos epidermoides** são quase sempre extra-axiais, não suprimem no FLAIR, e restringem na difusão. **Cistos ependimários** são intraventriculares.

**Cistos neoplásicos inflamatórios** geralmente não seguem o LCS, demonstram impregnação pelo contraste ou calcificações em suas paredes, e frequentemente são circundados por edema.

Uma variedade de diferentes cistos periventriculares ocorrem em recém-nascidos ou em crianças. Alguns podem persistir na vida adulta. Esses incluem cistos subependimários, cistos germinolíticos e leucomalacia periventricular (LPV) cística. **Cistos subependimários** são áreas císticas delineadas por epêndima adjacentes às margens superolaterais do corpo e corno frontal dos ventrículos laterais. Eles são comuns e geralmente lesões inócuas causadas por coarctação ou coaptação das paredes dos cornos frontais.

**Cistos germinolíticos** são cistos delineados por células gliais que se situam ao longo do sulco caudotalâmico. Eles são associados com distúrbios metabólicos hereditários (p. ex., Zellweger) e infecções congênitas (p. ex., CMV), geralmente contêm septações ou hemossiderina, e não realçam. LPV cística ocorre com mais frequência em recém-nascidos prematuros e são localizadas dorsolateralmente ao corpo dos ventrículos laterais.

## *Cisto porencefálico*

### Terminologia

"Porencefalia" literalmente significa um buraco no cérebro. Cistos porencefálicos são cavidades parenquimatosas congênitas ou adquiridas preenchidas por LCS que podem comunicar-se com o sistema ventricular. Esses cistos ou cavidades também comunicam-se por meio de um "poro" com o espaço subaracnóideo.

### Etiologia

Cistos porencefálicos são lesões encefaloclásticas, o resultado final de um processo destrutivo (p. ex., trauma, infecção, dano vascular, cirurgia) que compromete o parênquima cerebral.

A maioria dos cistos porencefálicos é esporádico. Algumas poucas síndromes hereditárias (p. ex., porencefalia familiar autossômica dominante) foram relatadas.

## Patologia

Os cistos porencefálicos variam em tamanho, de alguns centímetros a cistos que envolvem quase todo um hemisfério cerebral.

Cistos porencefálicos são cavidades ou escavações profundas, uni ou bilaterais, com paredes lisas dentro do parênquima encefálico. Eles geralmente são lesões de "espessura completa" estendendo-se do ventrículo lateral para a glia cortical limitante **(Fig. 28-49)**. Às vezes, uma pequena camada de epêndima ou de substância branca subependimária pode separar o cisto dos ventrículos.

## Aspectos clínicos

**EPIDEMIOLOGIA.** Cistos porencefálicos são comuns, especialmente em crianças, onde eles representam 2,5% das lesões cerebrais congênitas.

**APRESENTAÇÃO.** Hemiplegia espástica, epilepsia refratária a medicamentos, e atraso psicomotor são os sintomas mais comuns.

**HISTÓRIA NATURAL.** A maioria dos cistos porencefálicos permanece estável por muitos anos. Às vezes um cisto porencefálico pode continuar a sequestrar líquido e expandir, causando efeito de massa.

## Imagem

**ACHADOS NA TC.** Cistos porencefálicos são cavidades preenchidas por LCS bem delimitadas, com paredes lisas, que em geral se comunicam diretamente com o ventrículo adjacente **(Fig. 28-50)**. O ventrículo ipsilateral costuma ser alargado secundariamente à perda de volume do parênquima adjacente.

**CALCIFICAÇÕES SÃO RARAS.** TC com janela óssea pode mostrar afilamento e remodelamento da calota craniana causado pela pulsação crônica do LCS.

Um cisto porencefálico não realça pelo contraste endovenoso.

**ACHADOS NA RM.** Cistos porencefálicos seguem o sinal do LCS em todas as sequências **(Fig. 28-50)**. Grandes cistos podem mostrar heterogeneidades internas secundárias à defasagem dos *spins*. Estes cistos suprimem completamente no FLAIR, embora exista um anel hiperintenso de substância branca gliótica ou espongiotica ao redor do cisto. Restrição da difusão não está presente.

## Diagnóstico diferencial

O maior diagnóstico diferencial é a **encefalomalacia cística**. Uma cavidade encefalomalásica é mais irregular e não se comunica com o ventrículo adjacente.

Cistos porencefálicos são delineados por gliose reativa ("cicatriz" glial) que ocorre quando astrócitos histologicamente benignos se proliferam dentro e ao redor do parênquima cerebral lesionado. Cistos porencefálicos com **gliose reativa** adjacente devem ser diferenciados da **espongiose**, um processo que representa perda de tecido (não proliferação astrocística) com formação de áreas vazias (espongiformes) no cérebro ("buracos"). Gliose é uma lesão de baixa a média celularidade que é hiperintensa em T2 e não apresenta supressão no FLAIR. A espongiose é hiperintensa em T2, mas suprime no FLAIR.

Um **cisto aracnoide** é extra-axial e não se comunica com o ventrículo. **Esquizencefalia** (literalmente "separação no cérebro") é uma lesão congênita que pode ser de "lábio aberto" ou "fechado". Uma fenda esquizencefálica de "lábio aberto" pode ser muito parecida com um cisto porencefálico, mas é delineada por substância cinzenta displásica, não uma substância branca gliótica.

**Hidranencefalia** ("água no cérebro") é uma lesão congênita na qual a maior parte do encéfalo supra tentorial desenvolvido foi destruído por uma oclusão arterial. Nesse caso, o cérebro assemelha-se a um saco de água com pouco ou nenhum córtex remanescente. Hidranencefalia é bilateral e simétrica, enquanto a maioria dos cistos porencefálicos é unilateral ou bilateral, porém assimétricos.

# Cistos intraventriculares

Cistos intraventriculares incluem cistos de plexo coroide, cistos coloides e cistos ependimários.

## *Cistos de plexo coroide*

Cistos de plexo coroide são um dos tipos mais comuns de cistos intracranianos. A maioria é pequeno e sem significância. Ocasionalmente, grandes cistos podem ter uma aparência atípica e causar dúvidas diagnósticas.

### Terminologia

O cisto de plexo coroide (CiPC) pode também ser denominado xantogranuloma do plexo coroide (XPC). CiPCs são cistos não neoplásicos não inflamatórios do plexo coroide.

### Etiologia

**CONCEITOS GERAIS.** CiPCs podem ser congênitos ou adquiridos. Lesões adquiridas são muito mais comuns; os lipídeos que se acumulam da descamação e degeneração do epitélio do plexo coroide coalescem em macrocistos e provocam uma resposta xantomatosa.

**GENÉTICA.** CiPCs congênitos, grandes (superior a 10 mm), podem estar associados a aneuploidias, principalmente trissomia do 18. CiPCs, juntamente com papilomas do plexo coroide, também ocorrem na síndrome de Aicardi.

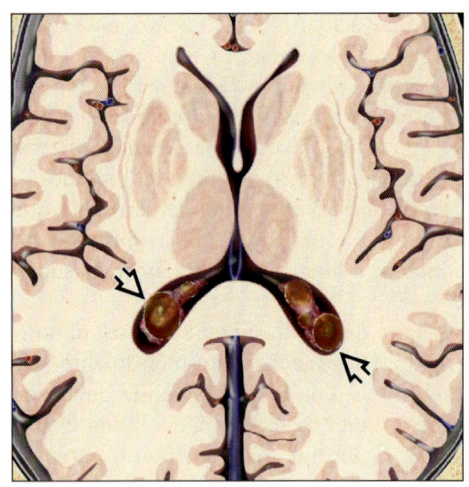

**28-51** Múltiplas massas císticas no glomo do plexo coroide ➔. Em adultos sua prevalência aumenta com a idade. A maioria são xantogranulomas degenerativos.

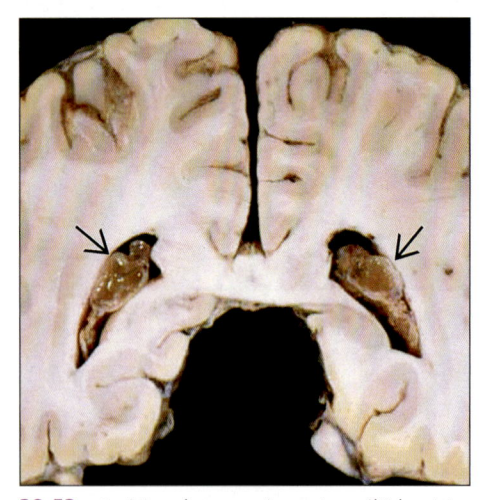

**28-52** Espécime de necropsia mostra múltiplos cistos no glomo do plexo coroide nos ventrículos laterais ➔. (Cortesia de N. Nakase, MD.)

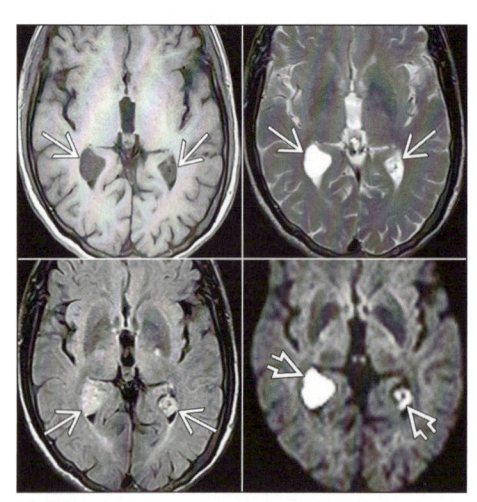

**28-53** Cistos de plexo coroide são geralmente bilaterais, hiperintensos em relação ao LCS ➔ e geralmente brilham muito na difusão ➔.

## Patologia

**LOCALIZAÇÃO.** A maioria dos CiPCs são encontrados no átrio dos ventrículos laterais, dentro do glomo do plexo coroide (Fig. 28-51).

**TAMANHO E NÚMERO.** CiPCs costumam ser pequenos, variando de poucos milímetros até 1 centímetro, embora às vezes grandes cistos excedam 2 centímetros em diâmetro. Múltiplas lesões bilaterais são mais comuns do que CiPCs solitários unilaterais.

**PATOLOGIA MACROSCÓPICA.** CiPCs são massas nodulares, parcialmente císticas, amareladas, encontradas no glomo do plexo coroide (Fig. 28-52). Eles apresentam conteúdo altamente proteico e gelatinoso. Hemorragia é rara.

## Aspectos clínicos

**DEMOGRAFIA.** CiPCs são os mais comuns de todos os cistos intracranianos, ocorrendo em até 50% das autópsias. CiPCs são encontrados nos dois extremos de idade. Em adultos, sua prevalência aumenta com a idade, enquanto CiPCs no feto reduzem com a idade gestacional. Não existe predileção por sexo.

**APRESENTAÇÃO E HISTÓRIA NATURAL.** A maioria dos CiPCs em adultos é encontrado incidentalmente e é assintomático, permanecendo estável por muitos anos. CiPCs congênitos são detectados na ultrassonografia pré-natal em 1% dos fetos durante o segundo trimestre de gestação e geralmente regridem durante o terceiro trimestre. Quando detectados após o nascimento, CiPCs não apresentam significância clínica em neonatos normais.

## Imagem

**ACHADOS NA TC.** CiPCs são iso a discretamente hiperdensos em relação ao LCS intraventricular. Aglomerados irregulares de calcificações ao redor de suas margens é um achado comum. O realce varia de nenhum a realce anelar completo ao redor de cada cisto.

**ACHADOS NA RM.** CiPCs não seguem a intensidade de sinal do LCS. Eles são iso a discretamente hiperintensos comparados ao LCS nas sequências T1 e são hiperintensos em DP e T2. O sinal no FLAIR é variável (Fig. 28-53).

O realce após a administração endovenosa de contraste varia de nenhum a intenso. Padrões de realce sólido, anelar e nodular podem ocorrer.

Entre 60 a 80% dos CiPCs aparecem hiperintensos na difusão, mas permanecem isointensos ao parênquima no ADC. Estes podem, portanto, representar uma pseudorrestrição e não uma restrição verdadeira da difusão da água.

**ULTRASSONOGRAFIA.** Ultrassonografia fetal pode mostrar múltiplos cistos de tamanhos variados.

## Diagnóstico diferencial

O maior diagnóstico diferencial do CiPC é o **cisto ependimário**. Cistos ependimários geralmente deslocam e comprimem o plexo coroide em vez de surgir dele. Cistos ependimários comportam-se muito mais como o LCS do que os CiPCs. Cistos parasitários intraventriculares, especificamente os de **neurocisticercose**, são incomuns. Eles não são associados a cistos de plexo coroide. O escólex costuma estar presente.

**Cistos epidermoides** às vezes ocorrem nos ventrículos, mas são mais comuns no quarto ventrículo, uma localização rara para CiPCs.

**Papiloma de plexo coroide** nos ventrículos laterais é um tumor de criança abaixo de 5 anos, e realça intensamente. Um plexo coroide aumentado e com realce sem formação de cistos pode ser visto na **malformação de Sturge-Weber, drenagem venosa colateral e hiperplasia vilosa difusa**. Sturge-Weber e drenagem venosa colateral geralmente causam aumento unilateral do plexo coroide. Todo o plexo coroide está alargado na hiperplasia vilosa difusa.

---

**CISTOS DE PLEXO COROIDE**

**Etiologia**
- Congênita
  - Síndrome de Aicardi
  - Trissomia do 18
- Adquirida
  - Epitélio descamado e degenerado
  - Resposta xantomatosa

**Patologia**
- Bilateral, geralmente multiloculado
- Mais comum no glomo do plexo coroide
- Conteúdo proteico e gelatinoso

**Aspectos clínicos**
- Cisto intracraniano mais comum
- A maioria encontrada incidentalmente
- Mais comum em fetos/crianças jovens e adultos mais velhos

**Imagem**
- TC
  - Iso/discretamente hiperdenso
  - CA ++ comum
  - Realce variável (realce anelar mais comum)
- RM
  - Iso a discretamente hiperintenso ao LCS em T1
  - Hiperintenso em DP/T2, FLAIR variável
  - Realce variável
  - Brilha na difusão, mas isointenso no ADC

**Diagnóstico diferencial**
- Mais comum
  - Cisto ependimário (unilateral)
- Incomum/raro
  - Cisto epidermoide (raramente intraventricular)
  - Metástase cística

---

## Cisto coloide

### Terminologia

Cistos coloides (CC) são também chamados de cistos parafiseais. Eles são cistos uniloculares, com conteúdo mucinoso quase sempre encontrados no topo do terceiro ventrículo, no forame de Monro **(Fig. 28-54)**.

### Etiologia

**Conceitos gerais.** CCs são cistos endodérmicos, e não neuroectodérmicos. Eles são semelhantes a outros cistos intracranianos derivados do intestino anterior primitivo, ou seja, cistos da fenda de Rathke e cisto neuroentérico. Apesar de sua etiologia exata ser desconhecida, eles se originam presumivelmente de elementos ectópicos endodérmicos que migram para o teto diencefálico embrionário.

**Genética.** Nenhuma mutação genética específica foi identificada. Alguns raros cistos coloides familiares foram descritos como tendo um padrão de herança autossômica recessiva com penetrância variável.

### Patologia

**Localização.** Mais de 99% dos CC estão localizados no forame de Monro, fixos ao teto anterossuperior do ventrículo lateral. As paredes posteriores dos cornos frontais dos ventrículos laterais são separadas lateralmente ao redor dos cistos, e os pilares da coluna do fórnice "abrem" no CC.

**Tamanho e número.** CCs são lesões quase sempre solitárias. O tamanho varia de pequenos (alguns milímetros) até 3 centímetros. O tamanho médio é de 1,5 centímetros.

**Patologia macroscópica.** CCs são cistos com paredes lisas, bem delimitados, esféricos ou ovais que apresentam um centro gelatinoso de viscosidade variável **(Fig. 28-55)**. Hemorragia grosseira é muito rara.

**Aspectos microscópicos.** A parede de um CC consiste em uma fina cápsula fibrosa delineada por epitélio colunar simples ou pseudoestratificado. Algumas células caliciformes ciliadas e secretoras de mucina são intercaladas com o revestimento do cisto. Assim como outros cistos endodérmicos, CCs são positivos para citoqueratinas e EMA na imuno-histoquímica.

### Aspectos clínicos

**Epidemiologia.** Cistos coloides correspondem a aproximadamente 1% de todos os tumores intracranianos, mas causam 10 a 15% de todos os tumores intraventriculares.

**Demografia.** A maioria dos CCs sintomáticos apresenta-se entre os 30 e 50 anos; o pico de idade é de 40 anos. CCs pediátricos são raros; menos de 8% de todos os pacientes são menores que 15 anos no momento do diagnóstico inicial. Não há predileção por sexo.

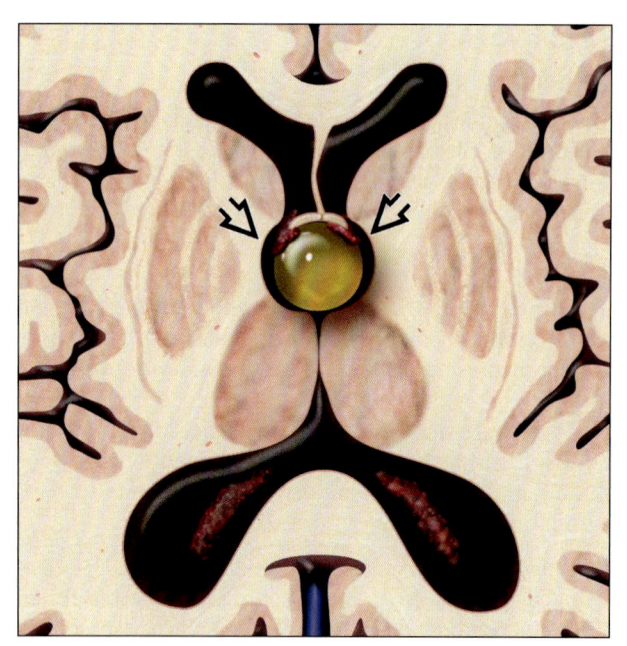

**28-54** Gráfico axial mostra um cisto coloide clássico no forame de Monro causando discreta/moderada hidrocefalia obstrutiva. Observe que os fórnices e o plexo coroide estão elevados e esticados sobre o cisto ⇒.

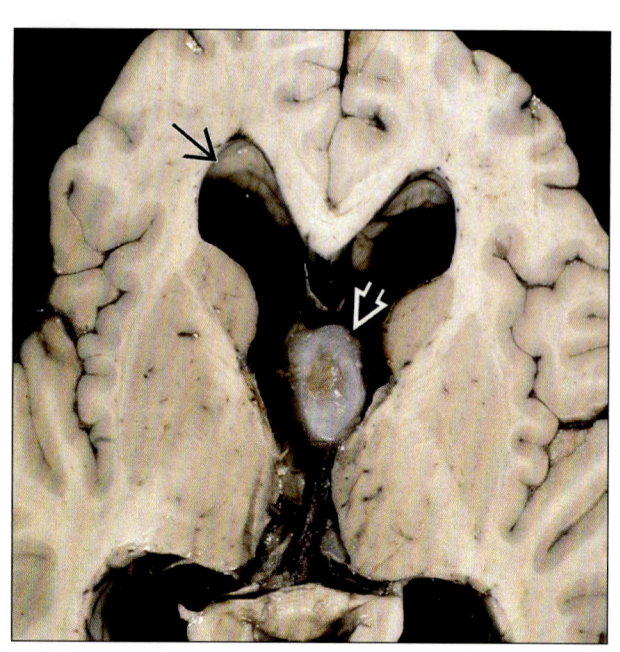

**28-55** Espécime de necropsia mostra hidrocefalia obstrutiva →, um grande cisto coloide ⇒ com aparência gelatinosa no forame de Monro. (Cortesia de R. Hewlett, MD.)

APRESENTAÇÃO. A apresentação clínica dos CCs é diversa, variando de assintomático, cistos descobertos incidentalmente (quase metade de todos os pacientes) a deterioração aguda, coma e morte. CCs causam sintomas quando eles obstruem o fluxo do LCS no forame de Monro. Cefaleia é o sintoma presente em 50 a 60% dos pacientes sintomáticos.

HISTÓRIA NATURAL. Mais de 90% dos CCs – especialmente pequenos cistos encontrados em pacientes mais idosos – são estáveis e não aumentam. Os 10% que aumentam tendem a ser lesões grandes, causam hidrocefalia, e são encontrados em pacientes mais jovens.

"Apoplexia" do cisto com hemorragia intracística e aumento súbito ocorre, mas é rara.

OPÇÕES DE TRATAMENTO. Pequenos cistos coloides assintomáticos que são descobertos incidentalmente e monitorados com exames de imagem seriados raramente crescem ou causam hidrocefalia obstrutiva. Ainda assim, seu tratamento é discutido. O tratamento neuroendoscópico tem surgido como uma alternativa segura e efetiva à microcirurgia com acesso transcortical – transventricular ou um acesso transcalosal.

---

### CISTO COLOIDE: ETIOPATOLOGIA E ASPECTOS CLÍNICOS

**Etiologia**
- Cisto endodérmico
- Provavelmente derivado de elementos ectópicos do teto diencefálico

**Patologia**
- Forame de Monro (> 99%)
- Tamanho varia de pequenos mm até 3 cm
- Cápsula fibrosa
- Revestimento do cisto
  ○ Epitélio colunar
  ○ Células caliciformes secretoras de mucina
- Centro gelatinoso (viscosidade variável)

**Aspectos clínicos**
- Epidemiologia
  ○ 1% de todos os tumores intracranianos
  ○ 15-20% das massas intraventriculares
- Idade = 40 anos (raro em crianças)
- Assintomático, encontrado incidentalmente (50%)
- Cefaleia é o sintoma mais comum
- Obstrução súbita pode causar coma, morte
- Estável, não aumenta (90%)

---

### Imagem

ASPECTOS GERAIS. CCs são massas bem delimitadas, arredondadas ou ovoides. O aspecto de imagem depende de sua viscosidade e/ou conteúdo de colesterol. A quantidade relativa de material mucoso, colesterol, proteína e água afe-

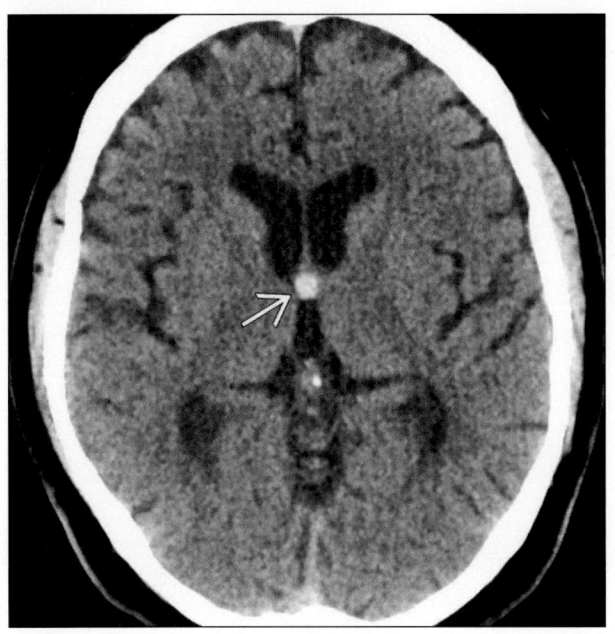

**28-56** TC sem contraste mostra um cisto coloide clássico como uma massa hiperdensa bem circunscrita ➡ no forame de Monro.

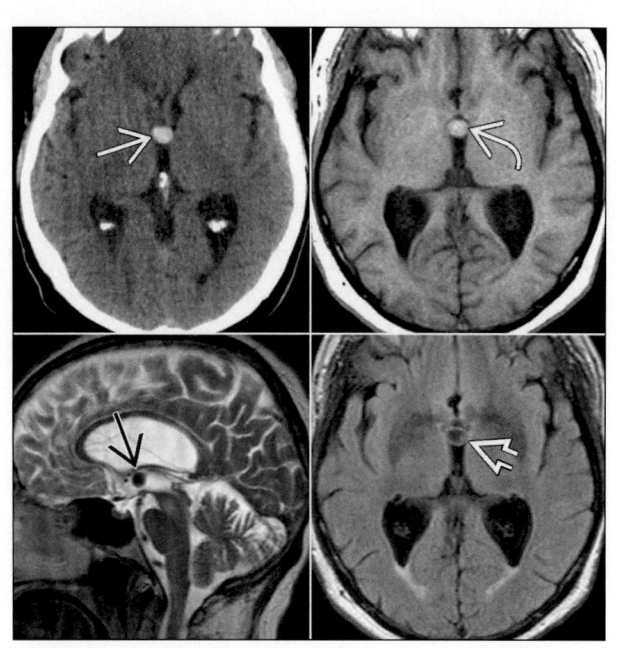

**28-57** TC sem contraste mostra cisto coloide hiperdenso ➡ que é hiperintenso em T1 ➡, hipointenso em T2 ➡ intensidade de sinal misto no FLAIR ➡.

ta a densidade/intensidade de sinal. Cistos desidratados, espessos têm aparência muito diferente das lesões ricas em água.

ACHADOS NA TC. A densidade na TC sem contraste correlaciona diretamente com o estado de hidratação do conteúdo cístico. Cerca de dois terços de todos os CCs são hiperdensos em relação ao parênquima **(Fig. 28-56)**, enquanto um terço são iso a hipodensos **(Fig. 28-58)**. A hidrocefalia é variável. Hemorragia e calcificações são muito raras.

A maioria dos CCs não mostra realce pelo contraste. Ocasionalmente, um fino realce anelar pode ser identificado no cisto. Realce nodular ou sólido quase nunca acontece.

ATC/VTC demonstra veias cerebrais internas deslocadas posterolateralmente ao redor do CC.

ACHADOS NA RM. A intensidade de sinal varia com conteúdo cístico. A intensidade de sinal em T1 reflete a concentração de colesterol. A maioria dos CCs é hiperintenso em relação ao parênquima **(Fig. 28-57)**, mas um terço são isointensos. Pequenos CCs isointensos podem ser muito difíceis de identificar em T1.

O sinal em DP e T2 é muito variável, uma vez que reflete o conteúdo de água. A maioria dos CCs são hiperintensos se comparados ao parênquima em DP e isointensos em T2. Alguns CCs com conteúdo espesso são hipointensos. Cerca de 25% demonstram sinal hipo e hiperintensos em seu interior (o efeito *"black hole"*). Níveis líquido-líquido são raros.

CCs não suprimem no FLAIR **(Fig. 28-58)** nem sofrem restrição da difusão.

CCs geralmente não realçam. Um fino realce periférico pelo contraste endovenoso pode ser visto em alguns casos **(Fig. 28-58)**.

## Diagnóstico diferencial

Uma lesão hiperdensa focal bem delimitada no forame de Monro na TC sem contraste é praticamente patognomônica de CC. Às vezes uma grande **ectasia arterial** – geralmente da artéria basilar – pode se assemelhar a um CC, embora seções seriadas facilmente demonstrem a natureza tubular do vaso ectásico.

Na RM, a "lesão" mais comum que se assemelha ao CC é o artefato causado pelo **fluxo pulsátil do LCS (Figs. 28-59 e 28-60)**. O artefato de fase propagado pela imagem é útil em estabelecer a etiologia. Imagens multiplanares e outras sequências de pulso também podem ajudar.

Neoplasias como **metástases** e **subependimomas** (geralmente no corno frontal do forame de Monro, não no terceiro ventrículo anterossuperior) podem ser hiperdensas na TC sem contraste. Grandes **craniofaringiomas** e **macroadenomas hipofisários** podem estender-se superiormente até próximo ao forame de Monro. RM multiplanar mostra que a origem desses tumores é inferior ao terceiro ventrículo.

Raramente um **astrocitoma** ou **linfoma** pode infiltrar e espessar os fórnices e, portanto, mimetizar um cisto coloide. A maioria de todas essas neoplasias é lesão difusamente infiltrativa, não focal que geralmente mostra moderado a intenso realce após injeção endovenosa de contraste.

**810** Neoplasias, cistos e lesões pseudotumorais

**28-58A** Paciente com cefaleia intensa súbita antes de se tornar comatoso. TC sem contraste na emergência mostra uma massa isodensa forame de Monro ➡ com aumento dos ventrículos. Observe o "borramento" das margens ventriculares ➡.
**28-58B** FLAIR mostra que o cisto é hiperintenso ➡. O "halo" do líquido ➡ ao redor do ventrículo lateral é secundário à obstrução da drenagem do líquido intersticial na substância branca cerebral profunda.

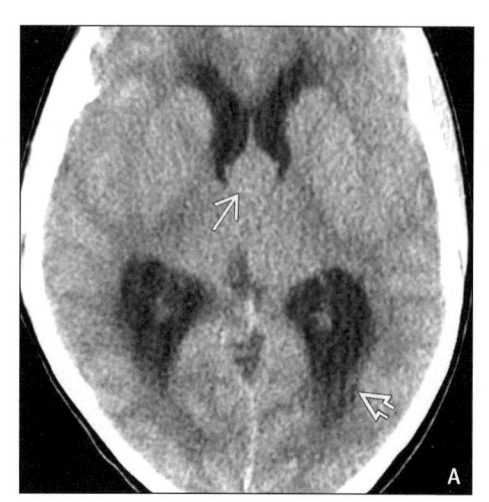

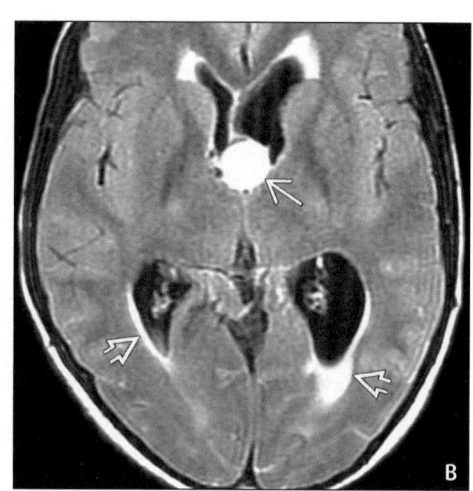

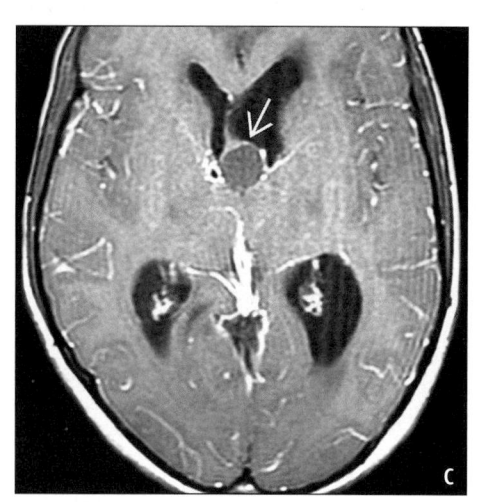

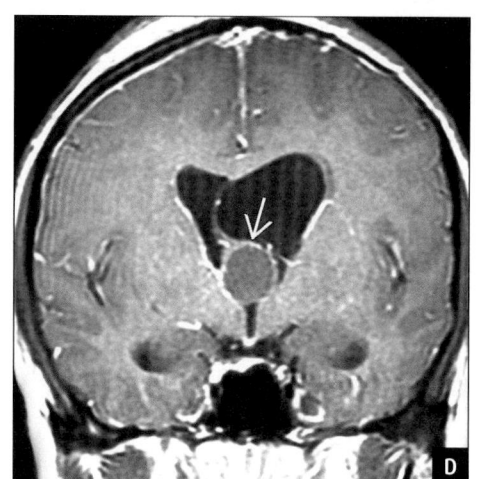

**28-58C** T1 C+ com saturação de gordura demonstra um realce anelar ao redor do cisto ➡.
**28-58D** Coronal T1 C+ também mostra um realce anelar ➡. Essa é uma variante do cisto coloide.

**28-59** Axial FLAIR mostra artefato de pulsação do LCS no terceiro ventrículo ➡, forame de Monro ➡.
**28-60** T1 C+ coronal mostra fluxo do LCS no forame de Monro ➡ mimetizando um cisto coloide. Observe a posição normal dos fórnices ➡, veias cerebrais internas ➡.

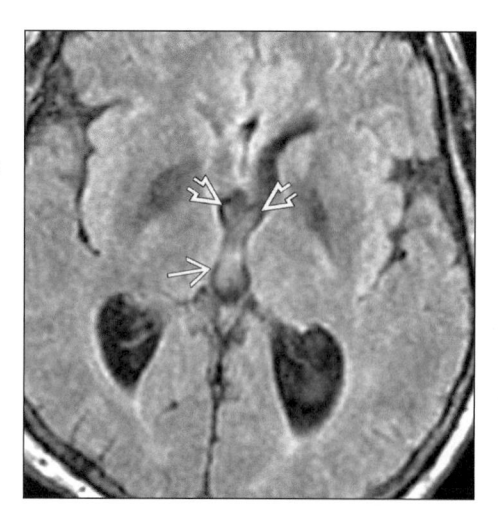

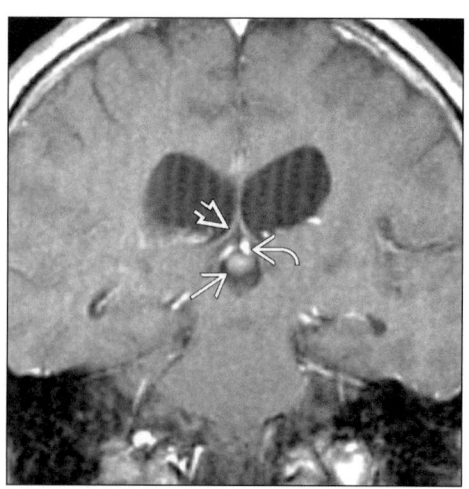

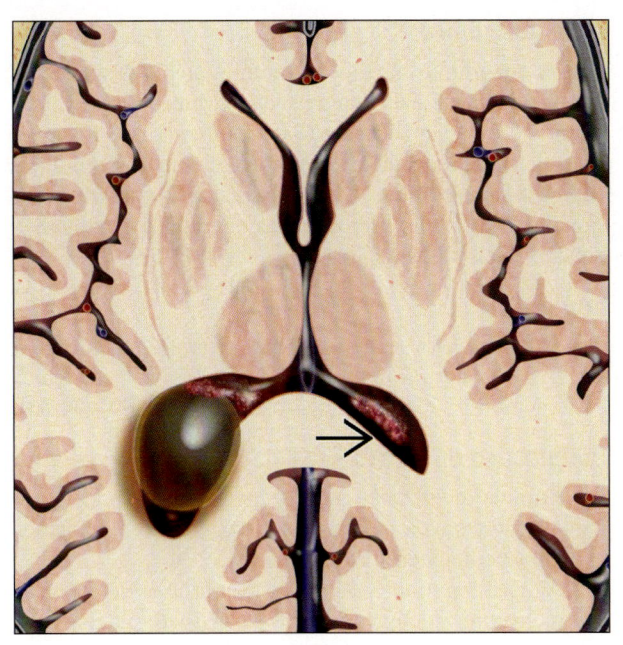

**28-61** Gráfico axial mostra um típico cisto ependimário do ventrículo lateral ➔, visto aqui como um cisto simples contendo LCS que desloca o plexo coroide adjacente. Cistos ependimários seguem o sinal do LCS em todas as sequências.

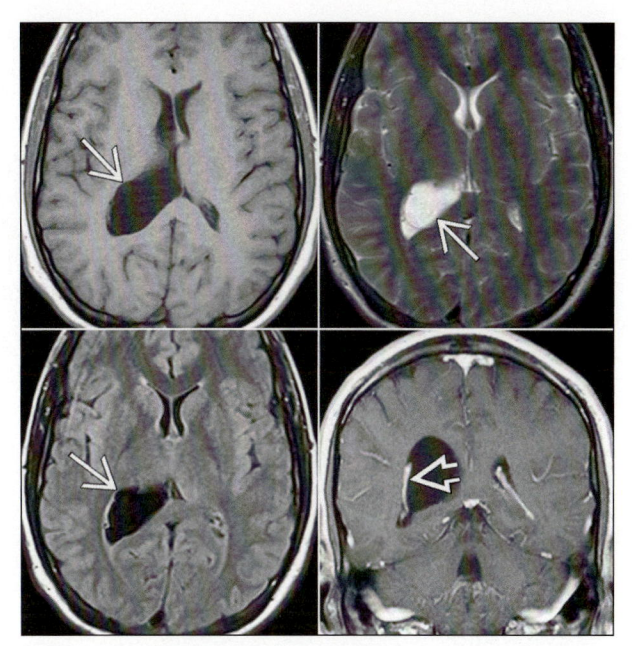

**28-62** RM demonstra a aparência típica de um cisto ependimário no átrio do ventrículo lateral direito. O cisto ➔ comporta-se exatamente como LCS em todas as sequências. Observe o plexo coroide ➔ deslocado ao redor da massa.

Outras **massas do plexo coroide** do terceiro ventrículo/forame de Monro como papiloma, xantogranuloma e cistos de plexo coroide são raros.

---

**CISTO COLOIDE: IMAGEM**

**Imagem**
- TC
  - Dois terços hiperdenso
  - Um terço iso a hipodenso
  - Geralmente não realça
- RM
  - Intensidade de sinal varia com a sequência, conteúdo cístico
  - Típico: hiper em T1, hipointenso em T2
  - Espesso: hipointenso em T2
  - Efeito "*black hole*" (25%)
  - Não suprime no FLAIR
  - Geralmente não realça
  - Um fino realce periférico anelar pode ocorrer
  - Não restringe na difusão

**Diagnóstico diferencial**
- Mais comum
  - Ectasia da artéria basilar (TC sem contraste)
  - Artefato de fluxo do LCS (RM)
- Menos comum
  - Metástase
  - Subependimoma
  - Macroadenoma hipofisário
  - Craniofaringioma

*(continua)*

---

*(continuação)*

- Raro, mas importante
  - Astrocitoma de baixo grau
  - Linfoma
  - Papiloma de plexo coroide
  - Cisto de plexo coroide
  - Xantogranuloma

---

## Cisto ependimário

### Terminologia

Os cistos ependimários também podem ser chamados de cistos glioependimários. Alguns autores consideram os cistos ependimários um subtipo de cisto neuroepitelial.

### Patologia

Os cistos ependimários são lesões solitárias que são mais encontradas no átrio dos ventrículos laterais, onde podem causar uma assimetria ventricular significativa **(Fig. 28-61)**. Menos comumente, eles ocorrem no parênquima cerebral.

Cistos ependimários são lesões raras, correspondem por menos de 1% de todos os cistos não neoplásicos intracranianos. Sua precisa patogênese é desconhecida.

Cistos ependimários são geralmente uniloculares, com paredes finas, e preenchidos por líquido claro semelhante ao LCS. Eles são delineados por uma camada de células simples colunares ou cuboides que se assemelham ao revestimento endoventricular normal.

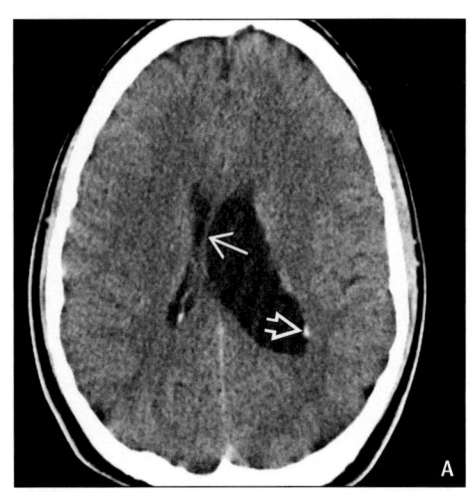

**28-63A** TC sem contraste em um paciente de 22 anos com cefaleia mostra uma massa intraventricular semelhante ao LCS que desloca o cavum do septo pelúcido ➡ e o plexo coroide ➡.

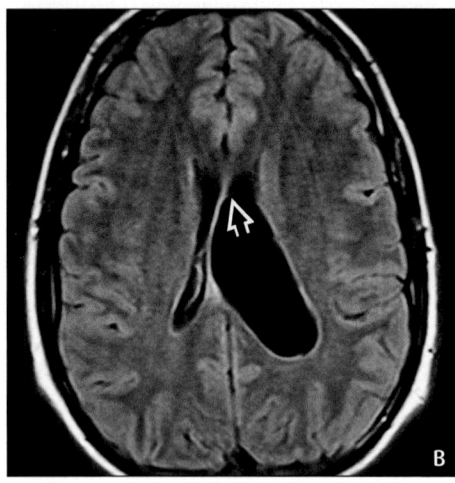

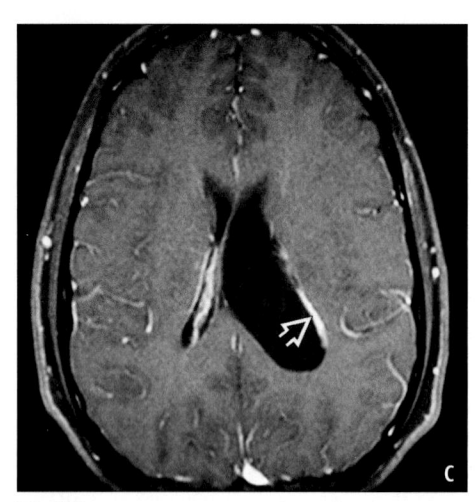

**28-63B** FLAIR do mesmo paciente mostra que o líquido suprime completamente. Uma fina parede do cisto ➡ é visível.

**28-63C** T1 C+ com saturação de gordura mostra que o cisto não realça e desloca o plexo coroide ➡ lateralmente. Cisto ependimário.

## Aspectos clínicos

Cistos ependimários são assintomáticos e descobertos incidentalmente nas imagens ou durante necropsia. A maioria dos pacientes é adulto jovem (abaixo de 40 anos). Sintomas não específicos, como cefaleia e disfunções cognitivas são comuns. Cistos ependimários grandes ocasionalmente causam hidrocefalia obstrutiva e aumentam a pressão intracraniana.

## Imagem

Cisto ependimário segue a densidade/intensidade de sinal do LCS. Ele suprime completamente no FLAIR, não realça e não demonstra restrição da difusão **(Figs. 28-62 e 28-63)**.

## Diagnóstico diferencial

Exceto pela localização, cistos ependimários podem ser indistinguíveis na imagem de outros cistos intracranianos benignos como os cistos neurogliais.

A mais importante massa intraventricular que pode se assemelhar ao cisto ependimário é o **cisto do plexo coroide**. Cistos do plexo coroide são bilaterais, multiloculares e localizados dentro do glomo do plexo coroide. Cistos ependimários surgem fora do plexo coroide e em geral o deslocam superolateralmente.

**Cistos epidermoides** são raros no ventrículo lateral. Eles não suprimem completamente no FLAIR e demonstram restrição à difusão. **Cistos aracnoides** são idênticos aos cistos ependimários na densidade e intensidade de sinal, mas são raramente intraventriculares. **Metástases císticas** para o plexo coroide são raras; realce nodular ou periférico e irregular é típico.

---

### CISTO EPENDIMÁRIO

**Terminologia**
- Também chamados de cistos glioependimários ou neuroepiteliais

**Patologia**
- 1% dos cistos intracranianos
- Solitários, geralmente uniloculares
- Delineados por epitélio colunar
- Contém LCS

**Aspectos clínicos**
- A maioria assintomático, descobertos incidentalmente
- Todas as idades, mais em < 40 anos

**Imagem**
- Densidade, intensidade de sinal = LCS
- Sem realce, sem restrição

**Diagnóstico diferencial**
- Mais comum
  - Cisto de plexo coroide
- Incomum/raro
  - Cisto epidermoide
  - Cisto dermoide
  - Metástase cística

# Referências selecionadas

- Osborn AG et al: Intracranial cysts: radiologic-pathologic correlation and imaging approach. Radiology. 239(3):650-64, 2006
- Lev S et al: Imaging of cystic lesions. Radiol Clin North Am. 38(5):1013-27, 2000

## Cistos do couro cabeludo
### Considerações gerais
- Al-Khateeb TH et al: Cutaneous cysts of the head and neck. J Oral Maxillofac Surg. 67(1):52-7, 2009
- Yoon SH et al: A study of 77 cases of surgically excised scalp and skull masses in pediatric patients. Childs Nerv Syst. 24(4):459-65, 2008

### Cisto triquilemal ("sebáceo")
- Garcia-Zuazaga J et al: Epidermoid cyst mimicry: report of seven cases and review of the literature. J Clin Aesthet Dermatol. 2(10):28-33, 2009
- Chang SJ et al: Proliferating trichilemmal cysts of the scalp on CT. AJNR Am J Neuroradiol. 27(3):712-4, 2006

## Cistos extra-axiais
### Cisto aracnoide
- Wang X et al: CT cisternography in intracranial symptomatic arachnoid cysts: classification and treatment. J Neurol Sci. 318(1-2):125-30, 2012
- Al-Holou WN et al: Prevalence and natural history of arachnoid cysts in children. J Neurosurg Pediatr. 5(6):578-85, 2010
- Helland CA et al: Location, sidedness, and sex distribution of intracranial arachnoid cysts in a population-based sample. J Neurosurg. 113(5):934-9, 2010
- Liang C et al: MR imaging of the cisternal segment of the posterior group of cranial nerves: neurovascular relationships and abnormal changes. Eur J Radiol. 75(1):57-63, 2010
- Mottolese C et al: The parallel use of endoscopic fenestration and a cystoperitoneal shunt with programmable valve to treat arachnoid cysts: experience and hypothesis. J Neurosurg Pediatr. 5(4):408-14, 2010

### Cisto de fissura coróidea
- Zemmoura I et al: The choroidal fissure: anatomy and surgical implications. Adv Tech Stand Neurosurg. 38:97-113, 2012
- Sherman JL et al: MR imaging of CSF-like choroidal fissure and parenchymal cysts of the brain. AJNR Am J Neuroradiol. 11(5):939-45, 1990

### Cisto epidermoide
- Lian K et al: Rare frontal lobe intraparenchymal epidermoid cyst with atypical imaging. J Clin Neurosci. 19(8):1185-7, 2012
- Ren X et al: Clinical, radiological, and pathological features of 24 atypical intracranial epidermoid cysts. J Neurosurg. 116(3):611-21, 2012
- Ahmed I et al: Neurosurgical management of intracranial epidermoid tumors in children: clinical article. J Neurosurg Pediatr. 4(2):91-6, 2009

### Cisto dermoide
- Ray MJ et al: Ruptured intracranial dermoid cyst. Proc (Bayl Univ Med Cent). 25(1):23-5, 2012
- Liu JK et al: Ruptured intracranial dermoid cysts: clinical, radiographic, and surgical features. Neurosurgery. 62(2):377-84; discussion 384, 2008

### Cisto neuroentérico
- Gauden AJ et al: Intracranial neuroenteric cysts: a concise review including an illustrative patient. J Clin Neurosci. 19(3):352-9, 2012
- Wang L et al: Diagnosis and management of adult intracranial neurenteric cysts. Neurosurgery. 68(1):44-52; discussion 52, 2011
- Mittal S et al: Supratentorial neurenteric cysts- A fascinating entity of uncertain embryopathogenesis. Clin Neurol Neurosurg. 112(2):89-97, 2010
- Ciarpaglini R et al: Intradural clival chordoma and ecchordosis physaliphora: a challenging differential diagnosis: case report. Neurosurgery. 64(2):E387-8; discussion E388, 2009
- Preece MT et al: Intracranial neurenteric cysts: imaging and pathology spectrum. AJNR Am J Neuroradiol. 27(6):1211-6, 2006
- Mehnert F et al: Retroclival ecchordosis physaliphora: MR imaging and review of the literature. AJNR Am J Neuroradiol. 25(10):1851-5, 2004

### Cisto pineal
- Al-Holou WN et al: Prevalence and natural history of pineal cysts in adults. J Neurosurg. 115(6):1106-14, 2011
- Choy W et al: Pineal cyst: a review of clinical and radiological features. Neurosurg Clin N Am. 22(3):341-51, vii, 2011
- Smith AB et al: From the archives of the AFIP: lesions of the pineal region: radiologic-pathologic correlation. Radiographics. 30(7):2001-20, 2010
- Taraszewska A et al: Asymptomatic and symptomatic glial cysts of the pineal gland. Folia Neuropathol. 46(3):186-95, 2008
- Pu Y et al: High prevalence of pineal cysts in healthy adults demonstrated by high-resolution, noncontrast brain MR imaging. AJNR Am J Neuroradiol. 28(9):1706-9, 2007

## Cistos não neoplásicos associados a tumores
- Osborn AG et al: Intracranial cysts: radiologic-pathologic correlation and imaging approach. Radiology. 239(3):650-64, 2006

## Cistos parenquimatosos
### Espaços perivasculares dilatados
- Mavridis I et al: Differential diagnosis of frontal lobe dilated perivascular spaces. Surg Radiol Anat. 34(3):289-90, 2012
- Tsutsumi S et al: The Virchow-Robin spaces: delineation by magnetic resonance imaging with considerations on anatomofunctional implications. Childs Nerv Syst. 27(12):2057-66, 2011
- Zhu YC et al: Frequency and location of dilated Virchow-Robin spaces in elderly people: a populationbased 3D MR imaging study. AJNR Am J Neuroradiol. 32(4):709-13, 2011
- Kwee RM et al: Virchow-Robin spaces at MR imaging. Radiographics. 27(4):1071-86, 2007
- Mathias J et al: Giant cystic widening of Virchow-Robin spaces: an anatomofunctional study. AJNR Am J Neuroradiol. 28(8):1523-5, 2007

### Remanescentes do sulco hipocampal
- Kier EL et al: Limbic lobe embryology and anatomy: dissection and MR of the medial surface of the fetal cerebral hemisphere. AJNR Am J Neuroradiol. 16(9):1847-53, 1995
- Sasaki M et al: Hippocampal sulcus remnant: potential cause of change in signal intensity in the hippocampus. Radiology. 188(3):743-6, 1993

### Cisto neuroglial
- Savas Erdeve S et al: The endocrine spectrum of intracranial cysts in childhood and review of the literature. J Pediatr Endocrinol Metab. 24(11-12):867-75, 2011
- Epelman M et al: Differential diagnosis of intracranial cystic lesions at head US: correlation with CT and MR imaging. Radiographics. 26(1):173-96, 2006

### Cisto porencefálico
- Ryzenman JM et al: Porencephalic cyst: a review of the literature and management of a rare cause of cerebrospinal fluid otorrhea. Otol Neurotol. 28(3):381-6, 2007

## Cistos intraventriculares
### Cistos de plexo coroide
- Naeini RM et al: Spectrum of choroid plexus lesions in children. AJR Am J Roentgenol. 192(1):32-40, 2009

### Cisto coloide
- Algin O et al: Radiologic manifestations of colloid cysts: a pictorial essay. Can Assoc Radiol J. Epub ahead of print, 2012
- Carrasco R et al: Acute hemorrhage in a colloid cyst of the third ventricle: A rare cause of sudden deterioration. Surg Neurol Int. 3:24, 2012
- Kumar V et al: Pediatric colloid cysts of the third ventricle: management considerations. Acta Neurochir (Wien). 152(3):451-61, 2010
- Pollock BE et al: Natural history of asymptomatic colloid cysts of the third ventricle. J Neurosurg. 91(3):364-9, 1999

### Cisto ependimário
- Talamonti G et al: Intracranial cysts containing cerebrospinal fluid-like fluid: results of endoscopic neurosurgery in a series of 64 consecutive cases. Neurosurgery. 68(3):788-803; discussion 803, 2011
- Xi-An Z et al: Endoscopic treatment of intraventricular cerebrospinal fluid cysts: 10 consecutive cases. Minim Invasive Neurosurg. 52(4):158-62, 2009

# Parte V

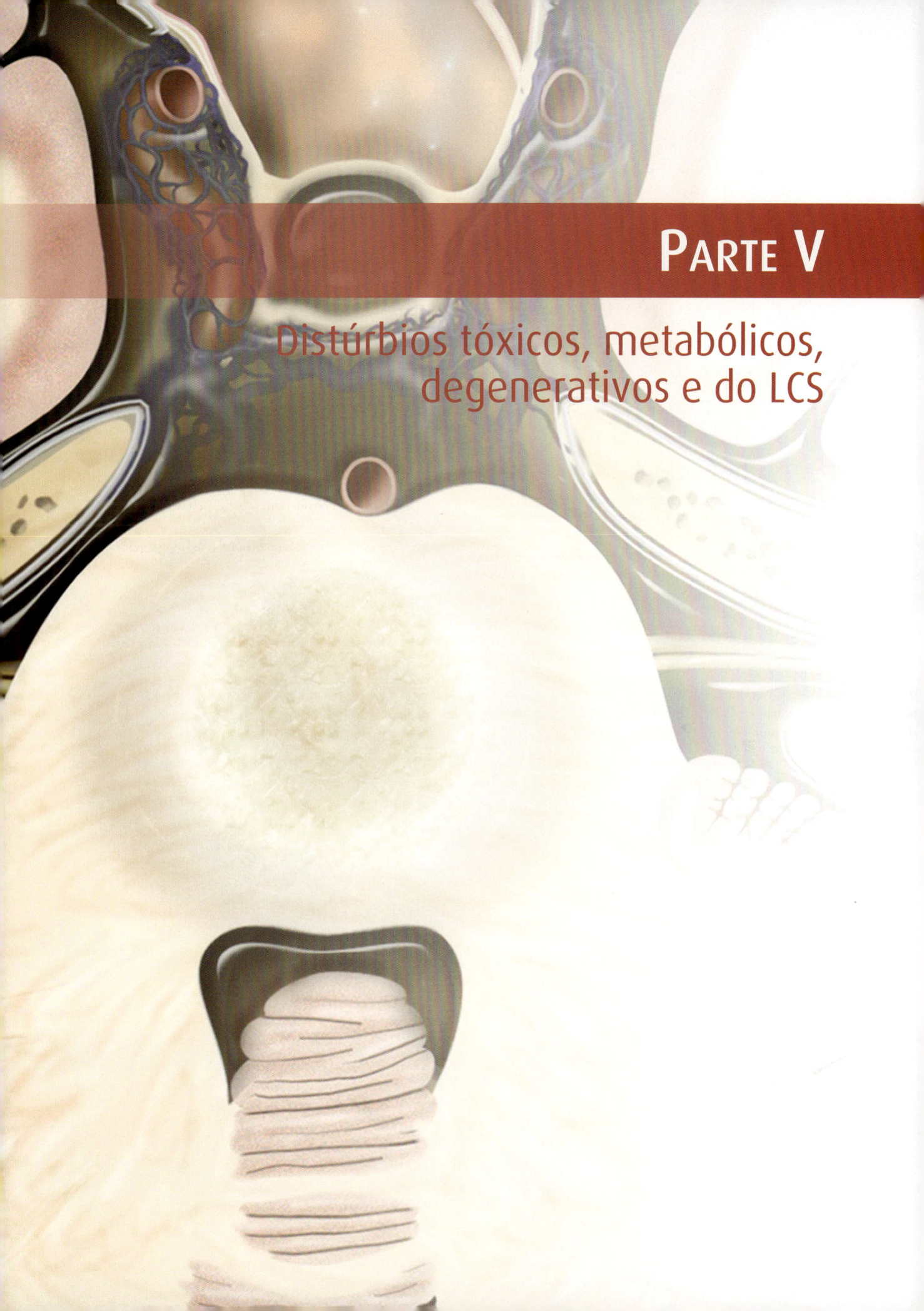

## Distúrbios tóxicos, metabólicos, degenerativos e do LCS

# 29

# Abordagem dos distúrbios tóxicos, metabólicos, degenerativos e do LCS

| | |
|---|---|
| Anatomia e fisiologia dos núcleos da base e tálamos | 817 |
| Considerações fisiológicas | 817 |
| Anatomia macroscópica normal | 818 |
| Anatomia normal por imagem | 820 |
| Distúrbios tóxicos e metabólicos | 820 |
| Diagnóstico diferencial das lesões bilaterais nos núcleos da base | 821 |
| Lesões putaminais | 823 |
| Lesões nos globos pálidos | 824 |
| Lesões talâmicas | 827 |
| Distúrbios degenerativos e do LCS | 828 |
| Alterações relacionadas à idade | 828 |
| Demência e degeneração cerebral | 828 |
| Hidrocefalia e distúrbios do LCS | 829 |

Esta parte, dedicada aos distúrbios tóxicos, metabólicos, degenerativos e do LCS, trata de alguns dos assuntos mais desafiadores na neurorradiologia. Ao contrário das demais doenças encefálicas, os efeitos no sistema nervoso central (SNC) são geralmente secundários a distúrbios sistêmicos. Pacientes que apresentam encefalopatia aguda podem ter distúrbios metabólicos desconhecidos ou não diagnosticados.

Os distúrbios metabólicos são relativamente incomuns, porém são afecções importantes nas quais a imagem pode ter um papel fundamental para o diagnóstico precoce e manejo apropriado do paciente. O abuso de drogas e álcool tem aumentado em todo o mundo, e a lista de toxinas no meio ambiente que podem afetar o SNC continua crescendo. As duas etiologias costumam estar relacionadas, pois muitas toxinas induzem distúrbios metabólicos e algumas doenças sistêmicas metabólicas têm efeito tóxico direto no cérebro.

Com o aumento rápido do número de idosos, a prevalência de demência e degeneração cerebral também tem se tornado uma preocupação mundial. Exames de imagem do encéfalo nos idosos com alterações do estado mental são algumas das requisições mais frequentes nos pedidos médicos atualmente. Incluiremos também nesta parte do texto hidrocefalia e distúrbios relacionados.

Como as doenças tóxicas, metabólicas e degenerativas, adquiridas e herdadas, em geral acometem os núcleos profundos de substância cinzenta, bilateralmente e de maneira simétrica, começaremos este capítulo descrevendo a fisiologia, a anatomia e os aspectos normais de imagem dos núcleos da base (NBs) e do sistema dopaminérgico estriatonigral.

Depois, apresentaremos uma abordagem – baseada na anatomia – dos diagnósticos diferenciais das doenças tóxicas, metabólicas e degenerativas. Quadros e casos representativos ilustram essa abordagem – e algumas considerações suplementares – para o diagnóstico por imagem.

Por último, discutiremos brevemente as alterações normais do SNC relacionadas à idade, o que estabelece os fundamentos para a abordagem por imagem das demências, da degeneração cerebral e dos distúrbios do líquido cerebrospinal (LCS).

## Anatomia e fisiologia dos núcleos da base e tálamos

### Considerações fisiológicas
Metabolismo dos núcleos da base

Considerando-se tamanho e volume, o cérebro é uma estrutura pequena. No entanto, em relação ao seu tamanho, o cérebro é um dos órgãos mais metabolicamente ativos. Ele normalmente recebe cerca de 15% do total do débito cardíaco, consome em torno de 20% do oxigênio sanguíneo e metaboliza acima de 20% da glicose no sangue.

Devido à sua alta demanda metabólica intrínseca, o cérebro é muito sensível a processos que reduzem a distribuição e utilização do sangue, oxigênio e glicose. Uma grande variedade de substâncias tóxicas faz exatamente isso.

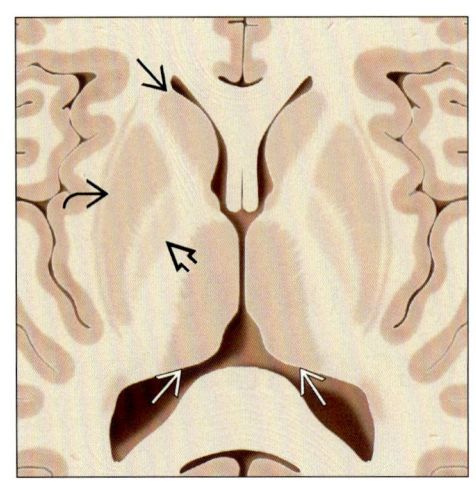

**29-1** Desenho mostrando os núcleos da base. Núcleo caudado ➡, putame ➚, globo pálido ➡. Os tálamos ➡ formam a borda medial do terceiro ventrículo.

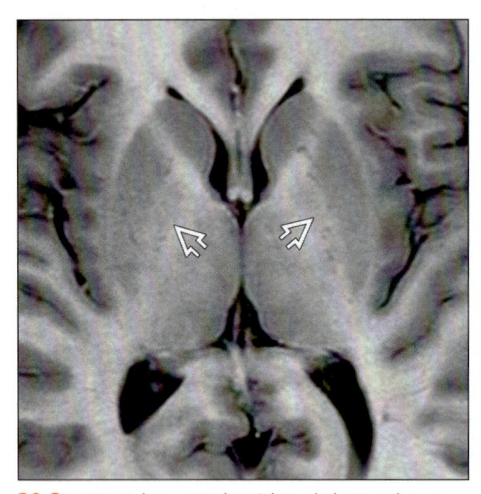

**29-2** T1 axial mostrando núcleos da base, tálamos isointensos como a substância cinzenta. Os globos pálidos ➡ são discretamente hiperintensos ao caudado, putame.

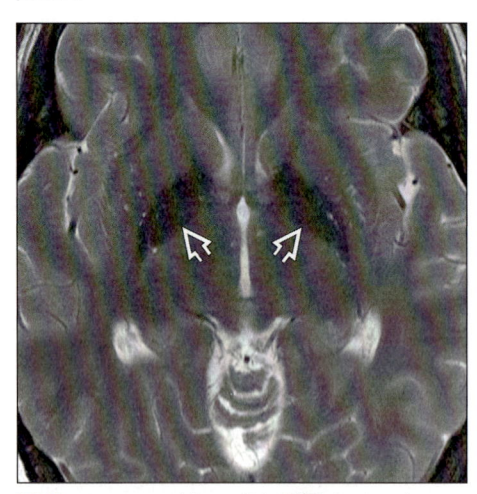

**29-3** Em T2, os globos pálidos ➡ são mais hipointensos do que o putame, caudado. O putame fica com a mesma intensidade durante as sete ou oito décadas de vida.

Duas áreas cerebrais são especialmente suscetíveis ao dano tóxico e metabólico: os NBs e a substância branca. Os NBs são muito vascularizados, ricos em mitocôndrias e carregados de neurotransmissores. Os NBs – sobretudo o putame e o globo pálido – são particularmente suscetíveis à hipoxia ou anóxia e também costumam ser acometidos por distúrbios tóxicos e metabólicos.

### O sistema dopaminérgico estriatonigral

A *pars compacta* da substância negra (pcSN) contém grande parte da população de neurônios dopaminérgicos no mesencéfalo. Neurônios dopaminérgicos mesencefálicos auxiliam na regulação dos movimentos voluntários. A degeneração desses neurônios na pcSN reduz a entrada de dopamina no corpo estriado e resulta em distúrbios do movimento, como doença de Parkinson. O sistema dopaminérgico estriatonigral é discutido em mais detalhes no capítulo de demências e degeneração cerebral.

### *Anatomia macroscópica normal*

Os **núcleos da base (NBs)** são núcleos subcorticais (substância cinzenta profunda) pareados e simétricos que formam o centro do sistema extrapiramidal e controlam a atividade motora. Os NBs consistem em (1) núcleo caudado (NCa), (2) putame e (3) globo pálido (GP).

O NCa e o putame formam o **corpo estriado**. Duas outras estruturas – a substância negra (SN) e o núcleo subtalâmico (NST) – são relacionadas funcionalmente ao estriado. Juntas, essas estruturas formam o sistema estriatonigral.

Devido à sua forma triangular ou em lente, o putame e o GP juntos são chamados de **núcleo lentiforme (Fig. 29-1)**.

Os núcleos lentiformes localizam-se medialmente ao córtex insular, do qual são separados (de medial para lateral) pela substância branca (SB) da cápsula externa, pela substância cinzenta do *claustrum* e pela fina camada de SB da cápsula extrema. Medialmente, os núcleos lentiformes são separados do núcleo caudado e tálamo pelos segmentos anterior e posterior da cápsula interna **(Fig. 29-4)**.

A SN e o NST são descritos adiante, pois fazem parte do sistema estriatonigral.

Os tálamos são os maiores núcleos de substância cinzenta, mas não fazem parte dos "núcleos da base". Os tálamos também são considerados separadamente adiante.

### Núcleo caudado

O NCa é uma estrutura em forma de C com uma cabeça grande, corpo afilado e cauda curvilínea. O NCa cursa paralelamente ao corpo dos ventrículos laterais, formando parte de seu soalho e de sua parede lateral. A cauda segue a curva do corno temporal e situa-se ao longo de seu teto. Anteriormente, a cauda se expande e torna-se contígua com o aspecto posteroinferior do putame. O aspecto mais anterior da cauda está em contato com a amígdala – mas separado dela.

Um sulco profundo chamado sulco terminal separa o NCa do tálamo e envolve uma faixa de fibras chamada *stria terminalis*. O sulco terminal percorre toda a volta do ventrículo lateral, da amígdala ao hipotálamo.

O NCa juntamente com o putame recebe estímulos do córtex cerebral e é conectado à substância negra e ao GP.

## Putame

O putame é a parte mais externa dos NBs. Medialmente, o putame é separado do GP por uma fina camada de fibras de SB, a lâmina medular lateral (externa).

## Globo pálido

O GP consiste em dois segmentos. O segmento lateral (externo) é separado do segmento medial por uma fina camada de axônios mielinizados, a lâmina medular interna.

## Tálamo

Os tálamos são massas de substância cinzenta simétricas e ovaladas, orientadas obliquamente, que se situam posteromedialmente aos núcleos lentiformes. Os dois tálamos formam a parede lateral do terceiro ventrículo **(Fig. 29-7)**. O aspecto anterior de cada tálamo abaula o forame de Monro. O tálamo posterior protrui-se para o átrio dos ventrículos laterais, enquanto a superfície dorsal forma parte do soalho do ventrículo lateral. A *stria terminalis* demarca a divisão entre o tálamo e o corpo do NCa. O fórnice curva-se abaixo do tálamo, do qual é separado pela fissura coróidea.

Lateralmente, os tálamos são separados do GP pelo segmento posterior das cápsulas internas. Os tálamos agem como estações de transmissão sensorial e motora para o córtex.

Cada tálamo é subdividido em grupos de núcleos (talâmicos anterior, medial e lateral). Os núcleos geniculados laterais (parte do sistema visual) e os núcleos geniculados mediais (parte do sistema auditivo) são também considerados parte do tálamo. O pulvinar é o aspecto mais posterior do tálamo e está localizado dentro da curva do ventrículo lateral, logo anteriormente ao átrio.

## Substância negra

A substância negra (SN) está localizada no mesencéfalo. A SN apresenta cor preta nas peças anatômicas devido aos altos níveis de melanina nos neurônios dopaminérgi-

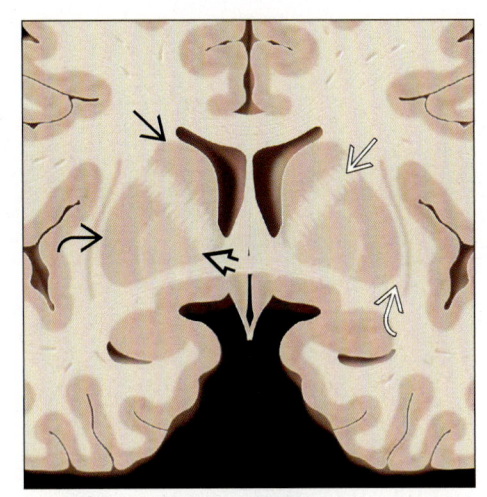

**29-4** Imagem coronal no nível dos cornos frontais mostrando núcleo caudado, putame, globo pálido, cápsula externa, cápsula interna.

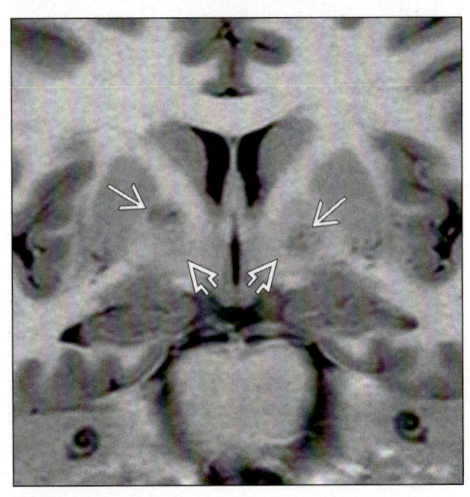

**29-5** Na imagem coronal em T1, os globos pálidos são levemente hiperintensos em relação ao putame, exceto por hipointensidades puntiformes causadas por Ca++.

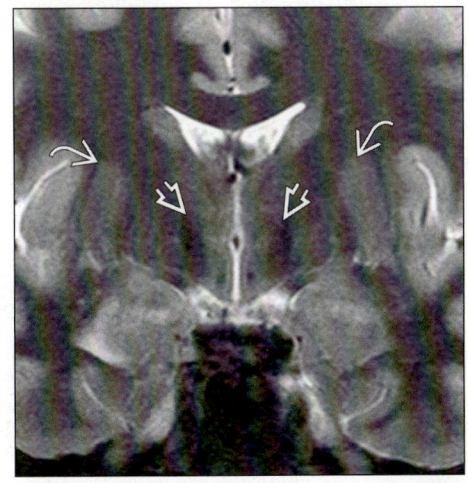

**29-6** T2 coronal demonstrando que GPs mediais são os mais hipointensos dos núcleos da base. Os putames são isointensos ao córtex.

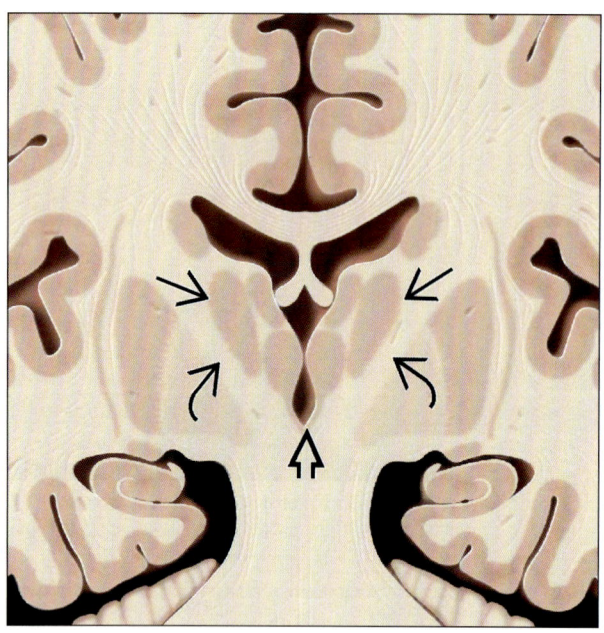

**29-7** Gráfico coronal demonstrando os subnúcleos talâmicos maiores ⇒ e suas relações com o terceiro ventrículo ⇒ e cápsulas internas ⇒.

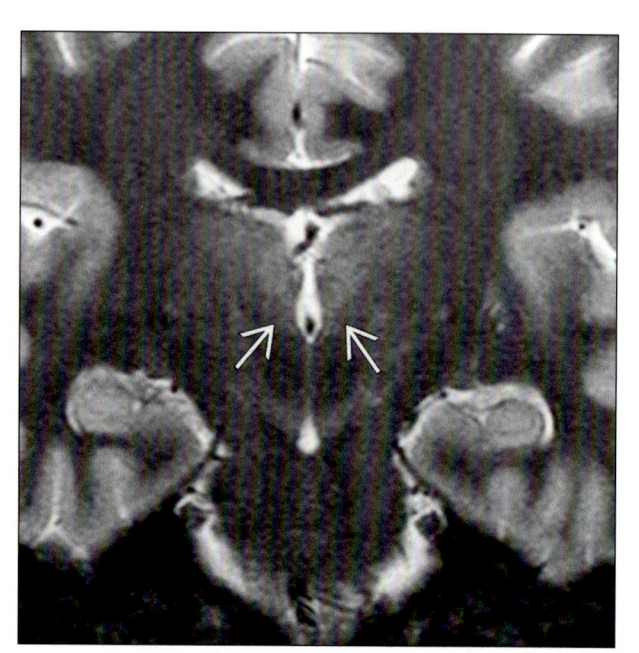

**29-8** T2 coronal no nível do terceiro ventrículo posterior mostrando que os tálamos ⇒ são em sua maior parte isointensos ao córtex.

cos. A SN é composta de duas partes: um segmento mais profundo rico em células denominado *pars compacta* (pcSN) e um segmento maior, porém menos celular, a *pars reticulada*.

### Núcleo subtalâmico

O núcleo subtalâmico (NST) é um núcleo pequeno biconvexo que se localiza no mesencéfalo superior, inferomedial ao tálamo e cápsula interna e superolateral ao núcleo rubro. O NST é envolvido por fibras da substância negra, mas recebe estímulos do GP.

### *Anatomia normal por imagem*

Os núcleos lentiforme, NCa, tálamos e cápsulas internas e externas podem ser identificados na TC, mas sua anatomia é mais bem avaliada pela RM.

### T1

O NCa, os putames e os tálamos são isointensos ao córtex nas sequências ponderadas em T1. Os globos pálidos são menos celulares do que o putame e caudado **(Fig. 29-2)**. Como os GPs são sítios comuns de calcificações fisiológicas e deposição de ferro relacionadas à idade, os segmentos do GP variam em intensidade de sinal **(Fig. 29-5)**. Calcificações podem causar encurtamento de T1 e discreto hipersinal no segmento medial. A substância branca compacta inteiramente mielinizada das cápsulas internas e externas aparece hiperintensa em relação aos núcleos da base.

### T2

O NCa, os putames e os tálamos são isointensos à substância cinzenta cortical na ponderação T2 **(Fig. 29-8)**. A mielina contida no GP é maior do que em relação ao putame **(Fig. 29-3)**, **(Fig. 29-6)**, de modo que o GP aparece relativamente mais hipointenso em T2. Existe aumento da deposição de ferro com a idade, e o putame torna-se progressivamente mais hipointenso. Um putame "preto" é normal na sétima e oitava décadas de vida.

### T2*

O GP é hipointenso em relação ao córtex nas sequências GRE ou SWI. Por volta da sétima ou oitava décadas de vida, a deposição de ferro no putame aumenta, e o putame lateral aparece hipointenso em relação ao tálamo, mas não tão hipointenso quanto o GP. As alterações e deposição de ferro no cérebro relacionadas à idade são discutidas em mais detalhes no capítulo sobre demência e degeneração cerebral.

## Distúrbios tóxicos e metabólicos

Muitas doenças tóxicas, metabólicas, sistêmicas e degenerativas afetam os núcleos da base e os tálamos de maneira simétrica.

Quando os exames de imagem demonstram lesões bilaterais que envolvem todos os núcleos da substância branca, as lesões em geral são secundárias a distúrbios sistêmicos difusos ou metabólicos. Lesões descontínuas, focais e assimétricas são mais comumente de origem infecciosa, pós-infecciosa, traumáticas ou neoplásicas.

As lesões bilaterais de núcleos da base podem ter diferentes causas. Doenças que afetam especificamente o putame ou globo pálido em um padrão simétrico e bilateral têm, de certa maneira, espectro etiopatológico diferente. Tanto a idade do paciente quanto as características de imagem podem ajudar a estabelecer diagnósticos diferenciais.

Nos próximos capítulos, consideraremos distúrbios tóxicos e metabólicos por diagnóstico (p. ex., doença hepática crônica, encefalopatia hepática aguda, encefalopatia hipóxico-isquêmica).

Aqui direcionaremos os diagnósticos diferenciais das lesões nos NBs primeiramente por localização (i.e., lesões em NBs bilaterais) e depois por sublocalização. As entidades dentro de cada diagnóstico diferencial serão categorizadas como comuns, menos comuns e raras, porém importantes.

## Diagnóstico diferencial das lesões bilaterais nos núcleos da base

As lesões bilaterais mais comuns dos núcleos da base são variantes normais, como calcificações fisiológicas e espaços perivasculares proeminentes. Doenças vasculares, lesões hipóxico-isquêmicas e distúrbios metabólicos comuns, como insuficiência hepática crônica, são as causas mais frequentes de anormalidades.

Infecções, abusos de toxinas ou drogas, ou distúrbios metabólicos, como desmielinização osmótica e encefalopatia de Wernicke, são causas menos comuns de lesões bilaterais nos núcleos da base.

Uma avaliação cuidadosa dos achados de imagem fora dos núcleos da base, como, por exemplo, o envolvimento cortical ou de substância branca – juntamente com correlação clínica e laboratorial – é essencial para diferenciar entre as muitas doenças que causam anormalidades bilaterais nos núcleos da base **(Figs. 29-9, 29-10, 29-11, 29-12, 29-13, 29-14, 29-15, 29-16, 29-17, 29-18)**.

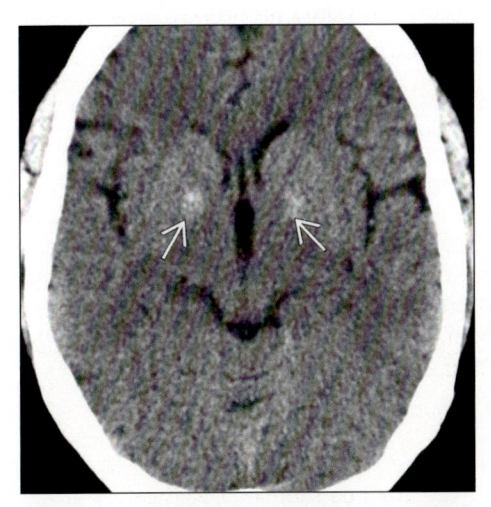

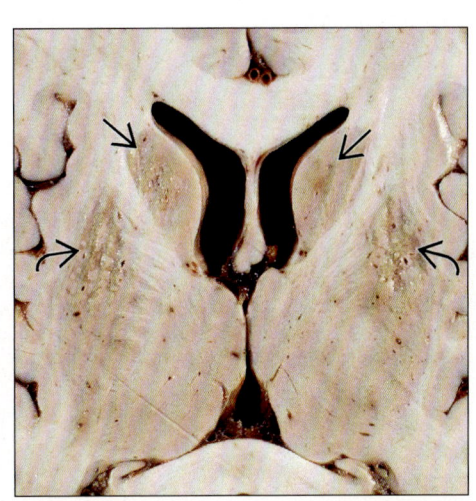

**29-9** TC sem contraste axial em uma mulher de 39 anos de idade com cefaleia e exame neurológico normal mostrando calcificações fisiológicas simétricas e bilaterais na região medial dos globos pálidos ➡.

**29-10** Necropsia de caso de hipoxia com necrose estriatal aguda mostrando lesões bilaterais nos núcleos caudados ➡, putame ➡. Os globos pálidos e os tálamos são poupados. (Cortesia de R. Hewlett, MD.)

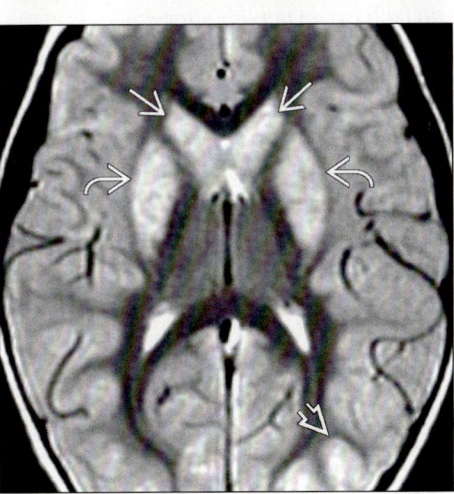

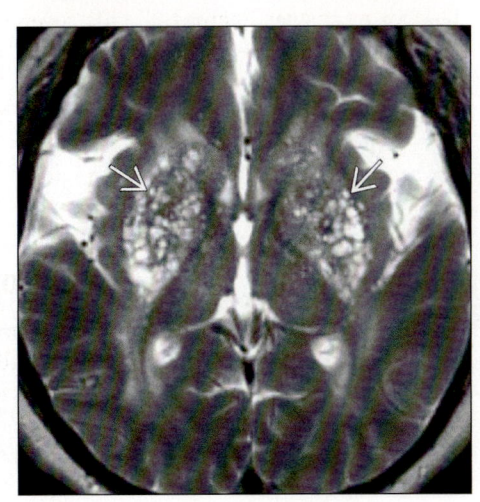

**29-11** RM ponderada em T2, axial, em um paciente com anóxia e necrose dos núcleos da base, mostrando hiperintensidade bilateral nos núcleos caudados ➡, putame e globos pálidos ➡ e córtex ➡. Os tálamos estão relativamente poupados.

**29-12** T2 axial demonstrando inúmeros cistos com sinal semelhante ao LCS de tamanhos variados nos núcleos caudados, putames e globos pálidos ➡ poupando relativamente os tálamos. Essas alterações são infrequentes espaços perivasculares proeminentes (também chamados "état criblé", ou "status cribriforme").

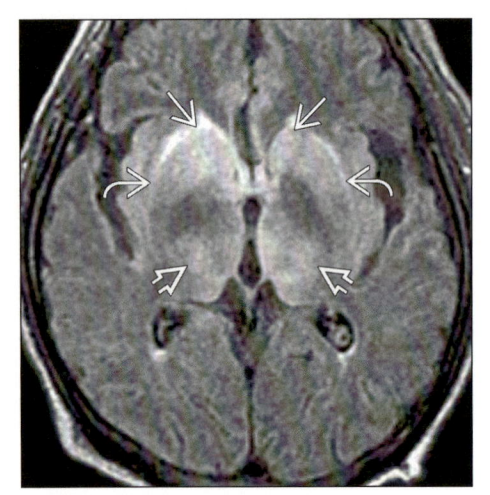

**29-13** FLAIR mostrando hiperintensidade bilateral nos núcleos caudados ➡, putame ➡ e tálamos ➡. Encefalite do Nilo Ocidental. (Cortesia de M. Colombo, MD.)

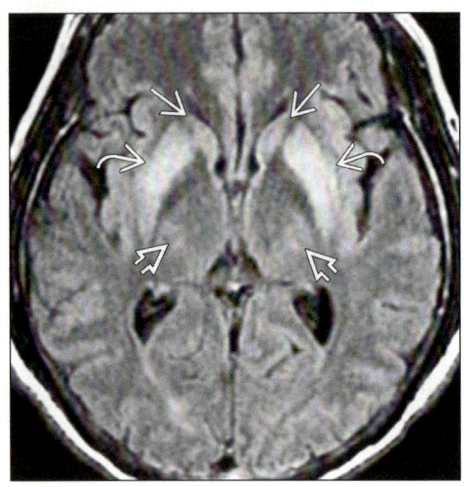

**29-14** FLAIR axial mostrando hiperintensidade simétrica no núcleo caudado ➡, putames ➡, tálamos ➡. Mielinólise osmótica extrapontina.

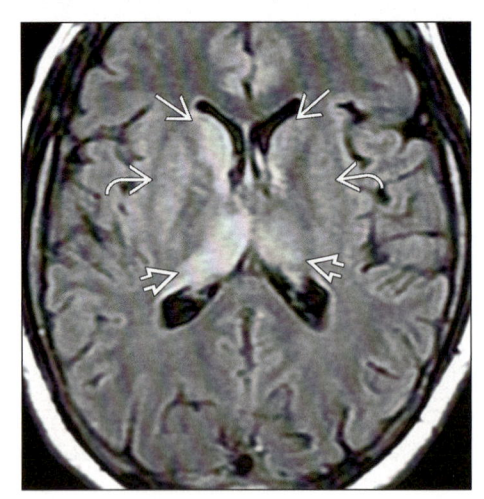

**29-15** FLAIR axial mostrando hiperintensidades bilaterais assimétricas nos núcleos caudados ➡, putame ➡ e tálamo ➡. Oclusão da veia profunda.

---

### LESÕES BILATERAIS COMUNS DOS NÚCLEOS DA BASE

**Variações normais**
- Mineralização fisiológica
  - Globo pálido medial >> caudado, putame
- Espaços perivasculares proeminentes
  - Seguem o sinal do LCS, suprimem no FLAIR

**Doenças vasculares**
- Infartos lacunares
  - Bilaterais múltiplas, assimétricas, esparsas
- Dano axonal difuso/vascular
  - Hemorragias, outras lesões

**Lesões hipóxico-isquêmicas**
- Encefalopatia hipóxico-isquêmica (EHI)
  - NB ± córtex – zonas fronteiriças, hipocampos, tálamos

**Distúrbios metabólicos**
- Doença hepática crônica
  - Hiperintensidade GP, SN

---

### LESÕES BILATERAIS MENOS COMUNS DOS NÚCLEOS DA BASE

**Infecção/pós-infecção**
- Viral
  - Especialmente encefalopatias flavivirais (vírus do oeste do Nilo, encefalopatia japonesa, etc.)
- Pós-viral, pós-vacinação
  - Encefalomielite disseminada aguda (ADEM): isoladas >> confluentes; SB, tálamos, medula espinal geralmente envolvidos
  - Necrose estriatal aguda

**Envenenamento tóxico e abuso de drogas**
- Monóxido de carbono
  - GP (SB pode mostrar envolvimento tardio)
- Heroína
  - NB, SB ("chasing the dragon")
- Metanol
  - Putame, SB
- Cianeto
  - Putame (geralmente hemorrágico)
- Nitroimidazol
  - Núcleos denteados, colículos inferiores, esplênio, NB

**Distúrbios metabólicos**
- Desmielinização osmótica ("extrapontina")
  - NB, ± ponte, SB
- Encefalopatia de Wernicke
  - Tálamos mediais, mesencéfalo (periaquedutal), corpos mamilares

**Doença vascular**
- Trombose de veia cerebral interna/veia de Galeno/ seio reto
  - NB, SB profunda
- Infarto da artéria de Percheron
  - Tálamos bilaterais, mesencéfalo (sinal do "V")

**Neoplasias**
- Linfoma primário do SNC
  - Periventricular (SB, NB)
- Astrocitoma
  - "Glioma" bitalâmico

## LESÕES BILATERAIS RARAS, PORÉM IMPORTANTES NOS NÚCLEOS DA BASE

**Distúrbios metabólicos**
- Hiperamonemia aguda
  - Insuficiência hepática aguda
  - Deficiência de ornitina-transcarbamilase, etc.
- Hiperglicemia aguda
  - GP, caudado
- Hipoglicemia grave
  - Córtex occipital, hipocampos, ± SB

**Infecção e inflamação**
- Toxoplasmose
  - Geralmente HIV-positivo, outras lesões com realce anelar
- Doença de Behçet
  - Mesencéfalo em geral envolvido
  - Úlceras aftosas orogenitais
- Esclerose múltipla (EM) crônica de longa data
  - NBs tornam-se muito hipointensos
  - Putame, tálamos > GP, NCa
  - Doença extensa da SB, perda volumétrica
- Doença de Creutzfeldt-Jakob (DCJ)
  - NB anterior (caudado, putame)
  - Tálamos posteromediais (T2/FLAIR sinal hiperintenso do "taco de *hockey*")
  - Cortical variável (occipital = variante de Heidenhain)

**Distúrbios hereditários**
- Neurofibromatose tipo 1 (NF1)
  - Hiperintensidade em T1 no GP, focos hiperintensos em T2
- Encefalopatias mitocondriais
  - Encefalopatia mitocondrial com acidose láctica e episódios semelhantes a AVC (MELAS), epilepsia mioclônica com fibras vermelhas rasgadas (MERRF)
  - Doença de Leigh (putame, região periaquedutal, pedúnculos cerebrais)
- Doença de Wilson
  - Putame, NCa, tálamos ventrolaterais
- Neurodegeneração associada à pantotenato-quinase (PKAN)
  - GP ("olho do tigre")
- Doença de Huntington
  - Atrofia de NCa, putame
- Doença de Fahr
  - Aumento da densidade simétrica nos NBs, tálamos, núcleos denteados, SB subcortical, Ca++
- Distúrbios do armazenamento do ferro
  - Hipointensidades tipo artefato de susceptibilidade magnética simétricas nos NBs

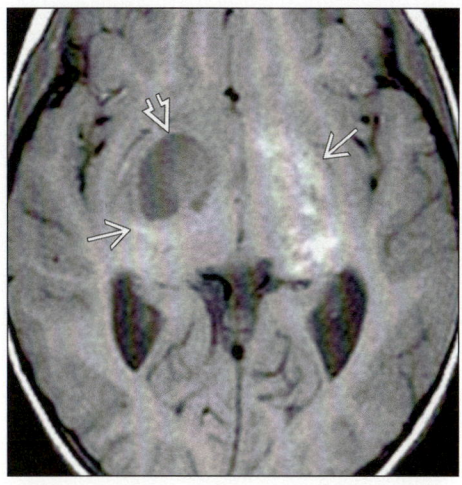

**29-16** T1 axial em um paciente com NF1 demonstrando hiperintensidades multifocais nos NBs →, grande hipointensidade → decorrente de vacuolização da mielina.

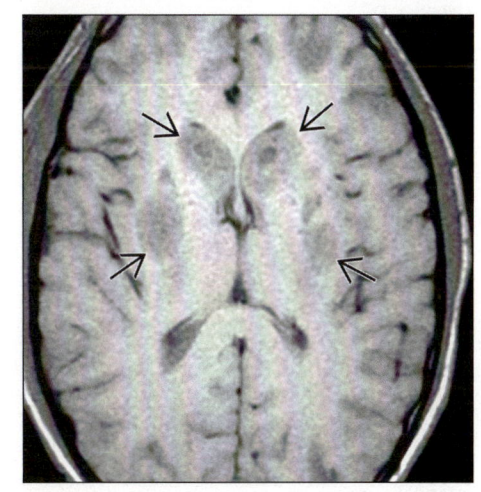

**29-17** T1 axial em um paciente com encefalopatia mitocondrial (MERRF) demonstrando hipointensidades multifocais nos NBs →.

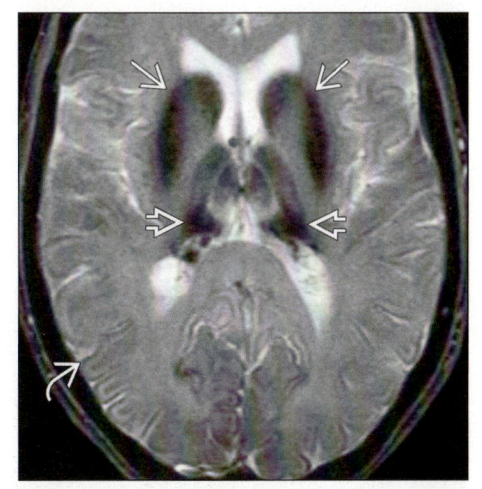

**29-18** GRE T2* em um paciente com aceruloplasminemia demonstrando hipointensidades simétricas tipo artefato de susceptibilidade magnética nos NBs →, tálamos →, córtex →.

## Lesões putaminais

Em geral, os putames são menos afetados do que os globos pálidos e os tálamos. A lesão que mais comumente afeta o putame é a hemorragia hipertensiva. Sangramentos hipertensivos agudos em geral são unilaterais, embora algumas hemorragias prévias possam ser vistas nas sequências T2*.

Lesões putaminais simétricas e bilaterais costumam ocorrer com envolvimento de todos os NBs. Entretanto, existem algumas lesões que envolvem predominantemente, ou quase exclusivamente, os putames.

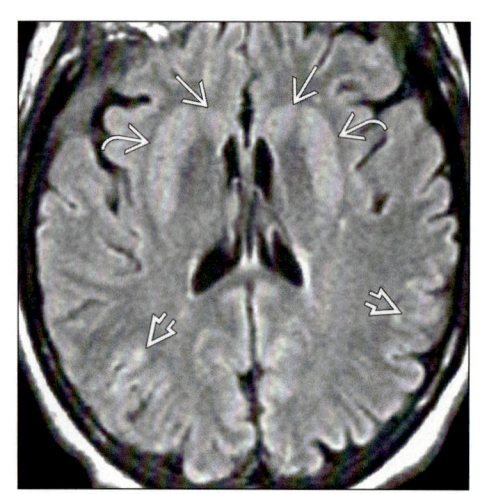

**29-19** FLAIR em um paciente com anóxia mostrando hiperintensidades bilaterais nos putames ➡, núcleos caudados ➡, corticais ➡.

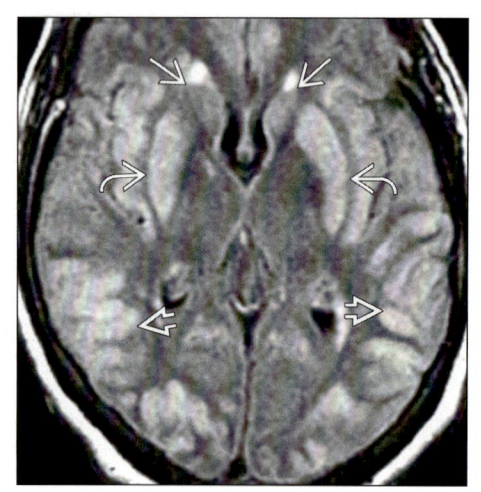

**29-20** FLAIR mostrando hiperintensidades simétricas no NCa ➡, putames ➡, córtex ➡. Hipoglicemia grave. (Cortesia de M. Castillo, MD.)

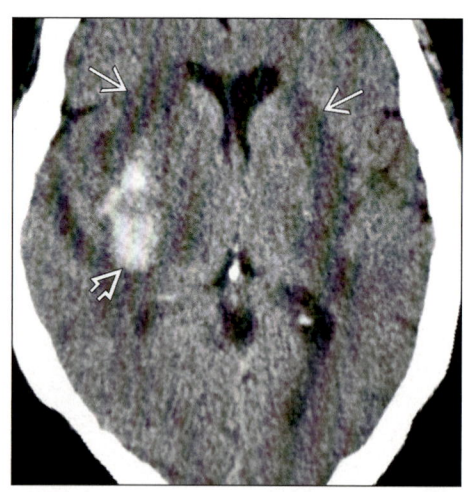

**29-21** TC sem contraste mostrando lesões hipodensas putaminais bilaterais e simétricas ➡, hemorragia ➡. Toxicidade aguda pelo metanol. (Cortesia de B. Hart, MD.)

Eventos tóxicos, metabólicos, hipóxico-isquêmicos e distúrbios degenerativos são responsáveis pela maior parte das lesões putaminais simétricas **(Figs. 29-19, 29-20, 29-21)**.

---

### LESÕES PUTAMINAIS COMUNS

**Distúrbios metabólicos**
- Hemorragia hipertensiva
  - Putame lateral/cápsula externa

**Encefalopatia hipóxico-isquêmica**
- EHI em recém-nascidos a termo
- Infartos hipotensivos

---

### LESÕES PUTAMINAIS MENOS COMUNS

**Distúrbios tóxicos**
- Toxicidade pelo metanol*
  - Geralmente hemorrágicos
  - ± SB subcortical
- Desmielinização osmótica
  - Mielinólise extrapontina

**Distúrbios hereditários**
- Doença de Leigh
- Neuroferritinopatia
  - Putames, GPs, denteados

*Envolve predominantemente ou quase exclusivamente os putames.

---

### LESÕES PUTAMINAIS RARAS, PORÉM IMPORTANTES

**Doenças degenerativas**
- Doença de Huntington
  - NCa, putames
- Doença de Parkinson
  - Hipointensidade putaminal
- Atrofia de múltiplos sistemas
  - Tipo parkinsoniana* (hiperintensidade putaminal em anel)

**Miscelânea**
- Doença de Creutzfeldt-Jakob*
  - Putame anterior, NCa
  - Tálamos posteromediais
  - Córtex variável (± envolvimento predominante ou exclusivo)

*Envolve predominantemente ou quase exclusivamente os putames.

---

## Lesões nos globos pálidos

O globo pálido (GP) é a parte dos NBs mais sensível à hipoxia. A grande maioria das lesões simétricas dos GPs são secundárias a processos hipoxêmicos, tóxicos ou metabólicos. A maior parte causa anormalidades simétricas no estudo de imagem **(Figs. 29-22, 29-23, 29-24)**.

O diagnóstico diferencial das lesões nos GPs pode ser abordado pela prevalência (comuns, menos comuns, raras mas importantes), etiologia, idade, achados de imagem, ou uma combinação desses fatores.

### LESÕES COMUNS NOS GLOBOS PÁLIDOS

**Variação da normalidade**
- Calcificação fisiológica
  - GP medial

**Encefalopatia hipóxico-isquêmica**
- Anóxia, hipoxia (quase-afogamento, hipoperfusão cerebral)
- EHI neonatal (aguda e grave)

**Distúrbios tóxicos/metabólicos**
- Doença hepática crônica
  - Hiper em T1, hipointensidade em T2*
- Monóxido de carbono
  - Hiperintensidade em T2 no GP medial

### LESÕES MENOS COMUNS NOS GLOBOS PÁLIDOS

**Distúrbios tóxicos/metabólicos**
- Encefalopatia tóxica pós-opioide
  - Geralmente associada a EHI
- Hiperalimentação
  - Deposição de manganês, encurtamento de T1
- Hipotireoidismo crônico
  - Calcificações puntiformes
  - Hiper em T1, hipointensidade em T2

**Distúrbios hereditários**
- NF1
- Doença de Leigh

### LESÕES RARAS, PORÉM IMPORTANTES NOS GLOBOS PÁLIDOS

**Distúrbios tóxicos/metabólicos**
- Kernicterus
  - Encurtamento de T1
- Envenenamento por cianeto
  - Hemorragias em GP, necrose laminar cortical

**Distúrbios hereditários**
- Doença de Fahr
  - Calcificações confluentes, simétricas e densas
- Doença de Wilson
  - Hiperintensidades em T2 nos GPs, putames
  - Sinal da "face do panda gigante" no mesencéfalo
- PKAN
  - "Olho do tigre" (hipersinal em T2 central e hipointensidade periférica)
  - Nem sempre presente!
- Neurodegeneração com acúmulo cerebral de ferro (NBIA)
  - Hipointensidade no GP, SN ± putame
- Doença do xarope de bordo (DXB)
  - Edema (GP, tronco encefálico, tálamos, SB cerebelar)
- Acidemia metilmalônica (AMM)
  - Hiperintensidades em T2 simétricas nos GPs ± SB

**Doenças degenerativas**
- Degeneração hepatocerebral
  - 1% dos pacientes com cirrose, derivação portossistêmica
  - Encurtamento de T1
- Paralisia supranuclear progressiva
  - Também afeta NST, SN

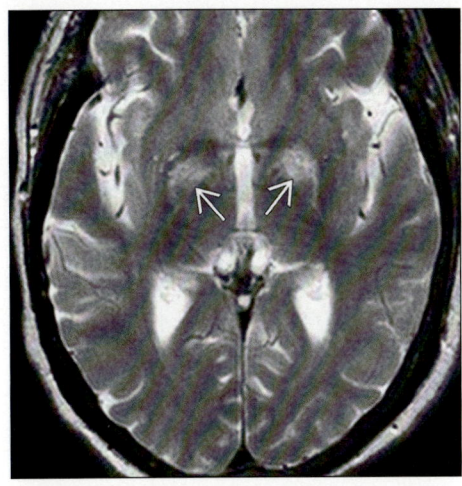

**29-22** T2 em um paciente com infarto hipotensivo decorrente de *overdose* de narcóticos mostrando hiperintensidades bilaterais nos globos pálidos ➡.

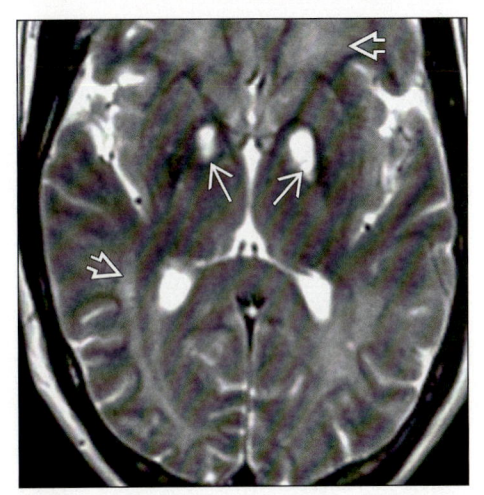

**29-23** T2 mostrando hiperintensidades bilaterais mediais nos GPs ➡, assim como hiperintensidades confluentes difusas na SB ➡. Envenenamento por monóxido de carbono.

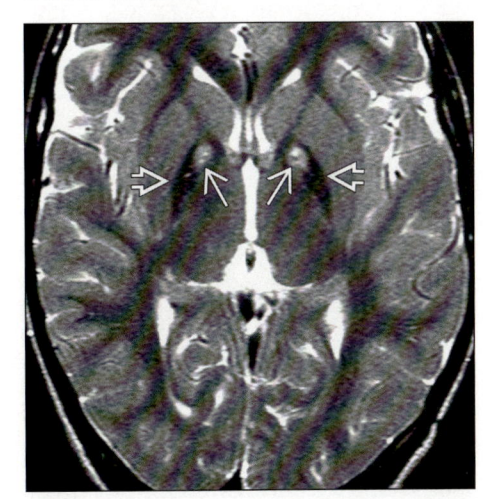

**29-24** T2 mostrando o sinal clássico do "olho do tigre" com hiperintensidades mediais nos GPs ➡ associadas à hipointensidade ao redor bem definida ➡. PKAN.

## Lesões do globo pálido por idade

Algumas lesões no GP são comuns em adultos, mas raras em crianças; outras são vistas primariamente no grupo etário pediátrico.

---

**LESOES DO GLOBO PÁLIDO POR IDADE**

**Lesões no GP no adulto**
- Hipoxia/anóxia
- Abuso de drogas
- Envenenamento por monóxido de carbono
- Encefalopatia hepática
- Hiperalimentação
- Hipotireoidismo
- Doença de Wilson
- NBIA

**Lesões no GP na criança**
- EHI
- NF1
- Doença de Leigh
- Doença de Wilson
- Kernicterus
- NBIA, PKAN
- DXB
- AMM

---

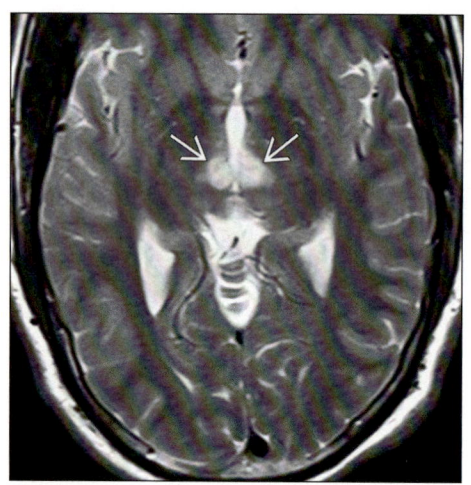

**29-25** T2 axial mostrando infartos talâmicos mediais bilaterais ⇒ causados pela oclusão da artéria de Percheron.

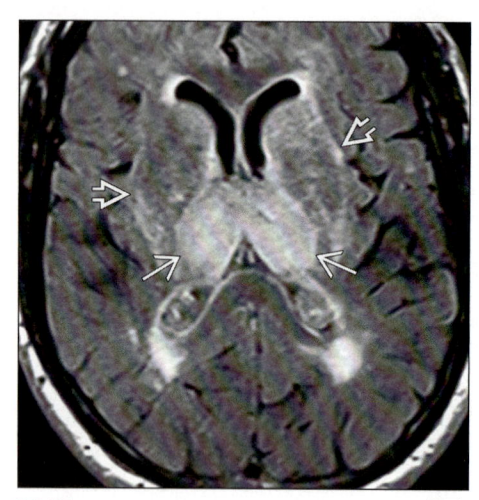

**29-26** FLAIR axial mostrando lesões bitalâmicas ⇒ com envolvimento menos extenso dos putames ⇒, GP. Oclusão das veias cerebrais internas.

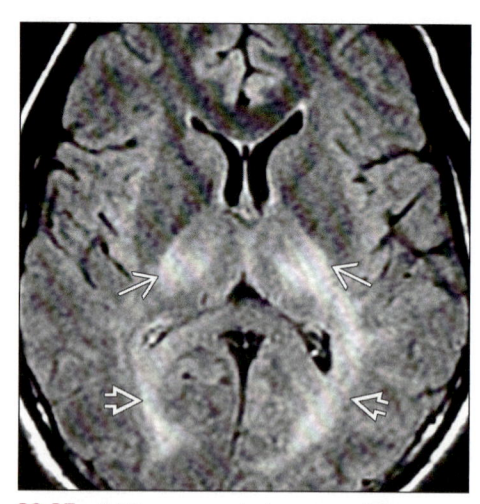

**29-27** FLAIR em um paciente com encefalite por EBV mostrando envolvimento bitalâmico ⇒, SB occipital ⇒.

## Lesões no globo pálido pelo aspecto de imagem

Algumas lesões no GP podem ser distinguidas pela sua atenuação típica na TC ou intensidade de sinal na RM.

---

**LESÕES NO GLOBO PÁLIDO POR SEUS ASPECTOS DE IMAGEM**

**Hipodensidade na TC sem contraste**
- EHI
- Intoxicação por monóxido de carbono

**Hiperdensidade na TC sem contraste**
- Calcificações fisiológicas
- Hipotireoidismo
- Doença de Fahr

**Hiperintensidade em T1**
- Encefalopatia hepática crônica
- Hiperalimentação
- NF1
- Hipotireoidismo
- Kernicterus (agudo)
- Doença de Wilson

**Hiperintensidade em T2**
- EHI
- Abuso de drogas
- Intoxicação por monóxido de carbono
- NF1
- Doença de Leigh
- Kernicterus (crônico)
- Doença de Wilson
- PKAN, DXB, AMM

## Lesões talâmicas

Como os infartos lacunares e os sangramentos hiperintensos são comuns, lesões talâmicas *unilaterais* são mais comuns do que anormalidades simétricas bilaterais.

Por outro lado, como as lesões talâmicas simétricas *bilaterais* são relativamente incomuns, apresentam um diagnóstico diferencial limitado. Assim como as lesões simétricas nos NBs discutidas antes, as lesões talâmicas bilaterais tendem a ser tóxicas, metabólicas, vasculares, infecciosas ou hipóxico-isquêmicas **(Figs. 29-25, 29-26, 29-27, 29-28, 29-29, 29-30)**.

---

**LESÕES TALÂMICAS UNILATERAIS**

**Comuns**
- Infarto lacunar
- Hemorragia intracraniana hipertensiva

**Menos comuns**
- NF1
- Astrocitoma difuso (fibrilar de baixo grau)
- Glioblastoma multiforme
- Astrocitoma neoplásico
- ADEM

**Raras, porém importantes**
- EM
- Trombose de veia cerebral interna unilateral
- Germinoma

---

**LESÕES BITALÂMICAS COMUNS**

**Lesões vasculares**
- Oclusão venosa profunda
  - Tálamo > GP, putame, NCa ± SB profunda
- Isquemia arterial
  - Infarto da artéria de Percheron
  - Trombose do "topo da basilar"
- Vasculite

**Encefalopatia hipóxico-isquêmica**
- Hipoperfusão grave
  - NB, hipocampos, córtex
- Geralmente ocorrem em neonatos a termo

---

**LESÕES BITALÂMICAS MENOS COMUNS**

**Infecção/pós-infecção/distúrbios inflamatórios**
- ADEM
  - Geralmente com lesões de SB
- Encefalites virais
  - *Muitos* agentes afetam os tálamos (vírus Epstein-Barr, vírus do oeste do Nilo, encefalite japonesa, etc.)
- DCJ
  - Sinal "do taco de *hockey*" (pulvinar, tálamo medial)

**Distúrbios tóxicos/metabólicos**
- Mielinólise osmótica (extrapontina)
  - Tálamos, cápsulas externas, putames, NCa

*(continua)*

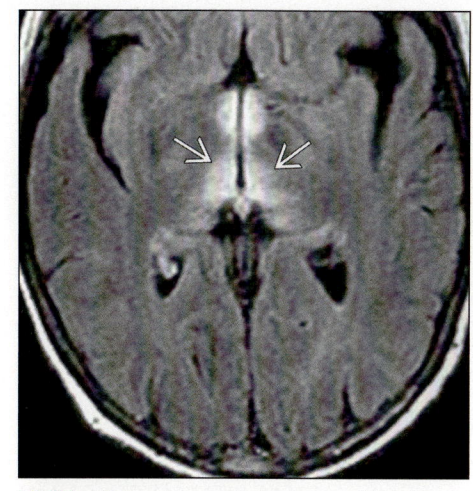

---

**29-28** FLAIR em um paciente com encefalopatia de Wernicke mostrando lesões simétricas nos tálamos mediais ➡.

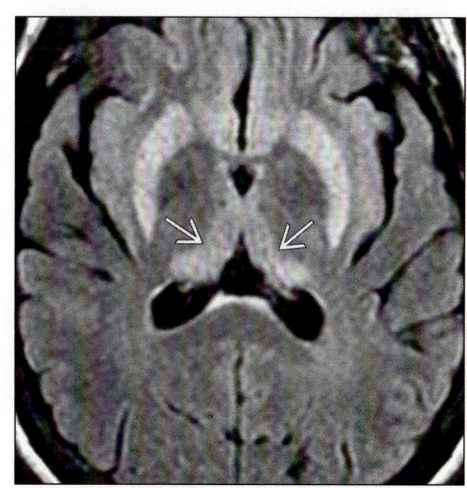

**29-29** FLAIR em um paciente com DCJ mostrando o clássico sinal do "taco de *hockey*" ➡ assim como hiperintensidades anteriores no NCa e no putame.

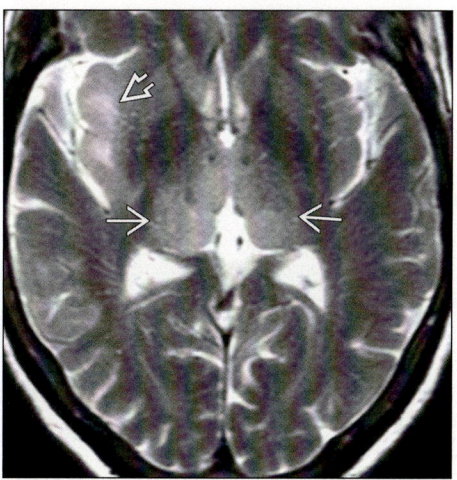

**29-30** T2 mostrando hiperintensidades bitalâmicas ➡, insular direita ➡, em um paciente com *gliomatose cerebral*, astrocitoma grau 2 pela OMS.

*(continuação)*
- Encefalopatia de Wernicke
  - Tálamo medial, mesencéfalo, corpos mamilares
- Inalação por solvente (tolueno, etc.)
- Encefalopatia hipertensiva aguda (PRES)
  - Lobos occipitais, zonas fronteiriças > NB
- Status epilepticus
  - Pulvinar, esplênio
  - Em geral hipocampos ± córtex

**Neoplasias**
- Astrocitoma bitalâmico de baixo grau
- *Gliomatose cerebral*

---

**LESÕES BITALÂMICAS RARAS, PORÉM IMPORTANTES**

**Infecção/pós-infecção/distúrbios inflamatórios**
- EM (grave, crônica)
  - NB hipointenso em T2*
- Encefalopatia necrosante aguda da criança

**Distúrbios hereditários**
- Doenças mitocondriais
- Doença de Krabbe
  - Hiperdenso na TC, hipointenso em T2
- Doença de Wilson
  - Putames, NCa > tálamos
- Doença de Fahr
  - GP > tálamo
- Doença de Fabry
  - Hiperintensidade em T1 no tálamo posterior ("pulvinar")
  - M >> F
  - AVCs (territorial, lacunar)
  - Doença cardíaca, renal

**Neoplasias**
- Glioblastoma multiforme
- Astrocitoma anaplásico

**Síndromes paraneoplásicas**
- Podem mimetizar doenças priônicas

---

Lesões bitalâmicas por idade

Assim como as lesões nos GPs, algumas lesões simétricas bitalâmicas – como aquelas causadas por distúrbios metabólicos hereditários – são mais comuns em crianças. Outras são vistas primariamente em adultos. Algumas (p. ex., distúrbios metabólicos adquiridos, oclusão venosa profunda, ADEM) ocorrem em todas as idades.

As causas mais comuns e raras, porém importantes, de lesões bitalâmicas em crianças e em adultos são demonstradas no quadro a seguir.

---

**LESÕES BITALÂMICAS POR IDADE**

**Lesões bitalâmicas na criança**
- Encefalopatia hipóxico-isquêmica
- ADEM
- Astrocitoma bitalâmico
- Distúrbios metabólicos hereditários
- Distúrbios metabólicos adquiridos
- Encefalopatia tóxica
- Oclusão venosa profunda
- Encefalite necrotizante aguda

**Lesões bitalâmicas no adulto**
- Oclusão venosa profunda
- Oclusão da artéria de Percheron, "topo da basilar"
- Hipoperfusão grave
- ADEM
- Encefalopatia de Wernicke
- Desmielinização osmótica
- Vasculite
- DCJ

---

# Distúrbios degenerativos e do LCS

## Alterações relacionadas à idade

Alterações normais no cérebro relacionadas à idade ocorrem ao longo da vida. Entender os estágios diferentes da formação cerebral e a progressão normal da mielinização é importante para diagnosticar doenças metabólicas hereditárias.

Do outro lado do espectro de idade, o volume é normalmente perdido em algumas partes do cérebro, enquanto outras permanecem relativamente intactas. A deposição anormal de minerais nos NBs pode ser uma pista para distúrbios degenerativos e metabólicos. Entender o que é uma deposição normal de metal pesado em diferentes décadas é um pré-requisito para diagnosticar essas anormalidades nos estudos de imagem.

## Demência e degeneração cerebral

Uma vez estabelecido o entendimento do envelhecimento cerebral normal, discutiremos a patologia e as manifestações por imagem da demência. Apesar de, em muitos casos, identificarmos uma "predominância lobar" de perda de volume na TC e RM convencional, esses achados são geralmente manifestações tardias. O diagnóstico precoce de distúrbios demenciais aumenta com estudos funcionais por RM e PET.

Degenerações do SNC, desde doença de Parkinson até degeneração walleriana e olivar hipertrófica, serão consideradas. A anatomia e a fisiologia do sistema dopaminérgico cerebral serão revisadas, assim como a anatomia essencial para a avaliação pré e pós-operatória de estimulador cerebral profundo.

## Hidrocefalia e distúrbios do LCS

Como as anormalidades dos espaços liquóricos cerebrais são manifestações comuns de degeneração cerebral em pacientes idosos, assim como uma causa potencialmente tratável de encefalopatia, dedicaremos o último capítulo desta parte para hidrocefalia e distúrbios do LCS.

Primeiramente, descreveremos a anatomia normal dos ventrículos e dos espaços do LCS, assim como as variantes de imagem que podem ser confundidas com doenças.

Hidrocefalia, distúrbios da produção/circulação/absorção do LCS e a recentemente descrita síndrome de hidrocefalia aguda de baixa pressão inapropriada serão então discutidas. Por último, consideraremos fístula liquórica e suas sequelas incluindo hipotensão intracraniana – condições nas quais a imagem representa um papel essencial tanto para o diagnóstico quanto para o manejo do paciente.

## Referências selecionadas

### Anatomia e fisiologia dos núcleos da base e tálamos

#### Considerações fisiológicas
- Rothwell JC: The motor functions of the basal ganglia. J Integr Neurosci. 10(3):303-15, 2011

#### Anatomia macroscópica normal
- Rothwell JC: The motor functions of the basal ganglia. J Integr Neurosci. 10(3):303-15, 2011
- Salzman KL: Basal ganglia and thalamus. In Harnsberger HR et al: Diagnostic and Surgical Imaging Anatomy: Brain, Head and Neck, Spine. Salt Lake City: Amirsys Publishing. I.64-75, 2006

#### Anatomia normal por imagem
- Salzman KL: Basal ganglia and thalamus. In Harnsberger HR et al: Diagnostic and Surgical Imaging Anatomy: Brain, Head and Neck, Spine. Salt Lake City: Amirsys Publishing. I.64-75, 2006

### Distúrbios tóxicos e metabólicos
- Johnstone D et al: Molecular genetic approaches to understanding the roles and regulation of iron in brain health and disease. J Neurochem. 113(6):1387-402, 2010

#### Diagnóstico diferencial das lesões bilaterais nos núcleos da base
- Hegde AN et al: Differential diagnosis for bilateral abnormalities of the basal ganglia and thalamus. Radiographics. 31(1):5-30, 2011
- Fischbein NJ: Bilateral basal ganglia lesions. In Osborn AG et al: EXPERTddx: Brain and Spine. Salt Lake City: Amirsys Publishing. I.6.80-3, 2009
- Hantson P et al: The value of morphological neuroimaging after acute exposure to toxic substances. Toxicol Rev. 25(2):87-98, 2006
- Mas A: Hepatic encephalopathy: from pathophysiology to treatment. Digestion. 73 Suppl 1:86-93, 2006

#### Lesões putaminais
- Salzman KL: Putamen lesion(s). In Osborn AG et al: EXPERTddx: Brain and Spine. Salt Lake City: Amirsys Publishing. I.6.84-5, 2009

#### Lesões nos globos pálidos
- Salzman KL: Globus pallidus lesion(s). In Osborn AG et al: EXPERTddx: Brain and Spine. Salt Lake City: Amirsys Publishing. I.6.86-9, 2009
- Prockop LD et al: Carbon monoxide intoxication: an updated review. J Neurol Sci. 262(1-2):122-30, 2007

#### Lesões talâmicas
- Khalil M et al: Iron and neurodegeneration in multiple sclerosis. Mult Scler Int. 2011:606807, 2011
- Khanna PC et al: Imaging bithalamic pathology in the pediatric brain: demystifying a diagnostic conundrum. AJR Am J Roentgenol. 197(6):1449-59, 2011
- Tschampa HJ et al: Thalamus lesions in chronic and acute seizure disorders. Neuroradiology. 53(4):245-54, 2011
- Smith AB et al: Bilateral thalamic lesions. AJR Am J Roentgenol. 192(2):W53-62, 2009

### Distúrbios degenerativos e do LCS

#### Alterações relacionadas à idade
- Maillard P et al: Coevolution of white matter hyperintensities and cognition in the elderly. Neurology. 79(5):442-8, 2012

#### Demência e degeneração cerebral
- Doecke JD et al: Blood-based protein biomarkers for diagnosis of Alzheimer disease. Arch Neurol. Epub ahead of print, 2012
- Whitwell JL et al: Comparison of imaging biomarkers in the Alzheimer disease neuroimaging initiative and the Mayo Clinic study of aging. Arch Neurol. 69(5):614-22, 2012

#### Hidrocefalia e distúrbios do LCS
- Stadlbauer A et al: Magnetic resonance velocity mappingof 3D cerebrospinal fluid flow dynamics in hydrocephalus: preliminary results. Eur Radiol. 22(1):232-42, 2012

# 30

# Encefalopatia tóxica

| | |
|---|---|
| Álcool e distúrbios relacionados | 831 |
|     Intoxicação alcoólica aguda | 832 |
|     Encefalopatia alcoólica crônica | 832 |
|     Encefalopatia de Wernicke | 834 |
|     Doença de Marchiafava-Bignami | 837 |
|     Intoxicação por metanol | 839 |
|     Envenenamento por etilenoglicol | 841 |
| Anfetaminas e derivados | 841 |
|     Metanfetamina | 842 |
|     MDMA ("*ecstasy*") | 842 |
|     Benzodiazepínicos | 843 |
|     Cocaína | 843 |
| Opioides e derivados | 845 |
|     Heroína | 845 |
|     Metadona | 846 |
|     Oxicodona | 846 |
| Toxinas e gases inalados | 847 |
|     Envenenamento por monóxido de carbono | 847 |
|     Óxido nitroso | 849 |
|     Abuso de tolueno | 849 |
|     Envenenamento por organofosforados | 850 |
|     Envenenamento por cianeto | 851 |
| Envenenamento e intoxicação por metais pesados | 852 |
|     Envenenamento por chumbo | 852 |
|     Envenenamento por mercúrio | 853 |
| Distúrbios relacionados ao tratamento | 853 |
|     Dano por radioterapia | 853 |
|     Efeitos da quimioterapia | 856 |
|     Efeitos da cirurgia | 857 |

A lista de toxinas e venenos que afetam o SNC é extensa e continua a crescer. Alguns agentes são propositalmente injetados, inalados ou ingeridos, enquanto outros são acidentalmente encontrados ou administrados em um ambiente médico controlado. Algumas toxinas se acumulam lentamente, e suas manifestações são sutis e o início é insidioso. Outras causam toxicidade profunda e praticamente imediata no SNC, com rápida instalação de coma e óbito. Algumas outras – como o etanol – possuem efeitos tanto agudos quanto crônicos.

Muitas drogas ilícitas "de rua" causam graves efeitos adversos no SNC. Uma história acurada costuma ser difícil de obter nos pacientes afetados, e os sintomas clínicos são comumente inespecíficos. A apresentação pode ser confundida devido ao uso de múltiplas drogas e efeitos secundários, como hipoxia, que mascaram a patologia subjacente. Doenças agudas ou crônicas concomitantes em usuários também contribuem para a dificuldade em separar quais achados clínicos e de imagem podem ser atribuídos a drogas específicas.

A maioria das toxinas causa lesões bilaterais e simétricas que acometem os núcleos da base e tálamo com variável envolvimento da substância branca.

Concentraremo-nos primeiramente nos tipos mais comuns de encefalopatias tóxicas, começando com os efeitos agudos e crônicos do álcool no cérebro, seguindo pela discussão sobre abuso de drogas. Toxinas inaladas (como monóxido de carbono e cianeto) e envenenamento por metais pesados são considerados na sequência. Concluiremos com distúrbios relacionados ao tratamento.

## Álcool e distúrbios relacionados

O álcool (etanol [EtOH]) é uma das substâncias de maior abuso no mundo. O EtOH causa diferentes efeitos nos diferentes órgãos. Enquanto o sistema gastrintestinal é exposto a concentrações mais elevadas de álcool do que qualquer outro tecido, o etanol cruza facilmente a barreira hematoencefálica e é uma potente neurotoxina. Seus efeitos, tanto a curto como a longo prazo, são profundos.

O consumo excessivo de álcool pode resultar em alterações cerebrais crônicas assim como distúrbios neurológicos agudos que ameaçam a vida. Comorbidades como desnutrição e deficiências vitamínicas podem levar à encefalopatia de Wernicke. A alteração da osmolaridade sérica relacionada ao abuso de álcool pode causar distúrbios desmielinizantes agudos.

Começaremos nossa discussão sobre o álcool e o cérebro fazendo breves considerações acerca dos efeitos crônicos da intoxicação por álcool. Então discutiremos a encefalopatia alcoólica crônica antes de voltarmos a atenção para outras complicações do abuso de álcool, incluindo síndromes de desmielinização induzidas por álcool e encefalopatia de Wernicke. Fecharemos esta

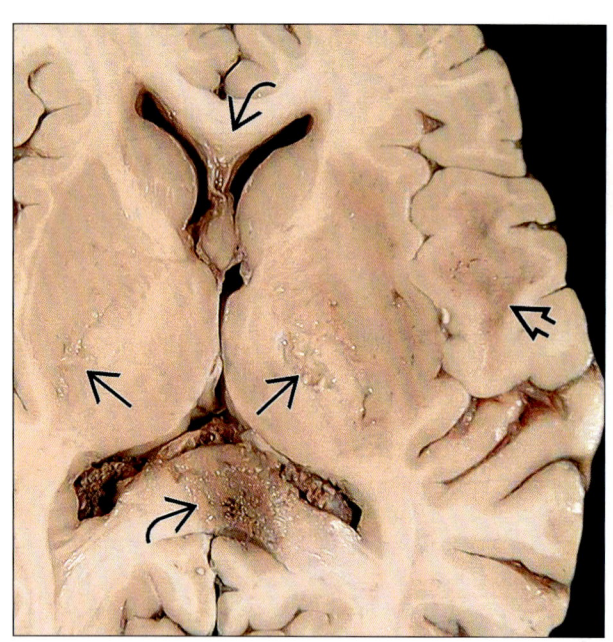

**30-1** Necropsia de intoxicação alcoólica aguda mostrando edema cerebral com necrose na SB subcortical/profunda, especialmente acentuada no corpo caloso. Os núcleos da base e tálamos se encontram edemaciados, pálidos e infartados. (Cortesia de R. Hewlett, MD.)

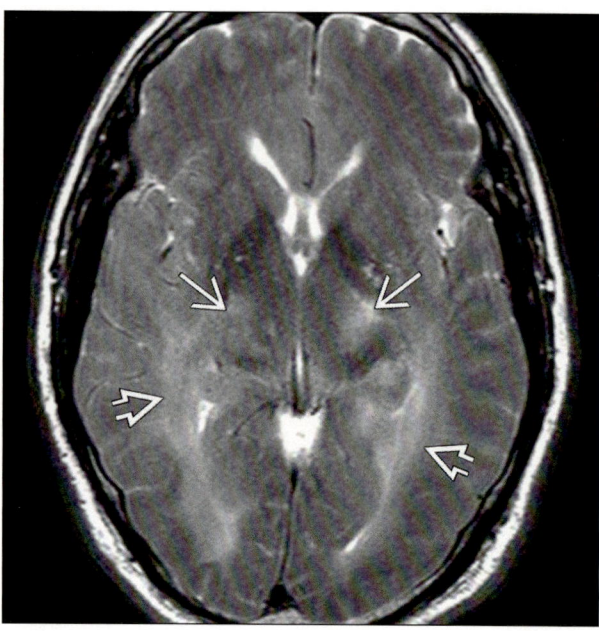

**30-2** Imagem ponderada em T2 em um paciente comatoso, o qual havia bebido quase quatro litros de vodca ou uísque diariamente durante uma semana, mostrando edema cerebral difuso, hiperintensidade na SB e lesões talâmicas. Intoxicação alcoólica aguda.

seção com duas formas menos comuns de abuso relacionado, isto é, intoxicação por metanol e ingestão de etilenoglicol (anticongelante).

## Intoxicação alcoólica aguda
### Etiologia

A intoxicação alcoólica aguda é uma complicação do consumo excessivo e é mais comum em adolescentes, os quais são especialmente vulneráveis à neurotoxicidade do etanol. O cérebro adolescente passa por uma maturação estrutural e possui uma vulnerabilidade única ao álcool. O consumo excessivo pelo adolescente reduz a expressão gênica adulta de neurotransmissores, reduz o funcionamento do prosencéfalo basal e reduz a densidade de neurônios colinérgicos.

Os efeitos agudos do consumo excessivo são marcantes. O etanol inibe a atividade da bomba Na+/K+. Edema celular, edema cerebral citotóxico com risco de vida e estado epiléptico não convulsivo podem suceder **(Fig. 30-1)**. Uma concentração sanguínea de álcool de 0,4% resulta em perda da consciência, e níveis acima de 0,5% são geralmente letais.

### Imagem

Achados de imagem em pacientes com intoxicação alcoólica aguda incluem edema cerebral difuso e hiperintensidade confluente na substância branca subcortical e profunda supratentorial em T2/FLAIR **(30-2)**. Alterações corticais induzidas por crises convulsivas, como hiperintensidade giral e restrição à difusão, também podem estar associadas. As imagens de DTI podem detectar alterações após consumo agudo de álcool que não são visíveis nas imagens de RM convencionais.

## Encefalopatia alcoólica crônica

Os efeitos adversos a longo prazo do etanol no cérebro são muito mais comuns do que aqueles da intoxicação aguda.

A lesão cerebral crônica relacionada ao álcool pode ser dividida em primária e secundária. Começaremos nossa discussão com os efeitos diretos do EtOH no cérebro e, em seguida, consideraremos os efeitos secundários, a maior parte relacionada a sequelas de doença hepática, desnutrição, má absorção e distúrbios hidreletrolíticos.

### Etiologia

O álcool é prontamente absorvido pela mucosa do estômago e do intestino delgado. Um fígado de função normal metaboliza cerca de 90% do etanol.

O EtOH rapidamente atravessa a barreira hematoencefálica, causando neurotoxicidade direta e indireta. A neurotoxicidade direta é causada pela ativação dos receptores de NMDA, resultando em uma susceptibilidade aumentada à excitotoxicidade mediada por glutamato. Outros efeitos diretos incluem a toxicidade do acetaldeído e dos produtos de peroxidação lipídica relacionados, os quais podem se ligar ao tecido cerebral e iniciar uma

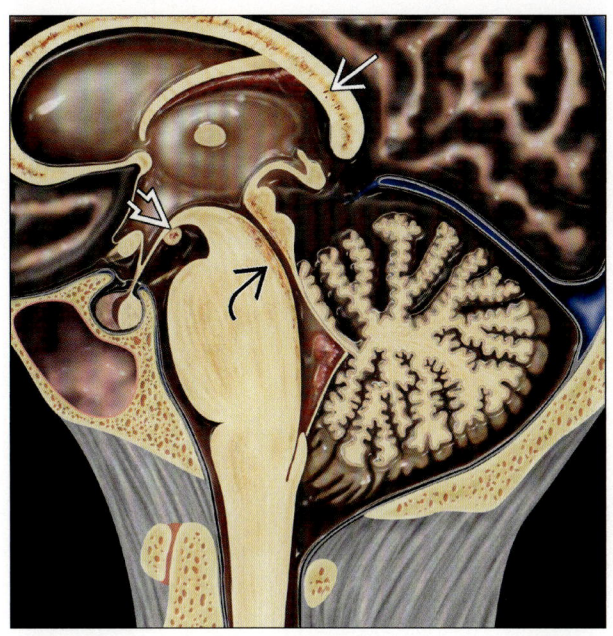

**30-3** Ilustração sagital mostrando atrofia generalizada e vermiana superiormente, e necrose do corpo caloso ➡ relacionadas à toxicidade alcoólica. Necrose de corpos mamilares ➡ e substância cinzenta periaquedutal ➚ é observada na encefalopatia de Wernicke.

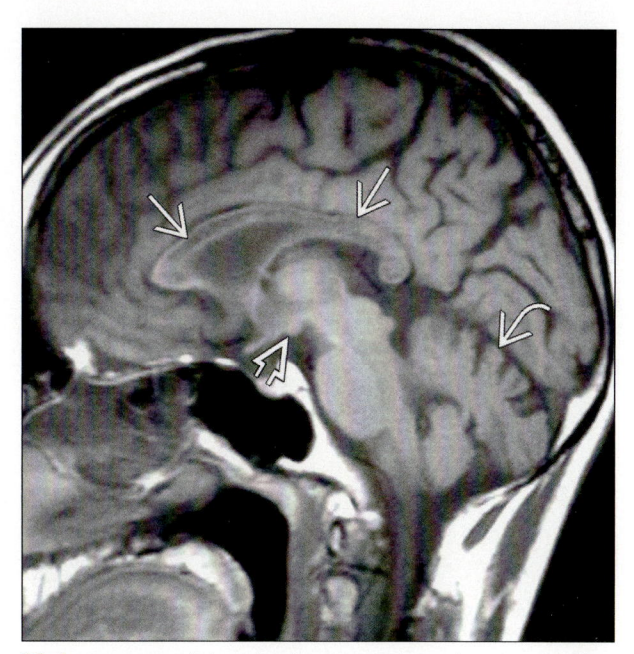

**30-4** Imagem sagital ponderada em T1 em um paciente com encefalopatia alcoólica e doença de Marchiafava-Bignami mostrando hipointensidade na porção média do corpo caloso ➡. Os corpos mamilares ➡ e o verme superior ➚ estão atróficos. (Cortesia de A. Datir, MD.)

ativação e expressão de fatores inflamatórios. A lesão de membrana, a perda neuronal e a redução de volume da substância branca resultantes refletem os efeitos indiretos da toxicidade pelo álcool.

O abuso crônico de EtOH desregula a conectividade sináptica, aumenta as apoptoses e reduz a expressão de genes que codificam a produção de mielina no córtex frontal, hipocampo e cerebelo.

## Patologia

**PATOLOGIA MACROSCÓPICA.** O cérebro reflete os efeitos cumulativos do consumo crônico de álcool **(Fig. 30-3)**. A atrofia cerebral é evidenciada pelos ventrículos e sulcos aumentados, sobretudo nos lobos frontais, e se deve predominantemente à perda de substância branca.

A degeneração cerebelar induzida pelo álcool também é comum. As folias do verme rostral e dos aspectos anterossuperiores dos hemisférios cerebrais estão atróficas, separadas por sulcos interfoliais alargados.

**CARACTERÍSTICAS MICROSCÓPICAS.** Alterações histológicas nos hemisférios cerebrais são inespecíficas. A perda das células de Purkinje no cerebelo, junto com a esparsa perda de células granulares e atrofia da camada molecular, refletem a degeneração cerebelar induzida pelo álcool.

## Imagem

**CARACTERÍSTICAS GERAIS.** Um padrão característico de redução volumétrica cerebral progressiva é observado na encefalopatia alcoólica crônica. Inicialmente, o verme superior atrofia e as fissuras cerebelares se tornam proeminentes **(Figs. 30-4, 30-5)**. Nos estágios mais avançados, a substância branca frontal é envolvida, e os reflexos desse acometimento são o alargamento dos sulcos e o aumento dos ventrículos laterais. Nos estágios finais, é observada perda de volume global **(Fig. 30-6)**.

**ACHADOS NA TC.** A TC sem contraste mostra alargamento ventricular e sulcal generalizados. A substância branca cerebral com frequência é anormalmente hipodensa e com volume reduzido. A fissura horizontal e as folias do verme superior são excepcionalmente proeminentes em relação à idade do paciente.

**ACHADOS NA RM.** A insuficiência hepática crônica secundária à cirrose pode causar hiperintensidade nos núcleos da base em T1, provavelmente secundária ao acúmulo de manganês. Hiperintensidades focais e confluentes na substância branca em T2/FLAIR são comuns.

As anormalidades neuroquímicas induzidas pelo álcool podem ser detectadas antes que a atrofia cerebral se torne aparente. A espectroscopia de prótons pode demonstrar uma concentração reduzida de NAA (um marcador de viabilidade neuronal) e metabólitos contendo colina (marcadores de *turnover* de membrana celular), em conjunto com elevação da concentração de mioinositol (um presumível marcador de proliferação astrocitária).

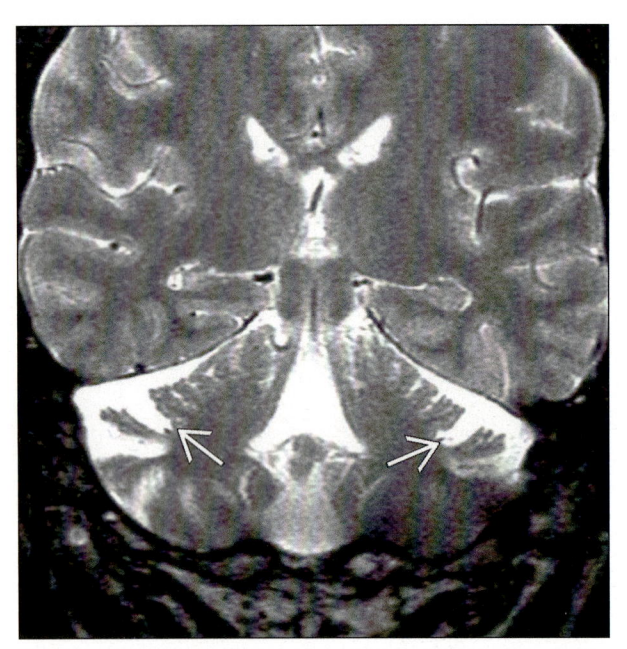

**30-5** Imagem coronal ponderada em T2 em um etilista crônico de 41 anos mostrando marcada atrofia do cerebelo superior com acentuado alargamento das fissuras horizontais ➡. O parênquima supratentorial encontra-se relativamente preservado.

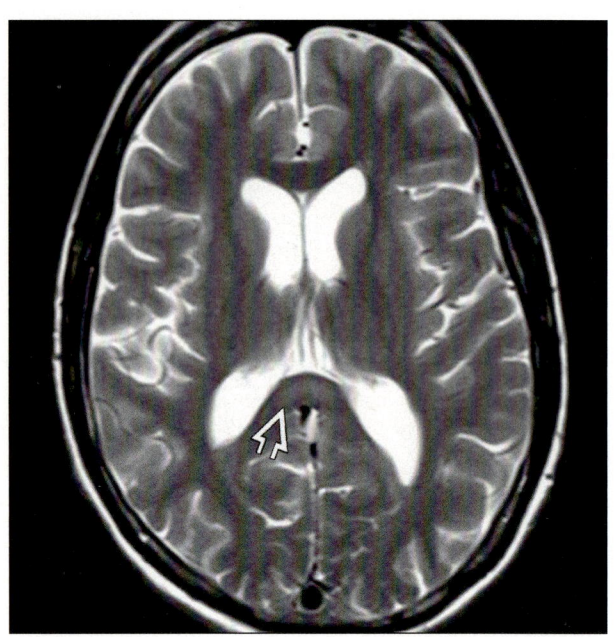

**30-6** Imagem ponderada em T2 em um etilista crônico de 30 anos com deterioração aguda mostrando redução volumétrica generalizada. Observe a lesão no esplênio do corpo caloso ➡, que apresentava difusão restrita (não mostrada). Atrofia induzida por álcool com desmielinização tóxica aguda.

---

### ENCEFALOPATIA ALCOÓLICA AGUDA/CRÔNICA

**Intoxicação alcoólica aguda**
- Rara
- Causada pelo consumo social excessivo
- Imagem
  - Edema cerebral difuso
  - Desmielinização aguda

**Encefalopatia alcoólica crônica**
- Comum
- Efeitos tóxicos primários nos neurônios
  - Neurotransmissores, receptores
- Efeitos secundários relacionados à doença hepática ou gastrintestinal
  - Encefalopatia hepática
  - Desnutrição, má absorção
  - Homeostase hidreletrolítica
- Imagem
  - Perda volumétrica (verme superior, cerebelo e lobos frontais, em seguida generalizada)
  - Mielinólise da substância branca

---

## Encefalopatia de Wernicke

### Terminologia

A encefalopatia de Wernicke (EW) também é conhecida como síndrome de Wernicke-Korsakoff. A EW pode ocorrer estando relacionada ou não ao álcool.

### Etiologia

**ASPECTOS GERAIS.** A tiamina (vitamina B1) é necessária para a manutenção da integridade estrutural e dos gradientes osmóticos por meio das membranas celulares. A insuficiência de tiamina resulta em acidose láctica com edema intra e extracelular.

A EW é causada pela deficiência de tiamina. A desnutrição com consumo inadequado de tiamina, a absorção gastrintestinal reduzida e a utilização intracelular deficiente de tiamina podem contribuir para a instalação da EW relacionada ao álcool.

A fisiopatologia subjacente da EW *não* relacionada ao álcool é idêntica à da EW alcoólica, porém sua etiologia é diferente. A desnutrição secundária a transtornos alimentares ou cirurgia de *bypass* gástrico com consumo drasticamente reduzido de tiamina é típica. Hiperêmese (p. ex., gestação, quimioterapia) e hiperalimentação prolongada são outras causas comuns de EW não alcoólica.

### Patologia

**LOCALIZAÇÃO.** Os locais mais afetados são os corpos mamilares, hipotálamo, núcleos talâmicos mediais (adjacentes ao terceiro ventrículo), placa tectal e a substância cinzenta periaquedutal (**Fig. 30-7**). Áreas menos envolvidas incluem o cerebelo (especialmente os núcleos denteados), núcleos rubros, esplênio do corpo caloso e o córtex cerebral.

**PATOLOGIA MACROSCÓPICA.** Se a EW ocorre no contexto de alcoolismo crônico, uma atrofia cerebral generalizada

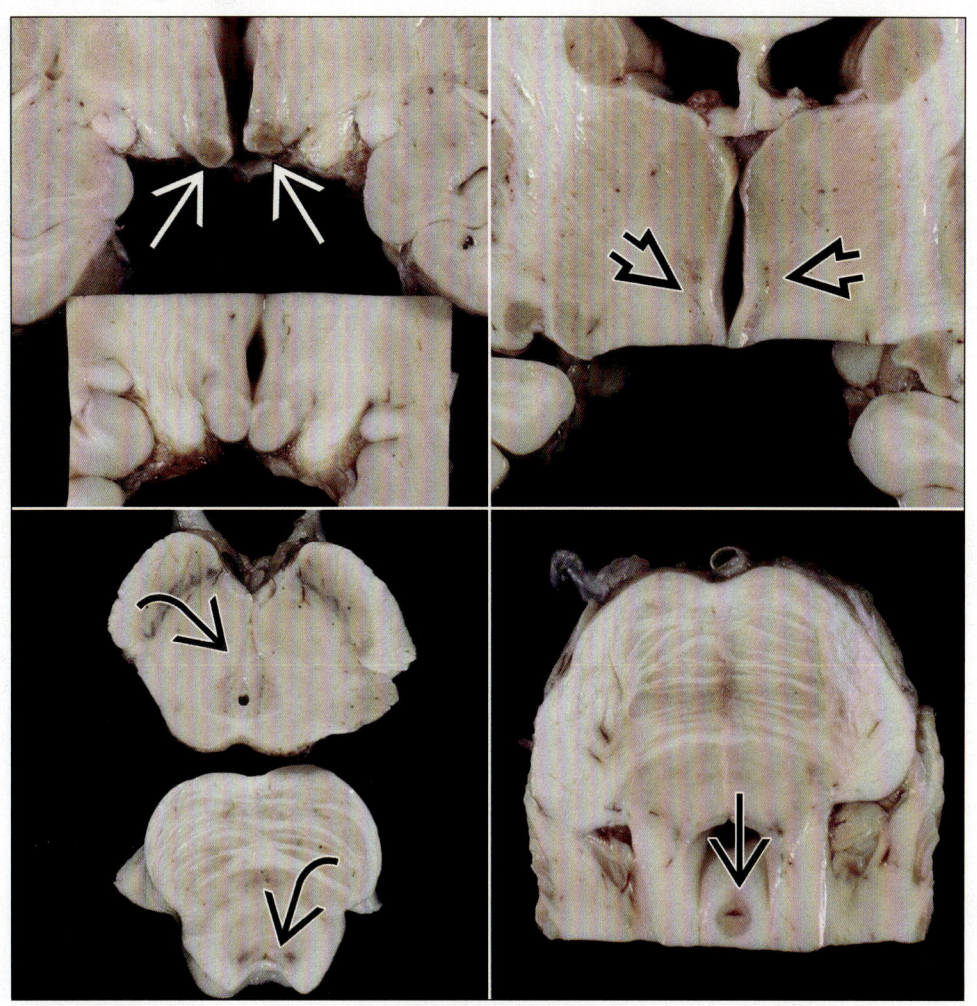

**30-7** Espécimes de necropsia de um paciente com encefalopatia de Wernicke mostrando necrose hemorrágica dos corpos mamilares ➡ (a imagem na inserção mostra o aspecto normal para comparação), necrose bitalâmica circundando as paredes do terceiro ventrículo ⇨, necrose na substância cinzenta periaquedutal ➢ e na porção inferior do tecto ➡. (Cortesia de R. Hewlett, MD.)

(sobretudo do verme cerebelar e dos lobos frontais) está presente. Desmielinização e hemorragias petequiais são comuns no estágio agudo da EW. Necrose do corpo caloso, rarefação da substância branca e atrofia dos corpos mamilares podem também ser observadas na EW crônica.

## Aspectos clínicos

**Aspectos demográficos.** A dependência alcoólica ocorre em todos os países e grupos socioeconômicos. A EW relacionada ao álcool é dependente da dose e ocorre sem predileção por gênero ou etnia. *Quase metade de todos os casos de EW ocorrem em pacientes não etilistas.* Embora a EW seja de modo geral mais comum em adultos, ela *também ocorre em crianças!*

**Apresentação.** Somente 30% dos pacientes demonstram a clássica tríade clínica da EW com (1) disfunção ocular (p. ex., nistagmo, paralisia do olhar conjugado, oftalmoplegia), (2) ataxia e (3) alteração do estado mental. A maioria dos pacientes apresenta polineuropatia.

**História natural.** A mortalidade na EW não tratada é elevada. A rápida reposição endovenosa de tiamina é imprescindível para a prevenção das sequelas mais graves da EW. Alguns sobreviventes desenvolvem psicose de Korsakoff, com profunda amnésia, perda de memória e confabulações.

## Imagem

Os exames de imagem, em especial a RM, estão desenvolvendo um papel cada vez mais importante no diagnóstico precoce da EW.

**Achados na TC.** A TC possui uma baixa sensibilidade para detecção da EW. Exames de TC sem contraste na EW aguda são frequentemente normais. Achados sutis incluem hipodensidades bilaterais circunjacentes ao terceiro ventrículo e ao mesencéfalo. A TC com contraste pode demonstrar leve realce nas áreas afetadas.

**Achados na RM.** A RM é muito mais sensível do que a TC, e é o método de escolha para a avaliação de pacientes com

**30-8A** Imagem em FLAIR em um paciente com encefalopatia de Wernicke aguda mostrando hiperintensidade na substância cinzenta periaquedutal ➡ e no tecto ➡.
**30-8B** Imagem em FLAIR em nível cranial novamente mostrando hiperintensidade na substância cinzenta periaquedutal ➡. Os corpos mamilares também se encontram hiperintensos ➡.

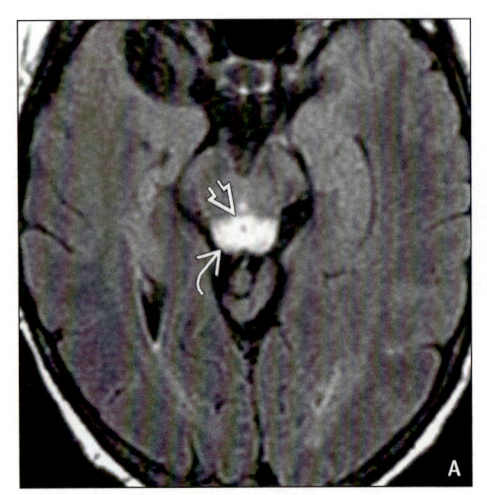

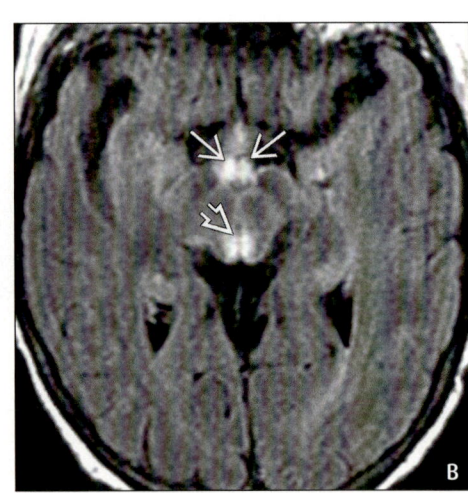

**30-8C** Imagem em FLAIR mostrando hiperintensidade nos tálamos mediais adjacentes às paredes do terceiro ventrículo ➡. O hipotálamo ➡ também está acometido.
**30-8D** Imagem em FLAIR ao nível da convexidade cerebral mostrando hiperintensidades corticais bilaterais e relativamente simétricas ➡.

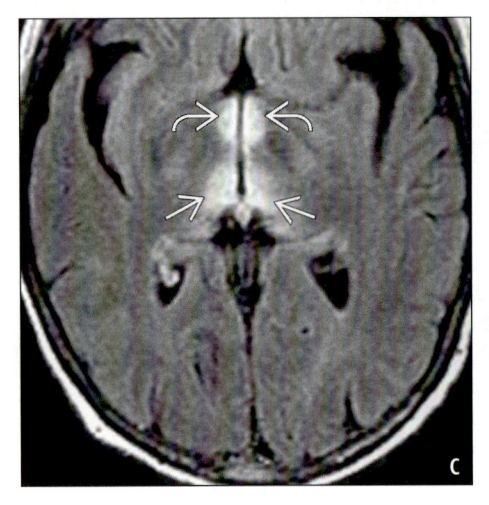

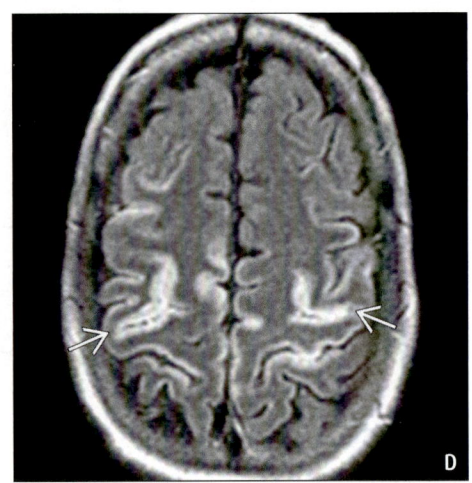

**30-8E** Imagem em difusão do mesmo paciente mostrando difusão restrita nos corpos mamilares ➡. A substância cinzenta periaquedutal não restringe, sugerindo que as lesões do mesencéfalo vistas em FLAIR sejam menos agudas.
**30-8F** Imagem coronal ponderada em T1 pós-contraste demonstrando realce nos colículos inferiores ➡.

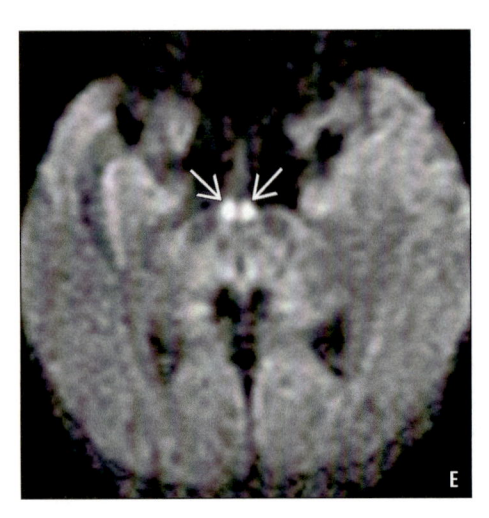

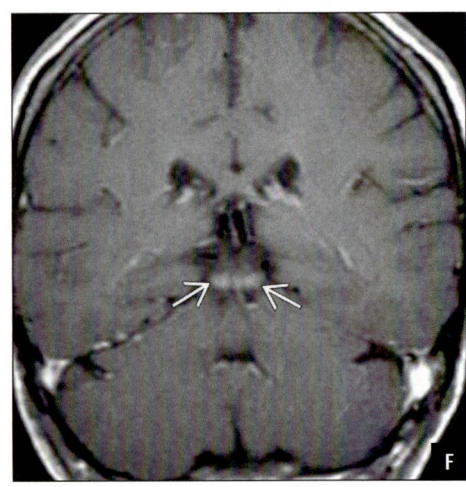

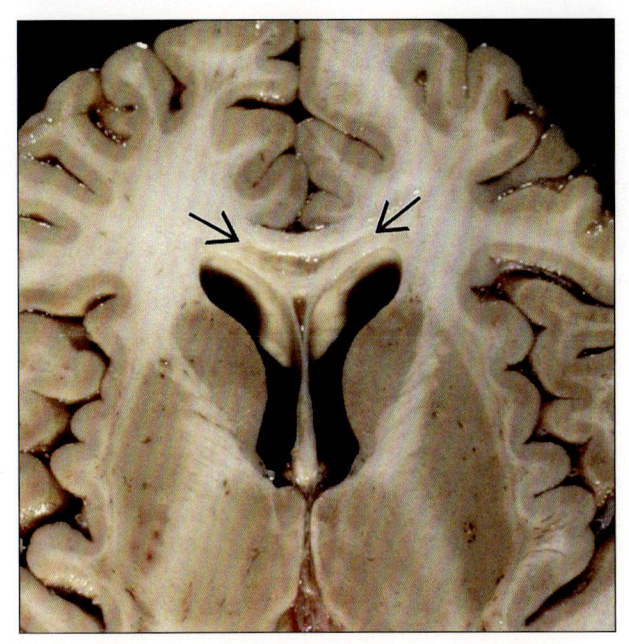

**30-9** Espécime de necropsia de um paciente com doença de Marchiafava-Bignami mostrando necrose nas camadas médias do corpo caloso ➡️, o clássico achado patológico nessa condição. (Cortesia de R. Hewlett, MD.)

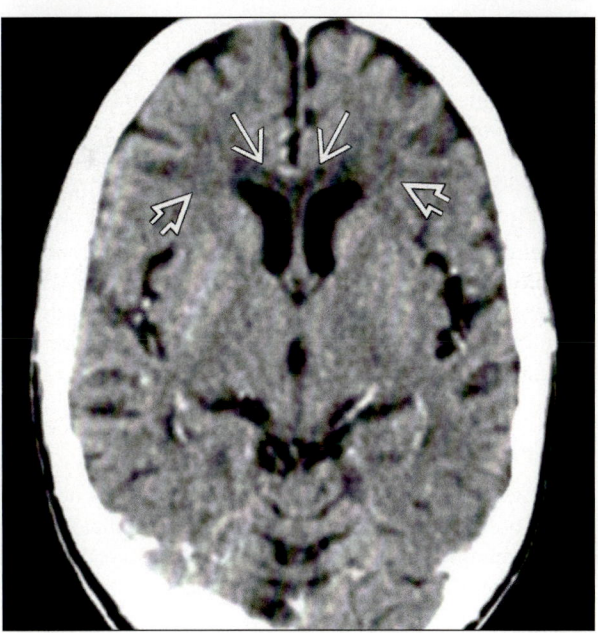

**30-10** Imagem de TC com contraste em um paciente etilista com doença de Marchiafava-Bignami mostrando atrofia cerebral generalizada, acentuada hipodensidade no joelho do corpo caloso ➡️ e na substância branca adjacente ➡️. (Cortesia de A. Datir, MD.)

suspeita de EW. As imagens em T1 podem demonstrar hipointensidade ao redor do terceiro ventrículo e do aqueduto cerebral. Em casos graves, hemorragias petequiais estão presentes e podem causar hiperintensidades em T1 nos tálamos mediais e corpos mamilares.

Durante a fase aguda, pode ser observada hiperintensidade em T2/FLAIR nas áreas afetadas **(Fig. 30-8)**. Lesões bilaterais e simétricas nos corpos mamilares e ao redor do terceiro ventrículo são típicas. A placa tectal e a substância cinzenta periaquedutal costumam ser envolvidas. Menos comumente, hiperintensidades corticais bilaterais porém assimétricas estão presentes, e a sequência DTI mostra áreas correspondentes de restrição à difusão. Alguns casos mostram um foco isolado de difusão restrita no esplênio do corpo caloso.

Em cerca de metade dos casos de EW alcoólica, as imagens pós-contraste demonstram realce das lesões periventriculares e periaquedutais. A impregnação intensa e uniforme dos corpos mamilares é observada em até 80% dos casos crônicos, sendo considerada patognomônica de EW. Entretanto, alguns pesquisadores relatam que o realce é muito menos comum em EW não alcoólica.

Na EW crônica, há atrofia dos corpos mamilares.

## Diagnóstico diferencial

O diagnóstico diferencial da EW clássica é limitado. Os tálamos mediais e o mesencéfalo estão simetricamente envolvidos no **infarto da artéria de Percheron (APer)**. No entanto, infartos da APer não afetam os corpos mamilares e costumam poupar a placa tectal.

---

**ENCEFALOPATIA DE WERNICKE**

**Etiologia**
- Deficiência de tiamina (vitamina B1)
- Relacionada ao álcool (50%), não alcoólica (50%)

**Patologia**
- Localização
  ○ Comum = corpos mamilares, tálamos mediais, tecto, SC periaquedutal
  ○ Menos comum = córtex, cerebelo, esplênio do corpo caloso

**Aspectos clínicos**
- Tríade clássica de disfunção ocular, ataxia e alteração do estado mental em < 30%
- Pode ocorrer em crianças!
- Tiamina endovenosa imprescindível

**Imagem**
- Hiperintensidade em T2/FLAIR, restrição à difusão
- Realce variável; mais comum na EW alcoólica
  ○ Realce dos corpos mamilares patognomônico

---

## Doença de Marchiafava-Bignami

A doença de Marchiafava-Bignami é um distúrbio raro que causa desmielinização progressiva e necrose do corpo caloso.

## Terminologia

A doença de Marchiafava-Bignami (DMB) é também (incorretamente) conhecida como "encefalopatia dos bebedores de vinho tinto".

## Etiologia

A DMB está primariamente associada ao abuso crônico de etanol. Existe uma associação anedótica (porém não comprovada) com vinho tinto. Raros casos de DMB em pacientes não etilistas foram relatados. A maior parte dos pesquisadores atribui a DMB à deficiência de vitaminas do complexo B (i.e., todas as oito vitaminas, diferentemente da deficiência específica de B1 na EW).

## Patologia

**LOCALIZAÇÃO.** O diagnóstico da DMB por métodos de imagem é baseado na presença de lesões de corpo caloso. O envolvimento seletivo das camadas médias ao longo de toda a extensão do corpo caloso é altamente sugestivo de DMB **(Fig. 30-9)**.

Lesões fora do corpo caloso também ocorrem na DMB. Foram descritas lesões na substância branca hemisférica, cápsula interna e pedúnculos cerebelares médios. Além desse fato, um tipo específico de lesão cortical cerebral, denominada esclerose laminar de Morel, pode ser observado no córtex frontolateral.

**PATOLOGIA MACROSCÓPICA.** Degeneração do corpo caloso é a principal característica da DMB e varia de desmielinização até franca necrose cística das camadas médias.

## Aspectos clínicos

**EPIDEMIOLOGIA.** A DMB é rara. A maioria dos casos é encontrada em homens de meia-idade.

**APRESENTAÇÃO.** O diagnóstico clínico da DMB é difícil e muitas vezes confundido com EW. Alguns pesquisadores relatam que ambas as doenças ocorrem simultaneamente.

**A DMB SE APRESENTA EM DUAS FORMAS CLÍNICAS.** Na DMB aguda, é típico o declínio rápido com comprometimento da consciência, crises convulsivas, rigidez muscular e morte dentro de vários dias. Na forma crônica, síndrome de desconexão inter-hemisférica (p. ex., apraxia, hemialexia, demência) pode ser vista e dura meses a vários anos.

**HISTÓRIA NATURAL.** A maior parte dos pacientes que sobrevivem à DMB apresenta sequelas neurológicas graves,

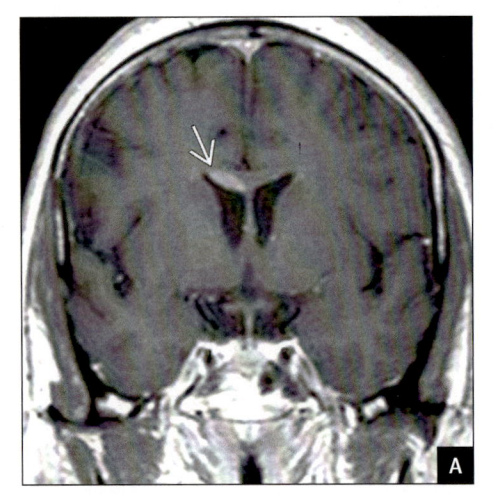

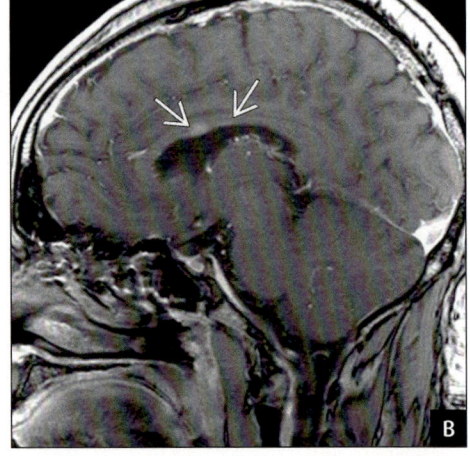

**30-11A** Imagem coronal ponderada em T1 pós-contraste em um paciente que bebe muito mostrando realce no corpo caloso ➡.
**30-11B** Imagem sagital em T1 pós-contraste demonstrando lesões com realce no corpo caloso ➡. 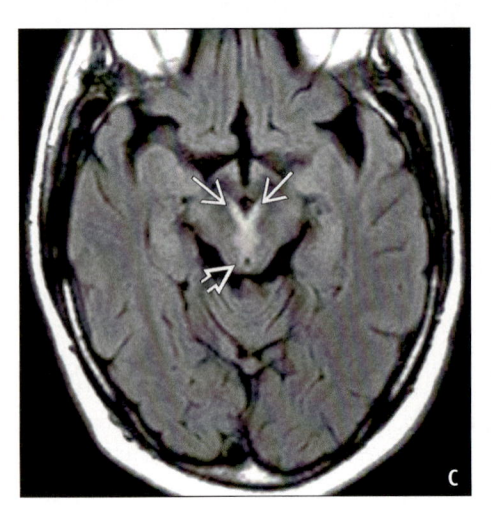
**30-11C** Imagem em FLAIR do mesmo paciente mostrando hiperintensidade simétrica no mesencéfalo ➡ e na substância cinzenta periaquedutal ➡.
**30-11D** Imagem obtida em nível mais cranial mostrando hiperintensidade nos tálamos mediais ➡, ao longo das paredes do terceiro ventrículo. Doença de Marchiafava-Bignami aguda com achados de imagem de desmielinização aguda e encefalopatia de Wernicke. (Cortesia de S. van der Westhuizen, MD.)

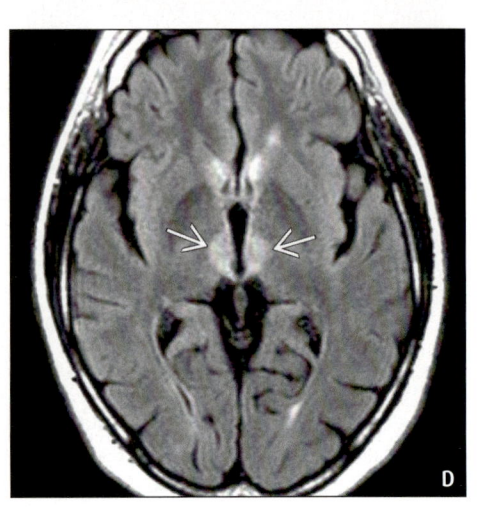

embora alguns casos com desfecho favorável tenham sido relatados.

**OPÇÕES DE TRATAMENTO.** Se instituída com rapidez, a administração endovenosa de complexo vitamínico B e terapia com metilprednisolona podem reverter o curso crônico da DMB.

## Imagem

**CARACTERÍSTICAS GERAIS.** O envolvimento seletivo das camadas médias do corpo caloso é típico. Assim como outros distúrbios relacionados ao álcool, a DMB também pode ser acompanhada por outras doenças determinadas pelo etilismo. Encefalopatia alcoólica crônica com redução volumétrica generalizada do encéfalo é comum. Distúrbios hidreletrolíticos podem causar desmielinização osmótica.

**ACHADOS NA TC.** A TC pode ser normal no estágio agudo da DMB. Nos estágios crônicos, é possível observar hipodensidade linear no joelho do corpo caloso que, no contexto de etilismo crônico, é altamente sugestiva do diagnóstico **(Fig. 30-10)**.

**ACHADOS NA RM.** As alterações iniciais da DMB *aguda* são mais bem observadas em FLAIR. Hiperintensidades no joelho do corpo caloso e no córtex frontoparietal aparecem primeiro, seguidas por lesões no esplênio. A imagem em difusão é inicialmente negativa, sugerindo que as alterações em FLAIR provavelmente refletem edema vasogênico (e não citotóxico) intramielínico. Restrição à difusão é posteriormente observada no esplênio do corpo caloso.

Durante a fase aguda, as lesões da substância branca podem realçar **(Fig. 30-11)**. Tanto padrões de realce periféricos quanto sólidos e confluentes foram relatados.

A DMB *crônica* com necrose franca do corpo caloso é vista como um adelgaçamento do corpo caloso e hiperintensidades nas suas camadas médias na sequência T1 no plano sagital **(Fig. 30-4)**. Em paciente com DMB crônica, imagens ponderadas em T2* podem demonstrar múltiplas áreas hipointensas nas regiões corticossubcorticais e no corpo caloso. Outras alterações associadas a etilismo crônico, como atrofia dos corpos mamilares, são comuns.

## Diagnóstico diferencial

No contexto de abuso de álcool, lesões do corpo caloso são altamente sugestivas de DMB. Outras doenças que podem alterar o corpo caloso incluem **esclerose múltipla**, **dano axonal difuso** e **infarto lacunar**. Todas essas doenças possuem lesões descontínuas esparsas que raras vezes envolvem a totalidade da extensão do corpo caloso.

## *Intoxicação por metanol*

O metanol é um potente depressor do SNC. Os pacientes frequentemente estão comatosos, e uma história acurada pode ser impossível de se obter. Além disso, poucos hospitais incluem o metanol em seus testes toxicológicos de rotina. Portanto, o diagnóstico é comumente tardio, e a morbidade e mortalidade permanecem elevadas. Os exames de imagem podem fornecer importantes pistas para o diagnóstico de uma possível intoxicação por metanol.

## Terminologia

A intoxicação ou envenenamento por metanol (MtOH) é também conhecida como encefalopatia por metanol.

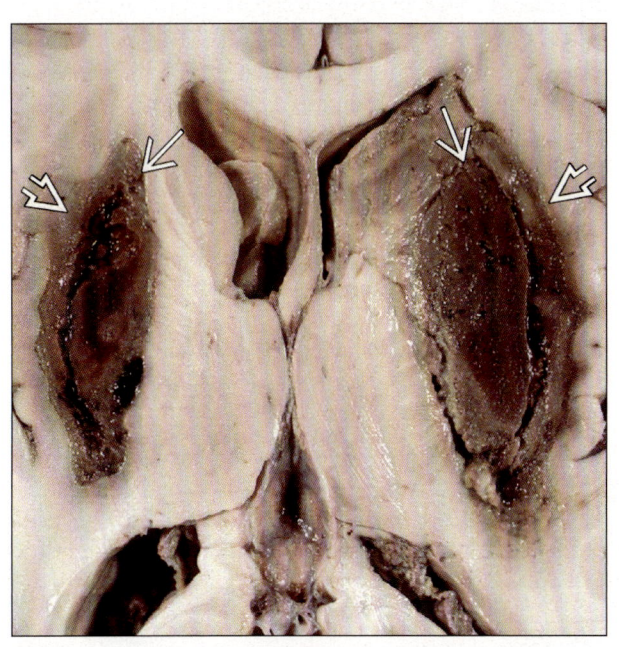

**30-12** Espécime de necropsia de um paciente com intoxicação fatal por metanol mostrando necrose hemorrágica em ambos os putames ⇒ e na substância branca subinsular ⇒. (Cortesia de R. Hewlett, MD.)

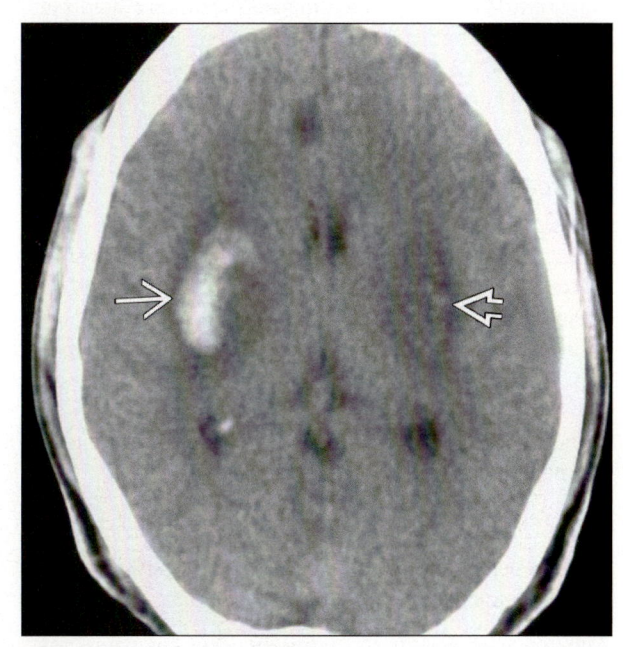

**30-13** TC sem contraste em um paciente com envenenamento agudo por metanol mostrando necrose putaminal confluente ⇒ e irregular ⇒. (Cortesia de R. Ramakantan, MD.)

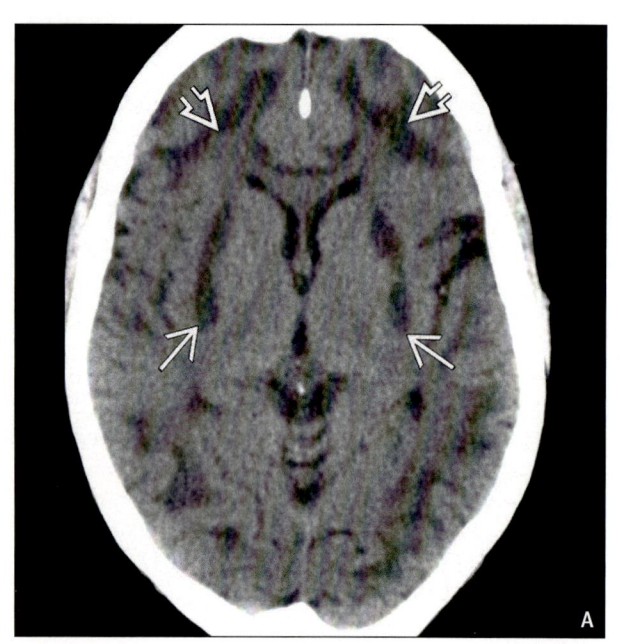

**30-14A** TC sem contraste em um paciente que sobreviveu à intoxicação aguda por metanol mostrando putames hipodensos e reduzidos ➡ e hipodensidades bilaterais e simétricas na SB subcortical ➡.

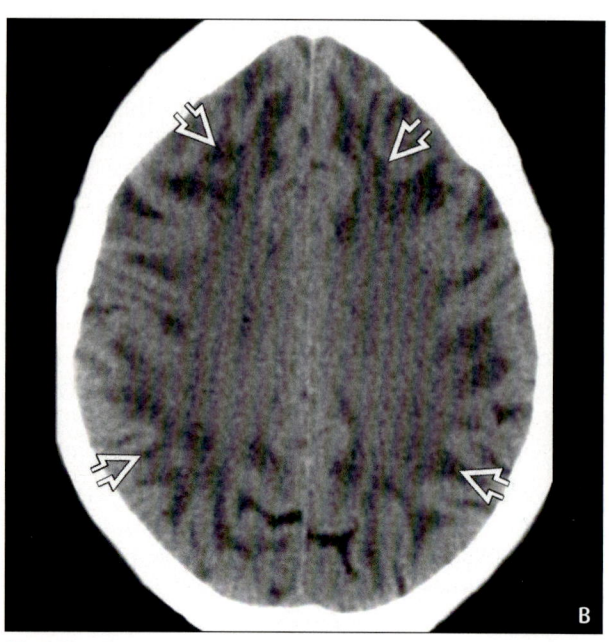

**30-14B** Corte de TC sem contraste mais cranial, através da coroa radiada, mostrando marcada hipodensidade em toda a SB de ambos os hemisférios ➡.

## Etiologia

O MtOH é um componente comum em solventes, vernizes, perfumes, removedores de tinta, anticongelantes e compostos de gasolina. Ele pode ser ingerido ou inalado acidental ou intencionalmente, ou absorvido por via transdérmica. Em alguns casos, o envenenamento por MtOH resulta do consumo de destilados ilícitos.

O MtOH é convertido em ácido fórmico e ácido láctico, causando grave acidose metabólica com pH arterial variando de 6,8 a 7,1. A elevação do *anion gap* e do *gap* osmolar é uma pista laboratorial importante para a presença de toxicidade por metanol.

## Patologia

**LOCALIZAÇÃO.** Necrose bilateral dos núcleos da base é a característica de imagem mais importante do envenenamento por MtOH. O envolvimento seletivo dos putames com preservação relativa dos globos pálidos é comum. Necrose difusa da substância branca subinsular e subcortical ocorre em casos graves **(Fig. 30-12)**.

Não há relação consistente entre o prognóstico clínico e a extensão das anormalidades encontradas nos exames de imagem.

## Aspectos clínicos

**EPIDEMIOLOGIA.** Comparada à encefalopatia relacionada ao álcool, o envenenamento por metanol é raro.

**ASPECTOS DEMOGRÁFICOS.** A imensa maioria dos pacientes é do sexo masculino. O pico de idade ocorre entre a terceira e a quarta décadas de vida.

**APRESENTAÇÃO.** Uma peculiaridade da intoxicação pelo MtOH é o período de latência entre a ingestão e o aparecimento de sintomas clínicos. O início dos sintomas é variável e frequentemente tardio, em especial se o etanol for consumido simultaneamente, uma vez que isso lentifica o metabolismo do metanol. Entre 85 e 90% dos pacientes apresentam distúrbios visuais. Três quartos de todos os pacientes possuem sintomas gastrintestinais inespecíficos, como náuseas e vômitos. Cerca de 25% estão comatosos na admissão.

**HISTÓRIA NATURAL.** A ingestão de 30 mL de metanol puro comumente resulta em morte. Uma quantidade de 4 mL pode causar cegueira. Níveis sanguíneos de metanol acima de 200 mg/L são considerados tóxicos, e níveis acima de 1.500 mg/L são potencialmente fatais.

Embora a latência para o aparecimento dos sintomas seja variável, a progressão da sintomatologia pode ser rápida. Insuficiência respiratória e óbito podem ocorrer dentro de poucas horas.

Hemorragia putaminal e necrose da substância branca subcortical da ínsula estão associadas a um desfecho clínico mais desfavorável.

**OPÇÕES DE TRATAMENTO.** A intoxicação pelo metanol é tratada efetivamente com agentes alcalinos para combater a acidose, antídotos (etanol ou fomepizole para bloquear a produção de ácido fórmico e hemodiálise para remover o MtOM.

## Imagem

**ACHADOS NA TC.** A TC sem contraste inicial é normal em muitos pacientes com intoxicação por MtOH. A maioria

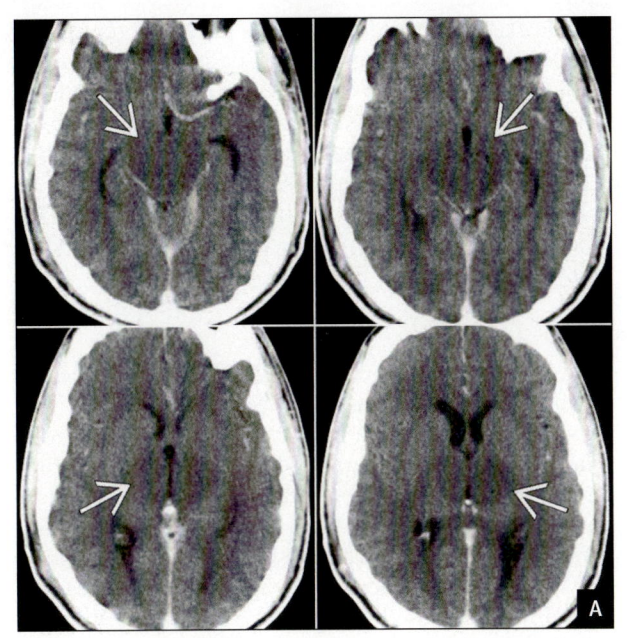

**30-15A** TC com contraste em um paciente que ingeriu etilenoglicol mostrando hipodensidade simétrica no mesencéfalo com extensão cranial para os tálamos ➡.

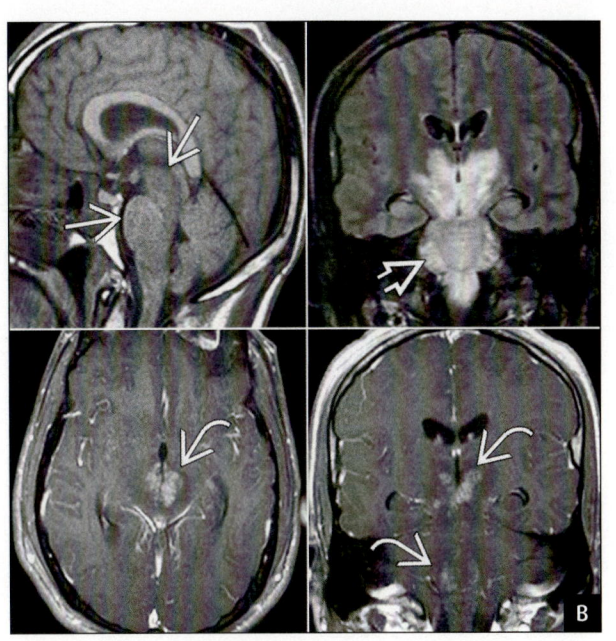

**30-15B** Imagem sagital ponderada em T1 mostrando hipointensidade na ponte e no mesencéfalo ➡, a qual é mais bem vista como hiperintensidade no FLAIR coronal ➡. Realce irregular é observado na sequência T1 pós-contraste ➡.

dos pacientes que sobrevivem por mais de 24 horas demonstra lesões hipodensas nos putames e ocasionalmente na substância branca profunda. Necrose hemorrágica putaminal é observada em 15 a 25% dos casos **(Fig. 30-13)**. O realce é variável, variando de nenhum a realce periférico das lesões putaminais.

Caso o paciente sobreviva, formam-se cavidades císticas no interior dos putames, representando as sequelas crônicas do envenenamento por MtOH **(Fig. 30-14)**.

**ACHADOS NA RM.** Necrose putaminal bilateral com envolvimento variável da substância branca está presente. Hiperintensidade em T1 e hipointensidades esparsas em T2 estão presentes na fase aguda tardia/subaguda precoce da necrose hemorrágica. Artefatos de susceptibilidade magnética estão presentes em T2*. A sequência ponderada em difusão mostra difusão restrita nas áreas afetadas.

Os pacientes que sobrevivem possuem lesões hiperintensas simétricas em T2/FLAIR nos putames, com variável envolvimento da substância branca subcortical.

### Diagnóstico diferencial

As lesões putaminais bilaterais e simétricas não são específicas para intoxicação por MtOH e podem ser observadas na **doença de Wilson** e nas **encefalopatias mitocondriais** (p. ex., Kearns-Sayre, Leigh). A **encefalopatia hipóxico-isquêmica** acomete os núcleos caudados e outros núcleos da base além dos putames. A **intoxicação aguda por cianeto** é rara porém pode assemelhar-se à encefalopatia por MtOH. O **envenenamento por monóxido de carbono** geralmente afeta os globos pálidos em vez do putamen.

### Envenenamento por etilenoglicol

O etilenoglicol é uma forma tóxica de álcool incolor, inodora e de sabor adocicado, sendo um componente comum em fluidos para degelo. Ele pode ser ingerido por etilistas ou, devido ao seu sabor adocicado e fácil acesso, acidentalmente ingerido por crianças e animais.

Quando ingerido, o etilenoglicol causa acidose metabólica e pode promover lesões no cérebro, fígado, rins e pulmões. O etilenoglicol é convertido em glicolato, o qual é o principal metabólito responsável pela acidose metabólica. O glicolato é então metabolizado para oxalato, que precipita com cálcio na forma de oxalato de cálcio e se deposita em vários tecidos. A acidose metabólica com elevado *anion gap* e *gap* osmolar tem resolução em 24 a 72 horas.

O tratamento precoce com o inibidor da álcool desidrogenase 4-metilpirazol (4MP, fomepizol) é muito efetivo. Outros regimes de tratamento incluem o uso de álcalis para combater a acidose, etanol como um antimetabólito e diálise.

Os achados de imagem da toxicidade aguda por etilenoglicol incluem edema nos núcleos da base, tálamos, mesencéfalo e porção superior da ponte **(Fig. 30-15)**. Necrose putaminal, similar àquela observada na intoxicação por metanol, pode ser observada em casos subagudos e crônicos.

## Anfetaminas e derivados

As propriedades "hedônicas" e viciantes das drogas de abuso – particularmente anfetaminas e cocaína – estão relacionadas aos elevados níveis de dopamina nas sinapses dos neurônios monoaminérgicos. A maioria das drogas de abuso é excitotóxica e causa dois principais tipos de patologia: eventos vasculares (p. ex., isquemia, hemorragia) e leucoencefalopatia.

Estudos funcionais de neuroimagem também têm demonstrado que drogas de abuso estão associadas a disfunções em diversas regiões cerebrais. As regiões responsáveis pela memória de trabalho, controle inibitório, atenção e tomada de decisões encontram-se prejudicadas em grau que se correlaciona com a intensidade e cronicidade do abuso. Além disso, a mitose, a migração e a sobrevida celular no SNC do feto de uma gestante usuária de drogas estão negativamente afetadas.

### Metanfetamina

As metanfetaminas (MA ou *meth*) são drogas psicoestimulantes altamente aditivas. O abuso da metanfetamina "cristal" tem crescido continuamente na última década. Até mesmo uma única exposição crônica à MA pode resultar em alterações profundas no fluxo sanguíneo cerebral. Tanto infartos hemorrágicos quanto isquêmicos podem ocorrer **(Fig. 30-16)**.

Os exames de RM em adultos usuários crônicos de MA demonstram volumes menores de substância cinzenta na sequência ponderada em T1, sobretudo nos lobos frontais, e mais hiperintensidades na substância branca em T2/FLAIR do que seria esperado para a idade do paciente. A espectroscopia de prótons mostra redução nos níveis de colina e mioinositol nos lobos frontais. A sequência DTI mostra uma FA mais baixa nos lobos frontais, e valores mais elevados de ADC nos núcleos da base.

### MDMA ("ecstasy")

A 3-,4-metilenodioximetanfetamina é também conhecida como **MDMA** ou **ecstasy**. Popular como droga recreacional, a MDMA induz euforia e alterações sensoriais secundárias à rápida liberação de potentes vasoconstritores nas sinapses serotoninérgicas. A MDMA pode causar constrição arterial, vasculite ou vasospamo prolongado com infartos isquêmicos agudos. A isquemia induzida por MDMA é mais pronunciada em regiões cerebrais ricas em serotonina, como os globos pálidos e o córtex occipital, os quais são especialmente vulneráveis **(Fig. 30-17)**.

Necrose hipocampal aguda com subsequente atrofia foi relatada em usuários crônicos de *ecstasy*.

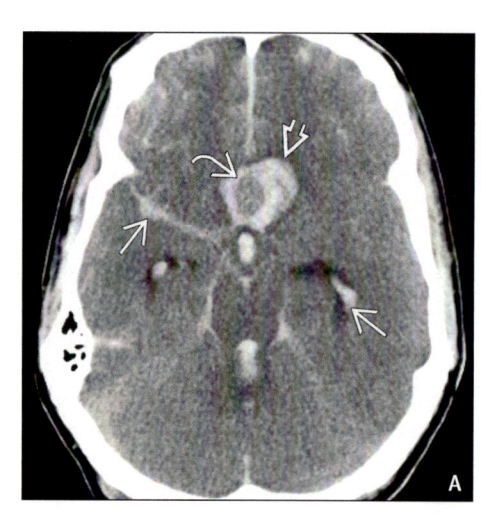

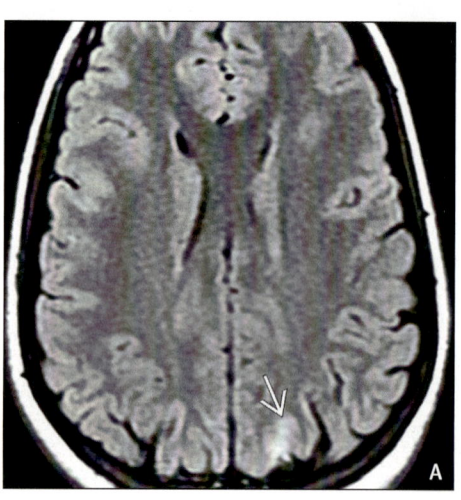

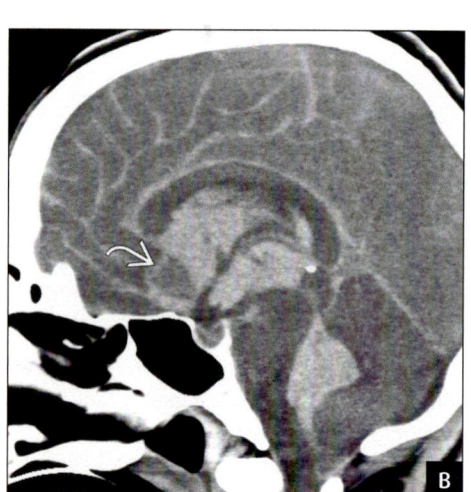

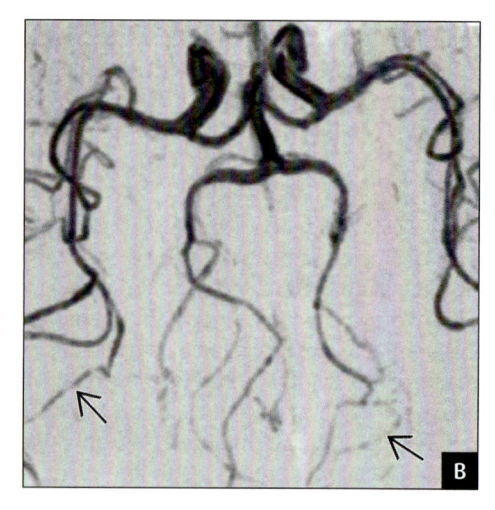

**30-16A** Uma usuária de metanfetamina de 32 anos teve cefaleia de início súbito, seguida de colapso e coma. A TC sem contraste mostra hemorragia subaracnóidea e intraventricular difusas ➡. Um hematoma focal inter-hemisférico ➡ circunda o foco hipointenso arredondado causado por um aneurisma de artéria comunicante anterior ➡.
**30-16B** Reconstrução sagital do mesmo caso mostrando o sistema ventricular repleto de coágulos. Hemorragia subaracnóidea e focal circunda o aneurisma ➡.

**30-17A** Imagem em FLAIR no plano axial em um adolescente que usou MDMA ("ecstasy") em uma festa "rave" mostrando hiperintensidade focal no lobo occipital esquerdo ➡.
**30-17B** ARM do mesmo paciente mostrando áreas alternantes de estreitamento e dilatação ➡ nas artérias occipital e parietal posterior, consistentes com vasculite induzida por drogas. (Cortesia de P. Hildenbrand, MD.)

## Benzodiazepínicos

Os benzodiazepínicos, às vezes chamados de **"benzo"**, são substâncias psicoativas usadas no tratamento de ansiedade, insônia, crises convulsivas, espasmos musculares e abstinência alcoólica. *Overdose* de benzodiazepínicos tem sido associada a encefalopatia hipóxico-isquêmica **(Fig. 30-18)**, infartos isquêmicos e hemorrágicos **(Fig. 30-19)** e leucoencefalopatia tóxica tardia.

## Cocaína

A cocaína pode ser inalada (cheirada), fumada ou injetada. Na sua forma mais comum (hidrocloreto de cocaína), é absorvida pela mucosa nasal. O *"crack"*, a forma alcaloide de base isolada do hidrocloreto de cocaína, pode também ser fumado.

### Etiologia

Independentemente da rota de administração, o impacto adverso da cocaína no cérebro está amplamente relacionado aos seus efeitos vasculares. A hipertensão sistêmica pode ser extrema, causando infartos hemorrágicos espontâneos.

A ruptura de um aneurisma preexistente ou malformação vascular subjacente representa quase metade de todos os infartos hemorrágicos relacionados à cocaína. A cocaína também facilita a agregação plaquetária e pode levar à oclusão vascular trombótica.

A vasoconstrição cerebral aguda e/ou a vasculopatia induzida pela cocaína podem levar a infartos isquêmicos. A cocaína inalada causa grave vasoconstrição no plexo vascular da mucosa do septo nasal (plexo de Kiesselbach). Abuso crônico pode causar necrose e perfuração septal.

### Patologia

As hemorragias macroscópicas, particularmente nos putames e na cápsula externa, são os achados de patologia macroscópica mais comuns, sendo duas vezes mais frequentes do que os infartos isquêmicos.

Microscopicamente, a arteriopatia por cocaína é caracterizada por alterações inflamatórias e necrose.

### Aspectos clínicos

**EPIDEMIOLOGIA.** Quase um terço dos AVCs em pacientes com idade inferior a 45 anos são relacionados a drogas,

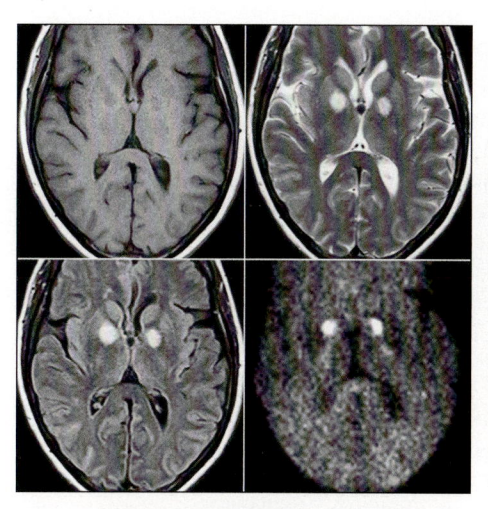

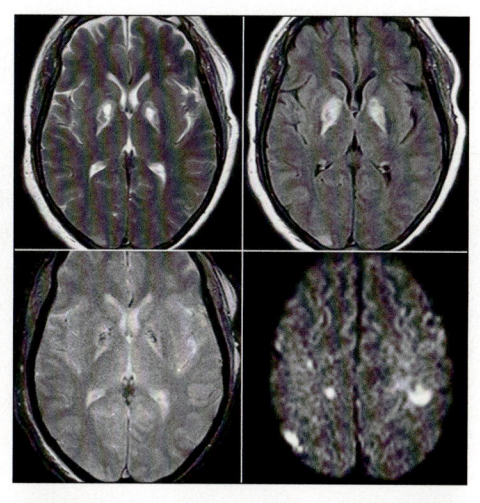

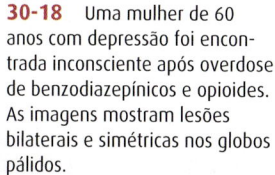

**30-18** Uma mulher de 60 anos com depressão foi encontrada inconsciente após overdose de benzodiazepínicos e opioides. As imagens mostram lesões bilaterais e simétricas nos globos pálidos.

**30-19** Imagens de RM em uma mulher de 45 anos com transtorno bipolar e toxicologia positiva para opioides e benzodiazepínicos mostrando infartos corticais e nos globos pálidos. Ela também apresentava infartos cerebelares hemorrágicos e simétricos (não mostrados).

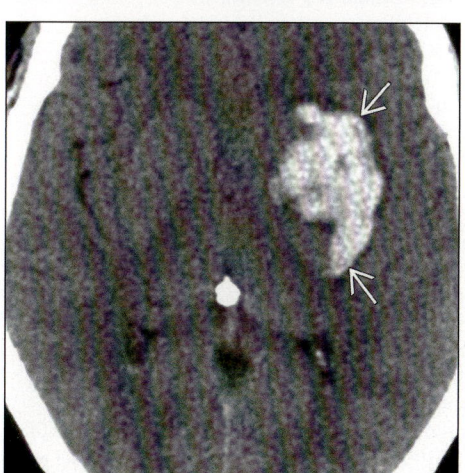

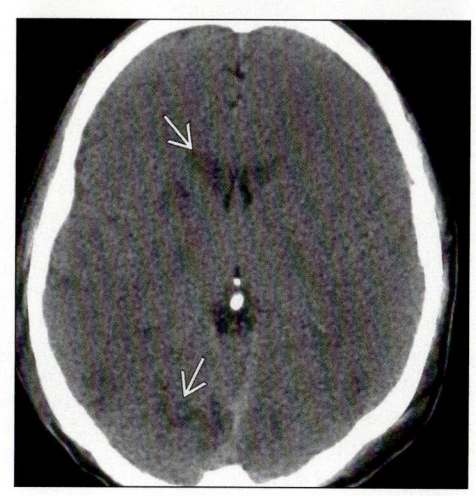

**30-20** TC sem contraste mostrando hemorragia hipertensiva aguda com sangramento no putame e cápsula externa ➡ em um paciente com abuso de cocaína.

**30-21** TC sem contraste em um paciente com abuso de cocaína mostrando edema cerebral difuso e infartos isquêmicos multifocais ➡.

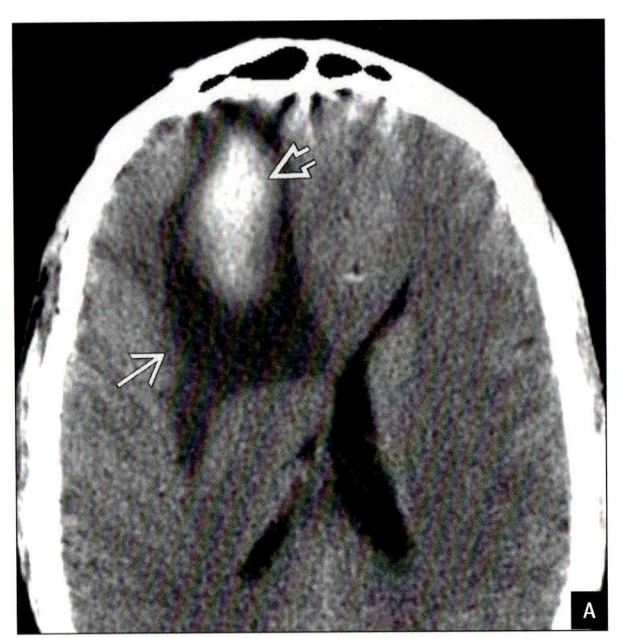

**30-22A** TC sem contraste em um paciente com abuso de cocaína mostrando hipodensidade grande e confluente ➡ no lobo frontal direito, com hemorragia aguda tardia ➡.

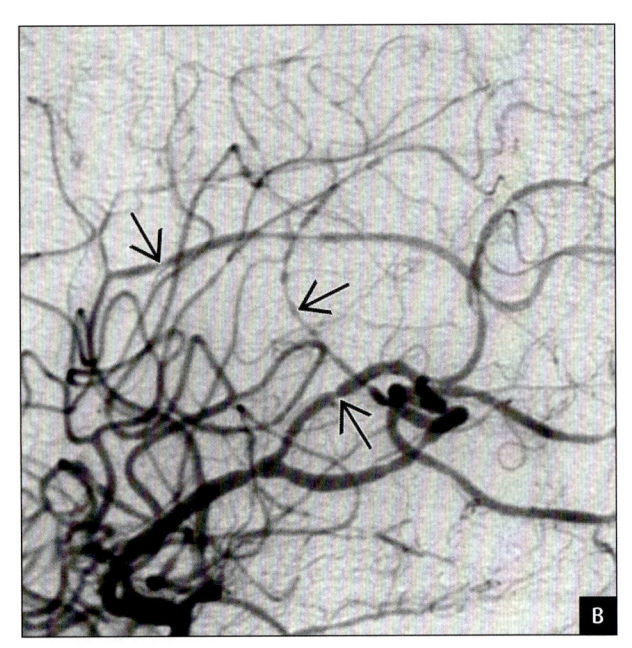

**30-22B** ASD lateral do mesmo paciente mostrando múltiplas áreas de constrição e dilatação ➡, características de vasculite induzida por drogas.

com 80 a 90% ocorrendo na quarta e quinta décadas de vida. O risco de AVC é mais alto dentro das primeiras seis horas após o uso da substância.

**APRESENTAÇÃO.** Cefaleia, crise convulsiva e déficits neurológicos focais são os sintomas mais comuns.

**HISTÓRIA NATURAL.** O início do acidente vascular relacionado à cocaína pode ser imediato se hipertensivo ou no caso de hemorragia subaracnóidea. A vasculopatia induzida por cocaína com infartos isquêmicos pode ocorrer em até uma semana após o uso.

## Imagem

Os infartos – tanto isquêmicos quanto hemorrágicos – são as principais manifestações da lesão cerebral induzida pela cocaína **(Fig. 30-20)**. As hemorragias podem ser parenquimatosas (secundárias à hipertensão ou malformações vasculares) ou subaracnóideas (ruptura de aneurisma). Os sangramentos hipertensivos geralmente possuem centro na cápsula externa/putame ou no tálamo.

A encefalopatia hipertensiva aguda com síndrome da encefalopatia posterior reversível (PRES) também pode ocorrer. Edema vasogênico nos lobos occipitais é o achado mais comum.

Infartos isquêmicos podem ser causados por vasospasmo, vasoconstrição induzida pela cocaína, vasculite ou trombose **(Fig. 30-21)**. Acidentes vasculares agudos induzidos por cocaína são positivos na sequência em difusão. A ARM, a ATC ou a ASD podem mostrar áreas focais de afilamento e irregularidade arterial **(Fig. 30-22)**.

## Diagnóstico diferencial

A causa mais comum de hemorragia intracraniana espontânea (não traumática) em crianças é **malformação vascular** subjacente. Uma hemorragia parenquimatosa inexplicada em adultos jovens e de meia-idade também deve prontamente incluir a avaliação para possível abuso de drogas.

Os **infartos embólicos** provenientes de doença cardíaca, bem como **vasculite** secundária à infecção ou a doenças granulomatosas, autoimunes ou colagenoses, podem ter uma aparência idêntica à da vasculopatia por uso de cocaína.

---

**COCAÍNA E ANFETAMINA EFEITOS NO CÉREBRO**

**Anfetaminas**
- Metanfetamina
  - Infartos hemorrágicos e isquêmicos
  - Atrofia frontal
- MDMA ("*ecstasy*")
  - Vasospasmo, infartos
  - Localização: córtex occipital, globos pálidos
- Benzodiazepínicos
  - Leucoencefalopatia tóxica tardia

**Cocaína**
- Hemorragia intracraniana
  - Hemorragia intracraniana hipertensiva (50%)
  - Aneurisma ou malformação arteriovenosa desconhecidos
- Infarto isquêmico
  - Vasospasmo
  - Vasculite
- Encefalopatia hipertensiva aguda
  - Síndrome da encefalopatia posterior reversível (PRES)
  - Edema vasogênico (occipital bilateral)

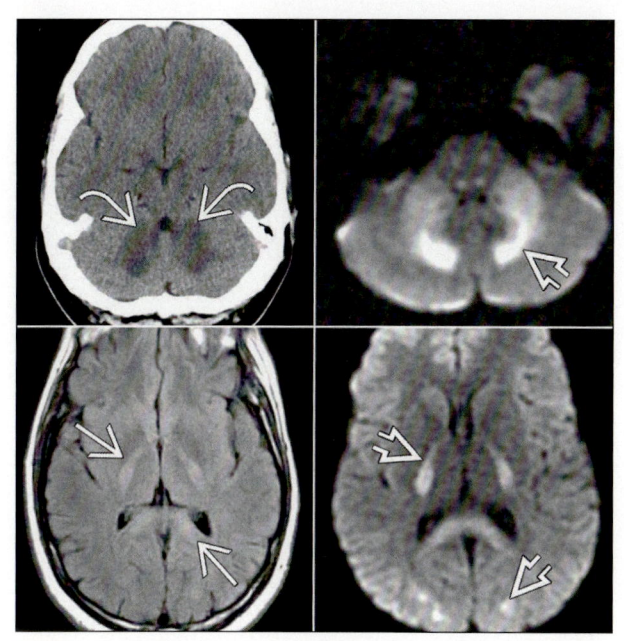

**30-23** TC sem contraste após inalação de heroína (*chasing the dragon*) mostrando hipodensidade simétrica na SB cerebelar ➡. FLAIR demonstrando hiperintensidade no corpo caloso e cápsulas internas ➡. As lesões restringem na sequência em difusão ➡. (Cortesia de K. Nelson, MD.)

**30-24** Um homem de 57 anos desenvolveu leucoencefalopatia aguda após *chasing de dragon*. A RM mostra hiperintensidade ➡ na SB periventricular profunda em T2/FLAIR, com correspondente restrição à difusão ➡ nas sequências em difusão e ADC. (Cortesia de M. Michel, MD.)

## Opioides e derivados

A **heroína** é o opioide de abuso mais comum. Outras drogas nesse grupo incluem **morfina**, **hidrocodona**, **oxicodona**, **hidromorfona**, **codeína** e narcóticos relacionados como **fentanil**, **meperidina**, **metadona** e **ópio**.

Além dos efeitos diretos dos opioides no cérebro, impurezas e aditivos podem produzir patologias sistêmicas. Hipotensão e anóxia podem também complicar o quadro clínico e o aspecto de imagem da toxicidade dos opioides.

### *Heroína*

A heroína é comumente injetada por via endovenosa. A complicação mais comum da heroína injetada é o AVC. A isquemia dos globos pálidos, muito similar àquela observada no envenenamento por monóxido de carbono, é comum.

Os efeitos agudos mais dramáticos ocorrem com a heroína inalada. A forma de base isolada é aquecida em papel alumínio e os vapores são então inalados (*chasing the dragon*). A inalação de vapor de heroína causa uma leucoencefalopatia tóxica marcante.

A complicação mais frequente do abuso de heroína é a infecção. A endocardite é comum e pode resultar em embolia séptica, abscessos cerebrais e vasculite com formação de aneurismas micóticos.

### Etiologia

A heroína causa alterações agudas e crônicas como vasculopatia, leucoencefalopatia e perda volumétrica cerebral generalizada. A estimulação dos receptores opioides no músculo liso vascular pode causar vasospasmo reversível. A resposta imune aos aditivos presentes na heroína injetada pode causar isquemia ou vasculite.

### Patologia

A necropsia de cérebros de pacientes com encefalopatia associada à heroína mostra aparência esponjosa da substância branca cerebral. A microscopia demonstra desmielinização e vacuolização da substância branca. Como o cerebelo também possui uma alta densidade de receptores opioides, alterações similares podem ser observadas na sua substância branca.

### Imagem

**ACHADOS NA TC**. A toxicidade aguda do SNC pela heroína inalada (*chasing the dragon*) é caracterizada por hipodensidades simétricas na substância branca cerebelar, algumas vezes descritas como em padrão de "asa de borboleta" **(Fig. 30-23)**. A substância branca cerebral posterior, o braço posterior da cápsula interna e os globos pálidos também são comumente afetados. O braço anterior da cápsula interna é poupado.

**ACHADOS NA RM**. Imagens em T2/FLAIR em pacientes com leucoencefalopatia relacionada à heroína em estágio precoce demonstram hiperintensidade na substância branca cerebelar com relativa preservação dos núcleos denteados. Há, com frequência, envolvimento seletivo simétrico dos braços posteriores das cápsulas internas, tratos corticospinais, lemnisco medial e trato solitário **(Fig. 30-23)**.

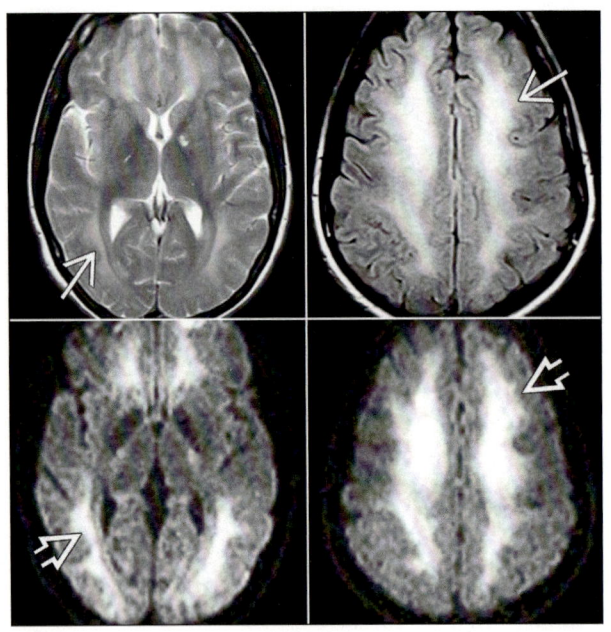

**30-25** Imagens de RM em uma mulher de 33 anos com overdose de metadona mostrando hiperintensidade simétrica confluente em FLAIR ➡ e restrição à difusão na difusão ➡.

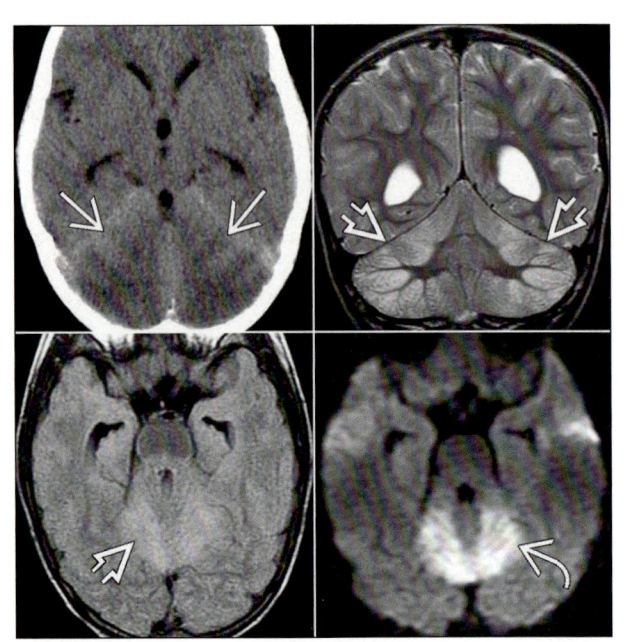

**30-26** Envenenamento acidental por metadona em uma criança mostrando hipodensidade cerebelar bilateral na TC sem contraste ➡, hiperintensidade em T2/FLAIR ➡ e restrição à difusão ➡.

Hiperintensidade confluente na substância branca cerebral, incluindo o corpo caloso, é comum em casos graves de encefalopatia induzida pelo vapor de heroína **(30-24)**. As imagens em difusão mostram restrição aguda à difusão da água nas áreas afetadas; a espectroscopia de prótons demonstra um pico de lactato na substância branca cerebral.

O abuso crônico de heroína pode causar doença microvascular. Hiperintensidades multifocais esparsas na substância branca subcortical ou periventricular são comuns, porém não são tão prevalentes ou marcadas como na vasculopatia por cocaína.

### Metadona

As assim chamadas drogas substitutivas, como o opioide sintético metadona, são usadas no tratamento para abuso/dependência, bem como no manejo da dor intratável. Com crescente uso e disponibilidade da metadona, sua *overdose* também tem se tornado mais frequente.

A encefalopatia tóxica pós-opioide similar àquela causada pela heroína inalada tem sido descrita com a metadona. Hiperintensidade difusa, simétrica e confluente na substância branca cerebral em T2/FLAIR é observada **(Fig. 30-25)**. As fibras subcorticais em U são poupadas. Diferentemente da toxicidade da heroína, alterações no cerebelo e no tronco encefálico são sutis ou ausentes em adultos. A espectroscopia de prótons mostra elevação da colina, redução do NAA e aumento do lactato.

Foi relatado que a ingestão acidental de metadona pode causar grave edema cerebelar com hidrocefalia obstrutiva aguda em crianças **(Fig. 30-26)**.

### Oxicodona

Os achados de imagem dos poucos casos relatados de *overdose* de oxicodona e Oxycontin mostram difusão restrita nos hemisférios cerebelares e globos pálidos.

---

**OPIOIDES**

**Heroína**
- Injetada
  - Mais comum = infartos isquêmicos
  - Globos pálidos, SB (assemelha-se à intoxicação por CO)
- Inalada
  - *Chasing the dragon*
  - Mais comum = leucoencefalopatia
  - Cerebelo, SB cerebral

**Metadona**
- Adultos
  - Encefalopatia tóxica
- Crianças
  - Geralmente ingestão acidental
  - Edema cerebelar

**Oxicodona**
- Isquemia no cerebelo e globos pálidos
- Menos comum = leucoencefalopatia tóxica

## Toxinas e gases inalados

Algumas drogas de abuso, como a heroína, possuem múltiplas formas de administração. Outras são gases e, portanto, exclusivamente inaladas. Exemplos incluem toxinas como o monóxido de carbono e drogas de abuso como o óxido nitroso. Algumas toxinas, como o cianeto, podem ser inaladas, ingeridas ou absorvidas por via transdérmica. Cianetos podem causar – ou contribuir para – óbitos por inalação de fumaça.

Vapores inalados de agentes líquidos voláteis incluem o amil-nitrito ("*poppers*") e solventes industriais (p. ex., tolueno).

### Envenenamento por monóxido de carbono

#### Terminologia

O monóxido de carbono (CO) é um gás incolor, inodoro e insípido produzido pela combustão incompleta de vários combustíveis. O envenenamento por CO é causado por inalação proposital ou acidental.

#### Etiologia

Os efeitos tóxicos do CO resultam, em sua maior parte, do comprometimento do transporte de oxigênio. O CO se combina reversivelmente com a hemoglobina (Hgb) com afinidade 200 vezes maior do que a do oxigênio. Se os níveis de carboxi-hemoglobina (CO-Hgb) se elevarem para valores acima de 20%, danos cerebrais e cardíacos são frequentes.

A CO-Hgb prejudica o transporte de oxigênio pelos eritrócitos, reduzindo o oxigênio celular e causando hipoxia. Além disso, a peroxidação de lipídeos causa dano oxidativo. Peroxinitritos promovem lesão no endotélio vascular.

#### Patologia

**LOCALIZAÇÃO.** Devido ao fato de os globos pálidos serem extraordinariamente sensíveis à hipoxia, a alteração característica da intoxicação aguda por CO é a necrose simétrica dos globos pálidos **(Figs. 30-27, 30-28)**. A substância branca cerebral é a segunda área mais comumente afetada e costuma mostrar desmielinização e necrose tardias, que podem aparecer várias semanas após o episódio inicial.

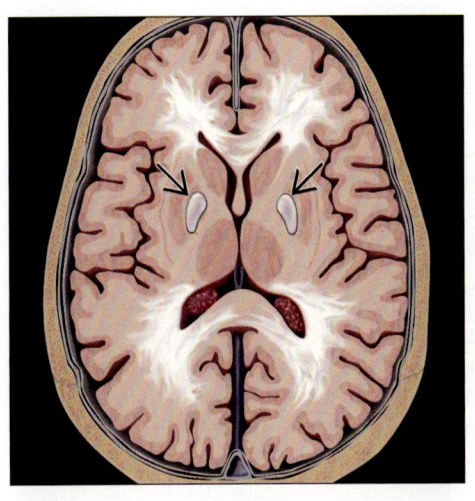

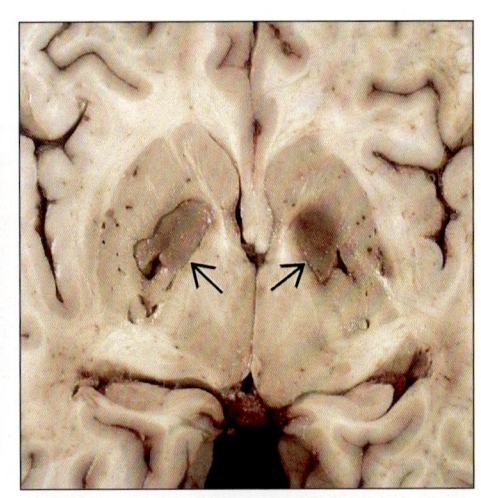

**30-27** Ilustração no plano axial mostrando o envolvimento típico do cérebro pelo envenenamento por monóxido de carbono. Os globos pálidos (GPs) ➡ são os mais afetados, seguidos pela substância branca cerebral. Patologicamente, há necrose nos GPs e áreas variáveis de necrose e desmielinização na substância branca.

**30-28** Espécime de necropsia com envenenamento por monóxido de carbono mostrando necrose coagulativa (não hemorrágica) simétrica nos globos pálidos mediais ➡.

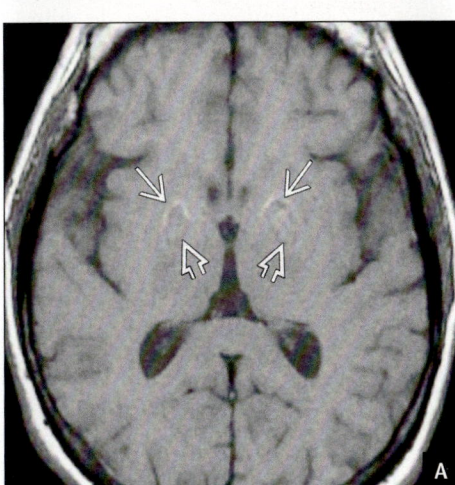

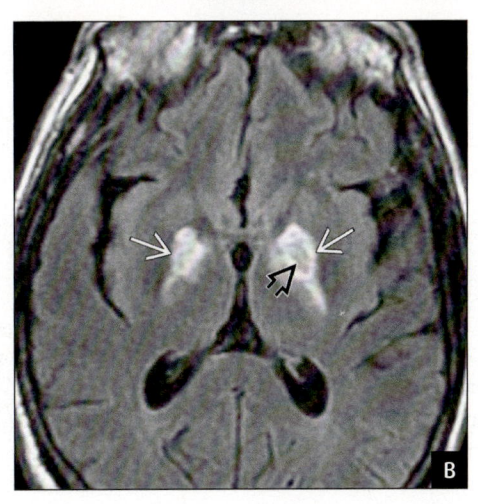

**30-29A** Imagem ponderada em T1 em um homem de 49 anos com envenenamento por CO mostrando lesões simétricas nos globos pálidos mediais. Note o tênue halo hiperintenso ➡, o fino halo interno hipointenso e a necrose coagulativa central observada como lesões levemente hiperintensas ➡.

**30-29B** Imagem em FLAIR do mesmo paciente mostrando que a lesão é predominantemente hiperintensa ➡ com centro isointenso ➡. A região isointensa mostra realce no T1 pós-contraste (não mostrado).

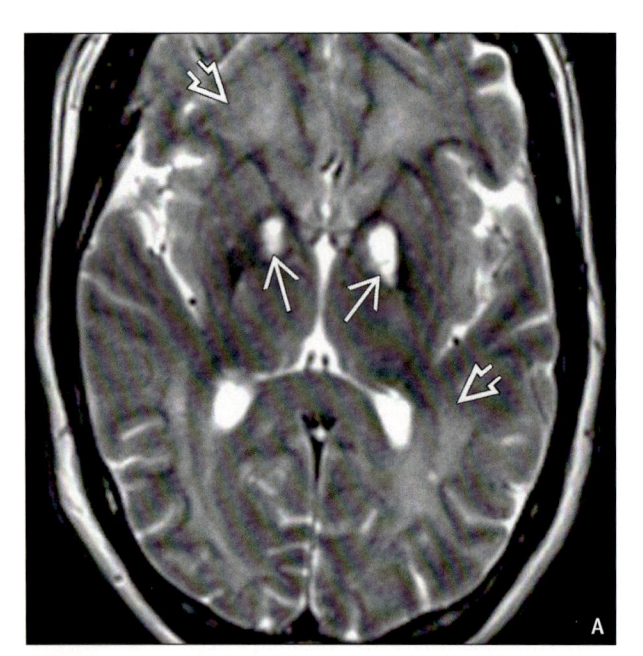

**30-30A** Imagem axial ponderada em T2 em um paciente com envenenamento por CO há duas semanas mostrando hiperintensidades características nos globos pálidos ➡. Hiperintensidade confluente envolve praticamente toda a SB cerebral ➡, com exceção das fibras subcorticais em U.

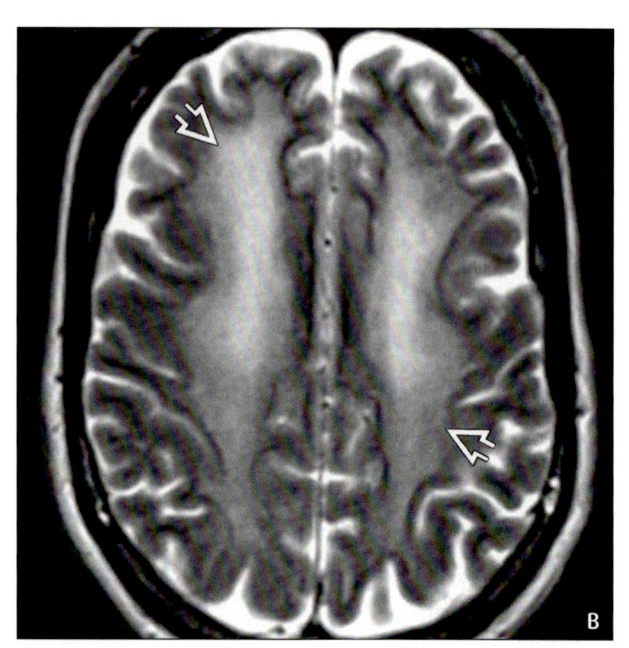

**30-30B** Imagem axial em T2 mais superior mostrando que a hiperintensidade afeta a maior parte da coroa radiada ➡ e poupa predominantemente a SB subcortical. Envenenamento por CO em sua forma de "intervalo" (subaguda) com desmielinização tóxica.

## Aspectos clínicos

**APRESENTAÇÃO E HISTÓRIA NATURAL.** O envenenamento agudo por CO inicialmente causa náusea, vômitos, cefaleia e rebaixamento do nível de consciência. O prognóstico depende da duração e da intensidade da exposição. Crises convulsivas, coma e óbito podem suceder.

Os pacientes que sobrevivem ao envenenamento por CO frequentemente desenvolvem encefalopatia tardia. Sintomas de parkinsonismo, déficits de memória e alterações cognitivas são comuns.

**OPÇÕES DE TRATAMENTO.** A terapia com oxigênio hiperbárico é o tratamento de escolha para o envenenamento agudo por CO. A administração precoce de oxigênio a 100% pode auxiliar a atenuar as sequelas neuropsiquiátricas a longo prazo.

## Imagem

**ACHADOS NA TC.** Os exames iniciais de TC sem contraste podem ser normais. Hipodensidade simétrica em ambos os globos pálidos se desenvolve dentro de poucas horas. Hemorragia volumosa é rara. Hipodensidade difusa variável na substância branca hemisférica pode ser observada em casos graves.

**ACHADOS NA RM.** A RM multiplanar (p. ex., FLAIR, T2 e difusão) é a modalidade mais sensível para detecção precoce das alterações causadas pelo envenenamento por CO. As imagens ponderadas em T1 mostram hipointensidade sutil nos globos pálidos. Um leve halo de hiperintensidade causada por hemorragia ou necrose coagulativa pode estar presente **(Fig. 30-29A)**.

As imagens de T2/FLAIR mostram hiperintensidades bilaterais nos globos pálidos mediais **(Fig. 30-29B)**, com os putames e núcleos caudados menos comumente afetados. Um fino halo hipointenso circunjacente à lesão pode estar presente.

Além das áreas hiperintensas observadas em T2, as imagens em FLAIR podem revelar envolvimento discreto dos núcleos caudados, tálamos, hipocampos, corpo caloso, fórnice e córtex cerebral.

A sequência em difusão mostra hiperintensidades bilaterais nos globos pálidos, bem como focos de difusão restrita na substância branca subcortical. O mapa ADC na substância branca cerebral se eleva de modo significativo, refletindo extensa lesão tecidual microestrutural. A sequência DTI mostra redução da FA nas áreas corticais associadas.

Até um terço dos pacientes com envenenamento por CO desenvolvem leucoencefalopatia tardia com progressiva desmielinização da substância branca, a forma de "intervalo" (subaguda) da intoxicação. Extensas áreas simétricas e confluentes de hiperintensidade em T2/FLAIR são achados característicos **(Fig. 30-30)**.

## Diagnóstico diferencial

O principal diagnóstico diferencial do envenenamento por CO é a **encefalopatia hipóxico-isquêmica** (EHI). Como as duas condições compartilham alguns aspectos de fisio-

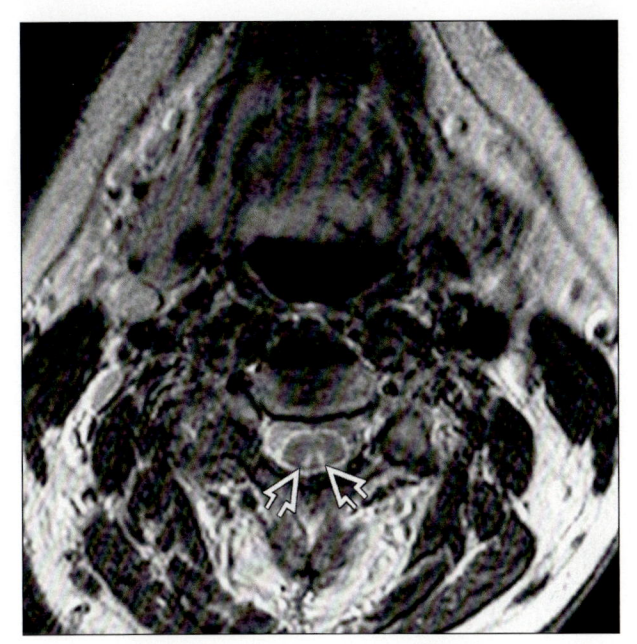

**30-31** Imagem axial ponderada em T2 em um paciente com abuso de óxido nitroso mostrando desmielinização seletiva e simétrica das colunas posteriores ⇒, característica da degeneração combinada subaguda. (Cortesia de C. Glastonbury, MBBS.)

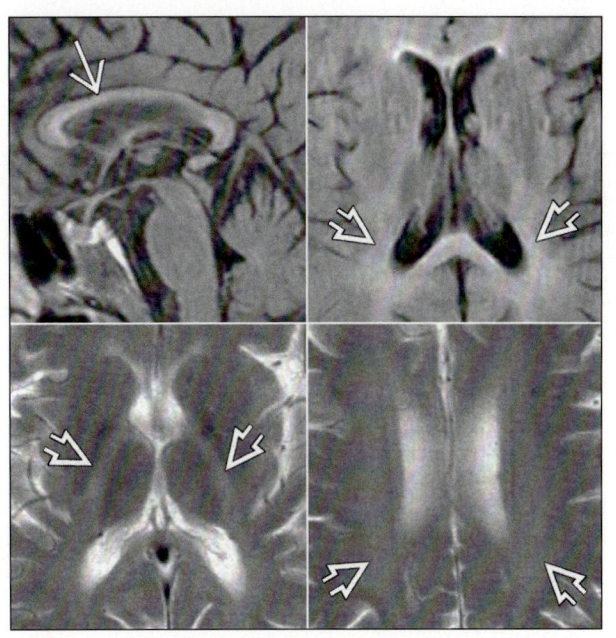

**30-32** Imagem sagital ponderada em T1 mostrando afilamento do corpo caloso ⇒, e imagens em T2/FLAIR demonstrando hiperintensidade confluente na SB ⇒. Toxicidade do tolueno devido ao uso crônico de cola de sapateiro. (Cortesia de S. Lincoff, MD.)

patologia, os achados de imagem de EHI e envenenamento por CO se sobrepõem. A EHI em geral afeta todos os núcleos da base e os hipocampos, com menos frequência a substância branca ou os globos pálidos isoladamente. O **envenenamento por organofosforados** (exposição acidental ou proposital) pode causar necrose hemorrágica bilateral dos globos pálidos.

A **doença de Wilson** acomete os núcleos da base, mesencéfalo, ponte e núcleos denteados.

Encefalopatias mitocondriais, especialmente a **doença de Leigh**, costumam afetar pacientes mais jovens. As lesões do tronco encefálico e putames são mais comuns do que o envolvimento dos globos pálidos.

Algumas **encefalites virais**, como a encefalite japonesa, afetam preferencialmente os núcleos da base e os tálamos. A **doença de Creutzfeldt-Jacob** (DCJ) é rapidamente progressiva e afeta o núcleos caudados, a porção anterior dos núcleos da base e o córtex. O envolvimento da região posteromedial dos tálamos é comum na DCJ e raro no envenenamento por CO.

### Óxido nitroso

O óxido nitroso ($N_2O$), comumente conhecido como "gás hilariante", é um suplemento anestésico inalado usado com frequência em procedimentos dentários e cirurgias orais. O $N_2O$ é extremamente solúvel em compostos lipídicos e usado como propelente em *sprays* de aerossol (p. ex., *sprays* de *chantilly* e outros produtos culinários). O $N_2O$ é ocasionalmente inalado pela suposta euforia.

O excesso de $N_2O$ oxida irreversivelmente o íon cobalto da vitamina B12, o qual é necessário para a metilação dos fosfolipídeos da bainha de mielina. O abuso crônico de óxido nitroso causa mielopatia e neuropatia periférica progressivas. O resultado final é a **degeneração combinada subaguda da medula espinal**. As colunas dorsais e os tratos corticospinais são preferencialmente afetados **(Fig. 30-31)**. As lesões cerebrais são raras.

### Abuso de tolueno

O componente mais importante dos solventes industriais é o tolueno, motivo pelo qual concentraremos nossa discussão nessa substância em particular. O tolueno, um líquido incolor em colas, diluentes, tintas e outros produtos industriais, é lipossolúvel e rapidamente absorvido pelo SNC. A exposição prolongada ocupacional e o uso proposital causam lesões neurológicas multifocais e neuropatia óptica.

### Terminologia

O tolueno, também chamado de metilbenzeno, é um hidrocarboneto aromático. O envenenamento por tolueno resulta em **encefalopatia crônica por solvente**.

### Etiologia

Os métodos comuns de abuso de solventes são a inalação direta no recipiente, a inalação em um tecido embebido com o produto sobre a boca e o nariz, e a inalação em uma sacola plástica.

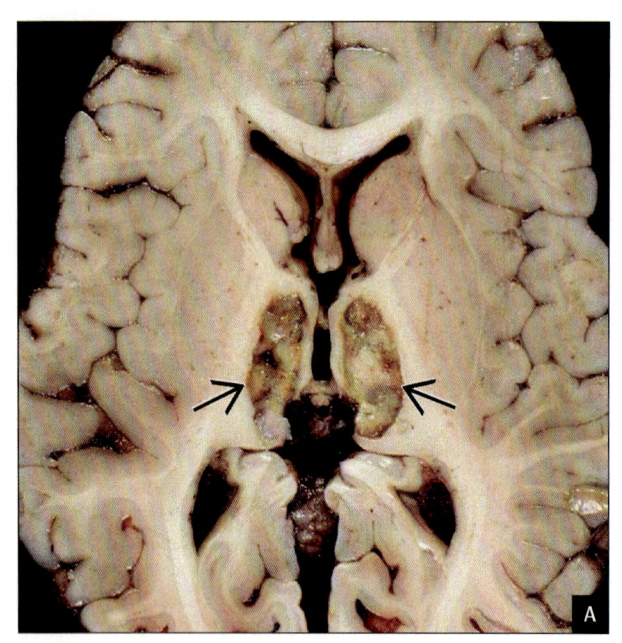

**30-33A** Espécime de necropsia de um paciente com inalação de fumaça, possivelmente cinzas de lixo com vapor de cianeto. Observe a necrose talâmica bilateral →.

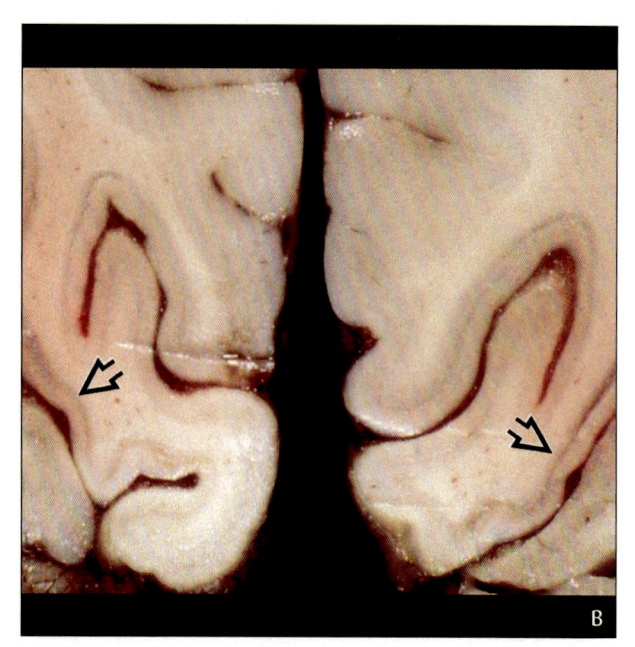

**30-33B** Secção coronal através dos lobos occipitais mostrando necrose cortical laminar →. (Cortesia de R. Hewlett, MD.)

## Patologia

O tolueno afeta preferencialmente a substância branca cerebral e os nervos ópticos, causando desmielinização e gliose. A deposição de ferro nos tálamos e núcleos da base devido à desmielinização e perda axonal também é comum.

## Aspectos Clínicos

O abuso de solventes é particularmente prevalente em adolescentes e em adultos jovens. O baixo custo e a facilidade de obtenção têm contribuído para o aumento da prevalência em muitos países. O uso crônico regular de tolueno causa prejuízo cognitivo grave e irreversível.

## Imagem

Os exames de imagem em paciente com abuso crônico de tolueno costumam ser normais. Anormalidades são observadas após vários anos de abuso crônico. Lesões difusas na substância branca são observadas em quase metade dos pacientes, inicialmente vistas como hiperintensidade em T2/FLAIR na SB periventricular profunda com subsequente extensão para os centros semiovais e áreas subcorticais. A cápsula interna, o cerebelo e a ponte são comumente afetados **(Fig. 30-32)**.

A exposição crônica e prolongada ao tolueno também causa atrofia generalizada com dilatação ventricular e alargamento dos espaços subaracnóideos. A perda de volume da SB é observada como afilamento do corpo caloso. A extensão da redução volumétrica se correlaciona diretamente com a duração do abuso.

## *Envenenamento por organofosforados*

Organofosforados (OF) são ingredientes comuns em pesticidas. Devido a seu amplo uso na agricultura, pronta disponibilidade e facilidade de acesso, os OFs são causas potenciais de exposição acidental ou proposital.

"Pesticidas de rua" (pesticidas agrícolas ilegais, decantados e sem identificação usados predominantemente para fins domésticos) representam um risco crescente para envenenamentos significativos por pesticidas em nações emergentes.

O efeito anticolinesterásico dos OFs causa três potenciais síndromes neurológicas distintas. O efeito inicial agudo é uma crise colinérgica com risco de vida pelo estímulo excessivo aos receptores muscarínicos. A síndrome intermediária é caracterizada por paralisia de nervos cranianos, paresia da musculatura proximal, polineuropatia tardia e sintomas extrapiramidais do tipo parkinsonismo. A exposição ocupacional crônica ou em baixas doses pode resultar em distúrbios neurocomportamentais e neuropsiquiátricos.

O envenenamento agudo por OFs causa necrose hemorrágica dos núcleos da base com o sinal do "olho do tigre". Nas imagens em T2, um anel marcadamente hipointenso causado pela deposição excessiva de ferro circunda um foco central hiperintenso nos globos pálidos mediais.

O diagnóstico diferencial do envenenamento por OFs inclui outras causas de necrose dos globos pálidos relacionadas a drogas, como a intoxicação por monóxido de carbono. A encefalopatia hipóxico-isquêmica e encefalopatias metabólicas como as doenças de Leigh e Wilson também afetam os núcleos da base.

# Encefalopatia tóxica

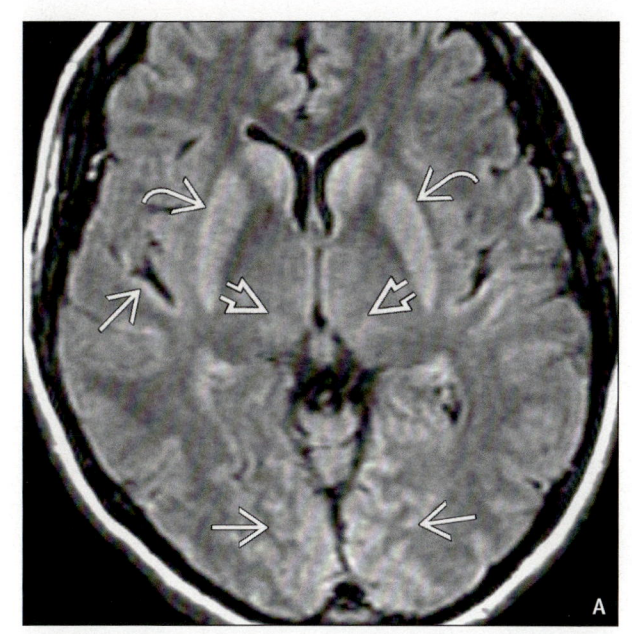

**30-34A** Imagem em FLAIR em um caso de inalação de fumaça com envenenamento por cianeto por queima de plástico mostrando hiperintensidade simétrica nos núcleos caudados e nos putames ➡, lesões mais sutis no tálamo posteromedial ➡ e hiperintensidades curvilíneas corticais ➡.

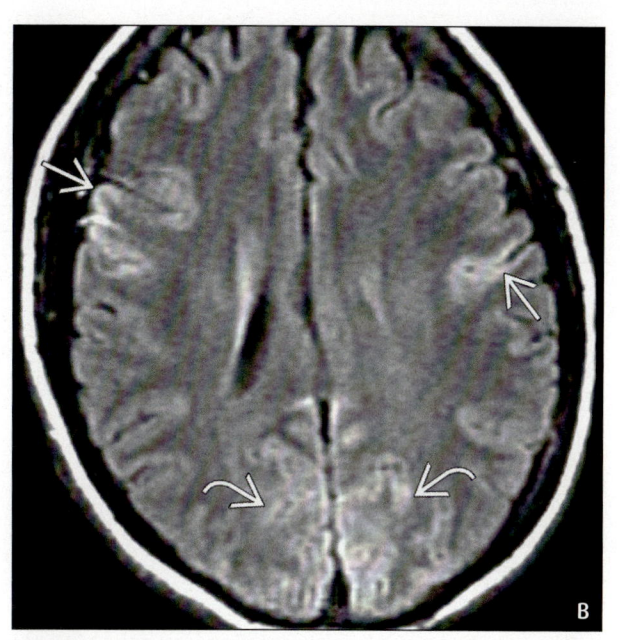

**30-34B** Imagem em plano mais superior no mesmo paciente mostrando as hiperintensidades ➡, as quais são especialmente proeminentes nos lobos occipitais ➡.

## Envenenamento por cianeto

### Terminologia

O cianeto (CN) é um dos mais potentes e mortais de todos os venenos. Compostos cianogênicos podem ser encontrados em substâncias domésticas e industriais, podendo ser propositalmente ou acidentalmente ingeridos.

A intoxicação aguda por CN é também chamada de envenenamento por CN e costuma ser resultado de tentativa de suicídio ou inalação de fumaça. A toxicidade crônica pelo CN é comumente causada pela exposição ocupacional a substâncias que contêm compostos cianogênicos. A exposição crônica ao CN resulta em encefalopatia por cianeto.

### Etiologia

O CN existe nas formas gasosa, sólida e líquida. O envenenamento por CN pode ocorrer por inalação, ingestão ou absorção transdérmica. A combustão de muitos materiais comuns como alguns tecidos e plásticos pode liberar cianeto e outros compostos cianogênicos. Compostos cianogênicos também são encontrados em alguns alimentos, como amêndoas, frutas de caroço, feijão-de-lima e raiz de mandioca.

O cianeto inativa a citocromo oxidase, uma enzima-chave na cadeia respiratória mitocondrial. Portanto, o envenenamento agudo por CN afeta estruturas com altas exigências metabólicas. Os núcleos da base e o córtex são mais comumente acometidos. Hipoxia cerebral pode ocorrer como parte do processo agudo de intoxicação, complicando tanto o diagnóstico quanto o tratamento do envenenamento por CN.

### Patologia

Necrose hemorrágica dos núcleos da base e necrose cortical laminar são achados patológicos característicos do envenenamento por CN **(Fig. 30-33)**.

### Aspectos clínicos

Os pacientes com envenenamento agudo por CN apresentam irresponsividade, instabilidade hemodinâmica e grave acidose láctica. Como as doses administradas são frequentemente altas, o envenenamento agudo por CN é fatal em 95% dos casos, com óbito em geral ocorrendo em minutos. Os sobreviventes podem desenvolver pseudoparkinsonismo com sintomas extrapiramidais.

### Imagem

A RM é a modalidade de escolha para demonstrar a extensão das lesões. Os pacientes que sobrevivem ao episódio inicial mostram hiperintensidade simétrica nos núcleos da base e hiperintensidade cortical linear em T2/FLAIR **(Fig. 30-34)**. O envenenamento por CN geralmente poupa os hipocampos. As imagens em T1 pós-contraste apresentam realce intenso nas áreas afetadas.

Nas fases subaguda e crônica, a necrose hemorrágica causa hiperintensidade em T1 nos núcleos da base. A necrose laminar resulta em hiperintensidade linear serpiginosa no córtex.

### Diagnóstico diferencial

O diagnóstico diferencial mais importante do envenenamento por CN é a **encefalopatia hipóxico-isquêmica**.

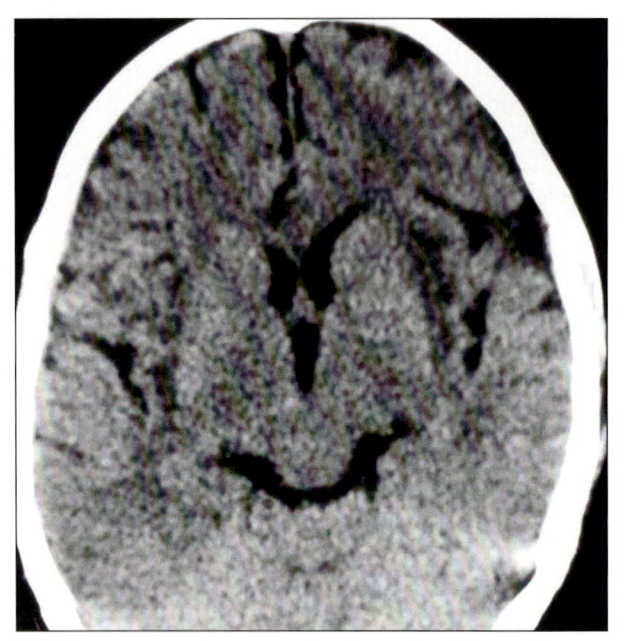

**30-35** TC sem contraste mostrando redução volumétrica nos lobos frontais e temporais devido a envenenamento por chumbo. (Cortesia de R. Ramakantan, MD.)

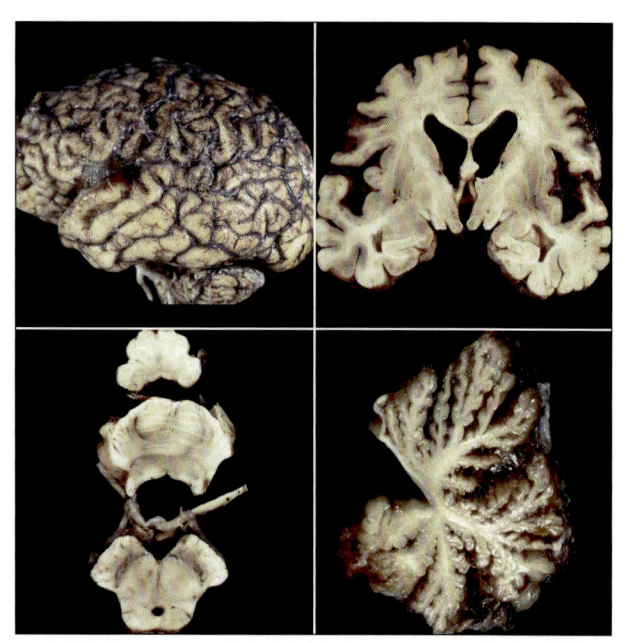

**30-36** Caso de necropsia de envenenamento crônico por mercúrio mostrando perda volumétrica difusa cortical e cerebelar. A medula, a ponte e o mesencéfalo também se encontram reduzidos. (Cortesia de R. Hewlett, MD.)

Esta pode complicar o envenenamento por CN, e suas características frequentemente se sobrepõem, uma vez que os núcleos da base são afetados em ambas as condições.

---

**TOXINAS E GASES INALADOS**

**Envenenamento por monóxido de carbono**
- Agudo: necrose simétrica dos globos pálidos
- Subagudo ("intervalo"): leucoencefalopatia confluente

**Abuso de óxido nitroso**
- Lesões cerebrais raras
- Degeneração combinada subaguda da medula espinal
  - Hiperintensidade das colunas dorsais

**Abuso de tolueno (solventes)**
- Uso crônico e repetido
  - Atrofia
  - Lesões de substância branca
  - Lesões no tálamo, substância negra, núcleos rubros e núcleos denteados

**Envenenamento por organofosforados (pesticidas)**
- Hemorragia e necrose dos núcleos da base
- Sinal do "olho do tigre"

**Envenenamento por cianeto**
- Suicídio, inalação de fumaça
- Hemorragia e necrose dos núcleos da base
- Necrose cortical laminar

---

## Envenenamento e intoxicação por metais pesados

Uma variedade de metais pode causar sérias disfunções neurológicas quando depositados em quantidades excessivas no SNC. O acúmulo de **manganês** é mais comum no contexto da insuficiência hepática crônica (ver Capítulo 32), porém também ocorre com a exposição ocupacional. Outras toxinas do ambiente, como **chumbo** e **mercúrio**, podem causar neurotoxicidade significativa.

### Envenenamento por chumbo

O chumbo (Pb) é uma neurotoxina ambiental potente e difundida, especialmente prejudicial durante o desenvolvimento na infância. O envenenamento crônico por Pb ocorre em três formas: (1) **forma gastrintestinal** (anorexia, vômitos, "cólica" plúmbica, etc.), (2) **forma neuromuscular** (fraqueza muscular, mialgias, neurite periférica, etc.), (3) **forma cerebral ou neuropsiquiátrica** (irritabilidade, cefaleia, encefalopatia, crises convulsivas, etc.). A forma cerebral é comum em crianças, enquanto as manifestações neuromusculares são mais frequentes em adultos. A forma gastrintestinal ocorre em ambas as faixas etárias.

Utensílios de cozinha contendo chumbo e medicações indígenas são fontes comuns de envenenamento por Pb em países em desenvolvimento. A exposição crônica a chumbo está associada a um impacto significante e persistente na microestrutura da substância branca.

Os pacientes com encefalopatia por chumbo moderada a grave em geral possuem níveis sanguíneos que excedem 70 μg/dL. Nesses casos, a TC ou RM podem revelar perda volumétrica, especialmente no córtex frontal e na SB subcortical **(Fig. 30-35)**.

Em casos mais brandos, a DTI pode revelar alterações sutis como redução da anisotropia fracionada e difusibilidade na coroa radiada e no corpo caloso.

### Envenenamento por mercúrio

O mercúrio (Hg) ocorre naturalmente em três formas: o mercúrio elementar, o vapor de mercúrio e o mercúrio orgânico/inorgânico. O mercúrio elementar ("prata líquida") é líquido em temperatura ambiente. O Hg líquido não é absorvido pela pele e, se ingerido, passa através do trato gastrintestinal sem ser absorvido. O mercúrio se torna vapor com facilidade, possuindo alta difusibilidade e lipossolubilidade. O vapor de Hg é muito tóxico e facilmente absorvido.

Apesar das exposições ocupacionais ao Hg ainda ocorrerem ocasionalmente em atividades como manufatura e mineração, a maior parte dos casos é causada por absorção transdérmica de cosméticos ilegais e bioconcentração de metilmercúrio inorgânico na cadeia alimentar. Frutos do mar (peixe e mamíferos marinhos) são especialmente suscetíveis à contaminação. O envenenamento por mercúrio orgânico é conhecido como **doença de Minamata**.

A patologia macroscópica mostra atrofia cortical disseminada, redução de volume da substância branca e afilamento do corpo caloso **(Fig. 30-36)**. Espongiose e gliose acentuadas, com perda neuronal, são observadas ao estudo microscópico.

Achados de imagem da doença de Minamata incluem atrofia do córtex calcarino (visual), do verme e hemisférios cerebelares, e do córtex pós-central. Fluxo sanguíneo reduzido pode ser observado mesmo na ausência de atrofia cerebelar.

## Distúrbios relacionados ao tratamento

Uma discussão extensa sobre todas as anormalidades iatrogênicas no cérebro está muito além do escopo deste texto. Discutiremos aqui os distúrbios mais comuns, concentrando nossa atenção nos efeitos de tratamentos que precisam ser identificados em exames de imagem, como radioterapia, quimioterapia e cirurgia.

### Dano por radioterapia

A cada ano, nos Estados Unidos, cerca de 100.000 pacientes com tumores cerebrais primários e metastáticos sobrevivem tempo suficiente (mais do que seis meses) para desenvolverem algum grau de dano induzido pela radioterapia (DIR).

Muitos pesquisadores dividem o DIR em três fases: dano agudo, dano precoce e dano tardio. Até o momento, a fisiopatologia e o curso natural do DIR no SNC não são completamente compreendidos. Patologicamente, o dano pela radioterapia (RxT) varia de leve edema vasogênico transitório a franca necrose. O dano que resulta da radioterapia depende de um número de variáveis que incluem dose total, tamanho da área, número/frequência/fracionamento das doses, uso concomitante de quimioterapia e idade do paciente.

Vários tecidos diferentes do SNC são afetados pela RxT. Células do endotélio vascular, oligodendrócitos, astrócitos, micróglia e neurônios provavelmente interagem na resposta cerebral ao dano pela radiação.

Os oligodendrócitos são especialmente sensíveis. Ocorre dano vascular tanto no dano precoce quanto no tardio. Antes considerados radiorresistentes, hoje se sabe que os neurônios respondem negativamente à radiação e provavelmente desempenham um papel importante, porém não ainda não bem elucidado, no declínio cognitivo tardio induzido pela radioterapia.

#### Dano agudo pela radioterapia

O DIR agudo ocorre dias a semanas após a irradiação e é muito raramente encontrado com os regimes modernos de RxT. As principais manifestações clínicas do DIR agudo incluem cefaleia e torpor.

Os exames de imagem costumam ser normais, mas a espectroscopia de prótons, a DTI e a RMf podem detectar anormalidades antes que os sintomas neurocognitivos ou as alterações anatômicas apareçam. Ocasionalmente, edema transitório da substância branca secundário a alterações na permeabilidade capilar pode ser visto nas sequências T2/FLAIR.

#### Dano precoce pela radioterapia

No DIR precoce, anormalidades nas imagens podem ser detectadas a partir de 1 a 6 meses após a RxT ter sido completada. O DIR precoce é caracterizado patologicamente por desmielinização transitória e clinicamente por sonolência, déficits de atenção e perda da memória a curto prazo. Os pacientes podem apresentar prejuízos cognitivos significativos mesmo na ausência de anormalidades anatômicas detectáveis.

Áreas hipodensas confluentes na TC sem contraste e hiperintensidade da SB periventricular em T2/FLAIR são anormalidades típicas. Nesse estágio, alterações pelo DIR costumam ser leves e reversíveis, com frequência regredindo de forma espontânea.

### Dano tardio pela radioterapia

O DIR tardio não é observado até pelo menos seis meses após a irradiação. Essas lesões tardias são vistas como progressivas e, em grande parte, irreversíveis, resultando da perda de células gliais e do endotélio vascular.

Patologicamente, a necrose coagulativa em um padrão de "mosaico" com focos coalescentes produz leucoencefalopatia necrosante na SB profunda cerebral. As fibras subcorticais em U e o corpo caloso são poupados **(Fig. 30-37)**. Alterações vasculares incluem necrose fibrinoide, hialinização e esclerose associada à trombose. A necrose tardia pela radiação é inicialmente expansiva e com efeito de massa, com necrose em grande parte confinada à SB.

No início, o DIR tardio mostra efeito de massa e realce variável nos exames de imagem. Na sequência, perda volumétrica, espongiose da SB com hiperintensidade confluente e calcificações podem ser observadas **(Fig. 30-37)**.

### Sequelas em longo prazo do dano por radiação

Além da **encefalopatia necrosante**, complicações em longo prazo da RxT incluem vasculopatia, microangiopatia mineralizante, proliferação glomeruloide microvascular com telangiectasias (malformações vasculares induzidas pela RxT) e desenvolvimento de neoplasias induzidas pela radioterapia.

A **vasculopatia induzida por radiação** com hiperplasia endotelial resulta em estreitamento difuso de artérias de médio e grande calibre. Infartos isquêmicos e doença semelhante à Moyamoya podem ocorrer como resultado **(Fig. 30-38)**.

A **microangiopatia mineralizante** é frequentemente observada em pacientes tratados com combinação de RxT e quimioterapia. A microangiopatia mineralizante em geral se torna aparente até pelo menos dois anos após o tratamento; é então observada como calcificações nos núcleos da base e da substância branca subcortical **(Fig. 30-39)**.

**Malformações vasculares induzidas pela radioterapia** (MACiRs) são primariamente telangiectasias capilares ou malformações cavernomatosas, mais comumente

**30-37A** Um homem de 47 anos submetido a RXT cerebral total por leucemia desenvolveu declínio cognitivo progressivo e prejuízo funcional três anos após o tratamento. A imagem em FLAIR mostra perda volumétrica com ventrículos aumentados, sulcos proeminentes e hiperintensidade confluente da SB profunda e periventricular ➡. As fibras subcorticais em U estão poupadas.
**30-37B** Imagem em FLAIR em plano mais superior mostrando hiperintensidade confluente na SB ➡, característica de leucoencefalopatia necrosante.

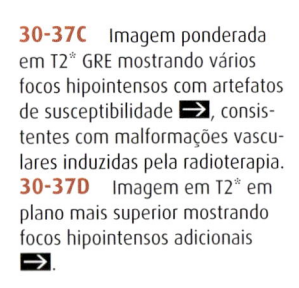

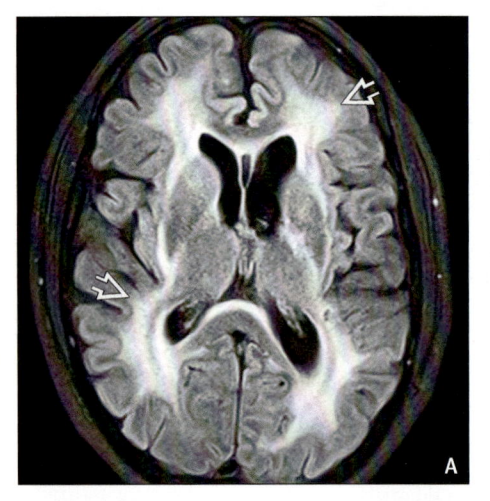

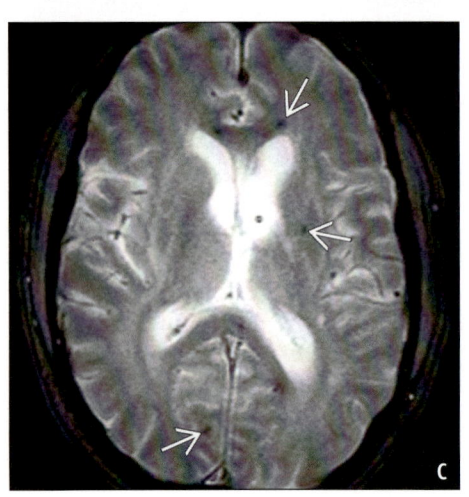

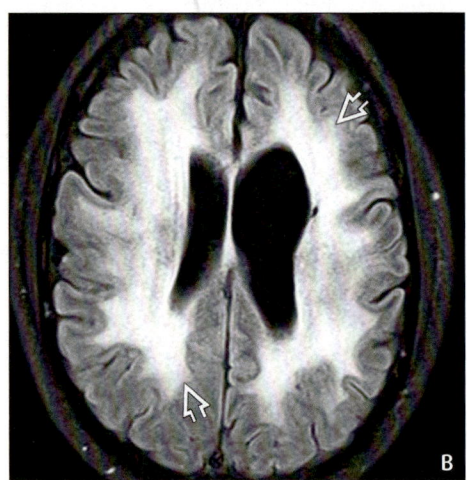

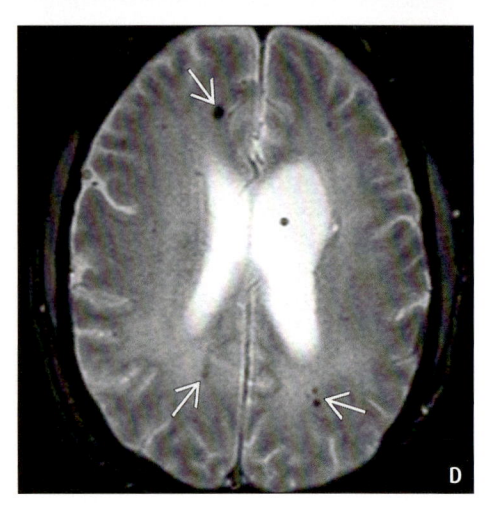

**30-37C** Imagem ponderada em T2* GRE mostrando vários focos hipointensos com artefatos de susceptibilidade ➡, consistentes com malformações vasculares induzidas pela radioterapia.
**30-37D** Imagem em T2* em plano mais superior mostrando focos hipointensos adicionais ➡.

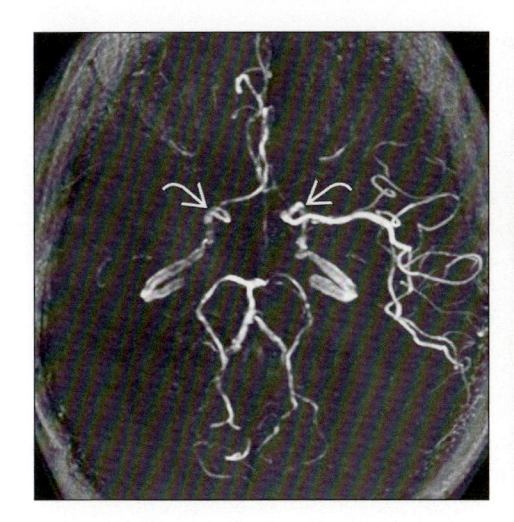

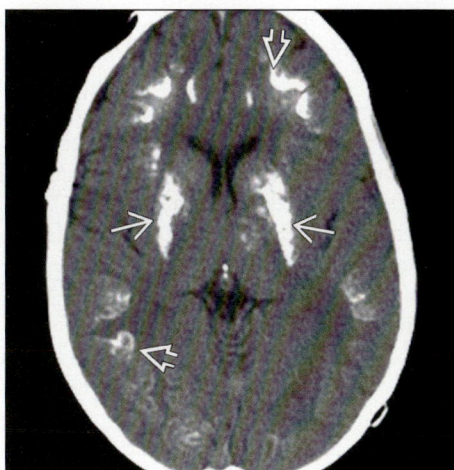

Encefalopatia tóxica 855

**30-38** ARM em um paciente com infarto de ACM direita anos após a RxT mostrando alterações com padrão de moyamoya, vasculopatia pós-irradiação. Estenose de alto grau em ambas as ACIs supraclinóideas ➡ está presente. (Cortesia de P. Hildenbrand, MD.)

**30-39** TC sem contraste em um homem de 20 anos submetido à RxT e quimioterapia aos 8 anos devido à meduloblastoma. As calcificações nos núcleos da base ➡ e na SB subcortical ➡ são características de microangiopatia mineralizante. (Cortesia de P. Chapman, MD.)

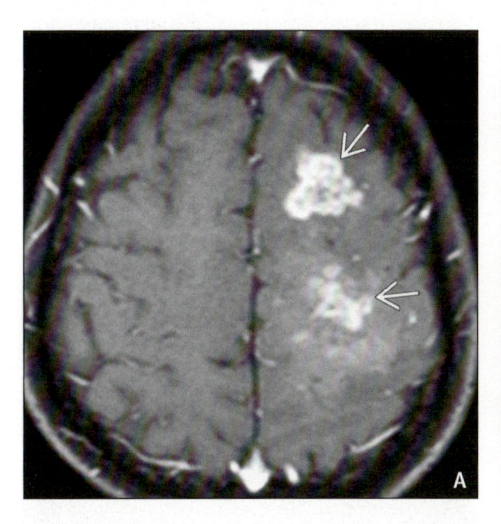

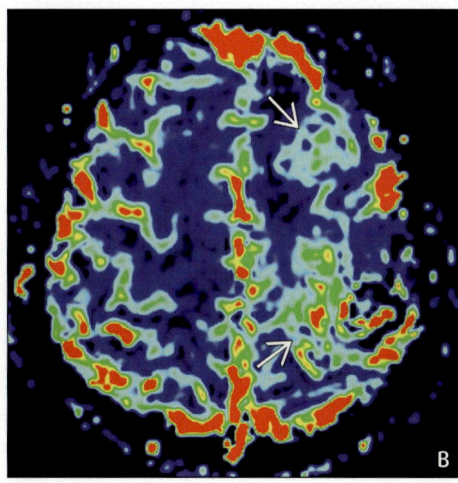

**30-40A** Paciente com irradiação total do cérebro e quimioterapia para oligodendroglioma anaplásico apresentou crises convulsivas cinco anos após o tratamento. Imagem ponderada em T1 pós-contraste mostrando múltiplos focos de realce na SB do hemisfério esquerdo ➡. Necrose tardia por radioterapia *versus* recorrência tumoral.

**30-40B** pRM mostrando elevado rCBV nas áreas de realce ➡, que sugere que os focos de realce representam tumor recorrente em vez de leucoencefalopatia necrosante.

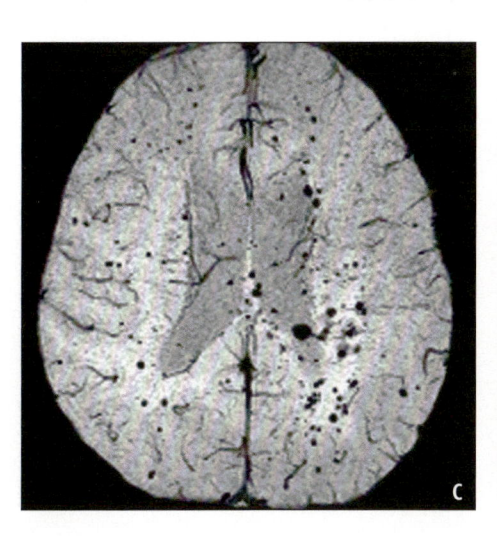

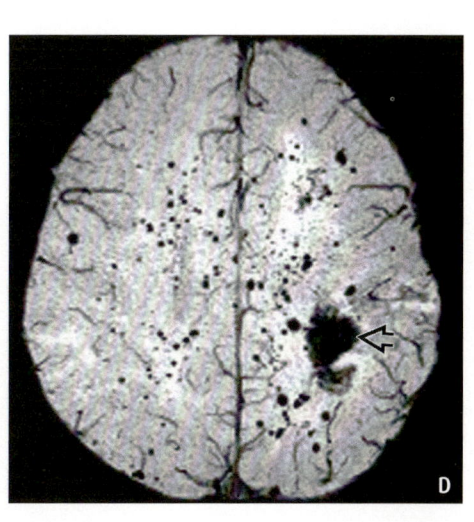

**30-40C** Imagem ponderada em T2* SWI mostrando inúmeros focos hipointensos com susceptibilidade magnética na SB, consistentes com malformações vasculares induzidas pela radioterapia.

**30-40D** Imagem em plano mais superior do mesmo paciente mostrando pequenas lesões adicionais e um foco maior ➡, consistente com hemorragia na neoplasia recorrente. A biópsia confirmou recorrência do oligodendroglioma anaplásico (grau III da OMS) e telangiectasias capilares.

observadas em crianças que receberam radioterapia cerebral total para leucemia linfoblástica aguda. As sequências ponderadas em T2* (GRE, SWI) demonstram micro-hemorragias com artefatos de susceptibilidade magnética na maior parte dos pacientes **(Fig. 30-40)**. O desenvolvimento de MACiRs em menos de três anos após a RxT é incomum. Crianças com menos de 10 anos de idade no momento da irradiação apresentam maior risco.

**Neoplasias induzidas pela radioterapia** são raras, porém frequentemente devastadoras. A RxT é o fator de risco mais importante para o desenvolvimento de uma nova neoplasia primária do SNC. Em torno de 70% são meningiomas, 20% são astrocitomas malignos e 10% são sarcomas. Os meningiomas ocorrem em média 17 a 20 anos após o tratamento, enquanto os gliomas ocorrem em uma média de nove anos. Os sarcomas possuem uma latência média de 7 a 8 anos após a RxT.

### Efeitos da quimioterapia

Atualmente, os agentes quimioterápicos mais comuns envolvidos com toxicidade no SNC são metotrexato, citarabina, vincristina, asparaginase e corticosteroides.

Diferentemente do dano pela radioterapia, a lesão tóxica aguda induzida pela quimioterapia é comum. As duas anormalidades mais frequentes são a síndrome da encefalopatia posterior reversível e a leucoencefalopatia induzida pelo tratamento.

A **síndrome da encefalopatia posterior reversível** (PRES) é discutida em detalhes no Capítulo 32. Na PRES relacionada à quimioterapia, os achados de imagem costumam ser atípicos. Os lobos occipitais são comumente poupados, enquanto o cerebelo, o tronco encefálico e os núcleos da base em geral são afetados. Hemorragia, realce pelo meio de contraste e restrição à difusão – todos relativamente raros na PRES "típica" – são comuns.

A **leucoencefalopatia induzida pelo tratamento** é especialmente comum em pacientes tratados com metotrexato. Neurotoxicidade aguda ocorre em 5 a 18% das crianças tratadas para leucemia linfoblástica aguda. Áreas de hiperintensidade em T2/FLAIR confluentes, bilaterais e relativamente simétricas na SB periventricular são típicas **(Fig. 30-41)**. As anormalidades nos exames de imagem costumam desaparecer após o tratamento.

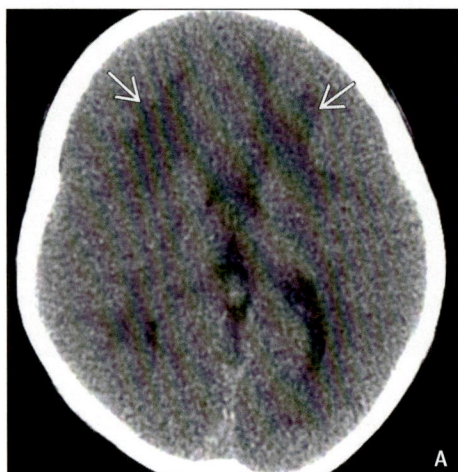

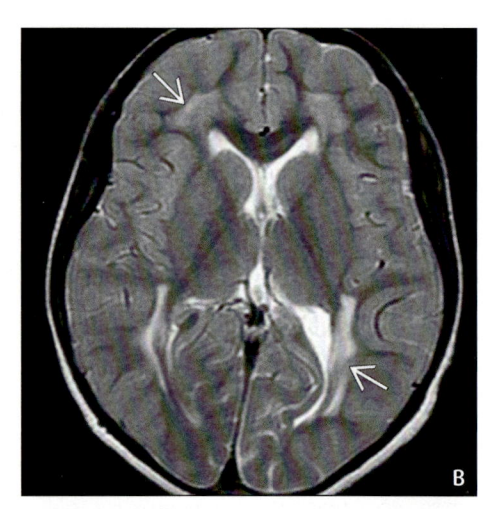

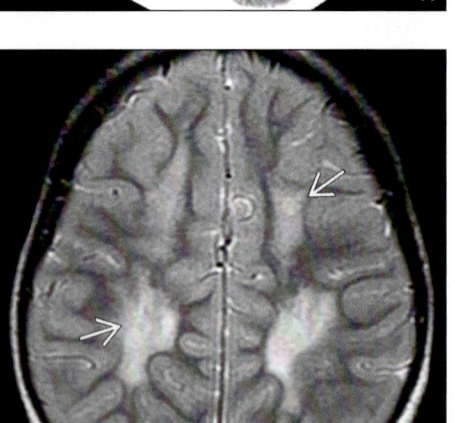

**30-41A** Uma menina de 5 anos que recebeu metotrexato intratecal para leucemia linfoblástica aguda. A deterioração clínica aguda levou à solicitação de exames de imagem. A TC sem contraste mostra hipodensidade confluente na SB ➡ em ambos os hemisférios.
**30-41B** Imagem ponderada em T2 da mesma paciente mostrando hiperintensidade confluente e simétrica na SB profunda de ambos os hemisférios ➡. Observe que as fibras subcorticais em U estão poupadas. 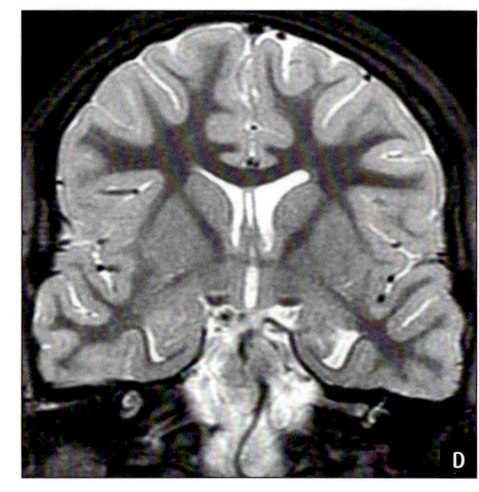
**30-41C** Imagem em plano mais superior da mesma paciente mostrando a hiperintensidade confluente na SB ➡ e as fibras subcorticais poupadas.
**30-41D** Imagem coronal ponderada em T2 da mesma paciente nove anos depois mostrando resolução completa das alterações na SB.

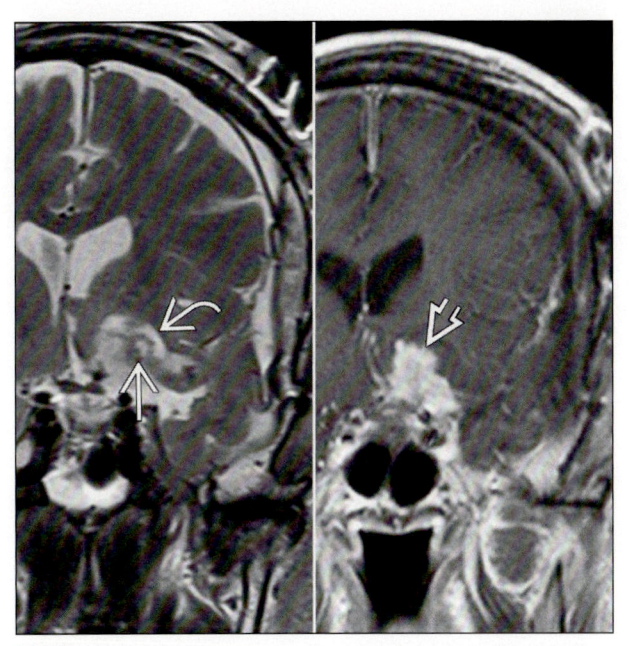

**30-42** (Esquerda) Imagem coronal ponderada em T2 após ressecção de meningioma mostrando uma massa mista hiper ⇗ e hipointensa ⇒. (Direita) A lesão ⇛ realça fortemente e de maneira relativamente uniforme. A cirurgia revelou textiloma sem tumor residual ou recorrente.

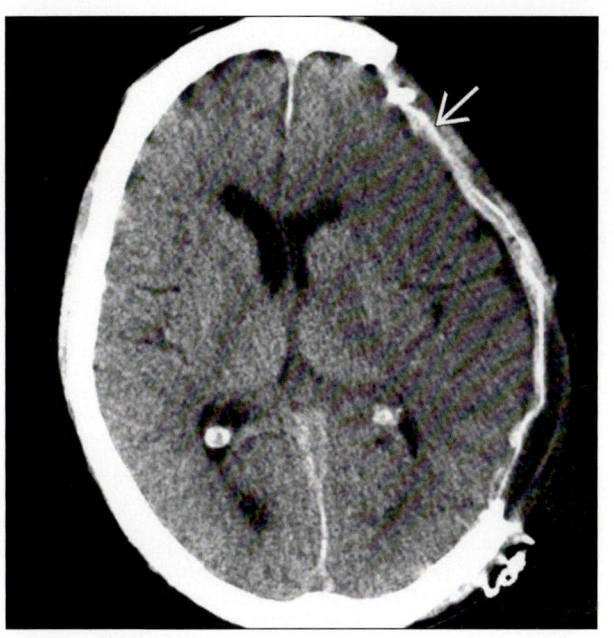

**30-43** Síndrome do *flap* cutâneo rebaixado seis dias após craniectomia descompressiva. O *flap* cutâneo ⇒ obliterou os sulcos frontais, causando uma leve herniação subfalcial contralateral.

## Efeitos da cirurgia

A interpretação de achados de imagem no cérebro pós-operado pode ser desafiadora. Achados esperados incluem pneumoencéfalo, hemorragia focal, edema de retração, pequenas coleções de LCR subdurais (higromas), etc. Concentraremos nossa discussão em apenas duas anormalidades cujo reconhecimento é importante nos exames de imagem: retenção de material cirúrgico ("textiloma", também discutido no Capítulo 26) e síndrome do *flap* cutâneo rebaixado (SFCR).

### Textiloma

O textiloma – também conhecido como gossipiboma, muslinoma ou gauzoma – é uma reação de corpo estranho a elementos cirúrgicos retidos. O termo tradicionalmente refere-se a reações a elementos cirúrgicos inadvertidamente deixados no leito cirúrgico, porém recentemente foi expandido para incluir reações a elementos cirúrgicos intencionalmente posicionados.

A incidência de textiloma é de 0,001 a 0,01% na literatura cirúrgica geral. Textilomas intracranianos são raros. Tanto agentes hemostáticos absorvíveis quanto não absorvíveis podem ser colocados no leito cirúrgico para promover hemostasia persistente após o fechamento.

Quando ocorrem, os textilomas podem ser confundidos com tumor recorrente ou com abscessos nos exames de imagem. A maior parte dos materiais cirurgicamente posicionados (p. ex., hemostatos de algodão, tecido de musseline, politetrafluoretileno [Teflon]) não apresenta anormalidades de sinal na RM. Eles são identificados apenas quando uma reação de corpo estranho se desenvolve, formando um textiloma.

Quase 40% dos textilomas são hipointensos em T2. Muitos promovem artefatos de susceptibilidade magnética nas sequências ponderadas em T2* (GRE, SWI). A restrição à difusão é variável. A maioria realça; tanto padrões sólidos quanto anelares podem ocorrer **(Fig. 30-42)**.

### Síndrome do *Flap* cutâneo rebaixado

A síndrome do *flap* cutâneo rebaixado (SFCR) – também referida como "síndrome do trepanado" – é uma causa incomum de deterioração neurológica em pacientes que passaram por grandes craniectomias descompressivas devido a edema cerebral incontrolável (comumente após trauma ou infartos hemisféricos "malignos").

A SFCR ocorre em 20 a 25% dos pacientes que sobrevivem à cirurgia descompressiva e nos quais a cranioplastia é tardia. Essa condição se apresenta semanas a meses após a craniectomia e é aliviada pela cranioplastia. Os sinais e sintomas de apresentação variam, porém rebaixamento do nível de consciência e hemiparesia são os achados mais comuns. Em casos graves, a SFCR pode incorrer em risco de vida, especialmente se exacerbada por punção lombar ou fístula liquórica.

As características de imagem mais comuns da SFCR são a depressão do *flap* cutâneo e efeito de massa no córtex, evidenciado pela obliteração dos sulcos e borramento da interface entre as substâncias branca e cinzenta sob o *flap* cutâneo. O desvio das estruturas da linha média ou da fissura inter-hemisférica e/ou septo pelúcido contralateralmente ao *flap* cutâneo rebaixado é observado em 75% dos casos **(Fig. 30-43)**.

## Referências selecionadas

- Tamrazi B et al: Your brain on drugs: imaging of drugrelated changes in the central nervous system. Radiographics. 32(3):701-19, 2012
- Sharma P et al: Toxic and acquired metabolic encephalopathies: MRI appearance. AJR Am J Roentgenol. 193(3):879-86, 2009

### *Álcool e distúrbios relacionados*

- Brust JC: Ethanol and cognition: indirect effects, neurotoxicity and neuroprotection: a review. Int J Environ Res Public Health. 7(4):1540-57, 2010
- Geibprasert S et al: Alcohol-induced changes in the brain as assessed by MRI and CT. Eur Radiol. 20(6):1492-501, 2010
- Zuccoli G et al: Neuroimaging findings in alcohol-related encephalopathies. Am J Roentgenol. 195(6):1378-84, 2010
- Spampinato MV et al: Magnetic resonance imaging findings in substance abuse: alcohol and alcoholism and syndromes associated with alcohol abuse. Top Magn Reson Imaging. 16(3):223-30, 2005

### Intoxicação alcoólica aguda

- Kong LM et al: Acute effects of alcohol on the human brain: diffusion tensor imaging study. AJNR Am J Neuroradiol. 33(5):928-34, 2012
- Coleman LG Jr et al: Adolescent binge drinking alters adult brain neurotransmitter gene expression, behavior, brain regional volumes, and neurochemistry in mice. Alcohol Clin Exp Res. 35(4):671-88, 2011

### Encefalopatia alcoólica crônica

- Geibprasert S et al: Alcohol-induced changes in the brain as assessed by MRI and CT. Eur Radiol. 20(6):1492-501, 2010

### Encefalopatia de Wernicke

- Zuccoli G et al: MR Imaging: An increasingly important tool in the early diagnosis of Wernicke encephalopathy. AJNR Am J Neuroradiol. 33(6):E92, 2012
- Geibprasert S et al: Alcohol-induced changes in the brain as assessed by MRI and CT. Eur Radiol. 20(6):1492-501, 2010

### Doença de Marchiafava-Bignami

- Kinno R et al: Cerebral microhemorrhage in Marchiafava-Bignami disease detected by susceptibility-weighted imaging. Neurol Sci. Epub ahead of print, 2012
- Tung CS et al: Marchiafava-Bignami disease with widespread lesions and complete recovery. Am J Neuroradiol. 31(8):1506-7, 2010
- Yoshizaki T et al: Evolution of callosal and cortical lesions on MRI in Marchiafava-Bignami disease. Case Rep Neurol. 2(1):19-23, 2010
- Zuccoli G et al: Neuroimaging findings in alcohol-related encephalopathies. Am J Roentgenol. 195(6):1378-84, 2010
- Kim MJ et al: Acute Marchiafava-Bignami disease with widespread callosal and cortical lesions. J Korean Med Sci. 22(5):908-11, 2007

### Intoxicação por metanol

- Sonkar SK et al: Drowsy man with breathlessness and blurred vision. Methanol toxicity. Ann Emerg Med. 59(4):255, 264, 2012
- Taheri MS et al: The value of brain CT findings in acute methanol toxicity. Eur J Radiol. 73(2):211-4, 2010
- Sefidbakht S et al: Methanol poisoning: acute MR and CT findings in nine patients. Neuroradiology. 49(5):427-35, 2007

### Envenenamento por etilenoglicol

- Sharma P et al: Toxic and acquired metabolic encephalopathies: MRI appearance. Am J Roentgenol. 193(3):879-86, 2009

### *Anfetaminas e derivados*

- Moreno-López L et al: Neural correlates of the severity of cocaine, heroin, alcohol, MDMA and cannabis use in polysubstance abusers: a resting-PET brain metabolism study. PLoS One. 7(6):e39830, 2012
- Tamrazi B et al: Your brain on drugs: imaging of drugrelated changes in the central nervous system. Radiographics. 32(3):701-19, 2012
- Geibprasert S et al: Addictive illegal drugs: structural neuroimaging. AJNR Am J Neuroradiol. 31(5):803-8, 2010

### Metanfetamina

- Salo R et al: Structural, functional and spectroscopic MRI studies of methamphetamine addiction. Curr Top Behav Neurosci. 11:321-64, 2012

### MDMA (*ecstasy*)

- De Smet K et al: Bilateral globus pallidus infarcts in ecstasy use. JBR-BTR. 94(2):93, 2011

### Cocaína

- Dinis-Oliveira RJ et al: Clinical and forensic signs related to cocaine abuse. Curr Drug Abuse Rev. 5(1):64-83, 2012
- Polesskaya O et al: Methamphetamine causes sustained depression in cerebral blood flow. Brain Res. 1373:91-100, 2011
- Geibprasert S et al: Addictive illegal drugs: structural neuroimaging. AJNR Am J Neuroradiol. 31(5):803-8, 2010

### *Opioides e derivados*

- Milroy CM et al: The histopathology of drugs of abuse. Histopathology. 59(4):579-93, 2011
- Geibprasert S et al: Addictive illegal drugs: structural neuroimaging. AJNR Am J Neuroradiol. 31(5):803-8, 2010

### Heroína

- Havé L et al: [Toxic leucoencephalopathy after use of sniffed heroin, an unrecognized form of beneficial evolution.] Rev Neurol (Paris). 168(1):57-64, 2012

- Tamrazi B et al: Your brain on drugs: imaging of drugrelated changes in the central nervous system. Radiographics. 32(3):701-19, 2012
- Offiah C et al: Heroin-induced leukoencephalopathy: characterization using MRI, diffusion-weighted imaging, and MR spectroscopy. Clin Radiol. 63(2):146-52, 2008
- Hagel J et al: "Chasing the dragon": imaging of heroin inhalation leukoencephalopathy. Can Assoc Radiol J. 56(4):199-203, 2005

## Metadona
- Salgado RA et al: Methadone-induced toxic leukoencephalopathy: MR imaging and MR proton spectroscopy findings. AJNR Am J Neuroradiol. 31(3):565-6, 2010

## Toxinas e gases inalados
- Borne J et al: Neuroimaging in drug and substance abuse part II: opioids and solvents. Top Magn Reson Imaging. 16(3):239-45, 2005

## Envenenamento por monóxido de carbono
- Lin WC et al: White matter damage in carbon monoxide intoxication assessed in vivo using diffusion tensor MR imaging. AJNR Am J Neuroradiol. 30(6):1248-55, 2009

## Óxido nitroso
- Ghobrial GM et al: Nitrous oxide myelopathy posing as spinal cord injury. J Neurosurg Spine. 16(5):489-91, 2012
- Tamrazi B et al: Your brain on drugs: imaging of drugrelated changes in the central nervous system. Radiographics. 32(3):701-19, 2012

## Abuso de tolueno
- Spee T et al: A screening programme on chronic solvent-induced encephalopathy among Dutch painters. Neurotoxicology. 33(4):727-33, 2012
- Gupta SR et al: Toluene optic neurotoxicity: magnetic resonance imaging and pathologic features. Hum Pathol. 42(2):295-8, 2011
- Aydin K et al: Smaller gray matter volumes in frontal and parietal cortices of solvent abusers correlate with cognitive deficits. Am J Neuroradiol. 30(10):1922-8, 2009
- Aydin K et al: Cranial MR findings in chronic toluene abuse by inhalation. Am J Neuroradiol. 23(7):1173-9, 2002

## Envenenamento por organofosforados
- Churi S et al: Organophosphate poisoning: Prediction of severity and outcome by Glasgow Coma Scale, Poisoning Severity Score, Acute Physiology and Chronic Health Evaluation II Score, and Simplified Acute Physiology Score II. J Emerg Nurs. 38(5):493-5, 2012
- Rother HA: Improving poisoning diagnosis and surveillance of street pesticides. S Afr Med J. 102(6):485-8, 2012
- London L et al: Challenges for improving surveillance for pesticide poisoning: policy implications for developing countries. Int J Epidemiol. 30(3):564-70, 2001

## Envenenamento por cianeto
- Geller RJ et al: Pediatric cyanide poisoning: causes, manifestations, management, and unmet needs. Pediatrics. 118(5):2146-58, 2006
- Rachinger J et al: MR changes after acute cyanide intoxication. AJNR Am J Neuroradiol. 23(8):1398-401, 2002

## *Envenenamento e intoxicação por metais pesados*
### Envenenamento por chumbo
- Nava-Ruiz C et al: Lead neurotoxicity: effects on brain nitric oxide synthase. J Mol Histol. Epub ahead of print, 2012
- Rolston DD: Uncommon sources and some unusual manifestations of lead poisoning in a tropical developing country. Trop Med Health. 39(4):127-32, 2011
- Brubaker CJ et al: Altered myelination and axonal integrity in adults with childhood lead exposure: a diffusion tensor imaging study. Neurotoxicology. 30(6):867-75, 2009
- Hsieh TJ et al: Subclinical white matter integrity in subjects with cumulative lead exposure. Radiology. 252(2):509-17, 2009

### Envenenamento por mercúrio
- Cooksey C: Health concerns of heavy metals and metalloids. Sci Prog. 95(Pt 1):73-88, 2012
- Chan TY: Inorganic mercury poisoning associated with skin-lightening cosmetic products. Clin Toxicol (Phila). 49(10):886-91, 2011
- Taber KH et al: Mercury exposure: effects across the lifespan. J Neuropsychiatry Clin Neurosci. 20(4):iv-389, 2008

## *Distúrbios relacionados ao tratamento*
### Dano por radioterapia
- Chowdhary A et al: Radiation associated tumors following therapeutic cranial radiation. Surg Neurol Int. 3:48, 2012
- Greene-Schloesser D et al: Radiation-induced brain injury: A review. Front Oncol. 2:73, 2012
- Li H et al: An experimental study on acute brain radiation injury: Dynamic changes in proton magnetic resonance spectroscopy and the correlation with histopathology. Eur J Radiol. Epub ahead of print, 2012
- Robbins ME et al: Imaging radiation-induced normal tissue injury. Radiat Res. 177(4):449-66, 2012
- Faraci M et al: Magnetic resonance imaging in childhood leukemia survivors treated with cranial radiotherapy: a cross sectional, single center study. Pediatr Blood Cancer. 57(2):240-6, 2011
- Sundgren PC: MR spectroscopy in radiation injury. AJNR Am J Neuroradiol. 30(8):1469-76, 2009

### Efeitos da quimioterapia
- Vázquez E et al: Side effects of oncologic therapies in the pediatric central nervous system: update on neuroimaging findings. Radiographics. 31(4):1123-39, 2011

### Efeitos da cirurgia
- Archavlis E et al: The impact of timing of cranioplasty in patients with large cranial defects after decompressive hemicraniectomy. Acta Neurochir (Wien). 154(6):1055-62, 2012
- Gschwind M et al: Life-threatening sinking skin flap syndrome due to CSF leak after lumbar puncture - treated with epidural blood patch. Eur J Neurol. 19(5):e49, 2012
- Warren A et al: Intracranial textiloma: Meta-analysis of the world literature and four new cases. Presented at the 50th annual scientific meeting, American Society of Neuroradiology, 2012
- Chin BM et al: Sinking skin flap syndrome: Imaging characteristics of an unfamiliar yet common entity. Presented at the 49th annual scientific meeting, American Society of Neuroradiology, 2011

# 31

# Doenças metabólicas hereditárias

| | |
|---|---|
| Mielinização e desenvolvimento normal da substância branca | 861 |
|    Considerações gerais | 861 |
|    Imagem da mielinização normal | 869 |
| Classificação das doenças metabólicas hereditárias | 869 |
|    Visão geral | 869 |
|    Abordagem com base em organelas | 870 |
|    Abordagem metabólica | 870 |
|    Abordagem com base na imagem | 871 |
| Doenças metabólicas hereditárias que afetam predominantemente a substância branca | 871 |
|    Predomínio da substância branca periventricular | 871 |
|    Predomínio da substância branca subcortical | 884 |
|    Doenças hipomielinizantes | 885 |
| Doenças metabólicas hereditárias que afetam predominantemente a substância cinzenta | 886 |
|    Doenças metabólicas hereditárias que afetam principalmente os núcleos profundos da substância cinzenta | 886 |
|    Doenças metabólicas hereditárias que afetam principalmente o córtex | 894 |
| Doenças que afetam as substâncias cinzenta e branca | 895 |
|    Mucopolissacaridoses | 895 |
|    Doença de Canavan | 897 |
|    Doença de Alexander | 899 |
|    Doenças da biogênese peroxissomal | 901 |
|    Doenças mitocondriais (doenças da cadeia respiratória) | 902 |
|    Doenças do ciclo da ureia/amônia | 909 |
|    Acidemias metilmalônica e propiônica | 909 |
|    Gangliosidose | 909 |
|    Doença de Fabry | 910 |

Doenças metabólicas hereditárias (DMHs) – algumas vezes chamadas de "erros inatos do metabolismo" – são doenças relativamente incomuns que representam um desafio diagnóstico para clínicos e radiologistas. As DMHs podem apresentar-se praticamente em qualquer idade, da infância até a quinta ou sexta década. Os sintomas variam não só entre as doenças, mas também no grau de gravidade dos pacientes com a mesma doença.

Ressonâncias magnéticas (RMs) são obtidas de rotina em recém-nascidos e em crianças com atraso do desenvolvimento neurológico. O conhecimento da mielinização normal da substância branca é um pré-requisito para entender as DMHs. Desse modo, este capítulo iniciará com uma revisão de como a mielinização normalmente ocorre do nascimento até os dois anos de idade.

Depois de terem sido delineados os padrões da mielinização normal vistos nas RMs, o capítulo seguirá com uma visão geral e introdução das DMHs. Serão apresentadas uma discussão da classificação e uma abordagem recomendada para analisar as alterações da imagem.

Finalmente, serão apresentadas DMHs específicas. A discussão enfatizará as leucodistrofias herdadas, incluindo aquelas com desenvolvimento anormal da mielina, hipomielinização ou degeneração da mielina.

## Mielinização e desenvolvimento normal da substância branca

### Considerações gerais

#### Mielinização

A mielinização é um processo ordenado, altamente regulado e com múltiplas fases que começa durante a quinta semana fetal e se completa até 18 a 24 meses pós-natal. Algumas estruturas (p. ex., nervos cranianos) mielinizam relativamente mais cedo no desenvolvimento fetal, enquanto outras (p. ex., radiações ópticas e fibras para/de áreas associativas) em geral não mielinizam por completo até a terceira ou mesmo quarta década de vida.

A mielinização cerebral geralmente progride de sentido **inferior para superior**, **central para periférico** e **posterior para anterior**. Por exemplo, o tronco encefálico mieliniza antes dos hemisférios cerebelares, o segmento posterior das cápsulas internas mieliniza antes do segmento anterior, e a substância branca (SB) periventricular profunda mieliniza antes das fibras subcorticais em U. O tronco encefálico dorsal mieliniza antes do anterior, e – com exceção dos tratos de associação parieto-occipitais – a SB occipital mieliniza mais cedo que a SB no lobo temporal anterior e no lobo frontal.

**Tabela 31-1** Sinais de mielinização selecionados

| Idade | Hiperintensidade em T1 | Hipointensidade em T2 |
|---|---|---|
| **Nascimento** | | |
| | Tronco encefálico dorsal | Tronco encefálico dorsal |
| | Segmento posterior da CI | Segmento posterior da CI parcial |
| | Giro perirrolândico | Giro perirrolândico |
| **3 a 4 meses** | | |
| | Tronco encefálico ventral | Segmento posterior da CI |
| | Segmento anterior da CI | |
| | Esplênio do CC | |
| | Coroa radiada central e posterior | |
| **6 meses** | | |
| | SB cerebelar | Tronco encefálico ventral |
| | Joelho do CC | Segmento anterior da CI |
| | SB parietal, occipital | Esplênio do CC |
| | | SB occipital |
| **12 meses** | | |
| | Fossa posterior (~ adulto) | A maior parte da coroa radiada |
| | A maior parte da coroa radiada | SB subcortical posterior |
| | SB subcortical posterior | |
| **18 meses** | | |
| | Toda a SB, exceto fibras em U temporais, frontais | Toda a SB, exceto fibras em U temporais, frontais, radiações occipitais |
| **24 meses** | | |
| | Fibras em U frontais, temporais anteriores | Fibras em U frontais, temporais anteriores |

CC = corpo caloso; CI = cápsula interna; SB = substância branca.

## Tomografia computadorizada

Os hemisférios de um recém-nascido a termo normal ao nascimento aparecem bem formados. O padrão giral é maduro, com o córtex e os sulcos da superfície distintamente definidos. As fissuras cerebrais laterais (silvianas) podem ser um pouco proeminentes, mas em geral assemelham-se àquelas vistas em crianças maiores. Os espaços subaracnóideos frontais e as cisternas da base geralmente são proeminentes até um ano de idade.

Ao nascimento, a SB é, em sua maior parte, não mielinizada, portanto aparece hipodensa devido ao alto conteúdo relativo de água.

## Ressonância magnética

A anatomia detalhada do córtex cerebral e da SB é mais bem delineada pela RM. A aparência da SB madura varia com dois fatores importantes, ou seja, a **idade do paciente** e a **sequência de imagem** empregada.

A SB não mielinizada é hipointensa em relação à substância cinzenta em T1. Assim que a SB se desenvolve, torna-se hiperintensa. A maturação da mielina com hiperintensidade em T1 da SB está relacionada ao aumento no colesterol e de galactocerebrosídeos nas membranas da mielina.

A SB inteiramente mielinizada é hipointensa em relação à substância cinzenta em T2. A maturação da mielina resulta em redução do conteúdo de água na SB, com concomitante hipointensidade em T2.

Durante os primeiros 6 ou 8 meses de vida, as sequências ponderadas em T1 são melhores para avaliar a estrutura macroscópica do encéfalo e para analisar a maturação da SB. Sequências pesadas ponderadas em T2 são as sequências mais sensíveis para avaliar a maturação da SB entre 6 e 18 meses.

Doenças metabólicas hereditárias **863**

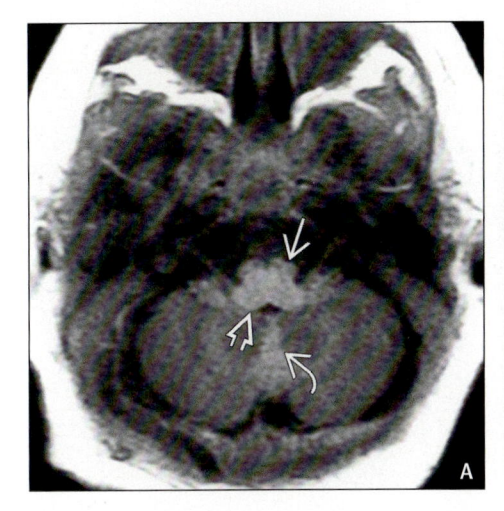

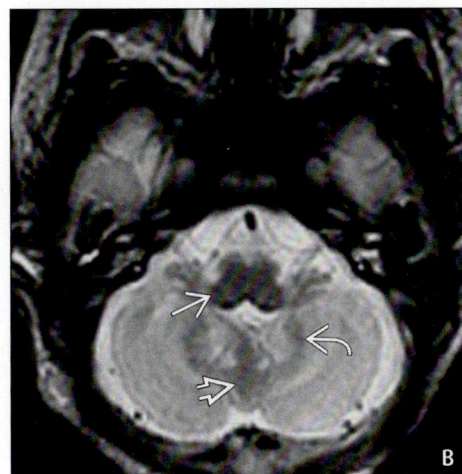

**31-1A** T1 axial em um recém-nascido a termo normal ao nascimento mostrando que o bulbo dorsal ➡, os pedúnculos cerebelares inferiores e o verme ➡ são hiperintensos e densamente mielinizados, em comparação com o tronco encefálico mais anterior ➡. A SB cerebelar não está mielinizada e hipointensa.

**31-1B** T2 mostrando que o bulbo e os pedúnculos cerebelares inferiores ➡, assim como o núcleo denteado ➡ e o verme ➡, estão mielinizados. A SB não mielinizada no hemisfério cerebelar permanece hiperintensa.

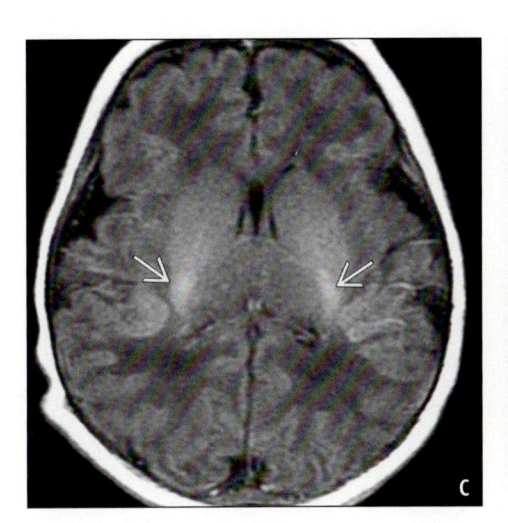

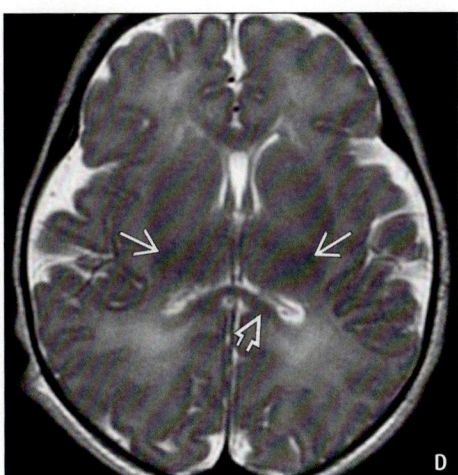

**31-1C** T1 no mesmo recém-nascido a termo mostrando hiperintensidade no segmento posterior das cápsulas internas, mais intensa na localização dos tratos corticospinais ➡.

**31-1D** T2 mostrando uma discreta hipointensidade ➡, que representa a mielinização precoce no segmento posterior da cápsula interna. O esplênio do corpo caloso ➡ não está mielinizado. Este achado é mais evidente em T1 do que em T2.

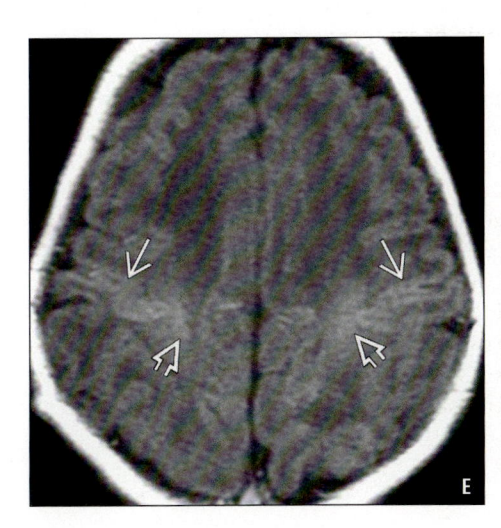

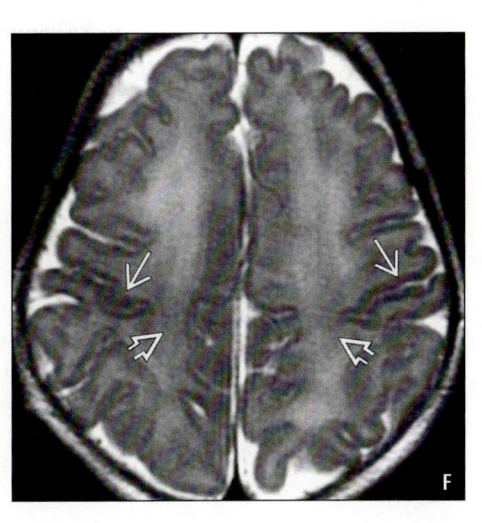

**31-1E** T1 mostrando hiperintensidade nos giros rolândicos e perirrolândicos ➡, correspondendo à mielinização precoce normal nesses giros. Hiperintensidade mal-definida na SB dos tratos corticospinais ➡ representa a mielinização precoce normal dos tratos motores.

**31-1F** T2 mostrando SB predominantemente hiperintensa (não mielinizada). Observe a hipointensidade normal nos giros rolândicos e perirrolândicos ➡, e a tênue hipointensidade nos tratos corticospinais ➡.

**864** Distúrbios tóxicos, metabólicos, degenerativos e do LCS

**31-2A** T1 axial em um recém-nascido normal com 3,5 meses mostrando que o bulbo ➡ está completamente mielinizado. A hiperintensidade agora estende-se até os hemisférios cerebelares proximais ➡, mas a SB mais periférica permanece não mielinizada e aparece hipointensa.
**31-2B** T2 mostrando hipointensidade no tronco encefálico dorsal ➡ e nos núcleos dos nervos cranianos ➡, assim como nos pedúnculos cerebelares médios ➡.

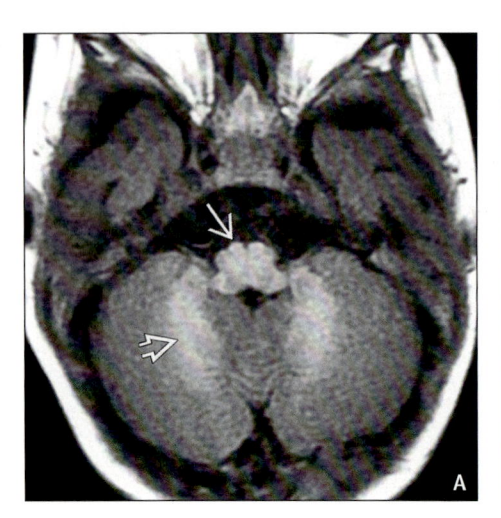

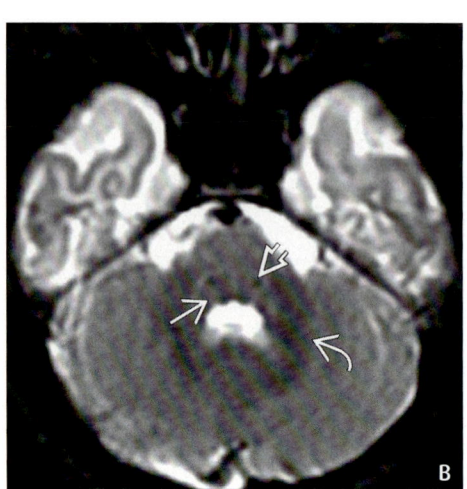

**31-2C** T1. Observe o intenso hipersinal no segmento posterior ➡ e uma discreta hiperintensidade começando a aparecer no segmento anterior das cápsulas internas ➡. A SB profunda occipital posterior está começando a mielinizar ➡.
**31-2D** T2. A hipointensidade é vista no segmento posterior das cápsulas internas ➡. O segmento anterior ➡ está começando a mielinizar, não sendo bem visualizado entre o hipossinal do caudado e os núcleos da base.

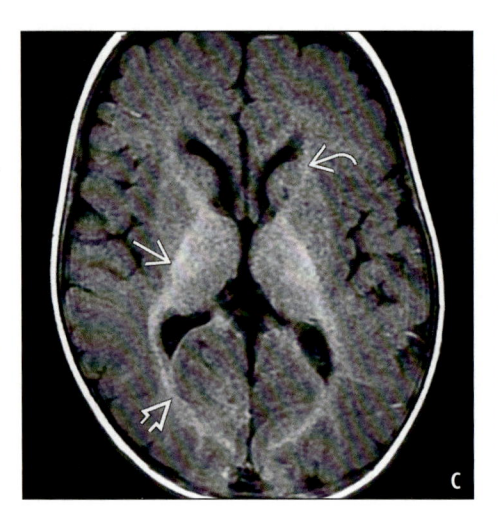

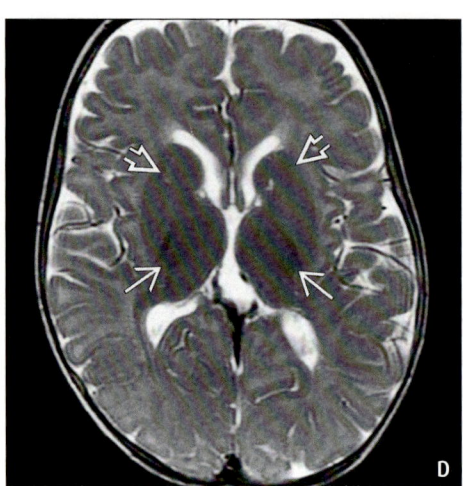

**31-2E** T1. A SB na coroa radiada permanece, em sua maior parte, não mielinizada aos 3,5 meses, embora alguma mielinização na SB profunda nos sulcos centrais ➡ esteja presente.
**31-2F** T2. Exceto pelas áreas "borradas" ➡ profundas dos sulcos centrais, a SB na coroa radiada permanece hiperintensa e não mielinizada.

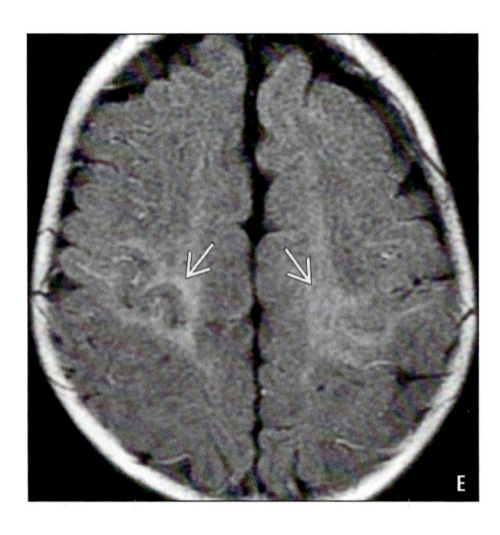

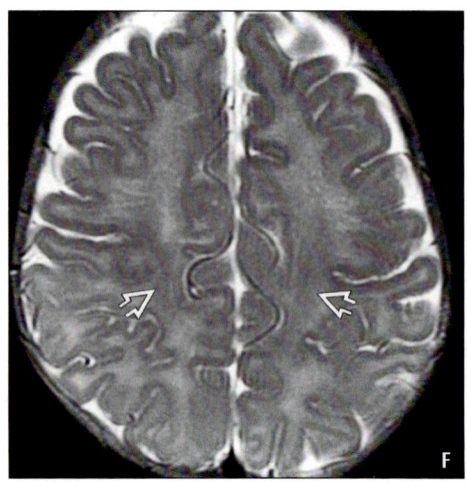

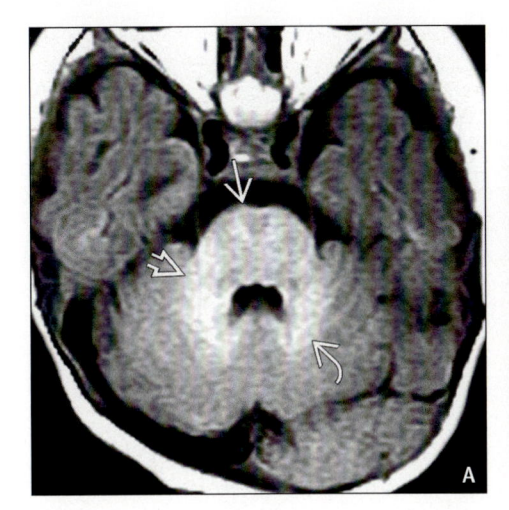

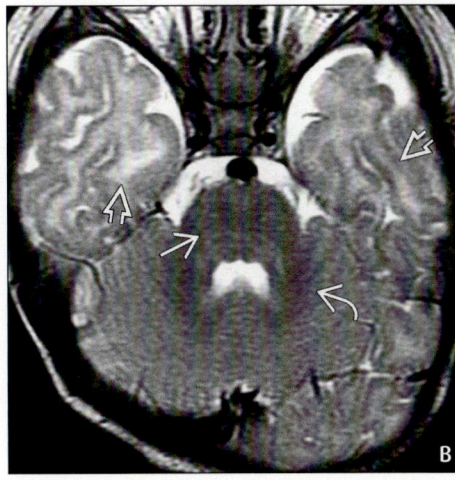

**31-3A** T1 axial de uma criança de seis meses mostrando que a ponte ➡ e os pedúnculos cerebelares médios ➡ estão completamente mielinizados e que a hiperintensidade se estende perifericamente nos hemisférios cerebelares ➡.

**31-3B** T2 no mesmo paciente mostrando um grande contraste entre a ponte hipointensa (mielinizada) ➡ e a SB cerebelar proximal ➡, em comparação com a SB hiperintensa não mielinizada nos lobos temporais ➡.

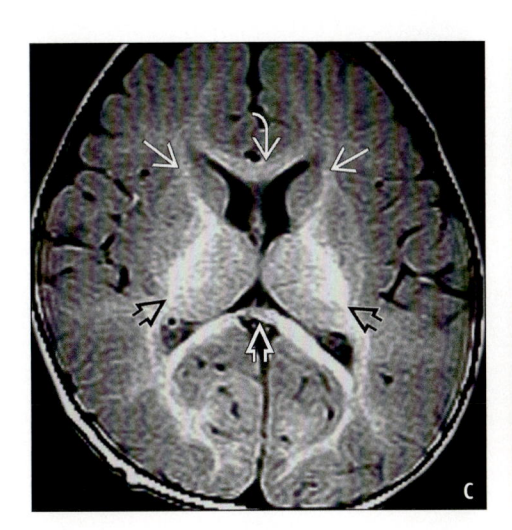

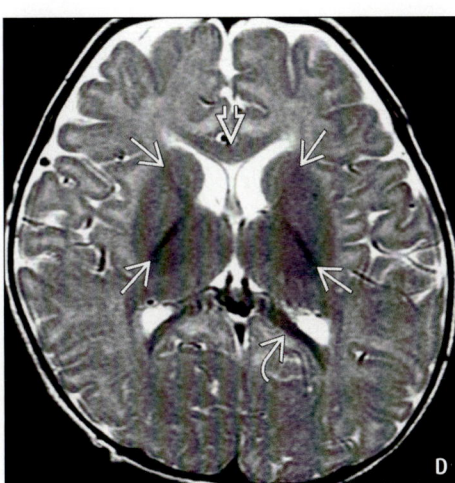

**31-3C** T1 mostrando hiperintensidade nos segmentos posterior ➡ e anterior da cápsula interna ➡, assim como no esplênio ➡ e no joelho ➡ do corpo caloso. A SB subcortical não está mielinizada e está isointensa em relação ao córtex.

**31-3D** T2. Ambos os segmentos da cápsula interna ➡ estão mielinizados e hipointensos. O esplênio do corpo caloso ➡ é mais hipointenso que o joelho ➡, o qual acabou de iniciar a mielinização. O espaço subaracnóideo frontal proeminente é normal.

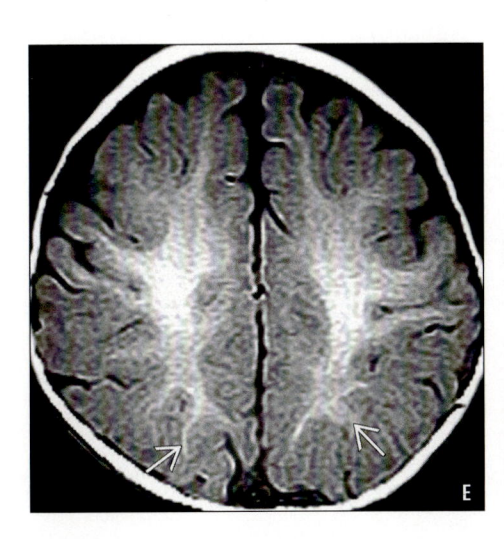

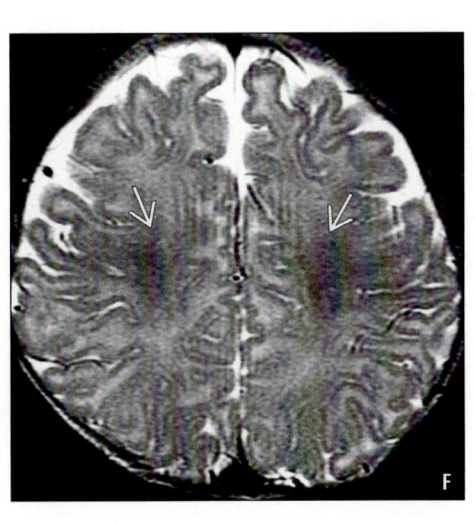

**31-3E** T1. A mielinização estende-se da SB central até as fibras subcorticais periféricas, especialmente nos lobos parietal e occipital ➡.

**31-3F** T2. A hipointensidade na coroa radiada ➡ não é tão extensa quanto a hiperintensidade vista na T1 correspondente. De fato, a mielinização nas sequências ponderadas em T2 normalmente é vista depois daquela em T1. Observe a proeminência normal dos espaços subaracnóideos frontais e inter-hemisféricos.

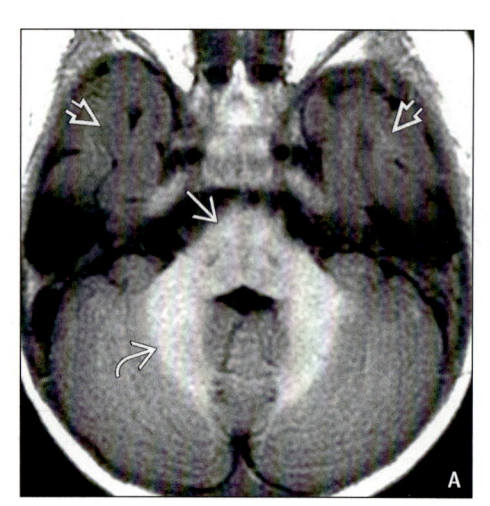

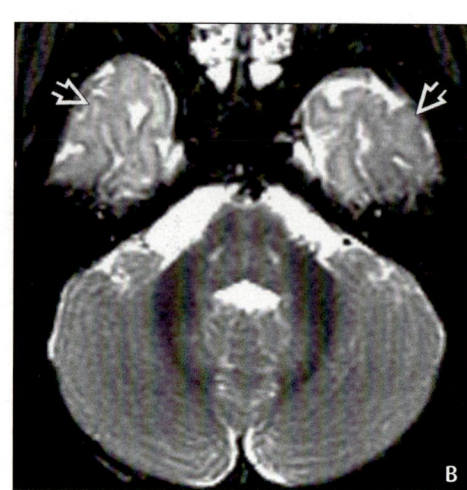

**31-4A** T1 axial em uma criança normal de 12 meses de idade mostrando que a ponte e o cerebelo têm uma aparência semelhante no adulto. A ponte ➡ e os pedúnculos cerebelares médios ➡ são completa e densamente mielinizados. A SB do lobo temporal anterior ➡ ainda não está mielinizada.
**31-4B** T2. A SB cerebelar é hipointensa e mielinizada, em contraste com a SB subcortical nos lobos temporais ➡, a qual é ainda hiperintensa e não mielinizada.

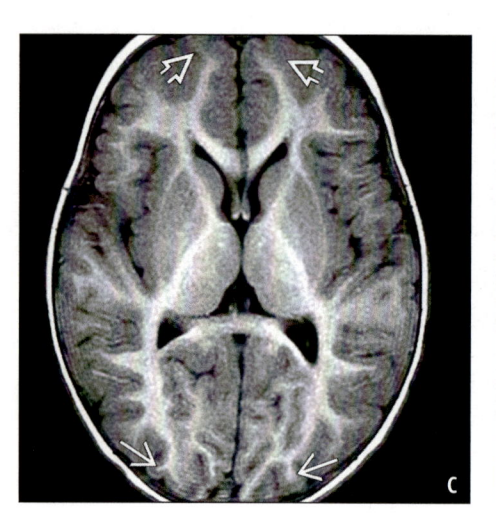

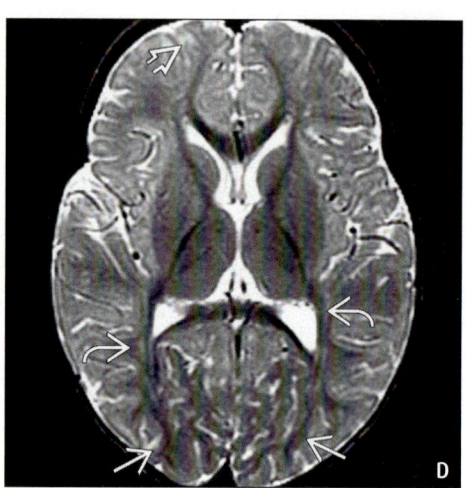

**31-4C** T1 mostrando uma mielinização semelhante à do adulto. A hiperintensidade estende-se até as fibras subcorticais nos lobos occipitais ➡ e parietais. Na porção mais anterior dos lobos frontais, as fibras subcorticais em U permanecem não mielinizadas ➡.
**31-4D** T2 mostrando hipointensidade subcortical das fibras em U nos lobos occipital ➡, parietal, mas não nos lobos temporal, frontal ➡. Alguma hiperintensidade lateral aos cornos occipitais trígonos ➡ é normal.

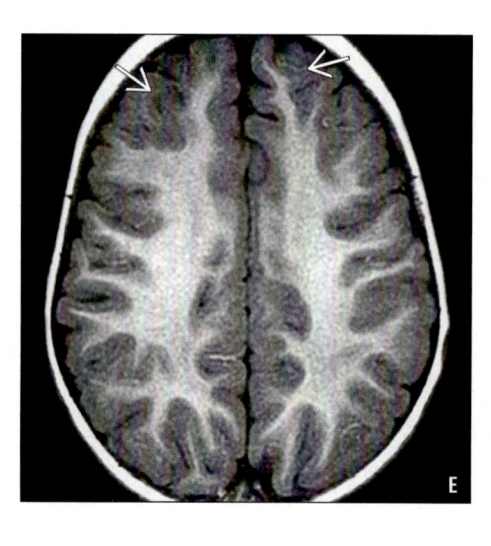

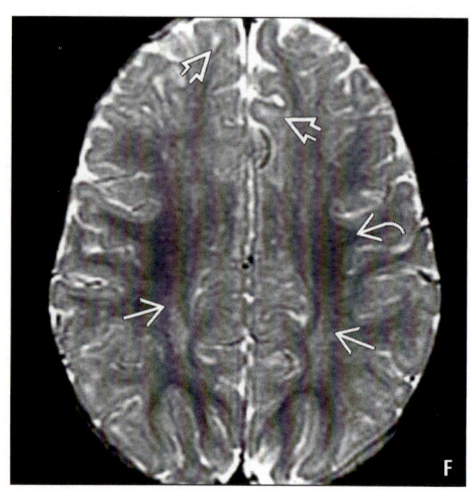

**31-4E** A mielinização da coroa radiada e das fibras subcorticais em U está quase completa em T1. Apenas os tratos de associação subcorticais mais anteriores ➡ permanecem não mielinizados.
**31-4F** T2. As fibras subcorticais em U parietais e occipitais, juntamente com a porção central da coroa radiada ➡, aparecem hipointensas. As fibras frontais mais superiores ➡ permanecem não mielinizadas. A presença de alguns focos hiperintensos laterais e posterossuperiores aos ventrículos laterais ➡ é normal.

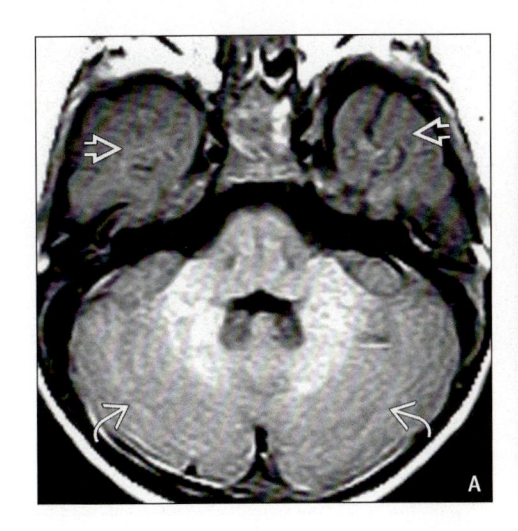

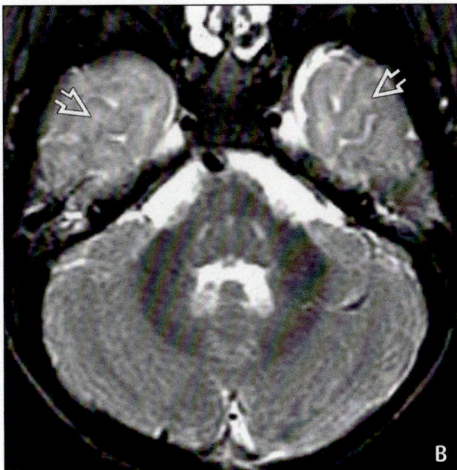

**31-5A** T1 axial em uma criança normal de 18 meses de idade mostrando que as estruturas da fossa posterior são iguais às do adulto. Hiperintensidade na SB das folias cerebelares ➔ indica que a mielinização está completa. A SB nos lobos temporais anteriores ➔ permanece não mielinizada.

**31-5B** T2. Aos 18 meses, as estruturas da fossa posterior estão completamente mielinizadas, mas a SB nos lobos temporais anteriores permanece não mielinizada, e ainda é hiperintensa ➔.

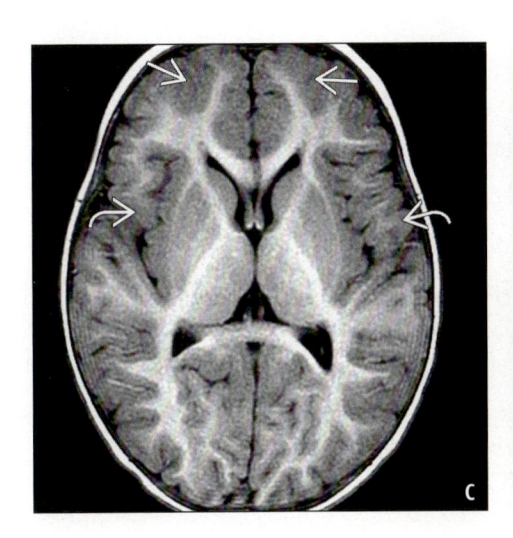

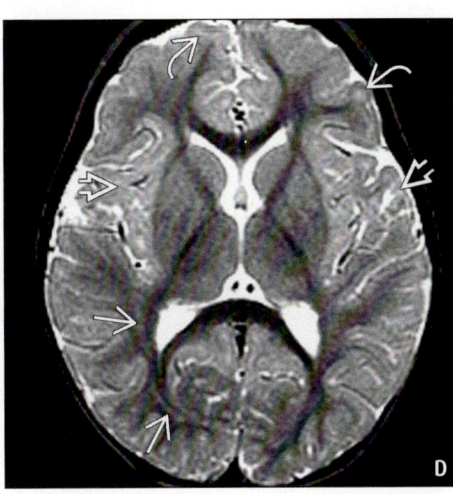

**31-5C** T1. Com exceção da porção mais anterior dos lobos frontais ➔ e dos lobos temporais superiores ➔, as fibras subcorticais em U são completamente mielinizadas aos 18 meses.

**31-5D** T2. Somente as fibras subcorticais em U temporais ➔ e frontais ➔ permanecem hiperintensas e não mielinizadas com 18 semanas de idade. Observe a hiperintensidade persistente nas fibras de associação parieto-occipitais ➔, as quais em geral não mielinizam completamente e permanecem hiperintensas até a segunda ou terceira décadas.

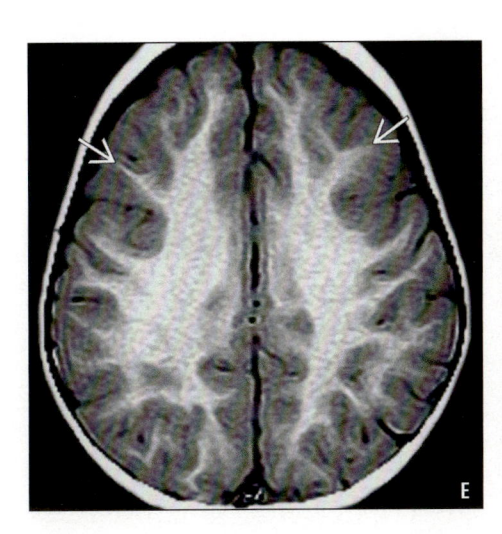

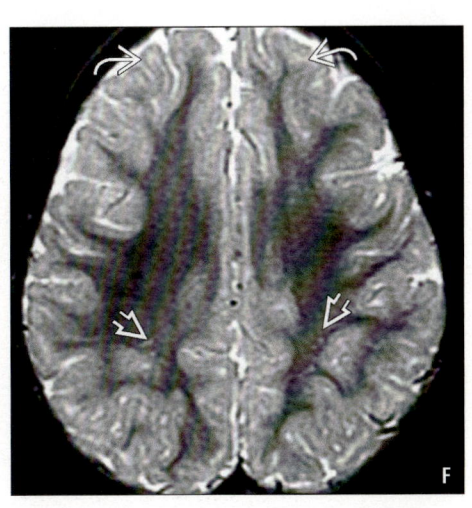

**31-5E** T1. A SB na coroa radiada agora parece quase igual à do adulto, com a hiperintensidade estendendo-se até as fibras subcorticais em U ➔.

**31-5F** T2. Com exceção de algumas fibras subcorticais em U frontais ➔, a mielinização da coroa radiada está completa. As hiperintensidades puntiformes na SB parietal subcortical ➔ são espaços perivasculares, os quais normalmente são vistos na RM 3.0T em pacientes pediátricos.

**868** Distúrbios tóxicos, metabólicos, degenerativos e do LCS

**31-6A** T1 axial em uma criança normal de 3 anos mostrando uma aparência de adulto. A maturação, a arborização e a mielinização das folias cerebelares estão completas. Observe a hiperintensidade nas fibras subcorticais em U da SB do lobo temporal anterior ➡, indicando mielinização normal.
**31-6B** A T2 neste paciente de três anos tem uma aparência semelhante à de adulto, com a SB mielinizada (hipointensa) nos lobos temporais ➡ e nas folias do cerebelo ➡.

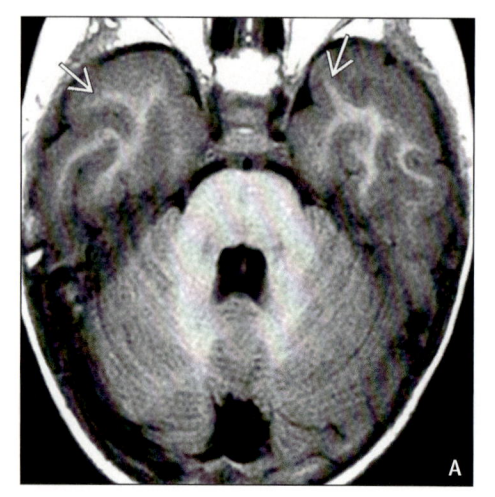

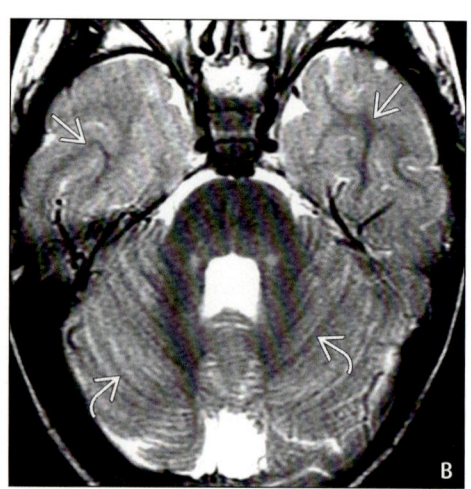

**31-6C** T1 na altura dos ventrículos laterais mostrando um padrão de mielinização de adulto estendendo-se até a SB subcortical dos lobos frontais ➡ e temporais ➡.
**31-6D** T2 na altura dos núcleos da base, indistinguível da T2 de adulto. Observe as discretas hiperintensidades nas radiações occipitais ➡, um achado normal.

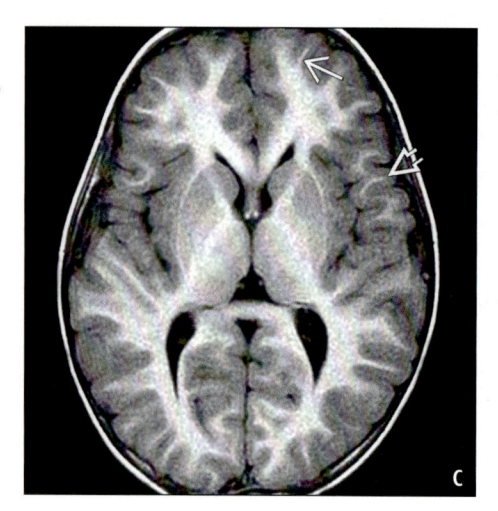

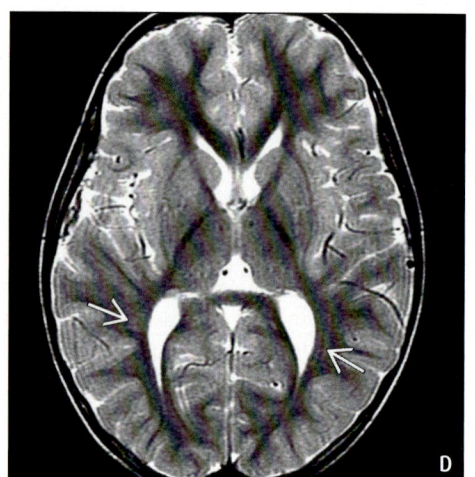

**31-6E** T1 na coroa radiada mostrando que a mielinização é indistinguível daquela do encéfalo adulto. Embora visualmente completa, estudos funcionais indicam que algum grau de mielinização ativa continua durante a adolescência.
**31-6F** T2. A coroa radiada é hipointensa, exceto por algumas hiperintensidades lineares esparsas ➡, que representam líquido intersticial nos espaços perivasculares (Virchow-Robin), um achado normal.

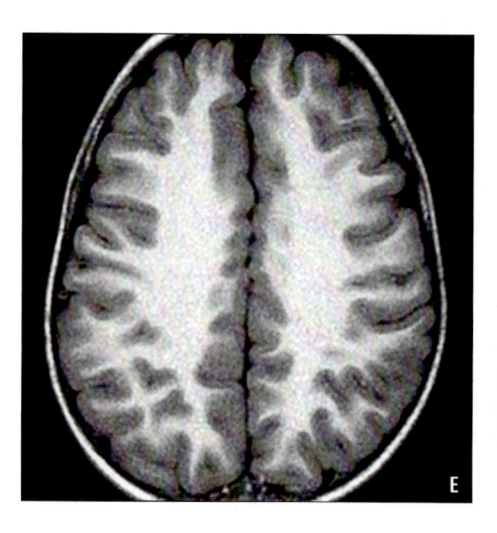

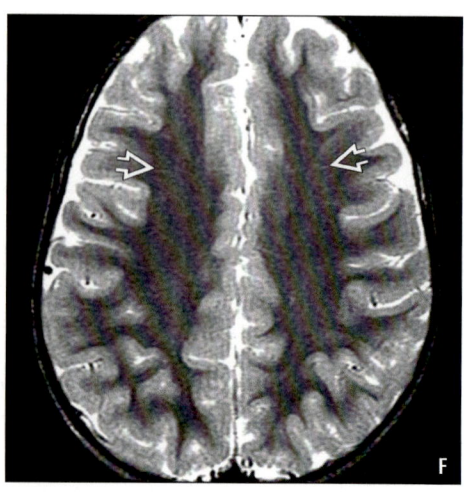

Como uma regra geral, *a SB mielinizada é hiperintensa em T1 antes de se tornar hipointensa em T2* (**Tab. 31-1**). No mínimo, uma avaliação acurada da mielinização requer tanto T1 quanto T2. As técnicas mais avançadas, como imagem do tensor da difusão (DTI, de *diffusion tensor imaging*) e transferência de magnetização (TM), podem fornecer informações adicionais.

### Imagem da mielinização normal

Os principais marcadores selecionados da mielinização normal nas imagens ponderadas em T1 e T2 foram resumidos antes neste capítulo (**Tab. 31-1**), sendo discutidos em mais detalhes aqui.

### Do nascimento aos três meses

**T1**. Nas sequências ponderadas em T1, o encéfalo de um recém-nascido a termo assemelha-se ao encéfalo do adulto na ponderação T2, ou seja, a maioria da SB cerebral tem menor sinal que a substância cinzenta. O tronco encefálico dorsal, a decussação dos pedúnculos cerebelares superiores, o segmento posterior da cápsula interna, os tálamos ventrolaterais e a coroa radiada profunda adjacente aos ventrículos laterais são as únicas estruturas hiperintensas em T1 (mielinizadas) em um recém-nascido a termo (**Fig. 31-1**).

A hiperintensidade na SB profunda começa a aparecer com um mês e estende-se para as folias a partir de duas ou três semanas após o nascimento.

**T2**. Em T2, a SB em um recém-nascido a termo assemelha-se àquela em uma imagem T1 de um adulto, ou seja, ela apresenta maior sinal em comparação com a substância cinzenta. Hipointensidade pode ser vista no tronco encefálico dorsal, no segmento posterior da cápsula interna e no tálamo ventrolateral. Os núcleos denteados do cerebelo consistem em substância cinzenta e, portanto, também aparecem hipointensos.

Ao nascimento, os giros rolândicos e perirrolândicos do córtex são muito hipointensos. Isso corresponde à conhecida mielinização precoce da SB nesses giros. Uma hipointensidade mal-definida "borrada" na SB dos giros rolândico/perirrolândico também aparece após o nascimento.

### Três a seis meses

**T1**. O segmento posterior da cápsula interna e a SB proximal e mais central das folias cerebelares tornam-se hiperintensos três meses após o nascimento (**Fig. 31-2**). O alto sinal aparece no esplênio do corpo caloso (CC) em torno de quatro semanas e também pode ser identificado no joelho aos seis meses de idade (**Fig. 31-3**).

**T2**. O baixo sinal aparece no segmento posterior da cápsula interna aos três meses e pode ser visto no esplênio do CC aos seis meses. A SB na coroa radiada profunda que se estende do córtex motor para o corpo dos ventrículos laterais mieliniza antes, aparecendo "borrada" e discretamente hipointensa (**Fig. 31-3**).

### Seis meses a um ano

**T1**. A SB assume uma aparência semelhante à do adulto ao redor de oito meses de idade, com a hiperintensidade se estendendo por quase todo o cerebelo e a SB hemisférica. A coroa radiada é quase completamente hiperintensa, exceto por suas fibras mais anteriores e periféricas.

Dos 11 aos 12 meses de idade, a SB lembra o padrão daquela de adulto, com a hiperintensidade se estendendo por quase todas as fibras subcorticais em "U". Somente a SB do lobo temporal anterior e a SB mais periférica do lobo frontal permanecem não mielinizadas, aparecendo isointensas ao córtex adjacente (**Fig. 31-4**).

**T2**. A hipointensidade aparece no joelho do CC aos oito meses e no segmento anterior da cápsula interna aos 11 meses. A hipointensidade em T2 permanece nas SBs subcorticais frontal e temporal anterior. O baixo sinal na SB frontal profunda aparece com 14 semanas. Exceto pelos lobos temporais, na parte mais anterior, aos 18 meses a SB é semelhante à do adulto (**Fig. 31-5**).

### Dois anos à idade adulta

**T1**. A SB do lobo temporal anterior não se torna completamente hiperintensa em T1 até 24 a 30 meses (**Fig. 31-6**). Embora a mielinização de SB seja visualmente completa nesta idade, estudos funcionais por RM demonstram que alguma mielinização ativa continua durante a adolescência.

**T2**. É comum ver regiões de sinal alto simétrico na SB, lateral e dorsal aos ventrículos laterais. Isso representa "zonas terminais" da mielinização incompleta do encéfalo nas fibras de associação parieto-occipitais e é considerado um achado normal. Essas "zonas terminais" geralmente permanecem hiperintensas em T2 até a segunda ou terceira décadas (**Figs. 31-4D**, **31-4F** e **31-5D**). Focos puntiformes e lineares esparsos de hipersinal em T2 na SB que são suprimidos completamente em inversão-recuperação com supressão da água livre (FLAIR, de *fluid-attenuated inversion-recovery*) também são comuns. Eles são espaços perivasculares (Virchow-Robin) normais e ocorrem em todas as idades (**Fig. 31-6F**).

## Classificação das doenças metabólicas hereditárias

### Visão geral

O número exato e a variedade das doenças metabólicas hereditárias (DMHs) são grandes. Novas entidades, juntamente com seus achados na RM, são constantemente adicionadas à lista dessas doenças, a qual não para de crescer. Além disso, identificar uma dessas doenças requer não somente a interpretação correta dos achados de imagem, mas também o entendimento de interpretações clínicas, análise genética e defeitos bioquímicos específicos. Em alguns casos, biópsia do encéfalo, de pele ou de músculo é necessária para estabelecer um diagnóstico preciso.

Uma discussão exaustiva das DMHs está além do objetivo deste livro. O leitor interessado deve consultar os textos de A. James Barkovich. Neste capítulo, serão consideradas as doenças neurometabólicas hereditárias porém comuns, bem como algumas menos comuns, porém importantes, resumindo sua etiopatologia, demografia e apresentação clínica, além dos achados de imagem mais importantes de cada uma delas.

Inicia-se considerando as diversas abordagens para classificar essas doenças incomuns, porém interessantes. Um dos sistemas mais comuns de classificação das DMHs divide essas doenças de acordo com a organela celular (p. ex., mitocôndria, lisossomos) predominantemente afetada. Outra classificação caracteriza as DMHs por seu defeito em uma via metabólica específica (p. ex., distúrbios do metabolismo do carboidrato).

Será discutida rapidamente cada uma delas, sendo então delineada – e subsequentemente usada – uma abordagem desenvolvida por A. James Barkovich que tem como base a localização anatômica e os achados de imagem específicos.

### *Abordagem com base em organelas*

Três organelas celulares são primariamente afetadas nas DMHs (p. ex., lisossomos, peroxissomos e mitocôndrias). Classificar as DMHs de acordo com a organela afetada tem o benefício da simplicidade conceitual. Entretanto, muitas das DMHs não ocorrem por um distúrbio na função da organela, tornando esse esquema de classificação menos amplo.

### Doenças lisossomais

As doenças lisossomais são caracterizadas por lisossomos anormais e distúrbios do metabolismo do carboidrato. A frequência dos distúrbios lisossomais varia muito conforme a distribuição geográfica. Alguns são muito mais frequentes em certas localizações devido à alta prevalência de mutações.

As mucopolissacaridoses são os distúrbios clássicos de depósito lisossomal. Elas resultam de deficiência de enzimas que envolvem a degradação de mucopolissacarídeos (glicosaminoglicanos). Os mucopolissacarídeos que não se degradam completamente se acumulam nos lisossomos, os quais geralmente se tornam grandes e vacuolados. As mucopolissacaridoses prototípicas incluem as síndromes de **Hurler**, **Hunter**, **Sanfilippo** e **Morquio**.

As gangliosidoses são doenças raras de depósito lisossomal caracterizadas pela deficiência de β-galactosidase. Oligossacarídeos anormais acumulam-se no encéfalo e nas vísceras. Os distúrbios típicos são **GM1** e **GM2** (doenças de Tay-Sachs e Sandhoff, respectivamente).

### Doenças peroxissomais

Os peroxissomos contêm múltiplas enzimas essenciais para o crescimento e o desenvolvimento normais. Doenças peroxissomais herdadas podem resultar da falta de desenvolvimento da organela ou de peroxissomos normalmente formados que apresentam uma única enzima com função anormal ou deficiente.

As deficiências da formação do peroxissomo resultam em condições como a **síndrome de Zellweger**, a **adrenoleucodistrofia neonatal** e a **doença de Refsum infantil**. Os distúrbios nos quais os peroxissomos são formados, mas não funcionam corretamente, incluem a **adrenoleucodistrofia ligada ao X** e a **doença de Refsum clássica**.

### Doenças mitocondriais

As doenças mitocondriais, também chamadas de doenças da cadeia respiratória, são caracterizadas por uma função mitocondrial anormal. O resultado é a produção não pareada de trifosfato de adenosina (ATP, de *adenosine triphosphate*) (energia) nas células afetadas.

Algumas doenças mitocondriais predominante ou exclusivamente afetam a musculatura estriada e, portanto, não serão discutidas neste texto. Encefalopatias mitocondriais importantes incluem **doença de Leigh**, encefalopatia mitocondrial com acidose láctica e episódios semelhantes a acidente vascular cerebral (**MELAS**, de *mitochondrial encephalopathy with lactic acidosis and stroke-like episodes*), epilepsia mioclônica com fibras vermelhas rasgadas (**MERRF**, de *myoclonic epilepsy with ragged red fibers*), **síndrome de Kearns-Sayre** (SKS) e acidúria glutárica tipos I e II.

---

**CLASSIFICAÇÃO DAS DOENÇAS METABÓLICAS HEREDITÁRIAS COM BASE EM ORGANELAS**

**Doenças lisossomais**
- Mucopolissacaridoses
- Gangliosidoses
- Leucodistrofia metacromática
- Doença de Krabbe
- Doença de Fabry

**Doenças peroxissomais**
- Formação peroxissomal anormal
  - Síndrome de Zellweger
  - Adrenoleucodistrofia neonatal
  - Doença de Refsum infantil
- Função peroxissomal anormal
  - Adrenoleucodistrofia ligada ao X
  - Doença de Refsum clássica

**Doença mitocondrial**
- Doença de Leigh
- MELAS
- MERRF
- Síndrome de Kearns-Sayre
- Acidúria glutárica tipos I e II

---

### *Abordagem metabólica*

Muitas das DMHs resultam em acúmulo de um ou mais resíduos metabólitos anormais, como amônia, cobre ou produtos da degradação do ferro. Essas DMHs são resumidas a seguir e discutidas detalhadamente no decorrer deste capítulo.

## Orgânicas/aminoacidopatias e doenças do ciclo da ureia

As aminoacidopatias e as doenças do ciclo da ureia resultam da não eliminação do nitrogênio e são caracterizadas por hiperamonemia e não elevação dos níveis de glutamina. Os distúrbios do ciclo da ureia típicos incluem **doença do xarope de bordo**, **acidemia metilmalônica**, **deficiência de ornitina-transcarbamilase** e **citrolinemia**.

**Doença de Canavan** é caracterizada por acidúria de N-acetil-L-aspartato (NAA) e acúmulo de NAA no cérebro, que resulta em uma grande degeneração esponjosa.

**Doença de Alexander** resulta da mutação do gene que codifica a proteína glial fibrilar ácida (GFAP, de *glial fibrillary acidic protein*). O acúmulo maciço de fibras de Rosenthal nos astrócitos resulta em macrocefalia e na redução da mielina na SB frontal.

## Doenças do metabolismo do cobre

O cobre é um alimento essencial para todos os organismos vivos. Entretanto, uma quantidade excessiva de cobre danifica as células. Distúrbios na homeostase normal do cobre são a marca de três doenças genéticas: **doença de Wilson**, **doença de Menkes** e **doença do corno occipital**.

## Doenças com acúmulo de ferro no cérebro

O acúmulo de ferro nos núcleos da base e nos núcleos denteados acontece durante o envelhecimento normal. Um grupo de doenças genéticas denominadas neurodegeneração com acúmulo cerebral de ferro (**NBIA**, de *neurodegeneration with brain iron accumulation*) é caracterizado por depósito cerebral de ferro em quantidades e em localizações anormais, resultando em morte neuronal.

### *Abordagem com base na imagem*

Barkovich e colaboradores elaboraram uma abordagem prática com base na imagem para diagnóstico das DMHs derivada do trabalho de van der Knaap e Valk. Essa abordagem busca determinar se a doença envolve principal ou exclusivamente (1) a SB, (2) principalmente a substância cinzenta, ou (3) ambas. Neste texto, será seguida a classificação com base nessas três categorias com achados de imagens predominantes. Achados gerais de cada categoria individual serão descritos no início de cada seção. Então, serão discutidas as maiores entidades diagnósticas de cada grupo com base em imagens.

# Doenças metabólicas hereditárias que afetam predominantemente a substância branca

As doenças da SB (leucodistrofias) algumas vezes são divididas em duas categorias: (1) doenças *dis*mielinizantes (i.e., a mielinização normal não ocorre) e (2) doenças *des*mielinizantes (i.e., a mielina forma-se normalmente e é depositada ao redor dos axônios, mas depois é quebrada ou destruída).

Uma terceira categoria relativamente nova de leucodistrofia consiste em (3) doenças hipomielinizantes (aqui a SB pode mielinizar de modo parcial, mas nunca completamente). As leucoencefalopatias hipomielinizantes são um grupo incomum de doenças genéticas que causam atraso na maturação da mielina ou pouca mielinização.

Da perspectiva da imagem, pode ser difícil determinar se o distúrbio é *dis*mielinizante, *des*mielinizante ou *hipo*mielinizante. Uma abordagem mais prática com base na imagem é determinar se o distúrbio primário afeta a SB *profunda* (periventricular) ou as fibras de associação curtas *subcorticais* (fibras em U). Em algumas doenças, tanto a SB profunda quanto a SB periférica podem ser afetadas.

Os exemplos de leucodistrofias que apresentam predomínio de acometimento da SB *profunda* incluem a leucodistrofia metacromática e a adrenoleucodistrofia ligada ao X. As leucodistrofias que envolvem as fibras subcorticais em U precocemente no curso da doença incluem a leucoencefalopatia megaloencefálica com cistos e a doença de Alexander infantil. Ambas também se apresentam com macrocefalia.

As doenças em que praticamente *toda* a SB (periventricular *e* subcortical) permanece não mielinizada são raras. O aspecto de imagem dessas doenças lembra o cérebro normal do recém-nascido com uma SB imatura, quase completamente não mielinizada. Nesse caso, toda a SB – incluindo as fibras subcorticais em U – aparece uniformemente hiperintensa em T2.

### *Predomínio da substância branca periventricular*

A doença prototípica que costuma envolver inicialmente a SB profunda de maneira simétrica e poupa as fibras subcorticais em U até suas fases mais tardias é a leucodistrofia metacromática. Outras com um padrão similar de predomínio periventricular incluem a doença de Krabbe (leucodistrofia com células globoides), a adrenoleucodistrofia ligada ao X e a doença da substância branca evanescente (DSBE).

---

**PRINCIPAIS DOENÇAS METABÓLICAS HEREDITÁRIAS COM PREDOMÍNIO DA SUBSTÂNCIA BRANCA PERIVENTRICULAR**

**Comuns**
- Leucodistrofia metacromática
- Adrenoleucodistrofia ligada ao X clássica

**Menos comuns**
- Leucodistrofia com células globoides (doença de Krabbe)
- Doença da substância branca evanescente

**Raras, mas importantes**
- Fenilcetonúria
- Doença do xarope de bordo
- Distrofia muscular congênita com deficiência de merosina

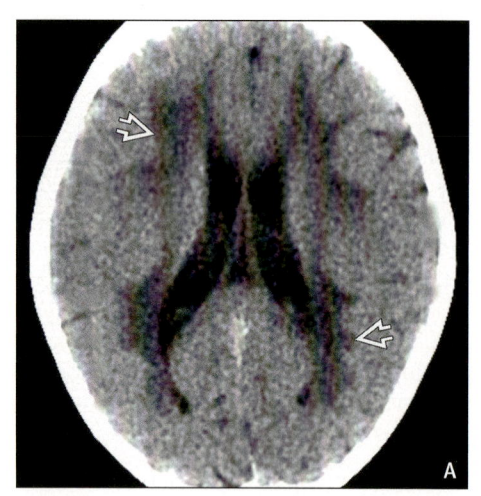

**31-7A** Tomografia computadorizada (TC) sem contraste em um menino de 6 anos com adrenoleucodistrofia mostrando hipodensidade simétrica na SB periventricular ⇨ preservando as fibras subcorticais em U.

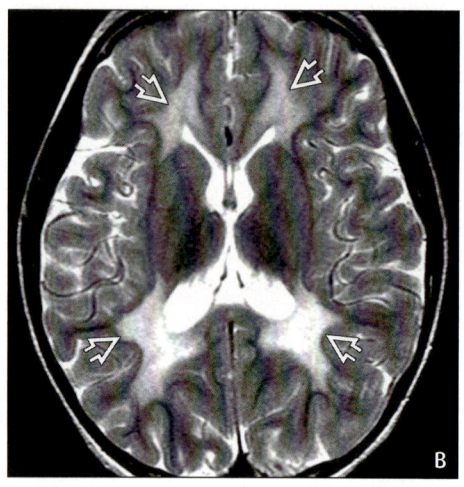

**31-7B** T2 mostrando o clássico padrão em "borboleta" de hiperintensidades simétricas ao redor dos cornos frontais e dos átrios dos ventrículos laterais ⇨.

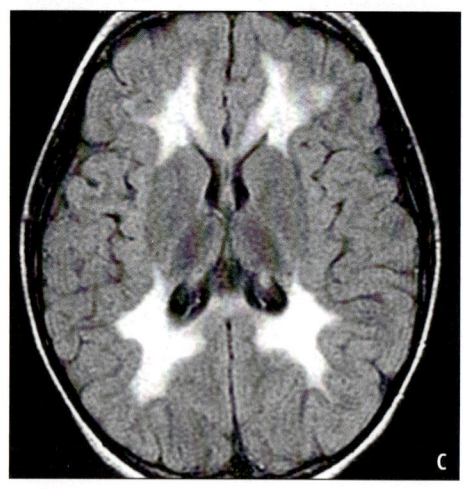

**31-7C** FLAIR mostrando o padrão em "borboleta" da leucemia mielocítica crônica. As cápsulas internas e a SB subcortical estão normais.

## Leucodistrofia metacromática

**TERMINOLOGIA.** A leucodistrofia metacromática (LDM), também conhecida como sulfatidose, é uma doença de acúmulo lisossomal devastadora caracterizada por acúmulo intralisossomal de sulfatídeos esfingolipídeos em múltiplos tecidos.

**ETIOLOGIA.** A LDM é causada pela redução da enzima arilsulfatase A com falha da quebra e da reutilização da mielina.

**PATOLOGIA.** Macroscopicamente, o cérebro afetado pela LDM pode ser normal ou demonstrar discreta redução volumétrica. A SB periventricular mostra uma coloração acinzentada, com as fibras subcorticais em U relativamente normais.

Desmielinização é o principal fator histopatológico e afeta tanto o sistema nervoso central (SNC) quanto o periférico. Uma metacromasia marrom característica (pela qual a doença é denominada) é vista com a coloração violeta cresil ácida e representa depósitos intracelulares de colesterol, fosfolipídeos e sulfatides. Os testes tissulares para a arilsulfatase A são positivos.

**ASPECTOS CLÍNICOS.** A LDM é uma das mais comuns de todas as doenças da SB hereditárias, com uma prevalência de 1:100.000 nascidos vivos. A LDM é mais comum em judeus Habbani e índios Navajo.

Os sintomas iniciais da LDM podem aparecer em qualquer idade. Três formas clínicas são conhecidas atualmente: infantil tardia (início antes dos três anos), juvenil (início antes dos 16 anos) e LDM adulta. A forma infantil é a mais comum e costuma se apresentar no segundo ano de vida com comprometimento visuomotor, distúrbios da marcha e dor abdominal. Declínio progressivo e morte dentro de quatro anos costumam ocorrer. A forma juvenil inicia entre 5 e 10 anos, em geral com deterioração do desempenho escolar. Sobrevida além de 20 anos é rara. A forma adulta pode apresentar-se como uma demência de início precoce, com sintomas semelhantes à esclerose múltipla e sinais cerebelares progressivos.

As opções de tratamento estabelecidas incluem transplantes de células-tronco hematopoiéticas. Terapias de reposição enzimática e gênica com células progenitoras oligodendrogliais ou neurais ainda são experimentais.

**IMAGEM.** O exame de imagem típico da LMC é uma leucodistrofia rapidamente progressiva. A TC seriada mostra hipodensidade confluente com disseminação centrífuga no esplênio do CC e SB periventricular parieto-occipital inicialmente comprometida. A doença gradualmente estende-se para os lobos frontais e posteriormente para a SB temporal.

A aparência típica na RM é de hiperintensidade em T2/FLAIR confluente, simétrica, com aspecto em "borboleta" na SB periventricular (**Fig. 31-7**). As fibras subcorticais em U e o cerebelo costumam ser preservados até um estágio tardio da doença.

Ilhas de mielina normal ao redor das veias medulares na SB podem produzir um padrão "tigroide" ou "em leopardo", com hipointensidades lineares em um mar de hiperintensidade confluente (**Fig. 31-8**). Não se observa realce pelo contraste em T1 C+. Alguns poucos casos de LDM foram relatados com nervos cranianos e/ou raízes nervosas da cauda equina espessados e com realce.

Restrição da difusão da água é rara. A espectroscopia por ressonância magnética (ERM) costuma mostrar aumento da colina com aumento variável do mioinositol.

DIAGNÓSTICO DIFERENCIAL. Os maiores diagnósticos diferenciais da LDM incluem outras DMHs que primariamente afetam a SB periventricular. A leucodistrofia com células globoides (**doença de Krabbe**) mostra hiperdensidades bitalâmicas na TC sem contraste, envolve o cerebelo precocemente e costuma demonstrar espessamento dos nervos ópticos e do quiasma.

A **doença de Pelizaeus-Merzbacher** geralmente apresenta-se em neonatos e mostra uma falta quase total de mielinização. O cerebelo em geral é muito atrofiado. A **DSBE** começa na SB periventricular, mas eventualmente envolve toda a SB hemisférica, e costuma apresentar cavitações e não realça.

---

### LEUCODISTROFIA METACROMÁTICA

**Etiologia e patologia**
- Distúrbio de acúmulo lisossomal
- Redução da arilsulfatase A → acúmulo de esfingolipídeo
- Desmielinização periventricular

**Aspectos clínicos**
- Leucodistrofia hereditária mais comum
- Três formas
- Infantil tardia (mais comum)
- Juvenil
- Adulta (início tardio)

**Imagem**
- Disseminação centrífuga da desmielinização
- Início no esplênio do CC, na SB profunda parieto-occipital
- SB frontal, temporal afetada tardiamente
- Preservação das fibras subcorticais em U, do cerebelo
- Clássica = padrão em "borboleta"
- Hiperintensidades simétricas ao redor dos cornos frontais, átrios
- Padrão "tigroide"
- "Fitas" de mielina perivenular preservadas na SB

**Diagnóstico diferencial**
- Outras doenças que predominantemente acometem a SB periventricular
- Leucodistrofia com células globoides (doença de Krabbe)
- Doença de Pelizaeus-Merzbacher
- Doença da substância branca evanescente
- Doenças destrutivas
- Leucomalacia periventricular

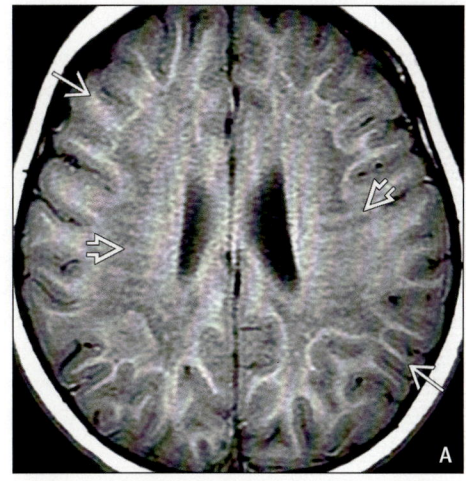

---

**31-8A** LDM clássica em um menino de 2 anos. Observe as fibras subcorticais em U preservadas ➡ e as ilhas de mielina preservadas ao redor das vênulas (padrão "tigroide") ➡.

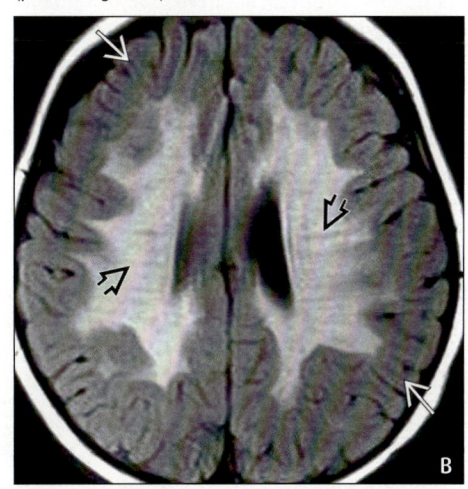

**31-8B** FLAIR mostrando desmielinização hiperintensa confluente e mielina preservada ➡ (padrão "tigroide"). Observe as fibras subcorticais em U poupadas ➡.

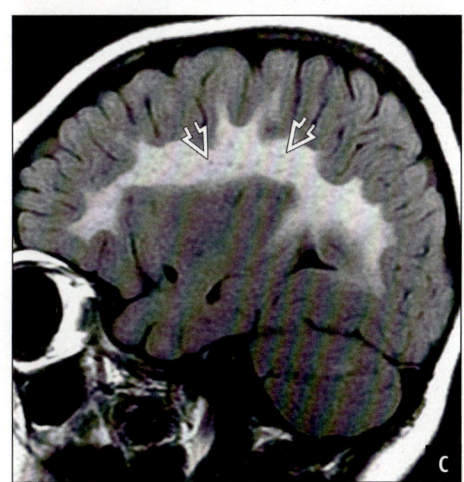

**31-8C** FLAIR mostrando pontos (padrão de "leopardo") da mielina preservada ➡ dentro da desmielinização confluente da SB profunda que poupa as fibras subcorticais em U.

## Adrenoleucodistrofia ligada ao X

**TERMINOLOGIA.** A adrenoleucodistrofia ligada ao X (ALD-X) era chamada de doença de Schilder "bronzeada" e leucodistrofia tipo melanodérmica antes de o envolvimento suprarrenal ser conhecido.

**ETIOLOGIA.** A adrenoleucodistrofia (ALD) é uma doença peroxissomal herdada causada pela mutação do gene *ABCD1*. O metabolismo anormal dos peroxissomos resulta na redução da β-oxidação dos ácidos graxos de cadeia muito longa (VLCFAs, *very long chain fatty acids*). Os VLCFAs acumulam-se na SB, causando uma desmielinização inflamatória grave. A degeneração axonal na fossa posterior e na medula espinal também é típica dessa doença.

**PATOLOGIA.** Três zonas distintas de perda da mielina são vistas na ALD (**Fig. 31-9**). A zona mais interna consiste em um centro necrótico de astrogliose. Uma zona intermediária de desmielinização ativa e de inflamação perivascular situa-se logo externamente ao centro necrótico da lesão. A zona mais periférica consiste em desmielinização inicial sem alterações inflamatórias (**Fig. 31-10**).

**ASPECTOS CLÍNICOS.** A ALD-X é a doença mais comum causada por uma única proteína ou deficiência enzimática a se apresentar na infância. A incidência estimada é de 1:20.000 a 50.000.

Várias formas clínicas de ALD e distúrbios relacionados já foram descritos. A **ALD-X clássica** é a forma mais comum (45%), sendo vista quase exclusivamente em meninos de 15 a 12 anos. Dificuldades de comportamento e deterioração do desempenho escolar são comuns. Cerca de 10% dos pacientes afetados apresentam sintomas agudos com crises convulsivas, crise suprarrenal, encefalopatia aguda ou coma.

A **adrenomieloneuropatia** (AMN) é o segundo tipo mais comum (35%), sendo outro distúrbio ligado ao X que ocorre principalmente em homens. O pico de apresentação é de 20 a 30 anos, mais tardiamente que a ALD-X clássica. A AMN é caracterizada por degeneração axonal no tronco encefálico e na medula espinal.

Cerca de 20% dos pacientes com ALD-X apresentam insuficiência suprarrenal isolada (**doença de Addison**). O envolvimento neurológico está ausente. Outras formas menos comuns de ALD incluem ALD de início na adoles-

**31-9** Gráfico mostrando zonas distintas na ALD. A zona mais profunda é o centro necrótico ➡; a zona intermediária ➩ mostra mielinização ativa e inflamação; os limites mais externos ➠ mostram desmielinização inicial sem inflamação.

**31-10** Uma secção de necropsia coronal na ALD-X mostrando as três zonas de mielina: centro necrótico ➡, zona intermediária (região acinzentada ➩), limites externos (coloração amarelada ➠). (Cortesia dos arquivos da AFIP.)

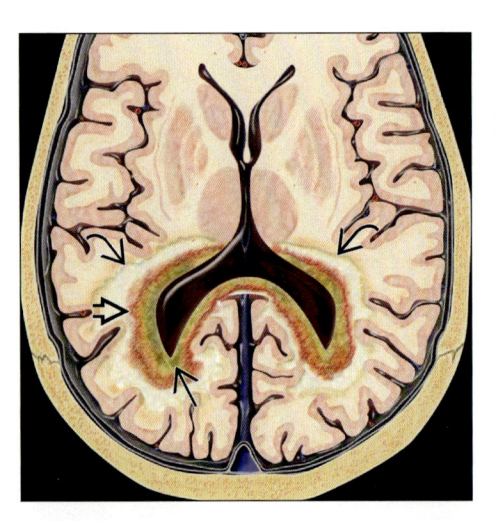

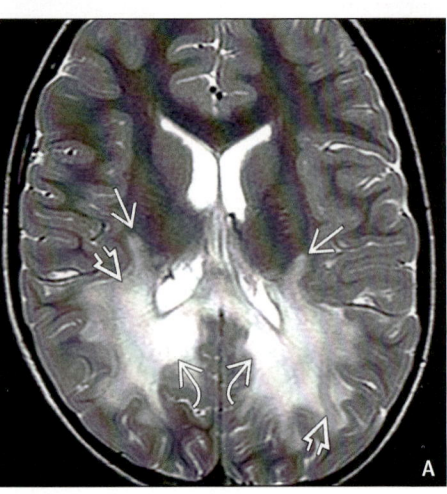

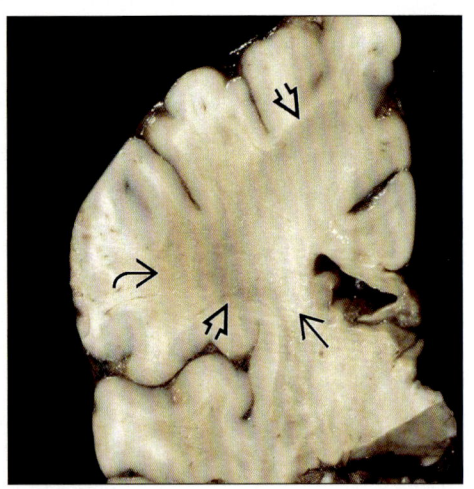

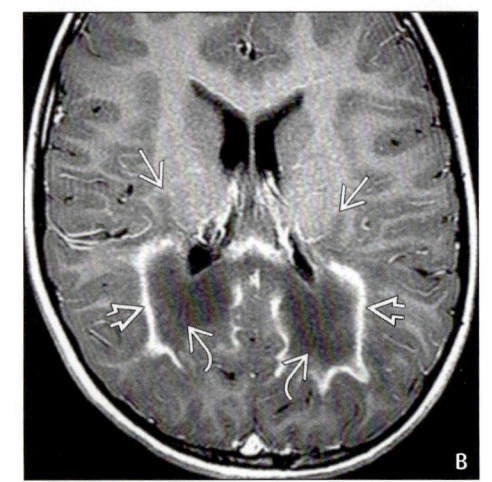

**31-11A** ALD-X clássica. Lesões simétricas ao redor dos átrios. A área mais hiperintensa é o centro necrótico ➡. A camada de desmielinização ativa com inflamação ao redor do centro necrótico é menos hiperintensa ➩. A zona mais periférica, ou zona limitante ➠, mostra desmielinização inicial sem alterações inflamatórias.

**31-11B** A zona intermediária de desmielinização ativa realça em T1 C+ com saturação de gordura ➩, onde as áreas periféricas ➠ e a região central ➡ não realçam.

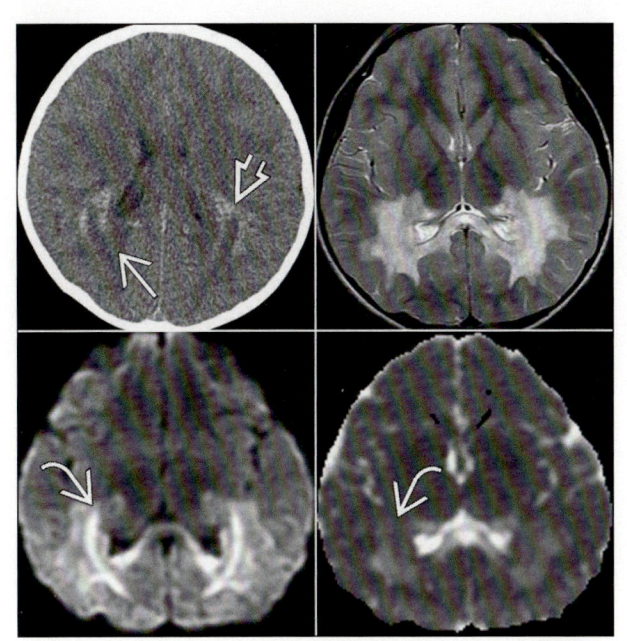

**31-12** ALD clássica mostrando hipodensidade na SB periatrial ➡, calcificações ➡ e restrição da difusão ➡ nas regiões inflamatórias com desmielinização aguda.

**31-13** FLAIR (acima à esquerda) de um menino de 5 anos com ALD precoce mostra um pequeno foco hiperintenso no esplênio ➡. Seis messes depois, T1 (acima à direita), FLAIR (abaixo à esquerda) mostram aumento do tamanho da lesão ➡. T1 C+ (abaixo à direita) mostra realce ➡.

cência ou idade adulta e doença com sintomas discretos em mulheres carreadoras.

A ALD-X não tratada tem um prognóstico ruim. Uma progressão persistente com quadriparesia espástica, cegueira, surdez e estado vegetativo é típica. Uma dieta com base no óleo de Lorenzo (uma mistura de trioleína e trierucina) tem ajudado a reduzir os sintomas em alguns pacientes. O transplante de medula óssea precoce ou a terapia genética com células-tronco hematopoiéticas têm melhorado o prognóstico clínico para outros pacientes.

**IMAGEM.** O diagnóstico definitivo da ALD-X é estabelecido pela análise do aumento na quantidade de VLCFA na pele. Quando típico, os achados de imagem podem sugerir fortemente o diagnóstico. Embora as TCs algumas vezes sejam obtidas como um estudo de avaliação inicial em crianças com encefalopatias de origem desconhecida, a RM é o método de escolha.

*Achados na TC.* Uma TC sem contraste demonstra hipodensidade no esplênio do CC e na SB ao redor dos átrios e dos cornos occipitais dos ventrículos laterais. Calcificação na SB comprometida é comum (**Fig. 31-12**). Uma TC sem contraste pode mostrar realce ao redor da SB hipodensa central.

*Achados na RM.* O padrão com *predomínio posterior* é visto em 80% dos pacientes com ALD-X (**Fig. 31-11**). O achado mais precoce é a hiperintensidade em T2/FLAIR na região mediana do esplênio do CC (**Fig. 31-13**). Com a progressão da doença, a hiperintensidade estende-se de posterior para anterior e do centro para a periferia. A SB peritrigonal, os tratos corticospinais, o fórnice, as fibras comissurais e as vias da visão e da audição podem ser todos eventualmente envolvidos.

Os limites externos da desmielinização aparecem hiperintensos em T1, mas não realçam. A zona intermediária de desmielinização inflamatória ativa geralmente realça em T1 C+.

Restrição de difusão na zona intermediária da desmielinização inflamatória pode estar presente em imagem ponderada em difusão. A ERM mostra a redução do NAA até mesmo na SB aparentemente normal. A elevação da colina, do mioinositol e do lactato é comum.

Um sistema de escore visual com base na RM (escala de Loes) divide o cérebro em nove regiões com 23 sub-regiões. Cada região é pontuada pela presença (1) ou ausência (0) de atrofia, e toda sub-região é avaliada como normal (0), anormalidade unilateral (0,5), ou anormalidades bilaterais (1) na intensidade de sinal.

Variações dos padrões de imagem da ALD-X são comuns. Cerca de 10 a 15% de todos os pacientes com ALD-X clássica têm uma desmielinização com *predomínio anterior*; a hiperintensidade inicialmente aparece no joelho do CC (não no esplênio) e segue para a SB dos lobos frontais (**Fig. 31-14**). Padrões incomuns já descritos incluem doença unilateral, doença com lesões bioccipitais e bifrontais, além da variante que envolve somente as cápsulas internas.

Os achados de imagens em pacientes com AMN variam dos achados naqueles pacientes com ALD-X clássica. Os hemisférios cerebrais são relativamente poupados, com envolvimento predominante do cerebelo, dos tratos corticospinais e da medula espinal (**Fig. 31-15**). O realce costuma estar ausente.

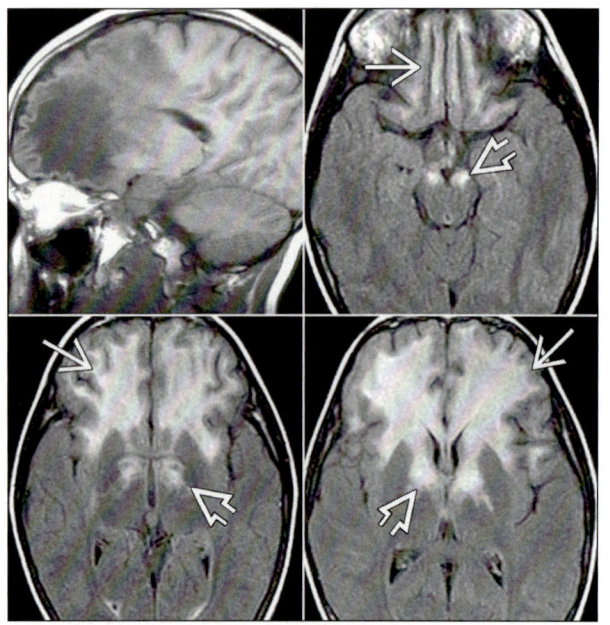

**31-14** Imagem de um paciente com ALD variante mostrando lesões confluentes simétricas e frontais ➡ poupando a SB parieto-occipital. Observe o envolvimento das cápsulas internas, dos pedúnculos cerebrais ➡.

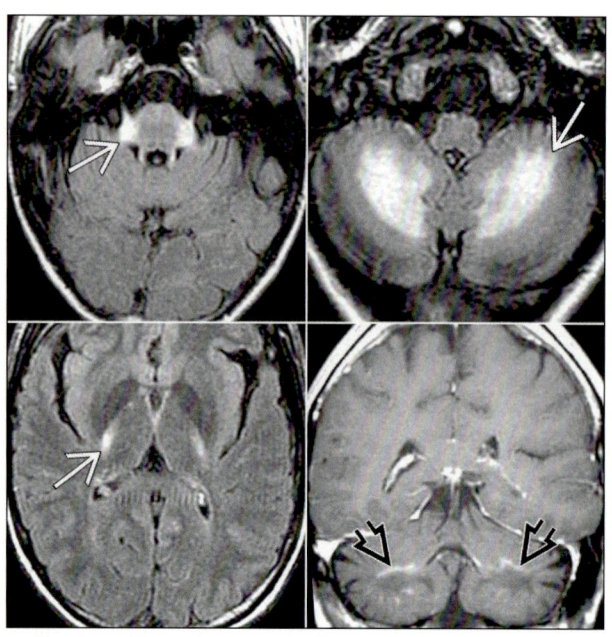

**31-15** Lesões simétricas na SB cerebelar, na ponte lateral, em ambos os nervos cranianos (NC) V, nos pedúnculos cerebelares superiores, nas cápsulas internas ➡ são vistos em uma mulher de 33 anos com AMN. Observe o realce periférico das lesões cerebelares ➡.

**Diagnóstico diferencial.** Quando a ALD-X se apresenta em pacientes com idade e sexo característicos (i.e., meninos de 5 a 12 anos) e com um predomínio posterior típico nos estudos de imagem, o diagnóstico diferencial é muito limitado. A **leucoencefalopatia com envolvimento do tronco/medular e alto lactato (LETML)** pode lembrar a ALD, mas tem uma apresentação clínica diferente e é causada por uma mutação homozigótica no gene *DARS2*.

---

### ADRENOLEUCODISTROFIA

**Etiologia**
- Distúrbio peroxissomal
- Redução da oxidação dos VLCFAs

**Patologia**
- Desmielinização inflamatória grave
- Três zonas
  - Centro necrótico
  - Zona intermediária de desmielinização ativa + inflamação
  - Desmielinização periférica sem inflamação

**Aspectos clínicos**
- ALD-X clássica
  - Forma mais comum (45%)
  - Meninos pré-adolescentes
  - Deterioração cognitiva da performance escolar

*(continua)*

---

*(continuação)*
- Adrenomieloneuropatia (AMN)
  - Segunda forma mais comum (35%)
  - Mais comum no sexo masculino
- Doença de Addison
- Sem envolvimento do SNC (20%)

**Imagem**
- ALD-X com predomínio posterior em 80%
  - Achados iniciais: hiperintensidade no esplênio do CC
  - Disseminação posterior para anterior, central para periférica
  - Zona intermediária geralmente realça, restringe na difusão
- Padrões variantes
  - ALD-X com predomínio anterior (10 e 15%)
  - AMN envolve os tratos corticospinais, o cerebelo, a medula espinal + a SB hemisférica

**Diagnóstico diferencial**
- ALD-X patognomônica se o sexo, a idade e os achados de imagem forem clássicos

---

## Leucodistrofia de células globoides (doença de Krabbe)

**Terminologia.** A leucodistrofia de células globoides (LCG), também conhecida como doença de Krabbe, é caracterizada pela presença de células "globoides" únicas nas lesões desmielinizantes.

**Etiologia e patologia.** A LCG é uma doença autossômica recessiva de depósito lisossomal causada pela deficiência da enzima galactocerebrosidase β-galactosidase. O déficit de clivagem da galactose resulta no acúmulo progressivo de psicosina em células grandes ("globoides") multinucleadas epitelioides. Como a psicosina é especialmente tóxica aos oligodendrócitos, o resultado é uma destruição oligodendrocítica importante com perda de mielina.

Tanto o SNC quanto o periférico é afetado. O cérebro demonstra graus variáveis de perda volumétrica, com redução da SB, dilatação ventricular e sulcos alargados. A SB periventricular mostra uma coloração acinzentada. As fibras subcorticais em U em geral são poupadas. Os nervos ópticos e periféricos podem ser espessados e fibróticos.

Os achados histopatológicos típicos são uma desmielinização e gliose extensa da SB com numerosos macrófagos proeminentes PAS-positivos (células "globoides"). A microscopia eletrônica mostra inclusões cristaloides densas de galactocerebrosidase.

Aspectos clínicos. A LCG é uma doença pan-étnica com uma prevalência feminina de 80%. As formas infantil, juvenil e adulta são conhecidas. A forma infantil é a mais comum, em geral apresentando-se entre o terceiro e o sexto mês com uma irritabilidade extrema e dificuldade de alimentação. A LCG neonatal é rapidamente progressiva e quase invariavelmente fatal.

Até pouco tempo atrás, não existia qualquer tratamento para LCG. O transplante de células-tronco hematopoiéticas tem reduzido os efeitos da deficiência enzimática em alguns casos.

Imagem. A TC sem contraste pode ajudar no diagnóstico da LCG (**Fig. 31-16**), diferentemente da maioria das leucodistrofias. Calcificações simétricas bilaterais nos tálamos, nos núcleos da base, na cápsula interna, nos tratos corticospinais e nos núcleos denteados do cerebelo podem ser identificadas até mesmo antes do desenvolvimento de anormalidades visíveis no estudo por RM.

Os achados clássicos da RM na LCG são hiperintensidades no trato corticospinal em T2/FLAIR com desmielinização simétrica confluente na SB periventricular profunda. As fibras subcorticais em U costumam ser poupadas. Hipointensidades bitalâmicas em T2 são comuns.

A DTI pode demonstrar uma redução da anisotropia fracionada no trato corticospinal antes das outras anormalidades aparecerem. Os achados na ERM de aumento da colina e redução do NAA na SB hemisférica são característicos, mas não são específicos.

A doença de Krabbe é uma das poucas leucodistrofias nas quais os achados cerebelares aparecem precocemente no curso da doença. Um "halo" alternante ou hipointensidades em anel em T1 e hiperintensidades em T2 podem ser identificados na SB cerebelar ao redor dos núcleos denteados (**Fig. 31-17**).

Outro achado distinto da LCG é o espessamento dos nervos ópticos intracranianos e do quiasma. Espessamento difuso e realce dos nervos cranianos e das raízes da cauda equina também já foram relatados em LCG.

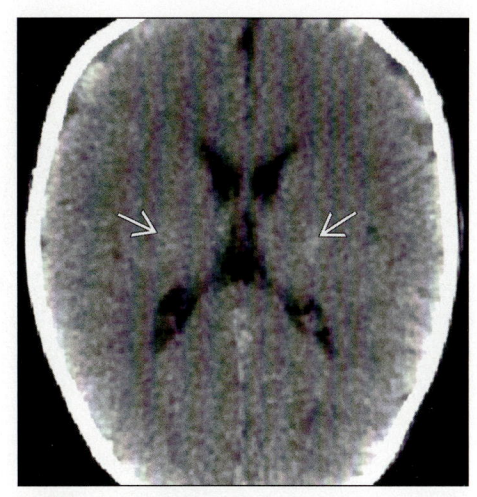

**31-16** TC sem contraste em uma criança de 18 meses com LCG infantil mostrando hiperdensidades simétricas nos tálamos ➡.

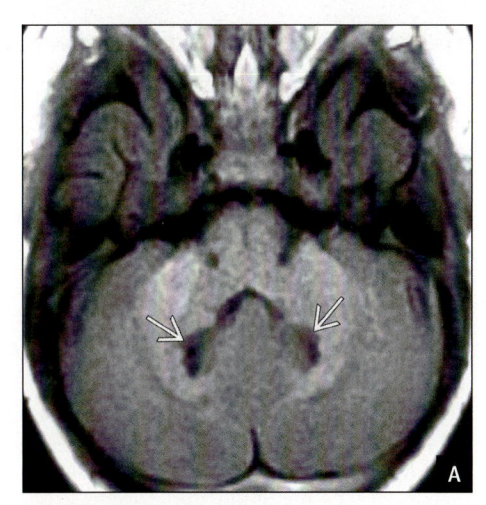

**31-17A** T1 em um paciente de 6 meses com LCG mostrando uma hipointensidade intensa nos núcleos denteados ➡.

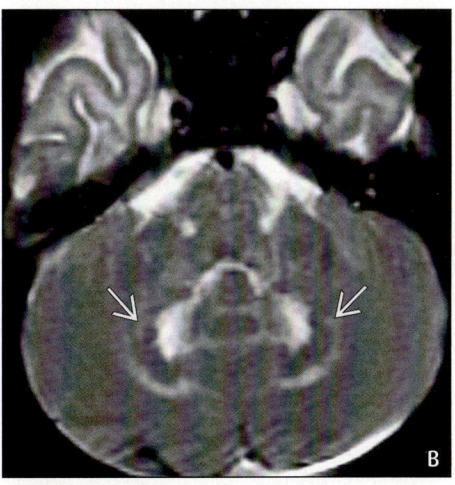

**31-17B** T2 mostrando o clássico anel ou "halo" alternado de hiper-, hipointensidades ➡ características da doença de Krabbe.

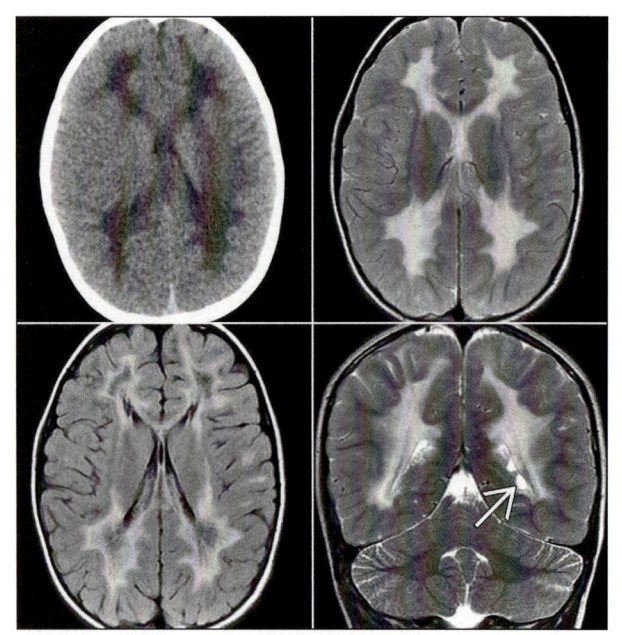

**31-18** DSBE em um menino de 5 anos, originalmente diagnosticado com LDM. Observe as lesões simétricas periventriculares, poupando as fibras em U, com formações de cistos precocemente ➡. (Cortesia de S. Harder, MD.)

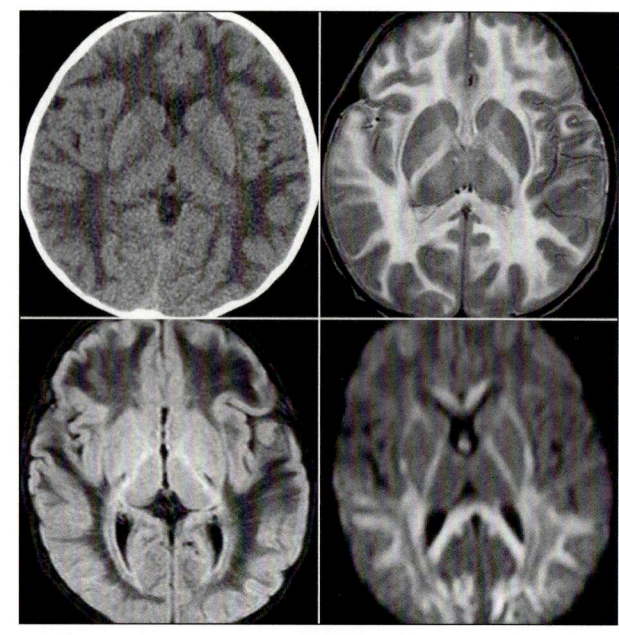

**31-19** Leucoencefalopatia de Cree (agora conhecida como uma variante grave da DSBE) em uma criança com 8 meses mostrando falta quase completa de mielinização.

DIAGNÓSTICO DIFERENCIAL. Enquanto a histopatologia da LCG é única e praticamente patognomônica da doença, o diagnóstico diferencial por imagem da LCG inclui outras leucodistrofias com predomínio da SB periventricular. As alterações da SB na **LDM** e na **DSBE** podem ser muito semelhantes no início da doença, mas essas condições não demonstram calcificações nos núcleos da base/tálamos, um achado típico da LCG.

Outras doenças de acúmulo lisossomal podem se assemelhar à LCG, incluindo a lipofuscinose ceroide neuronal e a gangliosidose GM2. A **lipofuscinose ceroide neuronal** (também conhecida como doença de Batten) pode ter hiperdensidades nos tálamos na TC sem contraste. A **gangliosidose GM2** infantil "clássica" (doença de Tay-Sachs) mostra hipointensidades talâmicas similares em T2. A GM2 de início tardio mostra atrofia cerebelar progressiva.

---

**LEUCODISTROFIA DE CÉLULAS GLOBOIDES
(DOENÇA DE KRABBE)**

**Etiologia e patologia**
- Doença de acúmulo lisossomal
- Deficiência de galactocerebrosidase β-galactosidase
- Acúmulo de psicosinas nas células "globoides"
- Muito tóxica para os oligodendrócitos

**Aspectos clínicos**
- Feminina (80%)
- Três formas
  ○ Infantil (maioria)

*(continua)*

---

*(continuação)*
  ○ Juvenil
  ○ Adulta (rara)

**Imagem**
- TC sem contraste: Ca++ nos núcleos da base, nos tálamos
- RM
  ○ Hiperintensidades na SB periventricular, no trato corticospinal
  ○ Preservação das fibras subcorticais em U
  ○ "Halo" alternado ao redor dos núcleos denteados
  ○ Espessamento dos nervos ópticos/quiasma +− outros NCs

**Diagnóstico diferencial**
- Outras doenças com predomínio da SB periventricular
  ○ Leucodistrofia metacromática
  ○ Doença da substância branca evanescente
- Outras doenças de acúmulo lisossomal
  ○ Lipofuscinose ceroide neuronal
  ○ Gangliosidose GM2

---

## Doença da substância branca evanescente

A DSBE, também chamada de *vanishing white matter disease* e previamente denominada ataxia infantil com hipomielinização do SNC (AIHSNC), é uma leucoencefalopatia incomum caracterizada por uma SB difusamente anormal que literalmente "evanesce" com o tempo. A leucoencefalopatia de Cree – uma vez considerada uma entidade diferente – atualmente é reconhecida como uma forma de início recente e grave da DSBE.

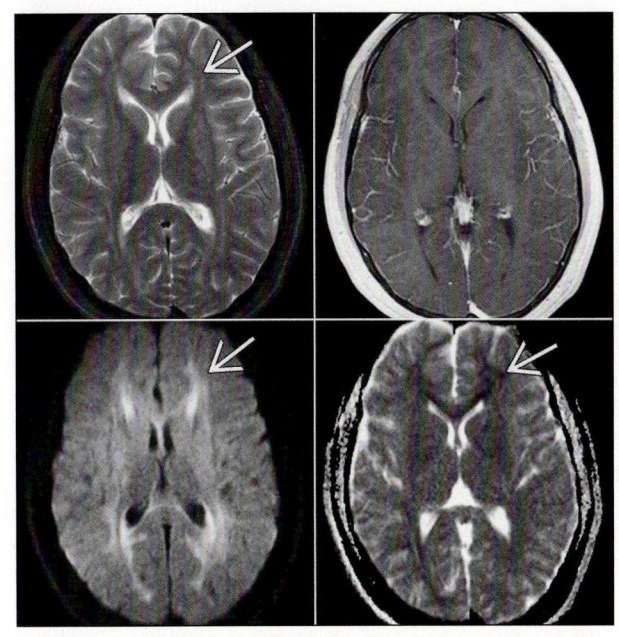

**31-20** Uma menina de 13 anos com fenilcetonúria, distúrbio cognitivo discreto. A hiperintensidade na SB periventricular ➡ não mostra realce, mas mostra restrição na difusão.

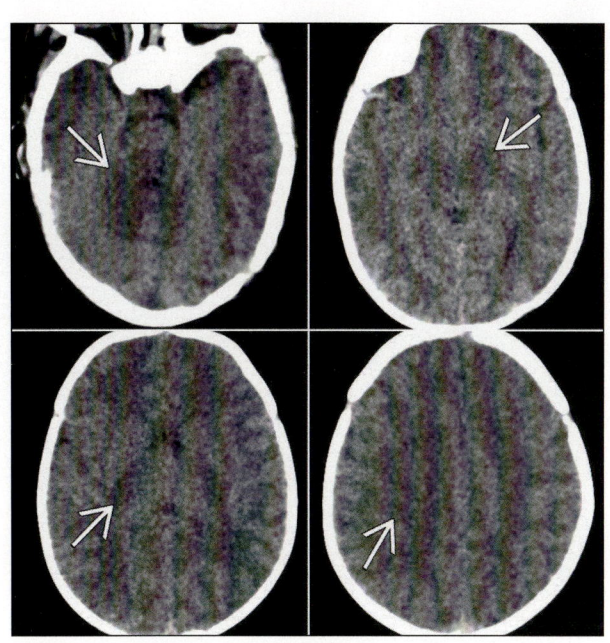

**31-21** TC sem contraste em um menino de 13 anos com doença do xarope de bordo mostrando edema ➡ em mesencéfalo dorsal e SB cerebelar, pedúnculos cerebrais, cápsulas internas, hemisférios.

**ETIOLOGIA.** A DSBE é um distúrbio autossômico recessivo causado por uma mutação no gene *eIF2B*, o qual tem importante papel na iniciação da translação do RNA mensageiro para proteína, principalmente após sua exposição a um estresse fisiológico (p. ex., calor, trauma, infecção). Isto resulta em uma reciclagem deficiente da proteína e em um acúmulo intracelular de proteínas desnaturadas.

**PATOLOGIA.** A SB frontoparietal profunda é a mais gravemente afetada, com um envolvimento relativamente menor dos lobos temporais. Os núcleos da base, o CC, a comissura anterior e as cápsulas internas são caracteristicamente poupados. A aparência macroscópica da SB comprometida varia de uma coloração acinzentada gelatinosa a áreas de degeneração cística com cavitações francas.

A DSBE afeta predominantemente oligodendrócitos e astrócitos, com relativa preservação dos neurônios. Os achados microscópicos incluem palidez da mielina, afilamento da bainha de mielina, vacuolização e alterações císticas. O aumento paradoxal dos oligodendrócitos pode ser visto em algumas áreas, com marcada perda em outras.

**ASPECTOS CLÍNICOS.** A **DSBE clássica** apresenta-se em crianças de 2 a 5 anos. O desenvolvimento inicialmente é normal, mas em seguida há comprometimento motor progressivo e cognitivo com sinais cerebelares e piramidais. A morte durante a adolescência é típica.

A **leucoencefalopatia de Cree** é uma forma grave e rapidamente progressiva de DSBE que afeta crianças entre as idades de 3 e 9 meses, sendo invariavelmente fatal aos 21 meses (**Fig. 31-19**).

Cerca de 15% dos casos de DSBE ocorrem em adolescentes e em adultos. A idade média da DSBE de início tardio é de 30 anos. Ela costuma se apresentar com distúrbios de aprendizado, com um déficit cognitivo insidioso e prolongado. Uma deterioração neurológica rápida induzida por estresse com morte é comum.

**IMAGEM.** Hipointensidades em T1 extensas e confluentes na SB com hiperintensidade em T2/FLAIR são típicas. A doença inicialmente é periventricular, mas depois se espalha, envolvendo as fibras arqueadas subcorticais. Com o tempo, a SB afetada fica rarefeita. Focos de cavitação com intensidade de sinal semelhante ao líquido cerebrospinal (LCS) podem se desenvolver (**Fig. 31-18**). A perda difusa do volume com o aumento dos ventrículos de dois sulcos é vista em estudos seriados. A DSBE não apresenta impregnação pelo contraste.

Redução da difusidade na SB de aparência normal pode ser um marcador inicial de degeneração cerebral na DSBE. Redução de NAA, Cho e Cr com mioinositol normal é vista na ERM e reflete a degeneração inicial da SB sem gliose reativa.

**DIAGNÓSTICO DIFERENCIAL.** A DSBE não é a única leucoencefalopatia que causa "desaparecimento" ou (evanescência) da SB cerebral. A doença de Alexander e as encefalopatias mitocondriais podem estar associadas com a rarefação da SB e a degeneração cística. A **doença de Alexander** apresenta-se com macrocefalia. Cistos frontais na SB podem ocorrer no estágio final da doença. Cerca de 10% das **encefalopatias mitocondriais** afetam predominantemente a SB e podem formar cavitações.

**31-22A** T1 axial em uma criança que era normal ao nascimento, mas que iniciou com convulsões com 28 dias. Observe a hipointensidade na SB cerebelar ⤳, na ponte dorsal ➔ e nos tratos piramidais/tegmentais pareados ➔. DXB foi diagnosticada.

**31-22B** T2 no mesmo paciente mostrando uma hiperintensidade bem delimitada na SB cerebelar e nos tratos pontinos poupando a substância cinzenta dos núcleos denteados ➔.

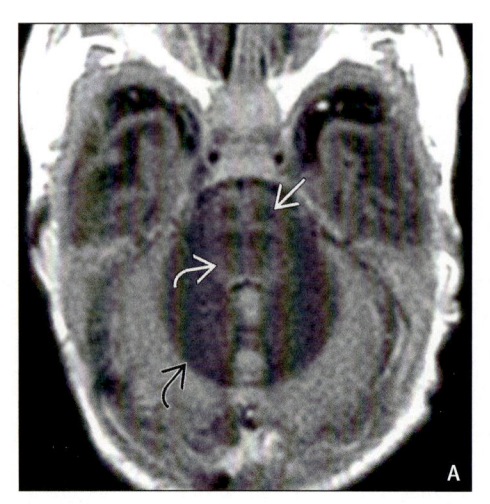

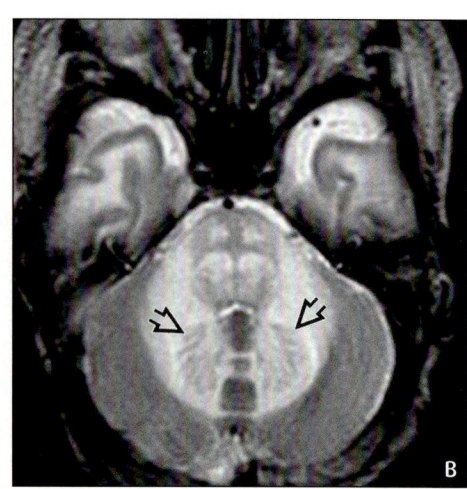

**31-22C** T2 no nível do mesencéfalo demonstrando importante edema dos pedúnculos cerebrais ➔, claramente contrastando com a intensidade de sinal normal relativa da SB hemisférica não mielinizada.

**31-22D** O "edema na DXB" muito hiperintenso no segmento posterior da cápsula interna mielinizado ➔ é facilmente diferenciado da SB hemisférica não mielinizada menos hiperintensa ➔.

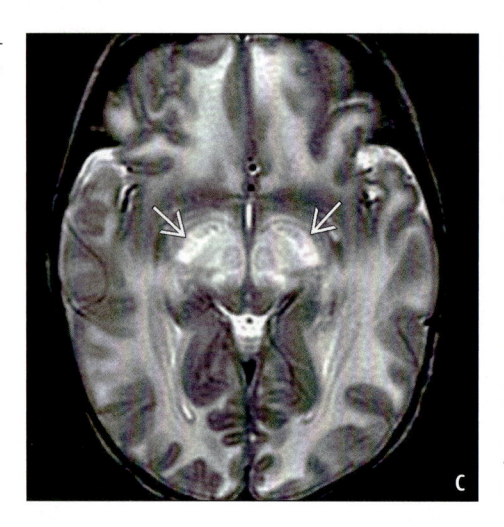

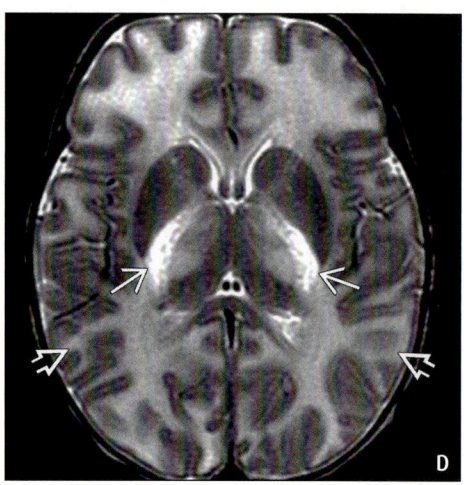

**31-22E** Difusão mostrando uma importante restrição da difusão na SB cerebelar e nos tratos pontinos mielinizados.

**31-22F** ERM com TE de 144 ms mostrando pico em 0,9 a 1,0 ppm ➔ que representa α-cetoácidos de cadeias ramificadas, geralmente vistos na fase aguda da descompensação da DXB.

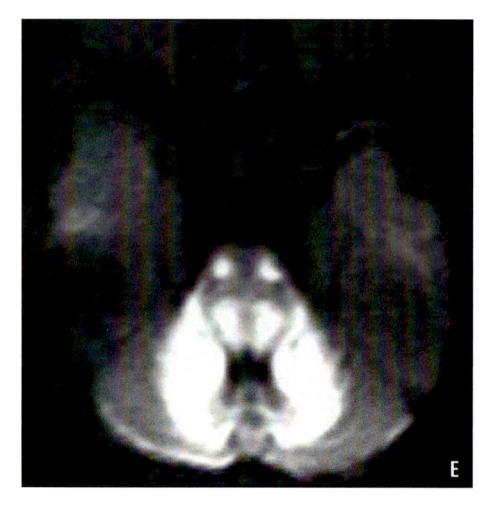

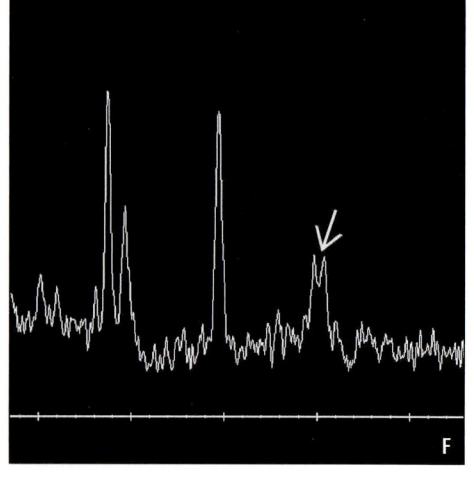

A **LCG** (ou **doença de Krabbe**) pode lembrar uma DSBE grave clinicamente, mas os achados de imagem com calcificações nos núcleos da base/tálamos e os "halos" cerebelares ajudam a diferenciar a LCG da DSBE.

## Fenilcetonúria

A fenilcetonúria (PKU, de *phenylketonuria*) é o erro do metabolismo do aminoácido mais comum, sendo causada pela mutação no gene da fenilalanina-hidroxilase (PAH, de *phenylalanine hydroxylase*), o qual é mapeado no cromossomo 12q24.1. Os níveis elevados de fenilalanina (Phe) são tóxicos para o cérebro em desenvolvimento.

No passado, a PKU era diagnosticada pela presença da hiperfenilalaninemia e pela "urina fétida". A maior parte dos casos de PKU agora é diagnosticada por programas de rastreamento nos recém-nascidos. A PKU não tratada causa um grave retardo mental e atraso no desenvolvimento global. O monitoramento da dieta controla a progressão da doença, e pacientes que são tratados precocemente podem desenvolver apenas um comprometimento cognitivo mínimo.

Os estudos de imagem mostram hiperintensidades em T2/FLAIR na SB periventricular, particularmente nas regiões frontais e peritrigonais (**Fig. 31-20**). As fibras arqueadas subcorticais periféricas costumam ser poupadas. A PKU não apresenta impregnação pelo contraste endovenoso. Uma discreta restrição na difusão pode estar presente na difusão. A ERM em geral mostra um pico de Phe que ressoa a 7,37 ppm.

## Doença do xarope de bordo

A doença do xarope de bordo (DXB), também conhecida como encefalopatia da leucina, é uma doença autossômica recessiva do metabolismo dos aminoácidos de cadeia ramificada. A redução da atividade do complexo desidrogenase α-cetoácido de cadeia ramificada resulta no aumento dos níveis cerebrais de leucina e de outros metabólitos leucotóxicos. Consequentemente, esses metabólitos induzem um edema citotóxico ou intramielínico.

Os recém-nascidos com DXB clássica inicialmente são normais. Os sintomas costumam se desenvolver dentro de alguns dias após o nascimento e incluem dificuldade de amamentação, letargia, vômitos e convulsões. Em alguns casos graves, o cheiro da urina assemelha-se ao do xarope de bordo ou ao de açúcar queimado.

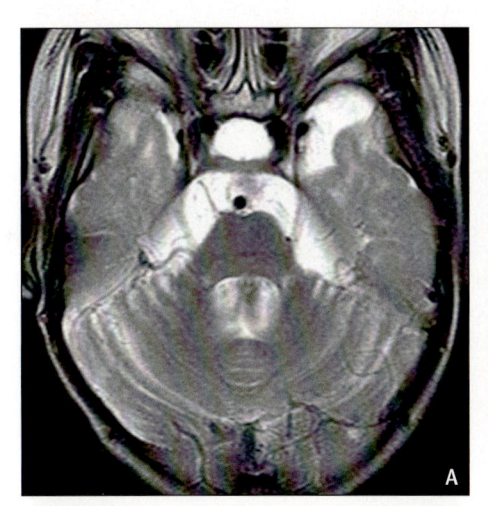

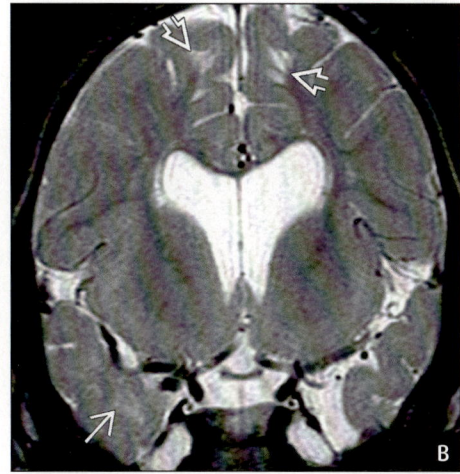

**31-23A** T2 axial em um menino de 4 anos com HHci e uma história de oclusão de seio venoso quando recém-nascido mostrando uma atrofia cerebelar generalizada.
**31-23B** Uma T2 coronal no mesmo paciente mostrando atrofia, hiperintensidades esparsas na SB dos lobos temporais ➡ e um foco de desmielinização perivascular ➡.

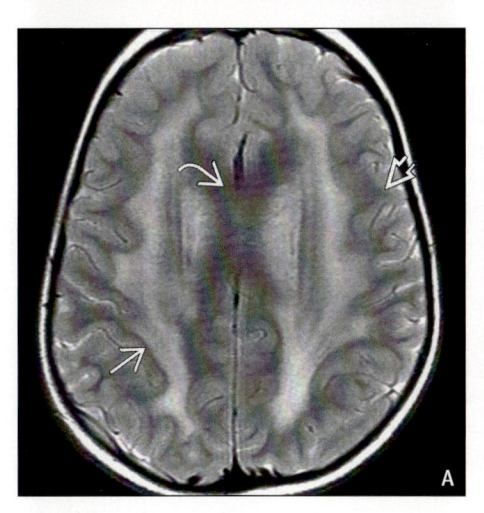

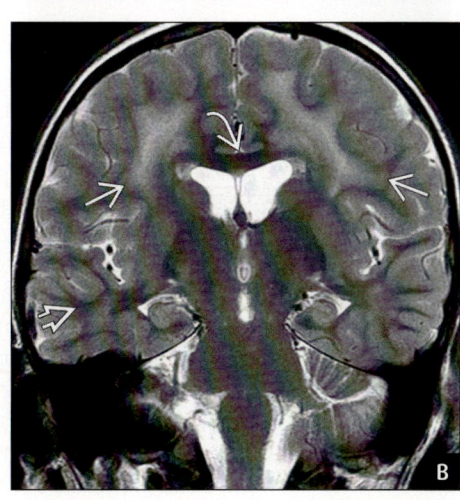

**31-24A** T2 axial em um menino de 10 anos com distrofia muscular congênita e com deficiência de merosina mostrando uma hiperintensidade confluente na SB periventricular ➡. As fibras arqueadas subcorticais estão poupadas ➡, assim como o CC ➡.
**31-24B** Corte coronal em T2 no mesmo paciente mostrando a hiperintensidade confluente na SB profunda ➡. O CC ➡ e a SB subcortical ➡ estão preservados. Nenhuma malformação cortical é vista.

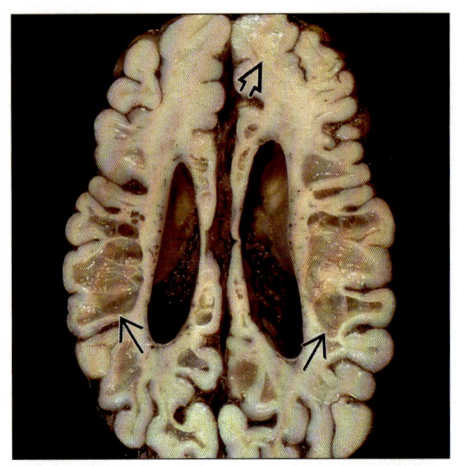

**31-25** Um caso de necropsia de leucodistrofia megaloencefálica com cistos subcorticais mostrando múltiplos cistos subcorticais ⇒, rarefação da SB ⇒ na SB subcortical frontal. (Cortesia de R. Hewlett, MD.)

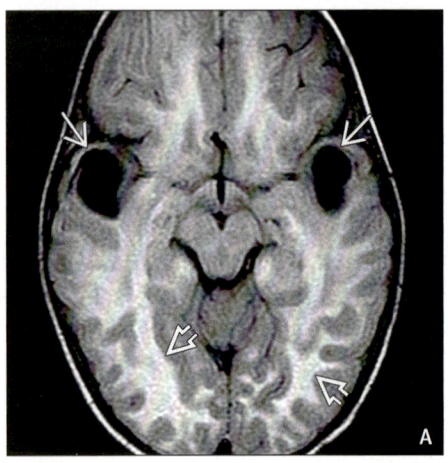

**31-26A** FLAIR axial em uma criança de 22 meses com leucodistrofia megaloencefálica com cistos subcorticais mostrando uma SB edemaciada, hiperintensa, "aguada" ⇒, e cistos subcorticais temporais com intensidade de sinal semelhante ao LCS ⇒.

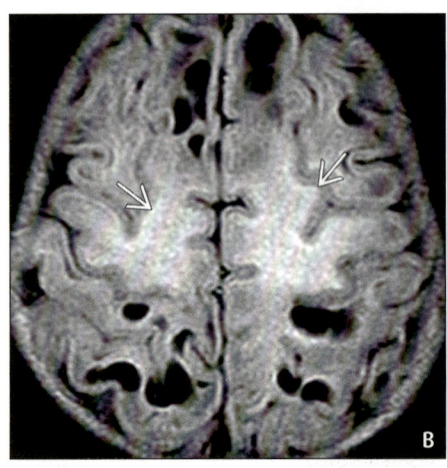

**31-26B** FLAIR em uma criança de 2 anos com leucodistrofia megaloencefálica com cistos subcorticais mostrando edema, hiperintensidades subcorticais na SB ⇒. Cistos preenchidos com líquido são completamente suprimidos.

O ultrassom transcraniano durante o estágio agudo do edema da DXB mostra aumento da ecogenicidade nos tálamos e nos núcleos da base.

Uma TC sem contraste mostra intensa hipodensidade na SB mielinizada com edema vasogênico no tronco encefálico dorsal, no cerebelo, nos pedúnculos cerebrais e no segmento posterior da cápsula interna (**Fig. 31-21**). A RM mostra uma importante hiperintensidade em T2/FLAIR com margens relativamente bem delimitadas. A sequência difusão mostra restrição da difusão da água (**Fig. 31-22**).

A ERM mostra um pico em 0,9 ppm causado por um acúmulo de α-cetoaminoácidos de cadeia ramificada. Esse pico está presente com um TE tanto curto (30 ms) quanto intermediário (144 ms) ou até mesmo com TEs longos, diferenciando-os dos picos de macromoléculas normais que podem ser vistos somente no TE curto.

### Hiper-homocisteinemia

A hiper-homocisteinemia (HHci) – antigamente conhecida como homocistinúria – é um grupo heterogêneo de distúrbios herdados que afetam o metabolismo da metionina, resultando na elevação da homocisteína no plasma.

Os pacientes com HHci são normais ao nascimento, mas desenvolvem anormalidades em múltiplos sistemas envolvendo os olhos, o esqueleto, o sistema vascular e o SNC. Um deslocamento superior do cristalino ocorre precocemente e afeta a maioria dos pacientes. A osteoporose e a cifoescoliose são comuns. Um dano endotelial e a hipercoagulabilidade resultam em uma alta incidência de oclusões tanto arteriais quanto venosas que podem ocorrer em qualquer idade.

A principal manifestação nos exames de imagem na HHci cerebral é vascular. Doenças oclusivas, tanto no sistema arterial quanto venoso, são típicas. A microangiopatia decorrente de aterosclerose prematura, acidentes vasculares cerebrais (AVCs) arteriais tromboembólicos, infartos lacunares, oclusão sinovenosa e perdas de volume generalizadas é comum. Um aumento no número de hiperintensidades na SB em T2/FLAIR é visto até em pacientes com níveis discretamente elevados de homocisteína no plasma (**Fig. 31-23**).

### Distrofia muscular congênita

As distrofias musculares congênitas (DMCs) têm uma variedade de manifestações. Algumas se apresentam com hipotonia e fraqueza muscular sem sintomas no SNC, enquanto outras se apresentam com mielinização anormal e córtex normal ou malformações corticais com uma mielinização normal. Estas últimas serão consideradas no Capítulo 37.

Em sua maioria, as DMCs caracterizadas por uma mielinização anormal são DMCs merosina-deficientes (DMCMDs). A biópsia muscular mostra alterações distróficas com uma expressão negativa da merosina (laminina α2).

Esses pacientes geralmente são hipotônicos ao nascimento ("bebe mole") e exibem um grave atraso motor.

A RM mostra uma hiperintensidade em T2/FLAIR difusa e confluente na SB periventricular. O CC, a cápsula

Doenças metabólicas hereditárias **883**

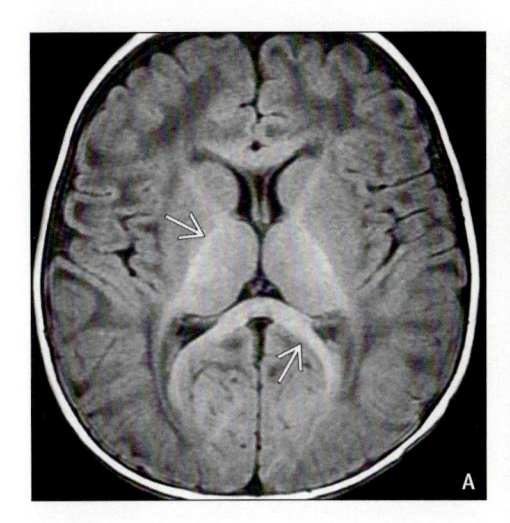

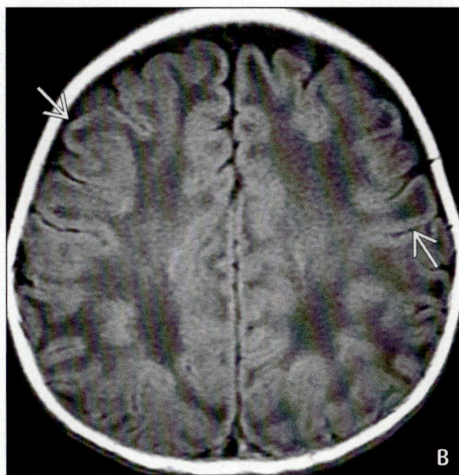

**31-27A** Achados iniciais da LMCS são demonstrados nesse menino de 6 meses com macrocefalia. A T1 mostra uma mielinização normal no CC e nas cápsulas internas ➡, mas a SB hemisférica é muito hipointensa e imatura para a idade.
**31-27B** T1 axial na coroa radiada mostrando uma importante falta da mielinização. Alguns dos giros aparecem alargados ➡, embora nenhum cisto subcortical evidente seja identificado.

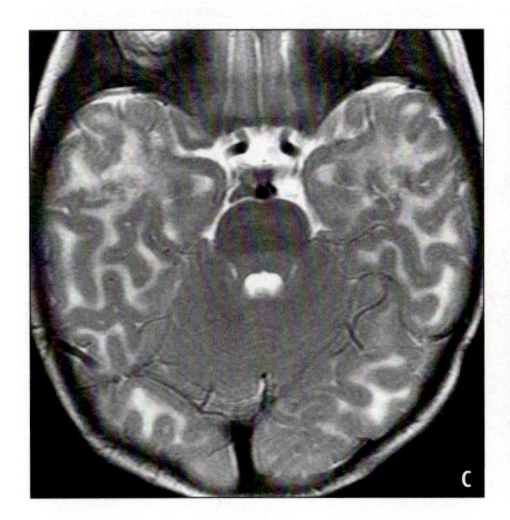

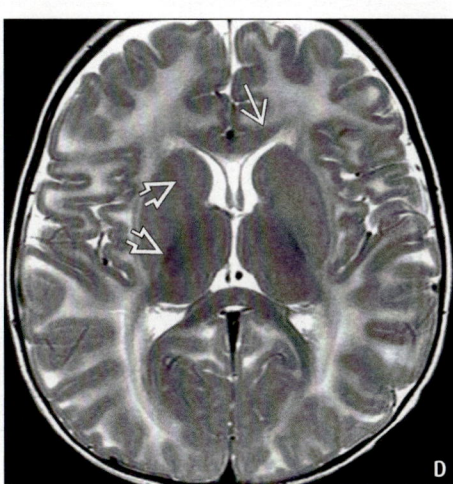

**31-27C** Imagens ponderadas em T2 no mesmo paciente mostrando uma hiperintensidade anormal difusa na SB dos hemisférios cerebrais, incluindo as fibras subcorticais em U. O córtex adjacente aparece normal.
**31-27D** T2 nos núcleos da base mostrando uma mielinização normal do CC ➡ e de ambos os segmentos das cápsulas internas ➡. As demais porções da SB hemisférica aparecem de modo anormal e hiperintenso.

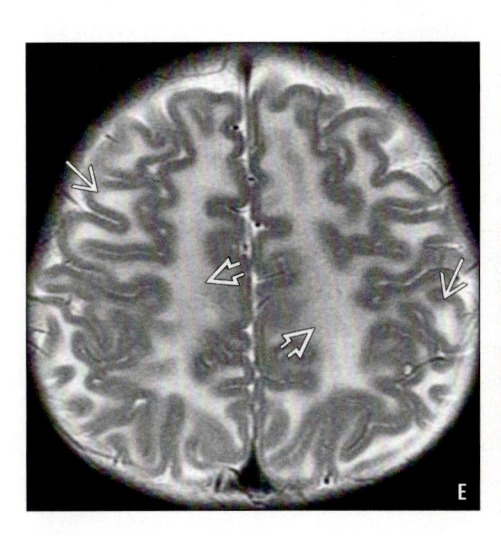

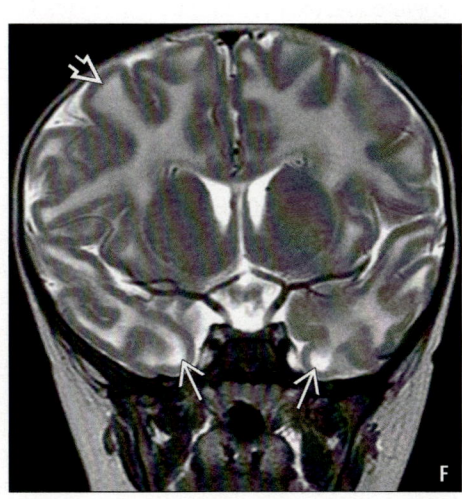

**31-27E** T2 na coroa radiada superior no mesmo paciente mostrando que a SB subcortical ➡ é sutil, mas definitivamente mais hiperintensa que a SB central ➡, possivelmente indicando uma degeneração cística precoce.
**31-27F** T2 coronal mostrando que a maior parte da hiperintensidade na SB está nos lobos temporais mediais ➡, em comparação com os giros da convexidade edemaciados ➡. Isso provavelmente represente o desenvolvimento precoce dos cistos característicos vistos na LMCS.

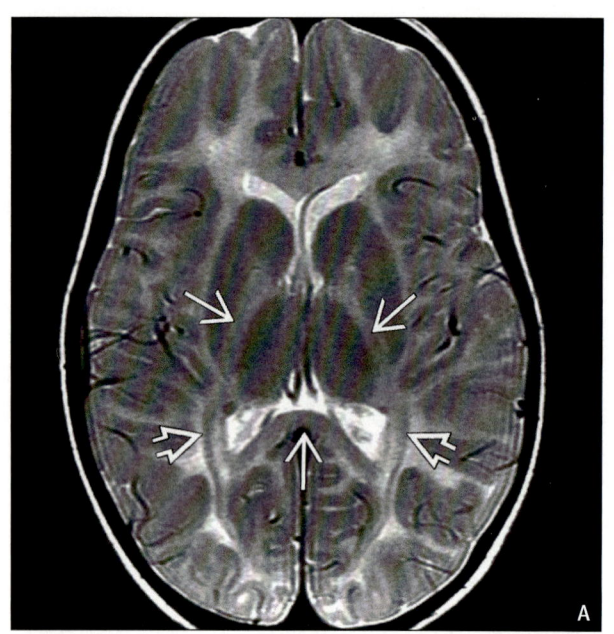

**31-28A** T2 axial em uma menina de 3 anos com síndrome do 4H mostrando que a maior parte da SB hemisférica é hiperintensa. A hipointensidade em T2 nos tratos ópticos ➨ e no segmento posterior das cápsulas internas ➨ é característica.

**31-28B** T2 coronal na mesma paciente mostrando que a ausência da mielinização também envolve as fibras subcorticais em U ➨. A acentuada atrofia cerebelar precoce ➨ é característica da síndrome do 4H.

interna e as fibras subcorticais em U costumam ser poupados (**Fig. 31-24**).

### Predomínio da substância branca subcortical

As DMHs que inicial ou predominantemente afetam a SB subcortical são muito menos comuns do que aquelas com envolvimento da SB profunda periventricular. A DMH mais importante com envolvimento predominantemente da SB subcortical é a leucodistrofia megaloencefálica com cistos subcorticais.

### Leucodistrofia megaloencefálica com cistos subcorticais

**TERMINOLOGIA.** A leucodistrofia megaloencefálica com cistos subcorticais (LMCS), também conhecida como leucoencefalopatia megaloencefálica vacuolizante, é um distúrbio autossômico recessivo raro com achados característicos na RM e um curso clínico variável, porém leve.

**ETIOLOGIA.** A LMCS é um distúrbio geneticamente heterogêneo. Cerca de 75% dos casos são causados pela mutação no gene *MLC1*. MLC1 é uma proteína de membrana oligomérica localizada na junção astrócito-astrócito. Uma nova mutação descrita no gene *HEPACAM* que codifica a proteína GlialCAM, uma molécula de adesão celular hepática e glial semelhante à IgG, pode corresponder ao restante dos casos. Ambos os defeitos levam a uma troca anormal das células de junção. Os pacientes com mutação *HEPACAM* desenvolvem um espectro de anormalidades que variam de uma macrocefalia benigna familiar a uma LMCS que é indistinguível daquela causada pela mutação no *MLC1*.

**PATOLOGIA.** Patologia macroscópica mostra um cérebro edemaciado com múltiplos cistos subcorticais de tamanhos variados (**Fig. 31-25**). Os núcleos da base são poupados. Nos poucos casos de LMCS com histopatologia relatados, uma extensa vacuolização é vista nas camadas externas da bainha de mielina, resultando na aparência edemaciada característica da SB na RM.

**ASPECTOS CLÍNICOS.** A LMCS é clinicamente diferente das outras leucoencefalopatias por sua típica deterioração neurológica de curso lento. A macrocefalia de início infantil é característica, mas a deterioração neurológica em geral é tardia. A idade do início dos sintomas varia muito, desde o nascimento até os 25 anos, com uma idade média de seis meses.

Os sinais piramidais e cerebelares são comuns. Crises convulsivas são variáveis. Enquanto a distribuição da LMCS é global, muitos pacientes relatados apresentam etnia indiana.

**IMAGEM.** O diagnóstico da LMCS costuma ser estabelecido pela RM. A macrocefalia com hiperintensidade difusa e confluente na SB subcortical é típica. Os giros afetados aparecem "aguados" e edemaciados (**Fig. 31-27**). Os núcleos da base são poupados; o CC e a cápsula interna geralmente são normais. A SB cerebelar costuma ser normal ou estar discretamente comprometida.

Os cistos subcorticais característicos com sinal semelhante ao LCS se desenvolvem nos lobos temporais anteriores e depois aparecem nos lobos frontoparietais. Diferentemente nas lesões na SB, os cistos são suprimidos por completo na FLAIR (**Fig. 31-26**). O número e o tamanho

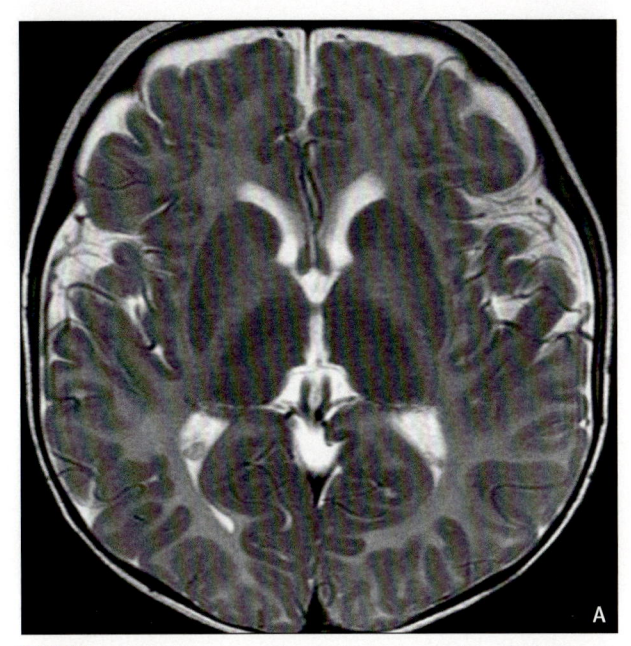

**31-29A** T2 axial em um menino de 6 meses com atraso do desenvolvimento motor e uma circunferência cefálica normal mostrando uma ausência quase completa da mielinização, incluindo as fibras subcorticais em U. Nesta idade, as cápsulas internas deveriam estar mielinizadas.

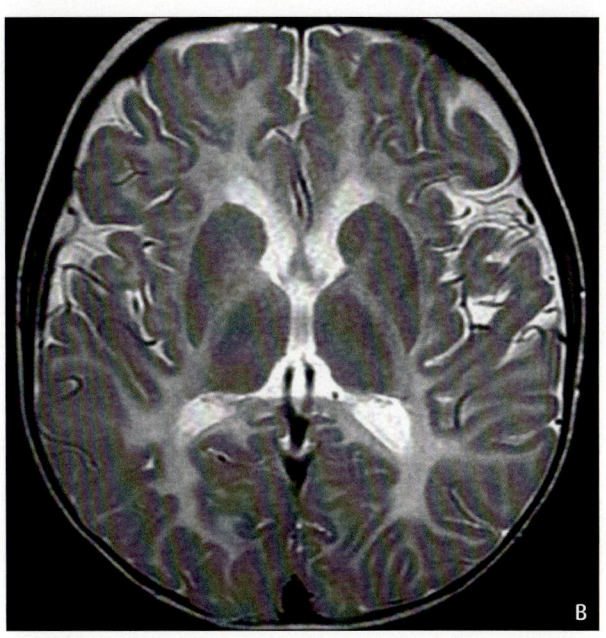

**31-29B** O exame de controle no mesmo paciente aos 3 anos não mostra mielinização no intervalo. A análise genética mostrou uma mutação no *PLP1*, diagnóstico de doença de Pelizaeus-Merzbacher.

dos cistos podem aumentar com o tempo. A SB anormal e os cistos não apresentam impregnação em T1 C+.

A ERM mostra aumento discreto a moderado do NAA e redução da relação NAA:Cr.

DIAGNÓSTICO DIFERENCIAL. A LMCS pode ser diferenciada das outras DMHs com macrocrania. Os dois principais diagnósticos diferenciais são a doença de Canavan e a doença de Alexander, ambas caracterizadas por um comprometimento clínico muito maior. A **doença de Canavan** quase sempre envolve os núcleos da base, não apresenta cistos subcorticais e demonstra um grande pico de NAA na ERM.

A **doença de Alexander** também envolve os núcleos da base, é predominantemente frontal, e em geral realça após a administração endovenosa do contraste.

## Doenças hipomielinizantes

Um tipo recentemente reconhecido de DMH rara é caracterizado por atraso ou redução da mielinização da SB. Conhecidas como leucoencefalopatias hipomielinizantes, essas doenças heterogêneas exibem redução ou ausência da mielinização. As doenças *hipo*mielinizantes se diferenciam das outras doenças da SB que são caracterizadas por produção anormal de mielina (doenças *dis*mielinizantes) ou destruição da mielina (doenças *des*mielinizantes). Em sua maioria, as leucoencefalopatias hipomielinizantes são doenças de acúmulo lisossomal. Embora algumas tenham sido identificadas e caracterizadas, aquelas de origem desconhecida constituem a maior categoria dessas leucoencefalopatias.

O critério de imagem genericamente aceito para o diagnóstico de hipomielinização é o padrão inalterado da mielinização deficiente em dois exames de RM sucessivos obtidos com pelo menos seis meses de diferença (**Fig. 31-29**).

O achado mais comum é uma discreta hiperintensidade em T2 na maior parte da SB cerebral hemisférica. Em alguns casos, a intensidade de sinal em T1 pode ser quase normal.

Seguindo a hipomielinização de etiologia desconhecida, a segunda doença hipomielinizante herdada mais comum é a **síndrome do 4H**. A síndrome hipomielinizante mais conhecida é a **síndrome de Pelizaeus-Merzbacher**. Ambas são causadas pela mutação de um gene que codifica a proteína 1 proteolipídica (**PLP1**, de *proteolipid protein 1*) mielínica.

---

**DOENÇAS HIPOMIELINIZANTES**

**Mais comuns**
- Hipomielinização de causa desconhecida
- Síndrome do 4H
- Doença de Pelizaeus-Merzbacher
- Doença semelhante à Pelizaeus-Merzbacher

**Menos comuns**
- Hipomielinização com catarata congênita
- Gangliosidose GM2
- Doença de Salla (sialúria)
- Fucosidose
- Síndrome de Cockayne
- Gangliosidose GM1
- Hipomielinização com atrofia dos núcleos da base e do cerebelo

*(continua)*

> *(continuação)*
>
> **Raras**
> - Síndrome de dEL (18q)
> - Síndrome de Cockayne
> - Tricotiodistrofias (cabelo quebradiço, sulfúrico-deficiente)

### Síndrome do 4H

O diagnóstico da síndrome do 4H tem como base a combinação de hipomielinização na RM, hipogonadismo hipogonadotrófico e hipodontia. A hipomielinização na síndrome do 4H é diferente. A *hipo*intensidade em T2 das radiações ópticas, dos tratos piramidais nos segmentos posteriores das cápsulas internas e dos tálamos anterolaterais, juntamente com atrofia cerebelar e uma discreta hiperintensidade na SB cerebelar, é característica (**Fig. 31-28**).

### Doença de Pelizaeus-Merzbacher

**TERMINOLOGIA E ETIOLOGIA.** A doença de Pelizaeus-Merzbacher (DPM) é uma doença ligada ao X que resulta na falta quase total de mielinização. A DPM é uma doença hipomielinizante causada por variações no *PLP1*. Duas formas de DPM são conhecidas: tipo 1 (clássica) e tipo 2 (neonatal). A DPM clássica é um distúrbio recessivo ligado ao X; já na forma neonatal, os pacientes podem mostrar tanto uma herança autossômica quanto uma herança recessiva ligada ao X.

A maioria dos pacientes com DPM apresenta uma hiperintensidade homogênea intensa em toda a SB cerebral. Atrofia cerebelar é comum.

**PATOLOGIA.** Macroscopicamente, o cérebro aparece atrófico, com um córtex normal e uma SB reduzida, acinzentada ou com aparência gelatinosa. A SB cerebelar, o tronco encefálico e a medula espinal também são reduzidos e acinzentados. Os nervos ópticos (que são tratos encefálicos) geralmente são comprometidos, mas outros nervos cranianos (que são envolvidos por uma bainha com uma proteína diferente de mielina chamada de PMP22) normalmente são mielinizados.

A histopatologia mostra uma marcada redução ou ausência dos oligodendrócitos com uma coloração variável da mielina. Os casos de DPM neonatal mostram uma deficiência quase completa da coloração da mielina, enquanto os casos de progressão mais lenta demonstram a preservação de ilhas de mielina ao redor dos vasos sanguíneos em um padrão "tigroide" clássico ou descontínuo.

**ASPECTOS CLÍNICOS.** Embora seja uma das doenças hipomielinizantes mais comuns, a DPM causa apenas 5 a 7% de todas as leucodistrofias hereditárias. Cerca de 100% das DPMs clássicas ocorrem em homens. A DPM neonatal pode afetar ambos os sexos.

A DPM costuma ser identificada em crianças com menos de um ano e apresenta-se com nistagmo, atraso do desenvolvimento motor e espasticidade. O prognóstico é reservado e a morte ocorre precocemente no início da infância.

**IMAGEM.** O aspecto de imagem típico da DPM é uma falta quase completa de mielinização (**Fig. 31-29**). Toda a SB cerebral aparece homogeneamente muito hiperintensa em T2. Em alguns casos, a mielina preservada ao redor dos espaços perivasculares configura um padrão "tigroide" na SB. Hiperintensidade dos tratos piramidais ou de toda a ponte costuma estar presente. A perda volumétrica progressiva da SB e do cerebelo é comum. Alterações cavitárias na SB costumam estar ausentes.

**DIAGNÓSTICO DIFERENCIAL.** O maior diagnóstico diferencial da DPM são **outras doenças hipomielinizantes**. A hiperintensidade piramidal e pontina é um achado útil para o diagnóstico diferencial. Os pacientes com **doença semelhante à DPM** têm uma apresentação similar, mas falta a mutação do *PLP1* característica da DPM. Nesses casos, a mielinização é tardia, mas se desenvolve lentamente após os 2 anos de idade.

## Doenças metabólicas hereditárias que afetam predominantemente a substância cinzenta

As DMHs que afetam predominantemente a substância cinzenta (SC) sem afetar a SB também são conhecidas como poliodistrofias. Elas podem ser subdivididas naquelas que envolvem o córtex e naquelas que envolvem em sua maior parte os núcleos profundos de SC. As doenças da SC herdadas que envolvem os núcleos profundos de SC são significativamente mais comuns que aquelas que afetam principalmente o córtex.

### *Doenças metabólicas hereditárias que afetam principalmente os núcleos profundos da substância cinzenta*

Muitas são as doenças hereditárias que afetam principalmente os núcleos da base e os tálamos. Três erros inatos do metabolismo com uma predileção específica pelos núcleos profundos de SC são a **NBIA** tipo 1 (também conhecida como **neurodegeneração associada à pantotenato-quinase**, ou PKAN, de *pantothenate kinase-associated neuropathy*), as **síndromes da deficiência de creatina** e a doença de repetição da citosina-adenina-guanina (CAG) chamada de **doença de Huntington**.

Esta seção iniciará com uma visão geral dos distúrbios com acúmulo cerebral de ferro, para, então, dar-se atenção especial à PKAN, às síndromes da deficiência de creatina e à doença de Huntington. A seção terminará com uma discussão sobre as duas doenças hereditárias com o metabolismo de cobre anormal, **doença de Wilson** e **doença de Menkes**.

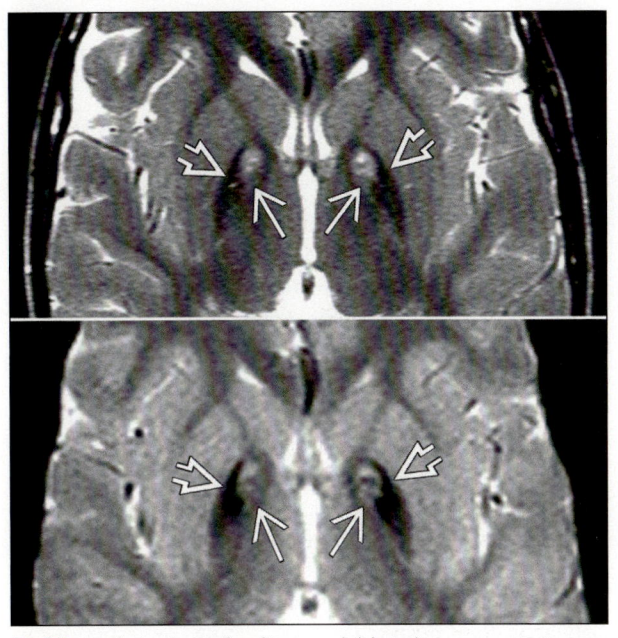

**31-30** T2 (acima), GRE (gradiente-eco) (abaixo) em um paciente com PKAN mostrando o sinal clássico (do olho do tigre) com focos hiperintensos bilaterais ➡ nos GPs mediais envoltos por uma intensa hipointensidade ➡.

**31-31** Uma mulher de 19 anos com PKAN confirmada. Observe a intensa hipointensidade de GP ➡, SN ➡ e núcleo rubro ➡ e a falta do sinal do "olho do tigre". A imagem em difusão é normal.

## Doenças com acúmulo cerebral de ferro

Algum acúmulo de ferro nos núcleos da base e nos núcleos denteados ocorre como parte normal do envelhecimento (ver Capítulo 33). A NBIA representa um grupo de doenças clínica e geneticamente heterogêneas caracterizadas por neurodegeneração progressiva e uma elevação anormal do ferro cerebral.

Quatro subtipos importantes de NBIA já foram definidos molecular e geneticamente: (1) PKAN, ou NBIA tipo 1, (2) neuroferritinopatia (NBIA tipo 2), (3) distrofia neuroaxonal infantil e (4) aceruloplasminemia.

O foco desta discussão será a PKAN, o tipo mais comum de NBIA, para depois serem discutidos brevemente os outros três tipos.

### PKAN.

**Terminologia.** A PKAN era inicialmente conhecida como doença de Hallervorden-Spatz.

**Etiologia.** A PKAN é uma doença familiar autossômica recessiva caracterizada pelo depósito excessivo de ferro nos globos pálidos (GPs) e na substância negra (SN). Ela é causada pela mutação do gene da pantotenato-quinase (*PANK2*) localizado no cromossomo 20p12.2-13.

**Patologia.** Macroscopicamente, a PKAN é caracterizada por atrofia e uma coloração amarronzada do GP medial, da zona reticular da SN (**Fig. 31-33**) e, algumas vezes, dos núcleos denteados. Os núcleos rubros geralmente são poupados. Pigmentos granulares que contêm ferro, lipofuscina e neuromelanina acumulam-se em "esferoides" axonais (axônios distendidos e edemaciados), neurônios, astrócitos e micróglias, que por sua vez causam perda neuronal e gliose. A imunocoloração para proteína Tau hiperfosforilada revela numerosas redes neurofibrilares.

**Aspectos clínicos.** A NBIA tipo 1 pode se desenvolver em qualquer idade. Quatro formas clínicas já foram reconhecidas: infantil (início no primeiro ano de vida), infantil tardia (início entre 2 e 5 anos), juvenil ou "clássica" (início entre 7 e 15 anos) e NBIA tipo 1 de início adulto.

A maioria dos casos é diagnosticada na primeira década ou durante o início da adolescência. A doença começa com distúrbios de marcha lentamente progressivos e atraso no desenvolvimento psicomotor. Hipercinesias ocorrem em cerca de 50% dos casos. A deterioração progressiva mental finalmente leva à demência. Nos estágios tardios da doença, as discinesias são substituídas por uma rigidez.

Mutações *PANK2* são associadas com uma idade de início mais jovem, uma progressão mais rápida e uma maior frequência de distonia, disartria, comprometimento intelectual e distúrbios da marcha. Parkinsonismo é visto predominantemente em pacientes com doença de início adulto.

**Imagem.** Os achados de imagem refletem a distribuição anatômica do acúmulo excessivo de ferro. A T2 mostra uma intensa hipointensidade de sinal nos GPs e na SN. Um pequeno foco de hiperintensidade central no aspecto medial do GP muito hipointenso (ocorre o clássico sinal do "olho do tigre") é causado por uma gliose tissular e vacuolização (**Fig. 31-30**).

É importante notar que *nem todos os casos de PKAN demonstram o sinal do "olho do tigre"*. Um encurtamento de T2 no GP com artefato de susceptibilidade magnética em T2* (GRE, SWI [imagem ponderada em susceptibilidade, de *susceptibility weighted imaging*]) em uma criança ou adulto jovem deve sugerir o diagnóstico de uma NBIA – tanto PKAN como distrofia axonal infantil – mesmo na ausência do sinal do "olho do tigre" (**Fig. 31-30**).

As lesões na PKAN não apresentam realce em T1 com gadolínio, tampouco demonstram restrição da difusão, embora a DTI demonstre um significativo aumento da anisotropia fracionada tanto no GP quanto na SN. A ERM mostra uma redução do pico de NAA e uma redução da relação NAA:Cr compatível com perda neuroaxonal. O aumento do pico do mioinositol e da relação mI:Cr com o TE curto está presente, sugerindo proliferação glial reativa.

**Diagnóstico diferencial**. O depósito anormal de ferro nos núcleos da base ocorre com PKAN, assim como com outras NBIAs. **Aceruloplasminemia** e **neuroferritinopatia** são doenças de início adulto, ambas envolvendo o córtex, que é preservado na PKAN.

As alterações de sinal nos núcleos da base ocorrem em inúmeras outras DMHs. **Doença de Wilson**, **doença de Leigh**, **necrose estriatal bilateral infantil** e **encefalopatias mitocondriais** mostram hiperintensidade estriatal (não hipointensidade). Elas também envolvem predominantemente o núcleo caudado e o putame, não o GP medial.

**NEUROFERRITINOPATIA**. Mutação na porção carboxiterminal do gene da ferritina de cadeia leve (*FTL*) interfere na habilidade de transporte do ferro. Uma redução ativa do ferro é depositada nos neurônios, causando estresse oxidativo com perda neuronal e gliose. O resultado é a **neuroferritinopatia**, uma doença autossômica dominante do adulto com uma idade média de início de 39 anos.

O fenótipo clínico predominante da neuroferritinopatia é um distúrbio extrapiramidal com movimentos coreiformes e distonia focal. Distúrbios cognitivos e psiquiátricos precoces estão ausentes, diferenciando a neuroferritinopatia da doença de Huntington.

Os achados de imagem mais precocemente detectáveis na neuroferritinopatia são a hipointensidade em T2* no GP e na SN. A hipointensidade em T2 no GP e na SN, no núcleo rubro, no caudado, no putame, no tálamo, e no córtex cerebral costuma ocorrer depois. Em estágios tardios, a gliose e a degeneração cística do GP medial podem

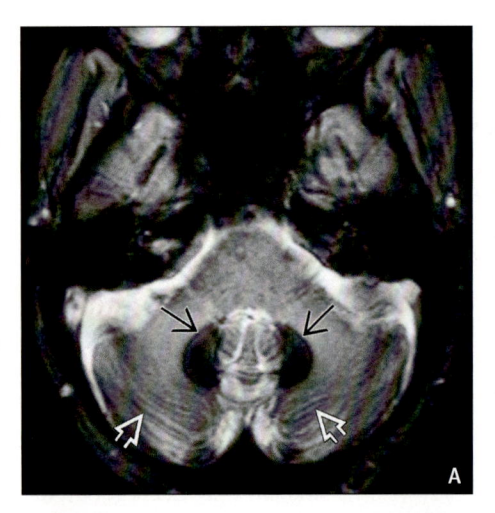

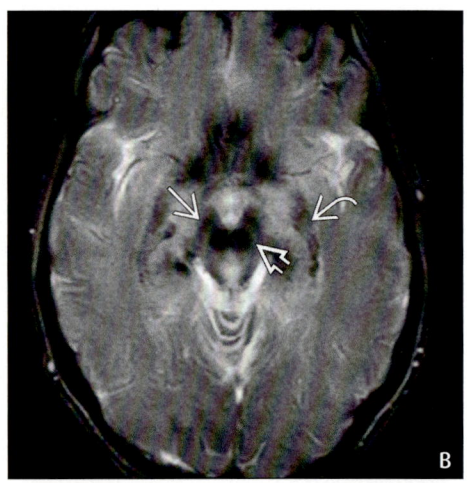

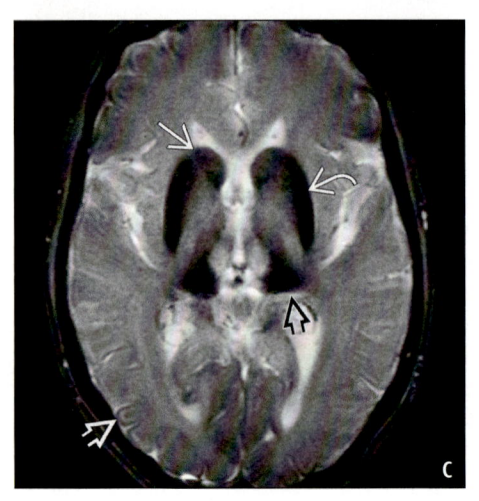

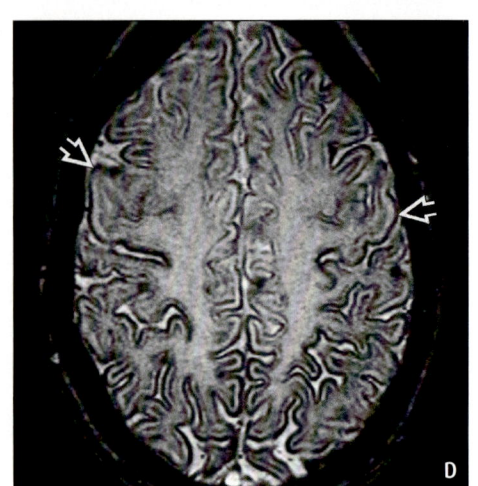

**31-32A** T2* GRE axial em uma mulher de 66 anos com aceruloplasminemia mostrando uma intensa hipointensidade nos núcleos denteados →, com um discreto, mas definido, artefato de susceptibilidade magnética linear no córtex cerebelar →.
**31-32B** T2* GRE axial na mesma paciente mostrando hipointensidades tipo artefato de susceptibilidade magnética simétricas na SN →, no núcleo rubro → e no putame inferior →.
**31-32C** Uma imagem de T2* GRE mais cefálica na altura dos ventrículos laterais e do terceiro ventrículo mostrando uma hipointensidade simétrica e intensa nos núcleos caudados →, nos putames → e em ambos os tálamos →. Observe a hipointensidade tipo artefato de susceptibilidade magnética sutil no córtex →.
**31-32D** T2* SWI na coroa radiada mostrando intensas hipointensidades curvilíneas por todo o córtex dos hemisférios cerebrais →.

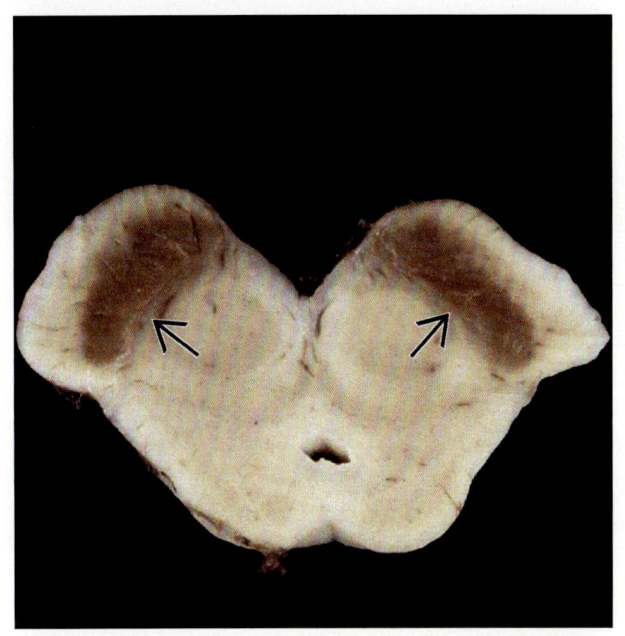

**31-33** Caso de necropsia de PKAN mostrando uma coloração amarronzada característica ⇒ causada por depósito de ferro na SN. (Cortesia de E. T. Hedley-Whyte, MD.)

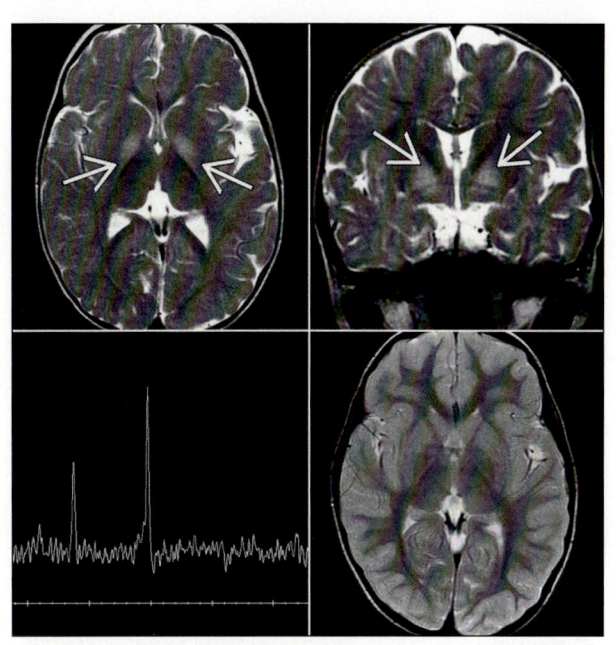

**31-34** T2 axial, coronal em uma criança de 11 meses com deficiência de creatina mostrando hiperintensidades simétricas nos GPs ⇒. A ERM com TE longo mostra ausência do pico de Cr. Com suplementação dietética, uma ERM realizada três anos depois é completamente normal.

produzir um foco de hiperintensidade em T2 que apresenta uma aparência similar ao "olho do tigre" visto na PKAN (ver anteriormente).

**DISTROFIA NEUROAXONAL INFANTIL.** Mutação na fosfolipase A2 (*PLA2G6*) causa **distrofia neuroaxonal infantil** (DNI), uma doença psicomotora grave caracterizada por hipotonia progressiva, hiper-reflexia e tetraparesia. A idade média de apresentação é de 14 meses. A progressão da doença geralmente é rápida, com morte na idade média de 9 anos.

Os estudos de imagem nas crianças com DNI mostram uma atrofia cerebelar acentuada em cerca de 95% dos casos. A hiperintensidade em T2/FLAIR no cerebelo secundária à gliose também é comum. Quase 50% dos casos demonstram deposição anormal de ferro com hipointensidade em T2 nos GPs e na SN.

**ACERULOPLASMINEMIA.** Mutações homozigóticas do gene ceruloplasmina causam **aceruloplasminemia**, também conhecida como deficiência hereditária de ceruloplasmina. A ceruloplasmina carreia mais de 95% de todo o cobre no plasma e age como uma ferroxidase, tendo assim um importante papel na mobilização do ferro tissular.

A aceruloplasminemia é uma doença de adultos de meia-idade caracterizada pela tríade clínica de diabetes, retinopatia e sintomas neurológicos (demência primária, discinesia craniofacial e ataxia cerebelar). T1 e T2* (GRE, SWI) demonstram uma intensa hipointensidade no córtex cerebral e cerebelar, no GP, nos núcleos caudados, no putame, nos tálamos, no núcleo rubro, na SN e nos núcleos denteados (**Fig. 31-32**).

A RM é muito útil no diagnóstico das NBIAs. Todas as NBIAs demonstram uma deposição do ferro nos GPs, mas diferem nos outros achados associados. A distribuição da hipointensidade em T2 ou T2* pode ajudar a diferenciar entre os subtipos de NBIAs (ver quadro a seguir).

---

**HIPOINTENSIDADE EM T2* NAS NBIAS**

**PKAN**
- GP, SN, núcleos denteados
- Sinal do "olho do tigre" variável
- *Preservação* do córtex

**DNI**
- Atrofia cerebelar (75%)
- Hipointensidade em T2* em GP, SN (50%)
- *Preservação* do córtex

**Neuroferritinopatia**
- Hipointensidade em T2* em GP, SN
- Depois núcleos denteados/caudados, tálamos
- *Acometimento* do córtex

**Aceruloplasminemia**
- GP, núcleo caudado, putame, tálamos
- Núcleo rubro, SN, núcleos denteados
- *Acometimento* do córtex cerebral, cerebelar

---

## Síndrome da deficiência de creatina

As síndromes da deficiência de creatina são doenças autossômicas recessivas. A creatina e a fosfatocreatina são essenciais para o armazenamento e a transmissão da energia ligada ao fosfato tanto no músculo quanto no cérebro. Uma depleção grave de creatina causa hipotonia e atraso no desenvolvimento. Uma suplementação dietética pode reverter os sintomas parcial ou completamente; desse modo, o diagnóstico é crucial para o manejo dos pacientes.

A RM mostra hiperintensidades em T2/FLAIR simétricas e bilaterais nos GPs. A ERM é a chave para o diagnóstico e mostra uma redução ou ausência do pico de Cr nos estudos com TE longo (**Fig. 31-34**).

### Doença de Huntington

Até recentemente, acreditava-se que a doença de Huntington (DH) era regionalmente seletiva, afetando somente a SC (mais especificamente os núcleos caudado e putame). Embora as técnicas de imagem avançadas, como a DTI, demonstrem que a SB também é afetada, os aspectos de imagem dominantes são alterações nos núcleos cinzentos profundos. Portanto, a DH foi incluída nesta seção com outras DMHs que preferencialmente envolvem o estriado.

TERMINOLOGIA E ETIOLOGIA. A DH, também conhecida como coreia de Huntington, é uma doença neurodegenerativa hereditária crônica autossômica dominante com uma penetrância completa. O defeito genético responsável ocorre no braço curto do cromossomo 4, que codifica a proteína huntingtina. O gene da huntingtina inclui um segmento repetitivo de CAG trinucleotídeo de comprimento variável.

A presença de mais de 38 repetições confirma o diagnóstico de DH. Em geral, existe um aumento progressivo do tamanho da sequência repetida de CAG com gerações sucessivas.

PATOLOGIA. Agregados da proteína huntingtina acumulam-se nos terminais axônicos, o que eventualmente causa a morte de neurônios espinhosos médios. A necropsia mostra atrofia cerebral generalizada com uma média de 30% de redução do peso cerebral. Tanto o córtex quanto a SB hemisférica são afetados. A anormalidade macroscópica mais característica é a perda volumétrica com rarefação de núcleos caudados, putame e GP (**Figs. 31-35 e 31-36**).

Microscopicamente, a DH mostra uma perda neuronal com inclusões nucleares da huntingtina, gliose astrocí-

**31-35** Gráfico axial mostrando um núcleo caudado reduzido, atrofiado ➔, com os cornos frontais convexos externamente ➔ que são típicos da DH.

**31-36** Autópsia coronal da DH mostrando os cornos frontais convexos externamente ➔, a redução acentuada do núcleo caudado ➔ e o putame atrofiado ➔. (Cortesia de R. Hewlett, MD.)

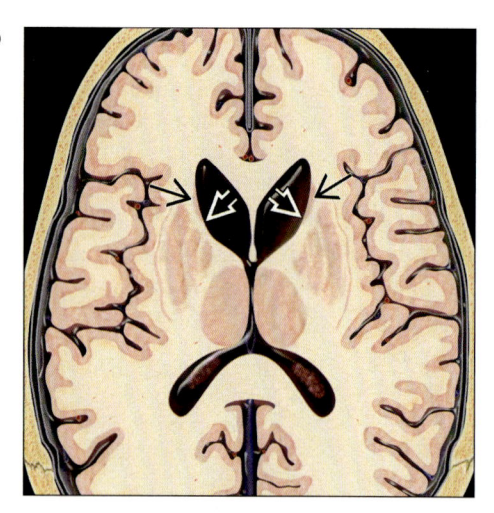

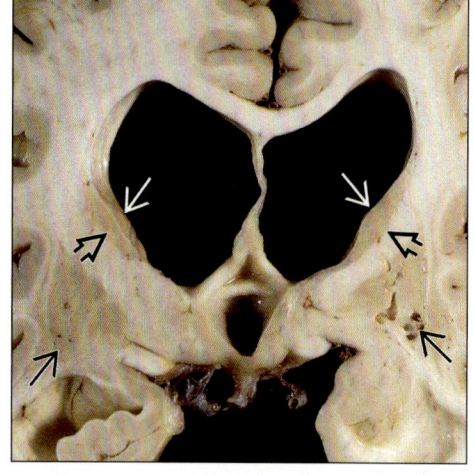

**31-37** TC sem contraste em um paciente com DH mostrando atrofia moderada generalizada e acentuada do caudado, vista como uma convexidade dos cornos frontais e superficialmente ➔. (Cortesia de M. Huckman, MD.)

**31-38** FLAIR em um paciente com DH mostrando uma cabeça do núcleo caudado quase inexistente ➔, atrofia dos núcleos da base e fina intensidade putaminal ➔.

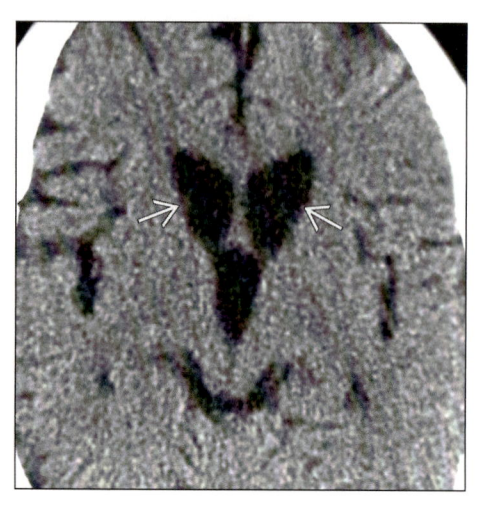

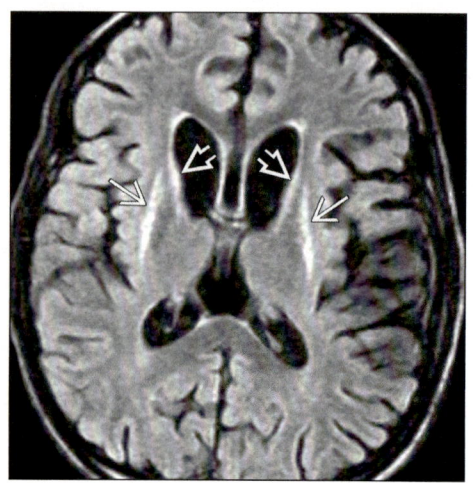

tica e acúmulo de ferro. As alterações são mais acentuadas nos núcleos da base, mas também podem ser vistas em outras regiões do cérebro, incluindo o cerebelo.

Aspectos clínicos. A incidência da DH é de 4 a 7:100.000 na maior parte da população. A idade média do início dos sintomas é de 35 a 45 anos. Somente 5 a 10% dos pacientes apresentam os sintomas antes dos 20 anos ("DH de início juvenil"). Não há predileção por sexo.

A repetição do segmento de CAG e a idade influenciam na expressão e na progressão da DH. O início adulto da DH é caracterizado por perda progressiva da função motora normal, desenvolvimento de movimentos coreiformes estereotipados e deterioração cognitiva. Uma vez que os sintomas apareçam, a doença progride persistentemente e resulta em morte em 10 a 20 anos.

A DH de início juvenil é inicialmente caracterizada por rigidez e distonia, muito mais do que por coreia. Os sinais cerebelares também são comuns.

Imagem. Os estudos convencionais de imagem (TC, RM) são normais no curso inicial da doença. Conforme os sintomas se desenvolvem e progridem, a TC sem contraste mostra uma atrofia do núcleo caudado com alargamento e convexidade periférica dos cornos frontais e uma atrofia difusa generalizada variável (**Fig. 31-37**).

A RM mostra uma perda cerebral volumétrica difusa com hiperintensidade em T2/FLAIR e redução da cabeça dos núcleos caudados. A hiperintensidade putaminal é comum (**Fig. 31-38**).

Estudos volumétricos por RM podem demonstrar uma redução do volume dos núcleos da base anos antes do início dos distúrbios motores. A morfometria baseada em voxel, a DTI e a tomografia por emissão de pósitrons (PET, de *positron emission tomography*) também já demonstraram anormalidades na SB hemisférica e no córtex tanto de carreadores assintomáticos quanto de pacientes com DH "pré-manifestação".

As imagens da transferência de magnetização (ITMs) demonstram um alto pico de redução relacionada ao comprimento da repetição de CAG na SC e na SB de aparência normal. Distúrbios na ITM são aparentes na DH precoce e são homogêneos tanto para a SB quanto para a SC.

Diagnóstico diferencial. Algumas doenças neurodegenerativas adquiridas podem se assemelhar à DH de *adulto*, incluindo a **atrofia de múltiplos sistemas** (AMS), a **degeneração corticobasal** e a **demência frontotemporal lobar**. Todas essas doenças adquiridas costumam ser acompanhadas de atrofias dos núcleos da base, embora, diferentemente da DH, os núcleos caudados não sejam afetados de modo desproporcional.

O diagnóstico diferencial da DH *juvenil* inclui estágios tardios da **doença de Wilson** com atrofia do núcleo caudado e do tronco encefálico. **PKAN** com coreoatetose e demência pode mimetizar os sintomas da DH. O sinal "do olho do tigre" no GP medial diferencia a PKAN da DH.

---

**DOENÇA DE HUNTINGTON**

**Etiologia**
- Autossômica dominante, penetrância completa
- Distúrbio repetitivo do CAG trinucleotídeo

**Patologia**
- Núcleo caudado, putame, GP
- Inclusões nucleares da proteína huntingtina
- Perda neuronal, gliose, acúmulo de ferro

**Clínica**
- DH de início adulto (35 a 45 anos) = 90%
- DH de início juvenil (menos de 20 anos) = 10%

**Imagem**
- Hiperintensidade de T2/FLAIR no núcleo caudado, putame
- Convexidade periférica dos cornos frontais

---

## Distúrbios do metabolismo do cobre

O cobre é essencial para o funcionamento normal do cérebro. As proteínas que contêm cobre são elementos críticos para inúmeros sistemas enzimáticos, incluindo a homeostase do ferro. A homeostase do cobre é um equilíbrio delicado que requer aporte dietético e excreção apropriada. O cobre excessivo é neurotóxico. Duas doenças do metabolismo do cobre – doença de Wilson e doença de Menkes – têm manifestações acentuadas no SNC.

As manifestações mais importantes da doença de Wilson (DW) são encontradas nos núcleos da base, no mesencéfalo e nos núcleos denteados do cerebelo. Desse modo, a DW será discutida nesta seção com as DMHs que predominantemente afetam a SC. Uma breve consideração da doença de Menkes também será realizada.

### Doença de Wilson

**Etiologia**. A DW é uma doença autossômica recessiva incomum do transporte de cobre, sendo causada pela mutação do gene *ATP7B*. A mutação causa acúmulo anormal de Cu nos hepatócitos que, posteriormente, alcançam a circulação. A deposição de cobre nos complexos de Golgi e nas mitocôndrias resulta em um dano oxidativo primário ao fígado, ao cérebro, ao rim, ao sistema esquelético e ao olho.

**Patologia**. A vulnerabilidade seletiva do corpo estriado e a disfunção mitocondrial são responsáveis pela perda volumétrica predominante dos núcleos da base vista na DW (**Fig. 31-40**). Os achados patológicos macroscópicos são inespecíficos, com dilatação ventricular e proeminência dos sulcos vistas na autópsia em inúmeros casos. Os achados microscópicos incluem edema, necrose e alterações espongiformes nos núcleos da base. Gliose e mielinização variável estão presentes na SB cerebral e cerebelar.

**Aspectos clínicos**. A DW geralmente afeta crianças e adultos jovens. A incidência relatada de DW sintomática

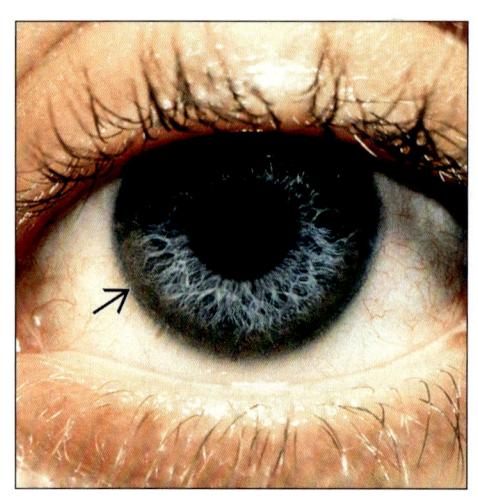

**31-39** DW com o clássico anel de Kayser-Fleischer verde-amarelado →. (Cortesia dos arquivos da AFIP.)

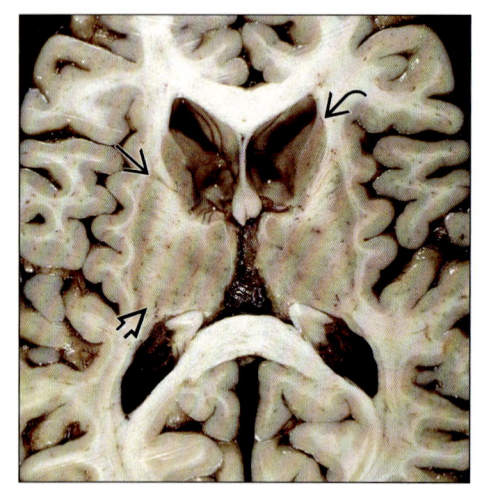

**31-40** Atrofia generalizada, putame → e caudados afilados → e núcleos da base reduzidos → são características da DW. (Cortesia de R. Hewlett, MD.)

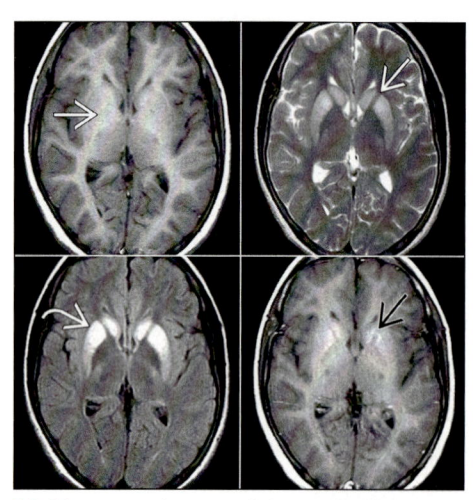

**31-41** DW aguda mostrando hiperintensidades nos GBs em T1, T2 →, poupando os GPs, restrição da difusão → sem realce →. (Cortesia de M. Ayadi, MD.)

é de 1:30.000 a 40.000, mas a frequência de carreadores assintomáticos é de 1:90. Não há predileção por sexo.

Os sintomas da DW de início precoce (8 a 16 anos) costumam ser relatados como insuficiência hepática. Os sintomas da DW de início tardio são principalmente neurológicos e facilmente reconhecíveis na segunda ou terceira décadas de vida. Disartria, distonia, tremor, ataxia, sintomas semelhantes a Parkinson e a distúrbios de comportamento são comuns. O depósito de ferro na córnea causa os anéis verde-amarelados característicos de Kayser-Fleischer vistos no exame por lâmpada de fenda (**Fig. 31-39**).

Os sintomas clínicos geralmente progridem, e as alterações de sinal na RM podem diminuir com o tratamento apropriado. A DW não tratada é sempre fatal.

**Imagem**. A TC sem contraste pode ser normal, especialmente no curso inicial da doença. A TC subestima as alterações patológicas da DW. Atrofia cerebral difusa, proeminência dos cornos frontais dos ventrículos laterais e hipodensidades estriatais e talâmicas podem ser vistas nos casos avançados.

A intensidade do sinal em T1 é variável. Alguns casos demonstram uma discreta hipointensidade nas áreas afetadas, enquanto outros mostram um encurtamento de T1 semelhante àquele visto na encefalopatia hepática crônica (ver Capítulo 32).

O achado de imagem da DW na RM é a hiperintensidade em T2/FLAIR simétrica e bilateral nos putames (70%), nos núcleos caudados (60%), nos tálamos ventrolaterais (55 a 60%) e no mesencéfalo (50%) (**Fig. 31-41**). A hiperintensidade pode ser vista algumas vezes na ponte (20%), no bulbo (10 a 15%) e no cerebelo (10%). A SB cerebral (25%) e a SB cerebelar (10%) podem mostrar hiperintensidades confluentes focais ou difusas.

Em 10 a 12% dos casos, a hiperintensidade difusa do tegumento (mesencéfalo) poupando os núcleos rubros dá uma aparência descrita como "a face do panda gigante".

T2* (GRE, SWI) mostra artefato de susceptibilidade magnética no putame, no caudado, nos tálamos ventrolaterais e geralmente nos núcleos denteados. Realce pelo contraste costuma estar ausente, embora um discreto realce possa ocorrer em estágios agudos.

Restrição da difusão no corpo estriado pode ser vista nos estágios iniciais da DW. Elevação dos valores de coeficiente de difusão aparente (ADC, de *apparent diffusion coefficient*) é compatível com necrose e degeneração espongiforme, sendo vista na DW crônica de longa data. A ERM mostra uma redução em NAA e Cho. A PET mostra acentuada redução no metabolismo da glicose e redução da atividade da dopa-descarboxilase, o que indica um distúrbio da via estriatonigral dopaminérgica.

**Diagnóstico diferencial**. O diagnóstico diferencial da DW inclui outras doenças metabólicas que afetam os núcleos da base, como doença de Leigh, NBIAs e acidúrias orgânicas. A **doença de Leigh** (encefalomielopatia subaguda necrosante) mostra lesões espongiformes bilaterais e simétricas e hiperintensas nos putames e no mesencéfalo. A SB

Doenças metabólicas hereditárias   **893**

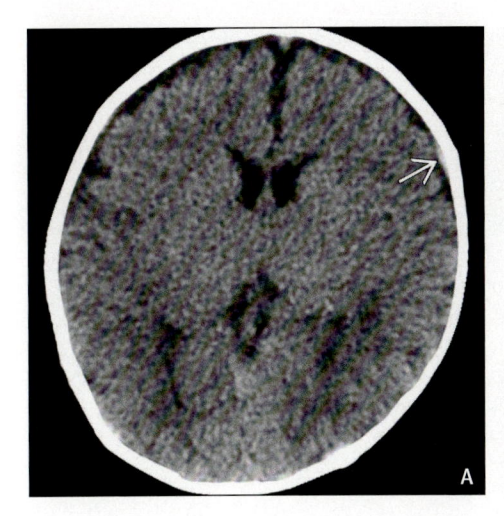

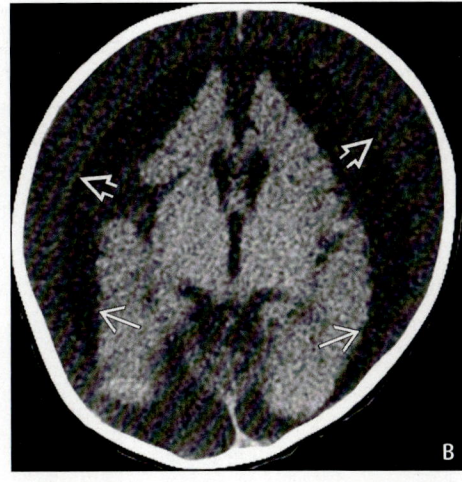

**31-42A** Caso de doença de Menkes mostrando uma acentuada neurodegeneração progressiva. Uma TC sem contraste axial em uma menina de 7 meses com macrocefalia e baixo crescimento parece normal, exceto por um pequeno hematoma subdural à esquerda ➡.

**31-42B** A criança foi reexaminada aos 16 meses. Grandes hematomas subdurais bilaterais estão presentes ➡. O cérebro parece pequeno e acentuadamente atrófico. O espaço subaracnóideo adjacente ➡ está grosseiramente alargado.

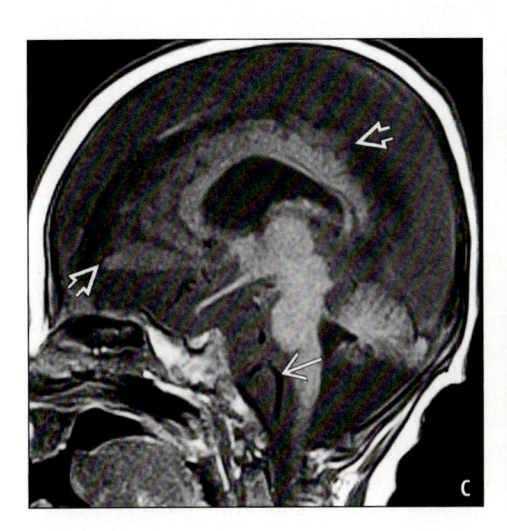

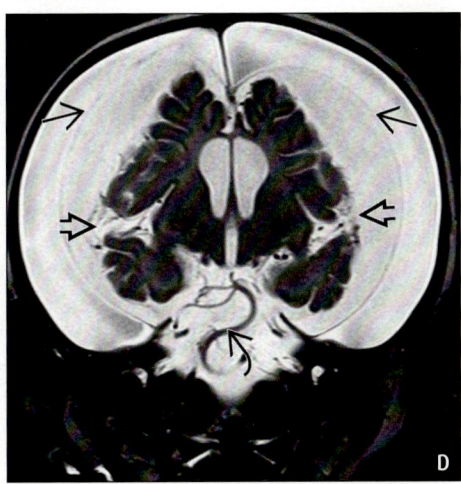

**31-42C** Um estudo por RM foi realizado. A T1 sagital mostra que o cérebro ➡ está extremamente atrofiado e os hematomas subdurais são hipointensos. Observe os tortuosos *flow voids* incomuns da artéria basilar ➡.

**31-42D** T2 coronal com saturação de gordura mostrando que os hematomas subdurais simétricos são separados por uma fina membrana ➡. Observe a tortuosa artéria basilar ➡ e os vasos corticais nas alargadas fissuras silvianas ➡.

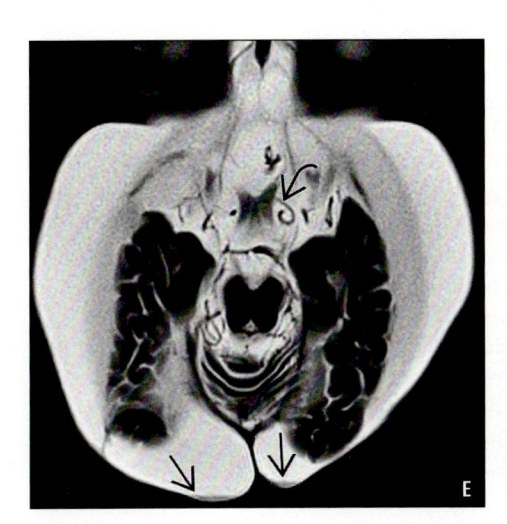

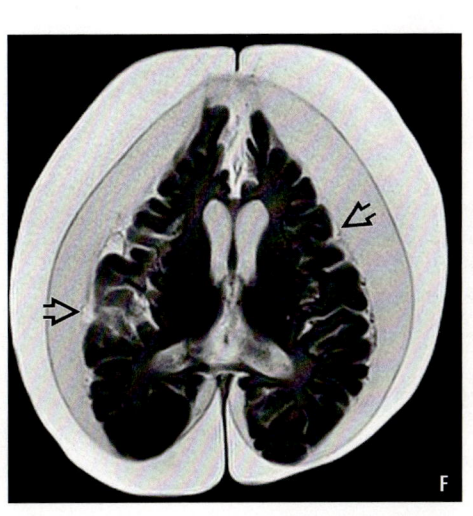

**31-42E** T2 axial mostrando vasos tortuosos ➡. Observe o nível líquido-líquido ➡ em ambos os hematomas subdurais.

**31-42F** T2 mais cefálica mostrando uma grande atrofia cerebral, hematomas subdurais e um deslocamento interno da aracnoide ➡. Doença de Menkes ("cabelos encarapinhados, vasos encarapinhados"). A atrofia cerebral acentuada e as coleções líquidas subdurais são típicas, assim como a tortuosidade excessiva das artérias intracranianas.

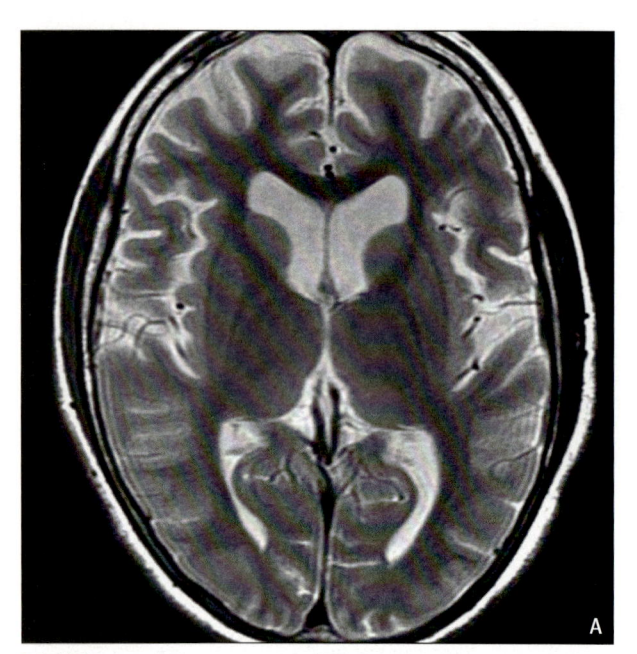

**31-43A** T2 axial em uma menina de 7 anos com SR mostrando a dilatação dos cornos frontais e uma importante redução volumétrica com predomínio frontotemporal. A SB hemisférica parece normal.

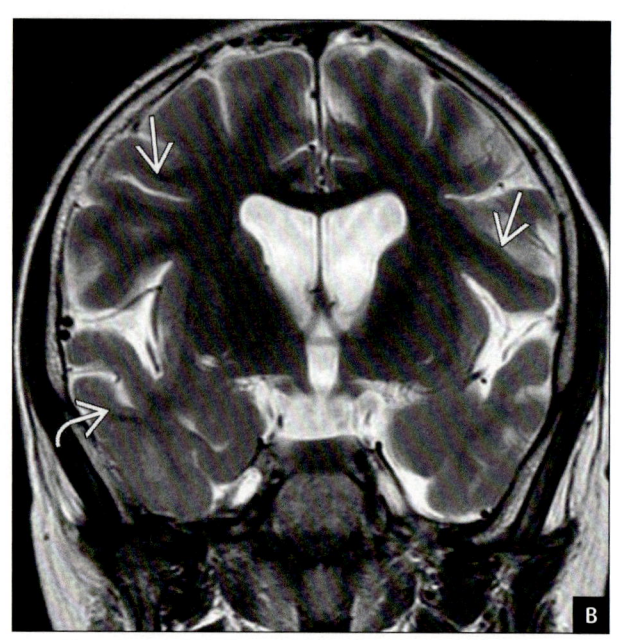

**31-43B** T2 coronal na mesma paciente mostrando afilamento cortical na região frontal posterior ➡ e nos lobos temporais ➡. Uma maior perda volumétrica com alargamento da cisterna suprasselar e das fissuras silvianas está presente.

em geral é afetada na doença de Leigh, enquanto o caudado e o tálamo são comumente menos envolvidos. A ERM demonstra elevação dos níveis de lactato nos núcleos da base.

De maneira semelhante, a **PKAN** pode se parecer à DW. A DW predominantemente afeta os putames e os núcleos caudados em vez dos GPs mediais e não demonstra o sinal do "olho do tigre" geralmente visto na PKAN.

DOENÇA DE MENKES. A doença de Menkes – também conhecida como *kinky hair syndrome* – é uma doença ligada ao X, multissistêmica e letal do metabolismo do cobre causada pela mutação do gene *ATP7A*. A doença de Menkes clássica grave é caracterizada por neurodegeneração progressiva, anormalidades do tecido conectivo, *pili torti* (cabelo "encarapinhado") e morte no início da infância. Ela corresponde a 90 a 95% dos casos.

A imagem na doença de Menkes mostra atrofia cerebral grave com coleções líquidas subdurais e uma tortuosidade excessiva das artérias intracranianas (lembrar: "cabelos encarapinhados, vasos encarapinhados") (**Fig. 31-42**).

Um fenótipo mais discreto, a **síndrome do corno occipital** (SCO), também chamada de Ehlers-Danlos tipo 9, é caracterizada por manifestações do tecido conectivo (a maioria anormalidades esqueléticas) e uma grande sobrevida.

### Doenças metabólicas hereditárias que afetam principalmente o córtex

Em comparação com as DMHs que comprometem os núcleos profundos de SC, as doenças que afetam exclusiva ou principalmente a SC cortical são raras. Duas DMHs clássicas que envolvem o córtex serão rapidamente discutidas aqui: a **lipofuscinose ceroide neuronal** e a **síndrome de Rett**.

### Lipofuscinose ceroide neuronal

As lipofuscinoses ceroides neuronais (LCNs) são uma família heterogênea de doenças neurodegenerativas herdadas caracterizadas pelo acúmulo de inclusões ceroides – lipopigmentos nos neurônios. Vários tipos diferentes já foram descritos. Anteriormente, as LCNs eram classificadas, de acordo com a idade de início, em infantil, infantil tardia, juvenil (i.e., doença de Batten) e forma adulta (p. ex., doença de Kufs). A mutação genética específica que causa a maioria dessas formas foi identificada, e as LCNs agora são classificadas de acordo com os oito genes afetados (*CLN1-8*).

A LCN é predominantemente uma doença da infância, com uma incidência estimada de 1:12.500. O diagnóstico é estabelecido por achados clinicopatológicos, análises enzimáticas e testes genéticos moleculares. Estudos ultraestruturais – geralmente de espécimes de biópsia de pele – são usados para confirmar a presença e a natureza do material de acúmulo lisossomal (i.e., lipopigmentos específicos).

O achado patológico macroscópico nas LCNs infantis é uma atrofia acentuada global sem predomínio lobar específico. Todas as LCNs demonstram achados histopatológicos semelhantes, ou seja, acúmulo anormal de inclusões PAS-positivas e Sudan black-positivas nos neurônios balonados. As camadas corticais III, V e VI são as mais gravemente afetadas. A perda neuronal progressiva e seletiva e a gliose com degeneração secundária da SB estão universalmente presentes.

As LCNs apresentam achados de imagem comuns, mas inespecíficos: graus variados de atrofia progressiva com afilamento cortical, dilatação dos ventrículos, hiperintensidades em T2/FLAIR anelares periventriculares e sulcos proeminentes.

### Síndrome de Rett

A síndrome de Rett (SR) é uma doença progressiva neurodegenerativa que quase sempre acomete meninas. A maioria dos casos é esporádica, e nenhum fator de risco foi identificado. A mutação no gene da proteína 2 de ligação metil-CpG (*MECP2*) é identificada em 80% dos casos.

A SR ocorre em 1:20.000 meninas. Os indivíduos afetados costumam ser normais ao nascimento, não apresentando qualquer anormalidade. O crescimento cefálico gradualmente desacelera após o primeiro mês de vida, e um grave retardo psicomotor desenvolve-se. Comprometimento intelectual, alterações de humor e de comportamento, dificuldade de fala, apraxia do tronco e um movimento estereotipado se desenvolvem.

Os estudos de imagem mostram microcefalia com discreta, mas difusa, redução volumétrica do córtex e da SB hemisférica.

A perda mais proeminente é vista nos lobos frontais, no córtex temporal anterior (**Fig. 31-43**). A DTI mostra uma redução da anisotropia fracionada (FA) no CC, na cápsula interna, na SB frontal e no giro do cíngulo anterior, com preservação ou aumento da FA na coroa radiada posterior. A ERM mostra redução do NAA.

O diagnóstico diferencial clínico da SR inclui LCN e autismo. O afilamento cortical na **LCN** é generalizado e não exibe um padrão frontotemporal visto na SR. **Autismo** é excluído se o paciente tiver uma mutação *MECP2* positiva.

## Doenças que afetam as substâncias cinzenta e branca

Na última seção deste capítulo, serão discutidas as DMHs que afetam *tanto* a SC *quanto* a SB. As etiopatologias são muito variáveis, abrangendo de organelas anormais a disfunções enzimáticas específicas.

Para esta discussão, foram selecionados mucopolissacaridoses, doença de Canavan, doença de Alexander, distúrbios peroxissomais específicos e doenças mitocondriais.

### *Mucopolissacaridoses*

#### Terminologia e etiologia

As mucopolissacaridoses (MPSs) são doenças de acúmulo lisossomal caracterizadas por degradação incompleta e acúmulo progressivo de glicosaminoglicanas (GAGs) tóxicas em vários órgãos. As MPSs já foram agrupadas em

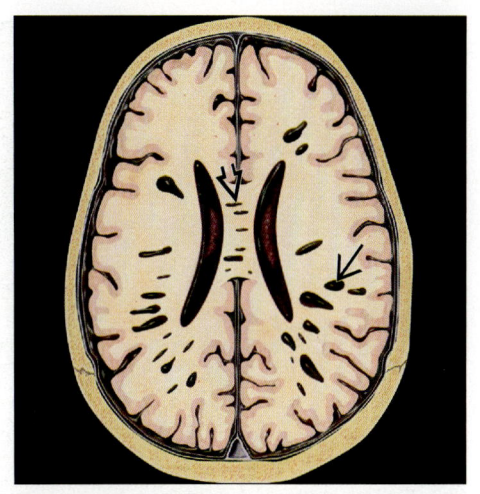

**31-44** MPS com múltiplos EPVs ➡ radialmente orientados na SB. Observe o predomínio posterior, o envolvimento do CC ➡.

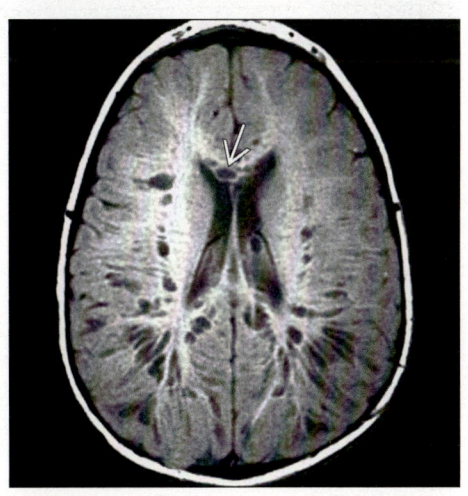

**31-45** T1 em uma criança com MPS 1H (doença de Hurler) mostrando alargamento dos EPVs na SB, incluindo o CC ➡.

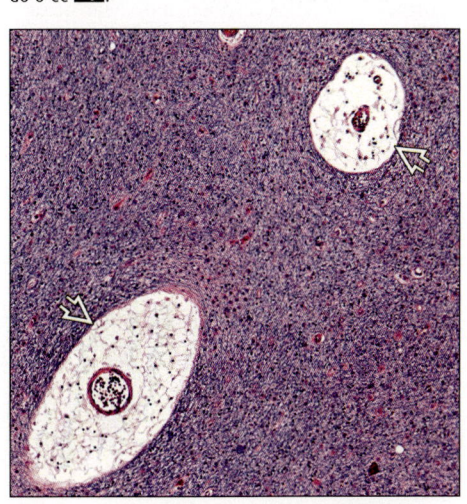

**31-46** MPS 1HS (Hurler-Scheie) com coloração na mielina mostrando alargamento dos EPVs ➡ envoltos por mucopolissacarídeos não degradados. (Cortesia de P. Shannon, MD.)

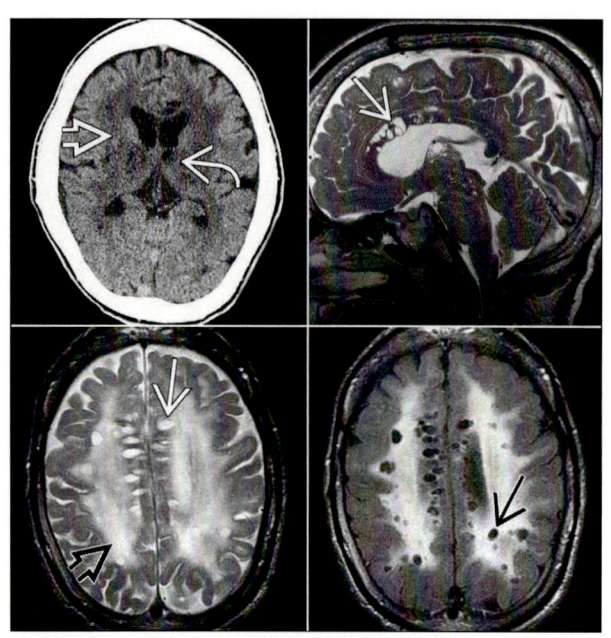

**31-47** TC sem contraste em doença de Hunter mostrando hipodensidade na SB ➡ com lesões focais nos núcleos da base ➡. T2 mostrando alargamento dos EPVs no CC ➡ e doença confluente na SB ➡. O alargamento dos EPVs é suprimido na FLAIR ➡; a doença da SB permanece hiperintensa.

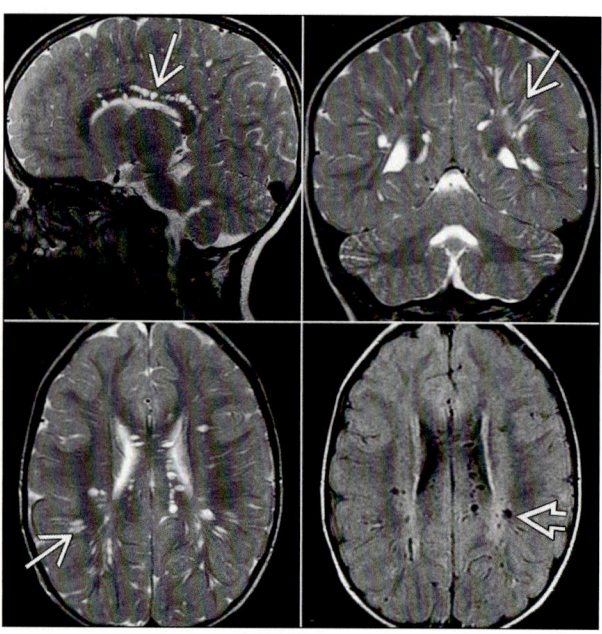

**31-48** T2 sagital, coronal e axial em um menino de 2 anos com doença de Hunter mostrando múltiplos EPVs alargados ➡. Observe o predomínio posterior e o envolvimento do CC. As lesões são suprimidas na FLAIR ➡.

uma entidade única e denominadas "gargolismo" por sua face característica.

As MPSs são agora designadas como MPSs 1 a 9. Cada uma apresenta uma deficiência enzimática específica que causa a inabilidade de degradar a GAG. A MPS 1H (doença de Hurler) e a MPS 1HS (doença de Hurler-Scheie) apresentam deficiência de α-L-iduronidase. A MPS 2 (doença de Hunter) é caracterizada pela deficiência de iduronato-2-sulfatase. As outras MPSs incluem a MPS 3A (doença de Sanfilippo), a MPS 4A (doença de Morquio) e a MPS 6 (doença de Maroteaux-Lamy).

## Patologia

A autofagia é um processo totalmente regulado na via lisossomal que degrada proteínas e lesiona organelas celulares. A autofagia anormal combinada com a degradação incompleta e o acúmulo progressivo das GAGs é a patologia que leva à MPS.

Dois aspectos macroscópicos das MPSs são o espessamento das meninges e a dilatação dos espaços perivasculares (EPVs). Os EPVs alargados dão uma aparência cribriforme ao cérebro tanto na patologia quanto na imagem (**Figs. 31-44 e 31-45**).

Microscopicamente, as MPSs são caracterizadas pela dilatação dos EPVs envoltos por GAG não degradada (**Fig. 31-46**).

## Aspectos clínicos

Todas as MPSs têm fenótipos clínicos diferentes. Essas anormalidades sistêmicas variam de hepatoesplenomegalia e disostoses esqueléticas a espessamento da dura, face grosseira e macrocrania. A idade de apresentação varia, assim como a apresentação por sexo e o prognóstico.

A doença de Hurler (MPS 1H) e a doença de Hunter (MPS 2) são as duas formas mais comuns de MPS. Os pacientes com Hurler são normais ao nascimento, mas desenvolvem precocemente sintomas do SNC, incluindo atraso do desenvolvimento e retardo mental. A doença de Hurler não tratada costuma resultar em morte aos 10 anos.

A MPS 2 (doença de Hunter) é um distúrbio ligado ao X e é vista somente em meninos. Essa doença é caracterizada por um envolvimento multissistêmico progressivo de SNC, articulações, ossos, coração, pele, fígado, olhos e outros órgãos. Os pacientes geralmente sobrevivem até o meio de sua adolescência, mas morrem devido a doenças cardíacas.

## Imagem

Os achados de imagem típicos da MPS são ilustrados nas doenças de Hurler (MPS 1H) e Hunter (MPS 2). Os achados mais importantes dessas doenças são macrocefalia, EPVs alargados e paquimeningopatia.

**MACROCEFALIA.** A TC sem contraste mostra um aumento encefálico, geralmente com sutura metópica em "bico" e uma configuração escafocefálica.

Hidrocefalia progressiva e atrofia podem estar presentes. A RM sagital também demonstra macrocefalia com desproporção craniofacial.

**EPVs ALARGADOS.** Uma aparência cribriforme na SB cerebral posterior e no CC é característica e é causada por

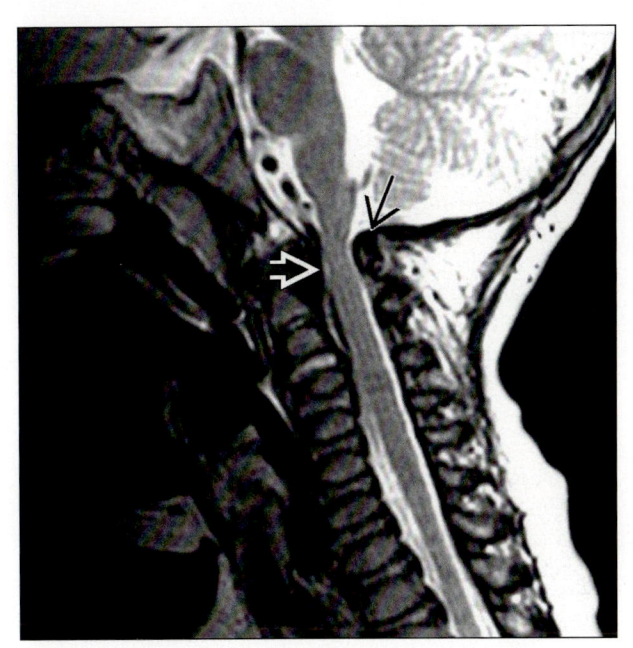

**31-49** T2 sagital em um paciente com a MPS 1H mostrando estreitamento do forame magno, com compressão medular. A estenose da JCV é causada pela combinação de um arco posterior de C1 ➔, displasia do deltoide e ligamento espessado ▶.

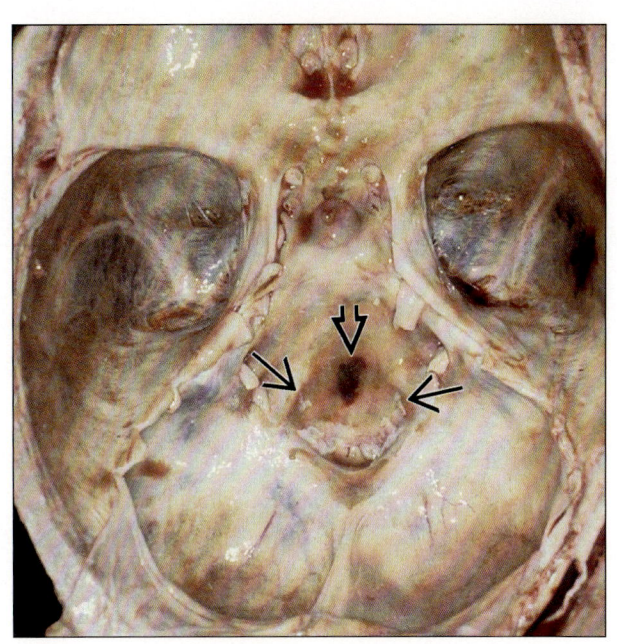

**31-50** Caso de autópsia de MPS 1H mostrando espessamento dural evidente ➔ que causa estreitamento acentuado do forame magno ▶. (Cortesia dos arquivos da AFIP.)

inúmeros EPVs dilatados (**Fig. 31-45**). Embora algumas vezes chamados de "buracos de Hurler", esses EPVs alargados são típicos tanto da doença de Hurler quanto da de Hunter, sendo muito menos comuns nas outras MPSs.

A TC sem contraste pode mostrar hipodensidades multifocais semelhantes ao LCS na SB e nos núcleos da base (**Fig. 31-47**).

A T2 mostra hiperintensidades semelhantes ao LCS nos EPVs alargados. A SB ao redor pode mostrar hiperintensidades confluentes ou esparsas. Os EPVs são completamente suprimidos na FLAIR (**Fig. 31-48**). Um discreto "halo" de hiperintensidade costuma envolver as lesões.

Os EPVs alargados não apresentam artefato de susceptibilidade magnética em T2* e não realçam após injeção endovenosa do contraste.

**PAQUIMENINGOPATIA.** As meninges, em especial aquelas ao redor da junção craniovertebral (JCV), costumam ser espessadas e aparecem muito hipointensas nas imagens ponderadas em T2 (**Fig. 31-49**). Em vários casos, as meninges espessadas podem comprimir o bulbo ou a medula espinal cervical superior (**Fig. 31-50**). Displasia do odontoide e um arco posterior de C1 curto – comum nas MPSs – podem exacerbar a estenose da JCV, causando uma mielopatia progressiva. Uma giba lombar com o corpo vertebral L1 em "bico" é comum na doença de Hurler.

### Diagnóstico diferencial

O diagnóstico diferencial da MPS é limitado. **EPVs proeminentes** podem ser um achado normal em pacientes de qualquer idade. Embora possam ser vistos em crianças e até mesmo em bebês, os EPVs proeminentes são mais comuns em pacientes de meia-idade e em idosos. Macrocefalia não está presente nessa variante normal.

EPVs dilatados com um predomínio frontal são os achados da **síndrome velocardiofacial**. As artérias carótidas deslocadas na faringe estão presentes, um achado não associado com a MPS.

## Doença de Canavan

A doença de Canavan (DC) é neurodegenerativa autossômica recessiva fatal e atualmente não apresenta um tratamento efetivo. Ela é a única doença identificada geneticamente causada pela deficiência de um metabólito – o NAA – que é produzida exclusivamente no cérebro.

### Terminologia

A DC também é conhecida como leucodistrofia espongiforme, degeneração espongiótica do SNC, deficiência de aspartoaciclase e doença de Canavan-van Bogaert-Bertrand.

### Etiologia

O NAA é o segundo aminoácido mais abundante no cérebro de um mamífero. Os níveis de NAA no cérebro normalmente são mantidos dentro de uma variação altamente regulada. A aspartoaciclase – a enzima responsável pela metabolização do NAA – é um marcador da maturação dos oligodendrócitos. A mutação do gene *aspA* causa acúmulo anormal de NAA no cérebro e resulta em DC.

Precisamente como e por que o NAA excessivo causa edema intramielínico dramático e dano mielínico associado com DC é algo desconhecido.

## Patologia

O cérebro na DC aparece edemaciado macroscopicamente. A análise microscópica mostra uma degeneração espongiforme da SB com astrócitos edemaciados nos GPs e nos tálamos.

## Aspectos clínicos

A DC é mais comum em judeus Ashkenazi e rara na população não judaica; um a cada 40 judeus Ashkenazi carrega o gene *aspA* mutado. Não há predileção por gênero.

Três variantes clínicas da DC são reconhecidas. A forma congênita apresenta-se dentro dos primeiros dias de vida e leva a uma hipotonia profunda com uma dificuldade de controle da cabeça. Ela resulta rapidamente em morte. A forma mais comum é, de longe, a DC infantil, a qual se apresenta entre 3 e 6 meses e é caracterizada por hipotonia, macrocefalia e convulsões. Morte entre 1 e 3 anos é algo típico. A DC de início juvenil começa entre 4 e 5 anos e é a forma mais lentamente progressiva.

## Imagem

A TC sem contraste mostra uma grande cabeça com hipodensidades difusas na SB nos hemisférios cerebrais e no cerebelo. Os GPs também aparecem hipodensos. A DC não apresenta impregnação pelo contraste.

A RM mostra praticamente a ausência completa da mielinização, com hiperintensidades em T1/FLAIR confluentes na SB e nos GPs. No início do curso da doença, as fibras arqueadas subcorticais são inicialmente afetadas e os giros aparecem aumentados. Com a progressão da doença, ocorre uma perda de volume difusa com dilatação ventricular e proeminência dos sulcos. A SB hemisférica e cerebelar, os núcleos da base e o córtex são todos afetados.

A ERM é a chave para o diagnóstico definitivo da DC. Uma elevação acentuada do NAA é vista praticamente em todos os casos (**Fig. 31-51**). A Cr é reduzida. Um elevado pico de mI algumas vezes está presente.

## Diagnóstico diferencial

O diagnóstico diferencial mais importante da DC é a **doença de Alexander**. Tanto a DC quanto a doença de

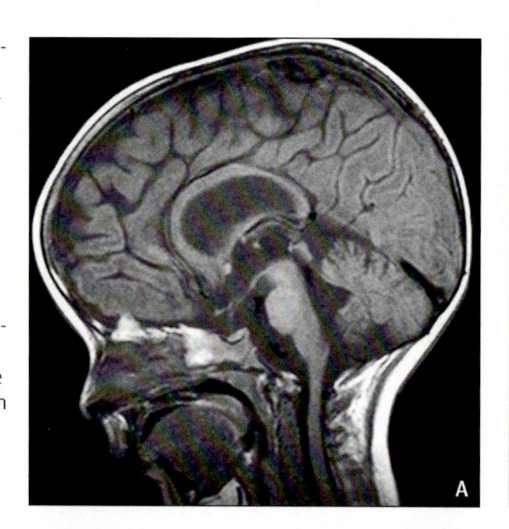

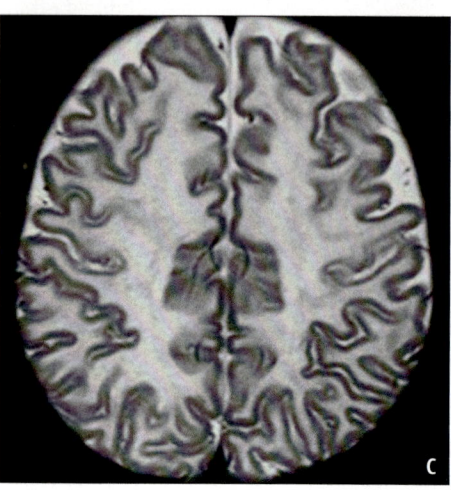

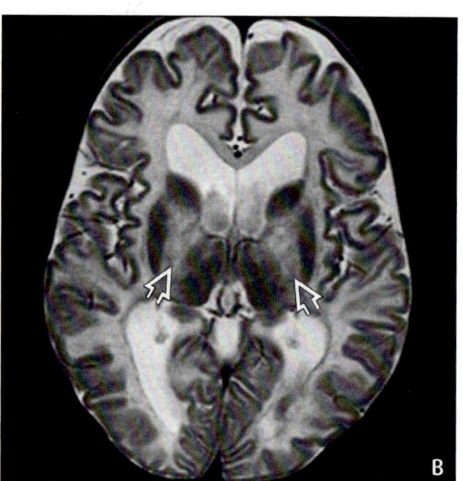

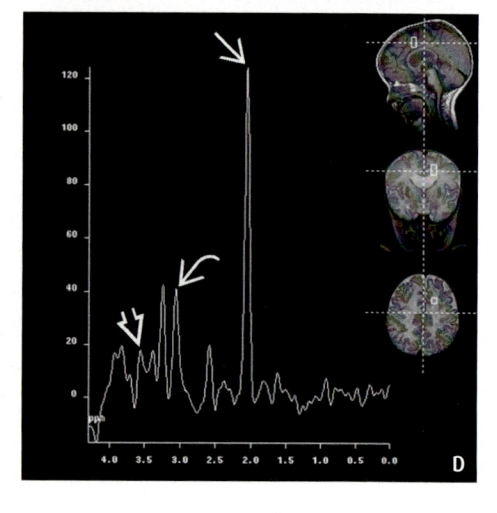

**31-51A** T1 sagital em um menino de 2 anos com DC mostrando macroencefalia com uma evidente desproporção craniofacial. Perda volumétrica generalizada moderada está presente em todos os hemisférios cerebrais e no cerebelo.
**31-51B** T2 axial mostrando uma hiperintensidade difusa na SB por todo o encéfalo, o que indica ausência completa da mielinização. Os GPs ⇨ são hiperintensos e estão tão reduzidos e atróficos que quase desaparecem por completo.

**31-51C** T2 na coroa radiada no mesmo paciente mostrando ausência completa da mielinização. O córtex aparece afilado, e os sulcos estão proeminentes.
**31-51D** Uma ERM multivoxel na SB com TE = 135 ms mostra uma elevação importante do pico de NAA ressoando em 2,0 ppm ⇨. A Cr ⇨ está significativamente reduzida. Um pequeno pico de mioinositol ⇨ está presente.

Alexander causam macrocefalia, mas a elevação do pico de NAA na ERM diferencia as duas entidades. Além disso, a doença de Alexander apresenta impregnação pelo contraste, enquanto a DC não.

A **leucodistrofia megaloencefálica com cistos subcorticais** envolve as fibras arqueadas subcorticais, assim como na DC, mas os núcleos da base não são comprometidos. A **DPM** demonstra uma falta quase total de mielinização, mas não causa macrocefalia e não afeta os núcleos da base.

## *Doença de Alexander*

### Terminologia

A doença de Alexander (DAL) é também conhecida como leucodistrofia fibrinoide, um termo inapropriado, uma vez que a doença envolve tanto a SB quanto a SC.

### Etiologia

Os pacientes com DAL apresentam uma mutação *de novo* heterozigota dominante do gene *GFAP*, que codifica a proteína glial fibrilar ácida, uma proteína de filamento intermediário expressa apenas nos astrócitos. Os pais dos pacientes com DAL de início no recém-nascido ou infantil são neurologicamente normais.

As mutações no *GFAP* causam precipitação e acúmulo dos agregados mutantes do *GFAP*, que começam durante o desenvolvimento fetal.

### Patologia

O cérebro dos recém-nascidos com DAL apresenta um aumento acentuado da densidade astrocítica e é macroscopicamente aumentado.

Uma importante perda da mielina nos hemisférios, no tronco encefálico, no cerebelo e na medula espinal faz a SB – em especial nos lobos frontais – parecer muito pálida. Em vários casos, a SB aparece parcialmente ou quase inteiramente cística. As fibras arqueadas subcorticais são relativamente preservadas. Um afilamento cortical com atrofia dos núcleos da base e dos tálamos é comum.

O achado histopatológico típico da DAL é a presença de um grande número de fibras de Rosenthal (FRos) nos astrócitos. As FRos são corpos de inclusão citoplásmicos e eosinofílicos ovoides ou em forma de haste. A intensa falta de quase toda a mielina na DAL é considerada um fenômeno secundário que resulta de uma interrupção da mielinização derivada do astrócito.

### Aspectos clínicos

A DAL é rara, correspondendo a apenas 1 a 2% das leucodistrofias herdadas na criança.

Três formas clínicas são reconhecidas: infantil, juvenil e adulta. Na forma infantil, que é a mais comum, pacientes com menos de dois anos se apresentam com megalencefalia, retardo psicomotor progressivo e crises convulsivas. Espasticidade e tetraplegia eventualmente podem se desenvolver.

A DAL juvenil ocorre entre 2 e 12 anos e é caracterizada por sinais bulbares e cerebelares. Os pacientes com mais de 12 anos apresentam uma variedade de sinais e sintomas, incluindo ataxia, sinais bulbares e declínio cognitivo. Mioclono palatino ocorre em 40% dos casos de DAL adulta.

A progressão da doença é variável. Os pacientes com DAL de início adulto têm um curso mais lento, mais prolongado. Embora os achados de imagem possam sugerir a doença, o diagnóstico de DAL é confirmado pelo aumento dos níveis da GFAP no LCS ou pela análise do gene *GFAP*.

### Imagem

A TC sem contraste nas crianças com DAL mostra um aumento da cabeça com hipodensidades simétricas na SB nos lobos frontais que se estendem posteriormente para os núcleos caudados e as cápsulas interna e externa (**Fig. 31-52**). A DAL é uma das poucas DMHs que demonstram realce após a injeção endovenosa do contraste. Um realce periventricular bifrontal intenso pode ser visto nas TCs com contraste no início da doença.

A RM mostra hipointensidade em T1 e hiperintensidade em T2/FLAIR na SB frontal, nos núcleos caudados e no putame anterior. Embora a DAL infantil envolva precocemente as fibras subcorticais em U, a SB periventricular é mais gravemente afetada na maioria das formas juvenil e adulta. O achado clássico é um anel hipointenso em T1 e hiperintenso em T2 ao redor dos cornos frontais. A FLAIR pode mostrar encefalomalacia cística na SB frontal nos casos mais graves e prolongados.

Um achado único na DAL é um aumento na cabeça dos núcleos caudados e fórnices, que aparecem edemaciados e hiperintensos. Os tálamos, os GPs e o cerebelo são menos comumente afetados.

Ao contrário da maioria das DMHs, a DAL pode demonstrar um realce moderado a intenso na T1 C+. Anéis de realce intenso podem ser vistos ao redor das superfícies dos núcleos caudados edemaciados e da SB comprometida. Nas formas juvenil e adulta, o envolvimento cerebelar pode ser evidente e pode mimetizar neoplasias.

A ERM mostra redução do NAA, elevação do mioinositol e aumento variável da colina e do lactato. A imagem em difusão mostra uma difusidade normal a aumentada na SB afetada.

### Diagnóstico diferencial

O diagnóstico diferencial mais importante na DAL são as outras leucodistrofias hereditárias com macrocefalia, incluindo principalmente a **DC** e as **MPSs**. Enquanto ambas as condições, DAL e DC, mostram uma falta completa da mielinização com hiperintensidade em T2/FLAIR na SB, a predileção da DAL pelos lobos frontais, pela cabeça dos núcleos caudados e pelo realce por contraste ajuda a diferenciá-la da DC.

As MPSs, em especial as doenças de Hurler e de Hunter, apresentam uma aparência "cribriforme" da SB e do CC causada pelo alargamento dos EPVs. O envolvimen-

**900** Distúrbios tóxicos, metabólicos, degenerativos e do LCS

**31-52A** TC sem contraste em um menino de 6 meses com macrocefalia e DAL confirmadas mostrando uma intensa hipodensidade bifrontal ➡ estendendo-se anteriormente para os núcleos da base.
**31-52B** T1 C+ axial mostrando a diferenciação entre a SB frontal hipointensa ➡ e a SB parieto-occipital com aparência normal ➡. A hipointensidade estende-se para as cápsulas externas. Observe o anel hiperintenso característico ao redor dos cornos frontais ➡.

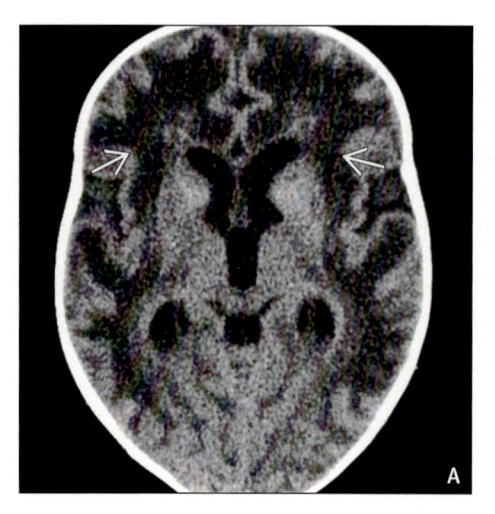

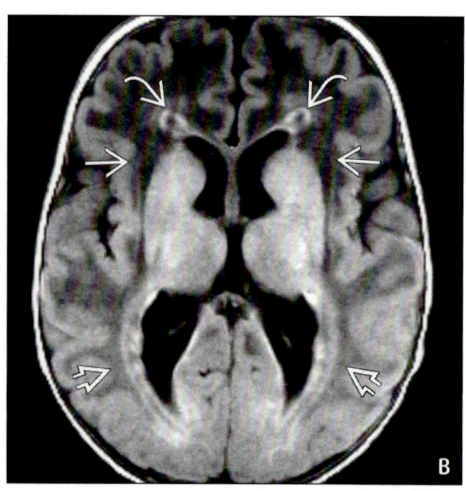

**31-52C** Em contraste com a SB hiperintensa frontal, com aparência edemaciada ➡, a SB parieto-occipital com aparência normal ➡ é menos evidente na T2. Observe o envolvimento da cápsula externa ➡. As cápsulas internas são parcialmente mielinizadas e, portanto, aparecem menos hiperintensas que a SB frontal. O anel hipointenso ao redor dos cornos frontais ➡ é característico.
**31-52D** T1 C+ axial mostrando realce na SB periventricular ➡ e nos núcleos da base ➡.

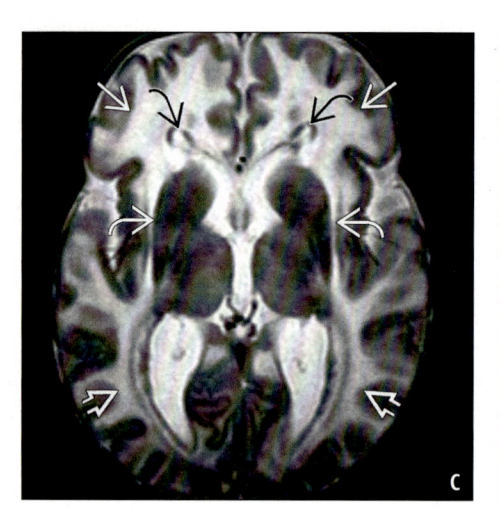

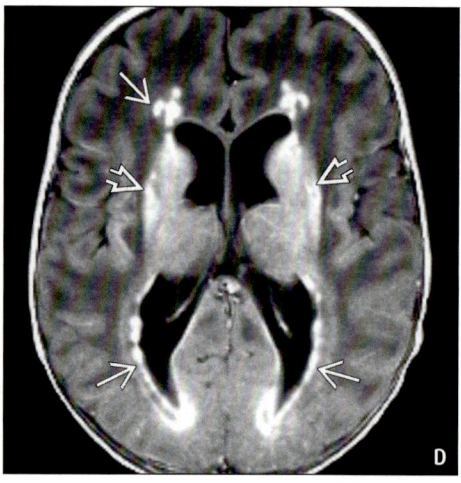

**31-52E** T1 C+ coronal mostrando um espaço evidente na SB periventricular profunda ➡ e nos núcleos da base ➡.
**31-52F** T1 C+ sagital mostrando um realce em quase toda a SB periventricular profunda ➡ e uma hipointensidade intensa na SB frontal e parietal anterior ➡, relativamente poupando os lobos occipitais.

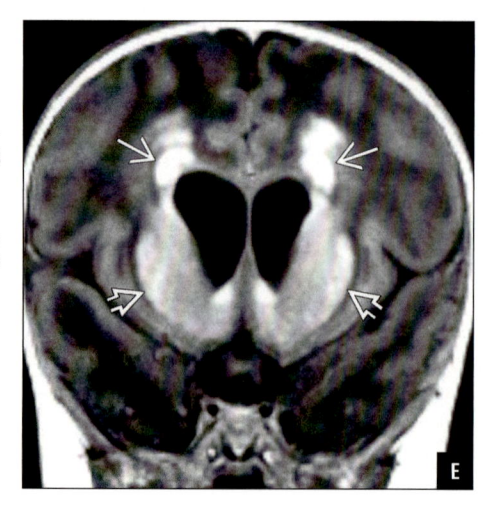

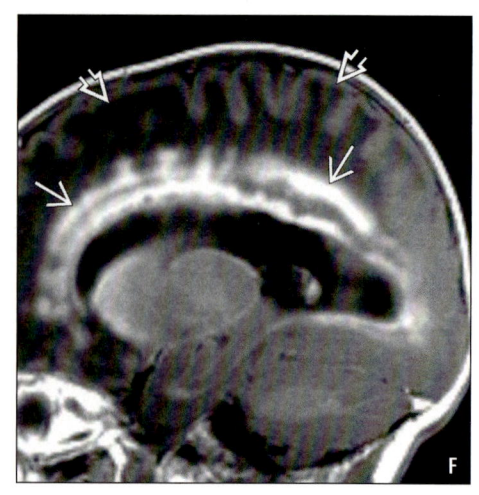

to da SC profunda não ocorre, e as lesões não realçam. Algumas das MPSs – especialmente a MPS 1 – causam espessamento dural, que está ausente na DAL.

A **leucodistrofia megaloencefálica com cistos subcorticais** envolve precocemente as fibras arqueadas subcorticais, não envolve os núcleos da base e não realça.

---

**DIAGNÓSTICO DIFERENCIAL:
CRIANÇA COM MACROCEFALIA**

**Comum**
- Variante do normal
- Macrocrania familiar normal
- Macrocrania benigna da infância

**Menos comum**
- Trauma não acidental com hematomas subcorticais

**Raro, mas importante**
- Doenças metabólicas hereditárias
  ○ Doença de Canavan
  ○ Doença de Alexander
  ○ Mucopolissacaridoses
  ○ Leucodistrofia megaloencefálica com cistos subcorticais
  ○ Acidúria glutárica tipo 1

---

## Doenças da biogênese peroxissomal

Os peroxissomos são pequenas organelas com uma membrana única que contêm mais de 50 enzimas necessárias para o crescimento, o desenvolvimento e o metabolismo celular normais. A biossíntese dos plasmalógenos e a β-oxidação dos ácidos graxos de cadeia longa são algumas das funções especiais dos peroxissomos. Os defeitos genéticos que afetam tanto a deformação peroxissomal quanto sua função enzimática causam um grupo de doenças chamadas de doenças peroxissomais.

### Terminologia

Existem dois tipos principais de doenças peroxissomais. O tipo mais comum é causado pela *deficiência de uma única proteína em um peroxissomo intacto (morfologicamente normal)*. Este grupo inclui, entre outras condições, a ALD-X, a AMN e a doença de Refsum clássica (adulto). A ALD e a AMN afetam a SB periventricular e foram discutidas neste capítulo com outras doenças que apresentam esse padrão de imagem.

O segundo grupo mais comum das doenças peroxissomais, aquelas causadas por uma *formação anormal dos peroxissomos*, será discutido a seguir. As doenças nas quais as organelas peroxissomais não se formam normalmente são chamadas de doenças da biogênese peroxissomal (DBPs). As DBPs costumam ser caracterizadas por múltiplos (não únicos) defeitos enzimáticos.

Quatro grandes DBPs são conhecidas: **síndrome de Zellweger** (SZ, também chamada de doença hepatorrenal), ALD neonatal, síndrome de Refsum infantil e acon-

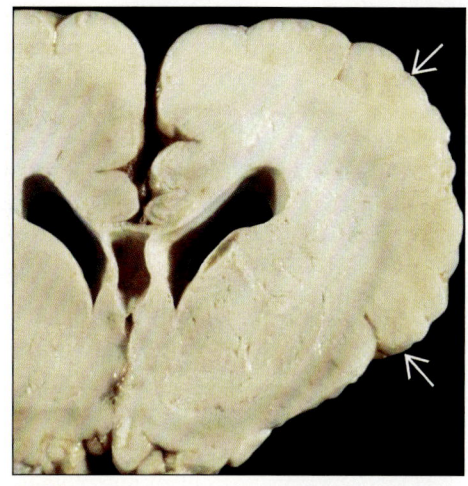

**31-53** Autópsia coronal do ESZ mostrando giros anormais com paquigiria, polimicrogiria ➡ e redução da sulcação. (Cortesia dos arquivos da AFIP.)

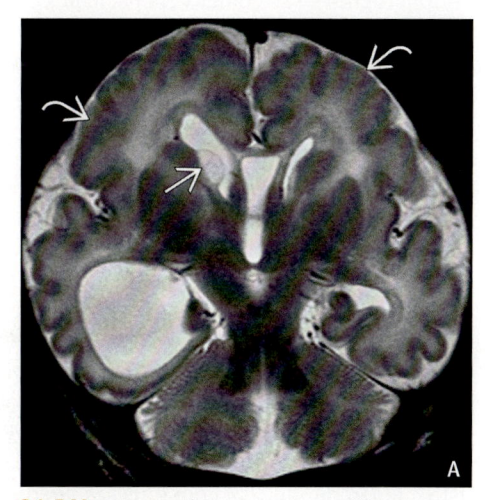

**31-54A** T2 coronal em um recém-nascido com ESZ mostrando cistos germinolíticos pequenos ➡ no sulco caudotalâmico e áreas de polimicrogiria ➡.

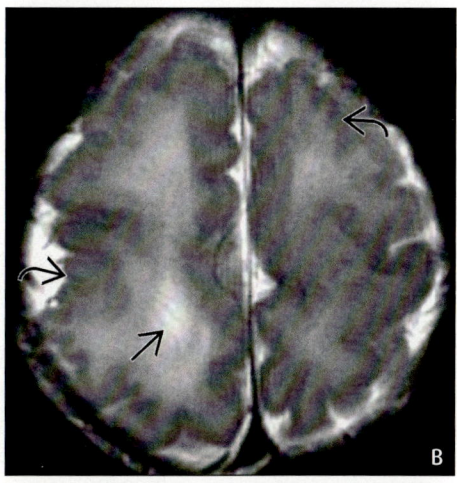

**31-54B** T2 axial no mesmo paciente mostrando microgiria difusa ➡ e focos de hiperintensidade anormal ➡ na SB.

droplasia punctata rizomélica clássica. As três primeiras doenças são agrupadas e referidas como **espectro da síndrome de Zellweger** (ESZ).

### Etiologia

As DBPs são doenças autossômicas recessivas causadas pela mutação de um dos 13 grupos de genes peroxissomais (*PEX*). A forma mais grave é o ESZ, responsável por cerca de 80% de todos os casos e caracterizado por uma ausência quase completa de peroxissomos.

### Patologia

As DBPs são caracterizadas patologicamente por dano à matriz germinativa, cistos germinolíticos subependimários, migração neuronal desordenada e hipomielinização.

Os achados macroscópicos mais comuns são anormalidades cerebrais neocorticais e cerebelares. Atrofia cerebral e giros anormais – mais frequentemente paquigiria ou polimicrogiria – são comuns em pacientes com ESZ grave (**Fig. 31-53**). Um defeito nos peroxissomos das células oligodendrogliais também causa formação e manutenção anormal da SB.

### Aspectos clínicos

As DBPs são menos comuns que muitas outras DMHs. A incidência estimada é de 1:20.000 a 100.000 nascidos vivos. Em contraste com a ALD, não há predileção por gênero.

AS DBPs são clinicamente diferentes, mas achados frequentes incluem face dismórfica, com grande fontanela e suturas, testa alta e base do nariz alargada. Disfunção hepatointestinal, hipotonia ("bebê mole"), convulsões, retinite pigmentosa e retardo psicomotor são comuns.

O curso da doença de diferentes DBPs varia consideravelmente. Os neonatos afetados pela forma mais grave da SZ em geral morrem com 6 meses de idade, enquanto aqueles afetados pelas formas mais discretas da doença podem sobreviver por mais de 20 anos.

### Imagem

Os achados de imagem nas DBPs são variáveis, mas os aspectos mais comuns são distúrbios da migração neuronal e mielinização anormal. O ESZ é caracterizado por microgiria e paquigiria, geralmente com lesões perisilvianas simétricas bilaterais. A SB hipomielinizada é vista como hiperintensidades confluentes em T2/FLAIR na SB. Cistos germinolíticos subependimais (caudotalâmicos) são achados comuns (**Fig. 31-54**). Hiperbilirrubinemia pode causar aumento da intensidade de sinal em T1 nos GPs em pacientes mais velhos.

### Diagnóstico diferencial

O maior diagnóstico diferencial de ESZ é a **infecção congênita por citomegalovírus** (CMV). Ambas as condições, ESZ e CMV congênito, exibem hipomielinização e malformações corticais. As calcificações são achados mais proeminentes de CMV, e os cistos periventriculares em geral não são localizados no sulco caudotalâmico. **Distúrbios de migração neuronal** isolados (p. ex., polimicrogiria perisilviana bilateral) ocorrem sem outros estigmas clínicos ou de imagem do ESZ.

## Doenças mitocondriais (doenças da cadeia respiratória)

As mitocôndrias são organelas celulares que são as "usinas" responsáveis pela produção de energia. Cinco complexos são embutidos na membrana mitocondrial interna e são responsáveis pela fosforilação oxidativa (OXPHOS, de *oxidative phosphorylation*); defeitos em qualquer um desses complexos resultam em uma OXPHOS defeituosa e em uma produção deficiente de ATP.

As doenças mitocondriais são causadas pela mutação do DNA mitocondrial (mtDNA) e estão entre as causas mais comuns de DMHs. Embora quase todos os órgãos e tecidos do corpo possam ser afetados, o SNC e o músculo esquelético são especialmente vulneráveis, pois demandam maior energia.

Quatro grandes síndromes encefalomiopáticas têm sido descritas e serão consideradas aqui: doença de Leigh, SKS, MELAS e MERRF. Serão consideradas ainda as acidúrias glutáricas tipos 1 e 2, também causadas por anormalidades na enzima mediada por mtDNA. Outras doenças mitocondriais – síndrome de Alpers, miopatia mitocondrial infantil e neuropatia óptica hereditária de Leber (NOHL) – são raras e não serão discutidas neste texto.

As doenças mitocondriais apresentam uma sobreposição significativa e nem sempre são facilmente diferenciadas umas das outras.

### Doença de Leigh

A doença de Leigh (DL), também conhecida como encefalopatia necrosante aguda, é causada pela mutação que codifica a enzima OXPHOS.

**Patologia.** A patologia macroscópica da DL demonstra focos marrom-acinzentados gelatinosos ou cavidades nos núcleos da base, no tronco da base, nos núcleos denteados, nos tálamos e na medula espinal, com variada degeneração espongiforme da SB e desmielinização.

**Aspectos clínicos.** As manifestações clínicas da DL são muito variáveis. A maioria dos pacientes com DL apresenta-se na infância com déficit de crescimento, hipotonia central, regressão do desenvolvimento, ataxia, disfunção bulbar e oftalmoplegia. Os níveis de lactato no sangue e no LCS são altos.

**Imagem.** A RM mostra áreas hiperintensas em T2/FLAIR bilaterais e simétricas nos núcleos da base (**Fig. 31-55**). Os putames (em especial o segmento posterior) são consistentemente comprometidos, assim como a cabeça dos núcleos caudados. O tálamo dorsomedial também pode estar envolvido, enquanto os GPs são menos comumente afetados.

As lesões no tronco encefálico médio e inferior (ponte/bulbo) são típicas na DL e em alguns casos podem ser o *único* achado. As lesões simétricas nos pedúnculos cerebrais são comuns, e a SC periaquedutal é frequentemente afetada.

Lesões agudas podem existir na difusão, mas não realçam. A ERM no LCS costuma mostrar um pico de lactato proeminente em 1,3 ppm.

**Diagnóstico diferencial.** Uma vez que os achados de imagem dessas doenças se sobrepõem, o diagnóstico diferencial da DL inclui as outras encefalomielopatias mitocondriais. A **MELAS** tipicamente mostra alterações semelhantes a AVC na SC cortical em uma distribuição não territorial.

Doenças metabólicas hipóxico-isquêmicas podem mimetizar alguns achados da DL. A **DW** mostra hiperintensidades em T2/FLAIR nos putames, no mesencéfalo e nos tálamos. Os GPs na DW geralmente mostram um único encurtamento em T1 secundário à insuficiência hepática. **Asfixia perinatal muito grave** pode afetar os núcleos da base e mimetizar DL, mas o córtex perirrolândico costuma estar comprometido.

## Encefalopatia mitocondrial com acidose láctica (MELAS) e episódios semelhantes a acidente vascular cerebral

**Terminologia e etiologia.** A MELAS é causada por várias mutações diferentes no mtDNA.

**Aspectos clínicos.** A tríade clínica de acidose láctica, crises convulsivas e episódios semelhantes a AVC é a apresentação clássica, mas outros sintomas comuns incluem enxaquecas, vômitos episódicos e hemiplegia alternada. Anormalidades cardíacas, disfunção renal, distúrbios da motilidade gastrintestinal e fraqueza muscular generalizada também são comuns.

A MELAS é uma causa incomum, mas importante de AVC na infância. A média do início dos sintomas é de 15 anos, embora alguns pacientes possam não se tornar sintomáticos até os 40 a 50 anos.

**Imagem.** Os achados de imagem variam com a manifestação da doença (**Fig. 31-56**). A MELAS *aguda* geralmente mostra giros hiperintensos em T2/FLAIR expandidos. A SB adjacente é normal, e as anormalidades corticais cruzam territórios vasculares, diferenciando a MELAS de um infarto cerebral agudo (**Fig. 31-57**). Os lobos parietal e occipital são os mais comumente afetados. Um realce giral em T1 C+ é típico. A angiografia por ressonância magnética (ARM) não mostra evidência de oclusão de grandes artérias. A MELAS crônica mostra infartos lacunares multifocais, calcificações simétricas nos núcleos da base,

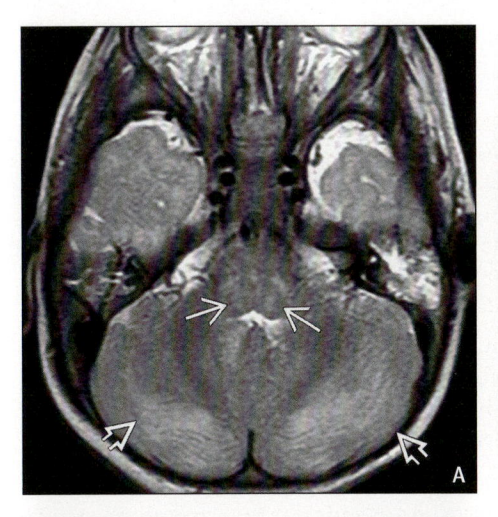

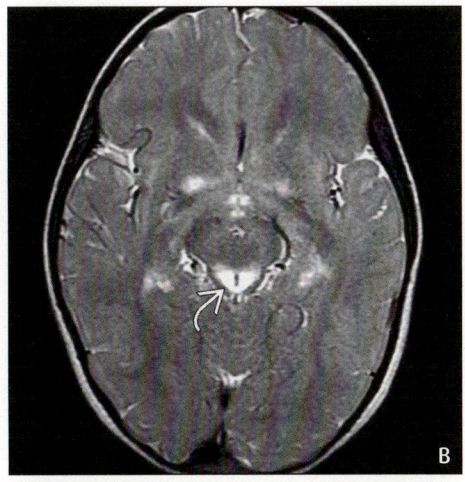

**31-55A** T2 axial em uma mulher de 19 anos com DL mostrando hiperintensidades simétricas bilaterais na SB dos dois hemisférios cerebelares ⇨ e do bulbo ⇨.
**31-55B** T2 mais cefálica na mesma paciente mostrando hiperintensidades intensas na SC periaquedutal ⇨.

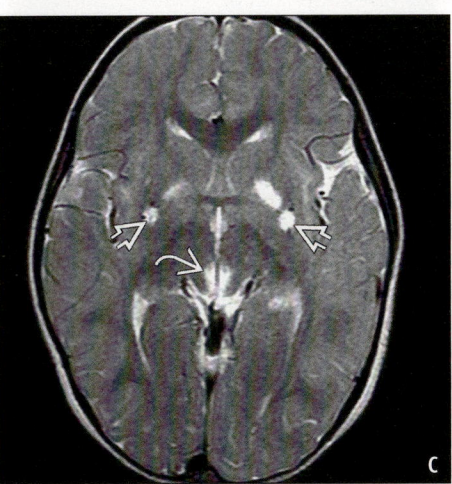

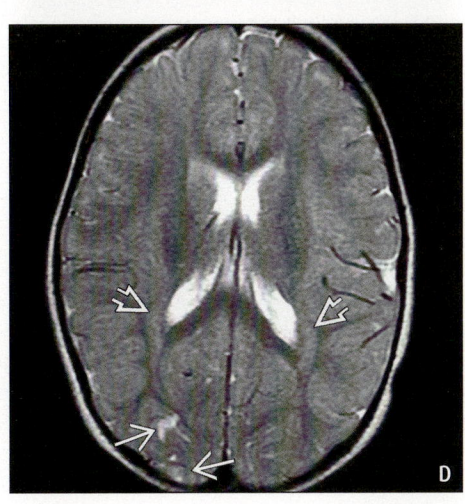

**31-55C** T2 mostrando hiperintensidades simétricas no mesencéfalo superior ⇨ e em ambos os núcleos da base ⇨.
**31-55D** T2 na altura dos ventrículos laterais mostrando hiperintensidades focais no córtex occipital direito e na SB subcortical ⇨ compatíveis com infarto. Discretas hiperintensidades simétricas laterais e dorsais ao átrio ⇨ são as zonas terminais de mielinização normais das fibras de associação parieto-occipitais.

perda volumétrica da SB e atrofia progressiva do córtex parieto-occipital.

A ERM é extremamente útil para o diagnóstico da maioria das encefalopatias mitocondriais. Cerca de dois terços dos casos de MELAS mostram um pico (duplo) de lactato proeminente em 1,3 ppm no parênquima encefálico com aparência normal. Cuidado: um terço dos casos não mostra elevação no pico de lactato no parênquima encefálico, mas pode mostrar um pico de lactato elevado no LCS ventricular.

DIAGNÓSTICO DIFERENCIAL. O diagnóstico diferencial de MELAS inclui **infarto cerebral** em grandes territórios. A MELAS poupa a SB subcortical e profunda e cruza territórios vasculares (em geral na distribuição das artérias cerebrais média e posterior). **Crises convulsivas prolongadas** podem causar expansão dos giros, hiperintensidades e realce que se assemelham à MELAS. A ERM não mostra o aumento dos níveis de lactato no LCS ou no parênquima encefálico normal.

A **DL** costuma envolver o mesencéfalo, que está menos comumente envolvido na MELAS. A **MERRF** também mostra uma propensão a envolver os núcleos da base, os núcleos caudados e as zonas vasculares fronteiriças.

## Síndrome de Kearns-Sayre

TERMINOLOGIA E ETIOLOGIA. A SKS, também conhecida como síndrome oftalmoplégica de Kearns-Sayre, é outra doença do mtDNA. Inúmeras deleções genéticas diferentes têm sido identificadas em pacientes com SKS.

PATOLOGIA. O achado patológico mais típico da SKS é a vacuolização espongiforme da SB. Os hemisférios cerebrais e o mesencéfalo geralmente são comprometidos. O cerebelo, o tronco encefálico e a medula espinal também são envolvidos com frequência, enquanto o CC e as cápsulas internas geralmente são poupados.

ASPECTOS CLÍNICOS. A SKS costuma apresentar-se em crianças maiores ou em adultos jovens e é caracterizada por baixa estatura, oftalmoplegia externa progressiva, retinite pigmentosa, perda auditiva neurossensorial e ataxia.

Outros órgãos frequentemente estão envolvidos na SKS. Bloqueio cardíaco e fraqueza muscular proximal são comuns. Fibras vermelhas rasgadas estão presentes na biópsia muscular.

**31-56** O gráfico mostra alterações de MELAS com lesões crônicas e agudas (infartos lacunares ▷, atrofia cortical ⇗). A manifestação aguda é o edema giral que cruza os territórios vasculares ⇒ e poupa a SB subjacente.

**31-57A** T2 em uma menina de 10 anos com MELAS mostrando a sequela de uma lesão antiga parieto-occipital esquerda ➚, um edema agudo giral temporoparietal direito ⇒ que poupa a SB subjacente.

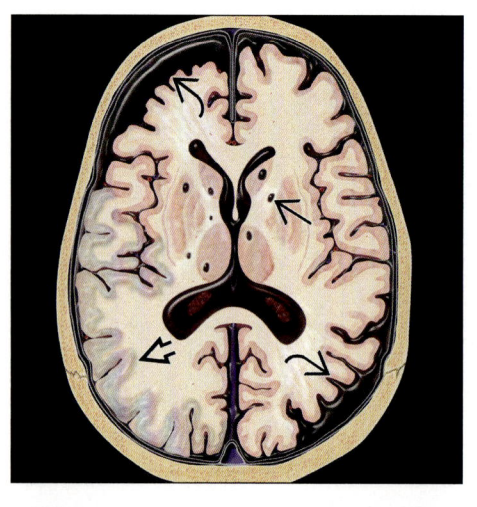

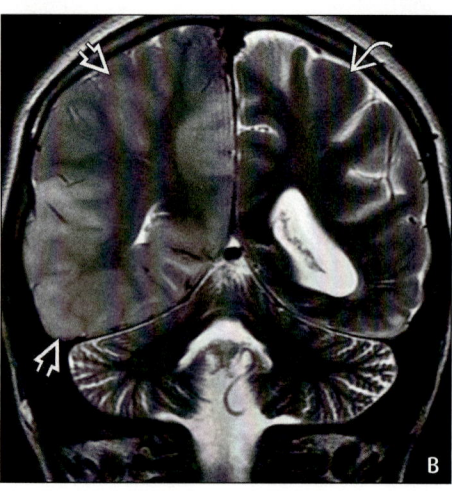

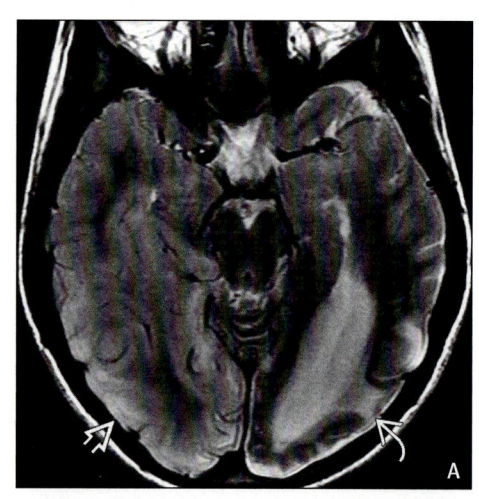

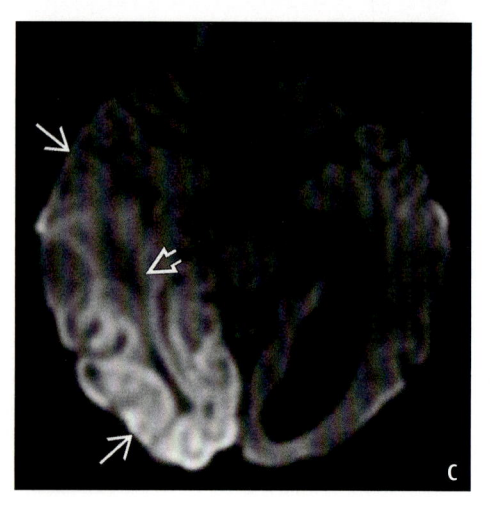

**31-57B** T2 coronal mostrando um aumento do ventrículo lateral esquerdo, atrofia cortical ➚ com edema giral agudo à direita ⇒ e "*shifting spread*" característicos de MELAS.

**31-57C** Difusão mostrando restrição da difusão aguda ⇒ em um córtex expandido edematoso poupando a SB adjacente ⇒. A ERM (não demonstrada) mostrou uma elevação dos níveis de lactato no encéfalo com aparência normal.

IMAGEM. A TC mostra calcificações simétricas variáveis nos núcleos da base. Uma discreta perda volumétrica cortical e cerebelar é comum.

A ARM mostra aumento da intensidade de sinal em T2/FLAIR nos núcleos da base, na SB e no cerebelo. As fibras arqueadas subcorticais, os tratos corticospinais, o cerebelo e o tronco encefálico posterior são precocemente envolvidos na doença, enquanto a SB periventricular permanece relativamente poupada (**Fig. 31-58**).

A difusão mostra redução da difusão no tronco encefálico e na SB subcortical. A ERM demonstra aumento do lactato.

DIAGNÓSTICO DIFERENCIAL. Existe uma sobreposição significativa entre os achados de imagem da SKS e de outras doenças mitocondriais, como a **MELAS**. O envolvimento precoce do córtex em distribuições não vasculares – particularmente nos lobos parietal e occipital – é característico de MELAS, mas é raro em SKS.

## Epilepsia mioclônica com fibras vermelhas rasgadas

A MERRF é outra síndrome com mutação no mtDNA que resulta em OXPHOS mitocondrial defeituosa. A MERRF é uma doença multissistêmica caracterizada por mioclono (geralmente como primeiro sintoma) seguido por epilepsia, ataxia, fraqueza, miocardiopatia e demência. O início na infância é típico.

A MERRF é patologicamente caracterizada por uma degeneração sistêmica envolvendo os GPs, a SB, os núcleos rubros, os núcleos denteados, os núcleos olivares inferiores, o córtex e os tratos espinocerebelares.

Estudos de imagem mostram infartos nas zonas fronteiriças e nos núcleos da base. O maior diagnóstico diferencial por imagem de MERRF é a MELAS; em geral, as duas doenças se sobrepõem. Patologicamente, o maior diagnóstico diferencial é SKS, uma vez que ambas as condições podem demonstrar a presença de fibras vermelhas rasgadas na biópsia muscular.

## Acidúria glutárica tipo 1

TERMINOLOGIA. A acidúria glutárica tipo 1 (AG1) também é chamada de acidemia glutárica tipo 1.

ETIOLOGIA. A AG1 é uma DMH autossômica recessiva causada pela deficiência da enzima mitocondrial glutaril-coenzima A-desidrogenase (GCDH). A GCDH é necessária

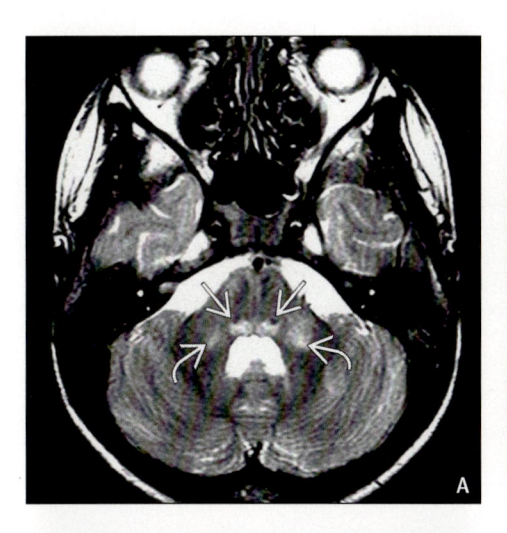

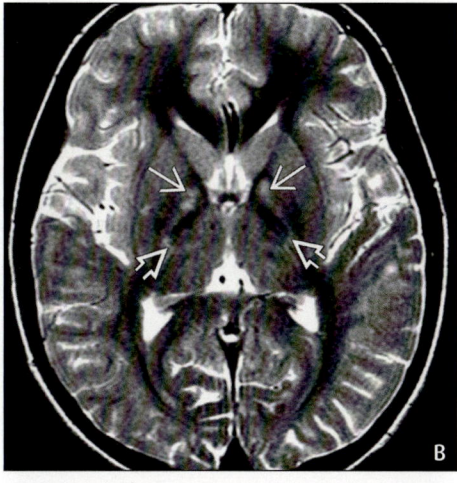

**31-58A** T2 axial em um adolescente com SKS demonstrando hipointensidades simétricas bilaterais nas pontes ➡ e nos pedúnculos cerebelares médios ➡.

**31-58B** T2 no nível dos núcleos da base mostrando alteração de sinal nos GPs ➡ e nas cápsulas internas ➡.

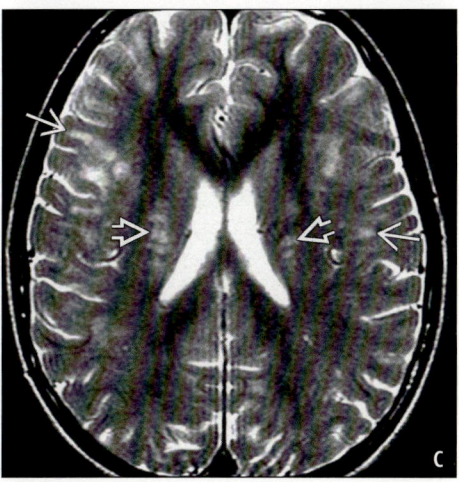

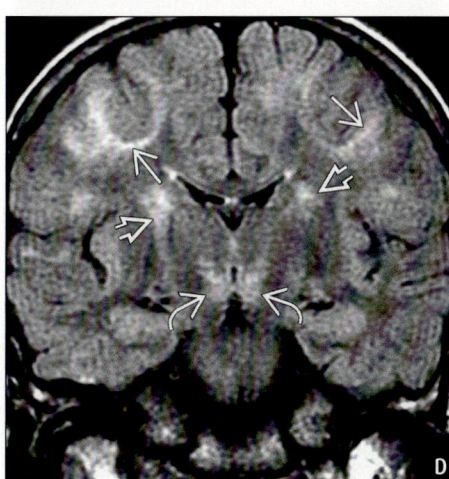

**31-58C** T2 na altura dos ventrículos laterais mostrando hiperintensidades multifocais em fitas na SB periventricular ➡ e na SB subcortical ➡.

**31-58D** FLAIR coronal no mesmo paciente com SKS mostrando o envolvimento das fibras subcorticais em U ➡, dos tratos corticospinais/cápsulas internas ➡ e dos tálamos mediais ➡.

para o metabolismo da lisina, da hidroxilisina e do triptofano. A deficiência de GCDH leva ao acúmulo de ácido glutárico, que impede a opercularização durante o terceiro trimestre do desenvolvimento fetal.

**Patologia.** O excesso de ácido glutárico é neurotóxico. As células dos núcleos da base e da SB são especialmente vulneráveis. Alterações espongiformes com perda neuronal, vacuolização da mielina e acúmulo de líquido intramielínico são achados microscópicos típicos da AG1.

**Aspectos clínicos.** A maioria das crianças com AG1 inicialmente é normal. A maior parte apresenta-se durante o primeiro ano de vida com necrose estriatal aguda, geralmente desencadeada por febre ou imunização. Crises convulsivas, retardo mental e movimentos distônicos-discinéticos também são comuns.

Os pacientes podem desenvolver uma encefalopatia aguda semelhante a Reye com cetoacidoses e vômitos. Hipoglicemia acompanhada de elevação de ácidos orgânicos na urina é comum. Os metabólitos no sangue e na urina podem estar completamente normais entre as crises metabólicas.

**Imagem.** Os três achados de imagem "típicos" da AG1 clássica são (1) macrocrania, (2) alargamento bilateral das fissuras silvianas ("abertas") e (3) lesões nos núcleos da base simétricos e bilaterais (**Fig. 31-59**). A AG1 grave também pode causar alterações difusas na SB hemisférica.

Crianças com AG1 em crise metabólica em geral apresentam-se com necrose estriatal aguda. Os núcleos da base difusamente edemaciados que são hiperintensos em T2/FLAIR e que se restringem na difusão são típicos (**Fig. 31-60**).

A AG1 crônica causa aumento dos espaços do LCS e atrofia (**Fig. 31-61**). A perda volumétrica pode romper veias que cruzam da superfície cerebral para a dura, resultando em hematomas subdurais recorrentes (**Fig. 31-62**).

A AG1 não realça em T1 C+. A ERM é inespecífica, com redução de NAA, aumento da relação Cho:Cr e (durante as crises) elevação dos níveis de lactato.

**Diagnóstico diferencial.** O maior diagnóstico diferencial de AG1 é o de **lesões não acidentais**. No entanto, a AG1 não está associada a fraturas, e os hematomas subdurais associados com a AG1 não ocorrem na ausência de alargamento dos espaços de LCS.

**31-59** Gráfico axial mostrando achados típicos da AG1. Observe o aumento simétrico ➡ dos núcleos da base e as fissuras silvianas "abertas" bilateralmente ➡. Os tálamos ➡ aparecem normais.

**31-60** Imagem em difusão de uma criança com crise metabólica aguda e com necrose estriatal aguda mostrando restrição da difusão nos núcleos da base ➡. Observe as fissuras silvianas "abertas" ➡; os tálamos estão poupados ➡.

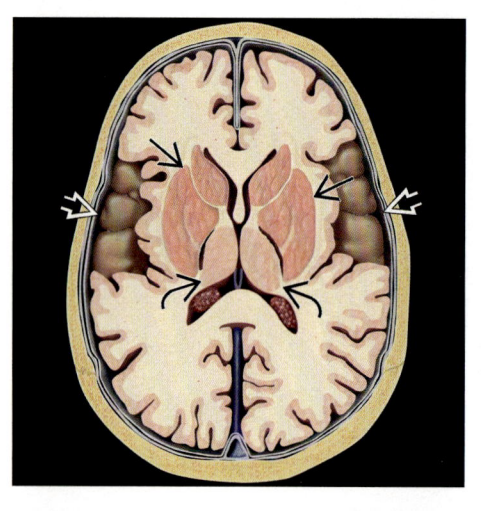

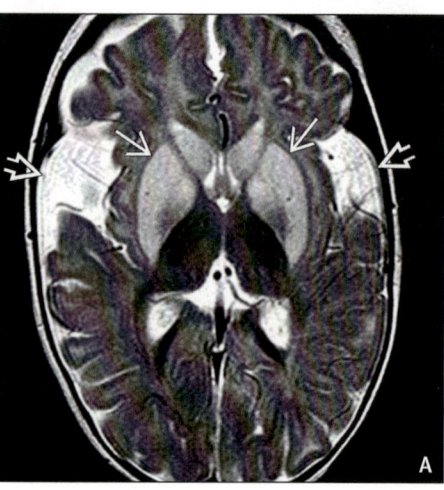

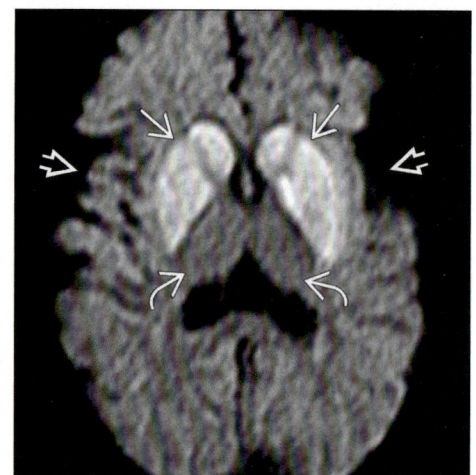

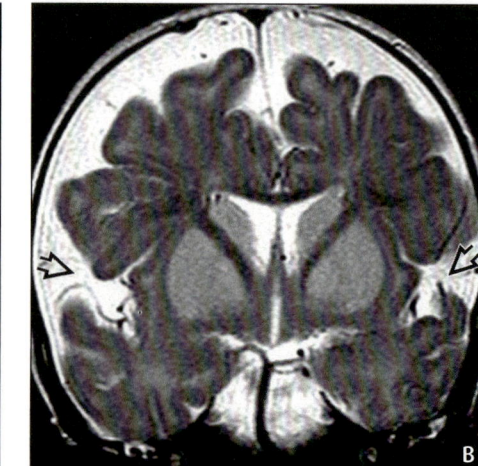

**31-61A** T2 axial em uma criança de 7 meses com AG1 mostrando aumento e hiperintensidade nos núcleos caudados, nos putames e nos GPs ➡ poupando os tálamos. As fissuras silvianas ➡ estão alargadas. A mielinização na SB hemisférica é grosseiramente atrasada.

**31-61B** T2 coronal no mesmo paciente mostrando redução volumétrica encefálica difusa, aumento dos núcleos da base e atraso da mielinização. As fissuras silvianas ➡ aparecem um pouco opercularizadas e "abertas".

Doenças metabólicas hereditárias **907**

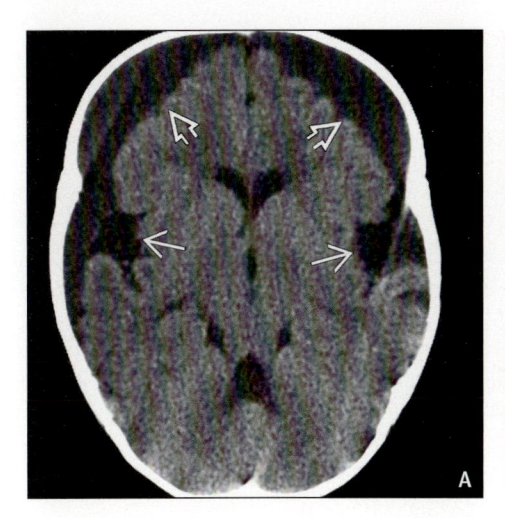

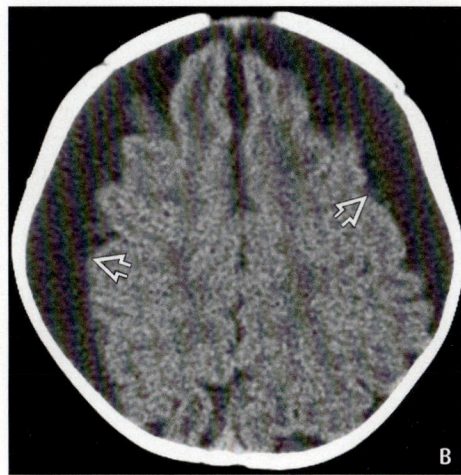

**31-62A** Achado de imagem clássico da AG1. TC sem contraste axial em uma criança de 7 meses com macrocefalia e atraso de desenvolvimento mostrando as fissuras silvianas "abertas" ➡ e um grande hematoma subdural bifrontal ➡.

**31-62B** TC sem contraste mais cefálica no mesmo paciente demonstrando os extensos hematomas subdurais crônicos bilaterais ➡.

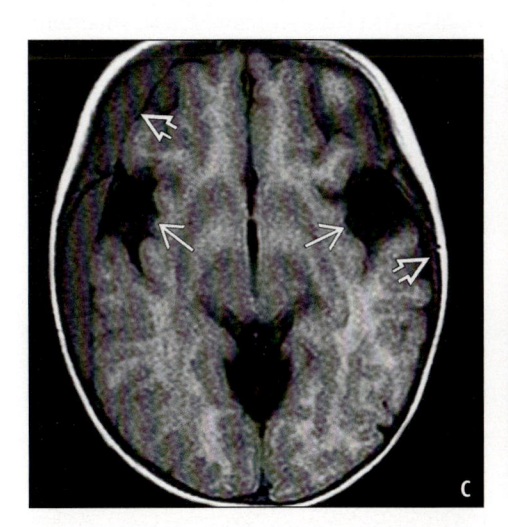

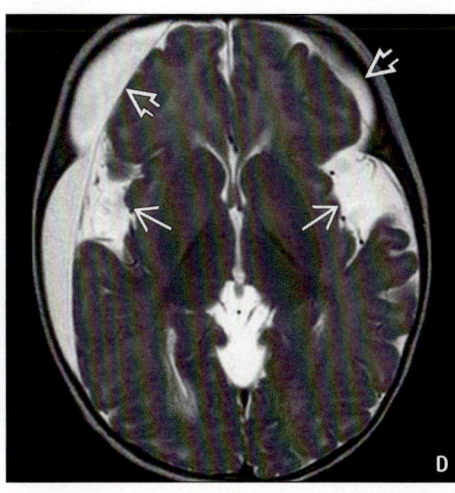

**31-62C** FLAIR axial mostrando as fissuras silvianas "abertas" ➡ e os hematomas subdurais crônicos ➡.

**31-62D** T2 mostrando as fissuras silvianas "abertas" ➡, as coleções líquidas subdurais ➡ e o atraso significativo da mielinização em uma criança de 7 meses.

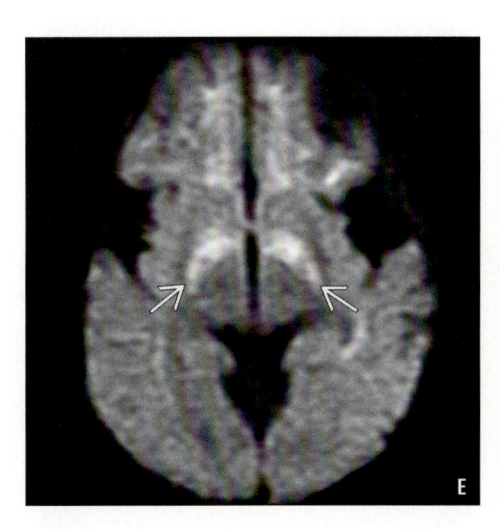

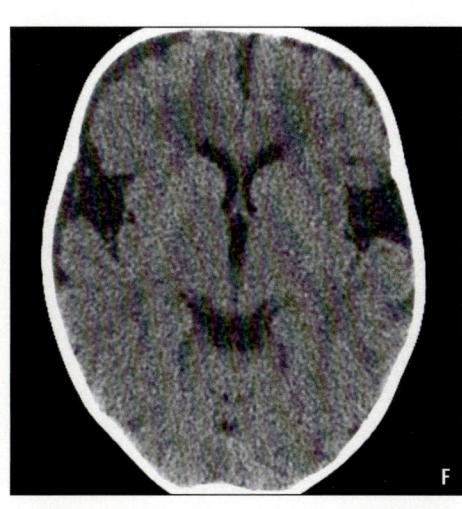

**31-62E** Imagem em difusão mostrando uma discreta hiperintensidade na SB frontal e nas cápsulas internas ➡.

**31-62F** TC sem contraste 10 meses depois mostrando uma resolução quase completa dos hematomas subdurais. Uma pequena coleção residual está presente nas convexidades frontal e temporal direitas. As fissuras silvianas ainda apresentam-se "abertas", uma aparência clássica da AG1.

**908** Distúrbios tóxicos, metabólicos, degenerativos e do LCS

**31-63A** TC axial sem contraste em uma mulher de 51 anos com deficiência de ornitina-transcarbamilase, agora em crise metabólica aguda. Edema cerebral difuso é identificado. O córtex, os núcleos da base e os tálamos apresentam a mesma densidade da SB adjacente.
**31-63B** TC sem contraste mais cefálica na mesma paciente mostrando os giros edemaciados e hipodensos com apagamento completo dos sulcos.

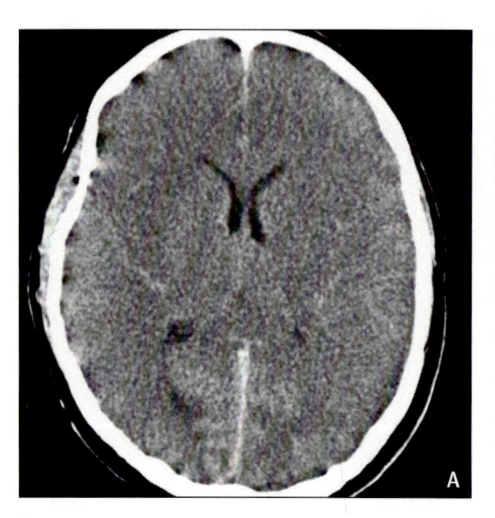

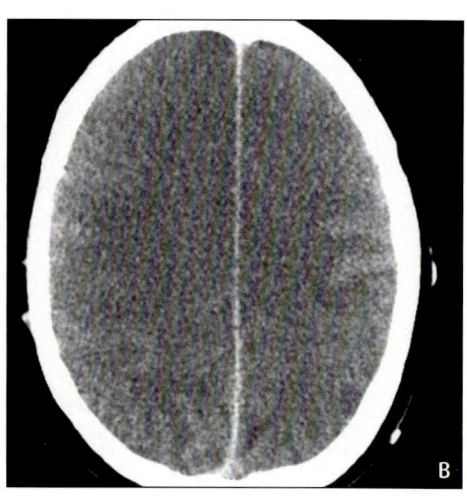

**31-63C** T2 na mesma paciente mostrando hiperintensidade difusa nos núcleos da base e no córtex, mais evidente nos córtices peri-insular e frontal ➡. Os lobos occipitais ⇛ são relativamente poupados.
**31-63D** T2 mais cefálica na mesma paciente mostrando os córtices frontal e parietal difusamente edemaciados ➡. Novamente, os lobos occipitais ⇛ são relativamente poupados, um padrão característico da hiperamonemia causada pela deficiência de ornitina-transcarbamilase.

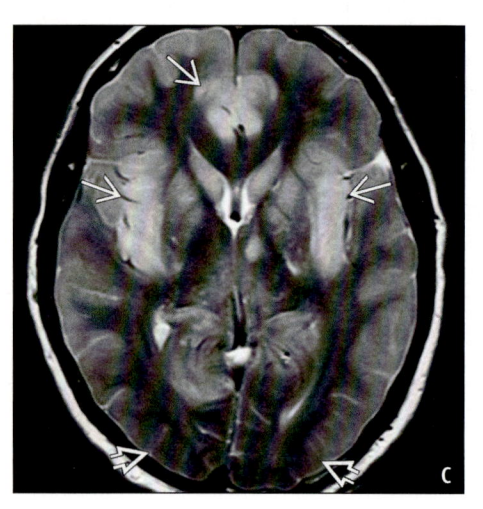

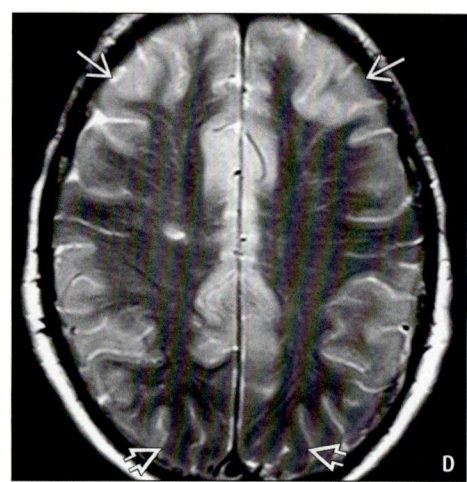

**31-63E** Imagem em difusão na mesma paciente mostrando restrição da difusão dos córtices peri-insular e frontal ➡ e do tálamo esquerdo com envolvimento menos evidente do CC ➡. Os lobos occipitais ⇛ não mostram restrição da difusão.
**31-63F** Imagem em difusão mais cefálica mostrando que a restrição envolve o córtex e poupa a SB subjacente da coroa radiada.

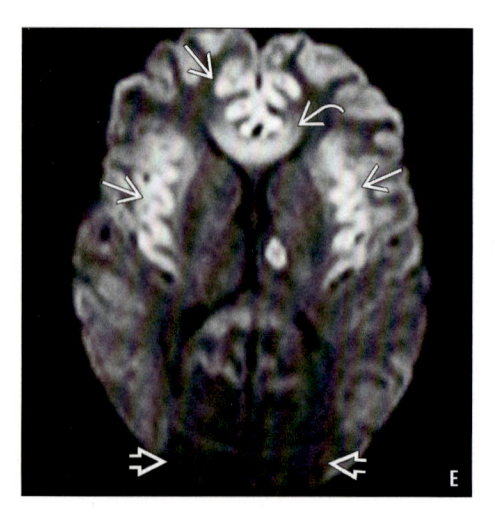

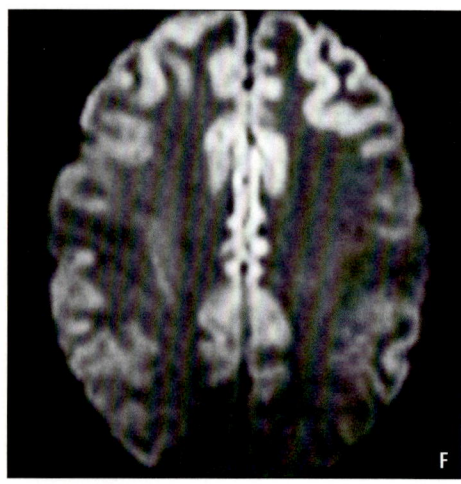

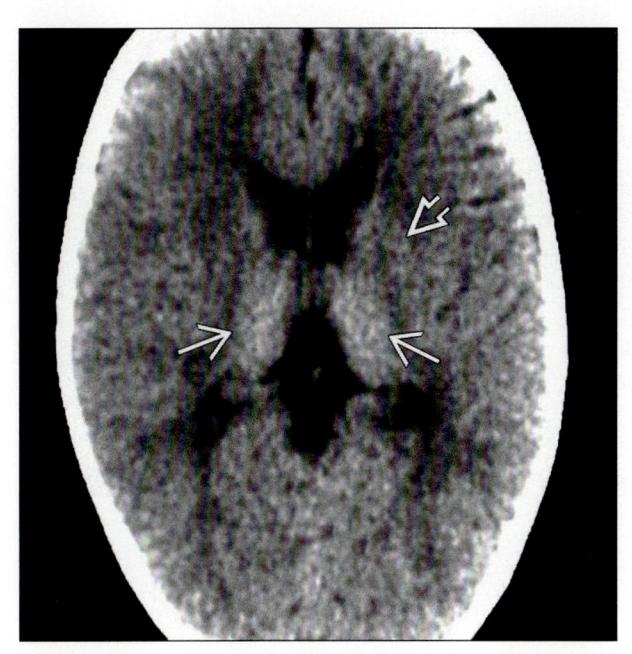

**31-64** TC sem contraste em uma criança de 1 ano com atraso de desenvolvimento e com GM1 (doença de Tay-Sachs) mostrando redução volumétrica dos núcleos da base ⇨ e tálamos hiperdensos ➡.

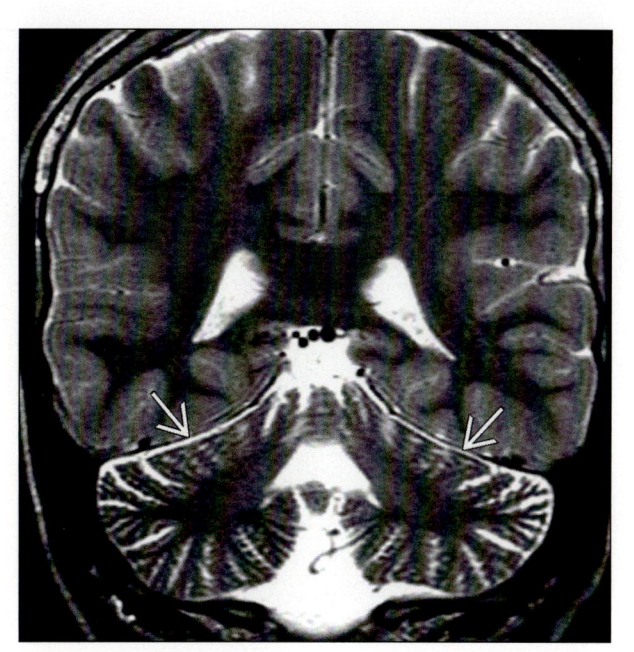

**31-65** T2 coronal em um menino de 15 anos com GM2 de início juvenil (doença de Sandhoff) mostrando hemisférios cerebrais normais e atrofia cerebelar proeminente ➡.

Outras causas de macrocefalia em crianças devem ser consideradas no diagnóstico diferencial, incluindo hidrocefalia, coleções benignas da infância (espaço subaracnóideo alargado) no primeiro ano de vida, macrocefalia familiar benigna (variante da normalidade) e outras DMHs como MPSs, DC e DAL.

## Acidúria glutárica tipo 2

A acidúria glutárica tipo 2 (AG2) resulta do defeito da cadeia de transporte do elétron mitocondrial na coenzima Q. Estudos de imagem mostram hiperintensidades simétricas em T2/FLAIR nos núcleos da base e na SB hemisférica, mas a "abertura" das fissuras silvianas característica da AG1 está ausente.

## *Doenças do ciclo da ureia/amônia*

A amônia é uma importante fonte de nitrogênio e é necessária para a síntese de aminoácidos, assim como para o balanço ácido-básico normal. Quando presente em altas concentrações, a amônia é tóxica.

O ciclo da amônia normalmente evita o acúmulo excessivo de produtos tóxicos do nitrogênio por incorporar nitrogênio em ureia, que é secretada na urina. A interrupção do ciclo da ureia resulta na elevação da amônia sérica, que rapidamente cruza a barreira hematoencefálica e causa edema difuso.

Inúmeras doenças diferentes do ciclo da ureia já foram identificadas. Duas doenças clássicas são a **deficiência de ornitina-transcarbamilase** e a **citrulinemia**. Ambas são caracterizadas por um edema cerebral difuso nas TCs sem contraste.

A RM mostra edema nos núcleos da base e no córtex, com hiperintensidade em T2/FLAIR. O córtex peri-insular geralmente é afetado primeiro, com o envolvimento então estendendo-se para os lobos frontal, parietal, temporal e (finalmente) occipital (**Fig. 31-63**). Os GPs, os putames e os tálamos são afetados pela hiperamonemia prolongada e podem apresentar restrição da difusão.

O maior diagnóstico diferencial da hiperamonemia aguda causada por doenças do ciclo da ureia é a **encefalopatia hipóxico-isquêmica** (EHI). Crianças com EHI costumam apresentar mais anormalidades talâmicas e no córtex perirrolândico.

## *Acidemias metilmalônica e propiônica*

A acidemia metilmalônica (AMM) e a acidemia propiônica (AP) são doenças autossômicas recessivas que clinicamente se apresentam com cetoacidose episódica, náuseas e vômitos, hipotonia progressiva e crises convulsivas.

Os achados de imagem em ambas as doenças são inespecíficos. Dilatação ventricular, atrofia cortical, perda volumétrica cerebelar e hiperintensidade em T2/FLAIR na SB periventricular são as anormalidades mais comuns na AMM. Calcificações bilaterais nos núcleos da base estão presentes em 5 a 10% dos casos. As APs geralmente envolvem os putames e os núcleos caudados e causam mielinização reduzida na SB hemisférica.

## *Gangliosidose*

Duas formas de gangliosidose são conhecidas: a GM1 (doença de Tay-Sachs) e a GM2 (doença de Sandhoff).

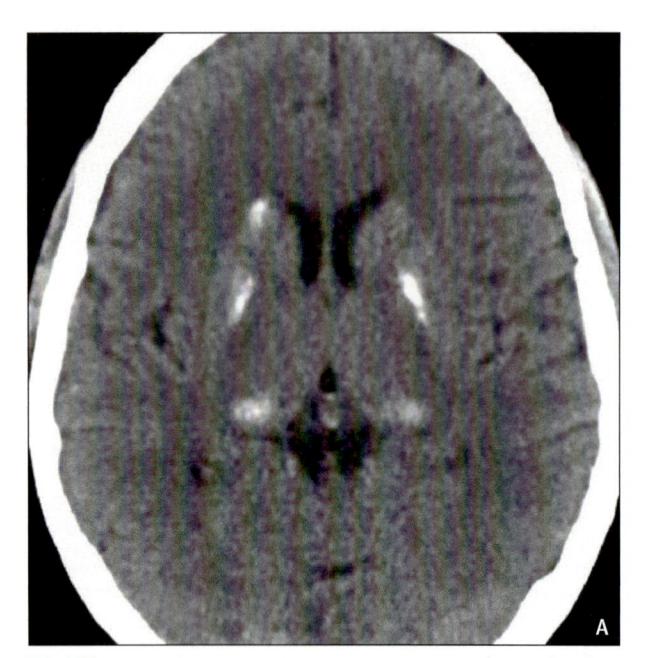

**31-66A** TC axial sem contraste em um paciente com doença de Fabry mostrando calcificações bilaterais no caudado direito, em ambos os GPs e nos tálamos posteriores.

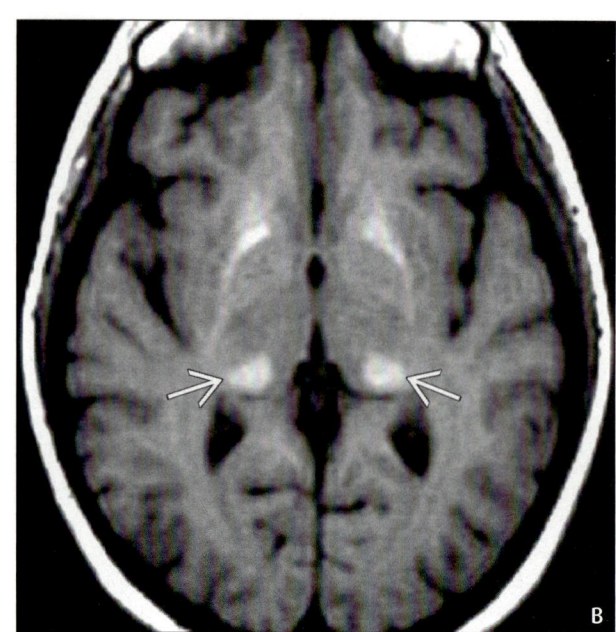

**31-66B** T1 no mesmo paciente mostrando o sinal do "pulvinar" hiperintenso ➡, considerado essencialmente patognomônico da doença de Fabry.

Elas são bioquimicamente diferentes, mas clinicamente indistinguíveis.

A GM1 é uma doença de acúmulo lisossomal rara. A deficiência da enzima lisossomal β-galactosidase resulta no acúmulo de gangliosídeos GM1 no cérebro (em especial nos núcleos da base) e de oligossacarídeos nas vísceras abdominais. A GM2 é uma doença autossômica recessiva de acúmulo de esfingolipídeos.

Ambas, GM1 e GM2, existem nas formas infantil, juvenil e adulta. Os pacientes com a forma infantil de GM1 se apresentam entre o nascimento e os seis meses com características faciais grosseiras, disostose esquelética e hepatoesplenomegalia. A GM1 de início juvenil apresenta-se com atraso motor, seguido por deterioração mental e sinais extrapiramidais. A doença de início na fase adulta é caracterizada por distonia e ataxia lentamente progressiva, assim como sinais extrapiramidais.

Os achados de imagem em ambas as condições são muito semelhantes. Os pacientes com gangliosidose de início infantil mostram preferencialmente envolvimento dos tálamos, que costumam aparecer pequenos e hiperdensos na TC sem contraste (**Fig. 31-64**). Os núcleos da base e, algumas vezes, a SB cerebral e cerebelar são relativamente hipodensos. Os pacientes com a doença de início juvenil e adulto podem mostrar apenas atrofia cerebelar (**Fig. 31-65**).

A RM na gangliosidose de início infantil pode demonstrar alguma hiperintensidade em T1 nos tálamos. Os GPs e os tálamos ventrais em geral aparecem profundamente reduzidos e hipointensos em T2. Com exceção do CC (que costuma ser poupado), a SB aparece hiperintensa em T2/FLAIR.

## Doença de Fabry

A doença de Fabry causa 1,5 a 5% dos AVCs inexplicados em pacientes jovens e está presente em 4 a 5% dos homens com hipertrofia ventricular esquerda inexplicada ou AVCs criptogênicos. Como existe a terapia de reposição enzimática, é importante diagnosticar a doença de Fabry antes de as lesões irreversíveis acontecerem.

### Etiologia e patologia

A doença de Fabry é uma doença de acúmulo lisossomal ligado ao X do metabolismo dos glicoesfingolipídeos. A mutação na α-galactosidase leva a um acúmulo de glicoesfingolipídeos em vários tecidos, em especial no endotélio vascular e nas células musculares lisas.

As funções endoteliais deficientes resultam em uma vasculopatia multissistêmica progressiva. Os vasos renais, cardíacos e cerebrais são gravemente afetados. Embolia cardíaca, arteriopatia de grandes vasos e doenças microvasculares ocorrem.

### Aspectos clínicos

Crianças com essa condição costumam apresentar-se com angioceratomas, mas a doença de Fabry de início tardio é muito mais difícil de diagnosticar. AVCs induzidos por doença de Fabry em geral ocorrem antes do estabelecimento do diagnóstico definitivo. Enquanto a idade média do primeiro AVC é de 39 anos em homens e 45 anos em mulheres, cerca de 22% dos pacientes são mais jovens que 30 anos no início da apresentação.

Mais de 85% dos AVCs na doença de Fabry são isquêmicos. Infartos hemorrágicos são menos comuns e em geral ocorrem devido à hipertensão renovascular.

## Imagem

A TC sem contraste mostra calcificações bilaterais e geralmente simétricas nos núcleos da base e nos tálamos (**Fig. 31-66A**). Hipodensidades multifocais na SB profunda compatíveis com infartos lacunares podem ser identificadas em alguns casos. Os pacientes com doença de Fabry de longa data demonstram perda volumétrica com dilatação dos ventrículos e sulcos.

A ARM pode mostrar um encurtamento em T1 nos núcleos da base e nos tálamos. O sinal "pulvinar" (hiperintensidade em T1 no tálamo posterior) é altamente sugestivo da doença de Fabry (**Fig. 31-66B**). Entre 45 e 50% dos pacientes adultos com doença de Fabry apresentam hiperintensidades multifocais e esparsas em T2/FLAIR nos núcleos da base/tálamos e na SB cerebral. No momento do diagnóstico, as lesões aumentam em número e podem tornar-se coalescentes (**Fig. 31-67**).

Dez por cento dos pacientes demonstram hipointensidades tipo artefato de susceptibilidade magnética em T2* (GRE, SWI) devido a microssangramentos. Os achados de imagem menos comuns incluem dolicoectasias.

## Diagnóstico diferencial

O diagnóstico diferencial da doença de Fabry inclui outras doenças caracterizadas por calcificações nos núcleos da base. **Doença de Fahr** causa calcificações bilaterais e densas nos núcleos da base e nos tálamos. O cerebelo e a transição SB-SC frequentemente são afetados na doença de Fahr, mas em geral não são comprometidos na doença de Fabry.

**Distúrbios endocrinológicos** como hiperparatireoidismo, hipoparatireoidismo, pseudo-hipoparatireoidismo e hipotireoidismo podem ter calcificações similares, mas não demonstram os infartos multifocais típicos da doença de Fabry.

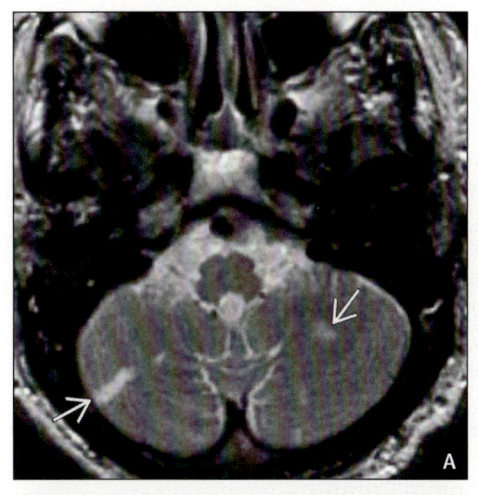

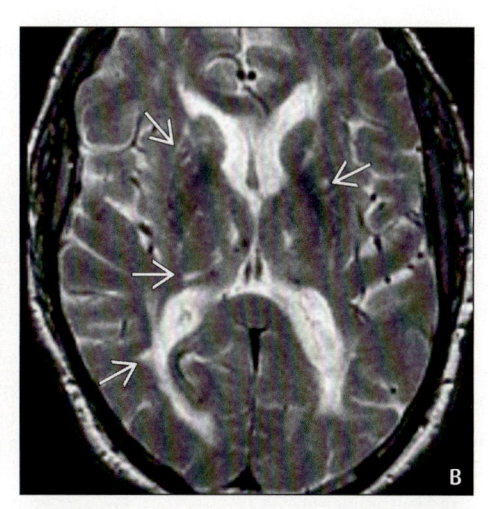

**31-67A** T2 axial em um homem de 42 anos com doença de Fabry e história de múltiplos infartos mostrando hiperintensidades em ambos os hemisférios cerebelares compatíveis com infartos multifocais ➡.
**31-67B** T2 axial no mesmo paciente mostrando infartos lacunares multifocais nos tálamos, nos núcleos da base e na SB periventricular profunda ➡.

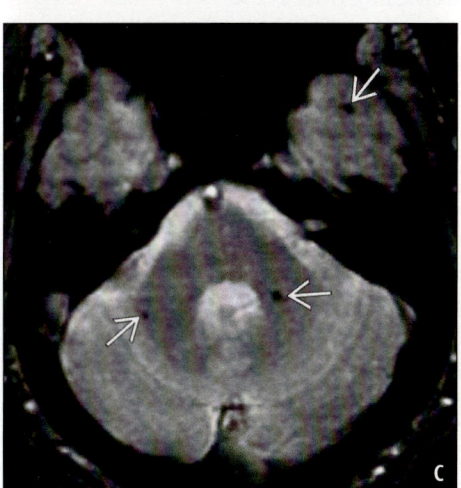

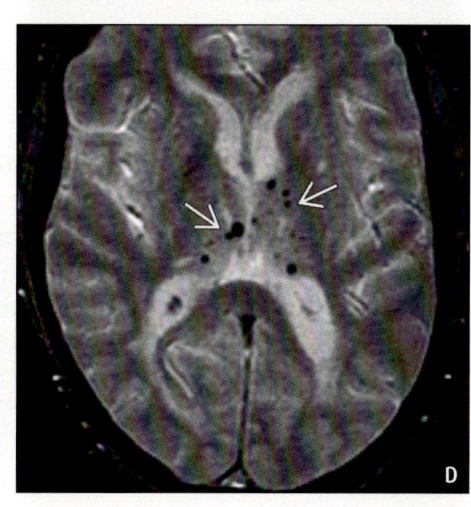

**31-67C** T2* GRE axial no mesmo paciente mostrando múltiplas hipointensidades tipo artefato de susceptibilidade magnética no cerebelo e no lobo temporal esquerdo ➡.
**31-67D** T2* GRE no nível dos ventrículos laterais mostrando inúmeros pontos pretos tipo artefato de susceptibilidade magnética em ambos os tálamos ➡.

# Referências selecionadas

## Mielinização e desenvolvimento normal da substância branca

### Considerações gerais
- Welker KM et al: Assessment of normal myelination with magnetic resonance imaging. Semin Neurol. 32(1):15-28, 2012
- Deoni SC et al: Mapping infant brain myelination with magnetic resonance imaging. J Neurosci. 31(2):784-91, 2011

### Imagem da mielinização normal
- Welker KM et al: Assessment of normal myelination with magnetic resonance imaging. Semin Neurol. 32(1):15-28, 2012

## Classificação das doenças metabólicas hereditárias

### Visão geral
- Barkovich AJ et al: Metabolic, toxic, and inflammatory brain disorders. In Pediatric Neuroimaging. 5th ed. Philadelphia: Lippincott Williams & Wilkins. 81-239, 2012
- Ittoop A et al: Imaging of neonatal brain emergencies: multisequence MRI analysis of pathologic spectrum including diffusion and MR spectroscopy. Emerg Radiol. 19(2):149-57, 2012
- Barkovich AJ et al: In Diagnostic Imaging: Pediatric Neuroradiology. Salt Lake City: Amirsys Publishing. I.1.40-3, 2007

### Abordagem metabólica
- Kodama H et al: Inherited copper transport disorders: biochemical mechanisms, diagnosis, and treatment. Curr Drug Metab. 13(3):237-50, 2012
- Mittal A et al: Pelizaeus-Merzbacher disease in siblings. J Pediatr Neurosci. 5(2):167-9, 2010

### Abordagem com base na imagem
- • Barkovich AJ et al: In Pediatric Neuroimaging. 5th ed. Philadelphia: Lippincott Williams & Wilkins. 81-239, 2012

## Doenças metabólicas hereditárias que afetam predominantemente a substância branca
- Perlman SJ et al: Leukodystrophies. Adv Exp Med Biol. 724:154-71, 2012

### Predomínio da substância branca periventricular
- Batzios SP et al: Developing treatment options for metachromatic leukodystrophy. Mol Genet Metab. 105(1):56-63, 2012
- Clas P et al: A semi-automatic algorithm for determining the demyelination load in metachromatic leukodystrophy. Acad Radiol. 19(1):26-34, 2012
- Ding XQ et al: Imaging evidence of early brain tissue degeneration in patients with vanishing white matter disease: a multimodal MR study. J Magn Reson Imaging. 35(4):926-32, 2012
- Kilicarslan R et al: Maple syrup urine disease: diffusionweighted MRI findings during acute metabolic encephalopathic crisis. Jpn J Radiol. 30(6):522-5, 2012
- Moore SA et al: Leukoencephalopathy with brain stem and spinal cord involvement (and high lactate): raising the bar for diagnosis. J Neurol. Epub ahead of print, 2012
- van der Lei HD et al: Characteristics of early MRI in children and adolescents with vanishing white matter. Neuropediatrics. 43(1):22-6, 2012
- Groeschel S et al: Metachromatic leukodystrophy: natural course of cerebral MRI changes in relation to clinical course. J Inherit Metab Dis. 34(5):1095-102, 2011
- Kloppenborg RP et al: Homocysteine and cerebral small vessel disease in patients with symptomatic atherosclerotic disease: the SMART-MR study. Atherosclerosis. 216(2):461-6, 2011
- Marom L et al: A point mutation in translation initiation factor eIF2B leads to function--and time-specific changes in brain gene expression. PLoS One. 6(10):e26992, 2011
- Eichler F et al: Metachromatic leukodystrophy: a scoring system for brain MR imaging observations. AJNR Am J Neuroradiol. 30(10):1893-7, 2009

### Predomínio da substância branca subcortical
- Batla A et al: Megalencephalic leukoencephalopathy with subcortical cysts: a report of four cases. J Pediatr Neurosci. 6(1):74-7, 2011
- López-Hernández T et al: Molecular mechanisms of MLC1 and GLIALCAM mutations in megalencephalic leukoencephalopathy with subcortical cysts. Hum Mol Genet. 20(16):3266-77, 2011
- López-Hernández T et al: Mutant GlialCAM causes megalencephalic leukoencephalopathy with subcortical cysts, benign familial macrocephaly, and macrocephaly with retardation and autism. Am J Hum Genet. 88(4):422-32, 2011

### Doenças hipomielinizantes
- Steenweg ME et al: Magnetic resonance imaging pattern recognition in hypomyelinating disorders. Brain. 133(10):2971-82, 2010

## Doenças metabólicas hereditárias que afetam predominantemente a substância cinzenta

### Doenças metabólicas hereditárias que afetam principalmente os núcleos profundos da substância cinzenta
- Fermin-Delgado R et al: Involvement of globus pallidus and midbrain nuclei in pantothenate kinase-associated neurodegeneration: measurement of T2 and T2* time. Clin Neuroradiol. Epub ahead of print, 2012

- Kruer MC et al: Neuroimaging features of neurodegeneration with brain iron accumulation. AJNR Am J Neuroradiol. 33(3):407-14, 2012
- Sánchez-Castañeda C et al: Seeking Huntington disease biomarkers by multimodal, cross-sectional basal ganglia imaging. Hum Brain Mapp. Epub ahead of print, 2012
- van den Bogaard SJ et al: Magnetization transfer imaging in premanifest and manifest Huntington disease. AJNR Am J Neuroradiol. 33(5):884-9, 2012
- van den Bogaard S et al: MRI biomarkers in Huntington's disease. Front Biosci (Elite Ed). 4:1910-25, 2012
- Hegde AN et al: Differential diagnosis for bilateral abnormalities of the basal ganglia and thalamus. Radiographics. 31(1):5-30, 2011
- Hinnell C et al: Creatine deficiency syndromes: diagnostic pearls and pitfalls. Can J Neurol Sci. 38(5):765-7, 2011
- McNeill A et al: Neurodegeneration with brain iron accumulation. Handb Clin Neurol. 100:161-72, 2011
- Skjørringe T et al: Splice site mutations in the ATP7A gene. PLoS One. 6(4):e18599, 2011
- McNeill A et al: T2* and FSE MRI distinguishes four subtypes of neurodegeneration with brain iron accumulation. Neurology. 70(18):1614-9, 2008

### Doenças metabólicas hereditárias que afetam principalmente o córtex

- Arsov T et al: Kufs disease, the major adult form of neuronal ceroid lipofuscinosis, caused by mutations in CLN6. Am J Hum Genet. 88(5):566-73, 2011
- Mahmood A et al: White matter impairment in Rett syndrome: diffusion tensor imaging study with clinical correlations. AJNR Am J Neuroradiol. 31(2):295-9, 2010
- Robertson T et al: 53-year-old man with rapid cognitive decline. Brain Pathol. 18(2):292-4, 2008

## Doenças que afetam as substâncias cinzenta e branca

### Mucopolissacaridoses

- Zafeiriou DI et al: Brain and spinal MR imaging findings in mucopolysaccharidoses: A Review. AJNR Am J Neuroradiol. Epub ahead of print, 2012
- Fan Z et al: Correlation of automated volumetric analysis of brain MR imaging with cognitive impairment in a natural history study of mucopolysaccharidosis II. AJNR Am J Neuroradiol. 31(7):1319-23, 2010

### Doença de Canavan

- Mersmann N et al: Aspartoacylase-lacZ knockin mice: an engineered model of Canavan disease. PLoS One. 6(5):e20336, 2011
- Le Coq J et al: Characterization of human aspartoacylase: the brain enzyme responsible for Canavan disease. Biochemistry. 45(18):5878-84, 2006
- Michel SJ et al: Case 99: Canavan disease. Radiology. 241(1):310-4, 2006

### Doença de Alexander

- Golden JA et al: Alexander disease. In Pathology and Genetics: Developmental Neuropathology. Basel: ISN Neuropath Press. 331-36, 2004

### Doenças da biogênese peroxissomal

- xPoll-The BT et al: Clinical diagnosis, biochemical findings and MRI spectrum of peroxisomal disorders. Biochim Biophys Acta. 1822(9):1421-9, 2012
- van der Knaap MS et al: MRI as diagnostic tool in early-onset peroxisomal disorders. Neurology. 78(17):1304-8, 2012
- Weller S et al: Cerebral MRI as a valuable diagnostic tool in Zellweger spectrum patients. J Inherit Metab Dis. 31(2):270-80, 2008

### Doenças mitocondriais (doenças da cadeia respiratória)

- Wong LJ: Mitochondrial syndromes with leukoencephalopathies. Semin Neurol. 32(1):55-61, 2012

### Doenças do ciclo da ureia/amônia

- Auron A et al: Hyperammonemia in review: pathophysiology, diagnosis, and treatment. Pediatr Nephrol. 27(2):207-22, 2012
- Bireley WR et al: Urea cycle disorders: brain MRI and neurological outcome. Pediatr Radiol. 42(4):455-62, 2012

### Acidemias metilmalônica e propiônica

- Radmanesh A et al: Methylmalonic acidemia: brain imaging findings in 52 children and a review of the literature. Pediatr Radiol. 38(10):1054-61, 2008

### Gangliosidose

- De Grandis E et al: MR imaging findings in 2 cases of late infantile GM1 gangliosidosis. AJNR Am J Neuroradiol. 30(7):1325-7, 2009

### Doença de Fabry

- Burton JO et al: Sometimes when you hear hoof beats, it could be a zebra: consider the diagnosis of Fabry disease. BMC Nephrol. 13(1):73, 2012
- Saposnik G et al: Fabry's disease: a prospective multicenter cohort study in young adults with cryptogenic stroke. Int J Stroke. 7(3):265-73, 2012
- Reisin RC et al: Brain MRI findings in patients with Fabry disease. J Neurol Sci. 305(1-2):41-4, 2011

# 32

# Doenças metabólicas adquiridas e sistêmicas

| | |
|---|---|
| Encefalopatias hipertensivas | 915 |
|   Encefalopatia hipertensiva aguda, síndrome da encefalopatia posterior reversível | 915 |
|   Hipertensão maligna | 921 |
|   Encefalopatia hipertensiva crônica | 923 |
| Distúrbios da glicose | 925 |
|   Encefalopatia hipoglicêmica pediátrica/adulta | 925 |
|   Hipoglicemia neonatal/infantil | 926 |
|   Distúrbios associados à hiperglicemia | 929 |
| Distúrbios da tireoide | 932 |
|   Hipotireoidismo congênito | 932 |
|   Doenças hipotireoidianas adquiridas | 934 |
|   Hipertireoidismo | 935 |
| Distúrbios da paratireoide | 936 |
|   Hiperparatireoidismo | 936 |
|   Distúrbios da hipoparatireoide | 939 |
| Crises convulsivas e distúrbios relacionados | 940 |
|   Anatomia normal do lobo temporal | 940 |
|   Esclerose mesial temporal | 942 |
|   Estado epiléptico | 944 |
|   Lesões transitórias do esplênio do corpo caloso | 947 |
|   Amnésia global transitória | 947 |
| Outros distúrbios | 948 |
|   Doença de Fahr | 948 |
|   Encefalopatia hepática | 952 |
|   Encefalopatia bilirrubínica | 955 |
|   Síndrome da desmielinização osmótica | 956 |
|   Distúrbios da sobrecarga de ferro | 961 |

O cérebro é altamente suscetível a inúmeros distúrbios metabólicos adquiridos. Assim como nas doenças metabólicas hereditárias e nas encefalopatias tóxicas, os núcleos da base e o córtex são especialmente vulneráveis. Enquanto a substância branca (SB) hemisférica é menos comumente comprometida, algumas doenças adquiridas, como a desmielinização osmótica, podem poupar a substância cinzenta (SC) e apresentar-se com intensas anormalidades na SB.

Neste capítulo, serão apresentadas as doenças metabólicas adquiridas e sistêmicas que envolvem o sistema nervoso central (SNC), iniciando-se com a mais comum – hipertensão – antes de voltar a atenção para as anormalidades do metabolismo da glicose e da função da tireoide/paratireoide.

Depois, serão discutidos os distúrbios relacionados à crise convulsiva, uma vez que a atividade ictal sustentada com hipermetabolismo pode afetar seriamente o cérebro. Será apresentada inicialmente uma breve delineação da anatomia normal do lobo temporal e do sistema límbico como uma introdução para o tópico desafiador que é a epilepsia. A seção será finalizada explorando-se o interessante fenômeno da lesão transitória do esplênio do corpo caloso e da amnésia global transitória.

Finalmente, será apresentada uma miscelânea das doenças metabólicas adquiridas, como a encefalopatia hepática (tanto aguda quanto crônica), e das síndromes de desmielinização osmótica.

## Encefalopatias hipertensivas

Se não reconhecidos e tratados, os efeitos da elevação aguda da pressão sanguínea e da hipertensão (HTN) crônica no cérebro podem ser devastadores. Esta seção terá início com uma discussão sobre a encefalopatia hipertensiva aguda, sendo apresentados depois os danos ao SNC causados pela HTN.

### *Encefalopatia hipertensiva aguda, síndrome da encefalopatia posterior reversível*

#### Terminologia

A manifestação mais comum da encefalopatia hipertensiva aguda é a síndrome da encefalopatia posterior reversível (PRES, de *posterior reversible encephalopathy syndrome*), também conhecida como síndrome da leucoencefalopatia posterior reversível (SLPR). Apesar do nome da síndrome, as lesões raramente são limitadas aos aspectos "posteriores" (parieto-occipitais) do cérebro (ver a seguir).

#### Etiologia

CONCEITOS GERAIS. Embora a etiologia da PRES não seja completamente entendida, a HTN (independentemente da etiologia) parece ser um fator comum. Falha da autorregulação cerebral, hiperperfusão, quebra da barreira hematoencefálica e edema vasogênico (*não* citotóxico) são a explicação mais comumente postulada. Nesse cenário, a PRES resulta em um vazamento hidrostático com extravasamento ou transudação de líquido e macromoléculas através das paredes arteriolares com dado endotelial (**Fig. 32-1**).

Uma teoria alternativa para o desenvolvimento da PRES evoca vasospasmos ou vasculopatia com disfunção endotelial vascular e redução da perfusão cerebral.

**CONDIÇÕES ASSOCIADAS.** Inicialmente descrita em associação com eclâmpsia, drogas imunossupressivas e crise hipertensiva aguda, a PRES é reconhecida agora como um distúrbio que pode ser induzido por um grande número de doenças e agentes. Outras condições associadas com a PRES incluem microangiopatia trombótica (como síndrome hemolítico-urêmica [SHU], púrpura trombocitopênica trombótica [PTT] e coagulopatia intravascular disseminada [CIVD]), encefalopatias urêmicas (p. ex., nefropatia lúpica e glomerulonefrite aguda), síndrome do choque/sepse, várias drogas e agentes quimioterápicos, e síndromes da lise tumoral.

Etiologias menos comuns para a PRES incluem a ingestão de produtos alimentares (como alcaçuz) contendo substâncias que causam excesso de mineralocorticoide. A tríade de HTN, hipocalemia e alcalose metabólica é típica. Os pacientes com excesso de mineralocorticoides também apresentam uma reatividade vascular endotélio-dependente comprometida, que pode contribuir para o desenvolvimento da PRES.

Raramente, a PRES é associada com a chamada síndrome de ataque migranoso semelhante a AVC após terapia radioterápica (SMART, de *stroke-like migraine attacks after radiation therapy*).

## Patologia

A patologia é indefinida, uma vez que a PRES raramente é fatal e somente passa por biópsia em circunstâncias excepcionais. Cérebros submetidos à necropsia de pacientes com PRES complicada mostram edema cerebral difuso com micro-hemorragias petequiais bilaterais múltiplas nos lobos occipitais (**Fig. 32-2**).

**32-1** Gráfico axial mostrando edema vasogênico cortical/subcortical ⇨ na circulação posterior característico de PRES. Hemorragias petequiais ⇨ ocorrem em alguns casos, mas isso não é comum.

**32-2** Patologia macroscópica de PRES complicada mostrando edema cerebral difuso com giros expandidos. Hemorragias petequiais ⇨ e focos de encefalomalácia secundária a infarto ⇨ estão presentes. (Cortesia de R. Hewlett, MD.)

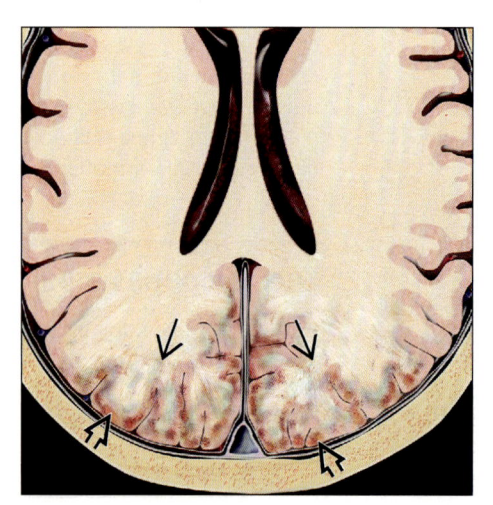

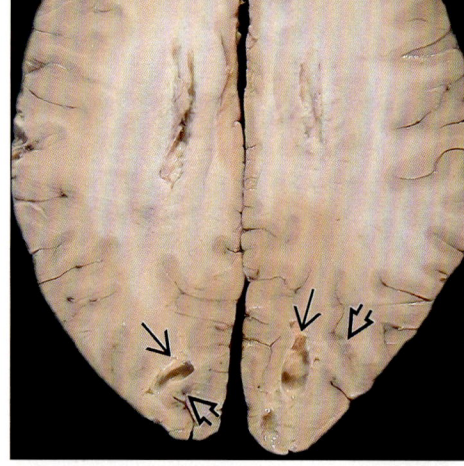

**32-3A** Mulher de 20 anos com eclâmpsia se apresentando com crises convulsivas, HTN grave e perda de consciência. A tomografia computadorizada (TC) sem contraste mostra um achado clássico de PRES com hipodensidades occipitais bilaterais ⇨. Lesões mais sutis são vistas anteriormente nas zonas fronteiriças ⇨.

**32-3B** FLAIR na mesma paciente mostrando achados clássicos de edema da SB cortical/subcortical em PRES. As lesões não restringem na imagem ponderada em difusão.

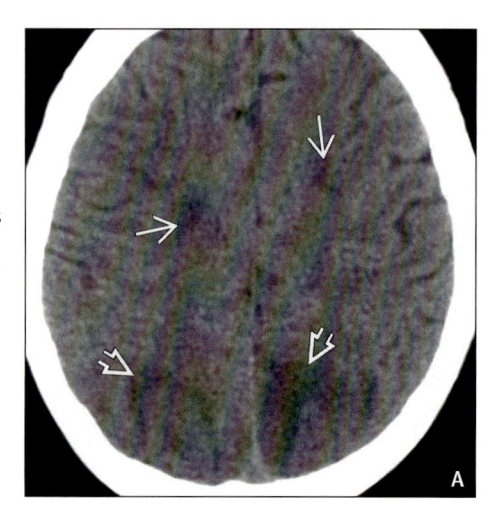

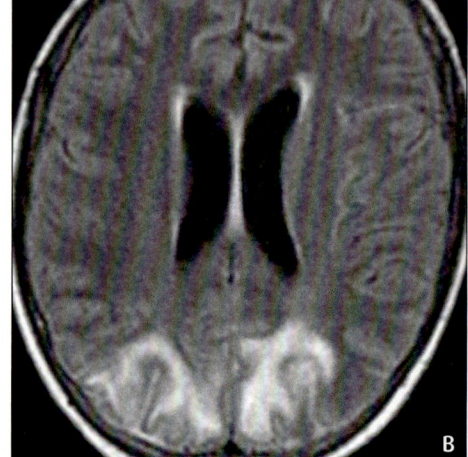

Os achados microscópicos na PRES lembram aqueles relatados na encefalopatia hipertensiva maligna. O córtex occipital, a SB subcortical e o cerebelo demonstram uma gama de patologias microvasculares, incluindo necrose arteriolar fibrinoide com hemorragias petequiais, exsudato proteináceo e infiltração de macrófagos nos espaços perivasculares. A SB adjacente costuma ser edematosa.

## Aspectos clínicos

EPIDEMIOLOGIA E EDEMOGRAFIA. Embora o pico de idade seja de 20 a 40 anos, a PRES pode afetar desde crianças na infância até idosos. Existe uma predominância moderada no sexo feminino, muito por causa da forte associação da PRES com a pré-eclâmpsia.

A pré-eclâmpsia é a causa mais comum de PRES. Essa doença específica da gravidez é caracterizada por HTN (pressão arterial acima de 140/90 mmHg) e proteinúria ocorrendo após 20 semanas de gestação em uma paciente previamente normotensa. A pré-eclâmpsia e suas variantes afetam cerca de 5% das gestações e continuam liderando a causa de morbidade materna e fetal.

A progressão de pré-eclâmpsia para eclâmpsia ocorre em 0,5% das pacientes com pré-eclâmpsia leve e em 2 a 3% das pacientes com pré-eclâmpsia grave. A pré-eclâmpsia é caracterizada por um pico de pressão sistólica de 160 mmHg ou maior, ou pressão diastólica sanguínea de 100 mmHg ou maior, função renal comprometida, trombocitopenia, e/ou evidências de anemia hemolítica microangiopática, dano hepatocelular, edema pulmonar e distúrbios neurológicos (principalmente crises convulsivas).

APRESENTAÇÃO. Embora 92% dos pacientes com PRES apresentem pressão arterial agudamente elevada (média = 200/110 mmHg), *a PRES também pode ocorrer na ausência de HTN ou na presença de uma HTN leve*. Crise convulsiva é o sintoma clínico mais comumente presente na PRES, sendo vista em 67 a 91% dos casos. As crises convulsivas associadas à PRES costumam ser únicas, curtas, não complicadas tipo grande mal, que terminam espontaneamente dentro das primeiras 24 horas. Crises convulsivas seriadas ou recorrentes são comuns.

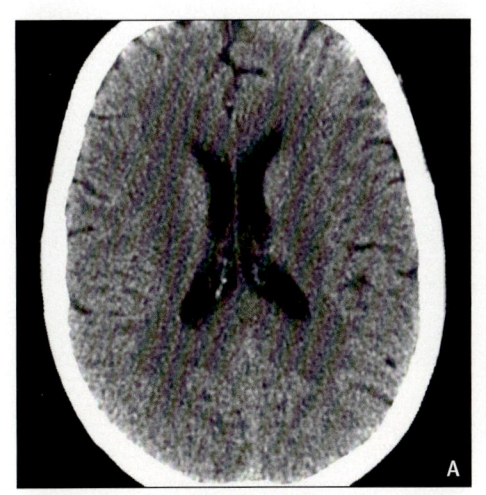

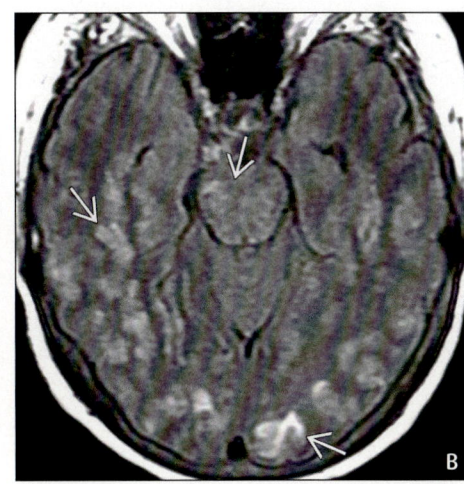

**32-4A** Uma mulher de 63 anos com doença renal em estágio final apresentou uma crise convulsiva e caiu. A pressão arterial na emergência era de 220/140 mmHg. A TC sem contraste, realizada para avaliação de hemorragias intracranianas, estava normal.

**32-4B** A ressonância magnética (RM) foi obtida devido à suspeita de PRES. O FLAIR obtido 1 hora após a TC sem contraste mostra hiperintensidades multifocais no mesencéfalo, nos lobos temporais posteroinferiores e no córtex parieto-occipital ➡.

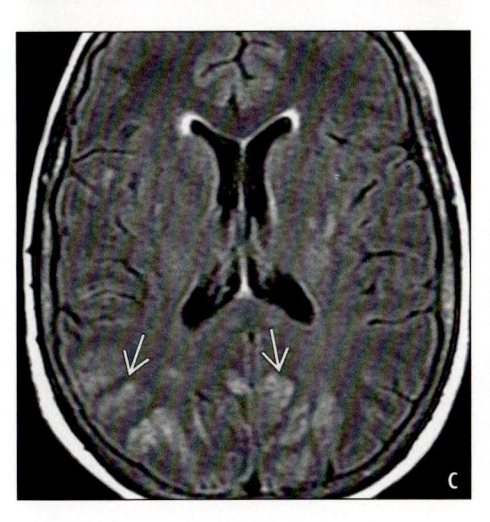

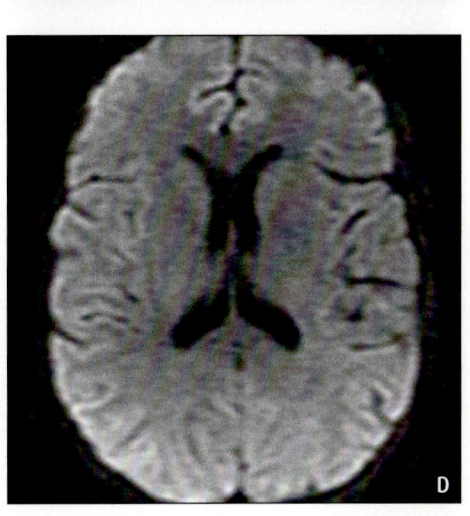

**32-4C** Imagem ponderada em FLAIR na altura dos ventrículos laterais mostrando lesões bilaterais e relativamente simétricas no córtex parieto-occipital ➡.

**32-4D** Difusão na mesma paciente não mostrando evidência de restrição. A difusão costuma ser, embora não invariavelmente, normal em PRES porque o edema é, em sua maior parte, vasogênico e não citotóxico.

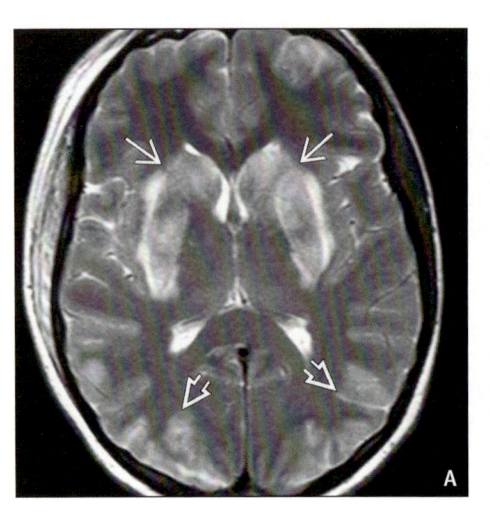

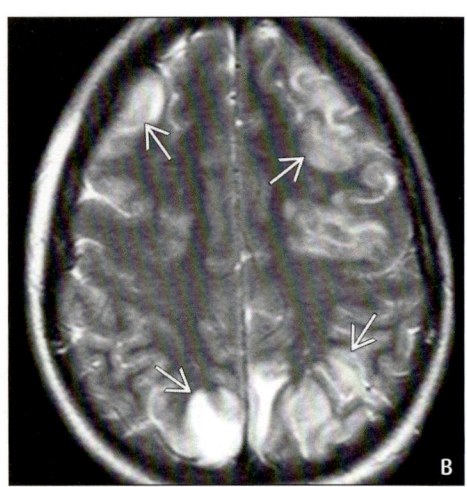

**32-5A** Uma variante da PRES é ilustrada em uma mulher de 23 anos com lúpus e HTN grave que se apresentou na emergência com grande mal epiléptico. A T2 na altura dos ventrículos mostra lesões bilaterais parieto-occipitais ➡ e lesões simétricas nos núcleos da base ➡.
**32-5B** T2 na mesma paciente na altura da coroa radiada mostrando hiperintensidades intensas corticais/subcorticais ao longo das zonas fronteiriças ➡.

**32-5C** Difusão na mesma paciente mostrando uma discreta restrição ➡ nas áreas afetadas.
**32-5D** Somente o giro mais intensamente afetado ➡ mostra restrição da difusão; compare com o edema mais extenso visto na T2 anterior.

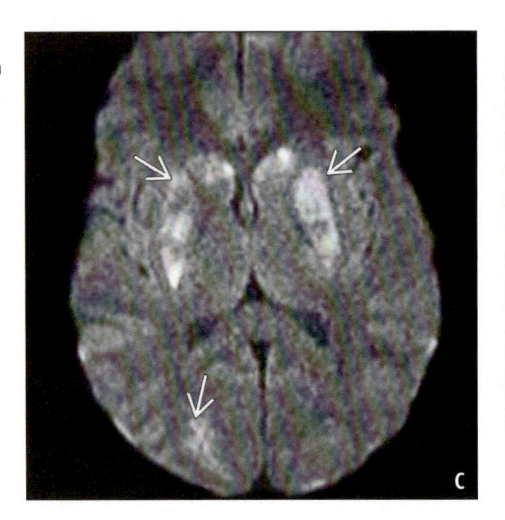

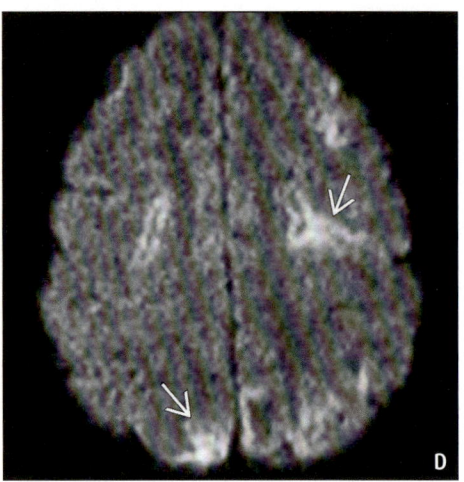

**32-5E** T2 axial 10 dias após mostrando uma resolução completa das lesões depois da normalização da pressão arterial. As imagens não mostram evidências de anormalidades residuais.
**32-5F** Difusão obtida no mesmo período não mostrando evidência de restrição. Mesmo a PRES grave costuma resolver completamente.

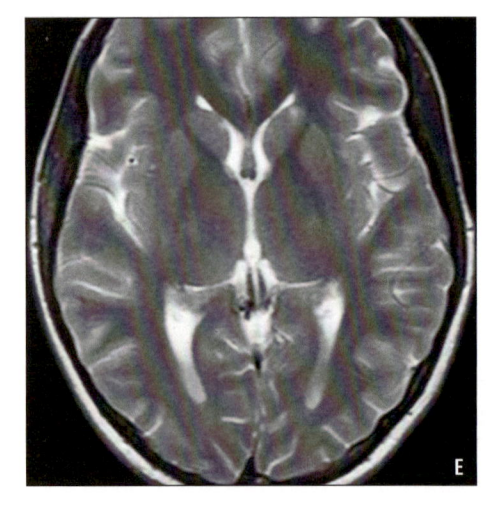

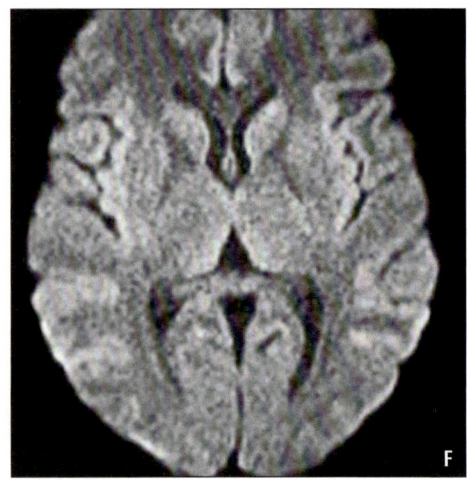

Outros sintomas frequentes incluem cefaleia (80%), distúrbios visuais (60%) e alteração do nível de consciência (30%).

Comorbidades comuns relatadas em séries recentes incluem esteroides ou imunossupressores (40%), lúpus eritematoso sistêmico (30%), doença renal (20 a 30%), eclâmpsia (20%) e outras doenças, como as vasculites.

HISTÓRIA NATURAL E OPÇÕES DE TRATAMENTO. A PRES grave pode representar um risco à vida. Se as substâncias incitantes ou as condições precipitantes forem eliminadas e a HTN for rapidamente tratada, a PRES costuma resolver sem anormalidades residuais ou com anormalidades mínimas. Em casos raros, a PRES causa danos permanentes, em geral infartos hemorrágicos corticais/subcorticais ou nos núcleos da base.

---

**SÍNDROME DA ENCEFALOPATIA POSTERIOR REVERSÍVEL: TERMINOLOGIA, ETIOLOGIA, ASPECTOS CLÍNICOS**

**Terminologia**
- Síndrome da encefalopatia posterior reversível (PRES)
- Observar: *As lesões geralmente não são* apenas *posteriores*

**Etiologia**
- Disautorregulação induzida por HTN vs. vasospasmos, ↓perfusão
- ↑↑PA → falha da autorregulação → edema vasogênico (não citotóxico)
  - Dano endotelial → "quebra" da barreira hematoencefálica
  - Extravasamento de líquido, macromoléculas
- Causas (HTN é o fator comum possível)
  - Pré-eclâmpsia/eclâmpsia
  - Quimioterapia, drogas imunossupressoras
  - Microangiopatias trombóticas (p. ex., SHU/PTT)
  - Insuficiência renal
  - Choque/sepse
  - Síndrome da lise tumoral
  - Alimento/drogas indutoras de excesso de mineralocorticoide

**Aspectos clínicos**
- Todas as idades (pico = 20 a 40 anos)
- F > > M
- PA geralmente ↑↑, *mas* pode ocorrer com PA normal ou discretamente elevada
- Costuma resolver completamente com a normalização da PA

---

## Imagem

ASPECTOS GERAIS. A PRES é conhecida por seu envolvimento preferencial dos lobos occipitais, visto em 85 a 95% dos casos (**Fig. 32-3**). Os lobos occipitais são particularmente vulneráveis devido à inervação simpática relativamente esparsa da circulação anterior, que resulta em uma menor proteção contra os efeitos da HTN sistêmica grave.

Os lobos parieto-occipitais raramente são as únicas áreas afetadas na PRES. Os lobos frontais estão envolvidos em 75 a 90% dos casos, e os lobos temporais (65%) e o cerebelo também costumam ser afetados. A doença cerebelar é mais comum em pacientes com história de doenças autoimunes, enquanto pacientes com sepse em geral demonstram envolvimento cortical.

Como muitos pacientes com PRES se apresentam com cefaleia grave, a TC sem contraste costuma ser obtida como um procedimento de rastreamento. Desse modo, é extremamente importante identificar até mesmo anormalidades sutis que sejam sugestivas de PRES. Se a TC sem contraste de rastreamento é normal e a PRES é suspeitada clinicamente, uma RM com difusão e T2*adicionalmente às sequências de rotina (T1 e T2/FLAIR) deve ser obtida.

ACHADOS NA TC. Hipodensidades sutis esparsas corticais/subcorticais – geralmente nos lobos parieto-occipitais, em zonas fronteiriças e/ou no cerebelo – podem ser as anormalidades iniciais na TC sem contraste (**Fig. 32-3**).

Hemorragia intracraniana associada à PRES é incomum, sendo vista em apenas 5 a 6% dos casos. Três diferentes padrões de hemorragias intracranianas associadas à PRES ocorrem em proporções quase iguais: hematoma parenquimatoso focal, micro-hemorragias multifocais (menores que 5 mm) e hemorragias subaracnoides na convexidade.

A TC com contraste costuma ser negativa, embora casos graves possam mostrar focos de realce esparsos, não confluentes, subcorticais/corticais.

ACHADOS NA RM. A PRES apresenta achados tanto clássicos quanto atípicos na RM. Deve-se ter em mente que a PRES raramente é apenas posterior e nem sempre é reversível.

A PRES *clássica* demonstra alterações de sinal bilaterais parieto-occipitais corticais/subcorticais que são hipointensas em T1 e hiperintensas em T2/FLAIR (**Fig. 32-4**). "Vazamento" pelas arteríolas com perda de integridade da barreira hematoencefálica pode causar alguns focos de realce nas sequências T1 C+.

Infarto franco é muito raro na PRES. Como a maioria dos casos de PRES é causada por edema vasogênico (não citotóxico), a difusão costuma ser negativa. Entretanto, causas atípicas (especialmente em crianças) com restrição já foram relatadas. Os estudos da perfusão por RM têm demonstrado redução cortical do rCBV na PRES.

A PRES *atípica* é quase tão comum quanto a PRES clássica. Os achados de imagem na PRES atípica incluem envolvimento de lobos frontais, zonas fronteiriças corticais, núcleos da base, tronco encefálico e cerebelo (**Fig. 32-5**). Nos casos incomuns, lesões no tronco encefálico e/ou no cerebelo podem ser a *única* anormalidade presente. A medula espinal já foi relatada como um local raro de envolvimento da PRES.

A maioria dos casos de PRES resolve-se completamente sem anormalidades residuais detectáveis, seguido da normalização da pressão arterial. Lesões irreversíveis

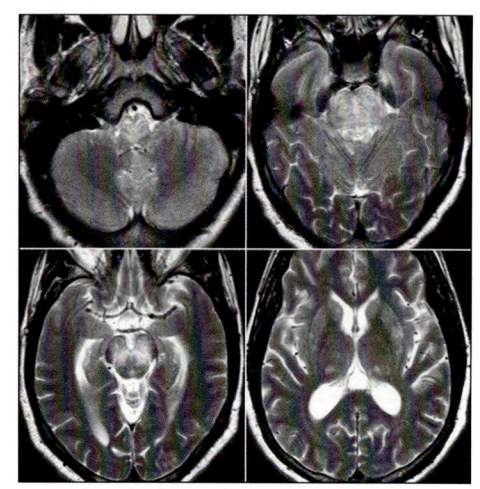

**32-6** T2 em uma HTN induzida por cocaína, com uma PA = 220/140 mmHg. Observar a hiperintensidade simétrica do bulbo ao mesencéfalo, poupando o parieto-occipital.

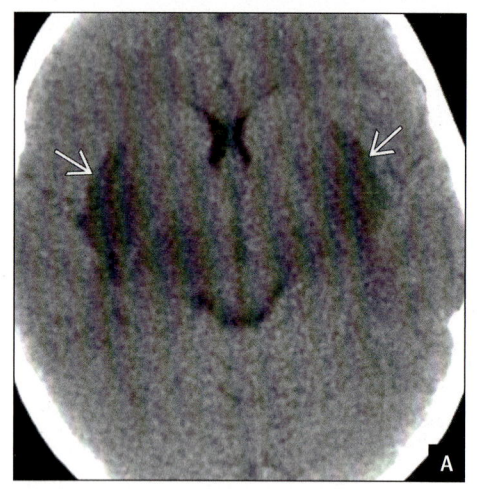

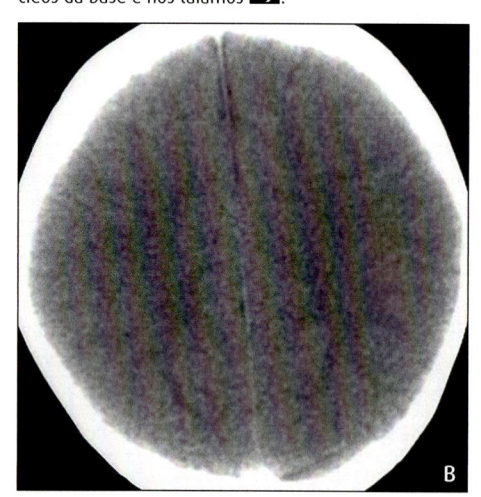

**32-7A** TC sem contraste em um menino de 4 anos com SHU e HTN grave. O declínio neurológico agudo mostra hiperdensidades bilaterais simétricas nos núcleos da base e nos tálamos ➡.

**32-7B** Imagem cefálica mostrando edema dos hemisférios cerebrais com apagamento dos sulcos. O paciente morreu 2 horas depois por HTN extrema e hemorragias do trato gastrintestinal.

(p. ex., infarto, hemorragias) são relativamente incomuns, ocorrendo em cerca de 15% dos casos.

ANGIOGRAFIA. Vasculopatia é um achado comum na angiografia por TC (ATC), na angiografia por RM (ARM) e na angiografia com subtração digital (ASD) em pacientes com PRES. Enquanto o polígono de Willis e seus maiores troncos em geral aparecem normais, acentuado afilamento e redução da visualização dos ramos arteriais distais – em especial nas regiões parieto-occipitais – são comuns. Constrição difusa dos vasos ou estreitamento, irregularidades focais e uma aparência "em contas de rosário" são achados típicos, mas não são específicos na PRES.

## Diagnóstico diferencial

Os maiores diagnósticos diferenciais da PRES incluem infarto-isquemia cerebral, vasculite, hipoglicemia, estado epiléptico, trombose venosa, síndrome da vasoconstrição cerebral reversível e microangiopatias trombóticas.

A PRES raramente envolve *apenas* a circulação posterior, portanto **infarto-isquemia cerebral aguda** costuma ser fácil de diferenciar. Infartos na distribuição da artéria cerebral posterior bilateral são raros na ausência da trombose "do topo da basilar", que costuma afetar outras áreas, como os tálamos, o mesencéfalo e o cerebelo superior.

A **vasculite** pode lembrar a vasculopatia induzida por PRES na angiografia. A distribuição das lesões na vasculite é muito mais randômica e menos simétrica, geralmente não demonstrando uma predominância parieto-occipital, vista na PRES, e em geral realçando após administração do contraste.

A **hipoglicemia** costuma afetar o córtex parieto-occipital e a SB subcortical, portanto os achados clínicos vistos em laboratório (p. ex., baixa glicose sérica, ausência de HTN sistêmica) são achados diferenciais importantes. O **estado epiléptico** pode causar edema giral transitório, mas raramente é bilateral e pode afetar qualquer parte do córtex.

Entidades menos comuns que podem se assemelhar à PRES incluem **trombose venosa** e síndrome da vasoconstrição reversível. A trombose do aspecto posterior (descendente) do seio sagital superior pode causar edema bilateral parieto-occipital cortical/subcortical. A hemorragia é comum (rara na PRES), e a venografia por TC (VTC) facilmente demonstra o seio ocluído. A **síndrome da vasoconstrição cerebral reversível** tem alguns achados comuns (p. ex., hemorragia subaracnóidea da conexidade) com a PRES, mas em geral é limitada a um sulco solitário ou somente a alguns sulcos adjacentes.

**Microangiopatias trombóticas** – SHU/PTT, CIVD, hipertensão maligna (HM) – podem ser difíceis de diferenciar de PRES somente com base nos achados de imagem. SHU/PTT e CIVD são diagnósticos clínico-laboratoriais.

A PRES é uma manifestação típica de todas as microangiopatias trombóticas, embora a diferenciação entre PRES e HM possa ser acadêmica. A presença de edema cerebral difuso e micro-hemorragias multifocais é mais comum na HM. Localizações atípicas (tronco encefálico, cerebelo, núcleos da base), restrição de difusão e edema cerebral generalizado são mais comuns na HM.

---

**SÍNDROME DA ENCEFALOPATIA POSTERIOR REVERSÍVEL: IMAGEM**

**Imagem**
- Aspectos gerais
  - 85 a 95% parieto-occipitais, mas raramente são os únicos locais
  - Outros locais: frontotemporal, zonas fronteiriças, tronco encefálico, cerebelo, núcleos da base
- TC
  - Pode ser normal ou apenas sutilmente anormal
  - Hipodensidades posteriores corticais/subcorticais
  - Hemorragia grosseira e rara
- RM
  - Se houver suspeita de PRES e a TC for normal, deve-se realizar uma RM
  - Hiperintensidades em T2/FLAIR (parieto-occipitais mais comuns)

*(continua)*

---

*(continuação)*
  - Difusão geralmente, mas não invariavelmente, negativa
  - Nenhum/leve realce (a menos que PRES grave)

**Diagnóstico diferencial**
- Isquemia-infarto da circulação posterior
- Vasculite
- Estado epiléptico
- Hipoglicemia
- Microangiopatia trombótica (SHU/PTT, CIVD, HM)
- Trombose venosa
- Síndrome da vasoconstrição cerebral reversível

---

## Hipertensão maligna

### Terminologia

A **hipertensão maligna (HM)**, algumas vezes denominada crise hipertensiva aguda, é caracterizada clinicamente por elevação extrema da pressão arterial e papiledema. A **HM acelerada** é identificada pela presença de retinopatia grave (exsudatos, hemorragias, estenoses arteriolares, es-

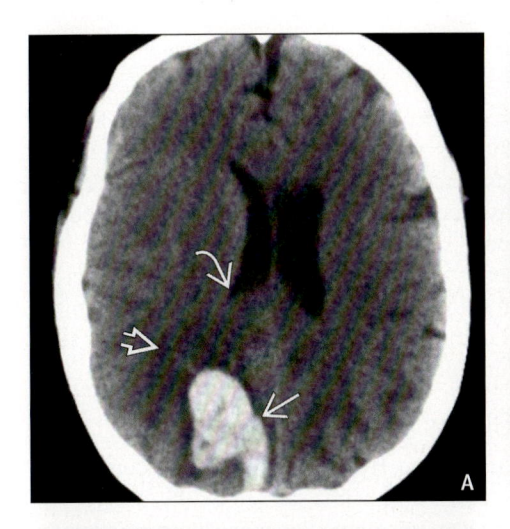

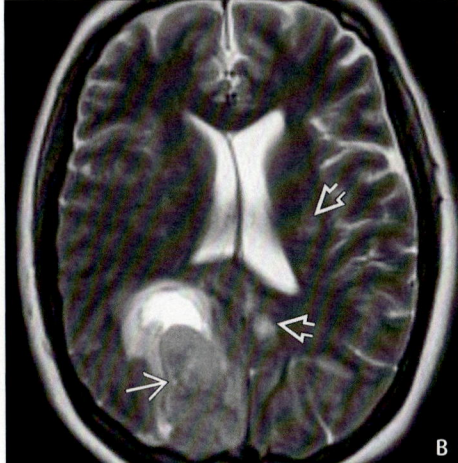

---

**32-8A** TC sem contraste em uma mulher de 55 anos com HM mostrando um hematoma lobar occipital direito ➜ com edema ao redor ➜ e efeito de massa no ventrículo lateral adjacente ➜.

**32-8B** T2 mostrando que o hematoma ➜ é um pouco heterogêneo, mas em sua maior parte isointenso com o córtex. Várias outras hiperintensidades mal-definidas estão presentes na SB subcortical ➜.

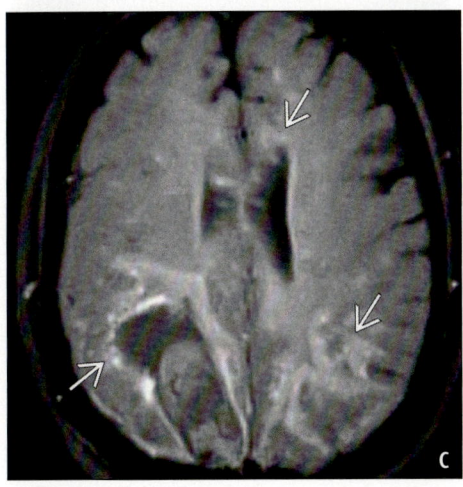

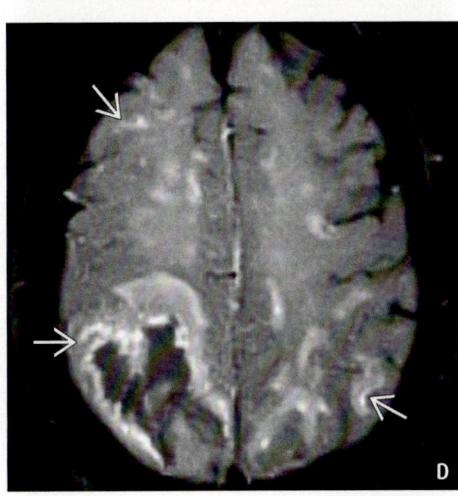

**32-8C** T1 C+ axial com saturação de gordura na mesma paciente mostrando múltiplos focos de realce confluentes nos hemisférios cerebrais ➜ secundários à quebra da barreira hematoencefálica causada pela HM.

**32-8D** T1 C+ mais cefálica com saturação de gordura mostrando inúmeros focos de realce no córtex e nas SBs subcortical e profunda ➜. A paciente faleceu logo após a ressonância ter sido obtida.

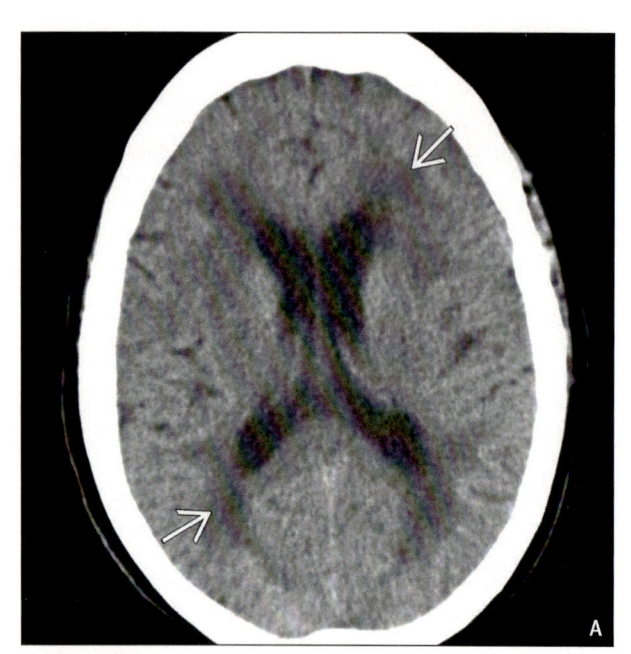

**32-9A** TC axial sem contraste em um paciente com HTN crônica de longa data demonstrando hipodensidades nas SBs frontal e periatrial confluentes ➡.

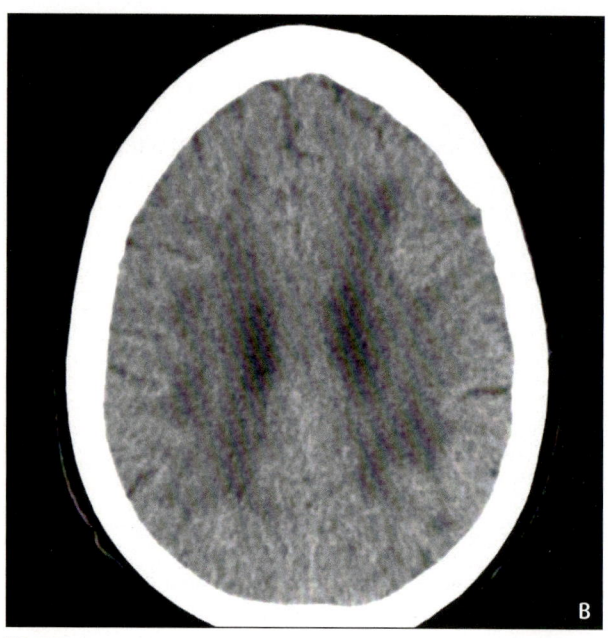

**32-9B** TC sem contraste na coroa radiada mostrando hipodensidades nas SBs subcortical e profunda. Essas lesões algumas vezes são chamadas de "encefalopatia subcortical aterosclerótica" e são comuns em pacientes com HM e hiperlipidemia.

pasmos, etc.) sem papiledema. Ambas as formas de HM são consideradas associadas a danos vasculares graves aos rins e a outros órgãos.

**Encefalopatia hipertensiva** ocorre quando a elevação da pressão arterial média ultrapassa a autorregulação cerebral. A perda de controle da perfusão cerebral leva a aumento do fluxo sanguíneo cerebral (CBF, de *cerebral blood flow*), hiperperfusão cerebral e edema vasogênico.

## Etiologia

Qualquer forma de distúrbio hipertensivo, independentemente de sua etiologia, pode precipitar uma crise hipertensiva. A elevação rápida da pressão arterial parece ser mais importante do que o nível absoluto da pressão arterial.

HM em casos de HTN crônica é na verdade rara, ocorrendo em menos de 1% de todos os pacientes. Contudo, como a prevalência de HM na população geral é muito alta, a chamada HTN essencial (HM crônica sem uma causa identificada) ainda é a condição mais comum que predispõe à HM. A HM também ocorre em indivíduos previamente normotensos. Uma elevação súbita e grave da HM pode ocorrer em crianças com glomerulonefrite aguda, mulheres grávidas com eclâmpsia e pacientes de todas as idades com abuso de substâncias (p. ex., cocaína). Causas menos comuns de HM incluem crises de feocromocitoma, síndrome de retirada da clonidina, interações medicamentosas (p. ex., inibidores da monoamina-oxidase + tiramina) e superatividade autonômica em pacientes com distúrbios da medula espinal.

## Patologia

Macroscopicamente, o cérebro aparece inchado/edematoso. Os hematomas parenquimatosos grosseiros e as micro-hemorragias petequiais perivasculares podem estar presentes. Microinfartos agudos, em especial nos núcleos da base e na ponte, são comuns.

Os achados microscópicos da HM incluem necrose fibrinoide arteriolar e plaquetas microvasculares/trombos de fibrina. Edema com exsudato proteináceo na SB adjacente é um achado associado típico.

## Aspectos clínicos

A pressão arterial na HM é muito elevada, com níveis diastólicos geralmente acima de 130 a 140 mmHg. Cefaleia com ou sem encefalopatia coexistente é o sintoma mais comum e costuma ser acompanhada por distúrbios visuais, náuseas e vômitos, e alteração do estado mental. Insuficiência cardíaca congestiva, deterioração da função renal e anemia são comuns.

As complicações da crise hipertensiva aguda em geral são reversíveis se a condição é diagnosticada propriamente e a terapia apropriada é instituída de forma rápida. A redução rápida da pressão sanguínea costuma resultar em aumento significativo e imediato da encefalopatia hipertensiva.

## Imagens

Os achados de imagem na HM variam de clássicos, semelhantes à PRES com uma predominância parieto-occipital, a "atípicos". Achados "atípicos" são mais comuns na HM comparados à PRES e incluem uma doença com predomínio no tronco encefálico (**Fig. 32-6**), assim como lesões nos núcleos da base e nas zonas fronteiriças (**Fig. 32-7**). Edema cerebral difuso pode estar presente, especialmente em casos graves.

Micro-hemorragias lobares e/ou parenquimatosas multifocais no córtex, nos núcleos da base, nas pontes e no cerebelo são comuns na HM e são mais bem visualizadas como focos em artefatos de susceptibilidade magnética na T2* (GRE, SWI). Hemorragias subaracnóideas nas convexidades com múltiplos focos de estenose de pequenos segmentos arteriais lembrando síndrome da vasoconstrição cerebral reversível (SVCR) têm sido relatadas em alguns casos de HM.

A HM pode causar quebra difusa da barreira hematoencefálica com intensos realces multifocais após a administração endovenosa do contraste (**Fig. 32-8**). Restrição da difusão não é incomum.

## Diagnóstico diferencial

O maior diagnóstico diferencial da HM é a **PRES**. A **PTT** com isquemia cerebral e micro-hemorragias pode parecer idêntica em exames de imagem, e sua distinção é estabelecida por achados clínico-laboratoriais em vez de achados de imagem.

## *Encefalopatia hipertensiva crônica*

Enquanto as manifestações clínicas e de imagem da PRES e da HM podem ser traumáticas e apresentar risco de morte, os efeitos da HTN de longa data não tratada ou pouco tratada nas funções orgânicas também podem ser devastadores.

## Patologia

O achado histopatológico mais compatível com encefalopatia hipertensiva crônica (EHtC) é a microvasculopatia caracterizada por arterioloesclerose e lipo-hialinose (ver Capítulo 10). Estenose e oclusão de pequenas artérias e arteríolas devido ao depósito de camadas de colágeno hialínico causam redução da densidade de oligodendrócitos, palidez de mielina, gliose e perda de volume da SB espongiforme. Infartos lacunares múltiplos são comuns.

## Aspectos clínicos

A EHtC é mais comum em pacientes de meia-idade e idosos. Essa condição afeta homens mais frequentemente que mulheres e é muito prevalente em afrodescenden-

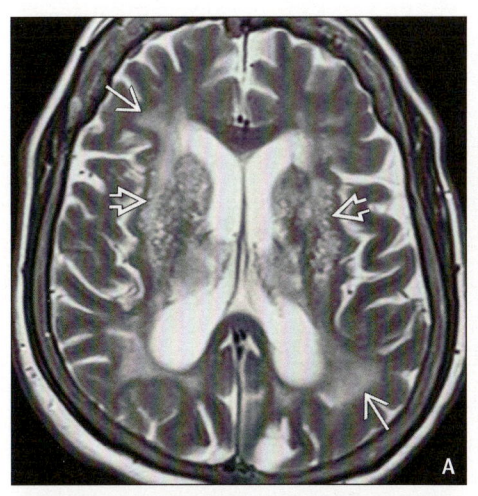

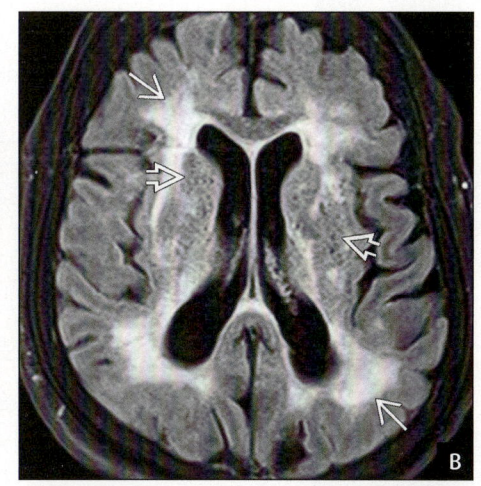

**32-10A** T2 axial em uma mulher de 74 anos com HTN pouco controlada mostrando perda de volume generalizada com aumento dos ventrículos e proeminência dos sulcos. Hiperintensidades confluentes na SB e perda irregular profunda ➡, junto com múltiplas lesões puntiformes com aparência cística nos núcleos da base e nas cápsulas externas ➡ estão presentes.
**32-10B** FLAIR mostrando hiperintensidades confluentes na SB profunda ➡, enquanto os cistos nos núcleos da base ➡ suprimem em sua maioria e são espaços perivasculares dilatados.

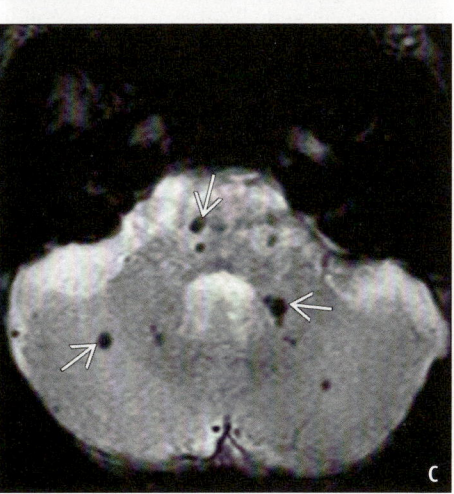

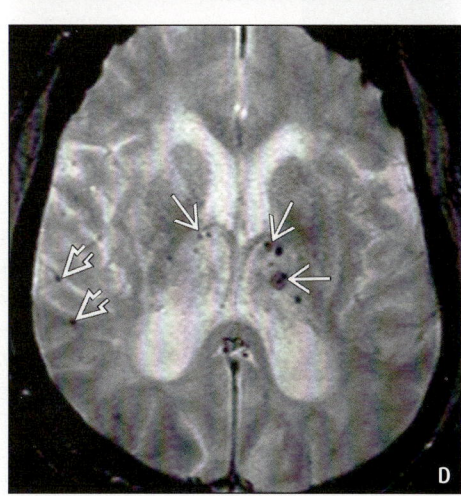

**32-10C** T2* GRE na fossa posterior mostrando múltiplas hipointensidades tipo artefato de susceptibilidade magnética na ponte inferior e no cerebelo ➡.
**32-10D** T2* GRE nos ventrículos laterais mostrando hipointensidades tipo artefato de susceptibilidade magnética multifocais nos núcleos da base ➡ com apenas alguns pequenos focos periféricos ➡ identificados. A imagem é compatível com arterioloesclerose/lipo-hialinose (as hiperintensidades em T2/FLAIR) e múltiplos microssangramentos hipertensivos (os "pontos pretos").

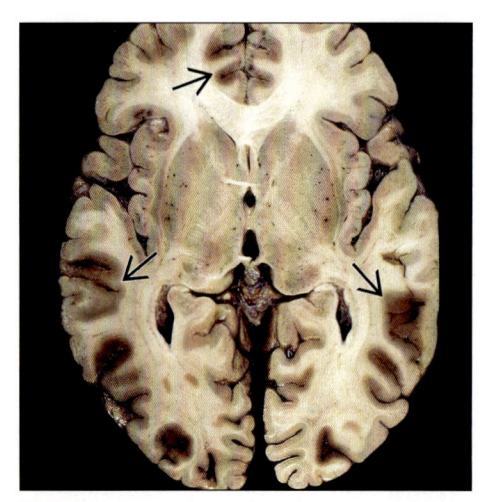

**32-11** Necropsia de uma hipoglicemia grave mostrando necrose cortical bilateral e simétrica parieto-occipital, frontal ➡. (Cortesia de R. Hewlett, MD.)

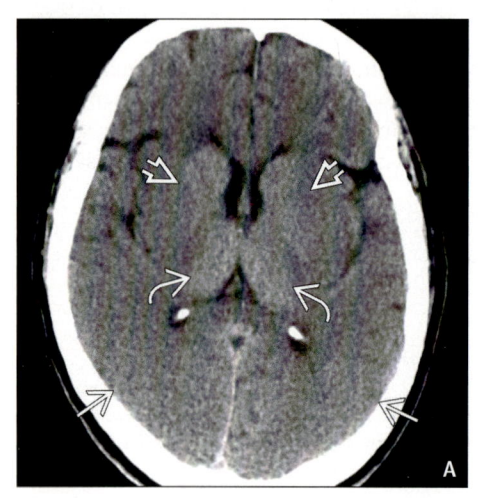

**32-12A** TC sem contraste mostrando atrações típicas da hipoglicemia com edema giral parieto-occipital ➡, hipodensidade putaminal ➡ e tálamos poupados ➡.

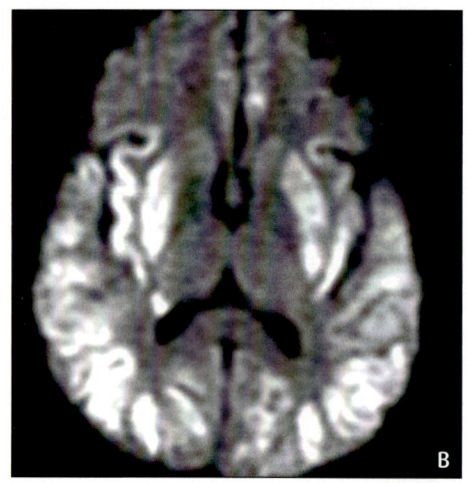

**32-12B** Difusão no mesmo caso de uma encefalopatia hepática aguda mostrando restrição no córtex parieto-occipital e no putame, poupando os tálamos e a SB.

tes. Além da idade e da pressão sanguínea cronicamente elevada, o tabagismo é um fator de risco independente para EHtC. A síndrome metabólica (alteração do metabolismo da glicose, elevação da pressão arterial, obesidade central e dislipidemia) é muito comum e contribui significativamente para o impacto da EHtC em todo o mundo.

O sintoma mais comum da EHtC é a cefaleia não específica. Uma progressão passo a passo ou gradual da disfunção cognitiva também é comum e pode resultar em demência vascular.

### Imagem

Os dois achados de imagem principais da EHtC são (1) lesões difusas e/ou confluentes na SB e (2) microssangramentos multifocais. As lesões na SB são concentradas na coroa radiada e na SB periventricular profunda – em especial ao redor dos átrios e dos ventrículos laterais. O dano na SB aparece hipodenso na TC sem contraste (**Fig. 32-9**) e hiperintenso em T2/FLAIR.

Sangramentos petequiais múltiplos ("micro-hemorragias") são a segunda manifestação mais comum da EHtC. Em geral, essas alterações não são identificadas na TC sem contraste e podem ser invisíveis nas sequências comuns da RM (T2FSE e FLAIR). A T2* (GRE, SWI) pode mostrar múltiplas hipointensidades tipo artefato de susceptibilidade magnética ("pontos pretos") que tendem a se concentrar nos núcleos da base e no cerebelo (**Fig. 32-10**).

Os achados de imagem na EHtC podem também refletir doença "aguda na crônica". A T2* na maioria dos pacientes com hemorragias hipertensivas clássicas nos núcleos da base ou lobares demonstra hemorragias petequiais. Ocasionalmente, pacientes com HTN crônica de longa data desenvolvem uma crise hipertensiva aguda e podem demonstrar achados de PRES sobreposta na doença da SB crônica de longa data.

### Diagnóstico diferencial

O maior diagnóstico diferencial da EHtC é a **angiopatia amiloide cerebral** (AAC). As lesões da SB em ambas as doenças costumam parecer semelhantes, e as duas condições podem causar microangiopatia hemorrágica. Os microssangramentos da AAC em geral são mais periféricos (p. ex., córtex, leptomeninge) e raramente afetam o tronco encefálico ou o cerebelo. As micro-hemorragias hipertensivas são mais comuns nos núcleos da base e frequentemente podem ser identificadas na ponte e nos hemisférios cerebelares.

A **arteriopatia cerebral autossômica dominante com infartos subcorticais e leucoencefalopatia** (CADASIL, de *cerebral autosomal dominant arteriopathy with subcortical infarcts and leukoencephalopathy*) também pode mimetizar a EHtC. A CADASIL costuma se apresentar em pacientes jovens e causa múltiplos infartos lacunares subcorticais. Lesões no lobo temporal anterior e nas cápsulas internas são achados de imagem clássicos da CADASIL.

# Distúrbios da glicose

O cérebro necessita de muita glicose, consumindo mais da metade do total da glicose corporal. Como o cérebro não estoca o excesso de energia como glicogênio, a função do SNC é altamente dependente de um suporte de glicose sanguínea regular e contínua (ver quadro a seguir).

Os níveis de glicose no sangue são rigorosamente regulados e costumam ser mantidos dentro de uma variância fisiológica pequena. Os distúrbios do metabolismo da glicose – tanto *hipo*glicemia quanto *hiper*glicemia – podem causar danos ao SNC.

As manifestações neurológicas do distúrbio do metabolismo da glicose variam de déficits focais discretos e reversíveis a estado epiléptico, coma e morte. Como as manifestações clínicas e de imagem em neonatos diferem daquelas em crianças maiores e em adultos, a hipoglicemia nesses dois grupos será discutida separadamente.

A maioria dos casos de hipoglicemia é adquirida. Algumas poucas síndromes hereditárias se apresentam com uma hipoglicemia hiperinsulinêmica como uma manifestação secundária da doença sistêmica. Os efeitos da hipoglicemia no cérebro de um recém-nascido são idênticos, independentemente da etiologia, portanto serão discutidos neste capítulo.

Após discussão sobre a hipoglicemia, será dada atenção aos distúrbios associados à hiperglicemia que podem afetar o SNC.

---

**GLICOSE E O CÉREBRO**

**Fisiologia normal**
- O cérebro é um grande consumidor de glicose
  - Utiliza 10 a 150 g/dia
- A glicose deve ser transportada ativamente através da barreira hematoencefálica
  - Proteína de transporte da glicose (GLUT-I, de *glucose transport protein I*)
- Metabolismo da glicose
  - Oxidação aeróbica (20% do $O_2$ total corporal consumido)
  - Glicose intracelular convertida a piruvato
  - Então metabolizado em trifosfato de adenosina (ATP, de *adenosine triphosphate*), fosfocreatina
- Utilização da glicose diretamente relacionada ao CBF
  - GM ~ 5x SB
  - Na maioria das vezes, usada para transporte ativo de íons, manutenção dos potenciais de membrana
- Homeostase da glicose
  - Concentração da glicose sanguínea dinâmica, rigorosamente regulada
  - Monitores cerebrais, "conduz" o eixo intestino-SNC-endócrino
  - Interações complexas mantêm a glicemia normal

**Fisiologia anormal**
- Muita ou pouca glicose pode lesionar o cérebro
- Distúrbios hiperglicêmicos >> hipoglicêmicos

---

## *Encefalopatia hipoglicêmica pediátrica/adulta*

### Terminologia

**Hipoglicemia** literalmente significa baixo açúcar no sangue e é causada por um desequilíbrio entre o suporte da glicose e a utilização da glicose. Dano cerebral hipoglicêmico agudo também é chamado de encefalopatia hipoglicêmica.

### Etiologia

A encefalopatia hipoglicêmica em crianças é mais comumente associada com diabetes melito tipo I. Raramente a hipoglicemia ocorre como um distúrbio herdado (ver a seguir) ou secundário a tumores secretores de insulina.

No cenário adulto mais comum – diabetes melito tipo II avançado – a hipoglicemia costuma resultar de uma ação combinada entre o excesso relativo ou absoluto de insulina e o comprometimento da contrarregulação da glicose; a insulina por si só não é neurotóxica. A maioria dos casos de hipoglicemia adulta ocorre como um efeito adverso do tratamento do diabetes com insulina e sulfonilureia.

Outros fatores além dos níveis absolutos de glicose sanguínea também afetam a presença e a extensão dos danos cerebrais hipoglicêmicos, incluindo a duração e a gravidade da hipoglicemia, a presença e o grau de hipoxia e outros distúrbios metabólicos, o CBF e as necessidades metabólicas do SNC/cardiovasculares.

### Patologia

A hipoglicemia tem efeitos diretos e indiretos no cérebro, que são muito sensíveis à insuficiência da glicose. Essa insuficiência resulta na redução da utilização do oxigênio e compromete a produção de energia intracelular. Os efeitos indiretos ocorrem secundariamente ao acúmulo e à liberação de neurotransmissores excitatórios, que algumas vezes acentuam o grau de lesão hipoglicêmica cerebral.

Necrose cortical é o achado macroscópico mais comum na encefalopatia hipoglicêmica. Enquanto todo o córtex pode ser afetado, as regiões parieto-occipitais em geral são mais gravemente envolvidas (**Fig. 32-11**). Outras áreas especialmente vulneráveis incluem os núcleos da base, os hipocampos e as amígdalas. Os tálamos, a SB, o tronco encefálico e o cerebelo costumam ser poupados.

### Achados clínicos

O paciente hipoglicêmico típico é um idoso com diabete em terapia de reposição de insulina e com alteração da ingestão de glicose. Uma *overdose* intencional ou acidental é mais comum em crianças e em adultos jovens e de meia-idade.

Crises convulsivas, alterações do estado mental e coma são sintomas comuns da encefalopatia hipoglicêmica. O prognóstico varia com a extensão da lesão cerebral. Se os núcleos da base são envolvidos, o resultado geral-

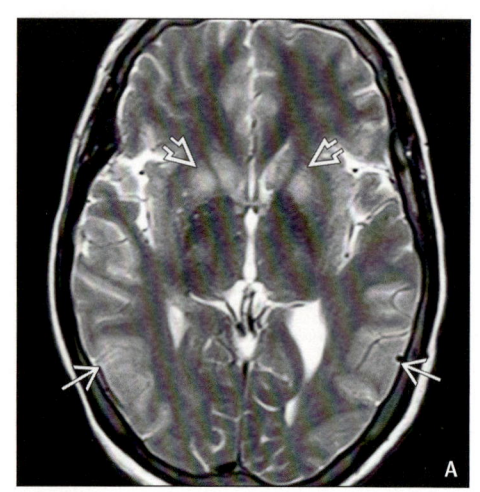

**32-13A** T2 de um paciente com diabetes de 21 anos de idade encontrado "caído" mostra hiperintensidades corticais parieto-occipitais ⇒ e nos núcleos da base ⇒.

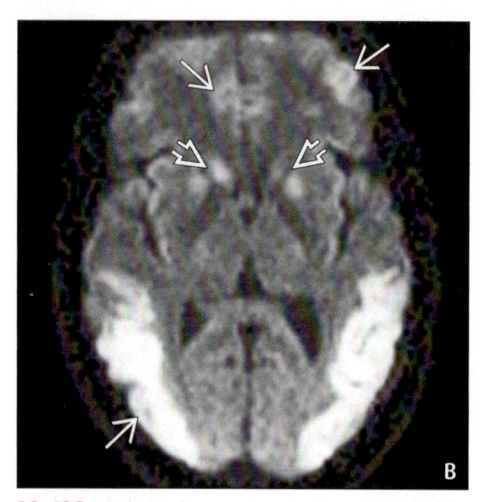

**32-13B** Difusão do mesmo paciente mostra restrição do córtex ⇒, núcleos da base ⇒. Os tálamos e SB estão poupados.

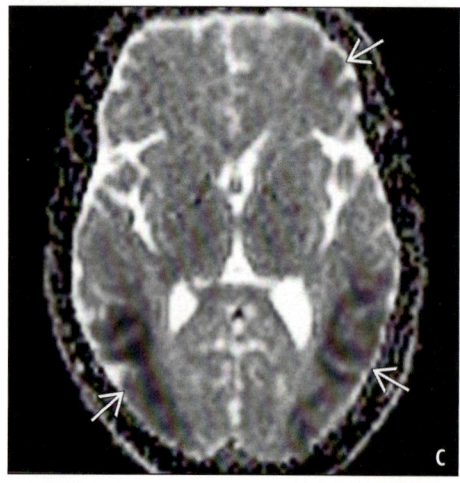

**32-13C** Mapa ADC confirma a restrição da difusão no córtex ⇒.

mente é ruim. Se a lesão nos núcleos da base é mínima ou ausente, déficits neurológicos residuais estão relacionados com a gravidade da lesão cortical.

Devido aos efeitos simpatoadrenérgicos, o infarto do miocárdio e as arritmias graves são efeitos indiretos comuns da hipoglicemia e podem ser responsáveis pela síndrome da "morte súbita".

## Imagem

**ACHADOS NA TC.** A TC sem contraste costuma mostrar os lobos parietal e occipital hipodensos simetricamente. Os putames com frequência aparecem hipodensos, enquanto os tálamos são poupados (**Fig. 32-12**). Em casos mais graves, edema cerebral difuso com apagamento dos sulcos quase total e transição córtex-SB borrada pode ser visto.

**ACHADOS NA RM.** A T1 em paciente com encefalopatia hipoglicêmica aguda pode ser normal ou demonstrar apenas edema giral e apagamento dos sulcos. Nos estágios subagudo e crônico, as hiperintensidades girais curvilíneas secundárias à necrose laminar podem estar presentes.

A hiperintensidade em T2/FLAIR no córtex parieto-occipital e nos núcleos da base é típica da encefalopatia hipoglicêmica aguda (**Fig. 32-13**). Os tálamos, a SB subcortical/profunda e o cerebelo em geral são poupados. A T2* costuma mostrar mínimo ou nenhum artefato de susceptibilidade magnética sugerindo hemorragia.

O realce em T1 C+ é variável e, quando presente, em geral é discreto, mostrando restrição da difusão (**Fig. 32-12**). A espectroscopia por ressonância magnética (ERM) demonstra redução do N-acetil-L-aspartato (NAA) com ou sem um pico de lactato proeminente.

## Diagnóstico diferencial

O diagnóstico diferencial mais importante da encefalopatia hipoglicêmica é a **encefalopatia hipóxico-isquêmica** (EHI). A EHI costuma ocorrer seguida de uma parada cardíaca ou de hipoperfusão global. Em contraste com a encefalopatia hipoglicêmica, os tálamos e o cerebelo em geral são afetados na EHI. **Isquemia-infarto cerebral agudo** tem um formato em cunha, envolvendo tanto o córtex quanto a SB subjacente.

A **encefalopatia hipertensiva aguda (PRES)** costuma afetar o córtex parieto-occipital, mas poupa a maioria da SB subjacente e raramente restringe a difusão. Os pacientes com PRES se apresentam com HTN não controlada, não com hipoglicemia.

### *Hipoglicemia neonatal/infantil*

O cérebro imaturo é relativamente resistente à hipoglicemia. Diferentemente de crianças de mais idade e de adultos, os neonatos têm uma demanda menor de glicose absoluta e podem utilizar outros substratos como lactato para a produção de energia. No entanto, uma hipoglicemia prolongada e/ou grave pode resultar em um dano cerebral devastador em neonatos.

## Terminologia

A definição clínica/laboratorial precisa da hipoglicemia neonatal/infantil é controversa. Entre 5 e 15% das crianças a termo normais têm um valor de glicose plasmática tão baixo quanto 40 a 45 mg/dL. Definições atualmente aceitas de hipoglicemia significativa no recém-nascido são os níveis de glicose abaixo de 30 a 35 mg/dL nas primeiras 24 horas após o nascimento e 40 a 45 mg/dL depois.

## Etiologia

A encefalopatia hipoglicêmica neonatal/infantil é secundária à hiperinsulinemia, sendo mais frequentemente causada pelo diabetes materno com um mau controle glicêmico. Diabetes materno não controlado leva à hiperglicemia crônica fetal intraútero. Isso resulta em uma hiperinsulinemia neonatal transitória e em hipoglicemia de gravidade variada.

Raramente, a hipoglicemia hiperinsulinêmica infantil é hereditária. Os tipos mais comuns de hiperinsulinismo congênito ou hipoglicemia hiperinsulinêmica persistente em crianças resultam de mutações nos genes que codificam o **canal de potássio sensível a ATP das células β-pancreáticas**.

Hipoglicemia neonatal também pode ocorrer na **síndrome de Beckwith-Wiedemann** (SBW), uma doença hereditária com macrossomia, macroglossia, visceromegalia, onfalocele, tumores embrionários, citomegalia adrenocortical e anormalidades renais. A maioria dos casos de hipoglicemia associados à SBW é discreta e transitória, mas pode persistir e – se não detectada e não tratada – representa um significativo risco para sequelas de desenvolvimento.

## Patologia

Hipoglicemia transitória e discreta em geral não danifica o cérebro do neonato. Hipoglicemia prolongada e grave causa necrose coagulativa nas camadas médias do córtex parieto-occipital e na SB subjacente.

## Aspectos clínicos

A encefalopatia hipoglicêmica neonatal/infantil costuma se apresentar nos primeiros três dias de vida, em geral dentro das primeiras 24 horas. Bebês grandes para a idade gestacional têm um risco aumentado de hipoglicemia, mesmo quando não são produto de uma gravidez diabética.

O nível exato de hipoglicemia que requer tratamento é controverso. Alguns especialistas recomendam tratar apenas os neonatos sintomáticos com concentração de glicose abaixo de 45 a 50 mg/dL. A resposta à terapia de glicose costuma ser imediata se o grau e a duração da hipoglicemia forem discretos a moderados.

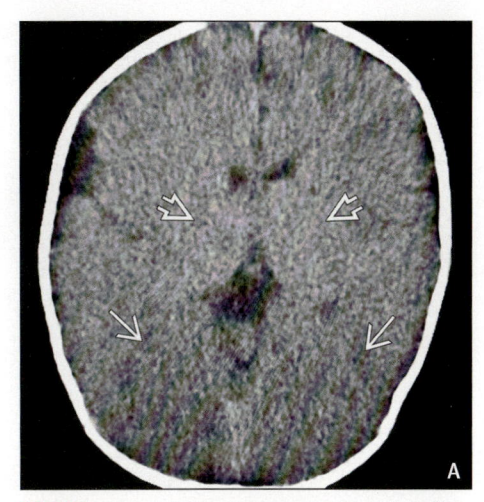

**32-14A** TC sem contraste em uma criança de 3 dias com hipoglicemia intensa mostrando hipodensidades simétricas posteriores bilaterais ➡ e núcleos da base mal-definidos.

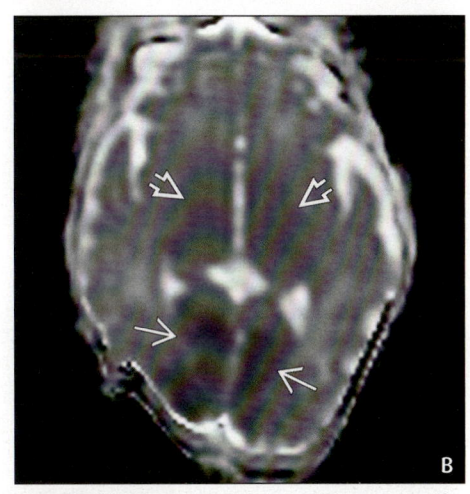

**32-14B** Coeficiente de difusão aparente (ADC, de *apparent diffusion coefficient*) mostrando restrição da difusão nos lobos parieto-occipitais ➡ e nos núcleos da base e do tálamo ➡.

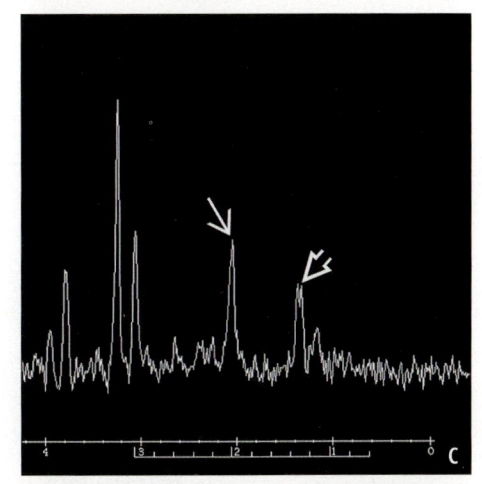

**32-14C** ERM com TE longo no mesmo caso mostrando redução no NAA ➡ e lactato moderadamente elevado ➡.

**32-15A** T2 axial em uma criança de 5 dias com hipoglicemia mostrando apagamento da interface SB-SC nos lobos parieto-occipitais ➔ em comparação com os lobos frontais normais ➔. O córtex, a SB adjacente ➔ e o esplênio do corpo caloso ➔ estão edemaciados e hiperintensos.
**32-15B** Mapa ADC no mesmo caso mostrando uma intensa redução na difusão nos lobos parietal e occipital ➔ e no esplênio do corpo caloso ➔.

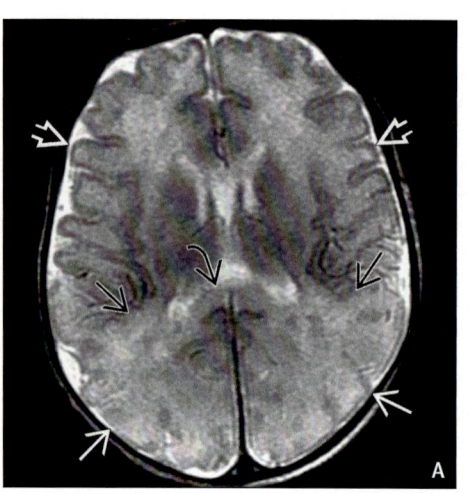

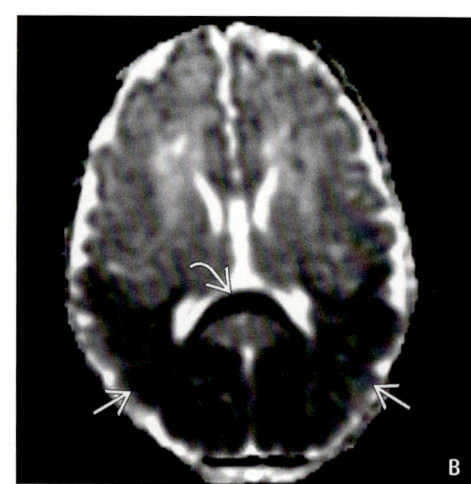

**32-15C** T1 no mesmo paciente de 7 dias mostrando SB edemaciada e intensamente hipointensa nos lobos parietal, occipital ➔, córtex hiperintenso, afilado ➔ e pulvinar dos tálamos hipointensos ➔.
**32-15D** T2 no mesmo momento mostrando córtex afilado edemaciado com focos de aumento ➔ e redução ➔ da intensidade de sinal, pulvinares hiperintensos ➔ e cápsulas internas anormalmente hiperintensas ➔.

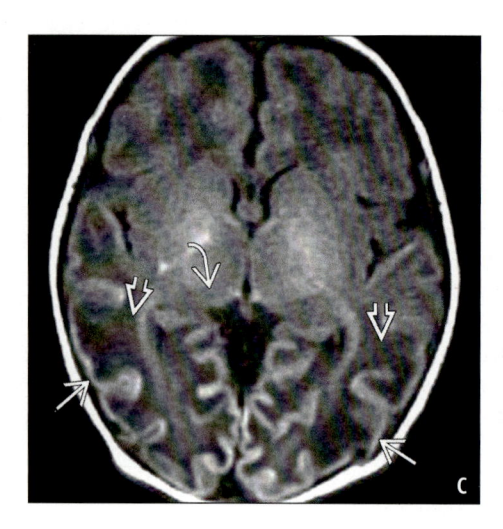

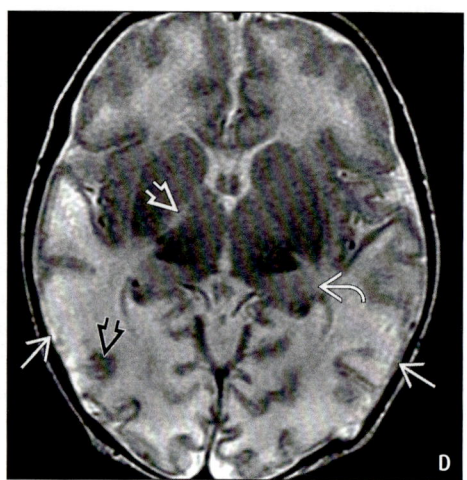

**32-15E** T2 axial na mesma criança com 1 ano de idade mostrando lobos parieto-occipitais hiperintensos e reduzidos, com grande perda cortical, ulegiria e SB com aparência encefalomalásica ➔.
**32-15F** FLAIR coronal, também realizada com a criança de 1 ano, mostrando hiperintensidades extensas na SB ➔ e afilamento e redução dos giros com alargamentos focais dos sulcos ➔.

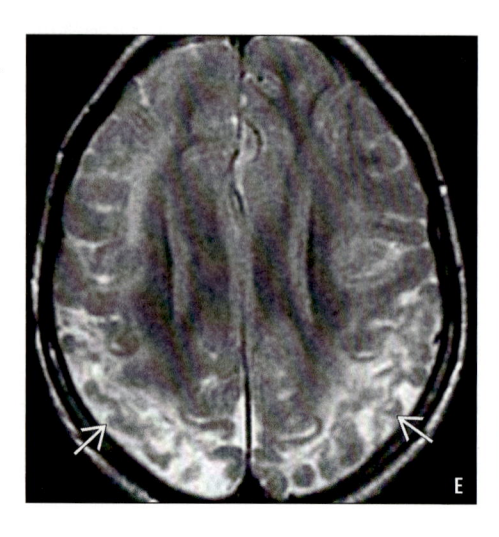

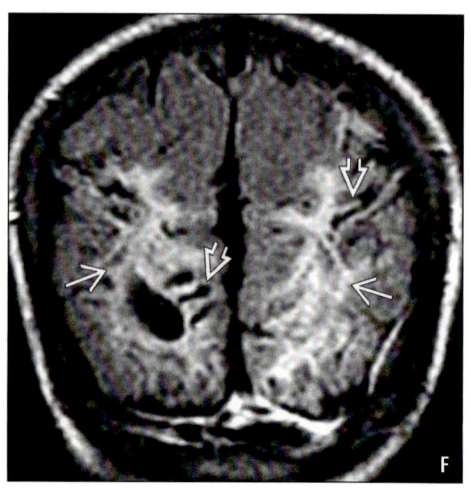

## Imagem

Alguns achados de imagem na hipoglicemia neonatal/infantil lembram aqueles de crianças de mais idade e adultos, ou seja, envolvimento predominante do córtex parieto-occipital e dos núcleos da base. Entretanto, o envolvimento da SB, dos tálamos e do cerebelo é relativamente mais comum em neonatos se comparado com encefalopatia hipoglicêmica em crianças de mais idade e em adultos.

A TC sem contraste em neonatos com encefalopatia hipoglicêmica aguda mostra hipodensidades cerebrais posteriores com apagamento da interface SC/SB (**Fig. 32-14**). Em especial nos casos graves, o cérebro aparece difusamente inchado e hipodenso.

A RM nos estágios agudos da encefalopatia hipoglicêmica neonatal mostra hiperintensidades em T2/FLAIR e restrição da difusão no córtex parieto-occipital, na SB subcortical e no esplênio do corpo caloso (**Figs. 32-15A e 32-15B**).

Nas fases aguda tardia/subaguda precoce, as áreas afetadas estão edemaciadas e expandidas (**Figs. 32-15C e 32-15D**).

Encefalomalacia cística pode ocorrer. Na encefalopatia hipoglicêmica crônica, os córtices parieto-occipitais tornam-se atróficos, reduzidos e encefalomalásicos (**Figs. 32-15E e 32-15F**).

## Diagnóstico diferencial

Assim como em crianças de mais idade e em adultos, o maior diagnóstico diferencial da encefalopatia hipoglicêmica neonatal é o **dano hipóxico-isquêmico (DHI) a termo**. A encefalopatia hipoglicêmica e o DHI em geral coexistem, potencializando a extensão das lesões cerebrais. Os achados de imagem nos dois distúrbios podem ser indistinguíveis.

As doenças mitocondriais hereditárias como a **encefalopatia mitocondrial com acidose láctica e episódios semelhantes a** acidente vascular cerebral (MELAS, de *mitochondrial encephalopathy with lactic acidosis and stroke-like episodes*) podem apresentar-se com edema cortical que poupa a SB adjacente. A MELAS raramente é bilateral e simétrica e demonstra lactato marcadamente aumentado na ERM.

---

**HIPOGLICEMIA**

**Conceitos gerais**
- Desequilíbrio entre o suporte e a utilização da glicose hipoglicemia
- Pode ser discreta, transitória, assintomática
- A extensão das lesões cerebrais depende de
  - Grau, duração da hipoglicemia
  - CBF, utilização da glicose
  - Disponibilidade/utilização de fontes de energia alternativas (p. ex., lactato)

*(continua)*

---

*(continuação)*
- Fatores exacerbantes (p. ex., hipoxia)
- Reconhecimento, tratamento imediato/apropriado

**Hipoglicemia pediátrica/adulta**
- Etiologia
  - Geralmente associada com diabetes
  - Excesso absoluto/relativo de insulina ou insuficiência de glicose
  - Produção de energia/utilização de $O_2$ ↓, neurotransmissores e citotóxicos ↑
- Patologia
  - Necrose cortical
- Imagem
  - Hipodensidade/hiperintensidade no córtex parieto-occipital, núcleos da base
  - Restrição da difusão
  - SB, tálamos e cerebelo geralmente poupados

**Hipoglicemia neonatal/infantil**
- Etiologia
  - Mais comum: diabetes materno
  - Hiperglicemia fetal → hiperinsulinemia → hipoglicemia
  - Menos comum: hiperinsulinemia congênita hereditária
- Aspectos clínicos
  - Geralmente presente nos primeiros três dias pós-natal
  - O nível de glicose é variável
- Imagem
  - Geralmente semelhante a do adulto (predominância posterior)
  - Diferente: SB subcortical, tálamos em geral envolvidos
- Diagnóstico diferencial
  - Encefalopatia hipóxico-isquêmica a termo
  - Encefalopatia mitocondrial (MELAS)

---

## Distúrbios associados à hiperglicemia

Enquanto a hiperglicemia pode ser espontânea, ela é mais frequentemente associada ao diabetes melito (DM). Nesta seção, será discutido brevemente o DM, antes de dar-se atenção especificamente aos danos cerebrais induzidos pela hiperglicemia. Primeiramente serão discutidos os efeitos da hiperglicemia *crônica* do cérebro, vista como doença de pequenos vasos acelerada (microvascular). Então, serão consideradas duas condições menos comuns associadas com as alterações da hiperglicemia *aguda* no SNC: cetoacidose diabética e estado hiperosmolar hiperglicêmico (raro).

## Diabetes

No *diabetes melito tipo I* (DM1), previamente chamado de "diabetes juvenil", uma falta de insulina resulta da destruição das células β produtoras de insulina no pâncreas, presumivelmente secundária a um processo autoimune mediado. O DM1 corresponde a apenas 5 a 10% de todos os pacientes com DM.

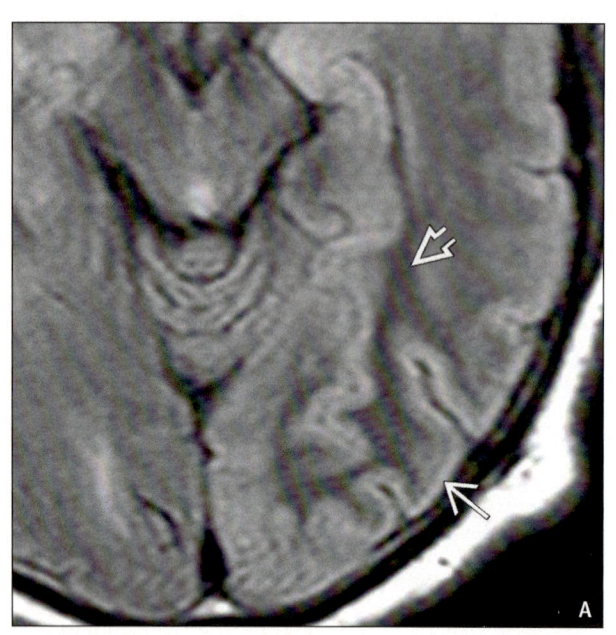

**32-16A** FLAIR axial de um paciente com DM2 e EHH mostrando giros hiperintensos ⇒ e SB hipointensa ⇒ no lobo parieto-occipital esquerdo.

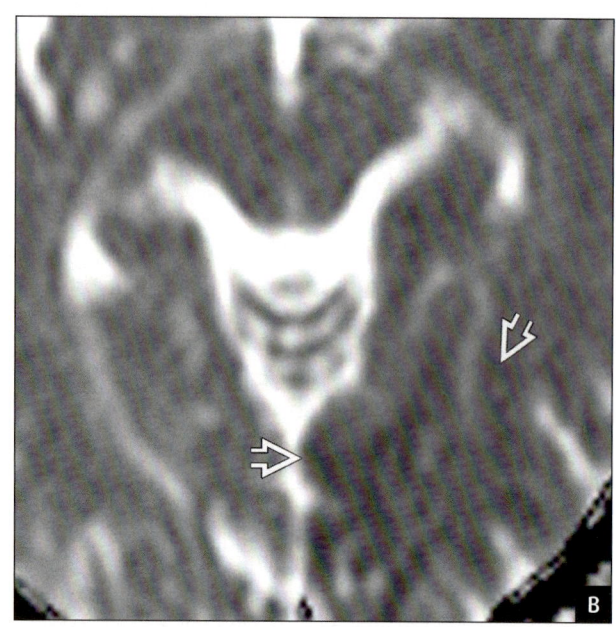

**32-16B** Mapa ADC do mesmo paciente mostrando restrição da difusão ⇒. (Cortesia de K. K. Oguz, MD.)

A maioria dos pacientes com diabetes tem **diabetes melito tipo II** (DM2), previamente chamado de "diabetes de início adulto". O DM2 também é conhecido como diabetes não insulino-dependente e é causado pela deficiência relativa da insulina ou por resistência insulínica celular. O DM2 ocorre tanto em crianças quanto em adultos. Fatores de risco incluem baixo nível de atividade, dieta pobre e excesso de peso.

### Dano cerebral hiperglicêmico crônico

O dano cerebral induzido pela hiperglicemia pode ser crônico ou agudo. Com o aumento mundial da obesidade e com a crescente prevalência de DM2, os efeitos da hiperglicemia crônica no cérebro são muito conhecidos. Os pacientes com DM2 têm arterioloesclerose acelerada e hipo-hialinose com infarto silencioso, perda volumétrica cerebral e redução da função cognitiva.

A RM mostra aumento dos números de hiperintensidades subcorticais e periventriculares em T2/FLAIR, em especial na SB frontal, na ponte e no cerebelo. A imagem do tensor da difusão (DTI, de *diffusion tensor imaging*) demonstra perda da integridade microestrutural com redução da anisotropia fracionada (FA, de *fractional anisotropy*).

### Dano cerebral hiperglicêmico agudo

Embora o dano cerebral agudo na hiperglicemia seja menos comum que na hipoglicemia, a hiperglicemia também pode causar uma morbidade maior e uma mortalidade significativa. Duas condições agudas são associadas com a hiperglicemia: a **cetoacidose diabética** (CD) e o **estado hiperosmolar hiperglicêmico** (EHH). Essas duas doenças podem ser consideradas o ponto final de um contínuo clínico-laboratorial de CD com sintomas mínimos e osmolaridade normal a EHH com mínima ou nenhuma cetose e coma.

CD e EHH são causados pela redução da ação efetiva da insulina circulante. A "fome" intracelular estimula a liberação dos hormônios contrarreguladores glucagon, catecolaminas, cortisol e hormônio do crescimento. Isso leva a uma produção de glicose hepática e renal acelerada e à redução da utilização da glicose nos tecidos periféricos dependentes de insulina (p. ex., músculo, fígado, tecido adiposo). O resultado é hiperglicemia, lipólise (com liberação de ácidos graxos livres na circulação) e oxidação ácida gordurosa hepática (em corpos cetônicos).

CD e EHH também estão associados com glicosúria, que pode causar disúria osmótica com consequente perda de água, sódio, potássio e outros eletrólitos. Em casos graves, alterações secundárias da desmielinização osmótica aguda podem complicar os achados de imagem dessas doenças.

**CETOACIDOSE DIABÉTICA.** Embora a CD possa ocorrer em pacientes com DM1 e DM2, é muito incomum no DM2. Ela é definida como acidose com pH venoso menor que 7,3 ou concentração de bicarbonato sérico menor que 15 mmol/L na presença de concentração de glicose sérica maior que 11 mmol/L. A CD é caracterizada por glicosúria, cetonúria e cetonemia.

A CD em geral é uma doença recorrente. A mortalidade para cada episódio é relativamente pequena (0,15 a 0,3%). O edema cerebral idiopático corresponde a pelo menos dois terços dos casos fatais.

A imagem em pacientes com CD aguda é não específica, com edema cerebral vasogênico sendo a anormalidade mais comum. Idade jovem, acidose grave, hipocapnia e desidratação já foram citadas como fatores de risco para edema cerebral.

ESTADO HIPEROSMOLAR HIPERGLICÊMICO. O EHH ocorre quase exclusivamente em pacientes com DM2. Ele já foi considerado uma condição relativamente rara, vista somente na população idosa. Com o aumento do DM2 na infância, o EHH agora ocorre em pacientes de todas as idades e está se tornando significativamente mais comum.

Os critérios clínico-laboratoriais para EHH incluem concentração de glicose no plasma superior a 33,3 mmol/L, concentração de bicarbonato sérico superior a 15 mmol/L, cetonúria e cetonemia ausentes ou mínimas, osmolalidade sérica efetiva superior a 320 mmol/kg e presença de estupor ou coma. Diferentemente da CD, crises convulsivas são comuns. Glicosúria e hipernatremia pela desidratação podem levar a edema cerebral, desmielinização osmótica, crises convulsivas e parada cardíaca.

O achado de imagem mais importante no EHH é a *hipo*intensidade em T2/FLAIR na SB parieto-occipital (**Fig. 32-16**). Pacientes tratados para EHH com correção rápida do estado hiperosmolar podem também desenvolver desmielinização osmótica com achados típicos de mielinólise central pontina (ver a seguir).

## Hemibalismo-hemicoreia induzido pela hiperglicemia

A síndrome chamada de hemibalismo-hemicoreia induzido pela hiperglicemia (HHH) é caracterizada por movimentos involuntários unilaterais e não padronizados. O HHH é uma complicação rara, mas potencialmente reversível da hiperglicemia não cetótica. Ele costuma ocorrer em pacientes idosos, afeta mais frequentemente as mulheres e pode ser o primeiro sintoma ("desmascarador") do DM2. O HHH pode se resolver em dias ou persistir por anos.

Os achados na RM são praticamente patognomônicos de HHH. Hiperintensidade em T1 unilateral nos núcleos da base poupando o tálamo é característica (**Fig. 32-17**). A anormalidade de sinal provavelmente representa uma deposição de zinco, não cálcio nem hemorragia.

---

**HIPERGLICEMIA**

**Conceitos gerais**
- Espontânea (rara) ou associada ao diabetes (comum)
- Aguda (rara) ou crônica (comum)

**Hiperglicemia**
- Dano cerebral associado ao diabetes *crônico*
  - Arterioloesclerose acelerada, diminuição cognitiva
  - RM: ↓ volume cerebral, ↑ hiperintensidades na SB
- Dano cerebral hipoglicêmico *agudo*
  - Cetoacidose diabética (CD)
  - Estado hiperosmolar hiperglicêmico (EHH)
  - Hemibalismo-hemicoreia induzido pela hiperglicemia (HHH)
- Imagem
  - CD: edema cerebral vasogênico +– desmielinização osmótica
  - EHH: hipointensidade na SB subcortical
  - HHH: encurtamento de T1 unilateral nos núcleos da base

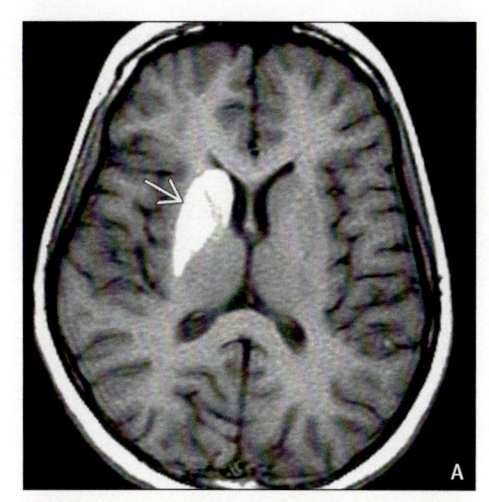

---

**32-17A** T1 no HHH mostrando hiperintensidade uniforme nos núcleos da base direitos ➡.

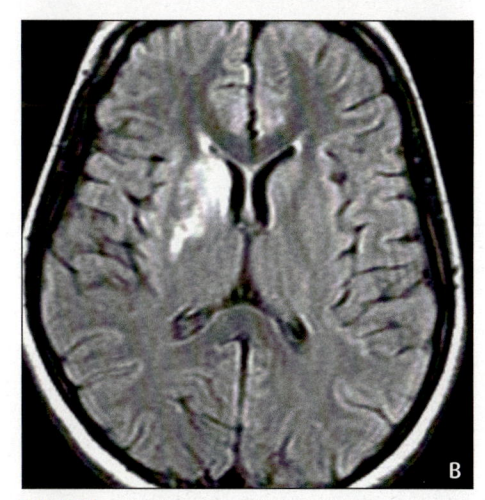

**32-17B** FLAIR no mesmo paciente mostrando hiperintensidade nos núcleos da base direitos. O restante do cérebro está normal.

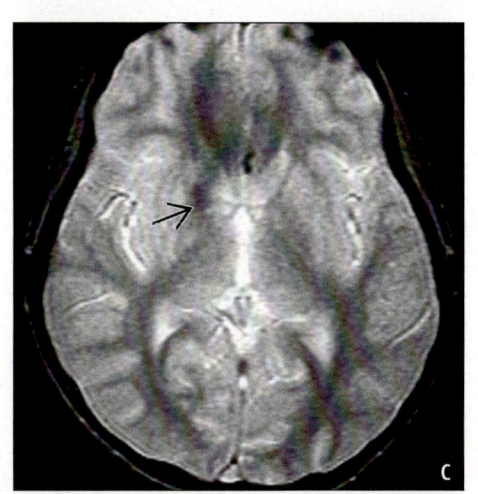

**32-17C** T2* GRE mostrando mínima hipointensidade no globo pálido ➡ e artefato ou susceptibilidade magnética não significativo, que seria sugestivo de hemorragia. (K. K. Oguz, MD.)

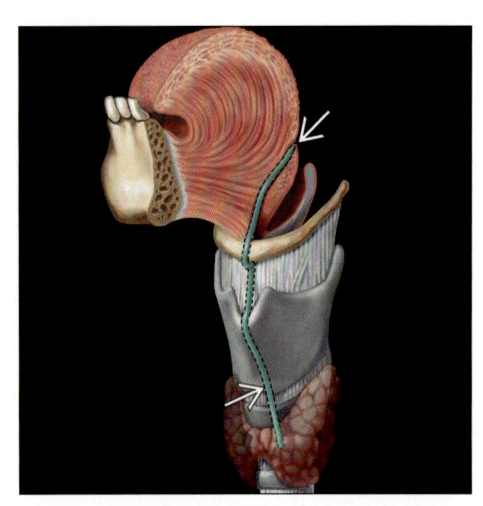

**32-18** A tireoide embrionária migra inferiormente da língua para o pescoço. A tireoide ectópica pode ocorrer em qualquer lugar ao longo do ducto tireoglosso ➔.

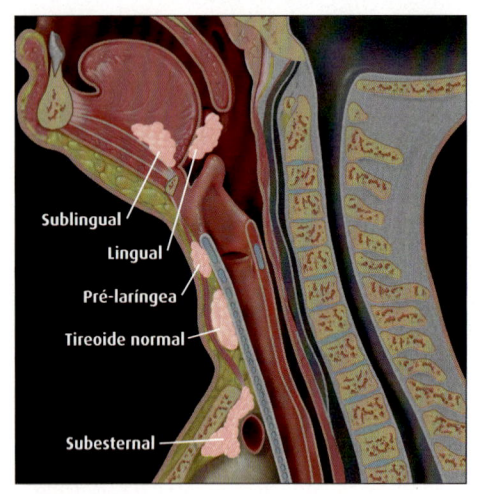

**32-19** Gráfico sagital mostrando localizações possíveis da tireoide ectópica. A maioria ocorre ao longo do ducto tireoglosso, mas pode ocorrer em qualquer lugar (p. ex., subesternal).

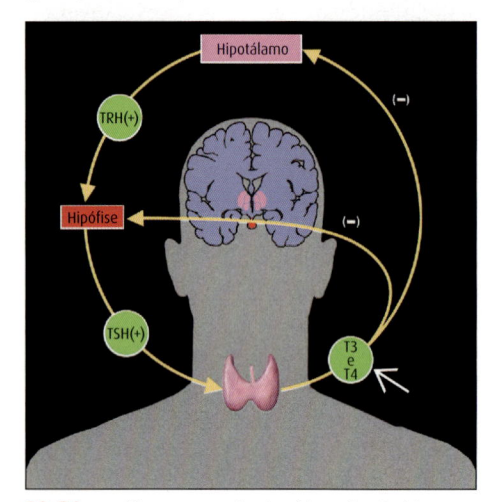

**32-20** Gráfico mostrando eixo hipotalâmico-hipofisário e tireoide. Observar que T3 e T4 ➔ inibem a estimulação hipotalâmica e hipofisária da tireoide.

## Distúrbios da tireoide

Os distúrbios da tireoide são doenças metabólicas relativamente comuns que muitas vezes são leves e raramente afetam a função cerebral. Entretanto, muitos achados de imagem – alguns deles evidentes – são associados com doença tireoidiana. Alguns podem ser confundidos com doenças mais sérias (p. ex., hiperplasia hipofisária induzida pelo hipotireoidismo mimetizando adenoma hipofisário), e alguns (p. ex., encefalopatia de Hashimoto) podem ocasionar risco à vida.

O hipotireoidismo pode ser congênito ou adquirido. A discussão sobre doenças da tireoide será iniciada com o hipotireoidismo congênito, dando-se então atenção às doenças hipotireoidianas adquiridas e suas manifestações de imagem. A seção terminará com uma rápida consideração sobre as doenças hipertireoidianas e seus efeitos no SNC.

### *Hipotireoidismo congênito*

O hipotireoidismo congênito (HC) ocorre em 1:2.000 a 4.000 recém-nascidos e é uma das causas preveníveis mais comuns de retardo mental. Se o diagnóstico e o tratamento inicial forem feitos dentro de algumas semanas após o nascimento, o neurodesenvolvimento costuma ser normal.

Recém-nascidos com HC normalmente têm algum resíduo inicial de função tireoidiana devido ao T4 materno que cruza a placenta do feto. Com uma meia-vida de seis dias, no entanto, o T4 materno será metabolizado e excretado quase por completo com 3 a 4 semanas de idade.

Nos países desenvolvidos, com os programas de rastreamento dos recém-nascidos, a maioria das crianças com HC é diagnosticada logo após o nascimento. O hormônio tireoestimulante (TSH, de *thyroid-stimulating hormone*) sérico é elevado (em geral mais de 20 a 30 mu/L). Em países menos desenvolvidos, o HC costuma ser diagnosticado tardiamente na infância quando achados clínicos suspeitos levam a um teste de função da tireoide ou a exames de imagem. O achado clínico mais visível é a face sugestiva de "cretinismo", um termo não mais usado devido a suas implicações pejorativas.

### Etiologia e apresentação

O HC pode ser causado por disgenesia tireoidiana, dis-hormonogênese ou hipotireoidismo central. A deficiência de iodo e a doença tireoidiana materna também podem causar hipotireoidismo nos recém-nascidos.

**FATORES MATERNOS.** O HC transitório pode ocorrer em recém-nascidos pré-termo em áreas com deficiências endêmicas de iodo ou em famílias com história de bócio.

Na tireoidite autoimune materna, anticorpos IgG atravessam a placenta e podem bloquear a produção da tireoide fetal. Medicação ou terapia com I-131 para o hipotireoidismo materno ou câncer também pode agir adversamente no feto.

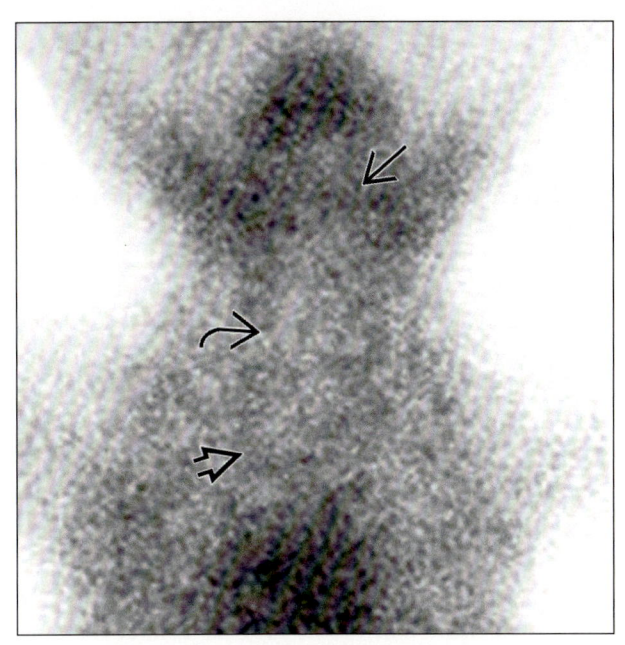

**32-21** Visão anterior de Tc-99m em uma criança com HC não mostrando captação em qualquer das localizações possíveis para o tecido tireoidiano, incluindo a orofaringe/base da língua →, o pescoço → e o mediastino →. (Cortesia de J. P. O'Maley, MD.)

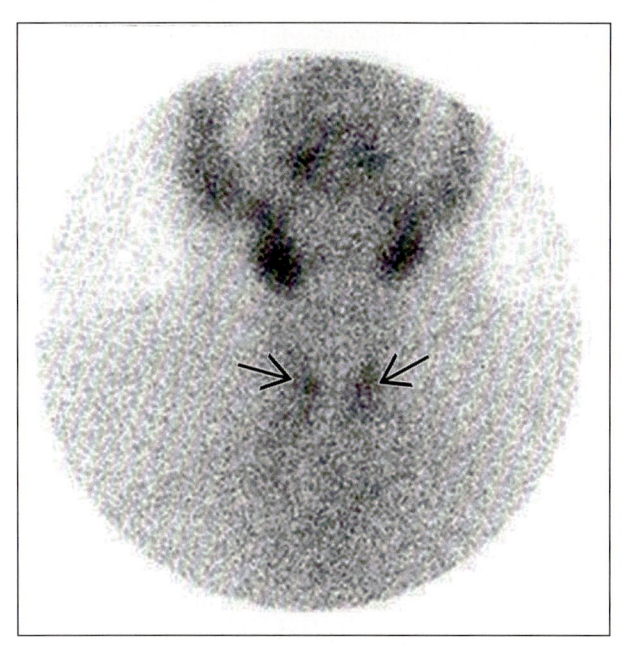

**32-22** Imagem de um menino de 13 anos com piora do hipotireoidismo, provavelmente secundário a um defeito de organificação, mostrando uma tireoide bilobada com uma captação muito baixa →. (Cortesia de J. P. O'Maley, MD.)

DISGENESIA DA TIREOIDE. A disgenesia da tireoide é a causa mais comum de HC, correspondendo a 70 a 75% dos casos. A falha do desenvolvimento normal da glândula tireoide inclui uma formação anormal da glândula e uma descida aberrante da tireoide.

O **tecido da tireoide ectópica** corresponde a 25 a 50% dos casos com disgenesia da tireoide. A ectopia pode ocorrer em qualquer lugar ao longo do ducto tireoglosso embrionário (**Fig. 32-18**), a via que segue a tireoide em desenvolvimento enquanto ela desce da base da língua ao pescoço (**Fig. 32-19**). A produção de hormônio na tireoide ectópica é baixa (apesar da presença de tecido funcionante), mas não completamente ausente. Em alguns casos, a produção hormonal pode ser suficiente para atrasar os sintomas clínicos até a adolescência.

A **agenesia da tireoide** ou **hipoplasia** corresponde a 20 a 50% dos casos de HC e costuma causar hipotireoidismo grave com marcada redução do T4, elevação do TSH e níveis indetectáveis de tireoglobulina.

DIS-HORMONOGENESIA. Erros inatos da biossíntese dos hormônios tireoidianos (dis-hormonogenesia) correspondem a 5 a 15% dos casos de HC. Os defeitos ocorrem na biossíntese, na secreção ou na utilização dos hormônios tireoidianos, incluindo anormalidades enzimáticas, deficiência de transporte do sódio/iodeto, resistência de TSH com receptores de TSH anormais nas membranas das células foliculares, e resistência do hormônio tireoidiano periférico com defeito do receptor de T3 nos núcleos celulares periféricos.

HIPOTIREOIDISMO CENTRAL (SECUNDÁRIO). Disfunções hipofisárias ou hipotalâmicas causam 10 a 15% dos casos de HC. A glândula é formada normalmente, mas o eixo hipotálamo-hipófise-tireoide é interrompido (**Fig. 32-20**). A maioria dos casos de hipotireoidismo secundário é causada pela redução do TSH hipofisário e costuma ocorrer em combinação com a deficiência de hormônio hipofisário. O denominado hipotireoidismo terciário devido à redução do TSH hipotalâmico é raro em crianças.

## Imagem

Estudos de imagem na face e no pescoço demonstram uma tireoide ectópica em mais da metade de todos os casos de HC. Cerca de 90% ocorrem na base na língua, onde são vistos como uma massa bem delimitada, arredondada ou ovoide, hiperdensa na linha média na TC sem contraste, e uma massa iso em T1 e hiperintensa em T2 na RM. Realce uniforme e intenso após injeção endovenosa de contraste é típico.

A ausência completa da tireoide e a hipoplasia tireoidiana representam a maioria dos casos remanescentes. Estudos nucleares (pertcnetato Tc-99m ou I-123) não costumam ser usados para o diagnóstico de disgenesia tireoidiana e demonstram a ausência da captação (nenhuma atividade em qualquer dos locais esperados) (**Fig. 32-21**). Erros inatos do metabolismo dos hormônios tireoidianos em geral aparecem como tireoides pequenas bilobadas na localização esperada (**Fig.32-22**).

Imagens de RM cerebral em crianças com HC podem mostrar uma discreta atrofia generalizada com redução do volume da SB e menor diferenciação das camadas corticais, proeminência das fissuras silvianas e hipointensidade em T2 nos globos pálidos e na substância negra.

### Diagnóstico diferencial

Como a porção central da base da língua é a localização mais comum para a tireoide ectópica (**Fig. 32-23**), os diagnósticos diferenciais mais importantes são malformação venosa ou hemangioma, tonsila lingual proeminente/assimétrica e neoplasias (linfoma não Hodgkin). A tireoide lingual pode expandir de modo significativo durante a puberdade. *Em 75% dos casos, a tireoide lingual é o único tecido tireoidiano funcionante; isso não deve ser confundido com um tumor e removido* (**Figs. 32-24 e 32-25**).

A **malformação venosa** exibe uma hiperintensidade em T2 proeminente. Um **hemangioma infantil** da via aérea superior costuma ser subglótico e assimétrico. Um hemangioma transglótico envolve múltiplas estruturas, não apenas a base da língua. O **tecido tonsilar proeminente/assimétrico** tem a mesma densidade/intensidade de sinal que as outras estruturas linfoides.

## Doenças hipotireoidianas adquiridas

O hipotireoidismo adquirido é muito mais comum que a variedade congênita, afetando 8 a 9 milhões de norte-americanos e muito mais pacientes em todo o mundo. Essa condição tem importantes manifestações na imagem: hiperplasia hipofisária e tireoidite/encefalopatia de Hashimoto.

### Hiperplasia hipofisária

O aumento da glândula hipofisária é comum em mulheres jovens no período menstrual e durante a gravidez/lactação. Aumento *não* fisiológico do volume da hipófise – aumento hipofisário patológico – é muito menos comum e costuma ocorrer em resposta a uma insuficiência de algum órgão.

O hipotireoidismo pode resultar em hiperplasia celular secundária a TSH e aumento simétrico da glândula hipofisária, podendo mimetizar um adenoma hipofisário nos exames de imagem. A hiperplasia hipofisária fisiológica e a não fisiológica são discutidas com detalhes no Capítulo 25. A maioria dos casos de hiperplasia hipofi-

**32-23** Gráfico axial mostrando uma tireoide sublingual →  na linha média posterior da língua, profundamente ao forame cego. Contorno muito definido e uma localização na linha média na base da língua ou no soalho da boca são típicas da tireoide lingual.

**32-24** TC com contraste mostrando tireoide lingual clássica →, vista como uma massa na linha média com realce uniforme na base da língua.

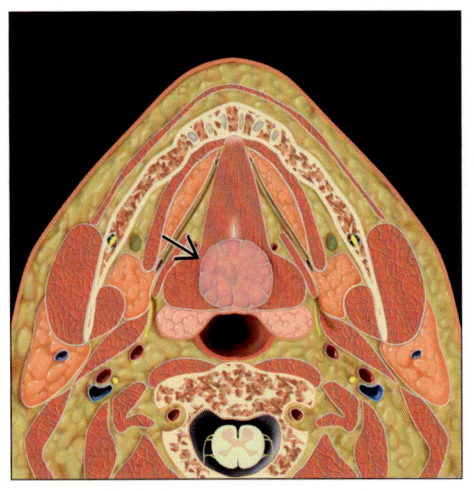

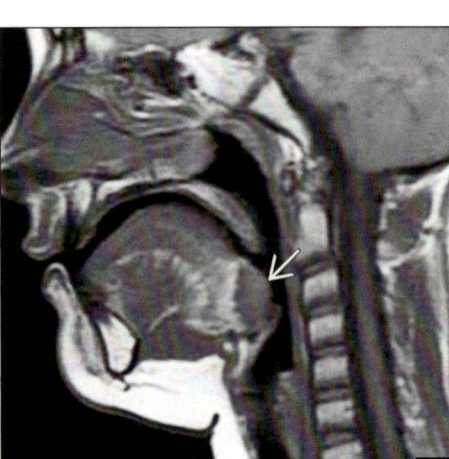

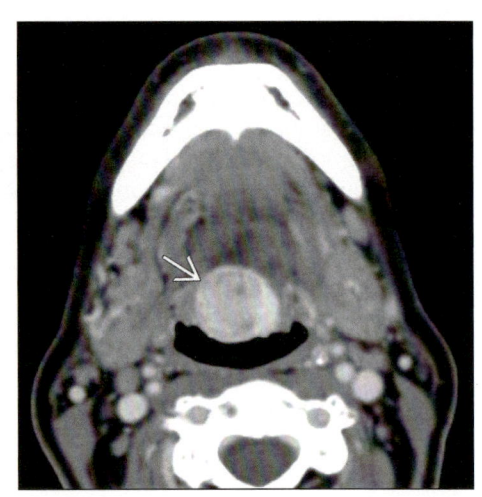

**32-25A** T1 sagital em uma menina de 13 anos com hipotireoidismo mostrando uma massa bem delineada → na base da língua. A massa é isointensa com a musculatura intrínseca da língua.

**32-25B** T1 axial na mesma paciente mostrando que a massa → está localizada na linha média e é bem demarcada. Tireoide lingual clássica.

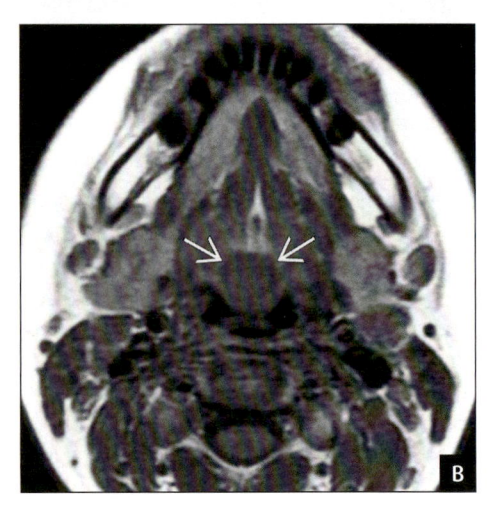

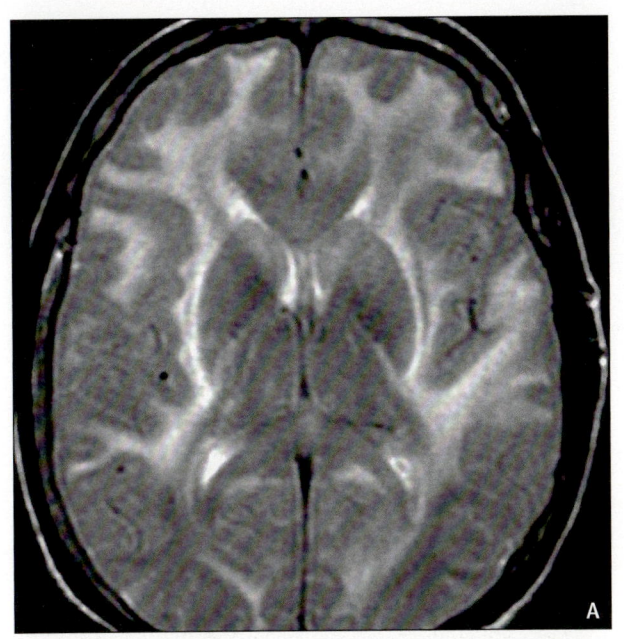

**32-26A** T2 axial em uma mulher de 51 anos com encefalopatia de Hashimoto aguda mostrando hiperintensidades confluentes e simétricas na SB subcortical e profunda.

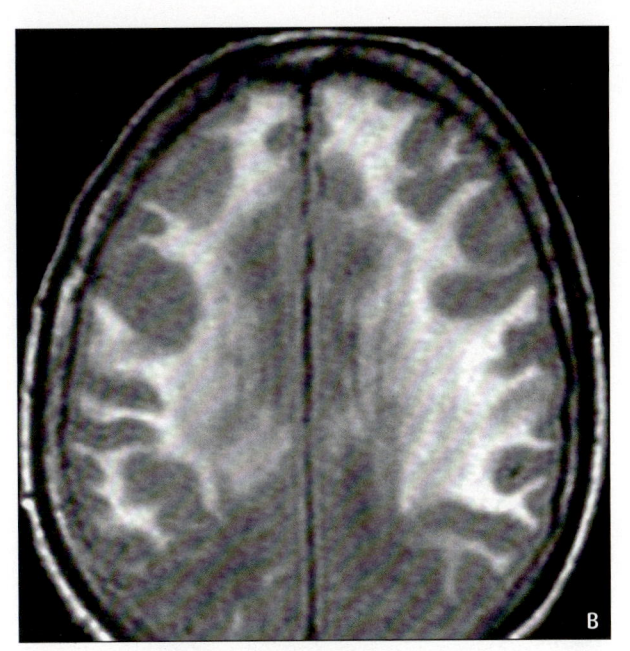

**32-26B** FLAIR na mesma paciente mostrando o envolvimento da SB subcortical frontal poupando os lobos occipitais.

sária induzida pelo hipotireoidismo reverte com a terapia de reposição de hormônio da tireoide. Cuidado: qualquer homem na pré-puberdade que apresente um "macroadenoma hipofisário" nos estudos de imagem deve ter uma avaliação endocrinológica detalhada, uma vez que macroadenomas são excepcionalmente raros nesse grupo etário.

## Encefalopatia de Hashimoto

**TERMINOLOGIA E ETIOLOGIA.** A encefalopatia de Hashimoto é uma condição rara, mas tratável, geralmente associada com a tireoidite de Hashimoto (TH) e caracterizada por altos níveis de anticorpos antitireoide. A encefalite de Hashimoto também é chamada de "encefalopatia responsiva a esteroide associada à tireoidite autoimune". Ela é uma complicação neurológica bem reconhecida da doença autoimune da tireoide e é a causa mais comum de hipotireoidismo adquirido.

Ocasionalmente, a encefalopatia de Hashimoto ocorre com um hipotireoidismo "iatrogênico" grave, geralmente com reposição hormonal inadequada seguida de tireoidectomia ou tratamento com I-131 radioativo.

**ASPECTOS CLÍNICOS.** A encefalopatia de Hashimoto ocorre tanto em crianças quanto em adultos, e existe uma prevalência moderada no sexo feminino.

A maioria dos pacientes apresenta-se com encefalopatia aguda ou distúrbios neuropsiquiátricos graves (algumas vezes chamados de "loucura mixedematosa"). Outros sintomas comuns incluem crises convulsivas (66%), mioclonos (38%) e infarto cerebral (27%). Ocasionalmente, os pacientes apresentam-se com mais declínio cognitivo gradual e alterações da personalidade. Esses pacientes podem ser inicialmente diagnosticados de modo errôneo como tendo uma demência "pré-senil".

**IMAGEM.** Cerca da metade de todos os pacientes com encefalopatia de Hashimoto demonstra anormalidades na imagem. Os achados mais típicos na RM são as hiperintensidades difusas confluentes ou focais em T2/FLAIR na SB subcortical e profunda periventricular. Os lobos occipitais são relativamente poupados (**Fig. 32-26**). A encefalopatia de Hashimoto em geral não realça após administração venosa de contraste.

## Hipertireoidismo

A manifestação mais comum do hipertireoidismo na cabeça e no pescoço é a oftalmopatia tireoidiana (doença de Graves). O envolvimento cerebral no hipertireoidismo ocorre, mas é muito raro.

Os macroadenomas hipofisários secretores de tirotropinas causam hipertireoidismo devido à síndrome de secreção inapropriada de TSH. Os estados hipocortisolêmicos (p. ex., síndrome de Sheehan com necrose hipofisária peri ou pós-parto) também podem precipitar hiperimunidade e hipertireoidismo autoimune.

Existe um aumento da prevalência de distúrbios psiquiátricos e de comportamento em pacientes com hipertireoidismo, incluindo o hipertireoidismo apatético e a demência hipertireóidea. A tireotoxicose também pode causar distúrbios de consciência. Crises convulsivas, normalmente do tipo generalizada tônico-clônica, ocorrem em menos de 1% dos casos.

Exames de imagem do encéfalo no hipertireoidismo são incomuns. Alguns poucos casos de **hipertensão in-**

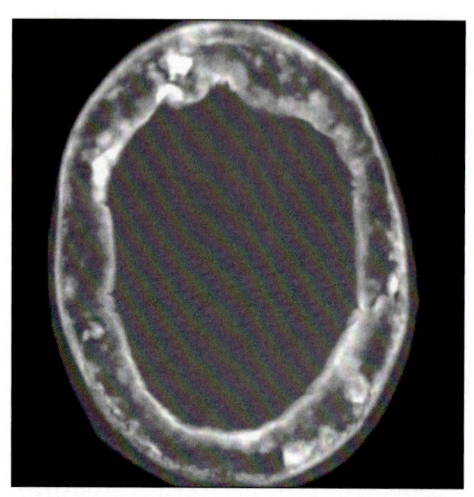

**32-27** TC sem contraste da calota craniana de um paciente com hiperparatireoidismo mostrando os focos característicos "sal e pimenta" de reabsorção e esclerose.

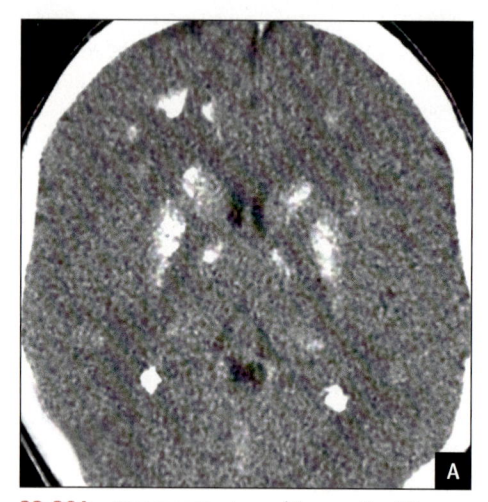

**32-28A** TC sem contraste em hiperparatireoidismo mostrando Ca++ bilateral e simétrico nas cabeças dos núcleos caudados, no putame, no globo pálido e no tálamo. Alguns Ca++ estão na junção SB-SC.

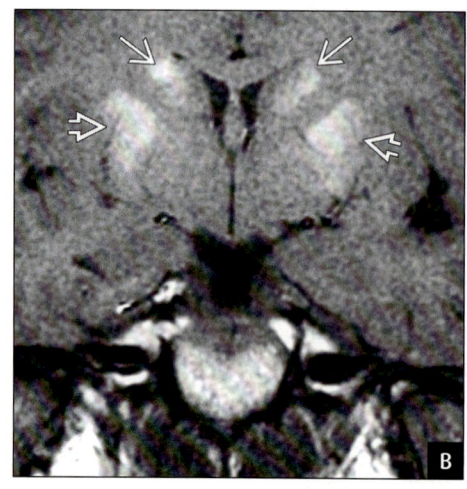

**32-28B** T1 coronal do mesmo paciente mostrando encurtamento de T1 com hiperintensidades simétricas nos núcleos caudados ➡ e nos núcleos da base ➡.

tracraniana idiopática aguda ("pseudotumor cerebral") associados com hipertireoidismo foram relatados.

Devido aos efeitos no fator de atividade VIII, o hipertireoidismo já foi relatado como um fator de risco independente para **trombose venosa dural**. A doença de Graves já foi relatada como uma causa rara de hiperintensidade transitória no esplênio do corpo caloso e uma **síndrome autoimune desmielinizante multifásica tipo esclerose múltipla**.

---

### DISTÚRBIOS DA TIREOIDE

**Distúrbios do hipotireoidismo congênito**
- Etiologia
  - Disgenesia tireoidiana, disormonogênese, hipotireoidismo central
- Imagem
  - Tireoide ectópica em 50% (90% na base da língua)
  - Não deve ser confundido com neoplasia

**Distúrbios do hipotireoidismo adquirido**
- Hiperplasia hipofisária
  - Homens pré-púberes com hipófise "gorda"
- Encefalopatia de Hashimoto
  - Edema da SB (poupa os lobos occipitais)

**Hipertireoidismo**
- Oftalmopatia tireoidiana (doença de Graves)
- Raramente é realizado exame de imagem do cérebro

---

## Distúrbios da paratireoide

As glândulas da paratireoide estão localizadas no espaço visceral do pescoço. Elas normalmente apresentam o tamanho e a morfologia de um grão de feijão e são muito aderentes à superfície posterior dos lobos da tireoide. As glândulas paratireoides ectópicas são encontradas em 2% dos casos, geralmente logo abaixo do polo tireoidiano inferior, mas também podem ser encontradas da região cervical superior até o mediastino. A maioria dos pacientes tem quatro glândulas paratireoides, 10% têm cinco ou mais, e 3% têm três ou menos.

As anormalidades metabólicas relacionadas à disfunção hormonal da paratireoide incluem o hiperparatireoidismo primário e secundário, assim como o hipoparatireoidismo, o pseudo-hipoparatireoidismo e o pseudo-pseudo-hipoparatireoidismo.

### *Hiperparatireoidismo*

As glândulas paratireoides controlam o metabolismo do cálcio produzindo o hormônio da paratireoide (PTH, de *parathyroid hormone*). O hiperparatireoidismo (HPT) é a doença clássica de reabsorção óssea; portanto, anormalidades na imagem podem ser vistas tanto na calota craniana quanto no cérebro.

O HPT pode ser um distúrbio adquirido (comum) ou herdado (raro). Ambas as condições são brevemente discutidas neste capítulo. O HPT também pode ser primário, secundário ou até mesmo terciário. Devido ao aumento do número de pacientes em diálise, o tipo mais comum atualmente é o HPT secundário.

## Hiperparatireoidismo primário

**Etiologia.** No HPT primário, níveis altos de PTH resultam em reabsorção óssea desnecessária. A causa mais comum do HPT primário é o adenoma da paratireoide, responsável por 75 a 85% dos casos. A segunda etiologia mais comum é a hiperplasia paratireóidea não neoplásica (10 a 20%). O carcinoma da paratireoide é raro, representando apenas 1 a 5% dos casos.

O HPT primário esporádico é muito mais comum que o HPT hereditário. As mais importantes síndromes herdadas associadas com HPT primário são a neoplasia endócrina múltipla (NEM tipo 1, NEM tipo 2a) e o HPT familial isolado. Os maiores achados em pacientes com **NEM1** incluem o tumor da paratireoide (95%), o tumor pancreático neuroendócrino (40%) e a neoplasia hipofisária (30%). A **NEM2a** é caracterizada por carcinoma medular da tireoide (99%), feocromocitoma (50%) e tumores da paratireoide (20 a 30%).

**Aspectos clínicos.** O HPT primário é mais comum em adultos de meia-idade e idosos, sendo relativamente raro em crianças. Existe uma grande predominância no sexo feminino. O HPT primário é caracterizado por hipercalcemia e hipofosfatemia (o cálcio sérico é elevado; o fósforo sérico é normal ou reduzido). O HPT costuma ser assintomático. Os sinais gerais em pacientes com HPT sintomático são caracterizados como "pedras, ossos, gemidos abdominais e lamentos psíquicos" (do inglês *stones, bones, abdominal groans, and psychic moans*).

Uma entidade recentemente descrita (e controversa) é chamada de "HPT primário normocalcêmico". Os pacientes têm um nível de PTH elevado, mas um cálcio sérico e um nível de vitamina D normais.

**Imagem.** A TC óssea demonstra **lesões "em sal e pimenta"** difusas na calota craniana. Elas são causadas por focos de reabsorção óssea intercalados com esclerose variada (**Fig. 32-27**). Reabsorção simétrica bilateral da lâmina dura dos dentes pode estar presente.

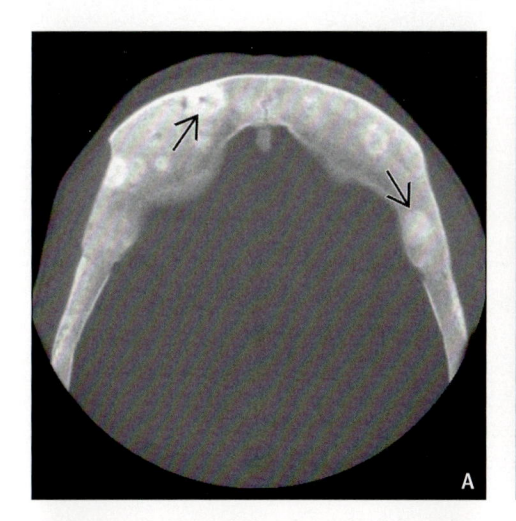

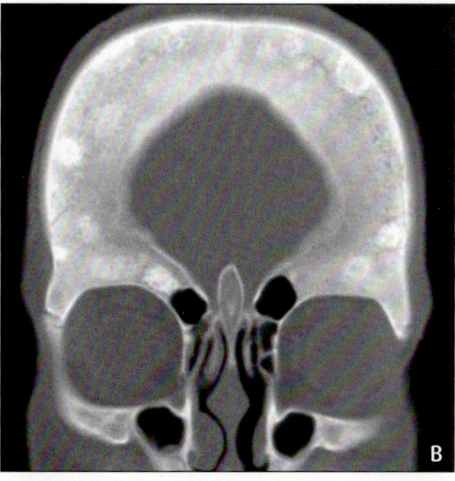

**32-29A** TC axial óssea em um paciente com HPT secundário mostrando leontíase óssea com espessamento da calota craniana e "tumores marrons" focais escleróticos →.
**32-29B** TC óssea coronal no mesmo paciente mostrando um intenso espessamento da calota craniana.

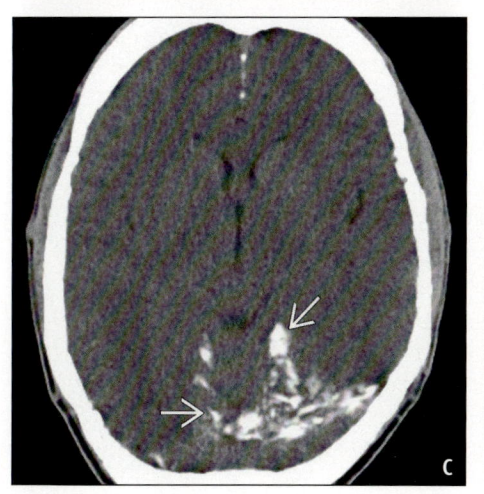

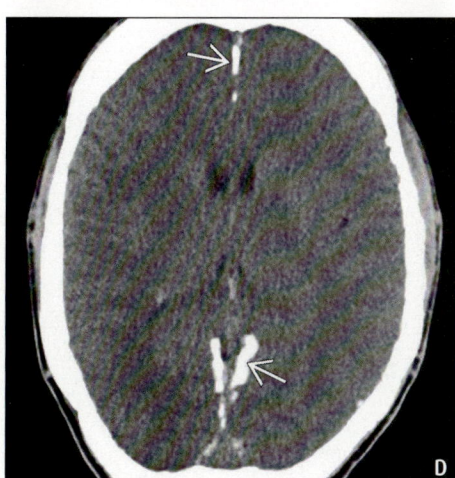

**32-30A** TC sem contraste em um homem de 31 anos com doença renal crônica avançada e diálise de longa data mostrando intenso espessamento e depósitos de placas ao longo do tentório →. Observar a ausência de calcificações nos núcleos da base.
**32-30B** TC sem contraste mais cefálica no mesmo paciente mostrando focos adicionais de calcificações durais →.

**32-31A** T1 sagital em um homem de 34 anos com uma história de 25 anos de insuficiência renal em diálise, HPT secundário conhecido e macrocefalia. Ele desenvolveu redução da visão e espessamento dos discos ópticos. Observar o espessamento marcado da calota craniana ➡, com múltiplos "tumores marrons" ➡, e *pannus* espessado e calcificado ao redor do odontoide ➡.

**32-31B** T1 sagital no mesmo paciente mostrando espessamento da parede da órbita ➡ e da calota craniana. Observar os "tumores marrons" proeminentes bem delimitados de intensidade de sinal variável ➡.

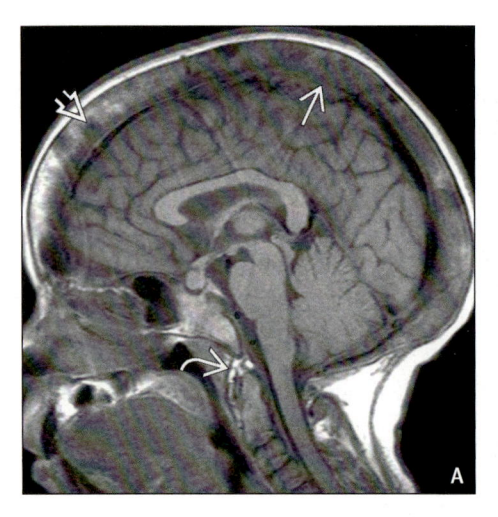

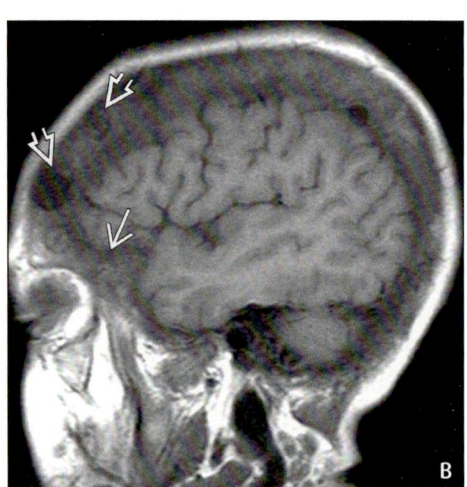

**32-31C** T1 axial mostrando espessamento acentuado da calota craniana e lesões focais.

**32-31D** T2 mostrando calota craniana espessada ➡ e múltiplos "tumores marrons" de intensidade de sinal variável ➡. Observar que algumas das lesões mais hiperintensas ➡ são quase invisíveis em T1 à esquerda.

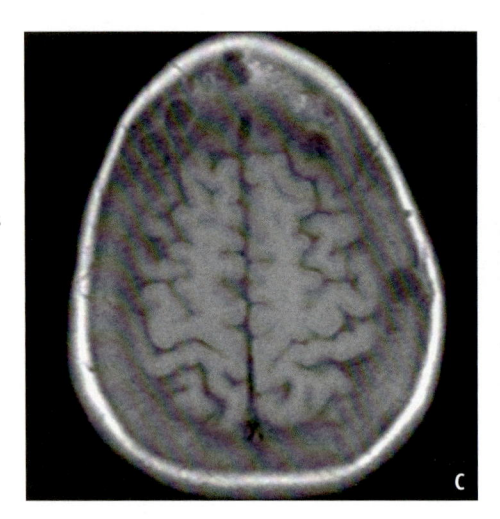

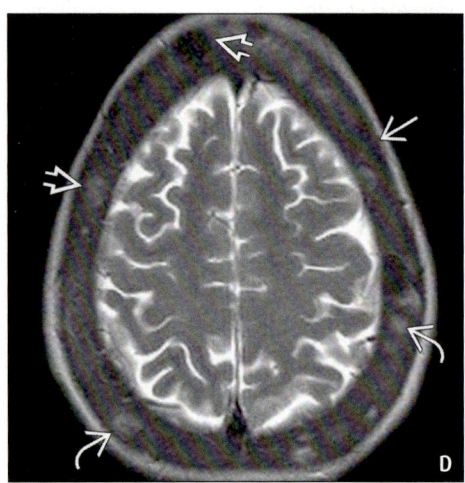

**32-31E** FLAIR mostrando crânio espessado e "tumores marrons" multifocais. O encéfalo subjacente aparece normal.

**32-31F** T1 C+ coronal com saturação de gordura mostrando que um dos "tumores marrons" realça ➡. Observar a dura espessada ➡. O osso espessado causa redução significativa do volume das órbitas com compressão da bainha dos nervos ópticos ➡ no ápice orbitário. (Cortesia de S. Chung, MD.)

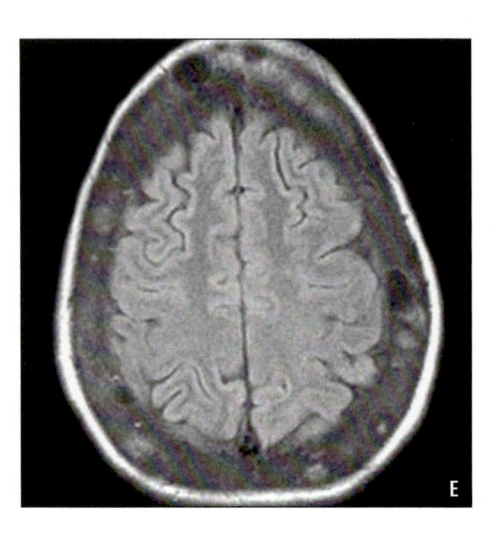

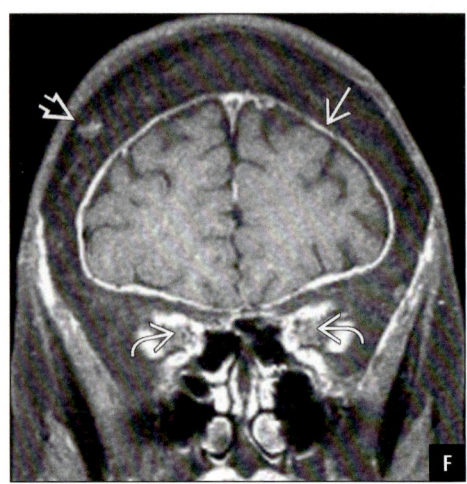

Os achados mais comuns no cérebro são **calcificação dos núcleos da base** na TC sem contraste. Depósitos simétricos bilaterais nos globos pálidos, no putame e nos núcleos caudados são típicos. Os tálamos, a SB subcortical e os núcleos denteados também podem estar afetados (**Fig. 32-28A**).

A RM mostra encurtamento simétrico em T1 e hipointensidade em T2 nos núcleos da base (**Fig. 32-28B**). Artefato de susceptibilidade magnética discreto a moderado em T2* (GRE, SWI) é típico. "**Tumores marrons**" – lesões não neoplásicas solitárias ou múltiplas da calota craniana – são comuns (ver a seguir).

### Hiperparatireoidismo secundário

ETIOLOGIA. O HPT secundário é caracterizado por hipersecreção de PTH e hiperplasia da glândula paratireoide.

A causa mais comum do HPT secundário é a doença renal crônica (DRC). A maioria dos pacientes em diálise eventualmente desenvolve o HPT secundário. Outras etiologias do HPT secundário incluem deficiência da dieta de cálcio, distúrbios da vitamina D, redução do metabolismo de fosfato e hipomagnesemia.

ASPECTOS CLÍNICOS. A maioria dos pacientes com HPT secundário tem mais de 40 anos no momento do diagnóstico inicial. Não existe predileção por gênero. O cálcio sérico é normal ou baixo, o fósforo sérico é aumentado, e o produto cálcio-fosfato é elevado. A vitamina D é reduzida, o que quase sempre é secundário à doença renal em vez de deficiência dietética.

A manifestação comum da DRC é a osteodistrofia renal. O espessamento maciço da calota craniana e da base do crânio reduz as dimensões dos canais neurais e vasculares. O envolvimento progressivo dos nervos cranianos – mais comumente a neuropatia óptica compressiva – e a estenose carotídea com sintomas de isquemia são típicos.

IMAGEM. O HPT secundário afeta primeiro a calota craniana e a dura; o parênquima cerebral geralmente é normal. A TC sem contraste mostra um espessamento acentuado da calota craniana e dos ossos da face, uma condição algumas vezes descrita como "**leontíase urêmica óssea**" ou macrocefalia (**Fig. 32-29**).

"**Tumores marrons**" podem ser vistos tanto no HPT primário quanto no secundário. Esses tumores representam um processo reativo – não neoplásico – causado por reabsorção óssea osteoclástica. Reposição fibrosa, hemorragia e necrose levam à formação de cistos com aparência amarronzada. "Tumores marrons" solitários ou múltiplos são vistos na TC óssea como lesões líticas expansivas focais com margem não esclerótica. A intensidade de sinal na RM é muito variável, refletindo a idade e a quantidade de hemorragia, assim como a presença de tecido fibroso e formação cística (**Fig. 32-31**).

O achado intracraniano clássico no HPT secundário é um **espessamento dural em placa extenso** (**Fig. 32-30**).

A DRC de longa data também pode resultar em **calcificações** extensas nas carótidas internas e externas.

### Hiperparatireoidismo terciário

O HPT terciário resulta de um HPT secundário de longa data e raramente é visto. A glândula paratireóidea torna-se hiperplásica e não responde de modo apropriado aos níveis de cálcio sérico (i.e., funciona "autonomicamente"). Os achados de imagem são similares aos do HPT secundário.

## Distúrbios da hipoparatireoide

Três tipos de hipoparatireoidismo são conhecidos: hipoparatireoidismo, pseudo-hipoparatireoidismo e o pseudo-pseudo-hipoparatireoidismo. Todas as três doenças compartilham achados comuns nos exames de imagem do cérebro, embora tenham apresentação clínica e achados laboratoriais variáveis.

### Hipoparatireoidismo

O hipoparatireoidismo (HP) é uma doença da infância, em geral apresentando-se por volta dos 5 anos de idade. É provável que essa condição seja uma doença autoimune-mediada com *redução* da produção do PTH. O HP é caracterizado por hipocalcemia e hipofosfatemia. Espasmo carpopedal, tetania, crises convulsivas e hiper-reflexia são apresentações comuns.

Calcificações intracranianas são achados típicos na TC sem contraste (**Fig. 32-32**). Os núcleos da base são os locais mais comuns, seguidos pelo cérebro e pelo cerebelo. Calcificações no tecido subcutâneo são comuns nas extremidades, mas raras na cabeça e no pescoço.

Os achados extracranianos mais evidentes são relacionados à osteosclerose. Calcificação no ligamento espinal/ossificação, formação de osteófitos e entesopatia (especialmente ao redor da pelve) são típicas. O HP no adulto é raro e quase sempre é iatrogênico, ocorrendo inadvertidamente após tireoidectomia. Em contraste com o HP infantil, o HP adulto tem poucos achados nos exames de imagem.

### Pseudo-hipoparatireoidismo

O pseudo-hipoparatireoidismo (PHP) é causado pela insensibilidade do órgão-alvo e é caracterizado por *elevação* dos níveis de PTH. Obesidade, face arredondada e retardo mental são achados clínicos essenciais. A osteodistrofia hereditária de Albright (OHA) é um fenótipo específico visto no PHP autossômico dominante e é caracterizada pelos quarto e quinto metacarpos curtos e pela baixa estatura.

### Pseudo-pseudo-hipoparatireoidismo

O pseudo-pseudo-hipoparatireoidismo (PPHP) é causado pela expressão incompleta do PHP (por isso o termo "pseudo-pseudo..."). Os níveis de cálcio e fosfato são normais.

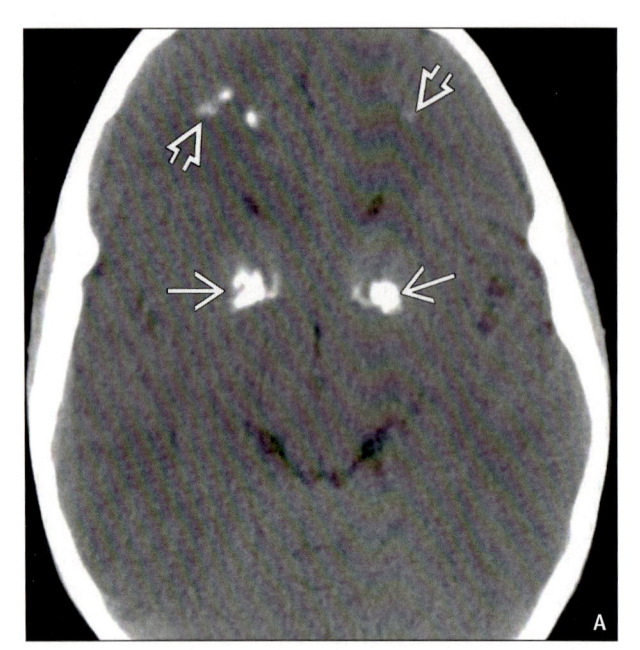

**32-32A** TC sem contraste axial em um paciente de 7 anos com novas crises convulsivas e HP documentado mostrando calcificações simétricas nos núcleos da base ➡, com pequenos focos calcificados na interface SB-SC ⇨.

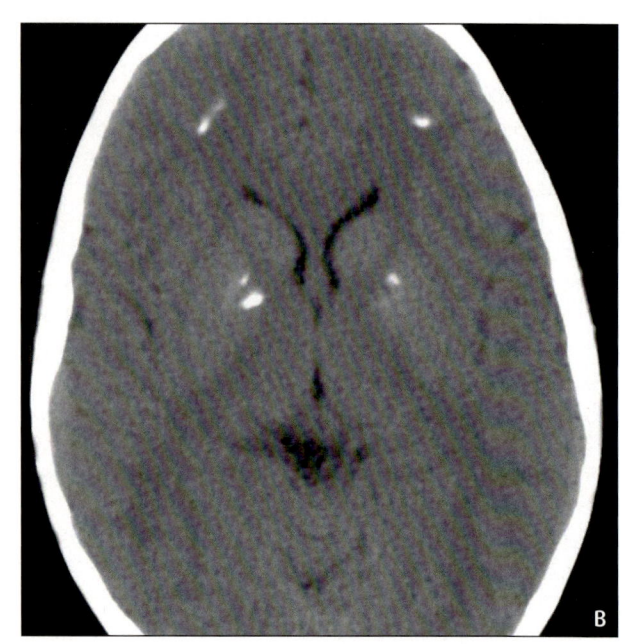

**32-32B** Imagem um pouco mais cefálica mostrando calcificações adicionais.

---

### DISTÚRBIOS DA PARATIREOIDE

**Hiperparatireoidismo**
- Hiperparatireoidismo primário (adenomas da paratireoide)
  - "Pedras, ossos, gemido abdominal"
  - Calota craniana em "sal e pimenta" (reabsorção óssea, esclerose)
  - "Tumores marrons"
  - Ca++ nos núcleos da base
- Secundário (insuficiência renal crônica)
  - Osteodistrofia renal → calota craniana, face espessada (macrocefalia)
  - "Tumores marrons"
  - Espessamento dural em placa
  - Calcificações "em tubo" nas artérias carótidas

**Distúrbios do hipoparatireoidismo**
- Três tipos (diferenciados pelos achados clínicos/laboratoriais)
  - Hipoparatireoidismo
  - Pseudo-hipoparatireoidismo
  - Pseudo-pseudo-hipoparatireoidismo
- Todos compartilham os mesmos achados de imagem
  - Ca++ nos núcleos da base > cérebro, cerebelo
  - Ca++ no ligamento espinal, osteófitos

---

## Crises convulsivas e distúrbios relacionados

As crises convulsivas podem ser precipitadas por muitas condições infecciosas, metabólicas, tóxicas, de desenvolvimento, neoplásicas ou degenerativas e podem afetar diferentes áreas do encéfalo. Como o lobo temporal é o local mais comumente afetado, esta seção iniciará com uma breve revisão de sua anatomia macroscópica e de imagem. Uma atenção especial será dada ao hipocampo, uma vez que é o local envolvido na esclerose mesial temporal, um importante diagnóstico por imagem.

Serão consideradas as manifestações de imagem da crise convulsiva em atividade. Duas doenças clássicas representam os efeitos das crises convulsivas crônicas repetidas (esclerose mesial temporal) e da atividade epiléptica aguda prolongada (estado epiléptico) no cérebro.

Depois será discutida a anormalidade recentemente descrita que pode ser vista com crises convulsivas (assim como a variedade de outros distúrbios), a "lesão transitória do esplênio do corpo caloso". A seção será concluída com a consideração dos achados de imagem da amnésia global transitória, que compromete especificamente o hipocampo.

### Anatomia normal do lobo temporal

Aqui, será revisada rapidamente a anatomia geral do lobo temporal antes de serem apresentados com detalhes os hipocampos.

#### Anatomia macroscópica

LOBO TEMPORAL. O lobo temporal situa-se inferiormente à fissura silviana. Sua superfície lateral apresenta três giros: o giro temporal superior (contém o córtex auditivo primário), o giro temporal médio (conecta-se com as vias auditivas, somatossensoriais e de associação visual) e o giro temporal inferior (contém a mais alta área de associação visual).

O lobo temporal também contém as subdivisões do sistema límbico (**Fig. 32-33**). O giro para-hipocampal situa-se na superfície medial do lobo temporal e une-se com o úncus (**Fig. 32-34**).

**HIPOCAMPO.** O hipocampo humano é uma parte do cérebro filogeneticamente antiga que tem um papel-chave na memória. Ele pode ser afetado por muitas doenças neurológicas comuns, incluindo infarto isquêmico agudo, amnésia global transitória, epilepsia e encefalite.

O hipocampo é parte do sistema límbico, três áreas em formato de C que circundam o diencéfalo e os núcleos da base (**Fig. 32-33**). O hipocampo propriamente dito é parte do arco médio, que se estende do lobo temporal ao lobo frontal.

Ele está situado no aspecto medial do corno temporal e salienta-se em seu soalho. O hipocampo tem três segmentos anatômicos: a cabeça (*pes hippocampus*, a parte anterior com digitações), o corpo (cilíndrico) e uma cauda posterior que se estreita e se curva ao redor do esplênio do corpo caloso (**Fig. 32-33**).

Nos cortes coronais através do corpo, ele é composto por duas camadas de SC em formato de U: o corno de Ammon e o giro denteado. O corno de Ammon – o hipocampo propriamente dito – forma o "U" mais superolateral, invertido, enquanto o giro denteado forma o "U" inferomedial (**Fig. 32-35**).

O corno de Ammon (CA) é subdividido em quatro zonas com base na largura, no tamanho celular e na densidade celular. Essas zonas são chamadas de CA1, CA2, CA3 e CA4. O CA1 (também chamado de setor Sommer) é a zona lateral mais externa e consiste em pequenas células piramidais que são especialmente vulneráveis à anoxia. O CA2 curva-se superomedialmente a partir do CA1 e consiste em uma banda estreita de células que são relativamente resistentes à anoxia. O CA3 é uma banda frouxa que se une ao CA4, a zona mais interna. O CA4 é envolto pelo giro denteado.

## Anatomia da imagem

Os giros temporais superior, médio e inferior são mais bem identificados na RM no plano sagital.

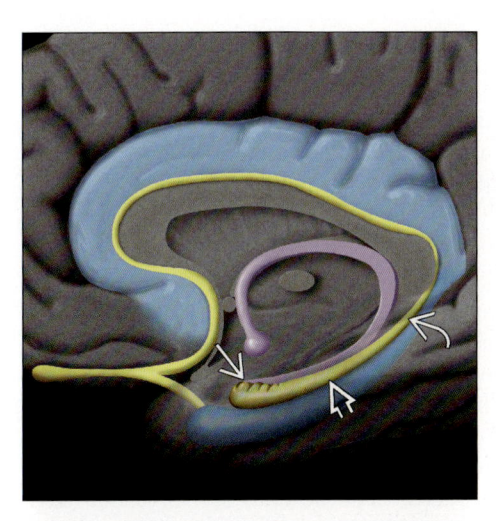

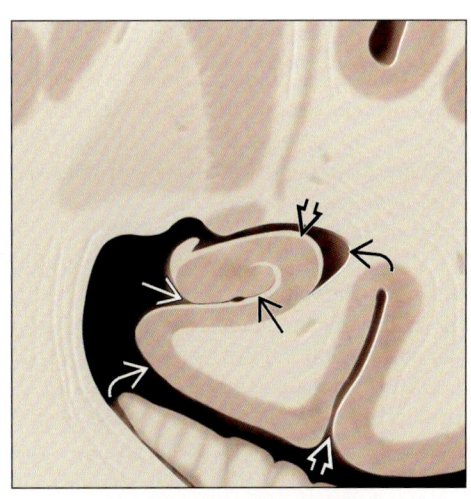

**32-33** Gráfico sagital mostrando os três arcos em formato de "C" do sistema límbico. O hipocampo e o *indusium griseum* são mostrados em amarelo. A cabeça anterior com digitações ➡, o corpo ➡ e a cauda ➡ do hipocampo situam-se ao longo do soalho do corno temporal do ventrículo lateral.

**32-34** Gráfico coronal mostrando o giro denteado ➡, o corno de Ammon ➡, o giro para-hipocampal ➡, o sulco hipocampal ➡, o sulco colateral e o corno temporal do ventrículo lateral ➡.

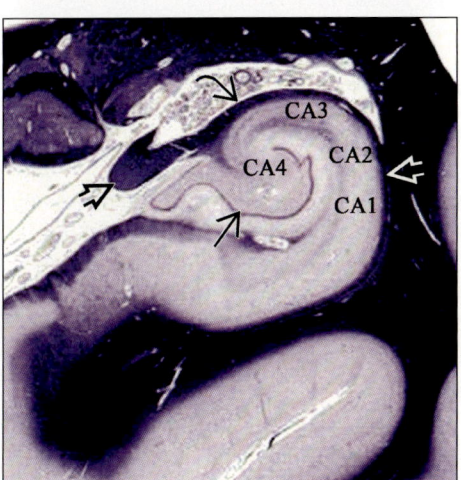

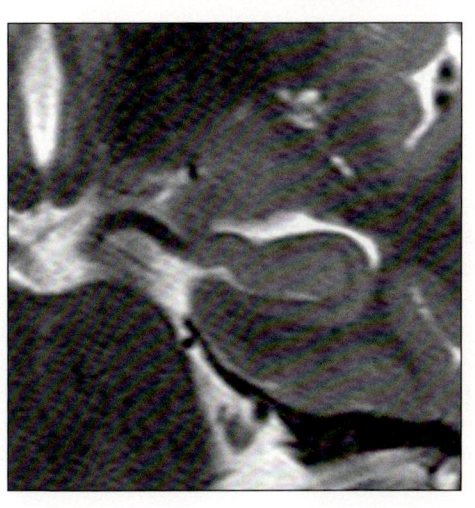

**32-35** A histologia coronal mostra as zonas CA1 a 4 do corno de Ammon. As duas camadas de SC em formato de "U" constituídas pelo giro denteado internamente ➡ e pelo corno de Ammon externamente ➡ formam o hipocampo e são bem vistas. A SB (coloração violeta) do alvéolo ➡ e da fímbria ➡ é externa à SC do corno de Ammon.

**32-36** T2 coronal de alta resolução mostrando um hipocampo normal com camadas distintas de SB e SC.

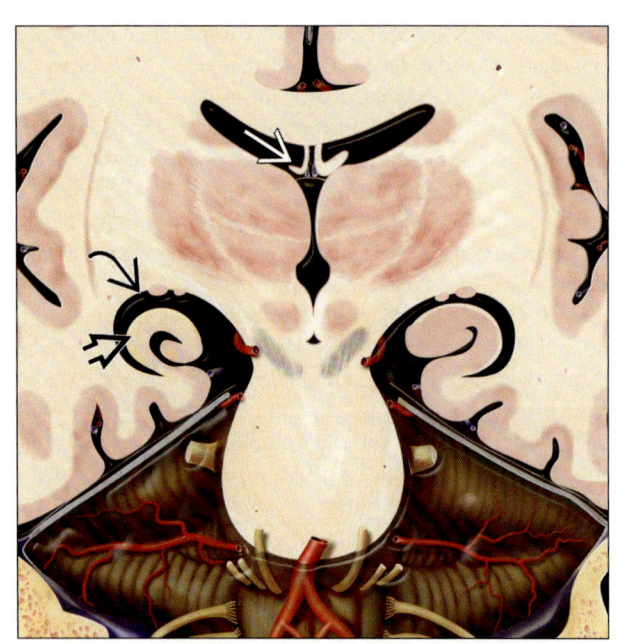

**32-37** Gráfico coronal de uma EMT típica. O hipocampo direito ⇨ é atrofiado e esclerótico, com perda de sua arquitetura interna normal. O corno temporal direito ⇨ é alargado, e o fórnice ipsilateral ⇨ é pequeno.

**32-38** T2 coronal em um homem de 27 anos com história de epilepsia intratável e trauma craniano fechado antigo mostrando uma encefalomalácia no lobo temporal ⇨. O hipocampo direito reduzido e hiperintenso ⇨ é compatível com EMT.

O hipocampo é mais bem retratado no plano coronal perpendicular ao eixo longo do hipocampo. Cortes finos de inversão-recuperação (IR, de *inversion-recovery*) (ou 3D T1 SPGR [sequência de pulso gradiente-eco espoliada, de *spoiled gradient recalled*]), T2 de alta resolução e FLAIR coronal de todo o cérebro são recomendados.

Imagens coronais mostram o hipocampo como uma estrutura em formato de "cavalo-marinho" imediatamente abaixo da fissura coróidea e do corno temporal dos ventrículos laterais (**Fig. 32-36**). O giro para-hipocampal é separado do giro denteado pelo sulco hipocampal. O sulco colateral é uma divisão importante que se situa inferolateralmente ao giro hipocampal.

### *Esclerose mesial temporal*

A epilepsia do lobo temporal (ELT) é a forma mais comum de epilepsia parcial complexa e pode ocorrer com ou sem esclerose mesial temporal.

### Terminologia

A esclerose mesial temporal (EMT) é a forma mais frequente de epilepsia relacionada a uma localização. Sua manifestação mais comum é a crise convulsiva parcial complexa.

### Etiologia

Uma variedade de eventos como trauma ou infecção pode precipitar crises convulsivas parciais complexas intratáveis (**Fig. 32-38**). O resultado é a EMT. Embora a fisiopatologia exata de como e por que a EMT se desenvolve seja desconhecida, processos inflamatórios ou crises convulsivas prolongadas com dano hipocampal hipóxico-isquêmico são considerados os candidatos mais prováveis.

### Patologia

A EMT é caracterizada macroscopicamente por atrofia do hipocampo e das estruturas adjacentes (**Fig. 32-37**). O corpo hipocampal (85 a 90%) é o local mais comumente afetado, seguido pela cauda (60%) e pela cabeça (50%). Cerca de 15 a 20% dos casos são bilaterais, mas geralmente são assimétricos.

As áreas CA1 e CA4 são mais suscetíveis ao DHI, mas todas as regiões do hipocampo podem ser afetadas. Perda neuronal com astrogliose crônica é o achado histológico típico.

### Aspectos clínicos

**EPIDEMIOLOGIA.** Cerca de 10% de todos os indivíduos apresentam uma crise convulsiva ao longo da vida. Dois terços dessas crises são convulsivas não recorrentes febris/não febris. O pico de prevalência é bimodal (inferior a 1 ano e superior a 55 anos). Um terço dos pacientes desenvolve crises convulsivas repetidas ("epilepsia").

Cerca de 20% dos pacientes com epilepsia têm crises parciais complexas. Dessas crises, 35 a 50% são refratárias à terapia anticonvulsivante.

A EMT é um dos tipos mais comuns de epilepsia relacionada a uma localização e representa a maioria dos pacientes que são submetidos à lobectomia temporal para crises convulsivas.

DEMOGRAFIA. A EMT é uma doença de crianças de mais idade e de adultos jovens. Não há predileção por gênero.

APRESENTAÇÃO. A maioria dos pacientes com EMT se apresenta com crises parciais complexas com duração de 1 a 2 minutos. "Auras" precedentes com medo, ansiedade e sintomas autonômicos associados são comuns.

OPÇÕES DE TRATAMENTO. A lobectomia temporal anteromedial é o tratamento mais comum para a EMT com ELT resistente à medicação e é bem-sucedida em reduzir ou eliminar as crises convulsivas em 70 a 90% dos casos.

## Imagem

ACHADOS NA RM. Os marcadores de imagem da EMT são encontrados em 60 a 70% dos pacientes com ELT. A IR coronal verdadeira ou a sequência 3D SPGR mostra um hipocampo reduzido com atrofia do fórnice ipsilateral e alargamento do corno temporal adjacente e/ou da fissura coróidea (**Fig. 32-39**). A hiperintensidade em T2-FLAIR anormal com obscurecimento da arquitetura interna do hipocampo é típica. A EMT em geral não realça após a administração endovenosa do contraste.

A difusão mostra hiperintensidade e aumento da difusidade no ADC (T2 "*shine-through*"). A espectroscopia na ELT mostra uma redução do NAA no foco epileptogênico, presumivelmente secundária à perda neural. Cho e Cr costumam estar inalterados. Na EMT, o NAA é reduzido – e não apenas no hipocampo. Alterações extra-hipocampais e até mesmo para regiões extratemporais podem ser demonstradas.

ACHADOS NA MEDICINA NUCLEAR. Tomografia por emissão de pósitrons (PET, de *positron emission tomography*) com fluordesoxiglicose (FDG) é o procedimento de imagem mais sensível para o diagnóstico de EMT. O hipometabolismo do lobo temporal é o achado típico. A tomografia computadorizada por emissão de fóton único (SPECT, de *single photon emission computed tomography*) mostra hiperperfusão na zona epileptogênica durante atividade epiléptica. Hipoperfusão no período interictal é comum.

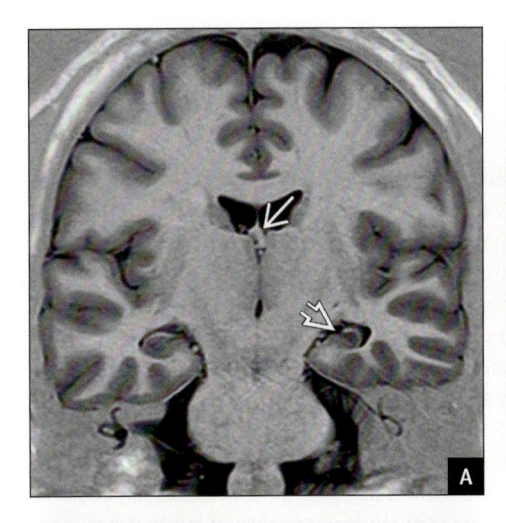

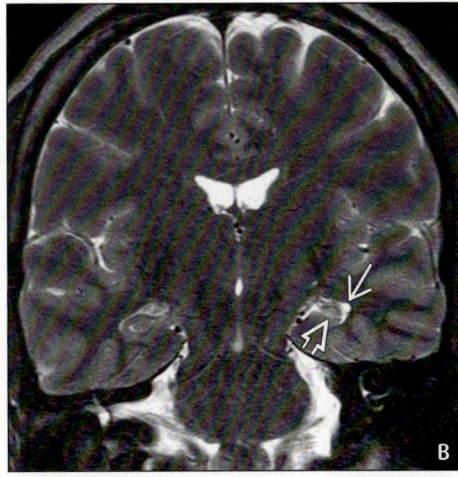

**32-39A** IR coronal verdadeira em uma mulher de 37 anos com ELT mostrando uma redução volumétrica do hipocampo esquerdo. O fórnice ipsilateral é pequeno.

**32-39B** T2 coronal com cortes finos na mesma paciente mostrando que o hipocampo esquerdo reduzido é hiperintenso. O corno temporal é discretamente alargado em comparação com o lado direito.

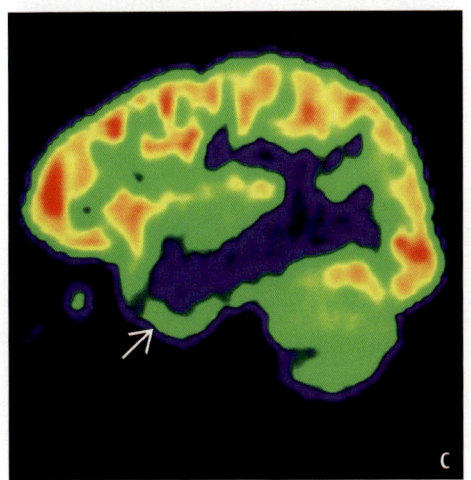

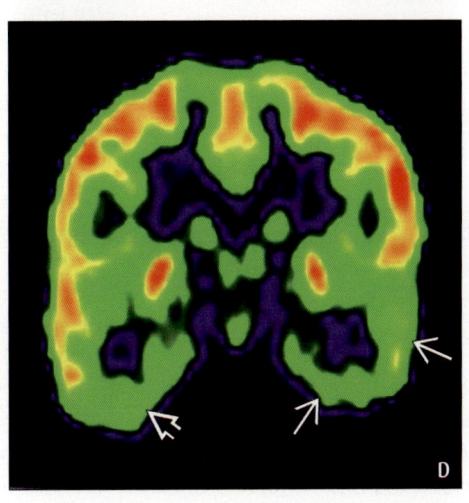

**32-39C** PET com FDG sagital mostrando um hipometabolismo intenso no lobo temporal afetado.

**32-39D** PET com FDG coronal na mesma paciente mostrando que todo o lobo temporal esquerdo é intensamente hipometabólico. Observar o metabolismo reduzido no lobo temporal direito, possivelmente refletindo crises convulsivas crônicas subclínicas.

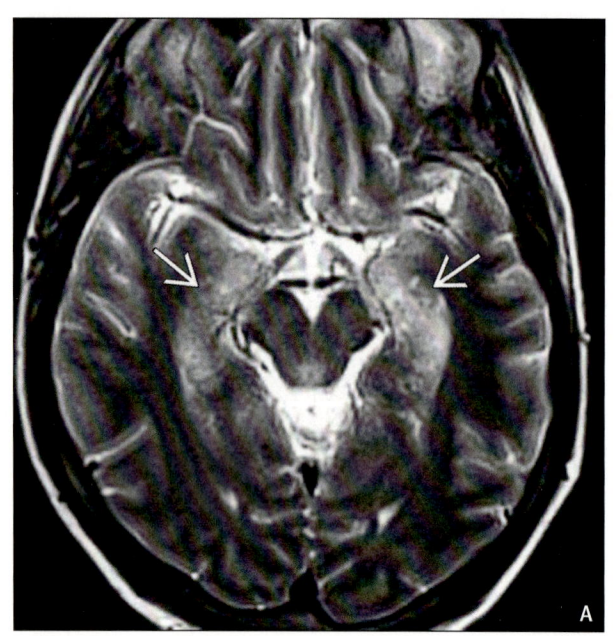

**32-40A** T2 axial em um homem de 30 anos com estado epiléptico mostrando que ambos os hipocampos estão edemaciados e hiperintensos ➡.

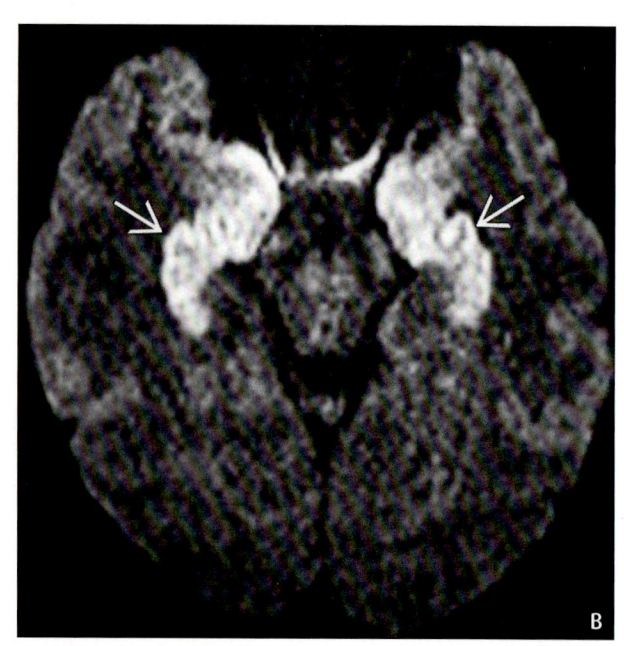

**32-40B** Difusão no mesmo paciente mostrando restrição aguda em ambos os hipocampos ➡.

ANGIOGRAFIA. No passado, a maioria dos pacientes com ELT intratável que eram candidatos para ressecção do lobo temporal realizava um teste de Wada (teste amobarbital intracarotídeo) para avaliar a lateralização da linguagem e estimar o risco pós-operatório de distúrbios de memória. Com as novas técnicas não invasivas, como o mapeamento pela ressonância magnética funcional em repouso, a utilização do teste de Wada está diminuindo precipitadamente. Ele não é mais usado em muitos centros de epilepsia.

## Diagnóstico diferencial

O maior diagnóstico diferencial da EMT é o estado epiléptico, que pode ser subclínico e causar edema geral transitório com hiperintensidade em T2/FLAIR e/ou realce no córtex afetado, assim como no hipocampo.

Um **glioma de baixo grau** (astrocitoma de grau 2 pela OMS, oligodendroglioma, oligoastrocitoma) no lobo temporal pode causar ELT resistente à medicação. Os gliomas costumam ser hiperintensos em T2/FLAIR e causam efeito de massa, não perda volumétrica. Neoplasias corticais associadas com ELT incluem **tumor neuroepitelial disembrioplásico (DNET)**. Os DNETs costumam ser massas bem delimitadas e "bolhosas" que geralmente estão associadas com displasia cortical adjacente. A **displasia cortical** é isointensa com a SC, mas com frequência causa hiperintensidade em T2 na SB subjacente do lobo temporal.

Lesões com aspecto cístico no lobo temporal que são hiperintensas em T2 incluem **espaços perivasculares proeminentes**, **remanescentes do sulco hipocampal** e **cistos da fissura coróidea**. Essas lesões benignas comportam-se como o líquido cerebrospinal (LCS) e suprimem na FLAIR.

## Estado epiléptico

### Terminologia

O estado epiléptico (EE) é uma atividade epileptogênica prolongada (mais de 30 minutos), contínua, com o eletroencefalograma (EEG) demonstrando atividade epiléptica. Duas ou mais crises sem uma recuperação completa entre os eventos também são consideradas EE. O EE pode ser focal ou generalizado; EE convulsivo e generalizado representa um risco potencial à vida se não for controlado.

### Etiologia

Atividade ictal prolongada induz um hipermetabolismo com aumento da utilização da glicose. A perfusão aumenta, mas ainda é insuficiente para a demanda de glicose. O resultado é uma produção de energia celular comprometida, edema celular citotóxico e edema vasogênico. Com a atividade epiléptica grave prolongada, a barreira hematoencefálica pode se tornar permeável, permitindo o vazamento de líquidos e macromoléculas para o espaço extracelular.

### Patologia

Edema vasogênico e/ou citotóxico transitório causa edema cortical que costuma poupar a SB subjacente.

### Aspectos clínicos

O EE ocorre em todas as idades, mas o pico de apresentação é em adultos jovens. Não há predileção por gênero.

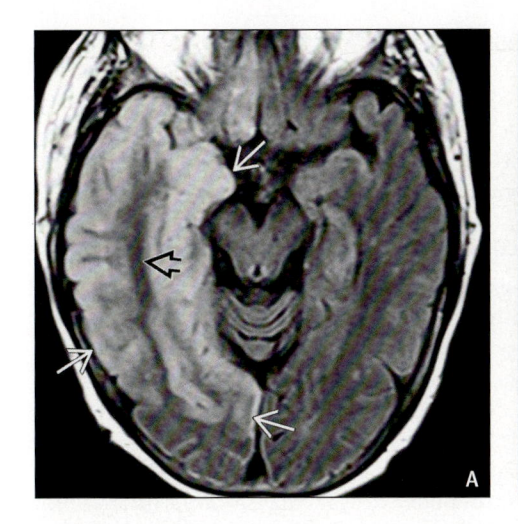

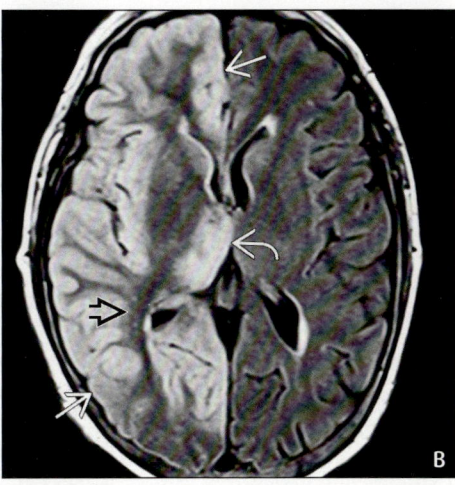

**32-41A** FLAIR axial em um paciente com EE por três dias antes do exame de imagem mostrando um edema giral difuso e hiperintensidade com distribuição não vascular ➡. Observar a SB subjacente relativamente poupada ⇨.
**32-41B** FLAIR na altura dos ventrículos laterais mostrando que o tálamo ipsilateral também está envolvido ➡. O edema cortical ➡ poupa a SB subjacente ⇨. O hemisfério esquerdo aparece normal.

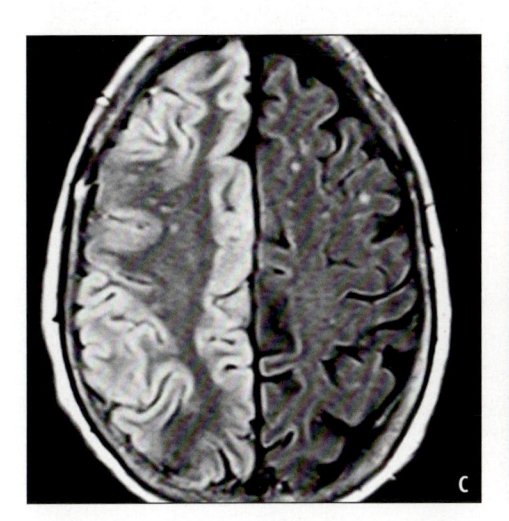

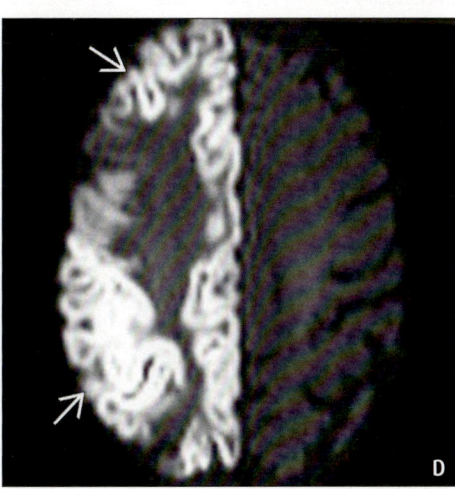

**32-41C** A hiperintensidade giriforme poupando a coroa radiada é ilustrada.
**32-41D** Difusão do mesmo paciente mostrando restrição no córtex afetado ➡. A SB subjacente e o hemisfério esquerdo são poupados.

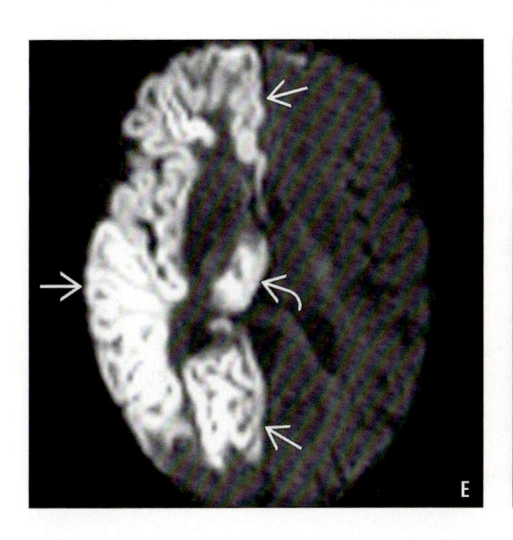

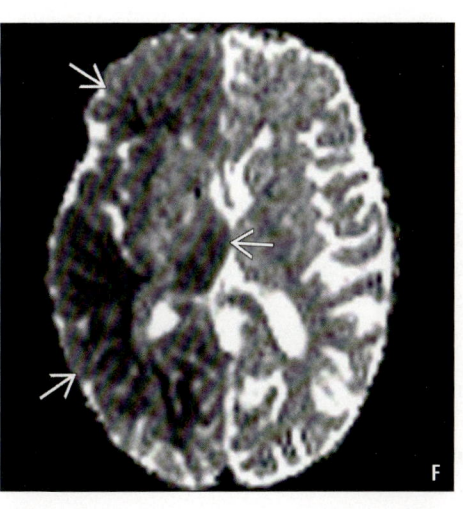

**32-41E** Difusão na altura dos ventrículos laterais demonstrando restrição giriforme ➡ que cruza todos os três territórios vasculares. Observar um envolvimento do tálamo ipsilateral ➡.
**32-41F** Mapa ADC confirmando a restrição da difusão nas mesmas áreas, vista aqui como uma hipointensidade intensa ➡ em comparação com o hemisfério cerebral esquerdo normal.

## Imagem

**ASPECTOS GERAIS.** Os achados de imagem do EE variam com a acuidade e a gravidade. A maioria das anormalidades peri-ictais agudas é reversível e normaliza dentro de alguns dias. Alterações irreversíveis ocorrem especialmente no EE com crises convulsivas generalizadas.

**ACHADOS NA TC.** A TC axial sem contraste pode ser normal ou mostrar um edema giral com apagamento dos sulcos e hipodensidade no parênquima. A TC com contraste pode demonstrar um realce giral em uma distribuição não vascular.

**ACHADOS NA RM.** A RM peri-ictal mostra hiperintensidade em T2/FLAIR com edema giral (**Fig. 32-40**). A SB subcortical e profunda é relativamente poupada. Diásquise cerebelar cruzada, envolvimento talâmico ipsilateral e lesões nos núcleos da base são vistos em alguns casos.

O realce giriforme em T1 C+ varia de nenhum a intenso. A restrição da difusão com lesões hipocampais uni ou bilaterais, talâmicas e corticais é comum (**Fig. 32-41**). Estudos pRM e pTC ictais demonstram hiperperfusão.

As imagens realizadas semanas a vários meses depois do EE mostram anormalidades estruturais em cerca de um terço dos pacientes. As anormalidades permanentes relatadas incluem atrofia cerebral focal, necrose cortical laminar, EMT e baixa anisotropia fracionada na SB de aparência normal.

## Diagnóstico diferencial

O maior diagnóstico diferencial do edema cerebral peri-ictal é **isquemia-infarto cerebral agudo**. A isquemia cerebral aguda ocorre em uma distribuição territorial vascular típica, apresenta formato de cunha (envolvendo a SC e a SB) e é positiva na difusão *antes* que a hiperintensidade em T2/FLAIR se desenvolva. No EE contínuo, as alterações de sinal na difusão e em T2 costumam ocorrer simultaneamente.

**Cerebrite** pode causar massa hiperintensa em T2/FLAIR que se restringe na difusão. A cerebrite costuma envolver a SB subcortical, assim como o córtex. A **encefalite herpética** em geral é precedida por um pródromo viral, afeta o sistema límbico, frequentemente é bilateral, mas assimétrica, costuma demonstrar hemorragias petequiais e apresenta realce.

**32-42A** Uma mulher de 20 anos tinha suspendido a medicação anticonvulsivante três semanas antes desse exame. A T2 mostra uma lesão hiperintensa arredondada bem delimitada ➡ no meio do esplênio do corpo caloso.
**32-42B** Difusão na mesma paciente mostrando restrição na região ➡.

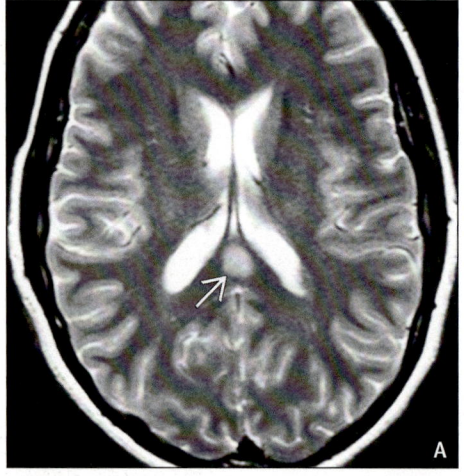

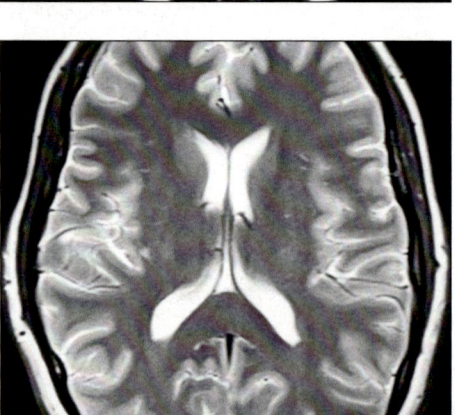

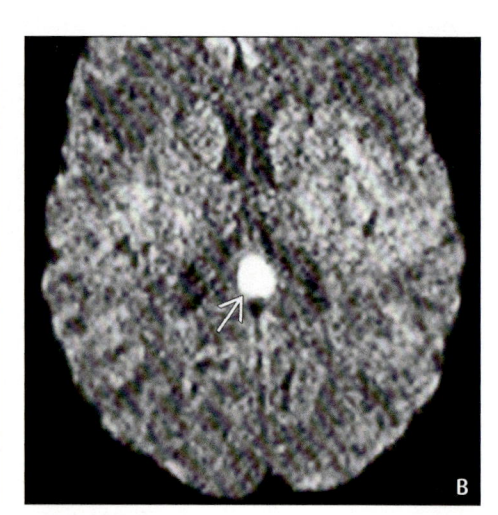

**32-42C** T2 três meses depois mostrando que a lesão se resolveu completamente.
**32-42D** Difusão de controle não mostrando anormalidades. Neste caso, a paciente não apresentou crises convulsivas, portanto a lesão transitória do corpo caloso foi considerada secundária à retirada da medicação anticonvulsivante.

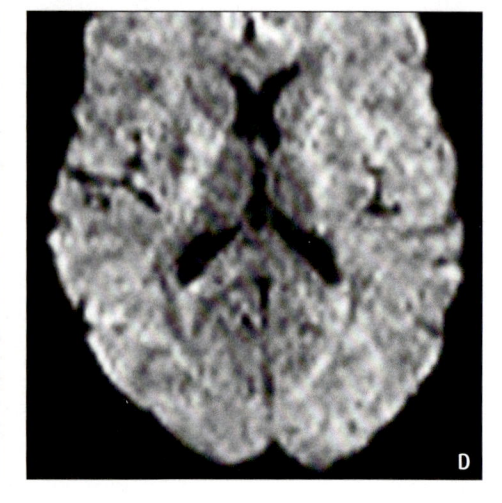

A **encefalopatia mitocondrial com acidose láctica e episódios semelhantes a acidente vascular cerebral** (**MELAS**, de *mitochondrial encephalopathy with lactic acidosis and stroke-like episodes*), em sua apresentação inicial, pode afetar o córtex em uma distribuição não vascular. Os sintomas são aqueles de isquemia, não crises convulsivas. A ERM no cérebro não envolvido costuma demonstrar um pico de lactato.

A **amnésia global transitória** causa pequenos focos puntiformes de restrição da difusão no hipocampo lateral.

### Lesões transitórias do esplênio do corpo caloso

As lesões esplênicas transitórias (LETs) adquiridas são um achado de imagem incomum que pode ser visto em inúmeras condições clínicas com etiologias variadas.

#### Etiopatologia

Precisamente como e por que a LET aparece e depois desaparece é desconhecido. Alguns investigadores propuseram que isso ocorre por uma insuficiência rápida e reversível da regulação no líquido celular. Outros sugeriram uma quebra focal da barreira hematoencefálica com edema intramielínico nas fibras de decussação que são originadas no lobo temporal. Como a LET aparece e desaparece relativamente rápido, desmielinização reversível ou mielinólise osmótica transitória parecem ser as etiologias mais prováveis.

#### Condições associadas

As LETs foram identificadas pela primeira vez em pacientes com epilepsia, sendo inicialmente consideradas uma anormalidade reversível relacionada a crises convulsivas e/ou terapia. O uso e a descontinuação dos fármacos antiepilépticos (FAEs) são as condições mais comumente associadas. Pelo menos 14 fármacos já foram implicados no desenvolvimento das LETs, que costumam aparecer entre 24 horas e três semanas após a descontinuação da terapia antiepiléptica.

A segunda causa mais comum de LET é infecção, geralmente encefalite viral. O vírus influenza, o rotavírus, o sarampo, o herpes-vírus humano tipo 6, o vírus do oeste do Nilo, o vírus Epstein-Barr, o vírus varicela-zóster, a caxumba e o adenovírus já foram todos relatados com LETs. A meningoencefalite bacteriana é menos comumente associada à LET.

Distúrbios metabólicos como hipoglicemia e hiponatremia, abuso agudo de álcool, desnutrição e deficiência de vitamina B12 constituem o terceiro grupo mais comum de distúrbios associados à LET. Eclâmpsia e síndrome hemolítico-urêmica (SHU) já foram relatadas como raras causas possíveis.

Outras associações relatadas incluem edema cerebral devido a altas altitudes, lúpus eritematoso sistêmico, oclusão da veia cerebral interna e doença de Charcot-Marie-Tooth.

Uma variante da LET, na qual as alterações de sinal reversíveis no corpo caloso ocorrem em associação com encefalopatia febril, foi recentemente descrita.

#### Imagem

Nos estudos de imagem, as LETs são lesões arredondadas a ovoides, homogêneas, não hemorrágicas, centradas no esplênio do corpo caloso. Elas são discretamente hipointensas em T1, demonstram uma hiperintensidade em T2/FLAIR, não realçam e apresentam restrição da difusão (**Figs. 32-42A** e **32-42B**).

As LETs revolvem completamente em alguns dias ou semanas, e estudos de imagem de controle são normais (**Figs. 32-42C** e **32-42D**).

### *Amnésia global transitória*

#### Terminologia

A amnésia global transitória (AGT) é um distúrbio neurológico único caracterizado por (1) perda de memória súbita sem outros sinais de comprometimento neurológico ou cognitivo e (2) recuperação clínica completa dentro de 24 horas.

Como uma síndrome clínica, a AGT é facilmente reconhecida: o paciente tem amnésia transitória isolada com consciência normal e nenhum outro distúrbio neurológico ou cognitivo.

#### Etiologia

A etiologia da AGT é desconhecida. Descarga neuronal paroxística ou fenômeno epiléptico (p. ex., depressão cortical alastrante, crises convulsivas com dano neuronal tardio), enxaqueca com aura, infarto isquêmico ou hipoxia, falência local de energia não isquêmica e congestão venosa têm sido propostos como possíveis mecanismos patológicos.

#### Aspectos clínicos

A maioria dos pacientes com AGT têm entre 50 e 70 anos; a AGT é rara em indivíduos com menos de 40 anos. Não há predileção por gênero. O cenário típico é um paciente de meia-idade que subitamente começa a esquecer de uma conversa dentro de minutos e tende a repetir as mesmas questões. Amnésia anterógrada com preservação do estado de alerta, atenção e identidade individual são achados compatíveis. Os EEGs são normais em 80 a 90% dos casos, com os demais mostrando atividade não epileptiforme mínima. Os sintomas resolvem-se em 24 horas ou menos e não existe sequela clínica a longo prazo.

Recorrências são relativamente raras (5 a 10% por ano). A avaliação psicométrica não mostra diferença na performance cognitiva entre pacientes com AGT e indivíduos sadios com idade semelhante. Não há diferença no prognóstico em pacientes com lesões positivas na difusão em comparação com aqueles com estudo normal.

#### Imagem

As TCs são invariavelmente normais, e as sequências-padrão da RM (T2/FLAIR) em geral não demonstram anormalidades.

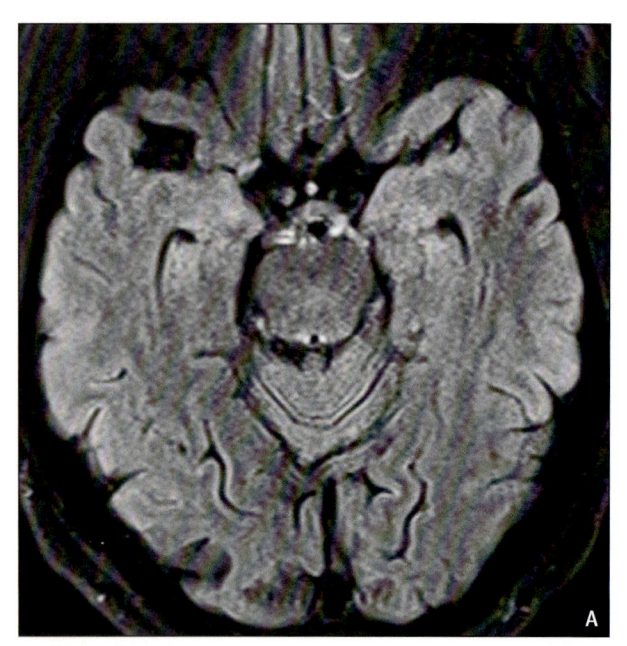

**32-43A** FLAIR axial em um homem de 54 anos com AGT não demonstrando anormalidades.

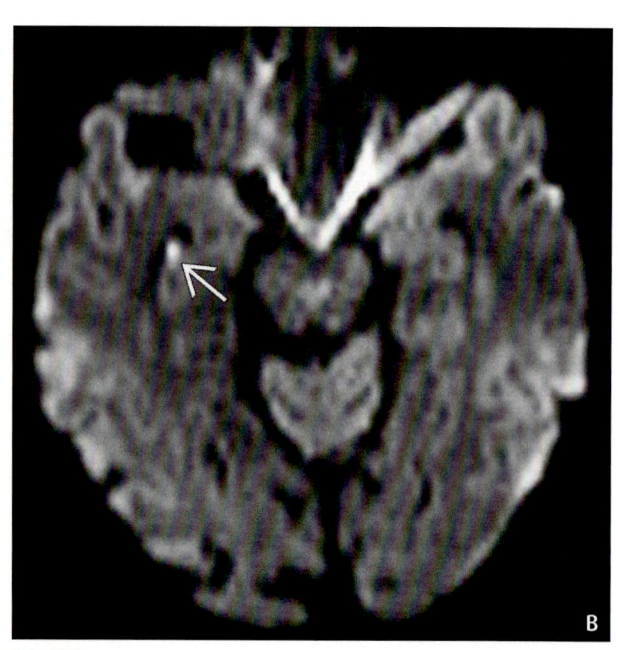

**32-43B** DTI com b = 3.000 mostrando um único pequeno foco de restrição da difusão no hipocampo lateral direito ➡, medialmente ao corno temporal.

Cerca de 80% dos pacientes com AGT desenvolvem anormalidades hipocampais focais na difusão (**Fig. 32-43**). Cortes finos (três milímetros) obtidos com altos valores de b (pelo menos 2.000) e magnetos com alto campo aumentam a sensibilidade.

Os achados típicos da AGT são um ou mais focos puntiformes milimétricos com restrição da difusão na área CA1 do hipocampo. Eles aparecem como hiperintensidades ao longo do aspecto lateral do hipocampo, medialmente ao corno temporal. As lesões podem ser únicas (55%) ou múltiplas (45%), unilaterais (50 a 55%) ou bilaterais (45 a 50%). O corno do hipocampo é o local mais comumente envolvido, seguido pela cabeça. As anormalidades na difusão na AGT aumentam de modo significativo com o tempo seguindo o início dos sintomas. Entre 0 e 6 horas, 34% dos pacientes mostram focos de restrição da difusão. Isso aumenta para 62% em pacientes com exame de imagem entre 6 e 12 horas e para 67% em pacientes entre 12 e 24 horas. Pelo terceiro dia, 75% dos pacientes demonstram anormalidades. Imagens de controle costumam mostrar uma resolução completa ao décimo dia.

Alguns poucos casos relatados demonstraram tanto hipoperfusão quanto hipometabolismo no hipocampo na PET ou na SPECT.

### Diagnóstico diferencial

Os dois maiores diagnósticos diferenciais da AGT são o acidente vascular cerebral (AVC) e as crises convulsivas. O AVC embólico estratégico isolado na área temporal mesial, no tálamo ou no fórnice pode produzir uma síndrome amnésica isolada e mimetizar a AGT clinicamente. As lesões da AGT em geral são múltiplas, mas sua localização exclusiva no hipocampo atenua contra **infartos embólicos**.

As crises convulsivas podem causar restrição da difusão transitória, mas costumam envolver áreas grandes a moderadas do córtex. As lesões puntiformes da AGT são distintamente diferentes das restrições da difusão giriformes corticais vistas no **EE** e das lesões predominantemente posteriores vistas nas **crises convulsivas hipoglicêmicas**.

A deficiência de tiamina com **encefalopatia de Wernicke** aguda pode se apresentar como um distúrbio fulminante com preservação relativa do nível de consciência. As lesões são encontradas no tálamo medial, nos corpos mamilares, na região periaquedutal e na placa tectal. Os hipocampos são poupados.

## Outros distúrbios

### Doença de Fahr

A doença de Fahr é uma doença hereditária e resulta em calcificações intensas nos núcleos da base. Embora seja idiopática, será incluída neste capítulo (e não no Capítulo 31 com os distúrbios metabólicos hereditários), pois os achados de imagem lembram aqueles das doenças metabólicas adquiridas.

### Terminologia

A doença de Fahr também é conhecida como calcificação dos núcleos da base idiopática familiar, ferrocalcinose cerebrovascular e calcinose estriopalidodental. Essa condição é

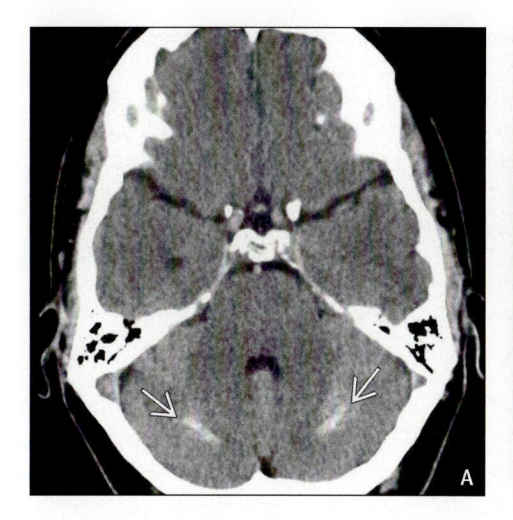

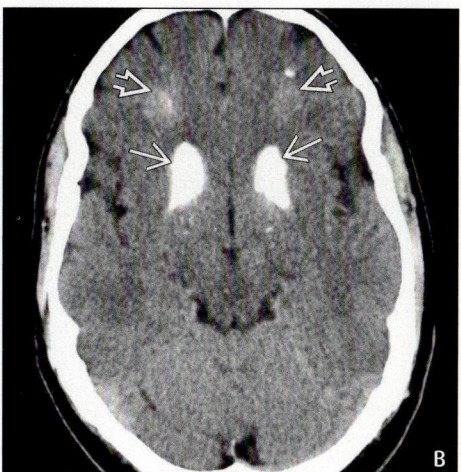

Doenças metabólicas adquiridas e sistêmicas 949

**32-44A** TC axial em um homem de 51 anos com doença de Fahr mostrando calcificação simétrica bilateral na SB cerebelar ➡.
**32-44B** TC sem contraste mostrando calcificações muito densas nos núcleos caudados e nos globos pálidos ➡, assim como calcificações mais discretas na SB frontal ➡.

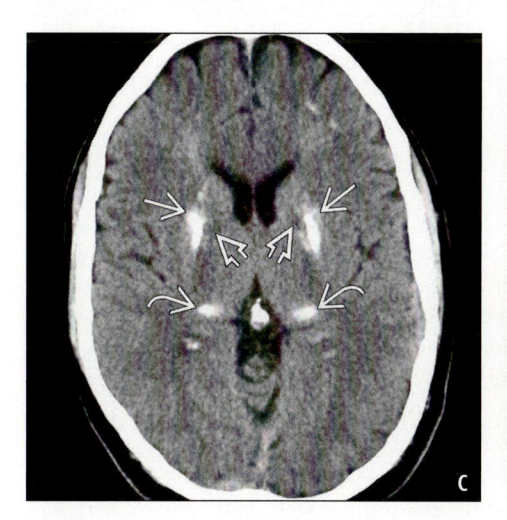

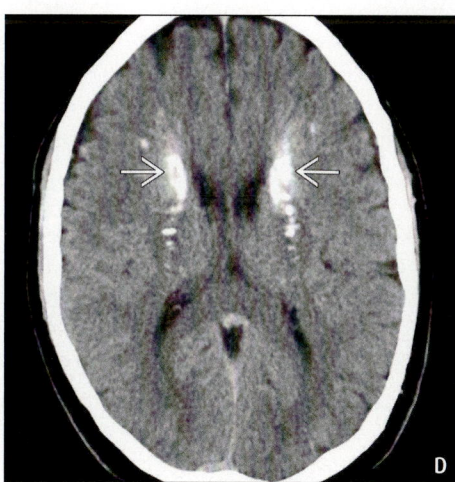

**32-44C** TC sem contraste mais cefálica do mesmo paciente mostrando calcificações nos putames e nos globos pálidos laterais ➡, poupando relativamente o globo pálido ➡ mais medial. Calcificações estão presentes no pulvinar de ambos os tálamos ➡. Calcificações puntiformes são vistas na SB cerebral.
**32-44D** Calcificações mais extensas estão presentes nas cabeças ➡ e nos corpos dos núcleos caudados.

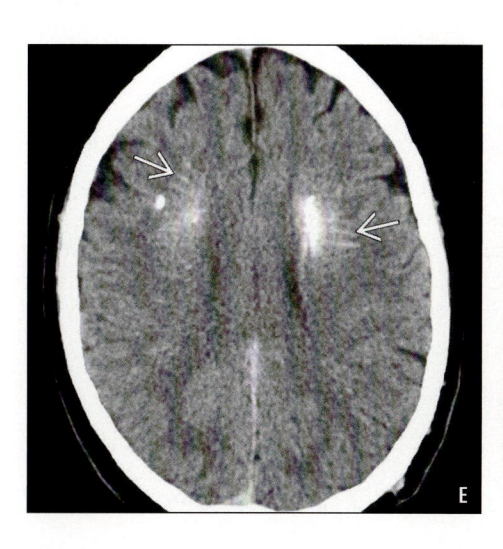

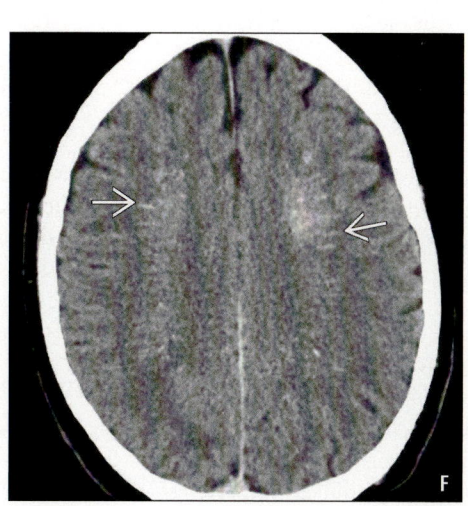

**32-44E** TC sem contraste mostrando calcificações lineares estendendo-se perpendicularmente dos núcleos caudados para a SB cerebral ➡.
**32-44F** TC na altura da coroa radiada mostrando inúmeras calcificações lineares discretas estendendo-se através da SB cerebral profunda ➡.

caracterizada por calcificações nos núcleos da base e extraganglônicas, parkinsonismo e sintomas neuropsiquiátricos.

### Etiopatologia

A etiopatologia exata da doença de Fahr é desconhecida. Essa condição é uma doença autossômica dominante rara que está relacionada a muitos cromossomos diferentes.

### Patologia

As autópsias de alguns casos descritos de doença de Fahr demonstram calcificações acentuadas nos núcleos da base, nos tálamos, na SB cerebral, na SB cerebelar e nos núcleos denteados. Vários casos mostram filas de pequenos calcosferitos ao longo dos capilares. Em alguns casos, emaranhados difusos neurofibrilares com calcificações tipo Fahr já foram identificados em pacientes com demência de Alzheimer de início recente.

### Aspectos clínicos

A doença de Fahr costuma ser assintomática na primeira e na segunda décadas. Não há predileção por gênero. O metabolismo do cálcio-fósforo e os níveis de PTH são normais.

Depósitos de cálcio, junto com outros minerais, em geral começam pela terceira década, mas os sintomas se desenvolvem uma ou duas décadas depois, geralmente entre 30 e 60 anos de idade. Os achados clínicos seguem uma distribuição bimodal: psicose tipo esquizofrenia costuma se apresentar no início da idade adulta com sintomas extrapiramidais, e demência subcortical predomina em pacientes com mais de 50 anos.

### Imagem

**ACHADOS NA TC**. TC sem contraste é o estudo de imagem mais sensível. Calcificações extensas bilaterais relativamente simétricas nos núcleos da base são o achado mais comum. O globo pálido (GP) lateral é mais gravemente afetado, com preservação relativa do GP medial. O putame, o caudado, os tálamos, os núcleos denteados do cerebelo e a SB cerebral e cerebelar (incluindo a cápsula interna) são comumente afetados (**Figs. 32-44A, 32-44B, 32-44C, 32-44D, 32-44E e 32-44F**). A doença de Fahr não realça na TC com contraste.

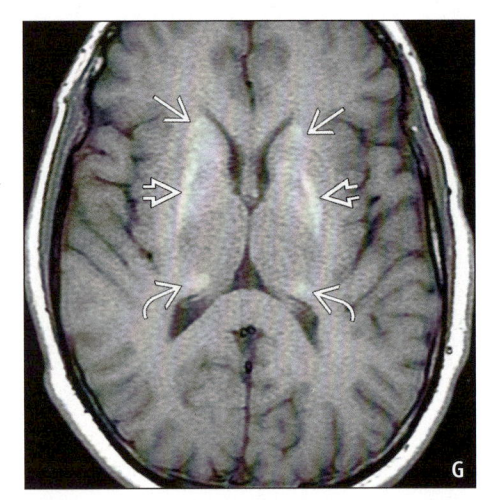

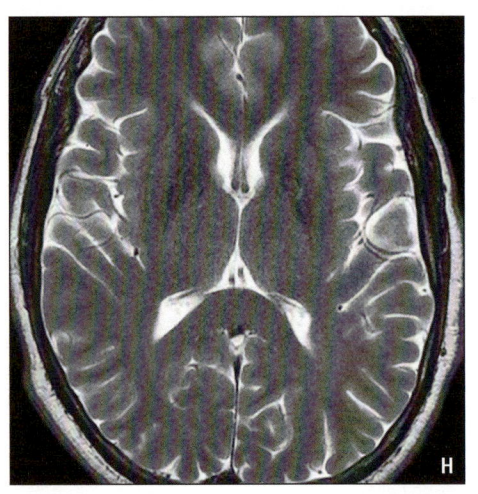

**32-44G** T1 axial do mesmo paciente, assim como mostrado na página anterior, mostrando hiperintensidades relativamente simétricas nas cabeças dos núcleos caudados, nos GPs laterais e no pulvinar de ambos os tálamos.

**32-44H** T2 do mesmo paciente não demonstrando anormalidades visíveis.

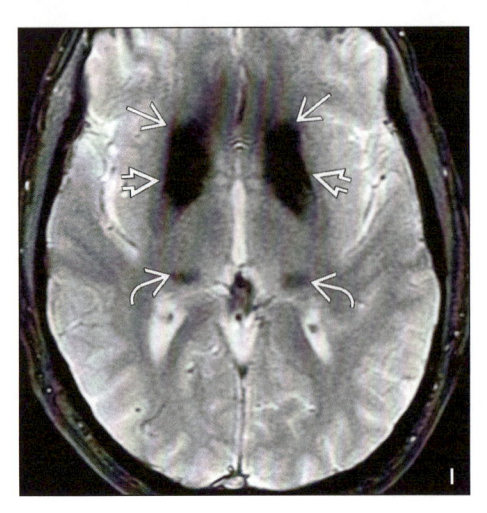

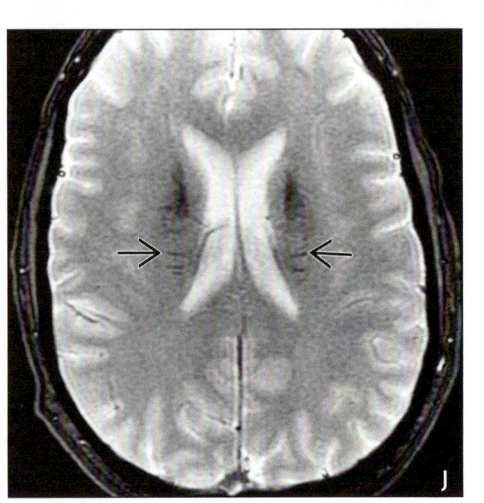

**32-44I** T2* GRE mostrando intensas hipointensidades tipo artefato de susceptibilidade magnética nas mesmas áreas (cabeças dos núcleos caudados, GP e pulvinar do tálamo) como as calcificações na TC sem contraste e correspondendo a hiperintensidades da imagem T1 anterior.

**32-44J** T2* GRE mostrando focos tipo artefato de susceptibilidade magnética estendendo-se perpendicularmente dos núcleos caudados para a SB profunda periventricular.

Achados na RM. As imagens por RM na doença de Fahr podem ser confusas. A intensidade de sinal varia de acordo com o estágio da doença e a quantidade de calcificação e deposição de metal pesado. A calcificação costuma ser hiperintensa em T1, mas pode ser muito variável em T2 (**Figs. 32-44G, 32-44H** e **32-45**). T2/FLAIR pode aparecer normal ou discretamente anormal, podendo também mostrar extensos focos de prolongamento em T2 nos núcleos da base e na SB cerebral que podem ser tão intensos a ponto de mimetizarem desmielinização tóxica/metabólica.

A T2* (GRE, SWI) mostra alterações de suscetibilidade intensas com hipointensidade tipo artefato de susceptibilidade magnética secundárias à deposição de ferro (**Figs. 32-44I** e **32-44J**). A doença de Fahr não realça na sequência T1 C+.

Ultrassonografia. A ultrassonografia transcraniana realizada através da janela acústica do osso temporal demonstra aumento da ecogenicidade nos núcleos da base, nos tálamos e na substância negra.

Medicina nuclear. A SPECT tem demonstrado aumento da captação nos lobos temporais com redução da captação nos núcleos da base. Esse achado pode refletir a hiper-reativação com quebra do circuito neural cortical-subcortical responsável pelos episódios psicóticos geralmente associados à doença de Fahr.

### Diagnóstico diferencial

Calcificações nos núcleos da base são não específicas e podem ser fisiológicas ou resultar de uma variedade de danos tóxicos, metabólicos, inflamatórios e infecciosos. A sublocalização específica da calcificação pode ser muito útil à etiologia.

O maior diagnóstico diferencial da doença de Fahr é a **calcificação fisiológica nos núcleos da base** normal. Calcificações relacionadas à idade ("senescentes") são comuns, costumam estar localizadas no GP *medial*, são relativamente mínimas e não apresentam significado clínico. A doença de Fahr tem calcificações mais pesadas, muito mais extensas. Essa doença também demonstra calcificação em outras localizações, como os tálamos, os núcleos denteados e as SBs cerebral e cerebelar.

**Distúrbios da paratireoide** (i.e., hiperparatireoidismo, HP, PHP, PPHP) podem ter calcificações em uma

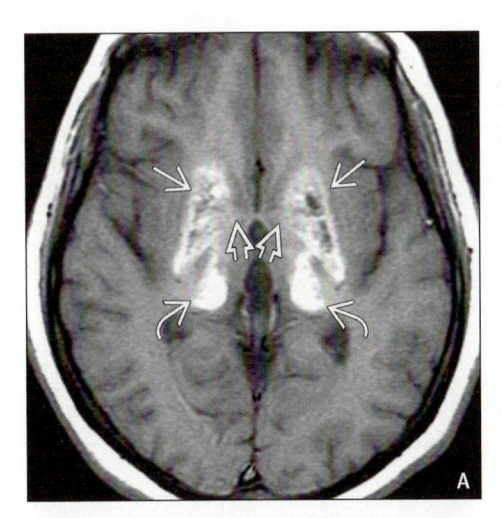

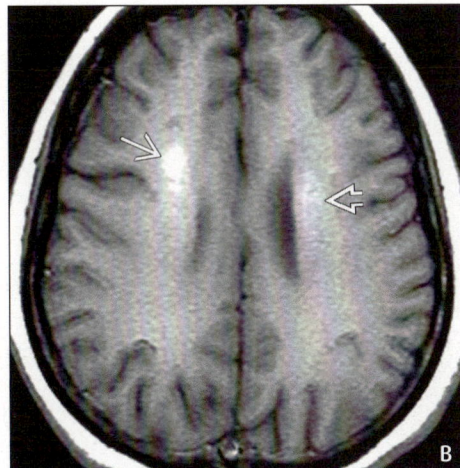

**32-45A** T1 axial em um paciente com doença de Fahr mostrando extenso encurtamento de T1 nos núcleos da base ➡ e no tálamo ➡, com envolvimento relativamente menor dos GPs mediais ➡.

**32-45B** T1 mais cefálica do mesmo paciente mostrando encurtamento de T1 globular, assim como puntiforme e linear ➡ na SB cerebral periventricular profunda.

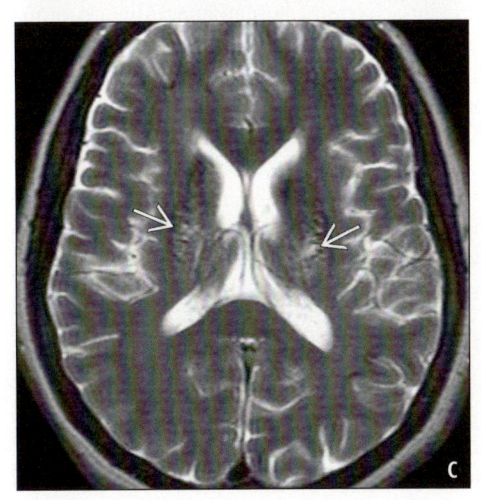

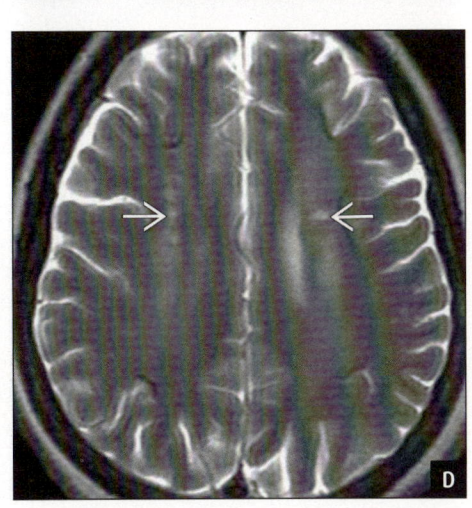

**32-45C** T2 do mesmo paciente mostrando focos hiperintensos irregulares puntiformes e lineares em ambos os tálamos ➡.

**32-45D** Imagem mais cefálica mostrando hiperintensidades ovoides na SB cerebral profunda ➡, orientada perpendicularmente aos ventrículos laterais. Esses achados de doença de Fahr não devem ser confundidos com infartos ou placas de esclerose múltipla. (Cortesia de M. Ayadi, MD.)

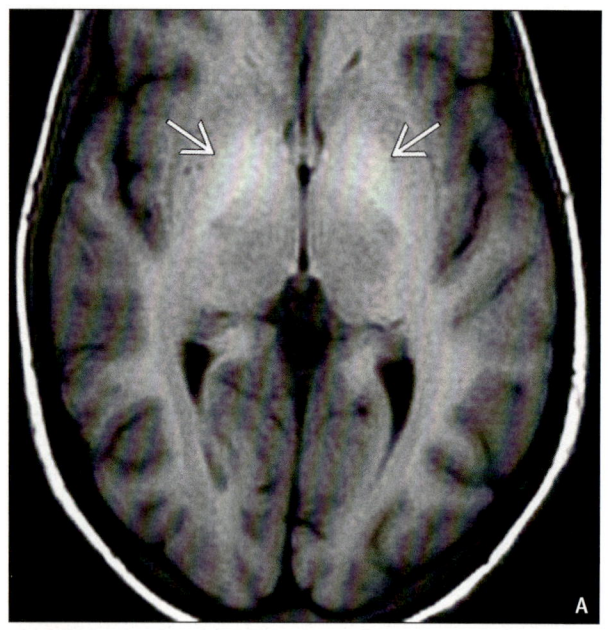

**32-46A** T1 axial em um paciente de 31 anos com insuficiência hepática crônica mostrando encurtamento de T1 simétrico nos GPs ➡.

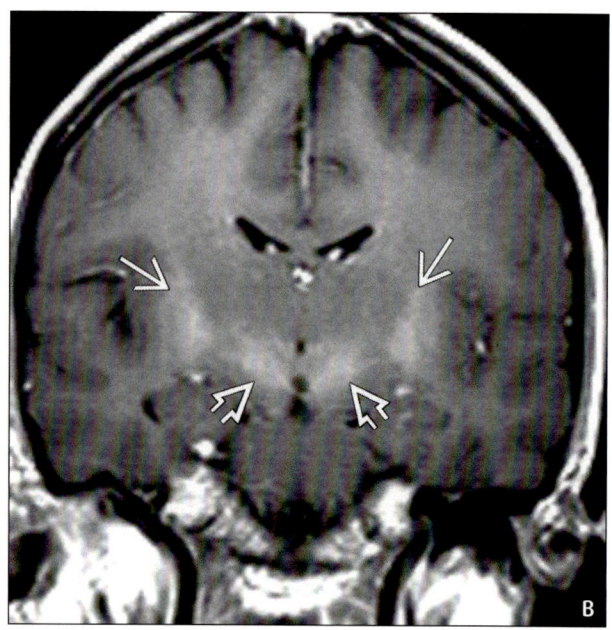

**32-46B** T1 axial C+ mostrando hiperintensidades nos núcleos da base simétricas ➡, assim como hiperintensidades nos pedúnculos cerebrais e na substância negra ➡. Esses achados são clássicos de encefalopatia hepática crônica.

distribuição semelhante à doença de Fahr. O HP e o PHP podem ser confirmados pelos níveis séricos de cálcio, fósforo e PTH. Todos os três são normais tanto na doença de Fahr quanto no PPHP assintomático, que pode aparecer idêntico nos estudos de imagem.

---

**CALCIFICAÇÕES BILATERAIS E SIMÉTRICAS DOS NÚCLEOS DA BASE**

**Comuns**
- Normal (relacionada à idade; geralmente do globo pálido medial)
- Neurocisticercose

**Menos comuns**
- Tóxica
    - Hipoxia
    - Envenenamento por CO
    - Radioterapia (RxT)
    - Quimioterapia
- Distúrbios endocrinológicos
    - Espectro do hipoparatireoidismo
    - Hipotireoidismo
- Infecção congênita
    - CMV
    - HIV
- Distúrbio mitocondrial

**Raras mais importantes**
- Doença de Fahr
- Neurodegeneração associada à pantotenato-quinase (PKAN, de *pantothenate kinase-associated neuropathy*)
- Hiperparatireoidismo

---

## Encefalopatia hepática

A encefalopatia hepática (EH) é uma causa importante de morbidade e mortalidade em pacientes com doenças hepáticas graves. A EH é classificada em três grupos principais: EH mínima (também conhecida como EH latente ou subclínica), EH crônica e EH aguda.

Embora os mecanismos exatos responsáveis pela EH permaneçam desconhecidos, a elevação dos níveis de amônia no sangue e no cérebro tem sido fortemente implicada na patogênese da EH.

A amônia é metabolizada primeiramente no fígado pelo ciclo da ureia. Quando a capacidade metabólica do fígado é gravemente reduzida, a destoxificação da amônia é comprometida. Resíduos de nitrogênio acumulam-se e cruzam facilmente a barreira hematoencefálica. A amônia e seu principal metabólito, a glutamina, interferem no metabolismo mitocondrial do cérebro e na produção de energia. A osmolaridade aumentada nos astrócitos causa edema e perda da autorregulação, resultando em edema cerebral.

Inicialmente, será discutida a EH crônica, dando-se atenção às manifestações agudas da insuficiência hepática e a sua manifestação mais fulminante, a encefalopatia hiperamonêmica.

### Encefalopatia hepática crônica

A encefalopatia hepática crônica (EHC) é uma síndrome clínica potencialmente reversível que ocorre em um cenário de disfunção hepática crônica grave. Tanto crianças quanto adultos podem ser afetados. A maioria dos pacientes tem uma história de cirrose de longa data, geralmente acompanhada por HTN portal e *shunt* portossistêmico.

As TCs sem contraste costumam ser normais ou mostram uma discreta redução volumétrica. Na maioria dos casos, a RM mostra hiperintensidades simétricas e bilaterais nos GPs e na substância negra em T1, provavelmente secundárias ao depósito de manganês (**Fig. 32-46**). A hiperintensidade em T1 também já foi relatada na glândula hipofisária e no hipotálamo, mas é menos comum. A T1 no sistema estriatopalidal pode reduzir ou até mesmo desaparecer após o transplante renal.

## Encefalopatia hepática aguda e hiperamonemia

**Terminologia.** A encefalopatia hepática aguda (EHA) é causada pela hiperamonemia, que pode ser hepática *e* não hepática.

**Etiologia.** Enquanto a descompensação hepática aguda é a causa mais comum de hiperamonemia em adultos, a toxicidade por drogas também é uma consideração importante. Valproato, asparaginase, acetaminofeno e quimioterapia já foram implicados no desenvolvimento da encefalopatia hiperamonêmica.

Outros casos não hepáticos importantes de hiperamonemia incluem doenças hematológicas, nutrição parenteral, transplante de medula óssea, infecção do trato urinário e hepatite geral fulminante.

Anormalidades hereditárias do ciclo da ureia ou acidemias orgânicas como citrulinemia e deficiência de ornitina-transcarbamilase são outras causas potenciais de encefalopatia hiperamonêmica aguda (ver Capítulo 31).

Muitos pacientes com EHA têm múltiplas anormalidades sistêmicas e metabólicas. Dano hipóxico, crises convulsivas e hipoglicemia exacerbam os efeitos tóxicos agudos da amônia no cérebro.

**Patologia.** A EHA é caracterizada macroscopicamente por necrose laminar do córtex cerebral. Edema citotóxico grave nos astrócitos com dano neuronal anóxico é o achado histológico típico da EHA.

**Aspectos clínicos.** As manifestações clínicas precoces da hiperamonemia podem ser vistas com os níveis de amônia plasmáticos de 55 a 60 mmol/L. Irritabilidade, letargia, vômito e sonolência são típicos. Redução progressiva da consciência, crises convulsivas e coma são as principais manifestações da EHA grave e geralmente são vistos quando os níveis de amônia são pelo menos quatro vezes o valor normal.

A EHA é um distúrbio com morbidade e mortalidade altas. O reconhecimento e o tratamento agressivo são críticos para o prognóstico do paciente. A estratégia de manejo tradicional tem focado na redução da geração de amônia no intestino, embora 15% da amônia se originem no colo. Estudos recentes têm demonstrado que a administração de L-ornitina L-aspartato (LOLA) melhora o estado mental e reduz os níveis de amônia no LCS.

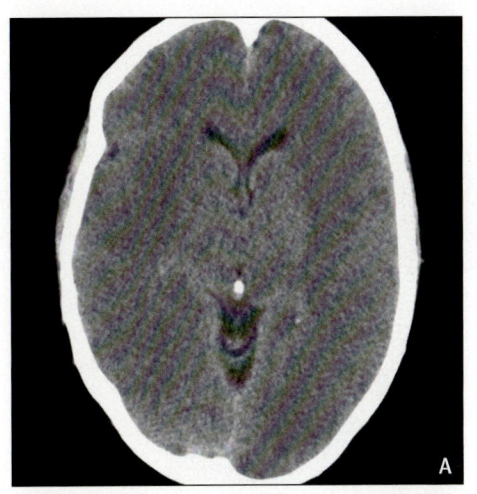

**32-47A** TC sem contraste em uma mulher com hiperamonemia aguda mostrando edema cerebral difuso com apagamento dos sulcos e perda da diferenciação SB-SC.

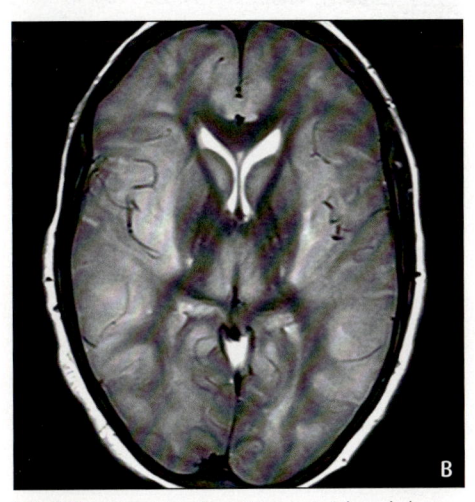

**32-47B** T2 mostrando o córtex, os núcleos da base e os tálamos mediais difusamente edemaciados e hiperintensos.

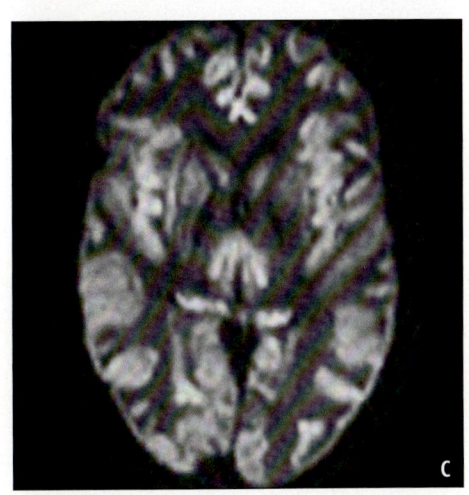

**32-47C** Difusão mostrando a restrição nas mesmas estruturas. Observar a SB subcortical profunda poupada.

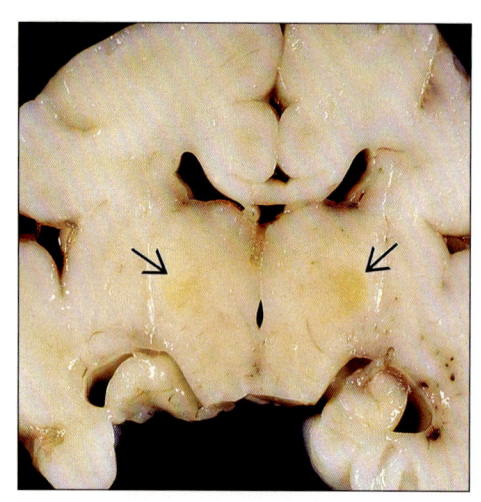

**32-48** Espécie de autópsia coronal da encefalopatia bilirrubínica mostrando uma coloração amarela no GP ➔. (Cortesia de R. Hewlett, MD.)

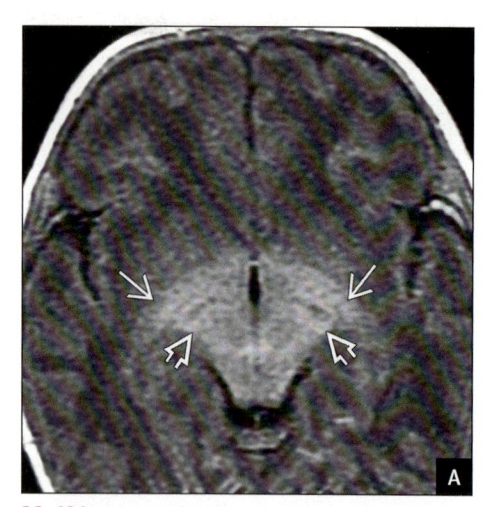

**32-49A** T1 axial de uma menina de 5 anos com encefalopatia bilirrubínica mostrando hiperintensidade nos núcleos subtalâmicos ➔ e na substância negra ➔.

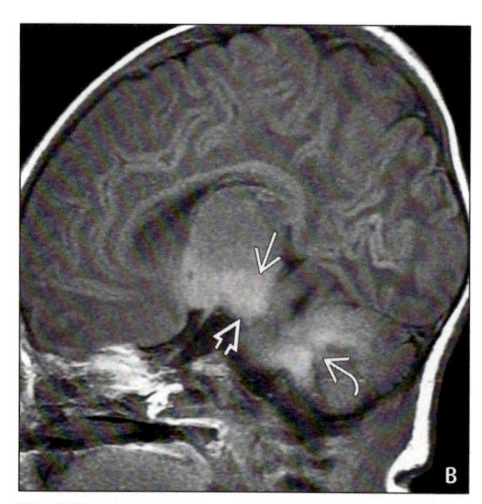

**32-49B** T1 sagital da mesma paciente mostrando a hiperintensidade nos núcleos subtalâmicos ➔, no mesencéfalo ➔ e nos núcleos denteados ➔.

**IMAGEM.** Inicialmente, a TC sem contraste mostra apenas edema cerebral mínimo com apagamento discreto dos sulcos. Com o aumento do edema cerebral, a diferenciação da SB-SC é "borrada", os hemisférios tornam-se difusamente hipodensos, e pode ocorrer uma herniação cerebral descendente central completa (**Fig. 32-47A**).

Em T1, os giros aparecem edemaciados e hipointensos. O espaço de LCS é comprimido. Hiperintensidades simétricas bilaterais em T2/FLAIR no córtex insular, no giro do cíngulo e nos núcleos da base são comuns, assim como a preservação relativa das regiões perirrolândica e occipital (**Fig. 32-47B**). Um dano cortical difuso maior com envolvimento dos tálamos e do tronco encefálico também é comum. A SB hemisférica costuma ser poupada, embora algum envolvimento das fibras de associação subcorticais possa ser visto em crianças e ocasionalmente em adultos.

A EHA restringe fortemente na difusão (**Fig. 32-47C**), e a RM pode mostrar um pico de glutamina-glutamato no tempo de eco curto.

**DIAGNÓSTICO DIFERENCIAL.** Os maiores diagnósticos diferenciais da EHA-hiperamonemia são a hipoglicemia, a EHI e o EE. A **hipoglicemia** é uma comorbidade comum em pacientes com EHC. A hipoglicemia aguda costuma afetar o córtex parieto-occipital. A glicose sérica é baixa, e a amônia é normal.

A **EHI** pode ser difícil de diferenciar da EHA somente pelos exames de imagem. No entanto, o envolvimento simétrico do córtex insular e do giro do cíngulo deve sugerir EHA. O **EE** geralmente é unilateral, e os núcleos da base costumam ser poupados.

---

### ENCEFALOPATIA HEPÁTICA AGUDA X CRÔNICA

**Encefalopatia hepática crônica**
- Mais comum
- Etiologia
  - Doença hepática crônica grave (cirrose)
- Imagem
  - Hiperintensidade em T1 no globo pálido e na substância negra
  - Provavelmente deposição de manganês

**Encefalopatia hepática aguda**
- Rara
- Etiologia
  - Geralmente associada com hiperamonemia
  - Descompensação hepática aguda (hepatite viral, etc.)
  - Toxicidade por drogas (acetaminofeno, valproato, etc.)
  - Nutrição parenteral, infecção
- Imagem = achados da hiperamonemia
  - Giros edemaciados bilateralmente e hiperintensos em T2-FLAIR
  - Mais grave: córtex insular, giro do cíngulo
  - +– Núcleos da base, tálamos
  - Difusão 4+
  - A ERM pode mostrar um pico de glutamina-glutamato

## Encefalopatia bilirrubínica

### Terminologia

A encefalopatia bilirrubínica (EB), também conhecia como kernicterus, é causada pela hiperbilirrubinemia. Uma forma mais leve da EB crônica é denominada disfunção neurológica induzida pela bilirrubina (DNIB).

### Etiologia

No kernicterus, o fígado é basicamente incapaz de conjugar a bilirrubina insolúvel em diglicuronídeo de bilirrubina solúvel em água.

É incerto como a bilirrubina chega ao cérebro. A hiperbilirrubinemia neonatal resulta na bilirrubina não conjugada passando através da barreira hematoencefálica imatura ou comprometida.

A hiperbilirrubinemia está associada com inúmeras condições predisponentes, incluindo prematuridade, distúrbios hemolíticos (em especial o grupo de incompatibilidade sanguínea), amamentação, perda de peso significativa ao nascimento, policitemia e desidratação. Defeitos herdados ou adquiridos da conjugação da bilirrubina, metabolismo da glicose, distúrbios do trânsito gastrintestinal e drogas que competem com a bilirrubina por albumina ligante são outros fatores que aumentam o risco de EB.

### Patologia

O principal fator macroscópico patológico é a coloração amarelada do GP, dos corpos mamilares, da substância negra, dos núcleos subtalâmicos, do hipocampo, dos núcleos denteados e da medula espinal (**Fig. 32-48**). O maior achado histológico da EB aguda é a necrose neuronal com pequena ou nenhuma reação inflamatória. A demonstração de pigmento de bilirrubina dentro dos neurônios é incomum.

### Aspectos clínicos

Embora a icterícia neonatal seja comum, o kernicterus é raro em países desenvolvidos. A incidência estimada nos Estados Unidos é de cerca de cinco casos por ano.

Nem todos os recém-nascidos com kernicterus exibem sintomas. Os neonatos com hiperbilirrubinemia evidente apresentam sintomas nos primeiros dias de vida. Icterícia, estupor, hipotonia e dificuldade de sucção são seguidos por epistótonos e hiper-reflexia.

Os achados em crianças com kernicterus crônico clássico variam em gravidade. A maioria mostra algum tipo de distúrbio de movimento, mais comumente atetose. Outras anormalidades incluem distúrbios auditivos, comprometimento oculomotor (particularmente do olhar para cima) e dentes com esmaltes displásicos. Retardo mental franco é relativamente incomum.

Os pacientes com DNIB podem mostrar anormalidades discretas do neurodesenvolvimento sem achados clínicos clássicos de kernicterus.

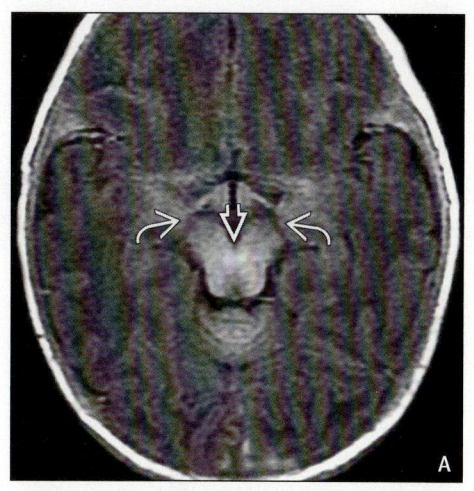

**32-50A** T1 axial mostrando hiperintensidades no mesencéfalo ➔ e nos hipocampos ➔.

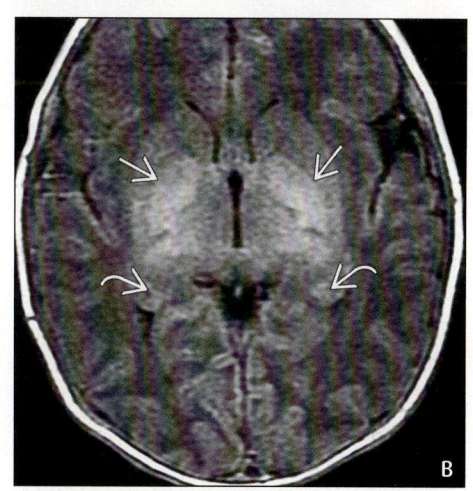

**32-50B** T1 mostrando hiperintensidades intensas nos GPs ➔ e hiperintensidades menores na cauda dos hipocampos ➔.

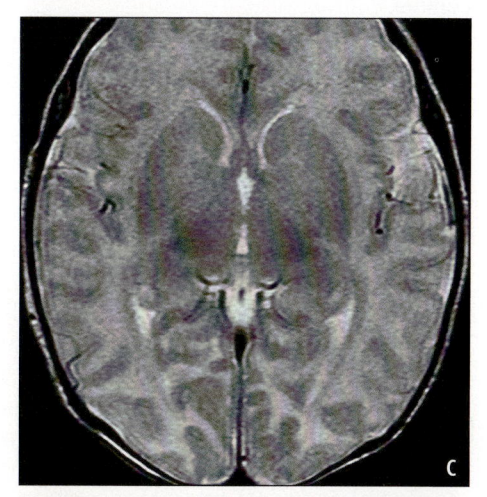

**32-50C** T2 axial no mesmo nível não mostrando evidência de anormalidades de sinal nos GPs, um achado típico de EB aguda.

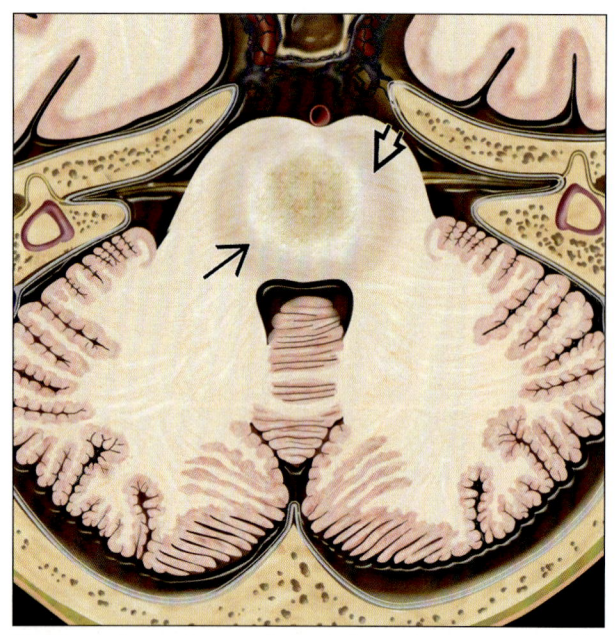

**32-51** Gráfico axial mostrando desmielinização osmótica aguda afetando a ponte central. Observar a SB periférica poupada e a posição dos tratos corticospinais.

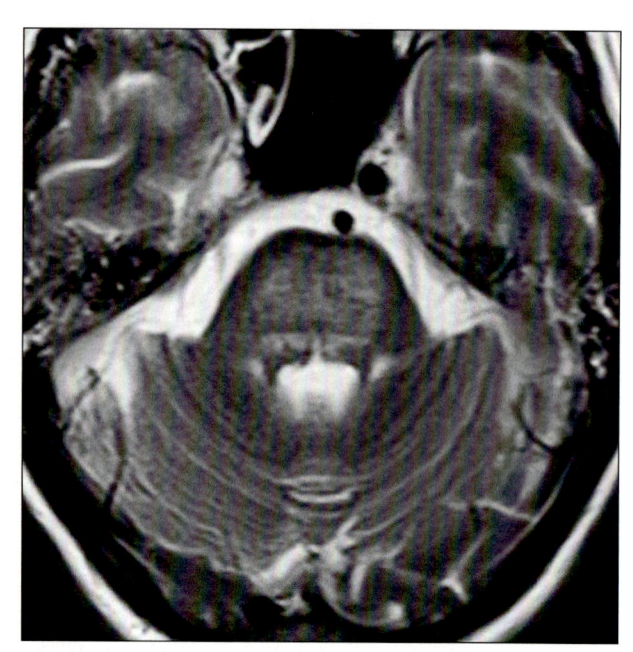

**32-52** T2 axial mostrando desmielinização osmótica clássica. A ponte periférica é poupada, assim como os tratos corticospinais e as fibras transversas da ponte.

## Imagem

A RM é o procedimento de escolha, uma vez que a TC quase sempre é normal. As imagens ponderadas em T1 durante os estágios *agudos* da EB mostram hiperintensidades simétricas bilaterais nos GPs, nos núcleos subtalâmicos, na substância negra, nos hipocampos e nos núcleos denteados (**Fig. 32-49**). Os tálamos e o córtex costumam ser poupados. Imagens ponderadas em T2 em geral são normais no estágio agudo (**Fig. 32-50**).

A EB *crônica* pode mostrar hiperintensidade em T2/FLAIR nas áreas típicas. Esclerose hipocampal bilateral com perda volumétrica e hiperintensidade em T2 é comum.

A difusão é normal em ambas as fases da EB (aguda e crônica). A ERM mostra redução da relação NAA:Cho e NAA:Cr. Recém-nascidos pré-termo com EB podem demonstrar aumento de glutamina-glutamato.

## Diagnóstico diferencial

Os maiores diagnósticos diferenciais por imagem da EB são as outras doenças que causam anormalidades no GP. O GP é uma área de alta atividade metabólica com demanda significativa de glicose e oxigênio, que é, portanto, vulnerável a inúmeras doenças sistêmicas e metabólicas.

Em neonatos a termo com suspeita de EB, o maior diagnóstico diferencial é o *DHI* agudo. No DHI em pacientes a termo, o putame é o sítio mais comumente afetado. Hiperintensidades em T2/FLAIR e restrição da difusão são típicas de DHI, mas estão ausentes na EB.

Hiperintensidades em T1 simétricas bilaterais no GP são vistas em **insuficiência hepática crônica**, **hiperalimentação** e **hiperglicemia não cetótica**. A **neurofibromatose tipo I** também pode causar encurtamento discreto em T1 no GP. Sequelas tardias de **intoxicação por monóxido de carbono** podem causar encurtamento em T1 e hiperintensidade em T2 no GP medial.

## Síndrome da desmielinização osmótica

Distúrbios agudos de eletrólitos e de osmolalidade podem causar alterações alarmantes no estado mental. A hiperosmolalidade extrema é rara. O estado hipo-osmolar é muito mais comum, sendo a hiponatremia o estado hipo-osmolar mais frequente.

### Terminologia

A síndrome da desmielinização osmótica (SDO) era inicialmente chamada de mielinólise pontina central e/ou mielinólise extrapontina.

### Etiologia

A SDO classicamente ocorre quando grandes alterações nos níveis de sódio sérico são induzidas por uma rápida correção da hiponatremia. É desconhecido como exatamente isso resulta em perda de mielina.

Os oligodendrócitos, que formam as bainhas de mielina, são particularmente vulneráveis a alterações osmóticas. A bainha de mielina pode romper-se e dividir-se se o estresse osmótico nos oligodendrócitos for grave.

Nos estados hiponatrêmicos-hiperosmolares, a água extracelular move-se para dentro das células com alto conteúdo de soluto, levando a edema celular. As células gliais seletivamente incham após um estresse hipotônico, enquanto os neurônios não. Disfunções dos canais de água específicos da glia – aquaporina-4 e aquaporina-1 – resultam em edema cerebral e aumentam a pressão intracraniana.

## Patologia

**LOCALIZAÇÃO.** A SDO é tradicionalmente considerada uma lesão pontina (**Figs. 32-51** e **32-52**). Entretanto, o envolvimento multifocal não é somente comum, mas também característico. Apenas 50% dos casos de SDO têm lesões pontinas isoladas. Em 30% dos casos, focos mielinolíticos ocorrem dentro e fora da ponte. Os núcleos da base e os hemisférios cerebrais são sítios comuns. A desmielinização da SB é exclusivamente extrapontina em 20 a 25% dos casos.

Outras partes do SNC que podem estar envolvidas na SDO incluem o cerebelo (em especial os pedúnculos cerebelares médios), os núcleos da base, os tálamos, o corpo geniculado lateral e a SB hemisférica. Alguns casos de SDO envolvem o córtex.

**PATOLOGIA MACROSCÓPICA.** Do ponto de vista macroscópico, a ponte central é anormalmente mole e exibe uma área romboide ou em forma de tridente de coloração acinzentada. A ponte periférica é poupada.

Necrose cortical laminar pode ocorrer na SDO, tanto primariamente quanto em associação com hipoxia ou anoxia. Nesses casos, o córtex afetado aparece mole e pálido.

**ACHADOS MICROSCÓPICOS.** Do ponto de vista microscópico, a SDO é caracterizada por perda de mielina com relativa preservação dos axônios e dos neurônios. A desmielinização ativa sem evidência de inflamação significativa é típica. A presença de astrócitos reativos e macrófagos espumosos ("*foamy*"), carregados de lipídeos abundantes, é característica.

## Aspectos clínicos

**DEMOGRAFIA E EPIDEMIOLOGIA.** A SDO é um distúrbio raro e sua exata prevalência é desconhecida. Ela pode ocorrer em qualquer fase da vida, mas é mais comum em pacientes de meia-idade (pico = 30 a 60 anos). Existe uma pre-

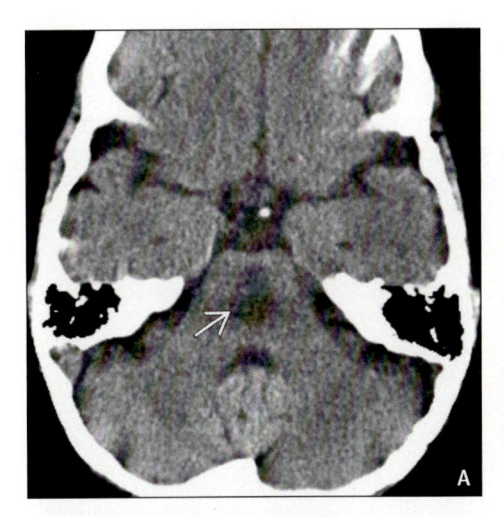

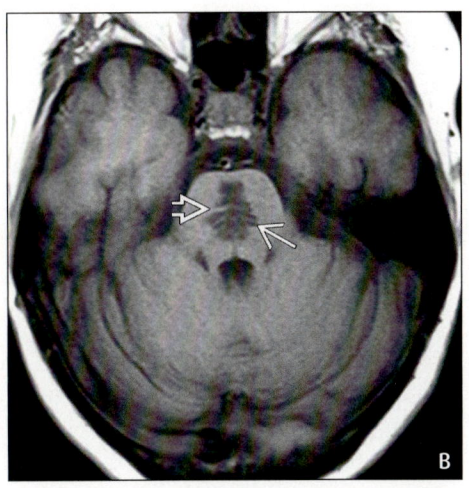

**32-53A** TC sem contraste em uma mulher de 37 anos com SDO mostrando uma hipodensidade triangular central na ponte ➡.
**32-53B** T1 na mesma paciente mostrando que a lesão é hipointensa ➡. As fibras transversas da ponte estão poupadas e são vistas aqui como linhas de encéfalo preservado ➡ passando de um lado para o outro.

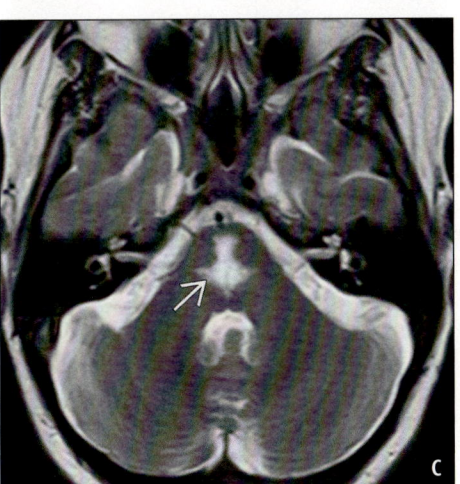

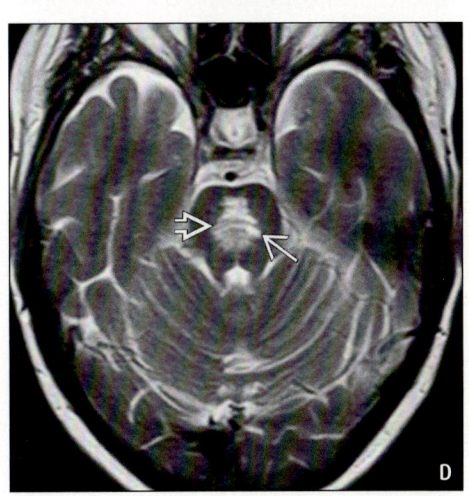

**32-53C** T2 mostrando a forma em "tridente" ou em "asa de morcego" simétrica da mielinólise pontina ➡. A ponte periférica está poupada.
**32-53D** T2 mais cefálica na ponte superior mostrando a lesão ➡ com "linhas" de tratos transversos da ponte mielinizados e preservados ➡ vistos cruzando a lesão.

valência moderada em homens. Pacientes pediátricos com SDO costumam apresentar diabetes ou anorexia.

As causas mais comuns de SDO são correção rápida da hiponatremia, alcoolismo, transplante hepático e desnutrição.

As comorbidades que predispõem ao desenvolvimento da SDO incluem doença renal, suprarrenal, hipofisária e paraneoplásica. Vômitos prolongados (p. ex., hiperêmese gravídica), queimaduras graves, transplante e uso prolongado de diurético podem contribuir para o desenvolvimento da SDO.

**APRESENTAÇÃO.** Os sintomas mais comuns da SDO são alteração do estado mental e crises convulsivas. Um curso clínico bifásico é comum. Quando a normonatremia é restaurada, o estado mental melhora, mas pode deteriorar-se rapidamente depois. Outros achados incluem paralisia pseudobulbar, disartria e disfagia. Distúrbios do movimento são comuns quando a mielinólise envolve os núcleos da base.

**HISTÓRIA NATURAL.** O prognóstico da SDO varia de modo significativo de uma recuperação completa a coma e morte. Alguns pacientes sobrevivem com pouco ou nenhum déficit residual. Em casos graves, o paciente pode se tornar quadriparético e evoluir para a síndrome de *locked-in*.

**OPÇÕES DE TRATAMENTO.** O sódio sérico inicial na SDO costuma estar abaixo de 115 a 120 mmol/L e a osmolalidade sérica é menor que 275 mOsm/kg. Embora não exista um consenso em relação às taxas de correção da hiponatremia, uma correção de mais de 12 mmol/L/dia parece aumentar o risco de SDO.

*A SDO também pode ocorrer (1) em pacientes normonatrêmicos e (2) de modo independente em relação às alterações do sódio sérico.*

## Imagem

**ASPECTOS GERAIS.** Os achados de imagem na SDO costumam aparecer uma ou duas semanas após os sintomas clínicos.

**ACHADOS NA TC.** A TC sem contraste pode ser normal ou demonstrar hipodensidade nas áreas afetadas, particularmente na ponte central (**Fig. 32-53A**).

**32-54A** T1 sagital em um homem de 44 anos alcoólatra com vômitos, crises convulsivas e alteração aguda do estado mental. A ponte central é discretamente aumentada e hipointensa ➡, enquanto a ponte periférica ➡ é poupada.
**32-54B** T2 no mesmo paciente mostrando hiperintensidades simétricas centrais ➡ poupando a ponte periférica ➡ e os tratos corticospinais ➡.

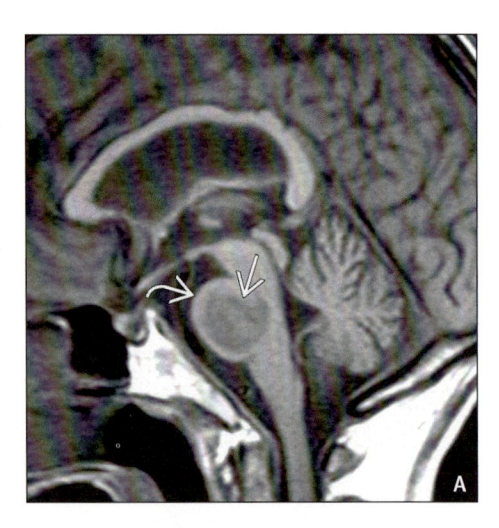

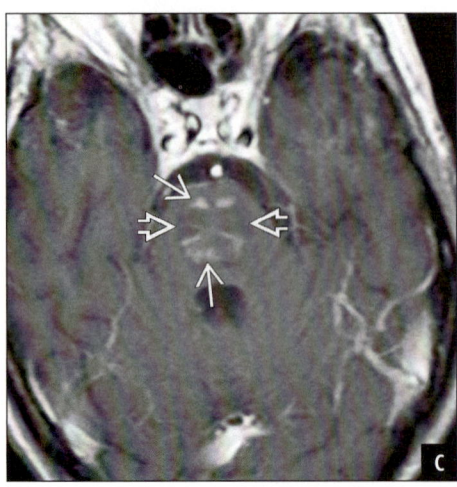

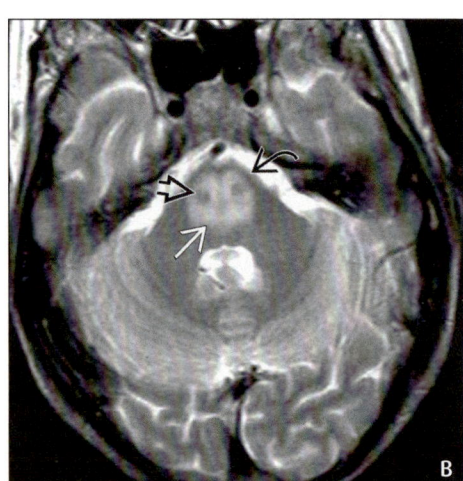

**32-54C** Axial T1 C+ no mesmo paciente mostrando realce discreto, mas simétrico na SB afetada ➡ poupando os tratos corticospinais ➡.
**32-54D** Difusão no mesmo paciente mostrando restrição aguda ➡. A SDO com desmielinização aguda pode realçar e restringir.

ACHADOS NA RM. As sequências-padrão da RM podem ser normais nos primeiros dias. Eventualmente, a SDO torna-se hipointensa em T1 e hiperintensa em T2/FLAIR.

As lesões costumam ser bem delimitadas e simétricas. A SDO pontina é arredondada, triangular ou em formato de "asa de morcego". A ponte periférica, assim como o trato corticospinal e as fibras transversas da ponte, é poupada (**Figs. 32-53B**, **32-53C** e **32-53D**). O envolvimento dos núcleos da base e da SB hemisférica é visto em pelo menos metade de todos os casos.

A T2* (GRE, SWI) não mostra evidência de hemorragia. Lesões agudas tardias ou subagudas da SDO podem demonstrar realce moderado confluente em T1 C+ (**Fig. 32-54**).

A difusão é a sequência mais sensível para SDO aguda e pode demonstrar restrição, enquanto outras sequências são normais (**Figs. 32-55** e **32-56**). A DTI mostra descontinuidade da SB pontina central com preservação dos tratos periférico e transverso (**Fig. 32-57**).

## Diagnóstico diferencial

O maior diagnóstico diferencial da SDO "central" é o infarto-isquemia pontina. **Infartos das artérias perfurantes basilares** envolvem a superfície da ponte e geralmente são assimétricos.

**Doença desmielinizante** pode envolver a ponte, mas raramente é simétrica. A FLAIR sagital costuma demonstrar lesões em outros lugares, em especial ao longo da interface calossoseptal.

A **neoplasia** raramente mimetiza SDO. Os gliomas da ponte podem expandir a ponte e aparecer hiperintensos em T2/FLAIR. Eles são as neoplasias de crianças e adultos jovens. Doença metastática na fossa posterior costuma ocorrer no cerebelo, não na ponte.

O maior diagnóstico diferencial da SDO extrapontina com envolvimento dos núcleos da base e/ou cortical é a doença metabólica. **Encefalopatia hipertensiva** (PRES) pode envolver a ponte, mas não poupa os tratos periféricos da SB. Os núcleos da base são afetados na **doença de Wilson** e nas **doenças mitocondriais**, mas a ponte é menos comumente envolvida.

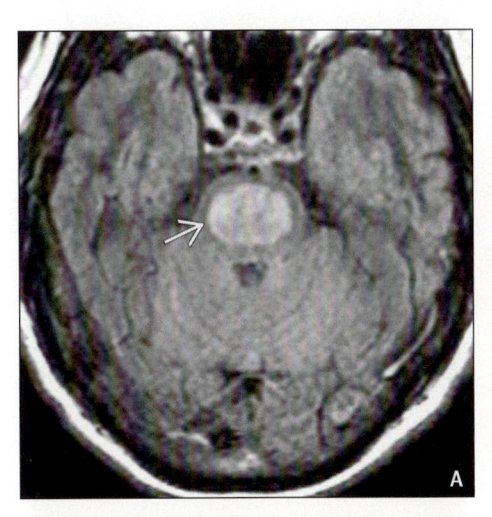

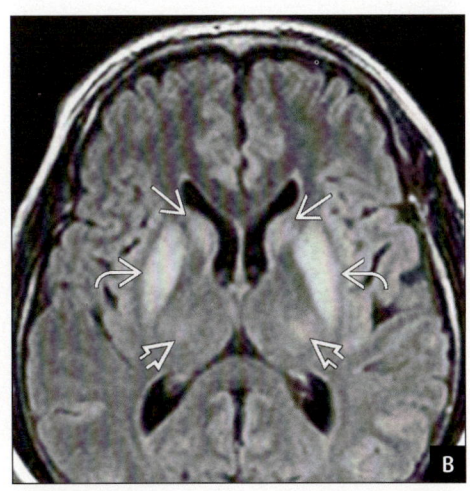

**32-55A** FLAIR axial em um homem de 45 anos mostrando hiperintensidades na ponte central ➡. A ponte periférica está poupada, um achado clássico da SDO.

**32-55B** FLAIR no mesmo paciente mostrando hiperintensidade simétrica nos núcleos caudados ➡ e nos putames ➡, com hiperintensidades discretas nos tálamos ➡. A SDO comumente envolve a ponte e os sítios extrapontinos.

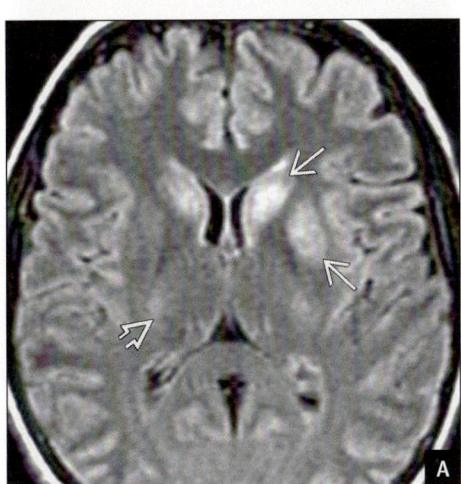

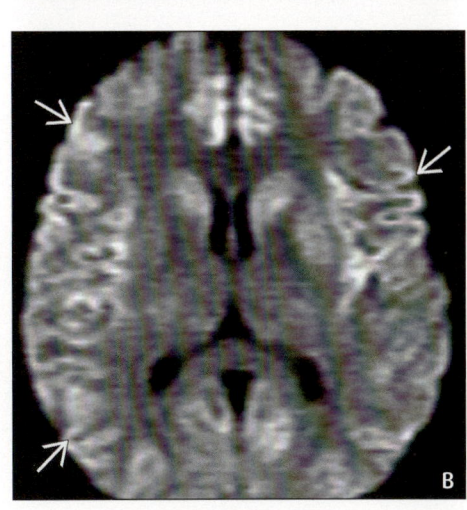

**32-56A** Uma variação da SDO é ilustrada por essa imagem FLAIR axial em um homem de 56 anos com confusão após uma correção rápida da hiponatremia. Observar a hiperintensidade nos núcleos da base ➡ e em ambos os tálamos ➡.

**32-56B** Difusão mostrando que o córtex também é afetado de modo difuso, mas assimétrico ➡. Necrose cortical laminar algumas vezes pode ser vista na SDO.

**32-57A** Variação de SDO com mielinólise pontina e extrapontina é ilustrada neste caso de um homem de 46 anos alcoólatra que iniciou com hiponatremia grave seguida de cirurgia, rapidamente corrigida. T1 sagital mostrando uma banda de hipointensidade na ponte central ➡, poupando a periferia.
**32-57B** T2 mostrando uma hiperintensidade pontina central ➡ com lesões simétricas nos dois pedúnculos cerebelares maiores ➡.

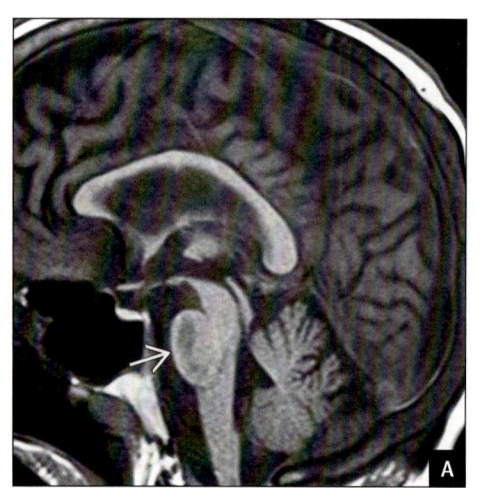

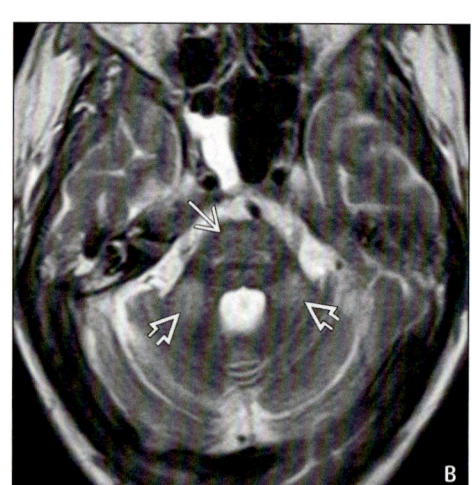

**32-57C** DTI com b = 3.000 mostrando uma área cruciforme de restrição da difusão na ponte central ➡, com grandes áreas ovoides de restrição da difusão em ambos os pedúnculos cerebelares maiores ➡.
**32-57D** DTI mais cefálica mostrando restrição da difusão em ambos os corpos geniculados laterais ➡ e nos núcleos subtalâmicos ➡.

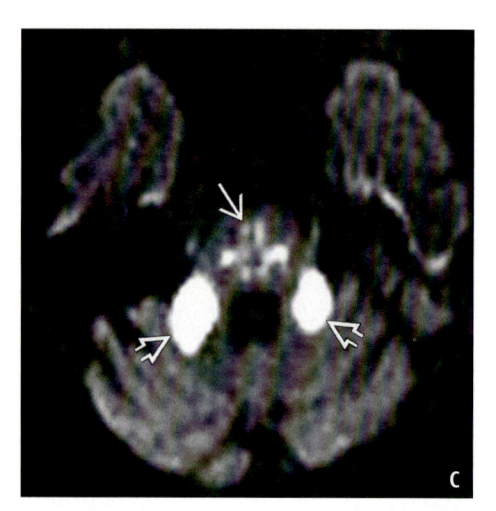

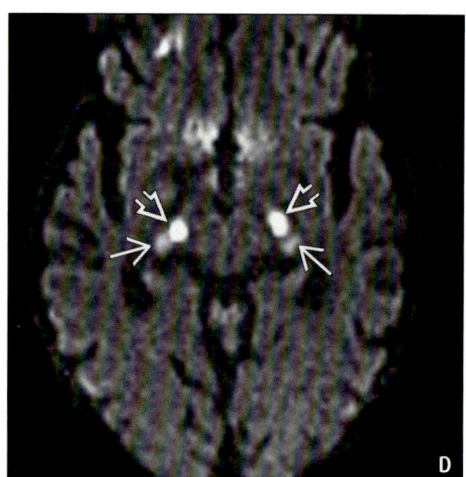

**32-57E** DTI nos ventrículos laterais mostrando restrição simétrica nos segmentos posteriores de ambas as cápsulas internas ➡ e no tálamo ➡.
**32-57F** Mapa colorido da DTI mostrando as fibras pontinas periféricas preservadas em verde ➡ com ruptura da SB pontina central ➡; os tratos pontinos transversos (em vermelho) estão preservados ➡.

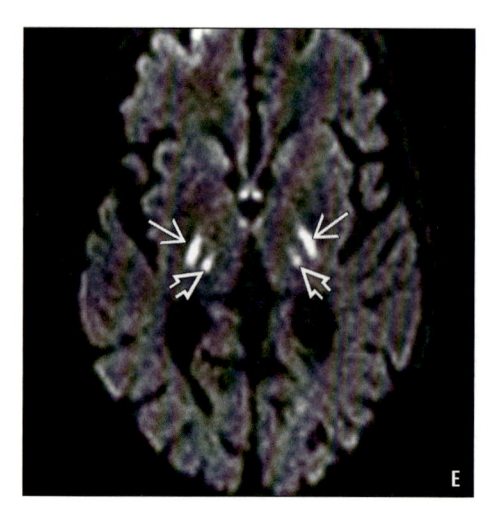

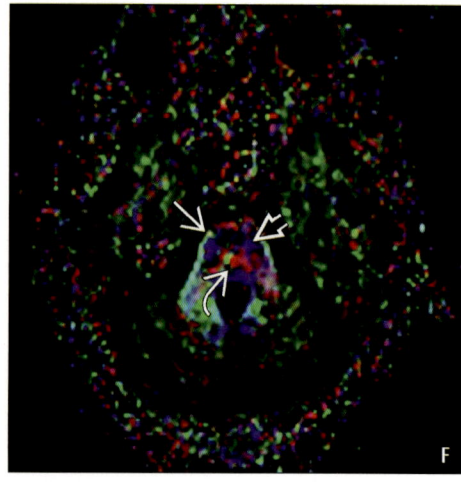

## SÍNDROME DA DESMIELINIZAÇÃO OSMÓTICA

**Terminologia**
- SDO (originalmente denominada mielinólise pontina, extrapontina)

**Etiologia**
- Estado hipo-osmolar (hiponatremia)
- Correção muito rápida → grande fluxo de sódio sérico
- Oligodendrócitos especialmente vulneráveis ao estresse osmótico

**Patologia**
- Ponte isolada (50%)
- Preservação da periferia e dos tratos transversos da ponte
- Ponte + extrapontina (30%)
- Núcleos da base, tálamo, SB hemisférica
- Exclusivamente extrapontina (20 a 25%)
- +– Necrose laminar cortical

**Aspectos clínicos**
- Qualquer idade; pico = 30 a 60 anos

*(continua)*

*(continuação)*
- Pode ocorrer sem distúrbios do sódio sérico

**Imagem**
- Pode ser inicialmente normal
- Hipodensa na TC sem contraste
- Hipointensa em T1, hiperintensa em T2
- Pode restringir na difusão, realça

## Distúrbios da sobrecarga de ferro

O ferro é vital para o metabolismo neuronal normal e tem um papel-chave no transporte de oxigênio cerebral, no transporte de elétrons, na síntese de neurotransmissores e na produção de mielina.

A deposição de ferro cerebral ocorre como parte do envelhecimento normal. Entretanto, o ferro excessivo é neurotóxico. A ferritina, uma proteína que contém nanopartículas de ferro, induz a formação de espécies reativas de oxigênio e inibe a captação de glutamato das junções sinápticas, levando potencialmente a uma neurodegeneração.

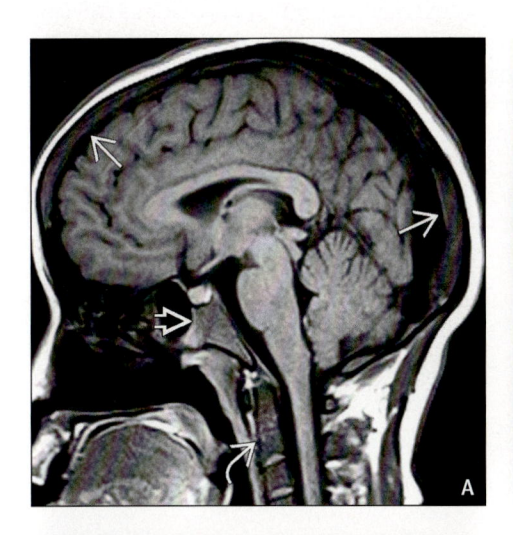

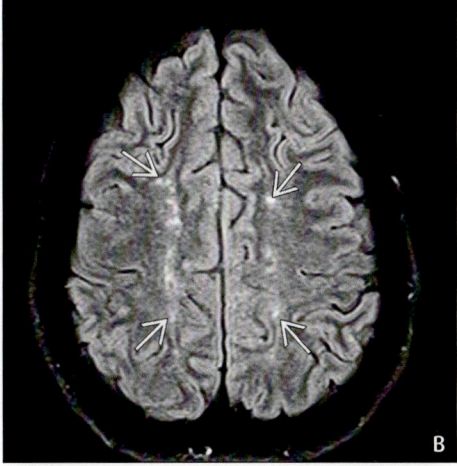

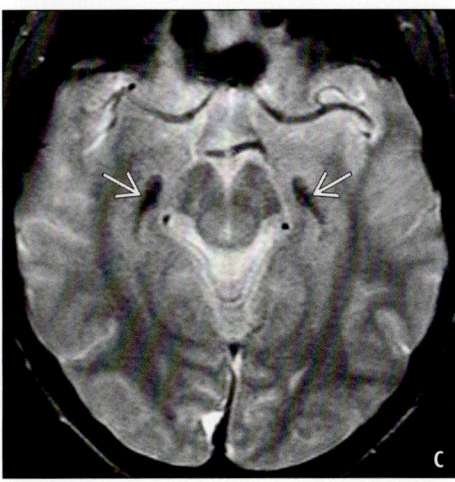

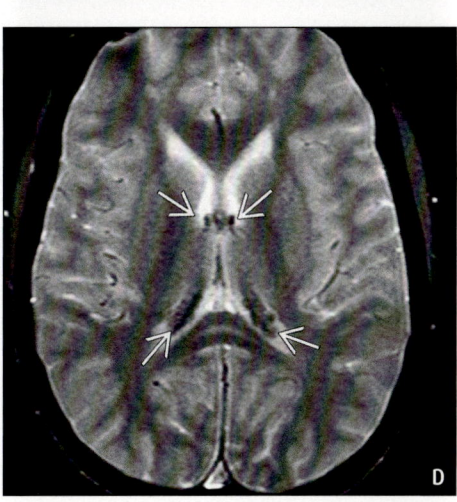

**32-58A** T1 sagital em uma mulher de 28 anos com anemia falciforme e hemocromatose mostrando hipointensidade intensa na medula óssea da calota craniana ➡, nos clivos ➡ e na coluna cervical ➡ (com sinal de "disco brilhante").
**32-58B** FLAIR axial mostrando calota craniana espessa e hipointensa e hiperintensidades multifocais ao longo da zona fronteiriça profunda da coroa radiada ➡, achados comuns da anemia falciforme.
**32-58C** T2* GRE na mesma paciente mostrando hipointensidade intensa com artefato de susceptibilidade magnética nos plexos coroides ➡ em ambos os cornos temporais dos ventrículos laterais.
**32-58D** T2* GRE mais cefálica da mesma paciente mostrando siderose extensa em ambos os plexos coroides ➡.

Os distúrbios de sobrecarga de ferro envolvem um grande espectro de etiologias herdadas e adquiridas. As doenças hereditárias do metabolismo do ferro são discutidas no Capítulo 31. Os distúrbios adquiridos de sobrecarga de ferro serão descritos aqui.

## Terminologia

A sobrecarga adquirida de ferro cerebral é chamada de **siderose**. Quando o depósito de ferro ocorre ao longo dos nervos cranianos ou da superfície pial do cérebro, é denominada **siderose superficial**. A **hemocromatose** é o acúmulo patológico de ferro intracelular nos tecidos parenquimatosos.

## Etiologia

A sobrecarga sistêmica de ferro pode ser causada por discrasias sanguíneas hereditárias ou adquiridas (p. ex., talassemia maior, anemia falciforme, anemia aplásica ou refratária, doença mielodisplásica) ou por uma absorção intestinal aumentada de ferro.

Depósitos anormais de ferro podem ocorrer como um achado de muitas doenças degenerativas. As doenças de Parkinson e de Alzheimer, assim como a esclerose lateral amiotrófica e a esclerose múltipla progressiva crônica, estão associadas com o aumento do depósito de ferro nos núcleos da base.

No cérebro, a siderose superficial é mais comum que o acúmulo de ferro dentro do córtex por si só (i.e., hemocromatose). A siderose superficial costuma ser causada por trauma, tumor, cirurgia prévia ou hemorragias subaracnóideas repetidas de uma má formação arteriovenosa ou de aneurisma. A angiopatia amiloide é uma causa comum de siderose em pacientes idosos.

## Imagem

A **glândula hipofisária** – em especial o lobo anterior – é muito sensível aos efeitos tóxicos precoces da sobrecarga de ferro. A deposição progressiva de ferro causa uma hipointensidade intensa na hipófise nas sequências ponderadas em T2.

O depósito de ferro nos **plexos coroides** ocorre nos casos de discrasia hematológica, como na anemia falciforme. As TCs sem contraste costumam ser normais, mas a sequência T2* (GRE, SWI) da RM mostra hipointensidades simétricas com artefato de susceptibilidade magnética no plexo coroide (**Fig. 32-58**).

A siderose superficial ao longo das **superfícies cerebrais** e dos **nervos cranianos** geralmente é associada com hemorragias subaracnóideas repetidas e não distribuídas de modo uniforme. A T2* mostra artefato de susceptibilidade magnética ao longo da pia (superfície giral).

O depósito de ferro dentro do **córtex** e dos **núcleos da base** é menos comum e está associado com neuroferritinopatias e síndromes de degeneração cerebral. Hipointensidades serpiginosas simétricas difusas e núcleos profundos de SC muito hipointensos são vistos nas sequências de T2*.

# Referências selecionadas

## Encefalopatias hipertensivas

### Encefalopatia hipertensiva aguda, síndrome da encefalopatia posterior reversível

- Hugonnet E et al: Posterior reversible encephalopathy syndrome (PRES): Features on CT and MR imaging. Diagn Interv Imaging. Epub ahead of print, 2012
- Ishikura K et al: Children with posterior reversible encephalopathy syndrome associated with atypical diffusionweighted imaging and apparent diffusion coefficient. Clin Exp Nephrol. 15(2):275-80, 2011
- Ni J et al: The clinical and radiological spectrum of posterior reversible encephalopathy syndrome: a retrospective series of 24 patients. J Neuroimaging. 21(3):219-24, 2011
- Wagner SJ et al: Posterior reversible encephalopathy syndrome and eclampsia: pressing the case for more aggressive blood pressure control. Mayo Clin Proc. 86(9):851-6, 2011
- Fugate JE et al: Posterior reversible encephalopathy syndrome: associated clinical and radiologic findings. Mayo Clin Proc. 85(5):427-32, 2010
- Kheir JN et al: Neuropathology of a fatal case of posterior reversible encephalopathy syndrome. Pediatr Dev Pathol. 13(5):397-403, 2010
- Bartynski WS et al: Catheter angiography, MR angiography, and MR perfusion in posterior reversible encephalopathy syndrome. Am J Neuroradiol. 29(3):447-55, 2008

### Hipertensão maligna

- Tuncel M et al: Hypertensive emergencies: etiology and management. Am J Cardiovasc Drugs. 3(1):21-31, 2003

### Encefalopatia hipertensiva crônica

- Prasad H et al: Metabolic syndrome: definition and therapeutic implications. Postgrad Med. 124(1):21-30, 2012
- Ito S et al: Chronic hypertensive encephalopathy showing only headache: report of a case with longstanding brain MR abnormalities suggesting extensive vasogenic edema. Eur Neurol. 53(4):220-2, 2005

## Distúrbios da glicose

- Scheen AJ: Central nervous system: a conductor orchestrating metabolic regulations harmed by both hyperglycaemia and hypoglycaemia. Diabetes Metab. 36 Suppl 3:S31-8, 2010

### Encefalopatia hipoglicêmica pediátrica/adulta

- Scheen AJ: Central nervous system: a conductor orchestrating metabolic regulations harmed by both hyperglycaemia and hypoglycaemia. Diabetes Metab. 36 Suppl 3:S31-8, 2010

### Hipoglicemia neonatal/infantil

- McCrimmon RJ: Update in the CNS response to hypoglycemia. J Clin Endocrinol Metab. 97(1):1-8, 2012
- Straussman S et al: Neonatal hypoglycemia. Curr Opin Endocrinol Diabetes Obes. 17(1):20-4, 2010

### Distúrbios associados à hiperglicemia

- Hsu JL et al: Microstructural white matter abnormalities in type 2 diabetes mellitus: a diffusion tensor imaging study. Neuroimage. 59(2):1098-105, 2012
- Ondo WG: Hyperglycemic nonketotic states and other metabolic imbalances. Handb Clin Neurol. 100:287-91, 2011
- Umemura T et al: Endothelial and inflammatory markers in relation to progression of ischaemic cerebral small-vessel disease and cognitive impairment: a 6-year longitudinal study in patients with type 2 diabetes mellitus. J Neurol Neurosurg Psychiatry. 82(11):1186-94, 2011

## Distúrbios da tireoide

### Hipotireoidismo congênito

- LaFranchi SH: Approach to the diagnosis and treatment of neonatal hypothyroidism. J Clin Endocrinol Metab. 96(10):2959-67, 2011
- Rastogi MV et al: Congenital hypothyroidism. Orphanet J Rare Dis. 5:17, 2010

### Doenças hipotireoidianas adquiridas

- Zimmermann P et al: Steroid-responsive encephalopathy associated with Hashimoto thyroiditis. Pediatr Radiol. 42(7):891-3, 2012
- Chang T et al: Hashimoto encephalopathy: clinical and MRI improvement following high-dose corticosteroid therapy. Neurologist. 16(6):394-6, 2010

### Hipertireoidismo

- Sharma D et al: Addison's disease presenting with idiopathic intracranial hypertension in 24-year-old woman: a case report. J Med Case Reports. 4:60, 2010
- Song TJ et al: The prevalence of thyrotoxicosis-related seizures. Thyroid. 20(9):955-8, 2010
- Kurne A et al: White matter alteration in a patient with Graves' disease. J Child Neurol. 22(9):1128-31, 2007
- Herwig U et al: Hyperthyroidism mimicking increased intracranial pressure. Headache. 39(3):228-30, 1999

## Distúrbios da paratireoide

### Hiperparatireoidismo

- Macdonald DS et al: Calcification of the external carotid arteries and their branches. Dentomaxillofac Radiol. 41(7):615-8, 2012

- Shlapack MA et al: Normocalcemic primary hyperparathyroidism-characteristics and clinical significance of an emerging entity. Am J Med Sci. 343(2):163-6, 2012
- Mackenzie-Feder J et al: Primary hyperparathyroidism: an overview. Int J Endocrinol. 2011:251410, 2011
- Petersilge CA: Introduction to metabolic bone disease. In Manaster BJ et al: Diagnostic Imaging: Musculoskeletal: Non-Traumatic Disease. Salt Lake City: Amirsys Publishing. 11.2-7, 2010
- Abid F et al: Cranial nerve palsies in renal osteodystrophy. Pediatr Neurol. 36(1):64-5, 2007

### Distúrbios da hipoparatireoide
- Bhadada SK et al: Spectrum of neurological manifestations of idiopathic hypoparathyroidism and pseudohypoparathyroidism. Neurol India. 59(4):586-9, 2011
- Petersilge CA: Hypoparathyroidism, pseudo- and pseudopseudohypoparathyroidism. In Manaster BJ et al: Diagnostic Imaging: Musculoskeletal: Non-Traumatic Disease. Salt Lake City: Amirsys Publishing. 11.26-7, 2010

## Crises convulsivas e distúrbios relacionados
### Anatomia normal no lobo temporal
- Huntgeburth SC et al: Morphological patterns of the collateral sulcus in the human brain. Eur J Neurosci. 35(8):1295-311, 2012
- Salzman KL: Limbic system. In Harnsberger HR et al: Diagnostic and Surgical Imaging Anatomy: Brain, Head and Neck, Spine. Salt Lake City: Amirsys Publishing. I.76-85, 2006

### Esclerose mesial temporal
- Lopinto-Khoury C et al: Surgical outcome in PET-positive, MRI-negative patients with temporal lobe epilepsy. Epilepsia. 53(2):342-8, 2012
- Mueller SG et al: Widespread extrahippocampal NAA/(Cr + Cho) abnormalities in TLE with and without mesial temporal sclerosis. J Neurol. 258(4):603-12, 2011

### Estado epiléptico
- Förster A et al: Diffusion-weighted imaging for the differential diagnosis of disorders affecting the hippocampus. Cerebrovasc Dis. 33(2):104-15, 2012
- Yoong M et al: The role of magnetic resonance imaging in the follow-up of children with convulsive status epilepticus. Dev Med Child Neurol. 54(4):328-33, 2012
- • Huang YC et al: Periictal magnetic resonance imaging in status epilepticus. Epilepsy Res. 86(1):72-81, 2009

### Lesões transitórias do esplênio do corpo caloso
- Ito S et al: Transient splenial lesion of the corpus callosum in H1N1 influenza virus-associated encephalitis/encephalopathy. Intern Med. 50(8):915-8, 2011
- Sreedharan SE et al: Reversible pancallosal signal changes in febrile encephalopathy: report of 2 cases. AJNR Am J Neuroradiol. 32(9):E172-4, 2011

### Amnésia global transitória
- Uttner I et al: Long-term outcome in transient global amnesia patients with and without focal hyperintensities in the CA1 region of the hippocampus. Eur Neurol. 67(3):155-160, 2012
- Hunter G: Transient global amnesia. Neurol Clin. 29(4):1045-54, 2011
- Weon YC et al: Optimal diffusion-weighted imaging protocol for lesion detection in transient global amnesia. Am J Neuroradiol. 29(7):1324-8, 2008

## Outros distúrbios
### Doença de Fahr
- Hegde AN et al: Differential diagnosis for bilateral abnormalities of the basal ganglia and thalamus. Radiographics. 31(1):5-30, 2011
- Acou M et al: Fahr disease. JBR-BTR. 91(1):19, 2008
- Shoyama M et al: Evaluation of regional cerebral blood flow in fahr disease with schizophrenia-like psychosis: a case report. AJNR Am J Neuroradiol. 26(10):2527-9, 2005

### Encefalopatia hepática
- Chopra A et al: Valproate-induced hyperammonemic encephalopathy: an update on risk factors, clinical correlates and management. Gen Hosp Psychiatry. 34(3):290-8, 2012
- U-King-Im JM et al: Acute hyperammonemic encephalopathy in adults: imaging findings. Am J Neuroradiol. 32(2):413-8, 2011
- Blanco Vela CI et al: Efficacy of oral L-ornithine Laspartate in cirrhotic patients with hyperammonemic hepatic encephalopathy. Ann Hepatol. 10 Suppl 2:S55-9, 2011

### Encefalopatia bilirrubínica
- Kamei A et al: Proton magnetic resonance spectroscopic images in preterm infants with bilirubin encephalopathy. J Pediatr. 160(2):342-4, 2012
- Shapiro SM: Chronic bilirubin encephalopathy: diagnosis and outcome. Semin Fetal Neonatal Med. 15(3):157-63, 2010
- Wang X et al: Studying neonatal bilirubin encephalopathy with conventional MRI, MRS, and DWI. Neuroradiology. 50(10):885-93, 2008
- Rorke LB: Kernicterus. In Golden JA et al: Pathology and Genetics: Developmental Neuropathology. Basel: ISN Neuropath Press. 206-08, 2004

### Síndrome da desmielinização osmótica
- de Souza A et al: More often striatal myelinolysis than pontine? A consecutive series of patients with osmotic demyelination syndrome. Neurol Res. 34(3):262-71, 2012

- Gankam Kengne F et al: Astrocytes are an early target in osmotic demyelination syndrome. J Am Soc Nephrol. 22(10):1834-45, 2011
- King JD et al: Osmotic demyelination syndrome. Am J Med Sci. 339(6):561-7, 2010
- Howard SA et al: Best cases from the AFIP: osmotic demyelination syndrome. Radiographics. 29(3):933-8, 2009

## Distúrbios da sobrecarga de ferro
- Sondag MJ et al: Case 179: Hereditary hemochromatosis. Radiology. 262(3):1037-41, 2012
- Haacke EM et al: Imaging iron stores in the brain using magnetic resonance imaging. Magn Reson Imaging. 23(1):1-25, 2005

# 33
# Demências e degenerações cerebrais

| | |
|---|---|
| O envelhecimento normal do cérebro | 967 |
| Introdução ao envelhecimento normal do cérebro | 967 |
| Imagem do envelhecimento normal do cérebro | 969 |
| Demências | 971 |
| Doença de Alzheimer | 971 |
| Demência vascular | 977 |
| Demências frontotemporais | 980 |
| Demência com corpos de Lewy | 984 |
| Outras demências | 986 |
| Doenças degenerativas | 991 |
| Doença de Parkinson | 992 |
| Atrofia de múltiplos sistemas | 995 |
| Paralisia supranuclear progressiva | 998 |
| Esclerose lateral amiotrófica | 999 |
| Degeneração walleriana | 1001 |
| Degeneração olivar hipertrófica | 1003 |
| Hemiatrofia cerebral (Dyke-Davidoff-Masson) | 1007 |

Os esforços da saúde pública em todo o mundo para melhorar as condições de vida, prevenir doenças e intensificar os tratamentos médicos têm resultado no aumento da população idosa. Indivíduos com mais de 65 anos agora representam 13% da população, totalizando cerca de 20% pelo ano de 2030.

À medida que a população mundial envelhece, o número de pacientes com doenças debilitantes e degeneração encefálica também aumenta. A prevalência e a incidência de demência aumentam de modo notável entre os 65 e 85 anos. Essa condição já é um dos assuntos mais desafiadores da saúde pública do século XXI e alcançará níveis quase epidêmicos nas próximas décadas.

Entender a biologia e a imagem normal do envelhecimento é pré-requisito para se entender a patobiologia das doenças degenerativas cerebrais. Desse modo, primeiramente serão delineadas as alterações normais relacionadas à idade na estrutura e na função do cérebro. Depois será dada atenção à demência e às doenças degenerativas cerebrais.

A **demência** é uma perda da função cerebral que afeta a memória, o pensamento, a linguagem, o julgamento e o comportamento. Ela tem muitas causas, mas, na maioria das vezes, ocorre secundariamente a um processo degenerativo do cérebro. A maior parte das doenças demenciais é irreversível.

A **neurodegeneração** ocorre quando os neurônios de uma parte específica do cérebro, da medula espinal ou dos nervos cranianos morrem. Embora a demência sempre envolva degeneração cerebral, nem todas as doenças neurodegenerativas são demenciais; algumas doenças neurodegenerativas (p. ex., doença de Parkinson) podem estar associadas com demência, mas a maioria não está.

## O envelhecimento normal do cérebro

### Introdução ao envelhecimento normal do cérebro

#### Terminologia

Alterações relacionadas à idade ocorrem em quase todas as partes do cérebro. O termo "**envelhecimento normal do cérebro**" usado neste capítulo refere-se ao espectro de achados de neuroimagem relacionados à idade delineados pelo Rotterdam Scan Study (RSS), um estudo longitudinal contínuo com base populacional. Tendo início em 1990, o RSS inclui agora sequências de ressonância magnética (RM) avançadas e tem incluído pessoas de 45 anos e com mais idade que são submetidas a exames de imagem a cada 3 a 4 anos.

O termo "**envelhecimento bem-sucedido do cérebro**" refere-se aos pacientes cujos estudos de imagem não demonstraram marcadores de doença de pequenos vasos ("microvascular") como as hiperintensidades da substância branca com arterioloesclerose e lipo-hialinose, infartos lacunares silenciosos e microssangramentos.

Indivíduos com 65 a 85 anos são considerados idosos, e o grupo dos pacientes "mais idosos" é formado por aqueles com mais de 90 anos.

#### Genética

Fatores genéticos claramente afetam o envelhecimento cerebral e o declínio cognitivo relacionado à idade. A apolipoproteína E (ApoE) e seis novos polimorfismos únicos do nucleotídeo (PUN) associados no cromossomo 17q25 são variações genéticas fortemente associadas com doença cerebral na RM.

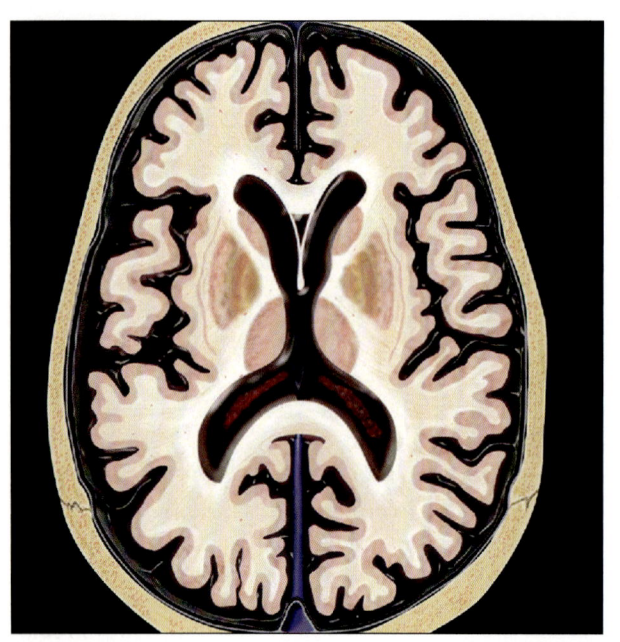

**33-1** Gráfico axial mostrando envelhecimento cerebral normal de um paciente normal de 80 anos. Observar a proeminência dos sulcos e dos ventrículos na ausência de anormalidades parenquimatosas.

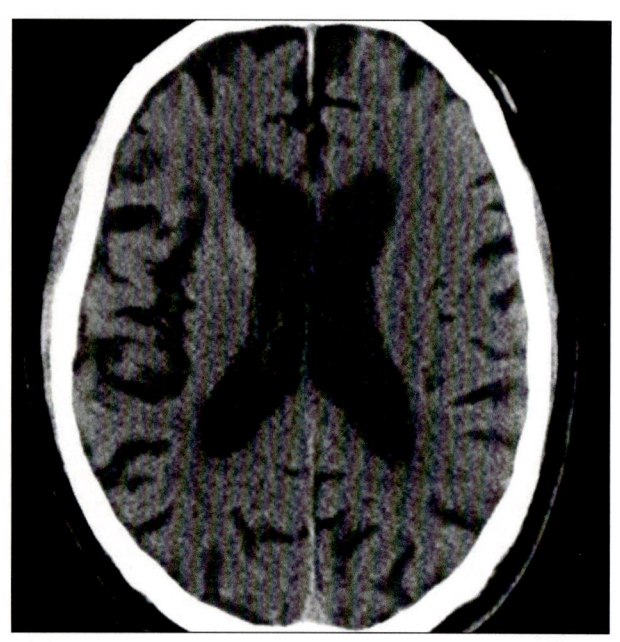

**33-2** Tomografia computadorizada (TC) sem contraste em um homem de 100 anos, independente e cognitivamente normal, que teve uma queda, mostrando um discreto alargamento de sulcos e ventrículos sem evidências de lesões na substância branca.

## Patologia

**PATOLOGIA MACROSCÓPICA.** O volume cerebral difuso diminui com o avanço da idade e é indicado por aumento relativo dos espaços de líquido cerebrospinal (LCS). A proeminência dos sulcos com o aumento proporcional dos ventrículos é normal (**Fig. 33-1**). Embora ocorra afilamento mínimo do manto cortical com a idade, as alterações neuroanatômicas predominantes ocorrem na substância branca subcortical.

**ACHADOS MICROSCÓPICOS.** O envelhecimento cerebral fisiológico é acompanhado por degeneração ubíqua dos neurônios e dos oligodendrócitos. Disfunção neuronal – em vez de perda neuronal franca – parece predominar, com redução do tamanho celular (em vez de redução do número), poda dendrítica e perda das sinapses das áreas selecionadas (p. ex., hipocampo), mas não globalmente.

A substância branca (SB) subcortical demonstra redução do número de fibras mielinizadas, aumento do espaço extracelular e gliose. O espaço perivascular (Virchow-Robin) na SB subcortical e nos núcleos da base aumenta. Três marcadores histológicos são associados com demência: placas senis, emaranhados neurofibrilares e corpos de Lewy. Todos podem ser identificados no envelhecimento normal do cérebro; portanto, o limite entre o normal e a demência "pré-clínica" é indefinido.

**Placas senis** (PSs) são depósitos de amiloide celular que se acumulam na substância cinzenta cerebral. Metade dos indivíduos idosos cognitivamente intactos demonstra uma densidade moderada ou frequente na PS.

**Emaranhados neurofibrilares** (ENs) são causados por agregados de proteína tau dentro dos neurônios. O estadiamento patoanatômico de Braak divide a doença de Alzheimer em seis estágios diferentes com base na distribuição geográfica dos ENs. Os estágios 5 ou 6 de Braak são encontrados em 6% dos casos cognitivamente normais.

**Corpos de Lewy** são aglomerados intraneurais das proteínas α-sinucleína e ubiquitina. Eles são encontrados em 5 a 10 dos indivíduos cognitivamente intactos. A maioria dos pacientes idosos cognitivamente normais com esses marcadores histológicos da patologia de doença de Alzheimer (DA) eventualmente desenvolverá DA sintomática. As diferenças entre indivíduos cognitivamente normais, pacientes idosos com declínio cognitivo muito sutil e aqueles com DA pré-clínica ou pré-sintomática são difíceis de determinar (ver a seguir). O acúmulo de ENs e PSs pode ocorrer por décadas até o desenvolvimento de alterações cognitivas claras.

## Aspectos clínicos

**EPIDEMIOLOGIA E DEMOGRAFIA.** A maturação cerebral continua até a terceira década de vida; após, o envelhecimento cerebral predomina. Embora a incidência de demências aumente de modo significativo com o envelhecimento, apenas dois terços dos pacientes com mais de 85 anos permanecem neurologicamente intactos e cognitivamente normais.

**APRESENTAÇÃO.** A diferença entre o envelhecimento normal e a demência inicial ("pré-clínica") é indefinida. O termo comprometimento cognitivo leve é usado pra designar o estado transicional entre as alterações cognitivas esperadas do envelhecimento normal e a demência franca.

A maioria dos pacientes com mais idade e perda de memória *não* tem demência. Com o envelhecimento, todos os indivíduos experimentam um déficit de memória. Como expresso por um escritor, "esquecer onde colocamos nossa chave é déficit de memória, mas esquecer para que a chave é usada é demência".

## Imagem do envelhecimento normal do cérebro

Uma vez que a patologia cerebral associada à idade inicia muito antes do desenvolvimento dos sintomas clínicos, a imagem tem um papel central na avaliação de pacientes idosos com sinais precoces de demência. Assim como os achados de imagem refletem as alterações significativas da morfologia cerebral que ocorrem com o desenvolvimento fetal e pós-natal, outros achados refletem alterações normais no envelhecimento cerebral.

## Achados na TC

O envelhecimento cerebral normal demonstra discreto alargamento dos ventrículos e proeminência dos sulcos encontrados na TC sem contraste (**Fig. 33-2**). Calcificações puntiformes nos núcleos da base mediais são fisiológicas.

Calcificações curvilíneas nas artérias carótidas cavernosas e no sistema vertebrobasilar são comuns. O significado das calcificações macrovasculares como um marcador de doença microvascular é discutido.

Algumas poucas hipodensidades na SB são comuns, mas hipointensidades subcorticais confluentes, em especial ao redor do átrio dos ventrículos laterais, são marcadores de arterioloesclerose.

A TC com contraste não demonstra focos de realce no parênquima nos cérebros com envelhecimento normal.

## Achados na RM

**T1.** Imagens ponderadas em T1 mostram discreto, mas simétrico, aumento ventricular e proeminência proporcional dos espaços subaracnóideos (**Fig. 33-3**). O corpo calo-

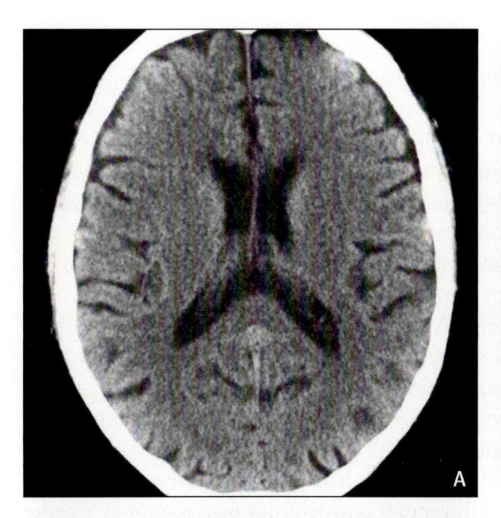

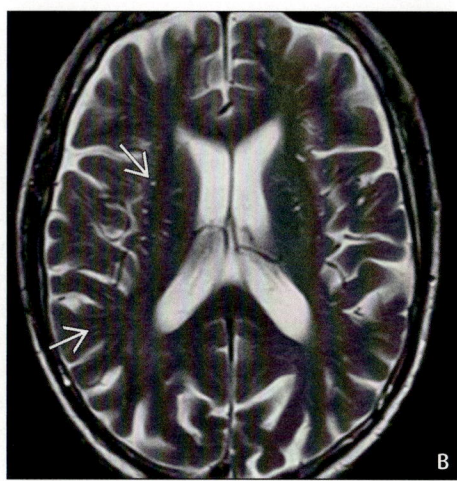

**33-3A** TC sem contraste em um homem de 71 anos neurologicamente normal com um carcinoma de células escamosas da orelha externa mostrando discreto alargamento dos ventrículos e sulcos com uma SB com aparência normal.
**33-3B** T2 no mesmo paciente mostrando hiperintensidades arredondadas multifocais e lineares ➡ que provavelmente representam espaços perivasculares proeminentes, mas normais.

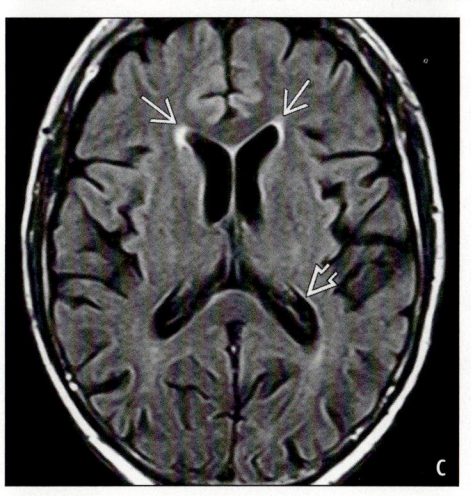

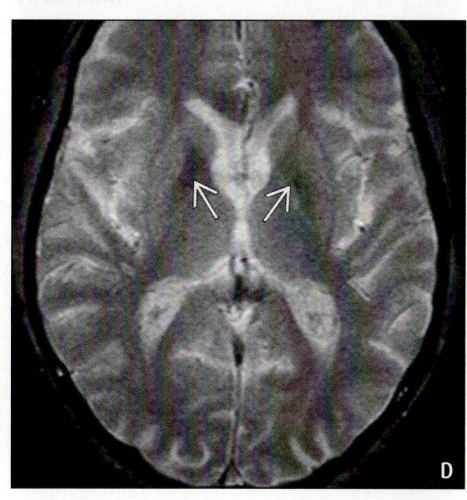

**33-3C** FLAIR no mesmo paciente mostrando hiperintensidades (*caps*) periventriculares frontais ➡ e uma fina hiperintensidade ao redor dos ventrículos laterais ➡.
**33-3D** T2*GRE no mesmo paciente mostrando hipointensidade nos globos pálidos ➡, mas não no putame ou nos tálamos. Nenhum microssangramento está presente. Envelhecimento cerebral normal "bem-sucedido".

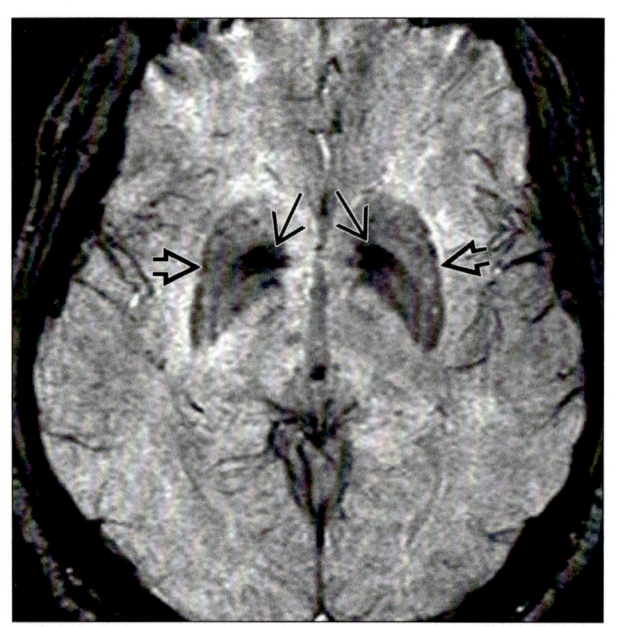

**33-4** Imagem ponderada em susceptibilidade (SWI, de *susceptibility weighted imaging*) axial 3.0 T em um homem normal de 65 anos mostrando intensas hipointensidades nos globos pálidos mediais ➔, com uma hipointensidade menos proeminente nos putames ➔.

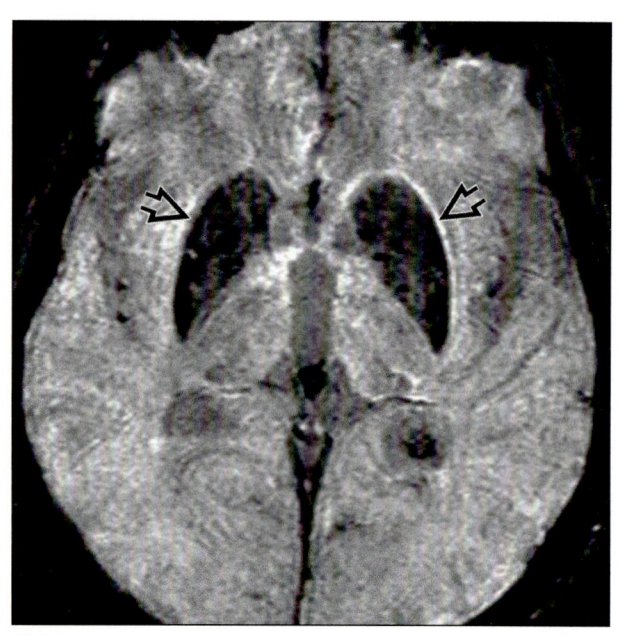

**33-5** SWI 3.0 T em uma mulher normal de 82 anos mostrando um aumento moderado do terceiro ventrículo e dos ventrículos laterais. Os núcleos da base são muito hipointensos. O depósito de ferro do putame ➔ é igual ao do globo pálido. Observar a ausência de hipointensidade nos tálamos.

so pode parecer discretamente afilado na imagem sagital ponderada em T1. Os espaços perivasculares proeminentes são achados normais. Eles são preenchidos por líquido intersticial (não LCS), mas comportam-se como LCS em todas as sequências.

**T2/FLAIR.** Hiperintensidades na substância branca (HSBs) e infartos lacunares em T2/FLAIR são muito prevalentes em idosos. Eles são associados a fatores de risco cardiovascular como diabetes e hiperlipidemia. O envelhecimento cerebral "bem-sucedido" pode demonstrar algumas HSBs esparsas não confluentes (um número razoável é uma HSB por década).

Os espaços perivasculares (EPVs) aumentam em prevalência e tamanho com a idade e são vistos em T2 como coleções semelhantes ao LCS bem delimitadas, arredondadas, ovoides ou lineares nos núcleos da base, na SB subcortical, no mesencéfalo, entre outros (ver Capítulo 28). Os EPVs suprimem completamente na FLAIR. Entre 25 e 30% podem demonstrar uma fina hiperintensidade ao redor. Infartos lacunares costumam demonstrar uma hiperintensidade irregular ao redor das lesões.

A FLAIR em pacientes idosos normais demonstra uma hiperintensidade anelar fina e lisa periventricular ao redor dos ventrículos laterais que provavelmente represente aumento do líquido intersticial extracelular na SB subependimária. A hiperintensidade tipo *cap* ao redor dos cornos frontais é comum em pacientes normais.

**T2\* (GRE, SWI).** O ferro cerebral não está presente ao nascimento, mas se acumula gradualmente como uma parte do desenvolvimento normal. O acúmulo de ferro é maior na *pars reticulata* da substância negra (SN), seguida pelo globo pálido (GP), onde o depósito de ferro progride de medial para lateral. O núcleo rubro e o putame são outros locais comuns onde a ferritina normalmente se acumula. O depósito de ferro no GP e na SN estabiliza na idade adulta, mas continua até os 80 anos no putame.

O **depósito de ferro férrico** é mais bem demonstrado nas sequências T2\*. As imagens com susceptibilidade magnética (SWI) são mais sensíveis que as imagens gradiente-eco (GRE). A heterogeneidade do campo e os efeitos de susceptibilidade magnética são proporcionais à força do campo magnético, e a hipointensidade aumenta nas imagens em 3.0 T.

Hipointensidades em T2\* são normais no GP medial (**Fig. 33-4**). A hipointensidade putaminal costuma ser menos proeminente até a oitava década. O núcleo caudado mostra baixa quantidade de depósito de ferro em qualquer idade. O tálamo normalmente não exibe hipointensidade na sequência T2\* (**Fig. 33-5**).

**Microssangramentos** em T2\* são comuns no cérebro em envelhecimento. As sequências GRE e SWI demonstram microssangramentos cerebrais em 20% dos pacientes com mais de 60 anos e em um terço dos pacientes com 80 anos ou mais. Embora comuns e, portanto, *estatisticamente* "normais", microssangramentos não são característicos de um envelhecimento cerebral *bem-sucedido*. Os microssangramentos nos núcleos da base do cerebelo em geral são indicativos de encefalopatias hipertensivas crônicas. Microssangramentos lobares corticais são típicos da angiopatia amiloide e são associados com um pior desempenho cognitivo.

IMAGEM DO TENSOR DA DIFUSÃO (DTI, DE *DIFFUSION TENSOR IMAGING*). Os efeitos deletérios de alterações na SB na cognição dependem do grau da lesão, da perda volumétrica e de características como a integridade da SB, que pode não ser aparente nas sequências de padrões de imagem. Até mesmo a "SB com aparência normal" pode demonstrar perda da anisotropia fracionada (FA, de *fractional anisotropy*) na DTI.

ESPECTROSCOPIA POR RESSONÂNCIA MAGNÉTICA (ERM). A ERM mostra uma elevação gradual do N-acetil-L-aspartato (NAA) no córtex, na SB cerebral e nos lobos temporais, com concomitante aumento de Cho e Cr.

## PET com FDG/pRM

Os estudos de tomografia por emissão de pósitrons (PET, de *positron emission tomography*) com fluordesoxiglicose (FDG) mostram um aumento gradual do fluxo sanguíneo cerebral relativo (rCBF, de *relative cerebral blood flow*) com o envelhecimento, em particular nos lobos frontais. Os pacientes com baixa perfusão cerebral total nos estudos de perfusão por RM (pRM) têm mais HSB, mas sua relação precisa com o desempenho cognitivo é incerta.

## Diagnóstico diferencial

A correlação entre o desempenho cognitivo e a imagem do encéfalo é complexa e difícil de determinar. Portanto, o principal diagnóstico diferencial do envelhecimento normal do cérebro é o **comprometimento cognitivo leve** e a **DA** precoce "pré-clínica". As HSBs são marcadores de doenças microvasculares, existindo assim uma sobreposição considerável entre os cérebros normais e aqueles com **encefalopatia arteriolosclerótica subcortical**.

---

**PARÂMETROS DE IMAGEM DE ROTTERDAM (ROTTERDAM STUDY) DO ENVELHECIMENTO CEREBRAL**

- Volumes do tecido cerebral
  - Córtex
  - Substância branca
  - Sublocalizações (p. ex., hipocampos)
- Volumes das estruturas que contêm LCS
  - Ventrículos
  - Sulcos
- Hiperintensidades na substância branca
- Infartos
  - Lacunar
  - Cortical
- Depósito de ferro
  - Globos pálidos
  - Núcleos rubros
  - Substância negra
- Microssangramentos
- Integridade e conectividade da substância branca
- Fluxo sanguíneo cerebral
- Metabolismo cerebral

---

# Demências

A **demência** é um comprometimento adquirido da habilidade intelectual que afeta múltiplos domínios cognitivos, incluindo a memória, a linguagem e as habilidades visuoespaciais. Labilidade emocional, alterações comportamentais e deterioração da habilidade de executar atividades diárias são comuns. A demência é um dos grandes medos que as pessoas têm quanto ao envelhecimento.

As três demências mais comuns são **DA**, **demência com corpos de Lewy** e **demência vascular**. Juntas elas são responsáveis pela maioria de todos os casos de demência. Causas menos frequentes incluem **degeneração lobar frontotemporal** (inicialmente conhecida como doença de Pick) e **degeneração corticobasal**. Pode ser difícil diferenciar as várias síndromes demenciais, uma vez que os achados clínicos com frequência se sobrepõem e as chamadas demências mistas são comuns.

À medida que os novos agentes modificadores de doença entram na prática clínica, o diagnóstico correto do tipo de demência tem se tornado muito importante. A avaliação de pacientes com doença demencial potencial requer uma história clínica detalhada e um exame físico cuidadoso, assim como a avaliação cognitiva, de comportamento e capacidade funcional e social.

Atualmente não existe um único marcador comportamental que diferencie de maneira confiável a DA – de longe a doença demencial mais comum – das outras síndromes demenciais. Como a imagem desempenha um papel cada vez maior no diagnóstico das demências, serão discutidos os tipos mais importantes. Quando possível, serão apontados achados e novas modalidades de imagem que ajudem a diferenciar os possíveis distúrbios não demenciais potencialmente reversíveis.

## *Doença de Alzheimer*

### Terminologia

A doença de Alzheimer (DA) é uma condição neurodegenerativa progressiva que leva a declínio cognitivo, comprometimento da habilidade de realizar atividades diárias e variação das condições fisiológicas e de comportamento.

A DA também é conhecida como doença senil do tipo Alzheimer. Existem cada vez mais evidências de que a DA não seja um distúrbio único e abrangente, mas um contínuo de gravidade. O processo patogênico da DA é prolongado e pode estender-se por muitas décadas. A doença prodrômica **pré-clínica/assintomática** (i.e., a patologia está presente, mas a cognição permanece intacta) pode existir por anos antes da evidência de desenvolvimento de **déficit cognitivo leve** (DCL).

### Etiologia

CONCEITOS GERAIS. A DA é caracterizada patofisiologicamente por uma "cascata amiloide". Um *clearance* reduzido de agregados da proteína β-amiloide (Aβ) resulta em seu acú-

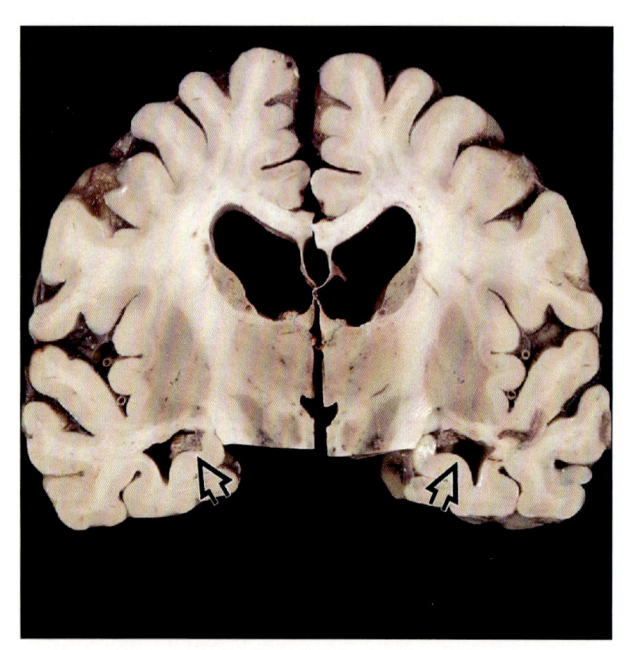

**33-6** Espécime de necropsia coronal de um paciente com DA precoce histologicamente provada mostrando aumento dos ventrículos laterais. Os cornos temporais são proporcionalmente aumentados, e os hipocampos ⇨ aparecem discretamente atrofiados.

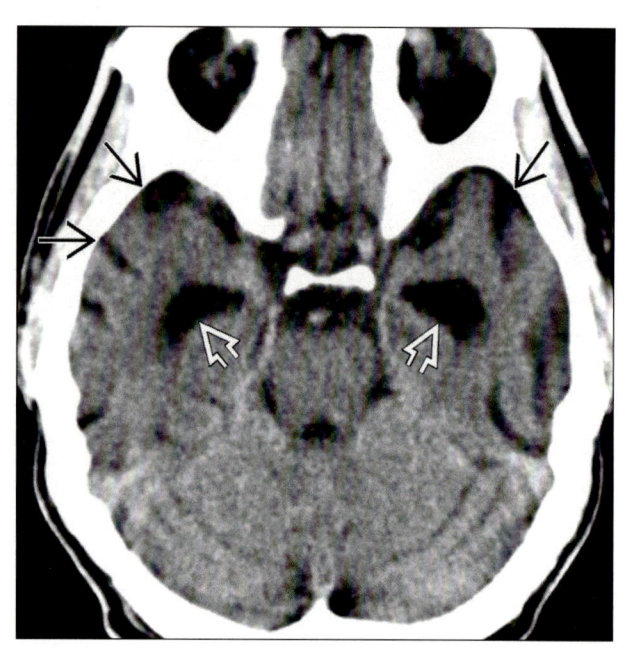

**33-7** TC axial sem contraste em uma mulher de 54 anos com DA grave de início precoce mostrando uma dilatação acentuada dos cornos temporais ⇨ e dos sulcos ➔.

mulo anormal nos neurônios. O resíduo da Aβ42 é insolúvel e altamente neurotóxico. Aglomerados de Aβ42 formam as **PSs** na substância cinzenta cortical. Os depósitos de Aβ42 também espessam as paredes das arteríolas corticais e das leptomeninges, causando **angiopatia amiloide**.

Outro aspecto essencial da DA é a **tauopatia**. A fosforilação anormal de uma proteína associada ao microtúbulo conhecida como "tau" eventualmente leva ao desenvolvimento de **ENs** e à **morte neuronal**. Os níveis liquóricos de tau são quase triplicados em pacientes com DA.

**Genética**. Cerca de 10% dos casos têm uma forte história familiar de DA. Quase todas as variações do gene familiar na DA apontam a *APP* (proteína precursora de amiloide, de *amyloid precursor protein*), as preselininas (*PSEN1, PSEN2*) e o polimorfismo do gene *APOE\* E4* como fortes fatores de risco herdados para DA.

## Patologia

PATOLOGIA MACROSCÓPICA. Do ponto de vista macroscópico, o cérebro afetado pela DA mostra atrofia generalizada com redução dos giros, alargamento dos sulcos e aumento dos ventrículos laterais (principalmente dos cornos temporais). As alterações são mais marcadas nos lobos temporal medial e parietal (**Fig. 33-6**). O lobo frontal costuma ser envolvido, enquanto o lobo occipital e o córtex motor são relativamente poupados.

A DA tem subtipos clínico-patológicos distintos. O hipocampo é muito afetado em 75% dos casos. Uma preservação hipocampal relativa é vista em 10%, e a predominância límbica ocorre em cerca de 15% dos casos de DA.

ASPECTOS MICROSCÓPICOS. As três marcas histológicas características da DA são as PSs, os ENs e a perda neuronal exagerada. Todas são típicas, mas nenhuma é específica para a DA.

A DA também pode coexistir com outras doenças, como a doença cerebrovascular ou os corpos de Lewy. Quantidades variáveis de depósitos de amiloide nas arteríolas corticais e nas leptomeninges (angiopatia amiloide) estão presentes em mais de 90% dos casos de DA. Existe evidência de que a patologia vascular e a patologia da DA sejam aditivas e que os pacientes com a combinação de ambas tenham uma demência clinicamente mais grave.

ESTADIAMENTO, GRADUAÇÃO E CLASSIFICAÇÃO. Existem várias escalas de classificação histológica na patologia de Alzheimer. Uma das mais usadas — o sistema Braak e Braak — tem como base a distribuição topográfica dos ENs e dos filamentos de neurópilos, com graduações de 1 a 6. A escala CERAD (Consórcio para Estabelecer um Registro para a Doença de Alzheimer, de *Consortium to Establish a Registry for Alzheimer Disease*) tem como base a quantidade de placas neuríticas neocorticais em relação à idade.

O terceiro sistema (o Poly Pathology AD Assessment 9, ou PPAD9) tem como base não apenas os ENFs e as placas neuríticas, mas também a combinação de outros fatores, incluindo a extensão da degeneração neuronal, a microvacuolização, o distúrbio citoarquitetural e a gliose. Cada achado é calculado para nove regiões diferentes do cérebro.

Até agora, a correlação entre esses grandes sistemas de estadiamento é subótima. A escolha do sistema de esta-

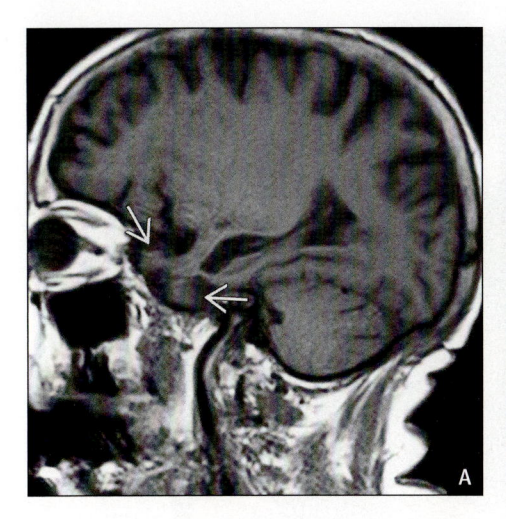

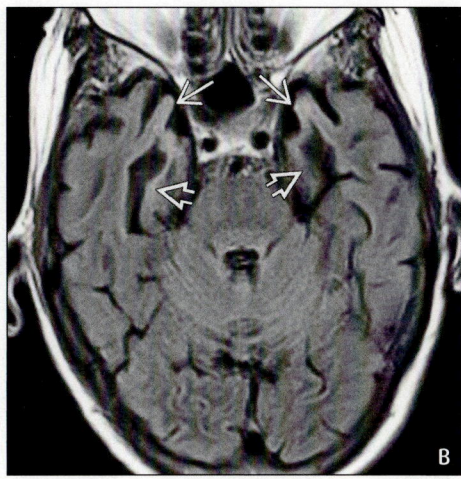

Demências e degenerações cerebrais 973

**33-8A** T1 sagital em uma mulher de 67 anos com DA clinicamente definida mostrando uma acentuada atrofia do lobo temporal ➡.

**33-8B** FLAIR axial da mesma paciente mostrando redução acentuada e hiperintensidade dos hipocampos ➡ e lobos temporais mediais ➡.

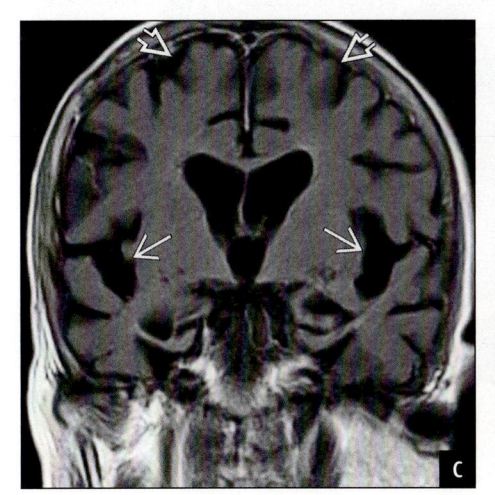

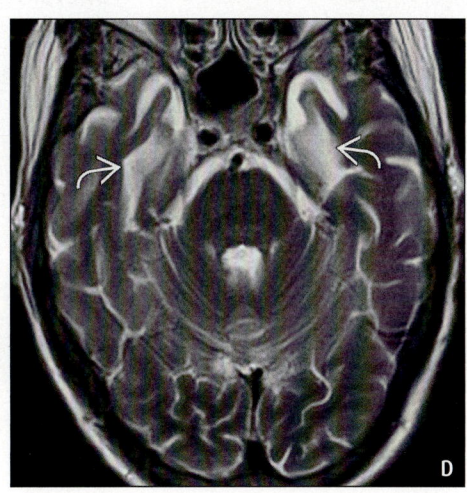

**33-8C** FLAIR coronal mostrando uma intensa atrofia do lobo temporal com alargamento das fissuras silvianas ➡ e relativa preservação do volume do lobo frontal ➡.

**33-8D** T2 mostrando que os cornos temporais dos ventrículos laterais estão muito alargados ➡.

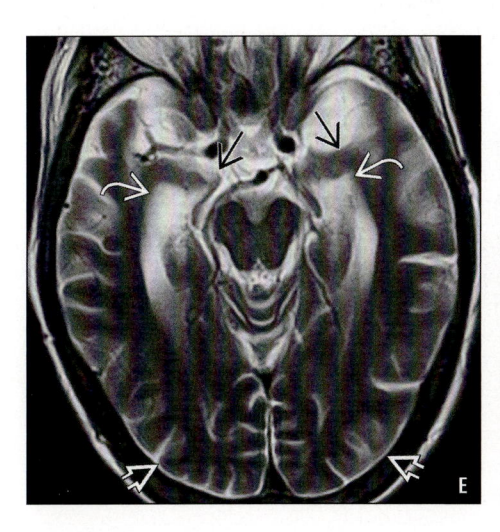

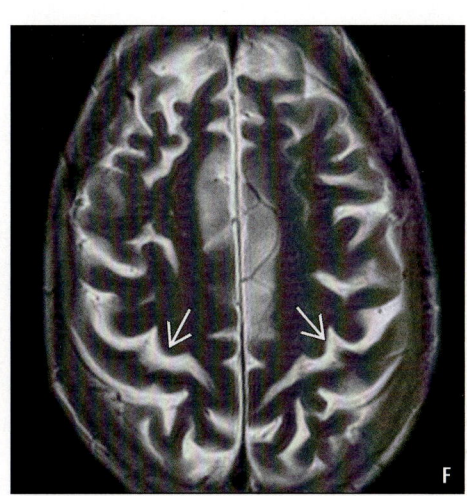

**33-8E** T2 mais cefálica da mesma paciente mostrando alargamento dos cornos temporais ➡ e perda desproporcional do volume dos lobos temporais ➡, em comparação com os lobos occipitais de aparência normal ➡.

**33-8F** Imagem dos hemisférios cerebrais superiores mostrando atrofia simétrica dos lobos parietais ➡.

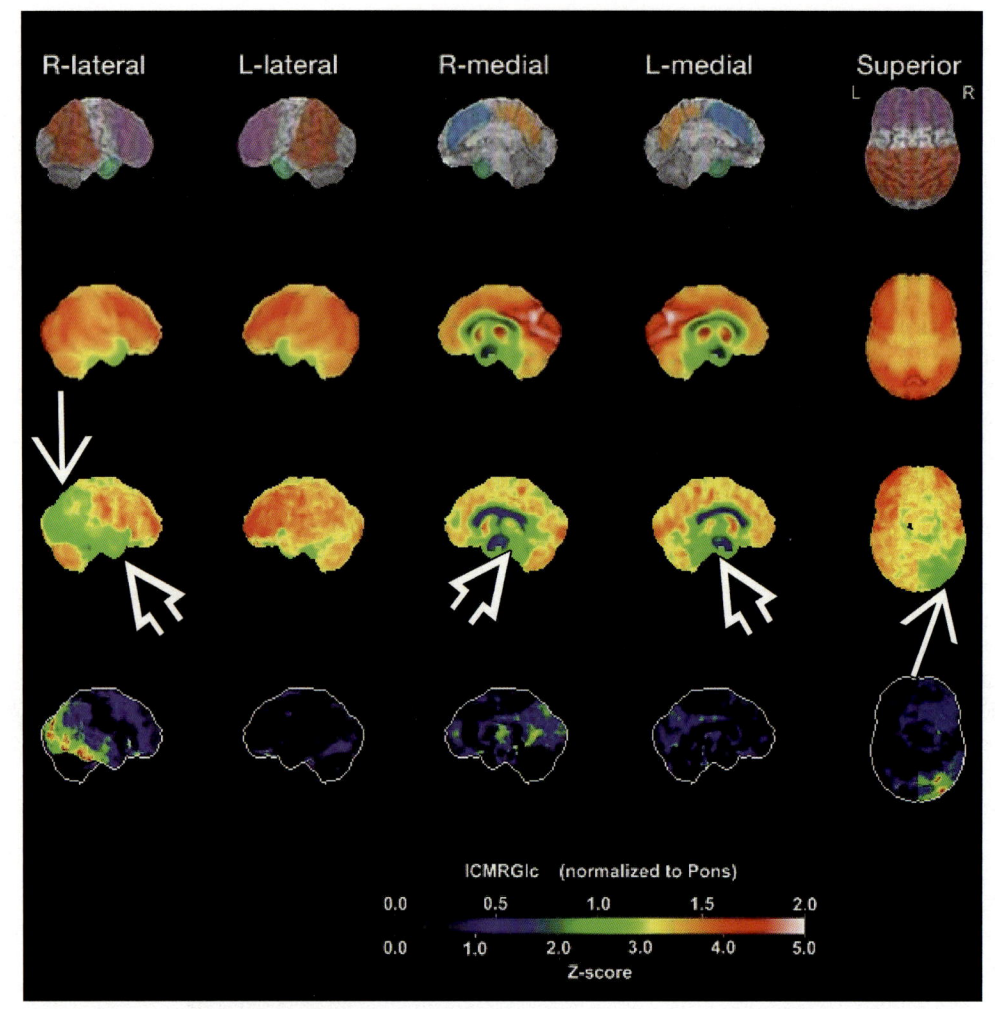

**33-9** PET com FDG sagital com projeções estereotáxicas de superfície em uma mulher de 70 anos com DA possível. A RM não demonstrou anormalidades visíveis. Linha superior = mapa de referência. Segunda linha = metabolismo da glicose em um grupo de controle idoso normal. Terceira linha = mapa de metabolismo da glicose da paciente. Observa-se a intensa redução nos lobos temporal medial ➡ e parietal ➡ poupando os lobos frontal, occipital. Linha inferior = mapa Z-score. (Cortesia de N. Foster, MD.)

diamento afeta a avaliação da patologia da DA e, portanto, seu diagnóstico final.

## Aspectos clínicos

**EPIDEMIOLOGIA E DEMOGRAFIA.** A DA é a causa mais comum de demência, representando cerca de 50 a 60% de todos os casos e afetando mais de 35 milhões de pessoas em todo o mundo. O World Alzheimer Report prediz que esse número será quase o dobro em 2030 e será superior a 100 milhões em 2050.

A idade é o maior fator de risco para o desenvolvimento de DA. A prevalência da DA é de 1 a 2% aos 65 anos e aumenta 15 a 25% a cada década. Nos pacientes "idosos mais velhos" (mais de 90 anos), patologias mistas – em geral DA mais doença vascular – predominam.

**DIAGNÓSTICO.** Historicamente, o diagnóstico *definitivo* da DA era feito somente por biópsia ou autópsia. O diagnóstico *clínico* da DA usando os critérios NINCDS-ADRA (National Institute of Neurological Disorders and Stroke-Alzheimer Disease and Related Disorders) define três níveis de certeza: DA possível, provável e definida. O diagnóstico de DA definida atualmente requer o diagnóstico clínico de DA provável *mais* confirmação neuropatológica.

A Alzheimer Disease Neuroimaging Initiative (ADNI) é um estudo longitudinal, multicêntrico que está sendo realizado para identificar biomarcadores clínicos, de imagem, genéticos e biomecânicos para a detecção precoce e rastreamento da DA. Os protocolos de pesquisa da ADNI tem identificado novas modalidades de imagem e biomarcadores no LCS que podem eventualmente ajudar a diferenciar o envelhecimento saudável do patológico.

**APRESENTAÇÃO.** Um DCL causa um declínio discreto, mas notável (e mensurável), das habilidades cognitivas. O DCL mais discreto é uma forma de domínio cognitivo único (amnésico) que é caracterizada por perda de memória além da esperada para a idade e o grau de educação. Nesse caso, a função cognitiva global é mantida, sendo observada a capacidade de realização de atividades diárias.

Indivíduos com DCL não preenchem as diretrizes diagnósticas para demência, mas ainda apresentam risco aumentado de eventualmente desenvolver DA ou outro tipo de demência.

Pacientes com DA muito precoce mostram comprometimento da memória de curto prazo. Com a progressão da doença, os déficits de memória aumentam e estão associados com alterações neuropsiquiátricas, dificuldades de encontrar palavras, cognição espacial e função executiva reduzida. Distúrbios motores, sensoriais e da marcha são incomuns até um estágio relativamente tardio da doença.

**HISTÓRIA NATURAL E OPÇÕES DE TRATAMENTO.** A DA é uma doença crônica, a progressão é gradual e os pacientes vivem em média 8 a 10 anos após o diagnóstico. Entre 5 e 10% dos pacientes com DCL progridem para DA provável a cada ano.

Não existem tratamentos estabelecidos para prevenir ou reverter a DA. Muitos fármacos atuais modificadores da doença focam na redução da Aβ-amiloidose. Tratar pacientes com DCL com inibidores da colinesterase ou antagonistas dos receptores de N-metil D-aspartato (NMDA) pode transitoriamente aumentar a função cognitiva, mas não atrasa a conversão de DCL em DA.

## Imagem

**ASPECTOS GERAIS.** Um dos objetivos mais importantes dos exames de imagem por TC e RM é identificar anormalidades específicas que podem ajudar no diagnóstico clínico da DA. Outro grande papel é excluir etiologias alternativas que podem mimetizar DA, ou seja, "causas reversíveis de demência" (ver a seguir).

A introdução de radiofármacos para uma quantificação não invasiva *in vivo* da carga de Aβ no cérebro tem revolucionado a abordagem da avaliação por imagem da DA.

**ACHADOS NA TC.** A TC sem contraste é um procedimento de rastreamento útil para excluir causas potencialmente reversíveis ou tratáveis de demência, como hematoma subdural e hidrocefalia de pressão normal. Por outro lado, TCs geralmente são não informativas, em especial nos estágios iniciais da DA.

A atrofia do lobo temporal medial costuma ser o achado mais precocemente identificável na TC (**Fig. 33-7**). Os achados tardios incluem atrofia cortical generalizada.

**ACHADOS NA RM.** As funções atuais da RM convencional na avaliação de pacientes com distúrbios demenciais são (1) excluir outras causas de demência, (2) identificar padrões região-específicos de perda de volume cerebral (p. ex., atrofia com "predominância lobar") e (3) identificar marcadores de imagem de comorbidades de doença vascular como a angiopatia amiloide.

As alterações morfológicas mais comuns na RM convencional são os giros afilados, a proeminência dos

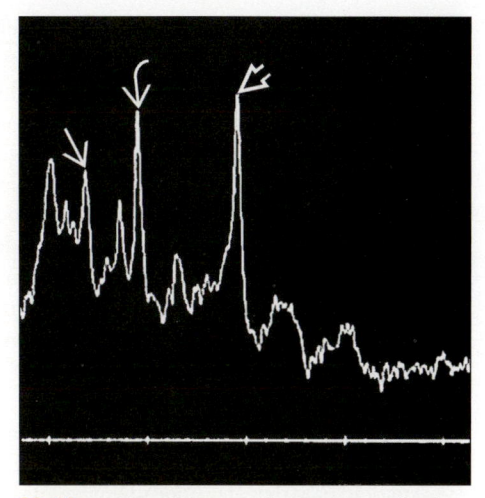

**33-10** ERM em DA mostrando aumento no pico de mioinositol (mI) ➡. A relação de NAA ➡ e mI está reduzida; o pico de creatina (Cr) ➡ está reduzido.

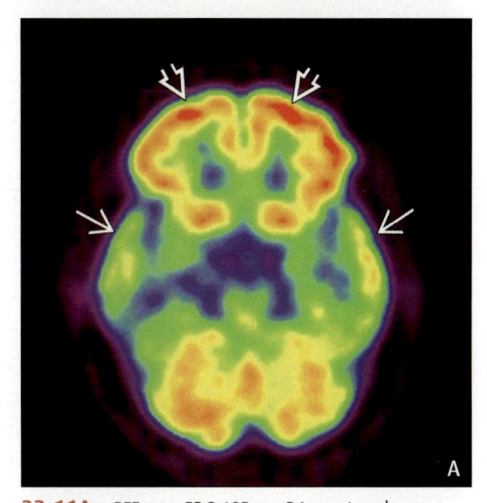

**33-11A** PET com FDG 18F em DA mostrando uma intensa redução do metabolismo em ambos os lobos temporais ➡, com os lobos frontais comparativamente normais ➡.

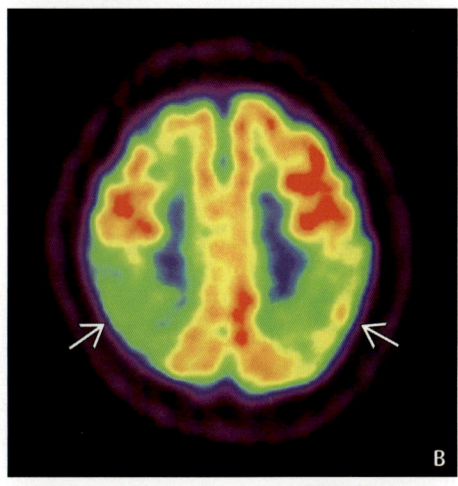

**33-11B** Hipometabolismo parietal ➡ na imagem mais cefálica. Hipometabolismo temporal/parietal e atividade frontal preservada são característicos de DA.

sulcos e o alargamento dos ventrículos laterais. O lobo temporal medial – em particular o hipocampo e o córtex entorrinal – muitas vezes é desproporcionalmente afetado (**Fig. 33-8**). As imagens de alta resolução (sequências T1 MP-RAGE e/ou a sequência de pulso gradiente-eco espoliada [SPGR, de *spoiled gradient recalled*]) com reconstruções multiplanares são sequências recomendadas pela Iniciativa de Neuroimagem da Doença de Alzheimer (ADNI, de Alzheimer's Disease Neuroimaging Initiative). A análise volumétrica automatizada ou semiautomatizada assistida por computador dos hipocampos e dos giros para-hipocampais pode ajudar a diferenciar os pacientes com DCL dos idosos normais.

As sequências T2* (GRE, SWI) são muito mais sensíveis que as sequências spin eco rápido (FSE, de *fast spin echo*) padrão para detectar micro-hemorragias corticais que possam sugerir angiopatia amiloide. A ERM mostra redução do NAA e aumento do mioinositol (mI) em pacientes com DA, até mesmo durante os estágios iniciais da doença (**Fig. 33-10**). A relação NAA:mI é relativamente sensível e altamente específica para a diferenciação dos pacientes com DA daqueles com envelhecimento normal. A relação NAA:Cr no giro do cíngulo posterior e no córtex occipital esquerdo prediz a conversão de DCL em provável DA com sensibilidade relativamente alta e boa especificidade.

A DTI em pacientes com DA mostra redução da FA em diversas regiões, em especial no fascículo longitudinal superior e no esplênio do corpo caloso. A FA reduzida reflete as alterações microestruturais precoces na SB.

**NEUROIMAGEM FUNCIONAL.** A patologia morfológica do cérebro costuma estar presente anos antes do início clínico e pode ser visualizada somente pelo uso de estudos de imagem especiais. A RM funcional (RMf) mostra redução na intensidade e/ou na extensão da ativação nas regiões frontal e temporal nas tarefas cognitivas, em especial naquelas que requerem decisões semânticas ou fonológicas.

A pRM pode demonstrar redução sutil do volume sanguíneo cerebral relativo (rCBV, de *relative cerebral blood volume*) nos lobos temporal e parietal em pacientes com DCL.

**MEDICINA NUCLEAR.** A PET com FDG 18F demonstra áreas de hipometabolismo funcional e ajuda a diferenciar a DA de outras demências com predominância lobar (p. ex., degeneração lobar frontotemporal) (**Figs. 33-9** e **33-11**).

A PET usando radiofármacos ligantes ao amiloide como o 11C PiB (*Pittsburgh compound B*) surgiu como uma das melhores técnicas para o diagnóstico precoce da DA. À medida que novas terapias entram nos ensaios clínicos, a importância da imagem Aβ *in vivo* está se tornando crucial.

A carga de Aβ medida pela PET correlaciona-se com os relatos histopatológicos de distribuição de Aβ no envelhecimento e na demência. Ela aparece mais corada que a PET com FDG 18F e é uma excelente ferramenta para diferenciar a DA da degeneração lobar frontotemporal (DLFT).

Embora a carga de Aβ acessada pela PET não se correlacione fortemente com o déficit cognitivo na DA, ela correlaciona-se com déficit de memória e risco de declínio cognitivo em pacientes idosos. A correlação com o déficit de memória – um dos sintomas mais precoces da DA – sugere que a deposição de Aβ não seja parte do processo de envelhecimento normal. A deposição de Aβ ocorre muito antes do início dos sintomas e provavelmente represente DA pré-clínica em indivíduos assintomáticos e DA prodrômica em pacientes com DCL.

### Diagnóstico diferencial

A diferenciação entre **processos degenerativos normais relacionados à idade** e DA precoce "pré-clínica" é difícil. Não existe uma maneira geral disponível para diferenciar entre as duas condições, mas a PET com FDG é útil.

"Demências mistas" são comuns, em especial em pacientes com mais de 90 anos. **Demência vascular** (DVasc) é a demência mais comum associada à DA. Infartos lacunares e corticais são achados típicos na DVasc. **Angiopatia amiloide cerebral** em geral coexiste com DA. **Corpos de Lewy** muitas vezes são encontrados em pacientes com DA ("variantes de corpos de Lewy da DA").

A DLFT mostra atrofia frontal e temporal anterior e hipometabolismo; os lobos parietais em geral são poupados. **Demência com corpos de Lewy** costuma demonstrar hipometabolismo generalizado, não focal. Pacientes com **degeneração corticobasal** têm sintomas extrapiramidais proeminentes.

As **causas de demência reversível** que podem ser identificadas em estudos de imagem incluem lesões expansivas como hematoma subdural crônico, deficiências de vitamina (tiamina, B12), endocrinopatia (p. ex., hipotireoidismo) e hidrocefalia de pressão normal.

---

**DOENÇA DE ALZHEIMER**

**Etiopatologia**
- "Cascata amiloide" neurotóxica
  - Acúmulo de Aβ42 → placas senis, angiopatia amiloide
- Tauopatias → emaranhados neurofibrilares, morte neuronal

**Aspectos clínicos**
- Demência mais comum (50 a 60% de todos os casos)
- A prevalência aumenta 15 a 25% por década após os 65 anos

**Imagem**
- Atrofia lobar com dominância frontoparietal
  - Hipocampo, córtex entorrinal
  - PET com FDG mostrando hipometabolismo
  - Radiofármacos amiloide-ligantes (11C PiB)
- Angiopatia amiloide → "pontos pretos tipo artefato de susceptibilidade magnética em T2*

**Diagnóstico diferencial**
- Exclui demências reversíveis
- Envelhecimento normal, demência vascular, degeneração lobar frontotemporal

Demências e degenerações cerebrais    977

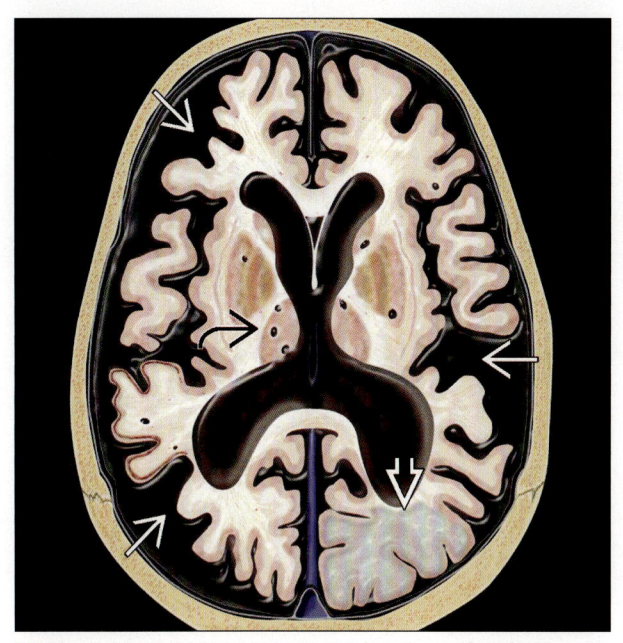

**33-12** Gráfico axial da DVasc mostrando atrofia cerebral difusa, perda volumétrica focal devido a múltiplos infartos crônicos ➡, infarto no lobo occipital esquerdo agudo ⇨ e pequenos infartos lacunares nos núcleos da base/tálamos ➚.

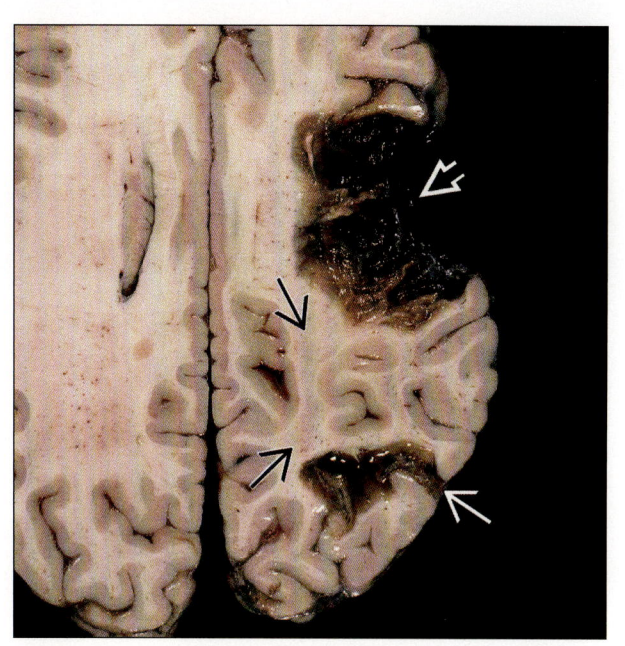

**33-13** Espécime de necropsia mostrando grande infarto territorial ⇨ e pequenos infartos corticais ➡, assim como lesões na SB ➚ no hemisfério cerebral esquerdo. Grandes infartos são a causa menos comum de DVasc que doença difusa de pequenos vasos. (Cortesia de R. Hewlett, MD.)

## *Demência vascular*

A doença cerebrovascular é uma causa comum de declínio cognitivo. A característica de doença microvascular "silenciosa" e seus efeitos deletérios de longa data na cognição estão se tornando bem reconhecidos.

### Terminologia

A DVasc algumas vezes também é chamada de multi-infarto, distúrbio cognitivo vascular, déficit cognitivo vascular, DVasc isquêmica subcortical e demência pós-infarto. Todos são termos abrangentes para a disfunção cognitiva associada a dano vascular cerebral e presumivelmente causada por esse dano.

### Etiologia

Em geral, a DVasc é uma doença adquirida causada pela carga acumulativa de lesões cerebrovasculares. Enquanto qualquer vaso – pequeno ou grande – pode ser afetado, em sua maioria os casos são angiopatias microvasculares (ver a seguir).

Raramente a DVasc é causada por um distúrbio hereditário como a arteriopatia cerebral autossômica dominante com infartos subcorticais e leucoencefalopatia (CADASIL, de *cerebral autosomal dominant arteriopathy with subcortical infarcts and leukoencephalopathy*) ou a encefalopatia mitocondrial. A CADASIL é o distúrbio vascular hereditário mais comum e é causada pela mutação *NOTCH3* no cromossomo 19.

### Patologia

**PATOLOGIA MACROSCÓPICA.** O achado macroscópico mais comum rapidamente identificável na DVasc é de infartos múltiplos com atrofia focal (**Figs. 33-12 e 33-13**). Oclusões de ramos corticais em infartos territoriais grandes são menos comuns que infartos lacunares subcorticais múltiplos ou isquemia generalizada da SB.

**ACHADOS MICROSCÓPICOS.** As modificações nas paredes dos vasos são mais comuns e presumivelmente sejam as alterações mais precoces identificáveis associadas com DVasc. **Arteriosclerose e angiopatia amiloide** são as principais patologias subjacentes à doença vascular de pequenos vasos. A perda de mielina e a modificação dos EPVs são o segundo achado vascular mais comum da demência.

Os chamados **microinfartos** – diminutos focos de perda neuronal, gliose, palidez ou degeneração cística franca – e outras lesões cerebrovasculares são vistos na necropsia em quase dois terços dos pacientes com DVasc e em mais da metade de todos os casos com distúrbios demenciais (p. ex., DA, demência com corpos de Lewy). As lesões são encontradas em todas as regiões cerebrais e são especialmente comuns no córtex, na SB subcortical e nos núcleos da base.

### Aspectos clínicos

**EPIDEMIOLOGIA E DEMOGRAFIA.** A DVasc é a segunda causa mais comum de demência (depois da DA) e representa cerca de 10% de todos os casos de demência nos países desenvolvidos. A DVasc é um componente comum das demências "mistas" que é especialmente prevalente em pacientes com DA.

A incidência da DVasc aumenta com a idade. Os fatores de risco incluem hipertensão, diabetes, dislipidemia e tabagismo. Existe uma predominância moderada no sexo masculino.

**Apresentação.** A história de múltiplos episódios de infarto com déficits neurológicos focais é característica de pacientes com DVasc. Alterações do humor e de comportamento são mais típicas do que a perda de memória.

**História natural.** Deterioração neurológica progressiva episódica, intercalada com intervalo de estabilização clínica relativa, é um padrão típico da DVasc.

### Imagem

**Achados gerais.** Os achados gerais de imagem da DVasc são infartos multifocais e isquemia na SB.

**Achados na TC.** A TC sem contraste mostra uma redução volumétrica generalizada com múltiplos infartos corticais, subcorticais e nos núcleos da base. Hipodensidades confluentes ou esparsas na SB subcortical e periventricular profunda, em especial ao redor do átrio dos ventrículos laterais, são típicas.

**Achados na RM.** A T1 geralmente mostra uma perda volumétrica difusa maior do que o esperado. Múltiplas hipointensidades nos núcleos da base e na SB profunda são típicas. Infartos corticais focais e grandes infartos territoriais com encefalomalacia podem ser identificados em muitos casos.

A T2/FLAIR mostra hiperintensidades multifocais difusas e confluentes nos núcleos da base e na SB cerebral. O córtex e a SB subcortical costumam ser afetados (**Figs. 33-14A**, **33-14B** e **33-14C**). Sequências da T2* podem demonstrar múltiplas hipointensidades tipo artefato de susceptibilidade magnética no córtex e ao longo da superfície pial nos hemisférios cerebrais (**Figs. 33-15** e **33-16**).

A DTI mostra redução da FA e aumento dos valores do coeficiente de difusão aparente (ADC, de *apparent diffusion coefficient*) na SB com aparência normal ou minimamente anormal. Múltiplas regiões são afetadas, em es-

**33-14A** FLAIR axial em uma mulher de 82 anos com DVasc mostrando um pequeno infarto lacunar, um infarto cortical focal e hiperintensidades na SB subcortical.

**33-14B** FLAIR mais cefálica na mesma paciente mostrando hiperintensidades adicionais.

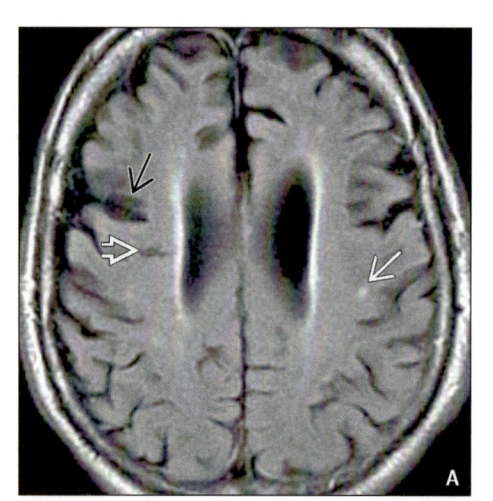

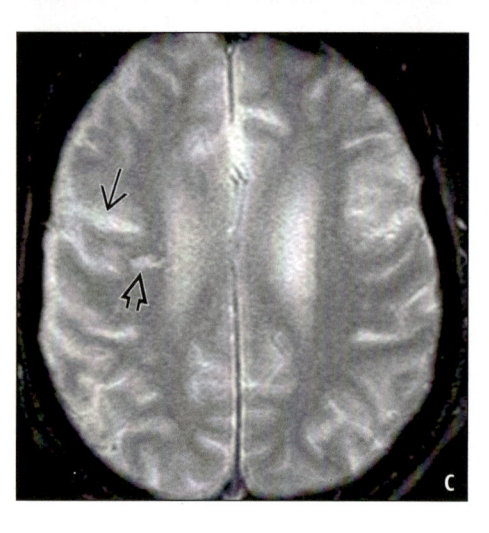

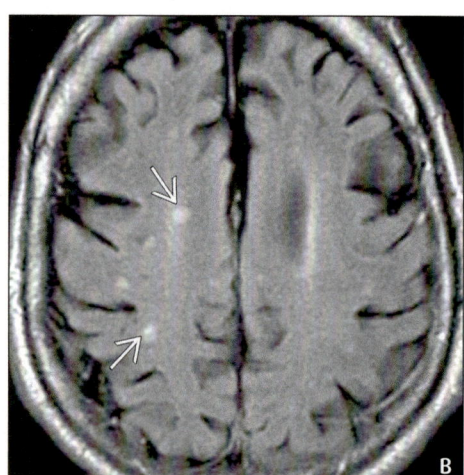

**33-14C** Sequência T2* GRE mostrando infartos lacunares e corticais, mas sem hipointensidades tipo artefato de susceptibilidade magnética sugestivas de angiopatia amiloide.

**33-14D** PET mostrando um controle normal com idade semelhante (segunda linha) e o exame do paciente (terceira linha). Observam-se as áreas corticais multifocais com redução do metabolismo da glicose. O mapa *Z-score* (abaixo) mostra as áreas gravemente afetadas em verde. (Cortesia de N. Foster, MD.)

pecial o fascículo fronto-occipital inferior, o corpo caloso e o fascículo longitudinal superior.

**Medicina nuclear.** A PET com FDG mostra muitas áreas difusamente distribuídas de hipometabolismo, em geral sem uma predominância lobar específica (**Figs. 33-14B e 33-15D**).

## Diagnóstico diferencial

O maior diagnóstico diferencial da DVasc é a **DA**. As duas doenças sobrepõem-se e geralmente coexistem. A DA costuma mostrar uma perda volumétrica importante e seletiva nos lobos temporais, em especial nos hipocampos. Os núcleos da base costumam ser poupados na DA, mas em geral são afetados na DVasc.

A **CADASIL** é a causa mais comum de DVasc *hereditária*. O início dos sintomas costuma ser mais precoce que na DVasc *esporádica*. Grandes infartos territoriais são menos comuns na CADASIL se comparados com a DVasc; lesões temporais anteriores e na cápsula externa são muito sugestivas de CADASIL.

A DLFT é caracterizada por um início precoce de alteração de comportamento, enquanto as habilidades visuoespaciais permanecem relativamente inalteradas. Atrofia frontotemporal com giros em lâmina de faca é típica.

A **demência com corpos de Lewy** (DLB, de *dementia with Lewy bodies*) pode ser difícil de diferenciar da DVasc sem biópsia. O cérebro inteiro é hipometabólico, e a atrofia em geral é mínima ou está ausente. A DLB costuma ocorrer sem infartos.

A **angiopatia amiloide cerebral** comumente coexiste com a DA e a DVasc e pode ser indistinguível sem biópsia.

A **encefalopatia alcoólica** é a terceira causa mais comum de demência em todo o mundo. A perda de volume generalizada com envolvimento focal do verme superior é típica. Os níveis de **vitamina B12** em uma variação subclínica baixa a normal (menos de 250 pmol/L) são associados com DA, DVasc e doença de Parkinson. Esse pequeno subconjunto de demências é reversível com a terapia de vitamina B12, que não apresenta alto custo e é segura.

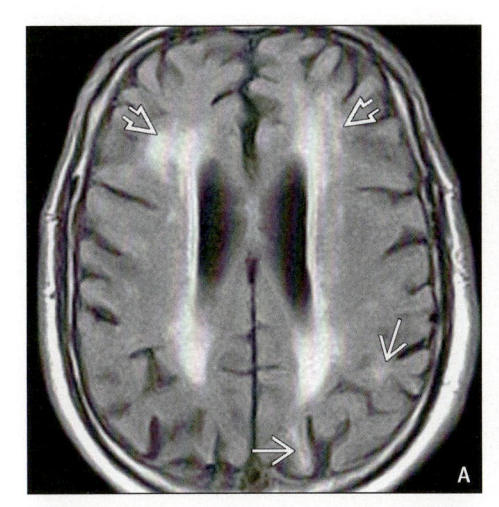

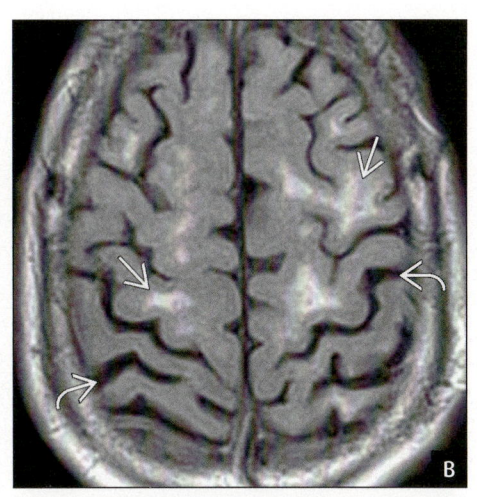

**33-15A** FLAIR de um homem de 76 anos normotenso com demência mostrando múltiplas hiperintensidades confluentes na SB subcortical ➡ e periventricular profunda ➡.

**33-15B** FLAIR mais cefálica do mesmo paciente mostrando uma carga significativa de lesões na SB subcortical ➡. Observa-se o sulco parietal proeminente ➡.

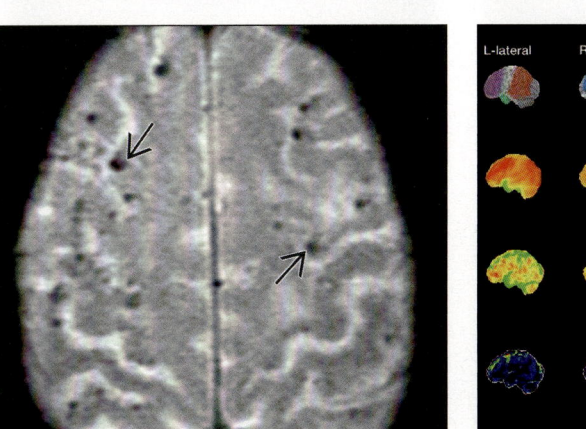

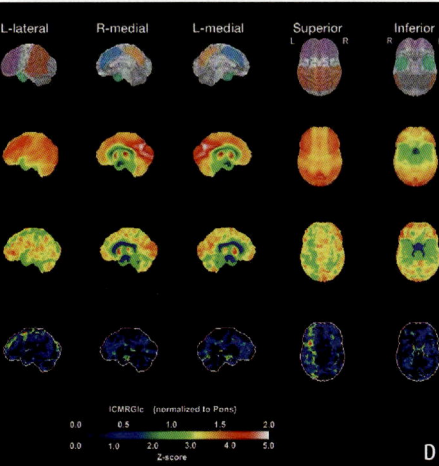

**33-15C** T2* GRE no mesmo paciente mostrando hipointensidades multifocais corticais tipo artefato de susceptibilidade magnética ➡ características da angiopatia amiloide cerebral.

**33-15D** PET do mesmo paciente mostrando áreas multifocais de redução do metabolismo da glicose (terceira linha) em comparação com um grupo de controle normal da mesma idade (segunda linha). O mapa *Z-score* (linha inferior) mostra a natureza difusa das lesões vistas na DVasc. (Cortesia de M. Foster, MD.)

**980** Distúrbios tóxicos, metabólicos, degenerativos e do LCS

---

### DEMÊNCIA VASCULAR

**Etiopatologia**
- Episódios isquêmicos múltiplos
- Pode ser de pequenos, grandes vasos
- Aterosclerose, arteriosclerose, angiopatia amiloide

**Aspectos clínicos**
- Segunda demência mais comum (10%)
- Comumente mista com outras demências (p. ex., DA)
- Múltiplos infartos; deterioração episódica

**Imagem**
- Múltiplos infartos (lacunar, cortical > grandes territórios)
- Isquemia na SB
- "Pontos pretos tipos artefatos de susceptibilidade magnética em T2* (ou associados à hipertensão)

**Diagnóstico diferencial**
- Doença de Alzheimer
- CADASIL (DVasc hereditária mais comum)
- Degeneração lobar frontotemporal
- Demência com corpos de Lewy
- Demências relacionadas à nutrição

---

## Demências frontotemporais

### Terminologia

As demências frontotemporais são uma família heterogênea de doenças caracterizadas pelo envolvimento seletivo dos lobos frontal e temporal. Elas eram inicialmente agrupadas e conhecidas coletivamente como doença de Pick. O termo **doença de Pick** é agora reservado para causas com a presença dos chamados corpos de Pick, inclusões intraneuronais arredondadas e prateadas que contêm várias proteínas, incluindo a tau (uma proteína complexa que regula a dinâmica dos microtúbulos).

O termo DLFT é uma descrição macroscópica anatômica da atrofia relativamente seletiva nos lobos frontal e temporal que caracteriza a maioria das demências frontotemporais – mas não todas. Essa atrofia característica é causada por um processo patológico que varia em seus achados microscópicos e moleculares (ver a seguir).

### Etiologia

**Conceitos gerais.** Embora existam inúmeras entidades incluídas nas demências frontotemporais, uma das mais fre-

---

**33-16A** T2 axial em uma mulher de 76 anos com história de múltiplos infartos e um diagnóstico clínico de DVasc mostrando perda de volume generalizada com SB subcortical confluente com hiperintensidades ➡. A baixa sensibilidade das imagens de FSE (*fast spin echo*) para demonstrar hemorragias é vista neste caso; apenas discretas hipointensidades ➡ podem ser identificadas.
**33-16B** T2* GRE mostrando uma lesão arredondada, com artefato de susceptibilidade magnética focal ➡ com várias hipointensidades lineares discretas ➡.

**33-16C** Sequência T2* SWI mostrando hipointensidades corticais e piais confluentes extensas ➡.
**33-16D** T2* SWI mais inferiormente mostrando múltiplos "pontos pretos" pequenos corticais ➡ característicos da angiopatia amiloide, a causa subjacente da DVasc dessa paciente. Sequências T2* devem ser parte de todos os protocolos de RM em pacientes com demência.

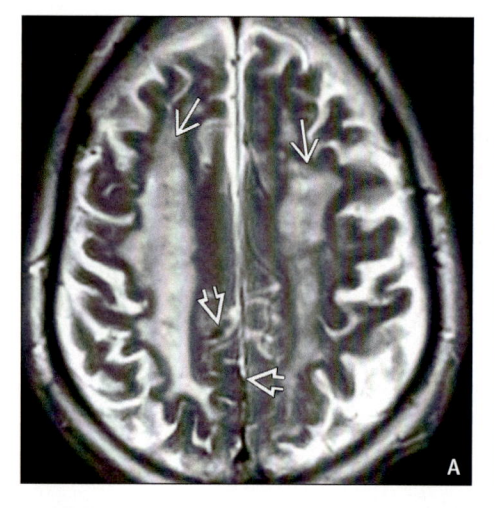

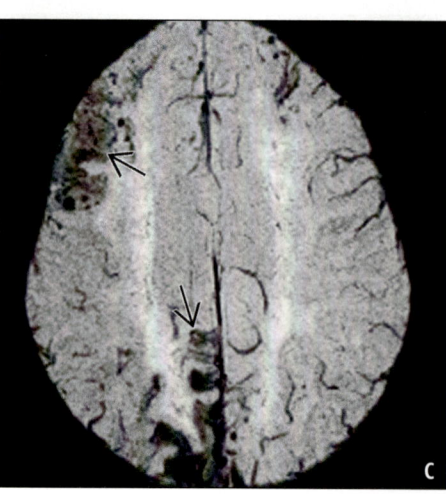

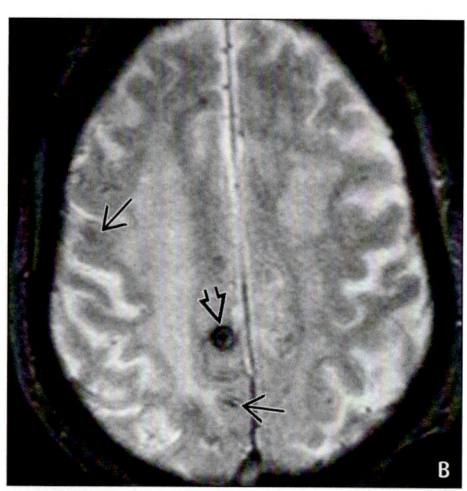

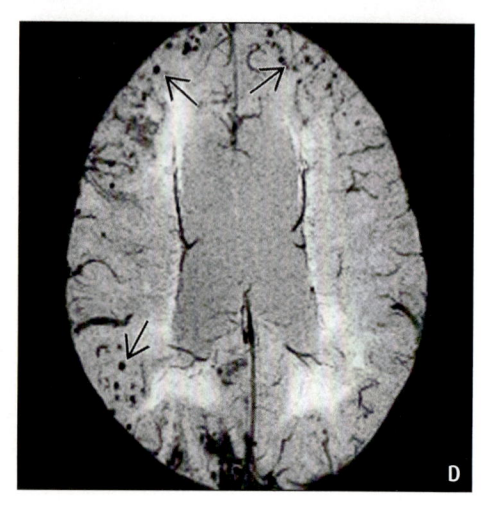

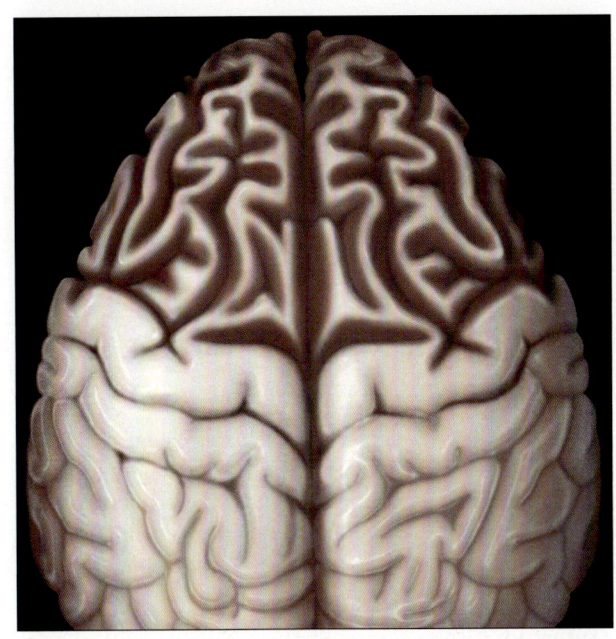

**33-17** O gráfico demonstra a clássica atrofia desproporcional do lobo frontal de um estágio tardio da demência frontotemporal. Os sulcos são proeminentes, e os giros são em lâmina de faca. Os lobos parieto-occipitais estão poupados. Os giros ao redor do sulco central são normais.

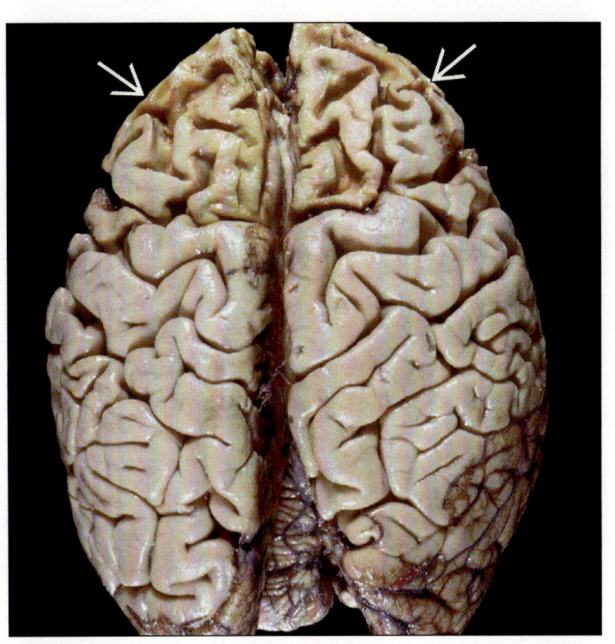

**33-18** Espécime de necropsia de DLFT mostrando importante atrofia dos giros centrais ➡ com uma aparência normal dos lobos parietal, occipital. (Cortesia de R. Hewlett, MD.)

quentes é a DLFT com proteína tau positiva (DLFT-TAU). Algumas tauopatias esporádicas menos comuns sobrepõem-se com a DLFT do ponto de vista clínico, neuropatológico e genético, sendo agora reconhecidas como formadoras de um espectro de uma única doença.

**Degeneração corticobasal, paralisia supranuclear progressiva, esclerose lateral amiotrófica** e **complexo parkinsonismo-demência** são todas parte de uma grande família de doenças frontotemporais. Como seus achados de imagem são bem diferentes daqueles da DLFT, essas doenças são consideradas separadamente a seguir, com outras degenerações.

**GENÉTICA.** O cérebro normal contém seis isoformas da proteína tau, com três (3R-) ou quatro (4R-) repetições microtúbulos-ligantes. As mutações levam a um acúmulo anormal nos neurônios e/ou na glia. As tauopatias mais esporádicas (incluindo a degeneração corticobasal e a paralisia supranuclear progressiva) têm uma deposição predominante de proteína 4R-tau, embora os corpos de Pick contenham exclusivamente proteína 3R-tau.

A maioria dos casos de DLFT é esporádica. Entretanto, 20 a 30% são familiares e exibem um padrão de herança autossômico dominante. Cerca de 10% são causados por mutações no gene da proteína tau associada aos microtúbulos (*MAPT*, de *microtubule-associated protein tau*), e 10% têm mutações no gene da progranulina (*GRN*).

A alta penetrância da expansão de repetição do hexanucleotídeo no cromossomo 9p21 (*C9ORF72*) tem sido associada com DLFT e esclerose lateral amiotrófica (ELA).

## Patologia

**PATOLOGIA MACROSCÓPICA.** As DLFTs são caracterizadas por atrofia frontotemporal acentuada, perda neuronal, gliose e espongiose das camadas corticais superficiais (**Fig. 33-17**). Os giros afetados são afilados e estreitos, causando a aparência típica dos giros em lâmina de faca. As regiões posteriores do cérebro, em especial os polos occipitais, são relativamente poupadas até estágios tardios da doença (**Fig. 33-18**).

**ASPECTOS MICROSCÓPICOS.** As DLFTs relacionadas às tauopatias são classificadas de acordo com os achados morfológicos e a composição bioquímica das inclusões da proteína tau. A doença de Pick – a tauopatia DLFT prototípica – é caracterizada pela presença de corpos de Pick, inclusões argirofílicas (coloração prateada) arredondadas ou ovais no citoplasma dos neurônios. Os corpos de Pick são mais comumente encontrados nos giros denteados, na amígdala e no neocórtex frontal e temporal.

**ESTADIAMENTO, GRADUAÇÃO E CLASSIFICAÇÃO.** Uma nova classificação *histopatológica* da DLFT define quatro grandes categorias com base na presença ou na ausência de corpos de exclusão celular ou específicos: (1) DLFT com inclusões de proteína tau (DLFT-TAU), (2) DLFT com inclusões de proteína tau negativa e TDP-43+ (DLFT-TDP), (3) DLFT com inclusões de proteína tau/TDP negativo e *fused-in sarcoma* (FUS) positivo (DLFT-FUS) e (4) DLFT com imuno-histoquímica positiva contra proteínas do sistema proteossomo-ubiquitina (DLFT-UPS).

## Aspectos clínicos

**EPIDEMIOLOGIA E DEMOGRAFIA.** A DLFT é a segunda causa mais comum de demência "pré-senil", representando 20% de todos os casos em pacientes com menos de 65 anos. Excluindo a encefalopatia hepática, ela é a terceira causa mais comum de demência. A DLFT constitui 10 a 25% de todos os casos de demência. A prevalência estimada varia entre 5 e 15/100.000.

**APRESENTAÇÃO.** A idade média de início é mais jovem do que a observada na DA e em outras doenças neurodegenerativas. A DLFT ocorre entre a terceira e a nona décadas, mas o pico de incidência é entre 45 e 65 anos.

Três subtipos *clínicos* da demência frontotemporal (DFT) são reconhecidos. O mais comum é a **demência frontotemporal variante comportamental** (DFTvc), que é caracterizada por alterações na personalidade e na conduta social. Em contraste com a DA, as funções visuoespaciais inicialmente são bem preservadas.

As outras duas síndromes de DLFT são os tipos variantes de linguagem. **Afasia não fluente progressiva** (ANFP) é o distúrbio da linguagem que pode ocorrer na ausência de comprometimento de outros domínios cognitivos. Pacientes com **demência semântica** (DS) exibem alterações de comportamento e dificuldade na compreensão da linguagem, enquanto a fala está relativamente fluente.

A correlação entre a histopatologia e as síndromes clínicas varia. A DFTvc é histopatologicamente heterogênea, enquanto a DS está associada com patologia TDP e patologia ANFP com proteína tau.

**HISTÓRIA NATURAL.** A sobrevida média dos pacientes com DLFT é de 6 a 11 anos após o início dos sintomas.

## Imagem

**ASPECTOS GERAIS.** Os achados da neuroimagem das DFTs devem ser analisados considerando-se o seguinte: se as DFTs produzem atrofia focal temporal ou extratemporal (p. ex., frontal), se o padrão é relativamente simétrico ou se é muito assimétrico, e qual lado (esquerdo x direito) é mais gravemente afetado.

**ACHADOS NA TC.** As anormalidades na TC representam o estágio tardio da DLFT. Atrofia simétrica grave dos lobos

**33-19A** TC sem contraste em um homem de 59 anos com DLFT mostrando uma intensa atrofia cerebral com giros em lâmina de faca ➡. Observa-se a atrofia do lobo temporal ➡ com acentuado alargamento das fissuras silvianas. Os lobos parietal e occipital aparecem normais.
**33-19B** Imagem mais cefálica do mesmo paciente mostrando a atrofia predominantemente frontal ➡. Os sulcos parietais também são moderadamente proeminentes em um paciente dessa idade.

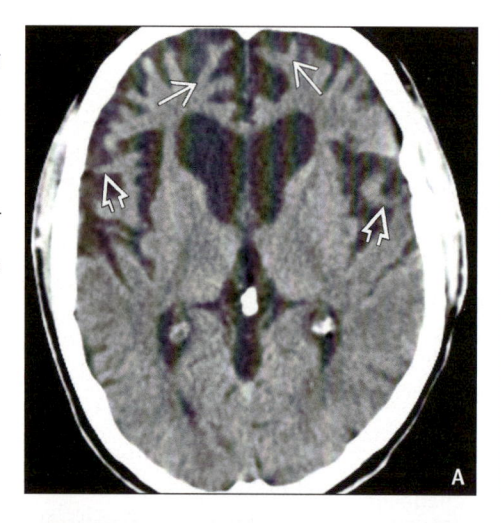

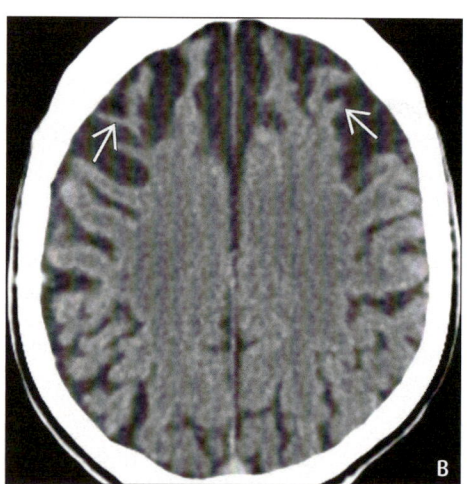

**33-19C** PET com FDG mostrando uma redução intensa do metabolismo da glicose em ambos os lobos frontais ➡; os lobos parietais ➡ são afetados de modo menos grave. Os lobos occipitais aparecem normais.
**33-19D** Imagem mais cefálica do mesmo paciente mostrando intenso hipometabolismo frontal ➡, mas os lobos parietais apresentam moderada redução da utilização da glicose.

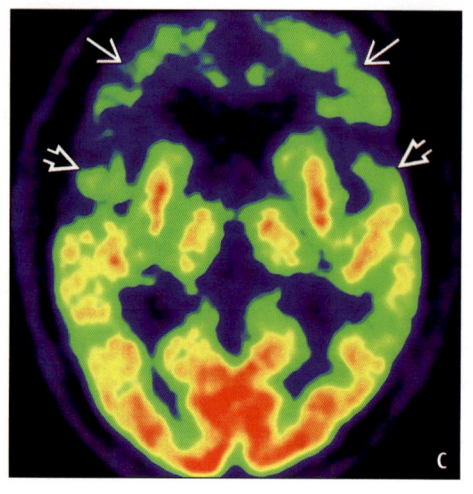

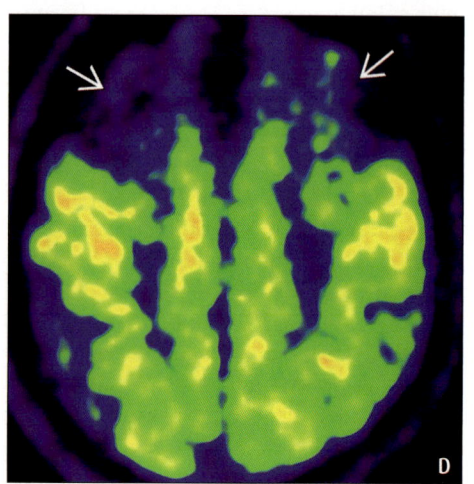

frontais com menor perda volumétrica nos lobos temporais é o achado mais comum (**Fig. 33-19**).

**ACHADOS NA RM.** Embora as imagens obtidas em T1 mostrem perda volumétrica frontotemporal generalizada, a morfometria baseada em Voxel pode diferenciar entre subtipos *patológicos* distintos. A doença de Pick (DLFT-TAU) é associada com atrofia assimétrica acentuada envolvendo as regiões temporais e/ou extratemporais (i.e., frontais). A doença DLFT-TDP mostra atrofia assimétrica relativamente localizada no lobo temporal.

Algumas mutações genéticas na DLFT também exibem diferentes padrões de perda volumétrica. *C9ORF72* está associada com atrofia simétrica dos lobos frontais, com perda volumétrica adicional nos lobos temporais anteriores, nos lobos parietais e occipitais e no cerebelo (**Fig. 33-21**). Em contraste, uma atrofia temporal anteromedial acentuada está associada com mutações da proteína tau, e a atrofia temporoparietal está associada com mutações da progranulina.

Subtipos *clínicos* da DLFT também se correlacionam com o predomínio da atrofia frontal *versus* temporal e esquerdo *versus* direito. O subtipo DS mostra uma perda volumétrica temporal bilateral, mas nenhuma atrofia frontal (**Fig. 33-20**). A DFT e a ANFP demonstram perda volumétrica frontal e temporal bilateral, mas o hemisfério direito é mais afetado na DFTvc, enquanto a perda volumétrica predomina no lado esquerdo na ANFP.

Dano da SB também ocorre na DLFT, sendo provavelmente secundário a dano no córtex subjacente. A imagem ponderada em difusão mostra o aumento da difusidade média no giro frontal superior, nos giros orbitais e nos lobos temporais anteriores.

A DTI com FA reduzida no fascículo longitudinal superior é comum na DFTvc e correlaciona-se com os distúrbios de comportamento, enquanto o fascículo longitudinal inferior é mais afetado na variante DS.

A ERM mostra redução do NAA e elevação do mI nos lobos frontais.

**ACHADOS NA MEDICINA NUCLEAR.** A PET com FDG mostra hipoperfusão e hipometabolismo nos lobos frontal e temporal.

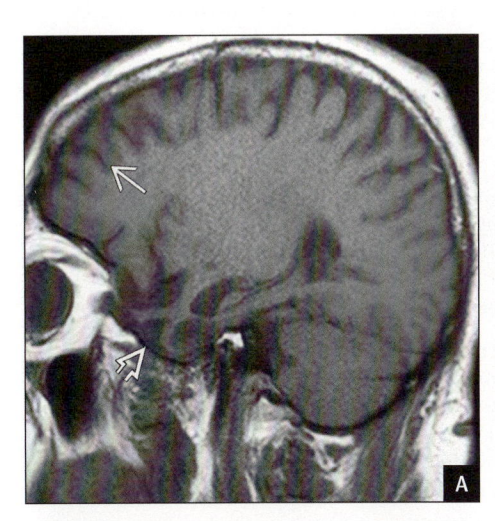

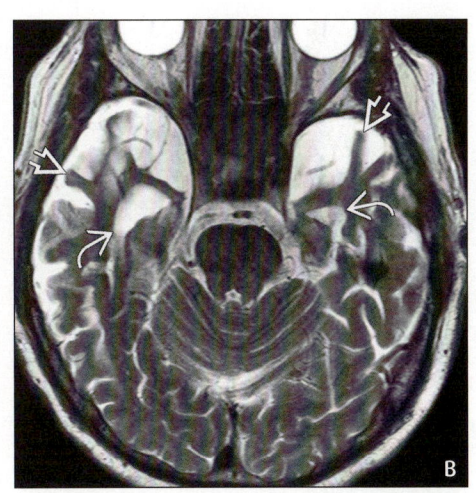

**33-20A** Séries de imagem em um homem de 63 anos com DLFT mostrando a utilidade do detalhamento dos padrões de atrofia cerebral. Observa-se a intensa perda volumétrica do lobo temporal ➡ com relativa preservação do giro frontal ➡.

**33-20B** T2 axial no mesmo paciente mostrando importante atrofia do lobo temporal relativamente simétrica, com giros em lâmina de faca ➡ e acentuado aumento dos cornos temporais dos ventrículos laterais ➡.

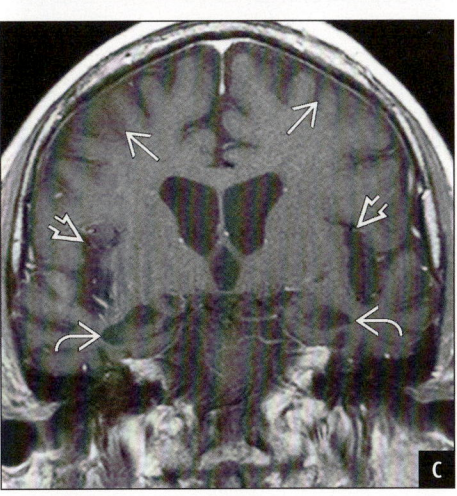

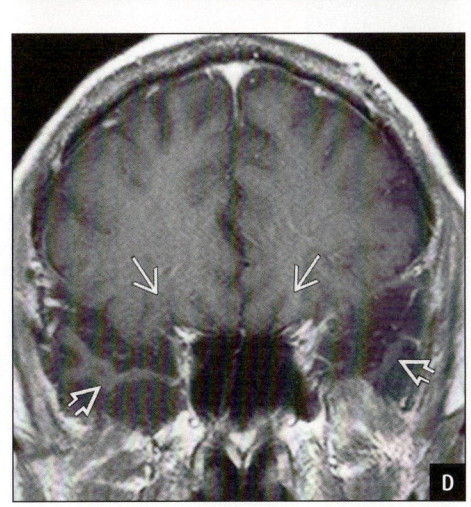

**33-20C** T1 C+ coronal do mesmo paciente mostrando alargamento simétrico das fissuras silvianas ➡ e dos cornos temporais ➡, indicando perda volumétrica temporal. O giro frontal posterior ➡ aparece normal.

**33-20D** Imagem coronal mais anterior mostrando redução volumétrica dos giros do lobo temporal, em lâmina de faca ➡, e giros frontais normais ➡. A atrofia com predomínio no lobo temporal é relativamente simétrica e compatível com DLFT do subtipo DS.

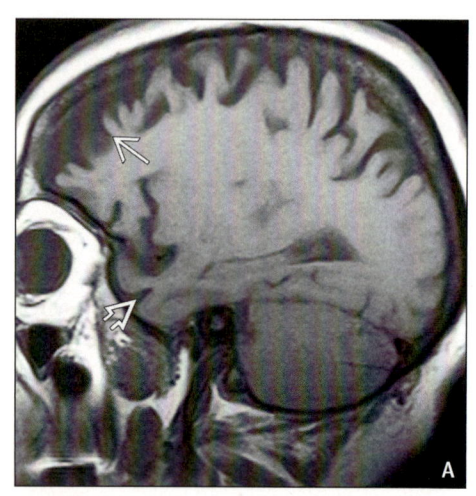

**33-21A** T1 sagital na fossa craniana média mostrando perda volumétrica acentuada do lobo frontal ➡ e moderada do lobo temporal ➡.

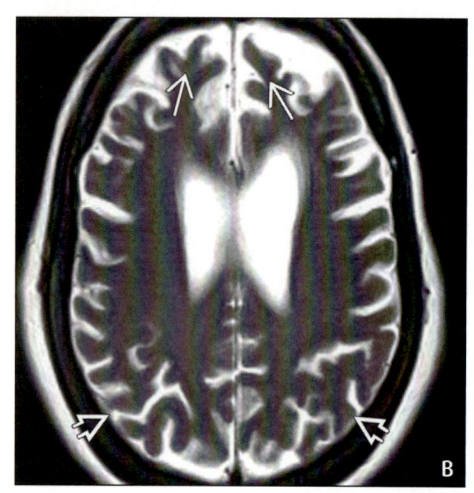

**33-21B** T2 axial mostrando perda volumétrica frontal ➡ e do lobo parietal ➡, acentuada e moderada, relativamente simétrica, para o paciente aos 65 anos.

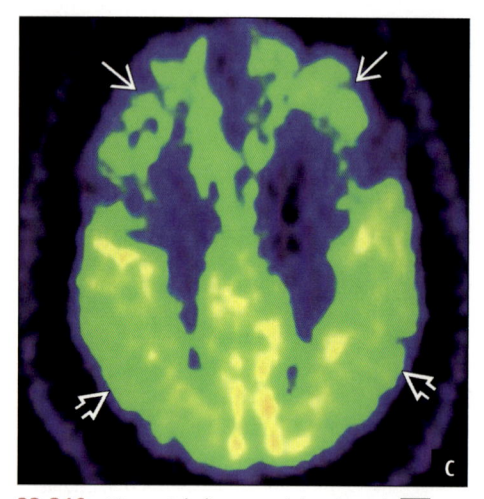

**33-21C** Hipometabolismo nos lobos frontais ➡, mas os lobos parietais ➡ são moderadamente holometabólicos na PET. Possível DLFT com mutação *C9ORF72*.

## Diagnóstico diferencial

O maior diagnóstico diferencial da DLFT é a **DA**, na qual a atrofia é predominantemente frontal e parietal, com perda volumétrica desproporcional dos hipocampos. A atrofia do giro do cíngulo anterior, orbitais, e do córtex frontoinsular é mais característica da DLFT.

A **DVasc** é caracterizada por infartos corticais multifocais ou territoriais, isquemia na SB e lacunas nos núcleos da base.

---

### DEGENERAÇÃO LOBAR FRONTOTEMPORAL

**Etiopatologia**
- Classificada de acordo com as inclusões celulares
  - DLFT com inclusões de proteína tau
  - DLFT com inclusões de proteína tau (−), TDP (+)
  - DLFT com proteína tau/TDP (−), *fused in sarcoma* (+)
  - DLFT com sistema proteossomo-ubiquitina (+)

**Aspectos clínicos**
- Segunda causa mais comum de demência "pré-senil"
- Responsável por 20% de todos os casos em menores de 65 anos
- Subtipos clínicos
  - Variante comportamental (DFTvc)
  - Afasia não fluente progressiva (ANFP)
  - Demência semântica (DS)

**Imagem**
- Classificação de atrofia (RM volumétrica melhor)
  - Predominância frontal vs. extratemporal (frontal)
  - Simétrica ou assimétrica (PET com FDG 18F)
  - Hipometabolismo frontotemporal

**Diagnóstico diferencial**
- Doença de Alzheimer
  - Parietal, temporal > frontotemporal
- Demência vascular
  - Infartos multifocais
  - Alterações isquêmicas na SB

---

## Demência com corpos de Lewy

### Terminologia

A **demência com corpos de Lewy** (DLB) também é denominada doença difusa dos corpos de Lewy (DLBD). Outras doenças com corpos de Lewy incluem **doença de Parkinson** (DP), **demência por doença de Parkinson** (DDP) e a chamada **variante de corpos de Lewy** (vLB) da DA. Todas as três doenças se sobrepõem com a DLB e abrangem um grupo de fenótipos clínicos que variam de dificuldades relativas puramente motoras na DDP a distúrbios cognitivos de comportamento que predominam na DLB. Coletivamente essas doenças são agrupadas junto com o termo distúrbios dos corpos de Lewy.

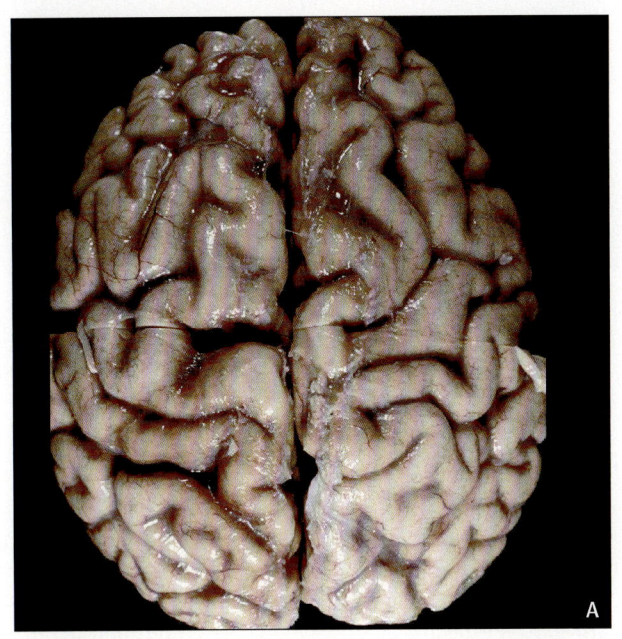

**33-22A** Caso de necropsia de DLB difusa mostrando discreta perda volumétrica generalizada sem uma predominância lobar específica.

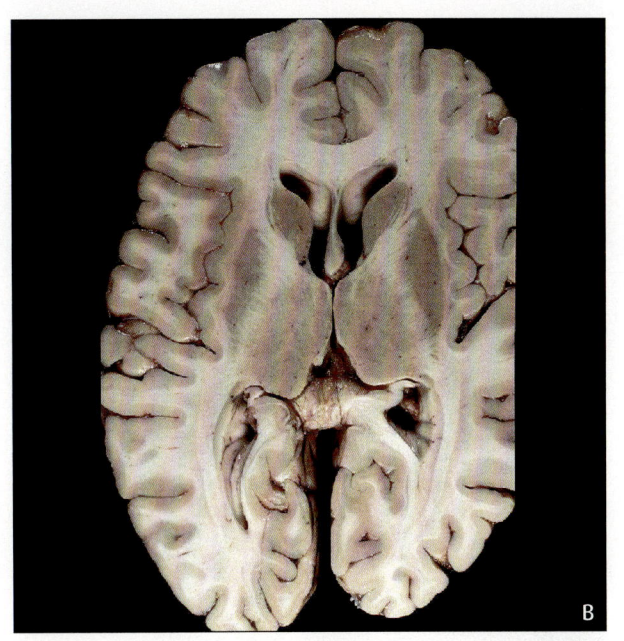

**33-22B** Corte axial mostrando um alargamento discreto dos ventrículos sem outras anormalidades definidas identificadas. Os lobos occipitais aparecem normais. (Cortesia de R. Hewlett, MD.)

## Etiologia

Os corpos de Lewy (LBs) são proteínas intraneuronais esféricas e agregadas que consistem primariamente em α-sinucleína (α-sin), uma proteína pré-sináptica desdobrada, associada ao microtúbulo e semelhante à proteína tau. Portanto, a DLB é considerada uma **sinucleinopatia**, um grupo de doenças com mutação no gene α-sinucleína que também incluem DP, DDP, atrofia de múltiplos sistemas, insuficiência anatômica pura e distúrbio do comportamento do sono REM.

## Patologia

**PATOLOGIA MACROSCÓPICA.** A aparência macroscópica da DLB lembra a DA inicial. A atrofia frontotemporal e parietal costuma ser discreta a moderada, enquanto os hipocampos e os lobos occipitais em geral são poupados (**Fig. 33-22**). A SN e o *locus ceruleus* aparecem pálidos.

**ACHADOS MICROSCÓPICOS.** A marca histopatológica da DLB é a presença de inclusões de LBs no córtex e no tronco encefálico, especialmente na SN e na substância cinzenta (SC) mesopontina dorsal. Alguns marcadores patológicos de DA, como placas amiloides e ENs, podem ser encontrados em muitos pacientes com DLB. Por sua vez, as inclusões de LBs podem ser identificadas em pacientes com DA (vLB da DA).

## Aspectos clínicos

**EPIDEMIOLOGIA E DEMOGRAFIA.** A DLB agora é reconhecida como a segunda demência neurodegenerativa mais comum, correspondendo a cerca de 5 a 25% de todos os pacientes.

**APRESENTAÇÃO E DIAGNÓSTICO.** Como os sintomas da DLB podem lembrar outras demências mais comumente conhecidas (DA, DP), ela é pouco conhecida como uma causa de declínio cognitivo progressivo.

Três achados diagnósticos centrais da DLB podem ser definidos: (1) alucinações visuais recorrentes e distúrbios espaciais, (2) parkinsonismo espontâneo e (3) cognição flutuante com variações na atenção e alerta. A presença de dois desses três fatores é considerada evidência de DLB provável.

**HISTÓRIA NATURAL.** Pacientes com DLB pura têm taxas anuais de atrofia e aumento ventricular que são comparáveis em pacientes-controle de mesma idade e menos acentuadas que nos pacientes com DA.

## Imagem

**ASPECTOS GERAIS.** Apesar dos sintomas visuais proeminentes que costumam caracterizar a DLB, uma maior perda volumétrica occipital não é um achado típico. Estudos anatômicos por imagem em geral são normais ou mostram apenas uma perda volumétrica generalizada. A combinação da volumetria por RM e PET ou SPECT parece ser mais útil.

**ACHADOS NA RM.** A T1 apresenta apenas uma discreta atrofia generalizada sem predominância lobar (**Fig. 33-23**). T2/FLAIR podem demonstrar hiperintensidades na SB não específicas que são semelhantes àquelas encontradas em pacientes cognitivamente normais.

Os estudos volumétricos em geral mostram pequena atrofia cortical. A redução volumétrica nos hipotálamos,

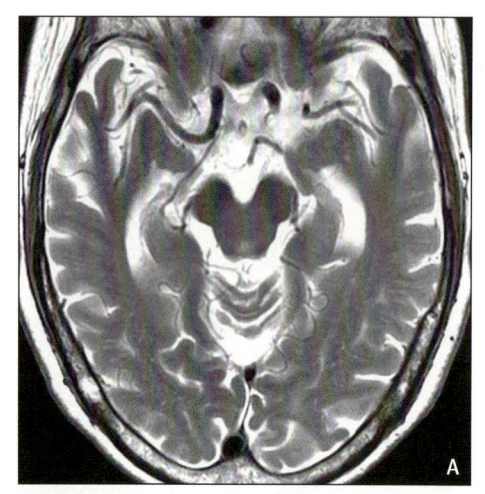

**33-23A** T2 em um paciente com declínio cognitivo e alucinações visuais mostrando discreta atrofia difusa. Os lobos occipitais mostram-se relativamente normais.

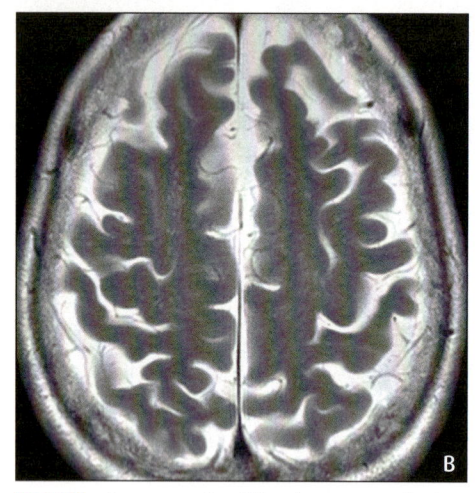

**33-23B** Imagem mais cefálica do mesmo paciente mostrando discreta perda volumétrica simétrica e difusa. O diagnóstico clínico era de DLB provável.

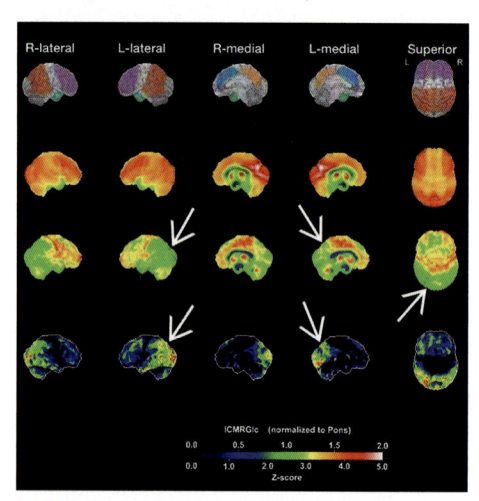

**33-24** PET com FDG em outro paciente com DLB mostrando hipometabolismo occipital →. (Cortesia de N. Foster, MD.)

no prosencéfalo basal e no mesencéfalo pode ser vista em alguns casos. Costuma existir uma atrofia mais putaminal e relativamente menor no lobo temporal medial na DLB em comparação com a DA.

A DTI demonstra aumento da difusidade média nas amígdalas e redução da FA nos fascículos longitudinal inferior e occipitofrontal inferior. A ERM mostra relações NAA:Cr relativamente normais.

**MEDICINA NUCLEAR.** O metabolismo nuclear na PET com FDG e a redução do fluxo sanguíneo em SPECT-HMPAO ou pRM são típicos da DLB (**Fig. 33-24**). O córtex visual primário é especialmente afetado.

A neuroimagem do transportador de dopamina pré-sináptico com FP-CIT mostra uma quase ausência de captação no putame e uma redução acentuada da captação no caudado. Radioligantes colinérgicos podem ajudar a identificar a importante perda neuronal colinérgica que ocorre na DLB e na DDP.

A inervação simpática reduzida para o coração ocorre por todo o espectro da doença de LBs e pode ser medida com I-123 MIBG, um análogo da noradrenalina que pode provar ser muito útil em diferenciar DLB de DA.

## Diagnóstico diferencial

Como as anormalidades de movimento são um achado central da DLB, o maior diagnóstico diferencial é a **doença de Parkinson com demência**. Entre 20 e 40% dos pacientes com DP eventualmente desenvolvem um distúrbio demencial progressivo, sendo assim difícil de diferenciar as duas doenças puramente com os achados clinico-patológicos. O segundo diagnóstico diferencial importante é a **DA**. Os achados clínicos e patológicos das duas doenças geralmente se sobrepõem. Pacientes com DLB têm um metabolismo reduzido da glicose e hipoperfusão nos lobos occipitais com perda volumétrica variável nos núcleos da base. O hipometabolismo hipocampal e a perda volumétrica são mais comuns na DA.

A **atrofia cortical posterior** (ver a seguir) é uma nova doença descrita que pode mimetizar DLB e normalmente ocorre em pacientes mais jovens.

## *Outras demências*

### Degeneração corticobasal

**TERMINOLOGIA E ETIOLOGIA.** A degeneração corticobasal (DCB) é uma doença neurodegenerativa e demencial incomum esporádica cuja caracterização continua sendo desenvolvida. Antes considerada uma entidade clínico-patológica distinta, a DCB tem vários fenótipos clínicos e síndromes associadas. Os termos **síndrome corticobasal** (SCB) e SCB/DCB têm sido usados para o conhecimento da heterogeneidade clínico-patológica da DCB.

A DCB é classificada como uma **tauopatia**, uma vez que demonstra acúmulos anormais da proteína tau nos neurônios e na glia.

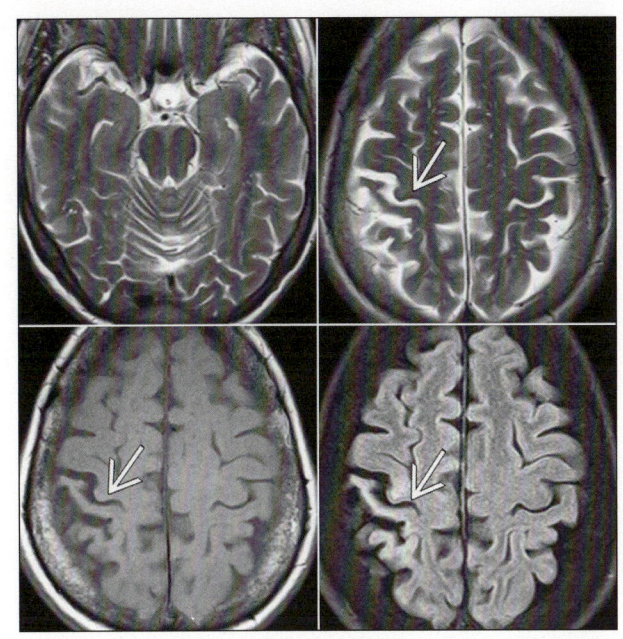

**33-25** DCB em uma mulher de 61 anos com o braço esquerdo espástico. Os lobos temporal e occipital parecem normais. Observam-se atrofia assimétrica, filamento cortical e SB hiperintensa na região perirrolândica direita ➡.

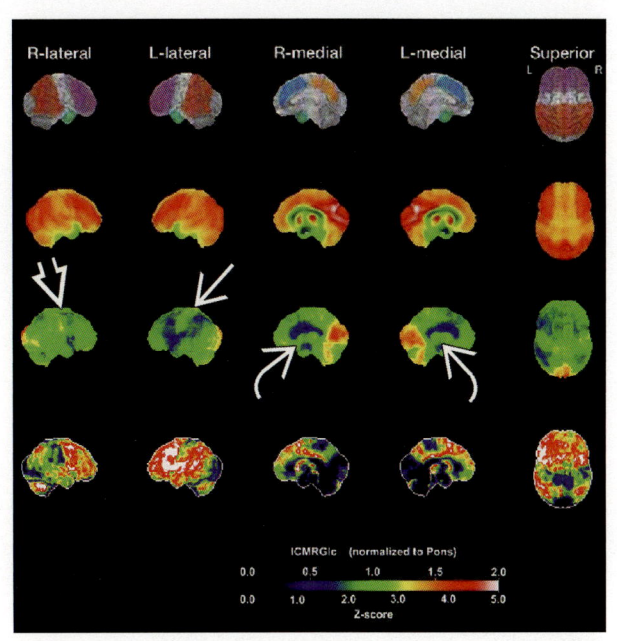

**33-26** PET com FDG em DCB (terceira linha) mostrando um acentuado hipometabolismo nos lobos frontoparietais e nos núcleos da base ➡ em comparação com o normal (segunda linha). O hemisfério esquerdo ➡ é mais gravemente afetado do que o direito ➡. (Cortesia de N. Foster, MD.)

**PATOLOGIA.** O achado macroscópico mais comum da DCB é atrofia frontoparietal assimétrica, especialmente nas áreas motoras e sensitivas. Os córtices temporal e occipital são relativamente poupados. A degeneração estriatonigral é vista como uma acentuada atrofia e descoloração da SN. O putame, o GP, o tálamo e o hipotálamo são afetados em menor grau.

Microscopicamente, a DCB é caracterizada por acromasia (neurônios pálidos em forma de balão) e inclusões citoplasmáticas positivas para a proteína tau nos astrócitos no córtex atrófico.

**ASPECTOS CLÍNICOS.** A DCB costuma afetar pacientes com 50 a 70 anos. O início é insidioso e progressivo. A DCB pode estar associada com uma ampla variedade de distúrbios motores, sensitivos, de comportamento e cognitivos. Parkinsonismo resistente à levodopa, assimétrico, acinético rígido e distonia de membro (em geral afetando os braços) são achados clássicos. A rigidez é seguida por bradicinesia, distúrbio de marcha e tremor. O fenômeno do membro alienígena ocorre em 50% dos casos.

Os achados corticais variáveis da DCB incluem declínio cognitivo com déficit da produção de linguagem (afasia não fluente) e sintomas que mimetizam paralisia supranuclear progressiva ou atrofia cortical posterior. O aprendizado e a memória são relativamente poupados.

**IMAGEM E DIAGNÓSTICO DIFERENCIAL.** Os estudos de imagem convencionais mostram uma atrofia frontoparietal moderada, mas assimétrica, contralateral ao lado que está clinicamente mais afetado. O córtex pré-frontal dorsal e perirrolândico, o estriado e o tegmento mesencefálico são as regiões mais envolvidas (**Fig. 33-25**). A FLAIR pode mostrar hiperintensidades esparsas ou confluentes na SB subcortical rolândica. A SPECT e a PET demonstram hipometabolismo assimétrico e frontoparietal e nos núcleos da base/tálamo (**Fig. 33-26**). Os estudos usando imagem com transportador de dopamina estriatal muitas vezes são úteis em diferenciar DCB de outras doenças neurodegenerativas como a DP.

O diagnóstico diferencial da DCB inclui as **síndromes parkinsonianas idiopáticas e atípicas** (p. ex., paralisia supranuclear progressiva e atrofia de múltiplos sistemas). Em pacientes com disfunção cognitiva, os sintomas podem mimetizar a **DLB** ou uma das **síndromes da DLFT**.

## Doença de Creutzfeldt-Jakob

Encefalopatias espongiformes transmissíveis (EETs), também conhecidas como **doenças priônicas**, são um grupo de doenças neurodegenerativas que incluem **doença de Creutzfeldt-Jakob** (DCJ), **kuru**, **síndrome de Gerstmann-Sträussler-Schenker** e **insônia familiar fatal**. As EETs em animais incluem a paraplexia enzoótica (*scrapie*) dos ovinos (de ovelhas e cabras), a doença crônica debilitante (de veados e alces), a encefalopatia espongiforme ("doença da vaca louca") e a encefalopatia felina (de gatos domésticos).

O kuru foi a primeira EET humana reconhecida, ocorrendo na população de Papua Nova Guiné. Trata-se

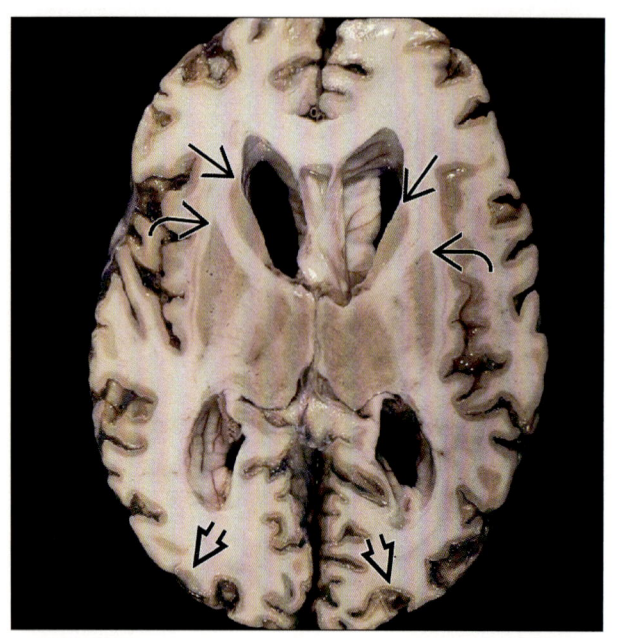

**33-27** Necropsia de uma DCJe mostrando uma atrofia acentuada nos núcleos caudados ⇨ e nos núcleos da base anteriores ⇨. O córtex cerebral é muito fino, em especial nos lobos occipitais ⇨, onde quase não é aparente. (Cortesia de R. Hewlett, MD.)

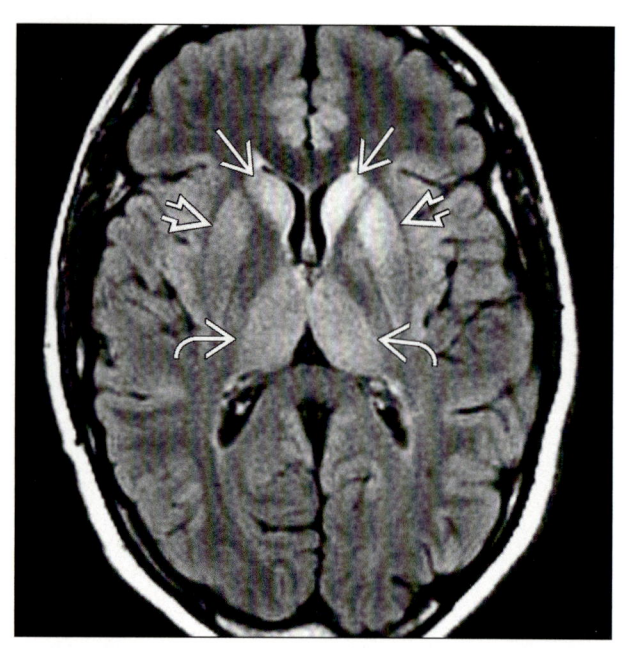

**33-28** FLAIR axial mostrando achados clássicos da DCJe com núcleos caudados ⇨, putame anterior ⇨ e tálamos ⇨ hiperintensos.

de uma síndrome atáxica cerebelar uniformemente fatal; atualmente o kuru praticamente desapareceu, em função do abandono do canibalismo, a única fonte de transmissão entre seres humanos.

A DCJ é a EET humana mais comum e tem uma distribuição em todo o mundo. A DCJ é única, uma vez que é tanto uma doença infecciosa quanto um distúrbio demencial neurogenético. A DCJ é a EET arquetípica e é detalhada na discussão a seguir.

ETIOLOGIA. A DCJ é uma doença neurodegenerativa rapidamente progressiva causada pelas partículas infecciosas proteináceas ("príons") que são desprovidas de DNA e RNA. A proteína priônica anormal, PrP(Sc), é uma isoforma desdobrada (uma folha β-pregueada) da proteína priônica normal do hospedeiro, PrP(C). A forma anormal propaga-se, recrutando a isoforma normal e estabelecendo sua conformação na proteína homóloga do hospedeiro. *A conversão conformacional de PrP(C) a PrP(Sc) é um evento fundamental de todas as doenças priônicas.*

Quatro tipos de DCJ são reconhecidos: **esporádica** (DCJe), **familiar** ou **genética**, **iatrogênica** e **variante** (DCJv). A DCJe é o tipo mais comum. A DCJ genética é causada por mutações diversas no gene *PRNP*. A DCJ iatrogênica é causada por materiais contaminados com príons (p. ex., instrumentos cirúrgicos, enxertos de dura-máter, transplante de córnea cadavérica, hormônio do crescimento humano derivado da hipófise).

A DCJv costuma resultar da transmissão de encefalopatia espongiforme bovina do gado para seres humanos, sendo também conhecida como "nova variante" da DCJ.

PATOLOGIA. A patologia macroscópica mostra aumento ventricular, atrofia do núcleo caudado e perda volumétrica cortical que varia de mínima a intensa (**Fig. 33-27**). A SB é relativamente poupada.

A tríade clássica para achados histopatológicos na DCJ é perda neuronal acentuada, alterações espongiformes e astrogliose intensa. Os córtices cerebral e cerebelar são mais gravemente afetados, embora os núcleos da base e os tálamos apresentem um envolvimento frequente. Placas amiloides podem ser identificadas em 10% dos casos.

Vários depósitos de PrP(Sc) estão presentes, e a imunorreatividade de Prp(Sc) é o padrão-ouro para o diagnóstico neuropatológico da doença priônica humana.

EPIDEMIOLOGIA E DEMOGRAFIA. A DCJ agora representa mais de 90% das doenças priônicas em seres humanos. Cerca de 85% dos casos de DCJ são esporádicos (DCJe), com uma incidência mundial ao ano de 1 a 2 casos por milhão. O pico de idade de início é de 55 a 75 anos. Não existe predileção por gênero. A DCJ genética causa a maioria dos demais casos (15%). A DCJv e a DCJ iatrogênica representam menos de 1% dos casos.

A variante DCJ costuma se apresentar em pacientes mais jovens, entre 15 e 40 anos. Sintomas psiquiátricos predominam. Cerca de 220 casos de DCJv já foram relatados, com a maioria – mas não todos – ocorrendo no Reino Unido. A incidência de DCJv tem reduzido nos últimos anos, mas pequenos números de novos casos são identificados.

ASPECTOS CLÍNICOS. Cinco subtipos clínico-patológicos da DCJe foram identificados. Três subtipos afetam predominantemente as funções cognitivas, e os outros dois comprometem as atividades motoras cerebelares. No subtipo mais comum, uma demência rapidamente agravante é seguida de movimentos mioclônicos e mutismo acinético. Em dois terços dos casos de DCJe, o eletroencefalograma (EEG) mostra um padrão periódico característico de ondas bi ou trifásicas.

Duas apresentações menos comuns, mas importantes, da DCJe são a chamada variante de Brownell-Oppenheimer (uma síndrome cerebelar pura) e a variante de Heidenhain (comprometimento visual puro levando a cegueira cortical).

A DCJ é uma doença progressiva e fatal. A sobrevida média é de cerca de quatro meses, embora a DCJv progrida mais lentamente. Enquanto o diagnóstico definitivo da DCJe requer necropsia ou biópsia cerebral, os estudos de imagem permitem um diagnóstico de DCJe provável. A DCJv algumas vezes pode ser diagnosticada com biópsia tonsilar.

IMAGEM. A DCJ envolve principalmente as estruturas da SC do cérebro. A doença da SB é muito menos comum e geralmente é um achado final.

As TCs costumam ser normais, em especial nos estágios iniciais da doença. Estudos seriados podem mostrar dilatação ventricular progressiva e proeminência dos sulcos.

RM com difusão é o procedimento de imagem de escolha. Imagens ponderadas em T1 em geral são normais. Hiperintensidades em T2/FLAIR nos núcleos da base, nos tálamos e no córtex cerebelar são a anormalidade inicial mais comum na DCJe clássica. O núcleo caudado anterior e o putame são mais afetados que os GPs (**Fig. 33-28**). O envolvimento cortical – especialmente envolvendo os lobos frontal, temporal e parietal – é comum, mas costuma aparecer assimétrico. O envolvimento do lobo occipital domina na variante de Heidenhain (**Fig. 33-29**), enquanto o cerebelo é afetado na variante de Brownell-Oppenheimer.

Hiperintensidade em T2/FLAIR no tálamo posterior (sinal do "pulvinar") ou no tálamo posteromedial (sinal do "taco de hockey") é vista em 90% dos casos de DCJv, mas pode ocorrer na DCJe (**Fig. 33-30**).

A difusão mostra hiperintensidades no estriado e no tálamo (**Fig. 33-31**). Restrição da difusão giriforme no córtex cerebral é comum. A DCJ não realça em T1 C+.

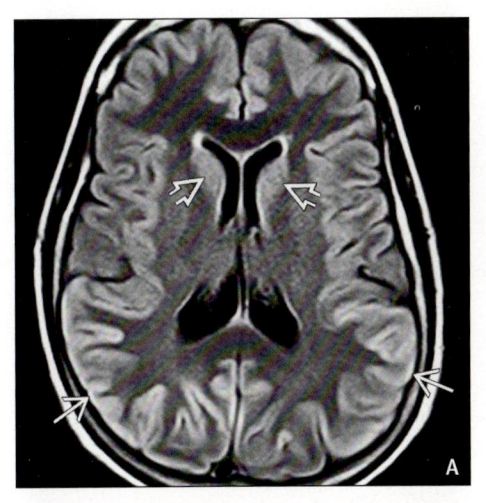

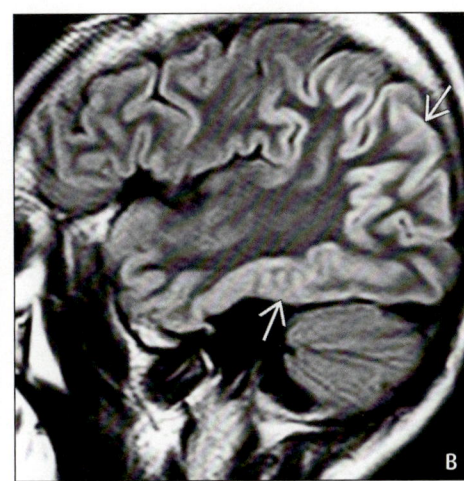

**33-29A** Uma série de imagens mostrando achados clássicos da variante de Heidenhain da DCJe. FLAIR axial mostrando hiperintensidade cortical bilateral nos lobos occipitais ➡. Enquanto os núcleos caudados anteriores ➡ aparecem discretamente hiperintensos, os núcleos da base são poupados.
**33-29B** FLAIR sagital mostrando hiperintensidade occipital e temporal posterior ➡. Os lobos frontais e parietal anterior são poupados.

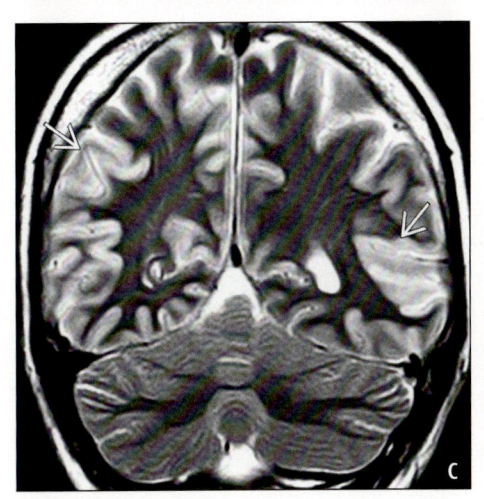

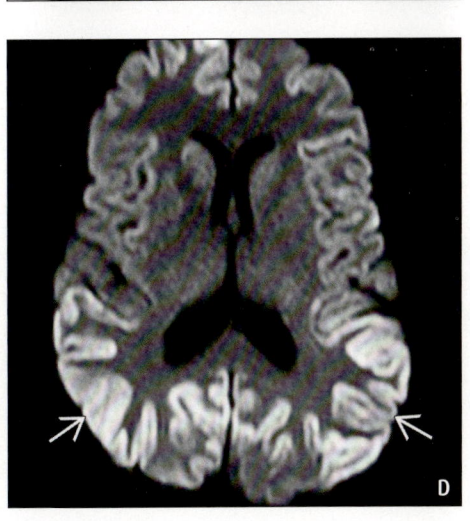

**33-29C** T2 coronal do mesmo paciente mostrando uma intensa hiperintensidade em ambos os córtices occipitais ➡.
**33-29D** Difusão mostrando uma intensa restrição do córtex em ambos os lobos occipitais ➡. A SB subjacente é poupada.

Diagnóstico diferencial. A DCJ deve ser diferenciada de outras causas de demência como a **DA** e a **DLFT**. O envolvimento dos núcleos da base na DCJ é um fator útil na diferenciação. Diferentemente da maioria das doenças demenciais, a DCJ mostra intensa restrição da difusão.

A **doença de Gerstmann-Sträussler-Schenker** (GSS) e a **insônia familiar fatal** (IFF) podem ser diferenciadas clinicamente da DCJe. A GSS geralmente apresenta-se como uma ataxia cerebelar com declínio cognitivo de início tardio. A IFF começa com distúrbios autonômicos e de sono.

### DOENÇA DE CREUTZFELDT-JAKOB

**Patologia e etiologia**
- Encefalopatia espongiforme transmissível humana mais comum
- DCJ é uma doença priônica
  - Partículas proteináceas sem DNA, RNA

*(continua)*

*(continuação)*
  - Isoforma desdobrada de PrP(Sc) do hospedeiro normal PrP(C)
  - Propagada pela conversão conformacional de PrP(C) em PrP(Sc)
- Quatro tipos de DCJ conhecidos
  - Esporádica (DCJe) (85%)
  - Genética/familiar (15%)
  - Iatrogênica (< 1%)
  - Variante ("doença da vaca louca") (DCJv) (< 1%)

**Aspectos clínicos**
- Pico de idade = 55/75 anos
- Demência rapidamente progressiva, morte em DCJe dentro de quatro meses

**Imagem**
- Hiperintensidade em T2/FLAIR
  - Núcleos da base, tálamos, córtex
  - Sinal do "pulvinar": tálamo posterior
  - Sinal do "taco de hockey": tálamo posteromedial
  - Córtex occipital na variante de Heidenhain
- Restrição da difusão

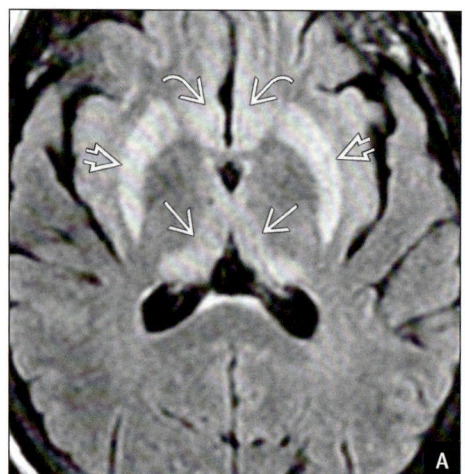

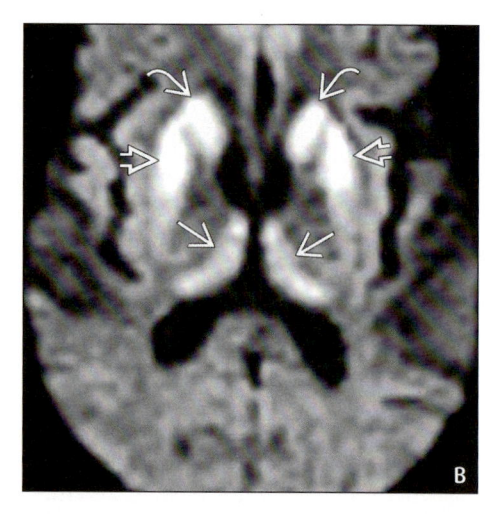

**33-30A** Difusão axial em um paciente com DCJe mostrando o sinal clássico do "taco de hockey" do tálamo posteromedial. Os núcleos caudados anteriores e ambos os putames também são envolvidos.
**33-30B** Difusão no mesmo paciente com DCJe mostrando uma forte restrição correspondente nos tálamos posteromediais, nos núcleos caudados e nos putames.

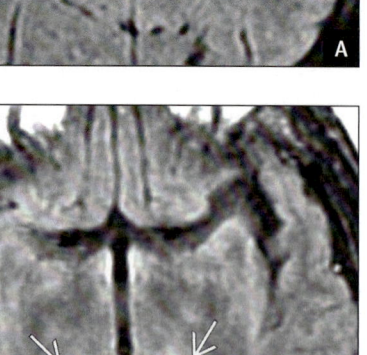

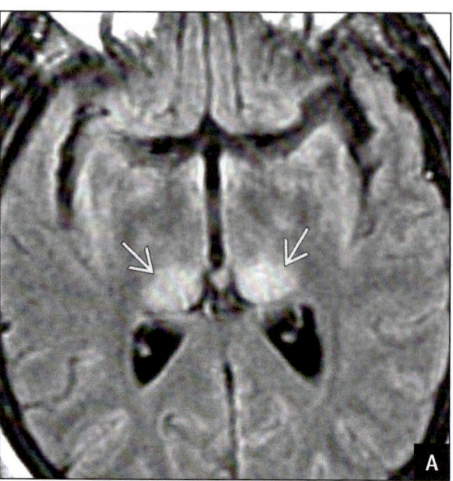

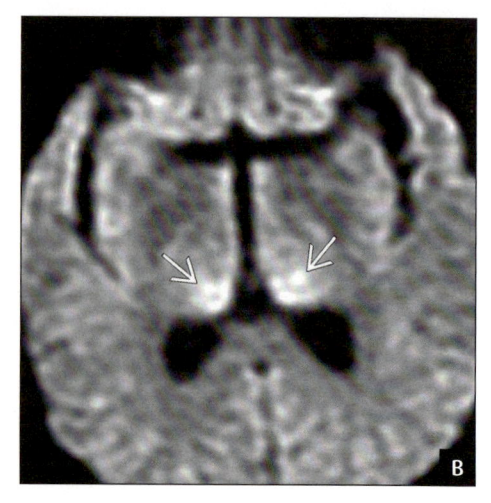

**33-31A** FLAIR axial em um paciente com DCJv mostrando o clássico sinal do "pulvinar" com hiperintensidade simétrica nos tálamos posteriores.
**33-31B** Difusão no mesmo paciente mostrando restrição focal em ambos os tálamos posteriores correspondendo ao sinal do "pulvinar" visto na FLAIR.

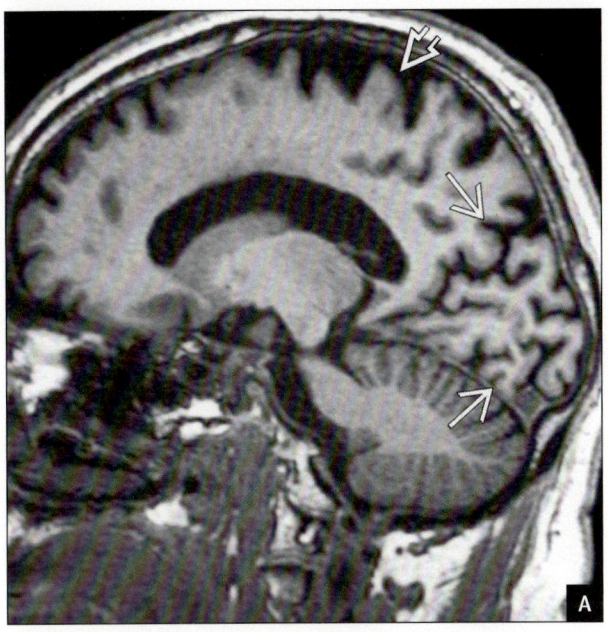

**33-32A** MP-RAGE sagital em um paciente com perda gradual da habilidade visuoperceptual e diagnóstico clínico de ACortP mostrando uma perda volumétrica occipital acentuada ➡ e parietal moderada ➡.

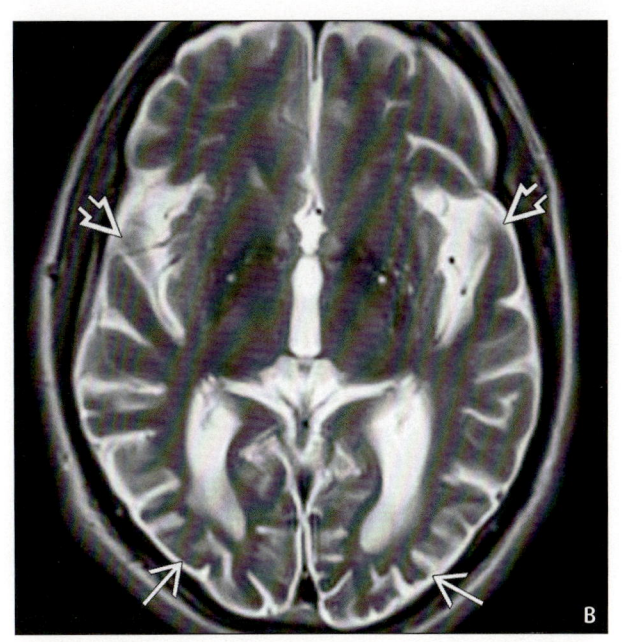

**33-32B** T2 no mesmo paciente mostrando aumento dos cornos occipitais e acentuada redução da SB, atrofia cortical grave em ambos os lobos occipitais ➡ e perda volumétrica temporal superior moderada com alargamento das fissuras silvianas ➡.

## Atrofia cortical posterior

A atrofia cortical posterior (ACortP) é uma síndrome neurodegenerativa rara caracterizada por início insidioso e declínio seletivo e gradual das habilidades visuoespaciais e visuoperceptuais. A memória e a fluência verbal são relativamente bem preservadas. A idade do início dos sintomas costuma ser de 50 a 65 anos.

A ACortP provavelmente afete os córtices parietal, occipital e occipitotemporal, poupando relativamente os lobos frontais e temporomediais. Diferentemente da DA, a alta densidade de ENFs e PSs é encontrada nas regiões parieto-occipitais, enquanto os lobos frontais são menos envolvidos.

Uma atrofia com predominância posterior nos estudos de imagem é típica (**Fig. 33-32**), *embora nem todos os pacientes com ACortP demonstrem redução volumétrica*. Envolvimento assimétrico, especialmente nos lobos occipitais, é comum. Dados limitados nos estudos com DTI sugerem que a ACortP afeta adversamente a integridade dos tratos da SB nas regiões posteriores do cérebro. A PET com FDG mostra um hipometabolismo dos lobos parieto-occipitais e nos campos frontais oculares.

O maior diagnóstico diferencial da ACortP é a **variante occipital (Heidenhain) da DCJ**. Enquanto os achados clínicos e histopatológicos de ambas as doenças se sobrepõem, a ACortP demonstra maior perda parietal direita com menor atrofia temporal medial e hipocampal. Outras considerações diagnósticas incluem a **DLB** e a **DCB**.

## Doenças degenerativas

Nesta seção, será considerada uma variedade de degenerações cerebrais. Embora algumas (como a DP) possam ser associadas com demência, a maioria não é. Como a DP ocorre mais frequentemente como um distúrbio de movimento do que como uma doença demencial, ela será discutida com outras demências degenerativas.

O uso de estimuladores cerebrais profundos (DBSs, de *deep brain stimulators*) em pacientes em tratamento para DP rígido-acinética incapacitante é muito comum; portanto, uma revisão rápida do sistema estriato-dopaminérgico e de sua anatomia relevante será útil antes da discussão sobre a DP.

### Sistema estriato-dopaminérgico

Neurônios dopaminérgicos são encontrados no cérebro, mas é evidente que a maior coleção se situe no mesencéfalo. Aqui os neurônios dopaminérgicos são localizados em três áreas específicas: área tegmental ventral (ATV), *pars compacta* da substância negra (pcSN) e campo retrobulbar. Os neurônios da ATV projetam-se para o córtex frontal e estriato-ventral, enquanto os neurônios da pcSN se projetam para o putame e os núcleos caudados.

Os neurônios dopaminérgicos mesencefálicos ajudam a regular os movimentos voluntários e influenciam no comportamento de recompensa.

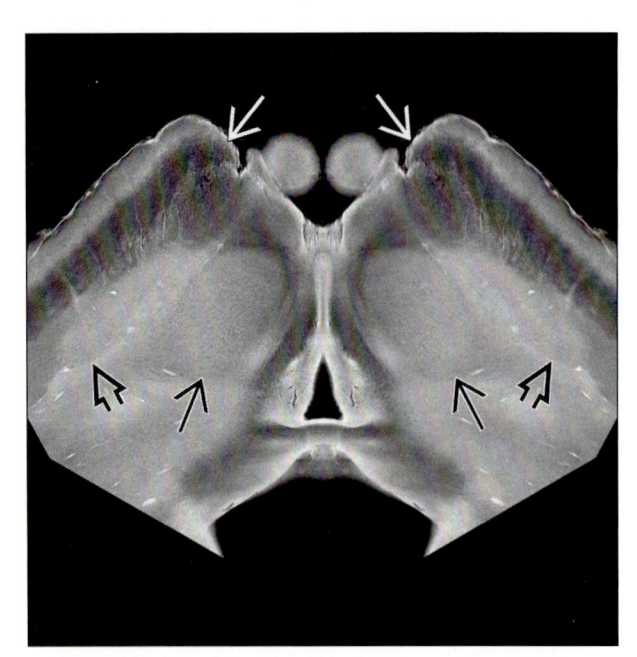

**33-33** RM 9.0 T axial no mesencéfalo mostrando núcleos subtalâmicos em formas de lente ⇨ posicionados entre os polos rostrais dos núcleos rubros medialmente ➡ e a SN ➡ lateralmente. (Cortesia de T. P. Naidich, MD., B. N. Delman, MD.)

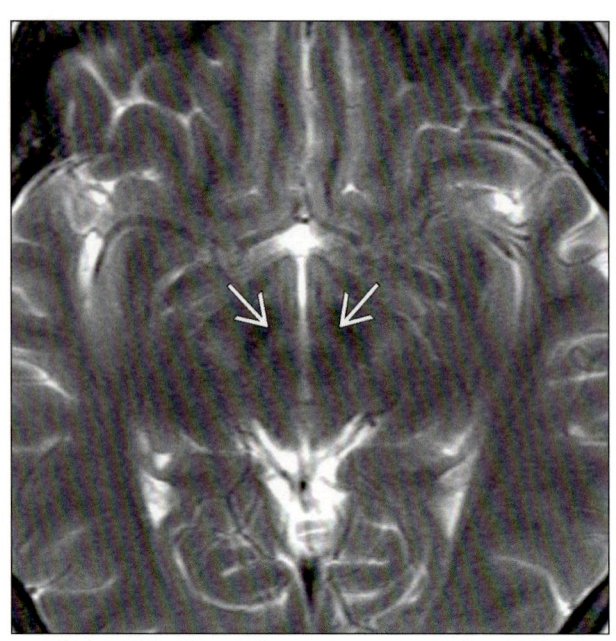

**33-34** T2 no mesencéfalo superior mostrando a posição aproximada dos núcleos subtalâmicos hipointensos ➡ localizados medialmente aos pedúnculos cerebrais e envolvidos pela SN anteromedial. O núcleo subtalâmico é separado do núcleo rubro por uma fina banda hiperintensa.

## Anatomia macroscópica relevante

O sistema estriatonigral consiste em núcleos da base (núcleo caudado, putame e GP), SN e núcleos subtalâmicos. A anatomia macroscópica e por imagem dos núcleos da base é discutida no Capítulo 32.

A **SN** situa-se no tegmento mesencefálico, entre os pedúnculos cerebrais e os núcleos rubros. Ela consiste em uma SC pigmentada que se estende ao longo do mesencéfalo, da ponte para a região subtalâmica. A SN tem duas partes: a ***pars compacta*** (que contém *células dopaminérgicas*) e a ***pars reticulata*** (que contém as *células GABA-érgicas*). O **núcleo rubro** (NR) é uma formação de SC arredondada que se situa medialmente à SN e serve como uma estação de transmissão do cerebelo, do GP e do córtex (**Fig. 33-33**).

O **núcleo subtalâmico** (NST) é uma pequena estrutura em forma de lente que mede cerca de 100 a 125 mm$^3$ em seu volume total. A SN envolve as bordas anterior e inferior do NST. O NST situa-se dentro da cápsula interna, 1 a 2 mm da borda anterolateral do NR.

A borda *superior* do NST é formada pelo fascículo lenticular, enquanto o aspecto *lateral* está em contato com a cápsula interna. A borda *medial* é formada por uma banda de substância branca – a zona incerta (ZI) – que se situa entre o NST e o NR.

O NST atualmente é o alvo preferido do posicionamento de eletrodo DBS estereotático de forma direta (com base na imagem) e indireta (por atlas) no tratamento de distúrbios do movimento.

## Anatomia da imagem

Nas sequências ponderadas em T2 na RM 1.5 ou 3.0 T com cortes finos, os NSTs são vistos como estruturas hipointensas em forma de amêndoas que são orientadas obliquamente em todos os três planos-padrão. No plano axial, o NST situa-se entre a SN anterossuperiormente e o NR posteromedialmente. A hipointensidade do NST mistura-se de modo imperceptível com aquela da SN (**Fig. 33-34**), mas medialmente a SB da ZI separa o NST do NR.

O ponto mediano do NST situa-se 9,7 a 9,9 mm lateralmente à linha média. Sua posição (e a correta localização da ponta do DBS) pode ser estimada na TC achando-se os pedúnculos cerebrais superiores e medindo-se 9 a 10 mm a partir da linha média.

## *Doença de Parkinson*

### Terminologia

A **doença de Parkinson** (DP) é uma doença neurodegenerativa multissistêmica que afeta diversas vias neuronais e vários circuitos neurotransmissores. A constelação de tremor ao repouso, bradicinesia e rigidez costuma ser denominada **parkinsonismo**. Quando a DP é acompanhada de demência, ela é referida como **demência associada à doença de Parkinson** (DDP). Quando a DP é acompanhada de outros sinais clínicos, ela é chamada de "**Parkinson-plus**", um termo abrangente que inclui **atrofia de múltiplos sistemas** e **paralisia supranuclear progressiva** (ver a seguir).

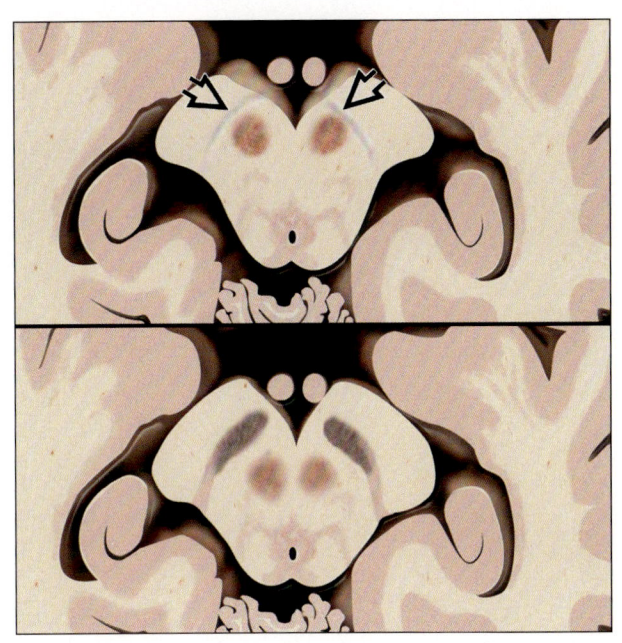

**33-35** Diagrama axial mostrando atrofia do mesencéfalo com estreitamento e despigmentação da SN na DP (acima) em relação à anatomia normal (abaixo). Observa-se um estreitamento da *pars compacta* entre os NRs.

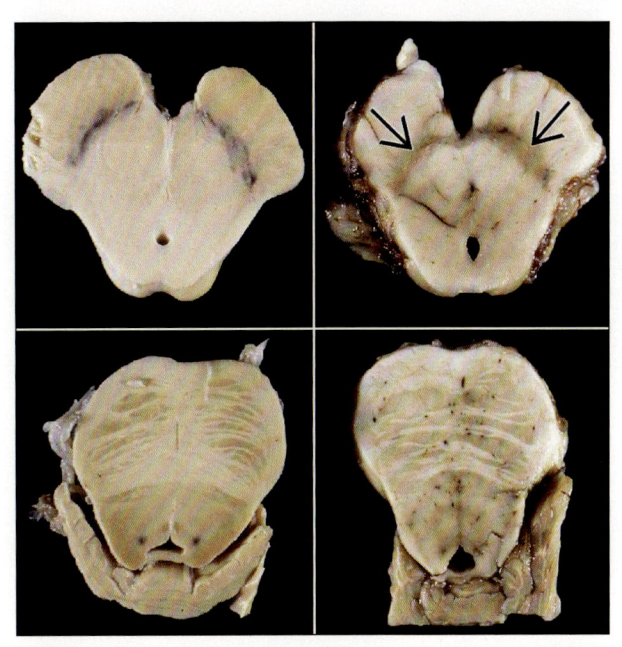

**33-36** Cortes de necropsia comparando o mesencéfalo normal (esquerda) com um encéfalo afetado com DP (direita). Observam-se a perda volumétrica do mesencéfalo na DP e a palidez da SN. (Cortesia de R. Hewlett, MD.)

Do ponto de vista clínico, a DP é classificada como uma doença neurodegenerativa; do ponto de vista histopatológico, como uma doença com **corpos de Lewy**, e do ponto de vista imunopatológico, como uma **sinucleinopatia**.

## Etiologia

**CONCEITOS GERAIS.** Embora inúmeros fatores ambientais tenham sido implicados, o envelhecimento é o fator de risco mais significativo conhecido para a DP.

Na DP, a degeneração de neurônios dopaminérgicos na pcSN reduz a entrada dopaminérgica no estriado. A degeneração neuronal é uma histopatologia relativamente avançada antes de se tornar clinicamente aparente. No momento em que os sintomas clínicos se desenvolvem, mais de 65% dos neurônios dopaminérgicos estão perdidos e 80% da dopamina estriatal estão depletados.

A morte de neurônios dopaminérgicos na DP é regional e muito seletiva, com perda neuronal muito concentrada na pcSN. O mecanismo preciso da susceptibilidade dos neurônios dopaminérgicos e a tendência regional para a morte celular na pcSN são pouco entendidos.

**GENÉTICA.** A maioria dos casos de DP é esporádica e idiopática. Entre 10 e 20% são familiares. Onze *locus* genéticos, incluindo mutação da glucocerebrosidase (*GBA*), foram identificados recentemente como fatores de risco para a DP.

## Patologia

**PATOLOGIA MACROSCÓPICA.** O mesencéfalo pode aparecer discretamente atrófico com uma configuração chanfrada ou em "borboleta" dos pedúnculos cerebrais (**Fig. 33-35**). A despigmentação da SN da DP é um achado patológico comum e está relacionada com a perda de neuromelanina (**Fig. 33-36**).

**ACHADOS MICROSCÓPICOS.** Os efeitos mais devastadores da DP são achados no sistema dopaminérgico estriatonigral. As duas marcas histopatológicas da DP são (1) depressão grave dos neurônios dopaminérgicos na pcSN e (2) presença de LBs nos neurônios sobreviventes. A imunocitoquímica mostra coloração nos LBs positiva para ubiquitina e α-sinucleína.

**ESTADIAMENTO, GRADUAÇÃO E CLASSIFICAÇÃO.** Braak e colaboradores dividiram a DP em seis estágios, que correlacionam os sintomas clínicos com a distribuição dos LBs. Os LBs começam a se acumular muito antes do diagnóstico. O processo da doença no encéfalo em geral segue um curso ascendente.

Os estágios 1 e 2 são pré-clínicos. No estágio 1, os LBs são confinados ao bulbo e ao sistema olfatório. Com a progressão da doença, os LBs espalham-se para o tronco encefálico superior e o telencéfalo. No estágio 3 de Braak, inúmeros LBs estão presentes na SN, a perda de neurônios dopaminérgicos é evidente, o sistema colinérgico telencefálico é envolvido, e os primeiros sintomas clínicos começam a aparecer.

No estágio 4 de Braak, o sistema límbico torna-se comprometido. Na maioria dos estágios avançados (estágios 5 e 6 de Braak), os LBs são envolvidos por todo o neocórtex.

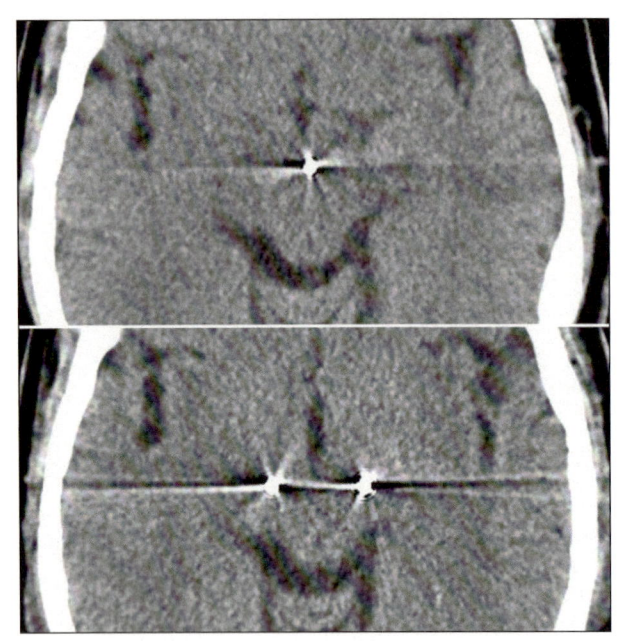

**33-37** TC axial em um paciente com posicionamento incorreto do DBS esquerdo (acima) mostrando a ponta situada acima e medial ao NST. O DBS esquerdo reposicionado e um novo DBS direito (abaixo) estão na posição anatômica correta no NST.

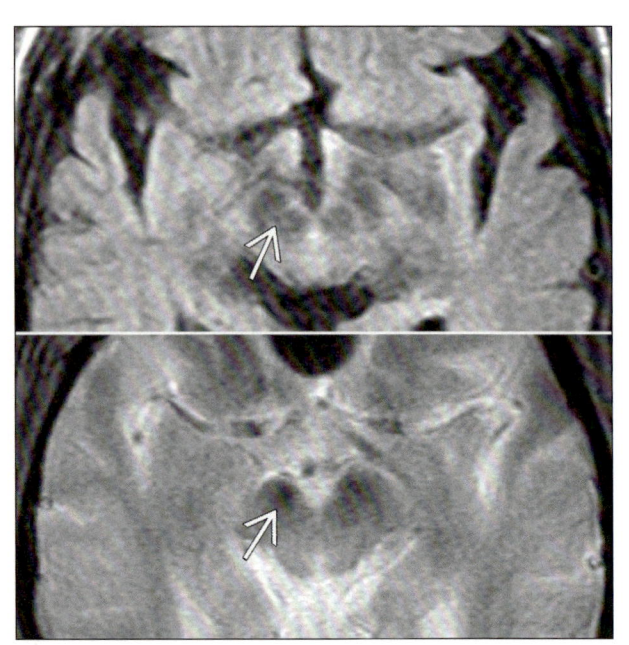

**33-38** FLAIR axial (acima) e T2* GRE (abaixo) em um homem de 61 anos mostrando discreta perda volumétrica do mesencéfalo e estreitamento da pcSN, em especial no lado direito ➡, onde é difícil delinear a borda entre SN e NR.

## Aspectos clínicos

**EPIDEMIOLOGIA E DEMOGRAFIA.** A DP é o distúrbio de movimento e a doença com LBs mais comum. Sua distribuição é mundial, e a prevalência estimada é de 150 a 200:100 mil. Existe uma discreta predominância no sexo masculino.

O pico da idade de início é 60 anos. O início antes dos 45 anos é incomum. Raramente a DP ocorre como uma distonia autossômica dominante de início juvenil.

**APRESENTAÇÃO.** O diagnóstico de DP depende de vários sintomas. Os três sintomas cardinais da DP são tremor ao repouso, rigidez e bradicinesia (lentidão em executar os movimentos). Uma face não expressiva, algumas vezes chamada de "face em máscara" ou "face em pedra", é uma manifestação comum da bradicinesia.

Outros sintomas clássicos são o tremor tipo "contar dinheiro", a rigidez em "roda denteada", ou em "cano de chumbo", e a instabilidade funcional com marcha com passos curtos. A rigidez ocorre nos músculos agonistas e antagonistas, afeta os movimentos em ambas as direções e pode ocorrer nos movimentos passivos de velocidade muito baixa.

A demência eventualmente desenvolve-se em 40% dos pacientes com DP. Achados menos comuns da DP incluem alterações autonômicas, anormalidades de comportamento, depressão e distúrbio do sono.

**HISTÓRIA NATURAL.** A DP costuma seguir um curso progressivo lento, com uma duração média de 13 anos. Quedas e "marcha congelada" tornam-se a maior causa de desabilidade.

## Opções de tratamento

**Tratamento medicamentoso.** Inúmeras medicações estão disponíveis para o controle dos sintomas da DP. A levodopa foi introduzida há mais de 40 anos e persiste como tratamento mais eficaz, em especial em pacientes jovens.

Como os neurônios secretores de dopamina da pcSN são perdidos, os níveis de dopamina estriatal tornam-se cada vez mais dependentes da administração periférica de levodopa. Por sua vez, esse estímulo não fisiológico rompe um estriado já instável, e as flutuações nos sintomas motores aumentam. As complicações motoras da levodopa, como "esgotamento", discinesia e fenômeno "liga-desliga", são comuns. Na verdade, elas desenvolvem-se em quase metade de todos os pacientes que receberam o medicamento por mais de cinco anos, em 80% daqueles tratados por 10 anos, e em quase todos os pacientes com doença de início precoce.

Terapias modificadoras de doença, como antagonistas da adenosina A2A, inibidores da MAO-b e agonistas da dopamina, estão sendo consideradas, assim como a terapia genética para melhorar a produção de dopamina *in vivo*.

**Opções cirúrgicas.** A estimulação de alta frequência de estruturas profundas do cérebro é agora a preferida à terapia ablativa/lesional. O uso de DBS tem se tornado a técnica preferida para o tratamento de uma gama de sintomas relacionados à DP avançada.

O NST é considerado um dos alvos ideais para o DBS. Os eletrodos são inseridos por orifícios de trepanação 25 a 30 mm laterais às suturas sagitais, 20 a 30 mm anteriores às suturas coronais e angulados cerca de 60%

do plano horizontal da linha da comissura anterior-posterior (CA-CP). As posições dos eletrodos são determinadas pela RM pré-operatória ou pelo uso de atlas computadorizados padrão.

A distância do NST da linha média varia de indivíduo para indivíduo. Como o NST costuma ser difícil de identificar em imagens-padrão da RM, muitos neurocirurgiões identificam o NR e posicionam o DBS um pouco anterolateral a ele. Estudos recentes indicam que alguns pacientes – aqueles chamados de NST-dominantes – podem responder bem com um DBS, assim como com eletrodos bilaterais.

## Imagem

**Achados na TC.** A TC é usada principalmente seguida do posicionamento do DBS para avaliar a posição do eletrodo e para verificar suas complicações cirúrgicas. O posicionamento correto no NST é visto quando a ponta dos eletrodos está a cerca de 9 mm da linha média e localizada dentro da margem superior dos pedúnculos cerebrais (**Fig. 33-37**).

**Achados na RM.** As sequências-padrão da RM costumam ser desapontadoras no diagnóstico de imagem da DP. Uma discreta perda volumétrica do mesencéfalo vista como uma conformação em "borboleta" pode ser observada na RM 1.5 T em alguns casos avançados. Achados que podem sustentar o diagnóstico de DP incluem afilamento da *pars compacta* (com "toque" nos NRs e nas SNs) e perda do hipersinal normal da SN em T1 (**Fig. 33-38**).

Os NSTs são difíceis de identificar nas imagens-padrão de 1.5 e 3.0 T à medida que sua hipointensidade se une com a hipointensidade da SN. Em 7.0 T, o formato e os limites da SN nas sequências com susceptibilidade, que normalmente aparecem lisos e arqueados, podem se tornar irregulares ("serrados" ou "granulados") e borrados em pacientes com DP.

**Medicina nuclear.** Os transportadores de dopamina (TrDopas) são responsáveis pela limpeza da dopamina nas fendas sinápticas após sua liberação. A imagem do TrDopa com SPECT ou PET é usada para avaliar a integridade das células nervosas dopaminérgicas pré-sinápticas em pacientes com distúrbios do movimento. A redução da captação de radioligantes como I-123 FP-CIT e 6-F18 fluoro-L-di-hidroxifenilalanina é considerada altamente sugestiva de DP.

## Diagnóstico diferencial

Quando a demência está presente, o maior diagnóstico diferencial da DDP é a DLB. Os achados clínicos sobrepõem-se e são diferenciados pelo início dos sintomas se o parkinsonismo precede a demência por muitos anos. Se isso ocorrer, o diagnóstico de DDP é mais provável que o de distúrbio dos LBs. O parkinsonismo é um achado proeminente na **atrofia de múltiplos sistemas** (ver a seguir).

---

**DOENÇA DE PARKINSON**

**Etiologia e patologia**
- Degeneração dos neurônios dopaminérgicos na pcSN
  - Redução da captação dopaminérgica no estriado
  - Perda de 60% dos neurônios da pcSN; 80% da dopamina estriatal depletados antes dos sintomas clínicos de DP se desenvolverem
- Substância negra torna-se despigmentada
- *Pars compacta* fina
- Desenvolvimento de corpos de Lewy
  - A DP é a doença com corpos de Lewy mais comum

**Aspectos clínicos**
- Pico de idade = 60 anos
- Três fatores cardinais
  - Tremor ao repouso
  - Rigidez
  - Bradicinesia

**Opções de tratamento**
- Medicamentoso
  - Levodopa (L-dopa), outros fármacos
- Cirúrgico
  - Estimulação cerebral profunda (DBS)
  - Implante de eletrodos nos núcleos subtalâmicos

**Imagem**
- Dificuldade de diagnóstico na RM convencional
  - +– atrofia do mesencéfalo
  - +– substância negra afilada e irregular
  - +– SN "tocada", núcleo rubro
- Imagem do transportador da dopamina (TrDopa)
  - PET ou SPECT pode mostrar redução da captação

---

## *Atrofia de múltiplos sistemas*

### Terminologia

A **atrofia de múltiplos sistemas** (AMS) é uma doença neurodegenerativa esporádica de início adulto que é uma das síndromes **Parkinson-plus** mais comum. As síndromes Parkinson-plus exibem achados clássicos discinéticos da DDP mais déficits adicionais que não estão presentes na DP idiopática simples. As síndromes Parkinson-plus incluem AMS, paralisia supranuclear progressiva e DCB. Cada uma dessas condições será discutida por vez.

A AMS inclui três doenças previamente descritas como entidades separadas: **degeneração estriatonigral**, **atrofia olivopontocerebelar** e **síndrome de Shy-Drager**. Essas doenças são agora conhecidas como subtipos clínicos da AMS. Esses subtipos são identificados pela sintomatologia dominante e foram renomeados para AMSp, AMSc e AMSa, respectivamente.

Quando os sintomas parkinsonianos (extrapiramidais) predominam, a doença é designada **AMSp**. Se sintomas cerebelares como ataxia predominam, a doença é denominada **AMSc**. Quando os sintomas de falência autonômica, hipotensão ortostática, anidrose global ou disfunções urogenitais predominam, a condição é designada **AMSa**.

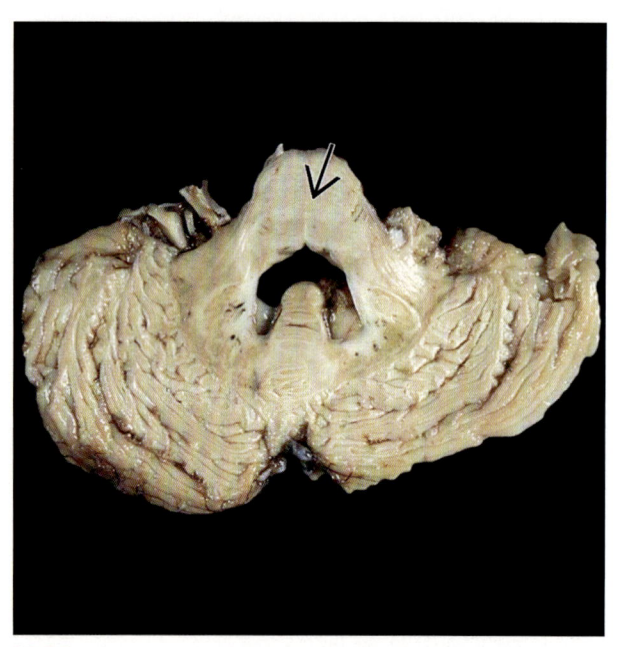

**33-39** Caso de necropsia de AMSc mostrando atrofia cerebelar, redução das dimensões dos pedúnculos cerebelares médios e ponte pequena com o sinal da "cruz" ➔. (Cortesia de J. Townsend, M.D.)

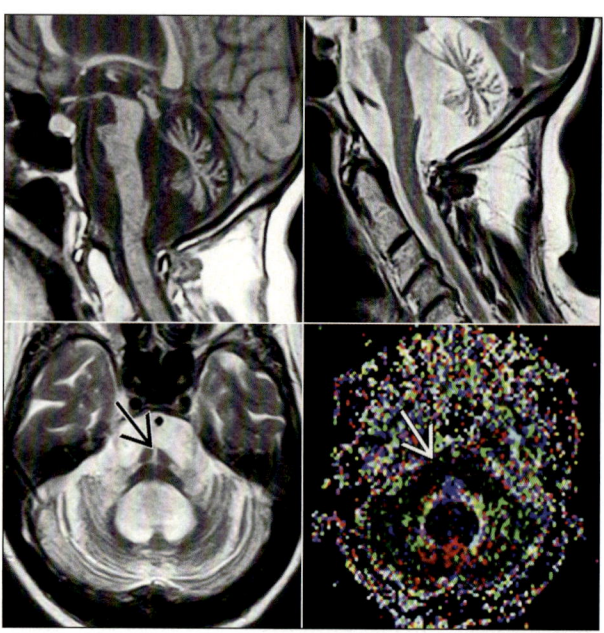

**33-40** AMSc grave com marcada atrofia da ponte e cerebelo. O IV ventrículo está alargado. Observar o sinal da "cruz" ➔. Na DTI, os tratos pontinos são de difícil visualização ➔.

## Etiologia e patologia

A etiologia da AMS é desconhecida. A patologia macroscópica mostra dois padrões de atrofia diferentes. A AMSp mostra despigmentação e palidez da SN. O putame pode estar atrofiado e mostrar uma coloração acinzentada secundária ao acúmulo do pigmento lipofuscina. Na AMSc, a perda volumétrica acentuada do cerebelo, da ponte, dos pedúnculos cerebelares médios (PCMs) e do bulbo dá à ponte uma aparência em "bico" (**Fig. 33-39**). A AMSa pode demonstrar a combinação desses padrões.

Microscopicamente, a AMS é classificada como inclusões citoplasmáticas gliais que são imunopositivas para α-sinucleína e ubiquitina.

## Aspectos clínicos

A idade média de início é de 58 anos; a idade média de duração é de 5,8 anos. Os aspectos semelhantes a Parkinson estão presentes em 75 a 90% de todos os pacientes com AMS, independentemente do subtipo. Outros sintomas como disautonomia, ataxia cerebelar e sinais cerebelares podem ocorrer em qualquer combinação. Cerca de dois terços dos casos de AMS são classificados como tipo parkinsoniano (AMSp) e 32% como AMSc. Algum grau de disautonomia sintomática está presente em quase todos os pacientes, mas raramente é o achado dominante. Menos de 5% dos pacientes com AMS têm AMSa.

---

**ATROFIA DE MÚLTIPLOS SISTEMAS
TERMINOLOGIA, PATOLOGIA E ASPECTOS CLÍNICOS**

**Terminologia**
- Síndrome Parkinson-plus
- Três doenças agora consideradas parte da AMS
  - Degeneração estriatonigral
  - Atrofia olivopontocerebelar
  - Síndrome de Shy-Drager

**Patologia**
- AMSp
  - Substância negra despigmentada
  - Putame atrofiado, coloração acinzentada
- AMSc
  - Ponte atrofiada "retificada"
  - Aparência em "bico"
  - Pedúnculos/hemisférios cerebelares atróficos
- Achados microscópicos
  - Inclusões citoplasmáticas gliais
  - Imuno-histoquímica (+) para sinucleína, ubiquitina

**Aspectos clínicos**
- Divididos em subtipos pelos sintomas dominantes
  - Parkinsoniano → AMSp
  - Cerebelar → AMSc
  - Autonômico → AMSa
- Achados parkinsonianos em 85 a 90% de todos os pacientes com AMS
- Início médio = 58 anos; duração = 5,8 anos

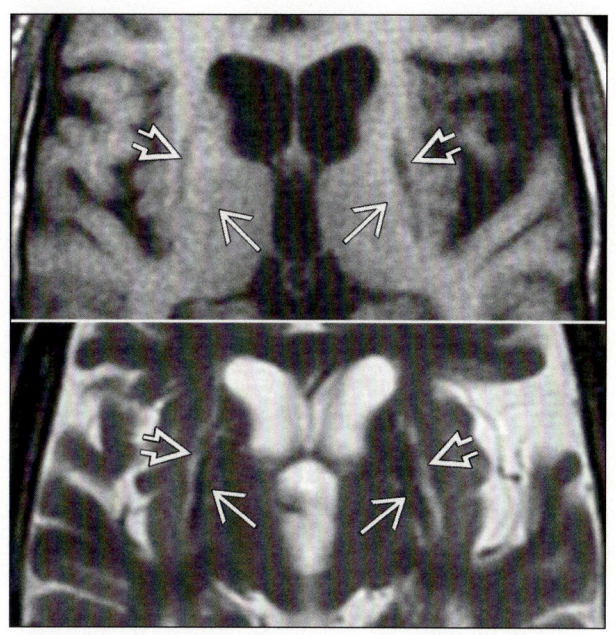

**33-41** T1 "acima" e T2 "abaixo" axiais mostrando alterações da AMSp. Observam-se os ventrículos/sulcos grandes e o putame afilado e atrofiado ➡ com um anel lateral irregular de hipointensidade e hiperintensidade ➡.

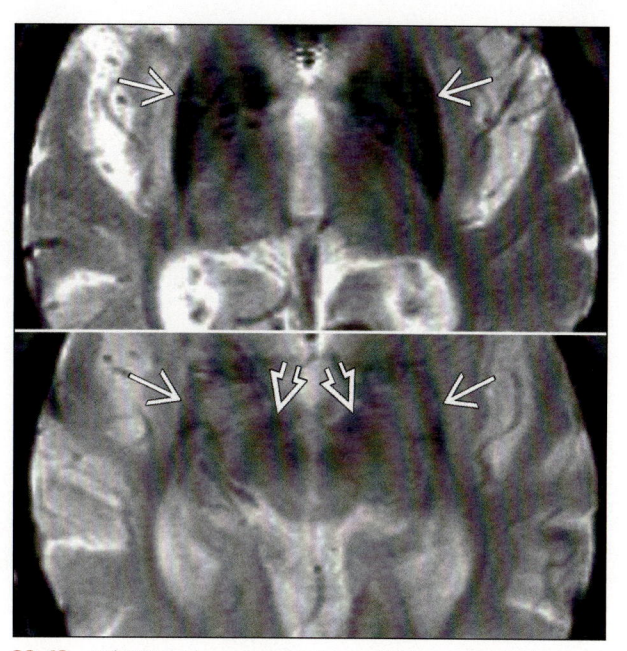

**33-42** T2* GRE axial em um paciente com AMSp mostrando hipointensidade anormal no putame ➡ e hipointensidade proeminente incomum na SN ➡.

## Imagem

**Aspectos gerais.** Embora possa existir uma sobreposição, os achados de imagem para os dois subtipos mais comuns de AMS (AMSp e AMSc) são um pouco diferentes.

**Achados na TC.** A TC sem contraste na AMSc mostra atrofia cerebelar com os hemisférios mais gravemente afetados que o verme. Uma ponte pequena retificada e um quarto ventrículo alargado são achados associados comuns. A atrofia cortical – especialmente envolvendo os lobos parietal e occipital – pode estar presente. Os achados na AMSp são menos óbvios.

A TC sem contraste pode demonstrar um putame reduzido com as margens laterais retificadas.

**Achados na RM.** A AMSc na T1 mostra uma ponte e um bulbo reduzidos, atrofia cerebelar simétrica, PCMs pequenos e um quarto ventrículo alargado.

T2/FLAIR mostram uma hiperintensidade cruciforme na ponte denominada **sinal da "cruz"** (**Fig. 33-40**). O sinal da "cruz" resulta da perda seletiva das fibras transversas pontocerebelares mielinizadas e dos neurônios na rafe pontina.

A difusão mostra aumento do ADC na ponte, nos pedúnculos cerebelares médios, na SB cerebelar e nos núcleos denteados.

A DTI demonstra redução do volume dos feixes de fibras e redução de FA nas fibras transversas pontocerebelares degeneradas. Um envolvimento do trato corticospinal não é aparente nas sequências T2 convencionais, mas pode ser demonstrado claramente com a DTI.

Em pacientes com AMSp, o putame aparece pequeno e hipointenso em T2 e geralmente tem um anel com alta intensidade irregular ao longo de sua borda lateral em 1.5 T (sinal *putaminal slit*) (**Fig. 33-41**). Cuidado: uma linha hiperintensa *slit-like,* fina e lisa ao longo do putame lateral, é um achado normal em 3.0 T.

A T2* (GRE SWI) mostra aumento significativo no depósito de ferro do putame em comparação com os controles de mesma idade e os pacientes com DP (**Fig. 33-42**).

**Medicina nuclear.** A AMS é um distúrbio pré-ganglônico, portanto a PET com marcadores adrenérgicos pós-gangliônicos como I-123 MIBG é normal.

## Diagnóstico diferencial

O maior diagnóstico diferencial da AMS é a **DP**. Os achados clínicos normalmente se sobrepõem. A imagem mostra que a espessura dos pedúnculos cerebelares está diminuída na AMS, mas não na DP. O depósito de ferro no putame aparece precocemente e é mais proeminente na AMSp em comparação com a DP. A imagem com TrDopa mostra intensa redução ou ausência da captação na DP, mas é normal na AMS.

Síndromes parkinsonianas atípicas (p. ex., **paralisia supranuclear progressiva** e **DCB**) também podem ser difíceis de diferenciar clinicamente da AMS, mas os valores de ADC regional e a espessura do PCM são normais.

A **ataxia espinocerebelar** pode parecer idêntica à AMSc, demonstrando os pedúnculos cerebelares atróficos e hiperintensos e um sinal da "cruz". A **hipoglicemia** pode causar uma hiperintensidade transitória e uma restrição da difusão aguda nos PCMs e nos tratos piramidais.

> **ATROFIA DE MÚLTIPLOS SISTEMAS: IMAGEM**
>
> **Imagem**
> - AMSp
>   - Putame pequeno com uma hipointensidade lateral em T2/FLAIR
>   - ↑ depósito de ferro putaminal em T2*
> - AMSc
>   - Atrofia cerebelar
>   - Pedúnculos cerebelares médios pequenos, côncavos
>   - Ponte com dimensões reduzidas em "bico", sinal da "cruz"
>   - FA reduzida nos tratos transversos pontocerebelares e corticospinal
> - AMSa
>   - Sem achados de imagem distintos
>
> **Diagnóstico diferencial**
> - Doença de Parkinson
> - Síndromes parkinsonianas atípicas (paralisia supranuclear progressiva, degeneração corticobasal)
> - Ataxia espinocerebelar
> - Hipoglicemia (hiperintensidade transitória no PCM)

## Paralisia supranuclear progressiva

### Terminologia

A **paralisia supranuclear progressiva** (PSP) – também conhecida como síndrome de Steele-Richardson-Olszewski – é uma doença neurodegenerativa caracterizada por paralisia supranuclear do olhar, instabilidade postural e demência discreta.

### Etiologia e patologia

Diferentemente da doença com LBs, da DP e da AMS (que são sinucleinopatias), a PSP é uma **tauopatia**.

Quando a proteína tau fibriliza, ela torna-se menos solúvel, e as propriedades estabilizadoras de microtúbulos são reduzidas. A PSP compartilha muitos achados clínicos, patológicos e genéticos com outras doenças relacionadas à proteína tau, como a DCB e a DLFT com proteína tau positiva.

O maior achado patológico macroscópico é a despigmentação da SN e do *locus ceruleus* com atrofia do mesencéfalo. A atrofia variada do GP, do tálamo e dos NSTs, juntamente com uma perda volumétrica discreta simétrica frontal, também pode estar presente (**Figs. 33-43** e **33-44**).

A heterogeneidade patológica é comum na PSP. Os achados histopatológicos compatíveis com outras doenças neurodegenerativas coexistentes como a DA e a DLBD estão presentes na maioria dos casos.

A PSP é caracterizada histopatologicamente por perda neuronal e gliose astrocítica. Inclusões celulares tau-imunorreativas acumulam-se dentro dos neurônios e da glia (em astrócitos "tufados" ou estrelados). A distribuição das inclusões da proteína tau é predominantemente subcortical, com o GP, o NST, a SN e o tronco encefálico mais gravemente afetados. O envolvimento cortical é comum.

### Aspectos clínicos

**EPIDEMIOLOGIA E DEMOGRAFIA.** A PSP é a segunda forma mais comum de parkinsonismo (depois da PSP idiopática) e é a mais comum das chamadas Parkinson-plus.

A prevalência da PSP depende da idade e é estimada em 6 a 10% de todos os casos de DP.

**APRESENTAÇÃO E HISTÓRIA NATURAL.** O início dos sintomas da PSP é insidioso, em geral começando pela sexta e sétima décadas de vida. O pico de início é de 63 anos, e nenhum caso foi relatado em pacientes com menos de 40 anos.

Dois fenótipos de PSP são reconhecidos: síndrome de Richardson (PSP-RS) e PSP tipo parkinsoniana (PSP-P). A PSP-RS é a apresentação clássica mais comum, com marcha balançante, distonia axial e sintomas oculares precoces. A paralisia do olhar conjugado vertical é um diagnóstico definitivo, mas costuma se desenvolver anos após o início da doença.

Um terço dos pacientes exibe o fenótipo PSP-P. O parkinsonismo domina o quadro clínico inicial, com bradicinesia, rigidez, movimentos oculares normais e resposta transitória à levodopa.

Embora o curso da doença seja variável, a PSP é um processo neurodegenerativo progressivo. Os sintomas neuropsiquiátricos desenvolvem-se em mais da metade dos pacientes dentro de dois anos do início da doença. Em 15 a 30% dos casos, declínio cognitivo e alterações de comportamento são as queixas presentes e podem permanecer como único achado clínico durante todo o curso da doença.

### Imagem

**ACHADOS NA TC.** A TC sem contraste mostra uma perda volumétrica variável do mesencéfalo com cisternas interpedunculares e ambientes proeminentes. Aumento ventricular discreto é comum.

**ACHADOS NA RM.** Imagens ponderadas em T1 e T2 sagitais mostram atrofia do mesencéfalo com a superfície superior côncava (sinal do "**pinguim**" ou do "**beija-flor**") (**Fig. 33-45**). Cálculos volumétricos mostram que o mesencéfalo sagital é menor que 70 mm$^3$ e que a razão mesencéfalo/ponte é menor que 0,15, apenas metade daquela dos controles normais. Imagens axiais mostram alargamento do ângulo interpeduncular e concavidade normal do tegmento do mesencéfalo.

Além do mesencéfalo pequeno, do terceiro ventrículo alargado e das cisternas perimesencefálicas proeminentes, os pedúnculos cerebelares *superiores* também aparecem atróficos e a placa quadrigeminal geralmente é afetada.

Os índices de DTI (FA, difusidade média e TC) demonstram anormalidades na SB que geralmente são discretas ou não aparentes em T2/FLAIR. As alterações na SB são mais graves na PSP-RS.

**MEDICINA NUCLEAR.** A PET com FDG mostra um hipometabolismo da glicose no mesencéfalo e ao longo das regiões frontais mediais. Os radioligantes de TrDopa mostram uma redução uniforme dos terminais nervosos de dopamina nos núcleos caudado e putame.

### Diagnóstico diferencial

O maior diagnóstico diferencial inclui outras **tauopatias** como a **DCB** e algumas formas de **DLFT**. Todas compartilham mecanismos moleculares comuns e provavelmente sejam parte de um mesmo espectro de doença. A **DA**, a **DP** e a **AMSp** geralmente não exibem perda volumétrica mesencefálica acentuada ou atrofia dos colículos superiores, que são vistas na PSP.

---

**PARALISIA SUPRANUCLEAR PROGRESSIVA**

**Etiologia e patologia**
- Proteína tau anormal ("tauopatia")
- Substância negra despigmentada
- Atrofia proeminente do mesencéfalo

**Aspectos clínicos**
- Segunda causa mais comum de parkinsonismo
- Início insidioso (década de 60, 70)
- Sintomas psiquiátricos desenvolvem-se em 50% dos casos

**Imagem**
- Perda de volume do mesencéfalo
  - Sinal do "pinguim" ou do "beija-flor" na T1 sagital
  - Afilamento da placa quadrigeminal (espessamento dos colículos superiores)
  - Cisternas adjacentes ↑
- Mesencéfalo, hipometabolismo frontal-medial

**Diagnóstico diferencial**
- Outras tauopatias
  - Degeneração corticobasal
  - Algumas formas de DLFT
- Alzheimer, DP, AMSp
  - Atrofia não desproporcional do mesencéfalo, dos colículos superiores

---

## *Esclerose lateral amiotrófica*

### Terminologia

A esclerose lateral amiotrófica (ELA) também é conhecida como doença do neurônio motor (ELA-DNM) ou doença de Lou Gehrig.

### Etiologia

**CONCEITOS GERAIS.** Neurônios motores superiores (NMSs) no córtex motor primário enviam axônios inferiormente ao longo do trato corticospinal (TCS) para que passem pelo mesencéfalo, cruzem na junção cervicobulbar e transitem na medula espinal. Lá, eles se ligam com as células dos cornos anteriores (neurônios motores inferiores [NMIs]).

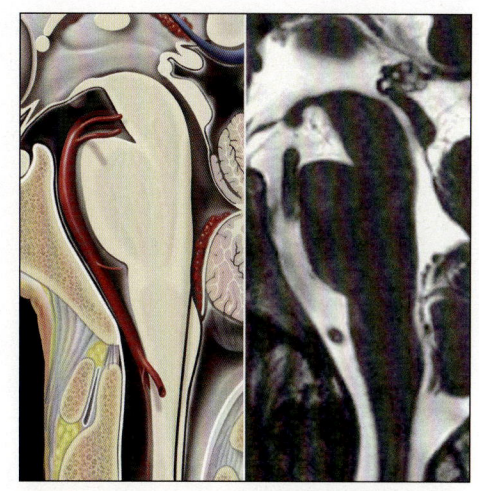

**33-43** Gráfico sagital (esquerda) e T2 de alta resolução (direita) mostrando a ponte e o mesencéfalo normais.

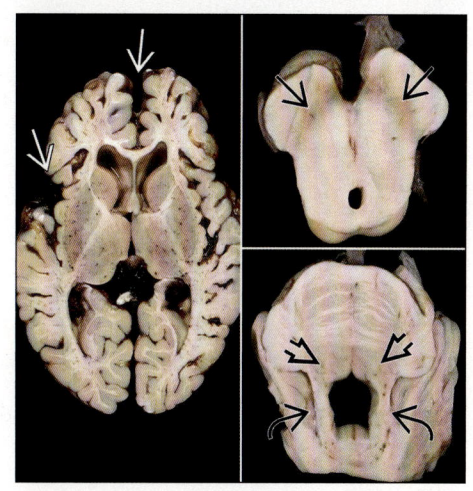

**33-44** PSP com atrofia frontotemporal ➡, SN ➡ e *locus ceruleus* despigmentados ➡, e pedúnculos cerebelares superiores pequenos ➡.

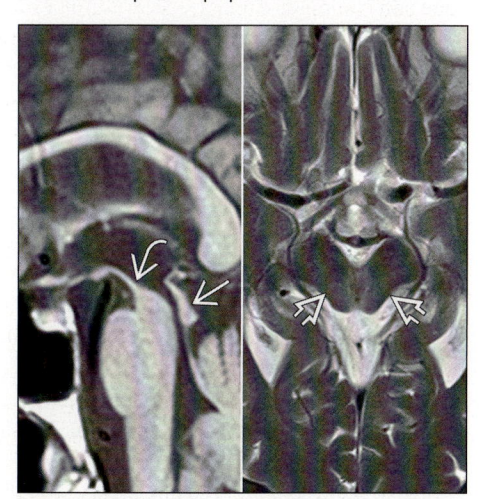

**33-45** PSP mostrando mesencéfalo pequeno com concavidade superior com sinal do "pinguim" ou do "beija-flor" ➡, atrofia tectal ➡ e mesencéfalo côncavo ➡.

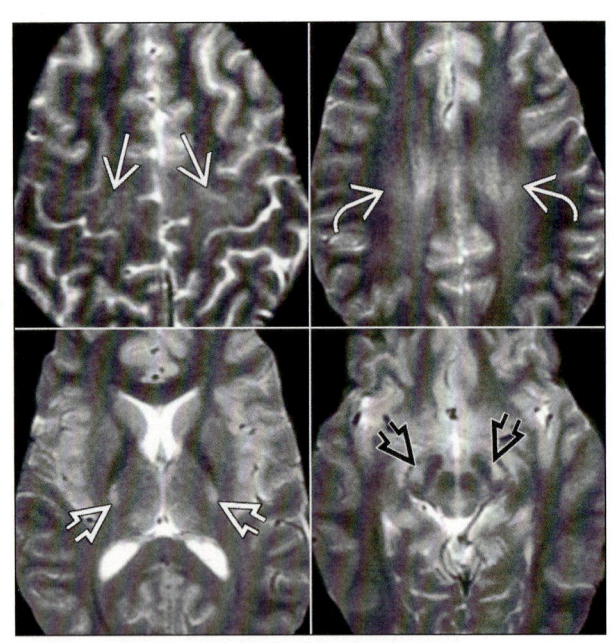

**33-46** T2 axial de um paciente com 19 anos com diagnóstico de ELA mostra hiperintensidade bilateral do TCE estendendo-se da SB subcortical no córtex motor ➡ pela coroa radiada ➡ para a perna posterior das cápsulas internas ➡ e pedúnculos cerebrais ➡.

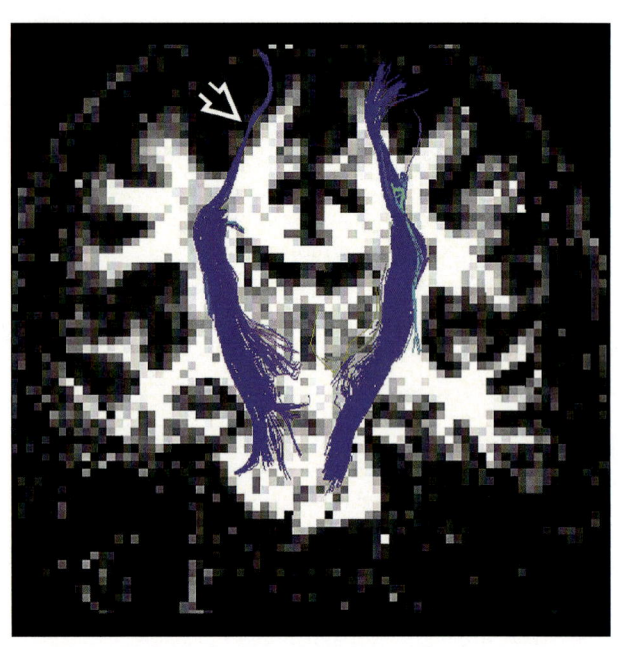

**33-47** Tractografia coronal de um paciente com ELA mostra que o TCE superior direito ➡ é menor que o esquerdo com aparência relativamente normal. (Cortesia de N. Agarwal, MD.)

A ELA é caracterizada pela degeneração progressiva dos neurônios motores no cérebro e na medula espinal. Até este momento, é discutível se a degeneração é uma neuropatia (i.e., começa no corpo celular e progride anterogradamente) ou uma axonopatia com degeneração retrógrada.

**GENÉTICA.** A expansão de hexanucleotídeos repetidos no gene *C9ORF72* tem sido associada com ELA e DLFT. A mutação ocorre tanto em casos esporádicos quanto em casos familiares.

## Patologia

**PATOLOGIA MACROSCÓPICA.** A evidência de atrofia muscular generalizada afetando os membros, músculos intercostais e o diafragma é típica na autópsia. Macroscopicamente, o cérebro geralmente não demonstra alterações, mas discreta atrofia focal do giro pré-central pode ser vista em alguns casos.

**ACHADOS MICROSCÓPICOS.** A maior alteração histopatológica da ELA é a perda dos neurônios motores no córtex motor, tronco encefálico, e cornos anteriores da medula espinal. Desmielinização, degeneração axonal e astrocitose são achados típicos.

Uma proteinopatia mediada por RNA com TDP-43 e FUS mutados ocorre em ELA e DLFT. A imuno-histoquímica demonstra a presença de corpos de inclusões citoplasmáticas da proteína ubiquitinada TDP-43 nos neurônios motores. Patologia extramotora é também comumente encontrada no córtex frontal e nos neurônios CA4 dos hipocampos.

## Aspectos clínicos:

**EPIDEMIOLOGIA E DEMOGRAFIA.** ELA tem uma incidência de 1 a 2 em 100.000 por ano e é a doença do neurônio motor mais comum, representando aproximadamente 85% dos todos os casos.

A maioria dos casos de ELA são esporádicos; 10 a 15% dos casos são familiares. A média de idade de início dos sintomas é 10 anos antes do que a ELA esporádica.

**APRESENTAÇÃO.** Sinais de doença tanto do NMS quanto do NMI são geralmente exigidos para o diagnóstico clínico de ELA. Evidência de degeneração do NMS incluem hipertonicidade, hiper-reflexia e alteração dos reflexos. A doença do NMI resulta em fasciculações, atrofia e fraqueza musculares.

Enquanto ELA tem o mesmo espectro genético da DLFT, a fraqueza muscular é seu fator dominante, e a demência raramente ocorre. O início da doença é tipicamente insidioso, uma vez que pelo menos 30% das células do corno anterior são perdidas antes da fraqueza tornar-se clinicamente aparente.

**HISTÓRIA NATURAL.** Embora a sobrevida média do diagnóstico até o óbito seja entre 3 a 4 anos, 10% dos pacientes sobrevivem além de 10 anos. O óbito geralmente ocorre por insuficiência respiratória devido à fraqueza do diafragma.

## Imagem.

**ACHADOS NA RM.** Atrofia macroscópica no T1 é incomum na ELA. A morfometria baseada em voxel pode demonstrar atrofia sutil da substância cinzenta no giro pré-central. Pacientes com ELA/DLFT exibem uma perda volumétrica frontotemporal mais pronunciada. *O TCE e a SB subcorticais aparecem normais na maioria dos pacientes com ELA com sinais NMS predominantes!*

Pacientes com ELA/DLFT exibem uma perda volumétrica frontotemporal mais pronunciada. *O TCS e a SB subcorticais aparecem normais na maioria dos pacientes com ELA com sinais de NMS predominantes.*

Uma pequena porcentagem demonstra hiperintensidades no TCS nas sequências DP, T2 ou FLAIR. A hiperintensidade pode ocorrer em qualquer lugar da SB subcortical, dos pedúnculos cerebrais e da ponte. As alterações geralmente são mais proeminentes nas cápsulas internas e nos pedúnculos cerebrais (**Fig. 33-46**). Como o TCS normalmente é um pouco hiperintenso, esse achado tem pouca sensibilidade e especificidade como um "marcador" de imagem para ELA.

Independentemente da intensidade do TCS, a DTI mostra redução da FA nas cápsulas internas dos pacientes com ELA, indicando perda da integridade microanatômica. A SB extramotora também costuma mostrar redução da FA. A tractografia demonstra truncamento subcortical do TCS em pacientes com hiperintensidades demonstráveis nas sequências DP ou T2 (**Fig.33-47**).

A ERM geralmente é não específica com redução em NAA:Cr no córtex pré-central.

## Diagnóstico diferencial

O maior diagnóstico diferencial da ELA é a **hiperintensidade normal dos tratos de SB compactos, inteiramente mielinizados**. O TCS costuma ser levemente hiperintenso em T2, especialmente na RM de 3.0 T.

Outra consideração diagnóstica é a **esclerose lateral primária** (ELP), uma doença do neurônio motor autossômica recessiva de início juvenil que afeta apenas os NMSs. A **degeneração walleriana** também pode causar hiperintensidade em T2/FLAIR ao longo do TCS, mas é unilateral.

Outras doenças que podem demonstrar hiperintensidade em T2 ao longo do TCS incluem **desmielinização** e **doenças inflamatórias**, doenças metabólicas como o **coma hipoglicêmico agudo** e **neoplasias infiltrativas** (mais comumente astrocitomas de alto grau).

---

**ESCLEROSE LATERAL AMIOTRÓFICA**

**Terminologia e etiologia**
- Doença de Lou Gehrig
- Atrofia do neurônio motor progressiva no cérebro, na medula espinal

**Patologia**
- Cérebro macroscopicamente normal
- Perda de neurônios motores

*(continua)*

---

*(continuação)*

**Aspectos clínicos**
- ELA esporádica > familiar
- Início insidioso
- Sintomas de NMS, NMI
- Morte por falência respiratória

**Imagem**
- T2/FLAIR geralmente normal
  - Hiperintensidade na TC costuma ocorrer, mas é incomum
  - Segmento posterior da CI, pedúnculos cerebrais
- DTI mostra redução de FA
  - Tractografia mostra afilamento de um ou de ambos os TCSs subcorticais

**Diagnóstico diferencial**
- Mais comum: normal
  - TCS normalmente um pouco hiperintenso
  - Especialmente no segmento posterior da CI, pedúnculos
- Menos comum
  - Degeneração walleriana (unilateral)
  - Esclerose lateral primária
  - Doença desmielinizante
  - Infiltração tumoral

---

## *Degeneração walleriana*

### Terminologia

A degeneração walleriana (DW) é uma degeneração anterógrada intrínseca dos axônios distais e de suas bainhas de mielina causada por destacamento de ou dano a seus axônios proximais ou corpos celulares.

### Etiologia

No cérebro, a DW geralmente ocorre após trauma, infarto, doença desmielinizante ou ressecção cirúrgica. Os tratos descendentes da SB ipsilaterais aos neurônios danificados degeneram – mas não imediatamente. Os axônios podem permanecer morfologicamente estáveis nas primeiras 24 a 72 horas. A parte distal do axônio então sofre fragmentação progressiva que progride em direção ao axônio.

A maioria das formas de degeneração axonal agora envolve eventos em "cascata". O comprometimento da barreira hematonervosa causa uma rápida absorção de cálcio do espaço extracelular para o citoplasma axonal, ativando a protease cálcio-sensível calpaína e danificando o transporte axonal. As mitocôndrias são danificadas e os vacúolos são acumulados, levando a um edema axonal.

A via da degradação ubiquitina/protease é ativada, e os axônios eventualmente sofrem autofagia com degradação das proteínas intracelulares e das organelas.

A infiltração de macrófagos exacerba o dano celular por liberar mediadores pró-inflamatórios tóxicos. O resultado é uma desintegração granular do citoesqueleto e perda volumétrica nos tratos de SB afetados ou nos nervos.

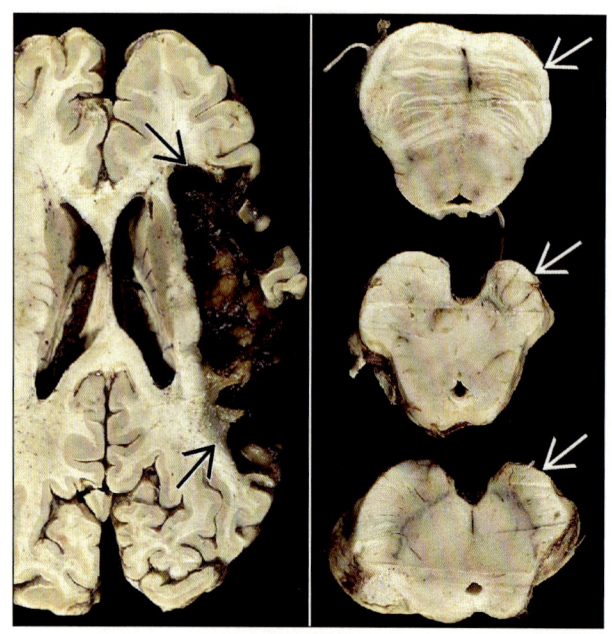

**33-48** Espécime de necropsia de um paciente com DW crônica após um grande infarto na artéria cerebral média (ACM) esquerda ➡ mostrando perda de volume do pedúnculo cerebral esquerdo e da ponte superior ➡. (Cortesia de R. Hewlett, MD.)

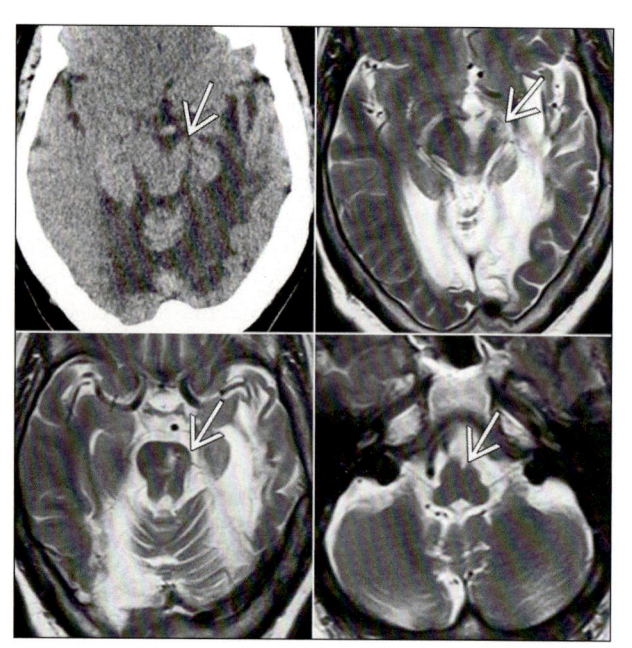

**33-49** TC sem contraste (esquerda acima) e uma série de imagens ponderadas em T2 demonstrando alterações crônicas da DW após um infarto territorial grande. Observa-se atrofia do pedúnculo cerebral esquerdo, da ponte superior e do mesencéfalo ➡.

## Patologia

Praticamente qualquer trato da SB ou do nervo no encéfalo, na medula espinal ou no sistema nervoso periférico pode exibir alterações de DW. A via de fibras motoras direcionadas caudalmente do TCS descendente é a localização mais comum do evento cerebral visível. Outras localizações afetadas incluem o corpo caloso, as radiações ópticas, os fórnices e os pedúnculos cerebelares.

Na DW crônica, a perda volumétrica do mesencéfalo e da ponte ipsilateral para uma lesão destrutiva (p. ex., um grande infarto territorial) é macroscopicamente visível (**Fig. 33-48**). Os achados microscópicos incluem alterações precoces da desintegração da mielina e destruição do axônio.

## Aspectos clínicos

As anormalidades da imagem na DW (ver a seguir) parecem se correlacionar com déficits motores e pior prognóstico.

## Imagem

ACHADOS NA TC. A TC é pouco sensível nos estágios agudo e subagudo da DW. A atrofia do pedúnculo cerebral ipsilateral é o achado mais comum na DW crônica (**Fig. 33-49**).

ACHADOS NA RM. O desenvolvimento de DW visível seguido de infarto, trauma e cirurgia não é previsível. Pouco menos da metade dos pacientes com déficits motores seguidos de um infarto lacunar agudo demonstra hiperintensidades em T2/FLAIR ou restrição da difusão no TCS que podem ser precursores da DW (**Fig. 33-50**).

Quando a DW se desenvolve, a hiperintensidade em T2/FLAIR ao longo do TCS ipsilateral ao córtex danificado pode ocorrer tão cedo quanto três dias após o início de um grande infarto, mas costuma se tornar visível entre três e quatro semanas depois. A hiperintensidade pode ser transitória ou permanente. Alterações crônicas incluem focos de encefalomalacia franca com perda volumétrica do pedúnculo ipsilateral, da ponte rostral e das pirâmides medulares. A DW crônica não realça em T1 C+, mas degeneração aguda pode mostrar discreto realce transitório.

Restrição da difusão transitória no TCS pode desenvolver-se no infarto isquêmico agudo, dentro de 48 a 72 horas. A redução de ADC e FA é um achado característico.

Alterações microestruturais nos tratos da SB são especialmente bem demonstradas na DTI (**Figs. 33-51 e 33-52**). Infarto hemisférico crônico mostra redução da difusidade média (DMed) e da FA com ausência da cor no TCS.

## Diagnóstico diferencial

O maior diagnóstico diferencial da DW é a doença neurodegenerativa primária. A hiperintensidade em T2/FLAIR algumas vezes vista na **ELA** é bilateral e estende-se da SB subcortical adjacente ao córtex motor até o tronco encefálico. Tumores cerebrais primários infiltrativos de alto grau (em geral **astrocitoma anaplásico** ou **glioblastoma multiforme**) infiltram ao longo dos tratos da SB compacta, mas causam expansão e, não, atrofia.

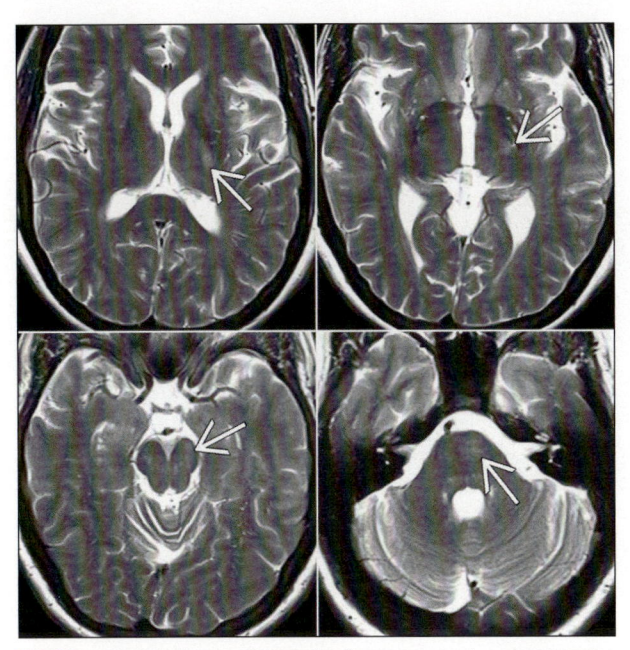

**33-50** Um paciente com DW aguda três semanas após uma ressecção de tumor no hemisfério cerebral esquerdo. A RM mostra hiperintensidade no TCS ➡ sem perda volumétrica.

**33-51** DTI em um paciente com DW mostrando a ausência da cor azul (fibras descendentes) ➡ no pedúnculo cerebral esquerdo (TCS) comparado com o TCS direito normal ➡.

## Degeneração olivar hipertrófica

Para entender os achados de imagem na degeneração olivar hipertrófica, é necessário primeiro entender a anatomia do bulbo e as conexões funcionais entre as olivas, os NRs e o cerebelo.

### Anatomia do bulbo e do triângulo de Guillain-Mollaret

Duas protuberâncias proeminentes ventrais estão presentes na superfície superior do bulbo: as pirâmides e as olivas. As **pirâmides** são estruturas pareadas, separadas na linha média por uma fissura mediana central no bulbo. Elas contêm os TCSs ipsilaterais acima de sua decussação. As **olivas** são núcleos de SC complexos e embotados que são laterais às pirâmides e separados delas por um sulco ventrolateral (pré-olivar) (**Fig. 33-53**).

O **triângulo de Guillain-Mollaret** consiste em **núcleo olivar inferior** (NOI) **ipsilateral**, **núcleo denteado** (ND) **contralateral** e NR **ipsilateral**, juntamente com suas três vias neurais de conexão, ou seja, **trato olivocerebelar**, **trato dentatorrubral** e **trato tegmental central**.

Fibras olivocerebelares do NOI ipsilateral cruzam a linha média através dos pedúnculos cerebelares inferiores, conectando-se com o ND contralateral e o córtex cerebelar. As fibras dentatorrubrais então entram no pedúnculo cerebelar superior (*brachium conjunctivum*) e decussam no mesencéfalo para se conectar ao NR oposto. O trato tegmentar central ipsilateral então desce do NR para o NOI ipsilateral, completando o triângulo de Guillain-Mollaret (**Fig. 33-54**).

### Terminologia

A degeneração olivar hipertrófica (DOH) é uma degeneração secundária do NOI causada por um dano na via denteado-rubro-olivar. A interrupção da via denteado-rubro-olivar em qualquer ponto causa DOH.

### Etiologia

Diferentemente das outras degenerações, na DOH as estruturas degenerantes (as olivas) tornam-se hipertróficas em vez de atróficas. Sintomas cerebelares e atrofia olivar costumam se desenvolver muitos meses após o evento incitante. Entender a clínica e os fundamentos patológicos da DOH, assim como suas manifestações de imagem, ajudará a evitar potenciais interpretações erradas dessa lesão incomum, como evento isquêmico, neoplasia ou desmielinização tumefativa local.

A DOH é uma degeneração trans-sináptica causada por lesões no triângulo de Guillain-Mollaret. Lesões nos tratos denteado-rubral ou tegmento-central (rubro-olivar) funcionalmente desconectam as olivas e causam a DOH mais frequentemente do que as lesões localizadas na via olivo-cerebelar.

A lesão primária na DOH costuma ser hemorrágica, tanto por hipertensão, cirurgia, má formação vascular ou trauma. Infarto pontomesencefálico também ocasionalmente causa DOH.

**1004** Distúrbios tóxicos, metabólicos, degenerativos e do LCS

**33-52A** T2 axial em um paciente com DW aguda provada por biópsia mostrando uma lesão hiperintensa e expansiva na SB cerebral profunda ➡.

**33-52B** A hiperintensidade em continuidade com a lesão da SB hemisférica é vista no TCS esquerdo ➡. Pode-se compará-la com a hiperintensidade discreta e normal no pedúnculo cerebral direito ➡.

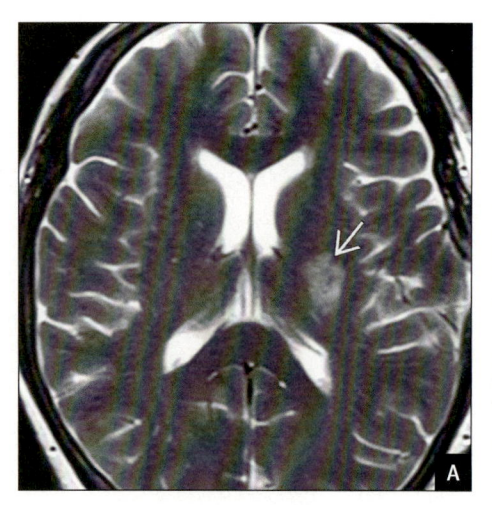

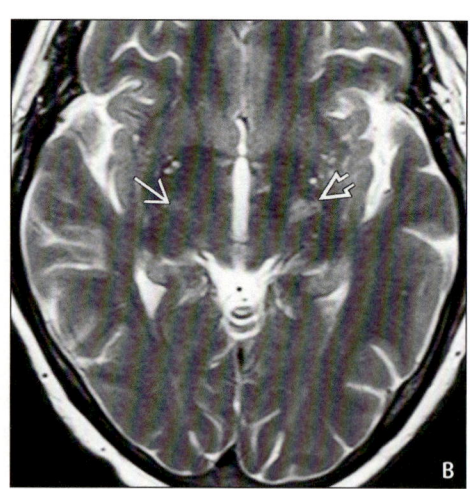

**33-52C** T2 coronal mostrando uma hiperintensidade em continuidade com a lesão da SB profunda ➡ por todo o seu caminho na cápsula interna ➡, pela ponte ➡ e inferiormente até o bulbo ➡.

**33-52D** T1 C+ coronal com saturação de gordura mostrando realce ao longo da cápsula interna cefálica ➡.

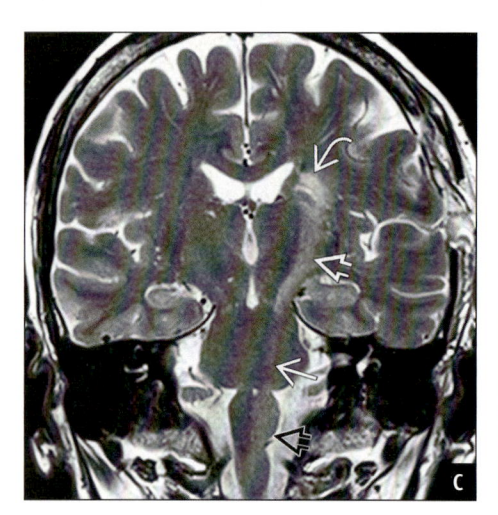

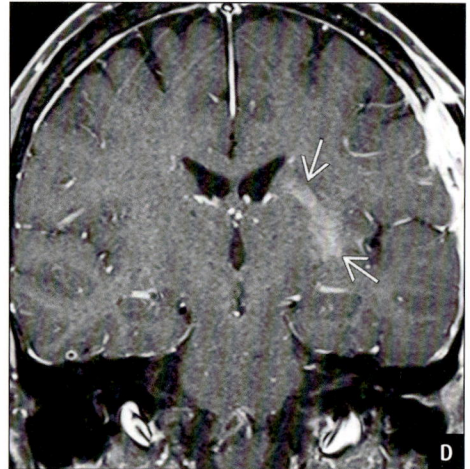

**33-52E** Difusão coronal mostrando restrição no TCS esquerdo ➡.

**33-52F** DTI colorida mostrando alguma redução dos tratos de fibra azul (de superior para inferior) na cápsula interna esquerda ➡.

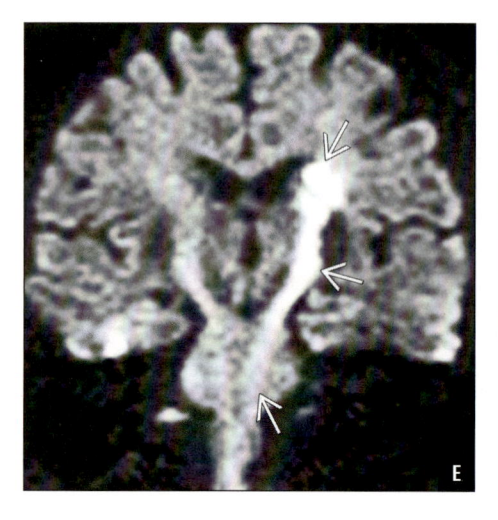

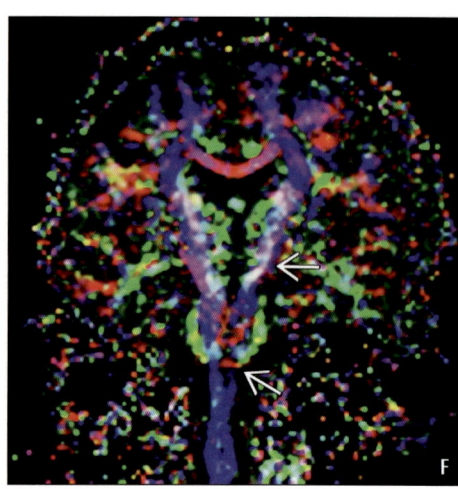

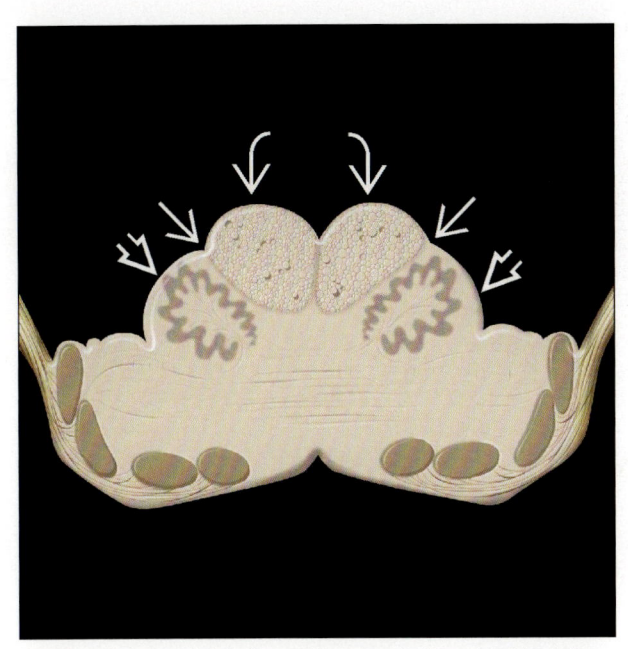

**33-53** Gráfico axial do bulbo superior mostrando as pirâmides bulbares ⇒ em cada lado da fissura mediana ventral. As olivas ⇒ situam-se posteriormente ao sulco pré-olivar ⇒.

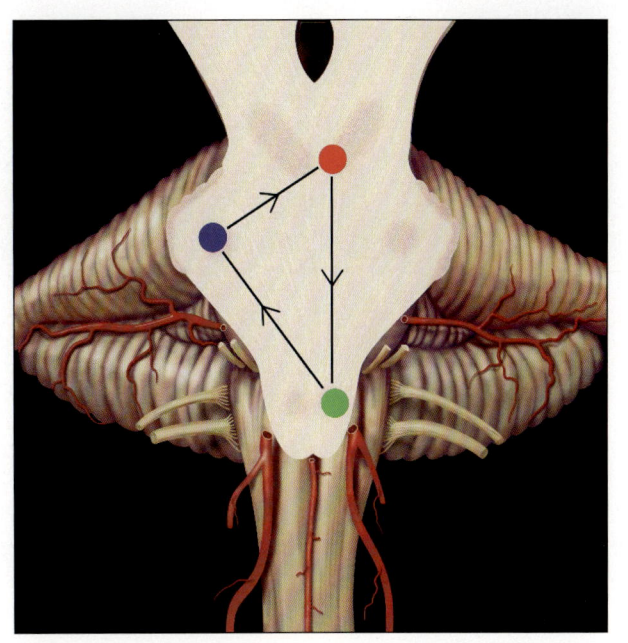

**33-54** Gráfico coronal mostrando o triângulo de Guillain-Mollaret. O triângulo é composto pelo núcleo olivar inferior ipsilateral (verde), pelo núcleo denteado (azul) do cerebelo contralateral e pelo NR ipsilateral (vermelho).

Alguns casos de doenças mitocondriais com mutação de *POLG* e *SURF1* já foram descritos como causa de DOH. Ocasionalmente, nenhuma lesão incitante pode ser identificada.

## Patologia

**LOCALIZAÇÃO.** Três padrões distintos desenvolvem-se, todos relacionados à localização e à lesão incitante. Na **DOH ipsilateral**, a lesão primária é limitada ao trato tegmentar central no mesencéfalo. Na **DOH contralateral**, a lesão primária está localizada no cerebelo (no ND ou no pedúnculo cerebelar posterior). Na **DOH bilateral**, a lesão envolve tanto o trato tegmentar central quanto o pedúnculo cerebelar superior.

Cerca de 75% dos casos de DOH são unilaterais e 25% são bilaterais.

**PATOLOGIA MACROSCÓPICA.** A hipertrofia olivar é vista macroscopicamente como alargamento assimétrico do bulbo anterior. O NR contralateral geralmente é visto pálido. Na DOH crônica, o NOI ipsilateral e o córtex contralateral podem estar reduzidos e atrofiados.

**ACHADOS MICROSCÓPICOS.** A interrupção do triângulo de Guillain-Mollaret funcionalmente desconecta a oliva. O resultado é degeneração citoplasmática e vacuolar, aumento neuronal e proliferação de astrócitos gemistocíticos. Os neurônios aumentados e os astrócitos proliferados causam a hipertrofia inicial. Com o tempo, a oliva afetada atrofia.

## Aspectos clínicos

**EPIDEMIOLOGIA E DEMOGRAFIA.** A DOH é rara. Já foi relatada em pacientes de todas as idades, de crianças a idosos. Não existe uma predileção por sexo.

**APRESENTAÇÃO E HISTÓRIA NATURAL.** A apresentação da DOH é um mioclono palatal, que costuma se desenvolver entre 4 e 12 semanas seguidas do dano cerebral. O mioclono palatal é visto como movimentos rítmicos e involuntários do palato mole, da úvula, da faringe e da laringe. O tremor denteado-rubral ("tremor de Holmes") pode ocorrer antes do mioclono palatal.

## Imagem

**ASPECTOS GERAIS.** O desenvolvimento da DOH é um processo tardio. Enquanto as alterações algumas vezes podem ser detectadas dentro de 3 a 4 semanas após o início do dano, a hipertrofia máxima ocorre entre 5 e 15 meses. A hipertrofia costuma se resolver em 1 a 3 anos, e o NOI eventualmente torna-se atrófico.

**ACHADOS NA TC.** Enquanto a TC sem contraste pode demonstrar a lesão primária (p. ex., hemorragia), a DOH geralmente não é identificada.

**ACHADOS NA RM.** As imagens ponderadas em T1 costumam ser normais ou mostrar um discreto aumento do NOI. A hiperintensidade em T2/FLAIR sem o aumento do NOI ocorre entre quatro e seis semanas, mas pode ser detectável tão cedo quanto três semanas após o insulto inicial.

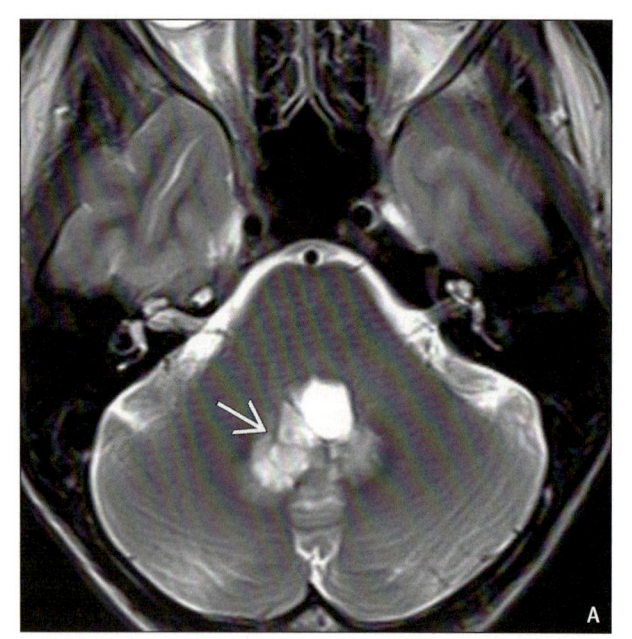

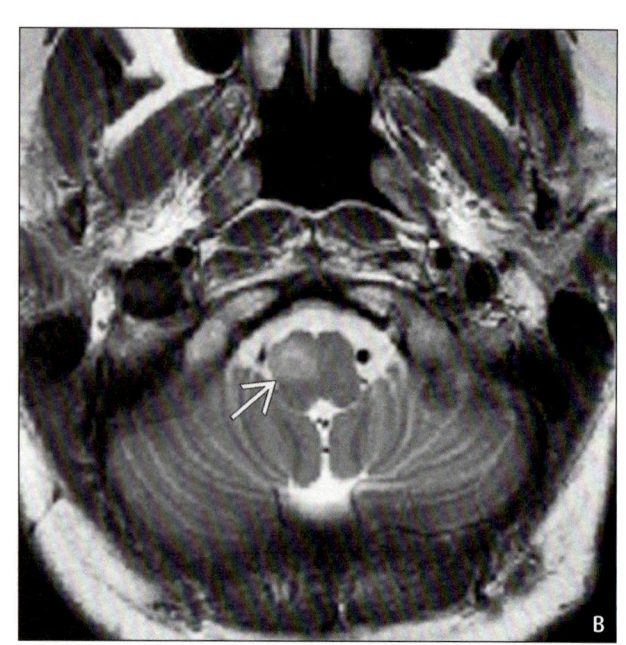

**33-55A** T2 axial em um paciente que desenvolveu mioclono palatal seis meses depois da ressecção de um meduloblastoma mostrando alterações cirúrgicas no núcleo denteado direito ➡.

**33-55B** T2 axial no bulbo do mesmo paciente mostrando DOH unilateral ➡.

Entre três meses e muitos anos depois, o NOI mostra-se tanto hiperintenso quanto hipertrofiado (**Figs. 33-55 e 33-56**). Enquanto a hipertrofia costuma se resolver e a atrofia eventualmente ocorre, a hiperintensidade pode persistir indefinidamente.

A DOH não realça em T1 C+.

A T2* SWI pode demonstrar degeneração do NR, vista como uma perda da hipointensidade normal no NR; o sinal deveria se assemelhar àquele da SN.

MEDICINA NUCLEAR. A PET mostra aumento da atividade metabólica nos estágios iniciais da DOH, enquanto a SPECT pode demonstrar hiperperfusão.

## Diagnóstico diferencial

O maior diagnóstico diferencial da DOH é a variedade de outras lesões que causam hiperintensidade em T2/FLAIR no bulbo anterior. Essas lesões incluem **doenças desmielinizantes**, **neoplasias** e **infarto de artérias perfurantes**. A presença de lesão incitante no triângulo de Guillain-Mollaret (p. ex., hemorragia) estabelece a anormalidade olivar como DOH.

Uma rara semelhança da DOH bilateral é causada pelo antibiótico nitroimidazol chamado de **metronidazol**. A **neurotoxicidade do metronidazol** é uma encefalopatia induzida por fármacos com lesões hiperintensas em T2/FLAIR no esplênio do corpo caloso e NR, assim como no caudado, no lentiforme, nas olivas e no núcleo denteado. As lesões costumam ser bilaterais e simétricas.

---

### DEGENERAÇÃO OLIVAR HIPERTRÓFICA

**Etiologia**
- Interrupção do triângulo de Guillain-Mollaret
  - Causa degeneração trans-sináptica
- Geralmente secundária a lesões no mesencéfalo
  - Malformação cavernomatosa, neoplasias

**Patologia**
- Hipertrofia olivar inferior
  - Pode ser uni ou bilateral
- Localização variável
  - Ipsilateral ou contralateral à lesão primária

**Aspectos clínicos**
- Rara
- Pode ocorrer em qualquer idade
- Início tardio
  - Geralmente ocorre 4 a 12 semanas após o insulto
- Mioclono palatal, tumor dentatorrubral

**Imagem**
- Hipertrofia máxima com 5 a 15 meses
  - Geralmente resolve em 1 a 3 anos
  - Depois a NOI atrofia
- Hiperintensidade em NOI em T2/FLAIR
- Não realça

**Diagnóstico diferencial**
- Comum
  - Esclerose múltipla, neoplasia
  - Infarto de artéria perfurante
- Raro, mas importante
  - Neurotoxicidade do metronidazol

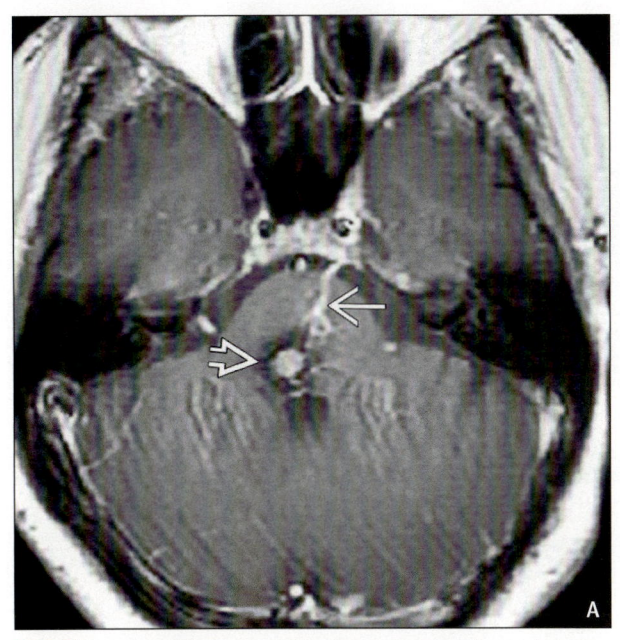

**33-56A** T1 C+ axial em uma mulher de 46 anos que desenvolveu mioclono palatal 18 meses após uma hemorragia no tronco encefálico secundária a uma malformação mista ⇒ cavernosa ➡.

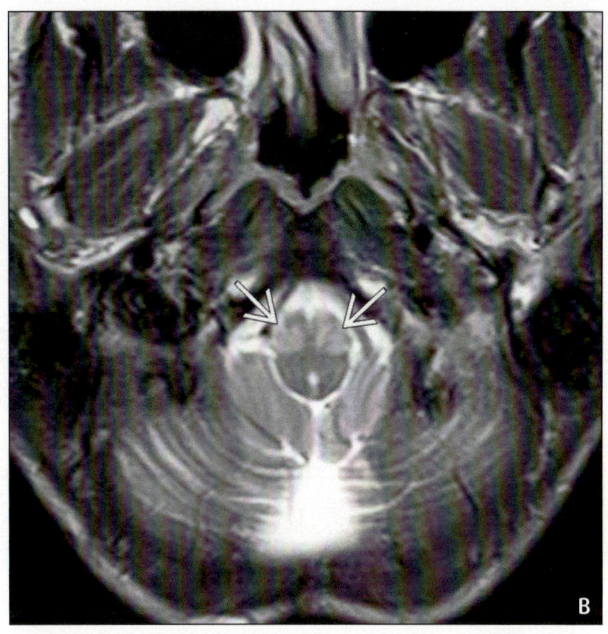

**33-56B** T2 na mesma paciente mostrando DOH bilateral ➡.

## Hemiatrofia cerebral (Dyke-Davidoff-Masson)

### Terminologia e etiologia

A síndrome de Dyke-Davidoff-Masson (DDMS, de *Dyke-Davidoff-Masson syndrome*), também conhecida como hemiatrofia cerebral, costuma ser causada por um dano intrauterino ou na infância precoce como infarto, trauma ou (menos comumente) infecção. A falta de crescimento do cérebro ipsilateral causa um espessamento da calvária e do espaço diploico, enquanto os seios paranasais e as mastoides tornam-se alargados e hiperaerados (**Fig. 33-57**).

### Aspectos clínicos

Os pacientes costumam se apresentar com hemiplegia ou hemiparesia contralateral. Crises convulsivas e retardo mental são comuns.

### Imagem

**ASPECTOS GERAIS.** O hemisfério afetado demonstra redução volumétrica difusa com encefalomalacia e gliose. A hemiatrofia do lado esquerdo (70%) é mais comum que a do lado direito.

**ACHADOS NA TC.** A TC sem contraste demonstra um hemisfério atrófico com alargamento dos sulcos e dilatação dos ventrículos ipsilaterais. O seio sagital superior e a fissura inter-hemisférica em geral são deslocados da linha média (**Fig. 33-58**).

A TC óssea mostra graus variáveis de espessamento da calota craniana, elevação da asa do esfenoide e do osso temporal petroso e expansão dos seios e da mastoide.

**ACHADOS NA RM.** A T1 mostra perda volumétrica hemisférica com sulcos e cisternas proeminentes. T2/FLAIR demonstra encefalomalacia com giros e SB subcortical reduzidos e hiperintensos (**Fig. 33-59**). O pedúnculo cerebral ipsilateral em geral é pequeno. A atrofia do cerebelo esquerdo contralateral é comum e secundária à diásquise cerebelar cruzada.

A DDMS não realça em T1 C+, nem demonstra restrição da difusão.

### Diagnóstico diferencial

O maior diagnóstico diferencial é a **síndrome de Sturge-Weber** (SSW). A DDMS não apresenta o angioma pial com realce, o alargamento do plexo coroide e as calcificações corticais distróficas da SSW.

A **encefalite de Rasmussen** não demonstra as alterações típicas da calota craniana da DDMS, mostrando encefalomalacia mais focal, geralmente no lobo temporal medial e ao redor da fissura silviana. Na **hemimegaloencefalia**, o hemisfério anormal é aumentado (não pequeno como na DDMS) e tem aspecto displásico causado por um supercrescimento hamartomatoso. **Grandes infartos territoriais na ACM** que ocorrem após dois ou três anos não causam as alterações na calota craniana que caracterizam a DDMS.

**1008** Distúrbios tóxicos, metabólicos, degenerativos e do LCS

**33-57** Gráfico axial mostrando DDMS com hemisfério esquerdo reduzido e atrofiado, espessamento da calota craniana ➡ e inserção da foice fora da linha média ➡ e do seio sagital superior ⇨.

**33-58** TC sem contraste mostrando os achados típicos da DDMS, com atrofia significativa e calcificações distróficas no hemisfério cerebral esquerdo. A foice insere-se fora da linha média ➡, e a calota craniana está espessada ⇨.

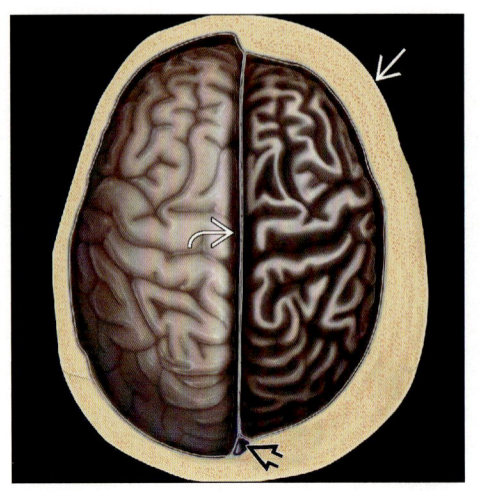

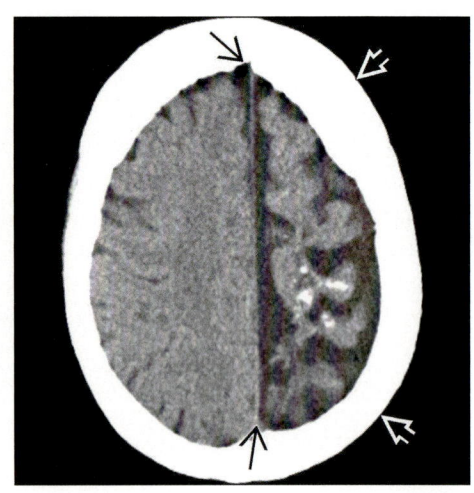

**33-59A** T1 axial em um menino de 13 anos com crises convulsivas de longa data e hemiparesia esquerda mostrando hemiatrofia do hemisfério cerebral direito acentuada, com alargamento do ventrículo lateral ➡, foice e fissura inter-hemisférica fora da linha média ➡ e calota craniana espessada ⇨.

**33-59B** T2 mais cefálica no mesmo paciente mostrando que o LCS preenche espaços acima do hemisfério cerebral atrofiado. Pode-se comparar o espessamento da calota craniana ⇨ com o normal do lado esquerdo.

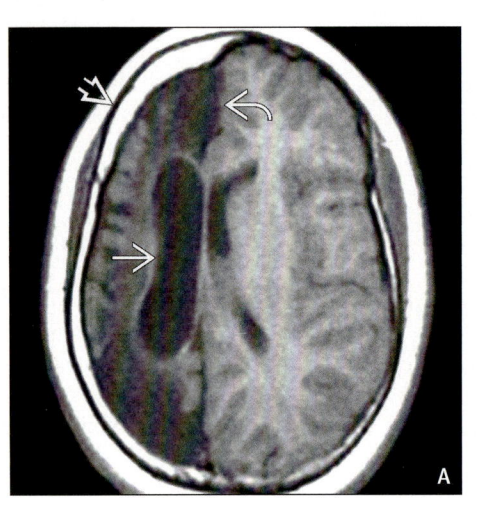

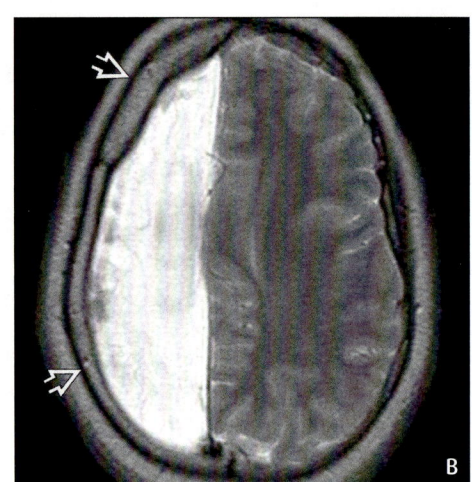

**33-59C** FLAIR no mesmo paciente mostrando atrofia cortical com gliose na SB extensa ➡, redução volumétrica dos núcleos da base ⇨ e do seio frontal direito proeminente ➡.

**33-59D** T1 C+ coronal com saturação de gordura no mesmo paciente mostrando elevação, hiperaeração do osso temporal direito ➡ e inserção da foice e do seio sagital superior fora da linha média ➡. (Cortesia de M. Edwards-Brown, MD.)

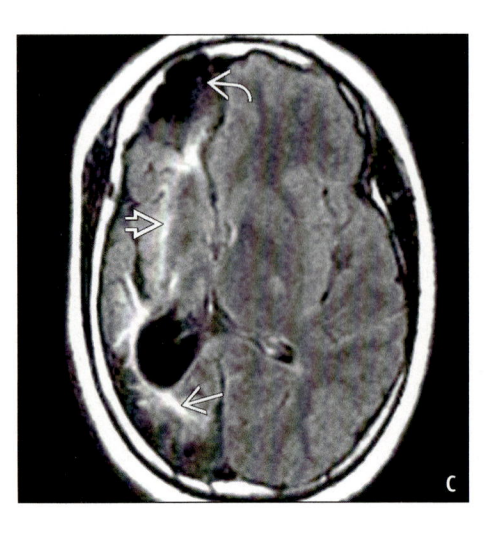

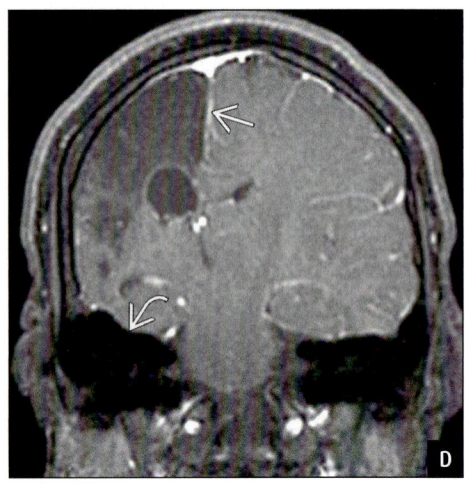

# Referências selecionadas

## O envelhecimento normal do cérebro

### Introdução ao envelhecimento normal do cérebro

- Flicker LA et al: Memory loss. Med J Aust. 196:114-7, 2012
- Ikram MA et al: The Rotterdam Scan Study: design and update up to 2012. Eur J Epidemiol. 26(10):811-24, 2011
- Shim YS et al: Biomarkers predicting Alzheimer's disease in cognitively normal aging. J Clin Neurol. 7(2):60-8, 2011
- Sonnen JA et al: Ecology of the aging human brain. Arch Neurol. 68(8):1049-56, 2011

### Imagem do envelhecimento normal do cérebro

- Ikram MA et al: The Rotterdam Scan Study: design and update up to 2012. Eur J Epidemiol. 26(10):811-24, 2011
- Aquino D et al: Age-related iron deposition in the basal ganglia: quantitative analysis in healthy subjects. Radiology. 252(1):165-72, 2009

## *Demências*

- Almeida OP: Dementia: What is it all about? The Neuroradiology Journal. 19(4): 433-440, 2006

### Doença de Alzheimer

- Fayed N et al: Magnetic resonance imaging based clinical research in Alzheimer's disease. J Alzheimers Dis. 31(0):S5-S18, 2012
- Shoji M: Molecular approaches to the treatment, prophylaxis, and diagnosis of Alzheimer's disease:clinical molecular and genetic studies on Alzheimer's disease. J Pharmacol Sci.
- 118(3):345-9, 2012
- Villemagne VL et al: Long night's journey into the day: amyloid-β imaging in Alzheimer's disease. J Alzheimers Dis. Epub ahead of print, 2012
- Brunnström H et al: Comparison of four neuropathological scales for Alzheimer's disease. Clin Neuropathol. 30(2):56-69, 2011
- Dawe RJ et al: Neuropathologic correlates of hippocampal atrophy in the elderly: a clinical, pathologic, postmortem MRI study. PLoS One. 6(10):e26286, 2011
- Karantzoulis S et al: Distinguishing Alzheimer's disease from other major forms of dementia. Expert Rev Neurother. 11(11):1579-91, 2011

### Demência vascular

- Brundel M et al: Cerebral microinfarcts: a systematic review of neuropathological studies. J Cereb Blood Flow Metab. 32(3):425-36, 2012
- Deramecourt V et al: Staging and natural history of cerebrovascular pathology in dementia. Neurology. 78(14):1043-50, 2012
- Fu JL et al: The value of diffusion tensor imaging in the differential diagnosis of subcortical ischemic vascular dementia and Alzheimer's disease in patients with only mild white matter alterations on T2-weighted images. Acta Radiol. 53(3):312-7, 2012
- Nichtweiß M et al: White matter lesions and vascular cognitive impairment : part 1: typical and unusual causes. Clin Neuroradiol. 22(3):193-210, 2012

### Demências frontotemporais

- Borroni B et al: Is long-term prognosis of frontotemporal lobar degeneration predictable by neuroimaging? Evidence from a single-subject functional brain study. J Alzheimers Dis. 29(4):883-90, 2012
- Fecto F et al: What is repeated in ALS and FTLD. Lancet Neurol. 11(1):25-7, 2012
- Premi E et al: Frontotemporal lobar degeneration. Adv Exp Med Biol. 724:114-27, 2012
- Whitwell JL et al: Neuroimaging signatures of frontotemporal dementia genetics: C9ORF72, tau, progranulin and sporadics. Brain. 135(Pt 3):794-806, 2012
- Rohrer JD et al: Clinical and neuroanatomical signatures of tissue pathology in frontotemporal lobar degeneration. Brain. 134(Pt 9):2565-81, 2011
- Rollinson S et al: Frontotemporal lobar degeneration genome wide association study replication confirms a risk locus shared with amyotrophic lateral sclerosis. Neurobiol Aging. 32(4):758, 2011
- Lindberg O et al: Cortical morphometric subclassification of frontotemporal lobar degeneration. AJNR Am J Neuroradiol. 30(6):1233-9, 2009

### Demência com corpos de Lewy

- Kantarci K et al: Focal atrophy on MRI and neuropathologic classification of dementia with Lewy bodies. Neurology. 79(6):553-60, 2012
- Taylor JP et al: Neuroimaging of dementia with Lewy bodies. Neuroimaging Clin N Am. 22(1):67-81, viii, 2012
- Goto H et al: Differential diagnosis of dementia with Lewy bodies and Alzheimer disease using combined MR imaging and brain perfusion single-photon emission tomography. AJNR Am J Neuroradiol. 31(4):720-5, 2010

### Outras demências

- Crutch SJ et al: Posterior cortical atrophy. Lancet Neurol. 11(2):170-8, 2012
- Liberski PP et al: Kuru: genes, cannibals and neuropathology. J Neuropathol Exp Neurol. 71(2):92-103, 2012
- Puoti G et al: Sporadic human prion diseases: molecular insights and diagnosis. Lancet Neurol. 11(7):618-28, 2012
- Sikorska B et al: Creutzfeldt-Jakob disease. Adv Exp Med Biol. 724:76-90, 2012
- Boeve BF: The multiple phenotypes of corticobasal syndrome and corticobasal degeneration: implications for further study. J Mol Neurosci. 45(3):350-3, 2011
- Cilia R et al: Dopamine transporter SPECT imaging in corticobasal syndrome. PLoS One. 6(5):e18301, 2011
- Colby DW et al: Prions. Cold Spring Harb Perspect Biol. 3(1):a006833, 2011

- Lee SE et al: Clinicopathological correlations in corticobasal degeneration. Ann Neurol. 70(2):327-40, 2011
- Mastrolilli F et al: An unusual cause of dementia: essential diagnostic elements of corticobasal degeneration-a case report and review of the literature. Int J Alzheimers Dis. 2011: Article ID 536141, 2011
- Rajagopalan V et al: Diffusion tensor imaging evaluation of corticospinal tract hyperintensity in upper motor neuronpredominant ALS patients. J Aging Res. 2011:481745, 2011
- Tokumaru AM et al: Imaging-pathologic correlation in corticobasal degeneration. AJNR Am J Neuroradiol. 30(10):1884-92, 2009

## Doenças degenerativas
- Massey LA et al: High resolution MR anatomy of the subthalamic nucleus: imaging at 9.4 T with histological validation. Neuroimage. 59(3):2035-44, 2012
- Hodaie M et al: The dopaminergic nigrostriatal system and Parkinson's disease: molecular events in development, disease, and cell death, and new therapeutic strategies. Neurosurgery. 60(1):17-28; discussion 28-30, 2007
- Slavin KV et al: Direct visualization of the human subthalamic nucleus with 3T MR imaging. AJNR Am J Neuroradiol. 27(1):80-4, 2006

### Doença de Parkinson
- Anheim M et al: Penetrance of Parkinson disease in glucocerebrosidase gene mutation carriers. Neurology. 78(6):417-20, 2012
- Brooks DJ: Parkinson's disease: diagnosis. Parkinsonism Relat Disord. 18 Suppl 1:S31-3, 2012
- Kumar KR et al: Genetics of Parkinson disease and other movement disorders. Curr Opin Neurol. 25(4):466-74, 2012
- Massey LA et al: High resolution MR anatomy of the subthalamic nucleus: imaging at 9.4 T with histological validation. Neuroimage. 59(3):2035-44, 2012
- Castrioto A et al: The dominant-STN phenomenon in bilateral STN DBS for Parkinson's disease. Neurobiol Dis. 41(1):131-7, 2011
- Cho ZH et al: Direct visualization of Parkinson's disease by in vivo human brain imaging using 7.0T magnetic resonance imaging. Mov Disord. 26(4):713-8, 2011
- Hickey P et al: Available and emerging treatments for Parkinson's disease: a review. Drug Des Devel Ther. 5:241-54, 2011
- Schwarz ST et al: T1-weighted MRI shows stage-dependent substantia nigra signal loss in Parkinson's disease. Mov Disord. 26(9):1633-8, 2011

### Atrofia de múltiplos sistemas
- Iodice V et al: Autopsy confirmed multiple system atrophy cases: Mayo experience and role of autonomic function tests. J Neurol Neurosurg Psychiatry. 83(4):453-9, 2012
- Massey LA et al: Conventional magnetic resonance imaging in confirmed progressive supranuclear palsy and multiple system atrophy. Mov Disord. Epub ahead of print, 2012
- Tsukamoto K et al: Significance of apparent diffusion coefficient measurement for the differential diagnosis of multiple system atrophy, progressive supranuclear palsy, and Parkinson's disease: evaluation by 3.0-T MR imaging. Neuroradiology. 54(9):947-55, 2012
- Köllensperger M et al: Presentation, diagnosis, and management of multiple system atrophy in Europe: final analysis of the European multiple system atrophy registry. Mov Disord. 25(15):2604-12, 2010
- Matsusue E et al: Putaminal lesion in multiple system atrophy: postmortem MR-pathological correlations. Neuroradiology. 50(7):559-67, 2008
- Naka H et al: Characteristic MRI findings in multiple system atrophy: comparison of the three subtypes. Neuroradiology. 44(3):204-9, 2002

### Paralisia supranuclear progressiva
- Massey LA et al: Conventional magnetic resonance imaging in confirmed progressive supranuclear palsy and multiple system atrophy. Mov Disord. Epub ahead of print, 2012
- Saini J et al: In vivo evaluation of white matter pathology in patients of progressive supranuclear palsy using TBSS. Neuroradiology. 54(7):771-80, 2012
- Morelli M et al: Accuracy of magnetic resonance parkinsonism index for differentiation of progressive supranuclear palsy from probable or possible Parkinson disease. Mov Disord. 26(3):527-33, 2011
- Bouchard M et al: Tauopathies: one disease or many? Can J Neurol Sci. 38(4):547-56, 2011
- Barsottini OG et al: Progressive supranuclear palsy: new concepts. Arq Neuropsiquiatr. 68(6):938-46, 2010

### Esclerose lateral amiotrófica
- Cooper-Knock J et al: Clinico-pathological features in amyotrophic lateral sclerosis with expansions in C9ORF72. Brain. 135(Pt 3):751-64, 2012
- Kassubek J et al: Neuroimaging of motor neuron diseases. Ther Adv Neurol Disord. 5(2):119-27, 2012
- Langenhove TV et al: The molecular basis of the frontotemporal lobar degeneration-amyotrophic lateral sclerosis spectrum. Ann Med. Epub ahead of print, 2012
- Whitwell JL et al: Neuroimaging signatures of frontotemporal dementia genetics: C9ORF72, tau, progranulin and sporadics. Brain. 135(Pt 3):794-806, 2012
- Rajagopalan V et al: Diffusion tensor imaging evaluation of corticospinal tract hyperintensity in upper motor neuronpredominant ALS patients. J Aging Res. 2011:481745, 2011
- Turner MR et al: Advances in the application of MRI to amyotrophic lateral sclerosis. Expert Opin Med Diagn. 4(6):483-496, 2010

## Degeneração walleriana
- Lingor P et al: Axonal degeneration as a therapeutic target in the CNS. Cell Tissue Res. 349(1):289-311, 2012
- Liu X et al: Hyperintensity on diffusion weighted image along ipsilateral cortical spinal tract after cerebral ischemic stroke: a diffusion tensor analysis. Eur J Radiol. 81(2):292-7, 2012
- Gaudet AD et al: Wallerian degeneration: gaining perspective on inflammatory events after peripheral nerve injury. J Neuroinflammation. 8:110, 2011
- Jason E et al: Diffusion tensor imaging of chronic right cerebral hemisphere infarctions. J Neuroimaging. 21(4):325-31, 2011
- Puig J et al: Wallerian degeneration in the corticospinal tract evaluated by diffusion tensor imaging correlates with motor deficit 30 days after middle cerebral artery ischemic stroke. AJNR Am J Neuroradiol. 31(7):1324-30, 2010
- Domi T et al: Corticospinal tract pre-wallerian degeneration: a novel outcome predictor for pediatric stroke on acute MRI. Stroke. 40(3):780-7, 2009

## Degeneração olivar hipertrófica
- Bruno MK et al: Hypertrophic olivary degeneration. Arch Neurol. 69(2):274-5, 2012
- Kinghorn KJ et al: Hypertrophic olivary degeneration on magnetic resonance imaging in mitochondrial syndromes associated with POLG and SURF1 mutations. J Neurol. Epub ahead of print, 2012
- Sanverdi SE et al: Hypertrophic olivary degeneration in children: four new cases and a review of the literature with an emphasis on the MRI findings. Br J Radiol. 85(1013):511-6, 2012
- Vossough A et al: Red nucleus degeneration in hypertrophic olivary degeneration after pediatric posterior fossa tumor resection: use of susceptibility-weighted imaging (SWI). Pediatr Radiol. 42(4):481-5, 2012
- Kim E et al: MR imaging of metronidazole-induced encephalopathy: lesion distribution and diffusion-weighted imaging findings. AJNR Am J Neuroradiol. 28(9):1652-8, 2007

## Hemiatrofia cerebral (Dyke-Davidoff-Masson)
- Chand G et al: Dyke-Davidoff-Masson syndrome. Arch Neurol. 67(8):1026, 2010
- Singh P et al: Dyke-Davidoff-Masson syndrome: Classical imaging findings. J Pediatr Neurosci. 5(2):124-5, 2010
- Atalar MH et al: Cerebral hemiatrophy (Dyke-Davidoff-Masson syndrome) in childhood: clinicoradiological analysis of 19 cases. Pediatr Int. 49(1):70-5, 2007

# 34

# Hidrocefalia e doenças do líquido cerebrospinal

| Desenvolvimento normal dos ventrículos e das cisternas ................................................................. 1013 |
| :--- |
| Ventrículos .................................................................. 1013 |
| Plexo coroide ............................................................. 1014 |
| Espaços subaracnoides ............................................ 1014 |
| **Anatomia normal dos ventrículos e das cisternas** ....... 1014 |
| Sistema ventricular .................................................. 1014 |
| Plexo coroide e líquido cerebrospinal .................... 1017 |
| Espaços/cisternas subaracnoides ........................... 1017 |
| **Variações da normalidade** ............................................ 1018 |
| Ventrículos laterais assimétricos ............................ 1018 |
| *Cavum* do septo pelúcido e *cavum vergae* ............ 1018 |
| *Cavum velum interpositum* ................................... 1020 |
| Espaços subaracnoides aumentados ...................... 1021 |
| Artefatos de fluxo liquórico .................................... 1023 |
| **Hidrocefalia** .................................................................. 1023 |
| Hidrocefalia obstrutiva intraventricular ................. 1025 |
| Hidrocefalia obstrutiva extraventricular ................. 1031 |
| Hidrocefalia por excesso de produção .................... 1033 |
| Hidrocefalia de pressão normal .............................. 1033 |
| Síndrome de hidrocefalia aguda com inapropriada baixa pressão liquórica ............................................ 1035 |
| Hipertensão intracraniana idiopática ..................... 1037 |
| Derivações liquóricas e complicações .................... 1040 |
| **Fístulas liquóricas e sequelas** ...................................... 1044 |
| Fístulas liquóricas .................................................... 1044 |
| Hipotensão intracraniana ....................................... 1045 |

Os espaços liquóricos cerebrais são compostos pelo sistema ventricular – uma série de cavidades conectadas preenchidas por líquido cerebrospinal (LCS) – e pelo espaço subaracnoide. O entendimento da anatomia normal desses espaços liquóricos e suas variantes é um pré-requisito para decifrar as patologias que se relacionam com eles. Este capítulo iniciará com uma pequena discussão sobre o desenvolvimento dos ventrículos e demais espaços liquóricos, sendo posteriormente delineada sua anatomia macroscópica e de imagem.

A seguir, serão descritas as variações da normalidade, que não devem ser confundidas com doença, e então a hidrocefalia e as manifestações da pressão liquórica elevada, incluindo hipertensão intracraniana idiopática ("pseudotumor cerebral"). O capítulo se encerrará com uma discussão sobre fístulas liquóricas e hipotensão intracraniana.

## Desenvolvimento normal dos ventrículos e das cisternas

### Ventrículos

O sistema ventricular embrionário é uma série de câmaras interconectadas preenchidas por líquido que se originam de expansões da cavidade central do tubo neural embrionário. À medida que o cérebro em desenvolvimento se curva e se expande, formam-se as vesículas do prosencéfalo, do mesencéfalo e do rombencéfalo. A cavidade do prosencéfalo divide-se em dois ventrículos laterais, que se desenvolvem como projeções do terceiro ventrículo dorsal e são conectadas com ele pelos forames interventriculares (forames de Monro) (**Fig. 34-1**).

O aqueduto cerebral desenvolve-se a partir da vesícula mesencefálica. O quarto ventrículo desenvolve-se a partir da cavidade prosencefálica e fusiona-se proximalmente com o aqueduto cerebral e caudalmente com o canal central da medula espinal. No plano coronal, os ventrículos laterais em desenvolvimento formam um monoventrículo central em formato de "H" que continua inferiormente em direção ao aqueduto e então se conecta ao quarto ventrículo.

Pela décima primeira ou décima segunda semana de gestação, o aspecto inferomedial do teto do quarto ventrículo torna-se afilado e abre-se, formando o forame de

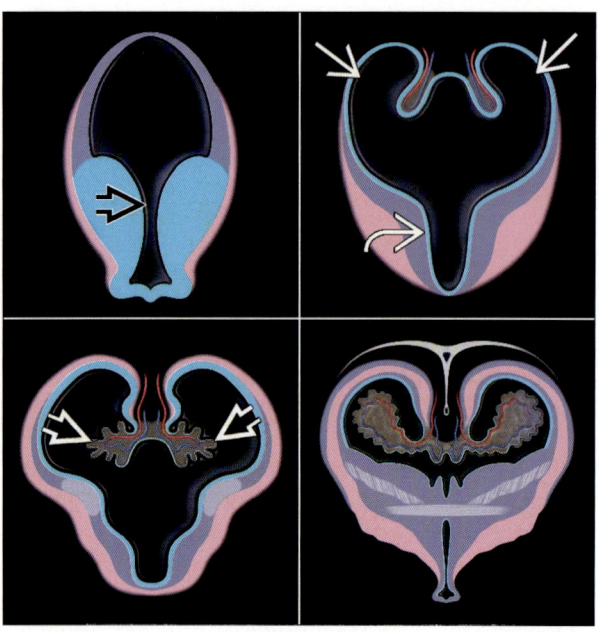

**34-1** Embriologia do prosencéfalo, dos ventrículos e do plexo coroide. A cavidade central do tubo neural ⇨ desenvolve projeções ➡ do terceiro ventrículo rostral ➡, formando um monoventrículo em formato de H. O plexo coroide ⇨ desenvolve-se ao longo da fissura coroide.

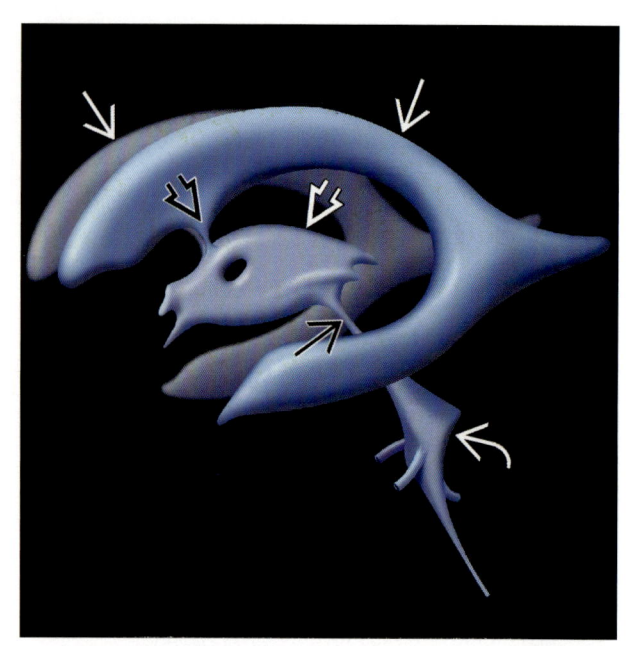

**34-2** Ilustração demonstrando os ventrículos laterais pares ➡, o forame de Monro ⇨, o terceiro ventrículo ⇨, o aqueduto ➡ e o quarto ventrículo ➡, com seus três forames de drenagem, além do óbex na porção inferior.

Magendie. Os forames de Luschka abrem-se logo após, estabelecendo comunicação entre o sistema ventricular em desenvolvimento e o espaço subaracnoide.

### Plexo coroide

O plexo coroide embrionário forma-se onde o mesênquima meníngeo dobrado – a tela coróidea – faz contato com o revestimento ependimário dos ventrículos. A invaginação ocorre ao longo de toda a fissura coróidea, uma fenda estreita localizada no ventrículo lateral medial entre o fórnice e o tálamo.

No início, o plexo coroide fetal é relativamente grande em relação ao tamanho dos ventrículos laterais, ocupando cerca de três quartos da luz ventricular (**Fig. 34-1**). À medida que o cérebro e o sistema ventricular crescem, o plexo coroide diminui gradualmente em volume relativo.

### Espaços subaracnoides

As leptomeninges são derivadas de uma camada gelatinosa do mesoderma paraxial – as meninges primitivas ou *"meninx primitiva"* – que envolve o tubo neural. No dia 32, a zona mais interna da meninge primitiva degenera sistematicamente, formando espaços irregulares no aspecto ventral do rombencéfalo. Então, esses espaços se estendem caudal e dorsalmente, coalescendo assim para formar as leptomeninges preenchidas por líquido.

## Anatomia normal dos ventrículos e das cisternas

### Sistema ventricular

O sistema ventricular é composto por quatro cavidades revestidas por epêndima que se localizam na profundidade do cérebro (**Figura 34-2**). Os ventrículos laterais pares comunicam-se com o terceiro ventrículo via forame de Monro, que tem formato de "Y". O terceiro ventrículo comunica-se com o quarto ventrículo via aqueduto cerebral (de Sylvius). O quarto ventrículo, por sua vez, comunica-se com o espaço subaracnoide.

### Ventrículos laterais

Cada ventrículo lateral é uma estrutura em formato de C com um corpo, átrio e três projeções ("cornos"). Será considerada individualmente cada parte dos ventrículos laterais da porção anterior para posterior.

O **corno frontal** é o segmento mais anterior do ventrículo lateral. Seu teto é formado pelo joelho do corpo caloso (CC), e ele é circundado inferolateralmente pela cabeça do núcleo caudado. O septo pelúcido é uma membrana fina de dupla camada que se estende do CC para o forame de Monro, formando as bordas mediais de ambos os cornos frontais.

O **corpo** do ventrículo lateral passa abaixo do CC posteriormente. Seu soalho é formado pelo tálamo dorsal, e sua parede medial é delimitada pelo fórnice. Late-

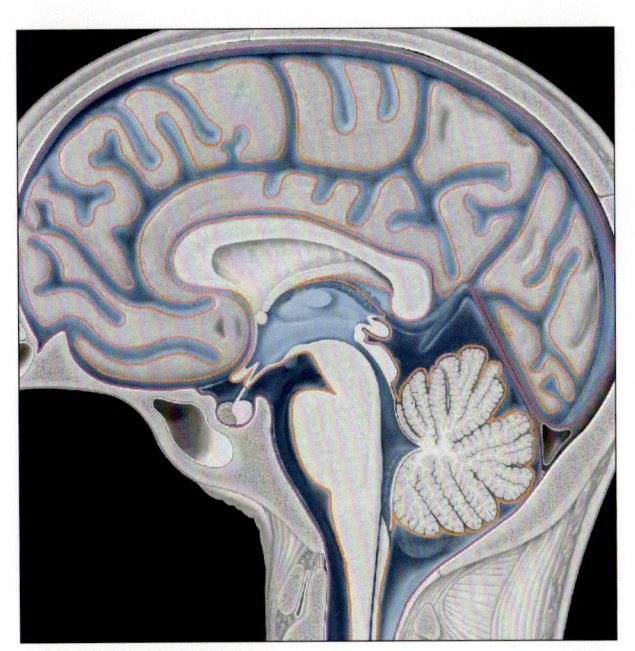

**34-3** Ilustração no plano sagital demonstrando o espaço subaracnoide com LCS (azul) entre a aracnoide (roxo) e a pia-máter (laranja). A pia-máter adere-se firmemente ao cérebro, enquanto a aracnoide se adere frouxamente à dura-máter.

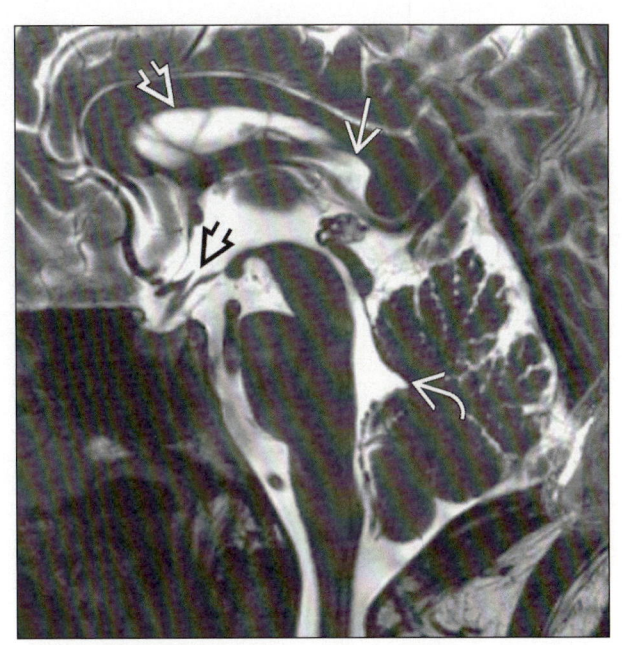

**34-4** Imagem ponderada em T2 no plano sagital mostrando o ventrículo lateral ⇨, o *velum interpositum* ⇨, o recesso do aspecto anterior do terceiro ventrículo de aparência afilada ⇨ e o fastígio do quarto ventrículo ⇨.

ralmente, ele curva-se ao redor do corpo e da cauda do núcleo caudado.

O **átrio** contém o glomo do plexo coroide e é formado pela convergência do corpo com os cornos temporal e occipital. O **corno temporal** estende-se anteroinferiormente e é circundado inferomedialmente pelo hipocampo. O **corno occipital** é circundado inteiramente por tratos de substância branca (SB), principalmente o trato geniculocalcarino e o fórceps maior do CC.

### Forame de Monro

O forame de Monro (forame interventricular) é uma estrutura em formato de Y, com dois grandes braços que se estendem em direção a cada ventrículo lateral e um tronco comum que se conecta com o soalho do terceiro ventrículo. As bordas anteriores do forame de Monro são formadas pelos pilares (corpos) dos fórnices. As bordas posteriores são formadas pelos plexos coroides.

### Terceiro ventrículo

O terceiro ventrículo é uma cavidade única, em formato de fenda, localizada na linha média, orientada verticalmente e posicionada entre os tálamos. O teto é formado pela tela coróidea, uma camada dupla de pia invaginada. A comissura anterior localiza-se na borda anterior do terceiro ventrículo. O soalho é formado por quiasma óptico, hipotálamo, corpos mamilares e teto do tegmento mesencefálico.

Existem duas projeções inferiores do ventrículo lateral, o **recesso óptico** levemente arredondado e o **recesso infundibular** mais agudo. Dois pequenos recessos, **suprapineal** e **pineal**, formam-se na parede posterior do terceiro ventrículo. A aderência intertalâmica (massa intermédia) de tamanho variável fica entre as paredes laterais.

### Aqueduto cerebral

O aqueduto cerebral é um conduto alongado tubular que se localiza entre o tegmento mesencefálico e a lâmina quadrigeminal. Ele conecta o terceiro com o quarto ventrículo.

### Quarto ventrículo

O quarto ventrículo – algumas vezes chamado de fossa romboide – é uma cavidade em formato de diamante que se localiza entre a ponte dorsal e o verme cerebelar (**Figs. 34-3** e **34-4**). Ele tem cinco recessos distintos. O **fastígio** é uma projeção dorsal triangular na linha média que aponta em direção ao verme cerebelar. Os **recessos posterossuperiores** são bolsas pares, delgadas, preenchidas por LCS, que se curvam sobre as tonsilas cerebelares. Os **recessos laterais** curvam-se anterolateralmente a partir do quarto ventrículo, passando abaixo dos pedúnculos cerebelares maiores para o interior do aspecto inferior das cisternas do ângulo pontocerebelar (**Fig. 34-5**).

O quarto ventrículo estreita-se de modo gradual à medida que cursa inferiormente, formando o **óbex**. Próximo da junção cervicobulbar, o óbex torna-se contínuo com o canal central da medula espinal. A junção entre o óbex e o canal central é demarcada por um abaulamento dorsal proeminente formado pelo núcleo grácil.

**1016** Distúrbios tóxicos, metabólicos, degenerativos e do LCS

**34-5A** Imagens ponderadas em T2 em campo de 3.0 T demonstrando anatomia ventricular normal. A porção inferior do quarto ventrículo ➡ possui "pontos" de plexo coroide. O recesso posterolateral ⇨ e os forames de Luschka → estão indicados.

**34-5B** O aspecto lateral do corpo do quarto ventrículo lembra um "feijão". Observam-se as indentações causadas pelos colículos do facial ➡. O recesso posterior superior ⇨ cobre as tonsilas cerebelares.

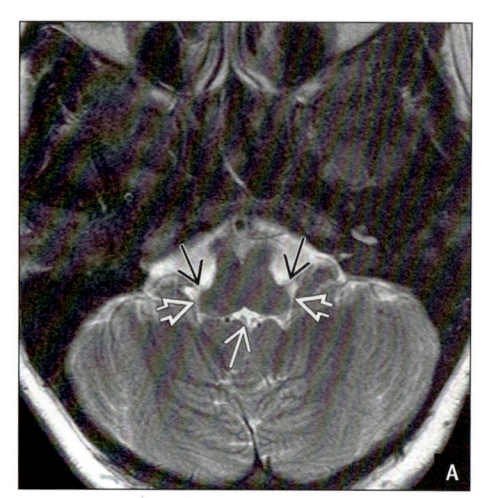

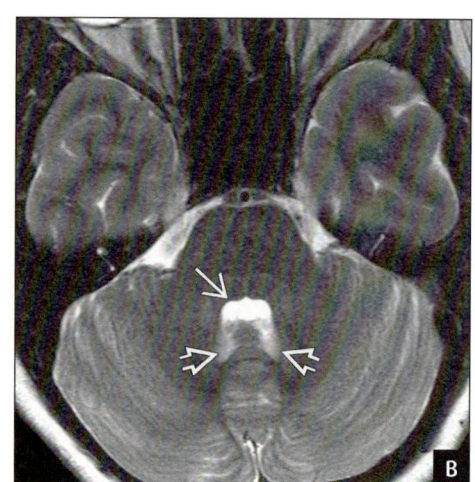

**34-5C** A cisterna suprasselar com o hipotálamo e o recesso infundibular do terceiro ventrículo →, além dos corpos mamilares ⇨, são claramente identificados. O aqueduto cerebral é pequeno e triangular ➡. As cisternas quadrigeminais ⇨ contêm artérias coróideas, veia basal de Rosenthal e nervos trocleares.

**34-5D** Cornos frontais dos ventrículos laterais separados pelo septo pelúcido. Um pequeno CSP pode ser evidenciado ➡. Observam-se os forames de Monro com suas duas conexões ➡.

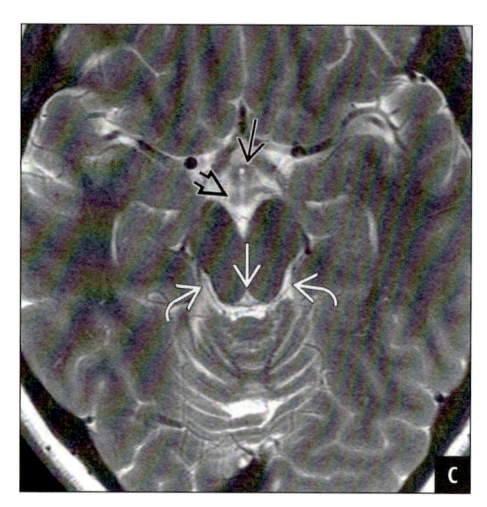

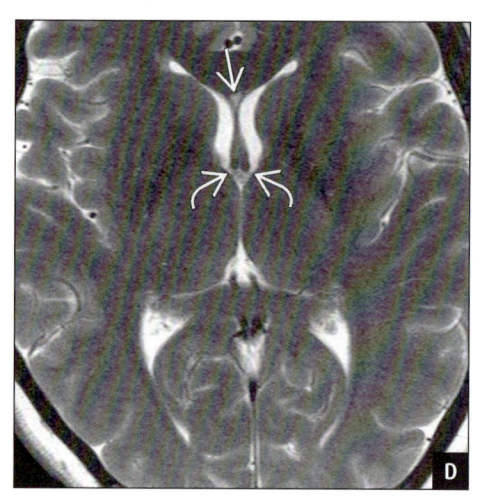

**34-5E** Plexo coroide ⇨ e vasos cruzando anteromedialmente em direção ao forame de Monro (visto em corte inferior). Os sulcos da superfície ➡ são pequenos, mas bem demarcados neste exame normal.

**34-5F** Imagem no plano coronal demonstrando o *velum interpositum* ➡ abaixo dos fórnices ➡. O quarto ventrículo romboide junta-se ao aqueduto superiormente →. O forame de Magendie na linha média ⇨ e o recesso posterossuperior ⇨ cobrindo as tonsilas cerebelares também podem ser vistos.

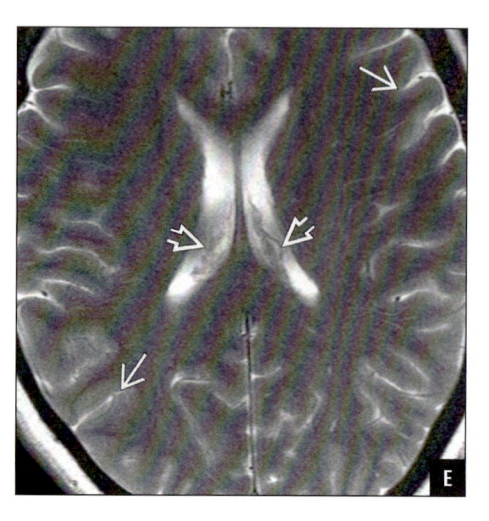

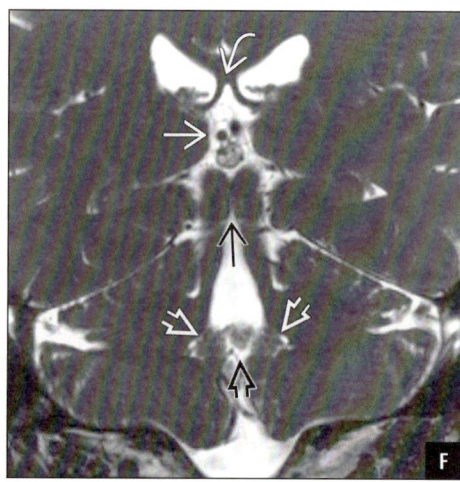

## Plexo coroide e líquido cerebrospinal

O espaço liquórico é um sistema dinâmico de pressão com balanço hidrostático entre a produção e a absorção de LCS. A pressão do LCS determina a pressão intracraniana, e os valores normais variam entre 3 e 4 mmHg, antes de um ano de idade, até 10 e 15 mmHg, em adultos.

### Anatomia

O plexo coroide (PC) é composto por numerosas excrescências papilares altamente vasculares. Essas papilas consistem em tecido conectivo central coberto por epitélio secretor derivado do epêndima.

A maior massa de PC está no glomo, localizado no átrio dos ventrículos laterais. O PC estende-se anterossuperiormente ao longo do soalho do ventrículo lateral, entre os fórnices e os tálamos. Ele também se estende anteroinferiormente do glomo para o corno temporal, onde preenche a fissura coroide e se localiza superomedialmente ao hipocampo.

### Função

O PC possui duas principais funções: produção de LCS e manutenção da barreira entre o sangue e o LCS. Em adultos, o epitélio do PC forma LCS a uma taxa de cerca de 0,4 mL por minuto ou cerca de 500 mL a cada 24 horas. O LCS é substituído aproximadamente quatro vezes ao dia, permitindo a remoção de substâncias desnecessárias.

O PC não é a única fonte de LCS. O fluido intersticial cerebral é uma forma importante de produção de LCS extracoroide. Pequenas fontes potenciais de produção de LCS incluem o epêndima ventricular e os capilares cerebrais.

O volume total de LCS em neonatos é de 10 a 60 mL, sendo de cerca de 150 mL em adultos. Os ventrículos contêm apenas 25 mL de LCS, encontrando-se o restante (125 mL) nos espaços subaracnoides craniospinais.

O PC mantém a barreira sangue-LCS via junções apertadas entre as células epiteliais. A transferência de proteínas por essa barreira é altamente regulada. Subpopulações específicas de células epiteliais do PC são responsáveis pela transferência de proteínas plasmáticas do sangue para o LCS por meio da proteína ligante de albumina SPARC.

Acreditava-se que o LCS era um simples envelope de proteção ao sistema nervoso central (SNC). Hoje o LCS tem reconhecida função essencial na manutenção da homeostase do fluido intersticial cerebral e na regulação do funcionamento neuronal.

### Circulação do líquido cerebrospinal

O LCS costuma circular livremente entre os dois reservatórios intracranianos – os ventrículos e as cisternas liquóricas – e o espaço subaracnoide. O fluxo do LCS nas cavidades ventriculares é unidirecional e rostrocaudal, saindo pelo quarto ventrículo através do forame medial (de Magendie) e pelos dois forames laterais (de Luschka) para as cisternas dos ângulos pontocerebelares. A única comunicação natural entre os ventrículos cerebrais e o espaço subaracnoide (ES) é via quarto ventrículo.

Em contraste ao fluxo unidirecional nos ventrículos, o fluxo de LCS no ES é multidirecional. O LCS circula rostralmente para as granulações de aracnoide e caudalmente para os ESs espinais.

A absorção do LCS ocorre por duas vias. A drenagem primária é feita pelas granulações da aracnoide para o interior dos seios venosos durais. Evidências experimentais indicam que quantidades de LCS pequenas, mas significativas, são drenadas do cérebro via conexões entre os espaços perivasculares, bainhas de nervos espinais e cranianos, além de linfáticos da cabeça e do pescoço.

Exatamente como o LCS circula é controverso. Dois mecanismos foram propostos: fluxo em bloco ou fluxo pulsátil. No **fluxo em bloco**, a membrana aracnoide e as granulações são consideradas os agentes primários de drenagem do LCS, da manutenção da homeostase liquórica e da regulagem da pressão intracraniana. Um pequeno gradiente hidrostático existe entre os locais onde o LCS é produzido (PC) e absorvido (granulações da aracnoide), permitindo o fluxo em bloco. A absorção do LCS pelas granulações é adaptada para filtrar de acordo com a pressão do LCS.

No **fluxo pulsátil**, acredita-se que ondas de pressão geradas pelo ciclo cardíaco sejam responsáveis pelo movimento do LCS. Quando o PC e as artérias cerebrais se expandem na sístole, o LCS é passivamente misturado e movimentado. As ondas de pressão também são transmitidas ao parênquima cerebral e necessitam de amortecimento. O cérebro é envolvido pelo crânio rígido, portanto a pressão é modulada pela expansão dos seios venosos e do saco tecal elástico espinal.

A circulação liquórica pode refletir uma combinação de ambos os mecanismos.

## Espaços/cisternas subaracnoides

Os **espaços subaracnoides** (ESs) encontram-se entre a pia e a aracnoide (**Fig. 34-3**). Os **sulcos cerebrais** são pequenos ESs interpostos entre os giros cerebrais. Expansões focais dos ESs formam as cisternas de LCS. Numerosos septos piais cruzam os ESs do cérebro para a aracnoide, que é frouxamente fixada à membrana interna da dura-máter.

As maiores cisternas são encontradas na base do crânio acima da sela túrcica, ao redor do tronco, no ápice do tentório, adjacentes aos ângulos pontocerebelares e acima/abaixo do forame magno. Todos os ESs se comunicam livremente entre si e com o sistema ventricular, provendo caminhos naturais para a disseminação de doenças.

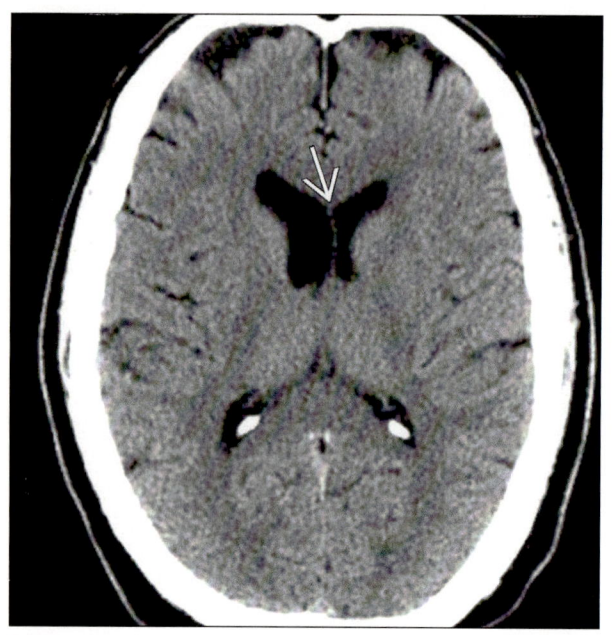

**34-6** TC no plano axial demonstrando assimetria normal dos ventrículos laterais. O septo pelúcido ➡ está levemente abaulado e deslocado através da linha média. Não existe fluido intersticial periventricular ou evidência de efeito expansivo.

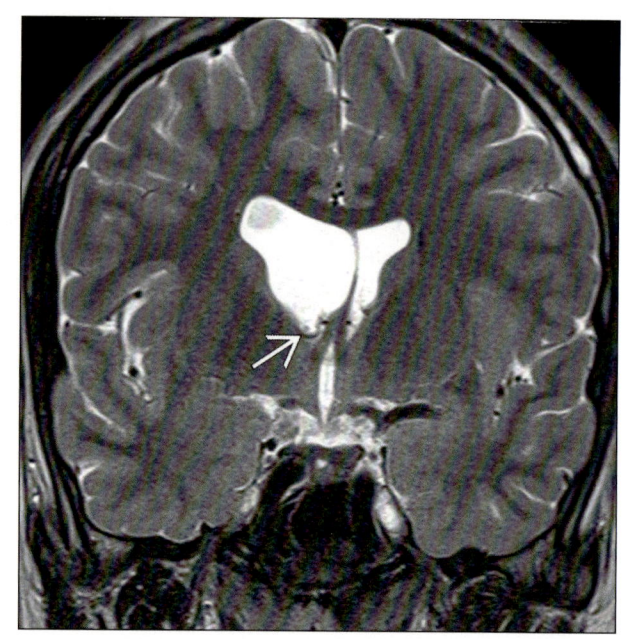

**34-7** Imagem ponderada em T2 de alta resolução no plano coronal demonstrando hidrocefalia obstrutiva unilateral. O ventrículo lateral direito está aumentado devido a uma aderência ➡ que obstrui a drenagem em local próximo ao forame de Monro.

## Variações da normalidade

### Ventrículos laterais assimétricos

Os ventrículos laterais assimétricos podem ser identificados em estudos de imagem em cerca de 5 a 10% dos pacientes normais. A assimetria costuma ser leve ou moderada (**Fig. 34-6**). Abaulamento, desvio e deslocamento do septo pelúcido através da linha média são comuns; por si só não apresentam significado patológico ou são responsáveis por algum tipo de cefaleia.

Graus graves de assimetria, aumento ventricular difuso e evidência de transudação ependimária devem prontamente levantar suspeita de uma patologia associada.

O principal diagnóstico diferencial para os ventrículos laterais assimétricos é a **hidrocefalia obstrutiva unilateral**. Essa hidrocefalia é rara, ocorrendo apenas quando um dos braços do forame de Monro está obstruído (**Fig. 34-7**). Obstrução membranosa do forame de Monro pode não ser diagnosticada e é mais bem diferenciada da assimetria ventricular benigna por técnicas especiais de ressonância magnética (RM) (ver a seguir).

### Cavum do septo pelúcido e cavum vergae

#### Terminologia

O *cavum do septo pelúcido* (CSP) é uma cavidade preenchida por LCS que se encontra entre os cornos frontais dos ventrículos laterais. O *cavum vergae* (CV) é uma extensão posterior digitiforme alongada do CSP que se localiza entre os fórnices (**Fig. 34-8**).

O CSP pode ocorrer de modo isolado, entretanto o CV somente ocorre em combinação com o CSP. Quando os dois ocorrem, a nomenclatura correta do latim é "*cavum septi pellucidi et vergae*". No uso cotidiano, a combinação geralmente é chamada de CSP.

#### Etiologia

Os septos pelúcidos são duas membranas triangulares pares ("folhetos") que se desenvolvem aproximadamente com 12 semanas de idade gestacional. Os septos pelúcidos embrionários não são fusionados, e a cavidade entre eles é preenchida com LCS. Essa simples cavidade entre os dois folhetos recebe dois nomes diferentes. Anteriormente ao forame de Monro é chamada de **CSP**. A continuação posterior entre os fórnices é chamada de **CV**.

Normalmente os dois septos pelúcidos fundem-se, e a cavidade entre eles é obliterada. As membranas fundidas tornam-se o **septo pelúcido**.

#### Aspectos clínicos

A prevalência do CSP diminui com o aumento da idade. Entre 3 e 6 meses de idade, o CSP está fechado em 80 a 85% dos pacientes. A persistência do CSP na vida adulta ocorre em 15 a 20% dos pacientes.

A presença do CSP costuma ser assintomática e é uma alteração do tipo "não toque" encontrada acidentalmente em exames de imagem.

## Imagem

**TC E RM.** O aspecto do CSP e do CV tanto nos estudos de tomografia computadorizada (TC) quanto nos de RM varia de uma cavidade em fenda pouco visível (**Fig. 34-9**) a uma coleção proeminente medindo vários milímetros de diâmetro (**Fig. 34-10**). O CSP é isodenso ao LCS na TC e segue a intensidade de sinal do LCS na RM. O sinal é totalmente suprimido na inversão-recuperação com supressão da água livre (FLAIR, de *fluid-attenuated inversion-recovery*).

Em casos raros, um CSP/CV excepcionalmente aumentado determina efeito expansivo, deslocando os fórnices e os folhetos dos septos pelúcidos lateralmente.

**Ultrassonografia.** O CSP está presente em 100% dos fetos e sempre é identificado nas ultrassonografias obstétricas. Ele aumenta de tamanho entre 19 e 27 semanas de idade gestacional, tem pico com 28 semanas e então gradualmente fecha de trás para frente. Ao termo, a porção posterior em geral está fusionada e, em 85% dos casos, o CSP está completamente fechado entre 3 e 6 meses do pós-natal. O CSP pode persistir na vida adulta como uma variação da normalidade.

## Diagnóstico diferencial

A localização e a aparência do CSP com ou sem o CV é praticamente patognomônica e não deve ser confundida com um *cavum velum interpositum* (CVI). O CVI é um espaço de LCS triangular, afilado, que recobre os tálamos e o terceiro ventrículo. O CVI normalmente ocorre *sem* o CSP.

A **ausência do septo pelúcido** é traduzida pela ausência dos folhetos septais, dando aos cornos frontais a aparência de uma cavidade quadrangular repleta de LCS. Um **ventrículo lateral assimétrico** pode ter um septo pelúcido fusionado deslocado através da linha média. **Cistos ependimários** nos cornos frontais são raros, porém, quando presentes, eles deslocam focalmente o septo pelúcido em vez de afastarem os folhetos do septo pelúcido.

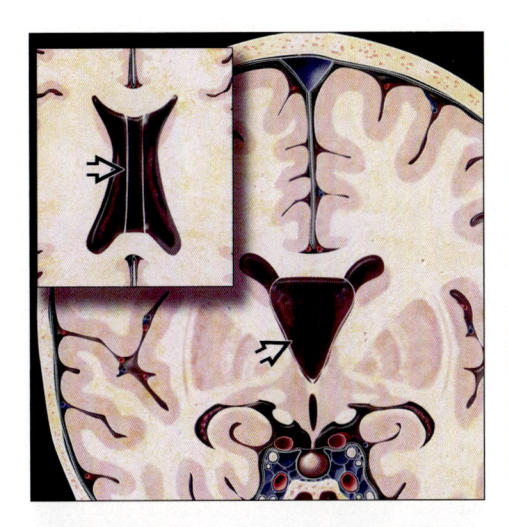

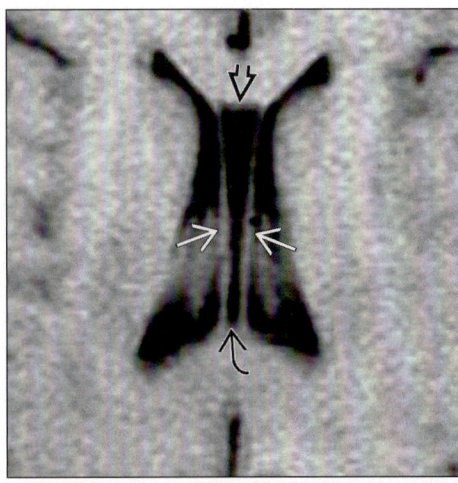

**34-8** Imagem coronal com detalhe no plano axial demonstrando o clássico CSP com CV. O CSP tem aspecto triangular no plano coronal e digitiforme no plano axial.

**34-9** Visão aproximada de uma imagem ponderada em T1 demonstrando um CSP muito pequeno com CV, visto como uma coleção liquórica digitiforme entre os fórnices. Observa-se que há continuidade entre as cavidades do CSP e do CV.

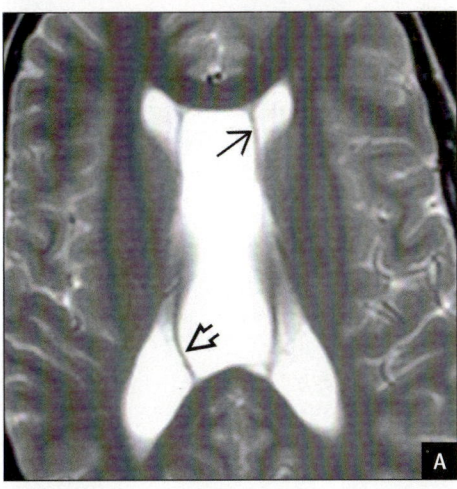

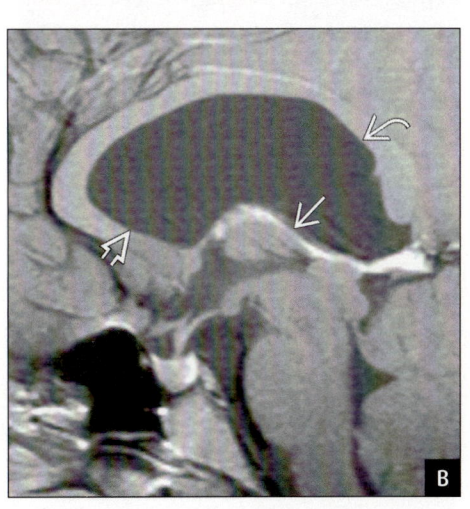

**34-10A** CSP com CV é demonstrado nesta imagem ponderada em T2. Observa-se que a grande coleção de LCS entre os ventrículos laterais determina abaulamento dos folhetos do septo pelúcido e dos corpos dos fórnices.

**34-10B** Imagem ponderada em T1 pós-contraste no plano sagital no mesmo caso demonstrando que o espaço preenchido por LCS é contínuo com o CSP anteriormente e com o CV posteriormente. As veias cerebrais internas estão deslocadas inferiormente.

## Cavum velum interpositum

### Terminologia

O *velum interpositum* (VI) é uma membrana translúcida formada por duas membranas invaginadas de pia-aracnoide. O VI é aderido à superfície inferior dos fórnices e estende-se lateralmente sobre os tálamos para se tornar contínuo com o PC dos ventrículos laterais. Juntamente com os fórnices, o VI forma o teto do terceiro ventrículo (ver Capítulo 20).

O VI com frequência é preenchido por LCS e aberto posteriormente, se comunicando diretamente com a cisterna quadrigeminal. Em tais casos, é chamado de CVI (**Fig. 34-11**). O CVI é uma variação da normalidade.

### Aspectos clínicos

CVIs podem ser encontrados em qualquer idade. Eles costumam ser assintomáticos e descobertos incidentalmente em estudos de imagem. Uma cefaleia leve inespecífica sem déficits focais é um sintoma referido.

### Imagem

Em estudos de imagem, o CVI apresenta-se como um espaço preenchido por LCS que se curva sobre os tálamos entre os ventrículos laterais. O ápice aponta em direção ao forame de Monro (**Fig. 34-12**).

O tamanho do CVI varia de uma cavidade quase inaparente a uma massa de formato cístico arredondada ou ovalada que eleva e separa os fórnices superiormente (**Figs. 34-13 e 34-14**) ao mesmo tempo em que achata e desloca as veias cerebrais internas inferiormente.

O CVI é isodenso ao LCS na TC e isointenso em todas as sequências da RM. Ele é suprimido totalmente na FLAIR, não sofre realce e não apresenta restrição no estudo da difusão da água.

### Diagnóstico diferencial

O principal diagnóstico diferencial do CVI é um cisto epidermoide. Um **cisto epidermoide** dentro do CVI é uma entidade rara, porém possível. Esse cisto mostra alguma restrição à difusão e não tem sinal totalmente suprimido

**34-11** Ilustração no plano sagital com detalhe no plano axial demonstrando o CVI. Observam-se a elevação e o deslocamento dos fórnices ➡. Também se observa o deslocamento inferior das veias cerebrais internas e do terceiro ventrículo ➡.

**34-12** Imagem ponderada em T2 no plano axial demonstrando o CVI. O aspecto triangular com o ápice ➡ apontando anteriormente e os fórnices ➡ deslocados lateralmente é clássico do CVI.

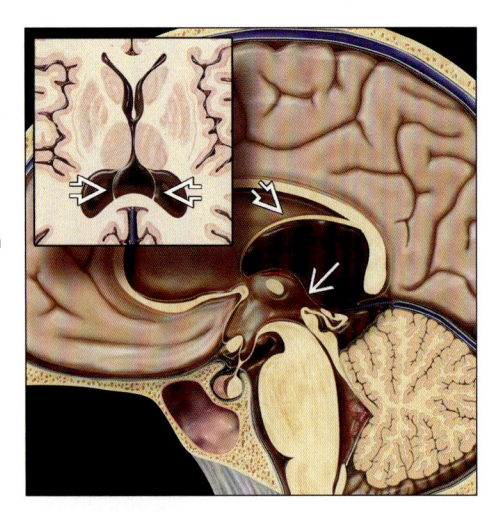

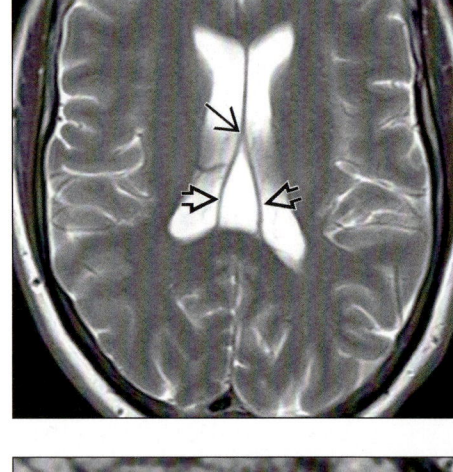

**34-13** Imagem ponderada em T1 no mesmo paciente demonstrando que o CVI ➡ desloca inferiormente a veia cerebral interna ➡ e eleva e desloca o fórnice superiormente ➡.

**34-14** Variação mostrando um CVI anormalmente grande com deslocamento anterossuperior marcado dos fórnices ➡. Esse caso provavelmente representa um cisto de aracnoide no VI.

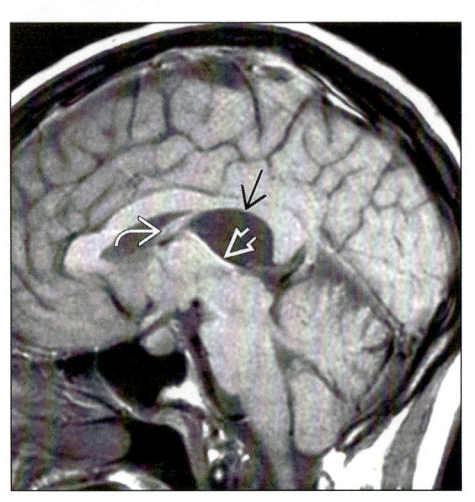

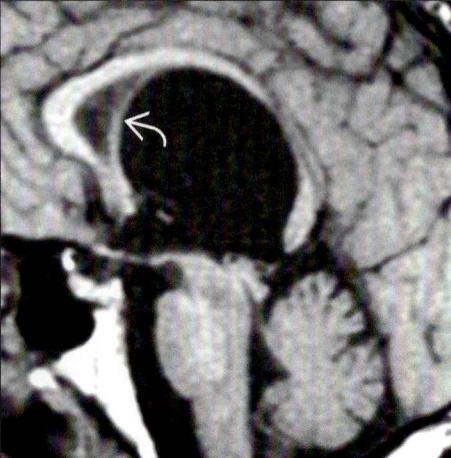

na FLAIR. Um CVI grande pode ser indistinguível de um **cisto aracnoide** com base apenas nos estudos de imagem.

Um **CSP com CV** apresenta formato alongado, digitiforme e não triangular.

### Espaços subaracnoides aumentados

ESs aumentados ocorrem em três condições: hidrocefalia comunicante, atrofia cerebral e aumento benigno dos ESs. A hidrocefalia comunicante (tanto os tipos intra quanto os extraventriculares) será discutida posteriormente. A atrofia cerebral – algumas vezes chamada inapropriadamente de "hidrocefalia ex-vácuo" – será discutida no Capítulo 33 como manifestação do envelhecimento e da degeneração cerebral. Nesta seção, será discutido o aumento benigno fisiológico dos ESs.

### Terminologia

Aumento idiopático dos ESs com tamanho ventricular normal a levemente aumentado é comum em crianças. Grandes espaços de LCS em crianças normais do ponto de vista neurológico e do desenvolvimento com ou sem macrocefalia podem ser chamados de aumento benigno do ES, hidrocefalia externa idiopática benigna e coleções fluidas extracerebrais da infância. O termo preferido é **aumento benigno dos ESs**.

### Etiologia

A etiologia precisa do aumento benigno dos ESs em crianças é desconhecida, mas provavelmente esteja relacionada com as vias de drenagem de LCS imaturas. As granulações de Pacchioni não estão totalmente desenvolvidas até 12 a 18 meses do pós-natal, momento no qual o aumento benigno dos ESs em geral está resolvido.

Não existe predisposição genética, embora 80% das crianças com aumento benigno dos ESs apresentem história familiar de macrocefalia.

### Patologia

Do ponto de vista macroscópico, os ESs são amplos e mais proeminentes que o habitual (**Fig. 34-15**). Não existem membranas subdurais que possam sugerir hematomas subdurais crônicos ou efusões.

### Aspectos clínicos

**EPIDEMIOLOGIA E DEMOGRAFIA.** A incidência do aumento benigno do ES é de difícil mensuração. Ela é relatada em 2 a 65% dos estudos de imagem para macrocrania em crianças com menos de 1 ano de idade.

O aumento benigno do ES normalmente apresenta-se entre 3 e 8 meses. Existe predominância no sexo masculino na proporção de 4:1.

**APRESENTAÇÃO.** O perímetro cefálico occipitofrontal (POF) tende a estar no limite superior da normalidade ao nascimento e aumenta rapidamente nos primeiros meses. Macrocrania com POF acima do percentil 95 é um achado característico.

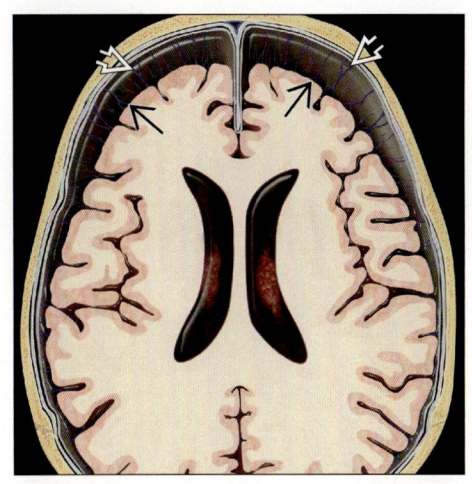

**34-15** Ilustração demonstrando aumento benigno dos ESs frontais ⇨. Os ESs posteriores são normais. Observam-se as veias corticais atravessando o ES proeminente ⇨.

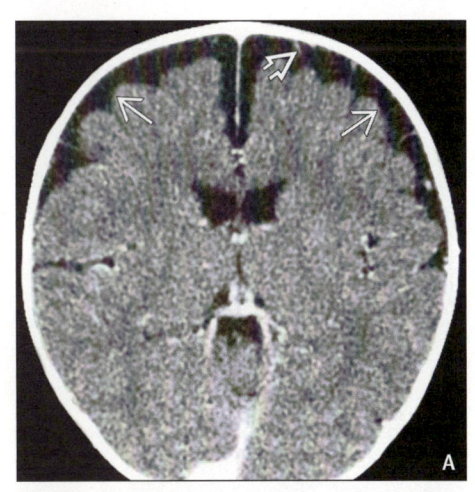

**34-16A** TC pós-contraste em uma criança de 7 meses de idade demonstrando ESs proeminentes bifrontais e inter-hemisféricos ⇨, além das veias cruzando o ES ⇨.

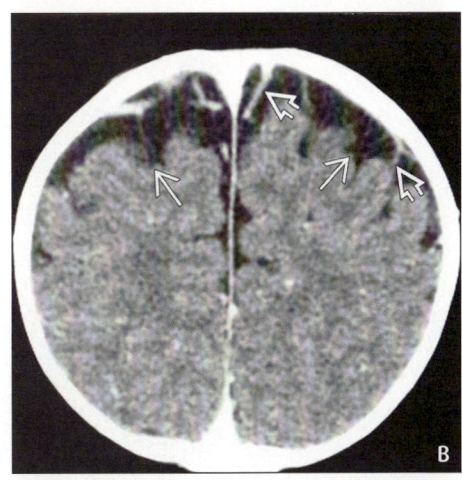

**34-16B** TC pós-contraste em corte mais cranial no mesmo paciente demonstrando coleções fluidas ⇨ e veias cruzando o ES ⇨. Aumento benigno dos ESs da infância.

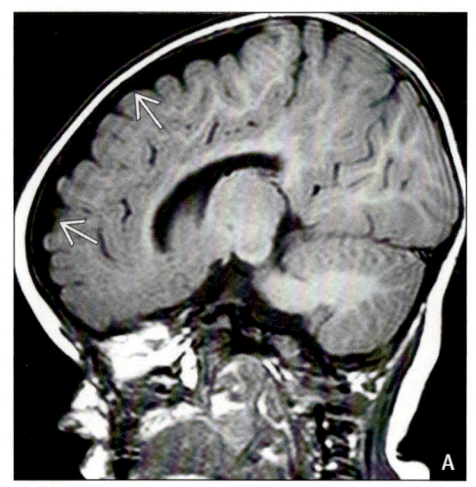

**34-17A** Imagem ponderada em T1 no plano sagital em uma criança com desenvolvimento normal aos 7 meses de idade e com macrocefalia demonstrando macrocrania e aumento dos ESs frontais ➡.

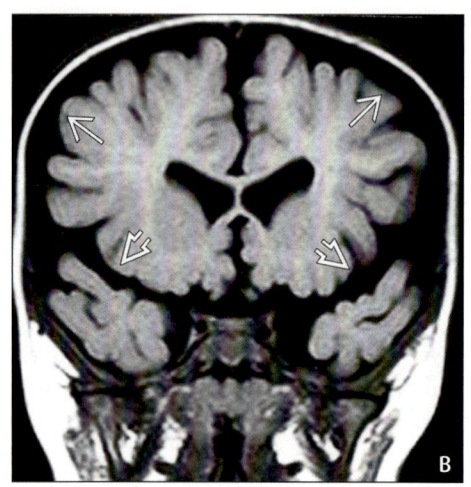

**34-17B** Imagem ponderada em T1 no mesmo paciente mostrando ESs proeminentes ➡, bem como as fissuras de Sylvius ➡.

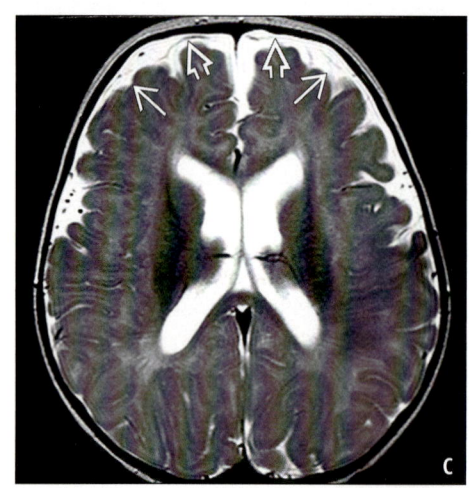

**34-17C** Imagem ponderada em T2 demonstrando ESs frontais e inter-hemisféricos proeminentes ➡, além de veias cruzando o ES ➡.

Não existem achados que indiquem hipertensão intracraniana ou trauma não acidental. Metade dos casos apresenta leve atraso de desenvolvimento, todavia os marcos normais do desenvolvimento em geral são atingidos.

**HISTÓRIA NATURAL.** Aumento benigno dos ESs é um fenômeno autolimitado que costuma estar resolvido entre 12 e 24 meses sem intervenção. A macrocrania associada pode estar resolvida por volta de dois anos, porém ela com frequência se mantém aumentada, permanecendo no percentil 98.

**OPÇÕES DE TRATAMENTO.** Nenhum tratamento costuma ser necessário.

### Imagem

Os ESs frontais em crianças podem ser normalmente mais proeminentes, atingindo um máximo de tamanho aos sete meses. Apenas a presença de ESs proeminentes não constitui o diagnóstico de aumento benigno dos ESs; a circunferência craniana deve estar acima do percentil 95.

**ACHADOS NA TC.** Achados típicos na TC em crianças com aumento benigno dos ESs incluem ESs bifrontais e inter-hemisféricos anteriores aumentados com mais de cinco milímetros de largura, aumento das cisternas suprasselar/quiasmática, fissuras silvianas proeminentes e ventrículos laterais e terceiro ventrículo levemente aumentados. Os sulcos posteriores e da convexidade são normais.

A TC pós-contraste demonstra veias corticais atravessando o ES (**Fig. 34-16**). *Não* existe evidência de membranas espessadas com realce que possam sugerir hematoma subdural ou higroma.

**ACHADOS NA RM.** O fluido no ES frontal aumentado comporta-se como o LCS porque é LCS (**Fig. 34-17**). Ele tem sinal suprimido na FLAIR e não apresenta artefato de susceptibilidade magnética em T2* (GRE, SWI). Realce das veias atravessando os ESs pode ser visto nas imagens ponderadas em T1 pós-contraste. O estudo da difusão é normal.

**ULTRASSONOGRAFIA.** A ultrassonografia mostra aumento da distância craniocortical com focos ecogênicos lineares causados pelas veias corticais que atravessam em direção ao seio sagital superior. O Doppler colorido demonstra estruturas venosas atravessando os ESs proeminentes.

### Diagnóstico diferencial

Os principais diagnósticos diferenciais do aumento benigno do ES são atrofia, hidrocefalia obstrutiva extraventricular e trauma não acidental. Na **atrofia**, o POF é normal ou está reduzido. Na **hidrocefalia obstrutiva extraventricular** secundária à obstrução ou a trauma, o quarto ventrículo geralmente está aumentado, e o LCS nos espaços extra-axiais não segue o LCS em densidade ou intensidade de sinal.

Eventualmente, crianças com aumento benigno dos ESs apresentam coleções subdurais hemorrágicas sobrepostas, de modo similar ao que ocorre com cistos de aracnoide. Em tais crianças, trauma não acidental deve ser considerado até que a avaliação cuidadosa demonstre ausência de evidências que sustentem a hipótese de lesões por maus-tratos.

### Artefatos de fluxo liquórico

O LCS normal apresenta tempos de relaxamento de T1 e T2 longos, causando o aspecto familiar de sinal baixo e alto, respectivamente. Artefatos relacionados ao LCS no cérebro e na medula são comuns nos estudos por RM, principalmente devido ao movimento de vai-e-vem pulsátil liquórico. Embora uma discussão completa dos artefatos relacionados ao movimento do LCS esteja além do escopo deste texto, serão descritos a seguir os três principais artefatos que podem mimetizar uma patologia na RM.

Os artefatos de fluxo liquórico são causados por efeitos *"time of flight"* (TOF), fluxo turbulento e movimento do paciente.

#### Efeitos *"time of flight"*

Os efeitos TOF podem resultar em **perda de sinal** (sinal escuro do LCS) ou realce relacionado ao fluxo, que produz sinal elevado do LCS. A perda de sinal do efeito TOF está diretamente relacionada com a velocidade do LCS, sendo mais proeminente onde o fluxo é acelerado através de estruturas estreitas. Localizações típicas para a perda de sinal do efeito TOF são ao redor do forame de Monro e no terceiro e quarto ventrículos (**Fig. 34-18**).

**Anulação incompleta do LCS** na FLAIR pode fazer o LCS de sulcos e cisternas apresentar o aspecto espúrio de alto sinal, mimetizando hemorragia subaracnóidea, infecção ou doença metastática (**Fig. 34-19**).

**Fenômenos de entrada de corte** são mais evidentes nas imagens ponderadas em T1 (**Fig. 34-20**). O alto sinal é causado por influxo de *spins* não saturados que apresentam magnetização longitudinal total. O primeiro corte do volume da imagem mostra de modo mais proeminente o realce por efeitos relacionados ao fluxo, que são mais pronunciados na porção inferior da fossa posterior em cortes axiais e ao redor do forame de Monro em imagens coronais. Esse fenômeno de entrada de corte cria artefatos que podem mimetizar lesões expansivas.

#### Fluxo turbulento

O fluxo turbulento causa velocidades de fluxo e direções diferentes, com perda de sinal secundária à defasagem de *spins* no interior do *voxel*. No cérebro, fluxo turbulento com perda de sinal é comum no aqueduto cerebral, no quarto ventrículo e ao redor de vasos com pulsação. Esse efeito é especialmente pronunciado ao redor da artéria basilar, onde pode simular dilatação aneurismática.

#### Artefatos de movimento

O artefato mais problemático na RM é a movimentação voluntária do paciente, o que pode ser evitado por lembretes verbais ou sedação leve. Alguma movimentação do paciente pode ser involuntária e relacionada com pulsação arterial ou do LCS.

Artefatos de pulsação na direção da codificação de fase causam propagação de artefatos "fantasmas" em linha reta ao longo de todo o plano de imagem e com frequência são vistos como focos alternantes de alto e baixo sinal (**Fig. 34-21**).

## Hidrocefalia

A hidrocefalia é a doença que mais comumente necessita de tratamento neurocirúrgico em crianças. O tratamento consome uma grande quantidade de recursos do sistema de saúde, com os custos se aproximando de 1 bilhão de dólares apenas nos Estados Unidos. Anteriormente considerada apenas uma doença da infância, a hidrocefalia cada vez mais vem sendo reconhecida como causa pouco comum, mas de significativa importância, de disfunção neurológica em adultos.

Existem muitos aspectos ainda desconhecidos (embora devessem ser conhecidos) sobre a hidrocefalia. Neste capítulo serão consideradas algumas das maiores controvérsias acerca da hidrocefalia, com foco inicial nas manifestações de imagem e complicações.

### Terminologia

Uma definição rigorosa de hidrocefalia é surpreendentemente difícil. A terminologia e a classificação são assunto de debate contínuo. A abordagem comum seguida neste capítulo subclassifica a hidrocefalia pelo local presumido da obstrução do LCS, ou seja, no interior (**hidrocefalia obstrutiva intraventricular** [HOI]) ou fora dos ventrículos (**hidrocefalia obstrutiva extraventricular** [HOE]). Essa distinção é importante, visto que o tratamento para HOI (derivação liquórica) é diferente do tratamento para HOE (fenestração de membrana).

O termo "hidrocefalia ex-vácuo" usado para descrever o aumento ventricular e de cisternas causado por perda de volume parenquimatoso está desatualizado e não deve mais ser utilizado.

### Etiologia

A hidrocefalia é uma condição heterogênea com causas diversas. A presença de ventrículos aumentados associados com aumento da pressão intracraniana é apenas uma apresentação no espectro que vai desde hipertensão intracraniana idiopática ("pseudotumor cerebral") até uma síndrome recentemente reconhecida e enigmática de hidrocefalia com baixa pressão liquórica.

Três diferentes teorias têm sido utilizadas para explicar o desenvolvimento de hidrocefalia.

O pensamento tradicional de longa data sobre a etiologia da hidrocefalia (literalmente "água no cérebro") diz que ela é o resultado de um desequilíbrio entre a produção e a absorção de LCS. Como a produção de LCS per-

**1024** Distúrbios tóxicos, metabólicos, degenerativos e do LCS

**34-18A** Imagem ponderada em T2 no plano axial demonstrando defasagem de *spins* (áreas cinza ➡) no LCS da cisterna pré-pontina causada por pulsações da artéria basilar.
**34-18B** Imagem ponderada em T2 demonstrando LCS hipointenso na porção superior do terceiro ventrículo ➡ causado por fluxo de LCS pulsátil no forame de Monro.

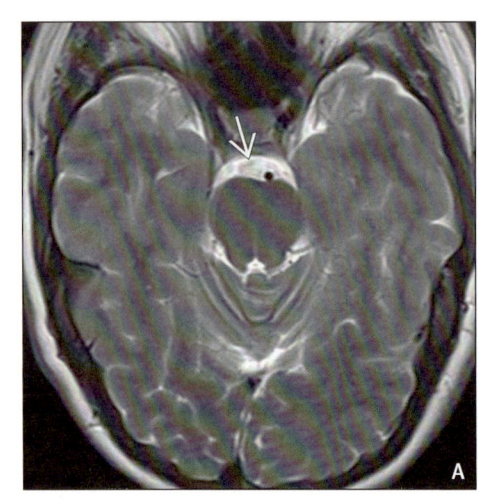

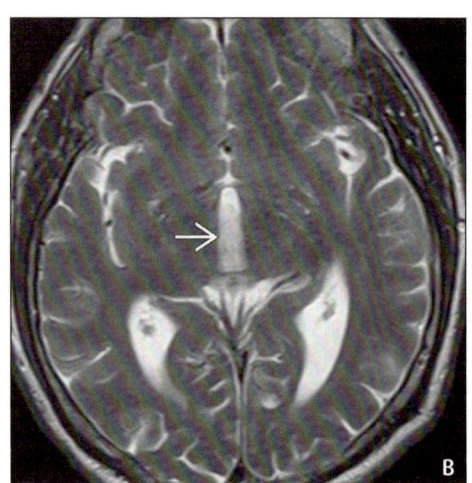

**34-19** FLAIR com sinal do LCS totalmente suprimido nos ventrículos ➡ e cisterna supravermiana ➡, enquanto o LCS na cisterna pré-pontina permanece brilhante ➡.
**34-20** Primeiro corte de aquisição ponderada em T1 demonstrando sinal alto artefatual no terceiro ventrículo ➡ causado por realce relacionado ao fluxo. Fluxo turbulento com defasagem de *spins* ao redor do forame de Monro é a causa das hiperintensidades ➡ em ambos os ventrículos laterais. Observam-se artefatos "fantasmas" ao longo da imagem na direção da codificação de fase ➡.

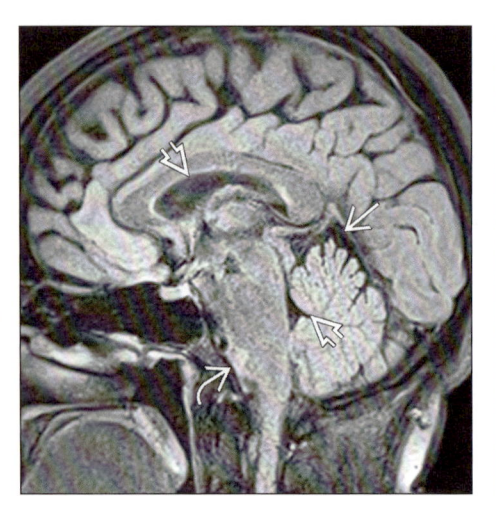

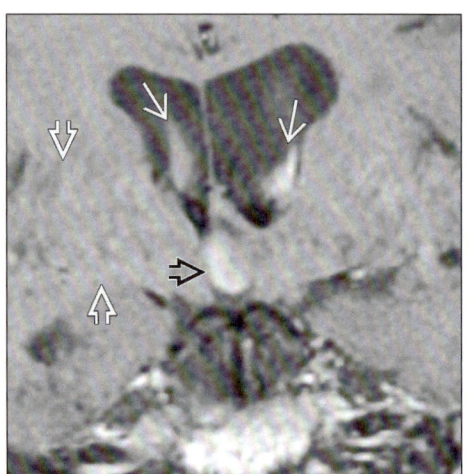

**34-21A** FLAIR axial demonstrando focos hiperintensos no quarto ventrículo ➡ causados por artefatos de pulsação liquórica. Observa-se a propagação em uma banda linear na direção da codificação de fase ➡.
**34-21B** Artefato de codificação de fase propagado horizontalmente através dos ventrículos e do parênquima ➡.

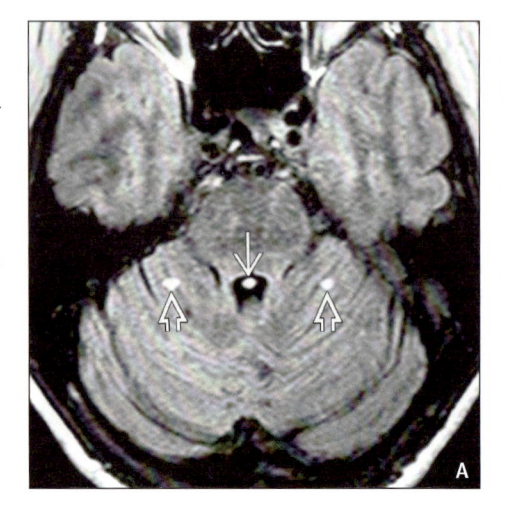

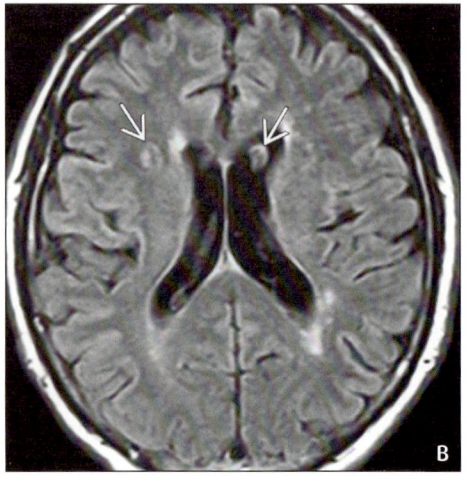

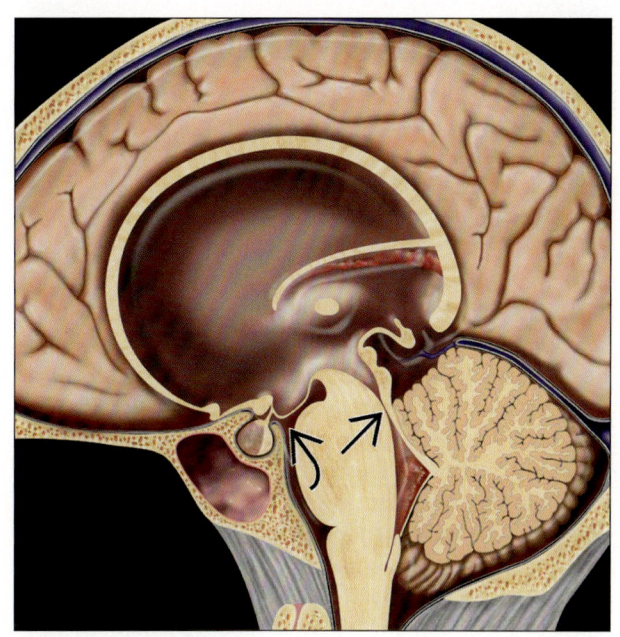

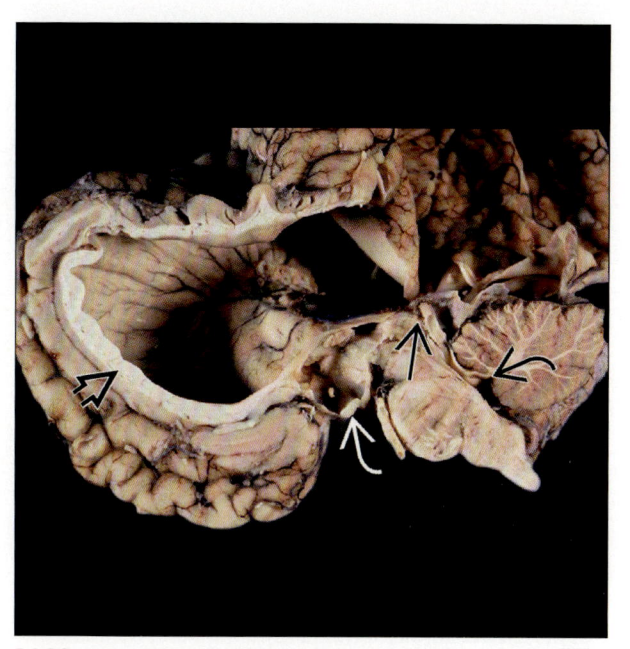

**34-22** HOI triventricular com aumento marcado dos ventrículos laterais e do terceiro ventrículo, CC alongado e aqueduto cerebral em formato de funil ⇨ com obstrução distal. Observam-se o tamanho normal do quarto ventrículo e o abaulamento do soalho do terceiro ventrículo ⇨.

**34-23** Imagem de necropsia de um caso de estenose aquedutal ⇨. Ventrículo lateral maciçamente aumentado ⇨, terceiro ventrículo abaulado ⇨ e quarto ventrículo normal ⇨. (Cortesia das Coleções Rubinstein, Arquivos da AFIP.)

manece relativamente constante e não se reduz de modo significativo até que a pressão intracraniana se aproxime da pressão sistólica, acredita-se que a hidrocefalia seja o resultado de uma absorção deficiente. A superprodução de LCS verdadeira é uma situação rara (ocorrendo apenas no cenário das neoplasias de PC e hiperplasia vilosa).

Nesse modelo convencional, a circulação e a absorção do LCS ocorrem principalmente por fluxo em bloco, um mecanismo amplamente passivo que depende de um leve gradiente de pressão entre o ES e os seios venosos. Quando a absorção do LCS é comprometida, os ventrículos aumentam e o resultado é a hidrocefalia. A absorção pode ser bloqueada em qualquer nível no interior do sistema ventricular, na cisterna magna, nas cisternas da base e nas convexidades cerebrais. As conexões entre os espaços perivasculares, as bainhas dos nervos espinais e cranianos, e os linfáticos da cabeça e do pescoço foram postuladas como caminhos alternativos de drenagem do LCS, ainda que inadequados.

Um modelo alternativo usa a dinâmica alterada do fluxo do LCS para explicar o desenvolvimento da hidrocefalia. Nesse cenário, complacência alterada do saco dural espinal, amortecimento alterado do leito vascular, ou ondas de pressão da pulsação das artérias e dos PCs exercem pressão anormal sobre o parênquima cerebral. O balanço delicado entre esse sistema é comprometido, resultando em hidrocefalia.

Nessa abordagem, a hidrocefalia é dividida em dois grandes grupos, hidrocefalia aguda e crônica. A hidrocefalia aguda é causada por uma obstrução intraventricular e consiste em dois subtipos, hidrocefalia comunicante e hidrocefalia obstrutiva crônica. Hidrodinâmica alterada – e não absorção defeituosa – é considerada a origem de ambos os tipos de hidrocefalia crônica.

As aquaporinas (AQPs) – e seu papel no movimento da água nas interfaces cerebrais – estão envolvidas na mais nova tentativa de explicar o desenvolvimento da hidrocefalia. Estudos em animais mostram que, com o aumento da pressão intracraniana e o acúmulo de fluido ventricular, ocorre inicialmente inibição de AQP1 e posterior ativação de canais iônicos de AQP1.

## Hidrocefalia obstrutiva intraventricular

### Terminologia

Os termos hidrocefalia obstrutiva intraventricular (HOI) e hidrocefalia não comunicante são usados para designar obstrução física nos forames de saída do quarto ventrículo ou proximal a eles.

### Etiologia

**CONCEITOS GERAIS.** A HOI pode ser **congênita** ou **adquirida**, **aguda** (HOIA) ou **crônica** (HOIC). A HOI congênita ocorre em condições como estenose de aqueduto.

Embora a HOIA possa ocorrer de modo repentino (p. ex., obstrução do forame de Monro por um cisto coloide), ela geralmente se desenvolve em um período de semanas ou mesmo meses. Qualquer lesão expansiva intraventricular (como uma neoplasia ou um cisto) pode causar HOI, assim como qualquer lesão extraventricular de tamanho suficiente para ocluir uma estrutura crítica (p. ex., o aqueduto cerebral).

Quando os ventrículos se tornam obstruídos, o efluxo de LCS cessa. Como a produção de LCS continua, os ventrículos tornam-se aumentados. À medida que os ventrículos se expandem, aumenta a pressão exercida sobre o parênquima cerebral adjacente. A pressão intraparenquimatosa aumentada compromete a vascularização cerebral, reduzindo a perfusão cerebral. A pressão aumentada também comprime as veias subependimárias, que reduzem a absorção de fluido intersticial cerebral pelas veias medulares profundas e pelos espaços perivasculares. O resultado é **edema intersticial periventricular**. A quantidade do LCS que atravessa o epêndima ventricular ("**fluxo de LCS transependimário**") é desconhecida.

Na HOIC "compensada", os ventrículos expandem-se de modo lento o suficiente para permitir que a homeostase do LCS seja relativamente mantida. Edema intersticial periventricular está ausente.

ETIOPATOGENIA. As causas gerais de hidrocefalia obstrutiva vão desde anormalidades do desenvolvimento/genéticas a trauma, infecção, hemorragia intracraniana, neoplasias e cistos.

A causa mais comum de HOI (hidrocefalia não comunicante) é a obstrução membranosa pós-hemorrágica ou pós-inflamatória. Os locais mais comuns de obstrução são, em ordem, os forames de Luschka, o aqueduto cerebral e o forame de Magendie. O forame de Monro é uma localização relativamente rara.

Massas intraventriculares são a próxima causa mais comum de HOI adquirida. A prevalência das patologias específicas varia conforme a localização. O cisto coloide é a lesão mais comumente encontrada no forame de Monro, seguido pela esclerose tuberosa (nódulos subependimários e astrocitomas de células gigantes). Após obstrução benigna (membranosa), as lesões que mais comumente obstruem o aqueduto de Sylvius são os gliomas da placa tectal e as neoplasias da região pineal.

O quarto ventrículo é um local comum para neoplasias que podem causar hidrocefalia obstrutiva. Em crianças, o meduloblastoma é o tumor mais comum que causa HOI, seguido por ependimoma, astrocitoma pilocítico, astrocitoma difuso infiltrativo e tumor teratoide rabdoide atípico (AT/RT, de *atypical teratoid/rhabdoid tumor*).

**34-24** Os sinais de hidrocefalia obstrutiva demonstrados nesta TC incluem cornos temporais aumentados ➡ em relação ao tamanho das cisternas da base. O terceiro ventrículo tem aspecto ovalado ➡ em vez de em fenda.

**34-25** TC em outro paciente com HOI mostrando cornos frontais aumentados e arredondados, aumento do terceiro ventrículo, margens indefinidas dos ventrículos laterais ➡ por edema intersticial periventricular e sulcos superficiais indefinidos.

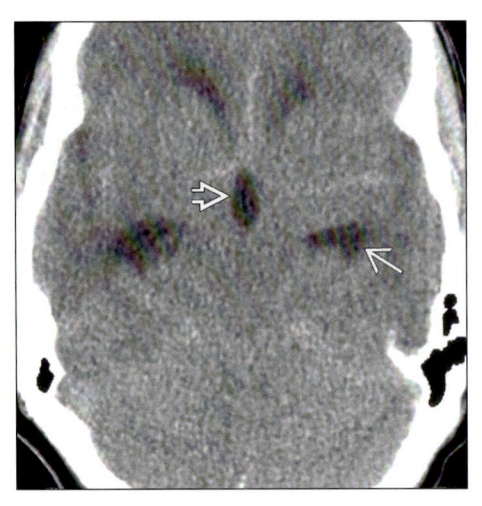

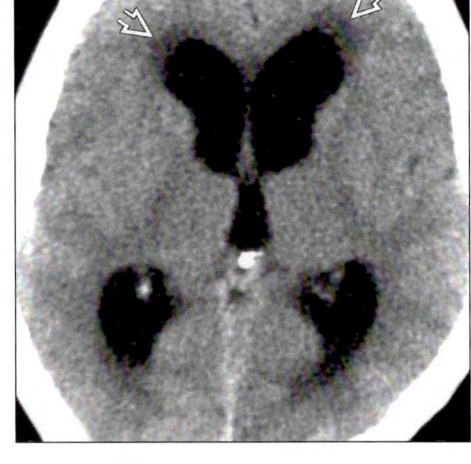

**34-26A** A utilidade da RM no plano sagital na hidrocefalia é demonstrada por esta FLAIR. Observam-se os recessos anterior e posterior do terceiro ventrículo arredondados e aumentados ➡, deslocamento cranial e redução da espessura do CC ➡. O quarto ventrículo é normal ➡.

**34-26B** Visão aproximada da CISS sagital claramente demonstrando uma fina aderência no aqueduto como causa da hidrocefalia triventricular. O aqueduto distal ➡ e o quarto ventrículo ➡ são normais.

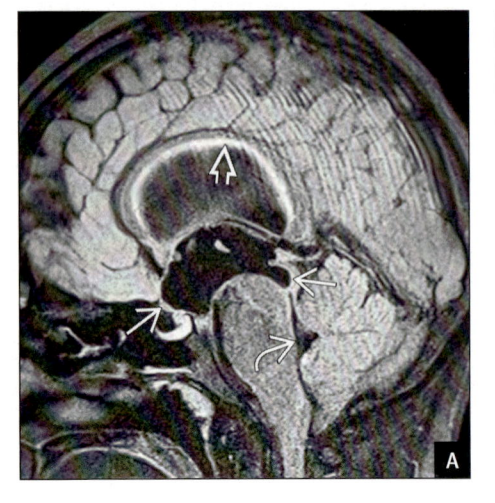

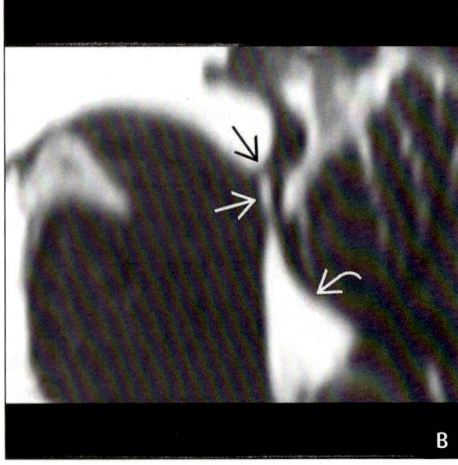

Em adultos, metástases, hemangioblastoma, cisto epidermoide e papiloma de plexo coroide (PPC) são lesões do quarto ventrículo que podem causar hidrocefalia. Cistos inflamatórios (p. ex., neurocisticercose) ocorrem no sistema ventricular de pacientes de todas as faixas etárias.

GENÉTICA. A hidrocefalia congênita pode ou não ser parte de uma síndrome genética. Nos dias de hoje, apenas um gene – a molécula neural de adesão celular L1 (*L1CAM*, de *cell adhesion molecule L1*) – foi reconhecido como causador de hidrocefalia congênita. A hidrocefalia ligada ao X (estenose aquedutal hereditária) é causada por mutação no gene *L1CAM*.

## Patologia

Macroscopicamente, os ventrículos localizados próximos à obstrução têm aspecto balonado (**Figs. 34-22** e **34-23**). O epêndima está afilado e pode estar focalmente roto ou mesmo ausente. O CC apresenta espessura reduzida e está deslocado superiormente contra a foice rígida do cérebro. Alterações focais de encefalomalacia são comuns no corpo do CC.

O exame microscópico demonstra que o revestimento ependimário se encontra descontínuo ou ausente. Os espaços extracelulares periventriculares estão aumentados, e a SB circunjacente está rarefeita e tem aspecto pálido. O córtex encontra-se relativamente bem preservado.

## Aspectos clínicos

EPIDEMIOLOGIA E DEMOGRAFIA. A HOI pode afetar pessoas de qualquer idade, desde o feto (hidrocefalia congênita intrauterina) até o idoso. Não há predileção por sexo, exceto na hidrocefalia congênita primária, na qual a razão H:M é de 2,6:1.

APRESENTAÇÃO. A apresentação da HOI varia em gravidade e tempo de evolução. A cefaleia é o sintoma mais comum, enquanto o edema de papila é o sinal mais comum. Náusea, vômitos e paralisia do NC VI também são frequentes na HOI.

HISTÓRIA NATURAL. A história natural da HOI varia. A maioria dos casos costuma progredir se não tratada. A HOIA grave não tratada pode resultar em coma e mesmo em morte. Alguns pacientes com HOI de desenvolvimento

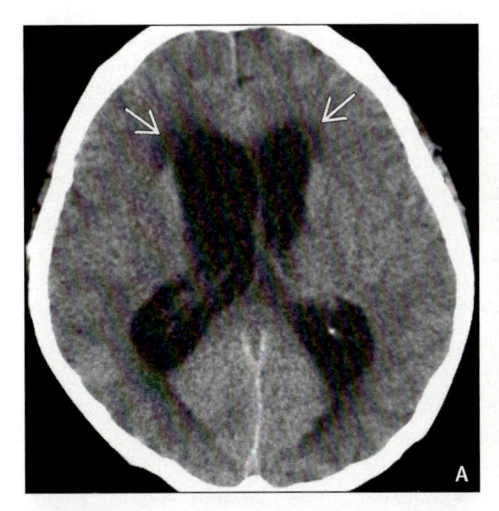

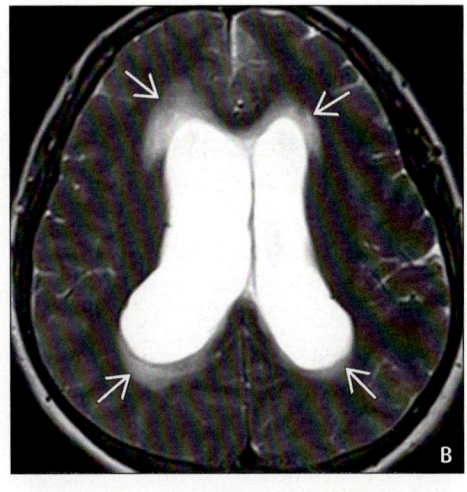

**34-27A** TC demonstrando os achados clássicos de HOI. Aumento marcado dos ventrículos laterais com margens "borradas" e hipodensidade periventricular ➡ indicam edema intersticial. Os sulcos da convexidade estão comprimidos e não são bem identificados.

**34-27B** Imagem ponderada em T2 no mesmo paciente demonstrando alargamento dos ventrículos laterais e fluido hiperintenso na SB periventricular ➡.

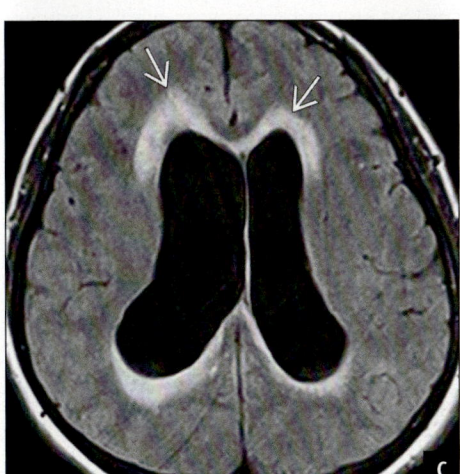

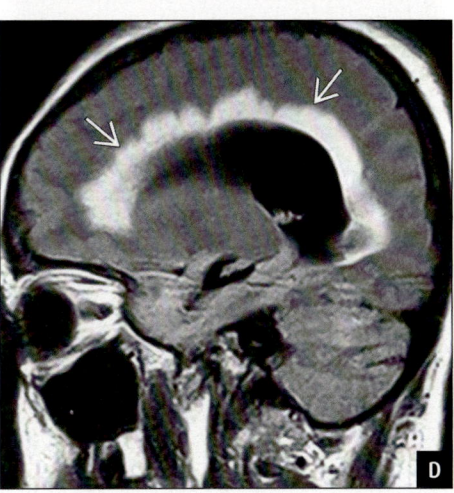

**34-27C** FLAIR demonstrando um halo de fluido intersticial hiperintenso ➡ circundando os ventrículos laterais agudamente aumentados.

**34-27D** FLAIR sagital no mesmo paciente demonstrando projeções hiperintensas ➡ se estendendo da margem dos ventrículos laterais, provavelmente representando absorção comprometida de fluido intersticial em vez de migração de LCS transependimária do ventrículo para a SB.

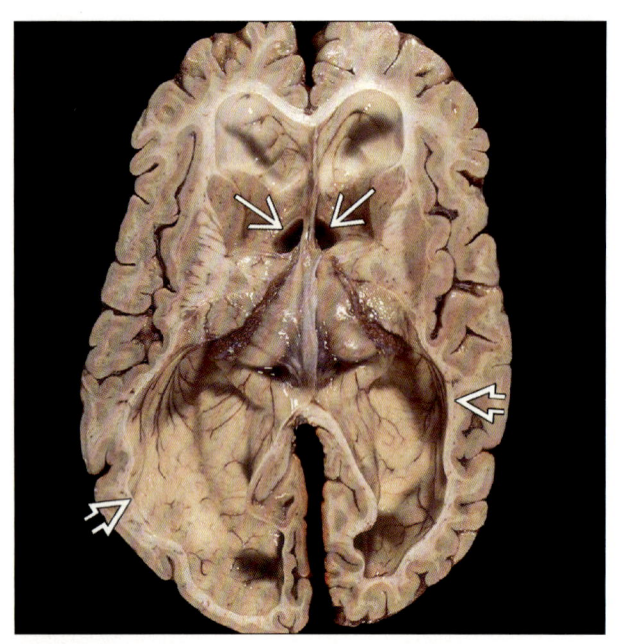

**34-28** HOI de longa data "compensada" causada por estenose aquedutal demonstrando aumento simétrico dos ventrículos laterais e dilatação simétrica dos forames de Monro ➡. A SB ➡ apresenta grave redução volumétrica, entretanto o córtex tem aspecto normal. (Cortesia de R. Hewlett, MD.)

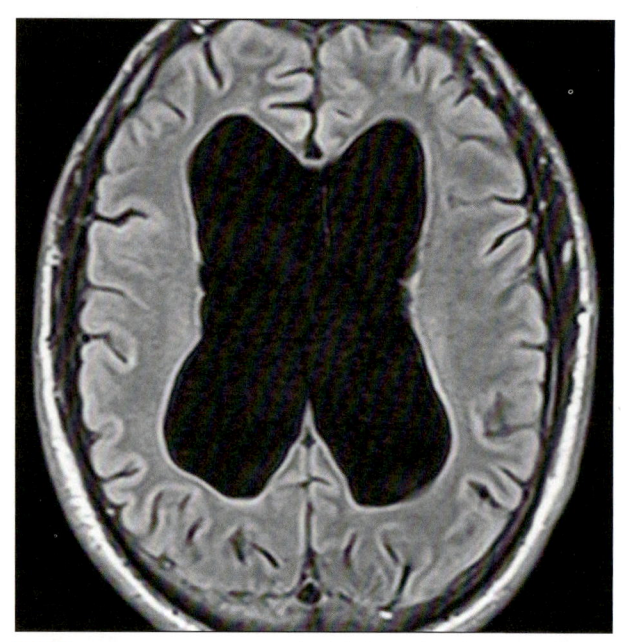

**34-29** FLAIR em estenose aquedutal de longa data demonstrando hidrocefalia obstrutiva "compensada". Os ventrículos estão marcadamente aumentados, porém não existe "halo" de edema intersticial periventricular.

lento podem não buscar atendimento médico até a vida adulta (p. ex., a síndrome recentemente descoberta de estenose aquedutal de início tardio).

OPÇÕES DE TRATAMENTO. Derivação liquórica (válvula, ventriculostomia, fenestração endoscópica do soalho do terceiro ventrículo) é um procedimento comum, frequentemente realizado como primeiro passo antes do tratamento definitivo da obstrução (p. ex., remoção de um cisto coloide ou ressecção de uma neoplasia intraventricular).

## Imagem

CARACTERÍSTICAS GERAIS. Várias medidas foram propostas para quantificar a hidrocefalia. Entre elas estão índices como o diâmetro dos cornos frontais em relação à tábua interna do crânio ("índice ventricular" ou "índice de Evans"), o raio do corno frontal e o ângulo ventricular. A utilidade de tais medidas bidimensionais comparadas com a análise visual é incerta. Medidas volumétricas geradas por computador têm sido propostas como fonte dos melhores padrões normativos, mas demandam tempo de trabalho e são de difícil obtenção.

Apesar das limitações de acurácia, a análise radiológica subjetiva permanece como o método mais comum para avaliar o tamanho ventricular. A hidrocefalia costuma ser diagnosticada quando os ventrículos têm aspecto desproporcionalmente aumentado com relação aos ESs.

Embora, com frequência, imagens de TC sejam usadas como método de rastreamento em pacientes com cefaleia e sinais de hipertensão intracraniana, a RM deve ser o método de escolha. Imagens de RM multiplanares delineam melhor a hidrocefalia e frequentemente permitem a identificação da etiologia.

Em imagens axiais, achados gerais de imagem incluem aumento dos cornos temporais dos ventrículos laterais (fora de proporção em relação aos ESs) (**Fig. 34-24**). Os cornos frontais assumem formato "arredondado". O terceiro ventrículo – que tem aspecto em fenda nos cortes axiais – está expandido e perde o aspecto afilado característico (**Fig. 34-25**). As paredes ventriculares primeiro apresentam-se paralelas e posteriormente expandem-se, de modo que o terceiro ventrículo assume um aspecto alongado ou ovalado. Conforme os ventrículos continuam a dilatar, as cisternas subaracnoides e os sulcos da convexidade podem ser comprimidos, e os giros aparecem achatados contra a calvária.

Imagens sagitais mostram o CC de espessura reduzida, alongado, abaulado cranialmente e, em casos graves, impactado contra a foice do cérebro. O recesso anterior do terceiro ventrículo aumenta, perdendo o aspecto agudo normal (**Fig. 34-26A**).

Nos casos de HOIC, o LCS pulsátil no terceiro ventrículo choca-se no centro da base do crânio continuamente. A sela túrcica óssea aumenta de modo gradual e assume uma configuração "aberta". Em casos graves, a porção anterior do terceiro ventrículo pode protruir para o interior da sela.

Se os ventrículos laterais e o terceiro ventrículo estão aumentados, mas o quarto ventrículo permanece normal (p. ex., como ocorre na estenose de aqueduto), a condição é chamada de **hidrocefalia triventricular**. Se as quatro câmaras do sistema ventricular estão aumentadas, a condição é chamada de **hidrocefalia quadriventricular**. A hidrocefalia quadriventricular é causada por uma lesão expansiva no quarto ventrículo ou obstrução dos forames de drenagem (em geral por hemorragia subaracnóidea ou infecção).

Em cerca de 0,5 a 1% dos casos de HOI, apenas um ventrículo lateral está aumentado ("**hidrocefalia unilateral**"). A maioria dos casos é adquirida, associada com neurocisticercose intraventricular ou com a presença de membrana na junção do aspecto inferior do corno frontal com o forame de Monro.

ACHADOS NA TC. Os achados de imagem variam com o tempo de evolução e a gravidade. As imagens de TC na HOIA demonstram ventrículos laterais e terceiro ventrículo aumentados, enquanto o tamanho do quarto ventrículo pode variar. Os cornos temporais são proeminentes, os cornos frontais apresentam-se "arredondados", e as margens dos ventrículos são indistintas ou estão "borradas". O fluido periventricular – tanto por drenagem comprometida do fluido intersticial quanto por estravasamento transependimário de LCS – causa um "halo" de baixa densidade na SB adjacente (**Fig. 34-27A**). Os sulcos e as cisternas da base apresentam-se comprimidos ou apagados.

ACHADOS NA RM. As imagens ponderadas em T1 no plano axial demonstram que os ventrículos laterais estão aumentados simetricamente. Em imagens sagitais, o CC está com espessura reduzida e abaulado superiormente, enquanto os fórnices e as veias cerebrais internas estão deslocados inferiormente.

Na HOIA, imagens ponderadas em T2 demonstram "projeções" de hiperintensidade com sinal de LCS se estendendo radialmente dos ventrículos laterais em direção à SB circunjacente. O fluido do "halo" periventricular não tem o sinal suprimido na FLAIR (**Figs. 34-27B, 34-27C e 34-27D**). Na hidrocefalia crônica "compensada" de longa data, os ventrículos têm aspecto aumentado e a SB apresenta-se atenuada, porém sem o sinal do "halo" (**Figs. 34-28 e 34-29**).

As imagens ponderadas em T2 de alta resolução, sequências FIESTA ou CISS, demonstram muito bem os espaços de LCS e podem identificar anormalidades sutis não detectadas nas sequências-padrão (**Fig. 34-26B**). Estudos do fluxo liquórico ("*2d cine phase contrast imaging*") são úteis para demonstrar a dinâmica do fluxo do LCS no aqueduto e junto ao forame magno.

COMPLICAÇÕES DA HIDROCEFALIA. Em casos graves de HOI, o CC é comprimido contra a margem inferior da foice (**Figs. 34-30 e 34-31**). Isso pode causar necrose compressiva e perda de axônios do CC, também conhecida como **síndrome de compressão do corpo caloso** (SCCC). Na SCCC aguda, o CC pode inicialmente se apresentar inchado e hiperintenso nas imagens ponderadas em T2 e na FLAIR. Alterações subagudas e crônicas são vistas como focos de encefalomalacia em um CC de aspecto atrófico

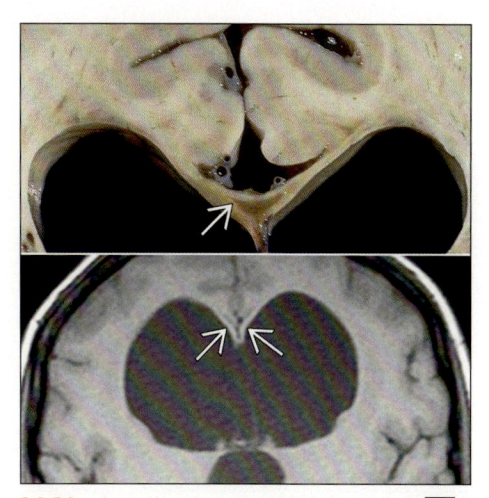

**34-30** (Acima) HOI com encefalomalacia do CC ➡ causada por compressão pela foice do cérebro. (Abaixo) Imagem ponderada em T1 demonstrando a compressão sobre o CC ➡.

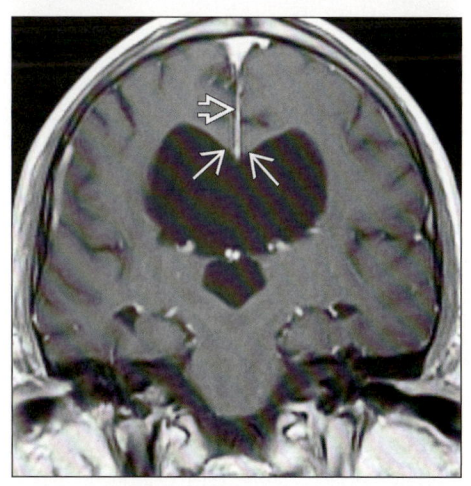

**34-31** Imagem ponderada em T1 pós-contraste de HOI de longa data mostrando que os ventrículos laterais ➡ e o CC são forçados em direção superior contra a foice do cérebro ➡.

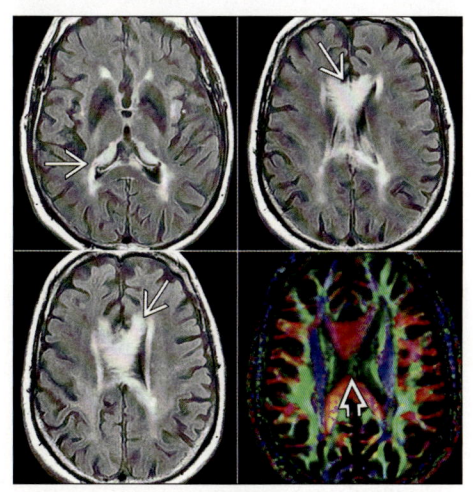

**34-32** SCCC pós-descompressão. A FLAIR após derivação liquórica demonstra hiperintensidade no CC, SB periventricular ➡ e fibras rompidas na DTI ➡.

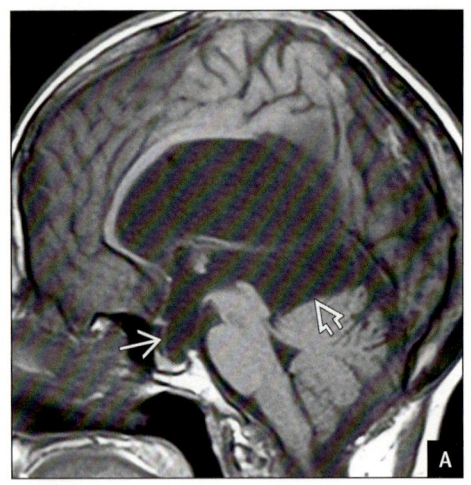

**34-33A** Hidrocefalia triventricular com herniação intrasselar do terceiro ventrículo ➔ e coleção de LCS comprimindo e deslocando o verme cerebelar ➔.

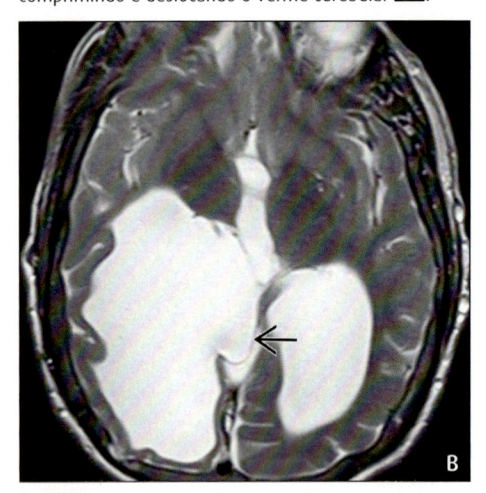

**34-33B** Imagem ponderada em T2 no mesmo paciente demonstrando aumento dos ventrículos laterais com divertículo medial do átrio direito e paredes ventriculares afiladas ➔.

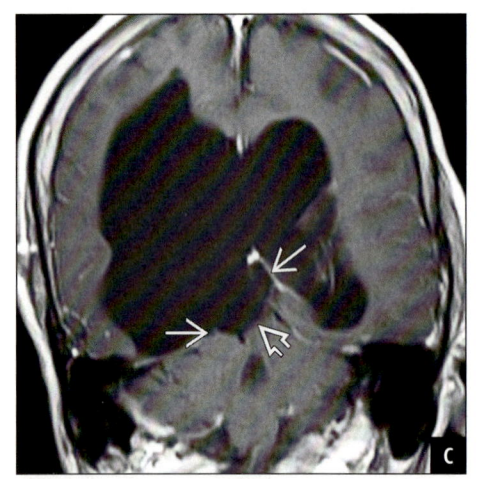

**34-33C** Imagem ponderada em T1 pós-contraste no plano coronal demonstrando bem o divertículo atrial medial ➔ herniando através da incisura tentorial e comprimindo o verme cerebelar ➔.

e reduzido. Em 15% dos casos de HOI, o CC mostra alto sinal em T2/FLAIR após a descompressão. Em casos raros, a hiperintensidade estende-se além do CC para a SB periventricular (**Fig. 34-32**).

Aumento ventricular maciço pode enfraquecer a parede medial do ventrículo lateral o suficiente para que seja formado um divertículo de pulsão extruso pela parede inferomedial do átrio. Tal divertículo atrial medial pode causar efeito expansivo significativo sobre o aspecto posterior do terceiro ventrículo, a lâmina tectal e o aqueduto. Divertículos atriais grandes podem herniar inferiormente através da incisura do tentório para a fossa posterior, comprimindo o verme e o quarto ventrículo (**Fig. 34-33**).

Em casos raros, o epêndima pode realmente romper e permitir a passagem de LCS para a SB adjacente ("ruptura ventricular"), criando uma fenda preenchida por líquido no hemisfério cerebral.

### Diagnóstico diferencial

O principal diagnóstico diferencial de HOI é **hidrocefalia obstrutiva extraventricular** (ver a seguir). Os pacientes com frequência apresentam história de hemorragia subaracnóidea por aneurisma cerebral roto ou meningite. Os ventrículos laterais e o terceiro e o quarto ventrículos estão simétrica e desproporcionalmente aumentados.

**Redução volumétrica parenquimatosa** causa dilatação secundária dos ventrículos com aumento proporcional dos sulcos cerebrais e das cisternas liquóricas. Em crianças com grandes ventrículos, a medida da circunferência craniana é um dado fundamental na avaliação clínica. O achado de grandes ventrículos associados ao aumento do perímetro cefálico favorece o diagnóstico de hidrocefalia; grandes ventrículos com perímetro cefálico normal ou reduzido são mais comuns em condições congênitas ou perda volumétrica (atrofia).

Uma característica importante para diferenciar hidrocefalia obstrutiva de atrofia é o aspecto dos cornos temporais. Na hidrocefalia obstrutiva, eles têm aspecto arredondado e apresentam dilatação moderada a grave. Se a HOI for aguda, um "halo" periventricular costuma estar presente.

Mesmo com relativamente pouca perda volumétrica, os cornos temporais mantêm seu aspecto riniforme e estão com dilatação mínima ou moderada. As margens dos ventrículos laterais permanecem bem definidas. A hipodensidade periventricular tem aspecto confluente quando é causada por isquemia microvascular crônica, diferentemente do edema intersticial ou da exsudação liquórica transependimária.

**Hidrocefalia de pressão normal** é uma doença de adultos de mais idade caracterizada por demência progressiva, distúrbios da marcha e incontinência (ver a seguir). Os ventrículos com frequência se mostram desproporcionalmente aumentados com relação aos sulcos e às cisternas.

**Hidrocefalia por produção aumentada** de LCS é uma entidade rara, associada com PPC ou com uma condição de maior raridade denominada hiperplasia vilosa. O glomo do PC está aumentado e apresenta realce intenso.

## Hidrocefalia obstrutiva extraventricular

### Terminologia

A hidrocefalia obstrutiva extraventricular (HOE) também é chamada de hidrocefalia comunicante para indicar que a obstrução está localizada fora do sistema ventricular.

### Etiologia

A obstrução causadora da HOE pode estar localizada em qualquer nível desde os forames de saída do quarto ventrículo até as granulações da aracnoide. Hemorragia subaracnóidea, tanto traumática quanto por aneurisma intracraniano, é a causa mais frequente. Outras etiologias comuns incluem meningite purulenta, meningite granulomatosa e metástases disseminadas no LCS.

### Patologia

A patologia macroscópica demonstra dilatação ventricular generalizada. As cisternas da base e os sulcos da convexidade podem estar preenchidos por exsudatos agudos ou crônicos (**Fig. 34-34**), fibrose meníngea ou aderências da aracnoide relacionadas à siderose crônica.

### Aspectos clínicos

Assim como na HOI, a apresentação da HOE varia com o tempo de evolução e a gravidade do quadro. O sintoma mais comum é a cefaleia, seguida por sinais de aumento da pressão intracraniana como edema de papila, náusea, vômito e diplopia.

### Imagem

ACHADOS NA TC. O aspecto clássico da HOE na TC é de aumento simétrico e proporcional dos ventrículos laterais e do terceiro e quarto ventrículos. As cisternas da base são hiperdensas na hemorragia subaracnóidea aguda e podem se apresentar isointensas e apagadas nas meningites piogênicas e neoplásicas. A TC pós-contraste demonstra realce nos casos de HOE secundária à infecção ou à neoplasia.

ACHADOS NA RM. As mesmas sequências de imagem usadas na HOI aplicam-se para avaliação da HOE. Se a hidrocefalia for causada por hemorragia subaracnóidea ou meningite, o LCS tem aspecto "sujo" nas imagens ponderadas em T1 e hiperintenso na FLAIR. As imagens ponderadas em T1 pós-contraste podem demonstrar realce de sulcos e cisternas (**Fig. 34-35**).

Em contraste com a HOI, mais da metade dos casos de HOE não apresenta causa identificável para a obstrução nas sequências de pulso padrão de RM. Em tais casos, é importante tentar identificar sutis membranas que possam estar causando a obstrução extraventricular.

As cisternas liquóricas, os ventrículos e os forames de drenagem são mais bem demonstrados com sequências de pulso especiais como a 3D-CISS ("*3D constructive interference in the steady state*").

Usando-se a 3D-CISS de alta resolução, a obstrução por membranas finas pode ser demonstrada em cerca de

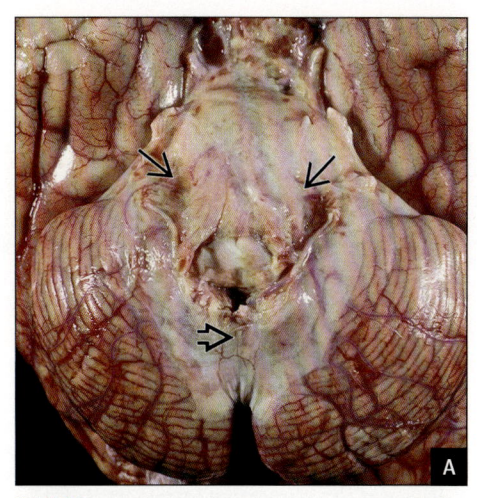

**34-34A** Meningite tuberculosa extensa com exsudato espesso nas cisternas basais ocluindo os forames de Magendie e Luschka.

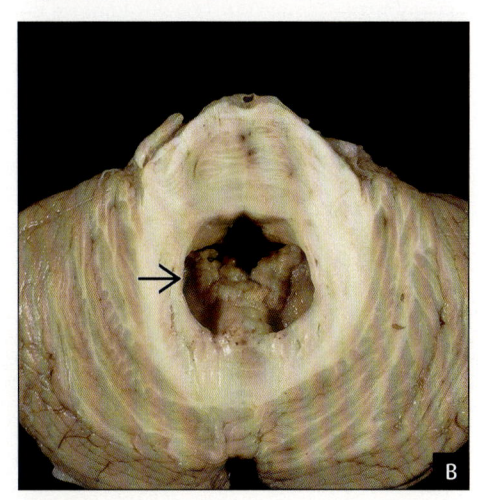

**34-34B** Corte no plano axial através do cerebelo demonstrando que o quarto ventrículo está marcadamente aumentado e arredondado ("balonado").

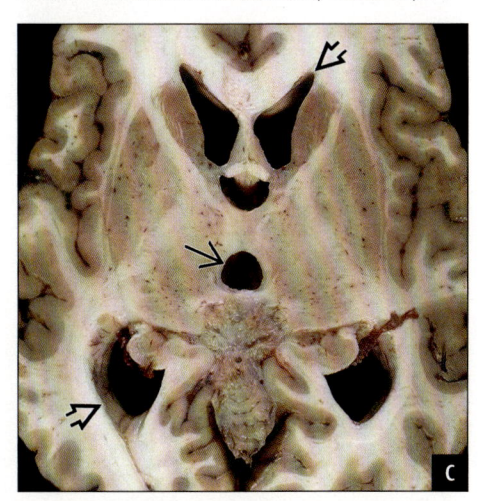

**34-34C** Aumento do terceiro ventrículo e de ambos os ventrículos laterais. Hidrocefalia "comunicante" extraventricular. (Cortesia de R. Hewlett, MD.)

20% dos pacientes com hidrocefalia sem causa definida. Mesmo se a membrana não for identificada diretamente, diferenças na intensidade de sinal do LCS proximal e distal ao local da membrana podem ser úteis na localização do ponto de obstrução.

## Diagnóstico diferencial

O principal diagnóstico diferencial da HOE é a **HOI**. Em alguns casos – mesmo com sequências especiais como a 3D-CISS – pode ser difícil, se não impossível, de localizar o nível da obstrução.

---

**HIDROCEFALIA OBSTRUTIVA**

**Hidrocefalia obstrutiva intraventricular**
- Também conhecida como hidrocefalia não comunicante
  - Obstrução nos/próxima dos forames do quarto ventrículo
- Congênita ou adquirida, aguda ou crônica
  - Membranas pós-inflamatórias/pós-hemorrágicas
  - Massa intraventricular obstrutiva

*(continua)*

---

*(continuação)*

- HOI aguda
  - Ventrículos proximais ao ponto de obstrução de aspecto balonado
  - Edema intersticial periventricular
  - Margens ventriculares "indefinidas"
  - "Halo" ± "projeções" de fluido ao redor dos ventrículos
  - Hiperintensidade em T2, não suprime sinal na FLAIR
- HOI compensada crônica
  - Ventrículos grandes
  - Sem fluido ou hiperintensidade periventricular
- Complicações da HOI
  - Síndrome de compressão do corpo caloso
  - Divertículo atrial

**Hidrocefalia obstrutiva extraventricular**
- Também conhecida como "hidrocefalia comunicante"
- Obstrução fora do sistema ventricular
  - Dos forames do quarto ventrículo às granulações da aracnoide
- Imagem
  - Mais de 50% não demonstram etiologia identificável
  - Utilização da CISS para procurar por membranas obstrutivas

---

**34-35A** FLAIR em um paciente com meningite criptocócica e piora do estado mental demonstrando o quarto ventrículo aumentado ➡ circundado por "projeções" hiperintensas de fluido intersticial ➡.

**34-35B** FLAIR no mesmo paciente demonstrando "capuz" de fluido intersticial hiperintenso circundando simetricamente os ventrículos laterais aumentados ➡. Os sulcos estão gravemente comprimidos e pouco definidos.

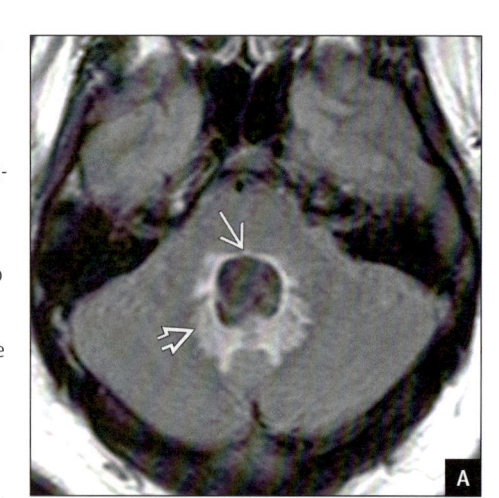

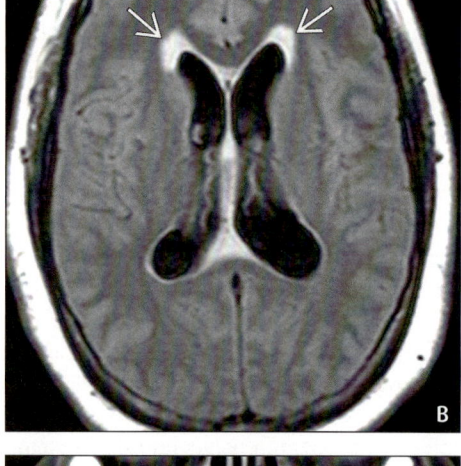

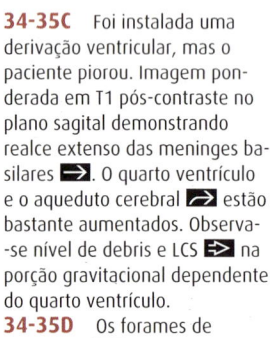

**34-35C** Foi instalada uma derivação ventricular, mas o paciente piorou. Imagem ponderada em T1 pós-contraste no plano sagital demonstrando realce extenso das meninges basilares ➡. O quarto ventrículo e o aqueduto cerebral ➡ estão bastante aumentados. Observa-se nível de debris e LCS ➡ na porção gravitacional dependente do quarto ventrículo.

**34-35D** Os forames de drenagem ➡ estão ocluídos por meningite grave. Imagens posteriores não demonstraram realce no ES.

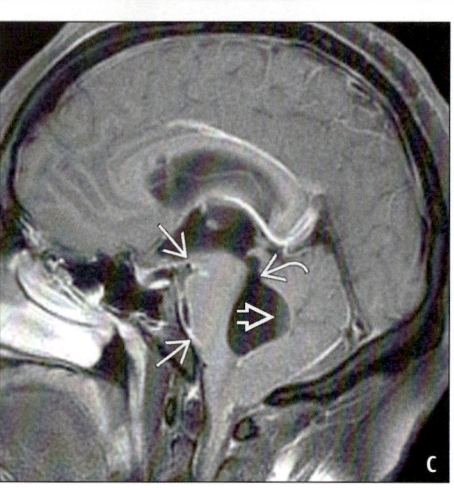

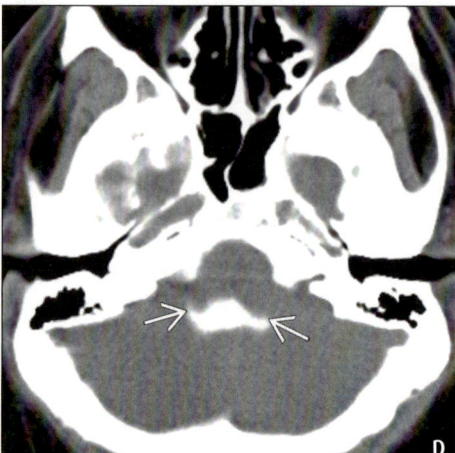

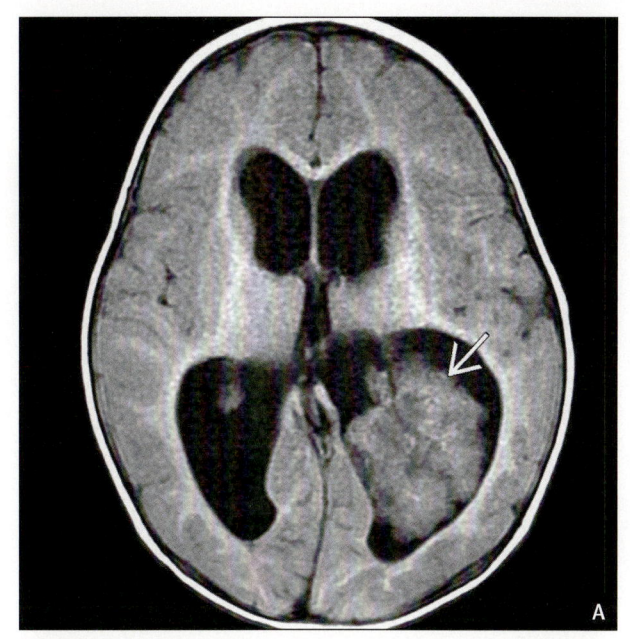

**34-36A** Imagem ponderada em T1 no plano axial em uma criança de 18 meses de idade com macrocrania demonstrando aumento simétrico do terceiro ventrículo e dos ventrículos laterais. Uma lesão expansiva de aspecto papilar ➡ é vista no átrio do ventrículo lateral esquerdo.

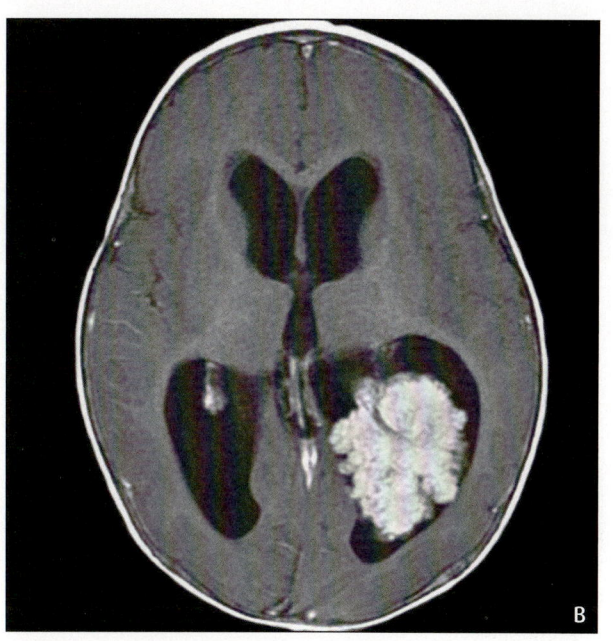

**34-36B** Imagem ponderada em T1 pós-contraste no mesmo paciente demonstrando que a lesão expansiva sofre intenso realce. Hidrocefalia por excesso de produção de LCS causada por um PPC.

## Hidrocefalia por excesso de produção

A hidrocefalia por excesso de produção é rara e resulta da formação excessiva de LCS. Aumento panventricular é o achado de imagem mais comum, porém não está sempre presente.

Os **papilomas do plexo coroide** (PPCs) são a causa mais comum de hidrocefalia por excesso de produção (**Fig. 34-36**). Eles respondem por 2 a 4% das neoplasias da infância e geralmente ocorrem em crianças com menos de 5 anos. Alguns PPCs produzem grandes quantidades de LCS, superando a capacidade absortiva das granulações da aracnoide e das outras estruturas de drenagem. **Carcinomas do plexo coroide** (CaPCs) também podem causar hidrocefalia por excesso de produção de LCS, mas apresentam apenas um décimo da frequência dos PPCs. Os achados de imagem tanto do PPC quanto do CaPC são delineados no Capítulo 18.

**Hiperplasia vilosa difusa do plexo coroide** (HDPC) é uma causa rara de hidrocefalia por excesso de produção. A produção de LCS na HDPC pode exceder três litros por dia. A HDPC apresenta características histológicas normais com mínimo ou nenhum pleomorfismo ou hipercromia.

Estudos de imagem na HDPC demonstram hidrocefalia grave com aumento maciço de todo o PC. O PC difusamente aumentado realça de modo intenso e costuma apresentar múltiplos cistos de vários tamanhos que não sofrem realce. A HDPC pode ser difícil de diferenciar dos raros PPCs bilaterais, que em geral causam aumento focal – e não difuso – do PC.

## Hidrocefalia de pressão normal

Não existem diretrizes com base em evidências tanto para o diagnóstico quanto para o tratamento da hidrocefalia de pressão normal. Nesta seção, a síndrome será rapidamente revisada, sendo resumido o espectro de achados de imagem que – em conjunto com a história e o exame neurológico – pode sugerir o diagnóstico.

### Terminologia

A hidrocefalia de pressão normal (HPN) foi inicialmente descrita por Hakim e Addams como "hidrocefalia sintomática oculta com pressão do LCS normal". A doença também tem sido chamada de síndrome idiopática de hidrocefalia adulta. A forma **primária** ou **idiopática** da **HPN** (HPNI) é diferenciada da HPN secundária, na qual existe um antecedente conhecido de hemorragia subaracnóidea, lesão traumática cerebral ou meningite.

### Etiologia

A HPN é caracterizada por ventriculomegalia com pressão do LCS normal e hemodinâmica do LCS alterada. A patogênese da doença é pouco entendida e controversa. Alguns investigadores propuseram que as propriedades viscoelásticas das paredes ventriculares e do parênquima cerebral sofrem efeito de "martelo d'àgua" com as pulsações liquóricas. Ondas "B" de alta pressão intermitente juntamente com complacência cerebral alterada do sistema venoso e do ES craniospinal são outras etiologias propostas. Fluxo sanguíneo cerebral regional reduzido e doença microvascular acelerada provavelmente contribuam para a degeneração parenquimatosa que costuma acompanhar a HPN.

## Patologia

Os ventrículos apresentam-se macroscopicamente aumentados. A SB periventricular com frequência se apresenta anormal, porém sem infartos francos. Agrupamentos neurofibrilares e outras alterações microscópicas encontradas na doença de Alzheimer são vistos em 20% dos casos.

## Aspectos clínicos

**EPIDEMIOLOGIA E DEMOGRAFIA.** A HPN responde por cerca de 5 a 6% de todas as demências. A incidência de HPN é estimada em 1 a 5 novos casos por 100.000 pessoas ao ano. Embora seja mais comum em pacientes acima de 60 anos, a HPN eventualmente pode ocorrer em crianças após hemorragia intraventricular ou meningite. Existe uma predominância moderada no sexo masculino.

A HPN pode ser classificada como "possível" ou "provável" com base na combinação de aspectos clínicos, estudos de imagem e resposta à punção lombar com drenagem de volumes maiores de LCS.

**APRESENTAÇÃO.** A natureza e a gravidade dos sintomas, tanto quanto do curso da doença, variam na HPN. Distúrbios da marcha com aumento do triângulo de sustentação são sintomas iniciais típicos. A tríade clássica de "Hakim" de demência, apraxia da marcha e incontinência urinária está presente na minoria dos pacientes e geralmente representa doença avançada. Embora distúrbios da marcha possam ser vistos na maior parte dos casos, nem todos os pacientes apresentam déficits cognitivos.

**HISTÓRIA NATURAL.** A história natural da HPN não foi bem caracterizada e o tempo de progressão não é uniforme. A maioria dos pacientes apresenta declínio cognitivo e motor progressivo.

**OPÇÕES DE TRATAMENTO.** Alguns pacientes inicialmente respondem de modo notável à derivação ventricular ("HPN com resposta à derivação"). A resposta favorável à derivação varia de 35 a 40% em pacientes com HPN "possível" a 65% naqueles diagnosticados com HPN "provável".

O desfecho a longo prazo é mais complicado. Embora a melhora da marcha seja comum, apenas um terço dos pacientes apresenta melhora contínua três anos após a de-

**34-37A** Imagem ponderada em T1 no plano sagital em um homem de 62 anos com demência e alterações leves da marcha demonstrando um ventrículo lateral aumentado ➡e sulcos de aspecto normal. Evidência de LCS hiperdinâmico pode ser vista pelos exagerados *flow voids* no quarto ventrículo ➡.

**34-37B** FLAIR axial no mesmo paciente demonstrando aumento simétrico dos ventrículos laterais e terceiro ventrículo com sulcos de aspecto normal ou reduzido. Observa-se o tênue "halo" periventricular ➡.

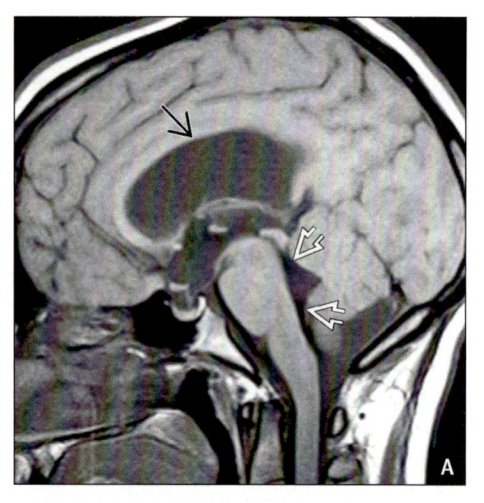

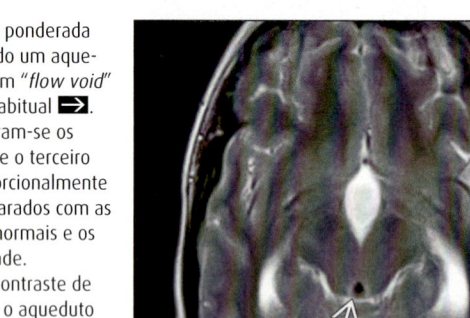

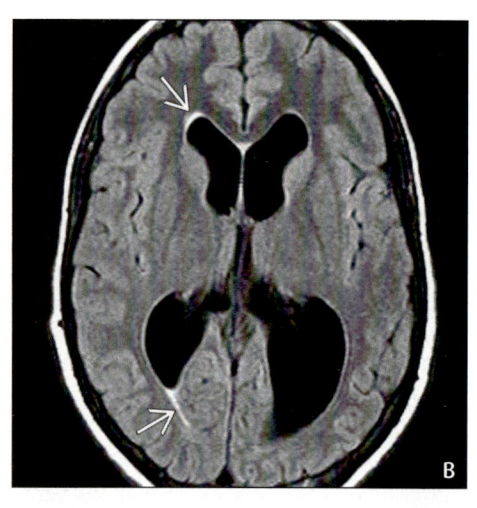

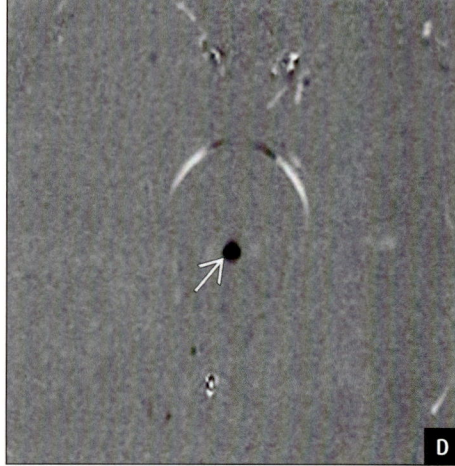

**34-37C** Imagem ponderada em T2 demonstrando um aqueduto aumentado com "*flow void*" proeminente não habitual ➡. Novamente, observam-se os ventrículos laterais e o terceiro ventrículo desproporcionalmente aumentados, comparados com as fissuras de Sylvius normais e os sulcos da convexidade.

**34-37D** RM 2D contraste de fase demonstrando o aqueduto aumentado com fluxo liquórico hiperdinâmico ➡. O diagnóstico de HPNI provável foi estabelecido, e o paciente foi submetido à derivação ventriculoperitoneal.

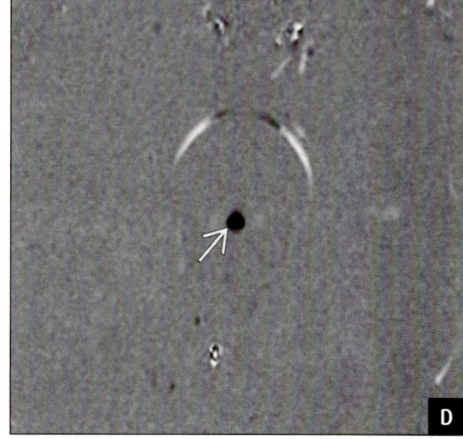

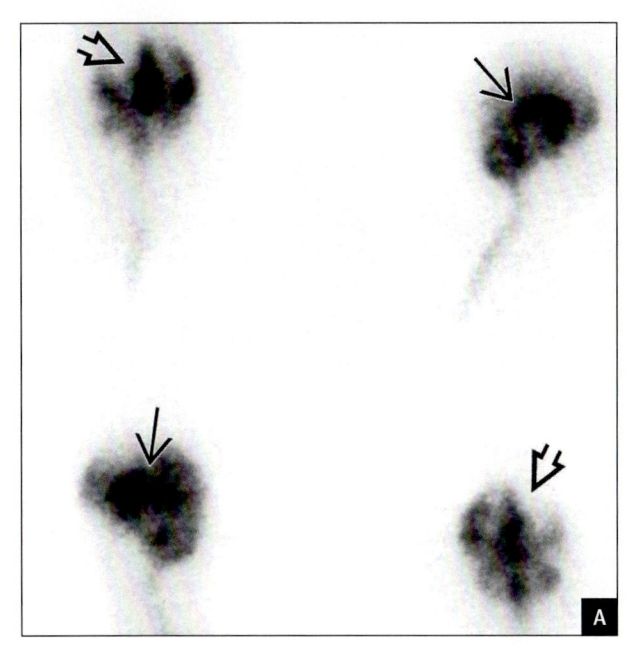

**34-38A** Neste paciente com HPN, a cisternografia multiplanar de 24 horas com In-111 DTPA mostra o radiofármaco nos ventrículos laterais ➔ e ausência de atividade sobre a convexidade ➤. (Cortesia de K. Morton, MD.)

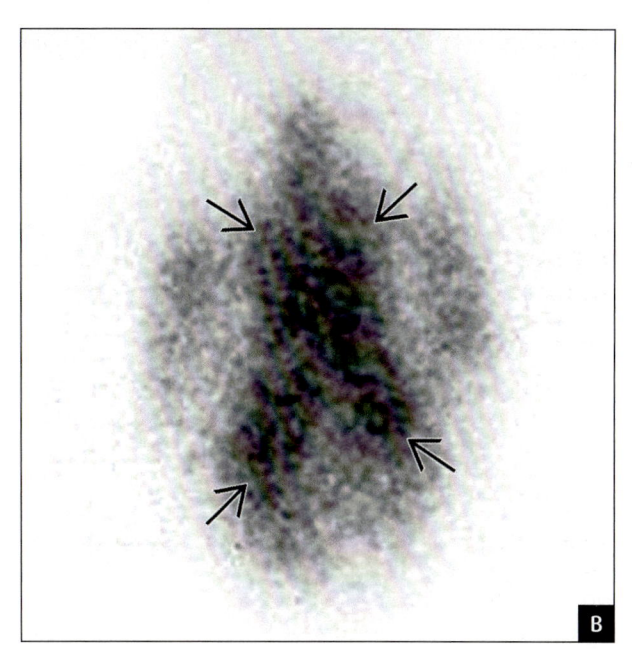

**34-38B** Visão do topo da cabeça do mesmo paciente também após 24 horas mostrando claramente atividade nos ventrículos laterais ➔, confirmando o diagnóstico de HPNI provável. (Cortesia de K. Morton, MD.)

rivação. Cognição e disfunção urinária são sintomas com menor resposta.

## Imagem

CARACTERÍSTICAS GERAIS. Os estudos de imagem em pacientes com suspeita de HPN são necessários, porém não fornecem todas as informações essenciais para se estabelecer o diagnóstico definitivo de HPN. O objetivo de identificar pacientes que terão melhor resposta após derivação ventriculoperitoneal parece interessante.

O aspecto de imagem mais característico da HPN é a presença de algum grau de ventriculomegalia (índice de Evans de pelo menos 0,3) que parece desproporcional ao aumento dos sulcos ("desproporção ventriculossulcal") (**Fig. 34-37**).

ACHADOS NA TC. A TC demonstra aumento dos ventrículos laterais com cornos frontais arredondados. O terceiro ventrículo está moderadamente aumentado, embora o quarto ventrículo possa parecer normal.

As cisternas da base e as fissuras de Sylvius podem ser algo proeminentes – em comparação com o grau de ventriculomegalia, o aumento de sulcos é leve. Hipodensidade periventricular é comum e com frequência representa a combinação do aumento de fluido intersticial com a rarefação da SB secundária à doença microvascular.

ACHADOS NA RM. Imagens ponderadas em T1 demonstram ventrículos aumentados. Um *flow void* proeminente e exagerado no aqueduto cerebral pode ser evidente. O CC costuma estar afilado. A maioria dos pacientes apresenta um moderado "halo" periventricular de alto sinal em T2/FLAIR (**Fig. 34-37B**).

A imagem do tensor da difusão (DTI, de *diffusion tensor imaging*) é um bom marcador para patologia da SB e demonstra anisotropia fracionada aumentada no braço posterior da cápsula interna.

Estudos de fluxo com contraste de fase 2D ou 3D podem demonstrar fluxo aumentado e volume médio aquedutal marcadamente elevado.

MEDICINA NUCLEAR. Atividade ventricular pronunciada na cisternografia de 24 horas com In-111 DTPA é considerada um bom indicador de HPN (**Fig. 34-38**). Tomografia por emissão de pósitrons (PET, de *positron emission tomography*) com fluordesoxiglicose (FDG) 18F demonstra metabolismo cerebral regional diminuído.

## Diagnóstico diferencial

A principal dificuldade em diagnosticar HPNI é fazer a distinção com outra doença neurodegenerativa. Mais de 75% dos pacientes com HPN apresentam outras doenças neurodegenerativas, mais comumente **doença de Alzheimer** e **demência vascular**. Na **atrofia relacionada à idade**, os ventrículos e o ES estão aumentados proporcionalmente.

## *Síndrome de hidrocefalia aguda com inapropriada baixa pressão liquórica*

A maioria dos pacientes com hidrocefalia obstrutiva aguda apresenta ventriculomegalia e aumento da pressão intracraniana (PIC). Entretanto, um pequeno grupo de

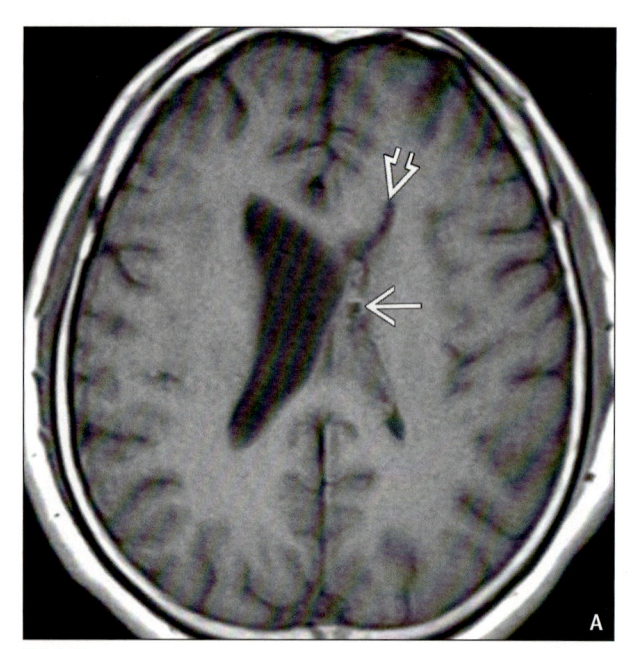

**34-39A** Imagem ponderada em T1 no plano axial em um paciente com derivação ventriculoperitoneal e cefaleia demonstrando o cateter ➡ no ventrículo lateral esquerdo colapsado, em fenda ➡. O ventrículo lateral direito está moderadamente aumentado; os sulcos têm aspecto normal.

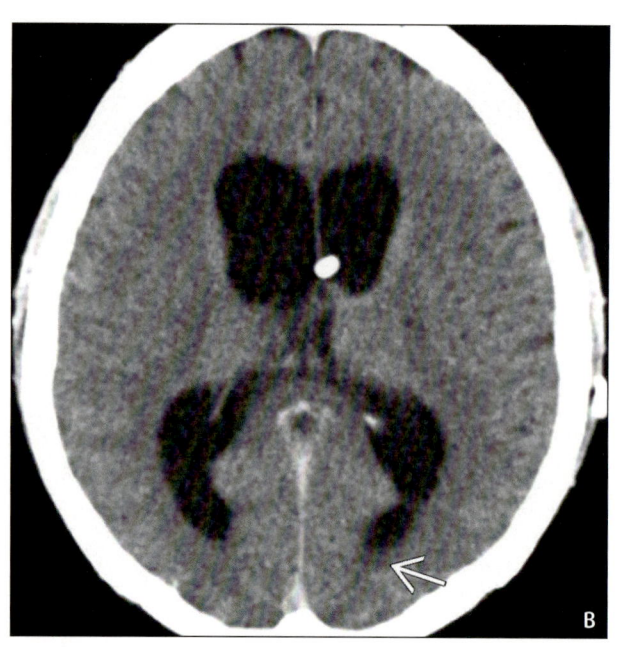

**34-39B** O cateter foi reposicionado e o paciente apresentou piora neurológica aguda após 10 dias. A TC demonstra ventrículos "balonados", edema periventricular ➡ e sulcos reduzidos. A DVE demonstrou pressão liquórica inapropriadamente baixa, consistente com SILPAH.

pacientes com hidrocefalia obstrutiva apresenta ventriculomegalia com PIC inadequadamente *baixa*.

## Terminologia

A síndrome de hidrocefalia aguda com inapropriada baixa pressão liquórica (SILPAH) algumas vezes é chamada de "hidrocefalia de pressão negativa". Como a pressão de abertura nem sempre é "negativa", os termos SILPAH ou "hidrocefalia de pressão muito baixa" são mais adequados.

## Etiologia

Anteriormente acreditava-se que a SILPAH ocorresse somente nos pacientes com derivação ventriculoperitoneal prévia. Hoje sabe-se que a SILPAH ocorre também em outros pacientes. O fator comum é o isolamento do sistema ventricular do ES com perda (ou drenagem) de LCS, resultando em turgor cerebral e PIC reduzidos. A produção de LCS contínua expande os ventrículos.

## Aspectos clínicos

A SILPAH é incomum e – por sua natureza enigmática e contraintuitiva – com frequência não é reconhecida.

Os pacientes com SILPAH se apresentam com deterioração neurológica progressiva, ventriculomegalia *aguda* progressiva e PIC inapropriadamente baixa quando um cateter de derivação ventricular externa (DVE) é instalado (**Fig. 34-39**). A SILPAH afeta pacientes de todas as faixas etárias; 20% deles são crianças.

Os pacientes com derivação ventricular e SILPAH normalmente apresentam pressão de abertura inferior a 0 mmH$_2$O. Os pacientes sem derivação costumam apresentar pressões muito abaixo do esperado as quais rapidamente se tornam ainda mais baixas. Em ambos os cenários, a PIC é baixa demais para permitir a drenagem pelos mecanismos de DVE normais.

Tratamentos com bandas tensoras ao redor do pescoço e por redução da DVE para níveis negativos em geral resultam em melhora clínica e resolução da ventriculomegalia. O reestabelecimento da comunicação entre o sistema ventricular e o ES pode ser necessário para corrigir a dinâmica da PIC.

## Imagem

Os achados de imagem são idênticos aos da hidrocefalia obstrutiva aguda grave. Aumento quadriventricular, halos de edema intersticial periventricular e pequenos – algumas vezes não aparentes – ESs estão presentes.

## Diagnóstico diferencial

O principal diagnóstico diferencial da SILPAH é a síndrome muito mais comum de **hidrocefalia obstrutiva aguda** com aumento da PIC. Os achados de imagem são idênticos, portanto o diagnóstico definitivo é estabelecido apenas quando a DVE demonstra PIC inesperadamente baixa.

A SILPAH deve ser diferenciada da **hipotensão intracraniana idiopática**, uma doença também caracterizada por baixa PIC (ver a seguir). A hipotensão intracraniana é caracterizada por deslocamento caudal das estruturas centrais do cérebro e do mesencéfalo, migração caudal tonsilar e espessamento/realce dural.

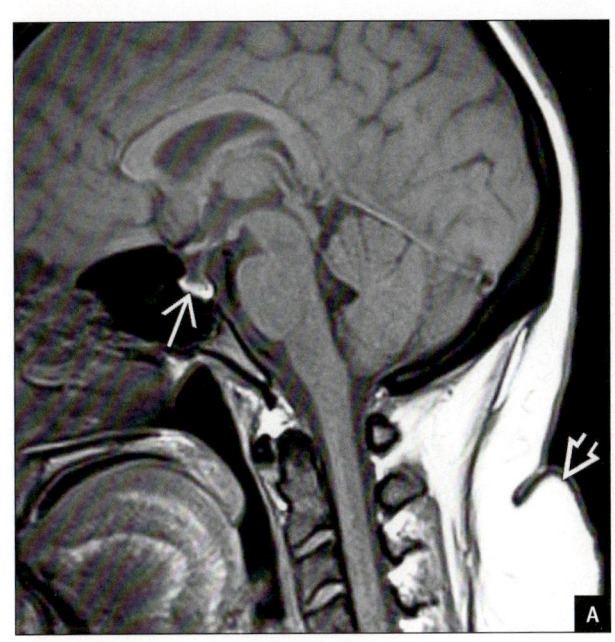

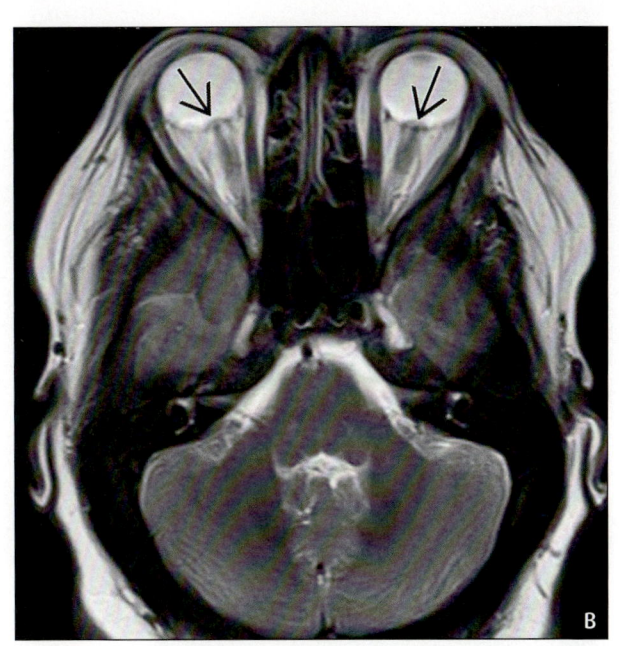

**34-40A** Imagem ponderada em T1 no plano sagital em uma mulher obesa de 33 anos demonstrando quantidade excessiva de gordura ⇒ e sela túrcica parcialmente vazia →.

**34-40B** Imagem ponderada em T2 na mesma paciente demonstrando achatamento posterior dos globos oculares com protrusão intraocular das cabeças dos nervos ópticos →. A pressão de abertura na punção lombar foi de 440 mmH$_2$O, compatível com HII moderadamente grave.

**Hipovolemia liquórica crítica pós-craniotomia** pode causar hipotensão cerebral marcada com migração inferior notável das estruturas intracranianas. Tanto na hipotensão intracraniana idiopática quanto na hipovolemia de LCS pós-craniotomia, os ventrículos normalmente são pequenos, e não aumentados.

---

**OUTRAS HIDROCEFALIAS**

**Hidrocefalia por excesso de produção**
- Rara
- Resulta de excesso de produção de LCS
  - Tumor de plexo coroide >> hiperplasia
- Imagem demonstra aumento panventricular

**Hidrocefalia de pressão normal**
- Ventriculomegalia com pressão liquórica normal, dinâmica de fluidos alterada
- Responde por ≈ 5% das demências
- Demência, ataxia de marcha, incontinência (minoria)
- Diagnóstico por imagem é difícil
  - Aumento desproporcional dos ventrículos em relação aos sulcos
  - RM pode mostrar *flow void* aquedutal exagerado e *stroke volume* aumentado
  - Cisternografia com In-111 DTPA: radiofármaco intraventricular após 24 horas

**Síndrome de hidrocefalia aguda com inapropriada baixa pressão liquórica**
- Deterioração neurológica progressiva

*(continua)*

---

*(continuação)*
  - Hidrocefalia obstrutiva aguda progressiva
  - Pressão de abertura liquórica pode ser muito baixa ou negativa
- Imagem
  - Semelhante à hidrocefalia obstrutiva aguda com ↑ PIC
  - Aumento quadriventricular
  - Sulcos pequenos/pouco aparentes são comuns
- Diagnóstico diferencial
  - Hidrocefalia obstrutiva aguda com ↑ PIC
  - Hipotensão intracraniana idiopática
  - Hipovolemia liquórica crítica pós-craniotomia

---

## *Hipertensão intracraniana idiopática*

### Terminologia

A hipertensão intracraniana idiopática (HII) também é conhecida como **hipertensão intracraniana benigna** e **pseudotumor cerebral**.

### Etiologia e patologia

A HII caracteriza-se por PIC aumentada sem uma causa identificável entre várias entidades, que incluem hidrocefalia, lesão expansiva, anormalidades liquóricas ou trombose de seio venoso dural.

### Aspectos clínicos

**EPIDEMIOLOGIA E DEMOGRAFIA.** A HII é rara. Classicamente, a doença apresenta-se em mulheres acima do peso que estão entre os 20 a 45 anos.

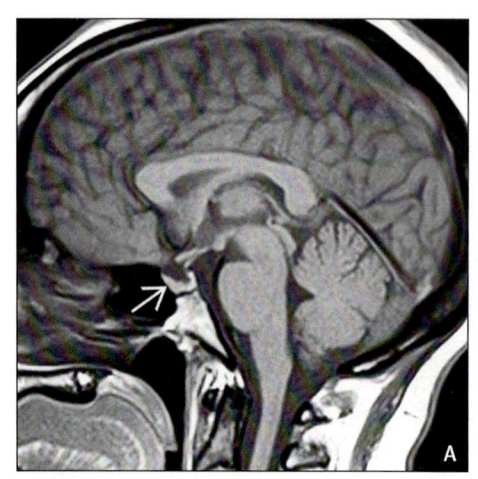

**34-41A** Imagem ponderada em T1 no plano sagital junto à linha média em uma mulher grávida com cefaleia importante, alterações visuais e edema de papila demonstrando sela parcialmente vazia ➡.

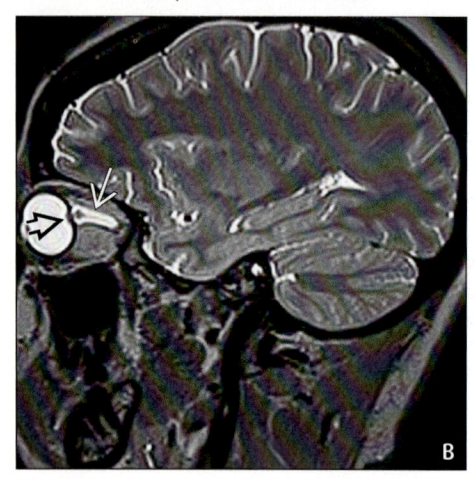

**34-41B** Imagem ponderada em T2 no plano sagital com saturação de gordura através do globo ocular demonstrando aumento marcado das bainhas dos nervos ópticos e compressão dos nervos ópticos ➡. A cabeça do nervo óptico protrui para o interior do globo ocular ➡.

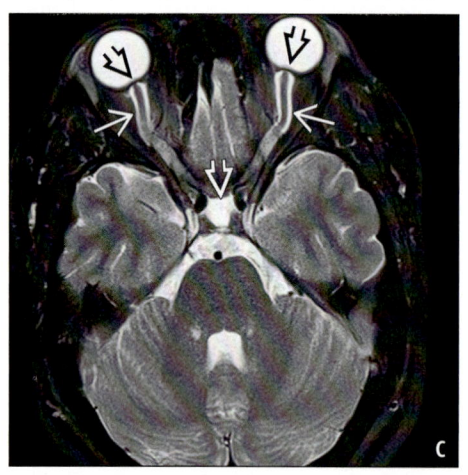

**34-41C** Imagem ponderada em T2 mostrando sela túrcica vazia ➡, bainhas dos nervos ópticos dilatadas ➡ e protrusão da cabeça dos nervos ópticos ➡. Hipertensão intracraniana.

**APRESENTAÇÃO.** A cefaleia é o sintoma mais comum (90 a 95%), seguida por zumbido e distúrbios visuais. Edema de papila é o sinal mais comum no exame neurológico.

**HISTÓRIA NATURAL.** A HII pode causar distúrbio visual progressivo e até mesmo cegueira.

**OPÇÕES DE TRATAMENTO.** O tratamento ótimo para a HII é controverso. Diuréticos e dieta são efetivos em muitos pacientes, mas a recidiva é alta (25 a 30%).

Tratamento com *stent* nos pacientes que apresentam estenose do seio transverso com diferença de pressão significativa ao longo da lesão tem apresentado sucesso na melhora dos sintomas e na redução do edema de papila (**Figs. 34-42D** e **34-42E**). Punção lombar com drenagem de maiores volumes de LCS e fenestração da bainha do nervo óptico são opções de tratamento em pacientes com HII grave.

### Imagem

A neuroimagem é utilizada para (1) excluir causas identificáveis de aumento da PIC (p. ex., neoplasia ou hidrocefalia obstrutiva) e (2) identificar os achados associados com HII.

Os achados de imagem mais significativos de HII incluem **achatamento da porção posterior dos globos oculares**, **protrusão intraocular dos nervos ópticos**, **sela parcialmente vazia** e **estenose de seio venoso** (**Fig. 34-42**). A presença de um ou a combinação desses sinais aumenta significativamente as chances de HII, e a ausência deles não exclui o diagnóstico. O diagnóstico definitivo de HII é estabelecido por punção lombar, que demonstra PIC aumentada (maior que 200 mmH$_2$O) com LCS normal.

**Achados na RM.** Imagens no plano sagital demonstram a sela túrcica parcialmente vazia (**Fig. 34-40**). Observa-se que a glândula hipófise ocupa menos de 50% da fossa hipofisária e tem superfície superior de aspecto côncavo. O globo ocupar parece achatado ou côncavo no aspecto posterior, sendo evidenciada protrusão intraocular do nervo óptico (**Fig. 34-41**). A prevalência de outros achados, como ventrículos reduzidos ou em fenda, ESs reduzidos (sulcos e cisternas pequenos), tonsilas deslocadas inferiormente e bainhas dos nervos ópticos dilatadas/tortuosas, não difere significativamente da prevalência nos controles normais.

**Angiotomografia/angiorressonância venosa.** A angiorressonância magnética venosa demonstra estenose do seio transverso e *flow gaps*. Há controvérsias quanto a isso ser causa ou consequência da PIC aumentada. A angiotomografia venosa é útil para diferenciar um segmento hipoplásico de seio venoso de um segmento trombosado.

### Diagnóstico diferencial

O diagnóstico diferencial mais importante em pacientes com suspeita de HII é **hipertensão intracraniana secundária** (p. ex., aumento da PIC com causa identificável). Embora a dilatação da bainha dos nervos ópticos ("hi-

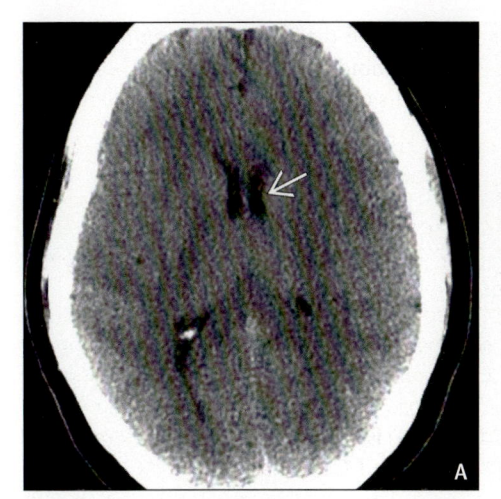

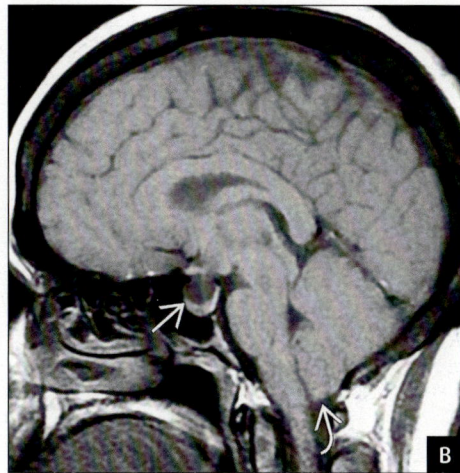

Hidrocefalia e doenças do líquido cerebrospinal **1039**

**34-42A** TC no plano axial em uma mulher de 29 anos com cefaleia grave intratável demonstrando ventrículos laterais reduzidos ➡ e sulcos quase inaparentes sobre os hemisférios cerebrais.
**34-42B** Imagem ponderada em T1 da mesma paciente demonstrando sela túrcica parcialmente vazia ➡ e migração tonsilar leve ➡ sem ingurgitamento dural ou deformidade do mesencéfalo.

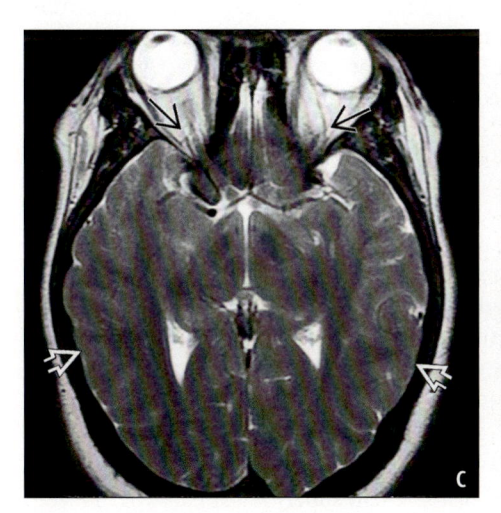

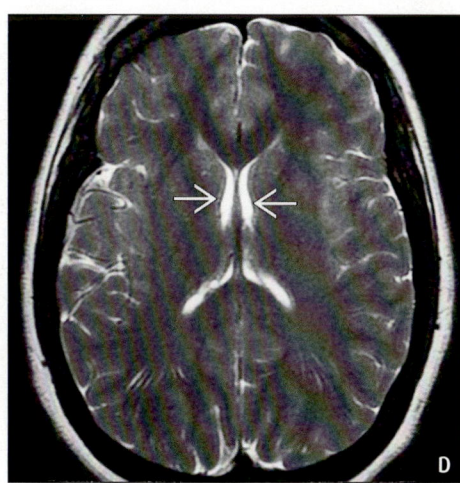

**34-42C** Imagem ponderada em T2 demonstrando dilatação sutil das bainhas dos nervos ópticos ➡ e relativa redução dos sulcos corticais sobre a superfície cortical ➡. Os globos oculares têm aspecto normal.
**34-42D** Imagem ponderada em T2 mais cranial mostrando que ambos os ventrículos laterais têm aspecto reduzido ➡.

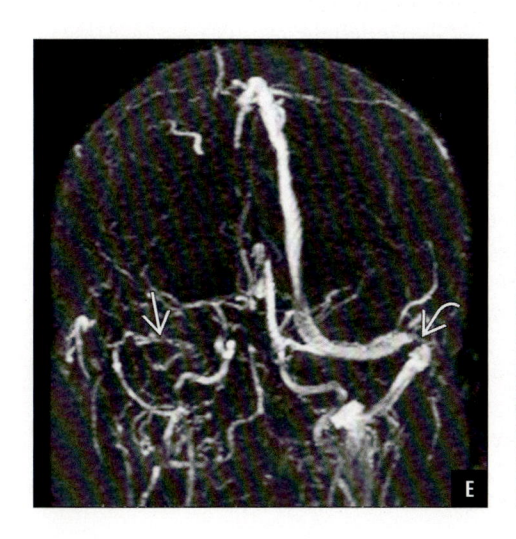

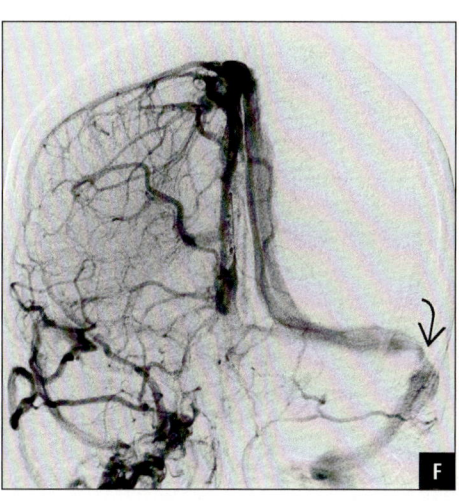

**34-42E** Angiorressonância magnética venosa mostrando seio transverso direito hipoplásico ➡ e seio transverso esquerdo dominante com aparente estenose de alto grau ➡.
**34-42F** Angiografia com subtração digital (ASD) anteroposterior confirmando estenose do seio transverso esquerdo ➡. O gradiente de pressão através da estenose é de 10 mmHg. Foi colocado um *stent* no ponto de estenose com resolução da cefaleia da paciente. Estenose de seio venoso ou aderência causando hipertensão intracraniana é uma causa rara, mas potencialmente remediável de HII.

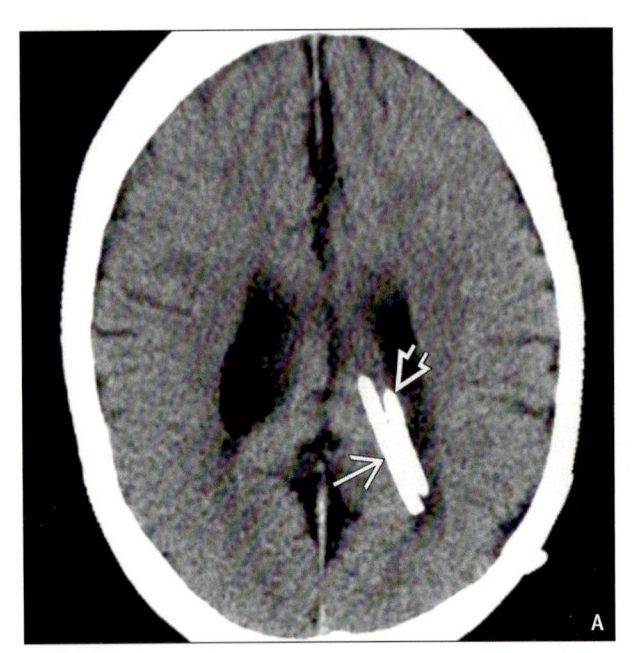

**34-43A** TC em um paciente com múltiplas revisões de derivação ventricular demonstrando um cateter abandonado ➡ e um segundo cateter "ativo" ⇨ no ventrículo lateral esquerdo. Ambos os ventrículos estavam moderadamente aumentados em relação aos estudos prévios (não mostrados).

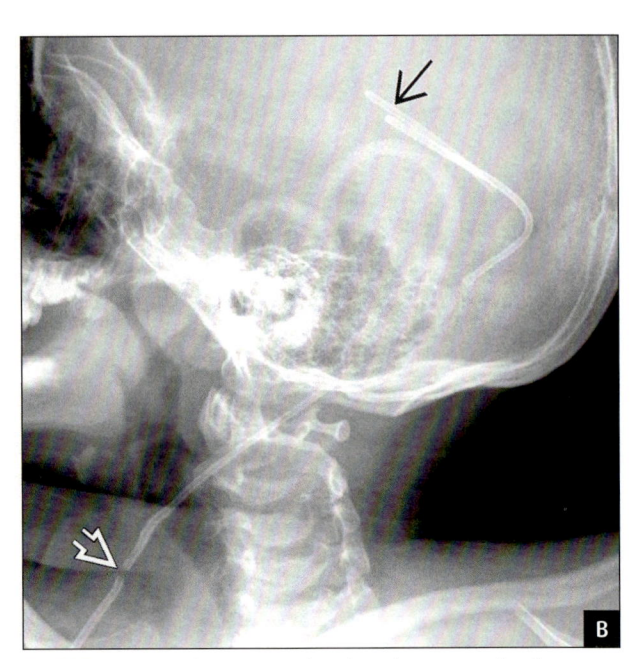

**34-43B** Imagem de uma série de radiografias mostrando o fragmento do cateter abandonado ➡. O segmento cervical do cateter "ativo" está fraturado ⇨. (Cortesia de S. Blaser, MD.)

dropsia") e o achatamento posterior dos globos oculares indiquem aumento da PIC, eles podem ser vistos tanto na HII quando na hipertensão intracraniana secundária. A ventriculomegalia é mais comum na hipertensão intracraniana secundária, enquanto os ventrículos costumam ser normais ou pequenos na HII.

**Trombose de seio venoso dural** (TSD) é outra consideração importante. A T2* (GRE, SWI) demonstra trombo com artefato de susceptibilidade magnética no seio venoso afetado. A angiorressonância magnética ou a angiotomografia venosa pode demonstrar o coágulo.

### Derivações liquóricas e complicações

Embora a terceiroventriculostomia endoscópica esteja ganhando aceitação, o tratamento-padrão para todos os tipos de hidrocefalia permanece a instalação de uma derivação ventricular.

A instalação de uma derivação ventricular é um dos procedimentos neurocirúrgicos mais comuns. Múltiplas cirurgias são regra, e não exceção; cerca de 50% das derivações ventriculares em crianças falham nos primeiros dois anos, e a vasta maioria falha em até 10 anos após a instalação.

Os custos e a morbidade ao longo da vida associados com a instalação do *shunt* para tratar hidrocefalia da infância e do adulto são substanciais. Mais da metade de todos os pacientes pediátricos e adultos necessita de revisão da derivação. Cerca de 55% das crianças são submetidas a quatro ou mais revisões, e cerca de 10% apresentam três ou mais infecções da derivação. Os custos relacionados diretamente ao tratamento para pacientes de todas as idades com hidrocefalia excedem US$ 1 bilhão por ano apenas nos Estados Unidos.

A imagem tem um papel essencial na avaliação de pacientes com derivações liquóricas. A falha da derivação pode resultar tanto em aumento quanto em colapso dos ventrículos. A manifestação de imagem mais comum da falha da derivação é o aumento dos ventrículos. A TC em geral é o método de escolha para a avaliação dos pacientes com cateteres intracranianos. Modalidades alternativas incluem ultrassonografia transfontanelar e técnicas novas rápidas de RM, como sequências *fast steady-state gradient-recalled-echo* (SS-GRE).

Nesta seção serão resumidas algumas das causas mais comuns de falha de funcionamento das derivações ventriculares.

### Falha mecânica

Falhas mecânicas representam cerca de 75% dos problemas relacionados à derivação ventricular. Desconexão ou fratura do sistema respondem pelos outros 15% ou menos (**Fig. 34-43**).

A maioria das derivações ventriculoperitoneais apresenta vários componentes. Os sistemas usados com mais frequência consistem em três peças: (1) cateter ventricular conectado a uma (2) válvula e (3) cateter distal peritoneal. A descontinuidade da derivação ventricular pode ocorrer em qualquer local do trajeto, porém a desconexão é mais comum na junção dos vários componentes.

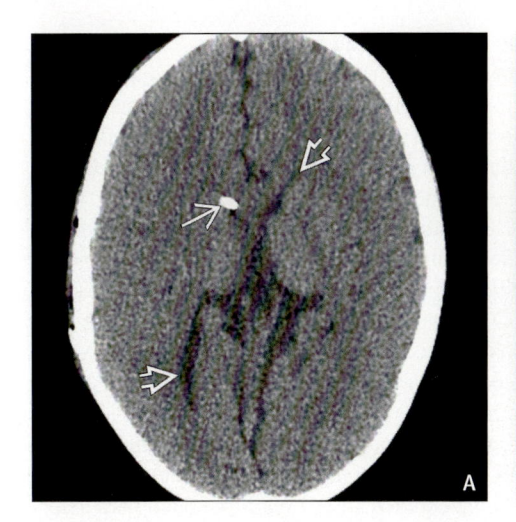

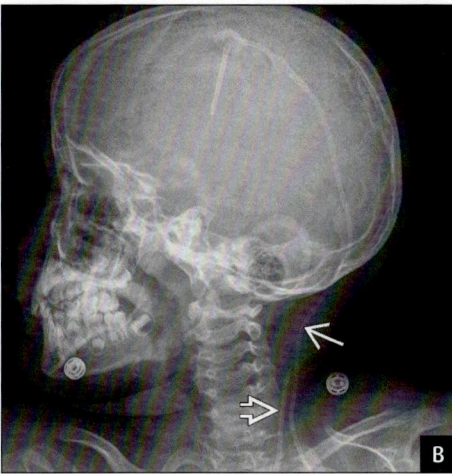

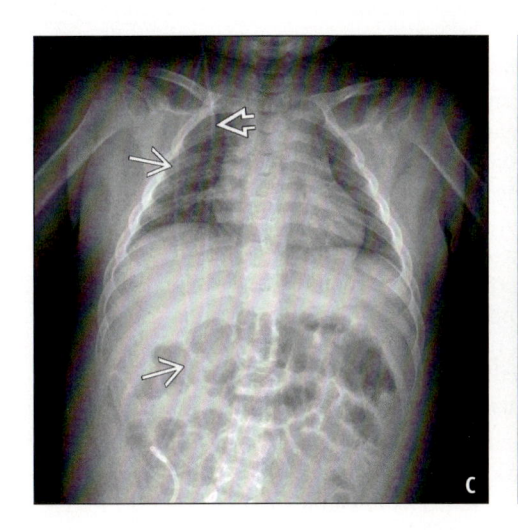

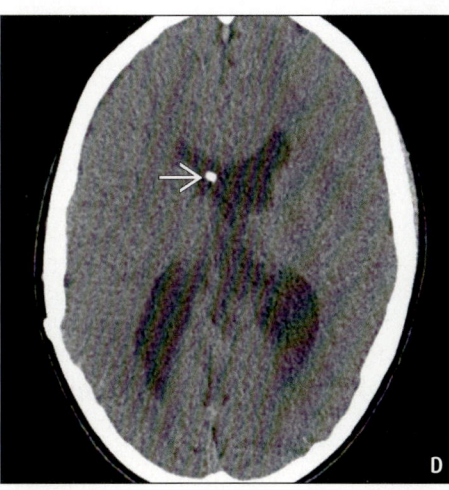

**34-44A** TC em uma criança com hidrocefalia e derivação ventricular demonstrando o cateter ➡ e os ventrículos laterais em fenda ⇨. Apesar do mal funcionamento da derivação, o paciente estava assintomático.

**34-44B** Radiografia do crânio obtida no mesmo momento demonstrando continuidade do sistema de drenagem ativo ➡. Um fragmento de derivação abandonado no pescoço pode ser evidenciado ⇨.

**34-44C** Radiografia de tórax obtida como parte da série de radiografias confirmando a continuidade do cateter de derivação ativo ➡ e demonstrando o aspecto distal do fragmento da derivação abandonada ⇨.

**34-44D** Vários anos depois, a criança desenvolveu cefaleia intensa. A TC demonstra que o cateter ventricular ➡ não mudou de posição. Entretanto, os ventrículos laterais agora têm aspecto moderadamente aumentado se comparados ao exame prévio.

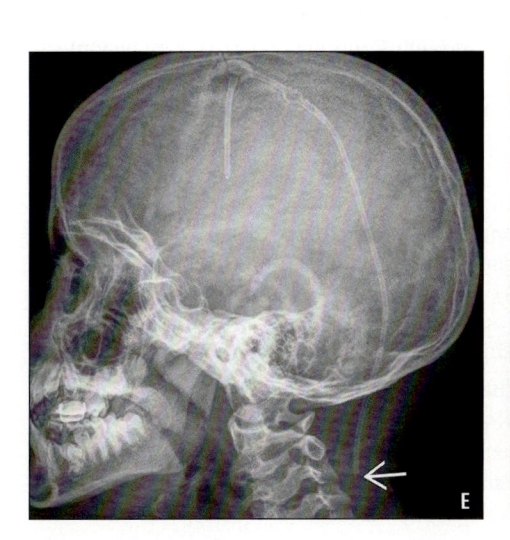

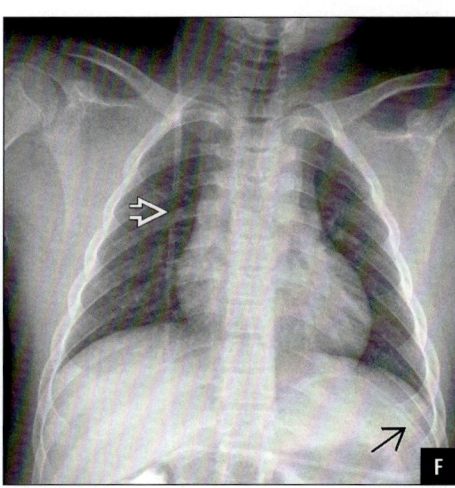

**34-44E** Em comparação com a radiografia do crânio da série anterior (Fig. 34-44B), no momento o cateter do sistema ativo termina abruptamente no pescoço ➡.

**34-44F** A radiografia de tórax demonstra uma segunda descontinuidade no cateter ⇨. O segmento distal está enrolado no quadrante superior esquerdo ➡, uma posição inadequada. (Cortesia de K. Moore, MD.)

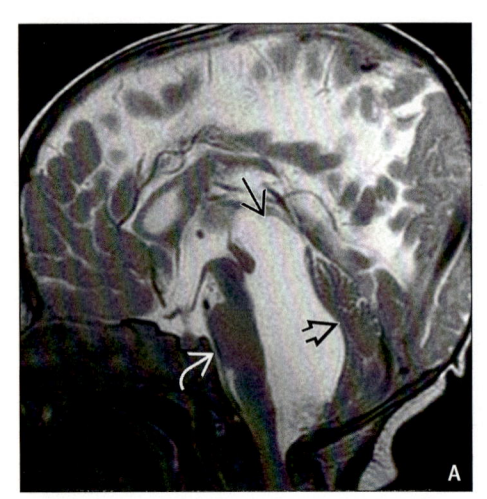

**34-45A** Imagem ponderada em T2 após instalação de derivação demonstrando um grande quarto ventrículo "isolado" ➡ achatando a ponte contra o clivo ➡, comprimindo o verme ➡.

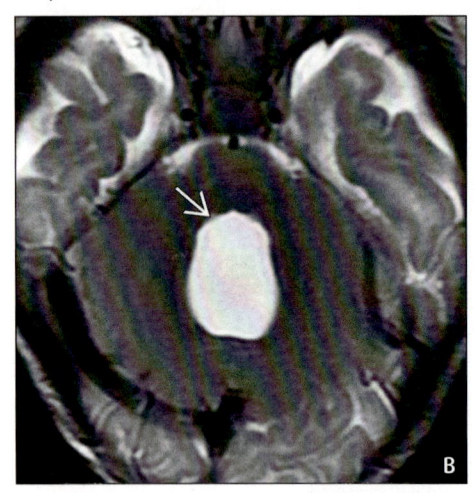

**34-45B** Imagem ponderada em T2 no plano axial demonstrando que o quarto ventrículo aumentado e encarcerado ➡ perdeu o aspecto normal de "feijão" que apresenta em cada lateral.

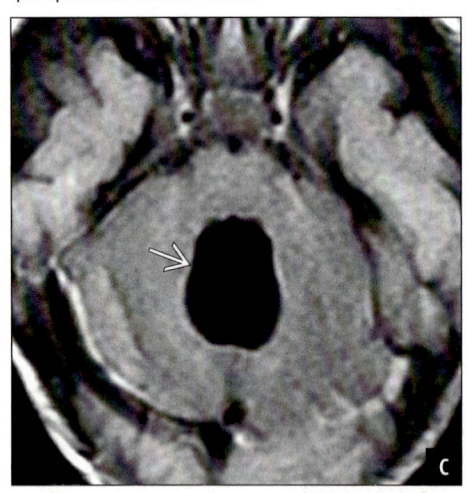

**34-45C** FLAIR não demonstrando evidências de fluido intersticial periventricular ao redor do quarto ventrículo encarcerado ➡. (Cortesia de K. Moore, MD.)

A modalidade de imagem utilizada com mais frequência para avaliar falha mecânica é uma série de radiografias. Embora algumas evidências sugiram que apenas um pequeno número (menos de 1%) das radiografias ajude na tomada de decisão cirúrgica, tais exames ainda costumam ser solicitados.

A série de radiografias-padrão é composta por radiografias de crânio (duas incidências), pescoço, tórax e abdome/pelve para acompanhar o trajeto e a integridade do cateter. O diagnóstico acurado das fraturas e das desconexões do mecanismo é complicado por três fatores: (1) ampla variedade de mecanismos utilizados, (2) acúmulo de fragmentos residuais de cateteres "abandonados" nos pacientes com múltiplas revisões e (3) segmentos do mecanismo não radiopacos. Uma comparação cuidadosa do estudo atual com estudos anteriores é essencial para determinar a integridade do sistema "ativo".

### Falhas de válvulas programáveis

Atualmente, muitos neurocirurgiões utilizam uma válvula programável em vez de uma válvula de pressão fixa para o tratamento da hidrocefalia. Tais dispositivos permitem ajuste não invasivo das configurações de pressão da válvula (em mais de 50% dos casos, a pressão de abertura de uma válvula necessita de ajuste, algumas vezes após meses ou mesmo anos).

Imagem costuma ser realizada para avaliar as configurações da válvula. Leitores interessados devem consultar o trabalho abrangente sobre o aspecto radiográfico das válvulas produzido por Lollis e colaboradores.

### Síndrome do ventrículo em fenda

Alguns pacientes com derivação liquórica exibem sinais clínicos de disfunção da derivação sem evidência de aumento ventricular, condição conhecida como síndrome do ventrículo em fenda (SVF) (**Fig. 34-44**).

A etiologia da SVF é controversa. Alguns pacientes apresentam paredes ventriculares alteradas com complacência diminuída e tolerância reduzida para flutuações normais na PIC. Outros podem apresentar baixa pressão com ventrículos colapsados secundários à drenagem excessiva ou à fístula liquórica. Obstrução intermitente ou parcial pode ser um fator contribuinte.

A comparação com exames de imagem prévios é essencial. A TC demonstra um ou ambos os ventrículos laterais pequenos ou em fenda. Estudos funcionais demonstram que a derivação ventricular pode ser preenchida lentamente por LCS, embora ainda esteja funcionando, mesmo que o fluxo com frequência esteja reduzido.

### Outras complicações

Derivação liquórica em hidrocefalia de longa data com drenagem liquórica excessiva pode aumentar o risco de hematoma subdural. Alterações cicatriciais intraventriculares e aderências podem bloquear o fluxo de LCS de um compartimento para outro, produzindo **encarceramen-**

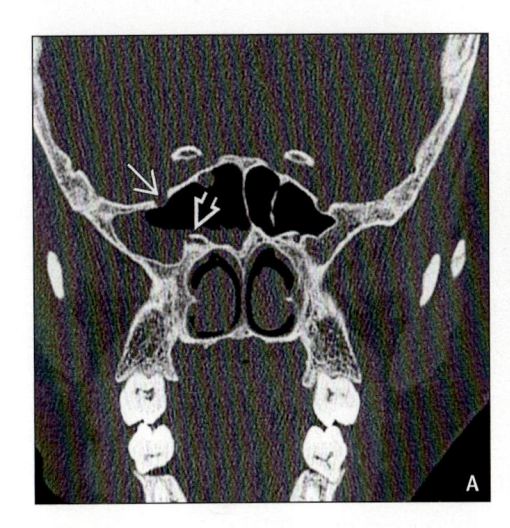

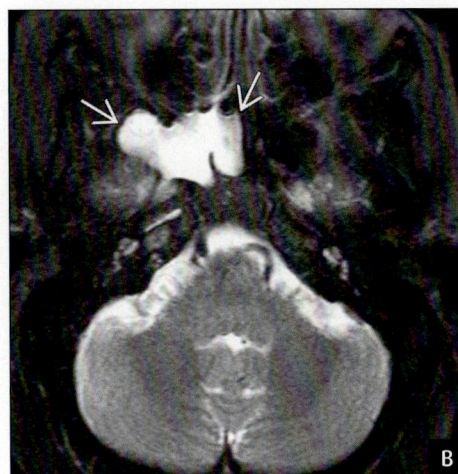

Hidrocefalia e doenças do líquido cerebrospinal

**34-46A** TC óssea em um paciente com fístula liquórica espontânea demonstrando um defeito no osso esfenoide direito ➡ e nível líquido no seio esfenoide direito ➡.
**34-46B** Imagem ponderada em T2 com saturação de gordura no mesmo paciente demonstrando preenchimento do seio esfenoide direito por líquido ➡. O seio esfenoide esquerdo normalmente está aerado. A cisternografia com In-111 DTPA (não mostrada) apresentou atividade no nariz e no seio esfenoide, confirmando fístula liquórica. (Cortesia de H. R. Harnsberger, MD.)

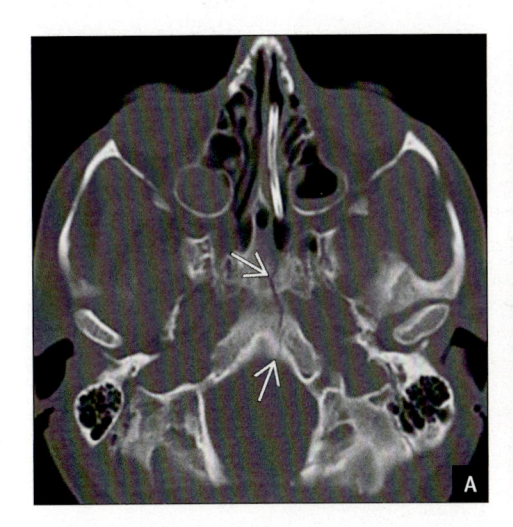

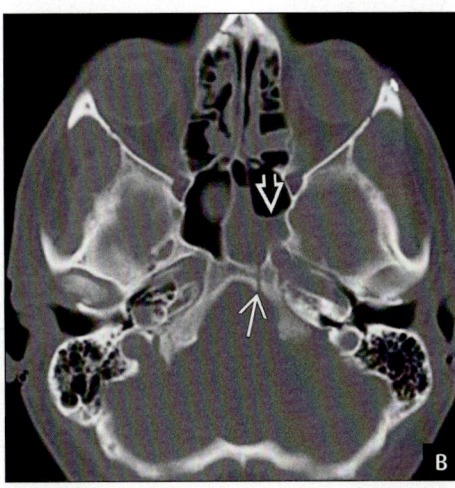

**34-47A** TC óssea no plano axial em um paciente com rinorreia liquórica à esquerda após trauma craniano grave demonstrando uma fratura linear que se estende através do clivo ➡.
**34-47B** Imagem em topografia mais cranial no mesmo paciente demonstrando que a fratura ➡ se estende para o interior do seio esfenoide. Observa-se nível líquido ➡ consistente com fístula liquórica. (Cortesia de H. R. Harnsberger, MD.)

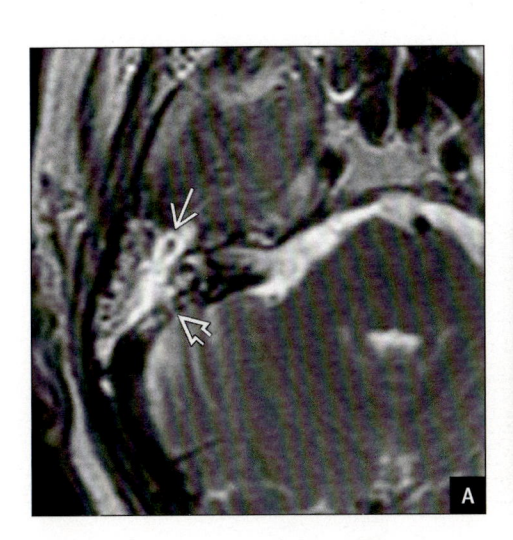

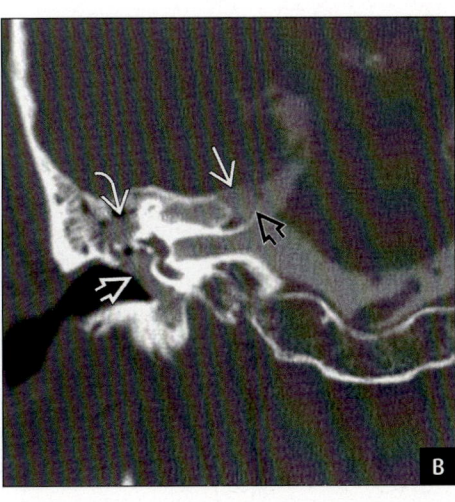

**34-48A** Imagem ponderada em T2 no plano axial de um paciente com cefaleia grave e meningite recorrente demonstrando preenchimento por líquido da mastoide direita ➡, além de defeito no osso temporal ➡.
**34-48B** Cisternografia por TC no plano coronal no mesmo paciente demonstrando contraste na cisterna do ângulo pontocerebelar acessando a porção petrosa do osso temporal ➡ por meio de um defeito causado por uma granulação da aracnoide gigante ➡, com presença de contraste na mastoide ➡ e na orelha média ➡. (Cortesia de H. R. Harnsberger, MD.)

to de um ventrículo (isolado) (Fig. 34-45). A produção continuada de LCS pode resultar em aumento maciço do ventrículo aumentado. A infecção é uma complicação relativamente incomum, porém pode resultar em meningite, ventriculite e pioencéfalo.

As complicações abdominais das derivações ventriculoperitoneais incluem coleções liquóricas loculadas ("pseudocistos"), ascite e perfurações intestinais. Obstrução distal da derivação pode ser causa de falha mecânica e hidrocefalia.

## Fístulas liquóricas e sequelas

### Fístulas liquóricas

Terminologia

A presença de LCS em qualquer local fora do ES do cérebro e da medula é anormal. As fístulas liquóricas são nomeadas pela localização, por exemplo, rinorreia liquórica (nasofaringe), otorreia liquórica (osso temporal).

### Etiologia

As fístulas liquóricas podem ser congênitas ou adquiridas. As fístulas congênitas podem ocorrer com cefalocele, canal craniofaríngeo persistente e defeito da lâmina cribriforme.

As fístulas adquiridas podem ser espontâneas, pós-traumáticas ou iatrogênicas. As fístulas espontâneas são mais comumente associadas com granulações da aracnoide no seio esfenoide lateral. As fístulas pós-traumáticas costumam ocorrer com fraturas do seio esfenoide, lâmina cribriforme e teto do etmoide. As fístulas liquóricas iatrogênicas são vistas no cenário de cirurgia da base do crânio ou após cirurgia endoscópica sinusal.

### Aspectos clínicos

EPIDEMIOLOGIA E DEMOGRAFIA. Fístulas liquóricas podem existir em pacientes de qualquer idade. Trauma, cirurgia da base do crânio prévia e cirurgia sinonasal são antecedentes comuns. Fístulas espontâneas em geral desenvolvem-se em mulheres obesas de meia-idade com HII.

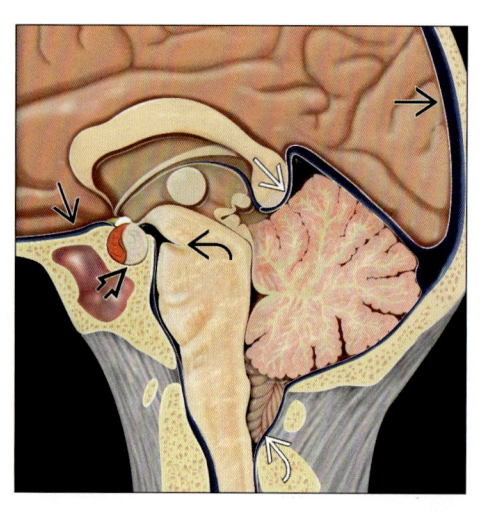

**34-49** Hipotensão intracraniana com seios durais distendidos →, hipófise aumentada ⇒ e tonsilas cerebelares herniadas ➔. Migração cerebral caudal deforma o mesencéfalo, desloca caudalmente a ponte e reduz o ângulo entre a ponte e o mesencéfalo ➔ na junção entre a veia cerebral interna e a veia de Galeno ➔.

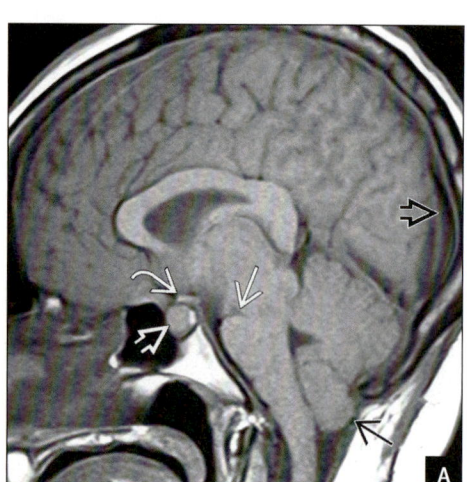

**34-50A** Imagem ponderada em T1 no plano sagital demonstrando herniação tonsilar →, flow voids venosos proeminentes ⇒, rebaixamento do mesencéfalo com redução do ângulo ponto-mesencefálico ➔, aumento volumétrico da hipófise ➔ e quiasma óptico impactado sobre a sela túrcica ➔.

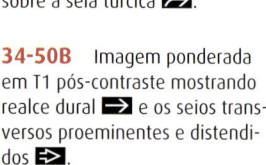

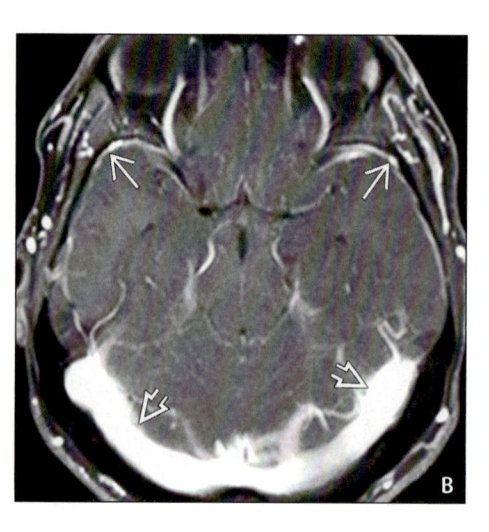

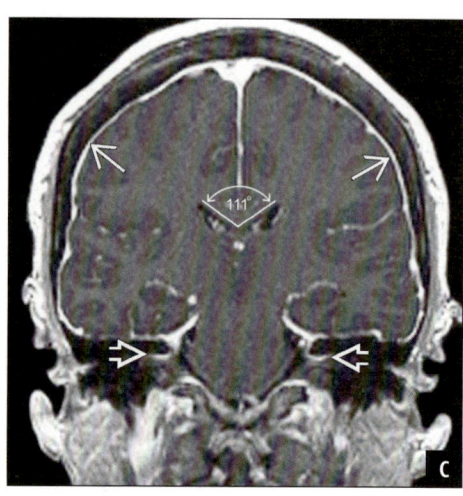

**34-50B** Imagem ponderada em T1 pós-contraste mostrando realce dural ➔ e os seios transversos proeminentes e distendidos ⇒.

**34-50C** Imagem ponderada em T1 sequência de pulso gradiente-eco espoliada (SPGR, de spoiled gradient recalled) pós-contraste no plano coronal mostrando realce dural difuso ➔ se estendendo para o interior dos canais auditivos ⇒. O ângulo ventricular é de 111° (normal ≥ 120°), o que é consistente com migração inferior das estruturas centrais do cérebro. Hipotensão intracraniana clássica.

## Imagem

**ACHADOS NA TC.** TC com filtro ósseo e reconstruções multiplanares é o método de escolha e pode evitar a cisternografia por TC. Um defeito ósseo, com ou sem nível líquido no seio adjacente, é o achado típico (**Figs. 34-46 e 34-47**). Defeitos com menos de 3 a 4 mm podem ser difíceis de detectar, em especial em áreas onde o osso normalmente é bastante fino.

Cisternografia por TC está indicada se a TC-padrão com filtro ósseo for negativa ou mostrar mais de um local possível de fístula (**Fig. 34-48**).

**ACHADOS NA RM.** A RM costuma ser utilizada apenas se a TC for negativa ou se houver suspeita da presença de parênquima cerebral dentro de uma cefalocele. Imagens ponderadas em T2 demonstram um defeito ósseo com fluido na cavidade sinusal adjacente.

**MEDICINA NUCLEAR.** Na cisternografia com isótopos, o LCS é marcado com Tc-99m ou In-111 DTPA intratecal, e a atividade sobre a cabeça e a coluna é medida. Pequenas compressas podem ser colocadas no nariz ou na orelha e posteriormente medidas, em geral entre 1 e 2 horas após a injeção do radiofármaco. A medida das compressas deve ser pelo menos 1,5 vez a medida do sangue.

## Diagnósticos diferenciais

O principal diagnóstico diferencial da fístula liquórica é um **defeito na base do crânio sem fístula liquórica**. Algumas áreas da base do crânio – como lâmina cribriforme, recesso olfatório e ápices petrosos – costumam ser bastante finas.

## Hipotensão intracraniana

A hipotensão intracraniana é uma doença pouco entendida, frequentemente diagnosticada de maneira incorreta, que pode se apresentar com uma grande variedade de sintomas. A imagem é a chave para o diagnóstico, algumas vezes permitindo uma primeira impressão sobre a causa de sintomas tão frequentemente enganadores.

### Terminologia

A hipotensão intracraniana também é conhecida como **síndrome de hipovolemia liquórica**.

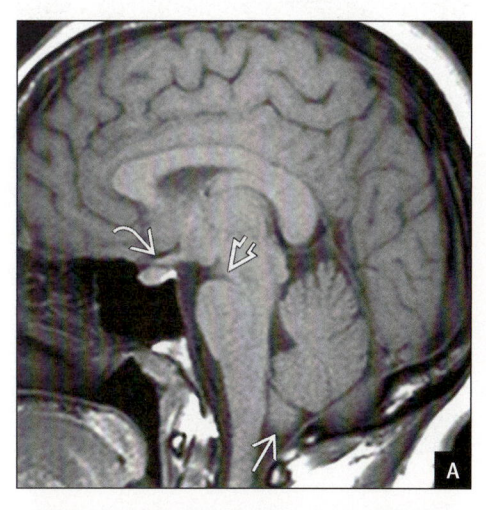

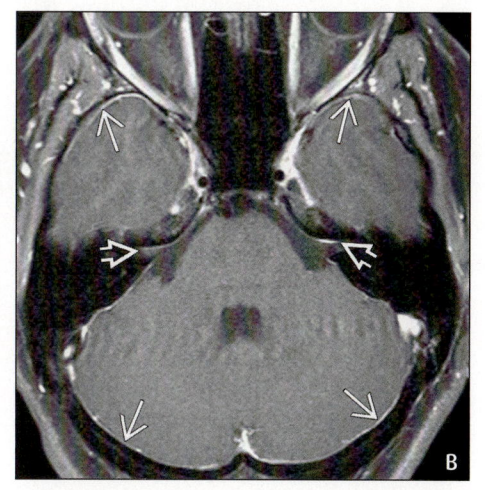

**34-51A** Hipotensão intracraniana leve é ilustrada neste caso de uma mulher de 32 anos com cefaleia postural 10 dias após punção lombar. Imagem ponderada em T1 no plano sagital mostrando as tonsilas cerebelares com posição e configuração normais ➡. Existe uma leve deformidade do mesencéfalo ➡, e o quiasma óptico está comprimido sobre a sela túrcica ➡.
**34-51B** Imagem ponderada em T1 pós-contraste no plano axial demonstrando leve realce dural ➡ que também se estende para o interior de ambos os canais auditivos internos ➡.

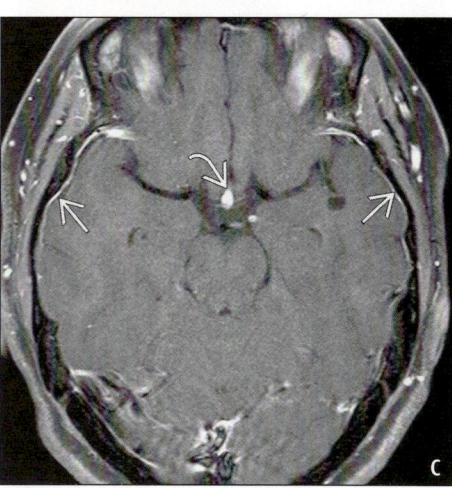

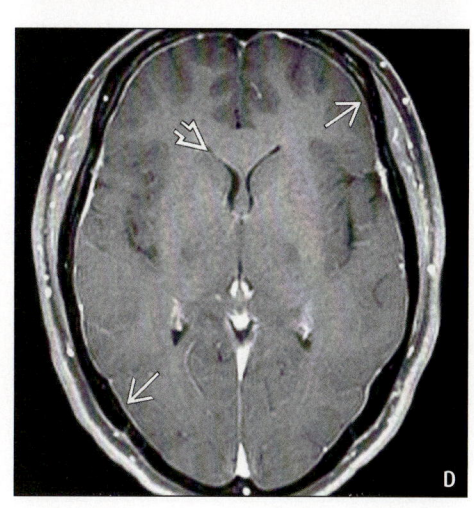

**34-51C** Imagem ponderada em T1 pós-contraste com saturação de gordura demonstrando haste hipofisária espessada ➡, espessamento dural leve e com realce ➡.
**34-51D** Imagem ponderada em T1 pós-contraste demonstra pequenos ventrículos laterais ➡ e leve realce dural difuso ➡. Os sintomas resolveram completamente após *patch* epidural de sangue.

**34-52A** Imagem ponderada em T1 no plano sagital de uma mulher de 30 anos com cefaleia grave e redução do nível de consciência demonstrando os achados da hipotensão intracraniana moderada a grave. Observam-se migração caudal tonsilar ➡, rebaixamento do mesencéfalo, ângulo mesencéfalo-pontino reduzido ➡ e ES suprasselar reduzido com o recesso anterior do terceiro ventrículo deslocado sobre a sela túrcica ➡.
**34-52B** Imagem ponderada em T1 na mesma paciente mostrando a ponte espessada ➡ e as margens convexas dos seios transversos ➡.

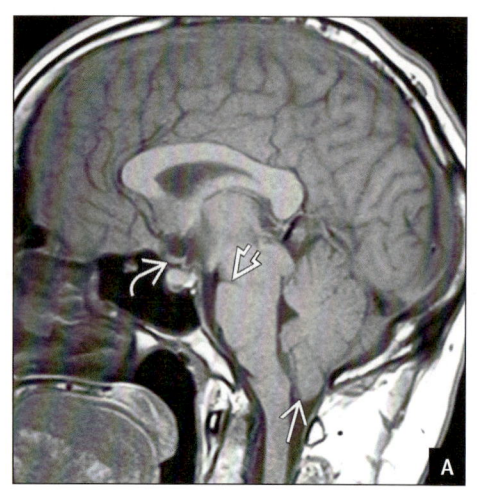

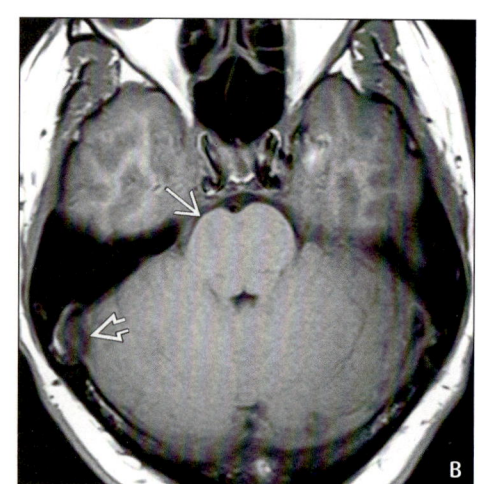

**34-52C** Imagem ponderada em T1 demonstrando obliteração completa das cisternas da base e sulcos da convexidade. O terceiro ventrículo ➡ está deslocado inferiormente, os lobos temporais estão herniados medialmente ➡ e o mesencéfalo parece gravemente comprimido, com margens posteriores côncavas ➡.
**34-52D** Imagem ponderada em T2 no mesmo nível mostrando o terceiro ventrículo deslocado caudalmente ➡, e sulcos e cisternas obliterados. O mesencéfalo ➡ parece comprimido e alongado no plano axial.

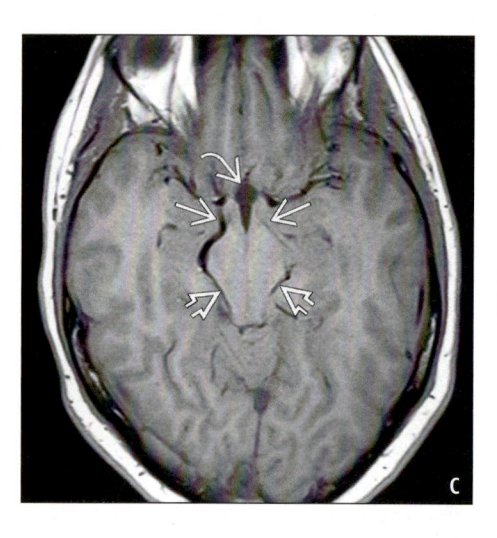

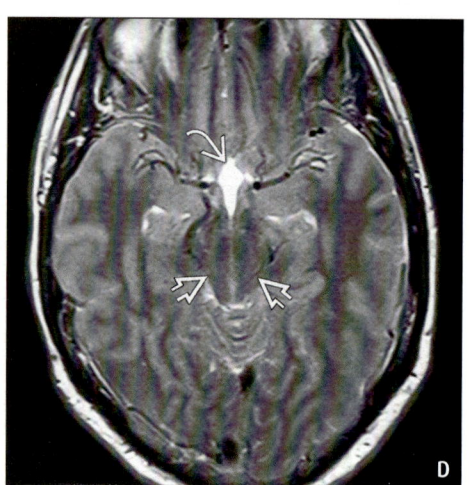

**34-52E** Imagem ponderada em T1 pós-contraste com saturação de gordura no plano axial demonstrando realce dural difuso ➡.
**34-52F** Imagem ponderada em T1 SPGR pós-contraste no plano coronal confirmando o realce dural difuso ➡.

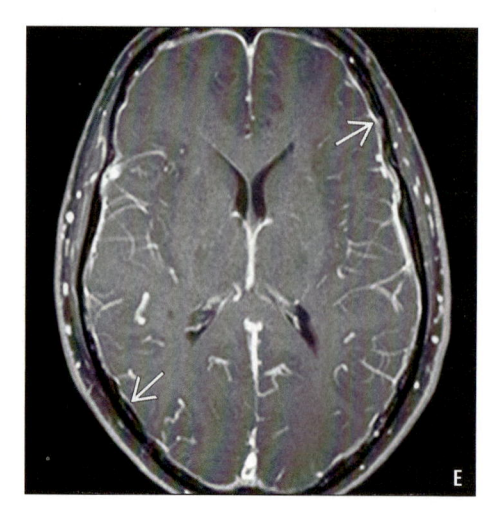

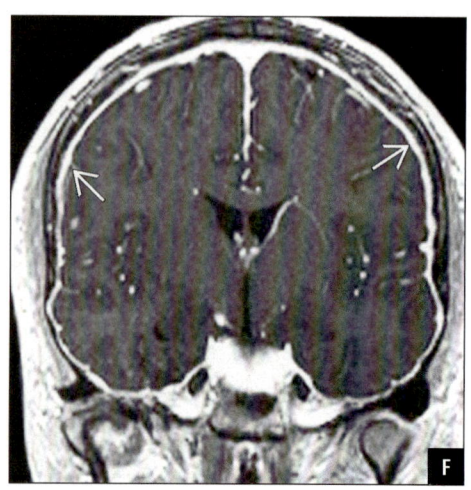

## Etiologia

A hipotensão intracraniana pode ser espontânea ou adquirida. Causas antecedentes comuns incluem punção lombar, cirurgia espinal e trauma. Divertículos da aracnoide espinal podem romper subitamente e causar muitos dos casos de hipotensão intracraniana "espontânea".

Tosse vigorosa, exercício e desidratação grave são outras causas relatadas de hipotensão intracraniana espontânea (HIE). Pacientes com síndrome de Marfan e Ehlers-Danlos apresentam anormalidades do tecido conectivo e aumento do risco de perda liquórica por ruptura da dura-máter enfraquecida. Ocasionalmente, a perda de LCS pode ocorrer por um defeito dural relacionado com patologia espinal cervical degenerativa. Fístulas liquóricas na base do crânio raramente causam HIE.

## Patologia

Hipovolemia liquórica e hipotensão (inferior a 60 mmH$_2$O) resultam em ingurgitamento venoso e deslocamento caudal do cérebro (**Fig. 34-49**). A dura-máter caracteristicamente apresenta-se normal, sem evidência de neoplasia ou inflamação. Casos crônicos de HIE podem apresentar fibrose da dura-aracnoide com agrupamentos proeminentes de células meningoteliais; esses agrupamentos não devem ser confundidos com meningiomas.

## Aspectos clínicos

**EPIDEMIOLOGIA E DEMOGRAFIA.** A real incidência da HIE é desconhecida. A prevalência estimada é de 1:50.000 por ano. Embora a HIE possa ocorrer em qualquer faixa etária, a prevalência maior ocorre na terceira e na quarta décadas. Existe predominância moderada no sexo feminino.

**APRESENTAÇÃO.** Os sintomas variam amplamente, desde cefaleia leve até coma. A apresentação clássica da HIE é a cefaleia ortostática grave que melhora com o decúbito. (Perda de cerca de 10% do LCS total é necessária para induzir cefaleia ortostática.) Cefaleia não ortostática, rigidez de nuca e alterações visuais são menos comuns. Casos mais graves podem se apresentar com encefalopatia progressiva.

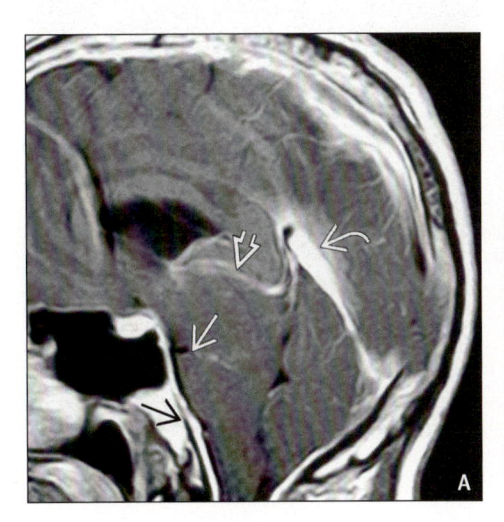

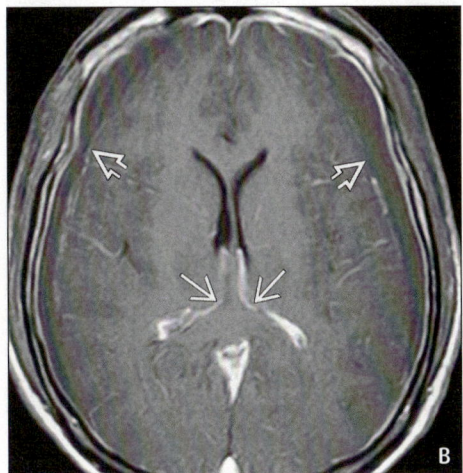

**34-53A** Hipotensão intracraniana pode ameaçar a vida se a migração caudal se tornar grave ou grandes hematomas subdurais (HSDs) forem formados, como aconteceu neste caso. Imagem ponderada em T1 pós-contraste no plano sagital demonstrando deformidade do mesencéfalo grave e compressão descendente da ponte ➡, veias cerebrais internas achatadas ➡, realce dural grosseiro ➡ e distensão venosa ➡.
**34-53B** Imagem ponderada em T1 pós-contraste com saturação de gordura demonstrando as veias cerebrais internas (VCIs) e os ventrículos deslocados medialmente ➡, além de HSDs bilaterais ➡.
**34-53c** Imagem ponderada em T1 pós-contraste no plano coronal demonstra os HSDs ➡, realce dural difuso ➡, ângulo ventricular marcadamente diminuído (fechado) ➡ a partir da tração para baixo nas estruturas centrais do encéfalo.
**34-53D** Imagem ponderada em T2 no plano coronal no mesmo paciente demonstrando deslocamento caudal do terceiro ventrículo em fenda ➡ através da incisura do tentório, além de HSDs de diferentes idades ➡ e "fechamento" do ângulo ventricular.

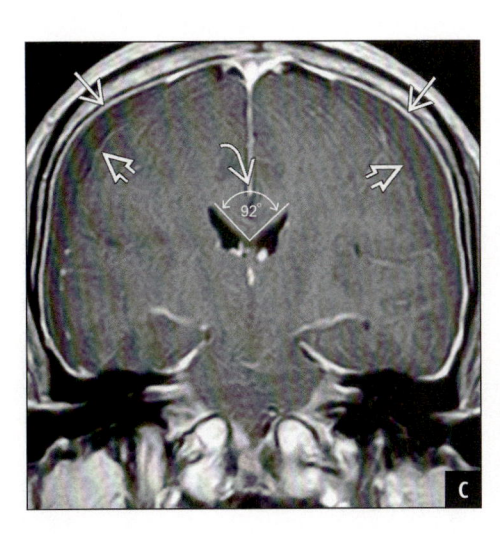

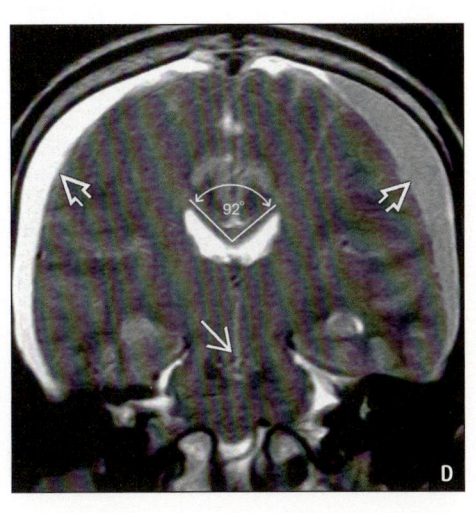

**1048** Distúrbios tóxicos, metabólicos, degenerativos e do LCS

**34-54A** Os achados tomográficos da hipotensão intracraniana podem ser sutis, como ilustrado neste caso. Observa-se ausência das cisternas suprasselares e dos espaços liquóricos. O cérebro parece estar apertado. Os lobos temporais estão deslocados medialmente sobre o tentório ➡.
**34-54B** TC no mesmo paciente com alguns artefatos de movimento ➡, demonstrando ventrículos pequenos, perda completa dos sulcos cerebrais e átrios ventriculares medialmente deslocados ➡.

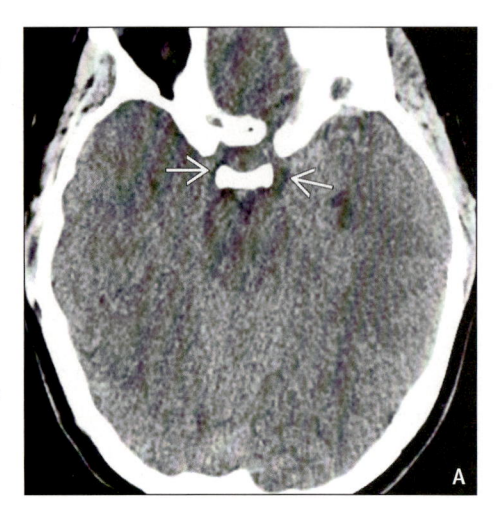

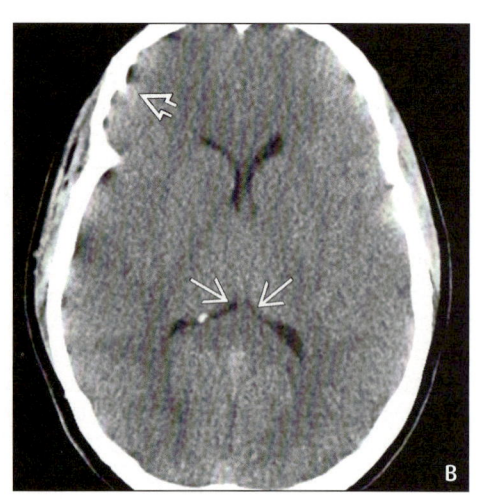

**34-54C** Corte tomográfico através do vértice demonstrando coleções fluidas extra-axiais hipodensas ➡ com um hematoma subdural de aspecto mais agudo ➡.
**34-54D** RM obtida pela suspeita de hipotensão intracraniana. Imagem ponderada em T1 demonstrando migração tonsilar caudal leve ➡ e deformidade do mesencéfalo com redução do ângulo mesencéfalo-pontino ➡. A cisterna suprasselar é praticamente inexistente, e o quiasma óptico ➡ está comprimido sobre a sela.

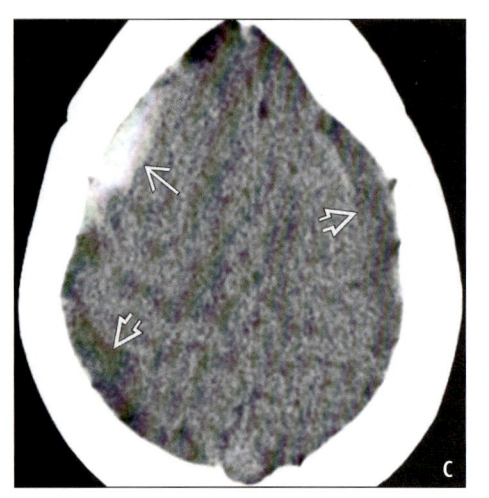

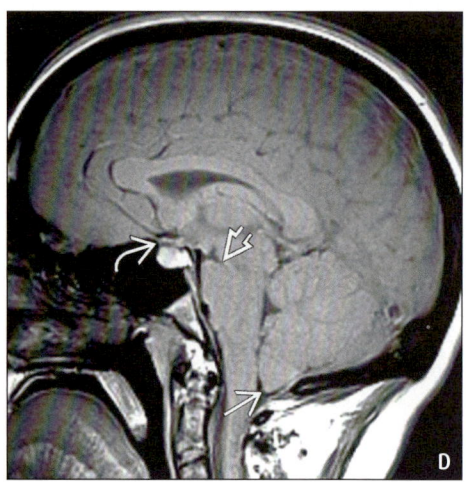

**34-54E** Imagem ponderada em T2 demonstrando o cérebro "apertado" com sulcos reduzidos. Um terceiro ventrículo em fenda está sobreposto ao mesencéfalo ➡, sugerindo deslocamento inferior. Pequenas coleções de fluido extra-axiais são evidenciadas ➡.
**34-54F** Imagem ponderada em T2 mais cranial no mesmo paciente demonstrando hematomas subdurais com intensidades de sinal mistas ➡.

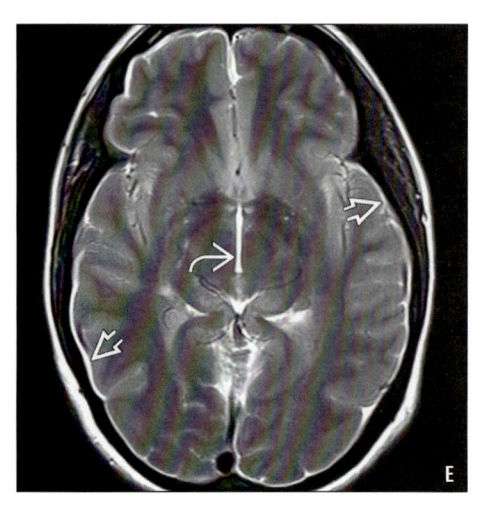

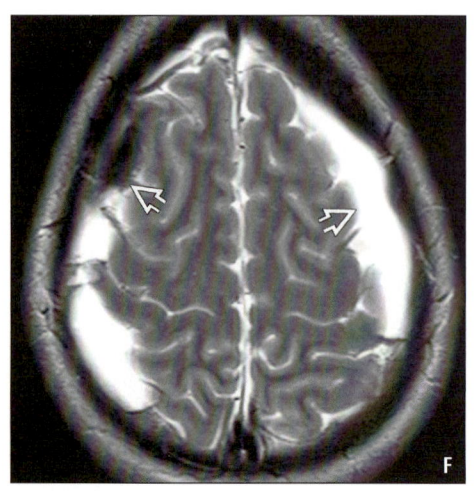

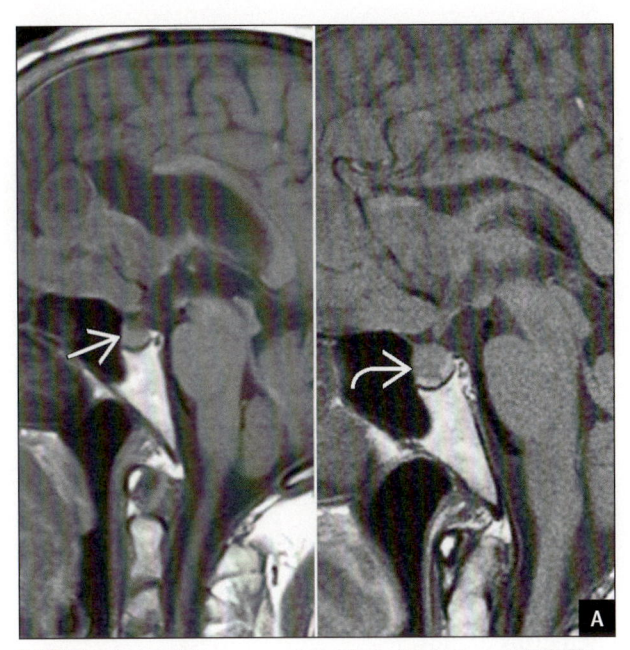

**34-55A** (Esquerda) Imagem ponderada em T1 no plano sagital antes da reoperação para oligodendroglioma demonstrando glândula hipófise normal ➔. (Direita) No pós-operatório, o paciente piorou da cefaleia. Observa-se o aumento da glândula hipófise ➔.

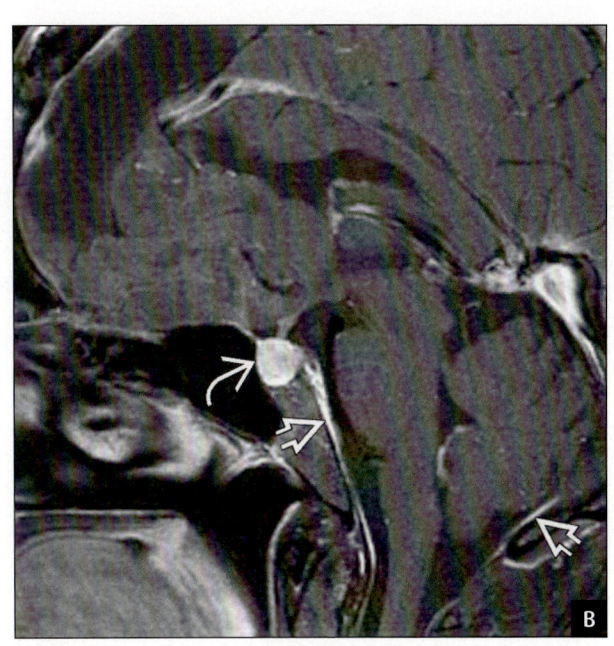

**34-55B** Imagem ponderada em T1 pós-contraste com saturação de gordura demonstrando a glândula hipófise arredondada, com realce ➔, junto com ingurgitamento dural ➔. Um dos achados de imagem mais confiáveis na hipotensão intracraniana pós-operatória é o aumento da glândula hipófise.

HISTÓRIA NATURAL. A maioria dos casos de HIE resolve-se de modo espontâneo. Em casos raros, migração caudal do cérebro não tratada pode resultar em coma ou mesmo em morte.

OPÇÕES DE TRATAMENTO. O tratamento tem objetivo de restaurar o volume de LCS. Reposição de fluidos e repouso podem ser suficientes na maior parte dos casos. Em outros, "*patch*" epidural de sangue ou reparo cirúrgico pode ser necessário. Infusão salina de emergência em pacientes obnubilados, com encefalopatia grave, pode salvar a vida.

O "*patch*" epidural de sangue costuma ser realizado com base apenas nos achados clínicos e de imagem. Se injeções de pequenos a grandes volumes de sangue não forem bem-sucedidas, mais estudos podem ser necessários para localizar o nível preciso da fístula liquórica.

### Imagem

Embora a TC com frequência seja obtida como método de rastreamento nos pacientes com cefaleia grave ou intratável, a RM é o método de escolha para avaliar a hipótese de HIE. Várias alterações podem ser evidenciadas na HIE; apenas raramente identificam-se *todos* os sinais de imagem em um mesmo paciente.

ACHADOS NA TC. O achado mais evidente na TC é o de coleções de fluido subdural; todavia, esse achado está presente em apenas 15% dos casos. Achados sutis na TC para a presença de HIE incluem apagamento das cisternas da base (em especial o ES suprasselar), herniação medial dos lobos temporais na incisura do tentório do cerebelo, ventrículos pequenos com desvio medial do átrio dos ventrículos laterais e aumento volumétrico da ponte.

### Achados na RM

*Imagens ponderadas em T1.* As imagens ponderadas em T1 no plano sagital demonstram migração cerebral caudal em aproximadamente metade dos casos. Rebaixamento do mesencéfalo, com localização abaixo do nível que passa pelo dorso da sela, ângulo entre os pedúnculos cerebrais e a ponte menor que $90°$ e achatamento da ponte contra o clivo são achados típicos. O deslocamento caudal das tonsilas cerebelares é comum, porém não está sempre presente.

O quiasma óptico e o hipotálamo com frequência estão comprimidos sobre a sela túrcica, apagando a cisterna suprasselar. A glândula hipófise mostra-se aumentada em até 50% de todos os casos (**Figs. 34-50A**, **34-51** e **34-55**).

Imagens no plano axial mostram as cisternas da base apagadas. O mesencéfalo e a ponte podem aparecer alongados (sinal da "ponte gorda"), e os lobos temporais aparecem deslocados medialmente sobre o tentório e a incisura do tentório. Os ventrículos laterais em geral são pequenos e distorcidos à medida que são empurrados medial e inferiormente pelo cérebro rebaixado (**Fig. 34-53**).

Em casos de migração caudal grave do cérebro, imagens no plano coronal podem demonstrar que o ângulo entre o teto dos ventrículos laterais se encontra progressivamente reduzido (inferior a $120°$) (**Fig. 34-50B**).

Os seios durais com frequência se apresentam distorcidos, com margens convexas em direção anterior e "*flow voids*" aumentados (**Fig. 34-50C**). Coleções fluidas subdurais (higromas > hematomas) são variáveis (**Figs. 34-53 e 34-54**).

*T2/FLAIR.* Terceiro ventrículo em fenda deslocado caudalmente nas imagens axiais apresenta-se quase sobreposto ao mesencéfalo (**Fig. 34-52**).

*T1 pós-contraste.* Um dos achados mais consistentes na HIE, o espessamento dural difuso com realce intenso, é visto em 85% dos casos. Espessamento dural linear pode se estender para o interior dos canais auditivos, inferiormente ao clivo e através do forame magno para o interior do canal cervical superior (**Fig. 34-51**).

**Imagens da coluna**. Plexos venosos cervicais engurgitados e com realce podem se apresentar com o aspecto de uma "cortina rasgada", reduzindo a amplitude do canal. Espessamento dural pode mimetizar sarcoidose ou doença metastática.

Imagem por RM de toda a coluna pode ser útil para detectar LCS fora do ES. Quando a localização precisa da fístula liquórica se torna importante no manejo da hipovolemia liquórica, mielografia dinâmica por TC (MTC) pode ser útil. Mielografia por RM com gadolíneo intratecal (atualmente em uso *off-label*) pode detectar fístulas em pacientes selecionados nos quais a MTC não tenha sido útil.

MEDICINA NUCLEAR. A cisternografia intratecal com In-111 DTPA pode ser útil para identificar fístulas liquóricas. A saída do radiotraçador para o compartimento extradural, tipicamente para o espaço paraespinal, pode ser identificada. A fusão das imagens de tomografia computadorizada por emissão de fóton único (SPECT, de *single photon emission computed tomography*) e TC é bastante útil para determinar o nível exato onde se encontra a fístula liquórica.

## Diagnóstico diferencial

O principal diagnóstico diferencial da hipotensão intracraniana é a **malformação de Chiari tipo I**. *A única anormalidade intracraniana em Chiari I são as tonsilas rebaixadas, que se apresentam alongadas com as folias orientadas verticalmente. Confundir HIE com Chiari I nos estudos de imagem pode levar a uma cirurgia descompressiva, com piora da hipovolemia liquórica e deterioração clínica.*

**Outras causas de espessamento da dura-aracnoide** (infecção, metástases, etc.) não apresentam o espectro de achados associados com HIE. A **paquimeningite hipertrófica idiopática** em geral não é tão difusa quanto o espessamento visto na HIE. A invasão óssea (osso temporal, órbitas) não é característica da HIE.

A **TSD** pode se apresentar com seios venosos engurgitados secundariamente à drenagem venosa colateral. As sequências T2* (GRE, SWI) demonstram o coágulo com artefato de susceptibilidade magnética nos seios venosos afetados e fluxo baixo nas veias medulares (SB) se o coágulo se estender para as veias cerebrais internas.

---

**HIPOTENSÃO INTRACRANIANA**

**Etiologia e patologia**
- Hipovolemia liquórica → cérebro "rebaixado", seios venosos/dura-máter ↑
- Pode ser espontânea (idiopática) ou adquirida

**Aspectos clínicos**
- Cefaleia ortostática
- Hipotensão intracraniana grave pode causar coma ou mesmo a morte

**Achados na RM**
- Comuns
  - Cérebro rebaixado
  - Ângulo entre o mesencéfalo e a ponte reduzido (inferior 90°)
  - Quiasma óptico/hipotálamo comprimidos sobre a sela
  - Espessamento difuso com realce da dura-máter
- Menos comuns
  - Ponte e mesencéfalo podem parecer "gordos"
  - ± Deslocamento caudal das tonsilas cerebelares
  - Sulcos e cisternas apagados
  - Ventrículos laterais pequenos ± átrios deslocados inferomedialmente
  - Ângulo ventricular inferior a 120°
  - ± Coleções subdurais (higromas > hematomas francos)
  - Seios venosos durais abaulados com margens convexas

# Referências selecionadas

## Desenvolvimento normal dos ventrículos e das cisternas

### Espaços subaracnoides
- Sakka L et al: Anatomy and physiology of cerebrospinal fluid. Eur Ann Otorhinolaryngol Head Neck Dis. 128(6):309-16, 2011
- Lowery LA et al: Totally tubular: the mystery behind function and origin of the brain ventricular system. Bioessays. 31(4):446-58, 2009

## Anatomia normal dos ventrículos e das cisternas

### Plexo coroide e líquido cerebrospinal
- Sakka L et al: Anatomy and physiology of cerebrospinal fluid. Eur Ann Otorhinolaryngol Head Neck Dis. 128(6):309-16, 2011

## Variações da normalidade

### Ventrículos laterais assimétricos
- Kiroğlu Y et al: Cerebral lateral ventricular asymmetry on CT: how much asymmetry is representing pathology? Surg Radiol Anat. 30(3):249-55, 2008

### Cavum do septo pelúcido e cavum vergae
- Tubbs RS et al: Cavum velum interpositum, cavum septum pellucidum, and cavum vergae: a review. Childs Nerv Syst. 27(11):1927-30, 2011
- Winter TC et al: The cavum septi pellucidi: why is it important? J Ultrasound Med. 29(3):427-44, 2010

### Cavum velum interpositum
- Tubbs RS et al: Cavum velum interpositum, cavum septum pellucidum, and cavum vergae: a review. Childs Nerv Syst. 27(11):1927-30, 2011
- Tubbs RS et al: The velum interpositum revisited and redefined. Surg Radiol Anat. 30(2):131-5, 2008

### Espaços subaracnoides aumentados
- Zahl SM et al: Benign external hydrocephalus: a review, with emphasis on management. Neurosurg Rev. 34(4):417-32, 2011
- Hellbusch LC: Benign extracerebral fluid collections in infancy: clinical presentation and long-term follow-up. J Neurosurg. 107(2 Suppl):119-25, 2007

### Artefatos de fluxo liquórico
- Lisanti C et al: Normal MRI appearance and motion-related phenomena of CSF. AJR Am J Roentgenol. 188(3):716-25, 2007

## Hidrocefalia
- Harris CA et al: What we should know about the cellular and tissue response causing catheter obstruction in the treatment of hydrocephalus. Neurosurgery. 70(6):1589-601; discussion 1601-2, 2012
- Raybaud C et al: Hydrocephalus. In Barkovich AJ et al: Pediatric Neuroimaging. 5th ed. Philadelphia: Lippincott Williams and Wilkins. 808-56, 2012
- Paul L et al: Expression of aquaporin 1 and 4 in a congenital hydrocephalus rat model. Neurosurgery. 68(2):462-73, 2011
- Bergsneider M et al: What we don't (but should) know about hydrocephalus. J Neurosurg. 104(3 Suppl):157-9, 2006
- Greitz D: Radiological assessment of hydrocephalus: new theories and implications for therapy. Neurosurg Rev. 27(3):145-65; discussion 166-7, 2004

### Hidrocefalia obstrutiva intraventricular
- Vaz-Guimarães Filho FA et al: Neuroendoscopic surgery for unilateral hydrocephalus due to inflammatory obstruction of the Monro foramen. Arq Neuropsiquiatr. 69(2A):227-31, 2011
- Ambarki K et al: Brain ventricular size in healthy elderly: comparison between Evans index and volume measurement. Neurosurgery. 67(1):94-9; discussion 99, 2010
- Aukland SM et al: Assessing ventricular size: is subjective evaluation accurate enough? New MRI-based normative standards for 19-year-olds. Neuroradiology. 50(12):1005-11, 2008
- Naidich TP et al: Atrial diverticula in severe hydrocephalus. AJNR Am J Neuroradiol. 3(3):257-66, 1982

### Hidrocefalia obstrutiva extraventricular
- Dinçer A et al: Is all "communicating" hydrocephalus really communicating? Prospective study on the value of 3Dconstructive interference in steady state sequence at 3T. AJNR Am J Neuroradiol. 30(10):1898-906, 2009

### Hidrocefalia por excesso de produção
- Anei R et al: Hydrocephalus due to diffuse villous hyperplasia of the choroid plexus. Neurol Med Chir (Tokyo). 51(6):437-41, 2011
- Cataltepe O et al: Diffuse villous hyperplasia of the choroid plexus and its surgical management. J Neurosurg Pediatr. 5(5):518-22, 2010

### Hidrocefalia de pressão normal
- Leinonen V et al: Cortical brain biopsy in long-term prognostication of 468 patients with possible normal pressure hydrocephalus. Neurodegener Dis. 10(1-4):166-9, 2012
- Rosenbaum RB: Normal pressure hydrocephalus: how often does the diagnosis hold water? Neurology. 78(2):152; author reply 152, 2012
- Stadlbauer A et al: Magnetic resonance velocity mapping of 3D cerebrospinal fluid flow dynamics in hydrocephalus: preliminary results. Eur Radiol. 22(1):232-42, 2012

- Dinçer A et al: Radiologic evaluation of pediatric hydrocephalus. Childs Nerv Syst. 27(10):1543-62, 2011
- Kim MJ et al: Differential diagnosis of idiopathic normal pressure hydrocephalus from other dementias using diffusion tensor imaging. AJNR Am J Neuroradiol. 32(8):1496-503, 2011
- Klassen BT et al: Normal pressure hydrocephalus: how often does the diagnosis hold water? Neurology. 77(12):1119-25, 2011
- Dinçer A et al: Is all "communicating" hydrocephalus really communicating? Prospective study on the value of 3Dconstructive interference in steady state sequence at 3T. AJNR Am J Neuroradiol. 30(10):1898-906, 2009

### Síndrome de hidrocefalia aguda com inapropriada baixa pressão liquórica
- Hamilton MG et al: Syndrome of inappropriately low-pressure acute hydrocephalus (SILPAH). Acta Neurochir Suppl. 113:155-9, 2012
- Clarke MJ et al: Very low pressure hydrocephalus. Report of two cases. J Neurosurg. 105(3):475-8, 2006

### Hipertensão intracraniana idiopática
- Maralani PJ et al: Accuracy of brain imaging in the diagnosis of idiopathic intracranial hypertension. Clin Radiol. 67(7):656-63, 2012
- Ahmed RM et al: Transverse sinus stenting for idiopathic intracranial hypertension: a review of 52 patients and of model predictions. AJNR Am J Neuroradiol. 32(8):1408-14, 2011
- Rohr AC et al: MR imaging findings in patients with secondary intracranial hypertension. AJNR Am J Neuroradiol. 32(6):1021-9, 2011

### Derivações liquóricas e complicações
- Lollis SS et al: Programmable CSF shunt valves: radiographic identification and interpretation. AJNR Am J Neuroradiol. 31(7):1343-6, 2010
- Miller JH et al: Improved delineation of ventricular shunt catheters using fast steady-state gradient recalled-echo sequences in a rapid brain MR imaging protocol in nonsedated pediatric patients. AJNR Am J Neuroradiol. 31(3):430-5, 2010
- Rughani AI et al: Radiographic assessment of snap-shunt failure: report of 2 cases. J Neurosurg Pediatr. 6(3):299-302, 2010
- Vassilyadi M et al: The necessity of shunt series. J Neurosurg Pediatr. 6(5):468-73, 2010
- Gupta N et al: Long-term outcomes in patients with treated childhood hydrocephalus. J Neurosurg. 106(5 Suppl):334-9, 2007

## *Fístulas liquóricas e sequelas*
### Fístulas liquóricas
- Schievink WI et al: Lack of causal association between spontaneous intracranial hypotension and cranial cerebrospinal fluid leaks. J Neurosurg. 116(4):749-54, 2012
- Daele JJ et al: Traumatic, iatrogenic, and spontaneous cerebrospinal fluid (CSF) leak: endoscopic repair. B-ENT. 7 Suppl 17:47-60, 2011

### Hipotensão intracraniana
- Akbar JJ et al: The role of MR myelography with intrathecal gadolinium in localization of spinal CSF leaks in patients with spontaneous intracranial hypotension. AJNR Am J Neuroradiol. 33(3):535-40, 2012
- Kranz PG et al: CT-guided epidural blood patching of directly observed or potential leak sites for the targeted treatment of spontaneous intracranial hypotension. AJNR Am J Neuroradiol. 32(5):832-8, 2011
- Taguchi Y et al: SPECT/CT fusion imaging by radionuclide cisternography in intracranial hypotension. Intern Med. 50(20):2433-4, 2011

# Parte VI

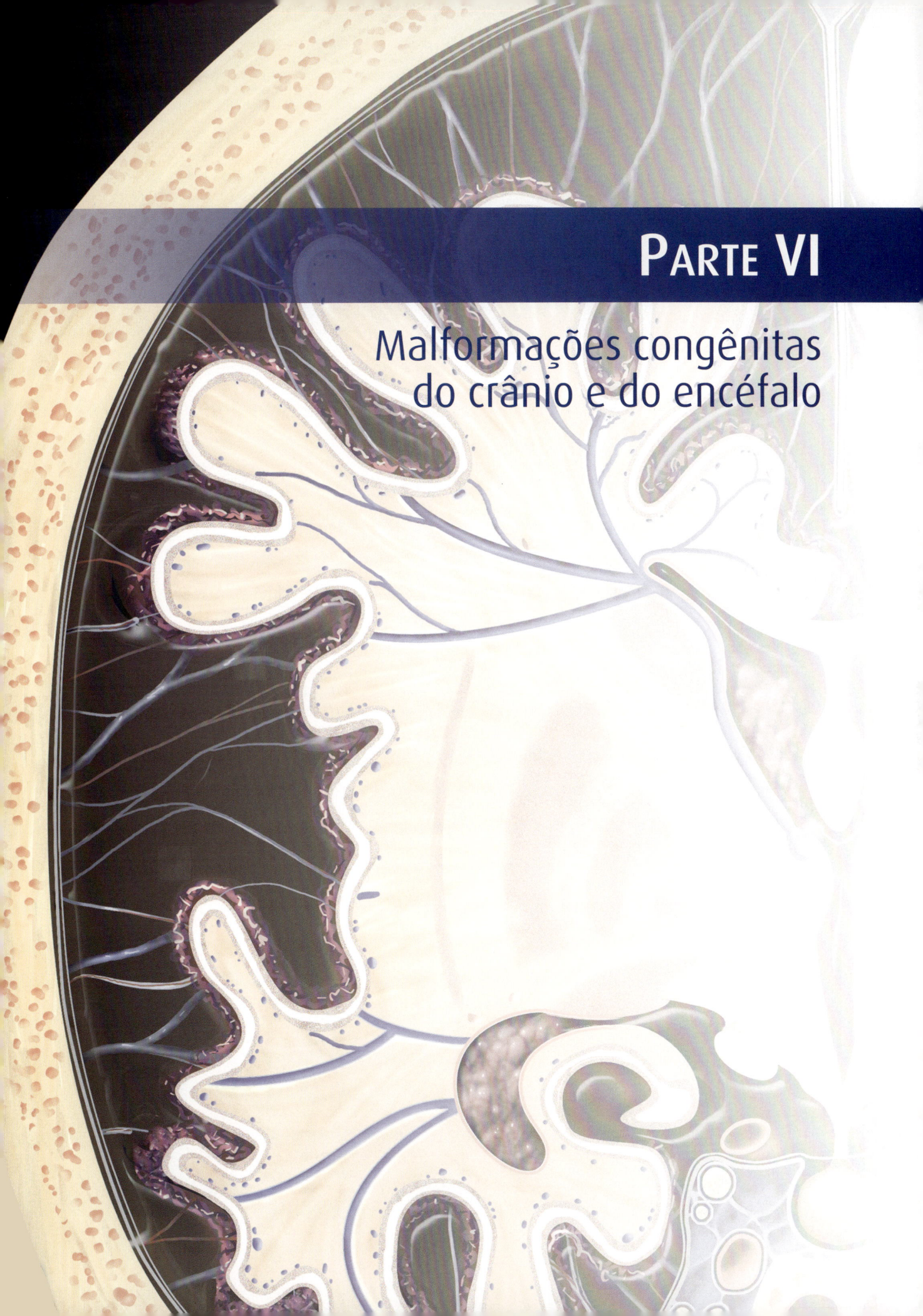

## Malformações congênitas do crânio e do encéfalo

# 35

# Embriologia e abordagem das malformações congênitas

| | |
|---|---|
| Formação do hemisfério cerebral | 1055 |
| Neurulação | 1055 |
| Proliferação neuronal | 1056 |
| Migração neuronal | 1057 |
| Operculação, sulcação e giração | 1058 |
| Mielinização | 1058 |
| Desenvolvimento do mesencéfalo e do rombencéfalo | 1059 |
| Principais eventos embriológicos | 1059 |
| Anomalias do mesencéfalo-rombencéfalo | 1059 |
| Abordagem por imagem das malformações cerebrais | 1062 |
| Considerações técnicas | 1062 |
| Análise da imagem | 1062 |

Um conhecimento básico do desenvolvimento normal do cérebro e da maturação fornece fundamentos essenciais para se entender as malformações congênitas, o assunto da parte final deste livro.

Este texto aborda passo a passo a embriologia, discutindo aspectos diferentes do desenvolvimento do sistema nervoso central (SNC) com sua patologia relevante. Alguns conceitos já foram elucidados em capítulos anteriores. A maturação da mielinização do nascimento até os três anos foi discutida no Capítulo 31 com as doenças metabólicas hereditárias, e o desenvolvimento dos ventrículos e do plexo coroide foi apresentado no Capítulo 34 em conjunto com a discussão da hidrocefalia e do distúrbio do líquido cerebrospinal (LCS).

Aqui será considerado rapidamente o desenvolvimento normal dos hemisférios cerebrais e do cerebelo. Primeiramente será apresentada a base da neurulação e do fechamento do tubo neural, dando-se, então, atenção a como o tubo neural se flexiona, dobra-se e se desenvolve em prosencéfalo, mesencéfalo e rombencéfalo. Os erros no desenvolvimento e as malformações resultantes que podem ocorrer em qualquer estágio são rapidamente resumidos (eles serão discutidos em detalhes nos capítulos subsequentes).

O crescimento dos hemisférios cerebrais com sua elaboração em lobos, o desenvolvimento dos sulcos e dos giros, e os padrões de migração e de estratificação da substância cinzenta do neocórtex são todos sucintamente delineados. O desenvolvimento das três maiores comissuras cerebrais (corpo caloso, comissura anterior e comissura hipocampal) é detalhado no Capítulo 37 como uma introdução às anormalidades calosais.

Depois será apresentado um pouco da coreografia complexa necessária para o desenvolvimento adequado do mesencéfalo e das estruturas do rombencéfalo (ponte, cerebelo, bulbo). Uma rápida discussão sobre como o mesencéfalo e o cérebro se desenvolvem está incluída. A seção final deste capítulo sugere uma abordagem para a análise das malformações cerebrais.

## Formação do hemisfério cerebral

Os maiores eventos embriológicos do desenvolvimento cerebral começam com neurulação, proliferação neuronal e migração neuronal. Os processos de operculação e desenvolvimento dos giros e dos sulcos, assim como os primeiros passos da mielinização, ocorrem depois, entre 11 semanas da idade gestacional e o nascimento.

### *Neurulação*
Tubo neural e vesículas cerebrais

O passo inicial para o desenvolvimento cerebral ocorre durante a terceira semana fetal, quando as três camadas do disco germinativo trilaminar emergem. A **placa neural** desenvolve-se na extremidade cranial do embrião como um ectoderma espessado em ambos os lados da linha média.

Durante a quarta semana fetal, a placa neural endenta e espessa lateralmente, formando as **pregas neurais**. Essas pregas dobram-se superiormente, encontram a linha média e depois se fundem para formar o **tubo neural**. A **notocorda** primitiva situa-se ventralmente ao tubo neural, e as células da **crista neural** são expulsas e migram lateralmente. O tubo neural forma o cérebro e a medula espinal, enquanto a crista neural dá origem aos nervos periféricos, às raízes e aos gânglios do sistema nervoso autônomo (**Fig. 35-1**).

Enquanto o tubo neural se fecha, o neuroectoderma (que formará o SNC) se separa do ectoderma cutâneo

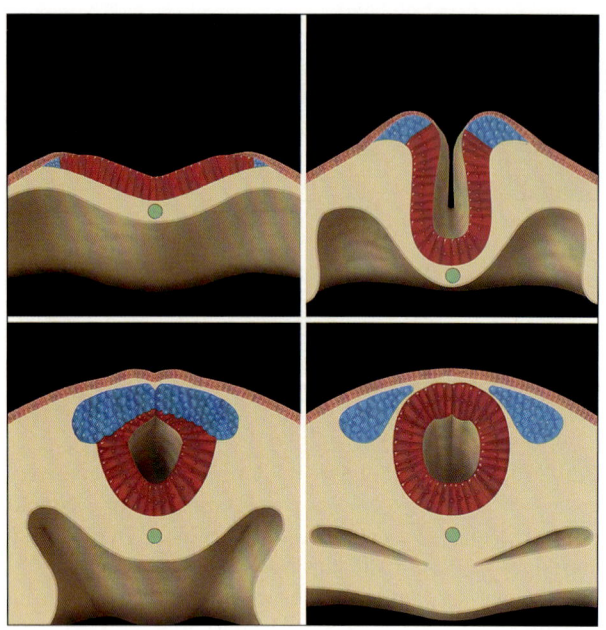

**35-1** Gráfico mostrando a formação e o fechamento do tubo neural. A placa neural (vermelha) forma-se, dobra-se e funde-se na linha média. Então, os ectodermas neural e cutâneo se separam. A notocorda (verde) e a crista neural (azul) são mostradas.

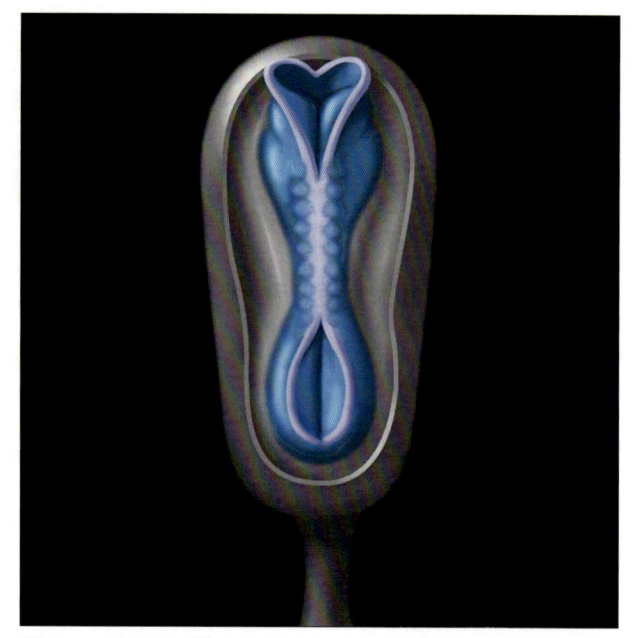

**35-2** O tubo neural fecha-se como um zíper bidirecional, começando na linha média e progredindo para as duas extremidades.

em um processo chamado de disjunção. O fechamento do tubo neural provavelmente comece em 2 a 3 níveis da linha média do embrião (**Fig. 35-2**). O fechamento progride bidirecionalmente como um zíper ao longo do comprimento do embrião. As extremidades cefálicas e caudais do tubo neural (os chamados neuroporos anterior e posterior) não se fundem até o 25º e o 26º dia da gestação, respectivamente.

Três vesículas cerebrais primárias – o **prosencéfalo**, o **mesencéfalo** e o **rombencéfalo** – também se formam durante a quarta semana. O cérebro embriônico cresce rapidamente e começa a se dobrar, formando várias flexuras (**Fig. 35-3**).

Durante a quinta semana, o prosencéfalo divide-se em duas vesículas, formando o **telencéfalo** e o **diencéfalo**. O rombencéfalo divide-se em **metencéfalo** e **mielencéfalo**. Com o mesencéfalo, o cérebro agora tem cinco vesículas definitivas ou "secundárias" (**Fig. 35-4**).

### Erros na neurulação

Erros na neurulação resultam em um espectro de anomalias congênitas. A mais grave é a **anencefalia** – essencialmente ausência completa dos hemisférios cerebrais – que é causada pela falha do fechamento do neuroporo anterior (ver Capítulo 38). Vários tipos de **cefaloceles** também resultam de anormalidades da neurulação.

O fechamento incompleto do neuroporo posterior resulta na **espinha bífida**. Se o neuroectoderma falha em se separar completamente do ectoderma cutâneo, isso resulta na **mielomeningocele**. A neurulação anormal do rombencéfalo leva à **malformação de Chiari tipo 2** (ver Capítulo 36).

### *Proliferação neuronal*

#### Células-tronco embrionárias

As células-tronco embrionárias *pluripotentes* são derivadas da massa celular interna do blastocisto do quarto ao quinto dia. Essas células são capazes de se proliferar e diferenciar em todas as três linhas germinativas (ectoderma, mesoderma, endoderma). Os microRNAs parecem ter um importante papel como reguladores genéticos do desenvolvimento, da diferenciação, do crescimento e da neurogênese das células-tronco.

#### Histogênese dos neurônios e da glia

Quando as vesículas cerebrais se desenvolvem e se expandem, as camadas de células-tronco surgem ao redor do epêndima ventricular primitivo, formando a matriz germinativa. Essas células-tronco neurais (CTNs) são células *multipotentes* que geram os principais fenótipos do SNC, ou seja, neurônios, astrócitos e oligodendrócitos. As CTNs são encontradas primariamente nas zonas germinativas (ver Capítulo 16).

As CTNs *pluripotentes* na zona subventricular especializada da matriz germinativa originam os neuroblastos (**neurônios** "primitivos" ou "jovens") que migram através do telencéfalo em desenvolvimento para formar a zona do manto cortical, o precursor do córtex definitivo. Os axônios dos neurônios migrantes formam a zona intermediária entre a matriz germinativa e o manto cortical, que eventualmente se tornarão a substância branca (SB) cerebral.

Algumas CTNs tornam-se **células gliais radiais** (CGRs) especializadas que eventualmente irão alcançar

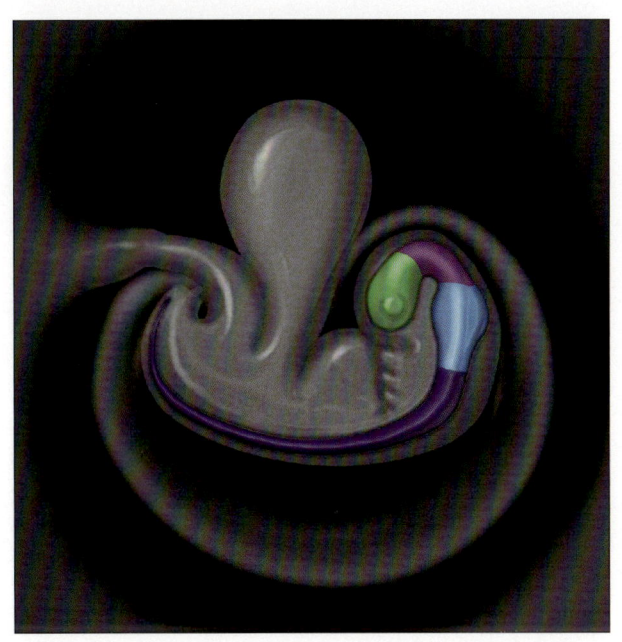

**35-3** O desenvolvimento das vesículas primárias é demonstrado. O prosencéfalo (verde), o mesencéfalo (roxo) e o rombencéfalo (azul-claro).

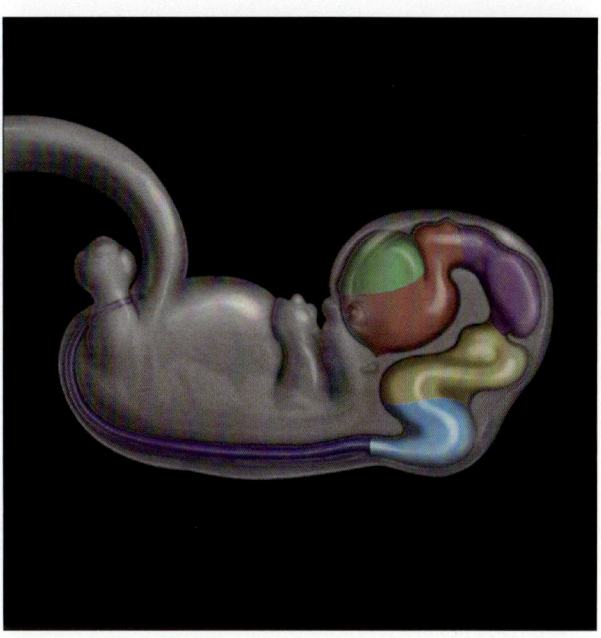

**35-4** O cérebro desenvolve as flexuras à medida que o prosencéfalo dá origem ao telencéfalo (verde) e ao diencéfalo (vermelho). O mesencéfalo (roxo) alonga-se, enquanto o rombencéfalo dá origem ao metencéfalo (amarelo) e ao mielencéfalo (azul-claro).

todo o hemisfério do epêndima ventricular até a pia. As CGRs também são células-tronco que podem originar tanto neurônios quanto glia. Os corpos celulares alongados das CGRs servem como "uma corda guia" que conduz os neurônios migratórios da matriz germinativa até o córtex.

Os **astrócitos** originam-se de duas fontes: células progenitoras gliais da zona ventricular e CGRs da zona intermediária. Os **oligodendrócitos** originam-se das células precursoras dos oligodendrócitos das zonas ventricular e subventricular. Antes da diferenciação em oligodendrócitos mielinizados, essas células precursoras proliferam, migram e depois se espalham pelo SNC.

## Erros na histogênese

Erros na histogênese e na diferenciação resultam em inúmeras neoplasias embrionárias, incluindo o meduloblastoma e os tumores neuroectodérmicos primitivos. Os problemas com a proliferação e a diferenciação das CTNs também contribui para malformações do desenvolvimento cortical (ver a seguir).

## *Migração neuronal*

### Gênese dos neurônios corticais

A **neurogênese** ocorre de uma maneira previsível com geração sequencial de subtipos neurais específicos de áreas designadas na matriz germinativa. Por exemplo, neurônios corticais cerebrais glutamatérgicos originam-se nas zonas ventriculares dorsais, enquanto neurônios GABAérgicos destinados a originar o corpo estriado se originam nas zonas mais ventrais.

Uma vez que os neurônios "jovens" são gerados na matriz germinativa e nas zonas ventriculares dorsais, eles devem deixar sua "casa" para alcançar seu destino final (córtex). O córtex cerebral definitivo desenvolve-se por um processo altamente ordenado de proliferação, migração e diferenciação neuronal. O neocórtex dos hemisférios cerebrais tem seis camadas celulares, cada uma com seu padrão distinto próprio de organização e conexão.

### Migração neuronal

A **migração** de neurônios recentemente proliferados ocorre ao longo da estrutura fornecida pelas CGRs. Os neurônios viajam através da zona germinativa para o manto cortical em uma sequência "de dentro para fora". As células inicialmente formam as camadas mais profundas do córtex, com cada migração sucessiva ascendendo mais para fora e progressivamente formando as camadas mais superficiais. Cada grupo de migração atravessa a camada já em sua localização formada pelas células que migraram anteriormente.

O pico de migração neuronal ocorre entre 11 e 15 semanas fetais, embora a migração continue até 35 semanas.

### Erros na migração neuronal e na organização cortical

O resultado primário dos erros desses estágios são as **malformações do desenvolvimento cortical**. Os problemas com a proliferação ou a diferenciação das CTNs, a migração e a organização cortical podem resultar em anomalias de desenvolvimento do neocórtex. Exemplos incluem

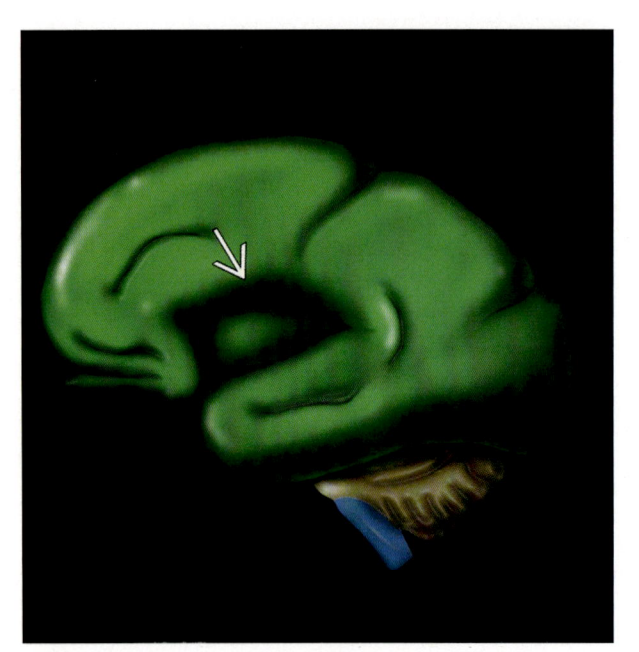

**35-5** Cérebro embriônico com 22 semanas, em sua maior parte agírico, com uma fissura silviana rasa ➡. O prosencéfalo (verde), o metencéfalo (amarelo) e o mielencéfalo (azul-claro) são mostrados. As estruturas mesencefálicas não são visíveis.

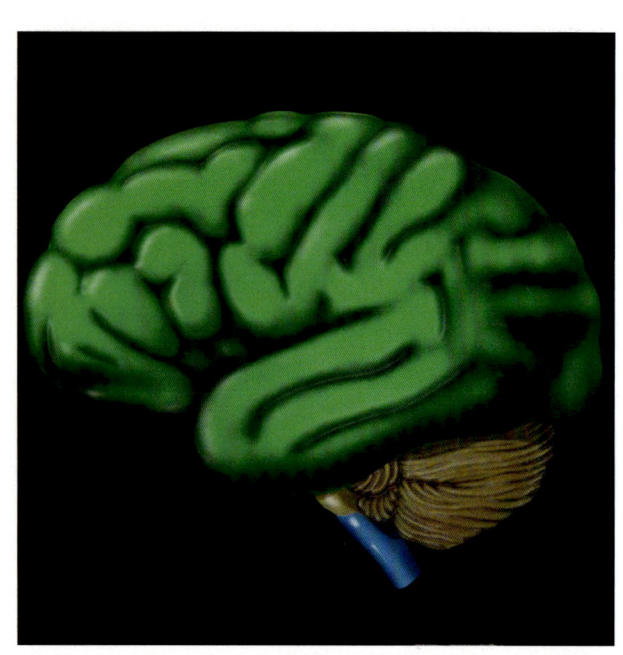

**35-6** Com o avanço da idade gestacional, múltiplos giros secundários e terciários desenvolvem-se, e o número e a complexidade das folias cerebelares aumentam.

microcefalia, megalencefalia, heterotopias, displasias corticais e lisencefalias.

## Operculação, sulcação e giração

### Lobulação e operculação

Os hemisférios cerebrais primeiro aparecem como evaginações do telencéfalo embriônico. Os hemisférios inicialmente são quase inexpressivos; o córtex é fino e liso. A vascularização cerebral fetal cobre a superfície cerebral em uma rede de vasos com paredes finas e indiferenciados.

Os hemisférios cerebrais expandem-se, cobrindo primeiro o diencéfalo e depois o mesencéfalo. O teto dos hemisférios cresce mais rapidamente que o dos soalhos. Os hemisférios alongam-se e giram, assumindo um formato de "C", com a extremidade caudal voltada ventralmente para formar os lobos temporais.

### Sulcação e giração

A sulcação e a giração – **dobramento progressivo** do telencéfalo e um padrão complexo de lobos e giros – ocorrem relativamente tarde no desenvolvimento embriônico. Os entalhes triangulares rasas da superfície ao longo dos lados dos hemisférios – o início das fissuras silvianas (laterais) – primeiro aparecem entre 4 e 5 meses fetais (**Fig. 35-5**).

Enquanto o prosencéfalo aumenta, os lobos frontais, parietais e temporais emergentes começam a projetar as fissuras laterais, formando o opérculo. Enquanto o opérculo se desenvolve e os entalhes laterais se aprofundam, o córtex que já esteve na superfície cerebral se torna completamente coberto (**Fig. 35-6**). Este tecido – agora "enterrado" profundamente nas fissuras silvianas – forma a ínsula ("ilha de Reil"). As fissuras silvianas gradualmente perdem sua configuração "aberta" fetal e assumem sua configuração estreita do adulto.

As artérias cerebrais médias definitivas seguem a superfície endentada da ínsula, primeiro mergulhando dentro e depois fora das fissuras silvianas para se ramificarem sobre a superfície lateral dos lobos frontal, parietal e temporal.

Após a formação das fissuras silvianas (**Fig. 35-7**), o próximo grupo de endentação da superfície a aparecer é o dos sulcos calcarinos e parieto-occipitais (**Fig. 35-8**), seguidos pelo sulco central (**Fig. 35-9**). O desenvolvimento geral ocorre mais rapidamente ao redor das vias sensório-motoras e visuais.

### Anomalias na sulcação e na giração

Os erros de desenvolvimento na operculação, na sulcação e na giração são relativamente incomuns. A **microcefalia** com padrão giral simplificado e a **microlisencefalia** são anomalias representativas que têm poucos giros e sulcos anormalmente rasos.

## Mielinização

A mielinização ocorre de uma maneira ordenada e previsível, podendo ser detectada tão cedo quanto em 20 semanas fetais. Os padrões de mielinização do cérebro

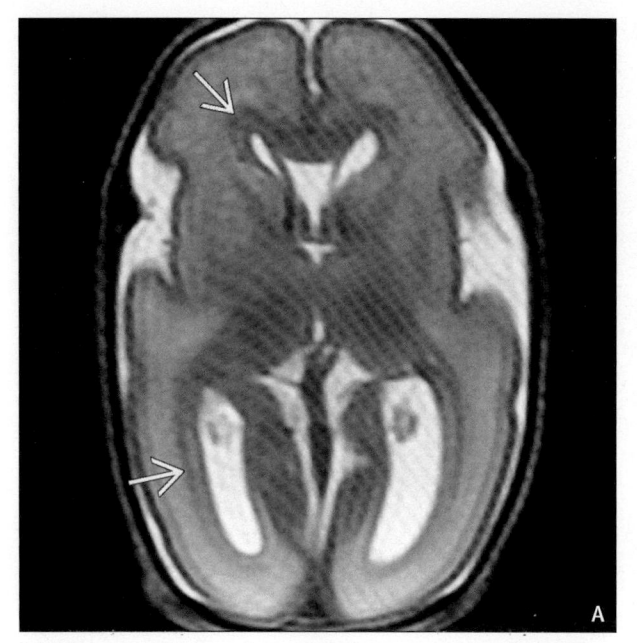

**35-7A** T2 axial de uma criança prematura com 26 semanas e 5 dias de vida. As fissuras silvianas estão começando a se formar. A hipointensidade ao redor dos ventrículos ➡ é, em sua maior parte, a matriz germinativa.

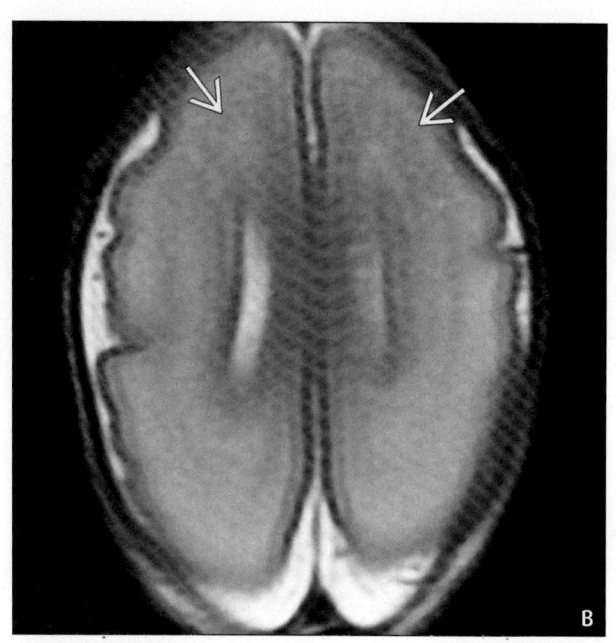

**35-7B** Imagem da coroa radiada mostrando que o cérebro é quase completamente liso, com apenas alguns sulcos rasos. Ondas de neurônios migratórios hipointensos ➡ dão à SB uma aparência em camadas e "borrada".

normal, assim como as anormalidades da formação e da manutenção da mielina, são discutidos em detalhes no Capítulo 31. Em geral, a mielinização segue **de inferior para superior, de trás para frente, de central para periférico**.

## Desenvolvimento do mesencéfalo e do rombencéfalo

Agora serão resumidos os maiores eventos embriológicos envolvendo a formação do mesencéfalo e do rombencéfalo. A descrição das consequências dos erros de seu desenvolvimento é apresentada a seguir.

### Principais eventos embriológicos

O mesencéfalo dá origem ao tronco encefálico, e o rombencéfalo origina o bulbo, a ponte e o cerebelo. Cada um é "padronizado" ao longo dos dois eixos rostral-caudal e dorsal-ventral. O mesencéfalo é dividido nas regiões ventral (tegmento) e dorsal (teto). Da mesma maneira, o metencéfalo é dividido nas regiões ventral (ponte) e dorsal (cerebelo).

A ponte é formada pela proliferação de células e tratos fibrosos ao longo do metencéfalo ventral. As placas alares do rombencéfalo ("lábios rombencefálicos") se espessam para formar as placas cerebelares, que, por sua vez, proliferam-se e eventualmente formam dois hemisférios cerebelares e o verme na linha média. Embriologicamente, o cerebelo é uma extensão da linha média e, portanto, parte da ponte dorsal.

Os lábios rombencefálicos fundem-se, formando as comissuras cerebelares no soalho do IV ventrículo. Cada hemisfério subsequentemente se funde e fissura na direção craniocaudal.

A formação do IV ventrículo é um processo complexo. Um cume de plexo coroide em desenvolvimento divide o IV ventrículo emergente nas áreas membranosas anterior e posterior. Normalmente, a membrana anterior é incorporada ao plexo coroide em desenvolvimento, enquanto a área membranosa posterior persiste e eventualmente cavita, formando o forame de Magendie na linha média. Precisamente como e quando os forames laterais se abrem é desconhecido.

### Anomalias do mesencéfalo-rombencéfalo

Inúmeras classificações diferentes das malformações do mesencéfalo e do rombencéfalo já foram propostas. Barkovich e colaboradores usam uma abordagem que caracteriza as lesões de acordo com as considerações de desenvolvimento e genética. Esse sistema tem sentido consumado e certamente contribui para o entendimento da patogênese dessas anomalias fascinantes. Entretanto, uma abordagem mais tradicional com base na morfologia, na qual as malformações são agrupadas de acordo com os achados de imagem, é mais simples para os radiologistas. O leitor interessado deve consultar as publicações citadas no final deste capítulo.

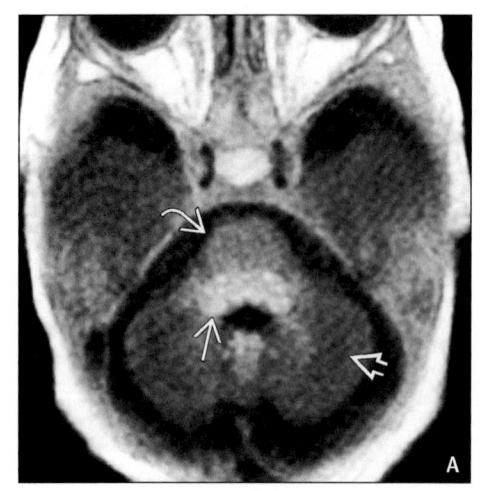

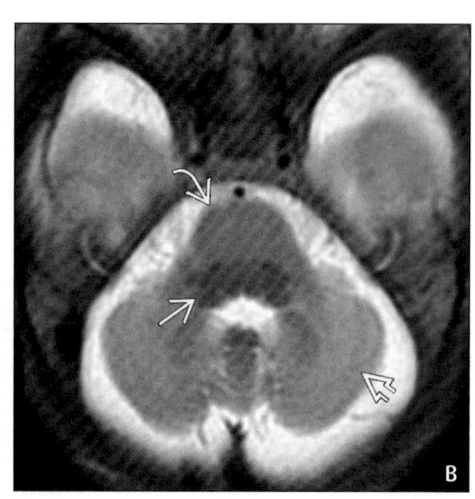

**35-8A** T2 axial em um recém-nascido prematuro normal de 30 semanas mostrando o mesencéfalo dorsal hiperintenso (mielinizado) ➡. O tronco encefálico ventral ➚ e a SB cerebelar ⇨ são hipointensos e não mielinizados.

**35-8B** T2 no mesmo paciente mostrando que o tronco encefálico dorsal ➡ é mielinizado e aparece hipointenso em comparação com a ponte ventral ➚ e a SB cerebelar ⇨ hiperintensas (não mielinizadas).

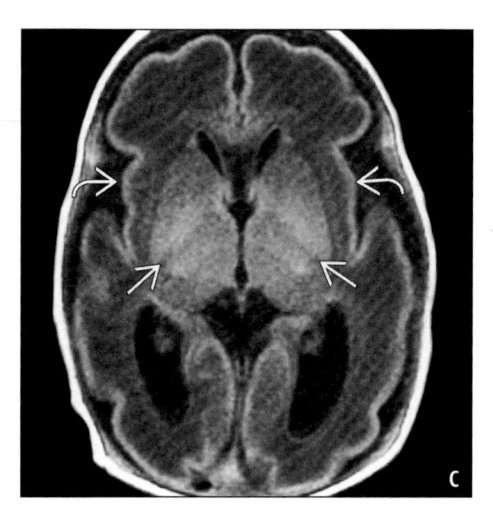

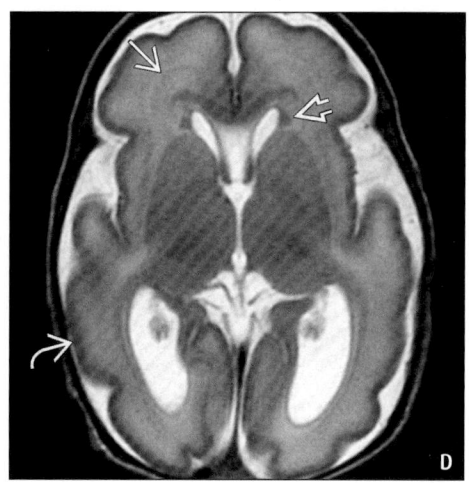

**35-8C** T1 no mesmo paciente mostrando que o segmento posterior das cápsulas internas ➡ não é mielinizado. A SB cerebral é completamente não mielinizada e mostra falta relativa dos giros e dos sulcos. Observam-se as fissuras silvianas rasas, abertas ➚.

**35-8D** T2 mostrando as camadas de hipointensidade ⇨ que representam os neurônios migrantes e a matriz residual ➡. O córtex fino ➚ e os sulcos rasos, incompletamente formados, são normais para esse recém-nascido prematuro.

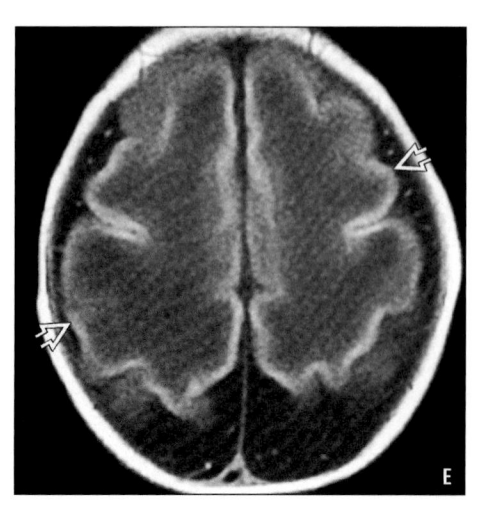

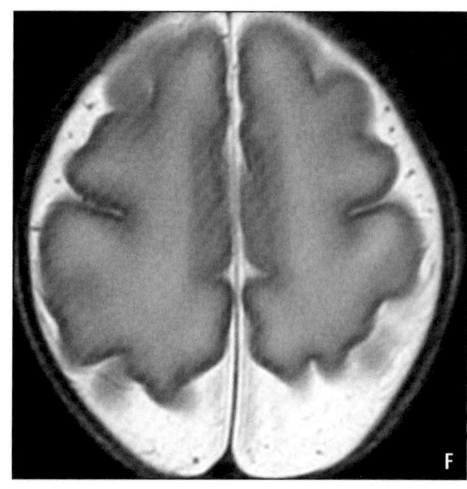

**35-8E** T1 na coroa radiada mostrando que a SB é hipointensa e completamente não mielinizada. Os sulcos têm uma aparência primitiva e são muito rasos, relacionados à imaturidade. A SB cortical é fina ⇨.

**35-8F** T2 mostrando que a SB é hiperintensa em comparação com a hipointensidade do córtex cerebral fino, mas normal. No desenvolvimento inicial, o cérebro essencialmente parece uma "sacola de água" de SB não mielinizada coberta por uma camada fina e incompleta de substância cinzenta.

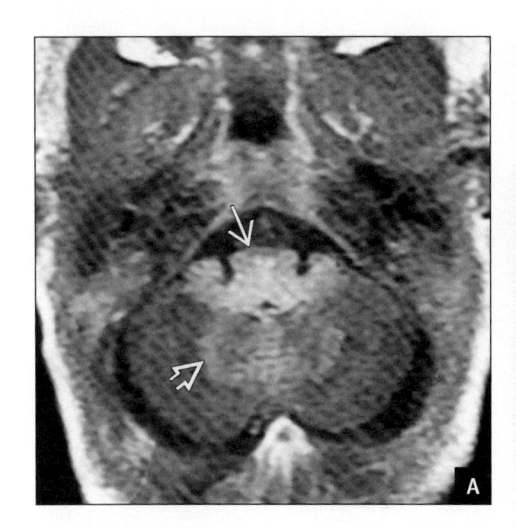

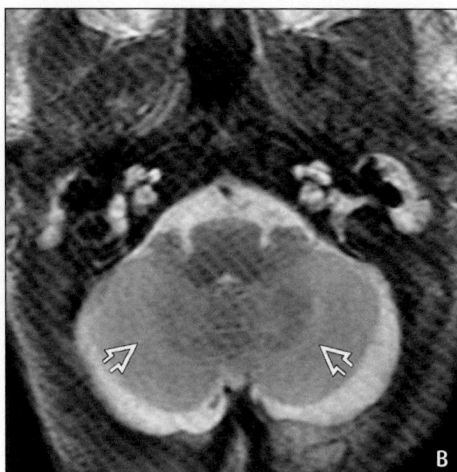

Embriologia e abordagem das malformações congênitas  **1061**

**35-9A** T1 axial em um recém-nascido prematuro de 36 semanas e três dias de gestação. O bulbo ➡ está mielinizado, e a intensidade de sinal está aumentada, assim como o flóculo e os núcleos denteados ➡.
**35-9B** T2 axial mostrando que o bulbo, os flóculos e os núcleos denteados são hipointensos, mas a SB cerebelar hemisférica ➡ permanece não mielinizada e hiperintensa.

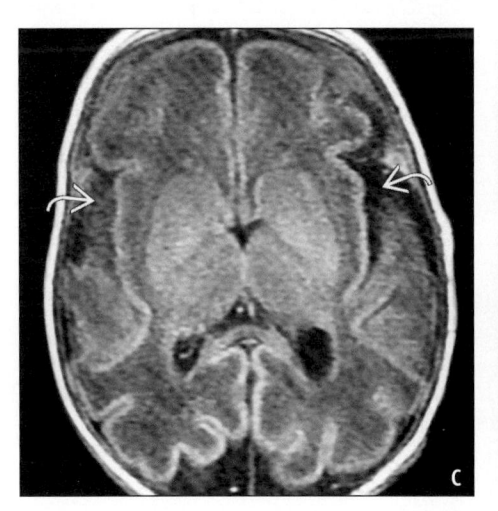

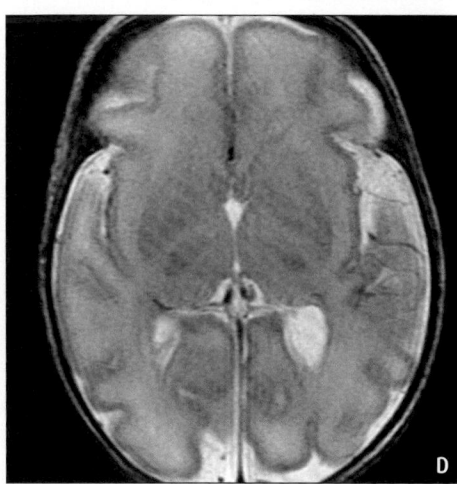

**35-9C** Enquanto o opérculo continua a se desenvolver, as fissuras silvianas ➡ aparecem menos proeminentes.
**35-9D** T2 mostrando que a SB nos hemisférios cerebrais permanece não mielinizada e hiperintensa.

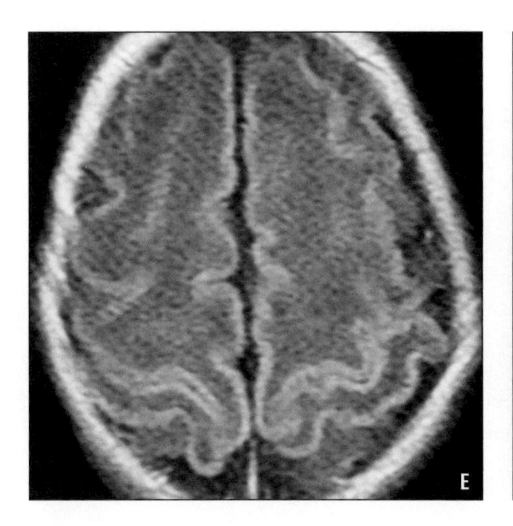

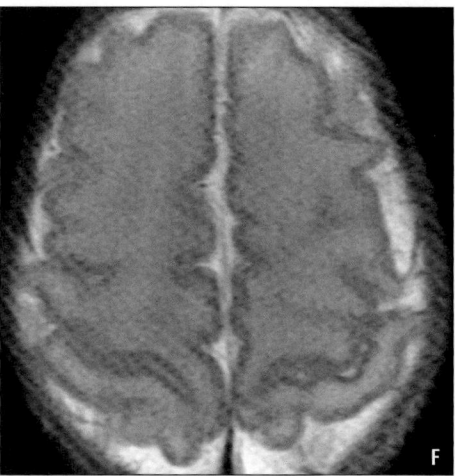

**35-9E** Mais sulcos da superfície e dos giros são agora aparentes, em especial nos lobos parietal e occipital. O córtex aparece espessado. Comparar com a imagem de uma criança prematura de 30 semanas na Fig. 35-8. O aumento dos sulcos e dos giros em ambos os hemisférios é muito evidente.
**35-9F** Com 33 semanas, a SB da coroa radiada é completamente não mielinizada.

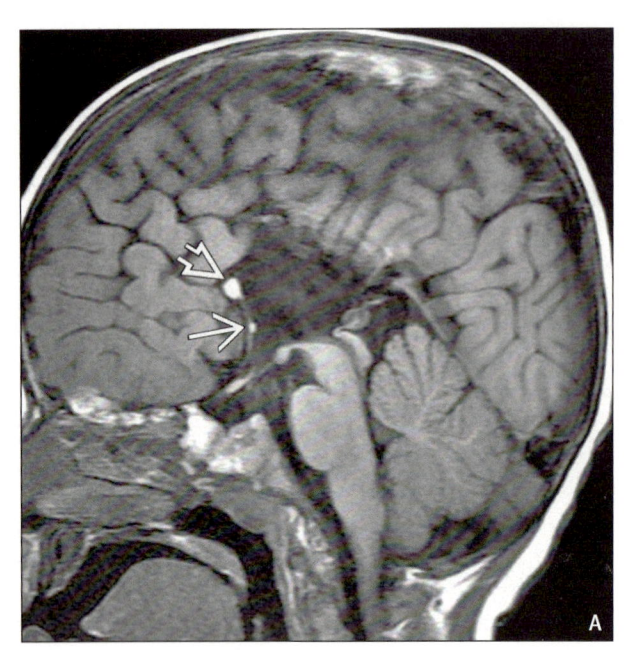

**35-10A** T1 sagital na linha média mostrando agenesia calosal clássica. A comissura anterior ➡ está presente, assim como um pequeno remanescente do joelho ➡.

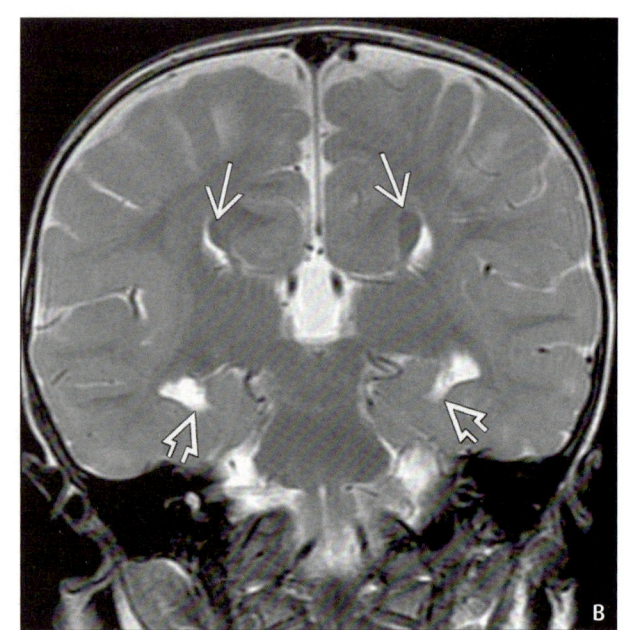

**35-10B** T2 coronal no mesmo paciente mostrando a aparência clássica "em capacete de viking" dos ventrículos laterais/III ventrículo. Observam-se as bandas de Probst ➡ e os hipocampos orientados verticalmente ➡.

## Abordagem por imagem das malformações cerebrais

### Considerações técnicas

#### Tomografia computadorizada (TC)

Os clínicos algumas vezes solicitam TC sem contraste como procedimento de rastreamento inicial em um paciente com crises convulsivas ou malformações cerebrais suspeitas. Embora as classificações parenquimatosas, o tamanho/configuração dos ventrículos e as principais anormalidades possam ser identificados, anormalidades sutis como displasias corticais são difíceis de detectar, sendo facilmente negligenciadas.

A TC óssea é útil para detectar defeitos faciais na linha média e sinostoses.

#### Ressonância magnética (RM)

A RM é o procedimento de escolha. Os dois fatores mais importantes são a diferenciação da substância cinzenta-branca e a alta resolução espacial. Muitos neurorradiologistas pediátricos recomendam sequências T1 sagital ou T1 inversão-recuperação com supressão da água livre (FLAIR, de *fluid-attenuated inversion-recovery*), sequências T1 volumétricas (p. ex., MP-RAGE) e sequências T2 sagitais e coronais com TR/TEs muito longos.

A sequência T2* (GRE, SWI) pode ser útil se mineralização anormal ou anomalia vascular forem suspeitas. A tractografia com imagem do tensor da difusão (DTI, de *diffusion tensor imaging*) é útil quando anomalias comissurais são identificadas nas sequências iniciais.

Sequências T1 com contraste e FLAIR costumam ser opcionais, uma vez que acrescentam pouca informação útil à maioria das malformações congênitas. Entretanto, elas podem ser muito úteis para delinear anormalidades associadas. Imagem ponderada em difusão e espectroscopia por ressonância magnética (ERM) são úteis para avaliar lesões expansivas e erros inatos do metabolismo.

### Análise da imagem

A abordagem a seguir para avaliar os estudos de imagem é modificada e adaptada das diretrizes de A. James Barkovich para a avaliação de imagem do cérebro pediátrico.

#### Imagens sagitais

Começa-se com cortes na linha média, examinando-se então a proporção craniofacial. Ao nascimento, a razão da calota craniana para a face deve ser de 5:1 ou 6:1. Com dois anos, ela deve ser de 2,5:1. Em adultos e crianças acima de 10 anos, ela deve ser de cerca de 1,5:1.

A mais comum de todas as malformações encefálicas são as anomalias das comissuras cerebrais (em especial do corpo caloso), que podem ser rapidamente identificadas nas imagens de T1 sagitais (**Fig. 35-10A**). As anomalias comissurais também são a malformação mais comum associada a outras anomalias e síndromes; portanto, ao se localizar uma, deve-se continuar procurando. Devem-se buscar anormalidades na glândula hipofisária e no hipotálamo. Devem-se também avaliar o tamanho e a morfolo-

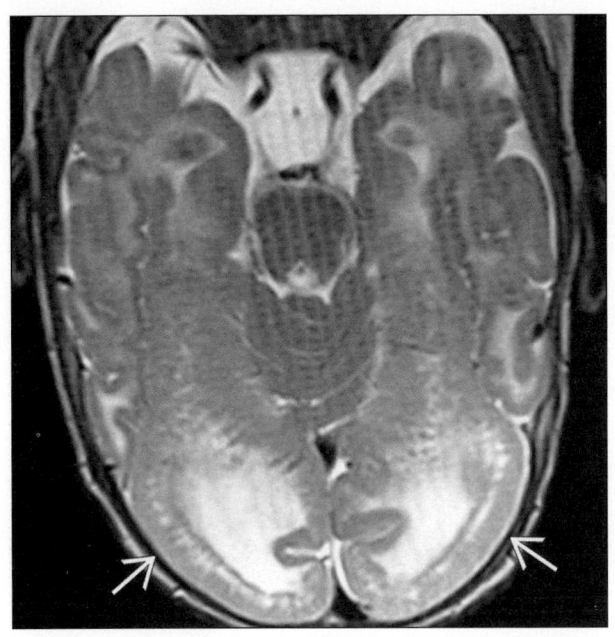

**35-11** T2 axial mostrando lisencefalia tipo *cobblestone* em ambos os polos occipitais ➡. (Cortesia de M. Warmuth-Metz, MD.)

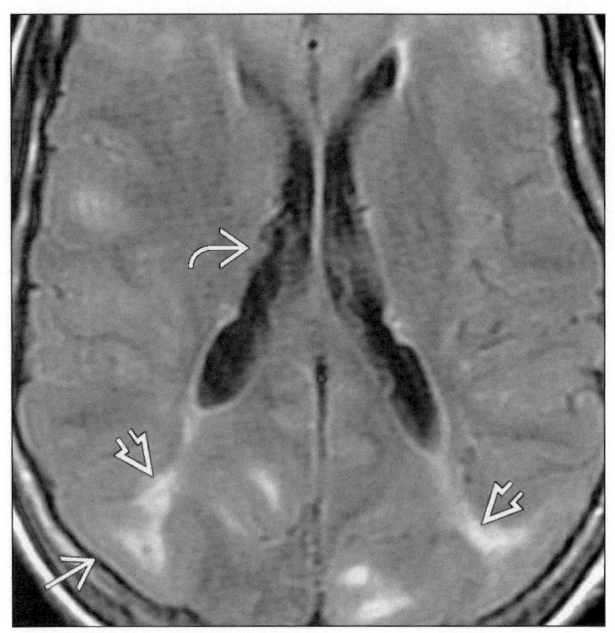

**35-12** FLAIR mostrando nódulos subependimários ➡ e tuberes corticais ➡ com as hiperintensidades subcorticais típicas em forma de chama ➡ do complexo da esclerose tuberosa.

gia dos ventrículos laterais, em especial de seus recessos anteriores.

Devem-se procurar por outras lesões como lipomas e cistos. Eles em geral localizam-se na linha média ou são paramedianos, podendo ser rapidamente identificados. As imagens sagitais na linha média também permitem uma boa avaliação das estruturas da fossa posterior. O IV ventrículo aparece normal? Pode-se encontrar o fastigium apontando dorsalmente? Devem-se avaliar a posição das tonsilas e a junção craniovertebral para anomalias.

Se os ventrículos laterais e o III ventrículo são grandes e o IV ventrículo aparece normal, deve-se procurar por um aqueduto em forma de funil indicando uma estenose aquedutal. Se for visualizada uma estenose do aqueduto, deve-se observar cuidadosamente a placa quadrigeminal para ver se a causa pode ser um glioma tectal de baixo grau.

Imagens sagitais também são especialmente úteis para avaliar o córtex cerebral. O córtex está muito espesso? Muito fino? Irregular? Anomalias do desenvolvimento cortical como a paquigiria e displasias corticais associadas com fendas cerebrais ("esquizencefalia") são mais facilmente identificadas nas imagens sagitais.

## Imagens coronais

Em geral, as displasias corticais são bilaterais e mais frequentemente são agrupadas ao redor das fissuras silvianas. As imagens coronais fazem uma comparação lado a lado relativamente fácil. Deve-se seguir a fissura inter-hemisférica (FIH) por todo seu trajeto de frente para trás. Se os hemisférios estão em contiguidade na linha média, a holoprosencefalia está presente. Se a FIH aparece irregular e os giros "interdigitam" pela linha média, o paciente quase certamente tem uma malformação de Chiari tipo 2.

Devem-se avaliar o tamanho, o formato e a posição dos ventrículos. Se o III ventrículo aparece "alto" e os cornos frontais dos ventrículos laterais parecem um "capacete de viking", a disgenesia do corpo caloso está presente (**Fig. 35-10B**). Se os cornos frontais aparecem quadrados, deve-se observar cuidadosamente se há ausência do *cavum* do septo pelúcido. Essa ausência é vista na displasia septo-óptica e em geral é vista como displasia calosal ou esquizencefalia.

Devem-se avaliar cuidadosamente os cornos temporais e o hipocampo para se ter certeza de que eles são normalmente rodados e orientados horizontalmente (não verticalmente, como costuma ocorrer na holoprosencefalia, na lisencefalia, nas anomalias calosais e nas malformações no desenvolvimento cortical).

## Imagens axiais

A combinação de uma T1 verdadeira com uma T2 TR/TE longa é necessária na avaliação de todos os casos de atraso do desenvolvimento para avaliar a maturação da mielina. O espessamento e a configuração do manto cortical também são vistos (**Fig. 35-11**). O tamanho, o formato e a configuração do ventrículo são facilmente avaliados nessa sequência.

Sequências FLAIR são especialmente úteis na avaliação de anormalidades como na displasia cortical focal ou de Taylor e das hiperintensidades na SB subcortical em

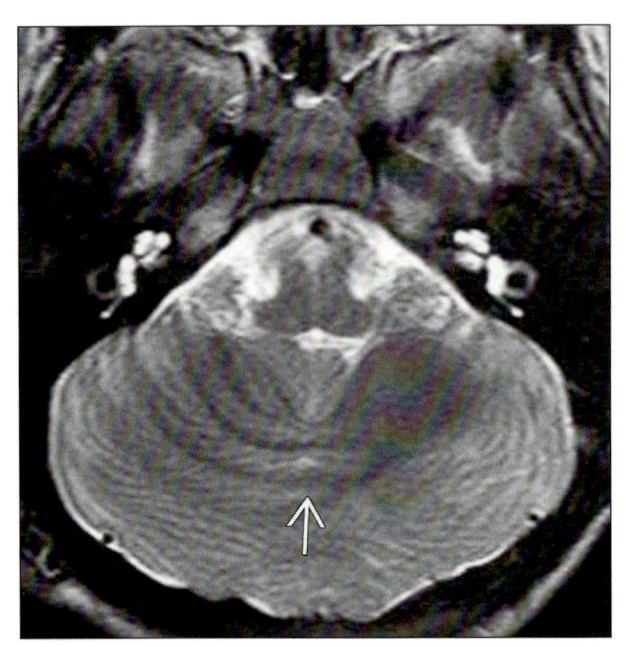

**35-13** T2 axial em um paciente com rombencefalossinapse mostrando ausência do verme com contiguidade de ambos os hemisférios cerebelares na linha média ➡. (Cortesia de M. Warmuth-Metz, MD.)

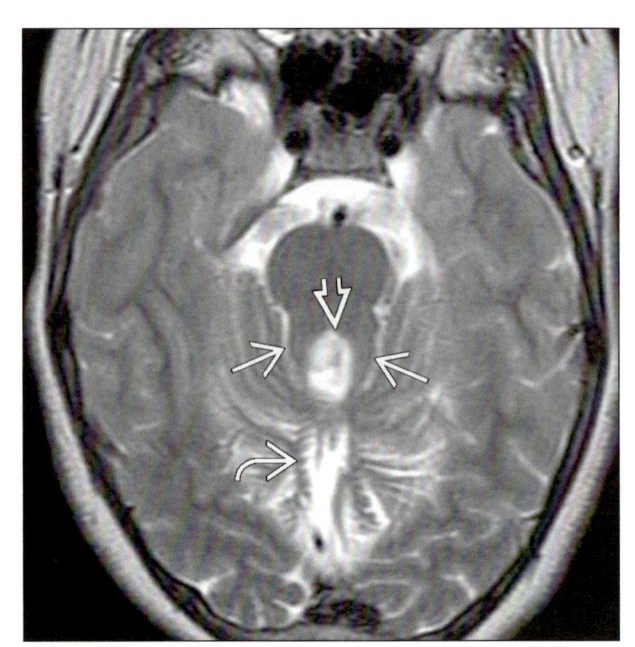

**35-14** T2 axial mostrando anomalia clássica do "dente molar" com o IV ventrículo superior alongado ➡, os pedúnculos cerebelares superiores espessados ➡ e o verme "dividido" ➡.

forma de chama vistas no complexo da esclerose tuberosa (**Fig. 35-12**).

Não se deve esquecer da fossa superior. O IV ventrículo no plano axial geralmente tem a forma de um grão de feijão em seu lado. Se o verme está ausente e o hemisfério cerebelar aparece contínuo de um lado ao outro, rombencefalossinapse está presente (**Fig. 35-13**). Se o IV ventrículo e os pedúnculos cerebelares superiores lembram um dente molar, a malformação do dente molar está presente (**Fig. 35-14**).

# Referências selecionadas

## Formação do hemisfério cerebral

### Proliferação neuronal

- Barkovich AJ et al: Congenital malformations of the brain and skull. In Pediatric Neuroradiology. 5th ed. Philadelphia: Lippincott Williams & Wilkins. 367-75, 2012

### Migração neuronal

- Aronica E et al: Malformations of cortical development. Brain Pathol. 22(3):380-401, 2012
- Barkovich AJ et al: A developmental and genetic classification for malformations of cortical development: update 2012. Brain. 135(Pt 5):1348-69, 2012
- Glenn OA et al: Malformations of cortical development: diagnostic accuracy of fetal MR imaging. Radiology. 263(3):843-55, 2012
- Swartling FJ et al: Distinct neural stem cell populations give rise to disparate brain tumors in response to N-MYC. Cancer Cell. 21(5):601-13, 2012

## Desenvolvimento do mesencéfalo e do rombencéfalo

### Anomalias do mesencéfalo-rombencéfalo

- Barkovich AJ et al: A developmental and genetic classification for midbrain-hindbrain malformations. Brain. 132(Pt 12):3199-230, 2009

## Abordagem por imagem das malformações cerebrais

### Análise por imagem

- Vedolin L et al: Inherited cerebellar ataxia in childhood: a pattern- recognition approach using brain MRI. AJNR Am J Neuroradiol. Epub ahead of print, 2012
- Barkovich AJ: Congenital malformations overview. In Osborn AG et al: Diagnostic Imaging: Brain. 2nd ed. Salt Lake City: Amirsys Publishing. I.1.2-5, 2010

# 36

# Malformações da fossa posterior

Anatomia da fossa posterior .................................. 1065
   Anatomia macroscópica .................................... 1065
   Anatomia por imagem ...................................... 1068
Malformações de Chiari ........................................ 1070
   Introdução às malformações de Chiari ............. 1070
   Chiari 1 .............................................................. 1070
   Chiari 2 .............................................................. 1075
   Chiari 3 .............................................................. 1079
   Variantes de Chiari ........................................... 1081
Malformações do rombencéfalo ........................... 1082
   Espectro Dandy-Walker .................................... 1082
   Outras malformações ....................................... 1086

O cerebelo é uma das estruturas cerebrais que se desenvolve de forma precoce. Seu desenvolvimento ocorre em um longo período, uma vez que a proliferação, a migração e a maturação celular se estendem para os primeiros meses pós-natais. O cerebelo é, portanto, vulnerável a contratempos do desenvolvimento.

As estruturas neurais da fossa posterior são derivadas do rombencéfalo (*romboencephalon*) embriônico, enquanto o *mesencephalon* origina as estruturas mesencefálicas. Elementos mesodermais dão origem às meninges e ao osso que circundam e protegem as estruturas neurais. Erros do desenvolvimento em qualquer um deles origina o espectro de malformações do mesencéfalo e rombencéfalo que serão discutidas neste capítulo. Um resumo dos achados de imagens dessas malformações é apresentado na Tabela 36-1.

Começaremos a discussão das malformações da fossa posterior com as anomalias conhecidas como malformações de Chiari. Seguindo para o rombencéfalo, consideraremos o espectro Dandy-Walker e um grupo de outras malformações.

Revisaremos a anatomia normal da fossa posterior como fundamentos para entender essas lesões. Algumas estruturas (p. ex., o quarto ventrículo, as artérias, os seios venosos durais, os nervos cranianos) já foram discutidas com detalhes em capítulos anteriores. Aqui, resumiremos os maiores achados anatômicos especificamente os que se relacionam à fossa posterior.

## Anatomia da fossa posterior

### Anatomia macroscópica

A fossa posterior (FP) é a maior e mais profunda de todas as fossas cranianas. É um espaço em formato de taça, relativamente protegido, que se situa abaixo do tentório. A FP contém o rombencéfalo com o tronco (ponte e bulbo) anteriormente, o verme e os hemisférios cerebelares posterolateralmente.

O *mesencéfalo* situa-se dentro da incisura tentorial. Ele representa a transição entre os hemisférios cerebrais acima e a ponte e hemisférios cerebelares abaixo do tentório.

Os espaços que contêm líquido cerebrospinal (LCS) na FP incluem parte do aqueduto cerebral, o quarto ventrículo e as cisternas de LCS que circundam o tronco encefálico e o cerebelo.

#### Osso e dura

O dorso da sela do osso esfenoide e o clivo do osso basioccipital formam a parede anterior da FP. Lateralmente, a FP é delineada pelo osso temporal petroso. A escama occipital forma grande parte do soalho côncavo, e o tentório cerebelar em forma de tenda cobre a FP superiormente. FP comunica-se superiormente com o compartimento supratentorial por meio da **incisura tentorial** em forma de U e inferiormente com o espaço subaracnóideo através do **forame magno** ovoide.

A camada da dura com uma membrana aracnoide fracamente aderente recobre a parte óssea da FP. A dura craniana tem duas camadas, uma interna (meninge) e outra externa (endosteal), que são fusionadas, exceto onde elas são separadas, para englobar os seios venosos durais.

As camadas meníngeas da dura cobrem a FP com duas pregas crescentes proeminentes, as folhas do **ten-**

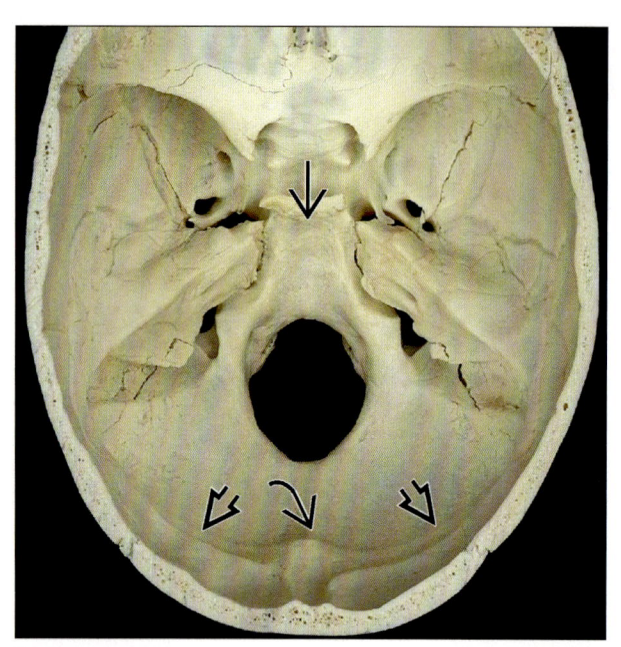

**36-1** Estruturas ósseas da fossa posterior (FP) vistas de cima. A ponte apoia-se na curvatura do clivo ➡. A escama occipital forma a maior parte do soalho da FP: sulcos para a torcular ➘, seios transversos ➩ são facilmente vistos. (Cortesia de M. Nielsen, MS.)

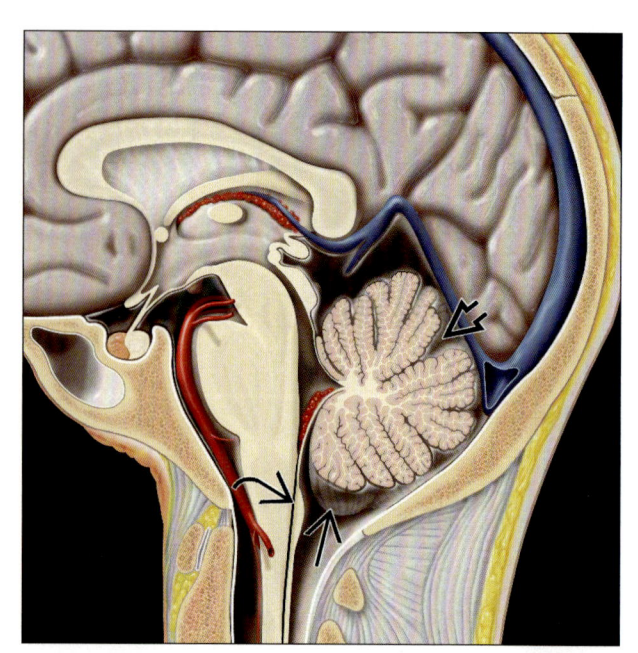

**36-2** Gráfico sagital da FP normal. Observe a superfície inferior das tonsilas arredondadas ➡. Núcleo grácil ➘, junção entre o obex do quarto ventrículo e o canal central situa-se acima do forame magno. A fissura primária do verme ➩ situa-se ao longo da superfície tentorial.

tório cerebelar, que separam os compartimentos intra e supratentoriais. Uma grande abertura central em forma de U, a **incisura tentorial**, contém o mesencéfalo. Quantidades variadas de hemisfério cerebelar superior e verme projetam para o hiato tentorial atrás do mesencéfalo.

As margens externas convexas da dura separam-se posteriormente ao longo da escama occipital para conter a confluência dos seios (*torcular herophili*) e seios transversos, aderidos lateralmente aos ossos temporais e posteriormente ao osso occipital. A **foice cerebelar** consiste em uma ou mais pequenas pregas concêntricas de dura que se projetam para a cisterna magna e aderem superiormente a superfície inferior do tentório.

A dura divide-se em duas camadas distintas quando passa inferiormente através do forame magno para o canal cervical superior. A camada interna endosteal torna-se o periósteo do canal vertebral, e a camada meníngea torna-se a dura do saco tecal. Na coluna, as duas camadas são separadas por gordura, o plexo venoso epidural e o tecido conectivo frouxo.

### Tronco encefálico

O tronco encefálico tem três divisões anatômicas: o mesencéfalo, a ponte e o bulbo. O mesencéfalo situa-se parcialmente acima e parcialmente abaixo do tentório. Ele curva através da incisura tentorial, conectando a ponte e o cerebelo com as estruturas do prosencéfalo basal e hemisférios cerebrais.

A ponte apoia-se na suave curva do clivo (**Fig. 36.1**). Seu aspecto ventral contém tanto fibras pontinas transversas quanto os grandes tratos descendentes de substância branca que são contínuos com os pedúnculos cerebrais superiormente e com as pirâmides bulbares inferiormente. Sua parte dorsal – o tegmento – é comum em todas as estruturas do tronco encefálico (mesencéfalo, ponte e bulbo) e contém a formação reticular e múltiplos núcleos dos nervos cranianos.

O **bulbo** é a parte mais caudal do tronco encefálico e representa a transição do cérebro para a medula espinal. Seu segmento ventral (anterior) contém as olivas e os tratos piramidais. Um marco importante de imagem é a proeminente "ondulação" ao longo do bulbo dorsal criado pelo núcleo grácil. Isso demarca a junção entre o quarto ventrículo (obex) e o canal central da medula espinal. O núcleo grácil normalmente se situa acima do forame magno.

### Cerebelo

O cerebelo é uma estrutura bilobada localizada posteriormente ao tronco encefálico e ao quarto ventrículo. Ela consiste em dois hemisférios e um verme na linha média.

Cada hemisfério cerebelar tem três superfícies: superior (tentorial), inferior (suboccipital) e anterior (petrosa). A superfície superior abaula a superfície inferior do tentório; a superfície inferior é em sua maior parte delineada pela escama occipital; e a superfície anterior situa-se ao longo da parede posterior do osso temporal petroso.

As fissuras dividem o cerebelo em lobos e lóbulos. A mais proeminente é a grande **fissura horizontal**. Essa fenda profunda envolve o cerebelo e separa suas superfícies superior e inferior. A **fissura primária**, orientada

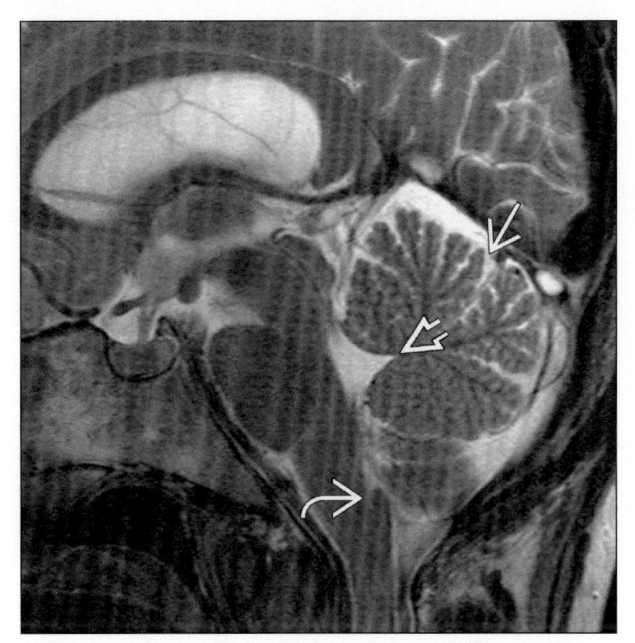

**36-3** T2 sagital mostra FP normal: núcleo grácil com a junção do quarto ventrículo e o canal central da medula espinal ➡, *fastigium* do quarto ventrículo ➡, a fissura primária do verme ➡.

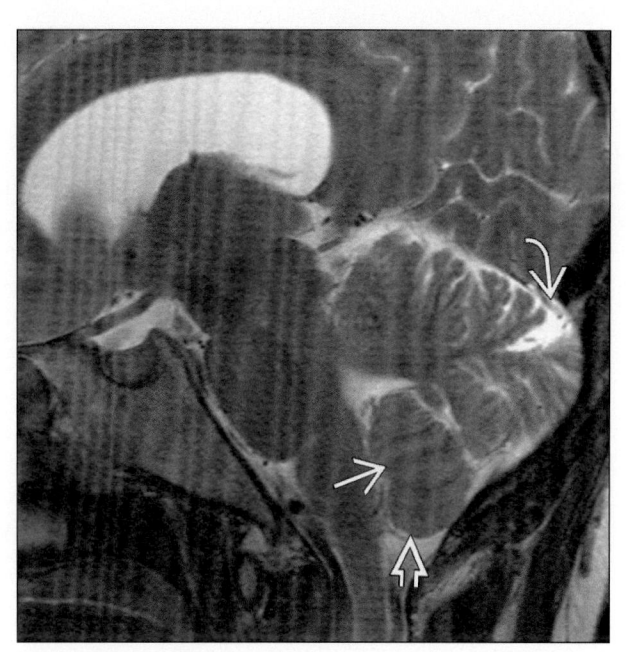

**36-4** Imagem um pouco mais lateral mostra a folia orientada horizontalmente ➡, as superfícies inferiores das tonsilas arredondadas ➡ e a fissura horizontal ➡.

obliquamente, divide o cerebelo em lobos anterior e posterior. Fissuras menores subdividem os lobos em lóbulos.

Alguns marcos divisórios proeminentes superficiais dos hemisférios cerebrais incluem as **tonsilas cerebelares**, que se estendem inferomedialmente dos lóbulos biventrais **(Fig. 36-2)**. Uma pequena protuberância de tecido, o **flóculo**, situa-se abaixo de cada pedúnculo cerebelar médio e projeta-se anteriormente para a cisterna do ângulo ponto-cerebelar.

Três pedúnculos pareados ligam os hemisférios cerebelares ao tronco encefálico. O **pedúnculo cerebelar superior** (*brachium conjunctivum*) conecta o cerebelo aos hemisférios cerebrais pelo mesencéfalo. Os pedúnculos cerebelares superiores contêm fibras eferentes do núcleo rubro ao tálamo.

Os **pedúnculos cerebelares médios** (*brachium pontis*) conectam o cerebelo à ponte e representam a continuação dos tratos corticopontinos. Os **pedúnculos cerebelares inferiores** (também conhecidos como corpos restiformes) conectam o cerebelo ao bulbo e contêm tratos espinocerebelares e tratos para os núcleos vestibulares.

O **verme** situa-se entre ambos os hemisférios cerebelares, atrás do quarto ventrículo. Seus lóbulos são (em ordem horária a partir do teto do quarto ventrículo) lingula, lóbulo central, culmen, declive, folium, tuber, pirâmide, úvula e nódulo. A **fissura primária** proeminente continua cruzando o verme dos hemisférios cerebelares e separa o culmen do declive. Com exceção da lingula, cada lóbulo vermiano está também em contiguidade direta com o lóbulo adjacente do hemisfério cerebelar.

O córtex cerebelar é um contínuo de tecido que é dobrado em forma de acordeão para formar várias pontas proeminentes. O córtex tem três camadas principais: a **camada molecular** é a mais superficial e é com neurônios relativamente escassos; a **camada das células de Purkinje** contém as células de Purkinje, que são arranjadas em uma linha única entre a camada molecular superficial e a camada granular profunda; e a **camada granular** é a mais complexa e a mais celular, contendo corpos e axônios de neurônios granulares.

## Quarto ventrículo e cisternas

A anatomia do quarto ventrículo é delineada em mais detalhes no Capítulo 34.

O **quarto ventrículo** é um espaço complexo em forma de diamante que corre ao longo da ponte dorsal e do bulbo superior. Importantes reparos anatômicos são o *fastigium* apontado dorsalmente, os **recessos laterais** que desembocam nas cisternas do ângulo pontocerebelar através do **forame de Luschka**, e o **forame de Magendie** na linha média (a saída do quarto ventrículo para a cisterna magna).

Os **recessos posterossuperiores** são evaginações finas, em fundo cego, em forma de orelha que se curvam sobre o topo das tonsilas cerebelares. O **obex** é a extensão inferior do quarto ventrículo e comunica-se diretamente com o canal central da medula espinal cervical.

As maiores cisternas da FP são as cisternas pré-pontinas, cisterna do ângulo pontocerebelar e a cisterna magna de tamanho variado. Parte da cisterna magna (a **valécula**) estende-se superiormente entre as duas tonsilas cerebelares e é conectada com o quarto ventrículo através do forame de Magendie.

### Artérias, veias e seios durais

As artérias da FP são detalhadas no Capítulo 8; as veias e os seios venosos durais foram discutidos no Capítulo 9.

### Nervos cranianos

Os nervos cranianos – juntamente com as cisternas através das quais eles cursam e os forames ósseos através dos quais eles entram e deixam a cavidade craniana – são discutidos em detalhes no Capítulo 23.

## *Anatomia por imagem*
### Plano sagital

Imagens na linha média mostram o soalho do quarto ventrículo estendendo-se do aqueduto cerebral acima ao obex abaixo. A junção do obex e do canal central é marcado por uma protuberância dorsal, o fascículo grácil **(Fig. 36-6)**. O núcleo grácil normalmente se situa acima de uma linha desenhada entre a ponta do clivo anteriormente e o forame magno posteriormente ("linha *basion-opisthion*").

O fastigium forma um triângulo de LCS, cujo ápice aponta para o verme. A fissura primária do verme é uma fenda bem demarcada virada para o tentório e que divide o culmen do declive.

Um pouco lateralmente à linha média, as tonsilas cerebelares podem ser identificadas como estruturas ovoides situadas entre o verme e o quarto ventrículo inferior. As tonsilas normais apresentam folias orientadas horizontalmente e uma superfície inferior suavemente arredondada **(Fig. 36-4)**. Cortes mais laterais através dos hemisférios mostram o núcleo denteado, o *pontis brachium* e a fissura primária do cerebelo.

### Plano axial

As imagens através da FP superior mostram o verme e a superfície superior dos hemisférios cerebelares situadas atrás da ponte e do mesencéfalo, dentro da incisura tentorial.

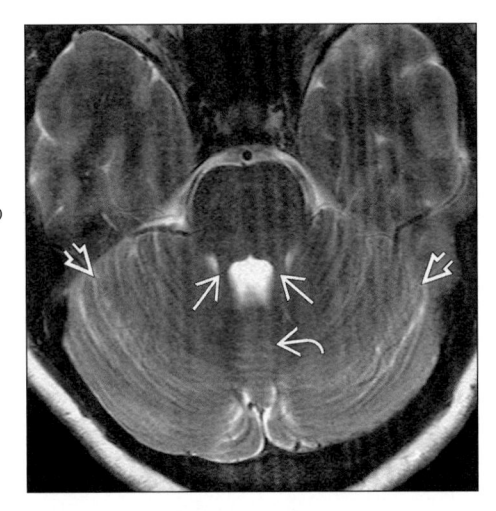

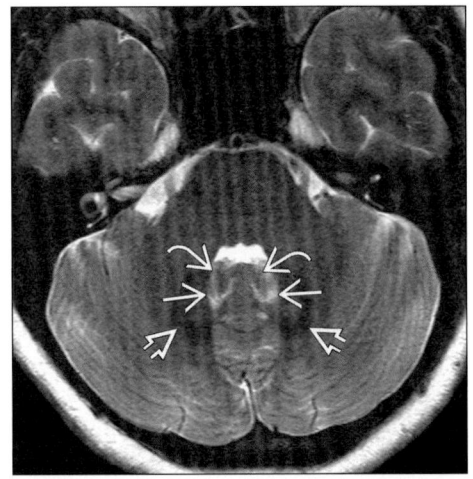

**36-5** T2 axial mostra os pedúnculos cerebelares superiores normais ➡, verme ➡, fissuras horizontais ➡ do cerebelo.
**36-6** Imagem axial na altura do corpo do quarto ventrículo mostra recesso posterossuperior preenchido por LCS ➡, cobrindo o topo das tonsilas cerebelares ➡. Núcleos denteados ➡ estão mineralizados, hipointensos.

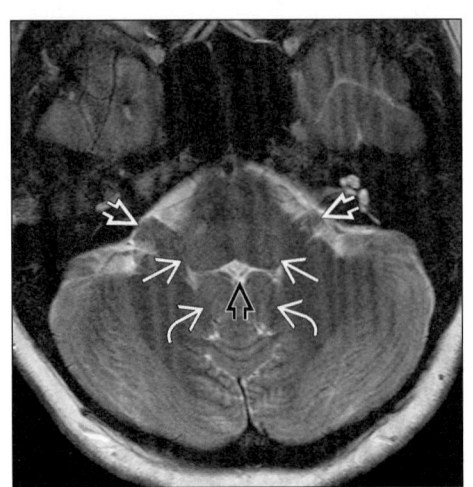

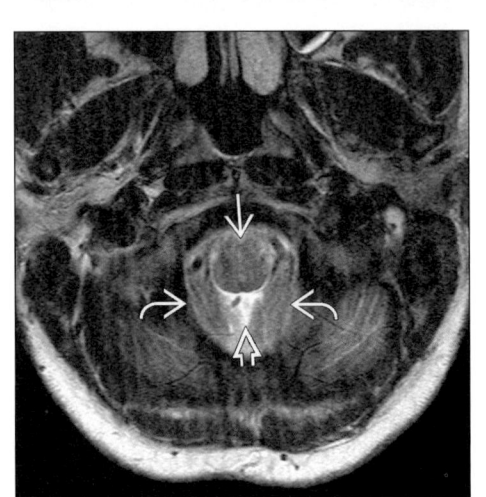

**36-7** Imagem mais inferior através do quarto ventrículo mostra o forame de Magendie na linha média ➡, recessos laterais ➡, tonsilas ➡, lobos floculares do cerebelo ➡ projetando-se para a cisterna do ângulo ponto-cerebelar.
**36-8** T2 através do forame magno mostra o bulbo ➡, tonsilas cerebelares ➡, valécula situada entre as tonsilas e a porção inferior da cisterna magna ➡.

Um pouco abaixo, os pedúnculos cerebelares superiores são vistos como finos feixes de substância branca localizados ao lado do quarto ventrículo superior **(Fig. 36-5)**.

No nível dos pedúnculos cerebelares médios, o corpo do quarto ventrículo lembra um feijão em perfil. As duas protuberâncias ao longo do aspecto anterior são os colículos e a protuberância posterior mediana é o nódulo do verme. Algumas vezes, um fino recesso posterossuperior pode ser visto cobrindo o topo das tonsilas cerebelares **(Figs. 36-6)**. Anterolateralmente, o flóculo projeta-se de cada hemisfério para a cisterna do ângulo pontocerebelar.

Mais inferiormente, o recesso lateral do quarto ventrículo passa anterolateralmente abaixo dos pedúnculos cerebelares médios **(Fig. 36-7)**. Tufos de plexo coroide passam através do recesso lateral e dos forames de Luschka para as cisternas do ângulo pontocerebelar inferior medialmente ao flóculo.

As tonsilas cerebelares podem ser identificadas logo abaixo do forame magno. A valécula – parte da cisterna magna que recebe o forame de Magendie na linha média – é o espaço de LCS que se situa entre as tonsilas **(Fig. 36-8)**. O bulbo situa-se logo à frente (e medial) às tonsilas cerebelares. O bulbo anterior é formado por duas "protuberâncias": as pirâmides e as olivas.

## Plano coronal

Imagem através da "barriga" anterior da ponte mostra os grandes lóbulos biventrais dos hemisférios cerebelares posteriores com as tonsilas cerebelares projetando-se inferomedialmente **(Figs. 36-9 e 36-10)**. Os flóculos situam-se logo a frente da fissura horizontal **(Fig. 36-9)**.

Posteriormente, a forma romboide ou em diamante do quarto ventrículo pode ser identificada. Finas coberturas de LCS, os recessos posterossuperiores cobrem o topo das tonsilas cerebelares **(Fig. 36-11)**. Inferiormente, o quarto ventrículo abre na cisterna magna via forame de Magendie. Os grandes pedúnculos cerebelares médios são vistos lateralmente ao quarto ventrículo. Mais posteriormente, o verme pode ser visto entre os dois hemisférios **(Fig. 36-12)**.

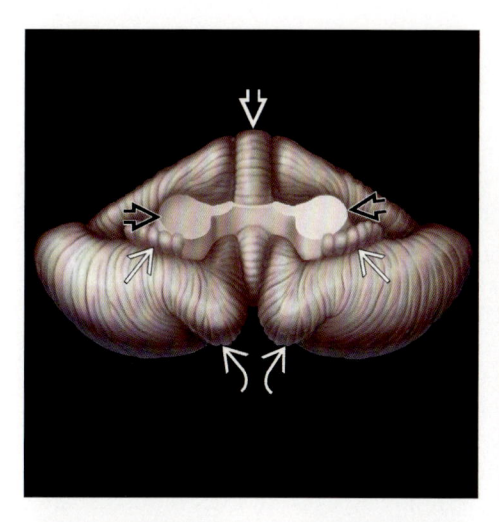

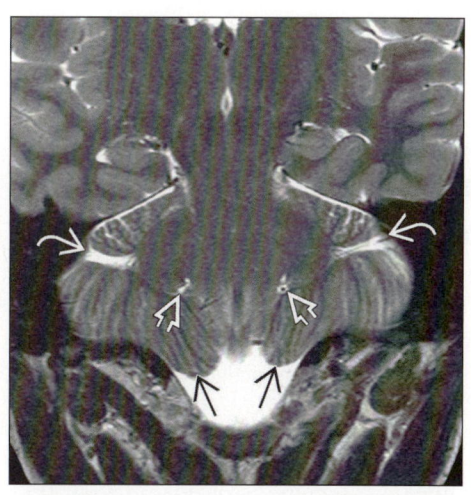

**36-9** Gráfico coronal mostra *brachium pontis* (pedúnculos cerebelares médios) ➔, verme ➔, flóculo ➔, tonsilas ➔ projetando-se inferiormente dos lóbulos biventrais.

**36-10** T2 coronal mostra tonsilas ➔, forame de Luchka ➔, fissuras horizontais ➔.

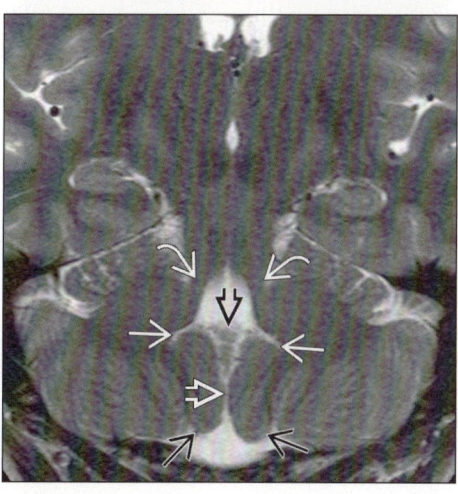

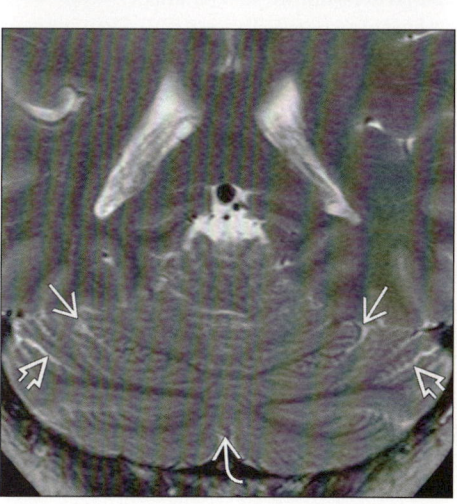

**36-11** Imagem coronal mais posterior mostra o forame de Magendie ➔, verme ➔, pedúnculos cerebelares superiores ➔, recessos posterossuperiores ➔ e cobertura tonsilar ➔.

**36-12** T2 mais posterior mostra fissuras primárias ➔, fissuras horizontais ➔, verme na linha média ➔.

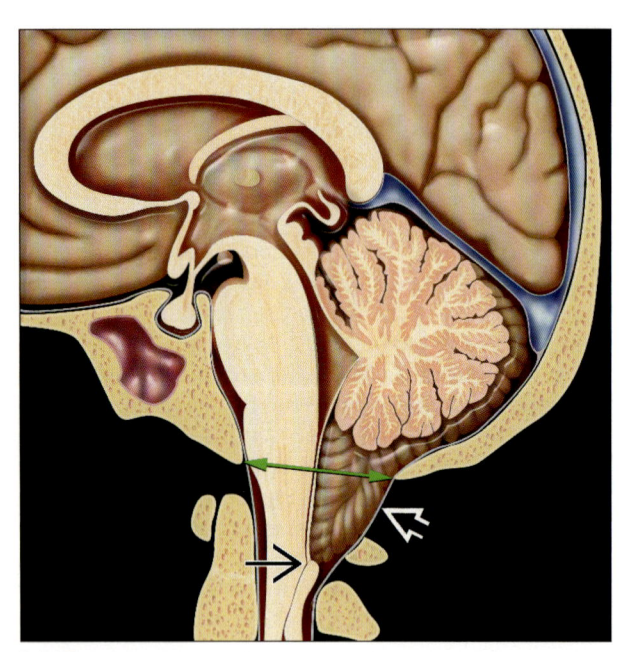

**36-13** Malformação de Chiari 1 com a linha *basion-opisthion* mostrada em verde. Observe as tonsilas pontiagudas situadas inferiormente com folias com orientação vertical ▶. O núcleo grácil → está deslocado inferiormente.

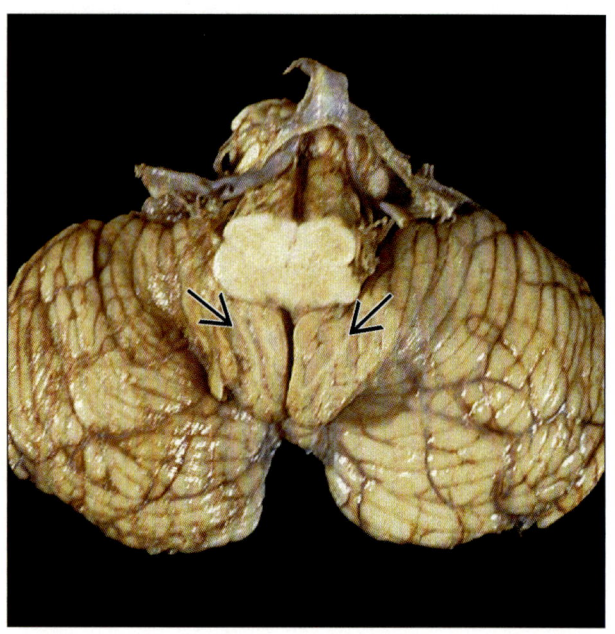

**36-14** Vista semiaxial de um caso de necropsia mostra malformação de Chiari 1. Observe o deslocamento inferior das tonsilas com orientação vertical das folias →. (Cortesia de E. T. Hedley-Whyte, MD.)

## Malformações de Chiari

### Introdução às malformações de Chiari

As malformações de Chiari foram primeiramente descritas no final do século XIX, por um patologista austríaco, Hans Chiari. Ele descreveu o que parecia ser um grupo relacionado a malformações da fossa posterior associadas com hidrocefalia e as dividiu em três tipos: Chiari 1, 2 e 3.

Chiari 1 e 2 são doenças patogeneticamente diferentes. **Chiari 1** envolve deslocamento inferior das tonsilas cerebelares **(Fig. 36-13)**; **Chiari 2** é sempre associada com mielodisplasia e envolve herniação do bulbo e verme. **Chiari 3** é classicamente caracterizada como herniação do conteúdo da fossa posterior através do defeito ósseo occipitocervical baixo.

"**Malformação de Chiari 4**" foi originalmente usada para designar o que é agora conhecido como agenesia cerebelar primária, não herniação da fossa posterior. Então, o termo foi abandonado.

Alguns autores expandiram o espectro Chiari para incluir variantes como **Chiari 0** (siringomielia sem herniação tonsilar franca), **Chiari 1,5** (protrusão caudal do tronco encefálico além das tonsilas), e **Chiari 5** (Chiari 2 mais mielomeningocele occipital ou cervical alta). Essas variantes são controversas e serão discutidas de forma breve no final desta seção.

## Chiari 1

### Aspectos gerais

A malformação de Chiari 1 (MC1) é definida como uma ectopia caudal das tonsilas cerebelares. Não existe um consenso sobre a distância precisa das tonsilas abaixo do forame magno para o diagnóstico de MC1. Alguns investigadores consideram ectopia tonsilar uma medida de 5 mm ou mais como suficiente para estabelecer o diagnóstico de MC1. No entanto, outros insistem que as anormalidades adicionais, como deformidade tonsilar, obliteração dos espaços de LCS retrotonsilares, ou alteração da dinâmica do fluxo de LCS devem estar presentes.

Anormalidades na medula espinal cervical são comuns na MC1. Uma cavidade complexa preenchida por LCS com múltiplas septações de tecido glial espongiótico é típico. Cavitações medulares delineadas por *glia* geralmente são referidas como **siringomielias**. O termo **hidromielia** refere-se a uma expansão do canal central delineado por *epêndima*. Na MC1, áreas extensas de desnudamento ependimário e cicatriz astrocítica dificultam a diferenciação entre hidro e siringomielia até mesmo na examinação histológica. Portanto, essas cavidades não neoplásicas, septadas, paracentrais, com conteúdo líquido são geralmente descritas como hidrossiringomielia ou simplesmente siringomielia.

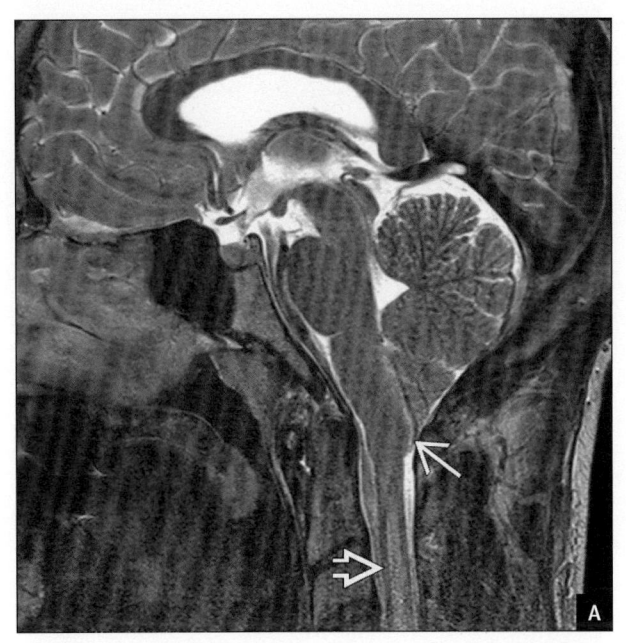

**36-15A** T2 sagital de um homem com 23 anos com malformação de Chiari 1 clássica mostra as tonsilas em posição baixa, pontiagudas ➡, fossa posterior com tamanho normal. Hiperintensidade em T2 na medula ➡ representa estado "pré-siringomielia".

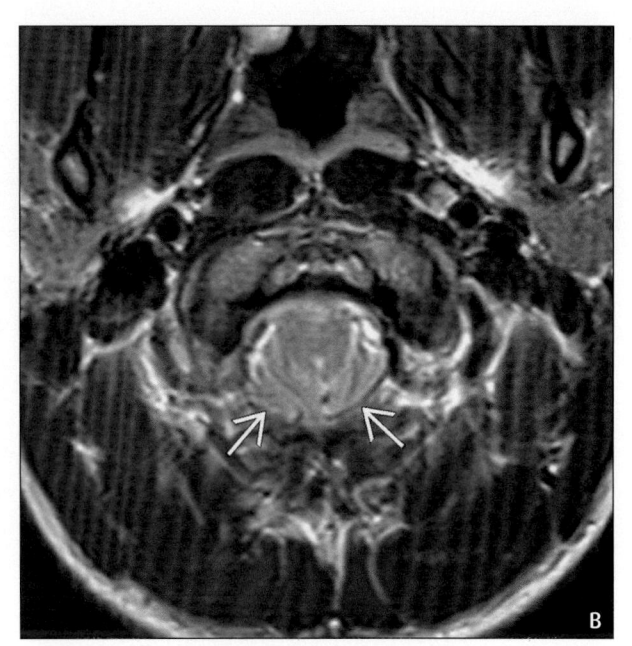

**36-15B** T2 axial do mesmo paciente mostra forame magno "lotado" com os espaços retrocerebelares de LCS obliterados ➡.

## Etiologia

**CONCEITOS GERAIS.** A patogenia da MC1 não é bem entendida e permanece controversa. Fatores genéticos, não genéticos e epigenéticos foram propostos.

Insuficiência mesodérmica primária para-axial com um subdesenvolvimento da protovértebra occipital já foi considerado como explicação para o desenvolvimento de MC1. Outras teorias sugerem que distúrbios dos elementos derivados da crista neural podem levam a hiper ou hipo-ossificação da base-condro crânio, resultando nas alterações morfométricas na fossa posterior.

A combinação da anatomia óssea alterada e da hidrodinâmica anormal do LCS é o conceito mais aceito.

**FOSSA POSTERIOR ANORMAL.** Muitos – mas não todos – pacientes com MC1 demonstram uma geometria anormal da fossa posterior óssea ("*estruturas da fossa posterior com tamanho normal situadas em um envelope ósseo muito pequeno*"). Várias combinações de comprimento clival reduzido congenitamente, encurtamento do basioccipito, e anomalias de fusão da junção craniovertebral (JCV) podem resultar em uma fossa craniana posterior com profundidade diminuída e/ou volume da fossa posterior anormalmente pequeno.

**DINÂMICA DO LCS ALTERADA.** Siringomielia está presente em 40 a 80% dos indivíduos com MC1 sintomático. Sua etiologia é também controversa. Impacção tonsilar e adesões aracnoides posteriores causam aumento da resistência do fluxo do LCS entre os espaços subaracnoides intracraniano e espinal. Descida sistólica como um pistão das tonsilas impactadas pode criar ondas de pressão anormais intraespinal do LCS, que, por sua vez, podem resultar no desenvolvimento da hidrossiringomielia na medula cervical superior.

A hemodinâmica do LCS alterada com aceleração da velocidade de fluxo e aumento do gradiente de pressão pode também causar ou contribuir para o deslocamento do tecido cerebral para fora do crânio e para o canal cervical superior.

**GENÉTICA.** Estudo de agregação familiar, estudos com gêmeos, e cossegregação da MC1 com condições genéticas conhecidas como acondroplasia e síndrome de Klippel-Feil, e análises recentes do genoma proporcionam uma forte evidência de componente genético da MC1.

Enquanto causas genéticas específicas de MC1 não foram ainda totalmente elucidadas, os cromossomos 9q21 e 15q21 (também o sítio do gene fibrilina-1, a maior causa da síndrome de Marfan) têm sido implicados em alguns estudos.

## Patologia

Macroscopicamente, as tonsilas herniadas no MC1 são deslocadas inferiormente e achatadas pela impacção contra o opístio **(Fig. 36-14)**. Elas costumam aparecer firmes e escleróticas. Espessamento aracnoide e adesões ao redor da JCV são comuns. Microscopicamente, alterações degenerativas com perda de células de Purkinje e granular podem estar presentes.

**1072** Malformações congênitas do crânio e do encéfalo

**36-16A** T1 sagital mostra forame magno "lotado", ectopia tonsilar com aparência "pontiaguda" ➔, que é típico do Chiari 1. Observe a hidrossiringomielia na medula cervical superior ➔.

**36-16B** T2 sagital mostra tonsilas "pontiagudas" ➔, folias tonsilares com orientação oblíqua ➔. Múltiplas septações na cavidade siringomiélica são claramente vistas ➔. O quarto ventrículo inferior é alongado, e o núcleo grácil ➔ está situado inferiormente.

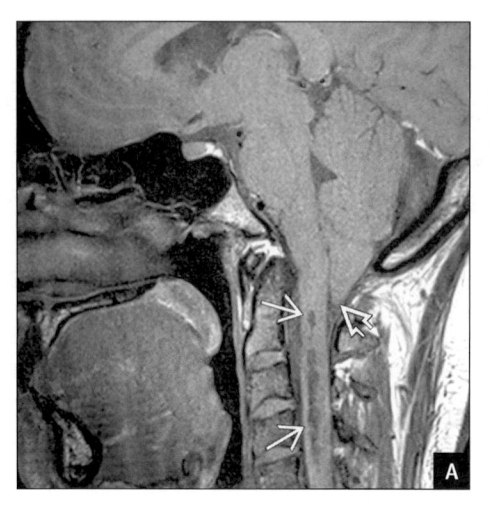

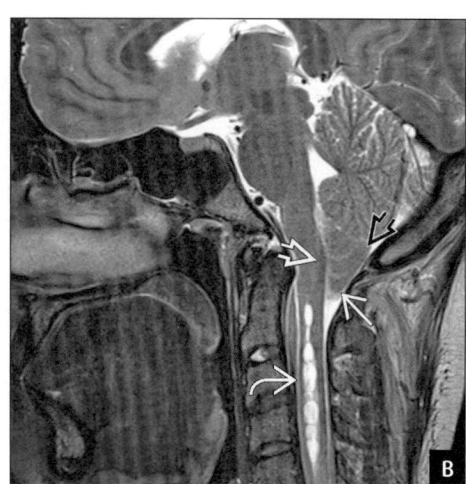

**36-16C** T1 C+ sagital com saturação de gordura mostra que a cavidade siringomiélica ➔ não realça.

**36-16D** T2 axial mostra cavidade de LCS bem delimitada ➔ na medula espinal cervical central. Por imagem, não é possível diferenciar entre uma dilatação do canal central delineada por epêndima (hidromielia) das cavitações paracentrais medulares delineadas por glia (siringomielia), portanto, o termo hidrossiringomielia costuma ser usado para designar este associado à MC1.

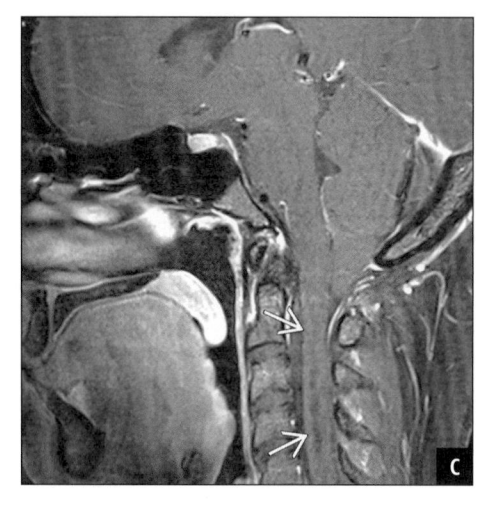

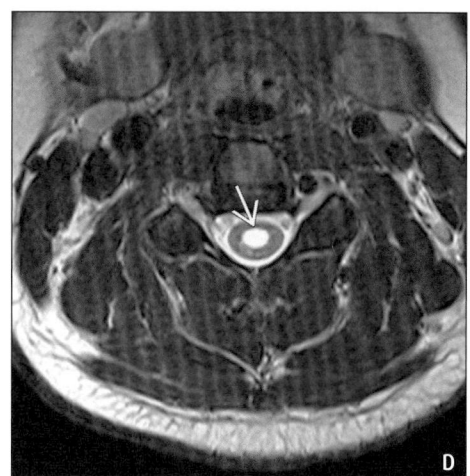

**36-16E** T2 do mesmo paciente mostra tonsilas ➔, deformidade do bulbo ➔, dando a aparência de forame magno "lotado" típico da MC1.

**36-16F** Estudo do fluxo no LCS na sequência em contraste de fase no plano sagital na sístole (esquerdo), diástole (direito) mostra fluxo normal do LCS ➔ na frente da junção cervicobulbar, sem fluxo posterior no forame magno ➔. Impacção tonsilar, adesões evitam a circulação normal do LCS.

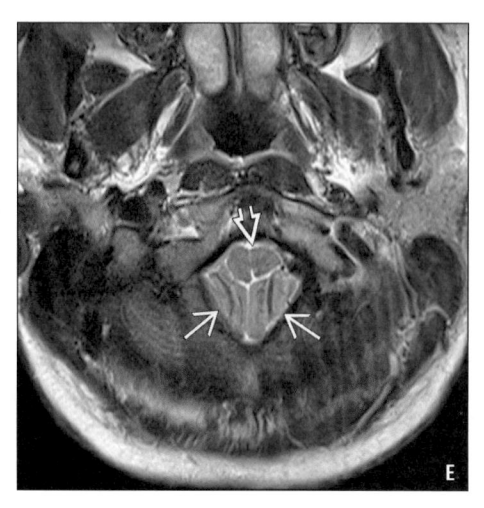

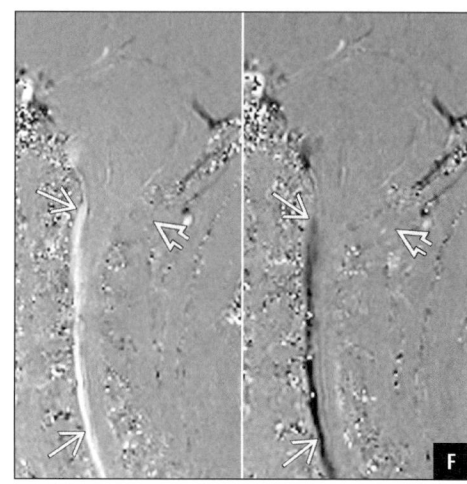

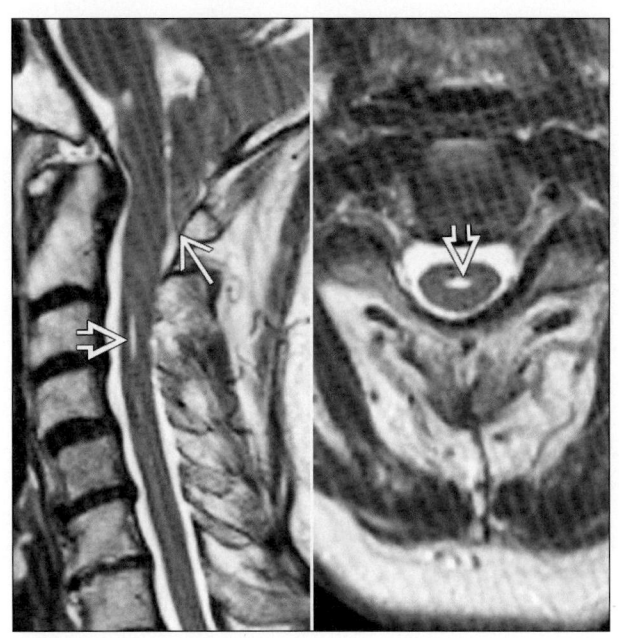

**36-17** Imagens ponderadas em T2 sagital (esquerda) e axial (direita) mostram ectopia tonsilar ⇒ e siringomielia ⇒ em um paciente com MC1.

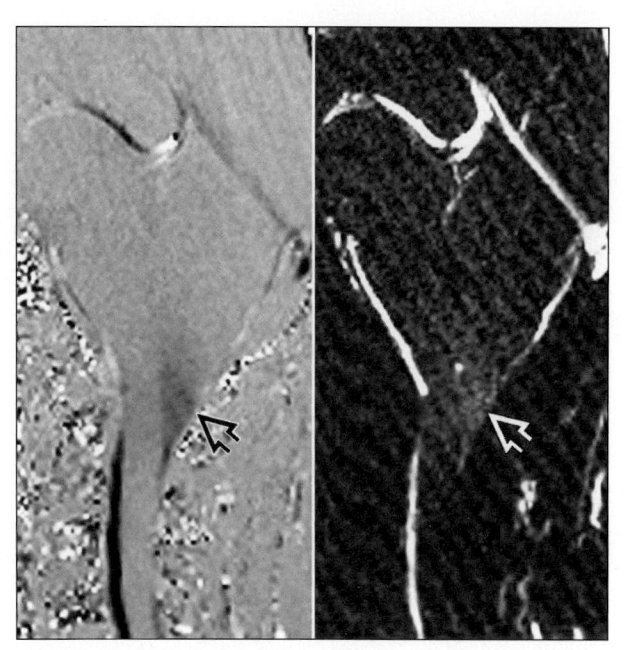

**36-18** Estudo do fluxo do LCS com cine PC 2D mostra a mudança do sinal de preto ⇒ para claro ⇒ atrás da medula espinal cervical compatível com pulsações tonsilares tipo "pistão".

## Aspectos clínicos

**EPIDEMIOLOGIA E DEMOGRAFIA.** MC1 é a malformação de Chiari mais comum e pode ser identificada em pacientes de todas as idades. Sua prevalência estimada na população geral é de 0,6 a 1%, mas estudos recentes mostraram malformação de Chiari 1 em 3,6% das crianças que realizaram ressonância magnética (RM) de encéfalo ou coluna cervical de rotina. Não existe uma predileção pelo gênero.

A cavidade siringomiélica associada a MC1 é rara em crianças abaixo de 1 ano, mas a incidência aumenta com a idade. Esse aumento relacionado à idade é mais pronunciado nos primeiros cinco anos de vida.

**APRESENTAÇÃO.** Entre um terço e metade de todos os pacientes com achados de imagem compatíveis com MC1 são assintomáticos no momento do diagnóstico.

A apresentação de MC1 sintomático é diferente de acordo com a idade. Crianças de 2 anos ou menos geralmente se apresentam com disfunção orofaríngea (aproximadamente 80%). Aqueles entre 3 e 5 anos apresentam-se com cefaleia (57%) ou sintomas relacionados à siringomielia (86%) e escoliose (38%). Apresentações incomuns incluem hipersonolência e apneia do sono. Cefaleia suboccipital induzida pela manobra de Valsalva (i.e., com tosse ou espirro), dor cervical e sincope são comuns em adultos.

**HISTÓRIA NATURAL.** A história natural da MC1 é variável. Muitos pacientes permanecem assintomáticos. Alguns investigadores acreditam que o grau de ectopia tonsilar no MC1 aumenta gradualmente com o tempo e está associada com uma maior chance de tornar-se sintomática.

O resultado da siringomielia associada a MC1 é incerto. Estudos longitudinais mostram que a cavidade siringomiélica permanece estável ou reduz de tamanho em cerca de 90% dos pacientes pediátricos que têm sintomas neurológicos mínimos.

Outros desenvolvem escoliose progressiva, sintomas de medula espinal ou déficits bulbares. Esses déficits são, algumas vezes, precipitados ou exacerbados por mínimo trauma cervical ou craniano.

**OPÇÕES DE TRATAMENTO.** Assim como tudo em MC1, o tratamento é controverso. Ectopias tonsilares assintomáticas na ausência de uma cavidade siringomiélica associada ou escoliose costuma não ser tratada. Controle periódico dos pacientes com hidrossiringomielia documentada é recomendado, uma vez que 12% dessas cavidades podem aumentar de tamanho e necessitar de descompressão crânio--cervical se os sintomas piorarem.

O tratamento da MC1 sintomática tenta restaurar a dinâmica normal do LCS no forame magno (FM). A descompressão suboccipital/C1 posterior com ou sem ressecção tonsilar parcial é o procedimento mais comum.

## Imagem

**ASPECTOS GERAIS.** A linha basion-opisthion (LBO) é uma linha desenhada da ponta do clivo até o arco posterior do forame magno **(Fig. 36-13)**. A medida da distância da margem inferior da tonsila cerebelar até essa linha no plano sagital define a posição tonsilar.

Um deslocamento tonsilar de 5 mm ou mais abaixo da LBO – geralmente considerado diagnóstico da MC1 – é um critério pobre para o diagnóstico definitivo. Tonsilas situadas 6 mm abaixo do forame magno são comuns entre 1 e 10 anos. Quase 15% de todos os pacientes têm tonsilas que se situam 1 ou 4 mm abaixo do forame magno, e 0,5 a 1% têm tonsilas que se projetam 5 mm dentro do canal cervical superior.

Deve ser tomado grande cuidado para estabelecer o diagnóstico de MC1, em especial com base somente na ectopia tonsilar incerta. Ao menos que: (1) as tonsilas apareçam comprimidas e pontiagudas em vez de arredondadas **(Fig. 36-15A)**, (2) as folias tonsilares são anguladas obliquamente ou inferiormente (em vez de horizontalmente), e (3) os espaços de LCS retrocerebelares no nível do forame magno/C1 estão obliterados **(Fig. 36-15B)**, o diagnóstico não pode ser garantido. As tonsilas com posição baixa que mantêm sua forma arredondada e estão circundadas por espaço de LCS com aparência normal são em geral assintomáticos e sem significância diagnóstica.

ACHADOS NA TC. Tomografia computadorizada (TC) sem contraste pode revelar um forame magno "lotado" e apagamento do espaço de LCS retrotonsilar. TC óssea geralmente demonstra uma combinação de fossa craniana posterior pequena e rasa, clivo curto e anomalias de assimilação da JCV. Olhe com cuidado para as anomalias da calota, uma vez que quase 10% dos pacientes com craniossinostose não sindrômica de sutura única tem MC1.

ACHADOS NA RM. T1 e T2 sagital mostram tonsilas "pontiagudas" com folias orientadas mais verticalmente, obliteração dos espaços subaracnóideos retrocerebelares e pré-bulbar, e um forame magno "lotado". A fossa posterior pode aparecer normal e pequena com um clivo curto e seio reto abruptamente angulado. Diferentemente do Chiari 2 (ver adiante), o quarto ventrículo apresenta um *fastigium* normal (ponto dorsal). Em alguns casos, o quarto ventrículo inferior é discretamente alongado, e o núcleo grácil – que demarca o final do obex e o início do canal central – pode aparecer em posição discretamente baixa **(Fig. 36-16)**.

A medula espinal cervical proximal deve ser examinada com cuidado para a presença de hidrossiringomielia **(Fig. 36-17)**. Hiperintensidades parenquimatosas em T2/FLAIR sem formação cística franca pode indicar um estado "pré-siringomielia".

O diâmetro do canal central em relação à medula costuma reduzir significativamente durante os primeiros anos de vida. Uma cavidade medular central com LCS de 3 mm ou mais no plano axial é anormal em crianças mais velhas e em adultos, e deve ser considerada uma hidrossiringomielia. O tamanho médio da hidrossiringomielia em grandes séries de pacientes com MC1 foi quase de 8 mm de espessura e uma média de 9 corpos vertebrais em comprimento.

Estudos de fluxo de LCS sagital com a sequência contraste de fase mostra redução ou ausência do sinal alternante branco (sistólico) e preto (diastólico) atrás da junção cérvico-medular. Qualquer alteração na intensidade de sinal das tonsilas cerebelares no modo cine sugere pulsação tonsilar **(Fig. 36-18)**. O fluxo de LCS alterado no forame magno e a pulsação anormal das tonsilas são em geral associados com a morfologia tonsilar pontiaguda.

ANORMALIDADES ASSOCIADAS. Uma avaliação completa por imagem do MC1 inclui cérebro, JCV e toda a coluna. Hidrocefalia discreta a moderada está presente em 10% dos pacientes com MC1. Disgenesia do corpo caloso é vista em 3% e ausência do septo pelúcido em 2,4% dos casos. Outras anomalias supratentoriais são incomuns.

A hidrossiringomielia está presente em 10 a 20% dos pacientes assintomáticos e em 40 a 80% dos pacientes com MC1 sintomáticos. Anomalias esqueléticas associadas incluem odontoide retrovertido, anomalia Klippel-Feil, invaginação basilar, platibasia, anomalias de fusão da JCV, cifose e/ou escoliose.

### Diagnóstico diferencial

Descida tonsilar *congênita* (MC1) deve ser diferenciada de **variantes da normalidade** (ectopias tonsilares discretas não complicadas). O diagnóstico diferencial patológico mais importante é herniação tonsilar *adquirida*, causada por aumento da pressão intracraniana **ou** hipotensão intracraniana.

**Aumento da pressão intracraniana** devido a uma massa supratentorial com transmissão da pressão através da incisura tentorial pode ser facilmente diferenciada de MC1. Sinais de herniação transtentorial descendente estão presentes com deslocamento inferior do mesencéfalo. Herniação tonsilar nesses casos é um efeito secundário e não deve ser denominada "Chiari 1 adquirido".

**Hipotensão intracraniana** mostra um conjunto de outros achados além do deslocamento inferior das tonsilas. Mesencéfalo "afundado", aumento da glândula hipofisária, queda do quiasma óptico e do hipotálamo no dorso da sela, hematoma subdural, ingurgitamento dos seios venosos, e espessamento e realce de paqui e leptomeninges são anormalidades típicas. *Hipotensão intracraniana confundida como MC1 pode ter consequência drástica, uma vez que descompressão cirúrgica pode exacerbar a queda do tronco encefálico.*

Cerca de 20% dos pacientes com **hipertensão intracraniana idiopática** ("pseudotumor cerebral") exibem ectopia tonsilar cerebelar de 5 mm ou mais. Metade desses pacientes exibem uma configuração tonsilar pontiaguda, e muitos tem um obex em baixa posição. Olhar os outros sintomas de hipertensão intracraniana idiopática (p. ex., protrusão da cabeça do nervo óptico para o globo ocular) é essencial para evitar um diagnóstico errado de Chiari 1.

Outras condições que reduzem o volume da fossa craniana posterior podem também deslocar as tonsilas abaixo do forame. Esses casos de **constrição craniana** incluem craniossinostose, acondroplasia, acromegalia e doença de Paget. "Fixação" craniana devido à artrite reumatoide, osteogênese imperfeita, distúrbios hereditários do tecido conectivo e instabilidade da articulação occipito atlantoaxial podem também forçar as tonsilas abaixo do forame magno.

# Malformações da fossa posterior

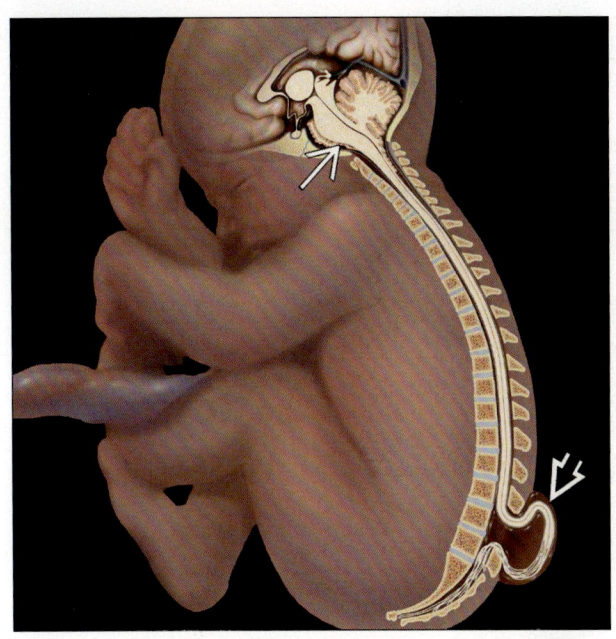

**36-19** Gráfico demonstra o feto com malformação de Chiari 2, ancoramento da medula espinal na mielomeningocele.

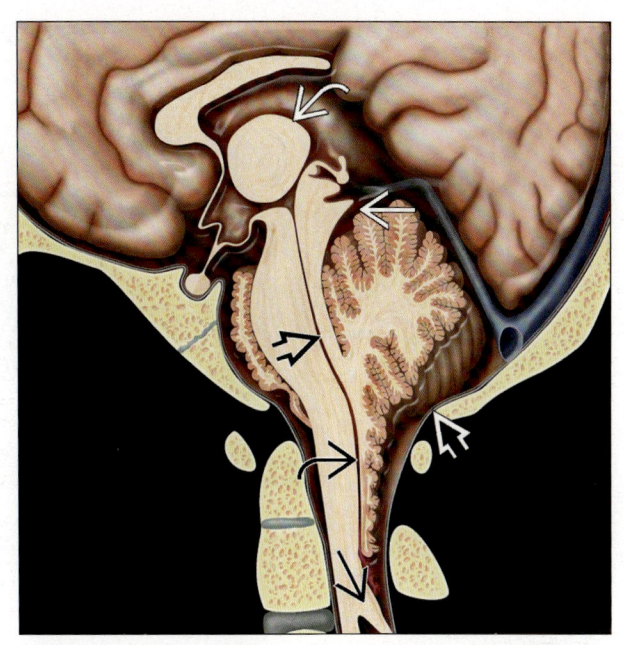

**36-20** Gráfico demonstra MC2 com pequena fossa posterior, grande massa intermédia, teto "em bico", disgenesia do corpo caloso, alongamento do quarto ventrículo com nódulo deslocado inferiormente em "cascata" e plexo coroide, esporão medular.

## Chiari 2

### Terminologia e definição

Malformação de Chiari 2 (MC2) é uma malformação da fossa posterior complexa que é quase sempre associada à mielodisplasia (mielomeningocele) **(Fig. 36-19)**.

### Etiologia

**CONCEITOS GERAIS.** MC2 é um distúrbio do fechamento do tubo neural, mas também envolve anormalidades do mesoderma paraxial do crânio e da coluna. Inúmeros passos são necessários para o fechamento adequado do tubo neural e da formação das expansões focais que subsequentemente formam as vesículas cerebrais e os ventrículos. Elementos esqueléticos do crânio e da coluna vertebral tornam-se "modelados" ao redor do tubo neural.

Somente se o neuroporo posterior fecha, os ventrículos em desenvolvimento se expandem suficientemente para um tamanho normal da fossa posterior, formada ao redor do tronco encefálico e do cerebelo. Se isso não ocorrer, o cerebelo desenvolve-se em uma pequena fossa posterior com ligações tentoriais baixas. O cerebelo em crescimento é espremido cefalicamente através da incisura tentorial e esticado inferiormente através do FM.

**GENÉTICA.** Quase metade de todas as anomalias de fechamento do tubo neural têm mutação no gene metileno-tetra-hidrofolato redutase (*MTHFR*). A deficiência de folato materno e teratógenos como anticonvulsivantes já foram relacionados ao risco aumentado de MC2.

### Patologia

Macroscopicamente, um largo espectro de achados pode estar presente na MC2. Mielomeningocele e fossa posterior pequena com clivo e pirâmides petrosas côncavas estão quase sempre presentes **(Fig. 36-20)**. O verme cerebelar (tipicamente o nódulo) é deslocado inferiormente ao longo do aspecto dorsal da medula espinal cervical. O quarto ventrículo, a ponte e o bulbo são alongados e parcialmente deslocados para o canal espinal cervical. O bulbo baixo pode estar deformado.

Diferentemente do Chiari 1, anomalias supratentoriais é uma regra na MC2, não uma exceção. Hidrocefalia está presente na maioria dos casos, e estenose aquedutal é comum. Disgenesia do corpo caloso e anomalias da substância cinzenta, como polimicrogeria e heterotopias são frequentes **(Figs. 36-21, 36-22, 36-23, 36-24, 36-25 e 36-26)**.

### Aspectos clínicos

**EPIDEMIOLOGIA E DEMOGRAFIA.** A prevalência geral de MC2 é de 0,44 em 1.000 nascidos vivos, mas tem reduzido com a terapia profilática materna com folato. A dose de 4 mg por dia reduz pelo menos 70% do risco de MC2.

**APRESENTAÇÃO.** MC2 é identificada em útero com ultrassonografia ou rastreamento fetal com a elevação de α-fetoproteína. Ao nascimento, a mielomeningocele e hidrocefalia coexistentes são fatores clínicos dominantes em cerca de 90% dos casos. Déficits de nervos cranianos baixos, períodos de apneia e sinais bulbares podem estar

**1076** Malformações congênitas do crânio e do encéfalo

**36-21** (Esquerda) MC2 mostra esporão bulbar ➡️, nódulo em "cascata" ⇨, plexo coroide atrás do bulbo, quarto ventrículo alongado como "canudo de refrigerante" ⇨, teto "em bico" ➡️, grande massa intermédia ⇨. (Cortesia de T. P. Naidich, MD.) (Direita) MC2 com estenogiria ➡️, substância cinzenta heterotópica ⇨, ventrículos laterais "pontiagudos" ⇨. (Cortesia de E. T. Hedley-Whyte, MD.)
**36-22** MC2 mostra esporão bulbar ➡️, nódulo em "cascata", plexo coroide ⇨, quarto ventrículo alongado "em forma de canudo" ⇨. (Cortesia de R. Hewlett, MD.)

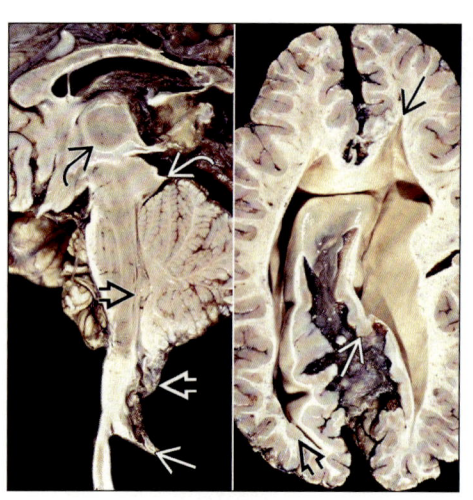

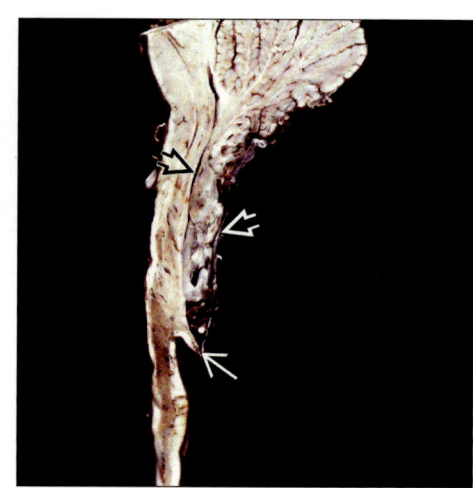

**36-23** Espécime de necropsia de um paciente com MC2 mostra uma fossa posterior muito pequena ➡️, hemisférios cerebelares "espremidos" anteriormente ⇨ ao redor do bulbo. (Cortesia de R. Hewlett, MD.)
**36-24** Espécime de necropsia de MC2 mostra uma fossa posterior muito pequena ➡️, grande massa intermédia ⇨, disgenesia do corpo caloso com giros radiais convergentes em um terceiro ventrículo em posição alta ⇨ que está aberto dorsalmente para a fissura inter-hemisférica. (Cortesia de R. Hewlett, MD.)

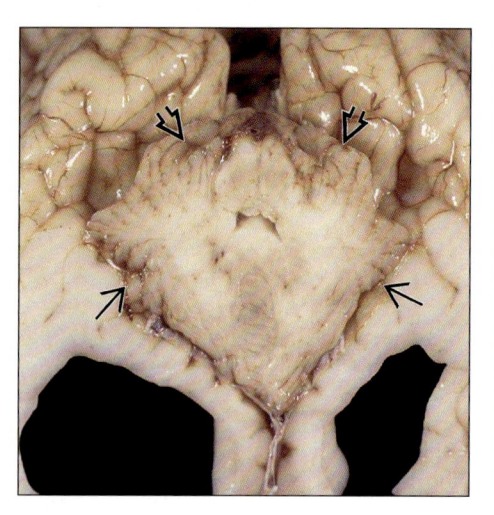

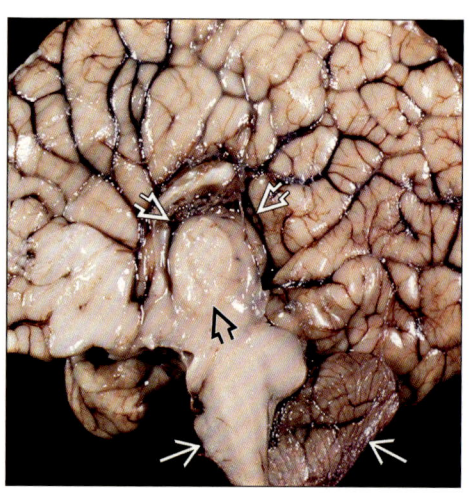

**36-25** Espécime de necropsia coronal de MC2 mostra agenesia do corpo caloso com terceiro ventrículo e ventrículos laterais com aparência de "capacete *viking*" ou em "cabeça de alce" ➡️. Observe a interdigitação giral ⇨ criando uma aparência irregular, "serrilhada" da fissura inter-hemisférica ➡️. (Cortesia de J. Townsend, MD.)
**36-26** Vista axial de necropsia de medula de paciente com MC2. Observe o grande disrafismo dorsal ⇨, mielomeningocele ➡️ com placódio neural exposto ➡️. (Cortesia de R. Hewlett, MD.)

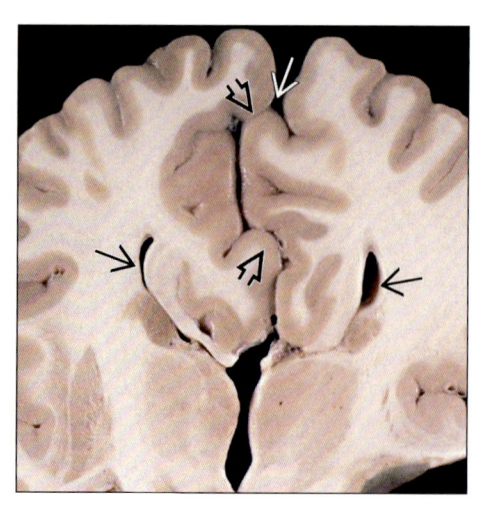

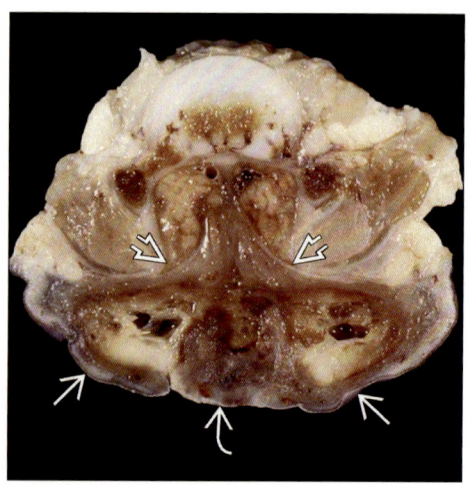

presentes. Paralisia das extremidades inferiores, disfunção esfincteriana e espasticidade costumam desenvolver-se tardiamente.

OPÇÕES DE TRATAMENTO. O reparo fetal da mielomeningocele é muito comum e pode reduzir sintomas subsequentes. O reparo cirúrgico em 72 horas após o nascimento reduz a mortalidade e a morbidade do disrafismo aberto.

## Imagem

MC2 afeta muitas regiões do crânio, encéfalo e coluna, portanto, várias anormalidades de imagem podem ser vistas.

CRÂNIO E DURA. A convexidade da calota craniana é formada por osso membranoso. Com a falha do fechamento do tubo neural e a ausência de distensão do cérebro fetal, induções normais das placas membranosas da calota não ocorrem. Coleções organizadas de fibras de colágeno e crescimento radial deficiente da cauvária em desenvolvimento ocorrem. O resultado é uma anomalia chamada **crânio lacunar** (i.e., lückenschädel) **(Fig. 36-27)**. O crânio lacunar é causado por anormalidades mesenquimais e *não* é uma consequência do aumento da pressão intracraniana.

Afilamento focal da calota e aparência "escavada" são achados de imagens típicos do crânio lacunar. A calvária aparece afilada com inúmeros defeitos radioluscentes circulares ou ovais e depressões rasas. As alterações reduzem com a idade e a maioria se resolve com seis meses, embora algumas ondulações da tábua interna possam persistir no adulto.

Uma **fossa posterior óssea pequena e rasa** com um seio transverso em posição baixa é quase sempre presente na MC2. Um **forame magno grande, "aberto"** é comum. **Ossos petrosos temporais côncavos e clivo curto côncavo** estão geralmente presentes **(Fig. 36-28)**.

Anormalidades durais são comuns. Uma **incisura tentorial em forma de coração** grande, aberta e uma **foice fina, hipoplásica** ou **fenestrada** são achados frequentes. A foice fenestrada permite os giros cruzarem a linha média. Interdigitações girais e a foice deficiente resultam na aparência de uma **fissura inter-hemisférica irregular** nos estudos de imagem **(Figs. 36-28C e 36-29C)**.

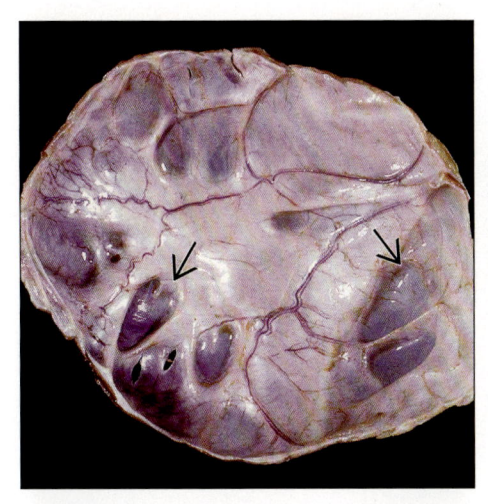

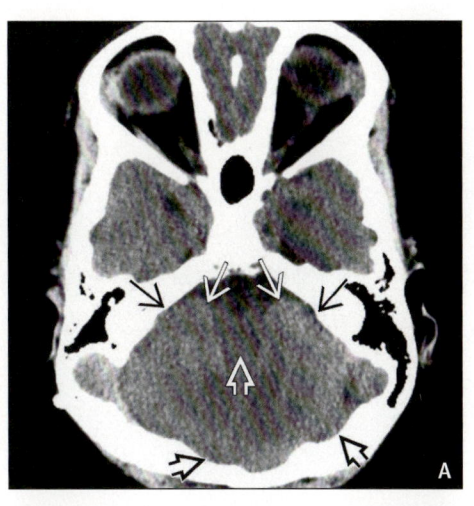

**36-27** Caso de necropsia de crânio lacunar (Lückenschädel) em MC2 mostra múltiplos focos "escavados" de osso afilado, quase translucente ➡. (Cortesia de R. Hewlett, MD.)

**36-28A** TC sem contraste de um paciente com MC2 mostra uma fossa pequena posterior com cristas petrosas côncavas ➡, ondulações na tábua interna ➡, sem quarto ventrículo visível e hemisférios cerebelares "comprimidos" ➡ quase envelopando o bulbo alongado e esticado inferiormente ➡.

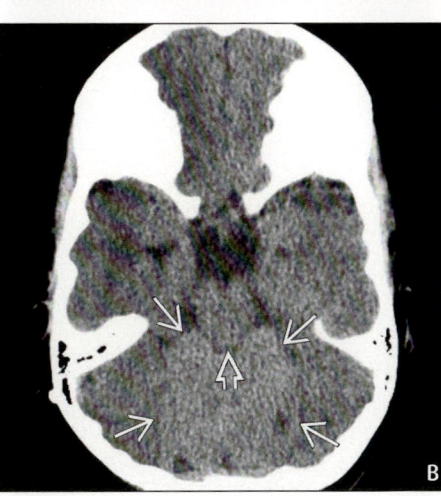

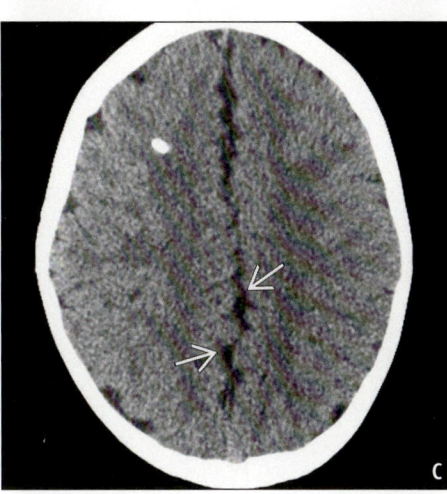

**36-28B** TC sem contraste do mesmo paciente mostra incisura em formato de coração amplamente aberta com cerebelo protruindo superiormente ➡, teto discretamente "em bico" ➡.

**36-28C** Imagem mais superior do mesmo paciente mostra uma aparência "serrilhada" típica da fissura inter-hemisférica ➡ devido à interdigitação giral tipicamente vista no MC2.

**Mesencéfalo, ponte, bulbo e cerebelo.** As anormalidades do tronco encefálico e cerebelo são uma constante na MC2. O bulbo e o verme cerebelar (*não* as tonsilas) estão deslocados inferiormente para o canal cervical superior em uma distância variável. O **tecido cerebelar inferiormente** é o **nódulo**, com contribuições variáveis da úvula e pirâmide. Uma **"dobra" cervicobulbar** com um **"esporão bulbar"** é comum no canal cervical superior, mas pode situar-se tão baixo quanto T1-4 em casos graves.

Nas imagens T1 e T2 sagitais, o deslocamento inferior do verme, bulbo e plexo coroide formam um tecido **"em cascata"** que protrui inferiormente através do forame magno e situa-se atrás da medula espinal. O cerebelo herniado superiormente pode comprimir e deformar a placa quadrigeminal, dando a aparência de **teto "em bico" (Figs. 36-29A e 36-29B)**.

Além do deslocamento céfalo-caudal dos conteúdos da fossa posterior, os hemisférios cerebelares geralmente curvam-se anteromedialmente ao redor do tronco encefálico. Em casos graves, a ponte e o bulbo aparecem quase envolvidos pelo cerebelo "comprimido" nos estudos de imagem axial.

Os hemisférios e o verme cerebelar são empurrados superiormente através da incisura, dando a aparência de **cerebelo "alto"** nas imagens T1 e T2 coronais **(Fig. 36-29D)**.

**VENTRÍCULOS.** As anormalidades dos ventrículos estão presentes em mais de 90% dos pacientes com MC2. O quarto ventrículo é deslocado caudalmente, não apresenta o fastigium (ponto dorsal), e aparece afilado e alongado (**quarto ventrículo em "canudo de refrigerante"**). O terceiro ventrículo é geralmente grande e tem uma **massa intermédia muito proeminente (Fig. 36-29A)**.

Os ventrículos laterais variam em tamanho e configuração. A hidrocefalia é quase sempre presente ao nascimento. Os cornos atriais e occipitais são desproporcionalmente aumentados ("**colpocefalia**"), sugerindo a presença de disgenesia calosal. Após derivação, os ventrículos laterais frequentemente mantêm a aparência **serrilhada ou ondulada**. Um grande espaço de LCS entre os lobos occipitais costuma persistir.

**HEMISFÉRIOS CEREBRAIS.** Malformações do desenvolvimento cortical como **polimicrogiria**, giros estreitos contraídos

**36-29A** Imagem sagital em uma paciente com 13 anos demonstra muitos achados de Chiari 2, incluindo fossa posterior pequena, quarto ventrículo alongado em "canudo de refrigerante", verme/plexo coroide "em cascata" atrás do bulbo, teto "em bico", grande massa intermédia e malformações girais múltiplas ("estenogiria").
**36-29B** T2 axial mostra teto "em bico", estenogiria, ondulações na cauvária.

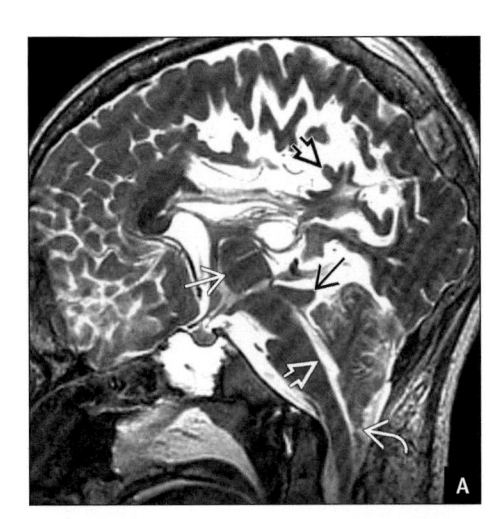

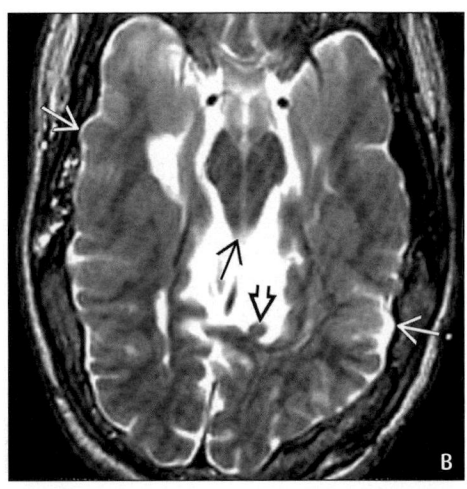

**36-29C** T2 axial mostra foice fenestrada com interdigitação giral e giros curtos, fissura inter-hemisférica irregular com aparência "serrilhada".
**36-29D** T2 coronal mostra seio transverso com posição baixa e uma fossa posterior muito pequena, cerebelo "alto" que protrui inferiormente através da incisura tentorial, interdigitação giral dando a aparência "serrilhada" da fissura inter-hemisférica.

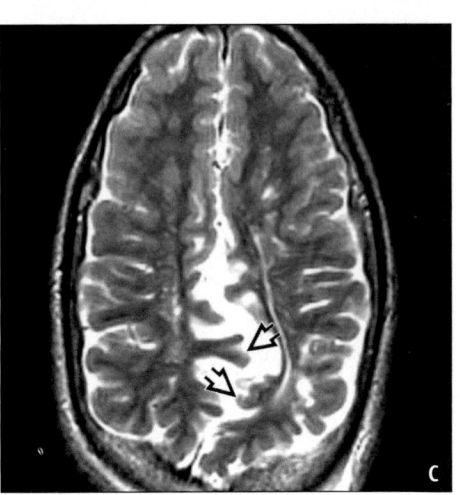

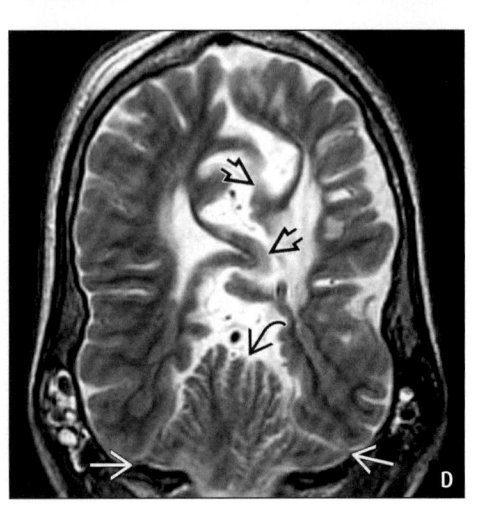

("estenogiria") (Fig. 36-29B), e **heterotopia de substância cinzenta** são achados associados frequentes. **Disgenesia do corpo caloso** é encontrada em quase dois terço de todos os pacientes, e **anormalidades dos fórnices** são comuns.

COLUNA E MEDULA ESPINAL. Disrafismo aberto com **mielomeningocele** está presente em quase todos os casos de MC2. Hidrosiringomielia é visto em 50%.

## Diagnóstico diferencial

O maior diagnóstico diferencial da MC2 são as outras malformações de Chiari. No **Chiari 1**, são as tonsilas (não o verme) que herniam inferiormente. Mielomeningocele é ausente e a fossa posterior e seu conteúdo aparecem relativamente normais, exceto pelas suas pequenas dimensões. Se achados de MC2 mais uma cefalocele occipital baixa ou cervical alta estão presentes, o diagnóstico é de **Chiari 3**.

Alguns poucos casos de odontoide angulado posteriormente, descida do tronco encefálico e ectopia tonsilar sem mielodisplasia foram descritas e são consideradas por alguns investigadores como **Chiari 1,5** (ver a seguir).

**Hidrocefalia congênita crônica grave derivada** pode causar herniação cerebelar superior através da incisura tentorial, mas não se observa a descida do tronco encefálico nem mielomeningocele.

## Chiari 3

### Terminologia

Malformação de Chiari 3 (MC3) é a malformação de Chiari mais rara. MC3 consiste em uma fossa posterior pequena com deslocamento caudal do tronco encefálico e herniação variável das meninges/conteúdo da fossa posterior através de um defeito ósseo occipital baixo ou cervical alto.

### Patologia

A cefalocele contém meninges juntamente com quantidade variável de tecido cerebral, vasos e espaços de LCS. O encéfalo é geralmente com aparência displásica e desorganizada com extensa gliose e heterotopia de substância cinzenta.

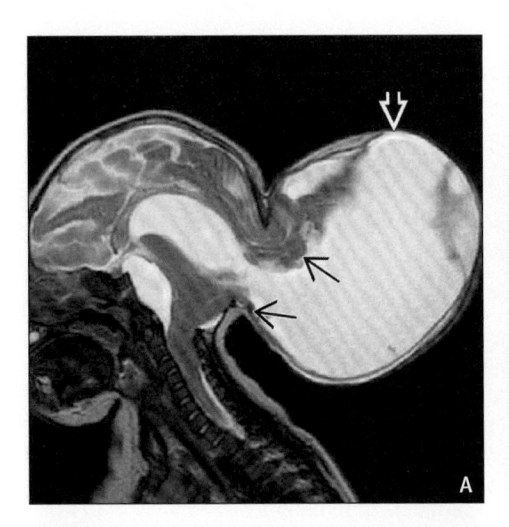

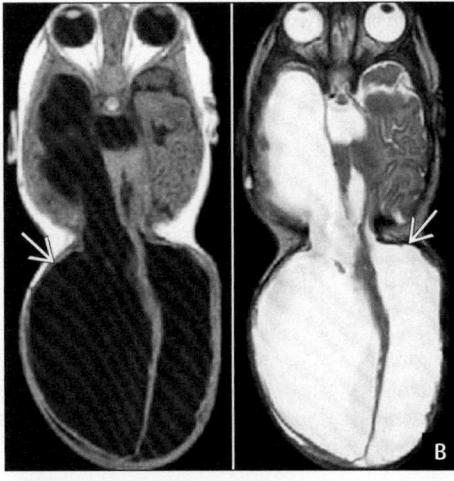

**36-30A** T2 sagital em uma criança de 3 dias mostra Chiari 3 com uma cefalocele ⇨ que contém cérebro displásico herniado →, LCS em contiguidade com o ventrículo lateral.
**36-30B** T1 axial (esquerdo), T2 (direito) do mesmo paciente mostra extensão dos ventrículos laterais → para a cefalocele. (Cortesia de G. Hedlund, MD.)

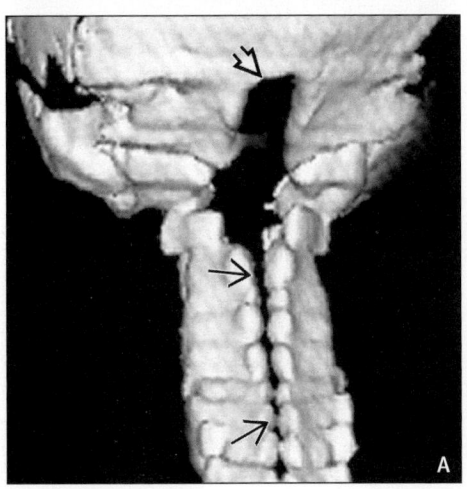

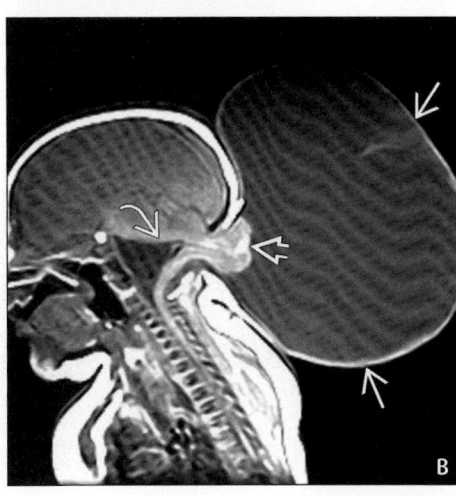

**36-31A** Chiari 3 com *cranium bifidum* grande estendendo-se do osso occipital ⇨ por toda coluna cervical →.
**36-31B** T2 sagital do mesmo paciente com *cranium bifidum* e Chiari 3 mostra um grande saco meningocélico → encéfalo herniado e com aparência displásica ⇨. O quarto ventrículo ⇨ é alargado, alongado e "espremido" através da cefalocele. (Cortesia de A. Illner, MD.)

## Aspectos clínicos

A cefalocele na MC3 em geral aparece como uma grande massa coberta de pele, semelhante a um saco que protrui posteroinferiormente da JCV. Microcefalia é comum e, em casos extremos, a cefalocele é maior que o tamanho craniano **(Fig. 36-30)**.

Alguns casos são diagnosticados com ultrassonografia pré-natal. Outros pacientes apresentam-se ao nascimento com sinais bulbares e de tratos longos, crises convulsivas e atraso do desenvolvimento. A mortalidade cirúrgica é alta e o prognóstico costuma ser pobre, uma vez que os sobreviventes têm graves déficits neurológicos residuais.

## Imagem

TC sem contraste mostra achados ósseos similares àqueles vistos na MC2, ou seja, uma pequena fossa posterior, clivo curto com ondulações, crânio lacunar, defeito na porção ventral-condral do osso supraoccipital e *cranium bifidum* baixo que pode estender-se inferiormente para envolver a maior parte da coluna cervical **(Fig. 36-31)**.

A RM delineia melhor o conteúdo do saco herniário, que geralmente inclui cerebelo/tronco encefálico com aparência displásica, assim como espaços de LCS distorcidos e vasos. Um quarto ventrículo deformado e algumas vezes do terceiro ventrículo podem ser parcialmente encontrados dentro da massa de tecido encefálico e meninges herniadas. Veias, seios durais, e até mesmo a artéria basilar são algumas vezes "empurrados" para dentro do defeito ósseo.

## Diagnóstico diferencial

O diagnóstico diferencial da MC3 inclui cefalocele occipital isolada, iniencefalia e cefalocele occipital sindrômica. **Cefalocele occipital isolada** falta os achados intracranianos típicos da MC2 e não é associada a disrafismo cervical.

Iniencefalia é uma cefalocele occipital com grande disrafismo espinal e retroflexão fixa do pescoço. **Cefalocele occipital sindrômica** ocorre com outros achados específicos (p. ex., nas Síndromes Meckel-Gruber e Goldenhar-Gorlin).

---

### MALFORMAÇÕES CHIARI

**Chiari 1**
- Etiologia (controversa)
  - Insuficiência mesodérmica paraxial?
  - Fossa posterior óssea pequena?
  - Dinâmica do LCS alterada?
- Aspectos clínicos
  - Malformação de Chiari mais comum
  - Encontrado em 3 a 4% das crianças em imagem de encéfalo de rotina
  - Mais de 50% assintomáticos

*(continua)*

*(continuação)*
  - Cefaleia suboccipital induzida por Valsalva, dor cervical
- Imagem
  - Ectopia tonsilar caudal (> 5 mm abaixo do FM)
  - Tonsilas pontiagudas com folias anguladas
  - Forame magnum "lotado" com apagamento dos espaços de LCS
  - Redução/ausência do fluxo de LCS no FM posterior
  - Hidrossiringomielia em 10 a 20% em assintomático, 40 a 80% em pacientes sintomáticos
- Diagnóstico diferencial
  - Tonsilas normais com "posição baixa" (arredondadas, sem distúrbios de LCS)
  - Herniação adquirida (↑ da pressão intracraniana, hipotensão intracraniana)

**Chiari 2**
- Terminologia
  - Malformação complexa da fossa posterior com mielomeningocele
- Etiologia
  - Distúrbio do fechamento no neuroporo posterior
  - Vesículas em desenvolvimento falhou em expandir
  - Anormalidades mesodérmicas paraxiais (crânio, coluna)
  - Fossa posterior óssea "muito pequena"
- Aspectos clínicos
  - Prevalência ↓ com folato materno
  - Mielomeningocele, hidrocefalia dominam o quadro clínico ao nascimento
- Imagem
  - Mielomeningocele (quase sempre)
  - Cranio lacunar
  - Fossa posterior pequena
  - Dura anormal (FM aberto, incisura em forma de coração, foice fenestrada)
  - Deslocamento inferior do bulbo, verme → "cascata" de tecido
  - "Dobra" cervicobulbar, "esporão" bulbar
  - Cerebelo "alto"
  - Quarto ventrículo em "canudo de refrigerante"
  - Massa intermédia proeminente
  - Hidrocefalia, ventrículos derivados aparecem ondulados
  - Disgenesia do corpo caloso
  - Estenogiria, heterotopia da substância cinzenta

**Chiari 3**
- Etiologia
  - Fossa posterior pequena
  - Deslocamento caudal do tronco encefálico
  - Defeito ósseo occipital baixo ou cervical alto
  - Cefalocele com herniação de meninge, encéfalo displásico, ventrículos
- O saco herniário pode conter
  - Meninges
  - Encéfalo displásico
  - Ventrículos deformados
  - Vasos sanguíneos (seios venosos, artérias)

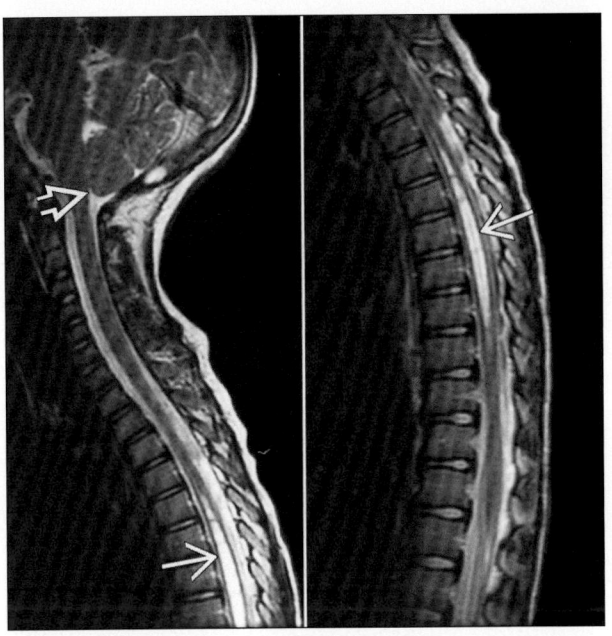

**36-32** T2 sagital mostra malformação de Chiari 0 com siringomielia torácica ➡. A tonsila cerebelar ➡ é arredondada e em posição normal, mas o FM aparece "lotado" posteriormente.

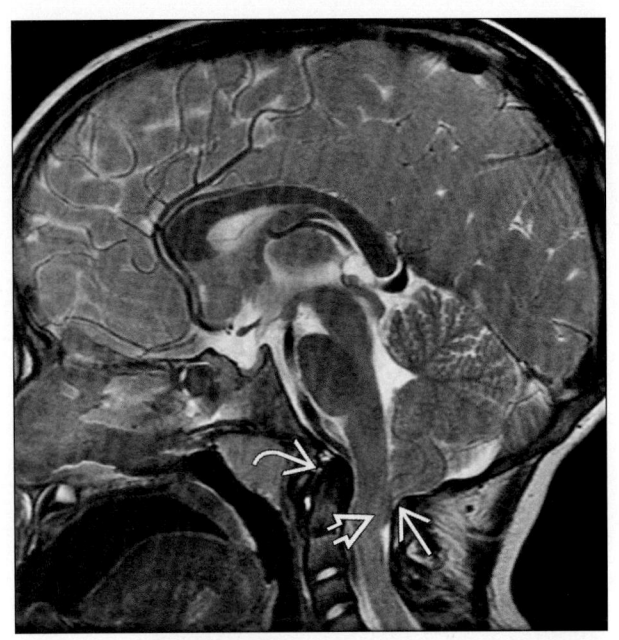

**36-33** T2 sagital de uma criança com 6 anos com malformação de Chiari 1,5 mostra odontoide retrofletido ➡, herniação tonsilar ➡, FM lotado e núcleo grácil com baixa posição ➡.

## Variantes de Chiari

Algumas adições à classificação original de Chiari têm sido propostas por neurocirurgiões para englobar as herniações da fossa posterior que não se encaixam nas definições clássicas de Chiari 1, 2 e 3. Embora essas adições não tenham sido universalmente adotadas, radiologistas devem pelo menos conhecer estas entidades recentemente descritas.

## Malformação de Chiari 0

Essa variante consiste em hidrossiringomielia e FM "lotado". Chiari 0 difere do Chiari 1 uma vez que as *tonsilas cerebelares são normalmente posicionadas* (i.e., acima ou menos de 3 mm abaixo do FM) **(Fig. 36-32)**. Os pacientes com Chiari 0 são tipicamente sintomáticos (em geral devido a siringomielia).

## Malformação de Chiari 1,5

TERMINOLOGIA. O termo malformação de Chiari 1,5 (MC1,5) foi inventado por neurocirurgiões para designar a malformação de "Chiari complexa", na qual a herniação das tonsilas cerebelares é complicada por outras anormalidades (p. ex., deslocamento caudal do tronco encefálico e quarto ventrículo e/ou "dobra" cervicobulbar). MC1,5 difere do Chiari 1 clássico devido à descida do tronco encefálico que é também presente além da ectopia tonsilar. MC1,5 difere do Chiari 2 pela ausência de mielomeningocele.

ASPECTOS CLÍNICOS. A prevalência exata da MC1,5 é desconhecida. Grandes séries recentes mostram que casos que preencham os critérios de imagem para MC1,5 representam cerca de 22% de todos os pacientes com 16 anos ou menos referidos para tratamento cirúrgico de malformações relacionadas ao Chiari.

Nenhum sinal ou sintoma único é peculiar para MC1,5. O sintoma mais frequente é a cefaleia (geralmente induzida por Valsalva). Escoliose progressiva e sintomas relacionados a siringomielia, como parestesias de extremidades, são comuns.

As condutas para MC1,5 diferem significativamente daqueles com MC1 e MC2. Pacientes sintomáticos com MC1 clássico requerem apenas uma descompressão suboccipital (com ou sem duroplastia). Os pacientes com anormalidades "complexas" MC1,5 requerem outras intervenções adicionais, como ressecção do odontoide transoral e fusão occipitocervical. Os pacientes com MC2 requerem reparação da mielomeningocele.

IMAGEM. Além da ectopia tonsilar (ver acima), pacientes com MC1,5 demonstram várias outras anormalidades de imagem significativas. Um dos maiores achados que diferenciam MC1,5 de MC1 é a presença de herniação do tronco encefálico através do FM (por isso o termo "malformação de Chiari 1,5"). Alongamento/deslocamento caudal do tronco encefálico e do quarto ventrículo e deslocamento do obex abaixo do FM são comuns **(Fig. 36-33)**. FM "lotado" com "dobras" do bulbo costuma estar presente, além do deslocamento inferior das tonsilas.

Anormalidades ósseas são comuns na MC1,5. Elas incluem um odontoide "retrofletido", ângulo clival-cervical anormal, occipitalização do atlas, invaginação basilar

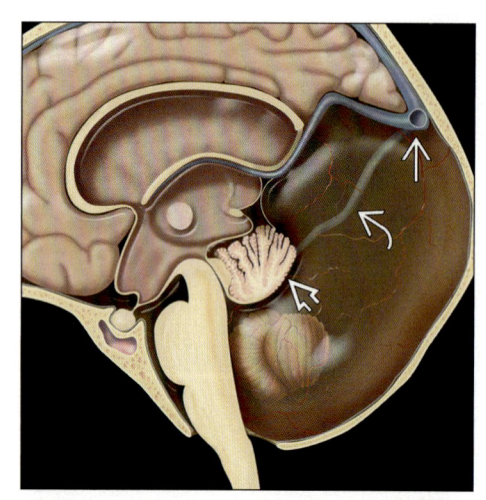

**36-34** MDW. Seio transverso, tórcula elevada ➡, seio transverso angulado ➡, verme cerebelar hipoplásico rodado superiormente ➡, hidrocefalia.

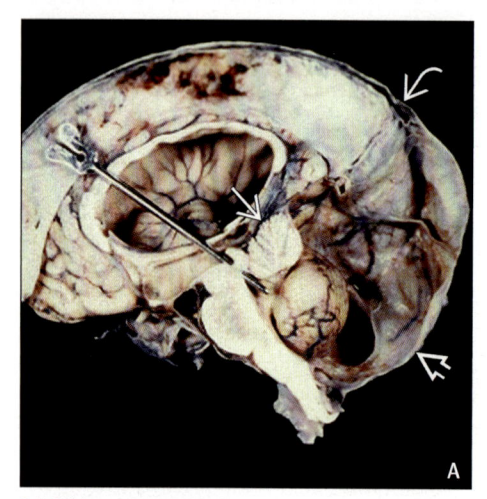

**36-35A** Espécime de necropsia de MDW mostra FP grande com cisto ➡, vermes hipoplásico rodado ➡, tórcula com alta inserção ➡. O probe está no aqueduto.

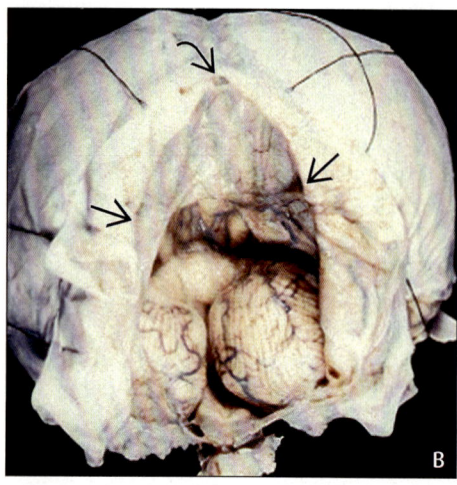

**36-35B** Vista posterior com a dura aberta mostra um grande cisto da FP, tórcula com inserção ➡, seios transversos angulados ➡. (E. Ross, MD.)

com compressão do tronco encefálico pelo odontoide e escoliose. Siringomielia está presente em 50% dos casos, mas espinha bífida e mielodisplasia estão ausentes.

Diagnóstico diferencial. O maior diagnóstico diferencial da MC1,5 é **MC1**. Como as condutas terapêuticas são diferentes, distinguir essas duas malformações é importante. Enquanto tanto MC1,5 e MC1 apresentam achados comuns como descida tonsilar e anormalidades ósseas, a descida caudal do tronco encefálico difere essas duas malformações.

### Malformações de Chiari 4 e Chiari 5

Os termos "agenesia cerebelar primária" ou "hipoplasia cerebelar grave" devem ser usados em vez de "malformação de Chiari 4". A fossa posterior é de tamanho normal e em sua maior parte preenchido por LCS. A ponte é pequena e aparece achatada. Não existe mielomeningocele, e os achados intracranianos do Chiari 2 estão ausentes.

Um caso no qual o cerebelo estava ausente e o lobo occipital herniou através do forame magno para o canal cervical superior foi descrito como "malformação de Chiari 5".

## Malformações do rombencéfalo

### Espectro Dandy-Walker

O **espectro Dandy-Walker** (DW) é um assunto controverso. Alguns autores incluem distúrbios relacionados com uma megacisterna magna – a qual outros consideram como uma variante normal – e a assim chamada variante Dandy-Walker como anormalidades discretas dentro do espectro DW. Nessa seção, usaremos uma definição expandida do espectro DW e incluiremos anormalidades da megacisterna magna à malformação Dandy-Walker clássica.

### Terminologia

O **espectro Dandy-Walker (EDW)** é um distúrbio generalizado do desenvolvimento mesenquimal que afeta tanto o cerebelo quanto a meninge sobrejacente.

A **malformação Dandy-Walker** (MDW) consiste em uma FP grande com uma confluência do seio venoso com inserção alta, grande cisto da FP estendendo-se dorsalmente do quarto ventrículo, e graus variáveis de hipoplasia vermiana e dos hemisférios cerebelares (Fig. 36-34).

A **variante Dandy-Walker** (VDW) é um termo antigo usado para designar um *verme hipoplásico e rodado* com ou sem aumento do quarto ventrículo associado. VDW é agora considerada uma forma discreta do espectro Dandy-Walker.

Um **cisto da bolsa de Blake persistente** é uma protrusão do quarto ventrículo através do forame de Magendie para a cisterna vermiana delineada por epêndima. O plexo coroide do quarto ventrículo está deslocado, e o ângulo tegmento vermiano está aumentado, mas o *verme está normal* em tamanho e configuração.

A **mega cisterna magna** (MCM) consiste em uma grande FP com uma cisterna magna aumentada. O quarto ventrículo, verme e cérebro supratentorial estão normais. MCM representa a forma mais sutil de EDW.

## Etiologia

**EMBRIOLOGIA.** Se a área membranosa anterior do quarto ventrículo embriônico falha em incorporar de maneira apropriada o plexo coroide, ou se existe atraso na abertura do forame do Magendie, o teto do quarto ventrículo infla posteriormente e forma o cisto na cisterna magna preenchido por LCS característico da MDW.

**GENÉTICA.** Três genes causadores de MDW já foram identificados: *FOXC1* no cromossomo 6p25, e os genes ligados *ZIC1* e *ZIC4* no cromossomo 3q24. Cada membro da família do gene *ZIC* codifica um fator de transcrição *ZINC-FINGER* (ZF) relacionado que é amplamente expresso durante o desenvolvimento cerebelar. Ambos, *ZIC1* e *ZIC4*, têm papéis importantes na regulação do tamanho cerebelar e da foliação normal do cerebelo. As proteínas Zic competem ou interagem com a proteína Gli para regular a sinalização Shh, que é crucial para o desenvolvimento normal do cerebelo.

Ratos com deleção heterozigótica dos genes ligados *ZIC1* e *ZIC4* formulam MDW humano, embora a base do desenvolvimento deste fenótipo permaneça desconhecida.

## Patologia

**PATOLOGIA MACROSCÓPICA.** Os achados macroscópicos mais importantes da MDW são (1) uma FP alargada com (2) deslocamento superior do tentório e dos seios venosos e (3) dilatação cística do quarto ventrículo **(Fig. 36-35)**. Anormalidades vermianas variam de uma ausência completa à graus variantes de hipoplasia.

MDW é frequentemente associada a outras anomalias do sistema nervoso central (SNC). Quase dois terços dos pacientes têm anormalidades girais (p. ex., paqui ou polimicrogiria, substância cinzenta heterotópica). Disgenesia do corpo caloso é comum. Anomalias craniofaciais, cardíacas e do trato urinário são frequentes.

**ACHADOS MICROSCÓPICOS.** O cisto da FP na MDW é tipicamente delineado por duas camadas: uma camada externa de pia-aracnoide e uma camada interna de epêndima. Às vezes, remanescentes microscópicos de tecido cerebelar estão presentes na parede do cisto.

## Aspectos clínicos

**EPIDEMIOLOGIA E DEMOGRAFIA.** MDW é a malformação cerebelar congênita mais comum, com uma prevalência estimada de 1:5.000 nascidos vivos. Existe uma discreta predominância pelo sexo feminino (M:H igual 1,5 a 2:1).

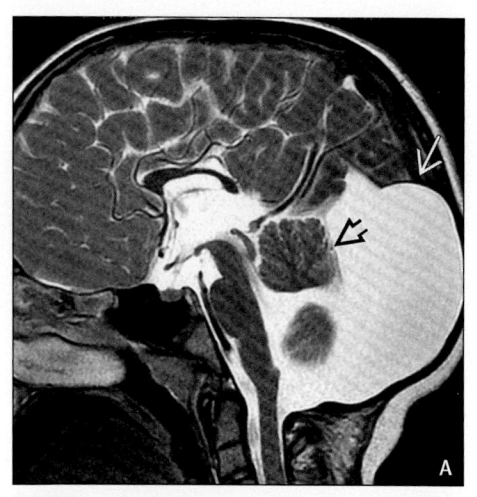

**36-36A** MDW clássico com cisto na FP grande elevando a tórcula ➡, remanescente vermiano rodado superiormente ➡, ponte pequena, corpo caloso disgenético.

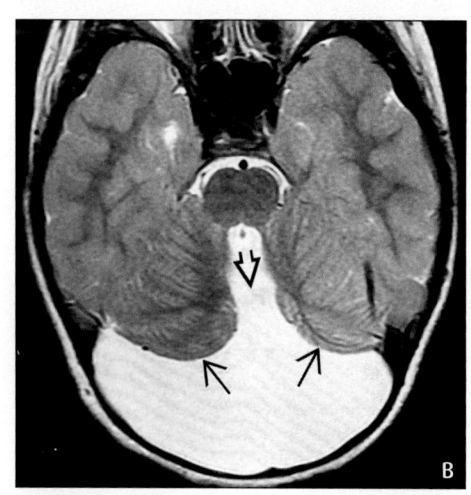

**36-36B** T2 axial mostra quarto ventrículo aberto dorsalmente ➡ para um grande cisto na FP. Os hemisférios cerebelares são pequenos, deslocados anteriormente ➡.

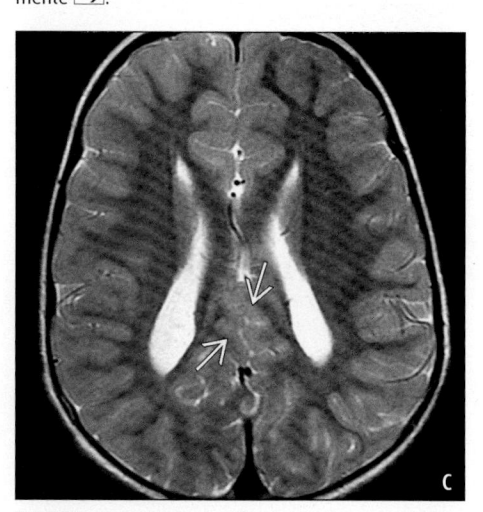

**36-36C** T2 axial mostra disgenesia do corpo caloso com polimicrogiria ➡.

APRESENTAÇÃO. A apresentação mais comum da MDW é o aumento da pressão intracraniana secundária à hidrocefalia. Apesar das extensas anormalidades cerebelares, sinais cerebelares são incomuns.

HISTÓRIA NATURAL. Morte precoce é comum na MDW clássica. Se a MDW é relativamente discreta ou não complicada por outras anomalias do SNC, a inteligência pode ser normal e os déficits neurológicos mínimos.

OPÇÕES DE TRATAMENTO. Desvio do LCS, geralmente derivação ventrículo peritoneal com ou sem derivação do cisto ou marsupialização, é o tratamento-padrão para MDW com hidrocefalia.

## Imagem

O espectro de anormalidades de imagem na DW é amplo, afetando – em graus variáveis – o crânio e a dura, os ventrículos e os espaços de LCS, e o encéfalo.

CRÂNIO E DURA, SEIOS VENOSOS. Diferentemente do MC2, no qual a FP é anormalmente pequena, a FP na MDW é muito alargada. O seio reto, a confluência dos seios, e o ápice tentorial são elevados acima da sutura lambidoide ("inversão lambidoide-torcular"). Os seios transversos descendem em um ângulo agudo da torcular herophili em direção aos seios sigmoides **(Fig. 36-36)**.

O osso occipital pode permanecer ondulado, com espessamentos focais, e remodelado em *todos* os tipos de EDW, incluindo a MCM. O seio reto desce em um ângulo normal na MCM, mas a tórcula é geralmente um pouco elevada. A MCM costuma demonstrar dura-aracnoide (foice cerebelar) parcialmente desdobrada mas imagens T2 axial.

VENTRÍCULOS E CISTERNAS. O soalho do quarto ventrículo está presente e aparece normal na MDW. O véu medular anterior e o fastigium estão ausentes. O quarto ventrículo abre-se dorsalmente em um cisto de tamanho variável que contém LCS, que infla posteriormente atrás e entre o remanescente dos hemisférios cerebelares.

Hidrocefalia obstrutiva generalizada está presente em mais de 80% dos pacientes com MDW ao nascimento. Se

**36-37** TC sem contraste em uma menina de 11 anos com EDW leve mostra uma aparência "em fechadura" do quarto ventrículo ➡ abrindo em um forame magno proeminente ➡ via um forame de Magendie aumentado ➡.

**36-38** TC sem contraste axial em uma criança de 10 dias mostra uma deformidade em "fechadura" mais pronunciada da EDW leve com hipoplasia vermiana inferior, quarto ventrículo alargado ➡ abrindo para a cisterna magna ➡ via uma abertura do forame de Magendie ➡.

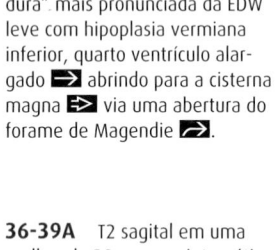

**36-39A** T2 sagital em uma mulher de 30 anos assintomática mostra uma cisterna magna muito proeminente ➡, com o verme inferior discretamente hipoplásico ➡.
**36-39B** T2 axial da mesma paciente mostra hipoplasia vermiana inferior discreta, cisterna magna proeminente ➡, forame de Magendie alargado ➡. EDW leve com megacisterna magna.

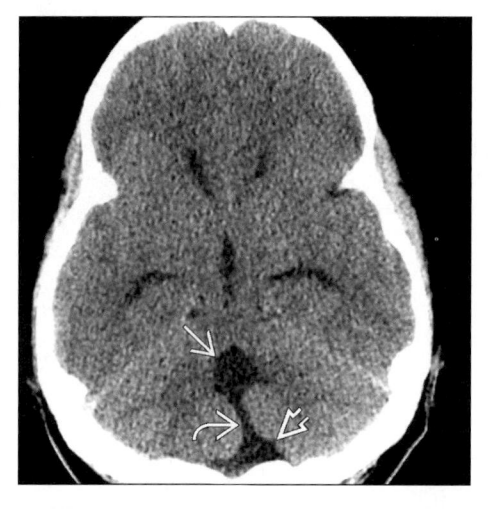

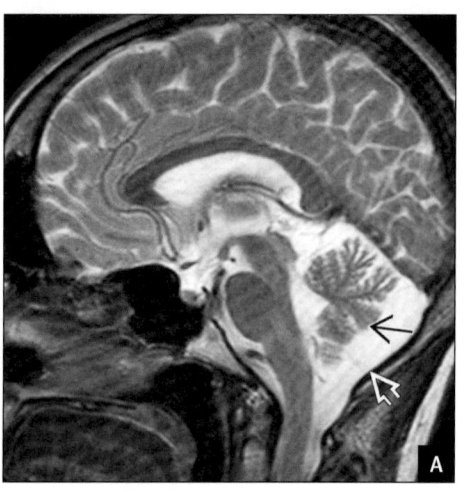

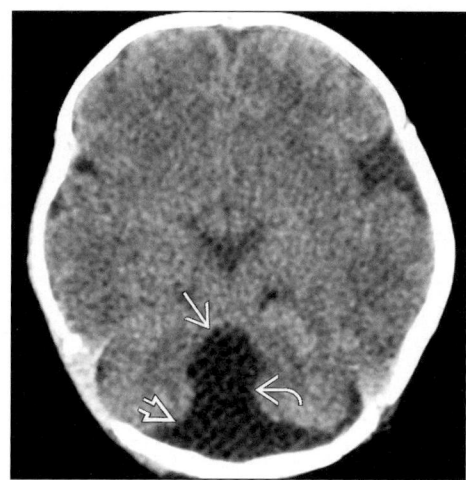

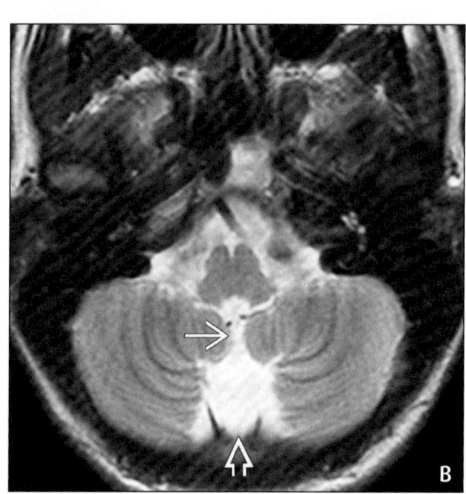

a disgenesia do corpo caloso está presente, os ventrículos laterais são muito separados e podem ter cornos occipitais proeminentes (colpocefalia).

O quarto ventrículo é normal na MCM e mostra um fastigium normal (pontodorsal) nas imagens sagitais da RM. No EDW leve (previamente chamada de "variante" Dandy-Walker), o quarto ventrículo tem uma configuração "em fechadura" na imagem axial causada por uma valécula amplamente patente que se comunica com uma mega cisterna proeminente (Figs. 36-37 e 36-38).

O cisto da bolsa de Blake é uma protrusão do quarto ventrículo, que é delineada por epêndima que apresenta um ângulo tegmento vermiano aumentado.

**Tronco encefálico, cerebelo e verme.** O tronco encefálico aparece normal nas formas leves de MDW, mas geralmente aparece um pouco pequeno nas formas moderadas e mais graves de MDW.

O verme é normal na MCM, a forma mais leve de todas as MDW. Graus variáveis de hipoplasia vermiana são vistos do restante das doenças do espectro DW (Figs. 36-39 e 36-40). Os lóbulos inferiores são geralmente hipoplásicos na MDW leve. Na MDW clássica, o remanescente vermiano aparece rodado e elevado acima do grande cisto da FP.

Os hemisférios cerebelares também demonstram graus variáveis de hipoplasia. Eles aparecem normais ou quase normais na MCM e VDW, mas são hipoplásicos na MDW. Nos casos graves de MDW, os remanescentes cerebelares aparecem com aspecto "em asa" e deslocados anterolateralmente.

**Anormalidades associadas.** Outras anormalidades do SNC estão presentes em 70% das MDW. O achado mais comum é a agenesia ou disgenesia do corpo caloso. Um cisto inter-hemisférico dorsal pode estar presente. Anormalidades da substância cinzenta (p. ex., heterotopias, fendas, paqui e polimicrogiria) são anormalidades comumente associadas.

## Diagnóstico diferencial

Como o Dandy-Walker é, na verdade, um espectro, existem muitos casos "intermediários". De uma perspectiva clínica, pode não ter significância o **verme hipoplásico rodado** da malformação Dandy-Walker leve. O cisto da bolsa de Blake pode ser indistinguível da EDW leve.

O **cisto aracnoide retrocerebelar** é considerado por algumas pessoas como parte da EDW. Aqui, um cisto de linha média delineado por aracnoide é localizado atrás do verme e do quarto ventrículo, mas não se comunica com ele. Não existe associação com hidrocefalia ou disgenesia cerebelar. Ao contrário da MCM, veias e foice cerebelar não atravessam a coleção de LCS.

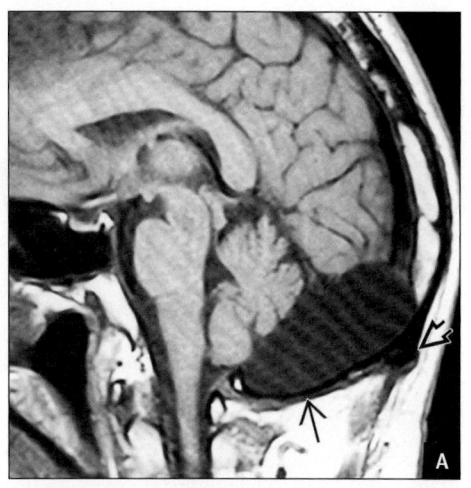

**36-40A** T1 sagital mostra EDW leve (mega cisterna magna). Observe o osso occipital fino ➡, ondulado ➡. Ponte, quarto ventrículo e verme são normais.

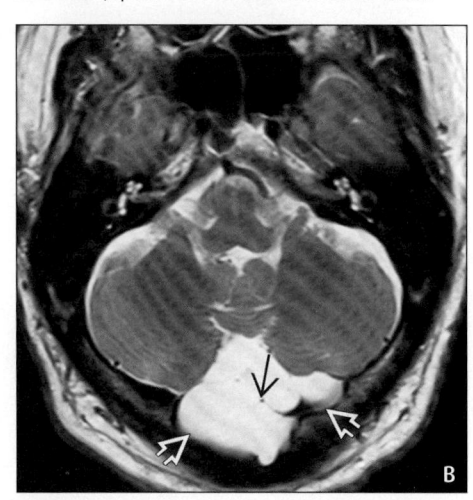

**36-40B** T2 axial do mesmo paciente mostra "ondulações" ósseas ➡, dura-aracnoide da foice cerebelar parcialmente desdobrada ➡.

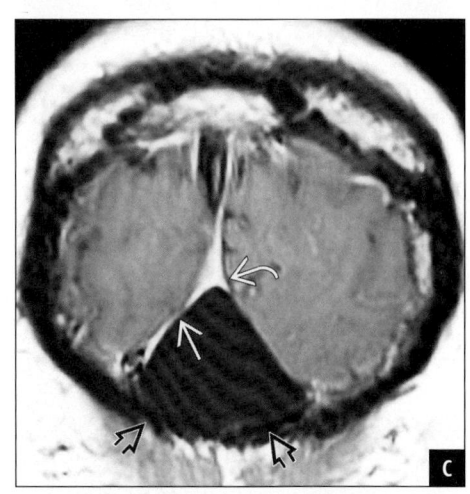

**36-40C** T1C+ coronal mostra que a mega cisterna magna ➡ eleva o tentório posterior ➡, tórcula ➡.

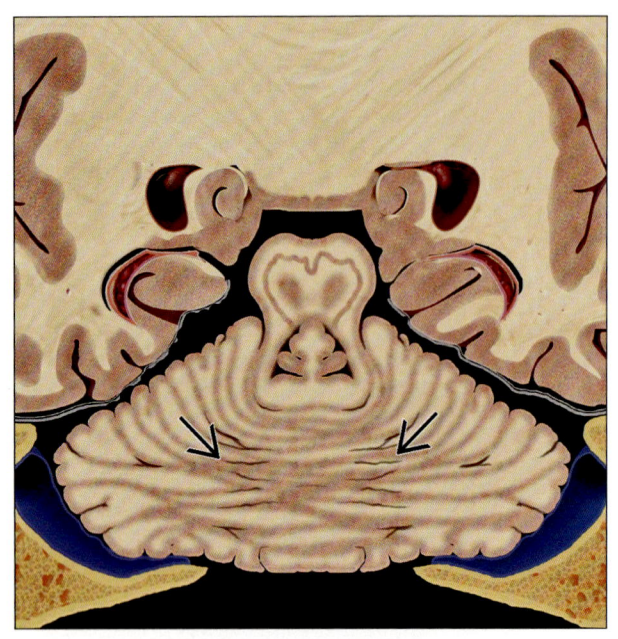

**36-41** Gráfico coronal de rombencefalossinapse mostra que o verme está ausente na linha média do cerebelo. Em seu lugar, as folias, sulcos, e substância branca cerebelar ⇒ são contínuos através da linha média.

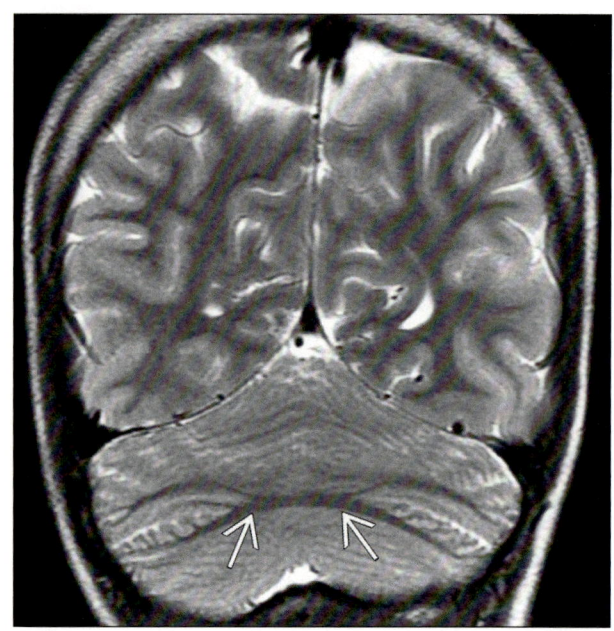

**36-42** T2 coronal mostra uma clássica rombencefalossinapse. Observe a ausência de verme, folias orientadas transversalmente, continuidade da substância branca cerebelar atravessando a linha média ⇒.

---

### ESPECTRO DANDY-WALKER

**Malformação Dandy-Walker**
- Fossa posterior grande
- O cisto estende-se posteriormente do quarto ventrículo
- Hipoplasia vermiana, cerebelar variável
- Confluência venosa com alta inserção

**Verme rodado hipoplásico**
- Termo antigo igual variante Dandy-Walker
- FP de tamanho normal
- Abertura do quarto ventrículo "em fechadura"

**Cisto da bolsa de Blake**
- Protrusão delineada por epêndima do quarto ventrículo
- Aumento do ângulo tegmento vermiano
- Pode ser difícil de diferenciar da MDW

**Megacisterna magna**
- FP grande
- Cisterna magna aumentada
- Pode remodelar e causar ondulações no occipito
- Atravessada por veias, foice cerebelar
- Quarto ventrículo, verme normal
- Sem anormalidades supratentoriais

---

## Outras malformações

Ocorrem inúmeras malformações da FP menos comuns. Nós discutiremos várias delas, nas quais as anormalidades são definidas por achados de imagem: rombencefalossinapse, síndrome de Joubert e hipoplasias e displasias não classificadas cerebelares.

### Rombencefalossinapse

**TERMINOLOGIA.** A rombencefalossinapse é uma malformação cerebral da linha média caracterizada por (1) "falta" do verme cerebelar e (2) aparente fusão dos hemisférios cerebelares **(Fig. 36-41)**.

**PATOLOGIA.** A gravidade varia de discreta (ausência parcial do nódulo, verme anterior e posterior) a completa (todo o verme, incluindo o nódulo, está ausente). Uma continuidade dorsal da linha média dos hemisférios cerebelares é característica. As tonsilas, núcleos denteados e pedúnculos cerebelares superiores geralmente são fusionados.

**ASPECTOS CLÍNICOS.** A rombencefalossinapse pode ser vista em pacientes com **VACTERL** (anomalias vertebrais, atresia anal, anomalias cardiovasculares, fístulas traqueoesofágicas, anomalias renais, e defeitos nos membros superiores e inferiores).

**IMAGEM.** Imagens por RM sagitais mostram um recesso fastigial do quarto ventrículo rodado superiormente e falta do padrão foliar normal da linha média do verme. Imagens coronais mostram folias transversas e continuidade da substância branca cerebelar através da linha média **(Fig. 36-42)**. Imagens axiais confirmam a ausência de verme. Imagens através do quarto ventrículo rostral podem demonstrar uma forma em diamante ou pontiaguda **(Fig. 36-43)**.

Estenose do aqueduto e hidrocefalia são comuns. Ausência do *cavum* do septo pelúcido é visto em metade dos casos. Os tálamos, os fórnices e o teto podem ser parcial ou completamente fusionados. Outras anomalias incluem a ausência dos bulbos olfatórios e disgenesia do corpo caloso.

## Síndrome de Joubert e doenças relacionadas

**TERMINOLOGIA E CLASSIFICAÇÃO.** Síndrome de Joubert (SJ) e doenças relacionadas (SJDR) são um grupo de síndromes nas quais a marca obrigatória é o sinal do "dente molar", uma malformação complexa do tronco encefálico que lembra o dente molar nas imagens axiais.

Anomalias renais, oculares, de extremidades, hepáticas e dos ductos biliares são comuns no espectro SJDR. Seis maiores subgrupos fenotípicos de SJDR são reconhecidos: SJ puro, SJ com defeito ocular, SJ com defeito renal, SJ com defeitos oculorrenais, SJ com defeito hepático e SJ com defeito orofaciodigital.

SJ clássico é a síndrome "pura". A forma oculorrenal é denominada SCOR (síndrome cerebelo-oculorrenal). SJ com polidactilia pré-axial ou mesoaxial e defeitos orofaciais é conhecida como síndrome oro-facial-digital tipo 6 (OFD-6). Síndrome Coach consiste em hipoplasia do verme cerebelar, oligofrenia, ataxia, coloboma ocular e fibrose hepática.

**ETIOLOGIA.** Com exceção dos raros casos recessivos ligados ao X, SJDR segue uma herança autossômica recessiva. Pelo menos 10 genes afetados que ajudam a regular o crescimento e a decussação normal dos axônios já foram identificados na SJDR.

SJDR é geneticamente heterogênea. Distúrbios do dente molar são, pelo menos em partes, "ciliopatias" com mutações das proteínas ciliares/centrossomais que afetam a migração celular.

**PATOLOGIA.** SJDR é caracterizada macroscopicamente por um verme dismórfico com fenda sagital, pedúnculos cere-

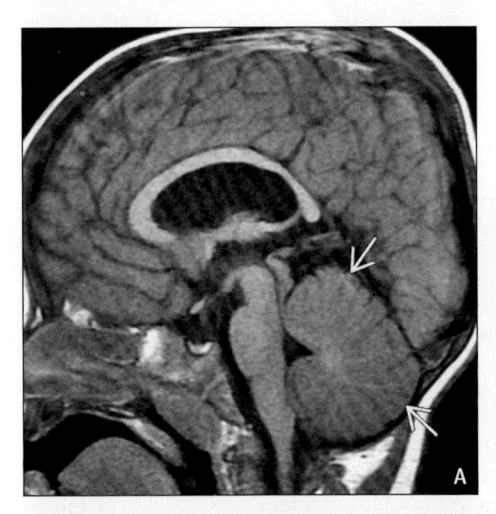

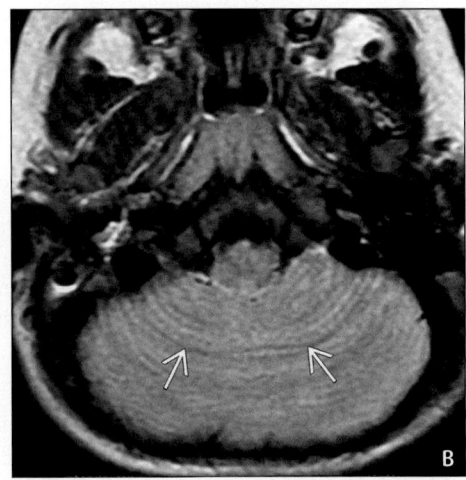

**36-43A** T1 sagital de um paciente com rombencefalossinapse mostra foliação anormal do que parece ser o verme ➡.
**36-43B** T2 axial do mesmo paciente mostra ausência de verme, continuidade da substância branca através da linha média ➡.

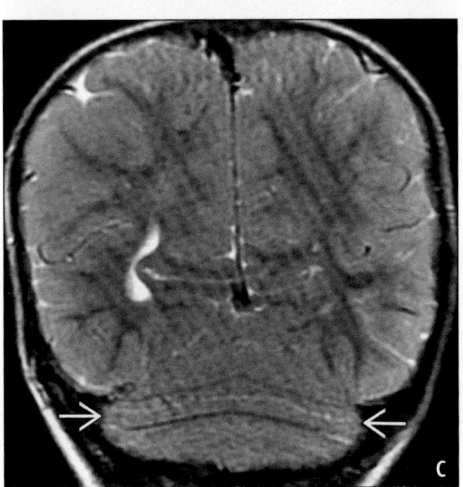

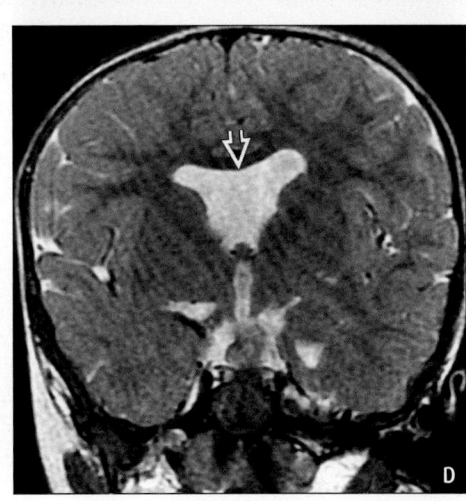

**36-43C** T2 coronal mostra ausência de verme, folias cerebelares orientadas transversalmente ➡.
**36-43D** T2 coronal do mesmo paciente mostra displasia septo-óptica com ausência do *cavum* do septo pelúcido ➡, uma anormalidade comumente associada com rombencefalossinapse.

belares superiores grandes sem decussação e um fastigium do quarto ventrículo arredondado e alongado **(Figs. 36-44 e 36-45)**. O diâmetro anteroposterior do mesencéfalo é reduzido. Microscopicamente, displasias e heterotopias dos núcleos cerebelares são comuns.

ASPECTOS CLÍNICOS. A incidência estimada da SJDR é de 1:80.000 a 100.000 nascidos vivos. Não existe predileção pelo sexo.

SJDR costuma apresentar-se na infância. A apresentação clínica clássica é uma criança com atraso do desenvolvimento, ataxia e anormalidades oculomotoras e respiratórias. Neonatos podem exibir nistagmo, apneia e hiperpneia alternantes, além de crises convulsivas.

IMAGEM. TC axial sem contraste demonstra fenda vermiana e um quarto ventrículo com formato estranho e uma configuração em "asa de morcego".

A imagem na RM é a peça fundamental para estabelecer o diagnóstico de SJDR. Imagens sagitais na linha média mostram um verme pequeno e dismórfico. O quarto ventrículo aparece deformado com o fino teto convexo superiormente e perda do fastigium normal **(Fig. 36-46A)**.

Imagens axiais demonstram uma aparência clássica do "dente molar" com o mesencéfalo encurtado, istmo estreito, fossa interpeduncular profunda e espessamento dos pedúnculos cerebelares superiores ao redor de um quarto ventrículo em formato de diamante. O verme superior apresenta fenda, e a cisterna magna pode aparecer aumentada **(Fig. 36-46B)**.

O DTI mostra que as fibras dos pedúnculos cerebelares superiores não decussam no mesencéfalo e que os tratos corticospinais não cruzam no bulbo inferior.

DIAGNÓSTICO DIFERENCIAL. O maior diagnóstico diferencial da SJDR é a **hipoplasia vermiana e pontocerebelar**, na qual o verme é pequeno, mas não tem uma fenda. Na **rombencefalossinapse**, os hemisférios cerebelares e os

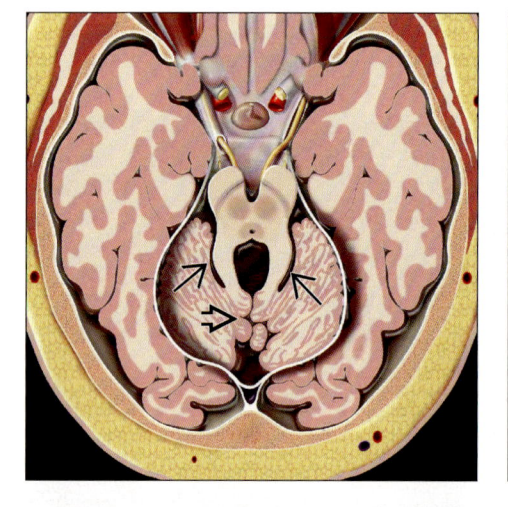

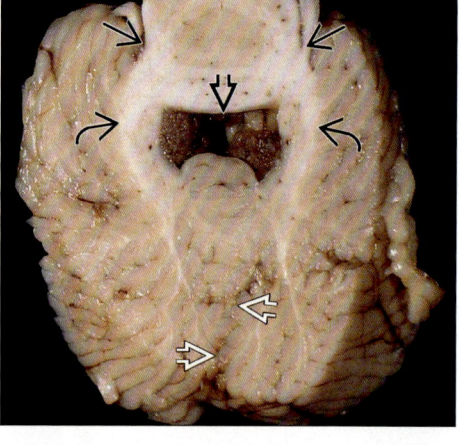

**36-44** Gráfico axial mostra malformação de Joubert. Espessamento dos pedúnculos cerebelares superiores ao redor do quarto ventrículo alongado formam o sinal clássico do "dente molar". Observe a fenda no verme cerebelar.

**36-45** Espécie de necropsia de SJDR mostra mesencéfalo achatado com istmo afilado, pedúnculos cerebelares superiores espessados, quarto ventrículo em forma de "asa de morcego", verme superior com fenda. (Cortesia de R. Hewlett, MD.)

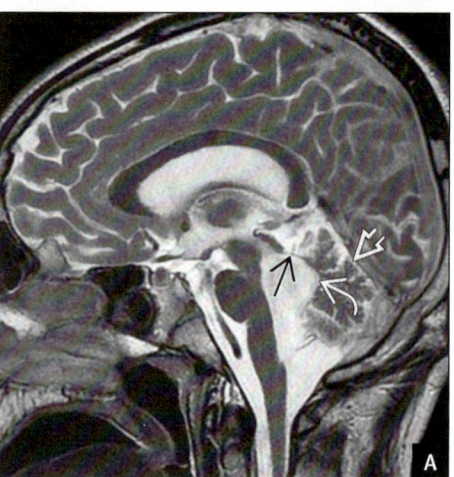

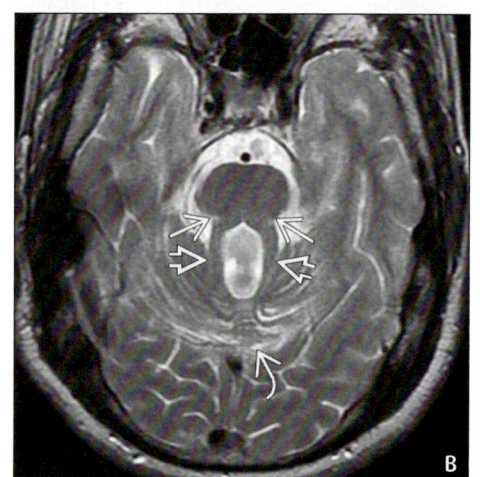

**36-46A** T2 sagital em um paciente com Joubert clássico mostra verme pequeno deformado, quarto ventrículo superior convexo, fastigium arredondado e aumentado.

**36-46B** Imagem axial do mesmo paciente mostra o sinal do "dente molar": mesencéfalo achado com istmo estreito, pedúnculos cerebelares superiores espessados ao redor de um quarto ventrículo alongado, e fenda desorganizada no verme.

**Tabela 36-1** Malformações da fossa posterior: imagem

| | Posição do verme | Tamanho do verme | Posição da tórcula | Hemisférios cerebelares | Quarto ventrículo |
|---|---|---|---|---|---|
| Megacisterna magna | N | N | N | N | N |
| Cisto da bolsa de Blake | Rodado | N | N | N | "alargado"; comunica com a fossa posterior via valécula |
| Cisto aracnoide | Pode estar deslocado | N ou comprimido | N | N ou comprimido | N ou comprimido |
| Disgenesia vermiana | Pode estar rodado | Pequeno ou ausente | N | N | Forma anormal; falta da ponta fastigial normal |
| Malformação Dandy-Walker | Rodado | Pequeno ou ausente | Elevada | Geralmente pequenos | Dilatados, aumentados; falta do ponto fastígio |
| Hipoplasia cerebelar | N | Pequeno | N | Pequeno | N ou pequeno |
| Hipoplasia ponto-cerebelar | N | Pequeno | N | Pequeno | Falta da protuberância pontina |
| Disrruptura cerebelar | N | N ou pequeno | N | Assimétricos; um pequeno, estrutura anormal | Variável dependendo da parte da disrruptura do cerebelo |
| Rombencefalossinapse | | Ausente | N | Fusionados com folias horizontais continuas | Pequeno; falta ponto fastigio normal |
| Síndrome de Joubert | | Pequeno ou ausente | N | Pequeno | Grande (associado com pedúnculos cerebelares superiores alongados e sinal do "dente molar") |

N, normal.

núcleos denteados são fusionados na linha média, e não divididos.

Várias síndromes exibem a malformação "do dente molar" na fossa posterior. Muitos neurologistas pediátricos consideram, portanto, o sinal "do dente molar" inespecífico, em vez de solicitar evidência de imagem *e* clínica. Atraso do desenvolvimento e hipotonia podem estar presentes junto com episódios de respiração anormal ou movimentos anormais oculares.

Análise genética pode ser necessária para diferenciar os subtipos de SJDR.

## Hipoplasia cerebelar

A hipoplasia cerebelar (denominada anteriormente de malformação de Chiari 4) mostra um espectro de achados. Em casos graves, a fossa posterior aparece praticamente vazia. Os hemisférios cerebelares estão quase completamente ausentes. A ponte é hipoplásica **(Fig. 36-47)**.

## Displasia cerebelar não classificada

Um grupo de displasias focais ou difusas não classificadas que envolve os hemisférios cerebelares e/ou verme. Não são associadas com outras malformações conhecidas ou síndromes, como a malformação do dente molar, espectro Dandy-Walker, distrofia muscular congênita ou rombencefalossinapse.

Essas displasias cerebelares não classificadas demonstram assimetrias ou disrruptura focal das folias cerebelares e morfologias dos sulcos. Vários achados são vistos nos estudos de imagem. Fissuras ou fendas alargadas, orientadas verticalmente **(Fig. 36-48)**, foliações desordenadas ou primitivas, falta da arborização da substância branca normal, heterotopias de substância cinzenta e pequenas cavidades císticas na substância branca subcortical são algumas das muitas anormalidades vistas nesses casos **(Fig. 36-49)**.

**36-47** Hipoplasia cerebelar extrema com tronco encefálico pequeno ➡️, FP com aparência quase "vazia", mas com tamanho normal ➡️, pequenos remanescentes vermianos ➡️ e cerebelar ➡️.
**36-48** T2 axial de um paciente com displasia cerebelar não classificada mostra várias fendas ➡️, com folias anormais e desalinhadas.

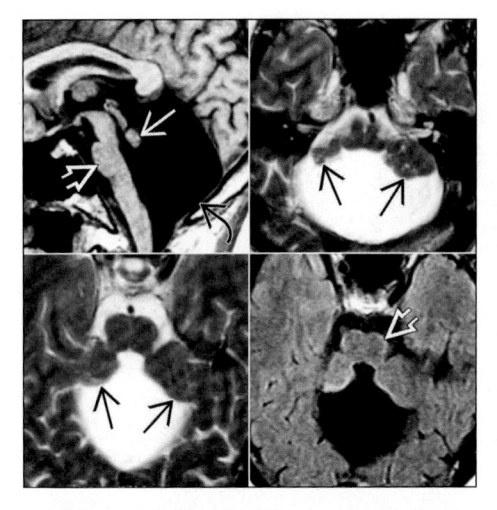

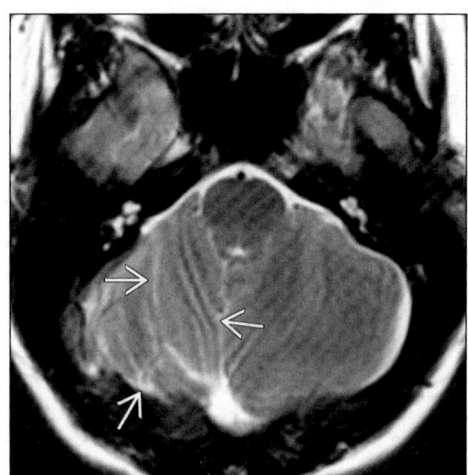

**36-49A** Displasia cerebelar não classificada com fendas ➡️, folias displásicas interdigitantes ➡️, cisto hemisférico ➡️.
**36-49B** Imagem mais superior do mesmo paciente mostra o cisto, fenda e aparência de polimicrogiria ➡️ na folia macroscopicamente anormal.

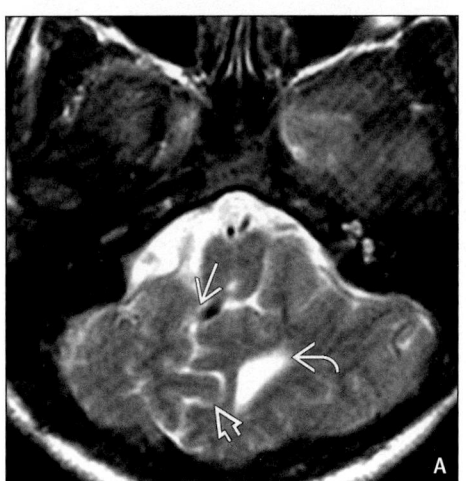

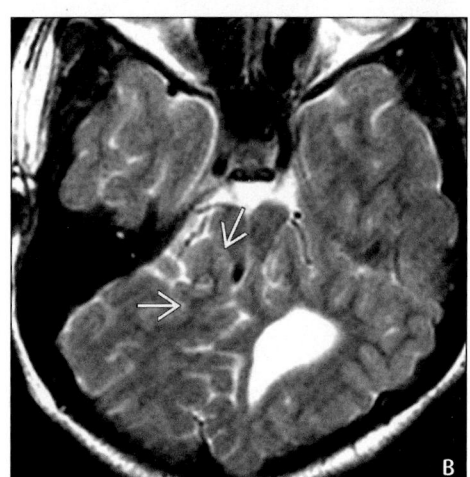

## Referências selecionadas

### Anatomia da fossa posterior
Anatomia macroscópica
- Carrasco CR: Brainstem and cerebellum overview. In Harnsberger HR: Diagnostic and Surgical Imaging Anatomy: Brain, Head and Neck, Spine. Salt Lake City: Amirsys Publishing. I.104-13, 2006

### Malformações de Chiari
Chiari 1
- Aiken AH et al: Incidence of cerebellar tonsillar ectopia in idiopathic intracranial hypertension: a mimic of the Chiari I malformation. AJNR Am J Neuroradiol. Epub ahead of print, 2012
- Bunck AC et al: Magnetic resonance 4D flow analysis of cerebrospinal fluid dynamics in Chiari I malformation with and without syringomyelia. Eur Radiol. 22(9):1860-70, 2012
- Di Rocco C et al: Hydrocephalus and Chiari type I malformation. Childs Nerv Syst. 27(10):1653-64, 2011
- Loukas M et al: Associated disorders of Chiari type I malformations: a review. Neurosurg Focus. 31(3):E3, 2011
- Massimi L et al: Chiari type I malformation in children. Adv Tech Stand Neurosurg. 37:143-211, 2011
- Sekula RF Jr et al: The pathogenesis of Chiari I malformation and syringomyelia. Neurol Res. 33(3):232-9, 2011
- Singhal A et al: Natural history of untreated syringomyelia in pediatric patients. Neurosurg Focus. 31(6):E13, 2011
- Strahle J et al: Chiari malformation type I and syrinx in children undergoing magnetic resonance imaging. J Neurosurg Pediatr. 8(2):205-13, 2011
- Albert GW et al: Chiari malformation type I in children younger than age 6 years: presentation and surgical outcome. J Neurosurg Pediatr. 5(6):554-61, 2010

Chiari 2
- Geerdink N et al: Essential features of Chiari II malformation in MR imaging: an interobserver reliability study-part 1. Childs Nerv Syst. 28(7):977-85, 2012
- Chiapparini L et al: Neuroradiological diagnosis of Chiari malformations. Neurol Sci. 32 Suppl 3:S283-6, 2011

## Variantes de Chiari
- Tubbs RS et al: A new form of herniation: the Chiari V malformation. Childs Nerv Syst. 28(2):305-7, 2012
- Markunas CA et al: Clinical, radiological, and genetic similarities between patients with Chiari type I and type 0 malformations. J Neurosurg Pediatr. 9(4):372-8, 2012
- Brockmeyer DL: The complex Chiari: issues and management strategies. Neurol Sci. 32 Suppl 3:S345-7, 2011

## Malformações do rombencéfalo
### Espectro Dandy-Walker
- Blank MC et al: Multiple developmental programs are altered by loss of Zic1 and Zic4 to cause Dandy-Walker malformation cerebellar pathogenesis. Development. 138(6):1207-16, 2011
- Garel C et al: The fetal cerebellum: development and common malformations. J Child Neurol. 26(12):1483-92, 2011
- Judkins AR: Dandy-Walker malformation. In Golden JA et al: Pathology and Genetics: Developmental Neuropathology. Basel: ISN Neuropath Press. 95-9, 2004

## Outras malformações
- Ishak GE et al: Rhombencephalosynapsis: a hindbrain malformation associated with incomplete separation of midbrain and forebrain, hydrocephalus and a broad spectrum of severity. Brain. 135(Pt 5):1370-86, 2012
- Garel C et al: The fetal cerebellum: development and common malformations. J Child Neurol. 26(12):1483-92, 2011
- Brancati F et al: Joubert Syndrome and related disorders. Orphanet J Rare Dis. 5:20, 2010
- Saleem SN et al: Role of MR imaging in prenatal diagnosis of pregnancies at risk for Joubert syndrome and related cerebellar disorders. Am J Neuroradiol. 31(3):424-9, 2010
- Poretti A et al: Diffusion tensor imaging in Joubert syndrome. AJNR Am J Neuroradiol. 28(10):1929-33, 2007

# 37

# Malformações do desenvolvimento comissural e cortical

| Desenvolvimento e anatomia normais das comissuras cerebrais | 1093 |
|---|---|
| Desenvolvimento normal | 1093 |
| Anatomia macroscópica e radiológica normais | 1094 |
| Anomalias comissurais | 1095 |
| Espectro da disgenesia do corpo caloso | 1096 |
| Síndromes e anomalias associadas | 1098 |
| Visão geral das malformações do desenvolvimento cortical | 1101 |
| Malformações com números/tipos de células anormais | 1101 |
| Microcefalias | 1101 |
| Displasias corticais focais | 1103 |
| Hemimegaloencefalia | 1106 |
| Anormalidades da migração neuronal | 1108 |
| Heterotopias | 1109 |
| Espectro da lisencefalia | 1109 |
| Heterotopias subcorticais e displasias lobares | 1114 |
| Malformações tipo cobblestone e distrofias musculares congênitas | 1114 |
| Malformações secundárias ao desenvolvimento pós-migracional anormal | 1117 |
| Polimicrogiria | 1117 |
| Esquizencefalia | 1119 |

A disgenesia do corpo caloso e as malformações do desenvolvimento cortical (MDCs) são duas das mais importantes anomalias cerebrais congênitas. As anomalias das comissuras cerebrais são as mais comuns de todas as malformações congênitas do cérebro, e a disgenesia do corpo caloso é a malformação específica mais frequente que acompanha outras anormalidades do desenvolvimento cerebral.

Embora elas afetem regiões muito diferentes do prosencéfalo, as malformações comissurais e corticais compartilham uma característica muito importante: elas se desenvolvem quando as células precursoras em migração não conseguem atingir seus destinos.

Começaremos este capítulo com uma breve consideração do desenvolvimento e anatomia normais das comissuras cerebrais, e então nos concentraremos na disgenesia do corpo caloso, a mais importante anomalia que afeta esses tratos de substância branca (SB).

Dedicaremos a segunda metade do capítulo para as malformações do desenvolvimento cortical. MDCs são intrinsecamente epileptogênicas e podem ser responsáveis por 25 a 40% de todas as epilepsias infantis refratárias ao tratamento clínico. Anteriormente ao desenvolvimento de técnicas de RM de alta resolução, muitas epilepsias parciais complexas eram consideradas criptogênicas. A detecção, localização e caracterização dessas entidades vêm se tornando cada vez mais importantes no manejo do paciente.

## Desenvolvimento e anatomia normais das comissuras cerebrais

Nesta seção, revisaremos brevemente o desenvolvimento normal das comissuras e então delinearemos sua anatomia macroscópica e radiológica.

### Desenvolvimento normal

O telencéfalo possui três tratos comissurais principais: o corpo caloso (CC), o qual é o maior e mais proeminente, a comissura anterior e a comissura hipocampal (posterior). A transferência coordenada de informação entre os hemisférios cerebrais é essencial para a função normal do cérebro e ocorre por meio dessas três comissuras axonais.

O desenvolvimento comissural é um processo cuidadosamente coreografado no qual os axônios dos neurônios corticais são ativamente guiados através da linha média para atingir seus destinos no hemisfério contralateral. Um conjunto de mecanismos de direção geneticamente mediados é usado por esses axônios para localizar e inervar seus alvos.

A comissura anterior é a primeira comissura do prosencéfalo a se desenvolver (oitava semana fetal). A comis-

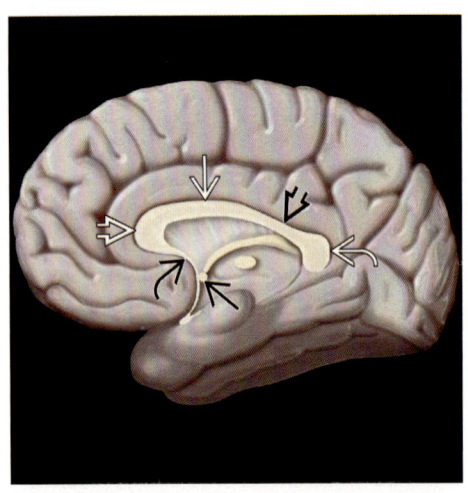

**37-1** Ilustração sagital da comissura anterior ➡ e dos segmentos do corpo caloso: rostro ➡, joelho ➡, corpo ➡, istmo ➡ e esplênio ➡.

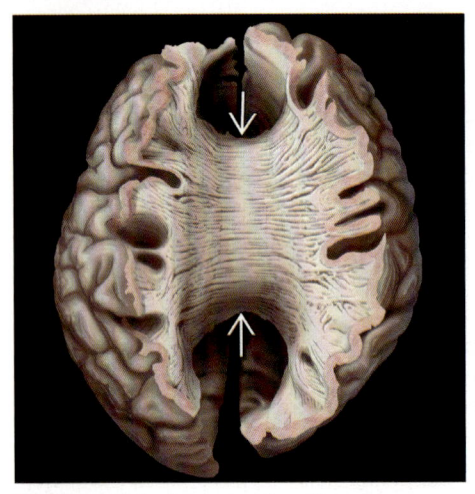

**37-2** Ilustração demonstrando as fibras da coroa radiada no interior e cruzando transversalmente o corpo caloso ➡.

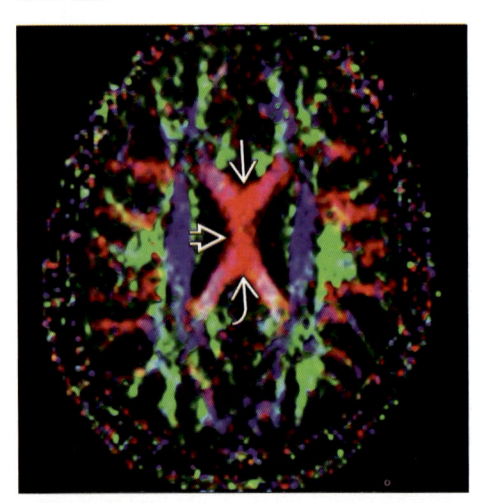

**37-3** Imagem em DTI mostrando o corpo caloso normal em vermelho e formato de X, formado pelo joelho ➡ com o fórceps menor, corpo ➡ e esplênio ➡ com o fórceps maior.

sura hipocampal se forma por volta da 11ª semana e é seguida por axônios de neurônios que finalmente formarão o esplênio e a porção posterior do CC.

O CC se forma em dois segmentos separados. Entre a 13ª e a 14ª semanas fetais, axônios anteriores cruzam uma estrutura orientadora chamada *sling* glial, enquanto outros seguem a comissura hipocampal posteriormente. O joelho, rostro e corpo aparecem em uma rápida sucessão; o esplênio não se forma até 18 a 19 semanas. Feixes de fibras no corpo caloso anterior e posterior por fim se unem para formar uma estrutura única e contínua, o corpo caloso definitivo.

Ao nascimento, o CC é muito delgado e relativamente plano na aparência macroscópica. Ele continua a crescer por vários meses após o nascimento. Conforme a mielinização prossegue, o joelho e o esplênio sofrem notável aumento de espessura. O comprimento e a espessura do CC também aumentam. Aos 10 meses de idade, a aparência global já lembra a de um adulto normal.

## Anatomia macroscópica e radiológica normais

### Corpo caloso

O CC é a maior e mais importante comissura do prosencéfalo. Ele é composto por cinco partes. De anterior para posterior, estas são o rostro, joelho, corpo, istmo e esplênio. O **rostro** é o menor segmento e conecta as superfícies orbitais dos lobos frontais. Um "**joelho**" proeminente anterior conecta as porções laterais e mediais dos lobos frontais **(Fig. 37-1)**. Fibras de substância branca se curvam anterolateralmente do joelho para o interior dos lobos frontais como o fórceps menor.

O maior segmento do CC é o **corpo**. Suas fibras trafegam lateralmente e cruzam com fibras de projeção da coroa radiada **(Fig. 37-2)**. O corpo conecta extensas regiões corticais de cada hemisfério e forma um *X* vermelho nas imagens axiais de DTI **(Fig. 37-3)**.

O **istmo** é um segmento mais curto e discretamente mais afilado que se localiza entre o corpo e o esplênio. O istmo conecta os giros pré e pós-central e o córtex auditivo com suas contrapartes no hemisfério contralateral. O **esplênio** é a terminação alargada e arredondada do CC. A maioria das suas fibras se curva posterolateralmente para o interior dos lobos occipitais como o **fórceps maior**.

Imagens sagitais ponderadas em T1 e T2 mostram o rostro como um delgado trato de SB que se curva posteroinferiormente a partir do joelho. A superfície dorsal do CC, em geral, não é reta, tendo uma aparência levemente "ondulada" com um distinto estreitamento posterior – o istmo – imediatamente antes de se alargar outra vez formando o esplênio **(Fig. 37-4)**.

Imagens coronais mostram o CC se curvando em ambos os lados através da linha média. Anteriormente, o joelho é visto como uma contínua faixa de SB conectando os lobos frontais. Mais posteriormente, o CC se posiciona acima dos fórnices. Faixas de fibras de SB se projetam para fora a partir do esplênio, formando o fórceps maior.

## Comissura anterior

A comissura anterior (CA) é um feixe de fibras compactas e altamente mielinizadas orientado transversalmente que cruza a linha média anteriormente ao fórnice. Ela é muito menor do que o CC, porém é uma referência anatômica crucial para a neurocirurgia estereotáxica.

A CA se localiza na parede anterior do terceiro ventrículo **(Fig. 37-5)**. A partir da linha média, ela se curva lateralmente no prosencéfalo basal e se divide em dois fascículos. O feixe menor e mais anterior cursa em direção ao córtex orbitofrontal e ao trato olfatório. O feixe posterior, maior, adentra os lobos temporais. A CA conecta as regiões anteriores dos lobos temporais **(Fig. 37-6)**, e tem localização anterossuperior aos cornos temporais dos ventrículos laterais.

Nas imagens sagitais ponderadas em T1, a CA é vista como uma estrutura ovoide hiperintensa à frente da parede anterior do terceiro ventrículo. Nas imagens axiais em T2, a CA pode ser identificada como uma faixa de tecido hipointensa e bem delimitada diretamente anterior ao terceiro ventrículo. Conforme ela cursa lateralmente, ambos os lados da CA se curvam levemente em direção anterior, assemelhando-se a um arco nas imagens axiais de RM.

## Comissura hipocampal

A comissura hipocampal (CH) é a menor das três comissuras principais. Ela consiste em um feixe de fibras transversalmente orientado que cruza a linha média na lâmina pineal posterior.

Diferentemente do CC e da CA, a CH é menos facilmente distinguida nas imagens de RM. No plano sagital mediano, suas fibras mielinizadas se misturam imperceptivelmente com aquelas da SB inferomedial no esplênio do CC. Nas imagens coronais através dos átrios dos ventrículos laterais, a CH pode ser vista em localização inferior ao CC, onde suas fibras se combinam com as fibras dos fórnices.

## Anomalias comissurais

Qualquer uma ou a combinação das três comissuras do prosencéfalo podem ser afetadas por distúrbios do desenvolvimento. O reconhecimento do espectro surpreendentemente amplo das malformações comissurais e o delineamento das eventuais anormalidades associadas são essenciais para o diagnóstico acurado e completo.

Discutiremos a seguir as malformações do corpo caloso junto com algumas síndromes representativas e lesões associadas.

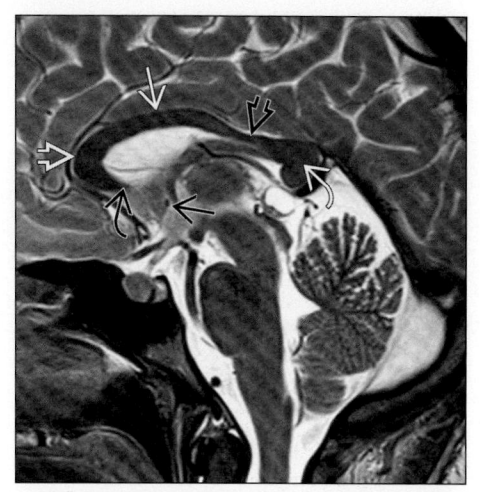

**37-4** Imagem sagital ponderada em T2 mostrando a CA ⇒ bem como o rostro ⇒, joelho ⇒, corpo ⇒, istmo ⇒ e esplênio ⇒ do corpo caloso.

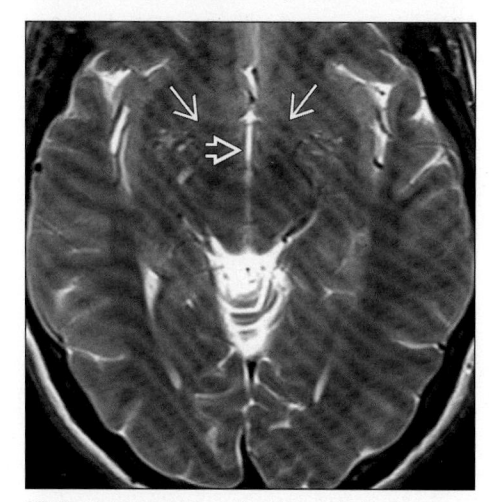

**37-5** Imagem axial ponderada em T2 mostrando a compacta e hipointensa comissura anterior com seu formato em arco ⇒ passando em frente ao terceiro ventrículo ⇒.

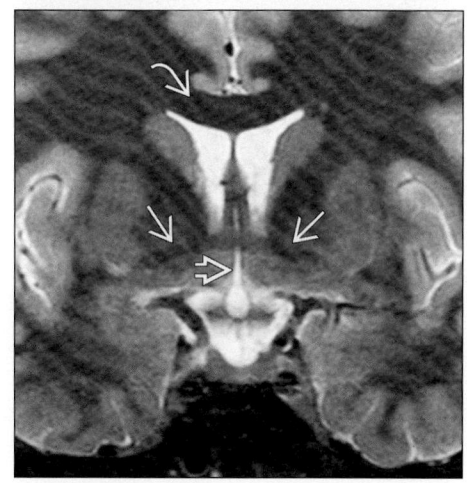

**37-6** Imagem coronal ponderada em T2 mostrando a comissura anterior ⇒, terceiro ventrículo ⇒ e o corpo do corpo caloso ⇒.

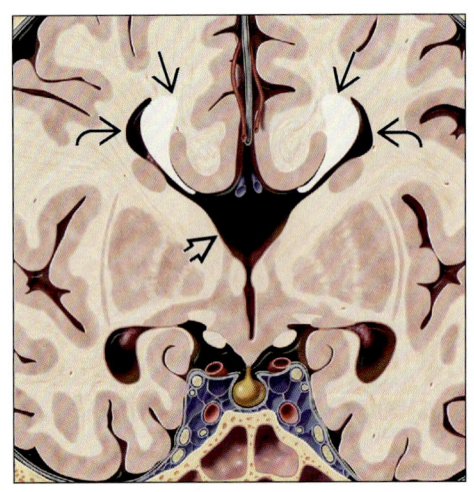

**37-7** Agenesia do CC mostrando a aparência em "capacete viking" com terceiro ventrículo "elevado", ventrículos laterais pontiagudos e feixes de Probst.

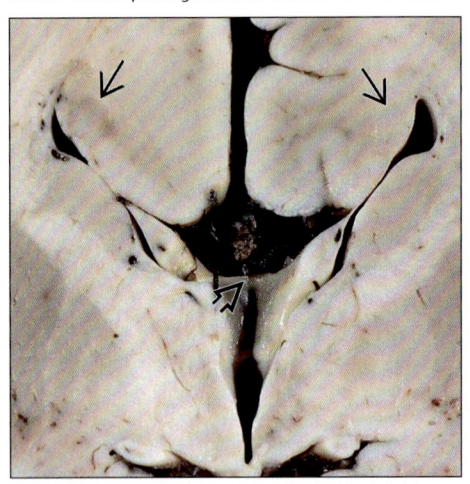

**37-8** Espécime de necropsia em corte coronal com agenesia do CC mostrando o teto do terceiro ventrículo afilado e feixes de Probst. (Cortesia de J. Townsend, MD.)

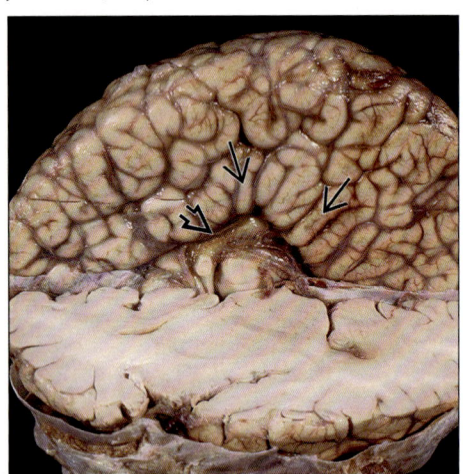

**37-9** Agenesia do CC mostrando giro do cíngulo ausente, "irradiação" dos giros convergindo para um terceiro ventrículo elevado. (Cortesia de R. Hewlett, MD.)

## Espectro da disgenesia do corpo caloso

### Terminologia

O corpo caloso (CC) pode estar completamente ausente (agenesia) **(Fig. 37-7)**, **(Fig. 37-8)**, ou parcialmente formado (hipogenesia). A **agenesia completa do CC** é quase sempre acompanhada da ausência da comissura hipocampal (CH); a comissura anterior (CA) é comumente presente e normal. Se o CC é hipodesenvolvido, os segmentos posteriores e a porção inferior do joelho costumam estar ausentes.

### Patologia

Na agenesia *completa* do CC, todos os cinco segmentos estão faltando. O **giro do cíngulo** está ausente nas imagens no plano sagital, enquanto os hemisférios demonstram um **padrão de giros em "roda de carroça"** que se estende perpendicularmente até o teto do terceiro ventrículo **(Fig. 37-9)**.

Nos cortes coronais, o **terceiro ventrículo "elevado"** é visto como que se abrisse diretamente na fissura inter-hemisférica. Na verdade, ele é coberto por um fino teto membranoso que se abaula para o interior da fissura inter-hemisférica, deslocando lateralmente os fórnices. Os ventrículos laterais possuem contornos agudos e curvados superiormente **(Fig. 37-8)**.

Um proeminente trato longitudinal de SB chamado **feixe de Probst** está situado diretamente no lado interno do ápice de cada ventrículo **(Fig. 37-7)**. Esses feixes consistem em fibras comissurais mal direcionadas, as quais deveriam ter cruzado a linha média e, no entanto, tomaram um curso de sentido anteroposterior, endentando as paredes mediais dos ventrículos laterais.

O septo pelúcido em geral parece ausente, porém de fato possui folhetos amplamente separados que cursam lateralmente – não verticalmente – dos fórnices para os feixes de Probst.

Imagens axiais mostram que os ventrículos laterais são paralelos e não convergentes. Os cornos occipitais com frequência possuem dilatação desproporcional, condição que recebe o nome de colpocefalia.

A patologia macroscópica da *hipogenesia* do CC varia de acordo com os segmentos perdidos. O esplênio geralmente é pequeno ou ausente.

### Aspectos clínicos

**EPIDEMIOLOGIA E ASPECTOS DEMOGRÁFICOS.** A disgenesia do CC é a malformação do SNC mais comum, sendo encontrada em 3 a 5% dos indivíduos com distúrbios do neurodesenvolvimento. A prevalência é de pelo menos 1:4.000 nascidos vivos. Disgenesias de CC não sindrômicas são encontradas em pacientes de todas as faixas etárias.

**APRESENTAÇÃO.** A hipogenesia/disgenesia menor do CC costuma ser encontrada incidentalmente nos exames de imagem ou necropsia. Grandes malformações comissurais são associadas a crises convulsivas, retardo no desenvolvimento e sintomas relacionados a distúrbios do eixo hipotalâmico-hipofisário.

## Imagem

ACHADOS NA TC. A TC sem contraste no plano axial mostra ventrículos laterais paralelos, não convergentes e amplamente separados. Um aumento desproporcional dos cornos occipitais é comum.

ACHADOS NA RM. As sequências ponderadas em T1 e T2 no plano sagital melhor demonstram a ausência completa do CC ou sua disgenesia parcial.

*Agenesia completa do corpo caloso.* Na agenesia completa, o terceiro ventrículo parece contínuo com a fissura inter-hemisférica e é circundado dorsalmente por giros que se irradiam na direção do terceiro ventrículo **(Fig. 37-10)**.

Um cisto inter-hemisférico na linha média pode estar presente acima do terceiro ventrículo. Tais cistos podem ser saculações ventriculares ou estruturas separadas que não se comunicam com o sistema ventricular.

Uma artéria cerebral anterior (ACA) ázigo pode ser observada "percorrendo" superiormente a fissura inter-hemisférica. Procure por malformações associadas nos olhos, rombencéfalo e eixo hipotalâmico-hipofisário.

As imagens axiais demonstram bem os ventrículos laterais paralelos. Os tratos mielinizados dos feixes de Probst podem se apresentar muito proeminentes **(Fig. 37-14)**.

Imagens no plano coronal mostram aparência de "capacete *viking*" ou "cabeça de alce" causada pelos ventrículos laterais curvos e com extremidade apontada superiormente e pelo terceiro ventrículo que se expande para a fissura inter-hemisférica. Os feixes de Probst são vistos como tratos densamente mielinizados localizados na face interna do corpo dos ventrículos laterais. Os hipocampos parecem anormalmente arredondados e orientados verticalmente. Cornos temporais moderadamente dilatados são comuns. Procure por malformações como substância cinzenta heterotópica **(Fig. 37-13)**.

A sequência DTI é especialmente útil em demonstrar a agenesia do CC. A cor vermelha normal do corpo caloso (orientação esquerda para a direita) está ausente. No lugar, os tratos anteroposteriores (verdes) proeminentes dos feixes de Probst são identificados **(Fig. 37-15)**.

*Hipogenesia do corpo caloso.* Na agenesia parcial, o rostro e o esplênio em geral estão ausentes **(Fig. 37-11)**, e o joelho e corpo remanescentes com frequência possuem uma aparência espessada e "em bloco" **(Fig. 37-12)**. A comissura hipocampal com frequência está ausente, porém a CA costuma estar preservada e possui aparência normal ou mesmo maior do que a habitual.

ANGIOGRAFIA. Na agenesia completa do CC, a ATC, a ASD e a ARM mostram uma ACA ázigo que cursa diretamente para cima dentro da fissura inter-hemisférica **(Fig. 37-17)**.

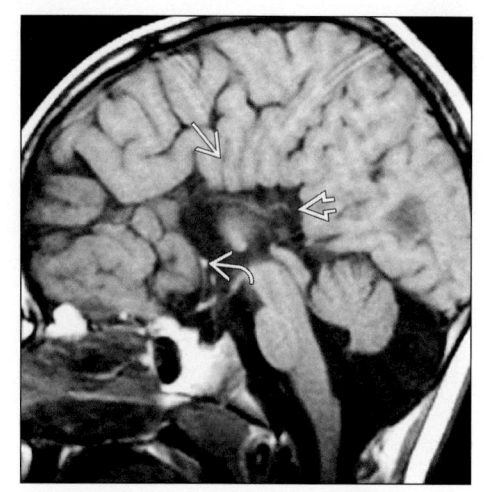

**37-10** Os giros em "roda de carroça" ➡ convergem para o terceiro ventrículo ➡. A comissura anterior é normal ➡. A comissura hipocampal está ausente. Agenesia do CC.

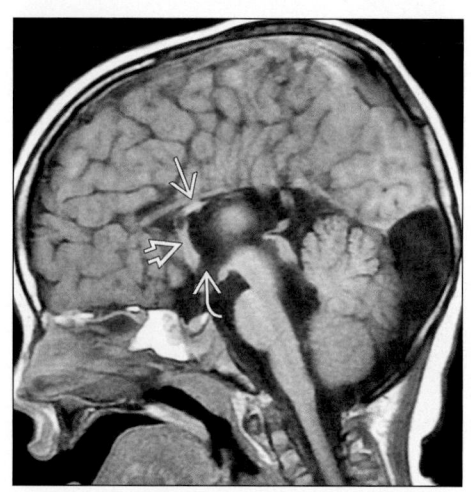

**37-11** Joelho ➡ e remanescente do corpo ➡ estão presentes. Rostro ➡ e esplênio estão ausentes. Hipogenesia do CC.

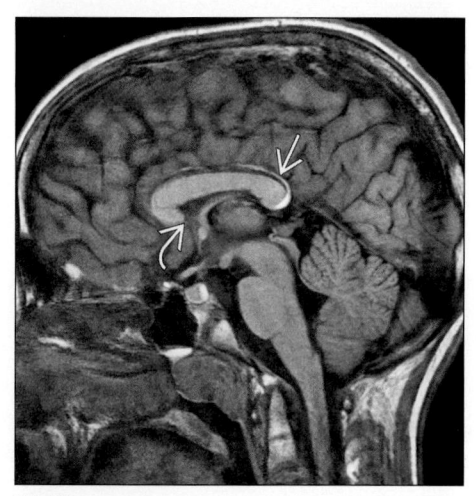

**37-12** O CC encontra-se encurtado e "em bloco" com rostro ausente ➡ e esplênio afilado com lipoma curvilíneo ➡. Leve hipogenesia do CC.

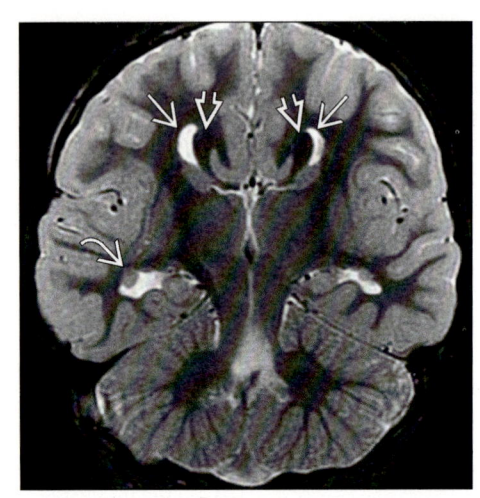

**37-13** Imagem coronal ponderada em T2 mostrando o "capacete *viking*" da agenesia do CC com ventrículos curvados e voltados superiormente ➡, feixes de Probst ➡ e SC heterotópica ➡.

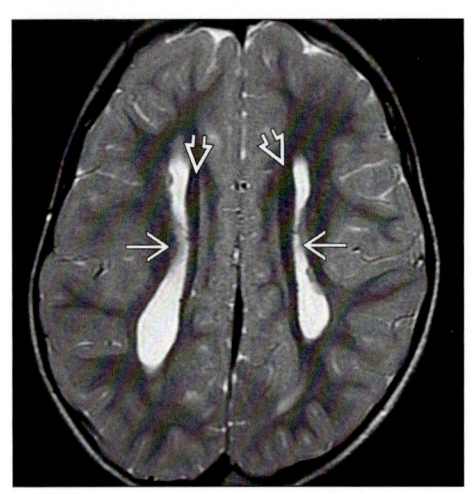

**37-14** Imagem no plano axial mostrando ventrículos laterais paralelos e "não convergentes"➡, e feixes de Probst ➡.

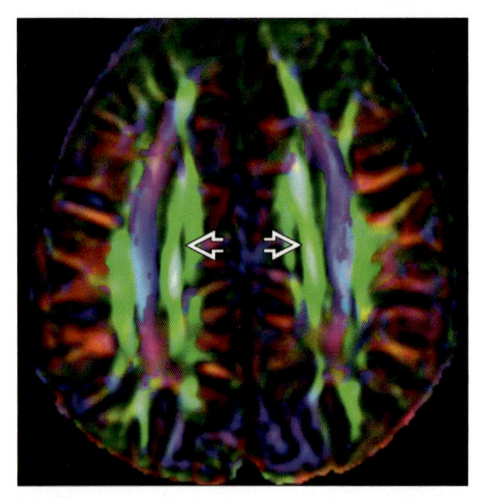

**37-15** Imagem de DTI axial mostrando ausência do corpo caloso vermelho em formato de X (normal). Feixes de Probst ➡ são verdes, indicando trajeto anteroposterior.

### Diagnóstico diferencial

O principal diagnóstico diferencial da disgenesia do CC é a destruição causada por **trauma, cirurgia (calosotomia)** ou **isquemia**. Ocasionalmente, se a **comissura hipocampal** se forma, mas o CC está ausente, a CH pode mimetizar uma porção remanescente do CC nas imagens sagitais. Os cortes coronais mostram que a CH conecta os fórnices, e não os hemisférios.

### Síndromes e anomalias associadas

O corpo caloso (CC) é formado ao mesmo tempo em que os hemisférios cerebrais e o cerebelo estão passando por rápidas mudanças. A migração neuronal também atinge seu pico no mesmo período. Embora a disgenesia do CC possa ocorrer como um fenômeno isolado, não é surpresa que – de todas as malformações – as anomalias do CC sejam a malformação específica mais comumente associada a outras síndromes e anomalias do SNC.

### Malformações associadas à disgenesia do corpo caloso

**Malformação de Chiari 2**, **espectro da malformação de Dandy-Walker**, **displasia frontonasal**, síndromes da **fenda facial mediana**, **craniossinostoses** sindrômicas, anomalias **hipotalâmico-hipofisárias**, **hipoplasia/displasia cerebelar** e **malformações do desenvolvimento cortical** possuem prevalência aumentada de anomalias do CC. A agenesia do corpo caloso e espessamentos corticais regionais são as alterações morfológicas cerebrais mais comuns na **síndrome alcoólica fetal.**

### Condições genéticas com envolvimento do corpo caloso

As anomalias nas comissuras cerebrais já foram descritas em mais de 200 síndromes! Alguns dos exemplos mais importantes são incluídos aqui.

**SÍNDROME DE AICARDI.** A síndrome de Aicardi é um distúrbio do neurodesenvolvimento com herança ligada ao X associada a graves prejuízos cognitivos e motores. Ela ocorre quase exclusivamente no sexo feminino e é definida pela tríade diagnóstica de disgenesia do corpo caloso, lacunas corioretinianas e espasmos infantis. Outras anormalidades comumente associadas são polimicrogiria, heterotopia periventricular e subcortical da substância cinzenta e papilomas do plexo coroide.

A agenesia ou hipogenesia do corpo caloso – frequentemente com cistos hemisféricos – é a anormalidade anatômica mais comum na síndrome de Aicardi **(Fig. 37-16)**. A sequência DTI nos pacientes com síndrome de Aicardi mostra grandes déficits na organização da substância branca, com ausência de múltiplos tratos de associação corticocorticais, como o fascículo arqueado esquerdo.

**SÍNDROME DE APERT.** A síndrome de Apert é também chamada de acrocefalossindactilia tipo 1. A síndrome de Apert é caracterizada por cranioestenose, hipoplasia da face e sindactilia simétrica das mãos e dos pés. Malformações do SNC associadas são frequentes; as mais comuns são a hipoplasia do CC ou do septo pelúcido.

**Síndrome crash.** A síndrome CRASH – também conhecida como **hidrocefalia ligada ao X** – é um raro distúrbio genético caracterizado por hipoplasia do **c**orpo caloso, **r**etardo mental, **a**dução dos polegares, paraplegia espástica (*spastic paraplegia*) e **h**idrocefalia. A síndrome CRASH é causada pela mutação no gene *L1CAM*, que regula a molécula de adesão celular L1, a qual possui papel essencial no desenvolvimento normal do SNC.

**Síndrome da deleção 22q11.2.** A síndrome da deleção 22q11.2 (SD22q) é também conhecida como **síndrome de DiGeorge**. Morfometria facial atípica, transtorno obsessivo-compulsivo e outras alterações psiquiátricas são comuns nos pacientes com SD22q. Muitos pacientes possuem um CC anormalmente grande e de formato alterado.

**Síndrome de williams.** A síndrome de Williams (SWi) é causada pela microdeleção dos genes no lócus 7q11.23, o qual é crucial para a migração e maturação neuronal. O tamanho do cérebro é reduzido, e algum grau de disgenesia do CC é típico. O CC na SWi é menor ou mais curto do que o normal, e com um formato menos côncavo.

**Síndrome do x frágil.** A síndrome do X frágil é um distúrbio ligado ao X causado pela expansão em uma sequência genética específica de trinucleotídeos (CGG) no cromossomo X e a causa mais comum de retardo mental geneticamente herdado em meninos. O CC é em geral afilado, porém presente.

**Síndrome *morning glory*.** A Síndrome *morning glory* é uma rara anomalia do disco óptico que recebeu o nome devido à sua aparência característica ao exame de fundo de olho. Uma larga escavação em formato de funil no disco óptico com gliose central esbranquiçada é circundada por vasos retinais que emergem da periferia do disco. Achados no SNC incluem coloboma, estafiloma escleral, cisto do nervo óptico e distúrbios da linha média, como disgenesia do CC, encefalocele basal e displasia frontonasal.

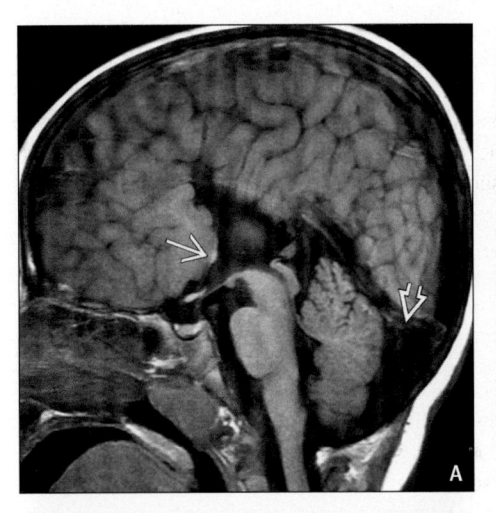

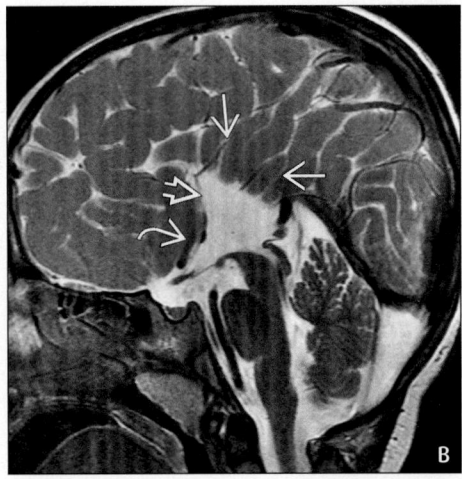

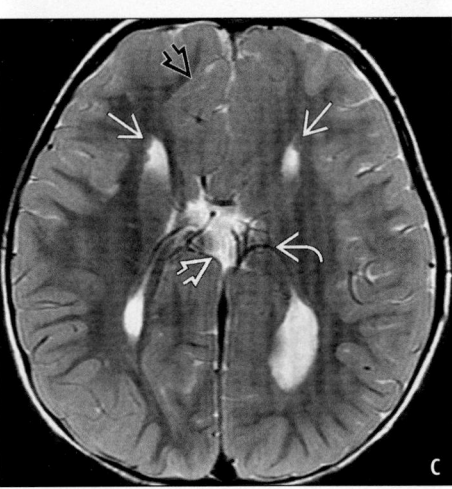

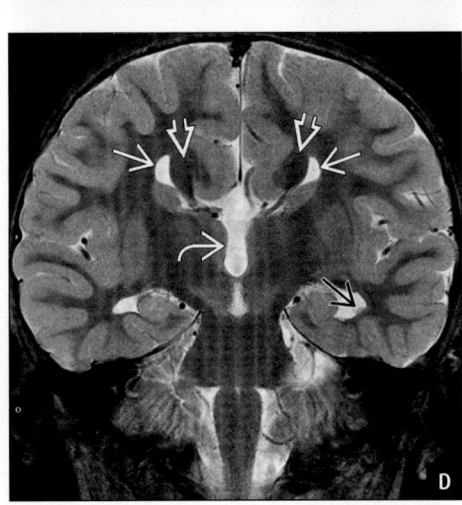

**37-16A** Imagem sagital ponderada em T1 em uma menina de 3 anos com síndrome de Aicardi mostrando agenesia completa do CC e da comissura hipocampal. A comissura anterior ➡ está presente, porém é pequena. Observe leve malformação de Dandy-Walker com mega cisterna magna ➡.
**37-16B** Imagem sagital ponderada em T2 mostrando agenesia completa do CC, giro do cíngulo ausente, terceiro ventrículo "elevado" ➡, irradiação de giros ➡ e ACA ázigo ➡.
**37-16C** Imagem axial ponderada em T2 do mesmo paciente mostrando um pequeno cisto inter-hemisférico ➡, ramos da ACA ázigo ➡, ventrículos laterais paralelos, SC heterotópica ➡ e paquigiria ➡.
**37-16D** Imagem coronal em T2 mostrando a clássica "cabeça de alce" com terceiro ventrículo elevado ➡ ("face" do alce), ventrículos laterais pontiagudos ➡ ("chifres" do alce), feixes de Probst proeminentes ➡ e pequeno nódulo de SC heterotópica ➡.

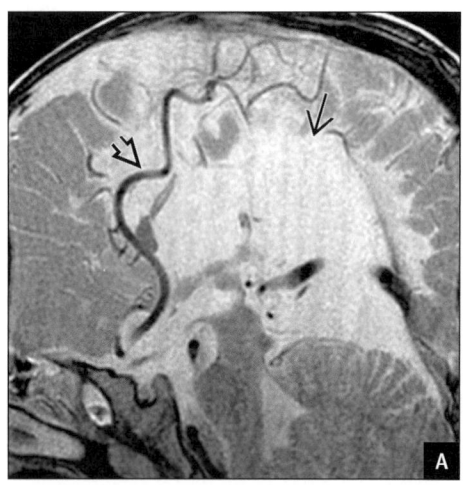

**37-17A** Imagem sagital ponderada em T2 mostrando agenesia do CC, cisto inter-hemisférico ➡ e ACA ázigo ⇨.

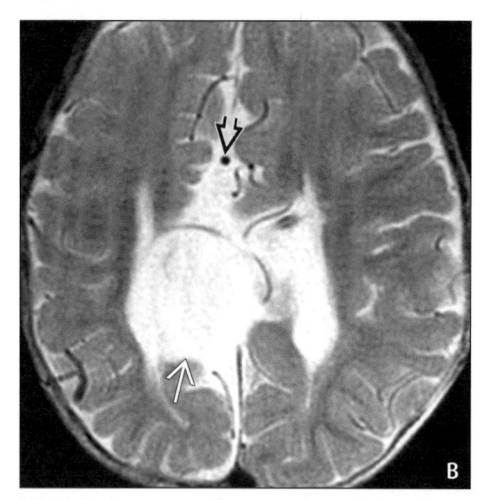

**37-17B** Imagem axial ponderada em T2 do mesmo paciente mostrando ventrículos laterais paralelos, grande cisto inter-hemisférico ➡ e ACA ázigo ⇨.

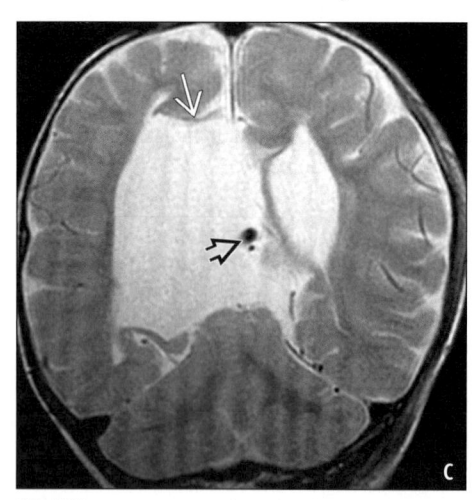

**37-17C** Imagem coronal ponderada em T2 mostrando o cisto inter-hemisférico ➡ e a artéria ázigo ⇨.

---

### ESPECTRO DA DISGENESIA DO CORPO CALOSO

**Terminologia**
- Ausência completa do corpo caloso (CC) = agenesia
  - Comissura hipocampal (CH) ausente
  - Comissura anterior (CA) frequentemente presente
  - Se todas as três ausentes = agenesia tricomissural
- CC disgenético, hipodesenvolvido
  - Rostro e esplênio frequentemente ausentes na agenesia parcial
  - Agenesia parcial posterior = CH, esplênio, ± corpo posterior

**Embriologia e patologia**
- Falha dos mecanismos embrionários de direcionamento
  - Axônios podem não ser formados
  - Falha do direcionamento molecular
  - *Sling* glial e/ou CH não se desenvolvem normalmente
  - Falha no direcionamento dos axônios através da linha média
- Múltiplos genes envolvidos

**Aspectos clínicos**
- Malformação do SNC mais comum
- Encontrada em 3 a 5% dos distúrbios do neurodesenvolvimento

**Imagem**
- Plano sagital
  - Agenesia parcial ou completa do CC
  - Terceiro ventrículo parece "aberto" para a fissura inter-hemisférica
  - Giro do cíngulo ausente ➡ giros "se irradiam" perifericamente a partir do terceiro ventrículo
- Plano axial
  - Ventrículos laterais paralelos, não convergentes e amplamente separados
- Plano coronal
  - Aparência de "capacete *viking*" ou "cabeça de alce"
  - Terceiro ventrículo "elevado"
  - Ventrículos laterais pontiagudos e curvados superiormente
  - Feixes de Probst

**Anomalias e síndromes associadas**
- Malformações
  - Chiari 2
  - Dandy-Walker
  - Displasia e fenda frontonasais
  - Hipoplasia/displasia cerebelar
  - Malformações do eixo hipotalâmico-hipofisário
  - Malformações do desenvolvimento cortical
- Quase 200 síndromes genéticas
  - Síndrome de Aicardi
  - Síndrome de Apert
  - Síndrome CRASH
  - Síndrome da deleção 22q11.2 (DiGeorge)
  - Síndrome *morning glory*

## Visão geral das malformações do desenvolvimento cortical

As malformações do desenvolvimento cortical (MDCs) representam um largo espectro de lesões corticais que resultam da alteração nos processos do desenvolvimento e da formação do manto cortical. Essas malformações foram anteriormente definidas como "distúrbios da migração neuronal". Hoje se reconhece que nem todas as anormalidades corticais são causadas por perturbações na migração. O termo agrupador MDC é usado para designar um grupo heterogêneo de lesões focais ou difusas que se desenvolvem durante a ontogênese cortical.

Os três maiores estágios do desenvolvimento cortical são a **proliferação**, **migração neuronal** e o **desenvolvimento pós-migracional**. Essas etapas podem se sobrepor: a proliferação continua depois que a migração neuronal tem início, e o desenvolvimento pós-migracional (p. ex., processos da organização cortical) começa antes de a migração neuronal terminar. Além disso, as células que resultam da proliferação anormal frequentemente não migram nem se organizam de maneira apropriada.

Barkovich e colaboradores sugeriram classificar as MDCs de acordo com qual das três etapas do desenvolvimento é primariamente afetada. O grupo I consiste em **anormalidades da proliferação ou apoptose neuronal e glial** (resultando em células em número aumentado ou reduzido). Três subcategorias refletem as malformações devido à (A) proliferação reduzida ou à apoptose acelerada (microcefalias congênitas), (B) à proliferação aumentada ou apoptose reduzida (megaloencefalias) e (C) à proliferação anormal (disgenesia e displasia focal e difusa).

O grupo II representa as **anormalidades da migração neuronal** e foi dividido em quatro subgrupos: (A) anormalidades no neuroepêndima durante o início da migração causam heterotopia nodular periventricular; (B) lisencefalias são causadas por anormalidades *generalizadas* da migração transmanto; (C) anormalidades *localizadas* da migração transmanto resultam em heterotopia subcortical; e (D) anomalias na migração terminal e defeitos nas membranas delimitantes piais resultam em malformações tipo *cobblestone*.

Anormalidades do **desenvolvimento pós-migracional** compreendem o grupo III. Estas resultam do dano ao córtex durante os estágios tardios e são associadas a insultos pré-natais e perinatais.

Uma visão simplificada da nova classificação juntamente com as malformações representativas em cada grupo e subgrupo são resumidas no quadro a seguir.

---

**MALFORMAÇÕES DO DESENVOLVIMENTO CORTICAL**

**I. Malformações secundárias à proliferação ou à apoptose glial/neuronal**
- A. Microcefalia
- B. Megaloencefalia
  - Polimicrogiria e megaloencefalia
- C. Disgenesia cortical com proliferação celular anormal
  - Túberes corticais
  - Displasia cortical focal (DCF IIb, tipo Taylor)
  - Hemimegaloencefalia

**II. Malformações secundárias a anormalidades da migração neuronal**
- A. Heterotopia
  - Heterotopia periventricular nodular
- B. Espectro da lisencefalia
  - Agiria
  - Paquigiria
  - Heterotopia subcortical em banda
- C. Heterotopia subcortical e displasia sublobar
  - Grandes coleções focais de neurônios na SB profunda
- D. Malformações tipo *cobblestone*
  - Distrofias musculares congênitas

**III. Anormalidades do desenvolvimento pós-migracional**
- A. Polimicrogiria
- B. Esquizencefalia
- C. Displasia cortical focal (tipos I e III)
- D. Microcefalia pós-migracional

---

## Malformações com números/tipos de células anormais

### Microcefalias

A microcefalia (MC), que literalmente significa "cabeça pequena", pode ser primária (genética) ou secundária (não genética).

A MC primária é uma malformação congênita causada por um defeito no desenvolvimento cerebral. A MC secundária é um distúrbio *adquirido* que resulta de um insulto que afeta o crescimento cerebral fetal, neonatal ou infantil; isquemia, infecção, diabetes materno e trauma são as causas mais comuns. Alguns exemplos de MC induzida por infecções intrauterinas são ilustrados no Capítulo 12. Nesta seção, vamos nos concentrar na microcefalia primária (congênita).

### Terminologia e classificação

A microcefalia é definida como um perímetro cefálico mais do que três desvios-padrão abaixo da média para ida-

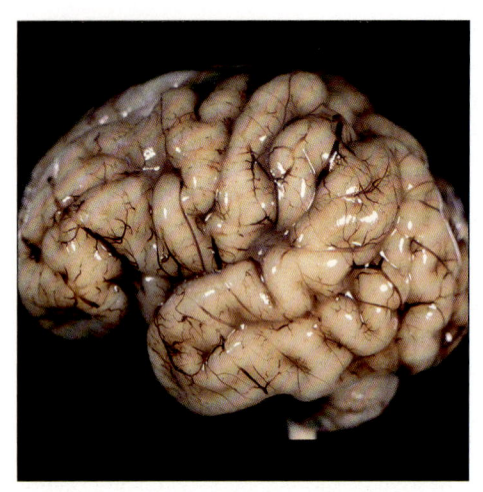

**37-18** Espécime de necropsia mostrando microcefalia com padrão giral simplificado. Os giros apresentam menos circunvoluções do que o normal. (Cortesia de R. Hewlett, MD.)

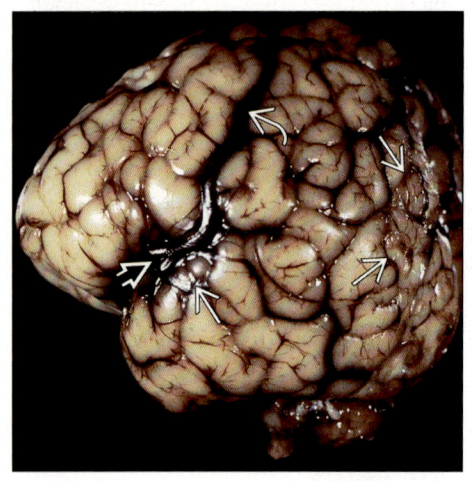

**37-19** Microcefalia com polimicrogiria ➡, veias anormais na fissura silviana ⇄ e grande veia de Trolard ↗. (Cortesia de R. Hewlett, MD.)

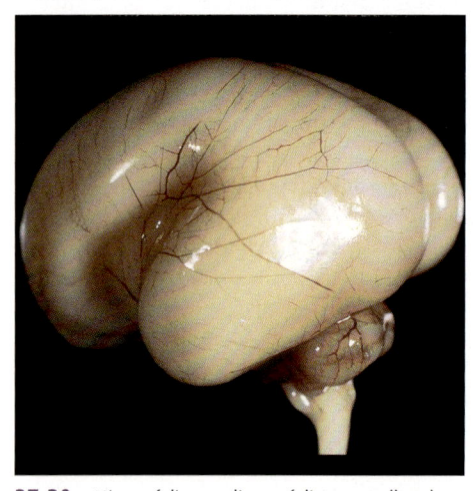

**37-20** Microcefalia com lisencefalia assemelhando-se ao cérebro de um feto de 24 semanas de gestação, com superfície lisa e fissura silviana rasa. (Cortesia de R. Hewlett, MD.)

de e sexo. Na MC primária, não há evidência de outras causas de redução do volume cerebral, como cranioestenoses, infecção perinatal ou trauma.

Barkovich e colaboradores classificam a MC primária com base nas características morfológicas, como padrões girais, espessura cortical, a presença de heterotopias, ou outras malformações, e a mielinização normal ou tardia. O padrão giral pode ser normal, "simplificado", microgiral ou paquigiral.

Três tipos de microcefalia primária são reconhecidos. A **microcefalia com padrão giral simplificado** (MPGS) é a forma mais comum e mais branda **(Fig. 37-18)**. Giros simplificados e sulcos anormalmente rasos são as características da MPGS. O córtex é normal ou afilado, e não espessado. Os giros também são reduzidos em número e demonstram um padrão "simplificado". Vários subtipos de MPGS são descritos com mielinização normal ou tardia, heterotopias e cistos aracnoides.

A **microlisencefalia** é caracterizada por grave microcefalia e sulcos anormais. O cérebro é extremamente pequeno, e o padrão dos sulcos aparece intensamente simplificado ou completamente liso **(Fig. 37-20)**. O córtex é espesso, em geral medindo mais do que 3 mm. Na **microcefalia com extensa polimicrogiria**, o cérebro é pequeno, e a polimicrogiria é o padrão giral predominante **(Fig. 37-19)**.

### Etiologia e patologia

A proliferação e a apoptose glioneuronal desempenham papéis-chave na determinação do tamanho do cérebro, de modo que anormalidades em qualquer uma delas podem resultar em microcefalia. A microcefalia familial primária é um distúrbio autossômico recessivo com um fenótipo clínico único e heterogeneidade genética.

Várias síndromes cromossômicas são caracterizadas por retardo mental e microcefalia. Estas incluem a trissomia do 21 (Down), a trissomia do 18 (Edward), *cri-du-chat* ("choro do gato", síndrome do 5p), e as síndromes de Cornelia de Lange e Rubinstein-Taybi.

### Aspectos clínicos

**EPIDEMIOLOGIA E ASPECTOS DEMOGRÁFICOS.** A incidência de MC primária varia de 1:10.000 a 30.000. A maioria dos casos de microcefalia primária (genética) é detectada no útero ou logo após o nascimento.

**APRESENTAÇÃO E HISTÓRIA NATURAL.** Retardo mental, retardo no desenvolvimento e crises convulsivas são os sintomas clínicos mais comuns. O prognóstico é variável.

### Imagem

**CARACTERÍSTICAS GERAIS.** O índice craniofacial está reduzido (frequentemente menor ou igual a 1,5:1). A fronte costuma ser inclinada, e as suturas cranianas podem ter aspecto proeminente.

**ACHADOS NA TC.** A janela óssea mostra uma calota craniana pequena, frequentemente com suturas próximas e sobrepostas. Em crianças mais velhas, o crânio está espessado e os seios paranasais encontram-se acentuadamente pneumatizados.

A superfície cortical pode ser normal, simplificada, microlisencefálica ou polimicrogiral. Os ventrículos podem parecer normais ou moderadamente dilatados.

**ACHADOS NA RM.** As imagens sagitais ponderadas em T1 demonstram ossos frontais inclinados e uma marcada redução nas proporções craniofaciais **(Fig. 37-21)**. O cérebro pode parecer pequeno, porém relativamente normal, pequeno com padrão giral simplificado, ou microlisencefálico.

Na microcefalia com padrão giral simplificado, os giros são menores em número e possuem uma aparência simplificada. Os sulcos são rasos (25 a 50% da profundidade habitual). Um atraso das etapas de mielinização pode estar presente. Anomalias associadas como disgenesia do corpo caloso e cefaloceles são comuns.

As sequências com ponderação em T2* (GRE, SWI) são úteis para determinar lesões secundárias com resíduos hemorrágicos.

### Diagnóstico diferencial

O maior dilema diagnóstico é a diferenciação entre a microcefalia primária e a **secundária.** Calcificações, cistos, gliose e encefalomalacia são mais comuns na microcefalia secundária a infecções (TORCH), a trauma ou à encefalopatia isquêmica.

## *Displasias corticais focais*

As características histológicas distintas da displasia cortical focal (DCF) foram originalmente descritas por Taylor e colaboradores. Hoje se reconhece que a DCF é uma causa comum de epilepsia refratária em crianças e em adultos. A ressecção cirúrgica é uma opção de tratamento de crescente importância, motivo pelo qual o reconhecimento e a correta delineação da DCF nos exames de imagem são ponto-chave para o tratamento bem-sucedido dos pacientes.

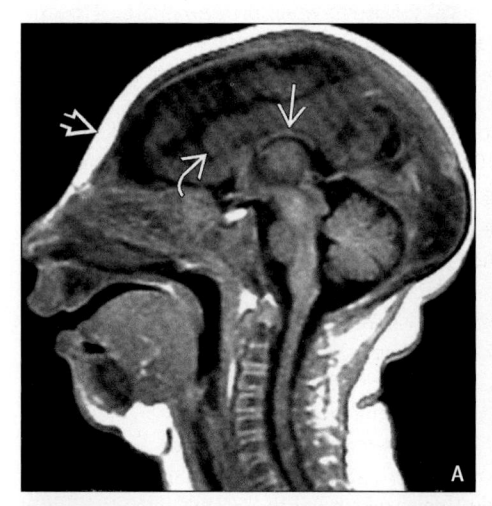

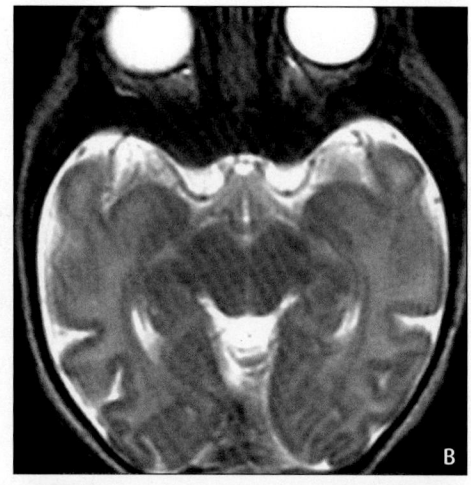

**37-21A** Imagem sagital ponderada em T2 em um paciente com microcefalia primária mostrando desproporção craniofacial com razão de 1,5:1 e fronte inclinada ➡. Observe o CC afilado e displásico ➡, padrão giral simplificado ➡.
**37-21B** Imagem em T2 do mesmo paciente mostrando o padrão giral simplificado com poucos giros e sulcos rasos. Os olhos são desproporcionalmente grandes.

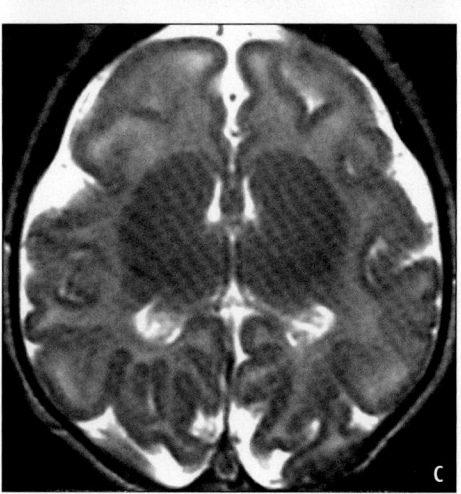

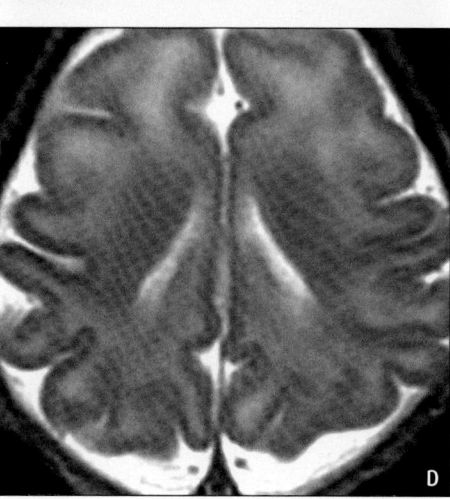

**37-21C** Imagem ponderada em T2 através dos ventrículos mostrando o padrão giral simplificado com numerosos sulcos rasos. A espessura cortical encontra-se normal, porém a mielinização é tardia.
**37-21D** Imagem em T2 do mesmo paciente novamente mostrando o padrão giral simplificado. Compare com a Fig. 37-18.

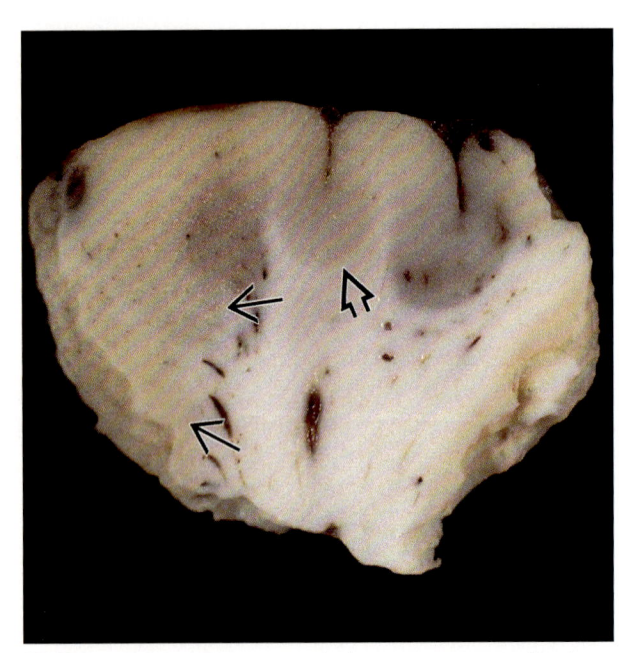

**37-22** Espécime cirúrgico ressecado de um paciente com epilepsia intratável mostrando uma área em forma de funil com córtex espessado e indefinição da interface das substâncias branca e cinzenta ➔. Em contraste, os sulcos e giros normais adjacentes ➔.

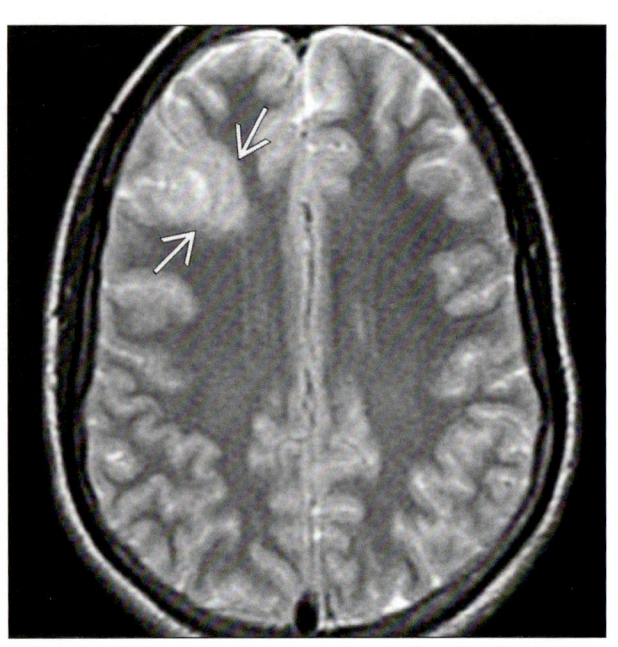

**37-23** Imagem em T2 em um menino de 17 anos com crises convulsivas mostrando uma área de córtex malformado de formato em cunha no lobo frontal direito ➔. A biópsia revelou displasia cortical focal tipo IIb. Esta é uma clássica DCF de Taylor, o tipo mais comum.

## Terminologia e classificação

As **displasias corticais focais** – algumas vezes chamadas de **displasia cortical de Taylor** – são regiões localizadas de substância cinzenta malformada não neoplásica.

A Força-Tarefa da International League Against Epilepsy (ILAE) recentemente propôs uma classificação da DCF em três níveis baseada em achados clínicos, radiológicos e neuropatológicos. A **DCF tipo I** é uma malformação isolada com distribuição anormal das camadas corticais e que demonstra persistência vertical (radial) das microcolunas do desenvolvimento (DCF tipo Ia) ou perda da estrutura hexalaminar horizontal (DCF tipo Ib) em um ou múltiplos lobos. A DCF tipo Ic é caracterizada por apresentar ambos os padrões de estratificação cortical anormal.

A **DCF tipo II** é uma lesão isolada caracterizada por estratificação cortical alterada e neurônios dismórficos sem (tipo IIa) ou com (tipo IIb) **células em balão.** O tipo II é o tipo mais comum de DCF.

Um terceiro tipo de DCF, a **DCF tipo III**, foi recentemente reconhecido como distúrbio pós-migracional secundário a isquemia, infecção, trauma, etc. Nesses casos, anormalidades citoarquiteturais ocorrem em conjunto com esclerose hipocampal (DCF tipo IIIa), tumores associados a epilepsia (DCF tipo IIIc) ou – no caso de DCF tipo IIId – outras lesões epileptogênicas adquiridas no início da vida.

## Etiologia

A patologia molecular e a genética da DCF são intensamente investigadas, porém incompletamente compreendidas. A maioria dos casos parece ser esporádica.

A fosforilação anormal de substratos do alvo da rapamicina em mamíferos (mTOR) parece ser um biomarcador para a DCF tipo II. Além disso, espécimes de DCF tipo IIb possuem alterações de sequência no gene *TSC1* (hamartina) e assemelham-se aos túberes corticais do complexo da esclerose tuberosa (CET).

Alterações na proteína *double cortin-like*, que está criticamente envolvida na divisão neuronal e migração radial, podem afetar a corticogênese precoce tanto na DCF quanto no CET.

## Patologia

**PATOLOGIA MACROSCÓPICA.** Espécimes cirúrgicos costumam parecer normais. Córtex levemente firme e discretamente espessado com pobre demarcação da substância branca subjacente pode estar presente **(Fig. 37-22).**

**CARACTERÍSTICAS MICROSCÓPICAS.** As características histológicas da DCF são a citoarquitetura desorganizada e neurônios com forma, tamanho e orientação anormais.

A DCF tipo II possui alterações citoarquiteturais pronunciadas. Neurônios dismórficos com diâmetro aumentado dos seus corpos celulares e núcleos são encontrados nos tipos IIa e IIb. A espessura cortical está aumentada, e a interface entre as substâncias branca e cinzenta está indefinida em ambos os subtipos.

Células em balão proeminentes em conjunto com a redução da mielina e dos oligodendrócitos são típicas do tipo IIb. Essas células em balão são histologicamente idênticas às células gigantes nos túberes de pacientes com CET.

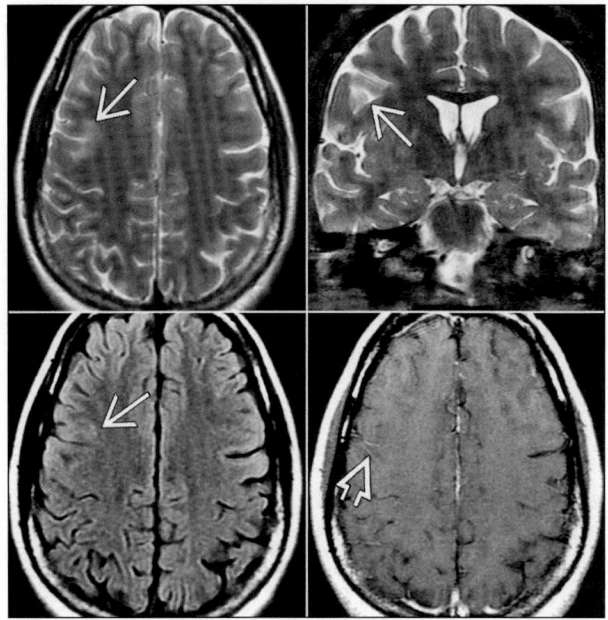

**37-24** Imagens mostrando achados sutis de DCF ➡. A intensidade de sinal é similar à da SC em T2/FLAIR. A sequência em T1 pós-contraste mostra realce das veias corticais "primitivas" ⇨ sobre a displasia focal. (Cortesia de P. Hildenbrand, MD.)

**37-25** Imagens em outro paciente mostrando achados sutis de DCF ➡, incluindo um diminuto foco de calcificação ➡ na TC sem contraste. DCF comprovada com biópsia. (Cortesia de P. Hildenbrand, MD.)

## Aspectos clínicos

**EPIDEMIOLOGIA E ASPECTOS DEMOGRÁFICOS.** Como grupo, as DCFs são a causa específica mais comum de epilepsia refratária grave em crianças e em adultos jovens. A DCF tipo II é encontrada em 15 a 20% dos pacientes submetidos à cirurgia para epilepsia. Não há predileção por gênero.

**APRESENTAÇÃO E HISTÓRIA NATURAL.** Crises convulsivas associadas à DCF comumente têm início na primeira década, mas podem se apresentar na adolescência ou mesmo na vida adulta. Pacientes com DCF tipo Ia são, em geral, jovens com crises convulsivas de início precoce e grave retardo psicomotor.

**OPÇÕES DE TRATAMENTO.** A epilepsia crônica refratária secundária à DCF pode ser tratada com ressecção cirúrgica. O prognóstico varia com o subtipo da DCF; um excelente controle das crises é relatado em 70 a 100% dos pacientes com DCF tipo IIb.

## Imagem

**CARACTERÍSTICAS GERAIS.** Os achados de imagem da DCF frequentemente são sutis. A maior parte dos focos tem menos de 2 cm de diâmetro, podendo ser de difícil detecção, sobretudo nos exames de imagem tradicionais **(Fig. 37-24)**. As lesões maiores podem mimetizar neoplasias ou desmielinização focal.

**ACHADOS NA TC.** Os exames de TC em geral são normais, a não ser que a lesão seja excepcionalmente extensa. Foram descritos alguns casos de pacientes com lesões de DCF tipo IIb calcificadas **(Fig. 37-25)**.

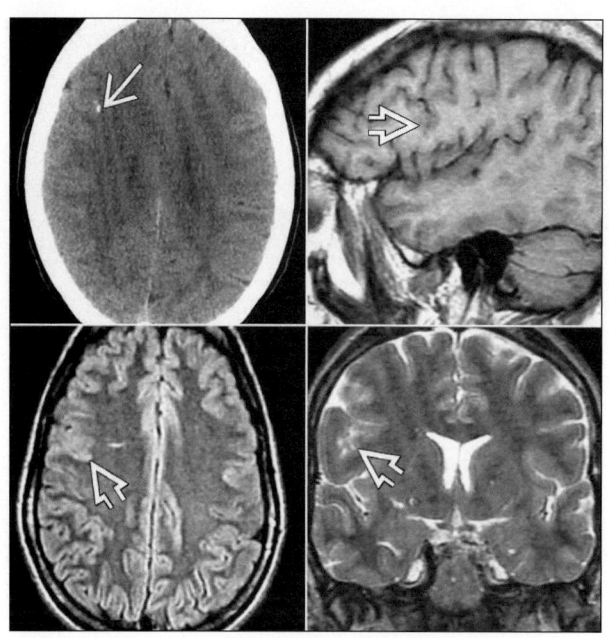

**ACHADOS NA RM.** Os achados de RM na DCF dependem do tipo e do tamanho das lesões. Por exemplo, a DCF tipo Ia causa apenas leve hipoplasia hemisférica sem outras lesões visíveis.

A DCF tipo IIb mostra uma área localizada de espessamento cortical e uma área em forma de funil com indefinição da interface entre as substâncias branca e cinzenta no fundo de um sulco, o **sinal "transmanto da RM" (Fig. 37-23)**. A intensidade de sinal varia conforme a idade. Nos neonatos e em crianças pequenas, a DCF tipo IIb aparece hiperintensa em T1 e levemente hipointensa em T2. Nos pacientes mais velhos, a DCF aparece como uma área em cunha de hiperintensidade em T2/FLAIR estendendo-se do fundo de um sulco para a SB subcortical e profunda.

Um foco subcortical linear ou curvilíneo de hiperintensidade em T2/FLAIR algumas vezes se estende na direção da margem superolateral do ventrículo lateral.

A DCF tipo IIb não sofre realce na sequência T1 pós-contraste. Há aumento da difusibilidade e na redução na FA na sequência em difusão. A espectroscopia de prótons mostra redução na razão NAA:Cr e elevado mI. A perfusão por RM mostra rCBV normal ou reduzido.

O recentemente definido tipo III é primariamente encontrado em pacientes com esclerose hipocampal (DCF tipo IIIa). É característica uma redução volumétrica do lobo temporal anterior com hiperintensidade anormal na SB em T2/FLAIR com o córtex de aparência normal sob outros aspectos.

A morfometria com base em voxels, mapeamento paramétrico estatístico e a análise de texturas são técnicas avançadas que podem aumentar a detecção de lesões epi-

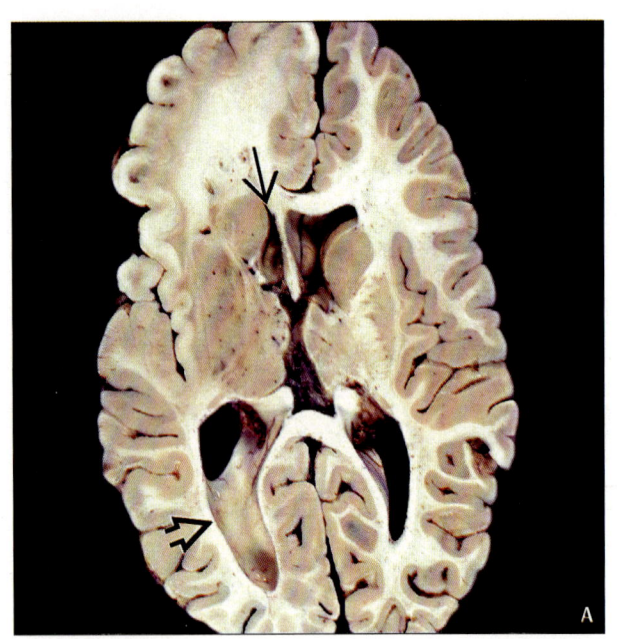

**37-26A** Hemimegaloencefalia mostrando hemisfério direito aumentado com "crescimento excessivo" da SB. Observe o corno frontal pontiagudo ⇒ e os cornos occipitais aumentados ⇒.

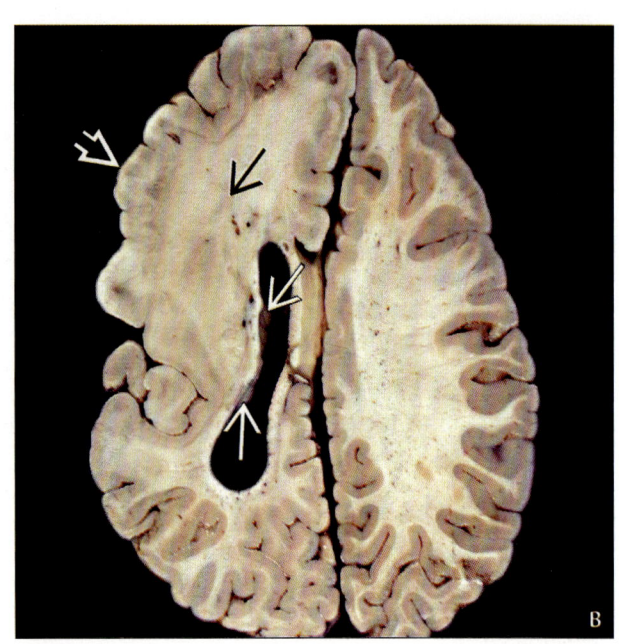

**37-26B** Imagem em plano mais superior mostrando grande hemisfério/ventrículo com SC heterotópica subependimária ⇒, polimicrogiria ⇒ e "crescimento excessivo" da SB com mielinização anormal ⇒. (Cortesia de B. Horten, MD.)

leptogênicas em pacientes com exames de RM tradicionais negativos.

**IMAGEM FUNCIONAL.** A SPECT ictal, a PET e a magnetoencefalografia (MEG) podem ser ferramentas benéficas para os pacientes com exames de RM normais que são suspeitos de portarem DCF. A fusão de imagens tem sido usada de modo intraoperatório para guiar a lesionectomia. As imagens funcionais também têm sido usadas em conjunto com eletrodos subdurais e profundos para localizar a zona ictal.

### Diagnóstico diferencial

Os principais diagnósticos diferenciais da DCF (especialmente a do tipo IIb) incluem neoplasia, esclerose tuberosa e doença desmielinizante. As **neoplasias com base cortical** mais comumente associadas a epilepsia de longa data incluem o tumor neuroepitelial disembrioplástico (DNET), ganglioglioma, oligodendroglioma e astrocitoma difusamente infiltrativo de baixo grau (OMS grau II). Pode ser dicícil (ou mesmo impossível) fazer a diferenciação entre DCF e neoplasias com base apenas nos achados de imagem

As lesões corticais no complexo da esclerose tuberosa podem apresentar aspecto muito similar ao observado na DCF tipo IIb. Ambas podem calcificar; ambas possuem aspecto em funil ou chama de vela e podem acometer o córtex e a SB subcortical. O CET geralmente demonstra outros estigmas de imagem, como nódulos subependimários.

Uma **lesão desmielinizante** solitária pode simular DCF. A perda de mielina e oligodendrócitos na DCF resulta em alterações de sinais similares, i.e.; hiperintensidade em T2/FLAIR. A desmielinização "tumefativa" frequentemente apresenta um realce anelar incompleto, enquanto que a DCF não sofre realce.

## Hemimegaloencefalia

### Terminologia

A hemimegaloencefalia (HMEG) – também chamada de megaloencefalia unilateral – é uma rara malformação caracterizada por aumento e anormalidades citoarquiteturais em um hemisfério cerebral.

### Etiologia

A exata etiologia da HMEG é desconhecida. Acredita-se que ela represente uma proliferação anormalmente aumentada das células progenitoras, junto com perda da apoptose pós-neurogênica normal. A sinalização mTOR anômala pode desempenhar um papel no desenvolvimento da HMEG e de outras malformações do desenvolvimento cortical ("TORopatias" – *Target of Rapamicin*).

A HMEG pode ocorrer como uma malformação isolada, porém aproximadamente 30% dos casos são sindrômicos. Associações com Proteus, Klippel-Weber-Trenaunay, síndromes de nevos epidérmicos, neurofibromatose tipo I e hipomelanose de Ito já foram descritas.

### Patologia

**PATOLOGIA MACROSCÓPICA.** O hemisfério afetado apresenta-se aumentado e com padrão giral anormal, córtex espessado e áreas de crescimento excessivo hamartomatoso displásico. A interface entre as substâncias branca e cinzenta encontra-se indefinida **(Fig. 37-26)**.

**Características microscópicas.** Delaminação cortical grave, neurônios hipertróficos e dismórficos, e heterotopias glioneuronais parenquimatosas e leptomeníngeas são características histológicas típicas da HMEG. Células em balão são encontradas em metade dos casos.

A substância branca é, com frequência, extremamente anormal e pobremente mielinizada. Heterotopias de substância cinzenta e agrupamentos de astrócitos hipertrofiados são achados frequentes. Gliose, vacuolização da SB e alterações císticas são comuns.

## Aspectos clínicos

**Epidemiologia e aspectos demográficos.** A HMEG é rara, representando menos de 5% das MDCs diagnosticadas em exames de imagem.

**Apresentação, história natural e opções de tratamento.** A HMEG comumente se apresenta na infância e é caracterizada por macrocrania, retardo no desenvolvimento e crises convulsivas. A hemi-hipertrofia extracraniana de parte ou de todo o corpo ipsilateral pode estar presente.

O prognóstico é ruim, uma vez que as crises convulsivas costumam ser intratáveis e o retardo no desenvolvimento é grave. As crises convulsivas associadas à HMEG são frequentemente refratárias ao tratamento com anticonvulsivantes. A hemisferiectomia anatômica ou funcional apresenta sucesso variável, uma vez que *anormalidades no hemisfério "normal" contralateral são comuns.*

## Imagem

**Características gerais.** A HMEG é caracterizada por um hemisfério aumentado e de aparência displásica, com padrão giral alterado, espessamento cortical e anormalidades na substância branca. Os ventrículos laterais geralmente encontram-se dilatados e deformados. Em raros casos, as alterações displásicas envolvem apenas parte de um hemisfério (hemimegaloencefalia "focal", "localizada" ou "lobar").

**Achados na TC.** A TC sem contraste mostra hemisfério e hemicrânio aumentados. A foice posterior frequentemente encontra-se deslocada através da linha média **(Fig. 37-27)**. A mielinização anormal da substância branca pode apresentar aumento na atenuação, fazendo com que a SB do hemisfério contralateral "normal" pareça hipodensa. Calcificações distróficas são comuns.

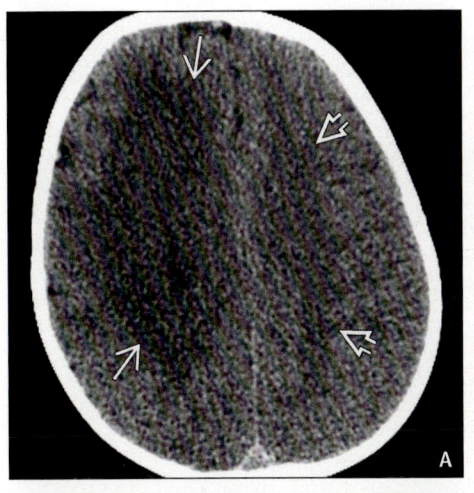

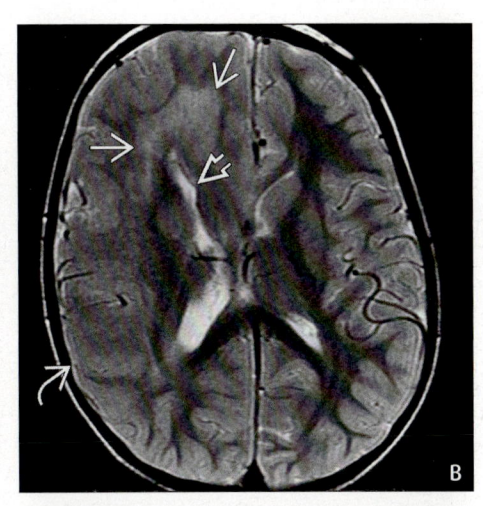

**37-27A** TC sem contraste em uma menina de 4 anos com hemimegaloencefalia e crises convulsivas intratáveis mostrando hemisfério direito aumentado e hemicrânio com aumento da SB na coroa radiada ➡. Compare com o aspecto normal do hemisfério esquerdo ➡.
**37-27B** Imagem axial em T2 da mesma paciente mostrando o hemisfério aumentado, SB hiperintensa ➡, ventrículo aumentado e deformado ➡ e córtex espessado displásico ➡. Novamente, compare com o lado esquerdo normal.
**37-27C** Imagem axial em T2 ao nível da coroa radiada da mesma paciente mostrando a SB hipertrofiada heterogeneamente hiperintensa ➡ e paquigiria ➡.
**37-27D** Imagem coronal em T2 da mesma paciente mostrando a SB hiperplásica hiperintensa ➡, ventrículo deformado e pontiagudo ➡, e polimicrogiria ➡.

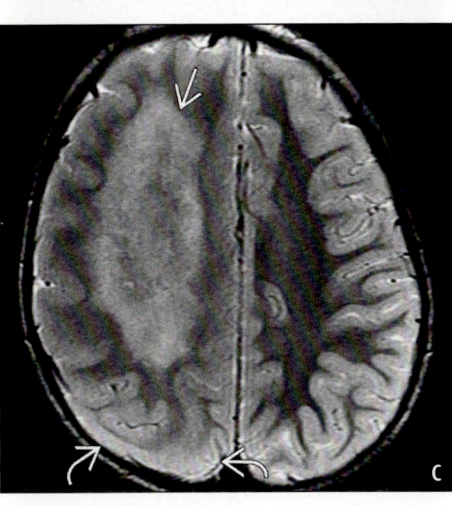

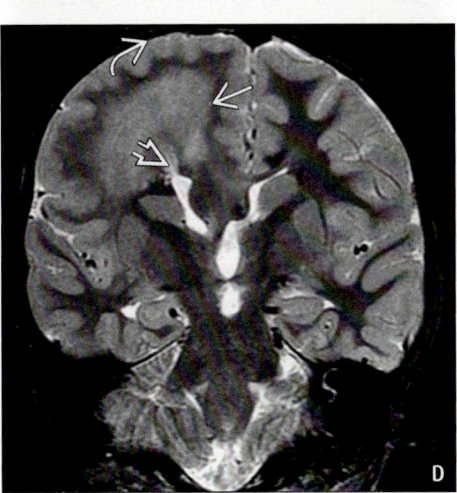

A TC com contraste pode revelar veias superficiais anormais, "condensadas" e de aspecto primitivo nas regiões de córtex marcadamente displásico.

ACHADOS NA RM. O córtex frequentemente encontra-se espessado e "granuloso" nas imagens ponderadas em T1. A mielinização é desordenada e acelerada, com encurtamento de T1. Heterotopias neuronais são comuns. O ventrículo ipsilateral em geral está aumentado e deformado. Em casos graves, quase nenhuma arquitetura hemisférica normal é encontrada.

As imagens ponderadas em T2 mostram áreas de irregularidade e polimicrogiria com indefinição da interface entre as substâncias branca e cinzenta **(Fig. 37-28)**. A intensidade de sinal da substância branca em T2/FLAIR é frequentemente heterogênea com hiperintensidades relacionadas a cistos e à gliose **(Fig. 37-27)**.

### Diagnóstico diferencial

O principal diagnóstico diferencial da HMEG é a **MDC focal**. Enquanto todo o hemisfério é envolvido na HMEG, casos de hemimegaloencefalia "focal" ou "lobar" são de difícil distinção. Ambas as condições apresentam características histológicas idênticas. A presença de anormalidades extracerebrais associadas (hemi-hipertrofia) pode ser uma característica útil na diferenciação.

No **complexo da esclerose tuberosa** com displasia cortical generalizada não há aumento do hemisfério e ocorrem outros estigmas de imagem, como nódulos subependimários.

Casos de grave HMEG com quase nenhum marco anatômico normal podem ser confundidos com neoplasias, normalmente **gangliocitomas**.

## Anormalidades da migração neuronal

Conforme discutido anteriormente, anormalidades da migração neuronal são divididas em quatro subtipos principais. Começaremos com as heterotopias e em seguida nos voltaremos ao espectro da lisencefalia. Conclui-se esta seção com uma breve discussão sobre as heterotopias subcorticais, displasias sublobares e complexo tipo *cobblestone*.

**37-28A** TC sem contraste em uma criança prematura de 35 semanas mostrando o hemisfério e o ventrículo lateral aumentados à direita ⇨. A SB hemisférica direita aparenta ser menos hipodensa do que a esquerda.

**37-28B** Corte em plano mais superior no mesmo paciente mostrando o hemisfério direito e o ventrículo lateral aumentados ⇨ e inserção da foice fora da linha média ⇨. O diagnóstico inicial foi infarto no território da ACM.

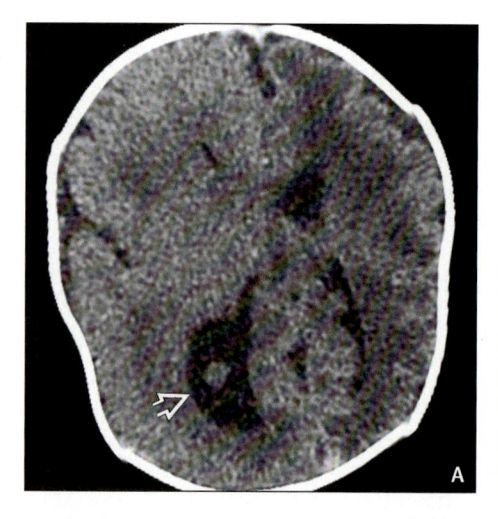

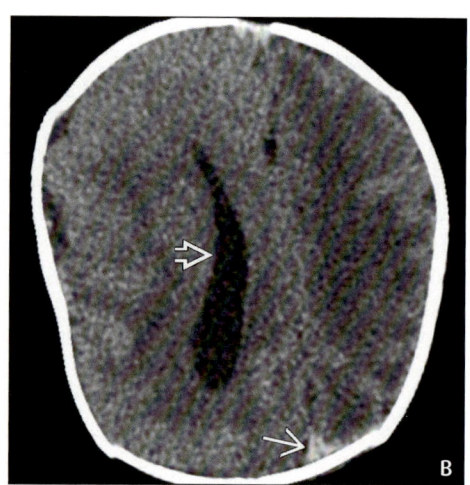

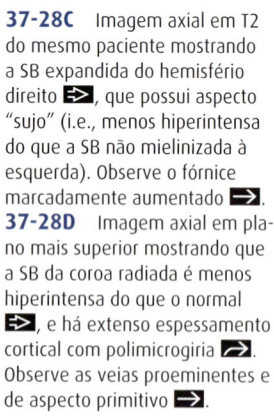

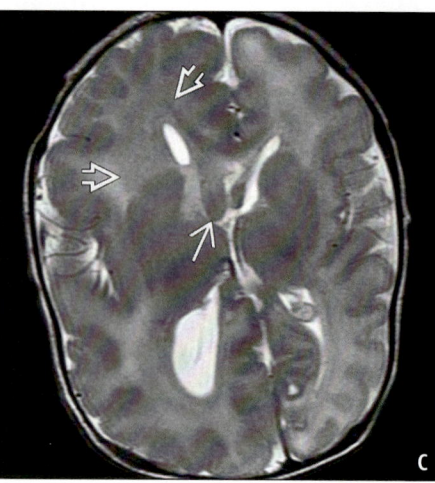

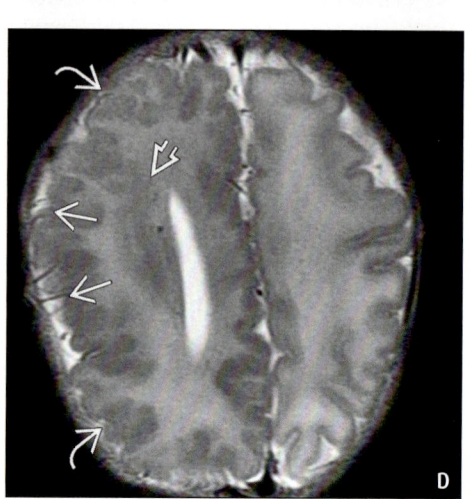

**37-28C** Imagem axial em T2 do mesmo paciente mostrando a SB expandida do hemisfério direito ⇨, que possui aspecto "sujo" (i.e., menos hiperintensa do que a SB não mielinizada à esquerda). Observe o fórnice marcadamente aumentado ⇨.

**37-28D** Imagem axial em plano mais superior mostrando que a SB da coroa radiada é menos hiperintensa do que o normal ⇨, e há extenso espessamento cortical com polimicrogiria ⇨. Observe as veias proeminentes e de aspecto primitivo ⇨.

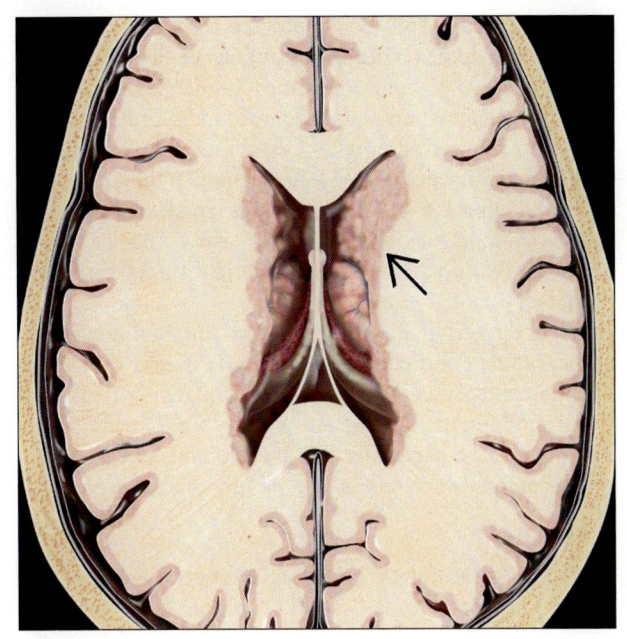

**37-29** Ilustração axial mostrando extensa heterotopia subependimária ⇒ bilateral revestindo os ventrículos laterais. A substância cinzenta dos giros corticais é afilada, e os sulcos são rasos.

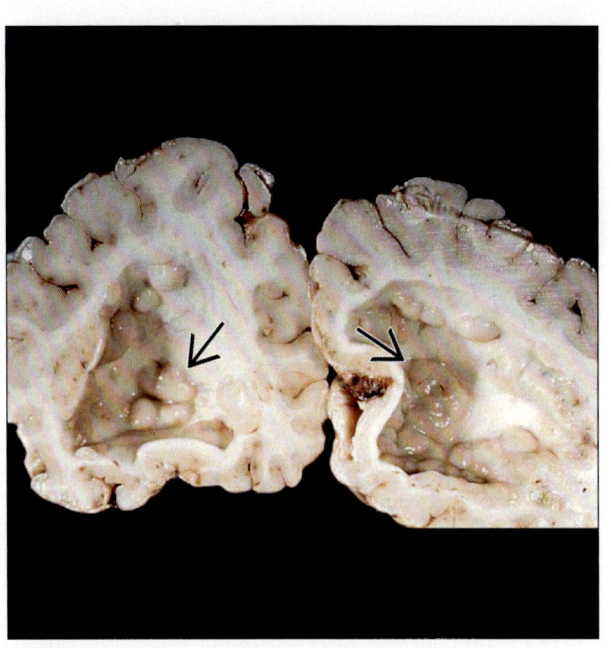

**37-30** Espécime de necropsia mostrando nódulos de substância cinzenta heterotópica subependimários ⇒. Os ventrículos estão aumentados e o córtex sobrejacente, afilado. (Cortesia de J. Ardyn, MD.)

## Heterotopias

A falha da migração neuronal normal ao longo das células gliais radiais pode resultar em grandes e visíveis massas de substância cinzenta "heterotópica". Essas coleções existem em muitos tamanhos e praticamente podem ser encontradas em qualquer localização entre os ventrículos e a pia. Elas podem ser solitárias ou multifocais e existem tanto como fenômeno isolado quanto em associação com outras malformações.

A **heterotopia nodular periventricular** (HNP) é a forma mais comum de malformação cortical em adultos. Nessa condição, um ou mais nódulos de substância cinzenta (SC) revestem as paredes laterais dos ventrículos **(Fig. 37-29)**, **(Fig. 37-30)**. Nódulos de HNP seguem a SC em densidade/intensidade de sinal e não realçam após a administração de meio de contraste **(Fig. 37-31)**.

A HNP costuma ocorrer com outras anormalidades (p. ex., malformações de Dandy-Walker e Chiari 2) e é mais frequentemente assimétrica, com um ou mais nódulos focais ao longo do cornos temporais e occipitais. Mutações no gene *FLNA*, quando presentes na forma dominante ligada ao X, causam nódulos de SC ectópicos bilaterais, que são letais no período perinatal em meninos.

Menos comumente, a HNP se alinha na maior parte ou mesmo em toda a parede lateral do ventrículo lateral. Coleções de nódulos arredondadas ou ovais endentam as paredes laterais dos ventrículos, dando-lhes uma aparência distintamente "granulosa". Eles seguem a SC em todas as sequências, não sofrem realce e – em contraste com os nódulos subependimários da esclerose tuberosa – não calcificam. O córtex sobrejacente em geral encontra-se afilado, porém o padrão de sulcos e giros é normal.

O principal diagnóstico diferencial das heterotopias de SC são neoplasias, mais especificamente o **gangliocitoma**. Devido ao fato de as características histológicas da heterotopia da SC serem muito similares às do gangliocitoma, reconhecer que os achados de imagem são típicos de um caso de HNP é essencial para evitar o diagnóstico incorreto.

## Espectro da lisencefalia

Malformações devidas à migração transmanto difusamente anormal incluem **agiria**, **paquigiria** e **heterotopia em banda**. Todas fazem parte do **espectro da lisencefalia**.

### Terminologia

O termo lisencefalia (LIS) literalmente significa "cérebro liso". Na lisencefalia clássica (LISc), a superfície cerebral não apresenta o padrão normal de sulcos e giros. A **lisencefalia clássica** é também chamada de **lisencefalia tipo I**, **lisencefalia de quatro camadas** ou **complexo agiria-paquigiria**. A agiria é definida como um córtex espesso com ausência de giros na superfície (**lisencefalia "completa"**).

A agiria verdadeira com perda completa de todos os giros é relativamente incomum. A maioria dos casos de lisencefalia clássica mostra agiria parieto-occipital com algumas áreas de giros largos e planos ("paquigiria"), e sulcos rasos ao longo da porção inferior dos lobos frontais e temporais (**lisencefalia "incompleta"**).

Algumas formas raras de LIS estão associadas a um cerebelo desproporcionalmente pequeno e são referidas como **lisencefalia com hipoplasia cerebelar**.

A **variante da lisencefalia** (LISv) consiste em córtex espesso e em sulcos reduzidos sem uma zona de células escassas. Exemplos incluem a lisencefalia com disgenesia de corpo caloso ligada ao X e a lisencefalia e genitália ambígua com mutações na via de sinalização de uma glicoproteína denominada *reelin*.

A **heterotopia em banda** é também chamada de **síndrome do "duplo córtex"** e é a forma mais branda da lisencefalia clássica **(Fig. 37-32)**.

## Etiologia

**GENÉTICA.** Genes neuronais possuem identidades de camada específicas que são seletivamente expressas pelas células progenitoras. Outros genes regulam a migração de neurônios pós-mitóticos das zonas ventriculares e subventriculares para o córtex. Distúrbios neste último resultam em lisencefalia.

A maioria dos pacientes com LISc possui um defeito no gene *LIS1* do cromossomo 17p. Há deleção do *LIS1* em todos os pacientes com síndrome de Miller-Dieker.

Outros 10 a 15% dos pacientes com LISc possuem mutações no gene do duplo córtex (*DCX*).

Genes que regulam proteínas associadas a microtúbulos são especialmente importantes na migração neuronal. Mutações na tubulina (*TUB*) foram especificamente associadas à lisencefalia. Mutações do *TUBA1A* são responsáveis por 1 a 4% das lisencefalias clássicas e 30% dos casos de lisencefalia com hipoplasia cerebelar. Mutações sem sentido do *TUBA1A* em geral resultam em agiria completa.

Um terceiro gene, *RELN* (*reelin*, também conhecido como *LIS2*), codifica uma proteína de matriz extracelular que controla as interações intercelulares críticas para o posicionamento celular apropriado e para a migração neuronal. As mutações na *RELN* estão associadas à lisencefalia autossômica recessiva com hipoplasia cerebelar.

## Patologia

**PATOLOGIA MACROSCÓPICA.** Na LISc, a superfície externa do cérebro apresenta uma definida carência de giros e sulcos. Nas formas mais graves, os hemisférios cerebrais são lisos com operculização incompleta e fissuras silvianas pouco desenvolvidas. Secções coronais demonstram um

**37-31A** Imagem axial ponderada em T2 em um paciente com agenesia do corpo caloso mostrando múltiplos nódulos de substância cinzenta heterotópica subependimária ➡. O córtex apresenta áreas perissilvianas de irregularidade e polimicrogiria ➡.
**37-31B** Imagem em plano mais superior no mesmo paciente mostrando focos adicionais de SC heterotópica subependimária ➡ e displasia cortical ➡.

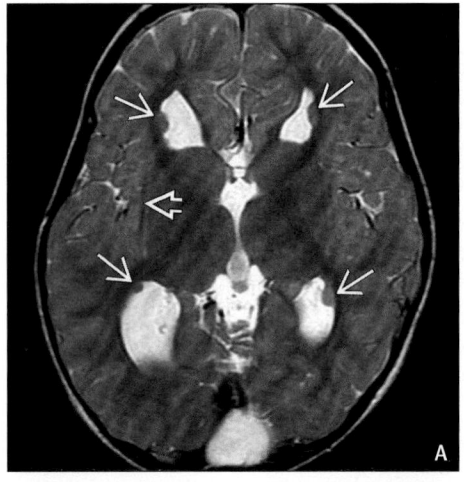

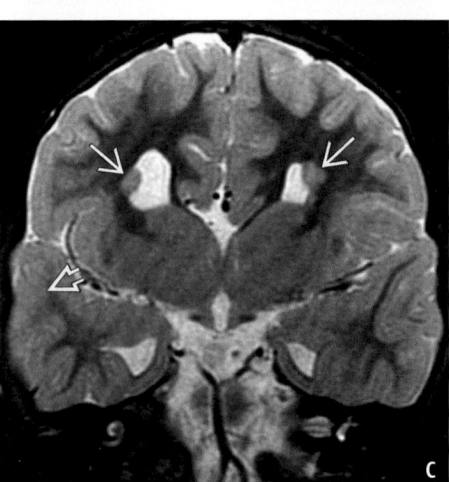

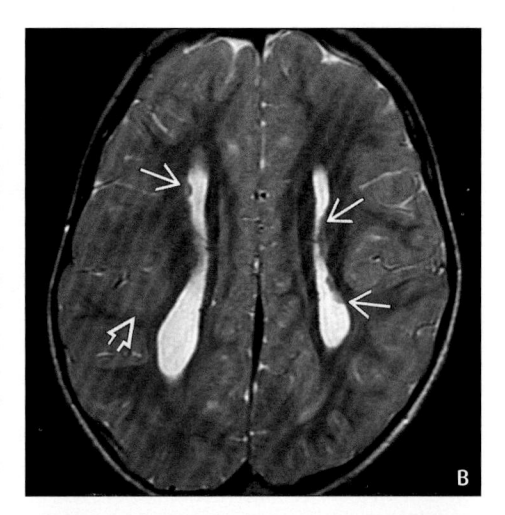

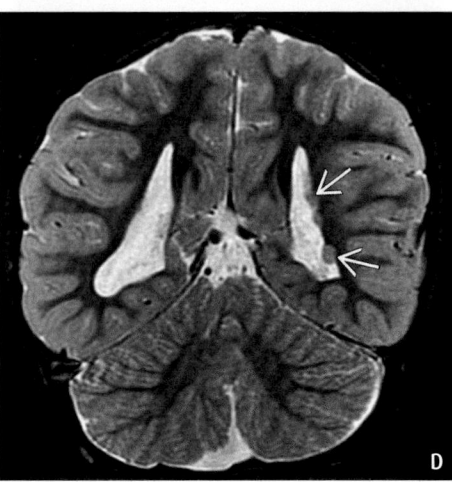

**37-31C** Imagem coronoal ponderada em T2 do mesmo paciente demonstrando muito bem as heterotopias subependimárias ➡, córtex irregular e polimicrogiria ➡.
**37-31D** Imagem ponderada em T2 através dos átrios dos ventrículos laterais mostrando as heterotopias subependimárias ➡. As heterotopias seguem a intensidade de sinal da substância cinzenta em todas as sequências.

córtex marcadamente espessado com giros largos e volume reduzido da substância branca subjacente **(Fig. 37-33)**.

**Características microscópicas.** Na LISc, o córtex habitual de seis camadas é substituído por um espesso córtex de quatro camadas. Da mais externa para a mais interna, essas camadas são (1) uma fina camada molecular subpial, (2) um fino córtex externo composto de grandes e desorganizados neurônios piramidais, (3) uma zona de "escassez celular" que consiste majoritariamente em axônios (mielinizados após os dois anos de idade), e (4) uma larga faixa interna de neurônios desorganizados. A substância branca está intensamente reduzida em volume e com frequência contém focos de neurônios heterotópicos.

## Aspectos clínicos

**Epidemiologia e aspectos demográficos.** A lisencefalia ocorre em 1 a 4:100.000 nascidos vivos. Os pacientes com heterotopia em banda são quase sempre do sexo feminino.

**Apresentação.** Os pacientes com LISc exibem retardo moderado e grave no desenvolvimento, prejuízo nas funções neuromotoras, variável retardo mental e crises convulsivas. Microcefalia e face discretamente dismórfica são frequentes. Os pacientes com heterotopia em banda se apresentam com retardo no desenvolvimento e um distúrbio convulsivo leve.

Os pacientes com LISc e graves deformidades faciais são diagnosticados com **síndrome de Miller-Dieker** (SMD). Bossa frontal, hipertelorismo, nariz arrebitado, mandíbula pequena e lábio superior proeminente com fina borda avermelhada são características da SMD.

## Imagem

**Características gerais.** Os exames de imagem nos pacientes com LISc completa (agiria) mostram uma superfície cerebral lisa e inexpressiva com fissuras silvianas raras e ventrículos aumentados. O córtex está espessado, e a SB encontra-se reduzida em volume. As interdigitações habituais entre a SC cortical e a SB subcortical estão ausentes. Em alguns casos, o cerebelo é hipoplásico.

**Achados na TC.** Cortes axiais de TC sem contraste na LISc mostram uma aparência em "ampulheta" ou em "oito", causada pela superfície cerebral plana e fissuras silvianas

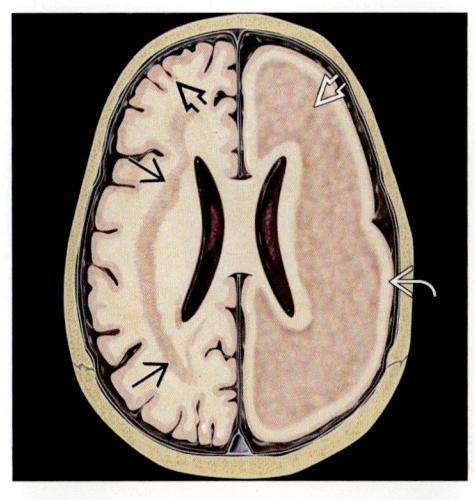

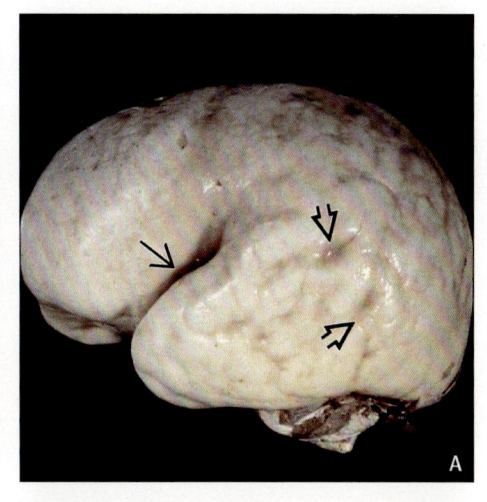

**37-32** Ilustração axial mostrando a lisencefalia clássica no hemisfério esquerdo, com faixa espessa de substância cinzenta subcortical ⇒, córtex afilado e zona de "escassez celular" ⇒. O hemisfério direito apresenta lisencefalia mais branda, com heterotopia em banda (síndrome do "duplo córtex") ⇒ e córtex externo afilado ⇒.

**37-33A** Cérebro com lisencefalia apresentando fissura silviana rasa ⇒ e a perda quase completa dos sulcos. Algumas rasas endentações na superfície ⇒ estão presentes.

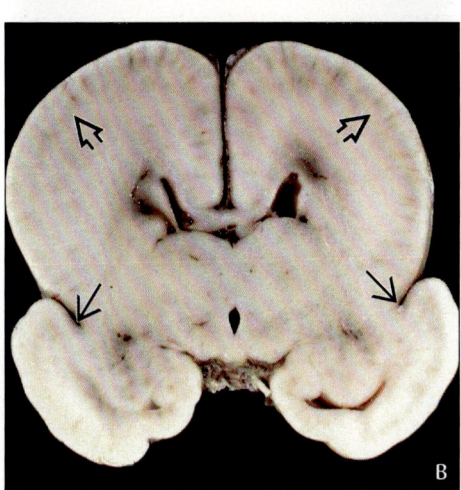

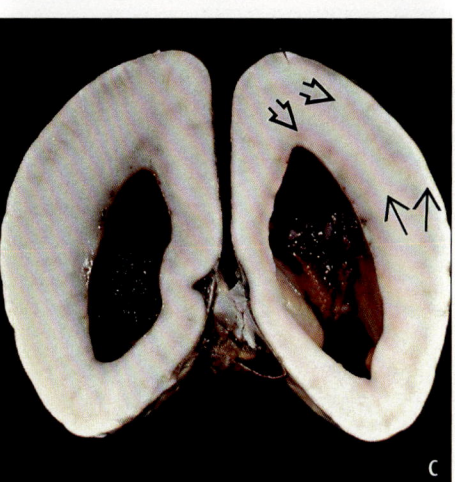

**37-33B** Corte seccional no plano coronal mostrando configuração em "ampulheta" com fissuras silvianas rasas ⇒, sulcos ausentes e córtex espesso incompletamente estratificado ⇒.

**37-33C** Secção coronal mais posterior mostrando a dilatação dos cornos occipital ("colpocefalia") e faixas alternantes de SC ⇒ e SB ⇒.

largas e rasas. Uma espessa faixa de córtex denso e relativamente bem delimitado circunda uma delgada e lisa faixa de substância branca **(Fig. 37-34A)**.

Exames de TC com contraste mostram veias proeminentes e de aspecto "primitivo" que cursam as fissuras silvianas e sobre o córtex espessado.

### Achados na RM.

*Lisencefalia clássica.* Na **LISc**, as imagens em T1 mostram uma superfície cortical lisa, uma banda espessa de substância cinzenta que é nitidamente delimitada da substância branca subjacente, e ventrículos aumentados. As sequências ponderadas em T2 são as melhores para distinguir as diferentes camadas corticais. Uma fina camada celular externa que é isointensa à SC recobre uma camada hiperintensa de "escassez celular". A camada de SB é lisa e reduzida em volume. Uma camada mais profunda e espessa de neurônios com migração incompleta é comum e pode mimetizar heterotopia em banda **(Fig. 37-34B)**, **(Fig. 37-34C)**.

Anomalias no corpo caloso são comuns na LISc. A anormalidade predominante é a hipogenesia do corpo caloso. O corpo caloso possui um corpo delgado e plano com um esplênio orientado mais verticalmente. A sequência DTI mostra "poda", rarefação e desorganização marcantes nas fibras de associação subcorticais (fibras em U). A FA e a difusibilidade axial estão reduzidas, e a difusibilidade radial está aumentada. Os principais tratos de SB encontram-se aberrantes e heterotópicos **(Fig. 37-34D)**.

*Variante da lisencefalia.* Na **LISv**, os sulcos estão reduzidos, e o córtex encontra-se espessado, embora não tanto quanto na LISc. Não há camada de "escassez celular".

*Heterotopia em banda ou síndrome do "duplo córtex".* Na **heterotopia em banda**, uma faixa de SC lisa está separada de um córtex relativamente mais espesso e giriforme por uma camada de substância branca com aparência normal.

Os exames de RM mostram um padrão giral mais habitual com córtex relativamente mais espesso. A característica que distingue a heterotopia em banda é o seu "duplo córtex", uma camada homogênea de substância cinzenta separada dos ventrículos e do córtex cerebral por camadas de SB com aparência normal **(Fig. 37-35)**.

### Diagnóstico diferencial

O **cérebro prematuro extremo** é liso com 24 a 26 semanas de gestação e em geral possui uma aparência "lisen-

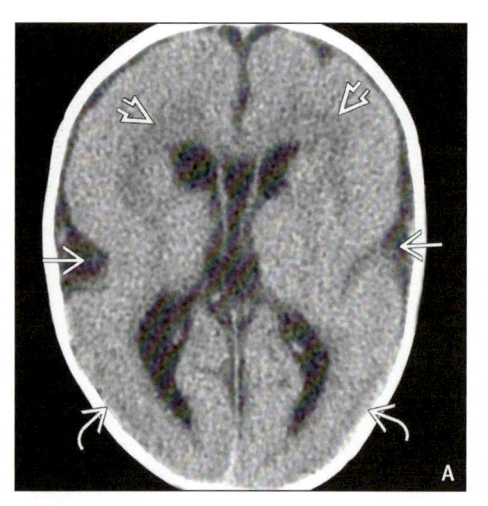

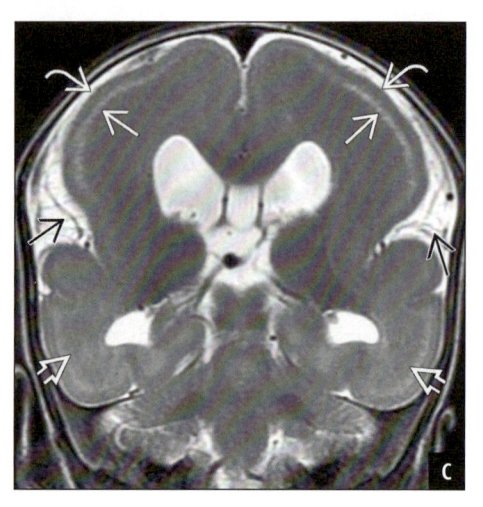

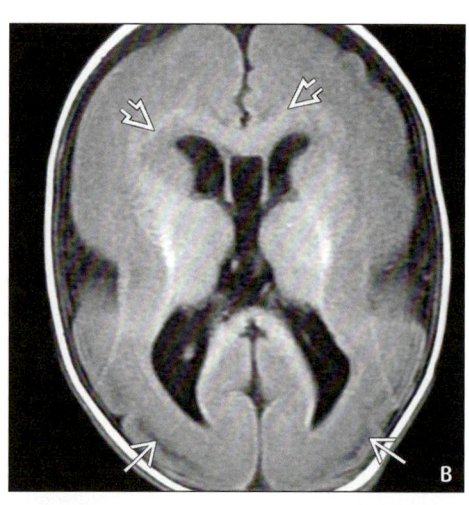

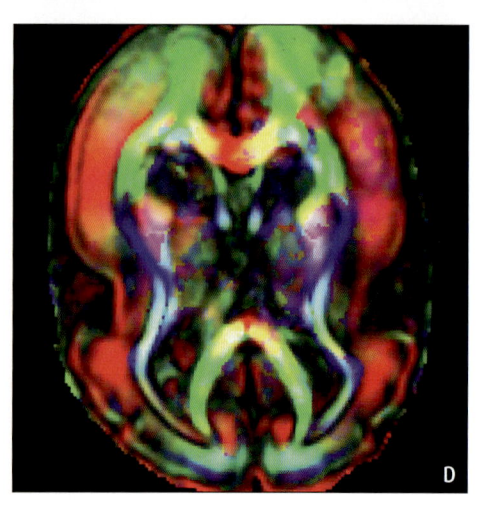

**37-34A** TC sem contraste em uma menina de 4 meses com lisencefalia clássica mostrando superfície lisa e quase agírica com fissuras silvianas rasas ➡ e configuração em "ampulheta". O córtex está espessado ➡ e a substância branca está reduzida ➡. Os ventrículos estão moderadamente aumentados.
**37-34B** Imagem axial em T1 mostrando alguns poucos sulcos rasos e giros largos e planos. As camadas externa afilada e interna espessa de SC estão separadas por uma camada hipointensa de "escassez celular" ➡. O volume da SB ➡ está reduzido.
**37-34C** Imagem coronal ponderada em T2 mostrando córtex externo liso e afilado ➡, camada de "escassez celular" hiperintensa ➡ e faixa interna de SC marcadamente espessada ➡. Observe as veias corticais de aspecto primitivo ➡ nas fissuras silvianas rasas.
**37-34D** DTI mostrando ausência de fibras subcorticais em U arborizadas, e tratos principais da SB desorganizados e demonstrados como feixes coloridos multidirecionais.

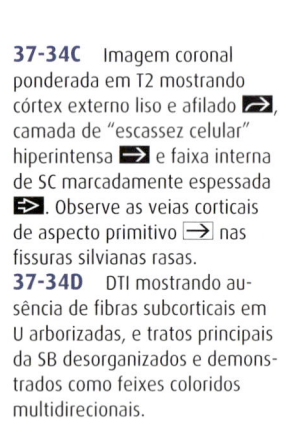

cefálica" (ver Capítulo 35). O padrão habitual de sulcos e giros não se desenvolve completamente até cerca de 40 semanas.

Na **microcefalia com padrão giral simplificado**, o perímetro cefálico é pelo menos três desvios-padrão abaixo do normal. Poucos giros, sulcos anormalmente rasos e um córtex normal ou afilado (e não espessado) estão presentes.

A LISc também deve ser distinguida das **lisencefalias** tipo *cobblestone* (lisencefalia tipo 2 ou LIS2). Nessa condição, a superfície cerebral encontra-se "pedregosa" ao invés de lisa. A LIS2 está associada a distrofias musculares congênitas (ver a seguir).

A **paquigiria** assemelha-se histologicamente à LISc, porém é mais localizada, com frequência multifocal e geralmente assimétrica. Diferentemente da LISc, a interface entre as substâncias branca e cinzenta é indistinta ao longo do córtex que se encontra espessado.

A lisencefalia associada ao **citomegalovírus** pode demonstrar calcificações periventriculares.

---

### ESPECTRO DA LISENCEFALIA

**Lisencefalia clássica (LISc)**
- Patologia: córtex espesso e com quatro camadas
  - Fina camada subpial
  - Fino córtex externo
  - Zona de "escassez celular"
  - Larga faixa interna de neurônios desorganizados
- Aspectos clínicos
  - LISc + anomalias faciais graves = Miller-Dieker
- Imagem
  - Cérebro liso, em "ampulheta"
  - Superfície plana, fissuras silvianas rasas e "abertas"
- **Heterotopia em banda ("duplo córtex")**
- Aspectos clínicos
  - Quase sempre no sexo feminino
- Imagem: lembra um "duplo córtex"
  - Córtex fino e giriforme
  - SB de aspecto normal sob o córtex
  - Faixa interna lisa de SC
  - SB periventricular de aspecto normal

**Diagnóstico diferencial**
- Cérebro prematuro extremo
  - A LISc se assemelha a um cérebro fetal com 20 a 24 semanas
- Microcefalia com padrão giral simplificado
  - Cérebro ≥ três desvios-padrão abaixo do normal
- Lisencefalias tipo *cobblestone* (lisencefalia tipo 2)
  - Associada a distrofias musculares congênitas
  - Superfície "pedregosa" (pedras de calçamento), e não lisa
- Paquigiria
  - Mais localizada, frequentemente multifocal
  - Interface SB-SC indistinta
- CMV congênito
  - Frequentemente microcefálica
  - Cérebro liso, Ca++ periventriculares

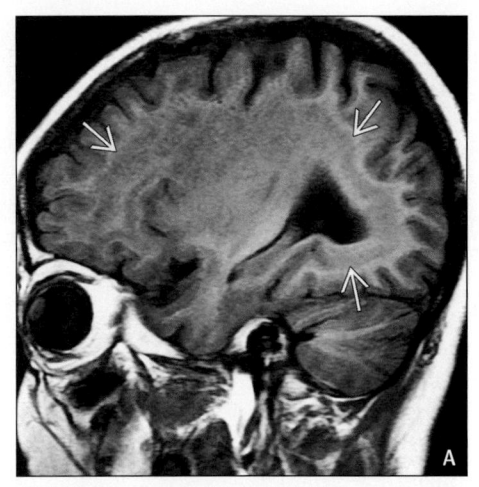

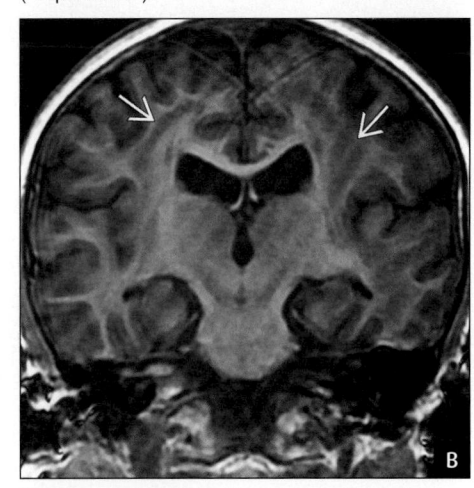

---

**37-35A** Imagem sagital ponderada em T1 mostrando heterotopia em banda com córtex externo afilado, SB mielinizada, banda de SC ➡ e a SB periventricular ("duplo córtex").

**37-35B** Imagem coronal na sequência FSPGR no mesmo paciente demonstrando com clareza as bandas de substância cinzenta heterotópica subcortical de aspecto homogêneo ➡.

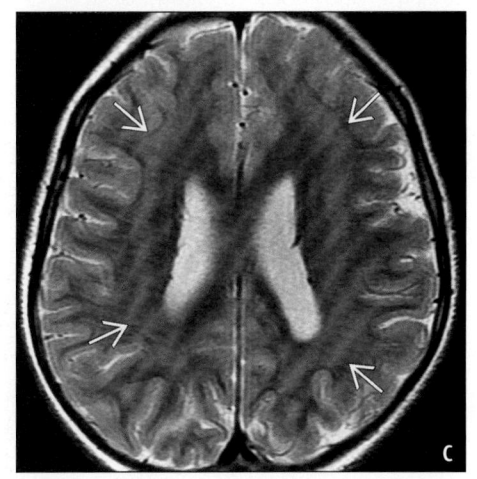

**37-35C** Imagem axial ponderada em T2 do mesmo paciente mostrando que as bandas subcorticais ➡ seguem a intensidade de sinal da SC. O córtex sobrejacente está afilado.

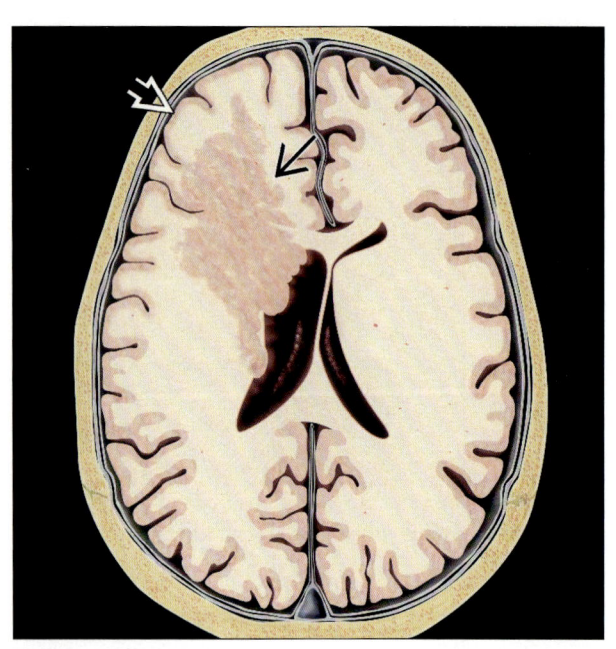

**37-36** Ilustração demonstrando a heterotopia subcortical. A grande coleção focal de substância cinzenta ⇾, com aspecto de massa, e córtex sobrejacente afilado ⇉, são típicos.

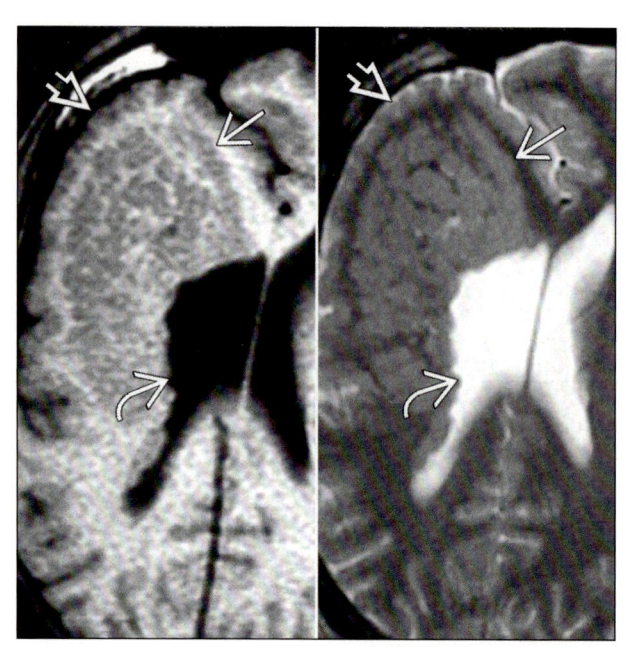

**37-37** Imagens ponderadas em T1 (E) e T2 (D) mostrando uma massa focal de substância cinzenta heterotópica ⇾ e córtex sobrejacente afilado ⇉. Observe a deformidade do ventrículo subjacente ⇾. A SC heterotópica pode simular neoplasia tanto nos exames de imagem quanto na histopatologia (gangliocitoma).

## Heterotopias subcorticais e displasias lobares

### Heterotopias subcorticais

Heterotopias subcorticais são malformações nas quais coleções volumosas focais compostas por neurônios são encontradas na substância branca profunda do cérebro, em qualquer localização entre o epêndima e o córtex **(37-36)**. A porção envolvida do hemisfério afetado é anormalmente pequena, e o córtex sobrejacente encontra-se afilado e, algumas vezes, displásico.

Em outras formas de heterotopia, massas focais de SC ectópica ocorrem em colunas lineares ou em turbilhão que se estendem através da substância branca de aspecto normal, do epêndima até a pia. O córtex sobrejacente é afilado, e o ventrículo subjacente frequentemente encontra-se distorcido. As massas seguem a SC em todas as sequências, não demonstram edema e não realçam **(Fig. 37-37)**.

O diagnóstico diferencial da heterotopia subcortical são as neoplasias, sobretudo o **gangliocitoma**. Coleções heterotópicas de SC podem ter aspecto de massa e deformar o ventrículo adjacente. Entretanto, elas seguem a substância cinzenta em todas as sequências de imagem e não realçam após a administração de meio de contraste.

### Displasias lobares

Displasia sublobar é uma malformação muito rara caracterizada clinicamente por epilepsia em um paciente com desenvolvimento de outra forma normal. Patologicamente, a displasia sublobar é uma região de cérebro dismórfico dentro de um hemisfério de aspecto normal. Uma profunda dobra de córtex displásico com interface SB-SC irregular e indistinta é característica nos exames de imagem.

## Malformações tipo cobblestone e distrofias musculares congênitas

A lisencefalia tipo *cobblestone* é também conhecida como lisencefalia tipo 2, sendo distinta da lisencefalia tipo 1 ("clássica") dos pontos de vista genético, embriológico e patológico.

### Terminologia

A **lisencefalia tipo *cobblestone*** é também chamada de **complexo *cobblestone*** (CBSC) e é caracterizada por uma superfície cerebral irregular, nodular e "pedregosa", que se assemelha a uma rua de pedras de calçamento. Quase todos os casos de lisencefalia tipo *cobblestone* estão associados a anomalias oculares e ocorrem como parte de uma distrofia muscular congênita (DMC).

O CBSC inclui três fenótipos de DMC: **síndrome de Walker-Warburg** (SWW), **doença músculo-olho-cérebro** (DMOC) e **distrofia muscular congênita de Fukuyama** (DMCF).

### Etiologia

O córtex *cobblestone* resulta de anormalidades causadas por defeitos na membrana basal delimitante pial. Eles criam um "vazamento" que permite um excesso de migração de neurônios e células gliais para além dos limites gliopiais externos. A migração excessiva resulta em uma camada extracortical de nódulos aberrantes de substância cinzenta – as "pedras de calçamento" – na superfície cerebral.

Todos os distúrbios associados à lisencefalia tipo 2 apresentam herança autossômica recessiva. O mecanismo molecular comum que liga os distúrbios no cérebro, olhos e músculos é um defeito na O-manosilação do α-distroglicano. A maioria dos CBSCs são **α-distroglicanopatias**. Múltiplos genes já foram implicados no seu desenvolvimento.

## Patologia

**PATOLOGIA MACROSCÓPICA.** Em uma visão geral, o cérebro geralmente é pequeno. Giros alargados e perda de sulcos dão ao cérebro um aspecto lisencefálico. As áreas afetadas exibem uma aparência "granulosa" **(Fig. 37-38)**. Na SWW, todo o cérebro costuma estar acometido, enquanto pacientes com DMOC e DMCF apresentam quantidades variáveis de córtex afetado, com frequência nos lobos occipitais e região posterolateral dos parietais.

O volume da SB cerebral está reduzido, e o córtex encontra-se irregularmente espessado. A junção SB-SC pode ter um aspecto irregular e nodular.

O tronco encefálico é quase sempre pequeno. O cerebelo é frequentemente pequeno, e suas folias em geral estão fundidas e desorganizadas. Cerca de 15 a 20% dos pacientes com SWW também possuem malformação de Dandy-Walker.

**CARACTERÍSTICAS MICROSCÓPICAS.** A histopatologia da lisencefalia tipo 2 compartilha muitas características com a polimicrogiria. O córtex não possui camadas e está extremamente desorganizado. Ao contrário da lisencefalia tipo 1 ("clássica"), não são identificadas delaminações caracterizáveis. Há numerosas áreas que apresentam espaços nos limites gliopiais, possivelmente promovendo uma rota migratória para neurônios aberrantes.

A histopatologia dos músculos esqueléticos mostra características clássicas das DMCs, isto é, fibras musculares em degeneração e regeneração com acentuada fibrose.

## Aspectos clínicos

**EPIDEMIOLOGIA E ASPECTOS DEMOGRÁFICOS.** Todas as DMCs são raras. A síndrome de Walker-Warburg é a forma mais grave, sendo encontrada em todo o mundo. A doença múscu-

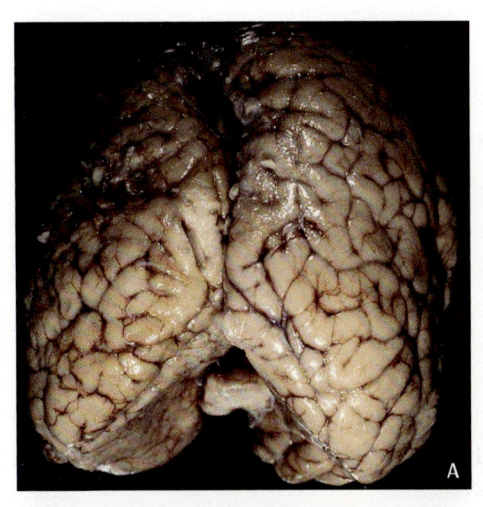

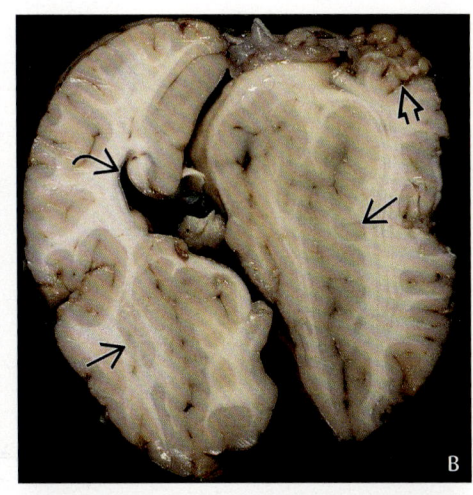

**37-38A** A lisencefalia tipo *cobblestone* recebe esse nome por causa do aspecto nodular, "pedregoso" da superfície cerebral, a qual lembra a superfície de uma rua com pedras de calçamento.
**37-38B** Secção coronal mostrando córtex tipo *cobblestone* ⇨, múltiplas linhas, colunas, redemoinhos e nódulos de substância cinzenta heterotópica →. O ventrículo lateral direito → é bastante malformado, com nódulos de SC heterotópica subependimária.

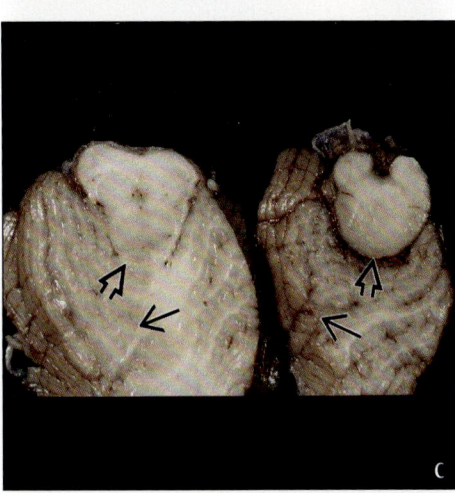

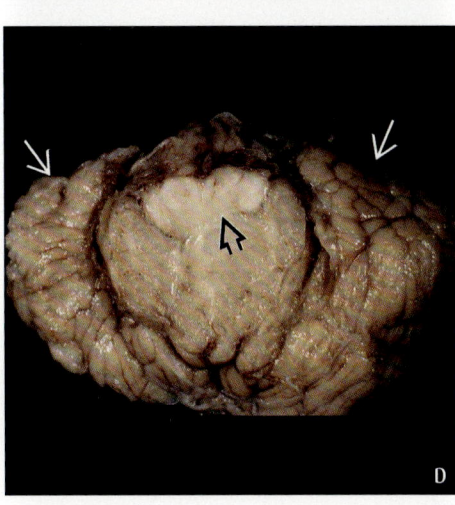

**37-38C** Cortes através do mesencéfalo e cerebelo mostrando colículos espessos e fusionados ⇨ e folias cerebelares displásicas bizarras →.
**37-38D** Um corte mais inferior mostra um bulbo pequeno ⇨ e aspecto "pedregoso" distinto dos hemisférios cerebelares e do verme →. (Cortesia de R. Hewlett, MD.)

lo-olho-cérebro (*muscle-eye-brain disease*) tem gravidade intermediária e é encontrada primariamente na Finlândia. A distrofia muscular congênita de Fukuyama – a forma mais branda – ocorre quase exclusivamente no Japão e em descendentes de japoneses.

**APRESENTAÇÃO E HISTÓRIA NATURAL.** A característica marcante de todas as lisencefalias tipo 2 é a combinação de distrofia muscular congênita com o acometimento do SNC. A maior parte dos pacientes apresenta sintomas no primeiro ano de vida, porém o grau relativo de redução de força muscular é variável.

A SWW é caracterizada pela tríade de DMC, anomalias cerebrais (primariamente o córtex tipo *cobblestone*) e anormalidades oculares. As crianças com SWW possuem hipotonia profunda ("bebê mole"), anormalidades oculares (tais como coloboma e persistência do vítreo primário hipoplásico), grave retardo no desenvolvimento e crises convulsivas. A maior parte dos indivíduos afetados não sobrevive por mais de um ou dois anos.

Os pacientes com DMOC são hipotônicos e apresentam déficits visuais, crises convulsivas e retardo mental. Os achados oculares estão comumente presentes ao nascimento, e o retardo motor com frequência se manifesta antes dos sintomas causados pelo envolvimento cerebral.

As crianças com DMCF se apresentam com hipotonia, retardo no desenvolvimento e crises convulsivas. As anormalidades oculares são menos intensas do que as observadas na SWW e na DMOC.

## Imagem

**SÍNDROME DE WALKER-WARBURG.** A SWW possui uma aparência distinta na RM. Uma parte ou todo o córtex está extremamente espessado com nódulos de neurônios desorganizados na superfície (levando à aparência de "pedra de calçamento") e feixes lineares de SC que se projetam para o interior da SB subjacente. Hidrocefalia é comum. O tronco encefálico geralmente está hipoplásico e parece "dobrado"; o tecto está alargado e o cerebelo encontra-se reduzido, dismórfico e com foliação anormal.

Cistos cerebelares múltiplos e diminutos são típicos de SWW. Eles são mais bem demonstrados em sequências ponderadas em T2 com cortes finos e alta resolução, suprimindo completamente no FLAIR.

**37-39A** Imagem sagital ponderada em T2 em um paciente com lisencefalia tipo *cobblestone* associada a doença músculo-olho-cérebro. Observe a placa colicular espessada e fusionada ➡, a ponte pequena ➭ com aspecto "dobrado" do mesencéfalo e o corpo caloso afilado e arqueado superiormente.
**37-39B** Imagem axial em T2 do mesmo paciente mostrando a lisencefalia tipo *cobblestone* predominando nos lobos frontais ➭.

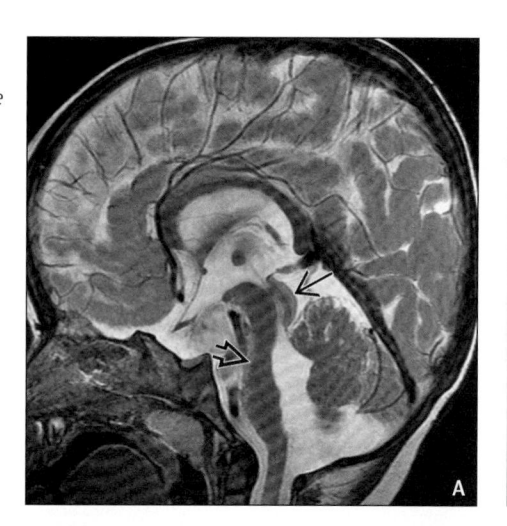

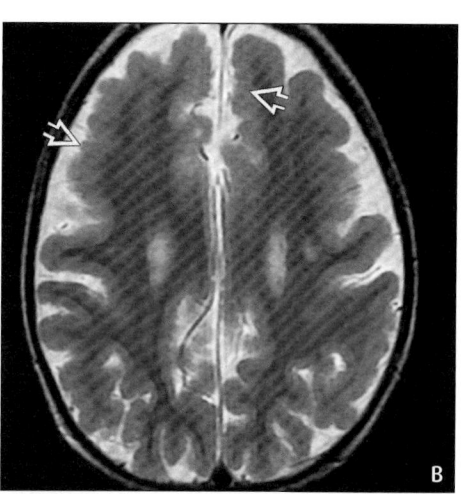

**37-39C** Imagem em plano mais superior no mesmo paciente demonstrando muito bem a distinta aparência tipo *cobblestone* dos giros frontais espessados ➭.
**37-39D** Imagem coronal ponderada em T2 do mesmo paciente mostrando atraso na mielinização ➡, córtex *cobblestone* ➭ e cistos cerebelares ➭.

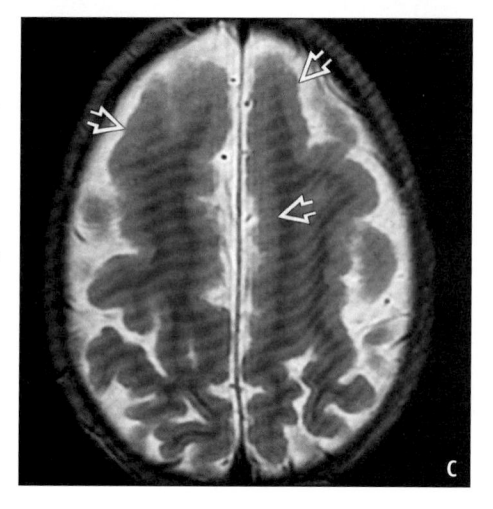

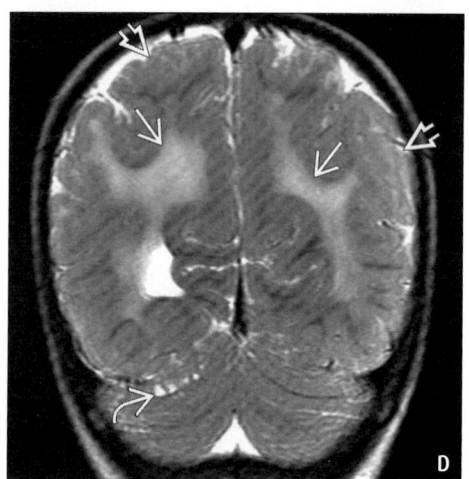

**DOENÇA MÚSCULO-OLHO-CÉREBRO.** O descolamento de retina com microftalmia é típico na DMOC. Displasia cortical, polimicrogiria e hipoplasia do verme inferior também são típicos **(Fig. 37-39)**, embora a displasia cortical possa não ser aparente na RM até vários meses após o nascimento.

**DISPLASIA MUSCULAR CONGÊNITA DE FUKUYAMA.** Os pacientes com DMCF possuem córtex tipo *cobblestone* têmporo-occipital. O tronco encefálico é reduzido, e a placa colicular encontra-se aumentada e fusionada. O cerebelo possui aparência bastante dismórfica com folias desorganizadas e cistos subcorticais hiperintensos em T2 e em FLAIR.

### Diagnóstico diferencial

Os principais diagnósticos diferenciais da lisencefalia tipo 2 com DMC incluem a lisencefalia tipo 1 ("clássica") e a polimicrogiria. A DMC não é uma característica da **lisencefalia tipo 1**. Na **polimicrogiria**, a ausência de anomalias oculares e de fraqueza muscular são aspectos úteis na diferenciação.

## Malformações secundárias ao desenvolvimento pós-migracional anormal

De acordo com Barkovich e colaboradores, o terceiro grupo de malformações corticais é secundário ao desenvolvimento pós-migracional anormal e reflete danos infecciosos ou isquêmicos. Esse grupo, anteriormente designado como "anormalidades da organização cortical", hoje é dividido em quatro subtipos de polimicrogiria de acordo com a presença de fendas (esquizencefalia) e a ocorrência como parte de uma malformação múltipla reconhecida ou um distúrbio metabólico herdado.

### *Polimicrogiria*
### Terminologia e etiologia

A característica marcante da polimicrogiria (PMG) é um córtex irregular com numerosas pequenas convoluções e sulcos rasos ou obliterados. A aparência é a de diminutos giros em miniatura empilhados sobre outros giros desorganizados **(Fig. 37-40)**.

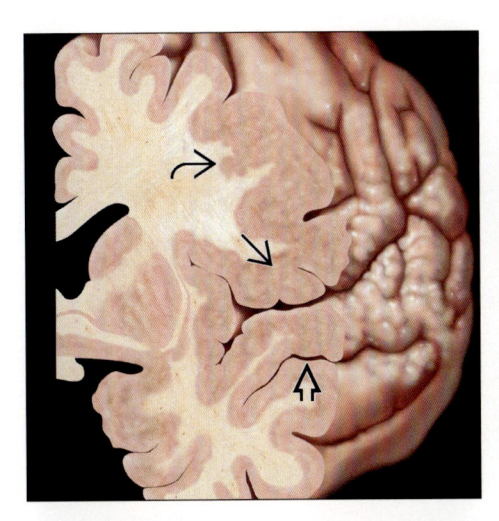

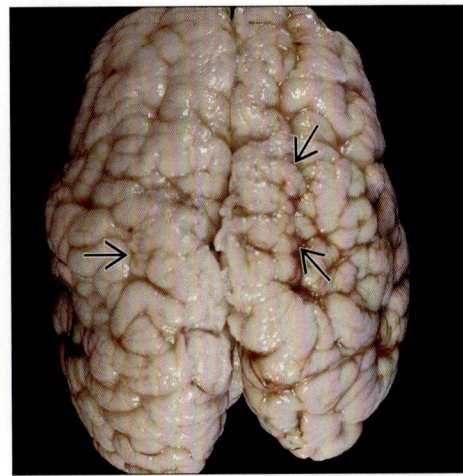

**37-40** Ilustração coronal oblíqua mostrando os giros espessados "pedregosos" da polimicrogiria envolvendo os opérculos frontal ➡ e temporal ➡. Observe os sulcos anormais e a interface irregular entre o córtex e a substância branca ➡ nas regiões afetadas.

**37-41** Espécime de necropsia mostrando paquigiria e polimicrogiria. Observe os vários focos de nódulos diminutos ("giros empilhados sobre giros") ➡, dando à superfície cerebral uma aparência irregular e "pedregosa".

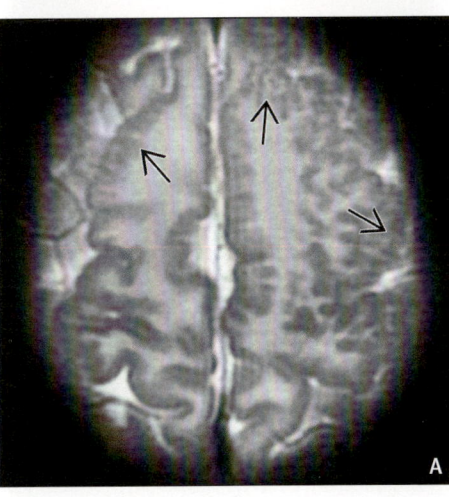

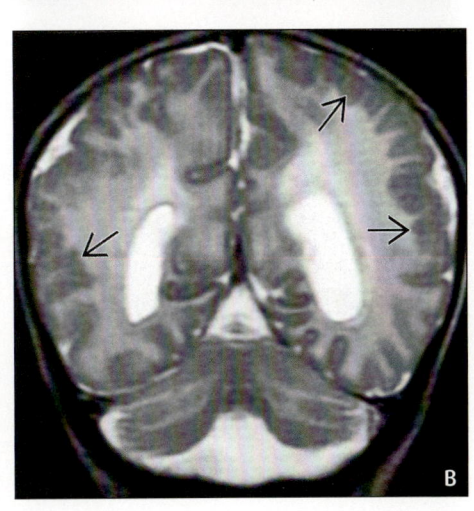

**37-42A** Imagem axial ponderada em T2 em um lactente de duas semanas de vida e crises convulsivas mostrando múltiplos focos de polimicrogiria ➡. O hemisfério esquerdo é muito mais intensamente afetado do que o direito.
**37-42B** Imagem coronal ponderada em T2 do mesmo paciente também mostrando a polimicrogiria ➡. A aparência de múltiplos nódulos de substância cinzenta empilhados sobre giros é característica.

Há evidência tanto de causas genéticas quanto não genéticas de PMG. Muitos casos ocorrem com outras malformações (p. ex., síndrome de Zellweger). Um número de anomalias genéticas associadas, como mutações no gene homeobox *PAX6*, foram recentemente identificadas.

Insultos encefaloclásticos, como infecção (p. ex., TORCH), acidente vascular intrauterino (p. ex., oclusão da artéria cerebral média), trauma e distúrbios metabólicos também foram associados ao desenvolvimento da PMG.

## Patologia

**LOCALIZAÇÃO.** A PMG perissilviana bilateral é a localização mais comum (61% dos casos). As localizações generalizada (13%), frontal (5%) e parieto-occipital parassagital (3%) são menos comuns. A associação com heterotopias de SC periventriculares é encontrada em 11%, e outras anomalias, como esquizencefalia, são comuns.

**PATOLOGIA MACROSCÓPICA.** Os achados macroscópicos da PMG variam amplamente. A PMG pode acometer um único giro ou a maior parte de um hemisfério cerebral. Ela pode ser uni ou bilateral, simétrica ou assimétrica, e focal ou difusa.

Uma parte ou toda a superfície cerebral está coberta por inúmeros giros diminutos amontoados e fusionados, dando-lhe uma aparência "granulosa" que foi associada ao aspecto de couro marroquino **(Fig. 37-41)**. Doença bilateral – sobretudo nas regiões perissilvianas – está presente na maioria dos casos.

**CARACTERÍSTICAS MICROSCÓPICAS.** Microscopicamente, a fita cortical se encontra afilada e excessivamente dobrada. Existem dois tipos histológicos principais de PMG: as formas não estratificadas e as de quatro camadas. Na forma não estratificada, uma camada molecular contínua está presente sem qualquer organização laminar perceptível. Na forma de quatro camadas, o córtex apresenta dobramento, fusão e ramificação complexos. Uma estrutura laminar composta de uma camada molecular, camada neuronal externa, camada de fibras nervosas e camada neuronal interna está presente.

**37-43** Ilustração coronal oblíqua mostrando uma esquizencefalia de "lábio aberto" no lobo frontal. Observe a interface irregular entre as substâncias branca e cinzenta do córtex que reveste a fenda ➡, indicando sua natureza displásica.

**37-44** Espécime de necropsia mostrando fendas esquizencefálicas bilaterais. Observe que o córtex espesso e anormal se curva sobre os "lábios" da fenda ➡ e os segue medialmente até o epêndima ventricular. (Cortesia de R. Hewlett, MD.)

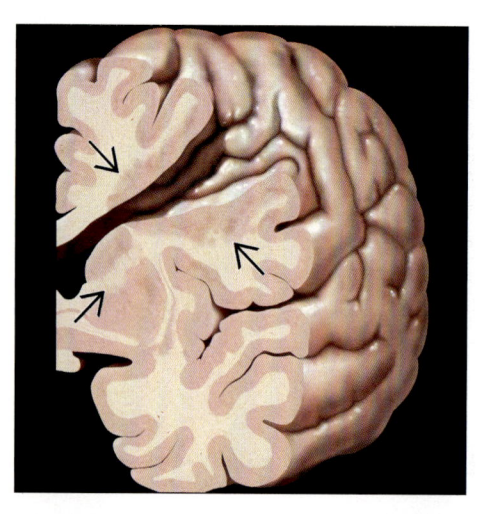

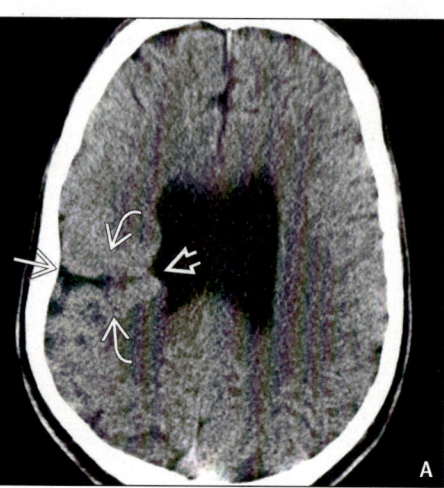

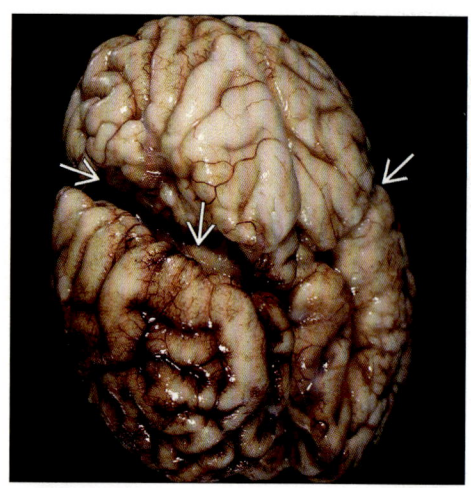

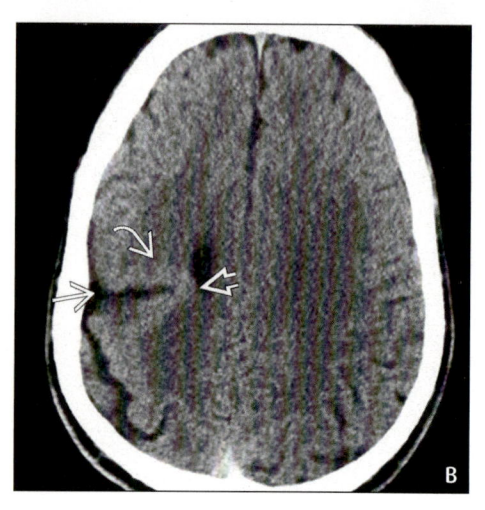

**37-45A** TC sem contraste em um rapaz de 19 anos após um traumatismo craniencefálico leve mostrando os achados clássicos de esquizencefalia unilateral. Uma evaginação mamilar de LCS do ventrículo lateral ➡ encontra-se em continuidade com uma fina "costura" de LCS ➡ que se estende até a superfície do hemisfério. A fenda é revestida com SC de aspecto displásico ➡.

**37-45B** Corte em plano mais superior mostrando a fenda ➡ e a SC displásica ➡ se estendendo ao epêndima ventricular ➡.

## Aspectos clínicos

A PMG pode se apresentar em qualquer idade. Alguns tipos de PMG são mais comuns no sexo masculino, sugerindo o envolvimento de genes ligados ao cromossomo X.

Os sintomas dependem da localização e da extensão da PMG, variando de retardo global no desenvolvimento a déficits neurológicos focais e crises convulsivas.

## Imagem

A RM é a modalidade de escolha. Aquisição multiplanar com cortes finos e alta resolução é necessária para a completa delineação e detecção de lesões sutis. Córtex espessado ou com excesso de dobras, superfície nodular e interface entre as substâncias branca e cinzenta irregular e "pontilhada" são os achados mais comuns **(Fig. 37-42)**.

## Diagnóstico diferencial

O principal diagnóstico diferencial da polimicrogiria é a **lisencefalia tipo 2** (malformação tipo *cobblestone*). A ausência de distrofia muscular congênita é uma distinção clínica útil.

Algumas vezes, a **paquigiria** pode ser confundida com a PMG. O córtex na PMG é fino, nodular e excessivamente dobrado. Na **displasia cortical focal**, a substância cinzenta está espessada, e a interface SB-SC encontra-se indefinida.

## *Esquizencefalia*

### Terminologia

Esquizencefalia (literalmente significando "cérebro dividido") é uma fenda revestida por substância cinzenta que se estende do epêndima ventricular à superfície pial do córtex. A fenda abrange toda a espessura do hemisfério afetado **(Fig. 37-43)**.

### Etiologia

Antes acreditava-se que a esquizencefalia representava uma malformação precoce do desenvolvimento cortical, porém atualmente ela é considerada um distúrbio com causas heterogêneas. Lesões vasculares destrutivas (p. ex., oclusão da ACM) e infecções (p. ex., TORCH) que ocorrem antes de 28 semanas de gestação são consi-

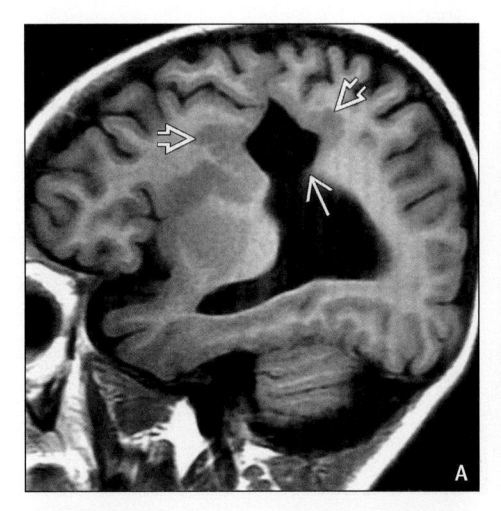

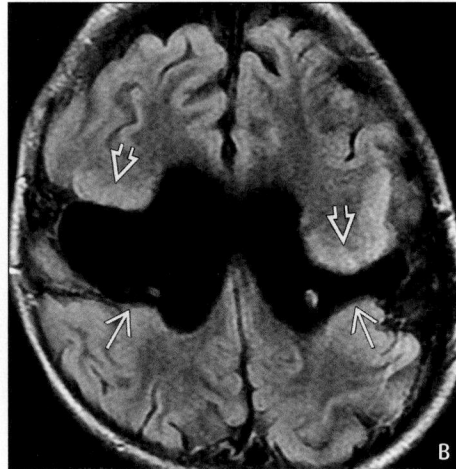

**37-46A** Imagem sagital ponderada em T1 mostrando uma grande fenda preenchida por LCS ➡ que se estende superiormente a partir do ventrículo. A fenda é revestida com substância cinzenta de aspecto displásico ➡.

**37-46B** Imagem em FLAIR do mesmo paciente mostrando fendas esquizencefálicas bilaterais ➡ que são revestidas por SC displásica ➡. As fendas suprimem completamente o sinal.

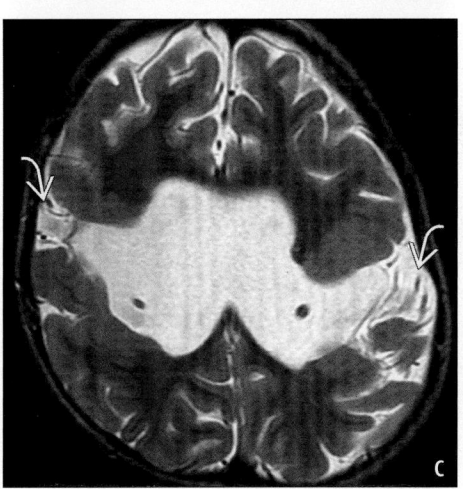

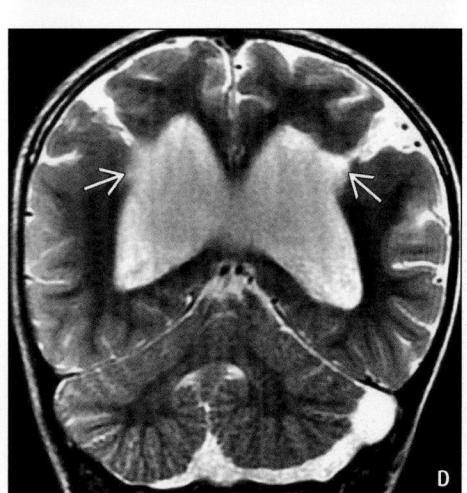

**37-46C** Imagem axial ponderada em T2 mostrando que os "lábios" abertos contêm "flow voids" proeminentes ➡, consistentes com as veias corticais primitivas "não condensadas" que comumente acompanham a esquizencefalia.

**37-46D** Imagem coronal em T2 mostrando os "mamilos" ➡ de LCS que se estendem para fora dos ventrículos para o interior das fendas esquizencefálicas.

deradas etiologias prováveis. A destruição focal de fibras gliais radiais com prejuízo na migração neuronal tem sido vista como uma potencial consequência desses insultos vasculares e infecciosos precoces.

A maioria dos casos de esquizencefalia é esporádica, porém algumas ocorrências de esquizencefalia familial foram descritas.

Um terço de todos os casos possui associação com outra anormalidade fora do SNC secundária à perturbação vascular (p. ex., síndrome da banda amniótica ou gastrosquise).

## Patologia

À macroscopia, o cérebro exibe uma profunda fenda que se estende da superfície ao ventrículo. A fenda é circundada e revestida por um córtex desorganizado e de aspecto dismórfico **(Fig. 37-44)**. Os "lábios" da fenda podem estar fusionados ou justapostos (esquizencefalia de "lábios fechados") ou encontrar-se amplamente separados (esquizencefalia de "lábio aberto"). As fendas podem estar associadas a uma série de outras anormalidades macroscópicas envolvendo septo pelúcido, corpo caloso, quiasma óptico e hipocampo.

Microscopicamente, a substância cinzenta que reveste a fenda está desorganizada e não apresenta as camadas corticais normais.

## Aspectos clínicos

**EPIDEMIOLOGIA E ASPECTOS DEMOGRÁFICOS.** A esquizencefalia é rara. A prevalência estimada na população é de cerca de 1 a 2:100.000 pessoas. Não há predileção por gênero.

**APRESENTAÇÃO E HISTÓRIA NATURAL.** As manifestações clínicas mais comuns da esquizencefalia são epilepsia refratária ao tratamento farmacológico, retardo no desenvolvimento e déficits motores. A gravidade dos déficits motores e mentais se correlaciona com a extensão do defeito anatômico. Fendas de "lábio aberto" comumente resultam nos comprometimentos mais significativos. Uma fenda unilateral de "lábio fechado" pode causar apenas crises convulsivas. Alguns casos são descobertos de forma acidental.

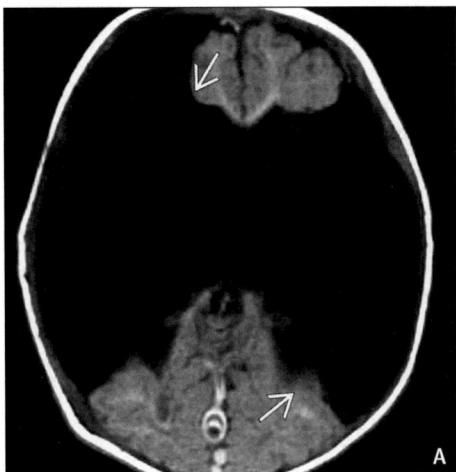

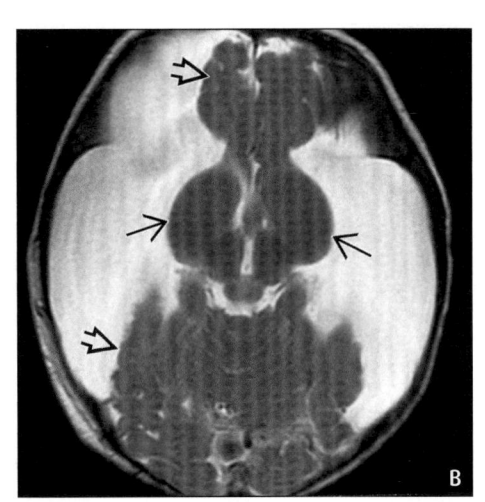

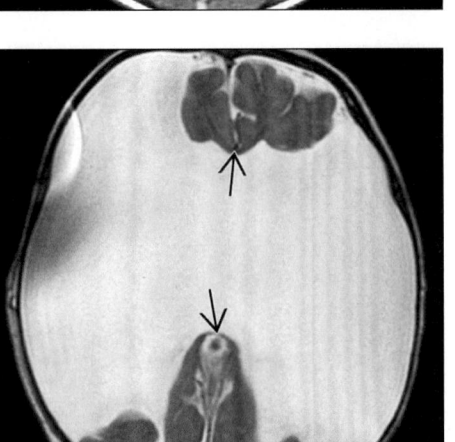

**37-47A** Imagem axial ponderada em T1 mostrando grandes fendas esquizencefálicas de "lábio aberto" ➡ em ambos os hemisférios.
**37-47B** A imagem ponderada em T2 mostra os tálamos ➡ e alguns remanescentes cerebrais ➡ nos polos frontais e occipitais. 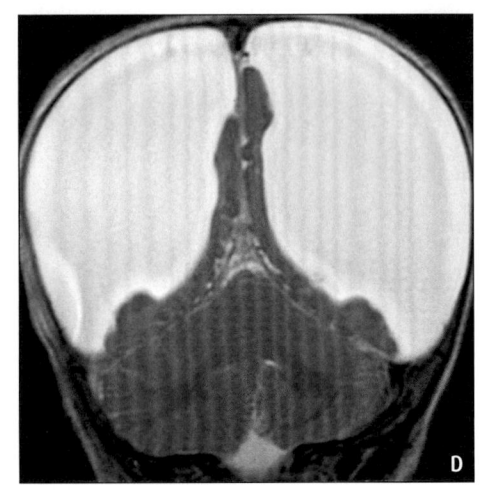
**37-47C** Imagem em plano mais superior mostrando a presença de foice e fissura inter-hemisférica ➡, distinguindo este caso extremo de esquizencefalia da holoprosencefalia. Os remanescentes anterior e posterior do cérebro são diferentes da pequena borda de córtex ao redor dos ventrículos laterais extremamente dilatados da hidrocefalia grave.
**37-47D** Imagem coronal ponderada em T2 mostrando que não há córtex externamente às enormes fendas esquizencefálicas "abertas".

## Imagem

Os achados-chave de imagem na esquizencefalia são: (1) um defeito preenchido por LCS que se estende da parede ventricular à superfície pial e (2) a substância cinzenta displásica revestindo a fenda.

Exames de TC sem contraste mostram uma evaginação ou "ondulação" focal de LCS em forma de V que se estende para fora a partir do ventrículo lateral. As fendas podem ser uni (60%) ou bilaterais (40%), proeminentes ("lábio aberto") ou pouco visíveis ("lábio fechado") **(Fig. 37-45)**. O córtex que reveste as fendas é hiperdenso em relação à substância branca e interrompe a aparência relativamente uniforme da coroa radiada.

As anormalidades associadas comuns são septo pelúcido ausente (70% dos casos) e um corpo caloso focalmente afilado ou disgenético.

A RM é mais sensível do que a TC, em especial para a delimitação de anormalidades associadas, como displasia cortical (polimicrogiria, paquigiria) e substância cinzenta heterotópica. A fenda segue a intensidade de sinal do LCS em todas as sequências **(Figs. 37-46, 37-47, 37-48)**.

A ASD ou ATC/ARM podem demonstrar a oclusão ou ausência da artéria cerebral média em alguns casos.

## Diagnóstico diferencial

O diagnóstico diferencial dos defeitos cerebrais preenchidos por LCS inclui tanto lesões do desenvolvimento quanto lesões destrutivas. O principal diagnóstico diferencial da esquizencefalia é a **porencefalia**. Na porencefalia, a fenda é revestida por substância branca gliótica, e não por substância cinzenta displásica.

Um volumoso **cisto aracnoide** pode simular esquizencefalia de "lábio aberto". Um cisto aracnoide desloca o córtex adjacente, que de outro modo possui aspecto normal.

**Heterotopia** transmanto ou **polimicrogiria** com dobramentos profundos podem ser difíceis de distinguir da esquizencefalia com "lábios" fechados e justapostos. Aquisição em múltiplos planos com sequências ponderadas em T2 com alta resolução, cortes finos de ponderação T1 com reformatação 3D e exibição de superfície sombreada são úteis na diferenciação dessas entidades.

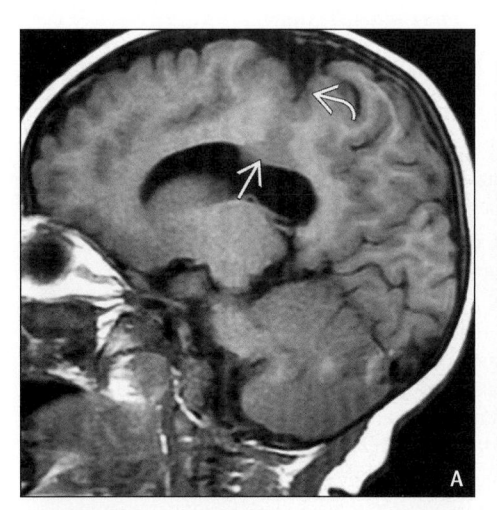

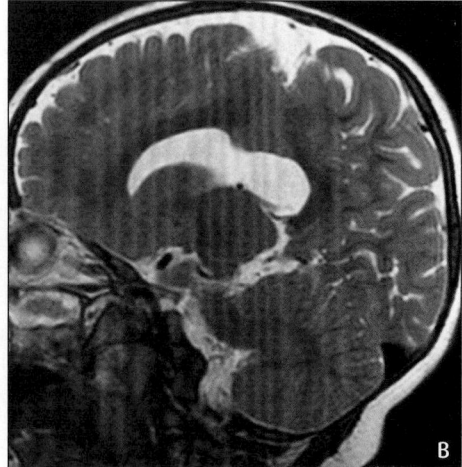

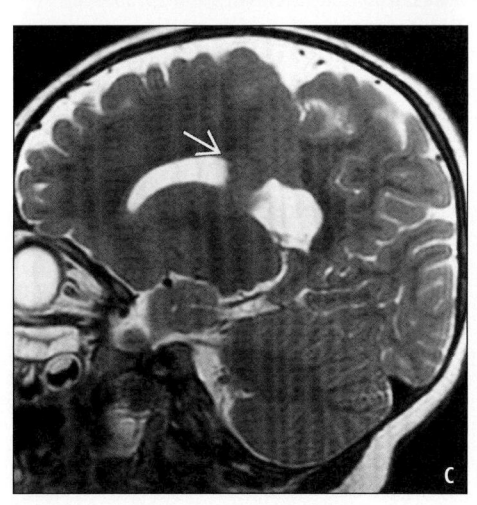

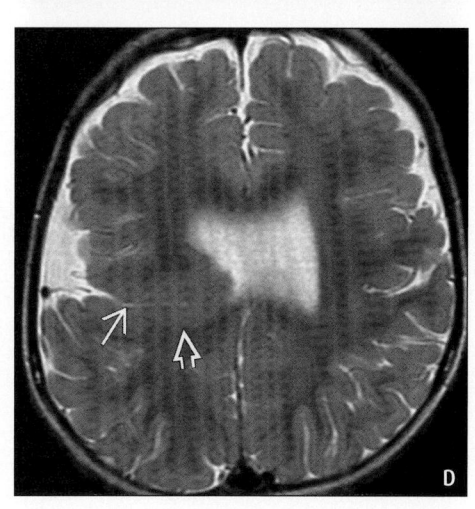

**37-48A** Esquizencefalia unilateral de "lábio fechado" é ilustrada neste caso. Observe a substância cinzenta se estendendo do ventrículo ➡ à superfície pial do cérebro ➡.
**37-48B** Imagem sagital em T2 mostrando que o revestimento de SC da fenda possui a mesma intensidade de sinal do córtex.
**37-48C** Imagem sagital ponderada em T2 mostrando que a SC heterotópica ao redor da fenda protrui para o interior do corpo do ventrículo lateral ➡.
**37-48D** Imagem axial em T2 mostrando a SC heterotópica ➡ circundando a fenda ➡, a qual é difícil de discernir devido à sua pequena largura.

# Referências selecionadas

## Desenvolvimento e anatomia normais das comissuras cerebrais

### Desenvolvimento normal

- Barkovich AJ et al: Congenital malformations of the brain and skull. In Pediatric Neuroimaging. 5th ed. Philadelphia: Lippincott Williams & Wilkins. 368-83, 2012
- Raybaud C: The corpus callosum, the other great forebrain commissures, and the septum pellucidum: anatomy, development, and malformation. Neuroradiology. 52(6):447-77, 2010

### Anatomia macroscópica e radiológica normais

- Peltier J et al: Microsurgical anatomy of the anterior commissure: correlations with diffusion tensor imaging fiber tracking and clinical relevance. Neurosurgery. 69(2 Suppl Operative):241-6; discussion 246-7, 2011
- Wang F et al: Microsurgical and tractographic anatomical study of insular and transsylvian transinsular approach. Neurol Sci. 32(5):865-74, 2011
- Patel MD et al: Distribution and fibre field similarity mapping of the human anterior commissure fibres by diffusion tensor imaging. MAGMA. 23(5-6):399-408, 2010

### Anomalias comissurais

- Barkovich AJ: Congenital malformations overview. In Osborn AG et al: Diagnostic Imaging: Brain. 2nd ed. Salt Lake City: Amirsys Publishing. I.1.2-5, 2010
- Ren T et al: Imaging, anatomical, and molecular analysis of callosal formation in the developing human fetal brain. Anat Rec A Discov Mol Cell Evol Biol. 288(2):191-204, 2006

### Espectro da disgenesia do corpo caloso

- Paul LK: Developmental malformation of the corpus callosum: a review of typical callosal development and examples of developmental disorders with callosal involvement. J Neurodev Disord. 3(1):3-27, 2011

### Síndromes e anomalias associadas

- Wahl M et al: Diffusion tensor imaging of Aicardi syndrome. Pediatr Neurol. 43(2):87-91, 2010
- Yacubian-Fernandes A et al: Apert syndrome: analysis of associated brain malformations and conformational changes determined by surgical treatment. J Neuroradiol. 31(2):116-22, 2004
- Brunberg JA et al: Fragile X premutation carriers: characteristic MR imaging findings of adult male patients with progressive cerebellar and cognitive dysfunction. AJNR Am J Neuroradiol. 23(10):1757-66, 2002

## Visão geral das malformações do desenvolvimento cortical

- Barkovich AJ et al: A developmental and genetic classification for malformations of cortical development: update 2012. Brain. 135(Pt 5):1348-69, 2012
- Aronica E et al: Malformations of cortical development. Brain Pathol. 22(3):380-401, 2012
- Barkovich AJ et al: Malformations of cerebral cortical development. In Pediatric Neuroimaging. 5th ed. Philadelphia: Lippincott Williams & Wilkins. 383-444, 2012
- Abdel Razek AA et al: Disorders of cortical formation: MR imaging features. AJNR Am J Neuroradiol. 30(1):4-11, 2009

## Malformações com números/tipos de células anormais

### Microcefalias

- Poulton CJ et al: Microcephaly with simplified gyration, epilepsy, and infantile diabetes linked to inappropriate apoptosis of neural progenitors. Am J Hum Genet. 89(2):265-76, 2011

### Displasias corticais focais

- Aronica E et al: Malformations of cortical development. Brain Pathol. 22(3):380-401, 2012
- Barkovich AJ et al: A developmental and genetic classification for malformations of cortical development: update 2012. Brain. 135(Pt 5):1348-69, 2012
- Chassoux F et al: Type II focal cortical dysplasia: electroclinical phenotype and surgical outcome related to imaging. Epilepsia. 53(2):349-58, 2012
- Fellah S et al: Epileptogenic brain lesions in children: the added-value of combined diffusion imaging and proton MR spectroscopy to the presurgical differential diagnosis. Childs Nerv Syst. 28(2):273-82, 2012
- Mühlebner A et al: Neuropathologic measurements in focal cortical dysplasias: validation of the ILAE 2011 classification system and diagnostic implications for MRI. Acta Neuropathol. 123(2):259-72, 2012
- Blümcke I et al: The clinicopathologic spectrum of focal cortical dysplasias: a consensus classification proposed by an ad hoc task force of the ILAE Diagnostic Methods Commission. Epilepsia. 52(1):158-74, 2011
- Chern JJ et al: Surgical outcome for focal cortical dysplasia: an analysis of recent surgical series. J Neurosurg Pediatr. 6(5):452-8, 2010
- Thom M: Epilepsy part I: cortical dysplasia. In Golden JA et al: Pathology and Genetics: Developmental Neuropathology. Basel: ISN Neuropath Press. 61-66, 2004
- Taylor DC et al: Focal dysplasia of the cerebral cortex in epilepsy. J Neurol Neurosurg Psychiatry. 34(4):369-87, 1971

### Hemimegaloencefalia
- Aronica E et al: Malformations of cortical development. Brain Pathol. 22(3):380-401, 2012
- Barkovich AJ et al: A developmental and genetic classification for malformations of cortical development: update 2012. Brain. 135(Pt 5):1348-69, 2012
- Broumandi DD et al: Best cases from the AFIP: hemimegalencephaly. Radiographics. 24(3):843-8, 2004

### *Anormalidades da migração neuronal*
- Barkovich AJ et al: A developmental and genetic classification for malformations of cortical development: update 2012. Brain. 135(Pt 5):1348-69, 2012

### Heterotopias
- Barkovich AJ et al: A developmental and genetic classification for malformations of cortical development: update 2012. Brain. 135(Pt 5):1348-69, 2012
- Clapham KR et al: FLNA genomic rearrangements cause periventricular nodular heterotopia. Neurology. 78(4):269-78, 2012

### Espectro da lisencefalia
- Barkovich AJ et al: A developmental and genetic classification for malformations of cortical development: update 2012. Brain. 135(Pt 5):1348-69, 2012
- Friocourt G et al: Role of cytoskeletal abnormalities in the neuropathology and pathophysiology of type I lissencephaly. Acta Neuropathol. 121(2):149-70, 2011
- Iannetti P et al: Fiber tractography assessment in double cortex syndrome. Childs Nerv Syst. 27(8):1197-202, 2011

### Heterotopias subcorticais e displasias lobares
- Barkovich AJ et al: A developmental and genetic classification for malformations of cortical development: update 2012. Brain. 135(Pt 5):1348-69, 2012
- Tuxhorn I et al: Sublobar dysplasia--A clinicopathologic report after successful epilepsy surgery. Epilepsia. 50(12):2652-7, 2009

### Malformações *cobblestone* e distrofias musculares congênitas
- Rathod SB et al: Walker- Warburg syndrome: demonstration of cerebellar cysts with CISS sequence. Magn Reson Med Sci. 11(2):137-40, 2012
- Longman C et al: Antenatal and postnatal brain magnetic resonance imaging in muscle-eye-brain disease. Arch Neurol. 61(8):1301-6, 2004

### *Malformações secundárias ao desenvolvimento pós-migracional anormal*
- Barkovich AJ et al: A developmental and genetic classification for malformations of cortical development: update 2012. Brain. 135(Pt 5):1348-69, 2012
- Devisme L et al: Cobblestone lissencephaly: neuropathological subtypes and correlations with genes of dystroglycanopathies. Brain. 135(Pt 2):469-82, 2012
- Rathod SB et al: Walker- Warburg syndrome: Demonstration of cerebellar cysts with CISS sequence. Magn Reson Med Sci. 11(2):137-40, 2012

### Polimicrogiria
- Mavili E et al: Polymicrogyria: correlation of magnetic resonance imaging and clinical findings. Childs Nerv Syst. 28(6):905-9, 2012
- Leventer RJ et al: Clinical and imaging heterogeneity of polymicrogyria: a study of 328 patients. Brain. 133(Pt 5):1415-27, 2010

# 38

# Holoprosencefalia, doenças relacionadas e semelhantes

| | |
|---|---|
| Anencefalia | 1125 |
| Holoprosencefalia | 1125 |
| Holoprosencefalia alobar | 1127 |
| Holoprosencefalia semilobar | 1128 |
| Holoprosencefalia lobar | 1129 |
| Variantes da holoprosencefalia | 1131 |
| Sintelencefalia | 1131 |
| Holoprosencefalia septo preóptica | 1133 |
| Doenças da linha média relacionadas | 1134 |
| Displasias septo-ópticas | 1134 |
| Arrinencefalia | 1136 |
| Semelhantes da holoprosencefalia | 1136 |
| Hidranencefalia | 1136 |

Neste capítulo, discutiremos as holoprosencefalias e as doenças relacionadas. As holoprosencefalias e variantes, como a sintelencefalia, são classificadas como anomalias do desenvolvimento ventral do prosencéfalo. Outras anomalias do prosencéfalo ventral incluem a displasia septo-óptica (com ou sem anormalidades do eixo hipotalâmico e hipofisário) e a arrinencefalia, ambas discutidas neste capítulo.

Também consideraremos duas anomalias faciais da linha média, a síndrome do inciso central maxilar mediano solitário e o espectro da estenose/atresia da abertura piriforme e coanal congênita, que costumam estar presentes na holoprosencefalia e na arrinencefalia.

Concluiremos o capítulo com uma breve discussão da hidranencefalia, uma destruição intraútero adquirida dos hemisférios cerebrais que pode algumas vezes ser confundida com holoprosencefalia alobar ou uma grave esquizencefalia "de lábio aberto".

## Anencefalia

**Anencefalia** ("sem cérebro") ocorre quando a extremidade cefálica do tubo neural falha em fechar, resultando na ausência do prosencéfalo, da calota craniana e do couro cabeludo. O encéfalo remanescente – geralmente apenas o tronco encefálico – não é coberto por osso ou pele. A maioria dos fetos anencefálicos é abortado ou morre logo após o nascimento **(Fig. 38-1)**.

Duas malformações raras letais – **aprosencefalia** (AP) e **atelencefalia** (AT) – são intermediárias em um contínuo entre a anencefalia e a holoprosencefalia. AP/AT agora é considerada o extremo mais grave do espectro da holoprosencefalia. Essas três malformações extremas são geralmente diagnosticadas com ressonância magnética (RM) fetal, ultrassonografia ou exame pós-morte **(Fig. 38-2)**.

## Holoprosencefalia

A holoprosencefalia abrange um contínuo da forma alobar até a forma lobar. Enquanto cada uma é delineada separadamente, lembre-se que as holoprosencefalias são, na verdade, um *espectrum* sem um limite claro que distingue um tipo de outro.

### Terminologia

Na holoprosencefalia (HPE), o prosencéfalo fetal falha em dividir em dois hemisférios. "Holoprosencefalia" literalmente significa ventrículo único ("holo") envolvendo o prosencéfalo ("pros") embriônico do cérebro ("encefalia").

A holoprosencefalia é um contínuo que varia da forma mais grave (HPE alobar) para as formas lobares leves. Um tipo intermediário, HPE semilobar, é menos grave que a HPE alobar, mas não tão diferenciada quanto a variedade lobar. A distinção entre essas três formas é baseada na ausência ou na presença da fissura na linha média separando os hemisférios.

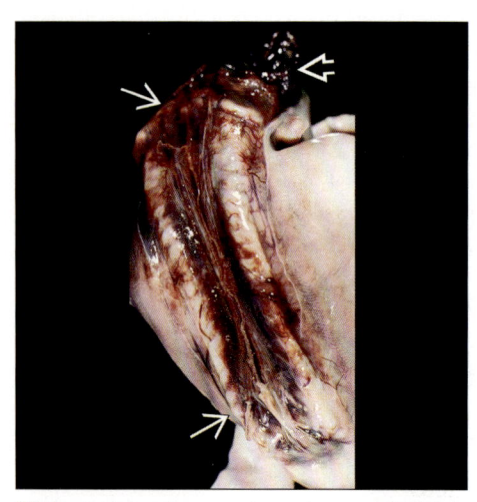

**38-1** Espécime de necropsia mostra uma falha total do fechamento do tubo neural com disrafismo espinal completo ➡, anencefalia ➡. (Cortesia de R. Hewlett, MD.)

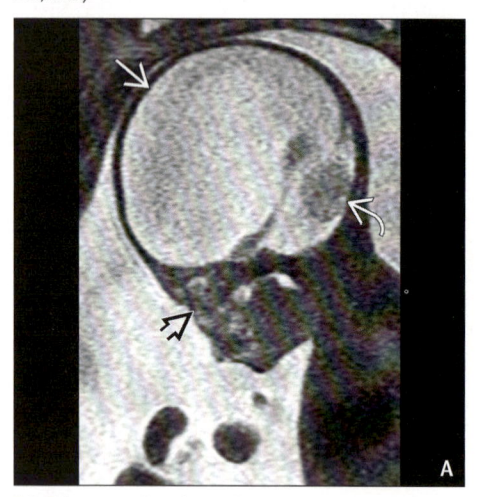

**38-2A** Sagital T2 de um feto com aprosencefalia mostra ausência do encéfalo supratentorial ➡, ausência de nariz ➡, pequeno remanescente do cerebelo ➡.

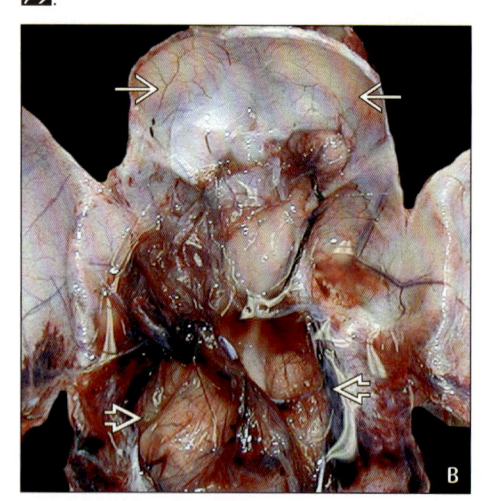

**38-2B** Necropsia do mesmo caso, vista de cima, não mostra tecido supratentorial ➡. Apenas o cerebelo está presente ➡.

## Etiologia

**EMBRIOLOGIA.** No desenvolvimento embriológico normal, o prosencéfalo fetal começa como um saco frontal incolor, preenchido por líquido; evolui através de uma série de dobraduras, flexuras e divertículos; e torna-se os ventrículos e hemisférios cerebrais definitivos. No estágio mais inicial, divertículos bilaterais do tubo neural formam uma cavidade central única preenchida por líquido ("monoventrículo") que eventualmente irão se desenvolver nos ventrículos laterais e no terceiro ventrículo (ver Capítulo 34). A separação em dois hemisférios é completada pela quinta semana de gestação.

As holoprosencefalias são caracterizadas pela falha da indução normal do dorso ventral e pela falta da separação rostral do prosencéfalo. Nas formas mais graves, as estruturas derivadas do diencéfalo, como os núcleos da base, também permanecem fusionados na linha média. Como a indução ventral é muito relacionada ao desenvolvimento facial, a HPE também é associada com inúmeras anomalias faciais características.

**CONCEITOS GERAIS.** Entre um quarto e metade dos pacientes com HPE têm uma síndrome conhecida (p. ex., Pallister-Hall) ou um defeito genético único. HPE não sindrômica é muitas vezes associada a inúmeros teratogênios ambientais (p. ex., ácido retinoico e álcool) e fatores maternos, como a diabetes pré-gravidez, tabagismo e abuso de substâncias. Entretanto, estudos recentes questionam essas asserções.

**GENÉTICA.** Pelo menos 12 regiões em 11 cromossomos separados têm sido identificadas como tendo um papel na HPE familiar. As mutações em quatro genes principais da HPE (SHH, ZIC2, SIX3, TGIF) são identificadas em 25% dos casos. A forma mais grave da HPE está associada a mutações dos genes SIX3 e ZIC2.

## Aspectos clínicos

**EPIDEMIOLOGIA E DEMOGRAFIA.** A holoprosencefalia é a malformação do prosencéfalo humano mais comum. A incidência da HPE varia de 1:250 dos fetos abortados a 1:10.000-20.000 nascidos vivos.

**APRESENTAÇÃO.** A apresentação e o prognóstico da HPE variam muito. Existe uma grande variação das anomalias cerebrais e da face. As malformações craniofaciais, como ciclopia ou probóscide única, hipotelorismo, anormalidades nasais e fendas faciais ocorrem em aproximadamente 75 a 85% dos casos. A afirmação "a face prediz o cérebro" significa que a maioria dos defeitos faciais graves geralmente (embora não sempre) são encontrados na maior parte das anormalidades intracranianas graves **(Fig. 38-3A)**.

Entretanto, as anormalidades funcionais variam muito. Aproximadamente três quartos dos pacientes com HPE tem endocrinopatias; em geral a gravidade correlaciona com o grau de não separação hipotalâmica.

HISTÓRIA NATURAL. Os fetos com HPE alobar grave costumam ser abortados de forma espontânea, e crianças muito afetadas com frequência morrem quando neonatos. Indivíduos que sobrevivem geralmente exibem um retardo mental variável e crises convulsivas. A insuficiência hipofisária e a anosmia congênita com ausência do I nervo cranial (I NC) ("arrinencefalia") são outros achados clínicos comuns da HPE.

## Imagem

Os achados de imagem variam de um holoesféreo em formato de panqueca com monoventrículo central (HPE alobar) a hemisférios cerebrais quase completamente separados, bem diferenciados com mínimas anormalidades (HPE lobar).

### *Holoprosencefalia alobar*
#### Terminologia e patologia

A holoprosencefalia alobar (HPEa) é a forma mais grave da HPE. Nenhuma fissura na linha média divide o cérebro em dois hemisférios cerebrais separados, e nenhum lobo identificável é visto **(Fig. 38-3B)**. Os núcleos da base são em geral presentes, mas fusionados. A foice e o seio sagital são ausentes, assim como os bulbos e tratos olfatórios. Os nervos ópticos podem ser normais, fusionados ou ausentes.

O cérebro por si só é geralmente menor do que o normal. Sua configuração varia de achatado ("em panqueca") a em forma de cálice ou bola. As fissuras silvianas não são formadas, e a superfície cerebral também aparece completamente agírica ou com mínimos sulcos rasos e giros lisos, desordenados.

Cortes seccionais demonstram um monoventrículo em forma decrescente que abre dorsalmente para um grande cisto dorsal preenchido de LCS **(Fig. 38-4)**.

#### Aspectos clínicos

A HPE alobar tem alta letalidade intrauterina e uma taxa de nascimento prematuro. Ela é encontrada em 1:250 das gestações abortadas e cerca de 1:15.000 dos nascidos vivos. A morte uterina e os partos prematuros são comuns.

Com graves deformidades faciais como a ciclopia e a probóscide, a sobrevivência costuma ser de menos de uma

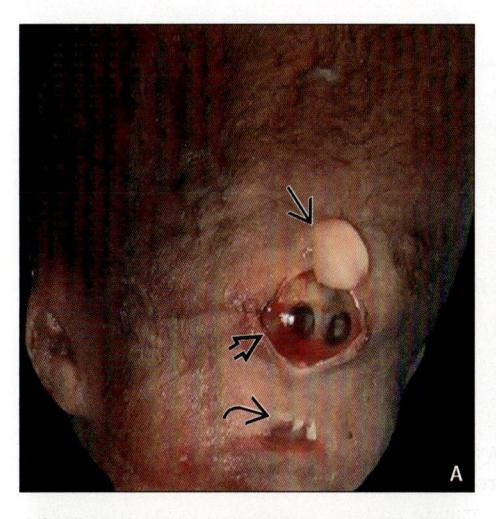

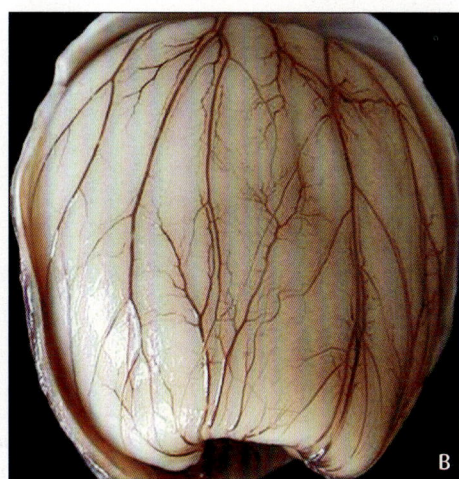

**38-3A** Fotografia clínica de um feto abortado com holoprosencefalia alobar mostra anormalidades faciais extremas com probóscide central ➔, ciclopia ➔, cavidade oral com fenda ➔.
**38-3B** Vista do cérebro autopsiado do mesmo caso mostra cérebro completamente liso, sem evidência de sulcação, giração, ou estruturas da linha média como a foice e a fissura inter-hemisférica. (Cortesia de R. Hewlett, MD.)

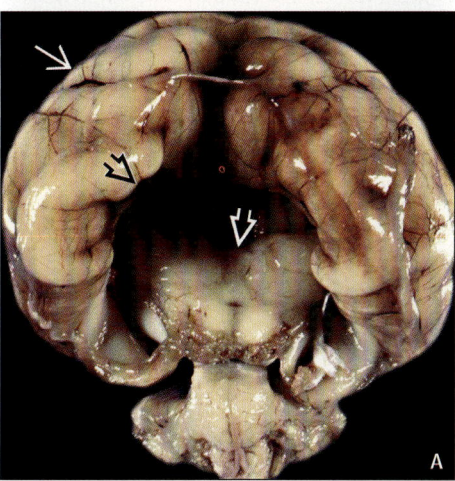

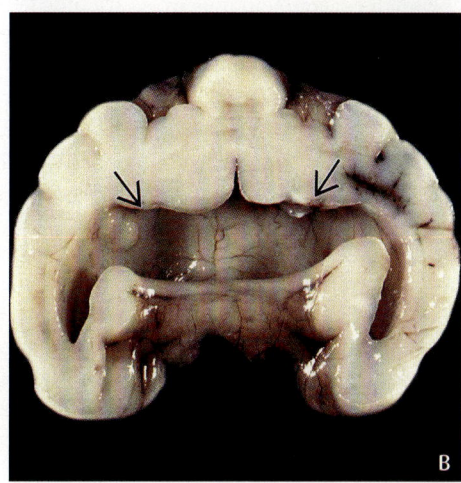

**38-4A** Necropsia de uma holoprosencefalia alobar mostra grande cisto dorsal ➔, tálamos fusionados ➔, hemisférios rudimentares ➔ com mínima sulcação, giração.
**38-4B** Corte seccional coronal do mesmo caso não demonstra fissura na linha média com fusão dos hemisférios rudimentares. Um monoventrículo central ➔ tem um aspecto "em ferradura". (Cortesia de J. Townsend, MD.)

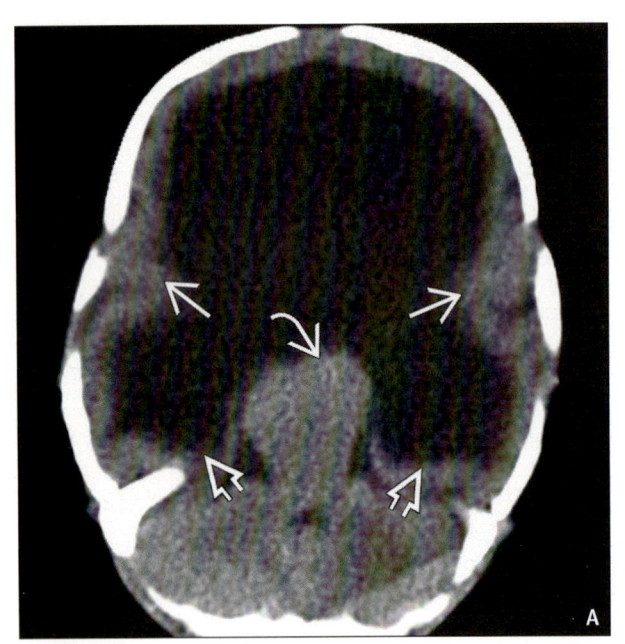

**38-5A** TC sem contraste mostra holoprosencefalia. Pequeno anel de córtex ➡ ao redor do monoventrículo central em forma de "ferradura" ➡. Tálamos fusionados ➡.

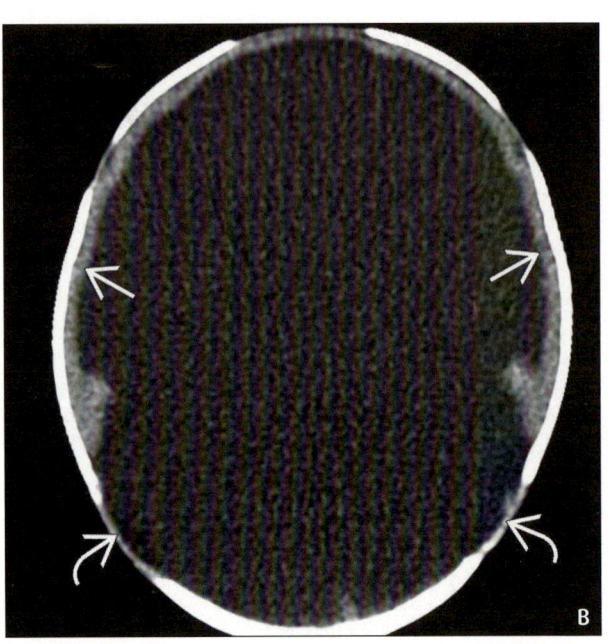

**38-5B** Imagem mais cefálica do mesmo paciente mostra um grande cisto dorsal ➡, monoventrículo com uma fina camada de cérebro ao redor ➡. A foice e a fissura inter-hemisférica não estão presentes.

semana. O prognóstico nos recém-nascidos sobreviventes é ruim. Pelo menos metade de todos os pacientes com HPEa morrem em menos de cinco meses, e 80% morrem antes de um ano.

### Imagem
Nenhum ventrículo normal pode ser identificado. Tomografia computadorizada (TC) sem contraste mostra uma cavidade em forma de ferradura preenchida por líquido cerebrospinal (LCS) que é contínua posteriormente com um grande cisto dorsal **(Fig. 38-5)**.

T1 sagital mostra um tecido fino anteroinferior em forma de panqueca com giração pobre e nenhuma fissura na linha média perceptível. A maior parte da calota craniana aparece preenchida por LCS e quase sem características. Em contraste, o tronco encefálico e o cerebelo podem parecer relativamente normais.

Imagens coronais demonstram melhor o monoventrículo central. O septo pelúcido e o terceiro ventrículo estão ausentes, assim como a foice cerebral e a fissura inter-hemisférica. O manto cerebral é fusionado através da linha média anteriormente. O cérebro aparece fino e quase agírico, embora pequenos sulcos rasos possam estar presentes. Os núcleos da base são pequenos e fusionados na linha média. Não existem comissuras perceptíveis.

Imagens axiais mostram que o cérebro é completamente fusionado através da linha média sem evidência da fissura inter-hemisférica anterior. O monoventrículo abre dorsalmente em um grande cisto preenchido por LCS.

### Diagnóstico diferencial
O maior diagnóstico diferencial da HPEa é a **hidranencefalia**. Na hidranencefalia, a face é normal. A foice está presente, mas a maior parte do tecido cerebral foi destruída, em geral por um acidente vascular intrauterino ou infecção.

## Holoprosencefalia semilobar
### Terminologia e patologia
A holoprosencefalia semilobar (HPEs) é um intermediário em gravidade entre HPE alobar e HPE lobar. Achados graduais estão presentes. A HPEs mais grave mostra uma fissura inter-hemisférica rudimentar e uma foice incompleta **(Figs. 38-6 e 38-7)**. Os cornos temporais dos ventrículos laterais podem ser parcialmente formados, mas o septo pelúcido está ausente. Um cisto dorsal pode estar presente.

### Imagem
Com a HPEs progressivamente mais bem diferenciada, mais fissura inter-hemisférica aparece formada. Os núcleos profundos exibem graus variados de separação. Se o terceiro ventrículo rudimentar está presente, os tálamos podem estar parcialmente separados. Os núcleos da base e os hipotálamos ainda estão muito fusionados. As cabeças dos núcleos caudados são contínuas através da linha média **(Fig. 38-8)**.

O esplênio do corpo caloso está presente, mas o corpo e o joelho estão ausentes. Barkovich apontou que (1) a

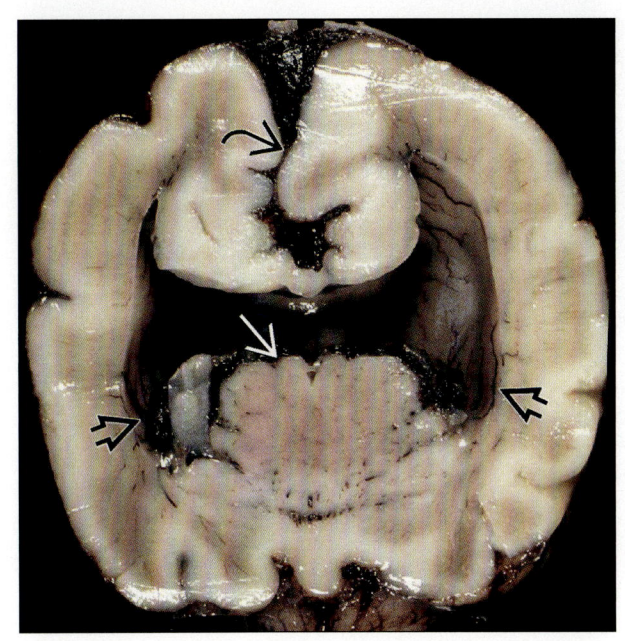

**38-6** Caso de necropsia coronal de uma HPE semilobar grave mostra um ventrículo central em forma de H com cornos temporais primitivos ⇨, núcleos da base fusionados ➔, fissura inter-hemisférica rudimentar ⇗. (Cortesia de R. Hewlett, MD.)

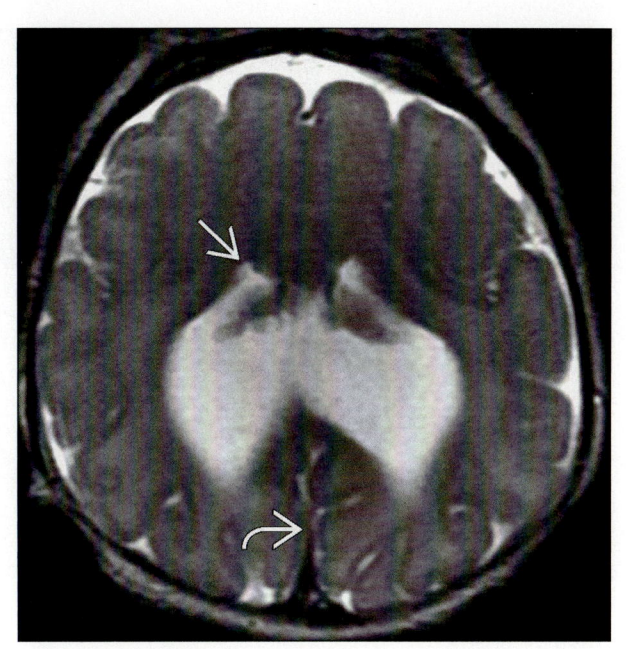

**38-7** Axial T2 mostra HPEs grave com fissura inter-hemisférica rudimentar posterior ⇗, cornos ventriculares primitivos ➔, fusão da linha média anterior.

holoprosencefalia é a única malformação na qual o corpo caloso posterior forma enquanto os aspectos anteriores estão ausentes, e (2) quanto mais anteriormente o corpo caloso forma, melhor o cérebro é desenvolvido.

### Diagnóstico diferencial

Os maiores diagnósticos diferenciais da HPE semilobar são **HPE alobar** e **HPE lobar**, dependendo da gravidade da HPEs.

## *Holoprosencefalia lobar*

### Terminologia e patologia

A HPE lobar é a holoprosencefalia mais bem diferenciada. A fissura inter-hemisférica e a foice são claramente desenvolvidas, embora seu aspecto mais anterior são rasos e com aspecto displásico.

O terceiro ventrículo e os cornos dos ventrículos laterais são bem formados, embora o septo pelúcido esteja ausente e os cornos frontais quase sempre apareçam dismórficos. Os hipocampos estão presentes, mas orientados mais verticalmente que o normal.

### Aspectos clínicos

Os pacientes com holoprosencefalia lobar são menos afetados se comparados com indivíduos com HPEs. Atraso discreto do desenvolvimento, disfunção hipotalâmica e hipofisária e distúrbios visuais são sintomas mais comuns.

### Imagem

Na HPE lobar, os hemisférios cerebrais – incluindo os tálamos e a maioria dos núcleos da base – são em sua maior parte separados. Pelo menos algumas porções mais rostrais e ventrais dos lobos frontais são contínuas na linha média **(Fig. 38-9)**. Os tálamos e os núcleos da base são separados, embora a cabeça dos núcleos da base possam parecer fusionados.

Os cornos frontais e os ventrículos laterais estão presentes, mas com aspecto displásico. Os cornos temporal e occipital são mais bem definidos, e o terceiro ventrículo geralmente aparece normal. Não existe septo pelúcido.

O corpo caloso é presente e pode estar normal, incompleto ou hipoplásico. O esplênio e a maior parte do corpo pode ser identificado, embora o joelho e o rostro geralmente sejam ausentes. Em contraste com a disgenesia isolada ou sindrômica do corpo caloso, não existem bandas de Probst em qualquer uma das HPEs.

A parede dos hipotálamos permanece unida e o quiasma óptico é menor do que o normal. Os bulbos olfatórios estão presentes na HPE lobar bem diferenciada. A glândula hipofisária pode estar achatada, hipoplásica ou ectópica.

### Diagnóstico diferencial

O maior diagnóstico diferencial da HPE lobar é a **displasia septo-óptica** (DSO). Alguns autores consideram DSO uma forma bem diferenciada do espectrum da HPE. Em contraste a HPE lobar, os cornos frontais são bem forma-

**1130** Malformações congênitas do crânio e do encéfalo

**38-8A** T1 sagital mostra HPE semilobar com diferenciação parcial do terceiro ventrículo →, cornos occipitais ⇒. O mesencéfalo, ponte e cerebelo são comparativamente normais.
**38-8B** T2 axial do mesmo paciente mostra hipotelorismo discreto sem nenhuma anomalia da face. Cornos temporais → e occipitais ⇒ rudimentares estão presentes. O terceiro ventrículo ⇒ é parcialmente formado. Os tálamos → são separados, mas o hipotálamo ⇒ permanece fusionado.

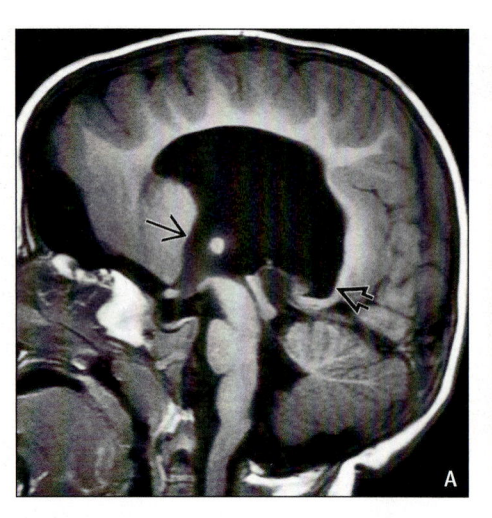

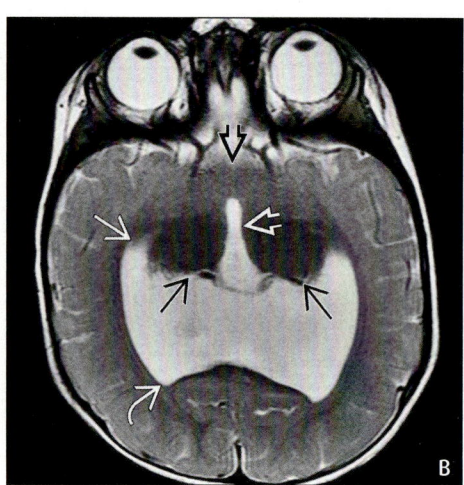

**38-8C** T2 mais cefálico do mesmo paciente mostra núcleos da base fusionados →, fissura inter-hemisférica rudimentar posterior ⇒, ausência da fissura inter-hemisférica anterior com o cérebro fusionado na linha média ⇒.
**38-8D** Imagem mais cefálica mostra o aspecto superior do monoventrículo central pouco diferenciado. O corpo caloso e todas as estruturas normais da linha média estão ausentes.

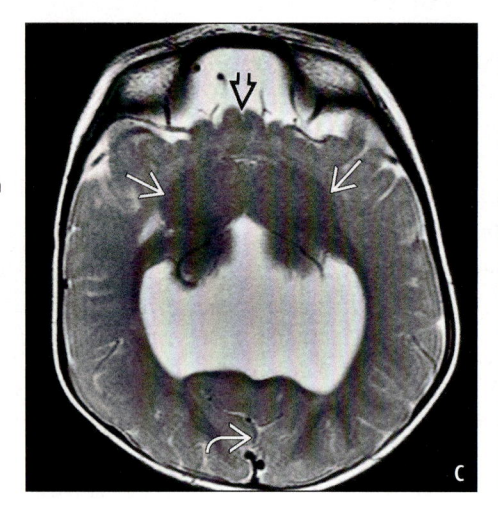

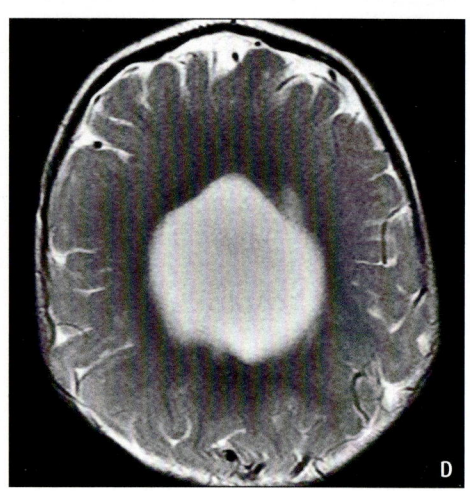

**38-8E** T2 coronal mostra o monoventrículo com cornos temporais rudimentares →. Um terceiro ventrículo parcialmente formado ⇒ separa os tálamos →. A fissura inter-hemisférica está ausente.
**38-8F** DTI colorido mostra o monoventrículo central circundado por tratos de substância branca desorganizados e caóticos.

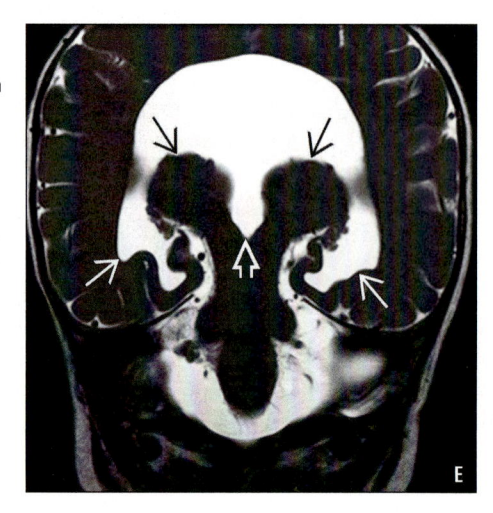

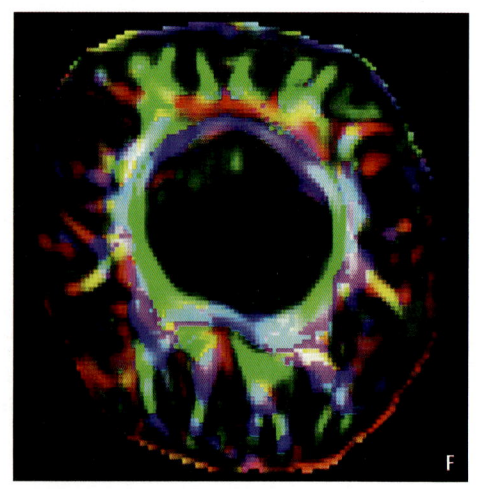

dos na DSO. A **arrinencefalia** pode se assemelhar à HPE lobar, mas os bulbos olfatórios costumam estar presentes na HPE lobar.

Na **sintelencefalia** (variante inter-hemisférica mediana da HPE), o joelho e o esplênio do corpo caloso são formados, mas o corpo está ausente e os lobos frontais posteriores são contínuos na linha média.

---

**HOLOPROSENCEFALIA**

**Holoprosencefalia alobar**
- Mais grave; alta letalidade intrauterina
- Cérebro "em panqueca" com monoventrículo central
- NB fusionados; sem foice, sem fissura inter-hemisférica (FIH)

**Holoprosencefalia semilobar**
- Foice rudimentar, IFH posterior
- Cornos ventriculares, terceiro ventrículo primitivos
- Tálamos geralmente separados, mas NB fusionado

**Holoprosencefalia lobar**
- Forma mais bem diferenciada de HPE
- NB separados, foice/FIH presentes exceto anteroinferiormente
- Lobos frontais ventrais permanecem fusionados na linha média

---

## Variantes da holoprosencefalia

Muitas variantes da HPE já foram identificadas, incluindo a sintelencefalia e holoprosencefalias septo preópticas. A arrinencefalia, a qual alguns autores consideram uma variante da HPE, será considerada, neste capítulo, juntamente com a displasia septo-óptica.

### Sintelencefalia

A sintelencefalia é também chamada de **variante inter-hemisférica mediana da HPE** (HPEvim). Aqui os hemisférios anterior e posterior são separados pela foice e fissura inter-hemisférica, mas suas seções medianas são fusionadas na linha média **(Fig. 38-10)**. Em contraste com a HPE clássica, os aspectos ventrais do prosencéfalo basal são poupados, então os núcleos da base e os bulbos olfatórios aparecem normais.

Os achados de imagem na HPEvim são diagnósticos. T1 e T2 sagitais mostram que o esplênio e o joelho do corpo caloso estão presentes, mas o corpo está ausente. Os lobos frontais posteriores são contínuos através da linha média nas imagens coronais. Os corpos dos ventrículos laterais aparecem estreitos e fusionados. Um nódulo característico de substância cinzenta é visto ao longo do aspecto dorsal dos ventrículos laterais fusionados. O terceiro ventrículo é bem formado, mas o septo pelúcido está ausente.

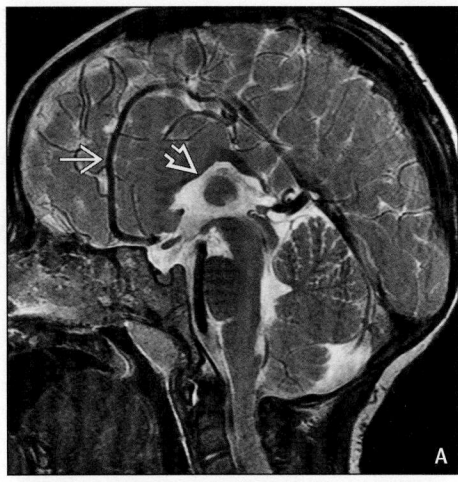

**38-9A** T2 sagital na HPE lobar mostra um cérebro bem diferenciado, um terceiro ventrículo de aparência quase normal ➡, a CA ázigos ➡.

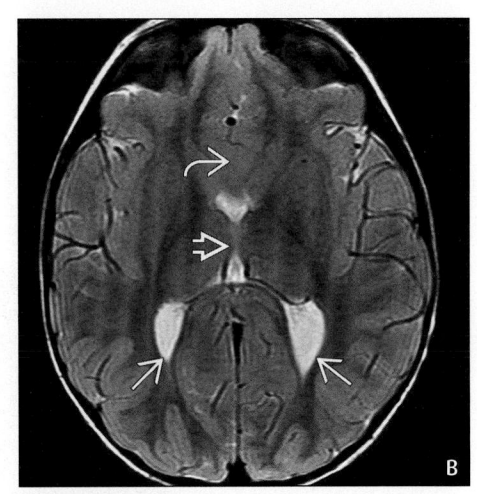

**38-9B** T2 axial mostra cornos occipitais bem desenvolvidos ➡, terceiro ventrículo ➡, cornos frontais pouco identificados com mínima fusão da linha média anterior ➡.

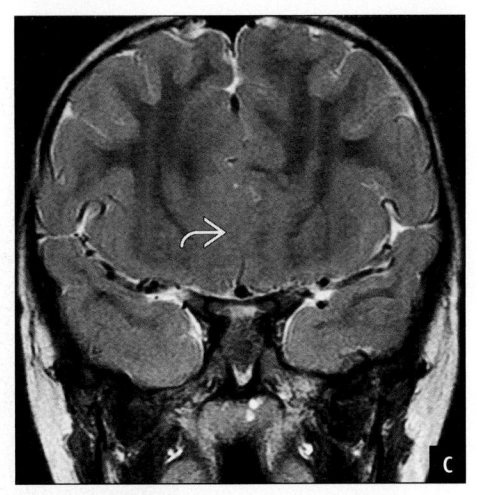

**38-9C** T2 coronal mostra que o córtex frontal anteroinferior é fusionado através da linha média ➡.

**38-10** Gráfico axial demonstra sintelencefalia com ausência da fissura inter-hemisférica na porção mediana, extensão superior de uma fissura silviana anômala através da linha média ➡. E focos de substância branca e cinzenta ⇨ que cruzam os hemisférios.

**38-11A** TC axial em um paciente com sintelencefalia mostra que as porções medianas dos hemisférios aparecem fusionadas na linha média com pontes de substância branca ➡ e cinzenta ⇨.

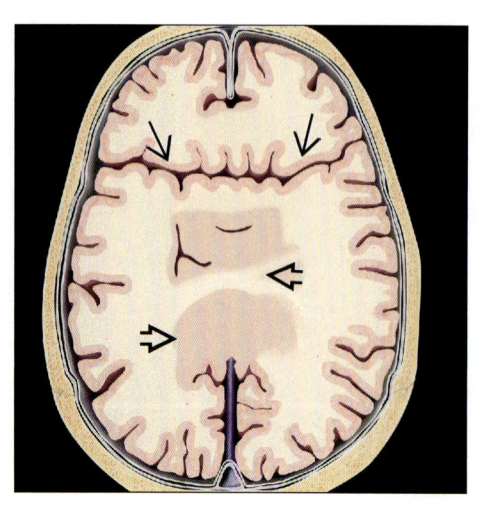

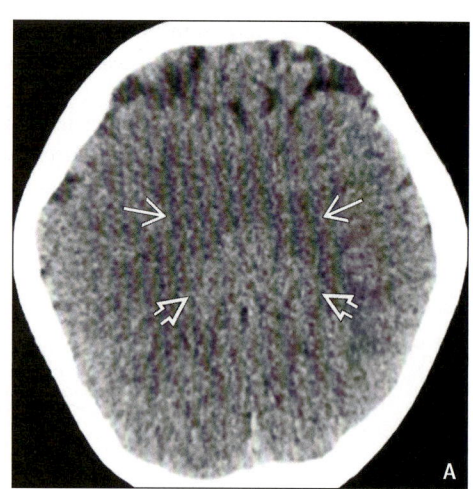

**38-11B** T1 sagital do mesmo paciente mostra os achados clássicos de sintelencefalia. O joelho ➡ e o esplênio ⇨ do corpo caloso estão presentes sem um corpo interposto. Observe a substância cinzenta anormal ➡ que deforma o ventrículo lateral.

**38-11C** T2 coronal mostra ventrículos laterais estreitos e não separados ➡ com um nódulo de substância cinzenta ⇨ acima dos ventrículos laterais fusionados. Os lobos frontais posteriores são contínuos através da linha média ➡ sem uma fissura inter-hemisférica.

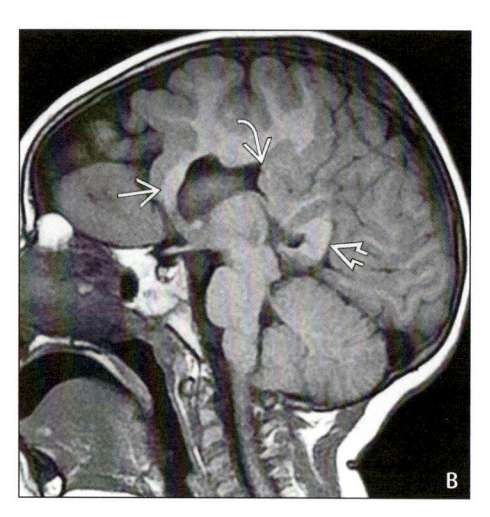

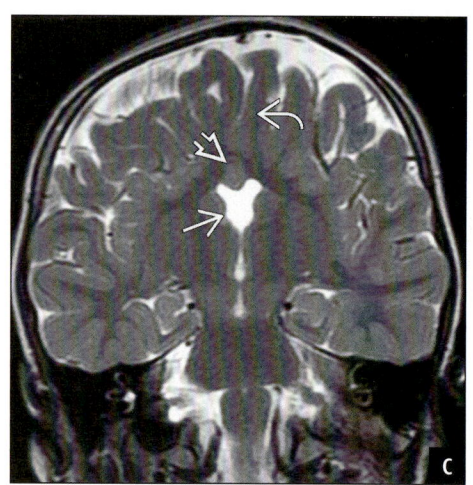

**38-11D** T2 axial mostra que as fissuras silvianas anormais ➡ continuam superiormente, encontrando-se na convexidade cerebral superior e cruzando a linha média ⇨.

**38-11E** DTI axial do mesmo paciente mostra tratos de SB nos lobos frontais posterossuperior encontrando e cruzando a linha média ➡.

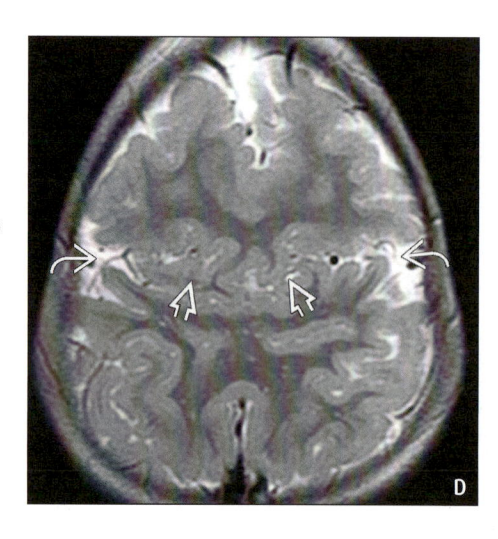

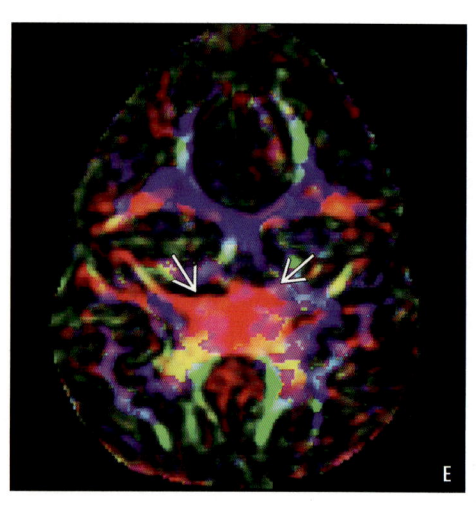

Imagens axiais mostram partes anterior e posterior da fissura inter-hemisférica e a ausência da sua seção mediana. A foice também estreita e desaparece em ambas as regiões frontal posterior e parietal anterior. Em 85% dos casos, as fissuras silvianas cursam superiormente e encontram nos cortes coronais uma fissura delineada por córtex que é contínua através da linha média **(Fig. 38-11A, 38-11B, 38-11C e 38-11D)**.

O DTI demonstra tratos da substância branca horizontais que cruzam a linha média logo abaixo do córtex fusionado **(Fig. 38-11E)**.

### Holoprosencefalia septo preóptica

Recentemente, muitas formas da HPE têm sido descritas, nas quais a falha de separação hemisférica é restrita às porções septais (subcalosal) e/ou regiões preópticas. Pacientes com esses tipos de HPE – denominada holoprosencefalia septo preóptica – em geral apresentam-se com malformações crânio-faciais da linha média discretas. Essas variantes incluem o **incisivo central maxilar mediano solitário** (SICMMS) e **estenose congênita da abertura piriforme nasal** (ECAPN). Ambas serão rapidamente discutidas aqui.

### Síndrome do incisivo central maxilar mediano solitário

A síndrome do incisivo central maxilar mediano solitário é uma malformação rara que consiste em múltiplos defeitos (principalmente da linha média). A maioria dos autores sugere que SSICMMS é uma variante da holoprosencefalia, embora outros considerem-na uma entidade distinta.

Recém-nascidos com SICMMS geralmente se apresentam com dificuldades de respiração secundária à obstrução nasal. O atraso do neurodesenvolvimento e anormalidades endócrinas, como a baixa estatura e a puberdade precoce, são achados associados comuns.

Achados de imagem na SICMMS variam de anormalidades dentárias isoladas com um incisivo maxilar único e um palato em formato de V a anormalidades mais complexas que envolvem o cérebro **(Fig. 38-12)**. Anomalias do fórnice, septo pelúcido e corpo caloso anterior estão geralmente presentes. Uma artéria cerebral ázigos ante-

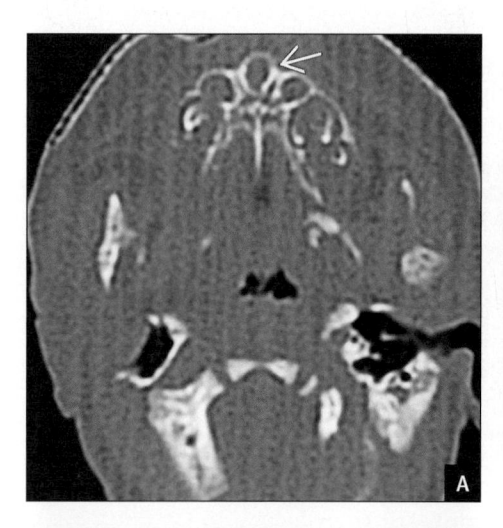

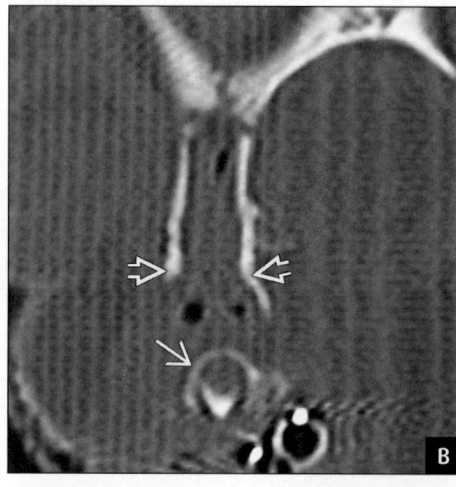

**38-12A** TC axial em um recém-nascido de 3 dias com dificuldades de respiração mostra um incisivo maxilar único na linha média ➡.
**38-12B** TC coronal óssea do mesmo paciente mostra o incisivo central ➡ e a estenose da abertura piriforme ➡.

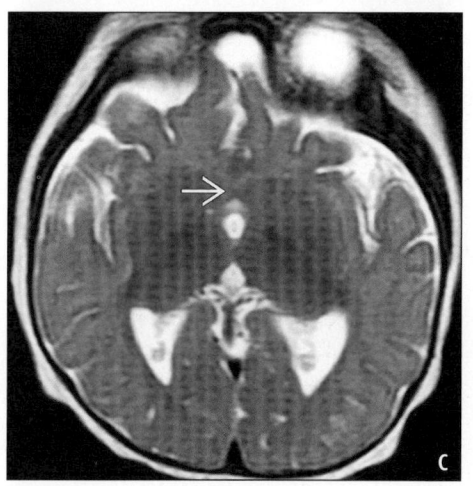

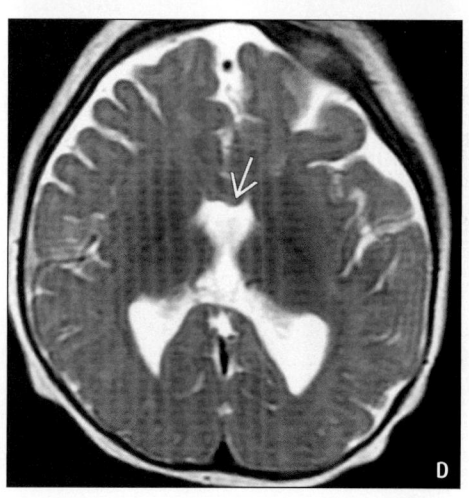

**38-12C** T2 axial do mesmo paciente com 7 meses mostra HPE lobar com discreto hipotelorismo, lobos frontais ventrais fusionados ➡.
**38-12D** Imagens mais cefálicas mostram ausência do septo pelúcido, espessamento dos fórnices com aspecto displásico ➡.

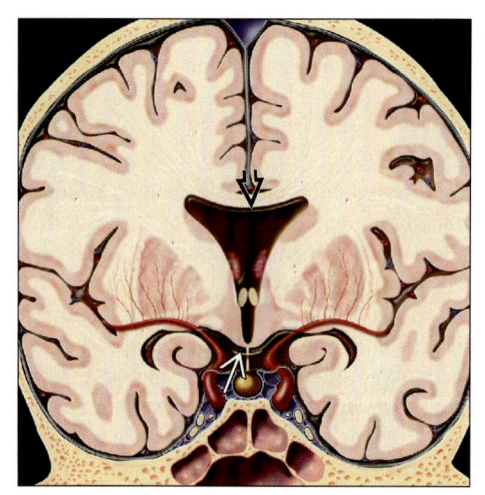

**38-13** Gráfico coronal mostra DSO com ausência do *cavum* do septo pelúcido e com cornos anteriores com teto achatado ▷ e quiasma óptico pequeno →.

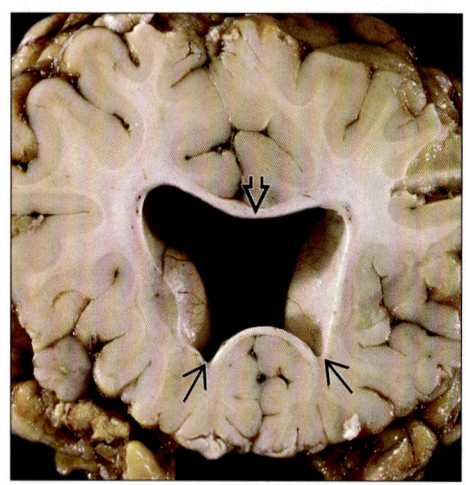

**38-14** Ausência do septo pelúcido ▷, ventrículos laterais quadrados com cornos frontais apontados inferiormente →. (Cortesia de J. Townsend, MD.)

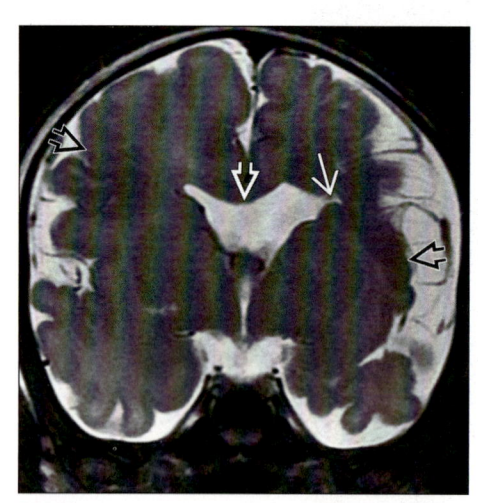

**38-15** T2 coronal em um recém-nascido mostra a ausência do *cavum* do septo pelúcido ▷, esquizencefalia → e polimicrogiria extensa ▷.

rior é comum. A hipoplasia da haste hipofisária ocorre em alguns casos.

### Estenose congênita da abertura piriforme nasal

Estenose congênita da abertura piriforme nasal (ECAPN) pode existir como uma anormalidade isolada com atresia coanal, estenose nasal média ou estenose da abertura piriforme. ECAPN pode coexistir com SICMMS. ECAPN está associada com uma alta incidência de disfunção do eixo hipotalâmico suprarrenal.

---

**VARIANTES DA HOLOPROSENCEFALIA**

**Sintelencefalia**
- Também conhecida como a variante inter-hemisférica mediana da HPE
- Presença do joelho, esplênio do CC; ausência mediana
  - Apenas malformações cerebrais com esta morfologia
- Foice mediana, fissura inter-hemisférica ausentes
- Substância cinzenta e branca frontais posteriores fusionadas na linha média

**Síndrome do incisivo central maxilar mediano solitário**
- Incisivo mediano único
- Geralmente coexiste com anormalidades nasais
- Anormalidades cerebrais do fórnix, septo pelúcido, CC

**Estenose congênita da abertura piriforme nasal**
- Atresia de coana
- Estenose nasal mediana, estenose da abertura piriforme
- Geralmente coexiste com SICMMS
- Disfunção do eixo hipotalâmico-hipofisário-adrenal comum

---

## Doenças da linha média relacionadas

### Displasias septo-ópticas

Alguns autores consideram a displasia septo-óptica como simplesmente uma forma bem diferenciada da holoprosencefalia lobar. Entretanto, a falta de fusão da linha média ventral e a natureza heterogênea da doença são mais compatíveis com uma malformação da linha média separada, porém relacionada.

### Terminologia e patologia

A displasia septo-óptica (DSO) é também conhecida como síndrome de Morsier. Dois achados patológicos principais definem DSO: (1) ausência do septo pelúcido; e (2) hipoplasia do nervo óptico **(Figs. 38-13 e 38-14)**.

Quando a DSO ocorre com outras anormalidades, como a esquizencefalia e a disgenesia calosal, a síndrome é chamada de DSO *plus* **(Fig. 38-15)**.

## Etiologia

A maioria dos casos de DSO é esporádico. A mutação do gene homeobox *HESX1* já foi identificada em alguns casos. Anormalidades dos genes *SOX* – fatores de transcrição envolvidos no desenvolvimento da hipófise – já foram vistos em outros.

## Aspectos clínicos

O aspecto clínico mais comum da DSO é o comprometimento visual. Aproximadamente dois terços dos pacientes com DSO também desenvolvem anormalidades endócrinas devido à insuficiência hipotalâmica-hipofisária. Hipoglicemia sintomática e diabetes insípido são comuns em recém-nascidos; retardo do crescimento pode tornar-se aparente mais tarde.

## Imagem

Os achados de imagem da DSO são diagnósticos. Imagens finas coronais T1 e T2 mostram ausência ou hipoplasia do septo pelúcido. Os cornos frontais aparecem "quadrados" ou em forma de caixa apontando inferiormente. O quiasma óptico e um ou ambos os nervos ópticos aparecem pequenos em cerca de metade de todos os casos.

Imagens sagitais mostram que o septo pelúcido está ausente e os fórnices estão localizados inferiormente, dando ao ventrículo lateral uma aparência "vazia" **(Fig. 38-16)**.

Ausência isolada do septo pelúcido é rara, portanto, procure cuidadosamente por outras anormalidades. Um grupo de pacientes com DSO tem malformações do desenvolvimento cortical (p. ex., heterotopias, esquizencefalia e polimicrogiria) somados com a hipoplasia do nervo óptico. Outro subgrupo demonstra uma glândula hipofisária pequena com haste fina ou ausente e uma neuro-hipófise ectópica, tipicamente vista como um "ponto" de hiperintensidade em T1 ao longo da iminência mediana do hipotálamo (ver Capítulo 25).

## Diagnóstico diferencial

O maior diagnóstico diferencial da DSO é a **HPE lobar** bem diferenciada. Os bulbos olfatórios estão presentes na HPE lobar, mas costumam estar ausentes na DSO. Os

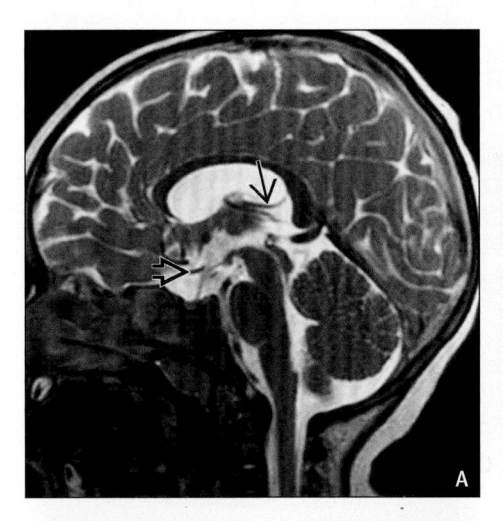

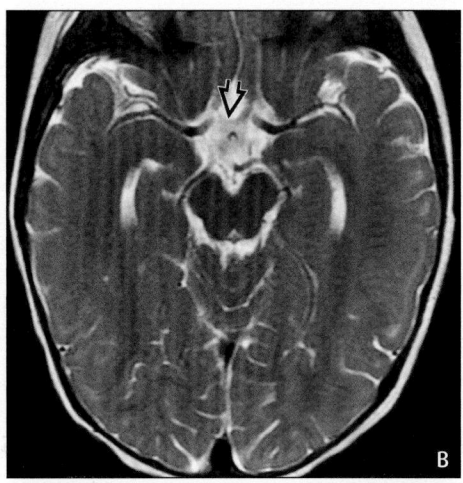

**38-16A** T2 sagital em um menino de 13 meses com displasia septo-óptica mostra um ventrículo lateral com aparência vazia e fórnice de baixa localização. O quiasma óptico aparece pequeno.
**38-16B** T2 axial do mesmo paciente mostra que o quiasma óptico aparece pequeno.

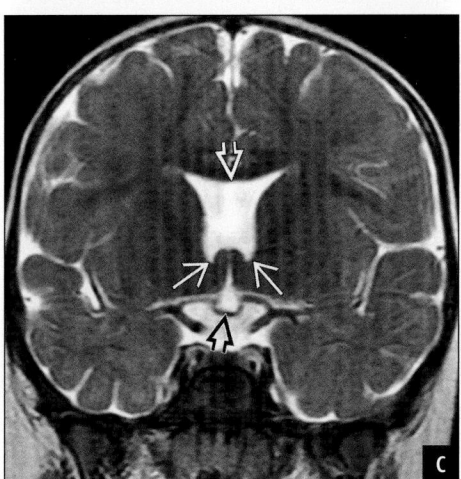

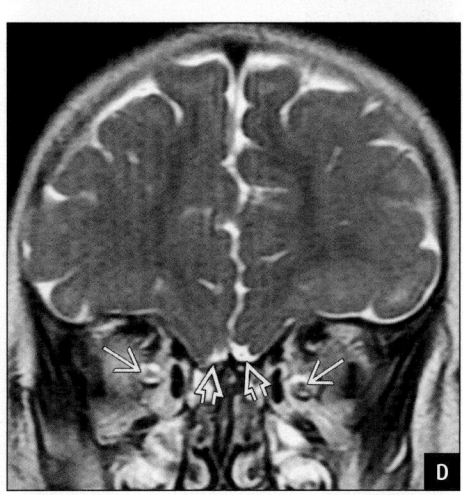

**38-16C** T2 coronal mostra o quiasma óptico hipoplásico, ausência do septo pelúcido e a aparência peculiar "quadrada" dos cornos frontais. Os cornos frontais apontando inferiormente também são achados característicos da DSO.
**38-16D** Ambos os nervos ópticos são muito pequenos. Os bulbos olfatórios devem ser facilmente identificados nas imagens T2 coronais através dos recessos olfatórios, mas eles estão ausentes.

hemisférios cerebrais e os núcleos da base são completamente separados na DSO.

### Arrinencefalia

A arrinencefalia (ARR) é uma malformação congênita na qual os bulbos e tratos olfatórios estão ausentes **(Figs. 38-17, 38-18, 38-19 e 38-20)**. Enquanto a ARR pode existir isoladamente, a maioria dos casos ocorre com múltiplas outras anormalidades faciais medianas como a fenda palatina, fenda labial, malformações nasais e/ou oculares.

Anormalidades intracranianas associadas comuns incluem anormalidades do eixo hipotalâmico-hipofisário, disgenesia calosal, HPE alobar e semilobar.

Quando hipoplasia/aplasia olfatória ocorre com hipogonadismo hipogonadotrófico, ela é denominada síndrome de Kallmann. A agenesia olfatória ocorre em cerca de 25% dos pacientes com síndrome CHARGE (coloboma, malformações cardíacas, atresia de coana, retardo de desenvolvimento, anomalias genitais e anomalias da orelha).

## Semelhantes da holoprosencefalia

### Hidranencefalia

Embora alguns autores considerem a hidranencefalia uma malformação congênita, ela é na verdade a consequência de uma destruição grave cerebral intra-útero. Ela será discutida devido à sua importância em reconhecer e diferenciar a hidranencefalia de outras doenças, como a holoprosencefalia alobar e a hidrocefalia máxima.

### Terminologia

O termo hidranencefalia é uma contração de "hidroanencefalia", que significa "água sem cérebro".

Em casos raros, apenas um hemisfério é destruído. Esta condição é denominada **hemi-hidranencefalia**.

### Etiologia e patologia

A etiologia precisa da hidranencefalia é desconhecida, mas a maioria dos investigadores acredita que o comprometimento da circulação da artéria carótida interna antes

**38-17** Gráfico submento vértice demonstra os bulbos olfatórios normais →, trígono ⇒ e estrias olfatórias laterais → passando pelos lobos temporais.
**38-18** T2 coronal em recém-nascido mostra bulbos olfatórios ⇒ e sulcos olfatórios ⇒ normais.

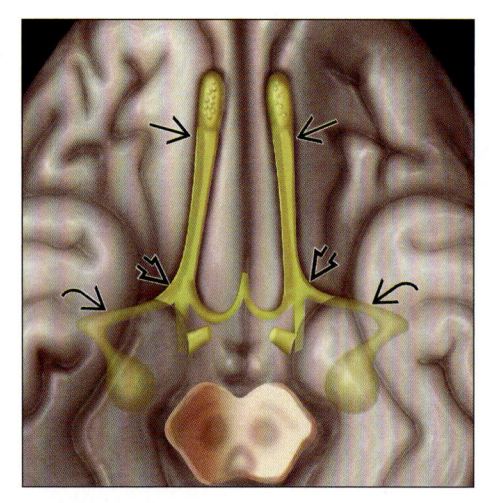

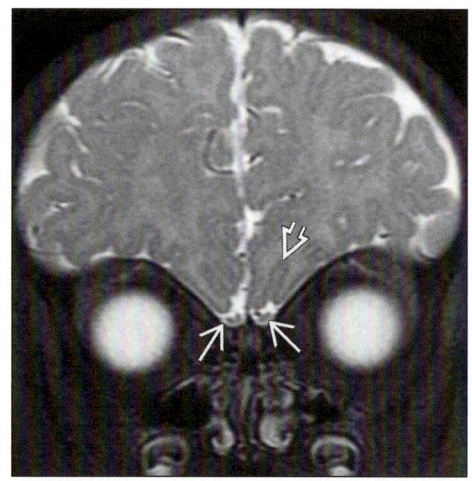

**38-19** Caso de necropsia de arrinencefalia mostra ausência dos bulbos olfatórios e sulcos olfatórios rasos, deformados →. (Cortesia de R. Hewlett, MD.)
**38-20** T2 coronal de um recém-nascido com múltiplas anormalidades congênitas demonstra arrinencefalia com ausência dos bulbos olfatórios ⇒ e ausência dos sulcos olfatórios ⇒. (Cortesia de S. Blaser, MD.)

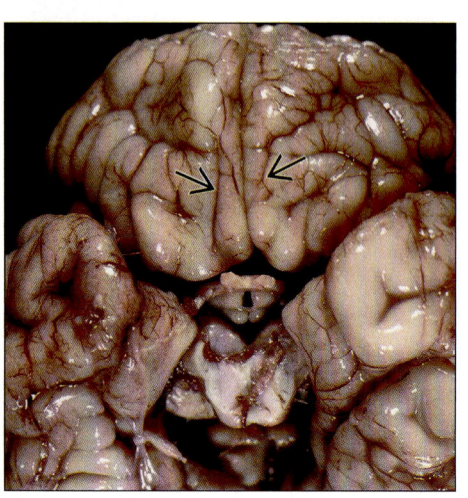

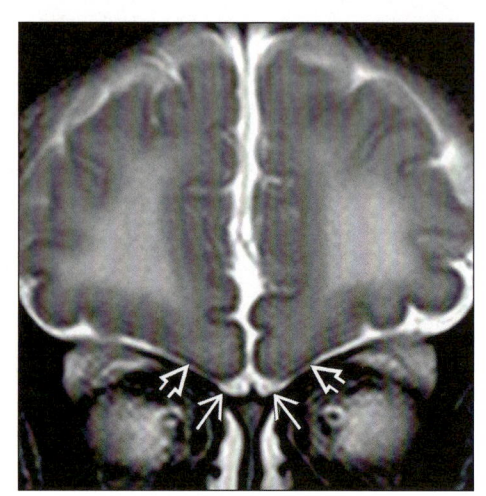

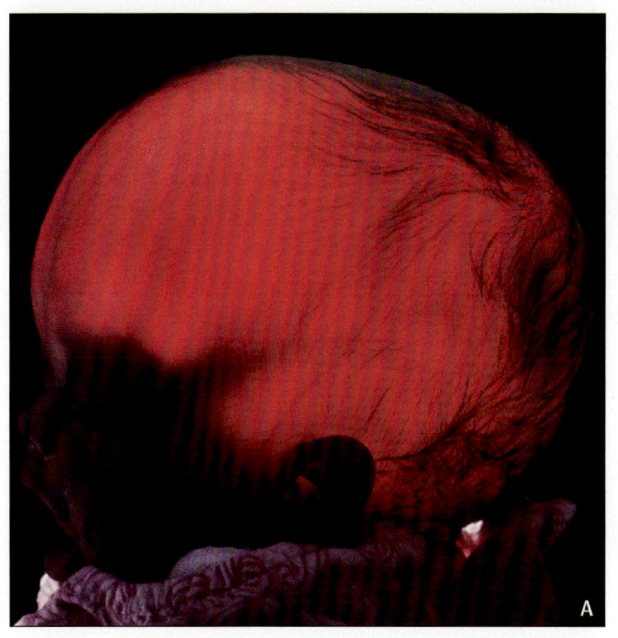

**38-21A** Caso de necropsia de hidranencefalia demonstra macrocefalia com transiluminação intensa indicando que a maior parte do crânio é preenchida por água.

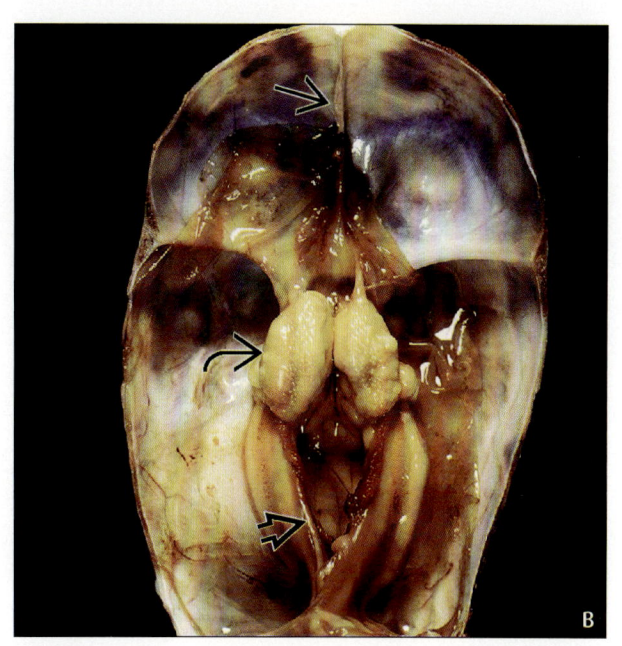

**38-21B** A calota craniana preenchida por água é alargada e os hemisférios cerebrais estão ausentes. A foice cerebral ⇒ e o tentório ⇒ estão presentes, assim como os núcleos da base ⇒ que aparecem normalmente separados.

de 16 semanas de gestação seguida por uma necrose liquefativa difusa do manto cerebral é o responsável. Trauma materno, toxinas, síndrome da transfusão gemelar, hemorragia maciça e infecção já foram descritas como possíveis fatores contribuintes.

Na hidranencefalia a maior parte dos hemisférios cerebrais foram destruídos e estão total ou parcialmente substituídos por sacos transluscentes de paredes finas com LCS que preenchem a maior parte do espaço supratentorial **(Fig. 38-21)**. A camada externa consiste em leptomeninge, e a camada interna é tecido glial sem elementos ependimários demonstráveis.

A foice está intacta. Os lobos temporais mediais, o tronco encefálico, cerebelo e parte dos tálamos – todos supridos pela circulação posterior – são relativamente preservados. Assim como parte dos plexos coroides é suprimido pela circulação posterior, o LCS continua a ser produzido, mas normalmente não é reabsorvido. Isso distende o saco preenchido por líquido, que é o achado patológico dominante da hidranencefalia. A hidranencefalia ocorre esporadicamente sem outras malformações associadas. A síndrome de Fowler é uma doença autossômica recessiva rara na qual a hidranencefalia é acompanhada de vasculopatia glomeruloide dos vasos do sistema nervoso central (SNC) e atrofia muscular neurogênica.

## Aspectos clínicos

A hidranencefalia ocorre em 1 a 2 por 10.000 nascidos vivos e representa 0,6% das malformações do SNS nas séries de necropsia perinatal/natal.

O prognóstico é ruim. Metade dos recém-nascidos vivos com hidranencefalia morre no primeiro mês, e 85% morrem no final do primeiro ano. Ocasionais sobreviventes já foram relatados. O maior problema no manejo desses casos é controlar a macrocefalia que geralmente acompanha a hidranencefalia. Pacientes com hemi-hidranencefalia têm melhor prognóstico e podem ter maior sobrevida.

## Imagem

**Aspectos gerais.** Uma cabeça normal ou grande com uma calota craniana preenchida por líquido (cérebro "em saco de água") e pequenos nichos de cérebro remanescente com uma foice cerebral e foice cerebral normais são achados típicos **(Fig. 38-22)**.

**Achados na TC.** TC sem contraste mostra que o LCS preenche quase todo o espaço supratentorial. A foice cerebral é geralmente intacta e parece "flutuar" na calota craniana preenchida por água **(Fig. 38-23)**. Os núcleos da base estão presentes e separados, mas podem aparecer moderadamente atrofiados. Pequenos remanescentes de lobos frontais medial e parieto-occipitais podem estar presentes.

**Achados na RM.** A RM demonstra uma grande ausência do manto cerebral. A foice é facilmente identificada. Os espaços preenchidos por líquido seguem o sinal do LCS em todas as sequências, embora alguma heterogeneidade de sinal esteja presente secundário à pulsação do LCS **(Fig. 38-24)**.

Na hemi-hidranencefalia, um hemisfério parece estar ausente e o espaço cheio de LCS costuma deslocar a foice ao longo da linha média **(Fig. 38-25)**.

## Diagnóstico diferencial

O diagnóstico diferencial mais importante da hidranencefalia é a **hidrocefalia obstrutiva** (HO) grave. Na HO grave (p. ex., secundária à estenose do aqueduto), um fino córtex pode ser visto comprimido contra a dura e a tábua interna da calota craniana.

Na **holoprosencefalia alobar** a foice e a fissura inter-hemisférica estão ausentes. Os núcleos da base estão fusionados. Uma grave **esquizencefalia bilateral "de lábio aberto"** tem uma grande fenda transmântica de LCS que são delineados por um córtex displásico. **Encefalomalácea cística** grave mostra ventrículos grandes com múltiplas cavidades parenquimatosas preenchidas por LCS.

**38-22** O gráfico demonstra hidranencefalia. A cabeça é grande, os tálamos são separados na linha média ➡, a foice ➡ está presente. Os compartimentos supratentoriais são quase completamente preenchidos por LCS. Não existe cérebro ao redor das cavidades preenchidas por LCS; apenas dura-aracnoide ➡ está presente.

**38-23** TC sem contraste mostra hidranencefalia. Ambos os hemisférios são substituídos por LCS. Os núcleos da base/tálamo estão separados ➡, a foice está presente ➡. Não existe cérebro visível fora das cavidades preenchidas por LCS ➡.

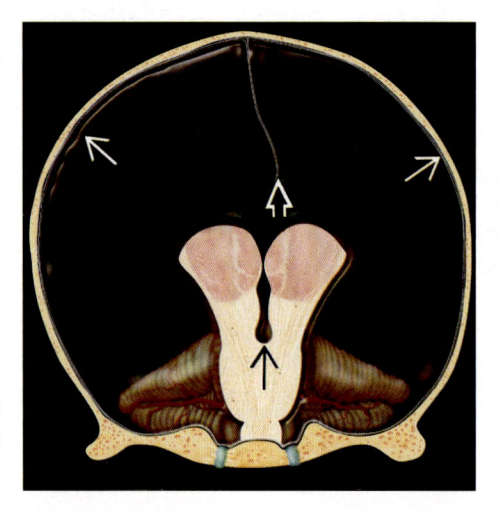

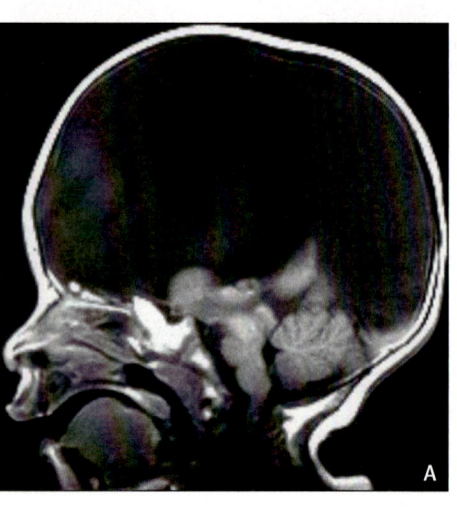

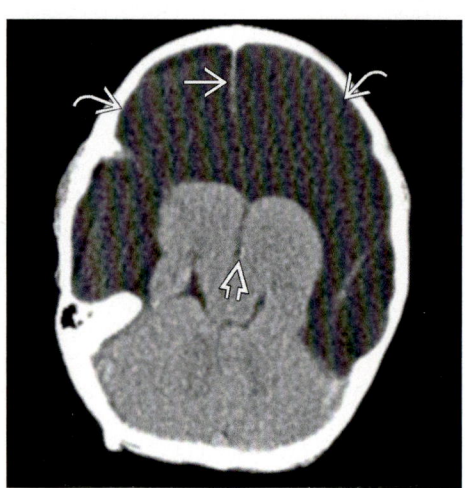

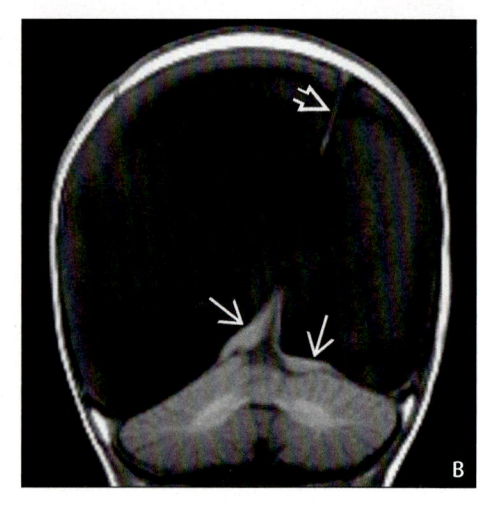

**38-24A** T1 sagital mostra hidranencefalia com macrocefalia; LCS preenche quase todos os espaços supratentoriais. Tronco encefálico e cerebelo são normais.
**38-24B** T1 coronal do mesmo caso mostra calota craniana expandida, preenchida por LCS, pequeno remanescente cerebral ➡. A foice está presente ➡. (Cortesia de A. Illner, MD.)

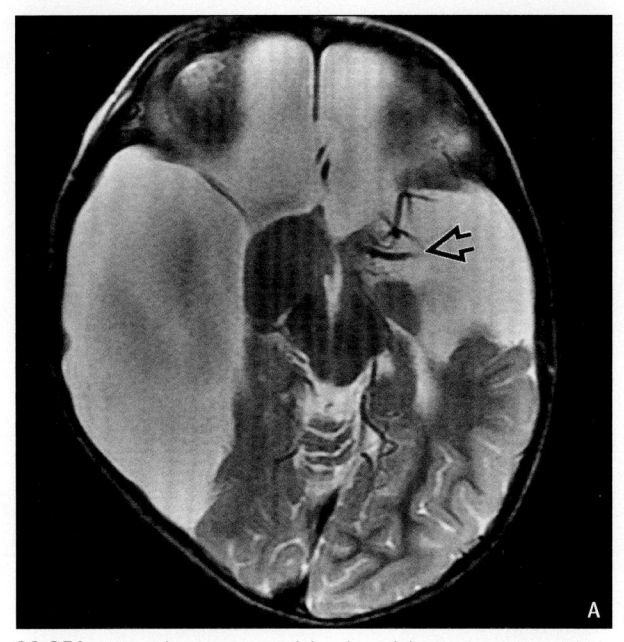

**38-25A** T2 axial mostra que os lobos frontal direito, temporais estão ausentes neste menino de 2 anos com hemi-hidranencefalia. O lobo occipital direito e a maioria do hemisfério cerebral esquerdo estão presentes. Observe *flow voids* dos ramos da ACI esquerda ⮕.

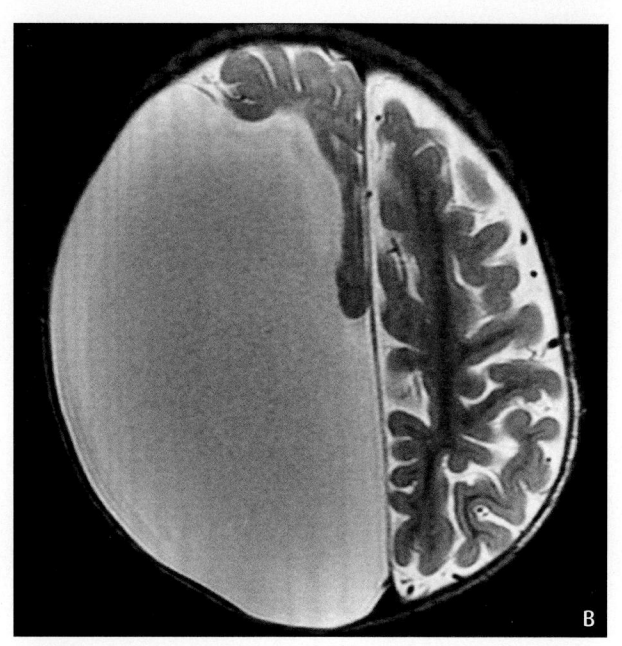

**38-25B** T2 mais cefálico do mesmo paciente mostra que a hemicalota direita está alargada e preenchida por LCS. Pequeno remanescente frontal está presente. O hemisfério esquerdo está intacto.

## Referências selecionadas

### *Holoprosencefalia*

- Vaz SS et al: Risk factors for nonsyndromic holoprosencephaly: A Manitoba case-control study. Am J Med Genet A. 158A(4):751-8, 2012
- Mercier S et al: New findings for phenotype-genotype correlations in a large European series of holoprosencephaly cases. J Med Genet. 48(11):752-60, 2011
- Hahn JS et al: Neuroimaging advances in holoprosencephaly: Refining the spectrum of the midline malformation. Am J Med Genet C Semin Med Genet. 154C(1):120-32, 2010
- Roessler E et al: The molecular genetics of holoprosencephaly. Am J Med Genet C Semin Med Genet. 154C(1):52-61, 2010
- Solomon BD et al: Holoprosencephaly overview. GeneReviews [Internet]. Updated 2011 Nov 03, 2000

### Holoprosencefalia alobar

- Kanekar S et al: Malformations of ventral induction. Semin Ultrasound CT MR. 32(3):200-10, 2011
- Marcorelles P et al: Neuropathology of holoprosencephaly. Am J Med Genet C Semin Med Genet. 154C(1):109-19, 2010

### Holoprosencefalia semilobar

- Barkovich AJ: Anomalies of ventral prosencephalon development. In Pediatric Neuroradiology. Philadelphia: Lippincott Williams & Wilkins. 445-57, 2012

### Holoprosencefalia lobar

- Barkovich AJ: Anomalies of ventral prosencephalon development. In Pediatric Neuroradiology. Philadelphia: Lippincott Williams & Wilkins. 445-57, 2012
- Cohen MM Jr: Holoprosencephaly: clinical, anatomic, and molecular dimensions. Birth Defects Res A Clin Mol Teratol. 76(9):658-73, 2006

### *Variantes da holoprosencefalia*

#### Sintelencefalia

- Merrow AC et al: Syntelencephaly: postnatal sonographic detection of a subtle case. Pediatr Radiol. 40 Suppl 1:S160, 2010
- Simon EM et al: The middle interhemispheric variant of holoprosencephaly. AJNR Am J Neuroradiol. 23(1):151-6, 2002

#### Holoprosencefalia septo preóptica

- Szakszon K et al: Endocrine and anatomical findings in a case of solitary median maxillary central incisor syndrome. Eur J Med Genet. 55(2):109-11, 2012
- Hahn JS et al: Septopreoptic holoprosencephaly: a mild subtype associated with midline craniofacial anomalies. AJNR Am J Neuroradiol. 31(9):1596-601, 2010

## Doenças da linha média relacionadas
### Displasias septo-ópticas
- Trabacca A et al: Septo-optic dysplasia-plus and dyskinetic cerebral palsy in a child. Neurol Sci. 33(1):159-63, 2012
- Ferran K et al: Septo-optic dysplasia. Arq Neuropsiquiatr. 68(3):400-5, 2010

### Arrinencefalia
- Hahn JS et al: Neuroimaging advances in holoprosencephaly: Refining the spectrum of the midline malformation. Am J Med Genet C Semin Med Genet. 154C(1):120-32, 2010

## Semelhantes da holoprosencefalia
### Hidranencefalia
- Hassanein SM et al: Hemihydranencephaly syndrome: case report and review. Dev Neurorehabil. 14(5):323-9, 2011

# 39

# Síndromes neurocutâneas

Neurofibromatose e schwannomatose ...................... 1141
    Neurofibromatose tipo 1 ........................................ 1141
    Neurofibromatose tipo 2 ........................................ 1150
    Schwannomatose .................................................. 1154
Outras síndromes tumorais familiares comuns ......... 1154
    Complexo da esclerose tuberosa ............................ 1154
    Doença de von Hippel-Lindau ................................ 1161
Síndromes neurocutâneas raras ............................... 1166
    Síndrome de Li-Fraumeni ...................................... 1166
    Síndrome de Cowden ........................................... 1168
    Síndrome de Turcot ............................................... 1170
    Síndrome do nevo basocelular .............................. 1170
    Síndrome da predisposição do tumor rabdoide ..... 1172
    Meningioangiomatose ........................................... 1173
    Melanose neurocutânea ........................................ 1174
    Lipomatose encéfalo-crânio-cutânea .................... 1176
    Síndrome do nevo epidérmico .............................. 1176
    Síndrome de Proteus ............................................. 1177

O termo **síndromes neurocutâneas** refere-se a um grupo de doenças do sistema nervoso central (SNC) que são caracterizadas por malformações ou neoplasias cerebrais e lesões de pele/olhos. Essas doenças também já foram chamadas de **facomatoses**. O termo é derivado da raiz grega *phako*, que significa lente; facomatose, portanto, significa condições semelhantes a tumor dos olhos (lentes).

A maioria das síndromes neurocutâneas é hereditária. A maior parte é associada com predileção para o desenvolvimento de neoplasias do SNC; elas também são chamadas **síndromes cancerígenas hereditárias**. A maioria delas apresenta lesões cutâneas características. Muitas também têm anormalidades viscerais e de tecido conectivo.

Recentemente, o termo **síndrome de predisposição hereditária ao câncer** tem sido usado para descrever cânceres familiares nos quais um modelo de herança possa ser estabelecido.

A base molecular da maioria das síndromes de predisposição hereditária ao câncer com manifestações no SNC agora é bem delineada. Embora o diagnóstico definitivo seja estabelecido por análise genética, achados clínicos e de imagem algumas vezes fornecem as primeiras sugestões de que o paciente possa ter uma síndrome cancerígena hereditária.

Neste capítulo, iremos considerar síndromes tumorais familiares que envolvem o sistema nervoso, iniciando com a neurofibromatose e a schwannomatose. Também é direcionada grande atenção ao complexo da esclerose tuberosa e à síndrome de von Hippel-Lindau. Concluiremos com uma breve discussão de algumas raras, porém intrigantes, síndromes neurocutâneas.

## Neurofibromatose e schwannomatose

"Neurofibromatose" não é uma única entidade, mas um grupo de doenças genética e clinicamente diferentes, com alguns fatores sobrepostos. Embora elas sejam a síndrome mais comum de predisposição a tumor no SNC, as neurofibromatoses são doenças multissistêmicas com manifestações neoplásicas e não neoplásicas.

Dois tipos de neurofibromatoses são muito conhecidos: neurofibromatose tipo 1 (NF1) e neurofibromatose tipo 2 (NF2).

Uma terceira doença descrita – schwannomatose – é uma síndrome rara não NF1/NF2, caracterizada por múltiplos schwannomas vestibulares. Juntas, essas três doenças hereditárias afetam cerca de 100.000 pessoas, somente nos Estados Unidos.

### *Neurofibromatose tipo 1*

#### Terminologia

A neurofibromatose tipo 1 (NF1) era inicialmente conhecida como **doença de von Recklinghausen** ou "neurofibromatose periférica". Como a NF1 costuma ter lesões centrais, o termo "neurofibromatose periférica" não deve ser usado. Quando grave, a NF1 pode ser altamente desfigurante e é algumas vezes chamada de "elefantíase neuromatosa" ou "doença do homem elefante".

Uma forma incomum, **NF1 segmentar** (inicialmente chamada de neurofibromatose tipo 5), afeta uma região do corpo (p. ex., um membro) ou às vezes apenas um úni-

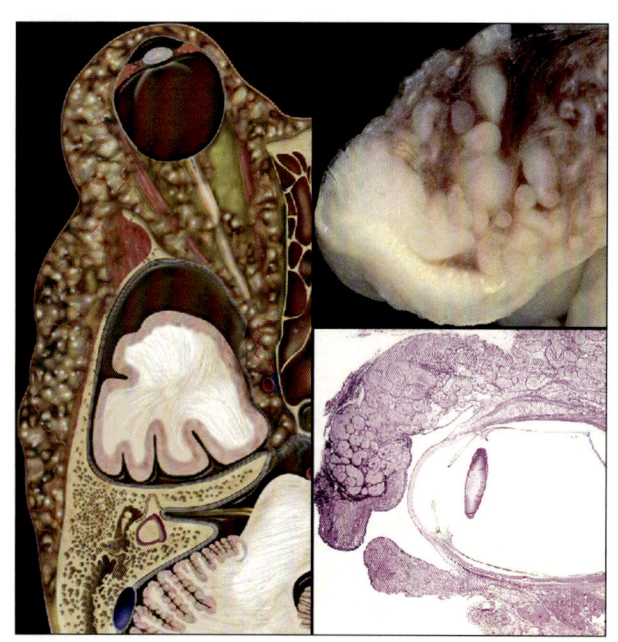

**39-1** Gráfico (esquerda) e espécime cirúrgica (direita) mostra NF1 com neurofibroma plexiforme típico da órbita, da pálpebra e do couro cabeludo.

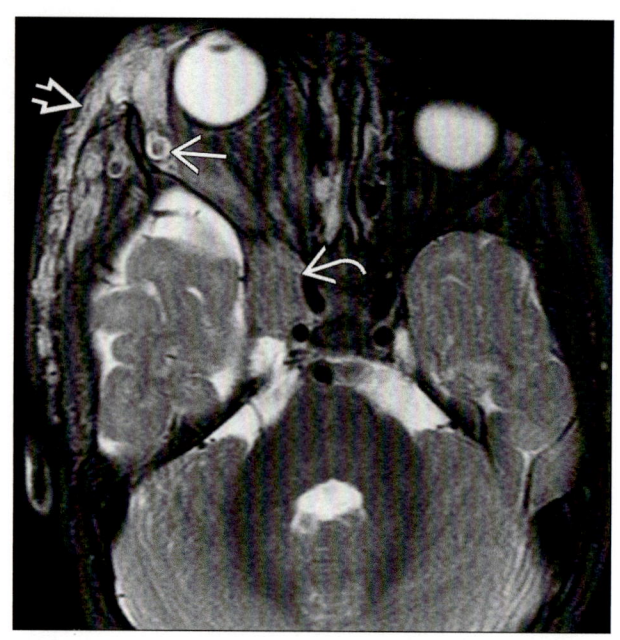

**39-2** T2 mostra NF plexiforme infiltrando a órbita, o espaço mastigador ➡, o seio cavernoso ➡. As lesões são hiperintensas com aparência típica "em alvo" ➡.

co dermato. NF1 segmentar é um mosaicismo na qual a doença localizada resulta da mutação do gene NF1 pós-zigótico.

Um tipo ainda menos comum de NF1 é a **NF1 localizada**. Esse tipo é isolado a uma pequena área e é causado por uma mutação *somática* (não da linha germinativa) esporádica.

## Etiologia

CONCEITOS GERAIS. A NF1 é uma doença autossômica dominante com expressão variável, alta taxa de novas mutações, e com uma penetrância praticamente completa aos 20 anos.

GENÉTICA. A NF1 é causada pela mutação do gene *NF1* no cromossomo 17q11.2. Esse gene tem uma das maiores taxas de mutação espontânea de todo o genoma humano. As mutações variam de deleções completas a inserções, mutações de *stop* e *splicing*, assim como substituições de aminoácidos e rearranjos cromossômicos.

As mutações inativam o gene que codifica a proteína produtora da **neurofibrina**. A neurofibrina é uma proteína citoplásmica que funciona como uma proteína supressora tumoral através da regulação negativa do oncogene *RAS*. A via sinalizadora Ras/MAPK é importante para o controle e para a diferenciação celular.

A neurofibrina também age como regulador da proliferação e diferenciação das células-tronconeuronais, que é necessário para o desenvolvimento glial e neuronal normal. A glicoproteína mielina-oligodendrócito – a maior proteína de mielina – também é codificada pelo gene *NF1* e geralmente é mutada.

A neurofibrina é expressa em baixos níveis em todas as células com níveis mais altos expressos no SNC (astrócitos e oligodendrócitos, assim como neurônios, células de Schwann) e na pele (melanócitos).

Cerca de metade de todos os casos de NF1 é familiar. Quase 50% são esporádicos ("*de novo*") e representam novas mutações. Os pacientes com NF1 que já apresentam uma mutação heterozigótica *NF1* da linha germinativa desenvolvem neurofibromas em consequência das mutações somáticas do segundo alelo *NF1* (tipo selvagem). Cerca de 10% dos pacientes com NF1 apresentam um mosaicismo somático.

## Patologias

As lesões do SNC são encontradas em 15 a 20% dos pacientes. Uma variedade de lesões não neoplásicas, assim como tumores benignos e malignos, são associadas com NF1. Um risco aumentado de malignidades fora do SNC também ocorre em pacientes com NF1.

LESÕES NÃO NEOPLÁSICAS DO SNC. Múltiplas lesões displásicas na substância branca em T2/ FLAIR crescentes e decrescentes são identificadas em pacientes com NF1 (ver abaixo). Histopatologicamente, essas lesões apresentam vacuolização e disgenesia da mielina, não hamartomas.

Lesões do SNC não neoplásico incomuns incluem macrocefalia e nódulos gliais subependimários. A hidrocefalia ocorre em 10 a 15% dos casos. *Ectasia dural* pode causar dilatação das bainhas dos nervos ópticos, cavo de Meckel ou condutos auditivos internos.

Arteriopatia ocorre em pelo menos 6% dos casos. A manifestação mais comum é a fibrose intimal progressiva

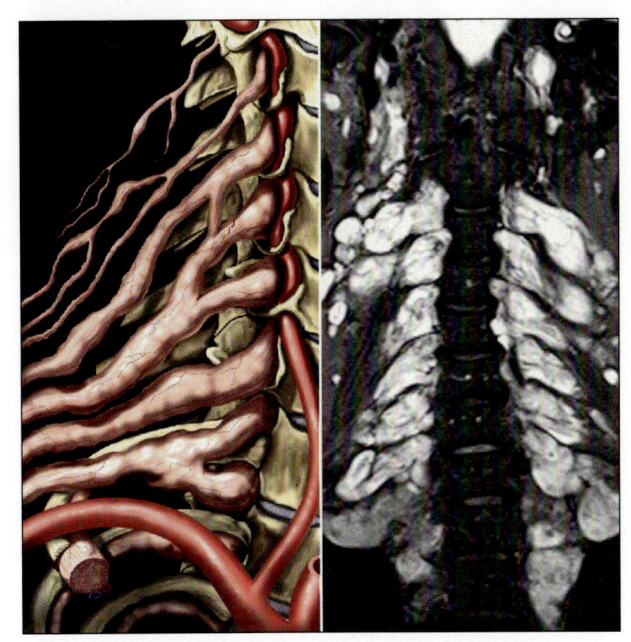

**39-3** NF plexiforme envolvendo as raízes nervosas cervicais é demonstrado no gráfico (esquerda), e o STIR coronal (direita).

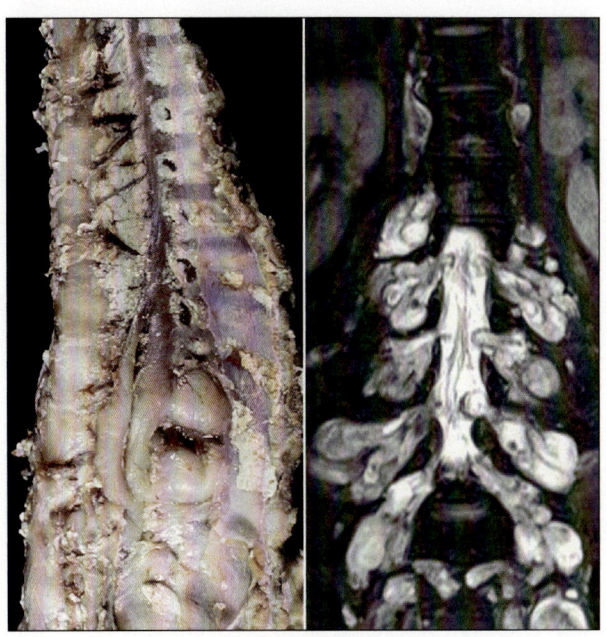

**39-4** Espécime de necropsia coronal (esquerda) e STIR coronal (direita) mostra NF plexiforme das raízes nervosas toracolombares. (Cortesia de R. Hewlett, MD.)

das artérias carótidas internas supraclinóideas, resultando em moya-moya. Aneurismas intra e extracranianos e fístulas arteriovenosas ocorrem na NF1, mas são relativamente raros. As artérias vertebrais são mais afetadas que as artérias carótidas.

**Neoplasias do SNC.** Uma variedade de tumores benignos e malignos ocorrem na NF1. Todos envolvem a tumorigênese das células derivadas da crista neural e podem ser encontrados tanto no sistema nervoso central quanto no periférico. Neoplasias benignas relacionadas à NF1 incluem neurofibromas e schwannomas. Tumores malignos incluem os tumores malignos da bainha de nervos periféricos e os gliomas.

*Neurofibromas.* Existe um espectro de neurofibromas (NF) associados a NF1. Os tumores derivados dos nervos sensitivos da pele são designados como **neurofibromas cutâneos** ou dermais **(Fig. 39-5)**. A prevalência de neurofibromas cutâneos aumenta com a idade, portanto, mais de 95% dos adultos com NF1 têm pelo menos uma lesão. NFs cutâneos são tumores benignos que são, em sua maior parte, compostos por células de Schwann e fibroblastos. A maioria é tumor localizado, bem circunscrito, mas não encapsulado, restrito ao final de um único nervo.

Menos comumente, um tumor dentro de um grande nervo aparece como uma massa difusa dentro da derme (**neurofibroma cutâneo "difuso"**).

Os **neurofibromas plexiformes** (NFP) são praticamente patognomônicos de NF1. NFPs são tumores grandes associados a grandes troncos e plexos nervosos. NFPs são encontrados em 30 a 50% dos pacientes com NF1. São lesões com aspecto em corda, difusamente infiltrativos, não circunscritos, que lembram um "saco de vermes" **(Figs. 39-1 e 39-2)**.

O couro cabeludo e a órbita são locais comuns para NFPs. Neurofibromas espinais e NFPs são encontrados em aproximadamente 40% dos pacientes com NF1 **(Figs. 39-3 e 39-4)**.

*Tumores malignos da bainha de nervos periféricos.* Embora a maioria dos NFPs seja benigna, 10 a 15% pode transformar-se em maligno. NFPs com localizações profundas têm maior risco para o desenvolvimento de tumor maligno da bainha de nervo periférico (TMBNP). A desregulação do micro RNA parece ser um evento crítico na transformação maligna dos NFPs.

TMBNP que ocorre no cenário da NF1 tende a apresentar-se em idades mais jovens e pode também incluir elementos rabdomioblásticos e outros heterólogos. Essas neoplasias histologicamente mistas – referidas como **tumores malignos de Triton** – são muito características de NF1.

*Gliomas.* A maioria das neoplasias do SNC na NF1 é **astrocitoma pilocítico** das vias ópticas. "Gliomas" das vias ópticas (GVO) ocorrem em 15 a 20% dos pacientes com NF1 e podem ser uni ou bilaterais **(Fig. 39-6)**. Alguns GVOs envolvem o quiasma óptico e os tratos ópticos. Em comparação com a maioria dos gliomas pontinos difusamente infiltrativos esporádicos, os gliomas associados a NF1 do bulbo, do teto mesencefálico e da ponte são tipicamente mais benignos.

Cerca de 20% dos gliomas associados a NF1 são malignos (grau II-IV da Organização Mundial da Saúde [OMS]). Eles incluem **astrocitoma fibrilar difusamente**

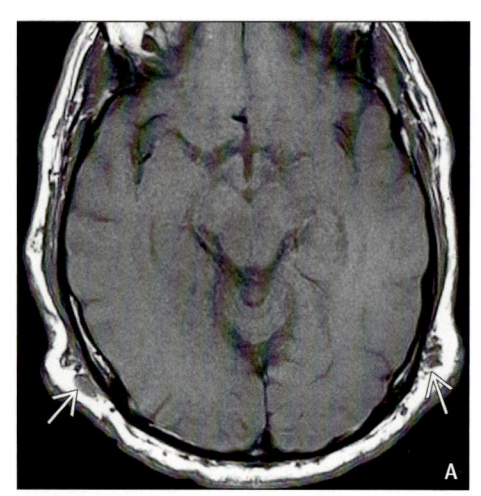

**39-5A** T1 axial mostra múltiplos pequenos NFs cutâneos ➡ em um adulto com NF1.

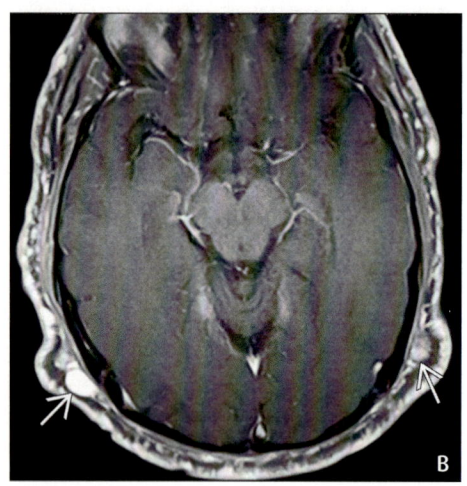

**39-5B** T1 C+ FS do mesmo paciente mostra que o NF cutâneo realça intensamente ➡.

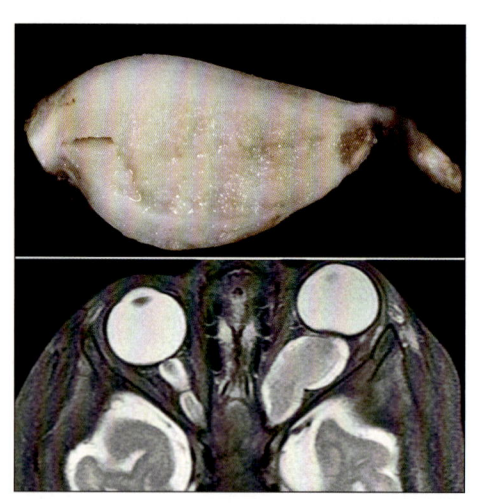

**39-6** Glioma de nervo óptico em NF1 (acima), T2 axial (abaixo) mostra aumento fusiforme do nervo óptico. As bainhas nervosas são moderadamente abertas.

infiltrativo ("baixo grau"), astrocitoma anaplásico, e glioblastoma multiforme.

**NEOPLASIAS NÃO SNC.** A NF está associada com o risco aumentado de leucemia (especialmente leucemia mielomonocítica juvenil e síndromes mielodisplásicas), tumores estromais gastrintestinais (6%), e feocromocitomas suprarrenais e extrassuprarrenais (0,1 a 5%).

Neoplasias sistêmicas raras associadas a NF1 incluem rabdomiossarcoma, xantogranuloma juvenil, melanoma, carcinoma medular da tireoide e tumores glômicos.

---

**NEOPLASIAS ASSOCIADAS À NF1**

**Comuns**
- Neurofibromas cutâneos (95% dos adultos)
- Neurofibromas plexiformes (30%)
- Neurofribromas espinais

**Menos comuns**
- Gliomas de vias ópticas (15 a 20%)
  - Astrocitoma pilocítico (80%)
- Outros astrocitomas (20%)
  - Astrocitoma fibrilar difusamente infiltrativo
  - Astrocitoma anaplásico
  - Glioblastoma multiforme

**Raros, mas importantes**
- Tumores malignos das bainhas de nervos periféricos
  - Desenvolve em 10 a 15% dos NFPs
- Leucemia mieloide crônica juvenil
- Tumores do estroma gastrintestinal
- Feocromocitoma
- Rabdomiossarcoma
- Xantogranuloma juvenil
- Melanoma
- Carcinoma medular da tireoide
- Tumores glômicos

---

## Aspectos clínicos

**EPIDEMIOLOGIA E DEMOGRAFIA.** NF1 é uma das doenças mais comuns do SNC de único gene, afetando 1:3.000 nascidos vivos. Não existe predileção por sexo.

**APRESENTAÇÃO.** As manifestações clínicas da NF1 são muito heterogêneas, e variação intrafamiliar é comum. Embora a ausência de estigmas visíveis não exclua o diagnóstico de NF1, a maioria dos pacientes exibem lesões cutâneas características **(Fig. 39-7)**. A maioria é diagnosticada quando criança ou adulto jovem.

Aspectos característicos incluem neurofibromas cutâneos (presentes em quase todos os adultos com NF1), anormalidades cutâneas hiperpigmentares com máculas café com leite (95%) **(Fig. 39-8)**, efélides inguinais/axilares (65 a 85%) e hamartomas na íris ou nódulos de Lisch **(Fig. 39-9)**. A fundoscopia usando refletância no infravermelho demonstra nódulos coroidais brilhosos esparsos em 70% dos pacientes pediátricos e 80% dos adultos.

Outros achados menos comuns associados a NF1 incluem anormalidades esqueléticas como displasia do esfenoide, afilamento cortical dos ossos longos, pseudoartrose e cifoescoliose progressiva. Anomalias cardiovasculares podem resultar em hipertensão cardiovascular e acidentes vasculares cerebrais (AVCs).

Comprometimento cognitivo é comum na NF1 e manifesta-se primariamente com dificuldades do aprendizado e distúrbios de déficit de atenção.

As recomendações gerais para as crianças com NF1 incluem exame físico anual (incluindo exame oftalmológico até os 5 anos), avaliação do desenvolvimento e monitoração regular da pressão sanguínea. Avaliações adicionais de especialistas dependem da associação das manifestações no SNC, esqueléticas ou cardiovasculares.

DIAGNÓSTICO CLÍNICO. Os testes diagnósticos moleculares diferem NF1 das outras doenças que apresentam achados fenotípicos semelhantes. Com exceção do NF plexiforme, a maioria dos estigmas clínicos do NF1 também ocorre em outras doenças (p. ex., múltiplas manchas café com leite na síndrome de McCune-Albright). Os critérios para o diagnóstico clínico da NF1 estão resumidos no quadro abaixo.

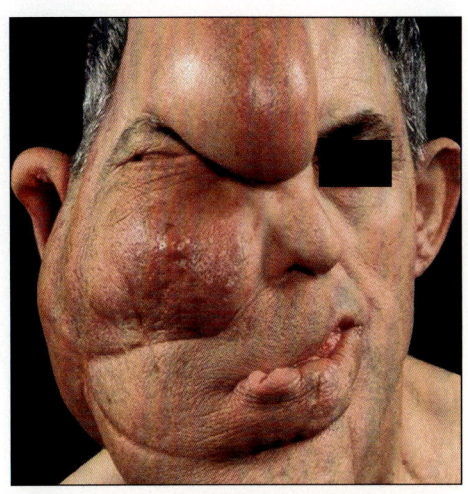

**39-7** Foto mostra um grande NF plexiforme facial. (Cortesia de A. Ersen, MD.)

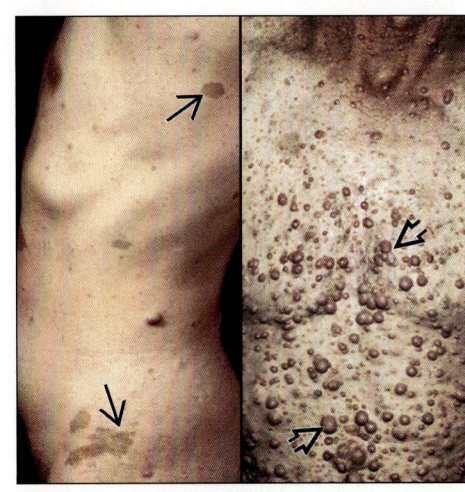

---

### NF1: ACHADOS CLÍNICOS DIAGNÓSTICOS (PELO MENOS DOIS)

**Lesões cutâneas**
- ≥ 6 manchas café com leite (manifestação precoce)
  - Pré-puberdade: ≥ 0,5 cm
  - Pós-puberdade: ≥ 1,5 cm
- Efélides nas axilas ou virilhas
- ≥ 2 neurofibromas (qualquer tipo)
- 1 neurofibroma plexiforme

**Anormalidades oculares**
- ≥ dois nódulos de Lisch (hamartomas pigmentados na íris)
- Astrocitoma pilocítico de vias ópticas

**Lesões ósseas distintas**
- Displasia/ausência do esfenoide
- Displasia/afilamento do córtex de ossos longos

**História familiar**
- Parentes de primeiro grau com NF1

---

**39-8** Fotografias mostram múltiplas manchas café com leite (esquerda), neurofibromas cutâneos (direita) em NF1. (Cortesia de A. Ersen, MD.)

HISTÓRIA NATURAL. O prognóstico na NF1 é variável e está relacionado a manifestações específicas. A idade média do falecimento de todos os pacientes com NF1 é com 59 anos. A mortalidade aumentada está relacionada a TMBNP, glioma, doença cardiovascular e compressão de órgãos por neurofibromas.

Os focos de vacuolização da mielina aumentam em número e tamanho durante 10 anos, depois regridem e eventualmente desaparecem. Eles são pouco identificados em adultos, e sua relação com comprometimento intelectual é incerto.

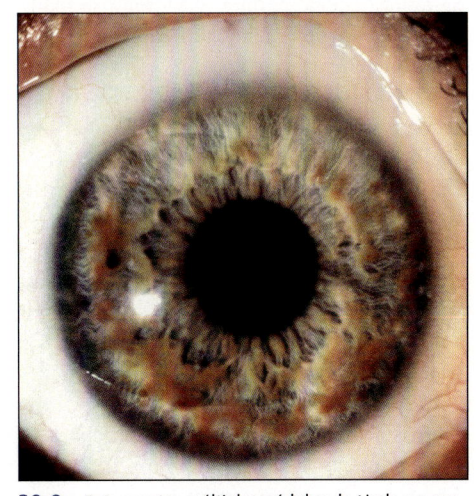

**39-9** Foto mostra múltiplos nódulos de Lisch em um paciente com NF1. (Cortesia de A. Ersen, MD.)

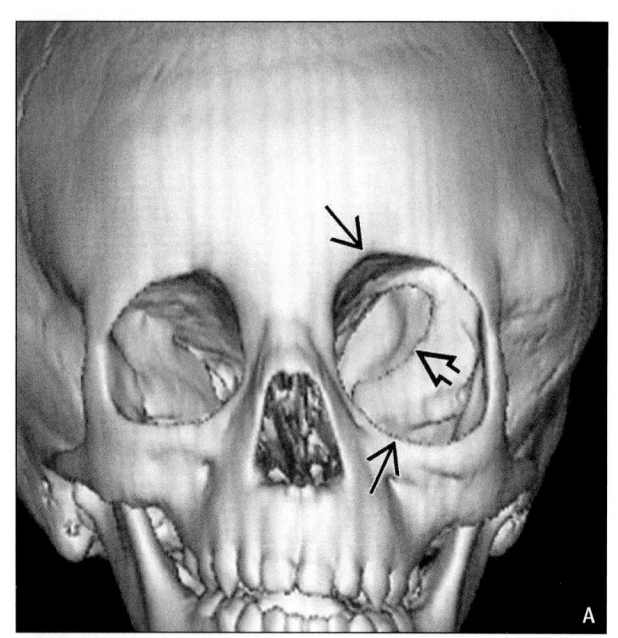

**39-10A** TC óssea tridimensional em um paciente com NF1 e displasia do esfenoide mostra a órbita esquerda aumentada ➡, alargamento da fissura orbital superior ➡.

**39-10B** T1 C+FS coronal do mesmo paciente mostra NF plexiforme infiltrativo na órbita ➡ com realce, no espaço mastigador profundo alto ➡.

OPÇÕES DE TRATAMENTO. Os focos de vacuolização da mielina não evoluem para transformação neoplásica e não precisam de tratamento.

## Imagem

Os achados de imagem variam com o tipo específico de anormalidades relacionadas a NF1.

LESÕES NÃO NEOPLÁSICAS DO SNC. **Displasias ósseas** ocorrem no crânio e na coluna, tomografia computadorizada (TC) sem contraste pode demonstrar asa do esfenoide hipoplásica **(Fig. 39-10A)** e uma fossa craniana média aumentada, com ou sem cisto aracnoide associado. Protrusão do lobo temporal anterior pode resultar em proptose ipsilateral. O globo ocular é frequentemente aumentado ("buftalmo"), e o neurofibroma plexiforme costuma estar presente **(Fig. 39-2)**.

**Displasias durais** também são comuns. Bainha dos nervos ópticos, condutos auditivos internos e cavo de Meckel alargados podem ocorrer **(Fig. 39-11)**.

**Lesões displásicas da substância branca** são vistas como hiperintensidades multifocais nas imagens T2/FLAIR. Esses focos de sinal anormal (FSA) são vistos em 70% das crianças com NF1. Eles geralmente aumentam em tamanho e número até aproximadamente 10 anos de idade, mas depois reduzem e desaparecem **(Fig. 39-15)**. FSAs são pouco vistos em adultos.

Os locais mais comuns são os globos pálidos, os centros semiovais, a substância branca cerebelar e os núcleos denteados, os tálamos, e o tronco encefálico **(Fig. 39-14)**. A maioria é menor que dois centímetros de diâmetro **(Fig. 39-15)**. Eles geralmente apresentam pouco ou nenhum efeito de massa, embora o corpo caloso possa aparecer espessado em casos graves. Lesões extensas raras confluentes no mesencéfalo, teto, tronco encefálico e hipotálamo com vacuolização da mielina podem às vezes causar efeitos de massa e até mesmo hidrocefalia obstrutiva.

A maioria dos FSAs são iso ou minimamente hipointensos no T1, embora lesões nos globos pálidos sejam em geral discretamente hiperintensas. FSAs não realçam após administração endovenosa do contraste e demonstram aumento dos valores de coeficiente de difusão aparente (ADC) na difusão.

Grande parte das **lesões vasculares** associadas a NF1 são extracranianas e variam de estenose da artéria renal à coarctação da aorta e dilatações aneurismáticas de grandes vasos.

Hiperplasia endotelial pode causar estenose progressiva das artérias carótidas internas, resultando em um padrão de moya-moya.

Uma avaliação cuidadosa da vasculatura intracraniana demonstra atenuação do *flow voids* da artéria cerebral média **(Fig. 39-12)**.

## Neoplasias do SNC

*Neurofibromas.* Pacientes com **neurofibromas cutâneos** em geral demonstram lesões solidárias ou múltiplas discretamente arredondadas ou ovoides no couro cabeludo que são hipointensas ao cérebro em T1 e hiperintensas em T2. O sinal do "alvo" com um anel hiperintenso e um centro relativamente hipointenso é comum. Realce intenso, mas heterogêneo após a injeção de contraste é típico **(Fig. 39-5)**.

**NFs plexiformes** são mais comuns na órbita, onde são vistos como massas serpiginosas mal delimitadas que infiltram as órbitas, os músculos extraoculares e as pálpebras **(Figs. 39-2 e 39-10B)**. Eles geralmente se estendem inferiormente para a fossa pterigopalatina e espaços bucais, assim como superiormente para o couro cabeludo adjacente e os espaços mastigadores. Extensão transespacial para o pescoço é comum. NFPs realçam intensamente e lembram um "saco de vermes".

*Tumor maligno da bainha do nervo periférico.* **TMBNPs** que surgem dentro de um NFP podem ser difíceis de detectar e de diferenciar do tumor inicial. TMBNPs tendem a apresentar intensidade de sinal mais heterogênea, geralmente exibindo cistos intramurais, edema perilesional e realce periférico.

*Gliomas.* O glioma mais comum da NF1 é o **astrocitoma pilocítico**. O GVO é a lesão mais comum e é vista como o aumento fusiforme difuso de um ou ambos os nervos ópticos **(Fig. 39-6)**. O tumor pode estender-se posteroanteriormente para o quiasma, superiormente para o hipotálamo, fórnices e *cavum* do septo pelúcido, lateralmente para os lobos temporais, posteriormente para os tratos ópticos e corpos geniculados laterais, e posteroinferiormente para os pedúnculos cerebrais e o tronco encefálico **(Fig. 39-13)**.

A intensidade de sinal é variável. A maioria dos GVOs é isointenso em relação ao parênquima em T1 e iso à moderadamente hiperintenso em T2. O realce nas imagens T1 C+FS varia de nenhum a intenso.

A espectroscopia de prótons em geral não ajuda no diagnóstico diferencial, uma vez que os astrocitomas pilocíticos não costumam demonstrar um espectro de malignidade com elevação da colina e redução da relação colina:creatina. Nem a intensidade de sinal nem o realce indicam malignidade. Portanto, controle evolutivo é necessário. GVOs associados a NF1 podem ser estáveis por muitos anos ou regredir espontaneamente.

**Astrocitomas fibrilares de baixo grau** associados a NF1 podem ser difíceis de diferenciar dos FSAs. Eles são moderadamente hipointensos em T1 e hiperintensos em T2 e mostram progressão nos exames de imagem de controle.

**Astrocitoma anaplásico** e **glioblastoma multiforme** são tumores mais agressivos e heterogêneos que demonstram progressão. Uma massa que aumenta progressivamente e realça pelo contraste em uma criança com NF1 deve levantar a hipótese de neoplasia maligna.

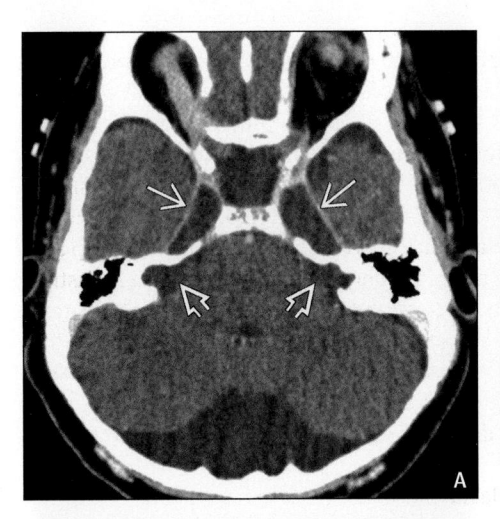

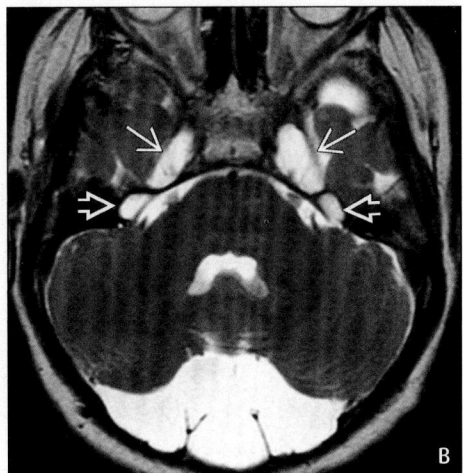

**39-11A** TC axial com contraste em um paciente com NF1 mostra achados de ectasia dural intracraniana com cavo de Meckel alargados ➡, condutos auditivos internos expandidos e preenchidos por líquido cerebrospinal (LCS) ➡.
**39-11B** T2 do mesmo paciente demonstra que os cavos de Meckel alargados ➡, condutor auditivos internos ➡ são preenchidos por LCS e não schwannoma (que seria uma característica da NF2, não da NF1).

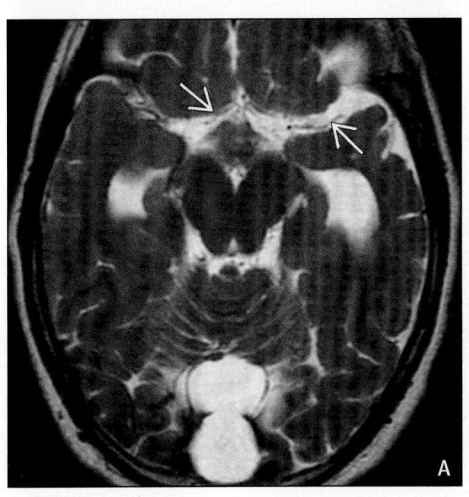

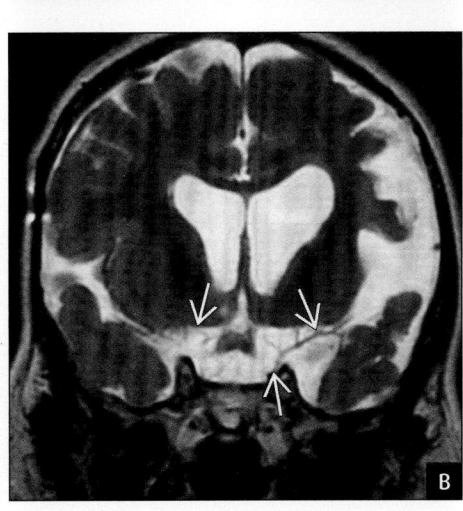

**39-12A** T2 axial em um adolescente com NF1 mostra artérias cerebrais anteriores e médias muito atenuadas ➡, uma manifestação vascular da NF1.
**39-12B** T2 coronal do mesmo paciente mostra uma aparência típica de "moya-moya" em NF1 com marcada atenuação das artérias carótida interna supraclinóidea, cerebral anterior e cerebral média ➡.

**1148** Malformações congênitas do crânio e do encéfalo

**39-13A** T2 axial num paciente com NF1 mostra o nervo óptico esquerdo alargado e hiperintenso ⇨, uma prótese no globo ocular ➡, e uma massa hiperintensa ➡ na ponte.
**39-13B** T2 mais cranial mostra quiasma óptico alargado ⇨, massa estendendo-se para o mesencéfalo direito ➡, foco de alteração de sinal em ambos os lobos temporais mediais e mesencéfalo à esquerda ➡.

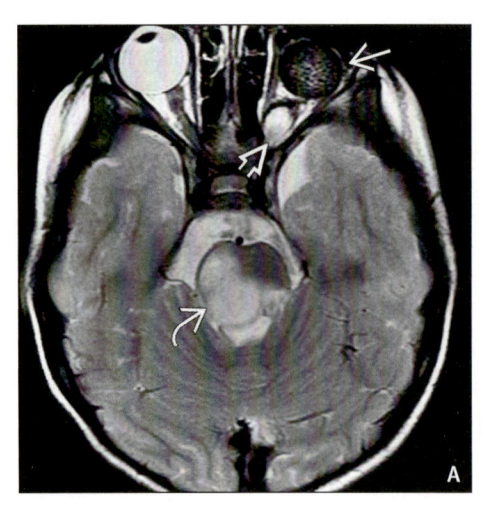

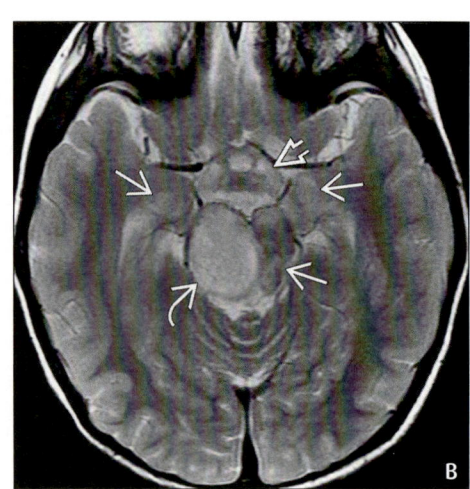

**39-13C** T1 C+ FS mostra realce intenso do quiasma óptico alargado ⇨, lobos temporais mediais ➡, e mesencéfalo ➡.
**39-13D** Imagem mais cranial mostra que o realce estende-se posteriormente ao longo de ambas as radiações ópticas ➡.

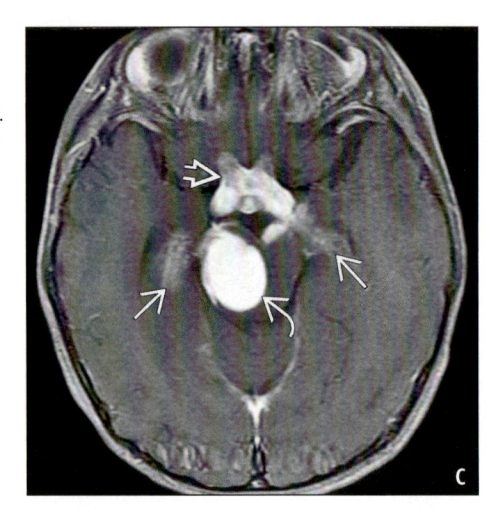

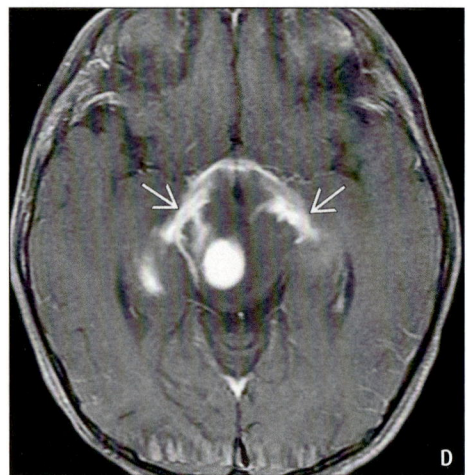

**39-13E** Imagem do tensor da difusão (DTI) do mesmo paciente mostra anisotropia alterada no mesencéfalo ⇨.
**39-13F** Perfusão por ressonância magnética (RM) mostra aumento significativo do rCBV na ponte superior ⇨. Biópsia demonstrou astrocitoma pilocítico (grau 1 da OMS) sem evidências de degeneração maligna.

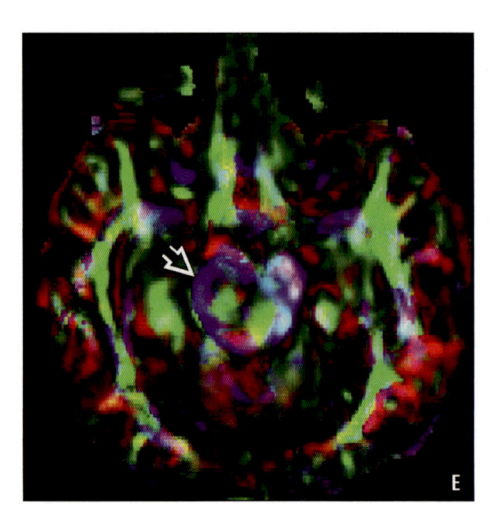

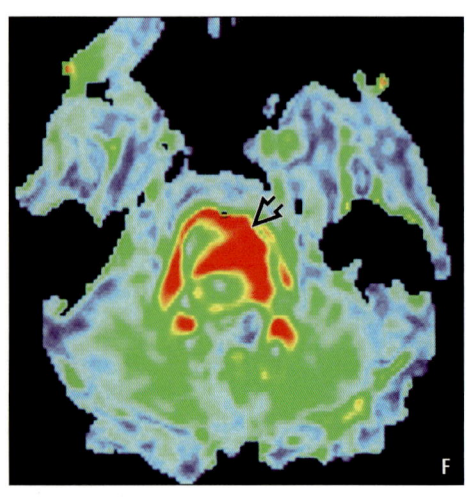

## NF1: IMAGEM

**Couro cabeludo/crânio, meninges e órbita**
- NFs plexiformes cutâneas no couro cabeludo
  - Nódulos solitários/multifocais no couro cabeludo
  - NFPs infiltram, podem estender-se para o seio cavernoso
- Displasia da asa do esfenoide
  - Hipoplasia → aumento da fissura orbitária
  - Fossa média alargada +− cisto aracnoide
  - Lobo temporal pode protruir para a órbita
- Ectasia dural
  - Bainha dos nervos ópticos tortuosa
  - Cavo de Meckel aumentado
  - CAI alargados

**Encéfalo**
- Focos hiperintensos T2/FLAIR na SB
  - Aumentam na primeira década depois reduzem
  - Raros em adultos
- Astrocitomas
  - Mais comum: pilocítico
  - Vias ópticas, hipotálamo > tronco encefálico

*(continua)*

*(continuação)*
  - Astrocitoma maligno (astrocitoma anaplásico, glioblastoma multiforme) menos comum

**Artérias**
- Estenose progressiva da artéria carótida interna (ACI) → moya-moya
- Ectasias fusiformes, fístula arteriovenosa (FAV)
  - Vertebral > carótida

## Diagnóstico diferencial

Em um quadro clínico apropriado (ver acima), a presença de FSA na ressonância magnética (RM) com ou sem GVO é diagnóstico de NF1. Entretanto, hiperintensidades em T2/FLAIR multifocais são não específicas e podem ser vistas em várias doenças não neoplásicas incluindo **doenças desmielinizantes** e **encefalites virais**.

FSAs confluentes e extensas podem eventualmente mimetizar **neoplasias** (i.e., astrocitoma pilocítico, astrocitoma difusamente infiltrativo de baixo grau, astrocitoma anaplásico, glioblastoma multiforme, gliomatose cerebral). Am-

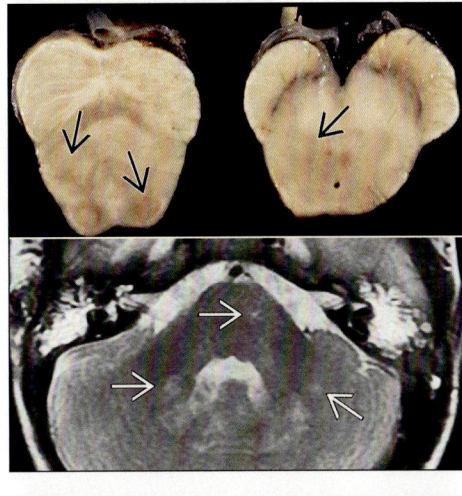

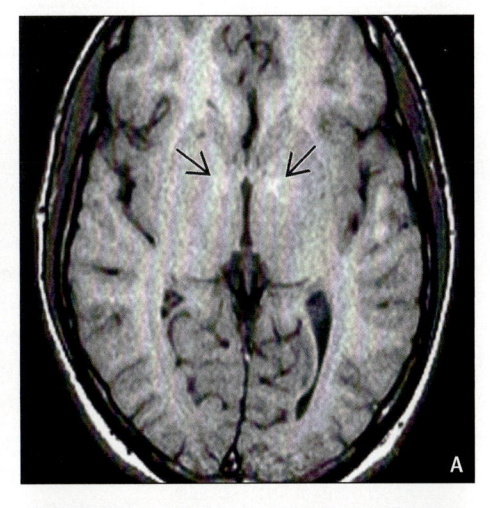

**39-14** Espécime de necropsia de um paciente com NF1 (acima) mostra múltiplos focos de substância branca pálida no mesencéfalo →, discreto efeito de massa com expansão do tegmento. (Cortesia dos arquivos da AFIP). T2 axial (abaixo) de outro caso mostra lesões hiperintensas típicas → da NF1 vistas na ponte, cerebelo.

**39-15A** T1 de uma criança com NF1 mostra focos hiperintensos bilaterais nos núcleos da base mediais →.

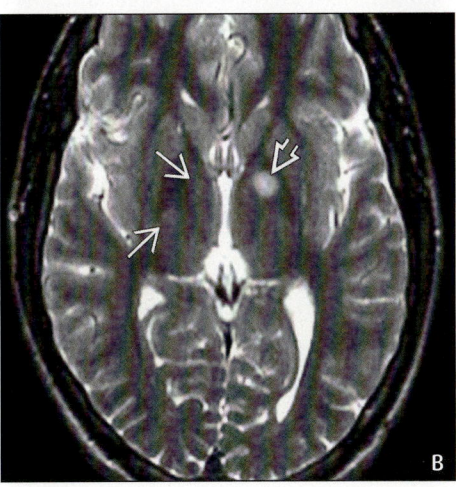

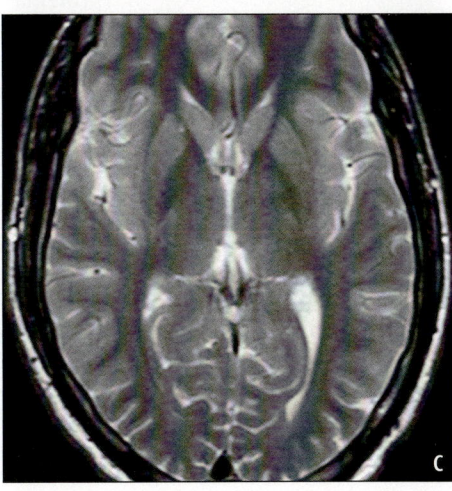

**39-15B** T1 do mesmo paciente mostra focos de intensidade de sinal anormais (FSA) à direita →, núcleos da base esquerdos →.

**39-15C** Seis anos depois, os FSAs regrediram completamente sem anormalidades residuais. Estas lesões hiperintensas em T2/FLAIR vistas em crianças com NF1 representam focos de vacuolização da mielina, aumentando em número e tamanho até aproximadamente 10 anos de idade, quando reduzem e desaparecem. Elas são raras em adultos com NF1.

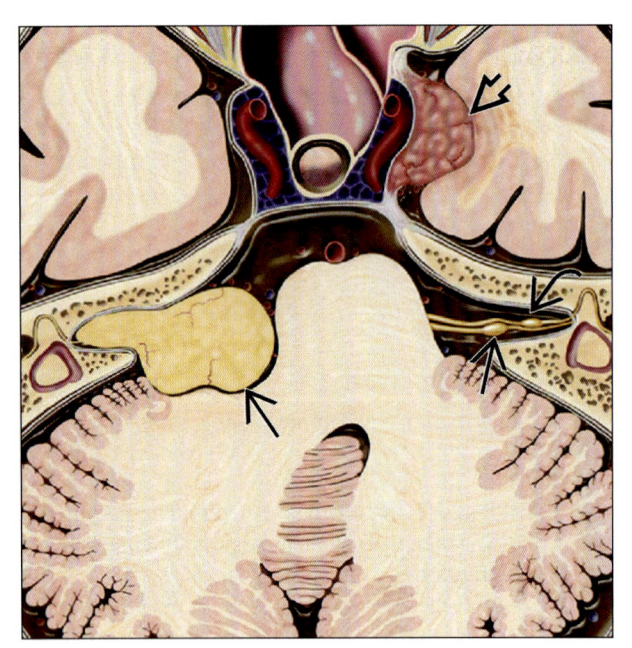

**39-16** Gráfico demonstra NF2 clássica com schwannomas vestibulares bilaterais ➔, schwannoma facial ➔ e meningioma no seio cavernoso ➔.

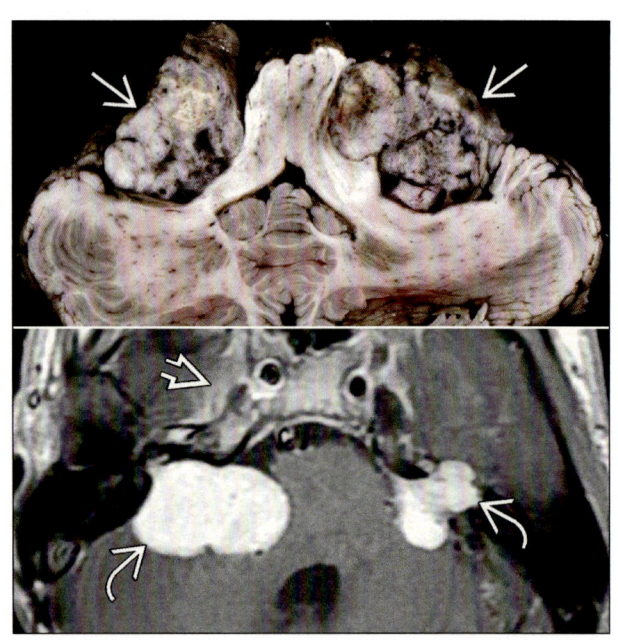

**39-17** Espécime de necropsia (acima) demonstra schwannomas vestibulares bilaterais ➔ na NF2. (Cortesia de A. Ersen, MD.) Imagem T1 C+ (abaixo) mostra schwannomas vestibulares bilaterais ➔, meningioma do seio cavernoso direito ➔.

bos FSAs e gliomas são partes do espectro de NF1, portanto, exames de imagem de controle podem ser necessários.

Uma doença recentemente descrita tem alguns achados paralelos a NF1 – múltiplas máculas café com leite, efélides axilares e macrocefalia – mas o gene causador (*SPRED1*) é diferente. Essa doença tem sido denominada **síndrome semelhante à NF1**. Os pacientes não apresentam neurofibromas cutâneos nem neurofibromas plexiformes, as típicas lesões ósseas da NF1 e gliomas do trato óptico.

## Neurofibromatose tipo 2

Embora seja historicamente agrupada com a NF1, a neurofibromatose tipo 2 (NF2) é uma síndrome distinta, com mutações, clínica e achados de imagem totalmente diferentes. Os neurofibromas caracterizam a NF1 e são compostas por células de Schwann mais fibroblastos. Os schwannomas (especialmente schwannomas vestibulares bilaterais) são a maior característica da NF2 e contêm apenas células de Schwann.

As neoplasias associadas são diferentes daquelas da NF1. Os astrocitomas são encontrados na NF1, enquanto ependimomas e meningiomas são tumores predominantes na NF2.

Existe apenas uma semelhança entre NF1 e NF2: ambas predispõem indivíduos afetados ao desenvolvimento de tumores benignos de células de Schwann.

### Terminologia

NF2 também é conhecida como neurofibromatose com schwannomas vestibulares ("acústico") bilaterais. Historicamente, a NF2 era denominada neurofibromatose central para diferenciar da chamada neurofibromatose periférica, a NF1. O termo "neurofibromatose de von Recklinghausen" está associada apenas com a NF1 e não deve ser usado para neurofibromatose tipo 2.

### Etiologia

**CONCEITOS GERAIS.** Assim como a NF1, a NF2 é uma doença autossômica dominante. Cerca de metade de todos os casos ocorre em indivíduos sem história familiar de NF2 e é causada por mutações novas adquiridas na linha germinativa. Aproximadamente 30% desses pacientes têm uma alteração genética em mosaico.

**GENÉTICA.** A NF2 é causada por mutações no gene *NF2* do cromossomo 22. O gene *NF2* codifica a proteína Merlin (proteína moesina-erzina-radixina-like), que também é conhecida como schwannomina. A Merlin é implicada na regulação da organização de membranas e processos celulares baseados no citoesqueleto como adesão, migração, contato célula-célula e sinalização.

A Merlin funciona como inibidor do crescimento e supressor tumoral e regula fatores antiangiogênicos. A inativação de mutações do gene *NF2* resulta na perda da inibição contato-dependente da proliferação e causa neoplasias benignas (schwannomas e meningiomas). A inativação bialélica do *NF2* é detectada na maioria dos meningiomas esporádicos e quase todos os schwannomas.

### Patologia

**LOCALIZAÇÃO.** As lesões do SNC estão presentes em praticamente todos os pacientes com NF2.

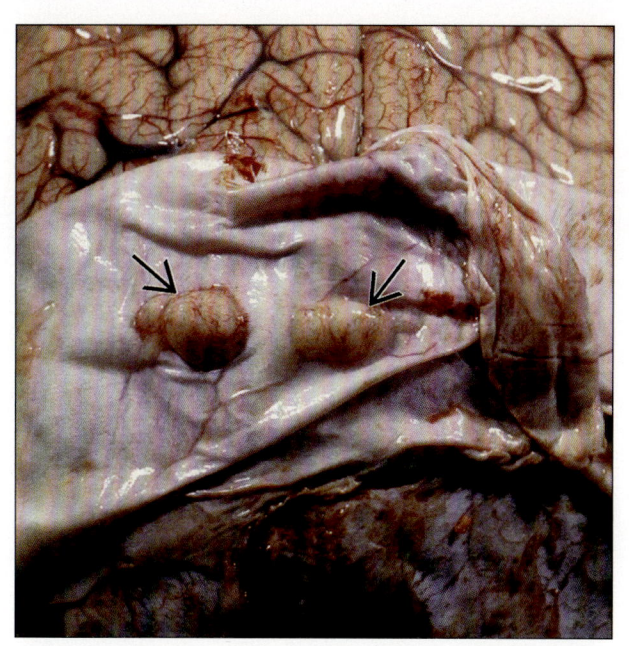

**39-18** Espécime de necropsia demonstra pequenos múltiplos meningiomas assintomáticos ⇒, um achado comum na NF2. (Cortesia de R. Hewlett, MD.)

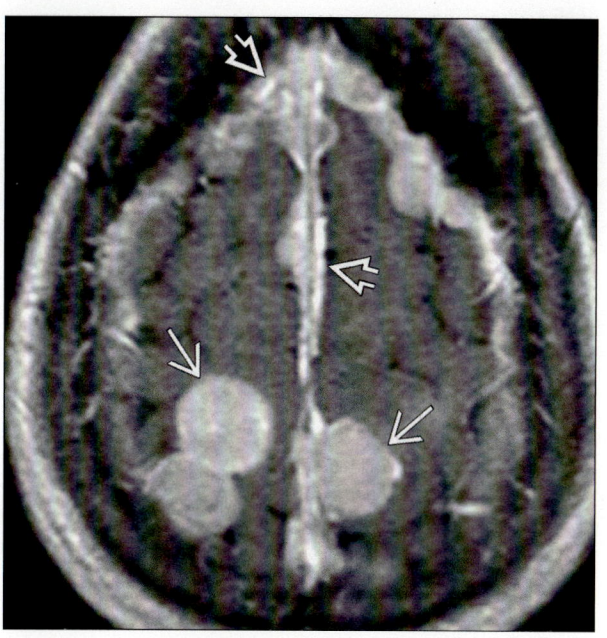

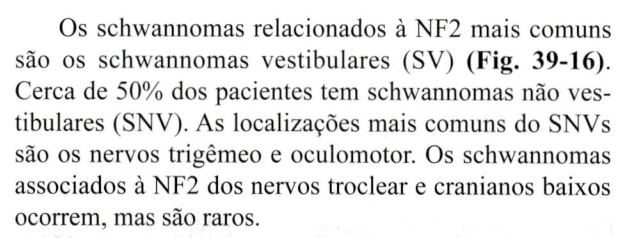

**39-19** Imagem T1C+ em uma paciente com NF2 mostra múltiplos meningiomas globulares ⇒ e espessamento dural difuso "em placa" ⇒.

Os schwannomas relacionados à NF2 mais comuns são os schwannomas vestibulares (SV) **(Fig. 39-16)**. Cerca de 50% dos pacientes tem schwannomas não vestibulares (SNV). As localizações mais comuns do SNVs são os nervos trigêmeo e oculomotor. Os schwannomas associados à NF2 dos nervos troclear e cranianos baixos ocorrem, mas são raros.

Os meningiomas ocorrem em metade dos pacientes com NF2 e podem ser encontrados em qualquer lugar do crânio e da coluna. Os locais mais frequentes são ao longo da foice e das convexidades cerebrais. Ependimomas intracranianos são raros na NF2. A maioria é encontrada na medula espinal, em especial dentro da medula cervical ou na junção cervicobulbar.

**Tamanho e número.** Schwannomas, meningiomas e ependimomas relacionados a NF2 são geralmente múltiplos. A presença de SV bilateral é patognomônica de NF2; pacientes adultos com NF2 têm em média três meningiomas.

O tamanho varia de poucos a muitos centímetros. Inúmeros pequenos schwannomas ("*tumorlets*") são vistos na maioria dos pacientes. Ependimomas intramedulares costumam ser pequenos; múltiplos tumores estão presentes em cerca de 60% dos pacientes.

**Patologia macroscópica.** A NF2 é caracterizada por múltiplos schwannomas, meningiomas e ependimomas. Praticamente todos os pacientes têm ependimomas bilaterais, considerados uma marca da NF2 **(Fig. 39-17)**. A maioria dos schwannomas são massas bem delimitadas arredondadas ou ovoides e encapsuladas que são aderidas, sem infiltração, aos seus nervos de origem.

Os múltiplos meningiomas são a segunda marca patológica da NF2. Eles são encontrados em cerca de 50% dos pacientes e podem ser um fator presente (especialmente em crianças). Os meningiomas aparecem como massas não encapsuladas, mas muito bem delimitadas **(Fig. 39-18)**.

**Achados microscópicos.** Os schwannomas são compostos por células de Schwann neoplásicas. Áreas de alta e baixa celularidade alternada (padrão Antoni A) são misturados com focos que exibem microcistos e alterações mixoides (padrão Antoni B). As células de Schwann são muito imunorreativas pra S100 e em geral não expressam Merlin.

**Estadiamento, graduação, e classificação.** Embora os schwannomas associados à NF2 tenham maior atividade proliferativa que os tumores esporádicos, eles não são necessariamente mais agressivos. Eles são considerados tumores grau 1 da OMS.

A maioria dos meningiomas associados com NF2 são neoplasias grau 1 da OMS. Entre os meningiomas sintomáticos ressecados, tumores grau 2 e 3 são encontrados em 29 e 6% dos casos, respectivamente.

Ependimomas associados a NF2 são de muito baixo grau (descritos como "grau 1/2").

## Aspectos clínicos

**Epidemiologia e demografia.** A NF2 é muito menos comum do que a NF1, com uma prevalência estimada de 1:25.000 nascimentos. Não existe predileção geográfica, étnica ou por gênero.

**Apresentação.** Diferentemente dos pacientes com NF1, os indivíduos com NF2 em geral não se tornam sintomáticos

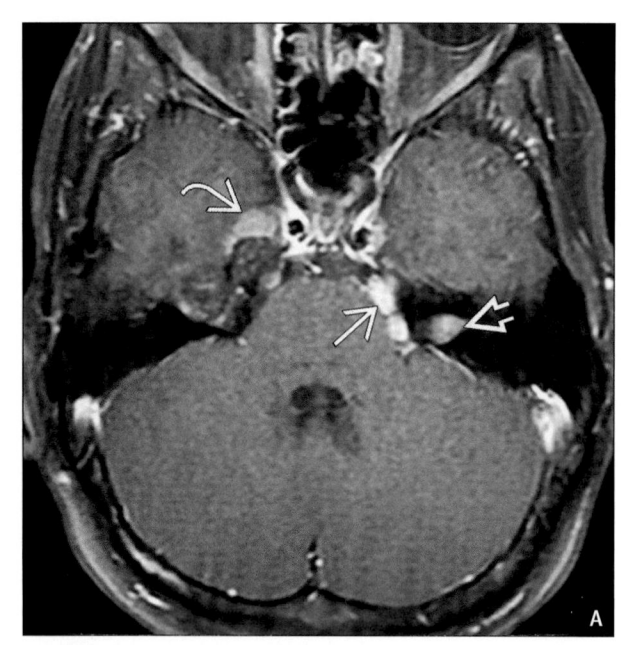

**39-20A** T1C+FS axial em uma paciente com NF2 documentada mostra schwannomas do V NC esquerdo ➡ e VIII ➡, mais meningioma no seio cavernoso direito ➡.

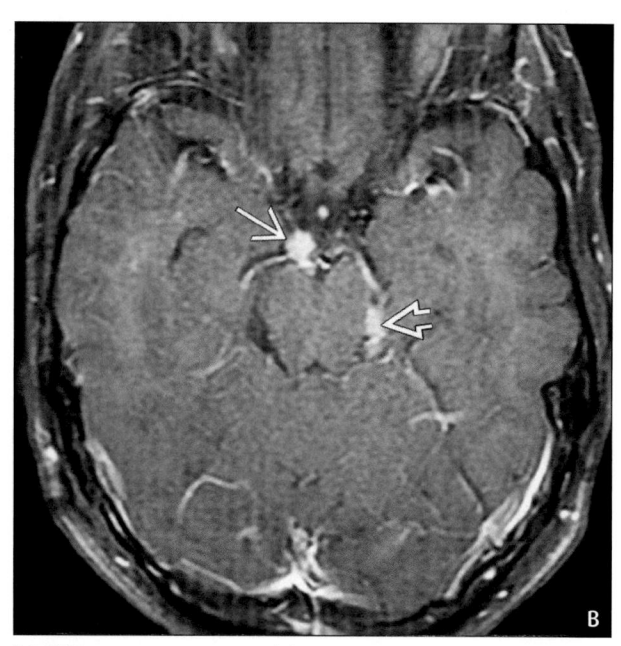

**39-20B** Imagem mais cranial do mesmo paciente mostra schwannomas no III NC direito ➡ e IV NC esquerdo ➡.

até a segunda ou a quarta década; os sintomas geralmente precedem o diagnóstico definitivo por 5 a 8 anos. A média de idade no início do diagnóstico é 17 a 24 anos; menos de 20% dos pacientes com NF2 apresentam-se com menos de 15 anos.

Diferentemente da NF1, a maioria dos aspectos clínicos da NF2 envolve o sistema nervoso. Schwannomas cutâneos e/ou opacidades subcapsulares juvenis podem ser a primeira manifestação visível da NF2. Manchas café com leite são vistas em apenas um quarto dos pacientes e são menos proeminentes e menores em número do que nos indivíduos com NF1.

A maioria dos pacientes adultos exibe uma disfunção do VIII NC com perda auditiva neurossensorial progressiva, tinitos e dificuldades de equilíbrio. Outros sintomas comuns incluem dor facial e/ou paralisia, vertigens e crises convulsivas. Perda auditiva é relativamente incomum em crianças. Cataratas subcapsulares, crises convulsivas, paralisia de nervo facial e outras neuropatias cranianas são comuns.

A maioria dos meningiomas relacionados a NF2 são assintomáticos e descobertos acidentalmente em estudos de imagem; se os sintomas aparecem, crises convulsivas ou déficits neurológicos focais são os mais comuns. Ependimomas na medula espinal são assintomáticos em 75% dos pacientes.

**DIAGNÓSTICO CLÍNICO.** O diagnóstico definitivo da NF2 é estabelecido geneticamente. Assim como na NF1, critérios já foram desenvolvidos para o diagnóstico clínico e estão resumidos no quadro abaixo. Os achados são divididos naqueles com NF2 "definitivo" e "provável".

---

**NF2: ACHADOS CLÍNICOS DIAGNÓSTICOS**

**NF2 definitivo**
- Schwannomas vestibulares bilaterais
- Familiar de primeiro grau com NF2 e SV unilateral mais jovem de 30 anos de idade
- Ou familiar de primeiro grau com NF2 e dois dos seguintes
  - Meningioma
  - Glioma
  - Schwannoma
  - Opacidades lenticulares subcapsulares posteriores juvenis ou cataratas

**NF2 provável**
- SV unilateral com menos de 30 anos de idade e um dos seguintes
  - Meningioma
  - Glioma
  - Schwannoma
  - Opacidades lenticulares subcapsulares posteriores juvenis ou cataratas
- ≥ dois meningiomas e um dos seguintes
  - Um SV com menos de 30 anos de idade
  - Um meningioma, glioma, schwannoma, ou opacidades no cristalino

---

**HISTÓRIA NATURAL.** A sobrevida de pacientes com NF2 após o diagnóstico é de 85% em 5 anos; 65% em 10 anos; e 38% em 20 anos. Enquanto os meningiomas associados a NF2 têm uma taxa de crescimento anual médio de 1,5 milímetro, meningiomas de novo e meningiomas com edema cerebral podem necessitar de um tratamento ativo.

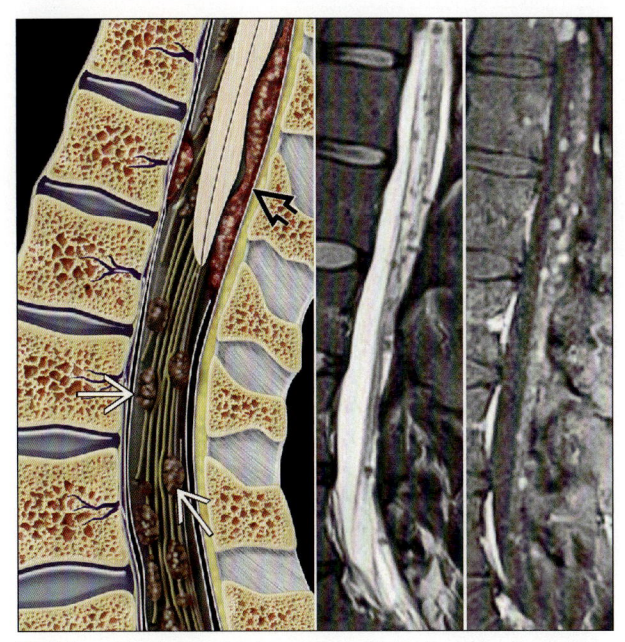

Síndromes neurocutâneas **1153**

**39-21** Gráfico (esquerda) demonstra múltiplos "tumorlets" e espinais ⮕, meningioma ⮕ na NF2. Sagital T2 (meio) e T1 C+ (direita) mostra múltiplos pequeninos schwannomas da cauda equina com realce pelo contraste.

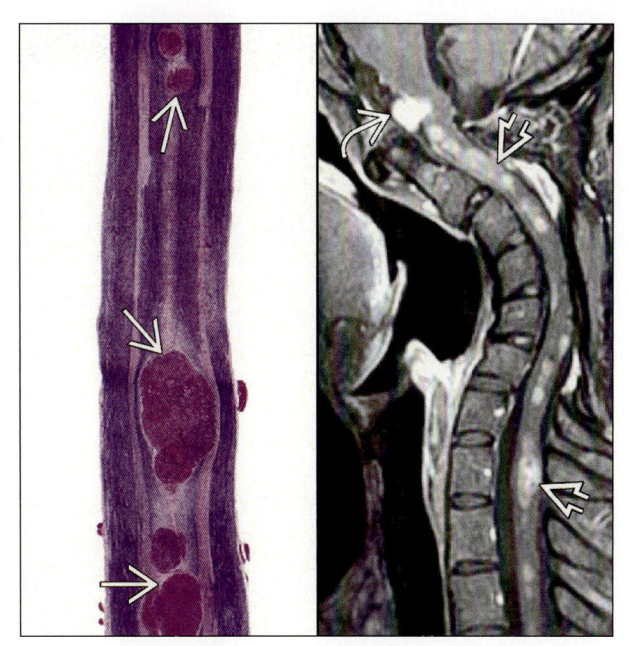

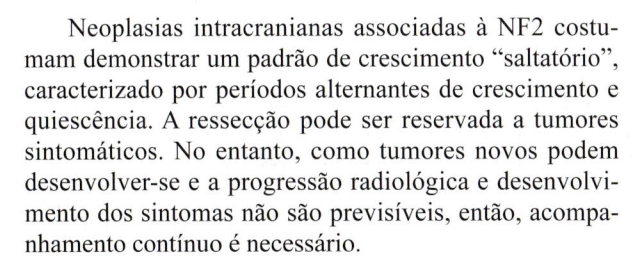

**39-22** Necropsia (esquerda) mostra múltiplos ependimomas intramedulares ⮕ na NF2. (Cortesia de A. Ersen, MD.) T1 sagital C+ (direita) mostrar múltiplos ependimomas ⮕, meningioma de forame magno ⮕.

Neoplasias intracranianas associadas à NF2 costumam demonstrar um padrão de crescimento "saltatório", caracterizado por períodos alternantes de crescimento e quiescência. A ressecção pode ser reservada a tumores sintomáticos. No entanto, como tumores novos podem desenvolver-se e a progressão radiológica e desenvolvimento dos sintomas não são previsíveis, então, acompanhamento contínuo é necessário.

OPÇÕES DE TRATAMENTO. A cirurgia é o tratamento de escolha para tumores relacionados a NF2. Ressecção completa do SV é desejável. No entanto, a ressecção de todas as lesões não é possível ou até mesmo aconselhável. A ressecção microcirúrgica subtotal com preservação do nervo coclear é comum quando um ouvido está totalmente comprometido.

## Imagem

ASPECTOS GERAIS. O achado de imagem típico da NF2 é o schwannoma vestibular bilateral.

Achados na TC sem contraste tipicamente demonstra uma massa em um ou ambas as cisternas do ângulo pontocerebelar (APC). Ambos os schwannomas e meningiomas são tipicamente iso a discretamente hiperdensos na TC sem contraste e exibem forte realce pelo contraste.

Calcificações não neoplásicas do plexo coroide em localizações atípicas (p. ex., cornos temporais) são uma manifestação rara da NF2, mas podem estar presentes.

Calcificações parenquimatosas cerebelares e cerebrais já foram relatadas em alguns casos.

TC óssea tipicamente mostra que um ou ambos os condutos auditivos internos estão alargados. Os schwannomas de outros nervos cranianos podem demonstrar alargamento ou remodelamento do forame de saída (p. ex., aumento do forame oval com schwannoma do nervo trigêmeo).

ACHADOS NA RM. Achados na RM dos schwannomas e meningiomas relacionados à NF2 são similares às lesões esporádicas **(Figs. 39-19 e 39-20)**. Se existe suspeita de NF2 com base nos exames de imagem, toda a coluna e medula espinal deve ser rastreada. T2 de alta resolução e sequências com contraste demonstram pequeninos schwannomas assintomáticos **(Fig. 39-21)** e ependimomas intramedulares **(Fig. 39-22)** em pelo menos metade de todos os indivíduos com NF2.

## Diagnóstico diferencial

O maior diagnóstico diferencial da NF2 é a **schwannomatose**. Na schwannomatose falta os estigmatas cutâneos, é caracterizada por múltiplos schwannomas vestibulares, não está associada com meningiomas e tem uma mutação genética diferente (ver abaixo).

**Meningiomatose múltipla** é caracterizada por meningiomas multifocais globosos e em placa sem schwannomas.

> **NF1 VS. NF2**
>
> **Neurofibromatose tipo 1**
> - Comum (90% de todos os casos de NF)
> - Mutação cromossomo 17
> - Quase sempre diagnosticado aos 10 anos
> - Lesões cutâneas/oculares comuns (> 95%)
>   - Manchas café com leite
>   - Nódulos de Lisch
>   - NF cutâneos (geralmente múltiplos)
>   - NF plexiforme (patognomônicos)
> - Lesões do SNC menos comuns (15 a 20%)
>   - Hiperintensidade T2/FLAIR (vacuolização da mielina; lesões aumentam, depois diminuem)
>   - Astrocitomas (gliomas de vias ópticas – geralmente pilocítico – outros gliomas)
>   - Displasia da asa do esfenoide, dural
>   - Moya-moya
>   - Neurofibroma das raízes de nervos espinais
>
> **Neurofibromatose tipo 2**
> - Muito menos comum (10% de todos os casos de NF)
> - Mutações no cromossomo 22
> - Geralmente diagnosticados na 2ª a 4ª décadas
> - Lesões cutâneas, oculares, menos proeminentes
>   - Manchas café com leite discretas, menos frequentes
>   - Opacidades subcapsulares juvenis
> - Lesões no SNC em 100%
>   - Schwannomas vestibulares bilaterais (quase todos)
>   - Schwannomas não vestibulares (50%)
>   - Meningiomas (50%)
>   - Ependimomas medulares (geralmente múltiplos)
>   - Schwannomas das raízes dos nervos espinais

## *Schwannomatose*

### Terminologia

A schwannomatose, que é a terceira maior forma de neurofibromatose, é uma síndrome cancerígena hereditária na qual o paciente desenvolve múltiplos schwannomas **não vestibulares não intradérmicos**.

### Etiologia e patologia

A schwannomatose é causada por mutações *missense* no gene remodelante da cromatina *SMARCB1* (também conhecido como *INI1* e *hSNF5*). Diferentemente da NF1 e NF2, a maioria dos casos de schwannomatose são *de novo*, uma vez que menos de 15% são familiares. A taxa de transmissão é baixa, provavelmente devido à alta taxa de mosaicismo genético nas mutações fundadoras.

Múltiplos schwannomas na coluna (75%), tecido subcutâneo (15%) e nervos cranianos não vestibulares (10%) são característicos. Enquanto esses schwannomas variam de múltiplos nódulos discretos a lesões plexiformes, os achados histológicos são aqueles de um schwannoma típico.

Evidências recentes indicam que pacientes com schwannomatose e mutação *SMARCB1* apresentam maior risco de desenvolver múltiplos meningiomas cranianos. Aproximadamente dois terços dos meningiomas em pacientes com essa síndrome de predisposição tumoral são localizados na foice cerebral.

### Aspectos clínicos

A schwannomatose afeta 1:40.000 nascimentos. Os sintomas variam, mas dor é a apresentação mais comum. O prognóstico é excelente, uma vez que a transformação anaplásica é muito rara.

### Imagem e diagnóstico diferencial

Múltiplos nódulos com realce ocorrem ao longo da cauda equina e dos nervos periféricos. SNV cranianos são comuns e lembram schwannomas esporádicos e associados a NF2. Os meningiomas são menos frequentes; quando presentes, exibem uma afinidade distinta para as convexidades cerebrais e para a foice.

O maior diagnóstico diferencial da schwannomatose é a *NF2*. Por definição, a schwannomatose não apresenta SV bilateral característico da NF2. As lesões com realce ao longo das raízes dos nervos espinais e da cauda equina que lembram schwannomatose podem ser causadas por **metástases leptomeníngeas**.

## Outras síndromes tumorais familiares comuns

### *Complexo da esclerose tuberosa*

O complexo da esclerose tuberosa é uma síndrome neurocutânea caracterizada pela formação de hamartomas não malignos e lesões neoplásicas no cérebro, coração, pele, rim, pulmão e outros órgãos. Ela está associada com autismo, epilepsia e disabilidades neurocognitivas e de comportamento. Como suas manifestações clínicas variam muito, estabelecer o diagnóstico do complexo da esclerose tuberosa era um desafio antes da neuroimagem moderna e da análise genética.

### Terminologia

O complexo da esclerose tuberosa (CET) também tem sido chamado de doença de Bourneville ou Bourneville-Pringle. A tríade clássica da CET consiste em lesões faciais (*adenomata sebaceum*), crises convulsivas e retardo mental.

### Etiologia

**Conceitos gerais.** Aproximadamente 50% dos casos de CET são hereditários e seguem um padrão autossômico dominante. A outra metade representa mutações *de novo* e um mosaicismo da linha germinativa.

**Genética.** Dois genes separados são mutados ou deletados na CET: *TSC1* e *TSC2*. As mutações *TSC2* são aproximadamente cinco vezes mais frequentes do que as de *TSC1*.

O gene *TSC1* está localizado no cromossomo 9q34 e codifica a proteína chamada **hamartina**. O gene *TSC2* está localizado no cromossomo 16p13.3 e codifica a proteína **tuberina**. As mutações em ambos os genes são identificadas em 75 a 85% dos pacientes com CET.

O complexo proteína-dímero TSC1/TSC2 funciona como um supressor tumoral. A hamartina/tuberina inibe a via sinalizadora complexa chamada de alvo da rapamicina em mamíferos (mTOR). Os mamíferos possuem apenas um único gene *mTOR*. O produto da proteína mTOR é um componente de dois complexos, mTORC1 e mTORC2. A ativação de qualquer mTORC regula a síntese de proteína e o crescimento celular.

## Patologia

As quatro maiores características patológicas da CET no encéfalo são túberes corticais, nódulos subependimários, lesões da substância branca e astrocitoma subependimário de células gigantes **(Figs. 39-23 e 39-24)**.

**TÚBERES CORTICAIS.** Os túberes corticais são áreas firmes, esbranquiçadas, com formato em pirâmide, elevadas de espessamento giral liso, com ou sem depressões centrais, que grosseiramente lembram batatas ("túberes").

Microscopicamente, os túberes corticais consistem em células gigantes e neurônios dismórficos com focos de gliose, laminações interrompidas e mielina desordenada. Células em balão semelhantes àquelas vistas na displasia cortical focal de Taylor (DCF IIb) são também encontradas nos túberes. Os túberes não sofrem transformação maligna.

**NÓDULOS SUBEPENDIMÁRIOS.** Os nódulos subependimários (NS) são localizados abaixo da superfície ependimária dos ventrículos laterais, ao longo do curso do núcleo caudado.

NSs aparecem como lesões elevadas, arredondadas e hamartomatosas que lembram macroscopicamente vela derretida ou gotas. Eles geralmente calcificam com a idade. NSs ao longo do sulco caudotalâmico adjacente ao forame de Monro podem sofrer transformação neoplásica para astrocitoma subependimário de células gigantes.

**LESÕES DA SUBSTÂNCIA BRANCA.** Lesões da substância branca (SB) são quase universais em pacientes com CET. Elas

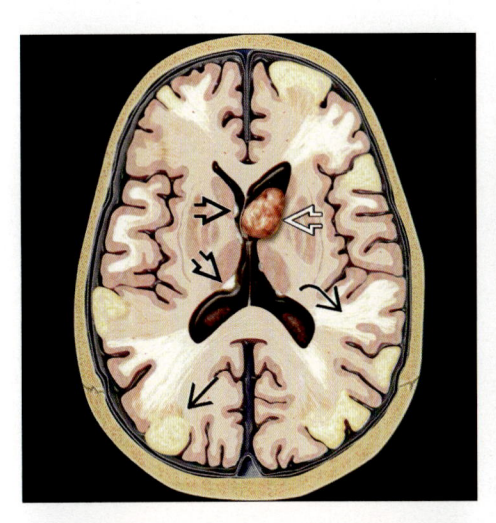

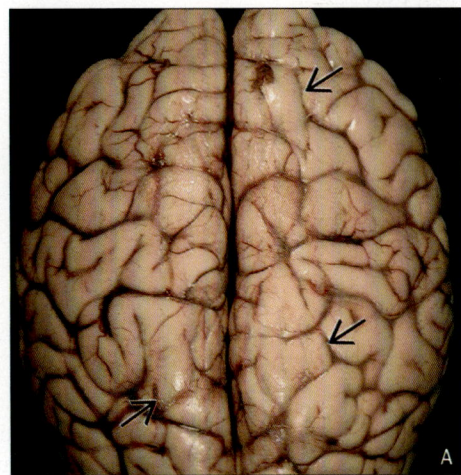

**39-23** Gráfico axial de envolvimento cerebral típico no complexo da esclerose tuberosa mostra astrocitoma de células gigantes ⇨ no forame de Monro esquerdo, nódulos subependimário ⇨, linhas de migração radiais ⇨ e túberes corticais/subcorticais ⇨.

**39-24A** Espécime de necropsia de um paciente com CET mostra múltiplos giros expandidos com aparência de batata característica dos túberes corticais ⇨.

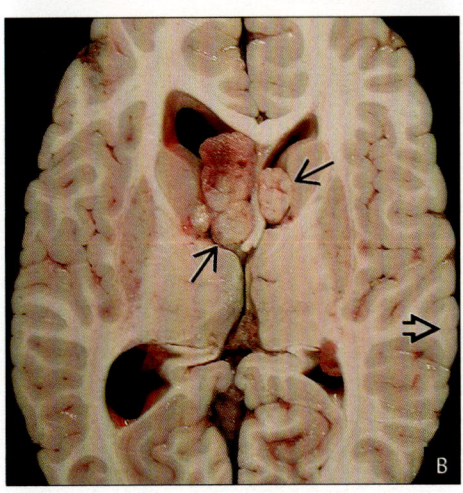

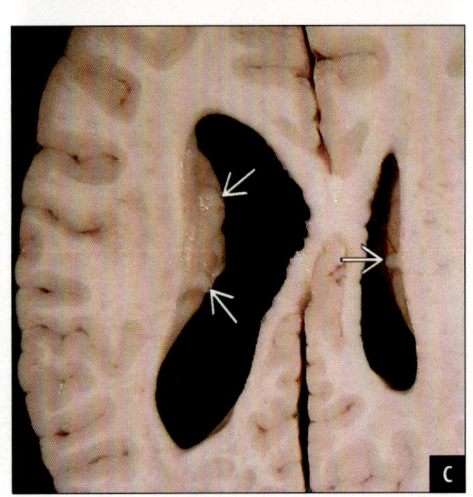

**39-24B** Corte seccional axial do mesmo caso mostra astrocitomas subependimários de células gigantes ⇨, túberes corticais ⇨.

**39-24C** Secção axial do mesmo caso nos ventrículos laterais mostra a aparência "amontoada" dos nódulos subependimários ao longo do sulco estriato-talâmico ⇨. (Cortesia de R. Hewlett, MD.)

aparecem como focos de neurônios dismórficos bizarros e células em balão na SB subcortical e/ou linhas radiais finas estendendo-se para a margem a partir dos ventrículos laterais.

**Astrocitoma subependimário de célula gigante.** Os astrocitomas subependimários de células gigantes (ASCG), também conhecidos como tumor de célula gigante subependimário, costuma ser visto exclusivamente no contexto da CET. Macroscopicamente, as ASCGs aparecem como massas intraventriculares sólidas, bem delimitadas, localizadas próximas ao forame de Monro. Os ASCGs são tumores grau 1 da OMS que geralmente causam hidrocefalia obstrutiva, mas não invadem o parênquima adjacente. Enquanto a maioria ASCGs são unilaterais, tumores bilaterais ocorrem em 10 a 15% dos casos.

Achados microscópicos típicos são células grandes (não gigantes) e arredondadas que lembram astrócitos e/ou células ganglionares em um fundo fibrilar. A positividade das células tumorais para GFAP varia, mas a maioria dos ASCGs é positiva para proteína neurofilamento, enolase neuroespecífica e sinaptofisina na imuno-histoquímica.

Calcificações intratumorais são relativamente comuns, mas a necrose é rara. Mitoses são poucas, e o índice MIB-1 é geralmente baixo.

### Aspectos clínicos

**Epidemiologia e demografia.** CET é uma das síndromes tumorais hereditárias mais comuns com uma prevalência de aproximadamente 1:6.000 nascidos vivos. Quase 80% dos casos são diagnosticados antes dos 10 anos. Entre 20 e 30% são diagnosticados durante o primeiro ano, quando espasmos infantis são observados nos pacientes com uma história familiar positiva. Os pacientes com mutação do *TSC2* são diagnosticados em média nove anos antes que os pacientes com mutação do *TSC1*.

**Apresentação.** Pacientes com CET em geral apresentam-se até os 20 anos. As lesões de pele mais comuns são máculas hipomelanocíticas, que são áreas ovoides despigmentadas com margens irregulares que são mais bem visualizadas na luz ultravioleta (lâmpada de Wood). Essas manchas brancas "*ash leaf*" são vistas em mais de 90% dos casos e podem ser a primeira manifestação visível da CET (**Fig. 39-26**).

**39-25** Fotografia clínica demonstra o *adenomata sebaceum* facial típico encontrado no complexo da esclerose tuberosa. (Cortesia de B. Krafchik, MD.)

**39-26** Fotografia clínica demonstra manchas *ash leaf* ⇨ características de CET. Outras máculas demonstram áreas de hipopigmentação →. (Cortesia de B. Krafchik, MD.)

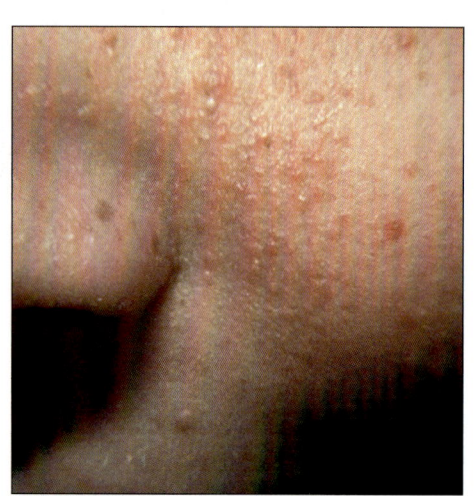

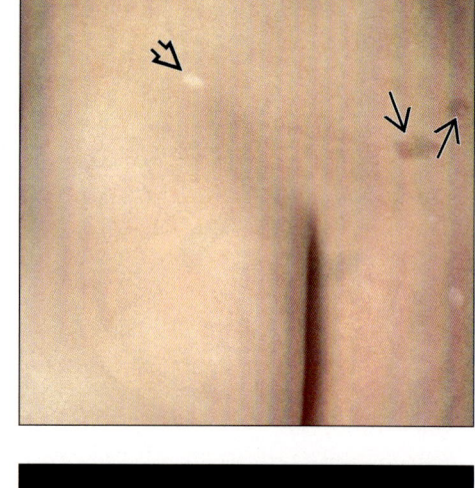

**39-27** Fotografia clínica demonstra placa Shagreen, um achado típico de CET. (Cortesia de B. Krafchik, MD.)

**39-28** Fibromas periungueais são comuns nos dedos dos pés e unhas em pacientes com CET. (Cortesia de B. Krafchik, MD.)

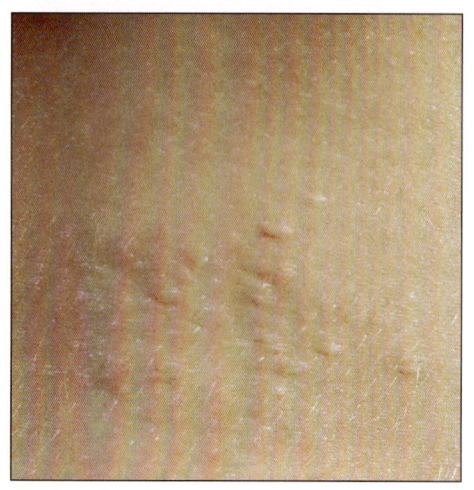

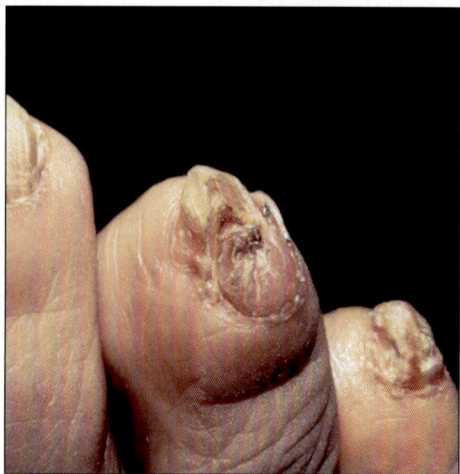

Outros achados cutâneos comuns, como placas na testa, angiofibromas faciais ("adenoma sebaceum"), placa Shagreen **(Fig. 39-27)** e fibromas periungueais **(Fig. 39-28)** geralmente não aparecem até após a puberdade.

**DIAGNÓSTICO CLÍNICO.** O diagnóstico clínico da CET é problemático porque todos os achados cutâneos são dependentes da idade e podem não se tornar aparentes até o fim da infância. A tríade clássica do "adenomata sebaceum" facial **(Fig. 39-25)**, crises convulsivas e retardo mental é visto em apenas 30% dos pacientes.

Os vários achados clínicos da CET são designados como fatores maiores ou menores. Baseados nesses achados, o diagnóstico é dividido em definitivo, provável, e possível (ver quadro a seguir). Enquanto teste de DNA é útil para o diagnóstico e para a determinação da mutação causadora, cerca de 30% dos pacientes com CET definitiva têm resultados negativos para mutações do *TSC1* e *TSC2*.

---

### CET: FATORES DE DIAGNÓSTICO CLÍNICO

**Diagnóstico**
- CET definitivo
  - Dois fatores maiores *ou* um maior + dois menores
- CET provável
  - Um fator maior + um menor
- CET possível
  - Um fator maior *ou* ≥ dois menores

**Fatores maiores**
- Clinicamente identificáveis
  - ≥ três máculas hipomelanocíticas (*ash leaf*) (97%)
  - Angiofibroma facial (75%) ou placas na testa (15 a 20%)
  - Placas Shagreen (45 a 50%)
  - Fibroma ungueal/periungueal (15%)
  - Hamartomas retinianos múltiplos (15%)
- Identificados na imagem
  - Nódulos subependimários (98%)
  - Túberes corticais (95%)
  - Rabdomioma cardíaco (50%)
  - Angiomiolipoma renal (50%)
  - Astrocitoma subependimário de célula gigante (15%)
  - Linfangioliomiomatose (1 a 3%)

**Fatores menores**
- Clinicamente identificáveis
  - Fibromas gengivais (70%)
  - Familiar de primeiro grau afetado (50%)
  - Corrosão do esmalte dentário (30%)
  - Placas retinianas acrômicas (35%)
  - Máculas cutâneas em confete (2 a 3%)
- Identificados na imagem
  - Hamartomas da SB, linhas de migração radiais (100%)
  - Pólipos hamartomatosos retais (70 a 80%)
  - Hamartomas não renais (40 a 50%)
  - Cistos ósseos (40%)
  - Cistos renais (10 a 20%)

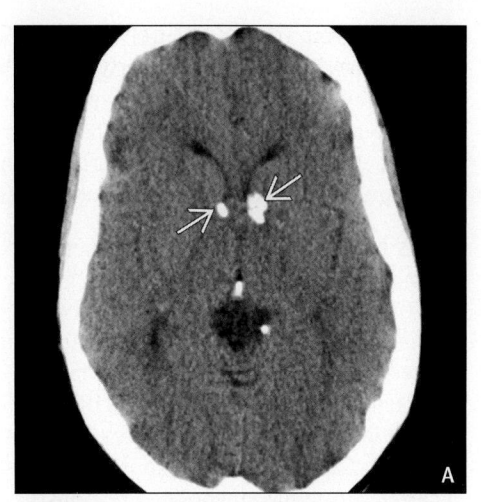

---

**39-29A** TC sem contraste em uma mulher de 22 anos com CET demonstra calcificação típica ➡ nos nódulos subependimários.

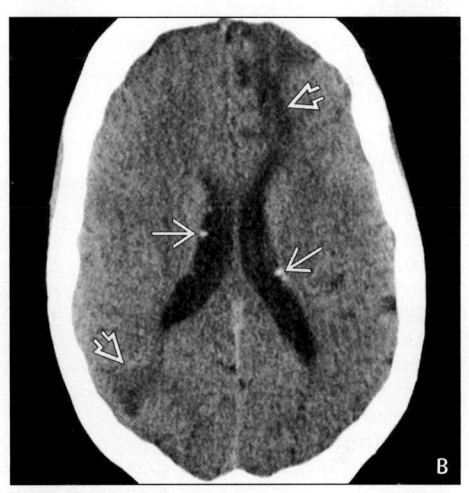

**39-29B** TC sem contraste mostra NSs calcificados ➡, hipodensidades em cunha ➡ características das lesões da SB da CET.

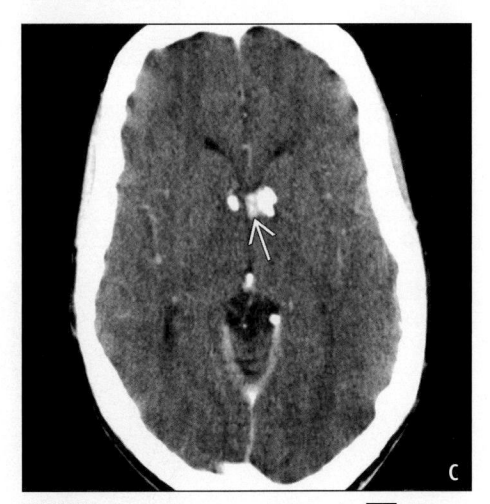

**39-29C** TC com contraste mostra realce ➡ adjacente ao forame de Monro suspeito para astrocitoma subependimário de células gigantes.

**História natural.** CET é caracterizado por uma grande variação fenotípica na gravidade da doença e curso natural. As manifestações neurológicas – primariamente crises convulsivas intratáveis devido aos hamartomas cerebrais e hidrocefalia obstrutiva secundária aos ASCG – são causas que lideram a morbidade e mortalidade.

**Opções de tratamento.** Até recentemente, existiam poucas outras opções de tratamento além de cirurgia para a ASCG. Inibidores da rapamicina, como *everolimus* e *sirolimus*, estão atualmente em ensaios clínicos em pacientes com CET. Quando as células em crescimento são tratadas com rapamicina, mTORC1 e mTORC2 são depletados. Uma regulação baixa da síntese de proteínas gerais, uma alta regulação de macroautofagia e ativação de proteínas anabólicas responsivas ao estresse ocorrem.

## Imagem

**Aspectos gerais.** Estudos de imagem na CET são anormais em mais de 98% de todos os pacientes.

## Achados na TC

*Túberes corticais.* Túberes corticais neonatais e infantis são inicialmente vistos como massas hipodensas corticais/subcorticais dentro dos giros expandidos e alargados **(Fig. 39-29B)**. A redução da luscência com a idade; túberes em crianças mais velhas e em adultos costumam ser isodensos ao córtex.

Calcificações dos túberes corticais aumentam progressivamente com a idade. Com 10 anos, 50% de todas as crianças afetadas demonstram um ou mais calcificações corticais globulares ou giriformes. Entre 15 e 25% de todos os pacientes com CET demonstram calcificações cerebelares focais.

*Nódulos subependimários.* Nódulos subependimários (NS) são achados quase universais na CET. A maioria é encontrada ao longo do sulco caudotalâmico. As paredes dos átrios e cornos temporais dos ventrículos laterais são locais menos comuns.

NSs são raramente calcificados no primeiro ano de vida. As calcificações nos NSs aumentam conforme a idade. Eventualmente, 50% demonstram algum grau de

**39-30A** T1 axial em uma criança com oito semanas de vida com CET mostra múltiplos nódulos subependimários hiperintensos não calcificados ➡.
**39-30B** Imagem mais cranial mostra nódulos subependimários hiperintensos adicionais ➡ assim como múltiplas bandas radiais hiperintensas ➡ estendendo-se para a periferia a partir dos ventrículos laterais.

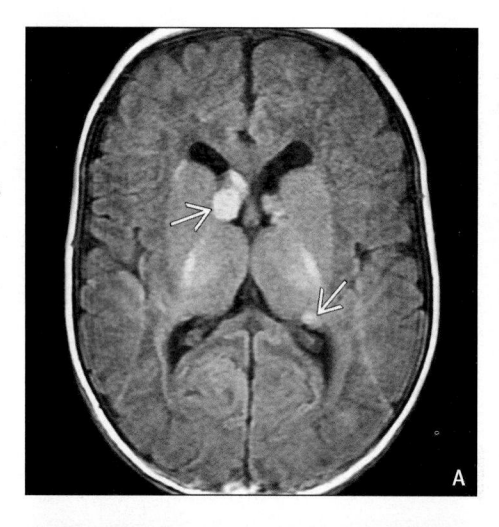

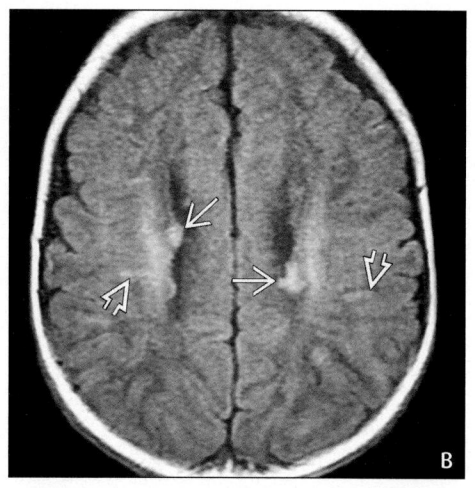

**39-30C** T2 mostra que a SB não é mielinizada. Os NSs ➡ são isointensos à substância cinzenta. Túberes corticais ➡ tem má delineação SB-SC.
**39-30D** T2 mais cranial mostra que as bandas radiais espessadas ➡ são hipointensas em relação à substância branca não mielinizada.

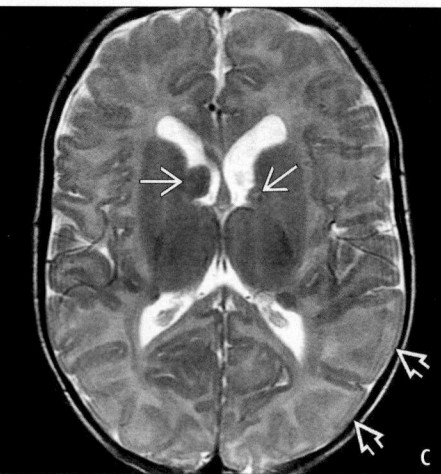

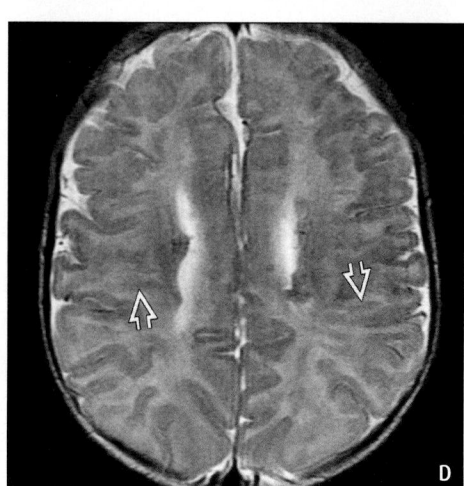

calcificação ocular **(Fig. 39-29A)**. NSs tipicamente não realçam nas TCs com contraste. Um NS com realce e com aumento progressivo – especialmente aqueles localizados próximos ao forame de Monro – são suspeitos para ASCG **(Fig. 39-29C)**.

*Lesões da substância branca*. A maioria das lesões da SB são pequenas e difíceis de detectar nas TCs.

Astrocitoma subependimário de células gigantes. ASCGs mostram densidade mista na TC sem contraste e frequentemente demonstram calcificações focais. Hemorragia franca é rara. Um realce moderado na TC com contraste é típico.

ACHADOS NA RM. Em geral a RM é muito mais sensível do que a TC para detectar anormalidades parenquimatosas na CET. Os achados variam com a histopatologia da lesão, a idade do paciente, e a sequência de imagem utilizada.

*Túberes corticais*. Em crianças jovens, os túberes aparecem como córtex espessado hiperintensos em T1 se comparado com a SB não mielinizada adjacente e tornam-se moderadamente hipointensos em T2. Bandas hiperintensas em T2/FLAIR lineares ou em cunha podem estender-se dos túberes por todo o caminho na substância branca para o epêndima ventricular **(Figs. 39-30A, 39-30B, 39-30C e 39-30D)**.

A intensidade de sinal muda após a mielinização. Os túberes tornam-se gradualmente mais isointensos em relação ao córtex em T1 (ao menos que calcificações estejam presentes e causem encurtamento em T1) **(Figs. 39-30E, 39-30F, 39-30G e 39-30H)**. Ocasionalmente, as margens externas do túber são discretamente hiperintensas à SC, enquanto o componente subcortical aparece hipointenso em relação à SB.

Os túberes em crianças mais velhas e em adultos demonstram intensidade de sinal misto em T2/FLAIR. A periferia do giro expandido é isointenso com o córtex enquanto o componente mais profundo é muito hiperintenso. Entre 3 e 5% dos túberes corticais mostram discreto realce em T1 nas imagem T1 com contraste.

*Nódulos subependimários*. NSs são vistos como protuberâncias nodulares pequenas (geralmente menores que 1,3 cm) que protruem das paredes dos ventrículos laterais. No cérebro não mielinizado, NSs aparecem hiperintensos em T1 e hipointensos em T2. Com a mielinização progressiva, os NSs tornam-se isointensos em relação à SB. NSs

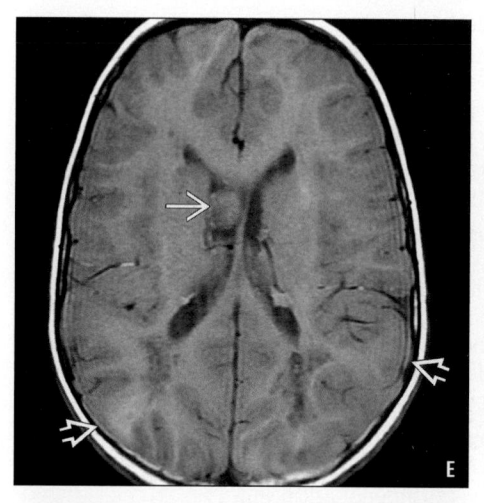

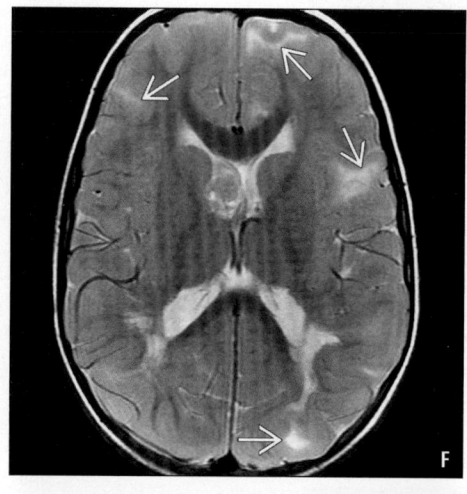

**39-30E** RM de controle do mesmo paciente visto na página anterior foi obtida com 3 anos e mostra o desenvolvimento de um astrocitoma subependimário de células gigantes ➡ no corno frontal direito. Giros expandidos característicos de túberes corticais ➡ são bem visualizados.
**39-30F** T2 mostra as hiperintensidades na SB lineares e em cunha características ➡ abaixo dos túberes corticais.

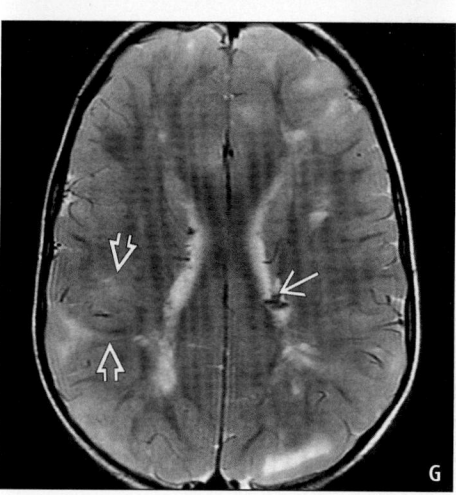

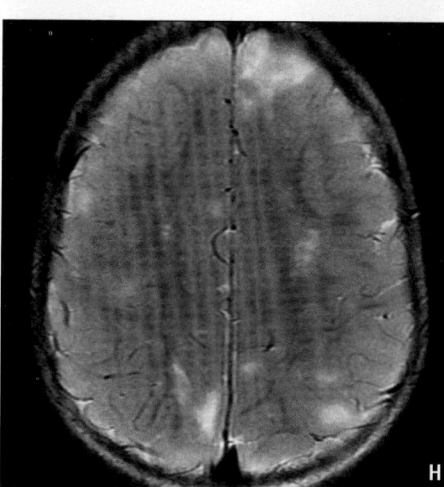

**39-30G** Imagem mais cranial demonstra múltiplas hiperintensidades radiais ➡ estendendo-se superficialmente dos ventrículos pela coroa radiada. Os NSs ➡ são agora calcificados e aparecem hipointensos em relação ao cérebro.
**39-30H** Imagem através da coroa radiada demonstra múltiplos túberes com periferias isointensas, hiperintensidades profundas na SB subcortical.

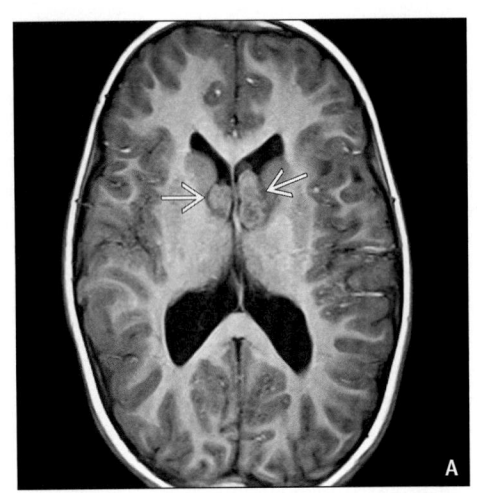

**39-31A** T1 axial em CET mostra aparência e localização clássica dos astrocitomas subependimários de células gigantes ➡ próximo ao forame de Monro.

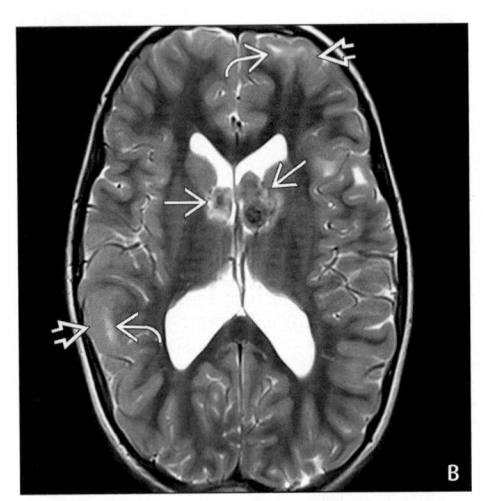

**39-31B** T2 mostra que os ASCGs ➡ são mistos e hipointenso. Observe os túberes corticais típicos ➡, lesões na SB características ➡.

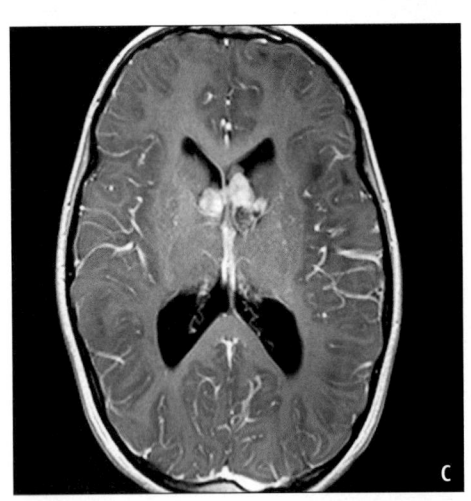

**39-31C** T1C+ mostra os ASCGs com intenso realce.

calcificadas têm um hipossinal variável em T2 e geralmente são fáceis de detectar nas sequências T2* (GRE, SWI).

O realce dos NSs após a administração de contrastes é variável. Cerca de metade dos NSs mostra um moderado ou até mesmo intenso realce, o que – ao contrário do realce na TC com contraste – não indica malignização por si só.

Como os NSs próximos ao forame de Monro podem malignizar, um controle em curto período é essencial. A alteração em tamanho vistas em exames seriados – não o grau de realce – que é significativo.

*Lesões da substância branca.* As lesões da SB são vistas em 100% dos casos. Embora elas sejam consideradas critérios "menores" da CET, sua aparência é muito característica da doença. Lesões lineares ou em cunha estendem-se ao longo de bandas radiais dos ventrículos laterais para a superfície dos túberes corticais. No encéfalo não mielinizado, esses focos lineares aparecem discretamente hiperintensos à SB em T1. Em crianças mais velhas e em adultos, elas são hiperintensas em T2/FLAIR.

*Astrocitoma subependimário de células gigantes.* Enquanto os ASCGs podem ocorrer em qualquer lugar ao longo do epêndima ventricular, a maioria é encontrada próxima ao forame de Monro. ASCGs têm intensidade de sinal mista tanto em T1 quanto em T2. Praticamente todos realçam moderada a intensamente em T1C+ **(Fig. 39-31)**.

ASCGs tornam-se sintomáticos quando eles obstruem o forame de Monro e causam hidrocefalia. Até mesmo grandes ASCGs raramente invadem o cérebro.

---

**CET: IMAGEM**

**Túberes corticais**
- Giros expandidos
- TC: inicialmente hipodensa; $CA^{++}$ ↑ com idade
  - 50% dos pacientes eventualmente desenvolvem ≥ um tuber calcificado
- RM: periferia isointensa, porção subcortical hiperintensa em T2/FLAIR

**Nódulos subependimários**
- TC: $CA^{++}$ raro no primeiro ano; ↑ com idade
  - 50% eventualmente calcificam
  - Não realçam
- RM: T1 hiper, T2 hipointenso; 50% realçam

**Lesões da substância branca**
- Linhas radiais/cunhas hiperintensas em T2/FLAIR

**Astrocitoma subependimário de células gigantes**
- TC: massa com densidade mista no forame de Monro, realce moderado
- RM: sinal heterogêneo, realce intenso

---

## Diagnóstico diferencial

O maior diagnóstico diferencial da CET é a **displasia focal cortical de Taylor** (DFC tipo IIb). DFC é solitário; os achados de imagem e histopatológico podem ser indistinguíveis daqueles de um túber cortical simples. Múltiplos túberes estão presentes na CET.

## Doença de von Hippel-Lindau

### Terminologia

A doença de von Hippel-Lindau (SvHL) é também conhecida como síndrome de von Hippel-Lindau e angiomatose familiar cerebelorretiniana. A SvHL é caracterizada por hemangioblastomas retinianos e no SNC **(Fig. 39-32)**, tumores do saco endolinfático (TSE) **(Fig. 39-33)**, neoplasias abdominais (feocromocitomas suprarrenais, carcinomas de células claras renais) e cistos pancreáticos e renais **(Fig. 39-34)**.

### Etiologia

**Conceitos gerais.** SvHL é uma síndrome tumoral familiar autossômica dominante com uma variabilidade fenotípica marcada e penetrância dependente da idade. Cerca de 20% dos casos devem-se a novas mutações da linha germinativa.

**Genética.** Mutações do gene supressor tumoral *VHL* no cromossomo 3p25.3 causa inativação da proteína VHL (pVHL). A pVHL combina com outras proteínas envolvidas na proteólise dependente de ubiquitina do fator indutor de hipóxia. A desregulação da função associada a SvHL causa aumento da expressão da eritropoietina, fator de crescimento derivado da plaqueta (PDGF), fator de crescimento do endotélio vascular (VEGF) e TGF. Por sua vez, super-regulação desses fatores levam à angiogênese e à tumorigênese.

Dois fenótipos da SvHL são reconhecidos e diferenciados pela presença ou ausência de feocromocitomas associados; cada um é causado por uma mutação diferente. SvHL tipo 1 tem *baixo risco* para feocromocitoma e é causado por mutação "truncada" e deleção de éxon no gene *VHL*.

A SvHL tipo 2 é causada por mutações missense e tem *alto risco* de desenvolver feocromocitoma. A SvHL tipo 2 é subdividida em grupo 2A (baixo risco para carcinoma de células renais [CCR]), 2B (alto risco para CCR), e 2C (feocromocitoma familiar sem hemangioblastomas ou CCR).

---

**SVHL: GENÉTICA**

**SvHL tipo 1**
- Mutações "truncadas" /deleção de éxon do *VHL*
- *Baixo risco* para feocromocitoma

**SvHL tipo 2**
- Mutações no VHL missense
- *Alto risco* para feocromocitoma
- Subtipos
  - Tipo 2A (baixo risco para carcinoma de células renais)
  - Tipo 2B (alto risco para carcinoma de células renais)
  - Tipo 2C (feocromocitoma familiar, nenhum hemangioblastoma, nenhum carcinoma de células renais)

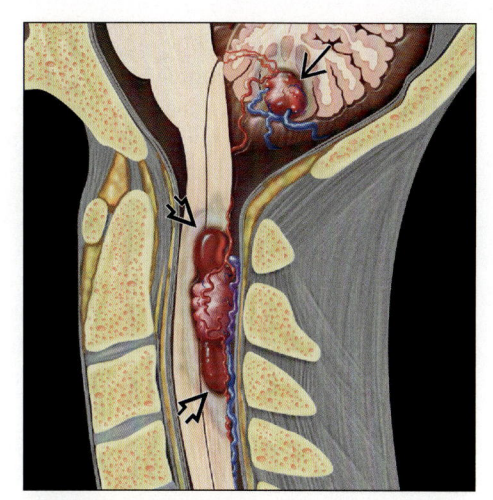

---

**39-32** Dois HBs em SvHL. Tumor na medula espinal tem cisto associado que pode causar mielopatia. Pequenos VGHBLs cerebelares podem ser assintomáticos.

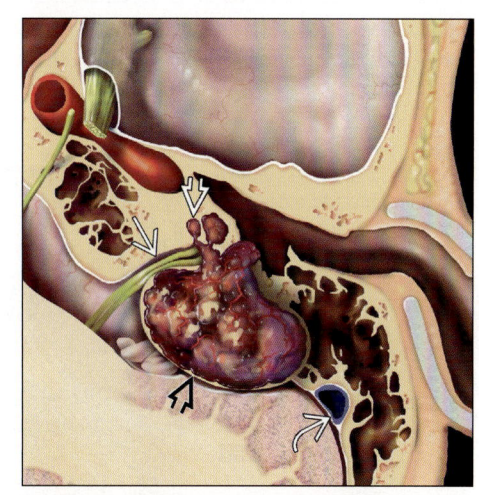

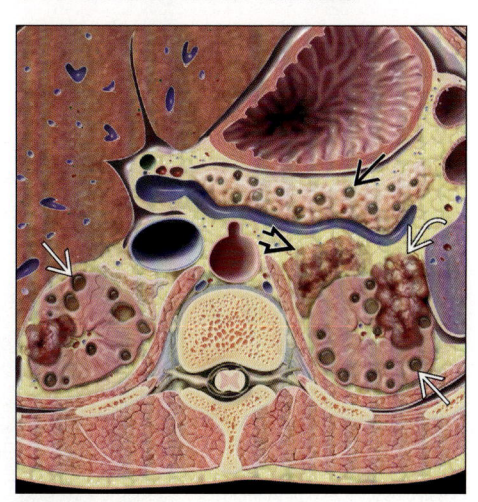

**39-33** TSE é uma massa lítica, vascular, hemorrágica entre o CAI, seio sigmoide. Observe a tendência a fístulas na orelha interna.

**39-34** Lesões SvHL abdominais incluem cistos renais bilaterais, carcinomas, cistos pancreáticos, feocromocitoma suprarrenal.

## Patologia

A maioria dos pacientes com SvHL apresenta uma doença no SNC significativa. As duas neoplasias do SNC mais comuns relacionadas à SvHL são **hemangioblastomas cranioespinais** (HB, encontrado em 60 a 80% de todos os casos de SvHL) e **tumores do saco endolinfático** (visto em 10 a 15% dos pacientes).

HEMANGIOBLASTOMAS. HBs são massas bem delimitadas, avermelhadas ou amareladas, que geralmente abaulam a superfície pial. A maioria dos HBs intracranianos são intratentoriais; a metade dorsal do cerebelo é a localização mais comum, seguido do bulbo.

Cerca de 10% são supratentoriais; a localização mais comum é a haste hipofisária (30% de todos os VBs supratentoriais e 3% de todos os pacientes com SvHL). Localizações menos comuns são ao longo das vias ópticas e nos hemisférios cerebrais.

Metade de todos os HBs associados a SvHL ocorre na medula espinal. HBs intraespinais costumam ser múltiplos e com frequência são associados à siringomielia.

Entre um quarto a um terço dos HBs são sólidos; dois terços são pelo menos parcialmente císticos e contêm líquido cor âmbar. Um ou mais cistos em conjunto com nódulo tumoral mural de tamanho variado é a aparência típica. HBs são muito vasculares com grandes artérias e veias proeminentes de drenagem.

Dois aspectos microscópicos dominam no HB e são idênticos aos casos esporádicos e associados à SvHL: uma rica rede de capilares e células estromais grandes, vacuoladas, com conteúdo lipídico variado e citoplasma claro. A parede do cisto é não neoplásica e corresponde ao parênquima encefálico comprimido com proeminente gliose piloide e fibras de Rosenthal.

HBs geralmente demonstram pleomorfismo nuclear e hipercromasia com grandes núcleos escuros. As mitoses são ausentes e poucas, e MIB-1 costuma ser baixo. HBs são neoplasias grau 1 da OMS.

HEMANGIOBLASTOMAS RETINIANOS ("ANGIOMAS"). Angiomas capilares retinianos são lesões oculares típicas da SvHL e vistas em metade de todos os casos. Angiomas retinianos são pequenos, mas em geral multifocais e bilaterais. Eles

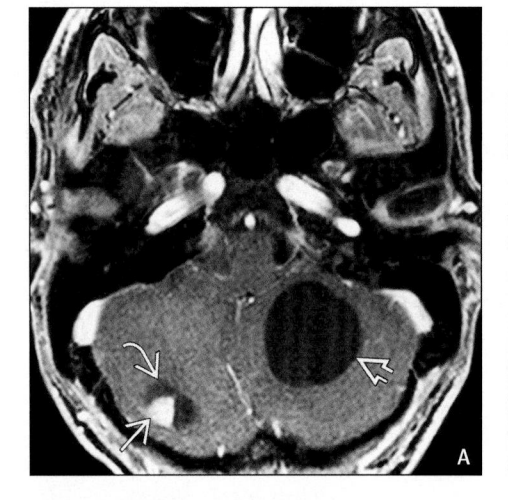

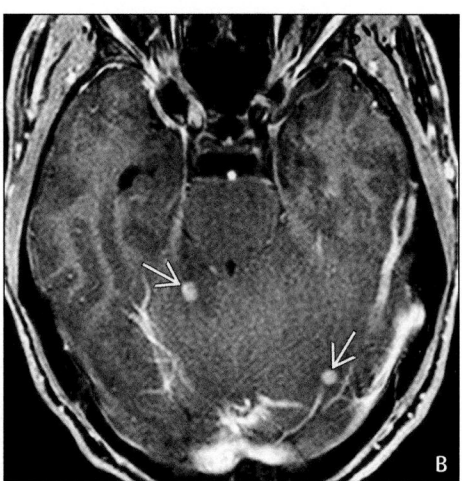

**39-35A** T1C+ axial FS em um homem assintomático de 26 anos com cistos pancreáticos e forte história familiar para SvHL mostra grande massa cística no hemisfério cerebelar esquerdo ➡ e um cisto pequeno ➡ com realce nodular ➡ no hemisfério direito.
**39-35B** Imagem mais cranial do mesmo caso mostra dois pequenos nódulos com realce ➡.

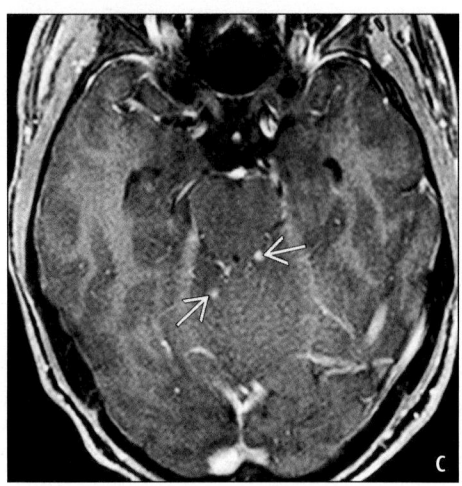

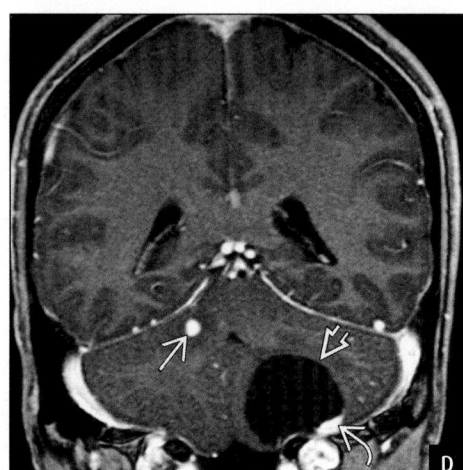

**39-35C** Imagem ainda mais cranial do mesmo paciente mostra outros dois pequeninos nódulos com realce no cerebelo superior ➡.
**39-35D** T1C+ coronal demonstra nódulos com realces ➡ associados a grande cisto cerebelar à esquerda. O nódulo abaula a superfície pial; a parede do cisto ➡ consiste em parênquima cerebral comprimido, gliótico, que não realça. Observe o nódulo com realce separado ➡ no hemisfério direito. SvHL clássica associada a hemangioblastomas.

são idênticos na histopatologia aos HBs do SNC; a terminologia diferente reflete a tradição oftalmológica, não um diagnóstico histopatológico.

TUMORES DO SACO ENDOLINFÁTICO (TSE). São tumores do saco endolinfático cistoadenomatosos papilares de crescimento lento, benignos, mas localmente agressivos. TSEs esporádicos são mais comuns que os tumores associados à SvHL. Cerca de 10 a 15% dos pacientes com SvHL desenvolvem TSE; destes, 30% são bilaterais.

Macroscopicamente, TSEs aparecem como tumores vasculares "amontoados" ao longo do aspecto posterior do osso temporal petroso. Microscopicamente, TSEs demonstram processos papilares interdigitantes entremeados em lâminas de tecido fibroso denso. Focos císticos e evidência de hemorragias antigas e recentes são comuns.

---

*(continuação)*

- Tumores do saco endolinfático (10 a 15%)

**Lesões viscerais**
- Lesões renais (dois terço de todos os pacientes com SvHL)
  ○ Cistos (50 a 75%)
  ○ Carcinomas renais de células claras (25 a 45%)
- Feocromocitoma suprarrenal (10 a 20%)
  ○ Marca do SvHL tipo 2
- Cistos pancreáticos (35 a 70%), tumores de células da ilhota não secretores (5 a 10%)
- Cistos epididimais, cistoadenomas (60% dos homens, geralmente bilaterais)
- Cistoadenoma do ligamento largo (mulheres, raro)

---

**SVHL: PATOLOGIA**

**Neoplasias do SNC**
- Hemangioblastomas (60 a 80%)
  ○ HBs retinianos ("angiomas") (50%)

*(continua)*

## Aspectos clínicos

EPIDEMIOLOGIA E DEMOGRAFIA. SvHL é incomum; a incidência estimada é de 1:35.000 a 50.000 nascidos vivos.

APRESENTAÇÃO E DIAGNÓSTICO CLÍNICO. Como todas as lesões associadas à SvHL podem ocorrer como esporádicas

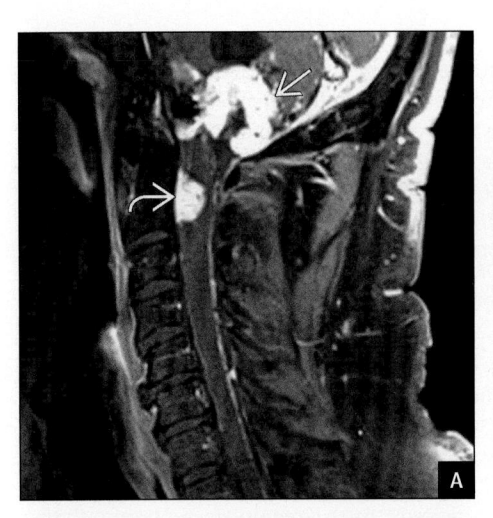

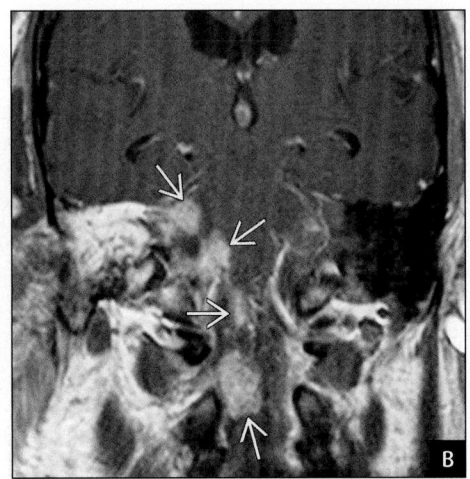

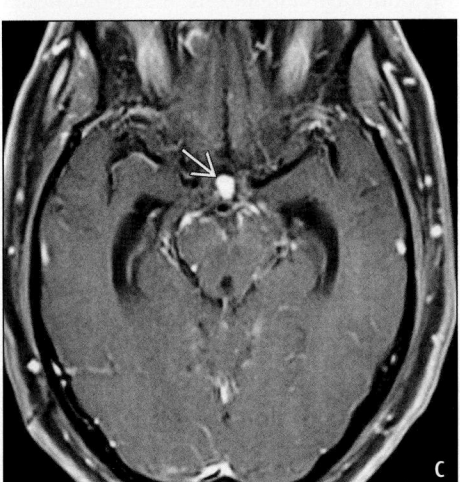

**39-36A** T1 C+ sagital de um homem com 38 anos de idade com SvHL mostra múltiplos HBs no cerebelo ➡ e na medula espinal cervical ➡.
**39-36B** T1 C+ coronal mostra pelo menos quatro HBs separados ➡.
**39-36C** T1 C+ axial FS no mesmo paciente demonstra uma haste hipofisária alargada e com realce ➡. 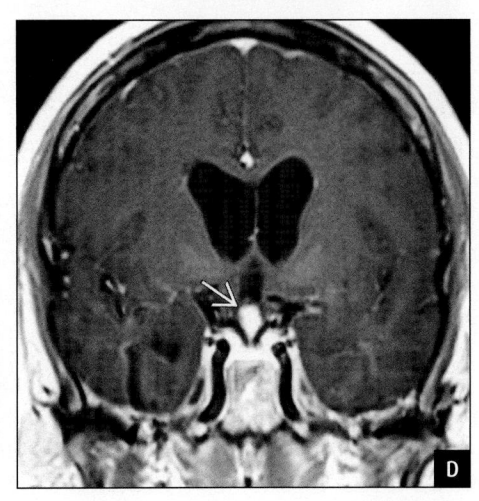
**39-36D** T1 C+ coronal mostra que a haste hipofisária está alargada e realça muito ➡. O estado endócrino do paciente era normal. O infundíbulo hipofisário é a localização mais comum dos HBS supratentoriais na SvHL.

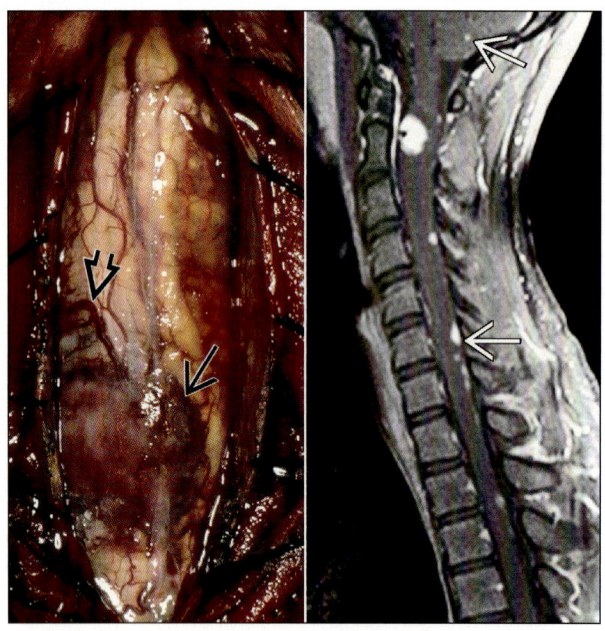

**39-37** (esquerda) Fotografia intraoperatória mostra localização subpial dorsal típica do nódulo de HB, vasos proeminentes ⇒. (direita) T1 C+ sagital mostra múltiplos HBs ⇒.

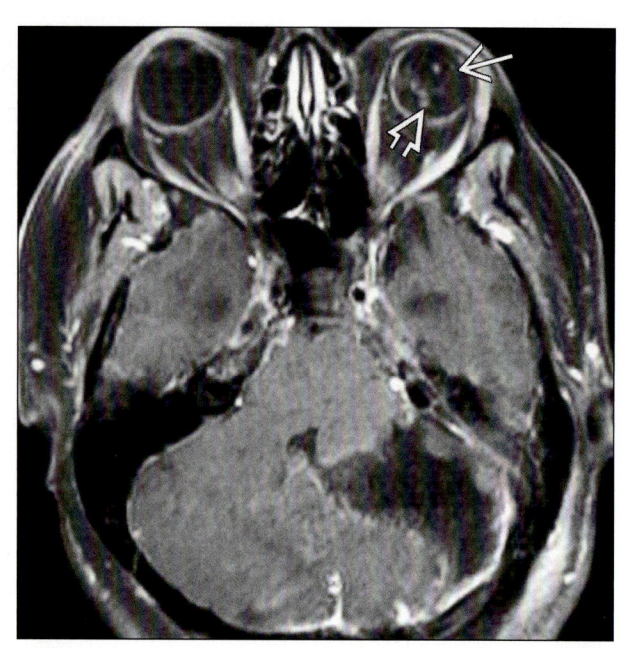

**39-38** T1 C+ pós-operatório de um homem com 43 anos, cego do olho esquerdo, mostra um angioma realçando ⇒, descolamento de retina ⇒.

(i. e., não familiares), um diagnóstico clínico da SvHL em pacientes sem história familiar positiva requer a presença de pelo menos dois tumores (ver a seguir).

A idade do diagnóstico varia. Embora SvHL possa apresentar-se em crianças e até mesmo em recém-nascidos, a maioria dos pacientes torna-se sintomática quando adultos jovens. Perda visual indolor das hemorragias induzidas pelos angiomas retinianos é geralmente o primeiro sintoma (idade média de 25 anos).

Hemangioblastomas, feocromocitomas e tumores endolinfáticos apresentam-se com 30 anos, enquanto carcinoma de células renais (CCRs) tendem a apresentar-se um pouco mais tarde. A idade média do diagnóstico do CCR sintomático é de 40 anos, mas tumores assintomáticos são muitas vezes detectados precocemente nas tomografias abdominais de rastreamento.

---

**SVHL: FATORES CLÍNICOS DIAGNÓSTICOS**

**Sem história familiar de SvHL**
- ≥ 2 hemangioblastomas do SNC ou
- 1 HB SNC + tumor visceral

**História familiar positiva para SvHL**
- 1 HB no SNC ou
- feocromocitoma ou
- carcinoma renal de células claras

---

**HISTÓRIA NATURAL.** Hemangioblastomas associados à SvHL demonstram um padrão de crescimento "saltatório" caracterizados por período de estabilidade (em média acima de 2 anos) intercalado com períodos de crescimento. Aproximadamente metade de todos os pacientes desenvolvem lesões novas após o diagnóstico inicial de SvHL.

As duas maiores causas de morte em pacientes com SvHL são CCR (50%) e neoplasias do SNC. A expectativa de vida média é de 49 anos.

**RECOMENDAÇÕES.** Pacientes com história familiar de SvHL devem submeter-se a exames de rastreamento anuais (oftalmoscopia, exames físicos/neurológicos) iniciando-se na infância. RM do encéfalo é recomendada a cada 2 a 3 anos, iniciando na adolescência. RM abdominal ou ultrassonografia de rastreamento para CCRs e tumores pancreáticos são recomendadas anualmente, iniciando-se aos 16 anos.

Os métodos para rastreamento de feocromocitoma variam. A pressão arterial deve ser monitorizada e as catecolaminas na urina em 24 horas obtidas anualmente. Um controle mais rigoroso iniciando com 8 anos de idade deve ser considerado em famílias com alto risco de feocromocitoma (i.e., SvHL tipo 2).

**OPÇÕES DE TRATAMENTO.** Tratamento com *laser* para hemorragias retinianas induzidas por hemangiomas é comum. A ressecção cirúrgica dos HBs é geralmente baseada nos sintomas, não na evidência de progressão radiológica.

## Imagem

**ASPECTOS GERAIS.** A melhor pista por imagem de SvHL é a presença de dois ou mais HBs no SNC **(Fig. 39-35)** ou HB mais lesões viscerais ou a presença de hemorragias retinianas (altamente sugestivo para HBs intraoculares).

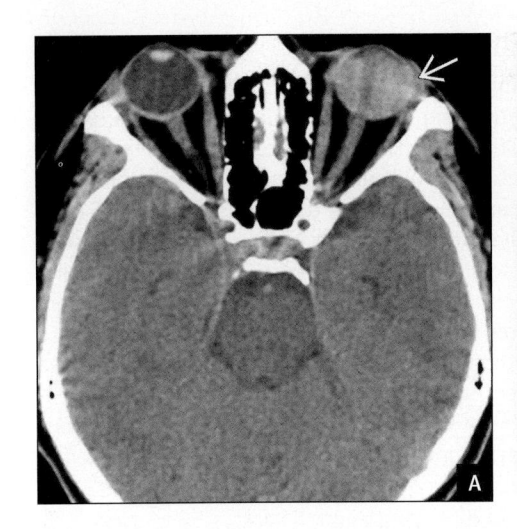

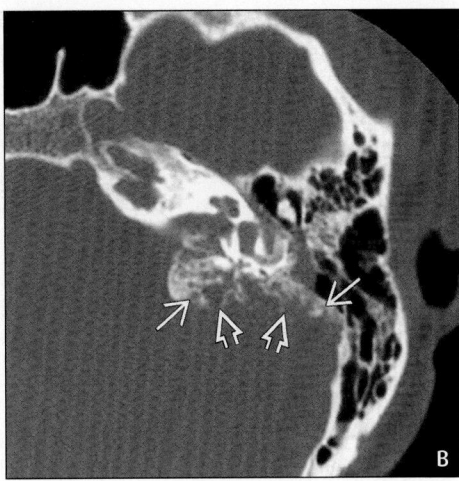

**Síndromes neurocutâneas** 1165

**39-39A** TC sem contraste axial de uma mulher com 51 anos com SvHL conhecido e perda auditiva neurossensorial mostra uma SvHL clássica, ou seja, um descolamento retiniano hemorrágico em forma de V hiperdenso ➡ causado por um "angioma" subjacente (HB retiniano).
**39-39B** TC óssea temporal do mesmo paciente mostra uma lesão infiltrativa lítica ➡ ao longo do osso temporal petroso posterior esquerdo. Observe "espículas" preservadas do osso ➡ dentro da lesão. A localização entre o conduto auditivo interno (CAI), seio sigmoide é característico de TSE.

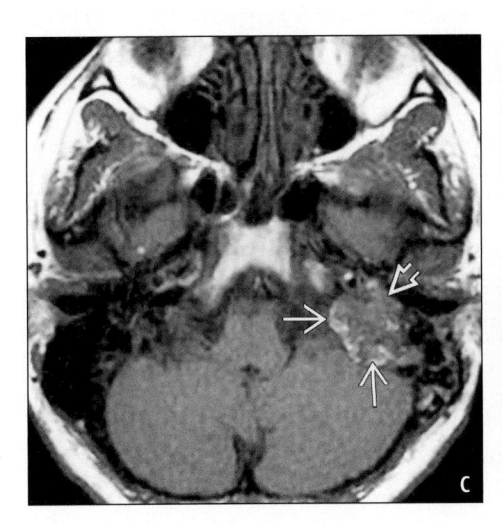

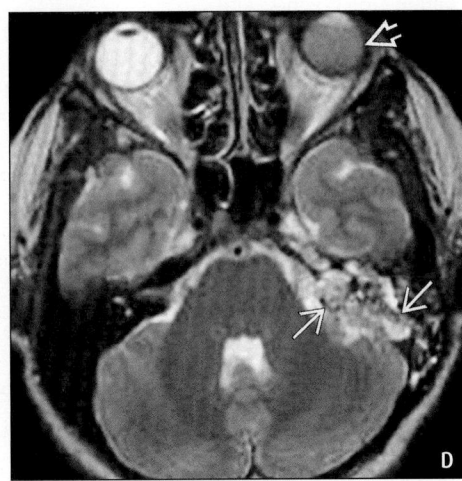

**39-39C** T1 axial do mesmo paciente mostra que a lesão é mista iso– ➡ e hiperintensa ➡ relativa ao encéfalo.
**39-39D** A lesão ➡ é heterogeneamente hiperintensa em T2. Observe que o humor vítreo esquerdo ➡ é hipointenso em relação ao lado direito normal.

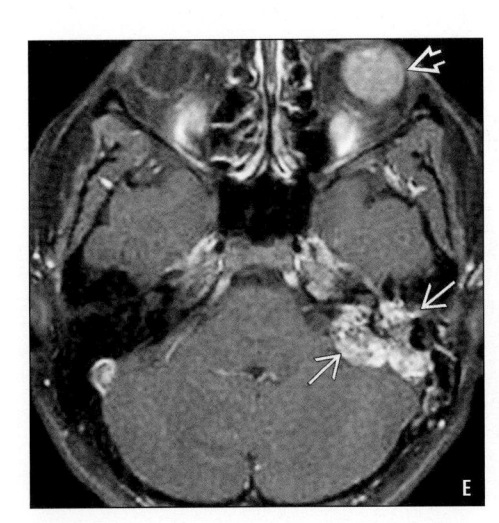

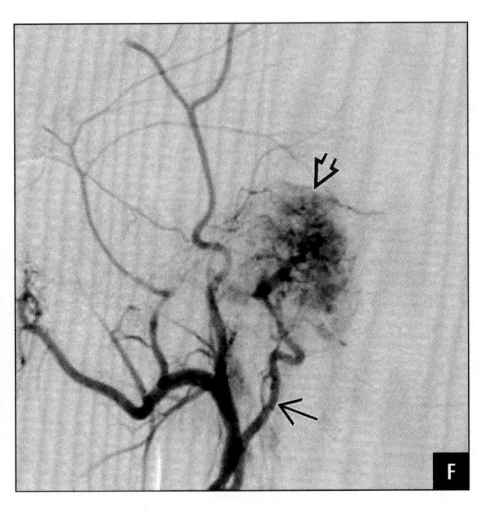

**39-39E** T1 C+ axial FS do mesmo paciente mostra que a lesão ➡ realça intensamente, mas heterogeneamente. Observe a hemorragia retiniana hiperintensa ➡.
**39-39F** Angiografia lateral seletiva da artéria carótida externa mostra que a artéria auricular posterior alargada ➡ suprime o tumor hipervascular ➡. Um clássico tumor do saco endolinfático na SvHL. (Cortesia de D. Shatzkes, MD.)

**HEMANGIOBLASTOMAS.** Aproximadamente dois terços dos HBs são císticos; um terço são lesões sólidas ou mistas sólidas/císticas. TC sem contraste demonstra cistos hipodensos com nódulo mural isodenso que abaula a superfície pial do cerebelo. O nódulo tumoral realça intensamente na TC com contraste.

A RM mostra que o cisto é alta ou moderadamente hiperintenso ao CFS em T1 e iso a hiperintenso em T2/FLAIR. A intensidade de sinal do nódulo é variável; grandes lesões podem mostrar *flow voids* proeminentes. Hemorragia é comum e edema peritumoral varia.

O nódulo tumoral realça muito em T1 C+ **(Fig. 39-36)**. Imagens pós-contraste em geral demonstram vários pequenos nódulos no cerebelo e/ou na medula espinal **(Fig. 39-37)**. Menos comumente, HBs são identificados na haste hipofisária (o local mais comum supratentorial) **(Figs. 39-36C e 39-36D)**, tratos ópticos, ou hemisférios cerebrais. Uma manifestação incomum dos HBs recorrentes associados à SvHL, hemangioblastomatose leptomeníngea disseminada, é vista como múltiplos nódulos tumorais com realce pial difuso da medula espinal e/ou do encéfalo.

Angiografia com subtração digital (ASD) demonstra uma ou mais massas intensamente vasculares com *blush* prolongado do tumor e *shunt* arteriovenoso variável.

**HEMANGIOBLASTOMAS RETINIANOS ("ANGIOMAS").** Angiomas retinianos (na verdade pequenos HBs capilares) geralmente são visualizados como descolamento de retina hemorrágicos que são hiperdensos se comparados ao vítreo normal da TC sem contraste. Pequeninos nódulos com realce podem algumas vezes ser identificados na RM T1 C+ **(Fig. 39-38)**.

**TUMORES DO SACO ENDOLINFÁTICO.** TSEs estão localizados ao longo do osso temporal petroso posterior entre o conduto auditivo interno e o seio sigmoide. Na imagem, o TSE é uma massa retrolabiríntica associada com erosão óssea. TC óssea mostra uma lesão infiltrativa, pouco delimitada, lítica com espículas ósseas intramurais centrais **(Fig. 39-39)**.

A RM demonstra focos hiperintenso em T1 em 80% dos casos. A intensidade de sinal é mista hiper e hipointensa em T2. Realce heterogêneo é visto após o contraste. TSEs são lesões vasculares que podem demonstrar *flow voids* proeminentes na RM e *blush* tumoral prolongado no ASD.

---

**SVHL: IMAGEM**

**Múltiplos hemangioblastomas**
- Dois terços císticos, um terço sólido
- O nódulo abaula a pia
- 50% na medula (dorsal > superfície ventral)

**Angiomas retinianos**
- Descolamento hemorrágico de retina
- ± "pontos" com realce (pequeninos HBs)

**Tumores do saco endolinfático uni ou bilaterais**
- Osso temporal dorsal entre CAI, seio sigmoide
- Infiltrativo, lítico, espículas ósseas intratumorais
- T1 iso/hiper; T2 hiper; forte realce

---

### Diagnóstico diferencial

O maior diagnóstico diferencial da SvHL no cérebro é o **hemangioblastoma esporádico não associado à SvHL**. Entre 60 e 80% dos HBs são tumores esporádicos *não* associados à SvHL. Múltiplos HBs e/ou lesões supratentoriais são altamente sugestivas de SvHL.

O **astrocitoma pilocítico (AP)** com cisto e nódulo mural pode lembrar um HB solitário. APs são tumores solitários nas crianças, enquanto HBs são pouco vistos em pacientes com menos de 15 anos. Em contraste ao HB, o nódulo tumoral no astrocitoma pilocítico tipicamente não abaula a superfície pial.

**Metástases vasculares** podem mimetizar múltiplos HBs, mas raramente são isolados no cerebelo e/ou na medula espinal.

## Síndromes neurocutâneas raras

Inúmeras outras síndromes neurocutâneas tem sido identificadas recentemente.

Assim como nas síndromes hereditárias cancerígenas mais comuns discutidas anteriormente, as neoplasias associadas a estas doenças não diferem muito dos casos esporádicos. Eles são histopatologicamente idênticos e em geral apresentam as mesmas características da mutação genética. O que os diferencia é a *constelação* dos achados clínicos – geralmente lesões de pele – combinadas com neoplasias sistêmicas e do SNC.

Concluiremos este capítulo com uma breve consideração sobre essas síndromes interessantes.

### *Síndrome de Li-Fraumeni*
#### Terminologia

A síndrome de Li-Fraumeni (SLF) é também conhecida como síndrome sarcoma familiar de Li e Fraumeni. SLF é uma síndrome tumoral familiar autossômica dominante caracterizada por um espectro de neoplasias malignas.

#### Etiologia

Aproximadamente, três quartos de todos os pacientes têm mutação com perda da função da linha germinativa *PT53*. Até agora, a etiologia dos outros 25% de casos de SLF permanecem desconhecidos.

#### Patologia

**TUMORES DO SNC.** Aproximadamente metade das neoplasias do SNC na SLF são astrocitomas do tipo fibrilar infiltrativo difuso (grau II-IV da OMS), e gliossarcoma **(Figs. 39-42 e 39-40)**.

Tumores do plexo coroide (15%) **(Fig. 39-41)** e meduloblastoma/tumores primitivos neuroectodérmicos (PNET) (10 a 12%) são os outros tipos mais comuns. Ependimoma, oligodendroglioma e meningioma juntos contam por menos de 5% das neoplasias associadas à

SLF. Histologicamente, as neoplasias associadas à SLF são indistinguíveis das neoplasias esporádicas.

**Manifestações extraneuronais.** Juntamente com tumores cerebrais, câncer de mama e sarcomas (osteossarcomas e tumores de partes moles) contam por quase 75% das neoplasias associadas à SLF. Outras neoplasias associadas à SLF com a mutação do *PT53* incluem tumores hematopoiéticos e linfoides, câncer de pulmão, câncer de pele, câncer de estômago e câncer de ovário.

## Aspectos clínicos

Os critérios diagnósticos clínicos revisados para SLF são mostrados em um quadro a seguir.

O prognóstico é ruim; quase metade de todos os pacientes desenvolve um câncer invasivo com 30 anos e têm risco aumentado de osteossarcoma, sarcoma de partes moles, leucemia, câncer de mama, tumores cerebrais, melanoma, e tumores corticais suprarrenais. A idade de início do tumor em pacientes com SLF é menor quando comparados aos tumores esporádicos.

Indivíduos com SFL têm 50% de chance de desenvolver câncer com 40 anos e 90% de chance com 60 anos. Câncer de mama é a neoplasia mais comum associada à SLF, mulheres – particularmente aquelas com mutações da linha germinativa com *PT53* e *BRCA1* – têm um risco aumentado se comparado aos homens. Carcinoma adrenocortical associado a mutações da linha germinativa do *PT53* se desenvolve quase exclusivamente em crianças.

---

**SÍNDROME DE LI-FRAUMENI: ASPECTOS CLÍNICOS DIAGNÓSTICOS**

**Probando com:**
- Sarcoma diagnosticado após 45 anos *e*
- Familiar de primeiro ou segundo grau com
  - Qualquer câncer diagnosticado após 45 anos *ou*
  - Qualquer sarcoma em qualquer idade

**Ou probando com:**
- Múltiplos tumores (exceção = mama)
  - Dois dos quais são neoplasias conhecidas associadas à SLF *e*
  - A primeira ocorrendo após 45 anos *ou* carcinoma adrecortical ou tumor de plexo coroide

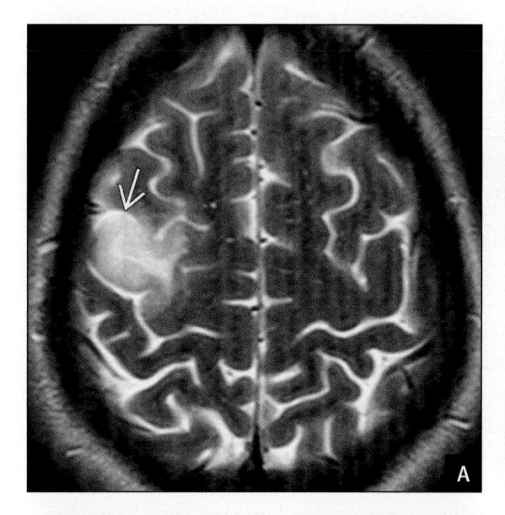

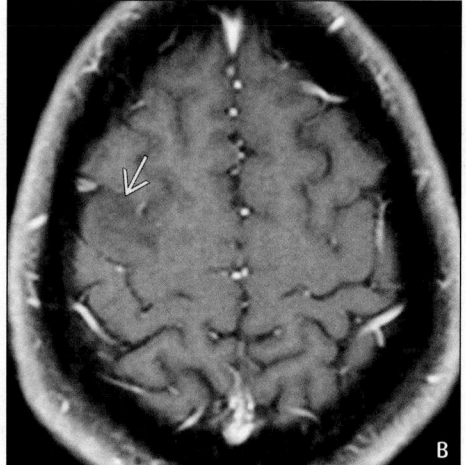

---

**39-40A** T2 em um homem de 26 anos com crises convulsivas e síndrome de Li-Fraumeni mostra uma massa hiperintensa ➡ no córtex e na substância branca subcortical frontal posterior direita.

**39-40B** T1 C+ FS no mesmo paciente mostra que a lesão ➡ não realça. A biópsia mostrou um astrocitoma fibrilar infiltrativo difuso, grau II da OMS.

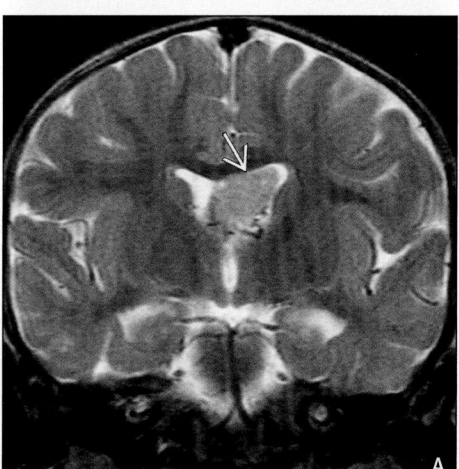

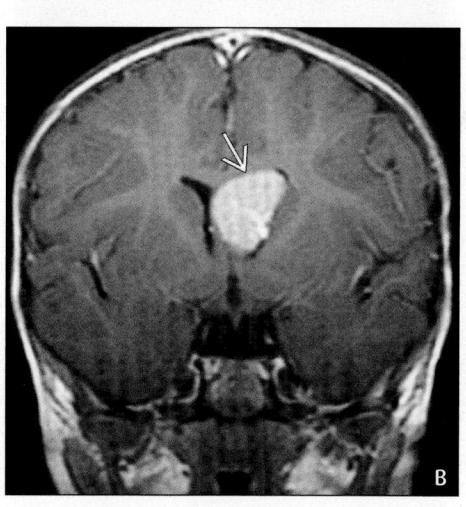

**39-41A** T2 coronal em uma criança com síndrome de Li-Fraumeni mostra uma massa ➡ preenchendo e expandindo discretamente o corpo do ventrículo lateral direito.

**39-41B** T1 C+ coronal do mesmo paciente mostra que a massa ➡ realça intensa e uniformemente. O diagnóstico histopatológico final foi um carcinoma de plexo coroide.

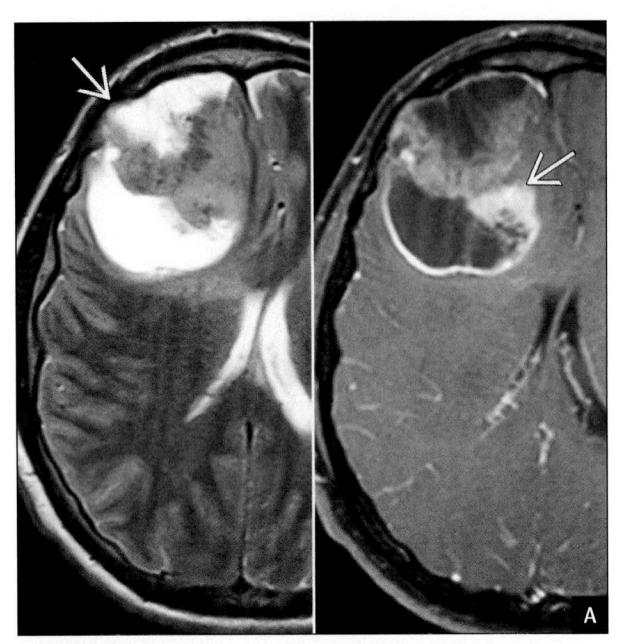

**39-42A** (Esquerda) T2 axial e (direita) T1 C+ em um homem com 22 anos com Li-Fraumeni mostra glioblastoma multiforme provado cirurgicamente ➡.

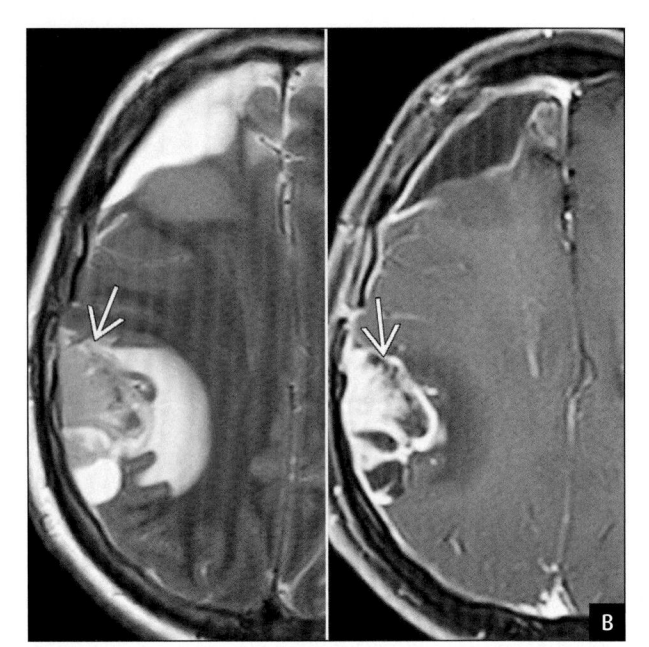

**39-42B** Seis meses após a ressecção, uma nova lesão com base dural ➡ – um gliossarcoma – se desenvolveu.

### Imagem

A imagem do encéfalo em pacientes com SLF com sintomas do SNC varia com o tipo tumoral. Os achados de imagem e diagnósticos diferenciais das neoplasias do SNC associadas à SLF são similares aqueles das neoplasias esporádicas.

### Diagnóstico diferencial

O diagnóstico diferencial da SFL é neoplasias esporádicas. Os achados de imagem são similares, portanto o diagnóstico definitivo requer correlação clínica.

## Síndrome de Cowden

### Terminologia

A síndrome de Cowden (SCow) é também conhecida como **síndrome dos hamartomas múltiplos**. É o fenótipo mais comum da **síndrome do tumor hamartoma PTEN**.

A SCow envolve crescimento hamartomatoso de tecidos de todas as três origens embriônicas. Os hamartomas característicos da SCow são lesões não cancerígenas da pele, membranas cutâneas e trato gastrintestinal. O hamartoma clássico no encéfalo é o gangliocitoma displásico do cerebelo, também conhecido como **doença de Lhermitte-Duclos** (DLD). Se SCow e DLD ocorrem juntos, a doença é conhecida como *COLD* (Síndrome Cowden-Lhermitte-Duclos). COLD é considerada uma facomatose.

### Etiologia

A SCow é uma doença autossômica dominante com expressão variável e penetrância relacionada à idade. Mais de 80% dos pacientes tem mutações do *PTEN* identificável.

### Patologia

O achado de imagem cerebral mais comum é uma macrocefalia não específica, com ou sem focos de heterotopia da aubatância cinzenta (SC) **(Figs. 39-43 e 39-44)**.

A lesão associada mais característica é o gangliocitoma cerebelar displásico **(Fig. 39-45)** (ver Capítulo 19). Macroscopicamente, um aumento marcado do hemisfério/verme cerebelar está presente. As folias são alargadas e tortuosas, mas não obliteradas. Macrocefalia com focos de SC heterotópicos é comum.

Achados microscópicos incluem o acúmulo de células ganglionares anormais na camada celular granular interna, perda das células de Purkinje na camada média, e espessamento com hipermielinização da camada externa (molecular).

### Aspectos clínicos

**EPIDEMIOLOGIA E DEMOGRAFIA.** SCow é incomum; sua incidência estimada é de 1:200.000 a 250.000. A idade de início varia; a maioria dos casos tem sido identificada em adultos, mas DLD pode ocorrer em crianças.

**APRESENTAÇÃO.** Além dos múltiplos tumores e hamartomas, pacientes com SCow podem ter megaloencefalia, SC heterotópica, hidrocefalia, retardo mental e crises convulsivas. Outros achados incluem pólipos gastrintestinais e lesões mucocutâneas características (triquilemomas, ceratoses acrais, lesões papilomatosas), assim como lesões benignas na mama, tireoide e útero.

**Diagnóstico clínico.** SCow é diagnosticado clinicamente pela presença de lesões patognomônicas ou pela combinação de critérios maiores e menores (ver quadro a seguir). Os critérios patognomônicos são aqueles achados que mais se associam à SCow, enquanto os critérios maiores e menores não são tão específicos.

---

### SÍNDROME DE COWDEN: ASPECTOS CLÍNICOS DIAGNÓSTICOS

**Critérios patognomônicos**
- Gangliocitoma cerebelar displásico (doença de Lhermitte-Duclos) e
- Lesões mucocutâneas características
  - Lesões papilomatosas
  - Triquilemomas faciais
  - Ceratoses acrais

**Critérios maiores**
- Câncer de mama
- Câncer de tireoide (especialmente folicular)
- Câncer endometrial
- Macrocefalia
  - Circunferência occipitofrontal > 97º percentil

**Critérios menores**
- Outras lesões de tireoide
- Retardo mental
- Pólipos gastrintestinais
- Doença fibrocística mamária
- Lipomas
- Fibromas
- Tumores do trato genitourinário (especialmente carcinomas de células renais)
- Malformações estruturais genitourinárias
- Fibroides uterinas

---

**História natural.** SCow carrega um aumento significativo do risco de desenvolvimento de malignidades. Por exemplo, mulheres com SCow têm 50% maior risco de desenvolver câncer de mama, 10% de risco para câncer folicular da tireoide, e 5 a 10% de risco de desenvolver câncer endometrial. O risco é ainda maior para pacientes com mutações do *PTEN* e agora se estende para cânceres renais e colorretais assim como melanoma.

### Imagem

Os achados de imagem do gangliocitoma cerebelar displásico em um quadro de SCow/síndrome do tumor hamartoma *PTEN* são idênticos aqueles da DLD. Um hemisfério cerebelar alargado com folias espessadas e aparência giriforme ou estriada é típica.

### Diagnóstico diferencial

DLD mais SCow é diagnóstico de COLD. Os pacientes com DLD devem ser rastreados para SCow vice-versa. Um gangliocitoma cerebelar displásico sem a lesão mucocutânea característica ou outros critérios (p. ex., câncer

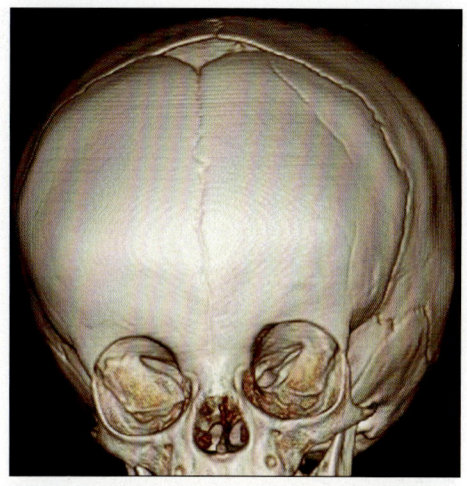

**39-43** TC tridimensional em um menino com 11 meses de idade com lesões de pele características da doença de Cowden e mutações no *PTEN* mostra macrocefalia.

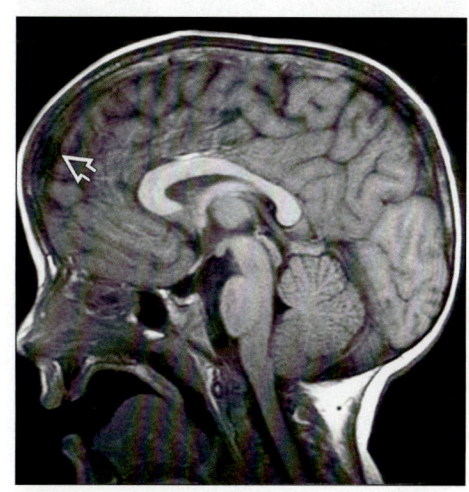

**39-44** T1 sagital de um menino com 6 anos com SCow e macrocefalia mostra aumento da desproporção craniofacial e proeminência da bossa frontal ➡.

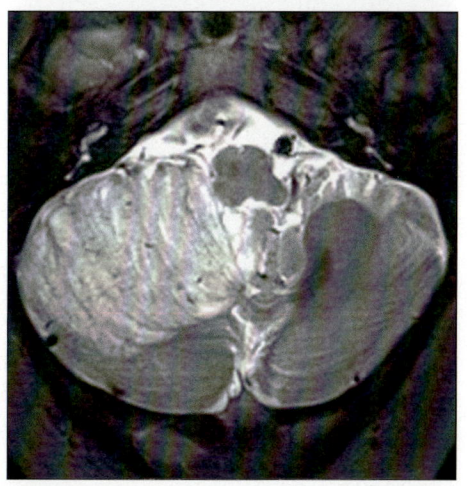

**39-45** T2 axial mostra gangliocitoma cerebelar displásico (doença de Lhhermitte-Duclos) com folias cerebelares espessadas, estriadas.

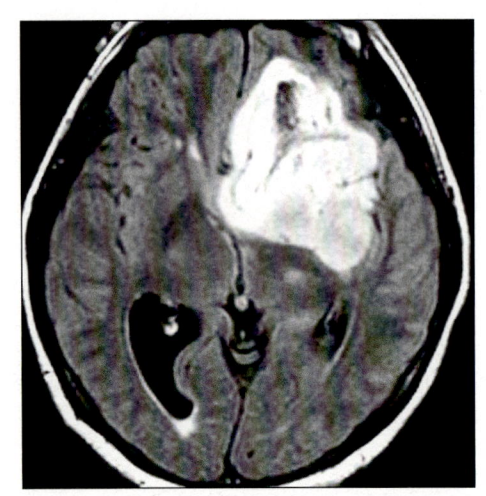

**39-46** FLAIR em Turcot tipo 1 mostra massa frontal esquerda heterogeneamente hiperintensa. Astrocitoma anaplásico. (Cortesia de T. Tihan, MD.)

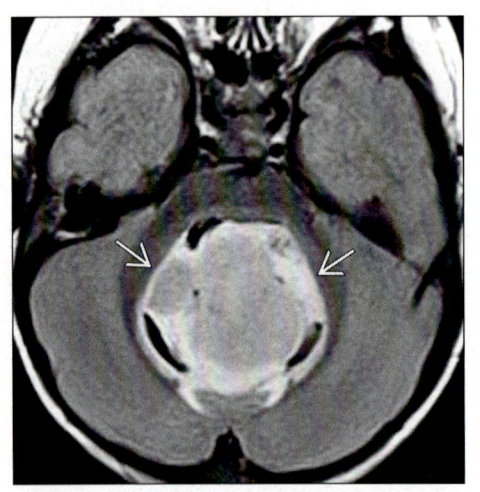

**39-47** FLAIR em Turcot tipo 2 mostra um meduloblastoma com aparência típica ➡. (Cortesia de T. Tihan, MD.)

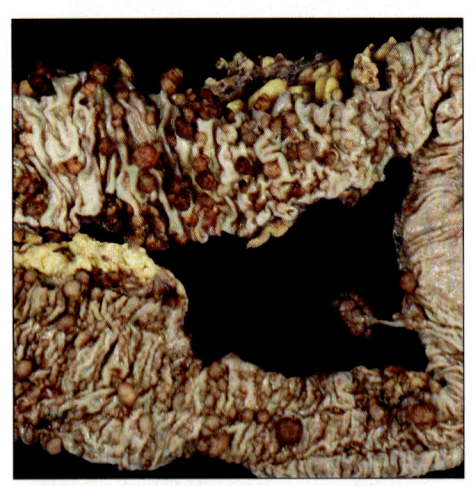

**39-48** Espécime cirúrgica do cólon de um paciente com Turcot tipo 2 mostra inúmeros pequenos pólipos. (Cortesia de T. Tihan, MD.)

de mama, lesões de tireoide) é simplesmente **doença de Lhermitte Duclos**.

### Síndrome de Turcot

A Síndrome de Turcot (ST) é uma doença autossômica dominante rara caracterizada por neoplasias gastrintestinais do SNC.

Dois tipos de ST são conhecidos. No Turcot tipo 1 (também conhecida como **câncer colorretal hereditário não polipoide**), tumores colorretais endomedriais, gástricos, pancreatobiliares e genitourinários ocorre juntamente com astrocitoma malignos.

No Turcot tipo 2, tumores colorretais (**polipose adenomatosa familiar**) e lesões de pele (como cistos epidermoides) ocorrem juntamente com meduloblastoma e exostoses faciais (**Figs. 39-46, 39-47 e 39-48**).

### Etiologia

ST é associada com mutações bialélicas de reparo mismatch do DNA. Turcot tipo 1 é causado por mutações da linha germinativa de genes de reparo mismatch. No Turcot tipo 2, mutações no gene *APC* estão presentes.

### Patologia

Três neoplasias do SNC – meduloblastoma, astrocitoma anaplásico e glioblastoma multiforme – contam por 95% dos tumores cerebrais associados a Turcot. Os achados histológicos destes tumores são indistinguíveis daqueles dos tumores esporádicos.

### Aspectos clínicos

Os pacientes com astrocitomas anaplásicos e glioblastomas multiformes associados à Turcot tipo 1 apresentam-se *mais cedo* que os outros tumores não sindrômicos. A idade média de início é de 18 anos. História familiar de polipose está ausente.

Os pacientes com meduloblastoma associados ao Turcot tipo 2 apresentam-se *mais tarde* que os pacientes da população *PNET* em geral. A idade média é 15 anos. Os pacientes com Turcot tipo 2 frequentemente tem história familiar de polipose.

### Imagem

Os achados de imagem das neoplasias do SNC relacionadas ao Turcot são idênticos aos tumores não sindrômicos.

### Síndrome do nevo basocelular

### Terminologia

A síndrome do nevo basocelular (SNBC) é também conhecida com **síndrome do carcinoma celular basal nevoide** e **síndrome de Gorlin (ou Gorlin-Goltz)**. Pacientes com SNBC exibem um grande espectro de distúrbios do neurodesenvolvimento e são predispostos a desenvolver neoplasias benignas e malignas em múltiplos órgãos.

## Etiologia

SNBC é uma doença autossômica dominante com penetrância completa, mas fenótipo clínico variável. SNBC é causado por mutações da linha germinativa do gene *PTCH* no cromossomo 9q22. Aproximadamente 5% dos pacientes com mutação *PTCH* da linha germinativa desenvolvem meduloblastoma; cerca de 1 a 2% dos pacientes com meduloblastoma têm mutação do *PTCH*.

## Patologia

As lesões sistêmicas associadas à SNBC incluem **carcinomas basocelulares** e **cistos epidérmicos, tumores odontogênicos ceratocísticos (TOC) múltiplos (Fig. 39-49)**, e **anomalias esqueléticas** (p. ex., costelas bífidas).

A neoplasia do SNC mais associada com SNBC é o **meduloblastoma**, predominantemente o tipo desmoblásico (em geral associado com a via de ativação *hedgehog* patológico) ou meduloblastoma com nodularidade extensa.

## Aspectos clínicos

**Epidemiologia e demografia.** SNBC tem uma prevalência de 1:57.000 em estudos baseados na população.

**Apresentação.** Pacientes com SNBC são geralmente diagnosticados com 5 a 10 anos. Carcinomas basocelulares é a apresentação inicial mais comum e pode aparecer precocemente, aos 2 anos. Múltiplas massas mandibulares expansivas são frequentes e podem ser assintomáticas ou indolores.

Os meduloblastomas desenvolvem-se em 4 a 20% dos pacientes com SNBC e em geral apresentam-se dentro dos primeiros 2 anos de vida com sintomas de hidrocefalia obstrutiva.

**História natural.** A maior morbidade e mortalidade no SNBC são causadas pelas neoplasias associadas. Carcinomas basocelulares tornam-se mais agressivos após a puberdade e podem exibir metástase a distância. TOCs desenvolvem-se em 80% dos pacientes e têm alta taxa de recorrência.

## Imagem

Anormalidades no encéfalo/cabeça e pescoço típicas vistas no SNBC são múltiplos cistos mandibulares, macrocefalia, calcificações durais lamelares densas e meduloblastoma.

**Tumores odontogênicos ceratocísticos.** TOCs são vistos como múltiplos cistos expansivos, bem corticalizados na mandíbula e na maxila na TC óssea. Eles podem ser uni ou multiloculares e em geral exibem bordas bem definidas **(Fig. 39-50)**. Eles tipicamente não realçam nas TC com contraste.

TOCs exibem intensidade baixa a intermediária em T1 e aparecem heterogeneamente hiperintensos em T2.

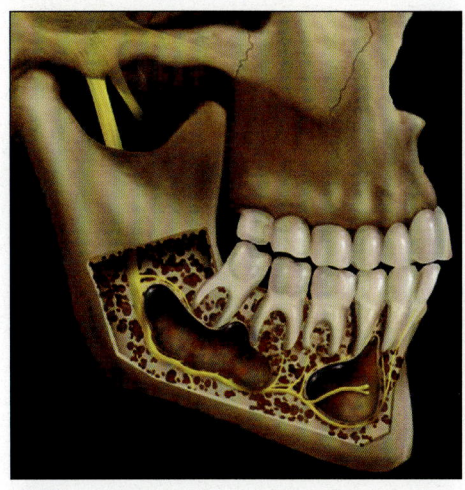

**39-49** Gráfico lateral de SNBC mostra uma aparência clássica de múltiplos ceratocistos odontogênicos. As lesões tendem a separar as raízes dos dentes, nervos.

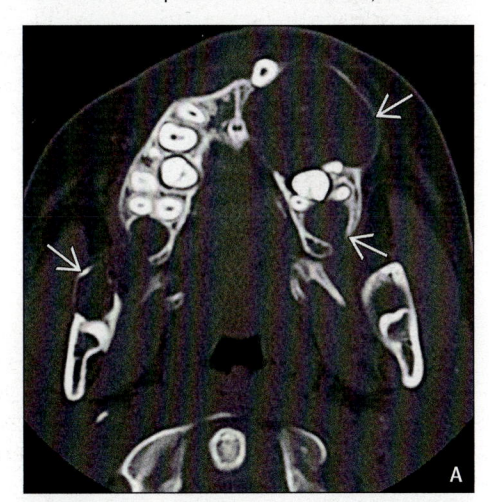

**39-50A** TC óssea axial em um menino de 9 anos de idade com SNBC mostra múltiplas lesões líticas biaxiais na maxila e mandíbula ➡. Ceratocísticos odontogênicos típicos.

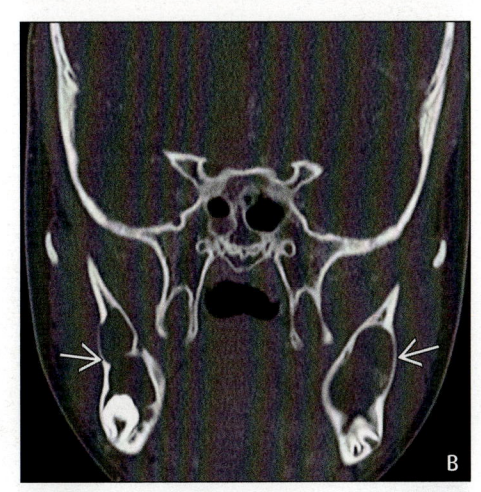

**39-50B** TC óssea coronal do mesmo paciente mostra cistos expansivos e lobulados ➡.

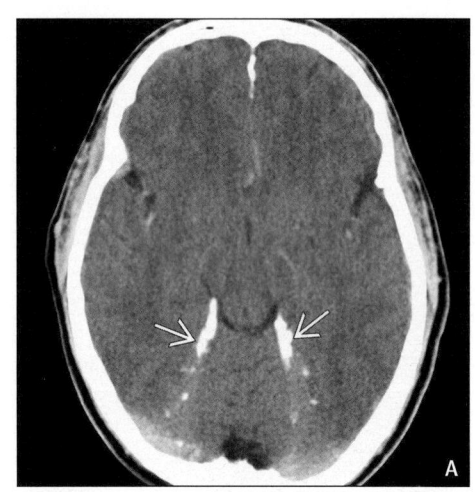

**39-51A** TC axial sem contraste em um paciente com SNBC demonstra calcificações lamelares densas ➡ ao longo do tentório.

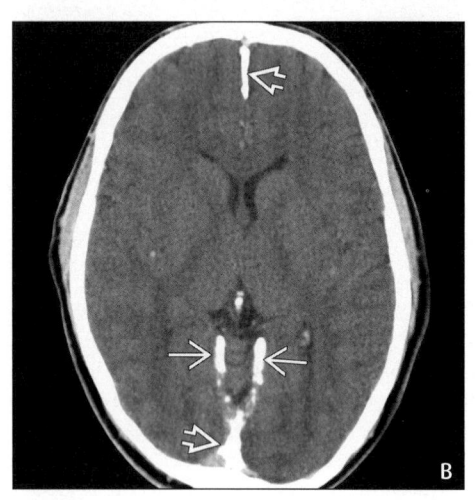

**39-51B** TC sem contraste mais cranial do mesmo paciente mostra calcificações densas no ápice tentorial ➡ e ao longo da foice cerebral ➡.

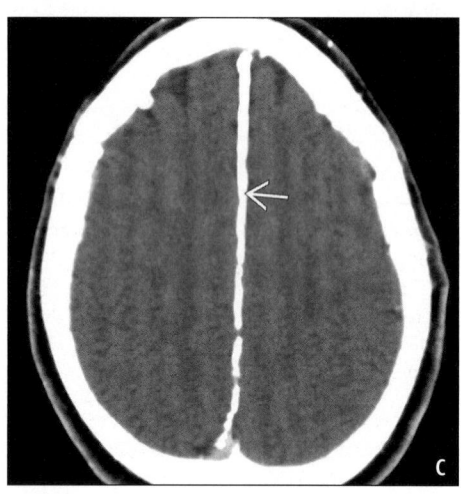

**39-51C** Imagem na coroa radiada mostra que a foice é espessada e densamente calcificada ➡.

CALCIFICAÇÕES DURAIS. Calcificações durais anormais desenvolvem-se em 80% dos pacientes com mais de 20 anos (Fig. 39-51). Pequenos depósitos de cálcio ao longo da foice podem ocorrer em crianças muito jovens e – juntamente com a apresentação precoce incomum do meduloblastoma – deve sugerir o diagnóstico de SNBC.

Calcificações lamelares espessadas e discretamente irregulares ao longo da foice, do tentório, dos ligamentos petroclinóideos e do diafragma selar são típicas em adolescentes e em adultos com SNBC.

MEDULOBLASTOMA. A aparência de imagem do meduloblastoma associada ao SNBC é idêntico aqueles dos tumores não sindrômicos.

## Diagnóstico diferencial

O maior diagnóstico diferencial das calcificações anormais da SNBC são as **calcificações durais fisiológicas ou metabólicas** (p. ex., como ocorre secundariamente ao hiperparatireoidismo). Calcificações fisiológicas são muito menos intensas e raramente vistas em crianças jovens. Calcificações durais espessas podem ser vistas em pacientes com insuficiência renal crônica e hemodiálise de longa data.

O diagnóstico diferencial dos TOCs incluem os **cistos periapicais (radiculares)** – geralmente uniloculares e associados com cárie dentária – e **cistos dentígeros (foliculares)**. Os cistos dentígeros são vistos como cistos uniloculares únicos ao redor da coroa de um dente incluso.

O diagnóstico diferencial do meduloblastoma relacionado à SNBC é o **PNET esporádico (não sindrômico) da fossa posterior**. Como os achados de imagem dos tumores são idênticos, procure por outros achados como as calcificações durais atípicas e os cistos de mandíbula.

## Síndrome de predisposição do tumor rabdoide

A síndrome de predisposição para tumor rabdoide (SPTR) é caracterizada por um grande aumento do risco de desenvolvimento de tumores rabdoides malignos. A maioria dos casos são causados por mutações bialélicas da linha germinativa com inativação do gene supressor tumoral *hSFN5-INI1* no cromossomo 22q11.

O tumor mais comum do SNC na SPTR é o tumor teratoide/rabdoide atípico (AT/RT). AT/RT é composto por elementos neuroectodérmicos e mesenquimais pouco diferenciados (Fig. 39-52). O componente rabdoide pode ser sutil, dificultando o diagnóstico.

Cerca de 60% dos AT/RT são encontrados na fossa posterior. Os tumores tendem a ser grandes massas com componentes císticos e sólidos que demonstram variável realce após o contraste. A disseminação no momento do diagnóstico inicial é comum (Fig. 39-53).

Outros tumores do SNC familiares associados com SPTR incluem **carcinoma do plexo coroide**, que tem a mesma mutação com inativação do *hSFN5-INI1*.

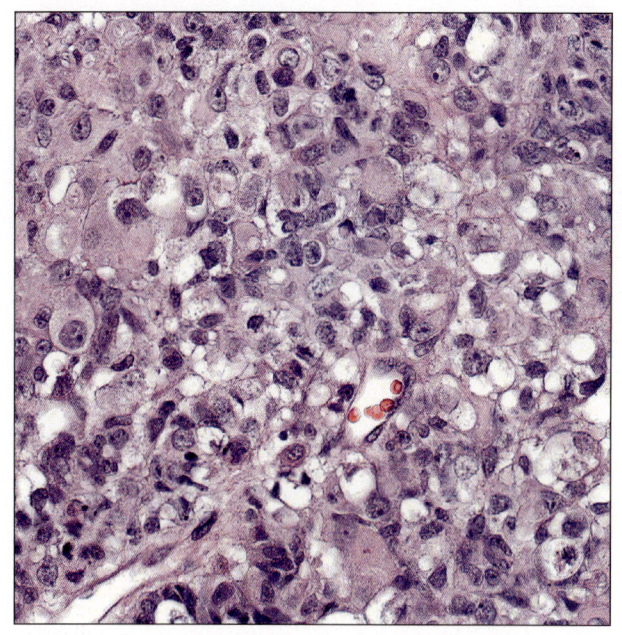

**39-52** Assim como nesta imagem microscópica de uma espécime biopsiada com AT/RT, a maioria das AT/RT não são notoriamente rabdoides. Grandes células pálidas são mais características. (Cortesia de P. Burger, MD.)

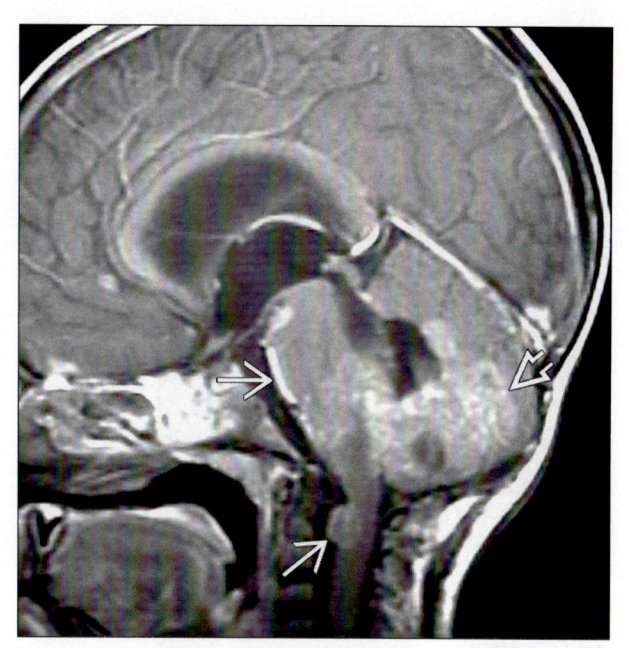

**39-53** Imagem T1 C+ sagital em um paciente com AT/RT mostra uma grande massa com realce heterogêneo na fossa posterior ⮕ com disseminação tumoral ⮕.

A neoplasia mais comum fora do SNC na SPTR é o tumor rabdoide maligno (TRM) dos rins. O prognóstico é ruim; TRM são cânceres altamente agressivos que ocorrem em crianças jovens e costumam ser letais dentro de meses a poucos anos.

## Meningioangiomatose

### Terminologia

A meningioangiomatose (MA) é uma síndrome neurocutânea rara caracterizada por lesões hamartomatosas focais que envolvem a pia e o córtex cerebral adjacente.

### Etiologia e patologia

Embora sua etiologia exata seja desconhecida, a MA é uma lesão benigna de crescimento lento de origem presumida hamartomatosa ou de desenvolvimento. A MA pode ocorrer como lesões solitárias ou multifocais.

Macroscopicamente, a MA aparece como massa giriforme avermelhada que infiltra a pia e o encéfalo adjacente **(Fig. 39-54)**. A MA pode ocorrer com ou sem uma neoplasia associada (mais comumente um meningioma).

Achados microscópicos são aqueles de proliferação intracortical e leptomeníngea em placa consistindo de pequenos vasos cerebrais, células meningoteliais e fibroblastos. O córtex adjacente pode mostrar gliose densa e emaranhados fibrilares. O índice MIB-1 é baixo.

### Aspectos clínicos

A MA pode ocorrer esporadicamente ou como uma forma frustra da neurofibromatose tipo 2 (NF2). A MA esporádica geralmente ocorre como uma lesão única em uma criança ou adulto jovem que se apresenta com crises convulsivas ou cefaleias persistentes.

### Imagem

TC sem contraste tipicamente demonstra uma lesão iso a discretamente hiperdensa com base cortical e calcificações nodulares, lineares ou giriformes **(Fig. 39-55)**. Os lobos frontal ou temporal são as localizações mais comuns. O efeito de massa é mínimo ou ausente. Pequeno ou nenhum realce é visto na TC sem contraste.

A MA é iso a hipointensa em T1. Embora a intensidade de sinal em T2 varie, a maioria das MAs são moderadamente hipointensas ao parênquima adjacente com quantidades variáveis de edema ou gliose associados **(Fig. 39-56)**.

T1 com contraste mostra um realce serpenginoso discreto a moderado estendendo-se pela superfície dos giros adjacentes e para os sulcos adjacentes. Em alguns casos, a infiltração cortical ao longo dos espaços perivasculares penetrantes espessa o córtex e oblitera a interface normal da substância branca-cinzenta **(Fig. 39-55)**.

Alguns poucos casos de MA com displasia cortical focal associadas já foram relatados.

### Diagnóstico diferencial

O diagnóstico diferencial mais importante da MA é a **neoplasia**. Os achados de imagem não são patognomônicos, portanto, o diagnóstico definitivo é geralmente histopatológico. *É muito importante que o neuropatologista não confunda MA com um meningioma invasivo atípico ou*

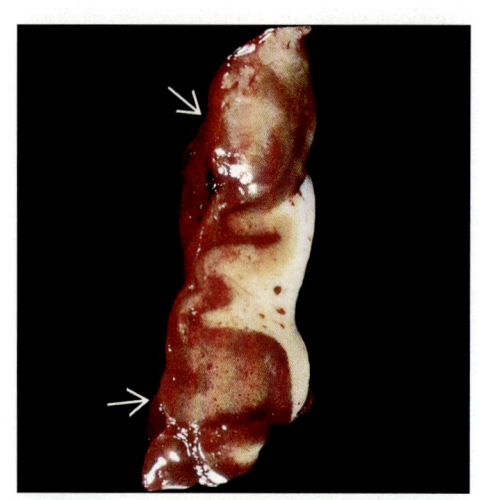

**39-54** Espécime mostra um achado macroscópico característico da MA. Espessamento cortical é invadido por um tecido com aparência vascular ➡. (Arquivos da AFIP.)

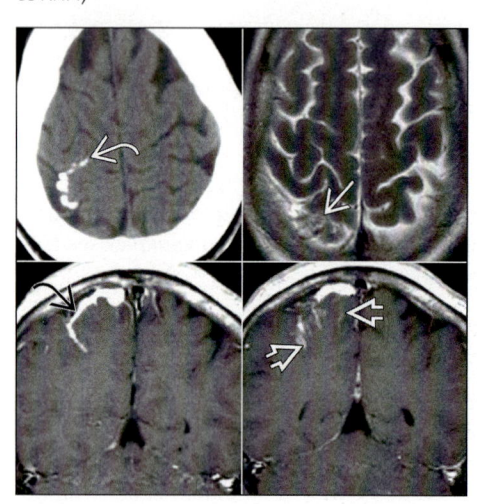

**39-55** Imagem de um paciente com MA mostra calcificação giriforme ➡, espessamento cortical ➡, realce curvilíneo ➡, infiltração parenquimatosa ➡.

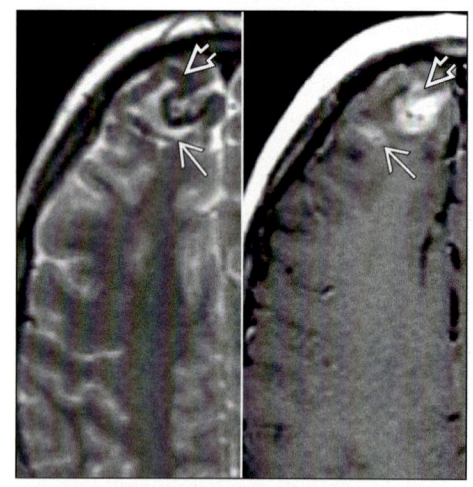

**39-56** (Esquerda) T2 na MA mostra infiltração hipointensa serpenginosa ➡, gliose ➡. (Direita) Realce globular ➡, giriforme ➡.

*maligno.* A MA não recorre após a ressecção completa e não requer quimioterapia ou radioterapia adjuvante.

---

**MENINGIOANGIOMATOSE**

**Patologia**
- Massa benigna de células meningoendoteliais proliferativas, pequenos vasos
- Lesões em placa curvilíneas
- Podem mostrar invasão parenquimatosa focal

**Aspectos clínicos**
- Forma frustra da NF2

**Imagem**
- Iso/hipointenso em T1; geralmente hipointenso em T2
- Realce serpenginoso +− a invasão do EPV
- DDx: neoplasia invasiva

---

## Melanose neurocutânea

### Terminologia

A melanose neurocutânea (MNC) é uma síndrome não familiar rara, caracterizada por nevos melanocíticos congênitos gigantes e/ou múltiplos, proliferação excessiva de células com melanina nas leptomeninges, e tumores benignos e malignos no SNC **(Fig. 39-57)**.

### Etiologia

Melonócitos esparsos estão normalmente presentes na pia que cobrem as convexidades e ao redor da base do encéfalo, tronco encefálico ventral e partes da medula espinal. Proliferação difusa ou focal nessas células produtoras de mielina na pele e na meninge resulta na MNC.

Os melanócitos são derivados das células da crista neural (CCN). Entre 8 e 10 semanas de gestação, os precursores pluripotentes derivados da CCN migram para a epiderme fetal via o gânglio paraespinal e a bainha do nervo periférico, finalmente gerando os melanócitos diferenciados.

Acredita-se que a MNC seja uma neurocristopatia causada por aberração da crista neural durante o desenvolvimento embriônico inicial. Algumas anormalidades nas células derivadas do tubo neural também ocorrem, possivelmente resultando nas malformações cerebrais associadas à MNC (p. ex., malformação Dandy-Walker) **(Fig. 39-59)**.

### Patologia

A doença do SNC pode ser parenquimatosa ou leptomeníngea, benigna ou maligna. A **melanose** consiste em coleções focais de células melanocíticas histologicamente benignas. Um **melanoma** maligno consiste em células melanocíticas anaplásicas proliferativas. Uma prevalência estimada de melanoma maligno no contexto da MNC é 40 a 60%.

Macroscopicamente, a melanose leptomeníngea aparece como uma pigmentação superficial cinza escura ou preta da pia **(Fig. 39-59)**. A localização mais comum para os depósitos melanocíticos parenquimatosos é a amígdala e o cerebelo, seguida da ponte, tálamos e lobos frontais inferiores.

## Aspectos clínicos

Muitos pacientes são assintomáticos. Crises convulsivas e sinais de elevação da pressão intracraniana podem ocorrer com a melanose leptomeníngea e o melanoma maligno. O prognóstico na MNC sintomática é muito ruim.

## Imagem

Hiperintensidades em T1 bilaterais arredondadas ou ovoides nos lobos temporais inferiores são a característica mais comumente encontrada **(Fig. 39-60)**. O encurtamento de T1 focal ou difuso nas leptomeninges com realce serpengiformes em T1 C+ é muito menos comum e geralmente é visto apenas nos casos nos quais os depósitos melanocíticos sofreram transformação maligna **(Fig. 39-58)**.

A hidrocefalia é comum. Invasão cortical ao longo dos espaços perivasculares penetrantes pode causar efeito de massa significativo e edema.

Entre 8 e 10% dos pacientes com MNC apresentam uma malformação Dandy-Walker associada.

---

**MELANOSE NEUROCUTÂNEA**

**Patologia**
- Depósitos pretos ou cinzas
- Leptomeninges, amígdala, cerebelo
- Células melanocíticas benignas ou malignas

**Imagem**
- Hiperintensidades em T1
- Depósitos arredondados/ovoides nas amígdalas
- Lesões pias serpenginosas, invasão dos EPVs nas malignas
- Realce variável

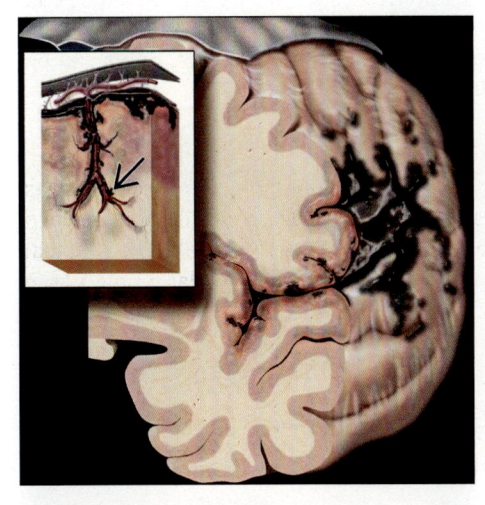

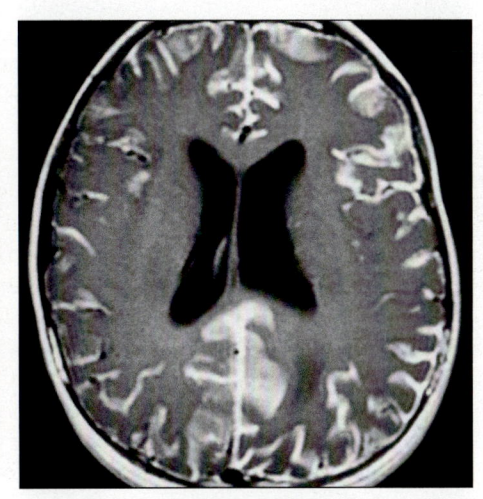

---

**39-57** Gráfico mostra pigmentação escura (melanocítica) localizada nas leptomeninges. A pequena imagem demonstra extensão da melanose para o cérebro ao longo dos espaços de Virchow-Robin ➔.

**39-58** T1 C+ axial em um paciente com melanose neurocutânea extensa mostra realce difuso do espaço pia-subaracnóideo. (Cortesia de M. Martin, MD.)

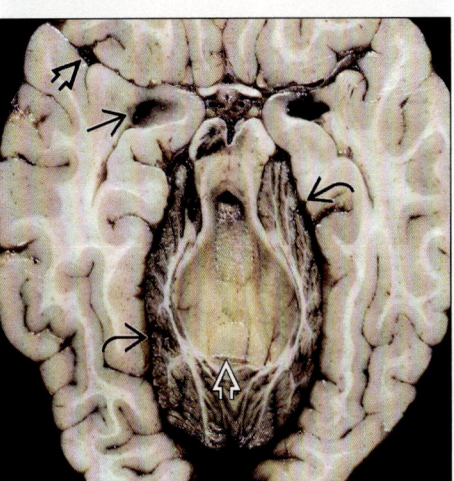

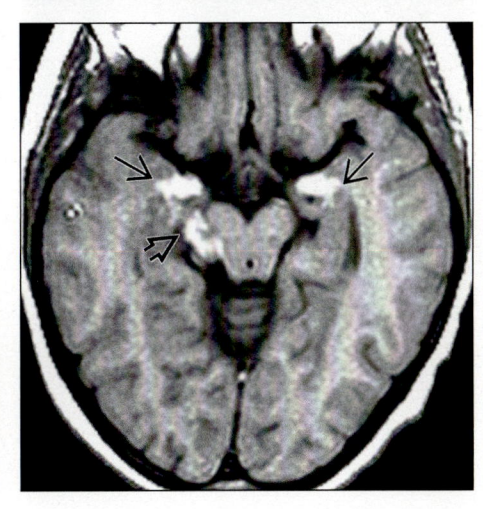

**39-59** Espécime de necropsia de MNC mostra depósitos melanocíticos ovoides nas amígdalas dos lobos temporais anteriores ➔. Descoloração preta nas fissuras silvianas ➔ e na superfície cerebelar ➔ representa depósitos de melanina leptomeninge difusos. Observe o cisto cerebelar ➔. Malformação Dandy-Walker tem uma forte associação com MNC. (Cortesia de R. Hewlett, MD.)

**39-60** T1 axial mostra encurtamento em T1 nas amígdalas ➔ e leptomeninges ➔. (Cortesia de S. Blaser, MD.)

## Lipomatose encéfalo-crânio-cutânea

Lipomatose encéfalo-crânio-cutânea (LECC), também conhecida como síndrome de Haberland, é uma doença neurocutânea rara cujas lesões no SNC características são lipomas benignos no encéfalo e na medula espinal.

LECC é uma doença mesenquimal que afeta os derivados da crista neural.

LECC é caracterizada clinicamente por coristomas oculares (tipicamente lipodermoides), um lipoma de couro cabeludo liso e sem cabelo chamado de NEVO *psiloliparus* **(Fig. 39-61)** e massas de tecido adiposo subcutâneo cervicofaciais. Cerca de metade de todos os pacientes tem crises convulsivas e um terço demonstra discreto ou moderado retardo mental.

A maioria dos pacientes com LECC tem um ou mais lipomas no SNC. Os lipomas associados à LECC tem a predileção pela fossa posterior e pela coluna. Eles costumam ser estáveis, mas podem aumentar com a idade **(Fig. 39-62)**, tornar-se moderadamente grandes e estender-se por múltiplos segmentos vertebrais. Outras anomalias congênitas das meninges como os cistos aracnoides e a meningeoangiomatose são comuns.

## Síndrome do nevo epidérmico

A síndrome do nevo epidérmico consiste em um nevo epidérmico (NE) – um hamartoma cutâneo congênito benigno – com anormalidade de desenvolvimento na pele, olhos, e SNC com envolvimento variável dos sistemas esquelético, cardiovascular e urogenital **(Fig. 39-63)**.

Vários tipos de nevo são incluídos como parte da "síndrome do nevo epidérmico" – alguns nevos pigmentados com pelos, nevos comedônicos, nevos epidérmicos verrucosos lineares inflamatórios e nevos sebáceos lineares.

NEs são causados por mosaicismo genético (representado por dois ou mais diferentes, mas coexistentes, clones da mesma linhagem celular). Células epidérmicas embriônicas aparecem precocemente no desenvolvimento fetal. Elas proliferam e depois migram de sua origem da crista neural para o seu destino ao longo das chamadas linhas de Blaschko. Células mutadas são fenotipicamente

**39-61** Fotografia clínica demonstra um nevo psiloliparus o marco dermatológico da LECC. Uma área focal de alopecia ➡ (perda de cabelo) cobre um lipoma subjacente do couro cabeludo ➡, visto aqui como uma massa discretamente elevada. (Cortesia de A. Illner, MD.)

**39-62A** TC sem contraste em uma criança de dois anos com LECC mostra lipomas focais em ambas as cisternas do ângulo pontocerebelar (APC) ➡ e na cisterna magna ➡.

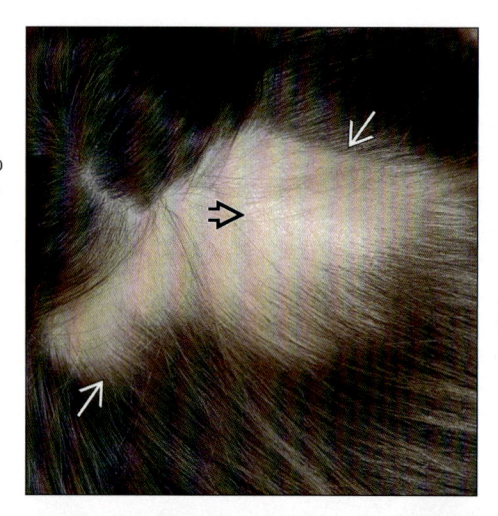

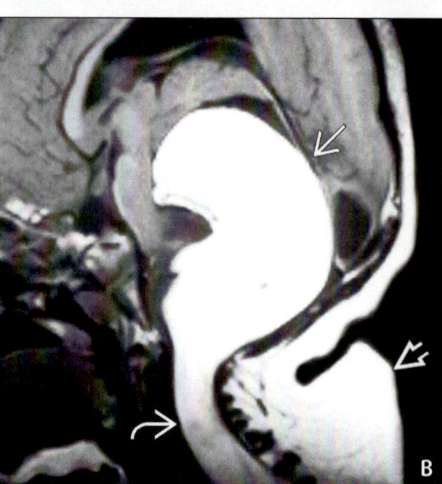

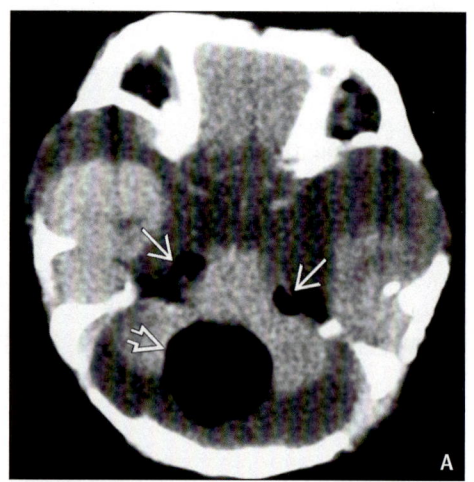

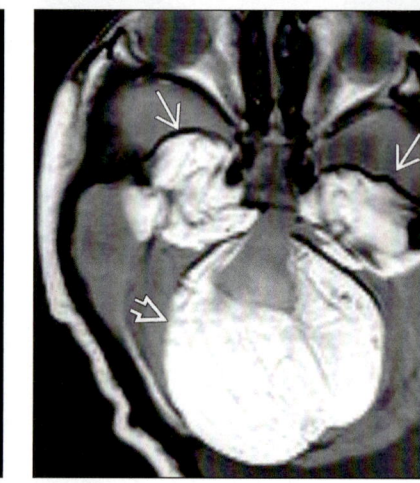

**39-62B** Três anos depois T1 sagital mostra um grande lipoma suboccipital ➡. O lipoma da cisterna magna aumentou muito em tamanho. Ele agora ocupa quase toda a fossa posterior ➡ e estende-se inferiormente para o canal vertebral cervical superior ➡.

**39-62C** DP axial mostra o grande lipoma na fossa posterior ➡. Os lipomas do APC também aumentaram em tamanho, agora estendendo-se ambos para os cavo de Meckel ➡.

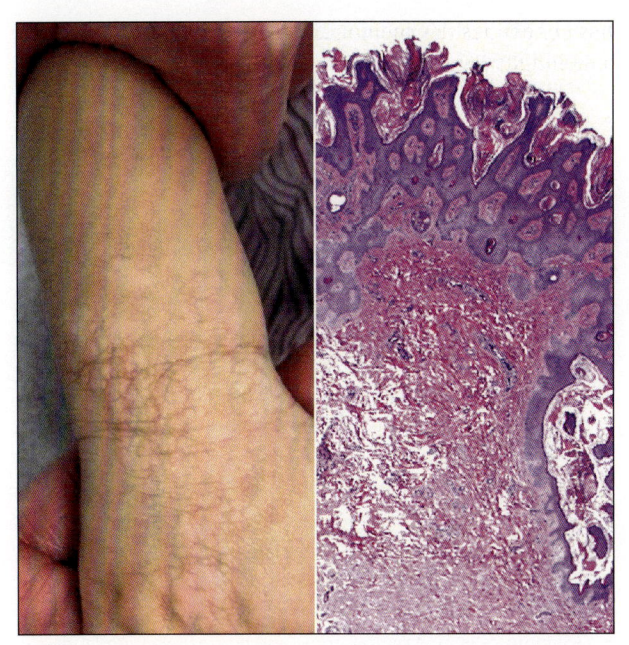

**39-63** (Esquerda) Nevo epidérmico é uma banda verrucosa de crescimento hipopigmentado. (Cortesia da Universidade de Utah, Departamento de Dermatologia.) (Direita) NE mostra hiperceratose, papilomatose, acantose. (Cortesia de J. Comstock, MD.)

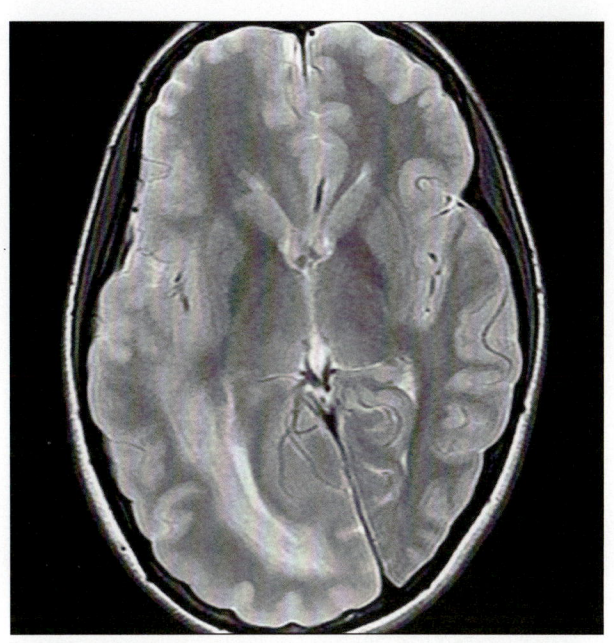

**39-64** Axial T2 mostra hemimegaloencefalia no hemisfério direito, a malformação mais comum do SNC vista na síndrome do nevo epidérmico.

manifestadas ao longo desta via, resultando da distribuição característica dos NE.

NEs estão presentes ao nascimento e desenvolvem-se durante os primeiros anos de vida. Clinicamente, o nevo epidérmico é visto como uma placa verrucosa linear ou zosteriforme que pode exibir descoloração escamosa. A maioria é encontrada no pescoço, tronco e extremidades.

Malformações do SNC estão presentes na maioria dos pacientes com a síndrome NE. As mais comuns são as malformações do desenvolvimento cortical (hemimegaloencefalia, taquigiria-polimicrogiria) **(Fig. 39-64)**. Lesões oculares estão presentes em 40 a 70% dos pacientes e incluem colobomas, coristomas (dermoides epibulbares e lipodermoides) e displasia do nervo óptico.

Uma nova variante da síndrome NE com nevo epidérmico papular e camada celular basal *Skyline* (SNE) foi recentemente descrita. Os pacientes desenvolvem retardo psicomotor e epilepsia durante o primeiro ano de vida. Até agora, nenhuma anormalidade de imagem específica já foi descrita na SNE.

## Síndrome de Proteus

A síndrome de Proteus (SP) é um doença hamartomatosa rara, com manifestações somáticas múltiplas e diversas. É caracterizada por crescimento do membro localizado, progressivo, pós-natal com distorção óssea, tecido adiposo desregulado, nevo epidérmico e malformações do SNC. Hemimegaloencefalia, paquigiria-polimicrogiria e heterotopia da substância cinzenta são anormalidades associadas comuns.

O maior diagnóstico diferencial do Proteus é a síndrome recentemente descrita chamada **CLOVE** (hamartoma lipomatoso congênito, malformação vascular e nevo epidérmico). CLOVE tem grandes malformações vasculares no tronco, manifesta-se com crescimento dos membros ao nascimento, e falta o crescimento ósseo progressivo e distorcido da síndrome de Proteus. Outras doenças com crescimento assimétrico incluem **síndrome de Klippel-Trenaunay-Weber**, **doença de Ollier**, **síndrome de Maffucci** e **lipomatose encefalocraniocutânea**.

# Referências selecionadas

## Neurofibromatose e schwannomatose

- Monsalve J et al: Imaging of cancer predisposition syndromes in children. Radiographics. 31(1):263-80, 2011
- Shinagare AB et al: Hereditary cancer syndromes: a radiologist's perspective. AJR Am J Roentgenol. 197(6):W1001-7, 2011
- Lu-Emerson C et al: The neurofibromatoses. Part 1: NF1. Rev Neurol Dis. 6(2):E47-53, 2009
- Lu-Emerson C et al: The neurofibromatoses. Part 2: NF2 and schwannomatosis. Rev Neurol Dis. 6(3):E81-6, 2009

## Neurofibromatose tipo 1

- Kaas B et al: Spectrum and prevalence of vasculopathy in pediatric neurofibromatosis type 1. J Child Neurol. Epub ahead of print, 2012
- Vizina V et al: The phakomatoses. In Barkovich AJ et al: Pediatric Neuroimaging. Philadelphia: Lippincott Williams & Wilkins. 569-636, 2012
- Plotkin SR et al: Quantitative assessment of whole-body tumor burden in adult patients with neurofibromatosis. PLoS One. 7(4):e35711, 2012
- Adigun CG et al: Segmental neurofibromatosis. Dermatol Online J. 17(10):25, 2011
- Laycock-van Spyk S et al: Neurofibromatosis type 1-associated tumours: their somatic mutational spectrum and pathogenesis. Hum Genomics. 5(6):623-90, 2011
- Messiaen L et al: Mosaic type-1 NF1 microdeletions as a cause of both generalized and segmental neurofibromatosis type-1 (NF1). Hum Mutat. 32(2):213-9, 2011
- Monsalve J et al: Imaging of cancer predisposition syndromes in children. Radiographics. 31(1):263-80, 2011
- Wasa J et al: MRI features in the differentiation of malignant peripheral nerve sheath tumors and neurofibromas. AJR Am J Roentgenol. 194(6):1568-74, 2010
- Boyd KP et al: Neurofibromatosis type 1. J Am Acad Dermatol. 61(1):1-14; quiz 15-6, 2009
- Lu-Emerson C et al: The Neurofibromatoses. Part 1: NF1. Rev Neurol Dis. 6(2):E47-53, 2009
- Messiaen L et al: Clinical and mutational spectrum of neurofibromatosis type 1-like syndrome. JAMA. 302(19):2111-8, 2009
- Rea D et al: Cerebral arteriopathy in children with neurofibromatosis type 1. Pediatrics. 124(3):e476-83, 2009
- Lopes Ferraz Filho JR et al: Unidentified bright objects on brain MRI in children as a diagnostic criterion for neurofibromatosis type 1. Pediatr Radiol. 38(3):305-10, 2008

## Neurofibromatose tipo 2

- Carroll SL: Molecular mechanisms promoting the pathogenesis of Schwann cell neoplasms. Acta Neuropathol. 123(3):321-48, 2012
- Dirks MS et al: Long-term natural history of neurofibromatosis Type 2-associated intracranial tumors. J Neurosurg. 117(1):109-17, 2012
- Goutagny S et al: Long-term follow-up of 287 meningiomas in neurofibromatosis type 2 patients: clinical, radiological, and molecular features. Neuro Oncol. 14(8):1090-6, 2012
- Hoa M et al: Neurofibromatosis 2. Otolaryngol Clin North Am. 45(2):315-32, viii, 2012
- Kalamarides M et al: Neurofibromatosis 2011: a report of the Children's Tumor Foundation annual meeting. Acta Neuropathol. 123(3):369-80, 2012
- Plotkin SR et al: Quantitative assessment of whole-body tumor burden in adult patients with neurofibromatosis. PLoS One. 7(4):e35711, 2012
- Uhlmann EJ et al: Neurofibromatoses. Adv Exp Med Biol. 724:266-77, 2012
- Wong HK et al: Merlin/NF2 regulates angiogenesis in schwannomas through a Rac1/semaphorin 3F-dependent mechanism. Neoplasia. 14(2):84-94, 2012
- Goutagny S et al: Meningiomas and neurofibromatosis. J Neurooncol. 99(3):341-7, 2010
- Lu-Emerson C et al: The neurofibromatoses. Part 2: NF2 and schwannomatosis. Rev Neurol Dis. 6(3):E81-6, 2009
- Fisher LM et al: Distribution of nonvestibular cranial nerve schwannomas in neurofibromatosis 2. Otol Neurotol. 28(8):1083-90, 2007

## Schwannomatose

- Smith MJ et al: Frequency of SMARCB1 mutations in familial and sporadic schwannomatosis. Neurogenetics. 13(2):141-5, 2012
- van den Munckhof P et al: Germline SMARCB1 mutation predisposes to multiple meningiomas and schwannomas with preferential location of cranial meningiomas at the falx cerebri. Neurogenetics. 13(1):1-7, 2012
- Plotkin SR et al: Spinal ependymomas in neurofibromatosis type 2: a retrospective analysis of 55 patients. J Neurosurg Spine. 14(4):543-7, 2011
- Lu-Emerson C et al: The neurofibromatoses. Part 2: NF2 and schwannomatosis. Rev Neurol Dis. 6(3):E81-6, 2009

## Outras síndromes tumorais familiares comuns

### Complexo da esclerose tuberosa

- Katz JS et al: Intraventricular lesions in tuberous sclerosis complex: a possible association with the caudate nucleus. J Neurosurg Pediatr. 9(4):406-13, 2012
- Dobashi Y et al: Mammalian target of rapamycin: a central node of complex signaling cascades. Int J Clin Exp Pathol. 4(5):476-95, 2011
- Hake S: Cutaneous manifestations of tuberous sclerosis. Ochsner J. 10(3):200-4, 2010

## Doença de von Hippel-Lindau

- Mills SA et al: Supratentorial hemangioblastoma: clinical features, prognosis, and predictive value of location for von Hippel- Lindau disease. Neuro Oncol. 14(8):1097-104, 2012
- Sun YH et al: Endolymphatic sac tumor: case report and review of the literature. Diagn Pathol. 7(1):36, 2012
- Zhang Q et al: Von Hippel-Lindau disease manifesting disseminated leptomeningeal hemangioblastomatosis: surgery or medication? Acta Neurochir (Wien). 153(1):48-52, 2011
- Wind JJ et al: Management of von Hippel-Lindau disease-associated CNS lesions. Expert Rev Neurother. 11(10):1433-41, 2011
- Maher ER et al: von Hippel-Lindau disease: a clinical and scientific review. Eur J Hum Genet. 19(6):617-23, 2011
- Lonser RR et al: Pituitary stalk hemangioblastomas in von Hippel-Lindau disease. J Neurosurg. 110(2):350-3, 2009

## *Síndromes neurocutâneas raras*

### Síndrome de Li-Fraumeni

- Gonçalves A et al: Li-Fraumeni-like syndrome associated with a large BRCA1 intragenic deletion. BMC Cancer. 12(1):237, 2012
- Monsalve J et al: Imaging of cancer predisposition syndromes in children. Radiographics. 31(1):263-80, 2011
- Shinagare AB et al: Hereditary cancer syndromes: a radiologist's perspective. AJR Am J Roentgenol. 197(6):W1001-7, 2011
- Ohgaki H et al: Li-Fraumeni syndrome and TP53 germline mutations. In Louis DN et al: WHO Classification of Tumours of the Central Nervous System. Lyon, France: IARC Press. 222-5, 2007

### Síndrome de Cowden

- Eberhart CG et al: Cowden disease and dysplastic gangliocytoma of the cerebellum/Lhermitte-Duclos disease. In Louis DN et al: WHO Classification of Tumours of the Central Nervous System. Lyon, France: IARC Press. 226-8, 2007

### Síndrome de Turcot

- Tihan T: Turcot syndrome. In Burger P et al: Diagnostic Pathology: Neuropathology. Salt Lake City: Amirsys Publishing. I.5.12-13, 2012
- Chung KH et al: Metachronous multifocal desmoid-type fibromatoses along the neuraxis with adenomatous polyposis syndrome. J Neurosurg Pediatr. 6(4):372-6, 2010
- Koontz NA et al: AJR teaching file: brain tumor in a patient with familial adenomatous polyposis. AJR Am J Roentgenol. 195(3 Suppl):S25-8, 2010
- Cavenee WK et al: Turcot syndrome. In Louis DN et al: WHO Classification of Tumours of the Central Nervous System. Lyon, France: IARC Press. 229-31, 2007

### Síndrome do nevo basocelular

- Varan A et al: Primitive neuroectodermal tumors of the central nervous system associated with genetic and metabolic defects. J Neurosurg Sci. 56(1):49-53, 2012
- Koch B: Basal cell nevus syndrome. In Harnsberger HR: Diagnostic Imaging: Head and Neck. 2nd ed. Salt Lake City: Amirsys Publishing. III.2.2-3, 2011
- Kimonis VE et al: Radiological features in 82 patients with nevoid basal cell carcinoma (NBCC or Gorlin) syndrome. Genet Med. 6(6):495-502, 2004

### Síndrome da predisposição do tumor rabdoide

- Harris TJ et al: Case 168: rhabdoid predisposition syndrome-familial cancer syndromes in children. Radiology. 259(1):298-302, 2011
- Wesseling P et al: Rhabdoid tumor predisposition syndrome. In Louis DN et al: WHO Classification of Tumours of the Central Nervous System. Lyon, France: IARC Press. 234-5, 2007

### Meningioangiomatose

- Batra A et al: Meningioangiomatosis associated with focal cortical dysplasia and neurofibrillary tangles. Clin Neuropathol. Epub ahead of print, 2012
- Arcos A et al: Meningioangiomatosis: clinical-radiological features and surgical outcome. Neurocirugia (Astur). 21(6):461-6, 2010
- Perry A et al: Insights into meningioangiomatosis with and without meningioma: a clinicopathologic and genetic series of 24 cases with review of the literature. Brain Pathol. 15(1):55-65, 2005

### Melanose neurocutânea

- Ginat DT et al: Intracranial lesions with high signal intensity on T1-weighted MR images: differential diagnosis. Radiographics. 32(2):499-516, 2012
- Kinsler VA et al: Neuropathology of neurocutaneous melanosis: histological foci of melanotic neurones and glia may be undetectable on MRI. Acta Neuropathol. PubMed Central PMCID: PMC3282914, 2012
- Ramaswamy V et al: Spectrum of central nervous system abnormalities in neurocutaneous melanocytosis. Dev Med Child Neurol. 54(6):563-8, 2012
- Marnet D et al: Neurocutaneous melanosis and the Dandy-Walker complex: an uncommon but not so insignificant association. Childs Nerv Syst. 25(12):1533-9, 2009

### Lipomatose encéfalo-crânio-cutânea

- Lee RK et al: Encephalocraniocutaneous lipomatosis: a rare case with development of diffuse leptomeningeal lipomatosis during childhood. Pediatr Radiol. 42(1):129-33, 2012
- Ayer RE et al: Encephalocraniocutaneous lipomatosis: a review of its clinical pathology and neurosurgical indications. J Neurosurg Pediatr. 8(3):316-20, 2011

- Svoronos A et al: Imaging findings in encephalocraniocutaneous lipomatosis. Neurology. 77(7):694, 2011
- Gucev ZS et al: Congenital lipomatous overgrowth, vascular malformations, and epidermal nevi (CLOVE) syndrome: CNS malformations and seizures may be a component of this disorder. Am J Med Genet A. 146A(20):2688-90, 2008

## Síndrome do nevo epidérmico
- Tadini G et al: PENS syndrome: a new neurocutaneous phenotype. Dermatology. 224(1):24-30, 2012
- Amato C et al: Schimmelpenning syndrome: a kind of craniofacial epidermal nevus associated with cerebral and ocular MR imaging abnormalities. AJNR Am J Neuroradiol. 31(5):E47-8, 2010

## Síndrome de Proteus
- Biesecker L: The challenges of Proteus syndrome: diagnosis and management. Eur J Hum Genet. 14(11):1151-7, 2006

# 40

# Facomatoses vasculares

| | |
|---|---|
| Síndrome de Sturge-Weber | 1181 |
| Outras facomatoses vasculares | 1187 |
|    Telangiectasia hemorrágica hereditária | 1187 |
|    Síndrome PHACES | 1190 |
|    Ataxia-telangiectasia | 1193 |
|    Síndrome do nevo em bolha de borracha azul | 1194 |

Inúmeras síndromes com manifestações cutâneas proeminentes ocorrem *sem* neoplasias associadas. Muitas delas são doenças nas quais lesões vasculares cutâneas e intracranianas são achados proeminentes. Estas chamadas **facomatoses vasculares** são conhecidas como **síndromes metaméricas vasculares** e demonstram uma associação do desenvolvimento entre as lesões de pele e malformações intracranianas no mesmo metâmero embriônico.

Algumas facomatoses vasculares, como a síndrome de Sturge-Weber, estão presentes no nascimento (i.e. congênita), mas não *herdadas*. Outras, incluindo a telangiectasia hemorrágica hereditária, têm mutações genéticas específicas e padrões de herança conhecidos. Delinearemos esses e outros fatores pertinentes das maiores síndromes neurocutâneas vasculares.

## Síndrome de Sturge-Weber

A síndrome de Sturge-Weber (SSW) é significativa entre as síndromes neurocutâneas: ela é uma das poucas síndromes que são esporádicas, não herdadas. Ela é também uma das síndromes mais desfigurantes, uma vez que um nevo flâmeo proeminente ou uma mancha em vinho do porto é visto na maioria dos casos.

Nas últimas décadas, o número de relatos publicados aumentou, refletindo o progresso no diagnóstico e no entendimento do envolvimento neurológico desta doença. Inúmeros centros e grupos de apoio têm surgido para cuidar de pacientes com SSW e estimular a pesquisa.

A imagem sempre teve um papel central no manejo da SSW. Com o advento de imagens funcionais, estamos ganhando novos conhecimentos das manifestações clínicas e da fisiopatologia dessa doença.

### Terminologia

A Síndrome de Sturge-Weber é também conhecida como **angiomatose encefalotrigeminal**. Suas marcas são combinações variáveis de (1) uma má formação capilar da pele (marca em vinho do porto) na distribuição do nervo trigêmeo, (2) angioma coroidal retiniano (com ou sem glaucoma) e (3) um angioma leptomeníngeo capilar-venoso cerebral **(Fig. 40-1)**.

### Etiologia

A origem e a fisiopatologia da SSW permanecem pouco conhecidas. Com 4 a 5 semanas de gestação, o córtex visual é justaposto às vesículas ópticas e à parte superior da face embriônica. Durante esse período, um plexo venoso primordial circunda o tubo neural e invade o cérebro, a pele e os olhos fetais adjacentes. Uma mutação somática espontânea pode evitar a maturação normal com a persistência de vasos primitivos com paredes finas. Isso pode resultar na pobreza de veias de drenagem corticais normais, que, por sua vez, causam trombose e estase com isquemia venosa do córtex subjacente.

### Patologia

Um emaranhado de vasos de paredes finas – múltiplos capilares e canais venosos – formam o característico angioma leptomeníngeo (pial). O angioma cobre a superfície cerebral, mergulhando nos sulcos alargados entre os giros apostos reduzidos **(Fig. 40-2)**.

A localização mais comum é a região parieto-occipital, seguida pelos lobos frontal e temporal. Parte ou todo um hemisfério pode estar afetado. SSW é unilateral em 80% dos casos e é tipicamente ipsilateral ao angioma facial. O envolvimento bilateral é visto em 20% dos casos. Lesões infratentoriais são vistas em 11% dos casos.

Calcificações laminares corticais são típicas. Hemorragia franca e grandes infartos territoriais são raros.

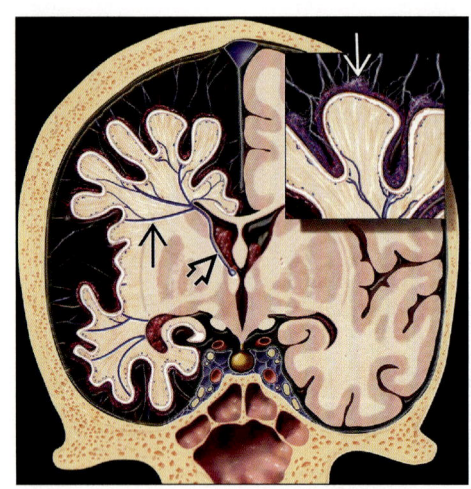

**40-1** SSW mostra angiomatose pial ➡, colaterais medulares profundas ➡, plexo coroide alargado ➡, atrofia do hemisfério cerebral direito.

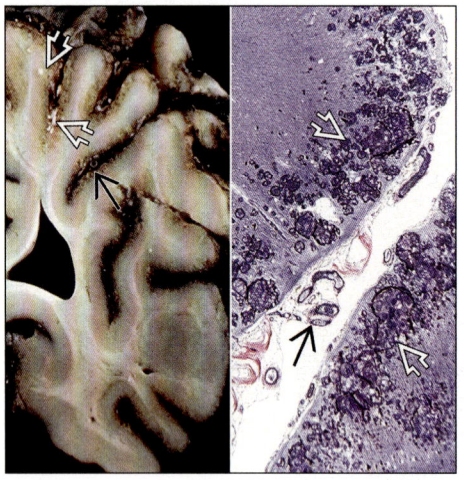

**40-2** Macroscopia (esquerda), fotomicrografia (direita) de SSW mostra atrofia cortical, calcificações ➡, angioma pial ➡ dentro dos sulcos. (Arquivos da AFIP.)

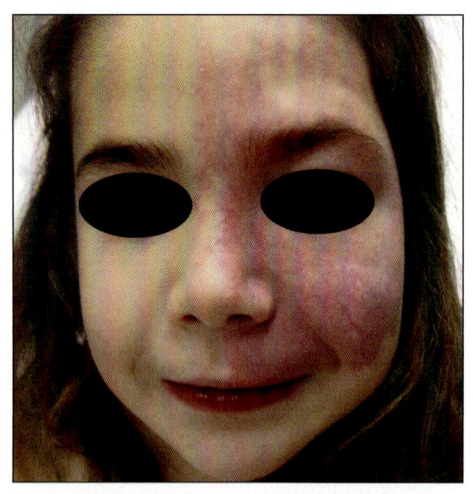

**40-3** Fotografia mostra o clássico nevo flâmeo NC $V_1$-$V_2$ característico de SSW.

## Aspectos clínicos

Epidemiologia e demografia. SSW é rara, com uma prevalência estimada de 1:40.000 a 50.000 nascidos vivos. Não existe predileção pelo sexo.

**APRESENTAÇÃO.** A maior parte dos pacientes com SSW exibem um nevo flâmeo, originalmente denominado "angioma" facial ou "mancha em vinho do porto", que é muito visível ao nascimento. Ele pode ser uni (63%) ou bilateral (31%) e é distribuído pela pele inervada por um ou mais ramos sensoriais do nervo trigêmeo. $V_1$ NC (testa e/ou pálpebra) ou a combinação de $V_1$-$V_2$ NC (mais região malar) são os sítios mais comuns **(Fig. 40-3)**. Todas as três divisões do nervo trigêmeo são envolvidas em 13% dos casos. *Nenhum nevo flâmeo facial está presente em 5% dos casos*, portanto, a ausência da mancha em vinho do porto não descarta SSW.

A presença de uma mancha de nascença em vinho do porto (MVP) *não* é suficiente e para o diagnóstico definitivo de SSW. Pacientes com MVP na distribuição do $V_1$ NC tem apenas 10 a 20% de risco de ter SSW, embora o risco aumente com tamanho, extensão e bilateralidade do nevo flâmeo.

Ocasionalmente, crianças com SSW podem ter malformações capilares cutâneas extensas, hipertrofia de membros, malformações vasculares e/ou linfáticas. Essas crianças são diagnosticadas como tendo **síndrome de Klippel-Trenaunay-Weber** (SKTW), que também é conhecida como hipertrofia angio-osteo-hipertrófica ou hemangiectásica. Se SSW e SKTW são síndromes sobrepostas ou distintas, é desconhecido.

Distúrbios endócrinos são aspectos recentemente conhecidos da SSW. Os pacientes com SSW têm um aumento significativo do risco de deficiência do hormônio de crescimento e hipotireoidismo central.

**HISTÓRIA NATURAL.** Crises convulsivas relacionadas à SSW geralmente são refratárias à medicação e pioram com o tempo. Hemiparesia progressiva e episódios tipo acidente vascular cerebral com déficits neurológicos focais são comuns. A maioria dos pacientes tem deficiência mental.

**OPÇÕES DE TRATAMENTO.** Apesar do tratamento adequado com drogas antiepilépticas, o controle da crise convulsiva é alcançado em menos de metade de todos os casos. Lobectomia precoce ou hemisferectomia em crianças com epilepsia resistente a drogas e angioma hemisférico extenso pode ser uma opção nos casos graves.

## Imagem

**ASPECTOS GERAIS.** A neuroimagem é usada para identificar o angioma pial intracraniano e as sequelas da isquemia venosa de longa data. Isso permite ao radiologista (1) estabelecer ou confirmar o diagnóstico de SSW, e (2) avaliar a extensão e a gravidade do envolvimento intracraniano.

Exames sequenciais de pacientes com SSW mostram atrofia cerebral cortical-subcortical progressiva, especial-

Facomatoses vasculares  1183

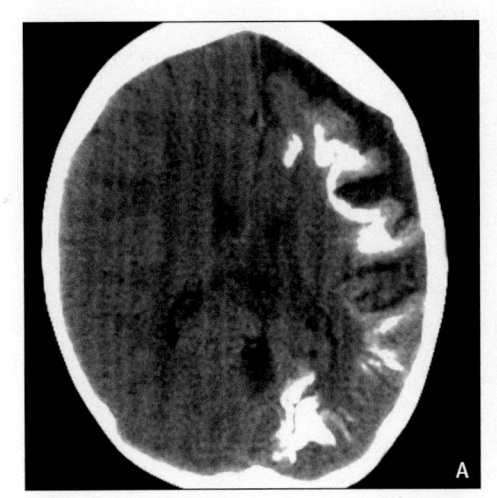

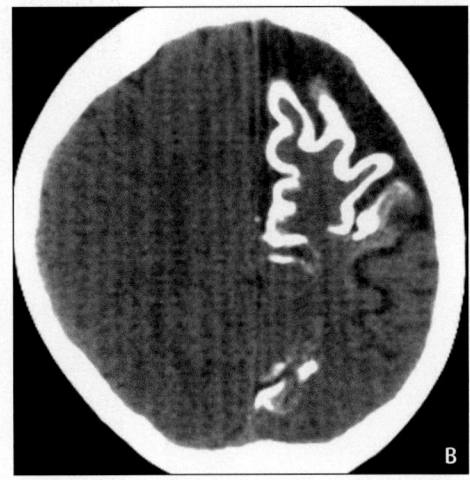

**40-4A** TC sem contraste em uma menina de 8 anos com SSW mostra atrofia cortical acentuada, calcificações extensas no córtex e na SB subcortical na maior parte do hemisfério cerebral esquerdo.
**40-4B** TC sem contraste mais cefálica do mesmo paciente mostra as calcificações girais serpentiformes típicas juntamente com a perda volumétrica significativa.

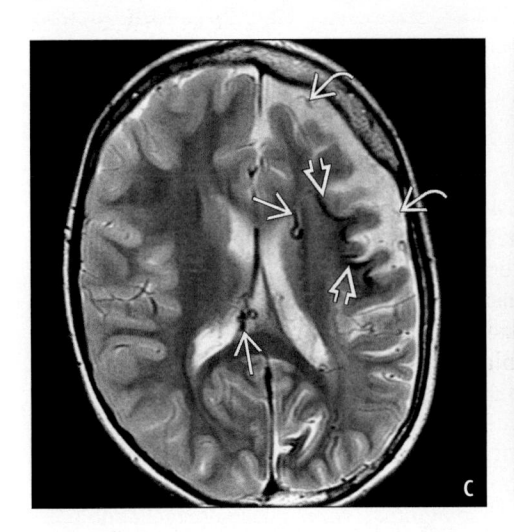

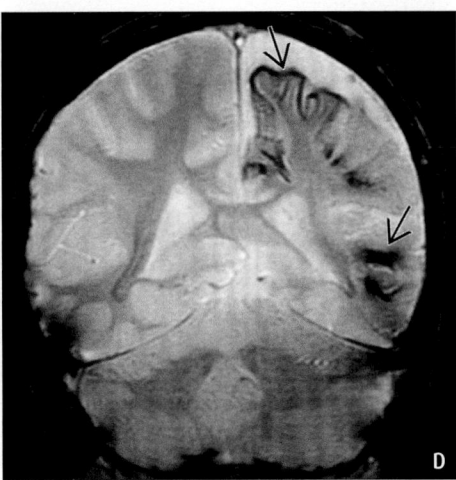

**40-4C** T2 do mesmo paciente mostra atrofia com afilamento do córtex, hipointensidade curvilínea extensa na interface SB-SC ➡, observe os proeminentes *flow voids* nas veias subependimárias ➡. O LCS no espaço subaracnóideo alargado aparece um pouco "sujo" com veias e trabéculas alargadas atravessando-o ➡.
**40-4D** T2 *GRE coronal mostra artefato de susceptibilidade magnética das extensas calcificações corticais/subcorticais ➡.

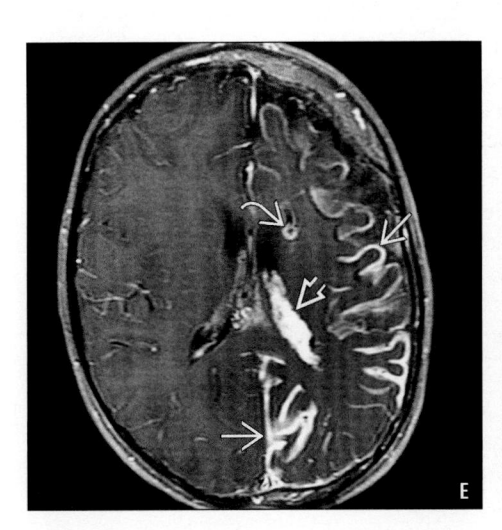

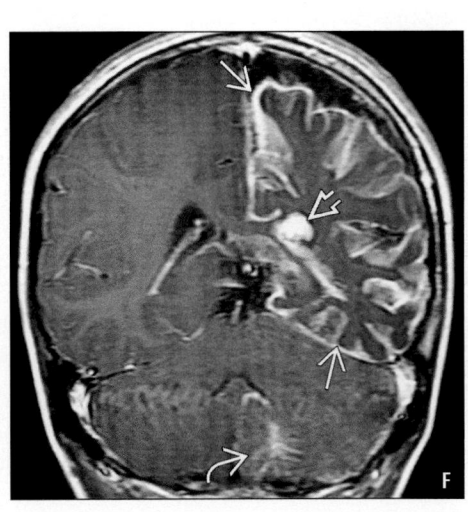

**40-4E** T1C + axial com saturação de gordura mostra realce serpentiforme cobrindo os giros e preenchendo os sulcos ➡ por todo o hemisfério. O angioma pial é mais proeminente nas regiões parietal, occipital. Observe o plexo coroide ipsilateral aumentado, com realce ➡ e o aumento das veias subependimárias de drenagem ➡.
**40-4F** T1C + coronal mostra o angioma pial ➡ e o plexo coroide alargado ➡. Uma anomalia de desenvolvimento venoso é vista no hemisfério cerebelar esquerdo ➡.

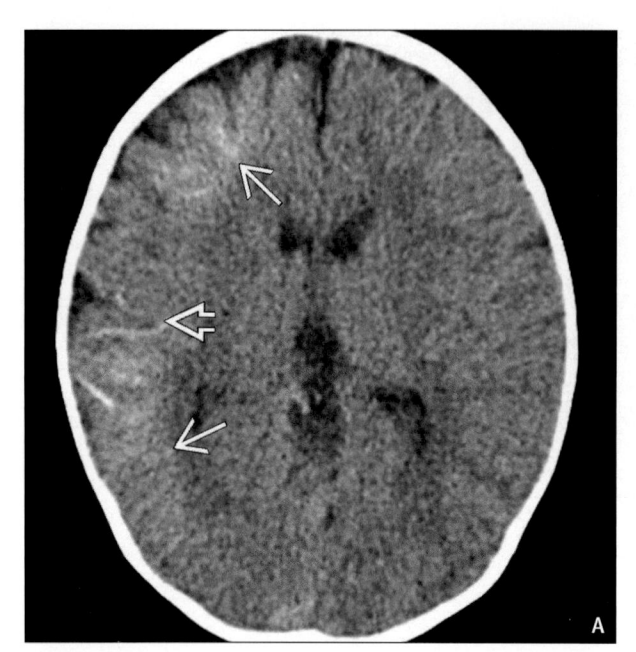

**40-5A** TC sem contraste em uma criança de 5 meses com SSW mostra Ca ++ curvilíneas ⇒ e hiperdensidades discretas no hemisfério direito ⇒. Os sulcos são minimamente alargados se comparados ao lado esquerdo normal.

**40-5B** T1C + com saturação de gordura do mesmo paciente mostra que o angioma pial extenso ⇒ cobre todo o hemisfério direito. Observe o aumento do plexo coroide ipsilateral ⇒.

mente durante o primeiro ano de vida. *Os achados podem ser mínimos ou ausentes em recém-nascidos, portanto, exames seriados são necessários em casos suspeitos.*

ACHADOS DA TC. Tomografias computadorizadas (TCs) sem contraste são úteis para demonstrar as calcificações distróficas corticais/subcorticais que são marcas da imagem de SSW **(Figs. 40-4, 40-5 e 40-7)**. (Observe que as calcificações são no cérebro subjacente, não no angioma pial.) Calcificação cortical, atrofia e aumento do plexo coroide ipsilateral são achados típicos de crianças mais velhas e adultos com SSW.

Córtex muito calcificado correlaciona-se com redução da perfusão, da substância branca (SB) subjacente e também é associado com epilepsia mais grave.

TC óssea mostra espessamento da díploe e alargamento com hiperpneumatização do seio frontal ipsilateral secundária à perda volumétrica no cérebro. Calcificações corticais densas podem obscurecer o realce dos angiomas piais na TC com contraste, mas o aumento do plexo coroide com realce pode geralmente ser identificado.

ACHADO NA RM. Imagens de ressonância magnética (RM) ponderadas em T1 e T2 mostram perda de volume no córtex afetado, com aumento dos espaços subaracnóideos subjacentes **(Fig. 40-4C)**. Trabéculas proeminentes e veias dilatadas geralmente cruzam o espaço subaracnóideo, tornando o líquido cerebrospinal (LCS) um pouco acinzentado ou "sujo" **(Fig. 40-6)**.

Calcificações distróficas corticais/subcorticais são vistas como hipointensidades lineares em T2 com efeito artefato de susceptibilidade magnética no T2 *(GRE, SWI) **(Fig. 40-4D)**. O SWI em geral demonstra susceptibilidade linear nas veias medulares dilatadas **(Fig. 40-6E)**. Focos hemorrágicos francos são incomuns.

Imagens ponderadas em FLAIR podem demonstrar hiperintensidades serpentiformes nos sulcos, o *ivy sign* **(Fig. 40-6A)**. A difusão costuma ser negativa, a menos que isquemia aguda esteja presente.

As sequências T1 ou FLAIR pós-contraste demonstram melhor o angioma pial. Um realce serpengiforme cobre os giros subjacentes, estendendo-se profundamente para os sulcos e algumas vezes quase preenchendo o espaço subaracnóideo **(Figs. 40-4E, 40-4F e 40-5B)**. Veias medulares dilatadas – fonte da drenagem venosa colateral compensatória – pode algumas vezes ser identificada como focos lineares de realce, estendendo-se profundamente na substância branca hemisférica **(Fig. 40-6D)**. O plexo coroide ipsilateral é quase sempre alargado e realça intensamente **(Figs. 40-4F e 40-5B)**.

IMAGEM FUNCIONAL. Tanto a perfusão por RM (pRM) e a tomografia por emissão de pósitrons (PET-TC) são técnicas úteis para demonstrar déficits progressivos na perfusão cerebral e no metabolismo que corresponde aos padrões neurológicos de deterioração. SPECT ictal pode demonstrar comprometimento da autorregulação do fluxo sanguíneo para suprir a demanda metabólica durante as crises convulsivas.

ANGIOGRAFIA. A angiografia com subtração digital (ASD) em geral demonstra a falta de veias corticais superficiais que correspondem às veias medulares profundas e subependimárias dilatadas **(Fig. 40-6F)**. A fase arterial é normal.

Facomatoses vasculares **1185**

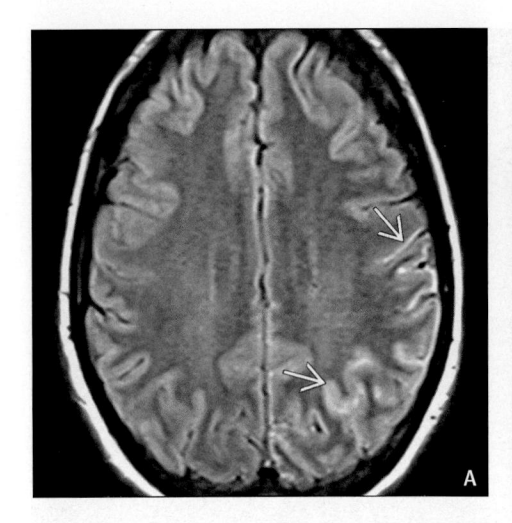

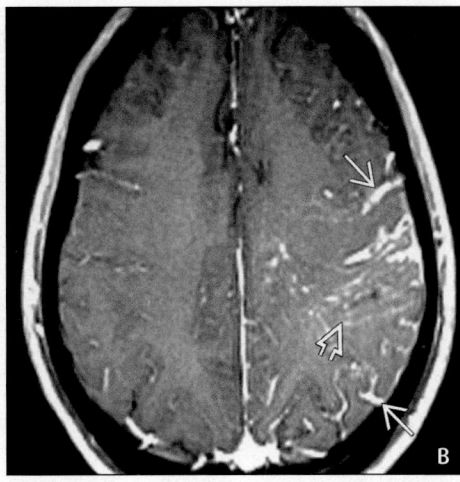

**40-6A** FLAIR axial em uma mulher de 25 anos com crises convulsivas e SSW mostra hiperintensidades nos sulcos parieto-occipitais esquerdos (*ivy sign*) ➔.

**40-6B** T1 C+ com saturação de gordura no mesmo paciente mostra que o angioma pial realça e preenche os sulcos afetados ➔. Observe os focos de realce lineares causados pela dilatação das veias medulares ➔ que fornecem a drenagem venosa colateral para as veias subependimárias e o sistema galênico.

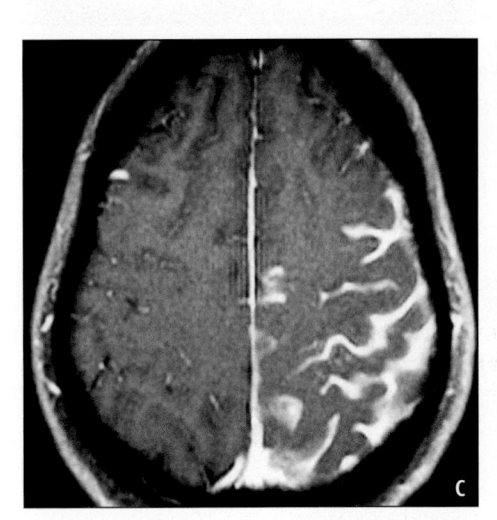

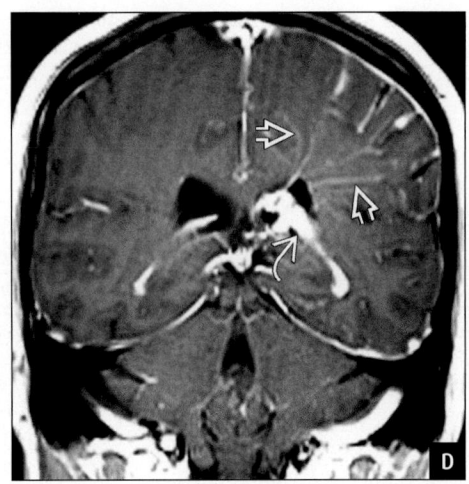

**40-6C** T1 C+ mais cefálica do mesmo paciente mostra que os sulcos e os espaços subaracnóideos estão alargados e completamente preenchidos por angioma pial que realça.

**40-6D** T1 C+ coronal demonstra as veias medulares que realçam proeminentes ➔. Uma vez que elas drenam através da substância branca hemisférica para convergir nas veias subependimárias que delineiam os ventrículos laterais. O plexo coroide ipslateral ➔ é aumentado.

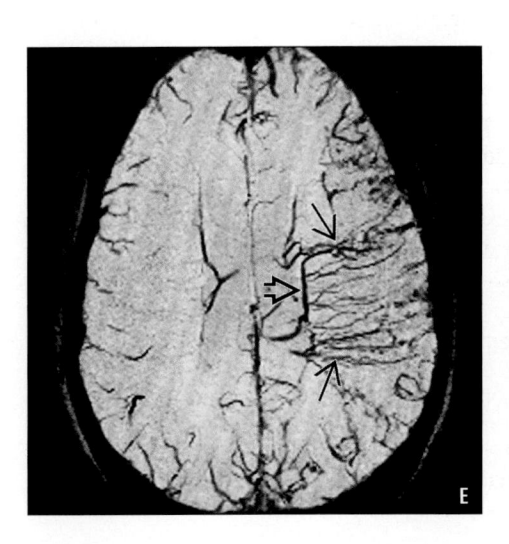

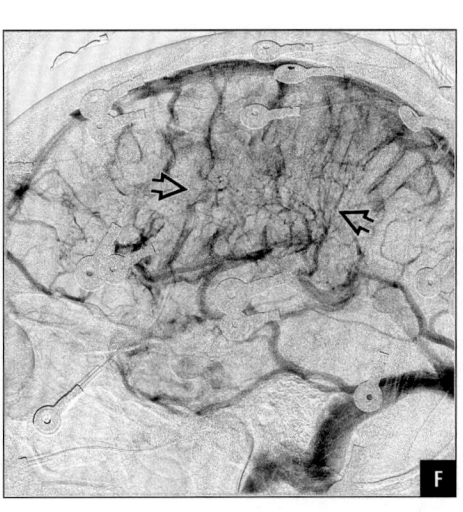

**40-6E** Imagem de susceptibilidade magnética (SWI) axial T2* mostra com clareza o aumento da deoxiemoglobina nas veias medulares dilatadas e tortuosas ➔ que estão lentamente drenando o cérebro adjacente para as veias subependimárias dilatadas ➔.

**40-6F** ASD fase venosa do mesmo paciente realizado como parte do teste Wada para localização da linguagem mostra a pobreza das veias corticais normais com um *blush* vascular prolongado causado pela estase em múltiplas veias medulares alargadas ➔.

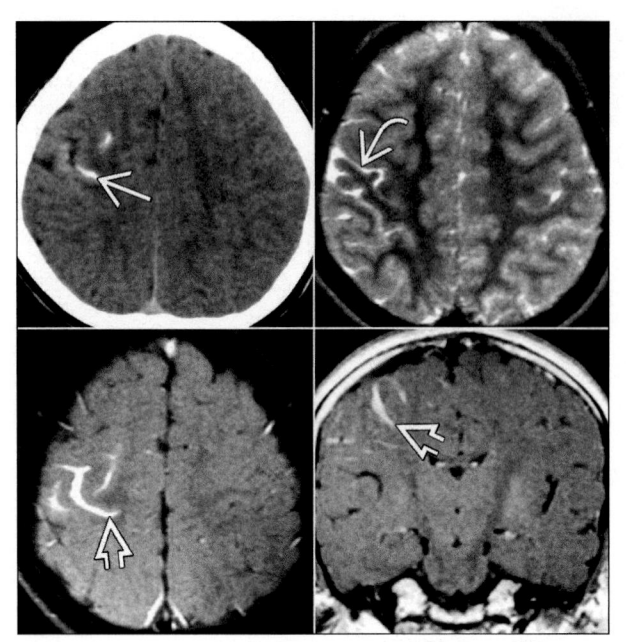

**40-7** Caso de SSW variante mostra Ca ++ focal ➡, atrofia ➡ e angioma pial localizado que realça e preenche apenas alguns sulcos adjacentes ➡.

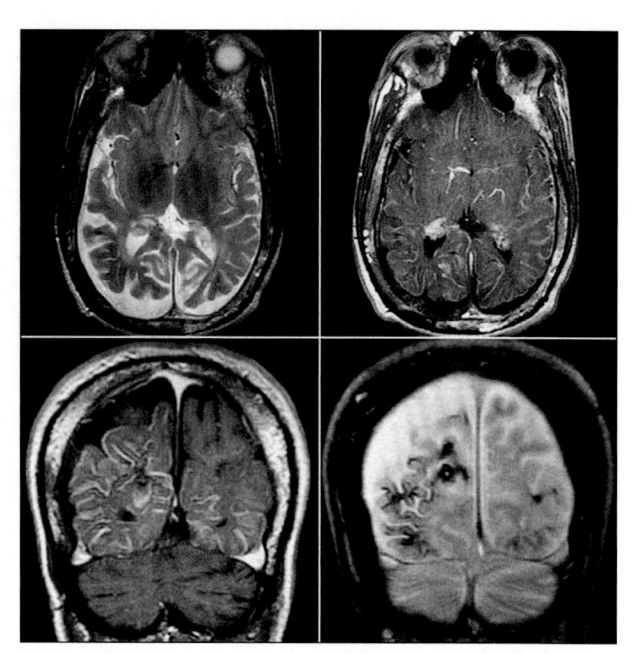

**40-8** Série de imagens de um paciente com Síndrome de Klippel-Trenaunay-Weber mostra angiomas piais bilaterais.

## Diagnóstico diferencial

Os maiores diagnósticos diferenciais da SSW são outras síndromes neurocutâneas vasculares. Os pacientes com **meningioangiomatose** (MA) em geral não demonstram o nevo flâmeo facial visto no SSW. O angioma meníngeo da MA geralmente se estende para o cérebro adjacente ao longo dos espaços perivasculares.

A **síndrome de Klippel-Trenaunay-Weber** tem alguns achados do sistema nervoso central (SNC) iguais a SSW (i.e., angiomas piais) **(Fig. 40-8)**. SKTW é caracterizado por hemi-hipertrofia óssea/partes moles (95% envolvendo as pernas), malformações capilares cutâneas (geralmente no membro aumentado), malformações vasculares nas extremidades (veias varicosas ou malformações venosas).

Os pacientes com **PHACES** (malformação de fossa posterior, hemangioma, anomalias arteriais cerebrovasculares, coarctação da aorta e defeito cardíaco, anomalias oculares e fenda esternal/rafe supraumbilical *[posterior fossa malformations, hemangioma, arterial cerebro vascular anomalies, coarctation of the aorta andcardiacdefects, eyeabnormalities, andsternalcleftingor supra umibilical raphe]*) têm malformações na fossa posterior mais anomalias cardíacas e vasculares (ver adiante). Achados cutâneos ou oftalmoscópicos ajudam a diferenciar outras síndromes neurocutâneas vasculares como a **síndrome do nevo *blue rubber bleb*** (síndrome do nevo em bolha de borracha azul) e **síndrome de Wyburn-Mason** (múltiplas malformações arteriovenosas retinianas, cerebrais e faciais) da SSW.

Uma síndrome recentemente descrita chamada de **linfangiomatose renal e veia cava inferior interrompida** é caracterizada por um plexo venoso hepático primitivo persistente, hemi-hipertrofia e angiomas meníngeos semelhantes àqueles vistos em SSW e SKTW. Esta síndrome e ***cutis marmorata* telangiectásica congênita** podem ser entidades sobrepostas dentro do espectro de síndromes neurocutâneas vasculares.

---

### SÍNDROME DE STURGE-WEBER

**Etiologia**
- Congênita mas esporádica, não herdada
- Córtex visual, vesículas ópticas, face superior justaposta no embrião precoce
- Mutação somática resulta na persistência de veias primitivas, falta de veias corticais definitivas?

**Patologia**
- Angioma pial ("leptomeníngeo")
- Isquemia venosa cortical, atrofia
- Parieto-occipital > frontal

**Aspectos clínicos**
- Nevo flâmeo facial unilateral ("mancha em vinho do porto")
- Distribuição cutânea usual = $V_1$, $V_2$ > $V_3$ NC

**Imagem**
- TC: córtex atrofiado
  - Calota craniana ipsilateral espessada, seios aumentados
  - Ca ++ cortical (*não* no angioma) ↑ com a idade
- RM: hipointesidade em T2 cortical/subcortical
  - Ca ++ aparece no T2*
  - Angioma pial realça
  - Plexo coroide ipsilteral aumentado

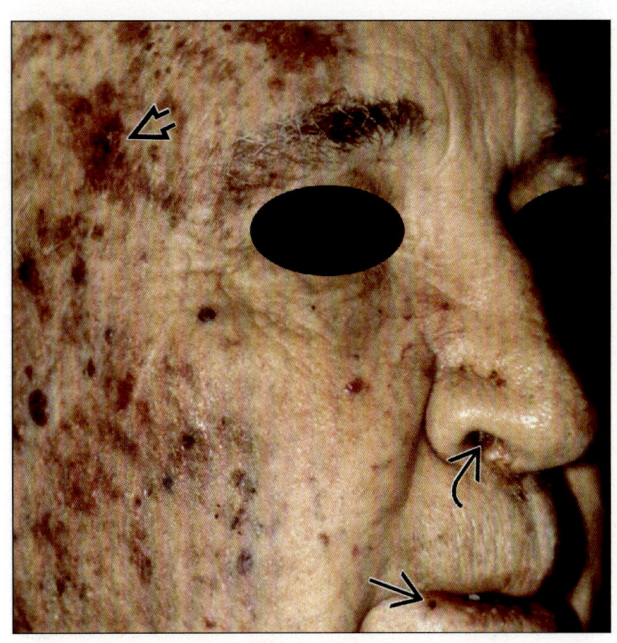

**40-9** Fotografia clínica de um paciente com THH e múltiplos episódios de epistaxe grave mostram múltiplas telangiectasias mucocutâneas no couro cabeludo ⇒, nariz ⇒, lábios ⇒.

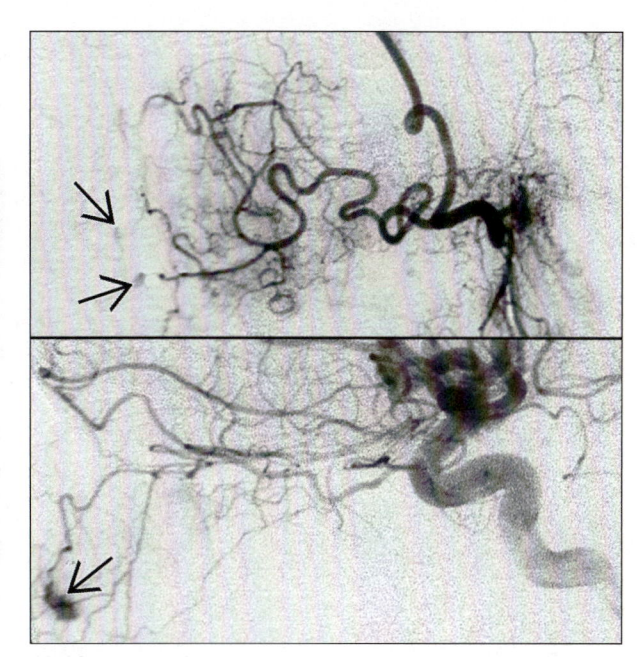

**40-10** Angiografias da ACE (superior), ACI (inferior) de um paciente com THH e epistaxe mostra pequenas telangiectasias capilares ⇒ na mucosa nasal e orbitária.

## Outras facomatoses vasculares

### Telangiectasia hemorrágica hereditária

#### Terminologia

A telangiectasia hemorrágica hereditária (THH) também é conhecida como síndrome de Osler-Weber-Rendu ou Rendu-Osler-Weber. A THH é um distúrbio autossômico dominante monogenético caracterizado por lesões angiodisplásicas amplamente distribuídas e multissistêmicas.

#### Etiologia

Mutações em pelo menos cinco genes podem resultar na THH. Mutações em três (*ENG, ACVRL1/ALK1*, e*SMAD4*) causam cerca de 85% dos casos. A mutação no gene *ENG* (endoglina) causa **THH tipo 1** e é associada com telangiectasias mucocutâneas, epistaxe de início recente, fístulas arteriovenosas pulmonares (FAV) e malformações arteriovenosas cerebrais (MAV). A mutação *ACVRL1/ALK1* causa **THH tipo 2**, é associada com uma baixa penetrância e doença leve, apresentando-se primariamente com sangramentos do TGI e hipertensão arterial pulmonar. Mutações do *SMAD4* causam a **síndrome THH/polipose juvenil combinada**.

#### Patologia

Múltiplas MAVs cerebrais são encontradas em 10 a 40% dos pacientes com THH e são altamente preditivas do diagnóstico. As telangiectasias capilares são comuns na pele e nas membranas mucosas dos pacientes com THH, mas são relativamente raras no cérebro.

Êmbolos paradoxais podem passar através das FAVs pulmonares e resultam em acidente isquêmico transitório (AITs), infartos e abscessos cerebrais.

#### Aspectos clínicos

**EPIDEMIOLOGIA E DEMOGRAFIA.** THH é uma doença rara, mas provavelmente subdiagnosticada, com a prevalência de 1 a 2:10.000. Não existe predileção por gênero.

**APRESENTAÇÃO.** Os achados mais comuns da THH são sangramentos nasais e telangiectasias nos lábios, nas mãos e na mucosa oral **(Fig. 40-9)**. Epistaxe tipicamente começa com 10 anos e 80 a 90% têm sangramentos nasais com 21 anos **(Fig. 40-10)**. O início das telangiectasias visíveis é em geral 5 a 30 anos depois do início da epistaxe. Aproximadamente 95% dos indivíduos afetados podem desenvolver telangiectasias mucocutâneas.

**HISTÓRIA NATURAL.** THH tem uma penetrância relacionada à idade com o aumento das manifestações desenvolvendo-se com o decorrer da vida; a penetrância aproxima-se de 100% com 40 anos. A epistaxe aumenta em frequência e em gravidade e, em alguns casos, pode necessitar de múltiplas transfusões ou até mesmo tornar-se um risco de morte. Cerca de 25% dos adultos com THH eventualmente desenvolvem sangramento gastrintestinal (GI).

**OPÇÕES DE TRATAMENTO.** Coagulação a laser das telangiectasias mucosas pode ser efetivo. MAVs cerebrais com mais de 1,0 centímetros em diâmetro são tratadas com cirurgia, emboloterapia e/ou radiocirurgia estereotáxica.

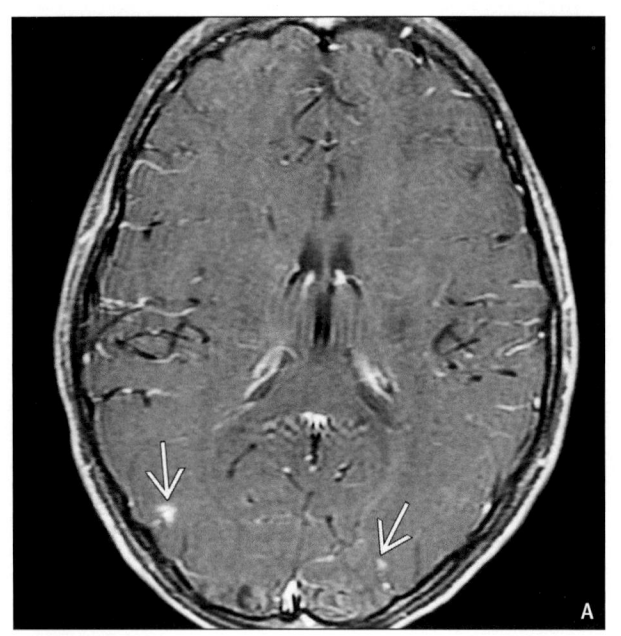

**40-11A** Axial T1C+ com saturação de gordura em uma menina de 11 anos de idade com THH mostra dois pequenos focos de realce ➡.

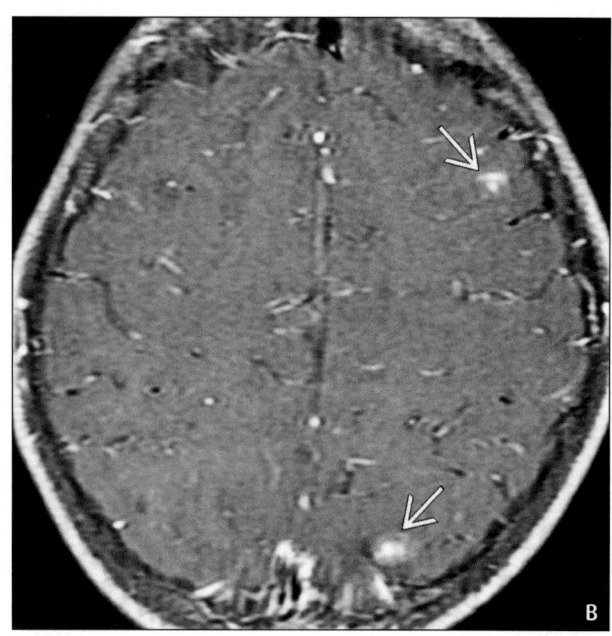

**40-11B** T1C+ com saturação de gordura na altura da coroa radiada demonstra duas outras lesões com realce ➡. Múltiplas "micro" MAVs presumidas.

## Imagem

RM do encéfalo com ou sem contraste é o procedimento de rastreamento recomendado para pacientes diagnosticados com THH e, quando possível, devem ser obtidas nos primeiros seis meses de vida. Diagnósticos moleculares podem evitar estudos por imagem. Em adultos, se nenhuma MAV é encontrada nos exames de RM iniciais, um rastreamento posterior para MAVs cerebrais é desnecessário.

MAVs são as malformações vasculares intracranianas mais comuns. Embora algumas MAVs associadas a THH sejam grandes, a maioria são pequenas (grau 1 ou 2 de Spetzler-Martin) ou até mesmo "micro" MAVs **(Fig. 40-12)**. Lesões grandes podem demonstrar *flow voids* proeminentes em T2; lesões pequenas podem aparecer como focos puntiformes de realce nos estudos com T1C+ **(Fig. 40-11)**.

Outros achados de imagem relatados na THH são hiperintensidades palidais (globo pálido, pedúnculos cerebrais) em T1, possivelmente causado por sobrecarga de manganês. Malformações cerebrovasculares menos associadas a THH incluem anomalias do desenvolvimento venoso e malformações cavernomatosas.

---

### TELANGIECTASIA HEMORRÁGICA HEREDITÁRIA

**Terminologia**
- Também conhecida como síndrome de Rendu-Osler-Weber
- Distúrbio multissistêmico angiodisplásico

**Etiologia**
- A THH tipo 1: mutação da endoglina (ENG)
  - Telangiectasias mucocutâneas, epistaxe, FAVs pulmonares/MAVs cerebrais
- A THH tipo 2: mutação ACVRL1/ALK1
  - Leve; sangramentos, predominantemente GI

**Patologia**
- Múltiplas MAVs cerebrais (10 a 40%)
- Telangiectasias capilares (mucocutâneas; raras no cérebro)

**Aspectos clínicos**
- Epistaxe: 80 a 90% com 21 anos
- Telangiectasias visíveis 5 a 30 anos depois
- Manifestações aumentam com a idade

**Imagem**
- Múltiplas MAVs
  - A maioria graus 1, 2 de Spetzler; geralmente "micro"
  - Melhor demonstradas na RM sem/com contraste
- Outras malformações vasculares menos comuns

Facomatoses vasculares    **1189**

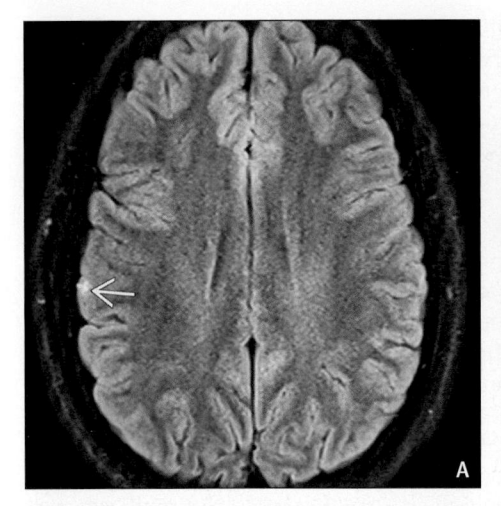

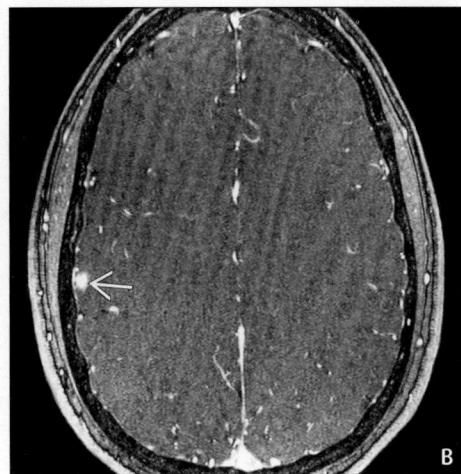

**40-12A** FLAIR em um homem de 17 anos assintomático com história familiar de THH é normal, exceto por uma pequena hiperintensidade ➡ localizada no córtex do hemisfério direito.
**40-12B** Imagem fonte da ARM com contraste realizada como parte de um estudo de rastreamento mostra que a lesão ➡ impregna intensa e uniformemente.

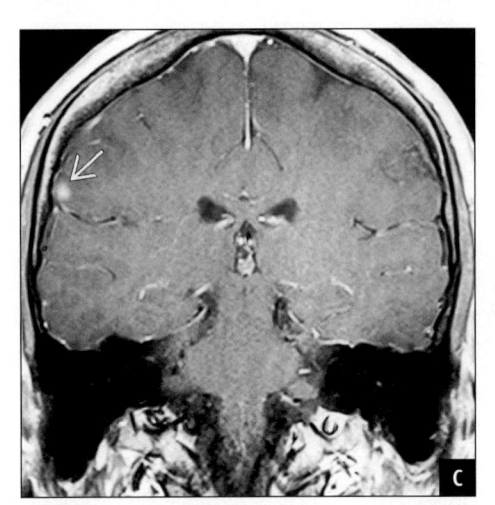

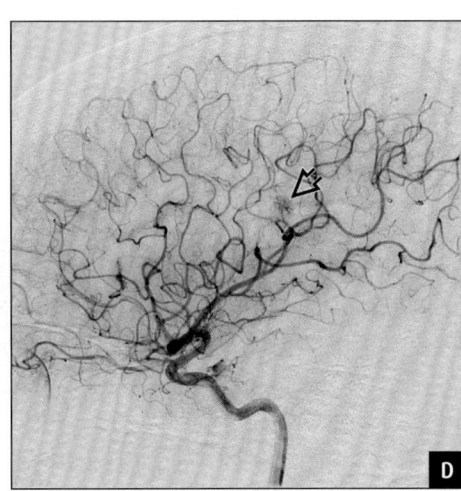

**40-12C** T1C+ coronal mostra que a lesão ➡ tem bordas em escova.
**40-12D** Angiograma da carótida interna direita, fase arterial, vista lateral e no mesmo paciente mostra um pequeno "emaranhado" de vasos anormais ➢ no lobo parietal anterior.

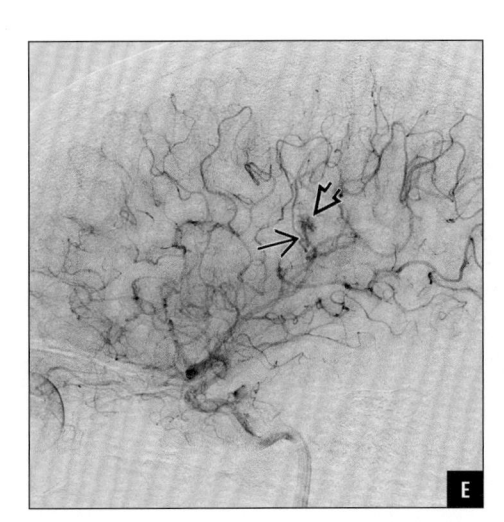

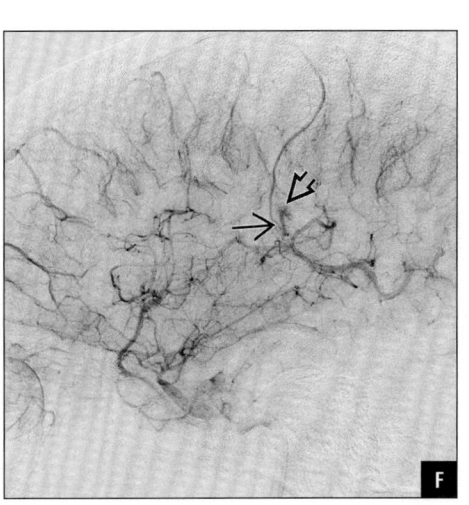

**40-12E** Imagem da fase arterial tardia-capilar precoce no mesmo paciente mostra um foco de realce linear ➡ estendendo-se inferiormente da lesão ➢ compatível com uma veia de "drenagem precoce".
**40-12F** Fase capilar tardia venosa precoce mostra o contraste persistente na lesão ➢ e a veia "de drenagem precoce" ➡. Uma clássica "micro" MAV da THH.

## Síndrome PHACES

### Terminologia

A síndrome de PHACES é diagnosticada quando um **hemangioma crânio-facial** está presente juntamente com uma ou mais dessas anomalias extracutâneas características.

### Etiologia

A etiologia exata da PHACES é desconhecida. O hemangioma infantil e a vasculopatia cerebral parecem estar ligados a um dano que ocorre na embriogênese, provavelmente durante a quinta semana fetal ou até mesmo antes. Distúrbio de segmentação das células da crista neural pode resultar na formação de hemangiomas faciais e intracranianos no mesmo metâmero embriônico. As células da crista neural também contribuem para a formação de vesículas ópticas, possivelmente explicando as malformações oculares que podem ocorrer como parte da síndrome PHACES.

### Patologia

Hemangiomas são, por definição, encontrados em 100% dos pacientes com PHACES. Hemangioma é o tumor benigno mais comum na infância, ocorrendo em 2 a 3% de neonatos e 10 a 12% das crianças abaixo de 1 ano de idade. Os hemangiomas são neoplasias vasculares verdadeiras. A maioria das lesões é esporádica não sindrômica; cerca de 20% encontram outros critérios diagnósticos para PHACES.

HEMANGIOMAS CUTÂNEOS. A distribuição topográfica dos hemangiomas associados a PHACES é significativa. Os pacientes com lesões na metade superior da face têm anormalidades cerebrais estruturais, cerebrovasculares e oculares **(Fig. 40-13)**, enquanto hemangiomas com uma distribuição mandibular ou na região da barba são associados com defeitos de desenvolvimento ventral como anormalidades no esterno e rafe supraumbilical.

Os hemangiomas na PHACES podem ser únicos (70%) ou múltiplos (30%). Lesões trans e multiespaciais são comuns.

HEMANGIOMAS EXTRACUTÂNEOS. Hemangiomas extracutâneos ocorrem em 20 a 25% dos pacientes. A subglote é o local mais comum e pode causar obstrução das vias aéreas com potencial risco de vida.

**40-13** Fotografia clínica de um paciente com PHACES mostra um hemangioma infantil facial típico. (Cortesia de S. Yashar, MD.)

**40-14A** T2 de um recém-nascido com PHACES mostra um hemangioma preenchendo a órbita direita ➡, estendendo-se posteriormente pelo seio cavernoso ➡ e ângulo cerebelopontino ➡. Observe a hipoplasia do hemisfério cerebelar ipsilateral ➡.

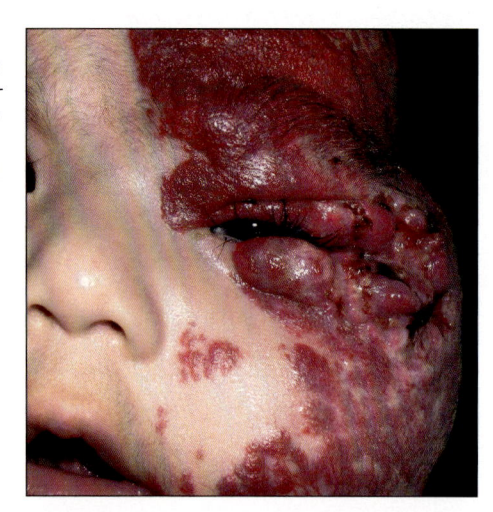

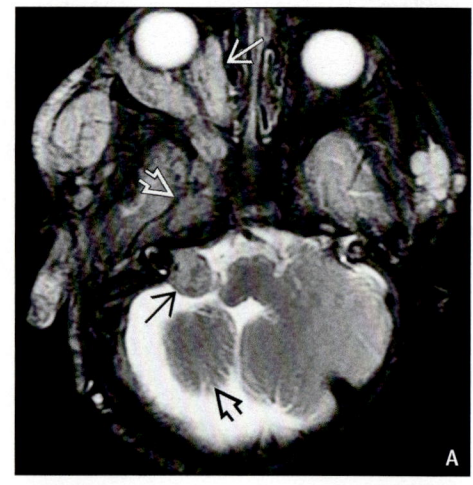

**40-14B** T1 C+ axial com saturação de gordura do mesmo paciente mostra hemangiomas com intenso realce e glândulas parótidas ➡ e orelha direita ➡ muito aumentadas. Hemangiomas também infiltram a calota craniana ➡ e o espaço cervical posterior.

**40-14C** T1C+ com saturação de gordura mais cefálico mostra a extensão intracraniana dos hemangiomas para o seio cavernoso ➡ e a cisterna APC ➡.

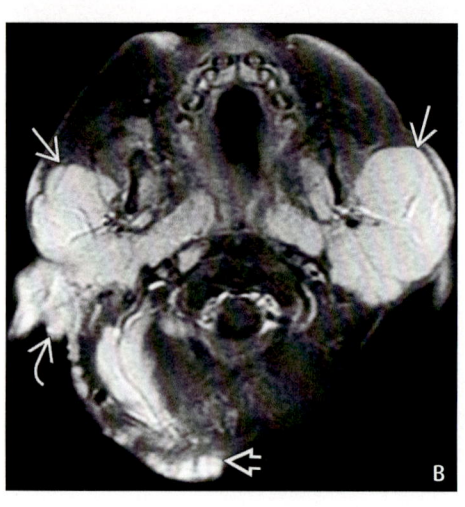

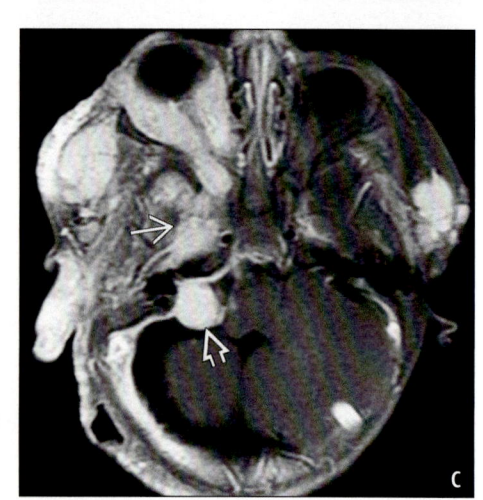

ACHADOS OFTALMOLÓGICOS SÃO PRESENTES EM 30% DOS CASOS. Hemangiomas coroidais, colobomas, microftalmia e atrofia óptica são lesões oculares comuns na PHACES.

Embora não incluídos no acrônimo PHACES, anormalidades otológicas também são comuns. Elas incluem uma orelha média atelectásica, hemangiomas de membrana timpânica com perda da audição condutiva, ulcerações de pele e cartilagem, e disfagia.

HEMANGIOMAS INTRACRANIANOS. Hemangiomas intracranianos são relativamente incomuns. Quando presentes, eles apresentam a predileção pelo seio cavernoso e pela cisterna do ângulo pontocerebelares são geralmente unilaterais ao hemangioma facial.

OUTRAS MALFORMAÇÕES INTRACRANIANAS. Malformações intracranianas não vasculares estão presentes em metade dos pacientes com PHACES. As malformações da fossa posterior são identificados em 50 a 75% desses casos, mais comumente hipoplasia cerebelar ipsilateral. Outras anomalias associadas incluem malformações do espectro Dandy-Walker, disgenesia do corpo caloso, anomalias do septo pelúcido, polimicrogiria, heterotopias da substância cinzenta e cistos aracnoides.

MANIFESTAÇÕES SISTÊMICAS NÃO CUTÂNEAS. Mais de 90% dos pacientes com PHACES têm mais de um achado extracutâneo. Defeitos de desenvolvimento ventral como fenda esternal e rafe supraumbilical são comuns. Dois terços de todos os pacientes têm uma vasculopatia ou exibem anormalidades cardíacas.

Vasculopatia relacionada à PHACES inclui inúmeras lesões congênitas e progressivas de grandes vasos. Anomalias arteriais na vascularização craniocervical são vistas em mais de 75% dos pacientes. Coarctação da aorta (25%), oclusões arteriais (21%), estenoses progressivas (18%) e aneurismas saculares (13%) são as anomalias potencialmente sintomáticas mais comuns. Artérias embriônicas persistentes (geralmente uma artéria trigeminal persistente) são vistas em 27% dos casos. Trajeto ou origem aberrante, doliectasia e disgenesia/agenesia da artéria carótida interna e/ou artérias vertebrais e polígono de Willis são também anomalias frequentes.

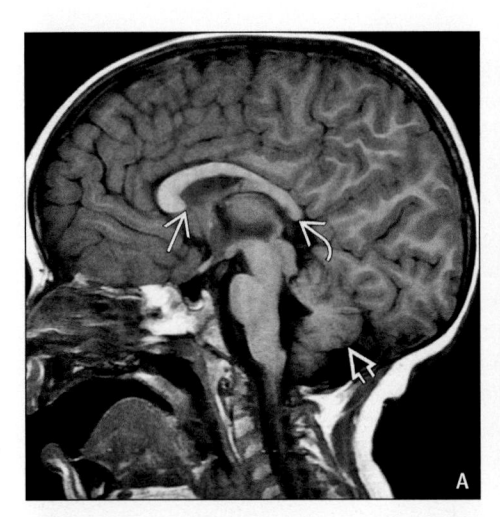

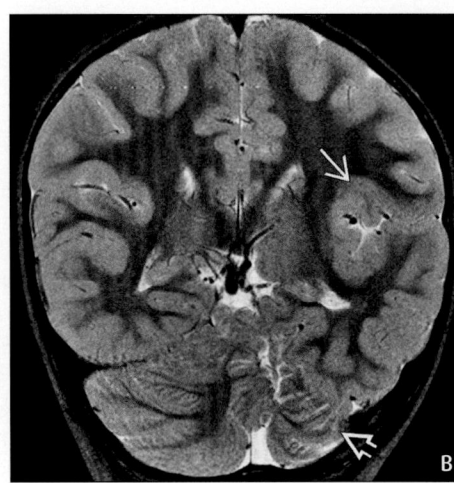

**40-15A** T1 sagital em um menino de 3 anos de idade com PHACES conhecida e um hemangioma facial proeminente ao nascimento mostra hipoplasia cerebelar ➡, disgenesia do corpo caloso com ausência do rostro ➡ e esplênio hipoplásico ➡.
**40-15B** T2 coronal mostra hemisfério cerebelar esquerdo hipoplásico, malformado ➡ e substância cinzenta perisilviana espessada e displásica ➡.

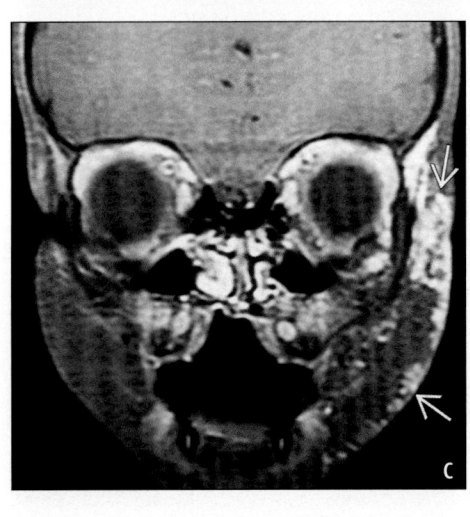

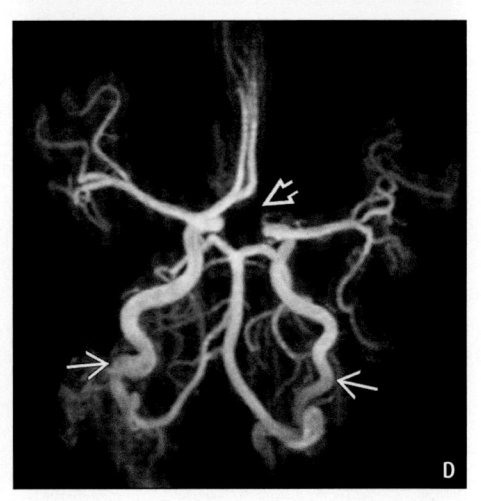

**40-15C** Coronal T1C+ com saturação de gordura mostra hemangioma facial residual com impregnação ➡.
**40-15D** ARM mostra ausência de A1 ➡, artérias carótidas internas cervicais moderadamente tortuosas e ectásicas ➡.

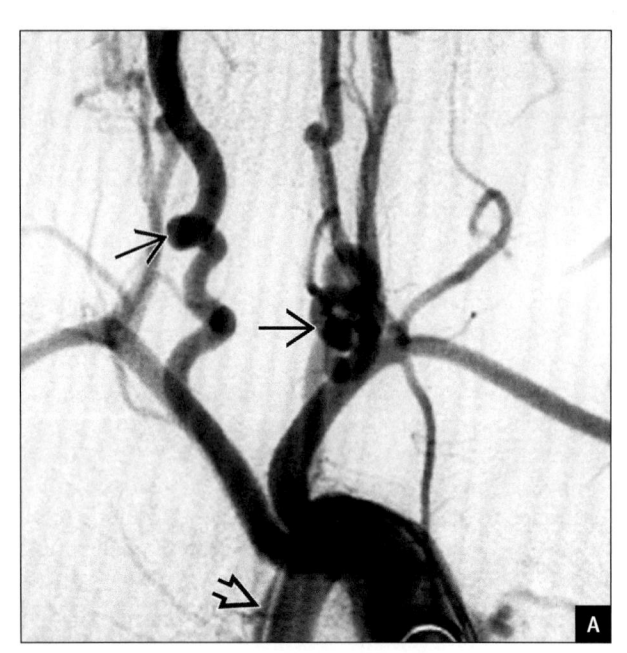

**40-16A** ASD em AP demonstra vasculopatia extracraniana em um paciente com PHACES com um arco aórtico direito ⇨ e artérias carótidas comuns tortuosas e ectásicas →. (Cortesia de C. Robson, MBChB.)

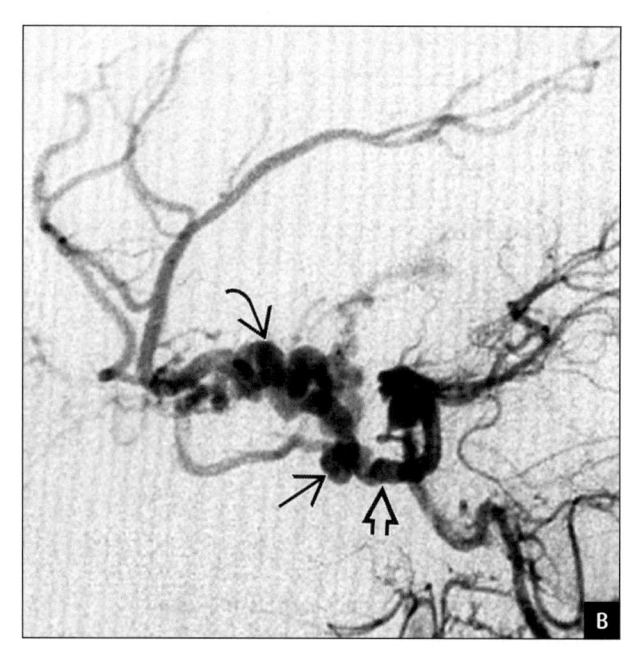

**40-16B** Vasculopatiada síndrome de PHACES com ausência da artéria carótida interna, persistência da artéria trigeminal ⇨ com aneurisma sacular → e ACA tortuosa ectásica. (Cortesia de C. Robson, MBChB.)

## Aspectos clínicos

**EPIDEMIOLOGIA E DEMOGRAFIA.** PHACES é uma síndrome rara, mas a incidência exata é desconhecida. A razão M:H é de 9:1.

**APRESENTAÇÃO.** Os hemangiomas cutâneos na PHACES são lesões geográficas grandes, em forma de placa **(Fig. 40-13)**. Diferentemente do nevo flâmeo da síndrome de Sturge-Weber, os hemangiomas relacionados à PHACES não são sem preconfinados a um dermátomo específico e são transespaciais.

**HISTÓRIA NATURAL.** O prognóstico da PHACES depende do tipo e gravidade de anormalidades associadas, não do hemangioma. Os hemangiomas geralmente proliferam durante o primeiro ano de vida e depois involuem espontaneamente nos próximos 5 a 6 anos (ou mais). A maioria é assintomática e somente observada. Às vezes, hemangiomas têm um comportamento mais agressivo, causando comprometimento visual, deformidades esqueléticas, obstrução de vias aéreas, insuficiência cardíaca de alto débito, sangramento ou ulceração.

**OPÇÕES DE TRATAMENTO.** As opções de tratamento para hemangiomas sintomáticos incluem esteroides ou propranolol e luz pulsada. Aneurismas saculares podem ser tratados com clipes e molas, enquanto doenças esteno--oclusiva progressivas são algumas vezes tratadas com revascularização neurocirúrgica.

## Imagem

**ACHADOS NA TC.** TC sem contraste pode demonstrar massas de tecido mole nas órbitas, na face e no pescoço, assim como hipoplasia cerebelar. TC com contraste demonstra hemangiomas como massas infiltrativas lobuladas ou em placa, com realce intenso. TC óssea pode mostrar um canal carotídeo pequeno ou ausente.

**ACHADOS NA RM.** RM é a melhor técnica para avaliar a presença e extensão dos hemangiomas craniofaciais e para delinear malformações intracranianas coexistentes **(Fig. 40-14)**.

T1 mostra disgenesia calosal e anomalias cerebelares **(Fig. 40-15)**. Heterotopias da substância cinzenta são melhor vistas em T2. Hemangiomas proliferativos aparecem hiperintensos em T2 e podem exibir um *flow void* interno proeminente. Um realce homogêneo intenso após a administração do contraste é típico.

**ANGIOGRAFIA.** Angiografia (angiografia por TC [ATC], angiografia por RM [ARM] e ASD) demonstra anomalias vasculares e é importante para identificar aneurismas saculares e doença esteno-oclusiva **(Fig. 40-16)**.

Várias anomalias da vascularização craniofacial ocorrem em pacientes com PHACES. Estas incluem hipoplasia ou aplasia das artérias carótidas internas ou vertebrais, origem aberrante e/ou curso aberrante de artérias cranianas, anastomoses embriônicas vasculares persistentes, artéria trigeminal persistente, *kinking* e/ou ectasia de grandes artérias, aneurismas saculares e estenose arterial progressiva.

## Diagnóstico diferencial

O maior diagnóstico diferencial da PHACES é a síndrome de **Sturge-Weber** (SSW). O hemangioma facial pode

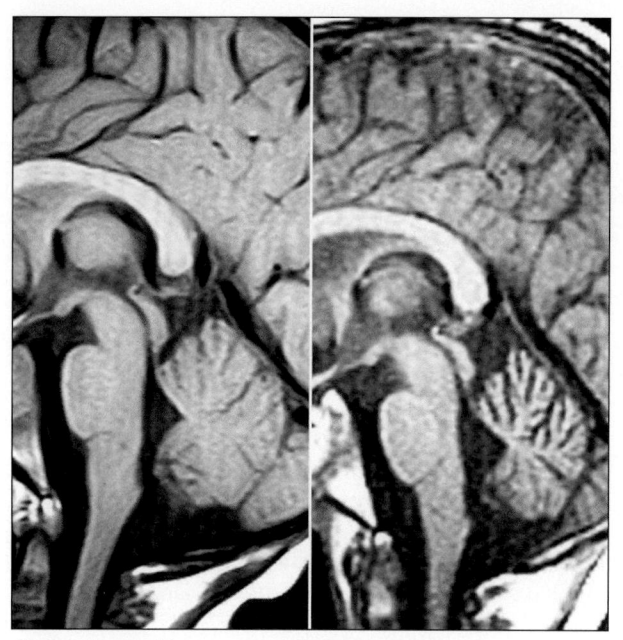

**40-17** (Esquerda) imagem na linha média de um menino de 18 anos com AT é normal (direita) atrofia vermiana importante com 4,5 anos. (Cortesia de S. Blaser, MD.)

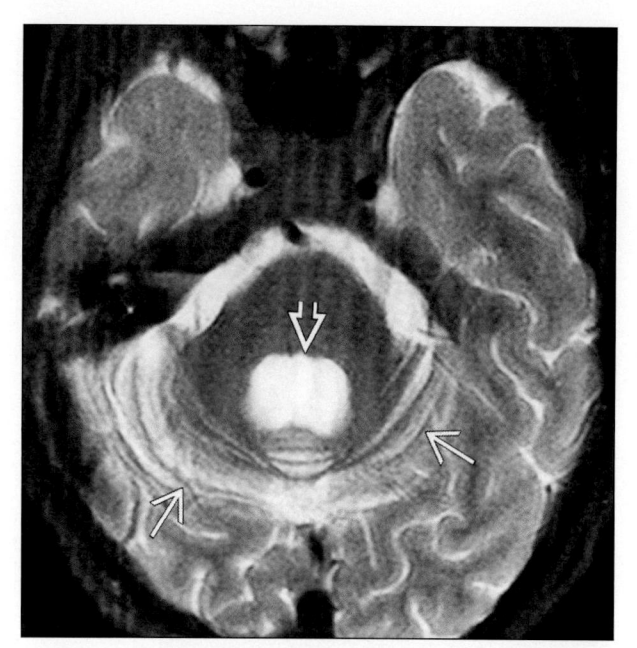

**40-18** T2 de um homem de 19 anos com AT mostra atrofia cerebelar importante ➡ quarto ventrículo grande ➡. O cérebro supratentorial é normal.

ser confundido com a mancha em vinho do porto (nevo flâmeo) da SSW. Os pacientes com SSW não apresentam manifestações sistêmicas não cutâneas da PHACES. O angioma leptomeningeal da SSW aparece relativamente fino e serpenginoso, cobrindo a superfície pial e o córtex distrófico subjacente, que é reduzido e contém calcificações lineares. O hemangioma intracraniano da PHACES geralmente envolve o seio cavernoso e/ou ângulo ponto-cerebelar, parecendo mais focal e com aspecto de massa.

---

**SÍNDROME PHACES**

**Terminologia**
- Malformações da fossa posterior
- Hemangioma
- Anomalias arterial cerebrovascular
- Coarctação da aorta e defeitos cardíacos
- Anormalidades oculares
- Fenda esternal e rafe supra umbilical

**Patologia**
- Hemangiomas (neoplasias vasculares, não malformações)
- Hipoplasia cerebelar ipsilateral
- Oclusões/estenoses arteriais, aneurismas saculares, vasos aberrantes

**Aspectos clínicos**
- Hemangiomas proliferam, depois involuem

**Imagem**
- T1C+ com saturação de gordura para delinear os hemangiomas
- A ATC/ARM para avaliar anomalias vasculares

---

## Ataxia-telangiectasia

### Terminologia e etiologia

A ataxia-telangiectasia (AT), também conhecida como síndrome de Louis-Bar, é uma doença rara autossômica recessiva caracterizada por telangiectasias oculocutâneas e ataxia. AT é causada pela mutação no cromossomo 11q22-23 que codifica uma quinase nuclear particular (i.e., ATM) necessária para detectar o DNA danificado.

### Patologia

Os maiores achados neuropatológicos da AT ocorrem no cerebelo. Os hemisférios cerebelares e o verme mostram uma atrofia acentuada, refletindo uma perda pronunciada das células de Purkinje e granulares que é um marcador patológico dessa doença.

Pelo menos um terço de todos os pacientes com AT desenvolvem malignidades. Leucemia linfoblástica aguda e linfoma predominam em pacientes jovens. Tumores epiteliais não linfoides, principalmente carcinomas, representam 15 a 25% das neoplasias relacionadas à AT e desenvolvem primariamente em adultos.

### Aspectos clínicos

Os pacientes com AT demonstram manifestações clinicas heterogêneas. Telangiectasias mucocutâneas geralmente começam a aparecer no início da infância, mas podem ser mínimas ou ausentes. Os achados neurológicos incluem hipercinesia, ataxia cerebelar, disartria e neurodegeneração progressiva. Os pacientes com AT também exibem imunodeficiência humoral e celular variada com infecções recorrentes, assim como sensibilidade aguda à radiação ionizante.

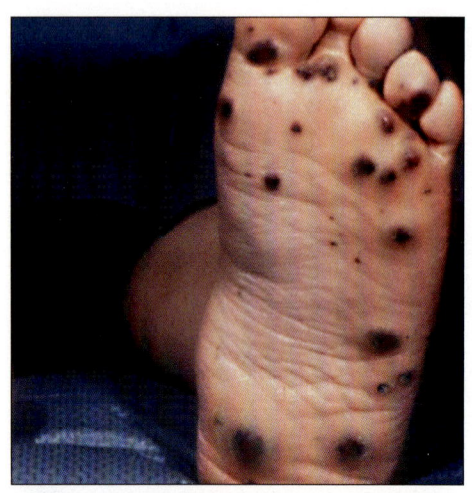

**40-19** Foto de um paciente com BRBNS mostra múltiplas "bolhas" elevadas, azuladas na pele do pé. (Cortesia dos arquivos da AFIP.).

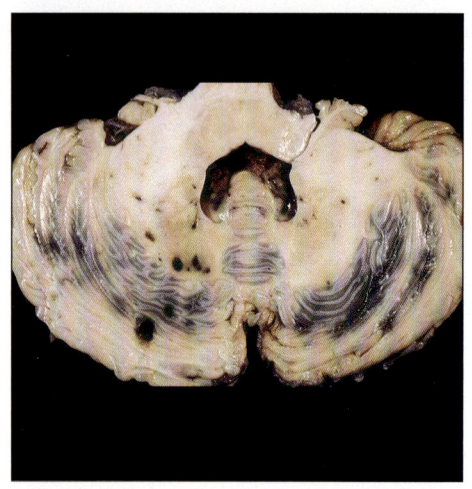

**40-20** Corte axial no cerebelo. Múltiplas anomalias do desenvolvimento venoso (ADV) características de BRBNS. (R. Hewlett, MD.)

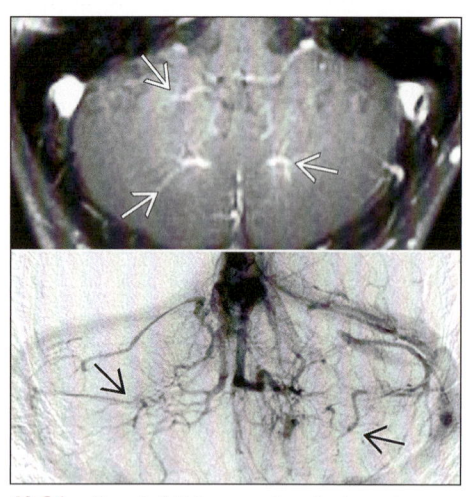

**40-21** (Superior) T1C+ com saturação de gordura em um paciente com provável BRBNS mostra ADVs bilaterais com realce ➡. (Inferior) APADS mostra ADVs bilaterais ➡.

## Imagem e diagnóstico diferencial

Estudos por imagem mostram discreta a moderada atrofia cerebelar não específica **(Figs. 40-17 e 40-18)**. Telangiectasias capilares múltiplas nos hemisférios cerebrais, cerebelo e tronco encefálico podem ser vistas como focos de realce em escova no T1C+ e pontos pretos multifocais com efeito de artefato de susceptibilidade magnética nas sequências T2* (GRE, SWI). A espectroscopia de prótons pode mostrar aumento da colina no cerebelo.

Os maiores diagnósticos diferenciais clínicos da AT são **paralisia cerebral e ataxia de Friedrich.** A α-feto proteína (AFP) sérica é muito elevada na AT e ajuda a diferenciar estas doenças.

A menos que a evidência de imagens de múltiplas telangiectasias capilares cutâneas e/ou cerebrais esteja presente, a atrofia cerebelar pode ser indistinguível de um número cada vez maior de **degenerações espinocerebelares hereditárias com ataxia progressiva.** A elevação do pico na ERM pode ajudar a diferenciar AT precoce de outras formas de ataxia.

### Síndrome do nevo em bolha de borracha azul

A síndrome do nevo em bolha de borracha azul (BRBNS), também conhecida como síndrome Bean, é uma doença rara caracterizada por múltiplas malformações venosas. BRBNS pode ser esporádica ou hereditária, como um distúrbio autossômico dominante associado com a mutação do cromossomo 9p.

A BRBNS geralmente afeta a pele, a cavidade oral e o trato gastrintestinal. A apresentação mais comum é de anemia com deficiência de ferro causada pelo sangramento intestinal. Nevos pequenos, azulados, moles e compressíveis ("*bleb-like*") são os achados clínicos dessa doença **(Fig. 40-19)**.

As lesões do SNC ocorrem em 15 a 20% dos casos. As manifestações de imagem relatadas incluem uma grande rede de anomalias venosas de desenvolvimento com ou sem *sinus pericranii* **(Figs. 40-20 e 40-21)**.

# Referências selecionadas

## Síndrome de Sturge-Weber

- Jagtap S et al: Sturge-Weber syndrome: clinical spectrum, disease course, and outcome of 30 patients. J Child Neurol. Epub ahead of print, 2012
- Lo W et al: Updates and future horizons on the understanding, diagnosis, and treatment of Sturge-Weber syndrome brain involvement. Dev Med Child Neurol. 54(3):214-23, 2012
- Watson T et al: Renal lymphangiomatosis, interrupted IVC with persistent primitive hepatic venous plexus and multiple anomalous venous channels: parts of an overlap syndrome? Pediatr Radiol. 42(2):253-6, 2012
- Comi AM: Presentation, diagnosis, pathophysiology, and treatment of the neurological features of Sturge-Weber syndrome. Neurologist. 17(4):179-84, 2011
- Wu J et al: Cortical calcification in Sturge-Weber Syndrome on MRI-SWI: relation to brain perfusion status and seizure severity. J Magn Reson Imaging. 34(4):791-8, 2011
- Puttgen KB et al: Neurocutaneous vascular syndromes. Childs Nerv Syst. 26(10):1407-15, 2010

## Outras facomatoses vasculares

### Telangiectasia hemorrágica hereditária

- Bharatha A et al: Brain arteriovenous malformation multiplicity predicts the diagnosis of hereditary hemorrhagic telangiectasia: quantitative assessment. Stroke. 43(1):72-8, 2012
- Eyries M et al: ACVRL1 germinal mosaic with two mutant alleles in hereditary hemorrhagic telangiectasia associated with pulmonary arterial hypertension. Clin Genet. 82(2):173-179, 2012
- Oikonomou A et al: Basal ganglia hyperintensity on T1-weighted MRI in Rendu-Osler-Weber disease. J Magn Reson Imaging. 35(2):426-30, 2012
- McDonald J et al: Hereditary hemorrhagic telangiectasia: an overview of diagnosis, management, and pathogenesis. Genet Med. 13(7):607-16, 2011

### Síndrome PHACES

- Hartzell LD et al: Current management of infantile hemangiomas and their common associated conditions. Otolaryngol Clin North Am. 45(3):545-56, vii, 2012
- Mahadi S et al: PHACES syndrome. Arch Dis Child Fetal Neonatal Ed. 97(3):F209-10, 2012
- Rudnick EF et al: PHACES syndrome: otolaryngic considerations in recognition and management. Int J Pediatr Otorhinolaryngol. 73(2):281-8, 2009
- Castillo M: PHACES syndrome: from the brain to the face via the neural crest cells. AJNR Am J Neuroradiol. 29(4):814-5, 2008
- Heyer GL et al: The cerebral vasculopathy of PHACES syndrome. Stroke. 39(2):308-16, 2008

### Ataxia-telangiectasia

- Oza VS et al: PHACES association: a neuroradiologic review of 17 patients. AJNR Am J Neuroradiol. 29(4):807-13, 2008
- Hadjivassiliou M et al: MR spectroscopy and atrophy in Gluten, Friedreich's and SCA6 ataxias. Acta Neurol Scand. 126(2):138-43, 2012
- Wallis LI et al: Proton spectroscopy and imaging at 3T in ataxia-telangiectasia. AJNR Am J Neuroradiol. 28(1):79-83, 2007

### Síndrome do nevo em bolha de borracha azul

- Deng ZH et al: Diagnosis and treatment of blue rubber bleb nevus syndrome in children. World J Pediatr. 4(1):70-3, 2008

# 41

# Anormalidades da calota craniana e meninges

| Desenvolvimento e anatomia normal da | |
|---|---|
| base do crânio | 1197 |
| Embriologia | 1197 |
| Anatomia macroscópica relevante | 1198 |
| Cefaloceles | 1200 |
| Cefaloceles occipitais | 1200 |
| Cefeloceles frontoetmoidais | 1201 |
| Cefaloleces parietais | 1204 |
| Cefaloceles da base do crânio | 1204 |
| Persistência do canal craniofaringeano | 1205 |
| Craniossinostoses | 1207 |
| Aspectos gerais | 1207 |
| Craniossinostoses não sindrômicas | 1208 |
| Craniossinostoses sindrômicas | 1212 |
| Anormalidades meníngeas | 1212 |
| Lipomas | 1213 |

Anomalias do crânio e meninges representam um mal mesênquima embriônico. Estas incluem cefaloceles, outros defeitos da base do crânio, como "gliomas" nasais ou dermoides, defeitos congênitos da calota craniana e outras malformações meníngeas, incluindo lipomas.

No Capítulo 35 discutimos como o cérebro se desenvolve. Neste capítulo iremos focar nas anomalias das coberturas do cérebro, do crânio e das meninges. Começaremos com a embriologia da base do crânio, que é a chave para o entendimento das malformações discutidas.

## Desenvolvimento e anatomia normal da base do crânio

### Embriologia

A base do crânio (BC) origina-se primariamente de precursores cartilaginosos que se ossificam de uma maneira ordenada, de posterior para anterior e de lateral para medial. Mais de 1.000 centros de ossificação separados participam do desenvolvimento definitivo da BC **(Fig. 41-1)**.

### Fronte e nariz

Antes da sexta semana de gestação, dois espaços transitórios, porém importantes, estão presentes no desenvolvimento da fronte e do nariz: os espaços *fonticulus frontalis* e pré-nasal. O ***fonticulus frontalis*** situa-se entre o osso frontal parcialmente ossificado acima e os ossos nasais abaixo. O **espaço pré-nasal** é uma estrutura transitória preenchida por dura que se situa entre os ossos nasais e o condrocrânio não ossificado **(Fig. 41-2A)**.

Quando o condrocrânio começa a ossificar ele deixa alguma cartilagem na fronte que depois torna-se a cápsula nasal. Nesse estágio, o *fonticulus frontalis* está fechado. O espaço pré-nasal então involui, deixando um pequeno divertículo dural anterior à crista gale, chamada de **forame cego.** O forame cego continua anteroinferiormente como um canal transitório delimitado por dura chamado de **neuróporo anterior.**

O forame cego e o neuróporo anterior estabelecem uma conexão temporária entre a fossa craniana anterior e o nariz **(Fig. 41-2B)**. O neuróporo anterior em geral regride completamente, deixando um pequeno remanescente do forame anterior **(Fig. 41-2C)**. O forame cego é de cerca de 4 milímetros em diâmetro ao nascimento, e é completamente ossificado aos 2 anos.

### Base do crânio

Ao nascimento a base craniana *anterior* é composta basicamente por cartilagem com ossificação relativamente limitada. A ossificação da crista gale e da placa cribriforme começa com dois meses e é quase completa aos 2 anos. O forame cego ossifica depois.

A base *central* do crânio forma-se a partir de aproximadamente 25 centros de ossificação. Os maiores centros incluem pré-esfenoide (plano esfenoidal), pós-esfenoide (base esfenoidal), com a metade posterior da sela, dorso selar, clivo superior, aliesfenoide (asa maior do esfenoide) e orbitoesfenoide (asa menor do esfenoide). A **sincondroses interesfenoidal** situa-se entre o pré-esfenoide e o pós-esfenoide (base esfenoide).

A **sincondrose esfeno-occipital** situa-se entre a base esfenoide e a base occipito. Ela é uma das últimas suturas a fundir (não por completo até 15 a 20 anos). O **canal craniofaringeano** embriônico – da bolsa de Rathke – é um trato transitório da nasofaringe para a fossa hipofisária que passa entre os centros de condrificação para o desenvolvimento dos ossos pré e pós-esfenoides. O canal craniofaringeano é praticamente obliterado pela décima 12ª semana gestacional. Ele é substituído pela **sincondrose interesfenoidal** transitória, que em geral fecha ao redor de três meses pós-natal.

A base do crânio *posterior* consiste primariamente do osso occipital, que apresenta quatro grandes centros de ossificação localizados ao redor do forame magno. Em contraste aos seguimentos anterior e central da base do crânio, a base do crânio posterior é quase toda ossicada ao nascimento. Entretanto, as suturas permanecem não fusionadas até os 20 anos. As suturas petro-occipital e occiptomastóidea estão entre as últimas suturas cranianas a fechar (15 a 17 anos).

## Anatomia macroscópica relevante

Aqui iremos delinear brevemente os aspectos importantes dos segmentos anterior e central da base do crânio. Uma descrição detalhada dos nervos cranianos – suas origens, seus cursos e as aparências de imagem estão incluídas no Capítulo 23.

### Fossa anterior do crânio

A superfície *endocraniana* da fossa anterior do crânio (FAC) forma o soalho da fossa craniana anterior. A superfície endocraniana é composta pelas placas orbitárias dos ossos frontais, osso etmoidal com sua placa cribriforme e teto dos seios paranasais, e a asa menor do esfenoide. A superfície *exocraniana* da FAC forma o teto orbitário e toca o nariz.

Marcadores ósseos importantes da FAC endocraniana são mostrados na Figura 41-3. Nesse espécime, o forame cego (1) persiste como uma pequena fenda óssea na linha média imediatamente a frente da crista gale (2). O recesso olfatório com a placa cribriforme (3) situa-se nos

**41-1** Centros de ossificação da base do crânio mostram sincondrose esfeno-occipital ⇨ (entre pós-esfenoide e base occipito) e canal craniofaringeano → (na sincrondrose interesfenoidal, entre o pré e pós-esfenoide).

**41-2A** Desenvolvimento da dura (branco), condrocrânio não ossicado (azul). *Fonticulus frontalis* → situa-se entre os ossos frontal e nasal, parcialmente ossificados. Espaço pré-nasal ⇨ está na dura, entre os ossos nasal/cartilagem.

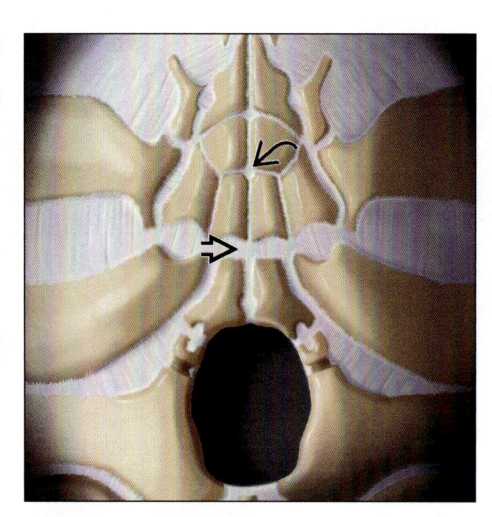

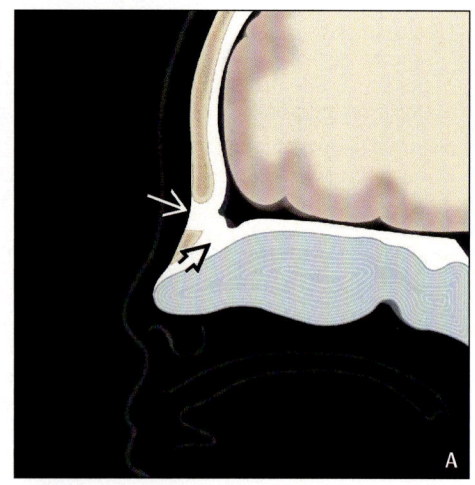

**41-2B** Com o tempo, o *fonticulus frontalis* fecha. O condrocrânio é, agora, em sua maior parte ossificado. A cartilagem da cápsula nasal em desenvolvimento é mostrada em azul. O espaço pré-nasal, agora encarcerado no osso e delineado com dura, torna-se o forame cego ⇨. Um canal delineado por dura → (neuróporo anterior) é aberto no dorso do nariz →.

**41-2C** Gráfico demonstra um estágio tardio de desenvolvimento, no qual a ponta do neuróporo anterior regrediu. O remanescente do forame cego ⇨, crista gales →, estão demonstrados.

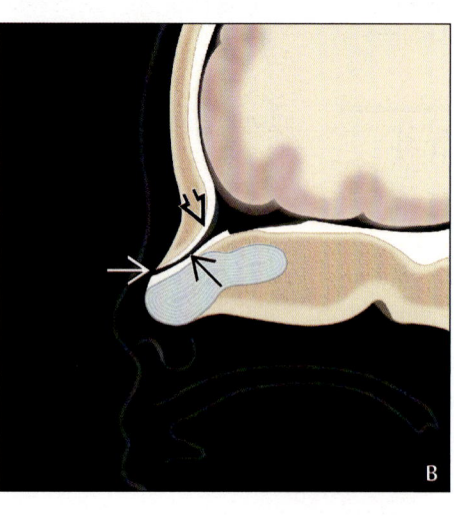

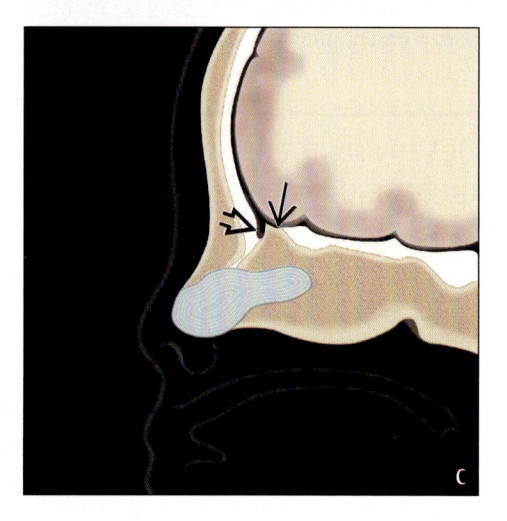

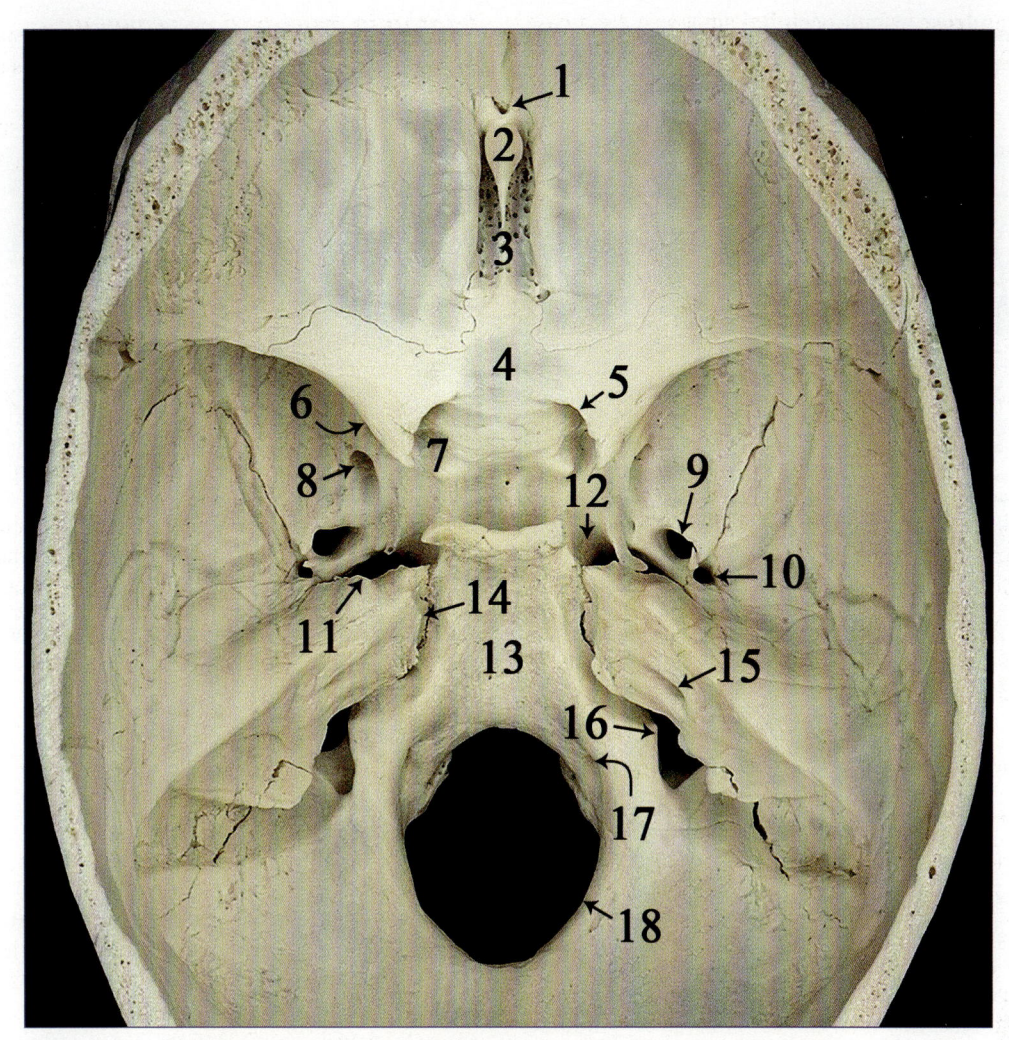

**41-3** Visão endocraniana, crânio adulto: forame (1), crista gale (2), placa cribriforme (3), placa esfenoidal (4), asa menor do esfenoide e canal óptico (5), fissura orbitária superior (6), abertura endocraniana do canal carotídeo (7,12), forame redondo (8), forame oval (9), forame espinhoso (10), forame lacero (11), clivo (13), fissura petro-occipital (14), conduto auditivo interno (CAI) (15), forame jugular (16), tubérculo jugular sobrepondo o canal do hipoglosso (17), forame magno (18). (Cortesia de M. Nielsen, MD.)

dois lados da crista gale. Uma superfície óssea achatada, o plano esfenoidal (4), estende-se posteriormente da placa cribriforme do osso etmoidal até a sela túrcica.

As asas menores do osso esfenoide beiram os canais ópticos (5), as fissuras orbitárias superiores (6) e a abertura endocraniana para as carótidas internas (7). Os nervos ópticos e as artérias oftálmicas passam através dos canais ópticos. A fissura orbitária superior transmite as veias orbitárias superiores e os nervos oculomotor (NC III) e troclear (NC IV), assim como as divisões oftálmicas dos nervos trigêmeos (NC $V_1$) e nervos abducentes (NC VI).

## Fossa média do crânio

A superfície endocraniana da fossa média do crânio (FMC) forma a sela túrcica e o soalho medial da fossa craniana média. Ela é composta pela asa maior do esfenoide, base esfenoide e osso temporal anterior ao ápice petroso. Uma depressão central, a sela túrcica, é delineada anteriormente pelo tubérculo selar e processo clinóideo anterior. A borda posterior da sela é formada pelo dorso da sela, uma projeção óssea proeminente que se situa anteromedialmente aos ápices petrosos.

Os forames da FMC incluem o forame redondo (8), por onde passa a divisão maxilar do nervo trigêmeo (NC $V_2$), forame oval (9), por onde passa o nervo mandibular (NC $V_3$). O forame espinhoso (10) situa-se posterolateralmente ao forame oval. A artéria meníngea média entra na cavidade craniana através do forame espinhoso.

O forame lacero (11) é uma abertura irregular preenchida de cartilagem que se situa entre o osso esfenoide e o ápice petroso. As artérias carótidas internas saem do osso temporal petroso pelo canal carotídeo endocraniano (12). O dorso da sela continua posteroinferiormente como uma parte superior da concavidade lisa, o clivo (13).

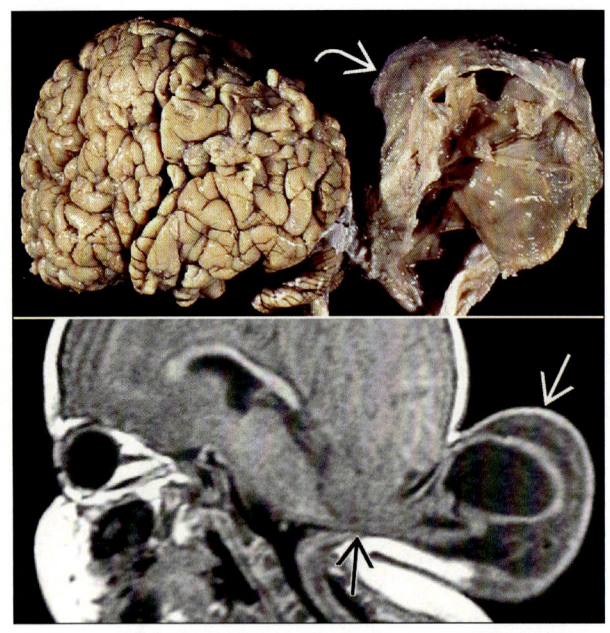

**41-4** (Superior) Necropsia mostra cefalocele occipital ➔, cérebro com paqui polimicrogiria. (E.T. Hedley-Whyte, MD.) (Inferior) T1 sagital mostra meningoencefalocele occipitocervical ➔ com tração da junção cervicomedular ➔.

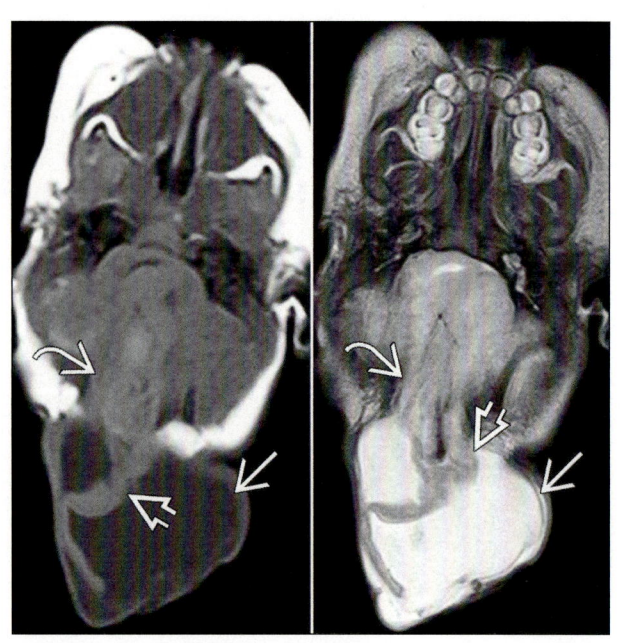

**41-5** (Esquerda) T1, (direita) T2 mostra uma cefalocele occipital que contém meninges e LCS ➔, encéfalo displásico ➔. Observe a tração e distorção do cerebelo ➔.

## Fossa posterior do crânio

A fossa posterior do crânio (FPC) é formada pelos ossos temporais posteriores e pela porção petrosa e osso occipital. A fissura petro-occipital (14) situa-se entre o ápice petroso e o osso occipital.

O meato acústico interno (15) situa-se ao longo do aspecto posterior do osso temporal petroso e transmite o nervo facial (NC VII) e os nervos vestibulococleares (NC VIII), assim como a artéria labiríntica, que é um pequeno ramo da artéria cerebelar anteroinferior.

O forame jugular (16) situa-se abaixo do meato acústico interno. O forame jugular transmite os NC IX-XI, o bulbo jugular e o seio petroso inferior. O canal do hipoglosso (17) transmite o NC XII. O forame magno (18) contém o bulbo, ambas as artérias vertebrais e o segmento espinhoso do NC XI.

## Cefaloceles

"Cefalocele" é um termo genérico para protrusão de conteúdo intracraniano através da calota craniana ou da base do crânio. As cefaloceles que contêm herniações de tecido cerebral, meninges e líquido cerebrospinal (LCS) são chamadas de **meningoencefaloceles.** Se as meninges e o LCS acompanhante são herniados *sem* tecido cerebral, a lesão é denominada **meningocele.** Uma **cefalocele atrésica** é um pequeno defeito que contém apenas dura, tecido fibroso e tecido cerebral degenerado. A **gliocele** é uma delineada por glia que contém apenas LCS.

As cefaloceles podem ser lesões congênitas ou adquiridas. Elas geralmente são classificadas pela localização e são denominadas de acordo com o teto e o soalho ósseo pelo qual herniam. Elas podem ser abertas ou recobertas por pele. A maioria das cefaloceles congênitas têm anormalidades intracranianas coexistentes de gravidade variada. A prevalência da cefalocele e o tipo variam com a localização geográfica e etnicidade.

A imagem de cefalocele tem quatro objetivos: determinar o defeito ósseo, delinear o saco herniário e definir seu conteúdo, mapear o curso de artérias adjacentes e determinar a integridade dos seios venosos durais e identificar qualquer anormalidade coexistente.

Nós discutiremos as quatro formas mais comuns de cefalocele: occipital, frontoetmoidal, parietal e cefaloceles da base do crânio.

### Cefaloceles occipitais

Terminologia e classificação

Três subtipos de cefaloceles occipitais são reconhecidas e identificadas de acordo com o envolvimento ósseo. Da maior para a menor extensão, elas são **occiptocervicais** (envolvendo o osso occipital, forame magno e arcos cervicais da coluna cervical superior) **(Fig. 41-4)**, **occipital baixa** (envolvendo o osso occipital e o forame magno), e **occipital alta** (envolvendo apenas o osso occipital).

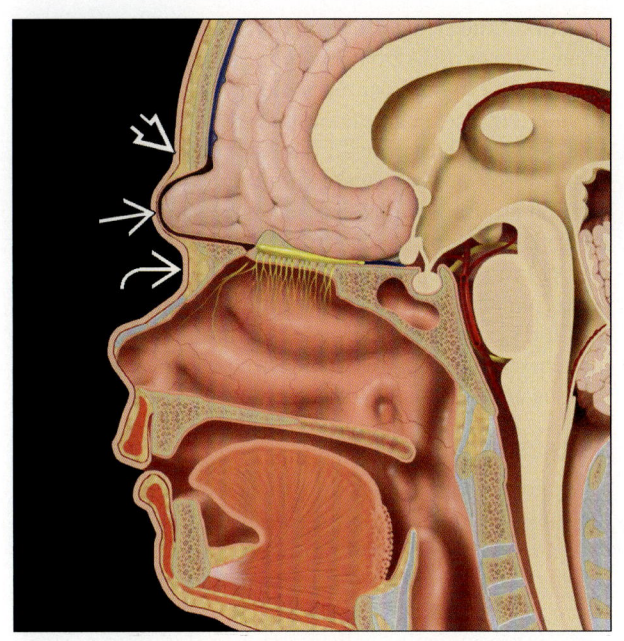

**41-6** O gráfico mostra cefalocele frontonasal com herniação cerebral ➔ através do *fonticulus frontalis*. Entre o osso frontal acima ➔ e o osso nasal ➔ abaixo.

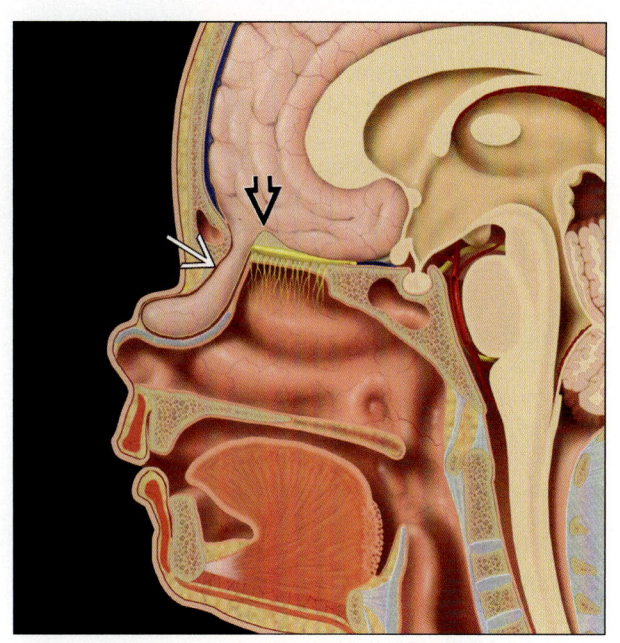

**41-7** O gráfico demonstra cefalocele nasoetmoidal ➔ com tecido herniando para o nariz através do forame cego patente na frente da crista gale ➔.

## Aspectos clínicos

As cefaloceles occipitais representam 75% das cefaloceles em europeus e brancos norte-americanos. Existe uma predominância masculina de 2,4:1.

Cefaloceles occipitais são quase sempre identificadas ao nascimento como uma massa de tecidos moles de tamanho variável occipital ou suboccipital. O recém-nascido afetado é geralmente microcefálico com desproporção crânio-facial visível. O comprometimento do neurodesenvolvimento é relacionado ao tamanho da cefalocele e ao seu conteúdo, assim como a presença e o tipo de anomalias associadas.

## Imagem

A tomografia computadorizada (TC) óssea com reconstrução 3D delineia bem o defeito ósseo e a ressonância magnética (RM) multiplanar demonstra melhor o saco e o seu conteúdo. O tecido cerebral herniado – que pode derivar de estruturas tanto supra quanto infra-tentoriais – é sempre anormal, com aparência dismórfica, desorganizado, e displásico **(Fig. 41-5)**. Dependendo do tamanho da cefalocele, uma tração grave e distorção do tronco encefálico e estruturas supra-tentoriais podem estar presentes.

A dura e as estruturas preenchidas por LCS (incluindo o quarto ventrículo e por vezes partes dos ventrículos laterais) são algumas vezes contidas dentro do saco. Além de delinear o saco herniário e seu conteúdo, identificar o curso e a integridade de seios venosos durais é essencial para o planejamento pré-operatório.

Pelo menos metade de todos os pacientes com cefaloceles occipitais tem anormalidades associadas como disgenesia calosal, malformações cerebelares (incluindo Chiari tipo 2 e doenças do espectro Dandy-Walker) e heterotopias da substância cinzenta.

## Cefaloceles frontoetmoidais

### Terminologia e classificação

Cefaloceles frontoetmoidais são também chamadas **cefaloceles sincipitais**. Nas cefaloceles frontoetmoidais, o parênquima cerebral hernia através de projeções durais persistentes na face, tipicamente na fronte, dorso do nariz ou órbita.

Existem três subtipos de cefaloceles frontoetmoidais. O subtipo **fronto nasal** é o mais comum, representando 40 a 60% das cefaloceles frontoetmoidais.

No subtipo **nasoetmoidal** (30%), o saco hernia através de um defeito na linha média no forame cego para o espaço pré-nasal.

O subtipo menos comum é o **naso-orbital** (10%). Neste caso, a cefalocele hernia através da maxila e do osso lacrimal para a órbita inferomedial.

### Etiologia

As cefaloceles frontonasais protruem através de um *fonticulus frontalis* não obliterado para a fronte anterior na glabela/dorso do nariz **(Fig. 41-6)**. Cefaloceles nasoetmoidais herniam para a cavidade nasal através de um forame *cego patente* **(Fig. 41-7)**.

Defeitos de desenvolvimento do osso lacrimal e processo frontal dos ossos maxilares resultam na cefalocele naso-orbital que hernia para a órbita.

## Aspectos clínicos

**EPIDEMIOLOGIA E DEMOGRAFIA.** Cefaloceles frontoetmoidais representam 10 a 15% de todas as cefaloceles e são presentes ao nascimento.

Cefaloceles frontoetmoidais são o tipo mais comum de cefaloceles vistas no sudeste asiático e entre imigrantes americanos e europeus com etnia do sudeste asiático, onde agora eles são quase tão comuns como o tipo occipital.

**ANORMALIDADES ASSOCIADAS.** Anormalidades associadas estão presentes em 80% dos pacientes com cefaloceles frontoetmoidais. Estas incluem hipertelorismo e anomalias oculares, digenesia do corpo caloso e lipomas inter-hemisféricos, hidrocefalias, crises convulsivas, anomalias de migração neuronal e microcefalia.

## Imagem

TC sem contraste mostra uma massa delimitada, heterogênea, com densidade mista que se estende extracranialmente através de um defeito ósseo.

Na **cefalocele frontonasal**, o cérebro hernia através da fronte entre os ossos frontais acima e os ossos nasais abaixo **(Fig. 41-8)**. No tipo **frontoetmoidal**, o osso nasal é curvado anteriormente pela cefalocele, e a crista gale é posterior ao defeito. A placa cribriforme é deficiente ou ausente; a crista gale pode ser ausente ou bífida. A cefalocele **naso-orbital** protrui inferomedialmente para a órbita através de um defeito no processo lacrimal/frontal do osso maxilar.

RM mostra uma massa de tecido de partes moles em contiguidade direta com parênquima intracraniano. A massa é geralmente heterogênea na intensidade de sinal, mas em sua maior parte isointensa ao córtex. Ela não realça após injeção endovenosa do contraste.

## Diagnóstico diferencial

Os maiores diagnósticos diferenciais da cefalocele frontoetmoidal são o seio dermal nasal com ou sem dermoide/epidermoide e heterotopia cerebral nasal ("glioma" nasal). Todas as três lesões apresentam-se clinicamente como massas nasais na linha média. Todas têm uma origem embriológica semelhante (i.e., a dura que normal-

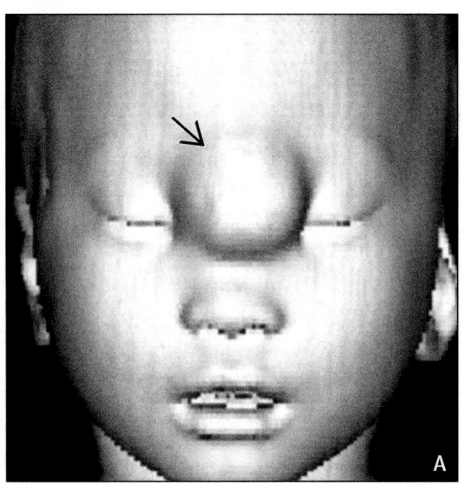

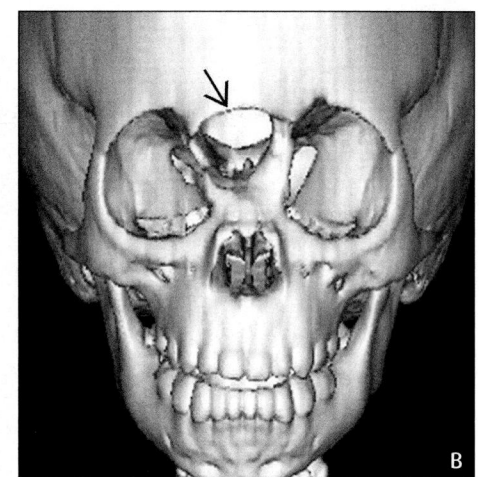

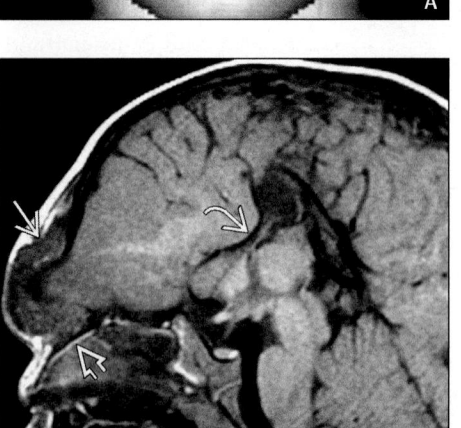

**41-8A** TC para partes moles com reconstrução 3D em um recém-nascido com cefalocele frontonasal mostra uma grande massa protruindo anteriormente entre os olhos.
**41-8B** TC óssea com reformatação 3D mostra um defeito ósseo frontonasal bem delimitado logo acima da raiz do nariz. 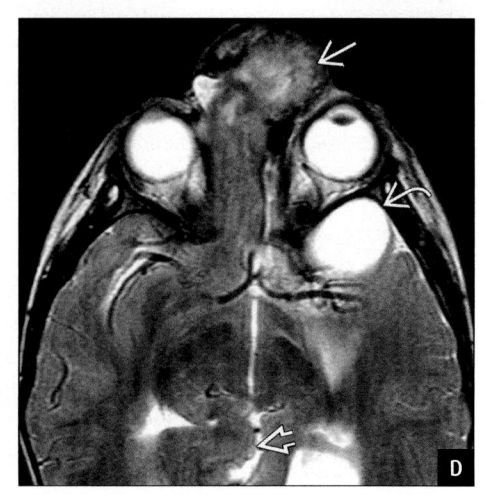
**41-8C** T1 sagital do mesmo paciente mostra que a massa de tecidos moles coberta por pele protrui através de um *fonticulus frontalis* patente. Observe a ausência do corpo caloso com um terceiro ventrículo "alto", a artéria cerebral anterior ázigos. Uma malformação de Chiari 1 com herniação tonsilar também está presente.
**41-8D** T2 mostra que a cefalocele é em sua maior parte tecido cerebral displásico. Observe cisto aracnoidal, polimicrogiria. (Cortesia de M. Michel, MD.)

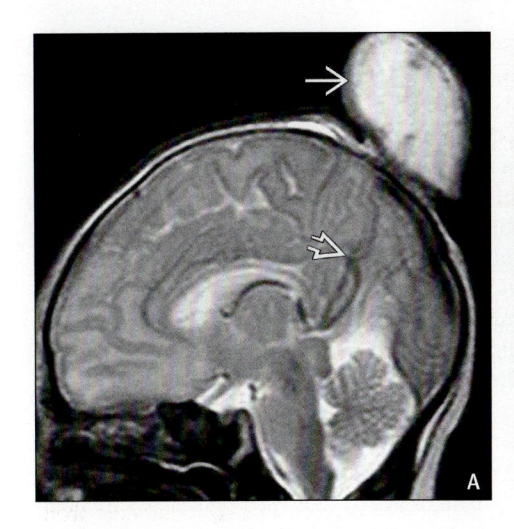

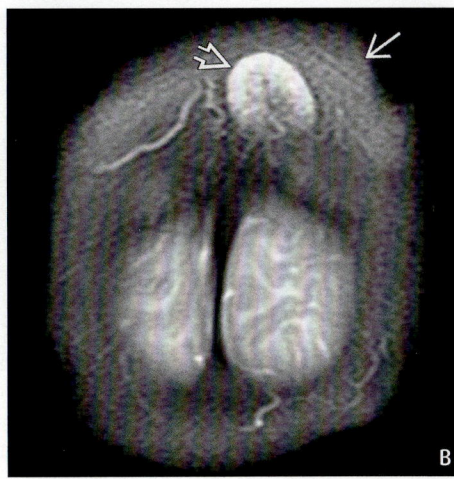

**Anormalidades da calota craniana e meninges** 1203

**41-9A** T2 sagital mostra cefalocele parietal clássica ➡ na linha média sobre o vértice posterior. A cefelocele é associada com o seio falcino ➡. (Cortesia de G. Hedlund, DO.)

**41-9B** T2 coronal de outro caso mostra uma massa no couro cabeludo ➡ cefalocele parietal subjacente ➡. (Cortesia de K. Moore, MD.)

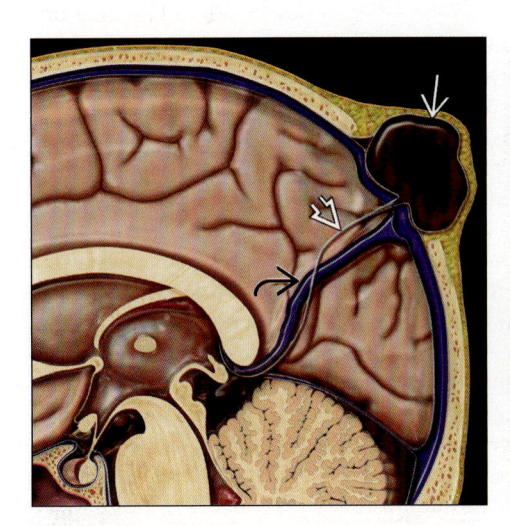

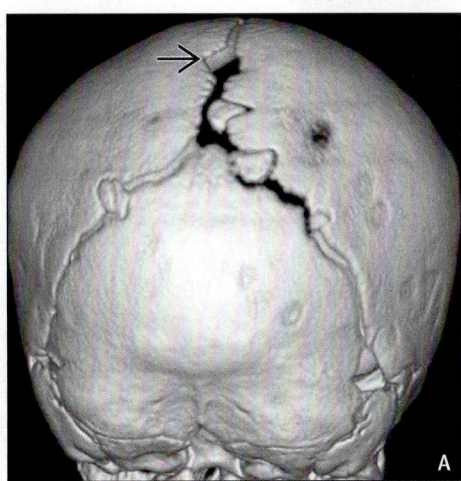

**41-10** Gráfico sagital mostra cefalocele parietal atrésica recoberta por pele ➡ associada com trajeto delineado por dura ➡ e o seio falcino persistente ➡.

**41-11A** TC óssea com reformatação 3D de uma criança com cefalocele parietal atrésica demonstra um pequeno defeito na linha média, bem delimitado na calota craniana ➡.

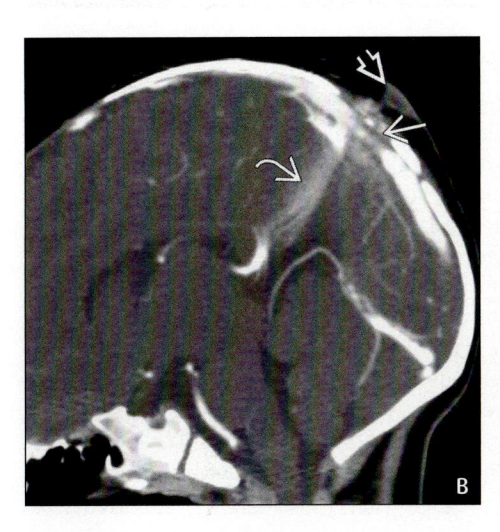

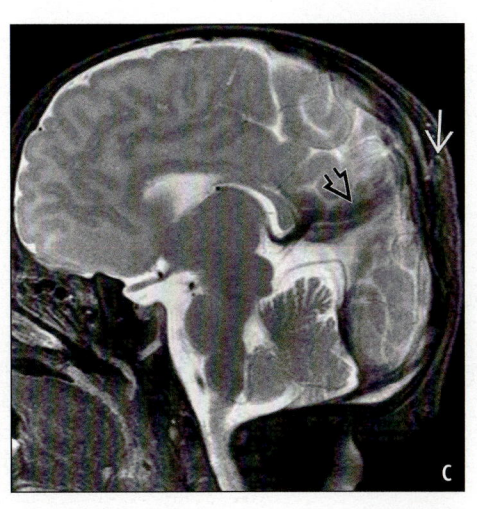

**41-11B** TC do mesmo paciente mostra um seio falcino persistente ➡, cefelocele atrésica ➡, passando através de um seio sagital superior dividido ➡.

**41-11C** T2 sagital do mesmo paciente demonstra a persistência do seio falcino ➡ e uma pequena cefalocele atrésica ➡. (Cortesia de K. Moore, MD.)

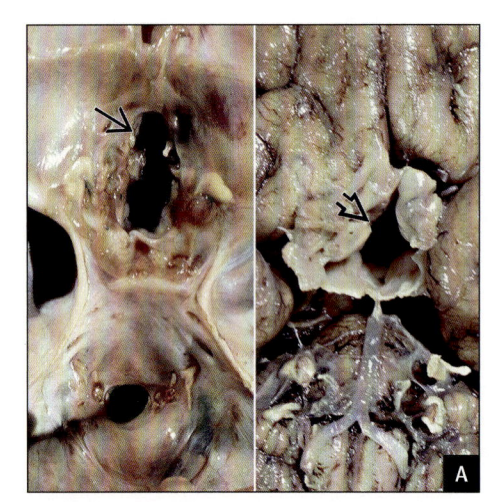

**41-12A** Necropsia de cefalocele esfenoetmoidal mostra um defeito central na base do crânio ➡️. Vista basal do cérebro mostra o saco da cefalocele ➡️.

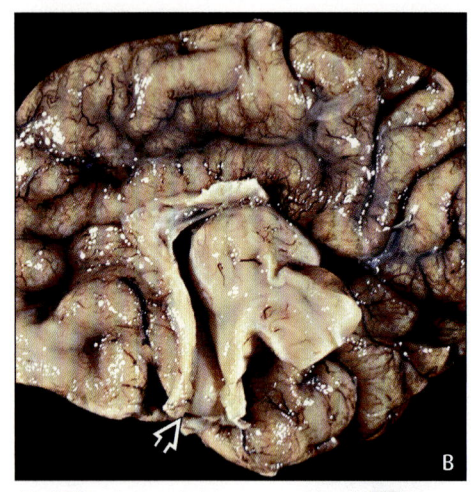

**41-12B** Vista sagital mostra a cefalocele ➡️, paquigiria, displasia do corpo caloso. (Cortesia de E. T. Hedley-Whyte, MD.)

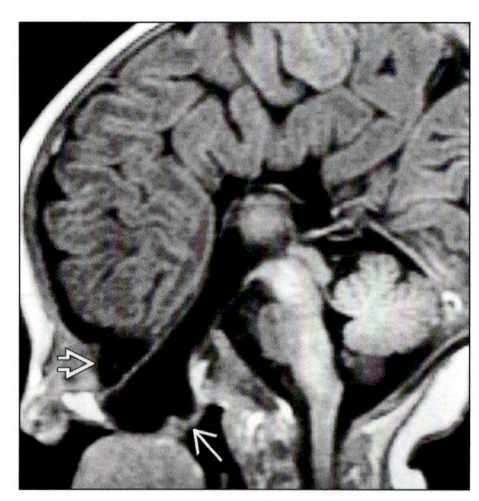

**41-13** T1 sagital mostra cefalocele esfenoetmoidal ➡️. Hipotálamo, terceiro ventrículo anterior ➡️ estão retraídos para o saco.

mente se estende através do forame cego embrônico entre o osso nasal e a cartilagem nasal em desenvolvimento falha em regredir).

O **seio dermoide nasal** é visto clinicamente como uma pequena ondulação no nariz. Ela é a abertura de um trajeto fistuloso delineado por células dérmicas que se estendem intracranialmente por uma distância variável. Um cisto dermoide ou epidermoide pode se desenvolver em qualquer lugar ao longo do trato. Os seios dermoides nasais têm um revestimento epitelial e não contêm parênquima cerebral.

Um **"glioma nasal"** é um tecido não neoplásico congênito que consiste em tecido glial displásico. A maioria dos gliomas nasais é extranasal (60%), localizados ao longo do dorso do nariz. Aproximadamente um terço são intranasais, localizados abaixo dos ossos nasais. As imagens por RM não mostram conexão entre a massa e o conteúdo intracraniano.

## Cefaloceles parietais

As cefaloceles parietais abrangem apenas 5 a 10% de todas as cefaloceles. A maioria tem anomalias cerebrais e vasculares significativas associadas com a persistência do seio falcino, seio pericranii e/ou ausência parcial do seio reto.

RM sem ou com contraste é melhor para delinear o conteúdo da cefalocele parietal (**Fig. 41-9**). Devido a proximidade do seio sagital superior, é importante delinear a posição de todos os seios durais e as veias de drenagem corticais adjacentes com angiografia por RM (ARM), angiografia por TC (ATC) e angiografia com subtração digital (ASD) antes da cirurgia.

Inúmeras cefaloceles parietais são denominadas **cefaloceles atrésicas**, pequenas lesões que em geral apresentam-se como massas no couro cabeludo na linha média próximo ao vértice posterior (**Fig. 41-10**). Elas são associadas a defeitos limitados na calota craniana que são mais bem identificadas na TC óssea com reconstrução tridimensional. Elas geralmente são associadas com seio falcino e dividem o seio sagital superior (**Fig. 41-11**).

## Cefaloceles da base do crânio

As cefaloceles da base do crânio contam por 10% das cefaloceles. Elas resultam da falha do desenvolvimento da ossificação da base do crânio que por sua vez permitem a migração de células da crista neural e seus derivados através de defeitos ósseos.

As cefaloceles da base do crânio podem ser na linha média ou fora da linha média (lateral) e são subdivididas de acordo com seu componente ósseo envolvido. Existem três tipos de cefaloceles da base do crânio na linha média. As cefaloceles **esfenofaríngeas** envolvem apenas o corpo esfenoidal, enquanto lesões **esfenoetmoidais** afetam o osso esfenoidal e etmoidal (**Fig. 41-12**). Cefaloceles transetmoidais herniam através da placa cribriforme.

As cefaloceles basais laterais podem ser **esfenomaxilares** (fissura orbital mais seio maxilar com herniação para a fossa pterigopalatina) ou **esfeno-orbital** (através do osso esfenoide para a órbita).

Ocasionalmente, **granulações aracnóideas da fossa craniana média** são vistas como múltiplos divertículos focais ("buracos" aracnóideos) na asa maior do esfenoide. Esses defeitos da base craniana podem estar associados com fístulas liquóricas ou cefalocele da base do crânio.

A realização de exame de imagem de cefaloceles da base do crânio é essencial para delinear o conteúdo do saco. A glândula hipofisária, nervos e quiasma ópticos, hipotálamos e terceiro ventrículo podem estar deslocados inferiormente para a cefalocele (**Fig. 41-13**).

Anomalias intracranianas são achados frequentes em associação com as cefaloceles da base do crânio. Anomalias na linha média como as digenesias no corpo caloso e a artéria cerebral anterior ázigos são comuns.

## Persistência do canal craniofaringeano

### Terminologia

A persistência do canal craniofaringeano (PCCra), também conhecido como canal hipofisário ou basefaringeano persistente.

### Etiologia e aspectos clínicos

PCCra é uma anomalia do desenvolvimento com um trato persistente na sincondrose interesfenoidal (**Fig. 41-1**) que se estende da nasofaringe para o soalho da fossa hipofisária (**Figs. 41-14 e 41-15**). Ela é geralmente pequena, não complicada e notada de forma incidental nos estudos de imagem ou em necropsia (**Fig. 41-16**). Entretanto, às vezes o PCCra pode apresentar-se como grandes lesões complexas da base do crânio com cistos, cefaloceles, malformações craniofaciais de linha média ou anormalidades hipofisárias.

PCCra é vista em 0,4 a 0,5% da população.

### Imagem

Imagens de TC óssea de alta resolução com reformatação 3D delineiam as anormalidades da base do crânio. A maioria das PCCras são pequenas, de menos de 1,5 mm em diâmetro. Uma lesão maior aparece como "canal" ósseo cilíndrico ou ovoide na linha média com margens lisas estendendo-se obliquamente para baixo do soalho selar até a nasofaringe.

Os achados na RM dependem do conteúdo dentro do canal. PCCras pequenas e não complicadas podem ser difíceis de serem identificadas. Lesões grandes mostram intensidade de sinal variável dentro do próprio canal. Imagens coronais algumas vezes mostram a adeno-hipófise situada em cima do PCCra, lembrando " uma bola de golfe na base".

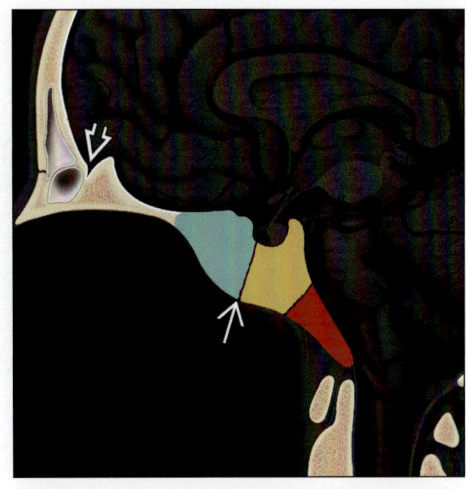

**41-14** Pré-esfenoide (verde), pós-esfenoide/base esfenoide (amarelo), base occipito (vermelho), forame cego ➡, sincondrose interesfenoidal ➡.

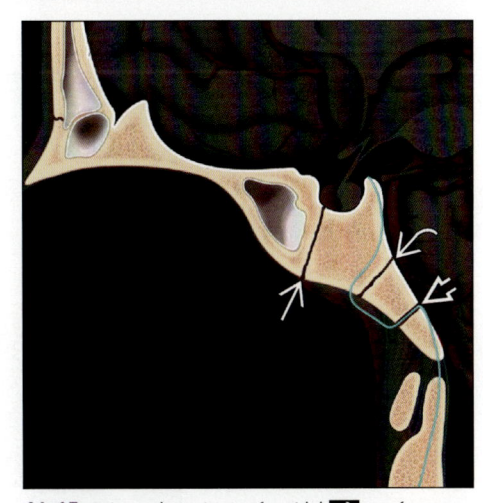

**41-15** Sincondrose interesfenoidal ➡ e esfeno-occipital ➡, trajeto de migração da notocorda (verde) formando o canal basal medial ➡.

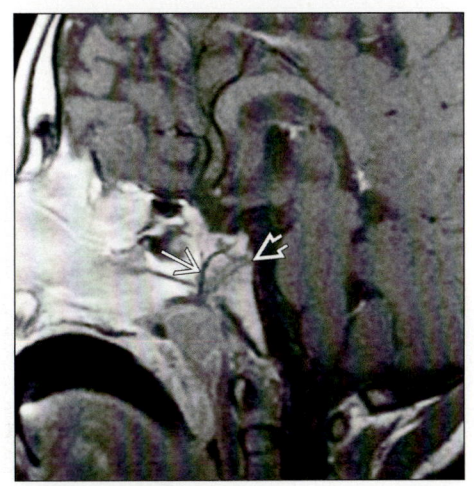

**41-16** T1 sagital mostra a persistência do canal craniofaringeano ➡, sincondrose esfeno-occipital ➡ posterior a PCCra.

**41-17A** TC óssea axial em uma mulher de 22 anos com diabetes insípido crônica e cefaleia demonstra um canal craniofaringeano persistente (PCCra), visto como um defeito com margens lisas, bem delimitado no basiesfenoide central ➡.

**41-17B** Imagem reformatada em 3D mostra o PCCra ➡ e suas relações com as outras estruturas na base do crânio central.

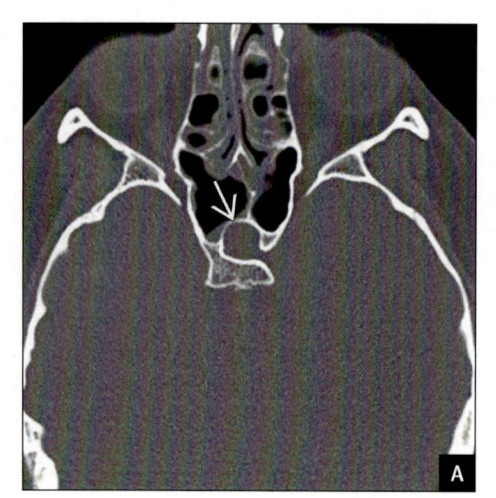

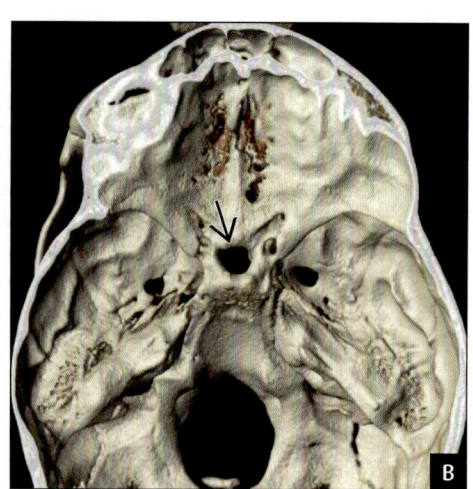

**41-17C** TC óssea coronal mostra o PCCra aumentado com aparência de um tubo alongado ➡ que conecta a sela com a nasofaringe.

**41-17D** TC óssea 3D coronal mostra a forma cilíndrica do PCCra ➡.

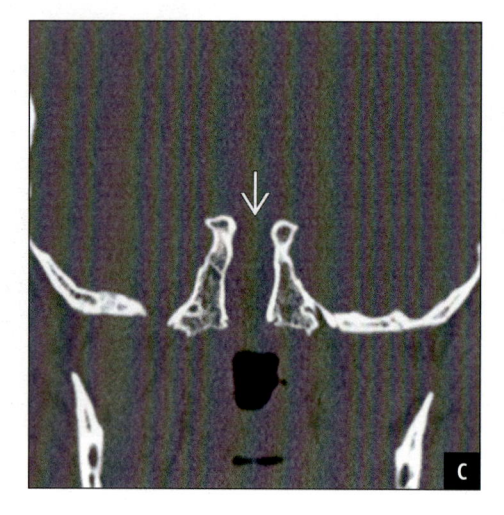

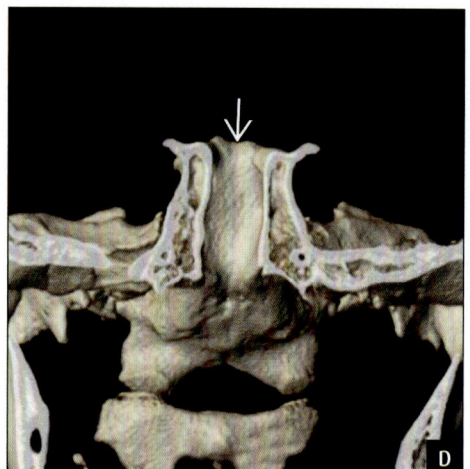

**41-17E** 3D sagital da TC óssea mostra que o PCCra parece alargar discretamente ➡ quando se aproxima do trato aero digestivo superior.

**41-17F** RM T1 sagital mostra uma cefalocele esfenoidal ➡ atravessando o PCCra e abaulando para o teto da nasofaringe ➡. (Cortesia de P. Chapman, MD.)

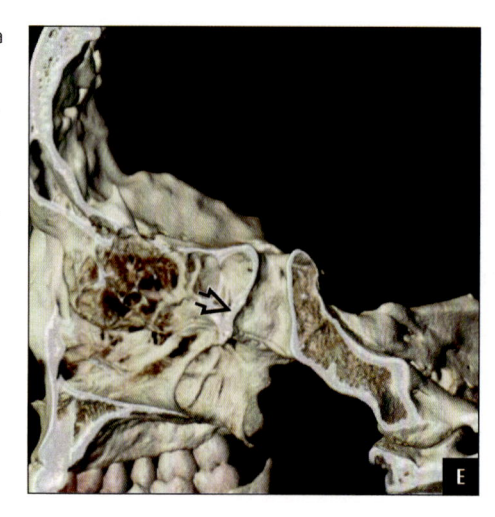

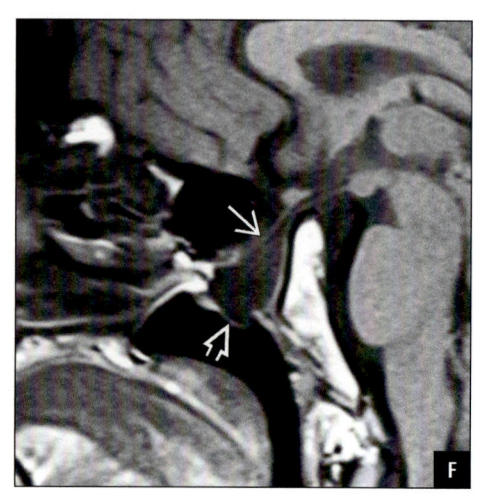

Anomalias faciais da linha média associadas (p. ex., hipertelorismo), fenda palatina, e da glândula/haste hipofisária (p. ex., glândula duplicada, adenoma ectópico) são comuns no complexo PCCra. Cefaloceles senofaringeanas **(Fig. 41-17)** e hematomas hipotalâmicos são outras lesões frequentemente associadas. Complicações relatadas incluem fístulas liquóricas e meningite recorrente.

### Diagnóstico diferencial

Os maior diagnóstico diferencial da PCCra é uma **sincondrose esfeno-occipital**, uma fenda linear de desenvolvimento entre o basisfenoide e basioccipito. A sincondrose esfeno-occipital gradualmente reduz em tamanho com a idade e desaparece na idade adulta. Ela situa-se *atrás* do dorso da sela; uma PCCra situa-se na *frente* do dorso **(Fig. 41-16)**.

O **canal basal medial persistente** é uma variante de desenvolvimento do clivo inferior e ocorre posteroinferiormente à sincondrose esfeno-occipital **(Fig. 41-15)**.

---

**CEFALOCELE**

**Cefalocele occipital**
- Mais comum em brancos europeus e norte-americanos
- 75% das cefaloceles, H:M = 2,4:1
- Tipicamente contém cérebro displásico

**Cefeloceles frontoetmoidais**
- 10 a 15% das cefaloceles
- Predomínio no sudeste asiático
- Frontonasal (40 a 60%)
  ○ Através do *fonticulus frontalis* para a fronte
- Nasoetmoidal (30%)
  ○ Através do forame cego patente para o nariz
- Naso-orbital (10%)
  ○ Através do osso lacrimal/maxila para a órbita

**Cefaloceles parietais**
- 5 a 10% das cefaloceles
- A maioria é "atrésica"
  ○ Associada a seio falcino, *sinus pericranii*

**Cefaloceles da base do crânio**
- 10% das cefaloceles
- Anomalias cerebrais comuns (p. ex., digenesia calosal)

**Canal craniofaringeano persistente**
- < 1%, geralmente achado incidental
- Lesões complexas grandes raras
  ○ Associada com anomalias hipofisárias
  ○ Pode ter cefalocele esfenoidal.

---

# Craniossinostoses

## Aspectos gerais

### Terminologia

A craniossinostose também é conhecida como **cranioestenose**, **sinostose sutural** e **disostose cranial**. As craniossinostoses são um grupo heterogêneo de distúrbios caracterizados por formato anormal da cabeça.

### Etiologia

A calota craniana em geral expande durante a infância para acomodar o cérebro em crescimento. Isso ocorre em sua maior parte em linhas de junção estreitas de mesênquima indiferenciado – as suturas cranianas – que se situam entre os ossos adjacentes. Comparado com a maioria das estruturas embriônicas, como o cérebro e o sistema cardiovascular, as suturas cranianas formam-se relativamente tarde (com aproximadamente 16 semanas de gestação).

As suturas normais permitem o crescimento do crânio perpendicular ao seu eixo. Uma vez que o cérebro cresce rapidamente a calota craniana expande. Se o crescimento cerebral é lento a sutura fecha.

A ordem normal de fechamento das suturas é primeiro a metópica, seguida pela coronal e depois pela lambdoide. A sutura sagital costuma fechar por último. A cranioestenose ocorre quando ocorre obliteração óssea de uma ou mais suturas prematuramente.

A distorção da calota craniana ocorre da combinação de (1) crescimento insuficiente perpendicular à sutura prematuramente fusionada e (2) supercrescimento compensatório das suturas não fusionadas.

### Aspectos clínicos

A cranioestenose pode estar associada com comprometimento neurológico e vascular e, portanto, seu reconhecimento é importante. Deformidades graves podem ser cosmeticamente desfigurantes e socialmente estigmatizantes.

O momento em que as anomalias anatômicas e funcionais tornam-se clinicamente relevantes varia de paciente para paciente e requer uma abordagem apropriada para o tratamento.

### Imagem

A imagem tem um papel essencial no reconhecimento da cranioestenose, identificação das anormalidades cerebrais coexistentes, planejamento do tratamento pré-operatório e seguimento pós-operatório.

A cranioestenose pode ser não sindrômica ou sindrômica, afetando uma única sutura ou múltiplas. Nesta sessão, discutiremos exemplos representativos de cada tipo.

## Craniossinostoses não sindrômicas

### Terminologia e etiologia

Sinostoses não sindrômicas são lesões geneticamente determinadas que ocorrem na ausência de uma síndrome reconhecida.

Mutações de ganho de função nos genes *FGF7, VCAM1, ESFRP4* têm sido identificadas nos osteoblastos derivados de casos de sinostose de sutura única. *FGF7* é expresso no mesênquima frouxo que circunda as condensações mesenquimais nas suturas e ativam o gene do receptor de fator de crescimento fibroblástico 2 (*FGFR2*). Fatores de sinalização da regulação como *FGF7* podem causar a ligação inapropriada do ligante-receptor, aumenta a atividade mitogênica e contribui para anormalidades esqueléticas relacionadas à craniossinostose.

## Patologia

**LOCALIZAÇÃO.** Aproximadamente 60% de todos os casos de craniossinostoses de sutura única envolvem fusão prematura da sutura sagital, seguido em frequência por aquelas que envolvem as suturas coronal (22%) e metópica (15%). A craniossinostose da lambdoide é muito rara, sendo responsável por apenas 2% de todos os casos.

**CLASSIFICAÇÃO.** A craniossinostose tende a ser classificada pelo formato craniano como **escafocefalia** ou dolicocefalia (longo e afilado) **(Fig. 41-18)**, **braquicefalia** (largo e achatado) **(Fig. 41-21)**, **trigonocefalia** (triangular na frente) **(Fig. 41-19)** ou **plagiocefalia** (assimétrico) **(Fig. 41-20)**.

**PATOLOGIA MACROSCÓPICA.** A análise macroscópica mostra "crista" fibrosa ou óssea nas suturas. Sinostose focal ou "bico" ósseo difuso ao longo da sutura afetada são achados típicos.

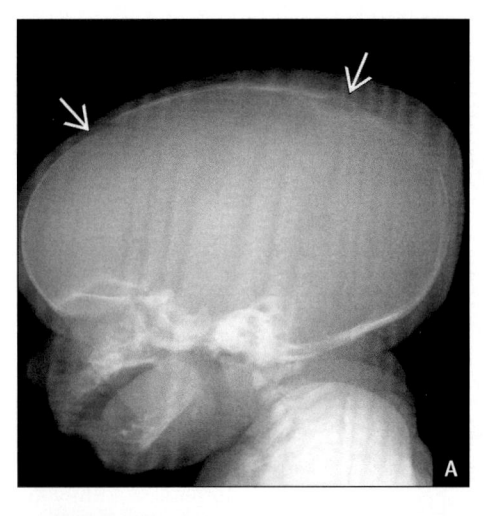

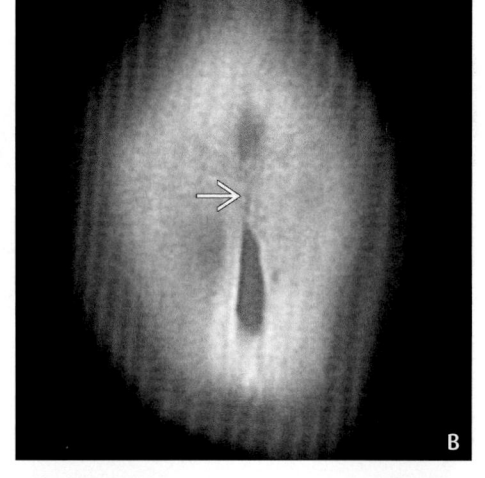

**41-18A** Radiografia lateral de um recém-nascido mostra escafocefalia com um grande alongamento incomum da calota craniana no plano anteroposterior ➡.
**41-18B** TC óssea do mesmo paciente mostra a configuração alongada do crânio. Observe o importante afilamento com uma obliteração quase completa da sutura sagital superior ➡.
**41-18C** TC óssea 3D com exibição da superfície sombreada do mesmo paciente mostra um grande alongamento do crânio. Observe a crista óssea ao longo do vértice ➡ que lembra a quilha de um navio. (Cortesia de K. Moore, MD.)
**41-18D** ESS 3D coronal do mesmo paciente mostra suturas coronal ➡, lambdoide ➡ com aparência normal. A sutura sagital está completamente fusionada e demonstra uma crista óssea elevada na linha média ➡, característica da escafocefalia.

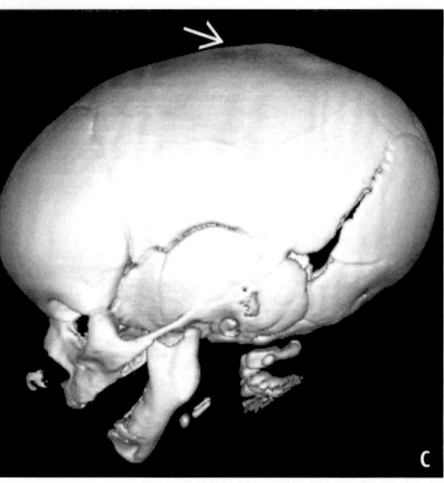

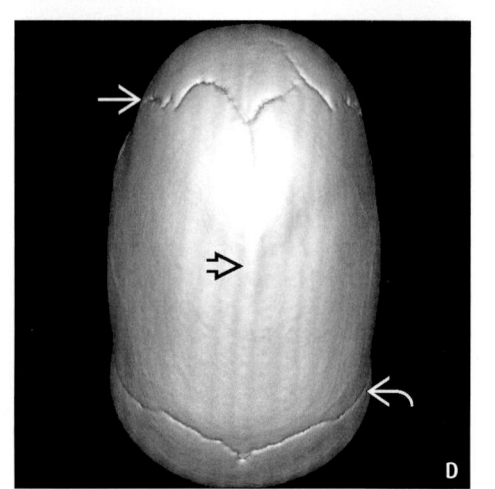

## Aspectos clínicos

**EPIDEMIOLOGIA.** A prevalência geral da craniossinostose é estimada em 1:2.000 a 2.500 nascidos vivos.

**CRANIOSSINOSTOSES ESPORÁDICAS.** As craniossinostoses esporádicas são mais comuns que os casos associados a síndromes, contando por 85% de todas as craniossinostoses. Entre 85 e 90% desses casos envolvem apenas uma única sutura, enquanto 5 a 15% são sinostoses de múltiplas suturas.

**DEMOGRAFIA.** O gênero varia com o tipo da cranioestenose. Tanto a escafocefalia quanto a trigonocefalia tem uma moderada predominância pelo sexo masculino (H:M = 3,1:1 e H:M = 2:1, respectivamente).

## Apresentação

A maioria das craniossinostoses – mesmo as sindrômicas – não é detectada durante a gravidez. As crianças afetadas em geral apresentam-se durante o primeiro ano de vida. A apresentação mais comum é uma forma atípica da cabeça com assimetria craniofacial.

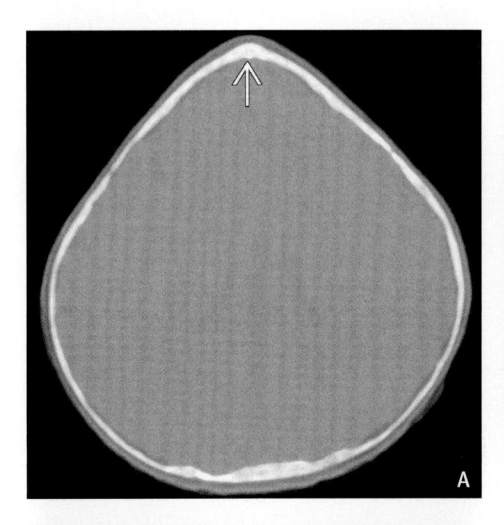

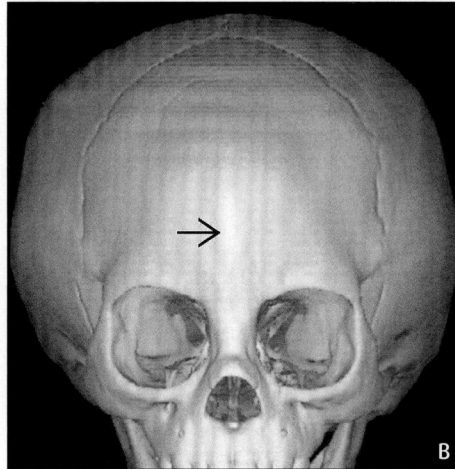

---

**CRANIOSSINOSTOSE: ETIOLOGIA E PATOLOGIA**

**Desenvolvimento normal das suturas**
- Tardio (16 semanas de gestação)
- Primeiro fecha a metópica, depois coronal, depois lambdoide
- Sagital fecha por último

**Etiologia**
- Mutações no receptor de fator de crescimento fibroblasto comuns
- Fechamento prematuro
  - Limita crescimento *perpendicular* à sutura
  - Crescimento continua no plano não restringido

**Patologia**
- Localização
  - Sagital (60%, mais comum sutura única)
  - Coronal (22%)
  - Metópica (15%)
  - Lambdoide (2%)
  - Múltiplas (5%)
- Patologia macroscópica
  - Suturas obliteradas por fusões ósseas focais ou difusas

---

**41-19A** TC sem contraste axial em uma criança com 18 meses com trigonocefalia mostra o afilamento triangular anterior do crânio ➡. A calota craniana aparece alargada no plano transverso.
**41-19B** Projeção AP de ESS 3D do mesmo paciente mostra sinostose prematura da sutura metópica com uma crista óssea vertical ➡.
**41-19C** Vista do vértice demonstra a forma triangular da fronte ➡ característica de trigonocefalia secundária à sinostose da sutura metópica.
**41-19D** Visão angulada mostra o alargamento do diâmetro transverso da calota craniana ➡ e o osso elevado na linha média ao longo da sutura metópica obliterada ➡. (Cortesia de K. Moore, MD.)

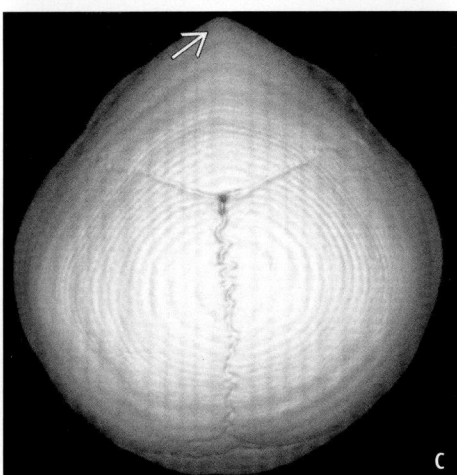

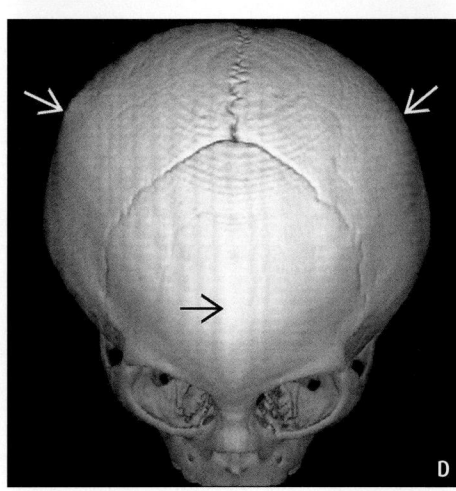

**História natural.** Deformidades graves podem levar à hidrocefalia, elevação da pressão intracraniana, comprometimento do fluxo sanguíneo cerebral e obstrução das vias aéreas.

**Opções de tratamento.** Deformidades discretas são algumas vezes tratadas com fisioterapia e reposicionamento da cabeça ou capacetes ortopédicos. Deformidades acentuadas do crânio podem requerer uma ou mais cirurgias para o remodelamento da calota.

## Imagem

**Aspectos gerais.** Radiografias digitais são suficientes para identificar uma craniossinostose simples de sutura única. Entretanto, além de identificar a deformidade e a sutura afetada o planejamento pré-operatório requer um cuidadoso estudo de imagem da calota craniana e da anatomia dos seios venosos durais. Delinear anormalidades intra e extracranianas associadas é muito importante para a avaliação de pacientes com sinostoses múltiplas ou sindrômicas.

**Achados na TC.** Embora o diagnóstico das sinostoses cranianas possa ser feito clinicamente ou por radiografias simples, imagens tomográficas com cortes finos, reconstruções multiplanares e tridimensionais são inestimáveis para a avaliação detalhada e o planejamento pré-operatório. O formato da cabeça geralmente prediz qual(is) sutura(s) estarão anormais, mas a TC é requerida para determinar se parte ou toda a sutura está fusionada.

*Escafocefalia.* Escafocefalia, também conhecida como dólicocefalia, é causada por sinostose da sutura sagital. Os pacientes com escafocefalia demonstram um crânio alongado com redução da medida transversa e aumento da medida anteroposterior. Um relevo na testa é comum. Em casos mais graves, a sutura sagital está elevada e a crista óssea alongada lembra a quilha de um navio **(Fig. 41-18)**.

*Braquicefalia.* A braquicefalia é causada por sinostose bicoronal ou bilambdoide. Nesses casos, o crânio aparece alargado no diâmetro transverso e reduzido no anteroposterior **(Fig. 41-21)**. Deformidades craniofaciais como órbitas em "arlequim" bilaterais – deformidades ósseas peculiares vista como elevação/alongamento das paredes orbitárias superolaterais – são comuns.

*Trigonocefalias.* A trigonocefalia é causada pela sinostose da sutura metópica. A fronte aparece com formato triangular **(Fig. 41-19)**. Hipotelorismo é comum.

**41-20A** TC sem contraste em um menino com 6 meses com plagiocefalia mostra um crânio assimétrico, achatado posteriormente, abaulando a área parieto-occipital esquerda ⇒.
**41-20B** ESS 3D do mesmo paciente mostra sinostose da sutura lambdoide esquerda ⇒ com abaulamento posterior da calota ⇒. A sutura lambdoide direita ⇒ aparece normal.

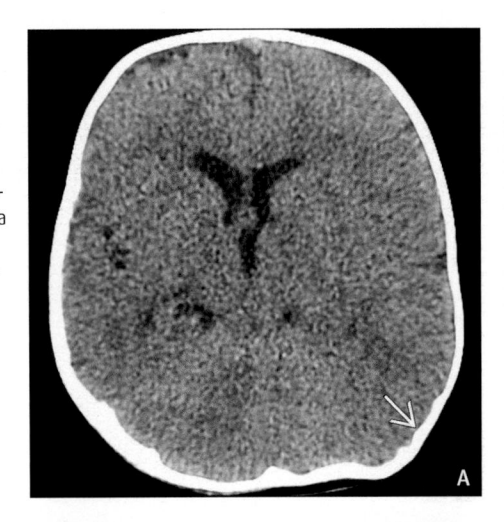

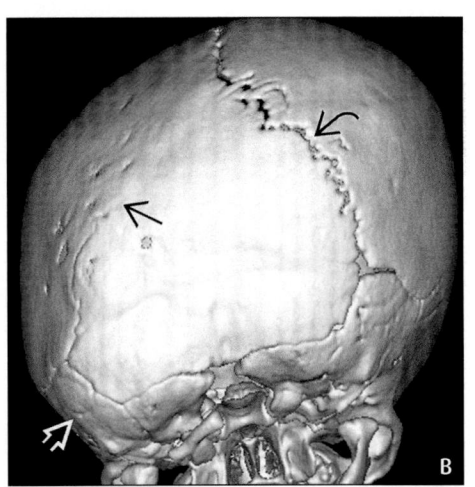

**41-21** Recém-nascido com braquicefalia causada por sinostose bicoronal. A sutura coronal está completamente fusionada ⇒ enquanto as suturas lambdoide ⇒ e sagital ⇒ estão abertas.
**41-22** A sutura coronal direita ⇒ aparece normal. A esquerda ⇒ está fusionada. Observe o deslocamento superolateral do teto orbitário característico ⇒, dando a clássica aparência de "arlequim" da craniossinostose coronal unilateral.

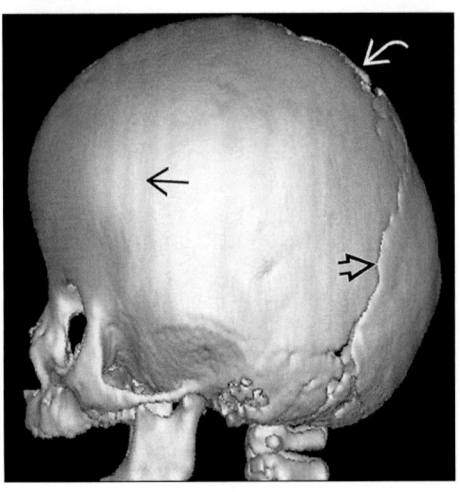

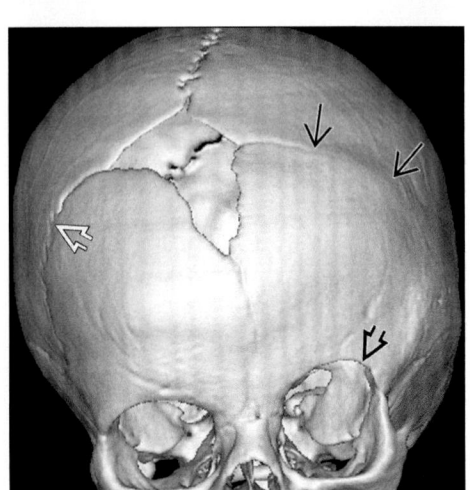

*Plagiocefalia.* Na plagiocefalia, a calota craniana é muito assimétrica. Fusões unilaterais únicas ou múltiplas assimétricas podem produzir essa aparência. Na sinostose coronal unilateral, a hemicalota é curta e em ponta, podendo ser associada com olho de "arlequim" unilateral **(Fig. 41-22)**. Se a sutura lambdoide está fusionada, o crânio assume uma aparência mais trapezoide com achatamento occipital e deslocamento posterior da orelha **(Fig. 41-20)**.

*Turricefalia.* A turricefalia ou crânio em "torre" é uma deformidade mais extrema causada por sinostose bicoronal ou bilambdoide.

*Oxicefalia.* As suturas coronal, sagital e lambdoide estão todas fusionadas na oxicefalia.

*Kleeblattschädel.* Kleeblattschädel também é conhecida como crânio "em trevo". Sinostoses bicoronal e bilambdoide causam o padrão atípico de abaulamento dos ossos temporais, calota em torre e órbitas rasas **(Fig. 41-23)**.

ACHADOS NA RM. A RM é útil para descartar anormalidades coexistentes. Hidrocefalia, digenesia do corpo caloso e anormalidades da substância cinzenta podem estar presentes, mas são muito mais comuns nas craniossinostoses sindrômicas. ARM ou ATC são úteis para delinear a drenagem dos seios venosos previamente à intervenção cirúrgica.

---

**CRANIOSSINOSTOSE: IMAGEM**

**Escafocefalia**
- Tipo mais comum
- Sinostose da sutura sagital
- Crânio alongado "dolicocefalico" com crista óssea na linha média

**Braquicefalia**
- Sinostose bicoronal ou bilambdoide
- Coronal → aumento do diâmetro transverso ± órbita em "arlequim"
- Lambdoide → occipito achatado

**Trigonocafalia**
- Sinostostose da sutura metópica
- Fronte acunhada ou em forma de triângulo

**Plágiocefalia**
- Geralmente múltiplas suturas ou coronal unilateral
- Crânio muito assimétrico

**Crânio "em trevo"**
- Sinostoses bicoronal mais bilambdoide
- Fossa temporal abaulada, crânio "em torre"

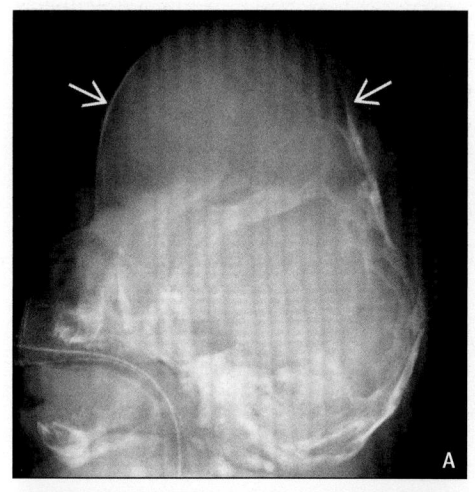

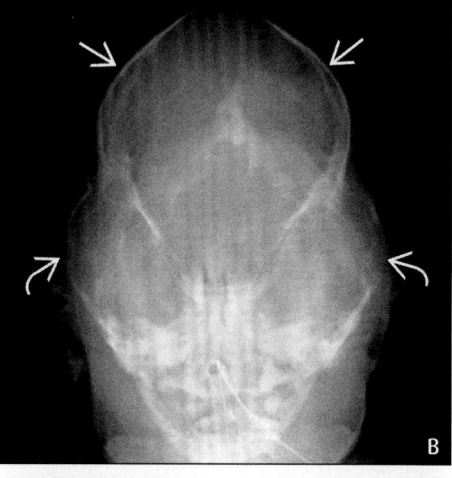

---

**41-23A** Craniossinostose sindrômica é demonstrada nesta radiografia lateral em um recém-nascido com síndrome de Pfeiffer. Observe a configuração atípica "em torre" ➡.

**41-23B** Radiografia AP mostra o crânio "em torre" ➡ muito bem demonstrado. Observe também a fossa temporal protruindo simetricamente ➡, que cria a aparência clássica de "em trevo" do crânio Kleeblattschädel.

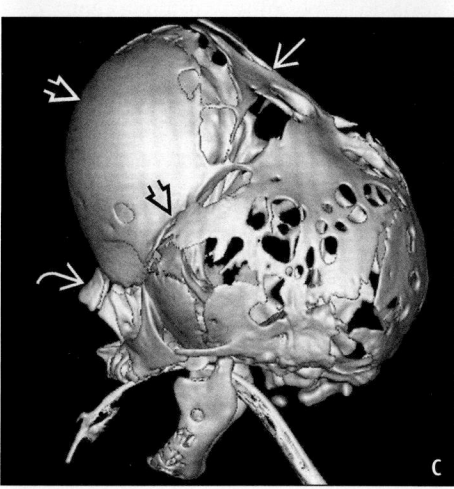

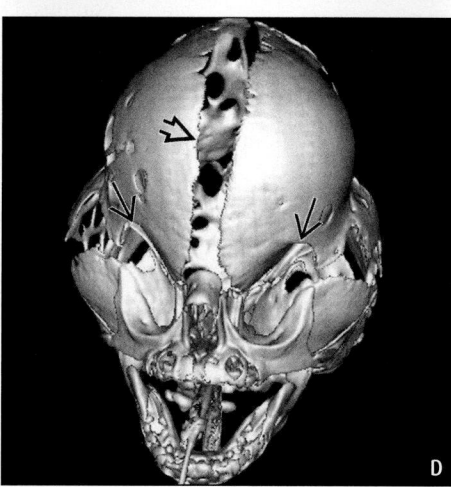

**41-23C** ESS 3D sagital mostra formato anormal da cabeça com o crânio em "torre" ➡, abaulamento frontal ➡, hipoplasia mandibular e facial ➡, e fossa temporal protusa ➡. Fechamento prematuro das suturas escamosa, coronal, lambdoide, e sagital está presente. Múltiplos "buracos" são focos de calota afilada.

**41-23D** ESS frontal mostra uma sutura metópica muito alargada ➡, órbitas em "arlequim" com as extremidades apontando superolateralmemte ➡. (Cortesia de K. Moore, MD.)

## Craniossinostoses sindrômicas

As craniossinostoses sindrômicas contam por apenas 10 a 15% de todas as sinostoses cranianas. Elas são muito mais propensas a estarem associadas a outras anormalidades craniofaciais e esqueléticas do que as não sindrômicas. Além disso, malformações cerebrais são comuns, e atraso no desenvolvimento é mais frequente. Diferentemente das craniossinostoses esporádicas, nas quais as sutura sagital é a mais afetada, sinostose coronal bilateral é o padrão mais comum nesses pacientes.

Aproximadamente 200 síndromes hereditárias já foram descritas associadas a craniossinostoses. Mais de 60% de mutações diferentes já foram identificadas, a maioria ocorre no *FGFR2*.

Algumas das craniossinostoses sindrômicas mais importantes são delineadas abaixo. Primeiro discutiremos acrocefalos sindactilia tipos 1 a 5, usando os epônimos, pelos quais essas síndromes são mais conhecidas. Depois mencionaremos algumas das raras acrocefalo polissindactilias.

### Síndrome de Apert

A síndrome de Apert também é conhecida como **acrocefalos sindactilia tipo 1**. Craniossinostose com hipertelorismo, hiperplasia da face e anomalias espinais cervicais são comuns. Sindactilia simétrica na mão e no pé está presente na maioria dos pacientes. Sinostose coronal bilateral é a anomalia da calota mais comum.

De todas as craniossinostoses sindrômicas, pacientes com síndrome de Apert são mais gravemente afetados em termos de déficit intelectual, atraso do desenvolvimento, malformações do sistema nervoso central (SNC), perda auditiva e anomalias nos membros.

Anomalias intracranianas ocorrem em mais de metade de todos os casos de Apert e incluem hidrocefalia, digenesia do corpo caloso e anormalidades do septo pelúcido (25 a 30% cada). *Cavum vergae* e cistos aracnoides são vistos em 10 a 12% dos casos. Anomalias venosas e malformação de Chiari 1 são associações menos comuns.

**Acrocefalossindactilia tipo 2**, também conhecida como síndrome Apert-Crouzon ou Crouzon, mostra muitos dos mesmos achados vistos na síndrome de Apert. Entretanto, indivíduos afetados têm múltiplas suturas envolvidas. Hipertelorismo e exoftalmia são achados proeminentes. Ambos os tipos 1 e 2 da acrocefalos sindactilia são associados com mutações do *FGFR2*.

### Síndrome Saethrechotzen

A síndrome de Saethrechotzen também é conhecida como **acrocefalossindactilia tipo 3**. Uma mutação específica no *TWIST* tem sido associada com esse distúrbio. Falanges distais duplicadas, epífise do hálux em forma de cone e sindactilia do segundo e terceiro dedos são achados característicos nas extremidades.

### Síndrome de Waardenburg

A Síndrome de Waardenburg (SWa) também é conhecida como **acrocefalossindactilia tipo 4**. SWa é caracterizada por anormalidades de pigmentação e perda auditiva neurossensorial. Focos de despigmentação na pele, despigmentação do cabelo e olhos azuis vívidos ou heterocromia de iris são comuns.

Pelo menos seis genes estão envolvidos SWa, incluindo *SOX10*.

Mutações nesses genes afetam a mielinização. Deficiência central de mielina com hipoplasia cerebral e cerebelar é comum na variante neurológica da SWa. Neuropatia desmielinizante periférica pode resultar em doença de Hirschsprung.

### Síndrome de Pfeiffer

A Síndrome de Pfeiffer é formalmente conhecida como **acrocefalossindactilia tipo 5**. Múltiplas suturas são afetadas, e deformidades graves como crânio "em trevo" são comuns **(Fig. 41-23)**.

### Síndrome de Carpenter

A síndrome de Carpenter é uma **acrocefalopolissindactilia** autossômica recessiva causada pela mutação bialélica no gene *RAB23*. A craniossinostose é um componente característico e grave. Como o nome implica, ambos, polidactilia e sindactilia, estão presentes. Hérnia umbilical, orelhas malformadas, retardo metal e hipogenitalismo em meninos são associações comuns.

### Síndrome de Greig

A síndrome da cefalopolissindactilia de Greig (SCG) é caracterizada por múltiplas anomalias em membros e craniofaciais. SCG é um distúrbio herdado autossômico dominante causado pela mutação heterozigota ou deleção do *GLI3*.

Trigonocefalia com sinostose metópica ou sagital é uma característica distinta presente da SCG. Polidactilia pré e pós-axial e sindactilia cutânea das mãos e pés são comuns. Disgenesia do corpo caloso e discreta ventrículomegalia cerebral são associações reconhecidas.

## Anormalidades meníngeas

Anormalidades das meninges cranianas geralmente acompanham outras malformações congênitas, como a malformação de Chiari tipo 2. **Lipomas** e **cistos aracnoides** são duas anormalidades intracranianas importantes com origem meníngea. Cistos aracnoides já foram descritos em detalhe no Capítulo 28. Portanto, concluiremos a nossa discussão com anormalidades congênitas, focando nos lipomas.

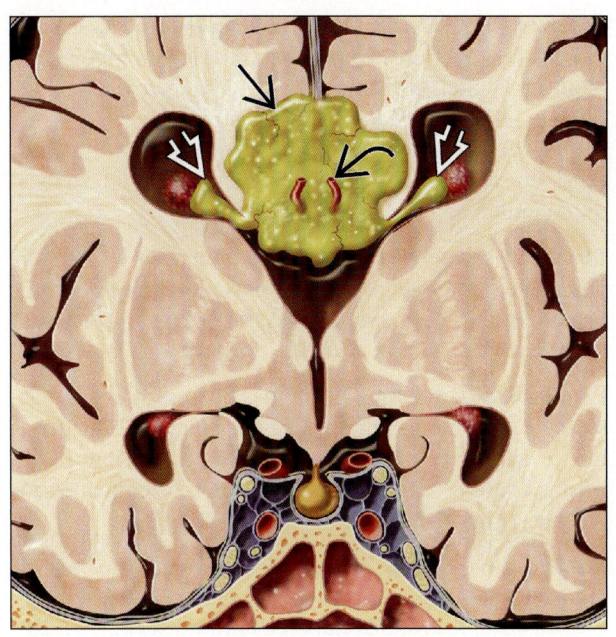

**41-24** Gráfico demonstra agenesia do corpo caloso com lipoma inter-hemisférico ⇨ englobando as artérias cerebrais anteriores ⇨ e estendendo-se através da fissura coróidea para os ventrículos laterais ⇨.

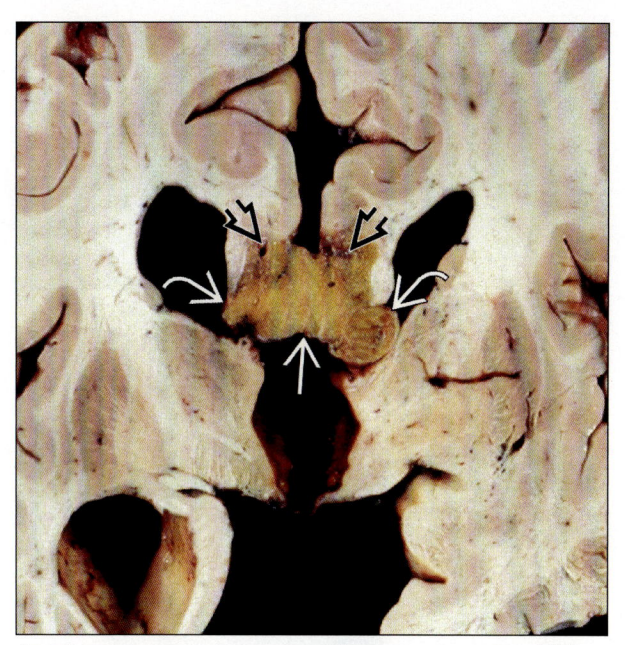

**41-25** Caso de necropsia mostra um lipoma inter-hemisférico ⇨ englobando ambas as artérias cerebrais anteriores ⇨, estendendo-se através da fissura coróidea para os ventrículos laterais ⇨ (Cortesia dos arquivos da AFIP.)

## *Lipomas*

Os lipomas são muitas vezes considerados tumores mesênquimais benignos ("neoplasias adipócitas"). É discutido se eles são neoplasias verdadeiras ou malformações congênitas. Incluiremos lipomas neste capítulo em vez de nas discussões de neoplasias intracranianas devido a suas frequentes associações com outras malformações congênitas.

Gordura, tecido adiposo, não costuma ser encontrando dentro da aracnoide. Portanto, qualquer tecido gorduroso dentro da calota craniana ou na coluna é anormal. Como os depósitos de gordura geralmente acompanham malformações congênitas como a digenesia do corpo caloso **(Fig. 41-24)** ou medula espinal ancorada, os estudos de imagem devem ser muito bem analisados para presença de anomalias adicionais.

### Terminologia

O chamado lipoma comum é o mais comum de todos os tumores de partes moles e é composto por tecido adiposo maduro.

### Etiologia

Os lipomas intracranianos são lesões incomuns cuja etiologia permanece pouco entendida. Duas explicações foram sugeridas.

Os lipomas foram considerados anomalias congênitas. Esta teoria postula que os lipomas tem origem como malformações da ***meninx* embriônica primitiva** (o primórdio mesenquimal das meninges). A *meninx* primitiva diferencia-se em meninges cranianas, invaginando ao longo da fissura coróidea dos ventrículos laterais. Acreditava-se que a má diferenciação e a persistência da *meninx* resultava em depósitos de tecido adiposo maduro, ou seja, gordura ao longo da superfície subpial do cérebro e medula espinal e dentro dos ventrículos laterais.

As hipóteses recentes sugerem que os lipomas apresentam uma aberração genética. Estudos com hibridização fluorescente *in situ* (FISH) e hibridização genômica comparativa (HGC) têm identificado aberrações citogenéticas clonais em cerca de 60% dos lipomas comuns. A região 12q13-15 é o local mais envolvido. Entre 15 e 20% dos lipomas mostram rearranjos ou deleções no braço longo do cromossomo 16, particularmente 13q12-22.

### Patologia

**Localização.** Lipomas não sindrômicos são lesões solitárias que podem ser encontradas eventualmente em qualquer local no corpo, incluindo o SNC. Cerca de 80% dos lipomas intracranianos são supratentoriais, e a maioria ocorre na ou perto da linha média. A fissura inter-hemisférica é o local mais comum (40 a 50%) **(Fig. 41-25)**. Os lipomas curvam sobre o dorso do corpo caloso, estendendo-se através das fissuras coróideas para os ventrículos laterais ou plexos coróides.

Entre 15 e 25% são localizados na região quadrigeminal, em geral aderidos ao colículo inferior ou verme

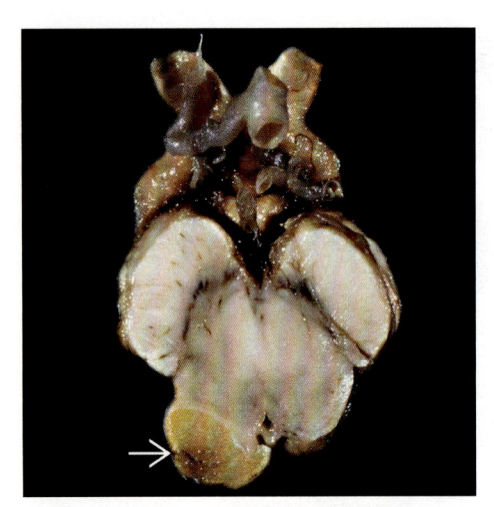

**41-26** Caso de necropsia demonstra lipomas subpial ➡ aderido à placa quadrigeminal. (Cortesia de E. T. Hedley-Whyte, MD.)

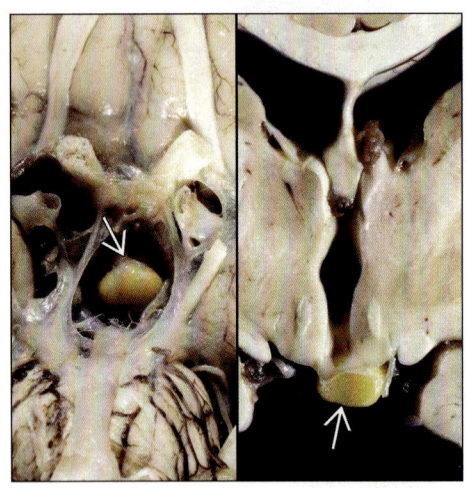

**41-27** (Esquerda) necropsia mostra lipoma suprasselar ➡. (Direita) corte coronal mostra lipoma ➡ aderido ao hipotálamo. (Cortesia de J. Townsend, MD.)

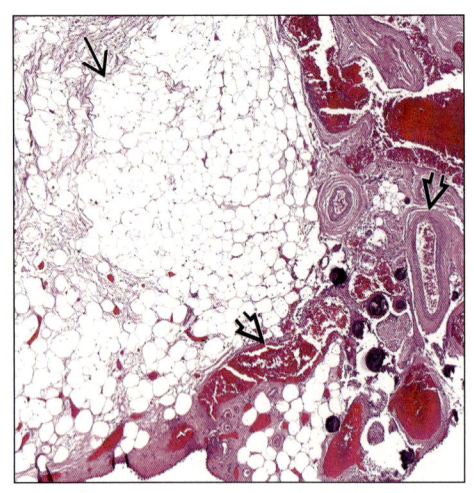

**41-28** Fotomicrografia de baixo campo mostra células gordurosas normais ➡. Vasos proeminentes ➡ cursam através da lesão. (Cortesia de E. Rushing, MD.)

superior (**Fig. 41-26**). Aproximadamente 15% são suprasselares, aderidos à superfície inferior do hipotálamo ou infundíbulo hipofisário (**Fig. 41-27**). Cerca de 5% dos lipomas são encontrados na fissura silviana.

Aproximadamente 20% dos lipomas são infratentoriais. A cisterna do ângulo pontocerebelar (APC) é o local mais comum na fossa posterior (10%).

**TAMANHO E NÚMERO.** Os lipomas costumam ser lesões solitárias que variam de pequenas, quase imperceptíveis coleções gordurosas, a grandes massas. A maioria das lesões tem menos de 5 cm.

**PATOLOGIA MACROSCÓPICA.** Os lipomas aparecem como massas de partes moles amareladas e lobuladas. Elas geralmente aderem à pia e ao parênquima adjacente. Pelo menos um terço engloba vasos e/ou nervos cranianos adjacentes (**Fig. 41-25**).

**ACHADOS MICROSCÓPICOS.** Os lipomas são compostos por tecido adiposo maduro, com aparência não neoplásica com células gordurosas relativamente uniformes (**Fig. 41-28**). Hialinização e calcificação podem estar presentes.

## Aspectos clínicos

**EPIDEMIOLOGIA E DEMOGRAFIA.** Os lipomas são relativamente raros, contando por menos de 0,5% de todas as massas intracranianas. Eles podem ser encontrados em pacientes de qualquer idade. Existe uma discreta predominância pelo sexo feminino.

**APRESENTAÇÃO.** Os lipomas são raramente sintomáticos e em geral são achados incidentais nas imagens. Cefaleia, crises convulsivas, distúrbios hipotalâmicos e déficits de nervos cranianos já foram relatados em alguns casos.

Lipomas intracranianos sindrômicos ocorrem na lipomatose encefalocraniocutânea (ver Capítulo 39) e na síndrome Pai (lipomas cutâneos e fendas faciais).

**HISTÓRIA NATURAL.** Os lipomas são lesões benignas que permanecem estáveis em tamanho. Alguns podem expandir com o uso de corticoide.

**OPÇÕES DE TRATAMENTO.** Os lipomas geralmente são considerados lesões benignas. Uma vez que eles englobam vasos e nervos, a cirurgia tem alta morbidade e mortalidade.

## Imagem

**ASPECTOS GERAIS.** Os lipomas são vistos como massas extra-axiais bem delimitadas, lobuladas, que apresentam intensidade de sinal/densidade de gordura.

Duas configurações morfológicas dos lipomas da fissura inter-hemisférica são reconhecidas no estudo de imagem: um tipo **curvilíneo** (massa fina, com aspecto de lápis que curva ao redor do corpo e do esplênio do corpo caloso) e um **tipo tubulonodular** (grande massa gordurosa inter-hemisférica). Calcificações distróficas ocorrem em ambos os tipos, mas é mais comum nas lesões tubulonodulares grandes.

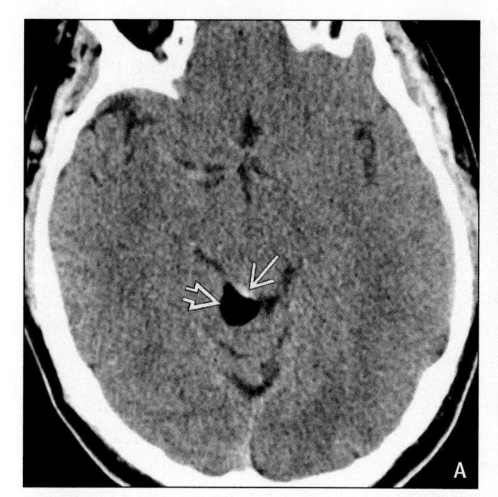

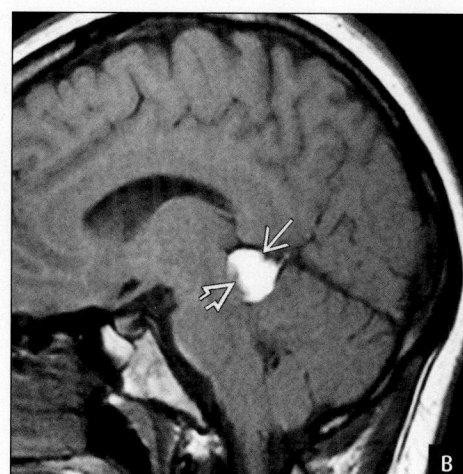

Anormalidades da calota craniana e meninges **1215**

**41-29A** TC sem contraste axial mostra um lipoma bem delimitado, hipodenso (-75 UH) ➡ aderido à placa quadrigeminal. Discreta calcificação está presente ➡.

**41-29B** T1 sagital mostra hiperintensidade típica do lipoma quadrigeminal ➡. A lesão está no espaço subpial. A margem profunda é menos delimitada onde toca a glia limitans do teto ➡.

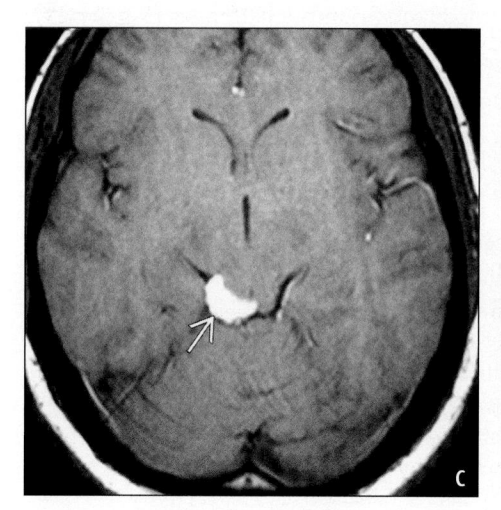

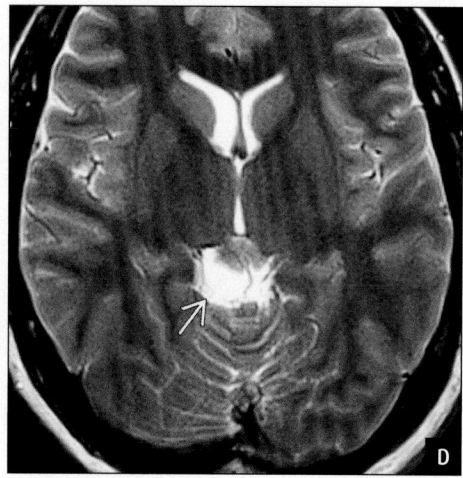

**41-29C** T1 axial mostra que o lipoma hiperintenso ➡ está aderido à placa quadrigeminal sem uma borda medial distinta.

**41-29D** T2 FSE mostra que o lipoma ➡ permanece hiperintenso (devido ao J-coupling) e não pode ser distinguido do LCS da cisterna quadrigeminal.

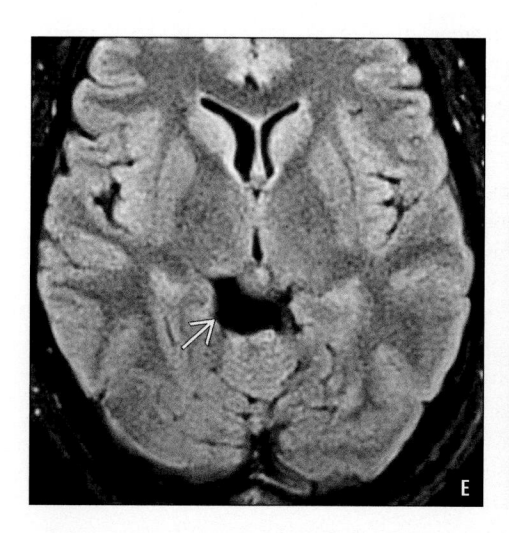

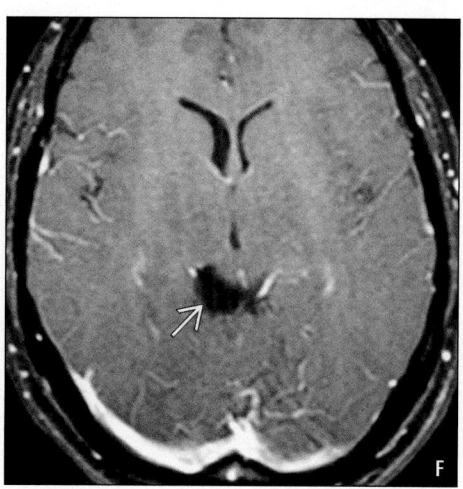

**41-29E** O lipoma ➡ é hipointenso em STIR.

**41-29F** T1C+ com saturação de gordura demonstra que o lipoma ➡ suprime completamente e não realça.

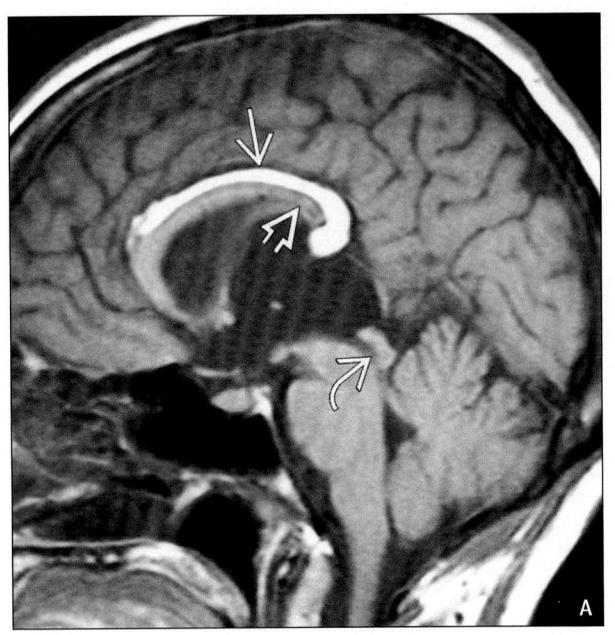

**41-30A** T1 sagital mostra estenose aquedutal ➡, lipoma curvilíneo ➡ com o corpo posterior fino e esplênio ausente do corpo caloso ➡.

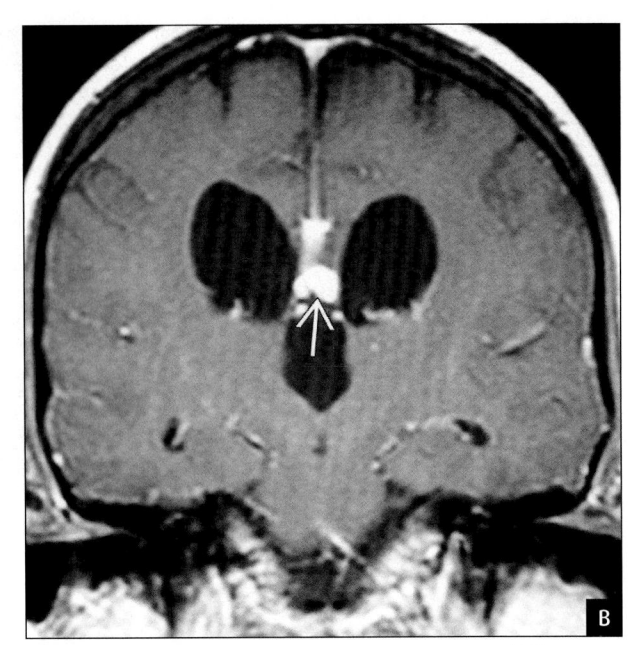

**41-30B** T1C+ coronal mostra o lipoma inter-hemisférico ➡. (Cortesia de A. Maydell, MD.)

**ACHADOS NA TC.** TC sem contraste mostra uma massa bem delimitada que apresenta –50 a –100 UH. Calcificações variam de extensas – aproximadamente dois terços dos lipomas tubulonodulares inter-hemisféricos grandes são parcialmente calcificados – a nenhuma, geralmente vistas nas pequenas lesões em outras localizações **(Figs. 41-29A, 41-31A e 41-31B)**. Os lipomas não realçam na TC com contraste.

**ACHADOS NA RM.** Os lipomas seguem o sinal da gordura em todas as sequências. Eles aparecem homogeneamente hiperintensos em T1 e tornam-se hipointensos com supressão de gordura **(Fig. 41-29)**.

O sinal em T2 varia. A gordura torna-se hipointensa na sequência T2 padrão, mas permanece moderadamente hiperintensa nos estudos *fast spin echo* devido ao *j-coupling*. A gordura é hipointensa em inversão-recuperação com tempo de inversão curto (STIR) e aparece hiperintensa no FLAIR. Nenhum realce é visto após a administração do contraste.

Outras malformações do SNC são comuns. As mais frequentes são as anomalias do corpo caloso. Essas variam de digenesia discreta (com lipomas curvilíneos) **(Fig. 41-30A)** a agenesia (com grandes lipomas tubulonodulares) **(Fig. 41-31)**.

**ANGIOGRAFIA.** Se a agenesia do corpo caloso está presente, ATC ou ASD podem demonstrar uma artéria carótida interna ázigos ou um curso aberrante da artéria pericalosa.

### Diagnóstico diferencial

Embora a gordura não apareça dentro do SNC normal, ela *pode* ser encontrada dentro da dura e do seio cavernoso. Pequenos depósitos de gordura são muitas vezes identificados dentro do seio cavernoso e são um achado normal. Ossificação metaplásica da foice é uma variação normal e pode lembrar o lipoma inter-hemisférico. Osso cortical denso circundando a medula gordurosa hiperintensa em T1 é um achado típico.

O maior diagnóstico diferencial dos lipomas intracranianos é o **cisto dermoide** não roto. Os dermoides em geral medem 20 a 40 UH, calcificam e demonstram sinal mais heterogêneo na RM.

---

**LIPOMAS INTRACRANIANOS**

**Etiologia**
- Duas teorias
  - Má diferenciação da *meninx* primitiva embriônica
  - Aberração genética

**Patologia**
- Geralmente solitário
- Supratentorial (80%)
  - Fissura inter-hemisférica (40 a 50%)
  - Quadrigeminal (15 a 25%)
  - Suprasselar (15%)
- Infratentorial (20%)
- Aparência macroscópica: lobulada, amarela
- Microscopia: tecido adiposo maduro, não neoplásico

**Aspectos clínicos**
- < 0,5 das massas intracranianas
- Geralmente encontradas incidentalmente, lesões benignas

*(continua)*

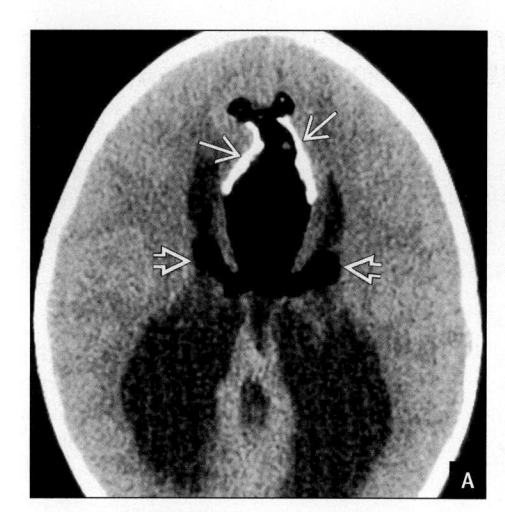

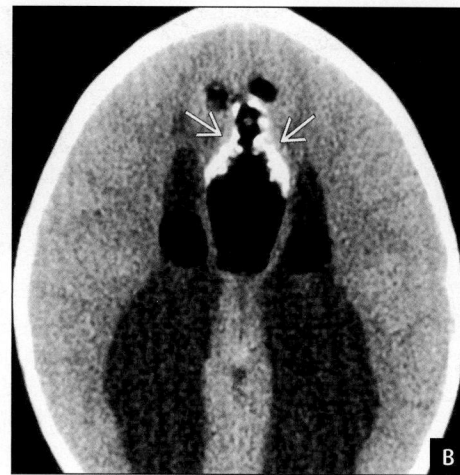

Anormalidades da calota craniana e meninges **1217**

**41-31A** TC sem contraste axial mostra agenesia do corpo caloso com os ventrículos laterais paralelos, não convergentes. Lipoma inter-hemisférico tubulonodular grande, parcialmente calcificado ➡ se estende para os ventrículos laterais ➡ através das fissuras coróideas.
**41-31B** Imagem mais cefálica do mesmo paciente mostra calcificações curvilíneas proeminentes ➡ ao longo do aspecto lateral do lipoma inter-hemisférico.

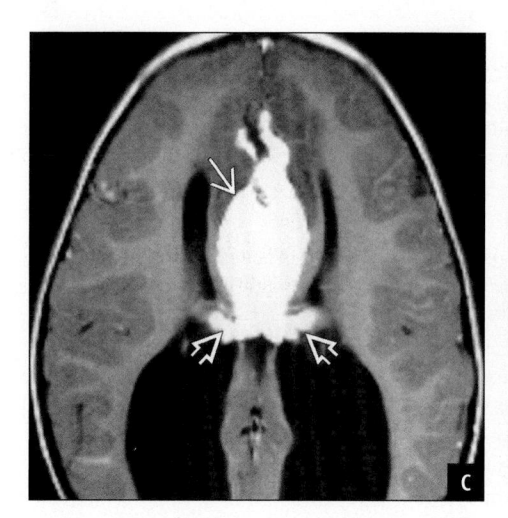

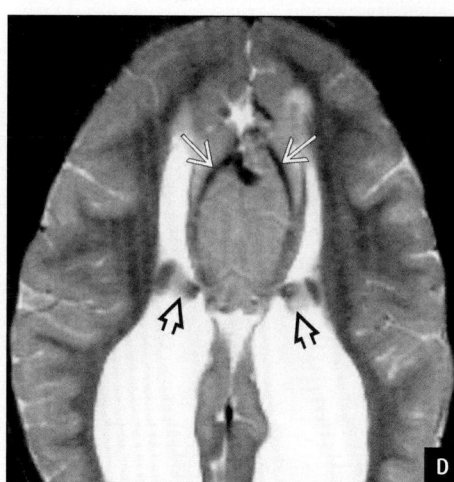

**41-31C** T1 axial mostra o lipoma inter-hemisférico ➡ entre os ventrículos laterais não convergentes. A extensão para os ventrículos laterais através das fissuras coróideas ➡ é bem demonstrada.
**41-31D** T2 mostra que o lipoma é hipointenso com as calcificações demonstradas como hipointensidades curvilíneas ➡. Observe a extensão para os ventrículos laterais ➡.

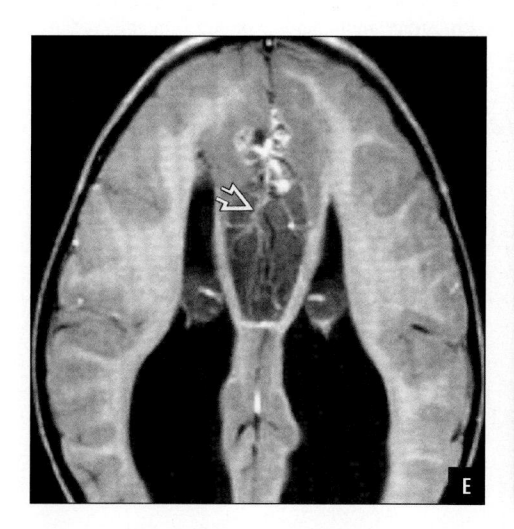

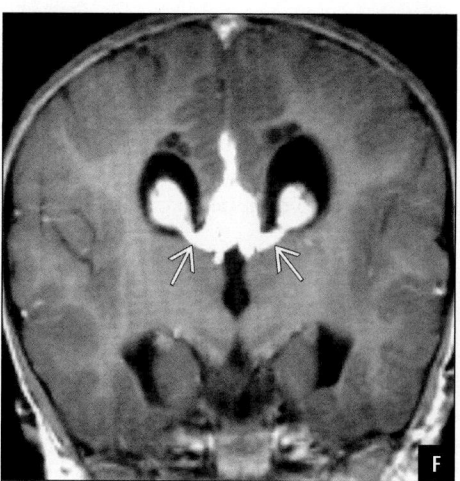

**41-31E** T1C+ com saturação de gordura axial mostra que o lipoma torna-se muito hipointenso. Observe os vasos realçando, ➡ cursando através do lipoma.
**41-31F** T1C+ coronal sem saturação de gordura demonstra o lipoma e sua extensão através das fissuras coróideas para os ventrículos laterais ➡ e os plexos coroides.

*(continuação)*

**Imagem**
- TC sem contraste: −50 a −100 UH
  - Ca ++ raro exceto nas lesões tubulonodulares
- RM: "exatamente igual à gordura"
  - Outras malformações intracranianas comuns
  - Geralmente circunda, engloba vasos/nervos

**Diagnóstico diferencial**
- Cisto dermoide
- Ossificação da foice

# Referências selecionadas

## Desenvolvimento e anatomia normal da base do crânio

### Embriologia
- Harnsberger HR: Skull base overview. In Diagnostic Imaging: Head and Neck. 2nd ed. Salt Lake City: Amirsys Publishing. V.1.2-7, 2011
- Phillips CD: Persistent craniopharyngeal canal. In Harnsberger HR et al: Diagnostic Imaging: Head and Neck. 2nd ed. Salt Lake City: Amirsys Publishing. V.1.16-17, 2011

### Anatomia macroscópica relevante
- Harnsberger HR: Skull base overview. In Harnsberger HR: Diagnostic Imaging: Head and Neck. 2nd ed. Salt Lake City: Amirsys Publishing. V.1.2-7, 2011

## Cefaloceles

### Cefaloceles occipitais
- Menezes AH: Craniovertebral junction abnormalities with hindbrain herniation and syringomyelia: regression of syringomyelia after removal of ventral craniovertebral junction compression. J Neurosurg. 116(2):301-9, 2012

### Cefeloceles frontoetmoidais
- Oucheng N et al: Frontoethmoidal meningoencephalocele: appraisal of 200 operated cases. J Neurosurg Pediatr. 6(6):541-9, 2010

### Cefaloleces parietais
- Hsu SW et al: Atretic parietal cephalocele associated with sinus pericranii: embryological consideration. Brain Dev. 34(4):325-8, 2012

### Cefaloceles da base do crânio
- Hwang K et al: Congenital orbital encephalocele, orbital dystopia, and exophthalmos. J Craniofac Surg. 23(4):e343-4, 2012

### Persistência do canal craniofaringeano
- Phillips CD: Persistent craniopharyngeal canal. In Harnsberger HR et al: Diagnostic Imaging: Head and Neck. 2nd ed. Salt Lake City: Amirsys Publishing. V.1.16-17, 2011
- Hughes ML et al: Persistent hypophyseal (craniopharyngeal) canal. Br J Radiol. 72(854):204-6, 1999

## Craniossinostoses

### Aspectos gerais
- Levi B et al: Cranial suture biology: from pathways to patient care. J Craniofac Surg. 23(1):13-9, 2012
- Tamburrini G et al: Complex craniosynostoses: a review of the prominent clinical features and the related management strategies. Childs Nerv Syst. 28(9):1511-23, 2012

### Craniossinostoses não sindrômicas
- Vinchon M et al: Non-syndromic oxycephaly and brachycephaly: a review. Childs Nerv Syst. 28(9):1439-46, 2012
- Johnson D et al: Craniosynostosis. Eur J Hum Genet. 19(4):369-76, 2011
- Stamper BD et al: Differential expression of extracellular matrix-mediated pathways in single-suture craniosynostosis. PLoS One. 6(10):e26557, 2011

### Craniossinostoses sindrômicas
- Agochukwu NB et al: Impact of genetics on the diagnosis and clinical management of syndromic craniosynostoses. Childs Nerv Syst. 28(9):1447-63, 2012
- Parthey K et al: SOX10 mutation with peripheral amyelination and developmental disturbance of axons. Muscle Nerve. 45(2):284-90, 2012
- Hurst JA et al: Metopic and sagittal synostosis in Greig cephalopolysyndactyly syndrome: five cases with intragenic mutations or complete deletions of GLI3. Eur J Hum Genet. 19(7):757-62, 2011
- Pingault V et al: Review and update of mutations causing Waardenburg syndrome. Hum Mutat. 31(4):391-406, 2010
- Tokumaru AM et al: Skull base and calvarial deformities: association with intracranial changes in craniofacial syndromes. AJNR Am J Neuroradiol. 17(4):619-30, 1996

## Anormalidades meníngeas

### Lipomas
- Rajan DS et al: Corpus callosum lipoma. Neurology. 78(17):1366, 2012
- Nishio J: Contributions of cytogenetics and molecular cytogenetics to the diagnosis of adipocytic tumors. J Biomed Biotechnol. 2011:524067, 2011
- Truwit CL et al: Pathogenesis of intracranial lipoma: an MR study in 42 patients. AJR Am J Roentgenol. 155(4):855-64; discussion 865, 1990

# Abreviaturas

**A**

| | |
|---|---|
| AA | arco aórtico (Capítulo 10) |
| AA | astrocitoma anaplásico (Capítulos 16 e 17) |
| AAC | angiopatia amiloide cerebral |
| AAuto | acidente automobilístico |
| AB | artéria basilar |
| ABA | angeíte associada ao β amiloide |
| ABG | astrocitoma de baixo grau |
| ABS | aneurisma em aspecto de bolha de sangue |
| Ac | *Acanthamoeba* |
| ACA | artéria cerebral anterior |
| ACAS | Asymptomatic Carotid Atherosclerosis Group |
| ACC | artéria carótida comum |
| ACE | artéria carótida externa |
| ACI | artéria carótida interna |
| ACIA | artéria carótida interna aberrante |
| ACM | artéria cerebral média |
| AComA | artéria comunicante anterior |
| AComP | artéria comunicante posterior |
| ACorA | artéria coróidea anterior |
| ACorP | artéria coróidea posterior |
| ACortP | atrofia cortical posterior |
| ACP | artéria cerebral posterior |
| ACPI | artéria cerebelar posteroinferior |
| ACPP | angiopatia cerebral pós-parto |
| ACR | American College of Radiology (Capítulo 1) |
| ACR | American College of Rheumatology (Capítulo 10) |
| ACS | artéria cerebelar superior |
| ACTH | hormônio adrenocorticotrófico |
| ADC | coeficiente de difusão aparente |
| ADEM | encefalomielite disseminada aguda |
| ADH | hormônio antidiurético |
| ADNI | Alzheimer's Disease Neuroimaging Initiative |
| ADV | anomalia do desenvolvimento venoso |
| AEM | antígeno epitelial de membrana |
| AF | anemia falciforme (Capítulo 10) |
| AF | aneurisma fusiforme (Capítulo 6) |
| AFA | aneurisma fusiforme aterosclerótico |
| AFNA | aneurisma fusiforme não aterosclerótico |
| AFP | alfafetoproteína |
| AG1 | acidúria glutárica tipo 1 |
| AG2 | acidúria glutárica tipo 2 |
| AGT | amnésia global transitória |
| AH | adeno-hipófise |
| AHA/ASA | American Heart Association/American Stroke Association |
| AICA | artéria cerebelar anteroinferior |
| AID | astrocitoma infantil desmoplásico |
| Aids | síndrome da imunodeficiência adquirida |
| AIF | aneurisma intracraniano familiar |
| AIHSNC | ataxia infantil com hipomielinização do SNC |
| AIP | artéria intersegmentar pró-atlantal |

| | |
|---|---|
| AIT | acidente isquêmico transitório |
| AJCC | American Joint Committee on Cancer |
| Ala | alanina |
| ALD | adrenoleucodistrofia |
| ALD-X | adrenoleucodistrofia ligada ao X |
| ALE | artéria lenticuloestriada |
| ALK | linfoma anaplásico associado à tirosina-quinase |
| AME | asa maior do esfenoide |
| AMM | acidemia metilmalônica |
| AMMed | artéria meníngea média |
| AMN | adrenomieloneuropatia |
| AMS | atrofia de múltiplos sistemas |
| AMSa | atrofia de múltiplos sistemas, forma autonômica |
| AMSc | atrofia de múltiplos sistemas, forma cerebelar |
| AMSp | atrofia de múltiplos sistemas, forma parkinsoniana |
| ANCA | autoanticorpos citoplasmáticos de neutrófilos |
| ANFP | afasia não fluente progressiva |
| AO | artéria oftálmica |
| AP | acidemia propiônica (Capítulo 31) |
| AP | astrocitoma pilocítico (Capítulos 16, 17 e 39) |
| APC | angiopatia proliferativa cerebral (Capítulo 7) |
| APC | ângulo pontocerebelar (Capítulos 18, 23, 28, 39 e 41) |
| APer | artéria de Percheron |
| APilo | astrocitoma pilomixoide |
| AQP | aquaporina |
| ARM | angiografia por ressonância magnética |
| ARR | arrinencefalia |
| AS | aneurisma sacular (Capítulo 6) |
| AS | artéria subclávia (Capítulo 10) |
| ASCG | astrocitoma subependimário de células gigantes |
| ASCO | aterosclerótico, doença de pequenos vasos, cardioembólico e outros AVCs |
| ASD | angiografia com subtração digital |
| ASH | angiopatia sistêmica hereditária |
| AT | artéria trigeminal (Capítulo 6) |
| AT | ataxia-telangiectasia (Capítulo 40) |
| AT | atelencefalia (Capítulo 38) |
| AT/RT | tumor teratoide/rabdoide atípico |
| ATC | angiotomografia |
| ATP | artéria trigeminal persistente |
| ATV | área tegmental ventral |
| AV | artéria vertebral (Capítulos 6, 8 e 10) |
| AV | arteriovenoso (Capítulos 4 e 7) |
| AVC | acidente vascular cerebral |

## B

| | |
|---|---|
| BC | base do crânio |
| BRBNS | síndrome do nevo em bolha de borracha azul (do inglês *blue rubber bleb nevus syndrome*) |

## C

| | |
|---|---|
| CA | comissura anterior |
| Ca++ | cálcio, calcificação |
| CADASIL | arteriopatia cerebral autossômica dominante com infartos subcorticais e leucoencefalopatia |
| CAG | citosina-adenina-guanina |
| CAI | conduto auditivo interno |
| CAMS | síndrome cerebrofacial arteriovenosa metamérica |
| CaPC | carcinoma de plexo coroide |
| CAPNON | pseudoneoplasia calcificante do neuroeixo |
| CAr | cisto aracnoide |
| CARASIL | arteriopatia cerebral autossômica recessiva com infartos subcorticais e leucoencefalopatia |
| cART | terapia antirretroviral combinada |
| CAS | cisto aracnoide suprasselar |
| CAT | cisto associado a tumor |
| CBF | fluxo sanguíneo cerebral |
| CBR | cisto da bolsa de Rathke |
| CBSC | complexo *cobblestone* |

| | |
|---|---|
| CBV | volume sanguíneo cerebral |
| CC | cisto coloide (Capítulos 13, 27, 28 e 34) |
| CC | corpo caloso |
| CCE | carcinoma de células escamosas |
| CCIP | coriocarcinoma intracraniano primário |
| CCl | cordoma do clivo |
| CCN | células da crista neural |
| CCR | carcinoma de células renais |
| CD | cetoacidose diabética (Capítulo 32) |
| CD | cisto dermoide (Capítulo 28) |
| CDC | Centers for Disease Control and Prevention |
| CE | cisto epidermoide |
| CERAD | Consortium to Establish a Registry for Alzheimer Disease |
| CET | complexo da esclerose tuberosa |
| CF | craniofaringioma |
| CGL | corpo geniculado lateral |
| CGR | células gliais radiais |
| CH | carcinoma hipofisário (Capítulo 25) |
| CH | comissura hipocampal (Capítulo 37) |
| CHARGE | coloboma, cardiopatia congênita, atresia de coana, deficiência mental, anomalias genitais e da orelha |
| CHCC | Chapel Hill Consensus Conference |
| CHCR | regra canadense de TC do crânio |
| CHid | cisto hidático |
| Cho | colina |
| CI | cápsula interna |
| CID-O | Classificação Internacional das Doenças Oncológicas |
| CiPC | cisto do plexo coroide |
| CISS | *constructive interference in steady state* |
| CIVD | coagulopatia intravascular disseminada |
| CL | coriomeningite linfocítica |
| CLE | cisto linfoepitelial |
| CLOVE | hamartoma lipomatoso congênito, malformação vascular e nevo epidérmico |
| CMB | meduloblastoma clássico |
| CMV | citomegalovírus/citomegalovirose |
| CN | cianeto |
| CNG | cisto neuroglial |
| CO | monóxido de carbono |
| CO-Hgb | carboxi-hemoglobina |
| COA | cisto ósseo aneurismático |
| COACH | hipoplasia do verme cerebelar, oligofrenia, ataxia, coloboma ocular e fibrose hepática |
| COLD | síndrome de Cowden-Lhermitte-Duclos |
| CORS | síndrome oculocerebrorrenal |
| CP | cisto pineal (Capítulo 28) |
| CP | comissura posterior (Capítulo 33) |
| CPDV | canais de potássio dependentes de voltagem |
| CPH | complexo principal de histocompatibilidade |
| Cr | creatina |
| crypto | *Cryptococcus neoformans* |
| CSP | *cavum* do septo pelúcido |
| CT | cisto triquilemal |
| CTN | células-tronco neurais |
| CV | *cavum vergae* |
| CVI | *cavum velum interpositum* |
| CW | círculo de Willis |

## D

| | |
|---|---|
| DA | doença de Alzheimer |
| DAA | duplo arco aórtico |
| DAC | dissecção arterial craniocervical |
| DAD | dano axonal difuso |
| DAHIV | demência associada ao HIV |
| DAL | doença de Alexander |
| DB | doença de Behçet |
| DBP | doença da biogênese peroxissomal |
| DBS | estimulador cerebral profundo |

| | |
|---|---|
| DC | doença de Canavan |
| DCB | degeneração corticobasal |
| DCF | displasia cortical focal |
| DCJ | doença de Creutzfeldt-Jacob |
| DCJe | forma esporádica da doença de Creutzfledt-Jacob |
| DCJv | variante da doença de Creutzfeldt-Jacob |
| DCL | déficit cognitivo leve |
| DCPN | degeneração cerebelar paraneoplásica |
| DDMS | síndrome de Dyke-Davidoff-Mason |
| DDP | demência associada à doença de Parkinson |
| DEC | doença de Erdheim-Chester |
| desoxi-Hgb | desoxi-hemoglobina |
| DF | displasia fibrosa |
| DFM | displasia fibromuscular |
| DFT | demência frontotemporal |
| DGCA | desidrogenase glutaril-coenzima A |
| DH | doença de Huntington |
| DHI | dano hipóxico-isquêmico |
| DIHC | deficiência isolada do hormônio do crescimento |
| DIR | dano induzido pela radioterapia |
| DL | doença de Leigh |
| DLB | demência por corpos de Lewy |
| DLBD | doença difusa dos corpos de Lewy |
| DLD | doença de Lhermitte-Duclos |
| DLFT | degeneração lobar frontotemporal |
| DLFT-FUS | DLFT com proteína tau/TDP negativa e FUS positivo |
| DLFT-TAU | DLFT com proteína tau positiva |
| DLFT-TDP | DLFT com proteína tau negativa e TDP-43 positivo |
| DLFT-UPS | DLFT com imuno-histoquímica positiva contra proteínas do sistema proteossomo-ubiquitina |
| DLIDI | doença por lesão inflamatória desmielinizante idiopática |
| DLPT | doença linfoproliferativa pós-transplante |
| DLy | doença de Lyme |
| DM | diabetes melito |
| DM1 | diabetes tipo 1 |
| DM2 | diabetes tipo 2 |
| DMar | doença de Marburg |
| DMB | doença de Marchiafava-Bignami |
| DMC | distrofia muscular congênita |
| DMCF | distrofia muscular congênita de Fukuyama |
| DMCMD | distrofia muscular congênita merosina-deficiente |
| DMed | difusibilidade média |
| DMen | doença de Menkes |
| DMH | doença metabólica hereditária |
| DMM | doença de Moya-Moya |
| DMOC | doença músculo-olhos-cérebro |
| DNAHIV | distúrbio neurocognitivo associado ao HIV |
| DNAmit | DNA mitocondrial |
| DNB | doença de neuro-Behçet |
| DNET | tumor neuroepitelial disembrioplásico |
| DNI | distrofia neuroaxonal infantil |
| DNIB | disfunção neurológica induzida pela bilirrubina |
| DNMI | doença do neurônio motor inferior |
| DNP | distúrbios neurológicos paraneoplásicos |
| DOH | degeneração olivar hipertrófica |
| DOIGA | doença oclusiva intracraniana de grandes artérias |
| DP | doença de Parkinson |
| DPag | doença de Paget |
| DPM | doença de Pelizaeus-Merzbacher |
| DRC | doença renal crônica |
| DRD | doença de Rosai-Dorfman |
| DS | dano subcortical (Capítulo 2) |
| DS | demência semântica (Capítulo 33) |
| DS | doença de Schilder (Capítulo 15) |
| DSBE | doença da substância branca evanescente |
| DSO | displasia septo-óptica |

| | |
|---|---|
| DTI | imagem do tensor da difusão |
| DVA | doença vascular aterosclerótica |
| DVAI | doença vascular aterosclerótica intracraniana |
| DVasc | demência vascular |
| DVD | dano vascular difuso |
| DVE | derivação ventricular externa |
| DW | Dandy-Walker (Capítulo 36) |
| DW | degeneração waleriana (Capítulo 33) |
| DW | doença de Wilson (Capítulo 31) |
| DXB | doença do xarope de bordo |

## E

| | |
|---|---|
| EA | ependimoma anaplásico |
| EAI | encefalopatia/encefalite associada ao influenza |
| EAS | encefalopatia arterioesclerótica subcortical |
| EB | encefalopatia bilirrubínica |
| EBV | vírus Epstein-Barr |
| EC | endarterectomia carotídea |
| ECAP | estenose congênita da abertura piriforme |
| ECB | esclerose concêntrica de Balo |
| ECST | European Carotid Surgery Trial |
| EDW | espectro de Dandy-Walker |
| EE | estado epiléptico |
| EET | encefalopatia espongiforme transmissível |
| EF | ecordose fisaliforme |
| EG | *Echinococcus granulosis* |
| EGA | encefalite granulomatosa amebiana |
| EGC | embolia gordurosa cerebral |
| EGE | elemento glioneural específico |
| EGF | fator de crescimento epidérmico |
| EH | encefalopatia hepática |
| EHA | encefalopatia hepática aguda |
| EHAg | encefalomielite hemorrágica aguda |
| EHC | encefalopatia hepática crônica |
| EHH | estado hiperosmolar hiperglicêmico |
| EHI | encefalopatia hipóxico-isquêmica |
| EHIV | encefalite pelo HIV |
| EHS | encefalite pelo herpes simples |
| EHtC | encefalopatia hipertensiva crônica |
| EJCV | encefalopatia associada ao JCV |
| ELA | esclerose lateral amiotrófica |
| ELA/DNM | esclerose lateral amiotrófica/doença do neurônio motor |
| ELAS | encefalite límbica autoimune soronegativa |
| ELP | encefalite límbica paraneoplásica |
| ELPr | esclerose lateral primária |
| ELPT | encefalite límbica aguda pós-transplante |
| ELT | epilepsia de lobo temporal |
| EM | esclerose múltipla |
| EM/EA | *Echinococcus multilocularis/E. alveolaris* |
| EMpp | forma primariamente progressiva da esclerose múltipla |
| EMsp | forma secundariamente progressiva da esclerose múltipla |
| EMsr | forma surto-remissão da esclerose múltipla |
| EMT | esclerose mesial temporal |
| ENA | encefalopatia necrosante aguda |
| ENB | estesioneuroblastoma |
| ENF | emaranhados neurofibrilares |
| EP | empiema epidural |
| EPLEL | encefalopatia paraneoplásica lobar extralímbica |
| EPV | espaço perivascular |
| ER | encefalite de Rasmussen |
| ERM | espectroscopia por ressonância magnética |
| ERV | *Enterococcus* resistente à vancomicina |
| ES | empiema subdural (Capítulos 2 e 12) |
| ES | espaço subaracnoide (Capítulos 6, 9, 23, 28 e 34) |
| ESS | exibição da superfície sombreada |

| | |
|---|---|
| ESZ | espectro da síndrome de Zellweger |
| ETC | encefalopatia traumática crônica |
| EtOH | etanol |
| EW | encefalopatia de Wernicke |

## F

| | |
|---|---|
| FA | anisotropia fracionada |
| FAC | fossa anterior do crânio |
| FAE | fármaco antiepiléptico |
| FAV | fístula arteriovenosa |
| FAVd | fístula arteriovenosa dural |
| FAVp | fístula arteriovenosa pial |
| FCC | fístula carótido-cavernosa (Capítulo 7) |
| FCC | fratura em crescimento do crânio (Capítulo 2) |
| FDG | fluordesoxiglicose |
| FE | forame espinhoso |
| FGF-23 | fator de crescimento fibroblástico 23 |
| FIH | fissura inter-hemisférica |
| FISH | hibridização fluorescente *in situ* |
| FJ | forame jugular |
| FLAIR | inversão-recuperação com supressão da água livre |
| FM | forame magno |
| FMC | fossa média do crânio |
| FO | fibroma ossificante |
| FOS | fissura orbitária superior (Capítulo 23) |
| FOS | foscarnet (Capítulo 12) |
| FOV | *field of view* |
| FP | fossa posterior |
| FPC | fossa posterior do crânio |
| FPP | fossa pterigopalatina |
| FR | febre recorrente |
| FRo | fibras de Rosenthal |
| FSA | foco de sinal anormal |
| FSE | *fast spin echo* |
| FSH | hormônio folículo-estimulante |
| FSPGR | *fast spoiled gradient echo* |
| FUS | *fused-in sarcoma* |

## G

| | |
|---|---|
| GA | glioma angiocêntrico |
| GAG | glicosaminoglicanos |
| GAr | granulação aracnóidea |
| GBM | glioblastoma multiforme |
| GC | glioma cordoide (Capítulo 18) |
| GC | gliomatose cerebral (Capítulo 17) |
| GCS | escala de coma de Glasgow |
| GCV | ganciclovir |
| GEO | glia embainhante olfatória |
| GFAP | proteína fibrilar glial ácida |
| GG | ganglioglioma |
| GGCit | gangliocitoma |
| GH | hormônio do crescimento |
| GID | ganglioglioma infantil desmoplásico |
| GL | granulomatose linfomatoide |
| Glx | glutamato-glutamina |
| GNA | glioma não astrocítico |
| GP | globo pálido |
| GRE | gradiente-eco |
| GS | gliossarcoma |
| GSH | glutationa |
| GSS | doença de Gerstmann-Straussler-Schenker |
| GTC | glioma do tronco encefálico |
| GVO | glioma da via óptica |
| GW | granulomatose de Wegener |

## H

| | |
|---|---|
| H&E | hematoxilina e eosina |
| HAART | terapia antirretroviral altamente ativa |
| HB | hemangioblastoma |
| HC | hipotireoidismo congênito |
| HCL | histiocitose de células de Langerhans |
| HCR | hemorragia cerebelar remota |
| HDPC | hiperplasia vilosa difusa do plexo coroide |
| HE | hematoma epidural (Capítulo 2) |
| HE | hematopoiese extramedular (Capítulos 22 e 24) |
| HELLP | hemólise, elevação de enzimas hepáticas e plaquetopenia |
| Hem | hemácias |
| HERNS | endoteliopatia hereditária, retinopatia, nefropatia e AVC |
| HFM | histiocitoma fibroso maligno |
| HG | hipofisite granulomatosa |
| Hg | mercúrio |
| Hgb | hemoglobina |
| HGC | hibridização genômica comparativa |
| HGP | hipofisite granulomatosa primária |
| HGS | hipofisite granulomatosa secundária |
| HH | hamartoma hipotalâmico |
| HHci | hiper-homocisteinemia |
| HHH | hemibalismo-hemicoreia induzido pela hiperglicemia |
| HHV-6 | herpes-vírus humano tipo 6 |
| HI | hemorragia intracraniana (Capítulos 4 e 5) |
| HI | hemorragia intraventricular (Capítulos 6 e 8) |
| HIE | hemorragia intracraniana espontânea (Capítulos 5 e 8) |
| HIE | hipotensão intracraniana espontânea (Capítulo 34) |
| HIH | hemorragia intracraniana hipertensiva |
| HII | hipertensão intracraniana idiopática |
| HIP | hemorragia intracraniana primária |
| HIV | vírus da imunodeficiência humana |
| HL | hipofisite linfocítica |
| HLC | hiperplasia linfoide cística |
| HM | hipertensão maligna |
| HMEG | hemimegaloencefalia |
| HMG | hemorragia da matriz germinativa |
| HNP | heterotopia nodular periventricular |
| HNS | hipoacusia neurossensorial |
| HO | hidrocefalia obstrutiva |
| HOE | hidrocefalia obstrutiva extraventricular |
| HOI | hidrocefalia obstrutiva intraventricular |
| HOIA | hidrocefalia obstrutiva intraventricular aguda |
| HOIC | hidrocefalia obstrutiva intraventricular crônica |
| HP | hipoparatireoidismo |
| HPC | hemangiopericitoma |
| HPE | holoprosencefalia |
| HPEa | holoprosencefalia alobar |
| HPEs | holoprosencefalia semilobar |
| HPF | *high-power field* |
| HPN | hidrocefalia de pressão normal |
| HPNI | hidrocefalia de pressão normal idiopática |
| HPT | hiperparatireoidismo |
| HS | hematoma subdural |
| HSA | hemorragia subaracnóidea |
| HSAa | hemorragia subaracnóidea aguda |
| HSAc | hemorragia subaracnóidea de convexidade ou convexa |
| HSAg | hematoma subdural agudo |
| HSAn | hemorragia subaracnóidea aneurismática |
| HSAnt | hemorragia subaracnóidea não traumática |
| HSAp | hemorragia subaracnóidea perimesencefálica não aneurismática |
| HSAt | hemorragia subaracnóidea traumática |
| HSB | hiperintensidade na substância branca |
| HSDc | hematoma subdural crônico |

| | |
|---|---|
| HSDm | hematoma subdural misto |
| HSS | hematoma subdural subagudo |
| HSub | herniação subfalcial |
| HSV | vírus herpes simples |
| HTA | herniação transtentorial ascendente |
| HTC | hamartoma do *tuber cinereum* |
| HTD | herniação transtentorial descendente |
| HTN | hipertensão |

## I

| | |
|---|---|
| IAP | imunoadsorção com plasmaférese |
| ICE | ifosfomida, carboplatina e etoposide |
| ICT | isquemia cerebral tardia |
| IFF | insônia familiar fatal |
| IHPeri | infarto hemorrágico periventricular |
| IL1-β | interleucina-1-β |
| ILAE | International League Against Epilepsy |
| INHL | infundíbulo neuro-hipofisite linfocítica |
| IP | imagem da perfusão |
| IR | inversão-recuperação |
| IRIS | síndrome inflamatória da reconstituição imunológica |
| ISS | International Staging System |
| ITM | imagem da transferência de magnetização |
| IVCC | insuficiência venosa cerebrospinal crônica |

## J

| | |
|---|---|
| JCV | junção craniovertebral (Capítulos 31 e 36) |
| JCV | vírus JC (Capítulo 14) |

## L

| | |
|---|---|
| LB | corpos de Lewy |
| LBD | doença por corpos de Lewy |
| LBO | linha *basion-opisthion* |
| LCG | leucodistrofia de células globoides |
| LCN | lipofucinose ceroide neuronal |
| LCS | líquido cerebrospinal |
| LDGCB | linfoma difuso de grandes células B |
| LDL | lipoproteína de baixa densidade |
| LE | leucemia extramedular |
| LECC | lipomatose encéfalo-crânio-cutânea |
| LEI | lâmina elástica interna |
| LEMP | leucoencefalopatia multifocal progressiva |
| LEMPi | leucoencefalopatia multifocal progressiva inflamatória |
| LES | lúpus eritematoso sistêmico |
| LES SNC | lúpus eritematoso sistêmico cerebral |
| LESNP | lúpus eritematoso sistêmico neuropsiquiátrico |
| LET | lesão esplênica transitória |
| LETML | leucoencefalopatia com envolvimento do tronco/medular e alto lactato |
| LH | hormônio luteinizante (Capítulo 25) |
| LH | linfoma de Hodgkin (Capítulo 24) |
| LHAg | leucoencefalite hemorrágica aguda |
| LHH | linfo-histiocitose hemofagocítica |
| LHIV | leucoencefalopatia associada ao HIV |
| LI | linfoma intravascular (Capítulo 24) |
| LI | líquido intersticial (Capítulos 10 e 28) |
| LIDI | lesão inflamatória desmielinizante idiopática |
| LIS | lisencefalia |
| LISc | lisencefalia clássica |
| LISv | variante da lisencefalia |
| LLA | leucemia linfoblástica aguda |
| LLBHIV | lesões linfoepiteliais benignas do HIV |
| LLC | leucemia linfocítica crônica |
| LMA | leucemia mieloide aguda |
| LMC | leucemia mielocítica crônica |
| LMCS | leucodistrofia megaloencefálica com cistos subcorticais |

| | |
|---|---|
| LNA | lesão não acidental |
| LOLA | L-ornitina L-aspartato |
| LP | leucomalacia periventricular |
| LPSNC | linfoma primário do sistema nervoso central |
| LSBAP | lesão da substância branca associada à prematuridade |
| LSSNC | linfoma secundário do SNC |

## M

| | |
|---|---|
| MA | meduloblastoma anaplásico/grandes células (Capítulo 21) |
| MA | meningioangiomatose (Capítulos 38 e 40) |
| MA | metanfetamina (Capítulo 30) |
| MAC | molécula de adesão celular |
| MACiR | malformação vascular induzida pela radioterapia |
| MACN | molécula de adesão celular neural |
| MAIC | complexo *Mycobacterium avium-intracellulare* |
| MALT | tecido linfoide associado à mucosa |
| MAn | meduloblastoma anaplásico |
| MAP | meningoencefalite amebiana primária |
| MAt | meningioma atípico |
| MAV | malformação arteriovenosa |
| MAVC | malformação arteriovenosa cerebral |
| MAVG | malformação aneurismática da veia de Galeno |
| MB | meduloblastoma |
| MC | malária cerebral (Capítulo 13) |
| MC | microcefalia (Capítulo 37) |
| MC | morte cerebral (Capítulo 3) |
| MC 1 | Chiari 1 |
| MC 1.5 | Chiari 1.5 |
| MC 2 | Chiari 2 |
| MC 3 | Chiari 3 |
| MCC | malformação cavernosa cerebral |
| MCM | megacisterna magna |
| MCV | malformação cerebrovascular |
| MD | metástase dural |
| MDC | malformação do desenvolvimento cortical |
| MDW | malformação de Dandy-Walker |
| ME | meduloepitelioma |
| MEC | matriz extracelular |
| MEG | magnetoencefalografia |
| MELAS | encefalopatia mitocondrial com acidose láctica e episódios semelhantes a AVC |
| Merlin | *moesin-ezrin-radixin-like protein* |
| MERRF | epilepsia mioclônica com fibras vermelhas rasgadas |
| met-Hgb | meta-hemoglobina |
| MGC | meduloblastoma de grandes células |
| MGMT | metilguanina-metiltransferase |
| mI | mioinositol |
| MIBG | metaiodobenzilguanidina |
| MIP | projeções de máxima intensidade |
| MJCV | meningite pelo JCV |
| ML | metástase leptomeníngea |
| MM | meningioma maligno (Capítulo 22) |
| MM | mieloma múltiplo (Capítulo 24) |
| MMP | metaloproteinase de matriz extracelular |
| MNC | melanose neurocutânea |
| MND | meduloblastoma nodular desmoplásico |
| MNE | meduloblastoma com nodularidade extensa |
| MNT | micobactéria não tuberculosa |
| MPGS | microcefalia com padrão giral simplificado |
| MPS | mucopolissacaridose |
| MRSA | *Staphylococcus aureus* meticilina-resistente |
| MSC | microssangramento cerebral |
| Mt | meningioma típico |
| MT | microangiopatia trombótica |
| MTB | meningite tuberculosa |
| MTC | mielografia por tomografia computadorizada |

| | |
|---|---|
| MtOH | metanol |
| mTOR | alvo da rapamicina em mamíferos |
| MTT | metástase de tumor para tumor (Capítulo 27) |
| MTT | tempo médio de trânsito (Capítulos 7 e 8) |
| MVP | manchas tipo "vinho do porto" |

## N

| | |
|---|---|
| $N_2O$ | óxido nitroso |
| NAA | n-acetil-aspartato |
| NASCET | North American Symptomatic Carotid Endarectomy Trial |
| NB | neuroblastoma (Capítulo 21) |
| NB | núcleos da base (Capítulos 10, 15, 29 e 38) |
| NBIA | neurodegeneração com acúmulo cerebral de ferro |
| NBLy | neuroborreliose de Lyme |
| NC | nervo craniano |
| NC | neurocitoma central (Capítulo 19) |
| NCa | núcleo caudado |
| NCC | neurocisticercose |
| ND | núcleo denteado |
| NE | neurocitoma extraventricular (Capítulo 19) |
| NE | neuroentérico (Capítulo 28) |
| NE | nevo epidérmico (Capítulo 39) |
| NEM | neoplasia endócrina múltipla |
| NF | neurofibroma |
| NF1 | neurofibromatose tipo 1 |
| NF2 | neurofibromatose tipo 2 |
| NH | neuro-hipófise |
| NIC | neoplasia intraepitelial crônica |
| NINCDS-ADRA | National Institute of Neurological Disorders and Stroke-Alzheimer Disease and Related Disorders |
| NK | *natural killer* |
| NMDA | N-metil-D-aspartato |
| NMO | neuromielite óptica |
| NMS | neurônio motor superior |
| NOC | critérios de Nova Orleans |
| NOHL | neuropatia óptica hereditária de Leber |
| NOI | núcleo olivar inferior |
| NP | neurofibroma plexiforme |
| NPSM | nervo petroso superficial maior |
| NR | núcleo rubro |
| NS | nódulo subependimário |
| NSar | neurossarcoidose |
| NSif | neurossífilis |
| NST | núcleo subtalâmico |

## O

| | |
|---|---|
| OA | oligoastrocitoma |
| OAn | oligodendroglioma anaplásico |
| OF | organofosforado |
| OFD-6 | síndrome oro-facial-digital tipo 6 |
| OG | oligodendroglioma |
| OHA | osteodistrofia hereditária de Albright |
| OIT | osteomalacia induzida por tumor |
| OMS | Organização Mundial da Saúde |
| OS | osteossarcoma |
| oxi-Hgb | hemoglobina oxigenada |
| OXPHOS | fosforilação oxidativa |

## P

| | |
|---|---|
| PACB | persistência da anastomose carótido-basilar |
| PACS | *picture archiving and communication system* |
| PAE | persistência da artéria estapedial |
| PAH | persistência da artéria hipoglossal |
| PAN | poliarterite nodosa |
| PAO | persistência da artéria ótica |
| PAOP | persistência da artéria olfatória primitiva |

| | |
|---|---|
| PAPC | papiloma atípico de plexo coroide |
| Pb | chumbo |
| PB | pineoblastoma |
| PC | paralisia cerebral |
| PCCra | persistência do canal craniofaringeano |
| PCM | pedúnculo cerebelar médio |
| PCo | plexo coroide |
| PCR | reação em cadeia da polimerase |
| pcSN | *pars compacta* da substância negra |
| PCV | procarbazina, lomustina e vincristina |
| PDIC | polineuropatia desmielinizante inflamatória crônica |
| PE | plasmocitoma extramedular |
| PES | panencefalite esclerosante subaguda |
| PET | tomografia por emissão de pósitrons |
| PHACES | malformação de fossa posterior, hemangioma, anomalias arteriais cerebrovasculares, coarctação da aorta e defeito cardíaco, anomalias oculares e fenda esternal/rafe supraumbilical |
| Phe | fenilanina |
| PHP | pseudo-hipoparatireoidismo |
| PHTS | síndrome do tumor hamartoma, *PTEN* |
| PI | *pars intermedia* |
| PIC | pressão intracraniana |
| PII | pseudotumor inflamatório idiopático |
| PKAN | neurodegeneração associada à pantotenato-quinase |
| PKU | fenilcetonúria |
| PL | punção lombar |
| PMG | polimicrogiria |
| PNET | tumor neuroectodérmico primitivo |
| PNET-MB | meduloblastoma |
| POF | perímetro cefálico occipitofrontal |
| POS | plasmocitoma ósseo solitário |
| PPAD9 | Poly Pathology AD Assessment 9 |
| PPC | papiloma de plexo coroide |
| PPHP | pseudo-pseudo-hipoparatireoidismo |
| PRES | síndrome da encefalopatia posterior reversível |
| PRL | prolactina |
| pRM | perfusão por RM |
| PS | placa senil |
| PSol | plasmocitoma solitário |
| PSP | paralisia supranuclear progressiva |
| PSP-P | paralisia supranuclear progressiva tipo parkinsoniana |
| PSP-RS | paralisia supranuclear progressiva tipo Richardson, síndrome de Richardson |
| pTC | perfusão por TC |
| PTH | hormônio da paratireoide |
| PTT | púrpura trombocitopênica trombótica |
| PUN | polimorfismo único do nucleotídeo |
| PVC | plexo venoso clival |
| pVHL | proteína VHL |

# R

| | |
|---|---|
| rCBF | fluxo sanguíneo cerebral relativo |
| rCBV | volume sanguíneo cerebral relativo |
| RED-M | microangiopatia associada a retinopatia, encefalopatia e surdez |
| RIS | síndrome radiológica isolada |
| RIVAC | ruptura intraventricular de um abscesso cerebral |
| RM | ressonância magnética |
| RMf | ressonância magnética funcional |
| ROI | região de interesse |
| RSH | remanescente do sulco hipocampal |
| RSS | Rotterdam Scan Study |
| RTM | razão de transferência de magnetização |
| rTPA | ativador recombinante do plasminogênio tecidual |
| RVH | retinopatia vascular hereditária |
| RVS | razão de velocidade sistólica |
| RxT | radioterapia |

## S

| | |
|---|---|
| SAF | síndrome antifosfolipídica |
| SAHFI | síndrome do adenoma hipofisário familiar isolado |
| SAM | síndrome da ativação macrofágica |
| SB | substância branca |
| SB-SC | substâncias branca e cinzenta |
| SBS | síndrome do bebê sacudido |
| SBW | síndrome de Beckwith-Wiedemann |
| SC | seio cavernoso |
| SC | substância cinzenta |
| SCB | síndrome corticobasal |
| SCCC | síndrome da compressão do corpo caloso |
| SCG | síndrome da cefalopolissindactilia de Greig |
| SCO | oncocitoma de células fusiformes (Capítulo 25) |
| SCO | síndrome do corno occipital (Capítulo 31) |
| SCong | sífilis congênita |
| SCow | síndrome de Cowden |
| SDO | síndrome da desmielinização osmótica |
| SE | subependimoma |
| SEG | síndrome da embolia gordurosa |
| SEP | seio esfenoparietal |
| SFCR | síndrome do *flap* cutâneo rebaixado |
| SHC | síndrome de hiperperfusão cerebral |
| SHNH | sinal hiperintenso da neuro-hipófise |
| SHU | síndrome hemolítico-urêmica |
| SICMMS | síndrome do incisivo central maxilar mediano solitário |
| SICRET | pequenos infartos em tecido coclear, retiniano e encefálico |
| SILPAH | síndrome de hidrocefalia aguda com inapropriada baixa pressão liquórica |
| SIS | síndrome do impacto secundário |
| SJ | síndrome de Joubert |
| SJDR | síndrome de Joubert e doenças relacionadas |
| SK | sarcoma de Kaposi |
| SKS | síndrome de Kearns-Sayre |
| SKTW | síndrome de Klippel-Trenaunay-Weber |
| SL | sialadenite linfoepitelial |
| SLF | síndrome de Li-Fraumeni |
| SLPR | síndrome da leucoencefalopatia posterior reversível |
| SMAlb | síndrome de McCune-Albright |
| SMART | ataque migranoso semelhante a AVC após terapia radioterápica |
| SMD | síndrome de Miller-Dieker |
| SN | substância negra |
| SNBC | síndrome do nevo basocelular |
| SNC | sistema nervoso central |
| SNE | síndrome do nevo epidérmico |
| SNF | schwannoma do nervo facial |
| SNP | síndrome neurológica paraneoplásica |
| SNV | schwannoma não vestibular |
| SP | *sinus pericranii* |
| SPECT | tomografia computadorizada por emissão de fóton único |
| SPGR | *spoiled gradient recalled* |
| SPH | síndrome de Pallister-Hall |
| SPI | seio petroso inferior |
| SPS | seio petroso superior |
| SPTR | síndrome da predisposição para tumor rabdoide |
| SR | seio reto (Capítulo 9) |
| SR | síndrome de Rett (Capítulo 31) |
| SRA | síndrome retroviral aguda |
| SRC | síndrome da rubéola congênita |
| SS | siderose superficial (Capítulo 6) |
| SS | síndrome de Sheehan (Capítulo 25) |
| SS | síndrome de Susac (Capítulo 15) |
| SS-GRE | *steady-state gradient-recalled-echo* |
| SSI | seio sagital inferior |
| SSS | seio sagital superior |
| SSW | síndrome de Sturge-Weber |

| | |
|---|---|
| ST | seio transverso (Capítulo 9) |
| ST | síndrome de Terson (Capítulo 6) |
| ST | síndrome de Turcot (Capítulo 39) |
| STIR | inversão-recuperação com tempo de inversão curto |
| SV | schwannoma vestibular (Capítulos 23 e 39) |
| SV | sela vazia (Capítulo 25) |
| SVCR | síndrome da vasoconstrição cerebral reversível |
| SVF | síndrome do ventrículo em fenda |
| SvHL | síndrome de von Hippel-Lindau |
| SWa | síndrome de Waardenburg |
| SWI | imagem ponderada em susceptibilidade |
| SWi | síndrome de Williams |
| SWW | síndrome de Walker-Warburg |
| SZ | síndrome de Zellweger |

### T

| | |
|---|---|
| TB | tuberculose |
| TBCef | tronco braquiocefálico |
| TC | tomografia computadorizada |
| TC com contraste | tomografia computadorizada com contraste |
| Tc-99m | tecnécio 99m |
| TCA | traumatismo craniano abusivo |
| TCC | telangiectasia capilar cerebral |
| TCE | traumatismo craniencefálico |
| TCF | traumatismo craniano fechado |
| TCG | tumor de células germinativas |
| TCMD | TC com multidetectores |
| TCS | trato corticospinal |
| TENARV | tumor embrionário com neurópilo abundante e rosetas verdadeiras |
| TFS | tumor fibroso solitário |
| TGF-β | fator de crescimento transformador β |
| TGFR | tumor glioneural formador de rosetas |
| TGI | trato gastrintestinal |
| TGP | tumor glioneural papilar |
| TGU | trato geniturinário |
| TH | tireoidite de Hashimoto |
| THemor | transformação hemorrágica |
| THH | telangiectasia hemorrágica hereditária |
| TI | tempo de inversão |
| TIL | tronco inferolateral |
| TMB | tumor mesenquimal benigno |
| TMBNP | tumor maligno da bainha nervosa periférica |
| TMCGNG | tumor maligno de células germinativas não germinomatosas |
| TMM | tumor mesenquimal maligno |
| TMR | tuberculose multirresistente |
| TMZ | temozolomida |
| TNA | trauma não acidental (Capítulo 2) |
| TNA | tumor neuroepitelial angiocêntrico (Capítulo 18) |
| TNF-α | fator de necrose tumoral-α |
| TOAST | *trial of org 10172 in acute stroke treatment* |
| TOC | tumor odontogênico ceratocístico |
| TOF | *time of flight* |
| TORCH | toxoplasmose, rubéola, CMV e herpes |
| toxo | toxoplasmose |
| TPeri | tumor perineural |
| TPGP | tumor do parênquima da glândula pineal |
| TPPDI | tumor do parênquima pineal com diferenciação intermediária |
| TPRP | tumor papilar da região da pineal |
| TR | tempo de repetição |
| TrDopa | transportador da dopamina |
| TRM | tumor rabdoide maligno |
| TSC | trombose do seio cavernoso |
| TSD | trombose de seio dural |
| TSE | tumor do saco endolinfático |
| TSH | hormônio tireoestimulante |

| | |
|---|---|
| TTD | tempo de drenagem |
| TTP | tempo até o pico |
| TTPDI | tumor do parênquima pineal com diferenciação intermediária |
| TVC | trombose venosa cerebral |
| TVCo | trombose de veia cortical |
| TVCS | trombose de veia cerebral superficial |
| TVSD | trombose venosa nos seios durais |
| TXR | tuberculose extensivamente resistente |

## U

| | |
|---|---|
| UH | unidades Hounsfield |
| US | ultrassonografia |

## V

| | |
|---|---|
| VACTERL | anomalias vertebrais, atresia anal, anomalias cardiovasculares, fístula traqueoesofágica, anomalias renais e defeitos nos membros |
| VANCA | vasculite associada ao anticorpo ANCA |
| VBR | veia basal de Rosenthal |
| vcDFT | variante comportamental da demência frontotemporal |
| VCI | veia cerebral interna |
| VCMP | veia cerebral média profunda |
| VCMS | veia cerebral média superficial |
| VCP | veia cerebelar pré-central |
| VCR | vasculopatia cerebrorretiniana |
| VDF | velocidade diastólica final |
| VDRL | Venereal Disease Research Laboratory |
| VDW | variante de Dandy-Walker |
| VEC | vasospasmo cerebral |
| VEGF | fator de crescimento do endotélio vascular |
| VG | veia de Galeno |
| VGCV | valganciclovir |
| VHIV | vasculopatia associada ao HIV |
| VI | *velum interpositum* |
| viH | variante inter-hemisférica da holoprosencefalia |
| VJI | veia jugular interna |
| vLB | variante de corpos de Lewy (da doença de Alzheimer) |
| VLCFA | ácidos graxos de cadeia muito longa |
| VOS | veia oftálmica superior |
| VP | veia petrosa |
| VPM | veia prosencefálica mediana |
| VPMA | veia pontomesencefálica anterior |
| VPS | velocidade de pico sistólico |
| VPT | vasospasmo pós-traumático |
| VTC | venografia por tomografia computadorizada |
| VZV | vírus varicela-zóster |

## W

| | |
|---|---|
| WFNS | World Federation of Neurological Societies |
| WNV | West Nile Virus (vírus do oeste do Nilo) |

## X

| | |
|---|---|
| XAP | xantoastrocitoma pleomórfico |
| XGJ | xantogranuloma juvenil |
| XPC | xantogranuloma do plexo coroide |

## Z

| | |
|---|---|
| ZF | *zinc-finger* (fator de transcrição) |
| ZI | zona incerta |
| ZT | zona de transição |

# Índice

Os números de página seguidos por *t* ou *f* indicam tabela ou figura, respectivamente.

## Números
3-, 4-metilenodioximetamfetamina. *Ver* MDMA (*ecstasy*), encefalopatia relacionada a

## A
Abscesso, 315-316, 320-321
   amebiano, 363
   aspectos clínicos, 316
   como complicação da meningite, 310-311
   diagnóstico diferencial, 320-321
   etiologia, 315
   imagem, 316, 317*f*-319*f*, 320
      cápsula precoce, 319*f*, 320
      cápsula tardia, 319*f*, 320
      cerebrite precoce, 316, 317*f*, 320
      cerebrite tardia, 318*f*, 320
   patologia, 315-316, 315*f*-316*f*
      cápsula precoce, 316, 316*f*
      cápsula tardia, 316, 316*f*
      cerebrite precoce, 315*f*, 316
   ruptura intraventricular de abscesso cerebral (RIVAC). *Ver* Ventriculite
   terminologia, 315
   *versus* esclerose múltipla, 420
   *versus* glioblastoma multiforme, 489
   *versus* hipofisária, apoplexia hipofisária, 724-725
   *versus* metástase parenquimatosa, 758
   *versus* neurocisticercose, 360
   *versus* piogênico, abscesso fúngico, 354
   *versus* pseudoabscesso tuberculoso, 345
   *versus* tuberculoma, 345
Abuso de drogas. *Ver também* Encefalopatia, tóxica.
   na etiologia de HI espontânea em adultos jovens, 95*f*, 96
   *versus* hemorragia intracraniana hipertensiva, 104
Abuso de óxido nitroso, 849, 849*f*
Abuso de tolueno, 849*f*, 849-850
Aceruloplasminemia, 888-889
Acidemia propiônica, 909
Acidemias metilmalônica e propiônica, 909
Acidente vascular cerebral. *Ver também* Infartos arteriais; Infarto-isquemia cerebral, aguda
   ateroesclerótico, 184-185
   em distribuições vasculares não habituais, 213-214, 214*f*-215*f*
   síndrome de hiperperfusão cerebral, 212*f*, 213
Acidúria glutárica
   tipo 1, 905-906, 906*f*-907*f*
   tipo 2, 906
Acrocefalopolissindactilia. *Ver* Síndrome de Carpenter
Acrocefalossindactilia
   síndrome de Apert-Crouzon, 1212
   tipo 1 (síndrome de Apert), 1212
   tipo 2 (síndrome de Apert-Crouzon), 1212
   tipo 3 (síndrome de Saethrechotzen), 1212
   tipo 4 (síndrome de Waardenburg)
   tipo 5 (síndrome de Pfeiffer)
Acúmulo de manganês, 852
ADEM. *Ver* Encefalomielite disseminada, aguda
Adeno-hipófise. *Ver* Glândula hipófise, anterior
Adeno-hipofisite linfocítica. *Ver* Hipofisite, linfocítica.
Adenomas hipofisários, 705-713
   apresentação, 707*t*, 709
   aspectos clínicos, 708-709
   classificação e graduação, 456-457
      classificação funcional, 707*t*
   diagnóstico diferencial, 710, 712-713
   ectópicos, 708
   estadiamento, graduação e classificação, 708
   etiologia, 706-707
      complexo de Carney, 706-707
      genética, 706
      neoplasia endócrina múltipla tipo 1, 706
      síndrome de McCune-Albright, 707
      síndromes tumorais hipofisárias familiais, 706
   imagem, 708*f*-709*f*, 709-710, 711*f*, 712-713
   macroadenomas. *Ver* Macroadenoma hipofisário
   microadenomas. *Ver* Microadenoma hipofisário
   não secretor, *versus* hipofisite, 721-722
   patologia, 706*f*, 708, 711*f*
   terminologia, 705, 705*f*-706*f*
   *versus* craniofaringeoma, 717
Adrenoleucodistrofia ligada ao X, 873-877
   aspectos clínicos, 874
   diagnóstico diferencial, 875-876
   etiologia e patologia, 874, 874*f*
   formas clínicas, 874
      adrenomieloneuropatia, 874
      ALD-X, 874
      insuficiência suprarrenal (doença de Addison), 874
   imagem, 874*f*-877*f*, 875-876
   sumário, 876-877
Adrenoleucodistrofia, associada ao cromossomo X, 873-877, 874*f*-877*f*
Adrenomieloneuropatia, 874
Adultos jovens
   astrocitomas no, 461
   com hemorragia intracraniana espontânea, etiologia, 95*f*, 96, 98
Afasia, não fluente progressiva, como subtipo de demência frontotemporal, 982
Agenesia ou hipoplasia da tireoide, na etiologia do hipotireoidismo congênito, 933
Agiria, 1109-1110

Agrupamentos neurofibrilares, no envelhecimento cerebral normal, 967-968
Álcool e doenças relacionadas, 831-841
    doença de Marchiafava-Bignami, 837f-838f, 837-839
    encefalopatia alcoólica crônica. Ver Encefalopatia alcoólica, crônica
    encefalopatia de Wernicke. Ver Encefalopatia de Wernicke
    intoxicação alcoólica aguda, 832, 832f
    intoxicação por etilenoglicol, 841, 841f
    intoxicação por metanol, 839f-840f, 839-841
    síndrome fetal alcoólica, associação com disgenesia do corpo caloso, 1098
    visão geral, 831-832
Algoritmos para avaliação cerebral
    checklist no trauma craniano, 7-8
    na imagem do trauma craniano, 7-8
Alterações cirúrgicas, 856-857
    síndrome do retalho cutâneo pós-craniotomia, 857, 857f
    textiloma. Ver Textiloma.
    versus espectro de disgenesia do corpo caloso, 1098
Alterações da medula óssea, relacionadas ao HIV/Aids, 385-386, 386f
Alterações pós-cirúrgicas, versus infarto cerebral crônico, 198
Amebíase, 363-364
    abscesso amebiano devido a, 363
    aspectos clínicos, 363
    diagnóstico diferencial, 364
    encefalite granulomatosa relacionada a, 363
    imagem, 364, 365f
    meningoencefalite amebiana primária relacionada a, 363
    patologia, 363, 364f-365f
    terminologia e etiologia, 363
Amiloidoma, 283
Amnésia, global transitória, 947-948
    aspectos clínicos, 947
    diagnóstico diferencial, 948
    etiologia, 947
    imagem, 947-948, 948f
    terminologia, 947
    versus status epilepticus, 947
Anastomoses embrionárias carótido-basilares, 176, 177f, 178
    artéria hipoglossal persistente, 177f, 178
    artéria proatlantal (intersegmental), 177f, 178
    artéria trigeminal persistente, 176, 177f, 178
    persistência da artéria ótica, 178
Anatomia arterial cerebral, normal, 173-184
    artéria carótida interna intracraniana. Ver Artéria carótida, interna intracraniana
    artéria cerebral anterior, 179f, 180-181
    artéria cerebral média, 180f, 181
        grandes infartos territoriais, versus hemiatrofia cerebral, 1007
    artéria cerebral posterior. Ver Artéria cerebral, posterior.
    polígono de Willis, 178f, 178-179
    sistema vértebro-basilar, 182-183f, 182-184
Anatomia da fossa posterior, 1065-1069
    anatomia por imagem, 1068-1069
        plano axial, 1068f, 1068-1069
        plano coronal, 1069, 1069f
        plano sagital, 1067f, 1068
    cerebelo, 1066f, 1066-1067
    osso e dura-máter, 1065-1066
    quarto ventrículo e cisternas, 1067-1068
    tronco encefálico, 1066, 1066f
Anatomia da região pineal, 545-549, 545-546f
    anatomia macroscópica, 545-548
    artérias, 547-548
    cisterna quadrigeminal, 547-548
    fórnice, 546-547, 546-547f
    glândula pineal, 545-547
    imagem normal, 548-549
        calcificação pineal na TC sem contraste, 548-549
        RM da região pineal, 548-549
    meninges, 547-548
    parênquima, 547-548
    terceiro ventrículo e comissuras, 546-547
    veias e seios venosos, 546-547f, 547-548
    velum interpositum, 545-546f, 546-548
Anatomia da região selar, 689-693
    anatomia macroscópica, 689-691
        anatomia óssea, 689, 688f-689f
        glândula hipófise, 689-691
        hipotálamo e terceiro ventrículo, 691
        meninges, 689, 689f
        nervos cranianos, 691
        seio cavernoso, 691
        vascularização, 691
    considerações técnicas, 691, 692f
    técnicas de imagem e anatomia, 691-693
        "incidentalomas" hipofisários, 693
        intensidade de sinal da glândula hipófise, 692f, 693
        padrões de realce, 692f, 693
        tamanho hipofisário e configuração, 691, 692f, 693
Anatomia de nervos cranianos, 619-632
    nervos cranianos altos, 619-624
        nervo abducente (NC VI), 622f, 623-624, 624f
        nervo oculomotor (NC III), 620f-623f, 621
        nervo olfatório (NC I), 619-620, 620f
        nervo óptico (NC II), 620-621, 620f-621f
        nervo trigêmeo (NC V), 622-623, 165f-623f
        nervo troclear (NC IV), 621-622, 622f-623f
        sumário, 624
    nervos cranianos baixos, 624-632
        nervo acessório espinal (NC XI), 628-630, 628-631f
        nervo facial (NC VII), 624f-625f, 624-628
        nervo glossofaríngeo (NC IX), 621f, 627-628f, 627-630
        nervo hipoglosso (NC XII), 627-630f, 629-632
        nervo vago (NC X), 628-630
        nervo vestibulococlear (NC VIII), 625-627f, 626-628
    região selar, 689f, 691
    visão geral, 619
Anatomia e fisiologia dos núcleos da base, 817-818
    anatomia de imagem normal, 820
        Imagem ponderada em T1, 818f-819f, 820
        Imagem ponderada em T2, 818f-820f, 820
        T2, 820
    anatomia macroscópica normal, 818-820, 818f-819f
        globo pálido, 819
        nucleo caudado, 819
        núcleo subtalâmico, 820
        putame, 819
        substância negra, 820
        tálamo, 819, 820f
    metabolismo, 817-818
    sistema estriatonigral dopaminérgico, 818
Anatomia meníngea, 589-590
    aracnoide e granulações da aracnoide, 590
    dura-máter, 589-590
    pia-máter, 590
Anatomia normal do lobo temporal, 940-942
    anatomia hipocampal, 941, 941f
    anatomia macroscópica, 940-941, 941f
    anatomia por imagem, 941f, 941-942
Anatomia normal do sistema ventricular, 1014-1015
    aqueduto cerebral, 1015
    forame de Monro, 1015

quarto ventrículo, 1015, 1015f-1016f, 1017
    na anatomia da fossa posterior, 1067-1068
terceiro ventrículo, 1015
    anatomia da região pineal, 546-547
    anatomia da região selar, 691
ventrículos laterais, 1014-1015
Anatomia venosa cerebral, normal
    seios venosos durais. *Ver* Seios venosos durais, anatomia normal
    veias cerebrais. *Ver* Veias cerebrais.
Anencefalia
    devido a erros de neurulação, 1056
    patologia, 1125, 1126f
Aneurisma "intranidal", angiografia do, 143
Aneurisma "pediculado", angiografia do, 143
Aneurisma dissecante
    *versus* aneurisma fusiforme ateroesclerótico, 135
    *versus* ateroesclerose extracraniana, 259
    *versus* pseudoaneurisma, 132
Aneurisma em aspecto de bolha de sangue, 132-134
    aspectos clínicos, 133-134
    definição, 109
    etiologia, 132f, 133-134
    imagem, 133-134, 133-134f
    visão geral, 121, 132f, 132-134
    *versus* aneurismas saculares, 128
Aneurisma fusiforme, 133-136
    ateroesclerótico, 134-135, 134f-135f
        diagnóstico diferencial, 135
        intracraniano, 260
    não ateroesclerótico, 135
        diagnóstico diferencial, 135
        imagem, 135, 136f-137f
        *versus* aneurismas fusiforme ateroesclerótico, 135
    visão geral, 109-110, 121
    *versus* aneurisma sacular, 128
    *versus* pseudoaneurisma, 132
Aneurisma sacular, 121-130
    apresentação, 125
    aspectos clínicos, 124-126
    características microscópicas, 124
    definição, 109, 110f
    demografia, 124-125
    diagnóstico diferencial, 128, 130
    epidemiologia, 124
    etiologia, 121-123
        aneurismas familiais intracranianos, 122
        aneurismas sindrômicos, 122
        doença renal policística autossômica, 122
        genética, 121-122
        vasculopatias herdadas, 122
        vasos sanguíneos anômalos, 122
    história natural, 125
    imagem, 126-128, 125f-129f
    localização, 122f, 123
    opções de tratamento, 125-126
    patologia, 122f-124f, 123-124
    patologia macroscópica, 123-124, 124f
    roto, na etiologia de hemorragia intracraniana, 99
    tamanho e número, 123
    terminologia, 121
    *versus* pseudoaneurisma, 132
Aneurismas, 121-136
    aneurisma sacular. *Ver* Aneurisma sacular
    aneurismas fusiformes. *Ver* Aneurisma fusiforme
    ectasias, 110
    familiar intracraniana, na etiologia do aneurisma sacular, 122
    pseudoaneurisma. *Ver* Pseudoaneurisma

    sindrômico, na etiologia do aneurisma sacular, 122
    visão geral, 109-110, 110f, 121
    *versus* aneurisma fusiforme ateroesclerótico, 135
    *versus* apoplexia hipofisária, 724-725
    *versus* ateroesclerose extracraniana, 259
    *versus* pseudoaneurisma, 132
    *versus* schwannoma vestibular, 636-637
Anfetaminas e derivados, 841-844
    benzodiazepínicos, 843, 843f
    cocaína, 843-844, 843f-844f
    MDMA (*ecstasy*), 842, 842f
    metanfetamina, 842, 842f
    sumário, 844
    visão geral, 841-842
Angeíte relacionada a beta-amiloide, 283
Angiogênese, na etiologia das malformações vasculares, 139
"Angioma" venoso. *Ver* Anomalia do desenvolvimento venoso.
Angiomas cavernosos múltiplos
    *versus* doença cerebral amiloide, 286-287
    *versus* metástases parenquimatosas, 761
Angiomatose encefalotrigeminal. *Ver* Síndrome de Sturge-Weber
Angiomatose familiar cerebelo-retiniana. *Ver* Doença de von Hippel-Lindau
Angiopatia amiloide cerebral, 282-287
    como categoria de macro-hemorragia, 104, 105f
    diagnóstico diferencial, 286-287
    etiologia e genética, 283-284
    imagem, 284f-286f, 286
    na etiologia da hemorragia intracraniana espontânea, 99
    terminologia, 282-283
    *versus* dano axonal difuso, 40
    *versus* demência vascular, 979
    *versus* doença de Alzheimer, 976
    *versus* encefalopatia crônica hipertensiva, 924
    *versus* hemorragia intracraniana hipertensiva, 103
Angiopatia cerebral pós-parto
    visão geral, 269-270, 270f
    *versus* vasculites, 272
Angiopatia cerebral proliferativa, 146-147
    diagnóstico diferencial, 147
    imagem, 146-147, 147f
    *versus* malformação arteriovenosa, 145-146
Angiopatia hereditária sistêmica, *versus* CADASIL, 277
Anomalia do desenvolvimento venoso, 157-161
    aspectos clínicos, 158-159
    diagnóstico diferencial, 159
    etiologia e genética, 157-158
    imagem, 159, 159f-161f
    patologia, 158, 158f
    terminologia, 157
    *versus* hipotireoidismo congênito, 934
    *versus* teleangiectasia capilar, 170
Anomalias comissurais. *Ver* Espectro de disgenesia do corpo caloso; Anomalias do corpo caloso.
Anomalias cranianas, 1200-1212. *Ver também* Anormalidades meníngeas
    cefaloceles. *Ver* Cefaloceles
    craniossinostoses, 1207-1212
        não sindrômicas, 1208-1211, 1208f-1211f
        sindrômicas, 1212
        visão geral, 1207-1208
Anomalias do corpo caloso, 1098-1100
    condições genéticas com envolvimento do corpo caloso
        síndrome CRASH, 1099
        síndrome de Aicardi, 1098-1099, 1099f
        síndrome de Apert, 1099
        síndrome de deleção do 22q11.2, 1099

síndrome de Williams, 1099
síndrome do X frágil, 1099
síndrome *morning glory*, 1099-1100
disgenesia do corpo caloso. *Ver* Espectro de disgenesia do corpo caloso
malformações associadas à digesnesia do corpo caloso, 1098
sumário, 1100
Anomalias hipotálamo-hipofisárias, associadas com disgenesia do corpo caloso, 1098
Anormalidades da fossa posterior
na malformação de Chiari tipo 1, 1071
na síndrome PHACES, 1191
Anormalidades de migração neuronal, 1108-1117
espectro de lisencefalia, 1109-1112, 1111-1113*f*
heterotopias. *Ver* Heterotopias
heterotopias subcorticais e displasias lobares, 1113-1115, 1114-1115*f*
malformações em pedra de calçamento. *Ver* Malformações em pedra de calçamento e distrofias musculares congênitas
*versus* doenças da biogênese perixosomal, 902-903
Anormalidades hipofisárias
duplicação hipofisária, 699*f*, 700
hipoplasia hipofisária, 698*f*, 699
Anormalidades meníngeas, 1212-1216
cisto aracnoide. *Ver* Cisto de aracnoide
lipomas. *Ver* Lipomas.
Apoplexia hipofisária, 722-726
aspectos clínicos, 722-724
como variante da síndrome de Sheehan, 723-724
diagnóstico diferencial, 724-725
etiologia e patologia, 722-723, 723-724*f*
imagem, 723-725, 724-726*f*
"Apoplexia" pineal, 795-796
Aprosencefalia, 1125, 1126*f*
Aqueduto cerebral, anatomia normal, 1015
Aracnoide, anatomia, 547-548, 590, 590*f*
Arco aórtico, 245-246, 246*f*
abaulamento do aórtico, 246
anomalias, 247
AA à direita
com AS esquerda aberrante, 247
com ramificação em espelho, 247
AA à esquerda, com AS direita aberrante, 247
ateroesclerose, 252-253
istmo aórtico, 246
territórios vasculares, 246
variações da normalidade, 246-247, 247*f*
Arco crural, do fórnice, 546-547
Arrinencefalia, 1136
patologia, 1136, 1136*f*
*versus* holoprosencefalia lobar, 1131
Artefato de susceptibilidade magnética não relacionado à hemorragia, 106
Artefatos
*"bounce point"*, siderose superficial, 120-121
de fluxo, mimetizando oclusão venosa, 240-241
*versus* hemorragia subaracnóidea traumática, 33
Artefatos de fluxo do LCS, 1023
artefatos de movimento, 1023, 1024*f*
efeitos "time-of-flight", 1023, 1024*f*
fenômeno da entrada de corte, 1023, 1024*f*
perda de sinal no, 1023
supressão incompleta do LCS nos, 1023, 1024*f*
fluxo turbulento, 1023
Artéria basilar, 182-183*f*, 183-184. *Ver também* Sistema vertebrobasilar.
Artéria carótida interna aberrante intracraniana, 175*f*, 175-176
Artéria carótida, comum esquerda, 246
Artéria carótida externa, 247-248
anastomoses ACE-ACI-AV, 248
anatomia normal, 247-248

direita, 246
ramos principais, 247, 248*f*
Artéria carótida interna
anatomia normal, 247
artérias carótidas "que se beijam", como variação da normalidade, 693*f*, 694
ateroesclerose. *Ver* Bifurcação carotídea/artérias carótidas internas, ateroesclerose na
bulbo carotídeo, 247
hipoplasia, *versus* ateroesclerose extracraniana, 259
região selar, 691
segmento ascendente da ACI, 247
segmento C1, 247
Artéria carótida, interna intracraniana, 173-178
doença esteno-oclusiva. *Ver* Doença intracraniana esteno-oclusiva
segmento C1, 247
variantes e anomalias, 175-176, 178
ACI aberrante, 175*f*, 175-176
anastomoses embrionárias carótido-basilares, 176, 177*f*, 178
artéria estapedial persistente, 176, 176*f*
artéria hipoglossal persistente, 177*f*, 178
artéria ótica persistente, 178
artéria proatlantal (intersegmental), 177*f*, 178
artéria trigeminal persistente, 176, 177*f*, 178
*versus* doença de moya-moya, 275
anatomia normal, 174-175*f*, 174-175
segmento C1 (cervical), 173. *Ver também* Artéria carótida, interna
segmento C2 (petroso), 174-175, 174-175*f*
segmento C3 (lácero), 174-175
segmento C4 (cavernoso), 174-175, 174-175*f*
segmento C5 (clinoide), 174-175
segmento C6 (oftálmico), 174-175
segmento C7 (comunicante), 175
Artéria cerebral, anterior, 179*f*, 180-181
A1 infra-óptica, 181
ACA ázigos, 181
anatomia normal, 179*f*, 180
segmento A1 (horizontal), 179*f*, 180
segmento A2 (vertical), 179*f*, 180
segmento A3 (pericaloso), 179*f*, 180
território vascular, 179*f*, 180-181
variações e anormalidades, 181
Artéria cerebral, média
anatomia normal, 180*f*, 181
grandes infartos territoriais, *versus* hemiatrofia cerebral, 1007
Artéria cerebral, posterior, 181-183, 182*f*
anatomia normal, 181-182, 182*f*
segmento P1 (pré-comunicante), 181
segmento P2 (cisterna ambiens), 181-182, 182*f*
segmento P3 (quadrigeminal), 182, 182*f*
segmento P4 (calcarino), 182, 182*f*
infarto secundário (occipital), na herniação transtentorial descendente, 57*f*, 58
território vascular, 182, 182*f*
variantes e anomalias, 182*f*, 182-183
artéria de Percheron, 182, 182*f*
origem "fetal" da ACP, 182
Artéria de Percheron, 182-183, 182-183*f*. *Ver* Infarto da artéria de Percheron
Artéria estapedial persistente, 176, 176*f*
Artéria facial, 248
Artéria faríngea, ascendente, 248
Artéria hipoglossal persistente, 177*f*, 178
Artéria lingual, 248
Artéria maxilar, 248
Artéria ótica persistente, 178

Artéria proatlantal (intersegmental), 177f, 178
Artéria recorrente de Heubner, 180
Artéria subclávia, esquerda, 246
Artéria tireóidea, superior, 247
Artéria torácica (mamária)
　interna direita, 246
　interna esquerda, 246
Artéria trigeminal persistente, 176, 177f, 178
Artérias carótidas cervicais, anatomia, 246f, 247-248, 248f
Artérias coróideas
　lateral, 182
　medial posterior, 182, 547-548
Artérias extracranianas, anatomia normal, 245-248
　　arco aórtico e grandes vasos. Ver Arco aórtico; Grandes vasos
　　artérias carótidas cervicais, 246f, 247-248, 248f
Artérias hipofisárias
　inferior, 691
　superior, 691
Artérias lenticuloestriadas, mediais, 180
Artérias nutridoras, das MAVs, angiografia das, 143, 144f
Artérias perfurantes pedunculares, 181
Artérias talamogeniculadas, 181
Artérias temporais
　anterior e posterior, 181
　superficial, 248
Artérias vertebrais
　ateroesclerose na, 256f-257f, 256-259
　　roubo da subclávia na, 256, 256f
　direita, 246
　esquerda, 246
　hipoplásica, versus ateroesclerose extracraniana, 259
Arterioesclerose, 261-263
　aspectos clínicos, 261-262
　definição, 249
　diagnóstico diferencial, 261-263
　etiologia e patologia, 261
　imagem, 261-262, 261-262f
　terminologia, 261
　versus gliomatose cerebral, 493, 496
　versus lúpus eritematoso sistêmico, 281
Arteriopatia, na neurofibromatose tipo 1, 1143
Artrite reumatoide, associada com linfoma do SNC, 652
Asfixia, perinatal grave, versus Doença de Leigh, 902-903
Aspergilose, 351. Ver também Infecções fúngicas
Astroblastoma, 520-521
　aspectos clínicos, 520
　diagnóstico diferencial, 521
　imagem, 520, 521f
　patologia, 520, 521f
　terminologia, 520
　versus ependimoma, 510
Astrocitoma, 459-496
　alto grau, versus esclerose lateral amiotrófica, 1001
　classificação e graduação, 451f, 452-453, 453-454f, 459-460
　hipotalâmico/quiasmático, versus craniofaringioma, 717
　idade e localização, 460-461
　　adultos jovens, 461
　　astrocitomas da infância, 460-461
　　na vida adulta, 461
　malígno, versus tumor teratoide/rabdoide atípico, 586-587
　origem dos, 459
　tumores astrocíticos localizados. Ver Tumores astrocíticos, localizados
　visão geral, 459
　versus astroblastoma, 521
　versus carcinoma de plexo coroide, 520
　versus cisto coloide, 809

　versus histiocitose de células de Langerhans, 669-670
　versus neurofibromatose tipo 1, 1149
Astrocitoma desmoplásico infantil/ganglioglioma, 530-531, 531f
Astrocitoma, anaplásico, 478-481
　aspectos clínicos, 479
　diagnóstico diferencial, 480-481
　estadiamento, graduação e classificação, 479
　etiologia e genética, 478
　imagem, 479-480, 479f-480f
　　na neurofibromatose tipo 1, 1147
　patologia, 478f, 478-479
　terminologia, 478
　versus astrocitoma difuso de baixo grau, 474-475
　versus degeneração walleriana, 1003
　versus ependimoma, 510
　versus glioblastoma multiforme, 489
　versus gliomatose cerebral, 493
　versus oligodendroglioma anaplásico, 504
Astrocitoma, difusamente infiltrativo, 473-496
　glioblastoma multiforme. Ver Glioblastoma multiforme
　gliomas pontinos intrínsecos difusos. Ver Gliomas pontinos, intrínsecos difusos
　gliomatose cerebral. Ver Gliomatose cerebral
　gliossarcoma, 489-490, 490f
　outros, versus astrocitoma anaplásico, 480
　versus astrocitoma subependimário de células gigantes, 470
Astrocitoma, difuso de baixo grau, 473-476
　aspectos clínicos, 474-475
　diagnóstico diferencial, 474-475
　estadiamento, graduação e classificação, 474
　etiologia, 473
　imagem, 474f-475f, 474-475
　na criança, 461
　patologia, 473f, 473-474
　terminologia, 473
　versus astrocitoma pilomixoide, 468-469
　versus encefalite por herpes simples, 331-332
　versus gliomatose cerebral, 493
　versus oligodendroglioma, 502
Astrocitoma, fibrilar de baixo grau
　imagem, na neurofibromatose tipo 1, 1147
　versus ganglioglioma, 530
　versus xantoastrocitoma pleomórfico, 472
Astrocitoma, pilocítico, 462-467
　aspectos clínicos, 463, 465
　diagnóstico diferencial, 466-467
　estadiamento, graduação e classificação, 463
　etiologia, 462
　imagem, 463f-465f, 465-466
　na criança, 461
　patologia, 462f, 462-463
　terminologia, 462
　via óptica/hipotalâmica, versus hamartoma hipotalâmico, 703
　versus astrocitoma difuso de baixo grau, 474-475
　versus astrocitoma pilomixoide, 468-469
　versus doença de von Hippel-Lindau, 1166
　versus ependimoma, 510
　versus ganglioglioma, 530
　versus glioma cordoide do terceiro ventrículo, 522-523
　versus hemangioblastoma, 615
　versus tumor glioneural formador de rosetas, 534
　versus xantoastrocitoma pleomórfico, 472
Astrocitoma, pilomixoide, 467-469
　aspectos clínicos, 467-469
　diagnóstico diferencial, 468-469
　estadiamento, graduação e classificação, 467
　imagem, 466f-467f, 468-469

patologia, 466*f*, 467
  *versus* astrocitoma pilocítico, 466
Astrocitoma, subependimário de células gigantes, 468-470
  aspectos clínicos, 469-470
  diagnóstico diferencial, 470
  estadiamento, graduação e classificação, 469-470
  etiologia e genética, 469-470
  imagem, 469-470*f*, 470
  na criança, 461
  no complexo da esclerose tuberosa
    imagem, 1158, 1160-1161, 1160-1161*f*
    patologia, 1156
  patologia, 468-469*f*, 469-470
  terminologia, 468-469
  *versus* neurocitoma central, 541
  *versus* subependimoma, 512
Astrocitoma/ganglioglioma, desmoplásico infantil, 530-531, 531*f*
Ataque cerebral. *Ver* Infarto-isquemia cerebral, aguda.
Ataxia da infância com hipomielinização do SNC. *Ver* Doença da substância branca evanescente.
Ataxia de Friedrich, *versus* ataxia-telangiectasia, 1194
Ataxia espinocerebelar, *versus* atrofia de múltiplos sistemas, 997
Ataxia-telangiectasia, 1193*f*, 1193-1194
Atelencefalia, 1125, 1126*f*
Ateroesclerose, 249-263
  acidentes vasculares cerebrais devido a, 184-185
  arterioesclerose e. *Ver* Arterioesclerose.
  aspectos clínicos, 251-252
  displasia fibromuscular, 265
  etiologia/patogênese, 250
  extracraniana. *Ver* Ateroesclerose, extracraniana
  genética, 250
  intracraniana. *Ver* Ateroesclerose, intracraniana
  neovascularização na, 251
    hemorragia subintimal devido a, 251
  patologia, 249*f*-250*f*, 250-251
  placas
    características microscópicas, 250*f*, 251
    patologia macroscópica, 250*f*, 251
    placas estáveis, 250*f*, 251
    placas ulceradas, 250*f*, 251
    placas vulneráveis, 250*f*, 251
    tamanho e número, 251
  terminologia, 249
  *versus* dissecção, 266-267, 268*f*
  *versus* doença de moya-moya, 276
  *versus* vasculites, 272
Ateroesclerose extracraniana, 252-259
  arco aórtico e grandes vasos, 252-253
  artérias vertebrais, 256*f*-257*f*, 256-259
  bifurcação carotídea/artérias carótidas internas, 250*f*, 252*f*-254*f*, 253-256
  diagnóstico diferencial, 259
  visão geral, 252
Ateroesclerose intracraniana, 259-261
  aneurisma fusiforme na ateroesclerose, 260
  doença esteno-oclusiva intracraniana na, 259*f*-260*f*, 260-261
  ectasia na, 258*f*, 260
  visão geral, 258*f*, 259-260
Aterogênese, definição, 249
Atrofia cortical posterior, 991, 991*f*
  diagnóstico diferencial, 991
  imagem, 991, 991*f*
  *versus* demência com corpos de Lewy, 986
Atrofia de múltiplos sistemas, 995-998
  aspectos clínicos, 996
  atrofia olivopontocerebelar incluída como, 995

degeneração estriatonigral incluída como, 995
diagnóstico diferencial, 997
etiologia, 996
imagem, 996-997, 996*f*-997*f*
síndrome de Shy-Drager incluída como, 995
sumário, 996 998
terminologia, 995
*versus* demência da doença de Parkinson, 995
*versus* doença de Huntington, 891-892
Autismo, *versus* síndrome de Rett, 894-895

# B

Base do crânio, desenvolvimento e anatomia normais, 1197-1200
  anatomia macroscópica relevante, 1198-1200
    base do crânio anterior, 1198-1199
    base do crânio central, 1199
    base do crânio posterior, 1199-1200
  embriologia, 1197-1198
    base do crânio, 1197-1198
    fronte e nariz, 1197, 1197*f*
Benzodiazepínicos, encefalopatia relacionada a, 843, 843*f*
Bifurcação carotídea/artérias carótidas internas, ateroesclerose na, 253-256
  achados na RM, 250*f*, 252*f*-254*f*, 254-255
  achados na TC, 250*f*, 253*f*, 254
  achados ultrassonográficos, 255-256
  estenose carotídea na
    achados na RM, 250*f*, 252*f*, 255
    etiologia da, 252*f*, 253
    lesões em "tandem" na, 255
  trombose carotídea na, 253*f*, 255
  ulceração de placa na, achados na RM, 253*f*, 255
Bilharzíase. *Ver* Esquistossomose.
Blastoma hipofisário, 712-713
Blastomicose, 350. *Ver também* Infecções fúngicas.
Bolsa de Rathke, anatomia, 688*f*, 690
Borreliose febril recorrente, 370
"Bounce point" artefato, siderose superficial, 120-121
Braquicefalia, nas cranioestenoses não sindrômicas, 1210, 1210*f*
Bulbo
  anatomia do, e degeneração olivar hipertrófica, 1003
  na anatomia da fossa posterior, 1066
  pirâmides e olivas no, 1003
Bulbo carotídeo
  anatomia normal, 247
  ateroesclerose relacionada ao, 250-251
Bulbo jugular
  anatomia normal, 221
  pseudolesão do, *versus* fístula arteriovenosa dural, 152

# C

CADASIL, 276-277
  aspectos clínicos, 277
  com demência vascular associada, 977
  diagnóstico diferencial, 277
  etiologia e patologia, 276-277
  imagem, 276*f*, 277
  *versus* demência vascular, 979
  *versus* encefalopatia hipertensiva crônica, 924
Calcificações
  durais
    fisiológicas e metabólicas, *versus* síndrome de nevos de células basais, 1172
    imagem, na síndrome de nevos de células basais, 1172, 1172*f*
  microcalcificações, *versus* infarto-isquemia cerebral aguda, 195
  nos núcleos da base
    fisiológicas, *versus* doença de Fahr, 951

na doença de Fahr. *Ver* Doença de Fahr.
na imagem do hiperparatireoidismo primário, 936*f*, 937
Canais vasculares
  *versus* fraturas cranianas, 16-18
  *versus* metástases cranianas e durais, 764-765
Canal basal medial, persistente, *versus* canal persistente craniofaríngeo, 1207
Canal craniofaríngeo, persistente, 1205-1207
  diagnóstico diferencial, 1207
  etiologia e aspectos clínicos, 1198*f*, 1205, 1205*f*
  imagem, 1205, 1206*f*, 1207
Câncer colorretal não polipose hereditário, 1170
Candidíase, 351. *Ver também* Infecções fúngicas
CARASIL, *versus* CADASIL, 277
Carcinoma adenoide cístico, disseminação geográfica direita do, 769-770
Carcinoma de células basais
  associado com a síndrome de nevos de células basais, 1171
  *versus* cisto triquilemal, 781
  *versus* neurofibroma plexiforme, 646
Carcinoma de plexo coroide, 517-520
  aspectos clínicos, 517-518
  associado à síndrome de predisposição ao tumor rabdoide, 1173
  diagnóstico diferencial, 517-518, 520
  estadiamento, graduação e classificação, 517-518
  etiologia, 517
  genética, 517
  imagem, 517-518, 517-560*f*
  na etiologia da hidrocefalia por superprodução, 1033
  patologia, 517-518, 517-518*f*
  terminologia, 517
  *versus* papiloma de plexo coroide, 516
Carcinoma embrionário
  misto com tumores malignos de células germinativas não germinomatosos, 563-564
  patologia, 563-564
Carcinoma hipofisário
  patologia, 712-713, 712-713*f*
  *versus* adenoma hipofisário, 710
Carcinoma nasofaríngeo, invasão cefálica pelo, *versus* pseudotumor inflamatório idiopático, 748
Carcinoma sinonasal de células escamosas, 770-771
  diagnóstico diferencial, 770-771
  disseminação geográfica direita do, 769-770
  estadiamento, graduação e classificação, 770-771
  imagem, 770-771, 770-771*f*
  patologia, 770-771
  *versus* estesioneuroblastoma, 584-585
*Cavum* do septo pelúcido, 1018-1019, 1019*f*
  diagnóstico diferencial, 1019
  imagem, 1019, 1019*f*
  *versus cavum velum interpositum*, 1021
*Cavum velum interpositum*, 1020*f*, 1020-1021
  diagnóstico diferencial, 1020-1021
  imagem, 1020, 1020*f*
  variante normal do *velum interpositum*, 546-547
  *versus cavum* do septo pelúcido *vergae*, 1019
Cefaloceles, 1200-1207
  atrésica, 1200
  base do crânio. *Ver* Cefaloceles, base do crânio
  canal craniofaríngeo persistente. *Ver* Canal craniofaríngeo, persistente
  definição, 1200
  devido a erros de neurolação, 1056
  frontoetmoidal. *Ver* Cefaloceles, frontoetmoidais
  occipital. *Ver* Cefaloceles, occipitais
  parietal, 1203*f*, 1204
  sumário, 1207
  terminologia, 1200
  visão geral, 1200
  *versus* cisto triquilemal, 782
  *versus sinus pericranii*, 163
Cefaloceles, base do crânio, 1204-1205
  com granulações da aracnoide da fossa média, 1205
  esfenomaxilares, 1205
  lesões esfenoetmoidais, 1204*f*, 1205
  linha média, 1204*f*, 1204-1205
Cefaloceles, frontoetmoidais, 1201-1204
  anormalidades associadas, 1202
  aspectos clínicos, 1202
  diagnóstico diferencial, 1204
  etiologia, 1201*f*, 1201-1202
  imagem, 1202, 1202*f*
    cefalocele frontonasal, 1202, 1202*f*
    cefalocele nasorbital, 1202
  terminologia e classificação, 1201
Cefaloceles, occipitais, 1200-1201
  aspectos clínicos, 1201
  imagem, 1200*f*, 1201
  isolada, *versus* malformação de Chiari 3, 1080
  sindrômica, *versus* malformação de Chiari 3, 1080
  terminologia e classificação, 1200, 1200*f*
Cefalo-hematomas, 11-12, 12*f*
Células-tronco embrionárias, na proliferação neuronal, 1056
Células-tronco neuronais pluripotenciais, na origem de tumores dos tecidos neuroepiteliais, 451, 452-453*f*
Cerebelite, na encefalite por varicela-zóster, 334-335
Cerebelo
  imagem do
    na malformação de Chiari 2, 1077-1078, 1078*f*
    no espectro Dandy-Walker, 1084*f*-1085*f*, 1085
  na anatomia da fossa posterior, 1066*f*, 1066-1067
Cerebrite
  como complicação de meningite, 310-311
  *versus* astrocitoma anaplásico, 481
  *versus status epilepticus*, 946
Cérebro
  atrofia, *versus* hematoma subdural misto/crônico, 29
  extremamente prematuro, *versus* espectro da lisencefalia, 1112-1113
  não mielinizado, mimetizando oclusão venosa, 241-242, 243*f*
Cérebro, envelhecimento normal, 967-971
  aspectos clínicos, 967-969
  diagnóstico diferencial, 971
  "envelhecimento cerebral bem-sucedido", 967
  genética, 967-968
  imagem, 969-971
    achados na RM, 969*f*, 969-971
    achados na TC, 967-968*f*, 969
    deposição de ferro no, 969-970
    FDG PET/pMR, 971
    microssangramentos no, 969-970
    parâmetros de imagem de Rotterdam para envelhecimento cerebral, 971
  patologia, 967-968, 967-968*f*
    agrupamentos neurofibrilares no, 967-968
    corpos de Lewy no, 967-968
    placas senis no, 967-968
  terminologia, 967
  visão geral, 828-829
  *versus* infartos lacunares, 204-205
Cetoacidose diabética, 930
CHARGE, arrinencefalia associada com, 1136

Circulação do LCS, anatomia normal, 1017
Cisterna
   do *velum interpositum*, 546-547
   quadrigeminal, 547-548
Cisternas e ventrículos. *Ver* Ventrículos e cisternas
Cisto "sebáceo" (triquilemal), 779-782, 781*f*
Cisto arquentérico. *Ver* Cisto neuroentérico.
Cisto associado a tumor, não neoplásico, 797-799, 798-799*f*
Cisto coloide
   aspectos clínicos, 807-808
   diagnóstico diferencial, 809, 810*f*
   etiologia e genética, 807
   imagem, 808-809, 809*f*-810*f*
   patologia, 807, 808*f*
   terminologia, 807, 808*f*
   *versus* metástases ventriculares/plexo coroide, 768-769
Cisto da bolsa de Blake, no espectro Dandy-Walker, 1083
Cisto da fenda de Rathke, 703-705
   aspectos clínicos, 704
   diagnóstico diferencial, 705
   etiologia, 703
   imagem, 703*f*-704*f*, 704-705
   patologia, 702*f*, 704
   terminologia, 703
   *versus* apoplexia hipofisária, 724-725
   *versus* craniofaringeoma, 717
   *versus* microadenoma hipofisário, 710
Cisto da fissura coroide, 786
   imagem, 786, 786*f*
   *versus* epilepsia associada à esclerose temporal mesial, 944
Cisto da pars intermédia, *versus* microadenoma hipofisário, 710
Cisto da pineal, 794-798
   aspectos clínicos, 795-796
   diagnóstico diferencial, 796-798
   etiologia e patologia, 794-796, 795-796*f*
   imagem, 795-797, 796-798*f*
   *versus* pineocitoma, 550-551
Cisto de aracnoide, 782-786
   aspectos clínicos, 784
   diagnóstico diferencial, 785-786
   etiologia e genética, 782-783
   imagem, 782*f*-785*f*, 784-785
   na síndrome de PHACES, 1191
   patologia, 782*f*, 782-784
   retrocerebelar, *versus* espectro Dandy-Walker, 1085-1086
   terminologia, 782-783
   *versus* cavum velum interpositum, 1020
   *versus* cisto da fenda de Rathke, 705
   *versus* cisto epidermoide, 788
   *versus* cisto neuroentérico, 793-794
   *versus* cisto neuroglial, 804
   *versus* cisto pineal, 797-798
   *versus* cisto porencefálico, 805
   *versus* cistos ependimários, 812
   *versus* cistos tumorais, 798-799
   *versus* ecchordosis physaliphora, 744
   *versus* esquizencefalia, 1121
   *versus* schwannoma vestibular, 636-637
Cisto de plexo coroide, 805-807
   aspectos clínico, 808
   diagnóstico diferencial, 807
   etiologia e genética, 805
   imagem, 808, 808*f*
   patologia, 808, 808*f*
   terminologia, 805
   *versus* cisto ependimário, 812

Cisto dentígero (folicular), *versus* tumor odontogênico queratocístico múltiplo, 1172
Cisto dermoide, 786-791
   aspectos clínicos, 786-790
   diagnóstico diferencial, 790-791
   etiologia, 786-787
   genética, 786-787
   imagem, 790, 791*f*
   patologia, 786-787, 790*f*
   terminologia, 786-787
   *versus* cisto da fenda de Rathke, 705
   *versus* cisto epidermoide, 788
   *versus* cisto triquilemal, 782
   *versus* craniofaringeoma, 717
   *versus* ecchordosis physaliphora, 744
   *versus* hemangioma meníngeo, 606
   *versus* lipoma, 1216
   *versus* sinus pericranii, 163
Cisto do arco branquial, segunda, *versus* linfadenite cervical não tuberculosa, 349
Cisto do corno frontal, *versus* cisto neuroglial, 804
Cisto do escalpo
   cisto dermoide. *Ver* Cisto dermoide.
   cisto epidermoide. *Ver* Cisto epidermoide.
   cisto triquilemal ("sebáceo"), 779-782, 781*f*
   visão geral, 779-780
Cisto endodérmico. *Ver* Cisto neuroentérico
Cisto enterógeno. *Ver* Cisto neuroentérico.
Cisto ependimário, 811-812
   aspecto clínico, 811
   diagnóstico diferencial, 812
   imagem, 811*f*-812*f*, 812
   patologia, 811, 811*f*
   terminologia, 811
   *versus* cavum do septo pelúcido e *vergae*, 1019
   *versus* cistos do plexo coroide, 807
   *versus* cistos neurogliais, 804
Cisto epidérmico, associado à síndrome de nevos de células basais, 1171
Cisto epidermoide, 786-787
   aspectos clínicos, 787-788
   diagnóstico diferencial, 788
   etiologia, 787
   imagem, 788, 786-787*f*
   patologia, 787, 787*f*-788*f*
   terminologia, 786-787
   *versus* cavum velum interpositum, 1020
   *versus* cisto aracnoide, 785
   *versus* cisto dermoide, 790
   *versus* cisto pineal, 797-798
   *versus* cisto triquilemal, 782
   *versus* cistos da fenda de Rathke, 705
   *versus* cistos de plexo coroide, 807
   *versus* cistos ependimários, 812
   *versus* cistos neuroentéricos, 793-794
   *versus* cistos neurogliais, 804
   *versus* craniofaringeoma, 717
   *versus* ecchordosis physaliphora, 744
   *versus* histiocitose de células de Langerhans, 669-670
   *versus* schwannoma vestibular, 636-637
Cisto extra-axial, 779-780*t*, 782-785
   cisto da fissura coroide, 786, 786*f*
      *versus* epilepsia associada à esclerose temporal mesial, 944
   cisto de aracnoide. *Ver* Cisto de aracnoide.
   cisto dermoide. *Ver* Cisto dermoide.
   cisto epidermoide. *Ver* Cisto epidermoide.
   cisto não neoplásico associado a tumores, 797-799, 798-799*f*
   cisto neuroentérico. *Ver* Cisto neuroentérico.

cisto pineal, 794-798, 795-798f
  diagnóstico diferencial, 796-798
  versus pineocitoma, 550-551
  classificação e graduação, 457
  definição, 782
  visão geral, 779-780t, 782
Cisto gastrogênico. Ver Cisto neuroentérico
Cisto germinolítico, versus cisto neuroglial, 804
Cisto infeccioso, versus espaços perivascular aumentado, 802
Cisto inflamatório
  versus cisto da fenda de Rathke, 705
  versus cisto neuroglial, 804
Cisto intracraniano
  intraventricular. Ver Cistos intraventricular.
Cisto intraventricular, 805-812
  cistos de plexo coroide, 805-807, 808f
  classificação e graduação, 457
Cisto leptomeníngeo
  pós-traumática, 14
  versus histiocitose das células de Langerhans, 669-670
Cisto meníngeo. Ver Cisto de aracnoide.
Cisto neoplásico, versus cistos neurogliais, 804
Cisto neuroepiteliais. Ver Cistos neurogliais
Cisto neuroglial, 803-804
  diagnóstico diferencial, 804
  imagem, 803f, 803-804
  patologia, 803, 803f
  versus hidatidose, 361
Cisto neuroentérico, 791-795
  aspectos clínicos, 792-793
  diagnóstico diferencial, 793-795, 794-795f
  etiologia, 791
  imagem, 792-794, 793-794f
  patologia, 791-793, 792-793f
  versus cisto de aracnoide, 786
  versus cisto epidermoide, 788
  versus ecchordosis physaliphora, 744
Cisto ósseo aneurismático, 740-741, 740f-741f
Cisto parafisário. Ver Cisto coloide.
Cisto parasitário, versus cisto epidermoide, 788
Cisto parenquimatoso, 799-805
  cisto porencefálico. Ver Cisto porencefálico.
  intra-axial, classificação e graduação, 457
  neuroglial, 803-804
    diagnóstico diferencial, 804
    imagem, 803f, 803-804
    versus hidatidose, 361
  remanescente do sulco hipocampal, 802, 802f
    diagnóstico diferencial, 802
    versus epilepsia relacionada à esclerose temporal mesial, 944
Cisto periapical (radicular), versus tumor odontogênico queratocístico múltiplo, 1172
Cisto porencefálico, 804-805
  aspectos clínicos, 805
  diagnóstico diferencial, 805
  etiologia, 804
  imagem, 804f, 805
  patologia, 805
  terminologia, 804
  versus cisto de aracnoide, 786
  versus cistos neurogliais, 804
  versus hidatidose, 361
  versus infartos cerebrais crônicos, 198
Cisto triquilemal ("sebáceo"), 779-782, 781f
Cisto, não neoplásico, 779-812
  cisto do escalpo
    cisto triquilemal ("sebáceo"), 779-782, 781f
    visão geral, 779-780

cisto extra-axial, 779-780t, 782-785
  cisto da fissura coroide, 786, 786f
  cisto não neoplásicos associados a tumor, 797-799, 798-799f
  definição, 782
cisto intraventricular, 805-812
  cisto coloide. Ver Cisto coloide.
  cisto do plexo coroide, 805-807, 808f
  cisto ependimário, 811-812, 811f-812f
cisto parenquimatoso, 799-805
  remanescente do sulco hipocampal, 802, 802f
    diagnóstico diferencial, 802
    versus epilepsia associada à esclerose mesial temporal, 944
classificação, 779
quatro questões-chave baseadas em anatomia, 779
Citrulinemia, 909
Classificação da OMS dos Tumores do Sistema Nervoso Central, 449
Classificação de Zambraski, malformação cavernomatosa cerebral, 165, 165f-166f
Cloromas, 675
Coagulação intravascular disseminada, como forma de microangiopatia trombótica, 287-288
Coagulopatia
  iatrogênica, na etiologia de hemorragia intracraniana espontânea, 99
  versus hemorragia intracraniana hipertensiva, 104
Cocaína, encefalopatia relacionada a, 843-844, 843f-844f
Coccidioidomicose, 350. Ver também Infecções fúngicas.
Coleção subdural
  versus empiemas, 326
  versus hematoma subdural crônico/misto, 31
Coma hipoglicêmico, agudo, versus esclerose lateral amiotrófica, 1001
Coma, devido à overdose de drogas, versus morte cerebral, 68
Comissuras
  anatomia da região pineal, 546-547
  anatomia macroscópica e por imagem normais, 1094-1095
    comissura anterior, 1095, 1095f
    comissura hipocampal, 1095
    corpo caloso, 1094f, 1094-1095
  comissura habenular, 546-547
  comissura posterior, 546-547
  conexão das cruras por, 546-547
  desenvolvimento normal, 1093-1094
Complexo agiria-paquigiria, 1109-1110
Complexo da esclerose tuberosa, 1154-1161
  aspectos clínicos, 1156-1158
  diagnóstico clínico, 1156f, 1157
  diagnóstico diferencial, 1160-1161
  etiologia, 1154-1155
  fossa posterior, versus gangliocitoma cerebelar displásico, 538-539
  genética, 1154-1155
  imagem, 1158-1161
    achados na TC, 1158
    astrocitoma subependimário de células gigantes, 1158, 1160-1161, 1160-1161f
    lesões de substância branca, 1159-1161
    nódulos subependimários, 1157f, 1158, 1159
    túberes corticais, 1157f-1159f, 1158-1159
  patologia, 1155f, 1155-1156
    astrocitoma subependimário de células gigantes, 1156
    lesões de substância branca, 1156
    nódulos subependimários, 1155, 1155f
    túberes corticais, 1155, 1155f
  terminologia, 1154
  visão geral, 1154
  versus displasia cortical focal, 1106
  versus hemimegaloencefalia, 1108-1109
Complexo de Carney, associado com adenoma hipofisário, 706-707

Complexo *IL-1*, poliformofismos do, na etiologia das malformações arteriovenosas, 140
Condromas, meníngeos. *Ver* Tumores mesenquimatosos das meninges, benignos
Condrossarcoma da base do crânio, *versus* cordoma, 743
Confluência dos seios venosos, 221
Contusão cortical, *versus* dano axonal difuso, 40
Contusão e laceração cerebral, 35-37
    aspectos clínicos, 36
    diagnóstico diferencial, 37, 37*f*
    etiologia, 35
    imagem, 36*f*, 36-37
    patologia, 34*f*-35*f*, 35-36
    terminologia, 34*f*, 35
Contusão por deslizamento, 35
Convulsões e doenças relacionadas, 940-948
    amnésia global transitória, 947-948
        diagnóstico diferencial, 948
        imagem, 947-948, 948*f*
        *versus status epilepticus*, 947
    anatomia normal do lobo temporal relacionada. *Ver* Anatomia normal do lobo temporal
    convulsões hipoglicêmicas, *versus* amnésia global transitória, 948
    convulsões prolongadas, *versus* MELAS, 903-904
    do lobo temporal, causas, 530
    esclerose temporal mesial, 942*f*-943*f*, 942-944
    lesão transitória do esplênio do corpo caloso, 947
    *status epilepticus*. *Ver Status epilepticus*.
Convulsões hipoglicêmicas, *versus* amnésia global transitória, 948
Cordoma, 742-743
    aspectos clínicos, 742-743
    clival
        *versus ecchordosis physaliphora*, 744
        *versus* mieloma multiplo, 681
    diagnóstico diferencial, 743
    imagem, 742*f*-743*f*, 743
    patologia, 742, 742*f*
    terminologia, 742
Coriocarcinoma
    intracraniano primário (CCIP), 563-564
    misto com tumores de células germinativas malignos não germinomatosos, 563-564
    patologia, 563-564
Coriomeningite linfocítica, congênita
    etiologia e aspectos clínicos, 309*f*, 309-310
    *versus* infecções TORCH, 304
Coriomeningite, linfocítica congênita
    etiologia e aspectos clínicos, 309*f*, 309-310
    *versus* infecções TORCH, 304
Corpo caloso, anatomia macroscópica e de imagem normais, 1094*f*, 1094-1095
Corpos de Lewy. *Ver também* Demência com corpos de Lewy.
    na demência da doença de Parkinson, 984
    na doença de Alzheimer, 976
    na doença de Parkinson, 984
    no envelhecimento cerebral normal, 967-968
Craniectomia, descompressiva, afundamento do retalho cutâneo devido a, 857
Crânio e dura, imagem do
    nas malformações de Chiari tipo 2, 1077, 1077*f*-1078*f*
    no espectro Dandy-Walker, 1083*f*, 1084
crânio, buracos na, *versus* hemangioma meníngeo, 606
Craniofaringeoma, 712-717
    aspectos clínicos, 713, 715, 717
    classificação e graduação, 456-457
    diagnóstico diferencial, 717
    estadiamento, graduação e classificação, 713

    imagem, 714*f*-717*f*, 715, 717
    patologia, 713, 717
        características microscópicas, 713
        localização, 713, 713*f*, 716*f*, 718-719*f*
        patologia macroscópica, 713, 713*f*-714*f*
        tamanho e número, 713, 716*f*
    terminologia, 712-713
    *versus* adenoma hipofisário, 710
    *versus* cisto coloide, 809
    *versus* cisto da fenda de Rathke, 705
    *versus* cisto dermoide, 790-791
    *versus* glioma cordoide do terceiro ventrículo, 522-523
    *versus* hamartoma hipotalâmico, 703
Craniolacunia (Lückenschädel), nas malformações de Chiari 2, 1077, 1077*f*
Craniossinostose, 1207-1212
    aspectos clínicos, 1207
    associada com disgenesia do corpo caloso, 1098
    etiologia, 1207
    imagem, 1207-1208
    não sindrômica. *Ver* Craniossinostoses, não sindrômicas.
    sindrômicas. *Ver* Craniossinostoses, sindrômicas.
    terminologia, 1207
    visão geral, 1207-1208
Craniossinostoses, não sindrômicas, 1208-1211
    aspectos clínicos, 1209-1210
    classificação, 1208, 1210*f*
    imagem, 1208*f*-1210*f*, 1210-1211
        braquicefalia, 1210, 1210*f*
        escafocefalia, 1208*f*, 1210
        Kleeblattschädel (crânio em trevo de quatro folhas), 1211, 1211*f*
        oxicefalia, 1211
        plagiocefalia, 1210-1211
        trigonocefalia, 1209*f*, 1210
        turricefalia, 1211
    patologia, 1208, 1210*f*
    sumário, 1209, 1211
    terminologia e etiologia, 1208
Craniossinostoses, sindrômica, 1212
    síndrome de Apert, 1212
    síndrome de Carpenter, 1212
    síndrome de Greig, 1212
    síndrome de Pfeiffer, 1212
    síndrome de Saethrechotzen, 1212
    síndrome de Waardenburg, 1212
Criança
    astrocitomas na, 461
    hemorragia intracraniana espontânea na. *Ver* Hemorragia intracraniana, espontânea
    lesão hipóxico-isquêmica na. *Ver* Lesão hipóxico-isquêmica
    origem das metástases do SNC, 752
Criptococose, relacionado ao HIV/Aids, 389-392, 389-392f. *Ver também* Infecções fúngicas.
Crise hipertensiva, aguda. *Ver* Hipertensão, maligna.
Critérios de Nova Orleans (NOC), para adequada avaliação por imagem no trauma craniano, 5-6
Critérios do ACR (American College of Radiology), para indicação adequada de imagem no trauma craniano, 5
*Cutis marmorata* telangiectasia congênita, *versus* Síndrome de Sturge-Weber, 1186
CW. *Ver* Polígono de Willis.

# D

Dano axonal difuso, 37-40
    aspectos clínicos, 38-39
    diagnóstico diferencial, 40
    estadiamento, graduação e classificação, 38

etiologia, 38
imagem, 39-40, 39f-40f
patologia, 38, 38f-39f
terminologia, 37
*versus* contusões e lacerações cerebrais, 37
*versus* dano vascular difuso, 41-42
*versus* múltiplos infartos secundários à embolia gordurosa, 202
Dano axonal traumático por cisalhamento. *Ver* Dano axonal difuso
Dano vascular difuso, 40-42
    aspectos clínicos, 41
    diagnóstico diferencial, 42
    etiologia, 41
    imagem, 41f, 41-42
    patologia, 41, 41f
    terminologia, 40
    *versus* dano axonal difuso, 40
    *versus* malária, 367
    *versus* múltiplos infartos secundários à embolia gordurosa, 202-203
Decifiência de vitamina B12, *versus* demência vascular, 979
Defeito da base do crânio, sem fístula liquórica, *versus* fístula liquórica, 1045
Defeitos cirúrgicos
    metástases cranianas e durais, 764-765
    *versus* histiocitose das células de Langerhans, 669-670
Deficiência de aspartoaciclase. *Ver* Doença de Canavan
Deficiência de ornitina transcarbamilase, 909
Deficiência de proteína S, *versus* CADASIL, 277
Degeneração cerebelar, paraneoplásica, 774-775
Degeneração corticobasal, 986-987
    aspectos clínicos, 987
    diagnóstico diferencial, 987, 987f
    imagem, 987, 987f
    patologia, 987
    terminologia e etiologia, 986-987
    *versus* atrofia cortical posterior, 991
    *versus* atrofia de múltiplos sistemas, 997
    *versus* doença de Alzheimer, 976
    *versus* doença de Huntington, 891-892
    *versus* paralisia supranuclear progressiva, 999
Degeneração espinocerebelar com ataxia progressiva, herdada, *versus* ataxia-teleangiectasia, 1194
Degeneração espinocerebelar herdada com ataxia progressiva, *versus* ataxia-telangiectasia, 1194
Degeneração espongiforme do SNC. *Ver* Doença de Canavan.
Degeneração lobar frontotemporal
    definição, 980
    *versus* degeneração corticobasal, 987
    *versus* demências vasculares, 979
    *versus* doença de Alzheimer, 976
    *versus* doença de Creutzfeldt-Jakob, 990
    *versus* paralisia supranuclear progressiva, 999
Degeneração olivar, hipertrófica, 1003, 1005-1006
    diagnóstico diferencial, 1006
    e anatomia do bulbo e triângulo de Guillain-Mollaret, 1003, 1005f
    etiologia e patologia, 1003, 1005
    imagem, 1005-1006, 1006f-1007f
Degeneração walleriana, 1001-1003
    aspectos clínicos, 1002
    diagnóstico diferencial, 1002-1003
    etiologia e patologia, 1001-1002
    imagem, 1002, 1002f-1004f
    *versus* esclerose lateral amiotrófica, 1001
Demência com corpos de Lewy, 984-986
    aspectos clínicos, 985
    diagnóstico diferencial, 986
    etiologia, 985
    imagem, 985-986, 986f

patologia, 985, 985f
terminologia, 984
*versus* atrofia cortical posterior, 991
*versus* degeneração corticobasal, 987
*versus* demência na doença de Parkinson, 995
*versus* demência vascular, 979
*versus* doença de Alzheimer, 976
Demência da doença de Parkinson
    corpos de Lewy na, 984
    *versus* demência com corpos de Lewy, 986
Demência multi-infarto ("vascular"). *Ver* Demência vascular.
Demência pugilística. *Ver* Encefalopatia, traumática crônica
Demência semântica, como subtipo de demência frontotemporal, 982
Demência senil do tipo Alzheimer. *Ver* Doença de Alzheimer
Demência vascular, 977-980
    aspectos clínicos, 977-978
    diagnóstico diferencial, 979
    etiologia, 977
    imagem, 978f-980f, 978-979
    patologia, 977, 977f
    *versus* demências frontotemporais, 984
    *versus* doença de Alzheimer, 976
    *versus* hidrocefalia de pressão normal, 1035
    *versus* síndrome antifosfolipídeo, 282
Demências frontotemporais, 980-984
    aspectos clínicos, 982
    diagnóstico diferencial, 984
    estadiamento, graduação e classificação, 981
    etiologia, 981
    genética, 981
    imagem, 982-983, 982f-983f
    patologia, 981, 981f
    subtipos clínicos, 982
    variante comportamental, 982
    *versus* doença de Huntington, 891-892
Demências, 971-991. *Ver também* Cérebro, envelhecimento normal; Doenças cerebrais degenerativas
Dengue, 375
Deposição de ferro, na imagem do cérebro com envelhecimento normal, 969-970
Derivações liquóricas e complicações, 1038-1043
    complicações gerais, 1042-1043, 1042-1043f
    custos e morbidade, 1040-1042
    falha de válvulas programáveis, 1040-1043
    falha mecânica, 1040-1042, 1040-1042f
    imagem, 1040-1042
    síndrome do ventrículo em fenda, 1041f, 1042-1043
Descolamento da coroide, 769-770
Descolamento de retina, 769-770
Desenvolvimento cortical, malformações do. *Ver* Malformações do desenvolvimento cortical.
Desenvolvimento do mesencéfalo e rombencéfalo, 1059
Diabetes insípido, na hipofisite linfocítica, 720-721, 722-723f
Diabetes, 929-930
    tipo 1, 929
    tipo 2, 930
Diencéfalo, formação do, 1056, 1057f
Dificuldades técnicas nos exames de imagem, *versus* morte cerebral, 68
Dinâmica do LCS, alterada, na malformação de Chiari 1, 1071
Discrasias hemorrágicas, *versus* trauma não acidental (maus-tratos infantis), 47
Disfunção cognitiva, leve, antes da doença de Alzheimer, 971
Disfunção hipofisária, pós-traumática, 72-73, 73f
Disfunção hipotálamo-hipofisária, 72
Disgenesia tireoidiana, na etiologia do hipotireoidismo congênito, 933
Disgerminomas. *Ver* Germinoma.

Dis-hormonogênese, na etiologia de hipotireoidismo congênito, 933
Disostose craniana. *Ver* Craniossinostoses.
Displasia cemental, periapical, *versus* displasia fibrosa, 736
Displasia cemeto-óssea, focal, *versus* displasia fibrosa, 736
Displasia cerebelar
    disgenesia do corpo caloso associada com, 1098
    não classificada, 1089, 1090f
Displasia cortical
    cerebelar, *versus* gangliocitoma cerebelar displásico, 537-539
    *versus* epilepsia na esclerose mesial temporal, 944
    *versus* gangliocitoma, 536
Displasia cortical focal, 1103-1106
    aspectos clínicos, 1104-1105
    classificação, 1103-1104
    diagnóstico diferencial, 1106
    etiologia, 1104
    imagem, 1104f-1105f, 1105
        assinatura na "RM transmanto", 1104f, 1105
    patologia, 1104, 1104f
    terminologia, 1103-1104
    visão geral, 1103
    *versus* complexo da esclerose tuberosa, 1160-1161
    *versus* polimicrogiria, 1119
    *versus* tumor neuroepitelial disembrioplásico, 532-533
Displasia dural, imagem, na neurofibromatose tipo 1, 1147, 1147f
Displasia fibrocartilaginosa. *Ver* Displasia fibrosa.
Displasia fibromuscular, 263-265
    aspectos clínicos, 263-264
    diagnóstico diferencial, 265
    estadiamento, graduação e classificação, 263f, 263-264
    etiologia, 263
    fibrodisplasia adventícia (periarterial), 263-264
    fibrodisplasia da camada média, 263-264
    fibrodisplasia intimal, 263-264
    imagem, 263f-264f, 265
    na etiologia do aneurisma sacular, 122
    patologia, 263f, 263-264
    terminologia, 263
    *versus* ateroesclerose extracraniana, 259
    *versus* dissecção, 266-267
Displasia fibrosa, 733-737
    aspectos clínicos, 734-735
    diagnóstico diferencial, 736, 737
    etiologia, 733
    imagem, 735f, 735-736, 737
    patologia, 733-734, 734f
    poliostótica. *Ver* Síndrome de McCune-Albright.
    terminologia, 733
    *versus* doença de Paget, 739
Displasia frontonasal, associada à disgenesia do corpo caloso, 1098
Displasia lobar, 1114-1115
Displasia óssea, evidente, *versus* displasia fibrosa, 736
Displasia septo-óptica, 1134-1135
    aspectos clínicos, 1135
    diagnóstico diferencial, 1135
    etiologia, 1135
    imagem, 1135, 1134f
    terminologia e patologia, 1134, 1134f
    *versus* holoprosencefalia lobar, 1129
Dissecção, 265-269
    aspectos clínicos, 266
    diagnóstico diferencial, 266-267, 269
    espontânea, displasia fibromuscular, 265
    etiologia/patogênese, 265
    imagem, 266-267, 266-269f
    intracraniana, *versus* doença esteno-oclusiva intracraniana, 261
    patologia, 265-266

terminologia, 265, 266f
*versus* ateroesclerose extracraniana, 259
Distrofia muscular, congênita, 881-882f, 882-884. *Ver também* Malformações em pedra de calçamento e distrofias musculares congênitas
Distrofia neuroaxonal infantil, 888-889
Divertículo atrial medial, 1030, 1030f
DNET. *Ver* Tumor neuroepitelial disembrioplásico (DNET).
Doença cardioembólica, na etiologia do acidente vascular cerebral, 184-185
Doença da arranhadura do gato, *versus* linfadenite cervical não tuberculosa, 349
Doença da substância branca evanescente, 878-881
    aspectos clínicos, 878-881
    como forma de leucoencefalopatia de Cree, 878-879f, 878-881
    diagnóstico diferencial, 879-881
    etiologia e patologia, 878-879
    imagem, 878-879f, 879-881
    *versus* leucodistrofia globoide, 878-879
    *versus* leucodistrofia metacromática, 873
Doença da urina do xarope de bordo, 879-882, 879-880f
Doença de "Bronze" Schilder. *Ver* Adrenoleucodistrofia ligada ao X
Doença de Alexander, 898-901
    aspectos clínicos, 899-901
    diagnóstico diferencial, 899-901
    etiologia, 898-899
    imagem, 899-901, 900f
    patologia, 898-901
    terminologia, 898-899
    *versus* doença da substância branca evanescente, 879-881
    *versus* doença de Canavan, 897-899
    *versus* leucodistrofia megaloencefálica com cistos subcorticais, 884-885
Doença de Alzheimer, 971-976
    aspectos clínicos, 974-975
    diagnóstico diferencial, 976
    doença assintomática/pré-clínica, 971
    estadiamento, graduação e classificação, 972, 974
    etiologia e genética, 972
    imagem, 975-976
        achados na RM, 973f-975f, 975-976
        achados na TC, 972f, 975
        neuroimagem funcional, 976
    patologia, 972, 972f, 974
    sumário, 976
    terminologia, 971
    *versus* demência com corpos de Lewy, 986
    *versus* demência vascular, 979
    *versus* demências frontotemporais, 984
    *versus* doença de Creutzfeldt-Jakob, 990
    *versus* hidrocefalia de pressão normal, 1035
Doença de Behçet, 278-279, 279f
Doença de Bourneville/Bourneville-Pringle. *Ver* Complexo da esclerose tuberosa.
Doença de Canavan, 896-899
    aspectos clínicos, 897-898
    diagnóstico diferencial, 897-899
    etiologia, 897-898
    imagem, 897-898, 898-899f
    patologia, 897-898
    terminologia, 897-898
    *versus* doença de Alexander, 899-901
    *versus* leucodistrofia megaloencefálica com cistos subcorticais, 884-885
Doença de Canavan-van Bogaert-Bertrand. *Ver* Doença de Canavan
Doença de Creutzfeldt-Jakob, 987-990
    aspectos clínicos, 989
    diagnóstico diferencial, 990

epidemiologia e demografia, 988-989
etiologia, 988
imagem, 988*f*-990*f*, 989-990
patologia, 988, 988*f*
sumário, 990
terminologia, 987-988
tipos de, 988
variante occipital (Heidenhain), *versus* atrofia cortical posterior, 991
*versus* intoxicação por monóxido de carbono, 849
Doença de Erdheim-Chester, 670-674, 671-672*f*
Doença de Fabry, 910-911, 910*f*-911*f*
Doença de Fahr, 948, 950-952
aspectos clínicos, 950
diagnóstico diferencial, 951-952
etiologia, 950
imagem, 949*f*-951*f*, 950-951
patologia, 950
terminologia, 948, 950
*versus* doença de Fabry, 911
Doença de Gerstmann-Sträussler-Schenker, *versus* doença de Creutzfeldt-Jakob, 990
Doença de Graves, 935, 936
Doença de Hallervorden-Spatz. *Ver* PKAN (neurodegeneração associada à pantotenato-quinase)
Doença de Huntington, 889-892
aspectos clínicos, 890-891
diagnóstico diferencial, 890-892
imagem, 890-891, 890-891*f*
patologia, 889-891, 890-891*f*
terminologia e etiologia, 889-890
Doença de Krabbe. *Ver* Leucodistrofia, células globoides (doença de Krabbe)
Doença de Leigh, 902-903
diagnóstico diferencial, 902-903
imagem, 902-903, 903-904*f*
patologia e aspectos clínicos, 902-903
terminologia e etiologia, 902-903
*versus* doença de Wilson, 892-894
*versus* intoxicação por monóxico de carbono, 849
*versus* intoxicação por organofosforados, 850
*versus* MELAS, 903-904
Doença de Lhermitte-Duclos. *Ver também* Gangliocitoma cerebelar displásico
associada com síndrome de Cowden, 536
*versus* meduloblastoma clássico, 572
*versus* síndrome de Cowden, 1169
Doença de Lou Gehrig. *Ver* Esclerose lateral amiotrófica
Doença de Lyme, 370-372
aspectos clínicos, 370-371
diagnóstico diferencial, 372
etiologia, 370
imagem, 370*f*-371*f*, 371-372
infiltração de nervos cranianos devido a, *versus* polineuropatia desmielinizante inflamatória crônica, 443
patologia, 371
terminologia, 370
*versus* esclerose múltipla, 420
*versus* lúpus eritematoso sistêmico, 281
*versus* metástases perineurais, 770-771
*versus* síndrome de Susac, 429-430
Doença de Marburg, 420*f*, 421
Doença de Marchiafava-Bignami, 837-839
aspectos clínicos, 838
diagnóstico diferencial, 839
etiologia e patologia, 837*f*, 838
imagem, 833*f*, 837*f*-838*f*, 839

Doença de Menkes
etiologia e patologia, 892-894
imagem, 892-894, 892-894*f*
Doença de Minamata, 853-854
Doença de moya-moya, 273-276, 274*f*-275*f*
Doença de Olliver
tumores mesenquimais benignos das meninges associados com, 603
*versus* síndrome de Proteus, 1177
Doença de Paget, 737-740
aspectos clínicos, 738-739
associada com tumor de células gigantes, 739
diagnóstico diferencial, 739-740
etiologia e genética, 737
imagem, 737*f*-739*f*, 739
patologia, 736*f*, 738
transformação maligna para osteossarcoma, 739
*versus* displasia fibrosa, 736
Doença de Parkinson, 992-995
aspectos clínicos, 994-995
corpos de Lewy na, 984
diagnóstico diferencial, 995
estadiamento, graduação e classificação, 993
etiologia, 993
genética, 993
imagem, 994*f*, 1006
opções de tratamento, 994-995
patologia, 993, 993*f*
terminologia, 992-993
*versus* atrofia de múltiplos sistemas, 997
Doença de Pelizaeus-Merzbacher, 885-887
aceruloplasminemia, 888-889
aspectos clínicos, 886-887
diagnóstico diferencial, 886-887
distrofia neuroaxonal infantil, 888-889
formas de, 885-886
imagem, 885-886*f*, 886-887
neuroferritinopatia, 887-889
patologia, 885-887
terminologia e etiologia, 885-886
*versus* doença de Canavan, 898-899
*versus* leucodistrofia metacromática, 873
Doença de pequenos vasos, na etiologia do acidente vascular cerebral, 184-185
Doença de Pick, 980. *Ver também* Demências frontotemporais
Doença de Rosai-Dorfman, 669-671, 670-671*f*
Doença de Sandhoff. *Ver* Gangliosidoses, forma GM2
Doença de Schilder, 421-422, 422*f*
Doença de Tay-Sachs. *Ver* Gangliosidoses, forma GM1
Doença de von Hippel-Lindau, 1160-1166
aspectos clínicos, 1163-1166
diagnóstico diferencial, 1166
etiologia e genética, 1161-1162
imagem, 1164-1166
hemangioblastomas, 1163-1166*f*, 1164-1166
hemangioblastomas retinianos, 1164-1166*f*, 1166
sumário, 1166
tumores do saco endolinfático, 1165*f*, 1166
múltiplos hemangioblastomas associados com, 612
patologia, 1161-1164
hemangioblastomas, 1161-1163
hemangioblastomas retinianos, 1162-1163
sumário, 1163-1164
tumores do saco endolinfático, 1162-1163
recomendações de vigilância, 1164-1166
terminologia, 1160-1161, 1161-1162*f*
Doença de Weston Hurst. *Ver* Leucoencefalite, hemorrágica aguda.

Doença de Whipple, SNC, 374-375
  diagnóstico diferencial, 375
  imagem, 374f, 375
  patologia, 374, 374f
Doença de Wilson, 891-894
  aspectos clínicos, 891-892, 892-894f
  diagnóstico diferencial, 892-894
  etiologia, 891-892
  imagem, 891-892, 892-894f
  patologia, 891-892, 892-894f
  *versus* doença de Huntington, 891-892
  *versus* doença de Leigh, 902-903
  *versus* intoxicação por metanol, 841
  *versus* intoxicação por monóxido de carbono, 849
  *versus* intoxicação por organofosforados, 850
  *versus* síndrome de desmielinização osmótica, 959
Doença do anticorpo contra o complexo do canal de potássio voltagem-dependente, 773-774f, 774-775
Doença do neurônio motor. *Ver* Esclerose lateral amiotrófica.
Doença esteno-oclusiva. *Ver* Doença esteno-oclusiva intracraniana
Doença fibrocística óssea, generalizada. *Ver* Displasia fibrosa.
Doença hidática. *Ver* Hidatidose
Doença inflamatória sistêmica, *versus* doença de Behçet, 279
Doença intracraniana esteno-oclusiva, 260-261
    diagnóstico diferencial, 261
    estenoses em "tandem" na, 261
    imagem, 259f-260f, 261
    *versus* doença de moya-moya, 275
Doença microvascular de pequenos vasos, *versus* metástases parenquimatosas, 761
Doença microvascular, *versus* infartos lacunares, 204-205
Doença renal policística autossômica dominante, na etiologia de aneurisma sacular, 122
Doença vascular ateroesclerótica, definição, 249
Doença vascular não ateromatosa, 263-290
    CADASIL. *Ver* CADASIL.
    displasia fibromuscular. *Ver* Displasia fibromuscular
    dissecção. *Ver* Dissecção
    doença amiloide cerebral. *Ver* Angiopatia amiloide cerebral
    doença de Behçet, 278-279, 279f
    doença de moya-moya, 273-276, 274f-275f
    doença falciforme. *Ver* Doença falciforme
    lúpus eritematoso sistêmico. *Ver* Lúpus eritematoso sistêmico
    microangiopatias trombóticas. *Ver* Microangiopatias trombóticas
    outras macro e microvasculopatias, 263-290
    síndrome antifosfolipídeo. *Ver* Síndrome antifosfolipídeo
    síndromes de vasoconstrição, 269-270, 270f
    vasculites. *Ver* Vasculites.
Doenças associadas à hiperglicemia, 929-931
    diabetes, 929-930
    hemicoreia-hemibalismo induzido por hiperglicemia, 931
    hiperglicemia não cetótica, *versus* encefalopatia bilirrubínica, 956
Doenças autoimunes, linfoma primário do SNC associado com, 652
Doenças cerebrais degenerativas, 991-1008
  anatomia macroscópica, 992, 992f
  anatomia por imagem, 992
  atrofia de múltiplos sistemas. *Ver* Atrofia de múltiplos sistemas
  degeneração olivar hipertrófica, 1003, 1005-1006, 1005f-1007f
  degeneração Walleriana, 1001-1003, 1002f-1004f
    diagnóstico diferencial, 1002-1003
    *versus* esclerose lateral amiotrófica, 1001
  doença de Parkinson. *Ver* Doença de Parkinson.
  e sistema dopaminérgico estriatonigral, 818, 991
  esclerose lateral amiotrófica, 999-1001, 1000f
    diagnóstico diferencial, 1001
    *versus* degeneração Walleriana, 1002-1003

  hemiatrofia cerebral (síndrome de Dyke-Davidoff-Masson), 1007, 1008f
  normal relacionada à idade, *versus* doença de Alzheimer, 976
  paralisia supranuclear progressiva. *Ver* Paralisia supranuclear, progressiva
  visão geral, 828-829
Doenças da biogênese peroxissomal, 899-903
  abordagem baseada em organelas para a classificação, 870
  aspectos clínicos, 901-903
  diagnóstico diferencial, 902-903
  etiologia, 901-902
  imagem, 902-903
  patologia, 901-902, 901-902f
  subtipos
    adrenoleucodistrofia associada ao X. *Ver* Adrenoleucodistrofia associada ao X
    adrenomieloneuropatia, 874
    doença de Refsum, 870, 901-902
    síndrome de Zellweger, 901-902
  terminologia, 901-902
Doenças da glicose, 925-931
  diabetes, 929-930
  doenças associadas à hiperglicemia, 929-931
  encefalopatia hipoglicêmica, pediátrica/adulto, 924f, 925-926, 926f
  glicose e o cérebro, 925
  hemibalismo-hemicoreia induzidos por hiperglicemia, 931
  hipoglicemia, neonal/infantil, 926-927, 926-928f, 929
  lesão cerebral por hiperglicemia aguda, 930-931
  lesão cerebral por hiperglicemia crônica, 930
Doenças da paratireoide, 936-940
  doenças relacionadas ao hipoparatireoidismo. *Ver* Doenças relacionadas ao hipoparatireoidismo
  hiperparatireoidismo
    primário, 937, 937f, 939
    secundário, 937f-32f, 939
  sumário, 940
  *versus* doença de Fahr, 951
Doenças da substância branca periventricular. *Ver* Doenças herdadas da substância branca, predominantemente periventriculares
Doenças da tireoide, 932-936
  doenças relacionadas ao hipotireoidismo adquirido, 934-935
    encefalopatia de Hashimoto, 935
    hiperplasia hipofisária, 934-935
  hipertireoidismo, 935-936
    e osteodistrofia renal, *versus* displasia fibrosa, 736
  hipotireoidismo congênito, 932-934
Doenças de acúmulo cerebral de ferro. *Ver* Doenças relacionadas ao acúmulo cerebral de ferro
Doenças desmielinizantes, 409-437
  abordagem das, 299, 299f
  desmielinização pós-infecciosa/pós-vacinação, 429-437
    encefalomielite disseminada aguda. *Ver* Encefalomielite disseminada, aguda
    leucoencefalite hemorrágica aguda. *Ver* Leucoencefalite, hemorrágica aguda
  esclerose múltipla. *Ver* Esclerose múltipla.
  neuromielite óptica, 424-426f, 424-427
  polineuropatia inflamatória crônica desmielinizante, 443, 444f
  polineuropatia intersticial desmielinizante crônica, *versus* metástases perineurais, 770-771
  síndrome de Susac. *Ver* Síndrome de Susac
  "tumefativa", *versus* glioblastoma multiforme, 489
  variantes da esclerose múltipla, 421-423
    doença de Marburg, 420f, 421
    doença de Schilder, 421-422, 422f
    esclerose concêntrica de Balo, 422-423, 423f

versus abscesso, 321
versus arterioesclerose, 261-262
versus astrocitoma pilocítico, 466
versus degeneração livar hipertrófica, 1006
versus displasia focal cortical, 1106
versus esclerose lateral amiotrófica, 1001
versus gliomas pontinos intrínsecos difusos, 477
versus *gliomatose cerebral*, 496
versus linfoma (angiocêntrico) intravascular, 660-661
versus neurofibromatose tipo 1, 1149
versus síndrome de desmielinização osmótica, 959
Doenças do ciclo da ureia/amônia, 909
    abordagem metabólica para classificação, 870-871
    diagnóstico diferencial, 909
    imagem, 908*f*, 909
    subtipos, 909
Doenças do metabolismo do cobre, 891-894
    abordagem metabólica para a classificação, 871
    doença de Menkes, 892-894
    doença de Wilson. *Ver* Doença de Wilson.
Doenças endocrinológicas, versus doença de Fabry, 911
Doenças falciforme, 272-273
    aspectos clínicos, 273
    etiologia e patologia, 272-273
    imagem, 273, 273*f*
    versus doença de moya-moya, 276
Doenças herdadas da substância branca e cinzenta. *Ver* Doenças metabólicas herdadas da substância branca e cinzenta.
Doenças herdadas da substância branca, predominância subcortical, 882-885
    doenças hipomielinizantes, 884-887, 885-886*f*
        doença de Pelizaeus-Merzbacher. *Ver* Doença de Pelizaeus-Merzbacher
        síndrome 4H, 884-885*f*, 885-886
    leucodistrofia megaloencefálica. *Ver* Leucodistrofia, megaloencefálica, com cistos subcorticais
Doenças herdadas da substância branca, predominantemente periventriculares, 871-884
    adrenoleucodistrofia associada ao X, 873-877, 874*f*-877*f*
    distrofia muscular congênita, 881-882*f*, 882-884
    doença da substância branca evanescente. *Ver* Doença da substância branca evanescente.
    doença da urina do xarope de bordo, 879-882, 879-880*f*
    fenilcetonúria, 879-881, 879-881*f*
    hiper-homocisteinemia, 881-882*f*, 881-884
    incluindo principais doenças metabólicas herdadas, 871
    leucodistrofia de células globoides (doença de Krabbe). *Ver* Leucodistrofia, de células globoides (doença de Krabbe).
    leucodistrofia metacromática, 872-873
        diagnóstico diferencial, 893
        imagem, 872-873, 872*f*-873*f*
        versus leucodistrofia globoide, 878-879
Doenças herdadas da substância cinzenta, 886-897
    córtex predominantemente afetado, 892-895
        lipofuscinose ceroide neuronal, 892-895
        síndrome de Rett, 894-895, 894-895*f*
    núcleos da base predominante afetados, 886-894
        doença de Huntington, 889-892, 890-891*f*
        doenças cerebrais por acúmulo de ferro, 886-890
        doenças do metabolismo do cobre, 891-894, 892-894*f*
        síndromes de deficiência de creatina, 889-890, 889-890*f*
Doenças hipomielinizantes, 884-887, 885-886*f*
    critérios de imagem para o diagnóstico, 884-886, 885-886*f*
    de etiologia desconhecida, 884-885
    doença de Pelizaeus-Merzbacher. *Ver* Doença de Pelizaeus-Merzbacher
    mais comuns, menos comuns, tipos raros, 885-886

    síndrome 4H, 884-885*f*, 885-886
    visão geral, 884-885
Doenças inflamatórias, 438-444
    abordagem da, 299, 299*f*
    neurossarcoidose. *Ver* Neurossarcoidose.
    polineuropatia inflamatória crônica desmielinizante, 443, 444*f*
    pseudotumores inflamatórios idiopáticos. *Ver* Pseudotumor inflamatório, idiopático.
    versus esclerose lateral amiotrófica, 1001
    versus trombose/tromboflebite do seio cavernoso, 240
Doenças linfoproliferativas pós-transplante, 662-664
    aspectos clínicos, 663-664
    diagnóstico diferencial, 664
    imagem, 663*f*, 664
    patologia, 663
    versus linfoma primário do SNC, 658
Doenças lisossomais, abordagem para classificação baseada nas organelas, 870
Doenças metabólicas e sistêmicas, adquiridas, 915-962
    convulsões e doenças relacionadas, 940-948
        amnésia global transitória. *Ver* Amnésia, global transitória.
        anatomia normal do lobo temporal, 940-942
        epilepsia associada com esclerose temporal mesial, 942*f*-943*f*, 942-944
        lesões transitórias do esplênio do corpo caloso, 947
        *status epilepticus*. *Ver* Status epilepticus.
    doenças da glicose, 925-931
        diabetes, 929-930
        doenças associadas a hiperglicemia, 929-931
        encefalopatia hipoglicêmica, pediátrica/adulto, 924*f*, 925-926, 926*f*
        hemicorea-hemibalismo induzido por hiperglicemia, 931
        hipoglicemia, neonatal/no lactente, 926-927, 926-928*f*, 929
        lesão cerebral aguda hiperglicêmica, 930-931
        lesão cerebral hiperglicêmica crônica, 930
    doenças da tireoide, 932-936
        doenças adquiridas associadas com hipotireoidismo, 934-935
        e osteodistrofia renal, versus displasia fibrosa, 736
        hipertireoidismo, 935-936
        hipotireoidismo congênito, 932-934
    doenças das paratireoides. *Ver* Doenças das paratireoides.
    encefalopatias hipertensivas, 915-924
        encefalopatia hipertensiva aguda. *Ver* Encefalopatia hipertensiva, aguda.
        encefalopatia hipertensiva crônica. *Ver* Encefalopatia hipertensiva, crônica.
        hipertensão maligna. *Ver* Hipertensão, maligna.
        síndrome de encefalopatia posterior reversível. *Ver* Síndrome de encefalopatia posterior reversível.
    outras doenças, 948-962
        doença de Fahr. *Ver* Doença de Fahr.
        doenças por sobrecarga de ferro, 961*f*, 961-962
        encefalopatia bilirrubínica, 954*f*-955*f*, 955-956
        encefalopatia hepática, 952*f*, 952-954
        síndrome de desmielinização osmótica, 956-959, 957*f*-960*f*, 961
Doenças metabólicas herdadas da subtância branca e cinzenta, 894-911
    acidemias metilmalônica e propiônica, 909
    doença de Alexander. *Ver* Doença de Alexander.
    doença de Canavan. *Ver* Doença de Canavan.
    doença de Fabry, 910-911, 910*f*-911*f*
    doenças da biogênese peroxissomal. *Ver* Doenças da biogênese peroxissomal.
    doenças do ciclo da ureia/amônia, 908*f*, 909
    doenças mitocondriais. *Ver* Doenças mitocondriais (doenças do ciclo respiratório).
    gangliosidoses. *Ver* Gangliosidoses.
    mucopolissacaridose. *Ver* Mucopolissacaridoses.

Doenças metabólicas, herdadas, 861-911
   classificação, 869-871
      abordagem baseada em imagem, 871
      abordagem baseada em organelas, 870
      abordagem metabólica, 870-871
      visão geral, 869-870
   indefinição dos limites de substância branca e cinzenta, 894-911
      acidemias metilmalônicas e propiônicas, 909
      doença de Alexander. *Ver* Doença de Alexander.
      doença de Canavan. *Ver* Doença de Canavan.
      doença de Fabry, 910-911, 910*f*-911*f*
      doenças da biogênese perixosomal. *Ver* Doenças da biogênese peroxisomal.
      doenças do ciclo da ureia/amônia, 908*f*, 909
      doenças mitocondriais. *Ver* Doenças mitocondriais (doenças do ciclo respiratório).
      gangliosidoses. *Ver* Gangliosidoses.
      mucopolissacaridoses. *Ver* Mucopolissacaridoses.
   mielinização e desenvolvimento da substância branca. *Ver* Mielinização e desenvolvimento da substância branca.
   predominância da substância branca periventricular, 871-884
      adrenoleucodistrofia associada ao X, 873-877, 874*f*-877*f*
      distrofia muscular congênita, 881-882*f*, 882-884
      doença da substância branca evanescente. *Ver* Doença da substância branca evanescente.
      doença da urina do xarope de bordo, 879-882, 879-880*f*
      fenilcetonúria, 879-881, 879-881*f*
      hiper-homocisteinemia, 881-882*f*, 881-884
      leucodistrofia de células globoides (doença de Krabbe). *Ver* Leucodistrofia, de células globoides (doença de Krabbe).
      leucodistrofia metacromática. *Ver* Leucodistrofia, metacromática.
      principais síndromes desmielinizantes monossintomáticas isoladas, 871
   predominância da substância branca subcortical, 882-885
      doenças hipomielinizantes, 884-887, 885-886*f*
         doença de Pelizaeus-Merzbacher. *Ver* Doença de Pelizaeus-Merzbacher.
         síndrome 4H, 884-885*f*, 885-886
      leucodistrofia megaloencefálica com cistos subcorticais. *Ver* Leucodistrofia, megaloencefálica, com cistos subcorticais.
   substância cinzenta predominantemente indefinida, 886-897
      córtex predominantemente afetado, 892-895
         lipofuscinose ceroide neuronal, 892-895
         síndrome de Rett, 894-895, 894-895*f*
      núcleos da base predominantemente afetados, 886-894
         doença de Huntington, 889-892, 890-891*f*
         doença do metabolismo do cobre, 891-894, 892-894*f*
         doenças por acúmulo cerebral de ferro, 886-890
         síndromes da deficiência de creatina, 889-890, 889-890*f*
   *versus* trauma não acidental (maus-tratos infantis), 47
Doenças metabólicas, tóxicas. *Ver* Doenças tóxicas e metabólicas.
Doenças mitocondriais (doenças do ciclo respiratório), 902-906
   abordagem para classificação baseadas nas organelas, 870
   acidúria glutárica tipo 1, 905-906, 906*f*-907*f*
   acidúria glutárica tipo 2, 906
   doença de Leigh. *Ver* Doença de Leigh
   etiologia, 902-903
      MELAS. *Ver* MELAS.
      MERRF, 905-906
         *versus* MELAS, 903-905
   síndrome de Kearns-Sayre, 904-905, 905-906*f*
   *versus* síndrome de desmielinização osmótica, 959
Doenças priônicas, 987. *Ver também* Doença de Creutzfeldt-Jakob
Doenças relacionadas a amônia. *Ver* Encefalopatia hepática e hiperamonemia, aguda; Doenças do ciclo da ureia/amônia
Doenças relacionadas à sobrecarga de ferro, 961*f*, 961-962

Doenças relacionadas ao acúmulo de ferro, 886-890
   abordagem metabólica para classificação, 871
   PKAN. *Ver* PKAN (neurodegeneração associada a pantotenato-quinase).
Doenças relacionadas ao hipoparatireoidismo
   aspectos clínicos, 939
   hipoparatireoidismo, 939
      calcificações intracranianas na, 939, 940*f*
      *versus* doença de Fahr, 951
   pseudo-hipoparatireoidismo, 939
   pseudo-pseudo-hipoparatireoidismo, 939
   *versus* doença de Fahr, 951
Doenças relacionadas ao hipotireoidismo, adquiridas, 934-935
   encefalopatia de Hashimoto, 935
   hiperplasia hipofisária, 934-935
Doenças relacionadas ao tratamento, 853-857
   alterações cirúrgicas. *Ver* Alterações cirúrgicas.
   efeitos quimioterápicos, 856-857
   lesão por radiação, 853-856, 854-855*f*
Doenças tóxicas e metabólicas, 820-829
   lesões bilaterais nos núcleos da base, diagnóstico diferencial das, 821-823
   lesões do globo pálido, 824-826, 825*f*
   lesões putaminais, 823-824, 824*f*
   lesões talâmicas, 826*f*-827*f*, 826-829
   visão geral, 820-821
Doenças/neoplasias hematológicas, na etiologia de HI espontânea na criança, 96
Dolicoectasia
   vertebrobasilar, *versus* aneurisma fusiforme não aterosclerótico, 135
   *versus* aneurisma aterosclerótico fusiforme, 135
Drenagem venosa colateral, com veias medulares aumentadas na síndrome de Sturge-Weber, *versus* anomalia do desenvolvimento venoso, 159
Drenagem venosa, colateral, *versus* cistos de plexo coroide, 807
Duplicação hipofisária, 699*f*, 700
Dura-máter
   anatomia, 589-590
   camadas da, 589-590
   imagem da, no espectro Dandy-Walker, 1083*f*, 1084
   na anatomia da fossa posterior, 1065-1066
DVD. *Ver* Dano vascular difuso.

# E

*Ecchordosis physaliphora*, 743-744
   diagnóstico diferencial, 744
   imagem, 744, 744*f*
   terminologia, 743, 744*f*
   *versus* cisto neuroentérico, 794-795, 794-795*f*
   *versus* cordoma, 743
Eclâmpsia/pré-eclâmpsia, grave, na etiologia de HI espontânea, 98
"Ecstasy" (MDMA), encefalopatia relacionada ao, 842, 842*f*
Ectasia
   dural, na neurofibromatose tipo 1, 1142-1143
   na aterosclerose intracraniana, 258*f*, 260
   nos aneurismas, 110
   visão geral, 110
   *versus* cisto coloide, 809
Edema cerebral
   pós-traumático, 62, 62*f*-63*f*
   tardio, *versus* morte cerebral, 68
Edema cerebral, difuso
   mimetizando oclusão venosa, 241-242
   *versus* infarto-isquemia cerebral, aguda, 195
Edema de papila, 621
Edema intersticial periventricular, devido à hidrocefalia obstrutiva intraventricular, 1025-1026

Efeitos da quimioterapia, 856-857
Efeitos primários do trauma do SNC. *Ver* Trauma do SNC, efeitos primários
Efeitos secundários do trauma do SNC. *Ver* Trauma do SNC, efeitos secundários e sequelas
Embolia gordurosa, infartos relacionados com, 199, 201-202
    diagnóstico diferencial, 201-202
    imagem, 201, 201*f*
    *versus* malária, 367
Embolia séptica, multifocal
    *versus* metástases parenquimatosas, 758
    *versus* neurocisticercose, 360
Embriologia e abordagem para malformações congênitas, 1055-1061
    desenvolvimento do mesencéfalo e rombencéfalo, 1059
    formação dos hemisférios cerebrais, 1055-1058
Empiema ventricular. *Ver* Ventriculite
Empiemas, 322-327
    aspectos clínicos, 323-326
    como complicação de meningite, 310-311
    diagnóstico diferencial, 326
    etiologia, 322-323
    imagem, 322*f*-325*f*, 326
    patologia, 322*f*, 322-323, 324*f*, 323-325
    subdural, *versus* hematoma subdural misto/crônico, 31
    terminologia, 322-323
Encefalite de Rasmussen, 337-338
    etiologia e aspectos clínicos, 337
    imagem, 336*f*, 337-338
    *versus* hemiatrofia cerebral, 1007
Encefalite do tronco encefálico, *versus* glioma pontino intrínseco difuso, 477
Encefalite herpética, congênita, 306-309, 306-308*f*
Encefalite límbica
    paraneoplásica, 773-774*f*, 774-775
    pós-transplante aguda, *versus* encefalite límbica paraneoplásica, 774-775
    *versus* encefalopatia pelo vírus herpes simples, 332
Encefalite límbica/autoimune, *versus* doença de Whipple, 375
Encefalite pelo herpes simples, 327-332
    aspectos clínicos, 331-332
    diagnóstico diferencial, 331-332
    etiologia, 329
    imagem, 327*f*-329*f*, 331-332
    patologia, 326*f*-327*f*, 329
    terminologia, 327, 329
    visão geral, 327
    *versus* doença de Whipple, 375
    *versus* encefalite límbica paraneoplásica, 774-775
    *versus* encefalopatia pelo HHV-6, 332
    *versus* infecção pelo HIV, 384
    *versus status epilepticus*, 946
Encefalite pelo HIV, 380-384
    aspectos clínicos, 381-383
    diagnóstico diferencial, 384
    etiologia, 380-382
    imagem, 380-383*f*, 384
    patologia, 381-382
    terminologia, 380-381
    *versus* leuoencefalopatia progressiva multifocal relacionada ao HIV/Aids, 397
Encefalite pelo vírus da raiva, 333*f*, 335-336
Encefalite pelo vírus do Oeste do Nilo, 334-336
    etiologia, 334-336
    imagem, 333*f*, 335-336
    *versus* encefalite pelo vírus Epstein-Barr, 334-335
Encefalite pelo vírus Epstein-Barr, 332*f*, 334-335

Encefalite por varicela-zóster, 331-332*f*, 334-335
    cerebelite associada com, 331-332*f*, 334-335
    meningite associada com, 334-335
Encefalite. *Ver também* Encefalites, virais.
    autoimune/límbica, *versus* doença de Whipple, 375
    granulomatosa, devido à amebíase, 363
    leucoencefalite. *Ver* Leucoencefalite, aguda hemorrágica.
    límbica
        aguda pós-transplante, *versus* encefalite límbica paraneoplásica, 774-775
        paraneoplásica, 773-774*f*, 774-775
        *versus* encefalite por herpes simples, 332
    meningoencefalite, amebiana primária, 363
    tronco, *versus* gliomas pontinos intrínsecos difusos, 477
    *versus* astrocitoma anaplásico, 481
    *versus* astrocitoma difuso de baixo grau, 474-475
Encefalites, virais, 327-338
    encefalite crônica, 337-338
        encefalite de Rasmussen, 336*f*, 337-338
            *versus* hemiatrofia cerebral, 1007
        panencefalite subaguda esclerosante, 335-336*f*, 337
    encefalite herpética congênita, 306-309, 306-308*f*
    encefalite pelo HIV, 380-383*f*, 380-384
        *versus* leuoencefalopatia multifocal progressiva relacionada ao HIV/Aids, 397
    encefalite pelo vírus da raiva, 333*f*, 335-336
    encefalite pelo vírus do oeste do Nilo, 333*f*, 334-336
        *versus* encefalite pelo vírus Epstein-Barr, 334-335
    encefalite pelo vírus Epstein-Barr, 332*f*, 334-335
    encefalite pelo vírus herpes simples. *Ver* Encefalite pelo herpes simples
    encefalite pelo vírus varicela-zóster, 331-332*f*, 334-335
    encefalite por CMV. *Ver* Infecções por citomegalovírus, congênito.
    outras encefalites virais, 336
    subaguda, *versus* linfoma intravascular (angiocêntrico), 660-661
    *versus* gliomatose cerebral, 496
    *versus* intoxicação por monóxido de carbono, 849
    *versus* neurofibromatose tipo 1, 1149
Encefalomalacia, cística
    *versus* cisto porencefálico, 805
    *versus* hidranencefalia, 1138
Encefalomalacia, pós-traumática, 68-69
    atrofia generalizada na, 68-69
    imagem, 68-69, 68-70*f*
    patologia, 68, 68-69*f*
    volume cerebelar reduzido na, 68-69
    *versus* infarto cerebral crônico, 198
Encefalomielite
    aguda hemorrágica. *Ver* Leucoencefalite, hemorrágica aguda
Encefalomielite disseminada, aguda
    infiltração de nervo craniano devido a, *versus* polineuropatia inflamatória desmielinizante crônica, 443
    *versus* encefalite pelo vírus Epstein-Barr, 334-335
    *versus* esclerose concêntrica de Balo, 423
    *versus* esclerose múltipla, 420
    *versus* gliomas intrínsecos difusos pontinos, 477
    *versus gliomatose cerebral*, 496
    *versus* leucoencefalite hemorrágica aguda, 436
    *versus* linfo-histiocitose hemofagocítica, 674-675
    *versus* síndrome de Susac, 429-430
Encefalomiopatia mitocondrial com acidose láctica e episódios semelhantes a isquemia cerebral. *Ver* MELAS
Encefalopatia aguda necrosante, 336
    aspectos clínicos e patologia, 336
    imagem, 334-335*f*, 336
    *versus* leucoencefalite aguda hemorrágica, 436
    *versus* malária, 367

Encefalopatia alcoólica, crônica, 832-834
    etiologia, 832-833
    imagem, 833, 833*f*-834*f*
    patologia, 833
    *versus* demência vascular, 979
Encefalopatia arterioesclerótica subcortical
    *versus* arterioesclerose, 263
    *versus* CADASIL, 277
Encefalopatia associada ao *influenza*, 336
Encefalopatia bilirrubínica, 954*f*-955*f*, 955-956
Encefalopatia da prematuridade. *Ver* Lesão da substância branca da prematuridade
Encefalopatia de Hashimoto, 935
Encefalopatia de Wernicke, 834-837
    aspectos clínicos, 835
    com deficiência de tiamina, *versus* amnésia global transitória, 948
    diagnóstico diferencial, 837
    etiologia e patologia, 834, 835*f*
    imagem, 835, 836*f*, 837
Encefalopatia do "bebedor de vinho tinto". *Ver* Doença de Marchiafava-Bignami
Encefalopatia hepática e hiperamonemia, aguda, 953*f*, 953-954
Encefalopatia hepática, 952-954
    crônica, 952*f*, 952-953
    visão geral, 952
Encefalopatia hipertensiva, aguda, 915. *Ver também* Síndrome de encefalopatia posterior reversível
    *versus* encefalopatia hipoglicêmica, 926
    *versus* microangiopatias trombóticas, 289-290
    *versus* síndrome de hiperperfusão cerebral, 213
Encefalopatia hipertensiva, crônica, 923-924
    aspectos clínicos e patologia, 923-924
    diagnóstico diferencial, 924
    imagem, 922*f*-923*f*, 924
    *versus* dano axonal difuso, 40
    *versus* doença amiloide cerebral, 286-287
Encefalopatia hipoglicêmica, pediátrica/adulta, 924*f*, 925-926, 926*f*
Encefalopatia hipóxico-isquêmica
    vc. encefalopatia hipoglicêmica, 926
    *versus* doenças do ciclo da ureia/amônia, 909
    *versus* encefalopatia aguda hepática e hiperamonemia, 954
    *versus* intoxicação por cianeto, 851
    *versus* intoxicação por metanol, 841
    *versus* intoxicação por monóxico de carbono, 849
    *versus* intoxicação por organofosforados, 850
Encefalopatia leucínica. *Ver* Doença da urina do xarope de bordo.
Encefalopatia mitocondrial
    *versus* doença da substância branca evanescente, 879-881
    *versus* intoxicação por metanol, 841
Encefalopatia paraneoplásica autoimune, 774-775, 775*f*
Encefalopatia paraneoplásica extralímbica lobar, 774-775, 775*f*
Encefalopatia pelo HHV-6, 332
    diagnóstico diferencial, 332
    imagem, 330*f*, 332
    *versus* encefalite límbica paraneoplásica, 774-775
    *versus* encefalite pelo herpes simples, 332
    *versus* infecção pelo HIV, 384
Encefalopatia relacionada a solventes, crônica, associada ao uso de tolueno, 849
Encefalopatia tóxica, 831-857
    alcoólica e doenças relacionadas, 831-841
        doença de Marchiafava-Bignami, 837-839
        encefalopatia alcoólica crônica, 832-834
        encefalopatia de Wernicke, 834-837, 835*f*-836*f*
            com deficiência de tiamina, *versus* amnésia global transitória, 948
        intoxicação alcoólica aguda, 832, 832*f*
        intoxicação por etilenoglicol, 841, 841*f*

        intoxicação por metanol, 839-841
        visão geral, 831-832
    anfetaminas e derivados, 841-844
        benzodiazepínicos, 843, 843*f*
        cocaína, 843-844, 843*f*-844*f*
        MDMA ("ecstasy"), 842, 842*f*
        metanfetamina, 842, 842*f*
        visão geral, 841-842
    doenças relacionadas a tratamentos, 853-857
        efeitos cirúrgicos, 856-857
        efeitos da quimioterapia, 856-857
        lesão por radiação. *Ver* Lesão por radiação.
    gases e toxinas inaladas, 847-852
        abuso de tolueno, 849*f*, 849-850
        intoxicação por cianeto. *Ver* Intoxicação por cianeto
        intoxicação por monóxico de carbono. *Ver* Intoxicação por monóxido de carbono
        intoxicação por organofosforados. *Ver* Intoxicação por organofosforados
        óxido nitroso, 849, 849*f*
        sumário, 852
        visão geral, 847
    intoxicação e toxicidade de metais, 852-854
        intoxicação por chumbo, 852, 852*f*
        intoxicação por mercúrio, 853-854
    opioides e derivados, 845-846
        heroína, 845*f*, 845-846
        metadona, 846, 846*f*
        oxicodona, 846
Encefalopatia traumática crônica, 68-69, 68-69*f*, 71, 71*f*
Encefalopatias espongiformes, transmissíveis. *Ver* Doença de Creutzfeldt-Jakob
Encondromas, meníngeos. *Ver* Tumores mesenquimatosos das meninges, benignos
Envelhecimento cerebral. *Ver* Cérebro, envelhecimento normal
Ependimite. *Ver* Ventriculite.
Ependimoblastoma, 579-582
    aspectos clínicos, 579-582
    diagnóstico diferencial, 581-582
    etiologia e patologia, 579-581
    imagem, 579-581*f*, 581-582
    reclassificação como tumores embrionários com múltiplos neurópilos e rosetas verdadeiras, 589
Ependimoma, 507-510
    anaplásico, 511
    aspectos clínicos, 508-509
    celular, *versus* subependimoma, 512
    diagnóstico diferencial, 510
    estadiamento, graduação e classificação, 508
    etiologia, 507
    hemisférico, *versus* astroblastoma, 521
    imagem, 506*f*-507*f*, 509*f*, 509-510
    mixopapilar, 513
    patologia, 507*f*, 507-508
    subependimoma. *Ver* Subependimoma.
    supratentorial
        *versus* ganglioglioma/astrocitoma desmoplásico infantil, 531
        *versus* tumor teratoide/rabdoide atípico, 586-587
    *versus* astrocitoma pilocítico, 466
    *versus* carcinoma de plexo coroide, 520
    *versus* tumor glioneuronal formador de rosetas, 534
Epilepsia associada à esclerose temporal, mesial, 942*f*-943*f*, 942-944
Epilepsia do lobo temporal, causas da, 530
Epilepsia mioclônica com fibras vermelhas rasgadas. *Ver* MERRF
Epilepsia. *Ver* Convulsões e doenças relacionadas; *Status epilepticus*
Erosão craniocerebral, 14
Erros inatos do metabolismo. *Ver* Doenças metabólicas, herdadas.

Escafocefalia, nas craniossinostoses não sindrômicas, 1208*f*, 1210
Escala da WFNS, para graduação de hemorragia subaracnóidea aneurismática, 111, 111*t*
Escala de coma de Glasgow
   avaliação do trauma craniano, 4, 5
   graduando hemorragia subaracnóidea aneurismática, 111, 111*t*
Escala de Fisher, modificada, para graduação de hemorragia subaracnóidea aneurismática, 111, 111*t*, 112
Escala de graduação de MAV de Spetzler-Martin, 142
Escala de Hunt e Hess, para graduação de hemorragia subaracnóidea aneurismática, 111, 111*t*
Esclerose concêntrica de Balo, 422-423, 423*f*
Esclerose difusa mieloclástica. *Ver* Doença de Schilder
Esclerose lateral amiotrófica, 999-1001, 1000*f*
   diagnóstico diferencial, 1001
   *versus* degeneração walleriana, 1002-1003
Esclerose lateral, primária, *versus* esclerose lateral amiotrófica, 1001
Esclerose múltipla, 409-422
   aspectos clínicos, 415, 417
   diagnóstico diferencial, 420, 419*f*
   etiologia e genética, 409-410
   fatores ambientais na, 410
   imagem, 417, 419-420
     achados na RM, 412*f*-416*f*, 417, 418*f*, 419-420
     achados na TC, 411*f*, 417
   infiltração de nervo craniano devido a, *versus* polineuropatia desmielinizante inflamatória crônica, 443
   na desmielinização imunologicamente mediada, 410
   na insuficiência venosa cerebrospinal crônica, 410
   opções de tratamento, 417
   patologia, 410*f*-411*f*, 411-412
   placas na, 410*f*-411*f*, 411-412
     aguda, 412
     crônica, 412
   recorrente, *versus* esclerose concêntrica de Balo, 423
   subtipos clínicos, 415, 417
     EM primariamente progressiva, 417
     EM recorrente remitente, 415, 417
     EM secundariamente progressiva, 417
     MS progressiva recorrente, 417
     síndrome radiológica isolada, 417
   terminologia, 409
   *versus* doença de Behçet, 278
   *versus* doença de Lyme, 372
   *versus* doença de Marchiafava-Bignami, 839
   *versus* gliomas pontinos intrínsecos difusos, 477
   *versus* gliomatose cerebral, 496
   *versus* leucoencefalite hemorrágica aguda, 436
   *versus* lúpus eritematoso sistêmico, 281
   *versus* metástases parenquimatosas, 761
   *versus* metástases perineurais, 770-771
   *versus* neuromielite óptica, 426-427
   *versus* neurossarcoidose, 441
   *versus* síndrome antifosfolipídeo, 282
   *versus* síndrome de Susac, 429-430
Espaços de Virchow-Robin. *Ver* Espaços perivasculares, aumentados
Espaços perivasculares, aumentados, 799-802
   aspectos clínicos, 800
   diagnóstico diferencial, 801-802
   etiologia, 799
   imagem, 800-801, 800*f*-801*f*
     nas mucopolissacaridoses, 895-897*f*, 896-897
   patologia, 799-800, 799*f*-800*f*
   terminologia, 799
   *versus* arteriosclerose, 261-262
   *versus* cistos associados a tumor, 798-799
   *versus* cistos neurogliais, 804

   *versus* criptococose relacionada ao HIV/Aids, 391-392
   *versus* epilepsia relacionada à esclerose temporal mesial, 944
   *versus* infartos lacunares, 203-205
   *versus* mucopolissacaridoses, 896-897
   *versus* remanescentes do sulco hipocampal, 802
Espaços subaracnoides
   anatomia normal, 1015*f*, 1017-1018
   atrofia relacionada à idade, *versus* hidrocefalia de pressão normal, 1035
   desenvolvimento normal, 1014, 1014*f*
   visão geral, 109
Espaços subaracnoides, aumentados, 1021-1023
   aspectos clínicos, 1021-1022
   etiologia, 1021
   patologia, 1021
   *versus* cisto de aracnoide, 785
Espargonanose, 369, 369*f*
Espectro da síndrome de Zellweger, 901-902
Espectro Dandy-Walker, 1082-1086
   aspectos clínicos, 1084
   associada com disgenesia do corpo caloso, 1098
   cisto da bolsa de Blake persistente, 1083
   controvérsias, 1082
   diagnóstico diferencial, 1085-1086
   etiologia, 1083
   genética, 1083
   imagem, 1084-1085
     anormalidades associadas, 1085
     crânio e dura-máter, 1083*f*, 1084
     seios venosos, 1083*f*, 1084
     tronco, cerebelo e verme cerebelar, 1084*f*-1085*f*, 1085
     ventrículos e cisternas, 1084*f*, 1084-1085
   malformação de Dandy-Walker, 1082
   mega cisterna magna, 1083
   na síndrome PHACES, 1191
   patologia, 1082*f*, 1083
   sumário, 1086
   terminologia, 1082-1083
   variante Dandy-Walker, 1082
Espectro de disgenesia do corpo caloso, 1096-1100
   aspectos clínicos, 1096-1097
   diagnóstico diferencial, 1098
   imagem, 1097-1098
     achados na RM, 1097, 1097*f*-1098*f*
     achados na TC, 1097
     agenesia do corpo caloso, completa, 1097, 1097*f*-1098*f*
     angiografia, 1097-1098, 1100*f*
     hipogenesia do corpo caloso, 1097, 1097*f*
   malformações associadas, 1098
   na malformação de Chiari 2, 1079
   na síndrome PHACES, 1191
   patologia, 1096, 1096*f*
   sumário, 1100
   terminologia, 1096, 1096*f*
Espectro lisencefalia, 1109-1114
   aspectos clínicos, 1111-1112
   diagnóstico diferencial, 1112-1114
   etiologia e genética, 1110-1111
   imagem, 1111-1113, 1112-1113*f*
     anormalidades do corpo caloso, 1112-1113, 1112-1113*f*
     heterotopia em banda ou síndrome do "duplo córtex", 1112-1113
     lisencefalia clássica, 1111-1113, 1112-1113*f*
     variante lisencefalia, 1112-1113
   patologia, 1110-1112, 1111-1112*f*
   tipos, 1109-1110
Espessamento da aracnoide, *versus* hipotensão intracraniana, 1050
Espessamento da dura-aracnoide, difuso, diagnóstico diferencial, 763

Espessamento dural
  em placa, na imagem do hiperparatireoidismo primário, 939
  metastático, diagnóstico diferencial, 763
  versus hipotensão intracraniana, 1050
Espinha bífida, devido a erros de neurolação, 1056
Esplênio do corpo caloso, anatomia, 547-548
Esplênio do corpo caloso, lesões transitórias
  condições associadas, 947
  doença de Graves na etiologia da, 936
  etiopatogenia, 947
  imagem, 946f, 947
Espongiose, versus cisto porencefálico, 805
Esquistossomose, 368, 368f
Esquizencefalia, 1119-1121
  aspectos clínicos, 1120
  diagnóstico diferencial, 1121
  etiologia, 1119
  imagem, 1118f-1121f, 1120-1121
  patologia, 1118f, 1119-1120
  versus cisto porencefálico, 805
  versus hidranencefalia grave bilateral de "lábios abertos", 1138
Estado pós-operatório, versus pseudotumor inflamatório idiopático, 443
Estenogiria, nas malformações de Chiari tipo 2, 1078, 1078f
Estenose da abertura nasal piriforme, congênita, 1134
Estenose extracraniana, versus infarto-isquemia cerebral aguda, 195
Estenose intracraniana, versus infarto-isquemia cerebral aguda, 195
Estesioneuroblastoma, 583-584f, 583-585
  diagnóstico diferencial, 584-585
  disseminação geográfica direita do, 769-770
  graduação histológica, 583-584
Estresse oxidativo, como complicação, de hemorragia subaracnóidea aneurismática, 116
Estruturas ósseas e dura-máter, na anatomia da fossa posterior, 1065-1066
Etanol. Ver Álcool e doenças relacionadas.
État criblé, versus espaços perivasculares aumentados, 802
Extravasamento de contraste, versus hemorragia subaracnóidea traumática, 33

# F

Facomatoses vasculares, 1182-1194
  ataxia-telangiectasia, 1193f, 1193-1194
  síndrome de Sturge-Weber. Ver Síndrome de Sturge-Weber.
  síndrome do nevo em bolha de borracha azul
    aspectos clínicos e imagem, 1194, 1194f
    versus síndrome de Sturge-Weber, 1186
  síndrome PHACES. Ver Síndrome PHACES.
  visão geral, 1182
Facomatoses. Ver Síndromes neurocutâneas
Fator de crescimento do endotélio vascular (VEGF), na etiologia das malformações arteriovenosas, 140
Fator de transformação de crescimento B, na etiologia das malformações arteriovenosas, 140
Febres virais hemorrágicas, 375-376
  dengue, 375
  Ebola, 375
  febre hemorrágica corena, 375
  hantavirose, 375
  Marburg, 375
Fenda facial mediana, associada com disgenesia do corpo caloso, 1098
Fenilcetonúria, 879-881, 879-881f
Ferimentos por armas de fogo. Ver Lesões penetrantes e transfixantes.
Ferimentos por projéteis. Ver Lesões penetrantes e transfixantes.
Fibroma ossificante, versus displasia fibrosa, 736
Fístula arteriovenosa dural, 148-152
  aspectos clínicos, 149-150
  classificação, 151-152
  diagnóstico diferencial, 152

estadiamento, graduação e classificação, 148
etiologia, 148
gigante, da infância, versus malformação da veia de Galeno, 157
imagem, 149f-151f, 150-152
na etiologia da HI espontânea, nos adultos de meia-idade e idosos, 99
patologia, 148, 148f
terminologia, 148
visão geral, 148
Fístula arteriovenosa pial, 155
  patologia, 154f, 155
  versus arteriovenosa dural, 152
Fístula carótido-cavernosa, 152-155
  aspectos clínicos, 153f, 153-154
  classificação de Barrow, 153
  diagnóstico diferencial, 155
  estadiamento, graduação e classificação, 153
  etiologia, 152
  FCC direta, 152
  FCC indireta, 152
  imagem, 153f, 154-155
  patologia, 153
  terminologia, 152, 152f
  versus trombose do seio cavernoso/tromboflebite, 240
Fístula liquórica, 1042-1045, 1044f-1045f. Ver também Hipotensão intracraniana
Fluxo de LCS, pulsátil
  anatomia normal, 1017
  versus cisto coloide, 809, 810f
Fluxo distal diminuído, versus ateroesclerose extracraniana, 259
Foice cerebral
  anatomia, 54, 547-548
  ossificação, metáplásica, versus lipoma, 1216
Forame de Monro, 1015
Formação do hemisfério cerebral, 1055-1058
  mielinização, 1058
  migração neuronal, 1057
    erros na migração neuronal e organização cortical, 1057
    gênese dos neurônios corticais, 1057
  neurulação, 1055-1056
    erros de neurulação, 1056
    tubo neural e vesículas cerebrais, 1055-1056, 1056f-1057f
  operculização, sulcação e giração, 1058, 1058f-1061f
  proliferação neuronal, 1056-1057
    células-tronco embrionárias, 1056
    erros na histogênese, 1057
    histogênese dos neurônios e glia, 1056-1057
Fórnice
  anormalidades, na malformação de Chiari tipo 2, 1079
  colunas do, 546-547
  corpo do, 546-547
  na anatomia da região pineal, 546-547, 546-547f
  pilares do, 546-547
Fratura craniana, 13-18
  "crescente", 14-15
  com afundamento, 13f, 13-14
  diagnóstico diferencial, 16-18
  diastática, 14, 14f
  elevada, 14, 14f
  imagem, 15-17
  linear, 13, 13f

# G

Gangliocitoma cerebelar displásico, 536-539. Ver também Doença de Lhermitte-Duclos.
  aspectos clínicos, 537-538
  diagnóstico diferencial, 537-539
  etiologia, 537

imagem, 537-538, 538-539f
patologia, 537, 537f-538f
terminologia, 536
Gangliocitoma, 535-536
    aspectos clínicos, 536
    definição, 528
    diagnóstico diferencial, 536
    etiologia, 535
    imagem, 535f-536f, 536
    patologia, 535-536
    terminologia, 535
    visão geral, 535
    *versus* hemimegaloencefalia, 1108-1109
    *versus* heterotopias, 1109-1110
Ganglioglioma, 528-530
    anaplásico, definição, 527
    aspectos clínicos, 529
    definição, 527
    diagnóstico diferencial, 530
    estadiamento, graduação e classificação, 529
    etiologia, 528
    genética, 528
    imagem, 529f, 529-530
    patologia, 528f, 528-529
    *versus* astrocitoma pilocítico, 466
    *versus* gangliocitoma, 536
    *versus* gangliocitoma cerebelar displásico, 537-538
    *versus* glioma angiocêntrico, 524
    *versus* oligodendroglioma, 502
    *versus* tumor glioneural papilar, 534-535
    *versus* tumor neuroepitelial disembrioplásico, 532-533
    *versus* xantoastrocitoma pleomórfico, 472
Gangliosidoses, 909-910
    abordagem para classificação baseada em organelas, 870
    forma GM1
        patologia, 909
        *versus* leucodistrofia globoide, 878-879
    forma GM2
        etiologia, 909
        *versus* leucodistrofia globoide, 878-879
    imagem, 909f, 910
Gases e toxinas inaladas, 847-852
    abuso de tolueno, 849f, 849-850
    intoxicação por cianeto. *Ver* Intoxicação por cianeto.
    intoxicação por monóxico de carbono. *Ver* Intoxicação por monóxido de carbono.
    intoxicação por organofosforados. *Ver* Intoxicação por organofosforados.
    óxido nitroso, 849, 849f
    sumário, 852
    visão geral, 847
Gauzoma. *Ver* Textiloma
GCS. *Ver* Escala de coma de Glasgow
Germinoma, 558-561
    aspectos clínicos, 559-561
    diagnóstico diferencial, 560-561
    estadiamento, graduação e classificação, 559-560
    imagem, 558-560f, 560-561
    patologia, 557f, 559-560
    terminologia, 558-559
    *versus* histiocitose de células de Langerhans, 669-670
    *versus* pineoblastoma, 554-555
    *versus* pineocitoma, 550-551
    *versus* tumor do parênquima pineal de diferenciação intermediária, 552-553
    *versus* ventriculite, 322-323
Giração. *Ver* Sulcação e giração.

Glândula hipófise
    anatomia macroscópica, 689-691
    anterior, anatomia macroscópica, 688f, 690
    considerações de imagem
        "incidentalomas" hipofisários, 693
        intensidade de sinal, 692f, 693
        padrões de realce, 692f, 693
        tamanho e configuração, 691, 692f, 693
    posterior, anatomia macroscópica, 690-691
Glândula pineal
    anatomia, 545-547
    calcificação, na TC sem contraste, 548-549
    melatonina produzida por, 546-547
    metástases, 769-770
    normal, *versus* cisto da pineal, 796-797
    pinealócitos na, 546-547
Glioblastoma multiforme, 481-489
    aspectos clínicos, 483
    diagnóstico diferencial, 489
    em crianças, 461
    estadiamento, graduação e classificação, 483
    etiologia, 481-482
    genética, 482
    imagem, 484, 488-489
        achados na RM, 483f-485f, 484, 488
        achados na TC, 482f, 484
        angiografia, 488
        características gerais, 484
        padrões de disseminação do GBM, 486f-487f, 488
        pseudoprogressão do GBM, 488f, 488-489
    padrões de disseminação, 486f-487f, 488
        disseminação ependimária e subependimária, 487f, 488
        disseminação no LCS, 487f, 488
        invasão do crânio e da dura-máter, 488
        metástases extracranianas, 488
        metástases na substância branca, 487f, 488
    patologia, 481f, 482-483
    pseudoprogressão, 488f, 488-489
    rabdoide, 586-587
    terminologia, 481
    *versus* abscesso, 320
    *versus* anomalia do desenvolvimento venoso, 159
    *versus* astrocitoma pilomixoide, 468-469
    *versus* degeneração walleriana, 1003
    *versus* ependimoma, 510
    *versus* esclerose múltipla, 420
    *versus* infecções parasitárias, 369
    *versus* linfoma primário do SNC, 657
    *versus* malformação arteriovenosa, 145-146
    *versus* metástases parenquimatosas, 758
    *versus* neurofibromatose tipo 1, 1149
    *versus* oligodendroglioma anaplásico, 504
    *versus* ventriculite, 322-323
Gliocele, 1200
Glioma
    baixo grau, *versus* epilepsia associada com esclerose temporal mesial, 944
    bitalâmico, *versus* trombose venosa cerebral profunda, 238
    imagem, na neurofibromatose tipo 1, 1144f, 1147, 1148f
    na neurofibromatose tipo 1, 1143-1144, 1144f
    nasal, *versus* cefalocele frontoetmoidal, 1204
    pontino intrínseco difuso. *Ver* Gliomas pontinos, instrínsecos difusos
    tronco, *versus* ependimoma, 510
Glioma angiocêntrico, 522-524
    diagnóstico diferencial, 524
    imagem, 522-523f, 524
    *versus* tumor neuroepitelial disembrioplásico, 532-533

Glioma cordoide do terceiro ventrículo, 521-523
   aspectos clínicos, 522
   diagnóstico diferencial, 522-523
   estadiamento, graduação e classificação, 522
   etiologia, 521
   imagem, 522*f*, 522-523
   patologia, 521-522, 522*f*
Glioma do tronco encefálico, *versus* ependimoma, 510
Gliomas pontinos, intrínsecos difusos, 476-478
   diagnóstico diferencial, 477
   imagem, 477, 477*f*
   patologia e aspectos clínicos, 476*f*, 476-477
   visão geral, 476
   *versus* síndrome de desmielinização osmótica, 959
Gliomatose cerebral, 490-496
   aspectos clínicos, 491, 493
   diagnóstico diferencial, 493, 496
   estadiamento, graduação e classificação, 491
   etiologia, 491
   genética, 491
   imagem, 492*f*-495*f*, 493
   patologia, 491
   terminologia, 490
   *versus* encefalite límbica paraneoplásica, 774-775
   *versus* encefalite por herpes simples, 331-332
   *versus* linfomatose cerebral, 661
   *versus* neurofibromatose tipo 1, 1149
Gliose
   cérebro normal ou não específico, *versus* astrocitoma difuso de baixo grau, 474-475
   reativa, *versus* cisto porencefálico, 805
Gliossarcoma, 489-490, 490*f*
Globo pálido, anatomia normal, 819
Grandes vasos, 246, 246*f*
   anormalidades, 247
   artéria carótida comum esquerda, 246
   artéria subclávia esquerda, 246
   territórios vasculares, 246
   tronco braquiocefálico, 246
   variantes da normalidade, 246-247, 247*f*
Granulações da aracnoide
   anatomia, 590, 590*f*
   fossa craniana média, cefalocele da base do crânio, 1205
   "gigante", *versus* trombose de seio dural, 233-235
   mimetizando trombose venosa, 240-242
   no interior de seios venosos durais, 220, 220*f*
   *versus* fratura craniana, 17-18
   *versus* hemangioma meníngeo, 606
   *versus* metástases durais e ósseas cranianas, 764-765
Granuloma eosinofílico, *versus* hemangioma meníngeo, 606
Granuloma plasmocitário. *Ver* Pseudotumor inflamatório, idiopático
Granulomas
   inflamatórios, *versus* infecções parasitárias, 369
   *versus* meningioma, 598-599
Granulomatose de Wegener
   *versus* carcinoma de células escamosas sinonasal, 770-771
   *versus* doença de Erdheim-Chester, 672-674
Granulomatose linfomatoide, 661-662
   aspectos clínicos, 662
   etiologia e patologia, 661-662
   imagem, 662, 662*f*
   *versus* linfoma primário do SNC, 658

# H

Hamartoma hipotalâmico, 700-703
   aspectos clínicos, 702
   diagnóstico diferencial, 703
   estadiamento, graduação e classificação, 702
   etiologia, 700
   imagem, 700*f*, 702-703
   patologia, 700, 700*f*-701*f*, 702
   síndrome de múltiplos hamartomas-neoplasias. *Ver* Síndrome de Cowden
   terminologia, 700
   *versus* glioma cordoide do terceiro ventrículo, 522-523
Hantavírus, 375
Hastite. *Ver* Hipofisite, linfocítica.
Hemangioblastoma, 612-615
   aspectos clínicos, 613-615
   diagnóstico diferencial, 615
   esporádica não associada a VHL, *versus* doença de von Hippel-Lindau, 1166
   etiologia, 612
   imagem, 613-615*f*, 614-615
   patologia, 612*f*, 612-614
   terminologia, 612
   *versus* astrocitoma pilocítico, 466
   *versus* metástases parenquimatosas, 761
   *versus* teleangiectasia capilar, 170
Hemangioblastoma, na doença de von Hippel-Lindau
   imagem, 1163-1166*f*, 1164-1166
   patologia, 1161-1163
   retinianos
      imagem, 1164-1166*f*, 1166
      patologia, 1161-1163
Hemangioblastomatose leptomeníngea, 612
Hemangioma
   da calvária, *versus* hemangioma meníngeo, 606
   infantil, *versus* hipotireoidismo congênito, 934
   na síndrome PHACES. *Ver* Síndrome PHACES.
   seios venosos, *versus* meningioma, 598-599
   *versus* cisto triquilemal, 782
   *versus* metástases oculares, 769-770
   *versus* sinus pericranii, 163
Hemangioma capilar. *Ver* Hemangioblastoma
Hemangioma dural, *versus* meningioma, 598-599
Hemangioma meníngeo, 604-606
   aspectos clínicos, 604*f*, 605-606
   diagnóstico diferencial, 606
   estadiamento, graduação e classificação, 605
   etiologia, 604
   imagem, 605*f*, 606
   patologia, 604*f*, 604-605
   terminologia, 604, 604*f*
Hemangiopericitoma. *Ver* Tumor fibroso solitário.
Hematócrito, elevado
   como mimetizador de oclusão venosa, 241-242, 241-242*f*
   *versus* infarto-isquemia cerebral aguda, 195
Hematoma epidural, agudo, 18-21
   aspectos clínicos, 19
   diagnóstico diferencial, 20-21
   etiologia, 18
   HEs arteriais, 20
   HEs venosos, 20
   imagem, 18*f*, 20, 20*f*-21*f*
   localização, 17-18
   patologia, 17-18*f*, 18-19
   terminologia, 18
   *versus* hematoma subdural agudo, 25
Hematoma estriatocapsular, no diagnóstico diferencial de hemorragia parenquimatosa espontânea, 78*f*, 79
Hematoma subdural
   como complicação de derivações liquóricas, 1042-1043
   localização, 17-18
   mimetizando oclusão venosa, 241-243, 243*f*

Hematoma subdural, agudo, 22-25
   aspectos clínicos, 23
   diagnóstico diferencial, 25
   etiologia e patologia, 22, 22f
   imagem, 22f-23f, 23-24
   versus hematoma agudo epidural, 21
Hematoma subdural, crônico/misto, 25-27
   de longa duração, 28
   diagnóstico diferencial, 29, 31
   etiologia e patologia, 27-28, 28f
   imagem, 28-30, 29f-30f
   interações medicamentosas, 28
   mistos, 28
   não complicados, 28
   versus cisto de aracnoide, 785
   versus empiema, 326
   versus pseudotumores inflamatórios idiopáticos, 443
Hematoma subdural, subagudo, 25-27
   diagnóstico diferencial, 27
   imagem, 24f-27f, 25-27
Hematoma subgaleal, 12, 12f
Hematoma talâmico, no diagnóstico diferencial de hemorragia parenquimatosa espontânea, 78f, 79
Hematopoiese extramedular, 681-682
   diagnóstico diferencial, 682
   etiologia, 681
   imagem, 681-682, 682f-683f
   localização, 681, 682f
   versus hematoma epidural agudo, 21
   versus leucemia, 677
   versus meningioma, 599
Hemianopsia
   heterônima bilateral, 620
   homônima, 620-621
Hemiatrofia cerebral (síndrome de Dyke-Davidoff-Masson), 1007, 1008f
Hemi-hidranencefalia, 1136
Hemimegaloencefalia, 1106-1107
   aspectos clínicos, 1107
   diagnóstico diferencial, 1108-1109
   etiologia, 1106
   imagem, 1107-1109, 1107f-1109f
   na síndrome do nevo epidérmico, 1177, 1177f
   patologia, 1106
   terminologia, 1106
   versus hemiatrofia cerebral, 1007
Hemisférios cerebrais, na malformação de Chiari 2, 1078f, 1078-1079
Hemorragia cerebelar, remota, 104-105, 106f
Hemorragia da matriz germinativa, na etiologia da HI em recém-nascidos e em lactentes, 94, 96
Hemorragia de Duret
   na herniação transtentorial descendente, 58
   versus lesão subcortical (cerebral profunda), 43
Hemorragia e lesões vasculares, não traumáticas
   abordagem, 77-84
      anatomia arterial e acidentes vasculares cerebrais, 82
      anatomia e oclusões venosas, 82-83
      doenças vasculares do SNC, 81-84
      hemorragia extra-axial, 80-81
      hemorragia intra-axial, 79-80
      hemorragia subaracnóidea, 81
      imagem, 77-79
      malformações vasculares, 81-82
      vasculopatia, 83
   acidentes vasculares cerebrais. Ver também Infartos arteriais.
      ateroesclerótico, 184-185
      distribuição vascular não usual, 213-214, 214f-215f
      síndrome da hiperperfusão cerebral, 212f, 213

   anatomia e oclusões venosas, 219-244
   aneurismas. Ver Aneurismas.
   extra-axial. Ver Hemorragias extra-axiais.
   hemorragia intracraniana. Ver Hemorragia intracraniana, espontânea.
   hemorragia intraventricular
      espontânea, em recém-nascidos e em lactentes, etiologia, 96
      isolada, em recém-nascidos e lactentes, 96
   hemorragia parenquimatosa espontânea. Ver Hemorragia parenquimatosa, espontânea.
   hemorragia subaracnóidea. Ver Hemorragia subaracnóidea, não traumática
   infartos arteriais. Ver Infartos arteriais.
   malformações vasculares. Ver Malformações vasculares
   trombose venosa cerebral. Ver Trombose venosa cerebral.
   vasculopatia. Ver Vasculopatias.
Hemorragia epidural, não traumática, abordagem da, 80f, 81
Hemorragia espontânea. Ver Hemorragia intracraniana, espontânea; Hemorragia parenquimatosa, espontânea
Hemorragia intracraniana, espontânea, 85-100
   avaliação da, 86-89
   epidemiologia, 85
   estágios da hemorragia intraparenquimatosa, 86-87, 86-87t, 89
      hemorragia aguda, 86-87
      hemorragia crônica, 89
      hemorragia hiperaguda, 86-87
      hemorragia subaguda precoce, 86-87
      hemorragia subaguda tardia, 86-87
   etiologia, 94-100
      adultos jovens, 95f, 96, 98
      crianças, 96
      em adultos de meia-idade e em idosos, 96f, 97f, 99
      HI solitárias, 94-99
      múltiplas HIs, 98f-99f, 99-100
      recém-nascidos e lactentes, 93f, 94, 96
   fisiopatologia, 86-89
      degradação da hemoglobina, 86-87
      estágios da hemorragia intraparenquimatosa, 86-87, 86-87t, 89
      formação de coágulo, 86
   história natural, 85
   imagem, 89-94
      fatores biológicos extrínsecos afetando, 89, 92
      fatores biológicos intrínsecos afetando, 89
      hemorragia aguda, 89f, 92-93
      hemorragia crônica, 92f, 93-94
      hemorragia hiperaguda, 90f, 92
      hemorragia subaguda precoce, 90f, 93
      hemorragia subaguda tardia, 90f-91f, 93
   macro-hemorragias, 100-105
      hemorragia cerebelar remota, 104-105, 106f
      hemorragia intracraniana hipertensiva. Ver Hemorragia intracraniana, hipertensiva.
      na angiopatia amiloide cerebral, 104, 105f
   recomendações de imagem, 85-86
   visão geral, 86
Hemorragia intracraniana, hipertensiva, 100-104
   aspectos clínicos, 101, 103
   diagnóstico diferencial, 103-104
   etiologia e patologia, 100f, 101
   imagem, 101f-102f, 103
Hemorragia intracraniana. Ver Hemorragia parenquimatosa, espontânea.
Hemorragia intraventricular
   espontânea, em recém-nascidos e em lactentes, etiologia, 96
   isolada, em recém-nascidos e lactentes, 96
Hemorragia lobar, diagnóstico diferencial, 78f, 80
Hemorragia mesencéfalica ("Duret"), secundária, versus lesão subcortical (cerebral profunda), 43

Hemorragia parenquimatosa, espontânea, 79-80, 85-108
   abordagem, 79-80
   aspectos clínicos, 79
   diagnóstico diferencial, 78f, 79-80
   imagem, 79
   macro-hemorragias, 100-105
      angiografia na doença amiloide cerebral, 104, 105f
      hemorragia cerebelar remota, 104-105
      hemorragia intracraniana hipertensiva, 100f-102f, 100-104
   micro-hemorragias, 105-106
      microssangramentos cerebrais multifocais, 105-106, 107f
      pontos negros com artefato de susceptibilidade magnética não hemorrágicos, 106
Hemorragia pseudossubaracnoide
   versus hemorragia subaracnóidea traumática, 33, 33f
   versus morte cerebral, 68
Hemorragia subaracnóidea, aneurismática, 110-115
   aspectos clínicos, 111-112
   com vasospasmo, 115-116, 115f-116f
   diagnóstico diferencial, 114
   etiologia, 110
   graduação
      baseada em imagem, 113
      baseada na clínica, 111t, 111-112
   imagem, 112-113, 112f-114f
   localização, 110, 112f
   outras complicações, 116
   patologia, 110f, 110-111, 112f
   versus hemorragia subaracnóidea não traumática, 79f, 80
   versus HSA perimesencefálica não aneurismática, 117-118
   versus macroadenoma hipofisário, 710
Hemorragia subaracnóidea, convexidade, 118-119
   aspectos clínicos, 118-119
   etiologia, 118
   imagem, 118f, 119
   terminologia, 118, 118f
   versus HSA aneurismática, 114
   versus HSA não traumática, 79f, 81
   versus HSA perimesencefálica não aneurismática, 118
Hemorragia subaracnóidea, não aneurismática perimesencefálica, 117-118
   aspectos clínicos, 117
   diagnóstico diferencial, 79f, 81, 117-118
   etiologia, 117
   imagem, 116f, 117
   versus hemorragia subaracnóidea aneurismática, 114
Hemorragia subaracnóidea, não traumática, 109-121
   abordagem, 80-81
   aspectos clínicos, 80
   diagnóstico diferencial, 79f, 80-81
   imagem, 79f, 80
   pseudo-HSA, versus hemorragia subaracnóidea aneurismática, 114
   siderose superficial, 119-121
   visão geral, 109-110
   versus hemorragia subaracnóidea traumática, 33
Hemorragia subaracnóidea, traumática, 31-34
   aspectos clínicos, 32
   diagnóstico diferencial, 33, 33f
   etiologia e patologia, 31, 31f
   imagem, 32-33, 32f-33f
   localização, 17-18
   versus hemorragia subaracnóidea aneurismática, 114
   versus HSA perimesencefálica não aneurismática, 118
Hemorragia subdural, não traumática, abordagem, 81
Hemorragias extra-axiais, 17-34
   abordagem das, 80-81
   hematoma epidural, agudo, 17-18f, 18-21, 20f-21f
      diagnóstico diferencial, 20-21
      versus hematoma subdural agudo, 25

hematoma subdural
   agudo. Ver Hematoma subdural, agudo.
   crônico/misto. Ver Hematoma subdural, crônico/misto.
   subagudo, 24f-27f, 25-27
hemorragia epidural, não traumática, abordagem da, 80f, 81
hemorragia subdural, não traumática, abordagem da, 81
Hemorragias, traumáticas
   hemorragia mesencéfalica secundária ("Duret"). Ver Hemorragia de Duret
Herniação subfalcial, 55-57
   complicações, 55
   imagem, 55f, 56
   terminologia, 55, 55f
Herniação tonsilar, 59-60
   complicações, 60
   imagem, 58f, 59-60
   terminologia e etiologia, 58f, 59
Herniação transalar, 60f, 61
   ascendente, 60f, 61
   descendente, 61
Herniação transdural/transcraniana, 60f, 61
Herniação transtentorial, ascendente, 60-61
   complicações, 61
   imagem, 59f, 60
   terminologia e etiologia, 59f, 60
Herniação transtentorial, descendente, 57-59
   achados de imagem, 56f-57f, 57-58
   bilateral, 57, 58
   complicações, 56f-57f, 58
   infartos pós-traumáticos relacionados a, 64
   terminologia e etiologia, 56f, 57
   unilaterais, 57
Heroína, encefalopatia relacionada a, 845-846
   etiologia e patologia, 845
   forma inalada ("*chasing the dragon*"), 845
   imagem, 845f, 845-846
Heterotopias, 1108-1110
   diagnóstico diferencial, 1109-1110
   heterotopia em banda ou síndrome do "duplo córtex", no espectro da lisencefalia, 1110-1111, 1111-1112f, 1112-1113
   heterotopia nodular periventricular, 1109-1110, 1109-1111f
   subcortical, 1113-1115, 1114-1115f
   substância cinzenta
      na malformação de Chiari tipo 2, 1078-1079
      na síndrome PHACES, 1191
   versus esquizencefalia, 1121
Hidatidose, 361
   diagnóstico diferencial, 361
   epidemiologia, 361
   imagem, 361, 362f-363f
   patologia, 361
   terminologia e etiologia, 361
Hidranencefalia, 1136-1138
   aspectos clínicos, 1137
   diagnóstico diferencial, 1138
   etiologia, 1137, 1137f
   imagem, 1137-1138, 1138f-1139f
   versus cisto porencefálico, 805
   versus holoprosencefalia alobar, 1128
Hidrocefalia, 1023-1043
   crônica congênita grave derivada, versus malformação de Chiari 2, 1079
   de pressão normal, 1033-1035, 1034f-1035f
      diagnóstico diferencial, 1035
      versus hidrocefalia obstrutiva intraventricular, 1030
   derivações ventriculares e complicações, 1038-1040, 1040-1043f, 1040-1043

etiologia, 1023, 1025
hipertensão intracraniana idiopática. *Ver* Hipertensão intracraniana, idiopática
obstrutiva
   aguda, *versus* síndrome de hidrocefalia de inapropriada baixa pressão, 1036
   relacionada à hemorragia subaracnóidea aneurismática, 116
   unilateral, *versus* ventrículos laterais assimétricos, 1018, 1018*f*
   *versus* herniação tonsilar, 60
   *versus* hidranencefalia, 1138
por superprodução, 1033
   etiologia, 1033, 1033*f*
   *versus* hidrocefalia intraventricular obstrutiva, 1031
síndrome de hidrocefalia de inapropriada baixa pressão, 1035-1037, 1036*f*
sumário, 1037
terminologia, 1023
unilateral, na herniação subfalcial, 55
ventrículos e cisternas relacionados a. *Ver* Ventrículos e cisternas
visão geral, 828-829, 1023
Hidrocefalia, obstrutiva extraventricular, 1031-1032
   aspectos clínicos e etiologia, 1031
   como complicação de meningite, 310-311
   imagem, 1031-1032
   patologia, 1031, 1031*f*
   *versus* hidrocefalia obstrutiva intraventricular, 1030
Hidrocefalia, obstrutiva intraventricular, 1025-1031
   aspectos clínicos, 1027-1028
   diagnóstico diferencial, 1030-1031
   etiologia, 1025-1027
      etiopatogenia, 1025-1027
      genética, 1027
   imagem, 1028-1030
      achados na RM, 1025-1030*f*, 1029-1030
      achados na TC, 1027*f*, 1028
      características gerais, 1025-1026*f*, 1028-1029
      complicações da hidrocefalia, 1029-1030, 1029*f*-1030*f*
   patologia, 1025*f*, 1027
   terminologia, 1025
Hidrocefalia, por sobreprodução, 1033
   etiologia, 1033
      carcinoma de plexo coroide na, 1033
      hiperplasia vilosa difusa do plexo coroide na, 1033
      papilomas de plexo coroide, 1033, 1010*f*
   *versus* hidrocefalia obstrutiva intraventricular, 1031
Hidrocefalia, pressão normal, 1033-1035
   diagnóstico diferencial, 1035
   etiologia e patologia, 1033-1034
   imagem, 1034*f*-1035*f*, 1035
   *versus* hidrocefalia obstrutiva intraventricular, 1030
Higroma subdural
   *versus* cisto de aracnoide, 785
   *versus* empiema, 326
   *versus* hematoma subdural misto/crônico, 29, 31
Hiperalimentação, *versus* encefalopatia bilirrubínica, 956
Hiperamonemia. *Ver* Encefalopatia hepática e hiperamonemia, aguda
Hiper-homocisteinemia, 881-884
Hiperintensidade sulcocisternal em FLAIR
   causas de LCS hiperintenso no FLAIR, 315
   *versus* hemorragia subaracnóidea aneurismática, 114
   *versus* hemorragia subaracnóidea traumática, 33, 33*f*
   *versus* meningite, 33, 33*f*, 312-314
Hiperintensidades, normais relacionadas à idade, *versus* arteriosclerose, 261-262
Hiperparatireoidismo, primário, 937, 939
   aspectos clínicos e etiologia, 937
   imagem, 937, 937*f*

síndromes herdadas NEM1 e NEM2 associadas com, 937
*versus* doença de Fahr, 951
Hiperparatireoidismo, secundário, 939
   aspectos clínicos e etiologia, 939
   calcificações em "cabo de cachimbo" na, 939
   espessamento dural em placa na, 937*f*, 939
   imagem, 937*f*-938*f*, 939
   leontíase óssea urêmica na, 939
   "tumores marrons" na, 938*f*, 939
Hiperparatireoidismo, terciário, 939
Hiperplasia hipofisária, 694-696
   aspectos clínicos, 695
   diagnóstico diferencial, 696
   doenças associadas com hipotireoidismo, 934-935
   etiologia e patologia, 694-695, 694*f*-695*f*
   imagem, 695-696
   *versus* hipofisite linfocítica, 720-721
   *versus* macroadenoma hipofisário, 710
Hiperplasia linfoide, relacionada ao HIV/Aids, 387, 387*f*
Hiperplasia vilosa, difusa
   na etiologia da hidrocefalia por superprodução, 1033
   *versus* cistos de plexo coroide, 807
Hipertensão intracraniana, idiopática, 1037-1040
   aspectos clínicos, 1037-1040
   associada ao hipertireoidismo, 935-936
   diagnóstico diferencial, 1038-1040
   etiologia e patologia, 1037
   imagem, 1037*f*-1039*f*, 1038-1040
   terminologia, 1037
   *versus* gliomatose cerebral, 496
   *versus* malformação de Chiari 1, 1074
   *versus* sela vazia, 698
Hipertensão intracraniana, secundária, *versus* hipertensão intracraniana idiopática, 1038-1040
Hipertensão, maligna, 921-923
   como forma de microangiopatia trombótica, 287-289
   diagnóstico diferencial, 923
   imagem, 920*f*-921*f*, 922-923
Hipertensão, na etiologia de hemorragia intracraniana espontânea, 99
Hipertireoidismo, 935-936
   com doenças associadas, 936
   e osteodistrofia renal, *versus* displasia fibrosa, 736
   etiologia e epidemiologia, 935
   imagem, 935-936
Hipertrofia vilosa do plexo coroide, 516
Hipocampo
   anatomia normal, 941, 941*f*
   hiperemia, pós-ictal, *versus* encefalopatia pelo HHV-6, 332
Hipófise. *Ver* Glândula hipófise
Hipofisite, 719-723
   granulomatosa, 721-723
      primária, 721-723, 722-723*f*
      secundária, 721-722, 722-723*f*
   hipofisite por IgG4
      patologia, 722-723
      *versus* hipofisite linfocítica, 720-721
   linfocítica. *Ver* Hipofisite, linfocítica
   outras variantes, 722-723
   relacionada a drogas
      etiologia, 722-723
      *versus* hipofisite linfocítica, 720-721
   visão geral, 719-720
   *versus* adenoma hipofisário não secretor, 721-722
   *versus* histiocitose de células de Langerhans, 669-670
   *versus* macroadenoma hipofisário, 710
   *versus* neurossarcoidose, 441

Hipofisite, linfocítica, 719-723
   aspectos clínicos e etiologia, 720-721
   diagnóstico diferencial, 720-721
   imagem, 720-721, 722-723*f*
   patologia, 720-721, 720-721*f*
   terminologia, 719-720
   *versus* apoplexia hipofisária, 724-725
   *versus* hiperplasia hipofisária, 696
   *versus* metástases para glândula/infundíbulo hipofisário, 769-770
Hipofosfatemia, devido à osteomalacia oncogênica, 775
Hipoglicemia
   *versus* atrofia de múltiplos sistemas, 997
   *versus* encefalopatia hepática aguda e hiperamonemia, 954
   *versus* síndrome de encefalopatia posterior reversível, 920
Hipoglicemia, neonatal/infantil, 926-927, 929
   aspectos clínicos, 926-927, 929
   diagnóstico diferencial, 929
   etiologia e patologia, 926-927
   imagem, 926-928*f*, 929
   na síndrome de Beckwith-Wiedemann, 926-927
Hipopituitarismo, pós-traumático, 72-73, 73*f*
Hipoplasia cerebelar
   associada com disgenesia do corpo caloso, 1098
   espectro de achados na, 1088, 1090*f*
Hipoplasia hipofisária, 698*f*, 699
Hipoplasia pontocerebelar, *versus* síndrome de Joubert, 1088
Hipoplasia vermiana, *versus* síndrome de Joubert, 1088
Hipotálamo, anatomia, 691
Hipotensão intracraniana, 1045-1050
   aspectos clínicos, 1047
   diagnóstico diferencial, 1050
   etiologia, 1045
   idiopático, *versus* síndrome aguda de hidrocefalia de inapropriada baixa pressão liquórica, 1036
   imagem, 1047-1050
      achados na RM, 1044*f*-1045*f*, 1047*f*-1050*f*, 1049-1050
      achados na TC, 1049-1050
      imagem da coluna, 1049-1050
      medicina nuclear, 1050
   patologia, 1047
   terminologia, 1045
   *versus* glioma pontino intrínseco difuso, 477
   *versus* malformação de Chiari 1, 1074
   *versus* pseudotumores inflamatórios idiopáticos, 443
Hipótese de Monro-Kellie, 54
Hipotireoidismo, central (secundário), na etiologia do hipotireoidismo congênito, 933
Hipotireoidismo, congênito, 932-934
   diagnóstico diferencial, 934, 934*f*
   epidemiologia, 932
   etiologia e apresentação, 932*f*, 932-933
      agenesia tireoidiana ou hipoplasia na, 933
      disgenesia tireoidiana na, 933
      dis-hormonogênese na, 933
      fatores maternos na, 932-933
      hipotireoidismo central (secundário) na, 933
      tireoide ectópica na, 933
   imagem, 933*f*, 933-934
   visão geral, 932
Hipovolemia liquórica pós-craniotomia, crítica, *versus* síndrome de hidrocefalia com inapropriada baixa pressão liquórica, 1037
Hipoxemia, definição, 207
Histiocitoma fibroso, maligno, como tumor mesenquimatoso fibroso, 606
Histiocitose
   *versus* neurossarcoidose, 441
   *versus* sinus pericranii, 163

Histiocitose de células de Langerhans, 667-670
   aspectos clínicos, 668
   diagnóstico diferencial, 669-670
   estadiamento, graduação e classificação, 668
   etiologia, 667
   imagem, 667*f*-670*f*, 668-670
   neuroblastoma secundário (metastático), 583-584
   patologia, 667-668
   terminologia, 667
   *versus* leucemia, 677
   *versus* linfo-histiocitose hemofagocítica, 674-675
Histiocitose de células não Langerhans, 669-675
   doença de Erdheim-Chester, 670-674, 671-672*f*
   doença de Rosai-Dorfman, 669-671, 670-671*f*
   linfo-histiocitose hemofagocítica, 672-675, 672-674*f*
   xantogranuloma juvenil, 673*f*, 674-675
Histiogênese glial. *Ver* Histiogênese dos neurônios e da glia
Histogênese dos neurônios e glia, 1056-1057
   erros na histogênese, 1057
Histoplasmose, 350. *Ver também* Infecções fúngicas.
HIV/Aids, 379-406
   abordagem, 298
   demografia, 380
   epidemiologia, 379-380
   infecções oportunistas relacionadas a. *Ver* Infecções oportunistas, relacionadas ao HIV/Aids
   neoplasias relacionadas a, 404-406
      linfomas, 404-405, 404-406*f*
      sarcoma de Kaposi, 404-406, 407*f*
   outras manifestações, 384-387
      alterações na medula óssea, 385-386, 386*f*
      hiperplasia linfoide, 387, 387*f*
      lesões linfoepiteliais benignas, 386-387, 386*f*-387*f*
      vasculopatia, 384-385, 385*f*
   visão geral, 379-380
Holoprosencefalia septo-pré-óptica, 1133-1134
Holoprosencefalia, 1125-1131
   aspectos clínicos, 1126-1127, 1127*f*
   doenças da linha média relacionadas, 1134-1136
      arrinencefalia. *Ver* Arrinencefalia.
      displasia septo-óptica. *Ver* Displasia septo-óptica
   etiologia e genética, 1126
   hidranencefalia como mimetizador de. *Ver* Hidranencefalia
   imagem, 1127
   terminologia, 1125-1126
Holoprosencefalia, alobar, 1127-1128
   diagnóstico diferencial, 1128
   imagem, 1128, 1128*f*
   terminologia e patologia, 1127, 1127*f*
   *versus* holoprosencefalia semilobar, 1129
Holoprosencefalia, lobar, 1129, 1131
   aspectos clínicos, 1129
   diagnóstico diferencial, 1129, 1131
   imagem, 1129, 1131*f*
   terminologia e patologia, 1129
   *versus* displasia septo-óptica, 1135
   *versus* holoprosencefalia semilobar, 1129
Holoprosencefalia, semilobar, 1128-1129
   diagnóstico diferencial, 1129
   imagem, 1128-1129, 1130*f*
   terminologia e patologia, 1128, 1129*f*
Homocistinúria. *Ver* Hiper-homocisteinemia.
HSA. *Ver* Hemorragia subaracnóidea.
HSD. *Ver* Hematoma subdural, agudo; Hematoma subdural, crônico/misto; Hematoma subdural, subagudo
*Hypophysis cerebri*. *Ver* Glândula pineal

## I

Imagem, 398, 398f
Imunodeficiência grave combinada, associada com linfoma primário do SNC, 652
Incisura do tetório cerebelar, 54, 54f
Infarto basilar. *Ver* Infarto do "topo da basilar".
Infarto cerebelar, *versus* gangliocitoma cerebelar displásico, 537-538
Infarto da artéria de Percheron, 214
    anatomia, 214, 214f
    imagem, 214
    *versus* infartos do "topo da basilar", 214
Infarto das artérias perfurantes, *versus* degeneração olivar hipertrófica, 1006
Infarto do "topo da basilar", 214, 215f
    diagnóstico diferencial, 214
    *versus* infarto da artéria de Percheron, 214
Infarto dos núcleos da base, na herniação transtentorial descendente, 57f, 58
Infarto hipotalâmico, na herniação transtentorial descendente, 57f, 58
Infarto venoso. *Ver* Infarto/oclusão venosa cerebral, na etiologia de HI espontânea.
Infarto/oclusão venosa cerebral, na etiologia de HI espontânea
    em adultos de meia-idade e em idosos, 97f, 99
    em adultos jovens, 98
    na criança, 96
Infarto-isquemia cerebral, aguda, 183-195
    aspectos clínicos, 185-188
        apresentação, 185-186
        epidemiologia e demografia, 185-186
        história natural, 186-187
        opções de tratamento, 186-188
        sensibilização do público, 185-187
    classificação, 184-185
    diagnóstico diferencial, 195
    etiologia, 184-185
        doença cardioembólica, 184-185
        doença de pequenos vasos, 184-185
        fisiopatologia, 184-185
        genética e fatores predisponentes, 184-185
        infartos ateroescleróticos, 184-185
        subtipos de infartos, 184-185
    imagem, 187-192, 195
        achados na RM, 189f, 190-192, 191-193f, 195
        achados na TC, 186-190f, 188-191
        angiografia, 187-188f, 193f, 195
        "diásquise cerebelar cruzada," 188-190f, 190-191
        hipodensidade parenquimatosa cuneiforme, 187-188f, 188-190
        indefinição dos sulcos corticais, 187-188f, 188-190
        penumbra isquêmica na, 189f, 190-191
        protocolos para "ataque cerebral", 187-190
        sinal da "ACM densa", 187-188f, 188-190
        sinal do "córtex insular", 189f, 188-190
        sinal do "desaparecimento dos núcleos da base", 189f, 188-190
        ultrassonografia, 195
    patologia, 184-186, 185-186f
    penumbra isquêmica na, 184-185
    quatro questões imprescindíveis no acidente vascular cerebral agudo, 183-184
    terminologia, 183-185
    *versus* encefalite pelo herpes simples, 331-332
    *versus* encefalopatia hipoglicêmica, 926
    *versus* síndrome de encefalopatia posterior reversível, 920
    *versus* síndrome de hiperperfusão cerebral, 213
    *versus status epilepticus*, 946
Infarto-isquemia cerebral, pós-traumático, 62, 64-65
    infarto, 62, 64
        maciço, *versus* morte cerebral, 68

    isquemia, 64, 64f-65f
    vasospasmo, 64-65
Infartos arteriais, 183-212
Infartos cerebrais
    hipotensivo, *versus* múltiplos infartos embólicos, 199
    *versus* MELAS, 903-904
Infartos cerebrais, crônicos, 198
    imagem, 198, 198f
    patologia, 198, 198f
    *versus* infarto-isquemia cerebral, aguda, 195
Infartos cerebrais, subagudos, 196-197
    diagnóstico diferencial, 196-197, 196f-197f
    imagem, 196-197, 196f-197f
Infartos das artérias perfurantes basilares, *versus* síndrome de desmielinização osmótica, 959
Infartos em territórios vasculares limítrofes ("*watershed*"), 204-207
    anatomia dos territórios vasculares limítrofes, 204-206f, 205-206
    diagnóstico diferencial, 207
    etiologia, 205-206
    imagem, 205-206f, 206
    infartos em ZT externas, 205-206
    infartos em ZT internas, 206
    patologia, 206, 206f
    terminologia e epidemiologia, 204-206
    *versus* infartos lacunares, 204-205
Infartos embólicos cardíacos e ateromatosos, 198-199
    diagnóstico diferencial, 199
    etiopatogenia, 198-199, 199f-200f
    imagem, 199, 199f
Infartos embólicos, múltiplos. *Ver* Múltiplos infartos embólicos.
Infartos lacunares, 202-205
    aspectos clínicos, 203
    diagnóstico diferencial, 203-205
    epidemilogia e etiologia, 202
    hemorrágica, *versus* doença cerebral amiloide, 286-287
    imagem, 202f-203f, 203
    patologia, 202, 202f
    terminologia, 202, 202f
    *versus* doença de Marchiafava-Bignami, 839
    *versus* espaços perivasculares aumentados, 801
    *versus* infartos de zonas vasculares limítrofes ("*watershed*"), 207
Infartos tromboembólicos, *versus* síndrome de Susac, 429-430
Infecções do SNC, 301-406
    abordagem de, 297-298, 298f
    classificação, 298
    HIV/Aids. *Ver* Infecções pelo HIV, congênita (perinatal); HIV/Aids
    infecções emergentes e outras infecções, 370-376
        doença de Whipple, 374f, 374-375
        febres virais hemorrágicas, 375-376
        infecções por espiroquetas, 370-374
        listeriose, 375, 375f
    tuberculose. *Ver* Tuberculose.
    *versus* doença amiloide cerebral, 286-287
    *versus* histiocitose de células de Langerhans, 669-670
    *versus* infarto cerebral subagudo, 197
    *versus* infarto-isquemia cerebral aguda, 195
Infecções do SNC, congênitas, 301-310
    coriomeningite linfocítica, 309f, 309-310
        *versus* infecções TORCH, 304
    encefalite herpética, 306-309, 306-308f
    HIV perinatal, 305f, 305-306
    infecções TORCH, 301-302
        *versus* encefalite herpética congênita, 306-307
    rubéola, 309, 309f
    sífilis, 309
    visão geral, 301

Infecções do SNC, piogênica adquirida, 310-327
   abscesso. *Ver* Abscesso.
   empiemas. *Ver* Empiemas.
   meningite. *Ver* Meningite.
   ventriculite, 320*f*-321*f*, 321-323
      como complicação de meningite, 310-311
      diagnóstico diferencial, 322-323
   *versus* amebíase, 364
Infecções do SNC, viral adquirida, 327-338
   encefalite crônica, 337-338
      encefalite de Rasmussen, 336*f*, 337-338
         *versus* hemiatrofia cerebral, 1007
         panencefalite esclerosante subaguda, 335-336*f*, 337
   encefalite pelo vírus da raiva, 333*f*, 335-336
   encefalite pelo vírus do oeste do Nilo, 333*f*, 334-336
      *versus* encefalite pelo vírus Epstein-Barr, 334-335
   encefalite por Epstein-Barr, 332*f*, 334-335
   encefalite por herpes simples. *Ver* Encefalite pelo herpes simples
   encefalite por pelo vírus da varicela-zóster, 331-332*f*, 334-335
   encefalopatia associada ao influenza, 336
   encefalopatia necrosante aguda. *Ver* Encefalopatia, aguda necrosante.
   Encefalopatia pelo HHV-6. *Ver* Encefalopatia pelo HHV-6.
   outras encefalites agudas, 333-337
   outras encefalites virais, 336
Infecções fúngicas, 349-356
   aspectos clínicos, 351-352
   diagnóstico diferencial, 354
   etiologia, 349-350
   imagem, 351*f*-356*f*, 353-354
   patologia, 350*f*, 350-351
   terminologia, 349
   *versus* pseudotumores inflamatórios idiopáticos, 443
Infecções micobacterianas, 341-349
   não tuberculosas, 347-349
      doença do SNC, 347-349*f*, 349
      linfadenite cervical, 347-349*f*, 347-349
      padrões de doença na, 347-349, 347-349*f*
      síndrome inflamatória de reconstituição imunológica associada ao MAIC, 349
      visão geral, 347-349
   tuberculose. *Ver* Tuberculose
Infecções oportunistas, relacionadas ao HIV/Aids, 387-404
   citomegalovírus, 398, 398*f*
      *versus* leucoencefalopatia multifocal progressiva relacionada ao HIV/Aids, 397
   criptococose, 389-392, 389-392*f*
   leucoencefalopatia multifocal progressiva. *Ver* Leucoencefalopatia, progressiva multifocal
   malária, 399
   não associada a IRIS, *versus* síndrome inflamatória de reconstituição imunológica, 404
   síndrome inflamatória de reconstituição imunológica. *Ver* Síndrome inflamatória de reconstituição imune, relacionada ao HIV/Aids
   toxoplasmose. *Ver* Toxoplasmose, relacionada ao HIV/Aids.
   tuberculose, 398-399, 399*f*-400*f*
      *versus* criptococose relacionada ao HIV/Aids, 391-392
   *versus* doença linfoproliferativa pós-transplante, 664
Infecções parasitárias, 357-369
   amebíase. *Ver* Amebíase.
   hidatidose, 361, 362*f*-363*f*
   malária, 364-367, 366*f*-367*f*
      relacionada com Aids, 399
   neurocisticercose. *Ver* Neurocisticercose.
   outras infecções parasitárias, 367-369
      diagnóstico diferencial, 369
      espargonanose, 369, 369*f*
      esquistossomose, 368, 368*f*
      paragonimíase, 368-369, 369*f*
      visão geral, 367-368
   visão geral, 357-358
Infecções pelo citomegalovírus, congênitas, 302-304
   aspectos clínicos, 302-303
   diagnóstico diferencial, 304
   imagem, 302*f*-303*f*, 303-304
   patologia, 302, 302*f*
   *versus* biogênese de doenças peroxissomais, 902-903
   *versus* infecções congênitas pelo HIV, 306
   *versus* toxoplasmose, 305
Infecções pelo citomegalovírus, relacionadas ao HIV/Aids, 398
Infecções pelo HIV, congênita (perinatal), 305*f*, 305-306
Infecções piogênicas, adquiridas. *Ver* Infecções do SNC, piogênica adquirida
Infecções por citomegalovírus
   *versus* espectro de lisencefalia, 1113-1114
   *versus* infecção pelo HIV, 384
Infecções por espiroquetas, 370-374
   doença de Lyme. *Ver* Doença de Lyme.
   neurossífilis, 372*f*-373*f*, 372-374
Infecções STORCH, sumário, 310
Infecções TORCH, 301-302
   etiologia e imagem, 302
   *versus* encefalite herpética congênita, 306-307
Infecções virais. *Ver* Infecções do SNC, viral adquirida; Encefalites, virais
Infecções. *Ver* Infecções do SNC.
Inflamação, definição, 299
Infundíbulo arterial, *versus* aneurisma sacular, 128
Iniencefalia, *versus* malformação de Chiari tipo 3, 1080
Insônia familiar fatal, *versus* doença de Creutzfeldt-Jakob, 990
Insuficiência hepática, crônica, *versus* encefalopatia bilirrubínica, 956
Insuficiência suprarrenal (doença de Addison), 874
Interface entre a substância branca e cinzenta, hemorragias na, diagnóstico diferencial, 80
Intoxicação alcoólica, aguda, 832, 832*f*
Intoxicação e toxicidade por metais, 852-854
   intoxicação por chumbo, 852, 852*f*
   intoxicação por mercúrio, 853-854
Intoxicação por cianeto, 850*f*-851*f*, 851
   aguda, *versus* intoxicação por metanol, 841
   diagnóstico diferencial, 851
Intoxicação por etilenoglicol, 841, 841*f*
Intoxicação por metanol, 839-840*f*, 839-841
Intoxicação por monóxido de carbono, 847-849
   aspectos clínicos, 848
   diagnóstico diferencial, 849
   etiologia, 847
   imagem, 847*f*-848*f*, 848
   patologia, 847*f*, 848
   terminologia, 847
   *versus* encefalopatia bilirrubínica, 956
   *versus* intoxicação por metanol, 841
   *versus* intoxicação por organofosforados, 850
   *versus* trombose venosa profunda cerebral, 238
Intoxicação por organofosforados, 850
   diagnóstico diferencial, 850
   sinal do "olho do tigre", 850
   *versus* intoxicação por monóxido de carbono, 849
Isquemia
   cerebral
      tardia, após hemorragia subaracnóidea aneurismática, 116
      *versus* abscesso, 320

infarto-isquemia cerebral
  agudo. *Ver* Infarto-isquemia cerebral, aguda
  lesão hipóxico-isquêmica. *Ver* Lesão hipóxico-isquêmica
  pós-traumático. *Ver* Infarto-isquemia cerebral, pós-traumática
  *versus* espectro de disgenesia do corpo caloso, 1098
Isquemia microvascular, grave, *versus* infarto-isquemia cerebral aguda, 195

## J
Janela subdural
  na imagem do trauma craniano, 7*f*, 7-8
  no *checklist* no trauma craniano, 7-8
Junção falcotentorial, 547-548

## K
*Kleeblattschädel* (crânio em trevo de quatro folhas), nas craniossinostoses não sindrômicas, 1211, 1211*f*
Kuru, como encefalopatia espongiforme transmissível, 998

## L
Lacerações. *Ver também* Contusões e lacerações cerebrais
  escalpo, 11
  mnemônico LIPS-N no exame físico das, 13
Lagos venosos
  *versus* fratura craniana, 17-18
  *versus* hemangioma meníngeo, 606
  *versus* metástases cranianas e durais, 764-765
Leptomeningite, definição, 310
Lesão cerebral excitotóxica, aguda, 64
Lesão cerebral hiperglicêmica
    aguda, 930-931
      associada com cetoacidose diabética, 930
      associada com estado hiperglicêmico hiperosmolar, 931
    crônica, 930
Lesão cerebral profunda. *Ver* Lesão subcortical (cerebral profunda)
Lesão cerebral traumática. *Ver* Trauma craniano
Lesão cerebral. *Ver* Trauma do SNC, efeitos primários; Trauma do SNC, efeitos secundários e sequelas; Lesões parenquimatosas.
Lesão craniana fechada não penetrante, 3
Lesão da substância branca da prematuridade
  cística, *versus* cistos neurogliais, 804
  na HI espontânea, 96
  na lesão hipóxico-isquêmica, 209
Lesão hipóxico-isquêmica global, 207
Lesão hipóxico-isquêmica, 207-212
  crianças mais velhas e adultos, 211-212
  em lactentes a termo, 210-212, 210-212*f*
  em lactentes pré-termo, 207*f*-209*f*, 208-211
  perinatal, 208-212
  pós-natal em lactentes, 211-212
  visão geral, 207-208
  *versus* encefalite por herpes congênito, 309
  *versus* encefalopatia bilirrubínica, 956
  *versus* hipoglicemia neonatal/infantil, 929
Lesão por radiação, 853-856
  lesão aguda por radiação, 853-854
  lesão recente por radiação, 853-854
  lesão tardia por radiação, 853-856, 854-856*f*
  sequelas a longo prazo, 854-856
    leucoencefalopatia necrosante, 854-856
    malformações vasculares induzidas por radiação, 854-856, 855*f*
    microangiopatia mineralizante, 854-856, 855*f*
    neoplasias induzidas por radiação, 854-856
    vasculopatia induzida por radiação, 854-856, 855*f*
  visão geral, 853-854
Lesão subcortical (cerebral profunda), 42*f*, 42-43

Lesão transitória do esplênio do corpo caloso. *Ver* Esplênio do corpo caloso, lesões transitórias
Lesões da substância branca, displásica, na neurofibromatose tipo 1
  imagem, 1147, 1149*f*
  patologia, 1142
Lesões da substância branca, no complexo da esclerose tuberosa
  imagem
    achados na RM, 1159-1161
    achados na TC, 1158
  patologia, 1156
Lesões do escalpo, 11-12
  cefalo-hematomas, 11-12, 12*f*
  hematomas subgaleais, 12, 12*f*
  lacerações, 11
Lesões do putame, 823-824, 824*f*
Lesões dos ápices dos giros, 35. *Ver também* Contusões e lacerações cerebrais.
Lesões expansivas suprasselares, nos diagnóstico diferencial de lesões expansivas da região selar
  lesões expansivas císticas intra/suprasselares, 730
  lesões expansivas comuns, 728-730, 729-730*f*
  lesões expansivas menos comuns, 729-730
  lesões expansivas raras, porém importantes, 729-730
Lesões faciais, 12-13
Lesões hemorrágicas não traumáticas e lesões vasculares. *Ver* Hemorragia e lesões vasculares, não traumáticas
Lesões intrasselares, no diagnóstico diferencial de massas da região selar, 728-729
  massa cística intra/suprasselar na, 730
Lesões linfoepiteliais, benignas, relacionadas ao HIV/Aids, 386-387, 386*f*-387*f*
Lesões melanocíticas, primárias, 611-612*f*, 611-612
  melanocitoma, 611-612, 612*f*
  melanocitose/melanose meníngea difusa, 611-612*f*, 612
Lesões metastáticas, 751-772
  aspectos clínicos, 755-756
  disseminação geográfica direita de neoplasias da cabeça e pescoço, 769-771
    carcinoma sinonasal de células escamosas, 770-771*f*, 770-771
    visão geral, 769-770, 769-770*f*
  etiologia, 751-753
  formação das metástases, 752
  imagem, 756
  metástases cranianas e durais. *Ver* Metástases cranianas e durais.
  metástases leptomeníngeas. *Ver* Metástases leptomeníngeas.
  metástases perineurais, 770-772*f*, 770-771
  metástases variadas, 766-770
    metástases na glândula pineal, 769-770
    metástases oculares, 769-770
    metástases ao LCS, 767-768
    metástases na glândula/infundíbulo hipofisário, 768-769*f*, 768-770
    metástases para os ventrículos/plexo coroide, 767-768*f*, 767-769
  metátases parenquimatosas. *Ver* Metástases parenquimatosas.
  origem das metástases no SNC, 752, 753
    adultos, 752
    crianças, 752
  patologia, 752*f*, 753-755
    metástases parenquimatosas, 752*f*, 753-754
    metástases cranianas/durais, 753*f*-755*f*, 754
  rotas de disseminação, 751-752
    colisão tumoral, 751
    de neoplasias primárias extracranianas ("metástases do corpo ao cérebro"), 751
    disseminação hematogênica, 751
    disseminação liquórica, 752
    extensão geográfica direta, 751
    metátases de tumor a tumor, 751

neoplasias intracranianas primárias, 751-752
    sumário, 753
    visão geral, 751
Lesões no globo pálido, 824-826
    imagem, 824, 825f
    lesões comuns, 825
    lesões conforme aparência, 826
    lesões menos comuns, 825
    lesões por idade, 826
    lesões raras, porém importantes, 825
Lesões nos núcleos da base, bilaterais, diagnóstico diferencial, 821-823
    achados de imagem, 821, 821f-823f
    lesões comuns, 822
    lesões menos comuns, 822
    lesões raras, porém importantes, 823
Lesões parenquimatosas, 34-43
    contusões e lacerações cerebrais, 34f-36f, 35-37
    dano axonal difuso. *Ver* Dano axonal difuso.
    dano vascular difuso. *Ver* Dano vascular difuso.
    lesão subcortical (cerebral profunda), 42f, 42-43
Lesões penetrantes e transfixantes, 47f-48f, 47-49
Lesões por cisalhamento axonal, *versus* doença de Marchiafava-Bignami, 839
Lesões por esfaqueamento. *Ver* Lesões penetrantes e transfixantes
Lesões talâmicas, 826-829
    imagem, 826f-827f, 827
    lesões bitalâmicas comuns, 827
    lesões bitalâmicas menos comuns, 827
    lesões bitalâmicas por idade, 828-829
    lesões bitalâmicas raras, porém importantes, 828-829
    lesões unilaterais, 827
Lesões vasculares, imagem, na neurofibromatose tipo 1, 1146, 1147f
Leucemia, 674-678
    aspectos clínicos, 676-677
    classificação e graduação, 455-456
    complicações relacionadas ao tratamento, 675
    diagnóstico diferencial, 677
    etiologia e patologia, 674-675f, 675-676
    imagem, 675f-677f, 677
    *versus* neuroblastoma secundário (metastático), 583-584
    *versus* plasmocitomas, 681
Leucodistrofia
    associada ao X. *Ver* Adrenoleucodistrofia associada ao X.
    fibrinoide. *Ver* Doença de Alexander.
Leucodistrofia de células globoides (doença de Krabbe). *Ver* Leucodistrofia, de células globoides (doença de Krabbe)
Leucodistrofia espongiforme. *Ver* Doença de Canavan.
Leucodistrofia fibrinoide. *Ver* Doença de Alexander.
Leucodistrofia megaloencefálica. *Ver* Leucodistrofia, megaloencefálica, com cistos subcorticais.
Leucodistrofia metacromática, 872-873
    diagnóstico diferencial, 893
    imagem, 872-873, 872f-873f
    *versus* leucodistrofia globoide, 878-879
Leucodistrofia tipo melanodérmica. *Ver* Adrenoleucodistrofia associada ao X.
Leucodistrofia, de células globoides (doença de Krabbe), 876-879
    aspectos clínicos, 876-879
    diagnóstico diferencial, 878-879
    etiologia e patologia, 876-877
    imagem, 878-879, 878-879f
    *versus* doença da substância branca evanescente, 879-881
    *versus* leucodistrofia metacromática, 873
Leucodistrofia, megaloencefálica, com cistos subcorticais, 882-885
    aspectos clínicos, 884-885
    diagnóstico diferencial, 884-885
    etiologia e patologia, 882-885, 882-884f
    imagem, 882-883f, 884-885

*versus* doença de Alexander, 899-901
*versus* doença de Canavan, 898-899
Leucodistrofia, metacromática, 872-873
    aspectos clínicos, 872
    diagnóstico diferencial, 893
    etiologia e patologia, 872
    imagem, 872-873, 872f-873f
    *versus* leucodistrofia globoide, 878-879
Leucoencefalite, hemorrágica aguda, 434-437
    aspectos clínicos, 434-435
    diagnóstico diferencial, 436
    etiologia e patologia, 434, 434f
    imagem, 435, 435f, 437f
    na etiologia da HI espontânea, 99
    *versus* malária, 367
Leucoencefalopatia
    com envolvimento do tronco/medula espinal e lactato elevado, *versus* adrenoleucodistrofia associada ao X, 875-876
    necrosante, induzida por radiação, 854-856
    relacionada à quimioterapia, 856-857
Leucoencefalopatia de Cree, 878-879f, 878-881
Leucoencefalopatia, multifocal progressiva
    *versus* esclerose múltipla, 420
    *versus* gliomatose cerebral, 496
    *versus* infecção pelo HIV, 384
    *versus* linfoma primário do SNC, 657-658
Leucoencefalopatia, multifocal progressiva, relacionada ao HIV/Aids, 391-397
    diagnóstico diferencial, 397
    etiologia e patologia, 392-393f, 392-394
    imagem, 393-394, 393-397f, 394-397
Leucomalacia periventricular. *Ver* Lesão da substância branca da prematuridade
Linfadenite cervical, não tuberculosa, 347-349f, 347-349
Linfadenopatia, supurativa, *versus* linfadenite cervical não tuberculosa, 349
Linfo-histiocitose hemofagocítica, 672-675, 672-674f
Linfoma não Hodgkin
    disseminação geográfica direita, 769-770
    *versus* carcinoma sinonasal de células escamosas, 770-771
    *versus* doença de Rosai-Dorfman, 670-671
    *versus* mieloma múltiplo, 681
    *versus* pseudotumores inflamatórios idiopáticos, 748
Linfoma, intravascular (angiocêntrico), 658-661
    aspectos clínicos, 659
    diagnóstico diferencial, 659-661
    etiologia, 658
    imagem, 659, 659f-661f
    patologia, 658f, 658-659
    *versus* neurossarcoidose, 441
Linfoma, primário do SNC, 652-658
    aspectos clínicos, 654-655
    classificação e graduação, 455-456
    diagnóstico diferencial, 657-658
    difuso de células B, *versus* gliomatose cerebral, 496
    etiologia, 652-653, 654
    genética, 652-653
    imagem, 655, 657, 658
        achados na RM, 474f-657f, 657
        achados na TC, 653f-654f, 655
        achados no FDG PET, 657
        características gerais, 655
    infiltração de nervo craniano devido a, *versus* polineuropatia desmielinizante inflamatória crônica, 443
    patologia, 150f, 653-654, 654f
    terminologia, 652
    *versus* criptococose relacionada ao HIV/Aids, 391-392
    *versus* doenças linfoproliferativas pós-transplante, 664

*versus* glioblastoma multiforme, 489
*versus* linfoma intravascular (angiocêntrico), 660-661
*versus* neurossarcoidose, 441
*versus* toxoplasmose relacionada ao HIV/Aids, 388-391
*versus* ventriculite, 322-323
Linfoma, relacionado ao HIV/Aids, 404-405
   diagnóstico diferencial, 404-405
   imagem, 404-405, 404-406*f*
   *versus* síndrome inflamatória da reconstituição imunológica, 404
Linfomas, 651-667
   classificação e graduação, 455-456, 456-457*t*
   doença linfoproliferativa pós-transplante, 662-664, 663*f*
      diagnóstico diferencial, 664
      *versus* linfoma primário do SNC, 658
   granulomatose linfomatoide, 661-662
      imagem, 662, 662*f*
      *versus* linfoma primário do SNC, 658
   metastático intracraniano, 664, 665*f*-666*f*
      imagem, 664, 666*f*
      terminologia, 664, 665*f*
   plasmablástico, 678
   sinonasal, *versus* estesioneuroblastoma, 584-585
   visão geral, 651-652
   *versus* cisto coloide, 809
   *versus* gliossarcoma, 480
   *versus* hematopoiese extramedular, 682
   *versus* leucemia, 677
   *versus* metástases perineurais, 770-771
   *versus* neurofibroma plexiforme, 646
Linfomatose cerebral, 660-661
   diagnóstico diferencial, 661*f*
   imagem, 661, 661*f*
   *versus* linfoma intravascular (angiocêntrico), 660-661
Lipidose sulfatídica. *Ver* Leucodistrofia, metacromática
Lipofuscinose ceroide neuronal, 892-895
   etiologia e epidemiologia, 892-895
   imagem, 894-895
   patologia macroscópica, 894-895
   *versus* leucodistrofia globoide, 878-879
   *versus* síndrome de Rett, 894-895
Lipomas, 1213-1216
   aspectos clínicos, 1214
   diagnóstico diferencial, 1216
   etiologia, 1213
   imagem, 1214-1216, 1215*f*-1217*f*
   patologia, 1213-1214, 1213*f*-1214*f*
   *versus* cisto dermoide, 790
Lipomatose encefalocraniocutânea, 1176
   aspectos clínicos, 1176, 1176*f*
   lipomas do SNC, 1176, 1176*f*
   *versus* síndrome de Proteus, 1177
LIPS-N (laceração labial, laceração intraoral, contusão periorbital, hemorragia subconjuntival, laceração nasal), 13
Lisencefalia
   tipo 1, *versus* malformação em pedra de calçamento, 1116-1117
   tipo 2, vs, polimicrogiria, 1119
Lisencefalias, pedra de calçamento. *Ver* Malformações em pedra de calçamento e distrofias musculares congênitas
Listeriose, 375, 375*f*
Lobulação e opercularização, na formação dos hemisférios cerebrais, 1058
Lúpus eritematoso sistêmico, 279-281
   aspectos clínicos, 280
   diagnóstico diferencial, 281
   etiologia e patologia, 279-280
   imagem, 280*f*-281*f*, 281
   linfoma primário do SNC associado com, 652
   *versus* doença de Behçet, 279

# M

Macroadenoma hipofisário
   apresentação, 709
   definição, 706, 706*f*
   diagnóstico diferencial, 710
   hemorrágico, *versus* apoplexia hipofisária, 724-725
   imagem
      achados na RM, 708*f*-709*f*, 709-710
      achados na TC, 709
      angiografia, 710
   invasivo
      *versus* cordoma, 743
      *versus* mieloma múltiplo, 681
   *versus* cisto coloide, 809
   *versus* glioma cordoide do terceiro ventrículo, 522-523
   *versus* hiperplasia hipofisária, 696
   *versus* hipofisite linfocítica, 720-721
   *versus* metástases para a glândula/infundíbulo hipofisário, 768-770
Macrocefalia, nas mucopolissacaridoses, 895-896*f*, 896-897
Macro-hemorragias, 100-105
   angiopatia amiloide cerebral nas, 104, 105*f*
   hemorragia cerebelar remota, 104-105, 106*f*
   hemorragia intracraniana hipertensiva, 100*f*-102*f*, 100-104
Malária, 364-367
   aspectos clínicos, 366
   diagnóstico diferencial, 367
   etiologia e terminologia, 364
   imagem, 366-367, 367*f*
   patologia, 364, 366, 366*f*-367*f*
   relacionada ao HIV/Aids, 399
Malformação aneurismática da veia de Galeno, 155*f*-156*f*, 155-157
Malformação arteriovenosa, 140-146
   aspectos clínicos, 142-143
   cerebral, clássica, *versus* angiopatia cerebral proliferativa, 147
   diagnóstico diferencial, 145-146, 146*f*
   etiologia e genética, 140-141
   imagem, 142*f*-146*f*, 143, 145-146
   patologia, 141, 142*f*
   prevalência, 141*t*
   sistemas de graduação, 142
   terminologia, 140
   trombosada ("obliterada" ou "críptica"), 145-146
Malformação cavernomatosa cerebral, 163-166, 164*f*
   aspectos clínicos, 164
   classificação de Zambraski, 165, 165*f*-166*f*
   diagnóstico diferencial, 166
   estadiamento, graduação e classificação, 164
   etiologia, 163
   imagem, 164-165, 165*f*-168*f*
   na etiologia de HI na criança, 96
   patologia, 163-164, 164*f*
   terminologia, 163
   visão geral, 163
   *versus* hemangioblastoma, 615
   *versus* malformações arteriovenosas, 145-146
   *versus* pseudoneoplasia calcificante do neuroeixo, 746
   *versus* teleangiectasia capilar, 170
Malformação cerebral, abordagem por imagem, 1062-1064
   análise das imagens, 1062-1063
      imagens axiais, 1063, 1063*f*-1064*f*
      imagens coronais, 1063
      imagens sagitais, 1062-1063
   considerações técnicas
      imagem por RM, 1062
      imagem por TC, 1062
Malformação cerebrovascular. *Ver* Malformação vascular.

Malformação da fossa posterior, hemangioma, anormalidades cerebrovasculares arteriais, coarctação aórtica e defeitos cardíacos, anormalidades oculares e fenda esternal ou rafe supraumbilical. *Ver* Síndrome PHACES.
Malformação de Chiari 0, 1081
Malformação de Chiari 1, 1070-1074
    aspectos clínicos, 1071, 1071*f*-1073*f*, 1073
    diagnóstico diferencial, 1074
    etiologia, 1071
        conceitos gerais, 1071
        dinâmica de LCS alterada na, 1071
        fossa posterior anormal na, 1071
        genética na, 1071
    imagem, 1070*f*-1073*f*, 1073-1074
    patologia, 1070*f*, 1071
    visão geral, 1070
    *versus* hipotensão intracraniana, 1050
    *versus* malformação de Chiari 2, 1079
Malformação de Chiari 1.5, 1081-1082
    aspectos clínicos, 1081
    diagnóstico diferencial, 1082
    imagem, 1081*f*, 1081-1082
    terminologia, 1081
    *versus* malformações de Chiari 2, 1079
Malformação de Chiari 2, 1075-1079
    aspectos clínicos, 1075, 1077
    associada com disgenesia do corpo caloso, 1098
    diagnóstico diferencial, 1079
    etiologia e genética, 1075
    imagem, 1077-1079
        coluna e medula espinal, 1079
        crânio e dura-máter, 1077, 1077*f*-1078*f*
        hemisférios cerebrais, 1078*f*, 1078-1079
        mesencéfalo, rombencéfalo e cerebelo, 1077-1078, 1078*f*
        ventrículos, 1078, 1078*f*
    patologia, 1075, 1075*f*-1076*f*
    terminologia e definição, 1075, 1075*f*
Malformação de Chiari 3, 1079-1080
    aspectos clínicos, 1079*f*, 1079-1080
    diagnóstico diferencial, 1080
    imagem, 1079*f*, 1080
    patologia, 1079
    terminologia, 1079
    *versus* malformação de Chiari 2, 1079
Malformação de Chiari 4, 1082
Malformação de Chiari 5, 1082
Malformação do desenvolvimento cortical
    anormalidades de migração neuronal, 1108-1117
        espectro lisencefalia, 1109-1114, 1111-1113*f*
        heterotopias, 1108-1110, 1109-1111*f*
            heterotopias subcorticais e displasias lobares, 1113-1115, 1114-1115*f*
    associada com disgenesia do corpo caloso, 1098
    classificação, 1101
    focal, *versus* hemimegaloencefalia, 1108-1109
    na síndrome do nevo epidérmico, 1177
    número/tipos celulares anormais, 1101-1109
        hemimegaloencefalia. *Ver* Hemimegaloencefalia
        microcefalias. *Ver* Microcefalias
    secundário a anormalidades do desenvolvimento pós-migração, 1117-1121
        esquizencefalia. *Ver* Esquizencefalia
        polimicrogiria. *Ver* Polimicrogiria
    visão geral, 1101
Malformação do rombencéfalo, 1082-1089
    displasias cerebelares não classificadas, 1089, 1090*f*
    espectro Dandy-Walker. *Ver* Espectro Dandy-Walker.
    hipoplasia cerebelar, 1088, 1090*f*
    imagem, 1089*t*
    rombencefalossinapse, 1086, 1086*f*-1087*f*
    síndrome de Joubert e doenças relacionadas, 1087-1088, 1088*f*
Malformação em pedra de calçamento e distrofias musculares congênitas, 1114-1117
    aspectos clínicos, 1115-1117
    diagnóstico diferencial, 1116-1117
    etiologia, 1114-1115
    imagem, 1116-1117
        distrofia muscular congênita de Fukuyama, 1116-1117
        doença músculo-olho-cérebro, 1116-1117, 1116-1117*f*
        síndrome de Walker-Warburg, 1116-1117
    patologia, 1114-1116, 1115-1116*f*
        distrofia muscular congênita de Fukuyama na, 1115-1116
        doença músculo-olho-cérebro na, 1115-1116
        síndrome de Walker-Warburg na, 1115-1116
    subtipos das distrofias musculares congênitas, 1114-1115
    terminologia, 1114-1115
    *versus* espectro de lisencefalia, 1112-1114
Malformação vascular, 139-172
    classificação, 139, 140*t*
    etiologia, 139
    induzida por radiação
        sequelas de longo prazo, 854-856, 855*f*
        *versus* teleangiectasia capilar, 170, 171*f*
    mista
        associada com malformação cavernomatosa cerebral, 163
        *versus* anomalia do desenvolvimento venoso, 159
        *versus* malformação cavernomatosa cerebral, 166
    na etiologia da HI espontânea
        em adultos de meia-idade e adultos mais velhos, 99
        em adultos jovens, 95*f*, 96
        na criança, 94*f*, 96
    terminologia, 139
    *versus* encefalopatia por cocaína, 844
    *versus* hemorragia intracraniana hipertensiva, 104
Malformação vascular, com fístula arteriovenosa, 140-157
    angiopatia cerebral proliferativa, 146-147, 147*f*
        diagnóstico diferencial, 147
        *versus* malformações arteriovenosas, 145-146
    classificação, 140*t*
    fístula carótido-cavernosa, 152*f*-153*f*, 152-155*f*
        diagnóstico diferencial, 155
        *versus* trombose/tromboflebite do seio cavernoso, 240
    fístula dural arteriovenosa. *Ver* Fístula arteriovenosa dural.
    fístula pial arteriovenosa, 155
        patologia, 154*f*, 155
        *versus* fístula arteriovenosa dural, 152
    malformação arteriovenosa, 140-146
        cerebral, clássica, *versus* angiopatia proliferativa cerebral, 147
        diagnóstico diferencial, 145-146, 146*f*
        imagem, 142*f*-146*f*, 143, 145-146
Malformação vascular, sem fístula arteriovenosa, 157-171
    anomalia do desenvolvimento venoso, 157-161, 158*f*-161*f*
        diagnóstico diferencial, 159
        *versus* teleangiectasia capilar, 170
    classificação, 140*t*
    malformação cavernomatosa cerebral. *Ver* Malformação cavernomatosa cerebral.
    *sinus pericranii*, 161-163, 162*f*
        diagnóstico diferencial, 163
        *versus* cisto triquilemal, 782
    teleangiectasia capilar, 167-171, 168*f*-170*f*
        diagnóstico diferencial, 170, 171*f*
        *versus* anomalia do desenvolvimento venoso, 159
Malformação venosa. *Ver* Anomalia do desenvolvimento venoso.

Massas da glândula/haste hipofisária, no diagnóstico diferencial de lesões expansivas da região selar, 729-730
Massas no infundíbulo hipofisário, no diagnóstico diferencial de massas da região selar, 729-730
Maus-tratos infantis. *Ver* Trauma não acidental (maus-tratos infantis).
MDMA ("*ecstasy*"), encefalopatia relacionada a, 842, 842*f*
Mecanismos epigenéticos, na origem dos tumores de tecidos neuroepiteliais, 452-453
Medula espinal, degeneração subaguda combinada, devido a abuso de óxido nitroso, 849
Meduloblastoma desmoplásico, 572-573, 572*f*-573*f*
Meduloblastoma, 567-574
   classificação molecular, 568
      grupo 3, 568
      grupo 4, 568
      rota Shh, 568
      rota Wnt, 568
   classificação patológica, 568
   na síndrome dos nevos de células basais
      diagnóstico diferencial, 1172
      imagem, 1172
   variantes. *Ver* Variantes do meduloblastoma
   visão geral, 567-568
   *versus* astrocitoma pilocítico, 466
   *versus* ependimoma, 510
   *versus* gangliocitoma cerebelar displásico, 537-538
   *versus* tumor teratoide/rabdoide atípico, 586-587
Meduloblastoma, clássico, 569-572
   aspectos clínicos, 569-570
   classificação patológica, 568
   diagnóstico diferencial, 572
   etiologia e patologia, 569, 569*f*
   imagem, 570, 570*f*-571*f*, 572
Meduloepitelioma, 578*f*, 579-581
Mega cisterna magna, no espectro Dandy-Walker, 1083
Megaloencefalia, unilateral. *Ver* Hemimegaloencefalia.
Melanoma
   coroide, *versus* metástases oculares, 769-770
   maligno, na melanose neurocutânea, 1175
Melanose neurocutânea, 1174-1175
   etiologia e patologia, 1174-1175, 1175*f*
   imagem, 1175, 1175*f*
   *versus* siderose superficial, 121
MELAS, 902-905
   aspectos clínicos, 903-904
   com demência vascular associada, 977
   diagnóstico diferencial, 903-905
   imagem, 903-904, 904-905*f*
   terminologia e etiologia, 902-904
   *versus* doença de Leigh, 902-903
   *versus* hipoglicemia neonatal/infantil, 929
   *versus* síndrome de Kearns-Sayre, 904-905
   *versus* status epilepticus, 946
Melatonina, produzida pela glândula pineal, 546-547
Meninges
   anatomia macroscópica, 689, 689*f*
   e anatomia da região pineal, 547-548
Meningioangiomatose, 1173-1174
   aspectos clínicos, 1173
   diagnóstico diferencial, 1174
   etiologia e patologia, 1173
   imagem, 1173, 1174*f*
   *versus* siderose superficial, 121
   *versus* síndrome de Sturge-Weber, 1186
Meningioma, 591-599
   ângulo cerebelopontino, *versus* schwannoma vestibular, 636-637
   aspectos clínicos, 592-594
   classificação e graduação, 454-455
   cordoide, *versus* glioma cordoide do terceiro ventrículo, 522-523
   diagnóstico diferencial, 598-599
   etiologia, 591
   imagem, 593-595, 598-599
      achados na RM, 594*f*, 594-595, 596*f*-599*f*
      achados na TC, 593-594, 595*f*, 597*f*
      angiografia, 595, 599*f*
      características gerais, 593-594
   intraósseo, *versus* displasia fibrosa, 736
   mimetizadores, 599
   patologia, 591-592
      características microscópicas, 592
      localização, 591, 592*f*
      patologia macroscópica, 591-592, 574*f*-594*f*, 597*f*
      tamanho e número, 591
   rabdoide, 586-587
   terminologia, 591
   típico, *versus* meningioma atípico, 600-601
   *versus* adenoma hipofisário, 710
   *versus* cordoma, 743
   *versus* doença de Erdheim-Chester, 672-674
   *versus* doença de Rosai-Dorfman, 670-671
   *versus* hemangioma meníngeo, 606
   *versus* hematopoiese extramedular, 682
   *versus* leucemia, 677
   *versus* linfoma primário do SNC, 657
   *versus* metástases ósseas cranianas e durais, 764-765
   *versus* metástases ventriculares/plexo coroide, 768-769
   *versus* neurocitoma central, 541
   *versus* neurossarcoidose, 441
   *versus* pseudoneoplasia calcificante do neuroeixo, 746
   *versus* pseudotumores inflamatórios idiopáticos, 443, 748
   *versus* schwannoma do forame jugular, 638-639
   *versus* schwannoma trigeminal, 637-638
   *versus* tumor fibroso solitário, 610-611
Meningioma, atípico, 599-602
   aspectos clínicos, 600-601
   diagnóstico diferencial, 600-602
   imagem, 600-601, 600-601*f*
   patologia, 599
   *versus* meningioma, 598-599
   *versus* meningioma maligno, 601-602
Meningioma, maligno, 601-602
   imagem, 601-602, 601-602*f*
   patologia, 601-602, 601-602*f*
   *versus* gliossarcoma, 480
   *versus* meningioma, 598-599
   *versus* meningioma atípico, 600-601
   *versus* tumor fibroso solitário, 610-611
   *versus* tumor mesenquimal maligno, 608
Meningiomatose, múltipla, *versus* neurofibromatose tipo 2, 1153
Meningite carcinomatosa
   *versus* meningite, 312-314
   *versus* neurocisticercose, 360
   *versus* neurossarcoidose, 441
   *versus* tuberculose, 345
Meningite, 310-314
   aspectos clínicos, 311-313
   complicações, 310-312
      imagem da, 312-314
   coriomeningite linfocítica congênita
      etiologia e aspectos clínicos, 309*f*, 309-310
      *versus* infecções TORCH, 304
   crônica, *versus* pseudotumores inflamatórios idiopáticos, 443
   diagnóstico diferencial, 312-314
   etiologia, 310-311

imagem, 311-314, 311-314f
infecciosa, *versus* metástases leptomeníngeas, 766-767
na encefalite por varicela-zóster, 334-335
paquimeningite hipertrófica idiopática
    meningioma *versus*, 598-599
    *versus* hipotensão intracraniana, 1050
patologia, 310f-311f, 310-311
piogênica, *versus* tuberculose, 345
terminologia, 310
tuberculosa
    achados na RM, 344-345, 345f
    achados na TC, 344, 344f
    patologia, 342, 342f
    *versus* neurocisticercose, 359-360
*versus* hemorragia subaracnóidea traumática, 33
*versus* neurossarcoidose, 441
*versus* pseudotumor inflamatório idiopático, 748
Meningoceles. *Ver* Cefaloceles.
Meningoencefalite, amebiana primária, 363
Meningoencefaloceles. *Ver* Cefaloceles.
MERRF, 905-906
    *versus* MELAS, 903-905
Mesencéfalo
    na anatomia da fossa posterior, 1066
    nas malformações de Chiari tipo 2, 1077-1078, 1078f
Mesencéfalo, formação do, 1056, 1057f
Metadona, encefalopatia relacionada a, 846, 846f
Metaloproteinases, na etiologia das malformações arteriovenosas, 140
Metanfetamina, encefalopatia relacionada a, 842, 842f
Metástases ao escalpo, *versus* cisto triquilemal, 781
Metástases ao SNC, 767-768
Metástases cranianas e durais, 762-765
    base do crânio, *versus* cordoma, 743
    diagnóstico diferencial, 763f, 764-765
    imagem, 762, 764-765
        achados na medicina nuclear, 764-765
        achados na RM, 762, 763f, 764-765
        achados na TC, 762, 762f
    patologia macroscópica, 753f-755f, 754
    sumário, 764-765
    visão geral, 762
Metástases durais
    *versus* gliossarcoma, 480
    *versus* hematopoiese extramedular, 682
    *versus* meningioma, 598-599
    *versus* meningioma atípico, 600-601
    *versus* tumor fibroso solitário, 611-612
Metástases leptomeníngeas, 764-767
    "*drop*" metástases, *versus* schwannomatose, 1154
    diagnóstico diferencial, 766-767
    epidemiologia e etiologia, 765-766, 765-766f
    imagem, 765-767, 765-767f
    patologia macroscópica, 754, 756f
    terminologia, 765-766, 765-766f
    visão geral, 764-765
Metástases para a glândula/infundíbulo hipofisário, 768-769f, 768-770
Metástases para o plexo coroide, 767-769
    aspectos clínicos, 767-768f, 767-769
    diagnóstico diferencial, 768-769
    localização, 767-768
    *versus* papiloma de plexo coroide, 516
Metástases parenquimatosas, 756-761
    diagnóstico diferencial, 758, 761
    imagem, 756, 758, 781
        achados de medicina nuclear, 758
        achados na RM, 756, 758, 759f-761f

achados na TC, 756, 757f
sumário, 781
*versus* múltiplos infartos embólicos, 199
Metástases perineurais, 770-771f, 770-771, 772f
Metástases vasculares, *versus* doença de von Hippel-Lindau, 1166
Metástases ventriculares, 767-768f, 767-769
Metástases. *Ver também* Lesões metastáticas
    cística, *versus* cistos ependimários, 812
    classificação e graduação, 456-457
    escalpo, *versus* cisto triquilemal, 781
    esclerótica, *versus* doença de Paget, 740
    glândula pineal, 769-770
    hemorrágicas, *versus* doença cerebral amiloide, 286-287
    infiltração de nervo craniano relacionada com, *versus* polineuropatia desmielinizante inflamatória crônica, 443
    intraósseo, *versus* displasia fibrosa, 736
    intraventriculares
        *versus* neurocitoma central, 541
        *versus* subependimoma, 512
    linfoma, metastático intracraniano, 664
    metástases liquóricas, 767-768
    metástases ventriculares, 767-768f, 767-769
    neuroblastoma. *Ver* Neuroblastoma, secundário (metastático).
    ocular, 767-768f, 769-770
    perineural, 770-771f, 770-771, 772f
    plexo coroide, 767-768f, 767-769
        *versus* papiloma de plexo coroide, 516
    síndrome de desmielinização osmótica *versus*, 959
    vascular, *versus* doença de von Hippel-Lindau, 1166
    *versus* abscesso, 320
    *versus* adenoma hipofisário, 710
    *versus* cisto coloide, 809
    *versus* esclerose múltipla, 420
    *versus* glioblastoma multiforme, 489
    *versus* glioma cordoide do terceiro ventrículo, 522-523
    *versus* hemangioblastoma, 615
    *versus* hemangioma meníngeo, 606
    *versus* hematoma epidural agudo, 21
    *versus* hemorragia subaracnóidea traumática, 33
    *versus* hipofisite linfocítica, 720-721
    *versus* histiocitose de células de Langerhans, 669-670
    *versus* infecções parasitárias, 369
    *versus* leucemia, 677
    *versus* linfoma primário do SNC, 657
    *versus* meningioma maligno, 601-602
    *versus* neurofibroma plexiforme, 646
    *versus* neurossarcoidose, 441
    *versus* neurossífilis, 373-374
    *versus* plasmocitomas, 681
    *versus* pseudotumores inflamatórios idiopáticos, 748
    *versus* schwannoma do forame jugular, 638-639
    *versus* schwannoma trigeminal, 637-638
    *versus* schwannoma vestibular, 636-637
    *versus* tumor glioneuronal formador de rosetas, 534
    *versus* tumor maligno mesenquimal, 608
    *versus* ventriculite, 322-323
Metencéfalo, formação do, 1056, 1057f
Metilbenzeno. *Ver* Abuso de tolueno.
Micose cerebral. *Ver* Infecções fúngicas.
Microadenoma hipofisário
    achados na RM, 710, 711f
    cisto não funcionante, *versus* cisto da fenda de Rathke, 705
    definição, 705
    diagnóstico diferencial, 710
    patologia macroscópica, 706f, 708
Microambiente estromal cerebral, na origem dos tumores de tecido neuroepitelial, 451

Microangiopatia mineralizante, induzida por radiação, 854-856, 855f
Microangiopatias trombóticas, 287-290
    aspectos clínicos, 287-289
    diagnóstico diferencial, 289-290
    etiologia e patologia, 287-288, 287-288f
    imagem, 287-290f, 288-290
    versus malária, 367
    versus síndrome de encefalopatia posterior reversível, 920
Microcalcificações, versus infarto-isquemia cerebral aguda, 195
Microcefalia, 1101-1103
    aspectos clínicos, 1102
    classificação, 1101-1102
    com polimicrogiria extensa, 1102, 1102f
    com simplicação do padrão giral
        patologia, 1102, 1102f
        versus espectro de lisencefalia, 1112-1113
    diagnóstico diferencial, 1103
    etiologia e patologia, 1102
    imagem, 1102-1103
    microlisencefalia, 1102, 1102f
    terminologia, 1101-1102
Microcefalia, secundária, versus microcefalias primárias, 1103
Micro-hemorragias, 105-106
    microssangramentos cerebrais multifocais, 105-106, 107f
    múltiplos "pontos negros com artefato de susceptibilidade magnética" não hemorrágicos, 106
Mielinização e desenvolvimento da substância branca, 861, 869
    imagem, 869
        2 anos até a vida adulta, 867f-868f, 869
        3 a 6 meses, 864f-865f, 869
        6 meses a 1 ano, 866f-867f, 869
        imagem por RM, 862, 862t
        imagem por TC, 862
        nascimento aos três meses, 863f, 869
        marcos do desenvolvimento selecionados, 862t
        mielinização normal, 861
Mielinização, na formação do hemisfério cerebral, 1058
Mielinólise central pontina. Ver Síndrome de desmielinização osmótica
Mielinólise extrapontina. Ver Síndrome de desmielinização osmótica
Mielite transversa, versus neuromielite óptica, 426-427
Mieloencéfalo, formação do, 1056, 1057f
Mieloma múltiplo
    diagnóstico diferencial, 681
    estadiamento Durie-Salmon PLUS, 681
    tumor plasmocitoma, 678, 678f
    versus metástases cranianas e durais, 764-765
Migração neuronal, 1057
    erros na migração neuronal e organização cortical, 1057
    gênese dos neurônios corticais, 1057
Mimetizadores de oclusão venosa cerebral, 240-243
    artefatos de fluxo, 240-241
    granulações e septações aracnoides, 240-242
    outros mimetizadores, 241-243
    variações dos seios venosos, 239f-240f, 240-241
Mononucleose, 334-335. Ver também Encefalite pelo vírus Epstein-Barr
Morte cerebral, 66-68
    aspectos clínicos, 66
    devido à herniação transtentorial descendente, 58
    diagnóstico diferencial, 68
    imagem, 66-68, 66f-67f
    terminologia, 66, 66f
Mucopolissacaridoses, 895-897
    abordagem para classificação baseada em organelas, 870
    aspectos clínicos, 895-896
    diagnóstico diferencial, 896-897
    imagem, 895-898f, 896-897
        espaços perivasculares aumentados, 895-897f, 896-897
    macrocefalia, 895-896f, 896-897
    paquimeningopatia, 896-897, 897-898f
    patologia, 895-896, 895-896f
    terminologia e etiologia, 895-896
    versus doença de Alexander, 899-901
Mucormicose. Ver Infecções fúngicas.
Múltiplos infartos embólicos, 198-202
    embolia cardíaca e ateromatosa, 198-199, 199f-200f
    embolia gordurosa, 199, 201f, 201-202
    versus amnésia global transitória, 948
    versus encefalopatia relacionada à cocaína, 844
    versus infartos de zonas de fronteira vascular (watershed), 207
    versus malária, 367
    versus metástases parenquimatosas, 761
    versus microangiopatias trombóticas, 289-290
Muslinoma. Ver Textiloma

# N

Nariz, embriologia, 1197, 1198f
Necrosante, encefalopatia, aguda. Ver Encefalopatia, aguda necrosante
Necrose estriatal, infantil bilateral, versus malária, 367
Necrose por radiação, versus textiloma, 745
Neonatos. Ver Neonatos
Neoplasia endócrina múltipla tipo 1
    com adenoma hipofisário associado, 706
    com hiperparatireoidismo primário associado, 937
Neoplasia endócrina múltipla tipo 2, associado com hiperparatireoidismo primário, 937
Neoplasias císticas
    versus cisto associado à neoplasia, 798-799
    versus cisto epidermoide, 788
Neoplasias corticais, versus displasia focal cortical, 1106
Neoplasias do sistema nervoso central. Ver Neoplasias do SNC.
Neoplasias do SNC, classificação e graduação, 449-457
    classificação da OMS dos Tumores do Sistema Nervoso Central, 449
    classificação de Bailey e Cushing, 449
    considerações gerais, 450, 450t
    graduação histológica, 449
    linfomas e tumores hematopoiéticos, 455-456, 456-457t
    tumores da região selar, 456-457, 456-457t
    tumores de células germinativas, 455-457, 456-457t
    tumores de tecidos neuroepiteliais. Ver Tumores de tecidos neuroepiteliais.
    tumores dos nervos cranianos (e espinais), 454-456, 456-457t
    tumores meníngeos, 454-455, 455-456t
    tumores metastáticos, 456-457
Neoplasias do SNC.
    astrocitomas. Ver Astrocitomas.
    cistos não neoplásicos. Ver Cistos, não neoplásicos
    densamente calcificada
        versus malformação arteriovenosa, 145-146
        versus malformação cavernosa cerebral, 166
    esporádico, versus síndrome de Li-Fraumeni, 1168
    hemorrágicas
        na etiologia de hemorragia intracraniana espontânea, em pacientes adultos de meia-idade e em idosos, 96f, 99
        versus hemorragia intracraniana hipertensiva, 103
        versus malformação cavernomatosa cerebral, 166
    induzida por radiação, 854-856
    linfomas. Ver Linfomas.
    maligno, versus pseudotumores inflamatórios idiopáticos, 443
    metástases. Ver Metástases; Lesões metastáticas.
    na síndromde de Li-Fraumeni, patologia, 1166, 1167f-1168f
    neoplasias gliais, não astrocíticas. Ver Neoplasias gliais, não astrocíticas
    neoplasias gliais não astrocíticas, 499-524
    neoplasias selares. Ver Neoplasias selares e lesões tumefascientes.

neuroblastoma, primário do SNC, 583-584
neuroblastoma, secundário. *Ver* Neuroblastoma, secundário (metastático)
primário, na etiologia de HI espontânea na criança, 95f, 96
pseudotumor intracraniano. *Ver* Pseudotumores intracranianos
recorrente, *versus* textiloma, 745
relacionados ao HIV/Aids, 404-406
    linfomas, 404-405, 404-406f
    sarcoma de Kaposi, 404-406, 407f
síndromes neoplásicas hereditárias. *Ver* Síndromes neurocutâneas
síndromes paraneoplásicas, 773-775
tumores da bainha nervosa. *Ver* Tumores da bainha nervosa.
tumores de células germinativas. *Ver* Tumores de células germinativas
tumores do parênquima da pineal. *Ver* Tumores do parênquima da pineal
tumores extracranianos e patologias tumefascientes. *Ver* Tumores extracranianos e patologias tumefascientes.
tumores glioneurais. *Ver* Tumores glioneurais
tumores hematopoiéticos e lesões tumefascientes. *Ver* Tumores hematopoiéticos e lesões tumefascientes.
tumores histiocíticos. *Ver* Tumores histiocíticos
tumores meníngeos. *Ver* Tumores meníngeos.
tumores neuroblásticos e embrionários. *Ver* Tumores neuroblásticos e embrionários.
tumores neuronais, 535-542
tumores neuronais e neurogliais mistos, 453-455
*versus* abscesso fúngico, 354
*versus* amebíase, 364
*versus* degeneração olivar hipertrófica, 1006
*versus* doença cerebral amiloide, 286-287
*versus* doença de Behçet, 278
*versus* doença de Whipple, 375
*versus* esclerose múltipla, 420
*versus* infarto cerebral subagudo, 197
*versus* meningioangiomatose, 1174
*versus* neurocisticercose, 360
*versus* neurossífilis, 373-374
*versus* teleangiectasia capilar, 170
*versus* trombose/tromboflebite do seio cavernoso, 240
*versus* tuberculoma, 345
Neoplasias gliais, não astrocíticas, 499-524
    classificação e graduação, 452-454
        outros tumores neuroepiteliais, 453-454
        tumores de plexo coroide, 453-454
        tumores ependimários, 453-454
        tumores oligodendrogliais, 452-454
    oligodendrogliomas e gliomas "mistos", 499-506
        oligoastrocitoma. *Ver* Oligoastrocitoma.
        oligodendroglioma. *Ver* Oligodendroglioma.
        oligodendroglioma anaplásico. *Ver* Oligodendroglioma, anaplásico
        visão geral, 499-501
    outros tumores neuroepiteliais, 520-524
        astroblastoma. *Ver* Astroblastoma.
        glioma angiocêntrico. *Ver* Glioma, angiocêntrico
        glioma cordoide do terceiro ventrículo, 521-523, 522f
    tumores do plexo coroide, 513-520
        carcinoma de plexo coroide. *Ver* Carcinoma de plexo coroide
        papiloma de plexo coroide, atípico. *Ver* Papiloma de plexo coroide, atípico
        papiloma de plexo coroide. *Ver* Papiloma de plexo coroide
        visão geral, 513
    tumores ependimários, 506-513
        classificação da OMS, 506-507
        ependimoma. *Ver* Ependimoma.
        ependimoma anaplásico, 511
        ependimoma mixopapilar, 513
        subependimoma. *Ver* Subependimoma.
        visão geral, 506-507
    visão geral, 499
Neoplasias selares e lesões tumefascientes, 687-730
    adenomas hipofisários. *Ver* Adenomas hipofisários.
    apoplexia hipofisária, 722-726, 723-726f
    blastoma hipofisário, 712-713
    carcinoma hipofisário
        patologia, 712-713, 712-713f
        *versus* adenoma hipofisário, 710
    classificação e graduação, 456-457, 456-457t
    considerações clínicas, 688
    considerações de imagem, 688
    considerações diagnósticas, 688
    craniofaringeoma. *Ver* Craniofaringeoma.
    diagnóstico diferencial das lesões expansivas da região selar, 727-729f, 727-730
        lesões comuns da região suprasselar, 728-730, 729-730f
        lesões expansivas suprasselares menos comuns, 729-730
        lesões expansivas suprasselares raras, porém importantes, 729-730
        lesões intrasselares, 728-729
        massas císticas intra/suprasselares, 729-730
        massas do infundíbulo hipofisário, 729-730
    hipofisite. *Ver* Hipofisite.
    lesões congênitas, 699-705
        anomalias hipofisárias, 699-700
        cisto da fenda de Rathke. *Ver* Cisto da fenda de Rathke.
        duplicação hipofisária, 699f, 700
        hamartoma hipotalâmico. *Ver* Hamartoma hipotalâmico.
        hipoplasia hipofisária, 698f, 699
    sela pós-operatória, 726-728, 727-728f
    sela pré-operatória, 725-727
    tumores hipofisários não adenomatosos, 718-720
        oncocitoma de células fusiformes, 718-719, 719-720f
        pituicitoma, 718-719, 719-720f
        tumor de células granulares, 718-720
    visão geral, 687-688
Neoplasias sinonasais
    adenocarcinoma, *versus* estesioneuroblastoma, 584-585
    carcinoma, não direnciado, *versus* estesioneuroblastoma, 584-585
    linfoma, *versus* estesioneuroblastoma, 584-585
    mecanismos de disseminação, 769-770, 769-770f
    *versus* carcinoma sinonasal de células escamosas, 770-771
Nervo abducente (NC VI)
    anatomia da região selar, 689f, 691
    anatomia, 622f, 623-624, 624f
    schwannoma, 643
Nervo corda do tímpano, 624-625, 624-625f
Nervo espinal acessório (NC XI)
    anatomia, 628-630, 628-631f
    schwannoma, 638-639
Nervo estapedial, 624-625
Nervo facial (NC VII), 624-628
    anatomia, 624f-625f, 624-625
    conceitos-chave, 624-626
    função, 624-625
Nervo glossofaríngeo (NC IX)
    anatomia, 621f, 627-628f, 627-630
    schwannomas, 637-638
Nervo hipoglosso (NC XII)
    anatomia, 627-630f, 629-632
    schwannoma, 642f, 643
Nervo mandibular, 623
Nervo maxilar, 623, 691
Nervo oculomotor (NC III)
    anatomia, 620f-623f, 621
    região selar, 691
    schwannoma, 639-640, 641f, 643

Nervo oftálmico, 623, 691
Nervo olfatório (NC I)
   anatomia, 619-620, 620f
   "schwannoma," 639-640, 641f
Nervo óptico (NC II)
   anatomia, 620-621, 620f-621f
   "schwannoma", 639-640
Nervo petroso, maior superficial, 624-625
Nervo trigêmeo (NC V)
   anatomia, 622-623, 165f-623f
   região selar, 691
   schwannoma, 636-638, 637-638f
Nervo troclear (NC IV)
   anatomia, 621-622, 622f-623f
   região selar, 691
   schwannoma, 642f, 643
Nervo vago (NC X), anatomia, 628-630
Nervo vestibulococlear (NC VIII), anatomia, 625-627f, 626-628
Nervos cranianos
   nervo solitário aumentado e com realce, *versus* schwannoma, 634-635
   realce de múltiplos nervos, *versus* schwannoma, 634-635
Neurilemoma. *Ver* Schwannomas
Neurinoma. *Ver* Schwannomas
Neurite óptica, isolada, *versus* neuromielite óptica, 426-427
Neurite, viral/pós-viral, *versus* metástases perineurais, 770-771
Neuroblastoma, primário do SNC, 583-584
Neuroblastoma, secundário (metastático), 582-584
   aspectos clínicos, 582-583
   diagnóstico diferencial, 583-584
   imagem, 581-583f, 582-583
   *versus* leucemia, 677
   *versus sinus pericranii*, 163
   *versus* trauma não acidental (maus-tratos infantis), 47
Neurocisticercose, 357-360
   aspectos clínicos, 357-359
   cistos intraventriculares, diagnóstico diferencial, 360
   diagnóstico diferencial, 359-360
   etiologia, 357-358
   imagem, 358-360, 359-361f, 360
   parênquima, *versus* espaços perivasculares aumentados, 802
   patologia, 357-358, 358-359f, 360
   terminologia, 357-358
   *versus* cisto da fenda de Rathke, 705
   *versus* cisto de plexo coroide, 807
   *versus* cisto epidermoide, 788
   *versus* tuberculoma, 345
Neurocitoma, central, 538-541
   aspectos clínicos, 540
   diagnóstico diferencial, 541
   estadiamento, graduação e classificação, 540
   etiologia, 538-539
   imagem, 540-541, 541f
   patologia, 538-540, 540f-541f
   terminologia, 538-539
   visão geral, 538-539
   *versus* astrocitoma subependimário de células gigantes, 470
   *versus* oligodendroglioma, 502-503
   *versus* subependimoma, 512
Neurocitoma, extraventricular, 542
   imagem, 542, 542f
   patologia, 542
   *versus* oligodendroglioma, 503
Neurodegeneração, como complicação, de hemorragia subaracnóidea aneurismática, 116
Neuroeixo, pseudoneoplasia calcificante do, 745-746, 746f
Neuroferritinopatia, 887-889

Neurofibroma solitário, 644, 644f
Neurofibroma, plexiforme, 644-646
   aspectos clínicos, 644-645
   diagnóstico diferencial, 646
   estadiamento, graduação e classificação, 644-645
   imagem, 644-646, 646f
      na neurofibromatose tipo 1, 1142f, 1146f, 1146-1147
      na neurofibromatose tipo 1, 1142f-1143f, 1143-1144
   patologia, 644-645, 644-645f
   terminologia e etiologia, 644-645, 644-645f
   *versus* metástases perineurais, 770-771
   *versus* tumor maligno da bainha de nervo periférico, 648-649
Neurofibromas, 644-646
   classificação e graduação, 454-456
   cutâneos, imagem, na neurofibromatose tipo 1, 1142f, 1144f, 1146f, 1147
   cutâneos "difusos", na neurofibromatose tipo 1, 1143, 1144f
   na neurofibromatose tipo 1, 1143, 1144f
   neurofibroma plexiforme. *Ver* Neurofibroma, plexiforme
   visão geral, 644
Neurofibromatose
   com schwannomas vestibulares ("acústicos") bilaterais. *Ver* Neurofibromatose tipo 2
   schwannomatose na. *Ver* Schwannomatose
Neurofibromatose tipo 1, 1141-1149
   arteriopatia na, na etiologia do aneurisma sacular, 122
   aspectos clínicos, 1144-1146
      apresentação, 1144-1145, 1145f
      diagnóstico clínico, 1145
      epidemilogia e demografia, 1144
      história natural, 1145
      opções de tratamento, 1146
   diagnóstico diferencial, 1149
   doença de moya-moya, 276
   etiologia, 1142
   genética, 1142
   imagem, 1146-1149
      astrocitoma anaplásico, 1147
      astrocitomas fibrilares de baixo grau, 1147
      displasias durais, 1146, 1147f
      displasias ósseas, 1146, 1146f
      glioblastoma multiforme, 1147
      gliomas, 1144f, 1147, 1148f
      lesões displásicas de substância branca, 1146, 1149f
      lesões do SNC não neoplásicas, 1146, 1146f-1147f, 1149f
      lesões vasculares, 1146, 1147f
      neoplasias do SNC, 1146-1147
      neurofibromas, cutâneos, 1142f, 1144f, 1146f, 1147
      neurofibromas, plexiformes, 1142f, 1146f, 1146-1147
   sumário, 1149
   tumores malignos da bainha de nervos periféricos, 1147
   NF-1 segmentar, 1142
   patologia, 1142-1144
   patologia, lesões do SNC não neoplásicas
      arteriopatia, 1143
      ectasia dural, 1142-1143
      lesões displásicas da substância branca, 1142
      patologia, 1142-1143
   patologia, neoplasias do SNC, 1143-1144
      gliomas, 1143-1144, 1144f
      neurofibromas, 1143, 1144f
      neurofibromas plexiformes, 1142f-1143f, 1143-1144
      tumores malignos da bainha de nervos periféricos, 1143, 1143f
   patologia, neoplasias fora do SNC, 1144
   terminologia, 1141-1142
   *versus* encefalopatia bilirrubínica, 956
   *versus* glioma pontino intrínseco difuso, 477

Neurofibromatose tipo 2, 1150-1153
   aspectos clínicos, 1151-1153
      apresentação, 1151-1152
      diagnóstico clínico, 1152
      epidemiologia e demografia, 1151
      história natural, 1152-1153
      opções de tratamento, 1153
   associados com schwannomas, 632
   diagnóstico diferencial, 1153
   estadiamento, graduação e classificação, 1151
   etiologia, 1150
   genética, 1150
   imagem, 1151f-1153f, 1153
   patologia, 1150-1151, 1150f-1151f
   terminologia, 1150
   visão geral, 1150
   *versus* schwannomatose, 1154
Neurofibrossarcomas, 648-649
Neuro-hipófise. *Ver* Glândula hipófise, posterior
Neuroma acústico ou schwannoma. *Ver* Schwannoma, vestibular
Neuromielite óptica, 424-427
   diagnóstico diferencial, 426-427
   doenças do espectro da NMO, 424-426
   etiologia e patologia, 424-425, 424-425f
   imagem, 425-426f, 425-427
Neurônios corticais
   erros na organização do córtex, 1057
   gênese dos, 1057
Neuropatia associada à pantotenato-quinase (PKAN). *Ver* PKAN (neurodegeneração associada à pantotenato-quinase)
Neurossarcoidose, 438-441
   aspectos clínicos, 438-440
   diagnóstico diferencial, 441
   etiologia, 438
   imagem, 438-443f, 440-441
   patologia, 438f, 438-439
   terminologia, 438
   *versus* doença de Rosai-Dorfman, 670-671
   *versus* doença de Whipple, 375
   *versus* germinoma, 560-561
   *versus* gliossarcoma, 480
   *versus* hematopoiese extramedular, 682
   *versus* histiocitose de células de Langerhans, 669-670
   *versus* metástases leptomeníngeas, 766-767
   *versus* metástases perineurais, 770-771
   *versus* polineuropatia desmielinizante inflamatória crônica, 443
   *versus* pseudotumores inflamatórios idiopáticos, 748
   *versus* tuberculose, 345
Neurossífilis 372-374
   aspectos clínicos, 372-373
   diagnóstico diferencial, 373-374
   epidemiologia e demografia, 372
   imagem, 372f-373f, 373
   patologia, 372f, 373
Neurotoxicidade por metronidazol, *versus* degeneração olivar hipertrófica, 1006
Neurulação, 1055-1056
   erros de neurulação, 1056
   tubo neural e vesículas cerebrais, 1055-1056, 1056f-1057f
Nó de Kernohan, na herniação transtentorial descendente, 56f, 58
Nódulos subependimários
   no complexo da esclerose tuberosa
      achados na RM, 1159
      achados na TC, 1157f, 1158
      patologia, 1155, 1155f
   *versus* astrocitoma subependimário de células gigantes, 470

Núcleo caudado
   anatomia normal, 819
   imagem ponderada em T1, 818f, 820
   imagem ponderada em T2, 820, 820f
Núcleo lentiforme, 818, 818f
Núcleo rubro, da substância negra, 992
Núcleos subtalâmicos
   anatomia macroscópica relevante para as doenças cerebrais degenerativas, 992
   anatomia normal, 820

# O

Oclusão venosa cerebral
   cerebral profunda (Galeno), 214
   como complicação de meningite, 310-311
Oligoastrocitoma, 505-506
   anaplásico, *versus* glioblastoma multiforme, 489
   aspectos clínicos, 505-506
   estadiamento, graduação e classificação, 505
   etiologia, 505, 505f
   imagem, 505f, 506
   misto, *versus* astrocitoma anaplásico, 480
   *versus* astrocitoma difuso de baixo grau, 474-475
   *versus* oligodendroglioma, 502
   *versus* oligodendroglioma anaplásico, 504
Oligodendroglioma, 500-503
   aspectos clínicos, 501
   diagnóstico diferencial, 502-503
   estadiamento, graduação e classificação, 501
   imagem, 500f, 501-502, 502f
   patologia, 500-501, 500f-501f
   terminologia, 500
   vc. astroblastoma, 521
   *versus* astrocitoma anaplásico, 480
   *versus* astrocitoma difuso de baixo grau, 474-475
   *versus* ganglioglioma, 530
   *versus* glioma angiocêntrico, 524
   *versus* neurocitoma central, intraventricular, 541
   *versus* oligodendroglioma anaplásico, 504
   *versus* xantoastrocitoma pleomórfico, 472
Oligodendroglioma, anaplásico, 503-504
   aspectos clínicos, 504
   diagnóstico diferencial, 504
   estadiamento, graduação e classificação, 504
   etiologia e patologia, 503f, 503-504
   imagem, 503f-504f, 504
   terminologia, 503
   *versus* glioblastoma multiforme, 489
   *versus* oligodendroglioma, 502
Oligodendrogliomas e gliomas "variados", 499-506
   oligoastrocitoma. *Ver* Oligoastrocitoma
   oligodendrioglioma. *Ver* Oligodendroglioma
   oligodendroglioma anaplásico. *Ver* Oligodendroglioma, anaplásico
   visão geral, 499-501
Oncocitoma de células fusiformes, 718-719, 719-720f
Opercularização, na formação do hemisfério cerebral, 1058
Opioides e derivados, 845-846
   heroína, 845f, 845-846
   metadona, 846, 846f
   oxicodona, 846
Orgânico/aminoacidopatias, abordagem metabólica para a classificação, 870-871
Osteíte deformante, *versus* displasia fibrosa, 736
Osteíte fibrosa. *Ver* Displasia fibrosa.
Osteoblastoma, *versus* cisto ósseo aneurismático, 741
Osteocondromas, meníngeos. *Ver* Tumores mesenquimatosos das meninges, benignos

Osteodistrofia renal, *versus* displasia fibrosa, 736
Osteoma, meníngeo. *Ver* Tumores mesenquimatosos das meninges, benignos
Osteomalacia oncogênica, 775
Osteomielite
    base do crânio, *versus* metástases durais e cranianas, 764-765
    esclerosante, *versus* displasia fibrosa, 736
Osteossarcoma
    por transformação de doença de Paget, 739
    teleangiectásico, *versus* cisto ósseo aneurismático, 741
Otomastoidite, *versus* histiocitose de células de Langerhans, 669-670
Overdose de drogas, coma devido à, *versus* morte cerebral, 68
Oxicefalia, nas craniossinostoses não sindrômicas, 1211
Oxicodona, encefalopatia relacionada a, 846

## P

Pacientes imunossuprimidos, linfoma primário do SNC nos, 652
Panencefalite esclerosante, subaguda, 335-336*f*, 337
Papiloma de plexo coroide, 513-516
    aspectos clínicos, 514-515
    diagnóstico diferencial, 516
    etiologia, 513-514
    imagem, 514-516, 514-516*f*
    na etiologia da hidrocefalia por superprodução, 1033, 1033*f*
    patologia, 514*f*, 514-515
    terminologia, 513
    *versus* astrocitoma subependimário de células gigantes, 470
    *versus* carcinoma do plexo coroide, 517-518
    *versus* cisto de plexo coroide, 807
    *versus* pseudoneoplasia calcificante do neuroeixo, 746
    *versus* subependimoma, 512
    *versus* tumor glioneural formador de rosetas, 534
Papiloma de plexo coroide, atípico, 516-517, 517*f*
    classificação, 516-517
    histopatologia, 517
    imagem, 517
    *versus* carcinoma de plexo coroide, 517-518
    *versus* papiloma de plexo coroide, 516
Paquigiria
    complexo agiria-paquigiria, 1109-1110
    na síndrome dos nevos epidérmicos, 1177
    *versus* espectro da lisencefalia, 1113-1114
    *versus* polimicrogiria, 1119
Paquimeningite
    craniana hipertrófica. *Ver* Pseudotumor inflamatório, Dura-máter idiopático
    definição, 310
Paquimeningite, hipertrófica idiopática
    *versus* hipotensão intracraniana, 1050
    *versus* meningioma, 598-599
Paquimeningopatia, nas mucopolissacaridoses, 896-897, 897-898*f*
Paragonimiase, 368-369, 369*f*
Paralisia cerebral, *versus* ataxia-teleangiectasia, 1194
Paralisia do terceiro nervo
    com envolvimento pupilar, 621
        na herniação transtentorial descendente, 56*f*, 58
    sem envolvimento pupilar, 621
Paralisia supranuclear, progressiva, 998-999
    aspectos clínicos, 998
    diagnóstico diferencial, 999
    etiologia e patologia, 998, 999*f*
    imagem, 998-999, 999*f*
        sinal do "beija-flor" na, 998, 999*f*
        sinal do "pinguim" na, 998, 999*f*
    *versus* atrofial de múltiplos sistemas, 997
Parênquima cerebral hipodenso, *versus* infarto-isquemia cerebral aguda, 195

Perda de sinal, *versus* aneurisma sacular, 128, 130
Perda visual, monocular, 620
Perda volumétrica parenquimatosa, *versus* hidrocefalia obstrutiva intraventricular, 1030
Perineurinomas, 648-649
Persistência da artéria olfatória primitiva, 181
Pesticidas. *Ver* Intoxicação por organofosforados.
Pia-máter, anatomia, 590
Pinealócitos, da glândula pineal, 546-547
Pineoblastoma, 552-555
    aspectos clínicos, 554
    diagnóstico diferencial, 554-555
    etiologia e patologia, 552-554, 554*f*
    imagem, 554, 555*f*
    *versus* germinoma, 560-561
    *versus* tumor do parênquima pineal de diferenciação intermediária, 551-552
Pineocitoma, 549-551
    aspectos clínicos, 550-551
    classificação e graduação, 454-455
    diagnóstico diferencial, 550-551
    estadiamento, graduação e classificação, 549-550
    etiologia e patologia, 548-549*f*, 549-550
    imagem, 549-550*f*, 550-551
    *versus* cisto pineal, 796-798
    *versus* tumor do parênquima pineal de diferenciação intermediária, 551-552
Piocéfalo. *Ver* Ventriculite.
Pituicitoma, 718-719, 719-720*f*
PKAN (neurodegeneração associada à pantotenato-quinase), 886-888
    aspectos clínicos, 886-888
    diagnóstico diferencial, 887-888
    imagem, 887-888, 887-888*f*
    mutações PKAN2, 887-888
    terminologia e etiologia, 886-887
    *versus* doença de Huntington, 891-892
    *versus* doença de Wilson, 892-894
Placa tectal (quadrigeminal), 547-548
Placas
    ateroescleróticas. *Ver* Placas, ateroescleróticas.
    na esclerose múltipla, 410*f*-411*f*, 411-412
Placas senis
    na doença de Alzheimer, 972
    no envelhecimento cerebral normal, 967-968
Plagiocefalia, nas craniossinostoses não sindrômicas, 1210-1211
Plasmocitoma
    *versus* cordoma, 743
    *versus* gliossarcoma, 480
Plasmocitoma ósseo solitário, 678
Plexo coroide
    anatomia, 1017
    desenvolvimento normal, 1014, 1014*f*
    função, 1017
    hemorragia, isolada, em recém-nascidos e em lactentes, 96
    hiperplasia, *versus* papiloma de plexo coroide, 516
    massa, *versus* cisto coloide, 809
Plexo venoso clival, 221*f*, 222
Plexos venosos, *versus* siderose superficial, 121
PNET da fossa posterior, esporádico (não sindrômico), *versus* síndrome de nevos de células basais associada a meduloblastomas, 1172
PNET. *Ver* Tumores neuroectodérmicos primitivos (PNET)
Pneumoencéfalo, 43-45
    ar epidural, 45
    ar intravascular, 45
    ar subaracnoide, 45
    ar subdural, 45
    aspectos clínicos, 44*f*, 44-45

diagnóstico diferencial, 45
espontâneo, 44
etiologia, 44
imagem, 44*f*, 45
"otogênico", 44
pneumoencéfalo hipertensivo, 43-44
terminologia, 43-44, 44*f*
Polígono de Willis, 178-179
   anatomia normal, 178*f*, 179
   territórios vasculares, 179
   variações e anormalidades, 179
Polimicrogiria, 1117-1119
   aspectos clínicos, 1118
   diagnóstico diferencial, 1119
   imagem, 1117*f*, 1118
   na síndrome PHACES, 1191
   nas malformações de Chiari tipo 2, 1078
   patologia, 1117*f*, 1118
   terminologia e etiologia, 1117, 1117*f*
   *versus* esquizencefalia, 1121
   *versus* malformações em pedra de calçamento, 1116-1117
Polineuropatia inflamatória desmielinizante, crônica, 443, 444*f*
Polipose adenomatosa familiar, 1170
Ponte, na anatomia da fossa posterior, 1066, 1066*f*
Porencefalia, *versus* esquizencefalia, 1121
Pressão intracraniana, aumentada
   *versus* malformação de Chiari 1, 1074
   *versus* sela vazia, 698-699
Proliferação neuronal, 1056-1057
   células-tronco embrionárias, 1056
   erros na histogênese, 1057
   histogênese dos neurônios e glia, 1056-1057
Prosencéfalo, formação do, 1056, 1057*f*
Proteína GLUT1, na etiologia das malformações arteriovenosas, 140
Pseudoabscesso, tuberculoso
   achados na RM, 345
   achados na TC, 344, 344*f*
   diagnóstico diferencial, 345
   patologia, 342, 343
Pseudoaneurisma, 130-132
   aspectos clínicos, 131
   diagnóstico diferencial, 132
   etiologia e patologia, 130*f*, 130-131
   imagem, 130*f*-131*f*, 131-132
   visão geral, 109, 121
   *versus* aneurisma fusiforme não ateroesclerótico, 135
   *versus* aneurisma sacular, 128
Pseudo-hipoparatireoidismo, 939
Pseudoneoplasia do neuroeixo, calcificante, 745*f*, 745-746
Pseudoneoplasias calcificantes do neuroeixo, 745-746, 746*f*
Pseudo-pseudo-hipoparatireoidismo, 939
   *versus* doença de Fahr, 951
Pseudotumor cerebri. *Ver* Hipertensão intracraniana, idiopática
Pseudotumor de células fusiformes, micobacteriano
   MAIC atípico, *versus* pseudotumores inflamatórios idiopáticos, 748
   patologia, 347-349*f*, 349
Pseudotumor inflamatório, idiopático, 441, 443, 746-748
   aspectos clínicos, 747
   diagnóstico diferencial, 443, 748
   etiologia, 746
   imagem, 747-748, 747*f*-748*f*
   patologia, 746-747, 747*f*-748*f*
   *versus* neurossarcoidose, 441
Pseudotumor intracraniano, 743-748
   *ecchordosis physaliphora*, 743-744, 744*f*
   pseudoneoplasia calcificante do neuroeixo, 745-746, 746*f*

   pseudotumor inflamatório idiopático. *Ver* Pseudotumor inflamatório, idiopático
   textiloma. *Ver* Textiloma.
Pseudotumor micobacteriano de células fusiformes, 347-349*f*, 349
Púrpura trombocitopênica, como forma de microangiopatia trombótica, 288-289
Putame
   anatomia normal, 819
   imagem ponderada em T1, 818*f*, 820
   imagem ponderada em T2, 819*f*-820*f*, 820

## Q

Quarto ventrículo
   anatomia normal, 1015, 1015*f*-1016*f*, 1017
   e cisternas, na anatomia da fossa posterior, 1067-1068

## R

Rabdomiossarcoma, *versus* histiocitose das células de Langerhans, 669-670
Radiografia do crânio, no trauma craniano, 4
Recém-nascidos
   astrocitomas nos, 460-461
   hemorragia intracraniana espontânea nos. *Ver* Hemorragia intracraniana, espontânea.
   lesão hipóxico-isquêmica nos. *Ver* Lesão hipóxico-isquêmica.
Recesso pineal, 546-547
Recesso suprapineal, 546-547
RED-M. *Ver* Síndrome de Susac.
Região frontal e nariz, embriologia, 1197, 1198*f*
Regra canadense de TC do crânio (CHCR), para indicação adequada de imagem no trauma craniano, 5-6
Remanescentes do sulco hipocampal, 802, 802*f*
   diagnóstico diferencial, 802
   *versus* epilepsia relacionada à esclerose temporal mesial, 944
Respostas inflamatórias, como complicação, de hemorragia subaracnóidea aneurismática, 116
Retinopatia, encefalopatia e microangiopatia com surdez associada. *Ver* Síndrome de Susac
Rombencéfalo
   desenvolvimento. *Ver* Desenvolvimento do mesencéfalo e rombencéfalo.
   na malformação de Chiari tipo 2, 1077-1078, 1078*f*
Romboencéfalo, formação do, 1056, 1057*f*
Romboencefalossinapse, 1086
   imagem, 1086, 1086*f*-1087*f*
   patologia e aspectos clínicos, 1086
Roubo subclávio, 256, 256*f*
Rubéola, congênita, 309, 309*f*
Ruptura intraventricular de abscesso cerebral (RIVAC). *Ver* Ventriculite.

## S

Sarcoidose
   afetando o SNC. *Ver* Neurossarcoidose.
   *versus* doença de Behçet, 278
Sarcoma de Kaposi, no HIV/Aids, 404-406, 407*f*
Sarcoma granulocítico (mieloide), 675
Sarcomas
   como tumor maligno mesenquimal, 606
   outro, *versus* gliossarcoma, 480
   *versus* meningioma atípico, 600-602
   *versus* meningioma maligno, 601-602
   *versus* neurofibroma plexiforme, 646
Schwannoma da orelha interna, 634-635
Schwannoma do forame jugular, 637-639, 638-639*f*
   nervo acessório espinal, 638-639
   schwannomas glossofaríngeos, 637-638
   schwannomas vagais, 637-638, 638-639*f*

Schwannoma do nervo facial, 638-639
   localizações, 638-639, 639-640*f*
   *versus* schwannoma vestibular, 636-637
Schwannoma multinodular. *Ver* Schwannomas, plexiformes.
Schwannoma transmacular, 635-636
Schwannoma transmodiolar, 634-635
Schwannoma vestibular. *Ver* Schwannoma, vestibular
Schwannoma, vestibular, 634-637
   aspectos clínicos, 635-637
   diagnóstico diferencial, 636-637
   etiologia, 635-636
   imagem, 634*f*-635*f*, 636-637
   intracoclear, 634-635, 635-636*f*
   intralabiríntico focal, 634-635, 635-636*f*
   intravestibular, 634-635
   patologia, 635-636
   schwannoma da orelha interna, 634-635, 635-636*f*
   terminologia, 634-636, 635-636*f*
   transmacular, 635-636
   transmodiolar, 634-635
   transótico, 635-636, 635-636*f*
   vestibulococlear, 634-635
Schwannomas do parênquima cerebral, 643*f*, 643-644
Schwannomas, 632-644
   aspectos clínicos, 634
   celular, características microscópicas, 633
   classificação e graduação, 454-455
   convencional, características microscópicas, 633, 633*f*
   diagnóstico diferencial, 634-635
   epidemiologia, 634
   estadiamento, graduação e classificação, 633
   etiologia, 632
      conceitos gerais, 632
      genética, 632
      schwannoma plexiforme, 632
      schwannomatose, 632
      síndromes de tumores herdados, 632
   forame jugular, 637-639, 638-639*f*
   imagem, 634-635, 634-636*f*
   melanótico, características microscópicas, 633
   nervo abducente (NC VI), 643
   nervo facial
      localizações, 638-639, 639-640*f*
      *versus* schwannoma vestibular, 636-637
   nervo hipoglosso (NC XII), 642*f*, 643
   nervo oculomotor (NC III), 639-640, 641*f*, 643
   nervo olfatório (NC I), 639-640, 641*f*
   nervo óptico (NC II), 639-640
   nervo troclear (NC IV), 642*f*, 643
   parenquimatoso, 643*f*, 643-644
   patologia, 632-633, 633*f*-634*f*, 634
   plexiforme, 632, 633
   trigeminal, 636-638, 637-638*f*
   vagal, 637-638
   vestibular. *Ver* Schwannoma, vestibular
   visão geral, 632
   *versus* cisto neuroentérico, 794-795
   *versus* metástases perineurais, 770-771
   *versus* neurofibroma plexiforme, 646
Schwannomatose, 1154
   aspectos clínicos, 632, 1154
   diagnóstico diferencial, 1154
   etiologia e patologia, 1154
   imagem, 1154
   terminologia, 1154
   *versus* neurofibromatose tipo 2, 1153

Seio cavernoso
   anatomia da região selar, 691
   anatomia normal, 221-222, 221*f*-222*f*
Seio dérmico nasal, *versus* cefalocele frontoetmoidal, 1204
Seio esfenoparietal, 222
Seio reto, 547-548
   dural, 220-221
Seio sagital
   inferior, 220, 547-548
   superior, 220, 221*f*
Seio venoso dural
   Oclusão, na etiologia da HI em adultos jovens, 98
   pseudo-oclusão, *versus* trombose de seio dural, 233-235
   segmentos, hipoplásicos ou ausentes, *versus* trombose de seio dural, 233-235
Seios petrosos, superior e inferior, 221*f*, 222
Seios sigmoides, 221
Seios transversos, 221
Seios venosos
   hemangioma do, *versus* meningioma, 598-599
   imagem do, no espectro Dandy-Walker, 1083*f*, 1084
Seios venosos durais, anatomia normal, 219-222
   considerações gerais, 219-220, 220*f*
   granulações da aracnoide na, 220, 220*f*
   plexo venoso clival, 221*f*, 222
   seio cavernoso, 221-222, 221*f*-222*f*
   seio esfenoparietal, 222
   seio reto, 220-221
   seio sagital inferior, 220
   seio sagital superior, 220, 221*f*
   seio sigmoide e bulbos jugulares, 221
   seios petrosos superior e inferior, 221*f*, 222
   seios transversos, 221
Sela
   avaliação pós-operatória, 726-728, 727-728*f*
   avaliação pré-operatória, 725-727
      configuração selar, 726-727
      distância intercarotídea, 726-727
      pneumatização do seio esfenoide, 725-727
      septação, 726-727
Sela túrcica, anatomia, 688*f*, 689
Sela vazia, 696-699
   aspectos clínicos, 696*f*-697*f*, 697-698
   diagnóstico diferencial, 698-699
   etiologia, 696-697
   imagem, 698
   primária, 696, 696*f*
   secundária, 697
   síndrome de Sheehan na etiologia da, 697
   terminologia, 696, 696*f*
Seminoma extragonadal. *Ver* Germinoma
Septações, como mimetizador de oclusão venosa, 241-242
Septicemia, com necrose microvascular segmentar, *versus* microangiopatias trombóticas, 289-290
Septo pelúcido. *Ver também* Cavum do septo pelúcido e vergae.
   anormalidades, na síndrome PHACES, 1191
   ausente, *versus cavum* do septo pelúcido e *vergae*, 1019
"Shaken baby syndrome". *Ver* Trauma não acidental (maus-tratos infantis)
SICRET. *Ver* Síndrome de Susac.
Siderose, superficial, 119*f*-120*f*, 119-121. *Ver também* Doenças por sobrecarga de ferro
Sífilis. *Ver também* Neurossífilis.
   congênita, 309
Sincondrose esfeno-ocipital, *versus* canal craniofaríngeo persistente, 1207
Síndrome 4H, 884-885*f*, 885-886

Síndrome antifosfolipídeo, 282
　　diagnóstico diferencial, 282
　　imagem, 282, 282f
　　*versus* CADASIL, 277
　　*versus* doença de Behçet, 279
　　*versus* lúpus eritematoso sistêmico, 281
　　*versus* microangiopatias trombóticas, 289-290
Síndrome autoimune desmielinizante, multifásica semelhante a EM, doença de Graves na etiologia da, 936
Síndrome cefalopolissindactilia. *Ver* Síndrome de Greig
Síndrome CLOVE, *versus* síndrome de Proteus, 1177
Síndrome CRASH, associada com anormalidades do corpo caloso, 1099
Síndrome da hipovolemia liquórica. *Ver* Hipotensão intracraniana
Síndrome de Aicardi
　　associada com anormalidades do corpo caloso, 1098-1099, 1099f
　　associada com papiloma de plexo coroide, 514
Síndrome de Apert
　　associada com anormalidades do corpo caloso, 1099
　　como craniossinostose sindrômica, 1212
Síndrome de ativação macrofágica, *versus* leucoencefalite hemorrágica aguda, 436
Síndrome de Bean. *Ver* Síndrome do nevo em bolha de borracha azul.
Síndrome de Beckwith-Wiedemann, associada com hipoglicemia neonatal/infantil, 926-927
Síndrome de carcinoma de células basais nevoides. *Ver* Síndrome de nevos de células basais.
Síndrome de Carpenter, 1212
Síndrome de Cowden, 1168-1169, 1169f
　　associado com doença de Lhermitte-Duclos, 536
　　diagnóstico diferencial, 1169
Síndrome de Cowden-Lhermitte-Duclos (COLD), 536, 1168, 1169
Síndrome de depleção 22q11.2, envolvimento do corpo caloso na, 1099
Síndrome de desmielinização osmótica, 956-959
　　aspectos clínicos, 957-958
　　diagnóstico diferencial, 959
　　etiologia e patologia, 956-957
　　imagem, 957f-960f, 958-959
Síndrome de Devic. *Ver* Neuromielite óptica.
Síndrome de Dyke-Davidoff-Masson (hemiatrofia cerebral), 1007, 1008f
Síndrome de Ehlers-Danlos, na etiologia de aneurisma sacular, 122
Síndrome de encefalopatia posterior reversível, 915-920
　　aspectos clínicos, 917, 919
　　condições associadas, 916
　　diagnóstico diferencial, 920
　　etiologia, 915-916, 916f
　　imagem, 916f-918f, 919-920
　　patologia, 916f, 916-917
　　relacionada à quimioterapia, 856-857
　　terminologia, 915
　　*versus* hipertensão maligna, 923
　　*versus* infartos de zonas vasculares limítrofes ("*watershed*"), 207
Síndrome de Gardner, associada a tumores mesenquimais benignos das meninges, 603
Síndrome de Gorlin ou Gorlin-Goltz. *Ver* Síndrome de nevos de células basais.
Síndrome de Greig, 1212
Síndrome de Haberland. *Ver* Lipomatose encefalocraniocutânea.
Síndrome de hidrocefalia aguda com inapropriada baixa pressão liquórica, 1035-1037, 1036f
Síndrome de hiperperfusão cerebral, 212f, 213
Síndrome de impacto do corpo caloso, 1029
Síndrome de Joubert e doenças relacionadas, 1087-1088, 1088f
Síndrome de Kallmann
　　arrinencefalia associada com, 1136
　　associada com hipoplasia hipofisária, 699

Síndrome de Kearns-Sayre, 904-905, 905-906f
Síndrome de Klippel-Trenaunay-Weber
　　*versus* síndrome de Proteus, 1177
　　*versus* síndrome de Sturge-Weber, 1182, 1186, 1186f
Síndrome de Li-Fraumeni, 1166-1168
　　aspectos clínicos e etiologia, 1167
　　associada com papiloma de plexo coroide, 513
　　diagnóstico diferencial, 1168
　　imagem, 1167
　　patologia, 1166
　　　　manifestações extraneurais, 1166
　　　　tumores do plexo coroide, 1166, 1167f
　　　　tumores do SNC, 1166, 1167f-1168f
Síndrome de Maffuci
　　associada a tumores mesenquimatosos benignos das meninges, 603
Síndrome de Marfan, na etiologia do aneurisma sacular, 122
Síndrome de McCune-Albright
　　associada com adenoma hipofisário, 707
　　como displasia fibrosa poliostótica, 734
Síndrome de Miller-Dieker, 1111-1112
Síndrome de múltiplas neoplasias-hamartomas. *Ver* Síndrome de Cowden
Síndrome de nervos epidérmicos, 1176-1177
　　malformação do SNC na, 1177, 1177f
　　patologia, 1176, 1177f
　　variantes da, 1177
Síndrome de nevos de células basais, 1170-1172
　　aspectos clínicos, 1171
　　diagnóstico diferencial, 1172
　　etiologia, 1171
　　imagem, 1171-1172
　　　　calcificações durais, 1172, 1172f
　　　　meduloblastoma, 1172
　　　　tumores odontogênicos queratocísticos, 1171, 1171f
　　lesões associadas, 1171, 1171f
　　patologia, 1171, 1171f
　　terminologia, 1170
Síndrome de Osler-Weber-Rendu. *Ver* Teleangiectasia hemorrágica hereditária
Síndrome de Pallister-Hall, associada com hamartoma hipotalâmico, 700
Síndrome de Pfeiffer, 1212
Síndrome de predisposição ao câncer. *Ver* Síndromes neurocutâneas
Síndrome de predisposição ao tumor rabdoide, 1172-1173
　　associada com papiloma de plexo coroide, 513-514
　　etiologia, 586-587
　　genética, 1172
　　tumor atípico teratoide/rabdoide na, 1172
　　tumor rabdoide renal maligno na, 1173
　　tumores familiais do SNC associados com, 1173
Síndrome de Proteus, 1177
Síndrome de Rett, 894-895, 894-895f
Síndrome de Saethrechotzen, 1212
Síndrome de sarcoma familiar. *Ver* Síndrome de Li-Fraumeni
Síndrome de Sheehan
　　associado com sela túrcica vazia, 697
　　variante da apoplexia hipofisária, 723-724
Síndrome de Shy-Drager, como parte da atrofia de múltiplos sistemas, 995
Síndrome de Sjögren
　　linfoma primário do SNC associado com, 652
　　*versus* doença de Behçet, 279
Síndrome de Steele-Richardson-Olszewski. *Ver* Paralisia supranuclear, progressiva
Síndrome de Sturge-Weber, 1182-1194
　　aspectos clínicos, 1182, 1182f
　　associada com síndrome de Klippel-Trenaunay-Weber, 1182

diagnóstico diferencial, 1186
etiologia, 1182
imagem, 1183f-1205f, 1184, 1186
patologia, 1182f, 1182-1183
sumário, 1186
terminologia, 1182, 1182f
visão geral, 1182
*versus* cistos do plexo coroide, 807
*versus* hemiatrofia cerebral, 1007
*versus* síndrome PHACES, 1192-1193
Síndrome de Susac, 426-430
aspectos clínicos, 426-427f, 426-429
diagnóstico diferencial, 429-430
etiologia, 426-427
imagem, 426-428f, 427-430
patologia, 426-427
terminologia, 426-427
*versus* doença de Lyme, 372
*versus* esclerose múltipla, 420
*versus* lúpus eritematoso sistêmico, 281
Síndrome de Sweet, *versus* doença de Behçet, 279
Síndrome de Terson, como complicação, de hemorragia subaracnóidea aneurismática, 116
Síndrome de Tolosa-Hunt. *Ver* Pseudotumor inflamatório, idiopático
Síndrome de Turcot, 1170
Síndrome de vasoconstrição cerebral reversível
vasculites, 272
visão geral, 269, 270f
*versus* hemorragia subaracnóidea aneurismática com vasospasmo, 116
*versus* síndrome de encefalopatia posterior reversível, 920
Síndrome de Waardenburg, 1212
Síndrome de Williams, associado com anormalidades do corpo caloso, 1099
Síndrome de Wiskott-Alcrich, associado com linfoma primário do SNC, 652
Síndrome de Wyburn-Mason
malformação arteriovenosa associada com, 140
*versus* síndrome de Sturge-Weber, 1186
Síndrome de Zellweger, como subtipo dos distúrbios de biogênese peroxissomal, 901-902
Síndrome do cabelo arrepiado. *Ver* Doença de Menkes.
Síndrome do incisivo maxilar central mediano solitário, 1133, 1133f
Síndrome do nevo em bolha de borracha azul, 1194
imagem, 1194, 1194f
patologia, 1194, 1194f
*versus* síndrome de Sturge-Weber, 1186
Síndrome do retalho cutâneo pós-craniotomia (*"sinking skin flap syndrome"*), 857, 857f
Síndrome do segundo impacto, 71-72, 72f
Síndrome do tumor hamartoma PHTS. *Ver* Síndrome de Cowden
Síndrome do X frágil, associada com anormalidades do corpo caloso, 1099
Síndrome dos ventrículos em fenda, 1041f, 1042-1043
Síndrome familiar isolada de adenomas hipofisários, 707
Síndrome inflamatória da reconstituição imunológica associada a MAIC, 349
Síndrome inflamatória da reconstituição imunológica, relacionada ao HIV/Aids, 400-404
aspectos clínicos, 401-402
diagnóstico diferencial, 404
etiologia, 400-401, 404
imagem, 401f-404f, 402, 404
IRIS "paradoxal", 400
IRIS "paradoxal" relacionada a criptococos, 402
IRIS "reveladora", 400
IRIS associada ao natalizumab, 402

na tuberculose, 402
patologia, 401
terminologia, 400, 404
*versus* esclerose múltipla, 420
*versus* leucoencefalopatia progressiva multifocal, 397
*versus* linfoma primário do SNC, 657-658
Síndrome inflamatória de reconstituição imunológica associada ao *complexo Mycobacterium avium-intracellulare*, 349
Síndrome metamérica cerebrofascial arteriovenosa, com malformação arteriovenosa associada, 140
Síndrome *morning glory*, associada a anormalidades do corpo caloso, 1099-1100
Síndrome PHACES, 1188, 1190-1193
aspectos clínicos, 1190f, 1191-1192
diagnóstico diferencial, 1192-1193
etiologia, 1190
hemangiomas cutâneos na, 1190, 1190f
hemangiomas extracutâneos na, 1190-1191
hemangiomas intracranianos na, 1191
imagem, 1190f-1192f, 1192
manifestações sistêmicas não cutâneas na, 1191
outras malformações intracranianas na, 1191
patologia, 1190-1191
terminologia, 1188, 1190
*versus* síndrome de Sturge-Weber, 1186, 1186f
Síndrome POEMS, hemangiomas associados com, 605
Síndrome semelhante a neurofibromatose tipo 1, 1149
Síndrome velocardiofacial, *versus* mucopolissacaridoses, 896-897
Síndromes de herniação da fossa posterior, 61. *Ver também* Herniação tonsilar; Herniação transtentorial, ascendente
Síndromes de herniação, 53-61
anatomia, 53-54, 54f
fisiologia, 54-55
fossa posterior, 61
subfalcial, 55f, 55-57
tonsilar, 58f, 59-60
transalar, 60f, 61
transdural/transcranial, 60f, 61
transtentorial ascendente, 59f, 60-61
transtentorial descendente. *Ver* Herniação transtentorial, descendente
Síndromes de imunodeficiência, congênitas, associadas ao linfoma do SNC, 652
Síndromes de vasoconstrição, 269-270
angiopatia cerebral pós-parto, 269-270, 270f
aspectos clínicos, 269-270
vasculites, 272
síndrome de vasoconstrição cerebral reversível, 269, 270f
Síndromes familiares de tumores hipofisários, associado à adenoma hipofisário, 706
Síndromes fetais alcoólicas, associadas à disgenesia do corpo caloso, 1098
Síndromes metaméricas vasculares. *Ver* Facomatoses vasculares.
Síndromes neoplásicas herdadas. *Ver* Síndromes neurocutâneas.
Síndromes neurocutâneas, 1141-1177
neurofibromatose. *Ver* Neurofibromatose; Neurofibromatose tipo 1; Neurofibromatose tipo 2
síndromes raras, 1166-1177
lipomatose encéfalo-crânio-cutânea. *Ver* Lipomatose encéfalo-crânio-cutânea.
melanose neurocutânea. *Ver* Melanose neurocutânea
meningioangiomatose. *Ver* Meningioangiomatose
síndrome de Cowden, 536, 1168-1169, 1169f
síndrome de Li-Fraumeni. *Ver* Síndrome de Li-Fraumeni
síndrome de nervos epidérmicos, 1176-1177, 1177f
síndrome de nevos de células basais, 1170-1172, 1171f-1172f
síndrome de Proteus, 1177

síndrome de Turcot, 1170
síndromes de predisposição ao tumor rabdoide. *Ver* Síndrome de predisposição ao tumor rabdoide
síndromes tumorais familiares comuns, 1154-1166
    complexo da esclerose tuberosa. *Ver* Complexo da esclerose tuberosa.
    doença de von Hippel-Lindau. *Ver* Doença de von Hippel-Lindau
visão geral, 1141
Síndromes paraneoplásicas, 773-775
    doença do anticorpo contra o complexo do canal de potássio voltagem dependente, 773-774*f*, 774-775
    encefalite límbica paraneoplásica, 773-774*f*, 774-775
    encefalopatias paraneoplásicas autoimunes, 774-775, 775*f*
    encefalopatias paraneoplásicas extralímbica lobares, 774-775, 775*f*
    generação cerebelar paraneoplásica, 774-775
    osteomalacia oncogênica, 775
    visão geral, 773-774
Síndromes parkinsonianas, idiopáticas e atípicas, *versus* degeneração corticobasal, 987
Síndromes Parkinson-plus
    atrofia de múltiplos sistemas como um tipo de, 995
    definição, 992-993
Síndromes por deficência de creatina, 889-890, 889-890*f*
síndromes pseudo-TORCH, *versus* infecções TORCH, 304
Sinostose de suturas. *Ver* Craniossinostoses
Sintelencefalia, 1131-1133, 1132*f*
*Sinus pericranii*, 161-163
    aspectos clínicos, 162
    diagnóstico diferencial, 163
    etiologia e patologia, 161-162, 162*f*
    imagem, 162*f*, 162-163
    *versus* cisto triquilemal, 782
Sinusite fúngica, invasiva
    *versus* carcinoma de células escamosas sinonasal, 770-771
    *versus* metástases perineurais, 770-771
Sistema dopaminérgico estriatonigral, 818, 991
Sistema estriatonigral dopaminérgico, 818, 991
Sistema porta-hipofisário, 691
Sistema vertebrobasilar, 182-184
    anatomia anormal, 182-183*f*, 182-184
    territórios vasculares, 182-183*f*, 183-184
    variações e anormalidades, 183-184
*Status epilepticus*, 944-947
    aspectos clínicos, 944
    diagnóstico diferencial, 946-947
    etiologia, 944
    imagem, 944, 944*f*-945*f*, 946
    patologia, 944
    terminologia, 944
    *versus* amnésia global transitória, 948
    *versus* astrocitoma anaplásico, 481
    *versus* encefalite pelo herpes simples, 332
    *versus* epilepsia associada à esclerose temporal mesial, 944
    *versus* infarto-isquemia cerebral aguda, 195
    *versus* morte cerebral, 68
    *versus* síndrome de encefalopatia posterior reversível, 920
    *versus* síndrome de hiperperfusão cerebral, 213
Subependimoma, 511-512
    aspectos clínicos, 512
    diagnóstico diferencial, 512
    estadiamento, graduação e classificação, 511
    etiologia, 511
    imagem, 511*f*-513*f*, 512
    patologia, 511, 511*f*-513*f*
    terminologia, 511
    *versus* astrocitoma subependimário de células gigantes, 470
    *versus* cisto coloide, 809
    *versus* neurocitoma central, 541

Substância branca
    desenvolvimento. *Ver* Mielinização e desenvolvimento da substância branca.
    evanescente. *Ver* Doença da substância branca evanescente.
Substância cinzenta, heterotópica
    na síndrome PHACES, 1191
    nas malformações de Chiari 2, 1078-1079
Substância negra
    anatomia macroscópica relevante para as doenças cerebrais degenerativas, 992
    anatomia normal, 820
Sulcação e giração
    erros de, 1058
    na formação dos hemisférios cerebrais, 1058, 1058*f*-1061*f*
Suturas
    *versus* fraturas cranianas, 17-18
    *versus* metástases cranianas e durais, 764-765

# T

Tálamo
    anatomia macroscópica normal, 818
    anatomia normal, 547-548, 819, 820*f*
    imagem ponderada em T1, 818*f*, 820
    imagem ponderada em T2, 820, 820*f*
Taupatias
    classificada como degeneração corticobasal, 987
    outras, *versus* paralisia supranuclear progressiva, 999
Tela coróidea, 545-546*f*, 546-547
Telangiectasia
    ataxia-telangiectasia, 1193*f*, 1193-1194
    capilar. *Ver* Teleangiectasia capilar
    cutis marmorata telangiectasia congênita, *versus* síndrome de Sturge-Weber, 1186
    hereditária. *Ver* Teleangiectasia hemorrágica hereditária
Teleangiectasia capilar, 167-171
    aspectos clínicos, 168
    diagnóstico diferencial, 170, 171*f*
    etiologia, 167-168
    imagem, 168-170, 169*f*-170*f*
    patologia, 167-168, 168*f*
    terminologia, 167-168
    *versus* anomalia do desenvolvimento venoso, 159
Teleangiectasia hemorrágica hereditária, 1187-1188
    aspectos clínicos, 1187*f*, 1187-1188
    com malformação arteriovenosa associada, 140, 141
    etiologia e patologia, 1187
    imagem, 1188, 1188*f*-1189*f*
Telencéfalo, formação do, 1056, 1057*f*
Tentório do cerebelo, 54, 547-548
Teratoma, 560-562
    aspectos clínicos, 562
    com transformação maligna, 562
    imagem, 562
    patologia, 562
    teratoma imaturo, 561-562, 562*f*
    teratoma maduro, 561-562, 561-562*f*
    visão geral, 560-562
    *versus* astrocitoma/ganglioglioma desmoplásico infantil, 531
    *versus* cisto dermoide, 791
    *versus* tumor teratoide/rabdoide atípico, 586-587
Terceiro ventrículo
    anatomia da região selar, 691
    anatomia normal, 1015
    na anatomia da região pineal, 546-547
Territórios cerebrais de drenagem venosa, 224-226
    drenagem cerebral periférica (superfície), 224-225

drenagem cerebral profunda (central), 224-225
drenagem inferolateral (perisilviana), 225-226
drenagem posterolateral (temporoparietal), 225-226
padrões básicos, 224-225, 224-225*f*
Territórios vasculares. *Ver* Anatomia arterial cerebral, normal.
Textiloma, 744-745, 856-857
    aspectos clínicos, 744-745
    diagnóstico diferencial, 745
    etiologia, 744
    imagem, 745, 745*f*, 857, 857*f*
    patologia, 744, 745*f*
    terminologia, 744
Tireoide, ectópica, na etiologia do hipotireoidismo congênito, 932*f*, 933
Tonsilas cerebelares
    descenso congênito, *versus* malformações de Chiari tipo 1, 1074
    necrose, *versus* herniação tonsilar, 60
    tecido proeminente/assimétrico, *versus* hipotireoidismo congênito, 934
    variantes da normalidade, *versus* malformação de Chiari tipo 1, 1074
Topograma
    na imagem do trauma craniano, 6*f*, 7
    no checklist do trauma craniano, 7-8
Tortuosidade vascular, *versus* aneurisma sacular, 128
Toxoplasmose
    *versus* infecção pelo HIV, 384
    *versus* neurocisticercose, 360
Toxoplasmose, congênita, 304-305
    aspectos clínicos, 305
    diagnóstico diferencial, 305
    etiologia e patologia, 304-305
    imagem, 304*f*, 305
    *versus* infecção congênita pelo HIV, 306
    *versus* infecções TORCH, 304
Toxoplasmose, relacionada ao HIV/Aids, 387-391
    aspectos clínicos, 387-388
    diagnóstico diferencial, 388-391
    imagem, 388-389, 388-390*f*
    patologia, 387-388, 387-388*f*
    terminologia e etiologia, 387-388
    *versus* criptococose relacionada ao HIV/Aids, 391-392
    *versus* leucoencefalopatia multifocal progressiva relacionada ao HIV/Aids, 397
    *versus* linfoma associado ao HIV, 305
    *versus* linfoma primário do SNC, 657
Toxoplasmose, rubéola, citomegalovírus e herpes. *Ver* Infecções TORCH
Trabeculações, como mimetizador de oclusão venosa, 241-242
Tratos de substância branca, compactos, totalmente mielinizados, hiperintensidade normal dos, *versus* esclerose lateral amiotrófica, 1001
Trauma craniano abusivo. *Ver* Trauma não acidental (maus-tratos infantis)
Trauma craniano fechado, não penetrante, 3
Trauma craniano inflingido, agudo. *Ver* Trauma não acidental (maus-tratos infantis).
Trauma craniano, 3-10. *Ver também* Trauma do SNC, efeitos primários; Trauma do SNC, efeitos secundários e sequela
    classificação, 4
    contusões e lacerações cerebrais, 35-37
    epidemia silenciosa, 3
    epidemiologia, 3
    escala de coma de Glasgow na avaliação do, 4, 5
    etiologia e mecanismos de lesão, 3-4
    imagem. *Ver* Trauma craniano, imagem.
    lesões primárias, 4
    lesões secundárias, 4
    trauma craniano fechado não penetrante, 3
Trauma craniano, imagem, 4-10
    angiotomografia, 4-5, 7-8
    critérios de adequação, 5-6
        critérios de NOC e CHCR, 5-6
        critérios do ACR, 5
    escolhendo uma modalidade de imagem, 4-5
    imagem por ressonância magnética, 5
    janela subdural, 7*f*, 7-8
    janelas de parênquima cerebral, 7
    lista de checagem para a TC, 7-8
    pontos-chave para análise, 6-8
    quando realizar imagem, 5-6
    quem deve realizar imagem, 5-6
    radiografia de crânio, 7
    TC com multidetectores, 4
    TC óssea, 8, 8*f*
    TC sem uso de contraste endovenoso, 4
    topograma, 6*f*, 7-8
Trauma do SNC, efeitos primários, 11-51
    contusões e lacerações cerebrais, 35-37
    dano axonal difuso. *Ver* Dano axonal difuso.
    dano vascular difuso. *Ver* Dano vascular difuso.
    fraturas cranianas, 13*f*-14*f*, 13-18
    hematoma subdural, agudo, 22*f*-23*f*, 22-25
        diagnóstico diferencial, 25
        *versus* hematoma epidural agudo, 21
    hematoma subdural, crônico/heterogêneo. *Ver* Hematoma subdural, crônico/misto
    hematoma subdural, subagudo, 24*f*-27*f*, 25-27
    hemorragia subdural, traumática. *Ver* Hemorragia subdural, traumática
    hemorragias extra-axiais. *Ver* Hemorragias extra-axiais.
    lesão subcortical (cerebral profunda), 42*f*, 42-43
    lesões do escalpo, 11-12, 12*f*
    lesões faciais, 12-13
    lesões parenquimatosas, 34-43
    lesões penetrantes e transfixantes, 47-49
    outras lesões, 43-49
    pneumoencéfalo, 43-45, 44*f*
    trauma não acidental (maus-tratos infantis). *Ver* Trauma não acidental (maus-tratos infantis)
    *versus* espectro de disgenesia do corpo caloso, 1098
Trauma do SNC, efeitos secundários e sequelas, 53-74
    edema, isquemia, lesão vascular, 61-68
        edema cerebral pós-traumático, 62, 62*f*-63*f*
        infarto e isquemia cerebral pós-traumático, 62, 64-65
            maciço, *versus* morte cerebral, 68
        morte cerebral, 58, 66*f*-67*f*, 66-68
    efeitos crônicos do trauma do SNC, 68-73
        disfunção hipofisária, 72-73, 73*f*
        encefalomalacia, 68-69, 68-70*f*
        encefalopatia, 68-69, 68-69*f*, 71, 71*f*
        síndrome do segundo impacto, 71-72, 72*f*
    síndromes de herniação. *Ver* Síndromes de herniação.
Trauma não acidental (maus-tratos infantis), 45-47
    aspectos clínicos, 45-46
    diagnóstico diferencial, 47
    etiologia, 45
    imagem, 46*f*, 46-47
    patologia, 45, 46*f*
    terminologia, 45
    *versus* acidúria glutárica tipo 1, 906
    *versus* aumento dos espaços subaracnoides, 1023
Trepanações
    *versus* hemangioma meníngeo, 606
    *versus* histiocitose de células de Langerhans, 669-670
Triângulo de Guillain-Mollaret, anatomia do, e generação olivar hipertrófica, 1003
Trigonocefalia, nas craniossinostoses não sindrômicas, 1209*f*, 1210

Trissomia do 21, *versus* doença de moya-moya, 276
Trombose
   arterial, *versus* dissecção, 269
   seio cavernoso. *Ver* Trombose/tromboflebite de seio cavernoso
   seio venoso dural. *Ver* Trombose de seio venoso dural.
   trombose de seio venoso, *versus* síndrome de encefalopatia posterior reversível, 920
   trombose de veia cerebral superficial, 233-235
      com trombose de seio venoso dural, 233-235, 233-234*f*, 235
      sem trombose de seio venoso dural, 235
   trombose venosa cerebral. *Ver* Trombose venosa cerebral
   trombose venosa cerebral profunda. *Ver* Trombose venosa cerebral profunda
Trombose de seio venoso dural, 225-235
   aspectos clínicos, 229
   diagnóstico diferencial, 233-235
   etiologia, 227
   hipertireoidismo como fator de risco para, 936
   imagem, 229, 231-235
      achados na RM, 230*f*-233*f*, 231-233
      achados na TC, 227*f*-229*f*, 231
      angiografia, 229*f*, 232-235
      sinal do "delta vazio", 228*f*, 231
   na etiologia da HI espontânea em recém-nascidos e lactentes, 93*f*, 96
   patologia, 227
   terminologia, 225-226, 225-226*f*
   *versus* fístulas arteriovenosas durais, 152
   *versus* hipertensão intracraniana idiopática, 1038-1040
   *versus* hipotensão intracraniana, 1050
   *versus* pseudotumores inflamatórios idiopáticos, 443
Trombose sinovenosa, *versus* síndrome de encefalopatia posterior reversível, 920
Trombose venosa cerebral profunda, 237-238
   aspectos clínicos, 237
   diagnóstico diferencial, 238
   etiologia e patologia, 235*f*, 237
   imagem, 235*f*-236*f*, 237-238
   *versus* infarto do "topo da basilar", 214
Trombose venosa cerebral, 225-240
   cerebral interna, *versus* hemorragia intracraniana hipertensiva, 104
   como complicação de meningite, 310-311
   trombose de seio dural. *Ver* Trombose de seio venoso dural.
   trombose de veia cerebral superficial, 233-235
      com trombose de seio venoso dural, 233-235, 233-234*f*, 235
      sem trombose de seio venoso dural, 235
   trombose venosa profunda cerebral, 237-238
      diagnóstico diferencial, 238
      imagem, 235*f*-236*f*, 237-238
      *versus* infarto do "topo da basilar", 214
   trombose/tromboflebite do seio cavernoso, 239-240
      diagnóstico diferencial, 240
      imagem, 238*f*-240*f*, 239-240
      *versus* fístula carótido-cavernosa, 155
Trombose venosa cortical, *versus* microangiopatias trombóticas, 289-290
Trombose/tromboflebite do seio cavernoso, 239-240
   aspectos clínicos, 239
   diagnóstico diferencial, 240
   etiologia e patologia, 239
   imagem, 238*f*-240*f*, 239-240
   terminologia, 237*f*, 239
   *versus* fístula carótido-cavernosa, 155
Tronco braquiocefálico, anatomia normal, 246
Tronco costocervical
   direito, 246
   esquerdo, 246

Tronco encefálico
   imagem do, no espectro Dandy-Walker, 1084*f*-1085*f*, 1085
   na anatomia da fossa posterior, 1066, 1066*f*
Tronco tireocervical
   direito, 246
   esquerdo, 246
*Tuber cinereum*
   anatomia, 691
   hamartomas. *Ver* Hamartoma hipotalâmico
Tuberculoma
   achados na RM, 345, 345*f*-346*f*
   achados na TC, 344, 344*f*
   diagnóstico diferencial, 345
   patologia, 342, 342*f*, 343, 347-348*f*
   *versus* hematoma epidural agudo, 21
   *versus* neurocisticercose, 360
Tuberculose, 341-346
   aspectos clínicos, 343
   diagnóstico diferencial, 345, 346
   etiologia, 341
   extensivamente resistente, 343
   imagem, 344-345, 345*f*-348*f*, 346
      achados na RM, 344-345, 345*f*-348*f*
      achados na TC, 344, 344*f*
   meningitis. *Ver* Meningite, tuberculosa.
   multidroga-resistente, 343
   patologia, 342-343, 342*f*-343*f*, 347-348*f*
   pseudoabscesso. *Ver* Pseudoabscesso, tuberculoso.
   tuberculoma. *Ver* Tuberculoma.
   *versus* abscesso fúngico, 354
   *versus* doença de Whipple, 375
   *versus* linfadenite cervical não tuberculosa, 349
Tuberculose, relacionada ao HIV/Aids, 398-399
   etiologia/patologia, 398-399, 399*f*
   imagem, 399, 400*f*
   *versus* criptococose relacionada ao HIV/Aids, 391-392
Tuberes corticais, no complexo da esclerose tuberosa
   imagem
      achados na RM, 1158*f*-1159*f*, 1159
      achados na TC, 1157*f*, 1158
   patologia, 1155, 1155*f*
Tumor da bainha do nervo periférico, maligno, 647-649
   aspectos clínicos, 648-649
   diagnóstico diferencial, 648-649
   estadiamento, graduação e classificação, 647-649
   etiologia, 647-648
   imagem, 647-648*f*, 648-649
   imagem, na neurofibromatose tipo 1, 1147
   na neurofibromatose tipo 2, 1143, 1143*f*
   patologia, 647-649
   terminologia, 647-648
   *versus* neurofibroma plexiforme, 646
Tumor de células germinativas, misto
   imagem, 564, 564*f*
   misto com tumores de células germinativas malignos não germinomatosos, 563-564
   patologia, 564
   *versus* germinoma, 560-561
Tumor de células gigantes
   associado com doença de Paget, 739
   *versus* cisto ósseo aneurismático, 741
Tumor de células granulares, 718-720
Tumor do glomo jugular, *versus* schwannoma do forame jugular, 638-639
Tumor do parênquima pineal de diferenciação intermediária, 550-553
   aspectos clínicos, 550-552
   classificação e graduação, 454-455
   diagnóstico diferencial, 551-553

imagem, 551-552, 551-552f
patologia, 550-551
terminologia, 550-551
visão geral, 550-551
*versus* cisto pineal, 797-798
*versus* germinoma, 560-561
*versus* pineoblastoma, 554
*versus* pineocitoma, 550-551
Tumor do saco vitelínico
   misto com tumores malignos de células germinativas não
     germinomatosos, 563-564
   patologia, 563-564
Tumor embrionário com neurópilos abundantes e rosetas verdadeiras, 581-582
   epidemiologia, 581-582
   imagem, 580f, 581-582
   patologia, 581-582
   reclassificação de vários ependimoblastomas como, 589
   *versus* ependimoblastoma, 581-582
Tumor fibroso solitário, 608-612
   aspectos clínicos, 609-611
   diagnóstico diferencial, 610-612
   etiologia, 608
   imagem, 608f-611f, 610-611
   maligno, 648-649
   meníngeo, 603
   osteomalacia oncogênica relacionada a, 775
   patologia, 608f, 609, 610-611f
   *versus* meningeoma, 598-599
Tumor glioneuronal formador de rosetas, 534
Tumor glioneuronal papilar, 534-535
   diagnóstico diferencial, 534-535
   imagem, 534, 534f
Tumor miofibroblástico inflamatório. *Ver* Pseudotumor inflamatório, idiopático.
Tumor neuroectodérmico primitivo (PNET), 575-585
   fossa posterior, *versus* síndrome de nevos de células basais relacionada com meduloblastomas, 1172
   graduação, 575
   subtipos, 575
   supratentoriais, 575f, 575-578, 577-578f
   variantes, 579-585
     ependimoblastoma, 579-582, 579-581f
     estesioneuroblastoma, 583-584f, 583-585
     meduloepitelioma, 578f, 579-581
     neuroblastoma do SNC, primário, 583-584
     neuroblastoma do SNC, secundário. *Ver* Neuroblastoma, secundário (metastático).
     tumor embrionário com abundantes neurópilos e rosetas verdadeiras. *Ver* Tumor embrionário com neurópilos abundantes e rosetas verdadeiras.
   visão geral, 575
   *versus* astrocitoma/ganglioglioma desmoplásico infantil, 531
   *versus* carcinoma de plexo coroide, 520
   *versus* ependimoblastoma, 581-582
   *versus* ependimoma, 510
   *versus* tumor teratoide/rabdoide atípico, 586-587
Tumor neuroepitelial disembrioplásico (DNET), 531-533
   aspectos clínicos, 531-532
   diagnóstico diferencial, 532-533
   estadiamento, graduação e classificação, 531-532
   etiologia, 531
   imagem, 531-533, 531-533f
   patologia, 531-532, 532-533f
   terminologia, 531
   *versus* epilepsia da esclerose temporal mesial, 944
   *versus* ganglioglioma, 530

*versus* glioma angiocêntrico, 524
*versus* oligodendroglioma, 502
*versus* xantoastrocitoma pleomórfico, 472
Tumor papilar da região pineal, 556, 556f
   graduação, 556
   imagem, 556, 556f
   patologia, 556
   *versus* tumor do parênquima pineal de diferenciação intermediária, 552-553
Tumor teratoide/rabdoide, atípico, 585-587
   aspectos clínicos, 585-587
   diagnóstico diferencial, 584-586f, 586-587
   etiologia, 585-586
   imagem, 584-586f, 586-587
   patologia, 585-586
   *versus* astroblastoma, 521
   *versus* carcinoma de plexo coroide, 520
   *versus* ependimoma, 510
   *versus* meduloblastoma clássico, 572
Tumores associados a convulsões, crônicos. *Ver* Tumor neuroepitelial disembrioplástico (DNET); Ganglioglioma
Tumores astrocíticos, localizados, 450-472
   astrocitoma pilocítico. *Ver* Astrocitoma, pilocítico
   astrocitoma pilomixoide, 467-469
     diagnóstico diferencial, 468-469
     *versus* astrocitoma pilocítico, 466
   astrocitoma subependimário de células gigantes. *Ver* Astrocitoma, subependimário de células gigantes
   visão geral, 461-462
   xantoastrocitoma pleomórfico. *Ver* Xantoastrocitoma, pleomórfico
Tumores da bainha nervosa, 632-649
   classificação e graduação, 454-456, 456-457t
   maligno, 647-649
     tumor maligno da bainha de nervo periférico. *Ver* Tumor da bainha do nervo periférico, maligno
     outros tumores da bainha nervosa, 648-649
   metástases perineurais, 770-771f, 770-771, 772f
   neurofibromas. *Ver* Neurofibromas.
   schwannoma do forame jugular, 637-639, 638-639f
   schwannoma do nervo facial, 638-639, 639-640f
     *versus* schwannoma vestibular, 636-637
   schwannoma trigeminal, 636-638, 637-638f
   schwannoma vestibular. *Ver* Schwannoma, vestibular.
   schwannomas. *Ver* Schwannomas.
   schwannomas parenquimatosos, 643f, 643-644
Tumores da região pineal. *Ver* Tumores da região pineal
Tumores de células ganglionares
   classificação e graduação, 453-454
   visão geral, 527-528
Tumores de células germinativas, 556-564
   aspectos clínicos, 557-559
   carcinoma embrionário, 563-564
   classificação e graduação, 455-457, 456-457t
   coriocarcinoma, 563-564
   etiologia, 557
   germinoma. *Ver* Germinoma.
   patologia, 557
   teratoma. *Ver* Teratoma.
   terminologia, 557
   tumor de células germinativas misto. *Ver* Tumor de células germinativas, misto.
   tumor do saco vitelínico, 563-564
   visão geral, 556-559
Tumores de células terminativas, não germinomatosos malignos
   misto com elementos de células germinativas, 563-564
   *versus* germinoma, 560-561
   *versus* pineoblastoma, 555

Tumores de nervos cranianos. *Ver* Tumores da bainha nervosa.
Tumores de nervos espinais, classificação e graduação, 454-456, 456-457*t*
Tumores de plexo coroide
   classificação e graduação, 453-454
   na síndrome de Li-Fraumeni, patologia, 1166, 1167*f*
Tumores de tecido neuroepitelial, classificação e graduação, 450*t*, 450-455
   astrocitomas, 451*f*, 452-453, 453-454*f*
   neoplasias gliais não astrocíticas, 452-454
     outros tumores neuroepiteliais, 453-454
     tumores de plexo coroide, 453-454
     tumores ependimários, 453-454
     tumores oligodendrogliais, 452-454
   tumores da região pineal, 454-455
   tumores embrionários, 454-455, 567
   tumores neuronais e neuronais-gliais mistos, 453-455
Tumores de tecido neuroepitelial, origem dos, 451-453, 451*f*-453*f*
   células-tronco neuronais pluripotenciais nos, 451, 452-453*f*
   células-tronco tumorais nos, 451
   mecanismos epigenéticos nos, 452-453
   microambiente estromal cerebral nos, 451
Tumores de tecidos neuroepiteliais, 450-451. *Ver também* Neoplasias gliais, não astrocíticas
Tumores do parênquima da pineal, 548-556
   abordagem, 564
   classificação e graduação, 454-455
   graduação, 548-550
   pineoblastoma. *Ver* Pineoblastoma
   pineocitoma. *Ver* Pineocitoma
   tumor do parênquima pineal de diferenciação intermediária. *Ver* Tumor do parênquima pineal de diferenciação intermediária
   tumor papilar da região pineal, 556, 556*f*
     *versus* tumor do parênquima pineal de diferenciação intermediária, 552-553
   visão geral, 545, 548-550
Tumores do saco endolinfático, na doença de von Hippel-Lindau
   imagem, 1165*f*, 1166
   patologia, 1161-1163
Tumores ependimários, 506-513
   classificação da OMS, 506-507
   classificação e graduação, 453-454
   ependimoma. *Ver* Ependimoma.
   ependimoma anaplásico, 511
   ependimoma mixopapilar, 513
   subependimoma. *Ver* Subependimoma.
   visão geral, 506-507
Tumores extracranianos e patologias tumefascientes, 733-743
   cisto óssea aneurismático, 740-741, 740*f*-741*f*
   cordoma. *Ver* Cordoma
   displasia fibrosa. *Ver* Displasia fibrosa
   doença de Paget. *Ver* Doença de Paget
Tumores glioneuronais, 527-535
   astrocitoma/ganglioglioma desmoplásico infantil, 530-531, 531*f*
   ganglioglioma. *Ver* Ganglioglioma.
   tumor glioneuronal formador de rosetas, 534
   tumor glioneuronal papilar, 534*f*, 534-535
   tumor neuroepitelial disembrioplásico (DNET). *Ver* Tumor neuroepitelial disembrioplásico (DNET)
   tumors de células gigantes
     classificação e graduação, 453-454
     visão geral, 527-528
   visão geral, 527
Tumores hematopoiéticos e lesões tumefascientes, 674-682
   classificação e graduação, 455-456, 456-457*t*
   hematopoiese extramedular. *Ver* Hematopoiese, extramedular.
   leucemia. *Ver* Leucemia.
   plasmocitomas. *Ver* Plasmocitomas

Tumores hipofisários não adenomatosos. *Ver* Neoplasias selares e lesões tumefascientes
Tumores histiocíticos, 667-675
   classificação e graduação, 455-456
   histiocitose de células de Langerhans. *Ver* Histiocitose de células de Langerhans.
   histiocitose de células não Langerhans, 669-675
     doença de Erdheim-Chester, 670-674, 671-672*f*
     doença de Rosai-Dorfman, 669-671, 670-671*f*
     linfo-histiocitose hemofagocítica, 672-675, 672-674*f*
     xantogranuloma juvenil, 673*f*, 674-675
   histiocitoses malignas, 674-675
   visão geral, 667
"Tumores marrons," na imagem do hiperparatireoidismo primário, 938*f*, 939
Tumores meníngeos, 589-615
   classificação e graduação, 454-455, 455-456*t*
   hemangioblastoma. *Ver* Hemangioblastoma.
   lesões melanocíticas primárias, 611-612
     melanocitoma, 611-612, 612*f*
     melanose/melanocitose meníngea difusa, 611-612*f*, 612
   tumores meningoteliais, 591-602
     meningioma. *Ver* Meningioma.
     meningioma atípico. *Ver* Meningioma, atípico.
     meningioma maligno. *Ver* Meningioma, maligno.
   tumores mesenquimatosos não meningoteliais, 602-612
     hemangioma, 604*f*-605*f*, 604-606
     tumor fibroso solitário. *Ver* Tumor fibroso solitário.
     tumores mesenquimais malignos, 606*f*-607*f*, 606-608
     tumores mesenquimatosos benignos, 602*f*-603*f*, 602-604
   visão geral, 589
Tumores mesenquimais, fosfatúricos, osteomalacia oncogênica devido a, 775
Tumores mesenquimais, não meningoteliais, 602-612
   classificação e graduação, 454-455
   hemangioma, 604*f*-605*f*, 604-606
   tumor fibroso solitário. *Ver* Tumor fibroso solitário.
   tumores mesenquimais benignos, 602*f*-603*f*, 602-604
   tumores mesenquimais malignos, 606*f*-607*f*, 606-608
Tumores mesenquimatosos fosfatúricos, osteomalacia oncogênica relacionada a, 775
Tumores neuroblásticos e embrionários, 567-587
   classificação e graduação, 454-455, 567
   meduloblastoma. *Ver* Meduloblastoma.
   Tumores neuroectodérmicos primitivos do SNC. *Ver* Tumores neuroectodérmicos primitivos (PNET).
   tumores rabdoides malignos, 585-587
     outras neoplasias do SNC com características rabdoides, 586-587
     tumor teratoide/rabdoide maligno. *Ver* Tumor teratoide/rabdoide, atípico.
Tumores neuroectodérmicos primitivos (PNET), supratentoriais, 575-578
   aspectos clínicos, 577-578
   estadiamento, graduação e classificação, 577-578
   etiologia e patologia, 575*f*, 576-578
   imagem, 577-578*f*, 577-578
Tumores neuronais, 535-542
   classificação e graduação, 453-455
   gangliocitoma. *Ver* Gangliocitoma
   gangliocitoma cerebelar displásico, 536-539, 537*f*-539*f*
   neurocitoma central. *Ver* Neurocitoma, central
   neurocitoma extraventricular, 542
     imagem, 542, 542*f*
     *versus* oligodendroglioma, 503
Tumores odontogênicos queratocísticos, múltiplos
   associados com a síndrome de nevos de células basais, 1171
   diagnóstico diferencial, 1172
   imagem, na síndrome de nevos de células basais, 1171, 1171*f*

Tumores oligodendrogliais
  classificação e graduação, 452-454
  *versus* pseudoneoplasia calcificante do neuroeixo, 746
Tumores plasmocitários, 678-681
  aspectos clínicos, 679-680
  diagnóstico diferencial, 681
  doença multifocal. *Ver* Mieloma múltiplo
  estadiamento, graduação e classificação, 679
  etiologia, 679
  hiperplasia plasmocitária monoclonal atípica, 678
  imagem, 678*f*-680*f*, 680-681
  linfoma plasmablástico, 678
  patologia, 679
  plasmocitomas extramedulares solitários, 678
  plasmocitomas ósseos solitários, 678
  visão geral, 678
Tumores rabdoides malignos, 585-587
  outras neoplasias do SNC com características rabdoides, 586-587
    glioblastoma rabdoide, 586-587
    meningioma rabdoide, 586-587
  rim, 1173
  tumor atípico teratoide/rabdoide. *Ver* Tumor teratoide/rabdoide, atípico
Turricefalia, nas craniossinostoses não sindrômicas, 1211

# U

Ultrassonografia, morte cerebral, 68

# V

Variações da imagem normal da região selar, 694-699
  artérias carótidas "que se beijam", 693*f*, 694
  hiperplasia hipofisária. *Ver* Hiperplasia hipofisária.
  sela vazia. *Ver* Sela vazia.
Variações dos seios venosos cerebrais, 240-241, 240-241*f*
  segmento hipoplásico do seio transverso, 239*f*, 240-241
  separação alta, segmentada ou confluência dos seios em múltiplos canais, 240*f*, 240-241
Variante inter-hemisférica média da holoprosencefalia. *Ver* Sintelencefalia
Variantes da esclerose múltipla, 421-423
  doença de Marburg, 420*f*, 421
  doença de Schilder, 421-422, 422*f*
  esclerose concêntrica de Balo, 422-423, 423*f*
Variantes da holoprosencefalia, 1131-1134
  estenose congênita da abertura nasal piriforme, 1134
  holoprosencefalia septo-pré-óptica, 1133-1134
  síndrome do incisivo maxilar central solitário, 1133, 1133*f*
  sintelencefalia, 1131-1133, 1132*f*
Variantes do meduloblastoma, 572-574
  classificação patológica, 568
  imagem, 573, 574
  meduloblastoma anaplásico, 573
  meduloblastoma com extensa nodularidade, 573, 574*f*
  meduloblastoma de células grandes, 573, 574*f*
  meduloboastoma desmoplásico, 572-573, 572*f*-573*f*
  *versus* meduloblastoma clássico, 572
Variantes dos seios venosos, cerebrais, 240-241, 240-241*f*
Vasculites, 270-272
  classificação, 270-271
  como complicação de meningite, 310-311
  diagnóstico diferencial, 272
  etiologia, 271, 271*f*
  imagem, 271-272, 272*f*
  na etiologia da HI espontânea, 99
  patologia, 271, 271*f*
  terminologia, 270
  *versus* doença de Lyme, 372
  *versus* doença esteno-oclusiva intracraniana, 261
  *versus* encefalopatia por cocaína, 844
  *versus* esclerose múltipla, 420
  *versus* hemorragia subaracnóidea aneurismática com vasospasmo, 116
  *versus* linfoma intravascular (angiocêntrico), 659
  *versus* lúpus eritematoso sistêmico, 281
  *versus* síndrome de encefalopatia posterior reversível, 920
  *versus* síndrome de Susac, 429-430
Vasculogênese, na etiologia das malformações vasculares, 139
Vasculopatia associada ao vírus varicela-zóster, relacionada a Aids, 385
Vasculopatia retinococleocerebral. *Ver* Síndrome de Susac
Vasculopatias, 245-293
  ateroesclerose. *Ver* Ateroesclerose
  definição, 245
  doenças vasculares não ateromatosas. *Ver* Doenças ateromatosas não vasculares
  herdada, na etiologia dos aneurismas saculares, 122
  induzida por radiação, 854-856, 855*f*
    *versus* doença de moya-moya, 276
  na etiologia de HI espontânea na criança, 96
  não aterosclerótica, displasia fibromuscular, 265
  relacionada ao HIV/Aids, 384-385
    aspectos clínicos, 384-385
    vasculopatia associada ao vírus varicela-zóster, 385
    vasculopatia pelo HIV, 385, 385*f*
  vasculopatia retinococleocerebral. *Ver* Síndrome de Susac.
Vasos sanguíneos, anômalos, na etiologia do aneurisma sacular, 122
Vasospasmo
  com hemorragia subaracnóidea aneurismática, 115-116, 115*f*-116*f*
  pós-traumática, 64-65
  vasculites, 272
  *versus* ateroesclerose extracraniana, 259
  *versus* dissecção, 269
  *versus* doença esteno-oclusiva intracraniana, 261
Veia basal de Rosenthal, 223
Veia cava inferior interrompida e linfangiomatose renal, *versus* síndrome de Sturge-Weber, 1186
Veia cerebelar, pré-central, 223-224, 223-224*f*
Veia cerebral, superficial, trombose de, 233-235
  com trombose de seio dural, 233-235, 233-234*f*
  sem trombose de seio dural, 235
Veia de Galeno, anatomia, 546-547*f*, 547-548
Veia de Labbé, anatomia normal, 222*f*, 223
Veia pontomesencefálica, anterior, 223-224, 223-224*f*
Veias cerebrais, 222-225
  internas, 547-548
  trombose de veia cerebral superficial, 233-235
    com trombose de seio venoso dural, 233-235, 233-234*f*, 235
    sem trombose de seio venoso dural, 235
  veias cerebrais profundas. *Ver* Veias cerebrais, profundas
  veias corticais superficiais, 222*f*, 222-223
  veias do tronco encefálico/fossa posterior, 223-225, 223-225*f*
Veias cerebrais, profundas, 223-225
  veias medulares, 223, 223*f*
  veias profundas paramedianas, 223*f*, 223-224
  veias subependimárias, 223*f*, 223-224
Veias corticais, superficiais, 222-223
  veias corticais inferiores, 222*f*, 223
  veias corticais médias, 222-223
  veias corticais superiores, 222, 222*f*
Veias da fossa posterior/tronco encefálico, 223-225
  grupo anterior (petroso), 223-224*f*, 224-225
  grupo posterior (tentorial), 224-225
  grupo superior (Galeno), 223-224, 223-224*f*
  veia cerebelar pré-central, 223-224, 223-224*f*
  veia pontomesencefálica anterior, 223-224, 223-224*f*

Veias de drenagem, das MAVs, angiografia das, 143, 144, 144f
Veias medulares
　aumentadas, por drenagem venosa colateral, *versus* anomalia do desenvolvimento venoso, 159
　cerebrais profundas, 223, 223f
Veias paramedianas, profundas, 223f, 223-224
Veias subependimárias, cerebrais profudas, 223f, 223-224
*Velum interpositum*, 545-546f, 546-548
Ventriculite, 321-323
　aspectos clínicos, 322
　como complicação de meningite, 310-311
　diagnóstico diferencial, 322-323
　etiologia e patologia, 320f, 321
　imagem, 321f, 322
Ventrículos
　encistado "encarceirado" (isolado), como complicação de derivações liquóricas, 1042-1043, 1042-1043f
　lateral. *Ver* Ventrículos laterais
　quarto. *Ver* Quatro ventrículo
　terceiro. *Ver* Terceiro ventrículo
Ventrículos e cisternas
　anatomia normal, 1014-1018
　　espaços/cisternas subaracnoides, 1015f, 1017-1018
　　plexo coroide e LCS, 1017
　anatomia normal do sistema ventricular. *Ver* Anatomia normal do sistema ventricular
　atrofia relacionada à idade, *versus* hidrocefalia de pressão normal, 1035
　desenvolvimento normal, 1013-1014, 1014f
　imagem do
　　na malformação de Chiari tipo 2, 1078, 1078f
　　no espectro Dandy-Walker, 1084f, 1084-1085
　variantes normais, 1018-1023
　　Artefatos de fluxo do LCS, 1023, 1024f
　　*cavum* do septo pelúcido e *vergae*, 1018-1019, 1019f
　　　*versus cavum velum interpositum*, 1021
　　*cavum velum interpositum*. *Ver Cavum velum interpositum*
　　espaços subaracnoides aumentados, 1021-1023
　　　*versus* cisto de aracnoide, 785
　　ventrículos laterais assimétricos, 1018, 1018f
Ventrículos laterais
　anatomia normal, 1014-1015
　assimétricos
　　como variantes da normalidade, 1018, 1018f
　　*versus cavum* do septo pelúcido e *vergae*, 1019
*Vergae*. *Ver Cavum* do septo pelúcido e *vergae*
Verme cerebelar
　hipoplásico rotado, *versus* espectro Dandy-Walker, 1085
　imagem do, no espectro Dandy-Walker, 1084f-1085f, 1085
Vesículas do tubo neural e do cérebro, 1055-1056, 1056f-1057f
Vírus Epstein-Barr, associado com linfoma primário do SNC, 652
*versus* leucoencefalopatia multifocal progressiva relacionada ao HIV/Aids, 397

# X

Xantoastrocitoma, pleomórfico, 471-472
　aspectos clínicos, 471
　diagnóstico diferencial, 472
　em adultos jovens, 461
　estadiamento, graduação e classificação, 471
　imagem, 472, 472f
　patologia, 471, 471f
　terminologia, 471
　*versus* astroblastoma, 521
　*versus* ganglioglioma, 530
Xantogranuloma juvenil, 674-675
　imagem, 673f, 674-675
　*versus* linfo-histiocitose hemofagocítica, 674-675
Xantogranulomas de plexo coroide. *Ver também* Cistos de plexo coroide.
　*versus* metástases ventriculares/plexo coroide, 768-769
　*versus* papiloma de plexo coroide, 516